KAPLAN & SADOCK
SINOPSIS DE PSIQUIATRÍA

12.ª EDICIÓN

EDITORIAL ASSISTANT

Arya Shah, M.D.

Resident in Psychiatry
Brigham and Women's Hospital/Harvard Medical School Program
Boston, Massachusetts

CONTRIBUTING EDITORS

Caroly S. Pataki, M.D.

Clinical Professor of Psychiatry and the Biobehavioral Sciences,
Keck School of Medicine at the University of Southern California;
Director, Child and Adolescent Psychiatry Residency Training Program,
University of Southern California, Los Angeles, California

Norman Sussman, M.D.

Professor of Psychiatry, New York University School of Medicine;
Director, Treatment Resistant Depression Program and Co-director, Continuing Education
in Psychiatry, Department of Psychiatry;
Attending Psychiatrist, Tisch Hospital, New York, New York

KAPLAN & SADOCK
SINOPSIS DE PSIQUIATRÍA

12.ª EDICIÓN

EDITORS

Robert Joseph Boland, M.D.

Vice-Chair for Education
Department of Psychiatry
Brigham and Women's Hospital
Associate Professor
Harvard Medical School
Boston, Massachusetts

Marcia L. Verduin, M.D.

Associate Dean for Students
Professor of Psychiatry
Department of Medical Education
Department of Clinical Sciences
University of Central Florida College of Medicine
Orlando, Florida

CONSULTING EDITOR

Pedro Ruiz, M.D.

Clinical Professor
Menninger Department of Psychiatry and
Behavioral Sciences
Baylor College of Medicine

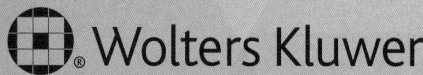

Philadelphia • Baltimore • New York • London
Buenos Aires • Hong Kong • Sydney • Tokyo

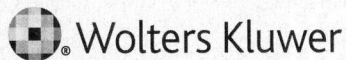

Av. Carrilet, 3, 9.ª planta – Edificio D
Ciutat de la Justícia
08902 L'Hospitalet de Llobregat
Barcelona (España)
Tel.: 93 344 47 18
Fax: 93 344 47 16
e-mail: lwwespanol@wolterskluwer.com

Traducción de la 12.ª edición
Dra. Diana Jiménez González
Especialista en Ginecología y Obstetricia y Medicina Materno-Fetal.

Traducción de la 11.ª edición
Dra. Neus Lorenzo Galés, Dr. Lluís Oms Bernat, Dra. Eugènia Ortolà Castells, Alícia Ballabriga, Mercè Calvo i Graells, Elisabet Carreras i Goicoechea, Montse Jané Magallón, M.ª Ángeles Martínez Òdena, Irene Oliva Luque y Àlex Ortolà Castells

Revisión científica
Javier García Campayo
Catedrático Acreditado de Psiquiatría. Hospital Miguel Servet. Universidad de Zaragoza

J. Nicolás Ivan Martínez López, MSc, PhD
Psiquiatra Forense. Investigador en Ciencias Médicas, Instituto Nacional de Psiquiatría Ramón de la Fuente Muñiz. Investigador Nacional SNI I, CONACYT

Dirección editorial: Carlos Mendoza
Editora de desarrollo: Núria Llavina
Gerente de mercadotecnia: Simon Kears
Cuidado de la edición: Isabel Vehil Riera
Composición: Servei Gràfic, NJR, S.L.U.
Adaptación de portada: Jesús Esteban Mendoza Murillo
Impresión: C&C Offset-China/Impreso en China

ISBN edición en español: 978-84-18563-76-8
Depósito legal: M-27997-2021
Edición en español de la obra original en lengua inglesa *Kaplan & Sadock's Synopsis of Psychiatry, 12th edition,* de Robert Joseph Boland, Marcia L. Verduin y Pedro Ruiz, publicada por Wolters Kluwer

Copyright © 2022 Wolters Kluwer
Two Commerce Square
2001 Market Street
Philadelphia, PA 19103
ISBN edición original: 978-1-9751-4556-9

A mi esposa, Susan, que contribuyó a este trabajo, y a todo lo demás, en más formas de las que jamás sabrá. También a mis hijos, Rich y Greg, quizás alguna vez los alenté, pero ahora ambos son mi inspiración.

—RB

A mi esposo, Jonathan, y a mis hijos, Max y Sarah, por su ánimo, apoyo e inspiración en todo lo que hago.

—MV

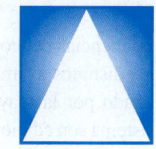

Prefacio

«Nadie puede reemplazarlo, Señor; yo solo soy su sucesor.»

Thomas Jefferson solía decir esto cuando le preguntaban si estaba reemplazando a Benjamin Franklin como ministro de Francia. Aunque no tiene la misma escala histórica, esto describe acertadamente nuestros sentimientos acerca de asumir el cargo de editores de *Kaplan & Sadock. Sinopsis de Psiquiatría.*

La *Sinopsis* fue uno de los primeros libros de psiquiatría que encontramos y fue nuestra «Biblia» durante nuestros respectivos años de formación. A medida que nos convertimos en educadores, fue el libro que recomendamos a nuestros estudiantes y residentes. Como editores del *Psychiatry Resident-In-Training Examination®*, administrado por el American College of Psychiatrists para prácticamente todos los alumnos en Estados Unidos, la *Sinopsis* era el libro al que recurríamos con mayor frecuencia cuando decidíamos si una pregunta determinada del examen estaba dentro del conjunto de conocimientos aceptado por todos los psiquiatras.

Al abordar de nuevo el libro desde esta perspectiva, el tiempo que hemos dedicado a editarlo y revisarlo solo ha renovado nuestro respeto por este fantástico trabajo. Los autores anteriores han hecho un trabajo increíble al crear un libro completo, accesible y francamente agradable de leer.

La mayor parte de nuestra propuesta en esta nueva edición ha sido cuidadosa, y hemos conservado buena parte de las ediciones anteriores, a menudo textualmente. Nuestras enmiendas se han dirigido a incorporar descubrimientos en nuestro campo en rápido crecimiento o a reorganizar el libro de una manera que consideramos práctica para una nueva generación de psiquiatras. Hemos destacado el material clínico colocándolo al inicio. La ciencia y la teoría fundamentales las hemos trasladado al final del libro. Esta reorganización no refleja ningún valor u orden de importancia; pretende ser práctica: uno puede imaginar a un estudiante ocupado consultando el libro durante el día para responder una pregunta crucial sobre el diagnóstico o el tratamiento de un paciente, y más tarde ese mismo día, con suerte, tendrá más tiempo para reflexionar, sentarse y leer más para comprender mejor a su paciente.

Siempre que fue posible, agrupamos los trastornos por síndromes. Por lo tanto, primero discutimos la fenomenología de los diversos trastornos depresivos como grupo antes de discutir el diagnóstico y, finalmente, el tratamiento. Este abordaje fue una elección estratégica, ya que gran parte de la investigación moderna ya no agrupa a los pacientes por diagnósticos clínicos, y muchos consideran agrupaciones más grandes: por ejemplo, pacientes deprimidos o pacientes psicóticos. Dicho esto, en deferencia a Emerson, no permitimos que nuestro deseo de organización y coherencia se vuelva tan rígido como para ser ilógico, y en los casos en que los trastornos dentro de un capítulo son fundamentalmente diferentes, creamos secciones separadas para cada uno.

Nos damos cuenta de que a algunos les puede preocupar que nuestro enfoque «práctico» elimine parte del encanto de este libro. De hecho, ya no incluimos muchas pinturas, fotografías creativas y otros toques artísticos que eran una parte que definía a los volúmenes anteriores. Estas son elecciones personales que reflejan nuestros abordajes personales. Ciertamente no deseamos quitar al libro toda su personalidad, y esperamos que nuestra elección de mantener gran parte del texto, historias de casos y referencias históricas conserve algo de lo que hizo especiales los volúmenes anteriores.

Otra filosofía que aportamos a este trabajo es que la salud mental es parte de la salud física y no se puede hablar de enfermedades psiquiátricas excepto en el contexto de todos los abordajes de la medicina. Incluso el término «mente-cuerpo» parece obsoleto, pues implica una división que no existe. Con frecuencia recordamos estos conceptos cuando editamos el libro durante la pandemia de COVID-19 y atestiguamos cómo un simple virus puede causar tantos estragos en la psique de nuestros pacientes, profesores y estudiantes.

HISTORIA

Este libro de texto evolucionó como una condensación del *Tratado de psiquiatría,* una obra extensa de dos volúmenes con muchas colaboraciones de expertos en este campo. Responde a las necesidades de aquellos que buscan una obra de tipo enciclopédico, exhaustiva y detallada, que cubra todas las facetas de la psiquiatría. Se dirige a todos los niveles de experiencia en la materia que desean un trabajo actualizado lo más completo posible. Está enfocado más al alumno, que necesita una exposición breve y más resumida del campo de la psiquiatría. Aunque, en esencia, esta obra se deriva del *Tratado de psiquiatría,* los diferentes objetivos de cada trabajo son divergentes. Sin embargo, aunque hemos rehecho algunas secciones y escrito contenido nuevo, todavía tenemos una deuda de gratitud con los más de 2 000 colaboradores de las ediciones actuales y anteriores del *Tratado de psiquiatría,* que nos han permitido resumir su obra. Al mismo tiempo, debemos aceptar la responsabilidad de las modificaciones y cambios en la nueva obra.

EXHAUSTIVIDAD

Este texto forma parte de un sistema exhaustivo de enseñanza que hemos desarrollado para facilitar el aprendizaje de la psiquiatría y de las ciencias del comportamiento. Primero está el *Tratado de psiquiatría,* que aporta una visión global y en profundidad, y que está diseñado para y pensado por psiquiatras y trabajadores de las ciencias del comportamiento y de la salud mental en general. Después está la presente *Sinopsis de psiquiatría,* una versión relativamente breve, muy modificada y actualizada del *Tratado,* pensada para estudiantes de medicina, residentes de psiquiatría, psiquiatras en prácticas y profesionales de la salud mental. Existen, además, dos ediciones especiales derivadas de *Sinopsis: Concise Textbook of Clinical Psychiatry* y *Concise Textbook of Child and Adolescent Psychiatry,* que contienen descripciones de todos los trastornos psiquiátricos e incluyen los diagnósticos y tratamientos en niños y adultos, respectivamente. Serán útiles para quienes trabajan en clínicas y estudiantes de psiquiatría que precisan una visión general sucinta del tratamiento de los problemas clínicos. Otra parte del sistema de enseñanza, *Study Guide and Self-Examination Review of Psychiatry,* es un compendio de preguntas de respuesta de elección múltiple, diseñado para estudiantes de psiquiatría y psiquiatras clínicos que precisan una revisión de las ciencias del comportamiento y de la psiquiatría general para preparar los distintos exámenes. Las preguntas son coherentes con el formato utilizado por la mayoría de los exámenes homologados. Otras partes del sistema son ediciones de libros de bolsillo: *Manual de bolsillo de psiquiatría clínica, Manual de bolsillo de tratamiento farmacológico, Manual de bolsillo de medicina psiquiátrica de urgencias* y *Manual de bolsillo de psiquiatría de atención primaria,* que cubren el diagnóstico y el tratamiento de los trastornos psiquiátricos, el tratamiento psicofarmacológico, las urgencias psiquiátricas y la psiquiatría en atención primaria, respectivamente, y se han diseñado y escrito para que los trabajadores de las clínicas y los psiquiatras en prácticas, independientemente de su especialidad, dispongan, al llevarlos consigo, de una referencia rápida. Finalmente, el *Comprehensive Glossary of Psychiatry and Psychology* proporciona definiciones escritas en términos sencillos para psiquiatras y otros médicos, psicólogos, estudiantes y profesionales de la salud mental, así como para el público general. Juntos, estos libros conforman un abordaje múltiple para la enseñanza, el estudio y el aprendizaje de la psiquiatría.

CLASIFICACIÓN DE LOS TRASTORNOS MENTALES

DSM-5

En el año 2013, la American Psychiatric Association publicó la 5.ª edición del *Manual diagnóstico y estadístico de los trastornos mentales,* el DSM-5, que contiene la nomenclatura y la clasificación oficiales utilizadas por los psiquiatras y otros profesionales de la salud mental en Estados Unidos. Los trastornos mentales que se tratan y mencionan en este texto siguen esta taxonomía y son coherentes con ella. Hemos optado por no reproducir directamente los criterios del DSM-5 en forma de texto o de tabla. Esperamos que la mayoría de los psiquiatras y estudiantes tengan acceso al DSM-5; si no es así, lo recomendamos encarecidamente. Incluimos algunas tablas que describen los síntomas primarios, la evolución temporal y otros criterios asociados con los diagnósticos principales para ayudar al lector en el razonamiento diagnóstico.

CIE-10

Los lectores deben tener en cuenta la existencia de un sistema de clasificación paralelo desarrollado por la Organización Mundial de la Salud (OMS), la *Clasificación Internacional de Enfermedades y Problemas de Salud Relacionados,* que va por su 10.ª edición (CIE-10). Hay algunas diferencias de redactado entre las dos clasificaciones, pero siguiendo los acuerdos entre Estados Unidos y la OMS, los códigos diagnósticos numéricos deben coincidir para asegurar que el registro y los datos estadísticos nacionales e internacionales en psiquiatría se realizan de forma uniforme y concordante. En Estados Unidos, las empresas de seguros médicos como Medicare, Medicaid y otras aseguradoras privadas aceptan a todos los efectos los códigos numéricos y diagnósticos de la CIE.

La CIE-10 es una lista completa de todos los diagnósticos médicos, no solo psiquiátricos. Tiende a ser descriptiva y permite mayor criterio que el DSM-5, que contiene un número fijo de criterios. La CIE-10 también es anterior al DSM-5 y contiene diagnósticos que ya no se incluyen en el manual más reciente. La CIE-11 está actualmente disponible en forma de borrador y está en línea en el sitio web de la OMS. También está más acorde con el DSM-5. La OMS prevé que esta nueva edición de la CIE entre en vigor en 2022. Como gran parte del mundo sigue utilizando la CIE-10 (incluido Estados Unidos, especialmente para fines de facturación), la incluimos en nuestras tablas dedicadas al diagnóstico. El lector observará muchas similitudes entre el DSM-5 y la CIE-10 en esas tablas, así como algunas diferencias interesantes.

CASOS

Los casos incluidos en este texto son una parte integrante importante de la *Sinopsis*. Se utilizan ampliamente a lo largo del texto para añadir claridad y verosimilitud a los trastornos clínicos descritos. Los casos proceden de varias fuentes. Algunos proceden de la propia experiencia clínica de los autores, recopilada en el Bellevue Hospital de Nueva York. Hemos conservado la mayoría de estos estudios de casos, ya que creemos que ilustran de forma precisa los conceptos descritos y a veces abstractos, y agradecemos a los numerosos colaboradores de esos casos por permitir que la *Sinopsis* los utilice en ediciones pasadas y futuras.

BIBLIOGRAFÍA

En *Sinopsis de psiquiatría* cada capítulo o sección concluye con citas bibliográficas que incluyen revisiones de la literatura y referencias bibliográficas actualizadas, además de citas sobre los capítulos más destacados de nuestro tratado en su versión íntegra, el *Tratado de psiquiatría*. El número de referencias es limitado, debido, en parte, a una cuestión de espacio, pero también porque somos conscientes de que los lectores de hoy día consultan las bases de datos en internet, como PubMed y Google Académico, para estar al día de la bibliografía actual, y nuestro deseo es promover esta tendencia.

AGRADECIMIENTOS

Agradecemos sinceramente el trabajo de nuestra distinguida Editorial Assistant, Arya Shah, M.D., quien nos ayudó a actualizar gran parte del trabajo, incluida la epidemiología y muchas otras investigaciones. La Dra. Shah también asumió el desafío de revisar el DSM-5 y la CIE-10 para crear las tablas comparativas de diagnóstico, que son nuevas en esta edición.

También deseamos dar las gracias a nuestros colegas y amigos de nuestros respectivos departamentos. Este impresionante grupo incluye a los miembros del departamento de psiquiatría del Brigham and Women's Hospital. Un agradecimiento especial a David Silbersweig, M.D., presidente de psiquiatría de este hospital, quien proporcionó consejos inestimables y orientación durante la creación de este trabajo, y a Deborah German, M.D., vicepresidenta de Health Affairs y decana del Colegio de Medicina en la University of Central Florida, por su apoyo, aliento y supervisión.

También agradecemos a nuestros numerosos amigos de la psiquiatría y medicina que viven en todo el país. Uno de ellos, Josepha Cheong, M.D., de la Universidad de Florida, nos ha apodado el «Invisible College», que es una buena descripción de la red de amigos, muchos de ellos líderes en sus campos, que están disponibles en cualquier momento para ofrecer consejo, asesoramiento, crítica y perspectiva, todo con un gran sentido del humor.

Queremos aprovechar esta ocasión para expresar nuestro agradecimiento a aquellos que han traducido *Sinopsis de psiquiatría* y otros libros de *Kaplan & Sadock* a lenguas extranjeras, incluidas el alemán, el chino, el croata, el español, el francés, el griego, el indonesio, el italiano, el japonés, el polaco, el portugués, el rumano, el ruso y el turco, además de la realización de una edición especial para estudiantes en Asia y a nivel internacional.

Un agradecimiento especial al equipo editorial de Wolters Kluwer, que tuvo paciencia con nosotros cuando asumimos este trabajo. Pusimos a prueba su paciencia durante la pandemia, y el equipo editorial nos apoyó y alentó mientras ayudábamos a lidiar con la propagación de la enfermedad en nuestros respectivos frentes mientras trabajábamos en esta edición. Gracias sobre todo a Chris Teja, Acquisitions Editor; a Anne Malcolm, Associate Director for Content Development; a Ariel Winter, Development Editor; a Ashley Pfeiffer, Editorial Coordinator; Karan Rana, Project Manager, y a Bridgett Dougherty, Vendor Manager.

Nuestro más profundo agradecimiento para Benjamin y Virginia Sadock. Lamentablemente, la pandemia ha hecho que solo los conozcamos a través de su reputación y comunicación en línea. Gracias por confiarnos su creación. No podemos reemplazarlos, pero esperamos poder hacerles sentir orgullosos.

ENTREVISTA

Nuestra reunión con los Sadock

Al planificar este libro, esperábamos visitar a Benjamin y Virginia Sadock. Sin embargo, como tantas otras cosas, la pandemia lo hizo imposible. Nos conformamos con una reunión de Zoom. Deseábamos escuchar algo de la historia del libro y recibir algunos consejos de los expertos. También queríamos comprender los objetivos y valores que los motivaron a asumir esta monumental tarea. Sobre todo, queríamos conocer a las personas responsables de este fantástico trabajo. Así que nos unimos a la videollamada con gran expectación, sin saber qué esperar.

Reunirse con personas que solo has conocido por su reputación puede ocurrir de diversas maneras. En este caso, la experiencia fue maravillosa. Ben y Virginia resultaron ser una pareja cálida y cordial que fue muy amable. Se mostraron como una pareja inteligente y enérgica que se compenetraba bien, a veces reflexivos, otras ingeniosos y siempre sorprendentemente humildes. También estuvieron encantados de hablarnos del trabajo de su vida. Explicaron que la historia de la *Sinopsis* comenzó con el *Tratado de psiquiatría,* publicado por primera vez en 1967. Inicialmente tenía unas 1 000 páginas, con unos 200 colaboradores, editado por Harold Kaplan y Benjamin. Ahora, por supuesto, está más cerca de las 5 000 páginas con miles de colaboradores. Aun así, incluso entonces, era un libro enorme, por lo que eventualmente tuvieron la idea de tratar de condensarlo en algo que pudiera ser utilizado por los estudiantes de medicina y residentes. Explicaron que, para crear la 1.ª edición de *Sinopsis,* «cortaron y pegaron» partes del libro más largo. Les pedimos que aclararan esta idea y descubrimos que se referían a cortar *literalmente* partes del *Tratado de psiquiatría,* que luego pegaron para formar la 1.ª edición, llamándola *Sinopsis del Tratado de psiquiatría.* Varias ediciones más tarde acortaron el título. Explicaron que a medida que continuaban escribiendo nuevas ediciones de *Sinopsis,* consideraron que con la simple extracción de fragmentos del *Tratado de psiquiatría* no se lograba un texto adecuado. Así pues, escribieron gradualmente la obra más amplia con sus palabras, manteniendo parte del texto del libro original hasta que se convirtió en un híbrido entre un trabajo de múltiples colaboradores y un trabajo de autor que existe en la actualidad.

Recordaron que, lamentablemente, Harold Kaplan murió en 1998 mientras trabajaba en la 7.ª edición de la *Sinopsis,* que es cuando Virginia se convierte en autora oficial. Benjamin aclaró «oficial», ya que durante mucho tiempo había estado contribuyendo extraoficialmente al libro. Virginia señaló que, entre otras cosas, ayudó a añadir una perspectiva femenina al libro —una perspectiva crítica: ella era, señaló, solo una de las ocho mujeres de su clase en el New York Medical College.

Consideraron que un objetivo importante al escribir la *Sinopsis* era abordar su creciente preocupación por el auge de la tecnología y la medicina corporativa y su efecto deshumanizador en la educación médica. Sentían que los estudiantes de medicina eran entrenados para ser «médicos robotizados». Este dilema es un problema que sigue preocupando a todos los médicos académicos a medida que se acumulan más listas de control, protocolos y registros electrónicos en los médicos. Esperaban que su libro pudiera ayudar a restaurar algo de humanismo en la educación psiquiátrica.

Por lo tanto, aunque siempre ha habido mucha ciencia e investigación innovadora en la obra, siempre han tenido en cuenta al médico clínico, lo cual fue fácil para ellos, ya que seguían tratando a los pacientes mientras escribían el libro. De hecho, esta obra es enormemente popular entre los psiquiatras en ejercicio. Sin embargo, relataron su sorpresa cuando descubrieron que muchos médicos no psiquiatras también la estaban comprando, incluidos psicólogos, diferentes terapeutas y muchos otros profesionales involucrados en el tratamiento de pacientes con enfermedades mentales.

Los Sadock señalaron que habían afrontado desafíos específicos, como mantenerse al día con las numerosas revisiones del DSM de la American Psychiatric Association. Aunque reconocen la competencia ocasional entre estos dos libros populares, consideran que el DSM y la *Sinopsis* son complementarios, ya que el DSM define y su libro explica.

Gran parte de sus consejos fueron sobre la estética de la obra. Nos impresionó la cuidadosa atención de Virginia y Ben a detalles como el diseño, la combinación de colores e incluso la calidad del papel utilizado. Sus consejos nos ayudaron a apreciar la importancia del trabajo en su conjunto, incluido el aspecto del libro.

Al discutir los más de 50 años de historia del libro, quedó claro que los Sadock se enorgullecían con razón de su obra maestra. Explicaron ser algo críticos con su 1.ª edición y que cada vez trabajan para mejorarla. Creen que su 11.ª edición es la que se acerca más a la perfección. Claramente, el libro ha pasado del trabajo de «cortar y pegar» de la 1.ª edición a un trabajo reflexivo con un estilo atractivo y un abordaje humanista que incorpora arte, historia, filosofía y muchos estudios de casos. También pasó de ser una obra que, según relataron, inicialmente fue poco interesante para un editor, para convertirse en uno de los libros más populares de la psiquiatría. Y lo que es más importante, se enorgullecen de haber alcanzado sus objetivos originales de crear una obra que va más allá de la lista de control y el estilo de esquema que define a muchas publicaciones y conseguir una obra que refleja tanto el arte como la ciencia de la medicina, haciendo hincapié en el paciente en su totalidad.

El encuentro terminó con su bendición y buenos deseos. Para nosotros fue una revelación y una gran oportunidad para conocer la pasión que conlleva la creación de un gran trabajo. Solo podemos esperar que podamos aprender de sus consejos y trabajo, y hacer todo lo posible para continuar el libro en la valiosa tradición que han construido. También esperamos que sigan gozando de la excelente salud y el ánimo que encontramos cuando nos conocimos virtualmente y que podamos encontrarnos en persona algún día.

Bob Boland y Marcy Verduin. 16/10/2020.

Índice de capítulos

Evaluación y diagnóstico del paciente psiquiátrico

▲ 1.1 El paciente adulto

ENTREVISTA PSIQUIÁTRICA, ANTECEDENTES Y EVALUACIÓN DEL ESTADO MENTAL

La entrevista psiquiátrica es el elemento más importante en la evaluación y cuidado de las personas que padecen un trastorno mental. Su propósito principal es obtener información para establecer un diagnóstico basado en criterios. Este proceso, útil para la predicción del curso de la enfermedad y su pronóstico, conduce a decisiones terapéuticas. Una entrevista psiquiátrica bien dirigida permite un conocimiento multidimensional de los elementos biopsicosociales del trastorno, y proporciona los datos necesarios para que el psiquiatra, en colaboración con el paciente, desarrolle un plan terapéutico personalizado.

Además, la entrevista, por sí misma, a menudo es parte esencial del proceso terapéutico. Desde los primeros momentos del encuentro, la entrevista modela la naturaleza de la relación médico-paciente, lo que puede tener una profunda influencia en el resultado del tratamiento. Las instalaciones en que se desarrolla son: las unidades hospitalarias psiquiátricas, las unidades hospitalarias médicas no psiquiátricas, el servicio de urgencias, las consultas externas psiquiátricas, los centros residenciales de adultos mayores, otros programas residenciales y los centros penitenciarios. La duración de la entrevista y su enfoque variarán en función del lugar, su objetivo específico y otros factores (entre los que se incluyen las demandas concurrentes en competencia de servicios profesionales).

De todos modos, existen principios y técnicas básicos que son importantes en toda entrevista psiquiátrica y que se van a tratar en este capítulo. Algunos aspectos especiales en la evaluación de los niños no van a tratarse aquí; esta sección se centra en la entrevista psiquiátrica de los pacientes adultos.

Principios generales

Acuerdo como proceso. Al inicio de la entrevista, los psiquiatras deben presentarse a sí mismos y, en función de las circunstancias, pueden necesitar identificar por qué están hablando con el paciente. A menos que sea explícito (como en el caso del paciente que acude a la consulta), debe obtenerse el consentimiento informado para realizar la entrevista, y establecer el tipo de intervención y el tiempo aproximado (o específico) que durará. Se debería animar al paciente a identificar cualquier elemento del proceso que desee alterar o añadir.

Un aspecto crucial es si el paciente está buscando, directa o indirectamente, la valoración de forma voluntaria o ha sido llevado contra su voluntad para su evaluación. Esto debe quedar claro antes de empezar la entrevista, y esta información va a orientar al entrevistador, en especial en las primeras fases del proceso.

Privacidad y confidencialidad. Los aspectos de confidencialidad son cruciales en los procesos de evaluación y tratamiento, y quizá deban ser discutidos en numerosas ocasiones. Deben seguirse estrictamente las normas de la *Health Insurance Portability and Accountability Act* (HIPAA), y proporcionar al paciente el formulario apropiado.

La confidencialidad es un aspecto esencial de la relación entre médico y paciente. El entrevistador debe hacer todo lo posible para asegurarse de que el contenido de la entrevista no sea escuchado por terceros. A veces, esto puede ser complicado en una sala hospitalaria u otro centro institucional. Si el paciente comparte habitación con otros, hay que intentar utilizar otra sala para realizar la entrevista. Si esto no es posible, el entrevistador quizá deba evitar comentar algunos temas, o indicar que se hablará de ellos más tarde, cuando pueda asegurarse la privacidad. En general, al principio, el entrevistador debería indicar que el contenido de la o las sesiones será confidencial, salvo aquello que requiera ser compartido con el médico o el equipo de tratamiento de referencia. Algunas evaluaciones, entre las que se incluyen las valoraciones forenses y de discapacidad, son menos confidenciales y lo que se comenta puede ser compartido con otros. En estos casos, el entrevistador debería dejar explícito que la sesión no es confidencial, e identificar quién va a recibir un informe de la evaluación. Esta información debe ser completa y cuidadosamente documentada en la historia clínica del paciente.

Un aspecto especial respecto a la confidencialidad es la información que el paciente aporte respecto a su intención de hacer daño a otra persona. Cuando la evaluación del psiquiatra sugiera que esto podría realmente suceder, el psiquiatra puede tener la obligación legal de advertir a la posible víctima (la legislación referente a la notificación de una posible víctima varía según los estados en Estados Unidos). Los psiquiatras también tienen que considerar sus obligaciones éticas. Algunas de estas obligaciones pueden cumplirse con medidas clínicas adecuadas, como incrementar la dosis de antipsicóticos u hospitalizar al paciente.

A menudo, los miembros de la familia del paciente, incluidos el cónyuge, los hijos adultos y los padres, acuden con él a la primera sesión o están en el hospital u otro centro institucional cuando el psiquiatra ve por primera vez al paciente. Si un miembro de la familia quiere hablar con el psiquiatra, generalmente es preferible quedar con él o ellos junto con el propio paciente al finalizar la sesión y después de obtener el consentimiento informado del paciente. El psiquiatra no debería revelar información que el paciente haya compartido, sino escuchar la información de los miembros de la familia y discutir temas que el paciente introduzca durante la sesión conjunta. Ocasionalmente, si los familiares no han pedido ser citados, el psiquiatra puede considerar que la inclusión de un familiar o cuidador puede ser útil y sacar el tema con el paciente. Esto puede suceder cuando el paciente no es capaz de comunicarse de forma eficaz. Como siempre, el paciente debe dar su consentimiento, excepto si el psiquiatra determina que supone un riesgo para sí mismo o para otros. A veces es posible que los familiares llamen por teléfono al psiquiatra. Salvo en caso de emergencia, hay que obtener el consentimiento informado del paciente antes de hablar con el familiar. Como se ha indicado, el psiquiatra no debe revelar información que el paciente haya compartido, sino escuchar la información que proporcione el familiar. El paciente debe ser informado de que un miembro de la familia ha contactado con el psiquiatra incluso cuando él mismo haya dado su consentimiento para ello.

En el ámbito educativo y, a veces, en el ámbito forense, puede darse el caso de que se registren las sesiones. El paciente debe ser plenamente informado de la grabación y de cómo va a utilizarse. Se anotará la duración de la grabación y se deberá acordar la forma de restringir el acceso a ella. En ocasiones, en centros de enseñanza pueden utilizarse espejos unidireccionales como herramienta para permitir a los estudiantes que se beneficien de la observación de una entrevista. El paciente debe ser informado del uso de esos espejos y de la categoría de los observadores, así como asegurarle que los observadores también van a cumplir las normas de confidencialidad. Debe obtenerse el consentimiento del paciente para realizar grabaciones o utilizar espejos unidireccionales, y debería quedar claro que la atención que reciba el paciente no se verá determinada por si da o no su consentimiento. Estos instrumentos van a tener un impacto en la entrevista que el psiquiatra debería estar dispuesto a discutir a medida que se desarrolla la sesión.

Respeto y consideración.

Como debería ocurrir en todo centro clínico, el paciente debe ser tratado con respeto, y el entrevistador debería ser considerado con la condición del paciente. Con frecuencia el paciente presenta un dolor importante u otras alteraciones, y a menudo se siente vulnerable e inseguro ante lo que puede suceder. Debido al estigma hacia los trastornos mentales y las ideas equivocadas sobre la psiquiatría, el paciente puede estar especialmente preocupado o incluso atemorizado ante el encuentro con el psiquiatra. El psiquiatra experto conoce estos aspectos potenciales e interacciona de modo que disminuya o, por lo menos, no aumente el estrés. El éxito de la entrevista inicial dependerá a menudo de la habilidad del médico para reducir la ansiedad excesiva.

Alianza terapéutica/empatía.

El respeto y la consideración hacia el paciente van a contribuir al desarrollo de la alianza terapéutica. En el ámbito clínico, la alianza terapéutica puede definirse como la respuesta armoniosa del médico hacia el paciente y del paciente hacia el médico. Es importante que los pacientes sientan de forma progresiva que la evaluación es un esfuerzo conjunto, y que el médico está muy interesado en su historia. Los comentarios empáticos («Esto tiene que haber sido muy difícil para usted» o «Empiezo a entender lo mal que se siente») refuerzan la alianza terapéutica. Por lo general, una respuesta no verbal (levantar las cejas o inclinarse hacia el paciente) o una muy breve («¡vaya!») también son eficaces. La empatía consiste en saber lo que está pensando y sintiendo el paciente, y se produce cuando el psiquiatra es capaz de ponerse en el lugar del paciente sin dejar su objetividad. Para el psiquiatra, el conocimiento pleno de lo que siente y piensa el paciente requiere una apreciación de los distintos aspectos de la vida de aquel. A medida que progresa la entrevista, se va desplegando la historia del paciente y se evidencian patrones de conducta, resulta más claro lo que el paciente ha experimentado realmente. Al principio de la entrevista, el psiquiatra quizá no esté seguro de hacia dónde van el paciente o él mismo (si bien las claves no verbales del paciente pueden ser muy útiles). Si el psiquiatra no está seguro de las experiencias del paciente, es mejor no dar nada por sentado, sino animarle a continuar. El asentimiento con la cabeza, dejar el bolígrafo, inclinarse hacia el paciente o un breve comentario («ya veo») pueden conseguir este objetivo y a la vez indicar que se trata de información importante. De hecho, la gran mayoría de las respuestas empáticas en una entrevista son de tipo no verbal.

Un ingrediente esencial de la empatía es mantener la objetividad, crucial en la relación terapéutica y lo que diferencia la empatía de la identificación. Con la identificación, los psiquiatras no solo entienden la emoción, sino que la experimentan hasta el extremo de perder la capacidad de ser objetivos. Estas fronteras imprecisas entre el paciente y el psiquiatra pueden provocar confusión y malestar en muchos pacientes, en especial en los que ya presentan importantes problemas de límites como parte de su propia enfermedad (p. ej., individuos con trastorno de la personalidad límite). La identificación también puede resultar agotadora para el psiquiatra, conducirlo a una desvinculación y finalmente a sentirse frustrado.

Relación entre paciente y médico.

La relación entre el paciente y el médico es el núcleo de la práctica médica (durante muchos años, el término utilizado fue el de relación «médico-paciente» o «doctor-paciente», pero se invierte el orden para recalcar el hecho de que el tratamiento debería estar siempre centrado en el paciente). Si bien la relación entre un paciente y un médico variará en función de sus respectivas personalidades y experiencias previas, así como del lugar y el objetivo del encuentro, existen principios generales que, si se siguen, contribuyen a asegurar la utilidad de la relación que se establezca.

El paciente va a la entrevista buscando ayuda. Incluso en aquellas circunstancias en que acude por la insistencia de terceros (cónyuge, familia, jueces), el paciente puede buscar ayuda en el trato con la persona que solicita o demanda la valoración o el tratamiento. Este deseo de ayuda motiva al paciente a compartir con un extraño información y sentimientos molestos, persona les y a menudo privados. El paciente tiene, en mayor o menor medida, la voluntad de hacerlo debido a la creencia de que el médico tiene la pericia, por su formación y experiencia, para ayudarlo. Inmediatamente tras el primer encuentro (a veces, la llamada telefónica inicial), la voluntad del paciente de compartir aumenta o disminuye en función de las intervenciones verbales y con frecuencia no verbales del psiquiatra y demás personal. En tanto que las conductas del psiquiatra demuestran respeto y consideración, empieza a desarrollarse el entendimiento, que aumenta si el paciente se siente seguro y cómodo. Si se siente seguro de que lo que dice en la entrevista será confidencial, estará más abierto a compartir.

El acto de compartir queda reforzado con la actitud y la conducta sin prejuicios por parte del médico. El paciente puede haber estado expuesto a una considerable cantidad de respuestas negativas, reales o temidas, a sus síntomas o conductas, incluidos la crítica, el desdén, el menosprecio, el enfado o la violencia. Compartir pensamientos y sentimientos con un oyente que no juzga suele ser una experiencia positiva.

Existen dos elementos adicionales esenciales en la relación paciente-médico. Uno es la demostración por parte de los médicos de que entienden lo que el paciente afirma y siente. No es suficiente con que el médico entienda lo que el paciente relata, piensa y siente; este entendimiento debe ser expresado al paciente si lo que se pretende es alimentar la relación terapéutica. La entrevista no es solo un ejercicio intelectual para llegar a un diagnóstico bien establecido. El otro ingrediente esencial en una relación paciente-médico es el reconocimiento por parte del paciente de que el médico se preocupa. A medida que el paciente se da cuenta de que el médico no solo le entiende, sino que también se preocupa, la confianza aumenta y la alianza terapéutica queda fortalecida.

La relación paciente-médico se refuerza gracias a la autenticidad del médico. La capacidad de reírse ante un comentario humorístico, admitir una equivocación o disculparse por un error que pueda ser inconveniente para el paciente (p. ej., llegar tarde o no acudir a una cita) fortalece la alianza terapéutica. También es importante ser flexible en la entrevista y responder a las iniciativas del paciente. Si el paciente lleva algo, por ejemplo, una fotografía que quiere mostrar al psiquiatra, es bueno mirarla, hacer preguntas y agradecerle que la quiera compartir. Se puede aprender mucho de la historia y la dinámica familiar a partir de una circunstancia aparentemente colateral. Además, la alianza terapéutica se ve reforzada. El psiquiatra debería ser consciente de que no existen circunstancias irrelevantes en la sala de entrevistas.

En ocasiones, los pacientes harán preguntas sobre el psiquiatra. Una buena regla general es que las preguntas respecto a las habilidades y la posición del médico se respondan de forma directa (p. ej., título de especialista, privilegios hospitalarios). A veces, este tipo de preguntas pueden ser formuladas como comentarios sarcásticos («¿Ha ido usted realmente a la facultad?»). En tal caso, sería mejor dirigirse al tema que ha motivado el comentario más que responderlo concretamente. No existe una respuesta fácil a cómo debe el psiquiatra responder a preguntas personales («¿Está usted casado?», «¿tiene hijos?», «¿le gusta el fútbol?»). El consejo sobre cómo responder variará según diferentes aspectos, entre los que se incluyen el tipo de psicoterapia utilizada o prevista, el contexto en que se formula la pregunta y los deseos del psiquiatra. A menudo, en especial si se está valorando la posibilidad de emplear una psicoterapia orientada a la introspección, es útil investigar el motivo de la pregunta. La cuestión sobre los hijos puede ser motivada porque el paciente se pregunte si el psiquiatra tiene experiencia personal en la crianza de los hijos o de forma más general, si posee las habilidades y experiencia necesarias para satisfacer las necesidades del paciente. En este caso, parte de la respuesta del psiquiatra puede ser que tiene gran experiencia en ayudar a personas a tratar sobre temas de crianza. En pacientes que están siendo visitados para recibir psicoterapia de apoyo o tratamiento farmacológico, es bastante adecuado responder a las preguntas, en particular si no son muy personales, como es el caso de la pregunta «¿Le gusta el fútbol?». El principal motivo para no responder directamente a preguntas personales es que el psiquiatra puede convertirse en el centro de la entrevista, en lugar de centrar la entrevista en el paciente.

Ocasionalmente, y con base en el tipo de tratamiento, puede ser útil para el psiquiatra compartir alguna información personal incluso aunque no se lo haya pedido directamente el paciente. El propósito de esta autorrevelación siempre tendría que ser el fortalecimiento de la alianza terapéutica para beneficio del paciente. La información personal no debe compartirse para satisfacer las necesidades del psiquiatra.

Consciente/inconsciente. A fin de comprender plenamente la relación paciente-médico, deben tenerse en cuenta los procesos inconscientes. La realidad es que la mayor parte de la actividad mental se mantiene fuera del estado de vigilia consciente. En la entrevista, los procesos inconscientes pueden ser sugeridos por referencias tangenciales a un tema, lapsus lingüísticos o manierismos del habla, lo que no se dice o evita, y otros mecanismos de defensa. Por ejemplo, frases como «a decir verdad» o «hablando francamente» sugieren que quien habla no suele decir siempre la verdad o hablar francamente. En la entrevista inicial lo mejor es anotar estos manierismos o deslices, pero no explotarlos. Quizá pueda ser útil seguirlos en las sesiones sucesivas. En la entrevista, la transferencia y la contratransferencia son expresiones muy significativas de procesos inconscientes. La *transferencia* es el proceso por el cual el paciente, de forma inconsciente e inapropiada, desplaza hacia individuos de su vida actual aquellos patrones de conducta y respuestas emocionales originados en figuras significativas de etapas anteriores, a menudo de su infancia. En el contexto clínico el desplazamiento se produce hacia el psiquiatra, que con frecuencia es una figura de autoridad o un subrogado paterno. Es importante que el psiquiatra se dé cuenta de que la transferencia puede estar dirigiendo las conductas del paciente, y las interacciones con el psiquiatra pueden estar basadas en distorsiones cuyo origen se remonta a etapas muy anteriores de la vida. El paciente puede mostrarse enfadado, agresivo, demandante o generoso, no debido a la realidad de la relación con el psiquiatra, sino a relaciones y patrones de conducta anteriores. La falta de reconocimiento de este proceso puede conducir al psiquiatra a reaccionar de forma inadecuada ante la conducta del paciente como si fuera un ataque personal.

De forma similar, la *contratransferencia* es el proceso en el que el médico, de forma inconsciente, desplaza al paciente patrones de conducta o reacciones emocionales como si fuera una figura importante de su vida anterior. Los psiquiatras deben estar alerta ante los signos de temas de contratransferencia (faltar a una cita, aburrimiento o somnolencia en una sesión). La supervisión o la consulta, así como la terapia

personal, pueden ser útiles para ayudar al psiquiatra a reconocer y tratar estos temas.

Aunque el paciente acuda para obtener ayuda, pueden existir fuerzas que dificulten el camino hacia la salud. Las resistencias son los procesos, conscientes o inconscientes, que interfieren con los objetivos del tratamiento. El paciente generalmente no es consciente del impacto de esos sentimientos, pensamientos o conductas, que adquieren formas muy diferentes, como respuestas emocionales muy exageradas, intelectualización, generalización, faltar a una cita o conductas de *acting out* (sobreactuación). La resistencia puede ser incentivada por la represión, un proceso inconsciente que mantiene aspectos o sentimientos fuera de la conciencia. Debido a la represión, los pacientes pueden no ser conscientes de conflictos que pueden ser esenciales en su enfermedad. En una psicoterapia de introspección, las interpretaciones son intervenciones que anulan el proceso de represión y permiten que se vuelvan conscientes los pensamientos y sentimientos inconscientes, de modo que puedan ser tratados. Como consecuencia de estas intervenciones, puede resultar evidente la principal ganancia del síntoma, el propósito inconsciente para el que sirve. Por lo general, en la sesión inicial se evitan las interpretaciones. El psiquiatra debe tomar nota de las posibles áreas de exploración para las siguientes sesiones.

Entrevistas centradas en la persona y basadas en el trastorno. Una entrevista psiquiátrica debería estar centrada en la persona (paciente). El foco de la atención debería ser entender al paciente y hacer posible que explique su historia. La individualidad de la experiencia del paciente es un tema central, y su historia de vida se obtienen sujetos a las restricciones de tiempo, a su voluntad para compartir parte de ese material y a las habilidades del entrevistador. Las «gráficas de vida» de Adolf Meyer eran representaciones gráficas del material recogido en este intento y constituían el elemento central del conocimiento «psicobiológico» del trastorno mental. Las experiencias de infancia y juventud del paciente, la familia, la formación, el o los trabajos, creencias y prácticas religiosas, los hobbies, los talentos, las relaciones y las pérdidas son algunas de las áreas que, en conjunto con variables genéticas y biológicas, contribuyen al desarrollo de la personalidad. Es necesaria una apreciación de estas experiencias y de su impacto en la persona para llegar a conocer al paciente. No solo la anamnesis debería estar centrada en la persona; es especialmente importante que el plan terapéutico resultante esté basado en los objetivos del paciente, no del psiquiatra. Numerosos estudios han de mostrado que a menudo los objetivos terapéuticos del paciente (p. ej., la seguridad de la vivienda) no son los mismos que los del psiquiatra (p. ej., reducir las alucinaciones). A menudo esta dicotomía puede detectarse en una entrevista en la que el objetivo no esté suficientemente centrado en la persona, sino preferente o exclusivamente centrado en los síntomas. Incluso si el entrevistador pregunta específicamente sobre los objetivos y aspiraciones del paciente, este último, al haber estado expuesto en numerosas ocasiones a lo que el profesional está interesado en escuchar, puede intentar centrarse en objetivos «aceptables» o «esperables», más que en los suyos propios. Hay que animar al paciente de forma explícita a identificar sus objetivos y aspiraciones con sus propias palabras.

Tradicionalmente, la medicina se ha enfocado en la enfermedad y las deficiencias más que en las fortalezas y bienes. Un abordaje centrado en la persona considera las fortalezas y bienes tanto como las deficiencias. Durante la evaluación, puede ser útil pedir al paciente cosas como: «Hábleme de algo que se le dé bien» o «¿Qué considera su mayor tesoro?». Una pregunta más abierta, como «Hábleme sobre usted», puede proporcionar información más centrada en las fortalezas o las deficiencias que dependen de diversos factores, entre los que se incluyen el estado de ánimo del paciente y su autoimagen.

Seguridad y comodidad. Tanto el paciente como el entrevistador tienen que sentirse seguros. Ello incluye la seguridad física. A veces, sobre todo en una sala hospitalaria o un servicio de urgencias, esto puede requerir la presencia de más personal o que la puerta de la habitación en la que tiene lugar la entrevista quede parcialmente abierta. En los servicios de urgencias, suele ser recomendable para el entrevistador disponer de una vía de salida libre y sin estorbos. Los pacientes, en especial si están en fase psicótica o confusos, pueden sentirse amenazados y necesitar la certeza de estar a salvo y de que el personal hará todo lo posible para mantener su seguridad. A veces es útil afirmar explícitamente, y en ocasiones demostrarlo, que se dispone del personal suficiente para prevenir una situación de pérdida de control. Para algunos, a menudo pacientes con trastorno psicótico que temen perder el control, esto puede ser tranquilizador. Puede ser necesario acortar o finalizar rápidamente una entrevista si el paciente empieza a agitarse o se vuelve amenazador. Una vez evaluados los aspectos de seguridad (algo que con muchos pacientes ambulatorios puede lograrse en unos segundos), el entrevistador debe preguntar al paciente sobre su comodidad y seguir atento a ella a lo largo de toda la entrevista. Una pregunta directa puede ayudar no solo a que el paciente se sienta más a gusto, sino también a mejorar la relación paciente-médico, como: «¿Se siente suficientemente a gusto?» o «¿Está cómodo en esa silla?». A medida que transcurra la entrevista, si el paciente pide pañuelos o agua habrá que proporcionárselos.

Duración y número de sesiones.   Para una entrevista inicial, por lo general se prevén unos 45 min a 90 min. En pacientes ingresados o a veces confusos, con gran ansiedad o psicosis, el margen de tiempo tolerable puede ser de 20 min o 30 min o menos. En estos casos, pueden ser necesarias numerosas sesiones cortas. Incluso en pacientes que pueden tolerar sesiones más largas, quizá se necesite más de una sesión para completar una evaluación. El clínico debe aceptar que la historia obtenida nunca es completa o totalmente precisa. Una entrevista es dinámica, y algunos aspectos de la valoración están en marcha, como el modo en que un paciente responde a la evaluación, o la consideración de nuevo material que aparece. Si el paciente acude para tratamiento, a medida que progresa la entrevista inicial, el psiquiatra deberá tomar decisiones respecto a lo que hay que hacer en sesiones posteriores.

Proceso de la entrevista

Antes de la entrevista.   En pacientes ambulatorios, el primer contacto con la consulta del psiquiatra suele ser una llamada telefónica. Es importante que quien la reciba sepa cómo responder si el paciente muestra ansiedad o confusión agudas o expresa ideas suicidas u homicidas. Si quien la recibe no es un profesional de salud mental, deber derivarla a un psiquiatra o a otro profesional de salud mental, si está disponible. Si no es posible, la persona que ha llamado debe ser dirigida a un servicio de urgencias psiquiátrico o a un teléfono de emergencias. Quien recibe la llamada tiene que pedir el nombre y el número de teléfono de la persona que llama, y ofrecerse a llamar al teléfono de emergencias si así lo prefiere.

La mayor parte de las llamadas no son urgentes. El recepcionista (o quien reciba la llamada) debe obtener la información que el centro considere relevante para el primer contacto. Si bien la información solicitada varía considerablemente, en general incluye el nombre, la edad, la dirección y el teléfono del paciente, quién lo deriva, el motivo de la derivación, e información del seguro médico. Se debe proporcionar al paciente información importante sobre la consulta, como la duración de la sesión inicial, las tarifas y a quién llamar si requiere información adicional. En muchas consultas, el psiquiatra llamará al paciente para comentar el motivo de la cita y determinar si efectivamente está justificada. El momento adecuado de la entrevista debería reflejar la urgencia del problema. Puede resultar muy útil pedir al paciente que aporte información sobre tratamientos médicos y psiquiátricos previos (o, preferentemente, la medicación misma). A menudo el paciente ha sido derivado al psiquiatra o a un hospital psiquiátrico. Si es posible, es de gran ayuda revisar los antecedentes del paciente. Algunos psiquiatras prefieren no leer los antecedentes antes de la entrevista inicial, para que su

primera impresión del paciente no se vea excesivamente influida por evaluaciones previas. Se revisen o no los antecedentes, es importante que se entienda lo más claramente posible el motivo de la derivación, en especial en las valoraciones forenses, en las que el motivo de la derivación y las preguntas van a ayudar a elaborar la evaluación final. Con frecuencia, y en particular en pacientes en régimen ambulatorio, un paciente puede ser remitido al psiquiatra por parte de un médico de atención primaria o un profesional de salud. Aunque no siempre es posible, la comunicación con el profesional de referencia antes de la entrevista con el paciente puede ser de gran ayuda. Es fundamental determinar si el paciente ha sido derivado para una simple valoración con un tratamiento en curso prescrito por el médico de atención primaria o por un profesional de salud mental (p. ej., un trabajador social), o si está siendo remitido para su valoración y tratamiento por el psiquiatra.

Si el paciente es remitido por un juzgado, un abogado o cualquier otra entidad no dirigida a fines terapéuticos, como una empresa de seguros, los objetivos de la entrevista pueden ser diferentes del diagnóstico y de las recomendaciones de tratamiento. Estos objetivos pueden incluir la determinación de discapacidad, aspectos de competencia o capacidad, o determinar, si es posible, la causa o factores favorecedores del trastorno mental. En estas circunstancias especiales, el paciente y el clínico no están entrando en una relación terapéutica y, a menudo, no se aplican las normas de confidencialidad habituales. Esta confidencialidad limitada debe quedar explícitamente establecida con el paciente e incluir el comentario sobre quién va a recibir la información que se recoja durante la entrevista.

La sala de espera.   Cuando el paciente llega para la primera cita, suele recibir un formulario para rellenar, que suele incluir información demográfica y del seguro sanitario. Además, recibe información respecto a la consulta médica (que incluye datos de contacto para las noches y fines de semana), y debe leerse y firmar la información obligatoria de la HIPAA. Muchos centros también solicitan una lista de medicaciones, el nombre y la dirección del médico de atención primaria, y la identificación de problemas médicos o alergias importantes. A veces se pregunta al paciente sobre su motivo principal para acudir a la consulta. Cada vez es más frecuente que los psiquiatras pidan al paciente que rellene un cuestionario o una escala de puntuación que identifique los síntomas principales. Entre estas escalas se incluyen el Cuestionario sobre la salud del paciente 9 (*Patient Health Questionnaire,* PHQ9) o el Inventario rápido de autoinforme de sintomatología depresiva (*Quick Inventory of Depression Symptomatology Self Report,* QIDS-SR), que son escalas de síntomas depresivos basadas en el *Manual diagnóstico y estadístico de los trastornos mentales* (DSM) de la American Psychiatric Association (APA).

La sala de entrevistas.   La propia sala de entrevistas debería estar insonorizada. La decoración tiene que ser agradable y que no desvíe la atención. Si es posible, es una buena idea dar al paciente la posibilidad de elegir una silla blanda o una de respaldo duro. A veces, la elección de la silla o la forma de hacerlo puede revelar características del paciente. Muchos psiquiatras sugieren que la silla del entrevistador y la del paciente sean de una altura relativamente similar, de forma que el entrevistador no quede por encima del paciente (o viceversa). Existe el acuerdo general de que el paciente y el psiquiatra se sienten a una distancia aproximada de 1 a 2 m. El psiquiatra no debe estar sentado detrás de una mesa. Debe vestir de forma apropiada profesionalmente y bien acicalado. Las distracciones deberían reducirse al mínimo. A menos que se trate de algo urgente, no deberían producirse interrupciones por llamadas o avisos durante la entrevista. El paciente debe tener la sensación de que se le ha dedicado un tiempo concreto, y que durante ese tiempo será el único centro de atención del psiquiatra.

Inicio de la entrevista.   El psiquiatra saluda al paciente en la sala de espera y, con cara amigable, se presenta, extiende la mano y, si el paciente hace lo propio, da un firme apretón de manos. Si el paciente no extiende la mano, probablemente sea mejor no hacer ningún comentario e indicarle amablemente el camino hacia la sala de entrevistas. El rechazo a un apretón de manos seguramente sea un aspecto importante, de modo que el psiquiatra puede tenerlo presente para una posible pregunta si el paciente no lo saca a colación más adelante. Una vez en la sala de entrevistas, si el paciente lleva abrigo, el psiquiatra puede ofrecerse a colgarlo. A continuación le indica dónde puede sentarse. Puede ir bien una pequeña pausa, puesto que quizá el paciente quiera decir algo de forma inmediata. En caso contrario, el psiquiatra puede preguntarle si prefiere que le hable de usted, por su nombre de pila o por uno más familiar. Si no se pregunta, es mejor utilizar el apellido, ya que algunos pacientes pueden considerar presuntuoso que se les llame por su nombre, en especial si el entrevistador es mucho más joven. Estos minutos iniciales del encuentro, incluso antes de que empiece la entrevista formal, pueden ser cruciales para el éxito de la entrevista y el desarrollo de una buena relación paciente-médico. El paciente, que a menudo se siente ansioso, se forma una primera impresión del psiquiatra y empieza a tomar decisiones respecto a cuánto está dispuesto a compartir con el médico. Los psiquiatras pueden expresar interés y apoyo mostrando una expresión cálida y amistosa y otras formas de comunicación no verbal, como aproximarse a su silla. Suele resultar útil para el psiquiatra indicar cuánto tiempo dispone para la entrevista. Es posible que el paciente tenga algunas preguntas respecto a lo que va a suceder durante ese tiempo, sobre la confidencialidad y otros aspectos, y estas cuestiones deberían ser respondidas de entrada por el psiquiatra. En seguida, este puede proseguir con un interrogatorio de preguntas abiertas: «¿Por qué no empieza por decirme la razón por la que ha venido?» o, simplemente, «¿Cuál es el motivo de que haya venido?». Generalmente, la respuesta a esta pregunta indicará si el paciente ha sido remitido o no. Si se ha realizado una derivación, es importante dilucidar el conocimiento que tiene el propio paciente sobre el motivo de la derivación, ya que no es raro que no esté seguro de la razón por la que ha sido remitido, o incluso puede estar enfadado con la persona que lo refiere, por lo general el médico de atención primaria.

Preguntas abiertas. A medida que el paciente responde a estas preguntas iniciales, es muy importante que el médico actúe de modo que le permita explicar su historia. Este es el objetivo principal de la fase de obtención de datos de la entrevista: obtener la versión del paciente sobre su salud y enfermedad. Para lograrlo, las preguntas abiertas son una necesidad; identifican un área, pero proporcionan la mínima estructura sobre cómo responder. Una típica pregunta abierta es: «Hábleme de su dolor». Las preguntas cerradas, por el contrario, proporcionan mucha más estructura y reducen el marco de selección de la respuesta: «¿Su dolor es agudo?». La pregunta cerrada conduce a una respuesta final afirmativa o negativa. En la primera parte de la entrevista las preguntas deberían ser principalmente abiertas. A medida que el paciente responde, el psiquiatra lo anima a proseguir, asintiendo con la cabeza o con otras intervenciones de apoyo. Mientras el paciente sigue compartiendo su historia sobre un aspecto de su salud o enfermedad, el psiquiatra puede ir haciendo algunas preguntas cerradas para entender mejor determinados detalles. Después, cuando esa área está entendida, el psiquiatra puede hacer una transición a otra área utilizando nuevamente preguntas abiertas y, finalmente, preguntas cerradas hasta que esa área queda bien descrita. La entrevista no debe ser una simple progresión de preguntas abiertas al principio y preguntas cerradas al final, sino una serie de vías cada una de las cuales empieza con preguntas abiertas.

Elementos de la entrevista psiquiátrica inicial

En este punto, el entrevistador se centra de lleno en el padecimiento actual. En la tabla 1-11 se enumeran las secciones o partes de la entrevista psiquiátrica inicial. Si bien no se obtienen necesariamente en este orden exacto durante la entrevista, son las categorías que se utilizan por convenio para organizar y registrar los elementos de la evaluación.

Los dos elementos globales de la entrevista psiquiátrica son la anamnesis o historia clínica del paciente y la evaluación de la salud mental o psiquiátrica. La anamnesis se basa en el relato subjetivo del paciente y, en algunos casos, en la información colateral proporcionada por otros profesionales sanitarios, la familia u otros cuidadores. La evaluación psiquiátrica, por su parte, es la herramienta objetiva del entrevistador, similar a la exploración física en otras especialidades de la medicina. La exploración física, si bien no forma parte de la propia entrevista, se incluye debido a su posible relevancia en el diagnóstico psiquiátrico y porque suele incluirse como parte de la evaluación psiquiátrica, sobre todo en el paciente ingresado (además, el médico puede obtener mucha información relevante de palabra mientras lleva a cabo la exploración física). Del mismo modo, se incluyen la formulación, el diagnóstico y el plan de tratamiento, puesto que son el resultado de la entrevista e influyen en su curso de forma dinámica, en tanto que el entrevistador va y viene buscando, por ejemplo, si se cumplen determinados criterios diagnósticos o si son realistas los elementos del plan terapéutico. Más adelante se comentan los detalles de la entrevista psiquiátrica.

I. Datos de identificación. Este apartado es breve, de una o dos frases, que incluyen clásicamente el nombre, la edad y el sexo del paciente, el estado civil (u otra relación importante), la raza o etnia y la profesión. Por lo general también se incluye la fuente de derivación.

II. Fuente y fiabilidad. Es importante aclarar de dónde procede la información, sobre todo si proviene de terceros o se ha revisado la historia clínica, y la valoración del entrevistador sobre la fiabilidad de los datos obtenidos.

III. Síntoma principal. Esta sería la razón por la que acude el paciente, idealmente descrita con sus propias palabras, por ejemplo, «estoy deprimido» o «estoy muy nervioso».

Un hombre de 64 años acude a un servicio de urgencias psiquiátricas y su motivo de consulta principal es: «Me estoy derritiendo como una bola de nieve». Se ha sentido cada vez más deprimido desde hace 3 meses. Cuatro semanas antes de acudir al servicio de urgencias fue visitado por su médico de atención primaria, quien le aumentó la dosis de antidepresivos (imipramina) de 25 mg a 75 mg y añadió hidroclorotiazida (50 mg) debido a hipertensión leve y ligero edema maleolar. En las siguientes 4 semanas la situación del paciente se deterioró. En el servicio de urgencias se confirmó un estado de ánimo deprimido, desesperanza, debilidad, pérdida de peso importante y retraso psicomotor, y fue descrito como de apariencia «vacía». También estaba deshidratado, y en el análisis de sangre se detectó hipopotasemia. La

Continúa

Tabla 1-1
Partes de la entrevista psiquiátrica inicial

  I. Datos de identificación
 II. Fuente y fiabilidad
III. Síntoma principal
 IV. Padecimiento actual
  V. Antecedentes psiquiátricos previos
 VI. Consumo o abuso de sustancias
VII. Antecedentes médicos
VIII. Antecedentes familiares
 IX. Historial social y del desarrollo
  X. Revisión por sistemas
 XI. Examen mental
XII. Exploración física
XIII. Formulación diagnóstica
XIV. Diagnóstico según el DSM-5
 XV. Plan de tratamiento

revisión de su medicación reveló que las botellas estaban mal etiquetadas: estaba tomando 25 mg de imipramina (una dosis no terapéutica) y 150 mg de hidroclorotiazida. Efectivamente «se estaba derritiendo como una bola de nieve». La reposición de líquidos y de potasio, así como la dosis terapéutica de un antidepresivo obtuvieron una mejoría significativa.

IV. Anamnesis del padecimiento actual. La anamnesis del padecimiento es una descripción cronológica de la evolución de los síntomas del episodio actual, e incluye cualquier otro cambio sucedido en el mismo período con respecto a los intereses del paciente, sus relaciones interpersonales, conductas, hábitos personales y salud física. Como se ha comentado, el paciente puede proporcionar una gran parte de la información esencial en esta etapa de la entrevista respondiendo a preguntas abiertas, como «¿Puede decirme qué le ha traído hoy aquí?». En ocasiones, el clínico puede tener que dirigir al paciente a través de aspectos del problema actual. Los detalles que deben recogerse, entre otros, son la duración de los síntomas actuales o si ha habido fluctuaciones respecto a sus características o su gravedad a lo largo del tiempo («He estado deprimido durante las dos últimas semanas» frente a «He estado deprimido toda mi vida»). Debe establecerse la presencia o ausencia de factores estresantes, entre los que se incluyen las situaciones en casa, el trabajo o la escuela, aspectos legales, afecciones comórbidas y dificultades interpersonales. También son importantes los factores que alivian o empeoran los síntomas, como la medicación, el apoyo, las habilidades de superación de dificultades o el momento del día. Las preguntas esenciales que deben quedar respondidas en la anamnesis del padecimiento son: qué (síntomas), cuánto (gravedad), cuánto tiempo, y factores asociados. También es importante identificar el motivo por el cual el paciente está buscando ayuda en este momento, y cuáles son los factores «desencadenantes» («Estoy aquí porque mi novia me ha dicho que, si no busco ayuda para estos nervios, me va a dejar»). Identificar la situación en la que empieza la enfermedad puede ser revelador y útil para conocer la etiología o los factores adyuvantes significativos. Si se ha recibido algún tipo de tratamiento en el episodio actual, debería definirse en términos de quién vio al paciente y cuán a menudo, qué se administró (es decir, psicoterapia o medicación) y la modalidad específica utilizada, así como si el tratamiento se mantiene y, de no ser así, por qué motivo. El psiquiatra debe estar alerta a todo tipo de intentos de abuso por parte de anteriores terapeutas, puesto que esta experiencia, si no se trata, puede constituir el principal impedimento para una alianza terapéutica útil y saludable.

A menudo va bien incluir una revisión psiquiátrica de sistemas junto con la anamnesis del padecimiento, para descartar o incluir diagnósticos psiquiátricos con los factores positivos y negativos pertinentes. Ello puede con tribuir a identificar si existen trastornos asociados o que son en realidad más perturbadores para el paciente pero que no habían sido diagnosticados por diversas razones. Esta revisión puede dividirse en 4 categorías principales de estado de ánimo, ansiedad, psicosis y otros (tabla 1-2). El clínico debe asegurarse de que estas áreas quedan cubiertas en la revisión psiquiátrica global.

V. Antecedentes psiquiátricos previos. En los antecedentes psiquiátricos previos, el clínico debe obtener información sobre todos los trastornos psiquiátricos y su desarrollo durante en toda la vida del paciente, incluidos síntomas y tratamientos. Puesto que la comorbilidad es la regla más que la excepción, además de los episodios previos de la enfermedad (p. ej., episodios previos de depresión en un individuo con un trastorno depresivo mayor), el psiquiatra también debe estar alerta a síntomas y signos de otros trastornos psiquiátricos. La descripción de los síntomas anteriores debe incluir cuándo se produjeron, su duración, y la frecuencia y gravedad de los episodios.

Hay que revisar con detalle el tratamiento de los episodios previos. Ello incluye el tratamiento ambulatorio, como la psicoterapia (individual, grupal, con la pareja o familiar), la hospitalización parcial o en

Tabla 1-2
Revisión psiquiátrica por sistemas

1. Estado de ánimo
   A. Depresión: tristeza, llanto, sueño, apetito, energía, concentración, función sexual, culpa, enlentecimiento o agitación psicomotora, interés. Una regla mnemotécnica empleada para recordar los síntomas de depresión mayor es SIGECAPS (**s**ueño, **i**nterés, **c**ulpa *(guilt)*, **e**nergía, **c**oncentración, **a**petito, enlentecimiento o agitación **p**sicomotora, tendencia **s**uicida)
   B. Manía: impulsividad, grandiosidad, temeridad, energía excesiva, menor necesidad de dormir, prodigalidad, verborrea, taquipsiquia, hipersexualidad
   C. Mezcla/otros: irritabilidad, responsabilidad
2. Ansiedad
   A. Síntomas de ansiedad generalizada: dónde, cuándo, quién, cuánto tiempo, con qué frecuencia
   B. Síntomas de pánico: cuánto tiempo hasta el punto máximo, síntomas somáticos como palpitaciones, sudoración, disnea, dificultad al tragar, sensación de muerte, miedo a la recurrencia, agorafobia
   C. Síntomas obsesivo-compulsivos: comprobación, limpieza, organización, rituales, pensamiento obsesivo, recuento, creencias racionales frente a irracionales
   D. Estrés postraumático: pesadillas, recuerdos, respuesta de sobresalto exagerada, evitación
   E. Síntomas de ansiedad social
   F. Fobias simples, por ejemplo, a alturas, aviones, arañas, etc.
3. Psicosis
   A. Alucinaciones: auditivas, visuales, olfativas, táctiles
   B. Paranoia
   C. Delirios: televisión, radio, transmisiones de pensamiento, control mental, pensamiento referencial
   D. Percepción del paciente: contexto espiritual o cultural de los síntomas, prueba de realidad
4. Otros
   A. Síntomas de trastorno de déficit de atención/hiperactividad
   B. Síntomas de trastorno alimentario: atracones, purgas, ejercicio excesivo

hospital de día, el ingreso hospitalario tanto voluntario como involuntario, y lo que ha precipitado la necesidad de incrementar el nivel de asistencia, los grupos de apoyo u otras formas de tratamiento, como el entrenamiento vocacional. Los fármacos y otras modalidades terapéuticas, como la terapia electroconvulsiva, la terapia lumínica o tratamientos alternativos deben ser cuidadosamente revisados. Se debería investigar qué se intentó (puede ser preciso ofrecer un listado de nombres a los pacientes), durante cuánto tiempo, qué dosis se utilizaron (para establecer la adecuación de la intervención) y el motivo de su interrupción. Otras cuestiones importantes son cuál fue la respuesta a la medicación o modalidad terapéutica y si se presentaron efectos secundarios. También es útil establecer si hubo un cumplimiento razonable del tratamiento prescrito. El psiquiatra debe investigar si se estableció un diagnóstico, cuál fue y quién lo hizo. Si bien un diagnóstico establecido por otro clínico no debería aceptarse automáticamente como válido, se trata de una información importante que puede emplear el psiquiatra para formarse una opinión.

Hay que establecer de manera especial los antecedentes de letalidad, que son importantes para la evaluación del riesgo actual. Deben revisarse las ideas, intenciones, planificación e intentos suicidas previos, e incluir las características del intento, la letalidad percibida, el potencial de salvación, las notas suicidas, regalar las cosas y otras preparaciones de muerte. Los antecedentes homicidas o de violencia deben incluir cualquier acción o intento violentos. Preguntas concretas sobre violencia doméstica, complicaciones legales y evolución de la víctima pueden contribuir a definir estos antecedentes con mayor claridad. También hay que registrar los antecedentes de conductas autolesivas no suicidas, como cortes, quemaduras, golpearse la cabeza o morderse. Los sentimientos que acompañan o aparecen tras la conducta, incluido el alivio del estrés, también deben investigarse, así como hasta qué punto el paciente ha llegado a esconder las evidencias de estas conductas.

VI. Consumo, abuso y adicciones a sustancias.
En la entrevista psiquiátrica es fundamental una minuciosa revisión del consumo, abuso y adicción a sustancias. El clínico debe tener en mente que se trata de una información difícil de comentar para el paciente, y se obtendrá una mucho más precisa si se utiliza un estilo sin prejuicios. Si el paciente se muestra reticente a compartir este tipo de información, pueden ser útiles preguntas específicas (p. ej., «¿Ha consumido alguna vez marihuana?» o «¿Bebe alcohol a diario?»). La anamnesis de consumo debe incluir todas las sustancias, incluidas el alcohol, las drogas, medicamentos (prescritos o no al paciente) y las vías de administración (oral, nasal o intravenosa). Hay que determinar la frecuencia y cantidad de consumo, teniendo en cuenta la tendencia de los pacientes a minimizar o negar un consumo que pueda ser considerado socialmente inaceptable. Además, existen numerosos conceptos erróneos sobre el alcohol que pueden dar lugar a datos erróneos. La definición de alcohol puede ser mal entendida, por ejemplo, la afirmación «No, no tomo alcohol», puede seguirse en la misma entrevista de un «Bebo un poco de cerveza». También puede confundirse la cantidad de alcohol con el volumen de la bebida: a una pregunta de seguimiento del tipo «¿Cuánto whisky bebe?, ¿tres o cuatro tragos?» puede seguirle la respuesta «No me preocupa mi consumo de alcohol; añado mucha agua». Deben valorarse la tolerancia, necesidad de incrementar las cantidades de consumo, y cualquier síntoma de abstinencia para distinguir entre abuso y dependencia. Hay que registrar el impacto del consumo en las relaciones sociales, el trabajo, la escuela, las consecuencias legales y la conducción de vehículos tras haber consumido alcohol. Algunos psiquiatras utilizan un cuestionario estandarizado breve, el CAGE o el Tamizaje rápido de problemas con el alcohol 4 (*Rapid Alcohol Problem Screen 4*, RAPS4), para identificar el consumo o la dependencia de alcohol.

El CAGE incluye cuatro preguntas: ¿Ha reducido *(cut down)* usted alguna vez su consumo?, ¿le han molestado *(annoyed)* criticándole por beber?, ¿alguna vez se ha sentido mal o culpable *(guilty)* por beber?, y ¿en alguna ocasión lo primero que ha hecho al despertarse por la mañana ha sido beber, nada más abrir los ojos *(eye-opener)*, para calmar su nerviosismo o librarse de una resaca? El RAPS4 también se compone de cuatro preguntas: ¿Se ha sentido alguna vez culpable después de beber (*remorse*/**r**emordimiento)?, ¿podría no recordar cosas dichas o hechas después de beber (**a**mnesia)?, ¿ha sido incapaz de hacer lo que tenía previsto después de haber bebido (*perform*/actuación)?, y ¿ha bebido por la mañana *(starter)*?

Deben registrarse todas las fases de sobriedad, incluyendo su duración y la situación en que se produjo, es decir, si fue en la cárcel, por mandato legal u otros. Deben investigarse tratamientos de episodios previos, incluidos los ingresos para desintoxicación o rehabilitación, tratamiento ambulatorio, terapia de grupo u otras situaciones, los grupos de autoayuda, Alcohólicos Anónimos (AA) o Narcóticos Anónimos (NA), casas de medio camino o grupos de rehabilitación.

El abuso o dependencia actual de sustancias puede tener un impacto importante en la evolución de los síntomas psiquiátricos y el tratamiento. Hay que determinar la disposición del paciente, incluyendo si se halla en la fase precontemplativa, contemplativa o de acción. Debe valorarse la derivación a un centro de tratamiento adecuado.

Otras sustancias o adicciones que deben ser contempladas son el consumo de tabaco y cafeína, los juegos de azar, las conductas alimentarias y el uso de internet. La investigación del consumo de tabaco es especialmente importante, puesto que las personas con abuso de sustancias tienen mayor probabilidad de muerte por tabaquismo que por la sustancia de abuso identificada. Los antecedentes sobre los juegos de azar deben incluir las entradas en casinos, hipódromos, compra de boletos de lotería y tarjetas de «rasque y gane» y apuestas deportivas o de otro tipo. La adicción a la comida puede incluir trastorno por atracón.

Los Comedores Compulsivos Anónimos (OA, *Overeaters Anonymous*) y Jugadores Anónimos (JA) siguen programas de 12 pasos, similares a los de Alcohólicos Anónimos, para pacientes con trastornos alimentarios adictivos y juego patológico.

VII. Antecedentes médicos.
Los antecedentes médicos incluyen el conjunto de enfermedades y afecciones orgánicas principales, así como sus tratamientos, tanto previos como actuales. También deben revisarse las intervenciones quirúrgicas previas. Es importante conocer la reacción del paciente frente a esas enfermedades y los mecanismos de contención empleados. La anamnesis de los antecedentes médicos es básica para establecer las posibles causas de la enfermedad mental, así como afecciones comórbidas o factores de confusión, y puede afectar a las opciones terapéuticas o a sus limitaciones. Las enfermedades orgánicas pueden desencadenar un trastorno psiquiátrico (p. ej., un trastorno de ansiedad en un paciente diagnosticado recientemente de cáncer), parecerlo (hipertiroidismo que simula un trastorno de ansiedad), ser precipitadas por un trastorno psiquiátrico o por su tratamiento (síndrome metabólico en un paciente tratado con fármacos antipsicóticos de segunda generación) o influir en la elección del tratamiento del trastorno psiquiátrico (trastorno renal y uso de carbonato de litio). Es importante prestar especial atención a aspectos neurológicos como convulsiones, traumatismo craneoencefálico y trastornos de síntomas somáticos con predominio de dolor. Debe registrarse cualquier antecedente de problemas prenatales o durante el nacimiento, y aspectos de los momentos clave del desarrollo psicomotor. En las mujeres, es importante la anamnesis menstrual y una evaluación precisa de un potencial embarazo actual o futuro («¿Cómo sabe que no está embarazada?» puede contestarse con un «Porque me he hecho una ligadura de trompas» o «Simplemente espero que no»).

Es importante efectuar una revisión exhaustiva de las medicaciones actuales. Se deben incluir todas las medicaciones psiquiátricas actuales, haciendo hincapié en cuánto tiempo hace que se toman, el cumplimiento de la prescripción, el efecto de los fármacos y cualquier efecto secundario. A menudo vale la pena ser muy específico para determinar el cumplimiento y los efectos secundarios e incluir preguntas como «¿Cuántos días a la semana toma realmente esta medicación?» o «¿Ha observado algún cambio en su actividad sexual desde que ha empezado a tomar esta medicación?», ya que el paciente puede no proporcionar espontáneamente esta información, que puede parecer embarazosa o percibir que interfiere con el tratamiento.

También deben investigarse los medicamentos no psiquiátricos, los fármacos de venta sin receta, los somníferos, y las medicaciones herbales y alternativas. Todos ellos pueden tener implicaciones psiquiátricas con efectos secundarios o provocar síntomas, así como posibles interacciones medicamentosas que modifiquen las opciones terapéuticas. En una situación óptima, hay que solicitar al paciente que indique durante la entrevista todos los medicamentos que esté tomando en la actualidad, prescritas o no, fármacos de venta sin receta, vitaminas o infusiones.

Debe preguntarse sobre alergias medicamentosas, e indicar el medicamento y las características, la intensidad y la respuesta al tratamiento de la alergia. Hay que animar a los pacientes psiquiátricos a recibir una atención médica adecuada y regular. El hecho de compartir información precisa entre los médicos de atención primaria, otros especialistas médicos y el psiquiatra puede resultar muy útil para ofrecer una óptima atención al paciente. La entrevista inicial es una oportunidad para reforzar esta idea con el paciente. A veces este puede no querer compartir información con su médico de atención primaria. Esta voluntad debería respetarse, pero vale la pena investigar si hay alguna información que pueda ser compartida. A menudo, los pacientes quieren restringir cierta información familiar o social (p. ej., una relación extraconyugal), pero les parece bien compartir otros datos (medicación prescrita).

VIII. Antecedentes familiares.
Dado que muchas enfermedades psiquiátricas son familiares y un significativo número muestran una predisposición genética, cuando no una causa, la revisión minuciosa de

los antecedentes familiares es una parte fundamental de la evaluación psiquiátrica. Además, una anamnesis familiar precisa, ayuda no solo a definir factores de riesgo del paciente para enfermedades específicas, sino también el contexto psicosocial en el que se ha formado. Deben registrarse todos los diagnósticos psiquiátricos, medicaciones, hospitalizaciones, trastornos por abuso de sustancias y antecedentes de suicidio. La importancia de estos temas queda subrayada, por ejemplo, por la evidencia de que en ocasiones se descubre una respuesta familiar a la medicación, y los antecedentes familiares de suicidio son un factor de riesgo significativo para conductas suicidas en el paciente. El entrevistador debe tener presente que el diagnóstico asignado a un miembro de la familia puede no ser exacto, y que algunos datos relativos a la forma de presentación y al tratamiento de la enfermedad pueden ser útiles. Las enfermedades orgánicas presentes en los antecedentes familiares también pueden ser importantes tanto para el diagnóstico como para el tratamiento del paciente.

Un ejemplo es una historia familiar de diabetes o de hiperlipidemia, que afecta a la elección de un fármaco antipsicótico que pueda conllevar un riesgo de desarrollar estas enfermedades en el paciente. Las tradiciones, creencias y expectativas familiares también pueden tener un papel en el desarrollo, la expresión o el curso de la enfermedad. Asimismo, los antecedentes familiares ayudan a identificar un potencial apoyo o presiones sobre el paciente y, según el grado de discapacidad de este, la disponibilidad y adecuación de posibles cuidadores.

IX. Historial social y del desarrollo.
Los antecedentes sociales y del desarrollo revisan las etapas de la vida del paciente. Es una herramienta importante para determinar el contexto de los síntomas y trastornos psiquiátricos y, de hecho, identificar algunos de los principales factores de la evolución del trastorno. A menudo, los factores de estrés psicosocial actuales van a ser revelados a lo largo de los antecedentes de los aspectos sociales. Con frecuencia es útil revisar los antecedentes sociales cronológicamente, para asegurarse de recoger toda la información.

Los datos disponibles respecto a los antecedentes prenatales o del nacimiento y la adquisición de los hitos del desarrollo psicomotor deben ser registrados. De la inmensa mayoría de los pacientes adultos no se dispone directamente de esta información, y cuando se obtiene puede no ser del todo exacta. Entre los antecedentes de la infancia se incluirán el entorno del hogar infantil, con los miembros de la familia y el entorno social, así como la cantidad y la calidad de las amistades. Deben obtener antecedentes escolares detallados, que recojan la distancia que el paciente recorría hasta el colegio y la edad que tenía en aquel curso, cualquier circunstancia de educación especial o trastorno del aprendizaje, problemas de conducta en la escuela, resultados académicos y actividades extraescolares. Hay que investigar minuciosamente un posible maltrato físico y el abuso sexual infantil.

Los antecedentes laborales deben recoger los tipos de ocupación, el funcionamiento laboral, los motivos de cambios de trabajo y la situación actual. Habría que revisar las relaciones del paciente con los supervisores y los compañeros de trabajo. Los ingresos económicos, aspectos financieros y la cobertura de seguros, incluidos los gastos de farmacia, a menudo son temas de interés.

Los antecedentes militares, si es el caso, deben registrarse e incluir el rango alcanzado, la exposición al combate, acciones disciplinarias y estado de alta. Hay que investigar los antecedentes de matrimonios y relaciones, e incluir las preferencias sexuales y la estructura familiar actual, como la capacidad del paciente para mantener relaciones estables y mutuamente satisfactorias, así como aspectos de la intimidad y sexuales. Las relaciones actuales con los padres, abuelos, hijos y nietos constituyen una parte importante de los antecedentes sociales. También hay que atender a los antecedentes legales, en especial cargos pendientes o demandas. Los antecedentes sociales incluyen *hobbies,* intereses, mascotas y actividades de ocio, y cómo ha ido fluctuando a lo largo del tiempo. Deben identificarse las influencias culturales y religiosas sobre

la vida del paciente, y las creencias y prácticas actuales. En la tabla 1-3 se recoge una breve revisión de la historia sexual.

X. Revisión por sistemas.
La revisión por sistemas intenta detectar cualquier signo y síntoma fisiológico todavía no identificado en el padecimiento actual. Se presta atención especial a los síntomas y signos neurológicos (p. ej., fatiga o debilidad). Deben tenerse en cuenta las enfermedades que puedan contribuir a los motivos de consulta actuales o influir en la selección de fármacos terapéuticos (p. ej., trastornos endocrinos, hepáticos o renales). Generalmente, la revisión por sistemas se efectúa siguiendo los principales sistemas del organismo.

XI. Examen mental.
El examen mental es el equivalente psiquiátrico de la exploración física en otras especialidades médicas. Explora todas las áreas de la función mental y detecta signos y síntomas del trastorno mental. Los datos se recogen a través de la entrevista desde los primeros momentos de la relación, e incluyen lo que lleva puesto el paciente y su aspecto general. La mayor parte de la información no requiere un interrogatorio directo, y los datos recogidos mediante la observación pueden proporcionar al psiquiatra indicios distintos de las respuestas del paciente. Las preguntas directas aumentan y complementan la exploración, que proporciona al clínico una fotografía instantánea del estado mental del paciente en el momento de la entrevista y es útil para comparar y registrar posibles cambios en las siguientes visitas. La exploración del estado mental incluye el cribado cognitivo, generalmente mediante el Miniexamen del Estado Mental (*MiniMental State Examination,* MMSE), que no debe confundirse con el examen mental global. Los componentes del examen mental se presentan aquí para ser incluidos en un formulario escrito a efectos organizativos, pero, como se ha indicado, los datos se obtienen a lo largo de la entrevista.

APARIENCIA Y CONDUCTA. Este apartado ofrece una descripción general de la apariencia del paciente y de su comportamiento durante la entrevista. ¿Parece el paciente tener la edad que tiene?, ¿o se ve más joven o

**Tabla 1-3
Historia sexual**

1. Preguntas de exploración
   a. ¿Es sexualmente activo?
   b. ¿Ha notado algún cambio o problema sexual recientemente?
2. Del desarrollo
   a. Adquisición de los conocimientos sexuales
   b. Inicio de la pubertad/menarquia
   c. Desarrollo de la identidad y la orientación sexuales
   d. Primeras experiencias sexuales
   e. El sexo en las relaciones amorosas
   f. Cambio de las experiencias o de las preferencias con el tiempo
   g. El sexo y edad avanzada
3. Clarificación de problemas sexuales
   a. Fase de deseo
      Presencia de pensamientos o fantasías sexuales:
         ¿Cuándo tienen lugar y cuál es su objeto?
         ¿Quién inicia el sexo y cómo?
   b. Fase de excitación
      Dificultad para la excitación sexual (lograr o mantener la erección, lubricación), durante los preliminares y antes del orgasmo
   c. Fase de orgasmo
      ¿Tiene lugar el orgasmo?
      ¿Se produce demasiado pronto o demasiado tarde?
      ¿Con qué frecuencia y en qué circunstancias se produce el orgasmo?
      Si no hay orgasmo, ¿es porque no se está excitado, o no hay orgasmo, aunque se esté excitado?
   d. Fase de resolución
      ¿Qué ocurre cuando termina el sexo (p. ej., satisfacción, frustración, continúa la excitación)?

más viejo? ¿Está ello relacionado con su modo de vestir, los rasgos físicos o el estilo de la interacción? Entre los puntos que valorar se incluye el atuendo del paciente, joyas o complementos, y si es apropiado en el contexto. Por ejemplo, que un paciente vista una bata de hospital sería adecuado en una sala de urgencias o de hospitalización, pero no en una consulta ambulatoria. Los rasgos diferenciadores, como desfiguraciones, cicatrices y tatuajes, deben anotarse. Igualmente, la higiene y un aspecto arreglado forman parte de la apariencia general y pueden resultar claves para el nivel de funcionalidad del paciente.

La descripción de la conducta del paciente consiste en una valoración global sobre si muestra o no un trastorno agudo, seguida de una más específica sobre el abordaje de la entrevista por parte del paciente. Puede describirse como cooperador, agitado, desinhibido, desinteresado, y así sucesivamente. De nuevo, también aquí la adecuación es un factor importante que considerar a la hora de interpretar lo observado. Si un paciente ha sido remitido para su estudio contra su voluntad, quizá lo adecuado sea, y es ciertamente comprensible, que se no se muestre cooperador, sobre todo al principio de la entrevista.

ACTIVIDAD MOTORA.   La actividad motora puede describirse como normal, enlentecida (bradicinesia) o agitada (hipercinesia). Puede resultar clave para el diagnóstico (p. ej., depresión frente a manía), pero también ser un factor de confusión de aspectos neurológicos o médicos. Se describirá la marcha, la libertad de movimiento, cualquier postura rara o mantenida, el ritmo del paso y el frotarse las manos. Hay que registrar la presencia o ausencia de cualquier tic, como nerviosismo, temblores, agitación, chuparse los labios y sacar la lengua. Puede haber evidencias de reacciones adversas o efectos secundarios de la medicación, como la discinesia tardía, la acatisia o el parkinsonismo debidos a antipsicóticos, o sugerir síntomas de enfermedades como un trastorno por déficit de atención/hiperactividad (TDAH).

LENGUAJE.   La evaluación del lenguaje constituye una parte básica del examen mental. Los elementos que se deben considerar son la fluidez, la cantidad, la velocidad, el tono y el volumen. La fluidez puede estar relacionada con el pleno dominio de la lengua por parte del paciente, así como aspectos de fluidez potencialmente más sutiles, como el tartamudeo, las dificultades para encontrar las palabras o errores parafrásticos. (Un paciente de lengua española con un intérprete no tiene por qué hablar un inglés fluido, pero debería evaluarse su fluidez en español.) La valoración de la cantidad de lenguaje se refiere a si es normal, aumentada o disminuida. Hablar poco puede sugerir cosas muy distintas, desde ansiedad o desinterés hasta bloqueo del pensamiento o psicosis. Un lenguaje aumentado a menudo (aunque no siempre) sugiere manía o hipomanía. Un elemento relacionado es la velocidad o el ritmo del lenguaje. ¿Está acelerado (presionado) o enlentecido? Por último, hay que valorar el tono y el volumen del lenguaje. Los términos utilizados para describir estos elementos son: irritable, ansioso, disfórico, alto, bajo, tímido, enfadado o infantil.

ESTADO DE ÁNIMO.   Los términos *estado de ánimo* y *afecto* varían según su definición, y numerosos autores han recomendado combinar ambos elementos en una nueva denominación: «expresión emocional». Tradicionalmente, el *estado de ánimo* se define como el estado emocional interno y mantenido del paciente. Es una sensación subjetiva y, por lo tanto, lo mejor es utilizar las propias palabras del paciente para describir su estado de ánimo. Los términos más utilizados para describirlo son «triste», «enfadado», «culpable» o «ansioso».

AFECTO.   El *afecto* o *estado afectivo* se diferencia del estado de ánimo en que es la expresión de este o lo que el clínico piensa que es el estado de ánimo del paciente. Suele describirse atendiendo a su calidad, cantidad, rango, adecuación y congruencia. Los términos utilizados para describir la calidad (o tono) del afecto del paciente son: disfórico, feliz, eutímico, irritable, enfadado, agitado, lloroso, sollozante y aplanado. El lenguaje suele ser una importante herramienta de valoración, pero no la única. La cantidad del afecto se mide por su intensidad. Dos pacientes

descritos como deprimidos pueden ser muy diferentes si uno de ellos se define como levemente deprimido y el otro como gravemente deprimido. El rango puede ser restringido, normal o lábil. *Aplanamiento afectivo* es un término que se ha utilizado para un afecto gravemente restringido que se describe en algunos pacientes con esquizofrenia. La adecuación del afecto se refiere al modo en que se correlaciona con la situación. De un paciente que ríe en un momento solemne de un funeral se dice que presenta un afecto inadecuado. El afecto también puede ser congruente o incongruente con el contenido del pensamiento o el estado de ánimo descrito. Un paciente puede referir que se siente deprimido o describir un tema deprimente, pero hacerlo riendo, con una sonrisa o sin muestras de tristeza.

CONTENIDO DEL PENSAMIENTO.   El contenido del pensamiento es, esencialmente, lo que está pensando el paciente. Se puede inferir a partir de lo que expresa de forma espontánea, así como de las respuestas a preguntas específicas dirigidas a detectar un trastorno determinado. Algunos pacientes pueden perseverar o rumiar sobre pensamientos o contenidos específicos, o pueden centrarse en un aspecto que se considera obsesivo o compulsivo. Los *pensamientos obsesivos* son pensamientos repetitivos y no bien recibidos que invaden la conciencia. Por lo general son ajenos al yo, y el paciente se resiste a ellos. Las *compulsiones* son conductas repetitivas y rituales que los pacientes se sienten impulsados a realizar para evitar un aumento de la ansiedad o una consecuencia aterradora. Otra gran categoría de contenido de pensamiento patológico son los delirios o ideas delirantes. Los *delirios* son ideas falsas y fijas no compartidas por los demás y se dividen en extraños y no extraños (los no extraños se refieren a contenidos de pensamiento que no son ciertos, pero no quedan fuera de lo posible). Entre los delirios comunes se incluyen el de grandeza, delirios erotomaníacos, celotípicos, los somáticos y los persecutorios. Suele ser útil investigar delirios que los pacientes pueden haber aprendido a no comentar de forma espontánea, con preguntas como: «¿Ha sentido alguna vez que alguien le sigue o le está molestando?» y «¿Cree que la televisión o la radio le envían algún mensaje a usted en particular?». Una respuesta afirmativa a esta última pregunta indica una «idea de referencia». La paranoia puede estar estrechamente relacionada con los delirios, y puede ir desde una paranoia «leve», como una suspicacia generalizada, hasta formas más graves que influyen en la actividad diaria. Para detectar una paranoia pueden incluirse preguntas sobre si el paciente está preocupado respecto a cámaras, micrófonos o por si el gobierno le persigue.

Las ideas suicidas y homicidas se incluyen en la categoría de contenido de pensamiento, pero se comentan por separado por su especial importancia en toda entrevista psiquiátrica inicial. No es correcto preguntar sencillamente si el paciente es un suicida o un homicida; hay que presentar un sentido de ideación, intento, planificación y preparación. Aunque es extremadamente difícil predecir con exactitud la consumación de un suicidio, se han identificado factores de riesgo, que pueden utilizarse junto con una evaluación del intento y de la planificación de la acción del paciente con pensamientos suicidas.

PROCESO DEL PENSAMIENTO.   El proceso del pensamiento se diferencia del contenido en que no describe lo que la persona está pensando, sino más bien el modo en que dichos pensamientos están formulados, organizados y expresados. Un paciente puede tener un proceso de pensamiento normal con un contenido significativamente delirante. Y a la inversa, puede existir un contenido de pensamiento normal, pero con un proceso significativamente alterado. Un proceso de pensamiento normal se describe típicamente como lineal, organizado y dirigido al objetivo. En la fuga de ideas, el paciente pasa rápidamente de un pensamiento a otro, a un ritmo difícil de seguir por parte de quien lo escucha, pero todas las ideas están conectadas de forma lógica. El paciente circunstancial incluye excesivos detalles y aspectos que no son directamente relevantes para el tema o la pregunta, pero el paciente retoma finalmente el tema o responde a la cuestión. Por lo general, el examinador puede seguir el hilo del pensamiento circunstancial buscando las conexiones entre afirmaciones secuenciales. Un proceso de pensamiento tangencial puede ser parecido al principio, pero el paciente nunca vuelve al punto o pregunta original. Los pensamientos tangenciales se consideran irrelevantes y relacionados de una forma menor e insignificante. Los pensamientos o asociaciones laxas se diferencian del pensamiento circunstancial y tangencial en que en los primeros es difícil o imposible observar las conexiones en la secuencia de contenidos. La perseveración es la tendencia a centrarse en una idea o contenido específicos sin la capacidad de pasar a otros temas. El paciente perseverante volverá repetidamente al mismo tema a pesar de los intentos del entrevistador por cambiarlo. En el bloqueo del pensamiento el paciente es incapaz de completar un pensamiento; puede interrumpirse a media frase o a mitad de un pensamiento, y esperar a que el entrevistador lo complete. Cuando se les pregunta, los pacientes a menudo dirán que no saben lo que ha pasado y quizá ni recuerden de qué se hablaba. Los neologismos son una palabra o una combi nación de palabras nuevas no directamente inteligibles, aunque puede ser evidente el significado parcial o total o su intención. La diversidad de palabras es un habla caracterizada por un lenguaje confuso y a menudo repetitivo sin un aparente significado o relación intrínseca. En la tabla 1-4 se resume la descripción de los trastornos formales del pensamiento.

ALTERACIONES DE LA PERCEPCIÓN. Las alteraciones de la percepción incluyen alucinaciones, delirios, despersonalización y desrealización. Las alucinaciones son percepciones en ausencia de estímulos que las justifiquen. Las auditivas son las más frecuentes en el ámbito psiquiátrico, si bien pueden ser visuales, táctiles, olfativas y gustativas (sabor). En la cultura norteamericana, las alucinaciones no auditivas suelen ser indicio de un problema neurológico, médico o de síndrome de abstinencia de drogas, más que de una alteración psiquiátrica primaria. En otras culturas se ha descrito que las alucinaciones visuales son el tipo más frecuente en la esquizofrenia. El entrevistador debería distinguir entre una verdadera alucinación y una percepción anómala del estímulo (ilusión). Oír el susurro del viento entre los árboles cuando se está en una habitación u oír que alguien llama es una ilusión. Las alucinaciones hipnagógicas (en la fase de duermevela, entre el sueño y el despertar) pueden ser un fenómeno normal. A veces, pacientes no afectos de psicosis pueden oír que les llaman o ver destellos o sombras por el rabillo del ojo. Al describir las alucinaciones el entrevistador debe incluir lo que el paciente está experimentando, cuándo sucede y con qué frecuencia, y si es o no agradable (egodistónico). En las alucinaciones auditivas puede ser útil averiguar si el paciente oye palabras, órdenes o conversaciones, y si reconoce la voz.

La despersonalización es el sentimiento de que no se es uno mismo, de que algo ha cambiado. La desrealización consiste en la sensación de que el entorno propio ha cambiado de una forma extraña, difícil de describir.

COGNICIÓN. Los elementos de la función cognitiva que deben evaluarse son el estado de alerta, la orientación, la concentración, la memoria (tanto reciente como a largo plazo), el cálculo, la inteligencia, el razonamiento abstracto, la introspección y la capacidad de juicio.

Debe anotarse el estado de alerta del paciente. El grado de detalle de la evaluación de la función cognitiva dependerá del propósito de la exploración y de lo que se haya detectado en la entrevista respecto al nivel de funcionamiento del paciente, su actuación en el trabajo, el manejo de las tareas diarias y el control de su situación económica, entre otros. Además, el psiquiatra habrá obtenido datos sobre la memoria del paciente, tanto sobre el pasado remoto como el reciente. Una idea general sobre el nivel intelectual y el tiempo de escolarización del paciente permitirá distinguir aspectos de inteligencia y de formación frente a la afectación cognitiva que puede observarse en el delirio o la demencia. En la tabla 1-5 se recoge un resumen de las preguntas que se formulan para analizar la función cognitiva en la evaluación del estado mental.

RAZONAMIENTO ABSTRACTO. Es la capacidad para pasar de conceptos generales a ejemplos concretos. La identificación por parte del paciente

Tabla 1-4
Trastornos mentales formales

Circunstancialidad: sobreinclusión de detalles triviales o irrelevantes que dificultan la sensación de «ir al grano»

Asociaciones de sonidos: pensamientos que se asocian por el sonido de las palabras en lugar de por su significado (p. ej., con rimas o asonancias)

Descarrilamiento: «sinónimo de asociaciones laxas»; interrupción de la conexión lógica entre las ideas y el sentido global de orientación hacia un objetivo. Las palabras conforman frases, pero estas no tienen sentido

Fuga de ideas: sucesión de múltiples asociaciones, de modo que el pensamiento parece moverse bruscamente de idea, a idea, a menudo (pero no siempre) expresado con un habla rápida y apresurada

Neologismo: invención de nuevas palabras o frases, o utilización de palabras convencionales de maneras idiosincrásicas

Perseveración: repetición de palabras, frases o ideas fuera de contexto

Tangencialidad: ante una pregunta, el paciente ofrece una respuesta apropiada para el tema en general, pero sin responderla realmente. Por ejemplo:
Doctor: «¿Ha tenido problemas para dormir últimamente?»
Paciente: «Suelo dormir en mi cama, pero ahora estoy durmiendo en el sofá»

Bloqueo del pensamiento: interrupción repentina del pensamiento o cese del flujo de ideas

de similitudes entre objetos o conceptos parecidos (manzana y pera, autobús y avión, un poema y una pintura) así como la interpretación de proverbios puede ayudar a valorar la capacidad de abstracción. Hay que tener en cuenta los factores y limitaciones culturales y educativas. En ocasiones, la incapacidad para la abstracción o la forma idiosincrásica de agrupar ítems pueden ser espectaculares.

INTROSPECCIÓN. La introspección o conciencia de enfermedad, en la evaluación psiquiátrica, se refiere al conocimiento del propio paciente sobre cómo se siente, se presenta y actúa, así como de las posibles causas de su situación psiquiátrica. El paciente puede no tener introspección, o tenerla parcial o plena. Un componente que se suele evaluar es el juicio de realidad en un paciente con psicosis. Un ejemplo de realidad intacta sería: «Sé que realmente no existen hombrecitos hablándome cuando estoy solo, pero siento que puedo verlos y oír sus voces». Como este ejemplo indica, la introspección no es un indicador de gravedad de la enfermedad. Una persona afecta de psicosis puede tener un *insight* adecuado, mientras que una con un trastorno de ansiedad leve puede tener poca o nula introspección.

JUICIO. Se refiere a la capacidad de la persona para tomar buenas decisiones y actuar en consecuencia. El nivel de juicio puede, o no, correlacionarse con el de introspección. Un paciente puede no tener conciencia de su propia enfermedad, pero tener un buen juicio. Tradicionalmente se han utilizado ejemplos hipotéticos para analizar la capacidad de juicio: «¿Qué haría si encontrara un sobre con un sello en la acera?». Es mejor utilizar situaciones reales de la propia experiencia del paciente para evaluar su juicio. Los aspectos importantes para la evaluación del juicio son si el paciente está llevando a cabo acciones peligrosas o que pueden acarrearle problemas y si es capaz de cuidar de sí mismo de forma eficaz. Una capacidad de juicio muy afectada puede ser una razón para considerar la necesidad de más atención o un centro más restrictivo, como la hospitalización. En la tabla 1-6 se enumeran algunas de las preguntas habituales en la historia psiquiátrica y del estado mental.

XII. Exploración física. La inclusión y extensión de la exploración física dependerá de las características y del entorno de la entrevista psiquiátrica. En el paciente ambulatorio, se realiza poca o ninguna ex-

Tabla 1-5
Preguntas utilizadas para evaluar las funciones cognitivas y sensoriales del examen mental

1. Estado de alerta	(Observación)
2. Orientación	¿Cómo se llama? ¿Quién soy yo? ¿Dónde estamos? ¿En qué calle nos encontramos? ¿En qué ciudad?
3. Concentración	Empezando en 100, cuente hacia atrás restando 7 (o 3)
	Diga las letras del abecedario hacia atrás, comenzando por la Z
	Diga los meses del año al revés, empezando por diciembre
4. Memoria: inmediata	Repita estos números después de mí: 1, 4, 9, 2, 5
Reciente	¿Qué ha desayunado?
	¿Qué estaba haciendo esta mañana antes de que empezáramos a hablar?
	Recuerde estas tres cosas: un lápiz amarillo, un perro cocker y Cincinnati. Dentro de unos minutos le pediré que me las repita
A largo plazo	¿Cuál era su dirección cuando estaba en tercero de primaria?
	¿Cómo se llamaba su maestro?
	¿Qué hizo el verano entre el instituto y la universidad?
5. Cálculo	Si compra algo que cuesta 3,75 euros y paga con un billete de 5 euros, ¿cuánto le darán de cambio?
	¿Cuánto valen tres naranjas si una docena cuesta 4 euros?
6. Conocimientos generales	¿Qué distancia hay entre Madrid y Barcelona?
	¿Qué extensión de agua separa Suramérica de África?
7. Razonamiento abstracto	Cuál de las siguientes cosas no pertenece al grupo: ¿unas tijeras, un canario y una araña? ¿Por qué?
	¿En qué se parecen una manzana y una naranja?

ploración física de rutina, mientras que en un paciente ingresado o en un servicio de urgencias está justificada una exploración física más completa. Las constantes vitales, el peso, el perímetro abdominal, el índice de masa corporal y la altura pueden ser datos que controlar debido a los potenciales efectos de las medicaciones o enfermedades psiquiátricas sobre estos parámetros. La Escala de movimientos involuntarios anormales (*Abnormal Involuntary Movements Scale,* AIMS) es una importante prueba de cribado durante el seguimiento en caso de tratamiento con antipsicóticos por posibles efectos secundarios como la discinesia tardía. La evaluación neurológica dirigida es una parte importante de la evaluación psiquiátrica.

En los casos en que no se lleva a cabo una exploración física, el psiquiatra debe preguntar al paciente cuándo y quién realizó la última. Como parte de la comunicación con dicho médico, el psiquiatra debe preguntarle sobre cualquier hallazgo anómalo.

XIII. Formulación. El punto culminante de la recogida de datos en la entrevista psiquiátrica es la formulación del diagnóstico, así como las recomendaciones y la planificación terapéutica. En esta parte del proceso de evaluación, la recogida de datos es sustituida por el procesamiento de los datos, donde diversos temas contribuyen al conocimiento biopsicosocial de la enfermedad del paciente. Si bien la formulación

queda situada cerca del final de la evaluación registrada o escrita, en realidad se desarrolla como parte de un proceso dinámico a lo largo de la entrevista a medida que se crean y analizan nuevas hipótesis con los datos que se van obteniendo. La formulación debería incluir un breve resumen de los antecedentes del paciente, el motivo de consulta y el estado actual, e incluir comentarios sobre factores biológicos (médicos, de familia y antecedentes farmacológicos) y psicológicos (circunstancias de su infancia, crianza e interacciones personales), factores sociales previos, incluidos factores estresantes, y aspectos contextuales (factores económicos, la escuela, el trabajo, la vivienda y las relaciones personales). Estos elementos deben conducir a un diagnóstico diferencial de la enfermedad del paciente (si existe), así como a un diagnóstico provisional. Por último, la formulación incluirá un resumen de la evaluación de la seguridad, que contribuirá a establecer el nivel de atención recomendada o requerida.

XIV. Plan de tratamiento. La evaluación y la formulación aparecen en el informe escrito relacionadas con la entrevista psiquiátrica, pero la discusión con el paciente puede ser simplemente un resumen de esta evaluación, orientada hacia su capacidad para entender e interpretar la información. La planificación y recomendación terapéuticas, en cambio, son parte integral de la entrevista psiquiátrica y deberían ser explícitamente comentadas con el paciente con todo detalle.

La primera parte de la planificación del tratamiento consiste en determinar si se va a establecer una relación terapéutica entre el entrevistador y el paciente. Puede no ser el caso si la entrevista se ha realizado como consulta, por motivos legales o como una revisión por terceros, o en un servicio de urgencias u otras situaciones especiales. Si no se va a iniciar una relación terapéutica, habrá que informar al paciente sobre el tratamiento recomendado (si procede). En algunos casos puede no ser voluntario (como en un internamiento involuntario). En la mayoría de los casos se procederá a comentar las opciones disponibles, de modo que el paciente pueda participar en las decisiones sobre los pasos siguientes. Si se va a iniciar una relación terapéutica, habrá que definir su estructura. El principal foco del tratamiento, ¿va a ser el manejo de la medicación, la psicoterapia o ambas? ¿Cuál será la frecuencia de las visitas? ¿Cómo se va a pagar al clínico por sus servicios y cuáles son las expectativas de que el paciente se considere implicado en el tratamiento?

Las recomendaciones sobre la medicación deben incluir una discusión sobre los posibles fármacos, los riesgos y beneficios del tratamiento no farmacológico y las opciones terapéuticas alternativas. El prescriptor debe obtener el consentimiento informado del paciente para iniciar cualquier tratamiento, sea farmacológico o de otro tipo.

Otras recomendaciones terapéuticas clínicas pueden ser la derivación a psicoterapia, a terapia de grupo, a valoración o tratamiento de dependencia de sustancias o a evaluación médica. También pueden recomendarse intervenciones psicosociales, como el manejo de casos, asilos o residencias asistidas, centros sociales, grupos de apoyo como una asociación de salud mental, la National Alliance for the Mentally Ill o Alcohólicos Anónimos.

Un objetivo permanente debe ser la colaboración con los médicos de atención primaria, especialistas u otros clínicos, y es necesario obtener el correspondiente consentimiento informado del paciente. Del mismo modo, la implicación de la familia en la asistencia al paciente acostumbra a ser una parte integral y útil del tratamiento y también requiere su consentimiento.

Durante la entrevista psiquiátrica debería plantearse una completa discusión sobre la planificación de la seguridad e información de contacto. Hay que revisar los datos de contacto del clínico, así como el esquema de cobertura fuera de horas de consulta. El paciente necesita estar informado sobre lo que debe hacer en caso de urgencia, incluido el uso de los servicios de urgencias y llamadas a líneas telefónicas de acceso directo disponibles.

Tabla 1-6
Preguntas habituales para la historia psiquiátrica y el estado mental

Tema	Preguntas	Comentarios y pistas clínicas
Datos de identificación	Sea directo al obtener los datos de identificación. Pida respuestas específicas	Si el paciente no puede cooperar, obtenga la información de familiares o amigos; si es derivado por un médico, obtenga el informe médico
Síntoma principal	«¿Por qué visita a un psiquiatra?», «¿qué le trajo al hospital?», «¿cuál le parece que es el problema?»	Registre las respuestas textualmente; un síntoma extraño apunta a un proceso psicótico
Historia de la enfermedad actual	«¿Cuándo notó por primera vez que le pasaba algo?», «¿estaba usted molesto con algo cuando empezaron los síntomas?», «¿empezaron súbitamente, o de forma gradual?»	Registre en las palabras del paciente tanto como sea posible. Obtenga la historia de hospitalizaciones y tratamientos previos. El inicio brusco de los síntomas puede indicar un trastorno inducido por sustancias
Trastornos médicos y psiquiátricos previos	«¿Alguna vez ha perdido el conocimiento?», «¿ha tenido convulsiones?»	Asegúrese del alcance de la enfermedad, el tratamiento, medicamentos, resultados, hospitales, médicos. Determine si el padecimiento sirve para otro propósito adicional (beneficio secundario)
Historia personal	«¿Sabe algo de su nacimiento? Si es así, ¿por quién lo sabe?», «¿qué edad tenía su madre cuando nació usted?», «¿y su padre?»	Las madres mayores (más de 35 años) tienen un riesgo elevado de tener niños con síndrome de Down; los padres mayores (más de 45 años) pueden generar espermatozoides alterados, que provoquen enfermedades como la esquizofrenia
Infancia	«¿Control de esfínteres?», «¿mojaba las sábanas?», «¿juegos sexuales con compañeros?», «¿cuál es su primer recuerdo infantil?»	La ansiedad de separación y la fobia escolar se asocian a depresión en el adulto; la enuresis se asocia a piromanía. Los recuerdos anteriores a los 3 años suelen ser imaginarios, no reales
Adolescencia	Los adolescentes pueden rechazar responder a preguntas, pero deberían ser preguntados. Los adultos pueden distorsionar los recuerdos o experiencias con carga emocional. «¿Molestias sexuales?»	Un bajo rendimiento escolar constituye un indicador sensible de trastorno emocional. La esquizofrenia empieza al final de la adolescencia
Edad adulta	Son preferibles las preguntas abiertas: «Hábleme de su matrimonio». No juzgue. «¿Qué papel tiene la religión en su vida, si lo tiene?, ¿qué compañía sexual prefiere?»	Dependiendo del síntoma principal, algunas áreas requieren un interrogatorio más detallado. Los pacientes maníacos con frecuencia tienen deudas o son promiscuos. Las ideas religiosas sobrevaloradas se asocian con trastorno de la personalidad paranoide
Historia sexual	«¿Tiene o ha tenido problemas o preocupaciones acerca de su vida sexual?», «¿cómo aprendió sobre la sexualidad?», «¿ha habido algún cambio en su impulso sexual?»	No juzgue. Preguntar cuándo empezó a masturbarse es mejor que preguntar si se masturba o si alguna vez lo ha hecho
Historia familiar	«¿Algún familiar ha estado deprimido, ha presentado alcoholismo, o ha ingresado en un hospital psiquiátrico?» «Describa sus condiciones de vida. ¿Tiene su propia habitación?»	Muestran carga genética en la ansiedad, la depresión y la esquizofrenia. Obtenga la historia de medicación (fármacos efectivos en familiares para trastornos similares pueden ser efectivos para el paciente)
Estado mental		
Apariencia general	Preséntese e indique al paciente que tome asiento. En el hospital, coloque la silla al lado de la cama del enfermo; no se siente en la cama	Descuidado y desaliñado en los trastornos cognitivos; pupilas puntiformes en la adicción a narcóticos; retirado y encorvado en la depresión
Conducta motora	«¿Ha estado más activo que de costumbre?», «¿menos activo?». Puede preguntar acerca de gestos evidentes. Por ejemplo: «Veo que su mano todavía se agita, ¿puede hablarme de ello?». Permanezca atento a los olores, como el aliento alcohólico y la cetoacidosis	Postura inalterable y conducta extraña en la esquizofrenia. Hiperactividad en el abuso de estimulantes (cocaína) y la manía. Enlentecimiento psicomotor en la depresión; temblores en la ansiedad o como efecto colateral de fármacos (litio). Normalmente durante la entrevista se establece contacto visual. Mínimo contacto visual en la esquizofrenia. Inspección del entorno en los estados paranoicos
Actitud durante la entrevista	«Parece usted irritado por algo; ¿es así?»	Sospecha en la paranoia; seductor en la histeria; apático en el trastorno de conversión (la *belle indifférence*); sensación de tener un doble *(witzelsucht)* en los síndromes del lóbulo frontal
Estado de ánimo	«¿Cómo se encuentra?», «¿de qué humor está?», «¿piensa que la vida no vale la pena o que quiere lesionarse?», «¿tiene planes de quitarse la vida?», «¿quiere morirse?», «¿ha habido cambios en su hábito de sueño?»	Ideas suicidas en el 25 % de los depresivos; júbilo en la manía. Despertar temprano en la depresión; menor necesidad de sueño en la manía
Afecto	Observe signos no verbales de emoción, movimientos corporales, facies, ritmo de la voz (prosodia). Reír cuando se habla de temas tristes, como la muerte, es inapropiado	Cambios en la afectividad habituales en la esquizofrenia; pérdida de prosodia en los trastornos cognitivos y la catatonía. No confundir los efectos colaterales de la medicación con aplanamiento afectivo
Habla	Pida al paciente que diga «metodista episcopaliano» para valorar la disartria	Los pacientes maníacos muestran un hablar apresurado; pobreza de lenguaje en la depresión; discurso desigual o farfullante en los trastornos cognitivos

Continúa

Tabla 1-6
Preguntas habituales para la historia psiquiátrica y el estado mental *(cont.)*

Tema	Preguntas	Comentarios y pistas clínicas
Trastornos perceptivos	«¿Alguna vez ha oído voces o visto cosas?», «¿tiene experiencias extrañas al dormirse o despertarse?», «¿el mundo ha cambiado en alguna forma?», «¿nota olores extraños?»	Las alucinaciones visuales sugieren esquizofrenia; las táctiles, adicción a la cocaína y *delirium tremens;* las olfativas son habituales en la epilepsia del lóbulo temporal
Contenido del pensamiento	«¿Cree que la gente quiere hacerle daño?», «¿tiene usted poderes especiales?», «¿hay quien quiere influir en usted?», «¿tiene sensaciones corporales extrañas?», «¿hay pensamientos que no pueda sacarse de la cabeza?», «¿piensa usted en el fin del mundo?», ¿la gente puede leerle el pensamiento?», «¿alguna vez le parece que la televisión le habla?». Pregunte por sueños y fantasías	¿Los delirios son congruentes (delirios de grandeza con estado de ánimo elevado) o incongruentes con el estado de ánimo? Los delirios incongruentes con el estado de ánimo apuntan a la esquizofrenia. Las ilusiones son habituales en el delírium. La inserción de pensamientos es característica de la esquizofrenia
Proceso del pensamiento	Pregunte por el significado de proverbios como prueba de abstracción, como «Quien vive en casas de cristal mejor que no tire piedras». La respuesta concreta es «El cristal se rompe». Las respuestas abstractas tratan de temas universales o aspectos morales. Pregunte por el parecido entre pájaros y mariposas (seres vivos), pan y pasteles (alimentos)	Las asociaciones débiles apuntan a la esquizofrenia; las ideas volátiles a la manía; la incapacidad de abstracción a la esquizofrenia o daño cerebral
Sensorio	«¿Qué es este lugar?», «¿qué día es hoy?», «¿Sabe quién soy yo?»	El delírium o la demencia muestran un sensorio obnubilado o errático. La orientación personal parece intacta durante más tiempo que la temporal o espacial
Memoria remota (a largo plazo)	«¿Dónde nació?», «¿a qué escuela fue?», «¿cuándo se casó?», «¿cuándo nacieron sus hijos?», «¿cuáles fueron los titulares del periódico de la semana pasada?»	Los pacientes con demencia de tipo Alzheimer retienen la memoria remota durante más tiempo que la cercana. Los vacíos de memoria pueden localizarse o llenarse con detalles confabulatorios. La hipermnesia se observa en la personalidad paranoide
Memoria inmediata (a muy corto plazo)	Pida al paciente que repita seis números hacia delante y después hacia atrás (respuestas normales). Pídale que intente recordar tres aspectos no relacionados; examine al paciente tras 5 min	Se da pérdida de memoria en los trastornos cognitivos, disociativos o de conversión. La ansiedad puede dificultar la retención inmediata y la memoria reciente. La pérdida de memoria anterógrada (amnesia) se da tras el consumo de fármacos como las benzodiazepinas. La pérdida de memoria retrógrada ocurre tras un traumatismo craneoencefálico
Concentración y cálculo	Pida al paciente que cuente rápido de 1 a 20; que haga cálculos simples (2 × 4, 4 × 9); que haga pruebas del 7 seriadas (restar 7 de 100 y seguir restando 7). «¿Cuántas monedas de 5 céntimos hay en 1,35 euros?»	Descarte causas médicas en cualquier déficit ante ansiedad o depresión (seudodemencia). Plantee pruebas congruentes con el nivel educativo del paciente
Información e inteligencia	Distancia de Barcelona a Madrid. Nombre algunos vegetales. ¿Cuál es el río más grande de España?	Compruebe el nivel educativo con los resultados. Descarte la deficiencia intelectual o el funcionamiento intelectual límite
Juicio	«¿Qué hay que hacer si se encuentra un sobre cerrado, sellado y con la dirección escrita en plena calle?»	Deteriorado en caso de lesión cerebral, esquizofrenia, funcionamiento cerebral límite o intoxicación
Nivel de introspección	«¿Cree que tiene un problema?», «¿necesita tratamiento?, «¿cuáles son sus planes para el futuro?»	Deteriorado en el delirio, la demencia, el síndrome del lóbulo frontal, la psicosis y el funcionamiento cerebral límite

De Sadock BJ, Sadock V. *Kaplan & Sadock's Pocket Handbook of Clinical Psychiatry.* Philadelphia, PA: Lippincott Williams & Wilkins, 2010; con autorización.

Técnicas

Los principios generales de la entrevista psiquiátrica, como la relación paciente-médico, los interrogatorios abiertos y la confidencialidad, ya se han comentado. Existe, además, un gran número de técnicas específicas que pueden contribuir a obtener información coherente con los principios generales, que se pueden describir como intervenciones facilitadoras y de ampliación. También hay intervenciones que suelen ser contraproducentes e interfieren con el objetivo de ayudar al paciente a explicar su historia y reforzar la alianza terapéutica.

Intervenciones facilitadoras. Se presentan algunas intervenciones eficaces para facilitar que el paciente continúe compartiendo su historia y que ayudan a favorecer una relación paciente-médico positiva. En ocasiones, algunas de estas técnicas pueden combinarse en una única intervención.

REFUERZO. Las intervenciones de refuerzo, aunque aparentemente simples, son muy importantes para que el paciente comparta información sobre sí mismo y otros individuos y hechos relevantes en su vida. Sin estos refuerzos, a menudo la entrevista será menos productiva. Frases breves como «Ya veo», «Siga», «Sí», «Cuénteme más», «Mmm» o «Ajá» expresan el interés del entrevistador para que el paciente continúe. Es importante que estas frases encajen bien cn cl diálogo.

COMENTARIOS. Utilizando las palabras del paciente, el psiquiatra indica que ha oído lo que está diciendo y expresa su interés por escuchar más.

Estas respuestas no son una pregunta. Una pregunta, con una ligera inflexión al final, pide aclaración. Tampoco deberían emitirse con un tono de provocación o incredulidad, sino como una afirmación. De hecho, para el pacientc esta es la experiencia que claramente escucha el psiquiatra. A veces es útil parafrasear la afirmación del paciente de forma que no parezca que procede de un autómata.

RESUMEN.   Periódicamente, durante la entrevista, va bien resumir lo que se ha identificado respecto a un tema determinado. Esto proporciona una oportunidad al paciente para aclarar o modificar lo que ha entendido el psiquiatra y, probablemente, añadir nuevos datos. Si se introduce información nueva, el psiquiatra quizá decida continuar explorando el comentario previo y volver a los nuevos datos más adelante.

FORMACIÓN.   A veces es útil para el psiquiatra educar al paciente durante la entrevista sobre el proceso de esta.

SEGURIDAD.   Con frecuencia es correcto y útil reconfortar al paciente. Por ejemplo, una información precisa sobre el curso habitual de una enfermedad puede disminuir la ansiedad, animar al paciente a seguir hablando de su enfermedad y darle fuerzas para decidirse a continuar el tratamiento. No es apropiado que el psiquiatra dé seguridad a los pacientes si no sabe cuál va a ser la evolución. En estos casos, puede asegurarles que seguirá estando disponible y los ayudará de cualquier modo posible.

APOYO.   Para muchos pacientes es difícil acudir a una entrevista psiquiátrica. A menudo no están seguros de lo que va a suceder, y recibir ánimo o apoyo puede facilitar su compromiso. Los psiquiatras deben tener cuidado de no exagerar los progresos del paciente en la entrevista. El psiquiatra puede proporcionarle un comentario sobre sus esfuerzos, pero un mensaje secundario debería ser que todavía queda mucho por hacer.

RECONOCIMIENTO DE LA EMOCIÓN.   Es importante para el entrevistador reconocer la expresión de emoción del paciente. Esto le conduce, a menudo, a compartir más sentimientos y a sentirse aliviado al poder hacerlo. A veces, una acción no verbal, como acercar un paquete de pañuelos de papel, puede ser suficiente o utilizarse como complemento. Si la manifestación de la emoción es clara (p. ej., el paciente se pone a llorar abiertamente), no es útil hacer un comentario directo sobre la expresión de la emoción. Es mejor comentar sentimientos asociados.

HUMOR.   En ocasiones el paciente puede hacer un comentario humorístico o contar un chiste. Puede ser de utilidad que el psiquiatra sonría, se ría o, incluso, si es pertinente, añada un comentario divertido. Compartir momentos de humor puede disminuir la tensión y la ansiedad y reforzar la naturalidad del entrevistador. Es importante estar seguro de que el comentario del paciente quería realmente ser humorístico y que el psiquiatra claramente expresa que está riéndose con el paciente, no de él.

SILENCIO.   Un buen uso del silencio puede facilitar la progresión de la entrevista. El paciente puede necesitar tiempo para pensar sobre lo que se ha dicho o experimentar un sentimiento que ha surgido. Un psiquiatra cuya propia ansiedad haga que cualquier silencio sea rápidamente interrumpido puede retrasar el desarrollo de la introspección o de la expresión de un sentimiento por parte del paciente. Por otro lado, los silencios demasiado largos o repetidos pueden entorpecer la entrevista y convertirse en una lucha sobre quién puede esperar más que el otro. Si el paciente se pone a mirar el reloj o alrededor de la habitación, podría ir bien comentar: «Parece que tiene otras cosas en mente». Si el paciente se ha quedado callado y parece estar pensando sobre el tema, el psiquiatra podría preguntar: «¿Qué piensa usted al respecto?».

COMUNICACIÓN NO VERBAL.   Para muchos entrevistadores, las intervenciones facilitadoras más habituales son no verbales. El asentimiento con la cabeza, la postura corporal con una inclinación hacia el paciente, la posición del cuerpo más abierta, acercar la silla hacia el paciente, soltar el lápiz y la carpeta, y expresiones faciales como arquear las cejas indican que el psiquiatra está preocupado, escuchando atentamente y comprometido en la entrevista. Si bien estas intervenciones pueden ser muy útiles, también pueden resultar excesivas, sobre todo si una misma acción se repite con demasiada frecuencia o se realiza de forma exagerada. El entrevistador no debe reforzar la caricatura popular del médico que asiente con la cabeza de forma repetida independientemente del contenido de lo que se está diciendo o de la emoción que se está expresando.

INTERVENCIONES DE AMPLIACIÓN.   Existen numerosas intervenciones que pueden utilizarse para ampliar el foco de la entrevista. Estas técnicas son útiles cuando la línea de discusión ha sido suficientemente explotada, al menos de momento, y el entrevistador quiere animar al paciente a hablar sobre otros temas. Estas intervenciones logran el máximo éxito cuando se ha establecido un grado de confianza en la entrevista y el paciente siente que el psiquiatra no prejuzga lo que se está compartiendo.

ACLARACIÓN.   A veces una aclaración cuidadosa sobre lo que ha dicho el paciente puede conducir a aspectos no detectados o al diagnóstico de un trastorno mental.

> Una viuda de 62 años describe cómo se siente desde la muerte de su esposo 14 meses atrás. Comenta repetidamente que «todo está vacío en su interior». El residente lo interpreta como que su mundo ha quedado vacío sin su esposo y así lo menciona en alguna ocasión. Las claves no verbales de la paciente sugieren que ella no está en la misma longitud de onda. El supervisor pide a la paciente si puede aclarar lo que quiere decir con «vacío en su interior». Tras cierta reticencia, la paciente afirma que realmente está vacía en su interior; todos sus órganos han desaparecido, «se han perdido».
>
> La interpretación del residente puede haber sido realmente exacta desde el punto de vista psicodinámico, pero no ha identificado un delirio somático. La identificación correcta de lo que la paciente estaba diciendo en realidad condujo a la exploración de otros pensamientos y se descubrieron otros delirios. Esta anécdota de delirio «pasado por alto» es un ejemplo de entrevistador que «normaliza» lo que el paciente está diciendo: utilizaba un proceso de pensamiento secundario para entender las palabras de la paciente, mientras que esta empleaba un proceso de pensamiento primario.

ASOCIACIONES.   A medida que el paciente describe sus síntomas, aparecen otras áreas relacionadas con un síntoma que deberían explorarse. Por ejemplo, el síntoma de náuseas conduce a preguntas sobre el apetito, el hábito intestinal, la pérdida de peso y conductas alimentarias. Del mismo modo, deben investigarse las experiencias relacionadas temporalmente. Cuando un paciente está hablando de su patrón de sueño, puede ser una buena oportunidad para preguntar sobre sus sueños.

DIRECCIÓN.   A menudo se puede favorecer la continuación de una narración mediante preguntas como «qué», «cuándo», «dónde» o «quién». A veces el psiquiatra puede sugerir o preguntar sobre algún tema que no haya sido introducido por el paciente pero que presume que pueda ser relevante.

SONDEO.   El entrevistador puede apuntar hacia un área de conflicto, pero el paciente puede minimizar o negar cualquier dificultad. Animarlo amablemente a hablar más sobre el tema probablemente resulte muy productivo.

TRANSICIONES.   A veces las transiciones se producen de manera muy progresiva. El paciente está hablando sobre su etapa en la escuela primaria y el psiquiatra le pregunta: «¿Esto le hizo escoger su trabajo tras el instituto?». Otras veces, la transición significa pasar a un área distinta de la entrevista, y resulta útil una afirmación de puente.

REDIRECCIONAMIENTO.   Una técnica difícil para entrevistadores inexpertos es el redireccionamiento del foco de atención del paciente. Si el entrevistador se está concentrando en que el paciente explique su historia, puede ser especialmente difícil dirigir la entrevista hacia otra dirección. Sin embargo, es crucial para el éxito de la entrevista, debido a las restricciones de tiempo y a la necesidad de obtener una amplia visión general de la vida del paciente y de sus problemas actuales. Además, el paciente puede evitar, por motivos conscientes y con frecuencia inconscientes, determinadas áreas y necesitar algunas directrices para abordar esos temas. El redireccionamiento puede utilizarse si el paciente cambia de tema o continúa centrado en un área no productiva o ya bien explorada.

Intervenciones obstructivas.

Si bien las técnicas de apoyo y las ampliadoras facilitan la recogida de información y el desarrollo de una relación paciente-médico positiva, muchas otras intervenciones no son de ayuda. Algunas están en la misma categoría que intervenciones más eficaces, pero no son claras, son inconexas, mal cronometradas y no responden a aspectos o preocupaciones del paciente.

PREGUNTAS CERRADAS. Una serie de preguntas cerradas al principio de la entrevista puede retardar el flujo natural de la narración del paciente y reforzarlo a dar una palabra o una respuesta breve, con poca o nula elaboración.

Un paciente puede ser un compañero en la entrevista, a menos que se sienta bloqueado por el psiquiatra. Muchos pacientes, algunos con experiencia de terapias previas, vienen preparados para hablar incluso de temas dolorosos. A lo largo del tiempo, los psiquiatras, en especial si han gozado del beneficio de una supervisión, aprenden de los pacientes y refinan sus habilidades en la entrevista.

PREGUNTAS COMPUESTAS. Algunas preguntas son difíciles de responder debido a que se busca más de una respuesta.

PREGUNTAS «POR QUÉ». Sobre todo al principio de la entrevista psiquiátrica, las preguntas «por qué» no suelen ser productivas. Muy a menudo, la respuesta es uno de los motivos por los que el paciente busca ayuda.

PREGUNTAS O AFIRMACIONES DE PREJUICIOS. Las intervenciones de prejuicio generalmente no son productivas para el tema que se está tratando e inhiben al paciente de compartir información más sensible o privada. En lugar de decir que una determinada conducta es correcta o incorrecta, es mejor que el psiquiatra ayude al paciente a reflexionar sobre el éxito de esa conducta.

MINIMIZACIÓN DE LAS PREOCUPACIONES DEL PACIENTE. En un intento de tranquilizar a los pacientes, los psiquiatras cometen a veces el error de minimizar una preocupación. Esto puede resultar contraproducente en lugar de tranquilizador, puesto que el paciente puede sentir que el psiquiatra no entiende lo que está intentando expresar. Es mucho más útil explorar la preocupación; probablemente se obtenga más información que todavía no se ha compartido.

CONSEJO PREMATURO. Un consejo dado demasiado pronto suele ser un mal consejo, puesto que el entrevistador todavía no conoce todas las variables. Además, puede evitar que el paciente llegue a elaborar un plan por sí mismo.

INTERPRETACIÓN PREMATURA. Incluso cuando sea correcta, una interpretación prematura puede ser contraproducente, en tanto que el paciente puede ponerse a la defensiva o sentirse incomprendido.

TRANSICIONES. Algunas transiciones demasiado bruscas podrían interrumpir temas importantes que esté comentando el paciente.

COMUNICACIÓN NO VERBAL. El psiquiatra que mira el reloj repetidamente deja de mirar al paciente, bosteza o echa un vistazo a la pantalla del ordenador demuestra aburrimiento, falta de interés o fastidio. Las comunicaciones no verbales de refuerzo pueden ser poderosos facilitadores de una buena entrevista, y estas acciones obstructivas pueden destrozar una entrevista y socavar la relación paciente-médico.

Cierre de la entrevista.

Los últimos 5 min o 10 min de la entrevista son básicos y a menudo no reciben la atención adecuada por parte de entrevistadores no experimentados. Es importante advertir al paciente del tiempo que queda: «Nos quedan unos 10 minutos». No es raro que un paciente haya dejado un tema o pregunta importante para el final de la entrevista, con lo que será útil tener por lo menos un tiempo para

identificarlo. Si va a haber otra sesión, el psiquiatra puede indicar que el asunto se tratará al principio de la próxima sesión, o pedirle que lo exponga en ese momento. Si el paciente aporta repetidamente información importante al final de las sesiones, habría que investigar el significado de esa actuación. Si no aporta espontáneamente un tema determinado, puede ser útil preguntar le si hay algún aspecto que no haya sido tratado en la entrevista y que quiera compartir. Si el tema en cuestión puede ser tratado en un corto período, habría que enfocarlo entonces; de lo contrario, puede anotarse en la agenda de la próxima sesión. También puede ser práctico dar al paciente la oportunidad de formular una pregunta: «Le he preguntado muchas cosas hoy. ¿Hay alguna pregunta que quisiera plantearme en este momento?».

Si la entrevista iba a consistir en una sesión de evaluación, en este momento sería conveniente realizar un resumen del diagnóstico y las opciones terapéuticas compartido con el paciente (excepto en casos de discapacidad o de evaluación forense para la cual se haya establecido al principio que se remitirá un informe a la entidad emisora). Si el paciente ha sido remitido por el médico de cabecera, el psiquiatra también le informará de que se va a poner en contacto con el profesional para compartir los hallazgos y las recomendaciones. Si no se trata de una sesión única y el paciente va a ser visitado de nuevo, se le puede indicar que ambos van a seguir trabajando sobre el plan terapéutico en la siguiente sesión. Se llega a un acuerdo respecto al tiempo y se acompaña al paciente hasta la puerta.

Entrevista motivacional.

La entrevista motivacional es una técnica utilizada para motivar al paciente a cambiar su conducta desadaptativa. El psiquiatra se apoya en la empatía para expresar entendimiento, proporciona apoyo haciendo notar las fortalezas del paciente, y explora la ambivalencia y los pensamientos o sentimientos conflictivos que puede manifestar respecto al cambio. En la entrevista se proporcionan directrices mediante la información sobre temas (p. ej., alcoholismo, diabetes) y, al mismo tiempo, se logra que el paciente hable sobre las reticencias al cambio de conducta. Se ha mostrado eficaz en personas con trastornos relacionados con el consumo de sustancias para que se dirijan a Alcohólicos Anónimos, ayudar a cambiar estilos de vida o iniciar psicoterapia. Tiene el potencial de combinar diagnóstico y tratamiento en una única entrevista con el paciente, y puede aplicarse a un amplio rango de trastornos mentales.

Informe médico

La mayoría de los psiquiatras toman notas durante la entrevista. Generalmente, estas anotaciones no son textuales, excepto el motivo de consulta principal u otras afirmaciones claves. Numerosos psiquiatras utilizan un formulario que incluye los elementos básicos de la evaluación psiquiátrica. Ocasionalmente, los pacientes pueden tener preguntas o preocupaciones respecto al hecho de tomar notas, a menudo relacionadas con aspectos de confidencialidad, que deben ser comentadas (y durante esos comentarios no deberían tomarse notas). Tras los comentarios, es raro que un paciente insista en que no se tomen notas. De hecho, es mucho más frecuente que se sientan cómodos con las anotaciones, ya que se sienten reafirmados al ver que sus experiencias y sentimientos son lo suficientemente importantes para ser escritos. Sin embargo, una dedicación excesiva a las anotaciones puede producir distracción. Es necesario mantener el contacto visual tanto como sea posible mientras se toman notas; de lo contrario, los pacientes pueden pensar que las notas son más importantes que lo que están diciendo. Además, el entrevistador puede perder aspectos de la comunicación no verbal que pueden ser más reveladores que las palabras anotadas.

Actualmente, en medicina se utiliza cada vez más el expediente clínico electrónico. Los registros informatizados aportan grandes ventajas, entre las que se incluyen una rápida recuperación de la información, una manera más adecuada de compartir datos entre diferentes profesionales del equipo sanitario, el acceso a datos importantes en un servicio de urgencias, la disminución de los errores y su uso como herramienta para la investigación y las actividades de mejora de la calidad. Las guías clínicas basadas en la evidencia también pueden quedar integradas en la historia clínica electrónica, con lo que puede proporcionarse la información o las recomendaciones en el lugar de la visita. Sin embargo, el uso de ordenadores puede suponer retos para el desarrollo de la relación paciente-médico. A menudo, los médicos que utilizan un ordenador durante la entrevista apartan la vista del paciente para introducir los datos, lo que puede resultar muy disruptivo para establecer una interacción fluida y dinámica, en particular en la entrevista psiquiátrica. A medida que las mejoras tecnológicas son más generalizadas (p. ej., el uso de un bloc de notas en el ordenador portátil) y los psiquiatras se familiarizan con el equipo, pueden minimizarse algunos de estos elementos disruptivos.

Aspectos culturales

La *cultura* puede definirse como la herencia común, el conjunto de creencias y valores que determinan unas expectativas de comportamientos, pensamientos y sentimientos. Se han descrito numerosos síndromes relacionados con la cultura que son específicos para una población en particular (v. cap. 34). La cultura puede influir sobre la presentación del padecimiento, la decisión de buscar atención médica, la decisión sobre lo que se va a compartir con el médico, y la aceptación y participación en la planificación del tratamiento. Es frecuente que individuos de una población minoritaria se muestren reticentes a consultar a un médico que pertenece al grupo de población mayoritaria, en especial por dificultades de tipo emocional. Algunos grupos minoritarios tienen fuertes creencias en los curanderos de su religión, y en algunas zonas los chamanes tienen una enorme influencia. Estas creencias quizá no resulten evidentes durante la entrevista si el paciente ha aprendido a guardar silencio respecto a estos temas. Un paciente puede simplemente expresar que está «aterrorizado» y no comentar que el miedo empezó cuando se dio cuenta de que alguien le había echado un «mal de ojo». El psiquiatra debe ser consciente de la posibilidad de que los pensamientos del paciente sobre lo que ha sucedido sean poco habituales desde la perspectiva médica occidental tradicional y, al mismo tiempo, reconocer que estas creencias culturalmente compartidas no son indicios de psicosis. Mostrándose humilde, abierto y respetuoso, el psiquiatra aumenta las posibilidades de desarrollar una relación de confianza en su trabajo con el paciente y aprender más de las experiencias reales de aquel.

Evidentemente, es fundamental que el psiquiatra entienda con claridad lo que explica el paciente y que este entienda perfectamente lo que dice el psiquiatra para que la entrevista sea eficaz. No se trata simplemente de mantener un lenguaje fluido durante la entrevista, sino de que el psiquiatra conozca las palabras y frases del argot habitual que el paciente pueda utilizar según su contexto cultural. Si el psiquiatra no entiende un comentario o una frase en concreto, debe pedir que se le explique. Si paciente y el psiquiatra no tienen un lenguaje fluido en el mismo idioma será necesario un intérprete.

Entrevista con un intérprete.

Cuando es necesaria una traducción, es aconsejable conseguir un intérprete profesional sin relación de parentesco. Las traducciones por parte de un miembro de la familia deben evitarse por dos motivos: en primer lugar, un paciente con un familiar como intérprete puede ser muy reticente, con razón, a comentar temas delicados, como ideas suicidas o consumo de sustancias y, en segundo lugar, los familiares pueden dudar de representar exactamente las deficiencias de un paciente. Ambos aspectos dificultan sobremanera la evaluación.

Es útil hablar con el intérprete antes de la entrevista para aclarar los objetivos de la exploración. Si aquel no trabaja principalmente con pacientes psiquiátricos, es importante destacar la necesidad de la traducción textual incluso en el caso de que las respuestas estén desorganizadas o sean tangenciales. Si el traductor no está advertido de este aspecto, el psiquiatra puede tener dificultades para diagnosticar trastornos del pensamiento o alteraciones cognitivas. En ocasiones, el paciente puede decir varias frases en respuesta a una pregunta, y el intérprete señalar: «Ha dicho que está bien». Habrá que recordar al intérprete que el psiquiatra quiere oír todo lo que el paciente dice.

Ayuda colocar las sillas de forma triangular, de modo que el paciente y el psiquiatra mantengan un contacto visual. El psiquiatra debe seguir dirigiéndose directamente al paciente para mantener la relación terapéutica, en lugar de hablar con el intérprete. Es posible que el examinador necesite tener un abordaje más directo del paciente e interrumpir sus respuestas con mayor frecuencia, para permitir una traducción más precisa y en el momento adecuado.

Una vez concluida la entrevista, es útil volver a hablar brevemente con el intérprete. Si este conoce bien el contexto cultural del paciente, puede proporcionar conocimientos de gran utilidad respecto a las normas culturales.

Entrevista con un paciente difícil

Pacientes psicóticos.

Los pacientes con psicosis suelen estar atemorizados y cautelosos. Pueden presentar dificultades para pensar y razonar con claridad. Además, pueden tener alucinaciones activas durante la entrevista, lo que les distrae y dificulta su atención, o pueden ser suspicaces respecto al propósito de la entrevista. Todas estas posibilidades justifican que el entrevistador tenga que modificar el formato habitual y adaptar la entrevista de forma que encaje con la capacidad y la tolerancia del paciente.

Las alucinaciones auditivas son las más frecuentes en los trastornos psiquiátricos en Estados Unidos. Muchos pacientes no interpretan sus experiencias como alucinaciones, de modo que resulta útil empezar con una pregunta más general: «¿Ha oído alguna vez a alguien cuando no había nadie más con usted?». Hay que preguntar sobre el contenido de las alucinaciones, su claridad y las situaciones en que se producen. A menudo resulta útil preguntar sobre un ejemplo específico y si el paciente puede repetir textualmente el contenido de la alucinación. Es importante preguntarle específicamente si en alguna ocasión ha experimentado alucinaciones imperativas, en las que recibe órdenes de llevar a cabo una acción determinada. Si es el caso, habrá que aclarar las características de la orden, concretamente si ha incluido alguna vez indicaciones de hacer daño a sí mismo o a otros, y si se ha sentido empujado a cumplirlas.

No debe descartarse la validez de la percepción del paciente, pero va bien analizar la fuerza de la creencia en las alucinaciones: «¿Le parece que esas voces provienen del interior de su cabeza? ¿Quién cree que le habla?».

Deben explorarse otras alteraciones de la percepción, como las alucinaciones visuales, olfativas y táctiles, que son menos frecuentes en los trastornos psiquiátricos y pueden sugerir una etiología médica primaria de la psicosis.

El psiquiatra debe estar pendiente de indicios de que los procesos psicóticos puedan formar parte de la experiencia del paciente durante la entrevista. Por lo general, lo mejor es preguntar directamente sobre estas conductas o comentarios.

Por definición, los pacientes que presentan delirios tienen falsas creencias fijas. Con los delirios, como con las alucinaciones, es importante explorar los detalles concretos. Los pacientes suelen mostrarse muy reticentes a comentar sus creencias, dado que a muchos los han ridiculizado o no las han tenido en cuenta. Es posible que pregunten directamente al entrevistador si se cree el delirio. Si bien un entrevistador no debería respaldar directamente la falsa creencia, raramente va a resultar útil desafiar por completo el delirio, sobre todo en la exploración inicial. Puede ser beneficioso volver a centrar la atención en las creencias del paciente más que en las del entrevistador, y reconocer la necesidad de más información: «Creo que lo que está experimentando es muy relevante y me gustaría saber más cosas sobre sus experiencias».

Con los pacientes con pensamientos y comportamientos paranoides es importante mantener una distancia respetuosa. Sus suspicacias pueden ir en aumento con una entrevista abiertamente acogedora. Quizá sea mejor evitar el contacto visual directo mantenido, en tanto que podría percibirse como una amenaza. Harry Stack Sullivan recomienda que, en lugar de sentarse cara a cara con un paciente paranoide, el psiquiatra se siente a su lado, «apartando la mirada» del paciente. Los entrevistadores deben tener presente que pueden quedar incorporados en los delirios paranoides, por lo que resulta útil preguntar directamente sobre estos temores: «¿Le preocupa que yo también esté implicado?». El psiquiatra debe preguntar si existe un objetivo específico relacionado con el pensamiento paranoide. Cuando se le pregunta sobre pensamientos relacionados con hacer daño a terceros, el paciente puede no revelar sus planes de violencia. La exploración del plan del paciente sobre la forma de manejar sus miedos puede facilitar información respecto al riesgo de conductas violentas: «¿Siente la necesidad de protegerse a sí mismo de algún modo? ¿Cómo piensa hacerlo?». Si existe alguna expresión de posible violencia hacia otros, el psiquiatra va a necesitar una evaluación complementaria del riesgo. Esto se comenta a continuación en el apartado sobre pacientes agresivos, agitados y violentos.

Pacientes deprimidos y potencialmente suicidas. El paciente deprimido puede suponer una dificultad especial durante la entrevista, ya que puede presentar déficits cognitivos como consecuencia de los síntomas depresivos. Los pacientes pueden mostrar una alteración de la motivación y no expresar espontáneamente sus síntomas. Los sentimientos de desesperación pueden contribuir a la falta de implicación. En función de la gravedad de los síntomas, los pacientes pueden necesitar un interrogatorio más directo en lugar de un formato de preguntas abiertas.

La evaluación suicida debería realizarse en todos los pacientes, e incluir los antecedentes previos, antecedentes familiares de intentos de suicidio y suicidios consumados, y la ideación, planificación e intentos suicidas actuales. Suele ser útil un abordaje abierto: «¿Ha tenido alguna vez pensamientos de que no vale la pena seguir viviendo?». Es importante explicar con detalle los intentos previos. Hay que esclarecer el riesgo de letalidad de los intentos y cualquier desencadenante potencial, lo que ayudará a evaluar el riesgo actual.

Debe preguntarse sobre cualquier pensamiento suicida actual y, si están presentes, la intención del paciente. Algunos expresarán que tienen pensamientos suicidas pero no intención de actuar al respecto ni deseos de morir. Explican que, si bien los pensamientos están presentes, no van a llevarlos a cabo. Esto se describe típicamente como ideación suicida pasiva. Otros pacientes expresan su determinación de acabar con su vida y suponen un mayor riesgo. Hay que evaluar la existencia de síntomas psicóticos. Algunos pueden presentar alucinaciones que los empujan a lesionarse a sí mismos incluso aunque no tengan deseos de morir.

Si el paciente explica una ideación suicida, hay que preguntarle si tiene un plan. Debe determinarse la especificidad del plan y si el paciente dispone de medios para llevarlo a cabo. El entrevistador debe seguir esta línea de interrogatorio de forma detallada si el paciente ha realizado cualquier acción preparatoria para llevar adelante el plan. (Un paciente que ha comprado un arma y se ha desprendido de cosas importantes presenta un riesgo elevado.)

Si el paciente no ha actuado con urgencia, es conveniente preguntar qué le ha impedido actuar según sus pensamientos: «¿Qué cree que le ha impedido hacerse daño?». El paciente quizá revele información que reduzca el riesgo agudo, como creencias religiosas que prohíben suicidarse o tener en cuenta el impacto del suicidio sobre su familia. Es esencial tener en mente esta información durante todo el tratamiento, en especial si se modifican los factores preventivos. (Un paciente que afirma que nunca podría abandonar a una mascota muy querida puede tener un mayor riesgo si la mascota muere.)

Si bien el objetivo de la entrevista psiquiátrica es elaborar un informe y recoger información para el diagnóstico y el tratamiento, la segu-ridad del paciente debe ser la principal prioridad. Si se considera que el paciente está en riesgo inminente, hay que dar por terminada la entrevista y el psiquiatra debe actuar para garantizar su seguridad.

Pacientes agresivos, agitados y potencialmente violentos. La seguridad del paciente y del psiquiatra es prioritaria en la entrevista de pacientes agitados. Los pacientes agresivos suelen entrevistarse en servicios de urgencias, pero pueden estar enfadados y agitados en cualquier lugar. Si se realiza la entrevista en un contexto extraño, el psiquiatra tendrá que familiarizarse con el lugar dedicando especial atención a la colocación de la silla. En condiciones ideales, las sillas deberían estar colocadas de modo que tanto el entrevistador como el paciente puedan salir en caso necesario sin impedimento alguno. El psiquiatra debe conocer todos los dispositivos de seguridad disponibles (botones de emergencia o llamada de seguridad) y estar familiarizado con la seguridad del centro. Si el psiquiatra conoce de antemano que el paciente está agitado, podrá tomar precauciones adicionales, como que el personal de seguridad esté disponible cerca si fuera necesario.

Dado que un aumento de la estimulación puede provocar agitación en un paciente agresivo, hay que tomar precauciones para reducirla tanto como sea posible. El psiquiatra debe ser consciente de su propia posición corporal y evitar posturas que puedan ser consideradas amenazantes, incluidos los puños apretados o las manos detrás de la espalda.

El psiquiatra debe abordar la entrevista de forma tranquila y directa, y procurar no entrar en negociaciones ni promesas para favorecer la cooperación en la entrevista («Cuando hayamos acabado, podrá irse a casa»). Estas tácticas solo conseguirán una escalada de agitación.

Como se ha comentado, la seguridad es prioritaria. Un psiquiatra intimidado que se siente temeroso respecto a su propia seguridad física será incapaz de participar en una evaluación adecuada. Del mismo modo, uno que se sienta amenazado no podrá centrarse en la entrevista y empezará a experimentar una escalada de pensamientos sobre la necesidad de defenderse. La entrevista tendrá que interrumpirse si se produce un incremento creciente de la agitación del paciente. En general, la violencia no premeditada viene precedida por un período de agitación psicomotora creciente, caracterizado por caminar de un lado a otro, hablar bajo y emitir comentarios amenazadores. Llegados a este punto, el psiquiatra debería considerar si son necesarias otras medidas, como pedir la ayuda del personal de seguridad, o la necesidad de medicación o contención física.

Si el paciente amenaza o da alguna indicación de que puede resultar violento fuera del entorno de la entrevista, será necesaria una valoración posterior. Los antecedentes de violencia son el mejor factor predictivo de violencia futura, por lo que deben investigarse los episodios de violencia previos en cuanto a la situación, el hecho precipitante del episodio y cuál fue el resultado o posible resultado (en caso de que el acto fuera interrumpido). También debe investigarse lo que en el pasado ayudó a prevenir los episodios de violencia (medicación, breves interrupciones, actividad física o hablar con una persona determinada). ¿Se ha identificado una víctima y existe un plan de conducta violenta? ¿Ha iniciado el paciente pasos para llevar a cabo su plan? En función de las respuestas a estas preguntas el psiquiatra puede decidir prescribir o incrementar la dosis de antipsicóticos, recomendar el internamiento o, quizá, según la jurisdicción, notificar a la víctima las amenazas.

Pacientes mentirosos. Los psiquiatras están entrenados para diagnosticar y tratar trastornos mentales. Aunque están formados para obtener información y estar alerta ante el engaño, estas habilidades no son infalibles. Los pacientes mienten o engañan a sus psiquiatras por muy distintas razones. Algunas son una ganancia secundaria (p. ej., recursos económicos, absentismo laboral o una medicación complementaria). Algunos pacientes pueden engañar no por una ventaja externa, sino por los beneficios psicológicos de asumir el papel de enfermo. Como se ha citado, los procesos inconscientes pueden dar lugar a acontecimientos o sentimientos que están fuera de su conocimiento.

No existen marcadores biológicos que validen los síntomas del paciente de un modo definitivo. Los psiquiatras dependen del propio relato del paciente. Ante estas limitaciones, puede ser útil recoger información colateral sobre el paciente, en especial cuando existen dudas sobre la fiabilidad (probablemente relacionadas con incoherencias en el relato). Esto permitirá al psiquiatra disponer de un conocimiento más amplio del paciente fuera del contexto de la entrevista, y las discrepancias sobre la gravedad de los síntomas entre la descripción del paciente y la información colateral sugerirán un engaño. Existen algunas pruebas psicológicas que pueden ayudar a una evaluación más completa de la fiabilidad del paciente.

EXPLORACIÓN FÍSICA DEL PACIENTE PSIQUIÁTRICO

Ante un paciente con un trastorno mental, el psiquiatra debe decidir si el motivo es una enfermedad orgánica, quirúrgica o neurológica. Una vez descartado cualquier proceso, puede llevarse a cabo el diagnóstico de trastorno mental no atribuible a una condición médica. Aunque los psiquiatras no llevan a cabo exploraciones físicas rutinarias de sus pacientes, el conocimiento y la comprensión de los signos físicos y de los síntomas forma parte de su formación y les permite reconocer aquellos que pueden indicar posibles enfermedades médicas o quirúrgicas (p. ej., las palpitaciones pueden asociarse con un prolapso de la válvula mitral, que se diagnostica mediante auscultación cardíaca). También pueden reconocer y tratar los efectos adversos de la medicación psicotrópica, que cada vez utilizan más pacientes tratados por médicos psiquiatras y no psiquiatras.

Algunos psiquiatras insisten en que cada paciente debe tener un tratamiento médico completo, mientras que otros opinan lo contrario, pero independientemente de su enfoque, deberían considerar el estado médico de los pacientes al principio de la evaluación psiquiátrica. De hecho, a menudo tienen que decidir si un paciente necesita una exploración médica y, en ese caso, qué debería incluir (en la mayoría de las ocasiones, una historia médica completa, con revisión de sistemas, la exploración física y las pruebas de laboratorio relevantes para el diagnóstico). Un estudio reciente llevado a cabo con 1 000 pacientes con síntomas orgánicos indicó que en el 75 % de los casos no se pudieron encontrar las causas de los síntomas (es decir, se trataba de quejas subjetivas), y se asumía una base psicológica en el 10 % de ellos.

Historia de enfermedades médicas

En el transcurso de la evaluación psiquiátrica, debe recopilarse información sobre las enfermedades o las disfunciones físicas conocidas, las hospitalizaciones y las intervenciones quirúrgicas, la medicación recibida recientemente o en la actualidad, los hábitos personales y la vida laboral, los antecedentes familiares de enfermedades y quejas físicas específicas. También debe recogerse información sobre las condiciones médicas del paciente aportada por los médicos especialistas y por la familia, si es necesario.

La información sobre los episodios previos de las enfermedades puede aportar pistas muy valiosas acerca de la naturaleza del trastorno actual. Por ejemplo, un claro trastorno delirante en un paciente con historia de episodios similares que haya respondido rápidamente a distintas formas de tratamiento sugiere con fuerza un trastorno psicótico inducido por consumo de sustancias. Si sigue con esta línea, el psiquiatra debería solicitar un análisis de sustancias. La historia de una intervención quirúrgica también puede resultar útil (p. ej., una tiroidectomía sugiere el hipotiroidismo como causa de la depresión).

La depresión es un efecto adverso de varios medicamentos que se prescriben para combatir la hipertensión. La medicación que se toma en dosis terapéuticas alcanza, en ocasiones, concentraciones elevadas en sangre (p. ej., la intoxicación por digital puede producir una alteración del funcionamiento mental, y las fórmulas farmacéuticas pueden causar o contribuir a un delirio anticolinérgico). El psiquiatra debe investigar los remedios adquiridos sin receta y la medicación prescrita. La historia de consumo de hierbas y de terapias alternativas resulta esencial, debido a su uso cada vez mayor.

El historial laboral también puede aportar información valiosa. La exposición al mercurio puede producir quejas que sugieran una psicosis, y la exposición al plomo, como en una fundición, puede provocar un trastorno cognitivo. Este cuadro clínico también puede ser resultado de beber aguardiente casero, con un elevado contenido en plomo.

Al obtener información sobre síntomas específicos, el psiquiatra aporta conocimiento médico y psicológico. Por ejemplo, también debe obtener la información suficiente de un paciente que se queja de dolor de cabeza para predecir si es el resultado de una enfermedad intracraneal que requiere pruebas neurológicas. Además, debería reconocer que un dolor en el hombro derecho de un paciente hipocondríaco, unido a molestias abdominales, puede constituir el signo típico de un trastorno en la vesícula biliar.

Revisión de sistemas

A continuación debe realizarse una revisión por sistemas, que puede organizarse por sistemas de órganos (p. ej., hígado, páncreas), funcionales (p. ej., el sistema gastrointestinal), o una combinación de ambos, como se detalla a continuación. En todos los casos, la revisión debe ser completa y exhaustiva. El análisis completo resulta indicado aunque se sospeche la existencia de un componente psiquiátrico.

Cabeza.   Son muchos los pacientes que aportan una historia de cefaleas. Debe averiguarse su duración, frecuencia, carácter y gravedad. La cefalea a menudo es producto de un consumo excesivo de sustancias como el alcohol, la nicotina y la cafeína. El estrés precipita las cefaleas vasculares (migrañas). La arteritis temporal provoca cefaleas punzantes unilaterales y puede terminar en ceguera. Los tumores cerebrales se asocian con cefalea como resultado de un aumento de la presión intracraneal, pero algunos pueden ser asintomáticos, y sus primeros signos ser un cambio cognitivo o de personalidad.

> Una mujer de 63 años que era tratada por una depresión empezó a quejarse de dificultades para concentrarse. El psiquiatra atribuyó la queja al trastorno depresivo, pero cuando la paciente empezó a presentar problemas de equilibrio, se solicitó una resonancia magnética, que reveló un meningioma.

Una lesión en la cabeza puede provocar un hematoma subdural y, en boxeadores, puede causar demencia progresiva con síntomas extrapiramidales. La cefalea de la hemorragia subaracnoidea es repentina, grave y se asocia con cambios sensoriales. La hidrocefalia con presión normal puede producirse tras una lesión en la cabeza o encefalitis y asociarse con demencia, caminar arrastrando los pies e incontinencia urinaria. Los mareos tienen lugar en hasta un 30 % de las personas, y la determinación de su causa supone un reto. Un cambio del tamaño o de la forma de la cabeza puede ser indicativo de enfermedad de Paget.

Ojos, oídos, nariz y garganta.   Esta área cubre la agudeza visual, la diplopía, los problemas auditivos, los acúfenos, la glositis y el mal sabor de boca. Un paciente que toma antipsicóticos y presenta una historia de movimientos nerviosos alrededor de la boca o de movimientos molestos de la lengua puede encontrarse en una fase temprana y potencialmente reversible de discinesia tardía. Los problemas de visión pueden aparecer con grandes dosis de tioridazina (más de 800 mg/día). Una historia de glaucoma contraindica el tratamiento con fármacos anticolinérgicos. Las quejas de olores desagradables pueden ser un síntoma de epilepsia de lóbulo temporal en lugar de esquizofrenia. La afonía puede ser de naturaleza histérica. Un estadio avanzado de trastorno por consumo de cocaína puede crear perforaciones del tabique nasal y dificultades para respirar. Un episodio transitorio de diplopía puede anunciar una esclerosis múltiple. El trastorno delirante es más común en personas con problemas auditivos que en aquellas con niveles de audición normales. Puede experimentarse de manera transitoria la visión con tonos azules cuando se consume sildenafilo o fármacos similares.

Sistema respiratorio.   En este apartado se consideran la tos, el asma, la pleuresía, la hemoptisis, la disnea y la ortopnea. Se sugiere hiperventilación si los síntomas del paciente incluyen todos o algunos de los siguientes: aparición en reposo, suspiros, aprehensión, ansiedad, despersonalización, palpitaciones, imposibilidad de tragar, entumecimiento de los pies y las manos, y espasmo carpopedal. Puede aparecer disnea y falta de aire en procesos depresivos. En los trastornos pulmonares o de obstrucción de las vías aéreas el comienzo de los síntomas suele ser gradual, mientras que en la depresión es repentino, y la falta de aire se experimenta durante el reposo, muestra pocos cambios con el esfuerzo y puede fluctuar en cuestión de minutos; el inicio de la falta de aire coincide con el comienzo del trastorno del estado de ánimo, y suele acompañarse de crisis de vértigo, sudoración, palpitaciones y parestesias.

En el trastorno obstructivo de las vías aéreas, los pacientes con distrés respiratorio más avanzado se quedan sin aire en reposo. Lo más llamativo y que resulta de mayor ayuda a la hora de establecer el diagnóstico diferencial es el énfasis que se otorga a la dificultad para inspirar que experimentan los pacientes con depresión, y en la dificultad para espirar de aquellos con enfermedades pulmonares. El asma bronquial a veces se asocia con una historia de dependencia extrema de la madre durante la infancia. Los pacientes con broncoespasmo no deben recibir propranolol, ya que puede bloquear la broncodilatación inducida por la catecolamina, y está específicamente contraindicado en pacientes con asma bronquial, ya que la adrenalina que se les suministra en caso de emergencia no resultaría efectiva. Los pacientes que toman inhibidores de la enzima conversora de angiotensina (IECA) pueden desarrollar una tos seca como efecto secundario del fármaco.

Sistema cardiovascular.   La taquicardia, las palpitaciones y la arritmia cardíaca son algunos de los signos más comunes de ansiedad. El feocromocitoma produce síntomas que imitan los trastornos de ansiedad, como la aceleración de los latidos del corazón, temblores y palidez. Unas concentraciones elevadas de catecolaminas urinarias diagnostican un feocromocitoma. Los pacientes que toman guanetidina para tratar la hipertensión no deberían tomar fármacos tricíclicos, ya que reducen o eliminan su efecto antihipertensivo. Una historia de hipertensión puede obligar a renunciar al uso de inhibidores de la monoaminooxidasa (IMAO) debido al riesgo de una crisis hipertensiva si ingieren involuntariamente alimentos con alto contenido en tiramina. En pacientes en los que se sospecha una cardiopatía, debe realizarse un electrocardiograma (ECG) antes de prescribir fármacos tricíclicos o litio. Una historia de dolor subesternal debe evaluarse, y el clínico ha de tener en cuenta que el estrés psicológico puede provocar dolores en el pecho como los de una angina en presencia de arterias coronarias normales. Los pacientes que toman opiáceos nunca deben recibir IMAO, ya que la combinación puede causar colapso cardiovascular.

Sistema gastrointestinal.   Elementos como el apetito, las molestias antes o después de las comidas, la preferencia por determinados alimentos, la diarrea, el vómito, el estreñimiento, el uso de laxantes y el dolor abdominal están relacionados con el sistema gastrointestinal. En los trastornos depresivos es común la pérdida de peso, pero la depresión puede acompañar a una pérdida de peso causada por una colitis ulcerosa, una enteritis regional o un cáncer. La depresión atípica se acompaña de hiperfagia y aumento de peso, y la anorexia nerviosa de pérdida de peso aguda con un apetito normal. Evitar determinados alimentos puede ser un fenómeno fóbico o parte de un ritual obsesivo. El

abuso de laxantes y las purgas son habituales en la bulimia nerviosa. El estreñimiento puede ser consecuencia de la dependencia de opiáceos y de psicofármacos con efectos secundarios anticolinérgicos. El consumo abusivo de cocaína o de anfetaminas produce pérdida de apetito y de peso. El aumento de peso puede darse en situaciones de estrés o asociarse con depresiones atípicas. La polifagia, la poliuria y la polidipsia constituyen la tríada de la diabetes mellitus. La poliuria, la polidipsia y la diarrea son signos de toxicidad del litio. Algunos pacientes se aplican enemas rutinarios como parte de una conducta parafílica, y las fisuras anales o las hemorroides recurrentes pueden indicar la penetración anal con objetos extraños. Otros pacientes pueden ingerir objetos que producen síntomas que solo se observan en radiografías (fig. 1-1).

Sistema genitourinario.   La frecuencia urinaria, la nicturia, el dolor o la quemazón al orinar, así como los cambios en el tamaño y en la fuerza del flujo son algunos de los signos y síntomas que corresponden al sistema genitourinario. Los efectos secundarios anticolinérgicos asociados a los fármacos tricíclicos y antipsicóticos pueden causar retención de orina en hombres con hipertrofia prostática. La disfunción eréctil y el retraso de la eyaculación también son efectos secundarios comunes de esos fármacos, y la tioridazina puede provocar eyaculación retrógrada. Debe obtenerse un nivel de referencia o inicial de respuesta sexual antes de utilizar agentes farmacológicos. Una historia de enfermedades de transmisión sexual, como gonorrea, chancro, herpes y ladillas, puede indicar promiscuidad sexual o prácticas sexuales no seguras.

En algunos casos, el primer síntoma del SIDA es el comienzo gradual de confusión mental que desemboca en demencia. La incontinencia debe evaluarse con atención y, si persiste, la investigación en profundidad de enfermedades más extensas debe incluir el tratamiento de la infección por el VIH. Los fármacos con efectos anticolinérgicos adversos deben evitarse en pacientes con prostatismo. El erotismo uretral, en el que se insertan catéteres u otros objetos en la uretra, puede provocar infecciones o desgarros (fig. 1-2).

El orgasmo causa contracciones prostáticas que pueden aumentar artificialmente las concentraciones del antígeno prostático específico (PSA, *prostate-specific antigen*) y dar un resultado falso positivo en la prueba del cáncer de próstata. Los hombres que tienen programada una prueba de PSA deben evitar la masturbación o el coito entre 7 y 10 días antes de realizarla.

Historia menstrual.   La historia menstrual debe incluir la edad de la menarquia y de la menopausia (si es aplicable); el intervalo, la regularidad, la duración y la cantidad de flujo de los períodos; el sangrado irregular, la dismenorrea y los abortos. La amenorrea es característica de la anorexia nerviosa y tiene lugar en mujeres estresadas. Aquellas con temor a quedarse embarazadas o que desean estarlo pueden sufrir retrasos del período. La seudociesis es un falso embarazo con cese completo de la menstruación. Deben tenerse en cuenta los cambios del estado de ánimo perimenstruales (p. ej., irritabilidad, depresión y disforia). Una menstruación dolorosa puede ser producto de un trastorno uterino (p. ej., mioma), de conflictos psicológicos sobre la menstruación o de una combinación de ambos. Algunas mujeres experimentan un aumento perimenstrual del deseo sexual. También debe analizarse la reacción emocional asociada al aborto, ya que puede ser leve o grave.

Observación general

Una parte importante de la exploración médica se incluye bajo el amplio epígrafe de observación general: visual, auditiva y olfativa. Además, deben tenerse en cuenta pistas no verbales como las posturas, la expresión facial y los manierismos.

Inspección visual.   El escrutinio del paciente empieza con el primer encuentro. Cuando pasa de la sala de espera a la consulta, el psiquiatra debe observar su manera de andar. ¿Es inestable? La ataxia sugiere un trastorno cerebral difuso, intoxicación por alcohol u otras sustancias,

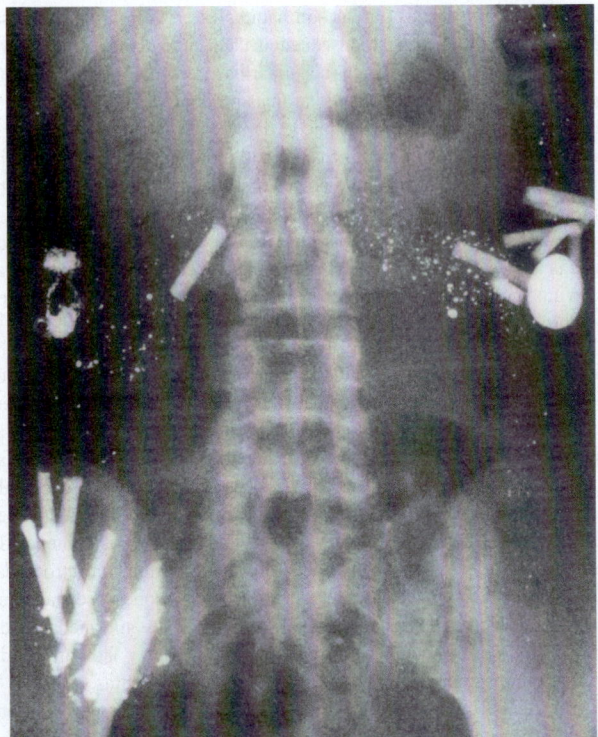

FIGURA 1-1
Paciente psiquiátrico que se traga objetos extraños habitualmente. En la luz del colon se observan 13 termómetros y 8 monedas. Las manchas densas circulares son glóbulos de mercurio liberado. (Por cortesía de Stephen R. Baker, MD, y Kyunghee C. Cho, MD.)

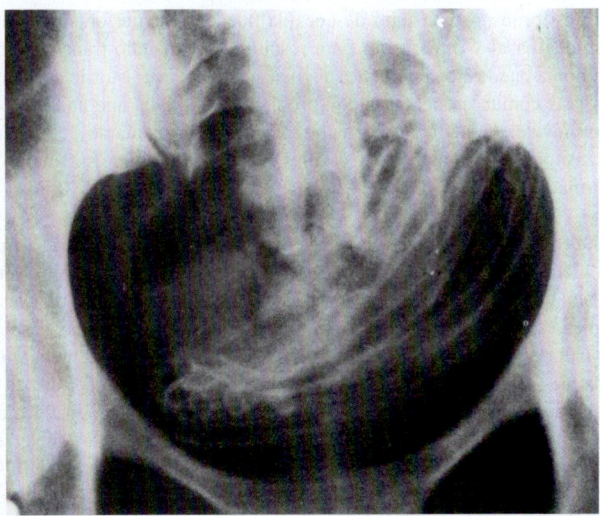

FIGURA 1-2
Paciente que acude a urgencias con dolor en la parte inferior del abdomen. La radiografía muestra una sonda nasogástrica en la vejiga. El paciente se introdujo el tubo en la uretra como parte de un ritual masturbatorio (erotismo uretral). (Por cortesía de Stephen R. Baker, MD, y Kyunghee C. Cho, MD.)

corea, degeneración espinocerebelosa, o debilidad por un proceso debilitante o un trastorno subyacente, como distrofia miotónica. ¿Camina el paciente sin los movimientos de brazos que se asocian normalmente y se gira con rigidez, como en las etapas tempranas de la enfermedad de Parkinson? ¿Camina de manera asimétrica, es decir, gira un pie hacia fuera, arrastra una pierna o no mueve un brazo, lo que podría sugerir una lesión cerebral focal?

En cuanto el paciente se haya sentado, el psiquiatra debería centrar toda su atención en su aspecto externo. ¿Se ha peinado, tiene las uñas limpias, se ha lavado los dientes? ¿Ha escogido su vestuario cuidadosamente y de manera apropiada? Si bien la despreocupación a la hora de vestir y la higiene son comunes en los trastornos mentales, en particular en los trastornos depresivos, también es un indicativo de trastornos cognitivos. Algunos lapsus, como el uso de calcetines, medias o zapatos desparejados pueden sugerir un trastorno cognitivo.

Debe observarse la postura que adopta el paciente, así como sus movimientos automáticos o la ausencia de estos. Una postura encorvada y doblada con pocos movimientos automáticos puede responder a la enfermedad de Parkinson o a un trastorno hemisférico cerebral difuso; es posible que se trate de un efecto secundario de los antipsicóticos. Puede que se adopte una inclinación inusual de la cabeza para evitar el contacto visual, pero también la diplopía, un defecto del campo visual o una disfunción cerebelar focal. Los movimientos sin objetivo, rápidos y frecuentes, son característicos de los trastornos de ansiedad, como también de la corea y el hipertiroidismo. Los temblores, aunque suelen ser comunes en los trastornos de ansiedad, pueden sugerir una enfermedad de Parkinson, temblor esencial o efectos secundarios de los psicofármacos. Los pacientes con temblor esencial a menudo recurren al tratamiento psiquiátrico porque creen que su causa es un temor o una ansiedad no reconocida, como se les suele sugerir. La escasez o exceso de movimiento unilateral indica una enfermedad cerebral focal.

A continuación se examina el aspecto del paciente a fin de evaluar el estado de salud general. ¿Parece sano, o se aprecian signos de poca salud? Que la ropa le vaya holgada, ¿indica una pérdida reciente de peso? ¿Le cuesta respirar o tose? ¿Su aspecto general sugiere una enfermedad específica? Los hombres con síndrome de Klinefelter muestran una distribución femenina de la grasa y falta de desarrollo de las características sexuales masculinas secundarias. La acromegalia suele ser reconocible de inmediato por el tamaño agrandado de la cabeza y la mandíbula.

¿Cuál es el estado nutricional del paciente? Las pérdidas recientes de peso, aunque suelen manifestarse en los trastornos depresivos y en la esquizofrenia, también pueden deberse a trastornos gastrointestinales, carcinomatosis difusa, enfermedad de Addison, hipertiroidismo y muchas otras alteraciones somáticas. La obesidad puede deberse a trastornos emocionales u orgánicos. La facies lunar, la obesidad central y la joroba constituyen signos llamativos del síndrome de Cushing. El aspecto hinchado del hipotiroidismo y la obesidad masiva y la respiración periódica del síndrome de Pickwick se reconocen con facilidad en pacientes derivados al servicio de psiquiatría. La exoftalmía es indicativa de hipertiroidismo.

Con frecuencia, la piel aporta información muy valiosa. La decoloración amarilla de la disfunción hepática y la palidez de la anemia son razonablemente distintivas. El enrojecimiento intenso puede deberse a un envenenamiento con monóxido de carbono o a la fotosensibilidad resultante de la porfiria o las fenotiazinas. Las erupciones pueden ser manifestaciones de trastornos como el lupus eritematoso sistémico (p. ej., el signo de la mariposa en las mejillas), la esclerosis tuberosa con adenoma sebáceo y la sensibilidad a los fármacos. Un color purpúreo oscuro en la cara con telangiectasia es casi patognomónico de consumo excesivo de alcohol.

Una observación detenida puede revelar pistas que lleven a un diagnóstico correcto en pacientes que se provocan lesiones en la piel. Por ejemplo, la ubicación, la forma y el momento en que aparecen las lesiones pueden ser característicos de la dermatitis facticia.

Deben observarse con atención tanto la cara como la cabeza del paciente para hallar pruebas de la enfermedad. La canosidad prematura se da en la anemia perniciosa, y un cabello más fino y débil es signo de mixedema. En la *alopecia areata* se pierden muchas zonas de cabello, que quedan calvas, y la tricotilomanía presenta una imagen similar. Varios fármacos pueden producir cambios en las pupilas (los opiáceos las contraen y los anticolinérgicos y los alucinógenos las dilatan). La combinación de pupilas dilatadas y fijas con membranas mucosas y piel seca sugiere de inmediato un consumo o una intoxicación por atropina. La difusión de la conjuntiva es indicativa del consumo excesivo de alcohol o de cannabis, o de la obstrucción de la vena cava superior. El alisamiento del pliegue nasolabial de un lado o la debilidad de un lado de la cara (que se manifiesta al hablar, sonreír o hacer muecas) puede deberse a una disfunción local del hemisferio cerebral contralateral o de la parálisis de Bell. Un párpado caído puede ser un signo precoz de miastenia grave.

El estado de alerta y la capacidad de respuesta del paciente deben evaluarse detenidamente. El adormecimiento y la falta de atención pueden estar causados por un problema psicológico, pero es más probable que sean el resultado de una disfunción cerebral orgánica, ya sea como efecto secundario de una enfermedad cerebral intrínseca o de un factor exógeno, como la intoxicación por determinadas sustancias.

Escucha. Escuchar con atención es tan importante como buscar con detenimiento signos de trastornos somáticos. Una forma lenta de hablar es característica no solo de la depresión, sino también de la disfunción cerebral difusa y la subcortical. Por su parte, hablar excesivamente rápido es característico de los episodios maníacos y de los trastornos de ansiedad, además del hipertiroidismo. Una voz débil con tono monótono puede sugerir una enfermedad de Parkinson en pacientes que refieren principalmente depresión. Una voz ronca, lenta y grave puede ser indicativa de hipotiroidismo (esta calidad de la voz se ha descrito como similar a la de una persona somnolienta, ligeramente intoxicada, con un catarro fuerte o una patata en la boca). Una voz suave o temblorosa acompaña a la ansiedad.

La dificultad para empezar a hablar puede deberse a la ansiedad o al tartamudeo, o puede indicar enfermedad de Parkinson o una afasia. Cansarse rápido de hablar es, a veces, la manifestación de un problema emocional, pero también es característica de la miastenia grave. Los pacientes con estas quejas suelen ser visitados por un psiquiatra antes de que se establezca el diagnóstico correcto.

La producción de palabras, así como la calidad del habla, es importante. Las palabras mal pronunciadas o utilizadas incorrectamente sugieren una posibilidad de afasia causada por una lesión del hemisferio dominante. Existe la misma opción cuando el paciente repite, tiene problemas para encontrar un nombre o una palabra, o describe un objeto o una situación de manera indirecta (parafasia). Cuando no están en consonancia con los niveles socioeconómicos y educativos de los pacientes, las groserías, las blasfemias y las revelaciones inapropiadas pueden indicar una pérdida de la inhibición causada por demencia.

Olor. El olor también puede aportar información muy útil. El olor desagradable de un paciente que no se lava sugiere un trastorno cognitivo o depresivo. El olor a alcohol o a sustancias utilizadas para ocultarlo es revelador en un paciente que intenta ocultar un problema con la bebida. En ocasiones, un olor a orina llama la atención sobre una disfunción de la vejiga, secundaria a una enfermedad del sistema nervioso. También se detectan olores característicos en pacientes con acidosis diabética, flatulencia, uremia y coma hepático. La pubertad precoz puede asociarse con el olor a sudor adulto producido por las glándulas apocrinas maduras.

Una mujer de 23 años fue remitida al psiquiatra para obtener una segunda opinión. Se le había diagnosticado esquizofrenia 6 meses antes tras experimentar olores desagradables que se consideraron alucinatorios. Se le administró medicación antipsicótica (perfenazina) y cumplió con el tratamiento a pesar de los efectos secundarios (temblores y letargia). Si bien mejoraron algo los síntomas, no remitieron del todo. El psiquiatra consultado obtuvo un encefalograma, que mostró ondas anómalas coherentes con un diagnóstico de epilepsia del lóbulo temporal. Se sustituyó la medicación antipsicótica por un fármaco antiepiléptico (fenitoína), tras lo cual la paciente no volvió a experimentar alucinaciones olfativas ni tuvo que soportar los desagradables efectos secundarios de la medicación anterior.

Exploración física

Selección del paciente. La naturaleza de las quejas del paciente es crítica para determinar la necesidad de una exploración física completa. Estas quejas se organizan en tres categorías: cuerpo, mente e interacciones sociales. Los síntomas corporales (p. ej., cefaleas y palpitaciones) requieren una exploración médica exhaustiva para determinar el papel que desempeñan los procesos somáticos en la causa de la molestia, si es que ejercen alguno. Lo mismo puede decirse de síntomas mentales como la depresión, la ansiedad, las alucinaciones y las manías persecutorias, que pueden expresar procesos somáticos. Si el problema se limita claramente a la esfera social (p. ej., dificultades desde hace mucho tiempo en las interacciones con los profesores, los empleados, los padres o la pareja), es posible que no haya ninguna indicación especial sobre la necesidad de una exploración física. Sin embargo, los cambios de la personalidad pueden ser resultado de una condición médica (p. ej., un estadio precoz de la enfermedad de Alzheimer) y generar conflictos interpersonales.

Factores psicológicos. Hasta una exploración física rutinaria puede evocar reacciones adversas; el instrumental, los procedimientos y la sala en la que se realiza pueden causar miedo. La simple narración de lo que se está haciendo puede prevenir gran parte de la ansiedad que producen las agujas. Además, si se previene con claridad al paciente de lo que se hará, el temor al sufrimiento repentino y sorpresivo disminuye. Comentarios como «Esto no es nada» y «No tenga miedo porque no le va a doler» dejan al paciente a oscuras, y son mucho menos tranquilizadores que unas pocas palabras sobre lo que realmente se va a hacer.

A pesar de que la exploración física puede generar o intensificar una reacción de ansiedad, también puede provocar sentimientos sexuales. Algunas mujeres con miedos o fantasías de ser seducidas pueden malinterpretar un movimiento habitual de la exploración como un acercamiento sexual. Del mismo modo, un hombre con delirios y con temores homosexuales puede percibir un tacto rectal como una agresión sexual. Observar con detenimiento un órgano en concreto porque el médico ha detectado una variación normal, aunque poco habitual, y ha llamado su atención científica puede aumentar la preocupación del paciente, al pensar que se ha detectado un proceso patológico grave. Este tipo de reacción puede ser profunda en pacientes ansiosos o hipocondríacos.

La exploración física tiene, en ocasiones, una función psicoterapéutica. Los pacientes ansiosos pueden sentirse aliviados al saber que, a pesar de los molestos síntomas, no se han encontrado pruebas de las enfermedades graves que temían. Un joven que se queja de dolor en el pecho y está convencido de que se anuncia un ataque al corazón, por lo general, se tranquiliza con el informe de los resultados normales de la exploración física y el ECG. No obstante, la tranquilidad solo alivia la preocupación ocasionada por el episodio inmediato. A menos que el tratamiento psiquiátrico funcione con los determinantes de la reacción, es posible que aparezcan episodios recurrentes.

Enviar a un paciente con un temor profundamente arraigado a estar enfermo a que le hagan otra prueba con la intención de tranquilizarlo no suele dar frutos. Algunos pacientes pueden tener una falsa creencia fija de que el trastorno orgánico existe.

Durante el transcurso de la exploración física, un médico observador puede detectar indicaciones de malestar emocional. Por ejemplo, durante la exploración de los genitales, la conducta del paciente puede revelar información sobre actitudes y problemas sexuales, y esas reacciones pueden utilizarse más tarde para conducir el análisis de esa área.

Momento de la exploración física.   En ocasiones, las circunstancias hacen que sea deseable o necesario retrasar una evaluación médica completa. Por ejemplo, un paciente con delirios o manía puede mostrarse combativo o resistirse, o ambas cosas. En ese caso, la historia médica debe elaborarse a partir de un miembro de la familia del paciente, si es posible. A menos que exista una razón urgente para proceder con la exploración, debería posponerse hasta que el paciente pueda ser tratado.

Por razones psicológicas, puede ser aconsejable recomendar al paciente una evaluación médica en la visita inicial. Al amparo de la apertura y la sensibilidad cada vez mayor de la sociedad en cuanto a las cuestiones sexuales y la tendencia a buscar rápidamente ayuda psiquiátrica, los jóvenes pueden quejarse de sus fracasos a la hora de consumar su primer intento coital. Tras la elaboración de una historia detallada, el psiquiatra puede concluir que el fracaso se debió a ansiedad situacional. De ser así, no se recomendaría una exploración física ni psicoterapia, ya que tendrían un efecto no deseable de refuerzo de la noción de trastorno. Si el problema es recurrente, debería asegurarse otra evaluación.

Exploración neurológica.   Si el psiquiatra sospecha que el paciente presenta un trastorno somático subyacente, como diabetes mellitus o síndrome de Cushing, debe derivarlo a un especialista que se encargue del diagnóstico y el tratamiento. La situación es distinta cuando se sospecha un trastorno cognitivo, ya que a menudo el psiquiatra decide asumir el tratamiento de estos casos. Sin embargo, en algún punto puede indicarse una evaluación neurológica.

Durante el proceso de elaboración de la historia en estos casos, se observa el nivel de conciencia del paciente, su atención por los detalles, su entendimiento, su expresión facial, habla, posturas y manera de andar. También se asume que se llevará a cabo una evaluación exhaustiva del estado mental. La exploración neurológica se lleva a cabo con dos objetivos: *1)* recoger signos que apunten hacia una disfunción cerebral circunscrita y focal, y *2)* observar signos que sugieran una enfermedad cerebral bilateral y difusa. El primer objetivo se alcanza con la exploración neurológica rutinaria, diseñada ante todo para revelar asimetrías en las funciones motoras, de percepción y de reflejos de ambos lados del cuerpo, causadas por una enfermedad hemisférica focal. El segundo se consigue buscando signos que se han atribuido a una disfunción cerebral difusa y a una enfermedad del lóbulo frontal, e incluyen reflejos de succión, de búsqueda, palmomentonianos y de prensión, y la persistencia de la respuesta glabelar. Lamentablemente, a excepción del reflejo de prensión, estos signos no están muy correlacionados con trastornos cerebrales subyacentes.

Otros hallazgos.   Los psiquiatras deberían evaluar el significado de las averiguaciones de los especialistas. Ante un paciente que se queja de un bulto en la garganta (globo histérico) y en cuya exploración se ha detectado hipertrofia del tejido linfoide, resulta tentador preguntarse por la relación causal. ¿Cómo puede estar seguro el clínico de que los hallazgos no son incidentales? ¿Se sabía que el paciente sufría hipertrofia del tejido linfoide antes de que se quejara? ¿Son muchas las personas con hipertrofia del tejido linfoide que experimentan la sensación de tener un bulto en la garganta?

Ante un paciente con esclerosis múltiple que se queja de la imposibilidad de andar, pero en cuya exploración neurológica solo se detecta espasticidad leve y un signo de Babinski unilateral, resulta tentador atribuir el síntoma al trastorno neurológico; sin embargo, la queja puede verse agravada por malestar emocional. Lo mismo ocurre en el paciente con demencia profunda en cuya tomografía computarizada (TC) se aprecia un pequeño meningioma frontal: la demencia no siempre se correlaciona con los resultados. Una atrofia cerebral significativa podría producir una demencia muy leve, y una atrofia cerebral mínima podría ser motivo de una demencia importante.

A menudo se encuentra una lesión que puede ser responsable de un síntoma, pero es el psiquiatra quien debería esforzarse en separar un resultado incidental de uno causal, y distinguir una lesión localizada en el área del síntoma de otra que produce ese síntoma.

Pacientes en tratamiento psiquiátrico

Mientras se tratan los trastornos psiquiátricos de los pacientes, los psiquiatras deben permanecer atentos a la posibilidad de enfermedades intercurrentes que requieran estudios diagnósticos. Es posible que los que siguen una psicoterapia, en particular si se trata de psicoanálisis, estén deseosos de atribuir sus nuevos síntomas a causas emocionales. Hay que tener cuidado con la posible utilización de la negación, en especial si los síntomas parecen no estar relacionados con los conflictos que se están tratando.

No solo los pacientes que se someten a psicoterapia pueden atribuir nuevos síntomas a causas emocionales, sino que a veces sus terapeutas también lo hacen. El peligro de ofrecer explicaciones psicodinámicas para síntomas físicos siempre existe.

Algunos síntomas, como la somnolencia y los mareos, y signos como una erupción cutánea y la alteración en la manera de caminar, efectos adversos comunes de los psicofármacos, requieren una reevaluación médica si el paciente no logra responder en un tiempo razonable a los cambios de dosis o al tipo de medicación prescrita. Si los pacientes que reciben fármacos tricíclicos o antipsicóticos se quejan de visión borrosa (un efecto adverso anticolinérgico habitual) y el trastorno no remite con una reducción de la dosis o un cambio de la medicación, deberían excluirse otras causas mediante evaluación (en un caso, el diagnóstico demostró una coriorretinitis debida a *Toxoplasma*). La ausencia de otros efectos adversos anticolinérgicos, como sequedad bucal y estreñimiento, es otra pista que alerta al psiquiatra de la posibilidad de una enfermedad médica concurrente.

Al principio de una enfermedad puede haber resultados de laboratorio o físicos positivos, aunque no siempre. En estos casos, en especial si el trauma psíquico o los conflictos emocionales son evidentes, todos los síntomas se considerarán de origen psicosocial, y lo mismo ocurrirá probablemente con los nuevos síntomas. Es posible pasar por alto las indicaciones para repetir parte del trabajo médico, a menos que el psiquiatra esté alerta ante las pistas que sugieren que algunos síntomas no encajan con el diagnóstico original y, en su lugar, apuntan hacia una condición médica. En ocasiones, un paciente con una enfermedad grave, como la encefalitis, es hospitalizado con un diagnóstico de esquizofrenia; o uno con una enfermedad subaguda, como el carcinoma del páncreas, es tratado en una consulta privada o clínica con el diagnóstico de trastorno depresivo. Aunque quizá no sea posible establecer el diagnóstico correcto en la evaluación psiquiátrica inicial, la vigilancia y la atención continuadas de los datos clínicos suelen proporcionar pistas que llevan a reconocer la causa.

La probabilidad de enfermedades intercurrentes es mayor en algunos trastornos psiquiátricos. Los consumidores de sustancias, por ejemplo, debido a sus pautas de vida, son susceptibles de sufrir infecciones y efectos adversos de traumatismos, deficiencias alimentarias e higiene escasa. Además, la depresión reduce la respuesta inmunitaria.

Cuando se tiene constancia de la coexistencia de disfunciones somáticas y psicológicas, el psiquiatra debe conocer el estado médico del paciente. En casos de descompensación cardíaca, neuropatía periférica y otros trastornos invalidantes, debe evaluarse la naturaleza y el grado de la incapacidad que puede atribuirse al trastorno físico. Es importante responder a la siguiente pregunta: ¿explota el paciente esa discapacidad, la ignora o la niega con el sobreesfuerzo resultante? Para responder a esta pregunta, el psiquiatra debe evaluar las capacidades y las limitaciones del paciente, en lugar de realizar juicios dogmáticos basados en la etiqueta diagnóstica.

Algunos pacientes en tratamiento por trastornos de la alimentación o de síntomas somáticos requieren una vigilancia especial de su condición de salud, como es el caso de los pacientes con colitis ulcerosa que sangran copiosamente, y de los que presentan anorexia nerviosa con pérdida de peso considerable. Esos trastornos pueden suponer un peligro para la vida de los enfermos.

Importancia del examen médico. Numerosos textos han llamado la atención sobre la necesidad de un examen médico exhaustivo de los pacientes visitados en clínicas y servicios hospitalarios psiquiátricos. (Una necesidad similar ha quedado demostrada para la evaluación psiquiátrica de los pacientes visitados en clínicas y servicios hospitalarios médicos.) El concepto de *alta médica* sigue siendo ambiguo y posee un significado en el contexto de admisiones psiquiátricas o altas para transferencias de diferentes situaciones o instituciones, ya que implica que no existe una condición médica responsable de la enfermedad del paciente.

Entre los pacientes psiquiátricos identificados, del 24% al 60% muestran trastornos físicos asociados. En una investigación realizada con 2 090 pacientes clínicos psiquiátricos, el 43% sufría trastornos físicos asociados y, en casi la mitad de esos casos, estos no habían sido diagnosticados por las fuentes que los derivaban. (En este estudio se detectaron 69 pacientes con diabetes mellitus, pero solo 12 habían sido diagnosticados antes de la derivación.)

Esperar que todos los psiquiatras sean expertos en medicina interna no es realista, pero sí que reconozcan o sospechen la existencia de trastornos físicos. Además, deberían realizar las derivaciones adecuadas y colaborar en el tratamiento de los pacientes con trastornos físicos y mentales.

Los síntomas psiquiátricos no son específicos y pueden anunciar condiciones tanto médicas como psiquiátricas; a menudo preceden a la aparición de síntomas orgánicos definitivos. Algunos síntomas psiquiátricos (p. ej., las alucinaciones visuales, las distorsiones y las ilusiones) deben aumentar la sospecha de toxicidad médica.

Abundan en la bibliografía médica informes de casos de pacientes cuyos trastornos se consideraron inicialmente emocionales pero que, en última instancia, se demostró que se trataba de enfermedades médicas. Los datos de la mayoría de los informes revelan características que apuntan hacia la organicidad. Los errores diagnósticos aumentan en estos casos, porque se otorga poca importancia a esas características.

INFORME PSIQUIÁTRICO E HISTORIA CLÍNICA

Informe psiquiátrico

Esta sección complementa la sección previa, en la que se proporciona un extenso esquema de cómo escribir el informe psiquiátrico (tabla 1-7). La necesidad de seguir un esquema en la recogida de datos personales para establecer un diagnóstico psiquiátrico está universalmente reconocida. A continuación se explica cómo incluir una tremenda cantidad de información potencial respecto al paciente, que no precisa ser obtenida en su totalidad, ya que dependerá de las circunstancias del caso. Los clínicos noveles reciben el consejo de recoger tanta información como puedan; los más experimentados pueden seleccionar entre las series de preguntas que pueden realizar. Sin embargo, en todos los casos se comprende mejor a la persona dentro del contexto de sus sucesos vitales.

El informe psiquiátrico cubre tanto la historia clínica psiquiátrica como el estado mental. La historia o *anamnesis* (que en griego significa «recordar») describe los sucesos vitales dentro del marco del ciclo vital, desde la infancia hasta la vejez. El clínico debería intentar suscitar la reacción emocional ante cada suceso que recuerde el paciente. La evaluación del estado mental contempla lo que el paciente está pensando y sintiendo en ese momento y cómo responde a las preguntas específicas del examinador. En ocasiones puede ser necesario reflejar con detalle las preguntas planteadas y las respuestas recibidas, pero debería limitarse al mínimo esta práctica, para que el informe no sea una mera transcripción textual. Sin embargo, el clínico debe intentar emplear las propias palabras del paciente tanto como sea posible, en especial al describir determinados síntomas, como alucinaciones o delirios.

Finalmente, el informe psiquiátrico incluye algo más que la historia clínica psiquiátrica y el estado mental. También incluye los hallazgos positivos y negativos y una interpretación de los datos. Tiene un valor más que descriptivo: su significado ayuda a alcanzar la comprensión del caso. El examinador establece preguntas críticas en el informe. ¿Se precisan estudios diagnósticos posteriores y, si es así, cuáles? ¿Es necesaria una consulta a otro profesional? ¿Es preciso un estudio neurológico extenso que incluya un electroencefalograma (EEG) o una TC? ¿Están indicadas pruebas psicológicas? ¿Los factores psicodinámicos son relevantes? ¿Debe considerarse el contexto cultural en la enfermedad del paciente? El informe incluye un diagnóstico de acuerdo con el DSM-5. También se incluyen comentarios sobre el pronóstico, estableciendo una relación de factores de buen y mal pronóstico. El informe termina con un comentario sobre el plan de tratamiento y recomendaciones firmes acerca del tratamiento del caso.

Historia clínica

El informe psiquiátrico es parte del expediente médico o la historia clínica; sin embargo, la historia clínica es algo más que el informe psiquiátrico: es una narración que documenta todos los sucesos que pasan durante el curso del tratamiento, mayormente en relación con la estancia del paciente en el hospital. Las notas de progreso registran cada interacción entre médico y paciente, informes de todos los estudios especiales, incluyendo las pruebas de laboratorio, y las pautas de todas las medicaciones. Las anotaciones de enfermería ayudan a describir el curso del paciente: ¿empieza a responder al tratamiento?, ¿hay ocasiones durante el día o la noche en que los síntomas remiten o empeoran?, ¿el paciente presenta quejas o efectos adversos relacionados con la medicación prescrita?, ¿hay signos de agitación, violencia o ideación suicida? Si el paciente precisa contenciones o aislamiento, ¿se siguen los procedimientos de supervisión adecuados? En su conjunto, el registro médico indica lo que le sucede al paciente desde su primer contacto con el sistema de atención sanitaria y finaliza con un resumen de alta, que proporciona una visión concisa del curso del paciente con recomendaciones para un futuro tratamiento si es necesario. La evidencia de contacto con un centro de referencia debería estar documentada en el registro médico, para establecer la continuidad de la atención si se precisa una intervención futura.

Uso de la historia clínica. La historia clínica no únicamente la utilizan los médicos, sino también los organismos de control y las compañías de atención médica para determinar la duración de la estancia, la calidad de la atención y el pago a los médicos y a los hospitales. En teoría, solamente el personal autorizado puede acceder a la historia clínica del paciente hospitalizado, y se salvaguarda por la confidencialidad. Pero en la práctica no puede garantizarse la confidencialidad absoluta. En la tabla 1-8 se ofrecen pautas acerca del material que debe incorporarse en la historia clínica.

La historia clínica también es crucial en los litigios por negligencia. Robert I. Simon resumía las cuestiones de responsabilidad de la siguiente manera:

Unas historias clínicas bien llevadas y actualizadas pueden ser el mejor aliado del psiquiatra en un litigio por negligencia. Si no se mantiene ninguna historia, surgirán numerosas preguntas relativas a la competencia y a la credibilidad del psiquiatra. Esta falta de historias también puede infringir leyes estatales o disposiciones sobre licencias. La falta de elaboración de una historia clínica puede surgir de la preocupación del psiquiatra porque la información del tratamiento al que se somete al paciente esté totalmente protegida. Aunque se trata de un ideal digno de admiración, en la vida real el psiquiatra puede verse obligado legalmente y bajo determinadas circunstancias a testificar directamente sobre asuntos confidenciales del tratamiento.

Las historias de los pacientes ambulatorios también quedan sujetas al escrutinio de terceros en determinadas circunstancias, y los psiquiatras privados tienen la misma obligación de mantener una historia del

Tabla 1-7
Informe psiquiátrico

I. Historia clínica psiquiátrica
  A. Identificación: nombre, edad, estado civil, sexo, ocupación, idioma (si no es el español), raza, nacionalidad y religión, si resultan pertinentes; ingresos hospitalarios anteriores por el mismo padecimiento u otro; con quién convive el paciente
  B. Síntoma principal: por qué acude el paciente al psiquiatra, preferiblemente en sus propias palabras; si esta información no procede de él, indicar quién la aporta
  C. Historia del padecimiento actual: antecedentes cronológicos y desarrollo de los síntomas o de los cambios de conducta que han culminado en que el paciente busque ayuda; circunstancias de la vida del paciente en el momento del inicio; personalidad cuando estaba bien; cómo ha afectado el padecimiento a sus actividades y a las relaciones personales (cambios de personalidad, intereses, estado de ánimo, actitudes hacia los demás, manera de vestir, hábitos, nivel de tensión, irritabilidad, actividad, atención, concentración, memoria, habla); síntomas psicofisiológicos (naturaleza y detalles de la disfunción); dolor (localización, intensidad, fluctuación); nivel de ansiedad (generalizada y no específica, como sensación de flotar, o específicamente relacionada con determinadas situaciones, actividades u objetos); cómo se maneja la ansiedad, evitación, repetición de la situación temida, consumo de sustancias u otras actividades que la alivian
  D. Antecedentes médicos y psiquiátricos: *1)* trastornos emocionales o mentales: grado de discapacidad, tipo de tratamiento, nombres de los hospitales, duración del padecimiento, efecto del tratamiento; *2)* trastornos psicosomáticos: fiebre del heno, artritis, colitis, artritis reumatoide, resfriados recurrentes, enfermedades cutáneas; *3)* enfermedades médicas: sígase la revisión habitual de sistemas (enfermedades de transmisión sexual, consumo de alcohol y de otras sustancias, riesgo de contraer el SIDA); *4)* trastornos neurológicos: dolor de cabeza, traumatismo craneoencefálico, pérdida de conciencia, crisis epilépticas o tumores
  E. Antecedentes familiares: se obtiene del paciente o de otra persona, ya que pueden ofrecerse descripciones bastantes distintas de las mismas personas y los mismos hechos; etnia, tradiciones nacionales y religiosas; otras personas en el hogar, sus descripciones (personalidad e inteligencia) y qué ha sido de ellas desde la infancia del paciente; descripciones de las distintas casas en las que se ha vivido; relaciones actuales entre el paciente y las personas que formaban parte de la familia; antecedentes heredofamiliares psiquiátricos mentales; dónde vive el paciente (barrio y residencia); si viven muchas personas con él; intimidad de los miembros de la familia entre sí y con otras familias; fuentes de ingresos familiares y dificultad para obtenerlos; asistencia pública (si es el caso) y actitud al respecto; si perderá el trabajo o la vivienda por permanecer en el hospital; quién queda al cuidado de los niños
  F. Historia personal (anamnesis): historia de la vida del paciente desde la infancia hasta el presente en la medida en que pueda recordarse; lagunas en la historia que relata espontáneamente el paciente; emociones asociadas con diferentes períodos de la vida (dolor, estrés, conflictos) o con etapas del ciclo vital
    1. Inicio de la infancia (del nacimiento a los 3 años)
      a. Historia prenatal, embarazo y parto: duración del embarazo, espontaneidad y normalidad del parto, traumas de nacimiento, si fue un embarazo planificado y deseado, defectos de nacimiento
      b. Hábitos alimenticios: lactancia materna o con biberón, problemas de alimentación
      c. Desarrollo temprano: privación materna, desarrollo del lenguaje, desarrollo psicomotor, indicios de necesidades no cubiertas, patrones de sueño, constancia de objetos, ansiedad con desconocidos, ansiedad por separación
      d. Enseñanza del uso del inodoro: edad, actitud de los padres, sentimientos al respecto
      e. Síntomas de problemas de conducta: succión del pulgar, berrinches, tics, golpes con la cabeza, balanceos, terrores nocturnos, miedos, incontinencia urinaria o fecal, morderse las uñas, masturbación
      f. Personalidad y temperamento de niño: reservado, inquieto, hiperactivo, retraído, estudioso, extrovertido, tímido, atlético, conductas de juego amistosas, reacciones con los hermanos
    2. Infancia media (de 3 a 11 años): historia de los primeros años de escuela (sentimientos acerca de ir a la escuela, adaptación temprana, identificación de género, desarrollo de la conciencia, castigo; relaciones sociales, actitud hacia los hermanos y los compañeros de juego)
    3. Final de la infancia (de la prepubertad a la adolescencia)
      a. Relaciones con los compañeros: número de amigos y proximidad, líder o seguidor, popularidad social, participación en actividades de grupo o de pandilla, figuras idealizadas; patrones de agresividad, pasividad, ansiedad y conducta antisocial
      b. Historia escolar: hasta dónde llegó el paciente, adaptación a la escuela, relaciones con los profesores (preferido del maestro o rebelde), asignaturas o intereses favoritos, habilidades particulares, actividades extraescolares, deportes, aficiones, relaciones problemáticas o síntomas en algún período escolar
      c. Desarrollo motor y cognitivo: aprender a leer y otras habilidades motoras e intelectuales, disfunción cerebral mínima, dificultades de aprendizaje; su gestión y efectos en el niño
      d. Problemas particulares físicos o emocionales en la adolescencia: pesadillas, fobias, masturbación, incontinencia urinaria, fugas del hogar, delincuencia, tabaquismo, consumo de drogas o de alcohol, problemas de peso, sentimiento de inferioridad
      e. Historia psicosexual
        i. Curiosidad temprana, masturbación infantil, juegos sexuales
        ii. Adquisición de educación sexual, actitud de los padres hacia el sexo, abuso sexual
        iii. Inicio de la pubertad, sentimientos al respecto, tipo de preparación, sensación sobre la menstruación, desarrollo de características sexuales secundarias
        iv. Actividad sexual en la adolescencia: enamoramientos, fiestas, citas, caricias, masturbación, sueños húmedos y actitud hacia ellos
        v. Actitud hacia el mismo sexo y el contrario: tímido, agresivo, necesidad de impresionar, seductor, conquistas sexuales, ansiedad
        vi. Prácticas sexuales: problemas sexuales, experiencias homosexuales y heterosexuales, parafilias, conductas promiscuas
      f. Educación religiosa: estricta, liberal, mixta (posibles conflictos), relación de prácticas religiosas actuales
    4. Edad adulta
      a. Historial laboral: elección de la ocupación, formación, ambiciones, conflictos; relaciones con la autoridad, con los colegas y con los subordinados; número de trabajos y duración; cambios de estado profesional; trabajo actual y sensaciones al respecto
      b. Actividad social: si el paciente tiene amistades o no; si es retraído o si es sociable, intereses sociales, intelectuales y físicos; relaciones con personas del mismo sexo y del sexo opuesto; profundidad, duración y calidad de las relaciones humanas
      c. Sexualidad adulta
        i. Relaciones sexuales prematrimoniales, edad del primer coito, orientación sexual
        ii. Historia conyugal: concubinato, matrimonios, descripción del noviazgo y papel desempeñado por cada miembro de la pareja, edad al casarse, planificación familiar y contracepción, nombres y edades de los hijos, actitud con respecto a la educación de los hijos, problemas de cualquier miembro de la familia, problemas de vivienda si afectan al matrimonio, adaptación sexual, relaciones extramatrimoniales, áreas de acuerdo y desacuerdo, administración del dinero, papel desempeñado por la familia política
        iii. Síntomas sexuales: anorgasmia, impotencia, eyaculación precoz, falta de deseo
        iv. Actitud hacia el embarazo y tener hijos; prácticas contraceptivas y sensaciones al respecto
        v. Prácticas sexuales: parafilias como el sadismo, el fetichismo o el voyeurismo; actitud hacia la felación y el *cunnilingus;* prácticas sexuales y frecuencia

Continúa

Tabla 1-7
Informe psiquiátrico *(cont.)*

    d. Historia militar: adaptación general, combates, heridas, derivación a psiquiatras, tipo de licencia, veterano de guerra

    e. Escalas de valores: la idea de un hijo se ve como una carga o una alegría; el trabajo se ve como un mal necesario, una tarea evitable o una oportunidad; actitud actual respecto a la religión; creencia en el cielo y el infierno

G. Suma de las observaciones y las impresiones del examinador derivadas de la entrevista inicial

II. Estado mental

  A. Aspecto

    1. Identificación personal: puede incluir una breve descripción no técnica del aspecto y el comportamiento del paciente como lo escribiría un novelista; la actitud hacia el examinador puede describirse como cooperativa, atenta, interesada, franca, seductora, defensiva, hostil, juguetona, halagadora, evasiva, precavida

    2. Conducta y actividad psicomotora: manera de andar, amaneramiento, tics, gestos, movimientos nerviosos, estereotipias, exigente, tocar al examinador, ecopraxia, torpe, ágil, cojo, rígido, retrasado, hiperactivo, agitado, combativo, flexibilidad cérea

    3. Descripción general: postura, porte, ropa, acicalamiento, cabello, uñas; saludable, enfermizo, enfadado, asustado, apático, perplejo, despectivo, incómodo, ecuánime, de aspecto avejentado, de aspecto infantil, afeminado, masculino; signos de ansiedad (manos húmedas, sudor en la frente, agitación, postura tensa, voz forzada, ojos muy abiertos); cambios del grado de ansiedad durante la entrevista o con un tema concreto

  B. Habla: rápida, lenta, apresurada, dubitativa, emocional, monótona, alta, susurrante, arrastra las palabras, mascula, tartamudea, con eco, intensidad, excitación, con facilidad, espontáneamente, productividad, manera, tiempos de reacción, vocabulario, prosodia

  C. Estado de ánimo y afecto

    1. Estado de ánimo (una emoción dominante y sostenida que da color a la percepción que esa persona tiene del mundo): cómo dice el paciente que se encuentra; profundidad, intensidad, duración y fluctuaciones del estado de ánimo (deprimido, desesperado, irritable, ansioso, aterrorizado, enfadado, comunicativo, eufórico, vacío, culpable, intimidado, fútil, despectivo consigo mismo, anhedónico, alexitímico)

    2. Afecto (expresión exterior de las experiencias interiores del paciente): manera en que el examinador evalúa los afectos del paciente (amplios, restringidos, embotado o aplanado, superficiales, cantidad e intervalo de expresión); dificultad para empezar, mantener o terminar una respuesta emocional; es la expresión emocional apropiada para el contenido del pensamiento, la cultura y el marco del examen; aportar ejemplos si las expresiones emocionales no son apropiadas

  D. Pensamiento y percepción

    1. Forma de pensar

      a. Productividad: sobreabundancia de ideas, escasez de ideas, fuga de ideas, pensamiento rápido, pensamiento lento, pensamiento dubitativo; el paciente habla espontáneamente o solo cuando se le pregunta, flujo del pensamiento, citas del paciente

      b. Continuidad del pensamiento: si las respuestas del paciente contestan realmente a las preguntas y van dirigidas a un objetivo, relevantes o irrelevantes; asociaciones laxas; falta de relaciones causales en las explicaciones; afirmaciones ilógicas, tangenciales, circunstanciales, incoherentes, evasivas, perseverantes, bloqueo o distracción

      c. Trastorno de lenguaje: alteraciones que reflejan un trastorno mental, como habla incoherente o incomprensible (diversidad de palabras), asociaciones sonoras, neologismos

    2. Contenido del pensamiento

      a. Preocupaciones: sobre la enfermedad, problemas medioambientales; obsesiones, compulsiones, fobias; obsesiones o planes de suicidio, homicidio; síntomas hipocondríacos, impulsos antisociales concretos

    3. Trastornos del pensamiento

      a. Delirios: contenido de cualquier constructo delirante, su organización, las convicciones del paciente sobre su validez, cómo afectan a su vida: delirios de persecución (aislados o asociados con sospechas dominantes); congruentes o no congruentes con el estado de ánimo

      b. Ideas de referencia y de influencia: cómo empiezan las ideas, su contenido y el significado que el paciente les atribuye

    4. Trastornos de percepción

      a. Alucinaciones e ilusiones: si el paciente oye voces o ve visiones; contenido, implicación del sistema sensorial, circunstancias en las que se producen; alucinaciones hipnagógicas o hipnopómpicas; transmisión del pensamiento

      b. Despersonalización y desrealización: sentimientos extremos de desvinculación de uno mismo o del entorno

    5. Sueños y fantasías

      a. Sueños: los más destacados, si el paciente los explica; pesadillas

      b. Fantasías: recurrentes, favoritas o fantasías inquebrantables

  E. Sensorio

    1. Estado de alerta: conciencia del entorno, capacidad de atención, obnubilación de la conciencia, fluctuaciones en los niveles de conciencia, somnolencia, estupor, letargia, estado de ausencia, coma

    2. Orientación

      a. Tiempo: si el paciente identifica el día correctamente o la fecha aproximada, hora del día; si está internado en un hospital y sabe cuánto tiempo lleva ahí; se comporta como si estuviera orientado en el presente

      b. Lugar: si el paciente sabe dónde se encuentra

      c. Persona: si el paciente sabe quién es el examinador y el papel o los nombres de las personas con las que está en contacto

    3. Concentración y cálculos: restar 7 de 100 y seguir restando 7; si el paciente no puede restar 7, puede llevar a cabo tareas más sencillas (4×9; 5×4; cuántos céntimos hay en 1,35 €); la ansiedad o algún trastorno del estado de ánimo o de concentración parece ser responsable de la dificultad

    4. Memoria: incapacidad, esfuerzos realizados para compensar la limitación (negación, confabulación, reacción catastrófica, circunstancialidad utilizada para compensar un déficit: si está implicado el proceso de registro, retención o recolección de material)

      a. Memoria remota: datos de la niñez, acontecimientos importantes que se sabe que ocurrieron cuando el paciente era más joven o no padecía la enfermedad, asuntos personales, cuestiones neutras

      b. Memoria del pasado reciente: los últimos meses

      c. Memoria reciente: los últimos días, lo que el paciente hizo ayer, anteayer, lo que ha desayunado, comido, cenado

      d. Retención y memoria inmediata: posibilidad de repetir seis cifras después de que el examinador las dicte (primero al derecho, luego al revés y después tras varios minutos de interrupción); se obtienen respuestas distintas en momentos diferentes para las mismas preguntas

      e. Efecto de la alteración en el paciente: mecanismos que ha desarrollado para compensarlo

    5. Inteligencia: nivel de educación reglada y autoformación; estimación de la capacidad intelectual del paciente y de si es capaz de funcionar al nivel de su formación básica; contar, cálculos, cultura general; las preguntas tienen que ser relevantes para el bagaje cultural y educativo del paciente

Continúa

Tabla 1-7
Informe psiquiátrico *(cont.)*

6. Pensamiento abstracto: trastornos en la formación de conceptos; manera en que el paciente conceptualiza o maneja sus ideas; similitudes (p. ej., entre manzanas y peras), diferencias, absurdos; significados de proverbios sencillos (p. ej., «El que mucho abarca poco aprieta»); las respuestas pueden ser concretas (ejemplos específicos para ilustrar el significado) o demasiado abstractas (una explicación generalizada); son o no respuestas apropiadas

F. Introspección: grado de conciencia personal y de conciencia de la enfermedad
1. Negación absoluta de la enfermedad
2. Ligera conciencia de estar enfermo y de necesitar ayuda, pero, al mismo tiempo, negación
3. Conciencia de estar enfermo, pero culpa de ello a otros, a factores externos, a factores orgánicos o desconocidos
4. Introspección intelectual: admisión de la enfermedad y reconocimiento de que los síntomas o los errores en la adaptación social se deben a sentimientos y trastornos irracionales, sin aplicar ese conocimiento a experiencias futuras
5. Verdadera introspección emocional: conciencia emocional de los motivos y los sentimientos, del significado subyacente de los síntomas; la conciencia resulta en cambios de personalidad y de la conducta futura; apertura a nuevas ideas y conceptos sobre uno mismo y las personas importantes de su vida

G. Juicio
1. Juicio social: manifestaciones sutiles de comportamientos dañinos para el paciente y contrarios a comportamientos aceptables culturalmente; el paciente entiende el posible resultado de la conducta personal y está influido por esa introspección; ejemplos de trastornos
2. Pruebas de juicio: predicción del paciente de lo que haría en situaciones imaginarias (p. ej., qué haría con un sobre con sello y dirección escrita que se encontrara en la calle)

III. Otros estudios diagnósticos
A. Pruebas físicas
B. Pruebas neurológicas
C. Diagnóstico psiquiátrico adicional
D. Entrevistas de un trabajador social con miembros de la familia, amigos o vecinos
E. Pruebas psicológicas, neurológicas y de laboratorio: electroencefalograma, tomografía computarizada, resonancia magnética, pruebas de otras enfermedades médicas, pruebas de escritura y de comprensión lectora, prueba de afasia, pruebas psicológicas proyectivas u objetivas, prueba de supresión con dexametasona, análisis de orina de 24 h para intoxicación por metales pesados, análisis de orina para consumo de drogas

IV. Resumen de los resultados
Resumen de los síntomas mentales, los hallazgos médicos y analíticos, y los resultados de las pruebas psicológicas y neurológicas, si corresponde; incluir la medicación que ha estado tomando el paciente, las dosis y la duración del tratamiento. La claridad de pensamiento se refleja en la claridad de la escritura. Se debe dirigir el resumen del estado mental con preguntas concretas e indicar las respuestas exactas (p. ej., la frase «El paciente niega sufrir alucinaciones o delirios» no es tan precisa como «El paciente niega oír voces o pensar que le siguen»). Del mismo modo, en la conclusión del informe se escribiría «No se informa de alucinaciones ni delirios»

V. Diagnóstico
La clasificación del diagnóstico se realiza según el DSM-5. La codificación numérica diagnóstica puede ser la del DSM-5 o la de la CIE-10. Se puede tener la prudencia de utilizar ambos códigos para cubrir las directrices de regulación actuales y futuras

VI. Pronóstico
Opinión sobre el curso futuro probable, el grado y resultado del padecimiento; factores de un buen y mal pronóstico; objetivos terapéuticos específicos

VII. Formulación psicodinámica
Causas de la crisis psicodinámica del paciente: influencias en su vida que han contribuido al trastorno actual; factores del medio, genéticos y de personalidad relevantes para determinar los síntomas; beneficios primarios y secundarios; esquema del mecanismo principal de defensa utilizado por el paciente

VIII. Plan de tratamiento completo
Modalidades de tratamiento recomendadas, función de la medicación, tratamiento con ingreso o ambulatorio, frecuencia de las sesiones, duración probable del tratamiento; tipo de psicoterapia; terapia individual, de grupo o familiar; síntomas o problemas que deben tratarse. En un principio, el tratamiento debe dirigirse a cualquier situación que suponga una amenaza para la vida del paciente, como riesgo de suicidio o riesgo para los demás, que requieran internamiento psiquiátrico. El riesgo para uno mismo o para los demás es un motivo aceptable (tanto legal como médicamente) para la hospitalización involuntaria. En ausencia de la necesidad de ingreso, existen varias alternativas de tratamiento ambulatorio: hospitales de día, residencias supervisadas, psicoterapia o tratamiento farmacológico ambulatorio, entre otros. En algunos casos, la planificación del tratamiento debe atender a la formación profesional y las habilidades psicosociales, e incluso a asuntos legales o forenses
Una planificación completa del tratamiento requiere un enfoque de equipo terapéutico y el trabajo de psicólogos, trabajadores sociales, enfermeras, terapeutas ocupacionales, y una variedad de otros profesionales de la salud mental, con derivación a grupos de autoayuda (p. ej., Alcohólicos Anónimos), si es necesario. Si el paciente o los familiares no están dispuestos a aceptar las recomendaciones de tratamiento, y el profesional cree que el rechazo de esas recomendaciones puede tener consecuencias graves, el paciente, su padre, madre o tutor tienen que firmar una declaración en la que conste que se ha rechazado el tratamiento

---

paciente al que tratan que los que trabajan en centros públicos. En la tabla 1-9 se enumeran algunos problemas de documentación que preocupan a los terceros pagadores.

Notas personales y observaciones. Según las leyes relacionadas con el acceso a las historias clínicas, algunas jurisdicciones en Estados Unidos (como en la Ley de Salud Pública del Estado de Nueva York) tienen disposiciones de aplicación para las notas personales y las observaciones de los médicos. Las *notas personales* se definen como «las especulaciones del profesional, sus impresiones (distintas de las de tanteo o del diagnóstico en sí) y recordatorios». Estos datos los mantiene únicamente el profesional y no pueden comunicarse a ninguna otra persona, incluido el paciente. Los psiquiatras preocupados por el material que pueda resultar de algún modo perjudicial para el paciente si se hace

público a terceros pueden considerar utilizar esta disposición para mantener la confidencialidad médico-paciente.

Notas psicoterapéuticas. Las notas psicoterapéuticas incluyen información de transferencia, fantasías, sueños, información personal de personas con las que interactúa el paciente, y otros detalles íntimos de su vida. También pueden incluir comentarios del psiquiatra sobre su contratransferencia y los sentimientos hacia el paciente. Estas notas deben mantenerse aparte del resto de las historias clínicas.

Acceso de los pacientes a los expedientes. Los pacientes tienen derecho legal a acceder a su expediente clínico. Este derecho responde a la concienciación social de que la responsabilidad de la atención médica se ha convertido en un proceso de colaboración entre el médico y

Tabla 1-8
Expediente clínico

Debe haber un registro individual para cada persona que sea ingresada en la unidad de psiquiatría. Los registros de los pacientes serán salvaguardados en aras de la confidencialidad, y solo podrán acceder a ellos personas autorizadas. Cada expediente clínico debe incluir:

Documentación legal de ingreso

Información identificativa del individuo y de su familia

Origen de la derivación, fecha de inicio del servicio y nombre del miembro del personal responsable del tratamiento y de la asistencia médica

Diagnósticos inicial, intercurrente y final, incluidos los diagnósticos de discapacidad intelectual o psicosocial en terminología oficial

Informes de todas las pruebas y evaluaciones diagnósticas, incluidos los resultados y conclusiones

Informes de todas las pruebas especiales realizadas, como radiografías, análisis clínicos, pruebas psicológicas clínicas, electroencefalogramas y pruebas psicométricas

El plan de tratamiento individual por escrito, el tratamiento y la rehabilitación

Notas de progreso escritas y firmadas por todos los miembros del personal con participación significativa en el programa de tratamiento y de asistencia

Resúmenes de sesiones clínicas y de consultas especiales

Recetas con fecha y firma o pedidos de medicamentos, con anotación de las fechas de finalización

Resumen de cierre del tratamiento y la atención

Documentación de cualquier derivación a otro centro

Adaptada de las pautas de 1995 de la New York State Office of Mental Health.

---

el paciente. Los pacientes que visitan a distintos médicos pueden ser compiladores de las historias y coordinadores más efectivos de sus propios tratamientos con esa información.

Los psiquiatras deben ser cuidadosos a la hora de compartir sus notas con el paciente si, a su juicio, puede sufrir emocionalmente por ello. En esas circunstancias, el psiquiatra puede optar por preparar un resumen de la evolución del tratamiento del paciente y retener la información que podría resultar perjudicial, en especial si fuera a parar a manos de terceras personas. No obstante, en casos de mala práctica, es inevitable. En caso de litigio, todo el expediente clínico puede ser solicitado como prueba. Las notas de psicoterapia suelen protegerse, pero no siempre. Si se ordena la presentación de las notas, el juez probablemente las revisará en privado y seleccionará lo que sea relevante para el caso en cuestión.

Blogs. Las personas que desean registrar sus experiencias día a día o sus pensamientos y sentimientos acerca de sus vivencias, emplean blogs o *weblogs*. Los médicos deberían ser especialmente cuidadosos con estas actividades, ya que pueden ser descubiertas en una investigación judicial. Ni los seudónimos ni los alias ofrecen protección, dado que pueden ser identificados. Escribir sobre un paciente en blogs supone una ruptura de la confidencialidad. En una ocasión un médico detalló sus opiniones sobre un pleito, que incluían comentarios hostiles sobre el demandante y su abogado. Su blog fue descubierto y empleado contra él en el juicio. Se aconseja a los médicos que no empleen blogs para revelar sus emociones o para escribir algo que no escribirían si su identidad fuera descubierta.

Correo electrónico. El correo electrónico cada vez se utiliza más como un medio rápido y eficaz para comunicarse con los pacientes y con otros médicos sobre los enfermos que se comparten; sin embargo, se trata de un documento público y debe tratarse como tal. El mandato de no diagnosticar ni prescribir medicación por teléfono a un paciente al que no se ha visitado también debe aplicarse al correo electrónico. No solo resulta peligroso, sino que no es ético. Además, todos los mensajes de correo electrónico deben imprimirse y archivarse con el resto

Tabla 1-9
Problemas de documentación

¿Se describen las áreas de disfunción del paciente? ¿Desde los puntos de vista biológico, psicológico y social?

¿Se trata el abuso de alcohol y otras sustancias?

Las actividades clínicas, ¿ocurren en el momento esperado? Si ocurren tarde o nunca, ¿a qué se debe?

¿Se identifican problemas en el plan de tratamiento y se realiza un seguimiento en las notas de progreso?

Cuando ocurren variaciones en los resultados del paciente, ¿se anota en las notas de seguimiento? ¿También hay una nota que refleje el seguimiento de las estrategias clínicas recomendadas a fin de superar los impedimentos para la mejoría del paciente?

Si se implementan nuevas estrategias clínicas, ¿cómo se evalúa su impacto? ¿Cuándo?

¿Existe un sentido de trabajo multidisciplinario y de coordinación del tratamiento en las notas de seguimiento?

¿Indican las notas de seguimiento el funcionamiento del paciente en la comunidad terapéutica y su relación con los criterios aprobados?

¿Se puede extrapolar de la conducta del paciente en la comunidad terapéutica cómo funcionará en la comunidad en general?

¿Describen las notas la comprensión por parte del paciente de la planificación de su tratamiento? La participación de la familia en la planificación del tratamiento debe introducirse en las notas de seguimiento, con su reacción frente al plan

Las notas de seguimiento de asistencia, ¿reducen las diferencias de abordaje de otras disciplinas?

¿Se tratan las necesidades de los pacientes en el plan de tratamiento?

¿Se evalúan y se implementan las necesidades de la familia del paciente?

¿Se evalúa de alguna manera la satisfacción de la familia y del paciente?

¿Se aborda el consumo de alcohol y de otras sustancias como una posible causa de reingreso?

Si el paciente vuelve a ser ingresado, ¿existen indicaciones de que se revisarán las historias previas y de que, si está tomando otra medicación además de la prescrita, existe una razón lógica para ese cambio?

¿Identifican las notas de seguimiento el tipo de medicación utilizada y la razón lógica para su aumento, disminución o interrupción?

¿Están documentados los efectos de la medicación, como la dosis, la respuesta y los efectos adversos o secundarios?

Nota: los problemas de documentación preocupan a los terceros pagadores, como compañías aseguradoras y organizaciones de mantenimiento sanitario, que examinan los expedientes clínicos de los pacientes para varios casos; sin embargo, la revisión la llevan a cabo personas con poco o ningún conocimiento psiquiátrico o psicológico, que no reconocen las complejidades de los diagnósticos y los tratamientos psiquiátricos. Los pagos a los hospitales, los médicos y los pacientes suelen denegarse con el supuesto, por parte de los encargados de las revisiones, de que la documentación no es adecuada.

---

de la documentación física, a menos que se mantenga una copia periódica y de seguridad en forma de archivo electrónico.

Consideraciones éticas y el expediente clínico. Los psiquiatras no dejan de elaborar juicios acerca de qué material es apropiado para incluirse en la historia clínica psiquiátrica, en el expediente clínico o en presentaciones de casos clínicos y otras comunicaciones por escrito sobre el paciente. Estos juicios a menudo implican aspectos éticos. En una presentación de un caso clínico, por ejemplo, el paciente no debería ser identificable, posición que queda clara en los *Principles of medical ethics with annotations especially applicable to psychiatry* de la APA, según los cuales los casos clínicos que se publiquen deben ocultarse adecuadamente a fin de salvaguardar la confidencialidad del paciente sin alterar la información, para ofrecer un retrato casi completo del estado real de aquel. En algunos casos, la obtención de una autorización por escrito por parte del paciente que permite al psiquiatra publicar la historia también puede ser aconsejable, aunque el caso quede adecuadamente oculto.

En ocasiones, los psiquiatras incluyen en el expediente clínico información específicamente dirigida a prevenir culpabilidades futuras si surgen cuestiones de responsabilidades. Esto puede incluir haber infor-

Tabla 1-10
Grupos de códigos de la Normativa de transacciones *(Transaction Rule)*

Información asistencial: la Normativa de transacciones define estándares y establece grupos de códigos y formularios para usar en transacciones electrónicas en relación con la siguiente información asistencial:
Reclamaciones o información equivalente
Análisis de elegibilidad
Certificación y autorización de traslado
Demandas del estado de las reclamaciones
Información de inscripción o anulación de la inscripción
Consejo sobre pagos y devoluciones
Pagos Premium del plan de salud
Coordinación de los beneficios

Grupos de códigos: la Normativa de transacciones establece los siguientes grupos de códigos para las reclamaciones a Medicare:
Códigos de procedimiento
Códigos terminológicos de procedimientos actuales de la American Medical Association
Códigos del Sistema de Codificación de Procedimientos Sanitarios Comunes
Códigos diagnósticos
Clasificación Internacional de Enfermedades, 10.ª ed. (CIE-10). Códigos modificados para la clínica
Fármacos y productos biológicos
Código Nacional de Fármacos
Código dental
Código de procedimientos dentales
Nomenclatura de los servicios dentales

Adaptada de Jaffe E. HIPAA basics for Psychiatrists. *Psych Pract Manage Care* 2002;8:15.

mado al paciente de los efectos adversos específicos de la medicación que se va a prescribir.

Health Insurance Portability and Accountability Act (HIPAA).

En 1996 se aprobó la HIPAA, una ley de protección de la información médica en poder de las aseguradoras de salud, para abordar la creciente complejidad de los sistemas de prestación médica y su cada vez mayor dependencia de las comunicaciones electrónicas. La ley ordena que el Department of Health and Human Services de Estados Unidos desarrolle normas que protejan la transmisión y la confidencialidad de la información del paciente, y todas las unidades sometidas a la HIPPA deben cumplir esas normas.

En 2003 se publicaron dos leyes: la Regla de transacciones *(Transaction Rule)* y la Regla de privacidad *(Privacy Rule)* (tablas 1-10 y 1-11). La Regla de transacciones facilita la transmisión de la información sobre salud de forma efectiva y eficiente mediante regulaciones formuladas por el Department of Health and Human Services, que estableció un conjunto uniforme de formatos, códigos y requerimientos de los datos. La Regla de privacidad, administrada por la Oficina de Derechos Civiles *(Office of Civil Rights,* OCR) del Department of Health and Human Services, protege la confidencialidad de la información del paciente. Ello significa que la información médica del paciente le pertenece, y que tiene el derecho de acceder a ella, con excepción de las notas de psicoterapia, que están preservadas como propiedad del psicoterapeuta que las escribió.

En 2003 se aplicó la Regla de privacidad en la que se establecen unas directrices que toda unidad asistencial debe cumplir:

1. Cada unidad asistencial debe establecer procedimientos de privacidad escritos. Comprenden salvaguardas administrativas, físicas y técnicas que establezcan quién tiene acceso a la información del paciente, cómo se utiliza esa información dentro del centro y cuándo se revela o no dicha información a terceros.
2. Cada unidad asistencial debe asegurarse de que sus asociados protegen la privacidad de los expedientes médicos y otra información sanitaria.

Tabla 1-11
Derechos de los pacientes según la Normativa de privacidad *(Privacy Rule)*

Los médicos deben facilitar al paciente una relación por escrito de sus derechos de privacidad, las políticas de privacidad del ejercicio de su profesión, y cómo se utiliza, guarda y transmite la información sobre el paciente. Es preciso obtener un reconocimiento por escrito del paciente para verificar que ha visto la relación citada
Los pacientes deben poder obtener copias de sus informes médicos y solicitar una revisión de dichos informes durante un período especificado (normalmente, 30 días). Los pacientes no tienen derecho a ver las notas que se han tomado durante la psicoterapia
Los profesionales deben proporcionar al paciente un historial de las ocasiones en que se ha divulgado su historia médica si lo solicita. Existen algunas excepciones. El APA Committee on Confidentiality ha desarrollado un modelo de documento para esta solicitud
Los médicos deben obtener la autorización del paciente para revelar cualquier información que no se vaya a utilizar para el tratamiento, pago o administración de la asistencia sanitaria (se considera que estos tres usos son rutinarios, y para ellos no se requiere el consentimiento). El APA Committee on Confidentiality ha desarrollado un modelo de documento para esta solicitud
Los pacientes pueden solicitar que se les comunique de otro modo la información protegida (es decir, pedir que el médico se ponga en contacto con ellos en un número de teléfono o una dirección determinados)
Los médicos generalmente no pueden limitar el tratamiento para obtener la autorización del paciente para revelar su información para usos no rutinarios
Los pacientes tienen el derecho a presentar quejas sobre violaciones de la Normativa de privacidad al médico, a su seguro sanitario o al secretario del Department of Health and Human Services

APA, American Psychiatric Association.
Adaptada de Jaffe E. HIPAA basics for psychiatrists. *Psych Pract Manage Care* 2002;8:15.

3. Cada unidad asistencial debe entrenar a sus empleados en el cumplimiento de la normativa.
4. Cada unidad asistencial debe tener a una persona designada para ejercer como encargado de la privacidad. En caso de práctica privada o individual puede ser el mismo médico.
5. Cada unidad asistencial debe establecer procedimientos de quejas para los pacientes que quieran preguntar por, o presentar una queja por, la privacidad de sus datos.

La OCR del Department of Health and Human Services es la responsable de que se cumpla la Regla de privacidad. Sin embargo, no queda claro hasta qué punto debe hacerse. Un método formulado por el gobierno estadounidense consiste en un sistema basado en las reclamaciones en el que la OCR responda a las quejas realizadas por los pacientes preocupados por las violaciones de la confidencialidad o por las negativas de acceso a los datos, que se hallan cubiertas por la HIPAA. En estos casos, la OCR debe seguir y auditar las reclamaciones.

El APA Committee on Confidentiality, junto con expertos legales, ha desarrollado un grupo de muestras de formularios que forman parte del paquete educacional HIPAA que puede obtenerse en la web de la APA (www.psych.org). En este sitio web también pueden encontrarse recomendaciones que permiten a los médicos presentar una queja a la HIPAA.

ESCALAS DE EVALUACIÓN PSIQUIÁTRICA

La expresión *escalas de evaluación psiquiátrica* incluye una variedad de cuestionarios, entrevistas, listas de cotejo, evaluaciones de resultados y otros instrumentos disponibles para informar de la práctica psiquiátrica, las investigaciones y los servicios administrativos. Los psiquiatras deben estar al tanto de las principales novedades relacionadas con las escalas de evaluación por más de una razón. Además, muchas de estas escalas tienen utilidad psiquiátrica para controlar a los pacientes a lo largo del tiempo o para proporcionar información más exhaustiva de la que suele obtenerse en una entrevista clínica corriente. Los gestores y los pagadores sanitarios requieren cada vez más evaluaciones estandarizadas para justificar la necesidad de servicios o para evaluar la calidad de la asistencia. Por último, pero también importante, las escalas de evaluación se utilizan en investigaciones que informan de la práctica de la psiquiatría, por lo que al estar familiarizado con estas se obtiene una comprensión más profunda de los resultados de esa investigación y el grado en que se aplican a la práctica psiquiátrica.

Ventajas y limitaciones de las escalas de evaluación en psiquiatría

La función clave de las escalas de evaluación en psiquiatría y otros ámbitos es estandarizar la información recogida a lo largo del tiempo y por diversos observadores. Esta estandarización garantiza una evaluación exhaustiva coherente que puede ayudar a planificar el tratamiento, estableciendo un diagnóstico, asegurando una descripción completa de los síntomas, identificando enfermedades concurrentes y caracterizando otros factores que influyen en la respuesta terapéutica. Además, el uso de una escala de evaluación permite establecer un punto de partida a partir del que realizar el seguimiento de la evolución de una enfermedad a lo largo del tiempo o en respuesta a intervenciones específicas, lo que es particularmente útil cuando interviene más de un profesional sanitario, por ejemplo, en una práctica de grupo o en la realización de una investigación psiquiátrica.

Además de la estandarización, la mayor parte de las escalas ofrecen al usuario las ventajas de una evaluación formal de las características del rendimiento de la medida. Esto permite al profesional sanitario conocer hasta qué punto una escala determinada aporta resultados reproducibles (fiabilidad) y cómo se compara con formas más definitivas o establecidas de cuantificar lo mismo (validez).

Tipos de escalas y mediciones

Las escalas se utilizan en la investigación y la práctica psiquiátricas para conseguir varios objetivos. También se ocupan de una amplia variedad de aspectos y utilizan diversos procedimientos y formatos.

Objetivos de la medición.   La mayor parte de las escalas psiquiátricas de uso más frecuente se sitúan en una o más de las siguientes categorías de objetivos: el establecimiento de un diagnóstico; la determinación de la gravedad, y el seguimiento de cambios en lo que respecta a síntomas específicos, el funcionamiento general o el resultado global, así como el cribado de posibles enfermedades.

Constructos evaluados.   Los profesionales e investigadores del ámbito de la psiquiatría evalúan una amplia variedad de aspectos, a los que se refieren como *constructos*, para subrayar que no se trata de observaciones simples y directas del estado de los pacientes. Estos incluyen diagnósticos, signos y síntomas, gravedad, alteración funcional, calidad de vida y otros muchos. Algunos son bastante complejos y se clasifican en dos dominios o más (p. ej., síntomas positivos y negativos en la esquizofrenia o el estado de ánimo, y síntomas neurovegetativos en la depresión mayor).

CLASIFICACIÓN CATEGÓRICA FRENTE A CONTINUA.   Algunos constructos se consideran *categóricos* o de clasificación, y otros *continuos* o de cuantificación. Los constructos categóricos explican la presencia o ausencia de un atributo determinado (p. ej., capacidad legal para ser procesado) o la categoría que mejor se adapta a un individuo entre un conjunto finito de opciones (p. ej., asignar un diagnóstico). Las medidas continuas proporcionan una evaluación cuantitativa a lo largo de un continuo de

intensidad, frecuencia o gravedad. Además de la gravedad de los síntomas y el estado funcional, en general se cuantifican de manera continua los rasgos de la personalidad multidimensional, el estado cognitivo, el apoyo social y muchos otros atributos.

La distinción entre medidas categóricas y continuas no es, ni mucho menos, absoluta. La clasificación *ordinal*, que utiliza un conjunto de categorías ordenado y finito (p. ej., sin afectación, leve, moderado o grave) se mantiene entre las dos.

Procedimientos de la medición.   Las escalas de evaluación difieren en lo que respecta a los métodos de cuantificación. Son cuestiones que tener en cuenta el formato, los evaluadores y las fuentes de información.

FORMATO.   Las escalas de evaluación se encuentran en diversos formatos. Algunas son simplemente listados de referencia o guías de observación que ayudan al profesional sanitario a realizar una evaluación estandarizada; otras son cuestionarios o pruebas que completa el propio paciente, y aun otras son entrevistas formales que pueden ser *totalmente estructuradas* (especifican el redactado exacto de las preguntas que hay que hacer) o *parcialmente estructuradas* (solo proporcionan alguna expresión específica, junto con sugerencias para formular otras preguntas o sondeos).

EVALUADORES.   Algunos instrumentos se han diseñado para que los administren solo médicos especializados; otros pueden ser administrados por enfermeras psiquiátricas o trabajadores sociales con una experiencia clínica más limitada, y otros pueden ser aplicados por evaluadores con poca o ninguna experiencia en psicopatología.

FUENTE DE INFORMACIÓN.   Los instrumentos también varían en lo que respecta a la fuente de información utilizada para realizar la valoración. Esta puede obtenerse únicamente a partir del paciente, que en general es quien sabe más sobre su padecimiento. En algunos instrumentos, toda la información o parte de ella puede obtenerse a partir de un buen informante. Cuando el constructo implica poco conocimiento de la enfermedad (p. ej., trastornos cognitivos o manía) o considerable rechazo social (p. ej., personalidad antisocial o abuso de sustancias), puede ser preferible recurrir a otros informantes. Estos también pueden ser de ayuda cuando el individuo tiene poca capacidad para recordar los síntomas o explicarlos (p. ej., delirio, demencia o cualquier trastorno en niños pequeños). Algunas escalas de evaluación también permiten o requieren incluir información del expediente clínico o la obtenida tras observar al paciente.

Evaluación de las escalas de valoración

En las investigaciones clínicas, las escalas de valoración son obligadas para asegurar resultados interpretables y generalizables, y se eligen en función del grado de cobertura de los constructos relevantes, de los gastos (según la condición de los evaluadores, el precio de compra si lo hay y la formación necesaria), la extensión y el tiempo necesario para administrarlas, la capacidad de comprensión del público a quien se dirige y la calidad de las valoraciones proporcionadas. En la práctica clínica, se consideran estos factores y, también, si una escala pudiera proporcionar más información o mejor de la que se obtendría en la práctica clínica ordinaria o si pudiera contribuir a la eficacia de obtenerla. En cualquier caso, la evaluación de la calidad se basa en propiedades *psicométricas* o de medición de la mente.

Propiedades psicométricas.   Las dos principales propiedades psicométricas de un instrumento de evaluación son la *confiabilidad* y la *validez*. Aunque estas palabras se utilizan casi como sinónimos en el día a día, son distintas en el contexto de las escalas de valoración que evalúan. Para que sean útiles, las escalas deberían ser *confiables,* o consistentes y reproducibles incluso si son aplicadas por distintos evaluadores y en distintos momentos o bajo distintas condiciones, y *válidas*, o precisas a la hora de representar el estado real del paciente.

CONFIABILIDAD. La *confiabilidad* se refiere a la consistencia o reproducibilidad de las valoraciones y es mayormente empírica. Un instrumento es más probable que sea fiable si las instrucciones y las preguntas son claras y simples y el formato es fácil de comprender y puntuar. Hay tres formas ordinarias de evaluar la confiabilidad: *consistencia interna*, *entre evaluadores* y *test-retest*.

CONSISTENCIA INTERNA. La consistencia interna evalúa la correspondencia entre los distintos ítems de un instrumento de medición. Esto proporciona información sobre la confiabilidad, porque cada ítem se considera una medición única del constructo subyacente. Así pues, la coherencia de los ítems sugiere que cada uno cuantifica el mismo constructo.

CONFIABILIDAD ENTRE EVALUADORES Y TEST-RETEST. La confiabilidad entre evaluadores es una medida de la correspondencia entre dos observadores o más que evalúan a los mismos individuos utilizando la misma información. Las estimaciones pueden variar en función de las condiciones de la evaluación: por ejemplo, las estimaciones de confiabilidad entre evaluadores basadas en entrevistas grabadas tienden a ser mayores que las de las realizadas por un evaluador. Las evaluaciones test-retest solo miden la confiabilidad en la medida en que la situación real del individuo permanezca estable en ese intervalo de tiempo.

PROBLEMAS PARA INTERPRETAR LOS DATOS RELATIVOS A LA CONFIABILIDAD. Cuando se interpretan los datos relativos a la confiabilidad, es importante tener en cuenta que las estimaciones de confiabilidad publicadas en la literatura médica no pueden generalizarse a otros contextos. Deben considerarse factores como la naturaleza de la muestra, la formación y la experiencia de los evaluadores, y las condiciones de la prueba. Los problemas relacionados con la muestra son especialmente importantes. En particular, la confiabilidad tiende a ser mayor en muestras con gran variabilidad, en las que es más fácil discriminar entre los individuos.

VALIDEZ. La *validez* se refiere a la conformidad con la verdad, o a un criterio de referencia que pueda representar la verdad. En el contexto categórico, se refiere a si un instrumento puede realizar clasificaciones correctas; en el contexto continuo, se refiere a la precisión, o a si puede decirse que la puntuación asignada representa el estado real del paciente. Aunque la confiabilidad es un concepto empírico, la validez es parcialmente teórica: en muchos constructos cuantificados en psiquiatría, no existe una verdad absoluta subyacente. Con todo, algunas medidas ofrecen datos más útiles y significativos que otras. La evaluación de la validez se clasifica, en general, en aparente, de contenido, de criterios y de constructo.

Validez aparente y de contenido. La *validez aparente* se refiere a si parece que el ítem evalúa el constructo que se examina. Aunque una escala de valoración puede querer medir un constructo de interés, un análisis de los ítems puede revelar que representa una conceptualización muy distinta del constructo. Por ejemplo, una escala de introspección *(insight)* puede definir introspección en términos psicoanalíticos o neurológicos. No obstante, los ítems con una relación transparente con respecto al constructo pueden ser un inconveniente cuando miden rasgos socialmente no deseables, como el abuso de sustancias o la simulación. La *validez de contenido* es similar a la validez aparente, pero describe si el instrumento de medición proporciona una cobertura bien equilibrada del constructo, y se centra menos en si son los ítems los que proporcionan la apariencia de validez. La validez de contenido se evalúa a menudo con procedimientos formales como el consenso de expertos o el análisis factorial.

Validez de criterio. La *validez de criterio* (a veces llamada predictiva o concurrente) se refiere a si el instrumento de medición se corresponde o no con un criterio de referencia o un criterio de precisión. Son criterios de referencia apropiados la forma desarrollada de un instrumento esta-

blecido para una versión nueva y más corta, la medición evaluada por un profesional sanitario de un formulario completado por el propio paciente, y los análisis de orina o de sangre para detectar el consumo de drogas. En las entrevistas diagnósticas, el criterio de referencia generalmente aceptado es el estándar longitudinal, experto y de todos los datos *(longitudinal, expert, all data,* LEAD), que incorpora la evaluación clínica por parte de expertos, los datos longitudinales, los expedientes clínicos, los antecedentes familiares y cualquier otra fuente de información.

Validez de constructo. Cuando no puede disponerse de un criterio de referencia apropiado –algo frecuente en psiquiatría– o se desea obtener otros datos relativos a la validez, debe evaluarse la validez de constructo. Para ello, puede compararse el instrumento de medición con *criterios de validez externa, atributos* con una relación bien caracterizada con el constructo en estudio pero que no se miden directamente con el instrumento. Los criterios de validez externa utilizados para validar los criterios diagnósticos psiquiátricos y los instrumentos diagnósticos cuyo objetivo es hacerlos operativos son la evolución de la enfermedad, los antecedentes familiares y la respuesta al tratamiento. Por ejemplo, cuando se comparan con instrumentos de medición de la esquizofrenia, es de esperar que las medidas relativas a la manía identifiquen a más individuos con una evolución en remisión, con antecedentes familiares de trastornos del estado de ánimo y con buena respuesta al litio.

Selección de escalas de evaluación psiquiátrica

Las escalas comentadas cubren varios ámbitos, como el diagnóstico, el funcionamiento y la gravedad de los síntomas, entre otros. La selección se basa en la cobertura de los ámbitos principales y el uso frecuente de las investigaciones clínicas o uso actual (o posible) en la práctica clínica. Aquí solo se comentan unas pocas de las muchas escalas disponibles en cada categoría.

Evaluación de la discapacidad. Una de las escalas más ampliamente utilizadas para determinar la discapacidad es la de la Organización Mundial de la Salud (OMS) y se conoce como Cuestionario para la Evaluación de la discapacidad de la OMS *(WHO Disability Assessment Schedule,* ahora en su segunda versión, WHODAS 2.0). La contesta el propio paciente y mide la discapacidad junto con parámetros como la cognición, las relaciones interpersonales y la disfunción laboral y social, entre muchos otros. Puede administrarse a intervalos durante la enfermedad de la persona, y es confiable para realizar un seguimiento de los cambios que indican una respuesta positiva o negativa a las intervenciones terapéuticas o de la evolución de la enfermedad (tabla 1-12).

Se crearon numerosas escalas de evaluación para incluirlas en la 5.ª edición del *Manual diagnóstico y estadístico de los trastornos mentales* (DSM-5) de la APA; no obstante, fueron diseñadas por psiquiatras investigadores para su propio uso y no han sido tan bien comprobadas como las de la OMS. Es de esperar que con el tiempo se adapten mejor al uso clínico. Es posible que algunos profesionales de la salud prefieran utilizar las escalas conocidas como Medidas de síntomas transversales *(Cross-Cutting Symptom Measure Scales),* pero por ahora la que se recomienda generalmente es la de la OMS.

Diagnóstico psiquiátrico. Los instrumentos que evalúan el diagnóstico psiquiátrico son fundamentales para las investigaciones psiquiátricas y pueden ser útiles en la práctica clínica. No obstante, tienden a ser largos, sobre todo en individuos que comunican muchos síntomas, lo que puede requerir muchas preguntas de seguimiento. Cuando se evalúan estos instrumentos, es importante estar seguros de que implementan los criterios diagnósticos actuales y que incluyen ámbitos de interés diagnóstico.

ENTREVISTA CLÍNICA ESTRUCTURADA PARA TRASTORNOS DEL DSM (STRUCTURED CLINICAL INTERVIEW FOR DSM, SCID). La SCID empieza con un apartado sobre información demográfica y antecedentes clínicos. A continuación se presentan siete módulos diagnósticos centrados en distintos grupos diagnósticos (trastornos del estado de ánimo, psicóticos, de abuso de sustancias, de ansiedad, somáticos, alimentarios y de adaptación) que pueden administrarse por separado. Se proporcionan los interrogatorios necesarios y los opcionales, y se sugiere la omisión de aquellos en los que no están justificadas más preguntas. Toda la información disponible, incluida la del hospital, la que procede de informantes y la que se obtiene tras observar al paciente debería utilizarse para clasificar la SCID, que se ha diseñado para que la administren médicos expertos, y en general no se recomienda que la usen personas sin formación. Además, se requiere entrenamiento formal en la SCID para el diagnóstico de trastornos del DSM, para lo que existen libros y vídeos que pueden facilitarla. Aunque el centro de atención principal es la investigación con pacientes psiquiátricos, también hay una versión no destinada a pacientes (sin referencias a los síntomas principales) y una más clínica (sin una subclasificación tan detallada). Los datos relativos a la confiabilidad de la entrevista sugieren que funciona mejor en los trastornos más graves (p. ej., trastorno bipolar o dependencia de alcohol) que en los más leves (p. ej., distimia). En cuanto a su validez, se dispone de pocos datos, ya que este tipo de entrevista se utiliza más a menudo como criterio de referencia para evaluar otros instrumentos. Se considera la entrevista estándar para verificar el diagnóstico en ensayos clínicos, y se utiliza ampliamente en otros tipos de investigación psiquiátrica. Aunque su longitud descarta su uso en la práctica clínica habitual, a veces puede ser útil para asegurar una evaluación sistemática de los pacientes psiquiátricos, por ejemplo, al ingresar en una unidad hospitalaria o en un centro ambulatorio. También se utiliza en la práctica forense para garantizar una exploración formal y reproducible.

Trastornos psicóticos.

En los pacientes con trastornos psicóticos se emplean varios instrumentos. Aquí se comentan instrumentos que miden la gravedad de los síntomas. Cada vez es mayor el acuerdo sobre la utilidad de distinguir entre síntomas positivos y negativos en la esquizofrenia, y los instrumentos más recientes implementan esta distinción.

ESCALA BREVE DE EVALUACIÓN PSIQUIÁTRICA (*BRIEF PSYCHIATRIC RATING SCALE*, BPRS).

La BPRS (tabla 1-13) apareció a finales de la década de 1960 como una escala breve para determinar la gravedad de los síntomas psiquiátricos. Se creó principalmente para evaluar la presencia de cambios en los pacientes hospitalarios psicóticos, e incluye una amplia variedad de aspectos, como alteración del pensamiento, retraimiento y aislamiento emocional, ansiedad y depresión, y hostilidad y suspicacia. La fiabilidad de la escala es entre buena y excelente cuando los evaluadores son expertos, pero es difícil de conseguir sin una formación considerable, por lo que se ha diseñado una entrevista semiestructurada para aumentar la confiabilidad. La validez también es buena si se determina mediante correlaciones con otras mediciones de la gravedad de los síntomas, sobre todo las que evalúan los de la esquizofrenia. La BPRS se ha utilizado mucho durante décadas como un instrumento de medición de resultados en estudios terapéuticos sobre esquizofrenia; funciona bien para determinar la presencia de cambios en este contexto, y muestra la ventaja de que puede compararse con ensayos anteriores. No obstante, en estudios clínicos más recientes se ha sustituido ampliamente por los nuevos instrumentos de medición que se describen a continuación. Además, puesto que se basa en la psicosis y síntomas asociados, solo es apta para pacientes con una alteración bastante significativa. Su uso en la práctica clínica no es tan compatible, en parte porque se requiere una formación notable para conseguir la confiabilidad necesaria.

ESCALA DE SÍNTOMAS POSITIVOS Y NEGATIVOS EN LA ESQUIZOFRENIA (*POSITIVE AND NEGATIVE SYNDROME SCALE*, PANSS).

La PANSS se creó a finales de la década de 1980 para solucionar las carencias percibidas en la BPRS con respecto a la evaluación de los síntomas positivos y negativos de la esquizofrenia y otros trastornos psicóticos, añadiendo otros ítems y proporcionando minuciosos puntos de referencia para cada uno de ellos. La PANSS requiere que el evaluador sea clínico porque hace falta un considerable discernimiento exploratorio y clínico. Existe una guía para la entrevista semiestructurada. Se ha constatado que la fiabilidad de cada escala es bastante alta, con excelentes consistencia interna y confiabilidad entre evaluadores. La confiabilidad también parece buena atendiendo a la correlación con otros instrumentos de medición de la gravedad de los síntomas y la validación analítica de los factores de las subescalas. La PANSS se ha convertido en el instrumento estándar para evaluar el resultado clínico en estudios terapéuticos de la esquizofrenia y otros trastornos psicóticos, es fácil de administrar y sensible a la presencia de cambios con el tratamiento. Su confiabilidad elevada y buena cobertura de ambos tipos de síntomas, positivos y negativos, la convierten en una escala excelente para este propósito. También puede ser útil para el seguimiento de la gravedad en la práctica clínica, contexto en el que sus claros puntos de referencia facilitan su uso.

ESCALA PARA LA EVALUACIÓN DE SÍNTOMAS POSITIVOS (*SCALE FOR THE ASSESSMENT OF POSITIVE SYMPTOMS*, SAPS) Y ESCALA PARA LA EVALUACIÓN DE SÍNTOMAS NEGATIVOS (*SCALES FOR THE ASSESSMENT OF NEGATIVE SYMPTOMS*, SANS).

La SAPS y la SANS (tablas 1-14 y 1-15) se diseñaron para proporcionar una evaluación detallada de los síntomas positivos y negativos de la esquizofrenia y pueden utilizarse por separado o conjuntamente. La SAPS evalúa las alucinaciones, los delirios, el comportamiento extraño y el trastorno del pensamiento, y la SANS el aplanamiento afectivo, la pobreza del discurso, la apatía, la anhedonia y la falta de atención. Ambas se utilizan principalmente para controlar los efectos terapéuticos en investigación clínica.

Trastornos del estado de ánimo.

El ámbito de los trastornos del estado de ánimo incluye tanto el trastorno unipolar como el bipolar, y los instrumentos que aquí se describen evalúan la depresión y la manía. En el caso de la manía, los problemas son parecidos a los de los trastornos psicóticos, ya que el escaso conocimiento de la enfermedad y la agitación pueden entorpecer una comunicación meticulosa de los síntomas, de modo que, en general, se requieren evaluaciones clínicas que incluyan datos observacionales. Por otro lado, la valoración de la depresión depende, en gran medida, de la evaluación subjetiva de los estados de ánimo, por lo que se administran a menudo entrevistas e instrumentos cumplimentados por el propio paciente. Dado que la depresión es frecuente en la población general e implica una morbilidad considerable e incluso mortalidad, los instrumentos de cribado, y en especial los autocumplimentados, pueden ser bastante útiles en atención primaria y en contextos sociales.

ESCALA DE HAMILTON PARA LA DEPRESIÓN (*HAMILTON RATING SCALE FOR DEPRESSION*, HAM-D).

La HAM-D se creó a principios de la década de 1960 para controlar la gravedad de la depresión mayor y centra la atención en los síntomas somáticos. La versión de 17 ítems es la que más se utiliza, aunque en muchos estudios también se han empleado versiones con un número variable de ítems, como la de 24 ítems de la tabla 1-16. La versión de 17 ítems no incluye algunos de los síntomas para el diagnóstico de depresión del DSM-III y ediciones posteriores, concretamente los llamados signos neurovegetativos opuestos (aumento del sueño, aumento del apetito y retraso psicomotor). La HAM-D fue diseñada para evaluadores médicos, pero también es utilizada por expertos en psicometría. Las evaluaciones son completadas por el examinador, que se basa en la entrevista realizada al paciente y en su observación de este. Se ha elaborado un guía de entrevista estructurada para mejorar la confiabilidad. Las evaluaciones pueden completarse en 15-20 min. La confiabilidad es de buena a excelente, en particular con la entrevista estructurada. La validez es buena según la correlación con otros instrumentos de medición de los síntomas de depresión. La HAM-D se ha utilizado ampliamente para evaluar cambios en respuesta a las intervenciones farmacológicas y otros, y tiene la ventaja de que puede compararse en muy diversos ensayos terapéuticos. Es más problemática en ancianos y en el enfermo clínico, en quienes la presencia de síntomas somáticos puede no ser indicativa de depresión mayor.

Tabla 1-12
WHODAS 2.0

Cuestionario para la evaluación de la discapacidad 2.0 de la Organización Mundial de la Salud

Versión de 36 ítems, autoadministrable

Nombre del paciente:_____   **Edad:**_____   **Sexo:** Hombre   Mujer   **Fecha:** _____

Este cuestionario pregunta sobre <u>dificultades debidas a enfermedades físicas/mentales</u>. Las enfermedades físicas son **enfermedades, otros problemas de salud de mayor o menor duración, lesiones, problemas mentales o emocionales, y problemas con el alcohol o las drogas.** Piense en los últimos **30 días** y responda a estas preguntas recordando las dificultades que ha tenido para llevar a cabo las siguientes actividades. En cada pregunta, marque por favor **una** única respuesta.

Puntuaciones numéricas asignadas a cada uno de los ítems:	1	2	3	4	5	Solo de uso clínico		
						Puntuación en bruto del ítem	Puntuación en bruto del dominio	Puntuación promedio del dominio

En los <u>últimos 30 días</u>, ¿cuánta dificultad ha tenido para...?:

Comprensión y comunicación

		1	2	3	4	5			
D1.1	¿<u>Concentrarse</u> en hacer algo durante <u>10 minutos</u>?	Ninguna	Leve	Moderada	Grave	Extrema/no puede hacerlo			
D1.2	¿<u>Recordar</u> las <u>cosas importantes</u> que tiene que hacer?	Ninguna	Leve	Moderada	Grave	Extrema/no puede hacerlo			
D1.3	¿<u>Analizar y encontrar soluciones a los problemas</u> de la vida cotidiana?	Ninguna	Leve	Moderada	Grave	Extrema/no puede hacerlo			
D1.4	¿<u>Aprender</u> una <u>tarea nueva</u>, por ejemplo, aprender cómo llegar a un nuevo lugar?	Ninguna	Leve	Moderada	Grave	Extrema/no puede hacerlo		30	5
D1.5	¿<u>Entender en general</u> lo que dice la gentes?	Ninguna	Leve	Moderada	Grave	Extrema/no puede hacerlo			
D1.6	¿<u>Comenzar y mantener una conversación</u>?	Ninguna	Leve	Moderada	Grave	Extrema/no puede hacerlo			

Movilidad

D2.1	¿<u>Estar de pie</u> durante <u>largos períodos</u> de tiempo, como por ejemplo <u>30 min</u>	Ninguna	Leve	Moderada	Grave	Extrema/no puede hacerlo			
D2.2	¿<u>Pararse</u> después de estar sentado?	Ninguna	Leve	Moderada	Grave	Extrema/no puede hacerlo			
D2.3	¿<u>Moverse</u> dentro de <u>su hogar</u>?	Ninguna	Leve	Moderada	Grave	Extrema/no puede hacerlo		25	5
D2.4	¿<u>Salir</u> de <u>su hogar</u>?	Ninguna	Leve	Moderada	Grave	Extrema/no puede hacerlo			
D2.5	¿<u>Caminar una larga distancia</u>, como 1 km (o equivalente)?	Ninguna	Leve	Moderada	Grave	Extrema/no puede hacerlo			

Cuidado personal

D3.1	¿<u>Lavarse</u> todo el <u>cuerpo (bañarse)</u>?	Ninguna	Leve	Moderada	Grave	Extrema/no puede hacerlo			
D3.2	¿<u>Vestirse</u>?	Ninguna	Leve	Moderada	Grave	Extrema/no puede hacerlo			
D3.3	¿<u>Comer</u>?	Ninguna	Leve	Moderada	Grave	Extrema/no puede hacerlo		20	5
<u>D3.4</u>	¿Quedarse <u>solo/a</u> durante <u>unos días</u>?	Ninguna	Leve	Moderada	Grave	Extrema/no puede hacerlo			

Relacionarse con otras personas

D4.1	¿<u>Relacionarse</u> con personas <u>que no conoce</u>?	Ninguna	Leve	Moderada	Grave	Extrema/no puede hacerlo			
D4.2	¿<u>Mantener una amistad</u>?	Ninguna	Leve	Moderada	Grave	Extrema/no puede hacerlo			
D4.3	¿<u>Llevarse bien</u> con personas <u>cercanas</u>?	Ninguna	Leve	Moderada	Grave	Extrema/no puede hacerlo		25	5
D4.4	¿<u>Hacer nuevos amigos</u>?	Ninguna	Leve	Moderada	Grave	Extrema/no puede hacerlo			
D4.5	¿Realizar actividades <u>sexuales</u>?	Ninguna	Leve	Moderada	Grave	Extrema/no puede hacerlo			

Continúa

Tabla 1-12
WHODAS 2.0 *(cont.)*

Puntuaciones numéricas asignadas a cada uno de los ítems:		1	2	3	4	5	Solo de uso clínico		
							Puntuación en bruto del ítem	Puntuación en bruto del dominio	Puntuación promedio del dominio
Actividades de la vida diaria									
D5.1	¿Ocuparse de sus <u>responsabilidades domésticas</u>?	Ninguna	Leve	Moderada	Grave	Extrema/no puede hacerlo			
D5.2	¿Realizar <u>bien</u> sus tareas domésticas más importantes ?	Ninguna	Leve	Moderada	Grave	Extrema/no puede hacerlo			
D5.3	¿Terminar <u>todo el trabajo doméstico</u> que necesitaba realizar?	Ninguna	Leve	Moderada	Grave	Extrema/no puede hacerlo		20	5
D5.4	¿Terminar las tareas domésticas tan <u>rápido</u> como era necesario ?	Ninguna	Leve	Moderada	Grave	Extrema/no puede hacerlo			
Si trabaja (remunerado, no remunerado, autónomo) o va a la escuela, complete las preguntas D5.5-D5.8. De lo contrario, vaya a D6.1.									
D5.5	¿Llevar a cabo su <u>trabajo diario</u> o las <u>actividades escolares</u> diarias?	Ninguna	Leve	Moderada	Grave	Extrema/no puede hacerlo			
D5.6	¿Realizar <u>bien</u> las tareas más importantes de su trabajo o de la escuela?	Ninguna	Leve	Moderada	Grave	Extrema/no puede hacerlo		20	5
D5.7	¿<u>Terminar</u> todo el trabajo que necesitaba realizar?	Ninguna	Leve	Moderada	Grave	Extrema/no puede hacerlo			
D5.8	¿Terminar su trabajo tan <u>rápido</u> como era necesario?	Ninguna	Leve	Moderada	Grave	Extrema/no puede hacerlo			
Participación en la sociedad									
En los últimos <u>30 días</u>:									
D6.1	¿Cuánta dificultad ha tenido para participar en <u>actividades de su comunidad</u> (p. ej., festividades, actividades religiosas o de otro tipo) de la misma forma que cualquier otra persona?	Ninguna	Leve	Moderada	Grave	Extrema/no puede hacerlo			
D6.2	¿Cuánta dificultad ha tenido debido a <u>barreras</u> u <u>obstáculos</u> existentes en el mundo que lo rodea?	Ninguna	Leve	Moderada	Grave	Extrema/no puede hacerlo			
D6.3	¿Cuánta dificultad ha tenido para <u>vivir con dignidad</u> debido a las actitudes y acciones de otras personas?	Ninguna	Leve	Moderada	Grave	Extrema/no puede hacerlo			
D6.4	¿Cuánto <u>tiempo dedicó</u> a su <u>condición de salud</u> o a sus consecuencias?	Ninguna	Leve	Moderada	Grave	Extrema/no puede hacerlo		40	5
D6.5	¿Cuánto <u>ha sido afectado emocionalmente</u> por su condición de salud?	Ninguna	Leve	Moderada	Grave	Extrema/no puede hacerlo			
D6.6	¿Qué <u>impacto económico</u> ha tenido para usted o para su familia su condición de salud?	Ninguna	Leve	Moderada	Grave	Extrema/no puede hacerlo			
D6.7	¿Cuánta dificultad ha tenido su <u>familia</u> debido a sus problemas de salud?	Ninguna	Leve	Moderada	Grave	Extrema/no puede hacerlo			
D6.8	¿Cuánta dificultad ha tenido para realizar <u>por sí mismo(a)</u> cosas que le ayuden a <u>relajarse o disfrutar</u>?	Ninguna	Leve	Moderada	Grave	Extrema/no puede hacerlo			
					Puntuación sobre discapacidad general (total):			180	5

Tabla 1-13
Escala breve de evaluación psiquiátrica (*Brief Psychiatric Rating Scale*, BSRS)

DEPARTMENT OF HEALTH AND HUMAN SERVICES PUBLIC HEALTH SERVICE	NÚMERO DEL PACIENTE – – – –	GRUPO DE DATOS (BPRS)	FECHA DE LA EVALUACIÓN – – – – Día/mes/año
Alcohol, abuso de drogas y gestión de la salud mental Estrategias terapéuticas del NIMH en la población con esquizofrenia	NOMBRE DEL PACIENTE		
Escala breve de evaluación psiquiátrica de Overall y Gorham	NÚMERO DEL EVALUADOR		

NÚMERO DEL EVALUADOR – – –	TIPO DE EVALUACIÓN (marcar con un círculo)			
	1. Inicial 2. Inferior a 4 semanas 3. Inicio de tratamiento a doble ciego	4. Evaluación principal 5. Otras 6. Inicio de la medicación abierta	7. Durante la medicación abierta 8. Finalización de la medicación abierta	9. Finalización temprana 10. Estudio completado

Introducir todas las preguntas con «Durante la semana pasada…».

*a*1. **Preocupación somática:** grado de preocupación con respecto a la salud corporal en el momento actual. Evaluar hasta qué punto el paciente percibe la salud física como un problema, si los síntomas tienen una base real o no. No hay que evaluar simplemente el reporte de síntomas somáticos. Evaluar solo la preocupación por (o el hecho de estar angustiado por) problemas físicos (reales o imaginados). **Evaluar en función de la información reportada (es decir, subjetiva) relativa a la semana anterior.**
1 = No evaluado
2 = Muy leve: ocasionalmente cierta preocupación relativa al cuerpo, a síntomas o a enfermedad física
3 = Leve: ocasionalmente preocupación moderada, o a menudo cierta preocupación
4 = Moderada: ocasionalmente gran preocupación, o a menudo preocupación moderada
5 = Moderada a grave: a menudo gran preocupación
6 = Grave: gran preocupación la mayor parte del tiempo
7 = Muy grave: gran preocupación casi todo el tiempo
8 = No puede evaluarse apropiadamente por un trastorno grave y formal del pensamiento, falta de cooperación o notable evitación/cautela, o No evaluado

2. **Ansiedad:** preocupación, miedo o angustia excesiva en relación con el presente o el futuro. Evaluar únicamente en función de la comunicación verbal de experiencias subjetivas del propio paciente relativas a la semana anterior.
No hay que inferir ansiedad a partir de signos físicos o de mecanismos neuróticos de defensa. No evaluar si se limita a preocupación somática.
1 = No presente
2 = Muy leve: ocasionalmente cierta ansiedad
3 = Leve: ocasionalmente ansiedad moderada, o a menudo cierta ansiedad
4 = Moderada: ocasionalmente mucha ansiedad, o a menudo ansiedad moderada
5 = Moderada a grave: a menudo gran ansiedad
6 = Grave: gran ansiedad la mayor parte del tiempo
7 = Muy grave: gran ansiedad casi todo el tiempo
8 = No puede evaluarse apropiadamente por un trastorno grave y formal del pensamiento, falta de cooperación o notable evitación/cautela, o No evaluado

3. **Retraimiento emocional:** déficit en relación con el entrevistador y la situación de la entrevista. Las manifestaciones claras de este déficit son: poco contacto visual o ausente, incapacidad para acercarse físicamente al entrevistador y falta general de participación o disposición durante la entrevista. Diferenciar del EMBOTAMIENTO AFECTIVO, en el que se puntúan déficits en la expresión facial, la expresión corporal y las características de la voz.
1 = No observada
2 = Muy leve: por ejemplo, ocasionalmente poco contacto visual
3 = Leve: por ejemplo, como en el punto anterior, pero con mayor frecuencia
4 = Moderado: por ejemplo, poco contacto visual, pero sigue habiendo participación en la entrevista y receptividad apropiada a todas las preguntas
5 = Moderado a grave: por ejemplo, vista fijada en el suelo o alejamiento del entrevistador, pero sigue habiendo participación moderada
6 = Grave: por ejemplo, como en el punto anterior, pero con mayor persistencia o de forma más generalizada
7 = Muy grave: por ejemplo, «ausencia» o «fuera de sí» (ausencia total de conexión emocional) y involucramiento o participación en la entrevista (NO PUNTUAR SI PUEDE DEBERSE A DESORIENTACIÓN)
8 = No puede evaluarse apropiadamente por un trastorno grave y formal del pensamiento, falta de cooperación, o notable evitación/cautela, o No evaluado

4. **Desorganización conceptual:** grado de incomprensión del discurso. Incluir cualquier tipo de trastorno formal del pensamiento (p. ej., asociaciones laxas, incoherencia, fuga de ideas, neologismos). NO incluir la simple circunstancialidad o el enlentecimiento, aunque sea notable. NO evaluar en función de las impresiones subjetivas del paciente (p. ej., «mis pensamientos se aceleran. No puedo mantener un pensamiento», «Las ideas se entremezclan»). Evaluar ÚNICAMENTE en función de las observaciones realizadas durante la entrevista.
1 = No observada
2 = Muy leve: por ejemplo, algo vaga, pero de dudosa importancia clínica
3 = Leve: por ejemplo, con frecuencia vaga, pero la entrevista puede avanzar con fluidez; presencia ocasional de asociaciones laxas
4 = Moderada: por ejemplo, ocasionales afirmaciones irrelevantes, uso poco frecuente de neologismos, o presencia moderada de asociaciones laxas
5 = Moderada a grave: como en el punto anterior, pero con mayor frecuencia
6 = Grave: trastorno formal del pensamiento durante la mayor parte de la entrevista, y esta es muy tensa
7 = Muy grave: por ejemplo, «ausencia» o «fuera de sí» (ausencia total de conexión emocional) y poca involucramiento o participación en la entrevista (NO PUNTUAR SI PUEDE DEBERSE A DESORIENTACIÓN)

Continúa

Tabla 1-13
Escala breve de evaluación psiquiátrica (*Brief Psychiatric Rating Scale*, BSRS) *(cont.)*

DEPARTMENT OF HEALTH AND HUMAN SERVICES PUBLIC HEALTH SERVICE	NÚMERO DEL PACIENTE – – – –	GRUPO DE DATOS (BPRS)	FECHA DE LA EVALUACIÓN – – – Día/mes/año
Alcohol, abuso de drogas y gestión de la salud mental Estrategias terapéuticas del NIMH en la población con esquizofrenia	NOMBRE DEL PACIENTE		
Escala breve de evaluación psiquiátrica de Overall y Gorham	NÚMERO DEL EVALUADOR		

NÚMERO DEL EVALUADOR – – –	TIPO DE EVALUACIÓN (marcar con un círculo)		
	1. Inicial 2. Inferior a 4 semanas 3. Inicio de tratamiento a doble ciego	4. Evaluación principal 5. Otras 6. Inicio de la medicación abierta	7. Durante la medicación abierta 8. Finalización de la medicación abierta	9. Finalización temprana 10. Estudio completado

5. **Sentimientos de culpa:** exceso de angustia o remordimiento por la conducta anterior. Evaluar en función de las experiencias de culpa subjetivas del paciente puestas de manifiesto por la comunicación verbal relativa a la semana anterior. No inferir sentimientos de culpa por la depresión, la ansiedad o defensas neuróticas.
   1 = No presente
   2 = Muy leves: ocasionalmente cierta culpa
   3 = Leves: ocasionalmente culpa moderada, o a menudo cierta culpa
   4 = Moderados: ocasionalmente mucha culpa, o a menudo culpa moderada
   5 = Moderados a graves: a menudo mucha culpa
   6 = Graves: mucha culpa la mayor parte del tiempo, o delirio encapsulado de culpa
   7 = Muy grave: sentimientos atroces y constantes de culpa, o delirio generalizado de culpa
   8 = No puede evaluarse apropiadamente por un trastorno grave y formal del pensamiento, falta de cooperación o notable evitación/cautela, o No evaluado

6. **Tensión:** evaluar la inquietud motora (agitación) observada durante la entrevista.
   NO evaluar en función de experiencias subjetivas comunicadas por el paciente. Ignorar la patogenia sospechada (p. ej., discinesia tardía).
   1 = No presente
   2 = Muy leve: por ejemplo, movimientos ocasionales
   3 = Leve: por ejemplo, movimientos frecuentes
   4 = Moderada: por ejemplo, movimientos constantes o frecuentes, retorcer las manos y jalarse la ropa
   5 = Moderada a grave: por ejemplo, movimientos constantes, retorcer las manos y jalarse la ropa
   6 = Grave: por ejemplo, incapacidad para mantenerse sentado (es decir, necesidad de caminar)
   7 = Muy grave: por ejemplo, caminar de forma agitada

7. **Manierismos y posturas:** conducta motora poco habitual y no natural.
   Evaluar solo la alteración de movimientos. No evaluar aquí el simple aumento de la actividad motora. Considerar la frecuencia, la duración y el grado de extrañeza. Descartar la patología sospechada.
   1 = No observado
   2 = Muy leves: conducta extraña pero de dudosa importancia clínica, por ejemplo, sonreír de manera espontánea y ocasional, movimiento de labios poco frecuente
   3 = Leves: conducta fuera de lugar pero no claramente extraña, por ejemplo, inclinación de la cabeza (hacia los lados) de forma rítmica, movimientos anómalos e intermitentes de los dedos
   4 = Moderados: por ejemplo, adopción de una postura poco natural durante un rato, protrusiones de la lengua poco frecuentes, balanceo, muecas faciales
   5 = Moderados a graves: por ejemplo, adopción y mantenimiento de una posición poco natural durante toda la entrevista, movimientos poco habituales de varias partes del cuerpo
   6 = Graves: como en el punto anterior, pero más frecuentes, intensos o generalizados
   7 = Muy graves: por ejemplo, posturas extrañas durante la mayor parte de la entrevista, movimientos anómalos continuos de varias partes del cuerpo

*8. **Grandiosidad:** exceso de autoestima (confianza en uno mismo) o valoración excesiva de las propias aptitudes, facultades, capacidades, logros, conocimiento, importancia o identidad. No puntuar la simple calidad exagerada de las afirmaciones (p. ej., «Soy el peor cantante del mundo», «Todos quieren matarme»), a no ser que la culpa/persecución esté relacionada con algunos atributos especiales exagerados del individuo. Además, el paciente tiene que afirmar atributos exagerados: por ejemplo, si niega aptitudes, facultades, etc., aunque afirme que los demás indican que sí las tiene, este ítem no debería puntuarse. Evaluar a partir de la información comunicada (es decir, subjetiva) relativa a la semana anterior.
   1 = No presente
   2 = Muy leve: por ejemplo, más seguridad que la mayor parte de los individuos, pero solo de posible importancia clínica
   3 = Leve: por ejemplo, claro exceso de autoestima o exageración de las aptitudes, desproporcionado a las circunstancias
   4 = Moderada: por ejemplo, exceso de autoestima, claramente desproporcionado con las circunstancias o sospecha de delirios de grandeza
   5 = Moderada a grave: por ejemplo, incluye un único delirio de grandeza (evidente) o múltiples delirios de grandeza (evidentes), o delirios de grandeza fragmentarios múltiples (evidentes)
   6 = Grave: por ejemplo, un único sistema delirante/de delirios de grandeza (evidentes), o múltiples delirios de grandeza (evidentes) que preocupan al paciente
   7 = Muy grave: por ejemplo, como en el punto anterior, pero casi toda la conversación está dirigida a los delirios de grandeza del paciente
   8 = No puede evaluarse apropiadamente por un trastorno grave y formal del pensamiento, falta de cooperación o notable evitación/cautela, o No evaluado

Continúa

Tabla 1-13
Escala breve de evaluación psiquiátrica (*Brief Psychiatric Rating Scale*, BSRS) *(cont.)*

DEPARTMENT OF HEALTH AND HUMAN SERVICES PUBLIC HEALTH SERVICE	NÚMERO DEL PACIENTE _ _ _ _	GRUPO DE DATOS (BPRS)	FECHA DE LA EVALUACIÓN _ _ _ Día/mes/año
Alcohol, abuso de drogas y gestión de la salud mental Estrategias terapéuticas del NIMH en la población con esquizofrenia	NOMBRE DEL PACIENTE		
Escala breve de evaluación psiquiátrica de Overall y Gorham	NÚMERO DEL EVALUADOR		

NÚMERO DEL EVALUADOR _ _ _	TIPO DE EVALUACIÓN (marcar con un círculo)			
	1. Inicial 2. Inferior a 4 semanas 3. Inicio de tratamiento a doble ciego	4. Evaluación principal 5. Otras 6. Inicio de la medicación abierta	7. Durante la medicación abierta 8. Finalización de la medicación abierta	9. Finalización temprana 10. Estudio completado

*9. **Estado de ánimo depresivo:** comunicación subjetiva de sentimientos de depresión, tristeza, «con el ánimo por el suelo», etc. Evaluar solo el grado de depresión comunicado. No evaluar a partir de inferencias relativas a la depresión basadas en la disfunción general y síntomas somáticos. Evaluar a partir de la información comunicada (es decir, subjetiva) relativa a la semana anterior.
1 = No presente
2 = Muy leve: sentir cierta depresión ocasional
3 = Leve: sentirse con depresión moderada ocasionalmente, o a menudo sentir cierta depresión
4 = Moderado: sentirse muy deprimido ocasionalmente, o a menudo sentirse con depresión moderada
5 = Moderado a grave: sentirse muy deprimido con frecuencia
6 = Grave: sentirse muy deprimido la mayor parte del tiempo
7 = Muy grave: sentirse muy deprimido casi todo el tiempo
8 = No puede evaluarse apropiadamente por un trastorno grave y formal del pensamiento, falta de cooperación o notable evitación/cautela, o No evaluado

*10. **Hostilidad:** animosidad, desdén, beligerancia, menosprecio por otras personas que no forman parte de la entrevista. Evaluar únicamente a partir del reporte verbal de los sentimientos y acciones del paciente hacia los demás durante la semana anterior. No inferir hostilidad a partir de defensas neuróticas, ansiedad o síntomas somáticos.
1 = No presente
2 = Muy leve: sentimientos de cierta ira ocasionalmente
3 = Leve: con frecuencia sentimientos de cierta ira, o ira moderada ocasional
4 = Moderada: sentimientos de mucha ira ocasionalmente, o a menudo sentimientos de ira moderada
5 = Moderada a grave: con frecuencia sentimientos de mucha ira
6 = Grave: actuó bajo su ira con abuso verbal o físico en una o dos ocasiones
7 = Muy grave: actuó bajo su ira en varias ocasiones
8 = No puede evaluarse apropiadamente por un trastorno grave y formal del pensamiento, falta de cooperación o notable evitación/cautela, o No evaluado

*11. **Suspicacia:** creencia (delirio u otro) que los demás tienen, o han tenido en el pasado, intenciones maliciosas o discriminatorias hacia el paciente. A partir del reporte verbal, evaluar solo las sospechas actuales independientemente de si conciernen a circunstancias del pasado o del presente. Evaluar a partir de la información comunicada (es decir, subjetiva) relativa a la semana anterior.
1 = No presente
2 = Muy leve: muy pocas muestras de desconfianza o suspicacia, que pueden justificarse o no por la situación
3 = Leve: muestras ocasionales de suspicacia que claramente no justifica la situación
4 = Moderada: suspicacia más frecuente o ideas de referencia transitorias
5 = Moderada a grave: suspicacia generalizada, ideas de referencia frecuentes o delirio encapsulado
6 = Grave: evidente, delirio de referencia o persecución que no son totalmente generalizados (p. ej., un delirio encapsulado)
7 = Muy grave: como en el punto anterior, pero más difuso, frecuente o intenso
8 = No puede evaluarse apropiadamente por un trastorno grave y formal del pensamiento, falta de cooperación o notable evitación/cautela, o No evaluado

*12. **Conducta alucinatoria:** percepciones (en cualquier modalidad sensitiva) en ausencia de un estímulo externo identificable. Evaluar únicamente las experiencias que han tenido lugar durante la semana anterior. NO evaluar las «voces en mi cabeza» o las «visiones mentales» a no ser que el paciente pueda diferenciar entre estas experiencias y sus pensamientos.
1 = No presente
2 = Muy leves: solo sospecha de alucinaciones
3 = Moderadas: alucinaciones evidentes, pero no significativas, infrecuentes o transitorias (p. ej., alucinaciones visuales sin forma ocasionales; una voz que llama al paciente por su nombre)
4 = Moderadas: como en el punto anterior, pero más frecuentes o duraderas (p. ej., visión frecuente del rostro del diablo; dos voces que mantienen conversaciones interminables)
5 = Moderadas a graves: experimentación casi diaria de alucinaciones, o que constituye una fuente de notable malestar
6 = Graves: como en el punto anterior, con una influencia moderada en la conducta del paciente (p. ej., dificultades para concentrarse que causan alteración del funcionamiento laboral)
7 = Muy graves: como en el punto anterior, y que han tenido gran influencia (p. ej., tentativas de suicidio en respuesta a las alucinaciones de comando)
8 = No puede evaluarse apropiadamente por un trastorno grave y formal del pensamiento, falta de cooperación o notable evitación/cautela, o No evaluado

Continúa

Tabla 1-13
Escala breve de evaluación psiquiátrica (*Brief Psychiatric Rating Scale*, BSRS) *(cont.)*

DEPARTMENT OF HEALTH AND HUMAN SERVICES PUBLIC HEALTH SERVICE	NÚMERO DEL PACIENTE – – – –	GRUPO DE DATOS (BPRS)	FECHA DE LA EVALUACIÓN – – – Día/mes/año
Alcohol, abuso de drogas y gestión de la salud mental Estrategias terapéuticas del NIMH en la población con esquizofrenia	NOMBRE DEL PACIENTE		
Escala breve de evaluación psiquiátrica de Overall y Gorham	NÚMERO DEL EVALUADOR		

NÚMERO DEL EVALUADOR – – –	TIPO DE EVALUACIÓN (marcar con un círculo)			
	1. Inicial 2. Inferior a 4 semanas 3. Inicio de tratamiento a doble ciego	4. Evaluación principal 5. Otras 6. Inicio de la medicación abierta	7. Durante la medicación abierta 8. Finalización de la medicación abierta	9. Finalización temprana 10. Estudio completado

13. **Enlentecimiento motor:** reducción del nivel de energía evidenciada por movimientos lentos. Evaluar únicamente a partir de la conducta observada del paciente. No evaluar a partir de la impresión subjetiva del paciente de su nivel de energía.
    1 = No presente
    2 = Muy leve: muy leve y de dudosa importancia clínica
    3 = Leve: por ejemplo, cierto enlentecimiento en las conversaciones, movimientos algo lentos
    4 = Moderado: por ejemplo, notable retraso en las conversaciones pero sin que parezca cansado
    5 = Moderado a grave: por ejemplo, la conversación es cansada; los movimientos muy lentos
    6 = Grave: por ejemplo, es difícil mantener una conversación; casi ausencia de movimiento
    7 = Muy grave: por ejemplo, la conversación es casi imposible; ausencia total de movimiento durante la entrevista

14. **Falta de cooperación:** evidencia de resistencia, hostilidad, resentimiento y ausencia de disponibilidad para cooperar con el entrevistador. Evaluar únicamente a partir de la actitud del paciente, las respuestas al entrevistador y el contexto de la entrevista. No evaluar en función del resentimiento o la falta de cooperación comunicados fuera del contexto de la entrevista.
    1 = No observada
    2 = Muy leve: por ejemplo, el paciente no parece motivado
    3 = Leve: por ejemplo, el paciente se muestra evasivo en algunos aspectos
    4 = Moderada: por ejemplo, el paciente es monosilábico; es incapaz de hablar de forma espontánea; cierta hostilidad
    5 = Moderada a grave: por ejemplo, el paciente expresa resentimiento y es hostil durante toda la entrevista
    6 = Grave: por ejemplo, negativa a responder a numerosas preguntas
    7 = Muy grave: por ejemplo, negativa a responder a la mayor parte de las preguntas

15. **Contenido inusual del pensamiento:** gravedad de delirios de cualquier tipo: tener en cuenta la convicción y el efecto en los actos. El paciente adopta el convencimiento total de que ha actuado según sus creencias. Evaluar en función de la información comunicada (es decir, subjetiva) relativa a la semana anterior.
    1 = No presente
    2 = Muy leve: sospecha o probabilidad de delirios
    3 = Leve: a veces, el paciente se cuestiona sus creencias (delirio parcial)
    4 = Moderado: convicción delirante total, pero el o los delirios influyen poco o nada en la conducta
    5 = Moderado a grave: convicción delirante total, pero el o los delirios solo tienen una influencia ocasional en la conducta
    6 = Grave: delirios de efecto significativo; por ejemplo, omisión de responsabilidades a causa de la preocupación por la creencia de ser Dios
    7 = Muy grave: delirios de gran influencia, por ejemplo, dejar de comer porque se cree que la comida está envenenada

16. **Embotamiento afectivo:** disminución de la receptividad afectiva, que se caracteriza por déficits en la expresión facial, la expresión corporal y las características de la voz. Distinguir del RETRAIMIENTO EMOCIONAL, donde el centro de atención se sitúa en la alteración interpersonal más que en el afecto. Considerar el grado y la consistencia de la alteración. Evaluar a partir de las observaciones realizadas durante la entrevista.
    1 = No presente
    2 = Muy leve: por ejemplo, ocasionalmente parece indiferente a aquello que suele acompañarse de alguna muestra de emoción
    3 = Leve: por ejemplo, cierta disminución de la expresión facial, voz algo monótona o gestos algo limitados
    4 = Moderado: por ejemplo, como en el punto anterior, pero más intenso, prolongado o frecuente
    5 = Moderado a grave: por ejemplo, aplanamiento afectivo, incluidas por lo menos dos de tres características: ausencia grave de expresión facial, voz monótona o limitación de la expresión corporal
    6 = Grave: por ejemplo, aplanamiento profundo del afecto
    7 = Muy grave: por ejemplo, voz totalmente monótona y ausencia total de gestos expresivos durante toda la evaluación

17. **Excitación:** aumento del tono emocional, como irritabilidad y expansividad (afecto hipomaníaco). No inferir afecto a partir de afirmaciones de delirio de grandeza. Evaluar a partir de las observaciones realizadas durante la entrevista.
    1 = No presente
    2 = Muy leve y de dudosa importancia clínica
    3 = Leve: por ejemplo, irritable o expansivo a veces
    4 = Moderada: por ejemplo, con frecuencia irritable o expansivo
    5 = Moderada a grave: por ejemplo, constantemente irritable o expansivo; o, a veces, enfurecido o eufórico
    6 = Grave: por ejemplo, enfurecido o eufórico durante la mayor parte de la entrevista
    7 = Muy grave: por ejemplo, como en el punto anterior, pero hasta tal grado que hay que finalizar la entrevista de forma temprana

Continúa

Tabla 1-13
Escala breve de evaluación psiquiátrica (*Brief Psychiatric Rating Scale*, BSRS) *(cont.)*

DEPARTMENT OF HEALTH AND HUMAN SERVICES PUBLIC HEALTH SERVICE	NÚMERO DEL PACIENTE — – – –	GRUPO DE DATOS (BPRS)	FECHA DE LA EVALUACIÓN — — — — Día/mes/año
Alcohol, abuso de drogas y gestión de la salud mental Estrategias terapéuticas del NIMH en la población con esquizofrenia	NOMBRE DEL PACIENTE		
Escala breve de evaluación psiquiátrica de Overall y Gorham	NÚMERO DEL EVALUADOR		

NÚMERO DEL EVALUADOR – – –	TIPO DE EVALUACIÓN (marcar con un círculo)			
	1. Inicial 2. Inferior a 4 semanas 3. Inicio de tratamiento a doble ciego	4. Evaluación principal 5. Otras 6. Inicio de la medicación abierta	7. Durante la medicación abierta 8. Finalización de la medicación abierta	9. Finalización temprana 10. Estudio completado

18. **Desorientación:** confusión o ausencia de asociación correcta de persona, lugar o tiempo. Evaluar a partir de las observaciones realizadas durante la entrevista.
    1 = No presente
    2 = Muy leve: por ejemplo, parece algo confuso
    3 = Leve: por ejemplo, indica 1982 cuando en realidad quería decir 1983
    4 = Moderada: por ejemplo, indica 1978
    5 = Moderada a grave: por ejemplo, el paciente no está seguro de dónde está
    6 = Grave: por ejemplo, el paciente no tiene ni idea de dónde está
    7 = Muy grave: por ejemplo, el paciente no sabe quién es
    8 = No puede evaluarse apropiadamente por un trastorno grave y formal del pensamiento, falta de cooperación o notable evitación/cautela, o No evaluado

19. **Gravedad de la enfermedad:** teniendo en cuenta la experiencia clínica con esta población de pacientes, ¿cuál es la situación mental del paciente en este momento?
    1 = Normal, para nada enfermo
    2 = Al límite de la enfermedad mental
    3 = Levemente enfermo
    4 = Moderadamente enfermo
    5 = Notablemente enfermo
    6 = Gravemente enfermo
    7 = Entre los pacientes más gravemente enfermos

20. **Mejoría global:** evaluar la mejoría total independientemente de si se debe al tratamiento, o no, a criterio suyo. En la evaluación inicial, señalar el ítem 20 como «No evaluado». En evaluaciones elegidas para empezar un tratamiento a doble ciego, evaluar la mejoría global en comparación con la inicial. Para evaluaciones posteriores al inicio de un tratamiento a doble ciego, evaluarla en comparación con la mejoría al inicio del tratamiento.
    1 = Mejoría muy grande
    2 = Gran mejoría
    3 = Mejoría mínima
    4 = Sin cambios
    5 = Empeoramiento mínimo
    6 = Gran empeoramiento
    7 = Empeoramiento muy grande
    8 = No evaluado

[a]Evaluaciones basadas principalmente en la comunicación verbal.
De Sadock BJ, Sadock VA, Ruiz P. *Kaplan & Sadock's Comprehensive Textbook of Psychiatry*. 9.ª ed. Philadelphia. PA: Lippincott Williams & Wilkins; 2009:1043, con autorización.

INVENTARIO DE DEPRESIÓN DE BECK (*BECK DEPRESSION INVENTORY*, BDI). El BDI se creó a principios de la década de 1960 para evaluar la gravedad de la depresión, centrándose en las dimensiones conductual y cognitiva de esta. La versión actual, el Beck-II, ha aumentado la cobertura de los síntomas somáticos e incluye las últimas 2 semanas. Las versiones previas centran la atención en la semana anterior o incluso en períodos de tiempo más cortos, lo que puede ser preferible para controlar la respuesta terapéutica. La escala puede completarse en 5-10 min. La consistencia interna ha sido alta en numerosos estudios. La confiabilidaad test-retest no suele ser alta, lo que puede ser un reflejo de cambios en los síntomas subyacentes. La validez viene respaldada por la correlación con otros instrumentos de medición de la depresión. El BDI mide principalmente los resultados en ensayos clínicos de tratamiento de la depresión mayor, como las intervenciones psicoterapéuticas. Puesto que es un instrumento que completa el propio paciente, a veces se utiliza para la detección sistemática de depresión mayor.

Trastornos de ansiedad. Los trastornos de ansiedad de los que se ocupan los instrumentos de medida que se comentan a continuación

son el trastorno de pánico, el trastorno de ansiedad generalizada, el trastorno de estrés postraumático (TEPT) y el trastorno obsesivo-compulsivo (TOC). Cuando se analizan instrumentos de medida de la ansiedad, es importante saber que con el tiempo se han dado cambios importantes en las definiciones de los trastornos de ansiedad. Tanto el trastorno de pánico como el TOC son de identificación reciente, y el concepto de trastorno de ansiedad generalizada ha cambiado con el tiempo. Así pues, los instrumentos de medida más antiguos son, en cierto modo, menos importantes para propósitos diagnósticos, aunque pueden identificar síntomas que causen un malestar considerable. Independientemente de que se trate de una entrevista o de una escala de autorreporte, casi todos estos instrumentos de medida ya comentados, como los que miden la depresión, dependen de descripciones subjetivas de estados internos.

ESCALA DE HAMILTON PARA LA ANSIEDAD (*HAMILTON ANXIETY RATING SCALE*, HAM-A). La HAM-A (v. tabla 1-17) se creó a finales de la década de 1950 para evaluar síntomas de ansiedad, tanto somáticos como cognitivos. Puesto que el concepto de ansiedad ha cambiado considerable-

Tabla 1-14
Escala para la evaluación de síntomas positivos (*Scale for the Assessment of Positive Symptoms*, SAPS)

0 = Ninguno	1 = Dudoso	2 = Leve	3 = Moderado	4 = Notable	5 = Grave

Alucinaciones

1. *Alucinaciones auditivas.* El paciente dice oír voces, ruidos u otros sonidos que nadie más oye   0 1 2 3 4 5

2. *Voces que comentan.* El paciente oye una voz que comenta directamente su comportamiento o sus pensamientos   0 1 2 3 4 5

3. *Voces que conversan.* El paciente oye dos o más voces que hablan   0 1 2 3 4 5

4. *Alucinaciones somáticas o táctiles.* El paciente experimenta sensaciones físicas peculiares en el cuerpo   0 1 2 3 4 5

5. *Alucinaciones olfativas.* El paciente experimenta olores inusuales que nadie más nota   0 1 2 3 4 5

6. *Alucinaciones visuales.* El paciente ve formas o gente que no están realmente presentes   0 1 2 3 4 5

7. *Evaluación global de las alucinaciones.* Esta evaluación se basa en la duración y la gravedad de las alucinaciones y en sus efectos sobre la vida del paciente   0 1 2 3 4 5

Delirios

8. *Delirios de persecución.* El paciente cree que conspiran en contra suyo o que lo persiguen de algún modo   0 1 2 3 4 5

9. *Delirios celotípicos.* El paciente cree que su cónyuge tiene relaciones con otra persona   0 1 2 3 4 5

10. *Delirios de culpabilidad o de inmoralidad.* El paciente cree que ha cometido algún pecado terrible o que ha hecho algo imperdonable   0 1 2 3 4 5

11. *Delirios de grandeza.* El paciente cree que tiene poderes o habilidades especiales   0 1 2 3 4 5

12. *Delirios religiosos.* El paciente está preocupado por creencias falsas de naturaleza religiosa   0 1 2 3 4 5

13. *Delirios somáticos.* El paciente cree que su organismo está de algún modo enfermo, anómalo o transformado   0 1 2 3 4 5

14. *Delirios de referencia.* El paciente cree que comentarios o sucesos insignificantes se refieren a él o tienen un significado especial   0 1 2 3 4 5

15. *Delirios de ser controlado.* El paciente cree que sus sentimientos o acciones son controlados por alguna fuerza exterior   0 1 2 3 4 5

16. *Delirios de lectura del pensamiento.* El paciente cree que la gente puede leerle el pensamiento o conocer sus ideas   0 1 2 3 4 5

17. *Transmisión del pensamiento.* El paciente cree que sus pensamientos se transmiten de manera que él mismo u otras personas los pueden oír   0 1 2 3 4 5

18. *Inserción del pensamiento.* El paciente cree que le han metido en la cabeza ideas que no son suyas   0 1 2 3 4 5

19. *Robo del pensamiento.* El paciente cree que le han robado ideas de la cabeza   0 1 2 3 4 5

20. *Evaluación global de las ideas delirantes.* Esta evaluación se basa en la duración y la persistencia de las ideas delirantes y de su efecto sobre la vida del paciente   0 1 2 3 4 5

Comportamiento extraño

21. *Vestimenta y apariencia.* El paciente se viste de manera poco corriente o hace otras cosas raras que alteran su aspecto   0 1 2 3 4 5

22. *Comportamiento social y sexual.* El paciente hace cosas que se consideran impropias de las normas sociales convencionales (p. ej., masturbarse en público)   0 1 2 3 4 5

23. *Comportamiento agresivo y agitado.* El paciente se comporta de un modo agresivo y agitado, con frecuencia de forma imprevisible   0 1 2 3 4 5

24. *Comportamiento repetitivo o estereotipado.* El paciente realiza una serie de acciones o rituales repetitivos que ha de completar una y otra vez   0 1 2 3 4 5

25. *Evaluación global del comportamiento extravagante.* Esta evaluación refleja el tipo de comportamiento y el grado en que se desvía de las normas sociales   0 1 2 3 4 5

Trastorno formal positivo del pensamiento

26. *Descarrilamiento.* Modelo de discurso en el que las ideas se desplazan a ideas indirectamente relacionadas o no relacionadas   0 1 2 3 4 5

27. *Tangencialidad.* Respuesta a una pregunta de manera indirecta o irrelevante   0 1 2 3 4 5

28. *Incoherencia.* Modelo de discurso que a veces es esencialmente incomprensible   0 1 2 3 4 5

29. *Falta de lógica.* Modelo de discurso en el que se llega a conclusiones que no se desprenden lógicamente   0 1 2 3 4 5

30. *Circunstancialidad.* Modelo de discurso que es muy indirecto y tarda en llegar a la idea deseada   0 1 2 3 4 5

31. *Verborrea.* El discurso del paciente es rápido y cuesta interrumpirlo; la cantidad de habla producida es mayor de lo que se considera normal   0 1 2 3 4 5

32. *Discurso distraído.* El paciente se distrae por estímulos próximos que interrumpen el flujo de su discurso   0 1 2 3 4 5

33. *Resonancia.* Modelo de discurso en el que las palabras se eligen en función de los sonidos y no de los significados   0 1 2 3 4 5

34. *Evaluación global del trastorno formal positivo del pensamiento.* Esta evaluación refleja la frecuencia de la anomalía y el grado en que afecta a la capacidad del paciente para comunicarse   0 1 2 3 4 5

Afecto inapropiado

35. *Afecto inapropiado.* El afecto del paciente es inapropiado o incongruente, no simplemente embotado   0 1 2 3 4 5

Tabla 1-15
Escala para la evaluación de síntomas negativos (*Scale for the Assessment of Negative Symptoms*, SANS)

0 = Ninguno	1 = Dudoso	2 = Leve	3 = Moderado	4 = Notable	5 = Grave

Embotamiento o aplanamiento afectivo

1. *Expresión facial invariable.* La expresión facial del paciente es imperturbable («Cara de poker»), cambia menos de lo esperado a medida que se modifica el contenido emocional del discurso — 0 1 2 3 4 5

2. *Disminución espontánea de movimientos.* El paciente muestra pocos o ningún movimiento espontáneo, no cambia de posición, ni mueve las extremidades, etc. — 0 1 2 3 4 5

3. *Escasez de gestos expresivos.* El paciente no gesticula, ni cambia de postura, etc., como ayuda para expresar sus ideas — 0 1 2 3 4 5

4. *Poco contacto visual.* El paciente evita el contacto visual y no «fija los ojos» en el entrevistador ni siquiera cuando habla — 0 1 2 3 4 5

5. *Falta de respuesta afectiva.* El paciente no sonríe ni ríe cuando se le incita a ello — 0 1 2 3 4 5

6. *Ausencia de inflexiones vocales.* El paciente no muestra patrones normales de énfasis vocal, casi nunca cambia el tono — 0 1 2 3 4 5

7. *Evaluación global del aplanamiento afectivo.* Esta evaluación se centra en la gravedad global de los síntomas, especialmente en la apatía, el contacto visual, la expresión facial y las inflexiones vocales — 0 1 2 3 4 5

Alogia

8. *Pobreza del discurso.* Las respuestas del paciente a las preguntas son en *cantidad limitada,* tienden a ser breves, concretas y poco elaboradas — 0 1 2 3 4 5

9. *Pobreza del contenido del discurso.* Las respuestas del paciente son adecuadas en cantidad pero tienden a ser vagas, extremadamente concretas o generalizadas, y transmiten poca información — 0 1 2 3 4 5

10. *Bloqueo.* El paciente indica, espontáneamente o bajo estímulo, que su flujo de pensamiento se interrumpió — 0 1 2 3 4 5

11. *Aumento de la latencia de respuesta.* El paciente tarda mucho en responder a las preguntas; la incitación indica que es consciente de la pregunta — 0 1 2 3 4 5

12. *Evaluación global de la alogia.* Las características centrales de la alogia son la pobreza del discurso y del contenido — 0 1 2 3 4 5

Abulia-apatía

13. *Cuidado personal e higiene.* La ropa del paciente está descuidada o sucia y puede presentar el cabello graso, olor corporal, etc. — 0 1 2 3 4 5

14. *Falta de persistencia en el trabajo o la escuela.* El paciente tiene dificultad para buscar o conservar un empleo, cumplir las tareas escolares, llevar la casa, etc. Si es un paciente ingresado, no puede continuar realizando las actividades de la unidad, como la terapia ocupacional, las partidas de cartas, etc. — 0 1 2 3 4 5

15. *Anergia física.* El paciente tiende a estar físicamente inerte. Permanece sentado durante horas y no inicia ninguna actividad de manera espontánea — 0 1 2 3 4 5

16. *Evaluación global de la abulia-apatía.* Se puede dar mucho valor a uno o dos síntomas destacados si son particularmente llamativos — 0 1 2 3 4 5

Anhedonia-asociabilidad

17. *Intereses y actividades de ocio.* El paciente tiene pocos o ningún interés. Se han de tener en cuenta tanto la calidad como la cantidad de los intereses — 0 1 2 3 4 5

18. *Actividad sexual.* El paciente presenta disminución del interés y la actividad sexual o del placer cuando mantiene esta actividad — 0 1 2 3 4 5

19. *Capacidad para sentir intimidad y familiaridad.* El paciente es incapaz de crear relaciones próximas o íntimas, especialmente con el sexo opuesto y con la familia — 0 1 2 3 4 5

20. *Relaciones con amigos y compañeros.* El paciente tiene pocos o ningún amigo y prefiere estar todo el tiempo solo — 0 1 2 3 4 5

21. *Evaluación global de la anhedonia-asociabilidad.* Esta evaluación refleja la gravedad global, teniendo en cuenta la edad, el estado familiar, etc., del paciente — 0 1 2 3 4 5

Atención

22. *Falta de atención social.* El paciente no se implica ni se compromete. Parece ausente — 0 1 2 3 4 5

23. *Falta de atención durante la exploración del estado mental.* Pruebas de la «serie de 7» (por lo menos cinco restas) y del deletreo inverso de palabras: puntuación: 2 = 1 error; 3 = 2 errores; 4 = 3 errores — 0 1 2 3 4 5

24. *Evaluación global de la atención.* Esta evaluación valora la concentración global del paciente, clínicamente y mediante pruebas — 0 1 2 3 4 5

De Nancy C. Andreasen, MD, PhD, Department of Psychiatry, College of Medicine, The University of Iowa, Iowa City, 1A 52242, con autorización.

mente, la HAM-A proporciona una cobertura limitada de la «preocupación» requerida para establecer un diagnóstico de ansiedad generalizada y no incluye la ansiedad episódica que se observa en el trastorno de pánico. Se ha sugerido una puntuación de 14 como el umbral de la ansiedad de importancia clínica, pero puntuaciones de 5 o inferiores son características de los individuos de la población general. La escala se diseñó para ser administrada por un médico, y se requiere experiencia formal o el uso de una guía para que la entrevista estructurada tenga una confiabilidad elevada. También existe una versión administrada por ordenador. La confiabilidad es suficiente según los estudios sobre consistencia interna, entre evaluadores distintos y test-retest. No obstante, ante la ausencia de puntos de referencia específicos, no debería asumirse una confiabilidad alta con los distintos usuarios en ausencia de experiencia formal. La validez parece buena según la correlación con otras escalas de ansiedad, pero está limitada por la ausencia relativa de cobertura de dominios importantes para la comprensión moderna de los trastornos de ansiedad. Con todo, la HAM-A se ha utilizado ampliamente para controlar la respuesta terapéutica en ensayos clínicos de ansiedad generalizada y puede ser útil con este propósito en contextos clínicos.

ESCALA DE GRAVEDAD DEL TRASTORNO DE PÁNICO (*PANIC DISORDER SEVERITY SCALE*, PDSS).

La PDSS se creó en la década de 1990 como escala breve de evaluación de la gravedad del trastorno de pánico. Se basó en la Escala de Yale-Brown para el trastorno obsesivo-compulsivo (YBOCS) y consta de 7 ítems, cada uno de los cuales se evalúa a partir de una escala de tipo Likert de 5 puntos específica para cada ítem. Los 7 ítems evalúan la frecuencia de los ataques de pánico, del malestar asociado a los ataques, de la ansiedad anticipatoria, de la evitación de las fobias y de la alteración. La confiabilidad es excelente según estudios entre evaluadores, pero, al seguir un patrón de un número reducido de ítems y múltiples dimensiones, la consistencia interna es baja. La validez está respaldada por correlaciones con otros instrumentos de medición de la ansiedad, tanto en los ítems como en el conjunto de estos, por la ausencia de correlación con la HAM-D y, más recientemente, por estudios de neuroimagen. La experiencia creciente con la PDSS sugiere que es sensible a los cambios provocados por el tratamiento y que es útil como instrumento para medir los cambios en los ensayos clínicos o en otros estudios de resultado relativos al trastorno de pánico, así como para controlar el trastorno de pánico en la práctica clínica.

ESCALA PARA EL TRASTORNO DE ESTRÉS POSTRAUMÁTICO ADMINISTRADA POR EL CLÍNICO (*CLINICIAN-ADMINISTERED PTSD SCALE*, CAPS).

La CAPS incluye 17 ítems necesarios para establecer el diagnóstico, que incluyen cuatro criterios: *1)* el propio acontecimiento; *2)* la reexperimentación del acontecimiento; *3)* la evitación, y *4)* el aumento de la activación. El diagnóstico requiere pruebas de un acontecimiento traumático, un síntoma de reexperimentación, tres de evitación y dos de activación (habitualmente, se considera que un ítem es válido si en la evaluación aparece con una frecuencia de por lo menos 1 y una intensidad de por lo menos 2). Los ítems también pueden utilizarse para generar una puntuación total de TEPT, que se obtiene sumando las puntuaciones de las escalas de frecuencia y de intensidad para cada ítem. La CAPS también incluye varias escalas de evaluación global del impacto de los síntomas del TEPT en el funcionamiento social y ocupacional, la gravedad general, los cambios recientes y la validez de la comunicación del paciente. La escala debe ser administrada por un médico con formación, y completarla requiere 45-60 min, con exploraciones de seguimiento más breves. Se ha demostrado su confiabilidad y validez en múltiples contextos e idiomas, aunque su comprobación ha sido más limitada en casos de agresión sexual y física. Es útil en investigación para evaluar el diagnóstico y la gravedad, pero, en general, demasiado larga para utilizarla en la práctica clínica.

ESCALA YALE-BROWN PARA EL TRASTORNO OBSESIVO-COMPULSIVO (*YALE-BROWN OBSESSIVE-COMPULSIVE SCALE*, YBOCS).

La YBOCS se diseñó a finales de la década de 1980 para medir la gravedad de los síntomas en el TOC. Consta de 10 ítems que se evalúan a partir de una entrevista semiestructurada. Los primeros 5 ítems se refieren a obsesiones: el tiempo dedicado a estas, el grado en que interfieren en el funcionamiento normal, el malestar que producen, los intentos del paciente para resistirse y su capacidad para controlarlas. Los 5 ítems restantes formulan preguntas equivalentes sobre compulsiones. La entrevista semiestructurada y las evaluaciones pueden completarse en 15 min o menos. Recientemente ha aparecido una versión que puede cumplimentar el propio paciente en 10 o 15 min. También su administración en línea o por teléfono proporciona valores aceptables. Los estudios de confiabilidad de la YBOCS muestran una buena consistencia interna, confiabilidad entre evaluadores y confiabilidad test-retest en un intervalo de 1 semana. La validez es buena, aunque los datos son bastante escasos en este campo en desarrollo. La YBOCS se ha convertido en el instrumento estándar para evaluar la gravedad del TOC, y se utiliza en casi todos los ensayos clínicos.

También puede emplearse clínicamente para controlar la respuesta al tratamiento.

Trastornos de abuso de sustancias.

Son trastornos de abuso de sustancias el abuso y la dependencia de alcohol y drogas. Estos trastornos, en particular los que se relacionan con el alcohol, son frecuentes y debilitantes en la población general, de modo que los instrumentos de cribado son particularmente útiles. Puesto que estas conductas son socialmente no deseables, un problema notable es el hecho de no comunicar síntomas; así, la validez de todos los instrumentos de medición relativos al consumo de sustancias depende de la honestidad del paciente. Su comparación con otras pruebas de detección de uso o abuso de sustancias u otros instrumentos de medición es de gran importancia, sobre todo cuando se trabaja con pacientes que se sabe que abusan de sustancias.

CUESTIONARIO CAGE.

El cuestionario CAGE se creó a mediados de la década de 1970 como instrumento de cribado muy breve para detectar problemas de alcohol importantes en distintos contextos, en los que posteriormente podría llevarse a cabo un seguimiento por medio de una investigación clínica. CAGE es un acrónimo de las cuatro preguntas de que consta el instrumento: *1)* ¿ha tenido alguna vez la sensación de que tendría que reducir *(cut down)* la cantidad de bebida?; *2)* ¿le ha molestado alguien criticando *(annoyed)* su forma de beber?; *3)* ¿se ha sentido culpable *(guilty)* alguna vez por su forma de beber?, y *4)* ¿en alguna ocasión lo primero que ha hecho por la mañana *(eye-opener)* ha sido beber para calmarse o combatir la resaca? Cada respuesta afirmativa se puntúa con un 1, y se suman para generar una puntuación total. Puntuaciones de 1 o más justifican el seguimiento, y puntuaciones de 2 o más sugieren claramente problemas importantes con el alcohol. El instrumento puede administrarse en 1 min o menos, verbalmente o por escrito. La confiabilidad no se ha evaluado formalmente. La validez se ha evaluado frente al diagnóstico clínico de abuso de alcohol o dependencia, y estas cuatro preguntas funcionan sorprendentemente bien. Con una puntuación umbral de 1, el cuestionario consigue una excelente sensibilidad y una especificidad entre moderada y buena. Un umbral de 2 proporciona una especificidad mayor, pero a costa de una disminución en la sensibilidad. El CAGE funciona bien como instrumento de cribado extremadamente breve en atención primaria o en la práctica psiquiátrica centrado en problemas que no tienen que ver con el alcohol. Sin embargo, su utilidad es menor para mejorar los indicadores de problemas con el alcohol, que podrían constituir el centro de atención de esfuerzos preventivos.

ÍNDICE DE GRAVEDAD DE LA ADICCIÓN (*ADDICTION SEVERITY INDEX*, ASI).

El ASI se diseñó a principios de la década de 1980 como instrumento de medición cuantitativa de los síntomas y la alteración funcional en trastornos por consumo de alcohol o sustancias. Se ocupa de la demografía, el consumo de alcohol, el consumo de drogas o fármacos, y las situaciones psiquiátrica, clínica, laboral y legal, y problemas sociales y familiares. Evalúa la frecuencia, la duración y la gravedad, e incluye los ítems subjetivos y objetivos reportados por el paciente y observaciones del entrevistador.

Trastornos alimentarios.

Estos trastornos incluyen la anorexia nerviosa, la bulimia nerviosa y el trastorno por atracón. Existe gran variedad de instrumentos, particularmente escalas de autorreporte. Debido al secretismo que puede haber en torno a la dieta, al hecho de tener un atracón, purgarse y otros síntomas, puede ser muy útil la validación con otros indicadores (p. ej., peso corporal en la anorexia, o revisión dental en la bulimia), sobre todo en pacientes con anorexia, que es posible que no sean conscientes de su problema.

EVALUACIÓN DE LOS TRASTORNOS ALIMENTARIOS (*EATING DISORDERS EXAMINATION*, EDE).

Este cuestionario se creó en 1987 como la primera evaluación exhaustiva de los trastornos alimentarios administrada por el entrevistador, que incluía: diagnóstico, gravedad y evaluación de los

Tabla 1-16
Escala de Hamilton para la depresión (*Hamilton Rating Scale for Depression*, HAM-D)

Para cada ítem elija la «nota» que caracteriza mejor al paciente.

1. Estado de ánimo deprimido (tristeza, desesperanza, desamparo, inutilidad)
   - 0 Ausente
   - 1 Estas sensaciones se indican solamente al ser preguntado
   - 2 Estas sensaciones se relatan oral y espontáneamente
   - 3 Sensaciones no comunicadas verbalmente, es decir, por la expresión facial, la postura, la voz y la tendencia al llanto
   - 4 El paciente manifiesta estas sensaciones en su comunicación verbal y no verbal de forma espontánea
2. Sensación de culpabilidad
   - 0 Ausente
   - 1 Se culpa a sí mismo, cree haber decepcionado a la gente
   - 2 Ideas de culpabilidad, o meditación sobre errores pasados o malas acciones
   - 3 La enfermedad actual es un castigo. Ideas delirantes de culpabilidad
   - 4 Oye voces acusatorias o de denuncia y/o experimenta alucinaciones visuales amenazadoras
3. Suicidio
   - 0 Ausente
   - 1 Le parece que la vida no merece la pena ser vivida
   - 2 Desearía estar muerto o tiene pensamientos sobre la posibilidad de morirse
   - 3 Ideas de suicidio o amenazas
   - 4 Intentos de suicidio (cualquier intento serio se califica 4)
4. Insomnio precoz
   - 0 No tiene dificultad para dormirse
   - 1 Dificultades ocasionales para dormirse, por ejemplo, más de media hora
   - 2 Dificultades para dormirse cada noche
5. Insomnio medio
   - 0 No existe dificultad
   - 1 El paciente se queja de estar inquieto y alterado durante la noche
   - 2 Se despierta por la noche; levantarse de la cama alguna vez puntúa con un 2 (excepto para ir a orinar)
6. Insomnio tardío
   - 0 No existe dificultad
   - 1 Se despierta a primeras horas de la madrugada pero vuelve a dormirse
   - 2 No puede volver a dormirse si se levanta de la cama
7. Trabajo y actividades
   - 0 No existe dificultad
   - 1 Ideas y sentimientos de incapacidad. Fatiga o debilidad relacionadas con su actividad, trabajo o aficiones
   - 2 Pérdida de interés en su actividad, aficiones o trabajo, manifestado directamente por el paciente o indirectamente por desatención, indecisión y vacilación (siente que se ha de esforzar para trabajar o realizar actividades)
   - 3 Disminución del tiempo dedicado a actividades o descenso en la productividad. En el hospital, puntúe con un 3 si el paciente no dedica por lo menos 3 h al día a actividades (tareas hospitalarias o pasatiempos), aparte de los quehaceres rutinarios de la unidad
   - 4 Dejó de trabajar por la presente enfermedad. En el hospital, puntúe con un 4 si el paciente no interviene en actividades aparte de los quehaceres rutinarios de la unidad o si no los realiza sin ayuda
8. Inhibición (lentitud de pensamiento y de palabra, empeoramiento de la concentración, actividad motora disminuida)
   - 0 Habla y pensamiento normales
   - 1 Ligero retraso en la entrevista
   - 2 Notorio retraso en la entrevista
   - 3 Entrevista difícil
   - 4 Estupor absoluto

9. Agitación
   - 0 Ninguna
   - 1 «Juega con» las manos, el cabello, etc.
   - 2 Se retuerce las manos, se muerde las uñas, se tira del cabello, se muerde los labios
10. Ansiedad psíquica
    - 0 No existe dificultad
    - 1 Tensión subjetiva e irritabilidad
    - 2 Preocupación por pequeñas cosas
    - 3 Actitud aprensiva aparente en la expresión o en el habla
    - 4 Terrores expresados sin preguntarle
11. Ansiedad somática

0 Ausente	Signos fisiológicos concomitantes de la ansiedad, como:
1 Leve	
2 Moderada	Gastrointestinales: boca seca, flatulencia, indigestión, diarrea, retortijones, eructos
3 Grave	Cardiovasculares: palpitaciones, cefaleas
4 Incapacitante	Respiratorias: hiperventilación, suspiros
	Frecuencia urinaria
	Sudoración

12. Síntomas somáticos gastrointestinales
    - 0 Ninguno
    - 1 Pérdida del apetito, pero necesidad de que lo estimulen. Pesadez abdominal
    - 2 Dificultad en comer si no se le insiste; pide o necesita laxantes o fármacos para evacuar o para los síntomas gastrointestinales
13. Síntomas somáticos generales
    - 0 Ninguno
    - 1 Pesadez de extremidades, de espalda o de cabeza. Dolor de espalda, cefalea, dolores musculares. Pérdida de energía y fatiga
    - 2 Algún síntoma bien definido puntúa como 2
14. Síntomas genitales

0 Ausente	Síntomas como:
1 Leve	Pérdida de la libido
2 Grave	Alteraciones de la menstruación

15. Hipocondría
    - 0 No presente
    - 1 Preocupado de sí mismo (corporalmente)
    - 2 Preocupación por la salud
    - 3 Se lamenta constantemente, solicita ayudas, etc.
    - 4 Delirios hipocondríacos
16. Pérdida de peso
    - A. Según manifestaciones del paciente
    - 0 No hay pérdida de peso
    - 1 Probable pérdida de peso asociada con la enfermedad actual
    - 2 Pérdida de peso clara (según el paciente)
    - B. En evaluaciones semanales por parte del psiquiatra, cuando se determina el cambio de peso real
    - 0 Pérdida de peso inferior a 500 g en una semana
    - 1 Pérdida de peso de más de 500 g en una semana
    - 2 Pérdida de peso de más de 1 kg en una semana
17. *Insight* (conciencia de enfermedad)
    - 0 Admite que está deprimido y enfermo
    - 1 Admite la enfermedad pero la atribuye a la mala alimentación, al clima, al exceso de trabajo, a un virus, a la necesidad de descansar, etc.
    - 2 Niega estar enfermo
18. Variación durante el día

Por la mañana	Por la tarde		
0	0	Ausente	Si los síntomas empeoran
1	1	Leve	por la mañana o por la noche,
2	2	Grave	anote cuál es el caso y puntúe la gravedad de la variación

Continúa

Tabla 1-16
Escala de Hamilton para la depresión (*Hamilton Rating Scale for Depression*, HAM-D) *(cont.)*

19. Despersonalización y desrealización
    - 0 Ausente
    - 1 Leve   Como:
    - 2 Moderada   Sensación de irrealidad
    - 3 Grave   Ideas nihilistas
    - 4 Incapacitante

20. Síntomas paranoides
    - 0 Ninguno
    - 1 Suspicacia
    - 2
    - 3 Ideas de referencia
    - 4 Delirios de referencia y persecución

21. Síntomas obsesivos y compulsivos
    - 0 Ausentes
    - 1 Leves
    - 2 Graves

22. Desamparo
    - 0 No presente
    - 1 Sentimientos subjetivos que solo se manifiestan en el interrogatorio
    - 2 El paciente refiere voluntariamente su sentimiento de desamparo
    - 3 Necesita que le apremien, le guíen y le tranquilicen para cumplir las tareas rutinarias o las medidas de higiene personal
    - 4 Necesita ayuda física para vestirse, asearse, comer, ocupaciones clínicas o higiene personal

23. Desesperanza
    - 0 No presente
    - 1 Dudas intermitentes de que «las cosas vayan a mejorar», pero se le puede tranquilizar
    - 2 Sentimiento constante de «desesperanza», pero acepta que lo tranquilicen
    - 3 Expresa sentimientos de desánimo, desesperación, pesimismo respecto al futuro, que no puede disipar
    - 4 Insiste espontáneamente y de forma inapropiada: «Nunca estaré bien» o cosas parecidas

24. Sensación de inutilidad (varía desde pérdida leve de la autoestima, sentimientos de inferioridad, autodesprecio hasta delirios de inutilidad)
    - 0 No presente
    - 1 Indica sentimientos de inutilidad (pérdida de autoestima) solo cuando se le pregunta
    - 2 Manifiesta espontáneamente sentimientos de inutilidad (pérdida de autoestima)
    - 3 Diferente de 2 por el grado. El paciente dice voluntariamente que «no es bueno», «es inferior», etc.
    - 4 Delirios de inutilidad; es decir, «Soy una basura» o cosas parecidas

De Hamilton M. A Rating Scale for Depression. *J Neurol Neurosurg Psychiatry* 1960;23:56, con autorización.

Tabla 1-17
Escala de Hamilton para la ansiedad (*Hamilton Anxiety Rating Scale*, HAM-A)

Instrucciones: el objetivo de esta lista es ayudar al médico o al psiquiatra a evaluar el grado de ansiedad y la condición patológica del paciente. Complétese con la evaluación apropiada:

AUSENCIA = 0	LEVE = 1	MODERADO = 2	GRAVE = 3	GRAVE, TOTALMENTE INCAPACITANTE = 4

Ítem		Evaluación
Estado ansioso	Preocupación, espera de lo peor, anticipación temerosa, irritabilidad	_____
Tensión	Sentimientos de tensión, fatiga, respuesta de sobresalto y llanto fácil, temblor, sentimientos de inquietud, incapacidad para relajarse	_____
Miedos	De la oscuridad, de los desconocidos, de que lo dejen solo, de los animales, del tránsito, de las multitudes	_____
Insomnio	Dificultad para dormirse, sueño interrumpido, sueño poco satisfactorio y fatiga al despertar, sueños, pesadillas, terror nocturno	_____
Función intelectual (cognitiva)	Dificultad de concentración, mala memoria	_____
Estado de ánimo deprimido	Pérdida de interés, no disfruta con sus pasatiempos, depresión, despertar precoz, variaciones del humor a lo largo del día	_____
Síntomas somáticos (musculares)	Dolor, sacudidas, rigidez, contracciones mioclónicas, rechinar de dientes, voz titubeante, aumento del tono muscular	_____
Síntomas somáticos (sensoriales)	Acúfenos, visión borrosa, oleadas de calor y frío, sensación de debilidad, sensación de hormigueo	_____
Síntomas cardiovasculares	Taquicardia, palpitaciones, dolor torácico, pulsación vascular, sensación de desfallecimiento, pérdida transitoria del latido	_____
Síntomas respiratorios	Presión o constricción torácica, sensación de ahogo, suspiros, disnea	_____
Síntomas gastrointestinales	Dificultad para tragar, flatulencias, dolor abdominal, sensación de ardor, sensación de saciedad abdominal, náuseas, vómitos, borborigmos, diarrea, pérdida de peso, estreñimiento	_____
Síntomas genitourinarios	Micción frecuente, micción perentoria (tenesmo), amenorrea, menorragia, frigidez, eyaculación precoz, reducción de la libido, impotencia	_____
Síntomas autonómicos	Boca seca, sofocos, palidez, sudoración, sensación de vértigo, cefalea tensional, piloerección	_____
Comportamiento durante la entrevista	Inquieto, agitado o va de un lado a otro, temblor de manos, ceño fruncido, facies tensa, suspiros o respiración rápida, palidez facial, deglución frecuente, eructos, sacudidas tendinosas enérgicas, pupilas dilatadas, exoftalmia	_____

OTROS COMENTARIOS
Firma del investigador:

De Hamilton M. The assessment of anxiety states by rating. *Br J Psychiatry* 1959;32:50, con autorización.

síntomas subumbrales. Desde entonces se ha creado una versión que de autorreporte (EDE-Q) y una entrevista para niños. El EDE centra la atención en los síntomas que tienen lugar durante las 4 semanas anteriores, aunque se incluyen preguntas a más largo plazo para evaluar criterios diagnósticos sobre los trastornos alimentarios. Cada ítem cuenta con un sondeo con preguntas de seguimiento sugeridas para juzgar la gravedad, la frecuencia, o ambas, que a continuación se evalúan en una escala de tipo Likert de 7 puntos. En la versión de autorreporte, se le pide que haga valoraciones parecidas de la frecuencia o la gravedad. El instrumento proporciona valoraciones globales de la gravedad y basadas en 4 subescalas: control, preocupación por la comida, preocupación por el peso y la imagen corporal. La entrevista que debe administrar un médico con formación específica requiere de 30-60 min, mientras que la versión de autorreporte puede completarse más rápidamente. Los datos sobre confiabilidad y validez, tanto del EDE como del EDE-Q, son excelentes, aunque es posible que el EDE-Q tenga mayor sensibilidad para el trastorno por atracón. El EDE funciona bien tanto para el diagnóstico como para la evaluación detallada de los trastornos alimentarios en el contexto de la investigación. También es sensible a los cambios, como se requiere para su uso en ensayos clínicos o para el control del tratamiento. Sin embargo, incluso en el contexto de la investigación, el EDE es bastante largo para utilizarlo repetidamente, y para algunos propósitos puede ser preferible el EDE-Q. Aunque el EDE es demasiado largo para la práctica clínica habitual, el EDE o el EDE-Q podrían ser útiles para proporcionar una evaluación exhaustiva en un paciente en quien se sospecha un trastorno alimentario, sobre todo durante una visita de evaluación o en el ingreso en un centro de internamiento.

CUESTIONARIO DE BULIMIA REVISADO (*BULIMIA TEST-REVISED*, BULIT-R).

El BULIT-R se creó a mediados de la década de 1980 para proporcionar una evaluación tanto categórica como continua de la bulimia. Los pacientes con bulimia suelen obtener puntuaciones superiores a 110, y los que no muestran trastorno de la alimentación obtienen puntuaciones inferiores a 60. El BULIT-R puede cumplimentarse en unos 10 min y muestra una confiabilidad elevada según estudios de consistencia interna y de confiabilidad test-retest. Su validez está apoyada por altas correlaciones con otras evaluaciones sobre bulimia. El límite de 104 sugerido para identificar casos probables de bulimia muestra una elevada sensibilidad para establecer un diagnóstico clínico de bulimia nerviosa. Con límites de entre 98 y 104, el BULIT-R se ha utilizado satisfactoriamente para detectar casos de bulimia nerviosa. Al igual que con cualquier procedimiento de cribado, está indicado el seguimiento mediante exploración clínica de los individuos con puntuación positiva; el seguimiento clínico es particularmente importante porque el BULIT-R no diferencia claramente entre distintos trastornos alimentarios. Este instrumento también puede ser útil en la práctica y la investigación clínicas para realizar un seguimiento de los síntomas a lo largo del tiempo o de la respuesta al tratamiento, aunque en investigación pueden ser útiles instrumentos de medición más detallados de la frecuencia y la gravedad de los atracones y las purgas.

Trastornos cognitivos.

Existe una amplia variedad de medidas de detección de demencia. La mayoría requieren pruebas cognitivas y proporcionan datos cuantificables y objetivos, pero las puntuaciones varían en función del nivel educativo en personas sin demencia, de modo que estos instrumentos tienden a ser más útiles cuando se conoce la puntuación inicial del paciente. Otros instrumentos de medición se centran en el estado funcional, que puede evaluarse comparándolo con una descripción del funcionamiento inicial del individuo; este tipo de instrumentos, en general, requieren de un informador que conozca el estado del paciente, por lo que pueden ser más difíciles de administrar, pero tienden a estar menos sujetos a sesgos educativos. Un tercer tipo de instrumentos de medición se centra en los síntomas conductuales asociados que con frecuencia se observan en los pacientes con demencia.

MINIEXAMEN DEL ESTADO MENTAL (*MINI-MENTAL STATE EXAMINATION*, MMSE).

El MMSE es una prueba cognitiva de 30 puntos elaborada a mediados de la década de 1970 para proporcionar una evaluación clínica de una amplia serie de funciones cognitivas, como orientación, atención, memoria, construcción y lenguaje. Un médico o un técnico pueden administrarla en menos de 10 min y puntuarla rápidamente y de forma manual. El MMSE se ha estudiado ampliamente y muestra una confiabilidad excelente cuando los evaluadores hacen referencia a leyes de puntuación consistentes. La validez es buena si se basa en correlaciones con una amplia variedad de instrumentos de medición más exhaustivos del funcionamiento mental y en correlaciones clinicopatológicas.

Desde su aparición en 1975, el MMSE se ha distribuido extensamente en manuales, guías de bolsillo y sitios web, y se ha utilizado clínicamente. En 2001 los autores concedieron una licencia exclusiva mundial a *Psychological Assessment Resources* (PAR) para publicar, distribuir y gestionar los derechos de propiedad intelectual de la prueba. Ahora es necesario comprar la versión autorizada del MMSE (oficialmente llamada MMSE-2) a la PAR para cada prueba. El MMSE está desapareciendo gradualmente de los manuales, sitios web y paquetes de instrumentos clínicos.

En un artículo de la *New England Journal of Medicine* (2011; 365:2447-2449), John C. Newman y Robin Feldman concluyeron: «Las limitaciones en el uso del MMSE plantean a los médicos una difícil elección: aumentar los costes y la complejidad de la práctica, poner en riesgo la vulneración de los derechos de autor, o sacrificar 30 años de experiencia y validación práctica para adoptar nuevos instrumentos de evaluación cognitiva».

INVENTARIO NEUROPSIQUIÁTRICO (*NEUROPSYCHIATRIC INVENTORY*, NPI).

El NPI se creó a mediados de la década de 1990 para evaluar una amplia variedad de síntomas conductuales que a menudo se observan en la enfermedad de Alzheimer y en otras demencias. La versión actual evalúa 12 ámbitos: delirios, alucinaciones, disforia, ansiedad, agitación/agresividad, euforia, desinhibición, irritabilidad/labilidad, apatía, conducta motora aberrante, alteraciones nocturnas, y apetito y alimentación. El NPI estándar es una entrevista que se lleva a cabo con un cuidador u otro informante y que puede realizar un médico o un entrevistador con formación, y requiere 15-20 min completarlo. Existe una versión para residencias para adultos mayores, el NPI-NH, y un cuestionario de autorreporte, el NPI-Q. En cada ámbito, el NPI pregunta sobre la presencia de un síntoma y, en caso afirmativo, evalúa la frecuencia, la gravedad y el malestar asociado del cuidador. El instrumento ha demostrado confiabilidad y validez, y es útil para detectar conductas problemáticas tanto en el contexto clínico como en la investigación. Puesto que la valoración de la frecuencia y la gravedad es detallada, también es útil para controlar cambios con el tratamiento.

PRUEBA DE INTELIGENCIA GENERAL (*SCORED GENERAL INTELLIGENCE TEST*, SGIT).

Esta prueba fue creada y validada por N. D. C. Lewis, del New York State Psychiatric Institute, en la década de 1930. Es una de las pocas pruebas que intentan medir la inteligencia y que puede administrar el médico durante la entrevista psiquiátrica. Se ha observado una disminución de la inteligencia general en los trastornos neurocognitivos, y la SGIT puede alertar al médico para empezar un chequeo en busca de padecimientos que interfieran en la cognición. Esta prueba merece un uso más amplio (tabla 1-18).

Trastornos y rasgos de la personalidad.

La personalidad puede entenderse categóricamente como los trastornos de la personalidad, o dimensionalmente como los rasgos de la personalidad, que pueden considerarse normales o patológicos. La atención se centra aquí en los trastornos de la personalidad y los rasgos de desadaptación, considerados en general sus formas más leves. Existen 10 trastornos de la personalidad que se dividen en tres grupos. Con frecuencia los pacientes no pueden clasificarse claramente dentro de las categorías de la personalidad

Tabla 1-18
Prueba de inteligencia general (*Scored General Intelligence Test*, SGIT)

Indicaciones: cuando se sospecha la presencia de un trastorno neurocognitivo a causa de déficits intelectuales aparentes, alteración de la capacidad para realizar generalizaciones, de la capacidad para mantener una tendencia de pensamiento, o para mostrar un buen criterio, puede ser útil realizar una prueba puntuada

Direcciones: realizar las siguientes preguntas como parte de la evaluación del estado mental. Debería utilizarse un estilo coloquial, y adaptar las preguntas a las diferencias culturales

Puntuación: una puntuación de 25 o inferior (de un máximo de 40) indica un problema cognitivo y debería llevarse a cabo una evaluación

Preguntas: consta de las 13 siguientes

1. ¿De qué están hechas las casas? (Cualquier material que se le ocurra) 1-4
   Un punto para cada ítem, hasta 4

2. ¿Para qué sirve la arena? .... 1, 2 o 4
   Cuatro puntos si la respuesta es para la elaboración del vidrio; 2 puntos si es para mezclar con cemento, para la construcción de carreteras o cualquier otro uso del ámbito de la construcción; 1 punto si es para jugar o para los areneros. Puntuación no acumulativa

3. Si la bandera ondea hacia el sur, ¿de qué dirección procede el viento? 3
   Tres puntos si la respuesta es el norte; no hay puntos parciales. Se puede decir: «¿De qué lado sopla el viento?»

4. Dígame el nombre de algunos peces 1-4
   Un punto para cada uno, hasta 4. Si el individuo solo dice uno, hay que animarle a seguir

5. ¿A qué hora del día es más corta la sombra? 3
   Al mediodía, 3 puntos. Si se sospecha que la respuesta ha sido correcta por casualidad, pregunte por qué

6. Pida el nombre de algunas ciudades grandes 1-4
   Un punto para cada una, hasta 4. Cuando se dice el nombre de un estado en lugar del de una ciudad, no se dan puntos (p. ej., al decir Nueva York, si no se especifica ciudad de Nueva York). No se dan puntos por los nombres de ciudades que no sean grandes

7. ¿Por qué la luna parece mayor que las estrellas? .... 2, 3 o 4
   Hay que dejar claro que la pregunta se refiere a cualquier estrella en particular, y asegurar que en realidad la luna es menor que cualquier estrella. Anime al sujeto a hacer una suposición. Dos puntos si la respuesta es «la luna está más abajo». Tres puntos si la respuesta es «está más cerca». Cuatro puntos si la respuesta es la afirmación generalizada de que los objetos que están más cerca parecen mayores que los objetos más distantes

8. ¿Qué metal es atraído por un imán? .... 2 o 4
   Cuatro puntos si la respuesta es el hierro; 2 puntos si es el acero

9. Si su sombra apunta hacia el noreste, ¿dónde está el sol? 4
   Cuatro puntos si la respuesta es el suroeste; no hay puntos parciales

10. ¿Cuántas barras hay en la bandera de Estados Unidos? 2
    Si la respuesta es 30, 2 puntos. A un individuo que responde 50 se le puede permitir corregir el error. Explicar, si es necesario, que las barras blancas también cuentan, como las rojas

11. ¿En qué se convierte el hielo cuando se derrite? 1
    Agua, 1 punto

12. ¿Cuántos minutos hay en una hora? 1
    60, 1 punto

13. ¿Por qué hace más frío de noche que de día? 1-2
    Dos puntos si la respuesta es «el sol se pone» o cualquier afirmación de que los rayos del sol son una fuente de calor.
    La pregunta puede invertirse: «¿Por qué hace más calor de día que de noche?». Solo 1 punto por responder la respuesta inversa

Esta prueba fue desarrollada y validada por N. D. C. Lewis, MD.
De Sadock BJ, Sadock VA. *Pocket Handbook of Clinical Psychiatry*. 5.ª ed. Philadelphia, PA: Lippincott Williams & Wilkins; 2010, con autorización.

del DSM; en su lugar, la mayoría de los que satisfacen los criterios diagnósticos de un trastorno también satisfacen los de otro, particularmente dentro del mismo grupo. Esta y otras limitaciones en la validez de los propios constructos dificultan la validez de los instrumentos de medición de la personalidad. Entre estos instrumentos hay tanto entrevistas como instrumentos de medición de autorreporte. Estos últimos son atractivos ya que requieren menos tiempo y pueden parecerle menos intimidatorios al paciente. No obstante, tienden a sobrediagnosticar trastornos de la personalidad. Puesto que muchos síntomas que sugieren trastornos de la personalidad son socialmente poco deseables, y que el conocimiento de la enfermedad de los pacientes tiende a ser bajo, los instrumentos administrados por un médico, que permiten sondear y observar al paciente, pueden proporcionar datos más precisos.

CUESTIONARIO DE TRASTORNO DE LA PERSONALIDAD (*PERSONALITY DISORDER QUESTIONNAIRE*, PDQ). El PDQ se creó a finales de la década de 1980 como un simple cuestionario de autorreporte, y su objetivo era proporcionar la evaluación categórica y dimensional de los trastornos de la personalidad. Consta de 85 ítems de tipo sí-no diseñados principalmente para evaluar los criterios diagnósticos de los trastornos de la personalidad. En los 85 ítems se incluyen dos escalas de validez para identificar la ausencia de comunicación, las mentiras e inatención. También hay una Escala de importancia clínica breve que administra un médico que evalúa la influencia de cualquier trastorno de la personalidad identificado mediante el PDQ de autorreporte. El cuestionario proporciona diagnósticos categóricos, un resultado estandarizado para cada uno de ellos, o un índice global de alteración de la personalidad basado en la suma de todos los criterios diagnósticos. Las puntuaciones globales van del 0 al 79; los controles normales tienden a puntuar por debajo de 20, los pacientes con trastorno de la personalidad suelen puntuar por encima de 30, y los que reciben psicoterapia ambulatoria pero no muestran tales trastornos tienden a puntuar entre 20 y 30.

Trastornos de inicio en la infancia. Existe una amplia variedad de instrumentos para evaluar la presencia de trastornos mentales en niños, pero su evaluación sigue siendo difícil por varias razones. En primer lugar, la nosología psiquiátrica del niño se halla en una fase incipiente de desarrollo, y la validez de constructo es a menudo problemática; en segundo lugar, los niños cambian notablemente con la edad, y es casi imposible diseñar un instrumento de medición que incluya a niños de todas las edades, y por último, los niños, en particular los más pequeños, tienen poca capacidad para hablar de sus síntomas, y se requiere de otros informantes. A menudo esto constituye un problema, porque con frecuencia hay discrepancia entre los síntomas comunicados por los niños, por los padres y por los profesores, y no está clara cuál es la mejor forma de combinar la información.

INVENTARIO DEL COMPORTAMIENTO DE NIÑO(AS) (*CHILD BEHAVIOR CHECKLIST*, CBCL).
El CBCL consta de una serie de instrumentos de autorreporte, que analizan la gran variedad de dificultades observadas en niños que van de preescolar a la adolescencia. Hay una versión diseñada para el reporte de los padres de los niños de entre 4 y 18 años, y otra para los padres de niños de entre 2 y 3 años. El *Youth Self-Report* es completado por niños de entre 11 y 18 años, y el *Teacher Report Form* lo contestan los profesores de niños en edad escolar. La escala incluye no solo las conductas problemáticas, sino también fortalezas académicas y sociales. Cada versión incluye unos 100 ítems que se puntúan en una escala de tipo Likert de 3 puntos. La puntuación puede ser manual o por ordenador, y existen datos normativos para cada una de las tres subescalas: conductas problemáticas, rendimiento académico y conductas adaptativas. También hay una versión en computadora. El CBCL no genera diagnósticos, sino que sugiere puntuaciones umbrales para los problemas en el «intervalo clínico». Las versiones para padres, profesores y niños muestran una confiabilidad elevada en la subescala de problemas, pero con frecuencia hay discrepancias entre los informantes. El CBCL puede ser útil como complemento de la evaluación clínica, ya que proporciona una visión general de los síntomas, y puede utilizarse para observar cambios a lo largo del tiempo. Con frecuencia se emplea para propósitos parecidos en la investigación infantil, y comparar los resultados con la experiencia clínica. No obstante, no proporciona información diagnóstica y su longitud limita su eficacia para el seguimiento.

ENTREVISTA DIAGNÓSTICA PARA NIÑOS (*DIAGNOSTIC INTERVIEW SCHEDULE FOR CHILDREN*, DISC).
La DISC actual, la DISC-IV, incluye una amplia variedad de diagnósticos del DSM, tanto del momento actual del niño como a lo largo de toda la vida. Consta de casi 3 000 preguntas, pero está estructurada con una serie de preguntas clave que actúan como portales de cada ámbito diagnóstico, y el resto de preguntas de cada sección puede omitirse si el niño responde negativamente. En los niños que se clasifican en cada sección son muy pocas las omisiones, por lo que puede obtenerse información completa de la escala de síntomas y diagnósticos. Hay versiones para niños, padres y profesores, y programas informáticos para implementar los criterios diagnósticos y generar escalas de gravedad basadas en cada versión o para combinar información procedente de los padres y de los niños. Completar la DISC puede requerir más de 1 h por niño, más otra hora para el progenitor. No obstante, a causa de la estructura de la pregunta clave, el tiempo real varía ampliamente según el número de síntomas. La DISC se diseñó para entrevistadores no médicos, pero su administración es complicada, por lo que se recomienda seguir un programa de capacitación. La fiabilidad de la DISC es solo entre moderada y buena, y en general es mejor en la entrevista combinada con el niño y los padres. Comparada con la entrevista clínica realizada por un psiquiatra infantil, la validez es también entre moderada y buena, mejor para algunos diagnósticos y mejor en la entrevista combinada. La DISC es bien tolerada tanto por los padres como por los niños, y puede utilizarse para complementar una entrevista clínica y asegurar que se incluye un diagnóstico exhaustivo. Algunos médicos encuentran incómoda su inflexibilidad, y su longitud hace que su uso sea poco apropiado en la práctica clínica. No obstante, se utiliza de forma frecuente en distintos ámbitos de investigación.

ESCALAS DE EVALUACIÓN DE CONNERS.
Las escalas de evaluación de Conners son un conjunto de instrumentos diseñados para cuantificar distintos trastornos mentales en niños y adolescentes, pero son más habituales en la evaluación del trastorno por déficit de atención con hiperactividad (TDAH). Su principal utilidad es el cribado del TDAH en poblaciones escolares o clínicas, y el seguimiento de cambios en la gravedad de los síntomas a lo largo del tiempo; la sensibilidad al cambio en respuesta a tratamientos específicos se ha demostrado en la mayor parte de versiones de estas escalas. Existen versiones para profesores, padres y de autorreporte (para adolescentes), y en todos los casos en formatos breve (10 ítems) y largo (80 ítems, con múltiples subescalas). La confiabilidad es excelente, pero en las versiones para profesores y padres tiende a observarse cierta discrepancia. Los datos sobre validez sugieren que las escalas de Conners son excelentes para discriminar entre pacientes con TDAH y controles normales.

ENTREVISTA PARA EL DIAGNÓSTICO DE AUTISMO REVISADA (*AUTISM DIAGNOSTIC INTERVIEW-REVISED*, ADI-R).
La ADI se creó en 1989 para la evaluación clínica del autismo y los trastornos relaciona dos, y se revisó en 2003 para proporcionar un instrumento más breve y útil para discriminar el autismo de otros trastornos del neurodesarrollo. Consta de 93 ítems, se ha diseñado para individuos con una edad mental de más de 18 meses, y cubre tres amplias áreas congruentes con los criterios diagnósticos del autismo: lenguaje y comunicación; interacciones recíprocas y sociales, y conductas e intereses limitados, repetitivos y estereotipados. Existen tres versiones: una para el diagnóstico a lo largo de la vida, una para el diagnóstico actual, y una para pacientes de menos de 4 años centrada en el diagnóstico inicial. Debe administrarla un médico experto en su uso, y completarla requiere unos 90 min. Cuando los médicos cuentan con una formación apropiada, su confiabilidad y validez son excelentes, pero es de poca utilidad en discapacidades graves del desarrollo. En general está pensada para la investigación cuando se requiere una evaluación completa de autismo, pero puede ser útil en la práctica clínica.

NEUROPSICOLOGÍA CLÍNICA Y EVALUACIÓN INTELECTUAL EN ADULTOS

La neuropsicología clínica es una especialidad de la psicología que examina la relación entre la conducta y el funcionamiento cerebral en sus dimensiones cognitiva, motora, sensorial y emocional. El neuropsicólogo clínico integra la historia médica y psicosocial con las manifestaciones que refiere el paciente y el patrón de desempeño en procedimientos neuropsicológicos, para determinar si los resultados son congruentes con una lesión cerebral en un área particular o un diagnóstico concreto.

Correlaciones neuroanatómicas

La historia inicial de la neuropsicología estuvo primordialmente dirigida al objetivo de vincular déficits conductuales con lesiones o disfunciones en áreas neuroanatómicas específicas. Si bien este método de evaluación ayudaba a validar pruebas neuropsicológicas que todavía se usan hoy día, la función de localización de las valoraciones neuropsicológicas se considera actualmente de menor importancia, a la luz de los recientes avances en las técnicas de neuroimagen. El creciente conocimiento en neurociencias ha llevado también a una visión más sofisticada de la relación entre cerebro y conducta, en la que las actividades cognitivas, perceptivas y motoras complejas se hallan controladas por circuitos neuronales en lugar de por una única estructura cerebral. La comprensión de estas relaciones entre cerebro y conducta es particularmente útil al evaluar a pacientes con lesiones focales. Es crucial asegurar que la evaluación neuropsicológica valora adecuadamente conductas relevantes que probablemente se asocian con un área determinada y sus rutas de interconexión.

Dominancia hemisférica y localización intrahemisférica.
Muchas funciones están mediadas por ambos hemisferios cerebrales. Sin embargo, ante una lesión cerebral lateralizada pueden demostrarse im-

portantes diferencias cualitativas entre los dos hemisferios. En la tabla 1-19 se ofrece una lista de habilidades cognitivas que se han vinculado con los hemisferios derecho o izquierdo en personas diestras. Pese a que el lenguaje es la función que más obviamente se halla controlada de forma predominante por el hemisferio izquierdo, en especial en personas diestras, este hemisferio también se considera dominante en el control de las extremidades (esto es, la realización de movimientos complejos como el cepillado de los dientes, de mando o de imitación), y se ha asociado con el grupo de déficits identificados en el síndrome de Gertsmann (agnosia digital, discalculia, disgrafia y desorientación izquierda-derecha). Por el contrario, se cree que el hemisferio derecho tiene un papel más destacado en las capacidades de control visoespacial y atención hemiespacial, que se hallan asociadas a las presentaciones clínicas de la apraxia constructiva y negligencia o inatención, respectivamente.

Aunque los déficits de lateralización se califican típicamente en términos de *lesión* del hemisferio derecho o izquierdo, cabe recordar que el comportamiento del paciente puede calificarse también en términos de funciones cerebrales *preservadas*. En otras palabras, el responsable de muchas de las respuestas conductuales tras una lesión cerebral es el tejido cerebral intacto restante, y no solo la ausencia de tejido cerebral crítico.

TRASTORNOS DEL LENGUAJE.   El papel especial del hemisferio izquierdo en el control de las funciones del lenguaje en la mayoría de las personas diestras ha sido confirmado en numerosos estudios, entre ellos, los resultados de las pruebas con amital sódico en pacientes operados de epilepsia, así como la incidencia de afasia tras un accidente cerebrovascular unilateral en el hemisferio derecho respecto al izquierdo. Aunque es raro que las personas diestras tengan el hemisferio derecho dominante para el lenguaje, puede ocurrir en alrededor del 1% de casos. La dominancia hemisférica en el lenguaje de las personas zurdas es menos predecible, pero en cerca de dos terceras partes el hemisferio izquierdo es el dominante en el lenguaje, mientras que en un 20% es el derecho, y en otro 20% la dominancia es bilateral.

Durante años se han desarrollado varios sistemas de clasificación para describir diversos patrones de disfunción del lenguaje. Un método habitual tiene en cuenta la presencia o ausencia de tres factores clave: fluidez, comprensión y repetición (capacidad intacta de repetir palabras o frases expresadas verbalmente).

Afasia de Broca.   La *afasia de Broca,* también conocida como *afasia expresiva,* se ha caracterizado tradicionalmente por un discurso no fluido pero compresión auditiva intacta y repetición algo alterada. Durante mucho tiempo se creyó que estaba asociada a una lesión del área de Broca (la circunvolución frontal inferior izquierda) o área de Brodmann 44 (fig. 1-3), pero datos de neuroimagen más recientes en pacientes con accidentes cerebrovasculares han mostrado que el síndrome de la afasia de Broca completo, incluido el *agramatismo* (lenguaje telegráfico), solo se da en lesiones más extensas, que engloban el área suprasilviana desde el área de Broca al extremo posterior de la fisura silviana.

Afasia de Wernicke.   La *afasia de Wernicke,* o *afasia fluida* o *receptiva,* se caracteriza por un discurso fluido, comprensión dificultada y repetición algo alterada. Se ha asociado con una lesión del área de Wernicke en la circunvolución temporal superior. La alteración de la capacidad de comprender el lenguaje afecta directamente a la capacidad individual de autocontrolar la emisión del lenguaje, y puede estar relacionada con la deficiencia de las estructuras sintácticas. A diferencia de los pacientes con afasia de Broca, que suelen ser evidente y dolorosamente conscientes de su dificultad de comunicación, los pacientes con afasia de Wernicke no son conscientes sus problemas de comunicación, ya que el área de Wernicke es fundamental para la comprensión del propio discurso, así como del lenguaje de los demás. Esta falta de autoconciencia es similar a la de la afección conocida como *anosognosia,* en la que los pacientes no pueden apreciar sus propios déficits, lo que es particularmente frustrante para muchos familiares y cuidadores.

Tabla 1-19
Selección de déficits neuropsicológicos asociados a lesión del hemisferio derecho o izquierdo

Hemisferio izquierdo	Hemisferio derecho
Afasia	Déficits visoespaciales
Desorientación derecha-izquierda	Percepción visual alterada
Agnosia digital	Negligencia
Disgrafia (afásica)	Disgrafia (espacial, negligencia)
Discalculia (alexia numérica)	Discalculia (espacial)
Apraxia constructiva (detalles)	Apraxia constructiva (Gestalt)
Apraxia de extremidades	Apraxia del vestirse Anosognosia

De Sadock BJ, Sadock VA, Ruiz P. *Kaplan & Sadock's Comprehensive Textbook of Psychiatry.* 9.ª ed. Philadelphia, PA: Lippincott Williams & Wilkins; 2009, con autorización.

Afasia de conducción.   Los pacientes con *afasia de conducción* muestran un estado relativamente intacto de su comprensión auditiva y de su discurso espontáneo por la preservación de las áreas de Wernicke y Broca. Sin embargo, la capacidad para repetir palabras y frases está específicamente afectada y a menudo se ha atribuido al daño del fascículo arqueado, que interconecta las áreas de Wernicke y Broca. Este tipo de afasia es mucho más sutil y tiende a mostrar un menor impacto negativo en la vida diaria.

Afasia global.   La *afasia global* se caracteriza por el deterioro en las tres dimensiones de fluidez, comprensión y repetición debido a lesiones en el núcleo de las áreas del lenguaje en la superficie lateral del hemisferio izquierdo. En realidad, muchos pacientes con afasia no pueden clasificarse claramente en un sistema específico, ya que el patrón de déficits no se adapta con exactitud a las categorías descriptivas. La valoración detallada del lenguaje de la mayoría de los pacientes con afasia muestra típicamente déficits en las tres áreas, si bien los grados pueden variar.

APRAXIA DE EXTREMIDADES.   La apraxia de extremidades y otros déficits cognitivo-motores se aprecian con más frecuencia en lesiones del hemisferio izquierdo que del derecho. Sin embargo, Kathleen Haaland y Deborah Harrington revisaron datos que mostraban que la diferencia en la incidencia de la apraxia de extremidades tras lesión izquierda o derecha no es tan acusada como con el lenguaje, lo que sugiere que la dominancia del hemisferio izquierdo en los trastornos del movimiento complejo no es tan fuerte como en aquel. Pese a que no se ha considerado tradicionalmente que la apraxia de extremidades tuviera una importancia funcional sustancial, información reciente sugiere que la apraxia de extremidades afecta significativamente a los resultados de la rehabilitación. La *apraxia conceptual* podría producir el uso del objeto equivocado para realizar un movimiento, como utilizar un cepillo de dientes para comer. Finalmente, errores de secuenciación e ideación pueden llevar a actividades incoherentes, como intentar prender una vela antes de encender la cerilla.

ARITMÉTICA.   Las habilidades aritméticas pueden verse alteradas tras lesiones del hemisferio izquierdo o derecho. La lesión del hemisferio izquierdo, en especial del lóbulo parietal, produce dificultad para leer y apreciar el significado simbólico de los números *(dislexia numérica),* y puede asociarse con dificultad para entender conceptualmente un problema aritmético *(anaritmetia).* Ello contrasta con el hecho de que los déficits en cálculo aritmético que pueden acompañar a las lesiones del hemisferio derecho se observan con mayor probabilidad en problemas escritos. Aparecen como dificultades ante problemas espaciales de la aritmética, como errores resultantes de una abolición visual hemiespacial, mal alineamiento de las columnas, o rotaciones y percepciones visuales distorsionadas, que pueden producir confusión en los signos de suma o multiplicación.

TRASTORNOS ESPACIALES.   La lesión del hemisferio derecho en personas diestras se asocia con frecuencia a déficits en las habilidades visoespaciales. Las técnicas de evaluación habituales comprenden dibujos y tareas de ensamblaje espacial o de construcción.

Trastorno visoespacial.   Tanto en la lesión del hemisferio izquierdo como en la del derecho pueden apreciarse errores cualitativamente distintos al construir diseños de bloques o al dibujar una configuración geométrica compleja (p. ej., la Prueba de figura compleja de Rey-Osterrieth). En presencia de una lesión en el lado derecho, el resultado dificultado refleja a menudo la incapacidad que tiene el paciente para apreciar la Gestalt o características globales de un diseño. En el ejemplo que se muestra en la figura 1-4 se aprecia la dificultad del paciente en mantener la matriz de bloques 2 × 2 para convertirla en una columna de cuatro bloques. En cambio, la lesión del hemisferio izquierdo suele comportar una reproducción imprecisa de los detalles internos del diseño, incluyendo una orientación imprecisa de cada bloque, pero muy probablemente preservando la matriz 2 × 2 (es decir, la Gestalt). Muchos neuropsicólogos remarcan que la comprensión neurofisiológica de este trastorno depende no solo de un grupo de puntuaciones en las pruebas, sino también de una descripción cualitativa del tipo de error. Ello permite a menudo vincular el trastorno a una región neuroanatómica específica, así como entender mejor los mecanismos del défi-

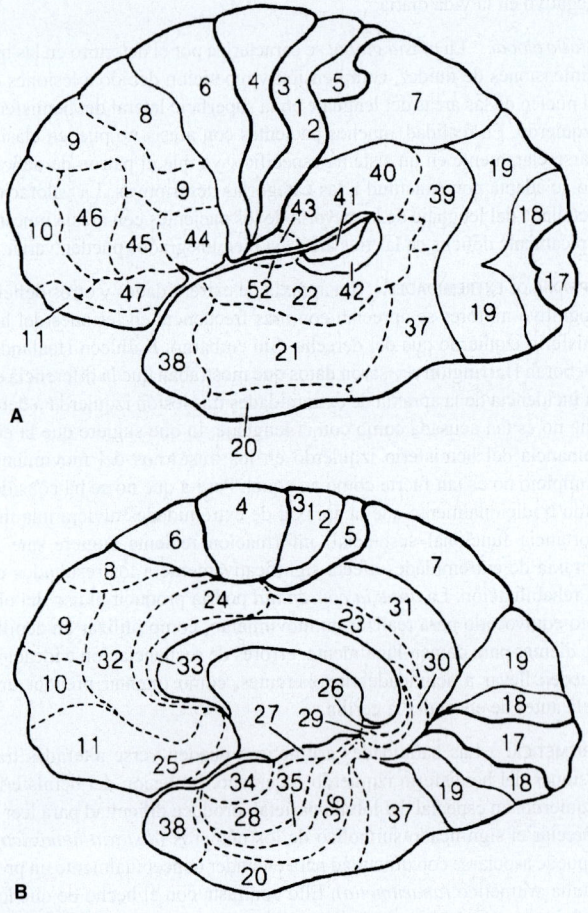

FIGURA 1-3

Áreas de Brodmann de la corteza cerebral humana que muestran la superficie convexa (**A**) y la medial (**B**). (De Elliott HC. *Textbook of Neuroanatomy.* Philadelphia, PA: Lippincott; 1969, con autorización.)

cit de cara a la rehabilitación. Este enfoque cualitativo en el tipo de error es similar a la aproximación *patognomónica* que con frecuencia emplean los neurólogos conductuales.

En otro ejemplo, la lesión del hemisferio derecho tiende a asociarse con una disminución de la apreciación de las características globales del estímulo visual. Por otro lado, la del hemisferio izquierdo tiende a asociarse con un peor análisis de las características locales y los detalles. Esta noción se ilustra en la figura 1-5, en la que un paciente con lesión del hemisferio izquierdo se fija en la Gelstat del triángulo o de la letra M sin notar las características internas que conforman el diseño. Por el contrario, la aproximación «local» de un paciente con lesión del hemisferio derecho realza los detalles internos (pequeños rectángulos o letra Z) sin apreciar que la Gestalt está formada por los detalles internos. Este ejemplo ilustra también el importante aspecto de que las respuestas conductuales (incluidos los errores) están generadas en la misma medida por regiones cerebrales preservadas de funcionamiento intacto y por la pérdida de otras regiones de funcionamiento cerebral.

Negligencia.   Los *síndromes de inatención* o *negligencia* se caracterizan por la incapacidad de detectar estímulos visuales o táctiles, o de mover la extremidad en el hemiespacio contralateral. Suelen asociarse con lesión en la región parietal del hemisferio derecho, aunque también puede aparecer en lesiones en otras áreas de la corteza cerebral y subcorticales. Si bien los síndromes de inatención tienen una incidencia similar y pueden coexistir con déficits del campo visual y somatosensoriales, son diferentes y no pueden explicarse por un problema motor o sensorial. La inatención visual puede valorarse mediante ejercicios de cancelación o bisección de líneas, en los que el papel se coloca en la línea media del paciente, al que se le pide que cruce todas las líneas de la página y que biseccione la línea individual que se le presenta. El método de la doble estimulación simultánea o extinción visual es otro procedimiento normal para demostrar el déficit. Los síndromes de inatención tienen un efecto funcional devastador para la capacidad de vivir independientemente, y deben tenerse en cuenta en el proceso de evaluación.

Apraxia del vestirse.   La apraxia del vestirse tiende a aparecer asociada con déficits espaciales tras lesiones en el hemisferio derecho. La falta de coordinación de los requerimientos táctiles y espaciales de vestirse puede observarse en la dificultad del paciente para identificar la parte superior e inferior de una prenda o la confusión derecha-izquierda a la hora de introducir las extremidades en ella. Como resultado, el tiempo necesario para vestirse puede verse dolorosamente prolongado, con lo que el paciente quizá tenga una mayor dependencia funcional de la que podría esperarse por la valoración simple de las habilidades motoras o espaciales.

TRASTORNOS DE LA MEMORIA.   Los síntomas relacionados con la memoria constituyen el principal motivo de referencia al neuropsicólogo. La exploración neuropsicológica exhaustiva de la memoria considera la modalidad en que se presenta el material (p. ej., verbal o espacial), así como los formatos de presentación, que valoran sistemáticamente los diferentes aspectos del sistema de proceso de información y almacenamiento que forma la base de la memoria. Las investigaciones realizadas indican que el procesamiento especializado del material de la memoria verbal y espacial tiende a medirse de maneras diferenciadas por los hemisferios derecho e izquierdo, respectivamente. Además de las diferencias interhemisféricas en la localización funcional, los problemas específicos de la memoria pueden asociarse con fallos en cualquier paso del modelo de procesamiento de la información. Estos pasos comprenden: *1)* registro del material a través de la *atención; 2)* procesamiento y codificación inicial del material en la *memoria a corto plazo,* también conocida como *memoria de trabajo; 3)* consolidación y almacenamiento del material en la *memoria a largo plazo,* y *4)* proceso de *recuperación,* en el que el material se traslada desde el almacén de la memoria a largo plazo hasta la conciencia. Una gran ventaja de la valoración neuropsicológica es que los problemas en estos tipos de memo-

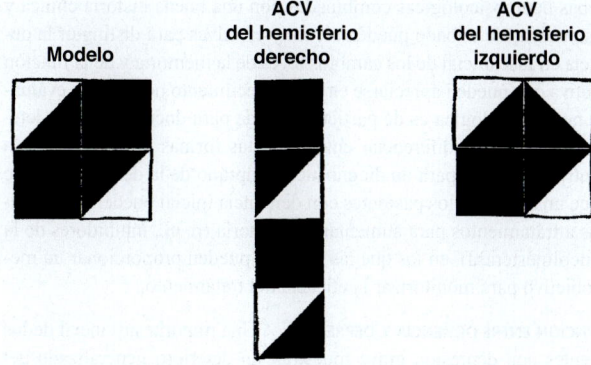

FIGURA 1-4

Ejemplos de construcciones de diseño de bloques observados en un paciente con accidente cerebrovascular (ACV) del hemisferio derecho y otro con ACV del hemisferio izquierdo. (De Sadock BJ, Sadock VA, Ruiz P. *Kaplan & Sadock's Comprehensive Textbook of Psychiatry*. 9.ª ed. Philadelphia. Lippincott Williams & Wilkins; 2009, con autorización.)

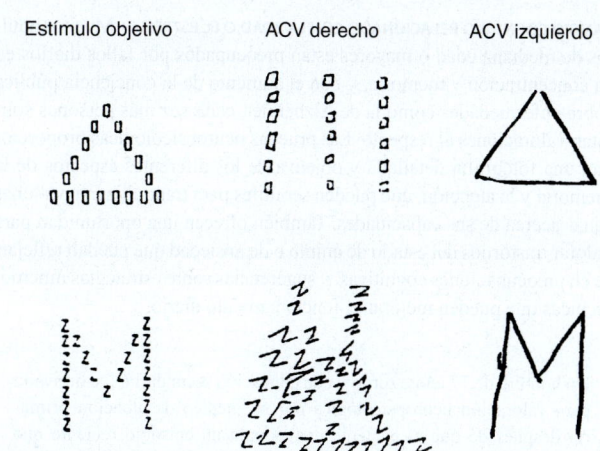

FIGURA 1-5

Estímulo objetivo global local con dibujos de memoria realizados por un paciente con accidente cerebrovascular (ACV) en el hemisferio derecho y por otro con ACV en el hemisferio izquierdo. (De Robertson LC, Lamb MR. *Neuropsychological contributions to theories of part/whole organization. Cogn Psychol* 1991;23:325. Elsevier Science, con autorización.)

ria pueden aislarse y describirse rápidamente en el proceso de exploración. Una vez identificado, la naturaleza específica del déficit puede tener importantes implicaciones en el diagnóstico, el tratamiento y el pronóstico.

Codificación. La codificación inicial de material nuevo puede estar influida por distintos factores, como déficits en la capacidad de procesamiento de la atención, el lenguaje y el espacio. Se mide usualmente mediante el recuerdo inmediato de información recientemente aprendida (p. ej., narraciones o diseños) o demostrando la capacidad de aprender nuevos materiales presentados durante múltiples «pruebas de aprendizaje» (p. ej., listas de palabras). La atención es una función cognitiva relativamente frágil que puede verse afectada por muchos factores, como trastornos de base neurológica (p. ej., traumatismo craneoencefálico o estado confusional agudo) o trastornos psiquiátricos (p. ej., depresión o ansiedad), por lo que se trata de un aspecto crucial de una valoración precisa de la memoria.

Almacenamiento y recuperación. Los déficits al recordar pueden asociarse con un almacenamiento deficiente de la información o deberse a una recuperación deficiente, en cuyo caso el material todavía se halla presente, aunque no esté accesible. La mejor manera de diferenciar estos problemas es examinar la *memoria de reconocimiento*: se pide al paciente que escoja de entre un grupo de elecciones múltiples o que discrimine palabras concretas de otros *falsos-positivos*. Si el paciente demuestra un reconocimiento preciso pero un recuerdo pobre, el problema será probablemente una mala recuperación, pero si el reconocimiento está alterado, es más probable que se deba a un problema en el almacenamiento de nueva información. Esta distinción es importante porque las funciones de recuperación y almacenamiento están favorecidas por distintas estructuras neuroanatómicas. El almacenamiento dificultado se asocia más a menudo con disfunción de los sistemas diencefálico y lobular temporal medial, mientras que la dificultad en la recuperación se asocia con diversas estructuras, como los lóbulos frontales.

FUNCIÓN EJECUTIVA. Se sabe que los lóbulos prefrontales y sus interconexiones con el resto del cerebro tienen un papel importante en las *funciones ejecutivas*, que son esenciales para planificar, organizar, autocontrolarse y controlar respuestas complejas de resolución de problemas. La lesión de los lóbulos frontales se asocia también con cambios significativos de la personalidad, como ejemplificó el histórico caso del siglo xix de Phineas Gage, que se tornó irresponsable, antisocial e incapaz de llevar a cabo planes después de que una barra de hierro atravesara sus lóbulos frontales. Como conceptualizó Muriel Lezak, las fun-

ciones ejecutivas comprenden la volición (formulaciones de un objetivo, motivación para conseguirlo y conciencia de la propia capacidad para lograrlo), planificación, acción propositiva (selección de respuesta e inicio, mantenimiento, cambio y cese) y ejecución, que engloba el autocontrol, la autocorrección y el control de los aspectos espaciotemporales de la respuesta. Las diferencias hemisféricas en el control de las funciones ejecutivas por los lóbulos frontales no han sido tan bien documentadas como en los lóbulos temporales y parietales.

HABILIDADES MOTORAS. La evaluación neuropsicológica incluye pruebas formales de las habilidades motoras, como la velocidad de golpeteo con los dedos, la fuerza de agarre y la destreza motora fina. Estas pruebas, que han demostrado su validez y confiabilidad, son útiles en la valoración de los trastornos motores lateralizados y tienen implicaciones en el funcionamiento de la vida diaria, así como para la planificación profesional.

Aspectos generales para derivación

Se derivan pacientes al neuropsicólogo por muchas razones, como un diagnóstico diferencial, un estudio basal y un plan de tratamiento, así como para opiniones relacionadas con la causalidad y la capacidad de decisión. Dado que muchos médicos que derivan tienen poca experiencia y conocimientos de neuropsicología, para el neuropsicólogo es razonable e importante tomar parte activa en refinar las preguntas específicas que se le dirigen y en proporcionar una información realista sobre las limitaciones de la consulta.

Nivel de funcionamiento. Un motivo habitual de derivación es documentar el nivel de funcionamiento para diversos propósitos, como la valoración del cambio de capacidad de tomar decisiones, en especial ante diagnósticos como demencia, accidente cerebrovascular o traumatismo craneoencefálico.

Diagnóstico diferencial. Al igual que otros procedimientos diagnósticos, los resultados de una evaluación neuropsicológica deben interpretarse a la luz de toda la información disponible, como la historia y cualquier factor médico asociado que el paciente refiera o documente. Muchos trastornos psiquiátricos y neurológicos tienen síntomas comunes, y las quejas sobre concentración o problemas de memoria se refieren con mucha frecuencia.

CAMBIO COGNITIVO RELACIONADO CON LA EDAD O EL ESTRÉS.   Muchos adultos de mediana edad o mayores están preocupados por fallos diarios en su concentración y memoria, y con el aumento de la conciencia pública sobre enfermedades como la de Alzheimer, cada vez más personas solicitan valoraciones al respecto. Las pruebas neuropsicológicas proporcionan una fotografía detallada y objetiva de los diferentes aspectos de la memoria y la atención, que pueden ser útiles para tranquilizar a personas sanas acerca de sus capacidades. También ofrecen una oportunidad para valorar trastornos del estado de ánimo o de ansiedad que puedan reflejarse en preocupaciones cognitivas, y sugerencias sobre estrategias mnemotécnicas que pueden mejorar el funcionamiento diario.

> Un hombre de 77 años, zurdo y con educación secundaria, fue derivado para valoración neuropsicológica por su médico de atención primaria después de que el paciente mencionara un episodio reciente que consistía en haber dado la vuelta mientras conducía. Los resultados de la valoración neuropsicológica indicaron un desempeño variable en las pruebas de orientación y concentración. Su resultado fue excelente en las pruebas de memoria, lenguaje y funcionamiento ejecutivo en resolución de problemas, pero las habilidades visoespaciales y constructivas estaban moderadamente deterioradas.

TRAUMATISMO CRANEOENCEFÁLICO LEVE.   El traumatismo craneoencefálico se clasifica como leve, moderado o grave. Sin embargo, la gran mayoría de los pacientes que se derivan para consulta neuropsicológica presentan traumatismos leves. Una proporción significativa de las personas que han sufrido un traumatismo leve se quejan de problemas de atención, de proceso de información, de memoria y del estado de ánimo, además de cefalea u otras formas de dolor, durante muchos meses tras el traumatismo. Las pruebas neuropsicológicas desempeñan un papel crucial en la determinación del alcance del déficit cognitivo objetivo y del posible papel de los factores psicológicos en la perpetuación de los problemas cognitivos.

El neuropsicólogo debería tener en mente que muchos pacientes con traumatismo craneoencefálico leve están pendientes de juicios, lo que puede complicar la capacidad de identificar las causas del deterioro. Pese a que la exageración descarada es relativamente infrecuente, la presentación sutil de una conducta de enfermedad crónica debería considerarse cuando están implicados aspectos legales o beneficios por discapacidad. Esto es de especial importancia en el traumatismo leve, en el que las quejas subjetivas pueden ser desproporcionadas en comparación con las circunstancias objetivas del traumatismo, en especial porque la mayoría de los estudios de seguimiento indican el regreso al estado neuropsicológico inicial sin evidencia de secuelas cognitivas significativas después de 3 a 12 meses tras el traumatismo.

SÍNDROMES DE ACCIDENTE CEREBROVASCULAR.   Tras la fase aguda de recuperación del accidente cerebrovascular, los pacientes pueden quedar con déficits residuales que afecten a la memoria, el lenguaje, las habilidades motoras/sensoriales, el razonamiento o el estado de ánimo. Las pruebas neuropsicológicas pueden ayudar a identificar fortalezas que emplear al planificar una rehabilitación adicional y proporcionar retroalimentación en las implicaciones funcionales de los déficits residuales para el trabajo o actividades complejas de la vida diaria. La valoración de las actividades funcionales también puede ser útil al psiquiatra que esté valorando el estado de ánimo y los síntomas conductuales o tratando con los cuidadores y familiares.

DETECCIÓN TEMPRANA DE DEMENCIA.   Las enfermedades que merecen una valoración neuropsicológica particular para su detección en fases iniciales y posible tratamiento comprenden los déficits cognitivos relacionados con el virus de la inmunodeficiencia humana (VIH) y la hidrocefalia normotensiva. Cuando son los familiares los que expresan preocupación acerca del funcionamiento de la memoria de una persona, la probabilidad de una base neurológica de los problemas funcionales es mayor. Las

pruebas neuropsicológicas combinadas con una buena historia clínica y otras pruebas de cribado pueden ser muy efectivas para distinguir la demencia en fase inicial de los cambios leves de la memoria y de la función ejecutiva que pueden apreciarse en el envejecimiento normal. La evaluación neuropsicológica es de particular ayuda para documentar los deterioros cognitivos y diferenciar entre distintas formas de demencia. Un incentivo adicional para un diagnóstico temprano de la demencia reside en que una parte de los pacientes con demencia inicial pueden ser candidatos a tratamientos para aumentar la memoria (p. ej., inhibidores de la acetilcolinesterasa), en los que las pruebas pueden proporcionar un medio objetivo para monitorizar la eficacia del tratamiento.

DISTINCIÓN ENTRE DEMENCIA Y DEPRESIÓN.   Una minoría sustancial de los pacientes con depresión grave muestran un deterioro generalizado del funcionamiento cognitivo. Además de los problemas de atención y enlentecimiento del pensamiento y la acción, pueden ser muy olvidadizos y presentar problemas de razonamiento. Mediante la exploración del deterioro cognitivo, las pruebas neuropsicológicas pueden ayudar a identificar un síndrome de demencia asociado a la depresión conocido como *seudodemencia*. Las presentaciones mixtas también son habituales, y en ellas los síntomas de depresión coexisten con varias formas de deterioro cognitivo y se exacerban los efectos de la disfunción cognitiva más allá de los que cabría esperar en un deterioro neurológico aislado. Las pruebas neuropsicológicas en este caso pueden ser muy útiles, al proporcionar la línea inicial con la que medir los efectos de los antidepresivos y otros tratamientos para aliviar los síntomas cognitivos y del estado de ánimo.

> Un hombre de 75 años, doctorado en ciencias sociales, solicitó reevaluación neuropsicológica a causa de la persistencia de trastornos de la memoria, alegando que «varios de mis amigos tienen Alzheimer». En la exploración inicial, un año antes, obtuvo resultados en el rango esperado (mejores que el promedio) en la mayoría de los procedimientos, pese a tener resultados variables en mediciones de la atención y la concentración. Los resultados de la evaluación de seguimiento se agruparon nuevamente en el rango esperado por encima del promedio con un desempeño desigual en las medidas de atención. En las pruebas de memoria del aprendizaje de listas, su aprendizaje inicial de una lista de palabras fue menor del esperado, pero la retención diferida del material fue superior al promedio, con una excelente discriminación de los elementos objetivo en una prueba de reconocimiento. También presentaba un gran número de síntomas de depresión en un inventario de autorreporte.

Cambios funcionales a lo largo del tiempo.   Dado que muchos diagnósticos neurológicos conllevan expectativas claras de tasas normales de recuperación y deterioro a lo largo del tiempo, a menudo es importante reexaminar a un paciente mediante un seguimiento neuropsicológico en el plazo de 6 meses a 1 año. Por ejemplo, podría ser importante monitorizar deterioros del funcionamiento independiente potencialmente asociados a una demencia progresiva, o identificar mejorías después de accidentes cerebrovasculares o resección tumoral. Las exploraciones de seguimiento proporcionan una oportunidad para examinar objetivamente secuelas cognitivas tras un traumatismo craneal leve de larga duración, o su empeoramiento, a pesar de que la bibliografía actual indica que la mayor proporción de la recuperación funcional se dará con mayor probabilidad en los primeros 6 meses a 1 año tras el traumatismo. Pese a que tras este período pueden continuar apareciendo sutiles signos de recuperación, la falta de mejoría tras la lesión, o el empeoramiento de los síntomas, sugerirían factores psicológicos asociados o una afección preexistente o coincidente, como demencia, consumo de sustancias o simulación.

Valoración de la capacidad de toma de decisiones.   A menudo se pide a los neuropsicólogos ayuda para determinar en algún paciente la capacidad de toma de decisiones o de gestionar sus asuntos. Las pruebas neuropsicológicas pueden ser útiles en estos casos, al documentar áreas de deterioro significativo, por un lado, y fortalezas y habilidades preservadas, por otro. Pocas veces las opiniones acerca de la capacidad de toma de decisiones se basan en los hallazgos aislados de pruebas, y suele confiarse en la información recogida en la entrevista clínica, entrevistas colaterales con familiares y cuidadores y la observación directa del funcionamiento cotidiano (p. ej., valoración en el domicilio). La evaluación del nivel de perspicacia de una persona y su capacidad de apreciar sus limitaciones constituyen el aspecto individual y de mayor importancia de la valoración. Los estándares de la capacidad de toma de decisiones se definen por lo general mediante la legislación y, desde luego, la última determinación de competencia reside en la autoridad del juez. Sin embargo, los neuropsicólogos y otros profesionales sanitarios pueden tener un papel significativo modelando la decisión del juez a través de una opinión profesional solvente, apoyada en datos conductuales de gran validez. Como regla general, las consideraciones acerca de la capacidad de tomar decisiones se enfocan mejor a través del sentido más ajustado posible para interferir lo menos posible en la libertad de la persona para representar sus propios intereses. Así, las solicitudes de consulta para evaluación de la capacidad de tomar decisiones deberían identificar las áreas específicas de la toma de decisiones y de la conducta que deben estudiarse. Las cuestiones que con frecuencia surgen en relación con la capacidad de tomar decisiones comprenden las áreas referentes a aspectos legales y económicos, asistencia sanitaria y tratamientos médicos, y capacidad de vivir de forma independiente. Algunos aspectos sobre la capacidad comprenden estándares elevados, como la capacidad de conducir, la de trabajar, o la práctica de determinadas profesiones (p. ej., controlador del tráfico aéreo, cirujano o asesor financiero). En estos casos, para el neuropsicólogo es muy importante confiar en las expectativas normativas apropiadas para cada actividad, así como en las variables demográficas del paciente.

Evaluación forense.   La evaluación neuropsicológica de las personas en materia de legislación civil o penal requiere conocimientos especializados que suelen ir más allá de los que poseen los expertos en neuropsicología. Los neuropsicólogos se citan a menudo como expertos en casos relacionados con traumatismos craneoencefálicos, en especial en los casos leves asociados con accidentes con vehículos de motor. Como subespecialidad diferenciada, esta área de la práctica requiere la integración de conocimientos sobre normativas, legislación, precedentes y procedimientos legales, así como ser experto en reconocer y describir el impacto de una lesión o suceso en el funcionamiento cognitivo, emocional y conductual.

Abordaje de la evaluación neuropsicológica

La evaluación neuropsicológica valora sistemáticamente el funcionamiento en los dominios de atención y concentración, memoria, lenguaje, habilidades visoespaciales, y capacidades sensoriales y motoras, así como el funcionamiento ejecutivo y el estado emocional. Dado que los déficits en la actividad cognitiva solo pueden interpretarse en comparación con un *funcionamiento premórbido* o de larga evolución, suelen examinarse las capacidades intelectuales globales para valorar el nivel global de funcionamiento e identificar cualquier cambio de la función intelectual. Las contribuciones psicológicas a la actuación también se consideran respecto a la personalidad y el estilo de afrontamiento, la labilidad emocional, la presencia de un trastorno del pensamiento, el desarrollo, y los factores estresantes pasados y actuales. El neuropsicólogo es experto en integrar los datos obtenidos de muchas fuentes diversas, incluidos los antecedentes, la presentación clínica y varias docenas de puntuaciones discretas en los diversos tipos de actuación, que constituyen los datos neuropsicológicos.

Abordaje mediante baterías de pruebas.   El abordaje mediante baterías de pruebas, ejemplificado por la Batería de tests neuropsico-

lógicos de Halstead-Reitan (*Halstead-Reitan Neuropsychological Test Battery*, HRNTB) y la Batería de evaluación neuropsicológica (*Neuropsychological Assessment Battery*, NAB), surgió directamente de la tradición psicométrica de la psicología. Este abordaje supone una gran variedad de pruebas que miden la mayoría de los dominios cognitivos, así como las habilidades sensoriales o motoras. Tradicionalmente, todas las partes de la batería de pruebas se administran sin tener en cuenta el problema actual del paciente, pese a que la NAB tiene un cribado que cubre todos los dominios apropiados. El abordaje mediante baterías tiene la ventaja de identificar problemas que el paciente pudiera no haber mencionado y que el historial clínico podría no haber detectado, pero tienen el inconveniente de consumir mucho tiempo (6-8 h con la HRNTB).

Abordaje mediante pruebas de hipótesis.   El abordaje mediante pruebas de hipótesis cualitativas está ejemplarizado históricamente por los trabajos de Alexander Luria y desarrollado de forma más reciente en el Enfoque basado en procesos de Boston *(Boston Process Approach)* por Edith Kaplan y cols. Se caracteriza por la evaluación detallada de las áreas funcionales relacionadas con los síntomas del paciente y las áreas previstas de deterioro, con un énfasis relativamente menor en los aspectos funcionales que es menos probable que se vean deteriorados. El abordaje mediante pruebas de hipótesis ha sido de especial utilidad para revelar las funciones diferenciales de los dos hemisferios, como se ha comentado. Este abordaje tiene la ventaja de revelar eficientemente las áreas de deterioro proporcionando una descripción detallada de los déficits a partir de un punto de vista basado en el procesamiento cognitivo, pero tiene el inconveniente de poder pasar por alto áreas con déficits.

Abordaje mediante cribado.   Desde 1990, muchos profesionales se han retirado del abordaje estricto con baterías de pruebas o hipótesis, desarrollando abordajes más flexibles y eficientes. En este modelo, el neuropsicólogo emplea un grupo de puntuaciones en procedimientos de cribado como primer paso para determinar si puede establecerse un diagnóstico con menos información, o si son necesarias más pruebas para identificar problemas más sutiles. Así, un protocolo de cribado que valore eficientemente las principales áreas del funcionamiento neuropsicológico puede seguirse, o no, de pruebas más detalladas en áreas seleccionadas que pudieran proporcionar una mejor comprensión de las causas de los déficits demostrados en la evaluación de cribado.

Evaluación del estado mental.   En algunos casos que suelen suponer un deterioro cognitivo muy agudo o grave, simplemente no es factible realizar amplias exploraciones cognitivas, por lo que el neuropsicólogo puede confiar de forma apropiada en evaluaciones del estado mental inicial del paciente o en procedimientos de cribado cognitivo breves para orientar los aspectos que han motivado la derivación. Sin embargo, las investigaciones han demostrado que, incluso con procedimientos de cribado breves, el empleo sistemático de un formato estructurado puede aumentar en gran manera la precisión para detectar deterioros cognitivos.

Uno de los instrumentos de cribado más ampliamente empleados para documentar grandes cambios en el estado mental es el Miniexamen del estado mental (MMSE), pero es importante destacar sus limitaciones. Además de las series de contar hasta siete, el MMSE no valora realmente las funciones ejecutivas, que a menudo están deterioradas en los pacientes con demencia. Además, el MMSE subestimará probablemente la prevalencia de déficits cognitivos en personas mayores instruidas con enfermedad de Alzheimer inicial o en adultos más jóvenes con lesión cerebral focal, y puede sobrestimar déficits cognitivos en personas con baja escolaridad. Por tanto, los puntos de corte deberían ajustarse según la edad y la formación, antes de concluir que existe un deterioro. Pese a que las evaluaciones del estado mental pueden ser muy útiles para detectar signos mayores de deterioro cognitivo, no proporcionan un fundamento suficiente para diagnosticar etiologías específicas del deterioro cognitivo, y no muestran equivalencia con las pruebas neuropsicológicas.

Dominios de la evaluación neuropsicológica formal

La última década ha visto una explosión en el desarrollo de pruebas y procedimientos de evaluación neuropsicológica más sofisticados y mejor estandarizados. En la tabla 1-20 se expone una lista de ejemplos de pruebas y técnicas neuropsicológicas de uso habitual.

Entrevista.   La entrevista clínica proporciona, de forma aislada, la mejor oportunidad para identificar las preocupaciones y preguntas del paciente, provocando una descripción directa de los síntomas actuales que expresa, y la comprensión del contexto de su historia y circunstancias actuales. Aunque el paciente supone la fuente primordial en la entrevista, es importante solicitar información que la corrobore, obtenida a partir de entrevistas con los miembros de la familia o cuidadores, así como de la revisión a fondo de registros relevantes, como tratamientos médicos y de salud mental, educación y experiencias laborales.

Funcionamiento intelectual.   La evaluación del funcionamiento intelectual actúa como piedra angular de la exploración neuropsicológica. Las escalas de inteligencia de Wechsler han representado el estándar de referencia tradicional en la evaluación intelectual durante décadas. Se basan en estándares normativos cuidadosamente desarrollados. La visión y variedad de pruebas en las que se basa el resumen de los valores del coeficiente intelectual (CI) proporcionan también parámetros con los que comparar los resultados en otras pruebas de habilidades específicas. La última revisión de este instrumento, la WAIS-III, ofrece como ventaja adicional de normas de edad muy extensas (entre los 16 y los 89 años), que están directamente relacionadas con los resultados normativos de la Escala de memoria de Wechsler III (*Wechsler Memory Scale III*, WMS-III). Las escalas de inteligencia de Wechsler emplean un amplio grupo de tareas verbales y visoespaciales complejas que tradicionalmente se han resumido en CI verbal, CI manipulativo y CI de escala completa. En el contexto de una exploración neuropsicológica, la actuación del paciente en los diversos procedimientos proporciona información útil sobre capacidades antiguas y del funcionamiento actual. La mayoría de los neuropsicólogos reconocen que el resumen de los valores del CI proporcionan solamente un rango aproximado para la caracterización del nivel general de funcionamiento de la persona. Por tanto, es más apropiado y significativo caracterizar el funcionamiento intelectual de la persona en términos de rango de funcionamiento (p. ej., límite, medio bajo, medio, medio alto, o superior), que está representado por el valor del CI, en vez del valor específico por sí mismo.

El examen cuidadoso de la persona en las diversas pruebas verbales y de rendimiento puede proporcionar información relativa a su patrón de fortalezas y debilidades, así como el grado de congruencia entre estas características y la historia en otros aspectos de la exploración neuropsicológica. Las pruebas de conocimientos habituales, como las de vocabulario o información general, ofrecen una base para estimar las capacidades intelectuales habituales (o premórbidas), que a su vez puede ser útil para averiguar el grado de deterioro de la persona.

El CI verbal y el de rendimiento se han referido históricamente de forma asociada al funcionamiento de los hemisferios izquierdo y derecho, respectivamente. Sin embargo, las investigaciones más recientes indican que, además de las habilidades visoespaciales y de lenguaje, las escalas de inteligencia de Wechsler reflejan otras contribuciones, como pueden ser la velocidad, el mantenimiento de la atención y la experiencia reciente. Por tanto, los neuropsicólogos experimentados no asumen simplemente que la discrepancia entre CI verbal y de rendimiento se deba a una lesión hemisférica unilateral. Hay que considerar el patrón de actuación en otros aspectos de la exploración y analizar cuidadosa-

mente los tipos de errores observados para determinar la naturaleza del problema que pudiera contribuir al deterioro.

Atención.   La atención subyace a la actuación en prácticamente todas las otras áreas del funcionamiento, y debería considerarse siempre un contribuyente potencial al deterioro en cualquier prueba que requiera concentración y vigilancia mantenidas o una rápida integración de información nueva. Las medidas de atención y concentración se incluyen tradicionalmente en las WMS para valorar la orientación y la «libertad de evitar la distracción». Estos procedimientos proporcionan también bases útiles para «prever» la capacidad personal de comprender y procesar información, así como para encuadrarse en el proceso de valoración. El *Test de dígitos (Digit span)* requiere que el paciente repita secuencias de dígitos cada vez más largas para valorar su capacidad de procesar información relativamente simple. El *Test de dígitos inverso (Digit span backward)* refleja un procesado simultáneo complejo y demandas de manipulación cognitiva o memoria activa.

Memoria.   Los problemas de memoria constituyen uno de los motivos más habituales de remisión a neuropsicología. Como ya se ha descrito, el neuropsicólogo emplea un abordaje de procesado de información para valorar problemas de memoria que pudieran suponer dificultades en la codificación, extracción y almacenamiento de nueva información. Las WMS-III son la última revisión de una batería de pruebas ampliamente utilizada que emplea varias mediciones de atención, memoria y capacidad de nuevo aprendizaje.

Lenguaje.   La evaluación del lenguaje examina tanto las capacidades expresivas como la comprensión. Sin embargo, la mayoría de los neuropsicólogos intentan descartar el deterioro del lenguaje en vez de aplicar una extensa batería formal de valoración del lenguaje como el Test de Boston para el diagnóstico de la afasia *(Boston Diagnostic Aphasia Examination)*. El lenguaje expresivo suele evaluarse mediante valores de la *fluidez verbal*, que requiere que el paciente genere palabras en categorías semánticas (p. ej., nombres de animales) y fonéticas (p. ej., palabras que empiecen por letras específicas del alfabeto).

Funcionamiento visoespacial.   Las habilidades visoespaciales complejas pueden valorarse mediante procedimientos desarrollados en el laboratorio de Arthur Benton, como el *reconocimiento facial* y el *Juicio de orientación de líneas*. Las mediciones de la habilidad visual constructiva examinan la capacidad de la persona de dibujar diseños espaciales o juntar figuras de dos o tres dimensiones (v. fig. 1-5). Además del significativo componente visoespacial, estas tareas reflejan las contribuciones de las capacidades organizativas y de planificación ejecutiva. A las personas con deterioros más importantes se les puede pedir que copien formas geométricas sencillas, como una cruz griega o pentágonos intersectados, para examinar sus capacidades visoespaciales menos influidas por la planificación y organización.

La ampliamente utilizada técnica del *dibujo del reloj* proporciona una medición sorprendentemente sensible de la planificación y organización, en especial en personas mayores con riesgo de demencia. Aunque los problemas relacionados con una mala organización, perseveración y posible descuido son evidentes en el dibujo que se ilustra en la figura 1-6, también pueden detectarse dificultades más sutiles, en particular cuando la actuación del paciente se evalúa a la luz de sus expectativas previas a la enfermedad.

Funcionamiento sensorial y motor.   La *doble estimulación simultánea* en las modalidades visual, táctil y auditiva es un componente normal de la HRNTB y puede ser útil para valorar la integridad de las funciones sensoriales básicas y la inatención si hay déficits en solo un lado de los ensayos bilaterales simultáneos, y no cuando la estimulación es unilateral. La *fuerza de agarre* y el *test de golpeteo* emplean para medir la fuerza motora y la velocidad, y son pruebas sensibles a la disfunción cerebral lateralizada.

Tabla 1-20
Selección de pruebas de funcionamiento neuropsicológico

Área de función	Comentario
Funcionamiento intelectual	
Escalas de inteligencia de Wechsler	Referencias normativas estratificadas por edad; apropiada para adultos hasta los 89 años, adolescentes y niños pequeños
Escala Shipley	Escala breve (20 min), con lápiz y papel, que mide el vocabulario con preguntas de opción múltiple y la abstracción verbal en preguntar abiertas
Atención y concentración	
Test de dígitos	Medición auditiva-verbal de la atención *(cuenta de dígitos ascendente)* y manipulación cognitiva de aumentar la longitud de las series de dígitos *(cuenta atrás)*
Test de memoria visual	Medida visoespacial de la capacidad de reproducir una secuencia en orden ascendente y descendente
Test de adición serial auditiva pautada (*Paced Auditory Serial Addition Test*, PASAT)	Requiere un registro doble para añadir pares de dígitos a ritmo creciente; particularmente sensible a los déficits sutiles de procesamiento simultáneos, en especial en traumatismos craneoencefálicos
Test de vigilancia de dígitos	Medición temporal de la velocidad y precisión en localizar un dígito específico en una página de dígitos aleatorios; examina directamente la tendencia de la persona a sacrificar la velocidad o la precisión, una en beneficio de la otra
Memoria	
Escala de memoria de Wechsler III	Extenso paquete de pruebas parciales que miden la atención y la codificación, la recuperación y el reconocimiento de varios tipos de información visual y verbal, tanto para el recuerdo inmediato como para la retención retardada; excelente comparación normativa estratificada por edad, para adultos hasta los 89 años, con datos intelectuales para comparación directa
Test de aprendizaje verbal de California II	Codificación, reconocimiento, y recuerdo de documentos de forma inmediata y a los 30 min; permite examinar posibles estrategias de aprendizaje y las susceptibilidad a la interferencia semántica con formatos cortos y alternativos
Evaluación de memoria de objetos Fuld	El formato de recuerdo selectivo pide al paciente que identifique objetos táctilmente, y luego valora la coherencia en la recuperación y el almacenamiento, así como la capacidad de beneficiarse de pistas; el grupo de referencia normativa está diseñado para su empleo en personas mayores
Test de retención visual de Benton	Valora la memoria de 10 diseños geométricos tras exposiciones de 10 s; requiere respuesta grafomotora
Test breve de memoria visoespacial-revisado	Modo de aprendizaje de series empleado para valorar el recuerdo y la memoria de reconocimiento para un surtido de 6 figuras geométricas, con 6 formas alternadas
Lenguaje	
Test de Boston para el diagnóstico de la afasia	Valoración completa de las funciones de lenguaje expresivo y receptivo
Test de denominación de Boston revisada	Mide la dificultad en hallar palabras en documentos en un formato de confrontación visual
Fluidez verbal	Mide la capacidad de generar palabras de forma fluida dentro de categorías semánticas (p. ej., animales) o fonéticas (p. ej., palabras que empiecen con la letra *S*)
Test de símbolos	Valora sistemáticamente la comprensión de órdenes complejas empleando estímulos simbólicos estándar que varían en tamaño, forma y color
Visoespacial-constructiva	
Juicio de orientación de líneas	Capacidad de valorar ángulos de líneas en una página presentada en un formato de copia del ejemplo
Reconocimiento facial	Valora la asociación y discriminación de rostros no familiares
Dibujo del reloj	Técnica de cribado sensible para la organización y planificación, así como para la capacidad constructiva
Prueba de la figura compleja de Rey-Osterrieth	Valora la capacidad de dibujar y recordar posteriormente una configuración geométrica compleja: la memoria visual sensorial y déficits ejecutivos en el desarrollo de estrategias y planes
Motora	
Test de golpeteo	Medida estándar de velocidad motora simple; particularmente útil para documentar un trastorno motor lateralizado
Velocidad psicomotora	Evalúa la capacidad para colocar con rapidez clavijas ranuradas en los orificios del tablero; mide la destreza fina de los dedos y la coordinación ojo-mano
Fuerza de agarre	Medida estándar de las diferencias lateralizadas de fuerza
Ejecutiva	
Test de clasificación de tarjetas de Wisconsin (*Wisconsin Card Sorting Test*, WCST)	Medida de la eficiencia en la solución de problemas particularmente sensible para los déficits ejecutivos de perseveración y la alteración de la capacidad de generar estrategias alternativas en respuesta a la retroalimentación
Test de categorización	Valora la capacidad de solución de problemas y la de aprovechar la retroalimentación mientras se generan estrategias de respuesta alternativas; se considera una de las pruebas más sensibles de disfunción cerebral general en la batería de Halstead-Reitan
Test del trazo	Requiere una integración rápida y eficiente de la atención, la exploración visual y la secuenciación cognitiva
Sistema de función ejecutiva Delis-Kaplan (*Delis-Kaplan Executive Function System*, D-KEFS)	Batería de medidas sensibles para las funciones ejecutivas

Continúa

Tabla 1-20
Selección de pruebas de funcionamiento neuropsicológico *(cont.)*

Área de función	Comentario
Factores psicológicos	
Inventario de depresión de Beck (*Beck Depression Inventory*, BDI**)**	Medición breve (5 a 10 min) de autorreporte, sensible a síntomas de depresión; mejor para el cribado de depresión en adultos hasta la mediana edad avanzada, cuando puede esperarse una franca exposición de síntomas; disponible en formato estándar (21 ítems de cuatro elecciones) o abreviado (13 ítems)
Escala de depresión geriátrica de Yesavage (*Geriatric Depression Scale*, GDS)	Cribado de 30 ítems de autorreporte para síntomas de depresión; el formato no visual es menos exigente cognitivamente que otras escalas
Inventario multifásico de la personalidad de Minnesota 2 (*Minnesota Multiphasic Personality Inventory-2*, MMPI-2)	Este instrumento de autorreporte desarrollado psicométricamente sigue siendo muy útil para documentar niveles cuantitativos de síntomas autorreferidos que pueden compararse objetivamente con poblaciones conocidas; los inconvenientes incluyen el tiempo de administración (567 preguntas cierto-falso, precisa de 1 a 1,5 h o más) en personas frágiles, y el énfasis en los aspectos patológicos en personas en general psicológicamente sanas; las ventajas incluyen escalas de validación bien desarrolladas y la disponibilidad de numerosas subescalas específicas para síntomas que han sido utilizadas durante años

De Sadock BJ, Sadock VA, Ruiz P. *Kaplan & Sadock's Comprehensive Textbook of Psychiatry*. 9ª ed. Philadelphia, PA: Lippincott Williams & Wilkins; 2009, con autorización.

Funciones ejecutivas. Uno de los aspectos más notables de la evaluación neuropsicológica radica en la valoración de las funciones *ejecutivas* más elevadas, que intervienen de forma importante en la planificación e iniciación de actividades independientes, el autocontrol de la actuación, la inhibición de respuestas inapropiadas, los cambios entre tareas, y la planificación y control de respuestas motoras complejas y de solución de problemas. Aunque los lóbulos prefrontales se han contemplado durante mucho tiempo como un componente importante en la mediación de estas funciones, desarrollos en neurociencias más recientes han conducido a una mayor apreciación del papel esencial que desempeñan las extensas interconexiones cerebrales entre las regiones subcorticales y corticales del cerebro.

Factores psicológicos. Un componente clave de cualquier exploración neuropsicológica comprende la consideración del grado en que la personalidad previa y otros factores psicológicos (incluidos factores de estrés actuales) pudieran contribuir a la situación del paciente. Las técnicas habituales de valoración de la personalidad y factores psicológicos incluyen el Inventario multifásico de la personalidad de Minnesota (*Minnesota Multiphasic Personality Inventory 2,* MMPI-2) y técnicas de lápiz y papel, como el Inventario de depresión de Beck II (*Beck Depression Inventory II,* BDI-II).

Evaluación del esfuerzo y motivación. Dado que los resultados de las exploraciones neuropsicológicas pueden incluirse como prueba en demandas u otros procedimientos forenses, o emplearse en la determinación de una compensación por discapacidad, para el neuropsicólogo es importante contemplar de forma rutinaria cualquier posible aspecto relacionado con el esfuerzo y la motivación. Recientemente se han desarrollado diversos instrumentos que valoran directamente el nivel de esfuerzo y motivación del paciente para hacer algo lo mejor posible. La investigación normativa indica que los pacientes con historia de lesión cerebral auténtica o incluso con demencia, obtienen resultados cerca del límite de la perfección en muchos de estos instrumentos, por lo que unos resultados deficientes sugieren poco esfuerzo o tendencia a exagerar los síntomas. Otros muchos indicadores de esfuerzo se basan en el patrón del rendimiento de la persona en procedimientos estándar de la exploración neuropsicológica.

Una paciente de 32 años con 13 años de formación fue valorada para evaluar una posible discapacidad, ya que manifestaba «problemas para recordar cosas» en la actualidad. El relato de su historia personal era vago y «olvidó» información como su fecha de nacimiento y el apellido de soltera de su madre. Las latencias de respuesta eran extremadamente largas incluso para información muy familiar (p. ej., contar de 1 a 20), no podía repetir más de tres dígitos hacia delante de forma coherente, y al aprenderse una lista de palabras no podía repetir más (solo cinco) que las que podía recordar libremente (también cinco). A pesar de un lenguaje fluido, solo era capaz de generar cinco ejemplos de animales en 1 minuto. Cuando se le pedía recordar 15 ítems en un procedimiento (Test de memoria de Rey, *Rey's Memory Test*) presentado como una tarea exigente, pero en realidad bastante simple, su rendimiento demostró la comisión de un número exagerado de errores (fig. 1-7). La evaluación concluyó que los niveles actuales de funcionamiento cognitivo no podían establecerse de forma concluyente ante los evidentes síntomas de exageración.

Discusión terapéutica de resultados

Un componente clave del proceso de evaluación neuropsicológica es la oportunidad de comentar los resultados con el paciente y con la familia u otros cuidadores. Esta reunión puede ser una importante oportunidad terapéutica para educarlos y aclarar cuestiones individuales y de relación que puedan afectar el funcionamiento de los pacientes. Si la cooperación activa del paciente en la exploración inicial se registró apropiadamente, estará preparado para invertir valor y confianza en los resultados de la exploración. Cuando se comentan los resultados, es útil revisar los objetivos de la evaluación con el paciente y con la familia o los cuidadores, y aclarar sus expectativas. Por lo general, estas sesiones incluyen información acerca del diagnóstico del paciente, con énfasis en la evolución natural y en el pronóstico, así como en las estrategias de compensación y de afrontamiento del paciente y de su familia. Dado el impacto de una enfermedad neurológica crónica tanto en el sistema familiar como en el propio paciente, el comentario explícito de estos temas es crucial para maximizar la adaptación a la lesión cerebral. También es importante relacionar el impacto de los resultados en las circunstancias de la vida cotidiana del paciente, los objetivos futuros y la evolución de la adaptación. Las emociones fuertes y las tensiones subyacentes en las relaciones familiares afloran con frecuencia en el contexto de una discusión franca y, de este modo, la discusión de los resultados puede ser una oportunidad terapéutica importante para modelar una comunicación eficaz y las técnicas de resolución de problemas.

EVALUACIÓN DE LA PERSONALIDAD: ADULTOS Y NIÑOS

Se define *personalidad* como las motivaciones, sentimientos, estilos, actitudes y rasgos de un individuo que son duraderos y profundos. La evalua-

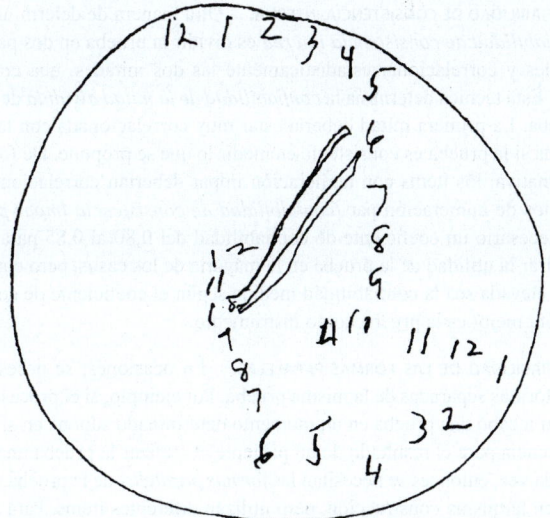

FIGURA 1-6
Reloj dibujado por un paciente con demencia vascular, que muestra una mala planificación y organización, perseveración y posible inatención. (De Sadock BJ, Sadock VA, Ruiz P. *Kaplan & Sadock's Comprehensive Textbook of Psychiatry.* 9.ª ed. Philadelphia, PA: Lippincott Williams & Wilkins; 2009, con autorización.)

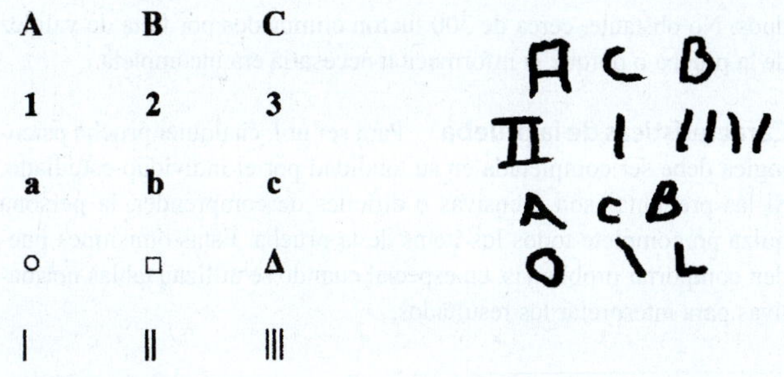

FIGURA 1-7
Prueba de memoria de Rey con ejemplo de respuesta típica de problemas de memoria exagerados. (De Sadock BJ, Sadock VA, Ruiz P. *Kaplan & Sadock's Comprehensive Textbook of Psychiatry.* 9.ª ed. Philadelphia, PA: Lippincott Williams & Wilkins; 2009, con autorización.)

ción de la personalidad es la medida sistemática de estas características. Las pruebas de personalidad miden conceptos tan difíciles de definir como depresión, ira y ansiedad. Incluso conceptos de la personalidad más complicados, como la somatización, la capacidad de retrasar la gratificación o el potencial de suicidio, pueden ser cuantificados mediante la evaluación de la personalidad. Esta evaluación puede ser de vital importancia en el estudio científico de la psicología y la psiquiatría.

Propósitos de las pruebas psicológicas

Las pruebas de personalidad pueden ser una tarea ardua, y se requiere una considerable cantidad de tiempo para administrarlas, puntuar e interpretar los resultados psicológicos. No deberían obtenerse de forma rutinaria de todos los pacientes psiquiátricos. Pueden ser útiles en pacientes seleccionados, tanto desde una perspectiva clínica como desde el punto de vista del análisis coste-beneficio.

Ayuda al diagnóstico diferencial.   El diagnóstico psiquiátrico puede ser un ejercicio complicado y, a veces, confuso. Sin embargo, el diagnóstico de un paciente es esencial para poder tratarlo, ya que permitirá comprender la etiología del problema psiquiátrico que se presenta y establecer el pronóstico del trastorno.

Un hombre de 49 años de edad dejó repentinamente su trabajo como contador y decidió iniciar un nuevo negocio: exploración petrolífera. El individuo jamás había trabajado en el negocio petrolífero y no sabía absolutamente nada sobre la profesión. El paciente tuvo una revelación de una entidad desconocida a través de una alucinación auditiva. Esa voz le dijo que se haría rico con el negocio si simplemente seguía las instrucciones que le daba. En esta época el paciente sufrió un notable cambio de personalidad. Aunque su aseo era formalmente bueno y apropiado, vestía con desaliño. Empezó a dormir solamente unas 3 h al día. Se mostraba ligeramente agitado y se dirigía a los que tenía a su alrededor con una voz demasiado elevada.

El diagnóstico diferencial en este caso incluía la esquizofrenia y el trastorno bipolar. Las pruebas psicológicas pueden ser útiles tanto para ayudar a establecer el diagnóstico como para formular un plan de tratamiento.

Apoyo a la psicoterapia.   Las pruebas psicológicas pueden ser útiles para la psicoterapia, en particular para la terapia a corto plazo por un problema concreto, cuando la comprensión del paciente y de su problema debe conseguirse rápidamente. La evaluación psicológica puede utilizarse para planear el tratamiento, evaluar el progreso una vez iniciado y valorar su efectividad. Los pacientes necesitan tener información objetiva acerca de sí mismos durante la terapia si se espera de ellos un cambio productivo. Las pruebas de personalidad, y en concreto las objetivas, permiten a los pacientes compararse con las normas objetivas y evaluar la extensión y magnitud de su problema. También pueden revelar áreas de la vida del paciente que pueden ser problemáticas, pero que él no advierta como tales. La información acerca de la voluntad de los pacientes de revelar información sobre sí mismos también puede ser de ayuda. Las pruebas psicológicas pueden revelar una cantidad de información considerable en lo que concierne a la vida interior del paciente, sus sentimientos e imágenes mentales, todo lo cual puede hacer progresar la terapia más rápidamente, y proporcionar información básica al principio de la terapia y, al repetirlas, valorar los cambios ocurridos.

Proporcionar una valoración de banda estrecha.   Las *pruebas de personalidad de banda estrecha* miden una única característica de la personalidad, o unas pocas relacionadas entre sí. Las *pruebas de personalidad de banda ancha*, por el contrario, están diseñadas para medir una amplia gama de características de la personalidad. Un psiquiatra puede necesitar respuestas a cuestiones específicas, como cuando se valora el grado de depresión clínica, se mide la intensidad del estado de ansiedad, o al cuantificar la ira del paciente. Esta cuantificación puede ser de utilidad para medir la gravedad o proporcionar una base para futuras evaluaciones.

Propiedades psicométricas de los instrumentos de evaluación de la personalidad

La calidad de las pruebas de personalidad varía ampliamente. Por un lado, existen instrumentos bien construidos, empíricamente validados y, por otro, existen «pruebas psicológicas» como las que se pueden hallar en los suplementos dominicales de los periódicos o en internet. Valorar la utilidad de un instrumento psicológico en particular puede ser complejo, incluso para una persona bien informada.

Muestra normativa.   Para construir una prueba de personalidad, se debe administrar la prueba a una muestra representativa de individuos (muestra normativa) con la cual establecer el rendimiento esperado. Se evalúan los aspectos básicos, como el tamaño y la representatividad de la muestra utilizada para construir la prueba. Puede ilustrar este punto el Inventario multifásico de la personalidad de Minnesota 2 (MMPI-2), un instrumento bien construido, probado inicialmente en unos 2 900 individuos. No obstante, cerca de 300 fueron eliminados por falta de validez de la prueba o porque la información necesaria era incompleta.

Características de la prueba.   Para ser útil, cualquier prueba psicológica debe ser completada en su totalidad por el individuo estudiado. Si las preguntas son ofensivas o difíciles de comprender, la persona quizá no complete todos los ítems de la prueba. Estas omisiones pueden comportar problemas, en especial cuando se utilizan tablas normativas para interpretar los resultados.

Aspectos sobre la validez.   Quizá la característica más importante al evaluar el mérito científico de una prueba de personalidad es la validez del instrumento. ¿Mide la prueba lo que se propone medir? Si una prueba está diseñada para medir la depresión, ¿realmente la mide? Aunque la validez pueda parecer un aspecto sencillo que tener en cuenta, puede resultar complejo, en especial cuando se intentan medir características como la autoestima, la asertividad, la hostilidad o el autocontrol.

VALIDEZ APARENTE.   La *validez aparente* se refiere al contenido de los ítems de la prueba en sí mismos. En otras palabras: ¿parecen medir los ítems de la prueba lo que se proponen medir? Puede ser un problema si los profesionales difieren en su valoración subjetiva de los ítems.

VALIDEZ DE CRITERIO Y DE CONSTRUCTO.   A pesar de que la validez aparente se refiere al grado en que los ítems de la prueba parecen medir lo que se propone, en su conjunto, la *validez de constructo* utiliza datos externos a la prueba para medir su validez. Por ejemplo, si una prueba se diseñó para medir la hipocondría, se debería esperar que un paciente con resultados elevados visite más a menudo al médico, se queje de más síntomas físicos, y utilice medicamentos de prescripción y de venta sin receta con mayor frecuencia.

VALIDEZ CONCURRENTE Y DISCRIMINANTE.   Para determinar la *validez concurrente* se obtienen medidas externas al tiempo que se administra la prueba a la muestra de individuos. Así, la validez concurrente de la prueba revela que, en un momento concreto, los individuos que obtienen un resultado elevado es más probable que manifiesten la conducta reflejada en los criterios que aquellos con resultados más bajos (p. ej., más visitas al médico o más medicación para un paciente hipocondríaco). En ocasiones, sin embargo, quien desarrolla la prueba puede estar interesado en predecir sucesos futuros. La *validez discriminante* de una prueba muestra si la prueba es capaz de discriminar entre grupos conocidos de pacientes en un momento determinado. ¿Es capaz una medida de depresión de discriminar estadísticamente un trastorno depresivo mayor, leve, moderado o grave?

VALIDEZ FACTORIAL.   La validez factorial utiliza una técnica estadística multivariable conocida como *análisis factorial* para determinar si determinados grupos principales de ítems de una prueba concreta se agrupan entre sí. Por ejemplo, en una prueba de personalidad que mida la depresión, ¿los artículos que conciernen a síntomas vegetativos tienden a covariar conjuntamente?

Confiabilidad.   La *confiabilidad* se refiere al grado en que una prueba mide lo que se propone medir, de forma *consistente*. La palabra clave aquí es de forma consistente. Existen diversas maneras de comprobar la confiabilidad, entre ellas la confiabilidad test-retest, confiabilidad de consistencia interna y confiabilidad de formas paralelas.

CONFIABILIDAD TEST-RETEST.   La *confiabilidad test-retest* puede obtenerse simplemente administrando la misma prueba en dos ocasiones distintas a un grupo de sujetos y correlacionando estadísticamente los resultados. Para ser útil, el coeficiente de correlación debería ser, como mínimo, de 0,80 si las dos pruebas se administran dentro de un lapso de tiempo de 2 semanas y si la característica en cuestión es estable.

CONFIABILIDAD DE CONSISTENCIA INTERNA.   Otra manera de determinar la *confiabilidad de consistencia interna* es dividir la prueba en dos partes iguales y correlacionar estadísticamente las dos mitades, una con la otra. Esta técnica determina la *confiabilidad de la mitad dividida* de una prueba. La primera mitad debería estar muy correlacionada con la segunda si la prueba es consistente en medir lo que se propone. De forma alternativa, los ítems con numeración impar deberían correlacionarse con los de numeración par *(confiabilidad de consistencia impar-par)*. Es necesario un coeficiente de confiabilidad del 0,80 al 0,85 para demostrar la utilidad de la prueba en la mayoría de los casos, pero cuanto más elevada sea la confiabilidad medida según el coeficiente de correlación, mejor es la prueba como instrumento.

CONFIABILIDAD DE LAS FORMAS PARALELAS.   En ocasiones, se necesitan dos formas separadas de la misma prueba. Por ejemplo, si el proceso de llevar a cabo una prueba en un momento determinado supone en sí una influencia para el resultado de un paciente al realizar la prueba una segunda vez, entonces se necesitan las *formas paralelas* de la prueba, que miden la misma construcción, pero utilizan diferentes ítems. Para asegurar que la prueba, en efecto, mide el mismo constructo, se calcula el coeficiente de correlación entre las dos formas paralelas de la misma prueba. La confiabilidad de las formas paralelas debería ser, como mínimo, de 0,90.

ERROR ESTÁNDAR DE LA MEDICIÓN PARA VALORAR LA CONFIABILIDAD.   Otra manera de evaluar la utilidad de una prueba consiste en valorar el error estándar de la medición, que debería estar incluido en el manual de la prueba. Este es un recurso estadístico único que se utiliza para estimar cuál debería ser el resultado de un paciente en particular en una prueba si la realizara de nuevo tras un corto período.

Pruebas psicológicas en adultos

Pruebas de personalidad objetivas.   Las *pruebas de personalidad objetivas* son, en principio, bastante sencillas. Por lo general, se pregunta a los pacientes una serie de cuestiones específicas y estándar en un formato escrito o verbal estructurado. Normalmente, se pregunta a cada paciente la misma cuestión. Los datos obtenidos de un paciente concreto son comparados con datos similares obtenidos del grupo normativo. El grado en que el paciente se desvía de la norma se anota y se utiliza en el proceso interpretativo. Las respuestas del paciente se puntúan de acuerdo con determinados criterios de concordancia. Los resultados obtenidos se comparan entonces con tablas normativas y, a menudo, se convierten en resultados estandarizados, percentiles, o ambos. El MMPI-2 es un ejemplo de prueba de personalidad objetiva. La tabla 1-21 muestra una lista de pruebas de personalidad objetivas junto con una breve descripción y puntos fuertes y débiles.

INVENTARIO MULTIFÁSICO DE LA PERSONALIDAD DE MINNESOTA (*MINNESOTA MULTIPHASIC PERSONALITY INVENTORY-2*, MMPI-2).   El MMPI-2 es relativamente fácil de administrar y calificar, y la mayoría de los pacientes lo completan en aproximadamente 1,5 h. Consiste en 567 preguntas cierto-falso sobre una amplia variedad de temas, y requiere únicamente un nivel de comprensión lectora de 8.º curso (en Estados Unidos). El resultado del MMPI-2 se obtiene de sumar el número de respuestas en diversas escalas y comparar los resultados con información normativa. Su interpretación es más sencilla que la de otras pruebas.

Cuando un paciente cumplimenta el MMPI-2, las preguntas no se agrupan en ningún orden concreto para ayudar a su interpretación. Pueden seleccionarse, sortearse y analizarse diversos temas de acuerdo con diferentes criterios.

En 2008 se desarrolló una nueva versión del MMPI-2, la forma reestructurada del MMPI-2 (MMPI-2 RF), que contiene 338 preguntas y permite completarlo en menos tiempo. Se pretende que sea una alternativa al MMPI-2, no un sustituto.

Tabla 1-21
Medidas objetivas de la personalidad

Nombre	Descripción	Puntos fuertes	Puntos débiles
Inventario multifásico de la personalidad de Minnesota 2 (*Minnesota Multiphasic Personality Inventory-2*, MMPI-2)	567 ítems; cierto-falso; formato de autoinforme; 20 escalas primarias	Revisión actual del MMPI con un cuadernillo actualizado de respuestas; métodos de escala revisados y nuevas puntuaciones de validez; nuevos datos normativos	Los datos preliminares indican que el MMPI-2 y el MMPI pueden proporcionar resultados divergentes; muestra normativa sesgada hacia un estado socioeconómico alto; datos no normativos para adolescentes
Inventario clínico multiaxial de Millon (*Millon Clinical Multiaxial Inventory*, MCMI)	175 ítems; cierto-falso; formato de autoinforme; 20 escalas primarias	Tiempo de aplicación breve; buena correspondencia con las clasificaciones diagnósticas	Necesita más investigación para su validación; no proporciona información sobre la gravedad del trastorno; necesita revisión para el DSM-5
Inventario clínico multiaxial de Millon II (*Millon Clinical Multiaxial Inventory-II*, MCMI-II)	175 ítems; cierto-falso; formato de autoinforme; 25 escalas primarias	Tiempo de aplicación breve	Alto grado de solapamiento en varias escalas; no proporciona información sobre la gravedad del rasgo o el trastorno
Inventario de personalidad de 16 factores (*16 Personality Factor Questionnaire*, 16 PF)	Cierto-falso; formato de autoinforme; 16 dimensiones de la personalidad	Instrumento psicométrico sofisticado con considerable investigación y aplicado en poblaciones no clínicas	Utilidad reducida con poblaciones clínicas
Inventario de evaluación de la personalidad (*Personality Assessment Inventory*, PAI)	344 ítems; escala de tipo Likert; formato de autoinforme; 22 escalas	Incluye medidas de psicopatología, dimensiones de la personalidad, escalas de validez y temas específicos para el tratamiento psicoterapéutico	El cuestionario es nuevo y todavía no ha generado evidencia científica
Inventario de personalidad de California (*California Personality Inventory*, CPI)	Cierto-falso; formato de autoinforme; 17 escalas	Método bien aceptado de evaluación de pacientes que no presentan psicopatología mayor	Utilidad reducida con poblaciones clínicas
Inventario de personalidad de Jackson (*Jackson Personality Inventory*, JPI)	Cierto-falso; formato de autoinforme; 15 escalas de personalidad	Construido de acuerdo con técnicas psicométricas sofisticadas; controla las series de respuestas	Utilidad no comprobada en contextos clínicos
Cuestionario de preferencias personales de Edwards (*Edwards Personal Preference Schedule*, EPPS)	Elección obligada; formato de autoinforme	Sigue la teoría de la personalidad de Murray; considera la deseabilidad social	No utilizado ampliamente en clínica por la restricción de la información obtenida
Inventario de cribado psicológico (*Psychological Screening Inventory*, PSI)	103 ítems; cierto-falso; formato de autoinforme	Proporciona cuatro puntuaciones que se pueden usar como medidas de cribado para la posibilidad de necesidad de ayuda psicológica	Las escalas son cortas y, por tanto, con poca confiabilidad
Inventario de personalidad de Eysenck (*Eysenck Personality Questionnaire*, EPQ)	Cierto-falso; formato de autoinforme	Útil como instrumento de cribado; la prueba tiene una base teórica con investigaciones de apoyo	Las escalas son cortas y los ítems son transparentes en cuanto a su objetivo; no recomendado para otra cosa que no sea un cribado
Lista de verificación de adjetivos (*Adjective Checklist*, ACL)	Cierto-falso; autoinforme o informe de informante	Se puede usar para autoevaluación o para evaluación por otras personas	Las puntuaciones presentan pocas veces una correlación elevada con los cuestionarios convencionales de la personalidad
Escalas de personalidad de Comrey (*Comrey Personality Scales*, CPS)	Cierto-falso; formato de autoinforme; 8 escalas	Técnicas analíticas de factores usadas con un grado elevado de sofisticación en una prueba elaborada	No utilizado ampliamente; problemas con la interpretación analítica de los factores
Escalas de autoconcepto de Tennessee (*Tennessee Self-Concept Scale*, TSCS)	100 ítems; cierto-falso; formato de autoinforme; 14 escalas	Tiempo de aplicación breve; proporciona considerable información	La brevedad también es un inconveniente, al reducir la confiabilidad y la validez; útil únicamente como instrumento de cribado

Por cortesía de Robert W. Butler, PhD, y Paul Satz, PhD.

INVENTARIO DE EVALUACIÓN DE LA PERSONALIDAD (*PERSONALITY ASSESSMENT INVENTORY***, PAI).** Es una prueba de personalidad objetiva cada vez más popular, que consiste en 344 temas escritos en un nivel de comprensión lectora de 4.º grado (en EE.UU.). Este nivel de lectura asegura que la mayoría de los pacientes puedan completarlo sin problemas de comprensión. La mayoría tardan 45-50 min en completarlo. Se validó en

1 000 individuos de la misma comunidad, estratificados por sexo, raza y edad. Como en el MMPI, no existen normas separadas para hombres y mujeres. Además, los datos se reunieron en el proceso normativo a partir de 1 246 pacientes clínicos y 1 051 estudiantes universitarios. Los pacientes se seleccionaron a partir de diferentes entornos clínicos que incluían individuos internados en hospitales psiquiátricos (25 %),

Tabla 1-22
Medidas proyectivas de la personalidad

Nombre	Descripción	Puntos fuertes	Puntos débiles
Test de Rorschach	10 láminas de estímulo con manchas de tinta, algunas en color y otras acromáticas	Usado sobre todo como instrumento proyectivo y, sin duda, el más investigado; disponibilidad de un gran número de datos interpretativos	Algunos sistemas interpretativos del Rorschach no tienen validez comprobada
Test de apercepción temática (*Thematic Apperception Test*, TAT)	20 láminas de estímulo que describen diversas escenas de ambigüedad variable	Método muy utilizado que, en manos de una persona experimentada, proporciona información válida	Los resultados del sistema de puntuación no se aceptan de forma general por la escasa consistencia de interpretación; su aplicación requiere mucho tiempo
Test de frases incompletas (*Sentence Completion Test*, SCT)	Diversos instrumentos diferentes disponibles; todos ellos comparten el mismo formato, con más semejanzas que diferencias	Tiempo de aplicación breve; puede ser un complemento útil para las entrevistas clínicas si se suministra con anterioridad	Los estímulos son obvios en cuanto a su intención y son objeto de falsificación con facilidad
Técnica de manchas de tinta de Holtzman (*Holtzman Inkblot Technique*, HIT)	Dos formatos paralelos con 45 láminas de manchas de tinta cada uno	Solo se permite una respuesta por lámina, por lo que la investigación es menos problemática	No se acepta ampliamente y se utiliza pocas veces; no es directamente comparable con las estrategias de interpretación de Rorschach
Dibujo de figuras	Formas típicamente humanas, pero también pueden ser casas u otras formas	Aplicación rápida	Las estrategias interpretativas no han tenido, por lo general, sustento de investigaciones
Historia basada en una imagen (*Make-a-Picture Story*, MAPS)	Similar al TAT, pero los estímulos pueden ser manipulados por el paciente	Proporciona información ideográfica de la personalidad a través del análisis temático	Sustento de investigaciones mínimo; no se usa ampliamente

Por cortesía de Robert W. Butler, PhD, y Paul Satz, PhD.

pacientes psiquiátricos ambulatorios (35%), centros penitenciarios (12%), centros médicos (2%) y programas para el tratamiento de adicciones a sustancias (15%).

El PAI presenta 11 escalas clínicas, similares a las del MMPI-2, y miden tanto aspectos de la personalidad como somáticos, depresión, paranoia, rasgos límite y problemas con las drogas o el alcohol. También presenta 5 escalas relacionadas con el tratamiento, diseñadas para valorar temas como el rechazo al tratamiento, ideas suicidas o agresividad.

Pruebas proyectivas de personalidad. Las pruebas proyectivas de personalidad son más indirectas y menos estructuradas que las pruebas objetivas, en las que el paciente puede contestar simplemente cierto o falso a las preguntas. En las pruebas proyectivas de personalidad, la variedad de respuestas es casi ilimitada. Las instrucciones suelen ser de naturaleza muy general, permitiendo que se expresen las fantasías del paciente. Por lo general, este no sabe cómo se van a calificar o analizar sus respuestas, por lo que resulta muy complicado intentar engañar en la prueba. Las pruebas proyectivas no miden una característica de la personalidad en concreto, como «personalidad de tipo A» (p. ej., medición de banda estrecha), sino que están diseñadas para evaluar la personalidad de un individuo en su totalidad (p. ej., medición de banda ancha).

A menudo se centran en aspectos «latentes» o subconscientes de la personalidad. Los psicólogos y otros profesionales no están de acuerdo con el grado en que las pruebas se basan en la información «inconsciente». En muchas técnicas proyectivas, simplemente se muestra al paciente una imagen y se le pide que diga qué le recuerda. Una asunción subyacente (hipótesis proyectiva) es la de que cuando se presenta un estímulo ambiguo, como una mancha de tinta, que tiene una cantidad de respuestas posibles casi ilimitada, las del paciente reflejarán aspectos fundamentales de su personalidad. El estímulo ambiguo es una especie de pantalla en la que el paciente proyecta sus necesidades, pensamientos o conflictos. Diferentes personas tienen diferentes pensamientos, necesidades y conflictos, por lo que existe una amplia variedad de respuestas. Las respuestas de una persona con esquizofrenia a menudo reflejan su extraña e idiosincrásica visión del mundo.

En la tabla 1-22 se muestra una lista de las pruebas proyectivas más comunes, junto con una descripción de los puntos fuertes y débiles de cada una.

TEST DE RORSCHACH. Herman Rorschach, psiquiatra suizo, desarrolló la primera y más importante de las pruebas proyectivas alrededor de 1910. El test de Rorschach es la prueba de personalidad proyectiva más utilizada (fig. 1-8). Consiste en 10 tarjetas con manchas de tinta simétricas ambiguas. Se diseñó echando tinta sobre una hoja de papel doblada por la mitad, de ahí su simetría.

Se produce una mínima interacción entre el evaluador y el paciente mientras se lleva a cabo el test, lo cual asegura la estandarización de los procedimientos. El evaluador escribe palabra por palabra lo que el paciente dice durante la fase de «asociación libre» o «respuesta adecuada». Si el paciente rota la tarjeta durante su respuesta, el evaluador lo anota en el protocolo de la prueba. Después de que el paciente haya dado respuestas a las 10 tarjetas, empieza una fase de interrogación. El evaluador pide al paciente que vuelva a examinar las tarjetas y co-

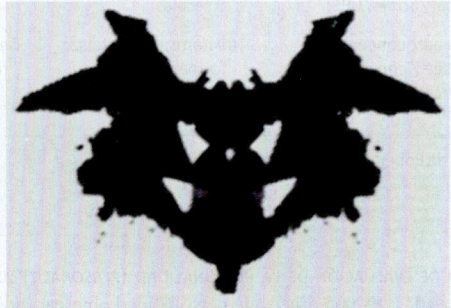

FIGURA 1-8
Lámina 1 del test de Rorschach. (De Hermann Rorschach, Rorschach® Test. Copyright © Verlag Hans Hubar AG, Bern, Switzerland, 1921, 1948, 1994, con autorización.)

menta las respuestas que dio. El evaluador lee la respuesta inicial y pide al paciente que señale lo que vio y explique qué fue lo que le hizo verlo de esa forma. Con el test de Rorschach y la mayoría de pruebas proyectivas es posible obtener una cantidad de respuestas casi ilimitada.

TEST DE APERCEPCIÓN TEMÁTICA (*THEMATIC APPERCEPTION TEST*, TAT). Aunque el test de Rorschach es, con diferencia, la prueba de personalidad proyectiva más utilizada, el test de apercepción temática (TAT) ocupa probablemente el segundo lugar. Muchos clínicos incluyen ambos en la batería de pruebas para la evaluación de la personalidad. El TAT consiste en una serie de 10 imágenes en blanco y negro que muestran individuos de ambos sexos y de diferentes grupos de edad, desempeñando diversas actividades (fig. 1-9).

Henry Murray desarrolló el TAT en 1943 en la Harvard Psychological Clinic. Las historias que los pacientes desarrollan a partir de las imágenes, de acuerdo con sus hipótesis proyectivas, reflejan las propias necesidades, pensamientos, sentimientos, preocupaciones, deseos y visiones del futuro del paciente. De acuerdo con la teoría que subyace a la prueba, un paciente se identifica con un determinado individuo de las imágenes, que recibe el nombre de *héroe*. El héroe suele tener una edad similar a la del paciente y a menudo es del mismo sexo, aunque no necesariamente. En teoría, el paciente atribuirá sus propias necesidades, pensamientos y sentimientos a este héroe. Las fuerzas presentes en el entorno del héroe representan la *presión* de la historia, y el *resultado* es la resolución de la interacción entre las necesidades y los deseos del héroe y la presión del entorno.

TEST DE FRASES INCOMPLETAS (*SENTENCE COMPLETION TEST*, SCT). Aunque se trata de una prueba proyectiva, es mucho más directa al solicitar respuestas del paciente, a quien se le presentan una serie de frases incompletas y se le pide que las complete con la primera respuesta que le venga a la mente. Los siguientes son ejemplos de posibles frases incompletas:

Mi padre rara vez...
La mayoría de gente no sabe que tengo miedo a...
Cuando era un niño...
Cuando me siento frustrado, normalmente...

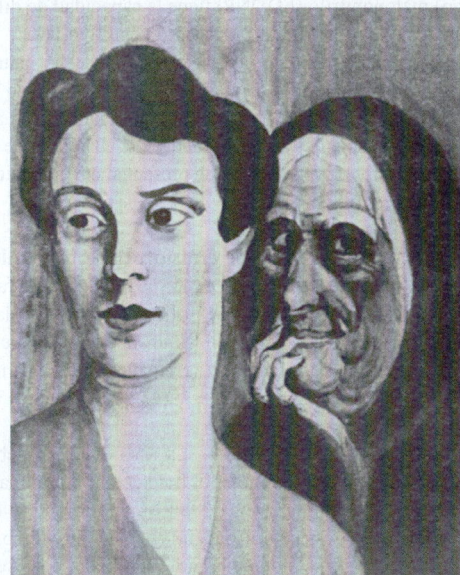

FIGURA 1-9
Lámina 12F del Test de apercepción temática (TAT). (Reimpreso de Henry A. Murray. *Thematic Apperception Test*. Harvard University Press, Cambridge, MA. Copyright © 1943 President and Fellows of Harvard College, © 1971 Henry A. Murray, con autorización.)

El propósito de la prueba es evocar, de manera indirecta, información acerca del paciente que no puede ser obtenida de otra forma. Puesto que el paciente responde por escrito, el tiempo del examinador es limitado. El tiempo necesario para completar las frases es muy variable, dependiendo del número de frases incompletas. La prueba puede incluir desde menos de 10 frases a más de 75.

Evaluación de la conducta. La evaluación de la conducta implica la medición de una conducta concreta. Más que centrarse en características humanas, como la represión, la fuerza del yo o la autoestima (términos vagos para un conductista), la medición estricta de una conducta se centra en la medida directa que puede ser observada, como un número de rabietas por unidad de tiempo, la duración, intensidad y número de episodios de hiperventilación, o el número de cigarrillos fumados durante un período de 24 h.

Aunque los primeros conductistas estrictos contarían solamente las conductas que fueran observables, se ha establecido una definición más amplia de conducta bajo la cual casi todo lo que haga una persona –tanto si es abierta, como llorar, sudar o lavarse las manos, o encubierta, como sentir o pensar– se considera conducta.

MEDICIÓN DIRECTA DE LA CONDUCTA. La medición de una conducta abierta es directa y puede llevarla a cabo el propio paciente, un miembro de la familia o un observador imparcial. Los terapeutas cognitivo-conductuales utilizan estas mediciones para establecer las bases de una conducta indeseable concreta (p. ej., pensamientos violentos que el paciente desee reducir). De forma similar, pueden medir la conducta que el paciente quiera aumentar (tiempo de estudio, tiempo fuera de la cama o distancia caminada). Las medidas de seguimiento de la conducta controlan el progreso y cuantifican la mejora.

EXPLORACIÓN FÍSICA Y PRUEBAS DE LABORATORIO EN PSIQUIATRÍA

Dos aspectos recientes han centrado la atención de la mayoría de los clínicos en la exploración médica y las pruebas de laboratorio en los pacientes psiquiátricos: el amplio reconocimiento de la importancia del síndrome metabólico en psiquiatría clínica y la menor expectativa de vida de los pacientes psiquiátricos en comparación con la población general. Los factores que pueden contribuir a la comorbilidad médica comprenden el abuso de alcohol y sustancias, los malos hábitos dietéticos y la obesidad. Además, numerosos fármacos psicotrópicos se asocian con riesgos para la salud como obesidad, síndrome metabólico e hiperprolactinemia. Por consiguiente, la monitorización de la salud física de los pacientes psiquiátricos ha cobrado preeminencia.

Es vital un enfoque lógico y sistemático para aplicar la valoración médica y las pruebas de laboratorio en psiquiatría para lograr los objetivos de obtener un diagnóstico preciso, identificar comorbilidades médicas, implementar el tratamiento adecuado y proporcionar una asistencia coste-efectiva. Para el diagnóstico y tratamiento de la enfermedad médica, es importante consultar a colegas de otras especialidades. Los buenos clínicos reconocen los límites de su experiencia y la necesidad de consultar con médicos no psiquiatras.

Monitorización de la salud física

La monitorización de la salud física de los pacientes psiquiátricos tiene dos objetivos: proporcionar una asistencia apropiada y proteger la salud del paciente de posibles trastornos futuros. La prevención de enfermedades debería empezar con un concepto claro de la enfermedad que se quiere evitar. Idealmente, en psiquiatría esto debería suponer controlar a las enfermedades que suelen ser fuente de morbilidad y mortalidad. Está claro que en psiquiatría unos pocos problemas clínicos subyacen en un número significativo de trastornos y muertes prematuras.

Papel de la historia y la exploración física

Una historia detallada que contemple una revisión por sistemas es la base de la evaluación integral del paciente. La historia guía al clínico en la selección de pruebas de laboratorio relevantes en un paciente concreto. Muchos no pueden proporcionar información suficientemente detallada debido a su enfermedad, por lo que fuentes de información colateral (familiares, médicos previos y registros clínicos) pueden ser particularmente útiles en la evaluación.

Los antecedentes médicos del paciente suponen un componente importante de la historia. Deberían contemplar anotaciones sobre traumatismos previos, en particular los craneoencefálicos con pérdida de conciencia, y otras causas de inconsciencia. Los antecedentes también deberían considerar condiciones dolorosas, problemas médicos activos, hospitalizaciones anteriores, cirugías previas y los fármacos que el paciente recibe en la actualidad. La exposición a tóxicos es un componente importante de la historia médica, y a menudo está relacionada con el puesto de trabajo.

La historia social contiene muchos detalles relevantes para evaluar problemas del carácter, como factores de riesgo de trastorno de personalidad, así como información relevante para la evaluación de trastornos mayores. Habitualmente, la historia social comprende una historia legal, información acerca de la familia y otras relaciones significativas, y una historia ocupacional.

Al valorar a pacientes aparentemente con demencia, el papel de la exploración física es dilucidar posibles factores causales, como la rigidez en rueda dentada y el temblor asociado a la enfermedad de Parkinson, o déficits neurológicos que sugieren accidentes cerebrovasculares previos. Las pruebas analíticas estándar que suelen aplicarse en pacientes con demencia comprenden un hemograma, electrólitos séricos, pruebas de función hepática, nitrógeno ureico en sangre (BUN), creatinina (Cr), pruebas de función tiroidea, concentraciones de folato y vitamina B$_{12}$, serología luética (VDRL, *Venereal Disease Research Laboratory*) y análisis de orina. Actualmente no se dispone de una clara indicación clínica para determinar el alelo ε4 de la apolipoproteína E. Si hay focalidad neurológica, a menudo se practica una TC y, en caso de delírium, un EEG. Cuando el paciente está delirante, la exploración neurológica puede ser complicada por la falta de atención debida al nivel de conciencia alterado. El estudio del delírium a menudo comprende las pruebas analíticas descritas para la demencia. También pueden ser apropiados los cultivos de sangre y orina, la radiografía de tórax, estudios de neuroimagen o EEG.

Imagenología del sistema nervioso central

El estudio de imagenología del sistema nervioso central (SNC) puede dividirse, a grandes rasgos, en dos dimensiones: estructural y funcional. La imagenología estructural proporciona una visión detallada no invasiva de la morfología cerebral, y la funcional una visión de la distribución espacial de los procesos bioquímicos específicos. La imagenología estructural comprende la radiología, la TC y la resonancia magnética (RM). La imagenología funcional comprende la tomografía por emisión de positrones (PET), la tomografía computarizada por emisión de fotón único (SPECT), la RM funcional (RMf) y la espectroscopia por RM. Con excepción de la PET, las técnicas funcionales de imagen todavía se consideran herramientas de investigación, no disponibles para su utilización rutinaria en clínica.

Resonancia magnética. Las exploraciones con RM ayudan a distinguir anomalías cerebrales estructurales que pudieran estar asociadas a los cambios conductuales del paciente. Estos estudios ofrecen imágenes de estructuras anatómicas en perspectivas coronal, transversal y oblicua, y pueden detectar una gran variedad de anomalías estructurales. La RM es particularmente útil para examinar los lóbulos temporales, el cerebelo y las estructuras subcorticales profundas, y es única para iden-

tificar hiperintensidades periventriculares de sustancia blanca. También es útil para examinar enfermedades concretas, como neoplasias no meníngeas, malformaciones vasculares, focos convulsivos, trastornos desmielinizantes, trastornos neurodegenerativos e infartos. Sus ventajas comprenden la ausencia de radiación ionizante y de contrastes yodados. Las exploraciones con RM están contraindicadas en pacientes con marcapasos, pinzas de aneurismas o cuerpos extraños ferromagnéticos.

Tomografía computarizada. Las exploraciones con TC ayudan a identificar anomalías estructurales que puedan contribuir a los trastornos conductuales del paciente. Proporcionan al clínico imágenes radiológicas transversales cerebrales. Pueden detectar una gran variedad de anomalías estructurales en la región cortical y subcortical del cerebro, y son útiles para evidenciar un accidente cerebrovascular, un hematoma subdural, un tumor o un absceso. También permiten visualizar fracturas craneales. Suponen la modalidad preferida si se sospecha un tumor meníngeo, lesiones calcificadas, hemorragia subaracnoidea o parenquimatosa agudas, o infartos parenquimatosos agudos.

Las exploraciones por TC pueden realizarse con o sin contraste. El contraste realza las alteraciones de la barrera hematoencefálica, provocadas por tumores, accidentes cerebrovasculares, abscesos y otras infecciones.

Tomografía por emisión de positrones. Las exploraciones con PET se llevan a cabo predominantemente en centros médicos universitarios. Requieren un tomógrafo de emisión de positrones (el escáner) y un ciclotrón para producir isótopos relevantes. Este tipo de estudio implica la detección y medición de la radiación de positrones emitida después de la inyección de un compuesto que ha sido etiquetado con un isótopo emisor de positrones. Suele emplearse fluorodesoxiglucosa (FDG) para medir el metabolismo regional cerebral de la glucosa, que es la principal fuente de energía del cerebro. Estas exploraciones pueden proporcionar información acerca de la activación relativa de las regiones cerebrales, ya que el metabolismo regional de la glucosa es directamente proporcional a la actividad neuronal. Las exploraciones cerebrales con FDG ayudan en el diagnóstico diferencial de la demencia. El hallazgo más repetido en la bibliografía sobre PET es el patrón de hipometabolismo temporoparietal de la glucosa en la demencia de tipo Alzheimer.

La PET con (2-1-6-(2[fluorin-18]fluoroetil)(metil)-amino-2naftil-etiledeno) malononitrilo (FDDNP) tiene la capacidad de diferenciar entre el envejecimiento normal, el deterioro cognitivo leve y la enfermedad de Alzheimer, mediante la determinación de los patrones de placas y ovillos en las regiones cerebrales que se asocian con la enfermedad de Alzheimer. El FDDNP parece ser superior al FDG a la hora de diferenciar a los pacientes con enfermedad de Alzheimer de aquellos con deterioro cognitivo leve y de los que presentan envejecimiento normal sin deterioro cognitivo.

Tomografía computarizada por emisión de fotón único. La SPECT está disponible en la mayoría de los hospitales, pero raramente se emplea para estudiar el cerebro. Se utiliza sobre todo en la valoración de otros órganos, como el corazón, el hígado o el bazo, pero trabajos recientes intentan correlacionar la imagen cerebral mediante SPECT con los trastornos mentales.

Resonancia magnética funcional. La RMf es una prueba de investigación que se emplea para medir el flujo cerebral regional. A menudo sus datos se superponen a los de la RM, con lo que se obtienen mapas detallados de la estructura y el funcionamiento cerebral. Para medir el flujo sanguíneo se emplea la molécula hemo como contraste endógeno. Puede medirse la velocidad de flujo de estas moléculas para valorar el metabolismo cerebral regional.

Espectroscopia por resonancia magnética. La espectroscopia por RM también se utiliza en investigación para medir el metabolismo cerebral regional. Se realiza en aparatos de RM convencional que disponen de actualizaciones específicas de la máquina y de sus programas que permiten suprimir la señal de los protones y de otros compuestos. (Las imágenes de RM son, en realidad, un mapa de la distribución espacial de los protones que se hallan en el agua y en la grasa.)

Angiografía por resonancia magnética.
La angiografía por resonancia magnética es un método para crear mapas tridimensionales del flujo sanguíneo cerebral. Por lo general la emplean neurólogos y neurocirujanos. Los psiquiatras raramente la utilizan.

Estudios toxicológicos

Los cribados de sustancias en orina consisten en inmunoanálisis que detectan barbitúricos, benzodiazepinas, metabolitos de la cocaína, opiáceos, fenciclidina, tetrahidrocanabinol y antidepresivos tricíclicos. Estas pruebas rápidas ofrecen resultados en menos de 1 h, pero son pruebas de cribado: se requieren pruebas adicionales para confirmar el resultado.

Las pruebas para determinar las concentraciones hemáticas de algunos fármacos psicotrópicos permiten confirmar si las concentraciones sanguíneas de la medicación son terapéuticas, subterapéuticas o tóxicas. Los síntomas psiquiátricos no son raros cuando la medicación prescrita llega a niveles tóxicos. En pacientes con deterioro y en adultos mayores, pueden aparecer síntomas patológicos con concentraciones terapéuticas. El rango de referencia normal varía entre laboratorios, y es importante comprobarlo en el laboratorio que haya realizado la prueba.

Las pruebas para detectar sustancias suelen realizarse en muestras de orina, aunque pueden llevarse a cabo en muestras hemáticas, aliento (alcohol), cabello, saliva y sudor. Los cribados urinarios proporcionan información sobre el consumo reciente de estupefacientes frecuentes, como alcohol, anfetaminas, cocaína, marihuana, opioides y fenciclidina, junto con 3,4-metilendioximetanfetamina (MDMA) (éxtasis). Muchas sustancias pueden provocar falsos positivos en las pruebas de cribado urinarias. Cuando se sospecha un falso positivo puede solicitarse una prueba de confirmación.

El cribado toxicológico cualitativo completo se lleva a cabo mediante cromatografía de líquido y gas. Puede requerir muchas horas y raramente se utiliza en contextos clínicos. Por lo general se realiza en pacientes con toxicidad inexplicada y un cuadro clínico atípico.

Las evaluaciones toxicológicas cualitativas pueden ser útiles en el estudio de pacientes con sobredosis, en combinación con la valoración clínica y la verificación de cuándo se produjo la ingestión.

Abuso de sustancias.
Los pacientes con frecuencia no son fiables cuando refieren su historia de abuso de drogas. Los trastornos mentales inducidos por sustancias a menudo parecen trastornos psiquiátricos primarios, y lo que es más: el abuso de sustancias puede exacerbar trastornos mentales preexistentes. Las indicaciones para solicitar un cribado de abuso de sustancias comprenden síntomas conductuales inexplicables, antecedentes de consumo ilícito de sustancias o de dependencia en una primera evaluación, o antecedentes de alto riesgo (p. ej., antecedentes delictivos, adolescencia y prostitución). Este cribado también se emplea con frecuencia para monitorizar la abstinencia del paciente durante el tratamiento del abuso de sustancias. Las pruebas pueden solicitarse de forma aleatoria o programada. Muchos clínicos creen que las pruebas aleatorias pueden ser más precisas en la valoración de la abstinencia. Estas pruebas pueden motivar al paciente.

Otros datos clínicos pueden sugerir problemas con el consumo de sustancias. Un aumento del volumen corpuscular medio puede asociarse con el consumo de alcohol. Las concentraciones de enzimas hepáticas pueden verse aumentadas en el abuso de alcohol o en caso de hepatitis B y C adquiridas durante el consumo de sustancias por vía intravenosa. Los consumidores por vía intravenosa están en riesgo de contraer endocarditis bacteriana que, de sospecharse, debe someterse a estudio.

SUSTANCIAS DETECTADAS. Hay pruebas de rutina disponibles para la fenciclidina (PCP), el tetrahidrocanabinol (THC, o marihuana), las benzodiazepinas, la metanfetamina y su metabolito anfetamina, la morfina, la codeína, la metadona, el propoxifeno, los barbitúricos, la dietilamida del ácido lisérgico (LSD) y el MDMA.

Las pruebas de cribado de sustancias pueden mostrar falsos positivos, a menudo por la interacción de la medicación prescrita con la prueba, produce falsos positivos sin prueba de confirmación. Las pruebas con falsos negativos también son habituales y pueden deberse a problemas con la recolección y el almacenamiento de la muestra.

Las pruebas se realizan sobre todo en orina, si bien en sangre también son posibles para la mayoría de sustancias. Las pruebas en cabello y saliva están disponibles en algunos laboratorios. El alcohol puede detectarse en el aliento. Con la excepción del alcohol, las concentraciones de la sustancia no suelen determinarse; solo su presencia o ausencia. Por lo general no hay una correlación útil o significativa entre la concentración de la sustancia y la conducta clínica. El tiempo durante el que las sustancias pueden detectarse en la orina se expone en la tabla 1-23.

Alcohol.
No hay una única prueba o hallazgo exploratorio que sea diagnóstico del abuso de alcohol. La historia del patrón de ingesta es más importante para establecer el diagnóstico. Las pruebas analíticas y los hallazgos en la exploración física pueden ayudar en la confirmación del diagnóstico. En pacientes con intoxicación alcohólica aguda, el nivel de alcoholemia puede ser de utilidad: una alcoholemia elevada en un paciente sin intoxicación significativa sugiere tolerancia. La evidencia clínica significativa de intoxicación con baja alcoholemia debería sugerir intoxicación por otras sustancias adicionales. La intoxicación suele observarse con valores de entre 100-300 mg/dl. El grado de intoxicación alcohólica también puede valorarse por la concentración de alcohol en el aire espirado (alcoholímetro). El consumo crónico de alcohol acostumbra a asociarse a otras anomalías clínicas, como elevación de enzimas hepáticas como la aspartato aminotransferasa (AST), que suele ser mayor que la alanina aminotransferasa (ALT) sérica. La bilirrubina también está a menudo elevada. Las proteínas totales y la albúmina pueden estar bajas, y el tiempo de protrombina puede verse alargado. Puede observarse anemia macrocítica.

El consumo de alcohol puede asociarse a rinofima, telangiectasias, hepatomegalia y evidencia de traumatismos en la exploración física. En el síndrome de abstinencia los pacientes pueden cursar con hipertensión, temblores y taquicardia.

Tabla 1-23
Sustancias que pueden detectarse en orina

Sustancia	Tiempo de detección en orina
Alcohol	7-12 h
Anfetaminas	48-72 h
Barbitúricos	24 h (acción corta); 3 semanas (acción larga)
Benzodiazepinas	3 días
Cocaína	6-8 h (metabolitos, 2-4 días)
Codeína	48 h
Heroína	36-72 h
Marihuana	2-7 días
Metadona	3 días
Metacualona	7 días
Morfina	48-72 h

Los estudios de laboratorio en pacientes que abusan del alcohol pueden revelar macrocitosis, lo que se da en caso de consumo de cuatro bebidas al día o más. La hepatopatía alcohólica se caracteriza por la elevación de AST y ALT, típicamente en una proporción de 2 a 1 o mayor. La γ-glutamiltranspeptidasa (GGT) puede estar elevada. La transferrina deficiente en carbohidratos (CDT) puede ayudar a identificar el consumo crónico intenso de alcohol, con una sensibilidad del 60% al 70% y una especificidad del 80% al 90%.

La alcoholemia se emplea legalmente para definir la intoxicación en la determinación de si una persona está conduciendo bajo su influencia. El límite legal es de 80 mg/dl en muchos estados de Estados Unidos, pero las manifestaciones clínicas de la intoxicación varían con el grado de tolerancia individual. Con la misma tasa de alcoholemia, una persona que abusa crónicamente del alcohol puede mostrar menor deterioro que una que casi no beba. Generalmente, niveles de alcoholemia de entre 50-100 mg/dl se asocian con disminución de la coordinación y el juicio, y cifras superiores a 100 mg/dl producen ataxia.

Toxinas ambientales.   Determinadas toxinas se asocian con anomalías conductuales. La exposición suele deberse al trabajo o a aficiones.

La intoxicación por aluminio puede causar un trastorno similar a la demencia. El aluminio puede detectarse en orina o en sangre.

La intoxicación por arsénico puede causar fatiga, pérdida de conciencia, anemia y caída del cabello. El arsénico puede detectarse en orina, sangre y cabello.

La intoxicación por manganeso puede manifestarse con delírium, confusión y síndrome parkinsoniano. El manganeso puede detectarse en orina, sangre y cabello.

Los síntomas de la intoxicación por mercurio incluyen apatía, falta de memoria, labilidad emocional, cefaleas y fatiga. El mercurio puede detectarse en orina, sangre y cabello.

Las manifestaciones de la intoxicación por plomo incluyen encefalopatía, irritabilidad, apatía y anorexia. El plomo puede detectarse en sangre y orina. Las concentraciones se analizan mediante la recolección de una muestra de orina de 24 h. La protoporfirina eritrocitaria libre es una prueba de cribado para la intoxicación crónica por plomo. Esta prueba se suele cotejar con el nivel de plomo en sangre. Los Centers for Disease Control and Prevention de Estados Unidos especifican que una concentración de plomo mayor de 5 μg/dl requiere una evaluación adicional, y por encima de 20 μg/dl se requiere una investigación exhaustiva del hogar y otras posibles fuentes de exposición al plomo. La incidencia de toxicidad por plomo en niños se ha reducido.

La exposición significativa a compuestos orgánicos como los insecticidas puede provocar anomalías conductuales. Muchos insecticidas tienen potentes efectos anticolinérgicos, y no se encuentran disponibles pruebas de laboratorio de fácil aplicación para detectarlos. Los centros de control de venenos pueden ayudar a identificar las pruebas apropiadas.

Inhalación de disolventes volátiles.   Las sustancias volátiles producen vapores que al ser inhalados producen efectos psicoactivos. Los disolventes volátiles que suelen ser constitutivos de abuso son la gasolina, el pegamento y los disolventes de pintura y líquido corrector. Los propelentes en aerosol de los atomizadores de limpieza y desodorantes y los contenedores de crema batida pueden emplearse con el propósito de inhalarlos, así como los nitritos, como el nitrito de amilo *(popper)* y el butilnitrito *(rush),* y gases anestésicos como el cloroformo, el éter y el óxido nitroso.

El consumo crónico de disolventes volátiles se asocia con lesiones cerebrales, hepáticas, renales, cardíacas, de la médula ósea y hematológicas. También puede producir hipoxia o anoxia. Los signos de su consumo comprenden pérdida de memoria a corto plazo, deterioro cognitivo, hablar buscando o arrastrando las palabras, y temblor. Pueden aparecer arritmias cardíacas. La exposición al tolueno presente en muchas soluciones de limpieza, pinturas y pegamentos se ha asociado con pérdida de diferenciación de la materia gris-blanca clara y atrofia cere-

bral en la RM. Se ha descrito metahemoglobinemia con el consumo de butilnitrito. El uso crónico de disolventes volátiles se asocia con la aparición de ataques de pánico y trastornos de la personalidad debidos a condición médica, así como trastornos en la memoria de trabajo y en el funcionamiento ejecutivo.

Concentraciones séricas de los fármacos

Las concentraciones séricas de los fármacos psicotrópicos se controlan para minimizar el riesgo de toxicidad de los pacientes y asegurar la administración de cantidades suficientes para obtener una respuesta terapéutica, en particular para fármacos con niveles hemáticos terapéuticos. Las concentraciones a menudo están influidas por el metabolismo hepático, que actúa mediante la acción de las enzimas hepáticas.

Paracetamol.   El paracetamol puede producir necrosis hepática, en algunos casos mortal. Se trata de una de las sustancias más usadas en las sobredosis farmacológicas intencionadas, y es causa habitual de muerte relacionada con sobredosis. La intoxicación se asocia con concentraciones mayores de 140 mcg/ml 4 h después de la ingesta en pacientes sin enfermedad hepática preexistente. Los consumidores crónicos de alcohol son particularmente vulnerables a los efectos de la sobredosis. Debe administrarse acetilcisteína de forma temprana tras la sobredosis para prevenir la hepatotoxicidad.

Toxicidad por salicilatos.   El ácido acetilsalicílico (aspirina) se ingiere a menudo en sobredosis, como lo demuestran los valores séricos de salicilatos. Algunos pacientes reumáticos pueden ingerir crónicamente grandes cantidades de salicilato por causas terapéuticas. La ingestión 500 mg/kg de ácido acetilsalicílico puede ser fatal. La mayoría de los pacientes pueden desarrollar síntomas de toxicidad cuando los valores superan los 40 mg/dl. Las manifestaciones habituales de la toxicidad son anomalías acidobásicas, taquipnea, acúfenos, náuseas y vómitos. En caso de toxicidad grave, aparece alteración del estado mental, edema pulmonar y muerte.

Antipsicóticos

CLOZAPINA.   Las concentraciones de clozapina se determinan por la mañana, antes de la administración de la dosis matutina. El rango terapéutico de la clozapina no se ha establecido; pero se aceptan los 100 mg/dl como umbral terapéutico mínimo. Se considera que son necesarios 350 mg/ml de clozapina para lograr una respuesta terapéutica en pacientes con esquizofrenia refractaria. La probabilidad de convulsiones y otros efectos colaterales aumenta con cifras de clozapina superiores a 1 200 mg/ml o dosis de 600 mg/día o mayores. La clozapina es una causa habitual de leucocitopenia en psiquiatría. Cuando aparece una leucocitopenia moderada a grave debe interrumpirse el tratamiento, aunque los pacientes pueden volver a tratarse con clozapina más adelante.

Eutimizantes

CARBAMAZEPINA.   La carbamazepina puede producir cambios en las concentraciones de leucocitos, plaquetas y, en circunstancias excepcionales, hematíes. Pueden aparecer anemia, anemia aplásica, leucocitopenia y trombocitopenia, aunque son infrecuentes. Las evaluaciones pretratamiento suelen consistir en un hemograma.

La carbamazepina puede producir hiponatremia, que suele ser leve y asintomática. Sin embargo, puede ocasionar un síndrome de secreción inadecuada de hormona antidiurética (SIADH) y diversas malformaciones congénitas, como espina bífida y malformaciones de los dedos. Las manifestaciones de la toxicidad comprenden náuseas, vómitos, retención urinaria, ataxia, confusión, sopor, agitación o nistagmo. En concentraciones muy elevadas los síntomas pueden incluir arritmias cardíacas, convulsiones y depresión respiratoria.

LITIO. El litio tiene un índice terapéutico estrecho, por lo que deben monitorizarse las concentraciones en sangre para obtener dosis terapéuticas y evitar la toxicidad. Los efectos secundarios dependen de la dosis. Los síntomas de toxicidad consisten en temblores, sedación y confusión, y con concentraciones elevadas, delírium, convulsiones y coma. Los síntomas pueden empezar a manifestarse con concentraciones séricas superiores a 1,2 mEq/l, y son habituales si se superan los 1,4 mEq/l. Los pacientes geriátricos o con debilidad pueden mostrar signos de toxicidad con concentraciones inferiores a 1,2 mEq/l.

ÁCIDO VALPROICO. Ante el riesgo de hepatotoxicidad, que varía desde la disfunción leve a la necrosis hepática, suelen practicarse pruebas de función hepática previas al tratamiento. De forma más habitual, el ácido valproico y el valproato de sodio pueden causar elevación mantenida de las concentraciones de transaminasas hasta de tres veces el límite superior de la normalidad.

El ácido valproico puede aumentar el riesgo de malformaciones. Suele realizarse antes del tratamiento una prueba de embarazo en orina en las mujeres en edad reproductiva, que deben ser advertidas para que empleen una contracepción adecuada.

También son posibles anomalías hematológicas, como leucocitopenia y trombocitopenia. El tratamiento con ácido valproico puede aumentar las concentraciones séricas de amonio, y es prudente determinarlas en pacientes que van a ser tratados y presentan un estado mental alterado o letargia. También puede aparecer pancreatitis aguda.

Antidepresivos

INHIBIDORES DE LA MONOAMINOOXIDASA (IMAO). El tratamiento con IMAO puede provocar ortostatismo y, más raramente, crisis hipertensivas. Deberían obtenerse mediciones de la presión arterial antes de iniciar el tratamiento, y monitorizarla mientras dure este.

No hay concentraciones hemáticas de IMAO de referencia, por lo que su monitorización clínica no está indicada. El tratamiento se asocia a veces con hepatotoxicidad, por lo que se practican pruebas de función hepática al inicio y, después, de forma periódica.

ANTIDEPRESIVOS TRICÍCLICOS Y TETRACÍCLICOS. Antes de iniciar el tratamiento con antidepresivos tricíclicos y tetracíclicos se llevan a cabo pruebas de laboratorio de rutina, como hemograma, electrólitos séricos y pruebas de función hepática. Dado que estos fármacos afectan a la conducción cardíaca, los clínicos practican también un ECG para valorar la presencia de ritmos anómalos, intervalo PR y complejo QRS alargados, e intervalo QTc antes de iniciar la medicación.

Síndrome neuroléptico maligno

El síndrome neuroléptico maligno, una consecuencia rara y potencialmente mortal de la administración de neurolépticos, consiste en inestabilidad vegetativa, hiperpirexia, síndrome extrapiramidal grave (rigidez) y delírium. La contracción muscular mantenida conduce a la generación periférica de calor y desgarro muscular, que contribuye a elevar las concentraciones de creatina cinasa (CK). La generación periférica de calor con alteración de los mecanismos de termorregulación conduce a la hiperpirexia. Son frecuentes la mioglobinuria y la leucocitosis. Puede aparecer insuficiencia renal y hepática. Las concentraciones de las enzimas hepáticas se elevan con la insuficiencia hepática. Los pacientes pueden fallecer por hiperpirexia, neumonía aspirativa, insuficiencia renal o hepática, paro respiratorio o colapso circulatorio. El tratamiento comprende la suspensión del neuroléptico, hidratación, administración de relajantes musculares y cuidados de enfermería generales.

La prueba de laboratorio típica comprende un hemograma, electrólitos séricos, BUN, Cr y CK. También suele realizarse un análisis de orina para valorar la mioglobinuria. Para el diagnóstico diferencial, se toman cultivos de sangre y orina como parte del estudio de la fiebre.

Puede aparecer leucocitosis, con cifras de leucocitos en el rango de 10 000 a 40 000/μl.

Lesión muscular. Las concentraciones de CK pueden elevarse en respuesta a inyecciones intramusculares repetidas, episodios de inmovilización prolongados o agitados, o síndrome neuroléptico maligno. Las reacciones distónicas por la administración de neurolépticos también pueden comportar el aumento de las concentraciones de CK.

Terapia electroconvulsiva

La terapia electroconvulsiva (TEC) suele reservarse para pacientes con depresión muy resistente al tratamiento. Las pruebas de laboratorio típicas antes de iniciarlas comprenden hemograma, electrólitos séricos, análisis de orina y pruebas de función hepática, pero no se requieren estudios de laboratorio específicos. Las radiografías de columna vertebral ya no se consideran indicadas rutinariamente, por el bajo riesgo de lesión medular tras la implementación de agentes miorrelajantes. Un historial clínico y una evaluación detalladas son herramientas de cribado útiles para identificar enfermedades que pudieran complicar el tratamiento.

Evaluación endocrina

Las enfermedades endocrinas son de gran relevancia en psiquiatría, ya que su asociación puede complicar el tratamiento de los trastornos psiquiátricos. Además, con frecuencia presentan manifestaciones psiquiátricas. Por estas razones, el cribado de una enfermedad endocrina a menudo es relevante para el psiquiatra.

Enfermedades suprarrenales. Las enfermedades suprarrenales pueden mostrar condiciones psiquiátricas, como depresión, ansiedad, manía, demencia, psicosis y delírium. Sin embargo, estos pacientes raramente llaman la atención del psiquiatra. La valoración y el tratamiento se realizan mejor en conjunción con otros especialistas.

En la enfermedad de Addison se observan concentraciones plasmáticas disminuidas de cortisol. Estos pacientes pueden mostrar síntomas que también aparecen en trastornos psiquiátricos, como fatiga, anorexia, pérdida de peso y malestar general, así como deterioro de la memoria, confusión o delírium, y psicosis con alucinaciones o delirios.

En el síndrome de Cushing se aprecian concentraciones elevadas de cortisol. Alrededor de la mitad de los pacientes con este síndrome desarrollan síntomas psiquiátricos, que pueden consistir en labilidad emocional, irritabilidad, ansiedad, ataques de pánico, estado de ánimo deprimido, euforia, manía y paranoia. Los trastornos cognitivos pueden comprender enlentecimiento cognitivo y alteración de la memoria a corto plazo. Los síntomas suelen mejorar cuando las concentraciones de cortisol se normalizan; en caso contrario, o si los síntomas son graves, puede ser necesario el tratamiento psiquiátrico.

Las concentraciones de cortisol no se han mostrado útiles en la evaluación del tratamiento del trastorno psiquiátrico primario. En particular, la prueba de supresión con dexametasona sigue siendo una herramienta de investigación en psiquiatría que no se emplea en la asistencia clínica rutinaria.

Uso de esteroides anabólicos. El uso de esteroides anabólicos se ha asociado con irritabilidad, agresividad, depresión y psicosis. Los atletas y culturistas son consumidores habituales de estas sustancias, y las muestras de orina pueden ser útiles para el cribado de estos agentes. Se han sintetizado numerosos compuestos, por lo que se requieren varias pruebas para confirmar el diagnóstico, según el compuesto que se haya empleado. Se recomienda consultar con un especialista. Por lo general, los andrógenos distintos a la testosterona pueden detectarse mediante cromatografía de gases y espectroscopia de masa.

Hormona antidiurética. La arginina vasopresina (AVP), u hormona antidiurética (ADH), está disminuida en la diabetes insípida central. La diabetes insípida puede ser central (de causa hipofisaria o hipotalámica) o nefrogénica; la nefrogénica puede ser adquirida o debida a una enfermedad hereditaria ligada al cromosoma X, y la inducida por litio es un ejemplo de diabetes insípida adquirida. Se ha observado que el litio disminuye la sensibilidad de los túbulos renales a la AVP. Los pacientes con diabetes insípida central responden a la administración de vasopresina con un descenso del volumen urinario. La diabetes insípida central secundaria puede desarrollarse en respuesta a un traumatismo craneoencefálico que produzca lesión de la hipófisis o del hipotálamo.

Alrededor de la quinta parte de los pacientes que toman litio desarrollan poliuria, y una gran proporción tienen deficiencias en la concentración de orina, en mayor o menor grado. El tratamiento crónico con litio es una causa habitual de diabetes insípida nefrogénica, pero existen otras causas de poliuria en los pacientes tratados con litio, además de la diabetes insípida nefrogénica. La polidipsia primaria es habitual y a menudo se asocia con sequedad de boca que producen muchos fármacos psicotrópicos. La diabetes central también se ha asociado al tratamiento con litio.

La excreción excesiva de AVP produce un aumento de la retención de líquidos corporales, lo que se conoce como SIADH. Esta retención hídrica causa hiponatremia, y el síndrome puede producirse en respuesta a una lesión cerebral o a la administración de un fármaco (fenotiazinas, butirofenonas, carbamazepina y oxcarbazepina). La hiponatremia producida por este síndrome puede ocasionar delírium.

Gonadotropina coriónica humana. La gonadotropina coriónica humana (hCG) puede determinarse en sangre y orina. La prueba urinaria de la hCG es la base de la prueba de embarazo que se utiliza habitualmente: es capaz de detectarlo unas 2 semanas tras el primer retraso. Las pruebas de rutina pueden ser más precisas cuando se realizan de 1 a 2 semanas tras el retraso del período menstrual, pero no son precisas hasta que han pasado las 2 semanas, si bien existe una prueba de hCG en orina muy sensible, que puede detectar el embarazo una semana después de la fecundación. Las pruebas de embarazo se realizan a menudo antes de iniciar la administración de algunos fármacos psicotrópicos, como litio, carbamazepina y ácido valproico, puesto que se asocia con malformaciones congénitas.

Paratohormona. La paratohormona (hormona paratiroidea) modula la concentración sérica de calcio y fósforo. Su desregulación y las anomalías resultantes en el calcio y el fósforo pueden provocar depresión o delírium.

Prolactina. Las concentraciones de prolactina pueden aumentar en respuesta a la administración de antipsicóticos. Las elevaciones de la prolactina en suero se producen por el bloqueo de los receptores de la dopamina en la hipófisis, que comporta un aumento de la síntesis y liberación de prolactina.

La RM cerebral no suele realizarse si el paciente está tomando un fármaco antipsicótico del que se sabe que produce hiperprolactinemia, y la magnitud de la elevación de las concentraciones de prolactina se correlaciona con los casos inducidos por fármacos.

Las concentraciones de prolactina pueden elevarse brevemente tras una crisis convulsiva, por lo que la rápida valoración de sus concentraciones tras una posible convulsión epiléptica puede ayudar a diferenciar una convulsión de una seudoconvulsión.

Hormona tiroidea. Las enfermedades tiroideas se asocian a muchas condiciones psiquiátricas. La enfermedad tiroidea es la que más habitualmente causa depresión y ansiedad, pero también puede aumentar los síntomas de pánico, demencia y psicosis. También puede simular depresión. Es difícil conseguir la eutimia si el paciente no está eutiroideo.

Lupus eritematoso sistémico. El lupus eritematoso sistémico es una enfermedad autoinmunitaria. Las pruebas se basan en la detección de anticuerpos formados como parte de la enfermedad. Los anticuerpos antinucleares se hallan en prácticamente todos los pacientes, y la valoración de sus concentraciones ayuda a monitorizar la gravedad de la enfermedad. Para detectar los anticuerpos antinucleares se utiliza una prueba de fluorescencia, que puede ser positiva en diversas enfermedades reumáticas.

Por esta razón, una prueba positiva se sigue de otras adicionales, entre las cuales se incluye una para detectar anticuerpos antiácido desoxirribonucleico (ADN). Los anticuerpos anti-ADN asociados con los anticuerpos antinucleares son muy indicativos de lupus, y son útiles para el seguimiento de la respuesta al tratamiento.

Las condiciones psiquiátricas del lupus incluyen: depresión, demencia, delírium, manía y psicosis. Alrededor del 5% de los pacientes con lupus presentan síntomas de psicosis, como alucinaciones o delirios.

Función pancreática. La medición de la amilasa sérica se emplea para monitorizar la función pancreática. Pueden aparecer concentraciones elevadas en consumidores de alcohol que desarrollan pancreatitis. Las concentraciones de amilasa también pueden fraccionarse en sus componentes salival y pancreático.

Bioquímica

Electrólitos séricos. Los valores de electrólitos séricos pueden ayudar en la evaluación inicial del paciente psiquiátrico. A menudo son anómalos en los pacientes con delírium, así como en respuesta a la administración de fármacos psicotrópicos. Las concentraciones bajas de cloro pueden darse en pacientes con trastornos alimentarios que se purgan autoinduciéndose el vómito. Las concentraciones de bicarbonato pueden estar elevadas en pacientes que se purgan o que toman laxantes; concentraciones bajas son habituales en pacientes que hiperventilan en respuesta a la ansiedad.

Puede observarse hipopotasemia en pacientes con trastorno alimentario que se purgan o toman laxantes o diuréticos, así como en caso de vómitos psicógenos. El abuso de diuréticos en pacientes con un trastorno alimentario también puede producir hipopotasemia. Las concentraciones bajas de potasio se asocian con debilidad y fatiga. En el ECG se producen cambios característicos, consistentes en arritmias cardíacas, ondas U, ondas T aplanadas y depresión del segmento ST.

Los pacientes con trastorno alimentario con anorexia o bulimia nerviosas se someten a un estándar de pruebas de laboratorio que incluyen electrólitos séricos (en particular potasio y fósforo), glucemia, función tiroidea, enzimas hepáticas, proteínas totales, albúmina sérica, BUN, Cr, hemograma y ECG. A menudo se valora la amilasa sérica en los pacientes bulímicos.

Las concentraciones de magnesio pueden ser bajas en pacientes que abusan del alcohol. La hipomagnesemia se asocia con agitación, confusión y delírium. Si no se trata, pueden aparecer convulsiones y coma.

Pueden observarse concentraciones bajas de fósforo sérico en los trastornos de la conducta alimentaria con conducta de purgas y en pacientes con ansiedad que hiperventilan. El hiperparatiroidismo también puede producir hipofosfatemia, y en el hipoparatiroidismo se aprecian concentraciones elevadas de fósforo sérico.

La hiponatremia se observa en la polidipsia psicógena y en el SIADH, además de en respuesta a fármacos como la carbamazepina. Cifras bajas de sodio se asocian con delírium.

Las anomalías del calcio sérico se asocian con diversos trastornos mentales. La hipocalcemia se asocia con depresión, delírium e irritabilidad, mientras que la hipercalcemia se asocia con depresión, psicosis y debilidad. El uso de laxantes, habitual en pacientes con trastorno alimentario, puede asociarse con hipocalcemia. Puede darse hipocalcemia secundaria a hipoparatiroidismo en pacientes sometidos a cirugía por enfermedades tiroideas.

Las concentraciones de cobre sérico están disminuidas en la enfermedad de Wilson, una rara anomalía del metabolismo del cobre. El cobre se deposita en el cerebro y el hígado, lo que produce un descenso del funcionamiento intelectual, cambios de personalidad, psicosis y trastornos motores. Los síntomas suelen aparecer en la segunda y tercera décadas de la vida. La valoración analítica de la enfermedad de Wilson se basa en la medición de la ceruloplasmina sérica, proteína que transporta el cobre, que está disminuida, y en la del cobre en orina de 24 h, que está aumentada.

Función renal.   Las pruebas de función renal son el BUN y la Cr. Otras pruebas relevantes comprenden análisis de orina rutinarios y el aclaramiento de Cr (ClCr). Un BUN elevado conlleva a menudo letargo o delírium, y es habitual en la deshidratación. Las concentraciones elevadas del BUN se asocian con frecuencia a aclaramiento de litio alterado. Un índice menos sensible de trastorno de la función renal es la Cr. Su elevación puede indicar una disfunción renal extensa, y aparece cuando están lesionadas aproximadamente el 50 % de las nefronas.

El ClCr se determina de forma habitual en pacientes que toman litio, ya que es una medida sensible de la función renal. La prueba se lleva a cabo en pacientes bien hidratados mediante la recolección de la orina de 24 h. Durante el punto medio de estas 24 h de recolección se determina la concentración sérica de Cr, y con estos datos el laboratorio calcula el ClCr.

En pacientes sintomáticos con porfiria aguda intermitente se observan concentraciones de porfobilinógeno elevadas. Los síntomas comprenden psicosis, apatía o depresión, junto con dolor abdominal intermitente, neuropatía y disfunción autónoma. Si las concentraciones en orina de porfobilinógeno están elevadas cuando el paciente está sintomático, está indicada la recolección de orina de 24 h para la determinación cuantitativa de porfobilinógeno y ácido aminolevulínico.

Función hepática.   Las pruebas de función hepática suelen incluir la determinación sérica de aminotransferasa, fosfatasa alcalina, GGT y pruebas de función de síntesis, como la concentración de albúmina sérica y el tiempo de protrombina, y la bilirrubina sérica, que refleja la capacidad de transporte hepático.

Puede aparecer elevación de la AST en enfermedades hepáticas, cardíacas, pulmonares, renales y esqueléticas. En pacientes con hepatopatía alcohólica, la AST está más elevada que la ALT. En las hepatopatías por virus o fármacos, a menudo está elevada la ALT. La GGT sérica se halla elevada en las enfermedades hepatobiliares, incluidas la hepatopatía alcohólica y la cirrosis.

Se observan concentraciones elevadas de la fosfatasa alcalina en muchas enfermedades, como las hepáticas, óseas, renales y tiroideas. Las concentraciones pueden elevarse en respuesta a algunos fármacos psicotrópicos, en especial las fenotiazinas. El amonio sérico está elevado a menudo en pacientes con encefalopatía hepática, y concentraciones elevadas se asocian con el delírium de la encefalopatía hepática, así como con el tratamiento con ácido valproico.

La bilirrubina sérica es un índice de la función hepática y de los conductos biliares. La bilirrubina prehepática, no conjugada o indirecta, y la bilirrubina posthepática, conjugada o directa, se determinan a menudo para dilucidar el origen de la elevación de la bilirrubina total.

La lactato deshidrogenasa (LDH) puede verse elevada en enfermedades hepáticas, musculoesqueléticas, cardíacas y renales, así como en la anemia perniciosa.

Vitaminas

ÁCIDO FÓLICO Y VITAMINA B$_{12}$.   Los déficits de ácido fólico y vitamina B$_{12}$ son habituales en pacientes que abusan del alcohol, y se asocian a demencia, delírium y psicosis, que incluye paranoia, fatiga y cambios de personalidad. El ácido fólico y la vitamina B$_{12}$ pueden determinarse directamente. Pueden encontrarse concentraciones bajas de ácido fóli-

co en pacientes que toman anticonceptivos u otras formas de estrógenos, que beben alcohol o que toman fenitoína.

Enfermedades infecciosas

Las pruebas para las enfermedades de transmisión sexual (ETS) se han hecho habituales, dada la frecuencia actual de estas. Algunos trastornos psiquiátricos, como la manía y el abuso de sustancias, se asocian con un mayor riesgo de contraer ETS. Estas enfermedades incluyen las causadas por los virus del herpes simple de tipo 1 y 2, clamidia, los virus de la hepatitis y gonorrea, la sífilis y el VIH. Los factores de riesgo de contraer ETS comprenden el contacto con la prostitución, la adicción, los antecedentes de ETS, las relaciones con parejas que han contactado por internet, la relación con múltiples parejas sexuales, una pareja sexual nueva, y ser joven o soltero. Otras dos enfermedades que hay que tener en cuenta son la provocada por el virus de Epstein-Barr y la gonorrea.

Uso de sustancias por vía intravenosa.   La vía intravenosa se emplea para el consumo de numerosas sustancias. Las más habituales son la heroína, las anfetaminas y la cocaína, solas o en combinación. Dado que las agujas están a menudo contaminadas, los usuarios de drogas inyectables están en riesgo de contraer endocarditis bacteriana, hepatitis B y C, infección por VIH y SIDA. Se estima que más del 60 % de los nuevos casos de hepatitis C se dan en personas con antecedentes de inyección de sustancias ilícitas.

HEMOGRAMA Y HEMOCULTIVOS.   El uso de agujas contaminadas o de lugares de punción no estériles coloca a los usuarios a drogas inyectables en riesgo de contraer infecciones como abscesos, bacteriemia y endocarditis bacteriana. Cuando en la exploración física se encuentran signos que sugieren endocarditis, posible bacteriemia o abscesos, es necesario obtener un hemograma para descartar leucocitosis. Debe obtenerse un hemocultivo de al menos dos lugares si el paciente está febril o si los signos físicos sugieren bacteriemia o endocarditis, así como consultar con un internista.

Sífilis.   La absorción de anticuerpos antitreponema por fluorescencia (FTA-ABS) detecta los anticuerpos contra las espiroquetas de *Treponema pallidum* y es más sensible y específica que las pruebas no treponémicas para la sífilis. Se emplea para confirmar la positividad de las pruebas de cribado de la sífilis, como la reagina plasmática rápida y la VDRL. La FTA-ABS se usa también ante la sospecha de neurosífilis. Si el resultado es positivo, lo será de por vida. Pueden darse resultados falsos positivos en pacientes con lupus eritematoso sistémico.

Hepatitis vírica.   Diversos tipos de virus pueden causar hepatitis. Esta implica alteraciones de las pruebas de función hepática, como las concentraciones de enzimas hepáticas (en especial la ALT). Los síntomas oscilan desde manifestaciones similares a una gripe leve hasta la insuficiencia hepática progresiva y mortal. Las condiciones psiquiátricas consisten en depresión, ansiedad, debilidad y psicosis. La hepatitis vírica puede dificultar el metabolismo de los fármacos psicotrópicos que se metabolizan en el hígado. Una función hepática alterada requiere ajustar la dosis de la medicación que se metaboliza en el hígado, o considerar fármacos que se vean menos afectados por las alteraciones del metabolismo hepático. Los principales virus causantes de hepatitis son el virus de la hepatitis A (VHA), el de la hepatitis B (VHB), el de la hepatitis C (VHC) y el de la hepatitis D (VHD) (virus delta).

El recuento leucocitario es normal o bajo en pacientes con hepatitis, en especial en la fase preictérica. Ocasionalmente pueden estar presentes grandes linfocitos atípicos. Raramente puede aparecer anemia aplásica tras un episodio de hepatitis no causada por ninguno de los virus de la hepatitis conocidos. Es habitual una leve proteinuria y bilirrubinuria que preceden a la aparición de la ictericia. Durante la fase ictérica se observan a menudo acolia. De forma temprana se produce notable elevación de AST y ALT, seguida de la elevación de la bilirrubina y la fosfatasa alcalina, que en una minoría de los pacientes persiste tras la normalización de las aminotransferasas. La colestasis puede ser sustancial en la hepatitis A aguda. En la hepatitis grave, una marcada prolongación del tiempo de protrombina se correlaciona con una mayor mortalidad.

La hepatitis crónica, caracterizada por concentraciones elevadas de aminotransferasas durante más de 6 meses, se desarrolla en el 1% al 2% de los adultos inmunocompetentes con hepatitis B aguda. Más del 80% de las personas con hepatitis C aguda desarrollan hepatitis crónica, que en muchos casos progresa lentamente. En último término, manifiestan cirrosis el 30% de los pacientes con hepatitis C crónica y el 40% de aquellos con hepatitis B crónica; el riesgo de cirrosis es incluso mayor en pacientes coinfectados con ambos virus o con VIH. Los pacientes con cirrosis muestran riesgo de carcinoma hepatocelular, con una tasa del 3% al 5% anual. Incluso en ausencia de cirrosis, los pacientes con hepatitis B crónica (en particular los que muestran replicación vírica activa) presentan un riesgo incrementado.

Electroencefalograma

El EEG valora la actividad eléctrica cortical de las regiones cerebrales. La neurociencia clínica tiene una larga historia de uso del EEG, para estudiar distintos estados o actividades cerebrales mediante la modificación del registro de datos o de los datos mismos. Estos datos pueden representarse en papel, a la manera de los registros convencionales de EEG, o los datos pueden ser digitalizados y transformados empleando a menudo una transformación de Fourier para obtener mapas topográficos de actividad regional cerebral con códigos de colores. Los períodos de registro pueden ser prolongados, y los datos ser representados electrónicamente junto con videomonitorización para proporcionar valoraciones telemétricas de los pacientes con epilepsia. Las valoraciones telemétricas suelen llevarse a cabo para correlacionar anomalías conductuales con la actividad eléctrica cerebral como parte del estudio de los trastornos convulsivos. Los períodos prolongados de registro del EEG durante el sueño cuando se juntan con un ECG de pocas derivaciones y con la actividad muscular facial obtienen un EEG de sueño o polisomnografía. Muchos clínicos emplean también el EEG para monitorizar la administración de TEC.

Los clínicos usan el EEG para localizar los focos epilépticos y evaluar el delírium. El EEG y sus derivados topográficos no se han mostrado claramente útiles en la valoración diagnóstica de los pacientes psiquiátricos, y suelen emplearse para descartar condiciones no psiquiátricas, como trastornos convulsivos o delirantes que causen síntomas psiquiátricos. Cuando el diagnóstico diferencial incluye tumores, hematomas subdurales o demencia, el rendimiento por lo general es mayor con pruebas de neuroimagen. No sorprende que el rendimiento sea máximo en pacientes con antecedentes de trastorno convulsivo o historial clínico muy indicativo de convulsión reciente u otra enfermedad orgánica. Estas manifestaciones clínicas incluirían historia compatible con alteración de la conciencia, alucinaciones atípicas (p. ej., olfativas), traumatismo craneoencefálico y automatismo. Además, el EEG suele realizarse cuando la TC o la RM son anómalas. Es importante recordar que las convulsiones son un diagnóstico clínico; un EEG normal no descarta la posibilidad de un trastorno convulsivo.

Potenciales evocados.   Los potenciales evocados miden la respuesta en el EEG frente a estímulos sensoriales específicos. La estimulación puede ser visual, auditiva o somatosensorial. En los potenciales evocados visuales el paciente es expuesto a luces que centellean o a un patrón en tablero de ajedrez; en los auditivos, el paciente escucha un tono específico, y en los somatosensoriales experimenta una estimulación eléctrica en una extremidad. Estos estímulos se repiten mientras el paciente está sometido a un EEG de rutina. Con un ordenador, las respuestas a los estímulos se registran y promedian, y el umbral temporal se mide en milisegundos. Estas pruebas son de utilidad en neurología y neurocirugía, por ejemplo, para evaluar los trastornos desmielinizantes, como la esclerosis múltiple. En psiquiatría pueden ayudar a diferenciar los trastornos funcionales de los orgánicos. Un ejemplo clásico del uso de potenciales evocados es la evaluación de una posible ceguera histérica. La utilidad de estas pruebas en psiquiatría todavía está en investigación.

Polisomnografía.   La polisomnografía se utiliza para evaluar los trastornos del sueño mediante la valoración simultánea del EEG, el ECG, la saturación de oxígeno en sangre, la frecuencia respiratoria, la temperatura corporal, el electromiograma y el electrooculograma. Ha demostrado un aumento en la cantidad global de fases de sueño con movimientos oculares rápidos (REM), y un período más corto antes del inicio del sueño REM (latencia de REM disminuida) en pacientes con depresión mayor. Estos estudios pueden ayudar a diferenciar la depresión de otras condiciones que la imiten; así, por ejemplo, los pacientes aparentemente con depresión a causa de la demencia no muestran una latencia de REM disminuida o un aumento en la cantidad de fases de sueño REM.

Electrocardiograma

El ECG es una representación gráfica de la actividad eléctrica del corazón, cuyas alteraciones se correlacionan con condiciones cardíacas. Se usa en psiquiatría de forma habitual para evaluar los efectos colaterales de los fármacos psicotrópicos.

La ziprasidona se ha asociado con una prolongación del intervalo QTc relacionada con la dosis. Es conocida la asociación de las arritmias fatales (p. ej., *torsades de pointes*) con la prolongación del intervalo QTc que se da con otros fármacos, por lo que los clínicos suelen practicar un ECG antes de empezar un tratamiento con ziprasidona, que está contraindicada en caso de antecedentes conocidos de prolongación del intervalo QTc (incluido el síndrome de QT prolongado congénito), infarto agudo de miocardio reciente o insuficiencia cardíaca descompensada. Los pacientes con bradicardia, hipopotasemia o hipomagnesemia, o con uso concurrente de otros fármacos que alarguen el intervalo QTc, tienen un riesgo mayor de presentar arritmias graves. Debería suspenderse la administración de ziprasidona en pacientes con mediciones del intervalo QTc superiores a 500 ms.

Al igual que la ziprasidona, la tioridazina se ha vinculado a la prolongación del intervalo QT de forma relacionada con la dosis. Esta prolongación se ha asociado con arritmias en *torsades de pointes* y muerte súbita. Debería practicarse un ECG antes de empezar el tratamiento con tioridazina para descartar la prolongación del intervalo QTc. Muchos otros antipsicóticos pueden prolongar el intervalo QTc, sobre todo en pacientes con arritmia preexistente.

Los antidepresivos tricíclicos a veces se asocian con cambios en el ECG. Los efectos anticolinérgicos pueden aumentar la frecuencia cardíaca. Puede observarse la prolongación de los intervalos PR y QT y el complejo QRS, junto con anomalías del segmento ST y de la onda T. Los antidepresivos tricíclicos pueden causar o agravar bloqueos auriculoventriculares o de rama preexistentes. Cuando el QTc supera los 0,44 s, el paciente está en riesgo de muerte súbita por arritmia cardíaca. Muchos clínicos practican un ECG antes de iniciar la administración de antidepresivos tricíclicos en pacientes mayores de 40 años y en todos aquellos con enfermedad cardiovascular conocida.

El tratamiento con litio puede causar cambios benignos de la onda T, dificultar la función del nódulo sinoauricular y provocar bloqueo cardíaco. A menudo se lleva a cabo un ECG antes de iniciar el tratamiento con litio, así como en casos de toxicidad o sobredosis de litio.

En ocasiones se emplea el ECG en psiquiatría. Los pacientes con trastornos de la conducta alimentaria presentan concentraciones de potasio bajas que producen registros de ECG anómalos. A medida que desciende la concentración de potasio por debajo de lo normal, las ondas T se tornan planas (o invertidas) y pueden aparecer ondas U.

Monitorización Holter. La monitorización Holter es el registro continuo de la actividad del ECG de un paciente durante un período sostenido de tiempo (p. ej., 24 h), que se realiza en régimen ambulatorio. Es útil para la evaluación de mareos, palpitaciones y síncopes. Suele emplearse en la evaluación de pacientes con trastorno de pánico que manifiestan síntomas cardíacos.

Ecocardiografía. La ecocardiografía es la visualización de la anatomía cardíaca mediante ecos de ultrasonidos transformados en un ordenador. Suele emplearse para valorar el prolapso de la válvula mitral. La asociación entre el prolapso de la válvula mitral con los ataques de pánico y los trastornos de ansiedad es poco clara.

NEUROIMAGEN

La primera observación de neuroimagen cerebral estructural y funcional en trastornos neuropsiquiátricos, como la demencia, los trastornos motores, los trastornos desmielinizantes y la epilepsia, ha contribuido a comprender mejor la fisiopatología de los trastornos neurológicos y psiquiátricos, y ayuda a los médicos en situaciones de diagnóstico difícil.

Las metodologías de neuroimagen permiten determinar la estructura, el funcionamiento y la química del cerebro humano viviente. En la última década, los estudios que utilizan estos métodos han proporcionado nueva información sobre la fisiopatología de los trastornos psiquiátricos, que puede ser útil para diagnosticar enfermedades y elaborar nuevos tratamientos. Los escáneres para realizar TC, los primeros dispositivos de neuroimagen generalmente utilizados, permitieron evaluar lesiones cerebrales estructurales, como tumores o accidentes cerebrovasculares. Las imágenes por RM, que aparecieron después, diferencian mejor entre la sustancia gris y la blanca que las TC, y permiten visualizar lesiones cerebrales más pequeñas, así como anomalías en la sustancia blanca. Además de la neuroimagen estructural con TC y RM, una revolución en la neuroimagen funcional ha permitido a los científicos clínicos obtener conocimientos sin precedentes del cerebro humano enfermo. Entre las principales técnicas de neuroimagen funcional se incluyen la PET y la SPECT.

Usos de la neuroimagen

Indicaciones de la neuroimagen en la práctica clínica

DÉFICITS NEUROLÓGICOS. En una exploración neurológica, cualquier cambio que pueda localizarse en el cerebro o la médula espinal requiere la solicitud de neuroimagen. La evaluación neurológica incluye el estado mental, los nervios craneales, el sistema motor, la coordinación, el sistema sensorial y los componentes reflejos. La evaluación del estado mental valora la activación, la atención y la motivación; la memoria; el lenguaje; el funcionamiento visoespacial; la cognición compleja, el estado de ánimo y el afecto. Los psiquiatras deberían considerar la evaluación clínica minuciosa con fines diagnósticos que incluye neuroimagen en pacientes con un nuevo inicio de psicosis y cambios agudos en el estado mental. La evaluación clínica es una prioridad, y se piden pruebas de neuroimagen si se sospecha de un trastorno del SNC.

DEMENCIA. La pérdida de memoria y de capacidades cognitivas afecta a más de 10 millones de personas en Estados Unidos, y su número aumenta a medida que la población envejece. La menor mortalidad debida a cáncer y a cardiopatías ha aumentado la esperanza de vida y ha permitido a las personas superar la edad de inicio de los trastornos cerebrales degenerativos, que son los más difíciles de tratar. La depresión, la ansiedad y la psicosis son habituales en los pacientes con demencia. La causa más frecuente de esta última es la enfermedad de Alzheimer, que no tiene una apariencia característica en la neuroimagen sistemática, sino que se relaciona con una pérdida difusa del volumen cerebral.

Una causa tratable de demencia que requiere técnicas de neuroimagen para su diagnóstico es la *hidrocefalia normotensiva*, un trastorno que conlleva acumulación del líquido cefalorraquídeo (LCR). Esta enfermedad no evoluciona hasta una presión intracraneal sumamente elevada, pero se estabiliza en una presión en el extremo superior del intervalo normal. Los ventrículos dilatados, que pueden visualizarse fácilmente con TC o RM, ejercen presión sobre los lóbulos frontales. Casi siempre se observa un trastorno en la manera de caminar; la demencia, que puede no diferenciarse de la de la enfermedad de Alzheimer, aparece menos a menudo. El alivio del aumento de la presión del LCR puede restablecer por completo la manera de caminar y el funcionamiento mental.

El infarto de áreas corticales o subcorticales, o accidente cerebrovascular (ACV), puede producir déficits neurológicos focales, incluidos cambios cognitivos y emocionales. Los ACV se observan fácilmente en las RM, y en los pacientes es frecuente la depresión, bien por afectación directa de las regiones emocionales del cerebro o por la reacción de este ante la discapacidad. La depresión puede causar, a su vez, seudodemencia. Además de los ACV graves, la aterosclerosis extensa de los capilares del cerebro puede causar innumerables infartos minúsculos del tejido cerebral, y los pacientes pueden mostrar demencia, ya que cada vez son menos las vías neuronales que participan en la cognición. Esta situación, denominada *demencia vascular* (o trastorno neurocognitivo vascular en DSM-5), se caracteriza en la RM por zonas de señales de incremento en la sustancia blanca.

Algunos trastornos degenerativos de las estructuras de los ganglios basales asociadas a la demencia pueden presentar un aspecto característico en la RM. La corea de Huntington suele producir atrofia del núcleo caudado, y la degeneración talámica puede interrumpir los enlaces neuronales hacia la corteza (fig. 1-10).

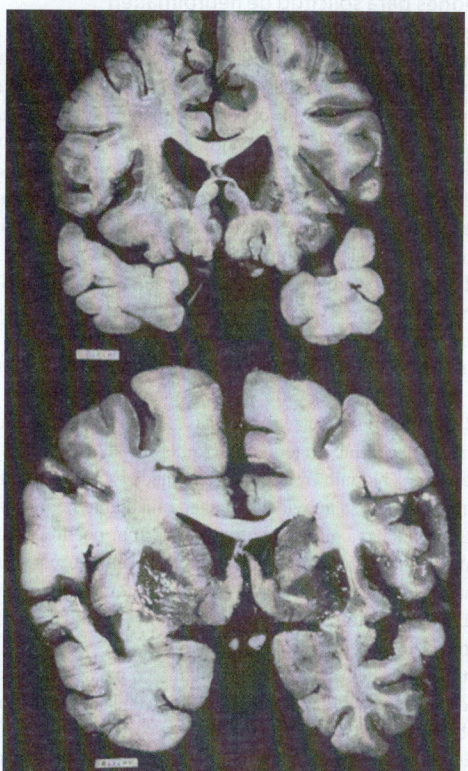

FIGURA 1-10

Cortes cerebrales. **Arriba:** corea de Huntington. Atrofia del núcleo caudado y núcleos lentiformes con dilatación del ventrículo lateral. **Abajo:** cerebro normal. (De Fahn S. Huntington disease. En: Rowland LP, ed. *Merritt's textbook of neurology.* 10.ª ed. Philadelphia, PA: Lippincott Williams & Wilkins; 2000:659, con autorización.)

Las lesiones que ocupan espacio pueden causar demencia. Los hematomas subdurales crónicos y las contusiones cerebrales, causadas por un traumatismo craneoencefálico, pueden producir déficits neurológicos focales o simplemente demencia. Los tumores cerebrales pueden afectar a la cognición de diversas maneras: los meningiomas craneales pueden comprimir la corteza subyacente y alterar su proceso; los tumores infiltrantes de células gliales, como el astrocitoma o el glioblastoma multiforme, pueden cortar la comunicación entre las regiones cerebrales al interrumpir los tractos de la sustancia blanca, y los tumores localizados cerca del sistema ventricular pueden obstruir el flujo del LCR y aumentar gradualmente la presión intracraneal.

Las infecciones crónicas, incluidas la neurosífilis, la criptococosis, la tuberculosis y la enfermedad de Lyme, pueden causar síntomas de demencia y producir una estimulación característica de las meninges, en especial en la base del cerebro. Se requieren estudios serológicos para completar el diagnóstico. La infección por el VIH puede causar directamente demencia, en cuyo caso se observa una pérdida difusa del volumen cerebral, o permitir la proliferación del virus de Creutzfeldt-Jakob para producir leucoencefalopatía multifocal progresiva, que afecta a los tractos de la sustancia blanca y aparece en la RM como una señal de incremento en esta sustancia.

Las enfermedades desmielinizantes crónicas, como la esclerosis múltiple, pueden afectar a la cognición a causa de la alteración de la sustancia blanca. Las placas de esclerosis múltiple se observan con facilidad en las RM como manchas periventriculares con mayor intensidad de señal.

Cualquier evaluación de la demencia debería contemplar los efectos de la medicación, los trastornos metabólicos, las infecciones y las causas nutricionales que pueden no apreciarse como anomalías en la neuroimagen.

Indicaciones para solicitud de neuroimagen en investigación clínica

ANÁLISIS DE GRUPOS DE PACIENTES DEFINIDOS CLÍNICAMENTE.   La investigación psiquiátrica tiene por objetivo clasificar a los pacientes con trastornos psiquiátricos para facilitar el descubrimiento de bases neuroanatómicas y neuroquímicas de los trastornos mentales. Los investigadores han recurrido a la neuroimagen funcional para estudiar a grupos de pacientes con trastornos psiquiátricos como la esquizofrenia, los trastornos del estado de ánimo y de ansiedad, entre otros. En la esquizofrenia, por ejemplo, los análisis volumétricos neuropatológicos han sugerido una pérdida de peso cerebral, en especial de la sustancia gris. Se constata la escasez de axones y dendritas en la corteza, y en la TC y la RM puede observarse un aumento de tamaño compensatorio de los ventrículos laterales y del tercer ventrículo. Específicamente, los lóbulos temporales de las personas con esquizofrenia pierden, al parecer, la mayor parte del volumen respecto a las personas sanas. En estudios recientes se ha observado que el lóbulo temporal izquierdo suele estar más afectado que el derecho. El lóbulo frontal también puede presentar anomalías, no de volumen, sino de la actividad detectada mediante neuroimagen funcional. Las personas con esquizofrenia muestran por lo común menor actividad metabólica en los lóbulos frontales, en especial durante las tareas que implican a la corteza prefrontal, y como grupo, también es más probable que estos pacientes muestren un aumento del tamaño ventricular respecto de los controles sanos.

Los trastornos del estado de ánimo también pueden asociarse con la pérdida de volumen cerebral y la disminución de la actividad metabólica en los lóbulos frontales. La inactivación de la corteza prefrontal izquierda parece deprimir el estado de ánimo, y la inactivación de la corteza prefrontal derecha lo eleva. Entre los trastornos de ansiedad, los estudios sobre el trastorno obsesivo-compulsivo con TC y RM convencionales no han mostrado anomalías específicas ni una reducción del núcleo caudado, pero los estudios con PET y SPECT funcionales indican anomalías en las estructuras corticolímbicas, de los ganglios basales y talámicas. Cuando los pacientes experimentan síntomas de trastorno obsesivo-com-

pulsivo, la corteza prefrontal orbital muestra una actividad anómala. Se observa una normalización parcial del metabolismo de la glucosa en el caudado en los pacientes que toman fármacos como la fluoxetina o la clomipramina, o que siguen tratamientos de modificación de la conducta.

Los estudios de neuroimagen funcional llevados a cabo con personas con TDAH no han mostrado anomalías o un menor volumen de la corteza prefrontal derecha y el globo pálido derecho. Además, mientras que el núcleo caudado derecho suele ser mayor que el izquierdo, las personas con TDAH pueden tener núcleos caudados de igual tamaño. Estas observaciones indican una disfunción de la vía prefrontoestriada derecha en el control de la atención.

ANÁLISIS DE LA ACTIVIDAD CEREBRAL DURANTE LA REALIZACIÓN DE TAREAS ESPECÍFICAS.   La observación de déficits causados por lesiones, tumores o ACV locales ha permitido formular muchos conceptos originales sobre las distintas funciones de las regiones del cerebro. La neuroimagen funcional permite a los científicos analizar y reevaluar principios clásicos en el cerebro intacto. Hasta la fecha, la mayor parte de las investigaciones se han centrado en el lenguaje y la visión. Aunque se han superado muchas peculiaridades y limitaciones técnicas de la SPECT, la PET y la RMf, ninguna de estas ha demostrado una clara superioridad sobre las otras. Los estudios requieren condiciones controladas minuciosamente, que pueden ser difíciles. Sin embargo, la neuroimagen funcional ha contribuido a avances conceptuales importantes y, en la actualidad, los métodos se ven limitados principalmente por la redacción de los protocolos de investigación.

Los estudios se han diseñado para poner de manifiesto la neuroanatomía funcional de todas las modalidades sensoriales, la psicomotricidad gruesa y fina, el lenguaje, la memoria, el cálculo, el aprendizaje y los trastornos del pensamiento, del estado de ánimo y de ansiedad. Las sensaciones inconscientes transmitidas por el sistema nervioso autónomo se han localizado en regiones específicas del cerebro. Estos análisis proporcionan una base que comparar con resultados de estudios de pacientes definidos clínicamente y que puede llevar a mejores tratamientos de los trastornos mentales.

Técnicas específicas

Tomografía computarizada.   En 1972, la TC revolucionó la neurorradiología diagnóstica al permitir obtener imágenes del tejido cerebral en pacientes vivos. Los escáneres para realizar TC son las herramientas más disponibles y convenientes en la práctica clínica; prácticamente todos los servicios de urgencias hospitalarios disponen de TC que proporcionan imágenes de rayos X procedentes de todos los puntos estratégicos: 360° alrededor de la cabeza de un paciente. Se digitaliza la cantidad de radiación que pasa a través de cada ángulo, o que no es absorbida, y los datos se introducen en un ordenador que utiliza cálculos de álgebra de matrices para asignar una densidad específica a cada punto dentro de la cabeza y los muestra como un conjunto de imágenes bidimensionales. Cuando se visualizan en secuencia, las imágenes permiten la reconstrucción mental de la forma del cerebro.

La imagen de una TC viene determinada únicamente por el grado en que los tejidos absorben radiaciones X. Las estructuras óseas absorben grandes cantidades de radiación y tienden a oscurecer detalles de las estructuras circundantes, un problema especialmente importante en el tronco encefálico, que está circundado por una base craneal gruesa. Dentro del propio cerebro, es relativamente poca la diferencia en la atenuación entre la sustancia gris y la blanca en las imágenes de rayos X. Aunque el límite entre ambas suele ser distinguible, puede que sea difícil apreciar detalles del patrón de las circunvoluciones en las imágenes de TC. Algunos tumores pueden no ser visibles en la TC porque absorben tanta radiación como el cerebro normal circundante.

La apreciación de tumores y áreas de inflamación, que pueden causar cambios en la conducta, puede mejorarse mediante la infusión intravenosa de sustancias de contraste que contengan yodo. Los compuestos

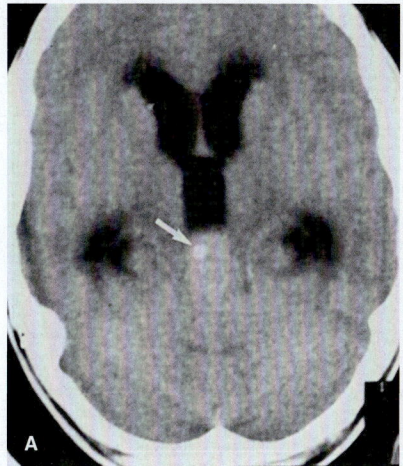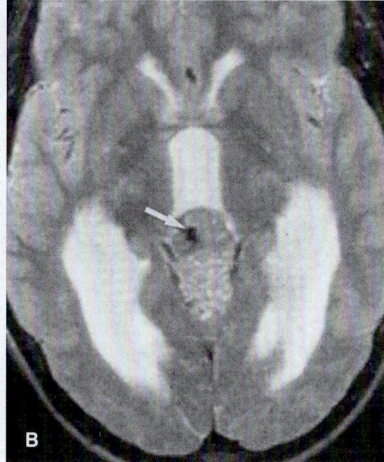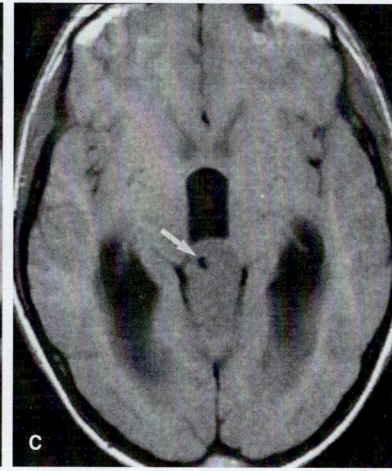

FIGURA 1-11
Comparación entre una tomografía computarizada (TC) y una resonancia magnética (RM). **A)** TC en el plano axial a la altura del tercer ventrículo. El líquido cefalorraquídeo (LCR) del interior de los ventrículos aparece de color negro, el tejido cerebral de color gris y el cráneo, blanco. Se distingue poco entre las sustancias gris y blanca del cerebro. Las *flechas* indican una pequeña lesión calcificada en un tumor de la glándula pineal. Para la detección de calcificaciones, la TC es superior a la RM. **B)** Imagen ponderada en T2 del mismo paciente aproximadamente a la misma altura. Con T2, el LCR aparece de color blanco y la sustancia gris, de color gris, por lo que se diferencia claramente de la sustancia blanca. El cráneo y la calcificación indicada aparecen de color negro. Se aprecian muchos más detalles del cerebro que con la TC. **C)** Imagen ponderada en T1 del mismo paciente aproximadamente a la misma altura. Con la T1, el LCR aparece oscuro; el cerebro, de un gris más uniforme; el cráneo y la calcificación indicada se muestran de color negro. Las imágenes de RM en T1 son más parecidas a las de la TC. (Reimpreso de Grossman CB. *Magnetic resonance imaging and computed tomography of the head and spine.* 2.ª ed. Baltimore, MD: Williams & Wilkins; 1996:101, con autorización.)

de yodo, que absorben mucha más radiación que el cerebro, aparecen de color blanco. El cerebro indemne está separado del torrente circulatorio por la barrera hematoencefálica, que suele impedir el paso de las sustancias de contraste con mucha carga. La barrera hematoencefálica, no obstante, se interrumpe en caso de inflamación o cuando no puede formarse dentro de los tumores, lo que permite la acumulación de sustancias de contraste. Estos sitios aparecen de un color más blanco que el cerebro circundante. Las sustancias de contraste de yodo deben utilizarse con precaución en pacientes alérgicos a ellas o al marisco.

Con la introducción de las técnicas de diagnóstico mediante RM, las TC han sido sustituidas como estudio de neuroimagen de elección en un contexto que no sea el de urgencias (fig. 1-11). A menudo es necesaria la mayor resolución y el detalle que proporcionan las imágenes de la RM para establecer un diagnóstico en psiquiatría. Además, la realización del estudio más detallado disponible inspira una mayor confianza en el análisis. El único componente del cerebro que se visualiza mejor en la TC es la calcificación, que puede no ser visible en la RM.

Resonancia magnética. La RM se introdujo en la práctica clínica en 1982 y pronto se convirtió en la prueba de elección para psiquiatras y neurólogos. La técnica no reside en la absorción de rayos X, sino en que los núcleos de todos los átomos giran alrededor de un eje, que se orienta aleatoriamente en el espacio. Cuando los átomos se sitúan en un campo magnético, los ejes de todos los núcleos con número impar se alinean con el campo magnético. El eje de un núcleo se desvía del campo magnético cuando se expone a un pulso de radiación electromagnética de radiofrecuencia orientado a 90° o 180°. Cuando el pulso finaliza, el eje del núcleo en rotación vuelve a alinearse con el campo magnético, y durante esta realineación emite su propia señal de radiofrecuencia. Los dispositivos de RM recogen las emisiones de cada uno de los núcleos que se realinean y, mediante el análisis informático, generan una serie de imágenes bidimensionales que representan el cerebro. Las imágenes pueden mostrarse en los planos axial, coronal o sagital.

Los núcleos de número impar más abundantes en el cerebro son, con diferencia, los de hidrógeno. La realineación del eje de hidrógeno viene determinada por su entorno inmediato, una combinación tanto de la naturaleza de la molécula de la que forma parte como del grado en que está circundado por agua. Los núcleos de hidrógeno de la grasa se

realinean rápidamente, y los del agua lo hacen lentamente, mientras que los de las proteínas y los de los hidratos de carbono se realinean a una velocidad intermedia.

Los estudios sistemáticos con RM utilizan tres secuencias de pulso de radiofrecuencia distintas. Los dos parámetros que varían son la duración del pulso de excitación de radiofrecuencia y el período durante el cual se recogen datos de los núcleos que se realinean. Puesto que los pulsos en T1 son breves y la recogida de datos también, se destacan los núcleos de hidrógeno de entornos hidrófobos. De este modo, la grasa es brillante en T1 y el LCR es oscuro. La imagen en T1 se parece más a la de las imágenes obtenidas mediante TC y es más útil para evaluar la estructura general del cerebro. La T1 es también la única secuencia que permite aumentar el contraste con la sustancia de contraste ácido dietilentriaminopentaacético con gadolinio (DTPA gadolinio). Como en las sustancias de contraste con yodo utilizadas en las TC, el gadolinio permanece fuera del cerebro gracias a la barrera hematoencefálica, excepto en las áreas en que se interrumpe, como las inflamadas o con un tumor. En las imágenes en T1, las estructuras contrastadas con gadolinio aparecen de color blanco.

Los pulsos en T2 tienen una duración cuatro veces más larga que los pulsos en T1, y los tiempos de recolección también son mayores, para destacar la señal de los núcleos de hidrógeno circundados por agua. De este modo, en las imágenes en T2 el tejido cerebral es oscuro y el LCR, blanco. Las áreas dentro del tejido cerebral con un contenido de agua anormalmente elevado, como los tumores, la inflamación o el ACV, aparecen más brillantes en las imágenes en T2 y en las que se constata más claramente la anomalía cerebral. La tercera secuencia de pulso habitual es la densidad de protones o la secuencia equilibrada. En esta secuencia, a un pulso de radio corto le sigue un período prolongado de recogida de datos, que iguala la densidad del LCR y del cerebro, y permite diferenciar los cambios tisulares inmediatamente contiguos a los ventrículos.

Otra técnica que a veces se utiliza en la práctica clínica con indicaciones específicas es la recuperación de inversión atenuada por líquido (FLAIR, *fluid-attenuated inversion recovery*). En este método se invierte la imagen en T1 y se añade a la imagen en T2 para duplicar el contraste entre la sustancia gris y la blanca. La recuperación de inversión es útil para detectar esclerosis del hipocampo causada por epilepsia

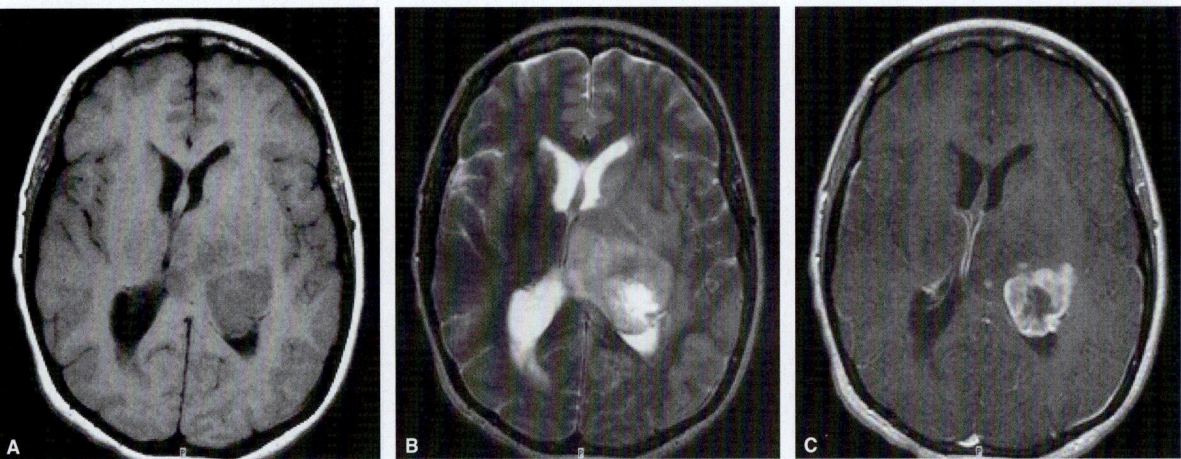

FIGURA 1-12

Tres imágenes axiales de una mujer de 46 años que fue hospitalizada por primera vez por diagnóstico de depresión e ideación suicida tras una relación larga. En las tres imágenes se observa claramente una neoplasia maligna en la cara posterior del ventrículo lateral. Las imágenes **A** y **B** son ponderadas en T1 y T2, respectivamente. La imagen **C** muestra los efectos de la mejora posterior al contraste. (Por cortesía de Craig N. Carson, MD, y Perry F. Renshaw, MD.)

del lóbulo temporal, así como para localizar áreas de metabolismo anómalo en trastornos neurológicos degenerativos.

Los imanes de la RM se estiman en teslas (T), unidades de fuerza de campo magnético. Los dispositivos oscilan en el contexto clínico entre 1,5 y 3,0 T; aquellos con una fuerza de campo superior producen imágenes de resolución notablemente más alta. En los contextos de investigación con seres humanos se utilizan imanes de 7,0 T (y algunos centros han utilizado campos magnéticos mayores de 10 T en humanos) y, en animales, de hasta 20 T. A diferencia de los bien conocidos peligros de la radiación X, no se ha demostrado que la exposición a campos electromagnéticos de la fuerza empleada en la RM sea perjudicial para los tejidos biológicos.

Las RM no pueden utilizarse en pacientes que llevan marcapasos o implantes de metales ferromagnéticos. La RM implica encerrar a un paciente en un tubo estrecho, en el que debe permanecer sin moverse durante un tiempo que puede llegar a los 20 min. Los pulsos de radiofrecuencia crean un ruido de estallido que puede atenuarse escuchando música con unos auriculares. Muchos pacientes no pueden tolerar las condiciones claustrofóbicas de los dispositivos habituales y quizá requieran uno abierto, que tiene menos potencia y produce imágenes con menor resolución. Pero la resolución del tejido cerebral de una RM de menor potencia sigue siendo superior a la de una TC. La figura 1-12 muestra que un tumor cerebral es la causa de la depresión de una paciente.

APLICACIONES DE LA RESONANCIA MAGNÉTICA EN LA DEMENCIA. Con el envejecimiento normal se aprecian diversos cambios en la RM, como la hiperintensidad subcortical, la atrofia generalizada y la dilatación ventricular. Sin embargo, está bien establecido que algunos cambios parecen más específicos de la enfermedad de Alzheimer y pueden ser útiles clínicamente para formular su diagnóstico y pronóstico. La atrofia del lóbulo temporal medial en la RM parece ser la que se vincula más estrechamente con la enfermedad. El seguimiento del cambio en la estructura cerebral a lo largo del tiempo ofrece una perspectiva que puede ayudar a mejorar la utilidad clínica de la RM en el diagnóstico y pronóstico de la enfermedad de Alzheimer y de otras formas de demencia. Los estudios de seguimiento longitudinal han mostrado que las pérdidas de volumen son significativamente mayores en pacientes con enfermedad de Alzheimer en fase prodrómica (hasta un 5 % anual del volumen cerebral por año) en comparación con las reducciones relacionadas con el envejecimiento normal (0,1 % anual).

APLICACIONES DE LA RM EN LA DEPENDENCIA DE ALCOHOL. Los estudios con RM han supuesto la principal herramienta para describir *in vivo* las

muchas fuentes de neurotoxicidad asociadas con el alcoholismo, como: *1)* el efecto neurotóxico y gliotóxico directo del etanol; *2)* los efectos neurotóxicos de la mala nutrición que a menudo acompaña al abuso de alcohol; *3)* la excitotoxicidad asociada a los estados de abstinencia alcohólica, y *4)* la posible disrupción de la neurogénesis del adulto asociada a la intoxicación y abstinencia por etanol. Estos estudios documentan una llamativa dependencia de la edad con respecto a la neurotoxicidad general asociada con el alcoholismo.

Espectroscopia por resonancia magnética. Mientras que la RM sistemática detecta núcleos de hidrógeno para determinar la estructura cerebral, la espectroscopia por RM puede detectar varios núcleos de número impar (tabla 1-24). Su capacidad para detectar un amplio intervalo de núcleos biológicamente importantes permite utilizarla para estudiar numerosos procesos metabólicos. Aunque la resolución y la sensibilidad de los dispositivos son malas en comparación con las de los de la PET y la SPECT disponibles, el uso de campos magnéticos más fuertes en el futuro mejorará en algún grado estas características. La espectroscopia por RM puede obtener imágenes de núcleos con un número impar de protones y neutrones. Aparecen protones y neutrones impares (nucleones) y no radiactivos. Como en la RM, los núcleos se alinean por sí solos en el fuerte campo magnético producido por el dispositivo. Un pulso de radiofrecuencia hace que los núcleos de interés absorban y a continuación emitan energía. Su lectura suele tener la forma de un espectro, como los de los núcleos de fósforo-31 y de hidrógeno-1, aunque también puede convertirse en una imagen ilustrada del cerebro. Los múltiples picos de cada núcleo reflejan que se halla expuesto a distintos entornos de electrones (nubes de electrones) en diferentes moléculas. Así, por ejemplo, los núcleos de hidrógeno-1 de una molécula de creatinina tienen un desplazamiento químico distinto (una posición en el espectro) que los de hidrógeno 1 de una molécula de colina. De este modo, la posición en el espectro (el desplazamiento químico) indica la identidad de la molécula en la que se encuentran los núcleos. La altura del pico con respecto a un estándar de referencia indica la cantidad de molécula presente.

La espectroscopia por RM de núcleos de hidrógeno-1 es mejor para cuantificar el *N*-acetilaspartato (NAA), la creatina y las moléculas que contienen colina, pero también puede detectar glutamato, glutamina, lactato y mioinositol. Aunque puede detectar glutamato y ácido γ-aminobutírico (GABA), los principales neurotransmisores de aminoácidos, los neurotransmisores biogénicos de amina (p. ej., la dopamina) se hallan en concentraciones demasiado bajas para ser detectados con esta

Tabla 1-24
Núcleos disponibles para la espectroscopia por resonancia magnética[a] *in vivo*

Núcleo	Abundancia natural	Sensibilidad relativa	Posibles usos clínicos
^1H	99,99	1,00	Resonancia magnética Análisis de metabolismo Identificación de metabolitos poco habituales Caracterización de hipoxia
^{19}F	100,00	0,83	Cuantificación de pO_2 Análisis del metabolismo de la glucosa Cuantificación del pH Farmacocinética no invasiva
^7Li	92,58	0,27	Farmacocinética
^{23}Na	100,00	0,09	Resonancia magnética
^{31}P	100,00	0,07	Análisis de bioenergética Identificación de metabolitos poco habituales Caracterización de hipoxia Cuantificación del pH
^{14}N	93,08	0,001	Cuantificación de glutamato, urea, amoníaco
^{39}K	93,08	0,0005	Parecido al sodio (^{23}Na) pero menos específico, por lo que rara vez se utiliza
^{13}C	1,11	0,0002	Análisis del índice de recambio metabólico Farmacocinética de fármacos radiomarcados
^{17}O	0,04	0,00001	Cuantificación del índice metabólico
^2H	0,02	0,000002	Cuantificación de la perfusión

[a]La abundancia natural se da como porcentaje del isótopo de interés. Los núcleos están tabulados en orden de sensibilidad relativa decreciente; la sensibilidad relativa se calcula multiplicando la sensibilidad relativa para números de núcleos iguales (a una fuerza de campo dada) por la abundancia natural de aquel núcleo. Puede conseguirse una ganancia considerable de la sensibilidad relativa mediante el enriquecimiento isotópico del núcleo de elección o el uso de nuevos pulsos de secuencias.
De Dager SR, Steen RG, con adaptaciones mínimas. Applications of magnetic resonance spectroscopy to the investigation of neuropsychiatric disorders. *Neuropsychopharmacology* 1992;6:249, con autorización.

técnica. La espectroscopia por RM de fósforo-31 puede utilizarse para determinar el pH de las regiones cerebrales y las concentraciones de compuestos que contienen fósforo (p. ej., trifosfato de adenosina [ATP] y trifosfato de guanosina [GTP]), que son importantes en el metabolismo energético del cerebro.

La espectroscopia por RM ha puesto de manifiesto que, en las personas con demencia de tipo Alzheimer, las concentraciones de NAA en los lóbulos temporales son menores y las concentraciones de inositol en los lóbulos occipitales, mayores. En una serie de individuos con esquizofrenia, se observaron menores concentraciones de NAA en los lóbulos temporal y frontal. La espectroscopia por RM se ha utilizado para detectar niveles de etanol en varias regiones del cerebro, y en el trastorno de pánico, para registrar los niveles de lactato, cuya infusión intravenosa puede precipitar episodios en aproximadamente tres cuartas partes de los pacientes con este trastorno o con depresión mayor. Se ha observado que, durante los ataques de pánico, aumentaban las concentraciones de lactato en el cerebro, incluso sin infusión que las provocara.

Otras indicaciones incluyen el uso de la espectroscopia por RM para cuantificar concentraciones de fármacos psicotrópicos en el cerebro. En un estudio se utilizó para cuantificar las concentraciones de litio en el cerebro de pacientes con trastorno bipolar, y se observó que eran la mitad de las plasmáticas durante los períodos de depresión y de eutimia, pero las superaban en los episodios de manía. Algunos compuestos, como la fluoxetina y la trifluoperazina, contienen flúor-19, que también puede detectarse en el cerebro y cuantificarse mediante espectroscopia por RM. Por ejemplo, esta técnica ha demostrado que se requieren 6 meses de administración constante de fluoxetina para alcanzar concentraciones máximas en el cerebro, que equivalen a aproximadamente 20 veces las concentraciones séricas.

ESPECTROSCOPIA POR RESONANCIA MAGNÉTICA EN LA DEMENCIA. Es una oportunidad no invasiva de obtener mediciones de diversas sustancias

neuroquímicas relacionadas con la neurotransmisión, el metabolismo energético y la función celular. Estudios con esta técnica han mostrado una tendencia a la reducción general de las mediciones de NAA en el lóbulo temporal medial y las regiones cerebrales corticales frontales con el avance de la edad. Los estudios en casos con deterioro cognitivo leve y enfermedad de Alzheimer refieren concentraciones de NAA disminuidas y de mioinositol (una forma de inositol que suele hallarse en el cerebro y que contribuye a la regulación osmótica) elevadas en comparación con personas de control de la misma edad.

ESPECTROSCOPIA POR RESONANCIA MAGNÉTICA EN LA ESQUIZOFRENIA. Se ha aplicado ampliamente en estudios de química cortical en la esquizofrenia. Estos estudios documentaron reducciones de las concentraciones de NAA en muchas regiones corticales y límbicas en pacientes con esquizofrenia, y reducciones menores en familiares de personas con tal diagnóstico. También se han estudiado otros metabolitos en estudios con espectroscopia por RM en pacientes con esquizofrenia. El hallazgo más interesante puede ser la descripción de concentraciones normales o bajas de glutamato y elevadas de glutamina en pacientes con esquizofrenia que no recibían medicación. Un estudio preliminar sugirió que no había concentraciones elevadas de la glutamina en pacientes que no recibían medicación, pero tomaban benzodiazepinas, fármaco que previsiblemente suprimiría la neurotransmisión excitatoria.

ESPECTROSCOPIA POR RESONANCIA MAGNÉTICA EN LA DEPENDENCIA A ALCOHOL. Los estudios con espectroscopia por RM que evalúan la NAA y la colina han proporcionado evidencias neuroquímicas que complementan los hallazgos de la RM relacionados con la aparición y recuperación de la neurotoxicidad relacionada con el alcohol. Los estudios con GABA han profundizado en las alteraciones de las neurotransmisiones inhibidoras corticales asociadas a la recuperación en la dependencia del alcohol. Durante el síndrome de abstinencia agudo, las concentraciones corticales de GABA parecen normales. Con la recuperación de la dependencia a alcohol, estas concentraciones parecen descender y pueden situarse significativamente por debajo de las observadas en personas sanas en sobriedad prolongada.

Resonancia magnética funcional. Los avances recientes en la recogida y el procesamiento de datos informáticos han reducido el tiempo de adquisición de una imagen de RM a menos de 1 s. Una nueva secuencia de especial interés para los psiquiatras es la T2, o secuencia dependiente del nivel de oxígeno (BOLD), que detecta valores de hemoglobina oxigenada en la sangre. La actividad neuronal en el cerebro causa un aumento local del flujo sanguíneo, que a su vez incrementa la concentración de hemoglobina local. Aunque el metabolismo neuronal extrae más oxígeno de las áreas activas del cerebro, el efecto neto de la actividad neuronal es el aumento de la cantidad local de hemoglobina oxigenada. Este cambio puede detectarse esencialmente en tiempo real con la secuencia T2, que de este modo detecta la funcionalidad de las regiones activas del cerebro. Este proceso constituye la base de la técnica de la RMf.

Lo que la RMf detecta no es la actividad cerebral *per se,* sino el flujo sanguíneo. El volumen de cerebro en el cual aumenta el flujo sanguíneo excede el de las neuronas activadas en aproximadamente 1 o 2 cm, y limita la resolución de la técnica. La sensibilidad y resolución pueden mejorarse por medio de partículas de óxido de hierro muy pequeñas y no tóxicas. De este modo, dos tareas que activan agrupaciones de neuronas separadas por 5 mm, como reconocer dos rostros distintos, producen señales que se superponen sobre la RMf y, por tanto, suelen ser indistinguibles mediante esta técnica. La RMf es útil para localizar la actividad neuronal en un lóbulo particular o en un núcleo subcortical, e incluso ha servido para localizar actividad en una sola circunvolución. El método detecta perfusión tisular, no metabolismo neuronal. Por el contrario, la PET puede dar información específica sobre el metabolismo neuronal.

No se administran isótopos radiactivos, lo que es una gran ventaja respecto de la PET y la SPECT. Un individuo puede realizar diversas tareas, tanto experimentales como de control, en la misma sesión de imágenes. Se obtiene una imagen de RM en T1 y a continuación se superponen las imágenes en T2 para permitir una localización más exacta. La adquisición de suficientes imágenes puede requerir de 20 min a 3 h, período durante el cual la cabeza del paciente debe permanecer exactamente en la misma posición, para lo que se han utilizado distintos métodos, como un dispositivo en torno a la cabeza o una pieza especial en la boca. Aunque las realineaciones de imágenes pueden corregir el movimiento de la cabeza, cambios mínimos en su posición pueden llevar a interpretaciones erróneas de la activación cerebral.

La RMf ha puesto de manifiesto recientemente detalles sorprendentes acerca de la organización del lenguaje en el cerebro. Por medio de una serie de tareas de lenguaje que requieren discriminación semántica, fonética y de la rima, un estudio observó que la rima (pero no otros tipos de procesamiento del lenguaje) producía un patrón distinto de activación en hombres y en mujeres. La rima activaba la circunvolución frontal inferior bilateralmente en mujeres, pero solo la izquierda en hombres. En otro estudio, la RMf reveló un circuito neuronal para las categorías léxicas (cuya existencia se sospechaba, pero no se había demostrado) interpolado entre las representaciones de los conceptos y las de los fonemas. Este nuevo circuito se localiza en el lóbulo temporal anterior izquierdo. Los datos de pacientes con dislexia (trastorno del aprendizaje con dificultad en la lectura) que realizaban tareas de rima sencillas demostraron la incapacidad para activar el área de Wernicke y la ínsula, que estaban activas en individuos norma les que realizaban las mismas tareas.

Las funciones sensitivas también se han cartografiado con detalle con RMf. La activación de las cortezas visual y auditiva se ha observado en tiempo real. Según un fascinante y reciente estudio, las áreas que se activaban mientras un individuo con esquizofrenia escuchaba hablar también lo hacían durante las alucinaciones auditivas. Entre estas áreas se incluyen la corteza auditiva primaria, así como las regiones de procesamiento auditivo de orden superior. La RMf es la técnica de diagnóstico por la imagen más extendida para estudiar las anomalías cerebrales relacionadas con las disfunciones cognitivas.

RESONANCIA MAGNÉTICA FUNCIONAL EN LA DEMENCIA. La RMf proporciona información que puede emplearse en el estudio, diagnóstico y pronóstico de la enfermedad de Alzheimer y de otras formas de demencia, así como para profundizar en los cambios normales del procesamiento cognitivo relacionados con la edad. La evidencia de que el envejecimiento se asocia con activaciones más débiles y más difusas, así como una lateralización hemisférica disminuida sugieren tanto una compensación de la intensidad regional perdida como una desdiferenciación del procesamiento. Una menor activación, en especial prefrontal, sugiere disfunciones en la codificación asociadas con la edad. Estudios de RMf han demostrado de forma constante una menor activación del hipocampo y de las estructuras relacionadas dentro del lóbulo temporal medial durante la codificación de nuevos recuerdos en personas con enfermedad de Alzheimer en comparación con personas mayores cognitivamente sanas. De forma más reciente, estudios de RMf en individuos con riesgo de padecer enfermedad de Alzheimer, en virtud de su genética o por evidencia de deterioro cognitivo leve, han proporcionado resultados variables. Algunos estudios han sugerido una fase temprana de aumento de activación paradójica en el curso de la manifestación prodrómica de la enfermedad de Alzheimer.

RESONANCIA MAGNÉTICA FUNCIONAL EN LA DEPENDENCIA A ALCOHOL. Diversos estudios han profundizado en las consecuencias funcionales de la neurotoxicidad relacionada con el alcoholismo. Algunos estudios sugieren que los pacientes dependientes a alcohol en recuperación muestran patrones anómalos de activación en la corteza frontal, el tálamo, el cuerpo estriado, el cerebelo y el hipocampo, que se hallan relacionados con dificultades en la atención, el aprendizaje y la memoria, la coordinación motora y el control inhibidor de la conducta. Otros estudios han empezado a estudiar la modulación farmacológica de circuitos de actividad en reposo para explorar los mecanismos subyacentes a la disfunción de circuitos en el alcoholismo, ilustrados por las respuestas directas a las benzodiazepinas.

Tomografía computarizada por emisión de fotón único. En la SPECT se utilizan compuestos radiactivos para estudiar diferencias regionales en el flujo sanguíneo cerebral. Esta técnica de diagnóstico por la imagen de alta resolución registra el patrón de emisión de fotones del torrente sanguíneo según el nivel de perfusión en distintas regiones del cerebro. Igual que la RMf, proporciona información sobre el flujo sanguíneo cerebral, que está muy correlacionada con el índice del metabolismo de la glucosa, pero no cuantifica directamente el metabolismo neuronal.

Utiliza compuestos radiomarcados con isótopos que emiten un único fotón: yodo-123, tecnecio-99m y xenón-133. El xenón-133 es un gas noble que se inhala directamente, penetra rápidamente en la sangre y se distribuye a diversas áreas del cerebro a través del flujo sanguíneo regional. Por ello se habla de SPECT-xenón como *técnica de flujo sanguíneo cerebral regional* (FSCr). Por razones técnicas, la SPECT-xenón puede cuantificar el flujo sanguíneo únicamente en la superficie del cerebro, lo que constituye una limitación importante. Muchas tareas mentales requieren una comunicación entre la corteza y las estructuras subcorticales, y esta actividad se cuantifica mal mediante la SPECT-xenón.

La evaluación del flujo sanguíneo en todo el cerebro con SPECT requiere marcadores inyectables, tecnecio-99m-D,L-hexametilpropilenoamina oxima (HMPAO) o yodoanfetamina. Estos isótopos están unidos a moléculas muy lipófilas que atraviesan rápidamente la barrera hematoencefálica y se introducen en las células. Una vez dentro de la célula se convierten enzimáticamente en iones cargados, que son retenidos en la célula. De este modo, con el tiempo, los marcadores se concentran en áreas cuyo flujo sanguíneo es relativamente mayor. Aunque, por lo general, se supone que el flujo sanguíneo es la principal variable analizada en la SPECT con HMPAO, las variaciones locales en la permeabilidad de la barrera hematoencefálica y en la conversión enzimática de los ligandos en el interior de las células también contribuyen a diferencias regionales en los niveles de la señal.

Además de estos compuestos utilizados para cuantificar el flujo sanguíneo, pueden emplearse ligandos marcados con yodo-123 para receptores muscarínicos, dopaminérgicos y serotoninérgicos, por ejemplo, para estudiar estos receptores mediante SPECT. Una vez que los compuestos que emiten fotones llegan al cerebro, los detectores que circundan la cabeza del paciente captan sus emisiones de luz. Esta información se transmite a un ordenador, que construye una imagen tridimensional de la distribución del isótopo en un corte del cerebro. Una diferencia clave entre la SPECT y la PET es que en la primera se emite una sola partícula, mientras que en la segunda emite dos; esta última reacción proporciona una localización más precisa de la región y una mejor resolución de la imagen. Cada vez más, tanto en los estudios con SPECT como con PET, los científicos llevan a cabo estudios previos con RM o TC y, a continuación, superponen la imagen obtenida con SPECT o PET sobre las de la RM o la TC para conseguir una localización anatómica más exacta de la información funcional. La SPECT es útil para diagnosticar la disminución o el bloqueo del flujo sanguíneo cerebral en personas que han sufrido un ictus. Algunos han descrito patrones de flujo anómalos en la primera etapa de la enfermedad de Alzheimer que pueden ayudar en el diagnóstico temprano.

Tomografía por emisión de positrones. Los isótopos utilizados en la PET se descomponen emitiendo positrones, unas partículas antimateria que se unen a los electrones y los eliminan, lo que origina fotones que viajan en direcciones opuestas en 180°. Puesto que los detectores tienen el doble de señal para generar una imagen que los dispositivos para realizar una SPECT, la resolución de la PET es mayor. En los estudios con PET puede utilizarse un amplio conjunto de compuestos, y su resolución sigue mejorando hasta prácticamente su mínimo teórico de 3 mm, que es la distancia que recorren los positrones antes de colisionar con un electrón. Se dispone de relativamente pocos dispositivos de PET porque requieren un ciclotrón *in situ* para elaborar los isótopos.

Los isótopos utilizados con mayor frecuencia son el flúor-18 (^{18}F), el nitrógeno-13 y el oxígeno-15. Suelen estar unidos a otra molécula, excepto el oxígeno-15 (^{15}O). El ligando más habitual es [^{18}F]fluorodesoxiglucosa (FDG), un análogo de la glucosa que el cerebro no puede metabolizar. De este modo, las regiones del cerebro con mayor índice metabólico y mayor flujo sanguíneo captan la mayor parte de la FDG, pero no pueden metabolizarla y excretan los productos metabólicos habituales. La concentración de ^{18}F aumenta en estas neuronas y es detectada por la cámara de la PET. El agua-15 (H_2 ^{15}O) y el nitrógeno-13 se utilizan para cuantificar el flujo sanguíneo, y el ^{15}O puede emplearse para determinar el índice metabólico. La glucosa es, con mucho, la fuente de energía predominante disponible para las células del cerebro, y su uso constituye un indicador muy sensible del índice del metabolismo cerebral. La 3,4-dihidroxifenilalanina (DOPA) marcada con [^{18}F], el precursor fluorado de la dopamina, se ha utilizado para localizar neuronas dopaminérgicas.

La PET se ha empleado cada vez más en el estudio del desarrollo y el funcionamiento normal del cerebro, así como en los trastornos psiquiátricos. Con respecto al desarrollo del cerebro, se ha observado que el consumo de glucosa es mayor en la corteza sensoriomotora, el tálamo, el tronco encefálico y el vermis cerebeloso cuando un niño tiene 5 semanas de vida o menos. A los 3 meses de edad, en la mayor parte de áreas de la corteza se aprecia un mayor consumo, excepto en las cortezas frontal y de asociación, que no empiezan a mostrar un aumento hasta que el niño tiene 8 meses. Un patrón adulto del metabolismo de

la glucosa se alcanza al año de edad, pero el consumo en la corteza sigue aumentando por encima de los niveles adultos hasta que el niño tiene aproximadamente 9 años, cuando empieza a disminuir y llega al nivel de los adultos al final de la primera década de la vida.

En otro estudio, se leyó rápidamente a los individuos una lista de palabras de temas relacionados. Cuando se les pidió que recordaran las palabras en la categoría temática que pudiera haber o no en la lista, algunos recordaron erróneamente haber oído palabras que en realidad no aparecían. Mediante PET, el hipocampo estaba activo durante ambos recuerdos, tanto falsos como verdaderos, mientras que la corteza auditiva solo estaba activa durante el recuerdo de palabras que realmente habían oído. Cuando se les presionó para determinar si los recuerdos eran verdaderos o falsos, los individuos presentaron una activación de los lóbulos frontales. Los estudios con FDG también han investigado los trastornos neurológicos y psiquiátricos. Otros dos tipos de estudios utilizan moléculas precursoras y ligandos de receptores. Se ha utilizado el precursor de la dopamina, la DOPA, para visualizar la anatomía patológica de pacientes con enfermedad de Parkinson, y los ligandos radiomarcados para receptores han sido útiles para determinar la ocupación de receptores por fármacos psicoterapéuticos específicos. En la tabla 1-25 se enumeran las observaciones neurológicas con marcadores radiactivos en la PET.

Por ejemplo, los antagonistas de los receptores de dopamina como el haloperidol bloquean prácticamente el 100 % de los receptores D_2. Los fármacos antipsicóticos atípicos bloquean los receptores de serotonina 5-HT_2 además de los receptores D_2; de ahí que se haga referencia a ellos como *antagonistas de los receptores de serotonina-dopamina*. El siguiente caso ilustra el posible valor diagnóstico de la PET tridimensional.

El Sr. A. es un hombre de 70 años de edad que se volvió olvidadizo, hasta el punto de que su familia empezó a preocuparse por él, y quiso someterlo a una minuciosa exploración diagnóstica para evaluar las posibles causas del trastorno de su memoria. En la PET se observaba una disminución parietotemporal funcional, que corroboraba otras evaluaciones neurológicas que indicaban una enfermedad de Alzheimer. El paciente fue tratado con tacrina y se benefició de cierta estabilización de los síntomas. (Por cortesía de Joseph C. Wu, MD, Daniel G. Amen, MD, y H. Stefan Bracha, MD.)

Sondas farmacológicas y neuropsicológicas. Tanto con la PET como con la SPECT y, a la larga, con la RM, aumentarán los estudios y posiblemente los procedimientos diagnósticos que utilizarán sondas farmacológicas y neuropsicológicas. Su propósito es estimular regiones particulares de la actividad cerebral, de modo que, cuando se comparen con valores de referencia, puedan obtenerse conclusiones sobre la correspondencia funcional de estas regiones. Un ejemplo de esta estrategia es el uso de la PET para detectar regiones del cerebro implicadas en el procesado de la forma, el color y la velocidad en el sistema visual. Otro ejemplo es el empleo de tareas de activación cognitiva (p. ej., el Test de clasificación de tarjetas de Wisconsin, WCST) para estudiar el flujo sanguíneo frontal en los pacientes con esquizofrenia. Una consideración clave en la evaluación de las observaciones que cuantifican el flujo sanguíneo es el establecimiento de un valor de referencia en el diseño del estudio. Por lo general, las observaciones recurren al estado de reposo despierto, pero se constata la variabilidad si los pacientes tienen los ojos cerrados o las orejas tapadas, ya que ambas condiciones pueden afectar al funcionamiento del cerebro. También se observa variabilidad en factores de funcionamiento cerebral de referencia como el sexo, la edad, la ansiedad relativa a la prueba, el seguimiento de tratamiento farmacológico no psiquiátrico, la medicación vasoactiva y el momento del día.

Tabla 1-25
Hallazgos neuroquímicos de imágenes de tomografía por emisión de positrones con radiomarcadores

Dopamina	Disminución de la recaptación de dopamina en el estriado en la enfermedad de Parkinson
	Liberación de dopamina superior en pacientes con esquizofrenia que en controles
	Liberación de concentraciones elevadas de dopamina asociada con síntomas positivos de esquizofrenia
Receptores	
• Receptor D_1	Menor unión de receptores D_1 en la corteza prefrontal de pacientes con esquizofrenia comparada con controles; se correlaciona con síntomas negativos
• Receptor D_2	Esquizofrenia asociada a concentraciones elevadas reducidas de la unión al receptor D_2
• Serotonina de tipo 1A (5-I IT_{1A})	Reducción en la unión a receptores en pacientes con depresión unipolar mayor
Transportadores	
• Dopamina	La anfetamina y la cocaína provocan un aumento de dopamina
	El síndrome de la Tourette muestra un aumento en el sistema transportador de dopamina (puede explicar el éxito de los tratamientos de bloqueo de dopamina)
• Serotonina	La unión a la serotonina es baja en la depresión, el alcoholismo, la adicción a cocaína, los atracones de comida y los trastornos del control de los impulsos
Metabolismo	
• Nicotina	El tabaquismo inhibe la actividad MAO en el cerebro
• Depósitos β-amiloides	Pueden visualizarse *in vivo* con PET
Farmacología	Las concentraciones plasmáticas de cocaína llegan al máximo a los 2 min
	La ocupación de receptores D_2 perdura a lo largo de varias semanas tras la interrupción de medicamentos antipsicóticos
	La ocupación de receptores D_2 es menor para los antipsicóticos atípicos que para los típicos (puede dar cuenta de la disminución de los efectos secundarios extrapiramidales)
	Dosis bajas (10-20 mg) de ISRS causan la ocupación de hasta un 90 % de los receptores de serotonina

1.2 Niños y adolescentes

La evaluación completa de un niño comprende: la entrevista con los padres, con el propio niño y con otros miembros de la familia; recopilar información en relación con el rendimiento actual del niño en el colegio y, a menudo, una evaluación estandarizada del funcionamiento intelectual del niño y de su progreso académico. En algunos casos, son útiles la evaluación estandarizada del nivel de desarrollo y las pruebas neuropsicológicas. La evaluación psiquiátrica infantil raras veces se inicia a petición del propio niño, por lo que los médicos deben obtener información de la familia y del colegio para entender cuáles son los motivos de la evaluación. En algunos casos puede iniciarse a instancias del juzgado o de servicios de protección al menor. Los niños pueden ser excelentes informantes sobre los síntomas relacionados con su estado de ánimo y sus experiencias internas, como fenómenos de tipo psicótico, tristeza, miedos y ansiedad, pero a menudo tienen dificultades para establecer la cronología de los síntomas y, a veces, se muestran reticentes a la hora de hablar sobre comportamientos que les hayan acarreado problemas. Los niños muy pequeños suelen ser incapaces de articular verbalmente sus experiencias, y muestran mejor sus sentimientos y sus preocupaciones mediante una situación de juego. La evaluación psiquiátrica del niño o el adolescente incluye identificar las causas por las que ha sido remitido, valorar la naturaleza y la gravedad de los problemas psicológicos y de conducta, y determinar los factores familiares, escolares, sociales y del desarrollo que puedan estar influyendo en su bienestar emocional.

El primer paso para la evaluación global del niño o del adolescente consiste en obtener una descripción detallada de los elementos actuales, así como una historia clínica de sus problemas médicos y psiquiátricos en el pasado. Esto suele realizarse con los padres en el caso de niños en edad escolar, y puede atenderse a los adolescentes de manera individual al principio para obtener su percepción de la situación. La entrevista directa y la observación del niño suele ser el paso siguiente,

seguido por la aplicación de pruebas o tests psicológicos, en caso de que estén indicados.

La entrevista clínica ofrece la mayor flexibilidad a la hora de entender la evolución de los problemas y de establecer el papel de los factores del entorno y los acontecimientos vitales, aunque puede no abarcar de manera sistemática todas las categorías diagnósticas psiquiátricas. Para incrementar la cantidad de información que se genera, el médico puede emplear diversas entrevistas semiestructuradas, como el Cuestionario para los trastornos afectivos y esquizofrenia para niños (*Kiddie Schedule for Affective Disorders and Schizophrenia for School-Age Children,* K-SADS), entrevistas estructuradas como la Entrevista diagnóstica para niños del National Institute for Mental Health, versión IV (*National Institute for Mental Health Diagnostic Interview Schedule for Children Version IV,* NIMH DISC-IV), o escalas de puntuación, como el Inventario del comportamiento de niño(as) (*Child Behavior Checklist)* o la Escala abreviada de Connors para TDAH administrada a padres y profesores (*Connors Abbreviated Parent or Teacher Rating Scale for ADHD).*

A menudo las entrevistas realizadas con diversas fuentes, como padres, profesores o tutores del colegio, reflejan información diferente o incluso contradictoria sobre un mismo niño. Cuando se encuentre ante información conflictiva, el médico debe determinar si esas contradicciones aparentes no son en realidad el reflejo de una descripción detallada del niño en diferentes situaciones. Tras haber obtenido una historia detallada y completa a partir de los padres, examinar al niño, evaluar su funcionamiento actual en casa y en la escuela, y llevar a cabo las pruebas psicológicas pertinentes, el médico puede usar toda la información disponible para realizar una orientación diagnóstica y ofrecer, entonces, las recomendaciones oportunas.

Cuando se ha obtenido toda la información sobre el niño o el adolescente, el médico debe determinar si se cumplen los criterios de uno o más trastornos psiquiátricos según la 5.ª edición del DSM-5. A pesar de que las situaciones clínicas que precisan una intervención no siempre apuntan a un trastorno psiquiátrico determinado, la importancia de identificar su presencia radica en que facilita la investigación eficaz de la psicopatología infantil.

ENTREVISTAS CLÍNICAS

Para realizar una entrevista útil con un niño de cualquier edad, los médicos deben estar familiarizados con el desarrollo normal, para poder valorar las respuestas del niño según la perspectiva adecuada. Por ejemplo, el disgusto de un niño pequeño al separarse de uno de sus padres o la falta de claridad de un niño en edad escolar con respecto al propósito de la entrevista son perfectamente normales, y no deben interpretarse como síntomas psiquiátricos. Asimismo, el comportamiento en un niño a una edad, como las rabietas a los 2 años, adquiere un significado distinto cuando aparece, por ejemplo, en un chico de 17 años. El capítulo 32 presenta una discusión detallada del desarrollo saludable en la infancia.

La primera tarea del entrevistador es conectar con el niño y establecer una relación de sintonía para que este se sienta cómodo. El entrevistador debe preguntarle cuál cree que es el objeto de la entrevista y qué es lo que sus padres le han contado al respecto. Si el niño se muestra confuso sobre cuál es el motivo, el entrevistador puede optar por resumir la preocupación de los padres de manera empática y adecuada al nivel de desarrollo del niño. Durante la entrevista con el niño, el médico tratará de conocer sus relaciones con los miembros de la familia y los amigos, sus logros académicos y las relaciones con los compañeros de colegio, además del tipo de actividades de ocio a las que se dedica. Realizar una estimación del funcionamiento cognitivo del niño forma parte de la evaluación de su estado mental.

El grado de confidencialidad en la valoración infantil se relaciona con la edad del niño. En la mayoría de los casos es apropiado compartir prácticamente toda la información específica con los padres de los niños de corta edad, mientras que es obligado mantener la privacidad y solicitar autorización antes de compartirla en el caso de niños mayores o adolescentes. A los niños en edad escolar o mayores se les informa de que si el entrevistador considera que pueden estar en peligro, o poner en algún riesgo a terceros, la información debe ser revelada a los padres y, en ocasiones, a otros adultos. Como parte de la evaluación psiquiátrica de un niño de cualquier edad, el médico debe determinar si este se encuentra seguro en su entorno, y atender a los indicadores de sospecha si puede ser víctima de abusos o de negligencia. De sospecharse malos tratos, deberá notificarse a los servicios de protección del menor.

Hacia el final de la entrevista, se puede preguntar al niño de forma abierta si le gustaría añadir alguna cosa más. Se debe tener en consideración a los niños por su cooperación, y agradecerles su participación en la entrevista, que debe concluir siempre de manera positiva.

Lactantes y preescolares

La evaluación de los niños pequeños comienza habitualmente en presencia de los padres, ya que pueden asustarse por la situación; la presencia de los progenitores durante la entrevista también permite al médico evaluar la interacción paternofilial. Puede remitirse a los niños por una serie de motivos, como un alto grado de irritabilidad, dificultad para consolarles, alteraciones de la conducta alimentaria, escaso crecimiento ponderal, trastornos del sueño, conducta retraída, falta de interés por el juego o retraso del desarrollo. El médico debe evaluar las áreas de funcionamiento que incluyen el desarrollo motor, el nivel de actividad, la comunicación verbal, la habilidad para el juego y la resolución de problemas, la adaptación a la rutina diaria, las relaciones interpersonales y el grado de respuesta social.

El grado de desarrollo de las funciones del niño se determina al combinar las observaciones realizadas durante la entrevista y las medidas estandarizadas del grado de desarrollo. La observación del juego revela el nivel de desarrollo de un niño, y refleja su estado emocional y sus preocupaciones. El evaluador puede interactuar con un niño de 18 meses o incluso menos mediante juegos como el «cucú-tras» (esconder y mostrar la cara al niño). Los niños con edades entre los 18 meses y los 3 años pueden observarse en una sala de juegos, y con edades superiores a los 2 años pueden mostrar juegos simbólicos con algunos juguetes, y revelar más información que a través de la conversación. El uso de marionetas y muñecos con niños menores de 6 años suele ser una manera eficaz de obtener información, especialmente si se dirigen las preguntas a los muñecos, en lugar de a los niños.

Niños en edad escolar

Algunos niños en edad escolar se encuentran cómodos al conversar con adultos; otros, en cambio, se ven limitados por el miedo, la ansiedad, una escasa habilidad verbal o una conducta de oposición. Los niños en edad escolar suelen tolerar bien una sesión de 45 min. La habitación debe ser lo suficientemente espaciosa para que el niño pueda moverse por ella, pero no tan grande como para que se reduzca el contacto íntimo entre el niño y el entrevistador. Parte de la entrevista puede reservarse para realizar un juego no estructurado, y pueden tenerse a mano varios juguetes con los que captar la atención del niño, y sacar a relucir temas y sentimientos concretos. Los niños de los primeros cursos pueden mostrarse más interesados por los juguetes de la habitación, mientras que a partir de 6.º grado pueden sentirse más cómodos con la propia entrevista y mostrarse menos proclives a jugar de manera espontánea.

La parte inicial de la entrevista explora la comprensión del niño de los motivos de esta. El médico debe confirmar que la entrevista no se ha fijado porque el niño «tiene problemas» ni como un castigo por un «mal» comportamiento. Existen técnicas que facilitan la exteriorización de sentimientos, como pedir al niño que dibuje a sus amigos, los miembros de su familia, una casa o cualquier cosa que le venga a la mente. Luego se le puede preguntar acerca de los dibujos. También se le puede pedir que revele tres deseos, describir los mejores y peores acontecimientos de su vida, y nombrar a la persona con la que iría a una isla desierta. Juegos como el «garabateo» de Donald W. Winnicott, en el que el evaluador dibuja una línea curva y, posteriormente, el niño y él se van turnando para continuar el dibujo, pueden facilitar la conversación.

Las preguntas parcialmente abiertas y con múltiples opciones pueden dar lugar a respuestas más completas en los niños en edad escolar. Las preguntas simples con respuesta cerrada (sí/no) a veces no ofrecen suficiente información, mientras que las completamente abiertas pueden abrumar a un niño en edad escolar que no puede construir una narración cronológica. Estas técnicas a veces hacen que el niño se inhiba. El uso de comentarios indirectos como «una vez conocí a un niño que se sintió muy triste cuando se mudó y dejó a todos sus amigos» es útil, aunque debe procurarse no inducir al niño a confirmar lo que cree que el médico quiere oír. Los niños en edad escolar responden de forma adecuada a los médicos cuando se les ayuda a comparar estados de ánimo o sentimientos, y se les pide que los puntúen en una escala del 1 al 10.

Adolescentes

Los adolescentes suelen tener una idea clara de por qué se inicia la evaluación, y generalmente pueden ofrecer una exposición cronológica de los acontecimientos recientes que han llevado a la evaluación, aunque algunos discrepen sobre la necesidad de realizarla. El médico debe comunicar claramente el valor que da a escuchar los hechos desde el punto de vista del adolescente, y tener el cuidado de reservarse sus juicios y no adjudicar culpas. Debe advertirse a los adolescentes sobre la confidencialidad de la entrevista, y el médico debe asegurarles que tendrá que pedirles permiso antes de compartir con los padres cualquier información específica, excepto en situaciones que puedan poner en peligro al adolescente o a otras personas, en cuyo caso debe sacrificarse la confidencialidad. La aproximación a un adolescente puede ser abierta; sin embargo, si se producen silencios durante la entrevista, el médico debe tratar de volver a conectar con el paciente. El médico puede indagar sobre cuál piensa el adolescente que será el resultado de la evaluación (cambio de colegio, hospitalización, expulsión del hogar, pérdida de privilegios).

Algunos adolescentes se enfrentan a la entrevista con aprensión u hostilidad, pero después se abren, cuando ven que el entrevistador ni juzga ni castiga. El médico debe ser cauto con sus respuestas ante el comportamiento del adolescente (contratransferencia), y mantenerse centrado en el proceso terapéutico, incluso cuando se enfrenta a adolescentes desafiantes, enfadados o difíciles. El médico debe establecer los límites apropiados, y posponer o concluir la entrevista si se siente amenazado o si los pacientes se tornan agresivos, provocan destrozos o adoptan un comportamiento autolesivo. Todas las entrevistas deben incluir la exploración sistemática de ideación suicida, conducta agresiva, síntomas psicóticos, consumo de sustancias y conocimiento de prácticas sexuales seguras, junto con la obtención de la historia sexual. Una vez que se establece una relación de sintonía, muchos adolescentes agradecen la oportunidad de expresar su punto de vista y pueden revelar cosas que no han explicado a nadie más.

Entrevista a la familia

La entrevista conjunta con los padres y el niño puede realizarse inicialmente o en un momento posterior de la evaluación. A veces, una entrevista con la familia completa, que incluya a los hermanos, puede ser muy reveladora. El propósito es observar las actitudes y el comportamiento de los padres hacia el paciente y las respuestas de los hijos hacia sus progenitores. La tarea del médico consiste en mantener una atmósfera que no resulte amenazadora y en la que cada miembro de la familia pueda hablar con libertad, sin tener la sensación de que el entrevistador toma partido por alguno en particular. Aunque los psiquiatras infantiles suelen actuar como abogados de los niños, el médico debe validar los sentimientos de cada miembro de la familia en este contexto, ya que la falta de comunicación a menudo contribuye a empeorar los problemas del paciente.

Padres o cuidadores

La entrevista con los padres o cuidadores del paciente es necesaria para conseguir una idea cronológica del crecimiento y el desarrollo del niño. Debe obtenerse un historial del desarrollo, en la que se detalle cualquier acontecimiento importante o estresante que haya podido influir en el desarrollo del niño. También debe recogerse la visión de los padres sobre la dinámica familiar, su historia conyugal y su propia adaptación emocional. Es pertinente la información sobre la historia psiquiátrica de la familia y la crianza de los padres. Generalmente, los padres son los mejores informadores sobre el desarrollo temprano del niño y sobre los trastornos psiquiátricos y orgánicos previos, y podrían ser los más capacitados para ofrecer una cronología exacta sobre las evaluaciones y los tratamientos previos. En algunos casos, especialmente con niños de más edad y adolescentes, los padres pueden no estar al corriente de síntomas actuales significativos o de determinadas dificultades sociales del niño. Los médicos deben solicitar de los padres su opinión sobre la naturaleza y la causa de los problemas del niño, así como preguntar sobre las expectativas que puede generar la evaluación actual.

INSTRUMENTOS DIAGNÓSTICOS

Los dos principales tipos de instrumentos diagnósticos empleados por los médicos e investigadores son las entrevistas diagnósticas y los cuestionarios. Las primeras se administran tanto a los niños como a sus padres, y a menudo se diseñan para obtener información suficiente sobre numerosos aspectos del funcionamiento que permitan determinar si se cumplen los criterios diagnósticos del DSM-5.

Las entrevistas semiestructuradas, o «basadas en el entrevistador», como la K-SADS y la Evaluación psiquiátrica del niño y del adolescente (*Child and Adolescent Psychiatric Assessment,* CAPA), sirven de guía a los médicos para aclarar las respuestas a las preguntas relativas a los síntomas. Las entrevistas estructuradas, o «basadas en el entrevistado», como la NIMH DISC-IV, la Entrevista para síndromes psiquiátricos en niños y adolescentes (*Children's Interview for Psychiatric Syndromes,* ChIPS) y la Entrevista diagnóstica para niños y adolescentes (*Diagnostic Interview for Children and Adolescents,* DICA), básicamente ofrecen al entrevistador un guión, sin interpretar las respuestas de los pacientes. Otros dos instrumentos diagnósticos, el Dominic-R y el Instrumento pictórico para niños y adolescentes (*Pictorial Instrument for Children and Adolescents,* PICA-III-R), emplean dibujos junto con una pregunta que los acompaña para obtener información sobre determinados síntomas, en especial en niños pequeños, aunque también en adolescentes.

Los instrumentos diagnósticos ayudan a obtener información de manera sistemática, pero no pueden reemplazar, ni siquiera el más completo, a la entrevista clínica, que es superior a la hora de comprender la cronología de los síntomas, la interacción entre los factores estresantes del entorno y las respuestas emocionales y los aspectos evolutivos. Suele ser útil combinar la información obtenida mediante los instrumentos diagnósticos y el material clínico recopilado tras una evaluación completa.

Los instrumentos pueden cubrir esferas de síntomas, como el Inventario del comportamiento de niño(as) de Achenbach (*Achenbach Child Behavior Checklist),* o centrarse en un tipo de síntomas, como la Escala de Connors para TDAH administrada a padres *(Connors Parent Rating Scale for ADHD).*

Entrevistas diagnósticas semiestructuradas

Cuestionario para los trastornos afectivos y esquizofrenia para niños (*Kiddie Schedule for Affective Disorders and Schizophrenia for School-Age Children,* **K-SADS).** El K-SADS puede emplearse en niños de 6 a 18 años de edad. Presenta múltiples ítems con espacio adicional para aclarar los síntomas. Obtiene información sobre diagnósticos actuales y síntomas presentes en el año anterior. También existe una versión en la que se pueden establecer diagnósticos a lo largo de toda la vida. Este instrumento se ha utilizado mucho, en particular en la evaluación de los trastornos del estado de ánimo, e incluye medidas de la disfunción ocasionada por los síntomas. Se presenta a los padres como un formulario para proporcionar información sobre su hijo, y uno para usar directamente con el niño. Se necesita 1-1,5 h para completarlo. El entrevistador debe tener alguna experiencia en el campo de la psiquiatría infantil, pero no necesita ser psiquiatra.

Evaluación psiquiátrica del niño y del adolescente (*Child and Adolescent Psychiatric Assessment,* **CAPA).** La CAPA es una entrevista «basada en el entrevistador» que puede usarse en niños de 9 a 17 años de edad. Se presenta en módulos, de manera que puede administrarse sin necesidad de realizarla toda. Cubre alteraciones del comportamiento de tipo desorganizado, alteraciones del estado de ánimo, trastornos de ansiedad, alteraciones de la conducta alimentaria, trastornos del sueño, trastornos de la excreción, trastornos por consumo de sustancias, tics, esquizofrenia, trastorno de estrés postraumático y síntomas por somatización. Se centra en los 3 meses previos a la realización de la entrevista, denominados «período primario». En general, se tarda aproximadamente 1 h en completarla. Se acompaña de un glosario para ayudar a aclarar los síntomas, y ofrece escalas separadas de presencia y gravedad de los síntomas. Puede emplearse para establecer diagnósticos de acuerdo con el DSM-5. Se necesita experiencia para realizarla, y el entrevistador debe estar preparado para emitir juicios médicos al interpretar los síntomas que se obtengan.

Entrevistas diagnósticas estructuradas

Entrevista diagnóstica para niños del National Institute for Mental Health, versión IV (*National Institute for Mental Health Interview Schedule for Children Version IV*, NIMH DISC-IV). El NIMH DISC-IV es una entrevista muy estructurada, diseñada para evaluar más de 30 entidades diagnósticas del DSM-IV y que se administra por personal no médico adiestrado. Aunque se elaboró para coincidir con los criterios diagnósticos del DSM-IV, la información que se obtiene puede utilizarse, junto con la información clínica, para los diagnósticos del DSM-5. Se encuentra disponible en un formato paralelo para padres e hijos. El formato destinado a los padres puede emplearse para niños y adolescentes de entre 6 y 17 años de edad, y el formato para uso directo con el niño se diseñó para aquellos entre los 9 y los 17 años de edad. Se dispone de un algoritmo de puntuación por ordenador. Este instrumento evalúa diagnósticos presentes durante las últimas 4 semanas y en el último año. Se trata de una entrevista completamente estructurada, por lo que las instrucciones sirven como una guía completa de las preguntas, y el entrevistador no necesita tener conocimientos de psiquiatría infantil para realizar la entrevista de forma correcta.

Entrevista para síndromes psiquiátricos en niños y adolescentes (*Children's Interview for Psychiatric Syndromes*, ChIPS). La ChIPS es una entrevista muy estructurada diseñada para su uso por entrevistadores experimentados en niños de entre 6 y 18 años de edad. Se compone de 15 secciones, recaba información sobre síntomas psiquiátricos y factores estresantes psicosociales, y explora 20 trastornos psiquiátricos de acuerdo con los criterios del DSM-IV, pero puede aplicarse también a los diagnósticos del DSM-5. Existen formatos para padres e hijos. Se necesitan unos 40 min para realizarla. Las categorías diagnósticas englobadas incluyen la depresión, la manía, el TDAH, el trastorno por separación, el trastorno obsesivo-compulsivo, los trastornos de la conducta, los trastornos por consumo de sustancias, la anorexia y la bulimia. La ChIPS se diseñó como elemento de detección sistemática por parte de los médicos, y como instrumento diagnóstico destinado a la investigación clínica y epidemiológica.

Entrevista diagnóstica para niños y adolescentes (*Diagnostic Interview for Children and Adolescents*, DICA). La versión actual de la DICA se desarrolló en 1997 para evaluar información diagnóstica de acuerdo con el DSM-IV o con el DSM-III-R, si bien puede utilizarse para obtener información que puede aplicarse también al DSM-5. Aunque inicialmente se diseñó para ser una entrevista muy estructurada, en la actualidad puede emplearse con un formato semiestructurado. Esto significa que, aunque al investigador se le permite emplear preguntas o sondeos para clarificar la información obtenida, el método está estandarizado, de manera que todos los entrevistadores siguen un patrón específico. Cuando se emplea esta entrevista con niños pequeños, se permite un mayor grado de flexibilidad, lo que posibilita que los entrevistadores se desvíen de las preguntas escritas para asegurarse de que los niños entienden lo que se les pregunta. Se deben realizar entrevistas con los padres y el niño. Está diseñada para su uso en niños y adolescentes de entre 6 y 17 años de edad, y tarda en completarse entre 1-2 h. Abarca los trastornos externalizados, de ansiedad, depresivos y por consumo de sustancias, entre otros.

Instrumentos diagnósticos gráficos

Dominic-R. El Dominic-R es una entrevista completamente estructurada con dibujos, diseñada para detectar síntomas psiquiátricos en ni-

ños de 6 a 11 años de edad. Los dibujos ilustran contenidos abstractos emocionales y conductuales de entidades diagnósticas según el DSM-III-R, pero la información obtenida también puede aplicarse, junto con la información clínica, a los diagnósticos del DSM-5. Se utiliza el dibujo de un niño llamado «Dominic» que está experimentando el síntoma en cuestión. Algunos síntomas se presentan en más de un dibujo, acompañados por una breve historia que se lee al niño. Junto con cada dibujo, aparece una frase que pregunta acerca de la situación que se muestra e interroga al niño sobre si tiene experiencias similares a la que está atravesando Dominic. Las entidades diagnósticas cubiertas por el Dominic-R incluyen la ansiedad por separación, la ansiedad generalizada, la depresión o la distimia, el TDAH, el trastorno negativista desafiante, los trastornos de la conducta y las fobias específicas. Aunque los síntomas correspondientes a los diagnósticos mencionados pueden obtenerse de manera completa a partir del Dominic-R, no está diseñado para preguntar sobre la frecuencia de los síntomas, su duración o la edad de aparición. La versión en papel tarda en contestarse unos 20 min, y la versión para ordenador unos 15 min. Esta entrevista pueden realizarla entrevistadores legos experimentados. Se dispone de modelos por ordenador en los que el dibujo representa a un niño caucásico, afroamericano, latino o asiático.

Instrumento pictórico para niños y adolescentes (*Pictorial Instrument for Children and Adolescents*, PICA-III-R). El PICA-III-R se compone de 137 dibujos organizados en módulos y diseñados para abarcar 5 categorías diagnósticas, que incluyen el trastorno de ansiedad, el trastorno del estado de ánimo, la psicosis, los trastornos de la conducta disruptiva el trastorno por consumo de sustancias. Está diseñado para que lo administren médicos en niños de entre 6 y 16 años de edad, y proporciona una evaluación por categorías (diagnóstico presente o ausente) y dimensional (grado de gravedad). En este instrumento se presentan imágenes de niños que experimentan síntomas de tipo emocional, conductual y cognitivo. Al niño se le pregunta: «¿Cuánto te pareces a él/ella?», y se le muestra una escala de graduación de 5 puntos con imágenes de una persona con los brazos cada vez más abiertos para ayudarle a identificar la intensidad del síntoma. Se tarda entre 40 min y 1 h en completar la entrevista. Actualmente, este instrumento está codificado con base en el DSM-III-R, pero puede emplearse junto con la información clínica para establecer diagnósticos acordes con el DSM-5, así como para ayudar en entrevistas clínicas y en protocolos de investigación diagnóstica.

CUESTIONARIOS Y ESCALAS DE CALIFICACIÓN

Inventario del comportamiento de niño(as) de Achenbach (*Achenbach Child Behavior Checklist*)

Las versiones para padres y profesores del Inventario del inventario del comportamiento de niño(as) de Achenbach se desarrollaron para abarcar un amplio abanico de síntomas y diversos atributos positivos relacionados con la competencia académica y social. El inventario presenta ítems relacionados con el estado de ánimo, la tolerancia a la frustración, la hiperactividad, la conducta negativista, la ansiedad y otros tipos de conductas. La versión para padres consta de 118 ítems, que deben clasificarse como 0 (no es cierto), 1 (es cierto a veces) o 2 (muy cierto). La versión para profesores es similar, pero carece de ítems que hagan referencia exclusivamente a la vida en el hogar. Los perfiles se desarrollaron a partir de niños promedio, sanos de tres grupos de edad diferentes (4 a 5 años, 6 a 11 años y 12 a 16 años).

Este tipo de inventarios identifica áreas problemáticas que de otra manera podrían pasar inadvertidas, y señala áreas en las que el comportamiento del niño se desvía del de otros niños promedio del mismo grupo de edad. El inventario no se emplea de manera específica para realizar diagnósticos.

Inventario de problemas conductuales de Achenbach revisado (Revised Achenbach Behavior Problem Checklist)

Compuesto por 150 ítems que abarcan una variedad de síntomas emocionales y conductuales de la infancia, el Inventario de problemas conductuales de Achenbach revisado discrimina entre niños derivados del ámbito clínico o no derivados. Se ha observado que el empleo de subescalas separadas se relaciona de manera apropiada con otras mediciones de la inteligencia, logros académicos, observaciones clínicas y popularidad entre los amigos. Al igual que otras escalas de calificación amplias, este instrumento puede ayudar a obtener una visión completa de numerosas áreas de la conducta, aunque no está diseñado para establecer diagnósticos psiquiátricos.

Escala abreviada de Connors para TDAH administrada a padres y profesores (Connors Abbreviated Parent-Teacher Rating Scale for ADHD)

En su formato original, la Escala abreviada de Connors para TDHA administrada a padres y profesores consistía en 93 ítems, graduados en una escala de 0 a 3 y subagrupada en 25 categorías que incluían problemas de nerviosismo, temperamento, escuela, robo, alimentarios y sueño. A lo largo de los años se han desarrollado múltiples versiones de esta escala, que se han empleado para ayudar a identificar de manera sistemática a niños con TDAH. Keith Connors desarrolló en 1973 una versión muy abreviada de esta escala de gradación, el Cuestionario abreviado de Connors administrado a padres y profesores (Connors Abbreviated Parent-Teacher Questionnaire), para que lo usaran tanto los padres como los profesores. Consta de 10 ítems que evalúan la hiperactividad y el déficit de atención.

Escala breve de disfunción (Brief Impairment Scale, BIS)

La Escala breve de disfunción (Brief Impairment Scale, BIS) es un instrumento con 23 ítems adecuado para obtener información en niños y adolescentes de entre 4 y 17 años de edad. Evalúa tres dominios funcionales: las relaciones interpersonales, el funcionamiento escolar/laboral y la dedicación/realización personal. Esta escala se administra al adulto que informa sobre su hijo, no requiere demasiado tiempo y proporciona una medida global de la disfunción en las tres dimensiones citadas. No puede utilizarse para tomar decisiones clínicas sobre pacientes concretos, pero puede aportar información sobre el grado de alteración que sufre un niño en un área concreta.

COMPONENTES DE LA EVALUACIÓN PSIQUIÁTRICA INFANTIL

La evaluación psiquiátrica infantil incluye una descripción del motivo por el que se remite al niño, su funcionamiento pasado y presente, y los resultados de cualquier prueba previa. En la tabla 1-26 se ofrece un resumen de la evaluación.

Datos de identificación

La identificación de los datos del niño incluye su género, su edad y la agrupación familiar que rodea al niño.

Historia clínica

Una historia completa contiene información sobre el funcionamiento pasado y actual del niño, obtenida a partir del informe de este, de entrevistas clínicas estructuradas con los padres, y de la información que

Tabla 1-26
Evaluación psiquiátrica infantil

Datos de identificación
Identificación del paciente y de los miembros de la familia
Procedencia del paciente
Informantes
Antecedentes
Motivo de la consulta
Anamnesis del padecimiento actual
Historial e hitos del desarrollo
Antecedentes psiquiátricos
Antecedentes médicos, incluidas las vacunaciones
Historial social familiar y estado conyugal de los padres
Historial educativa y funcionamiento actual en la escuela
Historial de relaciones con los compañeros
Funcionamiento actual de la familia
Antecedentes médicos y psiquiátricos de la familia
Exploración física actual
Evaluación del estado mental
Evaluación neuropsiquiátrica (cuando proceda)
Realización de pruebas de desarrollo, psicológicas y educacionales
Formulación y resumen
Diagnóstico conforme al DSM-5
Recomendaciones y plan de tratamiento

aportan los profesores y los médicos que le han tratado previamente. El motivo principal de consulta, así como la anamnesis del padecimiento actual, suelen obtenerse tanto del niño como de los padres. Naturalmente, el niño articulará la situación de acuerdo con su nivel de desarrollo. El historial del desarrollo se obtiene de manera más precisa a través de los padres. Los antecedentes médicos y psiquiátricos, los hallazgos de la exploración física actual y el calendario de vacunas pueden completarse con los informes de los psiquiatras y pediatras que hayan tratado al niño en el pasado. El reporte del niño es esencial para comprender la situación actual en relación con los vínculos con los compañeros y la adaptación a la escuela. Los adolescentes son la mejor fuente de información para conocer si siguen prácticas sexuales seguras, el consumo de drogas o alcohol y la ideación suicida. Los antecedentes sociales y psiquiátricos de la familia, así como el funcionamiento familiar, se obtienen mejor de los padres.

Evaluación del estado mental

Se puede obtener una descripción detallada del funcionamiento mental actual del niño mediante la observación y un interrogatorio específico. En la tabla 1-27 se presenta un esquema de la evaluación del estado

Tabla 1-27
Evaluación del estado mental en niños

1. Aspecto físico
2. Interacción paternofilial
3. Separación y reencuentro
4. Orientación en el tiempo, el espacio y las personas
5. Habla y lenguaje
6. Estado de ánimo
7. Afecto
8. Proceso y contenido del pensamiento
9. Interacción social
10. Conducta motora
11. Cognición
12. Memoria
13. Juicio e introspección

mental. La tabla 1-28 enumera los componentes de la evaluación neuropsiquiátrica completa del estado mental.

Aspecto físico.   El evaluador debe documentar la talla del niño, su aseo, su estado nutricional, la presencia de hematomas, el perímetro craneal, la presencia de signos físicos de ansiedad, las expresiones faciales y la presencia de manierismos.

Interacción paternofilial.   El evaluador puede observar las interacciones entre los padres y el niño, tanto en la sala de espera antes de la entrevista como durante la sesión familiar. También es pertinente recoger la manera en que los padres y el niño conversan y las connotaciones emocionales.

Separación y reencuentro.   El evaluador debe fijarse en la manera en que el niño responde a la separación de los padres al realizar la entrevista individual, así como en el comportamiento al volver a encontrarse. Tanto la falta de afectividad en el momento de la separación, como la alteración evidente en la separación o el reencuentro pueden indicar problemas en las relaciones paternofiliales u otro tipo de alteraciones psiquiátricas.

Orientación en el tiempo, el espacio y las personas.   Las alteraciones en la orientación pueden reflejar la presencia de una lesión orgánica, un bajo nivel de inteligencia o un trastorno del pensamiento. Sin embargo, debe tenerse en cuenta la edad del niño, ya que no es de esperar que los niños muy pequeños conozcan la fecha, otro tipo de información cronológica o el nombre del lugar donde se realiza la entrevista.

Habla y lenguaje.   El evaluador debe evaluar el discurso del niño y la adquisición del lenguaje. ¿Son adecuados para su edad? La disparidad entre el empleo de lenguaje expresivo y receptivo es un aspecto que destacar. El evaluador debe anotar también la velocidad del discurso del niño, el ritmo, la latencia en las respuestas, la espontaneidad, la entonación, la articulación de palabras y la prosodia. La ecolalia, las frases estereotipadas repetitivas y la sintaxis poco común son hallazgos psiquiátricos importantes. Los niños que no emplean palabras hacia los 18 meses de edad o no utilizan frases alrededor de los 2,5 a 3 años, pero que tienen una historia de balbuceo normal y responden adecuadamente a señales no verbales, probablemente presentan un desarrollo normal. El evaluador debe considerar la posibilidad de que un problema auditivo pueda contribuir al déficit en el habla y el lenguaje.

Estado de ánimo.   La expresión triste del niño, la ausencia de sonrisa, el sollozo, la ansiedad, la euforia o el enfado son indicadores válidos del estado de ánimo, al igual que las manifestaciones verbales de los sentimientos. La persistencia de determinados temas en el juego o en las fantasías del niño también reflejan su estado de ánimo.

Afecto.   El evaluador debe apreciar el rango de expresividad emocional del niño, la concordancia entre el afecto y el contenido del pensamiento, la habilidad para pasar sin problemas de un estado afectivo a otro, y los cambios bruscos y lábiles del estado emocional.

Proceso y contenido del pensamiento.   Al evaluar un trastorno del pensamiento en un niño, el médico debe considerar siempre qué cabe esperar desde el punto de vista del desarrollo y qué se considera una desviación en cada grupo de edad. La evaluación de la forma de pensamiento tiene en cuenta la pérdida de asociaciones, el pensamiento mágico excesivo, la perseveración, la ecolalia, la habilidad para distinguir la fantasía de la realidad, la coherencia de las frases y la capacidad

Tabla 1-28
Evaluación neuropsiquiátrica del estado mental[a]

A. Descripción general
   1. Apariencia general y vestimenta
   2. Nivel de conciencia y alerta
   3. Atención al entorno
   4. Postura (de pie o sentado)
   5. Marcha
   6. Movimientos de las extremidades, el tronco y el rostro (espontáneos, en reposo y a una orden)
   7. Comportamiento general (incluidos los signos de respuestas ante estímulos internos)
   8. Respuesta al evaluador (contacto visual, cooperación, capacidad para centrarse en la entrevista)
   9. Lenguaje natal o primario

B. Lenguaje y habla
   1. Comprensión (palabras, frases, órdenes simples y complejas, y conceptos)
   2. Producción (espontaneidad, ritmo, fluidez, melodía o prosodia, volumen, coherencia, vocabulario, errores parafásicos, complejidad)
   3. Repetición
   4. Otros aspectos
      a. Denominación de objetos
      b. Denominación de colores
      c. Identificación de partes del cuerpo
      d. Praxias ideomotoras a una orden

C. Pensamiento
   1. Forma (coherencia y conexión)
   2. Contenido
      a. Ideativo (preocupaciones, ideas sobrevaloradas, delirios)
      b. Perceptivo (alucinaciones)

D. Estado de ánimo y afecto
   1. Estado de ánimo interno (espontáneo y a demanda; sentido del humor)
   2. Perspectivas de futuro
   3. Ideación y planes de suicidio
   4. Situación emocional demostrada (congruencia con el estado de ánimo)

E. Introspección y juicio
   1. Introspección
      a. Autovaloración y autoestima
      b. Comprensión de las circunstancias actuales
      c. Capacidad para describir su situación personal psicológica y física
   2. Juicio
      a. Valoración de las principales relaciones sociales
      b. Comprensión de los roles y responsabilidades personales

F. Cognición
   1. Memoria
      a. Espontánea (según se aprecie durante la entrevista)
      b. En las pruebas (episódica, de repetición inmediata, recuerdo diferido, recuerdo estimulado, reconocimiento; verbal y no verbal; explícita e implícita)
   2. Habilidades visoespaciales
   3. Habilidades constructivas
   4. Matemáticas
   5. Lectura
   6. Escritura
   7. Función sensorial fina (estereognosia, grafestesia, discriminación entre dos puntos)
   8. Agnosia digital
   9. Orientación izquierda-derecha
   10. «Funciones ejecutivas»
   11. Abstracción

[a]Hay que adaptar las preguntas a la edad del niño.
Por cortesía de Eric D. Caine, MD, y Jeffrey M. Lyness, MD.

para razonar de manera lógica. La evaluación del contenido del pensamiento incluye la observación de delirios, obsesiones, temas, temores, deseos, preocupaciones e intereses.

La ideación suicida debe formar parte de la evaluación del estado mental en los niños con bastante capacidad verbal como para entender las preguntas y con edad suficiente para comprender el concepto. Los niños con una inteligencia media y edad superior a 4 años generalmente comprenden qué es real y qué imaginario, por lo que se les puede preguntar acerca de la ideación suicida, aunque puede que el concepto firme de que la muerte es permanente no se alcance hasta varios años después.

Los pensamientos agresivos y la ideación homicida se evalúan en esta sección, así como las alteraciones perceptivas, como las alucinaciones. Se debe contar con que los niños pequeños presentan períodos de atención cortos y pueden cambiar el tema de conversación de manera brusca sin que eso sea un síntoma de fuga de ideas. Las alucinaciones visuales y auditivas transitorias en niños muy pequeños no representan necesariamente un proceso psicótico mayor, aunque deben ser investigadas en profundidad.

Interacción social.   El examinador evalúa el grado de propiedad de la respuesta del niño ante el entrevistador, el nivel general de sus habilidades sociales, el contacto visual y el grado de familiaridad o de retraimiento frente al proceso de la entrevista. El comportamiento abiertamente amistoso o familiar puede ser tan problemático como la respuesta esquiva o un retraimiento excesivo. El examinador debe evaluar la autoestima del niño, determinadas áreas de confianza generales y específicas, y el éxito en las relaciones con la familia y los compañeros.

Conducta motora.   La parte de la evaluación del estado mental que valora la conducta motora incluye la observación de la coordinación motora del niño, el nivel de actividad y la habilidad para prestar atención y llevar a cabo ejercicios apropiados a su etapa de desarrollo. También observa los movimientos involuntarios, los temblores, la hipermotricidad y cualquier asimetría focal inusual en el movimiento muscular.

Cognición.   El examinador evalúa el funcionamiento intelectual del niño y su habilidad para resolver problemas. Se puede calcular el nivel de inteligencia aproximado a través de la información general que posee, su vocabulario y su nivel de comprensión. Para evaluar de manera específica las habilidades cognitivas del niño, el examinador puede emplear una prueba estandarizada.

Memoria.   Los niños en edad escolar deben ser capaces de recordar tres objetos después de 5 min, así como repetir cinco dígitos hacia delante y tres hacia atrás. La ansiedad puede interferir con la capacidad del niño, pero la incapacidad obvia para repetir dígitos o para sumar números simples puede ser el reflejo de una lesión cerebral, de discapacidad intelectual o de una alteración del aprendizaje.

Capacidad de juicio e introspección.   La visión de los problemas por parte del niño, sus reacciones a ellos y las soluciones que sugiera pueden ofrecer al médico una idea aproximada de su capacidad de juicio e introspección. De manera adicional, su comprensión de lo que puede hacer de manera realista para ayudar y de lo que puede hacer el médico también aporta datos sobre la capacidad de juicio del niño.

Evaluación neuropsiquiátrica

La evaluación neuropsiquiátrica es pertinente en niños en los que se sospecha un trastorno psiquiátrico que coexiste con una condición neuropsiquiátrica, o síntomas psiquiátricos que pueden deberse a una disfunción neuropsiquiátrica o a un trastorno neurológico. Aunque esta evaluación no es suficiente en la mayoría de los casos para establecer un diagnóstico psiquiátrico, los perfiles neuropsicológicos pueden correlacionar-

se en algunos casos con síntomas psiquiátricos y síndromes concretos. Así, por ejemplo, se han encontrado diferencias neuropsicológicas en la función ejecutiva, el lenguaje y la memoria, así como en las puntuaciones del estado de ánimo y la ansiedad, entre jóvenes con antecedentes de maltrato en la infancia y sin ella. La evaluación neuropsiquiátrica combina información procedente de las exploraciones neurológica, física y del estado mental. La evaluación neurológica puede identificar signos asimétricos anómalos (signos mayores) que pueden indicar la presencia de lesiones cerebrales. La exploración física puede evaluar la presencia de signos físicos de determinados síndromes en los que pueden intervenir los síntomas neuropsiquiátricos o las alteraciones del desarrollo (p. ej., el síndrome alcohólico fetal o el síndrome de Down).

La evaluación neuropsiquiátrica también incluye la valoración de signos neurológicos menores y anomalías físicas leves. La expresión *signos neurológicos menores (neurological soft signs)* fue empleada por primera vez por Loretta Bender, en la década de 1940, para referirse a anomalías no diagnósticas presentes en la exploración neurológica de niños con esquizofrenia. Los signos menores no son indicativos de lesiones neurológicas focales, pero se asocian con una amplia gama de alteraciones del desarrollo y se observan con frecuencia en pacientes con escasa inteligencia, alteraciones del aprendizaje o trastornos de la conducta. Los signos menores pueden hacer referencia a síntomas de tipo conductual (que a veces se asocian con una lesión cerebral, como la impulsividad o la hiperactividad graves), a hallazgos físicos (incluidos los movimientos contralaterales por hiperaflujo) o a una diversidad de hallazgos no focales (como movimientos coreiformes leves, problemas de equilibrio, descoordinación leve, asimetría de la marcha, nistagmo o persistencia de reflejos de la infancia). Los signos leves pueden dividirse entre aquellos cuya presencia es normal en un niño pequeño, pero son anómalos cuando persisten en niños más mayores, y aquellos cuya presencia es anómala a cualquier edad. El Examen físico y neurológico para los síntomas leves (*Physical and Neurological Examination for Soft Signs,* PANESS) es un instrumento empleado en niños mayores de 15 años que consta de 15 preguntas relacionadas con el estado físico general y la historia médica, y de 43 ejercicios físicos (p. ej., tocarse la nariz con el dedo, saltar sobre un pie hasta el final de una línea, golpear rápidamente con el dedo). Es importante identificar la presencia de signos neurológicos menores, pero no son útiles para establecer un diagnóstico psiquiátrico específico.

Las anomalías físicas menores o los hallazgos dismórficos aparecen con una frecuencia mayor de lo habitual en niños con alteraciones del desarrollo o del aprendizaje, trastornos del habla o del lenguaje, e hiperactividad. Al igual que con los signos menores, la documentación de estas anomalías físicas menores forma parte de la evaluación neuropsiquiátrica, pero rara vez son útiles para el diagnóstico del proceso en cuestión, y su presencia no implica un pronóstico peor o mejor. Las anomalías físicas leves incluyen un paladar excesivamente arqueado, la presencia de pliegue del epicanto, el hipertelorismo, las orejas de implantación baja, líneas palmares transversas, múltiples remolinos de pelo, macrocefalia, lengua surcada y sindactilia parcial de varios dedos de los pies.

Cuando en el diagnóstico diferencial se considera un trastorno epiléptico o cuando se sospecha una anomalía estructural cerebral, puede estar indicado realizar un electroencefalograma (EEG), una tomografía computarizada (TC) o una resonancia magnética (RM).

Pruebas del desarrollo, psicológicas y educativas

Las pruebas psicológicas, las evaluaciones estructuradas del desarrollo y las pruebas de rendimiento son valiosas para evaluar el nivel de desarrollo, funcionamiento intelectual y las dificultades académicas de un niño. La medición del funcionamiento adaptativo (incluida la capacidad de comunicación del niño, sus habilidades cotidianas, su nivel de sociabilidad o su desarrollo motor) es el modo más definitivo de determinar el grado de discapacidad intelectual en un niño. En la tabla 1-29 se describe la clasificación general de las pruebas psicológicas.

Test de desarrollo para lactantes y preescolares. La Escala de desarrollo infantil de Gesell *(Gesell Infant Scale)*, la Escala de inteligencia infantil de Catell *(Cattell Infant Intelligence Scale)*, las Escalas de Bayley de desarrollo infantil *(Bayley Scales of Infant Development)* y el Test de detección del desarrollo de Denver *(Denver Developmental Screening Test)* incluyen evaluaciones del desarrollo para niños de hasta 2 meses de edad. Cuando se emplea en lactantes muy pequeños, la prueba se centra en las respuestas sensitivomotoras y sociales ante diversos objetos e interacciones. Cuando estos instrumentos se emplean con lactantes de más edad y preescolares, se pone mayor énfasis en la adquisición del lenguaje. La Escala de desarrollo infantil de Gesell mide el desarrollo en cuatro áreas: el área motora y el funcionamiento adaptativo, lingüístico y social.

En la mayoría de los casos, la puntuación de un lactante en una de estas mediciones del desarrollo no es una forma fiable de predecir el CI futuro del niño, pero es útil para detectar una desviación del desarrollo normal o una discapacidad intelectual, así como para sospechar un trastorno del desarrollo. Mientras que la evaluación en el lactante se apoya en gran medida en las funciones sensitivomotoras, la evaluación de la inteligencia en niños de mayor edad y en adolescentes incluye funciones con un desarrollo más tardío, como las habilidades verbales, sociales y cognitivas abstractas.

Pruebas de inteligencia para niños en edad escolar y adolescentes. El test de inteligencia más empleado en niños en edad escolar y adolescentes es la tercera edición de la Escala de inteligencia de Wechsler para niños *(Wechsler Intelligence Scale for Children,* WISC-III-R). Puede administrarse a niños y adolescentes de 6 a 17 años de edad, y permite obtener el CI verbal, el CI manipulativo y el combinado global. La prueba verbal consta de categorías para vocabulario, información, aritmética, analogías, comprensión y series de dígitos (complementario). Los subtests manipulativos incluyen el dibujo de bloques, el acabado de dibujos, la ordenación de dibujos, el ensamblaje de objetos, la codificación, laberintos (complementario) y la búsqueda de símbolos (complementario). Las puntuaciones de los tests complementarios no se incluyen en la puntuación del CI.

Cada subcategoría se puntúa de 1 a 19, y 10 es la puntuación media. El CI medio con la escala completa es de 100; una puntuación entre 70 y 80 representa un desarrollo intelectual límite; entre 80 y 90 se sitúa en el rango bajo de la normalidad; de 90 a 109 es la puntuación media; de 110 a 119 es el rango medio alto, y por encima de 120, el rango alto o muy alto. Los múltiples apartados de las subescalas ejecutiva y verbal permiten una gran flexibilidad para identificar áreas específicas deficitarias de las habilidades intelectuales. Gran parte de las pruebas de inteligencia miden habilidades que se emplean dentro del contexto académico y los apartados de la WISC-III-R también pueden ser útiles para señalar áreas y habilidades en las que el niño flaquea y puede beneficiarse de educación de refuerzo.

La Escala de inteligencia de Stanford-Binet *(Stanford-Binet Intelligence Scale)* abarca un intervalo de edades que va desde los 2 años de edad hasta los 24. Se basa en fotos, dibujos y objetos en el caso de niños pequeños y en métodos verbales para los niños mayores y adolescentes. Esta escala, la primera de este tipo de pruebas, ofrece una puntuación sobre la edad mental, así como un CI.

Las Escalas McCarthy de habilidades de los niños *(McCarthy Scales of Children's Abilities)* y la Batería de evaluación para niños de Kaufman *(Kaufman Assessment Battery for Children,* K-ABC) son otras dos pruebas de inteligencia disponibles para niños en edad preescolar y escolar. No cubren el grupo de edad adolescente.

ESTABILIDAD DE LA INTELIGENCIA A LARGO PLAZO. Aunque la inteligencia en los niños se mantiene relativamente estable durante los años del colegio y la adolescencia, algunos factores pueden influir sobre ella y sobre la puntuación de un niño en una prueba de inteligencia. El funcionamiento intelectual de los niños con trastornos mentales graves o de clases socioeconómicas bajas pueden disminuir con el tiempo, mientras que el CI de niños que han crecido en un entorno enriquecido puede potenciarse con el paso del tiempo. Entre los factores que influyen en la puntuación obtenida por un niño en un determinado test sobre funcionamiento intelectual y que, por lo tanto, afectan a la exactitud de este se incluyen la motivación, el estado emocional, la ansiedad y el entorno cultural del niño. Las interacciones entre la capacidad cognitiva y la ansiedad, así como entre la depresión y la psicosis, son complejas. Un estudio realizado por Weeks y cols. (2013) sobre 4405 jóvenes del Canadian National Longitudinal Study of Children and Youth (NLSCY) encontró que una mayor capacidad cognitiva se asociaba con un riesgo menor de síntomas depresivos y ansiedad en adolescentes de 12-13 años, pero a los 14-15 años la capacidad cognitiva no tenía ningún efecto sobre las probabilidades de presentar ansiedad o depresión.

Pruebas de percepción y perceptivomotoras. El Test gestáltico visomotor de Bender *(Bender Visual-Motor Gestalt Test)* puede administrarse a niños de entre 4 y 12 años de edad. La prueba consiste en un grupo de imágenes relacionadas espacialmente que el niño tiene que copiar. La puntuación se basa en el número de errores cometidos. Aunque no se trata de un test diagnóstico, es útil para identificar aptitudes perceptivas inapropiadas para la etapa de desarrollo.

Pruebas de personalidad. No son de mucha ayuda para el diagnóstico, y son menos satisfactorias que las de inteligencia en cuanto a su normalización, confiabilidad y validez, aunque pueden ser útiles para sacar a relucir temas o fantasías.

El Test de Rorschach es una técnica proyectiva en la que se muestran al niño determinados estímulos ambiguos (un grupo de manchas de tinta simétricas) y se le pide que describa lo que ve en cada una de ellas. La hipótesis es que la interpretación del niño de esos estímulos vagos reflejará características básicas de su personalidad. El examinador toma nota de los temas y patrones.

Una prueba proyectiva más estructurada es el Test de apercepción infantil *(Children's Apperception Test,* CAT), una adaptación del Test de apercepción temática *(Thematic Apperception Test,* TAT). Son cartas con imágenes de animales en escenas relativamente ambiguas, pero asociadas con aspectos de la relación paternofilial o entre hermanos, de la crianza y de otro tipo de vínculos. Se pide al niño que describa lo que está ocurriendo en la figura y que cuente una historia al respecto. Se emplean animales porque se ha planteado que los niños reaccionan más fácilmente a las imágenes de estos que a las humanas.

Los dibujos, los juguetes y el propio juego también son aplicaciones de las técnicas proyectivas que pueden emplearse durante la evaluación de niños. Las casas de muñecas, los muñecos y las marionetas han sido especialmente útiles para ayudar a que los niños expresen de manera no conversacional una gran variedad de actitudes y sentimientos. El material de juego que refleja situaciones domésticas permite probablemente sacar a relucir miedos, esperanzas y conflictos del niño con respecto a su propia familia.

Las pruebas proyectivas no se han desarrollado bien como instrumentos normalizados. Más que considerarlas pruebas, se valoran sobre todo como modalidades clínicas adicionales.

Pruebas académicas. Las pruebas de logro de objetivos miden la obtención de conocimientos y habilidades en un currículo académico. El Test de logro con intervalo amplio, revisado *(Wide-Range Achievement Test-Revised,* WRAT-R) consiste en pruebas de conocimientos, habilidades y ejercicios cronometrados de lectura, ortografía y matemáticas. Se usa con niños a partir de los 5 años hasta edades adultas. Proporciona una puntuación que se compara con la media esperada según la edad del niño y el curso escolar en el que se encuentra.

El Test de logros individuales de Peabody *(Peabody Individual Achievement Test,* PIAT) incluye ejercicios como la identificación de palabras, y otros de ortografía, matemáticas y comprensión lectora.

Tabla 1-29
Instrumentos de evaluación psicológica de niños y adolescentes utilizados habitualmente

Prueba	Edad (años)	Información obtenida y comentarios
Capacidad cognitiva		
Escala de inteligencia de Wechsler para niños, 3ª edición revisada (*Wechsler Intelligence Scale for Children-Third Edition*, WISC-III-R)	6-16	Puntuaciones estándar: coeficiente intelectual (CI) verbal, manipulativo y completo: escalas de puntuación en subtests que permiten la evaluación de habilidades específicas
Escala de inteligencia de Wechsler para adultos (*Wechsler Adult Intelligence Scale*, WAIS-III)	16-adultos	Igual que en la WISC-III-R
Escala de inteligencia de Wechsler para niños de preescolar y primaria, revisada (*Wechsler Preschool and Primary Scale of Intelligence-Revised*, WPPSI-R)	3-7	Igual que en la WICS-III-R
Batería de evaluación para niños de Kaufman (*Kaufman Assessment Battery for Children*, K-ABC)	2,6-12,6	Bien sustentado en las teorías de la psicología y la neuropsicología cognitiva. Permite realizar una comparación inmediata entre la capacidad cognitiva y el conocimiento adquirido. Puntuaciones: composición del proceso mental (*Mental Processing Composite*), equivalente al CI; puntuaciones estándar sobre logros y procesamiento secuencial y simultáneo; escalas de puntuaciones de subtest sobre procesamiento mental escalonado y logros; equivalentes por edades; percentiles
Test de inteligencia de Kaufman para adolescentes y adultos (*Kaufman Adolescent and Adult Intelligence Test*, KAIT)	11->=85	Compuesta de escalas para inteligencia cristalizada y fluida por separado. Puntuaciones: escala de inteligencia compuesta; CI cristalizado y fluido; puntuaciones escaladas de subtests; percentiles
Escala de inteligencia de Stanford-Binet, 4ª edición (SB:FE)	2-23	Puntuaciones: CI verbal, abstracto/visual y razonamiento cuantitativo; memoria a corto plazo; edad estándar
Test de vocabulario en imágenes de Peabody III (*Peabody Picture Vocabulary Test-III*, PPVT-III)	4-adultos	Mide la adquisición receptiva de vocabulario; puntuaciones estándar; percentiles y equivalentes por edades
Consecución de logros educativos		
Batería psicoeducativa Woodcock-Johnson, revisada (*Woodcock-Johnson Psycho-Educational Battery-Revised*, W-J)	Niños de hasta 12 años	Puntuaciones: lectura y matemáticas (técnica y comprensión), lenguaje escrito, otros logros académicos; escalas por edad y escolaridad, puntuaciones estándar y percentiles
Test de logros con intervalo amplio 3, niveles 1 y 2 (*Wide Range Achievement Test-3*, WRAT-3)	Nivel 1: 1-5 Nivel 2: 12-75	Permite la detección sistemática de los déficits en la lectura, la ortografía y la aritmética; puntuaciones por escolaridad, percentiles, puntuaciones de 9 valores, escalas estandarizadas
Test de Kaufman de logros educativos, formas abreviada y global (*Kaufman Test of Educational Achievement*, K-TEA)	1-12	Puntuaciones estándar: lectura, matemáticas y ortografía; niveles por curso y edad, percentiles, puntuaciones de 9 valores. La forma abreviada es suficiente para la mayoría de las aplicaciones clínicas. La forma completa permite llevar a cabo análisis de errores, así como una planificación más detallada del currículo
Test de Wechsler de logros individuales (*Wechsler Individual Achievement Test*, WIAT)	Niños hasta 12 años	Puntuaciones estándar: lectura básica, razonamiento matemático, ortografía, lectura comprensiva, operaciones numéricas, expresión oral, expresión escrita. Conormal con la WISC-III-R
Comportamiento adaptativo		
Escalas de conducta adaptativa de Vineland (*Vineland Adaptive Behavior Scales*)	Normal: 0-19 Retraso: todas las edades	Puntuaciones estándar: composición y comunicación del comportamiento adaptativo, habilidades en la práctica diaria, nivel de sociabilidad y dominio motor; percentiles, equivalentes por edades. Edad: puntuaciones por etapa de desarrollo. Grupos estandarizados separados según normalidad, invidentes, sordos, trastornos emocionales y discapacidad intelectual
Escalas de conducta independientes, revisadas (*Scales of Independent Behavior- Revised*)	Recién nacidos-adultos	Puntuaciones estándar: cuatro áreas adaptativas (motora, interacción social, comunicación, vida individual, vida en la comunidad) y tres maladaptativas (interiorizado, asocial, externalizado); índice general de maladaptación (*General Maladaptive Index*) y grupo de independencia (*Broad Independence Cluster*)
Atención		
Test del trazo (*Trail Making Test*)	8-adultos	Puntuaciones estándar, desviaciones estándar y rangos; correcciones por edad y nivel educativo
Test de clasificación de tarjetas de Wisconsin (*Wisconsin Card Sorting Test*)	6,6-adultos	Puntuaciones estándar, desviaciones estándar, puntuaciones T, normas de desarrollo según el número de categorías computarizadas, errores perseverantes y fallos para mantener el conjunto; medidas informáticas
Sistema de evaluación de la conducta de niños y adolescentes (*Behavior Assessment System for Children*, BASC)	4-18	Escalas de puntuación para profesores y padres y encuestas de personalidad autocumplimentadas para niños, que permiten evaluar una variedad de dominios en casa, en la escuela y en la comunidad a partir de múltiples informantes. Proporciona escalas de validación, clínicas y adaptativas. Dispone de componentes para el TDAH
Cuestionario de situaciones en el hogar (*Home Situations Questionnaire-Revised*, HSQ-R)	6-12	Permite a los padres puntuar los problemas específicos de atención o de concentración del niño. Puntuaciones para una serie de contextos, gravedad media y escalas de puntuación para situaciones de ocio y cumplimiento de obligaciones

Continúa

Tabla 1-29
Instrumentos de evaluación psicológica de niños y adolescentes utilizados habitualmente *(cont.)*

Prueba	Edad (años)	Información obtenida y comentarios
Escala de evaluación del TDAH *(ADHD Rating Scale)*	6-12	Puntuación para una serie de síntomas codificados en el DSM para el diagnóstico de TDAH; puntuaciones estándar que permiten identificar situaciones de importancia clínica a partir de la puntuación total y para dos factores (inatención-hiperactividad e impulsividad-hiperactividad)
Cuestionario de situaciones escolares *(School Situations Questionnaire, SSQ-R)*	6-12	Permite a los profesores puntuar los problemas específicos de atención o concentración del niño. Puntuaciones para una serie de situaciones problemáticas y gravedad media
Perfil de atención del niño *(Child Attention Profile, CAP)*	6-12	Medición breve que permite a los profesores realizar evaluaciones semanales de la presencia y nivel de gravedad de problemas de inatención o hiperactividad. Escalas normalizadas de inatención, hiperactividad y puntuación total
Pruebas proyectivas		
Test de manchas de tinta de Rorschach	3-adultos	Sistemas especiales de puntuación. El más recientemente desarrollado y con una aceptación universalmente creciente es el *John Exner's Comprehensive System* (1974). Evalúa la exactitud perceptiva, la integración del funcionamiento afectivo e intelectual, con una prueba de realismo y otros procesos psicológicos
Test de apercepción temática *(Thematic Apperception Test, TAT)*	6-adultos	Genera historias que se analizan de manera cualitativa. Se presupone que proporciona datos especialmente valiosos en relación con el funcionamiento interpersonal
Test del dibujo de la figura humana de Machover *(Machover Draw-A-Person Test, DAP)*	3-adultos	Análisis cualitativo y generación de hipótesis, especialmente referentes a los sentimientos del sujeto sobre sí mismo y sobre personas importantes de su entorno
Dibujo de familia cinética *(Kinetic Family Drawing, KFD)*	3-adultos	Análisis cualitativo y generación de hipótesis, referentes a la percepción del individuo de la estructura familiar y de su entorno. Existen algunas escalas de puntuación objetivas
Test de frases incompletas de Rotter *(Rotter Incomplete Sentences Blank)*	Formato para niños, adolescentes y adultos	Análisis inicialmente cualitativo, aunque se han desarrollado algunos sistemas de puntuación objetiva
Test de personalidad		
Inventario multifásico de la personalidad de Minnesota para adolescentes (*Minnesota Multiphasic Personality Inventory-Adolescent*, MMPI-A)	14-18	Versión de 1992 utilizada ampliamente para la evaluación de la personalidad, desarrollada específicamente para su uso en adolescentes. Puntuaciones estándar: 3 escalas de validación, 14 escalas clínicas, contenidos adicionales y escalas complementarias
Inventario de personalidad de Millon para adolescentes (*Millon Adolescent Personality Inventory*, MAPI)	13-18	Puntuaciones estándar para 20 escalas agrupadas en 3 categorías: estilos de personalidad; verbalización de preocupaciones y correlatos conductuales. Normalizada para la población adolescente. Se centra en un amplio espectro funcional, no solo en las áreas problemáticas. Mide 14 rasgos primarios de personalidad, incluidos la estabilidad emocional, el concepto de sí mismo, la excitabilidad y la seguridad en sí mismo
Cuestionario de personalidad para niños *(Children's Personality Questionnaire)*	8-12	Genera patrones combinados de rasgos amplios de personalidad incluidas la extraversión y la ansiedad
Pruebas de cribado y baterías de pruebas neuropsicológicas		
Test del desarrollo de la integración visomotriz *(Developmental Test of Visual-Motor Integration*, VMI)	2-16	Instrumento de cribado para déficits visomotores. Puntuaciones estándar, equivalentes por edades y percentiles
Test de retención visual de Benton *(Benton Visual Retention Test)*	6-adultos	Evalúa la presencia de déficits en la memoria visual. Puntuaciones medias por edades
Test gestáltico visomotor de Bender *(Bender Visual-Motor Gestalt Test)*	5-adultos	Evalúa la presencia de déficits visomotores y la capacidad de retención visual. Equivalentes por edades
Batería neuropsicológica de Reitan-Indiana para niños *(Reitan-Indiana Neuropsychological Test Battery for Children)*	5-8	Tests cognitivos y tests perceptivomotores para niños en los que se sospecha una lesión cerebral
Batería neuropsicológica de Halstead-Reitan para niños *(Halstead-Reitan Neuropsychological Test Battery for Older Children)*	9-14	Igual que el Reitan-Indiana
Batería neuropsicológica de Luria-Nebraska: revisión para niños (*Luria-Nebraska Neuropsychological Battery: Children's Revision*, LNNB:C)	8-12	Tests sensitivomotores, perceptivos y cognitivos clínicos y 2 dominios adicionales sobre funcionamiento neuropsicológico. Proporciona puntuaciones estándar
Desarrollo		
Escalas de Bayley de desarrollo infantil-2ª edición *(Bayley Scales of Infant Development-Second Edition)*	16 días-42 meses	Escalas mentales, motoras y conductuales que miden el grado de desarrollo infantil. Proporciona puntuaciones estándar
Escalas de Mullen de aprendizaje temprano *(Mullen Scales of Early Learning)*	Recién nacidos-5 años	Escalas visuales y de lenguaje para evaluar la habilidad receptiva y expresiva. Proporciona puntuaciones por edades y puntuaciones T

Adaptada de Racusin G, Moss N. Psychological assessment of children and adolescents. En: Lewis M, editor. *Child and adolescent psychiatry: a comprehensive textbook.* Philadelphia, PA: Williams & Wilkins; 1991, con autorización.

El Test de Kaufman de logros educativos (*Kaufman Test of Educational Achievement,* K-TEA), el Test Gray de lectura oral, revisada (*Gray Oral Reading Test-Revised,* GORT-R) y el Test secuencial del progreso educativo (*Sequential Test of Educational Progress,* STEP) son pruebas de consecución de logros que determinan si un niño ha alcanzado el nivel académico esperable según el curso en el que se encuentra. Se considera que los niños que logran un resultado significativamente más bajo de lo esperado en uno o más aspectos de la prueba a menudo presentan un trastorno del aprendizaje específico.

Formulación biopsicosocial. La labor del médico es integrar toda la información obtenida en unas conclusiones que tengan en cuenta la predisposición biológica, los factores psicodinámicos, los agentes estresantes del entorno y los acontecimientos vitales que hayan llevado al niño a su actual nivel de funcionamiento. Los trastornos psiquiátricos, así como cualquier anomalía física, neuromotora o evolutiva, deben valorarse en la formulación de los factores etiológicos responsables del trastorno que es objeto de estudio. Las conclusiones del médico son una integración de la información clínica junto con los datos obtenidos en las evaluaciones estandarizadas psicológicas y evolutivas. La formulación psiquiátrica incluye una evaluación del funcionamiento familiar, así como de la idoneidad del contexto educativo del niño. También se realiza una determinación del grado de seguridad general de la situación actual del niño. Cualquier sospecha de malos tratos debe ponerse en conocimiento de los servicios de protección al menor. Debe considerarse de manera global el bienestar del niño en relación con su crecimiento y desarrollo, y con sus actividades académicas y de recreo.

Diagnóstico

El uso de instrumentos de evaluación estructurados y semiestructurados (basados en la evidencia) a menudo aumenta la capacidad del médico para establecer el diagnóstico más exacto. Estos instrumentos, que se han analizado anteriormente, incluyen las entrevistas K-SADS, CAPA y NIMH DISC-IV. Las ventajas de incluir un instrumento basado en la evidencia en el proceso diagnóstico son la disminución del posible sesgo del clínico para establecer un diagnóstico sin toda la información necesaria sobre los síntomas, y su papel como guía para que el médico tenga en cuenta cada síntoma que pueda contribuir a un determinado diagnóstico. Estos datos pueden permitir al médico optimizar su pericia para resolver casos complicados en trastornos de niños y de adolescentes con superposición de síntomas. La tarea del médico es, en última instancia, el establecimiento de los diagnósticos adecuados según el DSM-5. Algunas situaciones clínicas no cumplen al completo los criterios del DSM-5 para el diagnóstico, pero dan lugar a disfunciones, por lo que requieren atención e intervención psiquiátricas. Los médicos que evalúan a niños a menudo se encuentran en una posición en la que deben determinar el impacto que el comportamiento de los miembros de la familia tiene sobre el bienestar del niño. En muchos casos, el grado de disfunción de un niño se relaciona con factores que van más allá del diagnóstico psiquiátrico, como la adaptación del niño a su vida familiar, las relaciones con sus compañeros y el entorno educativo.

RECOMENDACIONES Y MANEJO TERAPÉUTICO

Para recomendar un tratamiento se debe utilizar la formulación del médico, integrando toda la información ganada durante las evaluaciones. El tratamiento óptimo a menudo proviene de esta formulación. Es decir, la identificación de una predisposición biológica para un trastorno psiquiátrico en particular puede ser clínicamente relevante para establecer una recomendación psicofarmacológica. Como parte de la formulación, la comprensión de las interacciones psicodinámicas entre los miembros de la familia puede llevar al médico a recomendar un tratamiento que incluya el componente familiar. Los problemas educativos y académicos también se abordan en la formulación, y pueden motivar

la recomendación de que se busque un entorno académico más eficaz. La situación global del niño o el adolescente debe tenerse en cuenta al diseñar las recomendaciones terapéuticas. Es evidente que la seguridad física y emocional del niño o el adolescente es de la máxima importancia, y siempre es el primer factor en la lista de recomendaciones.

La familia, la vida escolar, las interacciones con los compañeros y las actividades sociales de los niños y adolescentes ejercen un impacto directo sobre el éxito en la superación de sus problemas. La educación psicológica y la cooperación de la familia del niño son ingredientes esenciales para la aplicación correcta de las recomendaciones de tratamiento. Que las comunicaciones del médico a los padres y a los miembros de la familia se refieran no solo a los puntos débiles, sino que se equilibren con las cualidades positivas que se aprecian en el niño y su familia, a menudo se percibe como más útil que centrarse únicamente en las áreas problemáticas. Finalmente, el manejo terapéutico que tiene más éxito es aquel que se formula en colaboración entre el médico, el niño y los miembros de la familia.

ENTREVISTA PSIQUIÁTRICA Y PRUEBAS PARA DISCAPACIDAD INTELECTUAL

Entrevista psiquiátrica

La entrevista psiquiátrica a un niño o adolescente con discapacidad intelectual precisa un alto nivel de sensibilidad para dilucidar información sobre el nivel intelectual adecuado manteniéndose respetuoso con la edad del paciente y el desarrollo emocional. Las habilidades verbales del paciente, incluido su lenguaje receptivo y expresivo, pueden analizarse al principio mediante la observación de la manera en que se comunica el paciente con sus cuidadores. Si se comunica ampliamente con gestos o lenguaje de signos, los padres pueden hacer de intérpretes. Las personas con grados leves de discapacidad intelectual a menudo son muy conscientes de sus diferencias con respecto a los demás y de sus fracasos, y pueden sentir ansiedad y vergüenza durante la entrevista. La aproximación al paciente con una explicación clara, empática y concreta del proceso diagnóstico, en especial a aquellos con un nivel suficiente de lenguaje receptivo, puede aliviar la ansiedad y los temores. Es beneficioso ofrecer apoyo y elogios, en un lenguaje que resulte apropiado para la edad y el entendimiento del paciente. Mantener sutilmente cierta dirección, estructuración y refuerzo durante la entrevista puede resultar necesario para que los pacientes se centren en el ejercicio o el tema en cuestión.

En general, la evaluación psiquiátrica de un niño o adolescente con discapacidad intelectual revelará cómo ha hecho frente a los hitos del desarrollo. La tolerancia a la frustración, el control de los impulsos y las conductas motoras y sexuales demasiado agresivas son importantes áreas de atención en la entrevista. También es importante conocer la imagen de sí mismo que tiene el paciente y áreas como la confianza en sí mismo, así como evaluar su tenacidad, perseverancia, curiosidad y deseo de explorar el entorno.

Instrumentos estructurados, escalas de calificación y evaluación psicológica

En los niños y adolescentes que han adquirido el lenguaje se utilizan instrumentos estandarizados que incluyen numerosos aspectos del funcionamiento cognitivo. La Escala de inteligencia de Wechsler para niños (WISC) se administra normalmente a niños y adolescentes de edades entre los 6 y los 16 años, mientras que en niños de 3 a 6 años se suele administrar la Escala de inteligencia de Wechsler para niños de preescolar y primaria (*Wechsler Preschool and Primary Scale of Intelligence-Revised,* WPPSI-R). La Escala de inteligencia de Stanford-Binet, cuarta edición *(Stanford-Binet Intelligence Scale, Fourth Edition),* posee la ventaja de que puede administrarse a niños incluso menores, a partir de los 2 años de edad. La Batería de evaluación para niños de Kaufman

(*Kaufman Assessment Battery for Children,* K-ABC) puede emplearse en niños de entre 2,5 y 12,5 años de edad, y el Test de inteligencia de Kaufman para adolescentes y adultos (*Kaufman Adolescent and Adult Intelligence Test,* KAIT) es aplicable a un amplio intervalo de edades, desde los 11 años hasta los 85. Todos los instrumentos estandarizados evalúan las capacidades cognitivas a lo largo de múltiples aspectos que incluyen el verbal, el rendimiento, la memoria y la resolución de problemas. Los que miden el funcionamiento adaptativo (funciones de la vida diaria) se basan en el constructo de que las capacidades adaptativas aumentan con la edad, y que la adaptación puede variar en función de diferentes situaciones, como la escuela, las relaciones entre los compañeros y la vida familiar. Las Escalas de conducta adaptativa de Vineland pueden utilizarse desde en lactantes hasta en jóvenes de 18 años e incluyen cuatro aspectos básicos que abarcan la *comunicación* (receptiva, expresiva y escrita); las *capacidades de la vida diaria* (personal, doméstica y comunitaria); la *socialización* (relaciones interpersonales, juego y ocio, y habilidades de adaptación), y *habilidades motoras* (finas y gruesas).

Se han desarrollado varias escalas de evaluación de la conducta de la población con discapacidad intelectual. Las de evaluación del comportamiento general incluyen la Lista de comprobación de comportamientos aberrantes (*Aberrant Behavior Checklist,* ABC) y el Inventario de desarrollo de conducta (*Developmental Behavior Checklist,* DBC). El Inventario de problemas de conducta (*Behavior Problem Inventory,* BPI) constituye un instrumento óptimo para detectar comportamientos autolesivos, agresivos y estereotipados. El Inventario de psicopatología para adultos con discapacidad intelectual (*Psychopathology Inventory for Mentally Retarded Adults,* PIMRA) se utiliza para identificar síntomas y trastornos psiquiátricos comórbidos.

Los médicos pueden emplear varios instrumentos de detección del retraso o la discapacidad intelectual y del desarrollo en lactantes y niños pequeños. Sin embargo, existe un intenso debate sobre el valor predictivo de las pruebas psicológicas en lactantes. Algunos autores señalan que la relación entre las anomalías durante ese período y un funcionamiento anómalo posterior es muy baja, mientras que otros indican que es muy elevada. La relación se incrementa en proporción directa a la edad del niño en el momento de llevar a cabo la evaluación. Algunos ejercicios como la copia de figuras geométricas, el Test del dibujo de la figura humana de Goodenough *(Goodenough Draw-a-Person Test)* y los rompecabezas geométricos pueden utilizarse como pruebas de cribado de coordinación visomotora. Las escalas de Gesell y Bayley y la Escala de inteligencia infantil de Catell son las que más se utilizan en lactantes.

El Test de vocabulario en imágenes de Peabody (*Peabody Picture Vocabulary Test,* PPVT) es una de las pruebas de vocabulario basada únicamente en dibujos más ampliamente utilizada. Otras que a menudo se consideran útiles para detectar discapacidad intelectual son el Test gestáltico visomotor de Bender y el Test de retención visual de Benton *(Benton Visual Retention Test).* La evaluación psicológica debería valorar las habilidades perceptivas, motoras, lingüísticas y cognitivas.

Exploración física

Diversas partes del cuerpo pueden evidenciar características identificativas de condiciones o enfermedades perinatales o prenatales que se asocian con discapacidad intelectual. Por ejemplo, la configuración y el tamaño de la cabeza ofrecen pistas sobre una serie de cuadros como la microcefalia, la hidrocefalia y el síndrome de Down. El rostro del paciente puede presentar signos típicos, como el hipertelorismo, el aplanamiento del puente nasal, las cejas prominentes o pliegue del epicanto, que permiten reconocer el síndrome alcohólico fetal. Otras características faciales pueden ser indicativas de síndromes conocidos, como las opacidades corneales, alteraciones retinianas, orejas pequeñas, de implantación baja o deformadas, protrusión de la lengua y alteraciones de la dentición. La expresión facial, el color y la textura de la piel y el pelo, el paladar muy ojival, el tamaño de la glándula tiroidea, y la proporción

del tronco y las extremidades en el niño pueden indicar síndromes concretos. La medición del perímetro craneal también debe formar parte de la exploración física. Los dermatoglifos (estudio de las crestas epidérmicas de las palmas de las manos y de la planta de los pies) pueden ser otra herramienta diagnóstica, ya que los patrones atípicos de surcos y los pliegues de flexión de la mano aparecen con frecuencia en personas con discapacidad intelectual. Se observan dermatoglifos anómalos en casos de alteraciones cromosómicas y en personas con infección prenatal por rubéola. En la tabla 1-30 se citan síndromes que se acompañan de discapacidad intelectual y sus fenotipos conductuales.

Exploración neurológica

Las personas con discapacidad intelectual muestran con frecuencia alteraciones sensoriales: hasta el 10% sufre trastornos de la audición, una tasa cuatro veces superior a la de la población general. Los trastornos de la visión pueden oscilar desde la ceguera hasta las alteraciones de la visión espacial, o el reconocimiento de dibujos y de conceptos de la imagen corporal. Los trastornos de tipo epiléptico aparecen en cerca del 10% de las personas con discapacidad intelectual y hasta en una tercera parte si esta es grave. La incidencia y gravedad de las alteraciones neurológicas suelen aumentar en proporción directa con el grado de discapacidad intelectual. Los trastornos de las áreas motoras se manifiestan por alteraciones del tono muscular (espasticidad o hipotonía) y de los reflejos (hiperreflexia), así como por movimientos involuntarios (coreoatetosis). También puede asociarse torpeza y falta de coordinación.

▲ 1.3 Pacientes geriátricos

VALORACIÓN PSIQUIÁTRICA DEL PACIENTE GERIÁTRICO

La anamnesis psiquiátrica y la evaluación del estado mental en los adultos mayores siguen el mismo esquema que en los adultos más jóvenes; sin embargo, debido a la elevada prevalencia de trastornos cognitivos en la población geriátrica, el psiquiatra debe determinar si el paciente entiende o no la naturaleza y el propósito de la exploración. Cuando un paciente presenta una alteración cognitiva, debe obtenerse una anamnesis independiente de algún familiar o cuidador. Aun así, hay que visitar al paciente solo (aunque existan signos evidentes de alteración) para preservar la privacidad de la relación entre médico y paciente, y sacar a la luz cualquier pensamiento suicida o delirio paranoide que pudiera no expresarse ante un familiar o un miembro del personal de enfermería.

Cuando se contempla la evaluación del paciente geriátrico, hay que recordar que existen diferencias importantes de un adulto mayor a otro. La técnica de evaluación debe tener en cuenta si se trata de una persona sana de 75 años que acaba de jubilarse o una de 96 años que acaba de perder al único familiar que le quedaba al fallecer su hija de 75 años que la cuidaba.

Anamnesis psiquiátrica

Una anamnesis psiquiátrica completa se compone de los datos identificativos (nombre, edad, sexo, estado civil), el síntoma principal de consulta, el padecimiento actual y los antecedentes patológicos, personales y familiares del paciente. También es importante revisar los fármacos (incluidos los de venta sin receta) que toma o ha tomado recientemente.

Los pacientes de más de 65 años con frecuencia refieren síntomas de leves pérdidas de memoria, como olvidarse de los nombres de personas y extraviar objetos. También pueden presentar pequeños problemas cognitivos durante la anamnesis por la ansiedad que la situación genera. Estas alteraciones de la memoria ligadas al envejecimiento no

Tabla 1-30
Síndromes con discapacidad intelectual y fenotipos conductuales

Trastorno	Fisiopatología	Hallazgos clínicos y fenotipo conductual
Síndrome de Down	Trisomía 21, 95 % falta de disyunción, aprox. 4 % traslocación; 1/1 000 nacidos vivos: 1:2 500 en mujeres de menos de 30 años, 1:80 en mujeres de más de 40 años, 1:32 a partir de los 45 años; posible exceso de producción de β-amiloide debido a un defecto de la región 21q21.1	Hipotonía, inclinación palpebral rasgada hacia arriba, depresión facial, puente nasal plano y amplio, pliegues de simio, talla baja, incidencia aumentada de anomalías tiroideas y enfermedades cardíacas congénitas Pasivos, afables, hiperactivos durante la infancia, tercos; procesamiento verbal > auditivo, riesgo incrementado de depresión y demencia de tipo Alzheimer en la vida adulta
Síndrome del cromosoma X frágil	Inactivación del gen *FMR1* en la región Xq27.3 debido a la repetición de las bases CGG, metilación; recesivo; 1:1 000 hombres nacidos vivos, 1:3 000 mujeres; responsable del 10-12 % de los discapacitados mentales en hombres	Facies alargada, orejas grandes, hipoplasia centrofacial, paladar ojival, talla baja, macrorquidia, prolapso de la válvula mitral, hiperlaxitud articular, estrabismo Hiperactividad, inatención, ansiedad, estereotipia, retraso del habla y del lenguaje, disminución del CI, aversión de la mirada, evitación social, timidez, irritabilidad, trastornos del aprendizaje en algunas mujeres; discapacidad intelectual leve en las mujeres afectadas, moderada a grave en los hombres; CI verbal > CI manipulativo
Síndrome de Prader-Willi	Deleción de la región 15q12 (15q11-15q13) de origen paterno; algunos casos de disomía materna uniparental; dominante 1/10 000 nacidos vivos; 90 % esporádico; gen candidato: pequeña ribonucleoproteína polipéptica nuclear (SNRPN)	Hipotonía, retraso del crecimiento durante la infancia, obesidad, manos y pies pequeños, microrquidia, criptorquidia, talla baja, ojos de almendra, pelo ralo y piel fina, facies aplanada, escoliosis, problemas ortopédicos, frente prominente y estrechamiento bitemporal Conducta compulsiva, hiperfagia, atesoramiento, impulsividad, discapacidad intelectual leve a moderada, labilidad emocional, rabietas, excesiva somnolencia diurna, ansiedad, agresividad, pellizcarse la piel
Síndrome de Angelman	Deleción de la región 15q12 (15q11-15q13) de origen materno; dominante; deleción frecuente de la subunidad β3 del receptor de ácido γ-aminobutírico (GABA), prevalencia desconocida aunque rara, estimada en 1/20 000-1/30 000	Pelo claro y ojos azules (66 %); facies dismórfica con una boca de amplia sonrisa, labio superior fino y barbilla puntiaguda; epilepsia (90 %) con EEG característico; ataxia; perímetro craneal pequeño, 25 % microcefalia Disposición alegre, risa paroxística, aleteo de las manos, aplauso; discapacidad intelectual profunda; trastornos del sueño con despertar nocturno; posible aumento de la incidencia de características autistas; apego anecdótico por el agua y la música
Síndrome de Cornelia de Lange	Ausencia de la proteína plasmática A asociada al embarazo (PAPPA) relacionada con la región del cromosoma 9q33; fenotipo similar asociado a la trisomía 5p, cromosoma 3 en anillo; rara (1/40 000-1/100 000 nacidos vivos); posible asociación con la región 3q26.3	Ceja única, labio superior delgado y vuelto hacia abajo, microcefalia, talla baja, manos y pies pequeños, nariz pequeña y apuntado hacia arriba, orificios nasales antevertidos, extremidades superiores malformadas, retraso del crecimiento Autolesiones, habla limitada en los casos graves, retraso del lenguaje, evitan que los retengan, movimientos estereotipados, dan vueltas, discapacidad intelectual grave a profunda
Síndrome de Williams	1/20 000 nacidos; deleción hemicigótica que incluye el locus de la elastina en la región 7q11-23; autosómico dominante	Talla baja, hallazgos faciales inusuales como frente amplia, puente nasal deprimido, patrón estrellado del iris, dientes separados y labios gruesos; facies de elfo; anomalías renales y cardiovasculares; anomalías tiroideas; hipercalcemia Ansiedad, hiperactividad, temores, extraversión, sociabilidad, habilidades verbales > habilidades visoespaciales
Síndrome del maullido de gato	Deleción parcial de la región 5p; 1/50 000; puede ser la región 5p15.2	Facies redonda con hipertelorismo, pliegue del epicanto, fisura palpebral rasgada, nariz amplia y chata, orejas de implantación baja, micrognatia; retraso del crecimiento intrauterino; infecciones respiratorias y de oído; enfermedades congénitas cardíacas, anomalías gastrointestinales Discapacidad intelectual grave, llanto infantil parecido al maullido del gato, hiperactividad, estereotipias, conducta autolesiva
Síndrome de Smith-Magenis	Incidencia desconocida, estimada en 1/25 000 nacidos vivos; deleción completa o parcial de la región 17p11.2	Facies amplia, aplanamiento mediofacial; manos cortas y anchas; pies pequeños; ronquera, voz grave Discapacidad intelectual grave; hiperactividad; conducta autolesiva grave, incluido morderse las manos, golpearse la cabeza y arrancarse las uñas de las manos y los pies; abrazarse a sí mismos de manera estereotipada; búsqueda de atención; agresividad; trastornos del sueño (disminución de la fase REM)
Síndrome de Rubinstein-Taybi	1/250 000, aprox. hombres = mujeres; esporádico; probablemente autosómico dominante; se han documentado microdeleciones en algunos casos en la región 16p13.3	Talla baja y microcefalia, dedo pulgar y dedos de los pies anchos, nariz prominente, puente nasal amplio, hipertelorismo, ptosis, fracturas frecuentes, alimentación difícil durante la infancia, enfermedades cardíacas congénitas, anomalías en el EEG, crisis epilépticas Escasa concentración, distracción, dificultades del lenguaje expresivo, CI manipulativo > CI verbal; anecdóticamente felices, cariñosos, sociables, responden a la música, conducta de autoestimulación; los pacientes mayores muestran labilidad del estado de ánimo y rabietas
Complejo de la esclerosis tuberosa tipos 1 y 2	Tumores benignos (hamartomas) y malformaciones (hamartias) del SNC, piel, riñones, corazón; dominante; 1/10 000 nacimientos; 50 % CET 1, región 9q34; 50 % CET 2, región 16p13	Epilepsia, autismo, hiperactividad, impulsividad, agresividad; intervalo de discapacidad intelectual que va desde ninguna (30 %) hasta profunda; conducta autolesiva, trastornos del sueño
Neurofibromatosis de tipo 1 (NF1)	1/2 500-1/4 000; hombres = mujeres; autosómica dominante; 50 % nuevas mutaciones; más del 90 % de los alelos NF1 mutados de origen paterno; gen *NF1* en región 17q11.2; el producto del gen es la neurofibromina, se cree que es un gen supresor tumoral	Manifestaciones variables; manchas café con leche, neurofibromas cutáneos, nódulos de Lisch; talla baja y macrocefalia en un 30-45 % La mitad presentan dificultades del habla y el lenguaje; 10 % con discapacidad intelectual moderada a profunda; CI verbal > CI manipulativo; se distraen, son impulsivos, hiperactivos, ansiosos; posiblemente asociada a un incremento de las alteraciones del estado de ánimo y trastorno por ansiedad

Continúa

Tabla 1-30
Síndromes con discapacidad intelectual y fenotipos conductuales *(cont.)*

Trastorno	Fisiopatología	Hallazgos clínicos y fenotipo conductual
Síndrome de Lesch-Nyhan	Déficit de la hipoxantina guanina fosforribosiltransferasa con acumulación de ácido úrico; región Xq26-27; recesivo, raro (1/10 000-1/38 000)	Ataxia, corea, insuficiencia renal, crisis de gota Con frecuencia conducta autolesiva grave por mordeduras; agresividad; ansiedad; discapacidad intelectual leve a moderada
Galactosemia	Déficit de galactosa-1-fosfato uridiltransferasa o galactocinasa o empiramasa; autosómico recesivo; 1/62 000 nacidos en Estados Unidos	Vómitos en la infancia temprana, ictericia, hepatoesplenomegalia; cataratas más adelante, pérdida de peso, rechazo del alimento, incremento de la presión intracraneal y riesgo incrementado de sepsis, insuficiencia ovárica, retraso del crecimiento, lesión tubular renal Posible discapacidad intelectual incluso con tratamiento, déficits visoespaciales, trastornos del lenguaje, se ha descrito un aumento de problemas conductuales, ansiedad, retraimiento social y timidez
Fenilcetonuria	Déficit de fenilalanina hidroxilasa (PAH) o del cofactor (biopterina) con acumulación de fenilalanina; aproximadamente 1/11 500 nacimientos; varía según la localización geográfica; gen de la PAH en la región 12q22-24.1; autosómico recesivo	Ausencia de síntomas en el período neonatal, más tarde desarrollo de crisis epilépticas (25 % generalizadas), piel fina, ojos azules, pelo rubio, exantema cutáneo No tratados: discapacidad intelectual leve a profunda, retraso del lenguaje, conducta destructiva y autolesiva, hiperactividad
Síndrome de Hurler	1/100 000; déficit de actividad de la α-L-hialuronidasa; autosómico recesivo	Inicio precoz: talla baja, hepatoesplenomegalia; hirsutismo, opacidad corneal, muerte antes de los 10 años, enanismo, facies tosca, infecciones respiratorias recurrentes Discapacidad intelectual moderada a grave, ansiosos, asustadizos, rara vez agresivos
Síndrome de Hunter	1/100 000, recesivo ligado al cromosoma X; déficit de la hialuronato sulfatasa; región Xq28	Infancia normal; inicio de los síntomas entre los 2 y 4 años; facies tosca típica con puente nasal aplanado, fosas nasales anchas; pérdida de pelo, ataxia, frecuentes hernias; aumento de tamaño del hígado y bazo, rigidez articular, infecciones recurrentes, retraso del crecimiento, anomalías cardiovasculares Hiperactividad, discapacidad intelectual de unos 2 años; retraso del habla; pérdida del habla hacia los 8-10 años; inquietos, agresivos, desatentos, alteraciones del sueño; apáticos, sedentarios según progresa la enfermedad
Fetopatía alcohólica	Consumo materno de alcohol (trimestre III > II > I); 1/3 000 nacidos vivos en países occidentales; 1/300 con efectos fetales inducidos por alcohol	Microcefalia, talla baja, hipoplasia mediofacial, fisura palpebral corta, labio superior delgado, retrognatia en la infancia, micrognatia en la adolescencia, surco subnasal hipoplásico alargado o suavizado Discapacidad intelectual leve a moderada, irritabilidad, desatención, alteración de la memoria

De B. H. King, MD, R. M. Hodapp, PhD, y E. M. Dykens, PhD.

tienen importancia; para describirlas se ha utilizado el término *olvidos seniles benignos.*

Los antecedentes de la infancia y la adolescencia del paciente pueden proporcionar información sobre la organización de su personalidad y aportar datos útiles sobre las estrategias de afrontamiento y los mecanismos de defensa que utiliza en situaciones de estrés. Es importante el antecedente de problemas de aprendizaje o de mínima disfunción cerebral. El psiquiatra debe indagar sobre los amigos, los deportes, las aficiones, la actividad social y el empleo. El historial laboral deben incluir la opinión del paciente sobre su trabajo, la relación con los compañeros, los problemas con los superiores y la actitud frente a la jubilación. También hay que preguntarle sobre sus planes para el futuro: ¿cuáles son sus deseos y temores?

Los antecedentes familiares deben incluir una descripción del paciente de las actitudes y la adaptación de sus padres a la vejez y, si procede, información sobre las causas de sus muertes. La enfermedad de Alzheimer se transmite con carácter autosómico dominante al 10-30 % de la descendencia; la depresión y la dependencia del alcohol también suelen mostrar incidencia familiar. Debe analizarse la situación social actual del paciente: ¿quién le cuida?, ¿tiene hijos?, ¿cuáles son las características de las relaciones entre el paciente y sus hijos? Los antecedentes económicos ayudan al psiquiatra a juzgar la importancia de las dificultades económicas en la enfermedad y establecer recomendaciones terapéuticas realistas.

Los antecedentes conyugales abarcan una descripción del cónyuge y de las características de la relación. Si el paciente es viudo, el psiquiatra debe investigar cómo superó la aflicción. Si la pérdida del cónyuge ha ocurrido en el último año, el paciente es especialmente vulnerable a sufrir un trastorno físico o psicológico.

Los antecedentes sexuales deben incluir la actividad y orientación sexuales, la libido, la masturbación, las relaciones extramatrimoniales y los síntomas sexuales (p. ej., impotencia y anorgasmia). Es posible que los médicos jóvenes tengan que superar sus propios prejuicios para efectuar la anamnesis sexual en los ancianos; no obstante, la sexualidad es un tema que preocupa a muchos pacientes geriátricos, que reciben con agrado la posibilidad de hablar sobre sus sentimientos y actitudes sexuales.

Evaluación del estado mental

La evaluación del estado mental ofrece una visión transversal de la manera de pensar, sentir y comportarse de un paciente. Es posible que, con los adultos mayores, el psiquiatra no pueda basarse en una única evaluación para responder a todas las cuestiones que requiere el diagnóstico. Puede que sean necesarias más evaluaciones del estado mental debido a cambios en la familia del paciente.

Descripción general. La descripción general del paciente incluye su apariencia, actividad psicomotora, actitud frente al evaluador y lenguaje verbal.

Deben anotarse las alteraciones motoras (p. ej., marcha arrastrando los pies, postura encorvada, movimiento de contar monedas con los dedos, temblores y asimetría corporal). Los movimientos involuntarios de la boca o la lengua pueden indicar efectos secundarios de las fenotiazinas. Muchos pacientes deprimidos muestran lentitud en el lenguaje y los movimientos. En la enfermedad de Parkinson se observa una facies rígida e inexpresiva.

El lenguaje del paciente puede ser acelerado y verborreico en estados de agitación, manía y ansiedad. La tristeza o el llanto manifiesto son característicos de los trastornos depresivos y cognitivos, en especial cuando se siente frustrado por no poder responder a alguna de las preguntas del evaluador. Hay que anotar el uso de audífonos u otras indicaciones de dificultad auditiva (p. ej., el paciente solicita con frecuencia que se le repitan las preguntas).

La actitud del paciente hacia el evaluador (cooperador, suspicaz, cauteloso, complaciente) puede servir para descubrir posibles reacciones de transferencia. Debido a esta, los adultos mayores pueden reaccionar ante médicos más jóvenes como si fuesen figuras paternas, a pesar de la diferencia de edades.

Evaluación del funcionamiento. En los pacientes mayores de 65 años, debe evaluarse su capacidad de mantener la independencia y desarrollar las actividades cotidianas, como asearse, cocinar, vestirse, arreglarse y comer. El grado de competencia funcional en sus comportamientos diarios es un factor importante que hay que tener en cuenta a la hora de elaborar un plan terapéutico para estos pacientes.

Estado de ánimo, sentimientos y afecto. El suicidio es una de las principales causas de muerte en los adultos mayores, por lo que es esencial valorar las ideas suicidas en ellos. La soledad es el motivo que refieren con más frecuencia para plantearse el suicidio. Los sentimientos de soledad, inutilidad, desamparo y desesperanza son síntomas de depresión, lo que conlleva un gran riesgo de suicidio. Cerca del 75 % de las víctimas de suicidio padecen depresión, alcoholismo, o ambos. El evaluador debe preguntar específicamente al paciente acerca de cualquier pensamiento suicida: ¿siente que no merece la pena seguir viviendo?, ¿cree que estaría mejor muerto, o que, si lo estuviera, dejaría de ser una carga para los demás? Estos pensamientos (sobre todo cuando se asocian con alcoholismo, vivir solo, muerte reciente del cónyuge, enfermedad orgánica y dolor somático) son indicativos de un elevado riesgo de suicidio.

Los trastornos afectivos, en particular la depresión y la ansiedad, pueden interferir en el funcionamiento de la memoria. Un estado de ánimo expansivo o eufórico puede indicar un episodio maníaco o apuntar hacia una demencia. La disfunción del lóbulo frontal a menudo ocasiona un estado afectivo asociado al término alemán *witzelsucht*, que consiste en la tendencia a hacer juegos de palabras y bromas con poca gracia y después reírse de ellas en voz alta.

El afecto del paciente puede ser apagado, mitigado, restringido, superficial o inadecuado, e indicar un trastorno depresivo, esquizofrenia o disfunción cerebral. Estos tipos de afecto son datos importantes, aunque no son patognomónicos de un trastorno específico. La disfunción del lóbulo dominante provoca *disprosodia* (incapacidad para expresar emociones a través de la entonación del lenguaje).

Alteraciones de la percepción. Las alucinaciones e ilusiones de los adultos mayores pueden corresponder a fenómenos pasajeros causados por una disminución de la agudeza sensitiva. El evaluador debe anotar si el paciente está o no desorientado en tiempo o espacio durante el episodio alucinatorio; la desorientación indica un posible problema orgánico. Es particularmente importante preguntar respecto a percepciones corporales distorsionadas. Las alucinaciones pueden estar causadas por tumores cerebrales y otras enfermedades focales, por lo que está indicado realizar un estudio diagnóstico. Las enfermedades cerebrales producen alteraciones perceptivas; la agnosia, o incapacidad para reconocer e interpretar el significado de las impresiones sensoriales, se asocia a enfermedades cerebrales orgánicas. El evaluador debe anotar el tipo de agnosia: negación de la enfermedad (anosognosia) o de una parte del cuerpo (atopognosia), o incapacidad para reconocer objetos (agnosia visual) o caras (prosopagnosia).

Lenguaje expresivo. Esta categoría de la evaluación del estado mental geriátrico engloba las afasias, trastornos del lenguaje expresivo relacionados con lesiones orgánicas cerebrales. Las más conocidas son la afasia de expresión o de Broca, la afasia de comprensión o de Wernicke, y la afasia global, combinación de las dos anteriores. En la afasia de Broca, el paciente comprende lo que se le dice, pero su capacidad de hablar está alterada. Es incapaz de pronunciar «metodista episcopaliano». Por lo general, el lenguaje se pronuncia mal y a veces es telegráfico. Una prueba simple para explorar la afasia de Wernicke consiste en señalar algunos objetos comunes, como un lápiz o un bolígrafo, el pomo de una puerta y un interruptor de luz, y luego pedir al paciente que los nombre. Es posible que también sea incapaz de hacer una demostración del uso de objetos sencillos, como una llave o una cerilla (apraxia ideomotora).

Funcionamiento visoespacial. Con la edad es normal observar cierto deterioro de la capacidad visoespacial. Para estudiar esta función puede ser útil pedir al paciente que copie figuras o haga un dibujo. Cuando está claramente alterada, se recomienda realizar una evaluación neuropsicológica.

Pensamiento. Los trastornos del pensamiento comprenden los neologismos, la diversidad de palabras, los circunloquios, la tangencialidad, las asociaciones laxas, la fuga de ideas, las asociaciones por asonancia y los bloqueos. La pérdida de la capacidad para apreciar matices de significado (pensamiento abstracto) puede ser un signo temprano de demencia. El pensamiento se describe entonces como concreto o literal.

Debe explorarse el contenido del pensamiento para descartar fobias, obsesiones, preocupaciones somáticas y compulsiones. Hay que discutir las ideas de suicidio u homicidio. El evaluador debe determinar si existen o no delirios y, si los hay, cómo afectan a la vida del paciente. Los individuos ingresados en centros geriátricos pueden presentar delirios o haber sido estos el motivo de su internamiento. Hay que describir las ideas de referencia o de influencia. Los pacientes con hipoacusia pueden catalogarse erróneamente de paranoides o suspicaces.

Sensorio y cognición. El *sensorio* se refiere al funcionamiento de los órganos de los sentidos y la *cognición*, al procesamiento de la información y al intelecto. El estudio de ambas áreas, conocido como evaluación neuropsiquiátrica, consiste en la valoración que practica el médico y en una batería completa de pruebas psicológicas.

CONCIENCIA. Un indicador sensible de disfunción cerebral es un estado de conciencia alterado en el cual el paciente no está alerta, muestra fluctuaciones en su grado de alerta o parece aletargado. En casos graves, está soñoliento o estuporoso.

ORIENTACIÓN. La desorientación temporal, espacial y respecto a la persona se asocia con trastornos cognitivos. La alteración cognitiva se observa con frecuencia en los trastornos del estado de ánimo, de ansiedad, facticios, de conversión y de la personalidad, en especial durante períodos de estrés físico o ambiental intenso. El evaluador debe analizar la orientación espacial solicitando al paciente que describa dónde se encuentra en ese momento. La orientación con respecto a la persona puede abordarse de dos maneras: si sabe el paciente su nombre y si identifica a las enfermeras y doctores como tales. La orientación temporal se investiga preguntando al paciente la fecha (año, mes y día de la semana). Además, se le debe preguntar sobre el tiempo que ha estado ingresado en un hospital, la estación del año en la que se ha producido y cómo conoce estos hechos. Tiene más importancia la desorientación de persona que la temporal o la espacial, y es más relevante la desorientación espacial que la temporal.

MEMORIA. La memoria suele evaluarse en términos de memoria inmediata, reciente y remota. La retención y el recuerdo inmediatos se exploran haciendo que el paciente repita seis números en el mismo orden y en sentido inverso. El evaluador anota el resultado de la capacidad del paciente para recordar. Los individuos sin alteración de la memoria suelen poder recordar 6 números en el mismo orden, y 5 o 6 en orden inverso. El médico debe tener presente que la capacidad de obtener un buen resultado en las series de números se ve mermada en pacientes extremadamente ansiosos. La memoria remota puede explorarse preguntando al paciente el lugar y la fecha de su nacimiento, el apellido de soltera de su madre, y los nombres de sus hijos y las fechas de sus cumpleaños.

En los trastornos neurocognitivos, lo primero que se ve afectado es la memoria reciente, que puede explorarse de diversas maneras. Algunos examinadores facilitan al paciente los nombres de tres elementos al comienzo de la anamnesis y le piden que los recuerde más tarde. Otros prefieren contar una historia breve y solicitarle que la repita literalmente. La memoria del pasado reciente también puede explorarse preguntando al paciente su lugar de residencia (incluyendo el número de la calle), el medio de transporte que ha utilizado para llegar al hospital y algunos acontecimientos actuales. Si el paciente presenta algún déficit de memoria, como la amnesia, deben realizarse pruebas minuciosas para determinar si se trata de una amnesia retrógrada (pérdida de la memoria anterior a un suceso) o anterógrada (pérdida de la memoria después del suceso). La retención y el recuerdo también pueden explorarse haciendo que el paciente cuente de nuevo una historia sencilla. Los pacientes confabuladores añaden información nueva cuando vuelven a contarla.

TAREAS INTELECTUALES, INFORMACIÓN E INTELIGENCIA. Se puede pedir al paciente que realice diversas tareas intelectuales para determinar su grado de conocimientos generales y el funcionamiento intelectual. La capacidad de contar y calcular se explora pidiéndole que, partiendo de 100, vaya restando de 7 en 7 hasta llegar al 2. El evaluador anota las respuestas como referencia para futuras pruebas. También puede solicitarle que cuente hacia atrás del 20 al 1, anotando el tiempo que tarda en completar el ejercicio.

El caudal de conocimientos generales se relaciona con la inteligencia. Se puede preguntar al paciente el nombre del presidente del país, que cite las tres ciudades más grandes de la nación, y que diga cuál es la distancia entre una ciudad importante de su país y una capital en el extranjero. El evaluador debe tener en cuenta el nivel educativo del paciente, su nivel socioeconómico y su experiencia general en la vida al evaluar los resultados de algunas pruebas.

LECTURA Y ESCRITURA. Es importante que el médico evalúe la lectura y la escritura del paciente, y determine si presenta o no alguna deficiencia del lenguaje. Puede hacer que lea una historia sencilla en voz alta, o que escriba una frase corta para detectar un posible trastorno. El evaluador debe anotar si el paciente es diestro o zurdo.

JUICIO. El juicio es la capacidad de actuar apropiadamente en diversas situaciones ¿Muestra el paciente una alteración del juicio? ¿Qué haría si encontrase en la calle un sobre cerrado con el sello y la dirección? ¿Qué haría si notase olor a humo en un teatro? ¿Puede el paciente establecer distinciones? ¿Cuál es la diferencia entre un enano y un niño? ¿Por qué se exige a las parejas que consigan un acta de matrimonio?

Pruebas neuropsicológicas

La evaluación neuropsicológica detallada incluye una batería completa de pruebas que pueden reproducir varios evaluadores y repetirse a lo largo del tiempo para valorar la evolución natural de una enfermedad determinada. La prueba más extendida para estudiar la ejecución de las funciones cognitivas es el Miniexamen del estado mental (*Mini-Mental State Examination,* MMSE), que analiza la orientación, la atención, el cálculo, la memoria inmediata y a corto plazo, el lenguaje y la capacidad de obedecer órdenes sencillas. Se emplea para detectar alteraciones, seguir la evolución de una enfermedad y controlar la respuesta del paciente al tratamiento. No se usa para hacer un diagnóstico formal. La puntuación máxima de esta prueba es 30, y la edad y el nivel educativo influyen en el funcionamiento cognitivo medido.

La evaluación de las capacidades intelectuales se efectúa con la Escala de inteligencia de Wechsler para adultos revisada (*Wechsler Adult Intelligence Scale-Revised,* WAIS-R), que proporciona una puntuación del coeficiente intelectual verbal, ejecutivo y global. En algunos de los apartados de la prueba, como el de vocabulario, las puntuaciones disminuyen con el envejecimiento, pero no en otros, como en los de semejanzas y de sustitución de símbolos por números. El apartado de ejecución de la WAIS-R es un indicador más sensible de lesión cerebral que el apartado verbal.

Las funciones visoespaciales son sensibles al proceso normal de envejecimiento. El Test gestáltico visomotor de Bender es uno de los numerosos instrumentos que se usan para explorar estas funciones; otra es la Prueba de Halstead-Reitan, la más compleja batería de pruebas destinada a estudiar el procesamiento de la información y la cognición. La depresión, incluso en ausencia de demencia, a menudo altera el rendimiento psicomotor, en particular las funciones visoespaciales y la sincronización motora. La Escala de depresión geriátrica (*Geriatric Depression Scale,* GDS) es un instrumento de cribado útil que excluye los síntomas somáticos de su lista de ítems. La presencia de este tipo de síntomas en una escala de puntuación tiende a confundir el diagnóstico de un trastorno depresivo.

Antecedentes médicos. Los adultos mayores tienen más problemas médicos asociados, crónicos y múltiples, y toman más fármacos que los pacientes más jóvenes; muchos de estos medicamentos pueden afectar a su estado mental. Los antecedentes patológicos incluyen todas las enfermedades, traumatismos, ingresos y tratamientos destacados. El psiquiatra también debe tener en cuenta la presencia de enfermedades subyacentes. Las infecciones, las alteraciones metabólicas y electrolíticas, el infarto de miocardio y el ACV pueden iniciarse con síntomas psiquiátricos. El estado de ánimo depresivo, los delirios y las alucinaciones pueden preceder a otros síntomas de la enfermedad de Parkinson en muchos meses. Por otra parte, un trastorno psiquiátrico también puede provocar síntomas somáticos de depresión grave, como adelgazamiento, desnutrición e inanición.

Es muy importante revisar con detenimiento la medicación actual (incluso la de venta sin receta, laxantes, vitaminas, tónicos y lociones) y la que se haya consumido recientemente. Los efectos de los fármacos pueden ser duraderos y originar depresión (p. ej., antihipertensivos), problemas cognitivos (p. ej., sedantes), delírium (p. ej., anticolinérgicos) o convulsiones (p. ej., neurolépticos). La revisión de fármacos tiene que ser lo suficientemente detallada para identificar usos erróneos (por exceso o defecto) y relacionar su empleo con dietas especiales. También tienen importancia los antecedentes dietéticos; las deficiencias y excesos (p. ej., de proteínas o vitaminas) pueden influir en el funcionamiento fisiológico y el estado mental.

ESTRATEGIAS DE PREVENCIÓN Y DETECCIÓN TEMPRANA

Muchas enfermedades relacionadas con la edad se desarrollan de forma gradual y progresan a lo largo de los años. La causa más común de deterioro cognitivo en la edad avanzada es la enfermedad de Alzheimer, que se caracteriza neuropatológicamente por la acumulación gradual de placas neuríticas y ovillos neurofibrilares. Clínicamente se observa un declive cognitivo progresivo, que se inicia con pérdidas leves de memoria y acaba con afectación cognitiva y conductual grave.

Debido a que probablemente sea más fácil prevenir la lesión neuronal que repararla cuando ya se ha producido, los investigadores están desarrollando estrategias para la prevención y la detección temprana de las enfermedades relacionadas con la edad, como la enfermedad de Alzheimer. Se han hecho progresos considerables en el componente de detección de esta estrategia, utilizando tecnologías de neuroimagen, como la PET y la RMf, en combinación con mediciones del riesgo genético. De este modo, actualmente pueden detectarse cambios sutiles en el cerebro, que progresan a lo largo del tiempo. Estos marcadores indirectos permiten a los investigadores clínicos seguir la progresión de la enfermedad y probar tratamientos nuevos diseñados para desacelerar el envejecimiento cerebral. Se encuentran en curso ensayos clínicos con inhibidores de la colinesterasa, antiinflamatorios y otros agentes (p. ej., vitamina E) para determinar si estos tratamientos retrasan la aparición de la enfermedad de Alzheimer o la progresión del deterioro metabólico o cognitivo del cerebro.

Los estudios iniciales han mostrado el éxito de nuevas estrategias para medir los signos físicos de la enfermedad de Alzheimer (las placas y ovillos de la corteza cerebral), y es probable que faciliten la manera de probar nuevos tratamientos diseñados para librar al cerebro de esas lesiones patognomónicas. Es posible que los científicos no sean capaces de curar la enfermedad de Alzheimer que se encuentra en fases avanzadas, pero quizá sí retrasar su instauración de forma efectiva, ayudando a los pacientes a vivir más tiempo sin las manifestaciones incapacitantes de la enfermedad, como el deterioro cognitivo.

Bibliografía

Achenbach TM, Dumenci L, Rescorla LA. *Ratings of Relations between DSM-IV Diagnostic Categories and Items of the CBCL/6–18, TRF, and YSR*. Burlington, VT: University of Vermont, Research Center for Children, Youth, & Families; 2001.

Adams RL, Culbertson JL. Personality assessment: adults and children. In: Sadock BJ, Sadock VA, Ruiz P, eds. *Kaplan & Sadock's Comprehensive Textbook of Psychiatry*. 9th ed. Philadelphia, PA: Lippincott Williams & Wilkins; 2009:951.

Aggarwal NK, Zhang XY, Stefanovics E, Chen da C, Xiu MH, Xu K, Rosenheck RA. Rater evaluations for psychiatric instruments and cultural differences: the positive and negative syndrome scale in China and the United States. *J Nerv Ment Dis*. 2012;200(9):814–820.

Allott K, Proffitt TM, McGorry PD, Pantelis C, Wood SJ, Cumner M, Brewer WJ. Clinical neuropsychology within adolescent and young-adult psychiatry: conceptualizing theory and practice. *Appl Neuropsychol Child*. 2013;2(1):47–63.

American Psychiatric Association. *Diagnostic and Statistical Manual of Mental Disorders*. 5th ed. Arlington, VA: American Psychiatric Association; 2013.

Arnone D, McKie S, Elliott R, Thomas EJ, Downey D, Juhasz G, Williams SR, Deakin JF, Anderson IM. Increased amygdala responses to sad but not fearful faces in major depression: relation to mood state and pharmacological treatment. *Am J Psychiatry*. 2012;169(8):841–850.

Aronne LJ, Segal KR. Weight gain in the treatment of mood disorders. *J Clin Psychiatry*. 2003;64(Suppl 8):22–29.

Balzer DG, Steffens DC. *Essentials of Geriatric Psychiatry*. 2nd ed. Arlington, VA: American Psychiatric Association; 2012.

Baron DA, Baron DA, Baron DH. Laboratory testing for substances of abuse. In: Frances RJ, Miller SI, Mack AH, eds. *Clinical Textbook of Addictive Disorders*. 3rd ed. New York: Guilford; 2011:63.

Beck A, Wüstenberg T, Genauck A, Wrase J, Schlagenhauf F, Smolka MN, Mann K, Heinz A. Effect of brain structure, brain function, and brain connectivity on relapse in alcohol-dependent patients. *Arch Gen Psychiatry*. 2012;69(8):842.

Bird HR, Canino GJ, Davies M, Ramirez R, Chavez L, Duarte C, Shen S. The Brief Impairment Scale (BIS): a multidimensional scale of functional impairment for children and adolescents. *J Am Acad Child Adolesc Psychiatry*. 2005;44(7):699–707.

Björklund A, Dunnett SB. Dopamine neuron systems in the brain: an update. *Trends Neurosci*. 2007;30(5):194–202.

Blacker D. Psychiatric rating scales. In: Sadock BJ, Sadock VA, Ruiz P, eds. *Kaplan & Sadock's Comprehensive Textbook of Psychiatry*. 9th ed. Philadelphia, PA: Lippincott Williams & Wilkins; 2009:1032.

Blumenthal JA, Sherwood A, Babyak MA, Watkins LL, Smith PJ, Hoffman BM, O'Hayer CV, Mabe S, Johnson J, Doraiswamy PM, Jiang W, Schocken DD, Hinderliter AL. Exercise and pharmacological treatment of depressive symptoms in patients with coronary heart disease: results from the UPBEAT (Understanding the Prognostic Benefits of Exercise and Antidepressant Therapy) study. *J Am Coll Cardiol*. 2012;60(12):1053.

Boosman H, Visser-Meily JM, Winken I, van Heugten CM. Clinicians' views on learning in brain injury rehabilitation. *Brain Inj*. 2013;27(6):685–688.

Borairi S, Dougherty DD. The use of neuroimaging to predict treatment response for neurosurgical interventions for treatment-refractory major depression and obsessive-compulsive disorder. *Harvard Rev Psychiatry*. 2011;19(3):155.

Bram AD. The relevance of the Rorschach and patient-examiner relationship in treatment planning and outcome assessment. *J Pers Assess*. 2010;92(2):91.

Cahn B, Polich J. Meditation states and traits: EEG, ERP, and neuroimaging studies. *Psychol Consciousness Theory Res Pract*. 2013;1(S):48–96.

Calamia M, Markon K, Tranel D. Scoring higher the second time around: meta-Analyses of practice effects in neuropsychological assessment. *Clin Neuropsychologist*. 2012;26(4):543–570.

Cernich AN, Chandler L, Scherdell T, Kurtz S. Assessment of co-occurring disorders in veterans diagnosed with traumatic brain injury. *J Head Trauma Rehabil*. 2012;27(4):253–260.

Chan RCK, Stone WS, Hsi X. Neurological and neuropsychological endophenotypes in schizophrenia spectrum disorders. In: Ritsner MS, ed. *Handbook of Schizophrenia Spectrum Disorders*. New York: Springer; 2011:325.

Chue P, Kovacs CS. Safety and tolerability of atypical antipsychotics in patients with bipolar disorder: prevalence, monitoring, and management. *Bipolar Disord*. 2003;5(Suppl 2):62–79.

Cleary MJ, Scott AJ. Developments in clinical neuropsychology: implications for school psychological services. *J School Health*. 2011;81(1):1–7.

Cormac I, Ferriter M, Benning R, Saul C. Physical health and health risk factors in a population of long-stay psychiatric patients. *Psychol Bull*. 2005;29:18–20.

Daniel M, Gurczynski J. Mental status examination. In: Segal DL, Hersen M, eds. *Diagnostic Interviewing*. 4th ed. New York: Springer; 2010:61.

Dawson P, Guare R. *Executive Skills in Children and Adolescents: A Practical Guide to Assessment and Intervention*. 2nd ed. New York: Gilford; 2010.

De Bellis MD, Wooley DP, Hooper SR. Neuropsychological findings in pediatric maltreatment: relationship of PTSD, dissociative symptoms and abuse/neglect indices to neurocognitive outcomes. *Child Maltreat*. 2013;18(3):171–183.

DeShong HL, Kurtz JE. Four factors of impulsivity differentiate antisocial and borderline personality disorders. *J Pers Disord*. 2013;27(2):144–156.

de Waal MWM, van der Weele GM, van der Mast RC, Assendelft WJJ, Gussekloo J. The influence of the administration method on scores of the 15-item Geriatric Depression Scale in old age. *Psychiatry Res*. 2012;197(3):280–284.

Doss AJ. Evidence-based diagnosis: incorporating diagnostic instruments into clinical practice. *J Am Acad Child Adolesc Psychiatry*. 2005;44(9):947–952.

Dougall N, Lambert P, Maxwell M, Dawson A, Sinnott R, McCafferty S, Springbett A. Deaths by suicide and their relationship with general and psychiatric hospital discharge: 30-year record linkage study. *Br J Psychiatry*. 2014;204(4):267–273.

Flanagan DP, Harrison PL, eds. *Contemporary Intellectual Assessment*. 3rd ed. Theories, Tests, and Issues. New York: Guilford; 2012.

Fletcher JM, Lyon RG, Fuchs LS, Barnes MA. *Learning Disabilities: From Identification to Intervention*. New York: Guilford; 2007.

Fornito A, Bullmore ET. Does fMRI have a role in personalized health care for psychiatric patients? In: Gordon E, Koslow SH, eds. *Integrative Neuroscience and Personalized Medicine*. New York: Oxford University Press; 2011:55.

Foster NL. Validating FDG-PET as a biomarker for frontotemporal dementia. *Exp Neurol*. 2003;184(Suppl 1):S2–S8.

Frazier JA, Giuliano AJ, Johnson JL, Yakuris L, Youngstrom EA, Breiger D, Sikich L, Findling RL, McClellan J, Hamer RM, Vitiello B, Lieberman JA, Hooper SA. Neurocognitive outcomes in the treatment of early-onset schizophrenia Spectrum Disorders Study. *J Am Acad Child Adolesc Psychiatry*. 2012;51:496–505.

Garden G. Physical examination in psychiatric practice. *Adv Psychiatr Treat*. 2005;11:142–149.

Gearing RE, Townsend L, Elkins J, El-Bassel N, Osterberg L. Strategies to predict, measure, and improve psychosocial treatment adherence. *Harv Rev Psychiatry*. 2014;22(1):31–45.

Gibbons RD, Weiss DJ, Pilkonis PA, Frank E, Moore T, Kim JB, Kupfer DJ. Development of a computerized adaptive test for depression. *Arch Gen Psychiatry*. 2012;69(11):1104–1112.

Guze BH, James M. Medical assessment and laboratory testing in psychiatry. In: Sadock BJ, Sadock VA, Ruiz P, eds. *Kaplan & Sadock's Comprehensive Textbook of Psychiatry*. 9th ed. Philadelphia, PA: Lippincott Williams & Wilkins; 2009:995.

Guze BH, Love MJ. Medical assessment and laboratory testing in psychiatry. In: Sadock BJ, Sadock VA, eds. *Kaplan & Sadock's Comprehensive Textbook of Psychiatry*. 8th ed. Vol. 1. Philadelphia, PA: Lippincott Williams & Wilkins; 2005:916.

Hamilton J. Clinician's guide to evidence-based practice. *J Am Acad Child Adolesc Psychiatry*. 2005;44(5):494–498.

Hamilton J. The answerable question and a hierarchy of evidence. *J Am Acad Child Adolesc Psychiatry*. 2005;44(6):596–600.

Hentschel AG, Livesley W. Differentiating normal and disordered personality using the General Assessment of Personality Disorder (GAPD). *Pers Mental Health*. 2013;7(2):133–142.

Hodgson R, Adeyamo O. Physical examination performed by psychiatrists. *Int J Psychiatr Clin Pract*. 2004;8(1):57–60.

Hoff HA, Rypdal K, Mykletun A, Cooke DJ. A prototypicality validation of the Comprehensive Assessment of Psychopathic Personality model (CAPP). *J Pers Disord*. 2012;26(3):414–427.

Holt DJ, Coombs G, Zeidan MA, Goff DC, Milad MR. Failure of neural responses to safety cues in schizophrenia. *Arch Gen Psychiatry*. 2012;69(9):893–903.

Holtz JL. *Applied Clinical Neuropsychology: An Introduction*. New York: Springer; 2011.

Hooper SR, Giulano AJ, Youngstrom EA, Breiger D, Sikich L, Frazier JA, Findling RL McClellan J, Hamer RM, Vitiello B, Lieberman JA. Neurocognition in early-onset schizophrenia and schizoaffective disorders. *J Am Acad Child Adolesc Psychiatry*. 2010;49(1):52–60.

Hopwood CJ, Moser JS. Personality assessment inventory internalizing and externalizing structure in college students: invariance across sex and ethnicity. *Pers Individ Dif.* 2011;50:116.

Howieson DB, Lezak MD. The neuropsychological evaluation. In: Yudosfky SC, Hales RE, eds. *Essentials of Neuropsychiatry and Behavioral Neurosciences.* 2nd ed. Arlington, VA: American Psychiatric Publishing; 2010:29.

Israel S, Moffitt TE, Belsky DW, Hancox RJ, Poulton R, Roberts B, Thomson WM, Caspi A. (2014). Translating personality psychology to help personalize preventive medicine for young adult patients. *J Pers Soc Psychol.* 2014;106(3): 484–498.

Jeste D. Geriatric psychiatry: introduction. In: Sadock BJ, Sadock VA, Ruiz P, eds. *Kaplan & Sadock's Comprehensive Textbook of Psychiatry.* 9th ed. Philadelphia, PA: Lippincott Williams & Wilkins; 2009:3932.

Jura MB, Humphrey LA. Neuropsychological and cognitive assessment of children. In: Sadock BJ, Sadock VA, Ruiz P, eds. *Kaplan & Sadock's Comprehensive Textbook of Psychiatry.* 9th ed. Philadelphia, PA: Lippincott Williams & Wilkins; 2009:973.

Kavanaugh B, Holler KI, Selke G. A neuropsychological profile of childhood maltreatment within an adolescent inpatient sample. *Appl Neuropsychol Child.* 2015;4(1):9–19.

Keedwell PA, Linden DE. Integrative neuroimaging in mood disorders. *Curr Opin Psychiatry.* 2013;26(1):27–32.

Kestenbaum CJ. The clinical interview of the child. In: Wiener JM, Dulcan MK, eds. *The American Psychiatric Publishing Textbook of Child and Adolescent Psychiatry.* 3rd ed. Washington, DC: American Psychiatric Publishing, Inc.; 2004: 103–111.

Kim HF, Schulz PE, Wilde EA, Yudosfky SC. Laboratory testing and imaging studies in psychiatry. In: Hales RE, Yudosfky SC, Gabbard GO, eds. *Essentials of Psychiatry.* 3rd ed. Arlington, VA: American Psychiatric Publishing; 2011:15.

King RA, Schwab-Stone ME, Thies AP, Peterson BS, Fisher PW. Psychiatric examination of the infant, child, and adolescent. In: Sadock BJ, Sadock VA, eds. *Kaplan & Sadock's Comprehensive Textbook of Psychiatry.* 9th ed. Vol. II. Philadelphia, PA: Lippincott Williams & Wilkins; 2009:3366.

Kolanowski AM, Fick DM, Yevchak AM, Hill NL, Mulhall PM, McDowell JA. Pay attention! The critical importance of assessing attention in older adults with dementia. *J Gerontol Nurs.* 2012;38(11):23–27.

Korja M, Ylijoki M, Japinleimu H, Pohjola P, Matomäki J, Kusmierek H, Mahlman M, Rikalainen H, Parkkola R, Kaukola T, Lehtonen L, Hallman M, Haataja L. Apolipoprotein E, brain injury and neurodevelopmental outcome of children. *Genes Brain Beh.* 2013;28(4):435–445.

Lambert TJ, Velakoulis D, Pantelis C. Medical comorbidity in schizophrenia. *Med J Aust.* 2003;178(Suppl):S67–S70.

Leentjens AFG, Dujardin K, Marsh L, Richard IH, Starkstein SE, Martinez-Martin P. Anxiety rating scales in Parkinson's disease: a validation study of the Hamilton anxiety rating scale, the Beck anxiety inventory, and the hospital anxiety and depression scale. *Mov Disord.* 2011;26(3):407–415.

Lewis DA, Gonzalez-Burgos G. Pathophysiologically based treatment interventions in schizophrenia. *Nat Med.* 2006;12(9):1016–1022.

Lim HK, Aizenstein HJ. Recent findings and newer paradigms of neuroimaging research in geriatric psychiatry. *J Geriatr Psychiatry Neurol.* 2014;27(1):3–4.

Lyndenmayer JP, Czobor P, Volavka J, Sheitman B, McEvoy JP, Cooper TB, Chakos M, Lieberman JA. Changes in glucose and cholesterol levels in patients with schizophrenia treated with typical or atypical antipsychotics. *Am J Psychiatry.* 2003;160:290–296.

Lyneham HJ, Rapee RM. Evaluation and treatment of anxiety disorders in the general pediatric population: a clinician's guide. *Child Adolesc Psychiatr Clin N Am.* 2005;14(4):845–861.

Marder SR, Essock SM, Miller AL, Buchanan RW, Casey DE, Davis JM, Kane JM, Lieberman J, Schooler NR, Covell N, Stroup S, Weissman EM, Wirshing DA, Hall CS, Pogach L, Xavier P, Bigger JT, Friedman A, Kleinber D, Yevich S, Davis B, Shon S. Health monitoring of patients with schizophrenia. *Am J Psychiatry.* 2004;161(9):1334–1349.

Mason GF, Krystal JH, Sanacora G. Nuclear magnetic resonance imaging and spectroscopy: basic principles and recent findings in neuropsychiatric disorders. In: Sadock BJ, Sadock VA, Ruiz P, eds. *Kaplan & Sadock's Comprehensive Textbook of Psychiatry.* 9th ed. Philadelphia, PA: Lippincott Williams & Wilkins; 2009:248.

Matson JL, Hess JA, Mahan S, Fodstad JC, Neal D. Assessment of the relationship between diagnoses of ASD and caregiver symptom endorsement in adults diagnosed with intellectual disability. *Res Dev Disabil.* 2013;34(1):168–173.

Mattis S, Papolos D, Luck D, Cockerham M, Thode HC Jr. Neuropsychological factors differentiating treated children with pediatric bipolar disorder from those with attention-deficit/hyperactivity disorder. *J Clin Experi Neuropsychology.* 2011;33(1):74–84.

McDowell I, Newell C. *Measuring Health: A Guide to Rating Scales and Questionnaires.* New York: Oxford University Press; 2006.

McIntyre KM, Norton JR, McIntyre JS. Psychiatric interview, history, and mental status examination. In: Sadock BJ, Sadock VA, Ruiz P, eds. *Kaplan & Sadock's Comprehensive Textbook of Psychiatry.* 9th ed. Philadelphia, PA: Lippincott Williams & Wilkins; 2009:886.

Meszaros ZS, Perl A, Faraone SV. Psychiatric symptoms in systemic lupus erythematosus: a systematic review. *J Clin Psychiatry.* 2012;73(7):993–1001.

Migo EM, Williams SCR, Crum WR, Kempton MJ, Ettinger U. The role of neuroimaging biomarkers in personalized medicine for neurodegenerative and psychiatric disorders. In: Gordon E, Koslow SH, eds. *Integrative Neuroscience and Personalized Medicine.* New York: Oxford University Press; 2011:141.

Minden SL, Feinstein A, Kalb RC, Miller D, Mohr DC, Patten SB, Bever C, Schiffer RB, Gronseth GS, Narayanaswami P. Evidence-based guideline: assessment and management of psychiatric disorders in individuals with MS Report of the Guideline Development Subcommittee of the American Academy of Neurology. *Neurology.* 2014;82(2):174–181.

Mordal J, Holm B, Mørland J, Bramness JG. Recent substance intake among patients admitted to acute psychiatric wards: physician's assessment and on-site urine testing compared with comprehensive laboratory analyses. *J Clin Psychopharm.* 2010;30(4):455–459.

Morgan JE, Ricker JH. *Textbook of Clinical Neuropsychology.* New York: Psychology Press; 2008.

Morgenstern J, Naqvi NH, Debellis R, Breiter HC. The contributions of cognitive neuroscience and neuroimaging to understanding mechanisms of behavior change in addiction. *Psychol Addict Behav.* 2013;27(2):336–350.

Ng B, Atkins M. Home assessment in old age psychiatry: a practical guide. *Adv Psychiatry Treat.* 2012;18:400.

Oberheim NA, Wang X, Goldman S, Nedergaard M. Astrocytic complexity distinguishes the human brain. *Trends Neurosci.* 2006;29(10):547–553.

Pachet A, Astner K, Brown L. Clinical utility of the mini-mental status examination when assessing decision-making capacity. *J Geriatr Psychiatry Neurol.* 2010;23(1):3–8.

Pataki CS. Child psychiatry: introduction and overview. In: Sadock BJ, Sadock VA, eds. *Kaplan & Sadock's Comprehensive Textbook of Psychiatry.* 9th ed. Philadelphia, PA: Lippincott Williams & Wilkins; 2009:3335.

Pavletic AJ, Pao M, Pine DS, Luckenbaugh DA, Rosing DR. Screening electrocardiograms in psychiatric research: implications for physicians and healthy volunteers. *Int J Clin Pract.* 2014;68(1):117–121.

Pennington B. *Diagnosing Learning Disorders: A Neuropsychological Framework.* 2nd ed. New York: Guilford; 2008.

Perez VB, Swerdlow NR, Braff DL, Näätänen R, Light GA. Using biomarkers to inform diagnosis, guide treatments and track response to interventions in psychotic illnesses. *Biomark Med.* 2014;8(1):9–14.

Philips ML, Vieta E. Identifying functional neuroimaging biomarkers of bipolar disorder. In: Tamminga CA, Sirovatka PJ, Regier DA, van Os J, eds. *Deconstructing Psychosis: Refining the Research Agenda for DSM-V.* Arlington, VA: American Psychiatric Association; 2010:131.

Posner K, Brown GK, Stanley B, Brent DA, Yershova KV, Oquendo MA, Currier GW, Melvin GA, Greenhill L, Shen S, Mann JJ. The Columbia–Suicide Severity Rating Scale: initial validity and internal consistency findings from three multisite studies with adolescents and adults. *Am J Psychiatry.* 2011;168(12):1266–1277.

Puig-Antich J, Orraschel H, Tabrizi MA, Chambers W. *Schedule for Affective Disorders and Schizophrenia for School-Age Children-Epidemiologic Version.* New York: New York State Psychiatric Institute and Yale School of Medicine; 1980.

Purgato M, Barbui C. Dichotomizing rating scale scores in psychiatry: a bad idea? *Epidemiol Psychiatric Sci.* 2013;22(1):17–19.

Recupero PR. The mental status examination in the age of the internet. *J Am Acad Psychiatry Law.* 2010;38(1):15–26.

Robert G, Le Jeune F, Lozachmeur C, Drapier S, Dondaine T, Péron J, Travers D, Sauleau P, Millet B, Vérin M, Drapier D. Apathy in patients with Parkinson disease without dementia or depression: a PET study. *Neurology.* 2012;79(11):1155.

Roffman JL, Silverman BC, Stern TA. Diagnostic rating scales and laboratory testing. In: Stern TA, Fricchione GL, Cassem NH, Jellinek M, Rosenbaum JF, eds. *Massachusetts General Hospital Handbook of General Hospital Psychiatry.* 6th ed. Philadelphia, PA: Saunders; 2010:61.

Rosse RB, Deutsch LH, Deutsch SI. Medical assessment and laboratory testing in psychiatry. In: Sadock BJ, Sadock VA, eds. *Kaplan & Sadock's Comprehensive Textbook of Psychiatry.* 7th ed. Vol. 1. Philadelphia, PA: Lippincott Williams & Wilkins; 2000:732.

Rush J, First MB, Blacker D, eds. *Handbook of Psychiatric Measures.* 2nd ed. Washington, DC: American Psychiatric Press; 2007.

Ryan JJ, Gontkovsky ST, Kreiner DS, Tree HA. Wechsler adult intelligence scale–fourth edition performance in relapsing–remitting multiple sclerosis. *J Clin Exp Neuropsychol.* 2012;34(6):571–579.

Saczynski JS, Marcantonio ER, Quach L, Fong TG, Gross A, Inouye SK, Jones RN. Cognitive trajectories after postoperative delirium. *N Engl J Med.* 2012;367(1):30–39.

Samuel DB, Hopwood CJ, Krueger RF, Patrick CJ. Comparing methods for scoring personality disorder types using maladaptive traits in DSM-5. *Assessment.* 2013; 20(3):353–361.

Saunders RD, Keshavan MS. Physical and neurologic examinations in neuropsychiatry. *Semin Clin Neuropsychiatry.* 2002;7(1):18–29.

Scholle SH, Vuong O, Ding L, Fry S, Gallagher P, Brown JA, Hays RD, Cleary PD. Development of and field test results for the CAHPS PCMH survey. *Med Care.* 2012;50(Suppl):S2–S10.

Schulte P. What is an adequate trial with clozapine? Therapeutic drug monitoring and time to response in treatment refractory schizophrenia. *Clin Pharmacokinet.* 2003;42(7):607–618.

Schuppert HM, Bloo J, Minderaa RB, Emmelkamp PM, Nauta MH. Psychometric evaluation of the Borderline Personality Disorder Severity Index-IV—adolescent version and parent version. *J Pers Disord.* 2012;26(4):628–640.

Simon RI. *Clinical Psychiatry and the Law.* American Psychiatric Pub; 2003.

Staley JK, Krystal JH. Radiotracer imaging with positron emission tomography and single photon emission computed tomography. In: Sadock BJ, Sadock VA, Ruiz P, eds. *Kaplan & Sadock's Comprehensive Textbook of Psychiatry*. 9th ed. Philadelphia, PA: Lippincott Williams & Wilkins; 2009:273.

Staller JA. Diagnostic profiles in outpatient child psychiatry. *Am J Orthopsychiatry*. 2006;76(1):98–102.

Stark D, Thomas S, Dawson D, Talbot E, Bennett E, Starza-Smith A. Paediatric neuropsychological assessment: an analysis of parents' perspectives. *Soc Care Neurodisabil*. 2014;5:41–50.

Stowell KR, Florence P, Harman HJ, Glick RL. Psychiatric evaluation of the agitated patient: consensus statement of the American Association for Emergency Psychiatry project BETA psychiatric evaluation workgroup. *West J Emerg Med*. 2012;13:11.

Strickland CM, Drislane LE, Lucy M, Krueger RF, Patrick CJ. Characterizing psychopathy using DSM-5 personality traits. *Assessment*. 2013;20(3):327–338.

Suchy Y. *Clinical Neuropsychology of Emotions*. New York: Guilford; 2011.

Swanda RM, Haaland KY. Clinical neuropsychology and intellectual assessment of adults. In: Sadock BJ, Sadock VA, Ruiz P, eds. *Kaplan & Sadock's Comprehensive Textbook of Psychiatry*. 9th ed. Philadelphia, PA: Lippincott Williams & Wilkins; 2009:935.

Thakur ME, Blazer DG, Steffens DC, eds. *Clinical Manual of Geriatric Psychiatry*. Arlington, VA: American Psychiatric Publishing; 2014.

Thapar A, Hammerton G, Collishaw S, Potter R, Rice F, Harold G, Craddock N, Thapar A, Smith DJ. Detecting recurrent major depressive disorder within primary care rapidly and reliably using short questionnaire measures. *Br J Gen Pract*. 2014; 64(618):e31–e37.

Tolin DF, Frost RO, Steketee G. A brief interview for assessing compulsive hoarding: the hoarding rating scale-interview. *Psychiatry Rev*. 2010;178(1):147–152.

Vannest J, Szaflarski JP, Eaton KP, Henkel DM, Morita D, Glauser TA, Byars AW, Patel K, Holland SK. Functional magnetic resonance imaging reveals changes in language localization in children with benign childhood epilepsy with centrotemporal spikes. *J Child Neurol*. 2013;28(4):435–445.

Weeks M, Wild TC, Poubidis GB, Naiker K, Cairney J, North CR, Colman I. Childhood cognitive ability and its relationship with anxiety and depression in adolescence. *J Affect Disord*. 2013 http://dx.doi.org/10.1016/j.jad.2013.08.019.

Williams L, Hermens D, Thein T, Clark C, Cooper N, Clarke S, Lamb C, Gordon E, Kohn M. Using brain-based cognitive measures to support clinical decisions in ADHD. *Pediatr Neurol*. 2010;42(2):118–126.

Wilson KCM, Green B, Mottram P. Overview of rating scales in old age psychiatry. In: Abou-Saleh MT, Katona C, Kumar A, eds. *Principles and Practice of Geriatric Psychiatry*. 3rd ed. Hoboken, NJ: Wiley; 2011.

Winters NC, Collett BR, Myers KM. Ten-year review of rating scales, VII: scales assessing functional impairment. *J Am Acad Child Adolesc Psychiatry*. 2005;44(4):309–338.

Youngstrom EA, Duax J. Evidence-based assessment of pediatric bipolar disorder. Part 1: base rate and family history. *J Am Acad Child Adolesc Psychiatry*. 2005;44(7):712–717.

2

Trastornos del neurodesarrollo y otros trastornos de la infancia

Esta sección contiene los trastornos que suelen darse en los niños. Algunos son trastornos del desarrollo y se presentan invariablemente durante la niñez o la adolescencia. Otros son trastornos más comunes, como la depresión o la ansiedad, que pueden tener presentaciones únicas o problemas de tratamiento en los niños.

▲ 2.1 Discapacidad intelectual

La *discapacidad intelectual* o trastorno del desarrollo intelectual, antes conocida como *retraso mental,* puede estar causada por diversos factores genéticos y ambientales que llevan a una combinación de déficits cognitivos y sociales. La American Association on Intellectual and Developmental Disability (AAIDD) define la discapacidad intelectual como limitaciones significativas tanto en las funciones intelectuales (razonamiento, aprendizaje y resolución de problemas) como en los comportamientos adaptativos (dominios conceptual, social y práctico) que aparece antes de los 18 años de edad.

La amplia aceptación internacional de esta definición ha hecho que se alcanzara el consenso de que, para determinar el grado de discapacidad intelectual, es necesario evaluar tanto la adaptación social como el coeficiente intelectual (CI). Las medidas del funcionamiento adaptativo valoran la competencia en funciones sociales, el entendimiento de las normas y la ejecución de las tareas diarias, mientras que las del funcionamiento intelectual se centran en las capacidades cognitivas. Aunque no todos los individuos con un nivel intelectual determinado tienen el mismo funcionamiento adaptativo, los datos epidemiológicos sugieren que el nivel intelectual de una persona y el nivel de función adaptativa determinan en gran medida la prevalencia de discapacidad intelectual y, por lo general, se corresponden estrechamente con la capacidad cognitiva.

En el *Manual diagnóstico y estadístico de los trastornos Mentales,* 5.ª edición (DSM-5) se determinan distintos niveles de gravedad de la discapacidad intelectual sobre la base del funcionamiento adaptativo y no sobre las puntuaciones del CI. Este cambio en el énfasis con respecto a las ediciones anteriores del DSM se debe a que el funcionamiento adaptativo determina el nivel de apoyos requeridos. Además, las medidas del CI son menos válidas en las puntuaciones más bajas del rango de CI. Para determinar la gravedad de la discapacidad intelectual, según el DSM-5, debe evaluarse el funcionamiento en los dominios conceptual (p. ej., habilidades académicas), social (p. ej., las relaciones con los demás) y práctico (p. ej., la higiene personal).

Como es más antigua, la *Clasificación Internacional de Enfermedades,* décima edición (CIE-10) sigue basándose en el CI como el principal determinante de la gravedad; esto se está revisando para la próxima edición.

Los enfoques sociales de los niños con discapacidad intelectual han cambiado notablemente con el tiempo. Históricamente, a mediados del siglo XIX, muchos niños con discapacidad intelectual eran internados en residencias educativas con el convencimiento de que, si recibían un aprendizaje intensivo, serían capaces de volver a reunirse con sus familias y funcionar dentro de la sociedad a un mayor nivel. De forma gradual, estos programas se fueron haciendo cada vez más largos, y finalmente sus objetivos comenzaron a cambiar desde la educación intensiva hacia una mera custodia. Estas instituciones residenciales para niños con discapacidad intelectual alcanzaron su máximo apogeo a mediados del siglo XX, hasta que la concienciación pública de las condiciones de hacinamiento, insalubridad y, en algunos casos, abusos impulsó el movimiento que abogaba por la «desinstitucionalización», basada en la filosofía de la «normalización» de su forma de vida y la «inclusión» en entornos educativos. Desde finales de la década de 1960, muy pocos niños con discapacidad intelectual han sido ingresados en residencias, y los conceptos de normalización e inclusión han cobrado fuerza entre los grupos de presión y los padres.

Desde la aprobación de la Ley Pública 94-142 *(Education for all Handicapped Children Act),* en 1975, el sistema público escolar estadounidense está obligado a proporcionar un servicio educativo adecuado a todos los niños con discapacidades. El Decreto para individuos con discapacidades *(Individuals with Disabilities Act)* de 1990 amplió y modificó la legislación anterior. Actualmente, la provisión de educación pública para todos los niños, incluidos los que sufren discapacidades, es obligatoria por ley y debe ofrecerse «en un entorno lo menos restrictivo posible».

Además del sistema educativo, existen grupos de apoyo y de presión, como el Council for Exceptional Children (CEC) y el Arc of the United States (The Arc), ambas conocidas organizaciones de padres que abogan por los intereses de los niños con discapacidad intelectual y que tuvieron un papel decisivo en la defensa de la Ley Pública 94-142. La AAIDD es la principal organización de defensa en este campo, y ha sido la que más ha influido en la concienciación pública, y la que más ha apoyado la investigación y la legislación sobre la discapacidad intelectual.

La AAIDD propugna que se considere la discapacidad intelectual como una interacción funcional entre un individuo y su entorno, y no como una descripción estática de las limitaciones de la persona. En este marco conceptual, el niño o adolescente con discapacidad intelectual se clasifica según su necesidad intermitente, limitada, extensa o completa de «apoyo ambiental» con respecto a un determinado conjunto de dominios de funciones adaptativas, que incluyen la comunicación, los cuidados personales, la vida en el hogar, las habilidades sociales o interpersonales, el uso de los recursos comunitarios, el autocontrol, las habilidades funcionales de tipo académico, el trabajo, el ocio, la salud y la seguridad.

La Convención de Naciones Unidas sobre los derechos de las personas con discapacidades (2006) ha creado un foro para promover la inclusión social completa de las personas con discapacidad intelectual. A través de su reconocimiento y centrándose en las barreras sociales, este foro internacional tiene como objetivo proporcionar protección a

Tabla 2-1
Discapacidad intelectual

	DSM-5	CIE-10
Nombre del diagnóstico	Discapacidad intelectual (trastorno del desarrollo intelectual)	Retraso mental
Duración	Los síntomas surgen durante el desarrollo	Ocurre durante el período de desarrollo
Síntomas	Déficits en: • Razonamiento • Abstracción • Juicio • Aprendizaje • Funcionamiento adaptativo	Desarrollo mental incompleto Afecta a las habilidades relacionadas con la inteligencia: • Cognitivas • Lenguaje • Motoras • Habilidades sociales
Consecuencias psicosociales de los síntomas	Los síntomas retrasan los hitos del desarrollo, el logro de la independencia y el funcionamiento social	
Especificadores de la gravedad	Profundo Grave Moderado Leve	Estimada por el coeficiente intelectual: Leve: 50-69 Moderado: 35-49 Grave: 20-34 Profundo: < 20

las personas con discapacidad intelectual, y procurar su inserción más amplia en las actividades sociales, cívicas y educacionales.

NOMENCLATURA

La definición precisa del concepto de discapacidad intelectual ha constituido un reto para los médicos a lo largo de los siglos. Todos los sistemas de clasificación actuales subrayan que se basa en algo más que en los déficits cognitivos, es decir, que también incluye un funcionamiento adaptativo social deficiente. De acuerdo con el DSM-5, el diagnóstico de discapacidad intelectual debería establecerse únicamente cuando están presentes deficiencias en el funcionamiento intelectual y en el adap-

tativo (tabla 2-1). Cuando se ha reconocido la discapacidad intelectual, el nivel de gravedad viene determinado por el grado de discapacidad funcional adaptativa.

CLASIFICACIÓN

Los criterios del DSM-5 para diagnosticar la discapacidad intelectual incluyen una actividad intelectual general significativamente inferior a la media, asociada con una alteración concurrente del comportamiento adaptativo, que se manifiesta antes de los 18 años de edad. El diagnóstico se establece independientemente de que la persona presente o no otra alteración física o mental coexistentes. En la tabla 2-2 se presenta

Tabla 2-2
Características evolutivas de las personas con discapacidad intelectual

Grado de discapacidad intelectual	Edad preescolar (0-5 años) Maduración y desarrollo	Edad escolar (6-20 años) Aprendizaje y educación	Adultos (21 en adelante) Adecuación social y profesional
Profundo	Gran discapacidad; mínima capacidad de funcionamiento en áreas sensitivomotoras; necesitan cuidados de enfermería; se requiere ayuda constante y supervisión	Presentan algún grado de desarrollo motor; pueden responder a un aprendizaje mínimo o limitado sobre los cuidados personales	Algún desarrollo motor y del lenguaje; pueden conseguir unos cuidados personales muy limitados; necesitan cuidados de enfermería
Grave	Escaso desarrollo motor; mínimo lenguaje; generalmente incapaces de sacar partido del aprendizaje en los cuidados personales; escasas o nulas habilidades comunicativas	Pueden hablar o aprender a comunicarse; pueden entrenarse en hábitos de salud elementales; se benefician del aprendizaje sistemático de hábitos; incapaces de aprovechar el aprendizaje profesional	Pueden contribuir parcialmente a su propia manutención bajo supervisión completa; pueden desarrollar habilidades de autoprotección hasta un nivel de utilidad mínima y en un entorno controlado
Moderado	Pueden hablar o aprender a comunicarse; atención social baja; desarrollo motor aceptable; aprovechan el aprendizaje sobre los cuidados personales; pueden arreglarse con una supervisión moderada	Pueden sacar provecho del aprendizaje en habilidades sociales y ocupacionales; es improbable que progresen más allá del 2.º grado en cuestiones académicas; pueden aprender a viajar solos a lugares que les sean familiares	Pueden alcanzar su propia manutención en trabajos sin capacitación o con semicapacitación en un entorno protegido; necesitan supervisión y consejo bajo condiciones de mínimo estrés económico o social
Leve	Pueden desarrollar habilidades sociales y comunicativas; retraso mínimo en áreas sensitivomotoras; a menudo no se les distingue de personas normales hasta una edad superior	Pueden aprender habilidades académicas hasta alcanzar aproximadamente el 6.º grado al final de la adolescencia; pueden guiarse para alcanzar la adecuación social	Generalmente pueden alcanzar habilidades sociales y profesionales adecuadas para un mínimo de independencia, pero pueden requerir guía o asistencia bajo un nivel inusual de estrés económico o social

Adaptada de *Mental retarded activities of the U.S. Department of Health, Education and Welfare.* Washington, D.C.: US Government Printing Office; 1989:2, con autorización.

un resumen de los niveles evolutivos en la comunicación, el funcionamiento académico y las habilidades de tipo profesional que son esperables en personas con diversos grados de discapacidad intelectual.

Si el clínico escoge utilizar un test de inteligencia estandarizado, como se hace habitualmente, el término *significativamente inferior a la media* se define como un CI de aproximadamente 70 o inferior a 2 desviaciones estándar (2 DE) por debajo de la media de la prueba concreta. El funcionamiento adaptativo puede medirse con una escala normalizada, como las Escalas Vineland de comportamiento adaptativo *(Vineland Adaptive Behavior Scales),* que puntúan la comunicación, las habilidades de la vida diaria, la socialización y las habilidades motoras (hasta los 4 años y 11 meses), y generan una medida compuesta de comportamiento adaptativo que se correlaciona con las habilidades esperables en cada edad.

Aproximadamente, el 85 % de las personas con discapacidad intelectual muestran una gravedad leve según el DSM-5, que suele definirse por una puntuación en la escala completa del CI de entre 50 y 70, y una gravedad del funcionamiento adaptativo en el rango leve. El funcionamiento adaptativo incluye habilidades como la comunicación, los cuidados personales, las habilidades sociales, el trabajo, el ocio y la capacidad de autocuidado. La discapacidad intelectual se ve influida por factores genéticos, ambientales y psicosociales. Como factores contribuyentes se han implicado una miríada de sutiles factores ambientales y del desarrollo, como la intoxicación subclínica por plomo y la exposición prenatal a drogas, alcohol y otras sustancias tóxicas. Algunos síndromes genéticos que asocian discapacidad intelectual, como el del cromosoma X frágil, el de Down o el de Prader-Willi, presentan patrones característicos de desarrollo social, lingüístico y cognitivo, así como manifestaciones conductuales típicas.

GRADACIÓN DE LA GRAVEDAD DE LA DISCAPACIDAD INTELECTUAL

Los grados, o niveles, de discapacidad intelectual se expresan en el DSM-5 como leve, moderado, grave y profundo. En el DSM-5 ya no aparece la categoría de «funcionamiento intelectual límite», que se empleaba para individuos con una puntuación global del CI de entre 70 y 80. Este término se utiliza en el DSM-5 para identificar un trastorno que puede ser objeto de atención clínica, pero no se ofrecen criterios diagnósticos.

Presentan un grado leve aproximadamente el 85 % de las personas con discapacidad intelectual. En general, los niños con discapacidad intelectual leve no se identifican hasta que llegan al 1.º o 2.º grado de primaria, cuando aumentan las exigencias académicas. Al llegar al final de la adolescencia, suelen alcanzar habilidades académicas correspondientes al 6.º grado. Con frecuencia, en este grupo no pueden identificarse las causas específicas de la discapacidad intelectual. Muchos adultos con discapacidad intelectual leve pueden vivir de manera independiente con el apoyo adecuado y formar sus propias familias. El CI para este grado de funcionamiento adaptativo suele situarse entre 50 y 70.

La discapacidad intelectual moderada representa a cerca del 10 % de las personas afectadas. La mayoría de estos niños consiguen adquirir un lenguaje con el que comunicarse de forma adecuada durante la infancia temprana. Desde el punto de vista académico, sufren dificultades importantes y a menudo no son capaces de alcanzar un nivel superior al 2.º o 3.er grado. Durante la adolescencia, las dificultades de socialización suelen marginar a estas personas, que pueden beneficiarse de un fuerte apoyo social y profesional. En la edad adulta, las personas con discapacidad intelectual moderada pueden ser capaces de desarrollar trabajos semicualificados bajo la supervisión apropiada. El CI para este grado de funcionamiento adaptativo suele situarse entre 35 y 50.

La discapacidad intelectual grave comprende a cerca del 4 % de las personas afectadas. Pueden desarrollar habilidades comunicativas durante la infancia, y a menudo aprender a contar y a reconocer palabras que son fundamentales para su funcionamiento. En este grupo es más probable que pueda identificarse la causa de discapacidad intelectual que en otras formas más leves. De adultos pueden adaptarse bien a

condiciones de vida bajo supervisión, como casas de acogida, y llegar a ser capaces de realizar tareas laborales bajo supervisión. El CI para este grado de funcionamiento adaptativo suele situarse entre 20 y 35.

La discapacidad intelectual profunda supone, aproximadamente, entre el 1 % y el 2 % de las personas afectadas, y en su mayoría se identifica la causa. A estos niños se les pueden enseñar algunas habilidades relacionadas con los cuidados personales, así como a comunicar sus necesidades con un entrenamiento apropiado. El CI para este grado de funcionamiento adaptativo suele ser inferior a 20.

El DSM-5 también incluye la categoría de discapacidad intelectual (trastorno del desarrollo intelectual) no especificada, que se reserva para individuos mayores de 5 años cuando la valoración es difícil pero existe una sospecha importante de discapacidad intelectual. Estos individuos pueden mostrar deficiencias sensoriales o físicas, como ceguera o sordera, o trastornos mentales concurrentes, que hacen difícil administrar las pruebas de evaluación habituales.

CUADRO CLÍNICO

La discapacidad intelectual leve puede no diagnosticarse en el niño hasta que la escuela le obliga a poner en juego sus habilidades sociales y comunicativas. Los déficits cognitivos incluyen la escasa habilidad para el pensamiento abstracto y el egocéntrico, y ambos pueden ser más evidentes en el niño pequeño. Los niños con discapacidad intelectual leve pueden funcionar desde el punto de vista académico hasta el nivel superior del grado elemental y adquirir habilidades profesionales suficientes para mantenerse a sí mismos en algunos casos, pero la asimilación social puede ser difícil. Los déficits de comunicación, la baja autoestima y la dependencia pueden contribuir aun más a su relativa falta de espontaneidad social.

Es más probable que la discapacidad intelectual moderada se diagnostique a una edad más temprana, puesto que las habilidades comunicativas se desarrollan más lentamente, y el aislamiento social puede iniciarse en los años de la educación primaria. Los logros académicos generalmente están limitados hasta el nivel medio de la educación primaria. Los niños con déficits intelectuales moderados se benefician de una atención individualizada enfocada al desarrollo de sus habilidades de autoayuda. Con todo, estos niños son conscientes de sus déficits, y a menudo se sienten discriminados por sus compañeros y frustrados por sus limitaciones. Siguen necesitando un nivel de supervisión relativamente alto, pero pueden llegar a ser competentes en determinadas tareas ocupacionales dentro de entornos que los apoyen.

La discapacidad intelectual grave generalmente resulta obvia en el período preescolar. El habla de los niños afectados es mínima y su desarrollo motor, escaso. En el período escolar puede desarrollarse algo el lenguaje. En la adolescencia, si el lenguaje no ha mejorado notablemente, pueden desarrollarse formas no verbales de comunicación. Las terapias conductuales pueden ayudar a promover en alguna medida los cuidados personales, aunque las personas con discapacidad intelectual grave suelen necesitar una supervisión importante.

Los niños con discapacidad intelectual profunda necesitan supervisión constante y se encuentran gravemente limitados en sus habilidades comunicativas y motoras. Ya en la vida adulta, puede existir algún desarrollo del habla y adquirirse habilidades sencillas relativas a los cuidados personales. Algunos rasgos clínicos que aparecen con mayor frecuencia en personas con discapacidad intelectual, de manera aislada o como parte de un trastorno mental, incluyen la hiperactividad, la baja tolerancia a la frustración, la agresividad, la inestabilidad emocional, las conductas motoras repetitivas y estereotipadas, y conductas autolesivas. Estas últimas parecen ser más frecuentes e intensas cuanto mayor es el grado de discapacidad intelectual.

Dylan fue un bebé que nació a término, el segundo hijo de una madre de 42 años, técnica de laboratorio, y un padre de 48 años, entrenador de baloncesto en un instituto. El embarazo fue anodino, y la hermana de Dylan, 2 años mayor, estaba sana y se desarrollaba con normalidad. La familia vivía en una población rural del Medio Oeste americano.

Dylan fue un recién nacido extremadamente irritable que presentaba prolongados períodos de llanto, que fueron etiquetados por su pediatra como cólicos clásicos. Al nacer pareció que tenía las orejas muy largas y estrabismo, que el pediatra dijo que probablemente se resolverían de forma espontánea. Cuando tenía 2 meses, en una visita rutinaria, apareció un murmullo cardíaco en el electrocardiograma (ECG) que reveló un prolapso de la válvula mitral. Dado que no estaba cianótico ni presentaba otros síntomas cardíacos, no se recomendó más tratamiento que la vigilancia. Aunque la conducta irritable de Dylan fue cediendo con el tiempo, seguía siendo muy activo, no dormía toda la noche, era quisquilloso con las comidas y rechazaba los alimentos sólidos.

Dylan presentó un ligero retraso en los hitos del desarrollo: se sentó sin ayuda a los 10 meses y anduvo a los 18 meses. El lenguaje también se retrasó, y aunque dijo sus primeras palabras a los 20 meses, siempre se las arreglaba para hacer saber lo que quería o necesitaba. A sus padres les preocupaba su nivel de actividad y que su desarrollo se retrasara en comparación con su hermana, el pediatra les aseguró que los niños a menudo se desarrollaban más lentamente que las niñas en los primeros 2 años.

Cuando Dylan tenía 3 años, su profesora de preescolar notó que era incapaz de prestar atención y era hiperactivo en comparación con sus compañeros de clase, por lo que instó a los padres a solicitar una evaluación del desarrollo. Los resultados mostraron modestos retrasos en las funciones cognitivas, lingüísticas y motoras, con un cociente de desarrollo (CD) de 74. Fue descrito como poco atento, tímido y ansioso, con pobre contacto ocular. Fue matriculado en una guardería especial, y recibió una combinación de educación especial y de clases integradas durante toda su etapa académica.

A los 7 años, el psicólogo de la escuela lo evaluó y consideró que se ajustaba a un perfil de «déficit del aprendizaje». Tenía un CI global de 66, con un funcionamiento cercano al promedio en la memoria a corto plazo y el lenguaje expresivo, y profundos déficits en la memoria a largo plazo y las habilidades visoespaciales. Tenía que esforzarse mucho con las tareas de escritura y las matemáticas, pero le encantaban las ciencias. Debido a sus graves problemas de atención e hiperactividad, se le puso bajo tratamiento con hidrocloruro de metilfenidato, que le aportó efectos beneficiosos; se ajustó la dosis hasta alcanzar los 54 mg/día. Dylan mostró un interés temporal e intenso por temas poco usuales, como las aspiradoras. Cuando llegó a los cursos elementales superiores, empezó a tener más dificultades de tipo social: era intimidado por recibir una educación especial, a la vez que recibía burlas por su cara alargada y orejas grandes.

Cuando llegó a la adolescencia, empezó a estar cada vez más ansioso; tanto que en ocasiones se restregaba las manos o se mecía, y se «mortificaba» con los problemas cotidianos y el porvenir. Su prolongada sensibilidad ante los ruidos fuertes parecía haberse atenuado ligeramente, pero desarrolló miedos a las nubes de tormenta y los perros, y se negaba a subir a los ascensores. Lloró y se alteró cuando su hermana mayor se fue a una fiesta, preocupado por su salud y que sufriera un accidente de coche. Dylan era muy tímido y ocasionalmente paseaba preocupado de un lado a otro y se quejaba de dolores de estómago, pero asistía al colegio y tenía un pequeño grupo de compañeros en la liga de bolos de los Special Olympics. Le gustaban las actividades que no precisaran hablar mucho o una atención sostenida.

Cuando Dylan tenía 17 años, sus padres vieron por televisión un documental sobre las causas genéticas de la discapacidad intelectual. Se quedaron estupefactos por las semejanzas entre Dylan y algunas de las personas que describía el programa. Más tarde, describieron la experiencia como una «sacudida». Siempre habían aceptado a Dylan con sus peculiaridades, y habían dejado de presionar a sus médicos cuando Dylan era un párvulo para que les explicasen el «porqué» de su situación. No obstante, llamaron de inmediato al número de información que se indicaba en el programa y, a los 2 meses, tenían los resultados de las pruebas genéticas que confirmaban en Dylan el diagnóstico de síndrome del cromosoma X frágil.

Aunque la vida cotidiana de Dylan no cambió de forma notable tras el diagnóstico, sus padres manifestaron una gran diferencia en su enfoque sobre su timidez, restricción de intereses y falta de atención. Se le trató más tarde con un antidepresivo inhibidor selectivo de la recaptación de serotonina (ISRS), que redujo su ansiedad social y facilitó las actividades con sus iguales. Los padres de Dylan experimentan sentimientos contradictorios por el diagnóstico tardío de su hijo (disgusto con sus médicos, alivio por acabar sabiéndolo y momentos de culpabilidad). Se sintieron animados por las respuestas positivas de Dylan a los tratamientos dirigidos a mejorar su atención y los síntomas de ansiedad, y complacidos con el reciente aumento de interés de Dylan por compartir actividades con sus compañeros de clase y colegas.

La autoimagen negativa y la baja autoestima son hallazgos comunes en las personas con discapacidad intelectual leve o moderada, que son conscientes de sus diferencias académicas y sociales con respecto a los demás. Además de los fracasos y frustraciones reiterados por no cumplir las expectativas de sus padres y de la sociedad, pueden tener que afrontar también el ir quedando por detrás de sus hermanos menores. Las dificultades en la comunicación incrementan aun más su vulnerabilidad a los sentimientos de ineptitud y frustración, y son frecuentes los comportamientos inapropiados, como el retraimiento. La sensación permanente de aislamiento e inadecuación se ha asociado con sentimientos de ansiedad, ira, disforia y depresión.

DIAGNÓSTICO

El diagnóstico de discapacidad intelectual puede establecerse tras realizar una historia clínica, una evaluación intelectual estandarizada y una medida de la función adaptativa que indiquen que el comportamiento actual del niño se encuentra significativamente por debajo del nivel esperado en ambas áreas. La gravedad de la discapacidad intelectual se determinará atendiendo al grado de funcionamiento adaptativo. La historia clínica y la entrevista psiquiátrica son útiles para obtener una imagen lineal del desarrollo y el funcionamiento del niño. La exploración de los signos físicos, las anomalías neurológicas, y, en algunos casos, las pruebas analíticas pueden utilizarse para establecer la causa y el pronóstico.

Historia clínica

Cuando el médico realiza la historia clínica, en la que se pueden aclarar las causas de la discapacidad intelectual, se debería prestar especial atención al embarazo de la madre, el trabajo de parto y el propio parto, así como a antecedentes familiares de discapacidad intelectual, consanguinidad entre los padres y enfermedades hereditarias familiares conocidas.

En el capítulo 1 se detallan algunos abordajes para entrevistar y explorar a niños con discapacidad intelectual.

Pruebas de laboratorio

Las pruebas de laboratorio que se emplean para esclarecer las causas de la discapacidad intelectual son el análisis cromosómico, el estudio bioquímico en sangre y orina para descartar trastornos metabólicos, y los estudios de neuroimagen. Las anomalías cromosómicas constituyen la causa aislada más frecuente conocida de discapacidad intelectual.

Estudios cromosómicos.   Cuando se presentan juntas múltiples anomalías físicas, retrasos en el desarrollo y discapacidad intelectual, se deben solicitar estudios cromosómicos. Las técnicas actuales pueden identificar regiones cromosómicas con marcadores de hibridación fluorescente *in situ* (FISH) específicos, lo que permite identificar deleciones microscópicas hasta en el 7% de las personas con discapacidad intelectual moderada a grave. Aspectos como antecedentes de retraso en el crecimiento, presencia de microcefalia, antecedentes familiares de discapacidad intelectual, estatura corta, hipertelorismo y otras anomalías faciales aumentan el riesgo de hallar defectos subteloméricos.

La amniocentesis, en la que se extrae una pequeña cantidad de líquido amniótico por vía transabdominal aproximadamente en la semana 15 de gestación, se ha mostrado útil para el diagnóstico prenatal de las alteraciones cromosómicas. Suele considerarse cuando existe un mayor riesgo fetal, como en madres de edad avanzada. Las células del líquido amniótico, la mayoría de origen fetal, se cultivan para realizar estudios citogenéticos y bioquímicos.

La biopsia de vellosidades coriales es una técnica de detección sistemática empleada para detectar anomalías cromosómicas fetales. Se realiza entre la 8.ª y la 10.ª semanas de gestación, 6 semanas antes que la amniocentesis. Los resultados están disponibles en un período de tiempo corto (horas o días) y, si son anómalos, la decisión de interrumpir el embarazo puede tomarse dentro del primer trimestre. El procedimiento tiene un riesgo de aborto de entre el 2 % y el 5 %, que para la amniocentesis es inferior (1 por cada 200). Se ha desarrollado una prueba sanguínea no invasiva prenatal que detecta anomalías en los cromosomas 21, 18, 13, X e Y, es altamente específica para el síndrome de Down y no comporta riesgo de aborto.

Análisis de sangre y orina. El síndrome de Lesch-Nyhan, la galactosemia, la fenilcetonuria, el síndrome de Hurler (fig. 2-1) y el síndrome de Hunter (fig. 2-2) son ejemplos de enfermedades que se caracterizan por discapacidad intelectual y que pueden identificarse mediante la cuantificación de la enzima, la sustancia orgánica o el aminoácido apropiados. Las alteraciones enzimáticas prometen convertirse en importantes herramientas diagnósticas de las alteraciones cromosómicas, en particular el síndrome de Down.

Electroencefalografía. El EEG está indicado siempre que se considere la existencia de un trastorno epiléptico. Los cambios «inespecíficos» registrados en el ECG, caracterizados por frecuencias lentas con la aparición de picos o complejos de onda-punta se observan entre las poblaciones con discapacidad intelectual con una frecuencia superior a la población general; no obstante, estos resultados no logran explicar los diagnósticos específicos.

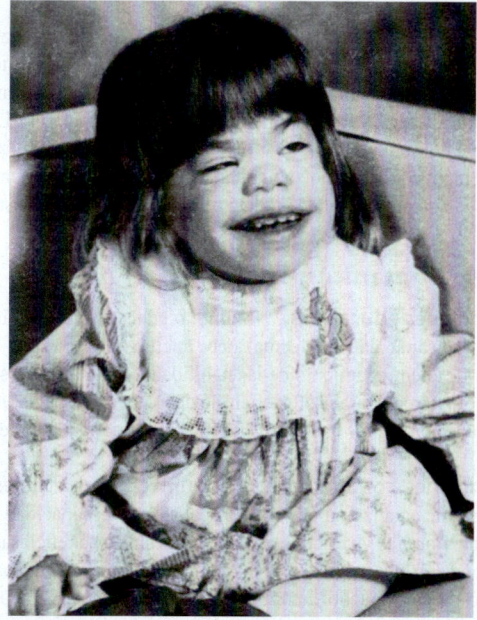

FIGURA 2-1

Niña de 6 años con síndrome de Hurler. Por sus múltiples y graves discapacidades, su cuidado implica una atención especial a sus problemas cardíacos, y asesoramiento psicológico para los padres. (Por cortesía de L. S. Syzmanski, MD, y A. C. Crocker, MD.)

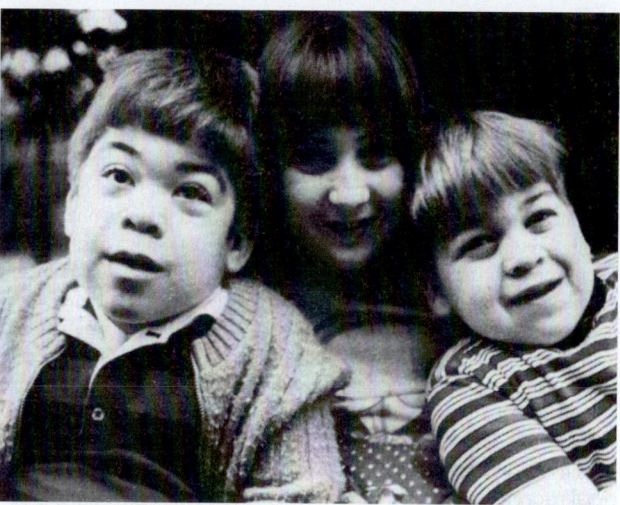

FIGURA 2-2

Dos hermanos de 6 y 8 años, respectivamente, con síndrome de Hunter, que aparecen con su hermana mayor, sana. Han sufrido un significativo retraso del desarrollo, problemas producidos por infecciones respiratorias recurrentes y alteraciones conductuales. (Por cortesía de L. S. Syzmanski, MD, y A. C. Crocker, MD.)

Neuroimagen. Los estudios de neuroimagen realizados con poblaciones de pacientes con discapacidad intelectual, tanto con tomografía computarizada (TC) como con resonancia magnética (RM), han obtenido tasas elevadas de anomalías en los pacientes con microcefalia, retraso grave, parálisis cerebral y discapacidad profunda. En los pacientes con discapacidad intelectual están indicados los estudios de neuroimagen, además de en los pacientes que se encuentren hallazgos que sugieran crisis epilépticas, microcefalia o macrocefalia, pérdida de las capacidades adquiridas previamente o signos neurológicos como distonía, espasticidad o reflejos alterados.

Aunque no sean clínicamente diagnósticos, los estudios de neuroimagen se utilizan actualmente para recopilar datos que pudieran ayudar a descubrir los mecanismos biológicos que contribuyen a la discapacidad intelectual. En la investigación actual se utilizan la RM estructural, la RM funcional (RMf) e imágenes con tensor de difusión. Por ejemplo, los datos actuales sugieren que es más probable que los individuos con síndrome del cromosoma X frágil que también tienen un déficit de atención muestren vías aberrantes frontoestriadas en la RM que los que no muestran problemas de atención. La RM también puede ser útil para evidenciar los patrones de mielinización. Las pruebas de RM pueden además proporcionar unos datos basales para la comparación posterior de procesos potencialmente degenerativos del cerebro.

Evaluación de la capacidad auditiva y del habla. La capacidad auditiva y del habla deben evaluarse de forma rutinaria. El desarrollo del habla puede constituir el criterio más sólido al investigar la discapacidad intelectual. Varias alteraciones de la capacidad auditiva aparecen con frecuencia en personas con discapacidad intelectual, pero en otras ocasiones es la alteración auditiva la que simula una discapacidad intelectual. Por desgracia, los métodos que suelen emplearse habitualmente para la evaluación de la capacidad auditiva y del habla precisan la colaboración del paciente, por lo que a menudo no resultan fiables en personas con discapacidad grave.

DIAGNÓSTICO DIFERENCIAL

Por definición, la discapacidad intelectual debe iniciarse antes de los 18 años. En algunos casos, el maltrato grave en la infancia, sea por falta de cuidados o por abusos, puede contribuir a un retraso del desarrollo que puede parecer una discapacidad intelectual. Estos daños son parcialmente reversibles cuando se proporciona un entorno educativo, estimulante y enriquecido en la primera infancia. Diversas alteraciones sensoriales (en especial la sordera y la ceguera) pueden confundirse con una discapacidad intelectual cuando la falta de atención a los déficits sensoriales hace que se apliquen pruebas inapropiadas. Los trastornos del lenguaje expresivo y receptivo, así como la parálisis cerebral, pueden dar la impresión de una discapacidad intelectual en un niño con una inteligencia media. Las enfermedades crónicas y debilitantes pueden deprimir y retrasar el funcionamiento y los logros del niño, a pesar de una inteligencia normal. Los trastornos epilépticos, en especial cuando son difíciles de controlar, pueden contribuir a una discapacidad intelectual persistente. Los síndromes orgánicos específicos pueden originar minusvalías aisladas, como incapacidad para leer (alexia), incapacidad para escribir (agrafia), incapacidad para comunicarse (afasia) y otras, que pueden aparecer en un niño con una inteligencia normal o incluso superior. Los niños con trastornos del aprendizaje (que pueden coexistir con una discapacidad intelectual) experimentan un retraso o una incapacidad para el desarrollo de un área específica, como la lectura o las matemáticas, pero se desarrollan con normalidad en otras áreas. Por el contrario, los niños con discapacidad intelectual muestran un retraso general que afecta a la mayoría de las áreas de desarrollo.

La discapacidad intelectual y los trastornos del espectro autista a menudo coexisten; entre el 70% y el 75% de los pacientes con trastornos del espectro autista tienen un CI inferior a 70. Además, en un estudio epidemiológico se encontraron estos trastornos en un 19,8% de las personas con discapacidad intelectual. Los niños con trastornos del espectro autista muestran una discapacidad relativamente mayor en las relaciones sociales y el lenguaje que otros niños con el mismo grado de discapacidad intelectual.

Un niño de menos de 18 años con importante déficit adaptativo funcional, un CI inferior a 70 y criterios diagnósticos de demencia debe recibir ambos diagnósticos, el de demencia y el de discapacidad intelectual. Sin embargo, un niño cuyo CI cae por debajo de 70 pasados los 18 años de edad con aparición de deterioro cognitivo debe ser diagnosticado solo de demencia.

COMORBILIDAD

Muchos trastornos psiquiátricos son comunes en las discapacidades intelectuales, incluidos los trastornos depresivos, los trastornos por déficit de atención, la ansiedad y los trastornos neurológicos.

Trastorno por déficit de atención/hiperactividad (TDAH)

Las estimaciones sobre la aparición de síntomas del TDAH y trastornos afines entre los niños con un grado de inteligencia por debajo de la media, trastornos genéticos y retraso en el desarrollo han resultado ser significativamente más elevadas a las tasas obtenidas en la comunidad.

Trastornos neurológicos

Las crisis epilépticas se dan con más frecuencia en individuos con discapacidad intelectual que en la población general, y la prevalencia de convulsiones aumenta proporcionalmente con la gravedad de aquella. En una revisión de los trastornos psiquiátricos en niños y adolescentes con discapacidad intelectual y epilepsia, aproximadamente una tercera parte también presentaba un trastorno del espectro autista. La combinación de discapacidad intelectual, epilepsia y trastorno del espectro autista se ha calculado en un 0,07% en la población general.

EVOLUCIÓN Y PRONÓSTICO

En la mayoría de los casos de discapacidad intelectual, el déficit intelectual subyacente no mejora, aunque el nivel de adaptación de la persona afectada aumenta con la edad y puede verse influido de manera positiva por un entorno enriquecido y de apoyo. En general, las personas con discapacidad intelectual leve a moderada poseen el mayor grado de flexibilidad para adaptarse a las condiciones cambiantes del entorno. Las enfermedades psiquiátricas comórbidas afectan negativamente al pronóstico general. Cuando a la discapacidad intelectual se añaden alteraciones mentales definidas, los tratamientos estandarizados de las alteraciones comórbidas suelen resultar beneficiosos, pero a menudo se dan respuestas menos positivas y un aumento de la vulnerabilidad a los efectos adversos de los tratamientos psicofarmacológicos.

TRATAMIENTO

Las intervenciones en niños y adolescentes con discapacidad intelectual se basan en la evaluación de sus necesidades sociales, educativas, psiquiátricas y ambientales. La discapacidad intelectual se asocia con un amplio espectro de trastornos psiquiátricos comórbidos que suelen precisar un tratamiento específico, además de apoyos psicosociales. Por descontado, cuando se dispone de medidas preventivas, el enfoque óptimo incluye la prevención primaria, secundaria y terciaria.

Prevención

Prevención primaria. La prevención primaria comprende las acciones que se llevan a cabo para eliminar o minimizar las condiciones que conducen al desarrollo de la discapacidad intelectual y de los trastornos asociados. Así, por ejemplo, la detección sistemática de la fenilcetonuria en los neonatos y la administración de dietas bajas en fenilalanina en los casos detectados previene de forma notable la aparición de discapacidad intelectual en los niños afectados. Otras medidas de prevención primaria incluyen la educación para mejorar la formación y la concienciación de la opinión pública sobre estrategias de prevención de la discapacidad intelectual, como abstenerse de consumir alcohol durante la gestación; los esfuerzos continuados de los profesionales de la salud para garantizar y desarrollar políticas en materia de salud pública, y la legislación destinada a ofrecer una asistencia sanitaria óptima a la madre y al niño. El consejo familiar y genético ayuda a reducir la incidencia de discapacidad intelectual en familias con antecedentes de enfermedades genéticas.

Prevención secundaria y terciaria. La atención precoz de las complicaciones médicas y psiquiátricas de la discapacidad intelectual puede acortar su evolución (prevención secundaria) y minimizar las secuelas o las alteraciones consiguientes (prevención terciaria). Los trastornos hereditarios endocrinológicos y metabólicos, como la fenilcetonuria o el hipotiroidismo, pueden tratarse de manera eficaz en un estadio precoz mediante el control de la dieta o la terapia hormonal sustitutiva.

Intervenciones psicosociales

Intervenciones educativas. El ámbito educativo de los niños que presentan discapacidad intelectual debe incluir un programa integral que englobe el entrenamiento de las habilidades adaptativas y sociales, así como un aprendizaje profesional. Se debe prestar especial interés a la comunicación y a los esfuerzos por mejorar la calidad de vida.

Intervenciones conductuales y cognitivo-conductuales. Las dificultades de adaptación entre las personas con discapacidad intelectual son tan amplias y variadas que pueden resultar beneficiosas las intervenciones aisladas o en combinación. La terapia conductual se ha empleado durante mucho tiempo para pulir y potenciar las conductas sociales y minimizar las agresivas o destructivas. El refuerzo positivo de las conductas deseadas y el castigo leve (como la pérdida de privilegios) de las censurables puede resultar útil. La terapia cognitiva, como la desmitificación de falsas creencias y los ejercicios de relajación con autoinstrucción, también se recomienda para personas con discapacidad intelectual que son capaces de entender las instrucciones. La terapia psicodinámica se ha empleado en los pacientes y en sus familias para disminuir los conflictos resultantes de las expectativas que originan ansiedad, ira y depresión persistentes. Las modalidades de tratamiento psiquiátrico precisan modificaciones que tengan en cuenta el nivel de inteligencia del paciente.

Educación familiar.   Una de las áreas más importantes que el médico tiene que abarcar es la educación de la familia de un niño o adolescente con discapacidad intelectual respecto a las formas de potenciar su competencia y autoestima, manteniendo unas expectativas realistas respecto al paciente. Con frecuencia, a la familia le resulta difícil establecer un equilibrio entre el mantenimiento de la independencia y el aporte de un entorno enriquecedor y lleno de apoyo para el niño con discapacidad intelectual, que es probable que sufra cierto rechazo y fracaso fuera del contexto familiar. Los padres pueden beneficiarse del asesoramiento continuado o de la terapia familiar y debe dárseles la oportunidad de expresar sus sentimientos de culpabilidad, desesperanza, angustia, negación recurrente o enfado ante el trastorno de su hijo en el futuro. El psiquiatra debe estar preparado para suministrar a los padres toda la información médica básica y actualizada en relación con las causas, el tratamiento y otras áreas (como la formación especial o la corrección de déficits sensoriales).

Intervención social.   Uno de los problemas más prevalentes entre las personas con discapacidad intelectual es el sentimiento de aislamiento social y los déficits en las habilidades sociales. Por lo tanto, la mejora de la cantidad y la calidad de la competencia social constituye un apartado esencial de su cuidado. Los Special Olympics son el mayor programa de deportes de ocio dirigido a esta población. Además de proporcionar un foro donde desarrollar la forma física, también incrementan las interacciones sociales, las amistades y –cabe esperar– la autoestima en general.

Intervenciones psicofarmacológicas

Los tratamientos farmacológicos de los síntomas conductuales y psicológicos de los pacientes con discapacidad intelectual siguen el paradigma de las publicaciones basadas en la evidencia sobre el tratamiento de cualquier niño con un trastorno psiquiátrico. Sin embargo, ante los pocos estudios aleatorizados realizados en poblaciones de niños con discapacidad intelectual, se hace necesario emplear un enfoque empírico.

Tratamiento de trastornos y síntomas comórbidos

AGRESIVIDAD, IRRITABILIDAD Y CONDUCTAS AUTOLESIVAS.   Los fármacos antipsicóticos pueden ser útiles para reducir las conductas desafiantes. Entre los antipsicóticos, tanto el aripiprazol como la risperidona tuvieron tamaños de efecto razonables en múltiples estudios. Sin embargo, estos hallazgos se deben considerar con cautela, ya que muchos de los estudios tenían limitaciones metodológicas significativas. En general, el consenso parece ser que los antipsicóticos son útiles a corto plazo. Entre ellos, el aripiprazol y la risperidona se usaron en la mayoría de los estudios y muestran tamaños de efecto en el rango de moderado a grande. Hay poca evidencia sobre el uso a largo plazo de estos medicamentos. Dados los efectos secundarios importantes (aumento de peso, sedación, riesgos cardiovasculares, efectos secundarios extrapiramidales y aumento de los niveles de prolactina, de especial preocupación en los niños), hay que tener mucho cuidado al elegir estos medicamentos más allá de una crisis aguda.

Otros medicamentos, como anticonvulsivantes y antioxidantes, pueden ser útiles; sin embargo, los datos no son concluyentes. Los análogos de GABA, como piracetam, pueden ser prometedores, pero los datos que los apoyan son limitados.

TRASTORNO POR DÉFICIT DE ATENCIÓN/HIPERACTIVIDAD (TDAH).   Los datos existentes para el tratamiento del TDAH y síntomas similares al TDAH en jóvenes con trastornos del desarrollo e inteligencia por debajo del promedio sugieren que los medicamentos, en particular los estimulantes utilizados para tratar el TDAH en niños con desarrollo típico, proporcionan algún grado de beneficio a los niños con discapacidad intelectual y TDAH. Sin embargo, estos niños experimentan más efectos secundarios que los niños con TDAH sin discapacidad intelectual. Por ello, las recomendaciones sobre el tratamiento del TDAH comórbido en niños y adolescentes incluyen un control riguroso de los efectos adversos. Los estudios llevados a cabo con metilfenidato en pacientes con discapacidad intelectual leve y TDAH han puesto de manifiesto una significativa mejoría de la capacidad para mantener la atención y permanecer concentrados en una determinada tarea. Los estudios con metilfenidato no han mostrado signos de mejoría a largo plazo en las habilidades sociales o el aprendizaje. La risperidona también se ha mostrado beneficiosa para reducir los síntomas dc TDAH en esta población; sin embargo, como ocurre con todos los antipsicóticos, tiene efectos secundarios sustanciales. Por tanto, los medicamentos estimulantes son la opción preferida.

Además de estimulantes y antipsicóticos, la clonidina se ha utilizado clínicamente en esta población, especialmente para mejorar la hiperactividad y la impulsividad. Aunque hay pocos datos, las valoraciones clínicas de los padres y los médicos sugieren su eficacia. La atomoxetina también puede ayudar en esta población.

TRASTORNOS DEPRESIVOS.   La identificación de trastornos depresivos en personas con discapacidad intelectual requiere una evaluación cuidadosa ya que pueden pasar inadvertidos cuando los problemas conductuales son importantes. Existen algunos informes de desinhibición en respuesta a ISRS en pacientes con discapacidad intelectual que también presentaban trastornos del espectro autista. Dada la relativa seguridad de los antidepresivos ISRS, es razonable ponerlos a prueba cuando un niño con discapacidad intelectual está deprimido.

MOVIMIENTOS MOTORES ESTEREOTIPADOS.   Los fármacos antipsicóticos se utilizan en el tratamiento de las conductas repetitivas de autoestimulación en niños con discapacidad intelectual cuando estas son peligrosas o disruptivas. Informes de casos indican que estos fármacos pueden reducir los comportamientos de autoestimulación, pero no incrementan la conducta adaptativa. Los síntomas obsesivo-compulsivos a menudo se superponen con las conductas repetitivas y estereotipadas observadas en niños y adolescentes con discapacidad intelectual, en particular en aquellos con trastornos del espectro autista comórbidos. Se ha demostrado la eficacia de los ISRS, como la fluoxetina, la fluvoxamina, la paroxetina y la sertralina, en el tratamiento de los síntomas obsesivo-compulsivos en niños y adolescentes, y pueden resultar de alguna eficacia en el tratamiento de los movimientos motores estereotipados.

COMPORTAMIENTO CON ACCESOS DE IRA.   Se han empleado con éxito fármacos antipsicóticos, en particular la risperidona, en el tratamiento de la ira explosiva. Al igual que con el tratamiento de la hostilidad, se necesitan más datos para investigar este uso. Se ha comunicado que los antagonistas del receptor β-adrenérgico (β-bloqueantes), como el propranolol, se asocian con un menor número de accesos de ira en algunos niños con discapacidad intelectual y trastorno del espectro autista.

Servicios y apoyo para niños con discapacidad intelectual

Intervención temprana.   Los programas de intervención temprana se dirigen a niños de hasta 3 años. En Estados Unidos estos servicios los proporciona el Estado y se inician con la visita domiciliaria de un especialista durante varias horas a la semana. Desde que se aprobó la Ley Pública 99-457, y las *Education of the Handicapped Amendments* de 1986, se hace hincapié en los servicios de intervención temprana para toda la familia. Se necesitan servicios que desarrollen un plan individualizado de servicio a la familia (*Individualized Family Service Plan*, IFSP), que identifiquen las intervenciones específicas que puedan ser de mayor ayuda a la familia y al niño.

Escuela.   En Estados Unidos, entre los 3 y los 21 años de edad, la escuela es responsable, por ley, de proporcionar unos servicios educativos adecuados a los niños y adolescentes con discapacidad intelectual. Esa obligación emana de la aprobación de la Ley Pública 94-142, la *Education for all Handicapped Children Act* de 1975, ampliada con la *Individuals with Disabilities Education Act* (IDEA) de 1990. A través de estas leyes, las escuelas públicas deben desarrollar y proporcionar programas educativos individualizados para estudiantes con discapacidad intelectual, lo que se determina en una reunión conocida como *Individualized Education Plan* (IEP), entre el personal de la escuela y la familia. El plan académico debe proporcionarse al niño en el «entorno menos restrictivo posible» que le permita aprender.

Apoyos.   Los niños con discapacidad intelectual y sus familias cuentan con una amplia gama de grupos organizados y servicios. Esto incluye períodos cortos de descanso en los cuidados, que permite a la familia una pausa y que generalmente establecen los servicios estatales. Otros programas incluyen los Special Olympics, que permiten que niños con discapacidad intelectual participen en deportes de equipo y en competiciones deportivas. También existen numerosas organizaciones para familias que desean conectar con otras que tengan niños con discapacidad intelectual.

EPIDEMIOLOGÍA

Se calcula que la prevalencia de la discapacidad intelectual en los países desarrollados oscila entre 10 y 15/1 000 niños de la población general. Su prevalencia en un momento dado se estima entre el 1 % y el 3 % de la población en las sociedades occidentales. La incidencia de discapacidad intelectual es difícil de calcular con precisión, ya que, cuando es leve, a veces no se reconoce hasta la mitad de la infancia. En algunos casos, incluso cuando la actividad intelectual se encuentra limitada, las habilidades adaptativas sociales pueden no ponerse a prueba hasta la infancia tardía o la adolescencia temprana, por lo que el diagnóstico no se establece hasta entonces. La incidencia más alta se informa entre los niños en edad escolar, con un máximo entre los 10 y los 14 años. La discapacidad intelectual es, aproximadamente, 1,5 veces más frecuente entre los hombres que entre las mujeres.

Prevalencia

Las encuestas epidemiológicas indican que hasta dos terceras partes de los niños y los adultos con discapacidad intelectual presentan trastornos psiquiátricos comórbidos, un índice varias veces más alto que el de muestras comunitarias sin discapacidad intelectual. La prevalencia de psicopatología parece relacionarse con la gravedad de la discapacidad intelectual; cuanto más grave es, mayor es el riesgo de sufrir otros trastornos psiquiátricos. Un estudio epidemiológico encontró que el 40,7 % de los niños de entre 4 y 18 años con discapacidad intelectual cumplía criterios diagnósticos de, al menos, otro trastorno psiquiátrico.

La severidad de la discapacidad intelectual influye en el riesgo de particulares trastornos psiquiátricos comórbidos. Los comportamientos desorganizados y los trastornos de conducta mostraban una frecuencia mayor en el grupo con discapacidad intelectual leve, y en el grupo con un grado más grave, era más probable que se cumplieran criterios de trastorno del espectro autista y se observaran síntomas como la autoestimulación o la automutilación. En este estudio, la comorbilidad de trastornos psiquiátricos con la discapacidad intelectual no se correlacionó con la edad ni con el género. Los niños diagnosticados de discapacidad intelectual profunda tenían menos probabilidades de presentar trastornos psiquiátricos comórbidos.

Los trastornos psiquiátricos que aparecen entre personas con discapacidad intelectual son variados e incluyen los trastornos del estado de ánimo, la esquizofrenia, el TDAH y los trastornos de conducta. Los niños con discapacidad intelectual grave tienen un índice particular-

mente elevado de presentar un trastorno del espectro autista asociado. Aproximadamente entre el 2 % y el 3 % de las personas con discapacidad intelectual cumple criterios de esquizofrenia, una cifra varias veces mayor que en la población general. Hasta el 50 % de los niños y adultos con discapacidades intelectuales cumplen criterios para un trastorno del estado de ánimo medido con una escala de depresión adecuada. Sin embargo, una limitación de estos estudios estriba en que estas pruebas no se han estandarizado para la población con discapacidad intelectual. Los síntomas psiquiátricos fuera del contexto de un trastorno psiquiátrico que aparecen con una elevada frecuencia entre los niños con discapacidad intelectual incluyen la hiperactividad y la atención dispersa, las conductas autolesivas (como golpearse la cabeza o morderse) y los comportamientos estereotipados repetitivos (como el aleteo de las manos o caminar de puntillas). En niños y adultos con formas leves de discapacidad intelectual son frecuentes la autoimagen negativa, baja autoestima, baja tolerancia a la frustración, dependencia interpersonal y estilos rígidos de resolución de problemas.

ETIOLOGÍA

Los factores etiológicos de la discapacidad intelectual pueden ser genéticos, evolutivos, adquiridos o una combinación de ellos. Las causas genéticas incluyen las alteraciones cromosómicas y hereditarias; los factores evolutivos y ambientales, la exposición prenatal a infecciones y sustancias tóxicas, y los factores ambientales o adquiridos, los traumas perinatales (como el nacimiento prematuro) y factores socioculturales. La gravedad de la discapacidad intelectual resultante se relaciona con el momento y la duración del trauma, así como con el grado de exposición del sistema nervioso central (SNC). En alrededor de tres cuartas partes de las personas diagnosticadas de discapacidad intelectual grave se conoce la causa, mientras que el origen es evidente en hasta la mitad de aquellas con un grado leve. No llega a conocerse la causa en tres de cada cuatro pacientes con un CI de entre 70 y 80 y un funcionamiento adaptativo variable. De las alteraciones cromosómicas, el síndrome de Down y el del cromosoma X frágil son las causas que con más frecuencia provocan una discapacidad intelectual al menos moderada. El prototipo de trastorno metabólico asociado a discapacidad intelectual es la fenilcetonuria. La privación de alimentos, de cuidados y de estimulación social puede, en principio, contribuir al desarrollo de formas como mínimo leves de discapacidad intelectual, y los conocimientos actuales sugieren que los factores genéticos, ambientales, biológicos y psicosociales actúan de manera acumulativa en su aparición.

Factores etiológicos genéticos

Causas de un gen aislado.   Una de las causas más conocidas para la discapacidad intelectual producidas por un gen aislado se halla en el gen *FMR1*, cuyas mutaciones causan el síndrome del cromosoma X frágil. Este constituye el primero y más común de los genes ligados al cromosoma X identificados como causa directa de discapacidad intelectual.

Las anomalías de los cromosomas autosómicos se asocian a menudo con la discapacidad intelectual, mientras que las aberraciones de los cromosomas sexuales pueden determinar síndromes físicos característicos que no siempre se asocian con ella (como el síndrome de Turner con la alteración XO y el de Klinefelter con las variantes XXY, XXXY y XXYY). Algunas niñas con síndrome de Turner tienen una inteligencia normal o superior. Existe consenso en cuanto a algunos factores predisponentes que ocasionan alteraciones cromosómicas, entre ellos, la edad materna avanzada, la edad paterna avanzada y la exposición a los rayos X.

Causas de discapacidad intelectual cromosómica visible y submicroscópica.   La trisomía 21 (el síndrome de Down) es el prototipo de anomalía citogenética visible y supone dos terceras partes, aproximadamente, del 15 % de los casos de discapacidad intelectual atribuibles a esta anomalía. Otras anomalías cromosómicas visibles en el microscopio asociadas incluyen deleciones, translocaciones y cromosomas marcadores supernumerarios. Normalmente, el análisis cromosómico microscópico puede identificar anomalías de entre 5 y 10 millones de pares de bases o más.

La identificación submicroscópica requiere el empleo de micromatrices que pueden identificar pérdidas de segmentos cromosómicos demasiado pequeños para ser captados por el microscopio óptico. Las variantes en el número de copias alteradas en los segmentos submicroscópicos del cromosoma se han identificado como asociadas a discapacidad intelectual hasta en el 13-20% de los casos. Así pues, los genes asociados con una anomalía concreta del desarrollo se han localizado en las regiones más sensibles de las variantes en el número de copias alteradas.

Discapacidad intelectual genética y fenotipo conductual

Algunas conductas específicas y predecibles se asocian a determinados casos de discapacidad intelectual con base genética. Estos fenotipos conductuales se definen como un síndrome de conductas observables que tiene lugar con una probabilidad mayor de la esperada en personas con una anomalía genética específica.

Se observan ejemplos de fenotipos de conducta en síndromes de causa genética como el del cromosoma X frágil, el de Prader-Willi y el de Down, que se asocian con manifestaciones comórbidas conductuales específicas. Las personas con síndrome del cromosoma X frágil presentan unos índices extremadamente elevados de TDAH (hasta tres cuartas partes de los pacientes estudiados). La elevada frecuencia de conductas aberrantes interpersonales o de la función del lenguaje de estos pacientes a menudo se identifica con criterios del trastorno autista o del trastorno de personalidad por evitación. El síndrome de Prader-Willi casi siempre se asocia con trastornos alimentarios de tipo compulsivo, hiperfagia y obesidad. La socialización es un área particularmente afectada, en especial en las habilidades de superación. Los problemas de exteriorización de la conducta, como las rabietas, la irritabilidad y las protestas, parecen recrudecerse durante la adolescencia.

Síndrome de Down. La etiología del síndrome de Down, causado por una copia extra del cromosoma 21, la convierte en una de las enfermedades más complejas. La descripción original, que efectuó por vez primera el médico inglés Langdon Down en 1866, se basaba en las características físicas asociadas a un funcionamiento mental subnormal. Desde entonces, este ha sido el síndrome de discapacidad intelectual sobre el que más se ha investigado y más se ha discutido. Datos recientes sugieren que el síndrome de Down puede prestarse a intervenciones posnatales para tratar las deficiencias cognitivas más de lo que se pensaba antiguamente. A pesar de hallarse aun en fases iniciales la investigación con animales, los datos obtenidos de los experimentos con un modelo de ratón, el Ts65Dn, indican que las intervenciones farmacológicas pueden influir en los déficits de aprendizaje y memoria característicos del síndrome.

Desde el punto de vista del fenotipo, se ha constatado que los niños con síndrome de Down poseen atributos físicos característicos, que incluyen ojos rasgados, pliegues epicánticos (epicantos) y nariz plana. La figura 2-3 ilustra las características habituales.

Hay tres tipos de aberraciones cromosómicas en el síndrome de Down que complican el diagnóstico y son:

1. Pacientes con trisomía 21 (tres cromosomas 21, en lugar de los dos habituales), que representan la inmensa mayoría; tienen 47 cromosomas, con un cromosoma 21 extra. El cariotipo materno es normal. Se considera que la falta de separación durante la meiosis, que se produciría por causas desconocidas, es la responsable de la alteración.
2. Ausencia de separación tras la concepción en cualquiera de las divisiones celulares, que da lugar a mosaicismo, un cuadro donde se encuentran células normales y células con trisomía en diversos tejidos.
3. Durante la translocación se produce una fusión entre dos cromosomas, por lo general el 21 y el 15, lo que produce un total de 46 cromosomas, a pesar de la presencia de un cromosoma 21 complementario. Esta alteración, al contrario que la trisomía 21, suele heredarse, y el cromosoma translocado puede encontrarse en los padres y en los hermanos. Los portadores asintomáticos solo tienen 45 cromosomas.

En Estados Unidos nacen cada año unos 6 000 niños con síndrome de Down, lo que supone una incidencia aproximada de 1 por cada 700 nacimientos, o 15 por cada 10 000 nacidos vivos. Para las madres de más de 32 años, el riesgo de tener un niño con síndrome de Down (trisomía 21) es de 1 por cada 100 nacimientos, pero cuando existe una translocación, el riesgo es de cerca de 1 por cada 3. La mayoría de los niños afectados presenta una discapacidad intelectual moderada o grave, y solo una mino-

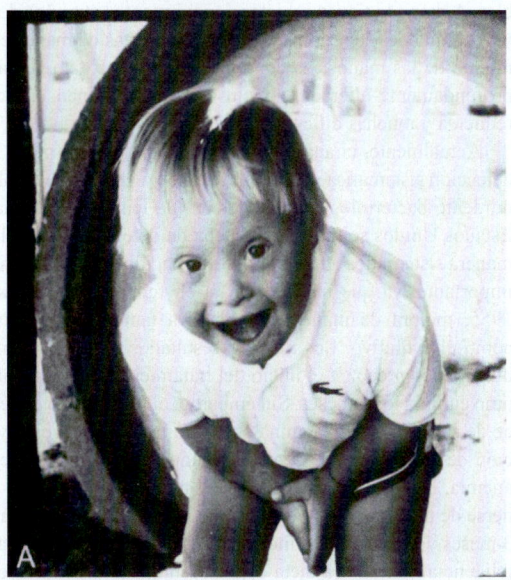
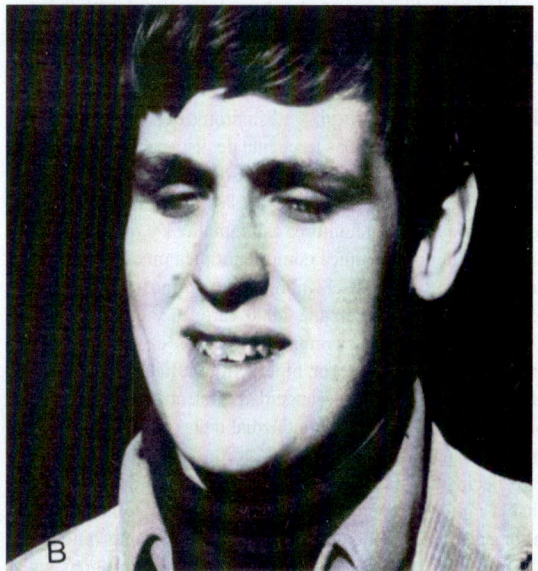

FIGURA 2-3
Síndrome de Down y síndrome del cromosoma X frágil. **A)** Niño pequeño con síndrome de Down. **B)** Adulto joven con síndrome del cromosoma X frágil. (Por cortesía de L. S. Syzmanski, MD, y A. C. Crocker, MD.)

ría tiene un CI superior a 50. El desarrollo cognitivo parece progresar normalmente desde el nacimiento hasta los 6 meses, y la puntuación del CI comienza a disminuir de manera gradual desde valores normales durante el primer año de edad hasta alrededor de 30 a 50 a medida que progresa el desarrollo. La disminución del funcionamiento intelectual puede no ser claramente visible desde el inicio, y las pruebas a los niños pueden no revelar toda la extensión de las deficiencias. De acuerdo con casos clínicos puntuales, los niños con síndrome de Down suelen ser plácidos, alegres y colaboradores, y se adaptan fácilmente a la vida en casa. Al llegar la adolescencia, el cuadro cambia: los jóvenes pueden experimentar mayores dificultades sociales y emocionales, así como trastornos de conducta, y aumenta el riesgo de que aparezcan trastornos psicóticos.

En el síndrome de Down, la función del lenguaje es uno de sus puntos relativamente débiles, mientras que la sociabilidad y las habilidades sociales, como la cooperación interpersonal y la conformidad con los convencionalismos sociales, son puntos relativamente fuertes. Estos niños suelen manifestar deficiencias en la exploración del entorno; es más probable que se centren en un único estímulo y les sea difícil percibir los cambios del entorno. En las personas con síndrome de Down aparecen diversos trastornos psiquiátricos comórbidos, pero parece que los índices son menores que en niños con discapacidad intelectual y trastorno del espectro autista.

El diagnóstico del síndrome de Down puede realizarse con relativa facilidad en un niño mayor, pero a menudo resulta difícil en los recién nacidos. Los signos más importantes en estos son la hipotonía general, la hendidura palpebral oblicua, abundante piel en el cuello, cráneo pequeño y aplanado, pómulos elevados y protrusión de la lengua. Las manos son anchas y gruesas, con una única línea palmar transversal, y los dedos meñiques son cortos y curvados hacia dentro. El reflejo de Moro es débil o no está presente. Se han descrito más de 100 signos o estigmas, pero es raro encontrarlos todos en la misma persona. Los problemas físicos más comunes incluyen los defectos cardíacos, las anomalías tiroideas y los problemas gastrointestinales. La esperanza de vida había sido corta, de solo 40 años, pero actualmente ha aumentado considerablemente, aunque no tanto como en las personas sin discapacidad intelectual.

El síndrome de Down se caracteriza por una importante alteración del lenguaje, la memoria, las habilidades relacionadas con los cuidados personales y la resolución de problemas al llegar a la treintena. Los estudios necrópsicos de pacientes con edades superiores a los 40 años han mostrado una elevada incidencia de placas seniles y ovillos neurofibrilares, como los que se observan en la enfermedad de Alzheimer. Se sabe que los ovillos neurofibrilares aparecen en diversas enfermedades degenerativas, y las placas seniles parecen encontrarse más a menudo en la enfermedad de Alzheimer y en el síndrome de Down.

Síndrome del cromosoma X frágil.

El síndrome del cromosoma X frágil es la segunda causa aislada más frecuente de discapacidad intelectual. Es el resultado de una mutación del cromosoma X en lo que se conoce como el sitio frágil (Xq27.3), que se expresa solamente en algunas células, y puede estar ausente en hombres asintomáticos y mujeres portadoras. La expresión tanto genotípica como fenotípica muestra una variabilidad muy amplia. Se cree que el síndrome del cromosoma X frágil aparece aproximadamente en 1 de cada 1000 varones y en 1 de cada 2000 mujeres. En el fenotipo más común se observan cabeza y orejas largas y de gran tamaño, estatura corta, hiperlaxitud articular y macrorquidia pospuberal (v. fig. 2-3). La discapacidad intelectual asociada oscila entre moderada y grave. El perfil conductual de las personas afectadas incluye una elevada tasa de TDAH, trastornos del aprendizaje y trastornos del espectro autista. Los déficits en la función del lenguaje incluyen un habla rápida y repetitiva, con alteraciones al combinar las palabras para formar frases y oraciones. Las personas con síndrome del cromosoma X frágil parecen tener relativamente bien desarrolladas las habilidades para la comunicación y la socialización, pero sus funciones intelectuales parecen deteriorarse a partir del período puberal. Las mujeres portadoras a menudo presentan un grado menor de alteración que los hombres afectados, aunque también pueden mostrar las características físicas típicas y una discapacidad intelectual moderada.

Síndrome de Prader-Willi.

Se considera que el síndrome de Prader-Willi se origina como consecuencia de una pequeña deleción que afecta al cromosoma 15 y que se produce de manera esporádica. Su prevalencia es inferior a 1 de cada 10000 nacimientos. Las personas con este síndrome muestran una conducta alimentaria impulsiva y a menudo obesidad, así como discapacidad intelectual, hipogonadismo, talla baja, hipotonía y manos y pies pequeños.

Síndrome del maullido de gato.

Los niños con síndrome del maullido de gato tienen una deleción del cromosoma 5. Suelen presentar discapacidad intelectual grave, y muchos signos asociados con frecuencia a las alteraciones cromosómicas, como microcefalia, orejas de implantación baja, hendidura palpebral oblicua, hipertelorismo y micrognatia. El llanto característico parecido a un maullido, que da nombre al síndrome, se debe a las alteraciones laríngeas, que cambian gradualmente y desaparecen con la edad.

Fenilcetonuria.

La fenilcetonuria fue descrita por primera vez por Ivar Asbjörn Fölling, en 1934, como un error congénito del metabolismo. Se transmite con un patrón de herencia mendeliana simple, autosómico recesivo, y aparece en 1 de cada 10000 a 15000 nacidos vivos. Para los padres que ya tienen un hijo con fenilcetonuria, las posibilidades de tener un segundo niño afectado son del 20% al 25% en embarazos sucesivos. La enfermedad se describe de manera predominante en personas originarias del norte de Europa, y se han descrito algunos casos en personas de raza negra, judíos yemenitas y asiáticos. El defecto metabólico básico es una incapacidad para convertir la fenilalanina, un aminoácido esencial, en paratirosina debido a la ausencia o la inactividad de la enzima hepática fenilalanina hidroxilasa, que cataliza esta conversión. Así pues, la fenilcetonuria es fácilmente prevenible con una detección sistemática y el seguimiento de una dieta baja en fenilalanina. Se han descrito otros dos tipos de hiperfenilalaninemia, pero son poco frecuentes y a menudo mortales.

La mayoría de los pacientes con fenilcetonuria presentan discapacidad intelectual grave, aunque se han descrito casos con inteligencia límite o normal. Aproximadamente una tercera parte de los pacientes presentan eccemas, vómitos y convulsiones. Aunque el cuadro clínico puede variar, estos niños suelen describirse como hiperactivos e irritables. A menudo tienen rabietas y movimientos extraños de sus cuerpos y extremidades superiores, como manierismos de manos como retorcimiento de las manos. La comunicación verbal y no verbal suele estar profundamente alterada o incluso ausente. Tienen una coordinación reducida y muchas dificultades perceptivas.

Actualmente, el análisis por inhibición de Guthrie es la prueba de detección sistemática más ampliamente utilizada, que emplea un procedimiento bacteriológico para detectar la fenilalanina en la sangre. En Estados Unidos se realiza la prueba de detección de fenilcetonuria de manera sistemática a todos los recién nacidos. El diagnóstico precoz es importante, ya que una dieta baja en fenilalanina, que se usa desde 1955, mejora de manera significativa tanto el progreso conductual como el evolutivo. Los mejores resultados parecen obtenerse con un diagnóstico precoz y el inicio del tratamiento dietético antes de que el niño cumpla los 6 meses. Sin embargo, el tratamiento dietético no carece de riesgos: la fenilalanina es un aminoácido esencial, y su eliminación de la dieta puede conducir a importantes complicaciones, como anemia, hipoglucemia o edemas. El tratamiento dietético debe mantenerse de manera indefinida. Los niños que se diagnostican antes de los 3 meses y siguen un régimen dietético óptimo pueden alcanzar una inteligencia normal. La dieta baja en fenilalanina no influye en el grado de discapacidad intelectual en niños mayores y adolescentes con fenilcetonuria no tratados previamente, pero disminuye la irritabilidad y las alteraciones del EEG, además de aumentar la reactividad social y la capacidad de atención. Los padres y algunos de los hermanos no afectados de niños con fenilcetonuria son portadores heterocigóticos.

Síndrome de Rett.

El síndrome de Rett, que en el DSM-5 se diagnostica como una forma de trastorno del espectro autista, se cree que está causado por un gen de herencia dominante ligado al cromosoma X. Es de tipo degenerativo y solo afecta al sexo femenino. En 1966, Andreas Rett comunicó los casos de 22 niñas con una grave incapacidad neurológica progresiva. El deterioro de las habilidades comunicativas, de la conducta motora y del funcionamiento social comienza hacia el primer año de vida. Los síntomas incluyen ataxia, muecas faciales, bruxismo y pérdida del habla. Cuando la niña está despierta, presenta característicamente una hiperventilación intermitente y un patrón respiratorio desorganizado. Los movimientos estereotipados de las manos, como retorcérselas, también son típicos. Aparece una alteración progresiva de la marcha, escoliosis y crisis epilépticas. A mitad de la infancia suele observarse espasticidad grave. Se desarrolla atrofia cerebral con falta de pigmentación de la sustancia negra, lo que sugiere una alteración del sistema dopaminérgico nigroestriatal.

Los hallazgos asociados a este síndrome incluyen crisis epilépticas hasta en el 75 % de los pacientes, con EEG desestructurados que revelan descargas epileptiformes en casi todos los pacientes, incluso en ausencia de crisis clínicas. Un hallazgo adicional es la respiración irregular, con episodios de hiperventilación o apnea. La respiración desorganizada se observa en la mayoría de los casos mientras permanecen despiertos; durante el sueño, por lo general se normaliza. Muchas pacientes con síndrome de Rett también presentan escoliosis. A medida que la alteración progresa, el tono muscular parece incrementarse, pasando de una hipotonía inicial a rigidez y espasticidad.

Aunque las niñas con síndrome de Rett pueden sobrevivir hasta una década después de que se inicie el cuadro, a los 10 años muchas se ven abocadas a una silla de ruedas, con atrofia muscular, rigidez, y virtualmente sin capacidad de lenguaje. Tanto la comunicación receptiva y expresiva a largo plazo como las habilidades de socialización permanecen estancadas en un nivel de desarrollo inferior al del año de vida.

Dana nació a término, tras un embarazo sin complicaciones. Debido a la edad de su madre, de 40 años, se practicó una amniocentesis, cuyo resultado fue normal. Al nacer, la puntuación de la prueba de Apgar fue buena; su peso, talla y perímetro craneal se situaban en torno al percentil 50. Su desarrollo en los primeros meses de vida fue normal. Aproximadamente a los 8 meses, su desarrollo pareció estancarse, y desapareció su interés por el entorno, incluido el entorno social. En ese momento, sus hitos del desarrollo adquirieron un marcado retraso. Empezó a andar cuando cumplió los 2 años, y carecía de lenguaje expresivo. La evaluación practicada en esas fechas reveló que se había desacelerado el crecimiento de su cabeza. Presentaba algunas conductas de autoestimulación, y las pruebas formales mostraron un fuerte retraso cognitivo y de la comunicación. Dana empezó a perder los movimientos intencionales de las manos, y hacía movimientos estereotipados extraños, como si se lavara las manos. Hacia los 6 años de edad, el EEG era anómalo, y los movimientos intencionales de las manos estaban notablemente alterados. Posteriormente, Dana desarrolló ataxia troncal y pausas respiratorias, y avanzó la afectación de las habilidades motoras. (Adaptado de Fred Volkmar, MD.)

Neurofibromatosis.

También llamada *enfermedad de von Recklinghausen,* la neurofibromatosis es el más frecuente de los síndromes neurocutáneos producidos por un gen único con carácter dominante, que puede heredarse o constituir una nueva mutación. El trastorno aparece en cerca de 1 de cada 5 000 nacimientos, y se caracteriza por manchas de color café con leche sobre la piel y neurofibromas, como gliomas ópticos y neurinomas del nervio acústico, producidos por una alteración de la migración celular. Se observa discapacidad intelectual hasta en una tercera parte de los pacientes.

Esclerosis tuberosa.

La esclerosis tuberosa es el segundo síndrome neurocutáneo más frecuente, con discapacidad intelectual progresiva hasta en dos terceras partes de las personas afectadas. Se presenta aproximadamente en 1 de cada 15 000 personas y se hereda de forma autosómica dominante. Aparecen crisis epilépticas en todos los pacientes con discapacidad intelectual y en unas dos terceras partes de los que no la presentan. Los espasmos infantiles pueden iniciarse a los 6 meses. La presentación fenotípica incluye adenomas sebáceos (angiofibromas) y manchas hipocrómicas «en hoja de fresno» que pueden identificarse con una lámpara de hendidura.

Trastorno desintegrativo infantil.

El trastorno desintegrativo infantil, ahora incluido en el trastorno del espectro autista, se caracteriza por una importante regresión que afecta a diversas áreas del funcionamiento tras al menos 2 años de desarrollo aparentemente normal. También conocido como *síndrome de Heller* y *psicosis desintegrativa,* se describió en 1908 como un deterioro, durante varios meses, del funcionamiento intelectual, social y del lenguaje, en niños de 3 y 4 años de edad con funciones previamente normales. Tras la fase de afectación, los niños se parecen mucho a los que presentan trastorno autista.

La historia inicial de Ron se encontraba dentro de los límites normales. Hacia los 2 años hablaba empleando frases, y su desarrollo parecía progresar de manera apropiada. A los 3 años y medio, inició de manera brusca un período de intensa regresión conductual poco después del nacimiento de un hermano. Perdió las habilidades comunicativas que había aprendido con anterioridad, así como el control de esfínteres. Se hizo más retraído, perdió el interés por la interacción social y se hicieron evidentes conductas de autoestimulación repetitivas. Una exploración médica completa no reveló ninguna alteración que justificara su regresión evolutiva. Desde el punto de vista conductual, presentaba rasgos característicos del trastorno del espectro autista. En el seguimiento a los 12 años, solo pronunciaba palabras aisladas de manera ocasional y presentaba una profunda discapacidad intelectual. (Adaptado de Fred Volkmar, MD.)

Síndrome de Lesch-Nyhan.

Es una rara enfermedad ocasionada por la deficiencia de una enzima implicada en el metabolismo de las purinas. El trastorno se hereda ligado al cromosoma X; los pacientes presentan discapacidad intelectual, microcefalia, crisis epilépticas, coreoatetosis y espasticidad. El síndrome también se asocia con grave conducta compulsiva de automutilación, consistente en morderse la boca y los dedos, y constituye otro ejemplo de síndrome genéticamente determinado con un patrón de conducta específico y predecible.

Adrenoleucodistrofia.

Es el más frecuente de los trastornos por esclerosis cerebral sudanofílica. Se caracteriza por una desmielinización difusa de la sustancia blanca que da lugar a alteraciones visuales e intelectuales, crisis epilépticas y espasticidad, y es progresivo, hasta provocar la muerte. La degeneración cerebral se acompaña de insuficiencia corticosuprarrenal. La enfermedad se transmite a través de un gen ligado al sexo localizado en el extremo distal del brazo largo del cromosoma X. El inicio clínico se produce generalmente entre los 5 y los 8 años de edad, con crisis epilépticas precoces, trastornos de la marcha y leve retraso intelectual. Las alteraciones de la pigmentación debidas a la insuficiencia suprarrenal a veces preceden a los síntomas neurológicos, y son frecuentes los accesos de llanto. También son habituales las contracturas espásticas, la ataxia y los trastornos de la deglución. Aunque la enfermedad suele tener una evolución rápidamente progresiva, algunos pacientes pueden presentar un curso con recaídas y remisiones.

Enfermedad de la orina con olor a jarabe de arce.

Los síntomas clínicos de la enfermedad de la orina con olor a jarabe de arce aparecen durante la primera semana de vida. El niño sufre un rápido deterioro, con rigidez de descerebración, crisis epilépticas, irregularidad respiratoria e hipoglucemia. Si no se trata, la enfermedad suele ser mortal en los primeros meses de vida, y los supervivientes presentan una discapacidad intelectual grave. Se han documentado algunas variantes con ataxia transitoria y discapacidad intelectual leve. El tratamiento sigue los principios generales establecidos para la fenilcetonuria, y consiste en una dieta con un contenido muy bajo en los tres aminoácidos implicados: leucina, isoleucina y valina.

Otros trastornos por deficiencias enzimáticas.   Se han identificado varias enfermedades por deficiencias enzimáticas asociadas a discapacidad intelectual, y siguen añadiéndose otras nuevas a medida que van descubriéndose, como la enfermedad de Hartnup, la galactosemia y las glucogenosis. En la tabla 2-3 se enumeran 30 enfermedades significativas. Están inducidas por errores congénitos del metabolismo, y se detallan sus patrones de herencia, deficiencias enzimáticas, signos clínicos y su relación con la discapacidad intelectual.

Factores adquiridos y evolutivos

Período prenatal.   Entre los requisitos importantes para el correcto desarrollo global del feto se incluye la salud física, psicológica y nutricional de la madre durante el embarazo. Entre los cuadros y enfermedades maternas crónicas que pueden afectar al desarrollo del cerebro del feto se encuentran la diabetes no controlada, la anemia, el enfisema, la hipertensión y el consumo continuado de alcohol y sustancias. Se sabe que las infecciones maternas durante la gestación (en especial las víricas) pueden dañar al feto y provocar discapacidad intelectual. El alcance del daño fetal depende de varios factores como el tipo y la gravedad de la infección vírica y la edad gestacional del feto.

Rubéola.   La rubéola ha reemplazado a la sífilis como la principal causa de malformaciones congénitas y discapacidad intelectual secundarias a una infección materna. Los hijos de madres afectadas pueden presentar diversas anomalías, como malformaciones cardíacas congénitas, discapacidad intelectual, cataratas, sordera, microcefalia y microftalmia. El momento de la infección es crucial, ya que la frecuencia y la extensión de las complicaciones están inversamente relacionadas con el período de embarazo en el momento en que se produce el contagio materno. Cuando las madres se infectan en el primer trimestre de la gestación, se afecta del 10 % al 15 % de los niños, pero la incidencia aumenta hasta casi el 50 % si se infectan en el primer mes. La situación a menudo se ve complicada por formas subclínicas de infección materna, que pasan inadvertidas. La rubéola materna puede evitarse mediante la vacunación.

Enfermedad citomegálica por cuerpos de inclusión.   En muchos casos, la enfermedad citomegálica por cuerpos de inclusión permanece de forma latente en la madre. Algunos niños nacen muertos y otros presentan ictericia, microcefalia, hepatoesplenomegalia y signos radiográficos de calcificación intracerebral. Los niños con discapacidad intelectual producida por esta enfermedad suelen presentar calcificaciones cerebrales, microcefalia o hidrocefalia. El diagnóstico se confirma por el hallazgo del virus en los cultivos faríngeos y de orina, y la identificación de células portadoras de cuerpos de inclusión en la orina.

Sífilis.   Durante mucho tiempo, la sífilis fue la causa principal de la aparición de cambios neuroanatomopatológicos en la descendencia de la mujer gestante, incluyendo la discapacidad intelectual. Hoy día, la incidencia de complicaciones sifilíticas en el embarazo fluctúa según la incidencia de la sífilis en la población general. Algunas estadísticas alarmantes, obtenidas recientemente en varias de las principales ciudades de Estados Unidos, indican que este problema no está resuelto.

Toxoplasmosis.   La toxoplasmosis puede transmitirse de la madre al feto. Produce una discapacidad intelectual de leve a grave y, en los casos más graves, hidrocefalia, crisis epilépticas, microcefalia y coriorretinitis.

Herpes simple.   El virus del herpes simple puede transmitirse por vía transplacentaria, aunque el modo más frecuente de infección se produce durante el parto. Pueden aparecer microcefalia, discapacidad intelectual, calcificaciones intracraneales y anomalías oculares.

Virus de la inmunodeficiencia humana (VIH).   Es ampliamente conocido que la transmisión del VIH de las madres a sus bebés se asocia con alteraciones cognitivas. El VIH puede influir tanto directa como indirectamente sobre el desarrollo del cerebro. Un subgrupo de lactantes infectados puede desarrollar encefalopatía progresiva, discapacidad intelectual y crisis convulsivas durante el primer año de vida. Afortunadamente, a lo largo de las dos últimas décadas, se ha producido una impresionante disminución de la transmisión perinatal del VIH debido a la combinación de fármacos antivíricos proporcionados a las madres durante el embarazo y el parto, las intervenciones obstétricas que reducen el riesgo y la administración de zidovudina como tratamiento preventivo durante 6 semanas en recién nacidos expuestos al virus. En Estados Unidos, el número anual de infecciones por VIH por transmisión perinatal ha disminuido un 40 % en los últimos 5 años y es dramáticamente menor que en la década de 1990, cuando la transmisión estaba en su punto máximo. En 2015, las tasas fueron inferiores al 1 % en madres blancas e hispanas/latinas infectadas con VIH, sin embargo esa tasa es aproximadamente cinco veces mayor en las madres afroamericanas con VIH. La transmisión vertical del VIH de madre a hijo en todo el mundo, especialmente en África, también es considerable.

Fetopatía alcohólica o síndrome alcohólico fetal.   El síndrome alcohólico fetal se produce por la exposición prenatal al alcohol y puede comportar una amplia gama de problemas en el neonato. Según los Centers for Disease Control and Prevention (CDC), el índice de aparición de este síndrome en Estados Unidos varía entre 0,2 y 1,5 por cada 1 000 nacidos vivos. Es una de las principales causas evitables de discapacidad intelectual y física. En la tabla 2-4 se enumeran las características típicas del síndrome alcohólico fetal y en la figura 2-4 se muestran ejemplos de los defectos típicos.

El síndrome completo aparece hasta en el 15 % de los niños nacidos de madres que consumen grandes cantidades de alcohol de manera regular. Los niños nacidos de madres que consumen alcohol habitualmente durante el embarazo tienen una elevada incidencia de TDAH, trastornos del aprendizaje y discapacidad intelectual sin dismorfismo facial.

Exposición prenatal a sustancias.   La exposición prenatal a opiáceos, como la heroína, a menudo da lugar a niños pequeños para la edad gestacional, con un perímetro craneal inferior al percentil 10 y con síntomas de abstinencia que aparecen durante los dos primeros días de vida. Estos síntomas de abstinencia incluyen irritabilidad, hipertonía, temblor, vómitos, llanto de tono agudo y un patrón de sueño anómalo. Las crisis epilépticas no son comunes, pero el síndrome de abstinencia puede resultar letal si no se trata.

Diazepam, fenobarbital, clorpromazina y paregórico se han usado para tratar la abstinencia neonatal a opioides. Las secuelas a largo plazo de la exposición prenatal a los opiáceos no se conocen por completo; los hitos del desarrollo y las funciones intelectuales de los niños pueden situarse dentro de intervalos normales, pero el riesgo de presentar problemas conductuales e impulsividad es mayor. Los niños expuestos a la cocaína durante el período prenatal tienen un riesgo mayor de presentar bajo peso al nacer y parto prematuro. En el período neonatal precoz pueden aparecer anomalías transitorias neurológicas y conductuales, como resultados anómalos en el EEG, taquicardia, patrón alimentario pobre, irritabilidad y letargo excesivo. Más que una reacción por abstinencia, las anomalías fisiológicas y conductuales constituyen una respuesta a la intoxicación por cocaína, no por la abstinencia, que puede eliminarse hasta 1 semana después del nacimiento.

Complicaciones del embarazo.   La toxemia gravídica y la diabetes materna no controlada constituyen una amenaza para el feto, y a veces causan discapacidad intelectual. La desnutrición materna durante

Tabla 2-3
Deficiencias en los trastornos por errores congénitos del metabolismo

Enfermedad	Transmisión hereditaria[a]	Defecto enzimático	Diagnóstico prenatal	Discapacidad intelectual	Signos clínicos
I. METABOLISMO LIPÍDICO					
Enfermedad de Niemann-Pick					
Grupo A, infantil		Desconocido			Hepatomegalia
Grupo B, adultos	AR	Esfingomielinasa	+	±	Hepatoesplenomegalia
Grupos C y D, intermedios		Desconocido	–	+	Infiltración pulmonar
Enfermedad infantil de Gaucher	AR	β-glucosidasa	+	±	Hepatoesplenomegalia, parálisis seudobulbar
Enfermedad de Tay-Sachs	AR	Hexosaminidasa A	+	+	Degeneración macular, crisis epilépticas, espasticidad
Gangliosidosis generalizada	AR	β-galactosidasa	+	+	Hepatoesplenomegalia, cambios óseos
Enfermedad de Krabbe	AR	Galactocerebrósido β-galactosidasa	+	+	Rigidez, crisis epilépticas
Leucodistrofia metacromática	AR	Cerebrósido sulfatasa	+	+	Rigidez, trastornos del desarrollo
Enfermedad de Wolman	AR	Lipasa ácida	+	–	Hepatoesplenomegalia, calcificación suprarrenal, vómitos, diarrea
Lipogranulomatosis de Farber	AR	Ceramidasa ácida	+	+	Ronquera, artropatía, nódulos subcutáneos
Enfermedad de Fabry	RX	β-galactosidasa	+	–	Angioqueratomas, insuficiencia renal
II. METABOLISMO DE LOS MUCOPOLISACÁRIDOS					
Síndrome de Hurler, mucopolisacaridosis I (MPS I)	AR	Hialuronidasa	+	+	?
Enfermedad de Hurler II	RX	Hialurónido sulfatasa	+	+	?
Síndrome de Sanfilippo III	AR	Diversas sulfatasas (tipos A-D)	+	+	Cambios óseos en varios grados, hepatoesplenomegalia, limitación articular, etc.
Enfermedad de Morquio IV	AR	N-acetilgalactosamina-6-sulfato sulfatasa	+	–	?
Síndrome de Maroteaux-Lamy VI	AR	Arilsulfatasa B	+	±	?
III. METABOLISMO DE LOS OLIGOSACÁRIDOS Y GLUCOPROTEÍNAS					
Enfermedad de las células I	AR	Glucoproteína N-acetil-glucosaminilfosfotransferasa	+	+	Hepatomegalia, cambios óseos, hipertrofia gingival
Manosidosis	AR	Manosidasa	+	+	Hepatomegalia, cambios óseos, facies tosca
Fucosidosis	AR	Fucosidasa	+	+	Igual que el anterior
IV. METABOLISMO DE LOS AMINOÁCIDOS					
Fenilcetonuria	AR	Fenilalanina hidroxilasa	–	+	Eccema, pelo rubio, olor a moho
Hemocistinuria	AR	Cistationina β-sintetasa	+	+	Ectopia de cristalino, fenotipo marfanoide, anomalías cardiovasculares
Tirosinosis	AR	Tirosina aminotransaminasa	–	+	Lesiones cutáneas hiperqueratósicas, conjuntivitis
Enfermedad de la orina con olor a jarabe de arce	AR	Cetoácido decarboxilasa de cadenas ramificadas	+	+	Cetoacidosis recurrente
Acidemia metilmalónica	AR	Metilmalonil-CoA mutasa	+	+	Cetoacidosis recurrente, hepatomegalia, retraso del crecimiento
Acidemia propiónica	AR	Propionil CoA-carboxilasa	+	+	Igual que el anterior
Hiperglicinemia no cetósica	AR	Enzima catabolizadora de la glicina	+	+	Crisis epilépticas
Trastornos del ciclo de la urea	Principalmente AR	Enzimas del ciclo de la urea	+	+	Encefalopatía aguda recurrente, vómitos
Enfermedad de Hartnup	AR	Trastornos del transporte renal	–	–	Ninguno consistente
V. OTROS					
Galactosemia	AR	Galactosa-1-fosfato uridiltransferasa	+	+	Hepatomegalia, cataratas, fallo ovárico
Degeneración hepatolenticular de Wilson	AR	Factor desconocido del metabolismo del cobre	–	±	Enfermedad hepática, anillo de Kayser-Fleischer, trastornos neurológicos
Enfermedad del pelo ensortijado de Menkes	RX	Igual que el anterior	+	–	Pelo anómalo, degeneración cerebral
Síndrome de Lesch-Nyhan	RX	Hipoxantina guanina fosforribosiltransferasa	+	+	Alteraciones de la conducta

AR, transmisión autosómica recesiva; RX, transmisión recesiva ligada al cromosoma X.
Adaptada de Leroy JC. Hereditary, development, and behavior. En: Levine MD, Carey WB, Crocker AC, eds. *Developmental-behavioral pediatrics*. Philadelphia, PA: WB Saunders; 1983:315, con autorización.

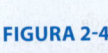**Tabla 2-4**
Características del síndrome de alcoholismo fetal

Retraso del crecimiento de origen prenatal (estatura, peso)
Dismorfismo facial
    Microcefalia (circunferencia de la cabeza por debajo del percentil 3)
    Hipertelorismo (mayor distancia entre los ojos)
    Microftalmia (pequeños globos oculares)
    Fisuras palpebrales cortas
    Pliegues epicánticos internos
    Hipoplasia del tercio medio facial (subdesarrollo)
    Surco nasolabial liso o corto
    Labio superior delgado
    Nariz corta y fruncida
Defectos cardíacos
Manifestaciones del sistema nervioso central
    Retraso del desarrollo
    Hiperactividad
    Déficit de atención
    Dificultades de aprendizaje
    Déficits intelectuales
    Convulsiones

el embarazo a menudo da lugar a partos prematuros y otras complicaciones obstétricas. La hemorragia vaginal, la placenta previa, el desprendimiento prematuro de la placenta y el prolapso del cordón pueden producir daños en el cerebro fetal al ocasionar anoxia.

Período perinatal. Algunos indicios señalan que los niños prematuros y los que nacen con bajo peso presentan un mayor riesgo de sufrir trastornos neurológicos e intelectuales, que pueden no aparecer hasta el período escolar. Los niños con hemorragias intracraneales o los que muestran signos de isquemia cerebral son especialmente vulnerables a las anomalías cognitivas. El grado de alteración en el desarrollo neurológico generalmente se relaciona con la gravedad de la hemorragia intracraneal. Estudios recientes han documentado que el 20% de los niños con muy bajo peso al nacer (menos de 1 000 g) sufrieron anomalías significativas, como parálisis cerebral, discapacidad intelectual, autismo y bajo desarrollo intelectual, con graves problemas de aprendizaje. Los niños muy prematuros y los que mostraron retraso del crecimiento intrauterino tenían un mayor riesgo de presentar problemas sociales y dificultades en el rendimiento académico. Las privaciones socioeconómicas también pueden afectar a la función adaptativa de estos niños vulnerables. La intervención precoz puede mejorar sus habilidades cognitivas, perceptivas y del lenguaje.

Trastornos adquiridos durante la infancia

Infección. Las infecciones más graves que pueden afectar a la integridad cerebral son la encefalitis y la meningitis. La encefalitis del sarampión ha sido prácticamente eliminada, gracias al empleo universal de la vacuna del sarampión. Sin embargo, una reciente negativa de algunas personas y comunidades a vacunar a sus hijos ha aumentado el riesgo de esta enfermedad, así como de la panencefalitis esclerosante subaguda, una enfermedad degenerativa rara y generalmente mortal que puede ocurrir años después de la infección. Los agentes antibacterianos han reducido la incidencia de otras infecciones bacterianas, al menos en el mundo desarrollado. La mayoría de los episodios de encefalitis están producidos por virus. A veces, el médico debe considerar de manera retrospectiva la posibilidad de un componente de encefalitis ante un episodio poco claro de enfermedad con fiebre alta. La meningitis que se diagnostica de manera tardía, incluso si se sigue un tratamiento antibiótico, puede afectar gravemente el desarrollo cognitivo del niño. Los fenómenos trombóticos y purulentos intracraneales secundarios a la septicemia rara vez se ven hoy día, salvo en lactantes muy pequeños.

Traumatismos craneoencefálicos. Las causas mejor conocidas de lesión craneal en niños que pueden producir problemas de desarrollo, incluida la aparición de crisis epilépticas, son los accidentes de tránsito con vehículos, aunque son muchas más las lesiones craneales producidas por accidentes domésticos, como las caídas desde mesas, ventanas abiertas o por las escaleras. El maltrato infantil está implicado de forma no poco frecuente en los traumatismos craneoencefálicos o intracraneales, como la hemorragia debida al síndrome del niño zarandeado.

Asfixia. El daño cerebral por asfixia producido por ahogamiento no es una causa rara de discapacidad intelectual.

Exposiciones crónicas. La exposición crónica a algunas sustancias es una causa bien establecida de afectación de la inteligencia y de la capacidad de aprendizaje. Los tumores intracraneales de varios tipos y orígenes, la cirugía y la quimioterapia también pueden afectar de manera negativa a la función cerebral.

Factores ambientales y socioculturales

La carencia significativa de nutrición o cuidados se ha asociado con discapacidad intelectual leve. Los niños que han soportado estas condiciones están en riesgo de sufrir una serie de trastornos psiquiátricos, que incluyen trastornos del estado de ánimo, de estrés postraumático (TEPT), de ansiedad y de la atención. El ambiente prenatal comprometido por una atención médica deficiente y mala alimentación materna

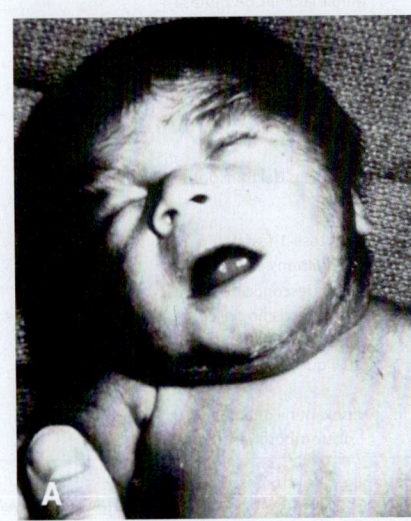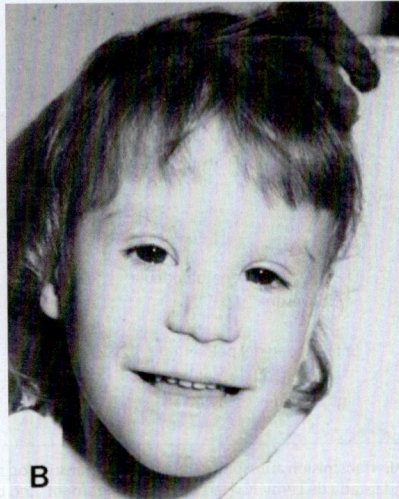

FIGURA 2-4
Fotografías de niños con «síndrome alcohólico fetal». **A)** Caso grave. **B)** Afectación leve. Obsérvese en ambos niños las fisuras palpebrales cortas y la hipoplasia del maxilar. El defecto suele incluir otras anomalías craneofaciales. También es frecuente encontrar defectos cardiovasculares y deformidades de las extremidades. (De Langman J. *Medical embryology*. 7.ª ed. Philadelphia, PA: Williams & Wilkins; 1995:108, con autorización.)

puede ser un factor que contribuya al desarrollo de una discapacidad intelectual leve. El embarazo durante la adolescencia es un factor de riesgo para la discapacidad intelectual leve en el niño, debido al aumento del riesgo de complicaciones obstétricas, nacimiento prematuro y bajo peso al nacer. La atención médica posnatal deficiente, la desnutrición, la exposición a sustancias tóxicas como el plomo y los posibles traumatismos físicos también son factores de riesgo para la aparición de una discapacidad intelectual leve. La negligencia y el cuidado inadecuado del niño pueden privarlo de estímulos ambientales tanto físicos como emocionales, y conducir a síndromes de fallo de medro.

▲ 2.2 Trastornos de la comunicación

Los trastornos de la comunicación abarcan desde leves retrasos en la adquisición del lenguaje hasta los trastornos del lenguaje expresivo o mixtos, del lenguaje receptivo-expresivo, el trastorno fonológico y el tartamudeo, que pueden remitir espontáneamente o persistir hasta la adolescencia e, incluso, hasta la edad adulta. El retraso del lenguaje es uno de los retrasos del desarrollo más habituales en los primeros años de la infancia, y afecta hasta aproximadamente el 7% de los niños de 5 años. Los índices de trastornos del lenguaje son comprensiblemente más altos en los niños preescolares que en los de edad escolar: se acercan al 20% de los niños de 4 años en el Early Language in Victoria Study (ELVS). Para comunicarse de manera efectiva, los niños deben dominar múltiples aspectos del lenguaje (es decir, la capacidad de comprender y expresar ideas), emplear palabras y el habla, y para expresarse en su lengua materna. En el DSM-5, el trastorno del lenguaje incluye tanto las dificultades en la capacidad expresiva como en las capacidades expresivas-receptivas, mientras que los trastornos del habla incluyen el trastorno fonológico y el trastorno de fluidez de inicio en la infancia (tartamudeo). Los niños con dificultades del lenguaje expresivo tienen problemas para expresar sus pensamientos en palabras y frases al nivel de sofisticación que sería de esperar teniendo en cuenta su edad y su nivel de desarrollo en otras áreas. Estos niños pueden debatir con vocabulario limitado, hablar mediante frases breves o gramaticalmente incorrectas y, a menudo, realizar descripciones desorganizadas y confusas de las situaciones. Pueden sufrir un retraso en el desarrollo de la capacidad de comprensión y de evocación de las palabras en comparación con otros niños de su edad. Los niños con trastorno del lenguaje muestran un riesgo mayor de desarrollar dificultades para la lectura. Los consensos de expertos actuales consideran la dificultad en la comprensión lectora como una forma de discapacidad lingüística, distinta de otras deficiencias de la lectura, como la dislexia.

En la práctica, el lenguaje y el habla están interrelacionados, a pesar de la clasificación que los separa en trastornos del lenguaje y del habla en el DSM-5. La competencia en el lenguaje abarca cuatro dominios: la fonología, la gramática, la semántica y la pragmática. La *fonología* hace referencia a la capacidad de producir sonidos que forman palabras en un lenguaje determinado y la habilidad para diferenciar entre los diversos fonemas (sonidos formados por una letra o un grupo de letras en un lenguaje). Para imitar palabras, un niño debe ser capaz de producir los sonidos que forman una palabra. La *gramática* designa la organización de las palabras y las reglas para ordenarlas de modo que tengan sentido en ese lenguaje. La *semántica* hace referencia a la organización de conceptos y a la adquisición de las propias palabras. Un niño escoge de entre una lista de palabras para formar frases. Los niños con alteraciones del lenguaje muestran un amplio abanico de problemas con la semántica, que incluyen la adquisición de nuevas palabras, el almacenamiento y la organización de las palabras conocidas, y su recuperación. Las evaluaciones del habla y del lenguaje suficientemente amplias como para explorar todas las habilidades mencionadas serán más precisas para va-

lorar las necesidades de rehabilitación de un niño. La *pragmática* es una rama de la lingüística que se concentra en la habilidad de usar el lenguaje. Implica la capacidad de comprender el contexto del habla y cómo interactuar y conversar. Requiere no solo comprender el significado literal de una oración, sino también la intención del hablante. A los 2 años, los niños pequeños pueden conocer hasta 200 palabras y, a los 3 años, la mayoría comprende las reglas básicas del lenguaje y puede mantener una conversación. En la tabla 2-5 se muestra una visión general de los hitos típicos en el desarrollo del lenguaje y el desarrollo no verbal.

En la última década se han publicado un gran número de estudios sobre intervenciones en el habla y el lenguaje con resultados positivos en numerosas áreas, que incluyen mejoras en el vocabulario expresivo, la utilización de la sintaxis y el desarrollo fonológico en general. La mayoría de las intervenciones son estrategias enfocadas al déficit particular del niño, y son llevadas a cabo por terapeutas del habla y del lenguaje (logopedas).

TRASTORNO DEL LENGUAJE

El trastorno del lenguaje consiste en dificultades en la adquisición y el uso del lenguaje a lo largo de muchas modalidades, incluidos el lenguaje hablado y el escrito, debido a déficits en la comprensión o en la producción basados tanto en las habilidades expresivas como en las receptivas. Estos déficits incluyen un vocabulario reducido, la capacidad limitada de formar frases empleando las reglas gramaticales, y la incapacidad de conversar por dificultades al utilizar el vocabulario para conectar frases de forma descriptiva. En la tabla 2-6 se enumeran los abordajes para diagnosticar los trastornos del lenguaje.

Déficit del lenguaje expresivo

Los déficits del lenguaje expresivo se observan cuando un niño muestra un déficit selectivo en el desarrollo del lenguaje expresivo relacionado con las habilidades receptivas del lenguaje y con el funcionamiento intelectual no verbal. Los lactantes y niños pequeños con un desarrollo normal del lenguaje expresivo ríen y emiten gorgoritos hacia los 6 meses de edad, balbucean y verbalizan sílabas como «papapa» o «mamama» a los 9 meses, y hacia el año de edad imitan vocalizaciones y, a menudo, pueden decir al menos una palabra. El habla y el lenguaje expresivos se desarrollan por lo general gradualmente, con lo que al año y medio de edad los niños pueden decir unas pocas palabras, y a los 2 años combinan ya palabras para formar frases sencillas. A los 2 años y medio, los niños pueden dar nombre a una acción en una imagen y la mitad de las veces son capaces de hacerse entender mediante sus verbalizaciones. A los 3 años, la mayoría puede hablar de modo comprensible y son capaces de nombrar un color y describir lo que ven con diversos adjetivos. A los 4 años, pueden nombrar como mínimo cuatro colores y conversar de manera comprensible. En los primeros años, antes de la edad preescolar, el desarrollo de competencias en el vocabulario y en la utilización del lenguaje es muy variable, y está influido por la cantidad y la calidad de las interacciones verbales con los miembros de su familia, y después de empezar en la escuela, las habilidades de lenguaje están significativamente influidas por el nivel de participación oral en la escuela. Un niño con deficiencias en el lenguaje expresivo puede demostrar un nivel intelectual verbal que parece deprimido en comparación con el CI general del niño. Es probable que un niño con este trastorno tenga un nivel funcional inferior al esperado en la adquisición de vocabulario, la corrección en la utilización de tiempos verbales, construcción de frases complejas y la evocación de palabras. A menudo, por su nivel de desarrollo verbal, los niños con déficits del lenguaje expresivo parecen más pequeños de lo que son. La discapacidad del lenguaje puede aparecer en cualquier momento de la infancia (p. ej., secundaria a un traumatismo o a una enfermedad neurológica), aunque es poco frecuente, o puede estar ligada al desarrollo; suele ser congénita, sin una causa evidente. La ma-

Tabla 2-5
Desarrollo del lenguaje

Edad y estadio del desarrollo	Dominio de la comprensión	Dominio de la expresión
0-6 meses	Muestra una respuesta de sobresalto ante ruidos fuertes o bruscos Intenta localizar los sonidos, moviendo los ojos o la cabeza Parece escuchar al que le habla y responde con una sonrisa Reconoce las voces de alerta, enfadadas o amistosas Responde al oír su nombre	Tiene otras vocalizaciones aparte del llanto Tiene llantos diferentes para el hambre o el dolor Vocaliza para mostrar placer Juega a hacer ruiditos Balbucea (series repetidas de sonidos)
7-11 meses *Atención al lenguaje*	Muestra una escucha selectiva (control voluntario de las respuestas a los sonidos) Escucha la música o las canciones con interés Reconoce «no», «quema» o su nombre Mira imágenes que se le nombran hasta 1 min Escucha las palabras sin distraerse con otros ruidos	Responde a su nombre con vocalizaciones Imita la melodía de las palabras Usa su jerga (su propio lenguaje) Hace gestos (sacude la cabeza para decir «no») Utiliza exclamaciones («oh-oh») Juega a juegos de lenguaje (palmitas, cucú)
12-18 meses *Palabras sueltas*	Discrimina *grosso modo* entre ruidos distintos (campanitas, un perro, una bocina o la voz del padre o la madre) Entiende las partes básicas de su cuerpo y los nombres de objetos comunes Comprende una nueva palabra cada semana Puede identificar objetos sencillos (niño, pelota, etc.) entre un grupo de objetos o imágenes Entiende hasta 150 palabras a los 18 meses	Usa palabras sencillas (la edad media de la primera palabra es de 11 meses; a los 18 meses, el niño usa hasta 20 palabras) «Habla» con los juguetes, consigo mismo o con los demás usando patrones largos de su jerga y algunas palabras Aproximadamente el 25 % de sus expresiones son inteligibles Articula correctamente todas las vocales A menudo omite las consonantes iniciales y finales
12-24 meses *Mensajes de dos palabras*	Responde a instrucciones simples («Dame la pelota») Responde a órdenes de acciones («Ven aquí», «siéntate») Entiende los pronombres (yo, él, ella, tú) Empieza a entender frases complejas («Cuando vayamos a la tienda, te compraré caramelos»)	Usa unidades expresivas de dos palabras («Mami mala», «estoy solo», «pelota aquí») Imita los ruidos ambientales al jugar («muuuu», «mmm, mmm», etc.) Se refiere a sí mismo por el nombre y empieza a usar pronombres Repite las últimas palabras de las frases, ya sean dos o más Empieza a usar expresiones telegráficas de tres palabras («todos vayan fuera», «yo fuera ahora») Expresiones inteligibles en un 26-50 % Usa el lenguaje para pedir sus necesidades
24-36 meses *Formación de la gramática*	Entiende las partes pequeñas del cuerpo (codo, barbilla, ceja) Entiende las categorías de nombres en la familia (abuela, bebé) Entiende los tamaños (pequeño, grande) Entiende la mayoría de los adjetivos Entiende las funciones (por qué comemos, por qué dormimos)	Usa frases reales con palabras de función gramatical (puede, podrá, el, un) Anuncia sus intenciones antes de actuar «Conversa» con otros niños, normalmente solo monólogos La jerga y la ecolalia desaparecen gradualmente del habla Aumenta su vocabulario (hasta 270 palabras a los 2 años, 895 palabras a los 3 años) Habla inteligible en un 50-80 % Articula correctamente p, b, m El habla muestra trastornos rítmicos
36-54 meses *Desarrollo de la gramática*	Entiende las preposiciones (bajo, detrás, entre) Entiende muchas palabras (hasta 3 500 a los 3 años, 5 500 a los 4 años) Entiende la causa y el efecto («¿Qué haces cuando tienes hambre? ¿Y frío?») Entiende las analogías (la comida es para comer, la leche es para _____)	Articula correctamente n, w, ng, t, d, c, g Usa el lenguaje para relacionar incidentes del pasado Usa una amplia gama de formas gramaticales: plurales, pasados, negativos, preguntas Juega con el lenguaje: rimas, hipérboles Habla inteligible en un 90 %, errores ocasionales en el orden de los sonidos dentro de las palabras Puede definir palabras Raramente, uso egocéntrico del lenguaje Puede repetir frases de 12 sílabas correctamente Aún se producen algunos errores gramaticales
Desde los 55 meses *Comunicación verdadera*	Entiende conceptos como número, velocidad, tiempo o espacio Entiende derecha e izquierda Entiende términos abstractos Puede clasificar los elementos en clases semánticas	Usa el lenguaje para contar historias, compartir ideas y comentar alternativas Aumenta su uso de la gramática, se corrige solo si comete errores gramaticales Se estabiliza la articulación de las consonantes f, v, s, z, l, r y los grupos de consonantes El habla es inteligible al 100 %

Reproducida de Rutter M, Hersov L, eds. *Child and adolescent psychiatry*. London: Blackwell; 1985, con autorización.

yoría de los trastornos del lenguaje son de tipo evolutivo. En cualquier caso, pueden existir déficits en las habilidades receptivas (comprensión del lenguaje) o expresivas (capacidad para utilizar el lenguaje). Con frecuencia, la alteración del lenguaje expresivo se produce en ausencia de problemas de comprensión, mientras que la disfunción receptiva suele reducir la competencia en la expresión del lenguaje. Los niños con alteraciones únicamente del lenguaje expresivo tienen mejores pronósticos y menos interferencia con el aprendizaje que aquellos con alteraciones mixtas del lenguaje receptivo-expresivo.

Aunque el uso del lenguaje depende tanto de las capacidades expresivas como de las receptivas, el grado de deficiencia en un individuo concreto puede ser elevado en un área, y estar prácticamente sin alterar en otra. Así, el trastorno del lenguaje puede diagnosticarse en niños con alteraciones del lenguaje expresivo en ausencia de problemas en el receptivo, o bien ante síndromes tanto receptivos como expresivos del lenguaje. En general, siempre que las habilidades receptivas están lo suficientemente alteradas como para justificar un diagnóstico, las habilidades expresivas también lo están. En el DSM-5, el trastorno del lenguaje no está limitado

Tabla 2-6
Trastornos del lenguaje

	DSM-5	CIE-10
Nombre del diagnóstico	Trastorno del lenguaje	Trastornos específicos del desarrollo del habla y el lenguaje
Duración	Inicio durante el desarrollo temprano	Inicio durante el desarrollo temprano
Síntomas	Dificultades para adquirir habilidades lingüísticas, los síntomas incluyen disminución/limitación: • Vocabulario • Estructura de la oración • Discurso Los síntomas comienzan durante la edad escolar (pero pueden volverse obvios al final de la carrera académica)	**Trastorno específico de la articulación del habla:** sonidos del habla **Trastorno del lenguaje expresivo:** lenguaje hablado **Trastorno del lenguaje receptivo:** comprensión del lenguaje **Afasia adquirida con epilepsia (Landau-Kleffner):** pérdida repentina de las habilidades expresivas y receptivas después de la aparición de anomalías paroxísticas en el electroencefalograma **Otros trastornos del desarrollo del habla y el lenguaje:** por ejemplo, ceceo
Exclusiones (no es resultado de):	Desarrollo del lenguaje apropiado para la edad Discapacidad sensorial Disfunción motora Discapacidad intelectual Un trastorno neurológico Otra alteración médica	Anomalía mecánica del habla Discapacidad sensorial Retraso mental Trastorno neurológico (afasias, etc.) Factores ambientales

a las discapacidades evolutivas del lenguaje, sino que incluyen las formas adquiridas. Para cumplir los criterios del DSM-5 para el trastorno del lenguaje, los pacientes deben tener puntuaciones en las medidas estandarizadas del lenguaje expresivo o receptivo significativamente por debajo a las de subpruebas estandarizadas del CI no verbal y pruebas estandarizadas.

Cuadro clínico. Los niños con déficits del lenguaje expresivo pueden aparentar vaguedad cuando explican un cuento y utilizan muchas palabras de relleno, como «algo» y «cosa», en lugar de utilizar los nombres concretos de los objetos.

El rasgo esencial del trastorno del lenguaje expresivo es la intensa alteración del desarrollo de un lenguaje expresivo apropiado para la edad, que da lugar al empleo de un lenguaje verbal o por signos significativamente inferior al nivel que sería esperable por la capacidad intelectual no verbal del niño. Las habilidades de comprensión del lenguaje (descodificación) se conservan relativamente intactas. Cuando es grave, el trastorno puede identificarse en torno a los 18 meses de edad, cuando un bebé no consigue pronunciar espontáneamente o ni siquiera repetir palabras o sonidos aislados. Incluso las palabras sencillas como mamá o papá no están presentes en el vocabulario activo del niño, que señala con el dedo o utiliza gestos para expresar sus deseos. El niño parece querer comunicarse, mantiene el contacto visual, se relaciona bien con la madre y disfruta de juegos como las palmitas o el cucú. Su vocabulario está extremadamente limitado. A los 18 meses, el niño puede señalar objetos comunes solamente cuando se nombran.

Cuando un niño con alteraciones del lenguaje expresivo empieza a hablar se hace evidente la alteración. A menudo la articulación es inmadura, con numerosos errores, pero inconsistentes, relacionados especialmente con sonidos como /z/, /r/, /s/, /ch/ y /l/,, que pueden ser omitidos o sustituidos por otros.

A los 4 años, la mayoría de los niños con alteraciones del lenguaje expresivo pueden hablar con frases cortas, pero tener problemas para retener palabras nuevas. Después de empezar a hablar, adquieren el lenguaje más lentamente que la mayoría de los niños. El empleo que hacen de varias estructuras gramaticales también es notablemente inferior al nivel que sería esperable para su edad, y sus hitos del desarrollo pueden estar ligeramente retrasados. Los niños en edad escolar pueden desarrollar problemas emocionales relacionados con una mala autoimagen, frustración y depresión.

Diagnóstico. Se debe diagnosticar un trastorno del lenguaje con una alteración de la expresión cuando un niño tiene un déficit selectivo en las habilidades del lenguaje y un buen funcionamiento en áreas no ver-

bales. Un nivel de lenguaje verbal o por signos notablemente inferior al correspondiente a la edad, acompañado de una puntuación baja en las pruebas verbales expresivas estandarizadas, es diagnóstico de un trastorno del lenguaje expresivo. Aunque las alteraciones en el lenguaje expresivo aparecen con frecuencia en niños con trastorno del espectro autista, también son comunes en ausencia de este trastorno, y muestran vocabulario limitado, gramática simplificada y articulación variable. El «lenguaje interior» o el uso apropiado de juguetes y objetos domésticos están presentes. Un instrumento de evaluación, la Evaluación neurocognitiva de Carter *(Carter Neurocognitive Assessment),* convierte en ítems y cuantifica las habilidades de las áreas de la conciencia social, la atención visual, la comprensión auditiva y la comunicación oral, incluso cuando está afectado el lenguaje expresivo y las habilidades motoras en niños muy pequeños (hasta los 2 años). También se administran pruebas estandarizadas del lenguaje expresivo y de la inteligencia no verbal. La observación de los patrones de lenguaje verbal y por signos de los niños en varios entornos (p. ej., el patio de la escuela, el aula, el hogar y la sala de juegos) y durante las interacciones con otros niños ayuda a determinar la gravedad y las áreas específicas alteradas, y contribuye a la detección precoz de complicaciones conductuales y emocionales. La obtención de la historia familiar debe incluir la presencia o ausencia de trastorno del lenguaje expresivo en los familiares.

Damien era un niño de 2 años, amigable, despierto y vivaz, cuyo vocabulario expresivo se limitaba a dos palabras *(mamá, papi).* Utilizaba estas palabras, una cada vez, en las situaciones apropiadas. Complementaba sus infrecuentes comunicaciones verbales señalando con el dedo y realizando otros gestos simples para pedir los objetos o las acciones que deseaba. Era incapaz de comunicarse con otros propósitos (p. ej., comentar o protestar). Damien parecía estar desarrollándose con normalidad en las demás áreas, en especial en la motricidad gruesa, pero su motricidad fina también estaba limitada. Damien se sentaba, se levantaba y caminaba, y jugaba feliz con los demás niños, disfrutaba de las actividades y con los juguetes adecuados para un niño de 2 años. A pesar de que tenía antecedentes de frecuentes infecciones de oído, una prueba auditiva reciente reveló que su audición era normal. A pesar de lo limitado de su expresión, Damien mostraba un nivel de comprensión de los nombres de objetos y acciones familiares apropiado para su edad, así como de las instrucciones verbales sencillas (p. ej., «Deja eso», «Toma tu camisa», «Da una palmada»).

Sin embargo, debido a su hiperactividad e impulsividad, a menudo precisaba mucha dirección para completar una tarea sencilla. A pesar del lento comienzo del desarrollo del lenguaje que mostraba, su pediatra había tranquilizado a los padres porque, la mayoría de las veces, los niños pequeños como Damien superaban espontáneamente su comienzo tardío inicial del desarrollo del lenguaje. Por fortuna, el retraso del lenguaje de Damien remitió espontáneamente cuando entró en preescolar a los 3 años y medio de edad, si bien se le diagnosticó en ese momento un TDAH.

Jessica era una niña de 5 años sociable y activa, a la que se diagnosticó un trastorno del lenguaje. Era bien aceptada en el parvulario a pesar de sus problemas de lenguaje y jugaba con muchos de sus compañeros de clase. Durante una actividad en la que cada estudiante contaba a su muñeca el cuento de la Caperucita Roja, el cuento de una compañera empezó así: «Caperucita Roja llevaba una cesta de comida a su abuelita, que estaba enferma. En el bosque, un lobo malo paró a Caperucita Roja. El lobo intentó quitarle la cesta a Caperucita, pero ella no se la dio». Cuando fue el turno de Jessica, intentó que no la eligieran, pero cuando no pudo evitarlo, el cuento de Jessica sonó bastante diferente; hizo un esfuerzo y se levantó diciendo: «Caperucita Roja va a casa de yaya. Lleva comida. Lobo malo en una cama. Caperucita Roja dice: "¿Qué orejas grandes, yaya?". "Oírte, guapa". "¿Qué ojos grandes, yaya?". "Verte, guapa". "¿Qué boca grande, yaya?". "¡Comerte!"».

El cuento de Jessica era característico de los déficits de lenguaje a su edad, que incluyen la utilización de frases cortas e incompletas, estructuras simples de las frases, omisión de palabras con función gramatical (p. ej., *es* y *el*), y sufijos y conjugaciones (p. ej., posesivos y verbos en presente de indicativo), problemas con la formulación de preguntas, así como un empleo incorrecto de los pronombres (p. ej., *ella* por *suya*). Jessica, a pesar de todo, entendió el cuento tan bien como sus compañeros. También presentó unas habilidades de comprensión adecuadas en el parvulario, donde seguía rápidamente los múltiples pasos de las complejas instrucciones del profesor (p. ej., «Después de escribir sus nombres en la esquina superior izquierda de su folio, tomen sus lápices de colores y sus tijeras, pongan sus libros de la biblioteca debajo de sus sillas, y hagan una fila al fondo de la clase»).

Ramón era un niño de 8 años tranquilo y taciturno, cuyos problemas con el lenguaje expresivo habían mejorado con el tiempo y ya no eran evidentes en las conversaciones sociales casuales. Actualmente, su habla rara vez contenía las frases incompletas y los errores gramaticales que eran tan evidentes cuando era más joven. Sin embargo, sus problemas expresivos todavía afloraban en las tareas que implicaban una utilización elaborada o abstracta del lenguaje, y luchaba con su trabajo académico de 3.er grado. Un ejemplo era la explicación que dio Ramón del resultado de un experimento científico reciente: «El profesor tenía algo en algunos tarros. Lo vertió y se volvió rosa. La otra cosa hizo que se volviera blanco». Aunque cada una de las frases era gramaticalmente correcta, resultaba complicado seguir su explicación, porque las ideas y los detalles se explicaban con vaguedad. Ramón también mostraba algunas dificultades para encontrar palabras, y utilizaba términos vagos e inespecíficos como *cosa*, *algo* y *se volvió*.

En 1.º y 2.º grado, Ramón luchó por mantener el ritmo de sus compañeros en lectura, escritura y otras disciplinas, pero en 3.er grado, la creciente exigencia de los trabajos por escrito quedaba fuera de sus capacidades. Sus trabajos escritos se caracterizaban por una mala organización y falta de especificidad. Además, sus compañeros de clase empezaron a burlarse de él por sus dificultades, se sentía avergonzado y reaccionaba de manera bastante agresiva, a menudo incluso con peleas físicas. A pesar de todo, Ramón seguía mostrando una comprensión relativamente buena del lenguaje oral, incluidas las lecciones magistrales sobre conceptos abstractos. También comprendía frases gramatical y conceptualmente complejas (p. ej., «El automóvil que chocó con el camión tenía tapacubos que alguien había robado. De haber sido posible, ella nos lo hubiera notificado por correo o por teléfono»).

EXPLORACIÓN FÍSICA Y PRUEBAS DE LABORATORIO.   Es necesario someter a un audiograma a los niños con trastornos del habla y del lenguaje para descartar una posible pérdida de audición.

Evolución y pronóstico.   El pronóstico de las alteraciones del lenguaje expresivo empeora cuanto más persistan en el niño, y también depende de la gravedad del trastorno. Los estudios en lactantes y niños pequeños que son «habladores tardíos» coinciden en que un 50-80% tiene un dominio de las habilidades del lenguaje que se sitúa en el nivel esperado durante los años preescolares. La mayor parte de los niños que adquieren los hitos del lenguaje más tarde que la media, consiguen alcanzar el nivel esperado durante los años preescolares. Otros trastornos comórbidos pueden influir en el resultado de los déficits del lenguaje expresivo. Si los niños no desarrollan trastornos del estado de ánimo o problemas de conducta disruptiva, el pronóstico es mejor. La velocidad y el alcance de la recuperación dependen de la gravedad del trastorno, la motivación del niño para participar en la terapia del habla y el lenguaje, y el inicio oportuno de intervenciones terapéuticas. La presencia o ausencia de una pérdida de audición o una discapacidad intelectual dificulta la recuperación y afecta negativamente al pronóstico. Hasta el 50% de los niños con trastorno leve del lenguaje expresivo se recupera espontáneamente sin ningún signo de alteración del lenguaje, pero los niños con trastorno grave pueden mostrar algunos síntomas permanentes en la pubertad o más adelante.

La bibliografía científica actual muestra que los niños con una comprensión escasa, mala articulación o mal rendimiento académico tienden a seguir teniendo problemas en estas áreas después de 7 años de seguimiento. También se ha observado una asociación entre perfiles concretos de alteración del lenguaje y problemas persistentes del estado de ánimo y de la conducta. Los niños que tienen una comprensión escasa asociada a dificultades expresivas parecen estar más aislados socialmente y muestran dificultades para relacionarse con los compañeros.

Diagnóstico diferencial.   Los trastornos del lenguaje se asocian con otros trastornos psiquiátricos, incluidos trastornos del aprendizaje y TDAH y, en algunos casos, puede resultar complicado separar el trastorno del lenguaje del resto de disfunciones. En el trastorno mixto del lenguaje receptivo-expresivo, la comprensión del lenguaje (descodificación) es significativamente inferior al nivel esperable según la edad, mientras que en el del lenguaje expresivo, la comprensión permanece dentro de la normalidad. En los trastornos del espectro autista, los niños a menudo muestran dificultades en el lenguaje, el juego simbólico o imaginario, el empleo apropiado de la gesticulación o la capacidad para establecer relaciones sociales habituales. Por su parte, los niños con trastorno del lenguaje expresivo sienten una gran frustración por sus dificultades y suelen estar muy motivados para hacer amigos a pesar de su discapacidad.

Los niños con afasia adquirida o con disfasia tienen antecedentes de un desarrollo normal del lenguaje; el trastorno del lenguaje se inició después de un traumatismo craneoencefálico u otro trastorno neurológico (p. ej., un trastorno convulsivo). Los niños con mutismo selectivo tienen antecedentes de un desarrollo normal del lenguaje. Estos niños con frecuencia solo hablarán ante los miembros de su familia (p. ej., madre, padre y hermanos). Los niños afectados por mutismo selectivo se muestran ansiosos en sociedad y retraídos fuera de su familia. En la tabla 2-7 se enumera el diagnóstico diferencial de los trastornos del lenguaje.

Comorbilidad.   Los niños con trastornos del lenguaje tienen trastornos psiquiátricos comórbidos con una frecuencia superior a la media. En un estudio de gran tamaño de niños con trastornos del habla y del lenguaje, los trastornos con una frecuencia de comorbilidad mayor fueron el TDAH (19%), los trastornos de ansiedad (10%), el trastorno negativista desafiante y el trastorno de conducta (7% combinado). Los niños con trastorno del lenguaje expresivo tienen también un mayor riesgo de sufrir trastorno del habla, dificultades receptivas y otros tras-

Tabla 2-7
Diagnóstico diferencial de los trastornos del lenguaje

	Alteración auditiva	Discapacidad intelectual	Trastorno del espectro autista	Alteraciones en el lenguaje expresivo	Alteraciones mixtas en el lenguaje receptivo-expresivo	Mutismo selectivo	Trastorno fonológico
Comprensión del lenguaje	−	−	−	+	−	+	+
Lenguaje expresivo	−	−	−	−	−	Variable	+
Audiograma	−	+	+	+	Variable	+	+
Articulación	−	−	(Variable)	− (Variable)	− (Variable)	+	−
Lenguaje interior	+	+ (Limitado)	−	+	+ (Ligeramente limitado)	+	+
Empleo de gestos	+	+ (Limitado)	−	+	+	+ (Variable)	+
Imitaciones	+	+	+ (Inapropiadas)	+	+	+	+
Atención a los sonidos	Solo a los de frecuencia elevada o baja	+	−	+	Variable	+	+
Atención a los rostros	+	+	−	+	+	+	+
Ejecución	+	−	+	+	+	+	+

+, normal; −, alterado.
Adaptada de Dennis Cantwell, MD, y Lorian Baker, PhD, 1991.

tornos del aprendizaje. Muchas deficiencias (p. ej., de la lectura, del desarrollo de la coordinación y otras deficiencias de la comunicación) se asocian con alteraciones del lenguaje expresivo. Los niños con déficits del lenguaje expresivo a menudo tienen alguna alteración receptiva, aunque no siempre es lo suficientemente significativa para justificar un diagnóstico de trastorno del lenguaje como base. El trastorno fonológico suele detectarse en niños pequeños con un trastorno del lenguaje, y se han descrito anomalías neurológicas en algunos niños, que incluyen signos neurológicos leves, respuestas vestibulares deprimidas y alteraciones en el EEG.

Tratamiento. Los principales objetivos del tratamiento del habla y el lenguaje en los primeros años del niño son guiarle a él y a sus padres hacia una mayor producción de lenguaje significativo. Los datos apoyan la mejoría con intervenciones en el habla y el lenguaje para los déficits del lenguaje expresivo en niños en edad escolar con déficits primarios en comparación con niños preescolares. Un reciente estudio que investigaba la terapia de interacción padre-niño para niños en edad escolar con discapacidad en el lenguaje expresivo demostró que fue particularmente eficaz en mejorar la iniciación verbal del niño, la longitud media de las expresiones, y la proporción de las expresiones de niño a padre. Un ensayo aleatorizado a gran escala sobre una intervención a lo largo de 1 año dirigida a preescolares con retraso del lenguaje en Australia mostró que un programa de ámbito comunitario no afecta a la adquisición del lenguaje en niños de 2 y 3 años de edad. Ante la elevada tasa de remisión espontánea de los déficits del lenguaje en los niños preescolares, y los efectos no tan consolidados de las intervenciones en niños en comparación con los adultos, generalmente no se inicia el tratamiento del trastorno del lenguaje expresivo salvo que persista después de los años preescolares. Se han utilizado diversas técnicas para ayudar al niño a mejorar aspectos del habla como los pronombres, la correcta utilización de los tiempos verbales y la formulación de preguntas. En las intervenciones directas un logopeda trabaja directamente con el niño. Las intervenciones con intermediario, en las que un logo-

peda enseña al maestro o a los padres del niño maneras de fomentar técnicas del aprendizaje del lenguaje también han resultado eficaces. A menudo, la terapia del lenguaje tiene como objetivo la utilización de palabras para mejorar las estrategias de comunicación y las interacciones sociales. Este tipo de terapia consiste en ejercicios de refuerzo de la conducta y la realización de ejercicios prácticos con fonemas, vocabulario y construcción de frases. El objetivo es incrementar la cantidad de frases mediante la utilización de métodos de construcción de bloques y terapias del lenguaje convencionales.

Etiología. Es probable que las causas específicas de los componentes expresivos del trastorno del lenguaje sean multifactoriales. Son pocos los datos sobre la estructura cerebral específica de los niños con trastorno del lenguaje, pero los resultados de los estudios de RM sugieren que los trastornos del lenguaje se asocian a una reducción de la asimetría normal entre las partes izquierda y derecha del cerebro en las regiones perisilvianas y del plano temporal. Los resultados de un pequeño estudio de RM sugirieron una inversión de la asimetría cerebral (izquierda > derecha). Ser zurdo o ambidiestro parece asociarse a problemas del lenguaje expresivo con una frecuencia mayor que ser diestro. Las pruebas demuestran que los trastornos del lenguaje son más comunes en determinadas familias, y varios estudios con gemelos revelan un grado significativo de concordancia entre gemelos monocigóticos. También se han postulado factores ambientales y educativos que pueden contribuir al desarrollo de trastornos del lenguaje.

Déficits mixtos del lenguaje receptivo-expresivo

Los niños con déficits mixtos del lenguaje receptivo-expresivo muestran una alteración de las habilidades de discriminación de los sonidos, deficiencias en el procesamiento de la audición o poca memoria para las secuencias de sonidos. Estos niños presentan alteraciones de las habilidades de expresión y recepción (entendimiento y comprensión) del lenguaje oral. Los problemas expresivos pueden ser similares a los de los niños que solo tienen trastorno del lenguaje expresivo, que se caracteriza por una limitación del vocabulario y el empleo de frases simples y breves. Los niños con problemas del lenguaje receptivo pueden presentar déficits adicionales en las habilidades básicas del procesamiento auditivo, como la diferenciación de sonidos, cambios rápidos de sonidos, asociaciones entre sonidos y símbolos, y el recuerdo de secuencias de sonidos. Estos déficits pueden dar lugar a multitud de barreras comunicativas para el niño, incluida la falta de comprensión de las preguntas o instrucciones de los demás o la incapacidad para seguir las conversaciones de los compañeros y los miembros de la familia. Al principio los profesores y los padres atribuyen equivocadamente los problemas comunicativos de los niños a un problema de la conducta antes que a un déficit de la comprensión.

Se pueden medir las características esenciales de la alteración mixta del lenguaje receptivo y expresivo en pruebas estandarizadas; las puntuaciones del desarrollo del lenguaje receptivo (comprensión) y expresivo son notoriamente inferiores a las obtenidas en las medidas estandarizadas de la capacidad intelectual no verbal. Las dificultades con el lenguaje pueden ser suficientemente graves para dificultar el progreso académico o la comunicación social cotidiana.

Cuadro clínico.   La característica clínica fundamental de la alteración del lenguaje es la discapacidad significativa tanto en la comprensión como en la expresión del lenguaje. En el tipo mixto, las alteraciones expresivas son similares a las del déficit del lenguaje expresivo, pero pueden ser más graves. Por regla general, el cuadro clínico del componente receptivo del trastorno aparece antes de los 4 años. Las formas graves son aparentes a partir de los 2 años; las formas leves pueden no ser evidentes hasta los 7 años (2.º grado) o más tarde, cuando el lenguaje se vuelve complejo. Los niños con déficits mixtos del lenguaje receptivo-expresivo muestran un retraso importante y una capacidad de comprender (descodificar) el lenguaje verbal o gestual inferior a la normal, aunque su capacidad intelectual no verbal es apropiada para su edad. En la mayoría de los casos de disfunción receptiva, la expresión verbal o gestual (codificación) del lenguaje también está afectada. En los niños de entre 18 y 24 meses de edad, el cuadro clínico del trastorno mixto del lenguaje receptivo-expresivo implica la incapacidad para pronunciar espontáneamente fonemas simples o para imitar las palabras de otra persona.

Muchos niños con déficits mixtos del lenguaje receptivo-expresivo tienen dificultades sensoriales auditivas y afectación de su capacidad para procesar los símbolos visuales, como, por ejemplo, explicar el significado de una fotografía. Presentan déficits de la integración tanto de símbolos auditivos como visuales (p. ej., reconocer los atributos comunes básicos de un camión o de un coche de juguete). A los 18 meses, un niño con un trastorno del lenguaje expresivo solo puede comprender instrucciones sencillas y señalar objetos domésticos familiares cuando se le pide, pero uno de la misma edad con un déficit mixto del lenguaje receptivo-expresivo no suele poder señalar objetos comunes ni obedecer instrucciones simples. Un niño con este trastorno puede parecer sordo. Responde con normalidad a los sonidos que oye en su entorno, pero no al lenguaje hablado. Si más tarde el niño empieza a hablar, su discurso contiene numerosos errores de articulación, como omisiones, distorsiones y sustituciones de fonemas. La adquisición del lenguaje es mucho más lenta para los niños con alteración mixta del lenguaje receptivo-expresivo que para otros niños de la misma edad.

Los niños con este trastorno tienen problemas para evocar recuerdos visuales y auditivos antiguos, así como para identificar y reproducir los símbolos en una secuencia correcta. Algunos niños con déficit mixto del lenguaje receptivo-expresivo tienen un defecto auditivo parcial para los tonos puros, un umbral de excitación auditiva aumentado e incapacidad para localizar las fuentes del sonido. Los trastornos convulsivos y las dificultades de lectura son más frecuentes entre los familiares de los niños con problemas mixtos del lenguaje receptivo-expresivo que en la población general.

Diagnóstico.   Los niños con trastorno mixto del lenguaje receptivo-expresivo desarrollan el lenguaje más lentamente que sus compañeros, y tienen problemas para entender conversaciones que los niños de su misma edad pueden seguir. En el trastorno mixto del lenguaje receptivo-expresivo coexisten una disfunción receptiva con una expresiva, por lo que deben realizarse pruebas estandarizadas tanto para las capacidades receptivas del lenguaje como para las expresivas ante cualquier niño en el que se sospeche un trastorno del lenguaje con problemas en las capacidades expresiva y receptiva.

Un nivel de comprensión del lenguaje verbal o por signos notablemente inferior al esperado con una capacidad intelectual no verbal intacta y apropiada para la edad, la confirmación de problemas del lenguaje mediante pruebas estandarizadas del lenguaje receptivo, así como la ausencia de trastorno del espectro autista, confirman el diagnóstico de déficit mixto del lenguaje receptivo-expresivo; sin embargo, en el DSM-5 estas deficiencias están incluidas en el diagnóstico de trastorno del lenguaje.

EXPLORACIÓN FÍSICA Y PRUEBAS DE LABORATORIO.   Está indicada la realización de un audiograma en todos los niños en los que se sospecha una alteración mixta del lenguaje receptivo-expresivo, para descartar o confirmar la presencia de sordera o deficiencias auditivas. La realización de una historia clínica del niño y de la familia, así como la observación del niño en entornos diferentes, son medidas que contribuyen a aclarar el diagnóstico.

Jenna era una agradable niña de 2 años, que todavía no pronunciaba ninguna palabra y no respondía a órdenes simples sin gestos. Hacía saber sus necesidades mediante vocalizaciones y gestos sencillos (p. ej., mostrando o señalando) como los utilizados típicamente por los niños más pequeños. Parecía comprender los nombres de algunas personas y de objetos familiares (p. ej., mami, papi, gato, botella y galleta). Comparada con otros niños de su edad, comprendía un vocabulario escaso y mostraba una comprensión limitada de instrucciones verbales sencillas (p. ej., «Toma tu muñeca» o «Cierra los ojos»). No obstante, su audición era normal y sus habilidades motoras y lúdicas se desarrollaban de manera apropiada para su edad. Mostraba interés por su entorno y por las actividades del resto de los niños de su guardería.

Lena era una niña de 5 años, tímida y reservada, que creció en un hogar bilingüe. Sus padres y hermanos mayores hablaban inglés y cantonés competentemente. Sus abuelos, que vivían en el mismo domicilio, solo hablaban cantonés. Lena empezó a entender y hablar los dos idiomas mucho más tarde que sus hermanos mayores. Durante sus años de educación preescolar, siguió presentando un desarrollo lento de la comprensión y la producción del lenguaje.

Al comenzar su estancia en el parvulario, Lena comprendía menos palabras en inglés para designar objetos, acciones y relaciones que sus compañeros de clase. Era incapaz de seguir instrucciones complejas en clase, especialmente las que incluían palabras relacionadas con conceptos temporales (p. ej., *mañana, antes o día*) o espaciales (p. ej., *detrás, al lado de o debajo*). Para Lena también era difícil relacionar uno o varios dibujos con una frase sintácticamente compleja que hubiera escuchado (p. ej., «No era el tren que esperaba», «Como ya había completado sus tareas, no tuvo que quedarse después de clase»). Lena jugaba con los otros niños, pero rara vez intentaba hablar con ellos, por lo que empezó a verse apartada.

Los intentos de Lena para conversar solían fracasar, porque malinterpretaba lo que decían los otros o no podía expresar sus pensamientos con claridad. En consecuencia, sus compañeros la ignoraban y preferían jugar con otros que mostraran mayor competencia verbal. Las infrecuentes interacciones de Lena minaban aun más sus oportunidades de mejorar y practicar sus ya de por sí pobres habilidades lingüísticas. También mostraba limitaciones receptivas y expresivas en cantonés, como pudo observarse gracias a una evaluación realizada con la ayuda de un intérprete. Sin embargo, sus habilidades cognitivas no verbales y motoras se situaban dentro del rango normal para su edad. Presentaba suficiente competencia para resolver problemas espaciales y numéricos, siempre y cuando se le presentaran por escrito en papel y no fueran formulados con palabras.

A Mark se le diagnosticó un trastorno lenguaje con déficits mixtos del lenguaje receptivo-expresivo cuando estaba en edad preescolar. A los 7 años, también se establecieron diagnósticos comórbidos de dificultad en la lectura y TDAH. Esta combinación de problemas del lenguaje, la lectura y la atención hicieron que, para Mark, fuera prácticamente imposible tener un buen rendimiento escolar, aunque podía conectar con sus compañeros en los ratos libres. Sus problemas de comprensión y atención limitaron su capacidad para comprender y aprender información importante o seguir las instrucciones o comentarios de clase. Mostró un retraso cada vez mayor con respecto a sus compañeros. También estaba en una situación de desventaja porque solo era capaz de leer unas cuantas palabras que le resultaban familiares. Eso significaba que no estaba motivado ni era capaz de aprender otra información académica externa a la que recibía en clase. Recibía atención especial e intervenciones en el habla y el lenguaje, y a pesar de algunas mejoras, seguía retrasado académicamente con respecto a sus compañeros. A pesar de sus problemas académicos, Mark hacía amigos en las actividades deportivas, en las que era excelente, y seguía mostrando unas habilidades intelectuales no verbales normales.

Diagnóstico diferencial. Los niños con un trastorno del lenguaje caracterizado por déficits mixtos del lenguaje receptivo-expresivo pueden presentar dificultad de la comprensión y de la producción del lenguaje. En un primer momento puede pasarse por alto el déficit receptivo, debido a que el déficit del lenguaje expresivo puede ser más evidente. En el déficit del lenguaje expresivo aislado, la comprensión del lenguaje hablado (descodificación) se mantiene dentro de la normalidad para la edad. Los niños con trastorno fonológico o con trastorno de la fluidez de inicio en la infancia (tartamudeo) muestran una competencia normal del lenguaje expresivo y receptivo, a pesar de la discapacidad del habla.

La mayoría de los niños con alteraciones mixtas del lenguaje receptivo-expresivo tiene antecedentes de respuestas variables e inconsistentes a los sonidos y responden más a menudo a los sonidos ambientales que a los del habla (tabla 2-7). También debe descartarse la existencia de discapacidad intelectual, mutismo selectivo, afasia adquirida y trastorno del espectro autista.

Comorbilidad. Los niños con trastorno mixto del lenguaje receptivo-expresivo tienen un riesgo elevado de sufrir trastornos adicionales del habla y del lenguaje, trastornos del aprendizaje y otros trastornos psiquiátricos adicionales. Aproximadamente la mitad de los niños que sufren este trastorno también tienen problemas de pronunciación que dan lugar a un trastorno fonológico, y en torno a la mitad presentan también un trastorno de la lectura. Estos índices de prevalencia son significativamente más elevados que la comorbilidad observada en los que solo tienen problemas del lenguaje expresivo. Se encuentra TDAH en, al menos, una tercera parte de los niños con alteraciones mixtas del lenguaje receptivo-expresivo.

Evolución y pronóstico. El pronóstico global del déficit mixto del lenguaje receptivo-expresivo es menos favorable que el del déficit del lenguaje expresivo aislado. Cuando se identifica un trastorno mixto en un niño pequeño, suele ser grave, y el pronóstico a corto plazo es malo. En las primeras fases de la infancia, el lenguaje se desarrolla a un ritmo rápido, y estos niños pueden parecer rezagados. Teniendo en cuenta la probabilidad de que existan trastornos del aprendizaje u otros trastornos mentales comórbidos, el pronóstico es reservado. Los niños pe-

queños con alteraciones mixtas del lenguaje receptivo-expresivo graves tienen una mayor probabilidad de desarrollar trastornos del aprendizaje en el futuro. En niños afectados por dificultades leves, el déficit mixto puede que no se diagnostique durante varios años, y la interferencia con la vida cotidiana puede ser menos abrumadora que la que se da en formas más graves del trastorno. A largo plazo, algunos niños con alteraciones mixtas del lenguaje receptivo-expresivo alcanzan niveles funcionales del lenguaje cercanos a la normalidad. El pronóstico varía ampliamente y depende de la naturaleza y de la gravedad de las alteraciones.

Tratamiento. Se recomienda realizar una evaluación exhaustiva del habla y del lenguaje en los niños con alteraciones mixtas del lenguaje receptivo-expresivo, dada la complejidad de ambas alteraciones. Existe cierta controversia acerca de si remediar los déficits receptivos antes que el lenguaje expresivo proporciona una mayor eficacia en general. Una revisión de la literatura indica que no es más beneficioso atender los déficits receptivos antes que los expresivos y, de hecho, en algunos casos, trabajar sobre el lenguaje expresivo puede reducir o eliminar la necesidad de hacerlo sobre el lenguaje receptivo. Así, las recomendaciones actuales se dirigen a atender a ambos simultáneamente, o intervenir primero en el componente expresivo y después en el lenguaje receptivo. En una situación ideal, los preescolares afectados por este trastorno deben recibir intervenciones diseñadas para fomentar la comunicación social y la alfabetización, así como el lenguaje oral. Para los niños que acuden al parvulario, la intervención óptima incluye tanto la enseñanza directa de las habilidades de prelectura básicas como el entrenamiento de habilidades sociales. Un primer objetivo importante de las intervenciones dirigidas a niños pequeños con este trastorno es la adquisición de habilidades rudimentarias de lectura, ya que resultan protectoras frente a las ramificaciones académicas y psicosociales de rezagarse en las primeras etapas de la lectura. Algunos logopedas prefieren un entorno con bajo nivel de estimulación, en el que los niños reciban instrucción lingüística individual. Otros recomiendan que la instrucción del habla y la lingüística se integren en un entorno variado, en el que se enseñen diversas estructuras lingüísticas a varios niños simultáneamente. Un niño con un déficit mixto del lenguaje receptivo-expresivo a menudo se beneficiará de un entorno educativo especial reducido que permita un aprendizaje más individualizado.

La psicoterapia puede resultar útil para los niños con trastorno mixto del lenguaje receptivo-expresivo con problemas emocionales y de la conducta asociados. Debe prestarse especial atención a la evaluación de la autoimagen y a las habilidades sociales del niño. El consejo familiar, en el que tanto los padres como los niños pueden desarrollar medios de comunicación más efectivos y menos frustrantes, puede resultar beneficioso.

Epidemiología. Los déficits mixtos del lenguaje expresivo-receptivo se dan con menos frecuencia que los déficits expresivos; sin embargo, son escasos los datos epidemiológicos referidos a los índices de prevalencia. Se cree que la alteración del lenguaje ocurre en un 5 % de los niños en edad preescolar y persiste en un 3 % de los niños en edad escolar.

Se sabe que es menos común que la alteración del lenguaje expresivo aislada. La prevalencia del trastorno mixto del lenguaje receptivo-expresivo es dos veces más elevada en el sexo masculino que en el femenino.

Etiología. Con toda probabilidad, los trastornos del lenguaje tienen múltiples determinantes, incluidos factores genéticos, anomalías cerebrales evolutivas, influencias ambientales, inmadurez del desarrollo del sistema nervioso y alteraciones del procesamiento auditivo en el cerebro. Al igual que con la alteración del lenguaje expresivo aislada, existen pruebas de una incidencia familiar del déficit mixto del lenguaje receptivo-expresivo. Los estudios con gemelos indican una contribución genética a este trastorno, pero no se ha demostrado ningún modo de transmisión. Algunos estudios de niños con diversos trastornos del habla y del lenguaje han demostrado también la presencia de déficits cognitivos, en especial una lentificación del procesamiento en pruebas que implican nombrar objetos, así como en habilidades motoras precisas. Se ha postulado una lentificación de la mielinización de las vías neuronales que explicaría el lento procesamiento observado en los niños con trastornos evolutivos del lenguaje. Diversos estudios sugieren la existencia de una alteración subyacente de la diferenciación auditiva, ya que la mayoría de los niños afectados por el trastorno responden en mayor medida a los sonidos ambientales que a los del habla.

TRASTORNO FONOLÓGICO

Los niños con trastorno fonológico muestran dificultad para producir los sonidos del habla correctamente, debido a la omisión de sonidos, su distorsión o una pronunciación atípica. Las alteraciones del habla típicas de este trastorno incluyen la omisión de los últimos sonidos de la palabra (p. ej., *rat* en lugar de *ratón* o *bebi* en lugar de *bebida*), o la sustitución de un sonido por otro (*tol* en lugar de *sol* o *bar* en lugar de *mar*). Las distorsiones de los sonidos pueden producirse cuando el niño deja escapar demasiado aire por los lados de la boca al pronunciar sonidos como /ch/, o produciendo sonidos como /s/ o /z/ protruyendo la lengua. Los errores de fonema también pueden deberse a una interrupción del flujo de aire en lugar de emitir un flujo constante, lo que impide la pronunciación de la palabra completa (p. ej., *pato* en lugar de *paso* o *pacío* en lugar de *vacío*). Los niños con un trastorno fonológico pueden parecer más pequeños debido a sus dificultades para pronunciar correctamente los fonemas. El diagnóstico de un trastorno fonológico se realiza comparando las habilidades del niño con el nivel esperado en otros niños de la misma edad. El trastorno da lugar a errores en palabras completas debido a la pronunciación incorrecta de las consonantes, la sustitución de un sonido por otro, la omisión de fonemas enteros y, en algunos casos, disartria (habla arrastrada debido a la falta de coordinación de los músculos del habla) o dispraxia (problemas para planificar y ejecutar el habla). Se cree que el desarrollo de fonemas se basa tanto en el desarrollo lingüístico como en el desarrollo motor, que deben integrarse para producir sonidos.

Los trastornos fonológicos, como la disartria y la dispraxia, de acuerdo con el DSM-5, no se diagnostican como trastorno fonológico si se sabe que tienen una base neurológica. Así, los trastornos debidos a parálisis cerebral, paladar hendido, sordera o pérdida de audición, lesión cerebral traumática o alteraciones neurológicas no se diagnostican como trastorno fonológico. Las dificultades en la articulación no asociadas a un trastorno neurológico son los componentes más comunes del trastorno fonológico en niños. Los déficits en la articulación se caracterizan por una pobre articulación, sustitución de sonidos y omisión de fonemas, que dan la impresión de «habla de bebé». Normalmente, estos déficits no están causados por alteraciones anatómicas, estructurales, fisiológicas, auditivas o neurológicas. Varían de leves a graves y resultan en un habla que va desde completamente inteligible hasta ininteligible.

Cuadro clínico

Los niños con trastorno fonológico tienen un retraso en la producción adecuada de los fonemas que se esperan para su edad, inteligencia y dialecto, o bien son incapaces de producirlos. A menudo, los sonidos son sustituciones (p. ej., la utilización de /t/ en lugar de /k/) y omisiones, como la de las consonantes al final de palabra. Por lo general, se puede reconocer el trastorno fonológico en la primera infancia. En los casos graves, el trastorno se identifica por primera vez en torno a los 2 o 3 años, y en los menos graves, puede no ser aparente hasta los 6 años. Se considera que existe un trastorno de la articulación de un niño si está significativamente rezagada respecto a la de la mayoría de los niños de su misma edad y nivel intelectual y educativo.

En casos muy leves, puede verse afectado un único fonema. Cuando se ve afectado uno solo, suele ser uno de los que se adquieren en las etapas tardías de la adquisición normal del lenguaje. Los fonemas que se articulan mal con mayor frecuencia son los que se adquieren más

tarde en la secuencia evolutiva, entre ellos /r/, /q/, /f/, /z/, /ll/ y /ch/. En los casos graves y en los niños pequeños, los sonidos como /b/, /m/, /t/, /d/ y /n/ pueden pronunciarse incorrectamente. Es posible que se vean afectados uno o varios sonidos, pero nunca los vocálicos.

Los niños con trastorno fonológico no pueden articular correctamente determinados fonemas, que distorsionan, sustituyen o incluso omiten. Con las omisiones, los fonemas están totalmente ausentes (p. ej., *caro* por *claro*, *comé* por *comer* y *¿qué so?* por *¿qué es eso?*). En las sustituciones, los fonemas difíciles son sustituidos por otros incorrectos (p. ej., *latón* por *ratón*, *finco* por *cinco*, o *data* por *rata*). En las distorsiones el fonema se articula incorrectamente. Con poca frecuencia se realizan adiciones (normalmente de la vocal *a*) como, por ejemplo, *máscarara* por *máscara* o *fuerir* por *freír*.

Las omisiones son el tipo de articulación incorrecta más grave, seguidas de las sustituciones y, las menos graves, las distorsiones. Las omisiones, que son muy frecuentes en el habla de los niños pequeños, suelen producirse al final de las palabras o en agrupaciones de consonantes (*ma* por *mar*, o *corré* por *correr*). Las distorsiones, que se observan sobre todo en los niños de más edad, dan lugar a un sonido que no forma parte del dialecto del hablante. Pueden ser el último tipo de error que persiste en el habla de los niños con problemas de articulación que prácticamente han remitido. Los tipos más habituales de distorsión son el deslizamiento lateral (en el que el niño pronuncia el sonido /s/ dejando escapar el aire a través de la lengua, con lo que produce una especie de silbido) y el deslizamiento palatino o ceceo (en el que el sonido /s/, formado con la lengua demasiado próxima al paladar, produce un efecto de sonido como /ssh/).

Los errores de articulación de los niños con trastorno fonológico con frecuencia son inconsistentes y aleatorios. Un fonema puede pronunciarse correctamente en una ocasión e incorrectamente en otra. Los errores de articulación son más comunes en los finales de palabra, en frases largas y sintácticamente complejas, y durante el habla rápida.

Las omisiones, distorsiones y sustituciones también se producen de modo normal en el habla de los niños pequeños que están aprendiendo a hablar. Pero, mientras que los pequeños que hablan normalmente pronto corrigen estos errores de articulación, los niños con trastorno fonológico no lo hacen, e incluso cuando crecen y acaban por adquirir el fonema correcto, pueden emplearlo solo en las palabras adquiridas recientemente y no corregir las que aprendieron antes, que ya llevaban algún tiempo pronunciando mal.

La mayoría de los niños acaba superando el trastorno fonológico, normalmente al llegar al 3.er grado; pero después de 4.º grado, la recuperación espontánea es improbable, de modo que es importante tratar de solucionar el trastorno antes de que se desarrollen complicaciones. El inicio de la etapa en el parvulario o en la escuela a menudo precipita la mejoría si la recuperación del trastorno fonológico es espontánea. La rehabilitación del lenguaje está claramente indicada para los niños que no han presentado una mejoría espontánea durante el 3.er o el 4.º grado. En niños con articulación significativamente ininteligible y que están claramente afectados por su incapacidad para hablar con claridad, la rehabilitación del lenguaje debe iniciarse a una edad temprana.

Los niños con trastorno fonológico pueden tener varios problemas sociales, emocionales y de la conducta concurrentes , en especial cuando hay problemas comórbidos del lenguaje expresivo. Los niños con dificultades crónicas del lenguaje expresivo y deficiencia grave de la articulación son los que tienen una probabilidad mayor de sufrir problemas psiquiátricos.

Martin era un niño de 3 años, agradable y parlanchín, con un discurso prácticamente incomprensible, a pesar de tener una audición y unas habilidades de comprensión del lenguaje normales. El nivel de desarrollo del lenguaje expresivo no podía determinarse debido a su malísima pronunciación, pero el ritmo y la melodía de su discurso sugerían que estaba intentando producir frases con múltiples palabras, como sería de esperar para su edad. Martin solo pronunciaba unas cuantas vocales (/ii/, /aa/ y /oo/), algunas consonantes de adquisición temprana (/m/, /n/, /d/, /t/, /p/, /b/, /j/ y /g/) y un número escaso de sílabas. Este reducido repertorio de sonidos hacía que muchas de las palabras que decía fueran indistinguibles unas de otras (p. ej., decía *baba* en lugar de *papa, bata* y *babero*, y decía *pee* en lugar de *pez, pie* y *Pedro* [su hermano]). Además, omitía consistentemente los sonidos consonantes al final de las palabras y en las secuencias con agrupaciones de consonantes (p. ej., /tr-/, /st-/, /-nt/ y /-mp/). Es comprensible que, en ocasiones, Martin reaccionara con frustración y rabietas a sus problemas para hacer comprender sus necesidades.

Brad era un niño de 5 años, agradable y colaborador, en quien se habían detectado problemas de articulación cuando estaba en edad preescolar, que persistieron en el parvulario. Sus habilidades de comprensión del lenguaje y su audición se encontraban dentro de los límites de la normalidad. Sin embargo, presentaba algunos problemas leves del lenguaje expresivo en el empleo de determinadas características gramaticales (p. ej., pronombres, verbos auxiliares y los sufijos del tiempo verbal pretérito) y en la formulación de frases complejas. Producía correctamente todos los sonidos vocales y la mayoría de las consonantes de adquisición temprana, pero era poco coherente en sus intentos de producir las consonantes de adquisición tardía (p. ej., /r/, /l/, /s/, /z/ y /ch/). En ocasiones, las omitía; otras veces, sustituía esos sonidos con otros (p. ej., /g/ por /r/ o /f/ por /z/); a veces incluso las pronunciaba correctamente. Brad tenía problemas especialmente para pronunciar las secuencias de agrupaciones de consonantes y las palabras con múltiples sílabas. Las secuencias de agrupaciones tenían sonidos omitidos o incorrectos (p. ej., *azul* podía pronunciarse como *zul* o *tul*, y *galleta* como *leta* o *gateta*). Las palabras con múltiples sílabas tenían sílabas omitidas (p. ej., *efante* en lugar de *elefante* y *geti* en lugar de *espagueti*) y sonidos mal pronunciados o incluso translocados (p. ej., *aminal* en lugar de *animal* y *lemon* en lugar de *melon*). Los desconocidos eran incapaces de entender el 80 % del discurso de Brad. No obstante, cuando se le pedía que repitiera algo, como sucedía a menudo, solía hablar más lentamente y con mayor claridad.

Jane era una niña de 8 años, hiperactiva, con una historia de retraso significativo del habla. Durante sus años de preescolar y al principio de

la escuela había superado muchos de sus errores del habla iniciales. Sin embargo, algunos sonidos de aparición tardía (/r/, /l/ y /z/) seguían representando un reto para ella. A menudo sustituía la /f/ o la /d/ por /z/, y pronunciaba /b/ en lugar de /r/ y /l/. En conjunto, su habla era fácil de entender a pesar de estos errores menores. No obstante, se volvía algo agresiva debido a las burlas de las que era objeto por parte de sus compañeros en el colegio sobre su modo de hablar.

Diagnóstico

La característica fundamental del trastorno fonológico es el retraso o la incapacidad del niño de producir los fonemas esperados para su nivel de desarrollo, especialmente de las consonantes, dando lugar a la omisión de sonidos, a sustituciones y a la distorsión de fonemas. Una orientación aproximada útil para la evaluación clínica de la articulación de los niños es que los niños normales de 3 años articulan correctamente la /m/, /n/, /b/, /p/, /t/, /k/ y /d/; los niños normales de 4 años articulan correctamente la /f/, /y/, /ch/ y /z/, y los niños normales de 5 años articulan correctamente la /r/ y la /s/.

El trastorno fonológico no puede atribuirse a anomalías estructurales ni neurológicas, y suele acompañarse de un desarrollo normal del lenguaje. En la tabla 2-8 se enumeran los abordajes de diagnóstico para el trastorno fonológico.

Diagnóstico diferencial

El diagnóstico diferencial del trastorno fonológico incluye una evaluación cuidadosa de la gravedad de los síntomas y de las posibles enfermedades orgánicas que podrían estar provocando los síntomas. En primer lugar, el terapeuta debe determinar si los errores de la articulación son suficientemente graves para considerarlos discapacitantes y no un proceso evolutivo normativo del aprendizaje del habla; en segundo lugar, debe determinar que ninguna alteración física explica los errores de la articulación, y descartar trastornos neurológicos que puedan ser causa de disartria, discapacidad auditiva, discapacidad intelectual y trastornos del espectro autista, y en tercer lugar, debe obtener una evaluación del lenguaje receptivo y expresivo, para determinar que la dificultad del habla no es solo atribuible a los trastornos mencionados.

Puede ser necesario realizar exploraciones neurológicas, de la estructura oral y audiométricas para descartar los factores físicos que cau-

Tabla 2-8
Trastorno fonológico

	DSM-5	CIE-10
Nombre del diagnóstico	Trastorno fonológico	Trastorno específico de la articulación del habla
Duración	Inicio durante el desarrollo temprano	Inicio durante el desarrollo temprano

Síntomas	Dificultad para producir sonidos del habla
	Dificultad para comprender
	Limita el logro social/académico/laboral
		Trastorno de los sonidos del habla. Ejemplos:
		• Trastorno del desarrollo:
		  • Trastorno fonológico
		  • Trastorno de la articulación del habla
		• Dislalia
		• Trastorno funcional de la articulación del habla
		• Lalia

Exclusiones (no resultado de):	Trastornos mecánicos del habla o la audición (p. ej., sordera, paladar hendido) Un trastorno neurológico Otra alteración médica	Afasia sin otra especificación Apraxia Pérdida de la audición Retraso mental Con trastorno del desarrollo del lenguaje: • Expresivo • Receptivo
Comentarios		La CIE lo agrupa con el trastorno del lenguaje según la tabla 2-6

Tabla 2-9
Diagnóstico diferencial de las disfunciones fonológicas

Criterios	Disfunción fonológica debida a anomalías estructurales o neurológicas (disartria)	Disfunción fonológica debida a alteración auditiva	Trastorno fonológico	Disfunción fonológica asociada a discapacidad intelectual, trastorno del espectro autista, disfasia evolutiva, afasia adquirida o sordera
Desarrollo del lenguaje	Dentro de los límites normales	Dentro de los límites normales a no ser que la alteración auditiva sea grave	Dentro de los límites normales	Fuera de los límites normales
Exploración	Posibles anomalías de los labios, la lengua o el paladar; debilidad muscular, descoordinación o alteración de las funciones vegetativas, como chupar o masticar	Alteración auditiva en las pruebas audiométricas	Normal	
Velocidad del habla	Lenta; marcada afectación de la articulación con aumento de la velocidad	Normal	Normal; posible alteración de la articulación con aumento de la velocidad	
Fonemas afectados	Todos los fonemas, incluso las vocales	/f/, /z/, /sh/ y /s/	/r/, /z/, /ch/, /g/, /j/, /f/, /v/ y /s/ son los fonemas más frecuentemente afectados	

Adaptada de Dennis Cantwell, MD, y Lorian Baker, PhD, 1991.

san determinados tipos de anomalías de la articulación. Los niños con disartria, un trastorno causado por anomalías estructurales o neurológicas, presentan diferencias respecto a los niños con trastorno fonológico evolutivo en el sentido de que la disartria tiene una menor probabilidad de remitir espontáneamente y puede ser más difícil de solucionar. El babeo, la conducta motora lenta o descoordinada, la masticación o deglución anómala, así como la protrusión y la retracción extrañas o lentas de la lengua, son indicativos de disartria, lo mismo que un ritmo lento del habla (tabla 2-9).

Comorbilidad

Más de la mitad de los niños con trastorno fonológico tienen algún problema con el lenguaje. Los trastornos que se observan a menudo asociados con un trastorno fonológico son el trastorno del lenguaje, la dificultad en la lectura y el déficit del desarrollo de la coordinación. La enuresis también puede acompañar al trastorno. Se ha descrito un retraso en alcanzar los hitos del habla (p. ej., primera palabra y primera frase) en algunos niños con trastorno fonológico, pero la mayoría de los afectados por este trastorno empieza a hablar a una edad adecuada. Asimismo, los niños que además del trastorno fonológico también presentan trastornos del lenguaje tienen un riesgo mayor de sufrir problemas de atención y trastornos del aprendizaje específicos. Los niños con trastorno fonológico en ausencia de un trastorno del lenguaje tienen un riesgo menor de tener trastornos psiquiátricos o problemas de la conducta comórbidos.

Evolución y pronóstico

La remisión espontánea de los síntomas es común en los niños cuyos errores de articulación implican pocos fonemas. Los que siguen presentando problemas de articulación después de los 5 años pueden experimentar una miríada de otras discapacidades del habla y del lenguaje, por lo que en ese momento puede estar indicada una evaluación exhaustiva. Los niños con más de 5 años con dificultades de articulación presentan un riesgo mayor de tener problemas perceptivos de la audición. La recuperación espontánea es rara después de los 8 años. Existe cierto debate acerca de la relación entre los problemas de articulación y las dificultades de la lectura o la dislexia. Un reciente estudio que comparaba niños que presentaban solo problemas fonológicos con niños con dislexia y

niños con problemas fonológicos y dislexia, concluyó que los niños con ambas alteraciones presentaban unos perfiles algo distintos, y se trataba de trastornos comórbidos, más que una mezcla de ambos trastornos.

Tratamiento

Principalmente, se han utilizado con éxito dos estrategias para aliviar los problemas fonológicos. La primera, el *enfoque fonológico*, suele escogerse como tratamiento en los niños con patrones amplios formados por múltiples errores del sonido del habla, que pueden incluir la supresión de las consonantes al final de palabra o la reducción de las agrupaciones de consonantes. En este enfoque terapéutico, los ejercicios se centran en la práctica guiada de sonidos específicos, como las consonantes al final de palabra, y cuando se ha dominado esta habilidad, se amplía la práctica al empleo de palabras y frases con significado. El *enfoque tradicional* se utiliza para niños con errores de sustitución o distorsión en unos pocos sonidos. En esta estrategia, el niño practica la producción del sonido problemático mientras el terapeuta proporciona una retroalimentación inmediata e indicaciones sobre la posición correcta de la lengua y la boca para mejorar la articulación. Los niños que cometen errores en la articulación debido a una deglución anómala, que da lugar a una protrusión de la lengua y a ceceos, se tratan con ejercicios que mejoran los patrones de la deglución y, con ello, el habla. La terapia del habla suele ser administrada por un logopeda, aunque los padres pueden aprender a proporcionar una atención adyuvante practicando las técnicas empleadas en el tratamiento. La intervención precoz puede ser útil porque, para muchos niños con dificultades leves de la articulación, incluso unos pocos meses de intervención pueden ser beneficiosos en los primeros cursos de la escuela primaria. En general, cuando la articulación y la inteligibilidad de un niño es muy distinta a la de sus compañeros a los 8 años, los defectos del habla suelen dar lugar a problemas con los compañeros, el aprendizaje y la autoimagen, en especial si el trastorno es tan grave que se articulan mal muchas consonantes y si los errores incluyen omisiones y sustituciones de fonemas, más que distorsiones.

Los niños con problemas persistentes de la articulación tienen una probabilidad alta de ser objeto de las burlas o de la exclusión de sus compañeros, y pueden volverse retraídos y desmoralizarse. Por consiguiente, es importante proporcionar apoyo a los niños con trastornos fonológicos y, siempre que sea posible, fomentar las actividades prosociales y las interacciones con sus compañeros. El consejo psicológico a los padres y la supervisión de las relaciones entre el niño y sus compañeros y de su comportamiento en la escuela pueden contribuir a reducir al mínimo la discapacidad social ligada al trastorno del habla y del lenguaje.

Epidemiología

Los estudios epidemiológicos indican que la prevalencia del trastorno fonológico es, al menos, del 3% en los niños en edad preescolar, del 2% en los niños de entre 6 y 7 años, y del 0,5% en los adolescentes de 17 años. En una gran muestra procedente de la comunidad, en torno al 7-8% de los niños de 5 años tenía problemas para producir fonemas de origen evolutivo, estructural o neurológico. Otro estudio observó que hasta el 7,5% de los niños de entre 7 y 11 años sufría trastornos fonológicos. De estos últimos, el 2,5% mostraba un retraso del habla (errores por omisión y sustitución después de los 4 años) y el 5% errores residuales de articulación después de los 8 años. Los trastornos fonológicos evolutivos son mucho más frecuentes que aquellos con origen estructural o neurológico conocido. El trastorno es dos o tres veces más frecuente en el sexo masculino que en el femenino, y más habitual entre los familiares de primer grado de los niños con el trastorno que entre familiares menos próximos. Aunque los errores fonológicos son bastante comunes en los niños de menos de 3 años, suelen haberse autocorregido a los 7 años de edad. Es más probable que los errores en la articulación pasados los 7 años representen un trastorno fonológico. Se ha informado que la prevalencia del trastorno cae al 0,5% hacia la mitad o el final de la adolescencia.

Etiología

Los factores que pueden conducir a una alteración del habla incluyen problemas perinatales, factores genéticos y problemas con el procesamiento auditivo. Dada la alta tasa de remisión espontánea en los niños muy pequeños, en algunos casos se ha postulado la existencia de un retraso del proceso de desarrollo cerebral que subyace al habla. La probabilidad de una anomalía sutil del cerebro viene respaldada por la observación de que los niños con trastorno fonológico también muestran una probabilidad mayor de manifestar «signos neurológicos menores», así como trastornos del lenguaje, y una tasa de trastornos de lectura mayor de lo esperado. Los resultados de los estudios con gemelos que muestran tasas de concordancia mayores que las atribuibles al azar entre gemelos monocigóticos indican la intervención de factores genéticos.

Los trastornos de la articulación provocados por problemas estructurales o mecánicos son raros. Los que no se diagnostican como trastornos del habla pueden ser provocados por alteraciones neurológicas y pueden dividirse en disartria y apraxia o dispraxia. La disartria es el resultado de una alteración de los mecanismos neuronales que regulan el control muscular del habla, como puede observarse en enfermedades congénitas como la parálisis cerebral o la distrofia muscular y en lesiones craneoencefálicas, o puede deberse a procesos infecciosos. La apraxia o dispraxia se caracteriza por dificultad para producir el habla, incluso cuando no existe parálisis o debilidad evidente de los músculos implicados.

Los factores ambientales pueden desempeñar un papel en el trastorno fonológico, pero la contribución más significativa parece ser la de los factores constitucionales. La elevada frecuencia del trastorno fonológico que se observa en determinadas familias apunta a un componente genético en el desarrollo de este trastorno. Un trastorno del desarrollo de la coordinación y la coordinación de la boca, como al masticar o al soplar por la nariz, puede estar asociado.

TRASTORNO DE LA FLUIDEZ DE INICIO EN LA INFANCIA (TARTAMUDEO)

El trastorno de la fluidez de inicio en la infancia (tartamudeo) suele iniciarse en los primeros años de vida y se caracteriza por interrupcio-

nes en el flujo normal del habla debidas a fenómenos motores involuntarios. El tartamudeo puede incluir varias interrupciones concretas de la fluidez, incluidas la repetición de sonidos o de sílabas, la prolongación de sonidos, las fonaciones disrítmicas y el bloqueo completo o las pausas inusuales entre los sonidos y las sílabas de las palabras. En los casos graves, el tartamudeo puede acompañarse de intentos accesorios o secundarios de compensación, como fonaciones respiratorias anómalas o chasquidos de la lengua. Los comportamientos asociados, como los guiños de los ojos, las muecas faciales, las sacudidas de la cabeza y los movimientos corporales anómalos, pueden observarse antes o durante la interrupción del habla.

La intervención temprana es importante, ya que se ha demostrado que en los niños que la reciben es 7 veces más probable la resolución total del tartamudeo. En casos graves y no tratados, este puede convertirse en un patrón cronificado que resulta difícil de remediar más tarde y está asociado con significativo distrés psicológico y social. Cuando el tartamudeo se convierte en crónico y persiste en la edad adulta, los índices de trastornos de ansiedad social concurrentes se sitúan entre el 40% y el 60%.

Diagnóstico

El diagnóstico del trastorno de la fluidez de inicio en la infancia (tartamudeo) no es difícil cuando el cuadro clínico es evidente, está bien desarrollado y pueden identificarse fácilmente cada una de las cuatro fases que se describen más adelante. Pueden plantearse dificultades diagnósticas al tratar de determinar su existencia en niños pequeños, dado que algunos niños en edad preescolar experimentan falta de fluidez transitoria. Puede no ser evidente si el patrón de ausencia de fluidez forma parte del habla normal y del desarrollo del lenguaje, o si representa la fase inicial del desarrollo del tartamudeo. Si se sospecha un tartamudeo incipiente, está indicada la derivación a un logopeda. En la tabla 2-10 se comparan los abordajes para diagnosticar la tartamudez.

Cuadro clínico

El tartamudeo suele aparecer entre los 18 meses y los 9 años, con dos picos de frecuencia máxima de inicio entre los 2 y los 3,5 y los 5 y 7 años. Algunos tartamudos, aunque no todos, presentan otros problemas del habla y del lenguaje, como trastorno fonológico y del lenguaje expresivo. El tartamudeo no aparece repentinamente; por regla general, se desarrolla a lo largo de semanas o meses, con una repetición de consonantes iniciales, palabras completas que suelen situarse al inicio de una frase o palabras largas. A medida que el trastorno progresa, las repeticiones aumentan en frecuencia, con un tartamudeo consistente en las palabras o frases más importantes. Incluso después de haberse desarrollado, el tartamudeo puede estar ausente durante las lecturas orales, al cantar y al hablar con animales u objetos inanimados.

Se han identificado cuatro fases de la evolución gradual del tartamudeo:

▶ La **fase 1** se produce durante el período preescolar. Al principio, la dificultad tiende a ser episódica y aparece durante semanas o meses, entre largos interludios de habla normal, y se produce un porcentaje elevado de recuperaciones de estos períodos de tartamudeo. Durante esta fase, los niños tartamudean más a menudo cuando están excitados o disgustados, cuando parece que tienen muchas cosas que decir, y bajo otras condiciones de presión comunicativa.

▶ La **fase 2** se produce durante los años de educación primaria. El trastorno es crónico, con pocos intervalos de habla normal, si se da alguno. Los niños afectados son conscientes de sus problemas con el habla y se ven a sí mismos como tartamudos. En esta fase el tartamudeo se produce principalmente con las partes importantes del habla: nombres, verbos, adjetivos y adverbios.

Tabla 2-10
Trastorno de la fluidez de inicio en la infancia (tartamudeo)

	DSM-5	CIE-10
Nombre del diagnóstico	Trastorno de la fluidez de inicio en la infancia (tartamudeo)	Tartamudeo (tartamudeo)
Duración	Inicio de los síntomas durante el período de desarrollo	
Síntomas	Anomalías en la fluidez/habla: • Repetición de sonidos/sílabas • Prolongación de sonidos o consonantes • Usar palabras entrecortadas • Bloqueo/pausa • Sustitución frecuente de palabras (circunloquio) • Exceso de tensión física durante la articulación de palabras • Repetición de palabras monosilábicas	Habla caracterizada por: • Repetición o prolongación de sonidos o palabras • Pausas frecuentes
Consecuencias psicosociales de los síntomas	Causar ansiedad severa y/o deterioro en las áreas funcionales	Produce la interrupción del flujo o el ritmo normal del habla
Exclusiones (no resultado de):	Problemas motores o sensoriales del habla Lesión neurológica Otra condición médica Otro trastorno mental	Trastornos de tics
	Nota: los casos de aparición tardía después del período de desarrollo se codifican como «trastorno de la fluidez de aparición en la edad adulta»	

▶ La **fase 3** suele producirse después de los 8 años, y puede aparecer en cualquier momento hasta la vida adulta, más a menudo en las últimas fases de la infancia y al principio de la adolescencia. En esta fase el tartamudeo viene y se va en respuesta, sobre todo, a situaciones concretas, como recitar en clase, hablar con desconocidos, comprar en tiendas y utilizar el teléfono. Algunas palabras y sonidos son considerados más difíciles que otros.

▶ Generalmente, la **fase 4** aparece hacia el final de la adolescencia y la vida adulta.

Los tartamudos muestran un vivo temor de anticipación al tartamudeo. Palabras, sonidos y situaciones pueden ser intimidantes. Las sustituciones de palabras y los circunloquios son habituales. Los afectados evitan las situaciones que exigen hablar y presentan otras señales de miedo y vergüenza.

Los tartamudos pueden tener síntomas clínicos asociados: temor vívido anticipatorio al tartamudeo, con evitación de determinadas palabras o situaciones que puedan provocarlo, y guiños de los ojos, tics y temblores de los labios o la mandíbula. La frustración, la ansiedad y la depresión son comunes entre los individuos con tartamudeo crónico.

Diagnóstico diferencial

La falta normal de fluidez del habla que se da en los años preescolares es difícil de distinguir del tartamudeo incipiente. En el tartamudeo se producen más fases de fluidez insuficiente, repeticiones de partes de palabras, prolongaciones de sonidos e interrupciones del flujo del aire a través de las cuerdas vocales. Los niños que tartamudean parecen estar tensos e incómodos con su patrón de habla, al contrario de lo que sucede con los niños pequeños, que no son fluidos en su expresión hablada pero parecen sentirse a gusto. La disfonía espástica es un trastorno del habla parecido al tartamudeo, pero se diferencia por un patrón de respiración anómalo.

La taquifemia es un trastorno del habla que se caracteriza por patrones erráticos y disrítmicos del habla, con ráfagas rápidas y bruscas de palabras y frases. Las personas afectadas suelen no ser conscientes del trastorno, mientras que los tartamudos, después de la fase inicial, son conscientes de sus problemas con el habla. A menudo la taquifemia es una característica asociada del trastorno del lenguaje expresivo.

Comorbilidad

Por regla general, los niños muy pequeños que tartamudean muestran cierto retraso en el desarrollo del lenguaje y la articulación, sin otros trastornos del habla y del lenguaje. Los preescolares y los niños en edad escolar que tartamudean presentan una incidencia aumentada de ansiedad social, rechazo a la escuela y otros síntomas de ansiedad. Los niños mayores que tartamudean no tienen por qué tener trastornos del habla y del lenguaje comórbidos, pero a menudo manifiestan síntomas y trastornos de ansiedad. Si el tartamudeo persiste hasta la adolescencia, se produce aislamiento social con una frecuencia mayor que en la población adolescente general. El tartamudeo también se asocia a diversos movimientos anómalos, tics de la parte superior del cuerpo y muecas faciales. Otros trastornos que coexisten con el tartamudeo incluyen el trastorno fonológico, el del lenguaje expresivo, el déficit mixto del lenguaje receptivo-expresivo y el TDAH.

Evolución y pronóstico

La evolución del tartamudeo suele ser a largo plazo, con algunos períodos de remisión parcial, que duran semanas a meses, y exacerbaciones que se producen más a menudo cuando el niño se encuentra bajo presión comunicativa. Entre los casos leves, del 50% al 80% se recuperan espontáneamente. Los niños en edad escolar con tartamudeo crónico pueden ver afectadas sus relaciones con los compañeros, debido a las evaluaciones y al rechazo social, y enfrentarse a dificultades académicas si evitan hablar en clase. El tartamudeo se asocia con trastornos de ansiedad en los casos crónicos, y aproximadamente la mitad de los individuos con tartamudeo persistente tienen trastorno de ansiedad social.

Tratamiento

Uno de los tratamientos del tartamudeo basados en la evidencia que están desarrollándose es el Programa Lidcombe, basado en un modelo de condicionamiento operante, en el cual los padres utilizan las alabanzas durante los períodos en que el niño no tartamudea, e intervienen cuando lo hace, pidiendo que autocorrija la palabra tartamudeada. Este programa de tratamiento lo llevan a cabo principalmente los padres en el hogar, bajo la supervisión de un logopeda. Un segundo programa de tratamiento que está siendo investigado en ensayos clínicos es una terapia basada en la familia, de interacción padres-niño, que identifica los factores estresantes que puedan estar asociados con un aumento del tartamudeo, y está enfocada a reducirlos. Un tercer tratamiento que se está investigando en ensayos clínicos se basa en el conocimiento de que decir cada sílaba en su momento y con un ritmo concreto ha conducido a una disminución del tartamudeo en adultos. Este programa parece prometedor si se lleva a cabo a una edad temprana, en preescolares.

Históricamente se han utilizado formas diferentes de intervención para tratar el tartamudeo. El primer enfoque, la rehabilitación directa del lenguaje, tiene como objetivo la modificación de la respuesta de tartamudeo frente al sonido del habla fluida mediante pasos sistemáticos y las reglas de la mecánica del habla que la persona puede practicar. Otra forma de tratamiento tiene como objetivo la reducción de la tensión y la ansiedad durante el habla. Estos tratamientos pueden utilizar ejercicios de respiración y técnicas de relajación, para ayudar a los niños a reducir el ritmo del discurso y a modular el volumen del habla. Las técnicas de relajación se basan en la premisa de que es casi imposible estar relajado y, al mismo tiempo, tartamudear. Las intervenciones actuales para tratar el tartamudeo emplean combinaciones individualizadas de distracción de la conducta, técnicas de relajación y modificación del habla dirigida.

Es muy probable que los afectados que tienen una mala imagen de sí mismos y trastornos de ansiedad o depresivos comórbidos es muy probable que necesiten tratamientos adicionales con terapia cognitivo-conductual y/o farmacológica, como antidepresivos ISRS.

Un ejemplo de este enfoque es la denominada autoterapia propuesta por la Speech Foundation of America, que se basa en la premisa de que el tartamudeo no es un síntoma, sino una conducta que puede modificarse. Se explica a los tartamudos que pueden aprender a controlar su dificultad, en parte, modificando sus sentimientos y actitudes acerca del tartamudeo y, en parte, corrigiendo las desviaciones de la conducta asociadas con sus bloqueos. Este enfoque incluye la desensibilización, la reducción de la reacción emocional (y los temores) frente al problema, así como la sustitución con acciones positivas para controlar el momento del tartamudeo.

Epidemiología

Un estudio epidemiológico en niños de entre 3 y 17 años propuesto por la United States National Health Interview Surveys indica que la prevalencia del tartamudeo es de aproximadamente un 1,6 %. Tiende a ser más frecuente en los niños pequeños, y cuando el niño ha crecido, a menudo se resuelve espontáneamente. La edad de inicio típica se sitúa entre los 2 y los 7 años, y un 90 % de los niños muestra síntomas a los 7 años. Aproximadamente entre el 65 % y el 80 % de los jóvenes que tartamudean probablemente mostrarán una remisión espontánea con el tiempo. Según el DSM-5, la prevalencia se reduce hasta un 0,8 % durante la adolescencia. El tartamudeo afecta a unos tres o cuatro hombres por cada mujer. El trastorno es significativamente más frecuente entre los miembros de la familia de niños afectados que en la población general. Los informes indican que el 20 % de los hijos y el 10 % de las hijas de hombres que tartamudean, también lo harán.

Etiología

Las pruebas tienden a indicar que la causa del tartamudeo es multifactorial, e incluye factores genéticos, neurofisiológicos y psicológicos que predisponen al niño a tener una fluidez escasa del habla. A pesar de que los estudios no indican que la ansiedad ni los conflictos causen tartamudeo ni que las personas afectadas tengan más alteraciones psiquiátricas que las que presentan otras formas de trastornos del habla y del lenguaje, determinadas situaciones estresantes pueden exacerbar este problema.

Otras teorías sobre la causa del tartamudeo incluyen modelos orgánicos y de aprendizaje. Entre los modelos orgánicos están los que se centran en la lateralización incompleta o en la dominancia cerebral anómala. Varios estudios con EEG observaron en los hombres tartamudos una supresión α de la actividad del hemisferio derecho frente a las palabras y a las pruebas de estimulación, y en los que no tartamudeaban supresión en el hemisferio izquierdo. Algunos estudios con individuos tartamudos han detectado una sobrerrepresentación de zurdos y ambidiestros. Los estudios de gemelos y las llamativas diferencias de sexo en relación con el tartamudeo indican cierta base genética.

Las teorías del aprendizaje sobre la causa del tartamudeo incluyen la teoría semantogénica, según la cual el tartamudeo es, básicamente, una respuesta aprendida frente a la falta de fluidez normativa durante las primeras fases de la infancia. Otro modelo del aprendizaje se centra en el condicionamiento clásico, que estima que el tartamudeo está condicionado por factores ambientales. Según el modelo cibernético, el habla es un proceso cuya regulación depende de una retroalimentación apropiada; se postula que el tartamudeo se produce debido a una interrupción del bucle de retroalimentación. Las observaciones de que el ruido blanco reduce el tartamudeo y de que el retraso de la retroalimentación auditiva lo provoca en los hablantes normales apoyan la teoría de la retroalimentación.

La función motora de algunos niños que tartamudean parece estar retrasada o ser ligeramente anómala. Las dificultades en la planificación del habla que muestran algunos niños que tartamudean sugieren una disfunción cognitiva de alto nivel que puede contribuir a este trastorno. Aunque los niños que tartamudean no acostumbran a presentar otros problemas del habla y del lenguaje, a menudo los familiares manifiestan un aumento de la incidencia de una variedad de trastornos del habla y del lenguaje. Es muy probable que el tartamudeo sea causado por un conjunto de variables que actúan entre sí, que incluyen tanto factores genéticos como ambientales.

TRASTORNO DE LA COMUNICACIÓN SOCIAL (PRAGMÁTICO)

El trastorno de la comunicación social (pragmático) es un nuevo diagnóstico añadido al DSM-5 caracterizado por déficits persistentes en el uso de la comunicación verbal y no verbal para propósitos sociales en ausencia de intereses y conductas restringidos y repetitivos. Los déficits pueden mostrarse mediante la dificultad en entender y seguir las reglas sociales del lenguaje, la gesticulación y el contexto social. Esto puede limitar la capacidad del niño de comunicarse con eficiencia con los compañeros, en el ambiente académico y en las actividades familiares. Para conseguir una comunicación social y pragmática con éxito, se debería esperar que un niño o un adolescente integrase los gestos, el lenguaje y el contexto social de una interacción dada para inferir correctamente su significado. Así, el niño o adolescente sería capaz de entender la «intención» de comunicación de la otra persona con señales verbales y no verbales, así como mediante la comprensión del contexto ambiental y social de la interacción. Una de las razones de que el trastorno de la comunicación social (pragmático) se introdujera en el DSM-5 fue incluir a los niños con discapacidad de comunicación social que no muestran intereses y conductas restrictivos y repetitivos, por lo que no cumplen los criterios de trastornos del espectro autista. La comunicación pragmática abarca la capacidad de inferir un significado a una comunicación dada no solamente a través de la comprensión de las palabras empleadas, sino también integrando las frases en su comprensión previa del ambiente social. El trastorno de la comunicación social (pragmático) es un trastorno nuevo; sin embargo, los déficits de comunicación social sin intereses y conductas restrictivos y repetitivos se han indentificado desde hace años, a menudo asociados con un retraso en la adquisición del lenguaje y un trastorno del lenguaje.

Cuadro clínico

El trastorno de la comunicación social (pragmático) es una falta de capacidad para usar la comunicación verbal y no verbal con fines sociales de manera efectiva que ocurre en ausencia de intereses y conductas

Tabla 2-11
Trastorno de la comunicación social (pragmático)

	DSM-5	CIE-10
Nombre del diagnóstico	Trastorno de la comunicación social (pragmático)	Trastorno del desarrollo del habla y el lenguaje, no especificado
Duración	Comienza en el período del desarrollo temprano	
Síntomas	Dificultades con la comunicación verbal/no verbal en situaciones sociales. Los ejemplos incluyen dificultades con: • Saludos • Compartir información • Emparejar el tono en una conversación • Emparejar el contexto en una conversación • Seguir las reglas normales para las conversaciones sociales • Comprender los significados implícitos	(No se enumeran los criterios)
Consecuencias psicosociales de los síntomas	Causan limitación funcional	
Exclusiones (no resultado de):	• Otra alteración médica • Otra condición neurológica • Otro trastorno mental • Trastrono del espectro autista • Discapacidad intelectual • Retraso global del desarrollo	

restringidos y repetitivos. Aunque los déficits anteriores comienzan en el período de desarrollo temprano, rara vez se hace el diagnóstico en un niño menor de 4 años. En los casos más leves, es posible que las dificultades no se hagan evidentes hasta la adolescencia, asociado con el aumento de las demandas de lenguaje y comprensión social. Los déficits en la comunicación social conducen a discapacidad funcional en situaciones sociales, en el desarrollo de relaciones y en el entorno familiar y académico.

Diagnóstico

De acuerdo con el DSM-5, las siguientes características deben estar presentes para que se cumplan los criterios diagnósticos: *1)* déficits en el uso de una comunicación apropiada como al saludar, o al compartir información en un contexto o situación social; *2)* capacidad reducida de modular el tono, el nivel o el vocabulario empleado en la comunicación social según la persona con quien se hable y la situación, como por ejemplo la incapacidad de simplificar la comunicación cuando se habla con un niño pequeño; *3)* capacidad reducida de seguir las reglas de las conversaciones, como respetar los turnos de palabra o reformular una afirmación para clarificarla, y fallar en reconocer y responder socialmente de forma apropiada a la retroalimentación verbal y no verbal, y *4)* dificultad en comprender cosas que no se declaran explícitamente, capacidad reducida de inferir, entender el humor o interpretar socialmente estímulos ambiguos.

El trastorno de la comunicación social (pragmático) puede ser difícil de distinguir de las variantes leves del trastorno del espectro autista, en el que los intereses y conductas repetitivos y restringidos son mínimos. Hay datos muy discrepantes respecto a cómo muchos niños previamente diagnosticados de autismo deberían ser excluidos de los criterios del DSM-5, que se centra actualmente solo en dos dominios de síntomas: déficits en la comunicación social e intereses y conductas repetitivos y restringidos. En un estudio, solamente el 60,6 % de los niños que previamente habían cumplido los criterios para autismo infantil en la edición anterior del DSM, cumplían los criterios del DSM-5 para el trastorno del espectro autista. Sin embargo, en otro estudio, hasta el 91 % de los pacientes seguían cumpliéndolos.

Las características esenciales del trastorno de la comunicación social (pragmático) son una comunicación social pragmática persistente-mente alterada que resulta en una comunicación efectiva limitada, relaciones sociales afectadas, y dificultades con los logros académico u ocupacionales.

En la tabla 2-11 se enumera el abordaje diagnóstico del trastorno de la comunicación social (pragmático).

Diagnóstico diferencial

La principal consideración diagnóstica en el trastorno de la comunicación social (pragmático) es el autismo infantil. Estos dos trastornos se distinguen fácilmente cuando está presente la principal característica del trastorno del espectro autista: intereses y conductas repetitivos y restringidos. Sin embargo, en muchos casos de autismo, los intereses restringidos y las conductas repetitivas se manifiestan sobre todo en el período evolutivo temprano y no son obvios más adelante en la niñez. No obstante, incluso en las ocasiones en que estas características no sean observables, si se obtienen a través de la historia, no se diagnostica el trastorno de la comunicación social (pragmático), sino el autismo. El trastorno de la comunicación social (pragmático) se considera únicamente cuando los intereses restringidos y las conductas repetitivas nunca han estado presentes. El TDAH puede solaparse con el trastorno de la comunicación social (pragmático) en la alteración de la comunicación social, pero no es probable que las principales características del TDAH se confundan con el trastorno del espectro autista.

No obstante, en algunos casos los dos trastornos pueden coexistir. Otro trastorno infantil con síntomas incapacitantes socialmente que puede solaparse con el trastorno de la comunicación social (pragmático) es el trastorno de ansiedad social; si bien en este las habilidades de comunicación social están presentes, pero no se manifiestan en situaciones sociales temidas. En el trastorno de la comunicación social (pragmático), las habilidades de comunicación social apropiadas no están presentes en ninguna situación. Sin embargo, tanto el trastorno de ansiedad social como el trastorno de la comunicación social (pragmático) pueden ocurrir de forma comórbida, y los niños con el segundo presentan un riesgo mayor de sufrir el primero. Finalmente, la discapacidad intelectual puede confundirse con el trastorno de la comunicación social (pragmático), ya que las habilidades de comunicación social pueden ser deficitarias en niños con discapacidad intelectual. Solo se debe hacer un diagnóstico de trastorno de la comunicación social (pragmático) cuando las habilidades de comunicación social son más graves que la discapacidad intelectual.

Comorbilidad

El trastorno de la comunicación social (pragmático) suele asociarse al trastorno del lenguaje, que consiste en un vocabulario más reducido que el esperado para la edad, déficits en las habilidades receptivas, así como una menor capacidad de empleo del lenguaje expresivo. El TDAH a menudo es concurrente con el trastorno de la comunicación social (pragmático). Trastornos específicos del aprendizaje con dificultades en la lectura y la escritura también suelen ser comórbidos con el trastorno de la comunicación social (pragmático). Aunque algunos síntomas del trastorno de ansiedad social pueden solaparse con el de la comunicación social (pragmático), el primero puede aparecer de forma comórbida con el segundo.

Evolución y pronóstico

La evolución y el resultado del trastorno de la comunicación social (pragmático) son muy variables y dependen tanto de la gravedad del trastorno como de las potenciales intervenciones que se lleven a cabo. A la edad de 5 años, los niños demuestran tener suficiente dominio del habla y del lenguaje como para observar posibles déficits en la comunicación social. No obstante, en las formas más leves, los déficits de comunicación social pueden no identificarse hasta la adolescencia, cuando el lenguaje y las interacciones sociales son suficientemente complejos como para que los déficits sean apreciables. Muchos niños mejoran significativamente con el tiempo, pero aun así, algunos déficits pragmáticos tempranos pueden causar una incapacidad duradera en las relaciones sociales y en la progresión académica. Las investigaciones sobre intervenciones terapéuticas que se están llevando a cabo pueden afectar al pronóstico y los resultados futuros del trastorno de la comunicación social (pragmático).

Tratamiento

Hasta la fecha, existen pocos datos que informen de un tratamiento basado en la evidencia para el trastorno de la comunicación social (pragmático), o para distinguirlo completamente de otros trastornos con síntomas solapados, como el trastorno del espectro autista, el TDAH y el trastorno de ansiedad social. Un ensayo aleatorizado y controlado de una intervención sobre comunicación social dirigido específicamente a niños con trastorno de la comunicación social (pragmático) se centró en tres áreas de la comunicación: *1)* comprensión social e interacción social; *2)* habilidades pragmáticas verbales y no verbales, incluida la conversación, y *3)* procesamiento del lenguaje, que implicaba inferir y aprender nuevas palabras. Aunque la principal medición del resultado en este estudio no mostró diferencias significativas entre el grupo de intervención en comparación con el grupo de «tratamiento habitual», en varios índices de padres y profesores se demostraron mejoras potenciales en las habilidades de comunicación social después de una intervención intensiva de 20 sesiones para el trastorno de la comunicación social (pragmático). Es evidente que es necesario continuar con las investigaciones, tanto para validar los resultados como para fomentar tratamientos basados en la evidencia para niños con trastorno de la comunicación social (pragmático).

Epidemiología

Es difícil estimar la prevalencia del trastorno de la comunicación social (pragmático). No obstante, un buen número de informes han documentado un perfil de niños con dificultades persistentes en el lenguaje pragmático, pero que no cumplían con los criterios de trastornos del espectro autista.

Etiología

Una historia familiar de trastornos de la comunicación, trastorno del espectro autista o trastorno específico del aprendizaje parecen incrementar el riesgo de presentar un trastorno de la comunicación social (pragmático). Ello sugiere influencias genéticas como factores que contribuyen al desarrollo de este trastorno. Su etiología es probablemente multifactorial, y dada su frecuente comorbilidad tanto con el trastorno del lenguaje como con el TDAH, las influencias ambientales y evolutivas seguramente también intervengan en su desarrollo.

TRASTORNO DE LA COMUNICACIÓN NO ESPECIFICADO

Los trastornos que no cumplen los criterios diagnósticos de ningún trastorno concreto de la comunicación se clasifican como trastorno de la comunicación no especificado. Un ejemplo es el trastorno de la voz, en el que el paciente tiene una anomalía del timbre, el volumen, la calidad, el tono o la resonancia. Para codificarla como trastorno, la anomalía de la voz debe ser lo suficientemente grave para impedir el progreso académico o la comunicación social. Operativamente, la producción de la voz puede separarse en cinco subsistemas que actúan entre sí, que incluyen la respiración (el flujo de aire desde los pulmones), la fonación (la generación del sonido en la laringe), la resonancia (la modulación de la calidad del sonido en la faringe y la cavidad nasal), la articulación (la modulación del flujo de sonido en sonidos consonánticos y vocálicos mediante el empleo de la lengua, la mandíbula y los labios) y la prosodia (ritmo, volumen y entonación de la voz). Estos sistemas trabajan conjuntamente para comunicar información, y la calidad de la voz comunica información sobre el estado emocional, psicológico y físico del individuo, lo que también es importante. Por tanto, las anomalías de la voz pueden cubrir un amplia área de comunicación, e incluso ser indicativas de muchos tipos diferentes de alteraciones.

En el DSM-5 no se considera que la taquifemia sea un trastorno, pero es una anomalía asociada del habla en la que la alteración de la velocidad y del ritmo del discurso impide la inteligibilidad. La CIE-10 la incluye como un trastorno del comportamiento que suele ocurrir en la infancia o la adolescencia. El habla es errática y disrítmica, y está formada por ráfagas rápidas y bruscas que son incongruentes con los patrones normales de la formación de frases. El trastorno suele producirse en niños entre los 2 y los 8 años de edad; en dos terceras partes de los casos, el paciente se recupera espontáneamente al empezar la adolescencia. La taquifemia se asocia con trastornos del aprendizaje y con otros trastornos de la comunicación.

▲ 2.3 Trastorno del espectro autista

El trastorno del espectro autista, anteriormente conocido como trastorno generalizado del desarrollo, describe una amplia gama de deficiencias en la comunicación social y conductas restringidas y repetitivas. Consta de una serie fenotípicamente heterogénea de síndromes del neurodesarrollo, de herencia poligénica. Antes de la aparición del DSM-5, cinco trastornos superpuestos se incluían en el espectro: *trastorno autista, síndrome de Asperger, trastorno desintegrativo de la infancia, síndrome de Rett y trastorno generalizado del desarrollo no especificado.* Estos diferían por el nivel de gravedad, el síndrome específico y, en algunos casos, por la patología subyacente. La CIE-10 continúa siguiendo este abordaje hasta cierto punto. Sin embargo, el consenso clínico reciente ha cambiado la conceptualización del trastorno del espectro autista hacia un modelo continuo donde la heterogeneidad de los síntomas es inherente al trastorno. El DSM-5 agrupa las deficiencias diagnósticas centrales en dos dominios: déficits en la comunicación social y conductas restringidas y repetitivas. El desarrollo de un lenguaje aberrante y su uso deja de considerarse una característica principal del trastorno. Este cambio diagnóstico se basa, en parte, en estudios recientes de hermanos con diagnóstico de trastorno autista, que sugieren que los dominios sintomáticos pueden transmitirse por separado y que el deterioro del lenguaje no constituye una característica definitoria, sino asociada en algunos individuos que presentan este trastorno. El trastorno del espectro autista suele evidenciarse durante el segundo año de vida y, en los casos graves, se observa una falta de interés por las interacciones sociales incluso en el primer año de vida. Algunos estudios sugieren una disminución en la interacción social entre el primero y el segundo año de vida. No obstante, en casos más leves, las principales alteraciones pueden pasar inadvertidas durante varios años. Aunque el deterioro en el lenguaje no constituye un criterio diagnóstico básico en el trastorno del espectro autista, médicos y progenitores muestran preocupación cuando un niño de 12 a 18 meses aun no ha adquirido lenguaje, y el retraso lingüístico acompañado de una menor conducta social son, con frecuencia, los síntomas indicativos en el trastorno del espectro autista. En hasta un 25 % de los casos se adquiere cierto lenguaje y posteriormente se pierde. En niños con un funcionamiento intelectual normal y alteración leve de la función lingüística es posible que el trastorno no se identifique hasta que son mayores y aumentan las demandas académicas y sociales. Los niños con un trastorno del espectro autista a menudo muestran un interés idiosincrásico intenso por una serie limitada de actividades, se resisten a los cambios y no responden al entorno social como lo hacen sus compañeros.

Según el DSM-5, los criterios diagnósticos del trastorno incluyen déficits en la comunicación social e intereses limitados, que aparecen en las primeras fases del desarrollo pero que, si son sutiles, pueden pasarse por alto hasta varios años después. Aproximadamente una tercera parte de los niños que cumplen criterios DSM-5 para el trastorno del espectro autista presentan discapacidad intelectual.

El síndrome de Rett estaba en el DSM-IV y permanece en la CIE-10. Este trastorno parece ocurrir exclusivamente en mujeres y se caracteriza por un desarrollo normal durante al menos 6 meses, seguido por movimientos estereotipados de las manos, pérdida de los movimientos intencionados, disminución de la respuesta social, escasa coordinación motora y disminución del uso del lenguaje. En el antes conocido como *trastorno desintegrativo infantil,* el desarrollo progresa con normalidad durante los primeros 2 años, tras los que se pierden las habilidades alcanzadas en dos o más de las siguientes áreas: uso del lenguaje, respuesta social, juego, habilidades motoras y control del esfínter vesical o rectal. El *síndrome de Asperger* se caracterizaba por una marcada alteración de la relación social y patrones de comportamiento repetitivos y estereotipados sin retraso en el desarrollo del lenguaje o extravagancia marcada de este. Las habilidades cognitivas y adaptativas más importantes del niño son apropiadas para su edad, aunque la comunicación social esté alterada. Una encuesta llevada a cabo en niños diagnosticados de trastornos del espectro autista reveló que la edad media a la que se diagnosticaba era de 3,1 años para los niños con trastorno autista, 3,9 años para el trastorno generalizado del desarrollo no especificado, y 7,2 años para el síndrome de Asperger. Los niños con trastorno del espectro autista que mostraban problemas graves del lenguaje eran diagnosticados en promedio 1 año antes que aquellos sin estos problemas. Los que mostraban conductas repetitivas como aletear las manos, andar de puntillas y practicar juegos extraños también se identificaban a una edad más temprana que los que no las mostraban. En los criterios actuales del DSM-5 para el trastorno del espectro autista se ofrecen especificadores sobre la gravedad de los déficits en los principales dominios, así como para la presencia o ausencia de dificultades del lenguaje o discapacidad intelectual.

DIAGNÓSTICO Y CUADRO CLÍNICO

En la tabla 2-12 se describen los abordajes de diagnóstico para el trastorno del espectro autista.

Síntomas básicos

Déficits persistentes en la comunicación social y la interacción.
Los niños con trastorno del espectro autista no satisfacen el nivel esperado de habilidades sociales recíprocas y de interacciones sociales no verbales espontáneas. Los bebés quizá no sonrían, y cuando crecen es posible que carezcan de la postura anticipada de dejarse coger por un cuidador. En la infancia y la adolescencia establecen contacto visual con menos frecuencia que los demás niños. El desarrollo social de los niños con trastorno del espectro autista se caracteriza por una conducta de apego atípica, pero no ausente. Estos niños pueden no reconocer o distinguir explícitamente a las personas más importantes en sus vidas (padres, hermanos y profesores), y no reaccionar de manera alterada cuando se les deja a solas con un extraño en comparación con otros niños de su edad. A menudo sienten y manifiestan ansiedad extrema cuando se les altera la rutina habitual. Cuando alcanzan la edad escolar, sus habilidades sociales pueden haber mejorado y el retraimiento social es menos evidente, sobre todo en los niños con un funcionamiento más alto. No obstante, con frecuencia permanece un déficit observable en el juego espontáneo con los compañeros y en capacidades sociales sutiles que fomentan la amistad. La conducta social de estos niños es a menudo embarazosa y puede ser poco apropiada. En niños mayores, las alteraciones sociales pueden manifestarse en forma de ausencia de la conversación convencional de doble vía, menos intereses compartidos, y pocos gestos faciales y corporales durante las conversaciones. Desde el punto de vista cognitivo, estos niños son más hábiles en los ejercicios relacionados con la visión espacial que en los que requieren habilidades de razonamiento verbal.

Una observación del estilo cognitivo de los niños con trastorno del espectro autista es su discapacidad para inferir los sentimientos o el estado mental de las personas que les rodean. Muestran dificultades para realizar atribuciones sobre las motivaciones o intenciones de otros (conocido como «teoría de la mente»), y esto dificulta el desarrollo de empatía. Esta falta de «teoría de la mente» les provoca dificultades para interpretar el comportamiento social de los demás y les conduce a una ausencia de reciprocidad social.

Las personas con trastorno del espectro autista a menudo desean hacer amistades, y los niños con alto funcionamiento pueden ser conscientes de que su falta de espontaneidad y baja capacidad para responder a las emociones y sentimientos de sus compañeros se convierten en grandes obstáculos para conseguirlas. Los niños con este trastorno suelen ser evitados o avergonzados por sus compañeros, que esperan que se adapten a las actividades principales y experimentan su comportamiento como torpe y ajeno. De adolescentes y adultos, a menudo desean mantener relaciones sentimentales, y para algunos, la mejora de su competencia y habilidades sociales les capacita con el tiempo para desarrollar relaciones estables.

Patrones de conducta, intereses y actividades restrictivos y repetitivos.
Desde los primeros años de vida, el juego de exploración esperado por la etapa del desarrollo en un niño con trastorno del espectro autista es restrictivo y tranquilo. Los juguetes y los objetos no suelen utilizarse como sería de esperar, y con frecuencia se manipulan de forma ritual y con menos rasgos simbólicos. Estos niños por lo general no muestran el nivel de juego de imitación o pantomima abstracta que otros niños de su edad manifiestan de forma espontánea; sus actividades y juegos son más rígidos, repetitivos y monótonos que los de sus compañeros. Las conductas rituales y compulsivas son frecuentes en la primera y media infancia. A menudo les gusta dar vueltas, dar golpes y mirar cómo fluye el agua. No son infrecuentes las conductas compulsivas francas, como alinear objetos, y no es raro que muestren un fuerte apego a un objeto inanimado en particular. Los niños con trastorno del espectro autista y con discapacidad intelectual grave presentan marcadas conductas autolesivas y autoestimuladoras. Las estereotipias, los manierismos y las muecas son más frecuentes cuando se hallan en una situación menos estructurada. Estos niños a menudo consideran intimi-

Tabla 2-12
Trastorno del espectro autista

	DSM-5	CIE-10
Nombre del diagnóstico	Trastorno del espectro autista	Autismo infantil
Duración	Comienza en el período de desarrollo temprano	Ocurre durante el desarrollo, empieza antes de los 3 años de edad
Síntomas	Deficiencias en la interacción social. Ejemplos: • Reciprocidad emocional/respuesta adecuada a las interacciones sociales • Comunicación no verbal/contacto visual/lenguaje corporal/gestos y/o expresión facial • Formar/desarrollar/mantener relaciones y amistades Comportamientos o intereses restringidos/repetitivos. Ejemplos: • Movimientos motores estereotipados • Rigidez respecto a las rutinas/rituales diarios • Intereses restringidos/fijos • Hiperreactividad o hiporreactividad a las sensaciones	Anómalo: • Funcionamiento social • Comunicación • Comportamiento (repetitivo/restringido)
Número requerido de síntomas	Síntomas de cada categoría anterior	
Consecuencias psicosociales de los síntomas	Deterioro funcional	
Exclusiones (no resultado de):	Discapacidad intelectual Retraso del desarrollo global	Autismo atípico: los síntomas no cumplen con todos los criterios de diagnóstico del autismo infantil Síndrome de Asperger: dificultades en la interacción social similares a las encontradas en el autismo, además de restricción de intereses; sin embargo, no se observan deficiencias en el lenguaje o la cognición
Especificadores de los síntomas	**Con o sin discapacidad intelectual** **Con o sin discapacidad del lenguaje** **Asociado con otro trastorno del desarrollo neurológico, mental o del comportamiento** **Con catatonía**	
Especificadores de la gravedad	Para discapacidad social: **leve, moderada, grave** Para patrones de comportamiento: **leve, moderado, grave**	

datorios los cambios y las transiciones.Cambiarse de casa, cambiar el mobiliario de una habitación, o incluso la modificación de una rutina como comer antes de bañarse cuando lo habitual es hacerlo después, pueden provocar angustia, miedo o rabietas.

Características físicas asociadas.   Los niños con trastorno del espectro autista no muestran a simple vista ningún signo que indique la presencia del trastorno. En general, muestran un mayor índice de anomalías físicas menores, como malformaciones de la oreja, y otras que reflejan alteraciones en el desarrollo fetal de aquellos órganos junto con zonas del cerebro.

Un número mayor del esperado de los niños con trastorno del espectro autista no muestran una tendencia precoz a ser diestros o zurdos ni a la lateralización, y siguen siendo ambidiestros a una edad en la que la dominancia cerebral ya está establecida en la mayoría. Se ha observado una incidencia mayor de dermatoglifos anómalos (p. ej., huellas dactilares) que en la población general, lo que puede indicar una alteración en el desarrollo neuroectodérmico.

Síntomas conductuales asociados

Trastornos en el desarrollo y uso del lenguaje.   Las dificultades en el desarrollo del lenguaje y su utilización para transmitir ideas no se encuentran entre los principales criterios para el diagnóstico del trastorno del espectro autista, pero aparecen en un subgrupo de individuos con este trastorno. Algunos niños no solo se resisten a hablar, y las anomalías de su discurso no son consecuencia de falta de motivación. La desviación del lenguaje y el retraso de su desarrollo son características de los subtipos más graves del trastorno, que presentan una difi-

cultad significativa para juntar frases con sentido, incluso cuando su vocabulario es amplio. Cuando los niños que han mostrado retraso del lenguaje aprenden a conversar con fluidez, su conversación puede ofrecer información, pero sin la prosodia o inflexión de voz habituales.

En los primeros años de vida, el típico patrón de balbuceo puede ser mínimo o ausente. Algunos niños emiten ruidos (chasquidos, grititos o sílabas sin sentido) de manera estereotipada, sin que parezca un intento de comunicarse. Al contrario que la mayoría de los niños pequeños, que suelen presentar una mayor habilidad en el lenguaje receptivo que en el expresivo, los niños con trastorno del espectro autista pueden hablar más de lo que entienden. A veces, palabras y hasta frases enteras pueden entrar y salir del vocabulario de un niño. No es raro que emplee una palabra una vez y luego no vuelva a emplearla durante una semana, un mes o incluso años. Los niños con trastorno del espectro autista suelen mostrar un discurso con ecolalias tanto inmediatas como retrasadas, o frases estereotipadas que parecen fuera de contexto. Estos patrones de lenguaje a menudo se asocian con el uso de inversiones del pronombre: decir «tú quieres el juguete» cuando en realidad quiere decir «yo quiero el juguete». Las dificultades en la articulación verbal también son frecuentes. Muchos niños emplean un tono y un ritmo de voz peculiares, y cerca del 50 % no llega a desarrollar un discurso útil. Algunos de los niños intelectualmente más brillantes muestran una particular fascinación por los números y las letras. Los niños con trastorno del espectro autista a veces se muestran excelentes en determinadas tareas o habilidades especiales; por ejemplo, un niño puede aprender a leer de manera fluida en la edad preescolar (hiperlexia), a menudo de manera sorprendentemente correcta. Los niños pequeños pueden leer muchas palabras, pero con escasa comprensión de lo que leen.

Discapacidad intelectual.   En aproximadamente el 30% de los niños con trastorno del espectro autista se constata discapacidad intelectual. En este grupo, la afectación de la función intelectual en un 30% es de leve a moderada, y en un 45-50% es profunda. El CI de los niños con trastorno del espectro autista y discapacidad intelectual tiende a reflejar problemas graves en las habilidades de secuenciación verbal y abstracción, con fortalezas relativas en habilidades visoespaciales o de memoria. Esta observación indica la importancia de las anomalías en las funciones relacionadas con el lenguaje.

Irritabilidad.   En términos generales, la irritabilidad incluye agresividad, conductas autolesivas y rabietas intensas. Estos fenómenos suelen ser habituales en niños y adolescentes con trastorno del espectro autista. Las rabietas intensas y las conductas autolesivas son un problema de difícil control. Aparecen con frecuencia en situaciones cotidianas en las que se espera que pasen de una actividad a otra, se mantengan sentados, o se estén quietos cuando lo que quieren es moverse. En niños con un funcionamiento menor y déficits intelectuales, la agresividad puede aparecer inesperadamente, sin ningún desencadenante o propósito evidente, y pueden observarse conductas autolesivas como golpearse la cabeza, pellizcarse la piel y morderse.

Inestabilidad del estado de ánimo y la afectividad.   Algunos niños con trastorno del espectro autista muestran cambios súbitos del estado de ánimo, con estallidos de risa o llanto sin motivo aparente. Es difícil llegar a conocer más sobre estos episodios si el niño es incapaz de expresar sus pensamientos con respecto a su afectividad.

Respuesta a estímulos sensoriales.   Se ha observado que algunos niños con trastorno del espectro autista responden de manera exagerada a determinados estímulos y de manera insuficiente a otros estímulos de tipo sensorial (p. ej., a los sonidos o al dolor). No es infrecuente que un niño autista parezca sordo, y que a veces muestre una escasa respuesta al tono normal de voz; por el contrario, el mismo niño puede estar muy interesado por el sonido de un reloj de pulsera. Algunos presentan un elevado umbral del dolor o una respuesta alterada; de hecho, pueden no reaccionar llorando o buscando consuelo cuando se hacen daño. Algunos jóvenes muestran perseveración en una experiencia sensorial; por ejemplo, a menudo tararean una melodía o cantan una canción o la música de un anuncio antes de llegar a decir palabras o hablar. Algunos disfrutan especialmente de la estimulación vestibular (girar sobre sí mismos, balancearse o realizar movimientos arriba y abajo).

Hiperactividad y falta de atención.   La hiperactividad y la falta de atención son conductas frecuentes en niños pequeños con trastorno del espectro autista. Un nivel de actividad por debajo de la media es menos frecuente, y a menudo se alterna con hiperactividad. La poca capacidad para prestar atención y concentrarse en una tarea también pueden interferir en el funcionamiento cotidiano.

Habilidades precoces.   Algunos individuos con trastorno del espectro autista presentan habilidades precoces o fragmentadas de gran competencia, como una memoria o capacidad de cálculo prodigiosas o superiores a las de sus compañeros normales. Otras capacidades precoces son la hiperlexia (una capacidad precoz para la lectura, aunque no puedan entender lo que leen), memorizar y recitar, y aptitudes musicales (cantar o tocar melodías, o identificar piezas musicales).

Insomnio.   El insomnio es un problema de sueño frecuente en niños con trastorno del espectro autista, que se estima que ocurra del 44% al 83% de los niños en edad escolar.

Infecciones leves y síntomas digestivos.   Los niños pequeños con trastorno autista presentan una frecuencia mayor de la esperada de infecciones respiratorias altas y otros procesos infecciosos leves. También tienen mayor incidencia de convulsiones febriles. Algunos niños no presentan elevación de la temperatura ante enfermedades infecciosas leves, y pueden no mostrar el aspecto típico de los niños enfermos. Los niños también pueden tener muchos síntomas gastrointestinales, como eructos excesivos, estreñimiento y heces blandas. En otros niños, los problemas de conducta y de las relaciones parecen mejorar notablemente durante una enfermedad leve, y en algunos estos cambios pueden ser, precisamente, una indicación de la presencia de una afección médica.

Escalas de valoración

Un instrumento estandarizado que puede resultar muy útil para obtener información completa en relación con el trastorno del espectro autista lo constituye la Escala de observación para el diagnóstico del autismo genérica (*Autism Diagnostic Observation Schedule-Generic*, ADOS-G).

Brett era el mayor de dos hermanos; nació en una familia de clase media de padres de unos 40 años tras un embarazo difícil, con inducción del parto en la semana 36 por sufrimiento fetal. Como bebé, Brett era poco exigente y relativamente tranquilo; no tuvo cólicos, y el desarrollo motor fue adecuado, pero el del lenguaje se retrasó. Sus padres empezaron a preocuparse por su desarrollo cuando tenía 18 meses y todavía no hablaba, pero, tras ser interrogados, sí habían advertido que, en comparación con los otros niños de su grupo de juegos, Brett se había mostrado relativamente poco interesado por la interacción social y los juegos sociales con los otros niños y con los adultos. La ansiedad ante los extraños fue notable a los 18 meses, mucho más tarde que en los otros niños de su guardería. Brett podía mostrarse muy enfadado si su cuidadora habitual no estaba, y tenía una rabieta hasta que su madre venía a buscarlo. El pediatra de Brett inicialmente trató de tranquilizar a los progenitores diciéndoles que era un «hablador tardío», pero a los 24 meses fue derivado para evaluar su desarrollo. A los 24 meses, sus habilidades motoras eran adecuadas para su edad, pero su desarrollo social y del lenguaje estaba gravemente retrasado, y se advirtió que era resistente a los cambios en su rutina y mostraba una sensibilidad poco común a aspectos del entorno inanimado. Sus habilidades para el juego eran bastante limitadas, y utilizaba los materiales de juego de forma repetitiva e idiosincrásica. Su hermana menor, que tenía entonces 12 meses, había empezado a decir sus primeras palabras, y la historia familiar era negativa para trastornos del lenguaje o del desarrollo. La exploración médica completa reveló que su EEG y TC eran normales; la detección sistemática genética y el análisis cromosómico también arrojaron resultados normales.

Brett fue diagnosticado de trastorno del espectro autista y se incluyó en un programa de educación especial, en el que poco a poco empezó a hablar. Su discurso se caracterizaba por ecolalia, una literalidad extrema, voz monótona y, en ocasiones, inversión de los pronombres. Hablaba a menudo y era capaz de comunicar sus necesidades, pero lo hacía de forma extraña, y los demás niños de su edad no jugaban con él. Brett realizaba actividades principalmente por su cuenta y se hallaba bastante aislado. Hacia los 5 años, estaba bastante unido a su madre, y a menudo el hecho de separarse de ella le provocaba ansiedad y se enfadaba cuando se iba, manifestándolo con rabietas. También había elaborado numerosas conductas autoestimulantes en las que se entretenía, como agitar los dedos frente a sus ojos. Su extrema sensibilidad a los cambios prosiguió durante los años siguientes. La evaluación de la inteligencia reveló un CI combinado en el intervalo promedio con debilidad relativa en las pruebas verbales comparadas con las manipulativas. En 4.º grado, Brett empezó a manifestar problemas conductuales importantes tanto en el colegio como en casa. Era incapaz de terminar las tareas de clase, se movía por el aula y tenía una pataleta cada vez que el profesor le pedía que se sentara. A veces gritaba tan alto que era necesario pedirle que abandonara el aula. Entonces se enfadaba y tiraba todos los libros al suelo en un ataque de ira, golpeando a veces a otros alumnos sin darse cuenta. Se requerían hasta 2 h para calmarlo. En casa, Brett podía montar en cólera si alguien tocaba sus cosas, y se mostraba obstinado y agresivo cuando se le pedía que hiciera cualquier cosa que no tenía previsto hacer. La conducta de rabietas prosiguió durante la primaria, y en 8.º grado, cuando tenía 13 años, se intensificó tanto que el colegio advirtió a los padres de que empezaba a ser muy difícil de manejar.

Brett se sometió a una evaluación por parte de un psiquiatra especializado en niños y adolescentes, que recomendó que asistiera a un grupo para tratar las habilidades sociales y le recetó risperidona por vía oral. Las rabietas de Brett se hicieron menos frecuentes y menos intensas. En general parecía más calmado, y durante las rabietas era posible controlarlo. Brett prosiguió en primaria y combinaba clases de educación especial con las ordinarias. El grupo de terapia sobre habilidades sociales al que asistió sirvió para enseñarle cómo acercarse a los compañeros para no ser rechazado. Brett hizo algunos amigos y, cuando empezó secundaria, hizo dos amigos que iban a su casa y jugaban con él. Era consciente de que era distinto de los demás, pero le costaba explicar qué era lo que le diferenciaba de ellos. Siguió en secundaria, donde combinaba clases especiales con las ordinarias, y tenía planes de ir a una universidad local y vivir en casa durante el primer año. (Adaptado de un caso por Fred Volkmar, MD.)

DIAGNÓSTICO DIFERENCIAL

En el diagnóstico diferencial del trastorno del espectro autista hay que tener en cuenta el trastorno de la comunicación social (pragmático), el trastorno de la comunicación descrito recientemente en el DSM-5; la esquizofrenia de inicio en la infancia; la sordera congénita o el trastorno auditivo grave, y la privación psicosocial. Es además desafiante establecer el diagnóstico porque sus síntomas pueden superponerse con los de la esquizofrenia infantil, con síndromes de discapacidad intelectual con síntomas conductuales y con trastornos del lenguaje. Los diversos problemas concurrentes frecuentes en el trastorno del espectro autista llevaron a Michael Rutter y Lionel Hersov a recomendar un enfoque escalonado en el diagnóstico diferencial.

Trastorno de la comunicación social (pragmático)

Este trastorno se caracteriza por dificultades para explicarse, para comprender las normas de la comunicación social a través del lenguaje, que se manifiesta por no saludar a los demás, no respetar el turno de palabra en una conversación, y no responder a los estímulos verbales y no verbales de quien escucha. Otras formas de alteración que pueden acompañar al trastorno son el retraso en el aprendizaje del lenguaje o expresivo y dificultades receptivas. El trastorno de la comunicación social es más frecuente en parientes de individuos con trastorno del espectro autista, lo que aumenta las dificultades para diferenciarlos. Aunque las relaciones pueden verse afectadas negativamente por el trastorno de la comunicación social, este no incluye las conductas o intereses limitados o repetitivos del trastorno del espectro autista.

Esquizofrenia de inicio en la infancia

La esquizofrenia es rara en niños menores de 12 años y prácticamente inexistente antes de los 5 años. Caracterizada por alucinaciones o delirios, muestra una incidencia inferior de crisis convulsivas, discapacidad intelectual y pocas habilidades sociales. En la tabla 2-13 se compara el trastorno del espectro autista con la esquizofrenia de inicio en la infancia.

Discapacidad intelectual con síntomas conductuales

Los niños con discapacidad intelectual pueden mostrar síntomas conductuales que se superpongan a algunas características del trastorno del espectro autista, lo que puede dificultar el diagnóstico. Las principales diferencias estriban en que los niños con síndromes de discapacidad intelectual por lo general muestran deficiencias globales tanto en las áreas verbales como en las no verbales, mientras que los niños con trastorno del espectro autista muestran una relativa debilidad en las interacciones sociales en comparación con otras áreas de actuación. Los niños con discapacidad intelectual suelen relacionarse con los adultos y sus compañeros verbal y socialmente en consonancia con su edad mental, y muestran un perfil de limitaciones relativamente constante.

Trastorno del lenguaje

Algunos niños con trastornos del lenguaje también muestran manifestaciones del trastorno del espectro autista, lo que puede dificultar el diagnóstico. En la tabla 2-14 se presenta un resumen de las diferencias más importantes entre ambos tipos de trastornos.

Sordera congénita o alteración grave de la capacidad auditiva

Debido a que los niños con trastorno del espectro autista pueden parecer mudos o faltos de desarrollo del lenguaje, deben descartarse la sordera congénita y el déficit auditivo. Los factores que permiten establecer la diferencia son los siguientes: los niños pequeños con trastorno del espectro autista pueden balbucear solo de forma infrecuente, mientras que los niños sordos presentan una historia de balbuceo relativamente normal, que va decayendo hasta interrumpirse hacia los 6 meses o el año de edad. Los niños sordos solo responden ante sonidos fuertes, mientras que los niños con trastorno del espectro autista pueden ignorar sonidos de intensidad fuerte o normal y responder a sonidos suaves o incluso de baja intensidad. Lo más importante es que el audiograma o los potenciales evocados auditivos indican una importante pérdida de audición en los niños sordos. Estos generalmente buscan comunicación social no verbal con regularidad, así como interacciones sociales con sus compañeros y los miembros de su familia, de modo más constante que los niños con trastorno del espectro autista.

Privación psicosocial

La negligencia grave, el maltrato y la falta de cuidados paternos pueden provocar en el niño un aspecto apático, de rechazo o alienado. Las habilidades motoras y del lenguaje pueden retrasarse. Estos niños por lo general mejoran rápidamente cuando se les coloca en un entorno psicosocial favorable y enriquecido, mejoría que no se observa con los niños con trastorno del espectro autista.

EVOLUCIÓN Y PRONÓSTICO

El trastorno del espectro autista suele ser una enfermedad de por vida, aunque heterogénea, cuya gravedad y pronóstico varían ampliamente. Los niños con un CI superior a 70 y habilidades adaptativas promedio, que desarrollan un lenguaje comunicativo a los 5 a 7 años, tienen el mejor pronóstico. Un estudio longitudinal que comparó los síntomas en niños de 5 años con trastorno del espectro autista y un CI alto, con los síntomas que presentaban a los 13 años y hasta ser adultos jóvenes, encontró que una pequeña proporción ya no cumplía los criterios del trastorno del espectro autista; la mayoría mostraba cambios positivos en el dominio social y de la comunicación con el paso del tiempo. Se ha observado que las intervenciones conductuales intensivas consiguen un profundo impacto positivo en muchos niños con trastorno del espectro autista, y en algunos casos se recupera la función hasta un nivel promedio.

Los síntomas del trastorno que parecían no mejorar sustancialmente con el paso del tiempo eran las relacionadas con conductas rituales y repetitivas, pero las intervenciones conductuales basadas en la evidencia dirigidas específicamente a estas pueden mejorarlas. El pronóstico que se da a un niño con trastorno del espectro autista mejora por lo general si el ambiente en casa es de apoyo.

Tabla 2-13
Trastorno del espectro autista y esquizofrenia de inicio en la infancia

Criterios	Trastorno del espectro autista	Esquizofrenia (inicio antes de la pubertad)
Edad de inicio	Período inicial del desarrollo	Raramente antes de los 5 años de edad
Incidencia	1 %	< 1/10 000
Relación por sexos (hombre a mujer)	4 a 1	1,67 a 1 (leve preponderancia en hombres)
Antecedentes familiares de esquizofrenia	No aumentados	Probablemente aumentados
Complicaciones prenatales y perinatales	Aumentadas	No aumentadas
Características conductuales	Pocas relaciones sociales; puede haber lenguaje o habla extravagante y ecolalia; frases estereotipadas; puede haber comportamientos estereotipados y repetitivos	Alucinaciones y delirios; trastorno del pensamiento
Funcionamiento adaptativo	Deficiente	Deterioro del funcionamiento
Nivel de inteligencia	Rango amplio; puede haber discapacidad intelectual (30 %)	Por lo general en el rango normal; puede ser inferior a la media normal
Patrones del coeficiente intelectual	Puntuaciones mayores en pruebas de ejecución que en pruebas verbales	Marcada desigualdad
Crisis de gran mal	Del 4 % al 32 %	Baja incidencia

Adaptada de Magda Campbell, MD, y Wayne Green, MD.

TRATAMIENTO

Los objetivos del tratamiento de los niños con trastorno del espectro autista consisten en incidir sobre las conductas principales que mejoren sus interacciones sociales, su comunicación, ampliar estrategias para integrarse en la escuela, desarrollar relaciones significativas con sus compañeros y aumentar las habilidades a largo plazo para una vida independiente. El tratamiento psicosocial tiene por objeto ayudar a los niños con trastorno del espectro autista a desarrollar habilidades en las convenciones sociales, incrementar una conducta prosocial y socialmente aceptable con sus iguales, y disminuir los síntomas conductuales extraños. En muchos casos se requieren clases de refuerzo para el lenguaje y académicas. Además, el tratamiento también suele buscar la disminución de la irritabilidad y las conductas disruptivas que pueden aparecer en casa y en la escuela y exacerbarse durante las transiciones. Los niños con discapacidad intelectual necesitan intervenciones conductuales intelectualmente apropiadas, con vistas a reforzar las conductas socialmente aceptables y promover las habilidades relacionadas con el autocuidado. Además, los padres de los niños con trastorno del espectro autista a menudo se benefician de la psicoeducación, el apoyo y el asesoramiento para optimizar sus relaciones y su eficacia con sus hijos. El tratamiento intensivo de este trastorno, que incluye programas conductuales intensivos, formación y participación de los padres, e intervenciones académicas/educativas, ha proporcionado los resultados más prometedores. Estos tratamientos incluyen la expansión de las habilidades sociales, la comunicación y el lenguaje, a menudo a través de

Tabla 2-14
Trastorno del espectro autista y trastorno del lenguaje

Criterios	Trastorno del espectro autista	Trastorno del lenguaje
Incidencia	1 %	5/10 000
Relación por sexos (hombre a mujer)	4 a 1	Distribución por sexos igual o casi igual
Antecedentes familiares de retraso en el habla o problemas de lenguaje	< 25 % de los casos	< 25 % de los casos
Sordera asociada	Muy infrecuente	No es infrecuente
Comunicación no verbal (p. ej., gestos)	Deficiente	Empleada activamente
Anomalías del lenguaje (p. ej., ecolalia, frases estereotipadas fuera de contexto)	Presente en un subgrupo	Raro
Problemas de articulación	Infrecuente	Frecuente
Nivel intelectual	Deficiente en un subgrupo (aprox. 30 %)	Raro; con menos frecuencia grave
Patrones del coeficiente intelectual	Típicamente más bajo en las escalas verbales que en las de ejecución	A menudo las puntuaciones verbales son más bajas que las de actuación
Comunicación social deficiente, conductas restringidas y estereotipadas	Presente	Ausente; si está presente, es leve
Juego imaginativo	A menudo deficiente	Por lo general intacto

Adaptada de Magda Campbell, MD, y Wayne Green, MD.

la imitación, la atención conjunta, la reciprocidad social y el juego de una forma centrada en el niño pero dirigida. En cinco ensayos clínicos aleatorizados sobre intervenciones exhaustivas e intensivas precoces dirigidas a tratar las manifestaciones básicas del trastorno del espectro autista en niños de 2 a 5 años, se observó un aumento de la adquisición del lenguaje, de las interacciones sociales y de los logros educativos al final del período de estudio en comparación con los grupos de control. El período de estudio se estableció entre 12 semanas y varios años, y los contextos eran el propio hogar, la consulta o el colegio. Los modelos de tratamiento integral o sus versiones adaptadas se utilizaron solos o combinados en los ensayos clínicos aleatorizados, como se explica más adelante.

Intervenciones psicosociales

Intervenciones intensivas y precoces sobre la conducta y el desarrollo

MODELO DE LOVAAS (UCLA). Esta intervención intensiva y manualizada utiliza principalmente técnicas derivadas del análisis de conducta aplicado, que se administra de forma exclusiva durante varias horas a la semana. Un terapeuta y un niño trabajan en la práctica de habilidades sociales concretas, en el uso del lenguaje y en otras habilidades de juego, con refuerzo y recompensas que se proporcionan por los logros y el dominio de las habilidades.

MODELO DE DENVER DE INICIO PRECOZ (*EARLY START DENVER MODEL*, ESDM). Las intervenciones se administran en contextos reales como un centro de día, el propio hogar y mientras el niño juega con otros niños. Por lo general se enseña a los padres a ser coterapeutas y a proporcionar el entrenamiento en casa mientras los contextos educativos también proporcionan las intervenciones. El centro de atención es el desarrollo de habilidades de juego básicas y relacionales, y las intervenciones integran técnicas de análisis conductual aplicado. Este enfoque se dirige a los niños muy pequeños y se aplica en el contexto de la rutina cotidiana del niño.

ESTRATEGIAS DE ENTRENAMIENTO PARA PADRES. Incluyen el entrenamiento en la respuesta fundamental, en el que se enseña a los padres a facilitar el desarrollo social y comunicativo en casa y durante las actividades, seleccionando conductas sociales fundamentales que tiene que dominar el niño con la esperanza de que, cuando lo consiga, tendrá lugar una generalización natural de las conductas sociales. En este tipo de intervención se integran varios elementos relacionados con los padres y los familiares. Una vez que los padres están formados, aumentan gradualmente la frecuencia a lo largo del día con el niño. Otro ejemplo de estrategia en la que se forma a los padres es el programa *More Than Words* de Hanen.

Modelos de habilidades sociales

ENTRENAMIENTO EN HABILIDADES SOCIALES. Suelen proporcionarla los terapeutas a niños de distintas edades y en un contexto de grupo; se les enseña de forma práctica cómo iniciar una conversación social, saludarse, iniciar los juegos y prestar atención colectivamente. En esta práctica es habitual incluir la identificación y regulación de las emociones, cómo reconocerlas y etiquetarlas en situaciones sociales determinadas, así como atribuir reacciones emocionales apropiadas a los demás, y técnicas de resolución de problemas sociales. Los objetivos son que, con la práctica en el contexto de grupo, el niño sea capaz de utilizar las técnicas en contextos menos estructurados y de interiorizar estrategias para interactuar positivamente con los compañeros.

Intervenciones conductuales y terapia cognitivo-conductual para las conductas repetitivas y los síntomas asociados

TERAPIA CONDUCTUAL. Se ha visto que el análisis conductual aplicado es eficaz para reducir algunas conductas repetitivas en niños y adolescentes con trastorno del espectro autista. En el caso de las conductas repetitivas que son autolesivas se recomienda la intervención precoz; las intervenciones conductuales quizá deban combinarse con tratamientos farmacológicos para tratar apropiadamente los síntomas.

TERAPIA COGNITIVO-CONDUCTUAL (TCC). Hay una evidencia significativa basada en los ensayos clínicos aleatorizados de eficacia de la TCC en el tratamiento de los síntomas de ansiedad, depresión y trastorno obsesivo-compulsivo en niños. Son menos los ensayos en niños con trastorno del espectro autista, aunque se han publicado por lo menos dos estudios con esta técnica que se ha usado para tratar conductas repetitivas en pacientes con trastorno del espectro autista.

Intervenciones para los síntomas comórbidos

NEUROFEEDBACK. Esta modalidad puede influir en los síntomas del TDAH, la ansiedad y la mayor interacción social, proporcionando juegos de ordenador u otros juegos en los que se refuerza la conducta deseada, mientras el niño lleva puestos electrodos que controlan la actividad eléctrica en el cerebro. Se pretende influir en la actividad de la onda cerebral para prolongar o producir actividad eléctrica durante las conductas deseadas. Todavía se investiga esta modalidad para el tratamiento de los síntomas del trastorno del espectro autista.

INSOMNIO. El insomnio es una preocupación prevalente en niños y adolescentes con trastorno del espectro autista, y pueden aplicarse intervenciones conductuales y farmacológicas. La intervención conductual más frecuente requiere modificar primero la conducta de los padres hacia el niño a la hora de acostarlo y durante la noche, para que eliminen el refuerzo y la atención por estar despierto, lo cual lleva a una extinción gradual de la conducta de «mantenerse despierto». En varios estudios en los que se ha recurrido a la terapia con masaje antes de acostar a niños con trastorno del espectro autista de entre 2 y 13 años se constata una mejora en la conciliación y sensación de relajación.

Intervenciones educativas

TRATAMIENTO Y EDUCACIÓN DE NIÑOS AUTISTAS Y CON DISCAPACIDAD COMUNICATIVA (*AUTISTIC AND COMMUNICATION-RELATED HANDICAPPED CHILDREN*, TEACCH). Originalmente desarrollado en la Universidad de Carolina del Norte en Chapel Hill en la década de 1970, en el TEACCH interviene la enseñanza estructurada basada en la idea de que los niños con trastorno del espectro autista tienen dificultades de percepción, por lo que este método educativo incorpora recursos visuales y un programa con dibujos que sirve de ayuda para enseñar temas académicos y respuestas socialmente apropiadas. Se prepara el entorno físico para reforzar el aprendizaje visual y se estructura el día para fomentar la autonomía y las relaciones sociales.

MODELOS DE AMPLIO ESPECTRO. Estos planes educativos incluyen una combinación de estrategias educativas que utilizan el análisis conductual y también se centran en el refuerzo del lenguaje. Se proporciona refuerzo conductual para adquirir conductas socialmente aceptables mientras se enseñan temas académicos. El TEACCH puede incorporarse en un programa educativo especial más amplio para el trastorno del espectro autista.

TRATAMIENTOS COMPUTARIZADOS Y REALIDAD VIRTUAL. Estos métodos se basan en el uso de programas informáticos para enseñar el modo de adquirir lenguaje y habilidades de lectura. Esto proporciona al niño sensación de dominio y da instrucciones conductuales de un modo que le resulta atractivo. El programa *Let's Face It!* es un juego de ordenador que ayuda a enseñar a los niños con trastorno del espectro autista a reconocer caras. Consta de varios juegos interactivos que centran la atención en los cambios en la expresión facial, la región de los ojos, la identificación holística de caras y la de la expresión emocional. En un ensayo clínico aleatorizado en el que se utilizó este programa con niños con trastorno del espectro autista se constató que, al cabo de 20 h de entrenamiento en la identificación de caras con el programa, comparados con el grupo de control, los niños mostraban mejoría en su capacidad para fijarse en la región de los ojos de una cara y en sus habilidades analíticas y holísticas para procesar caras. Se ha constatado su utilidad en varios estudios que utilizan entornos de realidad virtual para enseñar habilidades sociales y de interacción a niños con trastorno del espectro autista. En un estudio, un café virtual para niños con este trastorno les permitía practicar cómo pedir refrescos y comida y cómo pagarlos utilizando el ratón del ordenador.

Intervenciones psicofarmacológicas

En el trastorno del espectro autista las intervenciones psicofarmacológicas se dirigen principalmente a mejorar los síntomas conductuales alterados y no a las características básicas del trastorno del espectro autista. Los síntomas que se deben tratar son la irritabilidad (que en general incluye agresividad), las rabietas y las conductas autolesivas, la hiperactividad, la impulsividad y la falta de atención.

Irritabilidad.   En Estados Unidos, la FDA ha aprobado los antipsicóticos de segunda generación risperidona y aripiprazol para tratar la irritabilidad en individuos con trastorno del espectro autista. La risperidona, un antipsicótico antagonista potente de los receptores de la dopamina (D_2) y la serotonina ($5-HT_2$), atenúa las conductas agresivas o autolesivas en niños con o sin trastorno del espectro autista. Se han realizado siete ECA, tres estudios de reanálisis y dos estudios complementarios, que se han fusionado para confirmar que la risperidona es un tratamiento farmacológico eficaz para la irritabilidad en niños y adolescentes con trastorno del espectro autista. Las dosis típicas oscilan entre 0,5 y 1,5 mg. Algunos de los niños en edad preescolar también recibían tratamiento conductual intensivo. La risperidona se considera el fármaco de elección para niños y adolescentes con trastorno del espectro autista muy irritables. A pesar de su eficacia, los principales efectos secundarios de aumento de peso y del apetito; efectos metabólicos secundarios como la hiperglucemia, la elevación de la prolactina y la dislipidemia, junto con otros como fatiga, somnolencia, mareos e hipersalivación, han limitado su uso. La risperidona debería utilizarse con prudencia en individuos con alteraciones cardíacas o hipotensión subyacentes, ya que puede contribuir a la hipotensión ortostática. En otros estudios de continuación de risperidona en el tratamiento de la irritabilidad en el trastorno del espectro autista, se constataron la eficacia y tolerabilidad persistentes durante un período de 6 meses, con una rápida reaparición de los síntomas que habían respondido bien al tratamiento, cuando se interrumpió. Otros fármacos estudiados son el aripiprazol y la olanzapina.

En dos estudios a gran escala que utilizaron aripiprazol para tratar las rabietas, la agresividad y la conducta autolesiva en niños y adolescentes con trastorno del espectro autista, se observó que era eficaz y seguro. Las dosis iban de 5 a 15 mg/día. Los principales efectos secundarios fueron la sedación, los mareos, el insomnio, la acatisia, las náuseas y los vómitos. Aunque el aumento de peso no era tan notable como con la risperidona, seguía considerándose un efecto adverso moderado, con un aumento aproximado de 1,3 a 1,5 kg tras 8 semanas. El aumento de peso era similar independientemente de que las dosis fueran menores o mayores. Se ha estudiado la eficacia de la olanzapina, que bloquea de forma específica los receptores $5-HT_{2A}$ y D_2, así como los muscarínicos, en el tratamiento de la irritabilidad en niños y adolescentes con trastorno del espectro autista, con tendencia a una respuesta positiva, pero se observó un aumento de peso considerable, de unos 3,5 kg. El principal efecto secundario fue la sedación.

Hiperactividad, impulsividad y falta de atención.   Se han realizado varios ensayos clínicos aleatorizados con placebo sobre la eficacia del metilfenidato en el tratamiento de la hiperactividad, la impulsividad y la falta de atención en niños y adolescentes con trastorno del espectro autista. Las unidades de investigación en psicofarmacología pediátrica observaron que el metilfenidato era al menos moderadamente eficaz en dosis de 0,25 a 0,5 mg/kg en jóvenes con trastorno del espectro autista y síntomas de TDAH. Su eficacia en esta población era menor que en niños con TDAH y sin trastorno del espectro autista, y padecían con mayor frecuencia efectos secundarios, como aumento de la irritabilidad. En un estudio sobre el tratamiento de la hiperactividad y la falta de atención en niños de preescolar con trastorno del espectro autista se observó que el estimulante era seguro y relativamente eficaz; la mitad de los niños de preescolar experimentaron efectos secundarios como aumento de las estereotipias, malestar digestivo, problemas de sueño y labilidad emocio-

nal. Respecto a los fármacos no estimulantes, como la atomoxetina, un estudio doble ciego controlado con placebo que evaluaba la hiperactividad, la impulsividad y la falta de atención en niños con trastornos del espectro autista obtuvo que la atomoxetina era considerablemente más efectiva que el placebo. Los efectos secundarios fueron sedación, irritabilidad, estreñimiento y náuseas. También se ha estudiado la eficacia de la clonidina, un α-agonista, en el tratamiento de la hiperactividad en niños con trastorno del espectro autista, y los resultados han sido mixtos. En algunos casos se ha constatado la utilidad de la guanfacina.

Conducta repetitiva y estereotipada.   Se han estudiado antidepresivos y estabilizadores del estado de ánimo para el tratamiento de estos síntomas nucleares del trastorno del espectro autista. En un estudio realizado con fluoxetina se observó que el grupo con medicación solo mejoraba ligeramente, y no de manera considerable, en comparación con el placebo, y en otro ensayo con escitalopram no se observaron diferencias entre los grupos. No obstante, se constató que la risperidona era efectiva para tratar la irritabilidad, así como las conductas restrictivas y repetitivas. En un estudio reciente, en el que se administró valproato durante 12 semanas a 55 niños de 9 años y medio de promedio con trastorno del espectro autista, se observó que aquellos en los que mejoraba la irritabilidad también dedicaban menos tiempo a las conductas repetitivas.

Alteraciones conductuales tratadas con fármacos en estudios abiertos.   La quetiapina es un antipsicótico con un efecto antagonista del receptor $5-HT_{2A}$ más potente que del receptor D_2. Aunque solo existen ensayos abiertos con este agente, algunos expertos lo utilizan cuando el tratamiento previo con risperidona u olanzapina no es eficaz o se tolera mal. Se han utilizado dosis de entre 50 y 200 mg/día. Entre los efectos adversos se incluyen mareo, taquicardia, agitación y aumento de peso.

La clozapina tiene una estructura química heterocíclica que la relaciona con determinados antipsicóticos de primera generación como la loxapina, aunque la clozapina conlleva un menor riesgo de síntomas extrapiramidales. Por lo general, no se emplea en el tratamiento de la conducta agresiva o autolesiva, salvo que coexistan con síntomas psicóticos. Su efecto adverso más grave es la agranulocitosis, por lo que debe realizarse una monitorización con recuento semanal de leucocitos mientras dura el tratamiento. Su uso suele limitarse a pacientes psicóticos que no responden a otros tratamientos.

La ziprasidona presenta propiedades bloqueadoras de los receptores $5-HT_{2A}$ y D_2, y se asocia con un riesgo muy pequeño de efectos extrapiramidales o antihistamínicos. No existen guías sobre su uso en niños autistas con conductas agresivas o autolesivas, aunque se ha empleado en la práctica clínica para tratarlas en niños que no responden a otros tratamientos. En estudios sobre su uso en adultos con esquizofrenia se mostraron eficaces dosis que oscilaban entre los 40 y los 160 mg. Sus efectos adversos incluyen sedación y mareos. Por lo general, se realiza un ECG antes de iniciar la administración del fármaco.

El litio se ha mostrado eficaz en niños con agresividad sin trastorno del espectro autista, y se usa clínicamente en el tratamiento de la agresividad o comportamientos autolesivos cuando la medicación antipsicótica no es eficaz.

Alteraciones conductuales tratadas con fármacos sin evidencia de su eficacia.   Un estudio doble ciego investigó la eficacia de la amantadina, que bloquea los receptores de N-metil-D-aspartato (NMDA), en el tratamiento de algunas alteraciones del comportamiento, como la irritabilidad, la agresividad y la hiperactividad, en niños con trastorno del espectro autista. Algunos autores han sugerido que las anomalías del sistema glutamatérgico pueden contribuir a la aparición del trastorno. Se han encontrado concentraciones elevadas de glutamato en niños con lo que se denominaba síndrome de Rett. En el estudio, los padres de un 47% de los niños tratados con amantadina clasificaron como «mejoría» el efecto que observaron en sus hijos en relación con la irritabilidad y la hiperactividad, en comparación con un 37% de los padres de los niños tratados con placebo, aunque esta diferencia no alcanzó significación estadística. Los investigadores clasificaron a los niños tratados con amantadina como «significativamente mejorados» con respecto a la hiperactividad. Un estudio doble ciego controlado con placebo sobre la eficacia del anticonvulsivo lamotrigina sobre la hiperactividad en niños autistas mostró mayores tasas de mejoría en las puntuaciones de hiperactividad en los que recibieron placebo, que fueron similares a las obtenidas con medicación.

A veces se usa clomipramina, pero carece de ensayos clínicos aleatorizados y controlados que proporcionen evidencia de los resultados positivos. La fenfluramina, que reduce las concentraciones de serotonina en sangre, también se ha utilizado sin éxito en el tratamiento del autismo. La mejoría no parece asociarse con una reducción de las concentraciones sanguíneas de serotonina. La naltrexona, un antagonista del receptor opioide, se ha investigado sin demasiado éxito, basándose en que el bloqueo de los opioides endógenos podría reducir los síntomas del trastorno autista.

La tetrahidrobiopterina, una coenzima que potencia la acción de las enzimas, fue estudiada. Sin embargo, los resultados no fueron significativos. El análisis *post hoc* de los tres síntomas centrales del autismo (interacción social, comunicación y movimientos estereotipados) reveló una mejoría significativa de la puntuación en interacción social a los 6 meses con el tratamiento activo, y se observó una relación positiva entre la respuesta social y el CI. Estos resultados sugieren que la tetrahidrobiopterina puede tener efecto positivo sobre el funcionamiento social de los niños con autismo.

Un reciente informe de casos sugiere que la venlafaxina en dosis bajas fue eficaz en 3 adolescentes y adultos jóvenes con trastorno autista que presentaban conductas autolesivas e hiperactividad. Se usaron dosis de 18,75 mg/día, y se comunicó que la eficacia se mantenía tras un período de 6 meses.

Medicina complementaria y alternativa

La medicina complementaria y alternativa consta de una serie de tratamientos no tradicionales que suelen utilizarse junto con tratamientos convencionales. Las intervenciones seguras que se han aplicado para tratar las características conductuales básicas y asociadas del trastorno del espectro autista, cuya eficacia se desconoce, son la musicoterapia, para fomentar la comunicación y la expresión, y el yoga, para fomentar la atención y disminuir el nivel de actividad. Una práctica biológica que se considera segura y eficaz es la melatonina, para reducir la latencia en el inicio del sueño en niños. Otras prácticas biológicas que se sabe que son seguras pero de las que se desconoce su eficacia son la administración de vitamina C, complejos multivitamínicos, ácidos grasos esenciales y aminoácidos (carnosina y carnitina). En ensayos clínicos aleatorizados se ha observado que la secretina es ineficaz en el tratamiento del trastorno del espectro autista.

EPIDEMIOLOGÍA

Prevalencia

La tasa de diagnóstico de los trastornos del espectro autista ha aumentado en las últimas dos décadas, y actualmente 1 de cada 54 niños es diagnosticado con un trastorno del espectro autista en Estados Unidos. Sobre la base de los criterios del DSM-IV-TR, su frecuencia es de unos 8 casos por cada 10 000 niños (0,08%). Por definición, el trastorno del espectro autista aparece en el período inicial de desarrollo, aunque en algunos casos no se reconoce hasta que el niño es mucho mayor. Este retraso entre el inicio y su diagnóstico hace que aumenten los índices de prevalencia con la edad en los niños.

Distribución por sexos

El trastorno del espectro autista se diagnostica con una frecuencia de cuatro a cinco veces más en el sexo masculino que en el femenino. En las muestras clínicas, las niñas presentan discapacidad intelectual más a menudo que los niños, quizá porque en las niñas sin discapacidad intelectual la probabilidad de ser identificadas, evaluadas clínicamente y diagnosticadas sea menor.

ETIOLOGÍA Y PATOGENIA

Factores genéticos

Los estudios familiares y de gemelos sugieren en el trastorno del espectro autista una contribución hereditaria significativa, pero no parece que sea de penetrancia completa. Aunque hasta un 15% de los casos parecen asociarse con una mutación genética conocida, en la mayoría su expresión depende de múltiples genes. Los estudios en familias han demostrado aumentos en los índices del trastorno en los hermanos de un niño probando, que llegan al 50% en algunas familias con dos niños o más con el trastorno. Los hermanos de un niño con trastorno del espectro autista muestran un riesgo incrementado para diversos déficits del desarrollo de las habilidades comunicativas y sociales, incluso cuando no cumplen criterios de trastorno del espectro autista.

El índice de concordancia encontrado en dos estudios de gran tamaño con gemelos fue del 36% en los monocigóticos, frente a un 0% en los dicigóticos en el primer estudio y, aproximadamente, del 96% y el 27%, respectivamente, en el segundo. La elevada tasa de dificultades cognitivas, incluso en el gemelo no autista de gemelos monocigóticos con complicaciones perinatales, sugiere que factores ambientales perinatales interactúan con la vulnerabilidad genética de modo diferencial en el trastorno del espectro autista.

La heterogeneidad en la expresión de síntomas en familias con trastorno del espectro autista sugiere múltiples patrones de transmisión genética. Los estudios indican que tanto el aumento como la disminución de determinados patrones genéticos pueden constituir factores de riesgo del trastorno. Además de factores genéticos específicos, el sexo desempeña un papel notable en la expresión del trastorno. Los estudios genéticos han identificado dos sistemas biológicos afectados: la elevación de la serotonina (5-HT) en las plaquetas y la alteración de los mecanismos de plasticidad sináptica ligados a la diana de rapamicina en células de mamífero (mTOR, *mammalian target of rapamycin*), que se comentarán en la siguiente sección.

Varios síndromes genéticos causan el trastorno del espectro autista como parte de un fenotipo más amplio. El más frecuente es el síndrome del cromosoma X frágil, un trastorno recesivo ligado al cromosoma X que aparece en el 2-3% de los individuos con trastorno del espectro autista. En este síndrome se constata una repetición nucleotídica en la región 5′ no traducida del gen *FMNR1* que produce síntomas del trastorno del espectro autista. Los niños con síndrome del cromosoma X frágil tienden a presentar discapacidad intelectual, dificultades en la motricidad gruesa y fina, cara poco habitual, macroorquidia y capacidad del lenguaje expresivo significativamente más pobre. La esclerosis tuberosa, otro trastorno genético que se caracteriza por múltiples tumores benignos, con un patrón de herencia autosómica dominante, aparece con una frecuencia superior en niños con trastorno del espectro autista, y hasta el 2% de estos niños también presentan esclerosis tuberosa.

Investigadores que han estudiado el ADN de más de 150 pares de hermanos con trastorno del espectro autista encontraron evidencias de que dos regiones localizadas en los cromosomas 2 y 7 contenían genes que podían contribuir al trastorno, y se ha propuesto también la relación de otros genes, en los cromosomas 16 y 17.

Biomarcadores

El trastorno del espectro autista se relaciona con varios biomarcadores, lo cual puede ser debido a interacciones de genes y factores ambientales que después influyen en la función neuronal, en el desarrollo de las dendritas, y que contribuyen a la alteración del procesamiento de la información neuronal. Los investigadores identificaron varios biomarcadores de señalización alterada en el sistema 5-HT, los mecanismos de plasticidad sináptica ligados a mTOR y las alteraciones del sistema inhibidor del ácido γ-aminobutírico (GABA).

El primer biomarcador identificado en el trastorno fue la elevación de la serotonina en sangre, casi exclusivamente en las plaquetas. Las plaquetas adquieren 5-HT a través del transportador de serotonina (SERT, *serotonin transporter*), que se sabe que es hereditario, mientras atraviesan la circulación intestinal. Los genes responsables del SERT *(SLC64A)* y el gen 5-HT$_{2A}$ de los receptores de 5-HT *(HTR2A)* son más heredables que el trastorno del espectro autista y codifican la misma proteína en las plaquetas y el cerebro. Puesto que la 5-HT participa en el desarrollo cerebral, es posible que los cambios en su regulación provoquen alteraciones en la migración neuronal y el crecimiento cerebral.

Estudios de neuroimagen estructural y funcional han sugerido biomarcadores asociados con el trastorno del espectro autista. En varios estudios se ha observado un aumento total del volumen cerebral en niños de menos de 4 años con este trastorno, cuyo perímetro cefálico neonatal se hallaba dentro de los límites normales o ligeramente por debajo, pero hacia los 5 años de edad, el 15% a 20% presentaban macrocefalia. En otros estudios se han hallado datos que lo confirman en muestras de niños a los que posteriormente se diagnosticó un trastorno del espectro autista, cuyo perímetro cefálico era normal cuando nacieron; hacia los 4 años, en el 90% el volumen era mayor que en los controles, y un 37% de los del grupo con trastorno del espectro autista cumplían criterios de macrocefalia. En cambio, en los estudios realizados con resonancia magnética estructural (RMe) a niños de 5 a 16 años con trastorno del espectro autista no se hallaron valores promedio de un aumento del volumen total del cerebro. En un estudio se efectuó el seguimiento del tamaño de la amígdala en jóvenes con trastorno del espectro autista durante los primeros años de vida, y se observó un aumento de tamaño en los primeros años, seguido de una disminución del volumen con el paso del tiempo. Según varios estudios, el tamaño del estriado también es mayor en niños con el trastorno, con una correlación positiva entre el tamaño estriatal y la frecuencia de las conductas repetitivas. El proceso dinámico del cambio atípico de volumen total del cerebro observado en estos niños respalda la hipótesis globalizadora de que hay períodos sensibles o «críticos» en la plasticidad del cerebro que pueden alterarse de forma que contribuyen a la aparición del trastorno del espectro autista.

Los estudios de RMf se han centrado en la identificación de biomarcadores, es decir, los correlatos cerebrales funcionales de varios síntomas básicos observados en el trastorno del espectro autista. Estos estudios en niños, adolescentes y adultos han recurrido a tareas como la percepción de caras, caras neutras, déficits en la «teoría de la mente», alteraciones en el lenguaje y la comunicación, memoria de trabajo y conductas repetitivas. Estos estudios han proporcionado indicios de que los individuos con este trastorno tienden a analizar las caras de un modo distinto a los controles, puesto que se fijan más en la región de la boca que en los ojos, y en lugar de examinar toda la cara varias veces se fijan más en rasgos particulares. En respuesta a estímulos socialmente relevantes, los investigadores han llegado a la conclusión de que los individuos con este trastorno presentan mayor activación de la amígdala. En cuanto a la «teoría de la mente», es decir, la capacidad de atribuir estados emocionales a los demás y a uno mismo, los estudios con RMf hallan diferencias en la activación de regiones del cerebro como el lóbulo temporal derecho y otras áreas que en los controles se sabe que se activan cuando realizan tareas que implican la teoría de la mente. Algunos investigadores creen que esta diferencia representa una disfunción del sistema neuronal especular. Se han observado patrones atípicos de activación del lóbulo frontal en múltiples estudios sobre el trastorno del espectro autista durante la realización de tareas de procesamiento de caras, lo que sugiere que esta área del cerebro puede ser crítica en la percepción social y el razonamiento emocional. La disminución de la activación en las regiones frontales izquierdas del cerebro en individuos con trastorno del espectro autista durante la

realización de tareas de memoria y de lenguaje llevó a los investigadores a proponer la hipótesis de que las personas con trastorno del espectro autista recurrían más a estrategias visuales durante el procesamiento del lenguaje que los individuos de control.

Las investigaciones con RMe y RMf han contribuido a demostrar correlatos cerebrales de alteraciones nucleares observadas en individuos con trastorno del espectro autista.

Factores inmunitarios

Varios estudios han sugerido que la incompatibilidad inmunológica (es decir, la presencia de anticuerpos maternos dirigidos contra el feto) puede contribuir al desarrollo del trastorno autista. Los linfocitos de algunos niños autistas reaccionan contra anticuerpos maternos, lo que plantea la posibilidad de que tejidos neuronales embrionarios puedan resultar dañados durante la gestación. Estos informes por lo general reflejan casos únicos y no estudios controlados, por lo que esta teoría continúa siendo investigada.

Factores prenatales y perinatales

En niños que más tarde son diagnosticados de trastorno del espectro autista parece encontrarse una incidencia mayor de lo esperable de complicaciones prenatales y perinatales. Los factores prenatales más significativos son: edad avanzada de los progenitores en el momento del parto, hemorragia gestacional materna, diabetes gestacional y ser el primogénito. Son factores de riesgo perinatal las complicaciones del cordón umbilical, traumatismo al nacer, sufrimiento fetal, talla reducida para la edad gestacional, bajo peso al nacer, baja puntuación de Apgar a los 5 min, malformación congénita, incompatibilidad del sistema ABO o del factor Rh e hiperbilirrubinemia. Muchas de las complicaciones obstétricas relacionadas son también factores de riesgo de hipoxia, lo que ya de por sí puede ser un factor de riesgo subyacente. No hay pruebas suficientes para implicar a uno solo de los factores perinatales o prenatales en la etiología del trastorno del espectro autista, y es posible que se trate de la interacción entre la predisposición genética a este trastorno y factores perinatales.

Trastornos neurológicos comórbidos

Las alteraciones en el EEG y las crisis convulsivas aparecen con mayor frecuencia de la esperada en los individuos con trastorno del espectro autista. Entre el 4% y el 32% de las personas con el trastorno presentan en algún momento de sus vidas crisis de gran mal, y un 20% a 25% muestran una dilatación ventricular en la TC. Se pueden encontrar anomalías en el EEG en un 10% a 83% de los niños con trastorno autista tal como se definía anteriormente, y aunque ningún hallazgo en el EEG es específico del trastorno, pueden indicar un fallo en la lateralización cerebral. El consenso actual sugiere que el trastorno del espectro autista es un conjunto de síndromes comportamentales causados por una multitud de factores que actúan sobre el sistema nervioso central.

Teorías psicosociales

Estudios que han comparado a padres de niños con trastorno del espectro autista con padres de niños normales no han revelado diferencias significativas respecto a sus habilidades de crianza. Los investigadores han refutado especulaciones anteriores de que los factores emocionales de los padres contribuyen al desarrollo del trastorno del espectro autista.

▲ 2.4 Trastorno por déficit de atención/hiperactividad

El trastorno por déficit de atención/hiperactividad (TDAH) es una enfermedad neuropsiquiátrica que afecta a preescolares, niños, adolescentes y adultos en todo el mundo, que se caracteriza por un patrón de falta de atención sostenida y un comportamiento más impulsivo o hiperactividad. Existen pruebas claras, basadas en la historia familiar, el genotipo y estudios de neuroimagen, que apoyan la base biológica del trastorno. Aunque están implicadas diversas regiones del cerebro y varios neurotransmisores en la aparición de los síntomas, la dopamina sigue siendo el foco de las investigaciones acerca de los síntomas. Se ha implicado la corteza prefrontal del cerebro por su elevada utilización de dopamina y sus interacciones recíprocas con otras regiones cerebrales relacionadas con la atención, la inhibición, la toma de decisiones, la inhibición de la respuesta, la memoria de trabajo y la vigilancia. El TDAH afecta a un 5% a 8% de los niños en edad escolar, y de los que fueron diagnosticados de niños, un 60% a 85% seguían cumpliendo los criterios para el trastorno al llegar a la adolescencia, y un 60% continuaban sintomáticos en la edad adulta. Niños, adolescentes y adultos con TDAH a menudo presentan alteraciones significativas en su rendimiento académico, así como en situaciones sociales e interpersonales. El TDAH se asocia con frecuencia a trastornos comórbidos, como trastornos del aprendizaje, de ansiedad, del estado de ánimo, disruptivos y de la conducta.

El DSM-5 ha presentado diversos cambios en los criterios diagnósticos del TDAH en jóvenes y en adultos. Con anterioridad, los síntomas debían estar presentes a los 7 años de edad, pero en el DSM-5 «algunos síntomas de inatención o hiperactivo-impulsivos» deben estar presentes antes de los 12 años de edad. Previamente, existían dos subtipos: el tipo inatento y el tipo hiperactivo-impulsivo. En el DSM-5, los subtipos han sido reemplazados por tres especificadores, que denotan esencialmente los mismos grupos: *1)* presentación combinada; *2)* presentación predominante con falta de atención, y *3)* presentación predominante hiperactiva/impulsiva. Otros cambios introducidos incluyen la posibilidad de establecer un diagnóstico comórbido de TDAH y autismo infantil. Además, para el diagnóstico en adolescentes a partir de los 17 años y los adultos solamente se requieren 5 síntomas de inatención o de hiperactividad e impulsividad, en lugar de los 6 que, como mínimo, deben presentar los niños. Además, el DSM-5 añadió síntomas a su lista para reflejar diferentes presentaciones a lo largo de la vida. Para confirmar el diagnóstico, el deterioro debido a la inatención y/o a la hiperactividad y la impulsividad debe estar presente en, al menos, dos escenarios e interferir con el funcionamiento social o académico apropiado al nivel de desarrollo.

Este trastorno aparece descrito en la bibliografía desde hace muchos años con distintos términos. A comienzos del siglo xx, los niños impulsivos, desinhibidos y con hiperactividad (muchos de ellos con afectación neurológica secundaria a encefalitis) se clasificaban dentro del grupo de *síndrome hiperactivo*. En la década de 1960, se describió como «daño cerebral mínimo» el cuadro que presentaba un grupo heterogéneo de niños con disminución de la coordinación, dificultad para el aprendizaje y labilidad emocional, pero que no se debía a lesiones neurológicas específicas. Sin embargo, con el tiempo quedó claro que se trataba de un término poco apropiado. Se han sugerido numerosas hipótesis para explicar los síntomas del TDAH, incluidas teorías sobre una activación anómala y escasa capacidad para controlar las emociones, que se apoyaban en la observación de que los fármacos estimulantes producían una atención sostenida y mejoraban la capacidad de concentración. El TDAH es uno de los trastornos psiquiátricos infantiles mejor investigados, con tratamientos basados en la evidencia bien establecidos.

CUADRO CLÍNICO

El TDAH puede comenzar durante la lactancia, aunque rara vez se reconoce hasta que el niño alcanza al menos la edad de la deambulación. Sin embargo, a menudo los lactantes con TDAH son activos en la cuna, duermen poco y lloran mucho.

En el colegio, los niños con TDAH pueden iniciar una prueba con rapidez, pero abandonar a las pocas preguntas. Son incapaces de esperar su turno y responden antes que nadie. En casa, no pueden permanecer quietos ni un instante. La impulsividad y la incapacidad de diferir la gratificación son características. Suelen ser propensos a sufrir accidentes.

Las características más referidas en niños con TDAH son, por orden de frecuencia, la hiperactividad, el déficit de atención (escasa capacidad de atención, distracción, perseveración, incapacidad para finalizar tareas y escasa concentración), impulsividad (actuaciones sin pensar, cambios bruscos de actividad, falta de organización, no estar quietos en clase), problemas de memoria y pensamiento, anomalías específicas del aprendizaje, y déficits del habla o la audición. A menudo se aprecia déficit perceptual motor, labilidad emocional y trastorno del desarrollo de la coordinación. Un porcentaje significativo de niños con TDAH muestra síntomas conductuales de agresividad y rebeldía. Los problemas escolares, tanto referentes al aprendizaje como a la conducta, se asocian con frecuencia al TDAH. Algunas veces alteraciones concurrentes de la comunicación o el aprendizaje, que dificultan la adquisición, retención y exposición de los conocimientos, complican la evolución del TDAH.

Un psiquiatra evaluó a Justin, un niño de 9 años, después de que su profesor informara a sus padres adoptivos que era incapaz de manejar las conductas impulsivas y agresivas del niño en la clase. Justin iba a la escuela pública, a una clase normal con dos períodos de refuerzo diarios para ayudarle con la lectura y las matemáticas. También recibía una sesión de logopedia a la semana. Los padres adoptivos sabían muy poco acerca de la familia biológica de Justin, aparte de que la madre biológica era una conocida politoxicómana y estaba encarcelada en la actualidad. Justin fue adoptado en la infancia y su pediatra comentó a sus padres adoptivos que era un niño completamente sano al nacer. Sin embargo, ya en la guardería, los maestros se quejaban de que el niño «parecía no escuchar», mostraba «poca concentración» y era incapaz de permanecer quieto en su sitio. Como Justin era un niño encantador y listo, sus maestros de guardería y de 1.er grado hicieron arreglos para él en sus clases a pesar de los problemas que daba. No obstante, cuando Justin llegó a 2.º grado quedó claro que tenía problemas con la lectura y la escritura, por lo que se inició una evaluación para un programa de educación personalizado. Se le proporcionaron períodos de refuerzo diarios en la escuela, pero Justin seguía teniendo problemas para llevarse bien con sus compañeros durante el almuerzo e incluso en el recreo. A menudo se le encontraba discutiendo o peleándose con otros niños, que decían que no conocía las reglas de los juegos. Justin se enojaba cuando sus compañeros le criticaban y les empujaba.

En casa, los padres adoptivos de Justin se sentían más y más frustrados con Justin, porque parecía que tardaba horas en hacer unos pocos ejercicios de matemáticas y era incapaz de escribir un párrafo sin mucha ayuda. Él se enfadaba fácilmente al sentirse frustrado, y empezaba a correr de forma alocada y destructiva. Era un niño de buen corazón que parecía llevarse mejor con niños más pequeños. Parecía que no hacía amigos entre sus compañeros de clase, y los profesores indicaron que a veces los compañeros de clase le evitaban porque Justin era demasiado bruto jugando y no seguía las reglas de juego. Justin lo pasaba mal esperando su turno y se sentía fácilmente provocado cuando se le recriminaba, por lo que se le apartaba y, a menudo, sus compañeros de clase abusaban de él. Justin era consciente de que no era capaz de seguir el ritmo de las clases, y dijo a sus padres adoptivos que era «tonto». Aunque Justin actuaba de manera bulliciosa e impulsiva, también estaba triste, y un día, después de una pelea con compañeros, dijo a sus padres adoptivos que «se iba a matar». Llegados a este punto, los padres adoptivos de Justin decidieron que su profesor estaba en lo cierto y deberían realizar una evaluación psiquiátrica.

Durante la evaluación inicial con un psiquiatra especializado en la infancia y adolescencia, se consideró que Justin era un niño bien desarrollado, listo y activo, que parecía distraído, nervioso y algo triste. Cuando se le preguntaba sobre ello, Justin decía que quería hacerlo «mejor» en la escuela, pero no le gustaba a nadie, lo hacía todo mal en clase y no le gustaba hacer los deberes. Negaba tener ideas suicidas y que solo lo dijo a sus padres porque estaba enfadado con sus compañeros. Admitió que le resultaba muy difícil entender las tareas escolares e imposible completar los trabajos. Durante la evaluación, se obtuvieron diversas escalas de índices de padres y profesores, entre ellas, el Inventario del comportamiento infantil (*Child Behavior Checklist,* CBCL) y el Cuestionario de Swanson, Nolan y Pelham (SNAP). Los padres y el profesor de Justin ratificaron la presencia de síntomas similares, como poca organización, incapacidad de seguir indicaciones, mostrarse olvidadizo respecto a las actividades diarias, impulsividad con diversos episodios de echarse a correr por la calle sin mirar, decir cosas bruscamente en clase sin pedir turno, y repetidas peleas con los compañeros. Se observó que Justin se mostraba abatido cuando los compañeros le excluían de los juegos, y taciturno o enfadado en casa cuando se le pedía que leyera o que hiciera los deberes. Basándose en la historia clínica, los cuestionarios y el informe del profesor, se llegó al diagnóstico de TDAH con el especificador del DSM-5 de presentación combinada. Además, se observó que Justin también presentaba un trastorno del estado de ánimo depresivo, que no se calificó como depresión mayor. Se sugirió un plan de tratamiento que incluía una planificación de la conducta que permitía que Justin recibiera recompensas al esforzarse con sus deberes escolares junto con un ensayo de medicación estimulante. Una extensiva historia médica y una exploración física no revelaron ninguna enfermedad sistémica. Tras obtener un EEG normal, se empezó a administrar a Justin una dosis de prueba de 10 mg de un estimulante, metilfenidato, de acción corta, para determinar si podría tolerarlo sin mostrar sensibilidad inesperada. Justin no presentó efectos secundarios y poco después se cambió a metilfenidato de larga acción (36 mg), cuyo efecto podía durar entre 10 y 12 h. Mejoró su atención en clase y parecía estar menos inquieto y más centrado, y su profesor declaró que no se movía de su sitio tan a menudo, aunque seguía diciendo cosas bruscamente cuando no se le preguntaba y continuaba teniendo problemas para seguir instrucciones y se le olvidaban cosas.

Como Justin no estaba experimentando efectos adversos y seguía mostrando algunos síntomas de TDAH, se aumentó la dosis a 54 mg/día. Con esta dosis, Justin presentó una mejoría en su capacidad de permanecer sentado y terminar sus tareas, tanto en clase como en casa, pero empezó a mostrar significativos problemas de insomnio y fatiga por la imposibilidad de conciliar el sueño antes de las 2:00 de la madrugada.

El psiquiatra infantil y de adolescentes y los padres de Justin se plantearon dos opciones para combatir el insomnio: una era añadir una dosis de clonidina de corta acción por las tardes para conseguir un efecto calmante junto con propiedades sedantes, y la otra iniciar un ensayo con parches transdérmicos de metilfenidato, que podían proporcionar una dosis similar de metilfenidato durante el día y retirarlos a las 16:00 o 17:00, por la tarde, para determinar si se producía el efecto deseado sobre los síntomas diana durante el período de tiempo óptimo. Como el fármaco puede actuar durante aproximadamente 1 h después de quitar el parche, fue necesario probar diferentes tiempos de retirada para encontrar el período óptimo de tratamiento. La familia de Justin y su psiquiatra infantil determinaron que lo mejor para Justin sería probar el parche, antes que añadir una medicación adicional para tratar el insomnio. Se probó un parche transdérmico de 20 mg, que si se retiraba a las 17:00, Justin se dormía a los 30-45 min de meterse en cama. Excepto por un eritema leve en el lugar de aplicación del parche, Justin no experimentó ningún otro efecto adverso y se mostraba contento de no tener que tomar pastillas cada mañana. Los padres, el profesor y el psiquiatra infantil de Justin concluyeron que ahora los síntomas del TDAH estaban mucho mejor controlados. El niño empezó a recibir mejores calificaciones en la escuela y su autoestima aumentó notablemente. No obstante, seguía teniendo dificultades con los compañeros y sentía que no estaba haciendo tantos amigos como él querría. El psiquiatra infantil sugirió que asistiera semanalmente a un grupo de habilidades sociales conducido por un psicólogo con experiencia en intervenciones de grupo con niños con TDAH. Aunque al principio Justin no quería ir, después de unas pocas sesiones, en las que se le elogió por interactuar apropiadamente con sus compañeros de grupo, decidió que le gustaba el grupo y, con el tiempo, incluso invitó a algunos de sus compañeros de grupo a jugar en casa. La combinación de la medicación y el grupo de habilidades sociales conllevó una

mejoría significativa de los síntomas de TDAH de Justin, así como en las relaciones con los compañeros e incluso con su familia. (Adaptado de Greenhill LL, Hechtman LI. Attention-Deficit/Hyperactivity Disorder. En: Sadock BJ, Sadock VA, Ruiz P, eds. *Kaplan & Sadock's Comprehensive Textbook of Psychiatry*. 9.ª ed. Vol. 2. Philadelphia, PA: Lippincott Williams & Wilkins; 2009:3571.)

DIAGNÓSTICO

Los principales signos de falta de atención, hiperactividad e impulsividad se pueden encontrar tras una cuidadosa historia de los patrones de desarrollo del niño y mediante la observación directa del niño, especialmente en aquellas situaciones que requieren una atención sostenida. La hiperactividad puede ser más grave en determinadas situaciones (p. ej., en la escuela) y menos en otras (p. ej., en conversaciones cara a cara), e incluso menos evidente en actividades recreativas (deporte). El diagnóstico de TDAH requiere la persistencia de síntomas disfuncionales que incluyan hiperactividad/impulsividad o déficit de atención en, al menos, dos situaciones distintas. Por ejemplo, muchos niños con TDAH tienen dificultades en el colegio y en casa. Los criterios para el diagnóstico aparecen detallados en la tabla 2-15.

Son rasgos característicos del TDAH la escasa capacidad de atención y la alta facilidad para distraerse, teniendo en cuenta la edad cronológica y el grado de desarrollo. En la escuela, los niños con TDAH a menudo muestran dificultades para seguir las instrucciones y necesitan atención complementaria e individualizada por parte de los profesores. En casa, con frecuencia muestran dificultades para llevar a cabo lo que les encargan sus padres y necesitan que se les pida varias veces que realicen tareas sencillas. Típicamente actúan impulsivamente, muestran labilidad emocional, son explosivos, faltos de atención e irritables.

Los niños que muestran hiperactividad como rasgo predominante son más propensos a recibir tratamiento que aquellos en quienes el síntoma principal es la falta de atención. Es más probable que los niños con síntomas de TDAH del tipo hiperactivo-impulsivo combinado con falta de atención o síntomas predominantemente hiperactivos-impulsivos reciban un diagnóstico estable en el tiempo y que presenten alteraciones de la conducta asociadas que aquellos con TDAH en los que predomina la falta de atención. Con frecuencia, al TDAH se asocian trastornos específicos del aprendizaje en las áreas de lectura, aritmética, lenguaje y expresión escrita. Deben descartarse otras causas de falta de atención mediante una evaluación global del desarrollo.

La historia escolar y los informes de los profesores son importantes cuando se evalúa si las dificultades en el aprendizaje y el comportamiento responden a la incapacidad del niño para mantener la atención o si tiene problemas para entender las asignaturas. Además de las limitaciones intelectuales, un bajo rendimiento escolar puede venir dado por problemas de maduración, rechazo social, trastornos del estado de ánimo, ansiedad o baja autoestima generada por los trastornos del aprendizaje. La evaluación de las relaciones sociales con los hermanos, los compañeros y los adultos, y su actitud ante actividades de ocio estructuradas puede ofrecer importantes claves diagnósticas sobre la presencia de TDAH.

La exploración del estado mental en un niño con TDAH que está preocupado por su incapacidad puede reflejar un estado de ánimo desmoralizado o deprimido; sin embargo, no son habituales las alteraciones del pensamiento o de la percepción de la realidad. El niño puede mostrar una gran incapacidad para mantener la atención, perseveración e indicios de problemas de percepción visual o auditiva, o trastornos del aprendizaje basados en el lenguaje. La exploración neurológica puede poner de manifiesto alteraciones o inmadurez visual, motora, perceptiva o de la discriminación auditiva, sin signos claros de afectación de la agudeza visual o auditiva. Los niños con TDAH a menudo presentan problemas de coordinación motora y dificultad para copiar figuras apropiadas para su edad, de alternancia rápida de movimientos y de diferenciación izquierda-dere-

Tabla 2-15
Trastorno por déficit de atención/hiperactividad (TDAH)

	DSM-5	CIE-10
Nombre del diagnóstico	Déficit de atención/hiperactividad	Trastornos hipercinéticos Alteración de la actividad y la atención
Duración	≥ 6 meses Síntomas antes de los 12 años de edad	Suele ocurrir antes de los 5 años de edad
Síntomas	Falta de atención: • Poca atención a los detalles/errores frecuentes • Dificultad para mantener la atención/enfoque • Cuando se le habla, parece no escuchar • No sigue muy bien las tareas • Malas habilidades organizativas • Se queja al realizar tareas que requieren atención • Pierde cosas • Se distrae fácilmente • Olvidadizo Hiperactividad/impulsividad: • Inquietud/nerviosismo • No puede permanecer sentado • Corre/trepa de forma inapropiada • No puede hacer las cosas en silencio (p. ej., jugar) • No puede quedarse quieto • Inapropiadamente hablador • Responde de manera inapropiada • No puede esperar su turno • Interrumpe a otros	No puede hacer actividades que requieran atención prolongada Desorganizado al completar tareas Actividad excesiva Puede tener: • Impulsividad • Imprudencia • Desinhibición social
Número requerido de síntomas	≥ 6 de cada categoría (≥ 5 para ≥ 17 años de edad) Los síntomas ocurren en > 1 entorno	
Consecuencias psicosociales de los síntomas	Deterioro funcional	
Exclusiones (no resultado de):	Otra enfermedad mental	**Trastorno de conducta hipercinético:** se refiere a los síntomas presentes en el contexto del trastorno de conducta
Especificadores de los síntomas	**Presentación combinada** **Presentación predominantemente con falta de atención** **Presentación predominantemente hiperactiva/impulsiva**	
Especificadores del curso	**En remisión parcial:** últimos 6 meses, los síntomas continúan pero menos de lo necesario para el diagnóstico	
Especificadores de la gravedad	**Leve:** síntomas mínimos necesarios para el diagnóstico; deterioro funcional menor **Moderado:** síntomas y deterioro intermedios **Grave:** síntomas graves, deterioro marcado	

cha, pueden ser ambidiestros, tener reflejos asimétricos y una gran variedad de signos neurológicos no focales (signos menores).

Ante la posibilidad de que existan crisis de ausencia, los médicos deben obtener una evaluación neurológica y un EEG para descartar los trastornos convulsivos. Los niños con un foco epiléptico no identificado en el lóbulo temporal pueden presentar alteraciones de la conducta, que pueden parecerse a las del TDAH.

Exploración física y pruebas de laboratorio

Al evaluar a un niño por TDAH debe obtenerse una historia psiquiátrica y médica exhaustivas. En la historia debería incluirse información de los períodos prenatal, perinatal y lactante, así como posibles complicaciones durante la gestación. Los problemas médicos que pueden producir síntomas solapados con los del TDAH incluyen crisis de ausencia, discapacidad auditiva y visual, anomalías tiroideas e hipoglucemia. Debería obtenerse una historia cardíaca completa, que incluya una investigación sobre posibles síncopes a lo largo de la vida del paciente, historia familiar de muerte súbita y una exploración cardíaca del niño. Aunque es razonable obtener una electrocardiografía (ECG) antes del

tratamiento, si existe algún factor de riesgo cardíaco es obligatorio realizar una consulta y una exploración cardiológicas. No existe ninguna prueba analítica patognomónica de TDAH.

La tarea de actividad continuada, una tarea computarizada en la que se solicita al niño que oprima un botón cada vez que aparee una determinada secuencia de letras o números en la pantalla, no es una herramienta especialmente útil para el diagnóstico del TDAH, pero puede ser de utilidad para comparar el rendimiento de los niños antes y después de recibir tratamiento farmacológico, en particular si las dosis que se administran son diferentes. Los niños con atención disminuida tienden a cometen errores por omisión, es decir, dejan de apretar el botón cuando aparece la secuencia. La impulsividad se manifiesta a menudo en errores de comisión, en los que el niño no puede evitar presionar el botón incluso cuando la secuencia aun no ha aparecido en la pantalla.

DIAGNÓSTICO DIFERENCIAL

Es necesario descartar un amplio abanico de temperamentos característicos que incluyen elevados grados de actividad y una atención disminuida, pero que están dentro del intervalo normal de lo esperado para la edad del niño. Es difícil distinguirlos de los signos cardinales del TDAH antes de los 3 años de edad, principalmente por la superposición entre los rasgos de inmadurez del SNC normales y los signos incipientes de afectación de la percepción visual y motora que aparecen con frecuencia en este síndrome. Hay que valorar el grado de ansiedad en un niño, ya que puede acompañar al TDAH como síntoma o como trastorno comórbido, y puede manifestarse por hiperactividad e importante falta de atención.

No es extraño que un niño con TDAH se desmoralice o que, en algunos casos, presente síntomas depresivos, como reacción a su frustración continua ante sus dificultades académicas, con el consiguiente deterioro de la autoestima. La manía y el TDAH comparten numerosos rasgos cardinales, como la verbalización excesiva, la hiperactividad motora y un alto grado de falta de atención. Además, en los niños con manía predomina la irritabilidad sobre la euforia. Aunque pueden coexistir la manía y el TDAH, los niños con trastorno bipolar I presentan síntomas con una evolución temporal más oscilante que los que tienen TDAH. Datos recientes sobre el seguimiento de niños que cumplían los criterios de TDAH y presentaron posteriormente trastorno bipolar sugieren que algunos rasgos clínicos que surgen durante el curso del TDAH permiten predecir la aparición ulterior de manía. Los niños con TDAH que desarrollaron trastorno bipolar I a los 4 años de seguimiento habían mostrado una mayor incidencia de trastornos asociados, de antecedentes familiares de trastorno bipolar y de otras alteraciones del estado de ánimo que los niños sin trastorno bipolar.

Con frecuencia, el TDAH puede coexistir con trastorno negativista desafiante o alteraciones de la conducta, y de ser así hay que diagnosticar ambas situaciones. Es necesario distinguirlo también de varios tipos de trastornos específicos del aprendizaje; un niño puede ser incapaz de leer o hacer cálculos debido a un trastorno del aprendizaje, y no por un déficit de atención. El TDAH a menudo coexiste con uno o más problemas del aprendizaje, entre ellos los que comportan dificultades en la lectura, las matemáticas o la expresión escrita.

El DSM-5 incluye el TDAH no especificado como una categoría para las alteraciones de falta de atención o la hiperactividad que causan deterioro, pero que no cumplen todos los criterios para el TDAH.

EVOLUCIÓN Y PRONÓSTICO

El curso del TDAH es variable. Los síntomas pueden persistir durante la adolescencia en el 60 % a 85 % de los casos, y en la vida adulta en aproximadamente el 60 % de los casos. En el otro 40 % puede remitir durante la pubertad o al entrar en la edad adulta. En algunos casos, desaparece el componente de hiperactividad, pero persisten la escasa capacidad de atención y los problemas para el control de los impulsos. Habitualmente, la hiperactividad es el primer síntoma en remitir, y la distracción, el último. El TDAH no suele remitir a mitad de la niñez. La persistencia puede predecirse a partir de los antecedentes familiares del trastorno, acontecimientos vitales negativos y comorbilidad con alteraciones de la conducta, depresión y ansiedad. Cuando ocurre, la remisión se da entre los 12 y los 20 años. Después de la remisión, el niño puede tener una adolescencia y una vida adulta productivas, relaciones interpersonales satisfactorias y pocas secuelas significativas. Sin embargo, la mayoría de los pacientes presentan remisiones parciales, y son vulnerables al comportamiento antisocial, el consumo de sustancias y las alteraciones del estado de ánimo. Los problemas de aprendizaje suelen persistir durante toda la vida.

En alrededor del 60 % de los casos, algunos síntomas continúan durante la edad adulta. Las personas afectadas pueden ver cómo disminuye el grado de hiperactividad, pero persiste la tendencia a la impulsividad y a sufrir accidentes. Aunque, como grupo, sus logros académicos son inferiores a los de las personas sin TDAH, su historia profesional inicial no difiere especialmente de la de otras personas con un grado de escolarización similar.

Los niños con TDAH cuyos síntomas persisten durante la adolescencia tienen un mayor riesgo de presentar alteraciones de la conducta, y en tal caso también son más propensos a los trastornos por consumo de sustancias, cuya aparición durante la adolescencia parece estar más relacionada con el trastorno de conducta que con el TDAH.

La mayoría de los niños con TDAH tiene problemas sociales, lo que supone una probabilidad mayor de desarrollar alteraciones psiquiátricas asociadas y problemas de conducta en la escuela, con los compañeros y en el entorno familiar. En conjunto, el pronóstico de los niños con TDAH parece estar relacionado con la psicopatología persistente asociada (en especial, alteraciones de la conducta, inadaptación social y factores familiares caóticos). No obstante, puede optimizarse el pronóstico mejorando el funcionamiento social del niño, disminuyendo su agresividad y mejorando el entorno familiar con la mayor antelación posible.

TRATAMIENTO

Tratamiento farmacológico

El tratamiento farmacológico se considera la primera línea de tratamiento del TDAH. Los agentes de primera elección son los estimulantes del SNC, ya que han demostrado una mayor eficacia con unos efectos secundarios leves y tolerables. Los niños, adolescentes y adultos con riesgos y anomalías cardíacas conocidas no deben usar estimulantes. En los jóvenes sanos, las preparaciones de liberación corta y sostenida tienen excelentes registros de seguridad. Estas nuevas preparaciones tienen el objetivo de maximizar su eficacia y minimizar los efectos adversos en los pacientes con TDAH que solo responden de forma parcial al metilfenidato y los que se ven limitados por los efectos secundarios.

Las estrategias actuales favorecen el empleo una vez al día de las preparaciones estimulantes de liberación prolongada por su comodidad y sus limitados efectos adversos de rebote. Sus ventajas en los niños residen en que pueden administrarse en una sola dosis por la mañana y los efectos duran todo el día. En general, se espera que las preparaciones de liberación inmediata duren de 1 a 4 h y las de liberación prolongada duren hasta 8 h, con excepción del parche transdérmico, que dura 1 h después de retirarlo.

Los agentes no estimulantes aprobados por la FDA para el tratamiento del TDAH incluyen la atomoxetina, un inhibidor de la captación de noradrenalina. A diferencia de los estimulantes, la atomoxetina lleva una advertencia por el posible incremento de pensamientos suicidas, por lo que en los niños con TDAH deben investigarse estos síntomas, al igual que en los que reciben antidepresivos. Los α-agonistas, incluidas la clonidina y guanfacina, también han sido efectivos en el tratamiento del TDAH. La FDA ha aprobado las formas de clonidina y de guanfacina de acción prolongada para el tratamiento del TDAH en niños a partir de los 6 años de edad. Antidepresivos como el bupropión se han utilizado con éxito variable. En la tabla 2-16 se indican las edades aprobadas por la FDA para los medicamentos para el TDAH.

Fármacos psicoestimulantes. El metilfenidato y los preparados de la anfetamina son agonistas de la dopamina; sin embargo, el mecanismo de acción concreto de los psicoestimulantes centrales sigue siendo desconocido. Las preparaciones de metilfenidato han demostrado ser muy eficaces en más de tres cuartas partes de los niños con TDAH, con relativamente pocos efectos adversos. La formulación de metilfenidato Concerta con sistema de liberación osmótica prolongada controlada (*osmotic controlled-release extended delivery system,* OROS) en dosis cada 10 o 12 h se administra una vez al día por las mañanas y es efectiva durante las horas escolares y hasta la tarde-noche. Las dos formas de acción más corta de metilfenidato y Concerta muestran efectos adversos parecidos, como cefaleas, molestias gastrointestinales, náuseas e insomnio. Algunos niños experimentan un efecto rebote, en el que se vuelven moderadamente irritables y parecen muy hiperactivos durante el breve período en que la medicación se ha eliminado. Hay que tener precaución si han presentado tics motores; en algunos casos, el metilfenidato puede exacerbarlos, mientras que en otros los tics no se ven afec-

Tabla 2-16
Fármacos para el trastorno por déficit de atención/hiperactividad aprobados por la FDA estadounidense

Fármaco	Nombre genérico	Aprobación por la FDA (edad en años)
Metilfenidato		
Concerta	Metilfenidato (OROS de larga acción)	6 años o más
Ritalin	Metilfenidato	6 años o más
Ritalin SR	Metilfenidato (liberación prolongada)	6 años o más
Metadate LA	Metilfenidato (liberación prolongada)	6 años o más
Metadate CD	Metilfenidato (liberación prolongada)	6 años o más
Methylin	Metilfenidato (solución oral y tableta masticable)	6 años o más
Daytrana	Metilfenidato (parche)	6 años o más
Adhansia XR	Metilfenidato (liberación prolongada)	6 años o más
Aptensio XR	Metilfenidato (liberación prolongada)	6 años o más
Cotempla XR-ODT	Metilfenidato (tableta de desintegración oral de liberación prolongada)	6-17 años
Jornay PM	Metilfenidato (liberación prolongada)	6 años o más
Quillichew	Metilfenidato (tableta masticable de liberación prolongada)	6 años o más
Quillivant ER	Metilfenidato (suspensión de liberación prolongada)	6 años o más
Dexmetilfenidato		
Focalin	Dexmetilfenidato	6 años o más
Focalin XR	Dexmetilfenidato (liberación prolongada)	6 años o más
Dextroanfetamina		
Dexedrine	Dextroanfetamina	3 años o más
Anfetamina		
Adzenys ER	Anfetamina (suspensión de liberación prolongada)	6-12 años
Adzenys XR-ODT	Anfetamina (tableta de desintegración oral de liberación prolongada)	6-17 años
Dynavel XR	Anfetamina (suspensión de liberación prolongada)	6 años o más
Evekeo	Anfetamina	3 años o más
Evekeo ODT	Anfetamina (tableta de desintegración oral)	6-17 años
Dextroanfetamina/anfetamina		
Adderall	Dextroanfetamina/anfetamina	3 años o más
Adderall XR	Dextroanfetamina/anfetamina (liberación prolongada)	6 años o más
Mydayis	Dextroanfetamina/anfetamina (liberación prolongada)	13 años o más
Lisdexanfetamina		
Vyvanse	Lisdexanfetamina	6 años o más
No estimulantes		
Strattera	Atomoxetina	6 años o más
α-agonistas		
Kapvay	Clonidina (liberación prolongada)	6-17 años
Intuniv	Guanfacina (liberación prolongada)	6-17 años

tados o incluso mejoran. Puesto que los tics experimentan altibajos, es importante observar los patrones durante algún tiempo. Otra preocupación habitual con el uso de metilfenidato durante largos períodos es la posible detención del crecimiento. Durante los períodos de uso, el metilfenidato se asocia con una leve reducción de los índices de crecimiento, y si se administra durante muchos años continuamente sin interrupción durante las vacaciones de verano, se ha observado una detención del crecimiento de varios centímetros. Cuando se establecen «vacaciones del fármaco» en los fines de semana o en las vacaciones escolares, los niños tienden a comer más y también a crecer más. El metilfenidato se ha demostrado eficaz en mejorar las puntuaciones de los niños con TDAH en tareas de vigilancia, pruebas de cálculo aritmético, la actividad continuada o las asociaciones emparejadas. El metilfenidato transdérmico está disponible para niños y adolescentes. Las ventajas de esta preparación incluyen una alternativa para los niños con dificultades para tragar pastillas y que el parche puede individualizar el número de horas al día que un niño con TDAH recibe el medicamento. Esto es importante porque en un niño con TDAH que necesite tomar la medicación por la tarde para hacer los deberes, pero padece insomnio después de cenar, se puede retirar el parche en el momento que se desee. Así, se puede

proporcionar un tiempo de liberación individualizado para cada niño según las horas que se deje el parche en contacto con la piel. Esto contrasta con las formas orales de liberación prolongada, en las que el tiempo de liberación continúa 12 h después de administrar el fármaco.

Un estudio aleatorizado doble ciego en niños con TDAH que llevaron el parche de metilfenidato durante períodos de 12 h mostró la eficacia de los parches que liberaban dosis de metilfenidato de 0,45 a 1,8 mg/h. El retraso en el inicio del efecto de la medicación transdérmica fue de aproximadamente 1 h. Los efectos secundarios eran similares a los de las formulaciones orales de metilfenidato. Aproximadamente la mitad de los niños mostró, como mínimo, unas reacciones eritematosas débiles en la zona de aplicación del parche, aunque estos efectos secundarios fueron por lo general bien tolerados. La dextroanfetamina y la combinación de dextroanfetamina y sales de anfetamina suelen ser los fármacos de segunda elección cuando el metilfenidato no es efectivo.

EFECTOS ADVERSOS DE LOS PSICOESTIMULANTES. Los psicoestimulantes del SNC suelen tolerarse bien, y el consenso actual es que es preferible la administración diaria única, por comodidad y para minimizar los efectos de rebote. Un reciente estudio sobre la tolerabilidad a largo plazo de formulaciones mixtas de sales de anfetamina en dosis únicas diarias ha revelado efectos adversos leves, principalmente disminución del apetito, insomnio y cefaleas. Se han sugerido diversas estrategias para niños y adolescentes con TDAH que responden favorablemente al tratamiento con metilfenidato, pero en los que el insomnio es un problema. Las estrategias clínicas para manejar el insomnio incluyen el uso de difenhidramina (25-75 mg), trazodona en dosis bajas (25-50 mg), o la adición de un agente α-adrenérgico, como la guanfacina. En algunos casos, el insomnio puede disminuir por sí mismo al cabo de unos cuantos meses de tratamiento.

FÁRMACOS NO PSICOESTIMULANTES. El clorhidrato de atomoxetina es un inhibidor de la recaptación de noradrenalina que ha sido aprobado por la FDA para el tratamiento del TDAH en niños a partir de los 6 años. El mecanismo de acción no se conoce por completo, pero se cree que implica la inhibición selectiva del transportador presináptico de la noradrenalina. La atomoxetina se absorbe bien en el tubo digestivo, y las concentraciones plasmáticas máximas se alcanzan entre 1 y 2 h después de la ingestión. Ha demostrado su eficacia en la falta de atención y la impulsividad en niños y adultos con TDAH. Su vida media es de unas 5 h, y normalmente se administra dos veces al día. Los efectos secundarios más comunes son: disminución del apetito, malestar abdominal, mareos e irritabilidad. En ocasiones se han registrado incrementos de la presión arterial y la frecuencia cardíaca. Es metabolizada por el sistema enzimático hepático del citocromo P450 (CYP) 2D6. Un pequeño porcentaje de la población metaboliza de forma lenta estos agentes, y en ese grupo las concentraciones plasmáticas del fármaco pueden aumentar hasta 5 veces para una dosis determinada. Los fármacos que inhiben la isoenzima CYP 2D6, como la fluoxetina, la paroxetina y la quinidina, pueden provocar incrementos en la concentración plasmática de la atomoxetina. A pesar de su vida media breve, la atomoxetina ha demostrado que era eficaz para reducir los síntomas de TDAH en niños durante el horario escolar administrándola una vez al día. Otro estudio del uso de atomoxetina sola o combinada con fluoxetina en el tratamiento de 127 niños con TDAH y síntomas de ansiedad o depresión, sugiere que la atomoxetina sola puede mejorar estos síntomas. Los niños que recibieron la combinación de atomoxetina y fluoxetina mostraron mayores aumentos de la presión arterial y del ritmo cardíaco que los que recibieron atomoxetina sola.

Los α-agonistas, las formas de acción corta y de liberación prolongada del clorhidrato de clonidina y, guanfancina están aprobados por la FDA para el tratamiento del TDAH en niños y adolescentes a partir de los 6 o 7 años de edad. La clonidina, un agonista del receptor α₂-adrenérgico de acción central, se cree que produce su efecto en la corteza prefrontal, aunque se desconoce su mecanismo de acción. Está disponible en comprimidos de 0,1 y 0,2 mg, y generalmente se utiliza dos veces al día, por la mañana y por la noche, para proporcionar un efecto a lo largo de todo el día. Se administran 0,1 mg a la hora de acostarse, dosis que puede aumentarse en 0,1 mg cada semana. La dosis máxima recomendada es de 0,2 mg dos veces al día. La formulación de liberación prolongada no puede intercambiarse con la clonidina de acción corta. Como agente antihipertensivo, causa una disminución de la presión arterial y de la frecuencia cardíaca, por lo que deben monitorizarse estos signos vitales en los pacientes, en especial al inicio y en el ajuste de la dosis. Son efectos secundarios habituales la somnolencia, la cefalea, el dolor en la zona superior del abdomen y el cansancio. Si es necesario, se recomienda reducir la dosis, 0,1 mg como máximo cada 3 a 7 días.

La preparación de liberación prolongada de guanfacina se administra en una toma diaria para niños de entre 6 y 17 años, en comprimidos de 1, 2, 3 y 4 mg. Deben tragarse enteros con líquidos y no se deben tomar con una comida rica en grasas. En general, la administración se inicia con un comprimido de 1 mg/día y se va aumentando la dosis en 1 mg/día, en intervalos de una semana. La dosis máxima aprobada es de 4 mg/día. En monoterapia, se han obtenido mejorías en los síntomas del TDAH con dosis de 0,05 a 0,08 mg/kg una vez al día. Como tratamiento adyuvante, las dosis óptimas van de 0,05 a 0,12 mg/kg/día. Son efectos secundarios

comunes la somnolencia, la sedación, el cansancio, las náuseas, la hipotensión, el insomnio y el vértigo. Se debe controlar la frecuencia cardíaca y la presión arterial. Al suspender el medicamento, hay que optar por una reducción gradual, disminuyendo 1 mg cada 3 a 7 días.

Los agentes α-adrenérgicos, incluidas las preparaciones de liberación corta y prolongada de guanfacina y clonidina, son a menudo el tratamiento preferido en niños con TDAH y trastornos de tics comórbidos que se han exacerbado mientras tomaban estimulantes. El bupropión ha demostrado ser bastante efectivo en el tratamiento del TDAH en algunos niños y adolescentes. Un estudio multicéntrico doble ciego controlado con placebo halló resultados positivos. No se han llevado a cabo otros estudios que compararan el bupropión con otros estimulantes. El riesgo de que se produzcan convulsiones mientras se está en tratamiento con este fármaco aumenta cuando se administran dosis superiores a 400 mg/día.

Hay pocos datos que confirmen la eficacia de los ISRS en el tratamiento del TDAH, pero dada la frecuente comorbilidad con ansiedad y depresión, estos fármacos se tienen en cuenta al menos en combinación con psicoestimulantes.

Los fármacos tricíclicos no se recomiendan por los posibles efectos de arritmias cardíacas. Los informes de muerte súbita en al menos 4 niños con TDAH que recibían desipramina han hecho de ellos una elección poco deseable. Los antipsicóticos se utilizan en ocasiones para tratar la hiperactividad grave en niños y adolescentes que no responden a otros tratamientos. Por lo general no se eligen para el tratamiento del TDAH por el riesgo de discinesia tardía, discinesia por abstinencia, síndrome neuroléptico maligno y aumento de peso.

El modafinilo, otro tipo de estimulante del SNC para el tratamiento de la narcolepsia, puede ayudar a tratar a adultos con TDAH. Solo un estudio aleatorizado doble ciego y controlado con placebo sobre el modafinilo en comprimidos recubiertos, realizado en unos 250 adolescentes con TDAH, reveló que el 48 % había mejorado «mucho» o «muchísimo», frente a solo el 17 % de los que recibieron placebo. Las dosis oscilaron entre 170 y 425 mg/día en toma única, y se ajustaron para conseguir la máxima eficacia y tolerabilidad. El modafinilo no ha obtenido la aprobación de la FDA por la aparición de exantema cutáneo de Stevens-Johnson en algunos pacientes durante el ensayo. Los efectos adversos más comunes fueron el insomnio, las cefaleas y la disminución del apetito.

Se ha probado el uso de venlafaxina en la práctica clínica, en especial en niños y adolescentes con TDAH y manifestaciones de ansiedad o depresión, pero no hay evidencias empíricas claras que apoyen su uso en el tratamiento del TDAH.

Un estudio abierto con reboxetina, un inhibidor selectivo de la recaptación de noradrenalina, realizado en 31 niños y adolescentes con TDAH que no respondían al tratamiento con metilfenidato, sugirió que puede ser eficaz. En él, la dosis inicial y de mantenimiento de reboxetina era de 4 mg/día. Los efectos adversos más frecuentes fueron la somnolencia, la sedación y síntomas gastrointestinales. Se necesitan estudios controlados que evalúen la posible eficacia de la reboxetina y otros nuevos agentes.

Monitorización del tratamiento farmacológico

ESTIMULANTES. La medicación psicoestimulante tiene efectos adrenérgicos y causa un aumento moderado de la presión arterial y la frecuencia cardíaca. Las últimas guías de práctica clínica de la American Academy of Child and Adolescent Psychiatry (AACAP) recomiendan realizar las siguientes determinaciones antes de instaurar un tratamiento con psicoestimulantes: exploración física, presión arterial, frecuencia cardíaca, peso y talla. Se recomiendan los electrocardiogramas de detección antes de iniciar los medicamentos estimulantes, sobre todo si hay antecedentes familiares o factores de riesgo de enfermedad cardíaca.

Se recomienda la medición trimestral de la talla, el peso, la presión arterial y el ritmo cardíaco, así como una exploración física anual, en todos los niños y adolescentes en tratamiento con psicoestimulantes. El control y seguimiento deben iniciarse junto con el tratamiento. Dada la marcada afectación del rendimiento escolar, debe prestarse especial atención y esfuerzo para establecer y mantener una estrecha colaboración con el personal del colegio del niño. En la mayoría de los pacientes, los psicoestimulantes reducen la hiperactividad, la falta de atención, la impulsividad, el comportamiento explosivo y la irritabilidad. No hay datos que sugieran una relación directa entre la medicación y la mejoría de los trastornos del aprendizaje preexistentes, aunque, en la medida en que mejora la capacidad de atención, los niños pueden aprender de forma más eficaz. Además, la medicación puede aumentar la autoestima de los niños, al no ser continuamente reprendidos por su comportamiento. Se debe explicar el propósito del tratamiento a los que reciban medicación, y darles la oportunidad de describir cualquier efecto adverso que puedan experimentar.

Intervenciones psicosociales

Las intervenciones psicosociales para niños con TDAH incluyen psicoeducación, refuerzo de las habilidades de organización académica, entrenamiento parental, modificaciones conductuales en la clase y en casa, terapia cognitivo-conductual y entrenamiento en habilidades sociales. Tanto los grupos de habilidades sociales como la formación de los padres de niños con TDAH o las intervenciones sobre la conducta en la escuela y en casa, se han estudiado solas y en combinación con medicación para el tratamiento del TDAH. Es importante la valoración y el tratamiento de trastornos comórbidos del aprendizaje u otros trastornos psiquiátricos asociados.

Cuando se ayuda a los niños a estructurar su entorno, la ansiedad disminuye. A menudo resulta útil para los padres y profesores trabajar juntos en el planteamiento de objetivos y de recompensas para premiar la consecución de expectativas concretas.

Uno de los objetivos habituales del tratamiento consiste en ayudar a los padres de niños con TDAH a reconocer y promover la idea de que, aunque el niño no muestre «voluntariamente» los síntomas de TDAH, sigue siendo capaz de responsabilizarse de cumplir unas expectativas razonables. Se debe ayudar a los padres para que reconozcan que, a pesar de las dificultades que tienen sus hijos, cada niño se enfrenta a las tareas normales de la maduración, lo que incluye una mejora significativa de la autoestima cuando desarrollan una sensación de dominio de la situación. Por lo tanto, los niños con TDAH no se benefician cuando se les exime de las exigencias, expectativas y planificación que se aplica a los demás niños. La educación de los padres forma parte integral de la intervención psicoterapéutica del TDAH. La mayor parte de este entrenamiento se basa en ayudarles a desarrollar intervenciones sobre la conducta con estrategias de refuerzo positivo sobre determinados objetivos de comportamiento social y académico.

La terapia de grupo, dirigida a perfeccionar las habilidades sociales e incrementar la autoestima y el sentimiento de éxito, puede resultar de utilidad en los niños con TDAH que presentan especiales dificultades de funcionamiento grupal, en particular en la escuela. Una experiencia de terapia de grupo reciente para niños con este trastorno, en un entorno hospitalario y de 1 año de duración, se fijó como objetivos ayudar a mejorar las habilidades en el juego y desarrollar un sentimiento de control con los compañeros. Se solicitó a los niños que se dedicaran a tareas divertidas por parejas, para pasar gradualmente a elaborar proyectos en grupo. Se les asesoró para seguir instrucciones, esperar y prestar atención, elogiando la cooperación satisfactoria.

Estudio de tratamiento multimodal en niños con TDAH (estudio MTA)

El Estudio de tratamiento multimodal en niños con TDAH (MTA Cooperative Group, 1999), auspiciado por el National Institute of Mental Health (NIMH), fue un ensayo clínico aleatorizado de 14 meses de duración que implicó 6 instituciones clínicas que compararon cuatro estrategias de tratamiento. Más de 500 niños diagnosticados según los criterios del DSM-IV con TDAH tipo combinado, fueron asignados aleatoriamente a: *1)* manejo de medicación sistemática utilizando inicialmente una escalada de dosis controlada con placebo administrada 3 veces al día, 7 días por semana, y visitas clínicas mensuales de 30 min de duración; *2)* terapia conductual consistente en 27 sesiones de grupo de entrenamiento de padres, 8 sesiones individuales de padres, un programa de tratamiento de 8 semanas en verano, 12 semanas de terapia conductual llevada a cabo en clase con un ayudante a media jornada, y 10 sesiones de consulta con el profesor; *3)* una combinación de medicación y de terapia conductual, o *4)* atención comunitaria habitual. Todos los grupos mostraron una mejoría con respecto al estado inicial, pero la combinación de tratamiento farmacológico y terapia conductual condujo a una mayor reducción de los síntomas en niños con TDAH solo o TDAH y trastorno negativista desafiante que con la terapia conductual sola o la atención comunitaria. El tratamiento combinado ha producido resultados significativamente mejores en aquellos niños con TDAH y trastornos de la ansiedad/estado de ánimo, en comparación con la terapia conductual y la atención comunitaria. El tratamiento combinado, pero no el tratamiento farmacológico, fue superior para mejorar en los síntomas oposicionistas y agresivos, en los síntomas de ansiedad y del estado de ánimo, en las habilidades sociales calificadas por el profesor, en las relaciones padres-hijo y en la competencia lectora. Además, la dosis media de la medicación diaria fue inferior en el grupo combinación que en el grupo de tratamiento farmacológico solo.

Un seguimiento de la muestra del estudio MTA a los 6 y 8 años reveló que la presentación clínica del trastorno, incluida la gravedad del TDAH, la alteración de la conducta comórbida y la capacidad intelectual, predecían mejor el funcionamiento posterior que el tipo de tratamiento recibido en la infancia durante el período de estudio de 14 meses. Los niños mantuvieron las mejoras mientras continuaron el tratamiento, pero 3 años después del tratamiento no hubo diferencias entre los grupos.

En general, las pruebas sugieren que las intervenciones con medicación y psicosociales para el tipo combinado de TDAH en la infancia proporcionan el mayor beneficio en el funcionamiento de esta población. Este punto es especialmente pertinente por la comorbilidad de los trastornos del aprendizaje, de ansiedad, del estado de ánimo y otros trastornos disruptivos de la conducta que se dan en niños con TDAH.

EPIDEMIOLOGÍA

Los informes sobre la incidencia de TDAH en Estados Unidos indican un índice entre el 7% y el 8% de los preadolescentes en edad escolar. Los estudios epidemiológicos sugieren que aparece en un 5% de los niños, incluidos pequeños y adolescentes, y aproximadamente un 2,5% de los adultos. La tasa de TDAH en padres y hermanos de niños con este trastorno es de 2 a 8 veces mayor que en la población general. Es más prevalente en los niños que en las niñas, en una proporción de 9 a 1. Los familiares de primer grado (p. ej., hermanos de niños con TDAH) presentan un alto riesgo de desarrollar este y otros trastornos psiquiátricos, como trastornos disruptivos de la conducta, de ansiedad y depresivos. Los hermanos de niños con TDAH tienen también un mayor riesgo que la población general de presentar trastornos del aprendizaje y problemas académicos. Los padres de estos niños muestran una mayor incidencia de trastornos por consumo de sustancias. Los síntomas del TDAH a menudo ya se observan hacia los 3 años de edad, pero, excepto si es muy grave, por lo general no se establece el diagnóstico hasta que el niño llega al parvulario o la escuela, cuando el profesor aporta información comparativa sobre las características de atención e impulsividad respecto a las de sus compañeros de la misma edad.

ETIOLOGÍA

Los datos sugieren que la etiología del TDAH es ampliamente genética, con una heredabilidad de aproximadamente el 75%. Los síntomas son el producto de complejas interacciones de sistemas neuroanatómicos y neuroquímicos, evidenciados por los datos aportados por estudios familiares genéticos, estudios de genes sobre el transporte de dopamina, estudios de neuroimagen y datos sobre neurotransmisores. La mayoría de los niños no muestran signos de daño estructural mayor en el sistema nervioso central (SNC). En algunos casos pueden contribuir factores favorecedores, como la exposición a sustancias tóxicas, el nacimiento prematuro o la lesión mecánica del sistema nervioso fetal durante el período prenatal. Se han propuesto otras causas, como los aditivos, colorantes y conservantes alimentarios, y el azúcar, aunque no haya datos científicos que avalen su papel causal en el comportamiento hiperactivo. Ni los colorantes artificiales alimentarios ni el azúcar han podido establecerse como causantes de TDAH, ni hay evidencias claras de que los ácidos grasos ω3 sean beneficiosos para su tratamiento.

Factores genéticos

La evidencia de una base genética en el TDAH la han proporcionado los estudios de familias, que han revelado una concordancia mayor entre gemelos monocigóticos que en dicigóticos, así como un notable aumento del riesgo de 2 a 8 veces para los hermanos y padres de un niño con TDAH, en comparación con la población general. Clínicamente, un hermano puede presentar síntomas predominantes de impulsividad/hiperactividad y otros, síntomas predominantes de falta de atención. Hasta un 70 % de niños con TDAH cumplen los criterios para un trastorno psiquiátrico comórbido, incluidos trastornos del aprendizaje, de ansiedad, del estado de ánimo, de conducta y por abuso de sustancias. Se han propuesto diversas hipótesis sobre el modo de transmisión del TDAH, como la ligada al sexo, que podría explicar los índices significativamente elevados en el sexo masculino. Otras teorías se han centrado en un modelo de interacción de múltiples genes que produce los diversos síntomas del TDAH. Numerosos estudios siguen identificando genes específicos implicados en el trastorno. Cook y cols. han hallado una asociación del gen transportador de dopamina *(DAT1)* con el TDAH, aunque los datos aportados por otros grupos no han confirmado este resultado. Estudios de familia y poblacionales han hallado una asociación entre el alelo 7 repetido del gen receptor de dopamina D4 (DRD4) y el TDAH. La mayoría de la investigación molecular sobre el trastorno se ha centrado en genes que influyen en el metabolismo o la acción de la dopamina. Es necesario continuar aclarando las complejas relaciones entre los múltiples genes interactivos y la aparición del TDAH.

Factores neuroquímicos

Se han asociado numerosos neurotransmisores con síntomas de TDAH, pero la dopamina es el foco principal de investigación, y se ha relacionado la corteza prefrontal por su papel en la atención y la regulación del control de los impulsos. Los estudios realizados en modelos animales muestran que otras regiones cerebrales, como el *locus coeruleus,* constituido principalmente por neuronas noradrenérgicas, también desempeñan un papel primordial en los procesos de atención. El sistema noradrenérgico consta del sistema central (con origen en el *locus coeruleus*) y el sistema simpático periférico. La alteración de la adrenalina periférica, que provoca su acumulación en la periferia, podría frenar, por retroalimentación, el sistema central y «reiniciar» el *locus coeruleus* a un nivel inferior. Las hipótesis sobre el origen neuroquímico del trastorno han surgido, en parte, del efecto positivo que tienen los fármacos sobre él. Los psicoestimulantes, que se sabe que son los fármacos más efectivos para el tratamiento del TDAH, actúan tanto sobre el sistema adrenérgico como sobre el dopaminérgico, apoyando la hipótesis basada en una alteración de dichos neurotransmisores que puede incluir la disfunción de ambos sistemas. Los psicoestimulantes aumentan las concentraciones de catecolaminas, al favorecer su liberación y bloquear su recaptación.

Factores neurofisiológicos

Estudios de EEG en niños y adolescentes con TDAH realizados en las últimas décadas han hallado pruebas de un aumento de la actividad θ,

en especial en las regiones frontales. Otros estudios en jóvenes con TDAH han proporcionado datos de una elevada actividad β en el EEG. Clarke y cols., al estudiar los hallazgos del EEG en niños y adolescentes a lo largo de las últimas dos décadas descubrieron que aquellos niños con TDAH de tipo combinado eran los que mostraban una actividad β significativamente elevada en el EEG, y estudios posteriores indicaron que estos jóvenes también tendían a mostrar un aumento de los cambios de humor y de las rabietas. Investigaciones recientes sobre el EEG en jóvenes con TDAH han identificado grupos de síntomas conductuales en niños con perfiles de EEG similares.

Aspectos neuroanatómicos

Diversos investigadores han planteado la existencia de redes dentro del cerebro que estimulan componentes de atención, como la concentración, la atención sostenida y la flexibilidad para cambiar el foco de atención. Describen correlaciones neuroanatómicas para las cortezas superior y temporal con la concentración; las regiones parietal externa y el cuerpo estriado con las funciones ejecutivas motoras; el hipocampo con la codificación de huellas de memoria, y la corteza prefrontal con el cambio de un estímulo a otro. Otras hipótesis sugieren que el tronco del encéfalo, que contiene la función de los núcleos talámicos reticulares, está implicado en la atención sostenida. Una revisión de imágenes por resonancia magnética (RM), tomografía por emisión de positrones (PET) y tomografía computarizada por emisión de fotón único (SPECT) sugiere que las poblaciones de niños con TDAH muestran un volumen y una actividad disminuidos en las regiones prefrontales, la circunvolución cingulada anterior, el globo pálido, el caudado, el tálamo y el cerebelo. Estudios con PET en chicas adolescentes con TDAH muestran un metabolismo de la glucosa globalmente disminuido, en comparación con adolescentes control de ambos sexos sin TDAH. Una teoría postula que los lóbulos frontales de los niños con TDAH no son capaces de realizar de forma adecuada su función inhibidora sobre las estructuras cerebrales inferiores, lo que provocaría la desinhibición.

Factores evolutivos

Se han hallado índices elevados de TDAH en niños nacidos prematuramente cuyas madres presentaron infecciones durante el embarazo. Lesiones cerebrales perinatales durante los primeros años de vida causadas por infección, inflamación o traumatismos pueden ser, en algunos casos, factores contribuyentes en la aparición de síntomas del trastorno. Se ha observado que niños con TDAH muestran índices más elevados de signos neurológicos no focales (menores) que la población general. De los datos de la bibliografía se desprende que septiembre es el mes con una incidencia máxima de nacimientos de niños con TDAH, con trastornos asociados o sin ellos. Esto sugiere que la exposición prenatal a las infecciones invernales durante el primer trimestre puede contribuir a la aparición de síntomas de TDAH en algunos niños predispuestos.

Factores psicosociales

El abuso crónico grave, el maltrato y la falta de cuidados se asocian con determinados síntomas conductuales que se superponen con el TDAH, incluidos la baja atención y el poco control de los impulsos. Pueden ser factores predisponentes el temperamento del niño y factores genéticos y familiares.

MANIFESTACIONES DEL TDAH EN LOS ADULTOS

Se ha considerado que el TDAH era un problema infantil que provocaba un retraso en el desarrollo del control de los impulsos. Históricamente, muchos expertos pensaron que, en la adolescencia, los pacientes superarían el trastorno con la edad. Sin embargo, en las últimas décadas se ha identificado, diagnosticado y tratado con éxito a muchos adultos con TDAH. El seguimiento longitudinal ha demostrado que hasta el 60 % de los niños con TDAH presentan una disfunción persistente por lo síntomas en la edad adulta. Los estudios genéticos, de neuroimagen, neurocognitivos y farmacológicos de los adultos con TDAH prácticamente replican los hallazgos obtenidos en niños con ese trastorno. En la pasada década, el aumento de la concienciación pública y los estudios de tratamiento han hecho que se acepte de manera generalizada la necesidad de diagnosticar y tratar a los adultos con TDAH.

Diagnóstico y cuadro clínico

La fenomenología clínica del TDAH ha evolucionado en las últimas décadas, de manera que los síntomas de falta de atención y las manifestaciones de impulsividad se consideran el núcleo del trastorno. Una figura clave en el desarrollo de criterios para las manifestaciones del TDAH en adultos es Paul Wender, de la University of Utah, quien empezó a trabajar sobre el TDAH del adulto en la década de 1970. Wender ha desarrollado unos criterios que pueden aplicarse a los adultos (tabla 2-17) e incluyen el diagnóstico retrospectivo de TDAH en la niñez y signos de una disfunción actual debida a los síntomas de TDAH en la edad adulta.

En el adulto, los signos residuales del trastorno son la impulsividad y el déficit de atención (p. ej., dificultad para organizar y terminar el trabajo, incapacidad para concentrarse, aumento de la falta de atención y toma impulsiva de decisiones sin tener en cuenta las consecuencias). Muchas personas con este trastorno sufren depresiones reactivas como consecuencia del bajo nivel de autoestima, asociado con la alteración de su rendimiento, que afecta a su funcionamiento tanto laboral como social.

> Brett era un hombre de 26 años al que su nueva esposa convenció, tras un leve accidente de tráfico, para que se sometiese a una evaluación, ya que se mostraba distraído, olvidadizo y «no escuchaba». Después de hablar con su madre, Brett informó que en la escuela primaria a menudo se «metía en líos» por hablar a destiempo, y su madre recordó informes de los profesores en los que afirmaban que cometía errores en los exámenes por falta de atención, olvidaba sus deberes y tenía problemas

Tabla 2-17
Criterios de Utah para el trastorno por déficit de atención/hiperactividad (TDAH) del adulto

I. Diagnóstico retrospectivo de TDAH en la niñez
   A. Criterios estrictos: cumplir los criterios del DSM-IV en la infancia según la entrevista con los padres[a]
   B. Criterios laxos: se cumplen los criterios 1 y 2 según la declaración del paciente[b]
      1. Hiperactividad en la niñez
      2. Déficit de atención en la niñez
II. Características del adulto: cinco síntomas adicionales, que incluyan dificultades actuales por la falta de atención e hiperactividad, y al menos otros tres síntomas más:
   A. Falta de atención
   B. Hiperactividad
   C. Labilidad emocional
   D. Irritabilidad y mal genio
   E. Falta de tolerancia al estrés
   F. Desorganización
   G. Impulsividad
III. Exclusiones: no se diagnostica en presencia de depresión grave, psicosis o trastorno grave de la personalidad

[a] El informe de los padres se facilita con la Escala de valoración del comportamiento infantil administrada a padres (*Parent Rating Scale of Childhood Behavior*) de 10 apartados.
[b] La declaración de los síntomas retrospectivos de la infancia por parte del paciente se facilita con la Escala de valoración de Wender-Utah (*Wender Utah Rating Scale*, WURS).

para estarse quieto. Aunque de niño se le consideraba intelectualmente dotado, cuando llegó a 3.er grado sus calificaciones eran solo normales, y parecía que estaba más interesado en realizar sus tareas rápidamente que de forma correcta. Brett era hablador, ruidoso y disfrutaba con los deportes, aunque no tenía un especial talento para ellos. No obstante, tenía conocidos y amigos superficiales porque era simpático, divertido e incluso entretenido. Brett no tenía ni idea de lo que quería hacer cuando fuese mayor, y durante su último año en el instituto, no envió sus solicitudes universitarias a tiempo, por lo que acabó asistiendo a un centro universitario de la comunidad a tiempo parcial. Durante los dos años siguientes, Brett tuvo una serie de trabajos de corta duración, en la construcción, como camarero en un restaurante y conductor de mensajería, tras lo cual decidió que quería ser actor. Brett asistió a diversas audiciones, en las que descubrió que se distraía con facilidad y le costaba recordar sus frases, e incluso se interrumpía durante las lecturas. A pesar de todo, fue elegido para un anuncio publicitario.

Brett informó que nunca había tenido problemas con el alcohol o las drogas, y que a veces se bebía una cerveza cuando salía. Durante su evaluación con un psiquiatra para niños y adolescentes, Brett reveló que sus mayores dificultades se hallaban con tareas que parecían aburrirle. Tenía dificultad para mantener la atención, se distraía con facilidad, se sentía inquieto la mayor parte del tiempo, y frustrado cuando se esperaba de él que se mantuviera sentado durante largos períodos de tiempo. Brett dio resultado positivo para 6 síntomas de inatención y 5 de hiperactividad/impulsividad en una lista de síntomas de TDAH del DSM. Brett cumplió los criterios diagnósticos para el TDAH del adulto, de tipo combinado, con probable aparición en la infancia. Su historia médica era negativa con respecto a todas las enfermedades importantes, y ni él ni sus padres presentaban historia de anomalías cardíacas. No tomaba ninguna medicación. Tras discutir la situación con su psiquiatra y su esposa, Brett se mostró dispuesto a probar un fármaco estimulante. Se seleccionó un ensayo con una medicación estimulante de liberación prolongada, administrada una vez al día: 10 mg de anfetamina de liberación prolongada.

En la primera visita de seguimiento, una semana más tarde, Brett informó que había notado un leve efecto con la medicación, pero no suficiente para mejorar su funcionamiento, por lo que Brett y su psiquiatra decidieron incrementar la dosis a 20 mg/día. En la cita de seguimiento, Brett manifestó que había notado una notable mejoría en su capacidad de centrarse, concentrarse y recordar sus frases en las audiciones. De hecho, acababa de conseguir un pequeño papel en el rodaje de una película. Brett y su esposa estaban emocionados con los resultados, y Brett siguió acudiendo cada mes a las revisiones de seguimiento. (Adaptado de McGough J. Adult manifestations of attention-deficit/hyperactivity disorder. En: Sadock BJ, Sadock VA, Ruiz P, eds. *Kaplan & Sadock's Comprehensive Textbook of Psychiatry*. 9.ª ed. Philadelphia, PA: Lippincott Williams & Wilkins; 2009:3577.)

Diagnóstico diferencial

Es probable el diagnóstico de TDAH cuando un adulto describe síntomas de falta de atención e impulsividad de larga evolución, no episódicos. La superposición del TDAH con la hipomanía, el trastorno bipolar II y la ciclotimia es objeto de debate, y difícil de desentrañar retrospectivamente. Los antecedentes definidos de episodios discretos de hipomanía y manía, con o sin períodos de depresión, sugieren un trastorno del estado de ánimo más que un TDAH; sin embargo, en algunas personas el TDAH puede haber precedido a la aparición de un trastorno del estado de ánimo, y en ese caso pueden diagnosticarse el TDAH y un trastorno bipolar como comórbidos. Los adultos con antecedentes tempranos de dificultades escolares crónicas relacionadas con la atención, el nivel de actividad y la conducta impulsiva se diagnostican generalmente como TDAH, incluso cuando aparece un trastorno del estado de ánimo en momentos posteriores de la vida. Los trastornos de ansiedad pueden coexistir con el TDAH, aunque es más sencillo diferenciarlos de estos que la hipomanía.

Evolución y pronóstico

La prevalencia del TDAH disminuye con el tiempo, aunque, como mínimo, la mitad de los niños y adolescentes con el trastorno pueden manifestarlo en la edad adulta. Muchos niños diagnosticados inicialmente de TDAH de tipo combinado muestran menos síntomas impulsivo-hiperactivos al crecer, y cuando llegan a la edad adulta, cumplirán los criterios del trastorno de tipo inatento. Al igual que en los niños, los adultos con TDAH tienen unos índices más elevados de trastornos del aprendizaje y de consumo de sustancias que la población general.

Tratamiento

El tratamiento del TDAH en los adultos sigue unas pautas psicofarmacológicas similares a las que se utilizan en los niños y adolescentes con este trastorno. En adultos, solo los psicoestimulantes de larga duración han sido aprobados por la FDA para el tratamiento. Son signos de respuesta positiva la mejoría de la capacidad de atención, el descenso de la impulsividad y la mejoría del estado de ánimo. El tratamiento psicofarmacológico quizá deba administrarse indefinidamente. Los médicos deben controlar la respuesta al fármaco y el cumplimiento terapéutico del paciente de la forma habitual.

Epidemiología

Los datos sugieren que la prevalencia de TDAH en los adultos es de aproximadamente el 4 % de la población. El TDAH de la edad adulta suele diagnosticarse a partir de las declaraciones del paciente, ya que no se dispone de información procedente del colegio o de un observador, lo que dificulta el establecimiento de un diagnóstico exacto.

▲ 2.5 Trastorno específico del aprendizaje

El trastorno específico del aprendizaje en los jóvenes es un trastorno del neurodesarrollo producido por la interacción de factores hereditarios y ambientales que influyen en la habilidad cerebral para percibir o procesar con eficacia la información verbal y no verbal. Los niños con el trastorno tienen dificultades persistentes en el aprendizaje de habilidades académicas en lectura, expresión escrita y matemáticas, comenzando en la primera infancia, lo cual es inconsistente con la capacidad intelectual general de un niño. Los niños con trastorno específico del aprendizaje suelen tener problemas para mantenerse al mismo nivel que sus compañeros en determinadas asignaturas, pero destacan en otras. Las habilidades académicas que pueden verse afectadas incluyen la lectura de palabras sueltas y de frases con fluidez, la expresión escrita y la ortografía, y el cálculo y la resolución de problemas. El trastorno específico del aprendizaje provoca un bajo rendimiento, menor del esperado para las posibilidades del niño e impide la oportunidad de haber aprendido más. Al parecer, el trastorno específico del aprendizaje de la lectura, la expresión escrita o las matemáticas se agrupa por familias. El riesgo en cuanto a deficiencias de lectura aumenta entre cuatro y ocho veces en los parientes de primer grado, y entre cinco y diez veces en cuanto a deficiencias en matemáticas, en comparación con la población general. El trastorno específico del aprendizaje se produce dos o tres veces más a menudo en hombres que en mujeres. En Estados Unidos, cuando se identifica en un niño o un adolescente, puede solicitarse ayuda a los servicios educativos públicos.

El DSM-5 de la American Psychiatric Association combina los diagnósticos de trastorno de lectura, trastorno del cálculo, trastorno de la expresión escrita y trastorno del aprendizaje no especificado del DSM-IV en un único diagnóstico: trastorno específico del aprendizaje, con especificadores referidos a las deficiencias de lectura, expresión escrita y cálculo. La CIE-10 continúa separando estos trastornos. El DSM-5 destaca que el término *dislexia* describe un patrón sinónimo de dificultades en el aprendizaje, que incluye deficiencias en la identificación exacta o fluida de una palabra, mala descodificación y pocas habilidades ortográficas, y discalculia es un término alternativo para un patrón de deficiencias relacionadas con el aprendizaje de datos aritméticos, procesamiento de información numérica y realización de cálculos exactos. En la tabla 2-18 se enumeran los abordajes para el diagnóstico de un trastorno específico del aprendizaje.

El trastorno específico del aprendizaje de cualquier tipo afecta aproximadamente al 10 % de los jóvenes. Esta cifra representa, aproximadamente, la mitad de los niños que reciben educación especial en centros públicos en Estados Unidos. En 1975, la Ley Pública 94-142 (*Education for All Handicapped Children Act*, conocida ahora como *Individual with Disabilities Education Act*, IDEA) obligó a todos los estados a proporcionar servicios educativos gratuitos y apropiados a todos los niños. Desde entonces, se ha incrementado el número de niños en los que se ha identificado algún trastorno del aprendizaje, y han surgido diversas definiciones de estos trastornos. Para este diagnóstico, los logros del niño deben ser significativamente inferiores a lo esperable en una o más de las siguientes áreas: habilidades lectoras, comprensión, expresión escrita, cálculo, razonamiento matemático y/o interferencia de los problemas de aprendizaje con los logros académicos o las actividades cotidianas. Por lo general, el trastorno específico del aprendizaje incluye déficits en más de un área o habilidad.

Los niños con trastorno específico del aprendizaje en el área de lectura pueden identificarse por problemas en el reconocimiento de las palabras, índice lento de lectura y dificultades de comprensión en comparación con la mayoría de los niños de su misma edad. Los datos actuales sugieren que la mayoría presentan deficiencias en la capacidad de procesamiento fonológico, independientemente de su CI, y en el DSM-5 ya no se incluye un criterio diagnóstico para el trastorno específico del lenguaje que compare el déficit específico con el CI global. El consenso actual sostiene que los niños con disfunción lectora tienen problemas en el reconocimiento de las palabras o su «vocalización» porque no pueden procesar o usar de forma eficiente los fonemas (las unidades más pequeñas de las palabras que se asocian con un sonido particular). Un estudio epidemiológico reciente definió cuatro perfiles: *1)* dificultades en la lectura; *2)* dificultades en el lenguaje; *3)* dificultades en matemáticas, y *4)* combinación de dificultades en las matemáticas y la lectura, que representaban al 70 % de los niños con dificultades específicas del aprendizaje. Las bajas puntuaciones en la memoria a corto plazo para los fonemas fue una característica del perfil de dificultades con el lenguaje, mientras que la baja capacidad fonológica se asoció con el grupo de dificultades con la lectura, pero no con el grupo de dificultades con el lenguaje. Por último, en otro estudio reciente se observó que el grupo con dificultades en las matemáticas no presentaba deficiencias fonológicas.

El trastorno específico del aprendizaje grave puede hacer extremadamente difícil que el niño progrese en la escuela, y a menudo provoca desmoralización, baja autoestima, frustración crónica y empobrecimiento de las relaciones con los compañeros. El trastorno específico del aprendizaje se asocia con un riesgo superior de aparición de trastornos comórbidos, que incluyen el TDAH y trastornos de la comunicación, de la conducta y depresivos. Los adolescentes con trastorno específico del aprendizaje tienen una probabilidad al menos 1,5 veces superior de abandono escolar, que se aproxima a una tasa del 40 %. Los adultos con este trastorno tienen un riesgo superior de presentar dificultades en el trabajo y en la adaptación social. El trastorno a menudo se extiende a otras dificultades de las habilidades en numerosas áreas, como la lectura, la escritura y las matemáticas.

Se cree que el trastorno específico del aprendizaje presenta una predisposición genética entre moderada y alta, e incluso parece que numerosos rasgos cognitivos son poligénicos. Además existe pleiotropía (el mismo gen puede afectar a las habilidades necesarias para realizar tareas de aprendizaje diferentes). Factores como las lesiones perinatales y otros trastornos neurológicos pueden contribuir a la aparición de trastornos

Tabla 2-18
Trastorno específico del aprendizaje

	DSM-5	CIE-10
Nombre del diagnóstico	Trastorno específico del aprendizaje	Trastornos del desarrollo específicos de las habilidades escolares • Trastorno específico de lectura • Trastorno específico de la ortografía • Trastorno específico de las habilidades aritméticas • Trastorno mixto de las habilidades escolares
Duración	≥ 6 meses Los síntomas que comienzan durante la edad escolar pueden no ser evidentes hasta más tarde	
Síntomas	Dificultades del aprendizaje o académicas. Ejemplos: • Lectura (lenta/inexacta) • Comprensión lectora • Ortografía • Expresión escrita • Números/cálculo • Razonamiento matemático	Deficiencias en el dominio específico (lectura, ortografía, aritmética) relevantes para el trastorno mencionado anteriormente
Exclusiones (no resultado de):	Discapacidad intelectual Alteración visual o auditiva Otra alteración mental Otra alteración médica Adversidad psicosocial Educación inadecuada	Discapacidad intelectual Edad mental Discapacidad visual Educación inadecuada
Especificadores de los síntomas	**Con dificultad en la lectura** **Con dificultad en la expresión escrita** **Con dificultad matemática**	
Especificadores de la gravedad	**Leve:** adaptaciones mínimas o apoyo necesario en la escuela **Moderado:** se necesitan algunas adaptaciones **Grave:** enseñanza intensiva individualizada y especializada la mayor parte del tiempo en la escuela.	

específicos del aprendizaje. Situaciones como la intoxicación por plomo, el síndrome alcohólico fetal o la exposición intrauterina a drogas también pueden asociarse con un aumento en los índices de estos trastornos.

TRASTORNO ESPECÍFICO DEL APRENDIZAJE CON DIFICULTAD EN LA LECTURA

Presentan dificultades en la lectura hasta un 75 % de los niños y adolescentes con trastorno específico del aprendizaje. Estudiantes con problemas en otras áreas académicas por lo general también muestran dificultades en la lectura.

El trastorno de la lectura se caracteriza por la dificultad para reconocer las palabras, una lectura lenta e inexacta, comprensión deficiente y dificultades con la ortografía. Las dificultades de lectura a menudo son comórbidas con otros trastornos de la infancia, en particular el TDAH. El término *alexia del desarrollo* se utilizó históricamente para definir una deficiencia en el desarrollo en el reconocimiento de los símbolos impresos, y en la década de 1960 se simplificó a *dislexia*. Este término se ha empleado ampliamente durante muchos años para describir un síndrome de discapacidad en la lectura que a menudo incluía otros déficits del lenguaje y el habla, y confusión entre izquierda y derecha. La dificultad de la lectura con frecuencia se acompaña de trastornos de otras habilidades académicas, y el término *dislexia* se mantiene como una alternativa para un patrón de dificultades en la lectura y la ortografía.

Cuadro clínico

Los niños con dificultades de la lectura generalmente pueden identificarse hacia los 7 años de edad (2.º grado). La dificultad de la lectura puede ser evidente entre los estudiantes en las aulas en quienes se esperarían habilidades de lectura en una etapa más temprana. Los niños de los cursos más elementales a veces pueden compensar su trastorno de la lectura mediante el empleo de la memoria y la inferencia, en especial cuando el trastorno se asocia con una inteligencia elevada. En estas circunstancias, el trastorno puede no apreciarse hasta los 9 años (4.º grado) o incluso más. Los niños con dificultades de la lectura cometen muchos errores durante la lectura oral, que se caracterizan por omisiones, adiciones y distorsiones de las palabras. Estos niños muestran dificultades para distinguir entre los caracteres impresos y los tamaños, en especial los que solo se diferencian en la orientación espacial y la longitud de las líneas. Los problemas con el manejo del lenguaje impreso o escrito pueden circunscribirse a letras aisladas, frases o incluso párrafos. La velocidad de lectura del niño es baja, a menudo con una capacidad de comprensión mínima. La mayoría de los niños con trastorno de la lectura presentan una capacidad adecuada según la edad para copiar un texto escrito o impreso, pero casi todos muestran una ortografía pobre.

Los problemas asociados incluyen dificultades del lenguaje: discriminación y dificultad para ordenar las palabras de manera adecuada. Un niño con dificultades de lectura puede comenzar una palabra a la mitad o al final de una frase escrita. A la mayoría de niños con trastorno del aprendizaje les desagradan y evitan las actividades de lectura y escritura. Su ansiedad se incrementa cuando deben realizar tareas que implican el lenguaje impreso. Muchos de estos niños que no reciben una educación adaptada experimentan sentimientos de vergüenza y humillación, debido a su fracaso continuo y a la consecuente frustración, sentimientos que se acrecientan con el paso del tiempo. Los niños mayores tienden a ser más irritables y a mostrarse deprimidos y con una baja autoestima.

Jackson, un niño de 10 años de edad, fue remitido para evaluación debido a que no terminaba los trabajos de clase o los deberes, y suspendía los exámenes de lectura, ortografía y matemáticas. En los últimos 2 años (5.º y 6.º grado) había estado acudiendo a clases particulares cada mañana en la escuela comunitaria local, basadas en la valoración de 2.º grado. Una evaluación psicopedagógica posterior por un psicólogo clínico confirmó que tenía problemas con la lectura. Jackson pasó a ser candidato para recibir educación especial y empezó a acudir a un programa de jornada completa, en el que empezó en una clase con otros ocho estudiantes, con edades entre los 6 y los 12 años.

La entrevista clínica con sus padres reveló que el embarazo y el período neonatal habían sido normales, con retraso en el lenguaje. En el parvulario y la guardería tuvo dificultades con los juegos con versos, mostraba una notable falta de interés por los libros y prefería jugar con piezas de construcción. En la escuela primaria, le costaba más aprender a leer que a los otros niños de su clase, y tenía problemas para pronunciar palabras multisilábicas (p. ej., decía «aminales» en lugar de «animales» y «muplicación» en vez de «multiplicación»). Se detectaron antecedentes familiares positivos de dificultades de lectura y TDAH. Concretamente, el padre de Jackson admitió haber tenido problemas para leer, y su hermano mayor, de 15 años de edad, tenía TDAH, que estaba bien controlado con medicación con psicoestimulantes. La principal preocupación de los padres era que Jackson también tuviera TDAH. En la entrevista clínica con Jackson se advirtió que rehuía el contacto visual con el examinador, no dejaba de mascullar, y le costaba mucho encontrar la palabra adecuada (que se manifestaba con numerosos inicios erróneos, dudas y expresiones inespecíficas, como «la cosa con la que dibujas..., um..., lápiz..., no..., um..., líneas»). Admitió que no le gustaba la escuela y comentó que «leer es aburrido y estúpido; prefiero ir en bicicleta». También se quejaba de cuánto tenía que leer (incluso en matemáticas) y comentó: «Se tarda mucho en leer. Para cuando pillo la palabra, no puedo acordarme de lo que acabo de leer y tengo que leerlo todo otra vez».

La evaluación psicológica y psicopedagógica incluyó la Escala de inteligencia de Wechsler para niños IV (*Wechsler Intelligence Scale for Children*, WISC-IV), la Evaluación clínica de los rasgos fundamentales del lenguaje IV (*Clinical Evaluation of Language Fundamentals*, CELF-IV), el Test de Wechsler de logros individuales II (*Wechsler Individual Achievement Test-II*, WIAT-II) y escalas de autoevaluación de ansiedad, depresión y autoestima. Los resultados mostraron un CI verbal medio-bajo y un CI manipulativo superior al normal, mala capacidad para iniciar e identificar palabras (por debajo del percentil 12), mala comprensión (por debajo del percentil 9), ortografía (por debajo del percentil 6), comprensión escasa del lenguaje oral (por debajo del percentil 16), puntuaciones altas pero por debajo del punto de corte en el Inventario para la depresión en niños (*Children's Depression Inventory*, CDI), y baja autoestima. Aunque Jackson manifestaba síntomas de falta de atención, cierto nerviosismo y conducta negativista (sobre todo en el colegio), no cumplía los criterios del TDAH. Cumplía los criterios del DSM-5 para el trastorno específico del aprendizaje con dificultades en la lectura y en la expresión escrita. Se recomendó que siguiera asistiendo a clases de educación especial y que fuese a un campamento de verano especializado en niños con dificultades de lectura, así como vigilar su autoestima y los síntomas depresivos.

Tras 1 año de seguimiento, Jackson y sus padres manifestaron que se había producido una notable mejoría de su lectura, su rendimiento escolar global, su estado de ánimo y su autoestima. Tanto Jackson como su familia sentían que la formación especializada que recibió en el campamento de verano había sido de gran utilidad. El programa incluía instrucción específica e individual durante 1 h al día, hasta un total de 70 h; Jackson explicó que le habían enseñado una serie de estrategias específicas de descodificación para usar de manera sistemática («como un plan de juego») y desafió al médico a que le diese «una palabra larga y realmente difícil de leer». Explicó las estrategias que había utilizado para leer la palabra «incondicionalmente», y explicó qué significaba. Para potenciar su fluidez y su comprensión lectoras, se le proporcionaron tareas de lectura mientras escuchaba versiones grabadas en audio de libros, el uso de organizadores gráficos para facilitar la lectura y la comprensión, y que siguiera participando en el programa de lectura del campamento de verano. (Adaptado de Rosemary Tannock, PhD.)

Diagnóstico

Se diagnostica una dificultad de la lectura cuando el rendimiento de un niño en la lectura es significativamente inferior al que se espera por su edad. Las manifestaciones diagnósticas características son la dificultad para recordar, evocar y secuenciar letras y palabras impresas; procesar construcciones gramaticales sofisticadas, y realizar inferencias. El fracaso escolar y la consiguiente baja autoestima pueden exacerbar el problema, al provocar en el niño un creciente sentimiento de fracaso y que dedique menos tiempo a sus tareas escolares. En Estados Unidos, los estudiantes con dificultades de la lectura son derivados a una evaluación educacional por parte del distrito escolar que determina si son candidatos a los servicios de educación especial. No obstante, la clasificación de educación especial no es uniforme entre los distintos estados, por lo que estudiantes con dificultades similares en la lectura pueden resultar candidatos para estos servicios en unos distritos, pero no en otros.

Exploración física y pruebas de laboratorio.   No existen signos físicos ni determinaciones analíticas que resulten de ayuda en el diagnóstico de las dificultades de la lectura. Sin embargo, la evaluación psicoeducativa es esencial para determinar el problema. La batería diagnóstica generalmente incluye una prueba estandarizada de ortografía, composición escrita, procesamiento y uso del lenguaje oral, copia de dibujos y valoración sobre el correcto uso del lápiz. Los apartados de lectura de la Batería psicoeducacional de Woodcock-Johnson, revisada (*Woodcock-Johnson Psycho-Educational Battery-Revised*) y el Test de logro individual de Peabody revisado (*Peabody Individual Achievement Test-Revised*, PIAT-R) son útiles para identificar la dificultad en la lectura. Una batería de pruebas de proyección de detección sistemática puede incluir el dibujo de figuras humanas, las pruebas de dibujo de historias y las pruebas de completar frases. La evaluación también debe incluir la observación sistemática de variables conductuales.

Diagnóstico diferencial

El déficit de la lectura con frecuencia se acompaña de otros trastornos comórbidos, como trastornos del lenguaje, deficiencias en la expresión escrita y TDAH. Los datos indican que los niños con dificultades de la lectura suelen presentar dificultades con las habilidades lingüísticas, no así los que solo tienen TDAH. Sin embargo, se ha demostrado que los niños con dificultades en la lectura que no cumplen los criterios de TDAH pueden presentar algunas deficiencias superpuestas en el área de la inhibición cognitiva, por ejemplo, la actuación de forma impulsiva en las tareas de ejecución continua. Los déficits en el lenguaje expresivo y la diferenciación del habla junto con dificultades de la lectura pueden justificar el diagnóstico adicional de trastorno del lenguaje. La dificultad de la lectura debe diferenciarse de los síndromes de discapacidad intelectual, en los que la lectura, al igual que la mayoría de otras habilidades, se ve afectada por un rendimiento inferior al esperado para la edad cronológica del niño. Las pruebas de inteligencia ayudan a diferenciar los déficits globales de las dificultades más específicas relacionadas con la lectura.

Se pueden detectar las deficiencias en la lectura como resultado de una escolarización inadecuada comparando el rendimiento de un niño con el rendimiento de sus compañeros de clase en las pruebas de lectura estandarizadas. Se deben descartar las deficiencias auditivas y visuales con pruebas de cribado.

Comorbilidad

Los niños con dificultades de la lectura tienen un alto riesgo de presentar otras dificultades del aprendizaje, incluidas las matemáticas y la expresión escrita. El trastorno del lenguaje del DSM-5, también conocido como trastorno específico del lenguaje, se ha considerado tradicionalmente como una forma diferenciada de dislexia y discalculia. Los niños con trastornos del lenguaje tienen un vocabulario pobre, capacidades limitadas para formar estructuras oracionales adecuadas, y alteraciones en la capacidad para juntar palabras y proporcionar una explicación clara. Pueden presentar un retraso en la adquisición del lenguaje, y dificultades con la gramática y la sintaxis. El trastorno específico del aprendizaje en áreas de lectura y matemáticas suele presentarse de forma comórbida con trastornos del lenguaje. En un estudio se observó que entre el 19 % y el 63 % de los pacientes con trastorno de la lectura también presentaban alteraciones del lenguaje.

A la inversa se observaron disfunciones en la lectura en el 12,5 % al 85 % de los individuos con disfunciones del lenguaje. En estudios realizados con gemelos, las disfunciones en la lectura fueron significativamente mayores en los niños con dificultades específicas de aprendizaje y en miembros de la familia de niños que presentaban el trastorno. También es elevada la comorbilidad entre las disfunciones en la lectura y en las matemáticas, que en algunos estudios se ha descrito de hasta el 60 %. Al parecer, los niños con disfunciones tanto en la lectura como en las matemáticas tienen un rendimiento menor en matemáticas, pero la capacidad lectora no fue diferente de la de los niños que solamente presentaban trastorno de la lectura y no trastorno de las matemáticas.

También son frecuentes los trastornos psiquiátricos comórbidos, como TDAH, trastorno negativista desafiante, trastornos de conducta y trastornos depresivos, especialmente en adolescentes. Los datos sugieren que hasta un 25 % de los niños con dificultades de la lectura también pueden presentar un TDAH. A la inversa, se calcula que entre el 15 % y el 30 % de los diagnosticados de TDAH tienen un trastorno específico del aprendizaje. Estudios en familias sugieren que el TDAH y la dificultad en la lectura pueden tener un componente hereditario, esto es, algunos factores genéticos podrían contribuir tanto a las dificultades de la lectura como a los síndromes atencionales. Los niños con dificultades de la lectura presentan unas tasas de depresión autodeclarada superiores a la media, y niveles superiores de ansiedad en comparación con los niños sin trastornos específicos del aprendizaje. También muestran un riesgo mayor de dificultades en las relaciones con los compañeros y una capacidad menor para responder ante situaciones sociales ambiguas.

Evolución y pronóstico

Muchos niños con dificultades en la lectura pueden alcanzar algunas nociones sobre el lenguaje impreso durante los dos primeros cursos de enseñanza primaria, incluso sin ningún tipo de ayuda. De hecho, al final del 1.er grado, muchos han aprendido a leer algunas palabras; no obstante, cuando alcanzan el 3.er grado, cada vez les resulta más difícil mantenerse al nivel de sus compañeros sin la intervención educativa oportuna. Cuando esta se establece de manera precoz, en los casos más leves no suele ser necesaria tras el final del 1.er o 2.º grado de primaria. En los casos más graves, y dependiendo del patrón de déficit y habilidades, la intervención puede continuarse durante el ciclo superior de primaria o la escuela secundaria.

Tratamiento

Las estrategias correctoras para niños con dificultades de la lectura se caracterizan por la instrucción directa que centra la atención de un niño sobre las conexiones entre los sonidos del habla y las letras. Los programas terapéuticos más eficaces comienzan enseñando al niño a establecer asociaciones exactas entre letras y sonidos. Este planteamiento se basa en la teoría de que los déficits centrales se relacionan con la dificultad para reconocer y recordar letras y sonidos. Cuando ya se domi-

nan las asociaciones letra-sonido de manera individual, la intervención puede centrarse en componentes más extensos de la lectura, como las sílabas y las palabras. El punto de actuación exacto de cualquier programa de lectura solo puede determinarse tras una evaluación detallada de las deficiencias y debilidades específicas del niño. Las estrategias de afrontamiento positivo incluyen grupos pequeños y estructurados de lectura, que ofrecen atención individualizada y facilitan al niño la posibilidad de solicitar ayuda.

En Estados Unidos, los niños y adolescentes con trastornos de la lectura pueden acudir a un programa de educación individualizado a cargo del sistema educativo público. No obstante, en los estudiantes de secundaria que presentan trastornos persistentes de la lectura y dificultades para descodificar e identificar palabras, estos servicios quizá no basten para solucionar sus problemas. Un estudio con alumnos de 54 escuelas afectados por trastornos de la lectura mostró que, en la escuela secundaria, los objetivos específicos no se alcanzan adecuadamente solo con clases de refuerzo. Es probable que los alumnos de secundaria con dificultades persistentes en la lectura puedan beneficiarse en mayor medida de programas individualizados de asistencia a la lectura.

Los programas de instrucción para la lectura, como el Orton Gillingham y los Sistemas de instrucción directa para la enseñanza y rehabilitación (*Direct Instructional System for Teaching and Remediation*, DISTAR), comienzan concentrándose en letras y sonidos concretos, continúan hacia el dominio de unidades fonéticas simples, y luego funden esas unidades en palabras y frases. Así, si se instruye a los niños para manejar los grafemas, aprenderán a leer. Otros programas de ayuda a la lectura, como el de Merril y el *SRA Basic Reading Program* (de Science Research Associates, Inc.), empiezan introduciendo palabras completas y, a continuación, enseñan a los niños a dividirlas y a reconocer los sonidos de las sílabas y las letras que las componen. Otras estrategias enseñan a los niños con trastorno de la lectura a reconocer palabras completas mediante el uso de un soporte visual, saltándose el proceso de verbalización. Uno de ellos es el *Bridge Reading Program*. El método Fernald emplea un enfoque multisensitivo que combina la enseñanza de palabras completas mediante técnicas de calco, de manera que el niño recibe una estimulación cinestésica mientras aprende a leer las palabras.

Epidemiología

Se calcula que, en Estados Unidos, entre un 4 % y un 8 % de los jóvenes presenta dislexia, que abarca una diversidad de déficits de lectura, ortografía y comprensión. En grupos sometidos a evaluación clínica, se ha comunicado una frecuencia de aparición de dificultades de la lectura entre tres y cuatro veces superior en niños que en niñas. Sin embargo, en estudios epidemiológicos se han detectado unos índices de trastorno de la lectura prácticamente iguales para niños y niñas. Los niños con dificultades de la lectura son remitidos a evaluación psiquiátrica más a menudo que las niñas debido a TDAH y conductas disruptivas comórbidas. No existe una clara diferencia entre sexos en los adultos con dificultades de la lectura.

Etiología

Los datos obtenidos en estudios cognitivos, de neuroimagen y genéticos indican que la mejor manera de describir la dificultad de la lectura es como un trastorno neurobiológico de origen genético. Esto refleja una deficiencia en el procesamiento de los sonidos del lenguaje hablado, por lo que es más probable que estos niños presenten deficiencias en las habilidades del procesamiento fonológico. No pueden identificar de manera efectiva las partes de las palabras que indican un sonido específico, lo que hace que les sea difícil reconocer y verbalizar las palabras. Los jóvenes con dificultades de la lectura son más lentos que los demás a la hora de nombrar las letras y los números. Las dificultades centrales incluyen un bajo procesamiento fonológico y déficits de comprensión, ortografía y verbalización de las palabras.

Dado que la deficiencia de la lectura incluye típicamente un déficit del lenguaje, se cree que el hemisferio cerebral izquierdo es el lugar anatómico de esta disfunción. Diversas investigaciones con RM han sugerido que el área temporal del hemisferio izquierdo muestra un menor grado de asimetría que la del hemisferio derecho en niños con trastorno específico del aprendizaje. Los estudios con PET han llevado a algunos investigadores a concluir que el patrón de flujo sanguíneo de la región temporal izquierda durante la realización de ejercicios verbales es diferente entre los niños con trastornos del aprendizaje y sin ellos. Además, estudios de análisis celular sugieren que en las personas con dificultades de la lectura, el sistema visual magnocelular (que suele contener células grandes) presenta un patrón más desorganizado y con células más pequeñas de lo esperado, e indican que entre el 35 % y el 40 % de los familiares de primer grado de los niños con dificultades de la lectura también presenta alguna dificultad al leer. Algunos estudios han sugerido que la capacidad fonológica (la habilidad para descodificar sonidos y verbalizar palabras) se encuentra ligada al cromosoma 6, y la de identificar palabras aisladas se ha asociado con el cromosoma 15. Se vinculan las disfunciones de la lectura y el habla a locus de susceptibilidad en varios cromosomas. Aunque una investigación reciente ha identificado que un locus del cromosoma 18 tiene una fuerte influencia sobre la lectura de palabras aisladas y la atención a los fonemas, también se han implicado genes generalistas como responsables de los trastornos del aprendizaje. Se cree que muchos genes asociados a estos trastornos también pueden influir en la variación normal de las habilidades de aprendizaje. Además, los genes que afectan a las habilidades lectoras, por ejemplo, también pudieran afectar a la expresión escrita y posiblemente a las capacidades matemáticas.

Hoy día se sabe que algunas hipótesis históricas sobre el origen de los trastornos de la lectura no son ciertas. El primer mito es que estos trastornos se deben primariamente a problemas de tipo visomotor, o *síndrome de la sensibilidad escotópica*. No hay evidencia alguna de que los niños con trastorno de la lectura tengan alteraciones visuales o dificultades en su sistema visomotor. La segunda teoría sin datos que la sustenten indica que las alergias pueden causar o contribuir a la aparición de trastornos de la lectura. Finalmente, teorías no fundamentadas han implicado al sistema cerebeloso-vestibular como fuente de las dificultades lectoras.

La investigación en los campos de la neurociencia cognitiva y la neuropsicología respalda la hipótesis de que son los procesos de codificación y de la memoria a corto plazo (o «de trabajo»), y no la atención o la memoria a largo plazo, las áreas más deficitarias en los niños con dificultades de la lectura. Un estudio encontró una asociación entre la aparición de dislexia y haber nacido en los meses de mayo, junio y julio, lo que sugiere que la exposición prenatal a enfermedades infecciosas maternas, como la gripe, durante los meses de invierno podría contribuir a la aparición de estas dificultades. Las complicaciones durante el embarazo y las dificultades prenatales y perinatales son hallazgos frecuentes en los antecedentes de los niños con dificultades de la lectura. Los niños con peso muy bajo al nacer y muy prematuros tienen mayor riesgo de padecer un trastorno específico del aprendizaje. En niños muy prematuros se ha observado un riesgo más elevado de trastornos motores leves, de la conducta y específicos del aprendizaje.

Los niños con inteligencia normal que presentan parálisis cerebral y epilepsia tienen una incidencia superior a la media de dificultades de la lectura. Los niños con lesiones cerebrales posnatales que afectan al lóbulo occipital izquierdo que les provocan una ceguera del campo visual derecho pueden experimentar dificultades de la lectura, al igual que los niños con lesiones en el esplenio del cuerpo calloso que bloquean la transmisión de la información visual desde el hemisferio derecho intacto hacia las áreas del lenguaje, en el hemisferio izquierdo.

Los niños malnutridos durante largos períodos al principio de la infancia tienen un mayor riesgo de presentar una afectación de las funciones cognitivas, incluida la lectura.

TRASTORNO ESPECÍFICO DEL APRENDIZAJE CON DIFICULTAD MATEMÁTICA

Los niños con dificultades matemáticas tienen dificultades para aprender y recordar los números, no pueden recordar hechos básicos sobre los números, y son lentos e inexactos en el cálculo. Se ha identificado un escaso rendimiento en cuatro grupos de habilidades: lingüísticas (relacionadas con la comprensión de términos matemáticos y la conversión de problemas escritos en símbolos matemáticos), perceptivas (habilidad para reconocer y entender símbolos, así como ordenar grupos de números), matemáticas (suma simple, sustracción, multiplicación, división y continuación de secuencias de operaciones básicas) y de la atención (copiar figuras correctamente y observar símbolos operativos de manera correcta). Hay una variedad de términos usados a lo largo de los años para denotar diversas dificultades en las habilidades matemáticas, como *discalculia, trastorno aritmético congénito, acalculia, síndrome de Gerstmann* y *trastorno evolutivo de la aritmética*, para describir las dificultades presentes en la trastornos matemáticos. Los déficits centrales de la discalculia se hallan en el procesamiento de los números, y se necesitan buenas habilidades del lenguaje para contar de forma adecuada, calcular y entender los principios matemáticos.

Sin embargo, la dificultad matemática puede aparecer de manera aislada o conjuntamente con dificultades del lenguaje y la lectura. De acuerdo con el DSM-5, el diagnóstico del trastorno específico del aprendizaje con dificultad matemática consiste en déficits en el cálculo aritmético y el recuento, dificultad para recordar los hechos matemáticos y poder contar sin ayuda de los dedos. Entre las deficiencias adicionales destacan la dificultad con los conceptos matemáticos y el razonamiento, que provoca dificultades al aplicar procedimientos para resolver problemas cuantitativos. Estas deficiencias provocan que las habilidades sean sustancialmente menores de lo que cabría esperar para la edad cronológica del niño, y causan una interferencia significativa en el éxito académico, como documentan las pruebas estandarizadas de tests de logros académicos.

Cuadro clínico

Las manifestaciones clínicas habituales de la dificultad matemática incluyen el aprendizaje de los nombres de los números, recordar los signos de suma y resta, aprender las tablas de multiplicar, traducir los problemas escritos a operaciones matemáticas, y realizar los cálculos con los pasos previstos. La mayoría de los niños con déficits de matemáticas se pueden identificar durante el 2.º y 3.er grado de primaria. Un niño con pocas habilidades matemáticas suele presentar problemas significativos con los conceptos, como contar o sumar incluso números de un solo dígito, en comparación con sus compañeros de clase de la misma edad. Durante los primeros 2 o 3 años de la escuela primaria, un niño con bajas capacidades matemáticas puede conseguir aprobar por poco las matemáticas apoyándose en la memorización mecánica. Pero a medida que los problemas matemáticos exigen la diferenciación y la manipulación de relaciones espaciales y numéricas, el niño con dificultad matemática acaba viéndose desbordado.

Algunos investigadores han clasificado la dificultad matemática en las siguientes categorías: dificultad en el aprendizaje para contar con sentido, dificultad para dominar los sistemas cardinal y ordinal, dificultad para realizar operaciones aritméticas, y dificultad para visualizar conjuntos de objetos como grupos. Los niños con dificultad matemática pueden presentar problemas para asociar símbolos auditivos y visuales, comprender la conservación de la cantidad, recordar la secuencia de los pasos aritméticos, y elegir los principios para las actividades de resolución de problemas. Se supone que estos niños poseen unas habilidades auditivas y verbales correctas, pero, en muchos casos, los déficits matemáticos pueden darse en conjunción con problemas de lectura, expresión escrita y de lenguaje. En ellos, las otras deficiencias pueden agravar la dificultad de unas habilidades matemáticas pobres.

La dificultad matemática, de hecho, a menudo coexiste con otros trastornos que afectan a la lectura, la expresión escrita, la coordinación y el lenguaje. También pueden existir problemas ortográficos, déficits en la memoria o la atención, y problemas de tipo emocional o conductual. Los niños de los primeros cursos de primaria pueden mostrar problemas específicos de aprendizaje, en la lectura y la expresión escrita, y en ellos se debe examinar la existencia de dificultad matemática. La relación exacta entre la dificultad matemática y otros déficits en el lenguaje y la dislexia no está clara. A pesar de que los niños con trastorno del lenguaje no necesariamente presentan una deficiencia matemática, estas alteraciones a menudo coexisten, ya que se asocian con disfunciones tanto de los procesos de descodificación como de codificación.

Lena, una niña de 8 años de edad, fue remitida para que se evaluasen sus crecientes problemas de atención y aprendizaje, que se advirtieron por primera vez en el parvulario, pero que ahora estaban causando problemas en casa y en el colegio. Estaba cursando 3.er grado de primaria en la escuela pública local, a la que acudía desde preescolar.

Su historia reveló una adquisición lenta del habla (p. ej., dijo sus primeras palabras alrededor de los 18 meses, y frases cortas aproximadamente a los 3 años), aunque no había tenido ningún otro problema del desarrollo importante hasta el parvulario, cuando la maestra mostró su preocupación por su falta de atención y dificultad para seguir instrucciones y dominar los conceptos numéricos básicos (p. ej., no contaba bien los grupos de objetos). La evaluación del habla, el lenguaje y la audición realizada al final de la etapa preescolar mostró unos problemas leves en el lenguaje que no justificaban una intervención específica. Los informes escolares del 1.er y 2.º grado mostraban una inquietud continuada sobre su falta de atención, cierta dificultad para aprender a leer, dificultades para dominar aspectos aritméticos simples, y «errores al copiar números de la pizarra y al hacer sumas y restas». Estos problemas siguieron en 2.º grado, a pesar de que el colegio aplicó ciertas medidas (como hacer que se sentara más cerca de la maestra) y cambios (p. ej., proporcionarle hojas impresas con problemas aritméticos para que no tuviera que copiarlos). Sus padres también relataban que desde hacía 3 años perdía objetos, se retorcía el pelo, jugueteaba en la mesa a la hora de comer, tenía dificultades para concentrarse en los juegos y las tareas escolares, y olvidaba traer notas a casa o llevarlas al colegio. La valoración psicológica incluyó la WISC-III, la CELF-IV, el Test exhaustivo sobre procesamiento-fonológico (*Comprehensive Test of Phonological Processing*, CTOPP) y la Batería psicoeducacional de Woodcock-Johnson III. Los resultados revelaron una inteligencia media, pero relativamente insuficiente en las pruebas de organización perceptiva, baja atención fonológica, problemas subclínicos en el lenguaje expresivo y receptivo, y habilidades lectoras y aritméticas claramente por debajo de su nivel académico. Las calificaciones de una escala de valoración administrada a los padres y maestros *(Conners' Rating Scales-Long Form)* estaban por encima del punto de corte de TDAH.

Lena recibió el diagnóstico de TDAH, del tipo con predominio de falta de atención, y trastorno específico del aprendizaje con dificultad en la lectura, basándose en la historia clínica, los aprendizajes escolares y las pruebas estandarizadas. No cumplía los criterios de trastorno de la comunicación, y se consideró que sus problemas con las matemáticas no comportaban una discapacidad como las de lectura y el TDAH. Las recomendaciones incluyeron: psicoeducación familiar para aclarar el TDAH y el trastorno específico del aprendizaje, intervención educativa específica para la lectura, y tratamiento del TDAH con medicación psicoestimulante de acción prolongada.

Tras 1 año de seguimiento, Lena y sus padres manifestaron que la falta de atención había mejorado mucho, pero que seguía teniendo problemas con la lectura, y en particular con las matemáticas. Se añadieron clases de refuerzo en matemáticas a su horario semanal. Dos años después, cuando Lena tenía 11 años, sus padres solicitaron una «reevaluación de urgencia», debido a que cada vez tenía más problemas en casa y en el colegio. La evaluación clínica demostró que el

TDAH, de tipo inatento, respondía bien al tratamiento con psicoestimulantes, con déficits más notables en la adecuación de la lectura, en comparación con otros niños de su edad, e intensas dificultades con las matemáticas. Los padres dijeron que Lena había empezado a mentir diciendo que no tenía deberes de matemáticas o se había negado a hacerlos, que había sido expulsada de la clase de matemáticas dos veces en los últimos 3 meses debido a su conducta negativista, y que había suspendido las matemáticas de 6.º grado. Lena reconoció que las matemáticas le desagradaban y le preocupaban: «Cada vez que el profesor empieza a preguntar y mira hacia mí, se me queda la mente en blanco y me entran temblores; en los exámenes lo paso tan mal, que tengo que salir de clase para tranquilizarme». En ese momento, se identificó que un componente ansioso contribuía a sus problemas escolares. Se ampliaron las recomendaciones para incluir clases de apoyo específicas para matemáticas. En el seguimiento, Lena explicó que el profesor de las clases de refuerzo le había enseñado unas estrategias útiles para manejar su ansiedad con las matemáticas, así como formas de clasificar los problemas escritos y de diferenciar la información crítica de la irrelevante. Continuó respondiendo bien a las formulaciones de liberación prolongada de los fármacos psicoestimulantes para el TDAH, y tenía solo mínimas dificultades para concentrarse en los deberes después de clase. (Adaptado de Rosemary Tannock, PhD.)

Diagnóstico

El diagnóstico del trastorno específico del aprendizaje con dificultad matemática se realiza cuando las habilidades de razonamiento matemático y cálculo del niño quedan significativamente por debajo de las expectativas en función de su edad durante un período de al menos 6 meses, aunque se hayan proporcionado intervenciones de refuerzo. Se requieren muchas habilidades diferentes para conseguir entender las matemáticas, como las lingüísticas, las conceptuales y las de cálculo. Las habilidades lingüísticas son necesarias para comprender los términos matemáticos, entender los problemas en términos de palabras y trasladarlos a un proceso matemático adecuado. Las habilidades conceptuales se refieren al reconocimiento de los símbolos matemáticos y a la capacidad para emplear los signos matemáticos de manera correcta. Las habilidades de cálculo incluyen la capacidad de alinear los números correctamente y seguir las «reglas» de las operaciones matemáticas.

Exploración física y pruebas de laboratorio. No existen signos o síntomas que indiquen la existencia de un trastorno del cálculo, aunque las pruebas del nivel educativo y las determinaciones estandarizadas de la función intelectual son necesarias para establecer el diagnóstico. El Test de diagnóstico aritmético Keymath *(Keymath Diagnostic Arithmetic Test)* mide diversas áreas de las matemáticas, como el conocimiento del contenido, la función y el cálculo matemáticos. Se emplea para evaluar las habilidades matemáticas de niños en el 1.er a 6.º grado.

Evolución y pronóstico

Un niño con un trastorno específico del aprendizaje con dificultad matemática puede identificarse, normalmente, hacia los 8 años de edad (3.er grado). En algunos, el trastorno puede ser evidente ya desde los 6 años (1.er grado), y en otros no apreciarse hasta los 10 años (5.º grado) o incluso más tarde. Actualmente, se dispone de muy pocos datos de estudios longitudinales para predecir patrones claros del progreso evolutivo y escolar en los niños diagnosticados de dificultad matemática en los primeros cursos escolares. Por otro lado, los niños con un trastorno moderado que no reciben intervención terapéutica pueden presentar complicaciones, como dificultades escolares continuas, vergüenza, un concepto pobre de sí mismos, frustración y depresión, que pueden provocar el rechazo a acudir a la escuela y la desmoralización académica.

Diagnóstico diferencial

La dificultad matemática debe distinguirse de las causas generales de mal funcionamiento, como los síndromes asociados a la discapacidad intelectual. La escolarización deficiente a menudo puede afectar de manera negativa al rendimiento aritmético del niño en una prueba aritmética normalizada. Los trastornos de conducta o el TDAH pueden asociarse de forma comórbida con la dificultad matemática y, en estos casos, deben establecerse ambos diagnósticos.

Comorbilidad

Los déficits matemáticos se acompañan de déficits tanto en lectura como en expresión escrita. Los niños con dificultades matemáticas también pueden tener un mayor riesgo de problemas de lenguaje expresivo y trastornos del desarrollo de la coordinación.

Tratamiento

Las dificultades matemáticas en los niños se reducen con intervenciones precoces que pueden conseguir mejorar las habilidades de cálculo básicas. La presencia de un trastorno específico del aprendizaje de la lectura junto con dificultad matemática puede dificultar los progresos, aunque ya desde el principio de la enseñanza primaria los niños responden a las clases de refuerzo. Los niños en los que se detectan trastornos de las matemáticas ya en la guardería precisan ayuda para saber cuál de dos números es el mayor, para contar, identificar números, y recordar secuencias numéricas. Las tarjetas didácticas, los cuadernos de ejercicios y los juegos de ordenador pueden ser elementos viables de tratamiento. Un informe indicó que la enseñanza de refuerzo de las matemáticas es más útil cuando se centra en actividades de resolución de problemas, incluyendo problemas verbales en vez de solo problemas de cálculo. El *Project MATH,* un programa con un curso multimedia de autoinstrucción o de instrucción en grupo, ha resultado beneficioso para algunos niños con dificultad matemática. Los programas de ordenador pueden ser útiles e incrementar el cumplimiento con los esfuerzos de las clases de apoyo.

Los déficits en las habilidades sociales pueden contribuir a que el niño no se decida a pedir ayuda, por lo que un niño en el que se identifica una dificultad matemática puede beneficiarse de la adquisición de habilidades positivas para la resolución de problemas en el contexto social, además de en las matemáticas.

Epidemiología

Se calcula que la dificultad matemática aparece aisladamente con una frecuencia de un 1% en niños en edad escolar, lo que supone aproximadamente 1 de cada 5 niños con trastornos específicos del aprendizaje. Los estudios epidemiológicos indican que hasta el 6% de los niños en edad escolar presenta alguna dificultad con las matemáticas, y se ha estimado una prevalencia de un 3,5% a un 6,5% para las formas discapacitantes de discalculia. Aunque el trastorno específico del aprendizaje en general se presenta 2 o 3 veces más a menudo en hombres, la dificultad matemática puede ser relativamente más frecuente en el sexo femenino. Muchos estudios acerca de los trastornos del aprendizaje en niños han agrupado las dificultades en la lectura, la expresión escrita y las matemáticas, lo que impide discernir la prevalencia real de la dificultad matemática.

Etiología

La dificultad matemática, al igual que otras áreas del trastorno específico del aprendizaje, se debe a factores genéticos. Se han informado índices de comorbilidad con déficits de lectura de un 17% a un 60%. Una teoría propone un déficit neurológico situado en el hemisferio cerebral derecho, concretamente en el lóbulo occipital, región responsable del procesamiento de los estímulos visoespaciales, que, a su vez, son los responsables de las habilidades matemáticas. Sin embargo, esta teoría ha recibido muy poco apoyo en los estudios neuropsiquiátricos que se han desarrollado posteriormente.

Se cree que la causa de la dificultad matemática es de origen multifactorial, con factores genéticos, madurativos, cognitivos, emocionales, educacionales y socioeconómicos. La prematuridad y el muy bajo peso al nacer también son factores de riesgo para un trastorno específico del aprendizaje, incluida la dificultad matemática. En comparación con la lectura, las habilidades matemáticas parecen depender en mayor medida de la cantidad y la calidad de la enseñanza recibida.

TRASTORNO ESPECÍFICO DEL APRENDIZAJE CON DIFICULTAD EN LA EXPRESIÓN ESCRITA

La expresión escrita es la habilidad más compleja que se aprende para transmitir la comprensión del lenguaje y expresar pensamientos e ideas. Las habilidades de escritura se relacionan intensamente con la lectura en la mayoría de los niños, pero en algunos jóvenes, la comprensión lectora puede ser claramente superior a su capacidad para expresar pensamientos complejos. La expresión escrita es a veces un indicador sensible de deficiencias más sutiles del uso del lenguaje, que normalmente no se detectan con las pruebas estandarizadas de lectura y lenguaje.

El déficit en la expresión escrita se caracteriza por un nivel de habilidades en la escritura que se sitúa significativamente por debajo del esperado por la edad del niño y su educación. Estas dificultades afectan negativamente al progreso escolar del niño y a la escritura en su vida cotidiana. Los múltiples componentes del trastorno de la escritura incluyen las faltas de ortografía, los errores en la gramática y la puntuación, además de una escritura manual deficiente. Las faltas de ortografía se encuentran entre las dificultades más comunes. Los errores más frecuentes son de tipo fonético, es decir, una ortografía errónea que suena como la correcta. Algunos ejemplos serían «haber» por «a ver» o «hirviendo» por «ir viendo».

Históricamente se consideraba que la disgrafía (habilidad deficiente en la escritura) no aparecía si no existía un trastorno de la lectura; no obstante, las pruebas apuntan a que la dificultad en la expresión escrita puede aparecer de manera aislada. Los términos que se han empleado para describir el trastorno de la escritura son *trastorno de la ortografía* o *dislexia ortográfica.* Los déficits de la escritura a menudo se asocian con otras formas de trastornos específicos del aprendizaje, pero la incapacidad de escribir puede identificarse más tarde, debido a que la expresión escrita se adquiere posteriormente al lenguaje verbal y a la lectura.

En contraposición con el DSM-5, que incluye el trastorno específico del aprendizaje con dificultad en la expresión escrita, la CIE-10 incluye un apartado específico denominado «Trastorno de la ortografía».

Cuadro clínico

Los niños con dificultades en la expresión escrita tienen dificultades desde el inicio del período escolar con la ortografía de las palabras y la expresión de sus pensamientos de acuerdo con las reglas gramaticales apropiadas según la edad. Sus frases habladas y escritas contienen un número inusualmente elevado de errores gramaticales y una deficiente organización de los párrafos. Los niños afectados a menudo cometen errores gramaticales simples incluso al escribir frases cortas. Por ejemplo, por más que se les repita, con frecuencia no escriben en mayúscula la primera letra de la palabra inicial de una frase, ni terminan la frase con un punto. Los hallazgos comunes en la dificultad de la expresión escrita son los errores de ortografía, gramaticales y de puntuación, la deficiente organización en párrafos y la mala caligrafía.

En los niños de cursos superiores, las frases habladas y escritas se vuelven más primitivas, extrañas e inadecuadas en comparación con lo que cabe esperar por su edad. La elección de las palabras resulta errónea e inapropiada; sus párrafos están desorganizados y no siguen una secuencia adecuada; escribir con una ortografía correcta se convierte en una tarea cada vez más difícil a medida que su vocabulario se incrementa y se hace más abstracto. Los rasgos asociados a la dificultad de la expresión escrita incluyen resistirse a ir a la escuela, negarse a realizar los deberes escritos asignados, y dificultades académicas concurrentes en otras áreas.

Muchos niños con dificultad de la expresión escrita se sienten, lógicamente, frustrados o enfadados, con sentimientos de inadecuación o fracaso en su progreso escolar. En algunos casos pueden aparecer trastornos depresivos a partir de un sentimiento creciente de aislamiento, distanciamiento y desamparo. Los adultos jóvenes con dificultad de la expresión escrita que no reciben tratamiento adecuado siguen teniendo dificultades en la adaptación social relacionada con las habilidades de escritura, junto con un sentimiento continuo de incompetencia e inferioridad.

Brett, un niño de 11 años de edad, fue remitido para que se evaluasen sus crecientes problemas escolares desde los 2 años anteriores, que incluían incapacidad para terminar las tareas escolares que le ponían en clase y para casa, cierta falta de atención y conducta negativista, y un patrón de empeoramiento de sus calificaciones escolares. En el momento de llevar a cabo la evaluación, acudía a una clase normal de 5.º grado en una escuela pública, en la que estaba desde 1.er grado.

La entrevista clínica con los padres reveló que Brett tenía un hermano gemelo (monocigótico) con antecedentes de problemas de lenguaje, para los que había recibido tratamiento de logopedia en el parvulario y clases de apoyo a la lectura en primaria. Pero Brett no había mostrado ningún problema en el desarrollo del habla o del lenguaje, según afirmaron sus padres y según las puntuaciones en pruebas estandarizadas del lenguaje que se le habían administrado en el parvulario. Los informes escolares actuales y pasados señalaban que participaba correctamente en las discusiones de clase y no tenía problemas con la lectura o los cálculos matemáticos, pero los trabajos escritos estaban muy por debajo del nivel de su curso y corría el riesgo de suspender el año. Durante los 2 años anteriores, sus profesores se habían mostrado cada vez más preocupados por la falta de interés o el rechazo de Brett a terminar los trabajos escritos, su incapacidad para entregar las tareas escolares, el hecho de que en clase no se estuviera quieto o se quedase soñando despierto, y que se saltara clases. Brett admitió que cada vez le gustaba menos el colegio, en especial las tareas escritas. Explicó que «hay que escribir, escribir todo el día; incluso en matemáticas y en ciencias. Sé cómo hacer los problemas y los experimentos, pero odio tener que escribirlo todo; mi mente se queda en blanco». Brett se lamentaba: «El profesor siempre está encima de mí, diciéndome que soy perezoso y que no he trabajado suficiente, y que mi caligrafía es atroz. Me dice que tengo una mala actitud; así que, ¿por qué tendría que ir a clase?». Tanto Brett como sus padres manifestaron que en el último año mostraba una baja autoestima, cada vez sentía mayor frustración por la escuela y se negaba a hacer los deberes en casa. Todos estuvieron de acuerdo en que Brett había sufrido breves episodios de estado de ánimo deprimido.

Las pruebas realizadas por un psicólogo clínico evidenciaron unas puntuaciones medias y medias-altas en las escalas verbal y manipulativa de la WISC-III, y unas puntuaciones medias en las subescalas de lectura y aritmética del Test de logro con intervalo amplio (*Wide Range Achievement Test,* WRAT-3). Sin embargo, las puntuaciones en la subescala de ortografía del WRAT-3 se encontraban por debajo del percentil 9, lo cual estaba significativamente por debajo de lo esperado según su edad y capacidad. Al examinar sus errores, pudo observarse que, a pesar de que normalmente la fonética era adecuada (podía pronunciarse de forma que sonase como la palabra propuesta), resultaba ortográficamente inaceptable, ya que utilizaba secuencias de letras que no seguían la ortografía aunque sí la pronunciación (p. ej., «pamerendá» en lugar de «para merendar»). Además, obtuvo unas puntuaciones claramente por debajo de las de su edad y curso en las pruebas estandarizadas de expresión escrita (TOWL-3), y en una valoración

informal breve (5 min) de la producción de texto explicativo sobre un tema favorito (p. ej., un artículo de periódico sobre un acontecimiento deportivo reciente). Durante los 5 min que duraba la prueba de escritura pudo observarse que a menudo miraba por la ventana, cambiaba de posición, mordía el lápiz, se levantaba para sacarle punta y suspiraba cuando se ponía a escribir, lo que hacía lenta y trabajosamente. Al final de los 5 min, había producido tres frases cortas sin puntuación alguna ni mayúsculas que apenas eran legibles, contenían varios errores gramaticales y ortográficos, y no estaban ligadas semánticamente. En cambio, más adelante, durante la prueba, describió el acontecimiento deportivo con detalle y entusiasmo. La evaluación del lenguaje hablado reveló unas puntuaciones medias en pruebas estandarizadas de lenguaje oral (CELF-IV), pero se vio que omitía sonidos o sílabas en palabras multisilábicas en una prueba de repetición de falsas palabras, que ha demostrado ser sensible a disfunciones residuales leves del lenguaje y a problemas del lenguaje escrito.

El equipo clínico formuló un diagnóstico de trastorno específico del aprendizaje con dificultad en la expresión escrita, basándose en el cuadro clínico de la incapacidad que tenía Brett para componer textos escritos, problemas de deletreo y errores gramaticales, sin problemas de la lectura o matemáticos, o historia de dificultades del lenguaje. No cumplía los criterios para ningún otro trastorno del DSM-5, incluidos el trastorno negativista desafiante, el TDAH y los trastornos del estado de ánimo. Se efectuaron las siguientes recomendaciones: psicopedagogía, indicación de adaptaciones educativas (p. ej., darle más tiempo para acabar las pruebas y las tareas escritas, intervención educativa especial para facilitar la expresión escrita y enseñarle a tomar apuntes, y el uso de programas de ordenador específicos para ayudarle a componer textos y ortografía), así como asesoramiento psicológico o psicoterapia en caso de que los episodios depresivos continuasen o empeorasen. (Adaptado de Rosemary Tannock, PhD.)

Diagnóstico

El diagnóstico del trastorno específico del aprendizaje con dificultad en la expresión escrita, según el DSM-5, se basa en la escasa capacidad del niño para emplear la puntuación y la gramática en frases bien construidas, e incapacidad de organizar párrafos o articular ideas con claridad por escrito. El bajo rendimiento en componer un texto escrito también puede incluir la caligrafía y la incapacidad para escribir sin faltas de ortografía y colocar las palabras de manera secuencial en frases coherentes, en comparación con la mayoría de los niños de la misma edad. Además de las faltas de ortografía, un niño con discapacidad de la expresión escrita puede cometer errores gramaticales, como el empleo de tiempos verbales incorrectos, olvidar palabras en las frases o colocarlas en un orden equivocado. La puntuación puede ser incorrecta, y el niño puede tener una capacidad disminuida para recordar qué palabras comienzan por mayúsculas. Otros síntomas incluyen una lectura ininteligible, letras invertidas, y mezcla de mayúsculas y minúsculas en una misma palabra, así como la organización deficiente de las historias escritas, que carecen de elementos clave como «dónde», «cuándo» y «quién», o de una expresión clara de la trama.

Exploración física y pruebas de laboratorio. Al no existir signos físicos del trastorno de la escritura, se emplean pruebas educativas para el diagnóstico del trastorno, que se basa en el hallazgo de una capacidad de escritura significativamente inferior a la que corresponde a la edad del niño, confirmada mediante la administración individualizada de una prueba estandarizada de expresión escrita. Las pruebas actualmente disponibles para el lenguaje escrito incluyen la Prueba de lenguaje escrito (*Test of Written Language,* TOWL), la Evaluación diagnóstica de las habilidades de escritura (*Diagnostic Evaluation of Writing Skills*, DEWS) y la Prueba de lenguaje escrito temprano (*Test of Early Written Language,* TEWL). Se recomienda valorar posibles deficiencias de la visión y la audición.

Cuando se aprecia una dificultad en la expresión escrita, debe administrarse inicialmente una prueba estandarizada de inteligencia, como la WISC-R, para determinar la capacidad intelectual global del niño.

Evolución y pronóstico

Los trastornos específicos del aprendizaje con dificultad en la expresión de la escritura, la lectura y las matemáticas a menudo coexisten, y también puede haber un trastorno del lenguaje. En el niño que presenta todos estos problemas se diagnostica, en primer lugar, el trastorno del lenguaje y, posteriormente, la dificultad en la expresión escrita. En los casos graves, la dificultad en la expresión escrita se hace evidente a los 7 años de edad (2.º grado), pero en casos menos graves puede no ser evidente hasta los 10 años (5.º grado), o incluso después. Los jóvenes con una deficiencia leve o moderada de la expresión escrita tienen un buen pronóstico si reciben la educación correctiva oportuna desde los primeros cursos escolares. La dificultad grave de la expresión escrita necesita un tratamiento de clases de apoyo amplio y continuado hasta el final del bachillerato, e incluso en la universidad.

El pronóstico depende de la gravedad del trastorno, la edad o el curso escolar en que se inicia la intervención de clases de refuerzo, la extensión y la continuidad del tratamiento, y la presencia o ausencia de problemas emocionales o conductuales asociados o secundarios.

Diagnóstico diferencial

Es importante determinar si existen otros trastornos, como el TDAH o una depresión mayor, que estén impidiendo que el niño pueda concentrarse en las tareas escritas y producir una escritura adecuada, sin sufrir una dificultad de la expresión escrita propiamente dicha. Si es así, el tratamiento de esos trastornos mejorará la capacidad de escritura del niño. Son trastornos comórbidos frecuentes el trastorno del lenguaje, la dificultad matemática, el trastorno del desarrollo de la coordinación, los trastornos disruptivos de la conducta y el TDAH.

Comorbilidad

Los niños con déficit de la expresión escrita tienen un riesgo significativamente mayor de presentar otros trastornos y deficiencias del lenguaje, la lectura y las matemáticas, en comparación con la población joven general. Aparece TDHA con mayor frecuencia en estos niños que en la población general. Los jóvenes con trastorno específico del aprendizaje, incluida la dificultad en la expresión escrita, muestran un riesgo mayor de presentar dificultades en habilidades sociales, y algunos desarrollan una baja autoestima y síntomas depresivos.

Tratamiento

El tratamiento del trastorno de la escritura incluye la práctica directa de la ortografía y la escritura de frases, así como una revisión de las reglas gramaticales. La administración intensiva y continua de un tratamiento individual y personalizado de la escritura descriptiva y creativa ha mostrado resultados favorables. Los profesores de algunos colegios de educación especial dedican hasta 2 h al día a la escritura. La eficacia de la intervención terapéutica sobre la escritura depende en gran medida de una relación óptima entre el niño y el especialista en escritura. El éxito o el fracaso en mantener la motivación del niño afecta de manera crucial a la eficacia del tratamiento a largo plazo. Se debe prestar atención lo antes posible a los problemas emocionales o conductuales secundarios que puedan asociarse, mediante un tratamiento psiquiátrico apropiado y el asesoramiento psicológico a los padres.

Epidemiología

La prevalencia del trastorno específico del aprendizaje con dificultad en la expresión escrita se sitúa entre el 5% y el 15% de los niños en edad escolar. Con el tiempo el trastorno remite en muchos niños, con un índice de persistencia del 4% entre los adultos. Se cree que, por sexos, el trastorno es unas tres o cuatro veces más frecuente en los niños que en las niñas. El déficit de la expresión escrita a menudo aparece junto con el de la lectura, aunque no siempre.

Etiología

Se cree que las causas de la dificultad en la expresión escrita son similares a las del trastorno de la lectura, es decir, un problema que subyace al uso de los componentes del lenguaje relacionados con los sonidos de las letras. Los factores genéticos son un factor significativo en la aparición de estas deficiencias. Las dificultades en la escritura a menudo están asociadas con otros trastornos, en los que un niño afectado puede tener problemas para entender las reglas gramaticales, para encontrar las palabras adecuadas o para expresar sus ideas de manera clara. De acuerdo con esta hipótesis, la dificultad en la expresión escrita puede ser el resultado del efecto combinado de un trastorno del lenguaje y uno de la lectura. La mayoría de los jóvenes con problemas de expresión escrita tienen familiares de primer grado con dificultades similares. A los niños con una capacidad de atención limitada y alta distraibilidad, escribirles puede resultar una tarea ardua.

▲ 2.6 Trastornos motores

TRASTORNO DEL DESARROLLO DE LA COORDINACIÓN

El trastorno del desarrollo de la coordinación es un trastorno neurológico en el que la coordinación motora fina y/o gruesa del niño es más lenta, menos precisa y más variable que la de otros niños de su misma edad. Afecta a un 5% a 6% de los niños en edad escolar, y el 50% de los que lo presentan tienen un TDAH o dislexia comórbidos. Un metaanálisis reciente sobre el trastorno del desarrollo de la coordinación concluyó que existen tres grandes áreas de déficits que contribuyen a él: *1)* mal control predictivo de los movimientos motores; *2)* déficits en la coordinación rítmica y la sincronización, y *3)* déficits en las funciones ejecutivas, como memoria de trabajo, inhibición y atención.

Los niños con trastorno del desarrollo de la coordinación luchan por ejecutar con precisión las actividades motoras de la vida diaria, como saltar, brincar, correr o atrapar una pelota. También encuentran enormes dificultades para usar correctamente los objetos, atarse los zapatos o escribir. El niño puede mostrar retrasos en la adquisición de los hitos motores clave, como sentarse, gatear y andar, debido a su torpeza, pero, a la vez, destacar en las habilidades verbales.

Así pues, el trastorno del desarrollo de la coordinación puede caracterizarse por torpeza en las habilidades motoras gruesas, finas o ambas, que determina una ejecución deficiente de las actividades deportivas e incluso un retraso en el rendimiento académico, debido a una mala caligrafía. Estos niños pueden tropezar con las cosas o dejar caer objetos más a menudo que los demás. En la década de 1930 se empezó a utilizar la expresión *síndrome del niño torpe* para describir conductas motoras torpes que no podían relacionarse con ninguna enfermedad o lesión neurológica concreta. El término sigue utilizándose para identificar las conductas de motricidad gruesa y fina imprecisas o de adquisición tardía, que determinan discapacidades motoras sutiles, pero que a menudo se asocian con un rechazo social significativo. La dificultad de la motricidad gruesa y fina en el trastorno del desarrollo de la coordinación no se debe a afecciones médicas como parálisis cerebral, distrofia muscular o un trastorno neuromuscular. Actualmente hay pruebas de que problemas perinatales, como el nacimiento prematuro, el bajo peso al nacer y la hipoxia, pueden contribuir a la aparición de trastornos del desarrollo de la coordinación. Los niños que presentan estas alteraciones muestran un mayor riesgo de presentar trastornos del lenguaje y del aprendizaje. Se ha observado una fuerte asociación entre los problemas del habla y del lenguaje en general y los de coordinación, así como un vínculo entre estos últimos y la hiperactividad, la impulsividad y las dificultades para mantener la atención.

Los niños con un trastorno del desarrollo de la coordinación pueden parecer más pequeños, debido a su incapacidad para dominar las actividades motoras típicas de su grupo de edad. Por ejemplo, en la escuela primaria, no se sentirán atraídos por ir en bicicleta, jugar con un monopatín, correr, brincar o saltar. En la educación secundaria, pueden tener problemas en los deportes de equipo como el fútbol, el baloncesto o el béisbol. Las manifestaciones motoras finas del trastorno del desarrollo de la coordinación incluyen, típicamente, torpeza en el uso de objetos y problemas al manejar botones y cremalleras durante la etapa preescolar. Los niños algo mayores tienen dificultades para usar las tijeras y ejecutar tareas de aseo personal más complejas, como peinarse y maquillarse. Estos niños suelen ser ignorados por sus compañeros debido a su torpeza en los deportes, y a menudo sufren dificultades crónicas en las relaciones con sus compañeros. El trastorno del desarrollo de la coordinación está incluido en el DSM-5 en la categoría de trastornos motores, junto con el trastorno de movimientos estereotipados y los trastornos de tics.

Cuadro clínico

Los signos clínicos que sugieren un trastorno del desarrollo de la coordinación son evidentes, en ocasiones, ya desde la lactancia, cuando el niño comienza a intentar tareas que requieren una coordinación motora. La manifestación clínica esencial es la intensa alteración de la ejecución de actos de coordinación motora. Estas dificultades pueden variar según la edad del niño y la etapa de su desarrollo (tabla 2-19).

En la lactancia y primera infancia, el trastorno puede manifestarse con retrasos en la adquisición normal de los hitos del desarrollo motor, como darse la vuelta, gatear, sentarse, permanecer de pie, caminar, abrocharse los botones de la camisa y subirse la cremallera del pantalón. Entre los 2 y los 4 años, son torpes en casi todas las actividades que requieren coordinación motora. Estos niños no son capaces de sostener objetos, los cuales se les caen fácilmente; su marcha puede ser inestable; a menudo tropiezan con sus propios pies, y pueden chocar con otros niños cuando intentan rodearlos. En niños más mayores, se puede poner de manifiesto la alteración de la coordinación motora en los juegos de mesa, como los rompecabezas o las construcciones con bloques, y en cualquier juego de pelota. Aunque no existen manifestaciones patognomónicas del trastorno del desarrollo de la coordinación, la consecución de los hitos del desarrollo suele estar retrasada. Muchos niños con este trastorno tienen también trastornos del habla y del lenguaje. Los de mayor edad pueden presentar problemas secundarios, como dificultades en el colegio, además de problemas de relación con sus compañeros por el rechazo social. Existen numerosos informes de que los niños con problemas de coordinación motora tienen más probabilidades de presentar problemas para entender las señales sociales sutiles, y que a menudo sus compañeros les rechazan. Un estudio reciente ha indicado que los niños con dificultades motoras obtenían peores resultados en las escalas que medían el reconocimiento de expresiones faciales de emociones estáticas y cambiantes. Es probable que este hallazgo se relacione con las observaciones clínicas de que los niños con mala coordinación motora tienen dificultades en la conducta social y las relaciones con sus compañeros.

Tabla 2-19
Manifestaciones del trastorno del desarrollo de la coordinación

---

Manifestaciones de la motricidad gruesa

Edad preescolar

Retrasos para alcanzar los hitos motores, como sentarse, gatear y caminar

Problemas de equilibrio: caídas, magullarse a menudo, gatear mal

Marcha anómala

Volcar objetos, chocar con las cosas, romperlas

En la escuela primaria

Dificultades para ir en bicicleta, esquivar, saltar, correr y hacer volteretas

Marcha torpe o anómala

Con posterioridad

Malo en los deportes, lanzando, atrapando, chutando y golpeando una pelota

Manifestaciones de la motricidad fina

Edad preescolar

Dificultades para aprender a vestirse (uso de cordones, cierres, cremalleras y botones)

Dificultades para aprender a comer (manejo del cuchillo, el tenedor o la cuchara)

En la escuela primaria

Dificultades para encajar las piezas de un rompecabezas, utilizar las tijeras, hacer construcciones con bloques, dibujar o calcar

Con posterioridad

Dificultades para asearse (maquillarse, usar un secador de pelo, cortarse las uñas)

Escritura confusa o ilegible

Dificultad para usar herramientas de mano, coser y tocar el piano

Trajeron a Billy para evaluar su deficiente coordinación a los 8 años de edad, ya que se quejaba a sus padres de que sus compañeros se metían con él por ser «malo» en los deportes, y no le gustaba a nadie. Solo tenía un amigo, que se reía de él a veces porque siempre se le caía la pelota y su aspecto al correr era «cómico». Estaba tan afectado por el rechazo de sus compañeros cuando intentaba participar en los deportes, que se negaba a asistir a las clases de educación física. En lugar de ello, acudía voluntariamente al despacho del consejero escolar y se quedaba allí hasta que se acababa la case. Estaba muy disgustado por haber sido diagnosticado de TDAH y tratado con medicamentos.

Por si fuera poco, tenía dificultades para leer. Billy llegó a estar tan alterado que un día le comentó al consejero escolar que quería suicidarse. Su historia reveló un retraso en el desarrollo para sentarse, que logró a los 10 meses, y que no fue capaz de andar sin caerse hasta los 30 meses. Los padres dijeron que se habían dado cuenta de que el niño era muy torpe, pero pensaron que lo superaría con el tiempo. Ya con 8 años de edad, sus padres explicaron que durante las comidas seguía derramando la bebida y era torpe al usar el tenedor. A menudo se le caía la comida del tenedor o la cuchara antes de llevarla a la boca, y le costaba mucho usar los cubiertos.

La evaluación completa de las habilidades de la motricidad gruesa y fina obtuvo los siguientes resultados: Billy podía dar un salto, pero cuando brincaba tenía que detenerse un momento entre cada paso. Podía mantenerse erguido con los dos pies juntos, pero no podía ponerse de puntillas. Aunque podía atrapar una pelota que se le lanzara a la altura del pecho, no podía alcanzar una que se hiciese botar en el suelo desde una distancia de 4,5 m. Su agilidad y coordinación se midieron con el Test de desarrollo motor de Bruininks-Oseretsky, que reveló unos niveles de funcionamiento comparables a los de un niño normal de 6 años.

Se derivó a Billy a un neurólogo para que le efectuara una evaluación completa, ya que mostraba una debilidad general y sus músculos parecían blandos. La exploración no reveló ningún trastorno neurológico definido, y se comprobó que su fuerza muscular era normal, a pesar de su aspecto. A partir de la exploración neurológica negativa y los resultados del Test de desarrollo motor de Bruininks-Oseretsky, se diagnosticó un trastorno del desarrollo de la coordinación. Sus síntomas incluían una ligera hipotonía y torpeza para la motricidad fina.

Después de establecer el diagnóstico de trastorno del desarrollo de la coordinación, además de su TDAH y sus dificultades en la lectura, se preparó un plan de tratamiento que incluía sesiones privadas con un terapeuta ocupacional que utilizaba ejercicios perceptivomotores para mejorar sus habilidades motoras finas y se centraba especialmente en la escritura y el empleo de utensilios. Se formuló una petición escrita para que fuera incluido en el plan de educación individualizada en el colegio, con el fin de proporcionarle un programa de educación física adaptado. Además se solicitó un tutor para la lectura y se recomendó que se sentara en la parte delantera del aula, para maximizar su atención. También se le apuntó a un programa de tratamiento que utilizaba el entrenamiento motor en imaginación para disminuir su torpeza y mejorar su coordinación.

Billy se sintió confortado por recibir ayuda, especialmente para leer y realizar actividades deportivas, y no manifestó más sentimientos suicidas. Tras un período de tratamiento de 3 meses, mejoró significativamente en su capacidad lectora. Su estado de ánimo mejoró bastante, en especial por los halagos que recibía de sus padres y profesores. Los compañeros de clase ya no se metían con él como solían. A medida que se sentía mejor consigo mismo, empezó a practicar deportes de manera informal con sus compañeros, aunque no competitivamente. En la escuela, se le facilitó un programa de educación física adaptado, y no se le exigía participar en juegos de equipo; en su lugar, practicaba el lanzamiento y la captura de pelotas, y el baloncesto con un miembro del colegio.

Billy siguió manifestando cierta torpeza, en especial en motricidad fina, durante los años siguientes, pero se mostraba cooperador con las intervenciones de la terapia ocupacional, su estado de ánimo era bueno y siguió progresando de manera continuada. (Por cortesía de Caroly Pataki, MD, y Sarah Spence, MD.)

Diagnóstico

El diagnóstico del trastorno del desarrollo de la coordinación supone la ejecución defectuosa de las actividades que exigen coordinación, atendiendo a la edad y el nivel intelectual del niño. El diagnóstico se basa en los antecedentes de retraso en la adquisición de los hitos motores tempranos por parte del niño y en la observación directa de las deficiencias actuales en la coordinación. Se puede llevar a cabo una exploración informal del desarrollo de la coordinación pidiendo al niño que realice tareas que impliquen coordinación motora gruesa (saltar, brincar o sostenerse sobre un pie); coordinación motora fina (tamborilear con los dedos o atarse los cordones de los zapatos), y coordinación visomotora (atrapar un balón o copiar letras). Se debe considerar lo que se espera a la edad del niño para juzgar una posible deficiencia en el rendimiento. Los niños algo torpes, pero cuyo funcionamiento no se resiente por ello, no son tributarios de un diagnóstico de trastorno del desarrollo de la coordinación. En la tabla 2-20 se comparan los abordajes de diagnóstico para el trastorno de desarrollo de la coordinación.

El diagnóstico puede asociar la obtención de puntuaciones bajas en las subescalas manipulativas de las pruebas de inteligencia estandarizadas con puntuaciones normales o por encima de la media en las subescalas verbales. Las pruebas específicas de coordinación motora pueden ser útiles, como el Test gestáltico visomotor de Bender *(Bender Visual Motor Gestalt Test),* la Batería de pruebas de habilidades motoras de Frostig *(Frostig Movement Skills Test Battery)* y el Test de desarrollo motor de Bruininks-Oseretsky *(Bruininks-Oseretsky Test of Motor Development).* Debe tenerse en cuenta la edad y asegurarse de que el trastorno no puede deberse a una enfermedad neurológica o neuromuscular. Sin embargo, la exploración puede mostrar, en ocasiones, alteraciones en los reflejos y otros signos neurológicos menores.

Diagnóstico diferencial

El diagnóstico diferencial incluye aquellas enfermedades médicas que producen dificultades en la coordinación (como la parálisis cerebral y la distrofia muscular). En el trastorno del espectro autista y la discapa-

Tabla 2-20
Trastorno de desarrollo de la coordinación

	DSM-5	CIE-10
Nombre del diagnóstico	Trastorno del desarrollo de la coordinación	Trastorno específico del desarrollo de la función motora
Duración	Ocurre durante el período de desarrollo temprano	
Síntomas	Retraso en el desarrollo de la coordinación motora	Deterioro significativo de la coordinación motora
Consecuencias psicosociales de los síntomas	Deterioro funcional (autocuidado, juego, otras funciones)	
Exclusiones (no resultado de):	Otra condición neurológica Discapacidad intelectual Discapacidad visual	Retraso intelectual general Un trastorno congénito o neurológico específico

cidad intelectual, los problemas de coordinación no suelen destacar si se compara con otras habilidades. Los niños con enfermedades neuromusculares presentan a menudo alteraciones musculares más globales que la torpeza y el retraso en la consecución de los hitos del desarrollo motor. En estos casos, la exploración y los estudios neurológicos suelen revelar deficiencias más amplias que las que se observan en el trastorno del desarrollo de la coordinación. Los niños extremadamente hiperactivos e impulsivos pueden ser poco cuidadosos físicamente como consecuencia de su alto nivel de actividad motora. También parecen estar muy asociados la torpeza en la motricidad gruesa y fina y el TDAH, además de dificultades en la lectura.

Comorbilidad

El trastorno del desarrollo de la coordinación muestra una intensa asociación con el TDAH, los trastornos específicos del aprendizaje, en particular de la lectura, y los trastornos del lenguaje. Los niños con problemas de coordinación presentan unos índices de trastornos del lenguaje más elevados de lo esperado, y los estudios de niños con trastornos del lenguaje han comunicado unos índices muy altos de «torpeza». El trastorno del desarrollo de la coordinación también se asocia, aunque con menos fuerza, a trastornos específicos del aprendizaje con dificultad matemática y dificultad en la expresión escrita. Un estudio de niños con un trastorno del desarrollo de la coordinación ha comunicado que, a pesar de que la habilidad motora es la principal responsable de la precisión en las tareas que exigen rapidez, una baja coordinación motora no se relaciona directamente con el grado de falta de atención. Por lo tanto, en niños con TDAH comórbido con trastorno del desarrollo de la coordinación, aquellos con un TDAH más grave no necesariamente muestran un peor desarrollo de la coordinación. Los estudios farmacológicos, neuroanatómicos y de neuroimagen funcional sugieren que la coordinación motora depende de la integración de los estímulos sensitivos y la respuesta de acción, que no se produce meramente a través de la función sensitivomotora y el pensamiento de alto nivel. Las investigaciones sobre la presentación comórbida del trastorno del desarrollo de la coordinación y el TDAH tratan de determinar si esta comorbilidad se debe a factores genéticos que se solapan.

Los niños con trastorno del desarrollo de la coordinación suelen presentar problemas de relación con sus compañeros, debido al rechazo suscitado por sus malos resultados en los deportes y juegos que exigen una destreza motora. Los adolescentes con problemas de coordinación muestran una baja autoestima y problemas escolares. Los estudios recientes subrayan la importancia de prestar atención a la posible victimización de los niños y los adolescentes con este trastorno por parte de sus compañeros, así como a los posibles daños a su autoestima. Estos niños y adolescentes que sufren acoso escolar muestran tasas más altas de baja autoestima, que a menudo requiere atención clínica.

Evolución y pronóstico

Históricamente se creía que el desarrollo de la coordinación mejoraba espontáneamente con el tiempo; sin embargo, estudios longitudinales demostraron que los problemas motores de la coordinación pueden persistir en la adolescencia y la edad adulta. Cuando sigue presente una torpeza leve o moderada, algunos niños pueden compensarlo mediante el interés por otras habilidades. Algunos estudios sugieren un pronóstico favorable para aquellos niños con una capacidad intelectual media o alta, ya que pueden desarrollar estrategias para crear amistades que no dependen de las actividades físicas. La torpeza suele persistir en la adolescencia y la vida adulta. Un estudio en el que se siguió a un grupo de niños con trastorno del desarrollo de la coordinación durante más de una década encontró que los niños torpes siguieron siendo menos diestros, tenían problemas de equilibrio y continuaban siendo físicamente torpes. También tenían más probabilidades de presentar problemas académicos y una baja autoestima, y un mayor riesgo de obesidad, dificultades para correr y enfermedades cardiovasculares en el futuro.

Tratamiento

Las intervenciones para niños con un trastorno del desarrollo de la coordinación utilizan diversas modalidades, como materiales visuales, auditivos o táctiles orientados al entrenamiento perceptivomotor de tareas motoras específicas. Las dos principales categorías de intervención son: *1)* estrategias orientadas al déficit, como terapia de integración sensorial, tratamiento orientado a la función sensivomotora, y tratamiento orientado al proceso, y *2)* intervenciones específicas orientadas a las tareas, como entrenamiento de tareas neuromotoras y orientación cognitiva para el desempeño ocupacional diario. Recientemente se ha incorporado al tratamiento el entrenamiento motor con imágenes. Estas estrategias consisten en ejercicios de imágenes motoras mediante un ordenador; sus objetivos son muy variados, como la predicción temporal de tareas motoras, la relajación y la preparación mental, el modelado visual de las habilidades motoras fundamentales, y el ensayo mental de diversas tareas. Este tipo de intervención se basa en la idea de que, al mejorar la representación interna de un movimiento, también lo hará la conducta motora real del niño.

El tratamiento del trastorno del desarrollo de la coordinación generalmente incluye versiones de programas de integración sensorial y educación física adaptada. Los programas de integración sensorial, que suelen impartir terapeutas ocupacionales, consisten en actividades físicas que aumentan la conciencia de la función sensivomotora. Por ejemplo, a un niño que suele chocar con los objetos se le asignará la tarea de mantener el equilibrio sobre un patinete, bajo supervisión, para que mejore su estabilidad y la conciencia del propio cuerpo. A los que tienen dificultades para escribir letras se les asignan actividades que mejoran su percepción de los movimientos de la mano. Las terapias ocupacionales en la escuela para los problemas de coordinación motora al escribir incluyen la utilización de mecanismos que proporcionan resistencia o vibración durante los ejercicios escritos, para mejorar el agarre, y practicar la escritura vertical en la pizarra para aumentar la fuerza y estabilidad del brazo cuando se escribe. Se ha observado que estos programas mejoran la legibilidad de la escritura del estudiante, pero no necesariamente su velocidad, ya que los estudiantes aprenden a escribir con mayor precisión y a pensar cómo escriben las letras. Actualmente, muchos colegios permiten, e incluso animan, a los niños con dificultades de coordinación que afectan a la escritura a que usen ordenadores para redactar informes y trabajos largos.

Los programas de educación física adaptados se diseñan para ayudar a que los niños disfruten del ejercicio y las actividades físicas sin la presión a la que están sometidos en los deportes de equipo. Estos programas suelen incorporar acciones propias de determinados deportes, como chutar una pelota de fútbol o lanzar una pelota de baloncesto. Los niños con trastorno de la coordinación también pueden beneficiarse del trabajo en grupos de habilidades sociales y otras intervenciones prosociales. La técnica Montessori (desarrollada por Maria Montessori) puede promover el desarrollo de habilidades motoras, sobre todo en niños preescolares, ya que hace hincapié en el desarrollo de estas habilidades. Estudios con muestras pequeñas sugieren que los ejercicios de coordinación rítmica, la práctica de movimientos motores y el aprendizaje para usar teclados de procesamiento de textos son de gran utilidad. La atención psicológica a los padres ayuda a disminuir sus sentimientos de ansiedad y culpabilidad por las alteraciones de sus hijos, aumenta su mentalización y les da la confianza necesaria para que puedan educar a su hijo.

Un estudio de niños con trastorno del desarrollo de la coordinación obtuvo resultados positivos con el uso de un juego de ordenador diseñado para mejorar la habilidad a la hora de atrapar una pelota. Los niños fueron capaces de mejorar su puntuación en el juego a través de la práctica de atrapar virtualmente, sin instrucciones específicas sobre cómo utilizar los indicios visuales. Esto tiene implicaciones en el tratamiento, ya que determinados tipos de coordinación de las tareas motoras pueden verse influidos positivamente mediante la práctica de ejercicios motores específicos, incluso sin facilitar instrucciones explícitas.

Epidemiología

Se ha calculado que la prevalencia del trastorno del desarrollo de la coordinación es de alrededor del 5 % al 6 % en los niños en edad escolar. La proporción entre hombres y mujeres en los grupos remitidos para su estudio tiende a mostrar mayores tasas del trastorno en los niños, y los colegios suelen derivar más a los hombres para su estudio y la evaluación de educación especial. Aproximadamente 2 hombres por cada mujer están afectados.

Etiología

Se considera que las causas del trastorno del desarrollo de la coordinación son multifactoriales y posiblemente incluyen tanto factores genéticos como del desarrollo. Se han sugerido como factores de riesgo el nacimiento prematuro, la hipoxia, la desnutrición perinatal y el bajo peso al nacer. También se ha propuesto que la exposición prenatal al alcohol, la cocaína y la nicotina contribuyen al bajo peso al nacer y a la aparición de trastornos cognitivos y de conducta. Se ha informado de tasas de trastorno del desarrollo de la coordinación de hasta el 50 % en niños nacidos prematuramente. Los investigadores han propuesto que el cerebelo puede ser el sustrato neurológico para los casos comórbidos de trastorno del desarrollo de la coordinación y TDAH. También se ha sugerido que las alteraciones neuroquímicas y las lesiones del lóbulo parietal contribuyen a los déficits de coordinación. Estudios sobre el control postural, es decir, la capacidad para recuperar el equilibrio una vez en movimiento, indican que los niños con trastorno del desarrollo de la coordinación que tienen un equilibrio adecuado cuando están de pie, no son capaces de corregir de forma adecuada el movimiento, lo que provoca una alteración en el equilibrio en comparación con otros niños. Un estudio concluyó que, en los niños con este trastorno, las señales neuronales desde el cerebro a los músculos específicos que intervienen en el equilibrio no se envían o no se reciben de forma óptima. Estos resultados han implicado al cerebelo como zona anatómica potencial para la disfunción en el trastorno.

Existen varias teorías sobre los mecanismos del trastorno del desarrollo de la coordinación. Un ejemplo, llamado hipótesis del déficit de automatización, sugiere que, de forma similar a la dislexia, los niños con trastorno del desarrollo de la coordinación tienen dificultades para desarrollar habilidades motoras automáticas. Otra sugerencia popular se denomina hipótesis del déficit de modelado interno, que sugiere que los niños con trastorno del desarrollo de la coordinación son incapaces de realizar los modelos cognitivos internos típicos que predicen las consecuencias sensoriales de los comandos motores. En ambos escenarios, el cerebelo tiene un papel vital en la coordinación motora y el trastorno del desarrollo de la coordinación.

TRASTORNO DE MOVIMIENTOS ESTEREOTIPADOS

Los movimientos estereotipados incluyen un grupo diverso de movimientos repetitivos que aparecen en las primeras etapas del desarrollo, carecen de finalidad aparente, y en algunos casos pueden interferir en la vida cotidiana. Son movimientos rítmicos, como aletear las manos, mecer el cuerpo, agitar las manos, enroscarse el pelo, lamerse los labios, pellizcarse o golpearse. Los movimientos estereotipados a menudo son de autoconsuelo o autoestimulación, pero en algunos casos pueden ser autolesivos. Parecen involuntarios, aunque a menudo pueden suprimirse con un esfuerzo de concentración. El trastorno de movimientos estereotipados aparece con mayor frecuencia en niños con trastorno del espectro autista y discapacidad intelectual, pero también se da en niños con un desarrollo normal. Movimientos estereotipados como dar cabezazos, abofetearse, meterse el dedo en los ojos o morderse las manos, pueden ser significativamente autolesivos. Conductas como morderse las uñas, chuparse el pulgar o hurgarse la nariz no suelen incluirse como síntomas del trastorno de movimientos estereotipados, ya que es excepcional que provoquen disfunciones, pero si lo hacen, pueden incluirse. Los movimientos estereotipados comparten diferentes características con los tics, incluida la naturaleza repetitiva, aparentemente involuntaria y característicamente idéntica de los movimientos cada vez que se producen; no obstante, las características que los diferencian son una edad más temprana de presentación, el hecho de que las localizaciones anatómicas no sean erráticas, la ausencia de impulsos internos y la menor respuesta al tratamiento farmacológico.

Según el DSM-5, el trastorno de movimientos estereotipados se caracteriza por una conducta motora repetitiva, aparentemente dirigida pero sin propósito, que interfiere con las actividades sociales, académicas u otras y puede originar autolesiones.

Diagnóstico y cuadro clínico

La presencia de múltiples síntomas estereotipados repetitivos tiende a ser más frecuente en niños con trastorno del espectro autista y discapacidad intelectual, en particular cuando esta es grave. Los pacientes con movimientos estereotipados múltiples presentan a menudo otros trastornos mentales importantes, como trastornos disruptivos de la conducta o enfermedades neurológicas. En casos extremos, pueden producirse mutilaciones graves y lesiones potencialmente mortales como resultado de comportamientos autolesivos. En la tabla 2-21 se comparan los abordajes de diagnóstico para el trastorno de movimientos estereotipados.

Golpearse la cabeza. Este es un ejemplo de trastorno de movimientos estereotipados que puede ocasionar un deterioro funcional. Característicamente, se inicia durante la lactancia, entre los 6 y los 12 meses. El niño se golpea continuamente la cabeza, con un ritmo definido y monótono, contra la cuna u otra superficie dura. Parece absorto en su actividad, que puede persistir hasta que se agota y se queda dormido. Suele ser un comportamiento transitorio, aunque en ocasiones continúa hasta la etapa media de la infancia. Los golpes en la cabeza que forman parte de las rabietas son diferentes del movimiento estereotipado, y cesan cuando se controlan las rabietas y los beneficios secundarios a estas.

Morderse las uñas. Este hábito puede aparecer desde el primer año de vida y su incidencia aumenta hasta los 12 años. La mayoría de los casos no son lo bastante graves para cumplir los criterios diagnósticos

del DSM-5 para el trastorno de movimientos estereotipados. En casos raros, los niños se lesionan los dedos al morderse, además, las cutículas, y puede producirse una sobreinfección de estas estructuras. Esta conducta aparece o aumenta de intensidad en situaciones de ansiedad o estrés. Algunos de los casos más graves se observan en niños con discapacidad intelectual profunda; no obstante, algunos niños que se muerden las uñas no tienen ninguna alteración emocional evidente.

> Tim, un chico de 14 años con trastorno del espectro autista y discapacidad intelectual grave, fue sometido a una evaluación al trasladarle a un nuevo centro privado para niños con trastorno del espectro autista. Al observarle en clase, se le veía como un niño menudo, que parecía más pequeño de la edad que tenía. Se metía las manos en los bolsillos y giraba sobre sí mismo. Cuando se le ofrecía un juguete, lo agarraba y lo manipulaba durante un rato. Al tratar de que participase en tareas para las que tenía que sacar las manos de los bolsillos, empezaba a golpearse la cabeza con ellas. Si la maestra le sujetaba las manos, él se golpeaba la cabeza con las rodillas. Era un experto en contorsionarse, por lo que podía darse golpes o patadas prácticamente en cualquier posición, incluso mientras caminaba. Su cara y su frente acababan enseguida cubiertas de moratones.
>
> Mostraba retraso en todas las esferas del desarrollo, y nunca llegó a desarrollar el lenguaje. Vivía en su casa y seguía un programa educativo especial. Su conducta autolesiva apareció en fases tempranas de su vida y, cuando sus padres trataban de detenerle, se ponía agresivo. Gradualmente fue volviéndose demasiado difícil de manejar en una escuela pública, y a los 5 años le llevaron a una escuela de educación especial. Las conductas autoagresivas y autorrestrictivas (como tener siempre las manos en los bolsillos) estuvieron presentes durante toda su estancia en esa institución, y prácticamente siempre; había sido tratado con diversos antipsicóticos de segunda generación, con una mejoría mínima. Aunque las notas del psiquiatra mencionaban una mejoría de su conducta autolesiva, la describían como continua y fluctuante. Se le trasladó al nuevo colegio debido a su falta de progresos y a las dificultades para manejarle, a medida que se hacía más grande y más fuerte. Su CI estaba entre 34 y 40. Sus habilidades adaptativas eran malas. Necesitaba ayuda completa para sus cuidados personales, no era capaz de atender sus necesidades más elementales, y precisaba una supervisión constante por su propia seguridad.
>
> En pocos meses, Tim se adaptó a las rutinas de su nueva escuela. Su conducta autolesiva fluctuaba. Disminuía o incluso desaparecía cuando se contenía y mantenía las manos en los bolsillos o dentro de la camisa, o incluso cuando manipulaba algún objeto. Cuando se le dejaba solo, se contorsionaba mientras mantenía las manos dentro de la camisa. Dado que su conducta estereotipada autolesiva y autolimitante interfería con sus actividades cotidianas y con su educación, se priorizó un programa de modificación de la conducta. Durante unos meses evolucionó bien, sobre todo cuando desarrolló una buena relación con un nuevo educador, que era firme, consecuente y afectuoso. Con él, Tim fue capaz de participar en algunas tareas escolares. Cuando el maestro se fue, Tim sufrió una regresión. Para evitar que se lastimara, el personal empezó a inmovilizarlo con una almohada cuando se daba golpes. Se le ofrecieron actividades que le gustaban y en las que podía participar sin recurrir a autolesionarse. Al cabo de varios meses se procedió a interrumpir paulatinamente la medicación antipsicótica durante un período de 11 meses, sin que se produjera deterioro de su conducta. (Adaptado del material de un caso de Bhavik Shah, MD.)

Exploración física y pruebas de laboratorio. Ninguna prueba analítica específica resulta útil para el diagnóstico del trastorno de movimientos estereotipados.

Diagnóstico diferencial

El diagnóstico diferencial del trastorno de movimientos estereotipados incluye el trastorno obsesivo-compulsivo y los trastornos de tics; según

Tabla 2-21
Trastorno de movimientos estereotipados

	DSM-5	CIE-10
Nombre del diagnóstico	Trastorno de movimientos estereotipados	Trastornos del movimiento estereotipado
Duración	Inicio durante el período de desarrollo	
Síntomas	Movimientos repetitivos/aparentemente sin propósito	Movimientos que son: Voluntarios Repetitivos Estereotipados Aparentemente sin propósito Movimientos fuera de cualquier otra condición psiquiátrica o neurológica; puede incluir movimientos como mecerse, aletear o morder repetidamente
Consecuencias psicosociales de los síntomas	Interferencia marcada en las actividades y el funcionamiento	
Exclusiones (no resultado de):	Consumo de sustancias Otra condición médica Otro trastorno mental Otro trastorno del desarrollo neurológico	Trastorno de tic Tricotilomanía Morderse las uñas Hurgarse la nariz Otro trastorno neurológico (es decir, trastornos del movimiento) Otro trastorno mental
Especificadores de los síntomas	Con comportamiento autolesivo Sin comportamiento autolesivo Asociado con una condición médica o genética conocida, un trastorno del desarrollo neurológico o un factor ambiental	
Especificadores de la gravedad	**Leve:** síntomas fácilmente suprimidos por estímulos sensoriales o distracciones **Moderado:** se necesita una modificación significativa del comportamiento para controlar los síntomas **Grave:** medidas continuas para prevenir daños o lesiones	

los criterios diagnósticos del DSM-5, ambos excluyen al primer trastorno. Aunque los movimientos estereotipados pueden ser a menudo suprimidos voluntariamente y no son espasmódicos, es difícil diferenciar estas características de los tics en todos los casos. Un estudio donde se comparaban los movimientos estereotipados y los tics encontró que los primeros tendían a mostrar una mayor duración y una calidad más rítmica que los tics. Estos últimos parecían producirse más cuando el niño se encontraba «solo» que cuando estaba jugando, mientras que los movimientos estereotipados se producían con la misma frecuencia en ambos tipos de situaciones. Los movimientos estereotipados a menudo parecen ser reconfortantes, mientras que los tics se asocian con malestar.

Diferenciar los movimientos discinéticos de los estereotipados puede ser complicado. Los antipsicóticos pueden eliminar los movimientos estereotipados, por lo que el psiquiatra debe anotar su presencia antes de iniciar el tratamiento con estos fármacos. El trastorno de movimientos estereotipados puede diagnosticarse al mismo tiempo que los trastornos relacionados con sustancias (p. ej., trastornos por consumo de anfetaminas), alteraciones sensoriales graves, trastornos del SNC, trastornos degenerativos (p. ej., síndrome de Lesch-Nyhan) y esquizofrenia grave.

Evolución y pronóstico

La evolución y la duración del trastorno de movimientos estereotipados son variables, y los síntomas pueden tener un carácter fluctuante. Hasta un 60 % a 80 % de los niños normales realiza actividades rítmicas aparentemente reconfortantes y con un propósito, que tienden a desaparecer hacia los 4 años de edad. Cuando existen movimientos estereotipados o surgen más marcadamente en etapas más tardías suelen variar entre breves episodios en momentos de estrés y un patrón continuo durante una afección crónica, como el trastorno del espectro autista o la

discapacidad intelectual. Incluso en los trastornos crónicos, las conductas estereotipadas pueden aparecer y desaparecer. En muchos casos, los movimientos estereotipados son muy marcados durante la primera infancia y disminuyen a medida que el niño crece.

La gravedad de la disfunción que provocan estos movimientos también varía con la frecuencia, la cuantía y el grado de autolesión asociados. El peor pronóstico es para los niños cuyos comportamientos estereotipados son frecuentes, graves y autolesivos. Puede resultar difícil controlar los episodios repetidos de golpearse la cabeza, morderse y meterse los dedos en los ojos sin una contención física. La mayoría de los casos de onicofagia tiene un curso benigno y no suelen cumplir los criterios diagnósticos para el trastorno de movimientos estereotipados. En casos graves, cuando se lesiona reiteradamente el lecho ungueal, es posible que aparezca una sobreinfección bacteriana o micótica. Aunque los trastornos de movimientos estereotipados crónicos pueden deteriorar gravemente el desarrollo de las actividades cotidianas, existen diversos tratamientos que pueden ayudar a controlar los síntomas.

Tratamiento

Cuando los movimientos estereotipados aparecen sin síntomas de otros trastornos, puede no estar justificado un tratamiento farmacológico. Las modalidades terapéuticas que consiguen los mejores resultados son la psicoterapia conductual, como la reversión de hábitos y el refuerzo diferencial de otra conducta, y el tratamiento farmacológico. Un informe sobre la utilización conjunta de la reversión del hábito (en la que se enseñaba al niño a que sustituyera la conducta repetitiva indeseable por una más aceptable) y el refuerzo para disminuir la conducta no deseada indicó que estos tratamientos habían sido eficaces en 12 niños con desarrollo normal de entre 6 y 14 años. La notificación de un caso detalló el tratamiento con éxito en la reversión del hábito en un niño de 3 años con graves movimientos estereotipados, que fue implementado en su mayor parte por los padres en su propio domicilio.

Las intervenciones farmacológicas se han aplicado en la práctica clínica para minimizar las conductas autolesivas en niños cuyos movimientos estereotipados provocan un daño considerable a su cuerpo. Estudios abiertos con muestras pequeñas han informado de beneficios con los antipsicóticos atípicos, y existen informes de casos en los que se han utilizado ISRS para controlar los comportamientos estereotipados autolesivos. Los antagonistas de los receptores dopaminérgicos son los agentes que más se han empleado para tratar los movimientos estereotipados y la conducta autolesiva. Los ISRS pueden ayudar a reducir las estereotipias, pero su uso sigue siendo investigado. Estudios abiertos indican que tanto la clomipramina como la fluoxetina pueden reducir las conductas autolesivas y otros movimientos estereotipados en algunos pacientes.

Epidemiología

Los movimientos repetitivos son frecuentes en lactantes y niños pequeños; más del 60 % de los padres de niños de 2 a 4 años de edad notifican la aparición transitoria de estos comportamientos. Aparecen con una frecuencia mayor durante el segundo año de vida. Los estudios epidemiológicos calculan hasta en un 7 % la incidencia de comportamientos estereotipados en niños con un desarrollo por lo demás normal, con una prevalencia en torno al 15 % o 20 % en niños menores de 6 años, cifras que disminuyen con el tiempo. Sin embargo, se ha calculado que la prevalencia de la conducta autolesiva en niños y adolescentes con deficiencia intelectual se sitúa entre el 2 % y el 3 %. Los movimientos estereotipados se dan dos veces más en niños que en niñas. Puede resultar difícil decidir qué casos son lo suficientemente graves como para confirmar el diagnóstico. Los comportamientos estereotipados afectan al 10 % a 20 % de los niños con deficiencia intelectual, y las cifras aumentan en paralelo con la gravedad de la deficiencia. Las conductas autolesivas se dan con frecuencia en algunos síndromes genéticos, como el síndrome de Lesch-Nyhan, y en niños con deficiencias sensoriales como la ceguera y la sordera.

Etiología

Las causas del trastorno de movimientos estereotipados incluyen factores ambientales, genéticos y neurobiológicos. Si bien están por demostrarse los mecanismos neurobiológicos del trastorno de movimientos estereotipados, dada su similitud con otros movimientos involuntarios, se cree que se origina en los ganglios basales. Parece existir una relación entre los movimientos estereotipados y la actividad dopaminérgica y la serotoninérgica. Los factores neurobiológicos pueden contribuir a la aparición del trastorno. Los agonistas de la dopamina favorecen o aumentan las conductas estereotipadas, mientras que sus antagonistas a veces las reducen. Un estudio encontró que el 17 % de los niños con desarrollo típico de trastorno de movimientos estereotipados tenían un familiar de primer grado con el trastorno, y un 25 % tenían parientes de primer o segundo grado afectados. Los comportamientos estereotipados transitorios en niños muy pequeños pueden considerarse un fenómeno normal del desarrollo. Es probable que los factores genéticos tengan un papel en algunos movimientos estereotipados, como los que aparecen en la carencia enzimática de carácter recesivo ligada al cromosoma X que origina el síndrome de Lesch-Nyhan, que tiene unas características previsibles, entre ellas la discapacidad intelectual, la hiperuricemia, la espasticidad y las conductas autolesivas. Otros movimientos estereotipados mínimos, como morderse las uñas, aunque no suelen provocar alteraciones, parece que tienen un carácter familiar. Algunas conductas estereotipadas aparecen o se exageran en situaciones de desatención o privación; la conducta de golpearse la cabeza se ha asociado con carencias psicosociales.

TRASTORNO DE LA TOURETTE

Los tics son alteraciones neuropsiquiátricas que se caracterizan por breves movimientos motores o vocalizaciones que se realizan típicamente como una respuesta a un impulso interno irresistible. Aunque suelen ser rápidos, pueden incluir patrones de movimientos más complejos y vocalizaciones largas. Evidencias convergentes de diferentes líneas de investigación sugieren que la aparición de tics supone una disfunción en la región de los ganglios basales del cerebro, en particular de la transmisión dopaminérgica en los circuitos corticoestriadotalámicos. Dado que los trastornos que cursan con tics son significativamente más habituales en niños que en adultos, las alteraciones propuestas en los circuitos dopaminérgicos de muchos de los niños afectados parecen mejorar de forma espontánea con el tiempo. Los tics pueden ser transitorios o crónicos, y presentar altibajos. Aparecen típicamente entre los 5 y los 6 años de edad, y tienden a alcanzar su mayor gravedad entre los 10 y los 12 años. Entre la mitad y las dos terceras partes de los niños con trastornos que cursan con tics mejorarán mucho o presentarán una remisión hacia la adolescencia o la edad adulta temprana. Los trastornos que cursan con tics se diferencian por el tipo de tic, su frecuencia y el patrón con el que aparecen en el tiempo. Los tics motores afectan por lo común a los músculos de la cara y el cuello (parpadear, estirar la cabeza, hacer muecas con la boca o sacudir la cabeza), y los tics vocales típicos consisten en carraspear, gruñir, resoplar y toser. Los tics se definen como contracciones musculares rápidas y repetidas que provocan movimientos o vocalizaciones que se perciben como involuntarias, aunque a veces pueden suprimirse de forma voluntaria. Los niños y los adolescentes pueden presentar comportamientos con tics tras un estímulo o en respuesta a un deseo interno premonitorio.

El más ampliamente estudiado y el más grave de los trastornos por tics es el trastorno de la Tourette o síndrome de Gilles de la Tourette, también conocido como mal de la Tourette. Georges Gilles de la Tourette (1857-1904) describió por primera vez a un paciente con lo que luego se conocería como trastorno de la Tourette en 1885, mientras estudiaba con Jean-Martin Charcot en Francia. De la Tourette observó un síndrome en varios pacientes que consistía en tics motores múltiples, coprolalia y ecolalia. Los tics a menudo son movimientos que se utilizan en acciones voluntarias. Entre la mitad y las dos terceras partes de los niños con trastorno de la Tourette muestran una remisión o la desaparición de los síntomas durante la adolescencia. Muchos trastornos psiquiátricos y problemas de conducta suelen presentarse de forma comórbida, y es probable que aparezcan junto con el trastorno de la Tourette. Por ejemplo, su relación con el TDAH y el trastorno obsesivo-compulsivo no se ha definido claramente. Las investigaciones epidemiológicas indican que más de la mitad de los niños con trastorno de la Tourette también cumplen los criterios del TDAH. Parece existir una relación bidireccional entre el trastorno de la Tourette y el obsesivo-compulsivo, ya que entre el 20 % y el 40 % de los pacientes con trastorno de la Tourette cumplen todos los criterios del trastorno obsesivo-compulsivo. Los familiares de primer grado de pacientes con trastorno obsesivo-compulsivo han demostrado tener tasas más elevadas de trastornos por tics que la población general.

Unos pocos estudios con muestras pequeñas que indican que los síntomas obsesivo-compulsivos son más probables en el trastorno de la Tourette se relacionan típicamente con el orden, la simetría, contar y tocar repetidamente, mientras que los síntomas obsesivo-compulsivos en ausencia de trastornos de tics se caracterizan porque suelen asociarse al miedo a contaminarse y a herir a los demás. Los tics motores y vocales se dividen en simples y complejos. Los *tics motores simples* incluyen contracciones repetidas y rápidas de grupos musculares funcionalmente similares (guiñar los ojos, estirar el cuello, encoger los hombros o hacer muecas faciales). Los *tics vocales simples* más comunes son: toser, aclararse la garganta, gruñir, husmear, resoplar y vociferar. Los *tics motores complejos* parecen ser más intencionados y rituales que los simples, y los más frecuentes son el acicalamiento, el olfateo de objetos, los saltos, la palpación, la ecopraxia (imitación de conductas observadas) y la copropraxia (exhibición de gestos obscenos). Los *tics vocales complejos* incluyen la repetición de palabras o frases fuera de contexto, la coprolalia (uso de palabras o frases obscenas), la palilalia (repetición de las propias palabras) y la ecolalia (repetición de las últimas palabras escuchadas a otras personas).

Aunque los niños de mayor edad y los adolescentes con trastornos de tics pueden suprimirlos durante minutos u horas, los de corta edad con frecuencia no son conscientes de ellos o los sienten como irresistibles. Los tics pueden atenuarse durante el sueño, la relajación o la concentración en alguna actividad. A menudo, aunque no siempre, desaparecen durante el sueño.

Diagnóstico y cuadro clínico

El diagnóstico del trastorno de la Tourette se basa en una historia de múltiples tics motores que, por lo general, aparecen en un período de meses o años, y que se acompañan de al menos un tic vocal en algún momento de la evolución. Según el DSM-5, los tics fluctúan en frecuencia, pero deben persistir durante más de 1 año desde la aparición del primer tic hasta el diagnóstico. La edad media de aparición de los tics se sitúa entre los 4 y los 6 años, aunque pueden existir desde los 2 años. La incidencia máxima se da entre los 10 y los 12 años de edad. Para cumplir los criterios diagnósticos de trastorno de la Tourette, los síntomas deben iniciarse antes de los 18 años de edad. En la tabla 2-22 se comparan los abordajes diagnósticos del trastorno de la Tourette.

En el trastorno de la Tourette, los tics aparecen inicialmente en la cara y el cuello; con el tiempo, tienden a progresar en sentido descendente. Los descritos con mayor frecuencia afectan a la cara y el cuello, los brazos y las manos, el cuerpo y las extremidades inferiores, así como a los aparatos respiratorio y digestivo. En estas áreas, aparecen bajo la forma de muecas, fruncir la frente, arquear las cejas, parpadear, guiñar los ojos, fruncir la nariz, aleteo nasal, torcer la boca, mostrar los dientes, morderse los labios u otras partes, sacar la lengua, adelantar la mandíbula, asentir, negar o sacudir la cabeza, torcer el cuello, desviar la mirada hacia los lados, girar la cabeza, estirar y retorcerse las manos, los brazos y los dedos, cerrar el puño, encoger los hombros, sacudir los pies, las rodillas o los dedos de los pies, deambulación peculiar, retorcer el cuerpo, saltar, hipar, suspirar, bostezar, husmear, resoplar, inspirar de forma silbante, respirar de forma exagerada, eructar, emitir sonidos de succión o chasquidos, y aclararse la garganta. Actualmente se dispone de varias escalas que ayudan a diagnosticar los trastornos de tics, que incluyen amplios instrumentos de evaluación que se autocumplimentan, como el Autoinforme de síntomas de tics (*Tic Symptom Self-Report*, TSSR), y la Escala de Yale de gravedad global de los tics *(Yale Global Tic Severity Scale),* que la administra el médico (tabla 2-23).

El trastorno de la Tourette suele ser comórbido con comportamientos atencionales, obsesivos y negativistas, que aparecen antes que los tics. En algunos estudios, más del 25 % de los pacientes había recibido estimulantes para tratar un TDAH antes de que se les diagnosticara el trastorno de la Tourette. Los síntomas iniciales más frecuentes son el tic de parpadeo y los de la cabeza o muecas faciales. Los tics motores y vocales más complejos aparecen varios años después de los síntomas iniciales. La coprolalia, un síntoma muy inusual que consiste en gritar y pronunciar palabras socialmente inaceptables u obscenas, se presenta en menos del 10 % de los pacientes, y raramente en ausencia de alteraciones psiquiátricas comórbidas. La coprolalia mental, en la que al paciente se le ocurren, de manera repentina e intrusiva, pensamientos socialmente inaceptables o palabras obscenas, se da más a menudo que la coprolalia. En casos más graves, pueden producirse autolesiones físicas como consecuencia de los tics.

Jake, un niño de 10 años, llegó a un centro de atención de trastorno de la Tourette para la evaluación de sus tics motores de cabeza y cuello, accesos de tos y gruñidos ocasionales, y un nuevo síntoma de aclararse la garganta muchas veces al día. Tenía antecedentes de TDAH, que incluían hiperactividad significativa y conducta impulsiva y negativista. Estudiaba 5.º grado en una clase normal de la escuela pública local. Antes de la consulta, se enviaron a la familia escalas de clasificación para padres y profesores, como el Inventario del comportamiento infantil (*Child Behavior Checklist,* CBCL), el Cuestionario de Swanson, Nolan y Pelham (*Swanson, Nolan and Pelham-IV,* SNAP-IV), los Cuestionarios de Conners para padres y profesores *(Conners' Parent and Teachers Questionnaires),* el Autoinforme de síntomas de tics (*Tic Symptom Self-Report,* TSSR) y una encuesta sobre su historia médica. Su madre y la maestra de su clase le puntuaron muy por encima de la media en hiperactividad, falta de atención e impulsividad. Suspendía en la escuela, a menudo discutía con los adultos, se mostraba agresivo en ocasiones y tenía pocas amistades. Sus tics fueron valorados como moderados.

La madre refiere dificultades con la hiperactividad y una conducta temeraria desde la etapa preescolar. Cuando tenía 5 años, ante su nivel de actividad y su comportamiento beligerante y agresivo, el profesor de preescolar sugirió a la familia que buscara asesoramiento psiquiátrico sobre su conducta. El pediatra diagnosticó TDAH y recomendó probar

Tabla 2-22
Trastorno de la Tourette

	DSM-5	CIE-10
Nombre del diagnóstico	Trastorno de la Tourette	Trastorno combinado de tics vocales y motores múltiples (de la Tourette)
Duración	> 1 año de duración (puede incluir aumento o disminución) Inicio antes de los 18 años de edad	Se presenta en la niñez/adolescencia Suele persistir hasta la edad adulta
Síntomas	Tics motores/vocales	Tics motores ≥ 1 tic vocal
Exclusiones (no resultado de):	Consumo de sustancias Otra enfermedad médica Si los síntomas son ÚNICAMENTE tics motores O vocales, el diagnóstico sería de «Trastorno de tics motores o vocales persistentes (crónicos)»	*Nota:* para los tics que no cumplen con los criterios anteriores, considerar: Trastorno de tics: presencia de un tic, definido como un movimiento motor involuntario, rápido, repetido y no rítmico o producción vocal repentina y aparentemente sin propósito. Estos tics se experimentan como impulsos fuertes que pueden reprimirse de manera variable Trastorno de tic transitorio (que dura < 12 meses) Trastorno de tic motor o vocal crónico (que dura más de 1 año)

con metilfenidato de liberación lenta (36 mg/día), que empezó a tomar cuando entró en 1.er grado. En la primera semana de tratamiento, su conducta hiperactiva mejoró espectacularmente, pero seguía discutidor y negativista. Sin embargo, con la medicación, conseguía permanecer sentado y terminar sus deberes en clase, y era más capaz de esperar su turno en el recreo. Los meses posteriores transcurrieron bien. No obstante, a principios de la primavera, pareció que Jake recuperaba algunas de sus antiguas costumbres. Empezó a hablar cuando no le tocaba y a levantarse de su asiento, lo que interrumpía las clases. Tras un aumento de la medicación a 54 mg/día, en la primavera del 1.er grado, empezó a presentar tics motores y vocales, consistentes en sacudidas de cabeza, movimientos faciales, toses y gruñidos. El tratamiento con metilfenidato se interrumpió inmediatamente pero, aunque los tics remitieron, volvieron con más fuerza al cabo de un mes. Al pensar sobre ello, la madre recordó que Jake había presentado parpadeos y carraspeos antes de empezar con el metilfenidato, pero que ella no había dado importancia a los tics y no habían interferido en la vida diaria del niño.

Sin la medicación, cuando empezó el 6.º grado, Jake mostraba un comportamiento disruptivo en clase y empezó a ser severamente molestado por algunos compañeros por su impulsividad, frecuentes tics motores y gruñidos y carraspeos audibles. Jake se sintió abatido y empezó a negarse a acudir a la escuela. En ese momento se decidió trasladarlo a una clase de educación especial. Sin embargo, tras varios meses en ese emplazamiento, Jake se encontraba peor consigo mismo, despreciaba la escuela, y rogaba volver a su clase de antes. En ese momento el pediatra lo derivó al psiquiatra infantil y juvenil del centro universitario local de trastorno de la Tourette.

En la evaluación en el centro, la anamnesis indicaba que Jake estaba sano, nacido tras un embarazo y un parto sin complicaciones, y que alcanzó los hitos del desarrollo en los plazos adecuados. El test de inteligencia aplicado por el psicólogo escolar mostró un CI de 105. Su madre apuntó que siempre le había costado conciliar el sueño, pero que dormía toda la noche. Se le cataloga como respondón y propenso a la frustración, con frecuentes arrebatos de temperamento, pero si no está con una rabieta, su estado de ánimo es, por lo general, alegre.

El psiquiatra infantil y juvenil anotó que Jake tenía un peso y una estatura medios, sin rasgos dismórficos. Hablaba de forma rápida, pero con volumen y tono normales. Su discurso era coherente y apropiado para su desarrollo, y no se apreciaban indicios de trastornos del pensamiento, pero se observaban tics vocales que incluían gruñidos, accesos de tos y carraspeos audibles. Jake negaba un estado de ánimo deprimido o ideación suicida, aunque decía estar preocupado por situaciones diarias

como ser molestado por los compañeros, no tener suficientes amigos y su bajo rendimiento escolar. Negaba preocupaciones recurrentes sobre la contaminación o posibles daños para él o su familia, o miedo de actuar bajo impulsos no deseados. Salvo leves hábitos de tocar que implicaban la necesidad de tocar los objetos tres veces con cada mano o en combinaciones de tres, negaba seguir rituales repetitivos. Durante la sesión de evaluación se observaron varios tics motores, como parpadeo, sacudidas de cabeza y tics de hombros. Jake estaba inquieto y propenso a distraerse durante la sesión, y a menudo necesitó ayuda para entretenerse cuando no estaba involucrado directamente en la conversación.

Ante el antecedente de tics motores y vocales duraderos, que se confirmaron por observación directa, se estableció el diagnóstico de trastorno de la Tourette y TDAH, así como el de trastorno negativista desafiante.

Jake y su familia acudieron a varias sesiones con el psiquiatra infantojuvenil para entender la naturaleza fluctuante de los tics y la historia natural del trastorno de la Tourette, así como del TDAH. Se animaron cuando oyeron que los tics, en general, tienden a llegar al máximo sobre la edad de Jake, y que existía la posibilidad de que disminuyesen con el tiempo o incluso remitieran por completo. Jake fue referido a un psicólogo conductista especializado en entrenamiento para la reversión del hábito. Durante el tratamiento se le enseñó a adoptar una conducta físicamente incompatible con sus tics (una respuesta competitiva) cada vez que experimentara la necesidad de realizarlos. La respuesta competitiva del tic del hombro, que consistía en levantar los hombros todo lo que podía, fue presionar suavemente con los hombros hacia abajo y extender el cuello cada vez que sentía el impulso de iniciar el tic. Con la práctica repetida de esta respuesta competitiva, el impulso para iniciar el tic disminuyó hasta que fue capaz de manejar esa necesidad sin realizarlo. Jake fue derivado a un psiquiatra infantojuvenil que decidió volver a administrar metilfenidato (36 mg/día) y aumentar la dosis gradualmente (hasta 54 mg/día) sin que empeorasen los tics. Jake respondió bien a la terapia conductista y durante un período de 8 semanas aprendió a reconocer el impulso que aparecía antes de los tics y a sustituir voluntariamente sus tics habituales por conductas menos angustiosas y disruptivas.

No obstante, cuando Jake empezó el 7.º grado presentó una agravación de los tics motores y vocales, y también tocaba objetos repetidamente durante el día. Volvió a desanimarse y no quería ir a la escuela. Su psicólogo decidió añadir un entrenamiento en relajación a la terapia conductual, y su psiquiatra infantojuvenil decidió añadir una nueva medicación a su tratamiento farmacológico. Se le recetó una dosis de 0,5 mg/día de risperidona, que se fue aumentando hasta llegar a 1 mg

Tabla 2-23
Instrumentos clínicos para la valoración de los trastornos de tics

Dominio	Tipo	Fiabilidad y validez	Sensibilidad al cambio
Tics			
Autoinforme de síntomas de tics (*Tic Symptom Self-Report*, TSSR)	Padre/paciente	Buena	Sí
Escala de Yale de gravedad global de los tics (*Yale Global Tic Severity Scale*)	Médico	Excelente	Sí
Trastorno por déficit de atención/hiperactividad			
Cuestionario de Swanson, Nolan y Pelham-IV (*Swanson, Nolan, and Pelham-IV*, SNAP-IV)	Padre/maestro	Excelente	Sí
Cuestionario abreviado de Conners (*Abbreviated Conners' Questionnaire*)	Padre/maestro	Excelente	Sí
Trastorno obsesivo-compulsivo			
Escala de Yale-Brown para el trastorno obsesivo-compulsivo (*Yale-Brown Obsessive Compulsive Scale*, YBOCS) y Escala de Yale-Brown para el trastorno obsesivo-compulsivo en niños (*Children's Yale-Brown Obsessive Compulsive Scale*, CYBOCS)	Médico	Excelente	Sí
Escala para el trastorno obsesivo-compulsivo global de los NIMH (*National Institute of Mental Health Global Obsessive Compulsive Scale*)	Médico	Excelente	Sí
General			
Inventario del comportamiento infantil (*Child Behavior Checklist*, CBCL)	Padre/maestro	Excelente	No

dos veces al día. Con la adición de estas intervenciones, psicológica y farmacológica, Jake se estabilizó en un mes, fue capaz de seguir en la escuela e incluso de asistir a algunas fiestas. Jake y sus padres entendieron la naturaleza fluctuante de los tics y se mantuvieron con la esperanza de apreciar la disminución de los síntomas durante los años siguientes. En el seguimiento, cuando Jake tenía 15 años, los síntomas eran mínimos; solo se apreciaba un parpadeo ocasional y algún aclaramiento de garganta esporádico. Ya no estaba en terapia conductista, pero había recibido algunas sesiones de refuerzo ocasionales para revisar su entrenamiento de reversión de hábitos cuando presentaba una leve agravación de los tics. Jake había suspendido el tratamiento con risperidona 2 años antes sin que los tics se agravasen. Seguía tomando metilfenidato y estaba bien controlado con esa dosis, iba bien en la escuela y era más popular desde que se había unido al equipo de fútbol. (Adaptado de L. Scahill, MSN, PhD, y J. F. Leckman, MD.)

Exploración física y pruebas de laboratorio.   No existen pruebas analíticas que diagnostiquen el trastorno de la Tourette, pero muchos pacientes presentan alteraciones en el EEG inespecíficas. Ni la TC ni la RM muestran lesiones estructurales específicas, aunque alrededor del 10% de los pacientes pueden presentar algún tipo de anomalía inespecífica en la TC.

Diagnóstico diferencial

Los tics deben diferenciarse de otros movimientos anómalos (como los movimientos por distonías, la corea, la atetosis, las mioclonías y los hemibalismos), así como de las enfermedades neurológicas a las que caracterizan (enfermedad de Huntington, parkinsonismo, corea de Sydenham y enfermedad de Wilson) y que se enumeran en la tabla 2-24. Los temblores, los manierismos y el trastorno de movimientos estereotipados (p. ej., dar cabezazos o balancear el cuerpo) también deben distinguirse de los trastornos que cursan con tics; a diferencia de los tics, los trastornos de movimientos estereotipados, que incluyen el balanceo, mirarse las manos y otros comportamientos de autoestimulación, parecen ser voluntarios y suelen producir una sensación de alivio, lo que no ocurre con los trastornos de tics. Aunque los tics en los niños y los adolescentes pueden ser o no controlables, rara vez producen una sensación de bienestar. En ocasiones, las compulsiones son difíciles de distinguir de los tics complejos, y es posible que formen parte de un mismo continuo biológico. Los trastornos de tics pueden coincidir con muchas otras alteraciones de la conducta y del estado de ánimo. En una revisión reciente, se observó que, a medida que aumentaba la gravedad de los tics, crecía la probabilidad de que se asociaran a síntomas depresivos o agresivos en los niños. Incluso en un mismo niño con trastorno de la Tourette, se ha observado que una exacerbación de los tics parece acompañarse de alteración de la conducta y el estado de ánimo.

Evolución y pronóstico

El trastorno de la Tourette es un trastorno neuropsiquiátrico caracterizado por tics tanto motores como vocales, que suele aparecer en la primera infancia; su evolución natural conlleva la disminución o la completa desaparición de los tics en la mayoría de los casos al llegar a la adolescencia o el inicio de la edad adulta. Durante la infancia, los síntomas iniciales pueden disminuir, persistir o aumentar, o bien ser reemplazados por otros nuevos. Las personas con afectación grave pueden presentar problemas emocionales importantes, entre ellos un trastorno depresivo mayor. Esta alteración también puede asociarse con los tics motores y vocales del trastorno de la Tourette, pero en muchos casos, la interferencia con el funcionamiento normal se ve exacerbada por la presencia comórbida de TDAH y trastorno obsesivo-compulsivo. Cuando se presentan los tres trastornos a la vez, pueden aparecer graves problemas sociales, académicos y laborales. Aunque la mayoría de los niños con trastorno de la Tou-

rette presentará una disminución de la frecuencia y la gravedad de los tics durante la adolescencia, en el momento actual no hay ninguna medida clínica que permita predecir qué niños sufrirán tics persistentes cuando sean adultos. Los niños con trastorno de la Tourette leve suelen tener relaciones satisfactorias con sus compañeros, buen rendimiento escolar y buen nivel de autoestima, por lo que pueden no necesitar tratamiento.

Tratamiento

La psicoeducación es una intervención útil para que las familias adquieran conocimiento sobre la variabilidad de los tics, la historia natural del trastorno y las formas de reducir el estrés. Es especialmente importante que sean defensoras bien informadas de sus hijos, ya que un observador no educado puede malinterpretar los tics como un mal comportamiento voluntario, y no como una respuesta a un impulso irresistible. La angustia subjetiva del niño y las alteraciones funcionales causadas por el trastorno respaldan un tratamiento activo. En los casos leves, los niños con tics que mantienen un buen rendimiento tanto social como escolar pueden no requerir tratamiento. En casos más graves, los compañeros pueden excluir a los niños con trastornos de tics y los tics pueden interrumpir el trabajo académico. Hay que considerar varias intervenciones, incluidas las psicosociales, farmacológicas y escolares. Una escala para calcular la gravedad de los tics, la Escala de urgencia premonitoria de los tics (*Premonitory Urge for Tics Scale*, PUTS), ha demostrado su coherencia interna y se correlaciona con la gravedad global de los tics en niños a partir de los 10 años.

Las guías clínicas europeas del trastorno de la Tourette y de otros trastornos que cursan con tics resumieron y revisaron los datos basados en la evidencia y desarrollaron un consenso para los tratamientos psicosociales y farmacológicos. Esta guía recomienda que las intervenciones conductuales y farmacológicas se tengan en cuenta en los casos más graves, siendo las conductuales el tratamiento de primera línea. Entre las indicaciones para el tratamiento destacan, pero no se limitan a ellas, las siguientes presentaciones clínicas: los tics requieren tratamiento cuando provocan problemas sociales y emocionales, depresión o aislamiento. Los niños con tendencia a presentar tics motores complejos persistentes y graves o tics vocales fuertes pueden ser objeto de acoso y rechazo social, y en estos casos es frecuente que aparezcan síntomas depresivos. La reducción de los tics y la psicoeducación en la escuela pueden estar indicados para preservar unas relaciones sociales sanas, y disminuir los síntomas depresivos y de ansiedad. Los tics también pueden provocar alteraciones en los logros académicos. Las dificultades escolares en niños con trastorno de la Tourette son frecuentes, y la reducción de los tics puede facilitar el aumento del éxito académico. Los tics también pueden provocar incomodidad física, ya que se basan en ejercicios musculoesqueléticos repetitivos (en especial los que afectan a la cabeza y el cuello). En algunos niños con trastorno de la Tourette, los tics pueden empeorar las cefaleas y las migrañas. Tanto las intervenciones conductuales como las farmacológicas tienen como objetivo la reducción de los tics, lo que conduce a una mejora de la calidad de vida.

Tratamiento conductual y farmacológico basado en la evidencia.   Las guías canadienses del tratamiento basado en la evidencia de los trastornos que cursan con tics (tratamiento conductual, estimulación profunda del cerebro y estimulación magnética transcraneal) y el ensayo multisistémico a gran escala aleatorizado y controlado Comprehensive Behavioral Intervention for Tics (CBIT) hallaron indicios convergentes que apoyan el *entrenamiento para la reversión de los hábitos* y la *exposición y prevención de respuesta* como tratamientos eficaces para la reducción de los tics. En un ensayo aleatorizado y controlado del CBIT, 61 niños recibieron entrenamiento para la reversión de hábitos como el principal componente del tratamiento; tratamiento de relajación como intervención funcional para identificar situaciones que empeorasen o mantuviesen los tics, y estrategias para disminuir la exposición a estas situaciones. El grupo de control de 65 niños recibió

Tabla 2-24
Diagnóstico diferencial de los trastornos que cursan con tics

Enfermedad o síndrome	Edad de inicio	Manifestaciones asociadas	Curso	Tipo de movimiento predominante
Enfermedad de Hallervorden-Spatz	Niñez-adolescencia	Puede asociarse a atrofia óptica, pie zambo, retinitis pigmentaria, disartria, demencia, ataxia, labilidad emocional, espasticidad, herencia autosómica recesiva	Progresa hasta la muerte en 5 a 20 años	Coreico, atetoide, mioclónico
Distonía muscular deformante	Niñez-adolescencia	Habitualmente herencia autosómica recesiva, principalmente en los judíos ashkenazíes; también existe una forma autosómica dominante, más benigna	Curso variable, a menudo progresivo pero excepcionalmente con remisiones	Distonía
Corea de Sydenham	Niñez, generalmente a los 5-15 años	Más frecuente en las mujeres, suele estar asociada a fiebre reumática (carditis con títulos de ASLO elevados)	Habitualmente autolimitado	Coreiforme
Enfermedad de Huntington	Habitualmente a los 30-50 años, pero se conocen formas infantiles	Herencia autosómica dominante, demencia, atrofia del núcleo caudado en la TC	Progresa hasta la muerte entre 10 y 15 años después del inicio	Coreiforme
Enfermedad de Wilson (degeneración hepatolenticular)	Habitualmente a los 10-25 años	Anillos corneales de Kayser-Fleischer, disfunción hepática, alteración congénita del metabolismo del cobre, herencia autosómica recesiva	Sin tratamiento quelante progresa hasta la muerte	Temblor aleteante, distonía
Hiperreflexias (enfermedad de los saltadores de Maine, latah, myriachit)	Generalmente en la niñez (herencia dominante)	Familiar; puede haber rigidez generalizada y herencia autosómica	No progresiva	Reacción de alarma excesiva; puede haber ecolalia, coprolalia y obediencia forzada
Trastornos mioclónicos	Cualquier edad	Causas numerosas; algunas son familiares; normalmente sin vocalizaciones	Variable según la causa	Mioclonía
Distonía mioclónica	5-47 años	No familiar, sin vocalizaciones	No progresiva	Distonía de torsión con sacudidas mioclónicas
Distonía mioclónica paroxística con vocalización	Niñez	Trastornos de atención, de hiperactividad y de aprendizaje; los movimientos interfieren con la ejecución de actividades	No progresiva	Ráfagas de movimientos regulares, repetitivos y clónicos (menos tónicos) y vocalizaciones
Trastorno de la Tourette tardío	Variable (tras el uso de antipsicóticos)	Puede desencadenarse al interrumpir o disminuir la medicación	Puede resolverse al aumentar o disminuir la pauta	Discinesias bucofaciales coreoatetosis, tics, vocalizaciones
Neuroacantocitosis	3.ª o 4.ª décadas	Acantocitosis, atrofia muscular, parkinsonismo, herencia autosómica recesiva	Variable	Discinesias bucofaciales, corea de extremidades, tics, vocalizaciones
Encefalitis letárgica	Variable	Accesos de gritos, conducta extraña, psicosis, enfermedad de Parkinson	Variable	Tics motores y vocales simples y complejos, coprolalia, ecolalia, ecopraxia, palilalia
Inhalación de gasolina	Variable	EEG anómalo, descargas frontocentrales de θ y θ simétricas	Variable	Tics simples motores y vocales
Complicaciones postangiografía	Variable	Labilidad emocional, síndrome amnésico	Variable	Tics vocales complejos y motores simples, palilalia
Postinfeccioso	Variable	EEG: descargas θ asimétricas ocasionales previas al movimiento, títulos ASLO elevados	Variable	Tics simples motores y vocales, ecopraxia
Postraumático	Variable	Distribución asimétrica de los tics	Variable	Tics motores complejos
Intoxicación por monóxido de carbono	Variable	Conducta sexual inapropiada	Variable	Tics vocales y motores simples y complejos, coprolalia, ecolalia, palilalia
Trastorno genético XYY	Lactancia	Conducta agresiva	Estático	Tics motores y vocales simples
Mosaicismo XXY y 9p	Lactancia	Anomalías físicas múltiples, retraso mental	Estático	Tics motores y vocales simples

Continúa

Tabla 2-24
Diagnóstico diferencial de los trastornos que cursan con tics *(cont.)*

Enfermedad o síndrome	Edad de inicio	Manifestaciones asociadas	Curso	Tipo de movimiento predominante
Distrofia muscular de Duchenne (herencia recesiva ligada al cromosoma X)	Niñez	Discapacidad intelectual discreta	Progresiva	Tics motores y vocales
Síndrome del cromosoma X frágil	Niñez	Discapacidad intelectual, dismorfia facial, convulsiones, signos autistas	Estático	Tics motores y vocales simples, coprolalia
Trastornos perinatales y del desarrollo	Lactancia, niñez	Crisis epilépticas, EEG y TC alterados, psicosis, agresividad, hiperactividad, síndrome de Ganser, compulsividad, tortícolis	Variable	Tics motores y vocales, ecolalia

ASLO, anticuerpos antiestreptolisina O sérica; EEG, electroencefalografía; TC, tomografía computarizada.

psicoterapia de apoyo y psicoeducación. Tras 10 semanas de tratamiento, la puntuación en la Escala de Yale de gravedad global de los tics se redujo significativamente en el grupo de intervenciones conductuales en comparación con el grupo de control.

REVERSIÓN DEL HÁBITO. Los principales componentes de la reversión del hábito son el entrenamiento en su reconocimiento, en el que el niño utiliza la automonitorización para aumentar la conciencia de los comportamientos en forma de tics y los impulsos o sensaciones premonitorias que indican que el tic está a punto de producirse. En el entrenamiento de respuesta competitiva, se enseña al paciente a realizar de forma voluntaria un comportamiento que es físicamente incompatible con el tic, supeditado al inicio del impulso premonitorio o al propio tic, bloqueando así su expresión. La estrategia de la respuesta competitiva se basa en las observaciones descritas por los propios pacientes de que los tics se producen como respuesta a un impulso premonitorio irresistible para poder reducir ese impulso. Dado que la producción del tic satisface o reduce los impulsos premonitorios, los tics se ven reforzados y, con el tiempo, se tornan en comportamientos arraigados repetidos. El entrenamiento en la respuesta competitiva se diferencia de la supresión voluntaria de los tics en que el paciente inicia un comportamiento voluntario para controlar el impulso premonitorio y así interrumpir el refuerzo del tic, en lugar de simplemente tratar de suprimirlo. El entrenamiento en la respuesta competitiva exitoso reduce significativamente el impulso premonitorio y puede disminuir o eliminar el impulso. Respecto a los tics motores, puede elegirse un comportamiento que sea menos llamativo, mientras que en los tics vocales, la respuesta competitiva voluntaria más habitual es una respiración lenta y rítmica. Las respuestas competitivas están diseñadas para ser realizadas sin que interfieran en las actividades habituales.

EXPOSICIÓN Y PREVENCIÓN DE LA RESPUESTA. La base para este tratamiento es la noción de que los tics se producen como respuesta condicionada a un impulso premonitorio desagradable, y dado que los tics reducen este impulso, quedan asociados al impulso premonitorio. Cada vez que el impulso se ve reducido por el tic, su asociación se refuerza. En lugar de utilizar las respuestas competitivas, como en el entrenamiento para la reversión del hábito, la exposición y la prevención de la respuesta obliga al paciente a inhibir los tics durante períodos de tiempo cada vez más prolongados con el objeto de romper las asociaciones entre los impulsos y los tics. Teóricamente, si un paciente aprende a resistir la producción de un tic como respuesta al impulso durante un período suficientemente largo, el impulso puede ser más tolerable, o se atenúa, y la necesidad de realizarlo disminuye.

Muchas otras intervenciones conductuales, como el entrenamiento para la relajación, la automonitorización, el bio-neurofeedback y la terapia cognitivo-conductual no se han mostrado eficaces en la reducción de los tics por sí mismas, pero algunas pueden incluirse en los programas de tratamiento integral para niños con trastornos de tics que siguen entrenamiento para la reversión de hábitos. El entrenamiento para la reversión del hábito es la terapia conductual investigada de forma más amplia para los trastornos que cursan con tics; se ha demostrado muy eficaz, y en la actualidad es el tratamiento conductual de primera elección para estos trastornos.

Tratamiento farmacológico basado en la evidencia. Varias revisiones de los tratamientos farmacológicos para los tics sugieren que las siguientes clases de fármacos tienen base científica para tratarlos: los antipsicóticos típicos y atípicos, los fármacos noradrenérgicos, y otros alternativos como la tetrabenazina, el topiramato y el tetrahidrocanabinol.

FÁRMACOS ANTIPSICÓTICOS TÍPICOS Y ATÍPICOS. La risperidona, con su elevada afinidad por los receptores dopaminérgicos D_2 y serotoninérgicos $5-HT_2$, es el antipsicótico atípico mejor estudiado para el tratamiento de los tics. Las evidencias sobre su eficacia son considerables. Múltiples estudios aleatorizados y controlados realizados en niños y adolescentes han demostrado resultados favorables en comparación con el placebo, así como estudios comparativos directos con los antipsicóticos típicos haloperidol y pimozida. La risperidona se asoció con menos efectos adversos en comparación con los antipsicóticos típicos, pero mostró mayor frecuencia de aumento de peso, efectos secundarios metabólicos e hiperprolactinemia. En un grupo de estudio paralelo, aleatorizado y doble ciego sobre el trastorno de la Tourette que comparaba la risperidona con la pimozida, la risperidona se mostró superior en la reducción de los síntomas comórbidos obsesivo-compulsivos y de los tics. En otros ensayos clínicos aleatorizados, la eficacia de la reducción de los tics se logró en niños, adolescentes y adultos con una dosis media de 2,5 mg/día (rango de 1-6 mg/día).

El haloperidol y la pimozida son los dos antipsicóticos que se han investigado más en el tratamiento del trastorno de la Tourette y han sido aprobados por la FDA, aunque a menudo se opta por antipsicóticos atípicos, como la risperidona y la olanzapina, como tratamiento de elección por sus mejores perfiles de efectos secundarios. Ambos han demostrado ser eficaces para el tratamiento del trastorno de la Tourette en múltiples estudios clínicos aleatorizados, si bien presentan riesgos significativos de efectos secundarios extrapiramidales; en un estudio de seguimiento naturalístico a largo plazo se observó que el haloperidol producía discinesia y distonía aguda más significativas que la pimozida.

Un tercer antipsicótico atípico, la flufenazina, se ha usado en Estados Unidos durante muchos años para el tratamiento de los trastornos que cursan con tics sin datos sólidos que apoyen su eficacia. Un estudio controlado a pequeña escala realizado sobre la flufenazina, la triflufenazina y el haloperidol halló reducciones similares en los tics, pero el haloperidol se asoció con más efectos secundarios extrapiramidales y mayor sedación. La frecuencia de sedación, distonía y acatisia de los antipsicóticos típicos, probablemente debido a la predominancia del bloqueo dopaminérgico en las rutas nigroestriadas, limita su uso y aumenta la preferencia por los antipsicóticos atípicos. En un estudio realizado con niños, adolescentes y adultos con trastorno de la Tourette se observó que la risperidona y la pimozida mostraban la misma eficacia.

El aripiprazol ha adquirido interés en el tratamiento de los trastornos que cursan con tics por su mecanismo de acción; además de sus acciones antagonistas sobre los receptores D_2, es agonista parcial de los receptores D_2 y 5-HT_{1A} y antagonista de los receptores 5-HT_{2A}. Un estudio controlado, doble ciego y multicéntrico sobre este fármaco en niños con trastorno de la Tourette realizado en China halló una reducción de los tics en cerca del 60 % del grupo que lo recibió, en comparación con una reducción del 64 % en un grupo tratado con tiaprida, una benzamida con antagonismo selectivo por los receptores D_2. Las diferencias entre ambos grupos no fueron significativas. Si bien la sedación y las alteraciones del sueño son efectos secundarios frecuentes con el aripiprazol, la ganancia de peso es menos destacada que con la risperidona.

La olanzapina y la ziprasidona demostraron ser eficaces en el tratamiento de los trastornos que cursan con tics en, como mínimo, un ensayo controlado y aleatorizado. La sedación y la ganancia de peso fueron efectos secundarios destacados con la olanzapina, y la potencial prolongación del intervalo QT fue un efecto de la ziprasidona. Se ha sugerido que la quetiapina es potencialmente útil en el tratamiento de los tics, con su mayor afinidad por los receptores 5-HT_2 que por los receptores D_2, pero se necesitan ensayos clínicos aleatorizados. La clozapina, a diferencia de otros muchos antipsicóticos atípicos, no ha demostrado utilidad en el tratamiento de los tics.

FÁRMACOS NORADRENÉRGICOS. Los fármacos noradrenérgicos como la clonidina, la guanfacina y la atomoxetina se utilizan con frecuencia como tratamientos primarios o coadyuvantes en niños con TDAH y tics comórbidos. Varios estudios han proporcionado algunos indicios de la eficacia de la clonidina, un fármaco α_2-adrenérgico, para el tratamiento de los tics en niños, adolescentes y adultos con trastornos que cursan con tics. El ensayo clínico aleatorizado de mayor tamaño realizado con clonidina por vía oral en comparación con placebo halló una reducción modesta en los tics con la administración de esta. Un ensayo multisistémico, aleatorizado, doble ciego y controlado con placebo que utilizó parches de clonidina para el tratamiento de los trastornos de tics en niños halló una mejoría significativa en los síntomas (cerca de un 69 %) en comparación con un 47 % de los niños del grupo de control. La clonidina se ha utilizado generalmente en dosis que oscilan entre 0,05 mg por vía oral tres veces al día y 0,1 mg cuatro veces por día, y la guanfacina en dosis entre 1 y 4 mg/día. Cuando se utilizan en estos márgenes posológicos, los efectos adversos de los α-adrenérgicos consisten en somnolencia, cefalea, irritabilidad e hipotensión ocasional.

La guanfacina se ha utilizado con frecuencia para tratar de forma satisfactoria el TDAH en niños, aunque su eficacia respecto a la reducción de los tics es controvertida. En un ensayo clínico aleatorizado en el que fueron tratados 34 niños con TDAH y tics, se observó que fue superior al placebo en la reducción de los tics. En otro ensayo doble ciego y controlado con placebo realizado en 24 niños con trastorno de la Tourette, la guanfacina no fue superior al placebo.

La atomoxetina, un inhibidor selectivo de la recaptación de noradrenalina, redujo tanto los tics como los síntomas de TDAH en un ensayo multicéntrico sobre 148 niños, con patrocinio farmacéutico. El fármaco también redujo tanto los tics como los síntomas de TDAH en un subgrupo de pacientes que fueron diagnosticados de trastorno de la Tourette. Son necesarios estudios adicionales que confirmen la seguridad y la eficacia de la atomoxetina en el tratamiento de niños con trastorno de la Tourette.

Dada la frecuente comorbilidad de los tics y de los síntomas o trastornos obsesivo-compulsivos, en el tratamiento del trastorno de la Tourette también se han utilizado ISRS, solos o en combinación con antipsicóti-

cos. Parecen ser eficaces, pero no se han realizado estudios controlados que determinen el efecto de los ISRS en la disminución de los tics.

Aunque los médicos deben sopesar los riesgos y los beneficios de utilizar estimulantes cuando los tics coexisten con una hiperactividad grave, los datos sugieren que el metilfenidato no aumenta la incidencia ni la intensidad de los tics motores o vocales en la mayoría de los niños con hiperactividad y trastornos de tics.

FÁRMACOS ALTERNATIVOS: TETRABENAZINA, TOPIRAMATO Y TETRAHIDROCANABINOL

Tetrabenazina. Este inhibidor del transportador vesicular de monoaminas de tipo 2 provoca la depleción de la dopamina y la serotonina, y bloquea los receptores postsinápticos de la dopamina. No existen ensayos clínicos aleatorizados de este fármaco en el tratamiento del trastorno de la Tourette en niños, pero la experiencia clínica sugiere que puede ser beneficioso en la reducción de los tics. En un seguimiento de 2 años del tratamiento de 77 niños y adolescentes, un estudio notificó una mejoría en la reducción de los tics en el 80 % de los individuos. Los efectos secundarios fueron: sedación, parkinsonismo, depresión, insomnio, ansiedad y acatisia.

Topiramato. Es un fármaco gabaérgico utilizado principalmente como anticonvulsivo que se ha demostrado eficaz, comparado con el placebo, para reducir los tics en un ensayo clínico aleatorizado a pequeña escala con niños y adultos con trastorno de la Tourette. Los efectos secundarios fueron mínimos. Son necesarios más estudios sobre el tratamiento de los trastornos de tics con fármacos moduladores del GABA.

Tetrahidrocanabinol. Según un pequeño ensayo aleatorizado, el tetrahidrocanabinol (THC) puede ser seguro y eficaz en el tratamiento de los tics, sin alteraciones neuropsicológicas. En este ensayo, los efectos secundarios notificados fueron: mareo, fatiga y sequedad de boca. Otros posibles efectos secundarios son la ansiedad, los síntomas depresivos, los temblores y el insomnio. Este ensayo a pequeña escala no confirma la eficacia de este fármaco en el tratamiento de los tics, pero plantea cuestiones sobre la mejoría potencial de los trastornos que cursan con tics resistentes al tratamiento.

En resumen, la mayor evidencia de un tratamiento farmacológico seguro y eficaz para el trastorno de la Tourette parece asociada con los antipsicóticos atípicos, en particular la risperidona. El tratamiento farmacológico puede combinarse y potenciarse mediante diversas intervenciones conductuales, como la reversión del hábito, e intervenciones que disminuyan las situaciones estresantes en el entorno escolar.

Epidemiología

La prevalencia del trastorno de la Tourette se ha calculado en 3 a 8 casos por cada 1 000 niños en edad escolar. Es de 2 a 4 veces más frecuente en hombres que en mujeres. Las características únicas del trastorno de la Tourette en el que los tics aparecen y desaparecen, y pueden cambiar en cuanto al carácter, la frecuencia y la gravedad en períodos de tiempo relativamente cortos, han supuesto un desafío para constatar su prevalencia. Además, la remisión de los tics depende particularmente de la edad, ya que tienden a aparecer y a aumentar desde los 5 a los 10 años de edad, y en muchos casos, disminuyen en gravedad y frecuencia a partir de los 10 a 12 años. No obstante, a los 13 años, la prevalencia del trastorno de la Tourette, utilizando criterios rigurosos, disminuye hasta el 0,3 %. La prevalencia del trastorno a lo largo de toda la vida se estima en un 1 %.

Etiología

Factores genéticos. Los estudios con gemelos, sobre adopciones y de análisis de segregación sugieren una base genética, aunque compleja, del trastorno de la Tourette. Los estudios con gemelos indican que la concordancia del trastorno en gemelos monocigóticos es significativamente mayor que en dicigóticos. El hecho de que los trastornos de la

Tourette y de tics vocales o motores crónicos tiendan a aparecen en las mismas familias respalda la hipótesis de que forman parte de un espectro de enfermedades determinadas genéticamente. Los hijos de madres con trastorno de la Tourette son quienes presentan el mayor riesgo de sufrir la enfermedad. Los resultados obtenidos en algunas familias sugieren una transmisión de carácter autosómico dominante. Estudios de grandes líneas familiares indican que la enfermedad puede transmitirse según un modelo bilineal: en algunas familias, el trastorno parece heredarse con un patrón autosómico intermedio entre dominante y recesivo. Un estudio de 174 individuos no emparentados con trastorno de la Tourette identificó una probabilidad superior a la determinada por el azar en la aparición de una variante rara en la secuencia de *SLITRK1,* que se considera un gen candidato del cromosoma 13q31.

Hasta la mitad de los pacientes con trastorno de la Tourette presentan TDAH, y hasta el 40 % también un trastorno obsesivo-compulsivo. Esta frecuencia de comorbilidad puede comportar una plétora de síntomas solapados. Estudios en familias han aportado numerosas evidencias de la asociación entre el trastorno de tics y el obsesivo-compulsivo. Los familiares de primer grado de los pacientes con trastorno de la Tourette presentan un alto riesgo de sufrir este trastorno, un trastorno con tics motores o vocales crónicos, o un trastorno obsesivo-compulsivo. Los conocimientos actuales sobre las bases genéticas del trastorno de la Tourette implican a múltiples genes de susceptibilidad que pueden mediar en el tipo y la gravedad de los tics. Los genes candidatos asociados al trastorno de la Tourette son los genes receptores dopaminérgicos, los genes transportadores de dopamina, diferentes genes noradrenérgicos, y genes serotoninérgicos.

Estudios de neuroimagen. Un estudio con RMf sobre la actividad cerebral 2 segundos antes y después de un tic halló que estaban implicadas áreas de asociación sensorial y paralímbicas. Además, las pruebas sugieren que la inhibición voluntaria de los tics supone la desactivación del putamen y el globo pálido, junto con la activación parcial de regiones de la corteza prefrontal y el núcleo caudado. Las evidencias más sólidas, aunque indirectas, de la intervención del sistema dopaminérgico en los trastornos de tics proceden de la observación de que los fármacos que antagonizan la dopamina (haloperidol, pimozida y flufenazina) suprimen los tics, y que los que aumentan la actividad dopaminérgica central (metilfenidato, anfetaminas y cocaína) tienden a exacerbarlos. La relación de los tics con los sistemas de neurotransmisores es compleja y no se conoce por completo; por ejemplo, en algunos casos, los fármacos antipsicóticos, como el haloperidol, no son eficaces en la reducción de los tics, y los estimulantes han tenido efectos variables. En ocasiones, el trastorno de la Tourette aparece durante el tratamiento con antipsicóticos.

La espectroscopia por RM (ERM) cerebral ha permitido realizar análisis más directos de la neuroquímica del trastorno de la Tourette. Los estudios de neuroimagen que utilizan el flujo sanguíneo cerebral en la PET y en la SPECT sugieren que las alteraciones de la actividad se pueden producir en varias regiones cerebrales de los pacientes con trastorno de la Tourette en comparación con los individuos de control, como son la corteza orbitaria, el núcleo estriado y el putamen. Un estudio de la neuroquímica celular de pacientes con trastorno de la Tourette mediante ERM de la corteza frontal, el núcleo caudado, el putamen y el tálamo ha demostrado una menor cantidad de colina y *N*-acetilaspartato en el putamen izquierdo, además de cifras menores de creatina bilateralmente en el putamen. En la corteza frontal, los pacientes con trastorno de la Tourette presentaban unas concentraciones menores de *N*-acetilaspartato bilateralmente, valores más bajos de creatina en el lado derecho, y menos mioinositol en el izquierdo. Estos resultados implican una disminución de la densidad de las células neuronales y no neuronales. La atenuación de los tics con clonidina, en algunos casos, sugiere que podrían estar implicadas alteraciones del sistema noradrenérgico. Este agonista adrenérgico reduce la liberación de noradrenalina en el SNC, por lo que puede disminuir la actividad del sistema dopaminérgico. Las enfermedades de los ganglios basales provocan diversos trastornos del movimiento, como la enfermedad de Huntington, y se ha planteado que estas estructuras pueden constituir el sustento anatómico del trastorno de la Tourette.

Factores inmunológicos y postinfecciosos. Una reacción autoinmunitaria, en particular una secundaria a infecciones por estreptococos β-hemolíticos del grupo A, se ha planteado como posible mecanismo del desarrollo de tics y síntomas obsesivo-compulsivos en algunos casos. Los datos son contradictorios y controvertidos, y al parecer no es probable que este mecanismo sea la etiología del trastorno de la Tourette en la mayoría de los casos. Un estudio de casos y controles halló pocos indicios del desarrollo o el agravamiento de los tics, o las obsesiones o compulsiones, en niños con infecciones por estreptococos β-hemolíticos del grupo A bien documentadas y tratadas.

TRASTORNO DE TICS MOTORES O VOCALES PERSISTENTE (CRÓNICO)

El trastorno de tics motores o vocales persistente (crónico) se define por la presencia de tics motores o vocales, pero no de ambos a la vez. Los tics pueden ser fluctuantes pero deben persistir durante más de 1 año desde el inicio para cumplir los criterios diagnósticos. De acuerdo con el DSM-5, el trastorno debe aparecer antes de los 18 años de edad, y no puede establecerse si se cumplen los criterios de trastorno de la Tourette.

Diagnóstico y cuadro clínico

Los tics motores o vocales crónicos suelen aparecer al principio de la primera infancia. Los tics vocales crónicos son considerablemente menos frecuentes que los motores y, en ausencia de tics motores, son mucho menos llamativos que los del trastorno de la Tourette. Los tics vocales suelen ser de baja sonoridad, y no se generan en las cuerdas vocales, sino que consisten en gruñidos u otros sonidos producidos por contracciones torácicas, abdominales o diafragmáticas.

Diagnóstico diferencial

El trastorno de tics motores o vocales crónico debe distinguirse de otros movimientos anómalos, como los movimientos coreiformes, las mioclonías, el síndrome de las piernas inquietas, la acatisia y las distonías. Las expresiones vocales involuntarias pueden producirse también en otros trastornos neurológicos, como la enfermedad de Huntington y la de Parkinson.

Evolución y pronóstico

Los niños cuyos tics comienzan entre los 6 y los 8 años de edad parecen tener el mejor pronóstico. Los síntomas suelen durar entre 4 y 6 años, y desaparecen al comienzo de la adolescencia. Los niños que presentan tics en las extremidades o en el tronco pueden mostrar una remisión menos temprana que si las manifestaciones se limitan a la cara.

Tratamiento

El tratamiento del trastorno de tics motores o vocales crónicos depende de diversos factores, como la gravedad y la frecuencia de los tics, del malestar subjetivo que provocan al paciente, de su efecto sobre el rendimiento escolar, laboral y social, así como de la presencia de otras alteraciones mentales concurrentes. La psicoterapia puede estar indicada para disminuir los problemas emocionales secundarios causados por los tics graves. Las técnicas conductuales, en especial la reversión del hábito, han sido eficaces en el tratamiento del trastorno. Cuando los tics son graves pueden reducirse mediante el uso de antipsicóticos atípicos como la risperidona que, de no ser eficaz, puede sustituirse por antipsicóticos típicos como la pimozida y el haloperidol. Las intervenciones conductuales son el tratamiento de primera elección.

Epidemiología

La incidencia del trastorno de tics motores o vocales crónicos es de 100 a 1 000 veces mayor que la del trastorno de la Tourette en la edad escolar. Los niños hombres en edad escolar presentan el máximo riesgo. Las estimaciones actuales de la prevalencia del trastorno oscilan entre el 1 % y el 2 %.

Etiología

El trastorno de la Tourette y el de tics motores o vocales crónico tienden a encontrarse en las mismas familias. Los estudios con gemelos refieren una elevada concordancia de ambos en gemelos monocigóticos. Este hallazgo respalda la importancia de los factores hereditarios en la transmisión de los trastornos de tics.

▲ 2.7 Trastornos alimentarios y de la ingestión de alimentos en el lactante y el niño

Los trastornos alimentarios y de la ingestión de alimentos en el lactante y el niño pequeño se caracterizan por alteraciones persistentes de la alimentación o de trastornos relacionados que pueden comportar deficiencias significativas en la salud física y el funcionamiento psicosocial. La categoría de trastornos *alimentarios y de la ingestión de alimentos* en el DSM-5 incluye tres trastornos que se asocian a menudo, pero no siempre, con la lactancia y la niñez: la pica, el trastorno de rumiación y el trastorno de evitación/restricción de la ingestión de alimentos (antes conocido como trastorno de la ingestión alimentaria en la infancia y la niñez). Como estos son diagnósticos especializados que generalmente se realizan en colaboración con un pediatra, un psiquiatra infantil y, a menudo, un gastroenterólogo pediátrico, se discutirán solo brevemente. La anorexia y la bulimia nerviosas y el trastorno por atracones también forman parte de esa categoría del DSM, pero se asocian más a menudo con la adolescencia y se comentan en el capítulo 13.

PICA

La pica se define como la ingesta persistente de sustancias no nutritivas. No suele responder a anomalías biológicas específicas, y muchas veces se identifica cuando aparecen problemas médicos, como obstrucción intestinal, infecciones gástricas o envenenamientos, como la intoxicación por plomo debida a la ingesta de pintura que lo contenga. La pica es más frecuente en el trastorno del espectro autista y la discapacidad intelectual, pero solo se diagnostica cuando su gravedad y persistencia justifican la atención clínica. La pica puede aparecer en niños pequeños, adolescentes o adultos, aunque el DSM-5 sugiere un mínimo de 2 años de edad para diagnosticarla, con el objeto de descartar la conducta evolutiva normal de llevarse cosas a la boca de los lactantes, que puede resultar en la ingestión accidental. Se da en ambos sexos, y en casos excepcionales puede asociarse con la creencia cultural de un beneficio espiritual o medicinal de ingerir sustancias no alimentarias. En este contexto tampoco se diagnostica. En adultos, se ha informado de ciertas formas de pica, entre las que se incluyen la geofagia (comer barro) y la amilofagia (comer almidón) en mujeres embarazadas.

Diagnóstico y cuadro clínico

Ingerir sustancias no comestibles de forma repetida después de los 18 meses de edad suele considerarse anómalo; sin embargo, en el DSM-5 se sugiere una edad mínima de 2 años para establecer el diagnóstico. Las conductas pueden iniciarse entre los 12 y 24 meses. Las sustancias específicas que se ingieren varían según su accesibilidad y se incrementan conforme el niño domina la locomoción y, por tanto, alcanza una mayor independencia y menor supervisión parental. Normalmente, los lactantes comen pintura, escayola, cuerdas, cabellos o trapos, y los de más edad pueden ingerir barro, excrementos de animales, piedras y papel. Las implicaciones clínicas pueden ser benignas o potencialmente mortales, en función de los objetos ingeridos. Entre las complicaciones más graves está el envenenamiento por plomo (normalmente por tragar pintura que contiene este metal), parásitos intestinales por comer tierra o heces, anemia y deficiencia de cinc por la ingestión de barro, carencia grave de hierro después de ingerir grandes cantidades de almidón, y obstrucción intestinal por tragar ovillos de cabellos, piedras o gravilla. Excepto en las personas con trastorno del espectro autista o discapacidad intelectual, la pica suele remitir en la adolescencia, y cuando está asociada al embarazo acostumbra a limitarse a este período.

> Chantal tenía 2 años y medio cuando su madre la llevó al pediatra de urgencias por presentar dolor abdominal agudo y falta de apetito. La madre se quejaba de que Chantal se lo metía todo en la boca, pero que no quería comer alimentos normales. El pediatra observó que se veía pálida, delgada y retraída. Se chupaba el pulgar y miraba al suelo en silencio cuando su madre explicaba que le gustaba morder los periódicos y meterse tizas en la boca.
>
> La exploración médica mostró que Chantal estaba anémica y sufría una intoxicación por plomo. Fue ingresada en el hospital, y la exploración psiquiátrica de la niña reveló que la madre estaba desbordada por tener que cuidar de cinco niños pequeños, y mostraba poco cariño por Chantal. La madre no estaba casada, y vivía con sus cinco hijos y con otros cuatro miembros de su familia en un apartamento de tres habitaciones en un viejo bloque de pisos de protección oficial. La hija mayor, de 7 años, mostraba trastornos conductuales, y sus hijos de 4 y 6 años eran impulsivos e hiperactivos, y requerían supervisión constante. La hermana de Chantal, de 18 meses, era una niñita simpática y activa, mientras que Chantal se sentaba callada, meciéndose, chupándose el pulgar o masticando periódicos.
>
> El plan de tratamiento incluyó la intervención de los servicios sociales y los de protección al menor, para eliminar la pintura con plomo del apartamento, buscar una vivienda mejor para la familia y proporcionar un ambiente más seguro a los niños. La madre recibió ayuda para matricular a Chantal en un programa preescolar, y a su hermana mayor y sus dos hermanos en un programa extraescolar que les aportaba estructura y estimulación, y algunas horas de descanso a la madre. Además, Chantal inició con su madre y su hermana pequeña una terapia de familia, para ayudar a que la madre entendiese las necesidades de sus hijos y aumentar sus interacciones positivas con Chantal. En cuanto la madre se sintió más respaldada y menos abrumada por su situación, fue capaz de ser más empática y cariñosa con ella. Cuando Chantal empezaba a masticar un papel, se aconsejó a su madre que jugara con ella, en lugar de llamarle la atención o taparle la boca. Su madre y Chantal siguieron la terapia durante 1 año, durante el cual su relación se hizo gradualmente más interactiva y cariñosa, mientras disminuían las conductas de masticación de Chantal, e incluso dejó de chuparse el pulgar.

Exploración física y pruebas de laboratorio.   No existe una única prueba analítica que confirme o descarte el diagnóstico de pica, pero algunas pueden ser útiles, porque la pica suele asociarse con valores anómalos de plomo. Deben obtenerse las concentraciones séricas de hierro y cinc, y corregirse si son bajas. En los raros casos que se deben a esta causa, la pica puede desaparecer con la administración oral de hierro y cinc. Deben determinarse los niveles de hemoglobina para descartar una anemia.

Diagnóstico diferencial

El diagnóstico diferencial de la pica incluye la evitación de alimentos, la anorexia y las raras deficiencias de hierro y de cinc. La pica también puede asociarse con fallo medro, y ser comórbida con la esquizofrenia y el síndrome de Kleine-Levin. En el enanismo psicosocial, una forma de fallo de medro endocrinológico y de conducta muy llamativa pero reversible, los niños suelen presentar conductas extrañas, entre las que se incluyen la ingesta de agua del inodoro, basura y otras sustancias no nutritivas. La intoxicación por plomo puede asociarse con la pica. En los niños con pica que precisan intervención clínica junto con otro trastorno mental conocido deben codificarse ambos trastornos.

En algunas regiones del mundo y en determinadas culturas, como los aborígenes australianos, se han observado unas tasas de pica muy elevadas entre las mujeres embarazadas. Sin embargo, de acuerdo con el DSM-5, si dichas prácticas están aceptadas culturalmente, no se cumplen los criterios para el diagnóstico de pica.

Evolución y pronóstico

El pronóstico de la pica suele ser bueno, ya que, en los niños con una inteligencia normal, remite de manera espontánea en unos meses. En la niñez, la pica acostumbra a resolverse con la edad, en mujeres embarazadas, la pica se resuelve después del parto. Sin embargo, en algunos adultos, sobre todo en las personas con trastorno del espectro autista y discapacidad intelectual, la pica puede continuar durante años. Los datos del seguimiento de esta población son demasiado escasos para extraer conclusiones.

Tratamiento

El primer paso para el tratamiento de la pica es determinar sus causas, siempre que sea posible. Cuando se asocia con situaciones de abandono o maltrato, es evidente que hay que corregir esas circunstancias de inmediato. Se debe eliminar la exposición a sustancias tóxicas, como el plomo. No existe un tratamiento definitivo de la pica, y la mayoría se dirigen a la modificación educativa y conductual. Los tratamientos muestran enfoques psicosociales, ambientales, de conducta y de asesoramiento familiar. Se debe intentar eliminar cualquier factor de estrés psicosocial significativo que pueda existir. Si existe plomo en los alrededores, debe ser eliminado o lograr que sea inaccesible, o el niño y su familia debe trasladarse a otro lugar.

Se han utilizado técnicas conductuales cuando la pica persiste en ausencia de otras manifestaciones tóxicas, como el refuerzo positivo, el modelado, la reeducación de la conducta y el tratamiento hipercorrector. Pueden obtenerse resultados positivos con una mayor estimulación y atención emocional por parte de los padres. Un estudio estableció que la pica se daba con más frecuencia en ambientes empobrecidos, y la corrección de las deficiencias de hierro o de cinc la elimina en algunos pacientes. También deben tratarse las complicaciones médicas secundarias (p. ej., el envenenamiento por plomo).

Epidemiología

La prevalencia de la pica no está clara. Una encuesta sobre una amplia población clínica informó que el 75 % de los lactantes de 12 meses y el 15 % de los niños de entre 2 y 3 años se metían en la boca sustancias no nutritivas, pero este comportamiento es apropiado en estas etapas del desarrollo y no acaba en ingesta. La pica es más común en niños y adolescentes con discapacidad intelectual; se ha comunicado su presencia hasta en el 15 % de las personas con discapacidad intelectual grave. La pica muestra una incidencia igual en ambos sexos.

Etiología

La pica es casi siempre un trastorno pasajero que típicamente dura unos cuantos meses y desaparece. En los niños pequeños, los que tienen retrasos en el desarrollo del habla y el desarrollo social son más propensos a tenerla. Un número sustancial de adolescentes con pica muestra síntomas depresivos y consumo de drogas. Las deficiencias nutricionales en minerales como el zinc o el hierro (que se encuentran, por ejemplo, en la tierra o el hielo) pueden ser raramente una causa. Algunos casos de pica también se han asociado con negligencia o maltrato parental grave. La falta de supervisión y de alimentación adecuada de los lactantes y niños pequeños puede incrementar el riesgo de pica.

TRASTORNO DE RUMIACIÓN

La rumiación se define como una regurgitación sin esfuerzo e indolora de comida parcialmente digerida poco después de su ingesta, que puede ser deglutida o escupida. Puede observarse en lactantes con un desarrollo normal que se meten el pulgar o la mano en la boca, se chupan la lengua rítmicamente y arquean la espalda para iniciarla. Este patrón de conducta no es raro en lactantes que no reciben una interacción emocional adecuada, y que han aprendido a calmarse y estimularse a sí mismos mediante la rumiación. Sin embargo, los síndromes de rumiación pueden aparecer en niños y adolescentes, y la rumiación se considera un trastorno gastrointestinal funcional. No se comprende completamente su fisiopatología, pero a menudo implica un aumento de la presión intragástrica, generada por la contracción voluntaria e involuntaria de las paredes musculares abdominales, que causa el movimiento retrógrado del contenido gástrico hacia el esófago. Este trastorno puede darse en la lactancia, la niñez o la adolescencia. En los lactantes suele aparecer entre los 3 y 12 meses de edad, y cuando se produce la regurgitación, el alimento puede tragarse o escupirse. Se ha observado que los lactantes que rumian tensan la espalda arqueándola, con la cabeza hacia atrás para que la comida vuelva hacia la boca, y parecen encontrar agradable la experiencia. Los rumiadores «expertos» son capaces de hacer salir la comida con movimientos de la lengua, y no escupen nada, sino que la mantienen en la boca y vuelven a tragarla. El trastorno es menos frecuente en niños más mayores, adolescentes y adultos. Su gravedad es variable, y en ocasiones se asocia con cuadros médicos, como la hernia de hiato, que provoca un reflujo gastroesofágico. En su forma más grave, el trastorno puede causar malnutrición y ser mortal.

El diagnóstico puede establecerse incluso cuando el lactante ha alcanzado un peso adecuado para su edad. Por lo que el fallo de medro no es un criterio diagnóstico necesario, aunque pueda ser una secuela. Según el DSM-5, el trastorno tiene que darse durante al menos un mes, aparecer tras un período de funcionamiento normal, y no estar provocado por una enfermedad gastrointestinal o afecciones médicas o psiquiátricas.

Los médicos han reconocido la rumiación durante cientos de años. El conocimiento del trastorno es esencial para evitar diagnósticos erróneos y pruebas y tratamientos injustificados. La palabra *rumiación* proviene del latín *rumigare*, que significa «volver a masticar». El término griego equivalente es *mericismo*, o acto de regurgitar alimento del estómago a la boca, volver a masticarlo y tragarlo de nuevo.

Diagnóstico y cuadro clínico

El DSM-5 destaca como característica esencial del trastorno la regurgitación y la masticación repetida de comida que se produce, por lo menos, durante un mes después de un período de funcionamiento normal. La comida parcialmente digerida regresa a la boca sin náuseas, arcadas ni sensación de asco, y, por el contrario, parece ser placentera. Esta conducta puede distinguirse de los vómitos por la ausencia de dolor y por los movimientos intencionados que se observan en algunos lactantes para inducirla. Luego, la comida se expulsa de la boca o vuelve a tragarse. El niño suele adoptar una postura característica: tensa y arquea la espalda, con la cabeza hacia atrás. El lactante realiza movimientos de succión con la lengua y da la impresión de obtener bastante satisfacción con esta actividad; por lo general, está irritable y hambriento entre los episodios de rumiación.

Al principio puede resultar difícil distinguir la rumiación de la regurgitación frecuente en los lactantes normales, pero en los lactantes con conductas de rumiación frecuentes y persistentes las diferencias resultan evidentes. Aunque es habitual que remita espontáneamente, es posible que aparezcan complicaciones secundarias graves, como malnutrición progresiva, deshidratación y menor resistencia a las enfermedades. Puede producirse fallo de medro, con detención del crecimiento y retrasos en todas las áreas del desarrollo en los casos más graves. Una complicación adicional es que la madre de un niño con rumiación se desanime ante la persistencia de los síntomas y lo vea como su fracaso para alimentar al pequeño correctamente, lo que puede provocar mayor tensión y más conductas de rumiación tras la alimentación.

Luca tenía 9 meses cuando su pediatra lo derivó al gastroenterólogo y este solicitó una evaluación psiquiátrica por rumiación frecuente y persistente. Luca nació a término y se había desarrollado normalmente hasta las 6 semanas de edad, cuando empezó a vomitar una cantidad cada vez mayor de leche justo después de las tomas. Se evaluó y fue diagnosticado de reflujo gastroesofágico, por lo que se recomendó espesar las comidas. Luca respondió bien al tratamiento; casi dejó de regurgitar y ganó peso adecuadamente. Todo iba bien, y su madre decidió volver a trabajar cuando Luca cumplió los 8 meses. La madre encargó a una chica el cuidado de Luca mientras ella trabajaba. Luca y su cuidadora parecían mantener una relación cariñosa, pero él empezó a regurgitar en cuanto su madre salía de casa: los vómitos parecían aumentar cada día en frecuencia e intensidad y, 2 semanas después de que la madre volviese a trabajar, el niño vomitaba varias veces al día y estaba perdiendo peso. Acudieron a un gastroenterólogo y, mientras tragaba la papilla de bario, advirtieron que Luca se metía la mano en la boca, lo que parecía desencadenar el vómito. Se prescribió medicación para el reflujo gastroesofágico, pero siguió vomitando cada vez con más frecuencia, por lo que se solicitó la consulta a psiquiatría.

La observación de la madre y el niño durante las comidas demostró que, en cuanto Luca terminaba de comer, se metía la mano en la boca y vomitaba. Cuando la madre le sujetaba la mano, el niño movía la lengua hacia atrás y adelante de manera rítmica hasta que se provocaba el vómito. Esto ocurría repetidamente, y Luca seguía con los movimientos rítmicos de la lengua incluso cuando ya no tenía más leche que vomitar, y parecía disfrutar con la conducta.

Debido a su deficiente estado nutricional y a una deshidratación moderada, Luca fue ingresado en el hospital, y se le colocó una sonda nasoyeyunal para alimentarlo. Cuando estaba despierto para comer, una enfermera especial o sus padres jugaban con él, y le distraían siempre que trataba de meterse la mano en la boca o movía la lengua rítmicamente. Luca se interesó cada vez más en la actividad de juego, y su rumiación se redujo de forma acorde. Tras una semana en el hospital, se empezaron a administrar comidas ligeras, pero Luca consiguió rumiar de nuevo, y tuvieron que interrumpirse temporalmente las tomas orales. En ese momento, la madre decidió dejar de trabajar y llevarse a Luca a casa para continuar allí el tratamiento intensivo de «distracción» que interrumpía su rumiación durante las comidas. Empezó a darle pequeñas cantidades de alimento, y jugaba con él durante y después de comer, con lo que consiguió que se interesara por otras actividades y no rumiara. Después de 4 semanas de aumentar progresivamente el volumen de las tomas, Luca podía recibir toda la comida por la boca sin rumiar, y se le pudo retirar la sonda nasoyeyunal. Luca y su madre continuaron con las actividades de estimulación y distracción durante y después de las comidas, que con el tiempo interesaron más a Luca que su conducta de rumiación previa.

Exploración física y pruebas de laboratorio. No existe ninguna prueba analítica patognomónica del trastorno de rumiación, si bien no es raro que el trastorno se asocie con alteraciones gastrointestinales. Se recomienda que los médicos evalúen otras posibles causas físicas de los vómitos, como la estenosis pilórica y la hernia de hiato, antes de establecer el diagnóstico. El trastorno de rumiación puede conducir a distintos grados de malnutrición y deshidratación. En los casos muy graves, las pruebas analíticas de la función endocrina, los electrólitos en sangre y el análisis hematológico pueden determinar la necesidad de intervención médica.

Diagnóstico diferencial

Para establecer el diagnóstico del trastorno de rumiación deben descartarse primero anomalías gastrointestinales congénitas, infecciones y otras afecciones médicas que pueden dar lugar a regurgitación. La estenosis pilórica suele asociarse con vómitos en chorro y se observa antes de los 3 meses, cuando se inicia la rumiación. La rumiación también se ha asociado con trastornos del espectro autista y con discapacidad intelectual; puede ser comórbida en los jóvenes con trastornos de ansiedad graves y aparecer en pacientes con otro tipo de trastorno alimentario, como anorexia y bulimia nerviosa.

Evolución y pronóstico

Se considera que el trastorno de rumiación presenta un índice de remisión espontánea elevado. De hecho, muchos casos aparecen y desaparecen sin haber sido diagnosticados. Existen pocos datos sobre el pronóstico del trastorno en adolescentes y adultos. Las intervenciones conductuales con técnicas de reversión del hábito pueden mejorar significativamente el pronóstico.

Tratamiento

Con frecuencia, el tratamiento del trastorno de rumiación es una combinación de técnicas de educación y conductuales. A veces, la evaluación de la relación madre-hijo revela deficiencias que pueden tratarse mediante el asesoramiento a la madre. Las intervenciones conductistas, como la reversión del hábito, tienen como objetivo reforzar una conducta alternativa que sea más interesante que los hábitos que llevan a regurgitar. Las intervenciones conductuales aversivas, como verter zumo de limón en la boca del lactante cada vez que se produce la rumiación, se han utilizado en el pasado para reducir el comportamiento. Si bien estas intervenciones fueron eficaces en algunos casos, las recomendaciones actuales apoyan el uso de técnicas de reversión del hábito.

Cuando las circunstancias de maltrato o negligencia pueden haber contribuido a las conductas de rumiación del niño, los tratamientos incluyen la mejora del entorno psicosocial del niño, el aumento del cariño de la madre o la persona que lo cuida, y psicoterapia para la madre o para ambos progenitores. Las alteraciones anatómicas congénitas, como una hernia de hiato, no son raras y deben ser evaluadas, y en algunos casos puede ser necesaria una intervención quirúrgica reparadora. En los casos graves con malnutrición y pérdida de peso puede ser necesaria la colocación de una sonda yeyunal antes de aplicar otros tratamientos.

El tratamiento farmacológico no es un componente estándar del tratamiento de la rumiación. Sin embargo, los informes de casos mencionan una variedad de medicamentos útiles, como la metoclopramida, la cimetidina e incluso antipsicóticos como el haloperidol. El tratamiento de los adolescentes con trastorno de rumiación suele ser complejo e incluye un abordaje multidisciplinar con psicoterapia individual, intervención nutricional y tratamiento farmacológico de los frecuentes síntomas comórbidos de ansiedad y depresión.

Epidemiología

La rumiación es un trastorno raro. Es más habitual en lactantes de 3 meses a 1 año. Persiste con mayor frecuencia en los niños, adolescentes y adultos con discapacidad intelectual. Los adultos con rumiación suelen mantener un peso normal.

Etiología

La rumiación está relacionada con una presión intragástrica elevada y la capacidad de contracción de la pared abdominal, que provocan el movimiento retrógrado del contenido gástrico hacia el esófago. Diversos estudios han puesto de manifiesto otros síntomas gastrointestinales, como el reflujo gastroesofágico, que pueden acompañar a la rumiación.

En un estudio llevado a cabo en 2 163 niños en Sri Lanka, de 10 a 16 años de edad, los comportamientos de rumiación se hallaban presentes en el 5,1 % de los niños y en el 5,0 % de las niñas. En el 94,5 % de los afectados, la regurgitación ocurría en la primera hora después de la ingesta; el 73,6 % deglutía la comida regurgitada, y el resto la escupía. Solamente el 8,2 % de la muestra informó episodios diarios de regurgitación, y el 62,7 % experimentó síntomas semanales. Los síntomas gastrointestinales asociados incluían dolor abdominal, hinchazón y pérdida de peso. Aproximadamente el 20 % de los niños con rumiación de la muestra también experimentaron otros síntomas gastrointestinales. Otro informe llevado a cabo en 147 pacientes de entre 5 y 20 años de edad reveló una edad media de presentación de la rumiación de 15 años, y los pacientes eran sintomáticos después de cada ingesta; el 16 % cumplía los criterios de un trastorno psiquiátrico, el 3,4 % presentaba anorexia o bulimia nerviosa, y el 11 % había sido sometido a intervención quirúrgica. En esta muestra, los síntomas gastrointestinales adicionales incluían dolor abdominal en el 38 % de los pacientes, estreñimiento en el 21 %, náuseas en el 17 % y diarrea en el 8 %. En algunos casos, el vómito secundario a un reflujo gastroesofágico o una enfermedad aguda precedían a un patrón de rumiación, que se mantenía durante varios meses. En muchos casos, los niños clasificados como rumiadores presentaron reflujo gastroesofágico o hernia de hiato.

Al parecer, la conducta de rumiación calma o proporciona autoconsuelo o una sensación de alivio a algunos lactantes, lo que determina que la continúe para obtener esos efectos. En jóvenes con trastorno del espectro autista o discapacidad intelectual, puede atribuirse a una conducta de autoestimulación. Otros factores contribuyentes que se han sugerido son la sobreestimulación y el estrés. Los conductistas atribuyen la rumiación al refuerzo positivo de la autoestimulación placentera y a la mayor atención que el bebé recibe de los demás como consecuencia del trastorno.

TRASTORNO DE EVITACIÓN/RESTRICCIÓN DE LA INGESTIÓN DE ALIMENTOS

El trastorno de evitación/restricción de la ingestión de alimentos, antes conocido como trastorno de la ingestión alimentaria en la infancia y la niñez, se caracteriza por falta de interés por la comida, o su evitación por las características sensitivas de la comida o las consecuencias percibidas del acto de comer. Este trastorno recientemente introducido en el DSM-5 añade más detalles acerca de la naturaleza de los problemas alimentarios, y da cabida a los adolescentes y los adultos. Se manifiesta por la incapacidad persistente de cubrir las necesidades nutricionales o energéticas, constatada por uno o más de los siguientes signos: pérdida de peso significativa o incapacidad de alcanzar el peso esperado, deficiencia nutricional, dependencia de alimentación enteral o de suplementos nutricionales, o una marcada interferencia con el funcionamiento psicosocial. Puede presentar la forma de un franco rechazo de la comida, de selección de la comida, comer poca cantidad, evitar la ingesta, y retraso en el logro de comer solo. El diagnóstico no debería establecerse en caso de anorexia o bulimia nerviosa, o si está causado por una afección médica, por otro trastorno mental o por la falta real de comida disponible.

Los pacientes con este trastorno pueden mostrarse retraídos, irritables, apáticos o ansiosos. Debido a la conducta de evitación durante la alimentación, se reduce el tiempo en que las madres sostienen y tienen contacto con sus hijos durante todo el proceso de alimentación, en comparación con otros niños. Algunos informes sugieren que la evitación o la restricción de la ingesta puede durar mucho tiempo, pero en muchos casos se consigue, finalmente, un funcionamiento adulto normal.

Diagnóstico diferencial

El trastorno debe diferenciarse de las alteraciones estructurales del tubo digestivo que pueden contribuir al malestar durante el proceso de la alimentación. Debido a que los trastornos alimentarios suelen coexistir con procesos orgánicos que dificultan la deglución, es importante descartar las causas físicas que puedan interferir con la alimentación. Un estudio con evaluación videofluoroscópica de niños con problemas para alimentarse y tragar reveló que la evaluación clínica tenía una precisión del 92 % al identificar a los niños con un riesgo elevado de aspiración. Es necesario realizar este tipo de evaluación antes de iniciar intervenciones psicoterapéuticas en los casos en que se sospeche una afección médica asociada a los problemas de alimentación.

Evolución y pronóstico

La mayoría de los lactantes en los que se identifica un trastorno de la ingestión de alimentos durante el primer año de vida y reciben tratamiento, no llegan a desarrollar malnutrición, retraso del crecimiento o fallo de medro. Cuando los trastornos de la ingestión de alimentos aparecen en edades más tardías (niños de 2 a 3 años), el crecimiento y la maduración pueden verse afectados si el trastorno se prolonga varios meses. En los niños mayores o en los adolescentes, los trastornos alimentarios suelen interferir con el funcionamiento social hasta que son tratados. Se ha calculado que en torno al 70 % de los lactantes que rechazan el alimento de forma persistente durante su primer año de vida siguen presentando algún problema de conducta alimentaria durante la infancia.

Jennifer tenía 6 meses cuando se solicitó una evaluación psiquiátrica debido a sus problemas de alimentación, irritabilidad y poca ganancia de peso desde que nació. Era pequeña y delgada, pero no parecía letárgica o malnutrida. Los padres tenían formación universitaria, y los dos se habían dedicado a sus carreras profesionales hasta el nacimiento de Jennifer. Aunque nació a término y con un peso de 3,175 kg, no pudo recibir lactancia materna porque la rechazaba y no ingería suficiente leche. A las 4 semanas, la madre pasó, de mala gana, a darle lactancia artificial, ya que la niña perdía peso. Aunque su alimentación mostró cierta mejoría con los biberones, ganaba peso muy despacio, y a los 3 meses seguía pesando menos de 3,600 kg. Hasta ese momento había ganado peso de forma mínima cada mes y mantenía un peso bajo, pero adecuado. La madre se mostraba cansada, y explicaba que Jennifer solo bebía 30 g o un par de cucharadas de puré en cada toma; se revolvía y lloraba, y se negaba a seguir comiendo. Pero a las pocas horas, lloraba de nuevo como si tuviese hambre. Sin embargo, ella no conseguía que se pusiera a comer, y la bebé seguía llorando inconsolablemente. La madre contó que trataba de darle las tomas, líquidas y sólidas, unas 10 a 15 veces cada 24 h. Describía a Jennifer como una bebé irritable y quisquillosa, y despertaba a la familia a menudo de noche con sus llantos. Los hitos de desarrollo, como sentarse, gatear o emitir sonidos estaban dentro de los límites de la normalidad.

La observación de las interacciones entre la madre y la lactante durante las tomas reveló que Jennifer era una bebé muy despierta y que se movía con dificultad, a la que le costaba quedarse quieta. Mientras tomaba el biberón, daba patadas y agitaba los brazos, y si la tetina se le salía de la boca, no intentaba recuperarlo. No se interesaba por los alimentos sólidos, y la madre intentaba engañarla para que abriera la boca. La madre se mostraba ansiosa durante las comidas, y trataba de convencer a Jennifer de que comiera de la cuchara sentada en su silla. Tras repetidos intentos infructuosos de alimentarla de forma adecuada, ambas parecían exhaustas y se daban un respiro.

La historia y la exploración mostraron que Jennifer era una bebé muy activa y excitable a la que le costaba estar tranquila durante las tomas. Después de revisar el vídeo con la madre, el terapeuta buscó formas de que la madre pudiera calmarla antes y durante las comidas. Colocarse en un rincón tranquilo de la casa, y hacer sentar a Jennifer antes de comer consiguió que estuviera más quieta durante las comidas, y fue capaz de beber una mayor cantidad de leche, comer más tomas sólidas y espaciar el tiempo entre cada toma. Esto, a su vez, alivió la ansiedad de la madre y ayudó a que ambas tuviesen unas interacciones más tranquilas. (Adaptado por Caroly Pataki, MD.)

Tratamiento

La mayor parte de las intervenciones en los trastornos de la alimentación tratan de optimizar la interacción entre la madre y el hijo durante las comidas, y de identificar los posibles factores que pueden modificarse para aumentar la ingesta. Se ayuda a la madre para que sepa reconocer mejor la duración de cada comida que puede aguantar el lactante, sus patrones biológicos de regulación y cuándo el niño se ha fatigado, para mejorar la compenetración entre ella y su hijo durante las tomas.

Algunos expertos han propuesto un modelo transaccional de intervención para los bebés que exhiben los rasgos de temperamento «difícil» con intensidad emocional, terquedad, falta de señales de hambre y patrones irregulares de alimentación y sueño. El tratamiento incluye educar a los padres acerca de los rasgos del carácter del lactante, explorar la ansiedad de los progenitores por la alimentación del niño, y entrenarlos sobre cómo modificar sus conductas para promover la regulación interna de la alimentación por parte del lactante. Se anima a los padres a que establezcan una pauta regular de tomas a intervalos de 3 o 4 h, y que le ofrezcan únicamente agua entre las comidas. También se les enseña a que feliciten al niño cuando intente comer solo, independientemente de la cantidad de comida que llegue a ingerir. También se les explica que deben limitar cualquier estímulo que suponga una distracción durante las comidas, y estar pendientes y recompensar la conducta alimentaria positiva en lugar de mostrar una intensa atención negativa a la conducta inadecuada durante las comidas. Se recomienda que este entrenamiento de los padres se realice de forma intensiva en un breve espacio de tiempo. Como resultado, muchos padres son capaces de promover unos mejores hábitos alimentarios en sus hijos. Si la madre o la cuidadora son incapaces de participar en la intervención, será necesario incluir cuidadores adicionales que ayuden a la alimentación del lactante. En casos excepcionales, un lactante puede requerir la hospitalización hasta que se consiga una nutrición diaria adecuada. Si un lactante se cansa antes de ingerir una cantidad de comida adecuada, puede ser necesario empezar el tratamiento con la colocación de una sonda nasogástrica para proporcionar alimentación oral suplementaria.

Los niños mayores con síndromes de fallo de medro pueden requerir el ingreso hospitalario y la administración de complementos nutricionales. La medicación no constituye un componente estándar del tratamiento de los trastornos alimentarios, aunque existen informes de casos aislados en púberes con fallo de medro y trastornos alimentarios y síntomas de ansiedad y del estado de ánimo comórbidos que recibieron intervenciones nutricionales enterales y risperidona, en los que se observó un aumento de la ingesta oral y una aceleración en el aumento de peso.

Epidemiología

Entre el 15 % y el 35 % de los lactantes y niños pequeños presentan algún tipo de dificultad pasajera en la alimentación. Un estudio sobre problemas de restricción de la ingesta en niños suecos de 9 a 12 años halló una prevalencia del 0,6 %. Otro estudio sobre patrones de evitación de la ingesta alimentaria en niños pequeños en Alemania mostró algún grado de evitación hasta en un 53 % de los niños. Así pues, las conductas de evitación de la ingesta sin alteración del estado nutricional o del funcionamiento psicosocial deben diferenciarse de las alteraciones de la ingestión de alimentos restringida que conducen a una significativa discapacidad funcional. Una encuesta sobre problemas de alimentación entre los niños de guardería reveló una prevalencia del 4,8 %, sin que se apreciaran diferencias entre sexos. En este estudio, los niños con dificultades de alimentación tenían más problemas somáticos, y las madres de los lactantes afectados tenían un riesgo más elevado de presentar síntomas de ansiedad. Los datos obtenidos entre la población general estiman que la prevalencia del síndrome de fallo de medro es de un 3 % en los lactantes, y en torno a la mitad de ellos presenta trastornos de la alimentación.

▲ 2.8 Trastornos relacionados con traumas y factores de estrés en los niños

Esta sección incluye los trastornos en los que la exposición a un evento traumático o estresante aparece, de manera explícita, como criterio diagnóstico, tal como indica el DSM-5. Estos son el trastorno de apego reactivo, el de relación social desinhibida y el TEPT. La CIE-10 también incluye una categoría de trastornos del funcionamiento social con inicio específico en la niñez y la adolescencia. Aunque se aborda el TEPT en el capítulo 10, puede presentarse de manera diferente en los niños y tiene importantes implicaciones para el desarrollo infantil. Por lo tanto, se discutirá en este capítulo.

En el DSM-IV, el trastorno reactivo de la vinculación se dividía en dos subtipos: con retraimiento emocional/inhibido y con indiscriminación social/desinhibido. El primero se denomina ahora en el DSM-5 trastorno de apego reactivo, y el segundo recibe el nombre de trastorno de relación social desinhibida.

TRASTORNO DE APEGO REACTIVO Y TRASTORNO DE RELACIÓN SOCIAL DESINHIBIDA

El trastorno de apego reactivo y el de relación social desinhibida son trastornos clínicos que se caracterizan por conductas sociales aberrantes en un niño pequeño que reflejan un entorno grave de malos tratos y negligencia parental que ha interferido con el desarrollo de una conducta de vinculación o apego normal. El diagnóstico se basa en el supuesto de que la etiología está directamente relacionada con la privación de cuidados experimentada por el niño. El diagnóstico de trastorno de apego reactivo se definió por primera vez en la tercera edición del DSM (DSM-III) en 1980. La definición de este diagnóstico se basa en gran medida en los elementos constitutivos de la teoría del apego, que describe la calidad de la reacción afectiva generalizada de un niño con sus cuidadores principales, normalmente sus padres. Esta relación básica es el producto de la necesidad de protección, cuidados y bienestar que tiene un niño pequeño, y de la interacción entre los padres y el hijo para responder a esas necesidades.

A partir de las observaciones de un niño pequeño y sus padres durante la separación breve y el reencuentro, conocidas como «procedimiento de la situación extraña» y desarrolladas por Mary Ainsworth y cols., los investigadores han clasificado el patrón básico de apego de un niño como seguro, inseguro o desorganizado. Se considera que los niños que muestran un apego seguro perciben a sus cuidadores como emocionalmente disponibles, y tienen un comportamiento más explorador y mejor adaptado que los niños con patrones de apego inseguro o desorganizado. Se cree que el apego inseguro es la consecuencia de la percepción por parte de un niño pequeño de que su cuidador no está constantemente disponible, mientras que la conducta de apego desorganizado corresponde a un niño que experimenta la necesidad de proximidad al cuidador y aprensión al acercarse a este. Se cree que estos patrones precoces de apego influyen en las futuras capacidades complejas del niño para la regulación de los afectos, el autoconsuelo y la formación de relaciones. Según el DSM-5, el trastorno de apego reactivo se caracteriza por un patrón constante de respuestas emocionalmente retraídas hacia los cuidadores adultos, escaso afecto positivo, tristeza y poca sensibilidad social hacia los demás, al mismo tiempo que descuido, privación y falta de cuidados apropiados por parte de los cuidadores. Se supone que el trastorno se debe al cuidado sumamente patológico recibido por el niño. El patrón de cuidados puede mostrar un descuido prolongado de las necesidades emocionales y físicas del niño, o reiterados cambios de cuidadores, como en el caso del niño que es realojado en diferentes hogares de acogida. El trastorno de apego reactivo no se debe a un trastorno del espectro autista y el niño debe tener una edad de desarrollo mínima de 9 meses.

Un patrón patológico de cuidados puede provocar dos trastornos distintos: el trastorno de apego reactivo, en el que la alteración toma la forma de fracaso constante por parte del niño para iniciar y responder a la mayoría de las interacciones sociales de un modo adecuado al desarrollo normal, y el trastorno de relación social desinhibida, en el que la alteración aparece como relaciones indiferenciadas, indiscriminadas e inapropiadas con adultos, sean o no de la familia.

En el trastorno de relación social desinhibida, según el DSM-5, un niño se acerca a adultos a los que no conoce e interactúa activamente con ellos de un modo manifiestamente familiar, tanto de forma verbal como física. Se constata una menor necesidad o búsqueda de un cuidador conocido y una inclinación a ir con adultos desconocidos sin vacilar. Estas conductas desinhibidas e inapropiadas dado el nivel de desarrollo no se deben a impulsividad, aunque predomina la conducta socialmente desinhibida, y se cree que se deben al cuidado patológico. Así pues, tanto en el trastorno de apego reactivo como en el de relación social desinhibida, se supone que el cuidado aberrante es la causa predominante de las conductas inapropiadas del niño. No obstante, se han observado casos de alteraciones menos graves en el cuidado parental que pueden asociarse con la conducta de niños pequeños que muestran algunas características del trastorno de apego reactivo o el de relación social desinhibida.

Estos trastornos también pueden originar un cuadro de fallo de desarrollo o medro, en el que se observa un lactante con signos físicos de desnutrición y carente del desarrollo motor y verbal esperado para su edad.

Diagnóstico y cuadro clínico

Los niños con trastornos de apego reactivo y de relación social desinhibida pueden detectarse inicialmente, por un maestro de preescolar o por un pediatra, a partir de la observación directa de las respuestas sociales inadecuadas del niño. Estos diagnósticos se basan, en parte, en documentar las evidencias de un trastorno generalizado del apego que conducen a conductas sociales inadecuadas, presentes antes de los 5 años.

El cuadro clínico varía mucho en función de la edad mental y cronológica del niño, aunque el denominador común es la ausencia de las interacciones sociales y la vivacidad esperadas. Muchas veces se observa un desarrollo que no progresa o una desnutrición franca. Quizás el cuadro clínico más típico de un lactante es el de fallo de medro sin causa orgánica. Estos lactantes suelen presentar hipocinesia, torpeza, poca emotividad, apatía y escasa actividad espontánea. Su aspecto es triste, sombrío y lastimero. Además, algunos parecen asustados y vigilantes, y escrutan su entorno con la mirada.

En la tabla 2-25 se comparan los abordajes de diagnóstico para el trastorno de apego reactivo y en la tabla 2-26 se comparan para el trastorno de relación social desinhibida.

Los niños pueden mostrar una respuesta retardada a un estímulo que provocaría un sobresalto o una retirada en un lactante normal. Los lactantes con fallo de medro y trastorno de apego reactivo presentan desnutrición muy importante y, muchos de ellos, un abdomen prominente. En ocasiones, sus deposiciones son malolientes, parecidas a las típicas de la celiaquía. En casos excepcionalmente graves, aparece un cuadro de marasmo.

El peso del lactante se sitúa con frecuencia por debajo del percentil 3, y notablemente por debajo del peso adecuado a la altura. Si se dispone de la gráfica seriada del peso, se constata que los percentiles han ido disminuyendo de manera progresiva debido a una pérdida real de peso o a una incapacidad de ganarlo paralelamente al incremento de la altura. El perímetro cefálico suele ser normal para la edad. El tono muscular puede ser bajo, y la piel, más fría y pálida o con más manchas que la de un niño normal. Los datos analíticos suelen estar dentro de la normalidad, excepto los que reflejan la posible desnutrición, deshidratación u otra enfermedad coexistente. La edad ósea generalmente está retrasada. Los valores de somatotropina son normales o elevados, un dato que sugiere que el retraso del crecimiento se debe a la carencia calórica y la desnutrición. La secreción de cortisol en los niños con trastorno de apego reactivo o trastorno de relación social desinhibida es inferior a la típica de un niño con desarrollo normal. Los niños con fallo de medro por lo general mejoran físicamente y ganan peso con rapidez después de ser hospitalizados.

En el aspecto social, los lactantes con trastorno de apego reactivo suelen mostrar escasa actividad espontánea y una marcada disminución

Tabla 2-25
Trastorno de apego reactivo

	DSM-5	CIE-10
Nombre del diagnóstico	Trastorno de apego reactivo	Trastorno reactivo del apego en la niñez
Duración	Comienza < 5 años de edad	Comienza < 5 años de edad
Síntomas	Inhibición emocional, rara vez busca o responde con comodidad cuando está angustiado Perturbación social y emocional: • ↓ respuesta emocional/social • ↓ afecto • Miedo, tristeza o irritabilidad en interacciones no amenazantes con adultos Historial de atención insuficiente: • Negligencia • Privación • Cambios repetidos de los cuidadores • Atención institucional El niño tiene una edad de desarrollo ≥ 9 meses	Relaciones sociales anómalas Trastornos emocionales que reactivos al cambio ambiental *Pueden presentarse*: Temor Agresión Hipervigilancia Fallo de medro Historial de negligencia o abuso
Número requerido de síntomas	Síntomas en cada categoría ≥ 2 de los síntomas de perturbación social/emocional	
Exclusiones (no resultado de):	Trastorno del espectro autista	Síndrome de Asperger Trastorno del apego desinhibido en la infancia
Especificadores del curso	**Persistente:** > 12 meses	
Especificadores de la gravedad	**Grave:** todos los síntomas, muy grave	

Tabla 2-26
Trastorno de relación social desinhibida

	DSM-5	CIE-10
Nombre del diagnóstico	Trastorno de relación social desinhibida	Trastorno del apego desinhibido de la infancia
Duración		Comienza durante los primeros 5 años de edad
Síntomas	Comportamiento social desinhibido: • ↓ vacilación alrededor de los adultos extraños • ↑ familiaridad con adultos extraños • ↓ consultar nuevamente con los cuidadores en situaciones desconocidas • Dispuesto/menos reacio a irse con un adulto extraño Antecedente de atención insuficiente: • Negligencia • Privación • Cambios repetidos de los cuidadores • Atención institucional	Patrón anómalo de funcionamiento social • Comportamiento de apego no selectivo • Búsqueda de atención • Comportamientos demasiado amigables
Número requerido de síntomas	Cada categoria ≥ 2 síntomas de comportamiento social desinhibido Todos los anteriores, si el niño tiene una edad de desarrollo ≥ 9 meses	
Exclusiones (no resultado de):	TDAH	Síndrome de Asperger Trastorno hipercinético Trastorno reactivo del apego en la niñez
Especificadores del curso	**Persistente:** > 12 meses	
Especificadores de la gravedad	**Grave:** si todos los criterios de síntomas se cumplen a un nivel relativamente alto	

de la iniciativa respecto a los demás, así como de la reciprocidad en respuesta al cuidador adulto o al examinador. Es posible que tanto la madre como el lactante muestren indiferencia ante la separación por el ingreso o al finalizar las visitas hospitalarias. A menudo se observa ausencia de malestar, inquietud y protestas normales del lactante ante la hospitalización. Los lactantes de mayor edad suelen mostrar poco interés por su entorno. No juegan con los juguetes a pesar de animarlos a ello. Sin embargo, de forma rápida o gradual, toman interés en sus cuidadores del hospital y se relacionan con ellos.

Los niños con trastorno de relación social desinhibida parecen ser excesivamente amistosos y familiares con poco miedo.

Los padres adoptivos de un niño de 7 años solicitaron la consulta debido a su hiperactividad y comportamiento perturbador en la escuela. Fue adoptado con 4 años, tras haber pasado la mayor parte de su vida en un orfanato en China, donde era atendido por cuidadores distintos en cada turno. Aunque al llegar a su nuevo hogar se encontraba por debajo del percentil 5 de talla y peso, rápidamente se situó cerca del percentil 15. Sin embargo, sus padres adoptivos se sentían frustrados por su incapacidad para «llegar a él». Inicialmente, temieron que sufriera un trastorno intelectual, aunque las pruebas realizadas y su capacidad para relacionarse verbalmente con casi todos los adultos y muchos niños sugerían lo contrario. Se mostraba demasiado amigable, hablaba con cualquiera y a menudo seguía voluntariamente a los extraños. Mostraba escasa empatía cuando los demás se hacían daño, e incluso se sentaba en el regazo de los estudiantes y los profesores sin preguntar. Se lesionaba con frecuencia debido a su comportamiento aparentemente atolondrado, aunque tenía una tolerancia al dolor extremadamente elevada. Sus padres se centraron en sus problemas de conducta en casa para disminuir la conducta impulsiva, que mejoró con gran incitación, pero seguía siendo extrañamente amistoso en exceso, tanto en casa como en el colegio. Se estableció el diagnóstico de trastorno de relación social desinhibida. (Adaptado de Neil W. Boris, MD, y Charles H. Zeanah Jr., MD.)

Exploración física y pruebas de laboratorio. Aunque no hay ninguna prueba analítica específica para establecer el diagnóstico, muchos niños con trastorno de apego reactivo o trastorno de relación social desinhibida muestran alteraciones del crecimiento y el desarrollo. Por ello, puede ser útil elaborar una gráfica de su crecimiento y explorar la progresión de los hitos evolutivos para determinar si existen o no otros problemas asociados, como el fallo de medro.

Diagnóstico diferencial

En el diagnóstico diferencial del trastorno de apego reactivo y del de relación social desinhibida deben tenerse en cuenta otros trastornos psiquiátricos que pueden aparecer asociados a situaciones de maltrato, como los trastornos depresivos, los de ansiedad y el TEPT. Entre los trastornos psiquiátricos que hay que considerar están los trastornos del lenguaje, el trastorno del espectro autista, la discapacidad intelectual y los síndromes metabólicos. Los niños con trastorno del espectro autista suelen estar bien nutridos, y su altura y peso son apropiados para la edad; generalmente son despiertos y activos, a pesar de su incapacidad para establecer relaciones sociales recíprocas. La discapacidad intelectual significativa está a menudo presente en los niños con trastorno del espectro autista, mientras que la que se observa en el trastorno de apego reactivo y el trastorno de relación social desinhibida suele ser leve. Los niños con trastorno de relación social desinhibida a menudo muestran también TDAH, TEPT y trastorno o retraso del lenguaje. Además, pueden presentar problemas neuropsiquiátricos complejos.

Evolución y pronóstico

La mayor parte de los datos disponibles sobre la evolución natural de los niños con trastorno de apego reactivo y trastorno de relación social desinhibida proceden de estudios de seguimiento de niños atendidos en residencias que presentaban antecedentes de desatención grave. Los resultados de dichos estudios sugieren que en los niños con trastorno de apego reactivo que son adoptados en entornos donde reciben unos cuidados más normativos, mejoran sus conductas de apego y pueden normalizarse con el paso del tiempo. Sin embargo, los que presentan trastorno de relación social desinhibida parecen tener más dificultades para desarrollar vínculos con los nuevos cuidadores, y también tienden a establecer relaciones más deficientes con sus iguales. El pronóstico de ambos trastornos depende de la duración y la gravedad de la desatención, así como del grado de disfunción alcanzado. Los factores constitucionales y nutricionales interactúan en los niños, que pueden responder rápidamente al tratamiento o continuar con fallo de medro. La magnitud del tratamiento y de la rehabilitación que recibe la familia incide en el niño. Los niños con problemas múltiples derivados de un patrón de cuidados patológicos pueden restablecerse de forma más rápida y completa desde un punto de vista más físico que emocional.

Tratamiento

Lo más importante en el tratamiento de un trastorno de apego reactivo o uno de relación social desinhibida es la seguridad del niño. Por ello, el abordaje debe iniciarse con una evaluación completa del grado de seguridad y cuidados adecuados que se precisan. Si se sospecha que está siendo maltratado en el hogar, a menudo lo primero que debe decidirse es si hay que hospitalizarlo o intentar un tratamiento manteniéndolo en su hogar. Cuando hay sospechas de desatención o abuso emocional, físico o sexual, la ley obliga a comunicarlo a la policía y a los servicios de protección al menor. Su estado físico y emocional y la gravedad de los cuidados patológicos determinarán la estrategia de tratamiento. Debe valorarse su estado nutricional y la posibilidad de que esté recibiendo un maltrato físico o amenazas. En caso de desnutrición está indicada la hospitalización.

Además de determinar su bienestar físico, también es importante evaluar su situación emocional. La actuación inmediata debe dirigirse a la toma de conciencia por parte de los padres de los patrones perjudiciales que han estado siguiendo hasta el momento y su capacidad para participar en su modificación. El equipo terapéutico debe comenzar modificando la relación insatisfactoria entre el niño y su cuidador, lo que suele requerir una intervención amplia e intensiva, y la educación de la madre o de ambos progenitores cuando sea posible.

En un estudio, se asignó aleatoriamente a los padres de 120 niños de entre 11,7 y 31,9 meses de edad, considerados en riesgo de padecer falta de cuidados, a una intervención para padres en riesgo conocida como «Apego y progreso bioconductual» (*Attachment and Biobehavioral Catch-up*, ABC) o a una intervención de control. Esta intervención sobre el apego se diseñó para reducir la conducta de temor hacia el bebé por parte de los padres, y aumentar las interacciones sensibles y de cuidado entre los padres y el lactante. La intervención se estandarizó de modo que los padres contaban con instrucciones específicas sobre cómo proporcionar estas interacciones a sus hijos. Se evaluó a los niños al cabo de 10 sesiones, y en los 60 niños que recibieron esta intervención se observaron valores considerablemente inferiores de apego desorganizado (32 %) y valores más altos de apego seguro (52 %), en comparación con los que recibieron la intervención de control (apego desorganizado, 57 %; apego seguro, 33 %). Los autores concluyeron que el cuidado parental y la sensibilidad pueden aumentarse mediante una intervención exhaustiva y explícita como esta, y determinarse mejoras considerables en la conducta de apego en niños pequeños después de 10 sesiones.

La relación entre el cuidador y el niño constituye el elemento clave de la evaluación de los síntomas de un trastorno de apego reactivo o uno de relación social desinhibida, y el sustrato a partir del cual se modifican las conductas de apego. Las observaciones estructuradas permiten que el clínico determine el grado de conductas de apego establecidas con los distintos miembros de la familia. El clínico debe trabajar en estrecha relación con el cuidador y el niño para promover una mayor sensibilidad en sus interacciones. Tres modalidades psicoterapéuticas básicas pueden ayudar a promover vínculos positivos entre niños y cuidadores: *1)* el clínico puede actuar sobre el cuidador para favorecer una interacción posi-

tiva con un niño que todavía carece del repertorio de respuestas positivas; *2)* el clínico puede trabajar conjuntamente con el binomio cuidador-niño para practicar un refuerzo positivo mutuo adecuado (con la ayuda de grabaciones de vídeo, pueden estudiarse las interacciones padres-hijo y sugerir las modificaciones oportunas para mejorar la interacción positiva), y *3)* el clínico puede trabajar de forma individual con el niño. A menudo, los mayores intercambios emocionales se obtienen con el trabajo conjunto con el cuidador y el niño, en comparación con el trabajo con los padres o el niño por separado.

Las intervenciones psicosociales en las familias en que hay un niño con un trastorno de apego reactivo o un trastorno de relación social desinhibida incluyen: *1)* servicios de apoyo psicosocial, como contratar una empleada del hogar, mejorar la vivienda u obtener una en mejores condiciones, mejorar la situación económica de la familia y disminuir el aislamiento de esta; *2)* intervenciones psicoterapéuticas, como la psicoterapia individual, el tratamiento farmacológico y la psicoterapia familiar o de pareja; *3)* servicios de asesoramiento y educativos, como grupos de madres e hijos (ya sean lactantes o niños que empiezan a caminar), y proporcionar orientación para aumentar la concienciación y el entendimiento de las necesidades del niño y mejorar las habilidades de los progenitores como cuidadores, y *4)* seguimiento estrecho de la progresión del bienestar físico y emocional del paciente. En ocasiones, la separación temporal del niño del ambiente estresante de su hogar (p. ej., con la hospitalización) le permite escapar del patrón habitual. Un entorno neutral, como el hospital, es el mejor lugar para empezar con las familias que estén verdaderamente dispuestas física y emocionalmente a aceptar la intervención. Si las intervenciones son inviables, inadecuadas o fracasan, hay que plantearse llevar al niño con otros familiares o a un hogar de acogida o adopción, o bien a un hogar para grupos o a una institución residencial terapéutica.

Epidemiología

Actualmente se dispone de pocos datos relativos a la prevalencia, distribución por sexos o patrón familiar del trastorno de apego reactivo y el de relación social desinhibida. Se ha calculado que afectan cada uno a menos del 1 % de la población. En un estudio llevado a cabo con 1 646 niños de entre 6 y 8 años que vivían en zonas desfavorecidas del Reino Unido se observó que la prevalencia del trastorno de apego reactivo en esta población era del 1,4 %. No obstante, en otros estudios con poblaciones seleccionadas de alto riesgo se ha estimado que aproximadamente un 10 % de los niños pequeños en los que se documentó negligencia y cuidados sumamente patológicos mostraban trastorno de apego reactivo, y hasta el 20 %, trastorno de relación social desinhibida. En una investigación retrospectiva de niños de un condado de Estados Unidos apartados de sus hogares por desatención o malos tratos antes de los 4 años, se observó que el 38 % mostraba signos de trastorno de apego reactivo o de trastorno de relación social desinhibida. Otro estudio demostró la fiabilidad del diagnóstico mediante el análisis de las grabaciones en vídeo de las evaluaciones de la interacción entre niños de riesgo y sus cuidadores, junto a entrevistas estructuradas con estos últimos. Dado que la crianza patológica, incluidos los malos tratos, se produce con mayor frecuencia en presencia de factores de riesgo psicosocial general, como la pobreza, la desestructuración familiar y las enfermedades mentales en los cuidadores, es probable que estas circunstancias aumenten el riesgo de ambos trastornos.

Etiología

Las características esenciales del trastorno de apego reactivo y el trastorno de relación social desinhibida son las alteraciones en las conductas normales de apego. La incapacidad de un niño pequeño para desarrollar interacciones sociales normativas, que culmina en las conductas de apego aberrantes del trastorno de apego reactivo, es inherente a la definición del trastorno. El trastorno de apego reactivo y el de relación social desinhibida se suponen ligados a los malos tratos al niño, que incluyen la negligencia emocional, el abuso físico o ambos. Los cuidados gravemente patológicos que reciba un lactante o un niño pequeño es de suponer que den origen a la marcada alteración de sus relaciones sociales que suele apreciarse. Lo importante del hecho es su origen unidireccional, es decir, el cuidador hace algo perjudicial o deja de hacer algo esencial para el niño o lactante. Sin embargo, al valorar a un paciente en quien se sospeche este diagnóstico, el médico debe tener en cuenta la contribución de cada miembro del binomio (cuidador y niño) y sus interacciones. Además, debe sopesar cuestiones como el temperamento del niño o el lactante, los vínculos deficientes o ausentes, los retrasos del desarrollo o las alteraciones sensoriales, y una incompatibilidad particular entre el niño y su cuidador. La posibilidad de desatención aumenta en caso de trastorno psiquiátrico de los progenitores, el abuso de sustancias, la discapacidad intelectual, el haber sido criados ellos mismos de manera precaria, el aislamiento social, la privación, y haber sido padres demasiado jóvenes (p. ej., en la adolescencia). Estos factores comprometen las capacidades parentales de atender las necesidades del niño, y que las suyas propias tengan prioridad sobre las de él. Los reiterados cambios de cuidador principal (como ocurre en los niños a los que se hospitaliza prolongadamente de forma repetida o con múltiples cambios de hogares de acogida) también pueden originar un apego deficiente. En un estudio realizado con 1 600 niños de la población general se observó que los niños con trastorno de apego reactivo/trastorno de relación social desinhibida mostraban un conjunto de síntomas que se caracterizaban por ser síntomas precoces de síndromes observados en la exploración clínica del neurodesarrollo (*Early Symptomatic Syndromes Eliciting Neurodevelopmental Clinical Examination*, ESSENCE). Algunos de estos síntomas asociados observados son: mayor riesgo de fracaso para aumentar de peso en neonatos, dificultades de la alimentación y escaso control de los impulsos. Estos rasgos es probable que se deban tanto a factores genéticos como del entorno. Según los autores, los niños con trastorno de apego reactivo/trastorno de relación social desinhibida era más probable que presentaran múltiples alteraciones psiquiátricas comórbidas, menor CI en comparación con la población general, y más problemas conductuales. Así pues, quizá se requiera una evaluación más exhaustiva para identificar síntomas y problemas asociados con estos trastornos.

TRASTORNO DE ESTRÉS POSTRAUMÁTICO EN EL LACTANTE, EL NIÑO Y EL ADOLESCENTE

El trastorno de estrés postraumático (TEPT), antes agrupado en los trastornos de ansiedad, ahora en el DSM-5 se incluye en el capítulo «Trastornos relacionados con traumas y factores de estrés». En el capítulo 10 se describe este trastorno con detalle. El objetivo aquí es centrarse en cómo se presenta el trastorno en los niños.

En Estados Unidos, el número de niños y adolescentes expuestos a violencia y sucesos traumáticos es sumamente elevado. En una muestra nacional de niños y adolescentes representativa, se informó de exposición a un acontecimiento traumático en el 60 %, con una tasa a lo largo de la vida que oscilaba entre el 80 % y el 90 %. Los acontecimientos traumáticos incluyen experiencias directas de abuso físico o sexual, violencia doméstica, accidentes de vehículos motorizados, enfermedades graves o desastres naturales o provocados por el hombre. Un número significativo de niños y adolescentes que experimentan episodios traumáticos desarrollarán TEPT. En niños de menos de 6 años, los recuerdos espontáneos e intrusivos pueden expresarse en el juego o aparecer en pesadillas, y es posible que no sea fácil relacionar estos pensamientos intrusivos con el acontecimiento traumático. El niño también puede mostrar agitación inexplicable, miedo o desorganización.

Diagnóstico y cuadro clínico

Para que aparezca un TEPT, es imprescindible la exposición a un suceso traumático, ya sea por la propia experiencia directa personal o por ser testigo de un acontecimiento que implique una amenaza de muerte, heridas graves o un daño importante. Las exposiciones traumáticas más frecuentes en los niños y adolescentes son: el abuso físico o sexual; la violencia doméstica, escolar o en la comunidad; ser víctimas de secuestro; los ataques terroristas; los accidentes de circulación o domésticos y, finalmente, los desastres naturales, como inundaciones, huracanes, tornados, incendios, explosiones o accidentes aéreos. Un niño con TEPT puede experimentar recuerdos intrusivos del acontecimiento, pesadillas recurrentes, reacciones disociativas como *flashbacks*, en los que el niño se siente como si el acontecimiento traumático volviera a ocurrir, o malestar psicológico intenso cuando se siente expuesto a recuerdos del acontecimiento.

Entre los síntomas del TEPT se incluye la *reexperimentación* del suceso traumático mediante, al menos, una de las siguientes formas: los niños pueden tener pensamientos intrusivos, recuerdos o imágenes que les vienen a la mente espontáneamente, o sensaciones corporales que les recuerdan a las vividas durante el suceso traumático; en los niños muy pequeños es frecuente observar juegos que incluyen elementos del suceso traumático o conductas, como comportamientos sexuales que no están acordes con su nivel de desarrollo. Los niños pueden experimentar períodos durante los cuales sienten o actúan como si el suceso tuviera lugar de nuevo en ese momento, lo que constituye un episodio disociativo que los adultos describen generalmente como *flashback*.

Otro grupo de síntomas críticos del TEPT es la *evitación*, que en la niñez puede manifestarse mediante la realización de esfuerzos físicos dirigidos a evitar los lugares, las personas o las situaciones que evocan los recuerdos traumáticos del suceso. Una tercera agrupación de criterios diagnósticos para el TEPT son las alteraciones negativas en la cognición y el estado de ánimo posteriores al acontecimiento traumático. En niños de 6 años o menores, según el DSM-5, las alteraciones negativas en la cognición pueden presentarse como conducta de retraimiento social, menor expresión de las emociones positivas, disminución del interés por el juego y sentimientos de vergüenza, miedo y confusión. En niños de más de 6 años, pueden presentarse como incapacidad para recordar partes del acontecimiento traumático, esto es, *amnesia psicológica*, o como sentimientos negativos y persistentes sobre uno mismo, como aversión, ira, culpa o vergüenza. Después de un suceso traumático, los niños pueden experimentar un sentimiento de distanciamiento de sus actividades habituales de juego («embotamiento psicológico») o una disminución en su capacidad de sentir emociones. Los adolescentes de más edad pueden expresar un miedo con el que anticipan que van a morir jóvenes (sentimiento de acortamiento de sus expectativas de futuro).

Otras respuestas típicas a los sucesos traumáticos incluyen síntomas de hiperexcitabilidad que no estaban presentes antes de la exposición traumática, como dificultad para conciliar o mantener el sueño, hipervigilancia en relación con su seguridad, comprobación repetida de que las puertas están cerradas, o reacciones de sorpresa exageradas. En algunos niños, la hiperexcitabilidad puede aparecer como una incapacidad generalizada para la relajación, junto con un incremento de la irritabilidad y de los estallidos de ira, y una disminución de la capacidad de concentración.

Para que se cumplan los criterios para el diagnóstico del TEPT, de acuerdo con el DSM-5, los síntomas deben estar presentes durante al menos un mes, y provocar un estrés y una alteración en importantes áreas funcionales de la vida. Cuando se cumplen todos los criterios diagnósticos durante al menos 3 días, pero se resuelven en menos de 1 mes, se diagnostica un TEPT agudo, y cuando las características completas del síndrome persisten más de 3 meses, se considera crónico. En algunos casos, los síntomas del TEPT aumentan con el tiempo, y hasta 6 meses después de la exposición al trauma no aparece el síndrome completo; en estos casos se diagnostica como TEPT con inicio demorado.

No resulta infrecuente que los niños y los adolescentes con TEPT experimenten sentimientos de culpabilidad, en particular si han sobrevivido al trauma y otros en su misma situación no lo consiguieron. Pueden culparse a sí mismos por el fallecimiento de otras personas, y esta situación puede progresar hasta desarrollar un trastorno depresivo concurrente. El TEPT de la infancia también se asocia con mayores tasas de aparición de otros trastornos de ansiedad, junto a los mencionados episodios depresivos, trastornos por consumo de sustancias y dificultades de atención. El DSM-5 incluye el especificador *con síntomas disociativos*, que puede presentar *despersonalización*, en la que se aprecian experiencias recurrentes de desapego emocional, como si se estuviera fuera del propio cuerpo, o de *desrealización*, en la que el mundo parece irreal, como en un sueño, distante. Un último especificador, *de inicio demorado,* indica que los criterios diagnósticos no se presentan en su totalidad hasta transcurridos 6 meses del suceso traumático, aunque algunos síntomas puedan haber aparecido antes.

Exploración física y pruebas de laboratorio. A pesar de que algunos estudios, tanto neurofisiológicos como de neuroimagen, indican la existencia de algunas alteraciones en niños y adolescentes con TEPT, ninguna prueba analítica actual puede establecer su diagnóstico.

Diagnóstico diferencial

Pueden aparecer una serie de síntomas superpuestos en niños con trastornos de ansiedad, como el trastorno de ansiedad por separación, el trastorno obsesivo-compulsivo o la fobia social, en los que aparecen pensamientos intrusivos recurrentes y conductas de evitación. Los niños con trastornos depresivos suelen mostrarse retraídos y sentirse aislados de sus compañeros, así como con un sentimiento de culpa respecto a acontecimientos de la vida sobre los que en realidad no tienen ningún control. La irritabilidad, la escasa capacidad de concentración, los trastornos del sueño y la disminución del interés por las actividades habituales también pueden observarse tanto en el TEPT como en el trastorno depresivo mayor.

Los niños que han perdido a un ser querido en un acontecimiento traumático pueden llegar a desarrollar un TEPT junto con un trastorno depresivo mayor cuando el duelo se prolonga más de lo esperado. El TEPT también puede confundirse con trastornos disruptivos de la conducta, porque a menudo ellos muestran escasa capacidad de concentración, inatención e irritabilidad. Resulta de vital importancia obtener una adecuada historia de la exposición al trauma, y evaluar su cronología y la instauración de los síntomas para establecer un diagnóstico preciso del TEPT.

Evolución y pronóstico

Para algunos niños y adolescentes con formas menos graves de TEPT, los síntomas pueden persistir durante 1 o 2 años, tras los cuales tienden a disminuir y atenuarse. No obstante, en circunstancias más graves, los síntomas pueden persistir durante muchos años, incluso décadas, y remitir de forma espontánea solo en algunos niños.

El pronóstico del TEPT no tratado ha sido objeto de creciente interés por parte de los clínicos e investigadores, quienes han documentado una amplia gama de anomalías psicobiológicas y alteraciones comórbidas. En un estudio, los niños y adolescentes con TEPT grave presentaron un mayor riesgo de disminución del volumen intracraneal, del área del cuerpo calloso y del CI, en comparación con los niños sin el trastorno. Se ha documentado que los niños y los adolescentes con antecedentes de abuso físico o sexual presentan mayores tasas de depresión y suicidio, así como su descendencia. Estos hechos destacan la importancia del reconocimiento temprano y tratamiento del TEPT entre los jóvenes, ya que pueden mejorar de manera sustancial el pronóstico a largo plazo.

Tratamiento

Psicoterapia cognitivo-conductual centrada en el trauma. Diversos ensayos clínicos aleatorizados han aportado pruebas de la eficacia de la terapia cognitivo-conductual centrada en el trauma para el tra-

tamiento del TEPT en niños y adolescentes. Suele administrarse a lo largo de 10 a 16 sesiones de psicoterapia, que incluyen 9 componentes, indicados por el acrónimo inglés PRACTICE. La terapia cognitivo-conductual centrada en el trauma implica la exposición gradual a los estímulos temidos como elemento central. Estos estímulos incluyen lugares, personas, sonidos y situaciones. El primer componente de la terapia cognitivo-conductual centrada en el trauma es la *psicoeducación*, referida a la naturaleza de las reacciones físicas y emocionales típicas frente a los sucesos traumáticos y el TEPT. A continuación, las *habilidades parentales* requieren sesiones centradas en orientar a los progenitores sobre cómo proporcionar elogios, administrar la limitación de tiempo, y programas de refuerzo de contingencias y resolución de problemas para síntomas específicos en un niño determinado. El tercer componente es la *relajación,* que enseña a los niños a utilizar la relajación muscular, centrarse en la respiración, la modulación afectiva, la parada de pensamientos, y otras técnicas cognitivas para disminuir los sentimientos de desesperanza y angustia. El cuarto, la *expresión afectiva* y la *modulación* ayudan a los niños y a sus padres a identificar sus sentimientos, interrumpir los pensamientos perturbadores con imaginería positiva, reflexionar de forma positiva y aplicar habilidades sociales. El quinto es el *afrontamiento cognitivo y procesamiento.* Se trata específicamente de revisar el triángulo cognitivo, en el que se analiza la relación entre los pensamientos, los sentimientos y las conductas. El niño aprende a cambiar pensamientos inútiles con la práctica. En el sexto, la *narración del trauma,* la narración del acontecimiento traumático y sus secuelas son presentadas por el niño a lo largo del tiempo, con el apoyo del terapeuta y recurriendo a las palabras, el arte u otras formas creativas. A la larga, se comparte con los progenitores. El séptimo, la *exposición en vivo* y el *dominio de los recuerdos traumáticos,* supone una sesión en la que se revisa con el niño cómo afrontar las situaciones que constituyen un recuerdo del acontecimiento traumático y cómo mantener el control de los sentimientos de malestar asociados. El octavo son las *sesiones conjuntas de padres e hijos,* el niño y los progenitores comparten su comprensión del proceso psicoterapéutico y los logros conseguidos. Por último, el noveno, donde la *mejora de la seguridad futura* conlleva sesiones centradas en los cambios realizados en la familia para garantizar la seguridad del niño. Estas últimas sesiones también fomentan la comunicación saludable entre el niño y los padres.

Una variante de la terapia cognitivo-conductual centrada en el trauma para el tratamiento del TEPT se conoce como *desensibilización sistemática y reprocesamiento por el movimiento* ocular (*eye movement desensitization and reprocessing,* EMDR), en la que las intervenciones basadas en la exposición y el reprocesamiento cognitivo se combinan con movimientos oculares dirigidos. Esta técnica no está tan aceptada como la terapia cognitivo-conductual más amplia centrada en el trauma descrita arriba.

Intervención cognitivo-conductual para tratar acontecimientos traumáticos en el contexto escolar (*Cognitive-Behavioral Intervention for Trauma in Schools,* **CBITS).** La CBITS está destinada a niños diagnosticados de TEPT, y se requiere el consentimiento de los progenitores para administrarla en la escuela. Consta de 10 sesiones semanales de grupo, 1 a 3 sesiones individuales de exposición imaginaria, de 2 a 4 sesiones opcionales con los progenitores y 1 sesión educativa para padres. De un modo parecido a la terapia cognitivo-conductual centrada en el trauma, esta intervención escolar incorpora psicoeducación, enseña cómo relajarse, habilidades de afrontamiento cognitivo, exposición gradual a recuerdos traumáticos a través de una narración, exposición en vivo y modulación del afecto, reestructuración cognitiva y resolución de problemas sociales. En un ensayo clínico aleatorizado y controlado, el 86% de los alumnos del grupo que recibieron esta intervención comunicaron una reducción considerable de los síntomas del TEPT, en comparación con los individuos de control de la lista de espera. También comunicaron una menor puntuación en la escala de depresión. Entre los padres de los niños tratados con CIBITS, cognitivo-conductual, el 78% constataron menos problemas psicosociales en sus hijos. Tras el tratamiento, la mejora en los síntomas de depresión y de TEPT se mantuvo durante 6 meses.

Psicoterapia estructurada para adolescentes en respuesta a estrés crónico (*Structured Psychotherapy for Adolescents Responding to Chronic Stress,* SPARCS).

La SPARCS es una intervención de grupo que por lo general se administra en 16 sesiones, centrada en las necesidades de los adolescentes de entre 12 y 19 años que han vivido un acontecimiento traumático crónico y quizá tengan TEPT. Esta psicoterapia se probó en un ensayo realizado con adolescentes y adultos jóvenes de distintas culturas que habían sufrido exposición moderada o grave a un acontecimiento traumático. La mayoría de los participantes eran mujeres y formaban parte de varios grupos étnicos: el 67%, afroamericanas; el 12%, latinas, y el 21%, caucásicas. Se demostró su eficacia en la reducción de los síntomas de estrés traumático, principalmente en el grupo más numeroso, el formado por afroamericanas. Este tipo de psicoterapia recurre a técnicas cognitivo-conductuales e incorpora muchos de los componentes de la terapia cognitivo-conductual centrada en el trauma. También incluye técnicas de concienciación (*mindfulness*) y relajación.

Regulación del afecto tras el acontecimiento traumático: guía educativa y terapéutica (*Trauma Affect Regulation: Guide for Education and Therapy,* TARGET).

La TARGET combina elementos de la terapia cognitivo-conductual, como el procesamiento cognitivo, con modulación del afecto. Se debería considerar para adolescentes de 13 a 19 años que han experimentado maltrato o una exposición traumática crónica a violencia en la comunidad o doméstica. En general se administra en 12 sesiones, que centran la atención en situaciones pasadas o del presente. Al igual que con la SPARCS, la exposición gradual puede llevarse a cabo volviendo a contar el acontecimiento traumático pasado, pero este no es un elemento fundamental del tratamiento. En un ensayo aleatorizado con 59 chicas delincuentes de entre 13 y 17 años que cumplían total o parcialmente los criterios de TEPT se observó que esta terapia reducía la ansiedad, la ira, la depresión y las cogniciones del trastorno. La TARGET es un tratamiento prometedor para chicas con antecedentes de delincuencia, sobre todo para reducir la ira y aumentar el optimismo y la autoeficacia.

Tratamiento psicofarmacológico.

Se han utilizado varias sustancias farmacológicas para tratar a niños y adolescentes con TEPT, a menudo con el objetivo de reducir los pensamientos intrusivos, la hiperexcitabilidad y la evitación, con algunos resultados satisfactorios y otros parciales. Dada la comorbilidad frecuente de trastorno depresivo, trastornos de ansiedad y problemas conductuales asociados al TEPT, se han utilizado numerosos fármacos psicoactivos.

Los psiquiatras suelen utilizar agentes antidepresivos como complementos de los tratamientos psicosociales en los jóvenes con trastorno de estrés postraumático. A pesar de que la sertralina y la paroxetina han sido aprobadas por la FDA en el tratamiento del TEPT en adultos, son escasas las pruebas que respaldan su utilidad en los síntomas principales del trastorno en jóvenes. En un ensayo clínico aleatorizado y controlado sobre la eficacia de la terapia cognitivo-conductual centrada en el trauma y sertralina, en comparación con esta terapia y placebo en 24 niños con TEPT, se observó en ambos grupos una reducción significativa de los síntomas del trastorno, sin diferencias significativas. En un estudio multicéntrico llevado a cabo con 131 niños de entre 6 y 17 años con TEPT se aplicó un tratamiento con sertralina o placebo durante 10 semanas. Los resultados mostraron que la sertralina era un fármaco seguro, aunque no demostró mayor eficacia que el placebo. En un ensayo clínico aleatorizado y controlado con citalopram no se constató su superioridad sobre el placebo en el tratamiento de los síntomas principales del TEPT. No obstante, hay pruebas que indican que el uso de ISRS en niños traumatizados con quemaduras puede prevenir la apari-

ción de un TEPT. La literatura médica publicada hasta ahora demuestra que hasta el 50% de los niños con quemaduras moderadas o graves acaban presentando un TEPT, por lo que las estrategias preventivas son importantes. En un ensayo clínico aleatorizado con sertralina cuyo objetivo era prevenir la aparición de TEPT se observó, en los niños que recibían sertralina en dosis flexibles de entre 25 y 150 mg/día, una disminución de los síntomas de TEPT comunicada por los padres al cabo de 8 semanas, en comparación con el grupo que recibió placebo. Sin embargo, entre los síntomas comunicados por los niños no había diferencias significativas entre ambos grupos.

Se han probado fármacos antiadrenérgicos para tratar la desregulación del sistema noradrenérgico en adultos y jóvenes con TEPT. Se han utilizado α_2-agonistas, como la clonidina y la guanfacina, para reducir la liberación de noradrenalina, mientras que los β-antagonistas de acción central, como el propranolol, y los α_1-antagonistas, como la prazosina, se cree que mejoran la hiperactivación y los pensamientos intrusivos, al disminuir la noradrenalina postsinápticamente. Aunque algunos informes sobre adultos con TEPT respaldan el uso de estas sustancias, los datos en jóvenes se limitan principalmente a observaciones clínicas. Se ha sugerido que la guanfacina puede reducir las pesadillas en niños con TEPT, y la clonidina disminuir los síntomas de reinstauración de acontecimientos traumáticos en niños. Un informe sobre el tratamiento con propranolol en 11 pacientes pediátricos con TEPT debido a abusos físicos o sexuales, con una edad media de 8,5 años y síntomas que incluían agitación e hiperexcitabilidad, indicó cierta disminución de los síntomas en 8 de los 11 niños estudiados. Otro estudio abierto que utilizó un tratamiento a base de clonidina transdérmica en preescolares con TEPT sugiere que este fármaco puede ser eficaz en esta población para disminuir la hiperexcitabilidad y la activación. En otro ensayo abierto con clonidina oral y con un intervalo de dosis de 0,05 a 0,1 mg dos veces al día, también se sugiere que puede ofrecer cierto alivio de los síntomas de hiperexcitabilidad, impulsividad y agitación en niños con TEPT.

Se ha estudiado el uso de antipsicóticos de segunda generación como la risperidona, la olanzapina, la quetiapina, la ziprasidona y el aripiprazol en adultos con TEPT, con resultados variables. La risperidona y el aripiprazol cuentan con la aprobación de la FDA para su administración a niños y adolescentes agresivos, con descontrol conductual grave y trastornos psiquiátricos importantes; sin embargo, no se han llevado a cabo ensayos clínicos con niños con TEPT. En un informe sobre 3 niños de preescolar con síntomas de trastorno de estrés agudo y quemaduras térmicas mejoraron tras el tratamiento con risperidona.

En niños y adolescentes con TEPT, se ha llevado a cabo un ensayo abierto con carbamazepina y uno con valproato sódico. En el ensayo de carbamazepina, los 28 mejoraron a niveles sanguíneos de 10 a 11,5 µg/ml. En el ensayo de valproato de sodio hubo alguna mejoría con dosis más altas del fármaco.

Los médicos también prescriben benzodiazepinas para tratar los síntomas de ansiedad en pacientes con TEPT, aunque por ahora no existen ensayos clínicos que respalden su eficacia en jóvenes con este trastorno.

Puesto que muchos niños y adolescentes con TEPT presentan también trastornos depresivos y de ansiedad, se recomienda administrar ISRS para las alteraciones comórbidas.

Epidemiología

Los estudios epidemiológicos realizados en niños de entre 9 y 17 años han encontrado tasas de prevalencia de TEPT a los 3 meses que oscilan entre el 0,5% y el 4%. Un estudio epidemiológico en preescolares de 4 y 5 años encontró tasas del 1,3%.

Los niños expuestos a traumas de manera crónica, como el abuso sexual, u otro tipo de traumas que llevan a la disolución de la unidad familiar, o a situaciones de mayor alteración que conducen a la desintegración de comunidades enteras, como la guerra, presentan el mayor riesgo de desarrollar un TEPT. Además de la impactante tasa del trastorno completo entre los jóvenes, diversos estudios indican que la mayoría de los niños expuestos a traumas graves o crónicos presentan síntomas lo suficientemente graves para alterar su funcionamiento normal, incluso en ausencia de un diagnóstico completo del trastorno.

Etiología

Factores biológicos. Los factores de riesgo que predisponen a los niños a presentar un TEPT incluyen la existencia de trastornos de ansiedad previos. En un estudio prospectivo se constató que, entre los niños expuestos a acontecimientos traumáticos, aquellos con trastornos de ansiedad y considerados por su profesor como individuos con problemas de conducta a los 6 años de edad corrían un mayor riesgo de TEPT. Además, los niños con un CI superior a 115 a los 6 años de edad tenían un menor riesgo de presentarlo y, entre los niños expuestos a un acontecimiento traumático, los que mostraron el trastorno también corrían un mayor riesgo de presentar trastornos comórbidos, como depresión. Esto sugiere que una predisposición genética para los trastornos de ansiedad, así como antecedentes familiares que incrementen el riesgo de trastornos depresivos, también podrían predisponer a los niños expuestos a traumas al desarrollo de un TEPT. Los niños con TEPT muestran una excreción incrementada de metabolitos adrenérgicos y dopaminérgicos, menor volumen intracraneal y del cuerpo calloso, diversos déficits de memoria y menor CI, en comparación con los individuos de control sanos emparejados por la edad. Se ha documentado que los adultos con TEPT presentan áreas hiperactivas en la región amigdalina del cerebro, así como una reducción del volumen del hipocampo. Sigue siendo foco de investigación si estos hallazgos son secuelas del TEPT o realmente constituyen marcadores de vulnerabilidad frente al trastorno.

Factores psicológicos. A pesar de que la exposición al trauma constituye el factor etiológico inicial en el desarrollo del TEPT, la persistencia de los síntomas típicos de este, como la evitación del lugar donde tuvo lugar el trauma, pueden conceptualizarse, en parte, como el resultado de un condicionamiento doble, tanto clásico como operante. Las respuestas fisiológicas extremas que acompañan al miedo ante un suceso traumático, como en el caso de un chico que es aterrorizado por un grupo de estudiantes cerca del colegio y que, a continuación, desarrolla una reacción fisiológica extremadamente negativa cada vez que está cerca de la escuela, es un ejemplo de condicionamiento clásico, en el que un elemento neutral (el colegio) se asocia con un suceso pasado muy temido. El condicionamiento operante aparece cuando el niño aprende a evitar los recuerdos traumáticos, y logra que no surjan los sentimientos estresantes, por ejemplo, si un chico que sufrió un accidente con un vehículo rehúsa subirse a los coches para evitar las reacciones fisiológicas negativas y el miedo a que estas aparezcan.

Otra conceptualización del desarrollo y el mantenimiento de los síntomas del TEPT se plantea a través del mecanismo del modelado, que es una forma de aprendizaje. Por ejemplo, cuando padres e hijos son expuestos a sucesos traumáticos, como los desastres naturales, los niños pueden emular las respuestas de sus padres, como la evitación, la retirada o las expresiones extremas de miedo, y «aprender» a responder a sus propios recuerdos del suceso traumático de la misma manera.

Factores sociales. El apoyo familiar y las reacciones ante los sucesos traumáticos en los niños pueden desempeñar un papel significativo en el desarrollo del TEPT, por ejemplo, cuando las reacciones emocionales adversas parentales ante el abuso de un menor incrementan el riesgo de que este desarrolle un TEPT. La falta de apoyo parental, así como la presencia de trastornos psiquiátricos en los padres (en especial, la depresión en la madre) se han identificado como factores de riesgo de desarrollar un TEPT después de que un niño haya sido expuesto a un acontecimiento traumático.

▲ 2.9 Trastornos depresivos y suicidio en la niñez y la adolescencia

En el capítulo 7 se analizan los trastornos depresivos detalladamente. Esta sección se centra en la presentación de este trastorno en los jóvenes.

Los trastornos depresivos en jóvenes constituyen una considerable preocupación en el ámbito de la salud pública, dada su prevalencia y porque a largo plazo provocan efectos adversos en el desarrollo cognitivo, social y psicológico del individuo. Afectan aproximadamente a un 2% o 3% de los niños y a hasta un 8% de los adolescentes, por lo que es fundamental identificarlos de forma precoz y aplicar intervenciones basadas en la evidencia, como las terapias cognitivo-conductuales (TCC) y los fármacos antidepresivos. Aunque la depresión mayor tiene un componente hereditario, y el mayor riesgo es para los niños cuyos progenitores experimentaron depresión de inicio precoz, los estudios con gemelos han demostrado que es solo moderadamente hereditaria (aproximadamente en un 40% o 50%), y destacan la importancia de los factores de estrés ambiental y los acontecimientos adversos como principales contribuyentes al trastorno depresivo mayor en jóvenes. Las características básicas de depresión mayor son sorprendentemente parecidas en niños, adolescentes y adultos; no obstante, el cuadro clínico depende en gran parte del nivel de desarrollo del niño o del adolescente. El DSM-5 utiliza los mismos criterios diagnósticos para el trastorno depresivo mayor en jóvenes y en adultos, excepto que para los niños y los adolescentes el *estado de ánimo irritable* puede sustituir al *estado de ánimo deprimido* en los criterios diagnósticos.

La mayoría de los niños y adolescentes con trastornos depresivos no llevan a cabo tentativas de suicidio o suicidio consumado; no obstante, los jóvenes con una depresión grave a menudo tienen ideación suicida, y el suicidio sigue siendo el riesgo más importante de la depresión mayor. Sin embargo, muchos jóvenes con depresión no muestran nunca ideación suicida, y muchos niños y adolescentes con conductas suicidas no padecen ningún trastorno depresivo. Hay pruebas epidemiológicas que indican que los jóvenes con depresión e ideación suicida activa y recurrente, como disponer de un plan o que ya lo hayan intentado, corren un mayor riesgo de consumar el suicidio en comparación con jóvenes que solo expresan ideación suicida.

El estudio creciente sobre los trastornos del estado de ánimo en niños y adolescentes que ha tenido lugar a lo largo de las últimas dos décadas ha culminado en la realización de diversos ensayos clínicos aleatorizados y controlados con muestras grandes, como el estudio sobre el tratamiento de la depresión en la adolescencia (*Treatment of Adolescent Depression,* TADS), que proporciona indicios de la eficacia de la TCC y de los ISRS. Además, la mayor eficacia se consigue con la combinación de ambas modalidades. El aumento en la identificación de trastornos depresivos en poblaciones de niños de edad preescolar ha llevado a médicos e investigadores a crear intervenciones sociales como la terapia de interacción entre padres e hijos de desarrollo emocional (*Parent-Child Interaction Therapy Emotion Development,* PCIT-ED), dirigida de forma específica a este grupo de edad. La expresión de humor alterado y depresivo varía en función de la etapa del desarrollo. Los niños muy pequeños con depresión mayor a menudo se muestran tristes o apáticos, aunque es posible que no puedan expresar estos sentimientos verbalmente. De manera un tanto sorprendente, en niños pequeños con depresión mayor se observan con cierta frecuencia alucinaciones auditivas congruentes con el estado de ánimo. Las quejas somáticas, como las cefaleas y gastralgias, el aspecto retraído y triste y la autoestima baja, son los síntomas más habituales. Los adolescentes mayores con formas más graves de depresión a menudo muestran anhedonia generalizada, retraso psicomotor grave, delirios y sensación de desesperanza. Entre los síntomas que aparecen con la misma frecuencia independientemente de la edad o el estado del desarrollo, se encuentran la ideación suicida, el estado de ánimo deprimido o irritable, el insomnio y la disminución de la capacidad de concentración.

No obstante, los aspectos del desarrollo influyen en la expresión de los síntomas depresivos. Por ejemplo, los niños pequeños tristes que presentan ideación suicida recurrente suelen ser incapaces de concebir un plan de suicidio realista o de llevar a la práctica sus ideas. El estado de ánimo de los niños es especialmente vulnerable a las influencias de factores estresantes sociales intensos, como desavenencias familiares crónicas, malos tratos y abandono, y el fracaso escolar. La mayoría de los niños pequeños con trastorno depresivo mayor tienen antecedentes de malos tratos o de negligencia, y familias con una carga psicosocial significativa, como progenitores con trastornos mentales, abuso de sustancias o pobreza. Los niños que desarrollan trastornos depresivos en el seno de factores estresantes familiares tóxicos pueden presentar remisiones de los síntomas depresivos cuando disminuyen los factores estresantes o se les introduce en un ambiente familiar más protector. Los trastornos depresivos suelen ser episódicos, si bien duran cerca de un año; sin embargo su inicio a veces es gradual y pueden pasar inadvertidos hasta que se deterioran las relaciones con los compañeros, el rendimiento académico queda afectado o se abandonan las actividades deportivas. No es poco frecuente que el TDAH, el trastorno negativista desafiante y los trastornos de conducta no es raro que se presenten comórbidos con un episodio depresivo mayor. En algunos casos, se dan alteraciones o trastornos de la conducta en el contexto de un episodio depresivo mayor, que se resuelven con la remisión del episodio depresivo. Los clínicos deben aclarar la cronología de los síntomas para determinar si una conducta concreta (p. ej., escasa concentración, desafío y rabietas) estaba presente antes del episodio depresivo y no está relacionada con este, o si aparece por primera vez y está relacionada con él.

DIAGNÓSTICO Y CUADRO CLÍNICO

Trastorno depresivo mayor

Es más fácil diagnosticar el trastorno depresivo mayor en los niños cuando es agudo y se produce sin síntomas psiquiátricos previos. Sin embargo, en muchos casos, el inicio es gradual y se observa en niños que han tenido otras dificultades durante varios años, como hiperactividad, trastorno de ansiedad por separación o síntomas depresivos intermitentes.

En los niños preadolescentes, los episodios depresivos mayores tienden a manifestarse a través de quejas somáticas, agitación psicomotriz y alucinaciones congruentes con el estado de ánimo. La anhedonia es también frecuente, aunque este síntoma, como la desesperanza, la lentificación psicomotriz y los delirios, es más común en los episodios depresivos mayores de adolescentes y adultos que en los de los niños pequeños. Los adultos tienen más problemas con el sueño y con el apetito que los adolescentes y los niños deprimidos. En la adolescencia puede aparecer una conducta negativista o francamente antisocial, así como el consumo de alcohol o drogas, lo que a veces justifica el diagnóstico adicional de trastorno negativista desafiante, trastorno de conducta, y consumo o dependencia de sustancias. Entre los adolescentes son comunes los sentimientos de inquietud, mal humor, agresividad, reticencia a cooperar en los proyectos familiares, retraimiento en las actividades sociales y deseos de abandonar el hogar, así como dificultades en la escuela. Los adolescentes deprimidos pueden mostrarse menos preocupados por su aspecto personal, con un aumento de la sensibilidad al rechazo por los compañeros y en las relaciones amorosas.

Los niños son capaces de dar información fiable sobre sus emociones, sus relaciones y sus dificultades en el funcionamiento psicosocial. No obstante, pueden referirse a sus sentimientos depresivos en términos como cólera o sentirse «loco», más que triste. El médico debe evaluar la duración y la periodicidad del estado de ánimo deprimido para diferenciar los períodos de tristeza relativamente universales, de poca duración, y ocasionalmente frecuentes que se dan de forma normal después de un acontecimiento frustrante, del auténtico estado de ánimo

deprimido y persistente. Cuanto menor es el niño, más imprecisa es su estimación del paso del tiempo.

Los trastornos del estado de ánimo tienden a ser crónicos si comienzan a una edad temprana. El inicio en la niñez puede ser la forma más grave de trastorno del estado de ánimo y tiende a aparecer en familias con una alta incidencia de trastornos del estado de ánimo y abuso de alcohol. Es probable que estos niños presenten complicaciones secundarias, como trastornos de conducta, abuso de alcohol o de otras sustancias, y conducta antisocial. La alteración funcional asociada al trastorno depresivo en la niñez se extiende a prácticamente todas las áreas psicosociales del niño: al rendimiento y la conducta escolares, y a las relaciones con los compañeros y la familia. Solo los niños muy inteligentes e integrados escolarmente con una depresión moderada pueden compensar sus dificultades en el aprendizaje si aumentan de manera notable el tiempo y el esfuerzo que dedican. En caso contrario, el rendimiento escolar se ve afectado invariablemente por una combinación de dificultades en la concentración, pensamiento lento, falta de interés y de motivación, fatiga, somnolencia, rumiaciones depresivas y preocupaciones. La depresión en el niño puede diagnosticarse erróneamente como un trastorno del aprendizaje. Los problemas de aprendizaje secundarios a la depresión, incluso si han estado presentes durante mucho tiempo, desaparecen cuando el niño se recupera del episodio depresivo.

Los niños y los adolescentes con trastorno depresivo mayor pueden presentar alucinaciones o delirios. En la mayoría de los casos, estos síntomas psicóticos tienen una temática concordante con el estado de ánimo deprimido, aparecen con el episodio depresivo (normalmente en su peor momento) y no incluyen ciertos tipos de alucinaciones (como voces que conversan o que comentan, que son específicas de la esquizofrenia). Las alucinaciones depresivas suelen consistir en una sola voz que habla a la persona desde fuera de su cabeza, con un discurso suicida o despectivo. Los delirios depresivos se centran en temas de culpa, enfermedad física, muerte, nihilismo, castigo merecido, incapacidad personal y, a veces, persecución. Son inusuales antes de la pubertad, probablemente debido a la inmadurez cognitiva, pero están presentes en aproximadamente la mitad de los adolescentes con depresiones psicóticas.

El inicio de un trastorno del estado de ánimo en un adolescente puede verse complicado por el consumo de alcohol u otras sustancias. En un estudio se observó que hasta el 17 % de los jóvenes con trastorno depresivo recibió primero atención médica por el abuso de sustancias.

Trastorno depresivo persistente (distimia)

En niños y adolescentes el trastorno depresivo persistente consiste en un estado de ánimo deprimido o irritable que se presenta la mayor parte del tiempo durante la mayoría de los días, a lo largo de al menos 1 año. El DSM-5 señala que, en niños y adolescentes, el estado de ánimo irritable puede reemplazar el criterio de estado de ánimo deprimido de los adultos, y que el criterio de duración para los niños y los adolescentes no es de 2 años, sino de 1 año. Según los criterios diagnósticos del DSM-5, dos o más de los siguientes síntomas deben acompañar al estado de ánimo deprimido o irritable: baja autoestima, falta de apetito o consumo excesivo de alimentos, insomnio o hipersomnia, falta de energía o fatiga, o escasa concentración o dificultad para tomar decisiones. Durante el año de la alteración, estos síntomas no deben estar ausentes durante más de 2 meses. Además, los criterios diagnósticos exigen que durante ese año no haya aparecido un episodio depresivo mayor. Para cumplir los criterios diagnósticos del DSM-5 de trastorno depresivo persistente, el niño no debe tener antecedentes de un episodio maníaco o hipomaníaco. Tampoco se diagnostica si los síntomas ocurren exclusivamente durante un trastorno psicótico crónico o si son efecto directo de una sustancia o de una afección médica general. El DSM-5 ofrece especificadores para el inicio temprano (antes de los 21 años) y el inicio tardío (después de los 21 años).

El niño o adolescente con trastorno depresivo persistente puede haber sufrido un episodio depresivo mayor previo, pero es mucho más común que los niños con un trastorno depresivo persistente de más de

1 año de duración evolucionen hacia un episodio concurrente de trastorno depresivo mayor. En este caso, deben realizarse ambos diagnósticos (depresión doble). Se sabe que el trastorno depresivo persistente en los niños tiene una edad media de inicio que es algunos años más temprana que la del trastorno depresivo mayor. En ocasiones, los jóvenes cumplen todos los criterios diagnósticos del trastorno depresivo persistente, a excepción de que sus episodios no duran todo el año, o experimentan remisiones de los síntomas durante períodos de más de 2 meses. Es probable que estas manifestaciones del estado de ánimo en los niños sean indicativas de nuevos episodios de trastorno del estado de ánimo en el futuro. Los datos actuales sugieren que cuanto más duraderos, recurrentes, frecuentes y quizá también cuanto menos relacionados con un estrés social sean estos episodios, mayor es la probabilidad de sufrir un trastorno del estado de ánimo grave en el futuro. Sin embargo, cuando los episodios depresivos menores se producen en menos de 3 meses después de un acontecimiento vital estresante significativo, pueden ser clasificados como un trastorno adaptativo.

Duelo

El duelo es un estado de aflicción relacionado con la muerte de un ser querido, que puede presentarse con un solapamiento de síntomas característicos del episodio depresivo mayor. Estos síntomas incluyen sentimientos de tristeza, insomnio, disminución del apetito y, en algunos casos, pérdida de peso. Los niños afligidos pueden volverse reservados y tener un aspecto triste, y no se implican con facilidad ni tan siquiera en sus actividades favoritas.

En el DSM-5, el duelo no es un trastorno mental; sin embargo, el duelo no complicado es una condición que puede ser un foco de atención clínica. Los niños que se encuentran en un período típico de duelo pueden también cumplir criterios de trastorno depresivo mayor. Los síntomas indicativos de depresión mayor que exceden el duelo normal incluyen una sensación de culpa asociada a temas que trascienden a aquellos que rodean la muerte de un ser querido, la preocupación por la muerte (aparte de los pensamientos de estar muerto para encontrarse con el fallecido), preocupación mórbida con desesperanza, retraso psicomotor importante, alteraciones funcionales graves y prolongadas, y alucinaciones diferentes a las percepciones transitorias de la voz del fallecido.

La duración de un período de duelo normal puede variar; en los niños, esta duración depende particularmente del apoyo que reciben. Por ejemplo, un niño que ha de ser trasladado de su casa debido a la muerte de su único progenitor, puede sentirse desolado y abandonado. Los niños pueden sentirse culpables y pensar que la muerte del ser querido ha ocurrido porque fueron «malos» o porque no se comportaron como se esperaba.

Ryan, un chico de 12 años que cursaba 7.º grado, fue llevado a urgencias esposado por la policía al salir del colegio. Ryan se situó delante de un autobús urbano; el conductor le alertó con la bocina pero siguió andando lentamente e interrumpiendo el tráfico. Dos policías que se hallaban aparcados delante del colegio oyeron la bocina del autobús, vieron a Ryan y se enfrentaron a él. La policía estuvo a punto de poner una multa al chico por cruzar en rojo; aunque cuando le preguntaron por qué había cruzado la calle, el chico les dijo que quería matarse. La policía esposó a Ryan, le metió en el coche patrulla sin que se opusiera resistencia y le llevaron a urgencias del hospital. Se pusieron en contacto con la madre de Ryan y esta vino para encontrarse con su hijo. Ryan no estaba herido y el equipo de psiquiatría infantil del hospital lo evaluó. Cuando se le preguntó qué había ocurrido, Ryan se puso a llorar. Explicó que se había puesto a propósito delante del autobús para que lo atropellara y lo matara. Dijo que durante los últimos 2 años muchos de sus compañeros de colegio le acosaban e intimidaban porque era bajo y tenía sobrepeso. Contó que aquel día una chica de su clase le había empujado, le había pegado y se había reído de él.

Explicó que sus compañeros de curso se habían burlado de él y le habían agredido físicamente llamándolo estúpido y gordo. Ryan tenía algunos amigos que normalmente le defendían, pero aquel día no estaban cerca y él se desesperó. No obstante, reveló que ya antes se había sentido constantemente triste en el colegio y que durante el curso anterior había pensado muchas veces en el suicidio de forma recurrente.

Es un alumno relativamente bueno, con buenas notas, sobre todo en matemáticas, aunque ahora le cuesta la asignatura de historia. Al entrevistar a la madre de Ryan, comunica que no tenía ni idea de que su hijo tuviera este tipo de problemas. Considera que el equipo está equivocado y que debe llevárselo a casa.

Ryan afirma que durante el curso anterior se vio algunas veces con un terapeuta del colegio, pero no salieron a la luz los problemas de depresión o suicidio. Ryan tiene un hermano mayor y uno más pequeño que no presentan este tipo de problemas. Cuando se habló con la madre y con Ryan a la vez, este fue capaz de contarle a su madre cuán deprimido se sentía, así como su grado de desesperanza y ganas de suicidarse, y por qué. La madre de Ryan rompió a llorar y él intentó consolarla, aunque también estaba llorando.

Se puso a Ryan en observación durante 72 h por haber intentado «autolesionarse» y se remitió a la unidad hospitalaria de psiquiatría infantil para someterlo a otra evaluación y tratarlo. El equipo lo trató con un antidepresivo ISRS, así como con sesiones de psicoeducación y familiares. Él y su familia continuaron el tratamiento después de la hospitalización.

Exploración física y pruebas de laboratorio

No hay una prueba analítica específica para establecer el diagnóstico. Si un niño o un adolescente también se queja de síntomas de hipotiroidismo (piel seca, frío, letargo, etc.), está indicado realizar una prueba de la función tiroidea.

Las escalas de valoración de síntomas depresivos administradas por los clínicos al niño y a los familiares pueden ser útiles en la evaluación. La Escala de evaluación de depresión en niños revisada (*Children's Depression Rating Scale-Revised*, CDRS-R) es una herramienta de 17 ítems que administra el clínico por separado a los progenitores y al niño o adolescente. El clínico evalúa cada ítem utilizando información tanto de los padres como del niño. La escala evalúa síntomas afectivos, somáticos, cognitivos y psicomotores. Una puntuación acumulada de 40 es un marcador de depresión moderada, y una de 45 o superior indica depresión considerable.

DIAGNÓSTICO DIFERENCIAL

En ocasiones, el trastorno del estado de ánimo inducido por sustancias puede ser difícil de diferenciar de otros trastornos del estado de ánimo hasta después de la desintoxicación. Los síntomas de ansiedad y las alteraciones de la conducta pueden coexistir con trastornos depresivos. Resulta de particular importancia distinguir los episodios depresivos agitados o maníacos y el TDAH, ya que la actividad persistente y excesiva y la inquietud que muestran los niños pueden prestarse a confusión. Los preadolescentes no presentan formas clásicas de depresión agitada, como retorcerse las manos y pasear de un lado a otro; sus síntomas más habituales son la incapacidad para permanecer sentados, la irritabilidad y las rabietas frecuentes. A veces solo se obtiene el diagnóstico correcto después de que remita el episodio depresivo.

EVOLUCIÓN Y PRONÓSTICO

La evolución y el pronóstico de la depresión mayor en los niños y adolescentes dependen de la gravedad de la enfermedad, la rapidez de la intervención, y el grado de respuesta a las intervenciones. En general, el 90 % de los niños se recuperan de un primer episodio depresivo mayor moderado o grave en 1 o 2 años. La edad de inicio, la gravedad del episodio y la presencia de trastornos comórbidos también influyen en la evolución y el pronóstico. En general, el pronóstico es peor si la edad de inicio es temprana, los episodios son recurrentes y se observan trastornos comórbidos. La duración media de un episodio depresivo mayor en niños y adolescentes es de unos 8 a 12 meses; la probabilidad acumulada de recurrencia es de un 20 % a un 60 % en 2 años, y de un 70 % en 5 años. El mayor riesgo de recaída se da entre los 6 meses y 1 año tras interrumpir el tratamiento. Los niños deprimidos que viven en familias con altos niveles de conflicto crónico tienen mayores probabilidades de recaer. Los índices de recaída de la depresión mayor infantil en la edad adulta son también elevados. En una muestra poblacional, el 45 % de los adolescentes con antecedentes de depresión mayor presentaron otro episodio al comienzo de la edad adulta.

Los jóvenes con depresión mayor corren un riesgo más alto de sufrir en el futuro un trastorno bipolar, en comparación con los adultos. Se calculan en un 20 % a 40 % los niños con un episodio depresivo mayor que desarrollarán un trastorno bipolar. El cuadro clínico de los episodios depresivos en los jóvenes que sugiere un mayor riesgo de desarrollar un trastorno bipolar I incluye las alucinaciones y los delirios, el retraso psicomotor, y antecedentes familiares de trastornos bipolares. En un estudio longitudinal llevado a cabo con preadolescentes con depresión mayor, el 33 % presentó trastorno bipolar I, y el 48 % terminó padeciendo trastorno bipolar II o un trastorno bipolar no especificado al comienzo de la edad adulta.

Los trastornos depresivos se asocian con dificultades y complicaciones a largo y a corto plazo en las relaciones con los compañeros, así como con un bajo rendimiento escolar y una baja autoestima persistente. El trastorno depresivo persistente tiene una recuperación incluso más complicada que la depresión mayor; la duración media de un episodio es de 4 años. El inicio temprano se asocia con riesgos significativos de comorbilidad con el trastorno depresivo mayor (70 %), el trastorno bipolar (13 %) y el consumo de sustancias en el futuro (15 %). El riesgo de suicidio, que representa el 12 % de la mortalidad en la adolescencia, es significativo entre los adolescentes con trastornos depresivos.

TRATAMIENTO

Las guías de práctica clínica de la American Academy of Child and Adolescent Psychiatry, así como un consenso de los expertos que desarrollaron el Texas Children's Medication Algorithm Project (TMAP) han establecido unas recomendaciones basadas en la evidencia para el tratamiento de niños y adolescentes con trastornos depresivos, que consisten en psicoeducación e intervenciones de apoyo para jóvenes con formas leves de depresión. En el caso de los jóvenes con depresión moderada a grave o con episodios recurrentes de depresión mayor, con afectación significativa y con pensamientos o conductas suicidas o psicosis, la intervención óptima es tanto psicofarmacológica como cognitivo-conductual. La terapia cognitivo-conductual (TCC) o la terapia interpersonal (TIP) pueden ser efectivas en el caso de depresión moderada, sobre todo cuando el tratamiento tiene una duración de 6 meses o más.

Hospitalización psiquiátrica

La evaluación de pensamientos y tentativas suicidas, e historia de comportamientos suicidas en el pasado es obligada en un niño o adolescente con depresión mayor. Lo primero que debe considerarse es la seguridad, esto es, determinar si es necesaria la hospitalización psiquiátrica inmediata. Los niños y adolescentes deprimidos que expresan ideación o tentativas suicidas la mayoría de las veces precisan una evaluación más profunda en un hospital para proporcionar la máxima protección contra los impulsos y las conductas autolesivas.

Tratamientos basados en la evidencia

El Estudio para tratamiento en adolescentes con depresión (TADS) dividió a 439 adolescentes de entre 12 y 17 años en tres grupos de tratamiento durante 12 semanas. Un grupo recibía solo fluoxetina (10 a 40 mg/día), otro se trataba con esas mismas dosis del fármaco combinadas con TCC, y el último solo recibía TCC. A partir de los resultados de la *Children's depression Rating Scale-Revised* (CDRS-S) se constató que el tratamiento combinado obtuvo unas tasas de respuesta significativamente mayores que cualquiera de los dos tratamientos aislados. Según las puntuaciones de la Escala de impresión clínica global (*Clinical Global Impression, CGI*) a las 12 semanas, mejoraron mucho o muchísimo el 71 % en el grupo que recibió el tratamiento combinado, el 60,6 % en el grupo que solo recibió fluoxetina, y el 43,2 % en el que se sometió a TCC. El grupo de placebo obtuvo una tasa de respuestas del 34,4 %. A las 12 semanas, se evaluó el tratamiento combinado y se vio que era la estrategia óptima en el tratamiento de la depresión en adolescentes. No obstante, hacia el final de los 9 meses de tratamiento, los índices de respuesta en cada grupo habían convergido, de manera que la respuesta en el grupo sometido a tratamiento combinado era del 86 %, en el grupo tratado con fluoxetina era de un 81 %, y en el grupo tratado solo con TCC era del 81 %. La eficacia a largo plazo de los tratamientos de la depresión en adolescentes demuestra que, en adolescentes moderadamente enfermos, tanto la fluoxetina como la TCC o el tratamiento combinado son eficaces. No obstante, la adición de TCC al tratamiento con fluoxetina disminuyó de forma persistente la ideación suicida y su posible aparición relacionada con el tratamiento.

En un segundo ensayo multicéntrico aleatorizado y controlado con placebo sobre el tratamiento de la depresión resistente a ISRS en adolescentes (Treatment of SSRI-Resistant Depression in Adolescents, TORDIA) se incluyó a adolescentes con depresión mayor que no habían respondido a un ensayo de 2 meses con un ISRS. Los investigadores de este estudio asignaron aleatoriamente 334 adolescentes de entre 12 y 18 años a distintos ISRS (citalopram, paroxetina) u otra clase de antidepresivos (venlafaxina) con TCC simultánea o sin ella. En el grupo tratado con ISRS y TCC y en el tratado con venlafaxina y TCC fueron mayores las respuestas que indicaban mejoría (54,8 %) que en el tratado únicamente con medicamentos (40,5 %). No se observaron diferencias en la respuesta entre los distintos antidepresivos.

Intervenciones psicosociales

Actualmente existe un amplio consenso que apoya el hecho de que la TCC constituye una intervención eficaz para el tratamiento de la depresión de gravedad moderada en niños y adolescentes. Esta busca rebatir las creencias desadaptativas y potenciar las capacidades para resolver problemas y la competencia social. Una revisión reciente de estudios cognitivo-conductuales controlados en niños y adolescentes ha mostrado que, al igual que los adultos, alcanzaron mejorías consistentes con estas técnicas. Se comprobó que otros tratamientos «activos», como las técnicas de relajación, también fueron útiles como terapias adyuvantes en la depresión leve o moderada. Los hallazgos de un estudio amplio y controlado que comparó intervenciones cognitivo-conductuales con psicoterapia de apoyo no directiva y psicoterapia familiar sistémico-conductual muestran que el 70 % de los adolescentes mejoró con cualquiera de estas intervenciones; la TCC obtuvo el efecto más rápido. Otro estudio controlado que comparaba una tanda corta de TCC con la terapia de relajación favoreció a la intervención cognitivo-conductual, pero en un seguimiento de 3 a 6 meses no se encontraron diferencias significativas entre ambos grupos. Este efecto se debió a la recaída en el grupo cognitivo-conductual, junto con la recuperación continuada de algunos pacientes del grupo de relajación. Entre los factores que parecen interferir en las respuestas al tratamiento se incluye un trastorno de ansiedad comórbido que probablemente ya se encontraba presente antes del episodio depresivo. A largo plazo, la TCC es eficaz para tratar la depresión y muestra la ventaja de disminuir la ideación suicida.

La TIP tiene por objetivo mejorar la depresión, y para ello centra la atención en cómo esta interfiere en las relaciones interpersonales y cómo superar estas dificultades. Sus cuatro ámbitos principales son: pérdida, disputas interpersonales, transición de roles y déficits interpersonales. Una modificación de la terapia que sirve para tratar de un modo más específico la depresión en adolescentes (TIP-A) se basa en establecer una separación de los padres, de las figuras autoritarias, de las presiones de los compañeros y de las relaciones diádicas. La TIP-A se ha estudiado en contextos ambulatorios, clínicos y escolares. En un estudio de 12 semanas de duración realizado con 48 adolescentes con depresión mayor que se asignaron aleatoriamente a TIP-A o a control clínico se observó que en el grupo que recibió TIP-A los síntomas depresivos eran menores, el funcionamiento social era mayor y la resolución de problemas mejor, en comparación con el otro grupo. En el contexto clínico escolar, se asignó aleatoriamente a los adolescentes con depresión a TIP-A o a tratamiento farmacológico durante un período de 16 semanas. El personal sanitario contaba con la formación necesaria para administrar el tratamiento. Al final de las 16 semanas, en los adolescentes que recibieron TIP-A la reducción de síntomas era mayor, y mejor el funcionamiento global. En los adolescentes de mayor edad y con una depresión más grave las ventajas parecieron más significativas.

Se probó la PCIT-ED para la depresión en niños de preescolar, una modificación de la terapia de interacción entre padres e hijos (PCIT) históricamente utilizada en el tratamiento de los trastornos disruptivos en niños, en un ensayo clínico aleatorizado y controlado piloto realizado con 54 niños de preescolar con depresión. Se asignaron aleatoriamente 54 niños deprimidos de entre 3 y 7 años a PCIT-ED o a psicoeducación con sus cuidadores. La PCIT-ED consta de tres módulos que se llevan a cabo a lo largo de 14 sesiones durante un período de 12 semanas. Se utilizaron los módulos básicos de interacción dirigida al niño (*child-directed interaction,* CDI) e interacción dirigida a los padres (*parent-directed interaction,* PDI), y se limitaron a 4 sesiones cada uno. El objetivo de estos módulos es reforzar la relación entre padres e hijos enseñando a los padres técnicas de juego positivas, proporcionando directrices eficaces al niño y respondiendo a la conducta disruptiva de manera firme pero no punitiva. La parte nueva del tratamiento dirigido a la depresión en niños de preescolar constaba de un módulo de desarrollo de las emociones (*emotion development,* ED) de 6 semanas de duración, cuyo objetivo era ayudar al progenitor a ser un guía emocional y regulador del afecto más eficaz para el niño. Como parte del módulo ED, el progenitor aprendió a identificar de forma precisa sus propias emociones y las del niño, y le sirvió de ayuda para regular las emociones del niño. Se estableció una intervención control consistente en psicoeducación, la *Developmental Education and Parenting Intervention* (DEPI), y se administró a los padres en sesiones de grupos reducidos. La DEPI se diseñó para educar a los padres en relación con el desarrollo de su hijo y hacía hincapié en el desarrollo emocional y social sin apoyo individual o en la práctica con técnicas conductuales como las proporcionadas en el grupo sometido a PCIT-ED. Las principales medidas de resultado incluían el informe de los padres sobre los síntomas de depresión del niño utilizando una herramienta estructurada, la Evaluación psiquiátrica en edad preescolar (*Preschool Age Psychiatric Assessment,* PAPA), y se determinó la gravedad de la depresión antes y después del tratamiento con valoraciones de los padres de la Escala de sentimientos en preescolar (*Preschool Feelings Checklist-Scale version,* PFC-S), una lista de control de 20 ítems. Los resultados revelaron que ambos grupos mostraban una mejoría considerable, en particular en el grupo sometido a PCIT-ED con respecto a la identificación de las emociones, al funcionamiento ejecutivo del niño y al estrés de los padres. Este estudio piloto indica que la PCIT-ED es una intervención nueva y prometedora para tratar la depresión en el ámbito preescolar que merece mayor investigación.

Tratamiento farmacológico

La fluoxetina y el escitalopram han sido autorizados por la FDA para el tratamiento de la depresión en niños y adolescentes. En tres estudios aleatorizados y controlados con fluoxetina se demostró la eficacia de este fármaco. Los efectos adversos más comunes observados son las cefaleas, los síntomas gastrointestinales, la sedación y el insomnio.

Estudios breves aleatorizados han demostrado la eficacia del citalopram y la sertralina respecto al placebo en el tratamiento de la depresión mayor en niños y adolescentes. La eficacia de la sertralina se ha demostrado en dos estudios multicéntricos, doble ciego y controlados con placebo, con 376 niños y adolescentes que recibieron dosis de sertralina de entre 50 y 200 mg/día o placebo. Casi el 70% de los sujetos tuvo una disminución de más del 40% en las puntuaciones de la escala de depresión *(depression rating scale)* depresión (en comparación con el 56% en el grupo placebo). Los efectos adversos más frecuentes fueron: anorexia, vómitos, diarreas y agitación.

La eficacia del citalopram se ha demostrado en un estudio aleatorizado y controlado efectuado en Estados Unidos en 174 niños y adolescentes tratados con este agente en dosis de 20 a 40 mg/día o con placebo durante 8 semanas. El número de pacientes que mostró mejorías según la CDRS-R fue significativamente mayor en el grupo del citalopram que en el de placebo. Se observó una tasa de respuestas significativamente más alta (definida la respuesta como una puntuación por debajo de 28 en la CDRS-R) en el grupo tratado con citalopram (35%) que en el que recibió placebo (24%). Fueron efectos adversos frecuentes las cefaleas, las náuseas, el insomnio, la rinitis, el dolor abdominal, los mareos, la fatiga y los síntomas seudogripales.

Los ensayos clínicos controlados aleatorizados realizados hasta la fecha no han demostrado la eficacia en las variables de valoración principales en el caso de la mirtazapina y los antidepresivos tricíclicos. Un metaanálisis de estudios con ISRS en niños y adolescentes deprimidos confirmó la eficacia de estos en comparación con placebo, con una media de respuesta del 60% para los ISRS en comparación con el 49% para el placebo.

Las dosis iniciales de los ISRS en preadolescentes son más bajas que las recomendadas para los adultos, y generalmente se trata a los adolescentes y a los adultos con las mismas pautas.

Un efecto secundario potencial de los ISRS en los niños deprimidos es la activación conductual o la inducción de síntomas hipomaníacos. Se debe suspender la medicación en esos casos para ver si los síntomas se resuelven. De todos modos, la activación debida a ISRS no necesariamente predice un diagnóstico de trastorno bipolar.

La venlafaxina, ha mostrado su eficacia en el estudio TORDIA, pero sus efectos adversos, que incluyen un aumento de la presión arterial, la convierten en un fármaco de segunda línea en comparación con los ISRS.

Los antidepresivos tricíclicos carecen de buenos datos y tienen riesgos cardíacos significativos, incluyendo arritmias, por lo que no se recomiendan.

Advertencias de la Food and Drug Administration y conducta suicida.   En septiembre de 2004, la FDA recibió información de su Comité asesor en pediatría y en medicamentos psicofarmacológicos que indicaba un mayor riesgo de conducta suicida en aquellos niños que tomaban antidepresivos en ese momento, basándose en el análisis de los pensamientos y conductas suicidas comunicados por los niños y adolescentes con depresión que participaron en ensayos clínicos aleatorizados en los que se evaluó la eficacia de nueve antidepresivos distintos. Aunque no se comunicaron suicidios, la incidencia de pensamientos y conductas suicidas era del 2% en los pacientes que recibían placebo, frente al 4% de los que recibían medicación antidepresiva. La FDA, de acuerdo con la recomendación de sus comités asesores, estableció una advertencia en los prospectos de todos los medicamentos antidepresivos que indicaba el mayor riesgo de pensamientos y conductas suicidas en niños y adolescentes tratados con antidepresivos, y la necesidad de un control riguroso de estos síntomas. No obstante, los distintos análisis realizados desde 2004 concluyen que los datos no indican un aumento significativo del riesgo de suicidio o de tentativas de suicidio importantes tras el inicio del tratamiento con fármacos antidepresivos.

Duración del tratamiento.   Según los datos longitudinales disponibles y la historia natural de la depresión mayor en niños y adolescentes, actualmente se recomienda mantener el tratamiento antidepresivo durante 1 año en niños que muestran una buena respuesta y, a continuación, interrumpirlo en un momento en que el estrés sea relativamente bajo para un período libre de medicación.

Estrategias de tratamiento farmacológico para la depresión resistente. Según las recomendaciones farmacológicas actuales, de acuerdo con el panel de consenso de expertos que desarrolló el estudio TMAP, así como el estudio TORDIA, en el tratamiento de niños o adolescentes que no responden a un ISRS hay que cambiar a otro ISRS. Cuando el niño no responde al segundo ISRS, las opciones razonables incluyen la combinación de antidepresivos, el uso de estrategias de potenciación y el de antidepresivos de otro grupo.

Terapia electroconvulsiva

Se utiliza excepcionalmente en los adolescentes, aunque se han publicado informes de casos sobre su eficacia en adolescentes con depresión y manía. Actualmente, los informes de casos sugieren que puede ser relativamente segura y útil en el tratamiento de adolescentes con trastornos afectivos graves resistentes al tratamiento, sobre todo cuando se asocian a rasgos psicóticos, síntomas catatónicos o riesgo suicida persistente.

EPIDEMIOLOGÍA

Entre la población general, los trastornos depresivos aumentan con la edad. Los trastornos del estado de ánimo en preescolares se han calculado en aproximadamente un 0,3 % en muestras comunitarias y un 0,9 % en la población clínica. En los niños en edad escolar, la prevalencia de la depresión mayor es del 2 % al 3 %. En muestras de niños remitidos a consulta, la depresión tiene una incidencia parecida en ambos sexos, aunque algunos estudios indican que la tasa es algo mayor en los chicos. Entre los adolescentes, la prevalencia de la depresión mayor oscila entre el 4 % y el 8 %, y es dos a tres veces más probable en chicas que en chicos. Hacia los 18 años, la incidencia acumulada de depresión mayor es del 20 %. En los niños con antecedentes familiares de depresión mayor en un familiar de primer grado es tres veces más probable la aparición del trastorno que en aquellos sin antecedentes familiares de trastornos afectivos. La prevalencia de trastorno depresivo en niños oscila entre el 0,6 % y el 4,6 %, y en la adolescencia aumenta en un porcentaje que oscila entre el 1,6 % y el 8 %. En los niños y adolescentes con trastorno depresivo persistente es mayor la probabilidad de presentar trastorno depresivo mayor en algún momento después de 1 año de trastorno depresivo persistente. La incidencia de depresión mayor sobre un diagnóstico de trastorno depresivo persistente (depresión doble) de 6 meses de duración se calcula en aproximadamente un 9,9 %.

Entre los niños y los adolescentes hospitalizados, las tasas de trastorno depresivo mayor se han calculado cercanas al 20 % para los niños y al 40 % para los adolescentes.

ETIOLOGÍA

Existen bastantes pruebas de que los trastornos del estado de ánimo en la infancia son básicamente las mismas enfermedades que sufren los adultos, y sus fundamentos neurobiológicos parecen ser una interacción entre la vulnerabilidad genética y factores estresantes ambientales. La etiología de los trastornos depresivos se comenta en el capítulo 7.

SUICIDIO

En Estados Unidos, el suicidio es la tercera causa de muerte entre los adolescentes, solo superada por los accidentes y los homicidios. En todos los países del mundo, el suicidio es excepcional entre los niños que no han llegado a la pubertad. En los últimos 15 años, las tasas de suicidio consumado y de ideación suicida en adolescentes han disminuido, y esta reducción ha coincidido con el aumento de prescripciones de ISRS a adolescentes con trastornos del estado de ánimo o de la conducta.

Ideación y tentativas suicidas

La ideación, los gestos y los intentos suicidas se asocian a menudo, pero no siempre, con trastornos depresivos. Los informes indican que hasta la mitad de los individuos que se suicidan expresan sus intenciones a un amigo o a un pariente en las 24 h previas a la puesta en práctica de la conducta suicida.

La ideación suicida se presenta en todas las edades y es más probable en niños y adolescentes con trastornos del estado de ánimo graves. En Estados Unidos se hospitaliza a más de 12 000 niños y adolescentes cada año por amenazas o intentos de suicidio; sin embargo, el suicidio consumado es excepcional en niños menores de 12 años. Los niños pequeños tienen poca capacidad para diseñar y llevar a cabo un plan suicida realista. La inmadurez cognitiva parece desempeñar un papel protector en la prevención, incluso cuando los niños desean morir mediante un suicidio. La consumación se da con una frecuencia aproximadamente cinco veces superior en los adolescentes varones que en las chicas, aunque la tasa de intentos es al menos tres veces mayor entre las adolescentes que entre los chicos. La ideación suicida no es un fenómeno estático, sino que puede aparecer y desaparecer a lo largo del tiempo. La decisión de poner en práctica una conducta suicida puede ser impulsiva, sin gran previsión, o constituir la culminación de rumiaciones prolongadas.

En el método utilizado para el intento de suicidio influye la morbilidad y la tasa de consumación, independientemente del convencimiento de querer morir en el momento del intento. Los métodos más utilizados en el suicidio consumado de niños y adolescentes son, en primer lugar, las armas de fuego, que suponen dos tercios de los casos de suicidio en varones y casi la mitad en mujeres. El segundo método más habitual en adolescentes varones es el ahorcamiento (cerca del 25 % de los casos); de las mujeres adolescentes, alrededor del 25 % se suicidan con la ingestión de sustancias tóxicas. El envenenamiento por monóxido de carbono es el tercer método más utilizado por los adolescentes varones, pero supone menos del 10 % de los casos; el suicidio por ahorcamiento o por envenenamiento por monóxido de carbono tiene en las chicas la misma frecuencia, un 10 %. Los factores de riesgo adicionales incluyen antecedentes familiares de conductas suicidas, exposición a violencia familiar, impulsividad, abuso de sustancias y disponibilidad de métodos letales. En un estudio reciente con alumnos de 100 institutos distintos sobre diferencias de género en la conducta suicida no consumada entre adolescentes se constataron pensamientos suicidas importantes en un 19,8 % y tentativa de suicidio en un 10,8 % de las chicas. En el 9,3 % de los chicos se confirmaban antecedentes de pensamientos suicidas y en el 4,9 % una tentativa de suicidio. En este estudio, las chicas mostraban indicios de un mayor nivel de problemas de ansiedad y del estado de ánimo, mientras que en los chicos era ligeramente superior el nivel de problemas conductuales disruptivos. Las chicas informaron de un mayor nivel de depresión, ansiedad, síntomas somáticos y problemas emocionales y conductuales que los chicos. En adolescentes jóvenes, aunque no se cumplan todos los criterios de un trastorno psiquiátrico, las chicas comunican más trastornos psicopatológicos y mayor probabilidad de conductas suicidas no consumadas.

Diagnóstico y cuadro clínico

Las características de los adolescentes que intentan el suicidio y de los que llegan a suicidarse son parecidas, y hasta el 40 % de quienes lo consuman lo había intentado previamente. Es necesario preguntar directamente a los niños y adolescentes sobre pensamientos suicidas, ya que los estudios han demostrado que los padres desconocen con frecuencia que sus hijos tienen tales pensamientos. Los pensamientos suicidas (es decir, cuando los niños hablan de querer hacerse daño) y las amenazas de suicidio (la afirmación de un niño de querer saltar delante de un coche) son más frecuentes que los suicidios consumados.

La mayoría de los adolescentes de mayor edad con conductas suicidas cumplen criterios para el diagnóstico de uno o más trastornos psiquiátricos; los más frecuentes son el trastorno depresivo mayor, el trastorno bipolar y los trastornos psicóticos. Los adolescentes con mayor riesgo son los que combinan los trastornos del estado de ánimo con el consumo de sustancias y antecedentes de conducta agresiva. Los factores precipitantes más comunes en los adolescentes más jóvenes que consuman el suicidio parecen ser las acciones disciplinarias inminentes, antecedentes de conducta impulsiva y acceso a armas de fuego cargadas, en particular en casa. Los adolescentes sin trastornos del estado de ánimo con antecedentes de conductas disruptivas y violentas, agresivas e impulsivas pueden ser propensos al suicidio ante conflictos familiares o con los compañeros. Entre los factores de riesgo suicida se incluyen altos niveles de desesperanza, escasas habilidades para la resolución de problemas y antecedentes de conducta agresiva. Un perfil menos habitual de un adolescente que se suicida es el que muestra características de personalidad con rasgos de perfeccionismo y altos logros personales, que puede haber sentido previamente un fracaso reciente, como la disminución del rendimiento escolar elevado, y se siente humillado por un bajo rendimiento en un examen.

Las observaciones de un estudio sobre salud mental de la OMS revelan que varios trastornos psiquiátricos aumentan el riesgo de ideación suicida a lo largo de la vida. Los jóvenes con trastornos psiquiátricos caracterizados por ansiedad grave y pobre control de los impulsos corren un mayor riesgo paso al acto en presencia de ideación suicida. En los adolescentes vulnerables y con alteraciones psiquiátricas, las tentativas de suicidio pueden representar respuestas impulsivas a factores estresantes recientes. Los precipitantes de la conducta suicida habituales incluyen los conflictos y las discusiones con miembros de la familia y con la pareja. El alcohol y el consumo de otras sustancias pueden predisponer a un adolescente ya vulnerable a la conducta suicida. En otros casos, el adolescente que ha cometido algún hecho reprobable intenta suicidarse para anticipar el castigo, después de haber sido detenido por la policía u otras figuras de autoridad.

Aproximadamente el 40 % de los suicidas juveniles estuvo en tratamiento psiquiátrico previamente, y alrededor de un 40 % intentó suicidarse con anterioridad. Los niños que han perdido a uno de los padres antes de los 13 años tienen un alto riesgo de trastornos del estado de ánimo y de suicidio. Entre los factores precipitantes se encuentran la pérdida de prestigio ante los compañeros, la ruptura amorosa, los problemas escolares, el desempleo, el duelo, la separación y el rechazo. Se conocen casos de concentración de suicidios entre adolescentes que se conocían e iban a la misma escuela. La conducta suicida puede precipitar otros intentos entre el grupo de iguales por medio de la identificación *(suicidios por imitación)*. Algunos estudios han encontrado un aumento de suicidios entre adolescentes después de la emisión de programas de televisión cuyo tema principal era el suicidio de un adolescente.

La tendencia de los jóvenes perturbados a imitar los suicidios con gran repercusión mediática ha recibido el nombre de *síndrome de Werther*, en referencia al protagonista de la obra de Johann Wolfgang von Goethe, *Las tribulaciones del joven Werther.* La novela, en la que el joven héroe se quita la vida, fue prohibida en algunos países europeos después de su publicación hace más de 200 años, debido al gran número de suicidios entre los jóvenes que la habían leído. Algunos, al suicidarse, vestían como Werther o dejaban el libro abierto por el pasaje donde se describía su muerte. En general, aunque la imitación pueda desempeñar un papel importante en el momento elegido para el intento de suicidio de los jóvenes vulnerables, la tasa total de suicidios no parece aumentar cuando se incrementa la exposición de los medios de comunicación. La exposición directa al suicidio de un compañero se asocia con un aumento del riesgo de depresión y TEPT más que con el suicidio.

Tratamiento

El pronóstico de la ideación y la conducta suicida en los adolescentes oscila entre de letalidad relativamente baja y el riesgo grave de consumar el suicidio. Una de las dificultades al tratarlo es la identificación de los niños y adolescentes con ideación suicida y, sobre todo, el tratamiento de los que presentan trastornos psiquiátricos sin tratar, ya que el riesgo de consumar el suicidio aumenta con la edad, así como con el inicio de un trastorno psiquiátrico sin tratar. Los adolescentes que reciben atención médica por intentos de suicidio deben ser evaluados para determinar si es necesario hospitalizarlos. Los pacientes de pediatría que acuden a urgencias con ideación suicida se benefician de esa intervención para asegurar la transferencia del paciente a cuidado ambulatorio cuando la hospitalización ya no es necesaria. Los que se encuadran en grupos de alto riesgo deben ser hospitalizados hasta que desaparezca el riesgo agudo de suicidio. Los adolescentes con riesgo más alto son los que lo han intentado previamente, en especial con métodos letales; los varones de más de 12 años con antecedentes de conducta agresiva o abuso de sustancias; los que han llevado a cabo una tentativa con métodos letales; aquellos con un trastorno depresivo mayor grave caracterizado por retraimiento social, desesperanza y falta de energía, y los que presentan ideación suicida persistente.

Relativamente pocos adolescentes evaluados por conducta suicida en urgencias siguen después un tratamiento psiquiátrico. Los factores que aumentan la probabilidad de una intervención psiquiátrica incluyen iniciar la psicoeducación familiar en la sala de urgencias, diluir el conflicto familiar agudo y concertar el seguimiento ambulatorio durante la visita en urgencias. A menudo, al dar el alta del servicio de urgencias, se ofrecen alternativas si la ideación suicida aparece de nuevo, y se facilita un número de teléfono de ayuda al adolescente y a su familia por si la ideación suicida reaparece.

Son pocos los datos que permitan evaluar la eficacia de diversas intervenciones para reducir la conducta suicida en los adolescentes. La TCC, sola o en combinación con ISRS, se ha mostrado eficaz para tratar la depresión de los adolescentes en el TADS, un amplio estudio multicéntrico; sin embargo, estas intervenciones no muestran una eficacia inmediata, por lo que se han de tomar precauciones de seguridad en situaciones con riesgo elevado. La terapia dialéctico conductual (TCD) es una intervención a largo plazo que puede aplicarse a individuos o a grupos de pacientes y que ha demostrado que reduce la conducta suicida en los adultos, pero todavía tiene que investigarse en adolescentes. Sus componentes incluyen un entrenamiento en conciencia plena *(mindfulness)* para mejorar la autoaceptación, entrenamiento de la asertividad, instrucción para evitar situaciones que pueden desencadenar conductas autodestructivas, y el aumento de la capacidad para tolerar el malestar psicológico. Está plenamente justificada la investigación de esta estrategia con adolescentes.

Dada la disminución de suicidios consumados de adolescentes que se ha observado en la década pasada, cuando ha aumentado notablemente el tratamiento de la depresión con ISRS en esta población, es posible que estos antidepresivos hayan desempeñado un papel en la consecución de ese efecto. En vista de los datos que demuestran un aumento de la tasa de ideación y conducta suicida en los niños y adolescentes deprimidos en los ensayos clínicos aleatorizados con fármacos antidepresivos (lo que ha motivado la inclusión de un aviso en el prospecto sobre el uso de antidepresivos en niños), se debe vigilar de cerca a los jóvenes para detectar un aumento de las tendencias suicidas mientras toman antidepresivos.

Epidemiología

En un estudio llevado a cabo con individuos de entre 9 y 16 años durante un período de 3 meses, se observaron pensamientos suicidas pasivos aproximadamente en un 1 %, la ideación suicida con un plan establecido en un 0,3 %, y tentativa de suicidio en un 0,25 %. En adolescentes de entre 14 y 18 años se observó que la incidencia de ideación suicida en aquel momento era del 2,7%, y la incidencia anual del 4,3%. En esta población de adolescentes, la prevalencia de tentativa de suicidio a lo largo de la vida era del 7,1%, con un mayor índice de conducta suicida en las chicas que en los chicos: el 10,1% frente al 3,8%. La incidencia de suicidio consumado en jóvenes fue mucho menos frecuente en niños y jóvenes de entre 10 y 14 años, con una incidencia ligeramente inferior, de 0,95/100 000 en el caso de las chicas, y del 1,71/100 000 entre los chicos. En adolescentes de mayor edad, de 15 a 19 años, el suicidio consumado fue considerablemente inferior entre las chicas (3,52/100 000) que entre los chicos (12,65/100 000) en Estados Unidos en 2004.

Etiología

Las características universales de los adolescentes que recurren al suicidio son la incapacidad para encontrar soluciones viables a los problemas y la falta de estrategias de afrontamiento para manejar las crisis inmediatas. Así, una visión limitada de las opciones disponibles para afrontar el desacuerdo familiar recurrente, el rechazo o los fracasos contribuyen a la decisión de suicidarse.

Factores genéticos.   La conducta suicida y el suicidio consumado son entre dos y cuatro veces más frecuentes en las personas con un familiar de primer grado con conducta similar. Las pruebas a favor de una contribución genética a la conducta suicida se basan en estudios sobre el riesgo de suicidio familiar y la mayor concordancia de suicidio entre los gemelos monocigóticos que entre los dicigóticos. En estudios recientes se han investigado las posibles contribuciones del alelo corto del polimorfismo de la región del promotor del transportador de la serotonina (5-HTTLPT) en las conductas suicidas, aunque las pruebas obtenidas no han sido firmes. Los estudios actuales pretenden investigar las correlaciones entre la vulnerabilidad genética y las interacciones del entorno y el tiempo como variables múltiples que pueden interactuar para aumentar el riesgo de conducta suicida.

Factores biológicos.   Se ha hallado una relación entre los niveles centrales de serotonina alterados y el suicidio, así como de agresividad impulsiva en niños y adolescentes. Esta relación además se ha demostrado en adultos. Los estudios han documentado una disminución de la densidad de los receptores del transportador de serotonina en la corteza prefrontal, y de los receptores de serotonina en individuos con conductas suicidas. Los estudios necrópsicos en adolescentes que han consumado suicidio muestran las alteraciones más significativas en la corteza prefrontal y el hipocampo, regiones del cerebro que también están asociadas con la regulación de las emociones y la resolución de problemas. En estos estudios se han observado metabolitos de la serotonina alterados, alteración en la unión de 5-HT$_{2A}$ y disminución de la actividad de las protein-cinasa A y C. También se hallaron valores bajos del metabolito de la serotonina ácido 5-hidroxiindolacético (5-HIAA) en el líquido cefalorraquídeo de adultos deprimidos que intentaron suicidarse con métodos violentos. Los metanálisis sugieren una asociación entre el alelo corto S del gen promotor del transportador de la serotonina y la depresión, así como con la conducta suicida, en particular cuando se combina con acontecimientos adversos de la vida.

Factores psicosociales.   Aunque la depresión mayor es el factor de riesgo más significativo para el suicidio, de forma que lo aumenta en un 20%, muchos individuos con depresión grave no se suicidan. Se han asociado con un mayor riesgo de suicidio la sensación de desesperanza, la impulsividad, el consumo recurrente de drogas y antecedentes de conducta agresiva. Un amplio espectro de síntomas psicopatológicos se han asociado con la exposición a hogares violentos y abusivos. Parece que las conductas agresivas, autodestructivas y suicidas se dan con mayor frecuencia en personas que han soportado entornos familiares cró-

nicamente estresantes. El factor de riesgo familiar más significativo para el comportamiento suicida es el maltrato, que incluye el abuso físico y sexual y la negligencia. Estudios comunitarios amplios han proporcionado datos que sugieren que los jóvenes con riesgo suicida incluyen a aquellos que se sienten desconectados, aislados o alienados de sus iguales. La orientación sexual es un factor de riesgo, ya que los jóvenes que se identifican como gays, lesbianas o bisexuales presentan unas tasas de conductas suicidas entre dos y seis veces más altas. Son factores protectores que reducen el riesgo de comportamiento suicida en la juventud mantener una fuerte relación con la escuela y los compañeros incluso en caso de que existan otros factores de riesgo.

▲ 2.10 Trastorno bipolar de inicio temprano

El trastorno bipolar de inicio temprano se ha reconocido en niños como un trastorno raro con una continuidad mayor en su equivalente adulto si aparece en la adolescencia más que en preadolescentes. En la última década ha habido un significativo aumento de diagnósticos de trastorno bipolar I en jóvenes remitidos a clínicas psiquiátricas ambulatorias y en unidades hospitalarias. Los interrogantes surgen con la apreciación del fenotipo de trastorno bipolar en los jóvenes, en particular la irritabilidad constante y las alteraciones del estado de ánimo, y la falta de episodios de estado de ánimo concretos en la mayoría de los preadolescentes que han recibido el diagnóstico. Los síntomas bipolares «atípicos» en los preadolescentes a menudo incluyen desregulación extrema del estado de ánimo, rabietas graves, comportamiento agresivo o explosivo intermitente, y altos niveles de distracción y falta de atención. Esta constelación de alteraciones del estado de ánimo y de la conducta en preadolescentes con diagnóstico de trastorno bipolar no es episódica, aunque puede fluctuar. La alta frecuencia de los síntomas mencionados en combinación con irritabilidad crónica ha conducido a la inclusión de un nuevo trastorno del estado de ánimo en el DSM-5, conocido como *trastorno de desregulación disruptiva del estado de ánimo*, que se comenta en la siguiente sección. Muchos niños con trastornos del estado de ánimo no episódicos a menudo muestran antecedentes de TDAH grave, lo que complica aun más establecer el diagnóstico de trastorno bipolar I. Los estudios en familias con TDAH no han mostrado una tasa mayor de trastorno bipolar I, pero los niños con trastornos bipolares «atípicos» tienen a menudo un funcionamiento gravemente deficiente, son difíciles de manejar en la escuela y en casa, y precisan hospitalización psiquiátrica. Se están llevando a cabo estudios longitudinales de seguimiento en grupos de niños con diagnósticos de trastorno bipolar subumbral y trastorno del estado de ánimo no episódico para determinar cuántos desarrollarán un trastorno bipolar clásico. En un estudio reciente de 140 niños con trastorno bipolar no especificado (con síntomas maníacos evidentes pero subumbrales en los episodios maníacos), el 45% desarrolló trastorno bipolar I o II durante un período de seguimiento de 5 años. En otro estudio, los investigadores siguieron a 84 niños con «desregulación del estado de ánimo grave» que también presentaban al menos tres síntomas maníacos más distracción durante unos 2 años, y solo uno experimentó un episodio hipomaníaco o mixto. A pesar de que la desregulación del estado de ánimo grave en la infancia se ha considerado común en la población general (en un estudio se notificó una prevalencia a lo largo de la vida del 3,3% en jóvenes de entre 9 y 19 años), su relación con un trastorno bipolar futuro sigue siendo dudosa. Un estudio longitudinal basado en la población general que efectuó un seguimiento de niños y adolescentes con irritabilidad no episódica durante un período de 20 años mostró que esos niños corrían un riesgo mayor de desarrollar trastornos depresivos y de ansiedad generalizada que de manifestar trastornos bipolares con el paso del tiempo.

En los adultos y adolescentes mayores con trastorno bipolar que presentan episodios de manía clásicos, el episodio maníaco viene precedido típicamente por un episodio depresivo mayor. Un episodio maníaco clásico en un adolescente, como en el adulto joven, puede aparecer como un cambio claramente diferenciado del estado preexistente, a menudo caracterizado por delirios paranoides y de grandeza y fenómenos alucinatorios. Según el DSM-5, los criterios diagnósticos de un episodio maníaco son los mismos para los niños y los adolescentes que para los adultos (v. cap. 6).

Cuando los episodios maníacos aparecen en la adolescencia, se observa una alta incidencia de manifestaciones psicóticas que incluyen tanto alucinaciones como delirios, que suelen contener ideas de grandeza sobre su poder, su valía o sus relaciones. Los delirios de persecución y la fuga de ideas son habituales. En los episodios maníacos de los adolescentes es habitual encontrar un deterioro importante en la evaluación de la realidad. Los adolescentes que tienen mayor riesgo de pasar de trastorno depresivo mayor a trastorno bipolar I son los que presentan antecedentes familiares de trastorno bipolar tipo I y los que sufren episodios de depresión mayor grave con síntomas psicóticos, hipersomnia y retraso psicomotor.

DIAGNÓSTICO Y CUADRO CLÍNICO

El trastorno bipolar de inicio temprano se caracteriza por una irritabilidad extrema, grave y persistente, y puede incluir estallidos de agresividad y conducta violenta. Entre esos accesos, los niños con un diagnóstico general del síndrome pueden seguir enfadados o disfóricos. Es raro que un preadolescente exhiba pensamientos de grandeza o estado de ánimo eufórico; en su mayoría, los niños con trastorno bipolar de inicio temprano muestran una emoción intensa y un estado de ánimo negativo fluctuante, pero dominante. Los criterios actuales para el diagnóstico de trastorno bipolar en niños y adolescentes del DSM-5 son los mismos que se utilizan en los adultos (v. cap. 6, tablas 6-2 y 6-3). Sin embargo, el cuadro clínico del trastorno bipolar de inicio temprano se ve complicado por la prevalencia de trastornos psiquiátricos comórbidos.

Exploración física y pruebas de laboratorio

Actualmente no existe ningún indicador de laboratorio que ayude a establecer el diagnóstico de trastorno bipolar en niños y adolescentes.

DIAGNÓSTICO DIFERENCIAL

Las entidades clínicas más importantes que deben diferenciarse del trastorno bipolar de inicio temprano son también los trastornos con los que se combina con frecuencia, por ejemplo, el TDAH, el trastorno negativista desafiante, los trastornos de conducta, los de ansiedad y los depresivos.

Aunque el TDAH de la niñez tiende a aparecer antes que la manía, las pruebas actuales obtenidas en estudios de familias respaldan la afirmación de que el TDAH y el trastorno bipolar muestran una gran comorbilidad en niños, y esa concurrencia no se debe a la superposición de síntomas que existe entre ambos trastornos. En un estudio reciente con más de 300 niños y adolescentes visitados en una clínica psicofarmacológica y diagnosticados de TDAH, se observó que casi un tercio de esos niños mostraban también un trastorno bipolar cuando el TDAH era de presentación combinada o predominante hiperactiva/impulsiva, mientras que la coincidencia era mucho menos frecuente (es decir, menos del 10%) cuando el niño presentaba un TDAH de presentación predominante con falta de atención.

COMORBILIDAD

El TDAH es el trastorno comórbido más habitual en los jóvenes con trastorno bipolar de inicio temprano, que se da hasta en el 90% de los preadolescentes y hasta el 50% de los adolescentes con diagnóstico de trastorno bipolar. Una de las principales fuentes de confusión diagnóstica es que ambos trastornos comparten criterios diagnósticos, como la falta de atención, la hiperactividad y la locuacidad. Incluso si se eliminan de la lista de síntomas los que se solapan, un porcentaje significativo de los niños con trastorno bipolar sigue cumpliendo plenamente los criterios de TDAH. Esto implica que en muchos casos están presentes ambos trastornos, con sus manifestaciones distintivas características.

Los niños y los adolescentes con trastorno bipolar presentan unas tasas de trastorno de pánico y otros trastornos de ansiedad más altas de lo esperado. En jóvenes con fenotipo reducido del trastorno bipolar, hasta el 77% habían manifestado trastorno de ansiedad. Se ha observado una prevalencia a lo largo de la vida del trastorno de pánico del 21% en los pacientes con el fenotipo ampliado del trastorno bipolar, frente a una prevalencia del 0,8% en los que no presentan trastornos del estado de ánimo. Los pacientes diagnosticados de trastorno bipolar que manifiestan síntomas de ansiedad comórbidos muestran una mayor tendencia a abusar del alcohol y a mostrar conductas suicidas de adultos. Por otra parte, los niños que muestran el fenotipo ampliado de trastorno bipolar corren un riesgo mayor de desarrollar trastornos de ansiedad y de depresión.

Jeanie es una adolescente de 13 años adoptada que fue hospitalizada después de atacar a su madre adoptiva, a quien causó hematomas en los brazos y piernas por las patadas y puñetazos que le propinó. La chica presentaba un largo historial de berrinches excesivamente fuertes, que incluían un comportamiento agresivo y autolesivo desde antes de ser adoptada a los 3 años. Jeanie siempre había sido una niña irritable y explosiva, de mal genio, que podía estallar a la mínima provocación, incluso cuando las cosas iban a su favor.

Con el tiempo resultó cada vez más difícil de tratar en casa; se negaba a ir al colegio; a diario gritaba y chillaba durante horas, y con frecuencia golpeaba y daba patadas a sus padres adoptivos cuando alcanzó los 10 años. Desde los 11 años y medio hasta casi los 13 se la internó en un centro de tratamiento, donde se le diagnosticó trastorno bipolar y se la trató con litio y citalopram. Un año después del ingreso reaccionaba tan bien que su madre adoptiva decidió que regresara a casa. Sin embargo, tras permanecer varias semanas en casa, la chica empezó a descompensarse, estallando en berrinches diarios, durante los que se volvía agresiva y perdía el control. En varias ocasiones se autolesionó e hirió a sus padres adoptivos. Al llegar al hospital, Jeanie se tranquilizó cuando se la llevó a su habitación del centro, pero su madre adoptiva rechazó la idea de llevársela a casa hasta que no se le hubiera realizado una evaluación psiquiátrica completa y se tomaran nuevas medidas para controlar su peligroso comportamiento. Jeanie fue evaluada por el psiquiatra infantil, y fue ingresada en una unidad hospitalaria pediátrica, donde esperó la asignación de una cama en una unidad hospitalaria psiquiátrica para adolescentes. El psiquiatra llegó a saber que Jeanie había nacido prematuramente de una madre adolescente y había ingresado en múltiples centros de acogida hasta su adopción. Era una niña pequeña que parecía más joven de lo que era, aunque su comportamiento era mandón y pedante. Se desconocían sus antecedentes familiares biológicos y, a pesar de que presentaba al menos un estigma de síndrome alcohólico fetal, su CI se encontraba dentro de la media y tampoco había pruebas que corroboraran esa posibilidad. En la exploración del estado mental que se realizó en el hospital, Jeanie manifestó que todo iba bien, que no estaba deprimida y que no se llevaba bien con los niños de su edad, pero que tenía algunos amigos. Admitió que tenía mal carácter y que no se acordaba de lo que había hecho después de sus estados furiosos. Sus sentimientos eran extraños y parecía que le gustaba tener al psiquiatra como espectador. Negó tener pensamientos suicidas o intentos en el pasado, así como haber sido un peligro para sí misma o sus padres adoptivos. Parecía enfadada cuando se le preguntó sobre los motivos de su internamiento en un centro residencial, y se irritó cuando se le interrogó sobre los de su actual ingreso. Jeanie fue derivada a una unidad hospitalaria psiquiátrica para adolescentes para iniciar un ensayo de un antipsicótico atípico y se reconsideró su regreso a un programa escolar más estructurado, ya fuera en un programa de día o en un centro residencial. El diagnóstico de trastorno bipolar permaneció en duda, pues no cumplía con el fenotipo reducido del trastorno.

EVOLUCIÓN Y PRONÓSTICO

Existen diversas vías en la evolución y el pronóstico de los niños con diagnóstico de trastorno bipolar de inicio temprano. Los que presentan desregulación del estado de ánimo grave a una edad temprana, sin ciclos del estado de ánimo concretos, tienen más probabilidades de desarrollar trastornos depresivos y de ansiedad a medida que maduran. Los jóvenes que en la adolescencia padecen un episodio maníaco reconocible están más expuestos a seguir cumpliendo con los criterios del trastorno bipolar I en la edad adulta. En ambos casos, el deterioro a largo plazo es considerable.

Un estudio longitudinal de 263 niños y adolescentes con trastorno bipolar tratados ambulatoriamente u hospitalizados que se siguieron durante 2 años encontró que aproximadamente el 70 % se recuperaron del episodio que presentaban. La mitad de los pacientes tuvo como mínimo una recurrencia de un trastorno del estado de ánimo durante ese tiempo, que era con más frecuencia un episodio depresivo que una manía. No se observaron diferencias entre las tasas de recuperación de los niños y adolescentes cuyos diagnósticos eran trastorno bipolar I, II o no especificado, pero la duración de la enfermedad antes de la recuperación era mayor en aquellos a quienes se había diagnosticado un trastorno bipolar no especificado, y este grupo presentaba recurrencias menos frecuentes una vez que se habían recuperado. Alrededor del 19 % de los pacientes mostró un cambio de polaridad una vez al año o menos, el 61 % cambió cinco o más veces al año, cerca de la mitad presentó más de 10 ciclos anuales, y aproximadamente un tercio tenía más de 20 ciclos al año. Los predictores del cambio de ciclo más rápido eran una situación socioeconómica baja, la presencia de psicosis a lo largo de su vida y el diagnóstico de trastorno bipolar no especificado. Durante el período de seguimiento, alrededor del 20 % de los pacientes diagnosticados de trastorno bipolar II pasó a tener un trastorno bipolar I, y el 25 % de aquellos con trastorno bipolar no especificado desarrolló un trastorno bipolar I o II en el período de seguimiento.

De forma parecida a la evolución natural del trastorno bipolar en los adultos, los niños presentan una amplia gama de gravedad en los síntomas de los episodios de depresión o manía. El hecho de que la conversión diagnóstica del trastorno bipolar II en trastorno bipolar I fuese más frecuente entre los niños y adolescentes en comparación con los adultos subraya la falta de estabilidad del diagnóstico de trastorno bipolar II entre los jóvenes. Esto también ocurre en la conversión del trastorno bipolar no especificado a otros trastornos bipolares. Cuando el trastorno bipolar aparece al principio de la niñez, las tasas de recuperación son más bajas. Además, la probabilidad de estados mixtos y ciclos rápidos es mayor, así como las tasas de cambio de polaridad, en comparación con quienes desarrollan trastornos bipolares al final de la adolescencia o al principio de la edad adulta.

TRATAMIENTO

Los tratamientos del trastorno bipolar de inicio temprano incorporan intervenciones multimodales que pueden incluir tratamiento farmacológico, psicoeducación, intervenciones psicoterapéuticas con la familia y el niño, e intervenciones en la escuela para optimizar la adaptación y el éxito escolar del menor.

Tratamiento farmacológico

Los antipsicóticos atípicos y los eutimizantes son los fármacos más eficaces estudiados con mayor profundidad en el tratamiento de los trastornos bipolares de inicio temprano. Ocho ensayos aleatorizados y controlados han demostrado la eficacia de los antipsicóticos atípicos en el tratamiento del trastorno bipolar en jóvenes de entre 10 y 17 años. Estos estudios compararon un antipsicótico atípico con placebo o con un eutimizante, o lo añadieron a un eutimizante. Como antipsicóticos atípicos se utilizaron la olanzapina, la quetiapina, la risperidona, el aripiprazol y la ziprasidona. Los estudios sobre los cinco antipsicóticos revelaron una eficacia significativa en el tratamiento de estados maníacos o bipolares mixtos de inicio temprano. Un estudio aleatorizado reciente que comparaba el valproato con la quetiapina indicó que ambos eran eficaces, pero la quetiapina actuaba con mayor rapidez. En otro ensayo que comparaba la risperidona con el valproato sódico en el tratamiento del trastorno bipolar en los jóvenes, la risperidona mostró una mejoría más rápida y una reducción final mayor de los síntomas maníacos que el valproato sódico.

Los eutimizantes se han utilizado en ensayos abiertos y, de manera anecdótica, en enfermedades bipolares de inicio temprano, pero se han obtenido pruebas escasas sobre su eficacia. En los ensayos en que se ha utilizado litio y valproato sódico para el tratamiento del trastorno bipolar de inicio temprano, las respuestas han sido menos contundentes en comparación con los resultados de los antipsicóticos atípicos. Los estudios controlados han aportado datos que sugieren que el litio es eficaz para manejar los trastornos de conducta y la agresividad. A pesar de que se ha aprobado la administración del litio para la manía en adolescentes, es necesario llevar a cabo más estudios para saber si es eficaz en las formas más clásicas de la manía en ese grupo de edad. Los ensayos colaborativos sobre el litio (*Collaborative Lithium Trials,* CoLT) establecieron una serie de protocolos para determinar la seguridad y la posible eficacia del fármaco en la juventud, y desarrollar estudios para proporcionar la dosis de litio en jóvenes según la evidencia. Un grupo de investigadores ha estudiado recientemente la farmacocinética de la primera dosis de carbonato de litio en los jóvenes, y ha descubierto que la eliminación y el volumen se correlacionan con el peso corporal total y, en particular, con la masa magra. La diferencia en el tamaño corporal fue coherente con la farmacocinética del metabolismo del litio en niños y adultos. Un estudio abierto con lamotrigina para el tratamiento de la depresión bipolar en jóvenes respalda de forma preliminar su uso en niños y adolescentes.

Las pruebas actuales indican que los antipsicóticos atípicos proporcionan una respuesta más rápida y un mayor efecto que los eutimizantes en el tratamiento del trastorno bipolar de inicio temprano. No obstante, dada la gravedad y el deterioro del trastorno bipolar en los jóvenes, puede ser necesario valorar si se añade otro fármaco cuando solo se ha logrado una recuperación parcial.

Tratamiento psicosocial

Las intervenciones psicosociales en la enfermedad bipolar de inicio temprano incluyen un tratamiento centrado en la familia, que consiste en varias sesiones psicoeducativas que se centran en los factores estresantes actuales y un plan de gestión del estado de ánimo, y varias sesiones de entrenamiento en aumento de la comunicación y de las capacidades de resolución de problemas. El uso de este tipo de intervención en jóvenes diagnosticados de trastorno bipolar o en riesgo de padecerlo por su historia familiar o condiciones subumbrales ha demostrado su valor. El tratamiento psicoeducativo coadyuvante centrado en la familia modificado para niños y adolescentes ha demostrado reducir las tasas de recaída. Los niños y adolescentes tratados con eutimizantes e intervenciones psicosociales mostraron una mejora de los síntomas depresivos, los síntomas de manía y el trastorno de conducta durante 1 año.

Un ensayo de un año de duración con un tratamiento modificado centrado en la familia para jóvenes de alto riesgo con trastorno bipolar mostró mejoras significativas en la alteración del estado de ánimo, sobre todo en los estados depresivos y la hipomanía, y mejoras en el funcionamiento psicosocial. El tratamiento centrado en la familia para jóvenes de alto riesgo es una intervención prometedora que merece mayor investigación como seguimiento longitudinal para determinar la evolución de los jóvenes en riesgo de desarrollar un trastorno bipolar.

EPIDEMIOLOGÍA

La prevalencia del trastorno bipolar entre los jóvenes varía según el grupo de edad estudiado y la manera de aplicar los criterios diagnósticos: si es restrictiva (limitada a episodios del estado de ánimo concretos) o más amplia (con estados de ánimo y del comportamiento no episódicos). En los niños de menor edad, el trastorno bipolar resulta extremadamente inusual; por ejemplo, no se identificó ningún caso de trastorno bipolar I en el Great Smokey Mountain Study, llevado a cabo en niños de entre 9 y 13 años. Sin embargo, la desregulación del estado de ánimo grave, con frecuencia una característica prominente en preadolescentes diagnosticados de trastorno bipolar, se observó en el 3,3 % de una muestra epidemiológica. Entre los adolescentes, el trastorno bipolar resulta más frecuente, pues se observó en el 0,06 % a 0,1 % de la población general de 16 años en estudios que utilizaban una definición restrictiva del trastorno bipolar I. La prevalencia de los síntomas subumbrales de la enfermedad bipolar fue del 5,7 % en un estudio, y como mínimo del 10 % en otro. Los estudios de seguimiento hasta la edad adulta revelaron que los síntomas maníacos subumbrales fueron pronósticos de niveles elevados de alteración con progresión hacia trastornos de depresión y ansiedad, pero no hacia trastornos bipolares I o II.

En los últimos 15 años, el uso del diagnóstico del trastorno bipolar en los jóvenes ha aumentado considerablemente en entornos psiquiátricos tanto hospitalarios como ambulatorios. Según una encuesta reciente, el diagnóstico de trastorno bipolar en jóvenes tratados en consultas externas se multiplicó por 40 entre mediados de la década de 1990 y la de 2000. Es más, entre los años 2000 y 2006, el porcentaje de jóvenes hospitalizados con un diagnóstico principal de trastorno bipolar casi se duplicó.

ETIOLOGÍA

Factores genéticos

Se han notificado tasas elevadas de trastorno bipolar en familiares de fenotipo reducido del trastorno bipolar de inicio temprano en comparación con el de inicio en adultos jóvenes. Las elevadas tasas de TDAH comórbido en niños con trastorno bipolar de inicio temprano han planteado interrogantes acerca de la transmisión conjunta de ambos trastornos en una familia. Sin embargo, no se ha observado que los familiares de los niños con fenotipo ampliado del trastorno bipolar, es decir, con desregulación del estado de ánimo grave sin episodios maníacos, presenten tasas más elevadas de trastorno bipolar, lo que indica que los fenotipos reducidos y ampliados del trastorno bipolar pueden ser entidades diferenciadas y separadas. Cerca del 25 % de la descendencia adolescente de familias con probandos con trastorno bipolar experimentaron un trastorno del estado de ánimo hacia los 17 años de edad, en comparación con el 4 % del grupo de control, en el que aproximadamente un 8 % presentó trastorno bipolar I, II o no especificado. El mayor riesgo para la descendencia, por lo tanto, es para el trastorno depresivo mayor. En un estudio longitudinal no se observó aumento de los trastornos disruptivos de la conducta en los descendientes de familias con un probando bipolar, en comparación con los controles. La combinación de TDAH y trastorno bipolar no es tan frecuente en los familiares de niños que solo presentan TDAH comparado con los familiares de primer grado de niños con ambos trastornos.

A pesar de que el trastorno bipolar parece tener un componente hereditario importante, no se conoce el modo de herencia. Varios grupos de investigación han llegado a la conclusión de que el trastorno bipolar de inicio temprano es un tipo más grave, caracterizado por más episodios mixtos, mayor comorbilidad psiquiátrica, más síntomas psicóticos a lo largo de la vida, respuesta más deficiente al tratamiento profiláctico con litio y mayor heredabilidad. El estudio europeo conjunto (con la participación de Francia, Alemania, Irlanda, Escocia, Suiza, Inglaterra y Eslovenia) sobre el trastorno bipolar de inicio temprano realizó un análisis de ligamiento del genoma completo del trastorno bipolar de inicio temprano reducido y ampliado. Las conclusiones apuntaron a que, o bien un factor genético localizado en la región 2q14 está específicamente vinculado a la etiología del trastorno bipolar de inicio temprano, o bien un gen en esta región ejerce influencia como modificador de otros genes sobre el desarrollo del trastorno bipolar en este grupo de edad. Otras regiones de ligamiento halladas durante esta colaboración no indicaron la existencia de regiones genómicas específicas pertenecientes únicamente al grupo de inicio temprano del trastorno bipolar, lo que apunta a que pueden existir factores genéticos comunes entre el trastorno bipolar de inicio temprano y el de inicio en la edad adulta. Esto coincide con el aumento de la incidencia del trastorno bipolar de inicio en la edad adulta en hermanos de pacientes con trastorno bipolar de inicio temprano. Es necesario llevar a cabo más estudios sobre el genoma completo para dilucidar la etiología genética del trastorno bipolar de inicio temprano.

Factores neurobiológicos

Los datos convergentes sugieren que el trastorno bipolar de inicio temprano está relacionado con alteraciones cerebrales estructurales y funcionales en las regiones cortical prefrontal y subcortical asociadas al procesamiento y la regulación de los estímulos emocionales. Los estudios de resonancia magnética estructural (RMe) sugieren que las alteraciones en el desarrollo de la sustancia blanca y una disminución del volumen amigdalino son más frecuentes en esta población que en la población general.

Los estudios de RMf son importantes porque identifican alteraciones en la función cerebral en poblaciones vulnerables (como los jóvenes que ya presentan trastorno bipolar de inicio temprano). Sirven para detectar cambios funcionales hacia la normalización en la función cerebral después de varios tratamientos, y pueden identificar factores predictivos neuronales de respuesta óptima a los tratamientos. Un reciente estudio de RMf de pacientes pediátricos bipolares documentó la actividad cerebral previa al tratamiento y los efectos posteriores en un ensayo que comparaba el uso de la risperidona con el del valproato sódico. El estudio, doble ciego, incluyó a 24 pacientes maníacos sin medicación, con una media de edad de 13 años, asignados de forma aleatoria a recibir risperidona o valproato sódico, y 14 individuos de control sanos examinados durante un período de 6 semanas. El grupo de pacientes mostró antes del tratamiento un aumento de la actividad amigdalina, que estaba controlada de manera deficiente por las cortezas prefrontales ventrolateral superior y dorsolateral, que, según se cree, ejercen su influencia sobre la amígdala para controlar la regulación y el procesamiento emocionales, en comparación con los controles sanos. El aumento de la actividad amigdalina en el inicio pronosticó una respuesta más deficiente al tratamiento con risperidona y valproato sódico en el grupo de pacientes. Mientras se les practicaba una RMf, se encomendó a los pacientes una tarea de emparejamiento de palabras afectivas y colores consistente en relacionar palabras positivas (felicidad, logro, éxito), negativas (decepción, depresión o rechazo) o neutras con círculos de uno o dos colores mostrados en una pantalla. Una mayor actividad en la amígdala derecha antes del tratamiento durante una tarea con palabras positivas y negativas en el grupo de risperidona y una mayor actividad de la amígdala izquierda antes del tratamiento con una tarea con palabras positivas en el grupo de valproato sódico pronosticaron una respuesta deficiente en la Escala de valoración de la manía de Young (*Young Mania Rating Scale,* YMRS). Se ha formulado la hipótesis de que el aumento de la actividad amigdalina en pacientes bipolares de inicio temprano puede ser un biomarcador que prediga resistencia o respuesta deficiente a los tratamientos con risperidona y valproato sódico.

Estudios neuropsicológicos

En el trastorno bipolar de inicio temprano son comunes los déficits en la memoria verbal, la velocidad de procesamiento, la función ejecutiva, la memoria de trabajo y la atención. Los datos sugieren que en las tareas de memoria a corto plazo, velocidad de procesamiento y atención, los niños y los adolescentes con trastorno bipolar y TDAH comórbidos muestran mayores alteraciones que los que no tienen TDAH. Otros estudios han encontrado que los niños y los adolescentes con trastorno bipolar cometen más errores de reconocimiento de las emociones que los controles. Califican con más frecuencia las caras como «enfadadas» cuando se les presentan rostros de adultos, mientras que ese error no se produce cuando se les muestran caras de niños. La mala percepción de la expresión facial también se ha observado en estudios de adultos con trastorno bipolar.

▲ 2.11 Trastorno de desregulación disruptiva del estado de ánimo

El trastorno de desregulación disruptiva del estado de ánimo, de nueva inclusión en el DSM-5, se caracteriza por la presencia de arrebatos de cólera, inapropiados para la edad, al menos tres veces por semana, junto con un estado de ánimo de irritabilidad o ira persistentes entre dichos episodios. Para que se cumplan los criterios diagnósticos, los síntomas tienen que durar por lo menos 1 año, y su comienzo debe estar presente hacia los 10 años de edad. Estos niños suelen haber recibido el diagnóstico de trastorno bipolar, o una combinación de trastorno negativista desafiante, TDAH y trastorno explosivo intermitente. No obstante, datos longitudinales recientes indican que estos niños no muestran un

trastorno bipolar clásico en la adolescencia tardía o a comienzos de la edad adulta, sino que los jóvenes con irritabilidad crónica y desregulación grave del estado de ánimo corren un mayor riesgo de presentar trastornos depresivos unipolares y de ansiedad. Algunos expertos incluyen la hiperactividad como síntoma, pero el DSM-5 no.

DIAGNÓSTICO Y CUADRO CLÍNICO

Los criterios diagnósticos del DSM-5 para el trastorno de desregulación disruptiva del estado de ánimo requieren arrebatos que sean totalmente desproporcionados con la situación. Estos arrebatos de cólera se acompañan de rabia verbal y/o agresividad física hacia las personas o las propiedades, y son inapropiados para el nivel de desarrollo del niño. Los arrebatos de cólera tienen lugar, de promedio, tres o más veces por semana, con variaciones en el estado de ánimo entre ellos. Los síntomas tienen que aparecer antes de los 10 años, durar por lo menos 12 meses y observarse en por lo menos dos contextos (p. ej., en casa y en el colegio). El diagnóstico no se establece por primera vez antes de los 6 años ni después de los 18 años. El estado de ánimo del niño entre los distintos arrebatos de cólera es de irritabilidad e ira permanentes, y es observable por otras personas, como los padres, los profesores o los compañeros. Un diagnóstico de trastorno bipolar tendría prioridad sobre este, y los síntomas no pueden ocurrir solo durante un episodio depresivo mayor. En la tabla 2-27 se comparan los abordajes de diagnóstico.

Daniel, un chico de 12 años que cursaba 7.º grado, acudió al pediatra acompañado de su madre, que estaba exasperada por sus ataques de ira y rabietas inapropiadas. Daniel estaba tirado en el suelo de la sala de espera, golpeaba las manos contra el suelo y mientras lloraba gritaba a su madre que le sacara de allí. Su madre tenía las piernas moradas por sus patadas y se la veía estresada. Se dirigió al consultorio del pediatra mientras dejaba a Daniel en el suelo de la sala de espera y cuando entró rompió a llorar: «Ya no puedo con él». Explicó los problemas que tenía con Daniel desde hacía 2 años: las pataletas eran recurrentes y tenían lugar de 4 a 5 veces por semana. «Sus rabietas son como las de un niño de 6 años, y aunque no tenga una pataleta está casi siempre enfadado e irritable». Explicó que Daniel había perdido a todos sus amigos por su

Tabla 2-27
Trastorno de desregulación disruptiva del estado de ánimo

	DSM-5	CIE-10
Nombre del diagnóstico	Trastorno de desregulación disruptiva del estado de ánimo	Trastornos emocionales y del comportamiento no especificados que suelen aparecer en la niñez y la adolescencia
Duración	Arrebatos que ocurren ≥ 3/semanas Ocurre por ≥ 12 meses No más de 3 meses durante el tiempo que no se cumplen los criterios Inicio entre los 6 y 10 años de edad	
Síntomas	• Arrebatos inapropiados recurrentes (verbales/físicos) • Inadecuado para el desarrollo • Irritable/enojado la mayoría de los días entre los arrebatos • Irritable/molesto la mayoría de los días	
Número requerido de síntomas	Todos los anteriores	

Exclusiones (no resultado de):	• Otro trastorno mental
	• Uso de sustancias
	• Otro trastorno neurológico
	No puede coexistir con:
	  • Trastorno oposicionista desafiante
	  • Trastorno explosivo intermitente
	  • Trastorno bipolar	

poca capacidad de aguante y sus frecuentes arrebatos físicos y verbales. Casi siempre estaba irritable, incluso el día de su cumpleaños. La madre de Daniel se preguntaba si tenía algún problema físico, pero la exploración física y las pruebas analíticas sistemáticas no revelaron anomalía alguna. Las rabietas de Daniel habían disminuido un poco el verano anterior durante los 2 meses de vacaciones; aunque tan pronto como reanudó el colegio, la irritabilidad reapareció. Tras una entrevista con Daniel, el pediatra determinó que no había peligro inminente de suicidio, aunque era necesaria una intervención psicoterapéutica de urgencia. Se remitió a Daniel a un psicólogo clínico para que recibiera TCC, y a un psiquiatra especializado en niños y adolescentes para someterlo a una evaluación farmacológica. Daniel se resistió a la psicoterapia, pero tras varias sesiones los padres de Daniel se sintieron esperanzados como no se sentían desde hacía mucho tiempo, y se dieron cuenta de que no «todo era culpa suya». Daniel estuvo de acuerdo en someterse a un ensayo con fluoxetina, cuya dosis se estableció en 30 mg durante varias semanas, y después de un mes quedó claro que la irritabilidad había disminuido considerablemente. Daniel seguía teniendo problemas con sus compañeros y persistían una o dos rabietas por semana; no obstante, estas eran cada vez menos prolongadas y menos intensas. A Daniel se le veía feliz cuando algún compañero le invitaba a su fiesta de cumpleaños, durante la que era capaz de interactuar satisfactoriamente y sin ningún conflicto con sus compañeros. Daniel sigue con la TCC y sigue tomando 40 mg/día de fluoxetina. Todavía se habla de él como de un chico «temperamental», pero en el colegio le va bien, ha reavivado varias amistades y es capaz de participar en los encuentros familiares sabiendo controlarse.

DIAGNÓSTICO DIFERENCIAL

Trastorno bipolar

El trastorno de desregulación disruptiva del estado de ánimo se parece mucho al «fenotipo amplio» del trastorno bipolar. Aunque no es episódico, algunos clínicos e investigadores creen que los síntomas crónicos y persistentes de la alteración del estado de ánimo y la irritabilidad pueden ser un cuadro clínico precoz del trastorno bipolar. No obstante, la desregulación disruptiva del estado de ánimo no cumple criterios diagnósticos formales para la manía del trastorno bipolar, porque la irritabilidad en el trastorno de desregulación disruptiva del estado de ánimo es crónica, no episódica.

Trastorno negativista desafiante

El trastorno de desregulación disruptiva del estado de ánimo se parece al trastorno negativista desafiante en que ambos incluyen irritabilidad, arrebatos de cólera y enfados. El trastorno negativista desafiante incluye síntomas de enfado y desafío que no aparecen en el trastorno de desregulación disruptiva del estado de ánimo, y este requiere que los episodios de irritabilidad aparezcan en al menos dos contextos, mientras que en el trastorno negativista desafiante solo es necesario que aparezcan en uno.

COMORBILIDAD

El trastorno de desregulación disruptiva del estado de ánimo a menudo aparece junto con otros trastornos psiquiátricos. La comorbilidad más frecuente se da con el TDAH (94 %), el trastorno negativista desafiante (84 %), los trastornos de ansiedad (47 %) y el trastorno depresivo mayor (20 %). Un tema de investigación clínica es la relación entre la desregulación grave del estado de ánimo y el trastorno de desregulación disruptiva del estado de ánimo con respecto al trastorno bipolar. Los jóvenes con desregulación grave del estado de ánimo y con síntomas de hiperactivación constituyen un «fenotipo amplio» del trastorno bipolar pediátrico, aunque la expresión «desregulación grave del estado de ánimo» fue utilizada por los investigadores para referirse a estos jóvenes

porque no queda del todo claro si cumplirán criterios para un trastorno bipolar. El trastorno de desregulación disruptiva del estado de ánimo se considera un trastorno no episódico y puede coexistir con el TDAH. No obstante, las pruebas actuales no respaldan su continuidad con un trastorno bipolar emergente.

EVOLUCIÓN Y PRONÓSTICO

El trastorno de desregulación disruptiva del estado de ánimo es crónico. Los estudios longitudinales realizados hasta ahora han mostrado que los pacientes con este trastorno en la infancia corren un mayor riesgo de presentar con el tiempo un trastorno depresivo mayor, distimia y trastornos de ansiedad.

TRATAMIENTO

El tratamiento actual de la desregulación disruptiva del estado de ánimo se basa en intervenciones sintomáticas, puesto que su etiología todavía no está muy clara. Si se confirma que su fisiopatología es similar a la de la depresión unipolar y los trastornos de ansiedad y que a menudo es comórbido con el TDAH, es probable que los ISRS y los estimulantes sean los fármacos de elección. Sin embargo, si la fisiopatología del trastorno se parece a la del trastorno bipolar, los tratamientos de primera elección serán los antipsicóticos atípicos y los eutimizantes. Hay pocos estudios terapéuticos sobre el trastorno de desregulación disruptiva del estado de ánimo en la literatura médica actual. En un ensayo controlado realizado con jóvenes con síntomas de desregulación grave del estado de ánimo y TDAH que no respondieron a los estimulantes, sí lo hicieron al valproato sódico combinado con terapia conductual, en comparación con placebo y terapia conductual. Se están llevando a cabo estudios terapéuticos con jóvenes que muestran síntomas de desregulación grave del estado de ánimo en los que se compara el uso de un ISRS junto con un estimulante y el de un estimulante con un placebo.

Es probable que intervenciones psicosociales como la TCC es probable que constituyan un elemento fundamental del tratamiento en jóvenes con trastorno de desregulación disruptiva del estado de ánimo, y las intervenciones psicosociales dirigidas a niños con diagnóstico de trastorno bipolar pueden ser beneficiosas.

EPIDEMIOLOGÍA

La mayoría de los datos epidemiológicos aplicados al trastorno de desregulación disruptiva del estado de ánimo se han obtenido de niños y adolescentes con desregulación grave del estado de ánimo, que incluye síntomas de hiperactivación. Puesto que ambos trastornos solo difieren en la presencia o ausencia de síntomas de hiperactivación, los datos epidemiológicos de los estudios sobre el trastorno de desregulación grave del estado de ánimo pueden ser útiles para el trastorno de desregulación disruptiva del estado de ánimo. La desregulación grave del estado de ánimo tiene una prevalencia a lo largo de la vida del 3 % en niños de 9 a 19 años, y es mayor en hombres (78 %) que en mujeres (22 %). La edad de inicio promedio se sitúa entre los 5 y los 11 años.

▲ 2.12 Conductas disruptivas en la infancia

Las conductas disruptivas, y en especial los patrones oposicionistas y las conductas agresivas se encuentran entre las causas más frecuentes por las que se deriva a un niño o a un adolescente para evaluación psiquiátrica. Las demostraciones de conductas impulsivas o negativistas son parte del desarrollo normal de un niño pequeño; muchos jóvenes que siguen exhibiendo patrones exagerados en la niñez encontrarán otras formas de expresión a medida que maduren, y ya no mostrarán esas conductas de adolescentes o adultos. Existe un consenso generalizado sobre que los patrones estables de comportamiento negativista desafiante se originan por la convergencia de numerosos factores contribuyentes de tipo biológico, temperamental, aprendido y psicológico. Los factores de riesgo para el desarrollo de conducta agresiva en jóvenes son el maltrato en la infancia, como abuso físico o sexual, la negligencia, el abuso emocional y la crianza manifiestamente severa y punitiva.

TRASTORNO NEGATIVISTA DESAFIANTE

El trastorno negativista desafiante se caracteriza por un patrón duradero de conducta negativista, desobediente y hostil dirigida hacia las figuras de autoridad, y por la incapacidad de aceptar la responsabilidad de los errores, por lo que se echa la culpa a los demás. Estos niños suelen discutir con los adultos y se molestan con facilidad con los demás, lo que les produce un estado de enojo y resentimiento. Pueden tener problemas en clase y en las relaciones con sus compañeros, pero por lo general no recurren a la agresión física ni a una conducta significativamente destructiva.

Por su parte, los niños con trastorno de conducta (antes conocido como trastorno disocial) cometen actos de agresión graves de manera repetida, que pueden provocar daños físicos a los demás e incluso a ellos mismos, y a menudo violan los derechos ajenos.

En el trastorno negativista desafiante, los arrebatos de cólera del niño, su negativa activa a cumplir las normas y los comportamientos molestos superan las expectativas de estas conductas para los niños de su misma edad. El trastorno consiste en un patrón duradero de comportamiento negativista, hostil y desafiante, sin que se produzcan transgresiones graves de las normas sociales o de los derechos de los demás.

Diagnóstico y cuadro clínico

Los niños con trastorno negativista desafiante suelen discutir con los adultos, pierden los estribos y están enfadados y resentidos, además de molestarse fácilmente con los demás en un nivel y con una frecuencia que superan las esperadas por su edad y nivel de desarrollo. Con frecuencia, los jóvenes con este trastorno desafían activamente las peticiones o las normas de los adultos, y molestan a otras personas deliberadamente. Tienden a echar la culpa a los demás de sus propios errores o malos comportamientos más a menudo de lo que sería apropiado por su edad de desarrollo. En el hogar se producen prácticamente siempre las manifestaciones clínicas del trastorno, pero pueden no estar presentes en el colegio o ante otros adultos o niños de la misma edad. En algunos casos, el niño tiene síntomas fuera del hogar desde el principio; en otros, comienza en casa y luego avanza. Lo más típico es que los síntomas sean más evidentes en las interacciones con adultos o compañeros que el niño conoce bien, por lo que es probable que al explorar clínicamente a un niño con este trastorno se evidencien pocos o ningún signo de él. Aunque estos niños pueden ser conscientes de que otros desaprueban su comportamiento, pueden incluso justificarlo como una respuesta a circunstancias injustas o poco razonables. El trastorno parece producir más malestar en las personas que rodean al niño que en él. En la tabla 2-28 se comparan los abordajes diagnósticos del trastorno negativista desafiante.

El DSM-5 ha dividido el trastorno negativista desafiante en tres tipos: estado de ánimo colérico/irritable, conducta discutidora/desafiante y vengativo. Un niño puede cumplir los criterios diagnósticos con un patrón de 6 meses de por lo menos 4 síntomas de los tres tipos mencionados. Los niños coléricos e irritables con trastorno negativista desafiante a menudo pierden el control, se enfadan con facilidad y se muestran irritables la mayor parte del tiempo. Los niños con conducta discutidora/desafiante discuten con figuras de autoridad y adultos, como pueden ser los padres, los profesores y otros familiares; se niegan activamente a cumplir lo que se les pide, se saltan las normas de forma deliberada y provocan intencionadamente a los demás para que se enfaden. A menudo no se responsabilizan de sus actos y con frecuencia culpan a los demás de su mala conducta. Los niños con trastorno negativista desafiante de tipo vengativo son maliciosos, y han manifestado actos vengativos o malintencionados por lo menos dos veces durante un período de 6 meses para cumplir los criterios diagnósticos.

El trastorno negativista desafiante crónico casi siempre interfiere con las relaciones interpersonales y el rendimiento escolar. A menudo, estos niños son rechazados por los compañeros y se aíslan y se vuelven solitarios. A pesar de tener una inteligencia adecuada, su rendimiento escolar es malo o suspenden, debido a su falta de cooperación, baja

Tabla 2-28
Trastorno negativista desafiante

	DSM-5	CIE-10
Nombre del diagnóstico	Trastorno negativista desafiante	Trastorno negativista desafiante
Duración	≥ 6 meses Para menores de 5 años: ocurre la mayoría de los días Para ≥ 5 años: ocurre al menos 1/semana	
Síntomas	• Perder el control • Sensible/se molesta fácilmente • Enojado/resentido • Discutir con figuras de autoridad • Rechazar las peticiones de las autoridades o las reglas • Molesta deliberadamente a los demás • Culpa a otros por errores/comportamientos • Rencoroso/vengativo (al menos 2 veces en 6 meses)	Definido como un trastorno de conducta en niños pequeños Síntomas predominantes: • Desobediencia • Desafío • Comportamiento disruptivo
Número requerido de síntomas	≥ 4 síntomas	
Consecuencias psicosociales de los síntomas	Angustia y/o deterioro marcado	
Exclusiones (no resultado de):	Consumo de sustancias Otra enfermedad mental	Sin comportamientos delictivos, severamente agresivos o disociales
Especificadores de la gravedad	**Leve:** síntomas en 1 situación **Moderado:** síntomas en 2 situaciones **Grave:** síntomas en ≥ 3 situaciones	

participación e incapacidad para aceptar ayuda. Algunas consecuencias son la disminución de la autoestima, la baja tolerancia a la frustración, el estado de ánimo deprimido y los arrebatos de cólera. Los adolescentes que se sienten rechazados pueden consumir alcohol y drogas como modo de encajar con los compañeros. Los niños crónicamente irritables a con frecuencia desarrollan un trastorno del estado de ánimo durante la adolescencia o la edad adulta.

Exploración física y pruebas de laboratorio. No hay ninguna prueba analítica ni hallazgo patológico específico que facilite el diagnóstico de este trastorno. Debido a que algunos niños, a medida que crecen, se vuelven físicamente agresivos y violan los derechos de los demás, es posible que compartan algunas de las características con las personas con altos niveles de agresividad, como unas concentraciones bajas de serotonina en el sistema nervioso central.

Diagnóstico diferencial

La conducta oposicionista es normal y adaptativa en determinadas etapas del desarrollo. Debemos distinguir períodos de negativismo normativo del trastorno oposicionista desafiante. La conducta oposicionista adecuada durante el desarrollo no es más frecuente o intensa que la que se observa en otros niños de la misma edad mental. Según el DSM-5, deberíamos diagnosticar de trastorno oposicionista desafiante con la presencia de un trastorno de desregulacion del estado de ánimo disruptivo (v. sección 2.11 para más información sobre el trastorno de desregulación disruptiva del estado de ánimo.)

El comportamiento negativista desafiante que aparece temporalmente como reacción al estrés debe clasificarse como un trastorno adaptativo. Cuando en el curso de un trastorno de conducta, una esquizofrenia o un trastorno del estado de ánimo aparecen síntomas propios del trastorno negativista desafiante, no se debe establecer este diagnóstico. Las conductas de oposición y de negativismo también pueden observarse en el TDAH, los trastornos cognitivos y la discapacidad intelectual. El diagnóstico de trastorno negativista desafiante junto con el TDAH depende de la gravedad, la omnipresencia y la duración de dicho comportamiento. Algunos niños pequeños en los que se diagnostica un trastorno negativista desafiante pasan a cumplir los criterios del trastorno de conducta al cabo de varios años. Algunos investigadores opinan que ambos son variantes evolutivas de un mismo trastorno, de forma que el trastorno de conducta sería la progresión natural del trastorno negativista desafiante cuando el niño madura. Sin embargo, la mayoría de los niños con este trastorno no llegan a cumplir posteriormente los criterios del trastorno de conducta, y hasta el 25 % no cumplen los criterios de ninguno de los dos varios años después.

En el subtipo de trastorno negativista desafiante que tiende a progresar hacia el trastorno de conducta predomina la agresividad, por ejemplo, en los patrones del estado de ánimo colérico/irritable y el vengativo. Muchos de los niños con TDAH y un trastorno negativista desafiante desarrollan un trastorno de conducta antes de los 12 años. Muchos niños que presentan trastorno de conducta tienen antecedentes de trastorno negativista desafiante. En general, los expertos están actualmente de acuerdo en que pueden existir dos subtipos de trastorno negativista desafiante: uno tiende a evolucionar hacia el trastorno de conducta e incluye ciertos síntomas de este (p. ej., las peleas y las intimidaciones), y el otro se caracteriza por una menor agresividad y menos rasgos antisociales, y no progresa hacia el trastorno de conducta. Sin embargo, en cada caso, cuando están presentes tanto el trastorno negativista desafiante como el de conducta, de acuerdo con el DSM-5, deben diagnosticarse de forma concurrente.

La madre de Jackson, de 8 años, lo llevó a la consulta para evaluar su irritabilidad, negativismo y comportamiento desafiante. Ella se queja de que tenía frecuentes y prolongadas rabietas, en respuesta a «no salirse con la suya». La madre describía las rabietas como consistentes en gritos, insultos, llantos, portazos y, a veces, arrojar libros u objetos al suelo. Jackson había tenido problemas en la escuela, y su profesora había informado a la familia de que parecía tener la costumbre de provocar a otros estudiantes y a la misma profesora haciendo ruido, meciéndose en la silla y silbando en clase. Recientemente, en casa, Jackson estaba dando puntapiés a la silla de su madre y ella le pidió que parara. Él la miró y continuó pateando la silla hasta que ella se enfadó y lo envió a su cuarto. Entonces él comenzó a gritar y declaró que no estaba haciendo nada y que su madre se estaba metiendo con él. La madre dice que ha desistido de pedirle que ayude en las tareas de casa, pues invariablemente desembocaba en una discusión. Jackson parece malhumorado e irritable durante la entrevista. Insiste en que todo es culpa de su madre, y que ella siempre está hostigándole por una cosa u otra. La interrumpe varias veces durante la entrevista conjunta para decir que está mintiendo o contradecir su historia. A pesar de sus problemas de comportamiento, sus notas escolares son excelentes. La madre dice que Jackson solía tener amigos en el parvulario, pero al hacerse mayor los ha perdido casi todos porque tiene dificultades para compartir sus cosas y tiende a ser mandón. Dice que incluso cuando nació su hermana, cuando él tenía 2 años, mostró su agresividad y rivalidad hacia ella. Sus padres se separaron y divorciaron cuando él tenía 3 años. Desde entonces, no ha tenido contacto con su padre. La madre estuvo deprimida durante 1 año tras el divorcio, hasta que buscó tratamiento. Ella siempre se ha sentido culpable de que el padre esté ausente de la vida de Jackson, y le preocupa que él la culpe por no tener a su progenitor cerca. La madre cree que su comportamiento ha empeorado desde que ella ha empezado a salir con alguien de nuevo.

Evolución y pronóstico

La evolución del trastorno negativista desafiante depende en gran medida de la gravedad de los síntomas y la capacidad del niño para elaborar respuestas más adaptativas a la autoridad. La estabilidad del trastorno varía con el paso del tiempo, y alrededor de una cuarta parte de los niños en que se diagnostica deja de cumplir los criterios para el diagnóstico en el transcurso de los años siguientes. La persistencia de síntomas desafiantes y de oposición supone un mayor riesgo de sufrir nuevos trastornos, como el trastorno del estado de ánimo, el trastorno de conducta o los trastornos por consumo de sustancias. El pronóstico es más favorable en las familias estructuradas que pueden modificar su propia expresión de las exigencias y prestar menos atención al comportamiento beligerante del niño.

Existe una asociación entre el trastorno negativista desafiante y el TDAH, así como con los trastornos del estado de ánimo. En los niños con una historia larga de agresividad y trastorno negativista desafiante es mayor el riesgo de desarrollar un trastorno de conducta y trastornos por consumo de sustancias más adelante. Las alteraciones psicopatológicas de los padres, como el trastorno de la personalidad antisocial y el abuso de sustancias, parecen ser más frecuentes en familias con niños que presentan trastorno negativista desafiante que en la población general, lo que indica el riesgo añadido de un ambiente familiar caótico y conflictivo. El pronóstico del niño depende, en cierto modo, del funcionamiento familiar y del desarrollo de alteraciones psicopatológicas comórbidas.

Tratamiento

El tratamiento principal del trastorno negativista desafiante se basa en la intervención familiar, mediante la enseñanza a los padres de habilidades para manejar al niño y el análisis detallado de las interacciones familiares. Los objetivos de la intervención son el refuerzo de comportamientos más prosociales junto con la disminución de las conductas no deseadas. La terapia cognitiva hace hincapié en enseñar a los padres cómo modificar su conducta para disuadir al niño de su comportamiento negativista reduciendo la atención hacia ella, y fomentar la terapia adecuada, que se centra en reforzar selectivamente y elogiar las conductas apropiadas, e ignorar o no potenciar los comportamientos indeseables.

Los niños con un trastorno negativista desafiante también pueden beneficiarse de la psicoterapia individual en la medida en que pueden establecer un juego de rol y «practicar» respuestas más adaptativas. En su relación con el terapeuta, el niño puede aprender nuevas estrategias para elaborar un sentimiento de dominio y de éxito en las situaciones sociales con sus compañeros y familiares. Salvaguardados por esta relación más «neutral», los niños pueden descubrir que son capaces de mostrar un comportamiento menos provocador. A menudo, hay que restaurar su autoestima antes de que el niño pueda ofrecer respuestas más positivas al control externo. El conflicto entre padres e hijo predice claramente los problemas de conducta; los castigos severos y los malos tratos físicos fomentan la aparición de agresividad y de alteraciones en el niño. Reemplazar la actitud severa y punitiva de los progenitores, y aumentar las interacciones positivas entre padres e hijo puede influir de manera positiva en la evolución del trastorno negativista desafiante.

Epidemiología

La conducta negativista y oposicionista, cuando es moderada, es evolutivamente normal al principio de la niñez y en la adolescencia. En estudios epidemiológicos en poblaciones sanas, se han observado rasgos negativistas en el 16% a 22% de los niños en edad escolar. Aunque el trastorno negativista desafiante puede iniciarse ya a los 3 años, típicamente se advierte a partir de los 8 años, y casi nunca después de la adolescencia. Se han publicado tasas de entre el 2% y el 16%, mayores entre los varones antes de la pubertad, y a partir de esta se igualan en ambos sexos. La prevalencia del trastorno en chicos y chicas disminuye en los mayores de 12 años.

Etiología

El ejemplo más llamativo de conducta negativista normal se observa entre los 18 y los 24 meses de vida, «los terribles 2 años», cuando el niño que empieza a andar se comporta con una actitud negativista o de rechazo como expresión de su creciente autonomía. Lo patológico comienza cuando esta fase evolutiva persiste, las figuras de autoridad reaccionan de manera exagerada o el comportamiento de oposición se repite con una frecuencia notablemente mayor que en la mayoría de los niños con la misma edad mental. Entre los criterios diagnósticos del trastorno negativista desafiante, el más predictivo de trastornos psiquiátricos posteriores parece ser la irritabilidad, mientras que otros elementos pueden considerarse componentes del temperamento.

Los niños pueden presentar una gama de predisposiciones temperamentales hacia una voluntad fuerte, unas preferencias marcadas o una gran asertividad. Los padres con modelos muy extremos de expresión e imposición de su voluntad pueden contribuir a que aparezcan luchas permanentes con sus hijos, quienes las reproducirán luego con otras figuras de autoridad. Lo que para un lactante empieza como un esfuerzo por establecer la autodeterminación puede acabar transformándose en un patrón exagerado de conducta. Al final de la niñez, los traumas ambientales, la enfermedad o la incapacidad crónica, como la discapacidad intelectual, pueden desencadenar un comportamiento de oposición como defensa contra el desamparo, la ansiedad y la pérdida de autoestima. Otra etapa de oposición a las normas se produce durante la adolescencia, como expresión de la necesidad de separarse de los padres y establecer una identidad autónoma.

Las teorías psicoanalíticas clásicas consideran que los conflictos no resueltos alimentan las conductas agresivas hacia todas las figuras de autoridad. Sugieren que el negativismo es una conducta aprendida y

reforzada, a través de la cual el niño ejerce un control sobre las figuras de autoridad; por ejemplo, si tiene una rabieta cuando se le pide que haga algo que no quiere, el niño coacciona a sus padres para que retiren su petición, con lo que el comportamiento de rabieta se ve fuertemente reforzado. Además, el aumento de la atención de los padres durante la rabieta puede reforzar esta conducta.

TRASTORNO DE CONDUCTA

Los patrones de conducta agresiva se encuentran entre las razones más frecuentes por las que los psiquiatras ven a niños y adolescentes. Si bien la demostración de comportamientos impulsivos es normal en el desarrollo del niño, muchos jóvenes que continúan mostrando patrones excesivos de agresividad en la niñez avanzada suelen requerir intervención. Sin embargo, los que desarrollan patrones perdurables de comportamientos agresivos que se inician en la niñez temprana y violan los derechos básicos de sus compañeros y miembros de la familia, pueden acabar por presentar un patrón arraigado de comportamientos desorganizados con el tiempo. Existe controversia respecto a si un grupo de comportamientos «voluntarios» constituyen un trastorno psiquiátrico válido, o en realidad representan respuestas maladaptativas a acontecimientos adversos, padres severos o punitivos, o a un entorno amenazante. Los estudios longitudinales han demostrado que, para algunos jóvenes, los patrones tempranos de comportamiento disruptivo pueden constituir un repertorio generalizado que dure toda una vida y culmine en el adulto en un trastorno de la personalidad antisocial. Se acepta ampliamente que en la etiología de los patrones perdurables de comportamiento agresivo convergen múltiples factores contribuyentes, como condiciones biológicas, temperamentales, psicológicas y aprendidas. Entre los factores de riesgo para el desarrollo de comportamientos agresivos en jóvenes destacan el maltrato infantil, como abusos sexuales o físicos, negligencia, abuso emocional y padres manifiestamente severos y punitivos. La exposición crónica a la violencia en los medios de comunicación, como la televisión, los videojuegos y los vídeos musicales, ha demostrado favorecer bajos niveles de empatía en los niños, lo que se puede sumar como factor de riesgo para el desarrollo de comportamientos agresivos.

El trastorno de conducta (también denominado trastorno disocial) está formado por un conjunto de conductas persistentes que evolucionan con el tiempo, y que suelen caracterizarse por agresividad y violación de los derechos de los demás. Los jóvenes con este trastorno a menudo presentan conductas que están incluidas en las cuatro categorías siguientes: agresiones físicas o amenazas de causar daño a la gente, destrucción de bienes propios o ajenos, robos o fraudes, y violaciones frecuentes de las normas propias de la edad. Este trastorno se asocia con muchos otros trastornos psiquiátricos, entre ellos el TDAH, la depresión y los trastornos del aprendizaje, y también con diversos factores psicosociales, como el maltrato infantil, unos padres severos o punitivos, discordias familiares, carencia de una supervisión parental adecuada, falta de competencia social y un nivel socioeconómico bajo. Para diagnosticar el trastorno, los criterios del DSM-5 exigen la presencia de tres conductas específicas de los 15 síntomas que se enumeran, durante los últimos 12 meses, con al menos una presente en los últimos 6 meses. Estos síntomas incluyen amedrentar, amenazar o intimidar a los demás y salir de noche más tarde de lo permitido por los padres. El DSM-5 también especifica que para considerar que las faltas de asistencia al colegio sin permiso sean un síntoma, deben comenzar antes de los 13 años. Este trastorno puede diagnosticarse en una persona mayor de 18 años solamente si no cumple los criterios del trastorno de la personalidad antisocial.

El DSM-5 incluye especificadores de la gravedad del trastorno, que es «leve» cuando el paciente presenta pocos problemas de conducta necesarios para efectuar el diagnóstico del trastorno, y el comportamiento causa pequeños perjuicios a los demás. En los casos «moderados», los síntomas superan los mínimos, pero la confrontación que puede causar perjuicios a las personas es menor que en los casos «graves». En el trastorno «grave» se observan muchos más problemas de conducta que los mínimos necesarios para el diagnóstico, o provocan perjuicios graves a los demás. El DSM-5 también ha añadido el especificador «con emociones prosociales limitadas». Para asignar este especificador, el individuo debe mostrar un patrón persistente interpersonal y emocional que se caracteriza por como mínimo dos de los puntos siguientes: *1)* falta de remordimientos o culpabilidad; *2)* insensibilidad, carencia de empatía; *3)* despreocupación por su rendimiento, y *4)* afecto superficial o deficiente. Es más probable que el inicio del trastorno de conducta en los individuos a los que se asigna este especificador se haya producido en la infancia y que los criterios sean de un trastorno «grave». Los niños con trastorno de conducta se enzarzan en actos graves, repetidos de agresividad que pueden provocar lesiones físicas a sí mismos y a otros, y que a menudo violan los derechos de otros. Suelen tener comportamientos caracterizados por la agresividad hacia personas o animales, la destrucción de la propiedad, falsedad o robo, y múltiples violaciones de las normas, como absentismo escolar. Estos patrones de conducta causan diferentes dificultades en la vida escolar y en la relación con los compañeros. El trastorno de conducta se ha dividido en tres subtipos basados en la edad de presentación: el subtipo de inicio en la infancia, en el que como mínimo un síntoma ha aparecido de forma repetida antes de los 10 años; el subtipo de inicio en la adolescencia, en el que no se observan síntomas característicos persistentes antes de los 10 años de edad, y el subtipo de inicio no especificado, en el que se desconoce la edad de inicio. Si bien algunos niños pequeños muestran patrones persistentes de comportamiento con tendencia constante a violar los derechos de otros o destruir la propiedad, el diagnóstico de trastorno de conducta parece que aumenta con la edad. Los estudios epidemiológicos indican que las localizaciones geográficas, que representan un amplio rango de diferentes culturas, no se asocian con una variabilidad significativa en las tasas de prevalencia del trastorno negativista desafiante o el de conducta. Un estudio longitudinal sobre densidad de población y comportamientos antisociales en jóvenes no halló ninguna relación entre los problemas de conducta y la densidad de la zona de residencia en los niños de entre 4 y 13 años. Sin embargo, estudios realizados con jóvenes de 10 a 17 años que residían en comunidades con una densidad de población elevada informaron de tasas más elevadas de problemas de conducta.

Diagnóstico y cuadro clínico

El trastorno de conducta no aparece de la noche a la mañana. Por el contrario, muchos de sus síntomas evolucionan con el tiempo, hasta que aparece un patrón consistente de violación de los derechos de los demás. Es improbable que niños muy pequeños cumplan los criterios del trastorno, ya que evolutivamente no pueden presentar los síntomas típicos de niños más mayores con trastorno de conducta. Un niño de 3 años no allana casas ajenas, roba con intimidación, fuerza las relaciones sexuales ni utiliza deliberadamente un arma para causar daño. Sin embargo, los niños en edad escolar pueden convertirse en matones, iniciar peleas, destruir la propiedad ajena o provocar incendios. En la tabla 2-29 se comparan los abordajes de diagnóstico para el trastorno de conducta.

La edad media de inicio del trastorno de conducta es menor en los niños que en las niñas. Los primeros suelen cumplir los criterios diagnósticos entre los 10 y los 12 años, y las niñas entre los 14 y los 16 años.

Los niños que cumplen los criterios del trastorno de conducta expresan su comportamiento agresivo de diversas formas. La conducta antisocial agresiva puede manifestarse como intimidación, agresión física y crueldad con los compañeros. Estos niños pueden ser hostiles, insultantes, insolentes, desafiantes y con una actitud negativista hacia los adultos. Son comunes las mentiras continuas, ausentarse del colegio sin permiso y el vandalismo. En los casos más graves, se observa destrucción, robos y violencia física. Algunos adolescentes con trastorno

de conducta suelen hacer pocos esfuerzos para disimular su conducta antisocial. Estos niños y adolescentes se inician muy precozmente en la práctica sexual y el consumo regular de tabaco, alcohol o sustancias psicoactivas. También son frecuentes los pensamientos, los gestos y los actos suicidas en niños y adolescentes con trastorno de conducta que tienen conflictos con sus compañeros, sus familiares o con la ley, y que no son capaces de resolver sus problemas.

Algunos niños con patrones de conducta agresiva no logran establecer vínculos sociales, como evidencian las dificultades en sus relaciones con los compañeros. Pueden entablar amistad con personas mucho mayores o mucho menores, o mantener unas relaciones superficiales con otros jóvenes antisociales. Muchos niños con problemas de conducta tienen una autoestima baja, aunque proyecten una imagen de dureza. Pueden carecer de la aptitud para comunicarse de una forma socialmente aceptable, y apenas les interesan los sentimientos, los deseos y el bienestar de los demás. Los niños y los adolescentes con trastornos de conducta suelen tener sentimientos de culpabilidad o remordimiento por algunas de sus conductas, pero intentan echar la culpa a otros para alejarse del problema.

Muchos niños y adolescentes con trastorno de conducta sufren por la privación que supone tener únicamente satisfechas algunas de sus necesidades de dependencia, ya que es posible que solo hayan recibido una educación severa de sus padres o que hayan tenido una falta de supervisión apropiada. La deficiente socialización de muchos de ellos puede expresarse a través de la agresión física, en algunos casos, o de la violación sexual, en otros. En estos niños, los castigos ejemplares por su conducta casi siempre agravan su inadaptada expresión de ira y frustración, en lugar de mejorar el problema.

En las entrevistas de evaluación, los niños con trastornos de conducta agresiva se muestran característicamente poco colaboradores, hostiles y provocadores. Algunos manifiestan un interés y simpatía superficiales hasta que se les insta a hablar de sus problemas de comportamiento, momento en que suelen negar que existan. Si el entrevistador insiste, puede que el niño intente justificar su mala conducta, o empiece a desconfiar y monte en cólera contra la fuente de información de aquel, e incluso llegue a salir corriendo de la consulta. Lo más habitual es que se enfade con su interlocutor y exprese su resentimiento por la exploración mediante una beligerancia patente o un retraimiento hosco. Su hostilidad no se limita a las figuras de autoridad adultas, sino que se expresa con la misma malicia contra niños de su misma edad o más pequeños. De hecho, casi siempre se meten con los que son más pequeños o más débiles. Su falta de confianza en que los adultos entiendan su postura la manifiestan alardeando, mintiendo y mostrando poco interés en las respuestas de su interlocutor.

El análisis de la situación familiar suele evidenciar una grave desavenencia conyugal que inicialmente puede centrarse en desacuerdos sobre la forma de manejar al niño. Debido a la inestabilidad familiar, no es raro que aparezcan en escena personas que hagan de padres. Es más probable que los niños con trastorno de conducta sean producto de un embarazo no planeado o no deseado. Sus progenitores, sobre todo el padre, son más propensos al trastorno de la personalidad antisocial o la dependencia del alcohol. En el niño agresivo y su familia se aprecia un perfil estereotipado de hostilidad verbal y física impulsiva e impredecible. La conducta agresiva del niño pocas veces parece encaminada hacia una finalidad concreta, y le proporciona escaso placer y éxito, y ni siquiera ventajas duraderas con sus compañeros o las figuras de autoridad.

En otros casos, el trastorno de conducta implica faltar repetidamente a la escuela, vandalismo y agresiones o ataques físicos graves a otras personas con una banda, como atracos callejeros, luchas entre bandas y peleas. Los niños que entran en una banda normalmente poseen las aptitudes para tener amigos de su misma edad. Suelen mostrar interés por el bienestar de sus amistades o de los miembros de su banda, y es muy improbable que les acusen o den información sobre ellos. En la mayoría de los casos, los que componen la banda tienen antecedentes de una conformidad normal, o incluso excesiva, durante su primera infancia, la cual finalizó cuando pasaron a ser miembros del grupo de compañeros delincuentes, por lo general durante la pubertad o la adolescencia. En la anamnesis, también pueden descubrirse problemas precoces, como un rendimiento escolar bajo o mínimo, problemas leves de conducta, ansiedad y síntomas depresivos. Suele apreciarse alguna alteración familiar social o psicológica. El modelo de disciplina de los padres pocas veces es el ideal, y varía desde una dureza y severidad excesivas hasta la carencia de firmeza o la relativa ausencia de supervisión y control. A menudo, la madre ha protegido a su hijo de las consecuencias de una mala conducta temprana leve, pero no parece haberle alentado abiertamente a la delincuencia. Esta última, llamada también *delincuencia juvenil,* casi siempre va asociada al trastorno de conducta, aunque también puede originarse a partir de otros trastornos psicológicos o neurológicos.

Exploración física y pruebas de laboratorio.   No hay pruebas analíticas ni datos anatomopatológicos neurológicos que ayuden a diagnosticar el trastorno de conducta. Existen pruebas que indican que algunas personas con antecedentes de comportamiento violento o agresivo contra sí mismos o los demás tienen concentraciones bajas de algunos neurotransmisores, como la serotonina en el sistema nervioso central. Lo que no está claro es si esta asociación se relaciona con la causa de la violencia, es el efecto de esta, o no tiene relación.

Diagnóstico diferencial

Las alteraciones de la conducta, que incluyen la impulsividad y la agresividad, pueden formar parte de muchos trastornos psiquiátricos infantiles, desde el TDAH y el trastorno negativista desafiante, hasta el trastorno de desregulación disruptiva del estado de ánimo, la depresión mayor, el trastorno bipolar, los trastornos del aprendizaje y los trastornos psicóticos. Por ello, es necesario obtener la anamnesis completa cronológica de los síntomas para determinar si se trata de un fenómeno transitorio o reactivo, o bien de un modelo persistente de conducta. Los actos aislados de conducta agresiva no bastan para diagnosticar el trastorno de conducta, pues se precisa de un patrón duradero. Todavía se discute la relación entre el trastorno de conducta y el trastorno negativista desafiante. Históricamente, este último se ha considerado un precursor leve del trastorno de conducta, sin violación de los derechos de los demás, y solía diagnosticarse en niños pequeños que estaban en riesgo de sufrir este último. Los niños cuyo trastorno negativista desafiante progresa a un trastorno de conducta continúan manteniendo sus rasgos negativistas, y existen datos que sugieren que ambos trastornos son independientes. Actualmente, en el DSM-5 el trastorno negativista desafiante y el de conducta se consideran distintos, y pueden diagnosticarse de forma comórbida. Muchos niños con trastorno negativista desafiante nunca desarrollan un trastorno de conducta y, cuando este aparece por primera vez en la adolescencia, no necesariamente viene

Tabla 2-29
Trastorno de conducta

	DSM-5	CIE-10
Nombre del diagnóstico	Trastorno de conducta	Trastorno de conducta
Duración	≥ 1 criterio para ≥ 6 meses Otros síntomas ocurren durante ≥ 12 meses	≥ 6 meses
Síntomas	• Acosar a otros • Iniciar peleas físicas • Usar un arma para infligir daños graves • Crueldad física hacia los demás • Crueldad física hacia los animales • Enfrentarse a alguien y robarle • Obligar a tener sexo • Provocar fuego • Daño a la propiedad • Irrumpir en propiedades • Mentir para beneficio personal • Robar artículos valiosos • Estar despierto hasta tarde en contra de la voluntad de los padres a una edad < 13 años • Huir de casa ≥ 2 veces (o una vez con ausencia prolongada) • Absentismo escolar frecuente < 13 años de edad	Patrón repetido y generalizado de comportamiento antisocial • Agresión • Desafío Quizás • Enojado • Cruel • Acosador • Destructivo • Mentiroso • Fuga/escaparse de casa
Número requerido de síntomas	≥ 3	
Exclusiones (no resultado de):		Comportamiento apropiado para la edad
Especificadores de los síntomas	**Con emociones prosociales limitadas:** demostrando al menos dos de los siguientes durante 12 meses en múltiples contextos: • *Falta de remordimiento o culpa* • *Insensible: falta de empatía* • *Despreocupado por el rendimiento* • *Afecto superficial o deficiente*	Trastorno de conducta confinado al contexto familiar (dentro de la familia nuclear) Trastorno de conducta no socializado (agresión predominante, a menudo hacia otros niños) Trastorno de conducta socializado (a pesar de la agresión, hay una buena integración en su grupo de compañeros)
Especificadores del curso	**Inicio en la niñez:** < 10 años de edad **Inicio en la adolescencia:** ≥ 10 años de edad **Inicio no especificado**	
Especificadores de la gravedad	**Leve:** síntomas mínimos, daños/consecuencias leves **Moderado:** síntomas y consecuencias intermedios **Grave:** muchos síntomas, daño considerable	

precedido por un trastorno negativista desafiante. La manifestación clínica principal que distingue ambos trastornos es que en el trastorno de conducta se violan los derechos básicos de los demás, mientras que en el trastorno negativista desafiante, la hostilidad y el negativismo no llegan a violar gravemente estos derechos.

Es frecuente la observación de trastornos del estado de ánimo en niños con irritabilidad y comportamiento violento. Hay que descartar un trastorno depresivo mayor o un trastorno bipolar, pero el síndrome completo de trastorno de conducta puede aparecer y diagnosticarse de manera comórbida con los trastornos del estado de ánimo. El trastorno de conducta y los trastornos depresivos presentan una comorbilidad sustancial. Un trabajo reciente concluye que la elevada relación entre ambos proviene de los factores de riesgo que comparten, más que de una relación causal. Así pues, una serie de factores contribuyen a la aparición de los trastornos afectivos y el trastorno de conducta, entre ellos conflictos familiares, acontecimientos vitales adversos, antecedentes tempranos de alteraciones de la conducta, grado de implicación de los padres y asociación con compañeros delincuentes. Este no es el caso del trastorno negativista desafiante, que no puede diagnosticarse si aparece exclusivamente durante un trastorno del estado de ánimo.

El TDAH y los trastornos del aprendizaje se asocian a menudo al trastorno de conducta. Normalmente, los síntomas de aquellos preceden al diagnóstico del trastorno de conducta. Los trastornos por abuso de sustancias también son más frecuentes entre adolescentes con trastorno de conducta que en la población general. Existen pruebas de una asociación entre la conducta pendenciera durante la infancia y el consumo de sustancias durante la adolescencia. Una vez constituido un patrón de consumo de drogas, puede interferir con la aparición de mediadores positivos como las habilidades sociales y la resolución de problemas, que podrían favorecer la remisión del trastorno. Por lo tanto, una vez establecido, el problema con las drogas puede perpetuar el trastorno de conducta. Asimismo, parece que el trastorno obsesivo-compulsivo coexiste a menudo con los trastornos de comportamiento disruptivo. En la historia clínica hay que hacer constar todos los trastornos mencionados cuando coexistan. Los niños con TDAH suelen mostrar conductas impulsivas y agresivas, pero puede que no cumplan todos los criterios del trastorno de conducta.

Damien, de 12 años, fue remitido para una evaluación psiquiátrica después de ser recogido por la policía por absentismo escolar y haberse escapado de casa. Afirmó que solo quería salir de casa para visitar a unos amigos. No le gusta estar en casa porque su madre quiere que haga lo que ella dice. La madre de Damien dice que ya le ha pasado la noche fuera de casa muchas veces durante el año anterior, pero que suele regresar a la mañana siguiente. Ella se queja de que se mete constantemente en problemas. Le consta que ha robado en tiendas varias veces, la primera vez a los 8 años. Sospecha que también roba a los vecinos o en el colegio. La policía ha intervenido en numerosas ocasiones por absentismo escolar, pasar la noche fuera de casa, robar en el comercio del vecindario y fumar marihuana. Damien es irascible, y ella sabe que durante el año anterior ha estado implicado en varias peleas en su barrio. Es especialmente cruel con su hermano pequeño, al que veja y engaña continuamente.

La madre declara que siempre miente, a veces sin motivo aparente. A los 6 años, le fascinaba el fuego y provocó varios pequeños incendios en casa, aunque, afortunadamente, sin causar graves daños personales ni materiales. Ella terminó diciendo que Damien es igual que su nefasto padre, y que ojalá no lo hubiera traído al mundo. Damien empezó negándose a contestar preguntas, dando la espalda hosco, pero poco a poco comenzó a hablar. Presentó una imagen de chico duro, con una actitud de indiferencia hacia la entrevista. Niega haber sufrido abusos en casa, y dice que se escapó porque estaba aburrido. Sin embargo, tras nuevas preguntas, admitió que el novio anterior de su madre, que vivió en la casa cuando él tenía entre 6 y 8 años solía pegarle con el cinturón cuando se pasaba de la raya. Damien justificaba

su conducta con que era divertida. Explicó las peleas diciendo que habían sido provocadas por los otros y negó el uso de armas, aunque alardeó de haberle roto la nariz a otro chico.

Los informes escolares indicaron que se había solicitado su acceso a educación especial en 2.º grado, y fue examinado por síntomas de TDAH cuando estaba en 1.er grado. Le prescribieron metilfenidato, pero la familia no continuó con el tratamiento, y no toma ningún fármaco en la actualidad. Ahora cursa 6.º grado en educación especial, tras haber suspendido y repetido el 5.º grado. Es probable que tenga que repetir 6.º, ya que está suspendiendo. Admite haber faltado a clase en varias ocasiones este año, además de tener problemas para terminar los deberes escolares. Su evaluación anterior indica que los servicios de protección de menores investigaron a la familia por posible negligencia cuando tenía 5 años, tras haber sido hallados él y su hermano caminando por la calle solos, descalzos y desaseados a altas horas de la noche. Parece que la familia fue emplazada a recibir asesoramiento psicológico y nunca acudió. Ambos progenitores tienen antecedentes de abuso de drogas y alcohol. Su nacimiento no fue planeado, y la madre tomó drogas durante el embarazo. Sus progenitores se separaron al poco tiempo de nacer él, y la madre volvió con sus padres durante un breve tiempo. Él y su madre se instalaron con el novio de ella cuando Damien tenía 1 año, tras quedar ella embarazada de su hermano menor. Ese mismo año se rompió la relación, y en el apartamento solo viven Damien, su madre y su hermano. Ella ha tenido varios trabajos diferentes, y Damien cree que tiene un problema con la bebida.

Comorbilidad

El TDAH y el trastorno de conducta a menudo coexisten, y el primero precede al desarrollo del segundo, y con frecuencia al abuso de sustancias. Una lesion, disfunción o daño del sistema nervioso central predisponen al niño a la impulsividad y a alteraciones del comportamiento, que en ocasiones evolucionan hacia un trastorno de conducta.

Evolución y pronóstico

Los signos de pronóstico negativo para el trastorno de conducta incluyen edad temprana, gran cantidad de síntomas y síntomas graves. Esto es cierto, en parte, debido a que los niños con trastorno de conducta grave son aparentemente más vulnerables a presentar, más adelante, trastornos asociados, como trastornos del estado de ánimo y por consumo de sustancias. Un estudio longitudinal encontró que, a pesar de que la conducta violenta infantil y la delincuencia parental pronostican un alto riesgo de encarcelamiento en etapas posteriores de la vida, el diagnóstico de trastorno de conducta por sí mismo no se correlacionó con el encarcelamiento. El trastorno de conducta leve sin alteraciones psicopatológicas asociadas y con un funcionamiento intelectual normal es el que tiene mejor pronóstico.

Tratamiento

Intervenciones psicosociales. Cada intervención preventiva sostenida puede alterar de forma significativa el curso y el pronóstico del comportamiento agresivo si se empieza a implementar desde la edad preescolar. Un programa de detección en niños de preescolar predijo el trastorno de conducta disruptiva de por vida a los 18 años, donde el grupo de mayor riesgo presentó un 82 % de posibilidades de diagnóstico de conducta disruptiva en ausencia de intervención. Un programa preventivo, la *Fast Track Preventive Intervention,* asignó de forma aleatoria a 891 niños en edad preescolar a un programa de prevención de 10 años o a un grupo de control. El grupo de prevención incluía la gestión de la conducta parental, habilidades cognitivo-sociales para el niño, visitas domiciliarias, tutorías y asignaturas en el aula. Se logró prevenir sustancialmente el desarrollo del trastorno de conducta en los niños durante los 10 años del programa y durante los 2 años siguientes. Un metaanálisis de ensayos controlados de programas de TCC indica que la TCC obtiene reducciones significativas en los síntomas de trastornos de conducta en niños y adolescentes.

Las intervenciones de TCC que se han demostrado eficaces son las siguientes: *1)* el entrenamiento en habilidades para la resolución de problemas de Kazdin (*Kazdin's Problem-Solving Skills Training,* PSST), en el que un programa secuencial de 12 semanas ayuda a los niños a desarrollar soluciones para los problemas cuando deben enfrentarse a situaciones conflictivas; las tareas «supersolucionadoras» proporcionan situaciones en forma de viñetas en las que los niños pueden practicar estas técnicas; *2)* el entrenamiento parental (*Parent Management Training,* PMT), que puede añadirse a las intervenciones, pero el PSST puede ser eficaz incluso sin el componente parental; *3)* los «Años increíbles» (*Incredible Years,* IY), una técnica destinada a niños de entre 3 y 8 años, que se administra durante 22 semanas y proporciona sesiones para el niño y dispone de componentes para el entrenamiento parental y del maestro; *4)* el programa de afrontamiento de la ira *(Anger Coping Program),* una intervención de 18 sesiones para niños de 4.º grado a 6.º grado centrada en desarrollar el reconocimiento y la regulación de las emociones del niño y gestionar su ira. Entre las estrategias para hacer frente a la ira destacan la distracción, la reflexión en voz alta, tomar perspectiva, establecer objetivos y solucionar problemas.

Globalmente, los programas de tratamiento han resultado más eficaces para disminuir los síntomas manifiestos del trastorno de conducta, como la agresividad, que los encubiertos, como la mentira o el robo. Se considera que las estrategias de tratamiento para niños que se centran en mejorar el comportamiento y la competencia social disminuyen la conducta agresiva. Un estudio reciente de 548 niños de 3.er grado que tuvo lugar en varias escuelas públicas de Carolina del Norte (Estados Unidos), llamado *Making Choices: Social Problem Solving Skills for Children* (MC), administró una intervención en la escuela, en lugar del programa sanitario habitual, junto con componentes adicionales para padres y educadores. En comparación con escolares del mismo curso que recibieron la intervención habitual, los niños a quienes se aplicó el programa MC obtuvieron puntuaciones más bajas en la prueba posterior en agresividad social y manifiesta, y más elevadas en competencia social. Además, obtuvieron una puntuación más alta en las habilidades de procesamiento de información. Estos resultados respaldan la idea de que los programas de prevención que se llevan a cabo en la escuela pueden fortalecer las habilidades sociales y emocionales, y disminuir la agresividad entre poblaciones normales de niños de edad escolar. El medio escolar puede aplicar las técnicas conductuales para promover una conducta socialmente aceptable hacia los compañeros y disuadir de los incidentes antisociales encubiertos.

Intervenciones psicofarmacológicas. La eficacia de las intervenciones psicofarmacológicas se ha evaluado en varios estudios controlados con placebo de la risperidona para el comportamiento agresivo en jóvenes asociado con trastornos de conducta disruptiva y/o discapacidad intelectual. Además, un estudio a gran escala de sustitución por placebo durante 6 meses demostró que la risperidona es superior al placebo en la reducción del comportamiento agresivo. Un ensayo aleatorizado, controlado y doble ciego con quetiapina también demostró eficacia frente al comportamiento agresivo. Los primeros estudios con antipsicóticos, sobre todo el haloperidol, comunicaron una disminución de las conductas agresivas y violentas en niños con diversos trastornos psiquiátricos. Los antipsicóticos atípicos risperidona, olanzapina, quetiapina, ziprasidona y aripiprazol han sustituido a los antiguos en la práctica clínica por su eficacia comparable pero menos efectos adversos. Entre los efectos adversos de los antipsicóticos atípicos se encuentran la sedación, el aumento de las concentraciones de prolactina (con la risperidona) y síntomas extrapiramidales, como la acatisia. No obstante, en general, los antipsicóticos atípicos muestran una buena tolerabilidad. Un estudio con valproato sódico en jóvenes con trastorno de

conducta mostró que quienes respondieron mejor presentaban una agresividad caracterizada por agitación, disforia y distrés. Aunque algunos estudios previos sugerían que la carbamazepina ayudaba a controlar la agresividad, un estudio doble ciego y controlado con placebo no demostró su superioridad frente al placebo. En un estudio piloto se observó que la clonidina puede reducir la agresividad. En la práctica clínica se han empleado ISRS, como la fluoxetina, la sertralina, la paroxetina y el citalopram, con la intención de reducir los síntomas de impulsividad, irritabilidad y labilidad emocional que a menudo acompañan al trastorno de conducta. Este trastorno coexiste con frecuencia con el TDAH, los trastornos del aprendizaje y, con el tiempo, los trastornos del estado de ánimo y los inducidos por sustancias. Por consiguiente, el tratamiento debe ir encaminado a corregir también cualquier trastorno asociado.

Epidemiología

Se calcula que la prevalencia del trastorno de conducta en Estados Unidos oscila entre el 6 % y el 16 % en el sexo masculino, y entre el 2 % y el 9 % en el femenino. La proporción entre hombres y mujeres varía de entre 4 a 1 hasta incluso 12 a 1. El trastorno de conducta aparece con mayor frecuencia en los hijos de padres con trastorno de la personalidad antisocial y dependencia del alcohol que en la población general. Su prevalencia, como la del comportamiento antisocial, se asocia con factores socioeconómicos, así como con psicopatología parental.

Etiología

Un metaanálisis de estudios longitudinales indica que los factores de riesgo más importantes que predicen el trastorno de conducta son la impulsividad, el abuso físico o sexual o la negligencia, la pobre supervisión parental y la disciplina parental severa y punitiva, un bajo CI y bajos logros académicos.

Factores parentales. La actitud severa y punitiva de los padres, caracterizada por una importante agresividad física y verbal, se asocia con la aparición de conductas agresivas inadaptadas en el niño. Las condiciones caóticas en el hogar se relacionan con el trastorno de conducta y la delincuencia. El divorcio en sí mismo no es necesariamente un factor de riesgo, aunque la persistencia de hostilidad, resentimiento y amargura entre los padres divorciados puede ser el factor contribuyente más importante al comportamiento inadaptado. Los trastornos psicopatológicos de los padres, los malos tratos al niño y la negligencia a menudo contribuyen al trastorno de conducta. La aparición de este trastorno en el niño también se asocia con sociopatías, dependencia del alcohol y abuso de sustancias de los padres. La negligencia parental puede llegar a tal extremo que sean los familiares los que compartan los cuidados del niño o los asuman familias de acogida. La educación que ellos mismos recibieron dejó huella en muchos de estos padres, y tienden así a maltratar o desatender a sus hijos, o a dedicarse por completo a satisfacer sus necesidades personales.

Los estudios indican que muchos padres de niños con trastorno de conducta presentan graves alteraciones psicopatológicas, como trastornos psicóticos. Los datos muestran que los niños con patrones de conducta agresiva han recibido un trato física o emocionalmente rudo por parte de sus padres.

Factores genéticos. Un estudio de más de 6 000 hombres, mujeres y gemelos de sexo opuesto halló que los factores genéticos y ambientales constituían proporcionalmente la misma varianza en hombres y mujeres. Los factores genéticos y ambientales compartidos ejercen diferentes efectos en hombres y mujeres con trastorno de conducta en la niñez, pero hacia la edad adulta, las influencias específicas del género sobre el comportamiento antisocial ya no son aparentes. Los efectos específicos del sexo en el comportamiento antisocial en jóvenes junto con el hallazgo replicado del papel potencial del gen de la monoaminooxidasa A ligado al cromosoma X en la etiología del comportamiento antisocial lleva a la necesidad de una mayor investigación genética sobre el cromosoma X en el trastorno de conducta y al análisis de estos comportamientos separado por género.

Factores socioculturales. Los jóvenes que residen en áreas geográficas densamente pobladas muestran tasas más altas de agresividad y delincuencia. El desempleo de los padres, la carencia de una red social de apoyo y su falta de participación positiva en las actividades de la comunidad parecen predecir un trastorno de conducta. Otros hechos que pueden incidir en la aparición de este trastorno en las zonas urbanas son el aumento de la tasa y la prevalencia del consumo de sustancias. Una encuesta sobre consumo de alcohol y salud mental en adolescentes encontró que el consumo semanal de alcohol en este grupo de edad se asociaba con un mayor comportamiento delictivo y agresivo. Las significativas interacciones entre el consumo frecuente de alcohol y la edad indican que los adolescentes que consumen alcohol cada semana desde que eran más jóvenes tienen más probabilidades de mostrar conductas agresivas y trastornos del estado de ánimo. Aunque el consumo de drogas y de alcohol no provoca el trastorno de conducta, aumenta los riesgos que se asocian con él. Además, la intoxicación por drogas puede agravar por sí misma los síntomas. Así pues, todos los factores que incrementan la probabilidad de un consumo regular de sustancias pueden, de hecho, promover y prolongar el trastorno.

Videojuegos violentos y conducta violenta. Estudios longitudinales corroboran la contribución a la violencia por parte de los medios de comunicación (que incluyen los videojuegos) en los niños en edad escolar con expresión de la agresividad en la etapa adolescente. Una revisión de la bibliografía sobre el efecto de los videojuegos violentos entre los niños y los adolescentes ha revelado que estos juegos se relacionan con sentimientos violentos, excitación psicológica y conductas agresivas. Es razonable que el grado de exposición a juegos violentos y una mayor restricción de actividad se relacionen con una mayor preocupación por los temas violentos.

Factores psicológicos. La mala regulación de las emociones entre los jóvenes se asocia con tasas más elevadas de agresión y trastorno de conducta. La regulación de las emociones está asociada con la competencia social y puede observarse en niños de edad preescolar. Los niños con mayor desregulación de las emociones presentan niveles mayores de agresividad. Su incapacidad para elaborar modelos de control de los impulsos y la insatisfacción permanente de sus propias necesidades hacen que tengan un sentimiento de empatía menos desarrollado.

Factores neurobiológicos. Los estudios de neuroimagen con RM han usado métodos de morfometría basada en vóxel para comparar las diferencias estructurales cerebrales entre los niños con trastorno de conducta y los controles sanos. Los estudios han notificado que los niños con trastorno de conducta presentaban menos sustancia gris en las estructuras cerebrales límbicas y en la ínsula anterior bilateral y la amígdala izquierda en comparación con los controles sanos. Un estudio investigó las diferencias estructurales cerebrales en niños con trastorno negativista desafiante o trastorno de conducta y TDAH de forma comórbida en comparación con los que presentaban solo TDAH y los controles sanos. Entre sus hallazgos cabe destacar una disminución de la sustancia gris en niños con TDAH y TDAH y trastorno negativista desafiante o trastorno de conducta comórbidos, en comparación con los controles, en regiones como las cortezas temporal bilateral y occipital, y la amígdala izquierda.

Los estudios de neurotransmisores en niños con trastorno de conducta sugieren que las concentraciones plasmáticas bajas de dopamina β-hidroxilasa, una enzima que cataliza la conversión de dopamina en noradrenalina, van ligadas al trastorno. Otros estudios en delincuentes juveniles con trastorno de conducta han hallado concentraciones elevadas de serotonina en plasma. Existen pruebas que indican que estas concentraciones son inversamente proporcionales a las concentraciones de ácido 5-hidroxiindolacético (5-HIAA) en el líquido cefalorraquídeo (LCR), y que la reducción de 5-HIAA en el LCR se relaciona con la agresividad y la violencia.

FACTORES NEUROLÓGICOS. Un estudio con EEG que investigó la relación entre la actividad eléctrica cerebral frontal en reposo, la inteligencia emocional, la agresividad y el incumplimiento de las normas en niños de 10 años encontró que los niños agresivos presentaban una actividad frontal derecha significativamente mayor en reposo que los no agresivos. Se ha sugerido que la actividad eléctrica frontal en reposo refleja la capacidad de regular las emociones. Los niños tendían a mostrar una menor inteligencia emocional y mayor conducta agresiva que las niñas. Sin embargo, no se encontró relación entre la inteligencia emocional y el patrón de activación frontal en el EEG.

Abuso y maltrato infantil. Las evidencias muestran que los niños expuestos de forma crónica a la violencia, en especial los que sufren abusos físicos o sexuales y negligencia desde una edad temprana, tienen un mayor riesgo de comportarse de manera agresiva. Un estudio de cuidadoras que sufrían violencia por parte de su pareja mostró una fuerte asociación con la agresividad manifestada y los trastornos del estado de ánimo. Los niños y los adolescentes gravemente maltratados tienden a estar hipervigilantes; en algunos casos perciben, de forma equivocada, situaciones que no son dañinas como directamente amenazadoras, y responden defensivamente con violencia. No toda expresión de comportamiento agresivo en los adolescentes es sinónimo de trastorno de conducta, pero los niños con patrones repetidos de hipervigilancia y respuestas violentas son propensos a violar los derechos de los demás.

▲ 2.13 Trastornos de ansiedad en la infancia, la niñez y la adolescencia: trastorno de ansiedad por separación, trastorno de ansiedad generalizada y trastorno de ansiedad social (fobia social)

Los trastornos de ansiedad se encuentran entre los más comunes en la juventud, ya que afectan a un 10% a 20% de los niños y adolescentes. Aunque las conductas de ansiedad observables marcan el desarrollo normativo en el bebé, los trastornos de ansiedad durante la infancia predicen un amplio abanico de problemas psicológicos durante la adolescencia, entre los que se incluyen otros trastornos de ansiedad, ataques de pánico y trastornos depresivos. El miedo es una respuesta esperada ante una amenaza real o percibida; sin embargo, la ansiedad es la previsión del peligro futuro. Los trastornos de ansiedad se caracterizan por una excitación emocional y psicológica recurrente en respuesta a una percepción excesiva de las amenazas o los peligros percibidos. Los que se dan con más frecuencia en los jóvenes incluyen el trastorno de ansiedad por separación, el de ansiedad generalizada, el de ansiedad social y el mutismo selectivo. La ansiedad se clasifica en trastornos atendiendo a la forma en que se experimenta, las situaciones que la desencadenan y la evolución que tiende a seguir.

El trastorno de ansiedad por separación, el de ansiedad generalizada y el de ansiedad social en niños a menudo se consideran a la vez en el proceso de evaluación y el diagnóstico diferencial, así como en el desarrollo de estrategias de tratamiento, ya que son altamente comórbidos y sus síntomas se solapan. Un niño con uno de los tres trastornos de ansiedad mencionados tiene el 60% de posibilidades de presentar al menos uno más de los otros dos. El 30% de los niños afectados pueden estarlo por los tres a la vez. Los niños y adolescentes pueden presentar también otros trastornos de ansiedad comórbidos, como fobias específicas o trastorno de pánico. Los trastornos de ansiedad por separación, de ansiedad generalizada y de ansiedad social se diferencian por los tipos de situaciones que provocan una ansiedad excesiva y conductas de evitación.

TRASTORNO DE ANSIEDAD POR SEPARACIÓN

La ansiedad por separación es un fenómeno universal del desarrollo humano que surge en niños menores de 1 año, y marca la conciencia de separación del niño de su madre o de su primer cuidador. La ansiedad por separación normativa alcanza su punto máximo entre los 9 y los 18 meses, y disminuye hacia los 2 años y medio de edad, lo que permite a los niños desarrollar un sentido de bienestar lejos de sus padres en la edad preescolar. Esta ansiedad por separación o ansiedad del desconocido, como se le ha denominado, se desarrolla muy probablemente como una respuesta de supervivencia. La expresión de ansiedad por separación transitoria es también normal en los niños pequeños cuando van a la escuela por primera vez. Aproximadamente el 15% de los niños pequeños manifiesta miedo intenso y persistente, timidez e introversión cuando se enfrentan con lugares o personas desconocidas. Este patrón de conducta inhibida tiene un mayor riesgo de evolucionar hacia un trastorno de ansiedad por separación, un trastorno de ansiedad generalizada y fobia social. Los niños con una conducta inhibida, considerados en conjunto, muestran rasgos fisiológicos característicos, como una mayor frecuencia cardíaca en reposo que el promedio de los de su edad, niveles más elevados de cortisol matutino que el promedio, y menor variabilidad de la frecuencia cardíaca. El trastorno de ansiedad por separación se diagnostica cuando aparece una ansiedad excesiva e inadecuada desde el punto de vista del desarrollo, en relación con la separación de la principal figura de apego. Según el DSM-5, el trastorno de ansiedad por separación se caracteriza por un nivel de miedo o ansiedad ante la separación de los padres o los cuidadores que es superior al esperado por la edad de desarrollo.

Además, puede haber una preocupación persistente por los daños que puedan sentir los padres durante la separación, que comporta un malestar extremo e incluso pesadillas nocturnas. El DSM-5 requiere la presencia de como mínimo tres síntomas relacionados con la preocupación excesiva por la separación de la figura principal por la que sienten apego durante un período de al menos 4 semanas. La inquietud a menudo se manifiesta en forma de rechazo a ir al colegio, temores y angustia ante la separación, repetidas quejas de síntomas físicos como cefalea y dolor de estómago en el momento en que el niño prevé la separación, y pesadillas con temas relacionados con ella.

TRASTORNO DE ANSIEDAD GENERALIZADA

Los niños con trastorno de ansiedad generalizada presentan un malestar significativo en actividades de la vida diaria que a menudo se centran en miedos a la incompetencia en muchas áreas, entre las que se incluyen los resultados escolares y el comportamiento en contextos sociales. Además, según el DSM-5, estos niños experimentan al menos uno de los siguientes síntomas: inquietud o sensación de estar atrapado o nervioso, facilidad para fatigarse, dificultad para concentrarse o quedarse con la «mente en blanco», irritabilidad, tensión muscular y problemas de sueño. Los niños con trastorno de ansiedad generalizada tienden a sentirse temerosos en múltiples contextos y, en comparación con los de su edad, esperan más resultados negativos cuando se enfrentan a retos escolares o sociales. Estos niños y adolescentes pueden experimentar síntomas de sobreexcitación autónoma, como taquicardia, disnea o mareos, y son más propensos a experimentar sudores, náuseas o diarrea cuando se sienten ansiosos. Tienden a preocuparse en exceso por posi-

bles desastres naturales, como terremotos o inundaciones, que pueden interferir en sus actividades diarias. Por último, están continuamente preocupados por la calidad de su rendimiento en el ámbito escolar y deportivo u otras actividades, y a menudo demandan de forma excesiva que se aprecie su rendimiento.

TRASTORNO DE ANSIEDAD SOCIAL (FOBIA SOCIAL)

En los niños que experimentan desasosiego y malestar en situaciones sociales y se ven afectados por el miedo a ser examinados o humillados se diagnostica un trastorno de ansiedad social. Pueden expresar su malestar en forma de llantos, pataletas, evitación, quedarse paralizados o incluso «mudos» en estas situaciones. Según el DSM-5, este trastorno se caracteriza por una ansiedad y un malestar repetidos en casi todas las situaciones sociales. Cualquier situación en la que el niño se sienta expuesto a un posible escrutinio por parte de los demás puede provocar el miedo o la ansiedad, y a menudo intentará evitar las situaciones sociales temidas. Los niños deben experimentar la ansiedad en presencia de otros niños, no solo de adultos, para que se les aplique este diagnóstico. Un niño o adolescente con trastorno de ansiedad social puede presentar ansiedad solo de actuación, como el miedo a hablar en público. La fobia social solo de actuación suele manifestarse en contextos escolares o académicos en los que se deben realizar presentaciones en público, por ejemplo frente a los compañeros de clase en el colegio.

El trastorno de ansiedad social tiene implicaciones significativas para futuras responsabilidades, puesto que se asocia con niveles bajos de satisfacción en actividades de ocio, altos índices de abandono escolar, menor productividad laboral en la edad adulta y altos índices de probabilidad de no tener pareja. A pesar de las dificultades significativas causadas por el trastorno, hasta la mitad de los individuos no reciben tratamiento.

DIAGNÓSTICO Y CUADRO CLÍNICO

El trastorno de ansiedad por separación, el trastorno de ansiedad generalizada y la fobia social están muy relacionados en los niños y adolescentes porque, en la mayoría, los síntomas se solapan y se presentan como trastornos comórbidos. El trastorno de ansiedad generalizada es el trastorno de ansiedad más frecuente entre los jóvenes, más en los adolescentes que en los niños; en casi una tercera parte de los casos, los niños con este trastorno presentan también trastornos de ansiedad por separación y de ansiedad social.

Los criterios para el diagnóstico del trastorno de ansiedad por separación, según el DSM-5, exigen la aparición de tres de los siguientes síntomas durante al menos 4 semanas: inquietud excesiva y persistente en relación con la pérdida de la figura principal de apego, o con que esta sufra daños; inquietud excesiva y persistente ante un acontecimiento desfavorable que pueda llevar a la separación de la figura principal de apego; reticencia o rechazo a ir al colegio o a otro lugar por miedo a la separación; miedo excesivo y persistente, o resistencia a estar solo o sin la figura principal de apego en casa, o sin adultos familiares en otros lugares; resistencia persistente, o rechazo a irse a dormir sin tener cerca una figura principal de apego o a dormir fuera de casa; pesadillas repetidas alrededor del tema de la separación; quejas repetidas de síntomas físicos, como cefalea o dolor de estómago, cuando cree que se va a separar de las figuras principales de apego, y sufrimiento excesivo y recurrente cuando cree que la figura principal de apego va a marcharse de casa. En la tabla 2-30 se enumeran los criterios para el trastorno de ansiedad por separación.

El caso que se describe a continuación muestra el trastorno de ansiedad por separación junto con síntomas autónomos de alerta.

Jake era un niño de 9 años que fue enviado para una evaluación ambulatoria por su médico de familia. Se negaba a dormir solo de noche en

Tabla 2-30
Trastorno de ansiedad por separación

	DSM-5	CIE-10
Nombre del diagnóstico	Trastorno de ansiedad por separación	Trastorno de ansiedad por separación de la infancia
Duración	Niños: ≥ 4 semanas Adultos: ≥ 6 meses	
Síntomas	Miedo inapropiado a la separación de un ser querido o figura de apego: • Angustia cuando se separa o anticipa la separación • Preocupación por perderlos o por que les hagan daño • Preocupación por una posible separación forzada • Duda en abandonar a la persona o el hogar • Miedo a estar solo, sin la persona • Necesita estar cerca de esa persona para dormir • Pesadillas sobre la separación • Síntomas físicos de ansiedad cuando se separa o anticipa la separación	• El miedo a la separación provoca ansiedad • Ansiedad durante la primera infancia • La gravedad es inapropiada para las situaciones y la etapa de desarrollo
Número requerido de síntomas	≥ 3	
Consecuencias psicosociales de los síntomas	Angustia marcada y/o deterioro psicosocial	Funcionamiento deteriorado
Exclusiones (no resultado de):	Otro trastorno mental	
Comentarios		*Nota:* clasificado como un trastorno emocional con inicio específico en la niñez

su habitación, y mostraba violentas rabietas cada mañana para evitar ir al colegio. Jake expresaba miedos recurrentes de que algo malo iba a sucederle a su madre. Estaba preocupado porque su madre pudiera sufrir un accidente de coche o que se declarase un incendio en su casa, donde ella muriera. Sus antecedentes evolutivos mostraban que Jake era ansioso e irritable desde que era lactante y durante la primera infancia. Tuvo problemas para adaptarse a su cuidadora en los años preescolares. La madre tenía antecedentes de trastorno de pánico con agorafobia, y su padre los tenía de depresión mayor. Jake se mostró más preocupado y posesivo con su madre cuando su padre abandonó la familia y su madre cayó en una depresión. Siempre quería saber dónde estaba, e insistía en que se quedara en casa.

La noche era un momento particularmente difícil. Cuando su madre intentaba acostarlo y que se quedara en su cuarto, a menudo Jake lloriqueaba y gritaba, y pedía que su madre se acostara en la cama con él hasta que se quedara dormido. También esperaba que su madre se quedase en el dormitorio principal al otro lado del pasillo durante la noche. La madre informó que algunas noches su hijo se levantaba de la cama y echaba una ojeada a través de la puerta del dormitorio principal, incluso cada 10 min, para asegurarse de que ella aún estaba allí. Jake refería que tenía frecuentes pesadillas en las que su madre era asesinada, o que unos monstruos lo atrapaban y se la llevaban para siempre lejos de su familia.

Durante el día, se convertía en la sombra de su madre y la seguía por toda la casa. Jake accedía a jugar con su hermana en la planta baja solo si su madre estaba cerca. Cuando su madre subía las escaleras, él interrumpía el juego y la seguía. Se resistía a dormir en casa de algún amigo. A menudo, a medida que avanzaba la noche, Jake describía una sensación de mareo en el estómago mezclada con sentimientos de tristeza.

Cuando debía ir a la escuela, Jake se quejaba de dolor de estómago e intentaba quedarse en casa. Se le veía muy alterado y angustiado cuando llegaba el momento de separarse de su madre, y podía llegar a mostrarse violento cuando ella intentaba dejarlo. Una vez en la escuela, parecía más calmado y menos ansioso, aunque a veces acudía a la enfermería quejándose de náuseas, e intentaba que le enviaran a casa. (Adaptado del material de un caso de Gail A. Bernstein, MD, y Anne E. Layne, PhD.)

La característica fundamental del trastorno de ansiedad por separación es la ansiedad extrema precipitada por la separación de los padres, del hogar o de otros entornos familiares. En contraste, en el trastorno de ansiedad generalizada los temores se extienden a los resultados negativos para toda clase de acontecimientos, como los académicos, la relación con los compañeros y las actividades familiares. En el trastorno de ansiedad generalizada, un niño o un adolescente experimentan al menos un síntoma fisiológico recurrente, como inquietud, dificultad de concentración, irritabilidad o tensión muscular. En la fobia social, los miedos del niño alcanzan el punto máximo en momentos relacionados con la exposición a personas o situaciones desconocidas. Los niños y adolescentes con fobia social experimentan una preocupación extrema por ser avergonzados, humillados o juzgados negativamente. En cada uno de los trastornos de ansiedad mencionados anteriormente, la experiencia del niño puede aproximarse al terror o al pánico. El sufrimiento es mayor que el que correspondería al nivel de desarrollo del niño, y no puede explicarse por ningún otro trastorno. Los miedos patológicos, las preocupaciones y las rumiaciones son características del trastorno de ansiedad por separación. Los niños con trastornos de ansiedad sobreestiman la probabilidad de peligro y de resultados negativos. Los niños con trastornos de ansiedad por separación y de ansiedad generalizada se vuelven demasiado temerosos de que alguien próximo vaya a sufrir daños, o de que algo terrible les suceda a ellos o a sus familiares, en especial cuando están lejos de figuras de apego importantes. Muchos niños con trastornos de ansiedad se muestran preocupados por la salud, y temen que sus familiares o amigos puedan caer enfermos. Los temores a ser abandonados, secuestrados o perder el contacto con sus familias predominan entre los niños con trastorno de ansiedad por separación.

Los adolescentes con trastornos de ansiedad pueden no expresar directamente sus preocupaciones; sin embargo, sus patrones de conducta suelen reflejar un trastorno de ansiedad por separación u otro trastorno de ansiedad cuando se sienten incómodos por salir de casa, se dedican a actividades solitarias debido al miedo a no saber cómo comportarse con los compañeros, o lo pasan mal cuando están lejos de su familia. El trastorno de ansiedad por separación se manifiesta a menudo al pensar en un viaje o en el transcurso de un viaje lejos de casa. Los niños pueden oponerse a ir a un campamento, a una escuela nueva o incluso a casa de un amigo. Con frecuencia, existe un continuo entre una moderada ansiedad de anticipación previa a la separación de una figura importante y una ansiedad generalizada cuando ya se ha producido. Los signos premonitorios son: irritabilidad, dificultad para comer, lloriqueo, estar solo en una habitación, aferrarse a los padres y seguir a uno de ellos a todas partes. A menudo, cuando la familia se traslada, un niño muestra ansiedad por separación al aferrarse intensamente a la figura materna. A veces, la ansiedad por el traslado geográfico se expresa mediante sentimientos de nostalgia aguda o de síntomas psicofisiológicos que se manifiestan cuando el niño está lejos de casa o va camino de un país nuevo. El niño está deseando volver a casa y empieza a preocuparse con fantasías sobre lo mucho mejor que era su hogar anterior. La integración en la nueva situación vital puede resultar extremadamente difícil. Los niños con trastornos de ansiedad pueden apartarse de las actividades sociales o en grupo, y manifestar sentimientos de soledad a causa de su aislamiento autoimpuesto.

Son frecuentes las dificultades con el sueño en los niños y adolescentes con algún trastorno de ansiedad o con un trastorno de ansiedad por separación grave; pueden necesitar que alguien permanezca junto a ellos hasta quedarse dormidos. Un niño ansioso puede despertarse e ir a la cama de sus padres o incluso quedarse a dormir en la puerta de la habitación de sus padres para disminuir su ansiedad. Las pesadillas y los temores mórbidos pueden ser una expresión de ansiedad.

Entre las características asociadas a los trastornos de ansiedad se hallan el miedo a la oscuridad y las preocupaciones imaginarias o extravagantes. Los niños pueden sentir que hay ojos que les miran fijamente, o monstruos en su habitación que tienden sus manos hacia ellos. Los niños con trastornos de ansiedad por separación, ansiedad generalizada y ansiedad social se quejan a menudo de síntomas somáticos y pueden ser muy sensibles a los cambios en su cuerpo, en comparación con los jóvenes sin trastornos de ansiedad. Con frecuencia son más sensibles emocionalmente que sus compañeros, y también más propensos al llanto. Entre las quejas somáticas habituales se encuentran los síntomas gastrointestinales, las náuseas, los vómitos, el dolor de estómago, el dolor sin causa aparente en varias partes del cuerpo, el dolor de garganta, y síntomas parecidos a los de la gripe. Los niños más mayores se quejan de síntomas somáticos semejantes a los que manifiestan los adultos con ansiedad, como síntomas cardiovasculares y respiratorios (palpitaciones, mareos, desfallecimiento y sensación de ahogo). Los signos fisiológicos de ansiedad constituyen una parte de los criterios para el diagnóstico del trastorno de ansiedad generalizada, aunque también los experimentan más a menudo los niños con ansiedad por separación y fobia social que la población general. El caso siguiente muestra un joven adolescente con un trastorno de ansiedad generalizada.

Rachel era una niña de 13 años remitida a evaluación por su pediatra debido a que le preocupaba que el origen de sus quejas gastrointestinales crónicas fuese la ansiedad. En la entrevista, Rachel se mostró introvertida y dócil, pero respondió a las preguntas. Transmitió diversas preocupaciones relacionadas con la salud y la seguridad de sus padres, sus resultados escolares y las relaciones con sus compañeros. Las mayores inquietudes de Rachel estaban relacionadas con aspectos de su propia salud y seguridad. Su madre informó de que Rachel se resistía últimamente a jugar fuera de casa porque temía contraer la enfermedad de Lyme, por la picadura de una garrapata, o un virus del Nilo occidental, por la picadura de un mosquito. Rachel también estaba muy angustiada por las noticias de sucesos negativos en su ciudad y en el mundo (p. ej., secuestros, crímenes, terrorismo). La familia la describía como demasiado meticulosa en los trabajos escolares y excesivamente preocupada por los problemas de los adultos (p. ej., la situación económica o la seguridad laboral de sus padres). Los síntomas que acompañaban a las preocupaciones de Rachel eran primordialmente dolor de estómago y problemas para conciliar el sueño. La madre indicó que, cuando estaba preocupada por algo, su hija tendía a

ser bastante perseverante; mostraba verbalmente su preocupación de forma persistente incluso después de recibir noticias tranquilizadoras. Rachel admitió que estaba preocupada con frecuencia y que no podía «desconectar» sus pensamientos de preocupación.

El embarazo y el parto de Rachel fueron normales. Sus antecedentes médicos no tenían nada de especial, si se exceptuaba el dolor gastrointestinal, frecuente desde la época de la guardería. Se describía a Rachel como una lactante irritable y difícil de tranquilizar. Por lo demás, sus parámetros de desarrollo estaban dentro de los límites de la normalidad. Se la consideraba muy obediente, y no tenía antecedentes de externalización de trastornos de conducta. Estaba muy preocupada por sus resultados académicos desde una edad muy temprana y sus calificaciones eran de A (sobresaliente), con alguna B (notable). Rachel era un tanto tímida en las situaciones sociales, aunque era querida por sus compañeros. Entre los antecedentes familiares, se incluían historias de trastorno de ansiedad generalizada, ansiedad social y trastorno de ansiedad por separación en la madre y la abuela cuando eran niñas. Rachel tenía dos hermanos menores que sacaban buenas notas y no mostraban problemas dignos de mención. (Adaptado del material de un caso de Gail A. Bernstein, MD, y Ann E. Layne, PhD.)

El siguiente caso muestra un adolescente con trastorno múltiple de ansiedad y depresión.

Kate es una adolescente de 15 años, estudiante de 10.º grado, que vive con sus padres biológicos y con dos hermanas de 9 y 14 años. Es muy expresiva y siempre ha sido una buena estudiante, aunque nunca participa en clase si su profesor no se lo pide. En casa se lleva bien con sus hermanas, aunque desde que entró en la escuela secundaria ha declinado la invitación para ir a casa de sus amigos, ha rechazado la oportunidad de acudir a fiestas, e incluso ha interrumpido las salidas con sus hermanas al centro comercial o al cine. Kate dice que está demasiado nerviosa y se ruboriza cuando está con sus amigos fuera de clase porque no se le ocurre nada que decir. También le da vergüenza ir de compras o al cine con sus hermanas, porque suelen encontrarse con compañeros del barrio cuando van de camino; ella deja de charlar, lo que la hace sentirse «estúpida» porque no dice nada, y cree que los amigos de sus hermanas se reirán de su timidez. Últimamente, una de sus mejores amigas desde 5.º grado le preguntó por qué había dejado de «pasar el rato» con ella y sus otras amigas. Kate dejó de comer con sus amigos en la escuela porque se sentía humillada cuando le preguntaban por sus planes de fin de semana, e incluso cuando la invitaban a salir miraba a otro lado e ignoraba la conversación. Kate se fue aislando, incluso en la escuela, y confesó a su hermana que estaba sola. Trajeron a Kate para una evaluación después de que su hermana mayor le dijese a su madre que Kate estaba siempre sola mientras sus hermanas veían a sus amigos, y que su mirada era triste y estaba tensa cuando se encontraba cerca de sus compañeros. Kate estaba de buen humor y se divertía cuando sus hermanas estaban en casa y jugaban con ella, aunque esto era cada vez menos frecuente porque a sus hermanas les gustaba estar con sus propios amigos. En varias ocasiones, la hermana menor de Kate se ofreció para acompañarla a fiestas o a casa de los amigos, pero Kate declinaba el ofrecimiento y se echaba a llorar.

Kate fue evaluada por un psiquiatra infantil, que le diagnosticó fobia social y expuso un abanico de opciones terapéuticas, entre las que estaba la TCC y una prueba con un ISRS, como la fluoxetina. Kate y su familia decidieron intentar primero la medicación. Comenzó el tratamiento con 10 mg de fluoxetina y, durante el mes siguiente, se aumentó la dosis hasta los 20 mg. A la tercera semana de tratamiento, Kate se mostraba menos resistente a salir con sus hermanas a lugares en los que era muy probable encontrarse con compañeros. Sus hermanas observaron que no parecía tan estresada y empezó a comer en la cafetería de la escuela con sus amigos. Ella declaró que no se sentía acomplejada como antes cuando estaba en clase, y estaba dispuesta a ir a casa de una amiga, aunque declinó la invitación para ir a la fiesta de cumpleaños de un compañero de clase al que no conocía muy bien. Kate continuó con esta dosis de medicación, y después de 2 meses se encontraba mucho menos ansiosa en las situaciones sociales. Se quejaba ocasionalmente de dolor de estómago, aunque en general toleró bien la medicación. Su familia quedó impresionada cuando les pidió que organizasen una gran fiesta de cumpleaños para su decimosexto aniversario y decidió invitar a 10 compañeros.

Exploración física y pruebas de laboratorio

Ninguna prueba analítica de laboratorio es de ayuda en el diagnóstico de los trastornos de ansiedad por separación, de ansiedad generalizada o de ansiedad social.

DIAGNÓSTICO DIFERENCIAL

Cierto grado de ansiedad por separación es un fenómeno normal en los niños muy pequeños y no supone una afectación discapacitante, por lo que debe utilizarse el juicio clínico para diferenciar la ansiedad normal por separación del trastorno de ansiedad por separación en este grupo de edad. En escolares de más edad, resulta evidente cuándo un niño experimenta una angustia mayor de la normal y rechaza regularmente ir a la escuela. En los que rechazan la escuela, es importante distinguir si se debe al miedo a la separación, a la preocupación general por sus resultados escolares, o a temores más específicos de humillación ante sus compañeros o el profesor. En muchos casos en los que la ansiedad es el síntoma principal, estas tres temidas posibilidades entran en juego. En el trastorno de ansiedad generalizada, la ansiedad no se centra en la separación.

Cuando se producen trastornos depresivos en los niños, debe valorarse la posibilidad de alteraciones comórbidas, por ejemplo con el trastorno de ansiedad por separación. Ambos deben considerarse comórbidos si están presentes los criterios diagnósticos, y a menudo coexisten. El trastorno de pánico con agorafobia es raro antes de los

18 años; en él, el miedo se dirige más bien a quedar incapacitado por un ataque de pánico que a separarse de la figura de los padres. En el trastorno de ansiedad por separación, el rechazo a la escuela es un síntoma frecuente, pero no es patognomónico. Niños con otros diagnósticos, como fobias simples, fobias sociales o miedo al fracaso escolar a causa de un trastorno del aprendizaje, también muestran rechazo escolar. Cuando este rechazo se produce en adolescentes, la gravedad de la disfunción suele ser mayor que cuando la ansiedad aparece en un niño pequeño. En la tabla 2-31 se muestran las características comunes y diferenciales entre el trastorno de ansiedad por separación en la infancia, el trastorno de ansiedad generalizada y y el trastorno de ansiedad social (fobia socia).

EVOLUCIÓN Y PRONÓSTICO

La evolución y el pronóstico de los trastornos de ansiedad por separación, de ansiedad generalizada y la fobia social son variables, y dependen de la edad de inicio, la duración de los síntomas y la presencia simultánea de trastornos depresivos. Los niños pequeños que mantienen su asistencia al colegio, las actividades extraescolares y la relación con sus compañeros tienen un mejor pronóstico que los niños o adolescentes que rechazan ir a la escuela o abandonan las actividades sociales. El gran ensayo clínico aleatorizado multicéntrico Child/Adolescent Anxiety Multimodal Study (CAMS) suministró un tratamiento agudo a niños y adolescentes con un trastorno de ansiedad o más, únicamente farmacológico con sertralina, con TCC, o ambos, y determinó que entre los indicadores de una remisión futura se incluían el inicio del tratamiento a una edad temprana, la baja gravedad de la ansiedad, la ausencia de trastornos depresivos o de ansiedad concurrentes, y la ausencia de un trastorno de ansiedad social como el trastorno de ansiedad primario para el que se realizó el tratamiento. Un estudio de seguimiento en niños y adolescentes con trastornos de ansiedad durante 3 años concluyó que hasta el 82 % ya no cumplían los criterios de trastorno de ansiedad al final del seguimiento. En el grupo estudiado, el 96 % de los que tenían al inicio un trastorno de ansiedad por separación mostró su remisión al final del período de seguimiento. La mayoría de los niños que se

Tabla 2-31
Características comunes de los trastornos de ansiedad en la infancia

Criterios	Trastorno de ansiedad por separación	Trastorno de ansiedad social	Trastorno de ansiedad generalizada
Duración mínima para establecer el diagnóstico	Al menos 4 semanas	Persistente; típicamente al menos 6 meses	Al menos 6 meses
Factores estresantes desencadenantes	Separación del hogar o de figuras de apego	Situaciones sociales específicas o con compañeros	Presión para cualquier tipo de rendimiento, actividades que son evaluadas, rendimiento escolar
Relación con los compañeros	Buena cuando no implica una separación	Vacilante, demasiado inhibido	Puede parecer demasiado preocupado por agradar, buscando la aprobación de los compañeros
Sueño	Reticencia o rechazo a dormir fuera de casa o alejado de la figura de apego	A veces insomnio	A menudo, dificultad para conciliar el sueño
Síntomas psicofisiológicos	Dolores abdominales, náuseas, vómitos, síntomas seudogripales, cefaleas, palpitaciones, mareos cuando se anticipa la separación	Puede aparecer rubor, contacto ocular inadecuado, debilidad de la voz y rigidez postural	Dolores abdominales, náuseas, nudo en la garganta, disnea, palpitaciones cuando se anticipa la realización de una actividad
Diagnóstico diferencial	Trastorno de ansiedad generalizada, trastorno de ansiedad social, trastorno depresivo mayor, trastorno de pánico con agorafobia, TEPT, trastorno negativista desafiante	Trastorno de ansiedad generalizada, trastorno de ansiedad por separación, trastorno depresivo mayor, distimia, mutismo selectivo, agorafobia	Trastorno de ansiedad social, trastorno de ansiedad por separación, TDAH, TOC, trastorno depresivo mayor, TEPT

TDAH, trastorno por déficit de atención/hiperactividad; TEPT, trastorno de estrés postraumático; TOC, trastorno obsesivo-compulsivo.
Adaptada de Sidney Werkman, MD.

recuperaron lo hicieron en el primer año. El inicio a una edad temprana y el diagnóstico a una edad más tardía fueron factores de predicción de una recuperación más lenta. Sin embargo, cerca de una tercera parte de los pacientes del grupo estudiado había desarrollado otro trastorno psiquiátrico durante el período de seguimiento, y en el 50% aparecía otro trastorno de ansiedad. Los estudios han demostrado una superposición significativa entre el trastorno de ansiedad por separación y los trastornos depresivos. En casos de comorbilidad múltiple, el pronóstico es reservado. Los informes longitudinales indican que algunos niños con fobia escolar grave continúan resistiéndose a ir al colegio en la adolescencia, y la incapacidad se mantiene durante años.

TRATAMIENTO

El tratamiento del trastorno de ansiedad por separación, el trastorno de ansiedad generalizada y la fobia social se considera a menudo conjuntamente, dada la frecuente comorbilidad y la superposición de los síntomas. Un enfoque terapéutico combinado y exhaustivo puede incluir TCC, educación familiar, intervención psicosocial familiar y tratamiento farmacológico, como los ISRS. Los mejores tratamientos basados en la evidencia para los trastornos de ansiedad infantil incluyen la TCC y los ISRS. La eficacia comparativa de la TCC, el tratamiento farmacológico con ISRS y su combinación (TCC más ISRS) en el tratamiento de los trastornos de ansiedad infantil fue investigada por el CAMS financiado por el National Institute of Mental Health (NIMH). Este estudio multicéntrico doble ciego controlado con placebo se realizó en 488 niños y adolescentes con trastorno de ansiedad por separación, de ansiedad generalizada o de ansiedad social, que se asignaron de forma aleatoria a recibir solo TCC, solo ISRS (sertralina), TCC y sertralina combinadas o TCC con placebo. Después de una fase aguda de tratamiento de 12 semanas, el grupo de los que estaban siendo tratados con la combinación de TCC y sertralina presentaron un índice de respuesta del 80,7% de mejora alta o muy alta en la escala de impresión clínica global (ICG). Los índices de respuesta de los grupos que recibieron tratamiento solo con TCC o sertralina fueron del 59,7% y el 54,9%, respectivamente. El índice de respuesta al placebo fue del 23,7%. Con el tiempo, durante el seguimiento abierto, la combinación de TCC más sertralina continuó mostrando una eficacia mayor. Los tres tratamientos (TCC, sertralina y la combinación de ambos) dieron un mejor resultado que el placebo y, por lo tanto, se mostraron como tratamientos efectivos para la ansiedad infantil, aunque el tratamiento combinado fue el que mostró una mayor probabilidad de servir de ayuda a niños y adolescentes con trastornos de ansiedad. En primer lugar puede intentarse la TCC, cuando esté disponible, si el niño es capaz de mantener un funcionamiento suficientemente aceptable para dedicarse a las actividades diarias mientras sigue la terapia. Pero en un niño con problemas graves se recomienda la combinación de los tratamientos. La psicoterapia conductual está ampliamente aceptada como un tratamiento de primera línea basado en la evidencia para los trastornos de ansiedad infantil. Un metaanálisis revisó 16 ensayos clínicos aleatorizados y controlados de TCC en trastornos de ansiedad infantil y determinó que se seguía mostrando superior de forma sistemática en comparación con el grupo de control en lista de espera o el grupo que recibía placebo psicológico. La TCC basada en la exposición ha recibido el mayor respaldo empírico entre las intervenciones psicoterapéuticas para los trastornos de ansiedad en jóvenes, y ha demostrado resultados superiores que en los grupos de control en lista de espera para reducir los problemas y los síntomas de ansiedad.

Se han diseñado varias intervenciones psicosociales específicas para los trastornos de ansiedad en niños. Se realizó un ensayo clínico aleatorizado con TCC para niños de 4 a 7 años mediante la intervención protocolizada *Being Brave: A Program for Coping with Anxiety for Young Children and their Parents (Ser valiente: un programa para enfrentarse a la ansiedad para niños y padres)*. La intervención recurría a una combinación de sesiones exclusivas para padres y sesiones para padres e hijos. El índice de respuesta, calculado basándose en una mejora alta o muy alta en la escala de mejora global de la ansiedad, fue del 69% entre los participantes frente al 32% de los controles en lista de espera. Los niños tratados mostraron una mejora significativamente mayor en la ICG del trastorno de ansiedad social, el trastorno de ansiedad por separación y la fobia específica, pero no del trastorno de ansiedad generalizada. Este tratamiento, una TCC padre-hijo modificada con base en el desarrollo, muestra buenas perspectivas para niños.

El programa CALM *(Coaching Approach Behavior and Leading by Modeling)* tiene como finalidad el tratamiento de los trastornos de ansiedad en niños menores de 7 años, que son demasiado pequeños para emplear de forma efectiva la TCC. Recurre al trabajo previo llevado a cabo con niños de 2 a 7 años con intervenciones destinadas al tratamiento de la conducta no deseada de un niño mediante la modificación de la conducta de los padres en lo que se conoce como terapia de interacción entre padres e hijos (PCIT, *Parent-Child Interaction Therapy*). El programa CALM es una intervención protocolizada de 12 sesiones que facilita un asesoramiento individualizado y en tiempo real a través de un auricular oculto que lleva el padre durante las sesiones. Incorpora tareas de exposición y promueve un comportamiento «valiente» con asesoramiento a los padres. Un estudio piloto del programa CALM en 9 pacientes con una edad media de 5,4 años demostró que todos los participantes (7 pacientes y sus familias) fueron calificados como respondedores globales, y todos excepto uno mostraron una mejora funcional. La adaptación del modelo de la PCIT para trastornos de ansiedad en niños parece ser un enfoque prometedor para el tratamiento de la ansiedad en la infancia temprana.

Un metaanálisis de ensayos clínicos aleatorizados y controlados de agentes antidepresivos para la ansiedad infantil demostró la eficacia de múltiples ISRS, como la fluvoxamina, la fluoxetina, la sertralina y la paroxetina, en el tratamiento de la ansiedad infantil. Basándose en estas pruebas, los ISRS son la primera opción en el tratamiento farmacológico de los trastornos de ansiedad en niños y adolescentes.

Los datos obtenidos en un amplio estudio multicéntrico *(Research Units in Pediatric Psychopharmacology,* RUPP) del NIMH han confirmado la seguridad y la eficacia de la fluvoxamina en el tratamiento del trastorno de ansiedad por separación, el de ansiedad generalizada y la fobia social en la infancia. Este estudio doble ciego y controlado con placebo de 128 niños y adolescentes demostró que un 76% de los niños del grupo tratado con fluvoxamina mostraba una mejoría significativa, frente al 29% que mostraba mejoría en el grupo placebo. La respuesta a la medicación era perceptible a las 2 semanas de tratamiento. Las dosis de fluvoxamina oscilaban entre 50 y 250 mg/día, en los niños, y hasta 300 mg/día en los adolescentes. Los niños y adolescentes con baja comorbilidad de síntomas depresivos obtuvieron la mejor respuesta. Los que respondieron a la medicación continuaron con ella durante 6 meses, y casi todos seguían respondiendo bien al final de ese período.

Diversos ensayos clínicos aleatorizados apoyan la eficacia de los ISRS en el tratamiento de los trastornos de ansiedad en niños y adolescentes. Un ensayo aleatorizado y controlado demostró que la fluoxetina, en una dosis de 20 mg/día, era segura y eficaz en los niños con estos trastornos, con unos efectos secundarios leves, como molestias gastrointestinales, cefalea y somnolencia. Además, un ensayo clínico aleatorizado para el tratamiento de la ansiedad generalizada en niños respalda la eficacia de la sertralina. Por último, un amplio ensayo clínico con paroxetina, llevado a cabo por la industria farmacéutica, para el tratamiento de niños con fobia social halló que el fármaco, administrado en un intervalo terapéutico de 10 a 50 mg/día, se asociaba con una respuesta favorable en el 78% de los niños tratados.

La FDA de Estados Unidos obliga a publicar una advertencia en el prospecto de los antidepresivos, incluidos todos los ISRS, cuando se utilizan en el tratamiento de algunos trastornos de la infancia, debido a la preocupación por un incremento de la tendencia al suicidio; sin embargo, ningún estudio individual sobre la ansiedad en la infancia ha encontrado un aumento estadísticamente significativo de ideas o conductas suicidas.

Los antidepresivos tricíclicos no se recomiendan en la actualidad debido a sus efectos cardíacos adversos potencialmente graves. Otros agentes, incluidos la buspirona y los antagonistas de los receptores β-adrenérgicos como propranolol, se han utilizado clínicamente en niños con trastornos de ansiedad, pero en la actualidad no hay datos que respalden su eficacia. La difenhidramina puede emplearse a corto plazo para controlar los problemas de sueño en niños con trastornos de ansiedad. Una serie de ensayos abiertos y un estudio doble ciego controlado con placebo sugirieron que el alprazolam, una benzodiazepina, puede ayudar a controlar los síntomas de ansiedad en el trastorno de ansiedad por separación. Se ha estudiado el clonazepam en ensayos abiertos y puede resultar útil para controlar los síntomas de pánico y otros síntomas de ansiedad.

Aunque los ISRS y la TCC solos y combinados han demostrado su eficacia en el tratamiento de los trastornos de ansiedad en los jóvenes, aproximadamente del 20 % al 35 % de los niños y adolescentes con trastornos de ansiedad parecen no obtener ningún beneficio. Pueden ser útiles varios agentes nuevos, algunos basados en su efecto sobre el sistema NMDA. Por ejemplo, la d-cicloserina, actualmente aprobada por la FDA estadounidense para el tratamiento de la tuberculosis pediátrica, es un agonista parcial de los receptores del sistema NMDA y se plantea que pueda aumentar los beneficios del tratamiento de exposición para las fobias. Algunas pruebas sugieren que podría aumentar la velocidad de las intervenciones de exposición, pero no se han probado sus beneficios a largo plazo. El riluzol es un agente antiglutamatérgico que disminuye la transmisión glutamatérgica mediante la inhibición de la liberación de glutamato y la inactivación de los canales de sodio en las neuronas corticales, y bloquea la recaptación del ácido γ-aminobutírico (GABA). Debido a los efectos antiglutamatérgicos, se ha presupuesto que el riluzol proporciona un aumento en el tratamiento del trastorno obsesivo-compulsivo y el de ansiedad generalizada. De otro agente, la memantina, un antagonista de los receptores NMDA aprobado por la FDA para el tratamiento de la enfermedad de Alzheimer, se ha planteado la hipótesis de que disminuya la ansiedad debido a su influencia sobre el sistema glutamatérgico. Los informes de casos publicados han arrojado resultados contradictorios.

Aunque la mayoría de trastornos de ansiedad infantiles tienen altibajos en el tiempo, el rechazo escolar asociado con el trastorno de ansiedad por separación puede considerarse una urgencia psiquiátrica. Un programa de tratamiento completo involucra al niño, los padres, los compañeros del niño y el colegio. Las intervenciones familiares son decisivas en la gestión del trastorno de ansiedad por separación, en especial en los niños que se niegan a ir al colegio, con la finalidad de mantener un respaldo firme a la asistencia escolar a la vez que también se proporciona el apoyo apropiado. Cuando el retorno a la jornada escolar completa resulte abrumador, se deberá diseñar un programa para que el niño pueda aumentar de forma progresiva el tiempo que pasa en el colegio. El contacto gradual con un objeto de ansiedad es una forma de modificación de conducta que puede aplicarse a cualquier tipo de ansiedad por separación. Algunos casos graves de rechazo escolar requieren hospitalización. Las modalidades cognitivo-conductuales incluyen la exposición a las separaciones temidas y estrategias cognitivas, como las autoafirmaciones para hacerles frente destinadas a aumentar el sentido de autonomía y control.

En resumen, los tratamientos basados en la evidencia para los trastornos de ansiedad se han centrado en los ISRS y la TCC. Los ISRS han demostrado ser tanto seguros como eficaces para el tratamiento de los trastornos de ansiedad infantil; sin embargo, en trastornos graves, las pruebas sugieren que el tratamiento óptimo es la combinación de TCC y antidepresivos ISRS.

EPIDEMIOLOGÍA

La prevalencia de los trastornos de ansiedad varía según el grupo de edad de los niños encuestados y de los instrumentos diagnósticos utilizados. La prevalencia a lo largo de la vida de algún trastorno de ansiedad en niños y adolescentes oscila entre el 10 % y el 27 %. Los trastornos de ansiedad son comunes entre los niños preescolares, con un perfil epidemiológico similar al de niños más mayores. Una encuesta epidemiológica que utilizó la Evaluación psiquiátrica en edad preescolar encontró que un 9,5 % de los niños cumplía los criterios de algún trastorno de ansiedad, con un 6,5 % que mostraba un trastorno de ansiedad generalizada, un 2,4 % que cumplía los criterios del trastorno de ansiedad por separación y un 2,2 % los criterios de fobia social. El trastorno de ansiedad por separación se estima en alrededor del 4 % de los niños y adolescentes. Es más frecuente en los niños pequeños que en los adolescentes, y no se han descrito diferencias entre sexos en la frecuencia de presentación. Puede iniciarse durante la edad preescolar, aunque es más frecuente en niños de 7 a 8 años. La tasa del trastorno de ansiedad por separación en niños en edad escolar se estima, aproximadamente, en un 3 %; la de la fobia social en un 1 %, y la de fobias simples en un 2,4 %. En los adolescentes se registró una prevalencia del trastorno de pánico del 0,6 %; la prevalencia del trastorno de ansiedad generalizada fue del 3,7 %.

ETIOLOGÍA

Factores biopsicosociales

Son numerosas las investigaciones que han demostrado la influencia de la psicopatología parental y los estilos de crianza de los padres sobre la aparición de trastornos de ansiedad en la infancia. En estudios longitudinales se ha descrito que la sobreprotección por parte de los padres se asocia con el incremento del riesgo en niños de desarrollar trastornos de ansiedad, al igual que una relación de apego insegura entre los padres y el niño. También es bien sabido que la depresión y la ansiedad materna aumentan el riesgo de ansiedad y depresión en los niños. Los factores biopsicosociales, junto con el temperamento infantil, influyen en la intensidad de la ansiedad por separación que surge en situaciones de separación breve y de exposición a entornos desconocidos. El rasgo temperamental de timidez extrema o la introversión ante situaciones desconocidas se asocia con un mayor riesgo de desarrollar trastorno de ansiedad por separación, de ansiedad generalizada, de ansiedad social, o los tres, en la niñez y la adolescencia.

Factores externos estresantes a menudo coinciden con el desarrollo del trastorno. La muerte de un familiar, una enfermedad del niño, un cambio en el ambiente durante la infancia o un cambio de domicilio a un vecindario o una escuela nueva son datos frecuentes en las historias clínicas de los niños con trastorno de ansiedad por separación. En niños vulnerables, estos cambios probablemente intensifiquen la ansiedad.

Se ha observado una relación neurofisiológica con la inhibición conductual (timidez extrema). Los niños con esta constelación presentan una frecuencia cardíaca en reposo más elevada y una aceleración cuando realizan tareas que requieren concentración cognitiva. También se observa relación entre la inhibición conductual y otros rasgos fisiológicos, como concentraciones elevadas de cortisol en la saliva y de catecolaminas en la orina, así como mayor dilatación pupilar durante la ejecución de tareas cognitivas.

Estudios de neuroimagen en adolescentes con ansiedad muestran una mayor activación del cuerpo amigdalino en comparación con adolescentes que no muestran ansiedad ante los estímulos que la provocan. Además, los adolescentes ansiosos mantienen la hiperactivación del cuerpo amigdalino en el tiempo, en vez de mostrar una atenuación, como ocurre en los adolescentes no ansiosos. Estudios estructurales del cuerpo amigdalino en adolescentes con ansiedad han llevado a resultados contradictorios, ya que algunos estudios han encontrado un aumento de su volumen, pero otros una disminución.

Factores de aprendizaje social

El miedo, en respuesta a una variedad de situaciones desconocidas o inesperadas, puede ser comunicado sin darse cuenta por los progenitores a los hijos por modelación directa. Si un padre es miedoso, el niño probablemente tendrá una adaptación fóbica a situaciones nuevas, en especial al entorno escolar. Numerosos datos sugieren que la sobreprotección paterna promueve un aumento de la sensibilidad interpersonal en niños sanos, e incrementa el riesgo de trastorno de ansiedad social en niños con inhibición conductual u otro trastorno de ansiedad, como el trastorno de ansiedad por separación. Algunos padres parecen enseñar a sus hijos a ser ansiosos al protegerlos excesivamente de riesgos previstos o al exagerar los peligros. Por ejemplo, un progenitor que se asusta durante una tormenta enseña a su hijo a hacer lo mismo, y uno que tiene miedo a los ratones o a los insectos transmite al niño ese temor. En cambio, un progenitor que se enfada con su hijo cuando este expresa miedo ante una situación determinada, por ejemplo, en contacto con animales, puede fomentar una preocupación fóbica en el niño al exponerlo a la intensidad de la ira expresada por su padre. Los factores de aprendizaje social en el desarrollo de las reacciones de ansiedad están aumentados cuando también los padres tienen trastornos de ansiedad. Estos factores pueden ser pertinentes en el desarrollo del trastorno de ansiedad por separación, así como en el de ansiedad generalizada y en la fobia social. En un estudio reciente sobre acontecimientos psicosociales adversos, como un conflicto familiar en curso, no se encontró una asociación entre las dificultades psicosociales y la inhibición conductual entre los niños pequeños. Parece ser que la predisposición temperamental a presentar trastornos de ansiedad surge, muy probablemente, como una constelación de rasgos altamente hereditarios, y debida a estresantes psicosociales.

Factores genéticos

Estudios genéticos realizados con familias sugieren que los genes explican, al menos, un tercio de la varianza en la aparición de trastornos de ansiedad en los niños. La heredabilidad de los trastornos de ansiedad en niños y adolescentes oscila entre el 36 % y el 65 %; las cifras más altas se dan entre los niños más pequeños con trastornos de ansiedad. Dos características heredables, como son la inhibición conductual (la tendencia al miedo y al retraimiento en situaciones nuevas) y la sobreexcitación fisiológica, no han demostrado transmitir factores de riesgo significativos para la aparición futura de un trastorno de ansiedad. Sin embargo, aunque la constelación temperamental de inhibición conductual, timidez excesiva, tendencia a retirarse ante situaciones desconocidas y aparición de trastornos de ansiedad tiene una contribución genética, dos tercios de los niños pequeños con inhibición conductual no parece que vayan a desarrollar trastornos de ansiedad.

Estudios familiares han mostrado que los hijos biológicos de adultos con trastornos de ansiedad muestran un riesgo mayor de presentarlos. El trastorno de ansiedad por separación y la depresión se solapan en los niños, y la presencia de un trastorno de ansiedad incrementa el riesgo de un episodio depresivo en el futuro. El consenso actual sobre la genética de los trastornos de ansiedad sugiere que lo que se hereda es una predisposición general a la ansiedad, que comporta un aumento en los niveles de alerta, reactividad emocional y afecto negativo, todo lo cual incrementa el riesgo de aparición del trastorno de ansiedad por separación, del trastorno de ansiedad generalizada y del trastorno de ansiedad social (fobia socia).

▲ 2.14 Mutismo selectivo

El mutismo selectivo se cree que está relacionado con el trastorno de ansiedad social, y aunque se considera un trastorno independiente, se caracteriza por la ausencia persistente de habla en un niño en una situación social específica o más, sobre todo en el colegio. Un niño con mutismo selectivo puede permanecer casi callado o completamente ca-

llado, o hablar en algunos casos solo susurrando en el contexto escolar. Aunque el mutismo selectivo suele comenzar antes de los 5 años, puede que no resulte evidente hasta que el niño tenga que hablar o leer en voz alta en clase. La conceptualización actual del mutismo selectivo pone de relieve la convergencia de una ansiedad social subyacente junto con mayor probabilidad de problemas de habla y de lenguaje que conducen a la imposibilidad de hablar en determinadas situaciones. Típicamente, los niños que presentan el trastorno permanecen en silencio durante situaciones estresantes, si bien algunos puede que verbalicen palabras monosilábicas casi inaudibles. A pesar del mayor riesgo de retraso en la adquisición del lenguaje, los niños con este trastorno son totalmente capaces de hablar con bastante habilidad cuando no se encuentren en una situación que les produzca ansiedad social. Algunos se comunicarán con contacto visual o gesticulación no verbal en el contexto escolar, pero no de forma verbal. Por otro lado, los niños con este trastorno hablan fluidamente en otras situaciones, como en el hogar o en entornos conocidos. Se cree que el mutismo selectivo es una variedad de fobia social, ya que se manifiesta en situaciones sociales selectivas.

DIAGNÓSTICO Y CUADRO CLÍNICO

Este diagnóstico no resulta difícil una vez que se confirma que el niño tiene la aptitud lingüística adecuada en algunos ambientes, pero no en otros. El mutismo puede haberse desarrollado de forma gradual o bruscamente tras una experiencia perturbadora. La edad de aparición oscila entre los 4 y los 8 años. Los períodos de mutismo suelen manifestarse en la escuela o fuera de casa, aunque, muy raramente, el niño no habla en casa y sí en el colegio. Los niños con mutismo selectivo también pueden presentar síntomas del trastorno de ansiedad por separación, rechazo a la escuela y retraso en la adquisición del lenguaje. Debido a que la mayoría de estos niños tiene ansiedad social, es posible que en su casa presenten alteraciones de la conducta, como rabietas y conducta negativista. En comparación con niños con otros trastornos de ansiedad, a excepción de aquellos con ansiedad social, los niños con mutismo selectivo tienden a mostrar una competencia social inferior y mayor ansiedad social. En la tabla 2-32 se enumeran los criterios para el mutismo selectivo.

Janine es una niña estadounidense de origen chino de 6 años que vive con su familia biológica, formada por su madre, su padre y sus hermanos. Los padres refieren unos antecedentes de 2 años de evolución de no hablar en el colegio (parvulario), ni con ningún niño o adulto que no pertenezca a la familia, a pesar de que dentro del hogar habla normalmente. Explican que en casa es animada y bastante habladora con su familia inmediata y con algunos de sus primos pequeños. Aunque habla con algunos adultos que no son de su familia cercana, su comunicación suele limitarse a respuestas de una sola palabra a sus preguntas. Según afirman sus padres, Janine también presenta una ansiedad social extrema, hasta el punto de quedarse «congelada» en situaciones en las que es el centro de atención. Cuando se la evaluó, Janine no había recibido ningún tratamiento para el mutismo selectivo, ni para cualquier otro trastorno emocional o de conducta. Habla fluidamente inglés y mandarín y, según sus padres, alcanzó todos los hitos del desarrollo en el momento adecuado, y muestra una inteligencia superior a la media. Manifestaron también que a Janine le gusta bailar, cantar y se divierte con juegos imaginativos con sus hermanas.

Durante la evaluación inicial, Janine no estableció contacto visual ni respondió de forma alguna al médico. Sus padres explicaron que esta conducta es típica en ella cuando se encuentra en una situación nueva con personas desconocidas, pero que se comunica de forma no verbal y establece contacto visual con la mayoría de la gente una vez «los conoce». Los padres aportaron una grabación en vídeo que se les solicitó en la que Janine juega con sus hermanas en casa. En el vídeo se veía a Janine animada y hablando fluida y espontáneamente, sin ninguna alteración evidente. Se diagnosticó a Janine de mutismo selectivo (grave) y fobia social (menos grave). En ese momento se recomendó TCC.

Al principio, el terapeuta pidió a Janine y a su madre que elaborasen una lista de las situaciones asociadas a una dificultad pequeña, mediana o grande para hablar, y una lista de recompensas pequeñas, medianas o grandes. Estas listas se convirtieron en la base para asignar (y reforzar) tareas de hablar con una dificultad creciente. En general, las sesiones incluían un tiempo con Janine y su madre, para revisar los deberes pasados y futuros, y un tiempo solo con Janine y el terapeuta.

Cuando empezó el tratamiento, Janine no se comunicaba en absoluto con el terapeuta, ni verbal ni no verbalmente. Este fue aumentando poco a poco su sintonía con la niña (mediante el juego no estructurado), planteando tareas menos estresantes, como susurrarle a su madre mientras el terapeuta estaba en una esquina, luego decir sí o no con la cabeza, señalar con el dedo, susurrarle a un animal de peluche, susurrar a su madre mientras miraba al terapeuta y, posteriormente, responder directamente al terapeuta. El terapeuta solía usar marionetas animales para animar a Janine a hablar sin hacerlo directamente con él. Después de 3 sesiones, Janine empezó a hablar con el terapeuta en susurros. La niña recibía pegatinas cuando completaba las tareas de habla asignadas, y cuando llenaba una hoja de pegatinas, recibía premios (un pequeño juguete o una golosina de la lista de recompensas).

A Janine también se le pusieron deberes que afectaban a su maestra y a sus compañeros de clase. Estas tareas se implementaron gradualmente, e incluyeron hacer gestos con las manos a la maestra, reproducir una grabación ante la maestra en la que decía «hola», murmurarle «hola» a la maestra, decir «hola» a la maestra con voz normal, etc. Tras aproximadamente 14 sesiones, Janine dijo una frase completa ante la clase cuando se le pidió, y habló con la maestra delante de otros estudiantes.

En el curso de las últimas sesiones, la madre de Janine fue asumiendo un papel cada vez más importante para asignar y hacer el seguimiento de las tareas del habla. Cuando Janine empezó el 2.º grado, en solo unos pocos días empezó a hablar regularmente con su maestra y con la mayoría de los compañeros de la clase. Una vez finalizada la terapia, la madre siguió animando (y controlando) la conducta verbal de Janine, con éxitos graduales con personas y situaciones nuevas. (Adaptado del material de un caso de Lindsey Bergman, PhD, y John Piacentini, PhD.)

Exploración física y pruebas de laboratorio

No existe ninguna prueba analítica específica útil para el diagnóstico o el tratamiento del mutismo selectivo.

DIAGNÓSTICO DIFERENCIAL

El diagnóstico diferencial de los niños que no hablan en situaciones sociales debe descartar trastornos de la comunicación, del espectro autista y la ansiedad social. El trastorno de ansiedad social puede ser comórbido con el mutismo selectivo. Una vez que se ha confirmado que el niño es perfectamente capaz de hablar en determinadas situaciones que le resultan cómodas, pero no en otras situaciones sociales, hay que pensar en un trastorno relacionado con la ansiedad. Los niños tímidos pueden mostrar un mutismo pasajero ante situaciones nuevas que les causen ansiedad. Con frecuencia se descubre el antecedente de que no hablan en presencia de extraños o están siempre apegados a sus madres. La mayoría de los niños que enmudecen a partir de su escolaridad mejoran espontáneamente y pueden describirse como niños con una timidez adaptativa transitoria. Se debe distinguir entre mutismo selectivo y discapacidad intelectual, trastornos generalizados del desarrollo y trastorno del lenguaje expresivo. En estos trastornos, el niño puede tener una incapacidad, más que un rechazo, para hablar. En el mutismo secundario al trastorno de conversión, el mutismo es generalizado. Los niños introducidos en un ambiente en el que se habla una lengua distinta pueden ser reacios a comenzar a utilizar el nuevo idioma. Solamente debe establecerse el diagnóstico de mutismo selectivo cuando el niño se niega a hablar en su lengua nativa y ya ha adquirido suficiente competencia comunicativa en la nueva lengua pero rehúsa hablarla.

EVOLUCIÓN Y PRONÓSTICO

Aunque los niños con mutismo selectivo suelen ser anormalmente tímidos durante los años preescolares, el inicio del trastorno se produce por lo general entre los 5 y los 6 años de edad. Muchos niños muy pequeños con síntomas precoces de mutismo selectivo en el período de transición al iniciar la etapa preescolar pueden presentar una mejoría espontánea en unos meses y no cumplir nunca los criterios del trastorno completo. Lo más frecuente es que el niño hable casi exclusivamente en casa con

Tabla 2-32
Mutismo selectivo

	DSM-5	CIE-10
Nombre del diagnóstico	Mutismo selectivo	Mutismo electivo
Duración	≥ 1 mes (no el primer mes de escuela)	
Síntomas	Falta persistente de habla • En determinadas situaciones sociales • Ocurre cuando se espera que hable • Tiene la capacidad de hablar apropiadamente en otras situaciones	Falta persistente de habla • En determinadas situaciones sociales • Tiene la capacidad de hablar apropiadamente en otras situaciones • Relacionado con emociones específicas • Por ejemplo: ansiedad, aislamiento social y sensibilidad
Consecuencias psicosociales de los síntomas	Presencia de deterioro psicosocial	
Exclusiones (no resultado de):	Otro trastorno mental Trastorno de la comunicación Dominio inadecuado del idioma hablado en una situación determinada	Trastornos profundos del desarrollo Trastornos del desarrollo del habla y el lenguaje Mutismo transitorio como parte de la ansiedad por separación en niños pequeños
Comentarios		*Nota:* clasificado en Trastornos del funcionamiento social con inicio específico en la niñez y la adolescencia

los miembros de su unidad familiar, pero no en otro lugar, sobre todo en la escuela. En consecuencia, puede presentar problemas académicos o incluso fracaso escolar. Estos niños suelen ser tímidos, ansiosos y propensos a padecer depresión. Muchos de los niños con mutismo selectivo de aparición temprana remiten con o sin tratamiento. Datos recientes indican que la fluoxetina puede acelerar la mejoría del mutismo selectivo. Los niños cuyo trastorno persiste suelen tener dificultades para entablar relaciones sociales. Las burlas y ser el chivo expiatorio de sus compañeros pueden provocar su rechazo a asistir al colegio. Algunos de los niños con formas de fobia social grave se caracterizan por rigidez, rasgos compulsivos, negativismo, rabietas, y una conducta inconformista y agresiva en casa. Otros toleran mejor la situación temida al comunicarse con gestos, como señalar, sacudir la cabeza y decir «ajá» o «no». En un estudio de seguimiento de estos niños, alrededor de la mitad con mutismo selectivo mejoró en el curso de 5 a 10 años. Los que no han mejorado al alcanzar los 10 años de edad muestran una evolución prolongada y un peor pronóstico que los que sí lo han hecho. Hasta una tercera parte de los niños con mutismo selectivo, con o sin tratamiento, pueden desarrollar otros trastornos psiquiátricos, sobre todo de ansiedad y depresivos.

TRATAMIENTO

El tratamiento óptimo es un enfoque multimodal que emplee psicoeducación para la familia, TCC e ISRS según sea necesario. Los niños en edad preescolar también pueden obtener beneficios de un centro educativo terapéutico. Para los niños en edad escolar, se recomienda la TCC como tratamiento de primera línea. La educación y la cooperación de la familia resultan beneficiosas. Se han publicado muy pocos datos sobre el tratamiento efectivo de niños con mutismo selectivo; sin embargo, hay indicios sólidos de que los niños con fobia social responden a diversos ISRS, y actualmente, los tratamientos con TCC también han demostrado su eficacia en niños con trastornos de ansiedad.

Los resultados de un reciente estudio abierto de 21 niños con mutismo selectivo tratados con fluoxetina sugieren que este fármaco puede resultar eficaz. Otros trabajos han confirmado su eficacia en la fobia social del adulto, así como al menos otro estudio doble ciego y controlado con placebo en niños con mutismo. El estudio RUPP, una investigación a gran escala sobre diversos trastornos de ansiedad en niños y adolescentes, incluida la fobia social, financiado por el NIMH, ha mostrado una clara superioridad de la fluvoxamina respecto al placebo en el tratamiento de la ansiedad infantil. Los niños con mutismo selectivo pueden obtener un beneficio similar al de los que presentan fobia social, ya que actualmente se considera que ese trastorno es un subgrupo de la fobia social. Los ISRS que se han mostrado eficaces en el tratamiento de niños con fobia social en ensayos aleatorizados y controlados con placebo son la fluoxetina (20 a 60 mg/día), la fluvoxamina (50 a 300 mg/día), la sertralina (25 a 200 mg/día) y la paroxetina (10 a 50 mg/día).

EPIDEMIOLOGÍA

La prevalencia del mutismo selectivo varía según la edad; los niños más pequeños son los que tienen el mayor riesgo de presentar el trastorno. Según los criterios del DSM-5, la prevalencia en muestras clínicas o de escolares se sitúa entre el 0,03 % y el 1 %, dependiendo de si la muestra estudiada es clínica o poblacional. Una amplia encuesta epidemiológica efectuada en el Reino Unido encontró una prevalencia del 0,69 % en niños de 4 a 5 años. Otra encuesta en el Reino Unido encontró una prevalencia del 0,06 % en los niños de 7 años. Los niños más pequeños son más vulnerables al trastorno que los mayores. El mutismo selectivo parece ser más común en las niñas que en los niños. Los informes clínicos sugieren que muchos niños pequeños superan

este trastorno conforme se hacen mayores, si bien su evolución longitudinal sigue sin ser estudiada.

ETIOLOGÍA

Contribución genética

El mutismo selectivo puede presentar muchos de los mismos factores etiológicos que conducen a la aparición del trastorno de ansiedad social. En contraste con otros trastornos de ansiedad infantiles, estos niños presentan un mayor riesgo de retraso en el inicio del habla o de anomalías en el habla que pueden ser determinantes. Sin embargo, además de los factores del habla y el lenguaje, en una encuesta, el 90 % de los niños con mutismo selectivo cumplía los criterios diagnósticos de fobia social. Estos niños presentaban una importante ansiedad social sin rasgos psicopatológicos notables en otras áreas, según la opinión de sus padres o profesores. Por tanto, es posible que el mutismo selectivo no represente un trastorno individualizado, sino que puede imaginarse mejor como un subtipo de trastorno de ansiedad social. De igual forma que en las familias con niños con otros trastornos de ansiedad, en aquellas cuyos hijos presentan mutismo selectivo a menudo se observa ansiedad materna, depresión y mayores necesidades de dependencia.

Interacciones con los padres

La sobreprotección materna y los trastornos de ansiedad en los padres pueden promover interacciones que refuercen involuntariamente los comportamientos de mutismo selectivo. Los niños con este trastorno suelen hablar libremente en su casa, y únicamente muestran los síntomas cuando se encuentran bajo presión social en la escuela o en otras situaciones sociales. Algunos parecen propensos al mutismo selectivo después de un trauma físico o emocional precoz, por lo que algunos psiquiatras, en lugar de hablar de mutismo selectivo, lo denominan *mutismo traumático*.

Factores relacionados con el lenguaje y el habla

El mutismo selectivo es un concepto que se relaciona con la inhibición o el rechazo del habla, aunque un alto porcentaje, mayor del esperable, de niños con este trastorno muestra antecedentes de retraso en el habla. Un hallazgo interesante sugiere que los niños con mutismo selectivo tienen un riesgo más elevado de presentar alteraciones del procesamiento auditivo, que puede interferir con el procesamiento eficiente de los sonidos que reciben. Sin embargo, en su mayoría, los problemas de habla y lenguaje de estos niños son sutiles, y no cuentan para el diagnóstico.

▲ 2.15 Trastorno obsesivo-compulsivo en la infancia y la adolescencia

Los datos sugieren que hasta el 25 % de los casos se inician sobre los 14 años de edad. La presentación clínica global del trastorno en jóvenes es similar a la que se da en los adultos, pero los niños y adolescentes no suelen considerar que sus pensamientos obsesivos o conductas repetitivas sean irracionales. En los casos más leves, se recomienda que la intervención inicial sea la TCC. El trastorno en jóvenes suele tratarse con éxito con ISRS o con TCC en monoterapia, o bien con ambas intervenciones combinadas. Los resultados de un estudio a gran escala, aleatorizado y controlado con placebo, el *Pediatric OCD Treatment Study* (POTS), demostraron que las mayores tasas de remisión del TOC pediátrico se alcanzaban mediante la combinación de fármacos serotoninérgicos y TCC.

DIAGNÓSTICO Y CUADRO CLÍNICO

Los niños y adolescentes con obsesiones y compulsiones suelen ser derivados para recibir tratamiento debido al excesivo tiempo que dedican a sus pensamientos intrusivos y a sus rituales repetitivos. En algunos niños, los rituales compulsivos se perciben como una respuesta razonable a sus miedos y ansiedades extremos. No obstante, son conscientes de la incomodidad que les genera y de la incapacidad de llevar a cabo actividades de la vida diaria de manera programada debido a las compulsiones, como prepararse para salir de casa para ir a la escuela cada mañana.

Las obsesiones que se identifican con más frecuencia en estos niños y adolescentes son el miedo extremo a contaminarse, como exponerse a la suciedad, gérmenes o enfermedades, seguido de la preocupación relacionada con provocarse daño a sí mismos, a los miembros de su familia o a otros debido a la pérdida de control sobre sus impulsos agresivos. También se identifica a menudo la necesidad obsesiva de simetría o la exactitud, la acumulación, o las preocupaciones exageradas de índole religiosa o moral. Los rituales compulsivos típicos en los niños y los adolescentes incluyen la limpieza, la comprobación, el recuento, la repetición de conductas o el hecho de ordenar cosas. Otras características asociadas son la evitación, la indecisión, la duda y la lentitud al completar tareas. Se observan obsesiones y compulsiones en la mayoría de los casos de TOC entre los jóvenes. De acuerdo con el DSM-5, el diagnóstico de TOC es idéntico al de los adultos, con la anotación de que los niños pequeños pueden no ser capaces de articular los objetivos de sus compulsiones con la disminución de su ansiedad. El DSM-5 también añade los siguientes especificadores: con introspección buena o aceptable; con poca introspección, y con ausencia de introspección/con creencias delirantes; así pues, cuanto mayor es la creencia en las obsesiones y compulsiones del TOC; más baja es la introspección. Este trastorno se analiza en el capítulo 9, donde la tabla 9-4 incluye los criterios de diagnóstico del DSM-5 para el TOC.

En muchos niños y adolescentes con TOC su desarrollo es gradual, e intentarán esconder sus síntomas cuanto les sea posible, para que sus rituales no se vean confrontados ni alterados. Una minoría de los niños, en especial hombres con un inicio temprano, pueden tener una evolución rápida y descubrirse una amplia variedad de síntomas en los primeros meses de la enfermedad. También aparecen con una frecuencia mayor de lo esperado el TDAH y los trastornos de tics, incluido el trastorno de la Tourette. Los niños que presentan TOC junto con trastornos de tics tienen una mayor probabilidad de mostrar conductas compulsivas como contar, reubicar objetos u ordenar, y es menos frecuente que muestren compulsiones como el lavado o la limpieza excesivos. La elevada asociación entre el TOC, el síndrome de la Tourette y el TDAH ha llevado a los investigadores a proponer una vulnerabilidad genética común para estas tres enfermedades. Es importante investigar la presencia de esta comorbilidad en niños y adolescentes, de manera que puedan recibir el tratamiento más adecuado en cada caso.

Los padres de Jason, un niño de 12 años que estaba en 6.º grado, solicitaron su evaluación, ya que les preocupaban sus preguntas continuas y su ansiedad sobre la posibilidad de contraer el SIDA. Jason era un niño con un alto funcionamiento y bien adaptado, que bruscamente presentó, unos 2 o 3 meses antes de la evaluación, unas conductas muy extrañas relacionadas con su temor al SIDA, que incluían preocupaciones implacables por contraer enfermedades,

rituales de lavado, dudas sobre su propia conducta, necesidad de ser tranquilizado, repetición de rituales y evitación.

Concretamente, Jason había empezado a expresar el temor de haber estado expuesto al virus de la inmunodeficiencia humana (VIH) cada vez que observaba a una persona en público que él consideraba que podía estar afectada de SIDA. Por ejemplo, si mientras iban en coche veía a una persona que para él tenía un aspecto pobre o desastrado, experimentaba una oleada de extrema ansiedad y se obsesionaba sobre si el extraño podía tener SIDA y haberlo expuesto a él. A pesar de la afirmación de sus padres sobre su seguridad y ausencia de exposición a la enfermedad, Jason insistía en lavarse enérgicamente durante 1 h cada vez que llegaban a casa. El niño expresaba continuamente dudas acerca de sus propios actos. A menudo preguntaba a sus padres: «¿He dicho la palabra que empieza por m (mierda)? ¿He dicho la palabra que empieza por j (joder)?». Si se le tranquilizaba al respecto, solo se calmaba de forma pasajera. Jason, que había sido un buen estudiante, empezó a tener dificultades para concentrarse en las tareas escolares. Cuando leía pasajes del material que se le había asignado, a menudo terminaba una frase y preguntaba si podía haber pasado por alto alguna palabra o parte del contenido de la frase, y necesitaba leerla de nuevo. Jason podía tardar entre 30 y 60 min en terminar una página. En el curso de varias semanas, cada vez era más incapaz de terminar los deberes, por lo que le agobiaba mucho que sus notas empeorasen.

La investigación de los antecedentes familiares sugería que la hermana mayor de Jason podía presentar unos rasgos parecidos, pero que interferían menos en su funcionamiento, y que nunca había sido tratada debido a esas conductas.

En la entrevista inicial, Jason daba la impresión de ser un niño callado y triste, que cooperaba cuando se le preguntaba. No aportó voluntariamente mucha información, y permitió a sus padres contar la extensión de sus síntomas. Creía que sus incesantes preocupaciones eran fundamentadas, y necesitaba constantes reafirmaciones por parte de sus padres para continuar con sus actividades diarias. Jason cumplía plenamente los criterios de TOC. Presentaba también algunos síntomas de depresión, pero no llegaban a constituir un trastorno depresivo mayor.

Se inició TCC, pero Jason tenía tanto miedo de desviarse de sus rituales que fue incapaz de participar íntegramente en el tratamiento, y empezó a sentirse abatido con respecto a su futuro. Se negó a ir al colegio, aparentemente debido a su creciente malestar asociado con la lectura y su vergüenza por su descenso en su rendimiento académico. En vista de los escasos progresos obtenidos en los dos primeros meses de TCC, se inició tratamiento con fluoxetina y se aumentó la dosis hasta llegar a 40 mg/día. Después de 3 semanas se observó mejoría y Jason fue más capaz de cooperar con la TCC. Con el tiempo empezó a mostrar alguna flexibilidad en sus rituales, y fue capaz de reducir la cantidad de tiempo que les dedicaba. Una vez que se consiguió algún alivio de los síntomas, pudo centrarse más en sus deberes del colegio y su vida familiar. El seguimiento efectuado durante el año siguiente fue positivo: Jason mantenía lo conseguido en el tratamiento inicial y experimentaba únicamente interferencias mínimas por síntomas ocasionales de TOC. Mejoró su rendimiento académico, pudo iniciar actividades con sus compañeros y ya no pasaba tanto tiempo preocupado por pensamientos obsesivos sobre enfermedades ni rituales de limpieza (Adaptado de un caso, por cortesía de James T. McCracken, MD.)

Exploración física y pruebas de laboratorio

No existen pruebas analíticas específicas que resulten de utilidad en el diagnóstico del TOC.

Aun cuando se sospeche que el inicio de las obsesiones y las compulsiones está asociado con la exposición o la infección reciente por el estreptococo β-hemolítico del grupo A (SBHGA), la presencia de antígenos o de anticuerpos contra la bacteria no indican una relación causal entre el SBHGA y el TOC.

DIAGNÓSTICO DIFERENCIAL

Deben diferenciarse los rituales evolutivos presentes de manera apropiada en el juego y la conducta de los niños pequeños del verdadero TOC que aparece en este grupo de edad. Los preescolares suelen implicarse en juegos rituales, y necesitan una rutina predecible, como el baño, la lectura de cuentos o el abrazo de su peluche favorito al irse a dormir, para promover un sentimiento de seguridad y confort. Estas rutinas ayudan a aliviar los miedos evolutivos normales y permiten completar de manera razonable las actividades diarias. Por otro lado, las obsesiones y las compulsiones se originan por miedos extremos e interfieren con el funcionamiento diario normal, debido al excesivo tiempo que consumen y al extremo malestar que generan cuando se interrumpen. Los rituales de los preescolares suelen volverse menos rígidos a medida que llegan a la escuela, y los niños en edad escolar no suelen presentar brotes de ansiedad cuando se encuentran con pequeños cambios en sus rutinas.

Los niños y los adolescentes con trastorno de ansiedad generalizada, de ansiedad por separación y de ansiedad social experimentan preocupaciones más profundas de manera repetida, pero se diferencian de las obsesiones típicas por su contenido más trivial, ya que las obsesiones son tan excesivas que llegan a parecer extravagantes. Un niño con un trastorno de ansiedad generalizada podría preocuparse de manera repetida por sus resultados en los exámenes escolares, mientras que un niño con TOC puede presentar pensamientos intrusivos repetidos acerca de hacer daño a alguien a quien quiere. Las compulsiones del TOC no aparecen en otros trastornos de ansiedad, pero los niños con trastornos del espectro autista suelen mostrar conductas repetitivas que pueden parecerse a las del TOC. No obstante, en los niños con trastornos del espectro autista, los rituales, a diferencia de los del TOC, no responden a la ansiedad, sino que más a menudo manifiestan conductas estereotipadas que son autoestimulantes o resultan reconfortantes.

Los niños y los adolescentes con trastornos de tics, como el trastorno de la Tourette, pueden mostrar conductas compulsivas repetitivas y complejas que resultan similares a las observadas en el TOC. De hecho, los niños y los adolescentes con trastornos de tics presentan un mayor riesgo de desarrollar de manera concurrente un TOC.

Los síntomas graves de TOC pueden resultar difíciles de diferenciar de los delirantes, en especial cuando las obsesiones y las compulsiones muestran una naturaleza extravagante. En la mayoría de los adultos y, a menudo, en los jóvenes con TOC, a pesar de la incapacidad para controlar las obsesiones o el impulso irresistible para llevar a cabo las compulsiones, se mantiene la capacidad de introspección sobre la falta de lógica de sus conductas. La convicción del individuo en sus creencias no alcanza la intensidad de un delirio. Cuando hay capacidad de introspección y puede objetivarse un trastorno de ansiedad subyacente, incluso en presencia de una disfunción importante ocasionada por obsesiones y compulsiones extrañas, debe plantearse el diagnóstico de TOC.

EVOLUCIÓN Y PRONÓSTICO

El TOC de inicio en la infancia y la adolescencia se caracteriza por una evolución crónica, aunque con exacerbaciones y disminuciones de intensidad, y con una gran variación en cuanto a la gravedad y el pronóstico. Los estudios de seguimiento sugieren que hasta el 40% a 50% de los niños y adolescentes afectados experimenta una recuperación del trastorno hasta permanecer con mínimos síntomas residuales. En un estudio en niños con TOC, el tratamiento con sertralina produjo una remisión completa en cerca del 50% de los participantes, y parcial en otro 25%, a lo largo de un período de seguimiento de 1 año. En estos niños y adolescentes, los predictores de un mejor resultado fueron la ausencia de trastornos asociados, como el trastorno de tics y el TDAH. En un estudio realizado con 142 niños y adolescentes con TOC con un seguimiento de 9 años en el Maudsley Hospital, en Inglaterra, se observó que un 41% presentaban persistencia del TOC, mientras que un

40% desarrollaron un trastorno psiquiátrico adicional en el período de seguimiento. El principal predictor de la persistencia del trastorno fue el tiempo durante el cual el paciente lo había presentado en el momento de la valoración inicial. Aproximadamente la mitad del grupo en el que se realizó el seguimiento recibía aún tratamiento, y la mitad estaba convencida de que necesitaba continuar con él.

El funcionamiento neuropsicológico puede desempeñar también un papel en los resultados y el pronóstico. En un estudio realizado con 63 jóvenes con TOC a los que se administró la prueba de Figura compleja de Rey-Osterrieth (*Rey-Osterrieth Complex Figure Test,* ROCF), además de determinadas subpruebas específicas de la Escala de inteligencia de Wechsler para niños, en su tercera edición (*Wechsler Intelligence Scale for Children, Third Edition,* WISC-III), se comprobó que la exactitud en el recuerdo a los 5 min de la prueba de ROCF se relacionaba positivamente con la respuesta al tratamiento, en especial a la TCC. Estos resultados implican que una peor puntuación en la prueba de ROCF y una mala respuesta a la TCC pueden deberse, en parte a dificultades en la función ejecutiva, y puede ser necesario modificar el tratamiento para adaptarlo a estos obstáculos.

En general, el pronóstico es esperanzador en la mayoría de los niños y los adolescentes con TOC leve o moderado. En aproximadamente un 10% el diagnóstico puede considerarse el pródromo de un trastorno psicótico. En los niños con síntomas subclínicos el riesgo de aparición del trastorno completo en un período de 2 años es alto. En la mayoría de los estudios sobre el TOC en la infancia, los tratamientos disponibles producen una mejoría o incluso la remisión completa del trastorno en la mayoría de los casos.

TRATAMIENTO

Tanto la TCC como los ISRS han demostrado su eficacia en el tratamiento del TOC en los jóvenes. La TCC enfocada a niños de distintas edades se basa en el principio de una exposición adecuada en función del desarrollo a los estímulos temidos junto con la prevención de respuesta, lo que lleva a una disminución de la ansiedad generada a lo largo del tiempo por la exposición a las situaciones temidas. Se han desarrollado manuales de TCC para garantizar que se llevan a cabo intervenciones adecuadas al nivel de desarrollo de cada paciente, al tiempo que se ofrece una educación completa tanto al niño como a los padres.

Las guías clínicas de tratamiento para niños y adolescentes con TOC leve a moderado recomiendan intentar una TCC antes de iniciar un tratamiento farmacológico. Sin embargo, el POTS, una investigación multicéntrica financiada por el NIMH con sertralina y TCC, por separado y en combinación, para el tratamiento del TOC de inicio en la infancia, reveló que la combinación de ambos tratamientos era superior a cada uno de ellos por separado. No obstante, cada tratamiento por separado también mostró unos niveles de respuesta muy alentadores. La dosis media de sertralina fue de 133 mg/día en el grupo que recibió tratamiento combinado, y de 170 mg/día en el grupo tratado solo con sertralina. La mejoría con la intervención farmacológica en niños con TOC suele aparecer a las 8-12 semanas de tratamiento. La mayoría de los niños y adolescentes que presentaron una remisión con el tratamiento agudo con ISRS respondieron todavía a lo largo de un período de un año. Entre los jóvenes con TOC que obtuvieron una respuesta parcial a un ensayo terapéutico con ISRS, una potenciación del tratamiento con la administración de TCC a corto plazo específica para el TOC permitió obtener una respuesta significativamente mayor. Se ha comprobado que el hecho de que los pacientes y sus familias tengan unas mayores expectativas con respecto al tratamiento suele asociarse con una mejor respuesta, un mejor cumplimiento con la TCC asignada al domicilio, menor riesgo de abandono del tratamiento y menor afectación.

Además de la TCC individual, se ha observado que las intervenciones de TCC tanto familiar como grupales también son eficaces para el tratamiento del TOC infantil. La intervención con TCC familiar en el TOC en jóvenes aumenta las tasas de respuesta. En una comparación controlada de la TCC familiar con terapia de psicoeducación y relajación en 71 familias de niños con TOC, se observó que las tasas de remisión clínica en el grupo de TCC familiar fueron significativamente mayores que las obtenidas en el grupo tratado con psicoeducación y relajación. La TCC familiar redujo la participación de los padres y la acomodación en los síntomas de sus hijos afectados, lo cual condujo a una reducción de la sintomatología.

Se realizó un estudio aleatorizado y controlado para investigar los resultados obtenidos con TCC familiar administrada por cámara web en comparación con un grupo de control en lista de espera, y se asignaron 31 familias a cada grupo. Se llevaron a cabo valoraciones inmediatamente antes y después del tratamiento, y se programó un seguimiento a los 3 meses en el grupo que recibió TCC por cámara web. Los resultados fueron superiores a los del grupo de control en lista de espera en todos los criterios de valoración principales, con amplios tamaños del efecto. El 81 % de los pacientes del grupo con TCC por cámara web mostraron una respuesta positiva, en comparación con el 13 % de los del grupo en lista de espera. En la valoración de seguimiento practicada a los 3 meses, estos avances se habían mantenido. Los autores llegaron a la conclusión de que la TCC por cámara web puede ser eficaz en el tratamiento del TOC en jóvenes, y constituir una herramienta prometedora en el futuro.

La terapia de exposición y prevención de respuesta (EPR), se estudió en un formato de grupo en jóvenes con TOC que formaban parte de un programa comunitario. En un entorno de tratamiento en condiciones reales para niños con TOC y síntomas concurrentes de depresión y ansiedad, la terapia de EPR en el grupo resultó eficaz para reducir la intensidad de los síntomas del TOC y los depresivos, pero no disminuyó los de ansiedad.

Múltiples ensayos clínicos aleatorizados establecen la eficacia de los ISRS para el TOC en jóvenes. A partir de un metaanálisis compuesto por 13 estudios realizados con ISRS, entre los que se incluían la sertralina, la fluvoxamina y la paroxetina, se obtuvieron pruebas de la eficacia de los ISRS con un tamaño del efecto moderado. En un ensayo clínico aleatorizado y controlado en el que se comparó la eficacia del citalopram con la de la fluoxetina en jóvenes con TOC, se concluyó que el citalopram era más seguro y eficaz que la fluoxetina para el tratamiento del TOC en niños y adolescentes. No se han observado diferencias en la tasa de respuesta obtenida con los diferentes ISRS.

Actualmente, tres ISRS han recibido la aprobación de la FDA para el tratamiento del TOC: la sertralina (a partir de los 6 años), la fluoxetina (desde los 7 años) y la fluvoxamina (a partir de los 8 años), así como la clomipramina (a partir de los 10 años). La alerta sobre el uso de antidepresivos en niños por cualquier trastorno, incluido el TOC, es aplicable también en este caso, por lo que es obligado un estrecho seguimiento de la conducta o la ideación suicida cuando se utilizan estos fármacos en el tratamiento del TOC infantil.

Los efectos adversos típicos que aparecen con el uso de los ISRS son: insomnio, náuseas, agitación, temblor y fatiga. El margen de la dosis de los distintos ISRS utilizados con éxito en los ensayos clínicos aleatorizados se encuentra entre 20 y 60 mg para la fluoxetina, entre 50 y 200 mg para la sertralina, hasta 200 mg para la fluvoxamina, y hasta 50 mg para la paroxetina.

La clomipramina fue el primer antidepresivo estudiado en el tratamiento del TOC en los niños, y es el único antidepresivo tricíclico aprobado por la FDA para el tratamiento de los trastornos de ansiedad en la infancia. Se ha observado su eficacia en dosis de hasta 200 mg o a razón de 3 mg/kg (la que resulte más baja). No obstante, la clomipramina no está recomendada como fármaco de primera línea debido a su mayor riesgo, en comparación con los ISRS, que incluye el riesgo cardiovascular de hipotensión y arritmias y el de convulsiones.

Los pacientes con TOC que responden solo parcialmente a los fármacos tienden a presentar síntomas al menos moderados o graves, un alto índice de afectación global y una importante comorbilidad, incluso

después de su respuesta parcial a un tratamiento farmacológico adecuado. Las estrategias sinérgicas con fármacos para potenciar los efectos serotoninérgicos, como los antipsicóticos atípicos (p. ej., risperidona), han demostrado un aumento de la respuesta cuando los ISRS han obtenido una respuesta parcial. La potenciación del tratamiento con aripiprazol en 39 adolescentes con TOC que no respondieron a dos intentos de tratamiento con un ISRS en monoterapia llevó a que, en la evaluación posterior, se considerara que un 59 % de los pacientes habían mejorado bastante o mucho. Los pacientes que respondieron al aripiprazol partían de un menor grado de alteración funcional inicial, pero no de unos síntomas de TOC menos graves desde el punto de vista clínico. La dosis media final de aripiprazol fue de 12,2 mg/día. Este fármaco puede resultar eficaz para el TOC pediátrico, lo que justifica la realización de nuevos ensayos controlados.

Dada la ausencia de datos en relación con la suspensión del tratamiento, las recomendaciones sobre el mantenimiento de la medicación incluyen la estabilización y la educación sobre el riesgo de recaída, y quizá deba aconsejarse la suspensión temporal del tratamiento durante el verano, para minimizar el compromiso académico en caso de recaída. En los niños y adolescentes con episodios más graves o múltiples de exacerbación significativa de los síntomas, se recomienda un tratamiento más prolongado, de más de 1 año. En general, la eficacia del tratamiento en niños y adolescentes con TOC es elevada cuando se opta por el uso combinado de ISRS y TCC.

EPIDEMIOLOGÍA

El TOC es frecuente en niños y adolescentes, con una prevalencia de alrededor del 0,5 %, y una tasa a lo largo de la vida de entre el 2 % y el 4 %. La tasa incrementa de manera exponencial al aumentar la edad de los jóvenes; los niños de 5 a 7 años presentan una tasa del 0,3 %, que aumenta hasta el 0,6 % en los adolescentes. Según el DSM-5, la prevalencia del TOC en Estados Unidos es del 1,2 %, algo mayor entre las mujeres. Las tasas de aparición del TOC entre los adolescentes son mayores que las de otras enfermedades como la esquizofrenia o el trastorno bipolar. Entre los niños más pequeños parece existir cierta preponderancia del sexo masculino que, no obstante, disminuye con la edad.

ETIOLOGÍA

Factores genéticos

Los factores genéticos contribuyen de forma significativa al desarrollo del TOC en los casos de inicio temprano. La tasa entre los familiares de primer grado de los niños y adolescentes que desarrollan este trastorno es 10 veces mayor que la de la población general. En estudios llevados a cabo con gemelos, se ha observado que la tasa de concordancia del trastorno es más elevada en los gemelos monocigóticos (0,57) que en los dicigóticos (0,22), pero en algunos casos factores distintos de los genéticos tienen un papel igual o más importante. El TOC es un trastorno heterogéneo que se ha comprobado que aparece durante décadas en determinadas familias. Además, la presencia de una constelación de síntomas subclínicos en los diferentes familiares afectados parece constatar esta observación. Los estudios de genética molecular han revelado susceptibilidad en diferentes regiones de los cromosomas 1q, 3q, 6q, 7p, 9p, 10p y 15q. Diversos estudios genéticos colaborativos sobre el TOC han encontrado que el gen *Sapap3* se asociaba con trastornos de la higiene personal, y puede ser un candidato prometedor para el TOC. Existen pruebas de que genes que modulan el receptor del glutamato también pueden estar asociados con la aparición del trastorno. Estudios familiares apuntan a una relación entre el TOC y los trastornos de tics, como el trastorno de la Tourette. Se considera que tanto el TOC como los trastornos de tics comparten factores de susceptibilidad, que pueden incluir factores genéticos y no genéticos.

Neuroinmunología

Las aportaciones inmunológicas a la aparición del TOC están probablemente relacionadas con un proceso inflamatorio en los ganglios basales asociado con una respuesta inmunitaria a la infección sistémica que podría iniciar este trastorno y los tics. Un prototipo de esta hipótesis es la controvertida asociación de los síntomas del trastorno en un subgrupo de niños y adolescentes tras la comprobada exposición a infección por un SBHGA. En esta hipótesis, los casos de TOC desencadenados por infecciones se han denominado trastornos neuropsiquiátricos autoinmunitarios de la infancia asociados con estreptococos (PANDAS, *Pediatric Autoimmune Neuropsychiatric Disorders Associated with Streptococcus*), y se cree que responden a un proceso autoinmunitario, como la corea de Sydenham tras la fiebre reumática. Mediante RM, se ha documentado una relación proporcional entre el tamaño de los ganglios basales y la gravedad de los síntomas del TOC en una pequeña muestra de pacientes. La infección por el SBHGA puede ser uno de muchos factores de estrés fisiológico que conduzca a la instauración o la intensificación del TOC o los tics; no obstante, en un estudio longitudinal prospectivo realizado con jóvenes con PANDAS en los que se efectuó un seguimiento durante un período de 2 años, no se hallaron pruebas de una asociación temporal entre la infección por SBHGA y la exacerbación de los síntomas de TOC en niños que cumplían los criterios de PANDAS. La presentación de TOC en niños y adolescentes debido a la exposición aguda al SBHGA representa una minoría de los casos de TOC dentro de este grupo de población y sigue siendo controvertida.

Neuroquímica

La prueba de que los ISRS disminuyen los síntomas del TOC, junto con los hallazgos de una alteración de la sensibilidad ante la administración aguda de agonistas de la 5-HT en individuos con este trastorno, apoyan la posibilidad de que el sistema serotoninérgico desempeñe un papel en él. Además, se cree que el sistema dopaminérgico puede influir en el trastorno, especialmente a la luz de la frecuente comorbilidad con los trastornos de tics en los niños. Las observaciones clínicas indican que las obsesiones y las compulsiones empeoran con los estimulantes así como durante el tratamiento del TDAH. Los antagonistas dopaminérgicos administrados junto con los ISRS pueden aumentar su eficacia en el tratamiento del TOC. Las pruebas indican que múltiples sistemas de neurotransmisores pueden desempeñar un papel en el desarrollo del TOC.

Neuroimagen

Tanto la TC como la RM de los niños y los adultos con TOC no tratados muestran un menor volumen de los ganglios basales, en comparación con controles sanos. En un metaanálisis de morfometría basada en vóxels para valorar la densidad de la sustancia gris, se compararon 343 pacientes con TOC y 318 pacientes de control sanos, y se observó que la densidad de la sustancia gris de los primeros era menor en las regiones corticales parietofrontales (incluida la circunvolución supramarginal, la corteza prefrontal dorsolateral y la corteza orbitofrontal), pero mayor en los ganglios basales (el putamen) y la corteza prefrontal anterior. En otros estudios se ha comunicado también que los pacientes con TOC presentan un aumento del volumen de la sustancia gris en los ganglios basales. Es probable que estas anomalías estructurales en los ganglios basales prefrontales intervengan de una manera fundamental en la fisiopatología del trastorno. No resulta claro si el aumento de la sustancia gris en los pacientes es anterior o posterior a la aparición de los síntomas. En los niños, se ha sugerido un incremento del volumen del tálamo. Los estudios con pacientes adultos han puesto de manifiesto un hipermetabolismo de las redes frontales corticoestriadotalamocorticales en pacientes con TOC no tratados. Destaca el hecho de que los estudios de imagen realizados antes y después del tratamiento

han revelado que tanto la medicación como la terapia conductual conducen a una reducción del índice metabólico del área orbitofrontal y del núcleo caudado en niños y adultos con TOC.

▲ 2.16 Esquizofrenia de inicio precoz

La esquizofrenia de inicio precoz comprende la de inicio en la infancia y en la adolescencia. La de inicio en la infancia es un tipo muy infrecuente y virulento, que en la actualidad se reconoce como un trastorno del neurodesarrollo progresivo. El inicio en la infancia se caracteriza por una evolución más crónica, con consecuencias sociales y cognitivas graves y un incremento de los síntomas negativos, si se compara con los inicios de la enfermedad en la edad adulta. La esquizofrenia de inicio en la infancia se define como el inicio de síntomas psicóticos antes de los 13 años; se considera que representa a un subgrupo de pacientes con esquizofrenia con una etiología hereditaria más pronunciada, y evidencia de anomalías amplias en el desarrollo de las estructuras cerebrales, que incluyen la corteza cerebral, la sustancia blanca, el hipocampo y el cerebelo. Estos niños tienen unas tasas más altas de lo normal de alteraciones premórbidas del desarrollo, que constituyen marcadores inespecíficos de una grave alteración del desarrollo cerebral. La esquizofrenia de inicio precoz se define como el inicio de la enfermedad antes de los 18 años de edad, lo que incluye la esquizofrenia de inicio en la infancia y la de inicio en la adolescencia. La de inicio precoz se relaciona con una evolución clínica grave, un funcionamiento psicosocial deficiente y mayor gravedad de las anomalías cerebrales. A pesar de evolucionar con más gravedad, las pruebas actuales corroboran la eficacia de las intervenciones psicosociales y farmacológicas en el tratamiento, en particular en la de inicio en la adolescencia.

Los niños con esquizofrenia de inicio en la infancia han mostrado deficiencias más significativas en las medidas del CI, la memoria y las pruebas de habilidades perceptivomotoras, en comparación con la esquizofrenia de inicio en la adolescencia. En la esquizofrenia de inicio en la infancia, las mayores deficiencias de las medidas cognitivas, como el CI, la memoria a corto plazo y las habilidades perceptivomotoras, pueden ser marcadores premórbidos de la enfermedad, más que secuelas del trastorno. A pesar de que las alteraciones cognitivas son mayores en los pacientes más jóvenes, la presentación clínica de la afección es bastante similar en todas las edades, y el diagnóstico de la esquizofrenia de inicio en la infancia sigue una continuidad con el de los adolescentes y adultos, con la excepción de que en la de inicio en la infancia, la incapacidad de alcanzar el rendimiento interpersonal y académico esperados puede sustituir al deterioro del funcionamiento. En el capítulo 5 se analizan las características del trastorno detalladamente.

DIAGNÓSTICO Y CUADRO CLÍNICO

Todos los síntomas que se encuentran en la esquizofrenia que se desarrolla en la edad adulta pueden apreciarse en los niños y adolescentes con este trastorno. Sin embargo, los jóvenes afectados son más propensos a tener antecedentes premórbidos de rechazo social, relaciones deficientes con los compañeros, comportamiento introvertido e inseguro y problemas académicos que los que presentan esquizofrenia de inicio en la edad adulta. Algunos niños con esquizofrenia evaluados en la infancia intermedia mostraron antecedentes precoces de retraso en los objetivos motores y la adquisición del lenguaje similares a algunos síntomas del trastorno del espectro autista.

El comienzo de la esquizofrenia en la infancia es, con frecuencia, gradual; empieza con afecto inapropiado o comportamiento inusual, y el niño puede tardar meses o años en cumplir todos los criterios diagnósticos de la esquizofrenia.

Los niños con esquizofrenia suelen manifestar alucinaciones auditivas. Las voces pueden referir comentarios críticos constantes, o alucinaciones que les insten a hacer daño o matar a otros o a sí mismos. Las voces alucinatorias pueden tener una naturaleza humana o animal, o «extravagante»; por ejemplo, identificadas como «un ordenador dentro de mi cabeza», «marcianos», o voces conocidas, como las de un familiar. El proyecto del NIMH sobre la esquizofrenia encontró tasas elevadas en todas las modalidades de alucinaciones. No obstante, aparecieron tasas inesperadamente altas de alucinaciones táctiles, olfativas y visuales en este grupo de estudio, compuesto por pacientes con esquizofrenia de inicio en la infancia. Las alucinaciones visuales se relacionaron con un CI inferior y menor edad al inicio de la enfermedad. A menudo son terroríficas; el niño puede «ver» al demonio, esqueletos, caras que le asustan o criaturas del espacio. Las alucinaciones visuales fóbicas transitorias pueden darse en niños gravemente ansiosos o traumatizados que no desarrollan posteriormente un trastorno psicótico importante. Las alucinaciones visuales, táctiles y olfativas pueden indicar una psicosis más grave.

Más de la mitad de los niños con esquizofrenia muestran delirios de varios tipos, que incluyen los de persecución, grandeza o de carácter religioso. Los delirios aumentan su frecuencia con la edad, y los afectos embotados o inapropiados están presentes de manera prácticamente universal. Son niños que pueden reírse de manera inapropiada o llorar sin ser capaces de explicar por qué lo hacen. Los trastornos formales del pensamiento, como las asociaciones libres y los bloqueos, son manifestaciones habituales. También suele encontrarse un pensamiento ilógico y pobre. A diferencia de los adultos con esquizofrenia, los niños no muestran pobreza en el contenido del lenguaje, pero hablan menos que los que tienen su misma inteligencia, y son ambiguos en la forma de referirse a personas, objetos y sucesos. Los déficits de comunicación observables consisten en cambios impredecibles en el tema de conversación sin introducir el tema nuevo al interlocutor (asociaciones libres). Estos niños también presentan pensamientos y lenguaje ilógicos, y tienden a infrautilizar estrategias de iniciación que podrían ayudarles en su comunicación. Cuando un tema no está claro o es vago, los niños normales intentan aclarar su comunicación por medio de repeticiones, revisiones y más detalles, pero los niños con esquizofrenia no consiguen mejorar su comunicación con revisiones, añadidos o volviendo a empezar. Estos déficits pueden definirse como síntomas negativos de la esquizofrenia infantil.

Aunque los fenómenos esenciales de la esquizofrenia parecen ser universales a cualquier edad, el nivel de desarrollo del niño influye de manera significativa en la presentación de los síntomas. Por ello, los delirios de los niños pequeños son menos complejos que los de los niños mayores; el contenido apropiado para la edad, como la imaginería animal y de monstruos, suele ser la fuente de los miedos delirantes en los niños pequeños. De acuerdo con el DSM-5, un niño con esquizofrenia puede experimentar afectación del funcionamiento, junto con la aparición de síntomas psicóticos, o puede que nunca alcance el nivel de funcionamiento esperado.

Ian, un niño de 12 años que cursaba 6.º grado, con antecedentes de larga duración de aislamiento social, problemas académicos y explosiones de mal humor, empezó a sentir preocupación porque sus padres pudieran estar envenenándole la comida. Durante el año siguiente, sus síntomas evolucionaron hacia una mayor sospecha y temor, obsesión por la comida y creencias de que Satanás intentaba comunicarse con él. También parecía que respondía a alucinaciones auditivas que, según creía, provenían de la radio y la televisión, y que consideraba aterradoras y le ordenaban que dañara a sus padres. Además había estado comentando a su madre que la comida tenía un olor extraño, y por eso pensaba que estaba envenenada, y por la noche veía figuras terroríficas en su habitación. Durante ese tiempo, sus padres también observaron conductas extravagantes: hablaba consigo mismo y se gritaba, insistía

en los diablos y los demonios, y finalmente, atacaba a los miembros de su familia porque pensaba que eran malvados. En una ocasión, vieron a Ian rascándose con un cuchillo de cocina para «complacer a Dios». No aparecieron síntomas del estado de ánimo predominantes ni tampoco se hallaron antecedentes de abuso de sustancias.

Desde el punto de vista del desarrollo, Ian nació tras un embarazo a término que se vio complicado por un difícil parto con fórceps. Sus primeras evoluciones motoras y del lenguaje manifestaron un retraso de unos 6 meses, pero su pediatra aseguró a los padres que se encontraba dentro de los límites del desarrollo normal. Durante sus primeros años, Ian tendía a ser callado y difícil socialmente. Tras examinar su inteligencia, se detectó que se encontraba dentro de la media, aunque en las pruebas de rendimiento académico obtenía bajas calificaciones constantemente. Ian se quedaba solo y aislado, y presentaba grandes dificultades para hacer amigos.

Ian no ha tenido problemas médicos y su vacunación se llevaba al día. Entre los antecedentes psiquiátricos de la familia de Ian destacaba la depresión de una tía materna y el suicidio de uno de los bisabuelos maternos.

La primera vez que Ian fue trasladado en ambulancia desde la escuela hasta el hospital había intentado saltar desde un balcón de la segunda planta de su escuela debido a unas alucinaciones auditivas que le ordenaban que se matara. Durante la hospitalización, sus padres aceptaron, aunque reacios, que se ensayara con risperidona, cuya dosis se aumentó hasta 3 mg/día. Sus alucinaciones auditivas mejoraron moderadamente tras 2 semanas de tratamiento, pero Ian siguió sospechando y desconfiando de sus médicos y su familia.

La familia estaba muy confusa sobre qué había ocasionado los graves síntomas de Ian, por lo que el equipo de tratamiento del hospital se reunió con los padres en numerosas ocasiones durante su hospitalización para asegurarles que ellos no eran los causantes de su enfermedad, y que su apoyo constante podría aumentar sus opciones de mejora. Tras el alta hospitalaria, 30 días después, Ian entró en un programa de educación especial en una escuela privada y se le asignó un psicoterapeuta que se reunía con regularidad con él a solas y con su familia. En el momento del alta hospitalaria, los síntomas de Ian habían mejorado moderadamente, aunque presentaba alucinaciones auditivas de manera intermitente. Durante los 5 años posteriores al inicio de la enfermedad, Ian sufrió muchas exacerbaciones de su psicosis y fue hospitalizado en 9 ocasiones; incluso participó en un programa residencial de larga duración. Ian había recibido olanzapina, quetiapina y aripiprazol, que parecían mostrar una mejoría durante un período, después del que ya no respondía a la medicación. Ian siguió recibiendo TCC individual y terapia familiar, y su familia le brindó un gran apoyo. A pesar de estas intervenciones, el estado mental de Ian siguió mostrando pensamiento tangencial y desorganizado, delirios paranoides, laxitud de asociaciones, patrones de lenguaje repetitivo y una afectividad plana, en ocasiones inapropiada. Tuvo períodos en que caminaba de un lado a otro y murmuraba para sí, sin interacción social con otros, excepto si la iniciaban los adultos. Al final, Ian alcanzó una mejoría significativa después de un tratamiento con clozapina, aunque permaneció levemente sintomático. (Adaptado de un caso de Jon M. McClellan, MD.)

Exploración física y pruebas de laboratorio

No existen pruebas específicas para el diagnóstico de la esquizofrenia de inicio en la infancia.

DIAGNÓSTICO DIFERENCIAL

Hacer un diagnóstico de esquizofrenia de inicio en la infancia es un reto. Los niños muy pequeños con alucinaciones, trastornos del pensamiento evidentes, retrasos del lenguaje y capacidad deficiente para diferenciar entre realidad y fantasía pueden estar manifestando fenómenos atribuibles a otros trastornos, como el TEPT, o en ocasiones inmadurez en el desarrollo.

Sin embargo, el diagnóstico diferencial de la esquizofrenia de inicio en la infancia incluye trastornos del espectro autista, trastornos bipolares, trastornos depresivos psicóticos, síndromes evolutivos múltiples, psicosis inducida por sustancias y estados psicóticos debidos a trastornos orgánicos. Los niños con esquizofrenia de inicio en la infancia tienen comorbilidades frecuentes, como TDAH, trastorno negativista desafiante y depresión mayor. Los niños con trastorno de la personalidad esquizotípica comparten algunos rasgos con niños que cumplen los criterios de esquizofrenia. El afecto embotado, el aislamiento social, los pensamientos excéntricos, las ideas de referencia y las conductas extravagantes son frecuentes en ambos trastornos; sin embargo, en la esquizofrenia también tienen que presentarse en algún momento síntomas psicóticos francos, como alucinaciones, delirios e incoherencias. No obstante, las alucinaciones aisladas no justifican el diagnóstico de esquizofrenia; para ello, los pacientes han de presentar una afectación de su funcionamiento o incapacidad para alcanzar el nivel de desarrollo esperado. Las alucinaciones visuales y auditivas pueden aparecer como sucesos autolimitados en niños no psicóticos que afrontan factores psicosociales estresantes o ansiedad extrema en relación con un hogar inestable, abusos o negligencia, o en niños que experimentan una pérdida importante.

Los fenómenos psicóticos son habituales en niños con trastorno depresivo mayor, en los cuales pueden presentarse alucinaciones y, con menor frecuencia, delirios. La congruencia del estado de ánimo con las manifestaciones psicóticas es más pronunciada en los niños deprimidos, aunque los niños con esquizofrenia también pueden parecer tristes. Las alucinaciones y los delirios de la esquizofrenia tienen una mayor probabilidad de presentar una cualidad extravagante que en los niños con trastornos depresivos. En los niños y adolescentes con trastorno bipolar I, a menudo resulta difícil distinguir entre un episodio maníaco con características psicóticas y la esquizofrenia, si el niño no tiene antecedentes de depresiones previas. Los delirios de grandeza y las alucinaciones son típicos de los episodios maníacos pero, a menudo, los clínicos deben seguir la evolución natural del trastorno para confirmar que se trata de un trastorno del estado de ánimo. Los trastornos del espectro autista comparten algunas características con la esquizofrenia; concretamente, ambos cursan con dificultades en las relaciones sociales y muestran antecedentes tempranos de dificultades en la adquisición del lenguaje y deficiencias en la comunicación. Sin embargo, las alucinaciones, los delirios y el trastorno formal del pensamiento son manifestaciones centrales de la esquizofrenia, y no se espera que aparezcan en un trastorno del espectro autista. El trastorno del espectro autista suele diagnosticarse a los 3 años, mientras que la esquizofrenia con inicio en la infancia rara vez se diagnostica antes de los 5 años.

Entre los adolescentes, el consumo de alcohol y de alguna otra sustancia puede dar lugar a una alteración del funcionamiento, síntomas psicóticos y delirios paranoides. Las anfetaminas, la dietilamida del ácido lisérgico (LSD) y la fenciclidina (PCP) pueden provocar un estado psicótico. Un inicio repentino y flagrante de psicosis paranoide puede ser un indicio importante de un trastorno psicótico inducido por sustancias. Las afecciones médicas que pueden inducir características psicóticas son la enfermedad tiroidea, el lupus eritematoso sistémico y la epilepsia del lóbulo temporal.

EVOLUCIÓN Y PRONÓSTICO

Entre los factores predictivos importantes de la evolución y el pronóstico de la esquizofrenia con inicio en la infancia se incluyen el nivel de funcionamiento premórbido del niño, la edad de inicio de la enfermedad, el CI, la respuesta a las intervenciones psicosociales y farmacológicas, el grado de remisión tras el primer episodio psicótico y el grado de apoyo familiar. Los niños con una edad de inicio temprana de la enfermedad, retrasos en el desarrollo comórbidos, trastornos del aprendizaje, CI inferior y trastornos de conducta premórbidos, como TDAH y trastorno de conducta, parecen tener peor respuesta al tratamiento

farmacológico de la esquizofrenia y tienen un pronóstico reservado. Son predictores de mala evolución de la esquizofrenia de inicio en la infancia la historia familiar de esquizofrenia, inicio gradual a una edad temprana, retraso del desarrollo y bajo nivel de funcionamiento premórbido, así como la cronificación o la duración del primer episodio psicótico. Se sabe que los factores estresantes psicosociales y familiares influyen en la tasa de recaídas en los adultos con esquizofrenia, y una alta tasa de emoción negativa expresada probablemente también afecta a los niños con esquizofrenia.

Un factor esencial en el pronóstico es la precisión y la estabilidad del diagnóstico de esquizofrenia. En un estudio, una tercera parte de los niños que recibieron el diagnóstico de esquizofrenia acabó con el diagnóstico de trastorno bipolar en la adolescencia. Los niños y adolescentes con trastorno bipolar I pueden tener un pronóstico mejor a largo plazo que aquellos con esquizofrenia. El tratamiento de la esquizofrenia precoz financiado por el NIMH notificó resultados de funcionamiento neurocognitivo en jóvenes de 8 a 19 años con esquizofrenia o trastorno esquizoafectivo que participaron en un ensayo clínico aleatorizado, doble ciego, que comparaba la molindona, la olanzapina y la risperidona. Los tres grupos de fármacos no mostraron diferencias entre los grupos en el funcionamiento neurocognitivo durante un año, si bien, cuando se combinaron los datos de los tres grupos, se observó una modesta mejora significativa en varios dominios del funcionamiento neurocognitivo. Los autores llegaron a la conclusión de que la intervención con antipsicóticos en jóvenes con trastornos del espectro de la esquizofrenia precoz generaba una mejoría modesta en la función neurocognitiva.

TRATAMIENTO

El tratamiento de la esquizofrenia de inicio en la infancia debe ser multimodal e incluir intervenciones psicoeducativas para la familia, farmacológicas, psicoterapéuticas, de habilidades sociales y un contexto educativo adecuado. En un reciente ensayo controlado y aleatorizado se investigó la eficacia de varias intervenciones psicosociales en jóvenes que se encontraban en un período prodrómico inicial caracterizado por cambios en la conducta cognitiva y social. Las intervenciones, denominadas intervenciones psicológicas integradas, comprendían específicamente la TCC, el entrenamiento de habilidades en grupo, la terapia de rehabilitación cognitiva, la psicoeducación multifamiliar y la orientación de apoyo para la prevención de la psicosis. Resulta interesante que la intervención psicológica integrada fue más eficaz que los tratamientos de referencia para retrasar el inicio de la psicosis durante un período de seguimiento de 2 años. Estos resultados despertaron el interés sobre la posible utilidad de las intervenciones psicosociales para mediar en la psicosis y modificar la tasa de recaída y la gravedad de la enfermedad a lo largo del tiempo. Los niños con esquizofrenia de inicio en la infancia pueden responder a los fármacos antipsicóticos con menor contundencia que los adolescentes y los adultos. La educación de la familia y las intervenciones terapéuticas familiares constantes son fundamentales para mantener el máximo nivel de apoyo al paciente. Resulta esencial controlar el entorno educativo más adecuado para los niños con esquizofrenia de inicio en la infancia, sobre todo ante las frecuentes alteraciones del funcionamiento social, los déficits de atención y las dificultades académicas que suelen acompañar a la esquizofrenia de inicio en la infancia.

Tratamiento farmacológico

Los antipsicóticos de segunda generación, antagonistas de la dopamina y la serotonina, son actualmente el tratamiento de elección para niños y adolescentes con esquizofrenia. Los datos actuales incluyen 6 ensayos clínicos aleatorizados que investigaban la eficacia de los antipsicóticos de segunda generación en jóvenes con esquizofrenia de inicio precoz, con un apoyo limitado a un fármaco frente al resto. A pesar de que la clozapina, un antagonista del receptor de la serotonina con cierto antagonismo de la dopamina (D_2), puede ser más eficaz en la reducción de síntomas positivos y negativos, sigue siendo un tratamiento de última elección para los jóvenes debido a los graves efectos secundarios. No obstante, las pruebas de los ensayos clínicos aleatorizados multicéntricos respaldan, hasta la fecha, cierta eficacia de la risperidona, la olanzapina, el aripiprazol y la clozapina en el tratamiento de la esquizofrenia de inicio en la infancia y la adolescencia. Dos ensayos clínicos aleatorizados con risperidona realizados en adolescentes con esquizofrenia mostraron su superioridad en dosis de hasta 3 mg/día frente al placebo. Un ensayo multicéntrico aleatorizado y controlado con olanzapina, llevado a cabo durante 6 semanas en adolescentes con esquizofrenia, confirmó que era más eficaz que el placebo. Un ensayo aleatorizado y controlado con aripiprazol en dos dosis fijas demostró que era superior al placebo en el tratamiento de los síntomas positivos de la esquizofrenia en adolescentes, a pesar de que más del 40 % de los participantes del grupo del principio activo no lograron la remisión. Finalmente, se ha demostrado que la clozapina es más eficaz que el haloperidol para mejorar los síntomas positivos y negativos de la esquizofrenia resistente al tratamiento de los jóvenes. Más recientemente, un estudio comparó la clozapina con dosis elevadas de olanzapina y se observó que las tasas de respuesta de la clozapina casi doblaban las de la olanzapina (66 % frente a 33 %) cuando la respuesta se definió como una reducción de los síntomas del 30 % o más en la Escala breve de evaluación psiquiátrica (*Brief Psychiatric Rating Scale,* BPRS) y una mejora de la escala de Impresión clínica global (*Clinical Global Impression Scale,* CGI). El estudio sobre el tratamiento de los trastornos de espectro de la esquizofrenia precoz comparó la eficacia de la risperidona y la olanzapina con la de la molindona, un antipsicótico convencional de potencia media. En el estudio, que no incluyó un grupo tratado con placebo, cada uno de los fármacos produjo un efecto terapéutico similar, pero menos de la mitad de los pacientes respondió de manera óptima. A pesar de los escasos estudios aleatorizados y controlados con antipsicóticos de segunda generación para el tratamiento de la esquizofrenia en los jóvenes, la FDA está aprobando progresivamente la administración de estos fármacos para la esquizofrenia pediátrica y la enfermedad bipolar. Para el tratamiento de la esquizofrenia en pacientes de 13 a 17 años, la FDA aprobó el uso de la risperidona y el aripiprazol en 2007, y el de la olanzapina y la quetiapina en 2009. La FDA aprobó la lurasidona y la paliperidona en 2017 para el tratamiento de la esquizofrenia en adolescentes.

En un ensayo clínico aleatorizado, controlado y doble ciego de 8 semanas de duración se ha comparado la eficacia y la seguridad de la olanzapina y la clozapina en la esquizofrenia de inicio en la infancia. Los niños, que se habían mostrado resistentes a, como mínimo, dos tratamientos previos con antipsicóticos, recibieron por asignación aleatoria un tratamiento de 8 semanas con olanzapina o con clozapina, seguido de un seguimiento abierto durante 2 años. Según la Escala de impresión clínica global de gravedad de los síntomas y las Escalas para la evaluación de síntomas negativos y positivos *(Schedule for the Assessment of Negative/Positive Symptoms),* la clozapina se asociaba con una disminución significativa en todas las variables analizadas. En la única medida en que la clozapina fue superior de forma estadísticamente significativa a la olanzapina fue en la disminución de los síntomas negativos respecto a los valores iniciales. La clozapina se asoció con más efectos adversos, como alteraciones de los lípidos y una crisis comicial en un paciente.

Los resultados de varios estudios recientes sugieren que la risperidona, un derivado benzisoxázólico, tiene la misma eficacia y presenta menos efectos adversos que los antipsicóticos de primera generación de gran potencia, como el haloperidol, en el tratamiento de la esquizofrenia en adolescentes mayores y adultos. Los estudios de casos publicados y algunos estudios controlados a mayor escala respaldan la eficacia de la risperidona en el tratamiento de las psicosis en niños y adolescentes. Se ha publicado que este fármaco provoca aumentos de peso, reacciones distónicas y otros efectos adversos extrapiramidales en niños y adolescentes. La olanzapina suele tener unos efectos extrapiramidales más tolerables que los antipsicóticos convencionales y que la risperidona, pero se asocia con una sedación moderada y un aumento de peso significativo.

Intervenciones psicosociales

Las intervenciones psicosociales dirigidas a la educación de la familia y el apoyo al paciente y a su familia son componentes críticos del plan de tratamiento de la esquizofrenia de inicio en la infancia. Aunque no existen ensayos aleatorizados y controlados sobre las intervenciones psicosociales en niños y adolescentes con esquizofrenia, la terapia familiar, la psicoeducación y el entrenamiento de habilidades sociales han demostrado mejorar los síntomas clínicos en adultos jóvenes con un primer episodio de esquizofrenia, y las revisiones de la literatura sobre adultos respaldan el beneficio de la TCC y la rehabilitación cognitiva como tratamientos complementarios a los fármacos en los adultos. Los psicoterapeutas que trabajan con niños con esquizofrenia deben tener en cuenta su nivel de desarrollo, para apoyar la evaluación correcta de la realidad del niño y ser sensibles a la idea de sí mismo que tiene. La estrategia que parece más eficaz para enfrentarse a la esquizofrenia de inicio en la infancia es la combinación de intervenciones a largo plazo de apoyo familiar, cognitivo-conductuales y de rehabilitación, con tratamiento farmacológico.

EPIDEMIOLOGÍA

Se ha comunicado una frecuencia de esquizofrenia de inicio en la infancia inferior a 1 caso por 40 000 niños, y mucho mayor en adolescentes con un factor de aumento, al menos, de 50 veces. La esquizofrenia de inicio en la infancia se asemeja a las formas más graves de esquizofrenia de inicio en la edad adulta, aunque tiene tasas de comorbilidad excepcionalmente elevadas. Los trastornos psiquiátricos comórbidos son TDAH, los trastornos depresivos, de ansiedad, del habla y el lenguaje, y las alteraciones motoras.

Los niños varones parecen tener una discreta preponderancia entre los niños con esquizofrenia, con una tasa estimada de 1,67 niños por cada niña. Los varones a menudo se identifican a una edad más temprana que las niñas. Rara vez se diagnostica la esquizofrenia antes de los 5 años. La prevalencia del trastorno entre los padres de niños con esquizofrenia es, aproximadamente, de un 8 %, casi el doble que en los padres de pacientes que han desarrollado esquizofrenia en la edad adulta.

ETIOLOGÍA

La esquizofrenia de inicio en la infancia es una alteración del neurodesarrollo en la que las complejas interacciones entre los genes y el entorno producen un desarrollo temprano anómalo del cerebro. Las consecuencias pueden no ser plenamente evidentes hasta la adolescencia o las primeras etapas de la edad adulta, pero los datos respaldan la hipótesis de que las anomalías en la sustancia blanca y los trastornos de la mielinización en la infancia producen una conectividad anómala entre las regiones cerebrales, considerada un factor importante que contribuye a los síntomas psicóticos y déficits cognitivos en la esquizofrenia de inicio en la infancia.

Factores genéticos

Se ha calculado que la heredabilidad de la esquizofrenia de inicio en la infancia puede alcanzar el 80 %. Los niños con este tipo de esquizofrenia tienen tasas más altas de esquizofrenia entre sus familiares que los pacientes con esquizofrenia de inicio en la edad adulta.

Marcadores endofenotípicos de la esquizofrenia de inicio en la infancia. Actualmente no existe un método fiable para identificar a las personas con un riesgo muy elevado de desarrollar esquizofrenia en una familia determinada. Los niños de mayor riesgo presentan anomalías en el neurodesarrollo y tasas más altas de las esperadas de signos neurológicos menores, así como deficiencias para mantener la atención y procesar la información. Se ha hallado un incremento en las tasas de estilos de comunicación anómalos en familias que tienen un miembro afectado de esquizofrenia. Algunos informes documentaron déficits neuropsicológicos de atención, memoria a corto plazo y CI premórbido más altos de lo que se esperaba en niños que más tarde desarrollaron esquizofrenia y trastornos de su espectro.

Estudios con resonancia magnética

En un estudio prospectivo llevado a cabo por el NIMH en más de 100 pacientes con esquizofrenia de inicio en la infancia y sus hermanos con desarrollo normal se demostró una pérdida progresiva de sustancia gris, retraso y alteración del crecimiento de la sustancia blanca, y disminución del volumen cerebeloso en el grupo con esquizofrenia de inicio en la infancia. A pesar de que los hermanos de los niños con esquizofrenia de inicio en la infancia también mostraron algunas de esas alteraciones cerebrales, sus anomalías en la sustancia gris se normalizaron con el tiempo, lo que indica un mecanismo de protección en los hermanos, ausente en los niños con esquizofrenia de inicio en la infancia. Además, la pérdida de volumen del hipocampo a cualquier edad parece no variar en los niños con esquizofrenia de inicio en la infancia. En un estudio del NIMH con RM en más de 100 niños con esquizofrenia de inicio en la infancia y sus hermanos con desarrollo normal, realizado durante unas dos décadas, se documentó que en la esquizofrenia de inicio en la infancia, la pérdida progresiva de sustancia gris del cerebro sucede de manera continuada a lo largo del tiempo. Esta reducción se produce con incrementos ventriculares, con un patrón de pérdida que se origina en la región parietal y se desarrolla frontalmente en las cortezas dorsolateral prefrontal y temporal, incluidas las circunvoluciones temporales superiores. Los estudios del NIMH sobre la esquizofrenia de inicio en la infancia ofrecieron pruebas de que la pérdida precoz de sustancia gris parietal seguida de la pérdida de sustancia gris frontal y parietal es más pronunciada en la esquizofrenia de inicio en la infancia que en la esquizofrenia tardía. Otras investigaciones usaron imágenes con tensor de difusión provenientes de niños con esquizofrenia de inicio en la infancia frente a grupos de control, y se observó un aumento de la difusividad en la corona radiata posterior en los niños con esquizofrenia de inicio en la infancia, lo que indicaba una conectividad anómala con los lóbulos parietales. Estos resultados contrastaron con los hallazgos en individuos con esquizofrenia tardía, que presentaban más anomalías en los lóbulos frontales.

SÍNDROME DE PSICOSIS ATENUADO

El síndrome de psicosis atenuado es una nueva categoría diagnóstica incluida en el DSM-5 como una enfermedad que debe seguir estudiándose. Es un síndrome caracterizado por síntomas psicóticos subumbrales, menos graves que los hallados en los trastornos psicóticos, pero que con frecuencia suelen estar presentes en los estados prodrómicos de psicosis.

La inclusión del síndrome en el DSM-5 ha estado rodeada de debates y controversias entre clínicos e investigadores. Hay quienes piensan que la identificación y el tratamiento de un síndrome prodrómico de un trastorno psicótico podría tanto retrasar como disminuir la gravedad de la futura enfermedad psicótica, y quienes creen que la identificación del síndrome prodrómico, que rara vez progresará, si lo hace, hacia una enfermedad psicótica completa, derivaría en una exposición innecesaria a agentes antipsicóticos, con efectos impredecibles y posiblemente perjudiciales. No obstante, hay acuerdo en cuanto a que los pacientes con síntomas prodrómicos de psicosis subumbral suelen presentar alguna alteración y precisan de una intervención psicológica y psiquiátrica.

En un reciente metaanálisis se notificó que la tasa de inicio de los trastornos psicóticos en los pacientes con síntomas psicóticos prodrómicos fue del 18 % a los 6 meses, el 22 % al año, el 29 % a los 2 años, y el 36 % a los 3 años. En un estudio de seguimiento se constató que, de los pacientes con síntomas prodrómicos que terminaron por desarrollar una enfermedad psicótica subumbral, el 73 % cumplía los criterios de esquizofrenia.

En niños y adolescentes, los síntomas psicóticos no son necesariamente el distintivo de un trastorno psicótico subumbral en comparación con los adultos. Por ejemplo, un 50 % de los niños con episodios de depresión mayor presentan síntomas psicóticos. Además, estudios epidemiológicos han constatado que, en general, muestran alucinaciones auditivas del 9 % al 21 % de los niños, y el 8,4 % de los adolescentes. Así pues, entre los jóvenes, la asociación entre síntomas psicóticos subumbrales y la aparición de enfermedades psicóticas futuras no constituye un factor predictivo fiable. No obstante, la identificación y el seguimiento de los jóvenes con síndrome de psicosis atenuado pueden facilitar la comprensión del significado de estos síntomas a largo plazo.

Diagnóstico

El síndrome de psicosis atenuado, según el DSM-5, se basa en la presencia de al menos uno de los siguientes criterios: delirios, alucinaciones o discurso desorganizado, que provoca alteraciones funcionales. A pesar de que los síntomas pueden no haber progresado a una gravedad psicótica completa, deben haber estado presentes al menos una vez a la semana a lo largo de un mes, y haber aparecido o empeorado a lo largo del año anterior. Los síntomas deben causar alteraciones que precisen atención clínica.

Los delirios atenuados pueden provocar desconfianza o ser de tipo persecutorio o de grandeza, lo que deriva en falta de confianza en otras personas y sensación de peligro. Los delirios atenuados, al contrario de los delirios que aparecen en la afección subumbral, pueden provocar creencias vagamente organizadas acerca de las intenciones hostiles de los demás, o del peligro que les acecha; sin embargo, los delirios no son tan inflexibles como los que aparecen en la enfermedad psicótica franca. Las alucinaciones atenuadas incluyen alteraciones de la percepción, como murmullos, ruidos o sombras molestas, pero que los jóvenes pueden poner en duda y desafiar. La comunicación o discurso desorganizado puede mostrarse como explicaciones vagas o confusas, circunstanciales o tangenciales. Cuando es grave, pero sigue siendo de grado atenuado, puede producirse un bloqueo de los pensamientos o asociaciones vagas (laxas), pero al contrario que con la enfermedad psicótica, es posible redirigirla, y por lo general se puede mantener una conversación lógica. A pesar de las alteraciones del síndrome de psicosis atenuado, el individuo mantiene la conciencia y la percepción de los cambios que le están ocurriendo.

Tratamiento

En una revisión reciente sobre los artículos existentes sobre pacientes con un riesgo muy elevado de desarrollar psicosis se constató que la intervención precoz, tanto con intervenciones psicológicas como con agentes farmacológicos, puede reducir los síntomas, a la vez que retrasar o prevenir el inicio de una enfermedad psicótica completa. No obstante, otros estudios arrojaron resultados mixtos para las intervenciones precoces psicológicas o farmacológicas para prevenir el inicio de la enfermedad psicótica. En un estudio se constató que la mayor parte de los pacientes que se volvieron francamente psicóticos lo hicieron tan solo unos pocos meses después de haberse incorporado al estudio, por lo que fue difícil determinar si ya presentaban signos precoces de inicio de esquizofrenia cuando se identificaron como pródromos.

Se han utilizado varios enfoques terapéuticos, incluido el tratamiento con risperidona, olanzapina o ácidos grasos poliinsaturados ω3, TCC, terapia cognitiva, y una intervención psicológica integrada, que incluye enfoques cognitivos, psicoeducación y formas de intervención en habilidades sociales. En un artículo de revisión de la efectividad del tratamiento en el síndrome de psicosis atenuado se constató que el hecho de recibir tratamiento se asociaba con un menor riesgo de enfermedad psicótica al año, a los 2 años y a los 3 años, pero la escasez de datos no permite determinar qué intervenciones son las más eficaces. Por ello, hasta que otros ensayos adicionales sobre los tratamientos proporcionen datos sobre su eficacia, las opciones más seguras se decantan en favor de las intervenciones psicológicas, más que por el empleo de antipsicóticos. En resumen, el síndrome de psicosis atenuado identifica un grupo de pacientes con fenómenos seudopsicóticos que precisan intervenciones con objeto de mejorar los niveles funcionales y de bienestar. Son necesarios más estudios para determinar la relación entre el síndrome de psicosis atenuado y el desarrollo de la esquizofrenia y de otras enfermedades psicóticas.

Etiología

Factores genéticos. Estudios familiares han demostrado que los factores genéticos influyen en la vulnerabilidad para los trastornos del espectro de la esquizofrenia y otros trastornos psicóticos. En la medida en que el síndrome de psicosis atenuado y la esquizofrenia están relacionados, es probable que la contribución genética sea significativa. Estudios sobre adopción y gemelos han confirmado que los gemelos monocigóticos presentan una tasa de concordancia para la esquizofrenia cercana al 50 % en comparación con los dicigóticos, con una tasa cercana al 10 %. Además, los hijos adoptados de padres con esquizofrenia no presentan tasas más elevadas de esta enfermedad; pero los hijos biológicos de parientes con esquizofrenia, sí. No obstante, los factores genéticos no tiene en cuenta la aparición de todos los trastornos del espectro de la esquizofrenia, debido a que, entre los gemelos monocigóticos, la concordancia de padecer estos trastornos es solo del 50 %. Los factores ambientales también desempeñan un papel importante.

Factores ambientales. Los factores ambientales tempranos que aumentan el riesgo de desarrollar esquizofrenia incluyen malnutrición fetal, hipoxia al nacer y posibles infecciones prenatales. Otros factores ambientales incluyen trauma, estrés, adversidad social y aislamiento. Finalmente, las interacciones génicas y ambientales pueden influir en la sensibilidad individual para los acontecimientos ambientales adversos.

▲ 2.17 Abuso de sustancias en la adolescencia

El consumo de sustancias es un problema de salud pública entre los jóvenes americanos. Las más consumidas en este grupo de edad son el tabaco y la marihuana, pero hay muchas otras sustancias como cocaína, heroína, inhalantes, fenciclidina (PCP), dietilamida del ácido lisérgico (LSD), dextrometorfano, esteroides anabolizantes y diversas drogas recreativas, 3,4-metilendioximetanfetamina (MDMA o éxtasis), flunitrazepam, γ-hidroxibutirato (GHB) y ketamina.

Alrededor del 20 % de los estudiantes de Estados Unidos de 8.º grado ha probado drogas ilegales, y cerca del 30 % de los de 10.º a 12.º grado las han consumido. El alcohol sigue siendo la sustancia de consumo y abuso más común entre los adolescentes. Aproximadamente el 6 % de los adolescentes se emborracha, y los adolescentes con trastornos por consumo de alcohol tienen un mayor riesgo de presentar también problemas con otras drogas.

El DSM-5 combina abuso y dependencia bajo el diagnóstico de trastorno por consumo de sustancias. También contiene los diagnósticos de intoxicación, abstinencia y trastornos inducidos por sustancias. Estos se aplican tanto a jóvenes como a adultos. Algunos expertos están preocupados por la relevancia de los criterios para los adolescentes, especialmente en lo que respecta a la tolerancia y la abstinencia. Algunos adolescentes pueden desarrollar tolerancia al alcohol, por ejemplo, sin ninguna alteración. La abstinencia puede tener importancia clínica. Sin embargo, no se correlaciona bien con el nivel de gravedad.

Numerosos factores de riesgo y protectores influyen en la edad de inicio y en la gravedad del consumo de sustancias por los adolescentes. Los factores de riesgo psicosociales incluyen los modelos de consumo de sustancias que aportan los padres, los conflictos familiares, la falta de supervisión por parte de los progenitores, las relaciones con los compañeros y los sucesos vitales estresantes. Los factores protectores, que disminuyen el riesgo de consumo, incluyen variables como la vida familiar estable, un fuerte vínculo entre hijos y padres, la supervisión coherente por parte de los progenitores, los logros escolares y un grupo de compañeros que favorezca los comportamientos prosociales en la familia y la escuela. Las intervenciones que disminuyen los factores de riesgo probablemente reduzcan el consumo de sustancias.

Aproximadamente, uno de cada cinco adolescentes ha tomado marihuana o hachís. Alrededor de un tercio han fumado hacia los 17 años. Los estudios sobre el consumo de alcohol en adolescentes en Estados Unidos indican que, a los 13 años, una tercera parte de los niños y casi una cuarta parte de las niñas han probado el alcohol. A los 18 años, el 92 % de los hombres y el 73 % de las mujeres declaran haber consumido alcohol, y el 4 % reconocen que lo toman diariamente. Al final del bachillerato, el 41 % han consumido marihuana en alguna ocasión y el 2 % lo hacen a diario.

El consumo de alcohol entre los adolescentes de Estados Unidos sigue los patrones demográficos de los adultos: la tasa más alta de consumo se da en el nordeste del país; los blancos tienen mayores probabilidades de beber que otros grupos y, entre estos, los católicos romanos son los que tienen una menor probabilidad de abstinencia. Las cuatro causas de muerte más frecuentes entre personas de edades entre los 10 y los 24 años son los accidentes de tráfico (37 %), los homicidios (14 %), el suicidio (12 %) y otras lesiones o accidentes (12 %). Más de una tercera parte de los adolescentes visitados en centros de traumatología pediátrica necesitan tratamiento por consumo de alcohol u otras drogas.

Los estudios que consideran el consumo de alcohol u otras drogas ilícitas como un trastorno psiquiátrico en los adolescentes han demostrado que la prevalencia de consumo de sustancias, y en particular el alcoholismo, es mayor en los hijos biológicos de alcohólicos que entre jóvenes adoptados. Este hallazgo está respaldado por estudios familiares de contribución genética, estudios de adopción, y por la observación de hijos de toxicómanos que no se han criado en su hogar biológico.

Numerosos factores de riesgo influyen en la aparición del abuso de sustancias en la adolescencia, entre los que se incluyen la creencia por parte de los padres de la inocuidad de las sustancias, la falta de proximidad y de implicación de los progenitores en las actividades de sus hijos, la pasividad materna, las dificultades académicas, los trastornos psiquiátricos comórbidos, como los trastornos de conducta y la depresión, el consumo de sustancias por parte de padres o compañeros, la impulsividad y el inicio temprano del consumo de tabaco. Cuanto mayor sea el número de factores de riesgo que presente, más alta es la probabilidad de que un adolescente se convierta en consumidor de sustancias.

DIAGNÓSTICO Y CUADRO CLÍNICO

En el capítulo 4 se analizan los trastornos relacionados con sustancias y sus diagnósticos, incluido el consumo de sustancias, la intoxicación por sustancias y el trastorno por abstinencia de sustancias.

Se debe hacer el diagnóstico de consumo de alcohol o drogas en adolescentes mediante una entrevista cuidadosa, observaciones, hallazgos de laboratorio e historia obtenida de fuentes fiables. Muchos signos inespecíficos pueden indicar el consumo de alcohol o drogas, y los médicos deben tener cuidado de corroborar sus sospechas antes de sacar conclusiones precipitadas. El consumo de sustancias se refiere a un espectro continuo, desde la experimentación (el uso más leve), uso regular sin deterioro visible, abuso y, finalmente, dependencia. Los cambios en el rendimiento académico, las molestias físicas inespecíficas, los cambios en las relaciones con los miembros de la familia, los cambios en el grupo de iguales, las llamadas telefónicas inexplicables o los cambios en la higiene personal pueden indicar el consumo de sustancias en los adolescentes. Muchos de estos también se asocian a depresión, trastornos psicóticos prodrómicos y problemas de adaptación, por ejemplo, a una nueva escuela.

Existe una relación entre el consumo de sustancias y una serie de comportamientos como la experimentación sexual precoz, la conducción temeraria, la destrucción de propiedades, los robos, el gusto por el *heavy metal* o la música alternativa y, de manera ocasional, el interés por las sectas o el satanismo. Aunque ninguna de estas conductas predice de manera necesaria el consumo de sustancias, reflejan, en sus formas extremas, el alejamiento de la conducta social normal que es evolutivamente esperable. Los adolescentes con habilidades sociales insuficientes pueden consumir sustancias para integrarse en un grupo. En algunos casos, comienzan el consumo en casa con sus padres, quienes las consumen para mejorar sus interacciones sociales. Pese a que no existe un modelo típico de adolescente consumidor de alcohol o drogas, la mayoría de los consumidores de sustancias tienen alteraciones subyacentes en sus habilidades sociales, problemas escolares y relaciones subóptimas con sus compañeros.

Nicotina

La nicotina es una de las sustancias más adictivas que se conocen; involucra a los receptores colinérgicos y potencia la liberación de acetilcolina, serotonina y β-endorfinas. Los adolescentes jóvenes que fuman cigarrillos también están expuestos a otras drogas con mayor frecuencia que sus compañeros no fumadores.

Alcohol

El consumo de alcohol en los adolescentes rara vez provoca las secuelas que se observan en los adultos que abusan crónicamente, como convulsiones por abstinencia, síndrome de Korsakoff, afasia de Wernicke o cirrosis hepática. Sin embargo, en un estudio se ha publicado que la exposición de los adolescentes al alcohol puede asociarse con una disminución del volumen del hipocampo en el cerebro. Dado que el hipocampo está implicado en la atención, cabe presumir que el consumo de alcohol por un adolescente provoca una afectación de la función cognitiva, en especial en lo que se refiere a la atención.

Marihuana

Los efectos a corto plazo del ingrediente activo de la marihuana, el tetrahidrocanabinol (THC), incluyen el deterioro de la memoria y el aprendizaje, distorsiones de la percepción, disminución de la capacidad para la resolución de problemas, falta de coordinación, aumento de la frecuencia cardíaca, ansiedad y ataques de pánico. La interrupción brusca del consumo intenso de marihuana en adolescentes se ha asociado con un síndrome de abstinencia caracterizado por insomnio, irritabilidad, inquietud, necesidad imperiosa de consumir la droga, estado de ánimo deprimido y nerviosismo, seguidos de ansiedad, temblores, náuseas, contracciones musculares, aumento de la sudoración, mialgias y malestar general. Típicamente, el síndrome de abstinencia se inicia 24 h después del último consumo, alcanza el máximo a los 2 o 4 días, y disminuye después de 2 semanas. El consumo de marihuana se ha asociado con un aumento del riesgo de trastornos psiquiátricos, y el consumo crónico a un déficit de la función cognitiva, si bien no se ha establecido claramente que la marihuana afecte a esta función. En los consumidores crónicos de marihuana se han observado déficits del aprendizaje verbal, de memoria y de atención, y el uso tanto crónico como agudo de esta droga se asocia con alteraciones en el flujo sanguíneo cerebral en algunas áreas del cerebro, lo que puede detectarse mediante tomografía por emisión de positrones (PET). Los estudios mediante técnicas de imagen funcional permiten observar que, en los consumidores crónicos, la actividad en las regiones cerebrales que intervienen en la atención y la memoria es menor. A partir de un estudio en el que se efectuó el seguimiento de 50 465 jóvenes militares suecos durante 15 años, se llegó a la conclusión de que los participantes en el estudio que habían consumido marihuana desde los 18 años de edad tenían una probabilidad 2,4 veces mayor de desarrollar esquizofrenia. Entre los riesgos asociados al consumo crónico de marihuana se incluyen altas tasas de accidentes de tráfico, disfunción respiratoria, aumento del riesgo de enfermedades cardiovasculares, y un posible aumento del riesgo de desarrollar síntomas y trastornos psicóticos.

Cocaína

La cocaína puede esnifarse, inhalarse, inyectarse o fumarse. *Crack* es el término que se da a la cocaína modificada para obtener la base libre que se fuma. Los efectos de la cocaína incluyen vasoconstricción periférica, dilatación de las pupilas, hipertermia, aumento de la frecuencia cardíaca e hipertensión. Las dosis elevadas o el consumo prolongado pueden inducir pensamientos paranoides. Existe un riesgo inmediato de muerte por paro cardíaco o convulsiones seguidas de paro respiratorio. A diferencia de los estimulantes que se utilizan para tratar el TDAH, como el metilfenidato, la cocaína atraviesa rápidamente la barrera hematoencefálica y abandona el transportador de dopamina en 20 min; el metilfenidato se mantiene unido a la dopamina durante largo tiempo.

Heroína

La heroína, un derivado de la morfina, se obtiene a partir de la amapola. Normalmente tiene forma de polvo blanco o marrón que puede aspirarse por la nariz, pero suele administrarse por vía intravenosa. Los síntomas de abstinencia incluyen inquietud, dolor muscular y óseo, insomnio, diarrea y vómitos, escalofríos con piel de gallina y movimientos de pataleo. La abstinencia aparece a las pocas horas del último consumo; los síntomas alcanzan el máximo entre 48 y 72 h después, y remiten aproximadamente en una semana.

Drogas de diseño y recreativas

Los adolescentes que frecuentan clubes nocturnos, bares o discotecas también consumen a menudo MDMA, GHB, flunitrazepam y ketamina. El GHB, el flunitrazepam (una benzodiazepina) y la ketamina (un anestésico) son fundamentalmente depresores, y pueden añadirse a la bebida sin que se detecten, ya que suelen ser incoloros, inodoros e insípidos. Se aprobó una ley de prevención y castigo de la violación mediante drogas *(Drug-Induced Rape Prevention and Punishment Act)* después de observar que esas drogas se usaban en violaciones. El MDMA es un derivado de la metanfetamina, una sustancia de síntesis con propiedades estimulantes y alucinógenas que puede inhibir la recaptación de serotonina y dopamina y provocar sequedad de boca, aumento de la frecuencia cardíaca, fatiga, espasmos musculares e hipertermia.

Dietilamida del ácido lisérgico

El LSD es inodoro e incoloro, y su sabor es ligeramente amargo. Las dosis altas pueden producir alucinaciones visuales y delirios y, en algunos casos, pánico. Las sensaciones que se experimentan tras su ingesta suelen disminuir a las 12 h. Pueden producirse *flashbacks* hasta 1 año después de haberlo consumido. El LSD puede provocar tolerancia, es decir, su consumo reiterado hace que se necesiten mayores cantidades para obtener el mismo grado de intoxicación.

COMORBILIDAD

Se ha encontrado que los porcentajes de consumo de alcohol y marihuana son mayores en familiares de niños con depresión y trastornos de ansiedad. Por otro lado, los trastornos del estado de ánimo son habituales en los alcohólicos. Hay pruebas de un vínculo importante entre el comportamiento antisocial temprano, los trastornos de conducta y el consumo de sustancias. Este último puede contemplarse como una forma de conducta desviada que no sorprende que esté asociada con otros tipos de alteraciones sociales o conductuales. Es muy probable que la intervención precoz en los niños con síntomas tempranos de alteración y comportamiento antisocial pueda dificultar los procesos que contribuyen al abuso de sustancias en el futuro.

Es importante conocer todos los trastornos comórbidos, ya que pueden responder de formas distintas al tratamiento. Las encuestas sobre el alcoholismo en adolescentes muestran unas tasas del 50 %, o mayores, de trastornos psiquiátricos concurrentes, en especial de trastornos del estado de ánimo. En una encuesta reciente de adolescentes que consumen alcohol, más del 80 % cumplía los criterios de otro trastorno psiquiátrico. Los que se presentaban con mayor frecuencia eran los trastornos depresivos, el trastorno disruptivo de la conducta y los trastornos relacionados con el consumo de sustancias. Estos porcentajes de comorbilidad son incluso mayores que en los adultos. El diagnóstico de abuso o dependencia del alcohol suele seguir, más que preceder, al de otros trastornos; el hecho de que una gran proporción de los adolescentes con alcoholismo tenga un trastorno de inicio en la infancia previo puede tener implicaciones tanto etiológicas como terapéuticas. En esta encuesta, el inicio de trastornos relacionados con el alcohol no precedió de manera sistemática al abuso o la dependencia de drogas. En el 50 % de los casos, el consumo de alcohol era posterior al consumo de drogas. El primero puede ser la puerta de entrada al segundo, pero no en la mayoría de los casos. La presencia de otros trastornos psiquiátricos se asoció con el inicio temprano de trastornos relacionados con el consumo de alcohol, pero no parecía indicar una evolución más prolongada del alcoholismo.

TRATAMIENTO

Las intervenciones por trastornos derivados del consumo de sustancias en adolescentes requieren, en primer lugar, una detección e identificación sistemática eficaz de los adolescentes que necesitan tratamiento. Una vez que se ha diagnosticado un trastorno por consumo de sustancias en un adolescente, puede elegirse entre diversas opciones de tratamiento.

De acuerdo con los objetivos de la Substance Abuse Mental Health Services Administration (SAMHSA), se ha iniciado un programa escolar de detección sistemática de consumo de drogas y alcohol, intervención breve y derivación para recibir tratamiento (programa SBIRT, *Screening, Brief Intervention, and Referral to Treatment*), en un estudio con 629 adolescentes de edades comprendidas entre los 14 y los 17 años, de 13 escuelas secundarias de New Mexico. Inicialmente, los centros sanitarios escolares proporcionaban las pruebas de detección sistemática de uso de sustancias a todos los estudiantes que eran atendidos en el centro por cualquier causa. Una vez identificados, a los adolescentes que consumían sustancias se les ofrecía una intervención breve con personal de la misma clínica de la escuela (opción que siguió el 85,1 % de los identificados), o bien la intervención breve o la derivación para recibir tratamiento (opción que siguió del 14,9 % restante). La intervención breve se basaba en una entrevista motivacional, con el objetivo de ayudar al estudiante a conseguir la motivación suficiente para cambiar de comportamiento y en una derivación a un tratamiento más intensivo. Los estudiantes que recibieron la intervención, independientemente de su grado de consumo de la sustancia, en la visita de seguimiento a los 6 meses comunicaron una disminución de los episodios en los que bebían alcohol hasta la intoxicación.

Los estudiantes que declararon haber consumido drogas, en la visita de seguimiento informaron de una disminución en su consumo. El 42 % de los estudiantes declararon haber consumido alcohol y el 37 % intoxicación alcohólica. El 85 % de los participantes en el estudio que indicaron consumir drogas comunicaron haber consumido solo marihuana en el mes anterior a su ingreso. La frecuencia del alcohol y la marihuana como las sustancias más consumidas en este grupo etario coincide con los datos epidemiológicos. En general, esta intervención en la misma escuela tenía la ventaja de ser fácilmente accesible por los adolescentes, y proporcionaba una opción graduada para el tratamiento según el grado de consumo de sustancias por cada estudiante. Este estudio demuestra que los programas aplicados en la misma escuela para identificar y proporcionar intervenciones breves a los estudiantes de secundaria son viables y merecen un mayor estudio.

El tratamiento de los trastornos por consumo de sustancias en los adolescentes persigue evitar directamente la conducta de consumo y proporcionar educación al paciente y a su familia, así como abordar los factores cognitivos, emocionales y psiquiátricos que influyen en él. Este tratamiento puede tener lugar en diversos entornos, como ámbito residencial, grupal, y sesiones psicosociales individuales.

Un instrumento validado que se utiliza como guía para los clínicos en el tratamiento del consumo de sustancias en los adolescentes asigna distintos niveles de atención adecuados a los síntomas. Este instrumento, conocido como CALOCUS *(Child and Adolescent Levels of Care Utilization Services),* define seis niveles de asistencia:

0: servicios básicos (prevención).
1: mantenimiento de la recuperación (prevención de las recaídas).
2: ambulatorio (una visita semanal).
3: ambulatorio intensivo (dos o más visitas por semana).
4: servicios integrados intensivos (tratamiento de día, hospitalización parcial, servicios integrales).
5: servicio con vigilancia médica las 24 h, no seguro (hogares sociales, instalaciones residenciales de tratamiento).
6: control médico de 24 h, seguro (ingreso psiquiátrico o instalaciones residenciales muy estructuradas).

Los entornos terapéuticos para adolescentes con trastornos relacionados con el consumo de alcohol o de drogas pueden ser unidades de hospitalización, instalaciones de tratamiento residencial, centros de reinserción social, hogares sociales, programas de hospitalización parcial y tratamientos ambulatorios. Los componentes básicos del tratamiento incluyen la psicoterapia individual, el asesoramiento específico sobre drogas, los grupos de autoayuda (como Alcohólicos Anónimos [AA], Narcóticos Anónimos [NA], Alateen y Al-Anon), programas de educación y prevención de recaídas de abuso de sustancias, y análisis de orina aleatorios. Puede ser útil completarlos con terapia familiar e intervención psicofarmacológica.

Antes de decidir el entorno de tratamiento más adecuado para un adolescente en particular, debe aplicarse un proceso de evaluación con entrevistas estructuradas y no estructuradas que ayuden a determinar los tipos de sustancias que se están consumiendo y la cantidad y frecuencia del consumo. También es imprescindible determinar los posibles trastornos psiquiátricos coexistentes. Para documentar la gravedad del abuso antes y después del tratamiento suelen usarse escalas de evaluación. El Índice de gravedad de la adicción en los adolescentes (*Teen Addiction Severity Index*, T-ASI), la Evaluación diagnóstica de alcohol y drogas en adolescentes (*Adolescent Drug and Alcohol Diagnostic As-*

sessment, ADAD) y el Índice de gravedad de problemas en los adolescentes (*Adolescent Problem Severity Index,* APSI) son escalas de valoración que definen la gravedad. El T-ASI se divide en dimensiones que evalúan el funcionamiento familiar, la situación escolar o laboral, la situación psiquiátrica, las relaciones sociales con los compañeros y la situación legal.

Después de obtener la mayor cantidad de información sobre el consumo de sustancias y el estado psiquiátrico general del paciente, se debe elegir una estrategia de tratamiento y determinar un entorno adecuado. Existen dos abordajes terapéuticos muy diferentes para el abuso de sustancias, que se presentan en el modelo de Minnesota y el modelo profesional multidisciplinar. El modelo de Minnesota se basa en las premisas de AA; es un programa intensivo de 12 pasos con un asesor que hace las veces de terapeuta principal. El programa utiliza la participación de autoayuda y los procesos de grupo. La necesidad de que el adolescente admita que el consumo de drogas es problemático y que necesita ayuda es inherente a esta estrategia de tratamiento. Además, debe estar dispuesto a trabajar para cambiar su forma de vida con vistas a erradicar el consumo de la sustancia.

El modelo profesional multidisciplinar está constituido por un equipo de profesionales de la salud mental que suelen estar dirigidos por un médico. A partir del modelo de gestión de casos *(case management),* cada miembro del equipo es responsable de un área específica del tratamiento. Las intervenciones pueden incluir TCC, terapia de familia e intervenciones farmacológicas. Este enfoque suele ser adecuado para los adolescentes con diagnósticos psiquiátricos comórbidos.

Las TCC para adolescentes con consumo de sustancias suelen requerir que los adolescentes estén motivados a participar en el tratamiento y se abstengan de volver a consumir sustancias. El objetivo principal de la terapia es la prevención de las recaídas y el mantenimiento de la abstinencia.

Las intervenciones psicofarmacológicas para los adolescentes consumidores de alcohol y drogas se encuentran en sus primeras etapas. Cuando se presentan trastornos del estado de ánimo comórbidos, existe una indicación clara para prescribir antidepresivos y, generalmente, los ISRS son la primera línea de tratamiento. Ocasionalmente se interviene para sustituir una droga ilegal por otra sustancia más manejable en el tratamiento; por ejemplo, se emplea metadona en lugar de heroína. Antes de entrar en este tipo de programas de tratamiento, se necesita el consentimiento de un adulto y acreditar documentalmente que el adolescente ya ha intentado desintoxicarse.

Peter, un chico de 16 años de edad, de 11.º grado, fue admitido a tratamiento por abuso de sustancias por segunda vez, tras sufrir una recaída y amenazas de suicidio. Manifestaba una larga historia de TDAH, pero había sido buen estudiante y no había tenido dificultades hasta el instituto. Informó del inicio en el consumo de sustancias a los 13 años de edad, con un progreso rápido hasta los 14 años. En el momento actual, consumía marihuana diariamente, bebía alcohol hasta 5 veces por semana, y experimentaba con una amplia gama de sustancias, como LSD y éxtasis. Tras ser dado de alta del hospital, Peter acudió a sesiones de grupo de adolescentes que se centraron en sus problemas de consumo. Las sesiones con la familia condujeron a descubrir que la madre de Peter llevaba algún tiempo deprimida, e inició su propio tratamiento. Peter mejoró con respecto a su consumo de sustancias, pero sus síntomas depresivos aumentaron tras 4 semanas de abstinencia, por lo que se inició la administración de fluoxetina, con dosis escalonadas hasta alcanzar los 30 mg, con los que siguió durante 1 mes, y mostró una mejoría del estado de ánimo y de su cumplimiento del tratamiento. Peter siguió asistiendo a las sesiones de AA y recibía tratamiento ambulatorio. Sin embargo, los problemas familiares pronto se reiniciaron y Peter dejó de cumplir el tratamiento ambulatorio y la medicación, y no asistía a las reuniones. Volvió con sus antiguas amistades conflictivas y reanudó el consumo diario de marihuana y el consumo ocasional de alcohol. (Por cortesía de Oscar G. Bukstein, MD.)

Existen tratamientos eficaces para abandonar el consumo de tabaco, como los chicles, los parches o los inhaladores nasales con nicotina. El bupropión ayuda a disminuir la necesidad de nicotina y es útil para los tratamientos antitabáquicos.

Debido a que la comorbilidad influye en los resultados del tratamiento, es importante prestar atención a otros cuadros intercurrentes, como los trastornos del estado de ánimo, los trastornos de ansiedad, el trastorno de conducta o el TDAH durante el tratamiento de trastornos relacionados con el consumo de sustancias.

EPIDEMIOLOGÍA

Alcohol

De acuerdo con la Encuesta sobre el comportamiento de riesgo de los jóvenes (Youth Risk Behaviour Survey) llevada a cabo por los Centers for Disease Control and Prevention (CDC) de Estados Unidos, el 72,5 % de los estudiantes de educación secundaria habían probado al menos una bebida alcohólica, y el 24,2 % comunicaban haber bebido cantidades importantes de alcohol en algún momento del mes previo a la encuesta. Según los resultados de la encuesta Monitoring the Future Survey, alrededor del 39 % de los adolescentes estadounidenses habían consumido alcohol antes del 8.º grado. Otra encuesta reveló que la bebida era un problema significativo para el 10 % a 20 % de los adolescentes. El 70 % de los estudiantes de 8.º grado declaró que había bebido alguna vez: el 54 % manifestó haber bebido durante el año anterior, el 27 % se había emborrachado al menos una vez, y el 13 % se había emborrachado en las 2 semanas anteriores a la encuesta. En el 12.º grado, el 88 % de los estudiantes había bebido alguna vez y el 77 % lo había hecho durante el último año; el 5 % de los estudiantes de 8.º grado, el 1,3 % de los de 10.º grado y el 3,6 % de los de 12.º grado declaró que consumía alcohol diariamente. En Estados Unidos existen 3 millones de personas de entre 13 y 17 años que tienen problemas con la bebida, y 300 000 adolescentes con dependencia del alcohol. Las diferencias de sexo entre los consumidores de alcohol se hacen cada vez más pequeñas.

Marihuana

En las dos últimas décadas, la marihuana ha sido una de las drogas más ampliamente consumidas entre los jóvenes de los países desarrollados, y ha pasado a ser muy utilizada también a nivel mundial. De acuerdo con la Oficina de las Naciones Unidas contra la droga y el delito (UNODC), se estima que utiliza marihuana alrededor del 3,9 % de la población mundial entre los 15 y los 64 años. La marihuana es la droga ilegal más extendida entre los estudiantes de instituto en Estados Unidos. En torno al 10 % de los que la prueban acaban por consumirla a diario, y un 20 % a 30 % la consumen semanalmente. La marihuana ha recibido el nombre de «droga de entrada», pues su consumo en la adolescencia es el factor predictivo más importante para el consumo futuro de cocaína. El 10 %, el 23 % y el 36 % de los estudiantes de 8.º, 10.º y 12.º grado, respectivamente, han consumido marihuana, lo que representa una pequeña disminución respecto a la encuesta realizada el año anterior. El 0,2 %, el 0,8 % y el 2 % de los estudiantes de 8.º, 10.º y 12.º grado, respectivamente, reconoció que consumía marihuana a diario. Los porcentajes más altos de prevalencia se encuentran entre los nativos americanos de ambos sexos; los hombres y mujeres blancos y los hombres de ascendencia mexicana presentan unos porcentajes apenas algo inferiores. Las tasas anuales más bajas se encuentran entre las mujeres latinoamericanas y afroamericanas, y los hombres y mujeres americanos de origen asiático.

Cocaína

Entre 1990 y 2000, el consumo anual de cocaína entre adolescentes en el último curso del bachillerato descendió en más de un 30 %. Se calcula que, actualmente, alrededor del 0,5% de los estudiantes de 8.º grado, el 1% de los de 10.º grado y el 2% de los de 12.º grado han probado la cocaína. Sin embargo, las tasas de prevalencia del consumo de crack están aumentando, y se alcanzan las cifras más altas en la franja de los 18 hasta los 25 años de edad.

Metanfetamina cristal

La metanfetamina cristal, o «hielo», tenía un consumo relativamente bajo entre los adolescentes hace una década, del 0,5%, y ha aumentado de manera sostenida hasta una tasa reciente del 1,5% en los estudiantes de 12.º grado.

Opiáceos

Un estudio sobre 7374 estudiantes de bachillerato reveló que el 12,9% informaban del consumo de opiáceos sin razones médicas. De los consumidores, más del 37% optaban por la administración intranasal de los opiáceos prescritos.

Dietilamida del ácido lisérgico

El 3% de los estudiantes de 8.º grado, el 6% de los de 10.º grado y el 9% de los de 12.º grado han consumido LSD. El 0,1% de los de 12.º grado la consume diariamente. Los porcentajes de consumo actual son menores que los encontrados en las dos últimas décadas.

3,4-Metilendioximetanfetamina

La popularidad de la MDMA ha aumentado en la última década. En Estados Unidos se sitúa en torno al 5% entre los estudiantes de 10.º grado, y del 8% en los de 12.º grado, a pesar de que la percepción de la peligrosidad de esta droga ha aumentado entre los adolescentes. Se han producido muertes accidentales de adolescentes a causa del MDMA.

γ-hidroxibutirato

En las encuestas se ha visto que el consumo de GHB, una droga de recreo, tiene una prevalencia anual del 1,1% en estudiantes de 8.º grado, del 1,0% entre los de 10.º grado, y del 1,6% entre los de 12.º grado.

Ketamina

Recientemente se ha publicado que la ketamina, anestésico usado como droga de recreo, tiene una tasa de prevalencia anual del 1,3% en estudiantes de 8.º grado, del 2,1% entre los de 10.º grado, y del 2,5% entre los de 12.º grado.

Flunitrazepam

El abuso de flunitrazepam, un hipnótico benzodiazepínico, presenta una prevalencia anual en torno al 1% para todos los cursos de secundaria combinados.

Esteroides anabolizantes

A pesar del conocimiento que tienen los estudiantes de secundaria de los riesgos que supone el consumo de esteroides anabolizantes, las encuestas realizadas en los últimos 5 años han encontrado unas tasas de consumo del 1,6% en estudiantes de 8.º grado, y del 2,1% en los de 10.º grado. Hasta el 45% de los estudiantes de 10.º y 12.º grado manifestó conocer los riesgos de los esteroides anabolizantes, pero en la última década, los alumnos de cursos superiores expresaron un menor rechazo a estas drogas.

Inhalantes

El consumo de inhalantes en forma de pegamento, aerosoles y gasolina es relativamente más habitual entre los adolescentes más jóvenes que entre los más mayores. El 17,6%, el 15,7% y el 17,6% de los estudiantes de 8.º, 10.º y 12.º grado, respectivamente, los han utilizado; su consumo es diario en el 0,2% de los estudiantes de 8.º grado, el 0,1% de los de 10.º grado, y el 0,2% de los de 12.º grado.

Consumo de múltiples sustancias

Entre los adolescentes que participan en tratamientos por abuso de sustancias, el 96% consume varias, y el 97% también consume alcohol.

ETIOLOGÍA
Factores genéticos

Se ha encontrado que la concordancia para el alcoholismo es mayor en los gemelos monocigóticos que en los dicigóticos. Los estudios sobre hijos de alcohólicos criados fuera de sus familias biológicas han revelado que estos niños tienen una probabilidad aproximada del 25% de convertirse en alcohólicos.

Factores psicosociales

Entre los adolescentes, el consumo de sustancias, en particular el de marihuana, viene muy influido por los compañeros y amigos y, en especial en los que dicen consumirla para relajarse, suele utilizarse para escapar del estrés y como actividad social. No obstante, algunos datos hacen pensar que el consumo de marihuana se asocia también al trastorno de ansiedad social y a síntomas de depresión.

Los datos sugieren que los adolescentes que se iniciaron antes en el consumo de alcohol, tabaco y marihuana a menudo provenían de familias en las que la supervisión y el control parental eran menores. El riesgo más alto de inicio precoz en el consumo de sustancias correspondió a los niños menores de 11 años. Además, una mayor supervisión por parte de los padres durante la niñez puede disminuir el consumo experimental de alcohol y drogas, y reducir el riesgo futuro de consumo de marihuana, cocaína o inhalantes.

Bibliografía

Discapacidades intelectuales

American Association on Intellectual and Developmental Disabilities. Overview of intellectual disability: definition, classifications and systems of support. 2010.

Arnold LE, Farmer C, Kraemer HC, Davies M, Witwer A, Chuang S, DiSilvestro R, McDougle CJ, McCracken J, Vitello B, Aman M, Scahill L, Posey DJ, Swiezy NB. Moderators, mediators, and other predictors of risperidone response in children with autistic disorder and irritability. *J Child Adolesc Psychopharmacol*. 2010;20:83–93.

Boulet S, Boyle C, Schieve L. Trends in health care utilization and health impact of developmental disabilities, 1997–2005. *Arch Pediatr Adolesc Med*. 2009;163:19–26.

Correia Filho AG, Bodanase R, Silva TL, Alvarez JP, Aman M, Rohde LA. Comparison of risperidone and methylphenidate for reducing ADHD symptoms in children and adolescents with moderate intellectual disability. *J Am Acad Child Adolesc Psychiatry*. 2005;44:748.

Ellison JW, Rosengeld JA, Shaffer LG. Genetic basis of intellectual disability. *Annu Rev Med*. 2013;64:441–450.

Fowler MG, Gable AR, Lampe MA, Etima M, Owor M. Perinatal HIV and its prevention: progress toward an HIV-free generation. *Clin Perinatol*. 2010;37:699–719.

Gothelf D, Furfaro JA, Penniman LC, Glover GH, Reiss AL. The contribution of novel brain imaging techniques to understanding the neurobiology of intellectual disability and developmental disabilities. *Ment Retard Dev Disabil Res Rev*. 2005;11:331.

Ismail S, Buckley S, Budacki R, Jabbar A, Gallicano GI. Screening, diagnosing and prevention of fetal alcohol syndrome: Is this syndrome treatable? *Dev Neurosci*. 2010;32:91–100.

Obi O, Braun KVN, Baio J, Drews-Botsch C, Devine O, Yeargin-Allsopp M. Effect of incorporating adaptive functioning scores on the prevalence of intellectual disability. *Am J Intellect Dev Disabil*. 2011;116:360–370.

Reyes M, Croonenberghs J, Augustybs I, Eerdekens M. Long-term use of risperidone in children with disruptive behavior disorders and subaverage intelligence: efficacy, safety, and tolerability. *J Child Adolesc Psychopharmacol*. 2006;16:260–272.

Rowles BM, Findling RL. Review of pharmacotherapy options for the treatment of attention-deficit/hyperactivity disorder (ADHD) and ADHD-like symptoms in children and adolescents with developmental disorders. *Dev Disabil Res Rev.* 2010;16: 273–282.

Stuart H. United Nations convention on the rights of persons with disabilities: a roadmap for change. *Curr Opin Psychiatry.* 2012;25:365–369.

Sturgeon X, Le T, Ahmed MM, Gardiner KJ. Pathways to cognitive deficits in Down syndrome. *Prog Brain Res.* 2012;197:73–100.

United Nations General Assembly. Convention on the Rights of Persons with Disabilities (CRPD). Geneva: United Nations; December 13, 2006.

Wijetunge LS, Chatterji S, Wyllie DJ, Kind PC. Fragile X syndrome: from targets to treatments. *Neuropharmacology.* 2013;68:83–96.

Willen EJ. Neurocognitive outcomes in pediatric HIV. *Ment Retard Dev Disabil Res Rev.* 2006;12:223–228.

Trastornos de la comunicación

Adams C, Lockton E, Freed J, Gaile J, Earl G, McBean K, Nash J, Green J, Vail A, Law J. The Social Communication Intervention Project: a randomized controlled trial of the effectiveness of speech and language therapy for school-age children who have pragmatic and social communication problems with or without autism spectrum disorder. *Int J Lang Commun Disord.* 2012;47:233–244.

Blumgart E, Tran Y, Craig A. Social anxiety in adults who stutter. *Depress Anxiety.* 2010;27:687–692.

Boulet SL, Boyle CA, Schieve LA. Health care use and health and functional impact of developmental disabilities among US children 1997–2005. *Arch Pediatr Adolesc Med.* 2009;163:19–26.

Bressman T, Beitchman JH. Communication disorder not otherwise specified. In: Sadock BJ, Sadock VA, eds. *Kaplan & Sadock's Comprehensive Textbook of Psychiatry.* 9th ed. Philadelphia, PA: Lippincott Williams & Wilkins; 2009:3534.

Cantwell DP, Baker LP. *Psychiatric and Developmental Disorders in Children with Communication Disorders.* Washington, DC: American Psychiatric Press; 1991.

Cone-Wessen B. Prenatal alcohol and cocaine exposure: influences on cognition, speech, language and hearing. *J Commun Disord.* 2005;38:279.

Gibson J, Adams C, Lockton E, Green J. Social communication disorder outside autism? A diagnostic classification approach to delineating pragmatic language impairment, high functioning autism and specific language impairment. *J Child Psychol Psychiatry.* 2013;54:1186–1197.

Huerta M, Bishop SL, Duncan A, Hus V, Lord C. Application of DSM-5 criteria for autism spectrum disorder to three samples of children with DSM-IV diagnoses of pervasive developmental disorders. *Am J Psychiatry.* 2012;169:1056–1064.

Jones M, Onslow M, Packman A, O'Brian S, Hearne A, Williams S, Ormond T, Schwarz I. Extended follow-up of a randomised controlled trial of the Lidcombe Program of early stuttering intervention. *Int J Lang Commun Disord.* 2008;43:649–661.

Kefalianos E, Onslow M, Block S, Menzies R, Reilly S. Early stuttering, temperament and anxiety: two hypotheses. *J Fluency Disord.* 2012;37:151–163.

Koyama E, Beitchman JH, Johnson CJ. Expressive language disorder. In: Sadock BJ, Sadock VA, Ruiz P, eds. *Kaplan & Sadock's Comprehensive Textbook of Psychiatry.* 9th ed. Vol. II. Philadelphia, PA: Lippincott Williams & Wilkins; 2009:3509.

Koyama E, Beitchman JH, Johnson CJ. Mixed receptive-expressive language disorder. In: Sadock BJ, Sadock VA, eds. *Kaplan & Sadock's Comprehensive Textbook of Psychiatry.* 9th ed. Vol. II. Philadelphia, PA: Lippincott Williams & Wilkins; 2009:3516.

Koyama E, Johnson CJ, Beitchman JH. Phonological disorder. In: Sadock BJ, Sadock VA, Ruiz P, eds. *Kaplan & Sadock's Comprehensive Textbook of Psychiatry.* 9th ed. Vol. II. Philadelphia, PA: Lippincott Williams & Wilkins; 2009:3522.

Kroll R, Beitchman JH. Stuttering. In: Sadock BJ, Sadock VA, Ruiz P, eds. *Kaplan & Sadock's Comprehensive Textbook of Psychiatry.* 9th ed. Vol. II. Philadelphia, PA: Lippincott Williams & Wilkins; 2009:3528.

Latterman C, Euler HA, Neumann K. A randomized control trial to investigate the impact of the lidcombe program on early stuttering in German-speaking preschoolers. *J Fluency Disord.* 2008;33:52–65.

Law J, Garrett Z, Nye C. Speech and language therapy interventions for children with primary speech and language delay or disorder. *Cochrane Database Syst Rev.* 2003;(3):CD00410.

Leevers HJ, Roesler CP, Flax J, Benasich AA. The Carter Neurocognitive Assessment for children with severely compromised expressive language and motor skills. *J Child Psychol Psychiatry.* 2005;46:287.

Marshall AJ. Parent-Child Interaction Therapy (PCIT) in school-aged children with specific language impairment. *Int J Lang Commun Disord.* 2011;46:397–410.

McLaughlin MR. Speech and language delay in children. *Am Fam Physician.* 2011; 83:1183–1188.

McPartland JC, Reichow B, Volkmar FR. Sensitivity and specificity of the proposed DMS-5 diagnostic criteria for autism spectrum disorder. *J Am Acad Child Adolesc Psychiatry.* 2012;51:368–383.

Millard SK, Nicholas A, Cook FM. Is parent-child interaction therapy effective in reducing stuttering? *J Speech Hearing Res.* 2008;51:636–650.

Nass RD, Trauner D. Social and affective impairments are important recovery after acquired stroke in children. *CNS Spectr.* 2004;9(6):420.

Norbury CF. Practitioner Review: social (pragmatic) communication disorder conceptualization, evidence and clinical implications. *J Child Psychol Psychiatry.* 2014; 55(3):204–216.

Onslow M, O'Brien S. Management of childhood stuttering. *J Paediatr Child Health.* 2013;49:E112–E115.

Packman A, Onslow M. Searching for the cause of stuttering. *Lancet.* 2002;360:655–656.

Petursdottir AI, Carr JE. A review of recommendations for sequencing receptive and expressive language instruction. *J Appl Behav Anal.* 2011;44:859–876.

Ramus F, Marshall DR, Rosen S, van der Lely HK. Phonological deficits in specific language impairment and developmental dyslexia: towards a multidimensional model. *Brain.* 2012;136:630–645.

Reilly S, Wake M, Ukoumunne OC, Bavin E, Prior M, Cini E, Conway L, Eadie P, Bretherton L. Predicting language outcomes at 4 years of age: findings from early language in Victoria study. *Pediatrics.* 2010;126:e1530–e1537.

Reisinger LM, Cornish KM, Fombonne E. Diagnostic differentiation of autism spectrum disorders and pragmatic language impairment. *J Autism Dev Disord.* 2011;41: 1694–1704.

Ripley K, Yuill N. Patterns of language impairment and behavior in boys excluded from school. *Br J Educ Psychol.* 2005;75:37.

Rvachew S, Grawburg M. Correlates of phonological awareness in preschoolers with speech sound disorders. *J Speech Lang Hear Res.* 2006;49:74–87.

Smith BL, Smith TD, Taylor L, Hobby M. Relationship between intelligence and vocabulary. *Percept Mot Skills.* 2005;100:101.

Snowling MJ, Hulme C. Interventions for children's language and literacy difficulties. *Int J Commun Dis.* 2012;47:27–34.

Somerville MJ, Mervis CB, Young EJ, Seo EJ, Del Campo M, Bamforth S, Peregrine E, Loo W, Lilley M, Perez-Jurado LA, Morris CA, Scherer SW, Osborne LR. Severe expressive-language delay related to duplication of the Williams-Beuren locus. *N Engl J Med.* 2005;353:1655.

Trajkovski N, Andrews C, Onslow M, O'Brian S, Packman A, Menzies R. A phase II trial of the Westmead Program: syllable-timed speech treatment for preschool children who stutter. *Int J Speech Lang Pathol.* 2011;13:500–509.

Verhoeven L, van Balkom H, eds. *Classification of Developmental Language Disorders. Theoretical Issues and Clinical Implications.* Mahwah, NJ: Erlbaum; 2004:xii+450.

Wake M, Levickis P, Tobin S, Zens N, Law J, Gold L, Ukoumunne OC, Goldfield S, Le Ha ND, Skeat J, Reilly S. Improving outcomes of preschool language delay in the community: protocol for the language for learning randomized controlled trial. *BMC Pediatr.* 2012;12:96–107.

Wake M, Tobin S, Girolametto L, Ukomunne OC, Gold L, Levickis P, Sheehan J, Goldfeld S, Reilly S. Outcomes of population based language promotion for slow to talk toddlers at ages 2 and 3 years: let's learn language cluster randomised clinical trial. *BMJ.* 2011;343:d4741.

Yaruss JS, Coleman CE, Quesal RW. Stuttering in school-age children: a comprehensive approach to treatment. *Lang Speech Hear Serv Sch.* 2012;43:536–548.

Autismo

Akins RS, Angkustiri K, Hansen RL. Complementary and alternative medicine in autism: an evidence-based approach to negotiating safe and efficacious interventions with families. *Neurotherapeutics.* 2010;7:307–319.

Aman MG, Arnold LE, McDougle CJ, Vitiello B, Scahill L, Davies M, McCracken JT, Tierney E, Nash PL, Posey DJ, Chuang S, Martin A, Shah B, Gonzalez HM, Swiezy NB, Ritz L, Koenig K, McGough J, Ghuman JK, Lindsay RL. Acute and long-term safety and tolerability of risperidone in children with autism. *J Child Adolesc Psychopharmacol.* 2005;15:869.

Autism and Developmental Disabilities Monitoring Network Surveillance Year 2006 Principal Investigators; Centers for Disease Control and Prevention (CDC). Prevalence of autism spectrum disorders—autism and developmental disabilities monitoring network, United States, 2006. *MMWR Surveill Summ.* 2009;58:1–20.

Baron-Cohen S, Knickmeyer RC, Belmonte MK. Sex differences in the brain: implications for explaining autism. *Science.* 2005;310:819.

Bishop DV, Mayberry M, Wong D, Maley A, Hallmayer J. Characteristics of the broader phenotype in autism: a study of siblings using the children's communication checklist-2. *Am J Med Genet B Neuropsychiatr Genet.* 2006;141B:117–122.

Boyd BA, McDonough SG, Bodfish JW. Evidence-based behavioral interventions for repetitive behaviors in autism. *J Autism Dev Disord.* 2012;1236–1248.

Canitano R, Scandurra V. Psychopharmacology in autism: an update. *Prog Neuropsychopharmacol Biol Psychiatry.* 2011;35:18–28.

Carminati GG, Deriaz N, Bertschy G. Low-dose venlafaxine in three adolescents and young adults with autistic disorder improves self-injurious behavior and attention deficit/hyperactivity disorder (ADHD)-like symptoms. *Prog Neuropsychopharmacol Biol Psychiatry.* 2006;30:312.

Constantino JN, Lajonchere C, Lutz M, Gray T, Abbacchi A, McKenna K, Singh D, Todd RD. Autistic social impairment in the siblings of children with pervasive developmental disorders. *Am J Psychiatry.* 2006;163:294–296.

Danfors T, von Knorring AL, Hartvig P, Langstrom B, Moulder R, Stromberg B, Tortenson R, Wester U, Watanabe Y, Eeg-Olofsson O. Tetrahydrobiopterin in the treatment of children with autistic disorder: a double-blind placebo-controlled crossover study. *J Clin Psychopharmacol.* 2005;25:485.

Gadow KD, DeVincent CJ, Pomeroy J. ADHD symptom subtypes in children with pervasive developmental disorder. *J Autism Dev Disord.* 2006;36(2):271–283.

Gardener H, Spiegelman D, Buka SL. Perinatal and neonatal risk factors for autism: a comprehensive meta-analysis. *Pediatrics.* 2011;128:344–355.

Hazlett HC, Poe, M, Gerig C, Smith RG, Provenzale J, Ross A, Gilmore J, Piven J. Magnetic resonance imaging and head circumference study of brain size in autism: birth through age 2 years. *Arch Gen Psychiatry.* 2005;62:1366.

Huffman LC, Sutcliffe TL, Tanner ISD, Feldman HM. Management of symptoms in children with autism spectrum disorders: a comprehensive review of pharmacologic and complementary-alternative medicine treatments. *J Dev Behav Pediatr.* 2011;32:56–68.

Kasari C, Lawton K. New directions in behavioral treatment of autism spectrum disorders. *Curr Opin Neurol.* 2010;23:137–143.

Ke JY, Chen CL, Chen YJ, Chen CH, Lee LF, Chiang TM. Features of developmental functions and autistic profiles in children with fragile X syndrome. *Chang Gung Med J.* 2005;28:551.

Koyama T, Tachimori H, Osada H, Kurita H. Cognitive and symptom profiles in high-functioning pervasive developmental disorder not otherwise specified and attention-deficit/hyperactivity disorder. *J Autism Dev Disord*. 2006;36(3):373–380.

Lehmkuhl, HD, Storch E, Bodfish JW, Geffken GR. Brief Report: exposure and response prevention for obsessive compulsive disorder in a 12-year-old with autism. *J Autism Dev Disord*. 2008;38:977–981.

Mandell DS, Novak MM, Zubritsky CD. Factors associated with age of diagnosis among children with autism spectrum disorders. *Pediatrics*. 2005;116:1480.

Miano S, Ferri R. Epidemiology and management of insomnia in children with autistic spectrum disorders. *Pediatr Drugs*. 2010;12:75–84.

Nazeer A. Psychopharmacology of autistic spectrum disorders in children and adolescents. *Pediatr Clin N Am*. 2011;58:85–97.

Owley T, Walton L, Salt J, Guter SJ, Winnega M, Leventhal BL, Cook EH. An open-label trial of escitalopram in pervasive developmental disorders. *J Am Acad Child Adolesc Psychiatry*. 2005;44:343.

Research Units on Pediatric Psychopharmacology Autism Network. Randomized, controlled crossover trial of methylphenidate in pervasive developmental disorders with hyperactivity. *Arch Gen Psychiatry*. 2005;62:1266–1274.

Research Units on Pediatric Psychopharmacology Autism Network. Risperidone treatment of autistic disorder: longer-term benefits and blinded discontinuation after 6 months. *Am J Psychiatry*. 2005;162:1361–1369.

Robinson EB, Koenen KC, McCormick MC, Munir K, Hallet V, Happe F, Plomin R, Ronald A. Evidence that autistic traits show the same etiology in the general population an at the quantitative extremes (5 percent, 2.5 percent, and 1 percent). *Arch Gen Psychiatry*. 2011;68:1113–1121.

Rogers SJ, Vismara LA. Evidence-based comprehensive treatments for early autism. *J Clin Child Adolesc Psychol*. 2008;37:8–38.

Ronald A, Hoekstra RA. Autism spectrum disorders and autistic traits: a decade of new twin studies. *Am J Med Genet Part B*. 2011;156:255–274.

Stigler KA, McDonald BC, Anand A, Saykin AJ, McDougle CJ. Structural and functional magnetic resonance imaging of autism spectrum disorders. *Brain Res*. 2011;1380:146–161.

Sugie Y, Sugie H, Fukuda T, Ito M. Neonatal factors in infants with autistic disorder and typically developing infants. *Autism*. 2005;5:487–494.

Tanaka JW, Wolf JM, Klaiman C, Koenig K, Cockburn J, Herlihy L, Brown C, Stahl S, Kaiser MD, Schultz RT. Using computerized games to teach face recognition skills to children with autism spectrum disorder: the Let's Face it! Program. *J Child Psychol Psychiatry*. 2010;51:944–952.

Vanderbuilt Evidence-Based Practice Center, Nashville TN. Therapies for children with autism spectrum disorders. *Comparative Effectiveness Review*. 2011;26:1–13.

Veenstra-VanderWeele J, Blakely RD. Networking in Autism: leveraging genetic, biomarker and model system findings in the search for new treatments. *Neuropsychopharmacology*. 2012;37:196–212.

Volkmar FR, Klin A, Schultz RT, State M. Pervasive developmental disorders. In: Sadock BJ, Sadock VA, Ruiz P, eds. *Kaplan & Sadock's Comprehensive Textbook of Psychiatry*. 9th ed. Vol. 2. Philadelphia, PA: Lippincott Williams & Wilkins; 2009:540.

Wang M, Reid D. Virtual reality in pediatric neurorehabilitation: attention deficit hyperactivity disorder, autism and cerebral palsy. *Neuroepidemiology*. 2011;36:2–18.

Wink LK, Erickson CA, McDougle CJ. Pharmacologic treatment of behavioral symptoms associated with autism and other pervasive developmental disorders. *Curr Treat Options Neurol*. 2010;12:529–538.

Zuddas A, Zanni R, Usala T. Second generation antipsychotics (SGAs) for nonpsychotic disorders in children and adolescents: a review of the randomized controlled trials. *Eur Neuropsychopharmacol*. 2011;21:600–620.

Trastorno por déficit de atención e hiperactividad

Antshel KM, Hargrave TM, Simonescu M, Kaul P, Hendricks K, Faraone SV. Advances in understanding and treating ADHD. *BMC Med*. 2011;9:7.

Clarke AR, Barry RJ, Dupuy FE, Heckel LD, McCarthy R, Selikowitz M, Johnstone SJ. Behavioural differences between EEG-defined subgroups of children with attention-deficit/hyperactivity disorder. *Clin Neurophysiol*. 2011;122:1333–1341.

Cortese S, Kelly C, Chabernaud C, Proal E, Di Martino A, Milham MP, Castellanos FX. Toward systems neuroscience of ADHD: a meta-analysis of 55 fMRI studies. *Am J Psychiatry*. 2012;169:1038–1055.

Elbe D, MacBride A, Reddy D. Focus on lisdexamfetamine: a review of its use in child and adolescent psychiatry. *J Can Acad Child Adolesc Psychiatry*. 2010;19:303–314.

Greenhill LL, Hechtman L. Attention-deficit disorders. In: Sadock BJ, Sadock VA, Ruiz P, eds. *Kaplan & Sadock's Comprehensive Textbook of Psychiatry*. 9th ed. Vol. 2. Philadelphia, PA: Lippincott Williams & Wilkins; 2009:3560.

Hammerness PG, Perrin JM, Shelley-Abrahamson R, Wilens TE. Cardiovascular risk of stimulant treatment in pediatric attention-deficit/hyperactivity disorder: update and clinical recommendations. *J Am Acad Child Adolesc Psychiatry*. 2011;50:978–990.

Hechtman L. Comorbidity and neuroimaging in attention-deficit hyperactivity disorder. *Can J Psychiatry*. 2009;54:649–650.

Kratochvil CJ, Lake M, Pliszka SR, Walkup JT. Pharmacologic management of treatment-induced insomnia in ADHD. *J Am Acad Child Adolesc Psychiatry*. 2005;44:499.

McGough J. Adult manifestations of attention-deficit/hyperactivity disorder. In: Sadock BJ, Sadock VA, Ruiz P, eds. *Kaplan & Sadock's Comprehensive Textbook of Psychiatry*. 9th ed. Vol. 2. Philadelphia, PA: Lippincott Williams & Wilkins; 2009:3572.

Molina BSG, Hinshaw SP, Swanson JM, Arnold LE, Vitiello B, Jenson PS, Epstien JN, Hoza BM, Hechtman L, Abikoff HB, Elliot GR, Greenhill LL, Newcorn JH, Wells KC, Wigal T, Gibbons RD, Hur K, Houck PR, The MTA Cooperative Group. The MTA at 8 years: prospective follow-up of children treated for combined type ADHD in a multisite study. *J Am Acad Child Adolesc Psychiatry*. 2009;48:484–500.

MTA Cooperative Group. A 14-month randomized clinical trial of treatment strategies for attention-deficit/hyperactivity disorder. Multimodal treatment study of children with ADHD. *Arch Gen Psychiatry*. 1999;56:1073–1086.

Pelham WE, Manos MJ, Ezzell CE, Tresco KE, Gnagy EM, Hoffman MT, Onyango AN, Fabiano GA, Lopez-Williams A, Wymbs BT, Caserta D, Chronis AM, Burrows-Maclean L, Morse G. A dose-ranging study of a methylphenidate transdermal system in children with ADHD. *J Am Acad Child Adolesc Psychiatry*. 2005;44:522.

Ratner L, Laor N, Bronstein Y, Weizman A, Toren P. Six-week open-label reboxetine treatment in children and adolescents with attention-deficit/hyperactivity disorder. *J Am Acad Child Adolesc Psychiatry*. 2005;44:428.

Sassi RB. In this issue/Abstract thinking: from pixels to voxels: television, brain, and behavior. *J Am Acad Child Adolesc Psychiatry*. 2013;52:665–666.

Stevens LJ, Kuczek T, Burgess JR, Hurt E, Arnold LE. Dietary sensitivities and ADHD symptoms: thirty-five years of research. *Clin Pediatr*. 2011;50:279–293.

Tresco KE, Lefler EK, Power TJ. Psychosocial interventions to improve the school performance of students with attention-deficit/hyperactivity disorder. *Mind Brain*. 2011;1:69–74.

Weiss M, Tannock R, Kratochvil C, Dunn D, Velez-Borras J, Thomason C, Tamura R, Kelsey D, Stevens L, Allen AJ. A randomized, placebo-controlled study of once-daily atomoxetine in the school setting in children with ADHD. *J Am Acad Child Adolesc Psychiatry*. 2005;44:647.

Trastornos del aprendizaje

Archibald LMD, Cardy JO, Joanisse MF, Ansari D. Language, reading, and math learning profiles in an epidemiological sample of school age children. *PLoS One*. 2013;8:e77463.

Badian NA. Persistent arithmetic, reading, or arithmetic and reading disability. *Ann Dyslexia*. 1999;49:43–70.

Bergstrom KM, Lachmann T. Does noise affect learning? A short review on noise effects on cognitive performance in children. *Front Psychol*. 2013;4:578.

Bernstein S, Atkinson AR, Martimianakis MA. Diagnosing the learner in difficulty. *Pediatrics*. 2013;132:210–212.

Bishop DV. Genetic influences on language impairment and literacy problems in children: same or different? *J Child Psychol Psychiatry*. 2001;42:189–198.

Butterworth B, Kovas Y. Understanding neurocognitive developmental disorders can improve education for all. *Science*. 2013;340:300–305.

Catone WV, Brady SA. The inadequacy of Individual Educational Program (IEP) goals for high school students with word-level reading difficulties. *Ann Dyslexia*. 2005;55:53.

Cragg L, Nation K. Exploring written narrative in children with poor reading comprehension. *Educ Psychol*. 2006;26:55–72.

Endres M, Toso L, Roberson R, Park J, Abebe D, Poggi S, Spong CY. Prevention of alcohol-induced developmental delays and learning abnormalities in a model of fetal alcohol syndrome. *Am J Obstet Gynecol*. 2005;193:1028.

Flax JF, Realpe-Bonilla T, Hirsch LS, Brzustowicz LM, Bartlett CW, Tallal P. Specific language impairment in families: evidence for co-occurrence with reading impairments. *J Speech Lang Hear Res*. 2003;46:530–543.

Fletcher JM. Predicting math outcomes: reading predictors and comorbidity. *J Learn Disabil*. 2005;38:308.

Gersten R, Jordan NC, Flojo JR. Early identification and interventions for students with mathematics difficulties. *J Learn Disabil*. 2005;38:305.

Gordon N. The "medical" investigation of specific learning disorders. *Pediatr Neurol*. 2004;2(1):3.

Hedges JH, Adolph KE, Amso D, Bavelier D, Fiez J, Krubitzer L, McAuley JD, Newcombe NS, Fitzpatrick SM, Ghajar J. Play, attention, and learning: how do play and timing shape the development of attention and influence classroom learning? *Ann N Y Acad Sci*. 2013;1292:1–20.

Jura MB, Humphrey LH. Neuropsychological and cognitive assessment of children. In: Sadock BJ, Sadock VA, eds. *Kaplan & Sadock's Comprehensive Textbook of Psychiatry*. 9th ed. Vol. 2. Philadelphia, PA: Lippincott Williams & Wilkins; 2005;895.

Lewis C, Hitch GJ, Peter W. The prevalence of specific arithmetic difficulties and specific reading difficulties in 9- to 10-year-old boys and girls. *J Child Psychol Psychiatry*. 1994;35:283–292.

Meeks J, Adler A, Kunert K, Floyd L. Individual psychotherapy of the learning-disabled adolescent. In: Flaherty LT, ed. *Adolescent Psychiatry: Developmental and Clinical Studies*. Vol. 28. Hillsdale, NJ: Analytic Press; 2004:231.

Plomin R, Kovas Y. Generalist genes and learning disabilities. *Psychol Bull*. 2005; 131:592.

Tannock R. Disorder of written expression and learning disorder not otherwise specified. In: Sadock BJ, Sadock VA, eds. *Kaplan & Sadock's Comprehensive Textbook of Psychiatry*. 8th ed. Vol. 2. Philadelphia, PA: Lippincott Williams & Wilkins; 2005:3123.

Tannock R. Mathematics disorder. In: Sadock BJ, Sadock VA, eds. *Kaplan & Sadock's Comprehensive Textbook of Psychiatry*. 8th ed. Vol. 2. Philadelphia, PA: Lippincott Williams & Wilkins; 2005:3116.

Tannock R. Reading disorder. In: Sadock BJ, Sadock VA, eds. *Kaplan & Sadock's Comprehensive Textbook of Psychiatry*. 9th ed. Vol. 2. Philadelphia, PA: Lippincott Williams & Wilkins; 2005:3107.

Vadasy PF, Sanders EA, Peyton JA. Relative effectiveness of reading practice or word-level instruction in supplemental tutoring: how text matters. *J Learn Disabil*. 2005;38:364.

Trastornos de la coordinación motora

Blank R, Smits-Engelsman B, Polatajko H, Wilson P, European Academy for Childhood Disability. European Academy of Childhood Disability: recommendations on the definition, diagnosis and intervention of developmental coordination disorder (long version). *Dev Med Child Neurol*. 2012;54:54–93.

Cairney J, Veldhuizen S, Szatmari P. Motor coordination and emotional-behavioral problems in children. *Curr Opin Psychiatry*. 2010;23:324–329.

Deng S, Li WG, Ding J, Wu J, Shang Y, Li F, Shen X. Understanding the mechanisms of cognitive impairments in developmental coordination disorder. *Pediatr Res*. 2014;75:210–216.

Dewey D, Bottos S. Neuroimaging of developmental motor disorders. In: Dewey D, Tupper DE, eds. *Developmental Motor Disorders: A Neuropsychological Perspective*. New York: Guilford Press; 2004:26.

Edwards J, Berube M, Erlandson K. Developmental coordination disorder in school-aged children born very preterm and/or at very low birth weight: a systematic review. *J Dev Behav Pediatr*. 2011;32:678–687.

Geuze RH. Postural control in children with developmental coordination disorder. *Neural Plast*. 2005;12:183.

Groen SE, de Blecourt ACE, Postema K, Hadders-Algra M. General movements in early infancy predict neuromotor development at 9 to 12 years of age. *Dev Med Child Neurol*. 2005;47(11):731.

Kargerer FA, Cfontreras-Vidal JL, Bo J, Clark JE. Abrupt, but not gradual visuomotor distortion facilitates adaptation in children with developmental coordination disorder. *Hum Mov Sci*. 2006;25:622–633.

Liberman L, Ratzon N, Bart O. The profile of performance skills and emotional factors in the context of participation among young children with developmental coordination disorder. *Res Dev Disabil*. 2013;34:87–94.

Pataki CS, Mitchell WG. Motor skills disorder: developmental coordination disorder. In: Sadock BJ, Sadock VA, Ruiz P, eds. *Kaplan & Sadock's Comprehensive Textbook of Psychiatry*. 9th ed. Vol. II. Philadelphia, PA: Lippincott Williams & Wilkins; 2009:3501.

Williams J, Thomas PR, Maruff P, Butson M, Wilson PH. Motor, visual and egocentric transformations in children with developmental coordination disorder. *Child Care Health Dev*. 2006;32:633–647.

Wilson PH, Ruddock S, Smits-Engelsman B, Polatajko H. Understanding performance deficits in developmental coordination disorder: a meta-analysis of recent research. *Dev Med Child Neurol*. 2013;55:217–228.

Zwicker JG, Harris SR, Klassen AF. Quality of life domains affected in children with developmental coordination disorder: a systematic review. *Child Care Health Dev*. 2013;39:562–580.

Zwicker JG, Missiuna C, Harris SR, Boyd LA. Brain activation associated with motor skill practice in children with developmental motor coordination disorder: an fMRI study. *Int J Dev Neurosci*. 2011;29:145–152.

Zwicker JG, Missiuna C, Harris SR, Boyd LA. Developmental coordination disorder: a review and update. *Eur J Paediatr Neurol*. 2012;6:573–581.

Trastornos del movimiento

Barry S, Baird G, Lascelles K, Bunton P, Hedderly T. Neurodevelopmental movement disorders—an update on childhood motor stereotypies. *Dev Med Child Neurol*. 2011;53:979–985.

Doyle RL. Stereotypic movement disorders. In: Sadock BJ, Sadock VA, Ruiz P, eds. *Kaplan & Sadock's Comprehensive Textbook of Psychiatry*. 9th ed. Vol. II. Philadelphia, PA: Lippincott Williams & Wilkins; 2009:3642.

Edwards MJ, Lang AE, Bhatia KP. Stereotypies: a critical appraisal and suggestion of a clinically useful definition. *Mov Disord*. 2012;27:179–185.

Fernandez AE. Primary versus secondary stereotypic movements. *Rev Neurol*. 2004; 38(Suppl 1):21.

Freeman KA, Duke DC. Power of magic hands: parent-driven application of habit reversal to treat complex stereotypy in a 3-year-old. *Health Psychol*. 2013;32:915–920.

Freeman RD, Soltanifar A, Baer S. Stereotypic movement disorder: easily missed. *Dev Med Child Neurol*. 2010;52:733–738.

Harris KM, Mahone EM, Singer HS. Nonautistic motor stereotypies: clinical features and longitudinal follow-up. *Pediatr Neurol*. 2008;38:267–272.

Luby JL. Disorders of infancy and early childhood not otherwise specified. In: Sadock BJ, Sadock VA, eds. *Kaplan & Sadock's Comprehensive Textbook of Psychiatry*. 8th ed. Vol. 2. Philadelphia, PA: Lippincott Williams & Wilkins; 2005:3257.

Mahone EM, Bridges D, Prahme C, Singer HS. Repetitive arm and hand movements (complex motor stereotypies) in children. *J Pediatr*. 2004;145:391.

Melnick SM, Dow-Edwards DL. Correlating brain metabolism with stereotypic and locomotor behavior. *Behav Res Methods Instrum Comput*. 2003;35:452.

Miller JM, Singer HS, Bridges DD, Waranch HR. Behavioral therapy for treatment of stereotypic movements in nonautistic children. *J Child Neurol*. 2006;21:119.

Muehlmann AM, Lewis MH. Abnormal repetitive behaviours: shared phenomenology and pathophysiology. *J Intellect Disabil Res*. 2012;56:427–440.

Presti MF, Watson CJ, Kennedy RT, Yang M, Lewis MH. Behavior-related alterations of striatal neurochemistry in a mouse model of stereotyped movement disorder. *Pharmacol Biochem Behav*. 2004;77:501.

Stein DJ, Grant JE, Franklin ME, Keuthen N, Lochner C, Singer HS, Woods DW. Trichotillomania (hair pulling disorder) skin picking disorder, and stereotypic movement disorder: toward DSM-V. *Dep Anxiety*. 2010;27:611–626.

Zinner SH, Mink JW. Movement disorders I: Tics and stereotypies. *Pediatr Rev*. 2010;31:223–232.

Tics

Debes NM, Hansen A, Skov L, Larsson H. A functional magnetic resonance imaging study of a large clinical cohort of children with Tourette syndrome. *J Child Neurol*. 2011;26:560–569.

Du YS, Li HF, Vance A, Zhong YQ, Jiao FY, Wang HM. Randomized double-blind multicentre placebo-controlled clinical trial of the clonidine adhesive patch for the treatment of tic disorders. *Aust N Z J Psychiatry*. 2008;42:807–813.

Eddy CM, Rickards HE, Cavanna AE. Treatment strategies for tics in Tourette syndrome. *Ther Adv Neurol Disord*. 2011;4:25–45.

Hartmann A, Worbe Y. Pharmacological treatment of Gilles de la Tourette syndrome. *Neurosci Biobehav Rev*. 2013;37:1157–1161.

Janovic J, Jimenez-Shahed J, Brown L. A randomized, double-blind, placebo-controlled study of topiramate in the treatment of Tourette syndrome. *J Neurol Neurosurg Psychiatry*. 2010;81:70–73.

Jummani R, Coffey BJ. Tic disorders. In: Sadock BJ, Sadock VA, Ruiz P, eds. *Kaplan & Sadock's Comprehensive Textbook of Psychiatry*. 9th ed. Vol. 2. Philadelphia, PA: Lippincott Williams & Wilkins; 2009:3609.

Knight T, Stevvers T, Day L, Lowerison M, Jette N, Pringsheim T. Prevalence of tic disorders: a systematic review and meta-analysis. *Pediatr Neurol*. 2012;47:77–90.

Kraft JT, Dalsgaard S, Obel C, Thomsen PH, Henriksen TB, Scahill L. Prevalence and clinical correlates of tic disorders in a community sample of school-age children. *Eur Child Adolesc Psychiatry*. 2012;21:5–13.

Liu ZS, Chen YH, Zhong YQ, Zou LP, Wang H, Sun D. A multicentre controlled study on aripiprazole treatment for children with Tourette syndrome in China. *Zhonghua Er Ke Za Zhi*. 2011;49:572–576.

Paschou P. The genetic basis of Gilles de la Tourette syndrome. *Neurosci Biobehav Rev*. 2013;37:1026–1039.

Piacentini J, Woods DW, Scahill L, Wilhelm S, Peterson AL, Chang S. Behavior therapy for children with Tourette disorder. A randomized controlled trial. *JAMA*. 2010;303:1929–1937.

Porta M, Sassi M, Cavallazzi M, Fornari M, Brambilla A, Servello D. Tourette's syndrome and the role of tetrabenzine: review and personal experience. *Clin Drug Investig*. 2008;28:443–459.

Roessner V, Plessen KJ, Rothenberger A, Ludolph AG, Rizzo R, Skov L. European clinical guidelines for Tourette syndrome and other tic disorders. Part II: pharmacologic treatment. *Eur Child Adolesc Psychiatry*. 2011;20:173–196.

Rothenbertger A, Roessner V. Functional neuroimaging investigations of motor networks in Tourette syndrome. *Behav Neurol*. 2013;27:47–55.

Scharf JM, Miller LL, Mathews CA, Ben-Shlomo Y. Prevalence of Tourette syndrome and chronic tics in the population-based Avon longitudinal study of parents and children cohort. *J Am Acad Child Adolesc Psychiatry*. 2012;51:192–201.

Spencer TJ, Sallee FR, Gilbert DL, Dunn DW, McCracken JT, Coffey BJ. Atomoxetine treatment of ADHD in children with comorbid Tourette syndrome. *J Atten Disord*. 2008;11:470–481.

Steeves T, McKinlay BD, Gorman D, Billinghurst L, Day L, Carrol A, Dion Y, Doja A, Luscombe S, Sandor P, Pringsheim T. Canadian guidelines for the evidence-based treatment of tic disorders: behavioural therapy, deep brain stimulation and transcranial magnetic stimulation. *Can J Psychiatry*. 2012;57:144–151.

Storch EA, Murphy TK, Geffken GR, Sajid M, Allen P, Roberti JW, Goodman WK. Reliability and validity of the Yale Global Tic Severity Scale. *Psychol Assess*. 2005;17:486.

Thomas R, Cavanna AE. The pharmacology of Tourette syndrome. *J Neural Transm*. 2013;120(4):689–694.

Verdellen C, Griendt JVD, Hartmann A, Murphy T, the ESSTS Guidelines Group. European clinical guidelines for Tourette syndrome and other tic disorders. Part III: behavioural and psychosocial interventions. *Eur Child Adolesc Psychiatry*. 2011;20:97–207.

Weisman H, Qureshi IA, Leckman JF, Scahill L, Bloch MH. Systematic review: pharmacological treatment of tic disorders—Efficacy of antipsychotic and alpha-2 adrenergic agonist agents. *Neurosci Biobehav Rev*. 2013;37(6):1162–1171.

Woods DW, Piacentini JC, Scahill L, Peterson AL, Wilhelm S, Chang S. Behavior therapy for tics in children: acute and long-term effects on psychiatric and psychosocial functioning. *J Child Neurol*. 2011;7:858–865.

Trastornos de la alimentación

Araujo CL, Victora CG, Hallal PC, Gigante DP. Breastfeeding and overweight in childhood: evidence from the Pelotas 1993 birth cohort study. *Int J Obes*. 2005; 30(3):500.

Berger-Gross P, Colettoi DJ, Hirschkorn K, Terranova E, Simpser EF. The effectiveness of risperidone in the treatment of three children with feeding disorders. *J Child Adolesc Psychopharmacol*. 2004;14:621.

Bryant-Waugh R. Avoidant restrictive food intake disorder: an illustrative case example. *Int J Eat Disord*. 2013;46:420–423.

Bryant-Waugh R. Feeding and eating disorders in children. *Curr Opin Psychiatry*. 2013;26:537–542.

Call C, Walsh BT, Attia E. From DSM-IV to DSM-5: changes to eating disorder diagnoses. *Curr Opin Psychiatry*. 2013;26:532–536.

Chatoor I. Feeding and eating disorders of infancy or early childhood. In: Sadock BJ, Sadock VA, eds. *Kaplan & Sadock's Comprehensive Textbook of Psychiatry*. 9th ed. Vol. II. Philadelphia, PA: Lippincott Williams & Wilkins; 2009:3597.

Chial HJ, Camilleri M, Williams DE, Litzinger K, Perrault J. Rumination syndrome in children and adolescents: diagnosis, treatment, and prognosis. *Pediatrics*. 2003;111: 158–162.

Cohen E, Rosen Y, Yehuda B, Iancu I. Successful multidisciplinary treatment in an adolescent case of rumination. *Isr J Psychiatry Relat Sci*. 2004;41:222.

DeMatteo C, Matovich D, Hjartarson A. Comparison of clinical and videofluoroscopic evaluation of children with feeding and swallowing difficulties. *Dev Med Child Neurol*. 2005;47:149.

Equit M, Palmke M, Beckner N, Moritz AM, Becker S, von Gontard A. Eating problems in young children: a population based study. *Acta Paediatr*. 2013:102(2):149–155.

Esparo G, Canals J, Ballespi S, Vinas F, Domenech E. Feeding problems in nursery children: prevalence and psychosocial factors. *Acta Pediatr* 2004;93:663.

Feldaman R, Keren M, Gross-Rozval O, Tyano S. Mother-child touch patterns in infant feeding disorders: relation to maternal, child, and environmental factors. *J Am Acad Child Adolesc Psychiatry*. 2004;43:1089.

Hughes SO, Anderson CB, Power TG, Micheli N, Jaramillo S, Nicklas TA. Measuring feeding in low-income African-American and Hispanic parents. *Appetite*. 2006;46(2):215.

Jacobi C, Agras WS, Bryson S, Hammer LD. Behavioral validation, precursors, and concomitants of picky eating in childhood. *J Am Acad Child Adolesc Psychiatry*. 2003;42:76.

Lewinsohn PM, Holm-Denoma JM, Gau JM, Joiner TE Jr, Striegel-Moore R, Bear P, Lamoureux B. Problematic eating and feeding behaviors of 36-month-old children. *Int J Eat Disord*. 2005;38(3):208–219.

Linscheid TN. Behavioral treatments for pediatric feeding disorders. *Behav Modif*. 2006;30:6–23.

Liu YL, Malik N, Sanger GJ, Friedman MI, Andrews PL. Pica—A model of nausea? Species differences in response to cisplatin. *Physiol Behav*. 2005;85(3):271–277.

Ornstein RM, Rosen DS, Mammel K, Callahan ST, Forman S. Distribution of eating disorders in children and adolescents using the proposed DSM-5 criteria for feeding and eating disorders. *J Adolesc Health*. 2013;53:303–305.

Rajindrajith S, Devanarayana NM, Perera BJC. Rumination syndrome in children and adolescents: a school survey assessing prevalence and symptomatology. *BMC Gastroenterol*. 2012;12:163–169.

Rastam M, Taljemark J, Tajnia A. Eating problems and overlap with ADHD and autism spectrum disorders in a nationwide twin study of 9- and 12-year-old children. *Sci World J*. 2013;15:315429.

Tack J, Blondeau K, Boecxstaens V, Rommel N. Review article: the pathophysiology, differential diagnosis and management of rumination syndrome. *Ailment Pharmacol Ther*. 2011;33:782–788.

Uher R, Rutter M. Classification of feeding and eating disorders: review of evidence and proposals for ICD-11. *World Psychiatry*. 2012;11:80–92.

Williams DE, McAdam D. Assessment, behavioral treatment, and prevention of pica: clinical guidelines and recommendations for practitioners. *Res Develop Disab*. 2012;33:2050–2057.

Trastornos de apego

Bernard K, Dozier M, Carlson E, Bick J, Lewis-Morrarty, Lindheim O. Enhancing attachment organization among maltreated children: results of a randomized clinical trial. *Child Dev*. 2012;83:623–636.

Boris NW, Zeanah CH. Reactive attachment disorder of infancy, childhood and adolescence. In: Sadock BJ, Sadock VA, Ruiz P, eds. *Kaplan & Sadock's Comprehensive Textbook of Psychiatry*. 9th ed. Vol. II. Philadelphia, PA: Lippincott Williams & Wilkins; 2009:3636.

Boris NW, Zeanah CH, Work Group on Quality Issues. Practice parameter for the assessment and treatment of children and adolescents with reactive attachment disorder of infancy and early childhood. *J Am Acad Child Adolesc Psychiatry*. 2005;44:1206.

Chaffin M, Hanson R, Saunders BE, Nichols T, Barnett D, Zeanah C, Berliner L, Egeland B, Newman E, Lyon T, LeTourneau E, Miller-Perrin C. Report of the APSAC task force on attachment therapy, reactive attachment disorder, and attachment problems. *Child Maltreat*. 2006;11:76.

Heller SS, Boris NW, Fuselier SH, Pate T, Koren-Karie N, Miron D. Reactive attachment disorder in maltreated twins follow-up: from 18 months to 8 years. *Attach Hum Dev*. 2006;8:63.

Kay C, Green J. Reactive attachment disorder following maltreatment: systematic evidence beyond the institution. *J Abnorm Child Psychol*. 2013;41:571–581.

Kocovska E, Puckering C, Follan M, Smillie M, Gorski C. Neurodevelopmental problems in maltreated children referred with indiscriminate friendliness. *Res Dev Disabil*. 2012;33:1560–1565.

Kocovska E, Wilson P, Young D, Wallace AM, Gorski C. Cortisol secretion in children with symptoms of reactive attachment disorder. *Psychiatr Res*. 2013;209:74–77.

Minnis H, Macmillan S, Pritchett R, Young D, Wallace B. Prevalence of reactive attachment disorder in a deprived population. *Br J Psychiatry*. 2013;202.342–346.

O'Connor TG, Marvin RS, Rutter M, Olrick J, Britner PA. The ERA Study Team. Child–parent attachment following early institutional deprivation. *Dev Psychopathol*. 2003;15:19–38.

O'Connor TG, Zeanah CH. Attachment disorders: assessment strategies and treatment approaches. *Attach Hum Dev*. 2003;5:223–244.

Pritchett R, Pritchett J, Marshall E, Davidson C, Minnis H. Reactive attachment disorder in the general population: a hidden ESSENCE disorder. *Sci World J*. 2013; 2013:818157.

Task Force on Research Diagnostic Criteria: Infancy Preschool. Research diagnostic criteria for infants and preschool children. *J Am Acad Child Adolesc Psychiatry*. 2003;42:1504–1512.

Zeanah CH, Scheeringa MS, Boris NW, Heller SS, Smyke AT, Trapani J. Reactive attachment disorder in maltreated toddlers. *Child Abuse Negl*. 2004;28:877.

Zeanah CH, Smyke T, Dumitrescu A. Attachment disturbances in young children II: indiscriminate behavior and institutional care. *J Am Acad Child Adolesc Psychiatry*. 2002;41:983.

Zilberstein K. Clarifying core characteristics of attachment disorders: a review of current research and theory. *Am J Orthopsychiatry*. 2006;76:55.

Trastorno de estrés postraumático

Breslau N. The epidemiology of trauma, PTSD, and other posttraumatic disorders. *Trauma Violence Abuse*. 2009;10:198–210.

Cohen JA. Posttraumatic stress disorder in children and adolescents. In: Sadock BJ, Sadock VA, Ruiz P, eds. *Kaplan & Sadock's Comprehensive Textbook of Psychiatry*. 9th ed. Vol. 2. Philadelphia, PA: Lippincott Williams and Wilkins; 2009:3678.

Cohen JA, Mannarino AP, Deblinger E. *Treating Trauma and Traumatic Grief in Children and Adolescents*. New York: The Guilford Press; 2009.

Cohen JA, Mannarino AP, Perel JM, Staron V. A pilot randomized controlled trial of combined trauma-focused CBT and sertraline for childhood PTSD symptoms. *J Am Acad Child Adolesc Psychiatry*. 2007;46:811–819.

Davis TE III, May A, Whiting SE. Evidence-based treatments of anxiety and phobia in children and adolescents: current status and effects on the emotional response. *Clin Psychol Rev*. 2011;31:592–602.

Dorsey S, Briggs EC, Woods BA. Cognitive behavioral treatment for posttraumatic stress disorder in children and adolescents. *Child Adolesc Psychiatr Clin N Am*. 2011;20:255–269.

Finkelhor D, Ormrod RK, Turner HA. The developmental epidemiology of childhood victimization. *J Interpers Violence*. 2009;24:711–731.

Finkelhor D, Turner H, Omrod R, Hamby SL. Violence, abuse, and crime exposure in a national sample of children and youth. *Pediatrics*. 2009;124:1–13.

Ford JD, Steinberg KL, Hawke J, Levine J, Xhang W. Randomized trial comparison of emotion regulation and relational psychotherapies for PTSD in girls involved in delinquency. *J Clin Child Adolesc Psychol*. 2012;41:27–37.

Huemer J, Erhart F, Steiner H. Posttraumatic stress disorder in children and adolescents: a review of psychopharmacological treatment. *Child Psychiatry Hum Dev*. 2010;41:624–640.

Jaycox LH, Cohen JA, Mannarino AP, Walker DW, Langley AK, Gegenheimer KL, Children's mental health care following Hurricane Katrina: a field trial of trauma-focused psychotherapies. *J Traum Stress*. 2010;23:223–231.

Jaycox, LH, Langley AK, Dean KL. Support for students exposed to trauma: the SSET program: group leader training manual, lesson plans and lesson materials and worksheets. *Santa Monica, CA: RAND Health*. 2009.

Meighen KG, Hines LA, Lagges AM. Risperidone treatment of preschool children with thermal burns and acute stress disorder. *J Child Adolesc Psychopharmacol*. 2007;17:223–232.

Robb AS, Cueva JE, Sporn J, Vanderberg DG. Sertraline treatment of children and adolescents with posttraumatic stress disorder: a double-blind placebo-controlled trial. *J Child Adolesc Psychopharmacol*. 2010;20:463–471.

Rynn M, Puliafico A, Heleniak C, Rikhi P, Ghalib K, Vidair H. Advances in pharmacotherapy for pediatric anxiety disorders. *Depress Anxiety*. 2011;28:76–87.

Depresión y suicidio

Bayer JK, Rapee RM, Hiscock H, Ukoumunne OC, Mihalopoulos C, Wake M. Translational research to prevent internalizing problems in early childhood. *Depress Anxiety*. 2011;28:50–57.

Brent D, Emslie E, Clarke G, Wagner KD, Asarnow JR, Keller M, Ritz, L, Iyengar S, Abebe K, Birmaher B, Ryan N, Kennard B, Hughers C, DeBar L, McCracken J, Strober M, Suddath R, Spirito A, Leonard H, Meham N, Pora G, Onorato M, Zelazny J. Switching to another SSRI or to venlafaxine with or without cognitive behavioral therapy for adolescents with SSRI-resistant depression: the TORIDA randomized controlled trial. *JAMA*. 2008:299:901–913.

Christiansen E, Larsen KJ. Young people's risk of suicide attempts after contact with a psychiatric department—A nested case-control design using Danish register data. *J Child Psychol Psychiatry*. 2011;52:102.

Correll CU, Kratocvil CJ, March J. Developments in pediatric psychopharmacology: focus on stimulants, antidepressants and antipsychotics. *J Clin Psychiatry*. 2011;72:655–670.

Field T. Prenatal depression effects on early development: a review. *Infant Behav Dev*. 2011;34:1–14.

Frodl T, Reinhold E, Koutsoulieris N, Donohoe G, Bondy B, Reiser M, Moller Hj, Meisenzahl EM. Childhood stress, serotonin transporter gene and brain structures in major depression. *Neuropsychopharmacology*. 2010;35:1383–1390.

Gould MS, Greenberg T, Velting DM, Shaffer D. Youth suicide risk and preventive interventions: a review of the past ten years. *J Am Acad Child Adolesc Psychiatry*. 2003;42:386.

Hall WD. How have the SSRI antidepressants affected suicide risk? *Lancet*. 2006; 367(9527):1959.

Harro J, Kiive E. Droplets of black bile? Development of vulnerability and resilience to depression in young age. *Psychoneuroendocrinology*. 2011;36:380–392.

Heiligenstein JH, Hoog SL, Wagner KD, Findling RL, Galil N, Kaplan S, Busner J, Nilsson ME, Brown EB, Jacobson JG. Fluoxetine 40–60 mg versus fluoxetine 20 mg in the treatment of children and adolescents with a less-than-complete response to nine-week treatment with fluoxetine 10–20 mg: a pilot study. *J Child Adolesc Psychopharmacol*. 2006;16(1–2):207.

Hughes CW, Emslie GJ, Crimson ML, Posner K, Birmaher B, Ryan N, Jensen P, Curry J, Vitiello B, Lopez M, Shon SP, Piszka SR, Trivedi MH, The Texas Consensus Conference Panel on Medication Treatment of Childhood Major Depressive Disorder. Texas Children's Medication Algorithm Project: update from Texas Consensus Conference Panel on medication treatment of childhood major depressive disorder. *J Am Acad Child Adolesc Psychiatry*. 2007;46:667–686.

Kaess M, Parzer P, Haffner J, Steen R, Roos J, Klett M, Brunner R, Resch F. Explaining gender differences in non-fatal suicidal behavior among adolescents: a population-based study. *BMC Public Health*. 2011;11:597–603.

Luby J, Lenze S, Tillman R. A novel early intervention for preschool depression: findings from a pilot randomized controlled trial. *J Child Psychol Psychiatry*. 2012;53: 313–322.

March J, Silva S, Petrycki S. The TADS Team. The Treatment for Adolescents with Depression Study (TADS): long-term effectiveness and safety outcomes. *Arch Gen Psychiatry*. 2007;64:1132–1143.

Newton AS, Hamm MP, Bethell J, Rhodes AE, Bryan CJ, Tjosvold L, Ali S, Logue E, Manion ID. Pediatric suicide-related presentations: a systematic review of mental health care in the emergency room department. *Ann Emerg Med*. 2010;56:649–659.

Nock MK, Hwang I, Sampson N, Kessler RC, Angermeyer M, Beautrais A, Borges G, Bromet E, Bruffaerts R, de Girolamo G, de Graaf R, Florescu S, Gureje O, Haro JM, Hu C, Huang Y, Karam EG, Kawakami N, Kovess V, Levinson D, Postada-Villa J, Sagar R, Tomov T, Viana MC, Williams DR. Cross-national analysis of the associations among mental disorders and suicidal behavior: findings from the WHO World Mental Health Surveys. *PLoS Med*. 2009;6:1–13.

Olfson M, Shaffer D, Marcus SC, Greenberg T. Relationship between antidepressant medication treatment and suicide in adolescents. *Arch Gen Psychiatry*. 2003;60:978.

Rosso IM, Cintron CM, Steingard RJ, Renshaw PF, Young AD, Yurgelun-Todd DA. Amygdala and hippocampus volumes in pediatric major depression. *Biol Psychiatry*. 2005;57(1):21.

Von Knorring AL, Olsson GI, Thomson PH, Lemming OM, Hulten A. A randomized, double-blind, placebo-controlled study of citalopram in adolescents with major depressive disorder. *J Clin Psychopharmacol*. 2006;26:311.

Wagner KD. Pharmacotherapy for major depression in children and adolescents. *Prog Neuropsychopharmacol Biol Psychiatry*. 2005;29:819.

Wagner KD, Brent DA. Depressive disorders and suicide in children and adolescents. In: Sadock BJ, Sadock VA, Ruiz P, eds. *Kaplan & Sadock's Comprehensive Textbook of Psychiatry*. 9th ed. Vol. 2. Philadelphia, PA: Lippincott Williams & Wilkins; 2009:3652.

Whittington CJ, Kendall T, Fonagy P, Cotrell D, Cotgrove A, Boddington E. Selective serotonin reuptake inhibitors in childhood depression: systematic review of published versus unpublished data. *Lancet*. 2004;363:1341.

Zalsman G. Timing is critical: gene, environment and timing interactions in genetics of suicide in children and adolescents. *Eur Psychiatry*. 2010;25:284–286.

Trastorno bipolar

Axelson DA, Birmaher B, Strober M, Goldstein BI, Ha W, Gill MK, Goldstein TR, Yen S, Hower H, Hunt JI, Liao F, Iyengar S, Dickstein D, Kim E, Ryan ND, Frankel E, Keller MB. Course of subthreshold bipolar disorder in youth: diagnostic progression from bipolar disorder not otherwise specified. *J Am Acad Child Adolesc Psychiatry*. 2011;50:1001–1016.

Carlson GA. Bipolar disorder and mood dysregulation. *Proceedings; AACAP 2011 Psychopharmacology Update Institute: Controversies in Child and Adolescent Psychopharmacology*. 2011;257–284.

Carlson GA, Myer SE. Early-onset bipolar disorder. In: Sadock BJ, Sadock VA, Ruiz P, eds. *Kaplan & Sadock's Comprehensive Textbook of Psychiatry*. 9th ed. Vol. 2. Philadelphia, PA: Lippincott Williams & Wilkins; 2009:3663.

Correll CU, Kratochvil CJ, March JS. Developments in pediatric psychopharmacology: focus on stimulants, antidepressants and antipsychotics. *J Clin Psychiatry*. 2011;72:655–670.

Correll CU, Sheridan EM, DelBello MP. Antipsychotic and mood stabilizer efficacy and tolerability in pediatric and adult patients with bipolar I mania: a comparative analysis of acute, randomized, placebo-controlled trials. *Bipolar Disord*. 2010;12:116–141.

Findling RL, Landersdorfer CB, Kafantaris V, Pavulari M, McNamara NK, McClellan J, Frazier JA, Sikich L, Kowatch R, Lingler J, Faber J, Taylor-Zapata P, Jusko WJ. First-dose pharmacokinetics of lithium carbonate in children and adolescents. *J Clin Psychopharmacol*. 2010;30:404–410.

Larsky T, Krieger A, Elixhauser A, Vitiello B. Children's hospitalizations with a mood disorder diagnosis in general hospitals in the United States 2000–2006. *Child Adolesc Psychiatry Mental Health*. 2011;5:27–34.

Mathieu F, Dizier M-H, Etain B, Jamain S, Rietschel M, Maier W, Albus M, McKeon P, Roche S, Blackwood D, Muir W, Henry C, Malafosse A, Preisig M, Ferrero F, Cichon S, Schumacher J, Ohlraun S, Propping P, Jamra RA, Schulze TG, Zelenica D, Charon C, Marusic A, Dernovsek MC, Gurling H, Nothen M, Lathrop M, Leboyer M, Bellivier F. European collaborative study of early-onset bipolar disorder: evidence for heterogeneity on 2q14 according to age at onset. *Am J Med Genet Part B*. 2010;153B:1425–1433.

McNamara RK, Nandagopal JJ, Strakowski SM, DelBello M. Preventive strategies for early-onset bipolar disorder. Toward a clinical staging model. *CNS Drugs*. 2010;24:983–996.

Miklowitz DJ, Chang KD, Taylor DO, George EL, Singh MK, Schneck CD, Dickinson LM, Howe ME, Garber J. Early psychosocial intervention for youth at risk for bipolar I or II disorder: a one-year treatment development trial. *Bipolar Disord*. 2011;13:67–75.

Moreno C, Laje G, Blancvo C, Jiang H, Schmidtg AB, Olfson M. National trends in the outpatient diagnosis and treatment of bipolar disorder in youth. *Arch Gen Psychiatry*. 2007;64:1032–1039.

Nieto RG, Castellanos FX. A meta-analysis of neuropsychological functioning in patients with early onset schizophrenia and pediatric bipolar illness. *J Clin Child Adolesc Psychol*. 2011;40:266–280.

Nurnberger JI, McInnis M, Reich SW, Kastelic E, Wilcox HC, Glowinski A, Mitchell P, Fisher C, Erpe M, Gershon E, Berrettini W, Laite G, Schweitzer R, Rhoadarmer K, Coleman VV, Cai X, Azzouz F, Liu H, Kamali M, Brucksch C, Monahan PO. A high-risk study of bipolar disorder. Childhood clinical phenotypes as precursors of major mood disorders. *Arch Gen Psychiatry*. 2011;68:1012–1020.

Pavulari MN, Henry DB, Findling RL, Parnes S, Carbray JA, Mohammed T, Janicak PG, Sweeney JA. Double-blind randomized trial of risperidone versus sodium valproate in pediatric bipolar disorder. *Bipolar Disord*. 2010;12:593–605.

Pavulari MN, Passarotti AM, Lu LH, Carbray JA, Sweeney JA. Double-blind randomized trial of risperidone versus sodium valproate in pediatric bipolar disorder: fMRI outcomes. *Psychiatry Res*. 2011;193:28–37.

Stringaris A, Baroni A, Haimm C, Brotman M, Lowe CH, Myers F, Rustgi E, Wheeler W, Kayser R, Towbin K, Leibenluft E. Pediatric bipolar disorder versus severe mood dysregulation: risk for manic episodes on follow-up. *J Am Acad Child Adolesc Psychiatry*. 2010;49:397–405.

Versace Am Ladouceur CD, Romero S, Birmaher B, Axelson DA, Kupfer DJ, Phillips ML. Altered development of white matter in youth at high familial risk for bipolar disorder: a diffusion tensor imaging study. *J Am Acad Child Adolesc Psychiatry*. 2010;49:1249–1259.

Trastorno de desregulación disruptiva

Blader JC, Schooler NR, Jensen PS, Pliszka SR, Kafantaris V. Adjunctive sodium valproate versus placebo for children with ADHD and aggression refractory to stimulant monotherapy. *Am J Psychiatry*. 2009;166:1392–1401.

Brotman MA, Schmajuk M, Rich BA, Dickstein DP, Guyer AE, Costello EJ, Egger HL, Angold A, Pine DS, Leibenluft E. Prevalence, clinical correlates, and longitudinal course of severe mood dysregulation in children. *Biol Psychiatry*. 2006;60:991–997.

Copeland WE, Angold A, Costello J, Egger H. Prevalence, comorbidity, and correlates of DSM-5 proposed disruptive mood dysregulation disorder. *Am J Psychiatry*. 2013;170:173.

Fristad MA, Verducci JS. Walters K, Young ME. Impact of multifamily psychoeducational psychotherapy in treating children aged 8 to 12 years with mood disorder. *Arch Gen Psychiatry*. 2009;66:1013–1021.

Leibenluft E. Severe mood dysregulation, irritability, and the diagnostic boundaries of bipolar disorder in youths. *Am J Psychiatry*. 2011;168:129.

Leibenluft E, Cohen P, Gorrindo T, Brook JS, Pine DS. Chronic versus episodic irritability in youth: a community based longitudinal study of clinical and diagnostic associations. *J Child Adolesc Psychopharmacol*. 2006;16:456–466.

Margulies DM, Weintraub S, Basile J, Grover PJ, Carlson GA. Will disruptive mood dysregulation disorder reduce false diagnosis of bipolar disorder in children? *Bipolar Disord*. 2012;14:488.

Stringaris A, Barona A, Haimm C, Brotman MA, Lowe CH, Myers F, Rustgi E, Wheeler W, Kayser R, Towbin K, Leibenluft E. Pediatric bipolar disorder versus severe mood dysregulation: risk for manic episodes on follow-up. *J Am Acad Child Adolesc Psychiatry*. 2010;49:397.

West AE, Pavuluri MN. Psychosocial treatments for childhood and adolescent bipolar disorder. *Child Adolesc Psychiatr Clin N Am*. 2009;18:471–482.

Yearwood EL, Meadows-Oliver M. Mood dysregulation disorders. In: Yearwood EL, Pearson GS, Newland JA, eds. *Child and Adolescent Behavioral Health: A Resource for Advance Practice Psychiatric and Primary Care Practitioners in Nursing*. Hoboken, NJ: John Wiley & Sons Inc.; 2012:165.

Zonneyvlle-Bender MJ, Matthys W, van de Wiel NM, Lochman JE. Preventive effects of treatment of disruptive behavior disorder in middle childhood on substance use and delinquent behavior. *J Am Acad Child Adolesc Psychiatry*. 2007;46:33.

Conducta y trastorno negativista desafiante

Boxer P, Huesmann LR, Bushman BJ, O'Brien M, Moceri D. The role of violent media preference in cumulative developmental risk for violence and general aggression. *J Youth Adolesc*. 2009;38:417–428.

Canino G, Polanczyk G, Bauermeister JJ, Rhode LA, Frick P. Does the prevalence of CD and ODD vary across cultures? *Soc Psychiatry Psychiatr Epidemiol*. 2010;45: 695–704.

Correll CU, Kratochvil CJ, March J. Developments in pediatric psychopharmacology: focus on stimulants, antidepressants, and antipsychotics. *J Clin Psychiatry*. 2011;72:655–670.

Dodge KA, Conduct Problems Prevention Research Group. The effects of the Fast Track Preventive Intervention on the development of conduct disorder across childhood. *Child Develop*. 2011;82:331–345.

Harden KP, D'Onofrio BM, Van Hulle C, Turkheimer E, Rodgers JL, Waldman ID, Lahey BB. Population density and youth antisocial behavior. *J Child Psychol Psychiatry*. 2009;50:999–1008.

Huebner T, Vloet TD, Marx I, Konrad K, Fink GR, Herpetz SC, Herpetz-Dahlmann B. Morphometric brain abnormalities in boys with conduct disorder. *J Am Acad Child Adolesc Psychiatry*. 2008;47:540–547.

Kim HW, Cho SC, Kim BN, Kim JW, Shin MS, Yeo JY. Does oppositional defiant disorder have temperament and psychopathological profiles independent of attention deficit/hyperactivity disorder? *Compr Psychiatry*. 2010;51:412–418.

LeBlanc JC, Binder CE, Armenteros JL, Aman MG, Want JS, Hew H, Kusumakar V. Risperidone reduces aggression in boys with a disruptive behavior disorder and below average intelligence quotient: analysis of two placebo-controlled randomized trials. *Int Clin Psychopharmacol*. 2005;20:275.

Lochman JE, Powell NP, Boxmeyer CL, Jimenez-Camargo L. Cognitive-behavioral therapy for externalizing disorders in children and adolescents. *Child Adolesc Psychiatric Clin N Am*. 2011;20:305–318.

Meier MH, Slutske WS, Heath AC, Martin NG. Sex differences in the genetic and environmental influences on childhood conduct disorder and adult antisocial behavior. *J Abnorm Psychol*. 2011;120:377–388.

Murray J, Farrington DP. Risk factors for conduct disorder and delinquency: key findings from longitudinal studies. *Can J Psychiatry*. 2010;55:633–642.

Padhy R, Saxena K, Remsing L, Heumer J, Plattner B, Steiner H. Symptomatic response to sodium valproate in subtypes of conduct disorder. *Child Psychiatry Hum Dev*. 2011;42:584–593.

Patel NC, Crismon ML, Hoagwood K, Jensen PS. Unanswered questions regarding atypical antipsychotic use in aggressive children and adolescents. *J Child Adolesc Psychopharmacol*. 2005;15:270.

Pelletier J, Collett B, Gimpel G, Crowley S. Assessment of disruptive behaviors in preschoolers: psychometric properties of the disruptive behavior disorders rating scale and school situations questionnaire. *J Psychoeduc Assess*. 2006;24:3–18.

Reyes M, Buitelaar J, Toren P, Augustyns I, Eerdekens M. A randomized, double-blind, placebo-controlled study of risperidone maintenance treatment in children and adolescents with disruptive behavior disorders. *Am J Psychiatry*. 2006;163:402–410.

Rutter M. Research review: child psychiatric diagnosis and classification: concepts, finding, challenges and potential. *J Child Psychol Psychiatry*. 2011;52:647–660.

Santesso DL, Reker DL, Schmidt LA, Segalowitz SJ. Frontal electroencephalogram activation asymmetry, emotional intelligence, and externalizing behaviors in 10-year-old children. *Child Psychiatr Hum Dev* 2006;36:311–328.

Sasayam D, Hayashida A, Yamasue H, Yuzuru H, Kaneko T, Kasai K, Washizuka S, Amano N. Neuroanatomical correlates of attention-deficit-hyperactivity disorder accounting for comorbid oppositional defiant disorder and conduct disorder. *Psychiatry Clin Neurosci*. 2010;64:394–402.

Van Huylle CA, Waldman ID, D'Onofrio BM, Rodgers JL, Rthouz PJ, Lahey BB. Developmental structure of genetic influences on antisocial behavior across childhood and adolescence. *J Abnorm Psychol*. 2009;118:711–734.

Webster-Stratton C, Reid JM. The Incredible Years parents, teachers and children training series. In: Weisz JR, Kadin AE, eds. *Evidence-Based Psychotherapies for Children and Adolescents*. 2nd ed. New York: Guildford; 2010:194–210.

Zahrt DM, Melzer-Lange MD. Aggressive behavior in children and adolescents. *Pediatr Rev*. 2011;32:325–331.

Zuddas A, Zanni R, Usala T. Second generation antipsychotics (SGAs) for nonpsychotic disorders in children and adolescents: a review of the randomized controlled studies. *Eur Neuropsychopharmacol*. 2011;21:600–620.

Trastornos de ansiedad

Bittner A, Egger HL, Erkanli A. What do childhood anxiety disorders predict? *J Child Psychol Psychiatry*. 2007;48:1174–1183.

Comer JS, Puliafico AC, Ascenbrand SG, McKnight K, Robin JA, Goldfine ME, Albano AM. A pilot feasibility evaluation of the CALM Program for anxiety disorders in early childhood. *J Anxiety Disord*. 2012;26:40–49.

Compton SN, Walkup JT, Albano AM, Piacentini JC, Birmaher B, Sherrill JT, Ginsburg GS, Rynn MA, McCracken JT, Waslick BD, Iyengar S, Kendall PC, March JS. Child/Adolescent Anxiety Multimodal Study (CAMS): rationale, design, and methods. *Child Adolesc Psychiatry Ment Health*. 2010;4:1.

Connolly SC, Suarez L, Sylvester C. Assessment and treatment of anxiety disorders in children and adolescents. *Curr Psychiatry Rep*. 2011;13:99–110.

Davis TE III, May A, Whiting SE. Evidence-based treatment of anxiety and phobia in children and adolescents: current status and effects on the emotional response. *Clin Psychol Rev*. 2011;31:592–602.

Ginsburg GS, Kendall PC, Sakolsky D, Compton SN, Piacentini J, Albano AM, Walkup JT, Sherrill J, Coffey KA, Rynn MA, Keeton CP, McCracken JT, Bergman L, Iyengar S, Birmaher B, March J. Remission after acute treatment in children and adolescents with anxiety disorders: findings from The CAMS. *J Consult Clin Psychol*. 2011;79:806–813.

Hanna GL, Fischer DJ, Fluent TE. Separation anxiety disorder and school refusal in children and adolescents. *Pediatr Rev*. 2006;27:56–63.

Hirshfeld-Becker DR, Masek B, Henin A, Blakely LR, Pollock-Wurman RA, McQuade J, DePetrillo L, Briesch J, Ollendick TH, Rosenbaum JF, Biederman J. Cognitive behavioral therapy for 4- to 7-year-old children with anxiety disorders: a randomized clinical trial. *J Consult Clin Psychol*. 2010;78:498–510.

Otani A, Suzuki A, Matsumoto Y, Kamata M. Parental overprotection increases interpersonal sensitivity in healthy subjects. *Compr Psychiatry*. 2009;50:54–57.

Reinblatt SP, Walkup JT. Psychopharmacologic treatment of pediatric anxiety disorders. *Child Adolesc Psychiatric Clin N Am*. 2005;14:877.

Rockhill C, Kodish I, DiBassisto C, Macias M, Varley C, Ryan S. Anxiety disorders in children and adolescents. *Curr Prob Pediatr Adolesc Health Care*. 2010;40:A1–A4; 65–100.

Rynn M, Puliafico A, Heleniak C, Rikhi P, Ghalib K, Vidair H. Advances in pharmacotherapy for pediatric anxiety disorders. *Depress Anxiety*. 2011;28:76–87.

Schneider S, Blatter-Meunier J, Herren C, Adornetto C, In-Albon T, Lavallee K. Disorder-specific cognitive-behavioral therapy for separation anxiety disorder in young children: a randomized waiting-list–controlled group. *Psychother Psychosom*. 2011;80:206–215.

Vanderwerker LC, Jacobs SC, Parkes CM, Prigerson HG. An exploration of associations between separation anxiety in childhood and complicated grief in later life. *J Nerv Ment Dis*. 2006;194(2):121–123.

Walkup JT, Albano AM, Piacentini J. Cognitive behavioral therapy, sertraline, or a combination in childhood anxiety. *N Engl J Med*. 2008;359:2753–2766.

Mutismo selectivo

Bergman RL, Lee JC. Selective mutism. In: Sadock BJ, Sadock VA, Ruiz P, eds. *Kaplan & Sadock's Comprehensive Textbook of Psychiatry*. 9th ed. Vol. 2. Philadelphia, PA: Lippincott Williams & Wilkins; 2009:3694.

Carbone D, Schmidt LA, Cunningham CC, McHolm AE, Edison S, St. Pierre J, Boyle JH. Behavioral and socio-emotional functioning in children with selective mutism:

a comparison with anxious and typically developing children across multiple informants. *J Abnorm Child Psychol*. 2010;38:1057–1067.

Davis TE III, May A, Whiting SE. Evidence-based treatment of anxiety and phobia in children and adolescents: current status and effects on the emotional response. *Clin Psychol Rev*. 2011;31:592–602.

Kehle TJ, Bray MA, Theodore LA. Selective mutism. In: Bear GG, Minke KM, eds. *Children's Needs III: Development, Prevention, and Intervention*. Washington, DC: National Association of School Psychologists; 2006:293.

Rynn M, Puliafico A, Heleniak C, Rikhi P, Ghalib K, Vidair H. Advances in pharmacotherapy for pediatric anxiety disorders. *Depress Anxiety*. 2011;28:76–87.

Schwartz RH, Freedy AS, Sheridan MJ. Selective mutism: are primary care physicians missing the silence? *Clin Pediatr (Phila)*. 2006;45:43–48.

Scott S, Beidel DC. Selective mutism: an update and suggestions for future research. *Curr Psychiatry Rep*. 2011;13:251–257.

Toppelberg CO, Tabors P, Coggins A, Lum K, Burger C. Differential diagnosis of selective mutism in bilingual children. *J Am Acad Child Adolesc Psychiatry*. 2005;44(6):592–595.

Wagner KD, Berard R, Stein MB, Wetherhold E, Carpenter DJ, Perera P, Gee M, Davy K, Machin A. A multicenter, randomized, double-blind, placebo controlled trial of paroxetine in children and adolescents with social anxiety disorder. *Arch Gen Psychiatry*. 2004;61:1153.

Waslick B. Psychopharmacology intervention for pediatric anxiety disorders: a research update. *Child Adolesc Psychiatr Clin N Am*. 2006;1:51.

Yeganeh R, Beidel DC, Turner SM. Selective mutism: more than social anxiety? *Depress Anxiety*. 2006;23(3):117.

Trastorno obsesivo-compulsivo

Alaghband-Rad J, Hakimshooshtary M. A randomized controlled clinical trial of citalopram versus fluoxetine in children and adolescents with obsessive-compulsive disorder (OCD). *Eur Child Adolesc Psychiatry*. 2009;18:131–135.

American Academy of Child and Adolescent Psychiatry. Practice parameter for the assessment and treatment of children and adolescent with obsessive-compulsive disorder. *J Am Acad Child Adolesc Psychiatry*. 2012;51:98–113.

Bienvenu OJ, Wany Y, Shugart YY, Welch JM, Fyer AJ, Rauch SL, McCracken JT, Rasmussen SA, Murphy DL, Cullen B, Valle D, Hoen-Saric R, Greenberg BD, Pinto A, Knowles JA, Piacentini J, Pauls DL, Liang KY, Willour VL, Riddle M, Samuels JF, Feng G, Nestadt G. Sapap3 and pathological grooming in humans: results from the OCD collaborative genetics study. *Am J Med Genet B Neuropsychiatry Genet*. 2009;150B:710–720.

Flessner CA, Allgair A, Garcia A, Freeman J, Sapyta J, Franklin ME, Foa E, March J. The impact of neuropsychological functioning on treatment outcome in pediatric obsessive-compulsive disorder. *Depress Anxiety*. 2010;27:365–371.

Franklin ME, Sapyta J, Freeman JB, Khanna M, Compton S, Almirall D, Moore P, Choate-Summers M, Garcia A, Edson AL, Foa EB, March JS. Cognitive behavior therapy augmentation of pharmacotherapy in pediatric obsessive-compulsive disorder: the Pediatric OCD Treatment Study II (POTS II) randomized controlled trial. *JAMA*. 2011;306:1224–1232.

Freeman J, Sapyta J, Garcia A, Fitzgerald D, Khanna M, Choate-Summers M, Moore P, Chrisman A, Haff N, Naeem A, March J, Franklin M. Still struggling: characteristics of youth with OCD who are partial responders to medication treatment. *Child Psychiatry Hum Dev*. 2011;42:424–441.

Leckman JF, King RA, Gilbert DL, Coffey BJ, Singer HS, Dure LS 4th, Grantz H, Katsovich L, Lin H, Lombroso PJ, Kawikova I, Johnson DR, Kurlan RM, Kaplan EL. Streptococcal upper respiratory tract infections and exacerbations of tic and obsessive-compulsive symptoms: a prospective longitudinal study. *J Am Acad Child Adolesc Psychiatry*. 2011;50:108–118.

Lewin AB, Peris TS, Bergman L, McCracken JT, Piacentini J. The role of treatment expectancy in youth receiving exposure-based CBT for obsessive compulsive disorder. *Behav Res Ther*. 2011;49:536–543.

Lewin AB, Piacentini J. Obsessive-compulsive disorder in children. In: Sadock BJ, Sadock VA, Ruiz P, eds. *Kaplan & Sadock's Comprehensive Textbook of Psychiatry*. 9th ed. Vol. 2. Philadelphia, PA: Lippincott Williams & Wilkins; 2009:3671.

Masi G, Pfanner C, Millepiedi S, Berloffa S. Aripiprazole augmentation in 39 adolescents with medication-resistant obsessive-compulsive disorder. *J Clin Psychopharmacol*. 2010;30:688–693.

Micali N, Hayman I, Perez M, Hilton K, Nakatani E, Turner C, Mataiz-Cois D. Long-term outcomes of obsessive-compulsive disorder: follow-up of 142 children and adolescents. *Br J Psychiatry*. 2010;197:128–134.

Olino TM, Gillo S, Rowe D, Palermo S, Nuhfer EC, Birmaher B, Gilbert AR. Evidence for successful implementation of exposure and response prevention in a naturalistic group format for pediatric OCD. *Depress Anxiety*. 2011;4:342–348.

Pediatric OCD Treatment Study Team. Cognitive-behavior therapy, sertraline, and their combination for children and adolescents with obsessive-compulsive disorder: the Pediatric OCD Treatment Study (POTS) randomized controlled trial. *JAMA*. 2004;292:1969.

Piacentini J, Bergman RL, Chang S, Langley A, Peris T, Wood JJ, McCracken J. Controlled comparison of family cognitive behavioral therapy and psychoeducation/relaxation training for child obsessive-compulsive disorder. *J Am Acad Child Adolesc Psychiatry*. 2011;50:1149–1161.

Radua J, Mataiz-Cois D. Voxel-wise meta-analysis of grey matter changes in obsessive-compulsive disorder. *Br J Psychiatry*. 2009;195:393–402.

Rotge JY, Langbour N, Guehl D, Bioulac B, Jaafari N, Allard M, Aouizerate B, Burbaud P. Gray matter alterations in obsessive-compulsive disorder: an anatomical likelihood estimation meta-analysis. *Neuropsychopharmacology*. 2010;35:686–691.

Storch EA, Caporino NE, Morgan JR, Lewin AB, Rojas A, Brauer L, Larson MJ, Murphy TK. Preliminary investigation of web-camera delivered cognitive-behavioral therapy for youth with obsessive-compulsive disorder. *Psychiatry Res.* 2011;189:407–412.

Szeszko PR, MacMillan S, McMeniman M, Chen S, Baribault K, Lim KO, Ivey J, Rose M, Banerjee SP, Bhandari R, Moore GJ, Rosenberg DR. Brain structural abnormalities in psychotropic drug-naive pediatric patients with obsessive-compulsive disorder. *Am J Psychiatry.* 2004;161:1049–1056.

Waslick B. Psychopharmacology intervention for pediatric anxiety disorders: a research update. *Child Adolesc Psychiatr Clin N Am.* 2006;1:51.

Trastornos psicóticos

Addington J, Epstein I, Liu L, French P, Boydell KM. A randomized controlled trial of cognitive behavioral therapy for individuals at clinical high risk of psychosis. *Schizophr Res.* 2011;125:54–61.

Amminger GP, Schafer MR, Papageorgiou K, Klier CM, Cotton SM. Long-chain w-3 fatty acids for indicated prevention of psychotic disorder: a randomized placebo-controlled trial. *Arch Gen Psychiatry.* 2010;67:146–154.

Arango C. Attenuated psychotic symptoms syndrome: how it may affect child and adolescent psychiatry. *Eur Child Adolesc Psychiatry.* 2011;20:67–70.

Bechdolf A, Wagner M, Ruhrman S, Harrigan S, Putzfeld V, Pukrop R, Brockhaus-Dumke A, Berning J, Janssen B, Decker P, Bottlender R, Maurer K, Möller HJ, Gaebel W, Häfner H, Maier W, Klosterkötter J. Preventing progression to first episode psychosis in early initial prodromal states. *Br J Psychiatry.* 2012;200:22–29.

Biswas P, Malhotra S, Malhotra A, Gupta N. Comparative study of neuropsychological correlates in schizophrenia with childhood onset, adolescence and adulthood. *Eur Child Adolesc Psychiatry.* 2006;15:360.

Clark C, Narr KL, O'Neill J, Levitt J, Siddarth P, Phillips O, Toga A, Caplan R. White matter integrity, language, and childhood onset schizophrenia. *Schizophrenia Res.* 2012;138:150–156.

Correll CU. Symptomatic presentation and initial treatment for schizophrenia in children and adolescents. *J Clin Psychiatry.* 2010;71:11.

David CN, Greenstein D, Clasen L, Gochman P, Miller R, Tossell JW, Mattai AA, Gogtay N, Rapoport JL. Childhood onset schizophrenia: high rate of visual hallucinations. *J Am Acad Child Adolesc Psychiatry.* 2011;50:681–686.

Fagerlund B, Pagsberg AK, Hemmingsen RP. Cognitive deficits and levels of IQ in adolescent onset schizophrenia and other psychotic disorders. *Schizophr Res.* 2006; 85(1–3):30.

Findling RL, Johnson JL, McCLellan J, Frazier JA, Vitiello B, Hamer RM, Lieberman JA, Ritz L, McNamara NK, Lingler J, Hlastala S, Pierson L, Puglia M, Maloney AE, Kaufman EM, Noyes N, Sikich L. Double-blind maintenance safety and effectiveness findings from the treatment of Early-Onset Schizophrenia Spectrum Disorders (TEOSS) study. *J Am Acad Child Adolesc Psychiatry.* 2010;49:583–594.

Findling RL, Robb A, Nyilas M, Forbes RA, Jin N, Ivanova S, Marcus R, McQuade RD, Iwamoto T, Carson WH. A multiple-center, randomized, double-blind, placebo-controlled study of oral aripiprazole for treatment of adolescents with schizophrenia. *Am J Psychiatry.* 2008;165:1432–1441.

Frazier JA, Giuliano AJ, Johnson JL, Yakutis L, Youngstrom EA, Breiger D, Sikich L, Findling RL, McClellan J, Hamer RM, Vitiello B, Lieberman JA, Hooper SR. Neurocognitive outcomes in the Treatment of Early-Onset Schizophrenia Spectrum Disorders study. *J Am Acad Child Adolesc Psychiatry.* 2012;51:496–505.

Fusar-Poli P, Bechdolf A, Taylor M, Carpenter W, Yung A, McGuire P. At risk for schizophrenia or affective psychosis? A meta-analysis of DSM/ICD diagnostic outcomes in individuals at high clinical risk. *Schizophr Bull.* 2013;39:923–932.

Fusar-Poli P, Bonoldi I, Yung AR. Predicting psychosis: a meta-analysis of transition outcomes in individuals at high clinical risk. *Arch Gen Psychiatry.* 2012;69:220–229.

Fusar-Poli P, Borgwardt S, Bechdolf A, Addington J, Riecher-Rossler A, Schultze-Lutter F, Keshavan M, Wood S, Ruhrmann S, Seidman LJ, Valmaggia L, Cannon T, Velthorst E, De Haan L, Cornblatt B, Bonoldi I, Birchwood M, McGlashan T, Carpenter W, McGorry P, Klosterkötter J, McGuire P, Yung A. The psychosis high-risk state. A comprehensive state-of-the-art review. *JAMA Psychiatry.* 2013;70: 107–120.

Gentile S. Clinical usefulness of second-generation antipsychotics in treating children and adolescents diagnosed with bipolar or schizophrenic disorders. *Pediatr Drugs.* 2011;13:291–302.

Haas M, Eerdekens M, Kushner SF, Singer J, Augustyns I, Quiroz J, Pandina G, Kusumakar V. Efficacy, safety and tolerability of two risperidone dosing regimens in adolescent schizophrenia: a double-blind study. *Br J Psychiatry.* 2009;194:158–164.

Haas M, Unis AS, Armenteros J, Copenhaver MD, Quiroz JA, Kushner SF. A 6-week randomized double-blind placebo-controlled study of the efficacy and safety of risperidone in adolescents with schizophrenia. *J Child Adolesc Psychopharmacol.* 2009;19:611–611.

Jacobs E, Kline E, Schiffman J. Defining treatment as usual for attenuated psychosis syndrome: a survey of community practitioners. *Psychiatr Serv.* 2012;63:1252–1256.

Jacquet H, Rapoport JL, Hecketsweiler B, Bobb A, Thibaut F, Frebourg T, Campion D. Hyperprolinemia is not associated with childhood onset schizophrenia. *Am J Med Genet B Neuropsychiatr Genet.* 2006;141:192.

Kryzhanovskaya L, Schulz SC, McDougle C, Frazier J, Dittmann R, Robertson-Plouch C, Bauer T, Xu W, Wang W, Carlson J, Tohen M. Olanzapine versus placebo in adolescents with schizophrenia: a 6-week, randomized, double-blind, placebo-controlled trial. *J Am Acad Child Adolesc Psychiatry.* 2009;48:60–70.

Kumra S, Kranzler H, Gerbine-Rosen G, Kester HM, De Thomas C, Kafantaris V, Correll C, Kane J. Clozapine and 'high-dose' olanzapine in refractory early-onset schizophrenia: a 12-week randomized and double-blind comparison. *Biol Psychiatry.* 2008;63:524–529.

McGlashan TH, Zipursky RB, Perkins D, Addington J, Miller T, Woods SW, Hawkins KA, Hoffman RE, Preda A, Epstein I, Addington D, Lindborg S, Trzaskoma Q, Tohen M, Breier A. Randomized, double-blind trial of olanzapine versus placebo in patients prodromally symptomatic for psychosis. *Am J Psychiatry.* 2006;163:790–799.

McGorry PD, Nelson B, Amminger GP, Bechdolf A, Francey SM, Berger G, Riecher-Rössler A, Klosterkötter J, Ruhrmann S, Schultze-Lutter F, Nordentoft M, Hickie I, McGuire P, Berk M, Chen EY, Keshavan MS, Yung AR. Intervention in individuals at ultra-high risk for psychosis: a review and future directions. *J Clin Psychiatry.* 2009;70:1206–1212.

McGorry PD, Yung AR, Phillips LJ, Yuen HP, Francey S, Cosgrave EM, Germano D, Bravin J, McDonald T, Blair A, Adlard S, Jackson H. Randomized controlled trial of interventions designed to reduce the risk of progression to first episode psychosis in a clinical sample with subthreshold symptoms. *Arch Gen Psychiatry.* 2002;59:921–928.

McGurk SR, Twamlety EW, Sitezer DL, McIlugo JG, Mueser KT. A meta-analysis of cognitive remediation in schizophrenia. *Am J Psychiatry.* 2007;164:1791–1802.

Morrison AP, French P, Walford L, Lewis SW, Kilcommons A, Green J, Parker S, Bentall R. Cognitive therapy for the prevention of psychosis in people at ultra-high risk: randomised controlled trial. *Br J Psychiatry.* 2004;185:291–297.

Peterson L, Jeppesen P, Thorup A, Abel MB, Øhlenschlaeger J, Christenson TØ, Krarup G, Jørgensen P, Nordentoft M. A randomised multicentre trial of integrated verus standard treatment of patients with a first episode of psychotic illness. *BMJ.* 2005;331:602.

Phillips LJ, Nelson B, Yuen HP, Francey SM, Simmons M. Randomized controlled trial of interventions for young people at ultra-high risk of psychosis; study design and baseline characteristics. *Aust N Z J Psychiatry.* 2009;43:818–829.

Preti A, Cella M. Randomized-controlled trails in people at ultra high risk of psychosis: a review of treatment effectiveness. *Schizophr Res.* 2010;123:30–36.

Rapoport JL, Gogtay N. Childhood onset schizophrenia: support for a progressive neurodevelopmental disorder. *Int J Dev Neurosci.* 2011;29:251–258.

Remschmidt J, Theisen FM. Early-onset schizophrenia. *Neuropsychobiology.* 2012; 66:63–69.

Schimmelmann BG, Schmidt AJ, Carbon M, Correll CU. Treatment of adolescents with early-onset schizophrenia spectrum disorders: in search of a rational, evidence-informed approach. *Curr Opin Psychiatry.* 2013;26:219–230.

Seal JL, Gornick MC, Gotgay N, Shaw P, Greenstein DK, Coffee M, Gochman PA, Stromberg T, Chen Z, Merriman B, Nelson SF, Brooks J, Arepalli S, Wavrant-De Vrieze F, Hardy J, Rapoport JL, Addington AM. Segmental uniparental isodisomy on 5q32-qter in a patient with childhood-onset schizophrenia. *J Med Genet.* 2006;43(11):887–892.

Shaw P, Sporn A, Gogtay N, Overman GP, Greenstein D, Gochman P, Tossell JW, Lenane M, Rapoport JL. Childhood onset schizophrenia: a double-blind clozapine-olanzapine comparison. *Arch Gen Psychiatry.* 2006;63:721–730.

Shrivastava A, McGorry PD, Tsuang M, Woods SW, Cornblatt BA, Corcoran C, Carpenter W. "Attenuated psychotic symptoms syndrome" as a risk syndrome of psychosis, diagnosis in DSM-V: the debate. *Indian J Psychiatry.* 2011;53:57–65.

Sikich L. Early onset psychotic disorders. In: Sadock BJ, Sadock VA, Ruiz P, eds. *Kaplan & Sadock's Comprehensive Textbook of Psychiatry.* 9th ed. Vol. 2. Philadelphia, PA: Lippincott Williams & Wilkins; 2009:3699.

Sikich L, Frazier JA, McClellan J, Findling RL, Vitiello B, Ritz L, Ambler D, Puglia M, Maloney AE, Michael E, De Jong S, Slifka K, Noyes N, Hlastala S, Pierson L, McNamara NK, Delporto-Bedoya D, Anderson R, Hamer RM, Lieberman JA. Double-blind comparison of first-and second-generation antipsychotics in early-onset schizophrenia and schizoaffective disorder: findings from the treatment of early-onset schizophrenia spectrum disorders (TEOSS) study. *Am J Psychiatry.* 2008;165:1420–1431.

Starling J, Williams LM, Hainsworth C, Harris AW. The presentation of early-onset psychotic disorders. *Aust N Z J Psychiatry.* 2013;47:43–50.

Vyas NS, Gogtay N. Treatment of early onset of schizophrenia: recent trends, challenges and future considerations. *Front Psychiatry.* 2012;3:1–5.

Vyas NS, Patel NH, Puri BK. Neurobiology and phenotypic expression in early-onset schizophrenia. *Early Interv Psychiatry.* 2011;5:3–14.

Yung AR, Phillips LJ, Nelson B, Francey SM, Panyuen H, Simmons MB, Ross ML, Kelly D, Baker K, Amminger GP, Berger G, Thompson AD, Thampi A, McGorry PD. Randomized controlled trial of interventions for young people at ultra-high risk for psychosis: 6-month analysis. *J Clin Psychiatry.* 2011;72:430–440.

Yung AR, Woods SW, Ruhrmann S, Addington J, Schultze-Lutter F. Wither the attenuated psychosis syndrome? *Schizophr Bull.* 2012;38:1130–1134.

Trastornos por consumo de sustancias

Buckner JD, Heimberg RG, Schneier FR, Liu SM, Want S, Blanco C. The relationship between cannabis use disorder and social anxiety disorder in the National Epidemiologic Study of Alcohol and Related Conditions (NESARC). *Drug Alcohol Depend.* 2012;124:128–134.

Bukstein O. Adolescent substance abuse. In: Sadock BJ, Sadock VA, Ruiz P, eds. *Kaplan & Sadock's Comprehensive Textbook of Psychiatry.* 9th ed. Vol. II. Philadelphia, PA: Lippincott Williams & Wilkins; 2009:3818.

Eaton DK, Kann L, Kinchen S, Shanklin S, Ross J, Hawkins J, Harris WA, Lowry R, McManus T, Chyen D, Lim C, Whittle L, Brener ND, Wechsler H; Centers for Disease Control and Prevention (CDC). Youth risk behavior surveillance—United States, 2009. *MMWR Surveill Summ.* 2010;59(5):1–142.

Fiorentini A, Volunteri LS, Draogna F, Rovera C, Maffini M, Mauri MC, Altamura CA. Substance-induced psychoses: a critical review of the literature. *Curr Drug Abuse Rev.* 2011;4:228–240.

Fraser S, Hides L, Philips L, Proctor D, Lubman DI. Differentiating first episode substance induced primary psychotic disorders with concurrent substance use in young people. *Schizophr Res*. 2012;136:110–115.

Giedd J, Stocvkman M, Weele C. Anatomic magnetic resonance imaging of the developing child and adolescent brain. In: Reyna VF; Chapman SB, Dougherty MR, Copnfrey J, eds. *The Adolescent Brain: Learning, Reasoning, and Decision Making*. Washington, DC: American Psychological Association; 2012.

Harrow BS, Tompkins CP, Mitchell PD, Smith KW, Soldz S, Kasten L, Fleming K. The impact of publicly funded managed care on adolescent substance abuse treatment outcomes. *Am J Drug Alcohol Abuse*. 2006;32(3):379.

Johnston LD, O'Malley PM, Bachman JG, Schulenberg JE. Monitoring the Future: National Survey Results on Drug Use. 1975–2007. Vol 3 Secondary School Students. Bethesda, MD. National Institute on Drug Abuse; 2008.

Kaminer Y, Winters KC. Proposed DSM-5 substance use disorders for adolescents: If you build it, will they come? *Am J Addict*. 2012;21:280–281.

Lenk KM, Erickson DJ, Wonters KC, Nelson TF, Toomey TL. Screening services for alcohol misuse and abuse at four-year colleges in the U.S. *J Subst Abuse Treat*. 2012;43:352–358.

McCabe SE, West BT, Teter CJ, Boyd CJ. Medical and nonmedical use of prescription opioids among high school seniors in the United States. *Arch Pediatr Adolesc Med*. 2012;166:797–802.

Mitchell SG, Gryczynski J, Gonzales A, Moseley A, Peterson T, O'Grady KE, Schwartz RP. Screening, brief intervention, and referral to treatment (SBIRT) for substance use in a school-based program: services and outcomes. *Am J Addict*. 2012;21:S5–S13.

Tavolacci MP, Ladner J, Grigioni S, Richard L, Villet H, Dechelotte P. Prevalence and association of perceived stress, substance use and behavioral addictions: a cross-sectional study among university students in France, 2009–2011. *BMC Public Health*. 2013;13:724–732.

Winters KC. Advances in the science of adolescent drug involvement: implications for assessment and diagnosis—experience from the United States. *Curr Opin Psychiatry*. 2013;26:318–324.

Winters KC, Martim CS, Chung T. Substance use disorders in DSM-V. When applied to adolescents. *Addiction*. 2011;106:882–884.

Yuma-Guerrero PJ, Lawson KA, Velasquez MM, von Sternberg K, Maxson T, Garcia N. Screening, brief intervention, and referral for alcohol use in adolescents: a systematic review. *Pediatrics*. 2012;130:115–122.

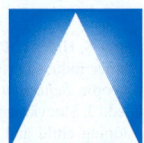

3

Trastornos neurocognitivos

Los avances en biología molecular, las técnicas diagnósticas y el tratamiento farmacológico han mejorado notablemente la capacidad de identificar y tratar los trastornos cognitivos. La cognición comprende la memoria, el lenguaje, la orientación, el juicio, la gestión de las relaciones interpersonales, la realización de acciones (praxis) y la resolución de problemas. Los trastornos cognitivos reflejan la desorganización de uno o más de estos dominios, y se complican a menudo con síntomas conductuales. Ejemplifican el límite difuso entre la neurología, la medicina y la psiquiatría, puesto que los trastornos médicos o neurológicos suelen inducir trastornos cognitivos, y estos se asocian, a su vez, a síntomas conductuales. De todos los trastornos psiquiátricos, los trastornos cognitivos son los que mejor demuestran cómo las lesiones biológicas redundan en síntomas conductuales. El médico debe valorar cuidadosamente la anamnesis y el contexto de presentación de estos trastornos antes de establecer un diagnóstico y un plan terapéutico.

Los trastornos cognitivos tienden a desafiar el principio de la navaja de Ockham, desafiando a los clínicos y a los nosólogos con la multiplicidad, la comorbilidad y unos límites poco claros. Esto resulta especialmente cierto en los adultos de edad avanzada, el grupo demográfico con riesgo más elevado de sufrir trastornos cognitivos. A este respecto, las demencias de los últimos años de la vida son particularmente problemáticas. La demencia en un paciente, aunque a menudo no diagnosticada, supone un factor de riesgo importante de desarrollar además delírium. Asimismo, determinadas demencias, como la demencia por cuerpos de Lewy o los últimos estadios de la enfermedad de Alzheimer, pueden tener presentaciones clínicas crónicas, virtualmente imposibles de distinguir del delírium excepto por su inicio temporal y la ausencia de una causa aguda identificable.

De forma similar, los síndromes conductuales que incluyen ansiedad, depresión, problemas para dormir, psicosis y agresión complican el curso de casi todos los sujetos que desarrollan demencia progresiva. Estos síntomas pueden ser tan perturbadores e incapacitantes como el trastorno cognitivo primario. Algunos de estos síndromes conductuales, como la psicosis, pueden derivar de unas causas biológicas subyacentes independientes y añadirse al proceso neurodegenerativo primario.

Los límites entre los tipos de demencia y entre la demencia y el envejecimiento normal también pueden ser difusos. Los estudios neuropatológicos realizados a partir de muestras poblacionales y clínicas han puesto de relieve un hecho sorprendente. La presentación neuropatológica más común asociada con demencia revela una mezcla de enfermedad de Alzheimer, vascular y por cuerpos de Lewy. Los síndromes puros son relativamente menos frecuentes, si bien a menudo la demencia suele atribuirse a uno de los subtipos coexistentes. Es preciso disponer de estrategias para comprender o conciliar las distintas enfermedades desde el punto de vista clínico, si bien esto, por el momento, se ha considerado secundario.

DEFINICIÓN

A continuación se presentan las definiciones de los trastornos cognitivos y después se describirán por separado.

Delírium

El *delírium* se describe por confusión y cambios en la cognición que aparecen en un breve período de tiempo. Se describen cuatro subcategorías basadas en diversas causas: *1)* afección médica general (p. ej., infección); *2)* inducido por sustancias (p. ej., cocaína, opiáceos, fenciclidina); *3)* múltiples causas (p. ej., traumatismo craneoencefálico y enfermedad renal), y *4)* otras o múltiples etiologías (p. ej., privación de sueño, medicación).

Demencia (trastorno neurocognitivo mayor)

La *demencia*, también denominada trastorno cognitivo mayor en la 5.ª edición del *Manual diagnóstico y estadístico de los trastornos mentales* (DSM-5), se caracteriza por un deterioro grave de la memoria, el juicio, la orientación y la cognición. Las subcategorías son: *1)* demencia de tipo Alzheimer, que suele aparecer en individuos mayores de 65 años y se manifiesta por desorientación intelectual progresiva y demencia, delirios o depresión; *2)* demencia vascular, causada por trombosis o hemorragia; *3)* demencia causada por infección por el virus de la inmunodeficiencia humana (VIH); *4)* demencia causada por traumatismo craneoencefálico; *5)* enfermedad de Pick o degeneración del lóbulo frontotemporal; *6)* enfermedad por priones, como la de Creutzfeldt-Jakob, causada por la proteína de un virus transmisible de crecimiento lento; *7)* demencia inducida por sustancias, causada por tóxicos o fármacos (p. ej., humo de gasolina, atropina); *8)* demencia de etiología múltiple, y *9)* demencia no especificada (si se desconoce la causa). En el DSM-5, el trastorno neurocognitivo leve describe una forma menos grave de demencia.

Trastorno amnésico

Los trastornos amnésicos son trastornos neurocognitivos mayores causados por otras afecciones médicas. Se caracterizan principalmente por el deterioro de la memoria además de otros síntomas cognitivos. Las causas son: *1)* una afección médica (hipoxia); *2)* toxinas o fármacos (p. ej., marihuana, diazepam), y *3)* causas desconocidas.

EVALUACIÓN CLÍNICA

Durante la anamnesis, el médico debe intentar averiguar el momento en que se inició la enfermedad. El inicio de los trastornos cognitivos sutiles, los síntomas fluctuantes y los procesos patológicos progresivos pueden discernirse con efectividad. El clínico obtiene una descripción pormenorizada de los cambios de la rutina cotidiana del paciente en cuanto a factores como el cuidado personal, las responsabilidades profesionales y los hábitos laborales; la preparación de comidas; las compras y el apoyo personal; las interacciones con amigos; los pasatiempos y deportes; el interés por la lectura; las actividades religiosas, sociales y recreativas, así como la capacidad para mantener los asuntos financieros personales. El conocimiento de la vida anterior del paciente proporciona una valiosa fuente de datos iniciales referentes a los cambios funcionales, como la atención y la concentración, las capacidades intelectuales, la personalidad, las habilidades motoras y el estado de ánimo y la percepción. El

Tabla 3-1
Exploración neuropsiquiátrica del estado mental

A. Descripción general
1. Aspecto general, vestimenta, ayudas sensoriales (gafas, audífonos)
2. Nivel de conciencia y vigilia
3. Atención al entorno
4. Postura (en bipedestación y sedestación)
5. Marcha
6. Movimientos de las extremidades, el tronco y la cara (espontáneos, en reposo y tras órdenes)
7. Comportamiento general (incluida la evidencia de respuestas a estímulos internos)
8. Respuesta al explorador (contacto visual, colaboración, capacidad para centrarse en el proceso de la entrevista)
9. Lengua materna o principal
B. Lenguaje y discurso
1. Comprensión (palabras, frases, órdenes simples y complejas, y conceptos)
2. Producción (espontaneidad, velocidad, fluidez, melodía o prosodia, volumen, coherencia, vocabulario, errores parafásicos, complejidad de uso)
3. Repetición
4. Otros aspectos
a. Denominación de objetos
b. Denominación de colores
c. Identificación de las partes del cuerpo
d. Praxis ideomotora a las órdenes
C. Pensamiento
1. Forma (coherencia y conexión)
2. Contenido
a. Ideacional (preocupaciones, ideas sobrevaloradas, delirios)
b. Perceptivo (alucinaciones)

D. Estado de ánimo y afecto
1. Estado de ánimo interno (espontáneo y provocado, sentido del humor)
2. Perspectiva de futuro
3. Ideas y planes de suicidio
4. Estado emocional demostrado (congruencia con el estado de ánimo)
E. Introspección y juicio
1. Introspección
a. Autoevaluación y autoestima
b. Comprensión de las circunstancias actuales
c. Capacidad para describir el estado psicológico y físico personal
2. Juicio
a. Evaluación de las principales relaciones sociales
b. Comprensión de las funciones y responsabilidades personales
F. Cognición
1. Memoria
a. Espontánea (puesta de manifiesto durante la entrevista)
b. Explorada (incidental, repetición inmediata, rememoración diferida, rememoración con claves, reconocimiento; verbal, no verbal; explícita, implícita)
2. Habilidades visoespaciales
3. Capacidad constructiva
4. Matemáticas
5. Lectura
6. Escritura
7. Función sensorial fina (estereognosia, grafestesia, discriminación de dos puntos)
8. Gnosia digital
9. Orientación derecha-izquierda
10. «Funciones ejecutivas»
11. Abstracción

Por cortesía de Eric D. Caine, MD, y Jeffrey M. Lyness, MD.

examinador explora lo que el paciente considera esencial para su estilo de vida y cómo se ve afectado por su condición clínica. Esto ayuda a evaluar tanto la enfermedad como el éxito de futuras terapias.

Exploración del estado mental

Tras obtener una anamnesis completa, el principal instrumento del facultativo es la evaluación del estado mental del paciente. Como sucede con la exploración física, la exploración del estado mental es un medio para evaluar las funciones y capacidades, y permitir la definición de los puntos fuertes y débiles personales. Es una evaluación repetible y estructurada de los síntomas y signos que favorece la comunicación efectiva entre clínicos. Asimismo, establece las bases de una futura comparación, esencial para documentar la efectividad terapéutica, y permite las comparaciones entre pacientes diferentes, con generalización de las observaciones de un paciente a otro. En la tabla 3-1 se presentan los componentes de una exploración neuropsiquiátrica integral del estado mental.

Cognición

Al valorar las funciones cognitivas, el clínico evalúa la memoria, las capacidades visoespaciales y constructivas, así como las capacidades de lectura, escritura y matemáticas. También resulta valiosa la evaluación de la capacidad de abstracción, aunque muchas cosas pueden afectar a la interpretación de refranes, como la cultura y la educación, y cualquier interpretación debe considerar este contexto.

EXPLORACIÓN FÍSICA Y PRUEBAS DE LABORATORIO

Como en todas las exploraciones médicas, las evaluaciones psiquiátricas deben interpretarse en el contexto global de una evaluación clínica y analítica exhaustiva. Los pacientes psiquiátricos y neuropsiquiátricos requieren una exploración física cuidadosa, en especial cuando existen

ciertos aspectos que implican situaciones médicas etiológicamente relacionadas o comórbidas. Al consultar a internistas y a otros especialistas, el clínico formulará preguntas específicas para centrar el proceso de diagnóstico diferencial y que la consulta sea más efectiva. En particular, la mayoría de las enfermedades cerebrales primarias o sistémicas que provocan trastornos psicopatológicos también se manifiestan con diversas alteraciones periféricas o centrales.

Inicialmente se practica una evaluación analítica sistemática que puede seguirse de diversas exploraciones auxiliares para incrementar la especificidad diagnóstica. En la tabla 3-2 se presentan estos procedimientos, algunos de los cuales se describen a continuación.

Electroencefalografía

La electroencefalografía (EEG) es una exploración fácilmente accesible y no invasiva de la disfunción cerebral, que tiene una alta sensibilidad para muchos trastornos, aunque su especificidad es relativamente baja. Además de sus usos reconocidos en la epilepsia, su mayor utilidad se asocia con la detección de ritmos eléctricos alterados en el delírium leve, las lesiones ocupantes de espacio y las crisis epilépticas parciales complejas continuadas (en las que el paciente se mantiene consciente, aunque con alteraciones de conducta). Esta prueba exploratoria también es sensible a los estados metabólicos y tóxicos; mostrando con frecuencia una lentificación difusa de la actividad cerebral. El EEG se trata con más detalle en el capítulo 1.

Tomografía computarizada y resonancia magnética

Se ha demostrado que la tomografía computarizada (TC) y la resonancia magnética (RM) son valiosos instrumentos para la exploración neuropsiquiátrica. Los recientes desarrollos en la RM permiten la determinación directa de estructuras como el tálamo, los ganglios basales, el hipocampo y la amígdala, así como las áreas temporales y apicales del

Tabla 3-2
Pruebas de laboratorio

Análisis generales
Hemograma
Velocidad de sedimentación globular
Electrólitos
Glucosa
Nitrógeno ureico en sangre y creatinina sérica
Pruebas de función hepática
Calcio y fósforo séricos
Pruebas de función tiroidea
Proteinograma
Concentraciones de los fármacos
Análisis de orina
Prueba de embarazo en mujeres en edad reproductiva
Electrocardiograma

Análisis complementarios
Sangre
    Hemocultivos
    Prueba de reaginas rápidas en plasma
    Serología del VIH (enzimoinmunosorbencia [ELISA]
        e inmunotransferencia [*Western blot*])
    Metales pesados en sangre
    Cobre sérico
    Ceruloplasmina
    Concentraciones séricas de vitamina B_{12} y folato eritrocitario
Orina
    Cultivo
    Toxicología
    Análisis de metales pesados
Electrografía
    Electroencefalografía
    Potenciales evocados
    Polisomnografía
    Tumescencia peneana nocturna
Líquido cefalorraquídeo
    Glucosa, proteínas
    Recuento celular
    Cultivos (bacterianos, víricos, fúngicos)
    Antígeno criptocócico
    Pruebas de enfermedades venéreas (VDRL, *Venereal Disease Research
        Laboratory*)
Radiografía
    Tomografía computarizada (TC)
    Resonancia magnética (RM)
    Tomografía por emisión de positrones (PET)
    Tomografía computarizada por emisión de fotón único (SPECT)

Por cortesía de Eric D. Caine, MD, y Jeffrey M. Lyness, MD.

cerebro y las estructuras de la fosa posterior. La RM ha reemplazado ampliamente a la TC como método más útil y rentable para la obtención de imágenes en neuropsiquiatría. La TC sigue siendo la prueba de elección para pacientes con hemorragias cerebrales agudas o hematomas, aunque estos casos no suelen presentarse en el ámbito psiquiátrico. La RM diferencia mejor el límite entre la sustancia gris y la blanca, y es útil para detectar diversas lesiones de la sustancia blanca en las regiones periventricular y subcortical. La significación fisiopatológica de estos hallazgos todavía no se ha definido. Las alteraciones de la sustancia blanca se detectan en pacientes jóvenes con esclerosis múltiple o infección por VIH, así como en pacientes ancianos con hipertensión arterial, demencia vascular o demencia de tipo Alzheimer. La prevalencia de estas alteraciones también aumenta en individuos sanos que envejecen y que no presentan ningún proceso patológico definido. Como sucede con la TC, la mayor utilidad de la RM en la evaluación de pacientes con demencia estriba en lo que puede descartar (tumores, trastornos vasculares) más que en lo que puede demostrar específicamente.

Biopsia cerebral

La biopsia del cerebro mediante punción con aguja se utiliza para diagnosticar diversos trastornos, como la enfermedad de Alzheimer, encefa-

lopatías autoinmunitarias y tumores. Suelen ser biopsias estereotáxicas, y están indicadas cuando otras técnicas exploratorias, como la RM o la punción lumbar, no han permitido llegar a un diagnóstico. El procedimiento no se encuentra exento de riesgos, ya que la formación de tejido cicatricial en el punto de la biopsia puede dar lugar a convulsiones.

Pruebas neuropsicológicas

Las pruebas neuropsicológicas proporcionan una evaluación estandarizada, cuantitativa y reproducible de las capacidades cognitivas de un paciente. Pueden ser útiles para la valoración inicial y las valoraciones periódicas. Se dispone de pruebas que evalúan las capacidades de una amplia diversidad de dominios cognitivos y pueden proporcionar grupos normativos comparativos o índices ajustados basados en muestras normativas. El médico que solicita una consulta neuropsicológica debe ser conocedor de los puntos fuertes y débiles de los procedimientos seleccionados para obtener el máximo beneficio de los resultados.

▲ 3.1 Delírium

El *delírium* se define por el deterioro agudo tanto en el nivel de conciencia como en la cognición, con particular afectación de la atención. Este trastorno del sistema nervioso central (SNC) supone un riesgo vital, pero potencialmente reversible, e incluye alteraciones de la percepción, actividad psicomotora anómala y disfunciones en el ciclo del sueño. Los profesionales de la salud a menudo subestiman el delírium. Parte del problema radica en que el síndrome tiene nombres diversos (tabla 3-3).

El síntoma distintivo del delírium es una afectación de la conciencia que suele aparecer asociada con un deterioro global de las funciones cognitivas. Son síntomas psiquiátricos frecuentes las alteraciones del estado de ánimo, la percepción y la conducta; el temblor, la asterixis, el nistagmo, la descoordinación y la incontinencia urinaria son síntomas neurológicos frecuentes. Clásicamente, el delírium tiene un inicio súbito (horas o días), su evolución es breve y fluctuante, y mejora con rapidez si se identifica y elimina el factor causal, aunque todas estas características pueden variar según el paciente. Los médicos deben identificar el delírium para tratar la causa subyacente y evitar la aparición de las complicaciones relacionadas, como las lesiones accidentales debidas a la disminución del estado de conciencia del paciente.

DIAGNÓSTICO Y CUADRO CLÍNICO

En la tabla 3-4 se comparan los abordajes diagnósticos del delírium. Suele estar causado por una o más alteraciones sistémicas o cerebrales que afectan a la función cerebral.

Tabla 3-3
Otras denominaciones del delírium

Psicosis de la unidad de cuidados intensivos
Estado confusional agudo
Insuficiencia cerebral aguda
Encefalitis
Encefalopatía
Estado tóxico metabólico
Toxicidad del sistema nervioso central
Encefalitis límbica paraneoplásica
Síndrome de la puesta del sol *(sundowning)*
Insuficiencia cerebral
Síndrome orgánico cerebral

Tabla 3-4
Delírium

	DSM-5	CIE-10
Nombre	Delírium	Delírium, no inducido por alcohol y otras sustancias psicoactivas Delírium, no superpuesto a la demencia Delírium, superpuesto a la demencia Otro delírium Delírium, no especificado

Síntomas	Atención/conciencia deficiente
	Inicio agudo, cambio desde la línea basal. Puede fluctuar a lo largo del día
	Los síntomas se desarrollan de forma aguda, representan un cambio con respecto al valor inicial y pueden fluctuar
	Afectación de otras funciones cognitivas
	  • Memoria
	  • Lenguaje
	  • Orientación
	  • Percepción
	Evidencia de la causa fisiológica de la afectación (a partir de la historia, exploración, laboratorio u otros datos)
		Síndrome cognitivo orgánico inespecífico con alteración de la conciencia, estado de alerta, la memoria, la función motora, el sueño y la emoción, con duración y gravedad variables; puede ser agudo o subagudo

Número requerido de síntomas	Todas las categorías anteriores	
Exclusiones (no resultado de):	Un trastorno neurocognitivo Coma u otra causa de disminución del nivel de conciencia	

Especificadores de los síntomas	Hiperactivo
	Hipoactivo
	Actividad mixta
	Basado en la causa:
	  • Delírium por intoxicación por sustancias, con o sin trastorno por consumo (especificar la gravedad del consumo: leve/moderado/grave)
	  • Delírium por abstinencia de sustancias, con o sin trastorno por consumo (especificar la gravedad del consumo: leve/moderado/grave)
	  • Delírium inducido por medicamentos
	  • Delírium debido a otra condición médica
	  • Delírium por múltiples etiologías	

Especificadores del curso	**Agudo:** horas a días **Persistente:** semanas a meses	
Comentarios		Si se debe al consumo de sustancias, usar «trastornos mentales y del comportamiento debido a sustancias psicoactivas»

Una mujer de 70 años, la Sra. K., fue llevada al servicio de urgencias del hospital por la policía. Los policías habían respondido a la llamada de un vecino de la Sra. K., que indicaba que la mujer vagaba por el vecindario y no se cuidaba debidamente. Cuando la policía la encontró en su piso, observaron que iba muy sucia, olía mal y vestía únicamente un sujetador. Su piso estaba también lleno de basura y comida en estado de putrefacción por todos lados.

Cuando se le habla, la Sra. K. no miraba a su interlocutor y se mostraba confundida e incapaz de responder a la mayoría de las preguntas que se le formulaban. Sabía su nombre y dirección, pero no la fecha, y no lograba describir los acontecimientos que habían conducido a su ingreso en el hospital.

Al día siguiente tras su ingreso, el psiquiatra a cargo de la supervisión del caso intentó de nuevo practicar una anamnesis a la Sra. K. Su expresión facial seguía sin mostrar reacción alguna, y no lograba indicar ni el mes ni el nombre del hospital en que se encontraba. Explicó que los vecinos habían llamado a la policía porque estaba «enferma», y que realmente se sentía enferma y débil y le dolía el hombro. Explicó también que no había comido en los tres últimos días. Negó haber estado nunca en un hospital psiquiátrico o haber oído voces, pero reconoció haber acudido a una consulta psiquiátrica en algún momento

porque tenía problemas para dormir. Señaló que el psiquiatra le había recetado un medicamento, pero no podía recordar el nombre.

En la tabla 3-5 se enumeran las características principales del delírium. Las características clínicas asociadas a menudo están presentes y pueden ser prominentes. El EEG suele demostrar una lentificación difusa de la actividad de fondo, aunque en pacientes con delírium provocado por la abstinencia de alcohol o de hipnótico-sedantes se observa una actividad rápida de bajo voltaje.

Según se ha postulado, el principal neurotransmisor implicado en el delírium es la acetilcolina, y la formación reticular es la principal área neuroanatómica. La formación reticular del tronco cerebral es el área principal que regula la atención y la vigilia; la principal vía implicada en el delírium es la vía tegmental dorsal, que se proyecta desde la formación reticular mesencefálica al tectum y al tálamo. Varios estudios han descrito que diversos factores inductores de delírium causan una reducción de la actividad de la acetilcolina en el cerebro: uno de los más habituales es la toxicidad por la prescripción de un número excesivo de fármacos con actividad anticolinérgica. Los investigadores han apuntado otros mecanismos fisiopatológicos: en particular, el delírium por abstinencia de alcohol

Tabla 3-5
Características centrales del delírium

- Alteración del nivel de conciencia (generalmente nivel disminuido)
- Atención alterada (capacidad disminuida para enfocar, mantener o cambiar la atención)
- Otras disfunciones cognitivas:
  - Desorientación (especialmente en el tiempo y el espacio)
  - Deterioro de la memoria
- Curso típico:
  - Inicio relativamente rápido (generalmente de horas a días)
  - Duración breve (generalmente de días a semanas)
  - La gravedad fluctúa mucho de forma impredecible
  - A veces empeora por la noche (síndrome de la puesta del sol), que van desde períodos de lucidez hasta deterioro cognitivo grave y desorganización

se ha asociado con la hiperactividad del *locus coeruleus* y sus neuronas noradrenérgicas. La serotonina y el glutamato también están implicados.

EXPLORACIÓN FÍSICA Y PRUEBAS DE LABORATORIO

El delírium suele diagnosticarse a la cabecera del paciente, y se caracteriza por el inicio súbito de los síntomas. La exploración del estado mental a la cabecera del enfermo (como con el Miniexamen cognoscitivo *[Mini-Mental State Examination, MMSE]*) puede emplearse para documentar el deterioro cognitivo y facilitar una valoración inicial con la que comparar la evolución clínica del paciente. La exploración física con frecuencia revela claves sobre la causa del delírium (tabla 3-6). La presencia de una enfermedad física conocida, antecedentes de traumatismo craneoencefálico o bien dependencia del alcohol u otras sustancias aumenta la probabilidad diagnóstica.

Las pruebas de laboratorio en un paciente con delírium deben incluir análisis sistemáticos y estudios adicionales según la situación clínica (tabla 3-7). En el delírium, el EEG muestra de forma característica una lentificación generalizada de la actividad, y puede ser útil para diferenciarlo de la depresión o la psicosis. El EEG de un paciente con delírium en ocasiones muestra áreas focales de hiperactividad. En casos raros puede ser difícil diferenciar el delírium relacionado con la epilepsia del delírium relacionado con otras causas.

DIAGNÓSTICO DIFERENCIAL

Delírium frente a demencia

Diversas manifestaciones clínicas contribuyen a distinguir entre delírium y demencia (tabla 3-8). Los principales puntos diferenciales entre ambas entidades son el tiempo hasta la aparición del trastorno y la fluctuación en el nivel de atención en el delírium, en comparación con una atención relativamente mantenida en la demencia. El tiempo hasta la aparición de los síntomas suele ser corto en el delírium y gradual en la demencia (excepto en la demencia vascular provocada por un accidente cerebrovascular). Aunque ambos trastornos se acompañan de deterioro cognitivo, los cambios en la demencia son más estables con el tiempo y, por ejemplo, no suelen fluctuar a lo largo del día. Un paciente con demencia habitualmente está alerta, mientras que uno con delírium presenta episodios de disminución de la conciencia. En ocasiones se produce delírium en un paciente con demencia, en lo que se conoce como «demencia oscurecida» *(beclouded dementia)*. Puede establecerse un diagnóstico doble de delírium cuando hay una historia definida de demencia preexistente.

Delírium frente a esquizofrenia o depresión

Se debería diferenciar el delírium de la esquizofrenia y el trastorno depresivo. Algunos pacientes con trastornos psicóticos, por lo general esquizofrenia o episodios maníacos, pueden presentar períodos de conducta extremadamente desorganizada y difíciles de distinguir del delírium, pero en general, las alucinaciones y delirios de pacientes con esquizofrenia son más constantes y están mejor organizados que los de aquellos con delírium. Los pacientes esquizofrénicos no suelen experimentar cambios en el nivel de conciencia o en la orientación. Aquellos con síntomas hipoactivos de delírium pueden asemejarse ligeramente a los pacientes con depresión intensa, pero su confusión puede ayudar a diferenciarlo, al igual que un EEG. Otros diagnósticos psiquiátricos que cabe considerar en el diagnóstico diferencial de delírium son el trastorno psicótico breve, el trastorno esquizofreniforme y los trastornos disociativos. Los pacientes con trastornos facticios pueden intentar simular los síntomas de delírium, aunque por regla general se revela la naturaleza facticia de los síntomas por incongruencias en la exploración de su estado mental. Un EEG puede diferenciar fácilmente ambos diagnósticos.

EVOLUCIÓN Y PRONÓSTICO

Aunque el inicio del delírium suele ser súbito, pueden observarse síntomas prodrómicos (p. ej., inquietud y temor) los días anteriores a la presentación de los síntomas completos. Los síntomas persisten mientras estén presentes los factores causales relevantes, aunque es frecuente que el delírium dure menos de 1 semana. Tras la identificación y corrección de los factores causales, los síntomas suelen resolverse en un intervalo de 3 a 7 días, si bien pueden tardar hasta 2 semanas en desaparecer. Cuanta más edad tenga el paciente y más prolongado haya sido el delírium, más tiempo tardará en resolverse. El recuerdo de lo sucedido durante un delírium, una vez ha desaparecido, suele ser parcial; un paciente puede referirse al episodio como un mal sueño o una pesadilla, que solo se recuerda de forma vaga. Como se especifica en el apartado sobre epidemiología, la aparición de delírium se asocia con una alta mortalidad durante el siguiente año, principalmente por la naturaleza grave de las enfermedades médicas asociadas que inducen el delírium.

En estudios cuidadosamente controlados no se ha demostrado que el delírium progrese a demencia, aunque muchos médicos creen en dicha progresión. Sin embargo, una observación clínica validada por algunos estudios indica que los períodos de delírium se siguen ocasionalmente de una depresión o un trastorno de estrés postraumático.

TRATAMIENTO

El objetivo principal en el tratamiento del delírium es tratar la causa subyacente. Cuando el trastorno subyacente es una toxicidad anticolinérgica, puede estar indicado el uso de salicilato de fisostigmina, 1-2 mg por vía intravenosa o intramuscular, con dosis repetidas en 15-30 min. Otros objetivos terapéuticos importantes son facilitar un apoyo físico, sensitivo y ambiental. El soporte físico es necesario para que el paciente con delírium no incurra en situaciones en las que pueda sufrir un accidente. Estos pacientes no deben someterse a una privación sensorial ni tampoco a una estimulación excesiva del entorno. Suele ser útil la presencia de una persona familiar, como un amigo o familiar en la habitación. Asimismo, pueden contribuir a la comodidad del paciente tener cerca fotografías o elementos decorativos familiares, disponer de un reloj o un calendario, y las orientaciones regulares sobre persona, lugar y tiempo. A veces presentan delírium pacientes ancianos portadores de parches oculares tras cirugía por cataratas («delírium del parche»), que pueden beneficiarse de la práctica de pequeñas perforaciones en los parches para permitir la entrada de algunos estímulos o de la retirada ocasional de uno de los parches de forma alterna durante la recuperación.

Tratamiento farmacológico

Los tres síntomas principales del delírium que pueden requerir tratamiento farmacológico son la psicosis, la agitación y el insomnio. Un

Tabla 3-6
Exploración física del paciente con delírium

Parámetro	Observación	Implicación clínica
1. Frecuencia cardíaca	Bradicardia	Hipotiroidismo
		Síndrome de Stokes-Adams
		Aumento de la presión intracraneal
	Taquicardia	Hipertiroidismo
		Infección
		Insuficiencia cardíaca
2. Temperatura	Fiebre	Sepsis
		Tormenta tiroidea
		Vasculitis
3. Presión arterial	Hipotensión	Shock
		Hipotiroidismo
		Enfermedad de Addison
	Hipertensión	Encefalopatía
		Masa intracraneal
4. Respiración	Taquipnea	Diabetes mellitus
		Neumonía
		Insuficiencia cardíaca
		Fiebre
		Acidosis (metabólica)
	Superficial	Intoxicación por alcohol u otras sustancias
5. Vasos carotídeos	Soplos o reducción del latido	Isquemia cerebral transitoria
6. Cuero cabelludo y cara	Signos de traumatismo	
7. Cuello	Signos de rigidez nucal	Meningitis
		Hemorragia subaracnoidea
8. Ojos	Papiledema	Tumor
		Encefalopatía hipertensiva
	Midriasis	Ansiedad
		Hiperactividad autónoma (p. ej., *delirium tremens*)
9. Boca	Laceraciones de la lengua o de las mejillas	Signos de crisis epilépticas tónico-clónicas generalizadas
10. Tiroides	Aumento de tamaño	Hipertiroidismo
11. Corazón	Arritmia	Gasto cardíaco inadecuado, posibilidad de émbolos
	Cardiomegalia	Insuficiencia cardíaca
		Cardiopatía hipertensiva
12. Pulmones	Congestión	Insuficiencia pulmonar primaria
		Edema pulmonar
		Neumonía
13. Aliento	Alcohol	
	Cetonas	Diabetes mellitus
14. Hígado	Aumento de tamaño	Cirrosis
		Insuficiencia hepática
15. Sistema nervioso		
a. Reflejos; estiramiento muscular	Asimetría con signo de Babinski	Lesión ocupante de espacio
		Enfermedad cerebrovascular
		Demencia preexistente
	Hociqueo	Masa frontal
		Oclusión bilateral de la arteria cerebral posterior
b. Nervio motor ocular externo (VI par craneal)	Debilidad de la mirada lateral	Aumento de la presión intracraneal
c. Fuerza de las extremidades	Asimetría	Lesión ocupante de espacio
		Enfermedad cerebrovascular
d. Autónomo	Hiperactividad	Ansiedad
		Delírium

De Strub RL, Black FW. *Neurobehavioral disorders: a clinical approach.* Philadelphia: FA Davis; 1981:121, con autorización.

fármaco que se emplea con frecuencia para la psicosis es el haloperidol. En función de la edad del paciente, su peso y su estado físico, la dosis inicial puede oscilar entre 2 y 5 mg por vía intramuscular, repetida en 1 h si sigue agitado. Tan pronto como se haya calmado, se iniciará la medicación con gotas orales en solución o comprimidos. Bastarán dos tomas orales diarias, sobre todo a la hora de acostarse. El equivalente oral es de alrededor de 1,5 veces la dosis parenteral. La dosis diaria total efectiva del haloperidol puede oscilar entre 5 y 40 mg para la mayoría de los pacientes con delírium. Este fármaco se ha asociado con una prolongación del intervalo QT. Los clínicos deberían evaluar los datos del ECG iniciales y periódicamente, así como monitorizar el estado cardíaco del paciente. El droperidol es una butirofenona disponible como formulación intravenosa alternativa, aunque es prudente la monitorización electrocardiográfica estrecha. La Food and Drug Administration (FDA) estadounidense obliga a notificar el riesgo de prolongación del intervalo QT y *torsades de pointes* en los pacientes que lo

Tabla 3-7
Pruebas de laboratorio para la evaluación del paciente con delírium

Análisis estándar
   Bioquímica sanguínea (incluidos electrólitos, funciones renal y hepática y glucemia)
   Hemograma completo y fórmula leucocitaria
   Pruebas de la función tiroidea
   Serología luética
   Anticuerpos frente al VIH
   Análisis de orina
   Electrocardiograma
   Electroencefalograma
   Radiografía de tórax
   Análisis toxicológico de sangre y orina
Análisis adicionales según indicación
   Cultivos de sangre, orina y LCR
   Concentraciones de vitamina B_{12} y ácido fólico
   TC o RM cerebrales
   Punción lumbar y análisis del LCR

reciban. Este potencial de efectos proarrítmicos graves y muerte ha hecho que se administre únicamente cuando el paciente no responde a otros tratamientos. En pacientes con delirios deben evitarse las fenotiazinas porque se asocian con una actividad anticolinérgica significativa.

La agitación es un síntoma mal definido que puede variar desde ansiedad molesta hasta agresión física. Debido a la ambigüedad del término, es un desafío estudiarla. Sin embargo, hay algunas escalas disponibles para su investigación, como la Escala de Sedación y Agitación de Richmond. Muchos medicamentos tienen respaldo anecdótico. Sin embargo, los estudios sobre el tratamiento farmacológico de la agitación en el delírium son decepcionantes. Los antipsicóticos son los más comúnmente utilizados. El abordaje es análogo al enfoque previo para la psicosis en el delírium, ajustado para la gravedad y prolongación del delírium. El valproato de sodio administrado por vía intravenosa puede ser útil cuando fallan los antipsicóticos. Para la agitación intensa, la dexmedetomidina, un agonista de los receptores α_2-adrenérgicos que se utiliza como sedante, puede ayudar a sedar a un paciente, principalmente a uno con ventilación mecánica, sin los efectos delirógenos de muchos otros sedantes.

Para el tratamiento del delírium pueden considerarse los antipsicóticos de segunda generación como la risperidona, la clozapina, la olanzapina, la quetiapina, la ziprasidona y el aripiprazol, aunque la experiencia en estudios clínicos con estos fármacos para el delírium es limitada. La ziprasidona parece tener un efecto activador y puede no ser adecuada en el tratamiento de este trastorno. La olanzapina está disponible para la administración intramuscular y como comprimidos bucodispersables. Estas vías de administración pueden ser preferibles en algunos pacientes con delírium y mal cumplimiento de la medicación o que están demasiado sedados para ingerir los fármacos con seguridad.

El insomnio es difícil de tratar. Las benzodiazepinas pueden ser útiles; sin embargo, se corre el riesgo de agravar la confusión del paciente. Además, no hay evidencia concluyente que apoye el uso de benzodiazepinas en el delírium no relacionado con el alcohol. Si el dolor es la causa, el médico no debe dudar en recetar opioides por sus efectos analgésicos y sedantes (tabla 3-9). La melatonina se usa ocasionalmente, pero con apoyo mixto y estudios de baja calidad.

Tratamiento en poblaciones especiales

Enfermedad de Parkinson. Los fármacos antiparkinsonianos pueden causar delírium. Si hay una demencia coexistente, es dos veces más probable que se produzca delírium en pacientes con enfermedad de Parkinson con demencia tratados con antiparkinsonianos que en los que no tienen demencia. Debe sopesarse la reducción de la dosis de antiparkin-

Tabla 3-8
Frecuencia de las características clínicas del delírium en contraste con la demencia

Síntoma	Delírium	Demencia
Examen del estado mental		
Memoria	Deterioro, más a corto plazo que a largo plazo	Deterioro, más a largo plazo que a corto plazo
Atención	Mala	Deterioro, aunque generalmente en menor grado
Orientación	Muy desorganizado	Varía
Sensorio	Alucinaciones prominentes (especialmente visuales o táctiles)	Alucinaciones raras
Contenido del pensamiento	Puede ser paranoico	Puede ser paranoico
Juicio, habilidades sociales y comportamiento	Deterioro grave	Al inicio relativamente intacto, empeora con el tiempo (dependiendo de las áreas afectadas con daño cortical frontal que causa más deterioro)
Exploración física		
Signos vitales	A menudo anómalos	Depende de la causa
Examen neurológico	Puede ser anómalo	Depende de la causa
Enfermedades médicas comórbidas	Enfermedades agudas	Depende de la causa
Evolución		
Comienzo	Agudo	Generalmente insidioso
Evolución a corto plazo	Fluctúa a lo largo del día	Varía, pero generalmente más estable
Evolución a largo plazo	Puede mejorar (dependiendo de la causa subyacente)	Suele ser crónico y progresivo. Puede ser gradual o en pasos según la causa
Características asociadas		
Enfermedades médicas comórbidas	Enfermedades agudas	Depende de la causa
Enfermedades asociadas con mayor probabilidad	Enfermedades metabólicas, tóxicas o infecciosas	Trastornos neurodegenerativos o vasculares

sonianos pese a que producen un empeoramiento de los síntomas motores. Si no pueden reducirse más las dosis de antiparkinsonianos o si persiste el delírium tras su reducción, se recomienda un antipsicótico. Sin embargo, se corre el riesgo de empeorar el trastorno. La FDA ha aprobado la pimavanserina para la psicosis en el Parkinson, pues parece tener una actividad agonista y antagonista inversa de la serotonina 5-HT_{2A} y posiblemente 5-HT_{2C}, sin una afinidad apreciable por la dopamina. La clozapina también puede ayudar y tiene soporte empírico. La quetiapina no se ha estudiado de forma tan rigurosa como la clozapina y puede tener efectos secundarios parkinsonianos, pero se emplea en la práctica clínica para el tratamiento de la psicosis en la enfermedad de Parkinson.

Tabla 3-9
Tratamiento farmacológico del delírium

Fármaco	Pauta posológica	Efectos secundarios	Comentarios
Antipsicóticos típicos			
Haloperidol	0,5-1 mg por vía oral, dos veces al día (puede administrarse cada 4-6 h, si es necesario)	Efectos extrapiramidales Prolongación del intervalo QTc	Es el más usado Puede administrarse por vía intramuscular
Antipsicóticos atípicos		Todos pueden prolongar la duración del intervalo QTc	
Risperidona	0,5-1 mg/día	Riesgo de efectos extrapiramidales	Se dispone de pocos datos en relación con el delírium
Olanzapina	5-10 mg/día	Síndrome metabólico	Mortalidad más elevada en pacientes con demencia
Quetiapina	25-150 mg/día	Mayor efecto sedante	
Benzodiazepinas			
Lorazepam	0,5-3 mg/día o, según necesidad, cada 4 h	Depresión respiratoria, agitación paradójica	Especialmente indicado en el delírium secundario a la abstinencia de alcohol o benzodiazepinas Puede empeorar otros tipos de delírium

Pacientes terminales. Cuando se produce delírium en el contexto de una enfermedad terminal, cobran mayor significado los aspectos relacionados con las voluntades anticipadas y la presencia de un representante del paciente en cuestiones asistenciales. Este escenario pone de relieve la importancia del desarrollo temprano de voluntades anticipadas para la toma de decisiones asistenciales mientras una persona tiene capacidad para comunicar sus deseos referentes a prolongar la agresividad de las pruebas diagnósticas al final de la vida. El centro de interés puede desplazarse desde la búsqueda agresiva de la causa del delírium hasta una situación paliativa, de bienestar y de asistencia a morir.

EPIDEMIOLOGÍA

El delírium es un trastorno habitual, con las mayores tasas de incidencia y prevalencia entre los adultos de mayor edad. En los estudios comunitarios, el 1 % de las personas de 55 años o más de edad presentan delírium (el 13 % en el grupo poblacional de 85 años o más). De acuer-

do con los datos comunicados, entre el 5 % y el 10 % de los pacientes de edad avanzada que llegan al servicio de urgencias presentan delírium. En el momento de su admisión en los servicios médicos, entre el 15 % y el 21 % de los pacientes de edad más avanzada cumplían los criterios diagnósticos de delírium. De los que no lo presentaban en el momento de su ingreso en el hospital, se observó su aparición en el 5 % al 30 % durante la hospitalización. Se comunicó la aparición de delírium en el 10 % al 15 % de los pacientes de cirugía general; en el 30 % de los sometidos a cirugía cardíaca abierta, y en más del 50 % de los pacientes tratados por fractura de cadera. Presentan delírium el 70 % a 87 % de los pacientes ingresados en unidades de cuidados intensivos, y hasta el 83 % de los que reciben cuidados paliativos, así como el 60 %

Tabla 3-10
Incidencia y prevalencia del delírium en diversos ámbitos

Población	Intervalo de prevalencia (%)	Intervalo de incidencia (%)
Pacientes hospitalizados por enfermedades médicas	10-30	3-16
Pacientes hospitalizados por enfermedades médicas y quirúrgicas	5-15	10-55
Pacientes hospitalizados por enfermedades quirúrgicas durante el postoperatorio	ND	9-15
Pacientes en unidades de cuidados intensivos	16	16-83
Pacientes hospitalizados por cirugía cardíaca	16-34	7-34
Pacientes hospitalizados por cirugía ortopédica	33	18-50
Servicio de urgencias	7-10	ND
Pacientes oncológicos terminales	23-28	83
Ancianos institucionalizados	44	33

ND, no disponible.

Tabla 3-11
Factores predisponentes para la aparición de delírium

Características demográficas
  Edad de 65 años o más
  Sexo masculino
Estado cognitivo
  Demencia
  Deterioro cognitivo
  Antecedentes de delírium
  Depresión
Estado funcional
  Dependencia funcional
  Inmovilidad
  Antecedentes de caídas
  Bajo nivel de actividad
Déficit sensorial
  Auditivo
  Visual
Reducción de la ingesta oral
  Deshidratación
  Desnutrición
Sustancias farmacológicas
  Tratamiento con sustancias psicoactivas
  Tratamiento con fármacos con propiedades anticolinérgicas
  Alcoholismo
Trastornos médicos concurrentes
  Trastornos médicos graves
  Enfermedad hepática o renal crónica
  Accidente cerebrovascular
  Enfermedad neurológica
  Trastornos metabólicos
  Infección por el virus de la inmunodeficiencia humana
  Fracturas o traumatismos
  Enfermedades terminales

Adaptada de Inouye SK. Delirium in older persons. *N Engl J Med* 2016;354(11):1157.

Tabla 3-12
Factores desencadenantes de delírium

Fármacos
  Hipnótico-sedantes
  Narcóticos
  Fármacos anticolinérgicos
  Tratamiento con múltiples fármacos
  Abstinencia de alcohol o sustancias
Enfermedades neurológicas primarias
  Accidente cerebrovascular en hemisferio no dominante
  Hemorragia intracraneal
  Meningitis o encefalitis
Enfermedades concurrentes
  Infecciones
  Complicaciones iatrogénicas
  Enfermedad aguda grave
  Hipoxia
  Shock
  Anemia
  Fiebre o hipotermia
  Deshidratación
  Desnutrición
  Hipoalbuminemia
  Trastornos metabólicos
Cirugía
  Cirugía ortopédica
  Cirugía cardíaca
  Derivación cardiopulmonar prolongada
  Cirugía no cardíaca
Factores del entorno
  Ingreso en una unidad de cuidados intensivos
  Uso de métodos de restricción física
  Uso de una sonda vesical
  Uso de numerosos procedimientos
  Dolor
  Estrés emocional
  Privación de sueño prolongada

Adaptada de Inouye SK. Delirium in older persons. *N Engl J Med* 2016;354(11):1157.

Tabla 3-13
Causas frecuentes de delírium

Enfermedades del sistema nervioso central	Crisis epilépticas (postictal, status no convulsivo, status epiléptico)
	Migraña
	Traumatismo craneal, tumor cerebral, hemorragia subaracnoidea, hematoma subdural, hematoma epidural, absceso, hemorragia intracerebral, hemorragia cerebelosa, accidente cerebrovascular no hemorrágico, isquemia transitoria
Enfermedades metabólicas	Alteraciones electrolíticas
	Diabetes mellitus, hipoglucemia, hiperglucemia o resistencia a la insulina
Enfermedades sistémicas	Infección (p. ej., sepsis, malaria, erisipelas, virus, peste, enfermedad de Lyme, sífilis o absceso)
	Traumatismo
	Variaciones del equilibrio hídrico (deshidratación o sobrecarga de volumen)
	Deficiencia nutricional
	Quemaduras
	Dolor incontrolado
	Golpe de calor
	Grandes altitudes (habitualmente > 5 000 m)
Fármacos	Analgésicos (p. ej., meperidina o morfina postoperatorias)
	Antibióticos, antivirales y antifúngicos
	Esteroides
	Anestesia
	Fármacos cardíacos
	Antihipertensivos
	Antineoplásicos
	Anticolinérgicos
	Síndrome neuroléptico maligno
Síndrome serotoninérgico	
Productos de venta sin receta	Productos fitoterapéuticos, infusiones y suplementos nutricionales
Plantas	Estramonio, adelfa, digital, cicuta, *Dieffenbachia* y *Amanita phalloides*
Enfermedades cardíacas	Insuficiencia cardíaca, arritmia, infarto de miocardio, marcapasos, cirugía cardíaca
Enfermedades pulmonares	Enfermedad pulmonar obstructiva crónica, hipoxia, SIADH, trastornos del equilibrio ácido-básico
Enfermedades endocrinas	Crisis suprarrenal o insuficiencia suprarrenal, enfermedades tiroideas, enfermedades paratiroideas
Enfermedades hematológicas	Anemia, leucemia, discrasias sanguíneas, trasplante de células madre
Enfermedades renales	Insuficiencia renal, uremia, SIADH
Enfermedades hepáticas	Hepatitis, cirrosis, insuficiencia hepática
Neoplasias	Neoplasias (cerebrales primarias, metástasis, síndrome paraneoplásico)
Sustancias de abuso	Intoxicación y síndrome de abstinencia
Toxinas	Intoxicación y síndrome de abstinencia
Metales pesados y aluminio

SIADH, síndrome de secreción inadecuada de hormona antidiurética.

de los que viven en residencias o en centros de cuidados subagudos. Aproximadamente el 21% de los pacientes con quemaduras graves y del 30% al 40% de los que tienen SIDA tienen episodios de delírium durante la hospitalización. El delirium aparece en el 80% de los pacientes terminales. Las causas de delírium postoperatorio incluyen el estrés de la cirugía, el dolor postoperatorio, el insomnio, los analgésicos, los desequilibrios hidroelectrolíticos, la infección, la fiebre y la pérdida hemática. La incidencia y la prevalencia de delírium en los diferentes ámbitos se presentan en la tabla 3-10.

El riesgo de delírium podría conteptualizarse en dos categorías: predisponentes y precipitantes (tablas 3-11 y 3-12). Las aproximaciones actuales al delírium se centran principalmente en los factores precipitantes, mientras que prestan poca atención a los factores predisponentes, cuyo tratamiento resulta esencial para disminuir la incidencia de episodios futuros, así como la morbilidad y la mortalidad asociada a ello.

La edad avanzada es uno de los principales factores de riesgo para la aparición de delírium. Entre el 30% y el 40% de los pacientes hospitalizados mayores de 65 años presentan un episodio de delírium, y otro 10% a 15% de los ancianos presentan delírium en el momento del ingreso. Entre los pacientes institucionalizados mayores de 75 años, el 60% presenta episodios repetidos de delírium. El sexo masculino es además un factor de riesgo independiente.

El delírium es un signo de mal pronóstico. Las tasas de institucionalización aumentan tres veces en los pacientes de 65 años o más que presentan delírium mientras están hospitalizados. Se ha estimado que la mortalidad a los 3 meses en pacientes con un episodio de delírium es del 23% al 33%, y a 1 año puede alcanzar el 50%. Los pacientes de edad avanzada que experimentan este trastorno durante la hospitalización tienen una mortalidad del 20 % al 75 % durante el ingreso. Tras el alta, hasta el 15 % de estos individuos mueren en un período de 1 mes, y el 25 % en 6 meses.

ETIOLOGÍA

Las principales causas de delírium son las enfermedades del SNC (p. ej., epilepsia), enfermedades sistémicas (p. ej., sepsis, insuficiencia cardíaca) y la intoxicación o la abstinencia de fármacos o agentes tóxicos (tabla 3-13). Al evaluar a un paciente con delírium, el médico debe asumir que cualquier fármaco que haya tomado puede ser una causa de delírium.

▲ 3.2 Demencia (trastorno neurocognitivo mayor)

El término *demencia* se refiere a un proceso patológico marcado por la aparición de un déficit cognitivo progresivo con mantenimiento de la conciencia clara. La demencia no hace referencia a una pobre función intelectual o retraso mental, porque son trastornos del desarrollo y estáticos, mientras que los déficits cognitivos de la demencia suponen un declive a partir de un nivel de funcionamiento previo. La demencia implica múltiples dominios cognitivos, y los déficits cognitivos causan un deterioro importante en la función social y ocupacional. Según su etiología, existen distintos tipos de demencias: la debida a la enfermedad de Alzheimer, la demencia por cuerpos de Lewy, la demencia vascular, la demencia frontotemporal, y las debidas a traumatismo craneoencefálico, a infección por el VIH, a una enfermedad priónica, a la enfermedad de Parkinson y a la enfermedad de Huntington. La demencia puede estar causada por otros trastornos médicos y neurológicos, así como por diversas sustancias.

Los puntos críticos clínicos de la demencia son: la identificación del síndrome y la valoración clínica de su causa. El trastorno puede ser progresivo o estático, permanente o reversible. Siempre se asume una causa subyacente, aunque en algunos casos es imposible determinarla. La potencial reversibilidad de la demencia se relaciona con el trastorno patológico subyacente y la disponibilidad y aplicación de un tratamiento efectivo. Aproximadamente, en el 15 % de los pacientes la demencia es reversible si se inicia el tratamiento antes de que aparezcan lesiones irreversibles.

DIAGNÓSTICO Y CUADRO CLÍNICO

En la tabla 3-14 se comparan los abordajes para el diagnóstico general de demencia. El DSM-5 distingue entre el trastorno cognitivo mayor y el leve, atendiendo a los niveles de funcionamiento, pero la etiología subyacente es similar.

El DSM-5 especifica varios de tipos de demencia según su causa. En las tablas 3-15 a 3-24 se comparan los abordajes diagnósticos para las principales etiologías.

El diagnóstico de demencia se hace a partir de la exploración clínica, incluyendo el examen del estado mental, y la información obtenida de la familia del paciente, de sus amigos y compañeros de trabajo. Las manifestaciones del cambio de personalidad en un paciente mayor de 40 años sugieren que deberíamos considerar un diagnóstico de demencia.

Los médicos deben tomar nota de las quejas de los pacientes sobre el deterioro intelectual y la tendencia a los olvidos, así como de las evidencias de evasión, negación o racionalización dirigidas a ocultar los déficits cognitivos. El orden excesivo, el retraimiento social o la tendencia a destacar los acontecimientos con detalles minuciosos pueden ser característicos, y pueden producirse estallidos de ira o ironía. Debe observarse el aspecto y la conducta de los pacientes. La labilidad emocional, el descuido del aspecto y la higiene personales, los comentarios desinhibidos y bromas inadecuadas, además del embotamiento, la apatía o la vacuidad de la expresión facial y las maneras indican la presencia de demencia, en especial cuando se combinan con deterioro de la memoria.

La pérdida de la memoria suele ser una característica temprana y destacada de la demencia, sobre todo en la que afecta a la corteza, como

Tabla 3-14
Abordaje para el diagnóstico general de demencia

	DSM-5		CIE-10
	Trastornos neurocognitivos mayores y leves		**Demencias**
Síntomas	Disminución significativa (**mayor**) o moderada (**leve**) del funcionamiento cognitivo: • Atención • Función ejecutiva • Aprendizaje/memoria • Lenguaje • Perceptual-motor • Cognición social (Para cada uno de los diagnósticos específicos, se debe especificar si el diagnóstico es mayor o leve [p. ej., trastorno neurocognitivo leve con cuerpos de Lewy])		Definido por la causa específica de demencia
Número requerido de síntomas	≥ 1; véanse los criterios anteriores		
Exclusiones (no resultado de):	• Delírium • Otro trastorno mental		
Impacto psicosocial	Algunas deficiencias en la capacidad para realizar de forma independiente las actividades de la vida diaria		
Especificadores de los síntomas	Consultar los especificadores para los trastornos específicos Con o sin alteración del comportamiento		Consultar los especificadores para los trastornos específicos
Especificadores de la gravedad	Basado en que es deterioro y el nivel de deterioro para determinar el nivel actual: **Leve:** alteración de las actividades instrumentales de la vida diaria (p. ej., cocinar, pagar facturas) **Moderado:** alteración de las actividades básicas de la vida diaria (p. ej., comer, vestirse) **Grave:** alteración en todas las actividades, totalmente dependiente de los demás		

Tabla 3-15
Trastorno neurocognitivo por enfermedad de Alzheimer

DSM-5		CIE-10
Trastorno neurocognitivo por enfermedad de Alzheimer		**Demencia en la enfermedad de Alzheimer**
Leve **Síntomas** • ↓ memoria/aprendizaje • Deterioro progresivo, sin períodos de estabilidad significativa • Sin evidencia de causas mixtas **Probable:** evidencia de una causa genética (antecedentes familiares/pruebas genéticas) **Posible:** no se cumplen los anteriores, los tres síntomas presentes	**Mayor** **Síntomas** • ↓ memoria/aprendizaje + ≥ 1 otro dominio cognitivo • Deterioro progresivo, sin períodos significativos de estabilidad • Sin evidencia de causas mixtas **Probable:** evidencia de una causa genética (antecedentes familiares/pruebas genéticas) O los tres síntomas **Posible:** se cumplen algunos pero no todos los criterios probables	**Demencia en la enfermedad de Alzheimer de inicio temprano** **Demencia en la enfermedad de Alzheimer, de inicio tardío** **Demencia en la enfermedad de Alzheimer, de tipo atípico o mixto** **Demencia en la enfermedad de Alzheimer, no especificada** **Inicio temprano:** comienza antes de los 65 años, progresión rápida del funcionamiento, implica niveles más altos de cognición **Inicio tardío:** comienza ≥ 65 años, con progresión más lenta, afecta preferentemente a la memoria Los síntomas se presentan con un inicio insidioso, deterioro progresivo a lo largo de los años e incluyen hallazgos neuropatológicos y neuroquímicos característicos

Tabla 3-16
Trastorno neurocognitivo frontotemporal

DSM-5		CIE-10
Trastorno neurocognitivo frontotemporal		**Demencia en la enfermedad de Pick** **Atrofia cerebral circunscrita**
Variante conductual **Afectado:** cognición social/función ejecutiva **Conservado:** aprendizaje/memoria/función perceptivomotora **Síntomas asociados (≥ 3):** • Desinhibición • Apatía • ↓ simpatía/empatía • Perseveración/estereotipos • Hiperoralidad/cambios en la dieta **Probable:** • Evidencia de una causa genética (antecedentes familiares/pruebas genéticas) • Evidencia de patología frontal/temporal en la neuroimagen **Posible:** • Se cumplen algunos, pero no todos los criterios probables	**Variante del lenguaje** **Afectado:** lenguaje (encontrar palabras, nombrar, gramática, menos habla espontánea) **Conservado:** aprendizaje/memoria/función perceptivomotora **Probable:** • Evidencia de una causa genética (antecedentes familiares/pruebas genéticas) • Evidencia de patología frontal/temporal en la neuroimagen **Posible:** Se cumplen algunos, pero no todos los criterios probables	Demencia progresiva Inicio en la mediana edad **Afectado:** habilidades de personalidad/sociales **Tardías:** memoria/estado de ánimo/función neurológica

Tabla 3-17
Trastorno neurocognitivo con cuerpos de Lewy

DSM-5	CIE-10
Trastorno neurocognitivo con cuerpos de Lewy	**Demencia en otras enfermedades específicas clasificadas en otra parte**

Centrales:
• Fluctuación:
  • Cognición
  • Atención
  • Estado de alerta
• Alucinaciones visuales recurrentes bien formadas
• Síntomas parkinsonianos (después del deterioro cognitivo)
Sugestivas:
• Trastorno del comportamiento del sueño REM
• Sensibilidad neuroléptica grave
Probable: ≥ 2 características centrales o 1 central/1 sugestiva
Posible: 1 característica central
	El trastorno se enumera pero no se define

la de tipo Alzheimer. En las primeras fases de la evolución, el deterioro de la memoria es leve y suele ser más pronunciado para los acontecimientos recientes; los individuos olvidan números de teléfono, conversaciones y acontecimientos del día. A medida que la demencia progresa, el deterioro se agrava y solo se retiene la información que se aprendió a edades tempranas (p. ej., el lugar de nacimiento).

Dado que la memoria es vital para la orientación en persona, lugar y tiempo, la orientación puede verse progresivamente afectada durante el curso de una enfermedad demenciante. Por ejemplo, los pacientes con demencia pueden olvidar cómo se regresa a la habitación tras ir al cuarto de baño. Con independencia de la intensidad de la desorientación, no presentan deterioro del nivel de conciencia.

Los procesos demenciantes que afectan a la corteza (principalmente la demencia de tipo Alzheimer y la demencia vascular) pueden afectar a las capacidades del lenguaje.

Cambios psiquiátricos y neurológicos

Personalidad.   Los cambios de personalidad en un individuo con demencia son especialmente alarmantes para sus familias. Durante el desarrollo de una demencia pueden acentuarse los rasgos de personalidad preexistentes. Los pacientes con demencia también pueden volver-

Tabla 3-18
Trastorno neurocognitivo vascular

DSM-5	CIE-10
Trastorno neurocognitivo vascular	**Demencia vascular**
Historia + pruebas de imagen/hallazgos físicos de enfermedad cerebrovascular (CV) **Deterioro cognitivo típico de la patología vascular (≥ 1):** • Deterioro cognitivo después de un accidente CV • Áreas cognitivas, principalmente atención compleja/función frontal ejecutiva **Probable (≥ 1):** • Evidencia de enfermedad CV en el cerebro en pruebas de neuroimagen • Los síntomas neurocognitivos están asociados con los accidentes CV • Evidencia clínica/genética de enfermedad CV **Posible:** • Sin pruebas de neuroimagen • No hay una relación temporal documentada entre los accidentes CV y los cambios cognitivos	**Demencia vascular de inicio agudo:** se desarrollan **síntomas cognitivos** después de un accidente cerebrovascular **Demencia multiinfarto:** síntomas progresivos después de ataques isquémicos transitorios repetidos **Demencia vascular subcortical:** historia de hipertensión, principalmente lesión de la sustancia blanca **Demencia vascular mixta cortical y subcortical** **Otra demencia vascular** **Demencia vascular, no especificada**

Tabla 3-19
Trastorno neurocognitivo por lesión cerebral traumática

DSM-5	CIE-10
	Demencia en otras enfermedades específicas clasificadas en otra parte
Trastorno neurocognitivo por lesión cerebral traumática	
Antecedente de lesión cerebral traumática, con síntomas no cognitivos asociados **Síntomas neurocognitivos (≥ 1):** • Pérdida de consciencia • Amnesia después de un trauma • Confusión/desorientación • Evidencia de lesiones en neuroimagen/síntomas neurológicos	El trastorno se enumera pero no se define

Tabla 3-20
Trastorno neurocognitivo por infección por VIH

DSM-5	CIE-10
Trastorno neurocognitivo por infección por VIH	**Demencia en el VIH**
Diagnóstico de VIH Síntomas cognitivos asociados	Diagnóstico de VIH Síntomas cognitivos asociados

Tabla 3-21
Trastorno neurocognitivo por enfermedad por priones

DSM-5	CIE-10
Trastorno neurocognitivo por enfermedad por priones	**Demencia en la enfermedad de Creutzfeldt-Jakob**
Deterioro cognitivo: Inicio sutil Progresión rápida **Características adicionales:** Síntomas motores, como mioclonías/ataxia Marcador bioquímico en las pruebas	Síntomas neurológicos significativos Curso subagudo Deterioro rápido progresivo

Tabla 3-22
Trastorno neurocognitivo por enfermedad de Parkinson

DSM-5	CIE-10
Trastorno neurocognitivo por enfermedad de Parkinson	**Demencia en enfermedad de Parkinson**
Ocurre en el contexto de la enfermedad de Parkinson Inicio sutil Progresión gradual **Probable** (los dos siguientes) **Posible** (uno de los siguientes): • Sin evidencia de etiología mixta • La enfermedad de Parkinson precede a los síntomas cognitivos	Ocurre en el contexto de la enfermedad de Parkinson

Tabla 3-23
Trastorno neurocognitivo por enfermedad de Huntington

DSM-5	CIE-10
Trastorno neurocognitivo de la enfermedad de Huntington	**Enfermedad de Huntington**
Ocurre en el contexto por enfermedad de Huntington Inicio sutil Progresión gradual	Ocurre en el contexto de la enfermedad de Huntington Causada por un gen autosómico dominante Progresión lenta Síntoma motor (corea)

Tabla 3-24
Tipos adicionales de diagnóstico de demencia en el DSM-5

Trastorno neurocognitivo debido a otra condición médica: en el contexto de algún otro trastorno no listado entre los trastornos neurocognitivos

Trastorno neurocognitivo por múltiples etiologías

Trastorno neurocognitivo inducido por sustancias/medicamentos

Trastorno neurocognitivo no especificado

se introvertidos y aparentemente estar menos preocupados que antes sobre los efectos de su conducta en los demás. Los individuos con demencia y delirios paranoides suelen mostrarse hostiles frente a los miembros de la familia y los cuidadores. Los pacientes con afectación frontal y temporal probablemente presenten cambios sustanciales de la personalidad, y pueden ser irritables y explosivos.

Delirios y alucinaciones. Se ha estimado que del 20% al 30% de los pacientes con demencia (principalmente de tipo Alzheimer) presentan alucinaciones, y del 30% al 40% delirios, sobre todo de naturaleza paranoide o persecutoria y no sistematizada, aunque también se han

descrito delirios complejos, sostenidos y bien sistematizados. Las agresiones físicas y otras formas de violencia son comunes en los pacientes demenciados que también presentan síntomas psicóticos.

Estado de ánimo. Además de la psicosis y los cambios de personalidad, la depresión y la ansiedad son síntomas significativos aproximadamente en el 40% al 50% de los pacientes con demencia, aunque el síndrome completo del trastorno depresivo puede estar presente solo en el 10% al 20% de los casos. Los pacientes con demencia también pueden presentar risa o llanto patológicos (emociones extremas) sin provocación aparente.

Cambio cognitivo.   Además de las afasias, en pacientes con demencia son habituales las apraxias y las agnosias. Otros signos neurológicos que pueden asociarse son las crisis epilépticas, observadas en cerca del 10% de los pacientes con demencia de tipo Alzheimer y el 20% de los pacientes con demencia vascular y presentaciones neurológicas atípicas, como síndromes del lóbulo parietal no dominante. En la exploración neurológica pueden apreciarse reflejos primitivos, como los de prensión, de hociqueo, de succión, de pie tónico y palmomentoniano, y se observan convulsiones mioclónicas en el 5% al 10% de los pacientes.

Los pacientes con demencia vascular pueden presentar otros síntomas neurológicos, como cefalea, mareos, síncope, paresia, signos neurológicos focales y trastornos del sueño, posiblemente atribuibles a la localización de la enfermedad cerebrovascular. La parálisis seudobulbar, la disartria y la disfagia también son más frecuentes en la demencia vascular que en otras enfermedades que cursan con demencia.

Abstracciones y reacción catastrófica.   Los pacientes con demencia también presentan una reducción de la capacidad para aplicar lo que Kurt Goldstein denominó la «actitud abstracta». Tienen dificultad para la generalización a partir de un único ejemplo, para formar conceptos y entender similitudes y para diferencias entre conceptos. Además, se observa una disminución de la capacidad para resolver problemas, para el razonamiento lógico y para emitir juicios fundamentados. Goldstein describe una reacción catastrófica caracterizada por la agitación secundaria a la conciencia subjetiva de los déficits intelectuales bajo circunstancias estresantes. Los individuos suelen intentar compensar los defectos mediante estrategias para evitar demostrar el fracaso de su rendimiento intelectual; pueden cambiar de tema, gastar bromas o distraer la atención del entrevistador de cualquier otro modo. La falta de juicio y el mal control de impulsos son frecuentes, en particular en las demencias que afectan sobre todo a los lóbulos frontales. Son ejemplos de estos deterioros el lenguaje vulgar, las bromas inapropiadas, el descuido del aspecto y de la higiene personal, así como una desconsideración generalizada hacia las normas convencionales de la conducta social.

Síndrome de la puesta del sol *(sundowning).*   Este síndrome se caracteriza por somnolencia, confusión, ataxia y caídas accidentales. Se produce en individuos de edad avanzada excesivamente sedados y en pacientes con demencia que reaccionan adversamente incluso a dosis bajas de fármacos psicoactivos. El síndrome también se da en pacientes demenciados cuando se reducen los estímulos externos, como la luz y las señales de orientación interpersonal.

Demencia vascular

Los síntomas generales de la demencia vascular son idénticos a los de la demencia de tipo Alzheimer, aunque el diagnóstico requiere evidencias clínicas analíticas que apoyen la causa vascular de demencia. Es más probable que la demencia vascular presente un deterioro gradual y progresivo, en comparación con la enfermedad de Alzheimer.

Demencia persistente inducida por sustancias

El DSM enumera la demencia persistente inducida por sustancias en dos apartados, con las demencias y con los trastornos relacionados con sustancias. Las sustancias específicas relacionadas son el alcohol, los inhalantes, los sedantes, los hipnóticos o ansiolíticos, y otras sustancias o sustancias desconocidas.

Demencia persistente inducida por el alcohol.   En la demencia persistente inducida por el alcohol el paciente debe cumplir los criterios

de demencia. Puesto que puede aparecer amnesia también en la psicosis de Korsakoff, es esencial distinguir entre el deterioro de la memoria acompañado por otros déficits cognitivos (es decir, demencia) y la amnesia causada por la deficiencia de tiamina. Sin embargo, para complicar la situación, las evidencias indican que en el síndrome de Wernicke-Korsakoff también pueden estar alteradas otras funciones cognitivas, como la atención y la concentración. Además, el abuso del alcohol se asocia con frecuencia a cambios del estado de ánimo, por lo que se debe descartar el deterioro de la concentración y otros síntomas cognitivos en el contexto de una depresión mayor. La prevalencia difiere considerablemente en función de la población estudiada y los criterios diagnósticos aplicados, aunque se ha estimado que la demencia relacionada con el alcohol representa aproximadamente el 4% de las demencias.

Anatomía patológica, hallazgos físicos y pruebas de laboratorio

Al evaluar a un paciente con demencia, deben practicarse pruebas de laboratorio completas. Los objetivos de esta valoración estriban en descartar causas reversibles de la demencia y facilitar al paciente y a su familia un diagnóstico definitivo. El espectro de posibles causas obliga al uso selectivo de pruebas de laboratorio. La evaluación debe basarse en una sospecha clínica fundada, en función de la anamnesis y la exploración física y del estado mental. Las mejorías continuas en las técnicas de diagnóstico por la imagen del cerebro (en particular, la RM) han simplificado en algunos casos la diferenciación entre la demencia de tipo Alzheimer y la demencia vascular. La tomografía computarizada por emisión de fotón único (SPECT) puede ser una prueba complementaria útil para detectar patrones de metabolismo cerebral en varios tipos de demencias.

La exploración física general es un componente rutinario en la valoración de la demencia. Puede demostrar signos de una enfermedad sistémica que provoca disfunción cerebral, como una hepatomegalia o una encefalopatía hepática, o bien revelar una enfermedad sistémica relacionada con un proceso concreto del SNC. La detección de un sarcoma de Kaposi, por ejemplo, puede alertar al médico de la presencia de SIDA y la posibilidad asociada de un complejo demencia-SIDA. Los signos neurológicos focales, como la hiperreflexia asimétrica o la debilidad, se observan con mayor frecuencia en las enfermedades vasculares que en las degenerativas. Se aprecian signos del lóbulo frontal y reflejos primitivos en muchos trastornos, y a menudo indican una mayor progresión.

DIAGNÓSTICO DIFERENCIAL

Demencia de tipo Alzheimer frente a demencia vascular

Clásicamente, la demencia vascular se ha distinguido de la demencia de tipo Alzheimer por el deterioro progresivo que con el tiempo puede acompañar a la enfermedad cerebrovascular. Aunque el deterioro discreto y escalonado puede no ser apreciable en todos los casos, los síntomas neurológicos focales son más comunes en la demencia vascular que en la de tipo Alzheimer, igual que los factores de riesgo estándar para la enfermedad cerebrovascular.

Demencia vascular frente a accidentes isquémicos transitorios

Los accidentes isquémicos transitorios (AIT) son breves episodios de disfunción neurológica focal de menos de 24 h de duración (por lo general, 5-15 min). Aunque diversos mecanismos pueden ser responsables, a menudo son el resultado de microembolización por una lesión arterial intracraneal proximal que provoca una isquemia cerebral transitoria; los episodios acostumbran a resolverse sin alteraciones anatomopatológicas significativas del parénquima. En torno a una tercera parte de los individuos con AIT no tratados experimentan posteriormente un infarto cerebral, por lo que la identificación de los AIT es una importante estrategia clínica para prevenir el infarto cerebral.

El clínico debe distinguir los episodios que afectan al sistema vertebrobasilar de los que afectan al sistema arterial carotídeo. En general, los síntomas de la afectación vertebrobasilar reflejan una alteración funcional transitoria en el troncoencéfalo o el lóbulo occipital, y los de distribución carotídea reflejan alteraciones retinianas o hemisféricas unilaterales. El tratamiento anticoagulante, los antiagregantes plaquetarios como la aspirina y la cirugía vascular reconstructiva extracraneal e intracraneal son efectivos para reducir el riesgo de infarto en pacientes con AIT.

Delírium

En general, el delírium se distingue por su inicio rápido, su duración breve, la fluctuación del deterioro cognitivo durante el transcurso del día; la exacerbación nocturna de los síntomas, el marcado trastorno del ciclo de sueño-vigilia y las acusadas alteraciones de la atención y la percepción (tabla 3-8).

Depresión

Algunos pacientes con depresión presentan síntomas de disfunción cognitiva difíciles de distinguir de los síntomas de demencia. El cuadro clínico a veces se define como *seudodemencia*, aunque es preferible y más descriptivo el término *disfunción cognitiva relacionada con la depresión* (tabla 3-25). Estos pacientes suelen presentar síntomas depresivos prominentes, mayor introspección de sus síntomas en comparación con los pacientes demenciados y, con frecuencia, antecedentes de episodios depresivos. Afortunadamente, el deterioro de la memoria debido a la depresión suele responder a los medicamentos antidepresivos.

Simulación y trastorno facticio

Los individuos que intentan simular una pérdida de memoria, como en el trastorno facticio, lo hacen de manera errática e inconsistente. En la demencia verdadera, la memoria para el tiempo y el lugar se pierde antes que la memoria para las personas, y la reciente se pierde antes que la remota.

Tabla 3-25
Principales características clínicas que diferencian la disfunción cognitiva relacionada con la depresión de la demencia

Depresión	Demencia
Evolución clínica y antecedentes	
La familia siempre conocedora de la disfunción y de su gravedad	La familia con frecuencia desconoce la disfunción y su gravedad
El inicio puede fecharse con cierta precisión	El inicio puede fecharse solo dentro de amplios márgenes
Síntomas de duración breve antes de buscar asistencia médica	Síntomas normalmente de larga duración antes de buscar asistencia médica
Progresión rápida de los síntomas tras el inicio	Progresión lenta de los síntomas durante la evolución
Antecedentes frecuentes de disfunción psiquiátrica previa	Raramente antecedentes de disfunción psiquiátrica previa
Manifestaciones y conducta clínica	
Los pacientes habitualmente se quejan mucho del deterioro cognitivo	Los pacientes se quejan poco del deterioro cognitivo
Las quejas sobre el deterioro cognitivo de los pacientes suelen ser detalladas	Las quejas sobre el deterioro cognitivo de los pacientes suelen ser vagas
Los pacientes ponen de relieve la discapacidad	Los pacientes ocultan la discapacidad
Los pacientes destacan los fallos	Los pacientes disfrutan de los logros, aunque sean triviales
Los pacientes se esfuerzan poco para ejecutar las tareas, incluso las simples	Los pacientes se esfuerzan por ejecutar las tareas
	Los pacientes se basan en notas o agendas para estar al día
Los pacientes transmiten un fuerte sentimiento de malestar y angustia	Los pacientes con frecuencia aparentan despreocupación
Cambios afectivos a menudo invasivos	Labilidad y superficialidad emocional
Pérdida de habilidades sociales frecuentemente temprana y destacada	Habilidades sociales a menudo conservadas
Conducta con frecuencia incongruente con la gravedad de la disfunción cognitiva	Conducta por lo general compatible con la gravedad de la disfunción cognitiva
Infrecuente acentuación nocturna de la disfunción	Frecuente acentuación nocturna de la disfunción
Manifestaciones clínicas relacionadas con las disfunciones de la memoria, cognitivas e intelectuales	
Atención y concentración por lo general bien conservadas	Atención y concentración deficientes
Típicas respuestas «no lo sé»	Frecuentes respuestas que no son correctas «por poco»
En las pruebas de orientación, los pacientes a menudo responden «no lo sé»	En las pruebas de orientación, los pacientes a menudo confunden lo infrecuente por frecuente
Pérdida de memoria para los acontecimientos recientes y remotos, a menudo grave	Pérdida de memoria para los acontecimientos recientes habitualmente más grave que para los acontecimientos remotos
Lagunas de memoria para períodos específicos o acontecimientos frecuentes	Lagunas de memoria para períodos específicos infrecuentes (excepto cuando está provocada por delírium, traumatismo, crisis epilépticas, etc.)
Marcada variabilidad para la ejecución de tareas de dificultad similar	Rendimiento consistentemente bajo para la ejecución de tareas de dificultad similar

Reimpresa con autorización de Wells CE. Pseudodementia. *Am J Psychiatry* 1979;136:898.

Esquizofrenia

Aunque la esquizofrenia puede asociarse a cierto grado de deterioro intelectual adquirido, sus síntomas son mucho menos graves que los síntomas relacionados de psicosis y trastorno del pensamiento.

Envejecimiento normal

El envejecimiento no se asocia necesariamente con un declive cognitivo significativo, aunque pueden aparecer problemas menores de memoria como parte normal del envejecimiento. Estos episodios normales a veces se denominan *olvidos seniles benignos*, *deterioro de la memoria asociado a la edad*, *o senilidad benigna normal relacionada con la edad*. Se distinguen de la demencia por su menor gravedad y porque no interfieren significativamente con la conducta social u ocupacional de la persona.

Otros trastornos

La discapacidad intelectual, que no incluye deterioro de la memoria, se produce en la infancia. El trastorno amnésico se caracteriza por una pérdida circunscrita de memoria y ausencia de deterioro. Se debe descartar un trastorno hipofisario, aunque es una causa poco frecuente.

EVOLUCIÓN Y PRONÓSTICO

En su evolución clásica, la demencia se inicia en un paciente en la década de los 60 años (aunque puede haber signos sutiles antes), con un deterioro gradual durante 5 a 10 años, que finalmente provoca la muerte. La edad de inicio y la rapidez del deterioro varían entre los diferentes tipos de demencia y entre las categorías diagnósticas individuales. La esperanza de vida media de los pacientes con demencia de tipo Alzheimer es de unos 8 años, en un rango de 1 a 20 años. Los datos indican que en individuos con un inicio precoz o con antecedentes familiares es probable que la enfermedad presente un curso rápido. En un estudio reciente de 821 personas con enfermedad de Alzheimer, la mediana de supervivencia fue de 3,5 años. Una vez que se ha diagnosticado la demencia, los pacientes deben someterse a una evaluación médica y neurológica completa, puesto que en el 10 % al 15 % de todos los pacientes con demencia la alteración es potencialmente reversible si el tratamiento se inicia tempranamente, antes de que el daño cerebral permanente ocurra.

La evolución más común de la demencia comienza con diversos signos sutiles que pueden, al principio, ser ignorados tanto por el paciente como por las personas más próximas al paciente. El inicio gradual de los síntomas se asocia con mayor frecuencia a la demencia de tipo Alzheimer, la demencia vascular, las endocrinopatías, los tumores cerebrales y los trastornos metabólicos. Por el contrario, el inicio como resultado de un traumatismo craneoencefálico, un paro cardíaco con hipoxia cerebral o una encefalitis puede ser súbito. Aunque los síntomas de la fase inicial de la demencia son sutiles, se hacen evidentes a medida que la demencia progresa, y en este momento puede que los miembros de la familia busquen atención médica para el paciente. Los pacientes con demencia pueden ser sensibles al uso de benzodiazepinas o alcohol, lo que precipitaría una agitación o una conducta agresiva o psicótica. En las fases terminales de la demencia, los pacientes se convierten en una cáscara vacía de su ser previo: están profundamente desorientados, incoherentes, amnésicos, y presentan incontinencia urinaria y fecal.

Con el tratamiento psicosocial y farmacológico, y posiblemente gracias a la plasticidad cerebral, los síntomas de demencia pueden progresar lentamente durante un tiempo o incluso retroceder. La regresión sintomática es una posibilidad en las demencias reversibles (demencias provocadas por hipotiroidismo, hidrocefalia normotensiva y tumores cerebrales) tras iniciar el tratamiento. La evolución de la demencia varía desde una progresión lineal (observada con frecuencia en la demencia de tipo Alzheimer) hasta una con empeoramiento exponencial (observada a menudo en la demencia vascular) o a una demencia estable (como se aprecia en la demencia relacionada con el traumatismo craneoencefálico).

Determinantes psicosociales

Los factores psicosociales influyen sobre la gravedad y la evolución de la demencia. Cuanto mayor es la inteligencia y la educación premórbidas, mejor es la capacidad para compensar los déficits intelectuales. Los pacientes con una demencia de inicio rápido emplean menos defensas que los que experimentan un inicio gradual. La ansiedad y la depresión pueden intensificar y agravar los síntomas.

TRATAMIENTO

El primer paso en el tratamiento de la demencia es la confirmación del diagnóstico. Es imperativo el diagnóstico exacto porque puede detenerse la progresión e incluso revertirse con el tratamiento adecuado. Las medidas preventivas son importantes, en particular en la demencia vascular, y podrían consistir en cambios de la dieta, ejercicio y control de la diabetes mellitus y de la hipertensión arterial. Los fármacos pueden incluir antihipertensivos, anticoagulantes o agentes antiplaquetarios. El control de la presión arterial debe dirigirse hacia el extremo superior del intervalo normal, puesto que se ha demostrado que esto puede mejorar la función cognitiva en pacientes con demencia vascular. La presión arterial por debajo del intervalo normal empeora aún más la función cognitiva en el paciente con demencia. La elección del antihipertensivo puede ser significativa, puesto que los antagonistas de los receptores β-adrenérgicos se han asociado con una intensificación del deterioro cognitivo. Los inhibidores de la enzima conversora de angiotensina (IECA) y los diuréticos no se han relacionado con la intensificación del deterioro cognitivo, y se cree que reducen la presión arterial sin afectar al flujo sanguíneo cerebral, lo que supuestamente se correlaciona con la función cognitiva. La extirpación quirúrgica de las placas carotídeas puede prevenir posteriores accidentes vasculares en pacientes cuidadosamente seleccionados. La estrategia terapéutica general en los pacientes con demencia consiste en facilitar atención médica de apoyo, soporte emocional para los pacientes y sus familias, y tratamiento farmacológico para los síntomas específicos, incluida la conducta desorganizada.

Tratamientos psicosociales

El deterioro de las facultades mentales tiene una significativa relevancia psicológica para los pacientes con demencia. La experiencia del sentido de continuidad en el tiempo depende de la memoria. La memoria reciente se pierde antes que la remota en la mayoría de los casos de demencia, y muchos pacientes se sienten sumamente perturbados al recordar claramente cómo solían desenvolverse mientras observan su llamativo deterioro. En el nivel más básico, el propio yo es un producto del funcionamiento cerebral. La identidad del paciente empieza a desvanecerse a medida que progresa la enfermedad y puede recordar cada vez menos de su pasado. Pueden aparecer reacciones emocionales que oscilan entre la depresión y la ansiedad intensa, que puede llegar a un terror catastrófico que surge de la comprensión de la pérdida del sentido de uno mismo.

Los pacientes a menudo se benefician de la psicoterapia de apoyo y educacional, en la que se explica con claridad la naturaleza y la evolución de su enfermedad. También pueden beneficiarse de la asistencia en el duelo y en la aceptación del grado de su discapacidad, así como de la atención a aspectos de autoestima. Deben maximizarse todas las áreas funcionales conservadas, ayudando a los pacientes a identificar las actividades en las que es posible una buena función. También puede ser útil una evaluación psicodinámica de las funciones deficitarias del yo y de las limitaciones cognitivas. Los médicos pueden ayudar a los pacientes a encontrar estrategias para afrontar el deterioro de las funciones, como elaborar calendarios para los problemas de orientación, hacer horarios para ayudar a estructurar actividades y tomar notas para los problemas de memoria.

Las intervenciones psicodinámicas con miembros de la familia de pacientes con demencia pueden ser muy útiles. Quienes cuidan de un paciente luchan con sentimientos de culpa, duelo, ira y agotamiento a medida que observan el deterioro gradual. Un problema frecuente que se desarrolla en los cuidadores es el del autosacrificio al cuidar de un paciente. El resentimiento que se desarrolla gradualmente con frecuencia es suprimido por los sentimientos de culpa que produce. Los clínicos pueden ayudar a los cuidadores a comprender la compleja combinación de sentimientos asociados a la observación del declive de un ser querido, mostrar comprensión y otorgar permiso para expresar estos sentimientos. Los clínicos deben ser conscientes de las tendencias de los cuidadores a culparse a sí mismos o a otros de las enfermedades de los pacientes, y entender el rol que los pacientes con demencia tienen en la vida de los miembros de su familia.

Tratamiento farmacológico

Se pueden prescribir hipnótico-sedantes para el insomnio y la ansiedad, antidepresivos para la depresión y antipsicóticos para los delirios y las alucinaciones, aunque los médicos deben ser conscientes de los posibles efectos adversos que pueden ser peores en ancianos (p. ej., desinhibición, confusión y sedación excesiva). En general deben evitarse los fármacos con alta actividad anticolinérgica.

El donepezilo, la rivastigmina, la galantamina y la tacrina son inhibidores de la colinesterasa que se emplean en el tratamiento del deterioro cognitivo leve a moderado en la enfermedad de Alzheimer. Reducen la inactivación del neurotransmisor acetilcolina y, por consiguiente, potencian el neurotransmisor colinérgico, lo que, a su vez, mejora moderadamente la memoria y el pensamiento dirigido a objetivos. Estos fármacos son útiles en individuos con pérdida de memoria leve a moderada que cuentan con una reserva suficiente de neuronas colinérgicas en el prosencéfalo basal para beneficiarse del aumento de la neurotransmisión colinérgica.

El donepezilo es bien tolerado y se emplea ampliamente. Se dispone de menos datos clínicos para la rivastigmina y la galantamina, que parecen tener un mayor potencial de efectos adversos digestivos y neuropsiquiátricos en comparación con el donepezilo. Ninguno de estos fármacos evita la degeneración neuronal progresiva del trastorno.

La memantina protege a las neuronas de las concentraciones excesivas de glutamato, que pueden ser neurotóxicas; ocasionalmente, el fármaco se combina con donepezilo. Se ha demostrado a veces que mejora la demencia.

Otras estrategias terapéuticas. Hay muchos medicamentos en desarrollo para mejorar la actividad cognitiva y es un área de investigación farmacológica muy activa. Las nuevas estrategias se centran en las placas de β-amiloide y los ovillos neurofibrilares asociados con el Alzheimer y algunos otros trastornos neurodegenerativos. En el caso de las placas amiloides, se están realizando intentos para reducir su formación, agregación y aumentar su eliminación, y se están probando varias vacunas de anticuerpos monoclonales y policlonales.

El tratamiento hormonal sustitutivo con estrógenos puede reducir el riesgo de deterioro cognitivo en mujeres posmenopáusicas. Sin embargo, los datos son correlacionales y los ensayos clínicos hasta la fecha son en gran medida decepcionantes. Se han propuesto muchas otras intervenciones para mejorar los resultados cognitivos en la demencia, que incluyen estimulación cognitiva, musicoterapia, terapia de reminiscencia, aceite de pescado omega 3, estatinas, *Ginkgo biloba,* aromaterapia o medicamentos antiinflamatorios no esteroideos; sin embargo, todos carecen de evidencia suficiente para hacer alguna recomendación. El ejercicio mejora la cognición en adultos sanos y existe alguna evidencia de beneficio en la demencia, particularmente en las primeras etapas.

EPIDEMIOLOGÍA

La prevalencia de la demencia está aumentando con el envejecimiento de la población. La demencia moderada a grave muestra una prevalencia de aproximadamente el 5% en la población general mayor de 65 años; del 20% al 40% en la mayor de 85 años; del 15% al 20% en las consultas ambulatorias de medicina general, y del 50% en pacientes crónicos que viven en instituciones.

De todos los pacientes con demencia, del 50% al 60% presentan el tipo más frecuente, la demencia de tipo Alzheimer (enfermedad de Alzheimer). La demencia de Alzheimer aumenta con el incremento de la edad. En individuos de 65 años, la prevalencia en hombres es del 0,6%, y en mujeres, del 0,8%. Estas tasas aumentan con la edad y, a los 90 años, aproximadamente una quinta parte de las personas padecen el trastorno. Del 40% al 60% de todos estos casos son moderados a graves. Las tasas de prevalencia (hombres con respecto a mujeres) son, respectivamente, del 11% y el 14% a los 85 años, del 21% y el 25% a los 90 años, y del 36% y el 41% a los 95 años. Los pacientes con demencia de tipo Alzheimer ocupan más del 50% de las camas en instituciones. Mas de 2 millones de personas con demencia viven en casa. En el año 2050, las predicciones actuales sugieren que habrá 14 millones de norteamericanos con enfermedad de Alzheimer y, por lo tanto, más de 18 millones de individuos con demencia.

El segundo tipo más común de demencia es la vascular, relacionada causalmente con las enfermedades cerebrovasculares. La hipertensión arterial predispone al individuo a la enfermedad. Las demencias vasculares representan del 15% al 30% de todos los casos de demencia, y son más frecuentes en individuos de 60 a 70 años, y más en hombres que en mujeres. Aproximadamente del 10% al 15% de estos pacientes sufren demencia vascular y de tipo Alzheimer.

Otras causas frecuentes de demencia, cada una de las cuales representa del 1% al 5% de los casos, son el traumatismo craneoencefálico, el consumo de alcohol y las relacionadas con trastornos del movimiento, como las enfermedades de Huntington y de Parkinson. La demencia es un síndrome considerablemente habitual, con muchas causas, y el médico debe emprender un cuidadoso estudio clínico en el paciente con demencia para establecer su causa.

ETIOLOGÍA

Las causas más frecuentes de demencia en individuos mayores de 65 años son: *1)* enfermedad de Alzheimer; *2)* demencia vascular, y *3)* demencia mixta de Alzheimer y vascular. Otras enfermedades que representan en torno al 10% son la demencia por cuerpos de Lewy, la enfermedad de Pick, las demencias frontotemporales, la hidrocefalia normotensiva, la demencia alcohólica, la demencia infecciosa (como la producida por el VIH o la sífilis) y la enfermedad de Parkinson. Muchos tipos de demencias evaluadas en ámbitos clínicos pueden atribuirse a causas reversibles, como alteraciones metabólicas (p. ej., hipotiroidismo), deficiencias nutricionales (p. ej., deficiencias de vitamina B_{12} o folato) o síndrome de demencia por depresión. En la tabla 3-26 se revisan las posibles etiologías de demencia.

Demencia de tipo Alzheimer

En 1907, Alois Alzheimer describió por primera vez la enfermedad que posteriormente llevaría su nombre en una mujer de 51 años con demencia progresiva de 4 años y medio de evolución. El diagnóstico final requiere el análisis neuropatológico del cerebro, pero la demencia de tipo Alzheimer con frecuencia se diagnostica en el ámbito clínico tras descartar otras causas de demencia.

Factores genéticos. Aunque la causa de la demencia de tipo Alzheimer sigue siendo desconocida, investigadores han avanzado en el conocimiento de las bases moleculares de los depósitos de amiloide, la característica distintiva de la neuropatología de la enfermedad. Algunos estudios han indicado que hasta casi un 40% de los pacientes tiene antecedentes familiares de demencia de tipo Alzheimer, por lo que se ha supuesto una relación de los factores genéticos en el desarrollo del trastorno, al menos en algunos casos. La tasa de concordancia en gemelos monocigóticos, que es superior a la de los gemelos dicigóticos (43%

Tabla 3-26
Posibles etiologías de la demencia

Demencias degenerativas
  Enfermedad de Alzheimer
  Demencias frontotemporales (p. ej., enfermedad de Pick)
  Enfermedad de Parkinson
  Demencia por cuerpos de Lewy
  Ferrocalcinosis cerebral idiopática (enfermedad de Fahr)
  Parálisis supranuclear progresiva
Varias
  Enfermedad de Huntington
  Enfermedad de Wilson
  Leucodistrofia metacromática
  Neuroacantocitosis
Psiquiátricas
  Seudodemencia depresiva
  Declive cognitivo en la esquizofrenia tardía
Fisiológicas
  Hidrocefalia normotensiva
Metabólicas
  Deficiencias vitamínicas (p. ej., de vitamina B_{12}, folato)
  Endocrinopatías (p. ej., hipotiroidismo)
  Enfermedades metabólicas crónicas (p. ej., uremia)
Tumores
  Primarios o metastásicos (p. ej., meningioma o metástasis de cáncer
    de mama o de pulmón)
Traumáticas
  Demencia pugilística, demencia postraumática
  Hematoma subdural
Infección
  Enfermedades por priones (p. ej., enfermedad de Creutzfeldt-Jakob,
    encefalopatía espongiforme bovina, síndrome de Gerstmann-
    Sträussler)
  SIDA
  Sífilis
Cardíacas, vasculares y anóxicas
  Infarto (único, múltiples o lacunares estratégicos)
  Enfermedad de Binswanger (encefalopatía arteriosclerótica subcortical)
  Insuficiencia hemodinámica (p. ej., hipoperfusión o hipoxia)
Enfermedades desmielinizantes
  Esclerosis múltiple
Sustancias y toxinas
  Alcohol
  Metales pesados
  Irradiación
  Seudodemencia por fármacos (p. ej., anticolinérgicos)
  Monóxido de carbono

frente a 8 %, respectivamente), apoya también la influencia genética. En diversos casos bien documentados, el trastorno se ha transmitido en familias a través de un gen autosómico dominante, aunque esta transmisión es rara. Se ha demostrado la relación de la demencia de tipo Alzheimer con los cromosomas 1, 14 y 21.

PROTEÍNA PRECURSORA DEL AMILOIDE.   El gen de la proteína precursora del amiloide (APP) está en el brazo largo del cromosoma 21. El proceso de escisión diferencial produce cuatro formas de APP. La proteína β/A4, el principal componente de las placas seniles, es un péptido de 42 aminoácidos, producto de la degradación de la APP. En el síndrome de Down (trisomía 21) se encuentran tres copias del gen de la APP, y en una enfermedad en la que se observa una mutación en el codón 717 del gen de la APP se produce un proceso patológico que resulta en el depósito excesivo de proteína β/A4. Aunque se desconoce si el procesamiento de la APP alterada tiene un significado causal primario en la enfermedad de Alzheimer, muchos grupos de investigación están estudiando tanto el procesamiento metabólico normal de la APP como su procesamiento en pacientes con demencia de tipo Alzheimer en un intento por responder a esta pregunta.

GENES *E4* MÚLTIPLES.   En un estudio se ha implicado el gen *E4* en el origen de la enfermedad de Alzheimer. Los pacientes con una copia del gen presentan enfermedad de Alzheimer con una frecuencia tres veces superior a los individuos sin él, y los individuos con dos copias del gen presentan la enfermedad con una frecuencia 8 veces superior a aquellos sin ninguna. Actualmente no se recomienda la práctica de pruebas diagnósticas para este gen, porque se encuentra en individuos sin demencia y no se detecta en todos los casos.

Neuropatología.   La observación neuroanatómica macroscópica clásica del cerebro de un paciente con enfermedad de Alzheimer es la atrofia difusa con aplanamiento de los surcos corticales y dilatación de los ventrículos cerebrales. Las observaciones microscópicas clásicas y patognomónicas son las placas seniles, los ovillos neurofibrilares, la pérdida neuronal (en particular en la corteza y el hipocampo), la pérdida sináptica (posiblemente hasta del 50 % en la corteza) y la degeneración granulovascular de las neuronas. Los ovillos neurofibrilares (fig. 3-1) se componen de elementos citoesqueléticos (principalmente, proteína τ fosforilada), aunque también se observan otras proteínas citoesqueléticas. No son exclusivos de la enfermedad de Alzheimer, ya que también se observan en el síndrome de Down, la demencia pugilística, el complejo Parkinson-demencia de Guam, la enfermedad de Hallervorden-Spatz y en el cerebro de individuos normales a medida que envejecen. Se hallan con frecuencia en la corteza, el hipocampo, la sustancia negra y el *locus coeruleus.*

Las placas seniles, también denominadas *placas amiloides,* indican con mayor solidez la presencia de enfermedad de Alzheimer, aunque también se observan en el síndrome de Down y, en cierto grado, en el envejecimiento normal. Las placas seniles están compuestas por una proteína particular, β/A4, y astrocitos, procesos neuronales distróficos y microglía. El número y la densidad de las placas seniles presentes en los cerebros *post mortem* se han correlacionado con la gravedad de la enfermedad.

Neurotransmisores.   Los neurotransmisores implicados con mayor frecuencia en la alteración fisiopatológica de la enfermedad de Alzheimer son la acetilcolina y la noradrenalina, en la que se postula que son hipoactivas. Varios estudios han aportado datos congruentes con la hipótesis de una degeneración específica de las neuronas colinérgicas en el núcleo basal de Meynert en individuos con enfermedad de Alzheimer. Otros datos que respaldan el déficit colinérgico en la enfermedad demuestran una reducción de las concentraciones cerebrales de acetilcolina y colina acetiltransferasa, la enzima clave para la síntesis de la acetilcolina; una menor concentración de colina acetiltransferasa indica una reducción del número de neuronas colinérgicas presentes. La hipótesis del déficit colinérgico se sustenta también por la observación de que los antagonistas colinérgicos, como la escopolamina y la atropina, alteran las capacidades cognitivas, mientras que los agonistas colinérgicos, como la fisostigmina y la arecolina, las potencian. La disminución de neuronas que contienen noradrenalina en el *locus coeruleus* encontrada en algunos exámenes patológicos de cerebros con la enfermedad de Alzheimer sugiere una reducción de la actividad de noradrenalina en la enfermedad. Otros dos neurotransmisores implicados en la alteración fisiopatológica de la enfermedad son los péptidos neuroactivos somatostatina y corticotropina, ya que se han descrito reducciones de las concentraciones de ambos en individuos con enfermedad de Alzheimer.

Otras causas.   Otra teoría que explica el desarrollo de la enfermedad de Alzheimer es la alteración de la regulación del metabolismo de los fosfolípidos de membrana, que reduciría la elasticidad de las membranas, con lo que serían más rígidas de lo normal. Diversos investigadores están empleando imágenes espectroscópicas de resonancia molecular para evaluar esta hipótesis directamente en pacientes con demencia de tipo Alzheimer. También se ha postulado la toxicidad por aluminio como factor causal porque se han detectado altas concentraciones de aluminio en los cerebros de algunos pacientes con enfermedad de Alzheimer, aunque este ya no se considera un factor etiológico significativo. Otra teoría causal es la estimulación excesiva por el transmisor glutamato, que puede lesionar las neuronas.

Taupatía multisistémica familiar con demencia presenil.   Un tipo de demencia descubierto recientemente, la taupatía multisistémica

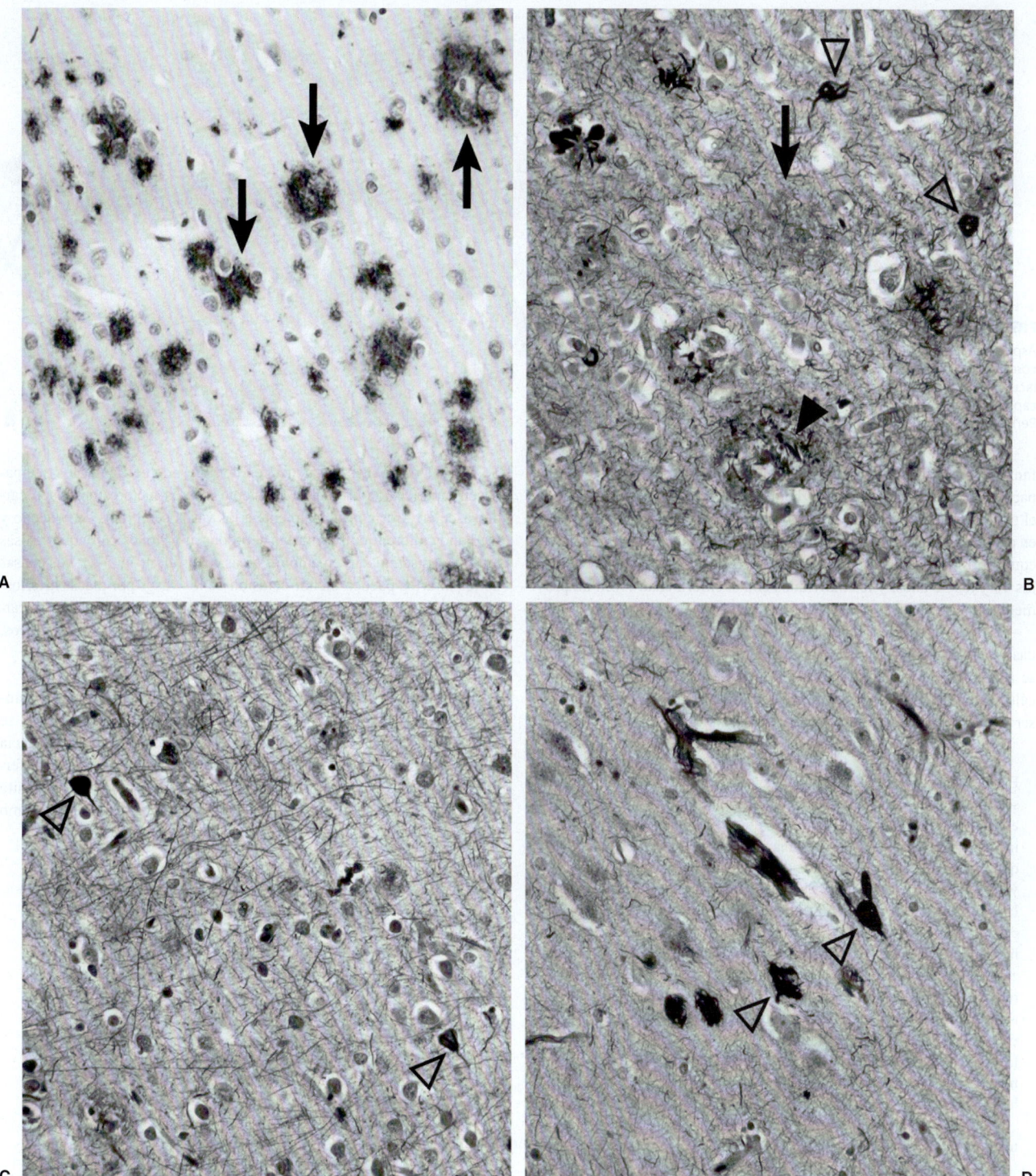

FIGURA 3-1

Microfotografías de las características neuropatológicas de la enfermedad de Alzheimer. **A)** Los depósitos de β-amiloide fibrilar insoluble en placas empiezan a formarse en la neocorteza, donde aparecen de color marrón rojizo cuando se marcan con un anticuerpo dirigido contra el β-amiloide *(flechas).* **B)** Tinción de Bielschowsky de la neocorteza de una persona que murió con un estadio avanzado de la enfermedad de Alzheimer (estadio VI de Braak). Las placas de β-amiloide aparecen de color marrón oscuro en esta preparación *(flechas)* y pueden observarse asociadas a procesos neuronales distróficos *(puntas de flecha),* en los que los agregados de proteína τ asociada a microtúbulos (MAPT) aparecen como depósitos de color negro. Este trastorno neurofibrilar aparece también extensamente en el neurópilo, donde pueden observarse algunos ovillos neurofibrilares *(puntas de flecha vacías).* **C)** Tinción de Bielschowsky de la neocorteza de una persona que murió con un estadio menos avanzado de la enfermedad (estadio IV de Braak). Si bien son evidentes algunos ovillos neurofibrilares *(puntas de flecha vacías),* el grado de afectación neurofibrilar del neurópilo es sustancialmente menor. **D)** Ovillos neurofibrilares aislados *(puntas de flecha vacías)* en la corteza entorrinal que pueden detectarse en el proceso de envejecimiento normal (tinción de Bielschowsky). Obsérvese la ausencia de placas de β-amiloide y la poca afectación del neurópilo. (Todas las imágenes se han obtenido a 200× y han sido cedidas por cortesía del Dr. Ronald L. Hamilton; Department of Pathology, Division of Neuropathology, University of Pittsburgh School of Medicine.)

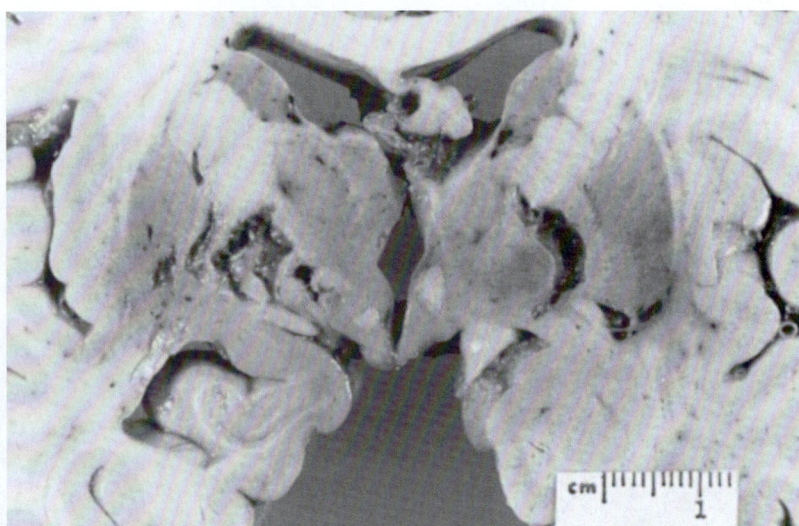

FIGURA 3-2
Aspecto macroscópico de la corteza cerebral en la sección coronal de un caso de demencia vascular. Los infartos lacunares bilaterales múltiples afectan al tálamo, la cápsula interna y el globo pálido. (Por cortesía de Daniel P. Perl, MD.)

familiar, comparte algunas de las alteraciones cerebrales observadas en pacientes con enfermedad de Alzheimer. Se cree que el gen que causa el trastorno se encuentra en el cromosoma 17. Los síntomas consisten en problemas de la memoria a corto plazo, y dificultad para mantener el equilibrio y la deambulación. La enfermedad se inicia en la década de los 40 y los 50 años, y los individuos con la enfermedad viven un promedio de 11 años tras el inicio de los síntomas.

Como en los pacientes con enfermedad de Alzheimer, en las neuronas y células gliales de individuos con taupatía multisistémica familiar se acumula proteína τ. Con el tiempo, esta acumulación destruye las células cerebrales. El trastorno no se asocia con las placas seniles observadas en la enfermedad de Alzheimer.

El Sr. J., un empresario de 70 años de edad retirado, fue remitido al servicio de psiquiatría por su médico de familia. Su esposa explicó que el Sr. J., se había vuelto tan olvidadizo que le daba miedo dejarlo solo, incluso en casa. El paciente se había retirado a los 62 años, debido a que en los 5 años anteriores su rendimiento laboral había ido disminuyendo. Además, poco a poco había ido abandonando las aficiones con las que antes había disfrutado (fotografía, lectura, golf) y estaba más callado. Sin embargo, su pérdida de memoria cada vez más marcada había pasado inadvertida en casa, hasta que un día que paseaba por una zona que conocía bien, había sido incapaz de encontrar el camino de regreso. A partir de este episodio, sus fallos de memoria empezaron a aumentar: olvidaba citas, extraviaba objetos, y se perdía en el vecindario en el que había vivido los últimos 40 años. No lograba reconocer a las personas de su entorno, incluso a los que conocía desde hacía muchos años. Su mujer tuvo que empezar a bañarlo y vestirlo, porque había olvidado cómo hacerlo.

Durante la exploración, el Sr. J. mostraba desorientación, tanto temporal como espacial. Solo era capaz de recordar su nombre y su lugar de nacimiento. Parecía perdido durante la anamnesis y solo respondía a las preguntas con un encogimiento de hombros ocasional. Cuando se le preguntaba el nombre de distintos objetos o se le pedía que recordara palabras o números, el Sr. J. se mostraba tenso y angustiado; presentaba dificultades para seguir las instrucciones y era incapaz de vestirse y desvestirse solo. Su estado de salud general era bueno. En las pruebas que se practicaron se observaron anomalías en el EEG y la TC.

Demencia vascular

Se cree que la causa principal de demencia vascular, antes denominada *demencia multiinfarto*, es la presencia de múltiples áreas de enfermedad cerebrovascular, cuyo resultado es un patrón sintomático de demencia.

Se observa con mayor frecuencia en hombres, en particular los que padecen hipertensión arterial preexistente u otros factores de riesgo cardiovascular. Afecta principalmente a los vasos cerebrales de pequeño y mediano calibre, que se infartan y producen lesiones parenquimatosas múltiples diseminadas en amplias áreas cerebrales (fig. 3-2). Las causas de los infartos pueden incluir oclusión de los vasos por placas arterioscleróticas o tromboembolias de orígenes distantes (p. ej., válvulas cardíacas). La exploración del paciente puede demostrar soplos carotídeos, anomalías fundoscópicas o dilatación de las cámaras cardíacas.

Enfermedad de Binswanger.   La enfermedad de Binswanger, también conocida como *encefalopatía arterioesclerótica subcortical,* se caracteriza por la presencia de muchos infartos pequeños en la sustancia blanca que respetan las regiones corticales (fig. 3-3). Aunque la enfermedad de Binswanger se consideraba un trastorno raro, el advenimiento de potentes y sofisticadas técnicas de diagnóstico por la imagen, como la RM, ha demostrado que es más frecuente de lo que se estimaba.

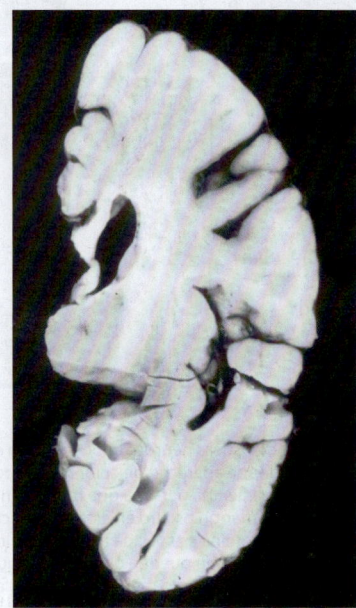

FIGURA 3-3
Enfermedad de Binswanger. Sección transversal que demuestra un infarto subcortical extenso de la sustancia blanca, con conservación de la sustancia gris suprayacente. (Por cortesía de Dushyant Purohit, MD, Neuropathology Division, Mount Sinai School of Medicine, New York, NY.)

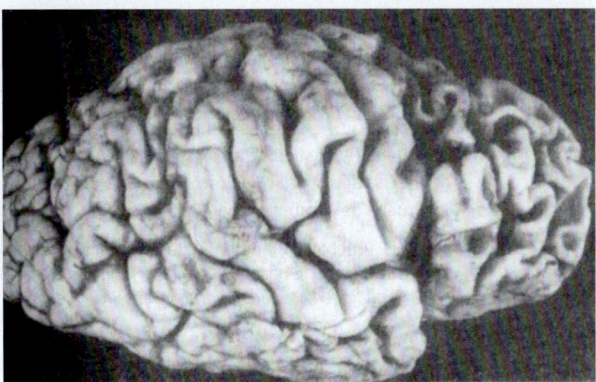

FIGURA 3-4

Anatomía patológica macroscópica de la enfermedad de Pick. Se muestra la intensa atrofia frontal y temporal observada en las demencias frontotemporales, como la enfermedad de Pick. (Por cortesía de Dushyant Purohit, MD, Neuropathology Division, Mount Sinai School of Medicine, New York, NY.)

Demencia frontotemporal (enfermedad de Pick)

A diferencia de la distribución parietotemporal de las alteraciones anatomopatológicas de la enfermedad de Alzheimer, la enfermedad de Pick se caracteriza por la preponderancia de atrofia en las regiones frontotemporales, que también presentan pérdida neuronal, gliosis y cuerpos neuronales de Pick (masas de elementos citoesqueléticos). Los cuerpos de Pick se observan en algunas muestras *post mortem,* aunque no son necesarios para el diagnóstico. Se desconoce la causa de la enfermedad, aunque constituye aproximadamente el 5 % de todas las demencias irreversibles. Es más frecuente en hombres, en especial los que tienen un familiar de primer grado con esta enfermedad, y es difícil de distinguir de la demencia de tipo Alzheimer, aunque en sus estadios iniciales muestra mayor frecuencia de cambios de la personalidad y la conducta, con una conservación relativa de otras funciones cognitivas, y por lo general empieza antes de los 75 años. Los casos familiares pueden iniciar antes, y en algunos estudios se ha demostrado que cerca de la mitad son familiares (fig. 3-4). Las características del síndrome de Klüver-Bucy (p. ej., hipersexualidad, placidez e hiperoralidad) son mucho más comunes en la enfermedad de Pick que en la de Alzheimer.

Tabla 3-27
Criterios clínicos de demencia por cuerpos de Lewy

El paciente presenta un deterioro cognitivo suficiente que interfiere con la función social u ocupacional. Cabe destacar que en las etapas iniciales de la enfermedad, los síntomas de la memoria pueden ser menos acusados que los trastornos de la atención, de las habilidades frontosubcorticales y de la capacidad visoespacial. La demencia por cuerpos de Lewy probable requiere dos o más síntomas principales, y la demencia por cuerpos de Lewy posible solo requiere la presencia de un síntoma principal

Manifestaciones principales
Niveles fluctuantes de atención y alerta
Alucinaciones visuales recurrentes
Características parkinsonianas (movimientos en rueda dentada, bradicinesia y temblor en reposo)

Manifestaciones secundarias
Caídas repetidas
Síncope
Sensibilidad a los neurolépticos
Delirios sistematizados
Alucinaciones de otras modalidades (p. ej., auditivas, táctiles)

Adaptada de McKeith LG, Galasko D, Kosaka K. Consensus guidelines for the clinical and pathologic diagnosis of dementia with Lewy bodies (DLB): Report of the consortium on DLB international workshop. 1996;47:1113-1124, con autorización.

Enfermedad con cuerpos de Lewy

La enfermedad con cuerpos de Lewy es una demencia clínicamente similar a la enfermedad de Alzheimer. Sin embargo, se suele presentar con alucinaciones, características parkinsonianas y signos extrapiramidales (tabla 3-27). Se observan inclusiones de cuerpos de Lewy en la corteza cerebral (fig. 3-5). Se desconoce su incidencia exacta. Estos pacientes pueden presentar síndrome de Capgras (paramnesia reduplicativa) como parte del cuadro clínico.

Enfermedad de Huntington

La enfermedad de Huntington se asocia clásicamente con la aparición de demencia de tipo subcortical, caracterizada por un mayor número de alteraciones motoras y menos alteraciones del lenguaje que en la demencia de tipo cortical (tabla 3-28). La demencia de la enfermedad de Hunting-

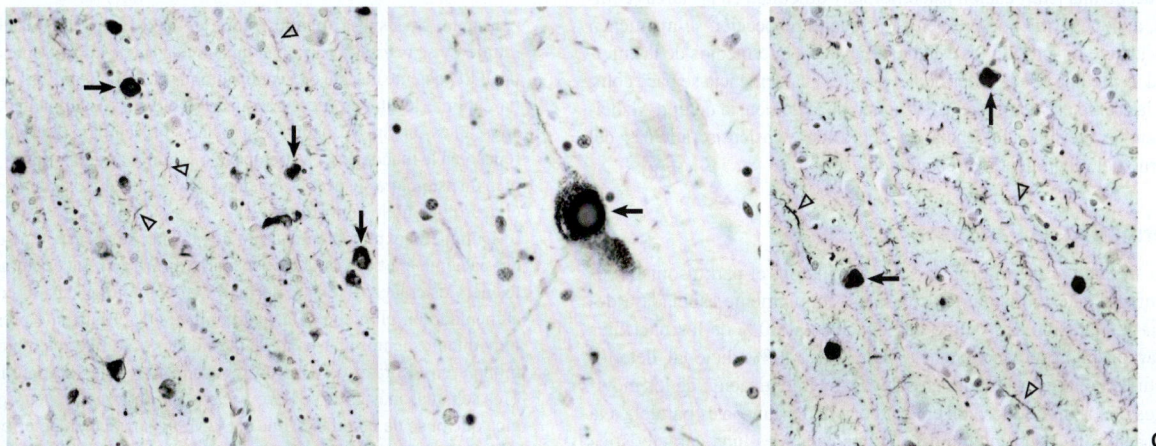

FIGURA 3-5

Microfotografías de preparaciones histológicas de pacientes con enfermedad con cuerpos de Lewy. **A)** Acumulación anómala de agregados de α-sinucleína puesta de manifiesto mediante técnicas inmunocitoquímicas en la amígdala de un paciente con demencia. Los cuerpos de Lewy aparecen como inclusiones intracelulares densas *(flechas),* pero la tinción de los procesos neuronales puede observarse en todo el neurópilo *(puntas de flecha).* En los individuos con enfermedad con cuerpos de Lewy y enfermedad de Alzheimer concurrente, la amígdala es a menudo la única región afectada (200×). **B)** Aspecto típico de un cuerpo de Lewy *(flecha)* en una neurona de gran tamaño pigmentada de la sustancia negra (200×). **C)** Enfermedad con cuerpos de Lewy en la neocorteza. Pueden observarse tanto los cuerpos de Lewy *(flechas)* como el marcado sustancial de los procesos neuronales en el neurópilo *(puntas de flecha)* (400×). (Todas las imágenes son cortesía del Dr. Ronald L. Hamilton; Department of Pathology, Division of Neuropathology, University of Pittsburgh School of Medicine.)

Tabla 3-28
Características distintivas de las demencias subcorticales y corticales

Característica	Demencia subcortical	Demencia cortical	Pruebas recomendadas
Lenguaje	No afasia (anomia si es grave)	Afasia temprana	Prueba FAS de fluidez verbal Prueba de nominación Boston (Boston Naming Test) Prueba de vocabulario de WAIS-R
Memoria	Deterioro de la rememoración (recuperación) > reconocimiento (codificación)	Deterioro de la rememoración y el reconocimiento	WMS; Prueba de Brandt et al. de aprendizaje de asociación de pares de símbolos y dígitos (Symbol Digit Paired Associate Learning Test; Brandt et al.)
Atención y rememoración inmediata	Alteradas	Alteradas	Intervalo numérico WAIS-R
Habilidades visoespaciales	Alteradas	Alteradas	Disposición de imágenes, ensamblado de objetos y diseño de bloques; subpruebas WAIS
Cálculo	Preservado hasta fases tardías	Alterado en fases iniciales	Miniexamen cognoscitivo
Capacidades del sistema frontal (función ejecutiva)	Desproporcionadamente alteradas	Grado de alteración consistente con otras alteraciones	WCST, Prueba del «tercero en discordia» (Odd Man Out Test), Test de dibujos absurdos (Picture Absurdities Test)
Velocidad del procesamiento cognitivo	Retardado en las fases iniciales	Normal hasta fases tardías	Tests del trazo A y B (Trail Making A and B): PASAT
Personalidad	Apática, inerte	Despreocupada	MMPI
Estado de ánimo	Deprimido	Eutímico	BDI y HAM-D
Discurso	Disártrico	Articulado hasta fases tardías	Fluidez verbal (Rosen, 1980)
Postura	Encorvada o en extensión	Erguida	
Coordinación	Alterada	Normal hasta fases tardías	
Velocidad y control motores	Lentos	Normales	Percusión digital: tablero perforado
Movimientos adventicios	Corea, tics de temblor, distonía	Ausentes (demencia de Alzheimer, alguna mioclonía)	
Abstracción	Alterada	Alterada	Prueba de categorías (batería de Halstead)

BDI, Inventario de Beck para la depresión (Beck Depression Inventory); HAM-D, Escala de Hamilton para la depresión (Hamilton Rating Scale for Depression); MMPI, Inventario multifásico de la personalidad de Minnesota (Minnesota Multiphasic Personality Inventory); PASAT, Prueba de adición seriada auditiva de ritmos (Paced Auditory Serial Addition Test); WAIS-R, Escala de inteligencia de Wechsler para adultos revisada (Wechsler Adult Intelligence Scale-revised); WCST, Test de clasificación de tarjetas de Wisconsin (Wisconsin Card Sorting Test); WMS, Escala de memoria de Wechsler (Wechsler Memory Scale).
De Pajeau AK, Román GC. HIV encephalopathy and dementia. En: J Biller, RG Kathol, eds. The psychiatric clinics of North America: the interface of psychiatry and neurology. Vol. 15. Philadelphia, PA: WB Saunders; 1992:457.

ton muestra una lentificación psicomotora y dificultad en las tareas complejas, aunque la memoria, el lenguaje y la introspección se mantienen relativamente intactos en los estadios iniciales e intermedios de la enfermedad. A medida que la enfermedad progresa, la demencia se hace completa; las características que la distinguen de la demencia de tipo Alzheimer son la elevada incidencia de depresión y psicosis, además del trastorno del movimiento coreoatetoide.

Enfermedad de Parkinson

Como sucede con la enfermedad de Huntington, el parkinsonismo es una enfermedad de los ganglios basales, comúnmente asociada a demencia y depresión. Se estima que del 20% al 30% de los pacientes con Parkinson presentan demencia y un 30% a 40% adicional, deterioro medible de las capacidades cognitivas. La ralentización de los movimientos de los individuos con enfermedad de Parkinson es paralela a la lentificación del pensamiento de algunos pacientes, una característica que los médicos definen como *bradifrenia*.

El Sr. M., de 77 años de edad, acudió para una exploración neurológica porque había notado que le fallaba la memoria y tenía dificultades para concentrarse, lo que interfería en su trabajo. Indicaba que su pensamiento era lento y que a menudo perdía el hilo de lo que estaba pensando. Su esposa manifestó que el Sr. M. se había vuelto más retraído y se resistía a participar en actividades de las que antes disfrutaba. El paciente negaba presentar síntomas de depresión, aunque admitía sentirse levemente descorazonado debido a sus dificultades. Dos años antes, el Sr. M. había desarrollado un temblor intermitente en reposo en la mano derecha, y empezó a caminar arrastrando los pies. Si bien un psiquiatra sospechó el diagnóstico de enfermedad de Parkinson, el neurólogo no lo confirmó.

Durante la exploración neurológica inicial, se observó que el habla del paciente era titubeante y poco clara (disártrica). La exploración de los nervios craneales resultó normal. El tono motor estaba ligeramente aumentado en el cuello y las extremidades, y el paciente presentaba movimientos lentos alternantes en las manos y un ligero temblor intermitente en el brazo derecho en reposo. Sus reflejos eran simétricos. Tres semanas más tarde se llevó a cabo una exploración neuropsicológica que puso de manifiesto que el Sr. M. presentaba un deterioro de la memoria, de la evocación de nombres y de capacidades constructivas.

Demencia relacionada con el VIH

La encefalopatía en la infección por el VIH se asocia con demencia y se denomina *complejo demencia-SIDA* o *demencia-VIH*. Los pacientes infectados por el VIH experimentan demencia con una tasa anual apro-

Tabla 3-29
Criterios para el diagnóstico clínico del complejo demencia-VIH de tipo 1

Pruebas de laboratorio de infección sistémica por el VIH de tipo 1 con confirmación por inmunotransferencia *(Western blot),* reacción en cadena de la polimerasa o cultivo

Alteración adquirida al menos en *dos* capacidades cognitivas durante al menos 1 mes: atención y concentración, velocidad de procesamiento de la información, abstracción y razonamiento, habilidades visoespaciales, memoria y aprendizaje, y discurso y lenguaje. Se verificará el deterioro con una anamnesis fiable y una exploración del estado mental. Se obtendrá la anamnesis de una tercera persona y la exploración se complementará con pruebas neuropsicológicas

La disfunción cognitiva deteriora la función social u ocupacional. El deterioro no se atribuye únicamente a una enfermedad sistémica grave

Al menos *uno* de los siguientes:

Alteración adquirida de la función motora verificada mediante exploración física (p. ej., lentificación de los movimientos rápidos, alteraciones de la marcha, descoordinación, hiperreflexia, hipertonía o debilidad), pruebas neuropsicológicas (p. ej., velocidad motora fina, destreza manual o habilidades motoras perceptivas), o ambas

Declive de la motivación o del control emocional, o cambio de la conducta social. Puede caracterizarse por un cambio de la personalidad con apatía, inercia, irritabilidad, labilidad emocional o deterioro del juicio, o desinhibición de aparición reciente

Esto no se produce exclusivamente en el contexto de un delírium

Evidencia de que no hay otras causas de los signos y síntomas mencionados (p. ej., infección oportunista o neoplasia maligna del sistema nervioso central, enfermedades psiquiátricas como depresión mayor o abuso de sustancias, o presencia de infección)

Adaptada de Working Group of the American Academy of Neurology AIDS Task Force. Nomenclature and research case definitions for neurologic manifestations of human immunodeficiency virus-type 1 (HIV-1) infection. *Neurology* 1991;41:778-785, con autorización.

ximada del 14 %. Un 75 % de pacientes con SIDA presentan afectación del SNC en el momento de la autopsia. El desarrollo de demencia en individuos infectados por el VIH con frecuencia discurre paralelo a la de alteraciones parenquimatosas en la RM. Otras demencias infecciosas están provocadas por *Cryptococcus* o *Treponema pallidum.*

El diagnóstico del complejo demencia-SIDA se establece mediante la confirmación de la infección por el VIH y la exclusión de otras enfermedades que expliquen el deterioro cognitivo. La American Academy of Neurology AIDS Task Force ha elaborado los criterios de investigación para el diagnóstico clínico de los trastornos del SNC en adultos y adolescentes (tabla 3-29). Los criterios de la AIDS Task Force para el complejo demencia-SIDA requieren evidencia de laboratorio de VIH sistémico, al menos dos déficits cognitivos, y la presencia de alteraciones motoras o cambios de la personalidad. Los cambios de personalidad se manifiestan con apatía, labilidad emocional o desinhibición conductual. También requieren la ausencia de reducción del nivel de conciencia o de evidencia de otra causa del deterioro cognitivo. Los cambios cognitivos, motores y conductuales se evalúan mediante las exploraciones física, neurológica y psiquiátrica, además de las pruebas neuropsicológicas.

Demencia relacionada con traumatismo craneoencefálico

La demencia puede ser una secuela de un traumatismo craneoencefálico. La demencia pugilística se produce en boxeadores tras traumatismos craneoencefálicos repetidos durante años, y se caracteriza por labilidad emocional, disartria e impulsividad. En jugadores profesionales de fútbol americano también se ha observado el desarrollo de demencia tras conmociones cerebrales repetidas a lo largo de muchos años.

La Sra. S., de 75 años de edad, fue llevada al servicio de urgencias tras ser encontrada vagando por el vecindario en un estado de confusión y

desorientación. Su estado de salud era bueno hasta hacía unos meses, cuando su marido fue hospitalizado durante 10 días para una operación de cirugía menor. Aproximadamente un mes después del regreso de su marido a casa, él y dos de sus hijos adultos, que ya no residen con sus padres, comunicaron haber observado un cambio en el estado mental de la Sra. S.: se mostraba hiperactiva, parecía tener excesiva energía, estaba agitada e irritable, y presentaba dificultades para dormir por la noche.

En la exploración se observó que la Sra. S. estaba desorientada en cuanto a tiempo y espacio, y se mostraba agitada y confundida. Su marido comunicó en la anamnesis que durante muchos años la paciente había experimentado vértigos y sensación de mareo al levantarse y, ocasionalmente, había sufrido caídas, ninguna de las cuales le había ocasionado lesiones importantes. No mucho tiempo antes del inicio de sus síntomas de confusión, la Sra. S. al parecer sufrió una caída una noche, y su marido la encontró a la mañana siguiente recostada junto a la cama en estado confusional. Dados sus antecedentes de caídas, ni su marido ni la Sra. S. dieron importancia al incidente. En la TC se apreció un hematoma subdural, que pudo ser evacuado. Tras la intervención, los síntomas de confusión y desorientación de la Sra. S. desaparecieron, y la paciente recuperó su estado funcional normal.

▲ 3.3 Trastornos neurocognitivos mayor y leve debidos a otra afección médica (trastornos amnésicos)

Todos los trastornos amnésicos causan déficits de la memoria como signo y síntoma más importante, aunque pueden coexistir otros signos y síntomas cognitivos. Los autores de *Sinopsis de psiquiatría* opinamos que la categoría descriptiva de la enfermedad amnésica es clínicamente útil, pero está codificado en el DSM-5 como trastorno neurocognitivo debido a otra afección médica con la indicación de la afección médica específica que la causa.

Los trastornos amnésicos constituyen una amplia categoría que incluye una variedad de enfermedades que tienen la amnesia como queja primaria. El síndrome se define principalmente por el deterioro de la capacidad de crear nuevos recuerdos. Existen 3 etiologías diferentes: trastorno amnésico debido a enfermedad médica (p. ej., traumatismo craneoencefálico), trastorno amnésico persistente inducido por sustancias (p. ej., debido a intoxicación por monóxido de carbono o consumo crónico de alcohol) y trastorno amnésico no especificado para casos en que la etiología no está clara.

DIAGNÓSTICO

El trastorno amnésico se identifica con la aparición de deterioro de la memoria, manifestado por deterioro de la capacidad de aprender nueva información o incapacidad para recordar información previamente aprendida, como resultado del cual se observa un deterioro significativo de la función social u ocupacional, y está causado por una enfermedad médica general (incluido el traumatismo físico). El trastorno amnésico puede ser transitorio, con una duración de horas o días, o crónico, y prolongarse durante semanas o meses. Se establece el diagnóstico de trastorno amnésico persistente inducido por sustancias cuando la evidencia sugiere que los síntomas están relacionados causalmente con el consumo de una sustancia. El DSM-5 remite a los médicos a diagnósticos específicos en el seno de los trastornos relacionados con sustancias: trastorno inducido por el alcohol, inducido por sedantes, hipnóticos o ansiolíticos, e inducido por otras sustancias o sustancias desconocidas.

CARACTERÍSTICAS CLÍNICAS Y SUBTIPOS

El síntoma central de los trastornos amnésicos es el desarrollo de una alteración de la memoria caracterizada por el deterioro de la capacidad de adquirir nueva información (amnesia anterógrada) y la incapacidad para rememorar conocimientos previamente recordados (amnesia retrógrada). El síntoma debe provocar problemas significativos en las funciones social u ocupacional. El momento en que un paciente se vuelve amnésico puede comenzar directamente en el momento de un traumatismo o incluir un período anterior al trauma. También puede perderse la memoria para el período durante el que se produce la lesión física (p. ej., durante un accidente cerebrovascular).

Por lo general se afectan la memoria a corto plazo y la reciente. Los pacientes no pueden recordar lo que desayunaron o almorzaron, el nombre del hospital o de sus médicos. En algunos casos, la amnesia es tan profunda que el paciente no puede orientarse en lugar y tiempo, aunque la orientación de persona raramente se pierde. La información bien aprendida o los eventos remotos generalmente permanecen intactos, pero puede haber amnesia incluso para el pasado menos remoto (durante la última década). La memoria inmediata (que se analiza, p. ej., solicitando al paciente que repita seis números) se mantiene intacta. Al mejorar, los pacientes pueden experimentar una reducción gradual del tiempo para el que se ha perdido la memoria, aunque algunos muestran una mejoría gradual para todo el período.

El inicio de los síntomas puede ser súbito, como en caso de traumatismos, accidentes cerebrovasculares e intoxicaciones por sustancias neurotóxicas, o gradual, como en la deficiencia nutricional y los tumores cerebrales. La amnesia puede ser de corta duración.

Diversos síntomas pueden asociarse con los trastornos amnésicos. Para los pacientes con otros deterioros cognitivos, un diagnóstico de demencia o delírium es más adecuado que uno de trastorno amnésico. En los trastornos amnésicos pueden acompañar a los síntomas de deterioro de la memoria cambios en la personalidad, tanto sutiles como marcados. Los pacientes pueden estar apáticos, faltos de iniciativa, presentar episodios de agitación sin desencadenante o estar en apariencia excesivamente amigables o agradables. Los pacientes con trastornos amnésicos también pueden parecer desconcertados y confundidos, e intentar disimular su confusión con respuestas fabuladoras a las preguntas. Es característico que estos pacientes no tengan una buena introspección de su estado neuropsiquiátrico.

Una superviviente del Holocausto, de 73 años, ingresó en una unidad psiquiátrica procedente de un asilo local. Había nacido en Alemania, en una familia de clase media. Su educación se interrumpió por el internamiento en un campo de concentración. Tras la liberación del campo de concentración, emigró a Israel y después a Estados Unidos, donde se casó y formó una familia. Premórbidamente, la describían como una mujer tranquila, inteligente y afectuosa que hablaba varios idiomas. A los 55 años, la paciente sufrió una exposición significativa a monóxido de carbono por una fuga en las conducciones mientras dormían ella y su marido. Su marido murió por la intoxicación, pero la paciente sobrevivió tras un período en coma. Una vez estabilizada, presentó problemas cognitivos y conductuales significativos. Tenía dificultades para el aprendizaje de nueva información y la planificación adecuada; mantenía la capacidad para efectuar las actividades de la vida cotidiana, pero no se le podía confiar que pagara las facturas, comprara comida, cocinara o limpiara, a pesar de conservar aparentemente la capacidad intelectual para desempeñar dichas tareas. Ingresó en un asilo tras unos difíciles años en su casa y en casa de familiares. En el asilo fue capaz de aprender a desplazarse por las dependencias. Demostraba poco interés por actividades de grupo programadas, pasatiempos, lectura o televisión. Presentaba frecuentes problemas de conducta. Repetidamente presionaba al personal para obtener dulces y otras golosinas, y les insultaba a gritos con epítetos raciales y comentarios despreciativos sobre su peso y atuendo. En una ocasión rayó con una llave los coches de varios miembros de la plantilla. Las pruebas neuropsicológicas demostraron deficiencias intensas en la rememoración diferida, un rendimiento intacto del lenguaje y conocimientos generales, y déficits moderados en los dominios de la función ejecutiva, como la formación de conceptos y la flexibilidad cognitiva. Se observó que respondía inmediatamente a un sistema firme de límites y recompensas, aunque los déficits de la memoria evitaron la incorporación de estas contenciones a largo plazo. El tratamiento consistió en desarrollar un plan conductual que podía implementarse en el asilo, y tratamientos farmacológicos empíricos dirigidos a mejorar su irritabilidad.

Aunque se podría sugerir que no se trata de un trastorno amnésico puro, con mucho el síntoma más incapacitante para esta paciente fue la pérdida de memoria.

Enfermedades cerebrovasculares

Las enfermedades cerebrovasculares que afectan al hipocampo implican a las arterias cerebrales posteriores y basilares y sus ramas. Los infartos raramente se limitan al hipocampo; con frecuencia afectan a los lóbulos occipitales o parietales, por lo que los síntomas que suelen acompañar a las enfermedades en esta región son signos neurológicos focales de naturaleza visual o sensitiva. Las enfermedades cerebrovasculares que afectan al tálamo medial bilateral (en particular, las porciones anteriores) a menudo se asocian con síntomas de trastornos amnésicos. En algunas descripciones de casos clínicos se han publicado trastornos amnésicos por la rotura de un aneurisma de la arteria comunicante anterior, que ha resultado en un infarto de la región prosencefálica basal.

Esclerosis múltiple

Los procesos fisiopatológicos de la esclerosis múltiple implican la formación aparentemente aleatoria de placas en el parénquima cerebral. Cuando las placas se producen en el lóbulo temporal y la región diencefálica, pueden aparecer síntomas de deterioro de la memoria. De hecho, las manifestaciones cognitivas más comunes son las del deterioro de la memoria, que se producen en el 40 % al 60 % de los pacientes. De forma característica, la amplitud de la memoria es normal, pero se observa un deterioro de la memoria inmediata y diferida, que puede afectar tanto al material verbal y no verbal.

Síndrome de Korsakoff

El síndrome de Korsakoff es un síndrome amnésico causado por la deficiencia de tiamina, asociado en la mayoría de los casos a los malos hábitos nutricionales de individuos con abuso crónico de alcohol. Otras causas de mala nutrición (p. ej., la inanición), el carcinoma gástrico, la hemodiálisis, la hiperemesis gravídica, la hiperalimentación intravenosa prolongada y la plicatura gástrica también pueden provocar deficiencia de tiamina. El síndrome de Korsakoff suele asociarse con la encefalopatía de Wernicke, que se asocia con confusión, ataxia y oftalmoplejía. En los pacientes con síntomas relacionados con la deficiencia de tiamina, los signos neuropatológicos consisten en hiperplasia de los vasos de pequeño calibre con hemorragias ocasionales, hipertrofia astrocitaria y cambios sutiles de los axones neuronales. Aunque el delírium desaparece aproximadamente en un mes, el síndrome amnésico acompaña o sigue a la encefalopatía de Wernicke en el 85 % de los casos.

Asimismo, los pacientes con síndrome de Korsakoff generalmente muestran un cambio de la personalidad, como falta de iniciativa, reducción de la espontaneidad y desinterés o despreocupación. Estos cambios se asemejan a los atribuidos a pacientes con lesiones o degeneración del lóbulo frontal. Los pacientes con frecuencia presentan déficits de la *función ejecutiva* en tareas neuropsicológicas que implican atención, planificación, desplazamiento de objetivos y razonamiento inferencial compatibles con lesiones del patrón frontal. Por esta razón el síndrome de Korsakoff no es un trastorno puro de la memoria, aunque ciertamente es un paradigma útil de las presentaciones clínicas más habituales del síndrome amnésico.

El inicio del síndrome de Korsakoff puede ser gradual. La memoria reciente tiende a estar menos afectada que la remota, aunque esta característica es variable. La confabulación, la apatía y la pasividad son síntomas acusados en el síndrome. Con el tratamiento, los pacientes pueden seguir amnésicos hasta 3 meses, y mejorar gradualmente durante el año siguiente. La administración de tiamina pude prevenir la aparición de síntomas amnésicos adicionales, pero el tratamiento raramente revierte los síntomas amnésicos graves una vez se han manifestado. Aproximadamente, entre una tercera y una cuarta parte de los pacientes se recuperan por completo, y una cuarta parte no presentan mejoría sintomática.

Lagunas alcohólicas *(alcoholic blackouts)*

Algunos individuos con abuso grave de alcohol pueden presentar el síndrome a menudo denominado «laguna alcohólica» *(alcoholic blackout)*. De forma característica, estos individuos se despiertan por la mañana con la conciencia de ser incapaces de recordar el período de la noche anterior durante el que sufrieron la intoxicación. En ocasiones se asocian con las lagunas ciertas conductas específicas (esconder dinero en un lugar secreto y provocar peleas).

Terapia electroconvulsiva

La terapia electroconvulsiva (TEC) suele asociarse a amnesia retrógrada durante un período de varios minutos antes del tratamiento y a amnesia anterógrada después de este. La amnesia anterógrada se suele resolver en 5 h. Pueden persistir déficits leves de memoria durante 1 a 2 meses tras un ciclo de TEC, pero los síntomas se resuelven completamente de 6 a 9 meses tras el tratamiento.

Traumatismo craneoencefálico

Los traumatismos craneoencefálicos (tanto cerrados como penetrantes) pueden provocar una amplia diversidad de síntomas neuropsiquiátricos, como demencia, depresión, cambios de personalidad y trastornos amnésicos. Estos últimos con frecuencia se asocian con un período de amnesia retrógrada hasta el incidente traumático y amnesia para el incidente traumático mismo. La gravedad de la lesión cerebral guarda cierta correlación con la duración y la gravedad del síndrome amnésico. Sin embargo, la mejor correlación de la mejoría es el grado de mejoría clínica de la amnesia durante la primera semana desde que el paciente recupera la conciencia.

Amnesia global transitoria

La amnesia global transitoria se caracteriza por la pérdida súbita de la capacidad para recordar acontecimientos recientes o información nueva. El síndrome suele caracterizarse por confusión leve y falta de introspección sobre el problema, un sensorio claro y, ocasionalmente, incapacidad para realizar algunas tareas complejas bien aprendidas. Los episodios duran de 6 a 24 h. Los estudios indican que la amnesia global transitoria se produce en 5 a 10 casos/100 000 individuos/año; aunque para los pacientes mayores de 50 años, las cifras pueden alcanzar hasta los 30 casos/100 000 individuos/año. Se desconoce la fisiopatología, aunque es probable que implique la isquemia del lóbulo temporal y las regiones diencefálicas. En varios estudios con SPECT se ha demostrado una reducción del flujo sanguíneo en las regiones temporales y parietotemporales, en particular en el hemisferio izquierdo. Los pacientes con amnesia global transitoria experimentan casi universalmente una mejoría completa, aunque en un estudio se observó que cerca del 20 % pueden presentar recidiva del episodio, mientras que en otro estudio se comunicó que aproximadamente el 7 % pueden presentar epilepsia. Se

diferencian de los pacientes con AIT en que un número inferior presenta diabetes mellitus, hipercolesterolemia e hipertrigliceridemia, pero un número mayor presenta hipertensión arterial y episodios migrañosos.

EXPLORACIÓN FÍSICA Y PRUEBAS DE LABORATORIO

Las pruebas neuropsicológicas cuantitativas pueden ayudar al diagnóstico de trastorno amnésico. También se dispone de pruebas estandarizadas para valorar la rememoración de acontecimientos históricos o figuras públicas bien conocidas, con que caracterizar la incapacidad de un individuo para recordar la información previamente aprendida. El rendimiento en estas pruebas varía entre individuos con trastorno amnésico. Los déficits sutiles en otras funciones cognitivas pueden ocurrir en personas con trastorno amnésico. Sin embargo, los déficits de memoria constituyen el rasgo dominante de la exploración del estado mental y explica ampliamente cualquier déficit funcional. No se detectan rasgos específicos o diagnósticos con las pruebas por la imagen como la RM o la TC, pero la lesión de las estructuras del lóbulo temporal medial es frecuente, y puede reflejarse como una dilatación del tercer ventrículo o de las astas temporales o en la atrofia estructural detectada por RM.

DIAGNÓSTICO DIFERENCIAL

En la tabla 3-30 se presentan las principales causas de los trastornos amnésicos. Para establecer el diagnóstico, el médico obtendrá la anamnesis del paciente, practicará una exploración física completa y solicitará los análisis de laboratorio adecuados. No obstante, otros diagnósticos pueden confundirse con los trastornos amnésicos.

Demencia y delírium

Los trastornos amnésicos pueden distinguirse del delírium porque aparecen en ausencia de un trastorno de la conciencia y se caracterizan por la relativa conservación de otros dominios cognitivos.

En la tabla 3-31 se presentan las diferencias clave entre la demencia de tipo Alzheimer y los trastornos amnésicos. Ambos trastornos pueden tener un inicio gradual con una progresión lenta, como en la psicosis de Korsakoff en un consumidor de alcohol crónico, pero los trastornos amnésicos también pueden aparecer súbitamente, como en la encefalopatía de Wernicke, la amnesia global transitoria o la lesión anóxica. Aunque la demencia de Alzheimer progresa inexorablemente, los trastornos amné-

Tabla 3-30
Causas principales de los trastornos amnésicos

Deficiencia de tiamina (síndrome de Korsakoff)
Hipoglucemia
Enfermedades cerebrales primarias
   Crisis epilépticas
   Traumatismo craneoencefálico (cerrado y penetrante)
   Tumores cerebrales (en especial talámicos y del lóbulo temporal)
   Enfermedades cerebrovasculares (en especial talámicas y del lóbulo temporal)
   Procedimientos quirúrgicos cerebrales
   Encefalitis por herpes simple
   Hipoxia (incluidos intentos de ahorcamiento no fatales e intoxicación por monóxido de carbono)
   Amnesia global transitoria
   Terapia electroconvulsiva
   Esclerosis múltiple
Causas relacionadas con sustancias
   Trastornos por uso de alcohol
   Neurotoxinas
   Benzodiazepinas (y otros hipnótico-sedantes)
   Numerosas especialidades de parafarmacia (en particular anticolinérgicos o antihistamínicos)

Tabla 3-31
Comparación de las características del síndrome en la demencia de tipo Alzheimer (DTA) y el trastorno amnésico

Características	DTA	Trastorno amnésico
Inicio	Insidioso	Puede ser súbito
Evolución	Deterioro progresivo	Estática o mejora
Memoria anterógrada	Alterada	Alterada
Memoria retrógrada	Alterada	Gradiente temporal
Memoria episódica	Alterada	Alterada
Memoria semántica	Alterada	Intacta
Lenguaje	Alterado	Intacto
Praxis o función	Alterada	Intacta

sicos tienden a mantenerse estáticos o incluso mejoran una vez corregida la causa desencadenante. En cuanto a los déficits de memoria propiamente dichos, el trastorno amnésico y la enfermedad de Alzheimer son diferentes: la segunda tiene un impacto sobre la recuperación, la codificación y la consolidación. En ella los déficits trascienden de la memoria hasta el conocimiento general (memoria semántica), el lenguaje, la praxis y la función general, que están preservados en los trastornos amnésicos. Las demencias asociadas a enfermedad de Parkinson, el SIDA y otros trastornos subcorticales muestran un deterioro desproporcionado de la rememoración, pero una codificación y consolidación relativamente intactas. Asimismo, las demencias con patrón subcortical probablemente se acompañen de síntomas motores, como bradicinesia, corea o temblor, que no son componentes de los trastornos amnésicos.

Envejecimiento normal

Cierto deterioro leve de la memoria puede acompañar al envejecimiento normal, aunque el requisito de que el deterioro de la memoria provoque un deterioro significativo de la función social u ocupacional descarta el diagnóstico de envejecimiento normal.

Trastornos disociativos

Los trastornos disociativos pueden ser difíciles de diferenciar de los trastornos amnésicos. Es más probable la pérdida de la propia orientación y pueden presentarse déficits de memoria más selectivos en comparación con los pacientes con trastornos amnésicos. Por ejemplo, los pacientes pueden desconocer su nombre y apellidos o su dirección, pero son capaces de aprender nueva información y rememorar recuerdos pasados seleccionados. Los trastornos disociativos además se asocian con frecuencia a acontecimientos vitales emocionalmente estresantes relacionados con el dinero, el sistema legal o las relaciones problemáticas.

Trastornos facticios

Los pacientes con trastornos facticios que simulan un trastorno amnésico suelen mostrar resultados incongruentes en las pruebas de memoria y no presentan signos de una causa identificable. Estas observaciones, junto con la evidencia de una ganancia primaria o secundaria para el paciente, indicarán un trastorno facticio.

EVOLUCIÓN Y PRONÓSTICO

La evolución de un trastorno amnésico depende de su etiología y tratamiento, en particular el tratamiento agudo. En general, la evolución es

estática. Con el tiempo se observa poca mejoría, aunque el trastorno tampoco progresa. Las excepciones son las amnesias agudas, como la amnesia global transitoria, que se resuelve completamente en horas o días, y el trastorno amnésico asociado a traumatismo craneoencefálico, que mejora gradualmente durante los meses posteriores. La amnesia secundaria a los procesos que destruyen el parénquima cerebral, como el accidente cerebrovascular, los tumores y las infecciones, son irreversibles, aunque es estática una vez que se detiene el proceso de la enfermedad.

TRATAMIENTO

La principal estrategia terapéutica de los trastornos amnésicos es tratar la causa subyacente. Aunque un paciente esté amnésico, los recordatorios de apoyo sobre la fecha, la hora y la localización pueden serle útiles y reducir su ansiedad. Tras la resolución del episodio amnésico, la psicoterapia, en cualquiera de sus modalidades (cognitiva, psicodinámica o de apoyo), puede ayudar a los pacientes a incorporar la experiencia amnésica en sus vidas.

Psicoterapia

Las intervenciones psicodinámicas pueden tener un considerable valor para los pacientes con trastornos amnésicos resultantes de lesiones cerebrales. La comprensión del proceso de recuperación de estos pacientes ayuda a los médicos a sensibilizarse ante la agresión narcisista inherente a la lesión del SNC.

La primera fase de la recuperación, en la que los pacientes son incapaces de procesar lo que les ha sucedido porque las defensas del yo están desbordadas, requiere que los clínicos actúen como un yo auxiliar de apoyo que explique al paciente lo que está sucediendo y asuma las funciones perdidas del yo. En la segunda fase de recuperación, a medida que se toma conciencia de la lesión, los pacientes pueden sentirse enfadados y víctimas de la malévola mano del destino. Pueden considerar a los demás, incluido el médico, como malos o destructivos, por lo que los médicos deberán contener estas proyecciones sin castigos ni represalias. Los médicos pueden construir una alianza terapéutica con los pacientes explicándoles despacio y claramente lo que ha sucedido y ofreciéndoles una explicación para su experiencia interna. La tercera fase de la recuperación es integradora. A medida que el paciente acepta lo que ha sucedido, el médico puede ayudarle a formar una nueva identidad conectando las experiencias actuales de su ser con las pasadas. El duelo por las facultades perdidas puede ser una característica esencial de la tercera fase.

La mayoría de los pacientes amnésicos por una lesión cerebral presentan negación. Los clínicos deben respetar y empatizar con las necesidades del paciente para negar la realidad de lo que ha sucedido. Las confrontaciones contundentes, carentes de sensibilidad, destruyen cualquier alianza terapéutica en desarrollo y pueden provocar que los pacientes se sientan atacados. En una estrategia prudente, los médicos ayudan a los pacientes a aceptar sus limitaciones cognitivas exponiéndoles a dichos déficits poco a poco y con tiempo. Cuando estos aceptan completamente lo que ha sucedido, necesitan ayuda para perdonarse a sí mismos y a otros implicados, de manera que puedan seguir con sus vidas. Los médicos también deben ser precavidos para no caer en la trampa de pensar que todos los síntomas del paciente están relacionados directamente con la lesión cerebral. La evaluación de los trastornos preexistentes de la personalidad, como los trastornos de la personalidad límite, antisocial y narcisista, debe formar parte de la evaluación global; muchos pacientes con trastornos de la personalidad se implican en situaciones que les predisponen a las lesiones. Estos rasgos de personalidad pueden convertirse en una parte crucial de la psicoterapia psicodinámica.

Recientemente, se han establecido centros de rehabilitación cognitiva con un entorno terapéutico orientado a la rehabilitación y a fomentar la recuperación de lesiones cerebrales, especialmente por causas traumáticas. A pesar del alto coste de la asistencia amplia en dichos centros, que proporcionan servicios de institucionalización a largo plazo y servicios de día, hay datos limitados para definir la efectividad terapéutica para los grupos heterogéneos de pacientes que participan en grupos de trabajo, por ejemplo para la retención de la memoria.

EPIDEMIOLOGÍA

No se han publicado estudios adecuados sobre la incidencia o prevalencia de los trastornos amnésicos. Es más probable que se observen con trastornos por consumo de alcohol y traumatismos cerebrales. En la atención primaria y en el ámbito hospitalario, la frecuencia de la amnesia relacionada con el abuso crónico de alcohol se ha reducido, y ha aumentado la frecuencia de la amnesia relacionada con el traumatismo craneoencefálico.

ETIOLOGÍA

Las principales estructuras neuroanatómicas implicadas en la memoria y en el desarrollo de un trastorno amnésico son estructuras diencefálicas concretas, como los núcleos dorsomediales y de la línea media del tálamo, y las estructuras del lóbulo mediotemporal, como el hipocampo, los cuerpos mamilares y la amígdala. Aunque la amnesia habitualmente es el resultado de la lesión bilateral de estas estructuras, algunos casos de lesiones unilaterales provocan un trastorno amnésico, y la evidencia indica que el hemisferio izquierdo puede ser más crítico que el hemisferio derecho en el desarrollo de los trastornos de la memoria. Muchos estudios sobre la memoria y la amnesia en animales han sugerido que otras áreas cerebrales también pueden estar implicadas en los síntomas que acompañan a la amnesia. La afectación del lóbulo frontal puede provocar síntomas como confabulación y apatía, que pueden observarse en pacientes con trastornos amnésicos.

Los trastornos amnésicos tienen múltiples causas potenciales (tabla 3-30). La deficiencia de tiamina, la hipoglucemia, la hipoxia (incluida la intoxicación por monóxido de carbono) y la encefalitis por herpes simple suelen afectar a los lóbulos temporales, en particular el hipocampo, por lo que pueden asociarse a la aparición de trastornos amnésicos. También pueden aparecer síntomas de un trastorno amnésico cuando tumores, enfermedades cerebrovasculares, tratamientos quirúrgicos o las placas de esclerosis múltiple afectan a las regiones diencefálicas o temporales del cerebro. Las lesiones cerebrales generalizadas, como las epilépticas, la TEC y el traumatismo craneoencefálico pueden también originar un deterioro de la memoria. Se cree que la amnesia global transitoria es un trastorno cerebrovascular que implica un deterioro transitorio del flujo sanguíneo a través de las arterias vertebrobasilares.

Muchos fármacos se han asociado con la aparición de amnesia; por ello, en la valoración diagnóstica de un paciente con amnesia los médicos deben revisar todos los medicamentos que toma, incluidos los de venta sin receta y productos de parafarmacia. Las benzodiazepinas son los fármacos de prescripción más utilizados que se asocian con la amnesia; todas las benzodiazepinas pueden asociarse con amnesia, en especial si se combinan con alcohol. El triazolam tiene la reputación de causar amnesia. Sin embargo, en dosis estándar, no tiene mayor probabilidad de causar pérdida de memoria que las otras benzodiazepinas. Al usar dosis más altas o combinarlo con alcohol, puede causar amnesia anterógrada.

▲ 3.4 Trastornos neurocognitivos y otros trastornos psiquiátricos debidos a una afección médica

La opinión científica sobre la enfermedad mental reconoce cada vez en mayor medida que, tanto si la causa es una alteración identificable (p. ej., un tumor cerebral), como un trastorno de un neurotransmisor de origen poco claro (p. ej., la esquizofrenia) o la consecuencia de una educación o de un entorno perturbadores (p. ej., un trastorno de la personalidad), todos los trastornos mentales comparten al final un aspecto subyacente común: anormalidades en la función cerebral. Los tratamientos para estas enfermedades, sean psicológicas o biológicas, intentan restablecer el funcionamiento cerebral normal.

El diagnóstico diferencial de un síndrome mental en un paciente siempre debe considerar: *1)* cualquier afección médica que el paciente pueda sufrir, y *2)* cualquier sustancia con receta, sin receta o ilegal que el paciente pueda estar tomando. Aunque algunas enfermedades médicas específicas se han asociado clásicamente a síndromes mentales, un número mucho mayor de condiciones médicas generales puede causar en ocasiones síndromes mentales.

Los trastornos mentales causados por una afección médica general abarcan el espectro completo de categorías diagnósticas. Así, pueden encontrarse trastornos cognitivos, del estado de ánimo, del sueño, de ansiedad y psicóticos, por mencionar algunas de las alteraciones que pueden ser provocadas o agravadas por una afección médica. En esta sección se describen trastornos neurocognitivos debidos a una enfermedad médica general, incluida la epilepsia, las enfermedades autoinmunes y el SIDA, que los psiquiatras deberían conocer.

TRASTORNOS ESPECÍFICOS

Epilepsia

La epilepsia es la enfermedad neurológica crónica más común en la población general, y afecta aproximadamente al 1 % de la población de Estados Unidos. Para los psiquiatras, las principales preocupaciones son la consideración del diagnóstico epiléptico en pacientes psiquiátricos, las ramificaciones psicosociales del diagnóstico de epilepsia para un paciente y los efectos psicológicos y cognitivos de los antiepilépticos de uso habitual. Respecto a la primera de estas preocupaciones, del 30 % al 50 % de todos los individuos con epilepsia presentan dificultades psiquiátricas en algún momento durante la evolución de su enfermedad. El síntoma conductual más habitual de la epilepsia es el cambio de la personalidad. La psicosis y la violencia se producen con una frecuencia muy inferior a la que se creía anteriormente.

Definiciones. Una crisis epiléptica es una alteración fisiopatológica transitoria paroxística de la función cerebral causada por una descarga neuronal excesiva espontánea. Se dice que un paciente tiene epilepsia si presenta una enfermedad crónica caracterizada por crisis recurrentes. El ictus o acontecimiento ictal es la crisis epiléptica misma. Los períodos no ictales se clasifican como preictal, postictal e interictal. Los síntomas ictales dependen principalmente del origen cerebral de la convulsión y de la propagación de la actividad en el cerebro. El episodio ictal influye en los síntomas interictales al igual que otros factores neuropsiquiátricos y psicosociales, como los trastornos psiquiátricos o neurológicos coexistentes, la presencia de estresores psicosociales y rasgos de personalidad premórbidos.

Clasificación. Las dos principales categorías de crisis epilépticas son las parciales y las generalizadas. Las crisis epilépticas parciales implican actividad epileptiforme en regiones cerebrales localizadas, y las generalizadas afectan a todo el cerebro (fig. 3-6). En la tabla 3-32 se resume el sistema de clasificación.

CRISIS EPILÉPTICAS GENERALIZADAS. Las crisis epilépticas tónico-clónicas generalizadas muestran los clásicos síntomas de pérdida de la conciencia, movimientos tónico-clónicos generalizados de las extremidades, mordedura de la lengua e incontinencia. Aunque el diagnóstico de los acontecimientos ictales es relativamente sencillo, el estado postictal, caracterizado por una recuperación lenta y gradual de la conciencia y la cognición, ocasionalmente representa un dilema diagnóstico para un psiquiatra en el servicio de urgencias. El período de recuperación tras una crisis epiléptica tónico-clónica generalizada oscila entre algunos minutos y varias horas, y el cuadro clínico corresponde a un delírium de

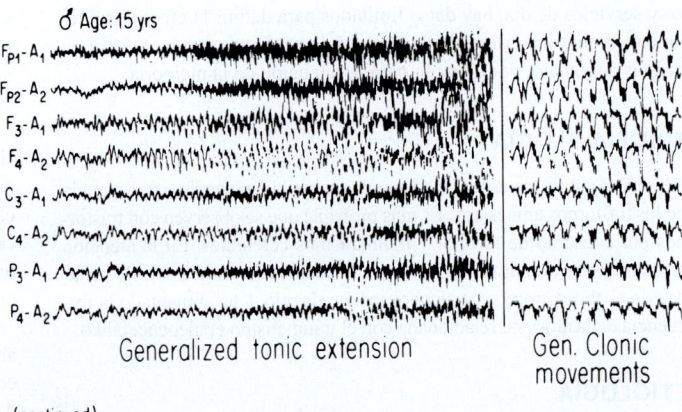

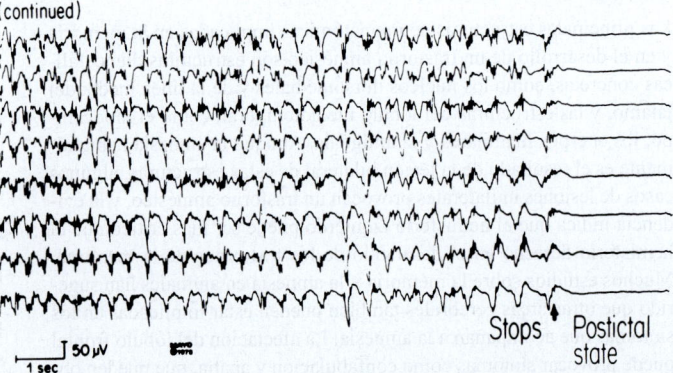

FIGURA 3-6

Registro electroencefalográfico durante una crisis epiléptica tónico-clónica generalizada que demuestra ondas agudas rítmicas y artefactos musculares durante la fase tónica; descargas de ondas y puntas durante la fase clónica, y atenuación de la actividad durante el estado postictal. (Por cortesía de Barbara F. Westmoreland, MD.)

desaparición gradual. Los problemas psiquiátricos que más comúnmente se asocian con las crisis epilépticas generalizadas implican ayudar al paciente a adaptarse a un trastorno neurológico crónico y evaluar los efectos cognitivos o conductuales de los fármacos antiepilépticos.

Crisis epilépticas de ausencia (petit mal).   Un tipo de crisis epilépticas generalizadas de difícil diagnóstico para el psiquiatra es la crisis epiléptica de ausencia o *petit mal*. La naturaleza epiléptica de los episodios puede pasar desapercibida porque las manifestaciones características motoras o sensitivas de la epilepsia pueden estar ausentes o ser tan leves que no induzcan sospechas. El *petit mal* suele iniciarse en la infancia, entre los 5 y los 7 años, y cesa en la pubertad. Las breves interrupciones de la conciencia, durante las que el paciente súbitamente pierde el contacto con el entorno, son características, aunque no hay una auténtica pérdida de la conciencia ni movimientos convulsivos durante los episodios. El EEG muestra un patrón característico de actividad de tres puntas y ondas por segundo (fig. 3-7). En raras ocasiones, el *petit mal* empieza en la edad adulta; en este caso puede caracterizarse por episodios psicóticos súbitos y recurrentes o de delírium que aparece y desaparece súbitamente. Los síntomas pueden acompañarse de antecedentes de caídas o síncopes.

CRISIS EPILÉPTICAS PARCIALES.   Las crisis epilépticas parciales se clasifican como simples (sin alteraciones de la conciencia) o complejas (con alteración de la conciencia). En algo más de la mitad de los pacientes con crisis epilépticas parciales estas son complejas. Otros términos empleados para las crisis epilépticas parciales complejas son los de epilepsia del lóbulo temporal, crisis epilépticas psicomotoras y epilepsia límbica, pero no son descripciones exactas de la situación clínica. La epilepsia parcial compleja, la forma de epilepsia más frecuente en adultos, afecta a unos 3/1 000 individuos, y aproximadamente el 30 % de los pacientes presentan enfermedades mentales mayores, como depresión.

Síntomas

SÍNTOMAS PREICTALES.   Los acontecimientos preictales (auras) en la epilepsia parcial compleja incluyen sensaciones autonómicas (p. ej., repleción gástrica, rubefacción y cambios de la respiración), sensaciones cognitivas (p. ej., *déjà vu, jamais vu*, pensamiento forzado, estados de ensoñación). estados afectivos (p. ej., miedo, pánico, depresión, euforia) y, clásicamente, automatismos (p. ej., relamido de labios, frotamientos, masticación).

Tabla 3-32
Clasificación internacional de las crisis epilépticas

I. Crisis epilépticas parciales (crisis epilépticas que se inician localmente)
  A. Crisis epilépticas parciales con síntomas elementales (generalmente sin alteración de la conciencia)
    1. Con síntomas motores
    2. Con síntomas sensitivos
    3. Con síntomas autónomos
    4. Formas compuestas
  B. Crisis epilépticas parciales con síntomas complejos (generalmente con alteración de la conciencia; crisis epilépticas del lóbulo temporal o crisis epilépticas psicomotoras)
    1. Con alteración de la conciencia únicamente
    2. Con síntomas cognitivos
    3. Con síntomas afectivos
    4. Con síntomas psicosensivos
    5. Con síntomas psicosensivos (automatismos)
    6. Formas compuestas
  C. Crisis epilépticas parciales secundariamente generalizadas

II. Crisis epilépticas generalizadas (bilateralmente simétricas y sin inicio local)
  A. Ausencias *(petit mal)*
  B. Mioclonía
  C. Espasmos infantiles
  D. Crisis epilépticas clónicas
  E. Crisis epilépticas tónicas
  F. Crisis epilépticas tónico-clónicas *(grand mal)*
  G. Crisis epilépticas atónicas
  H. Crisis epilépticas acinéticas

III. Crisis epilépticas unilaterales

IV. Crisis epilépticas no clasificadas (por datos incompletos)

Adaptada de Gastaut H. Clinical and electroencephalographical classification of epileptic seizures. *Epilepsia* 1970;11:102, con autorización.

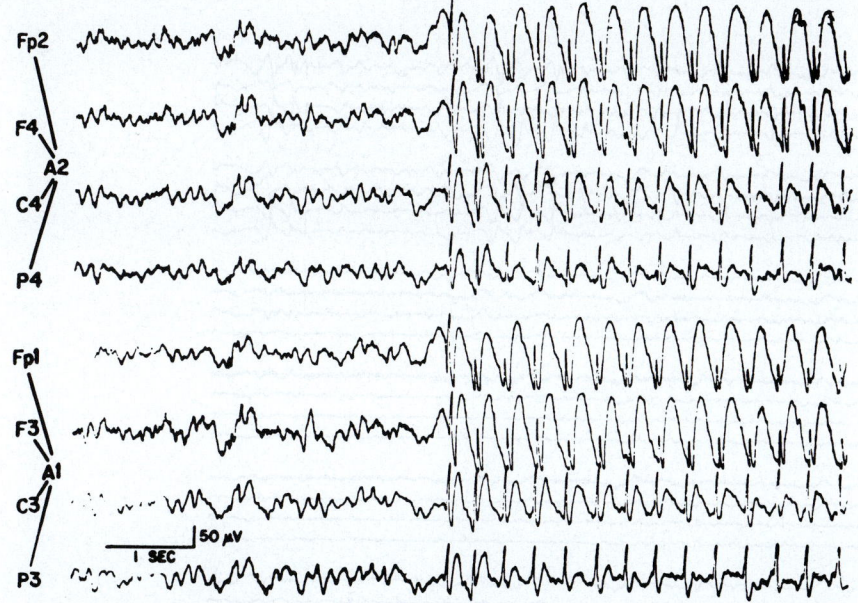

FIGURA 3-7

Epilepsia de tipo *petit mal* caracterizada por la actividad bilateralmente sincrónica de ondas lentas y puntas en ciclos de 3 Hz.

SÍNTOMAS ICTALES. El evento ictal se caracteriza por una conducta breve, desorganizada y desinhibida. Aunque algunos abogados defensores pretendan lo contrario, raramente una persona exhibe una conducta violenta organizada y dirigida durante un episodio epiléptico. Los síntomas cognitivos incluyen amnesia para tiempo durante la crisis, y un período de delírium de resolución tras la crisis epiléptica. Puede observarse un foco epiléptico en el EEG en el 25 % al 50 % de todos los pacientes con epilepsia parcial compleja (fig. 3-8). El uso de electrodos esfenoidales o temporales anteriores y los EEG con privación del sueño pueden aumentar la posibilidad de encontrar una alteración en el EEG. Con frecuencia se obtienen múltiples EEG normales en un paciente con epilepsia parcial compleja, por lo que no podemos usar un EEG normal para excluir un diagnóstico de epilepsia parcial compleja. El uso de EEG a largo plazo (de 24 a 72 h) puede ayudar al médico a detectar focos epilépticos en algunos pacientes. Los electrodos nasofaríngeos probablemente no añaden mucho a la sensibilidad de un EEG y causan molestias al paciente.

SÍNTOMAS INTERICTALES

Trastornos de personalidad. Los trastornos psiquiátricos que se describen con más frecuencia en los pacientes con epilepsia son los de la personalidad, especialmente probables en pacientes con epilepsia del lóbulo temporal. Los rasgos más comunes son la religiosidad, una potenciación de la experiencia de emociones (cualidad que suele denominarse *viscosidad de la personalidad*) y cambios en la conducta sexual. El síndrome en su forma completa es relativamente raro, incluso en pacientes con crisis epilépticas parciales complejas del lóbulo temporal. Muchos pacientes no están afectados por trastornos de la personalidad, y otros sufren diversos trastornos que difieren sustancialmente del síndrome clásico.

Puede manifestarse una llamativa religiosidad, no solo por un aumento de la participación en actividades religiosas, sino también por una preocupación desacostumbrada por los aspectos morales y éticos, por el bien y el mal, así como un mayor interés en cuestiones universales y filosóficas. Los rasgos de hiperreligiosidad ocasionalmente se asemejan a los síntomas prodrómicos de la esquizofrenia y pueden representar un problema diagnóstico en un adolescente o un adulto joven.

El síntoma de viscosidad de la personalidad suele ser más destacable en la conversación del paciente, que probablemente será lenta, seria, pesada, pedante, excesivamente prolija en detalles accesorios y a menudo circunstancial. El oyente puede aburrirse, aunque quizá sea incapaz de hallar una manera educada y expeditiva de retirarse de la conversación. Las tendencias del discurso, que suelen reflejarse en los escritos del paciente, resultan en un síntoma conocido como *hipergrafía,* considerada por algunos médicos virtualmente patognomónica de la epilepsia parcial compleja.

Los cambios de la conducta sexual pueden manifestarse por hipersexualidad, desviaciones del interés sexual (fetichismo y travestismo) y, con más frecuencia, hiposexualidad, que se caracteriza tanto por una falta de interés por las cuestiones sexuales como por una reducción de la excitación sexual. Algunos pacientes en los que la epilepsia parcial compleja se inicia antes de la pubertad posiblemente no alcancen un nivel normal de interés sexual tras la pubertad, aunque esta característica quizá no distorsione al paciente, pero en los que se inicia después de la pubertad, el cambio de interés sexual puede ser molesto y preocupante.

Síntomas psicóticos. Los estados psicóticos interictales son más habituales que las psicosis ictales. Pueden darse episodios interictales similares a la esquizofrenia en pacientes con epilepsia (en particular la que se origina en el lóbulo temporal). Se ha estimado que el 10 % de todos los pacientes con epilepsia parcial compleja presentan síntomas psicóticos. Los factores de riesgo de los síntomas son el sexo femenino, ser zurdo, el inicio de las crisis epilépticas durante la pubertad y la lesión del lado izquierdo.

El inicio de los síntomas psicóticos en la epilepsia es variable. Clásicamente, los síntomas psicóticos aparecen en pacientes que han tenido epilepsia durante largo tiempo, y el desarrollo de cambios de personalidad relacionados con la actividad cerebral epiléptica precede a la aparición de los síntomas psicóticos. Los síntomas más característicos son las alucinaciones y los delirios paranoides. Los pacientes suelen mantener un afecto cálido y adecuado, a diferencia de las alteraciones del afecto que se observan a menudo en pacientes con esquizofrenia. Los síntomas del trastorno del pensamiento en pacientes con epilepsia psicótica afectan principalmente a la conceptualización y la circunstancialidad, en lugar de los clásicos síntomas esquizofrénicos de bloqueo y desapego.

Violencia. La violencia episódica ha constituido un problema en algunos pacientes con epilepsia, en especial la originada en los lóbulos temporal y frontal. No está claro si la violencia es una manifestación de la crisis epiléptica *per se* o es de origen psicopatológico interictal. La mayor parte de las evidencias indican la extrema rareza de la violencia como fenómeno ictal. Solo en raros casos la violencia puede atribuirse a la epilepsia en sí.

Síntomas de trastorno del estado de ánimo. Los síntomas de trastorno del estado de ánimo, como depresión y manía, se observan con menos frecuencia que los síntomas similares a la esquizofrenia. Los síntomas de los trastornos afectivos tienden a ser episódicos y aparecen con mayor

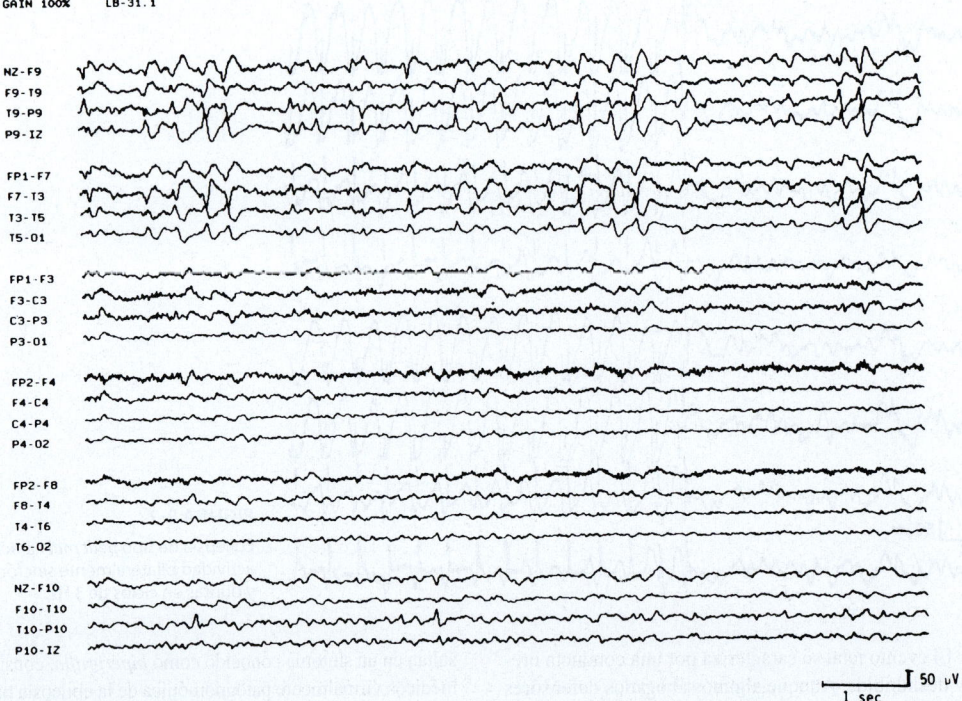

FIGURA 3-8
Encefalograma interictal en un paciente con crisis epilépticas parciales complejas que demuestra frecuentes descargas de puntas temporales izquierdas y rara actividad independiente de ondas agudas temporales derechas. (De Cascino GD. Complex partial seizures: clinical features and differential diagnosis. *Psychiatr Clin North Am* 1992;15:377, con autorización.)

frecuencia cuando los focos epilépticos afectan al lóbulo temporal del hemisferio cerebral no dominante. La importancia de los síntomas afectivos se demuestra por el aumento de la incidencia de intentos de suicidio en personas con epilepsia.

Diagnóstico. El diagnóstico correcto de epilepsia puede ser particularmente difícil cuando los síntomas ictales e interictales son manifestaciones graves de síntomas psiquiátricos en ausencia de cambios significativos de la conciencia y las capacidades cognitivas. Por ello, los psiquiatras deben mantener un alto índice de sospecha durante la evaluación de un nuevo paciente, y cabrá considerar la posibilidad de un trastorno epiléptico, aún en ausencia de los signos y síntomas clásicos. Otro diagnóstico diferencial que hay que considerar son las *convulsiones psicógenas no epilépticas* (anteriormente llamadas pseudocrisis), en las cuales un paciente tiene cierto control consciente al simular los síntomas de una crisis epiléptica (tabla 3-33).

En los pacientes previamente diagnosticados de epilepsia, la aparición de nuevos síntomas psiquiátricos se considera una posible evolución de los síntomas epilépticos. La aparición de síntomas psicóticos, del estado de ánimo, cambios de personalidad o síntomas de ansiedad (p. ej., ataques de pánico) debe motivar al médico a valorar el control de la epilepsia del paciente y descartar un trastorno mental independiente. En estas circunstancias, el médico debe evaluar el cumplimiento terapéutico del régimen farmacológico de antiepilépticos y considerar si los síntomas psiquiátricos podrían ser efectos adversos de estos. Si aparecen síntomas psiquiátricos en un paciente diagnosticado de epilepsia o considerado como diagnóstico en el pasado, el médico puede solicitar un EEG o más.

En pacientes no diagnosticados previamente de epilepsia, cuatro características obligan al médico a sospechar esta posibilidad: el inicio súbito de psicosis en una persona considerada psicológicamente sana, el inicio súbito de delírium sin una causa reconocida, antecedentes de episodios similares de inicio súbito y recuperación espontánea, y antecedentes de caídas o síncopes inexplicados.

Tratamiento. Los fármacos de primera línea para las crisis epilépticas tónico-clónicas generalizadas son el ácido valproico y la fenitoína, y para las crisis epilépticas parciales la carbamazepina, la oxcarbazepina y la fenitoína. La etosuximida y el ácido valproico son los de fármacos de primera línea para las crisis epilépticas de ausencia *(petit mal)*. Los medicamentos prescritos para los diversos tipos de crisis epilépticas se presentan en la tabla 3-34. La carbamazepina y el ácido valproico pueden ser útiles para el control de los síntomas de irritabilidad y estallidos de agresividad, así como los antipsicóticos típicos. La psicoterapia, el asesoramiento familiar y la terapia de grupo pueden ser útiles para abordar los aspectos psicosociales asociados a la epilepsia. Además, los médicos deben tener presente que muchos antiepilépticos provocan deterioro cognitivo leve a moderado, y debe considerarse un ajuste de la dosis o un cambio de la medicación si estos síntomas son un problema para el paciente.

Tumores cerebrales

Los tumores cerebrales y las enfermedades cerebrovasculares pueden provocar prácticamente cualquier síntoma o síndrome psiquiátrico, pero las enfermedades cerebrovasculares, por la naturaleza de su inicio y su patrón sintomático, rara vez se diagnostican erróneamente como trastornos mentales. En general, los tumores se asocian con menos signos y síntomas psicopatológicos que las enfermedades cerebrovasculares que afectan a un volumen similar de tejido cerebral. Las dos estrategias clave para el diagnóstico de ambas enfermedades son la anamnesis completa y una exploración neurológica minuciosa. La práctica de las exploraciones cerebrales de diagnóstico por la imagen adecuadas suele ser el procedimiento diagnóstico final; la imagen debe confirmar el diagnóstico clínico.

Curso clínico, evolución y pronóstico. Aproximadamente el 50% de los pacientes con tumores cerebrales experimentan síntomas mentales en algún momento de la evolución de la enfermedad. En el 80% de estos pacientes con síntomas mentales, los tumores se localizan en las regiones

Tabla 3-33
Características diferenciales de las pseudocrisis y las crisis epilépticas

Características	Crisis epilépticas	Pseudocrisis epilépticas
Características clínicas		
Crisis epiléptica nocturna	Frecuente	Infrecuente
Aura estereotipada	Habitualmente	Ninguna
Cambios cianóticos cutáneos durante las crisis epilépticas	Frecuentes	Ninguno
Autolesiones	Frecuentes	Raras
Incontinencia	Frecuente	Rara
Confusión postictal	Presente	Ninguna
Movimientos corporales	Tónicos, clónicos, o ambos	No estereotipada y asincrónicos
Afectación por la sugestión	No	Sí
Características del electroencefalograma		
Ondas y puntas	Presentes	Ausentes
Lentificación postictal	Presente	Ausente
Alteraciones interictales	Variables	Variables

De Stevenson JM, King JH. Neuropsychiatric aspects of epilepsy and epileptic seizures. En: Hales RE, Yodofsky SC, eds. *American Psychiatric Press Textbook of neuropsychiatry.* Washington, DC: American Psychiatric Press; 1987:220.

frontales o límbicas más que en las parietales o temporales, mientras que los meningiomas probablemente causen síntomas focales por la compresión de una región limitada de la corteza, los gliomas suelen causar síntomas difusos. El delírium es, más a menudo, un componente de tumores de crecimiento rápido, grandes o metastásicos. Si la anamnesis y la exploración física de un paciente muestran incontinencia fecal o urinaria, debe sospecharse un tumor del lóbulo frontal, y si aparecen alteraciones de la memoria y el habla, un tumor del lóbulo temporal.

COGNICIÓN. El deterioro de la función intelectual suele estar asociado con la presencia de un tumor cerebral, con independencia de su tipo o localización.

HABILIDADES VERBALES. Los trastornos funcionales del lenguaje pueden ser graves, en particular si el crecimiento tumoral es rápido. De hecho, los defectos funcionales del lenguaje pueden ensombrecer los demás síntomas mentales.

MEMORIA. La pérdida de memoria es un síntoma frecuente de tumores cerebrales. Los pacientes con tumores cerebrales presentan un síndrome amnésico y no retienen recuerdos de los acontecimientos que han ocurrido desde el inicio de la enfermedad. Se pierden los acontecimientos del pasado inmediato, incluso los dolorosos, pero se retienen los recuerdos antiguos y no se es consciente de la pérdida de la memoria reciente.

PERCEPCIÓN. Los defectos perceptivos acusados se asocian con frecuencia con trastornos conductuales, en especial porque los pacientes deben integrar las percepciones táctiles, auditivas y visuales para una función normal.

CONCIENCIA. Las alteraciones de la conciencia son síntomas tardíos frecuentes del aumento que surgen en la presión intracraneal que causa un tumor cerebral. Los tumores que surgen en la región superior del tronco cerebral pueden producir un síntoma característico denominado *mutismo acinético* o *coma vigil*. El paciente está inmóvil y mudo, pero alerta.

Quistes coloides. Aunque no son tumores cerebrales, los quistes coloides que se localizan en el tercer ventrículo pueden ejercer compresión física sobre las estructuras del diencéfalo y producir síntomas mentales como depresión, labilidad emocional, psicosis y cambios de la personalidad. Clásicamente los síntomas neurológicos asociados son las cefaleas intermitentes dependientes de la posición.

Traumatismo craneoencefálico

El traumatismo craneoencefálico puede provocar diversos síntomas mentales que lleven al diagnóstico de demencia debida a traumatismo craneoencefálico o de trastorno mental no especificado debido a una afección médica (p. ej., trastorno posconmocional). El síndrome posconmocional sigue siendo controvertido, porque se centra en el amplio espectro de síntomas psiquiátricos, algunos de ellos graves, que pueden seguir a lo que aparentemente es un traumatismo craneoencefálico leve.

Fisiopatología. El traumatismo craneoencefálico es una situación clínica frecuente; se ha estimado que cada año dos millones de inciden-

Tabla 3-34
Antiepilépticos de uso frecuente

Fármaco	Uso	Dosis de mantenimiento (mg/día)
Carbamazepina	Tónico-clónicas, generalizadas, parciales	600-1 200
Clonazepam	Ausencia, mioclónicas atípicas	2-12
Etosuximida	Ausencias	1 000-2 000
Fenitoína	Tónico-clónicas generalizadas, parciales, estado epiléptico	300-500
Fenobarbital	Tónico-clónicas generalizadas	100-200
Gabapentina	Crisis epilépticas parciales complejas (potenciador)	900-3 600
Lamotrigina	Crisis epilépticas parciales complejas, generalizadas (potenciador)	300-500
Oxcarbazepina	Parciales	600-2 400
Primidona	Parciales	750-1 000
Tiagabina	Generalizadas	32-56
Topiramato	Crisis epilépticas parciales complejas (potenciador)	200-400
Valproato	Ausencias, mioclónicas, tónico-clónicas generalizadas, acinéticas, crisis epilépticas parciales	750-1 000
Zonisamida	Generalizadas	400-600

tes implican un traumatismo craneoencefálico, que se produce con mayor frecuencia en individuos de 15 a 25 años y presenta una predominancia de hombre a mujer aproximadamente de 3 a 1. Las estimaciones aproximadas basadas en la gravedad del traumatismo indican que prácticamente todos los pacientes con traumatismo craneoencefálico grave, más de la mitad de aquellos con traumatismo moderado y casi el 10% de los que presentan uno leve muestran secuelas neuropsiquiátricas continuadas tras el traumatismo. El traumatismo craneoencefálico puede dividirse *a grosso modo* en traumatismo penetrante (p. ej., el producido por una bala) y contuso (sin penetración física del cráneo). El traumatismo contuso es mucho más frecuente que el penetrante. Los accidentes de tráfico representan más de la mitad de todos los incidentes de traumatismo contuso del SNC; los debidos a caídas, violencia y relacionados con los deportes representan la mayoría de los casos restantes (fig. 3-9).

Mientras que las lesiones cerebrales por heridas penetrantes suelen localizarse en las áreas directamente afectadas por el proyectil, la lesión por traumatismo contuso implica varios mecanismos. Durante el traumatismo craneoencefálico, la cabeza se mueve violentamente hacia delante y atrás, de manera que el cerebro impacta repetidamente en el cráneo, pues uno y otro siguen trayectorias diferentes en la desaceleración y aceleración rápidas. El resultado son contusiones focales, y el estiramiento del parénquima cerebral produce una lesión axonal difusa. Los procesos que se desarrollan posteriormente, como el edema y la hemorragia, pueden provocar lesiones cerebrales adicionales.

Síntomas.   Los dos grupos principales de síntomas relacionados con el traumatismo craneoencefálico son el deterioro cognitivo y las secuelas conductuales. Tras un período de amnesia postraumática, se produce uno de recuperación (de 6 a 12 meses), después del cual los síntomas residuales probablemente se hagan permanentes. Los problemas cognitivos más habituales son la reducción de la velocidad del procesamiento de la información, la reducción de la atención, el aumento de la distracción, déficits en la resolución de problemas y en la capacidad para mantener el esfuerzo, y problemas con la memoria y el aprendizaje de nueva información. Asimismo, pueden producirse diversas alteraciones del lenguaje.

Conductualmente, los síntomas principales son la depresión, el aumento de la impulsividad, el aumento de la agresividad y cambios de la personalidad. El alcohol puede exacerbar estos síntomas y, a menudo, está involucrado en el propio traumatismo craneoencefálico. Se ha producido un considerable debate en torno a la posible influencia de los rasgos del carácter y la personalidad preexistentes sobre la aparición de síntomas conductuales tras el traumatismo. Todavía no se han efectuado los estudios esenciales necesarios para responder definitivamente a esta cuestión, aunque la opinión imperante se inclina hacia una asociación biológica y neuroanatómica entre el traumatismo y las secuelas conductuales.

Tratamiento.   El tratamiento de los trastornos cognitivos y conductuales en pacientes con traumatismo craneoencefálico es básicamente similar al de otros pacientes con estos síntomas. La única diferencia estriba en que los pacientes pueden ser particularmente susceptibles a los efectos secundarios asociados con los psicofármacos, por lo que el tratamiento debe iniciarse en dosis inferiores a las habituales, que se aumentarán más lentamente de lo habitual. Los antidepresivos estándar pueden emplearse para el tratamiento de la depresión, y los antiepilépticos o antipsicóticos para el de la agresividad y la impulsividad. Otros tratamientos sintomáticos incluyen el litio, los antagonistas del calcio y los antagonistas de los receptores β-adrenérgicos.

Los médicos prestarán apoyo a los pacientes mediante psicoterapia individual o de grupo, así como a los principales cuidadores mediante terapia de pareja y familiar. Los pacientes con traumatismos craneoencefálicos menores y moderados a menudo se reintegran a sus familias y se reincorporan a su trabajo, por lo que todas las partes implicadas necesitan ayuda para adaptarse a los cambios de la personalidad y de las capacidades mentales del paciente.

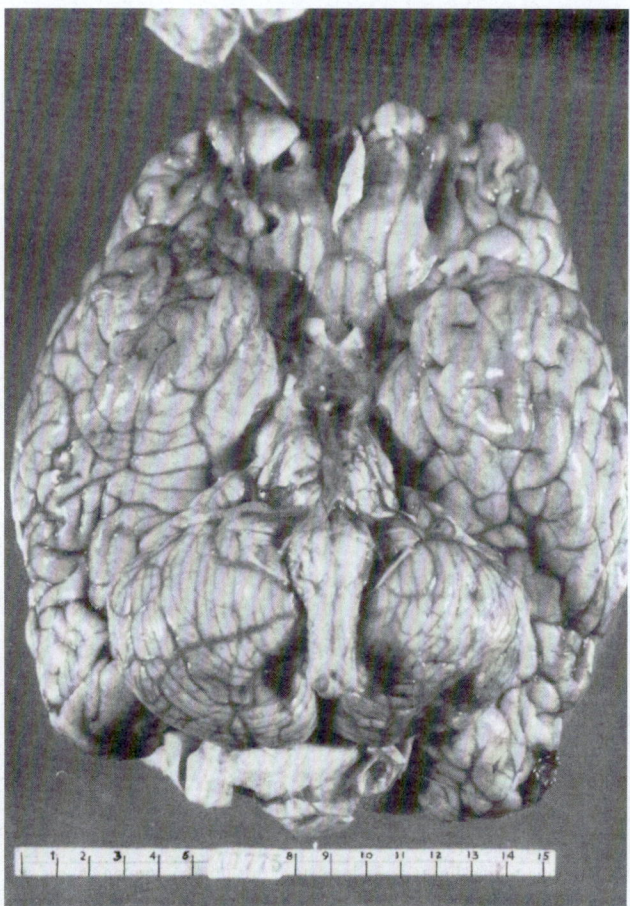

FIGURA 3-9
Grave contusión de los polos frontales que ha provocado su atrofia y distorsión. (Por cortesía del Dr. H. M. Zimmerman.)

Enfermedades desmielinizantes

La esclerosis múltiple es la principal enfermedad desmielinizante. Otras incluyen la esclerosis lateral amiotrófica (ELA), la leucodistrofia metacromática, la adrenoleucodistrofia, las gangliosidosis, la panencefalitis esclerosante subaguda y la enfermedad de Kufs. Todas ellas pueden asociarse con síntomas neurológicos, cognitivos y conductuales.

Esclerosis múltiple.   Se caracteriza por múltiples episodios de síntomas fisiopatológicamente relacionados con lesiones multifocales en la sustancia blanca del SNC (fig. 3-10). No se conoce su causa, aunque los estudios se han centrado en infecciones víricas lentas y alteraciones del sistema inmunitario. La prevalencia estimada de esclerosis múltiple en el hemisferio occidental es de 50 casos/100 000 individuos. La enfermedad es mucho más frecuente en climas fríos y templados que en los trópicos y subtrópicos, y más habitual en mujeres que en hombres; es predominantemente una enfermedad de adultos jóvenes. En la mayoría de pacientes se inicia entre los 20 y los 40 años.

Los síntomas neuropsiquiátricos de la esclerosis múltiple incluyen tipos cognitivos y conductuales. Se ha descrito que del 30% al 50% de pacientes afectados por esta enfermedad presentan deterioro cognitivo leve, y del 20% al 30%, deterioro cognitivo grave. Aunque la evidencia indica que los pacientes con esclerosis múltiple experimentan un declive de la inteligencia general, la memoria es la función cognitiva afectada con mayor frecuencia. La gravedad de la amnesia y los síntomas

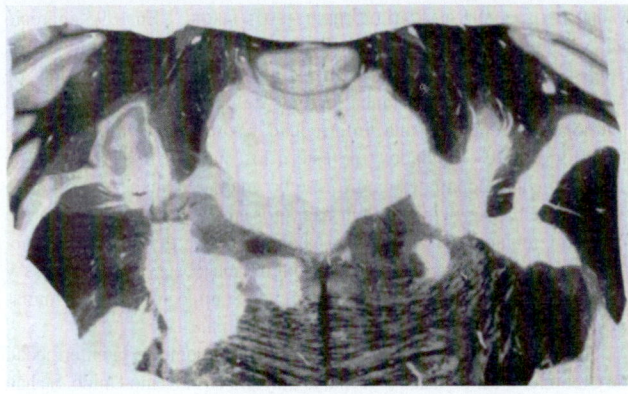

FIGURA 3-10
Esclerosis múltiple. En esta sección, a través del cuarto ventrículo se observan zonas irregulares, en sacabocados, de desmielinización. Tinción de mielina, 2,6×. (Por cortesía del Dr. H. M. Zimmerman.)

neurológicos no se correlacionan bien entre sí ni tampoco con la duración de la enfermedad.

Los síntomas conductuales asociados a la esclerosis múltiple son diversos y pueden consistir en euforia, depresión y cambios de la personalidad. La psicosis es una complicación rara. Aproximadamente el 25 % de los individuos con esclerosis múltiple presentan un estado de ánimo eufórico que no es hipomaníaco, pero ligeramente más jovial de lo que su situación justifica y no necesariamente acorde con su humor antes del inicio de la enfermedad. Solo el 10 % de los pacientes con esclerosis múltiple muestran un estado de ánimo sostenido y elevado, aunque tampoco es genuinamente hipomaníaco. Sin embargo, la depresión es frecuente; afecta del 25 % al 50 % de los pacientes con esclerosis múltiple, con una tasa de suicidios superior en comparación con la de la población general. Los factores de riesgo de suicidio en pacientes con esclerosis múltiple son: sexo masculino, inicio de la enfermedad antes de los 30 años y diagnóstico relativamente reciente del trastorno. Los cambios de la personalidad también son frecuentes en estos pacientes; afectan del 20 % al 40 % de ellos y suelen caracterizarse por irritabilidad o apatía.

Esclerosis lateral amiotrófica. Es una enfermedad progresiva no hereditaria con atrofia muscular asimétrica. Empieza en la vida adulta y progresa durante meses o años hasta afectar a todos los músculos estriados, a excepción de los músculos cardíaco y oculares. Además de la atrofia muscular, los pacientes presentan signos de afectación de la vía piramidal. La enfermedad es rara y aparece alrededor de 1,6 casos/100 000 individuos/año. Algunos pacientes tienen demencia concurrente. La enfermedad progresa rápidamente, y la muerte se produce unos 4 años después de iniciarse la enfermedad.

Enfermedades infecciosas

Encefalitis por herpes simple. Es el tipo más frecuente de encefalitis focal, y afecta más a menudo a los lóbulos frontal y temporal. Los síntomas comprenden anosmia, alucinaciones olfativas y gustativas, y cambios de personalidad; también pueden implicar conductas extrañas o psicóticas. Asimismo, puede aparecer epilepsia parcial compleja en pacientes con encefalitis por herpes simple. Aunque la mortalidad por la infección se ha reducido, muchos pacientes presentan cambios de personalidad, síntomas de pérdida de memoria y psicóticos.

Encefalitis por rabia. El período de incubación de la rabia oscila entre 10 días y 1 año, tras el cual pueden aparecer síntomas de inquietud, hiperactividad y agitación. La hidrofobia, presente hasta en el 50 % de los pacientes, se caracteriza por un intenso temor a beber agua, que se desarrolla por los intensos espasmos laríngeos y diafragmáticos que se experimentan cuando se bebe. Cuando la encefalitis vírica se desarrolla, la infección es fatal en días o semanas.

Neurosífilis. También conocida como paresia general, aparece de 10 a 15 años después de la primoinfección por *Treponema*. Desde el advenimiento de la penicilina, se ha convertido en un trastorno raro, aunque el SIDA se ha asociado con la reintroducción de la neurosífilis en la práctica médica en algunos entornos urbanos. Por lo general afecta a los lóbulos frontales y provoca cambios de la personalidad, deterioro del juicio crítico, irritabilidad y desinterés por el propio cuidado. Desarrollan delirios de grandeza del 10 % al 20 % de los pacientes. La enfermedad progresa con la aparición de demencia y temblor, hasta llegar a la paresia. Los síntomas neurológicos consisten en pupilas de Argyll-Robertson (pequeñas, irregulares y desiguales), y se observa una disociación de los reflejos fotomotores y de la visión cercana, temblor, disartria e hiperreflexia. El análisis del líquido cefalorraquídeo (LCR) demuestra linfocitosis, elevación de las proteínas y un resultado positivo del test VDRL *(Venereal Disease Research Laboratory).*

Meningitis crónica. Se observa actualmente con más frecuencia que en el pasado por la inmunosupresión de los pacientes con SIDA. Los agentes causales habituales son *Mycobacterium tuberculosis, Cryptococcus* y *Coccidioides*. Los síntomas más frecuentes son la cefalea, el deterioro de la memoria, la confusión y la fiebre.

Panencefalitis esclerosante subaguda. Es una enfermedad de la infancia y la adolescencia temprana, con una relación hombre a mujer de 3 a 1. Suele iniciarse tras la infección o la vacunación del sarampión. Los síntomas iniciales pueden ser un cambio conductual, estallidos de ira, insomnio y alucinaciones, aunque con el tiempo aparecen los síntomas clásicos de mioclonía, ataxia, crisis epilépticas y deterioro intelectual. La enfermedad progresa inexorablemente hasta el coma y la muerte en 1 o 2 años.

Enfermedad de Lyme. Está provocada por la infección por la espiroqueta *Borrelia burgdorferi*, transmitida por la mordedura de la garrapata patinegra *(Ixodes scapularis),* que se alimenta de ciervos y ratones infectados. Se notifican unos 16 000 casos anuales en Estados Unidos.

Se observa un exantema característico (eritema crónico migratorio) en el punto de la mordedura de la garrapata, seguido poco después por síntomas parecidos a la gripe. También se asocia deterioro de la función cognitiva y cambios del estado de ánimo, que pueden ser la manifestación inicial; pueden incluir lapsos de memoria, dificultad para concentrarse, irritabilidad y depresión.

No se dispone de una prueba diagnóstica clara. Casi el 50 % de los pacientes presentan seropositividad a *B. burgdorferi*. La vacunación profiláctica no siempre es efectiva y es discutida. El tratamiento consiste en la administración de doxiciclina durante 14 a 21 días, con lo que se obtiene una tasa de curación del 90 %. Los psicofármacos específicos pueden dirigirse al tratamiento del signo o síntoma psiquiátrico (p. ej., una benzodiazepina para la ansiedad). Si no se trata, en torno al 60 % de los individuos desarrollan una enfermedad crónica y pueden diagnosticarse erróneamente de depresión primaria en lugar de secundaria a una enfermedad médica. Los grupos de ayuda para pacientes con enfermedad de Lyme crónica son importantes; los miembros del grupo se prestan apoyo emocional recíproco que contribuye a mejorar su calidad de vida.

Enfermedades por priones. Las enfermedades por priones son un grupo de trastornos relacionados provocados por una proteína infecciosa transmisible conocida como *prión*. En este grupo se incluyen la enfermedad de Creutzfeldt-Jakob, la enfermedad de Gerstmann-Straussler-Scheinker, el insomnio familiar fatal y el kuru. Una variante de la enfermedad de Creutzfeldt-Jakob, también denominada «enfermedad de las vacas locas», apareció en 1995 en el Reino Unido y se atribuye a la transmisión de la encefalopatía espongiforme bovina del ganado vacuno a los seres humanos. Colectivamente, estos trastornos también se conocen como *encefalopatía espongiforme subaguda,* porque comparten cambios neuropatológicos que consisten en: *1)* vacuolización espongiforme; *2)* pérdida neuronal, y *3)* proliferación astrocitaria en la corteza cerebral. Las placas amiloides pueden estar presentes o no.

ETIOLOGÍA.   Los priones son agentes transmisibles, aunque difieren de los virus en que carecen de ácido nucleico. Son proteínas mutadas generadas por el gen de la proteína priónica humana (PrP), localizado en el brazo corto del cromosoma 20.

El gen de la PrP muta en una isoforma PrP-Super-C (PrPSc), relacionada con la enfermedad, que puede replicarse y es infecciosa. Se supone que los cambios neuropatológicos que ocurren en las enfermedades por priones están causados por los efectos neurotóxicos directos de la PrPSc.

La enfermedad por priones específica que se desarrolle depende de la mutación del PrP que se produzca. Las mutaciones en la PrP 178N/129V provocan enfermedad de Creutzfeldt-Jakob; las mutaciones en 178N/129M, insomnio familiar fatal, y las mutaciones en 102L/129M, enfermedad de Gerstmann-Sträussler-Scheinker y kuru. Se han descrito otras mutaciones de la PrP, y prosiguen las investigaciones en esta importante área de la identificación genómica. Algunas mutaciones tienen penetrancia completa, son autosómicas dominantes y representan formas hereditarias de enfermedades por priones. Así, la enfermedad de Gerstmann-Sträussler-Scheinker y el insomnio familiar fatal son enfermedades hereditarias, como un 10 % de los casos de enfermedad de Creutzfeldt-Jakob. Se dispone de una prueba prenatal del gen alterado de la PrP, aunque aún hay una discusión abierta para determinar si hay que hacer pruebas de rutina o no.

ENFERMEDAD DE CREUTZFELDT-JAKOB.   Descrita por primera vez en 1920, es una enfermedad invariablemente fatal, rápidamente progresiva y que afecta sobre todo a adultos a partir de la mediana edad. Al principio se manifiesta con astenia, síntomas seudogripales y disfunción cognitiva. A medida que progresa, aparecen signos y síntomas neurológicos focales, como afasia y apraxia. Las manifestaciones psiquiátricas son diversas y consisten en labilidad emocional, ansiedad, euforia, depresión, delirios, alucinaciones o marcados cambios de la personalidad. La enfermedad progresa durante meses, con la aparición de demencia, mutismo acinético, coma y muerte.

La incidencia de la enfermedad de Creutzfeldt-Jakob oscila entre 1 y 2 casos por millón de individuos al año en todo el mundo. El agente infeccioso se autorreplica y puede transmitirse a seres humanos por inoculación del tejido infectado y, ocasionalmente, la ingestión de alimentos contaminados. Se ha descrito la transmisión iatrogénica con el trasplante de córnea o duramadre infectada, así como a niños por suministros contaminados de hormona del crecimiento proveniente de individuos infectados. También se ha descrito la transmisión neuroquirúrgica. Los contactos intrafamiliares no presentan un riesgo mayor de desarrollar la enfermedad en comparación con la población general, a menos que se produzca la inoculación directa.

El diagnóstico requiere el análisis anatomopatológico de la corteza, que demuestra la clásica tríada de vacuolización espongiforme, pérdida neuronal y proliferación celular astrocitaria. La afectación predomina en la corteza y los ganglios basales. Un inmunoanálisis del LCR muestra resultados prometedores para apoyar el diagnóstico, pero debe evaluarse más extensamente. Aunque no son específicas de la enfermedad de Creutzfeldt-Jakob, se observan alteraciones del EEG prácticamente en todos los pacientes, que consisten en un ritmo basal lento e irregular con descargas complejas periódicas. La TC y la RM pueden demostrar atrofia cortical durante la evolución de la enfermedad. La SPECT y la tomografía por emisión de positrones (PET) muestran una reducción heterogénea de la captación en toda la corteza.

No se conoce ningún tratamiento para la enfermedad de Creutzfeldt-Jakob. La muerte suele producirse a los 6 meses del diagnóstico.

VARIANTE DE LA ENFERMEDAD DE CREUTZFELDT-JAKOB.   En 1995 apareció una variante de la enfermedad de Creutzfeldt-Jakob en el Reino Unido. Todos los pacientes afectados murieron; eran jóvenes (menores de 40 años) y ninguno presentaba factores de riesgo. En la autopsia, los patólogos encontraron una enfermedad priónica. La enfermedad se transmitió entre el ganado y de este a los humanos en la década de 1980. La encefalopatía espongiforme bovina parece haberse originado a partir del pienso ovino contaminado por encefalopatía espongiforme ovina o tembladera *(scrapie)* para la alimentación del ganado vacuno. El *scrapie* es una encefalopatía espongiforme observada en ovejas y cabras que no se ha demostrado que provoque infección en seres humanos, pero es transmisible a otras especies animales.

Se han presentado más de 200 casos de la variante de la enfermedad de Creutzfeldt-Jakob hasta la fecha, la mayoría en el Reino Unido. Se han notificado cuatro casos en Estados Unidos. Los médicos deben mantener un alto índice de sospecha ante individuos jóvenes con alteraciones conductuales y psiquiátricas asociadas a signos cerebelosos como ataxia o mioclonía. La presentación psiquiátrica de esta enfermedad es inespecífica. La mayoría de los pacientes muestran depresión, retraimiento, ansiedad y trastornos del sueño. Se han observado ideas paranoides. Las alteraciones neuropatológicas son similares a las observadas en la enfermedad de Creutzfeldt-Jakob, con la adición de placas amiloides.

La recopilación de datos epidemiológicos sigue en curso. Se desconoce el período de incubación de la enfermedad y la cantidad de producto cárnico infectado requerido para causar la infección. Un paciente había sido vegetariano durante 5 años antes de contraer la enfermedad. Puede diagnosticarse *ante mortem* mediante el análisis de las amígdalas por inmunotransferencia *(Western blot)* para detectar la PrPSc en tejido linfoide. El diagnóstico se basa en la detección de características neurodegenerativas progresivas en individuos que han ingerido carne o cerebro contaminados. No se dispone de métodos de curación, y la muerte suele llegar 2 o 3 años tras el diagnóstico. La prevención depende de la vigilancia cuidadosa del ganado vacuno para descartar la enfermedad y la alimentación de este a base de cereales en lugar de productos derivados de la carne.

KURU.   El kuru es una enfermedad por priones epidémica observada en Nueva Guinea y ocasionada por la ingestión de los cerebros de los fallecidos de la comunidad, en los rituales funerarios de canibalismo. Las mujeres presentan afectación con más frecuencia que los hombres, presumiblemente porque participan en mayor grado en la ceremonia. La muerte suele producirse a los 2 años tras el inicio de los síntomas. Los signos y síntomas neuropsiquiátricos consisten en ataxia, corea, estrabismo, delírium y demencia. Las alteraciones anatomopatológicas son similares a las de otras enfermedades priónicas: pérdida neuronal, lesiones espongiformes y proliferación astrocitaria. El cerebelo es el órgano más afectado. La transmisión iatrogénica de kuru ha ocurrido cuando los médicos trasplantaron duramadre y córneas infectadas a receptores sanos. Desde el abandono del canibalismo en Nueva Guinea, la incidencia de la enfermedad ha disminuido drásticamente.

ENFERMEDAD DE GERSTMANN-STRÄUSSLER-SCHEINKER.   Descrita por primera vez en 1928, es un síndrome neurodegenerativo caracterizado por ataxia, corea y declive cognitivo que culmina en demencia. Está ocasionado por una mutación del gen de la PrP con penetrancia completa y transmisión autosómica dominante, por lo que la enfermedad es hereditaria y las familias afectadas se han identificado en varias generaciones. Los análisis genéticos pueden confirmar la presencia de los genes alterados antes del inicio de los síntomas. Se observan alteraciones anatomopatológicas características de las enfermedades por priones: lesiones espongiformes, pérdida neuronal y proliferación astrocitaria, así como placas amiloides en el cerebro. La enfermedad se inicia entre los 30 y los 40 años y es fatal a los 5 años desde su inicio.

INSOMNIO FAMILIAR FATAL.   Es una enfermedad por priones hereditaria que afecta principalmente al tálamo. Se produce un síndrome debilitante que incluye insomnio y disfunción del sistema nervioso autónomo, consistente en fiebre, sudoración, labilidad de la presión arterial y taquicardia. La enfermedad se inicia en la edad adulta mediana, y la muerte se produce por lo general en un año. Actualmente no se dispone de tratamiento.

PERSPECTIVAS FUTURAS. Las principales áreas de investigación residen en la determinación del modo en que mutan los priones para producir fenotipos patológicos y el modo de transmisión entre diferentes especies de mamíferos. Están en curso medidas de salud pública para prevenir la transmisión de la enfermedad animal a los seres humanos que deben implementarse cuanto antes, en especial porque estos trastornos son invariablemente fatales unos años después del inicio de los síntomas. La esperanza de curación radica en el desarrollo de intervenciones genéticas para prevenir o reparar el daño a un gen priónico normal. Los psiquiatras deben tratar los casos de personas que padecen la enfermedad y aquellos con miedos hipocondríacos de haber contraído la enfermedad. En algunos pacientes, los temores pueden alcanzar proporciones delirantes. El tratamiento es sintomático e implica ansiolíticos, antidepresivos y psicoestimulantes, en función de los síntomas. La psicoterapia de apoyo puede ser útil en las etapas iniciales, para ayudar a los pacientes y a las familias a enfrentarse a la enfermedad.

La prevención de la transmisión accidental de priones de un ser humano a otro o de un animal a un ser humano sigue siendo el mejor método para limitar la propagación de estas enfermedades. Sin embargo, seguirán apareciendo casos esporádicos de enfermedad de Creutzfeldt-Jakob a causa de la rara mutación espontánea de la proteína priónica normal en la forma anómala. En el momento actual, poco se puede ofrecer a los pacientes con enfermedades por priones, más que un tratamiento sintomático y apoyo emocional.

Enfermedades inmunitarias

Las enfermedades inmunitarias más importantes en la sociedad contemporánea son la infección por VIH y el SIDA, aunque otras enfermedades inmunitarias, como el lupus eritematoso y los trastornos autoinmunes que afectan a los neurotransmisores cerebrales (y que se comentan más adelante), también pueden representar un desafío diagnóstico y terapéutico para los médicos en salud mental.

Infección por VIH y SIDA. El VIH es un retrovirus relacionado con los virus de la leucemia de los linfocitos T humanos (HTLV, *human T-cell leukemia viruses*) y con otros retrovirus que infectan a animales, incluidos los primates no humanos. Se han identificado al menos dos tipos de VIH: el VIH-1 y el VIH-2. El VIH-1 es el agente causal de la mayoría de las infecciones por el VIH; sin embargo, el VIH-2 parece ser el causante de un creciente número de infecciones en África. Puede haber otros subtipos del virus, clasificados actualmente como VIH-O. El VIH está presente en la sangre, el semen, las secreciones cervicales y vaginales y, en menor grado, en la saliva, las lágrimas, la leche materna y el LCR de los pacientes infectados. Se transmite de manera más frecuente con la relación sexual o la transfusión de sangre contaminada de un individuo a otro. Los profesionales sanitarios deberían conocer las recomendaciones acerca de las prácticas de sexo seguro y asesorar a los pacientes sobre ellas (tabla 3-35). Las guías de práctica clínica de los Centers for Disease Control and Prevention para la prevención de la transmisión del VIH de una persona infectada a una no infectada se presentan en la tabla 3-36.

Tras la infección por el VIH, se desarrolla el SIDA en 8 a 11 años, aunque este período es cada vez más amplio gracias al tratamiento precoz. Una vez que un individuo se ha infectado, el virus infecta principalmente a los linfocitos T4 (colaboradores), también denominados linfocitos CD4 +, a los que se une a través de una glucoproteína (gp120) de la superficie vírica que tiene una alta afinidad por el receptor CD4 de la superficie de los linfocitos T4. Tras la unión, el virus puede inyectar

su ácido ribonucleico (ARN) en el linfocito infectado, donde se transcribe al ácido desoxirribonucleico (ADN) por acción de la transcriptasa inversa. Así, el ADN resultante puede incorporarse al genoma de la célula huésped, traducirse y transcribirse, una vez que se estimula al linfocito para dividirse. Tras la producción de las proteínas víricas por parte de los linfocitos, los diversos componentes se ensamblan y brotan nuevos virus maduros de la célula huésped.

DIAGNÓSTICO

Análisis séricos. Actualmente se han generalizado las técnicas para detectar anticuerpos contra el VIH en el suero humano. El análisis convencional emplea sangre (con resultados en 3-10 días), y el rápido utiliza un frotis oral (con resultados en 20 min). Ambos son sensibles y específicos en un 99,9 %. Los profesionales sanitarios y los pacientes deben comprender que la presencia de anticuerpos contra el VIH indica una infección, no la inmunidad a la infección. Los individuos que dan positivo en un análisis de VIH han estado expuestos al virus, lo tienen en su organismo, pueden transmitirlo a otros individuos y, con el tiempo, es prácticamente seguro que desarrollarán SIDA. Aquellos con una prueba negativa no han estado expuestos al VIH o han estado expuestos pero aún no han desarrollado anticuerpos; esto último es posible si la exposición fue menos de 1 año antes. La seroconversión se produce en la mayoría de los casos entre 6 y 12 semanas después de la infección, aunque en algunos casos raros puede llegar a tardar de 6 a 12 meses.

ASESORAMIENTO. Aunque los grupos específicos de personas que corren un elevado riesgo de contraer el VIH son una prioridad, cualquier persona que quiera la prueba debe hacérsela. Hay que intentar conocer el motivo de la solicitud para detectar preocupaciones y motivaciones no expresadas que puedan merecer una intervención psicoterapéutica.

El asesoramiento debe incluir una discusión de las prácticas pasadas que pueden haber puesto a la persona que se hace la prueba en riesgo de infección por VIH y las prácticas sexuales seguras. Durante el asesoramiento posterior a la prueba, los consejeros deben explicar que un resultado negativo implica la necesidad de mantener conductas de sexo seguro y evitar el uso compartido de agujas hipodérmicas para que el individuo siga sin contraer la infección. Los individuos con un resultado positivo deberían recibir asesoramiento sobre prácticas de sexo seguro y las posibles opciones terapéuticas. Pueden precisar intervenciones psicoterapéuticas adicionales si aparecen trastornos depresivos

Tabla 3-35
Guías para sexo seguro contra el SIDA

Conductas sexuales seguras y estrategias de reducción de riesgos para pacientes con VIH
- Cumplir con el tratamiento antirretroviral y la atención médica continuada, incluso si la carga viral es indetectable
- Comunicar el estado del VIH a otras personas
- Usar condones de manera correcta y consistente (para prevenir enfermedades de transmisión sexual) y lubricantes apropiados sin base de aceite, incluso si hay negociaciones sobre el uso en el calor del momento
- Evaluar el riesgo relativo de transmisión del VIH asociado con diversas actividades sexuales (p. ej., el sexo oral tiene menos riesgo que el anal receptivo)
- Hablar sobre cómo el consumo de alcohol y/o drogas pueden afectar a la capacidad de juicio
- Usar profilaxis previa a la exposición en las parejas VIH negativas, incluidas las mujeres que quieren quedarse embarazadas
- Usar profilaxis posterior a la exposición para emergencias en parejas VIH negativas o de estado desconocido (p. ej., si un condón se rompe o no se usa y el paciente no tiene supresión viral)

De Centers for Disease Control and Prevention. Safer sexual behavior. https://www.cdc.gov/hiv/clinicians/treatment/safer-sex.html#discussion-topics

Tabla 3-36
Recomendaciones de los CDC para la prevención de la transmisión del VIH de los individuos infectados a los no infectados

Se asesorará a los individuos infectados para prevenir la transmisión del VIH:
1. Se informará a las futuras parejas sexuales de la infección por el VIH para que puedan adoptar las precauciones adecuadas. La abstinencia de la actividad sexual con otro individuo es una opción que puede eliminar cualquier riesgo de transmisión sexual de la infección por el VIH
2. Se protegerá a la pareja durante cualquier actividad sexual mediante la adopción de las precauciones adecuadas para evitar que entre en contacto con la sangre, el semen, la orina, las heces, la saliva y las secreciones cervicales o vaginales de la persona infectada. Aunque la eficacia del preservativo para evitar la infección por el VIH aún está en estudio, su empleo habitual debería reducir la transmisión del virus, al evitar la exposición al semen y a los linfocitos infectados
3. Se informará de la exposición potencial al VIH a las parejas sexuales anteriores, así como a cualquier individuo con quien se haya compartido material de inyección, a los que se animará a buscar asesoramiento y realizarse los análisis
4. Los que abusan de drogas por vía intravenosa deberían ser incluidos o continuar en programas dirigidos a eliminar el abuso de estas sustancias. Nunca deben compartirse las agujas, otros materiales de inyección y las drogas
5. No deben compartirse cepillos de dientes, maquinillas de afeitar y otros utensilios que pudieran contaminarse con sangre
6. Los pacientes infectados o en riesgo se abstendrán de donar sangre, plasma, órganos, otros tejidos o semen
7. Se evitará el embarazo hasta que aumenten los conocimientos sobre la transmisión del VIH de la madre al feto o al recién nacido
8. Se limpiarán y desinfectarán las superficies sobre las que se hayan vertido sangre u otros fluidos de acuerdo con las recomendaciones previas
9. Se informará a médicos, dentistas y otros profesionales sanitarios del estado de los anticuerpos al buscar asistencia médica, de manera que pueda evaluarse adecuadamente al paciente

De Centers for Disease Control (CDC). Additional recommendations to reduce sexual and drug abuse-related transmission of human T-lymphotropic virus type III/lymphadenopathy-associated virus. *MMWR Morb Mortal Wkly Rep* 1986;35:152.

o de ansiedad tras descubrir que están infectados. Un individuo puede reaccionar a un resultado positivo de infección por el VIH con un síndrome similar al trastorno de estrés postraumático. También puede aparecer un trastorno adaptativo con ansiedad o estado de ánimo depresivo hasta en el 25 % de los individuos que tienen un resultado positivo en el análisis del VIH.

CONFIDENCIALIDAD. No se practicará a nadie un análisis del VIH sin su conocimiento y consentimiento previos, aunque diversas jurisdicciones y organizaciones, como el ejército norteamericano, exigen actualmente el análisis del VIH a todos sus residentes o miembros. Los resultados pueden compartirse con los otros miembros de un equipo médico, aunque la información no se facilitará a nadie más, excepto en circunstancias excepcionales. Se aconseja al paciente que tenga precaución al revelar los resultados de los análisis de inmediato a empresarios, amigos y familiares, ya que esta información podría acabar produciendo discriminación en el trabajo, la vivienda y la contratación de seguros.

La principal excepción a la restricción de esta revelación es la necesidad de informar a las parejas sexuales actuales y anteriores, así como a los usuarios de sustancias por vía intravenosa con los que se hayan compartido o se comparta material de inyección. La mayoría de los pacientes VIH positivos actúa responsablemente, pero si un médico sabe que un paciente infectado está poniendo a otro individuo en riesgo de infectarse, puede intentar hospitalizar involuntariamente al individuo infectado (para prevenir daños a terceros) o informar a la vícti-

ma potencial. Los médicos deben conocer las leyes sobre estos aspectos, ya que difieren entre los estados. Estas recomendaciones también se aplican a las salas de hospitalización psiquiátrica, cuando se cree que un paciente infectado por el VIH mantiene relaciones sexuales con otros pacientes.

CUADRO CLÍNICO

Factores no neurológicos. Alrededor del 30 % de los individuos infectados con el VIH experimentan un síndrome seudogripal que dura entre 3 y 6 semanas tras la infección; la mayoría nunca notifica ningún síntoma inmediatamente o poco después de la infección. El síndrome seudogripal incluye fiebre, mialgias, cefalea, astenia, síntomas digestivos y ocasionalmente exantema, y puede acompañarse de esplenomegalia y linfadenopatía.

La infección más frecuente en los individuos infectados por el VIH que tienen SIDA es la neumonía por *Pneumocystis carinii,* que se caracteriza por tos crónica no productiva y disnea, ocasionalmente de gravedad suficiente para provocar hipoxemia y sus resultantes efectos cognitivos. Para los psiquiatras, la importancia de estas complicaciones no neurológicas y no psiquiátricas estriba en sus efectos biológicos sobre las funciones cerebrales de los pacientes (p. ej., hipoxia en la neumonía por *P. carinii*) y sus efectos psicológicos sobre el estado de ánimo y de ansiedad de los pacientes.

Factores neurológicos. Una extensa diversidad de procesos patológicos puede afectar al cerebro de un paciente infectado por el VIH (tabla 3-37). Las enfermedades más importantes que deben conocer los profesionales de la salud mental son el *trastorno neurocognitivo leve relacionado con el VIH* y la *demencia asociada al VIH.*

Síndromes psiquiátricos. La demencia asociada con el VIH presenta la típica tríada de síntomas que se observa en otras demencias subcorticales: deterioro de la memoria y de la velocidad psicomotora, síntomas depresivos y trastornos del movimiento. Los pacientes pueden notar al inicio problemas leves con la lectura, de comprensión, de la memoria o habilidades matemáticas, pero son sutiles y pueden ser obviados o atribuidos a la fatiga y la enfermedad. La Escala de demencia por VIH modificada (*Modified HIV Dementia Scale,* MHIVDS) permite un cribado útil a la cabecera del enfermo y puede ser administrada de forma seriada para documentar la progresión del trastorno. El desarrollo de demencia asociada con el VIH suelen ser un signo de mal pronóstico, y entre el 50 % y el 75 % de los pacientes con demencia mueren en un plazo de 6 meses.

El trastorno neurocognitivo asociado al VIH, también conocido como *encefalopatía del VIH,* se caracteriza por el deterioro del funcionamiento cognitivo y la reducción de la actividad mental, que interfieren con el trabajo, las tareas domésticas o la función social. Ningún parámetro analítico es específico del trastorno, y aparece con independencia de la depresión y la ansiedad. Habitualmente se produce una progresión hacia la demencia asociada al VIH, aunque puede evitarse mediante un tratamiento precoz.

El delírium puede ser el resultado de las mismas causas que provocan demencia en los pacientes infectados por el VIH. Los médicos han clasificado los estados delirantes, caracterizados por el aumento y la reducción de la actividad. Probablemente, el delírium en los pacientes infectados por el VIH se infradiagnostique, aunque siempre debe llevarse a cabo una evaluación médica para determinar si se ha iniciado un nuevo proceso relacionado con el SNC.

Los pacientes con infección por el VIH pueden presentar cualquiera de los trastornos de ansiedad, pero el trastorno de ansiedad generalizada, el de estrés postraumático y el obsesivo-compulsivo son especialmente frecuentes.

Entre el 5 % y el 20 % de los pacientes infectados por el VIH presentan un trastorno adaptativo con ansiedad o estado de ánimo depresivo. La incidencia de los trastornos adaptativos en estos pacientes es superior a la habitual en algunas poblaciones especiales, como los reclutas militares y los reclusos en penitenciarías.

Tabla 3-37
Enfermedades asociadas a la infección por el VIH

Cáncer cervicouterino invasivo[b]

Candidiasis bronquial, traqueal o pulmonar

Candidiasis esofágica

Coccidioidomicosis diseminada o extrapulmonar

Criptococosis extrapulmonar

Criptosporidiosis intestinal crónica (duración > 1 mes)

Encefalopatía relacionada con el VIH

Herpes simple, úlceras crónicas (duración > 1 mes) o bronquitis, neumonitis o esofagitis

Histoplasmosis diseminada o extrapulmonar

Infección por citomegalovirus (distinta de la hepática, esplénica o ganglionar linfática)

Infección por *Mycobacterium*, otras especies o especies no identificadas, diseminada o extrapulmonar

Infección por *Mycobacterium avium complex* o *Mycobacterium kansasii*, diseminada o extrapulmonar

Infección por *Mycobacterium tuberculosis*, en cualquier localización (pulmonar[b] o extrapulmonar)

Infecciones bacterianas, múltiples y recidivantes[a]

Isosporiasis intestinal crónica (duración > 1 mes)

Leucoencefalopatía multifocal progresiva

Linfoma cerebral primario

Linfoma de Burkitt (o equivalente)

Linfoma inmunoblástico (o equivalente)

Neumonía intersticial linfoide y/o hiperplasia pulmonar linfoide[a]

Neumonía por *Pneumocystis carinii*

Neumonía recidivante[b]

Retinitis por citomegalovirus (con pérdida de la visión)

Sarcoma de Kaposi

Septicemia por *Salmonella*, recidivante

Síndrome consuntivo *(wasting syndrome)* debido al VIH

Toxoplasmosis cerebral

[a] Niños de menos de 13 años

[b] Añadido en la ampliación de 1993 de la definición de caso de SIDA en adolescentes y adultos.

Adaptada de 1993 revised classification system for HIV infection and expanded surveillance, case definition for AIDS among adolescents and adults. *MMWR Morb Mortal Wkly Rep* 1992;41.

La depresión es un problema significativo en los pacientes con infección por VIH y SIDA. Entre el 4 % y el 40 % de los pacientes infectados por VIH cumplen criterios de trastornos depresivos. La depresión mayor es un factor de riesgo para la infección por VIH, por su impacto en el comportamiento, la intensificación en al abuso de sustancias, la exacerbación de las conductas autodestructivas y la elección de parejas inadecuadas. La prevalencia de estos trastornos antes de la infección puede ser superior a la habitual en algunos grupos que están en riesgo de contraerla. Se ha visto que la depresión dificulta el tratamiento eficaz de las personas infectadas, y que en los pacientes con depresión mayor el riesgo de progresión de la enfermedad y muerte es superior. La infección por el VIH aumenta el riesgo de desarrollar una depresión mayor a través de una serie de mecanismos, entre los que se incluyen la lesión directa de las áreas subcorticales del cerebro, el estrés crónico, la intensificación del aislamiento social y la desmoralización intensa. La depresión suele ser más frecuente en las mujeres que en los hombres.

En los pacientes con trastorno bipolar previo, puede aparecer manía en cualquier estadio de la infección por el VIH. La manía en el SIDA suele aparecer en estadios avanzados de la infección por el VIH, y se asocia con déficit cognitivo. La manía asociada al SIDA tiene un perfil clínico algo distinto al de la manía bipolar: los pacientes tienden a presentar demencia o enlentecimiento cognitivo, y la irritabilidad es más característica que la euforia. La manía de los enfermos de SIDA suele

ser bastante grave, y su curso, maligno; parece ser más crónica que episódica, presenta con poca frecuencia remisiones espontáneas, y suele recidivar cuando se interrumpe el tratamiento. Una presentación clínicamente significativa es la de los pacientes que tienen la creencia delirante de que han descubierto la cura de la infección por el VIH, o que se han curado, lo que puede dar lugar a comportamientos de alto riesgo y a la propagación de la infección.

El abuso de sustancias es uno de los principales vectores para la propagación del VIH. Esto es cierto no solo para los usuarios de drogas intravenosas y sus parejas, sino también para los afectados por otras sustancias. Todas las adicciones tienden a aumentar los comportamientos impulsivos e inseguros. El abuso regular de sustancias tiene graves implicaciones médicas para los pacientes infectados por el VIH. La acumulación de secuelas médicas derivadas del abuso crónico de sustancias puede acelerar el proceso de inmunodeficiencia y ampliar la carga progresiva de la propia infección vírica. Además de los efectos físicos directos causados por las drogas, el abuso de sustancias activas también se asocia en gran medida con la ausencia de cumplimiento terapéutico y una reducción del acceso a la medicación antirretroviral.

La ideación y los intentos de suicidio pueden aumentar en pacientes con infección por el VIH y SIDA. Los factores de riesgo comprenden tener amigos que han muerto por el SIDA, la reciente notificación de seropositividad al VIH, las recaídas, los aspectos sociales problemáticos relacionados con la homosexualidad, apoyo social y económico inadecuados y la presencia de demencia o delírium.

Los síntomas psicóticos suelen ser complicaciones de los estadios finales de la infección por el VIH. Requieren una evaluación médica y neurológica inmediata a menudo requieren su manejo con medicación antipsicótica.

Los individuos preocupadizos son los que pertenecen a grupos de alto riesgo y que, a pesar de ser seronegativos y estar libres de la infección, presentan una ansiedad relacionada con el hecho de contraer el VIH. Algunos se tranquilizan con los resultados repetidamente negativos de los análisis de sangre, aunque otros no lo consiguen. Su estado de preoupación puede progresar rápidamente hacia un trastorno de ansiedad generalizada, ataques de pánico, trastorno obsesivo-compulsivo, y un síntoma somático y trastornos relacionados.

TRATAMIENTO. La prevención es la estrategia principal ante la infección por el VIH. La prevención primaria implica la protección de los individuos para que no contraigan la infección, y la secundaria, la modificación de la evolución de la infección. Se debe informar a todos los individuos en riesgo de infección por el VIH sobre las prácticas de sexo seguro y la necesidad de evitar el uso compartido de material de inyección contaminado. La evaluación de los pacientes infectados consiste en una anamnesis completa sobre su conducta sexual y el abuso de sustancias, una anamnesis psiquiátrica y una evaluación de los sistemas de apoyo con los que cuentan.

Tratamiento farmacológico. Una creciente variedad de fármacos que actúan en diferentes puntos de la replicación vírica ha aumentado la esperanza de una supresión permanente e incluso de la erradicación del VIH del organismo. Estos agentes se dividen en cinco clases principales de fármacos: los inhibidores de la transcriptasa inversa (ITI) interfieren en el paso crucial del ciclo de vida del VIH conocido como transcripción inversa. Existen dos tipos: los ITI análogos de nucleósidos/nucleótidos, que actúan como unidades para la construcción de cadenas de ADN del virus defectuosas, y los ITI no análogos de nucleósidos, que se unen a la transcriptasa inversa e interfieren en su capacidad de convertir el ARN del VIH en ADN del VIH. Los inhibidores de la proteasa interfieren con la enzima proteasa que utiliza el VIH para producir partículas virales infecciosas. Los inhibidores de la fusión o del acceso interfieren en la capacidad del virus para fusionarse con la membrana celular, de manera que bloquean su entrada en la célula. Los inhibidores de la integrasa bloquean la integrasa, la enzima que el VIH utiliza para incorporar el material genético del virus en su célula huésped diana. Los productos de combinación multifarmacológica son medicamentos en los que, en un único producto, se incorpora más de una clase de fármacos. El más común es el tratamiento antirretroviral altamente activo. En la tabla 3-38 se presenta una relación de los fármacos disponibles en cada una de estas categorías.

Los antirretrovirales tienen muchos efectos adversos. Con especial relevancia para los psiquiatras destacan los inhibidores de la proteasa, que pueden incrementar las concentraciones de ciertos psicofármacos como el bupropión, la meperidina, diversas benzodiazepinas y los inhibidores selectivos de la recaptación de serotonina (ISRS). Por tanto, se recomienda precaución al prescribir psicofármacos a personas que toman inhibidores de la proteasa.

Psicoterapia.   Los principales aspectos psicodinámicos para los pacientes infectados por el VIH involucran al sentimiento de culpabilidad, la autoestima y los aspectos relacionados con la muerte. Toda la gama de estrategias psicoterapéuticas pueden ser adecuadas para los pacientes con enfermedades relacionadas con el VIH. Tanto la terapia individual como la de grupo pueden ser efectivas. La terapia individual puede ser a corto o a largo plazo, y puede ser de apoyo, cognitiva, conductual o psicodinámica. Las técnicas de terapia de grupo pueden abarcar desde la terapia psicodinámica hasta la terapia de apoyo completo. Es fundamental incluir asesoramiento directo sobre el uso de sustancias y sus posibles efectos adversos sobre la salud del paciente. Si está indicado, se iniciarán los tratamientos específicos para los trastornos relacionados con sustancias concretas para el bienestar integral del paciente.

Lupus eritematoso sistémico.   Es una enfermedad autoinmunitaria que implica la inflamación de múltiples sistemas orgánicos. El diagnóstico oficialmente aceptado requiere que un paciente cumpla 4 de los 11 criterios definidos por la American Rheumatism Association. Entre el 5% y el 50% de los pacientes tienen síntomas mentales en la presentación inicial, y en aproximadamente el 50% aparecerán manifestaciones neuropsiquiátricas con el tiempo. Los síntomas principales son: depresión, insomnio, labilidad emocional, nerviosismo y confusión. El tratamiento con esteroides con frecuencia provoca más complicaciones psiquiátricas, incluida la manía y la psicosis.

Trastornos autoinmunitarios que afectan a los neurotransmisores cerebrales.   Se ha identificado un grupo de trastornos autoinmunitarios con formación de anticuerpos dirigidos contra los receptores cerebrales; la acción de estos anticuerpos causa una encefalitis que cursa de manera similar a la esquizofrenia. Entre estos trastornos se encuentra la encefalitis con formación de anticuerpos anti-NMDA (receptor *N*-metil-D-aspartato), que cursa con síntomas disociativos, amnesia y alucinaciones vívidas. El trastorno se presenta sobre todo en mujeres; el libro de memorias *Brain on Fire* narra vívidamente la experiencia del escritor. Esta enfermedad no tiene tratamiento, si bien se ha demostrado la utilidad de la administración de inmunoglobulinas por vía intravenosa. Los pacientes se recuperan, pero algunos pueden necesitar cuidados intensivos durante un período prolongado de tiempo.

Enfermedades endocrinas

Enfermedades tiroideas.   El hipertiroidismo se caracteriza por confusión, ansiedad y un síndrome depresivo agitado. Los pacientes pueden manifestar que se fatigan facilmente y sensación de debilidad generalizada. El insomnio, la pérdida de peso a pesar del aumento del apetito, el temblor, las palpitaciones y el aumento de la sudoración también son síntomas frecuentes. Los síntomas psiquiátricos graves incluyen deterioro de la memoria, de la orientación y el juicio, excitación maníaca, delirios y alucinaciones.

En 1949, Irvin Asher definió el hipotiroidismo como la «locura mixedematosa». En su forma más grave, se caracteriza por paranoia, depresión, hipomanía y alucinaciones. La lentificación del pensamien-

Tabla 3-38
Antirretrovirales

Principio activo	Abreviatura habitual
Inhibidores de la transcriptasa inversa	
Inhibidores de la transcriptasa inversa análogos de nucleósidos/nucleótidos	
Lamivudina y zidovudina	
Emtricitabina	FTC
Lamivudina	3TC
Abacavir y lamivudina	
Zidovudina, azidotimidina	AZT o ZDV
Abacavir, zidovudina y lamivudina	
Tenofovir disoproxil fumarato y emtricitabina	
Didanosina, didesoxiinosina	ddI
Didanosina con recubrimiento entérico	ddI EC
Tenofovir disoproxil fumarato	TDF
Estavudina	d4t
Sulfato de abacavir	ABC
Inhibidores de la transcriptasa inversa no análogos de nucleósidos	
Rilpivirina	
Etravirina	
Delavirdina	DLV
Efavirenz	EFV
Nevirapina	NVP
Inhibidores de la proteasa	
Amprenavir	APV
Tipranavir	TPV
Indinavir	IDV
Mesilato de saquinavir	SQV
Lopinavir y ritonavir	LPV/RTV
Fosamprenavir cálcico	FOS-APV
Ritonavir	RTV
Darunavir	
Sulfato de atazanavir	ATV
Mesilato de delfinavir	NFV
Inhibidores de la fusión/acceso	
Enfurvitida	T-20
Maraviroc	
Productos de múltiples combinaciones	
Efavirenz, emtricitabina y tenofovir disoproxil fumarato	
Emtricitabina, rilpivirina y tenofovir disoproxil fumarato	

to y el delírium pueden ser síntomas adicionales. Los síntomas físicos consisten en ganancia de peso, voz grave, cabello fino y seco, alopecia del tercio externo de las cejas, tumefacción facial, intolerancia al frío e hipoacusia. Aproximadamente el 10% de todos los pacientes presentan síntomas neuropsiquiátricos residuales tras la terapia hormonal sustitutiva.

Enfermedades paratiroideas.   La disfunción de las glándulas paratiroideas induce un trastorno de la regulación del metabolismo del calcio. La secreción excesiva de hormona paratiroidea provoca hipercalcemia, que puede inducir delírium, cambios de personalidad y apatía en el 50% al 60% de los pacientes, y deterioro cognitivo aproximadamente en el 25%. La excitabilidad neuromuscular, que depende de una concentración adecuada del ion calcio, se reduce y puede aparecer debilidad muscular.

Puede observarse hipocalcemia en el hipoparatiroidismo, con síntomas neuropsiquiátricos de delírium y cambios de la personalidad; si la calcemia se reduce gradualmente, los médicos pueden observar los síntomas psiquiátricos sin la característica tetania. Otros síntomas de hipocalcemia son la formación de cataratas, crisis epilépticas, síntomas extrapiramidales y la elevación de la presión intracraneal.

Enfermedades suprarrenales. Las enfermedades suprarrenales alteran la secreción normal de hormonas de la corteza suprarrenal y producen cambios neurológicos y psicológicos significativos. La insuficiencia suprarrenal crónica (enfermedad de Addison) es normalmente el resultado de una atrofia corticosuprarrenal o invasión granulomatosa provocada por la tuberculosis o una infección fúngica. Los pacientes con este trastorno presentan síntomas mentales leves, como apatía, fatigabilidad fácil, irritabilidad y depresión. Ocasionalmente aparece confusión o reacciones psicóticas. Para la corrección de estas anomalías es efectiva la cortisona o sus derivados sintéticos.

Las cantidades excesivas de cortisol producido endógenamente por un tumor o una hiperplasia corticosuprarrenal (síndrome de Cushing) inducen un trastorno secundario del estado de ánimo, un síndrome de depresión agitada y, a menudo, suicidio. Asimismo, puede observarse una reducción de la concentración y déficits de memoria. En algunos pacientes se observan reacciones psicóticas, con síntomas esquizofreniformes. La administración de altas dosis de corticoesteroides exógenos suele provocar un trastorno secundario del estado de ánimo similar a la manía. Puede aparecer una depresión grave tras la finalización de la terapia esteroidea.

Enfermedades hipofisarias. Los pacientes con insuficiencia hipofisaria total pueden presentar síntomas psiquiátricos, en particular las mujeres que durante el posparto han presentado una hemorragia hipofisaria, lo que se conoce como *síndrome de Sheehan*. Los pacientes presentan una combinación de síntomas, especialmente de enfermedades tiroideas y suprarrenales, y puede observarse virtualmente cualquier síntoma psiquiátrico.

Enfermedades metabólicas

Una causa frecuente de disfunción orgánica cerebral, la encefalopatía metabólica, puede producir alteraciones de los procesos mentales, la conducta y las funciones neurológicas. Se considerará el diagnóstico si se han producido cambios recientes y rápidos de la conducta, el pensamiento y la conciencia. Las señales más tempranas probablemente sean el deterioro de la memoria, en particular de la memoria reciente, y de la orientación. Algunos pacientes presentan agitación, ansiedad e hiperactividad; otros están quietos, retraídos e inactivos. A medida que las encefalopatías metabólicas progresan, la confusión o el delírium desembocan en una reducción de la reactividad, estupor y, finalmente, la muerte.

Encefalopatía hepática. La insuficiencia hepática grave puede provocar encefalopatía hepática, caracterizada por asterixis, hiperventilación, alteraciones del EEG y de la conciencia, que pueden oscilar desde apatía a somnolencia y coma. Los síntomas psiquiátricos asociados son cambios de la memoria, de las capacidades intelectuales generales y de la personalidad.

Encefalopatía urémica. La insuficiencia renal se asocia con alteraciones de la memoria, la orientación y la conciencia. La agitación, sensaciones reptantes en las extremidades, fasciculaciones musculares e hipo persistente son síntomas asociados. En pacientes jóvenes con episodios breves de uremia, los síntomas neuropsiquiátricos tienden a ser reversibles, pero en pacientes de edad avanzada con episodios prolongados de uremia, los síntomas neuropsiquiátricos pueden ser irreversibles.

Encefalopatía hipoglucémica. Puede estar causada por una producción endógena excesiva de insulina o la administración excesiva de insulina exógena. Los síntomas premonitorios, que no aparecen en todos los pacientes, incluyen náuseas, sudoración, taquicardia y sensa-

ción de hambre, aprensión y agitación. A medida que el trastorno progresa, puede desarrollarse desorientación, confusión y alucinaciones, así como otros síntomas neurológicos y médicos. Puede aparecer estupor y coma, y una grave secuela neuropsiquiátrica puede ser una demencia residual y persistente.

Cetoacidosis diabética. Empieza con sensación de debilidad, fatigabilidad fácil y letargia con poliuria y polidipsia de intensidad creciente. Aparece cefalea y a veces náuseas y vómitos. Los pacientes con diabetes mellitus presentan una mayor probabilidad de demencia crónica con arteriosclerosis generalizada.

Porfiria intermitente aguda. Las porfirias son trastornos de la biosíntesis del hemo que resultan en una acumulación excesiva de porfirinas. La tríada sintomática consiste en dolor abdominal cólico agudo, polineuropatía motora y psicosis. La porfiria aguda intermitente es una enfermedad autosómica dominante que afecta más a mujeres que a hombres y se inicia entre los 20 y los 50 años de edad. Los síntomas psiquiátricos consisten en ansiedad, insomnio, labilidad emocional, depresión y psicosis. En algunos estudios se ha observado que entre el 0,2% y el 0,5% de los pacientes psiquiátricos crónicos pueden presentar porfirias no diagnosticadas. Los barbitúricos precipitan o agravan las crisis de porfiria aguda, y nunca se deberían usar en este trastorno (es menos preocupante en los tratamientos modernos, sin embargo algunos tratamientos para la cefalea siguen siendo populares). También se deben evitar estos medicamentos o similares en familiares o personas con la enfermedad.

Trastornos nutricionales

Deficiencia de niacina. La insuficiencia dietética de niacina (ácido nicotínico) y su precursor triptófano se asocia con pelagra, una deficiencia nutricional de distribución mundial observada en asociación con el abuso del alcohol, las dietas vegetarianas, la pobreza extrema y la inanición. Los síntomas neuropsiquiátricos consisten en apatía, irritabilidad, insomnio, depresión y delírium, y los síntomas médicos en dermatitis, neuropatías periféricas y diarrea. La evolución de la pelagra se ha descrito tradicionalmente como las «cinco D»: dermatitis, diarrea, delírium, demencia y *death* (muerte). La respuesta al tratamiento con ácido nicotínico es rápida, pero la demencia por una deficiencia prolongada puede mejorar solo lentamente y parcialmente.

Deficiencia de tiamina. La deficiencia de tiamina (vitamina B_1) provoca beriberi, caracterizado principalmente por cambios cardiovasculares y neurológicos, y síndrome de Wernicke-Korsakoff, que se asocia con mayor frecuencia al abuso crónico de alcohol. El beriberi aparece principalmente en Asia y en áreas de hambruna y pobreza. Los síntomas psiquiátricos incluyen apatía, depresión, irritabilidad, nerviosismo y poca concentración; con la deficiencia prolongada pueden desarrollarse trastornos de memoria graves.

Deficiencia de cobalamina. La deficiencia de cobalamina (vitamina B_{12}) se produce porque las células de la mucosa gástrica no secretan una sustancia específica, el factor intrínseco, necesario para la absorción normal de vitamina B_{12} en el íleon. La deficiencia se caracteriza por la aparición de anemia megaloblástica macrocítica crónica (anemia perniciosa) y manifestaciones neurológicas resultantes de cambios degenerativos de los nervios periféricos, la médula espinal y el cerebro. Se observan cambios neurológicos en aproximadamente el 80% de los pacientes, y suelen asociarse a anemia megaloblástica, aunque en ocasiones preceden al inicio de las alteraciones hematológicas.

Son frecuentes los cambios mentales, como apatía, depresión, irritabilidad y cambios del estado de ánimo. En unos pocos pacientes la encefalopatía y sus síntomas asociados como delírium, delirios, alucinaciones, demencia y, a veces características paranoides, son prominentes y a veces se llaman *locura megaloblástica*. Las manifestaciones neurológicas de la deficiencia de vitamina B$_{12}$ pueden revertirse rápida y completamente con la administración precoz y continuada de tratamiento vitamínico parenteral.

Toxinas

Las toxinas ambientales se están convirtiendo en una amenaza de gravedad creciente para la salud física y mental en la sociedad contemporánea.

Mercurio.   La intoxicación por mercurio puede estar provocada por mercurio orgánico o inorgánico. La intoxicación por mercurio inorgánico produce el síndrome del «sombrerero loco» (observado antiguamente en trabajadores de la industria de la sombrerería que ablandaban el fieltro con la boca), con depresión, irritabilidad y psicosis. Los síntomas neurológicos asociados son: cefalea, temblor y astenia. El pescado o los cereales contaminados pueden causar intoxicación por mercurio orgánico y provocar depresión, irritabilidad y deterioro cognitivo. Los síntomas asociados son: neuropatías sensitivas, ataxia cerebelosa, disartria, parestesias y defectos del campo visual. La intoxicación por mercurio en gestantes altera el desarrollo fetal normal. No se dispone de ningún tratamiento específico, aunque el tratamiento por quelación con dimercaprol se ha empleado en la intoxicación aguda.

Plomo.   La intoxicación por plomo se produce cuando la cantidad de plomo ingerida supera la capacidad orgánica de eliminación. Los síntomas de toxicidad tardan varios meses en aparecer.

Los signos y síntomas de la intoxicación dependen de la concentración sérica de plomo: cuando supera los 200 mg/l, se observa encefalopatía plúmbica grave, con mareos, torpeza, ataxia, irritabilidad, agitación, cefalea e insomnio. Posteriormente aparece un delírium excitado, con vómitos y trastornos visuales, que progresa a convulsiones, letargia y coma. El tratamiento de la encefalopatía plúmbica debe iniciarse tan rápidamente como sea posible, incluso sin confirmación de laboratorio, por la alta tasa de mortalidad.

El tratamiento de elección para facilitar la excreción del plomo es la administración intravenosa diaria de edetato cálcico disódico (versenato cálcico disódico) durante 5 días.

Manganeso.   La etapa inicial de la intoxicación por manganeso (ocasionalmente denominada *locura por manganeso*) causa cefalea, irritabilidad, artralgias y somnolencia. Finalmente aparece un cuadro de labilidad emocional, risa patológica, pesadillas, alucinaciones y actos compulsivos e impulsivos asociados a períodos de confusión y agresividad. Las lesiones que afectan a los ganglios basales y al sistema piramidal provocan alteración de la marcha, rigidez, discurso monótono o susurrante, temblores de las extremidades y la lengua, cara de máscara (máscara de manganeso), micrografía, distonía, disartria y pérdida del equilibrio. Los efectos psicológicos tienden a desaparecer a los 3-4 meses tras la retirada del paciente del punto de exposición, aunque los síntomas neurológicos se mantienen estables o progresan. No se dispone de otro tratamiento específico para la intoxicación por manganeso aparte de la retirada del individuo de la fuente de la intoxicación. El trastorno se observa en individuos que trabajan en el refinamiento del oro y la fabricación de ladrillos y revestimientos de acero.

Arsénico.   La intoxicación crónica por arsénico suele ser el resultado de la exposición prolongada a herbicidas que contienen arsénico o de beber agua contaminada. El arsénico también se emplea en la fabricación de chips de silicio en la industria informática. Los signos iniciales de toxicidad son: pigmentación cutánea, manifestaciones digestivas, disfunción renal y hepática, caída del cabello y un característico olor a ajo del aliento. Con el tiempo aparece encefalopatía, con deficiencias sensitivas y motoras generalizadas. El tratamiento quelante con dimercaprol puede ayudar a tratar exitosamente el envenenamiento por arsénico.

▲ 3.5 Trastorno cognitivo leve

En la última década ha emergido un nuevo concepto, el *trastorno cognitivo leve,* que se ha definido como un declive cognitivo de escasa gravedad que no justifica el diagnóstico de demencia, y en el que está preservada la capacidad de independencia en las actividades básicas de la vida diaria.

En el DSM-5, esta alteración se clasifica como *trastorno neurocognitivo leve debido a múltiples etiologías* o como *trastorno neurocognitivo leve no especificado.* Es muy probable que este trastorno sea más extensamente abordado en futuras revisiones del DSM.

DEFINICIÓN

Si bien el término *trastorno cognitivo leve* se ha utilizado desde hace más de 25 años, se propuso como una categoría diagnóstica para cubrir el espacio entre las alteraciones cognitivas asociadas al envejecimiento y los trastornos cognitivos indicativos de demencia. Los criterios propuestos por el Mayo Clinic Alzheimer's Disease Research Center (MCADRC) se enumeran en la tabla 3-39. En este momento no existen criterios de diagnóstico internacionales para el trastorno cognitivo leve.

Perspectiva histórica

Durante varias décadas, se ha intentado describir la imprecisa frontera entre el declive cognitivo relacionado con el envejecimiento normal y el trastorno cognitivo asociado a la demencia. Así, en 1962, Kral introdujo los términos *olvido senil benigno* (olvido de hechos poco importantes y conciencia del problema) y *olvido senil maligno* (problemas para recordar los acontecimientos recientes con falta de conciencia del problema). En 1986, los National Institutes of Mental Health de Estados Unidos recomendaron el término *alteración de la memoria asociada a la edad* para designar las alteraciones de la memoria que se consideran normales en el proceso de envejecimiento. En 1994, la Asociación Internacional de Psicogeriatría presentó el concepto de *declive cognitivo asociado a la edad,* que describe los déficits cognitivos, tanto de memoria como de otro tipo, que aparecen con el envejecimiento en ausencia de demencia y de otros posibles trastornos cognitivos. El término *trastorno cognitivo en ausencia de demencia* fue introducido en 1997 por el Canadian Study of Health and Aging para describir un deterioro cognitivo que no se acompaña de demencia, independientemente del proceso causante subyacente (neurológico, psiquiátrico o médico). Otras clasificaciones, entre las que se incluyen la *alteración de la memoria congruente con la edad* y el *olvido de la edad avanzada,* trastornos que se definen de acuerdo con los resultados que obtiene el paciente en diversas pruebas cognitivas (tabla 3-40).

Es difícil decidir cuál debería ser la ubicación exacta de los trastornos cognitivos leves en la nosología psiquiátrica. De acuerdo con la definición actual de trastorno cognitivo leve, el deterioro funcional constituye un criterio de exclusión, pero el mismo «deterioro funcional» es uno de los criterios estándar para definir los trastornos psiquiátricos. Los avances en el descubrimiento de nuevos marcadores bioló-

Tabla 3-39
Criterios originales del trastorno cognitivo leve

1. Preocupación por un declive de la memoria, preferiblemente indicada por un informante cualificado
2. Déficit de memoria para la edad y el nivel educativo
3. Función cognitiva general preservada
4. Actividades de la vida diaria preservadas
5. Ausencia de demencia

Tabla 3-40
Términos relacionados con el trastorno cognitivo leve

Término	Autores	Año	Criterios de inclusión	Observaciones
Olvido senil maligno	V. A. Kral	1962	Dificultades para recordar acontecimientos recientes Falta de conciencia del déficit de memoria	En un seguimiento de 2 años se observó una evolución más rápida hacia la demencia en los pacientes con este trastorno
Alteración de la memoria asociada a la edad	NIMH (Crook, Bartus y Ferris)	1986	Alteraciones de memoria asociadas a la edad y que llevan a: *1)* una preocupación subjetiva, y *2)* un problema funcional No existe una enfermedad neurológica subyacente	Se validaron pruebas de memoria en poblaciones jóvenes, que llevaron a la detección de altas tasas del trastorno en adultos de edad avanzada
Declive cognitivo asociado a la edad	Asociación Internacional Psicogeriátrica y Organización Mundial de la Salud (Levy)	1994	Déficits cognitivos que no cumplen los criterios de demencia	No incluye el pronóstico relativo a la evolución de la demencia Incluye diversos tipos de declive cognitivo (no únicamente declive de la memoria)
Trastorno cognitivo sin demencia	Canadian Study of Health and Aging	1997	Edad de 65 años o superior	Incluye encefalopatías estáticas

gicos de los trastornos cognitivos leves contribuirán, probablemente, a una conceptualización más sólida de esta alteración y, esperemos, al tratamiento de los pacientes con demencia prodrómica.

PRESENTACIÓN CLÍNICA

El cuadro clínico del trastorno cognitivo leve depende de los criterios utilizados para definirlo. Es necesario que haya un déficit de memoria, pero resulta difícil cuantificarlo. Una posible medida consiste en la observación de una pérdida objetiva de memoria o bien de otro dominio cognitivo de más de 1,5 desviaciones estándar por debajo de la media de los individuos de edad y nivel educativo similares. Algunos autores sugieren utilizar las indicaciones subjetivas de pérdida de memoria del propio paciente o personas próximas, pero con este sistema se corre el riesgo de llegar a muchos diagnósticos falsos positivos.

Valoración

Valoración neuropsicológica. La mayoría de los especialistas coinciden en que los déficits más precoces se perciben en la memoria episódica (en comparación con la semántica). No existe consenso entre los expertos con respecto a qué pruebas de memoria utilizar y qué límites tomar como diagnósticos. Otros problemas son la ausencia de normas, que las puntuaciones de las pruebas no tienen una distribución normal, y que los resultados obtenidos se ven influidos por múltiples características demográficas. Algunos especialistas han propuesto la utilización de una escala como la Tarea de recuerdo diferido del Consorcio para el Establecimiento de un Registro de la Enfermedad de Alzheimer (Consortium to Establish a Registry for Alzheimer's Disease, CERAD) para la detección de la enfermedad de Alzheimer en sus estadios más tempranos. Los instrumentos breves para la evaluación del estado mental (p. ej., el Miniexamen cognoscitivo) son relativamente poco sensibles para la detección de los problemas de memoria en el trastorno cognitivo leve.

Biomarcadores. En la pasada década se han estudiado diversos marcadores de la progresión del trastorno cognitivo leve a enfermedad de Alzheimer. De ellos, el carácter de portador del alelo apolipoproteína E4 (ApoE4) ha sido una de las variables más destacadas. En los trastornos cognitivos leves con amnesia, se ha observado que el alelo ApoE4 es un factor de riesgo de progresión más rápida a enfermedad de Alzheimer. También se han identificado algunos marcadores del

LCR como factores predisponentes para la progresión: concentraciones patológicas bajas de $A\beta_{42}$ (la forma de β-amiloide con 42 aminoácidos) y elevadas de τ total (t-tau) y fosfo-τ (p-tau) permiten diferenciar los primeros estadios de la enfermedad de Alzheimer del envejecimiento normal. La localización de alteraciones en la expresión de proteínas implicadas en los mecanismos patogénicos de la enfermedad de Alzheimer (aproximación proteómica) es otro de los enfoques utilizados para contribuir a la detección temprana de esta enfermedad. Mediante nuevas técnicas se han detectado algunas proteínas (cistatina C, β_2-microglobulina y polipéptidos BEGF), tanto en el LCR como en sangre, que, según ha podido comprobarse, se correlacionan con la patología de la enfermedad de Alzheimer.

Genética. Dado que el trastorno cognitivo leve se considera el estadio prodrómico de diversos procesos patológicos (enfermedad de Alzheimer, demencia frontotemporal y demencia vascular), es probable que esté relacionado con diferentes genes. Cuatro genes tienen relación con la enfermedad de Alzheimer: el gen que codifica la proteína precursora del amiloide *(APP)*, la presenilina 1 *(PSEN1)*, la presenilina 2 *(PSEN2)* y el gen que codifica la apolipoproteína E *(APOE)*. Dado que los tres primeros intervienen en formas autosómicas dominantes poco frecuentes de la enfermedad de Alzheimer, la realización de pruebas sistemáticas para la detección de cada una de estas mutaciones tiene un valor muy limitado para el diagnóstico del trastorno cognitivo leve en la población general. El gen *APOE*, un factor de riesgo genético común de desarrollo de enfermedad de Alzheimer, tanto de inicio temprano como tardío, se ha estudiado con mayor profundidad para descubrir su posible relación con el trastorno cognitivo leve, pero los resultados no han sido uniformes. Como la etiología del trastorno cognitivo leve es heterogénea, es probable que en su fisiopatología intervengan un gran número de genes distintos, la mayor parte de los cuales están por descubrir.

Técnicas de neuroimagen. Los avances en los estudios con técnicas de neuroimagen están orientados a desarrollar medidas que permitan distinguir entre el trastorno cognitivo leve y el proceso normal de envejecimiento, así como entre los pacientes que permanecerán estables y los que con el tiempo desarrollarán enfermedad de Alzheimer.

Los estudios estructurales volumétricos del trastorno cognitivo leve han mostrado alteraciones tempranas en las estructuras temporales mediales, incluida la atrofia neuronal, la disminución de la densidad sináptica y la pérdida neuronal general. En el trastorno cognitivo leve se ha

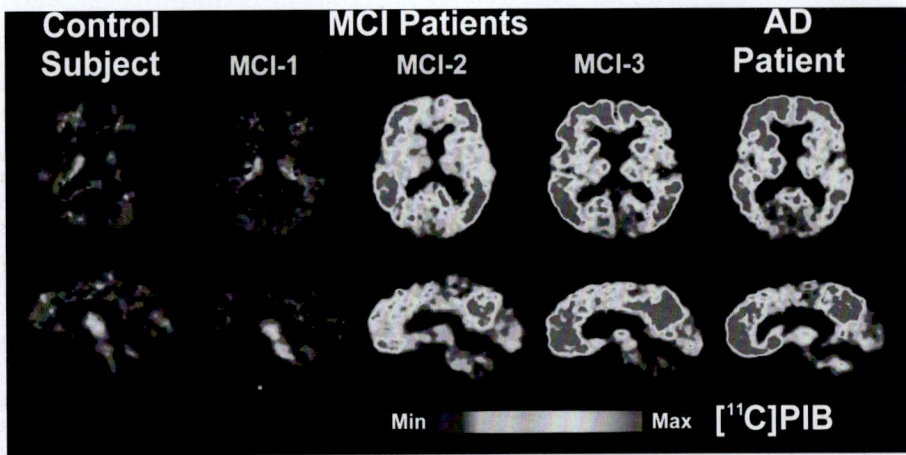

FIGURA 3-11

Imágenes obtenidas mediante tomografía por emisión de positrones (PET) con el compuesto Pittsburgh B marcado con carbono-11 ([^{11}C] PIB) para la detección de amiloide; las imágenes de la *izquierda* corresponden a un individuo normal; las del *centro,* a un paciente con trastorno cognitivo leve (TCL), y las de la *derecha* a un paciente con enfermedad de Alzheimer leve (EA). Algunos pacientes con trastorno cognitivo leve tienen unos niveles de amiloide similares a los de los individuos de control, mientras que en otros la carga es comparable a la de los pacientes con enfermedad de Alzheimer, y otros presentan niveles intermedios. (Por cortesía de William E. Klunk, MD, University of Pittsburgh, Department of Psychiatry, Pittsburgh, PA. Todos los derechos reservados.)

descrito, además, atrofia del volumen del hipocampo y del córtex entorrinal. La atrofia del hipocampo puede ayudar a predecir la rapidez con que el trastorno progresará a enfermedad de Alzheimer. Las técnicas de modelado tridimensional han permitido localizar la alteración de la forma del hipocampo, así como regiones específicas de atrofia en su interior. Otros métodos, como la morfometría basada en tensores, permiten realizar un seguimiento detallado de las alteraciones cerebrales y cuantificar el crecimiento o la atrofia tisular cerebral, e indicar la rapidez con que se produce la pérdida tisular local. Otras innovaciones en cuanto a técnicas de neuroimagen son la relaxometría por RM, las pruebas de imagen para el estudio de depósitos de hierro, la RM con tensor de difusión, y la RM de alto campo.

Tal vez la innovación más prometedora ha sido la introducción de los compuestos marcadores para la PET, que permiten visualizar las placas de amiloide y los ovillos neurofibrilares. Estos nuevos compuestos (compuesto Pittsburgh B marcado con carbono-11, [^{11}C]-PiB, y fluorodesoxiglucosa marcada con flúor-18, [^{18}F]-FDDNP) localizan las alteraciones patológicas en los estadios preclínicos de la enfermedad de Alzheimer. Estos marcadores específicos permiten a los investigadores visualizar el proceso patológico, y se utilizan también para controlar la progresión del trastorno cognitivo leve a enfermedad de Alzheimer. No obstante, la carga de placas de β-amiloide no se corresponde siempre con los estadios clínicos, porque algunas personas con trastorno cognitivo leve pueden presentar una carga mínima similar a la de personas sanas del grupo de control, mientras que otras presentan cargas de β-amiloide comparables a la de personas con enfermedad de Alzheimer. Un único biomarcador probablemente sea insuficiente para identificar a los pacientes con enfermedad de Alzheimer incipiente. Así pues, la combinación de diversos marcadores aumenta la exactitud de la predicción, y se convertirá con toda probabilidad en la norma para el diagnóstico, como ya se ha descrito en estudios recientes (combinación de la disminución del flujo sanguíneo cerebral regional y de biomarcadores en el LCR, como el Aβ$_{42}$, la t-tau y la p-tau) (fig. 3-11).

Diagnóstico diferencial

El continuo cognitivo. Con el término continuo cognitivo se describe el sutil proceso que conduce de un declive cognitivo relacionado con la edad a un trastorno cognitivo leve, y de aquí a la demencia. No obstante, en este modelo existe un solapamiento en ambos extremos del

trastorno cognitivo leve, por lo que puede ser difícil identificar los puntos de transición (fig. 3-12). En la práctica, la diferenciación del trastorno cognitivo leve de un declive cognitivo relacionado con la edad se basa principalmente en las pruebas neuropsicológicas, en las que se observa un déficit cognitivo más grave para la edad y un menor nivel educativo. La principal diferencia entre el trastorno cognitivo leve y la enfermedad de Alzheimer consiste en la ausencia de déficit funcional en el primero.

EVOLUCIÓN Y PRONÓSTICO

La tasa típica de los pacientes con trastorno cognitivo leve que evolucionan a enfermedad de Alzheimer es del 10 % al 15 % por año, y se asocia con una pérdida progresiva de funcionalidad. Sin embargo, en algunos estudios se ha observado que el diagnóstico no es estable en ambas direcciones, y que los pacientes pueden evolucionar a enfermedad de Alzheimer o regresar a su estado normal. Esta variabilidad en el curso está relacionada con la procedencia heterogénea de los pacientes (clínica o comunitaria), así como con los criterios heterogéneos de definición empleados en los distintos estudios. El trastorno cognitivo leve acompañado de amnesia se ha asociado con una mayor morbilidad en comparación con los individuos de referencia.

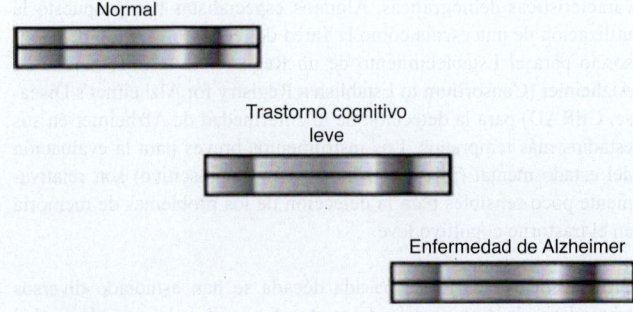

FIGURA 3-12

Continuo cognitivo en el que se observa el solapamiento de los límites entre el envejecimiento normal y el trastorno cognitivo leve, y entre este y la enfermedad de Alzheimer. (Reimpreso con autorización de Petersen RC, ed. *Mild Cognitive Impairment: Aging to Alzheimer's Disease.* New York: Oxford University Press; 2003.)

TRATAMIENTO

En la actualidad no existe un tratamiento para el trastorno cognitivo leve aprobado por la FDA. El tratamiento implica la realización de las pruebas de detección y diagnóstico adecuadas. Idealmente, debe incluir también la mejora de la pérdida de memoria junto con la prevención de un mayor declive cognitivo hacia la demencia. Los programas de entrenamiento cognitivo parecen levemente beneficiosos para compensar las dificultades de memoria que acompañan al trastorno. Lo más probable es que el control de los factores de riesgo vascular (hipertensión, hipercolesterolemia, diabetes mellitus) ayude a prevenir la progresión de los casos de trastorno cognitivo leve con patología vascular subyacente. Actualmente no se dispone de herramientas sensibles (biomarcadores o técnicas de imagen) para la detección sistemática de los trastornos cognitivos leves en la población general.

En atención primaria, los médicos deberían considerar el diagnóstico de trastorno cognitivo leve en los pacientes que presentan problemas cognitivos, que deberían corroborar con información colateral siempre que sea posible. Por otra parte, algunos de los casos de trastorno cognitivo leve con demencia prodrómica podrían deberse a causas reversibles de deterioro cognitivo, como el hipotiroidismo, la deficiencia de vitamina B$_{12}$, el uso de fármacos o la depresión, en cuyo caso la identificación y corrección de la causa subyacente sería altamente beneficiosa para el paciente.

Por el momento, no existen pruebas de que el tratamiento farmacológico a largo plazo resulte eficaz para revertir el trastorno cognitivo leve. A partir de diversos estudios epidemiológicos se concluyó que las personas que recibían fármacos para disminuir la colesterolemia, antihipertensivos, antioxidantes, antiinflamatorios y estrógenos presentaban un menor riesgo de demencia, pero no existen ensayos aleatorizados y controlados que confirmen estos datos. Con respecto a los potenciadores cognitivos, la mayoría de los ensayos tienen resultados ambiguos (tabla 3-41). La mayor parte de los estudios se enfrentaron con varios problemas: *1)* la obtención de muestras homogéneas y la identificación de los posibles beneficiarios del tratamiento; *2)* el tratamiento de una población más amplia, que condujo a grandes porcentajes de respuestas negativas y efectos secundarios problemáticos, y *3)* la traducción del concepto de trastorno cognitivo leve a múltiples culturas y lenguajes, así como el diagnóstico de enfermedad de Alzheimer

como criterio de valoración principal, dada la variabilidad de este diagnóstico en los diferentes países.

Los avances en la detección del trastorno cognitivo leve serán primordiales para la detección temprana y el tratamiento de los pacientes con enfermedad de Alzheimer; los expertos coinciden en que los tratamientos modificadores de la enfermedad se centrarán en las personas que todavía no han sufrido alteraciones cognitivas pero que se encuentran en una situación de mayor riesgo con respecto a la población general. En los próximos años probablemente seamos testigos de un desarrollo exponencial en la identificación de biomarcadores específicos y sensibles (marcadores biológicos y de neuroimagen).

EPIDEMIOLOGÍA Y ETIOLOGÍA DE LOS TRASTORNOS COGNITIVOS LEVES

Se pueden reconocer las características histopatológicas de la enfermedad de Alzheimer en el cerebro mucho tiempo antes de que se presenten los síntomas clínicos, lo que lleva a centrar la atención en los estadios preclínicos, con el propósito de objetivar los déficits iniciales que se asocian con un aumento del riesgo de progresión a enfermedad de Alzheimer.

La expresión clínica del trastorno cognitivo leve es el resultado de la interacción entre varios factores de riesgo y diferentes factores protectores. Los factores de riesgo más significativos están relacionados con los diferentes tipos de neurodegeneración presentes en las demencias. Hay diferentes subtipos de trastorno cognitivo leve, sobre todo los asociados con la amnesia. Otros factores de riesgo son el alelo APOE4 y los trastornos cerebrovasculares, ya sean en forma de accidente cerebrovascular o de enfermedad lacunar. Se cree que la exposición crónica a concentraciones elevadas de cortisol, como las observadas en la depresión geriátrica, aumenta también el riesgo de trastorno cognitivo debido a la reducción del volumen del hipocampo que provoca. La noción de «reserva cerebral» sugiere que los efectos del tamaño del cerebro y de la densidad neuronal pueden resultar protectores contra la demencia, a pesar de la neurodegeneración (un número más elevado de neuronas y un mayor volumen del cerebro protegerían contra las manifestaciones de la enfermedad de Alzheimer aun en presencia de neurodegeneración) (fig. 3-13).

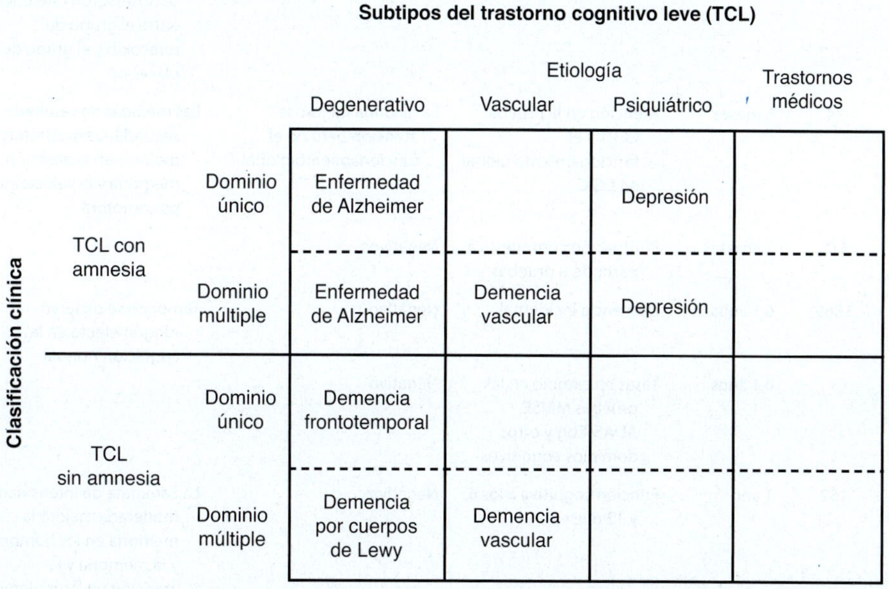

Subtipos del trastorno cognitivo leve (TCL)

Clasificación clínica		Degenerativo	Vascular	Psiquiátrico	Trastornos médicos
TCL con amnesia	Dominio único	Enfermedad de Alzheimer		Depresión	
TCL con amnesia	Dominio múltiple	Enfermedad de Alzheimer	Demencia vascular	Depresión	
TCL sin amnesia	Dominio único	Demencia frontotemporal			
TCL sin amnesia	Dominio múltiple	Demencia por cuerpos de Lewy	Demencia vascular		

(Etiología: columnas Degenerativo, Vascular, Psiquiátrico, Trastornos médicos)

FIGURA 3-13

Resultados de los fenotipos clínicos del trastorno cognitivo leve de acuerdo con su supuesta etiología. (Adaptada de Petersen RC, ed. *Mild Cognitive Impairment: Aging to Alzheimer's Disease.* New York: Oxford University Press; 2003.)

Tabla 3-41
Ensayos clínicos para el estudio del tratamiento de los trastornos cognitivos leves

Estudio	Pacientes (N)	Duración	Variable principal	Resultados	Observaciones	Patrocinador
Donepezilo + vitamina E (Thall et al., 1999)	769	3 años	Conversión a enfermedad de Alzheimer	Parcialmente positivos (disminución del riesgo de desarrollar enfermedad de Alzheimer en el grupo del brazo activo del estudio durante los primeros 12 meses)	El trastorno cognitivo leve con amnesia y la presencia del alelo APOE4 actúan como factores predictores de la progresión a enfermedad de Alzheimer	ADCS
Donepezilo (Salloway et al., 2004)	269	24 semanas	Puntuación total en la escala ADAS-Cog; prueba PTIR de la NYU	Negativos	Resultados positivos en las variables secundarias (ADAS-Cog13)	Pfizer (The Donepezil «401» Study Group)
Donepezilo (Doody et al., 2009)	821	48 semanas	Subescala cognitiva ADAS-Cog; CDR-SB (suma de casillas)	Mínimamente positivo con una pequeña disminución en la puntuación ADAS-Cog en el grupo de donepezilo. Sin cambios significativos en CDR-SB	En las medidas secundarias, solo la evaluación global difirió significativamente a favor del donepezilo	Eisai y Pfizer
Rivastigmina (Feldman et al., 2007)	1 018	48 meses	Conversión a enfermedad de Alzheimer	Negativos		Novartis
Galantamina (Winbald et al., 2008) Dos estudios	2 048	2 años	Progresión de la puntuación en la escala CDR (de 0,5 a 1) Demencia incidental	Negativos	La atención evaluada mediante el DSST fue superior en el grupo tratado con galantamina en ambos estudios	Janssen-Cilag y Johnson & Johnson
Piribedil (Nagaraja et al., 2001)	60	12 semanas	Puntuación MMSE	A favor de piribedil	El cambio de la media desde el valor inicial en la prueba MMSE también favoreció al grupo de intervención	NIMH
Rofecoxib (Thall et al., 2005)	1 457	3-4 años	Conversión a enfermedad de Alzheimer	Negativos	Se obtuvieron mejores resultados de la variable principal con placebo, mientras que para las variables secundarias (Escala ADS-cog; CDR) no se observaron diferencias entre el grupo de rofecoxib y el grupo de placebo	Merck
Parche de nicotina (Newhouse et al., 2012)	74	6 meses	Atención en la prueba CCPT y el funcionamiento global en CGIC	La nicotina mejoró la atención pero no el funcionamiento global	Las medidas de resultado secundarias mostraron mejoras en la atención, la memoria y la velocidad psicomotora	
Piracetam	675	12 meses	Puntuación compuesta a partir de 8 pruebas	Negativos		UCB Pharma
Ginkgo biloba (DeKosky et al., 2008) (Snitz et al., 2009)	3 069	6,1 años	Demencia incidental	Negativo	Tampoco se observó ningún efecto en la cognición normal	NCCAM y NIH
		6,1 años	Tasas en cambio en las pruebas MMSE, ADAS-Cog y otros dominios cognitivos	Negativo		
Vitaminas B (B$_{12}$, B$_6$, ácido fólico) (van Uffelen et al., 2008)	152	1 año	Función cognitiva a los 6 y 12 meses	Negativa	La caminata de intensidad moderada mejoró la memoria en los hombres y la memoria y la atención en las mujeres	Centro Médico Universitario TNO-VU

ADCS, Alzheimer Disease Cooperative Study; CCPT, Connors Continuous Performance Test; CDR, Clinical Dementia Rating; DSST, Digit Symbol Substitution test; NCCAM, National Center for Complimentary Medicine; NYU PTIR, New York University Paragraph Test Immediate Recall.

Bibliografía

Delírium

Caraceni A, Grassi L. *Delirium: Acute Confusional States in Palliative Medicine*. 2nd ed. New York: Oxford University Press; 2011.

Franco JG, Trzepacz PT, Meagher DJ, Kean J, Lee Y, Kim J-L, Kishi Y, Furlanetto LM, Negreiros D, Huang M-C, Chen C-H, Leonard M, de Pablo J. Three core domains of delirium validated using exploratory and confirmatory factor analyses. *Psychosomatics*. 2013;54(3):227–238.

Hosie A, Davidson PM, Agar M, Sanderson CR, Philips J. Delirium prevalence, incidence, and implications for screening in specialist palliative care inpatient settings: A systematic review. *Palliat Med*. 2013;27(6):486–498.

Juliebö V, Björo K, Krogseth M, Skovlund E, Ranhoff AH, Wyller TB. Risk factors for preoperative and postoperative delirium in elderly patients with hip fracture. *J Am Geriatr Soc*. 2009;57(8):1354–1361.

Kiely DK, Marcantonio ER, Inouye SK, Shaffer ML, Bergmann MA, Yang FM, Fearing MA, Jones RN. Persistent delirium predicts greater mortality. *J Am Geriatr Soc*. 2009;57(1):55–61.

Maldonado JR, Wysong A, van der Starre PJA, Block T, Miller C, Reitz BA. Dexmedetomidine and the reduction of postoperative delirium after cardiac surgery. *Psychosomatics*. 2009;50(3):216–217.

Morandi A, McCurley J, Vasilevskis EE. Tools to detect delirium superimposed on dementia: A systematic review. Erratum. *J Am Ger Soc*. 2113;61:174.

O'Mahony R, Murthy L, Akunne A, Young J. Guideline Development Group. Synopsis of the National Institute for Health and Clinical Excellence guideline for prevention of delirium. *Ann Intern Med*. 2011;154(11):746–711.

Pisani MA, Kong SYJ, Kasl SV, Murphy TE, Araujo KLB, Van Ness PH. Days of delirium are associated with 1-year mortality in an older intensive care unit population. *Am J Respir Crit Care*. 2009;180(11):1092–1097.

Popeo DM. Delirium in older adults. *MT Sinai J Med*. 2011;78(4):571–582.

Singh Joy, Subhashni D. Delirium directly related to cognitive impairment. *Am J Nurs*. 2011;111(1):65.

Solai LKK. Delirium. In: Sadock BJ, Sadock VA, Ruiz P, eds. *Kaplan & Sadock's Comprehensive Textbook of Psychiatry*. 9th ed. Philadelphia, PA: Lippincott Williams & Wilkins; 2109:1153.

Thomas E, Smith JE, Forrester DA, Heider G, Jadotte YT, Holly C. The effectiveness of non-pharmacological multi-component interventions for the prevention of delirium in non-intensive care unit older adult hospitalized patients: A systematic review. *JBI Database Syst Rev Implement Rep*. 2014;12(4):180–232.

Witlox J, Eurelings LSM, de Jonghe JFM, Kalisvaart KJ, Eikelenboom P, van Gool WA. Delirium in elderly patients and the risk of postdischarge mortality, institutionalization, and dementia: A meta-analysis. *JAMA*.2010;304(4):443–451.

Yang FM, Marcantonio ER, Inouye SK, Kiely DK, Rudolph JL, Fearing MA, Jones RN. Phenomenological subtypes of delirium in older persons: Patterns, prevalence, and prognosis. *Psychosomatics*. 2009;50(3):248–254.

Demencia (trastorno neurocognitivo mayor)

Balzer D. Neurocognitive disorders in DSM-5. *Am J Psych*. 2013;170(6):585–587.

Blanc-Lapierre A, Bouvier G, Gruber A, Leffondré K, Lebailly P, Fabrigoule C, Baldi I. Cognitive disorders and occupational exposure to organophosphates: Results from the PHYTONER study. *Am J Epidemiol*. 2013;177(10):1086–1096.

Bondi MW, Salmon DP, Kaszniak AW. The neuropsychology of dementia. In: Grant I, Adams KM, eds. *Neuropsychological Assessment of Neuropsychiatric and Neuromedical Disorders*. 3rd ed. New York: Oxford University Press; 2009:159.

Brand BL, Stadnik R. What contributes to predicting change in the treatment of dissociation: Initial levels of dissociation, PTSD, or overall distress? *J Trauma Dissociation*. 2013;14(3):328–341.

Bugnicourt J-M, Godefroy O, Chillon J-M, Choukroun G, Massy ZA. Cognitive disorders and dementia in CKD: The neglected kidney-brain axis. *J Am Soc Nephrol*. 2013;24(3):353–363.

Bugnicourt J-M, Guegan-Massardier E, Roussel M, Martinaud O, Canaple S, Triquenot-Bagan A, Wallon D, Lamy C, Leclercq C, Hannequin D, Godefroy O. Cognitive impairment after cerebral venous thrombosis: A two-center study. *J Neurol*. 2013;260(5):1324–1331.

Clare L, Whitaker CJ, Nelis SM, Martyr A, Markova IS, Roth I, Woods RT, Morris RG. Self-concept in early stage dementia: Profile, course, correlates, predictors and implications for quality of life. *Int J Geriatr Psychiatry*. 2013;28(5):494–503.

Craft S. The role of metabolic disorders in Alzheimer disease and vascular dementia: Two roads converged. *Arch Neurol*. 2009;66(3):300–305.

Elvish R, Lever S-J, Johnstone J, Cawley R, Keady J. Psychological interventions for carers of people with dementia: A systematic review of quantitative and qualitative evidence. *Counsel Psychother Res*. 2013;13(2):106–125.

Fields J, Dumaop W, Langford TD, Rockenstein E, Masliah E. Role of neurotrophic factor alterations in the neurodegenerative process in HIV associated neurocognitive disorders. *J Neuroimmune Pharmacol*. 2014;9(2):102–116.

Goldman J, Stebbins G, Merkitch D, Dinh V, Bernard B, DeToledo-Morrell L, Goetz C. Hallucinations and dementia in Parkinson's disease: Clinically related but structurally distinct (P5. 257). *Neurology*. 2014;82(10 Suppl):P5-257.

Graff-Radford NR, Woodruff BK. Frontotemporal dementia. *Semin Neurol*. 2007;27:48.

Hansen KF, Karenlina K, Sakamoto K, Wayman GA, Impey S, Obrietan K. miRNA-132: A dynamic regulator of cognitive capacity. *Brain Struct Funct*. 2013;218(3):817–831.

Insausti R, Annese J, Amaral DG, Squire LR. Human amnesia and the medial temporal lobe illuminated by neuropsychological and neurohistological findings for patient E.P. *Proc Natl Acad Sci U S A*. 2013;110(21):E1953–E1962.

Jack CR Jr, Lowe VJ, Senjem ML, Weigand SD, Kemp BJ, Shiung MM, Knopman DS, Boeve BF, Klunk WE, Mathis CA, Petersen RC. ^{11}C PiB and structural MRI provide complementary information in imaging of Alzheimer's disease and amnestic mild cognitive impairment. *Brain*. 2008;131(Pt 3):665–680.

Kemp PM, Holmes C. Imaging in dementia with Lewy bodies: A review. *Nucl Med Commun*. 2007;28(7):511–519.

Launer LJ. Epidemiologic insight into blood pressure and cognitive disorders. In: Yaffe K, ed. *Chronic Medical Disease and Cognitive Aging: Toward a Healthy Body and Brain*. New York: Oxford University Press; 2013:1.

Mayeux R, Reitz C, Brickman AM, Haan MN, Manly JJ, Glymour MM, Weiss CC, Yaffe K, Middleton L, Hendrie HC, Warren LH, Hayden KM, Welsh-Bohmer KA, Breitner JCS, Morris JC. Operationalizing diagnostic criteria for Alzheimer's disease and other age-related cognitive impairment—Part 1. *Alzheimers Dement*. 2011;7(1):15–34.

McLaren AN, LaMantia MA, Callahan CM. Systematic review of non-pharmacologic interventions to delay functional decline in community-dwelling patients with dementia. *Aging Ment Health*. 2013;17(6):655–666.

Mitchell SL, Teno JM, Kiely DK, Shaffer ML, Jones RN, Prigerson HG, Volicer L, Given JL, Hamel MB. The clinical course of advanced dementia. *N Engl J Med*. 2009;361(16):1529–1538.

Nervi A, Reitz C, Tang MX, Santana V, Piriz A, Reyes D, Lantigua R, Medrano M, Jiménez-Velázquez IZ, Lee JH, Mayeux R. Familial aggregation of dementia with Lewy bodies. *Arch Neurol*. 2011;68(1):90–93.

Nguyen TP, Soukup VM, Gelman BB. Persistent hijacking of brain proteasomes in HIV-associated dementia. *Am J Pathol*. 2010;176(2):893–902.

Panza F, Frisardi V, Capurso C, D'Introno A, Colacicco AM, Imbimbo BP, Santamato A, Vendemiale G, Seripa D, Pilotto A, Capurso A, Solfrizzi V. Late-life depression, mild cognitive impairment, and dementia: Possible continuum? *Am J Geriatr Psychiatry*. 2010;18(2):98–116.

Richards SS, Sweet RA. Dementia. In: Sadock BJ, Sadock VA, Ruiz P, eds. *Kaplan & Sadock's Comprehensive Textbook of Psychiatry*. 9th ed. Philadelphia, PA: Lippincott Williams & Wilkins; 2009:1167.

Schneider JA, Arvanitakis Z, Bang W, Bennett DA. Mixed brain pathologies account for most dementia cases in community-dwelling older persons. *Neurology*. 2007;69(24):2197–2204.

Sonnen JA, Larson EB, Crane PK, Haneuse S, Li G, Schellenberg GD, Craft S, Leverenz JB, Montine TJ. Pathological correlates of dementia in a longitudinal, population-based sample of aging. *Ann Neurol*. 2007;62(4):406–413.

Sweet RA. Cognitive disorders: Introduction. In: Sadock BJ, Sadock VA, Ruiz P, eds. *Kaplan & Sadock's Comprehensive Textbook of Psychiatry*. 9th ed. Philadelphia, PA: Lippincott Williams & Wilkins; 2009:1152.

Verdelho A, Madureira S, Moleiro C, Ferro JM, Santos CO, Erkinjuntti T, Pantoni L, Fazekas F, Visser M, Waldemar G, Wallin A, Hennerici M, Inzitari D; LADIS Study. White matter changes and diabetes predict cognitive decline in the elderly: The LADIS study. *Neurology*. 2010;75(2):160–167.

Watson PD, Voss JL, Warren DE, Tranel D, Cohen NJ. Spatial reconstruction by patients with hippocampal damage is dominated by relational memory errors. *Hippocampus*. 2013;23(7):570–580.

Weiner MF. Cognitive disorders as psychobiological processes. In: Weiner MF, Lipton AM. *The American Psychiatric Publishing Textbook of Alzheimer Disease and Other Dementias*. Arlington, VA: American Psychiatric Publishing; 2009:137.

Zarit SH, Zarit JM. Disorders of aging: Delirium, dementia and other cognitive problems. In: Zarit SH, Zarit JM. *Mental Disorders in Older Adults: Fundamentals of Assessment and Treatment*. 2nd ed. New York: Guilford Press; 2007:40.

Trastorno neurocognitivo mayor o leve debido a otra enfermedad médica (trastornos amnésicos)

Andreescu C, Aizenstein HJ. Amnestic disorders and mild cognitive impairment. In: Sadock BJ, Sadock VA, Ruiz P, eds. *Kaplan & Sadock's Comprehensive Textbook of Psychiatry*. 9th ed. Philadelphia, PA: Lippincott Williams & Wilkins; 2009:1198.

Auyeunga M, Tsoi TH, Cheung CM, Fong DYT, Li R, Chan JKW, Lau KY. Association of diffusion weighted imaging abnormalities and recurrence in transient global amnesia. *J Clin Neurosci*. 2011;18(4):531–534.

Gerridzen IJ, Goossensen MA. Patients with Korsakoff syndrome in nursing homes: Characteristics, comorbidity, and use of psychotropic drugs. *Int Psychogeriatr*. 2014;26(1):115–121.

Kearney H, Mallon P, Kavanagh E, Lawler L, Kelly P, O'Rourke K. Amnestic syndrome due to meningiovascular neurosyphilis. *J Neurol*. 2010;257(4):669–671.

McLaren AN, LaMantia MA, Callahan CM. Systematic review of non-pharmacologic interventions to delay functional decline in community-dwelling patients with dementia. *Aging Ment Health*. 2013;17(6):655–666.

Purohit V, Rapaka R, Frankenheim J, Avila A, Sorensen R, Rutter J. National Institute on Drug Abuse symposium report: Drugs of abuse, dopamine, and HIV-associated neurocognitive disorders/HIV-associated dementia. *J Neurovirol*. 2013;19(2):119–122.

Race E, Verfaellie M. Remote memory function and dysfunction in Korsakoff's syndrome. *Neuropsychol Rev*. 2012;22(2):105–116.

Rogalski EJ, Rademaker A, Harrison TM, Helenowski I, Johnson N, Bigio E, Mishra M, Weintraub S, Mesulam MM. ApoE E4 is a susceptibility factor in amnestic but not aphasic dementias. *Alzheimer Dis Assoc Disord*. 2011;25(2):159–163.

Tannenbaum C, Paquette A, Hilmer S, Holroyd-Leduc J, Carnahan R. A systematic review of amnestic and non-amnestic mild cognitive impairment induced by anticholinergic, antihistamine, GABAergic and opioid drugs. *Drugs Aging*. 2012;29(8):639–658.

van Geldorp B, Bergmann HC, Robertson J, Wester AJ, Kessels RPC. The interaction of working memory performance and episodic memory formation in patients with Korsakoff's amnesia. *Brain Res.* 2012;1433:98–103.

Trastornos neurocognitivos y otros trastornos debidos a una enfermedad médica general

Boyd AD, Riba M. Depression and pancreatic cancer. *J Natl Compr Canc Netw.* 2007;5(1): 113–116.

Cahalan S. *Brain on Fire.* New York: Simon & Schuster; 2013.

Carrico AW, Riley ED, Johnson MO, Charlebois ED, Neilands TB, Remien RH, Lightfoot MA, Steward WT, Weinhardt LS, Kelly JA, Rotheram-Borus MJ, Morin SF, Chesney MA. Psychiatric risk factors for HIV disease progression: The role of inconsistent patterns of antiretroviral therapy utilization. *J Acquir Immune Defic Syndr.* 2011;56(2):146–150.

Clare L, Whitaker CJ, Nelis SM, Martyr A, Markova IS, Roth I, Woods RT, Morris RG. Self-concept in early stage dementia: Profile, course, correlates, predictors and implications for quality of life. *Int J Geriatr Psychiatry.* 2013;28(5): 494–503.

Cohen MA, Goforth HW, Lux JZ, Batista SM, Khalife S, Cozza KL, Soffer J, eds. *Handbook of AIDS Psychiatry.* New York: Oxford University Press; 2010.

Dalmau J, Lancaster E, Martinez-Hernandez E, Rosenfeld MR, Balice-Gordon R. Clinical experience and laboratory investigations in patients with anti-NMDAR encephalitis. *Lancet Neurol.* 2011;10(1):63–74.

Elvish R, Lever S-J, Johnstone J, Cawley R, Keady J. Psychological interventions for carers of people with dementia: A systematic review of quantitative and qualitative evidence. *Counsel Psychother Res.* 2013;13:106.

Goldstein BI, Fagiolini A, Houck P, Kupfer DJ. Cardiovascular disease and hypertension among adults with bipolar I disorder in the United States. *Bipolar Disord.* 2009;11(6):657–662.

Grossman CI, Gordon CM. Mental health considerations in secondary HIV prevention. *AIDS Behav.* 2010;14(2):263–271.

Gur RE, Yi JJ, McDonald-McGinn DM, Tang SX, Calkins ME, Whinna D, Souders MC, Savitt A, Zackai EH, Moberg PJ, Emanuel BS, Gur RC. Neurocognitive development in 22q11.2 deletion syndrome: Comparison with youth having developmental delay and medical comorbidities. *Mol Psychiatry.* 2014;21.

Iudicello JE, Woods SP, Cattie JE, Doyle K, Grant I; HIV Neurobehavioral Research Program Group. Risky decision-making in HIV-associated neurocognitive disorders (HAND). *Clin Neuropsychol.* 2013;27(2):256–275.

Kennedy CA, Hill JM, Schleifer SJ. HIV/AIDS and substance use disorders. In: Frances RJ, Miller SI, Mack AH, eds. *Clinical Textbook of Addictive Disorders.* 3rd ed. New York: The Guildford Press; 2011:411.

Lavery LL, Whyte EM. Other cognitive and mental disorders due to a general medical condition. In: Sadock BJ, Sadock VA, Ruiz P, eds. *Kaplan & Sadock's Comprehensive Textbook of Psychiatry.* 9th ed. Philadelphia, PA: Lippincott Williams & Wilkins; 2009:1207.

Lippmann S, Perugula ML. Delirium or dementia? *Innov Clin Neurosci.* 2016;13 (9–10):56–57.

Martins IP, Lauterbach M, Luis H, Amaral H, Rosenbaum G, Slade PD, Townes BD. Neurological subtle signs and cognitive development: astudy in late childhood and adolescence. *Child Neuropsychol.* 2013;19(5):466–478.

Pressler SJ, Subramanian U, Kareken D, Perkins SM, Gradus-Pizlo I, Sauve MJ, Ding Y, Kim JS, Sloan R, Jaynes H, Shaw RM. Cognitive deficits in chronic heart failure. *Nurs Res.* 2010;59(2):127–139.

Price CC, Tanner JJ, Monk TG. Postoperative cognitive disorders. In: Mashour GA, Lydic R, eds. *Neuroscientific Foundations of Anesthesiology.* New York: Oxford University Press; 2011:255.

Rao V, Bertrand M, Rosenberg P, Makley M, Schretlen DJ, Brandt J, Mielke MM. Predictors of new-onset depression after mild traumatic brain injury. *J Neuropsychiatry Clin Neurosci.* 2010;22(1):100–104.

Simioni S, Cavassini M, Annoni JM, Abraham AR, Bourquin I, Schiffer V, Calmy A, Chave JP, Giacobini E, Hirschel B, Du Pasquier RA. Cognitive dysfunction in HIV patients despite long-standing suppression of viremia. *AIDS.* 2010;24(9):1243–1250.

Deterioro cognitivo leve

Aggarwal NT, Wilson RS, Beck TL, Bienias JL, Berry-Kravis E, Bennett DA. The apolipoprotein E epsilon4 allele and incident Alzheimer's disease in persons with mild cognitive impairment. *Neurocase.* 2005;11(1):3–7.

Andreescu C, Aizenstein HJ. Amnestic disorders and mild cognitive impairment. In: Sadock BJ, Sadock VA, Ruiz P, eds. *Kaplan & Sadock's Comprehensive Textbook of Psychiatry.* 9th ed. Philadelphia, PA: Lippincott Williams & Wilkins; 2009:1198.

Birks J, Flicker L. Donepezil for mild cognitive impairment. *Cochrane Database Syst Rev.* 2006;(3):CD006104.

Breitner JCS. Mild cognitive impairment and progression to dementia: New findings. *Neurology.* 2014;82(4):e34–e35.

Doody RS, Ferris SH, Salloway S, Meuser TM, Murthy AK, Li C, Goldman R: Identifying amnestic mild cognitive impairment in primary care: A feasibility study. *Clin Drug Investig.* 2011;31(7):483–491.

Edwards ER, Spira AP, Barnes DE, Yaffe K. Neuropsychiatric symptoms in mild cognitive impairment: Differences by subtype and progression to dementia. *Int J Geriatr Psychiatry.* 2009;24(7):716–722.

Gallagher D, Coen R, Kilroy D, Belinski K, Bruce I, Coakley D, Walsh B, Cunningham C, Lawlor BA. Anxiety and behavioural disturbance as markers of prodromal Alzheimer's disease in patients with mild cognitive impairment. *Int J Geriatr Psychiatry.* 2011;26(2):166–172.

Goldberg TE, Koppel J, Keehlisen L, Christen E, Dreses-Werringloer U, Conejero-Goldberg C, Gordon ML, Davies P. Performance-based measures of everyday function in mild cognitive impairment. *Am J Psychiatry.* 2010;167(7):845–853.

Hendrix SB, Welsh-Bohmer KA. Separation of cognitive domains to improve prediction of progression from mild cognitive impairment to Alzheimer's disease. *Alzheimers Res Ther.* 2013;5(3):22.

Mecocci P, Polidori MC, Praticó D. Antioxidant clinical trials in mild cognitive impairment and Alzheimer's disease. In: Praticó D, Mecocci P, eds. *Studies on Alzheimer's disease.* New York: Springer Science+Business Media; 2013:223.

Pedersen KF, Larsen JP, Tysnes O-B, Alves G. Prognosis of mild cognitive impairment in early Parkinson disease: The Norwegian ParkWest study. *JAMA Neurol.* 2013;70(5):580–586.

Roberts JS, Karlawish JH, Uhlmann WR, Petersen RC, Green RC. Mild cognitive impairment in clinical care: A survey of American Academy of Neurology members. *Neurology.* 2010;75(5):425–431.

Rog LA, Fink JW. Mild cognitive impairment and normal aging. In: Ravdin LD, Katzen HL, eds. *Handbook on the Neuropsychology of Aging and Dementia.* New York: Springer Science+Business Media; 2013:239.

Smith CN, Frascino JC, Hopkins RO, Squire LR. The nature of anterograde and retrograde memory impairment after damage to the medial temporal lobe. *Neuropsychologia.* 2013;51(13):2709–2714.

Wang L, Goldberg FC, Veledar E, Levey AI, Lah JJ, Meltzer CC, Holder CA, Mao H. Alterations in cortical thickness and white matter integrity in mild cognitive impairment measured by whole-brain cortical thickness mapping and diffusion tensor imaging. *AJNR Am J Neuroradiol.* 2009;30(5):893–899.

Zola SM, Manzanares CM, Clopton P, Lah JJ, Levey AI. A behavioral task predicts conversion to mild cognitive impairment and Alzheimer's disease. *Am J Alzheimers Dis Other Demen.* 2013;28(2):179–184.

Trastornos relacionados con sustancias y trastornos adictivos

▲ 4.1 Características generales de los trastornos relacionados con sustancias

Este capítulo abarca los trastornos por consumo de sustancias describiendo las características clínicas relacionadas con: alcohol; cafeína; canabis; alucinógenos (incluida la fenciclidina [PCP]); inhalantes; opioides; sedantes, hipnóticos y ansiolíticos; estimulantes (incluida la cocaína); tabaco; esteroides anabólico-androgénicos, y otras sustancias, como óxido nitroso y γ-hidroxibutirato. También se discute sobre el juego patológico, ya que el *Manual diagnóstico y estadístico de los trastornos mentales,* 5.ª edición (DSM-5) lo reclasificó como un trastorno adictivo no relacionado con sustancias en la edición más reciente (5.ª) del DSM-5.

Los trastornos por consumo de sustancias comparten muchas características; sin embargo, la gama de sustancias es amplia porque existen diferencias en la farmacología, la intoxicación y los comportamientos asociados que producen efectos únicos para muchas de las sustancias. Por esa razón, en esta sección se empieza con una descripción general de estos trastornos y se discuten las características de cada uno en las siguientes subsecciones del capítulo.

CARACTERÍSTICAS CLÍNICAS

La dependencia conductual, física y psicológica (consúltese la terminología a continuación) son la característica principal de los trastornos relacionados con sustancias. Si bien los efectos directos de una sustancia en la función conductual, física y psicológica variarán según la sustancia particular que se use, el impacto general de la sustancia para causar una deficiencia del funcionamiento tiene un patrón similar, independientemente de la sustancia. Los síntomas suelen encontrarse dentro de una de cuatro categorías, que incluyen síntomas farmacológicos, síntomas por alteración en el consumo, deterioro en los dominios sociales y uso en situaciones de riesgo o peligrosas.

Terminología

Se han utilizado diversos términos durante años para referirse al abuso de drogas y sustancias. Así, por ejemplo, el término *dependencia* se emplea de dos maneras distintas al hablar del trastorno relacionado con sustancias. En la *dependencia psicológica* se ponen de relieve las actividades de búsqueda de la sustancia y la evidencia relacionada con los patrones patológicos de consumo, y la *dependencia física* se refiere a los efectos físicos (fisiológicos) de múltiples episodios del consumo de la sustancia. La dependencia psicológica, también denominada *habituación*, se caracteriza por un deseo o ansia continuada o intermitente de consumir la sustancia para evitar un estado disfórico.

Los términos adicción y *adicto* se relacionan en cierto modo con la dependencia. La palabra adicto ha adquirido una connotación distintiva, indecorosa y peyorativa, que ignora el concepto de abuso de sustancias como un trastorno mental. Internet y otros medios populares han trivializado la palabra *adicción*, como al hablar de *adicción a la televisión* y *adicción al dinero;* con todo, el término sigue teniendo vigencia. Si bien estas connotaciones han llevado a la nomenclatura oficialmente aprobada a evitar el uso de la palabra *adicción,* pueden observarse sustancias neuroquímicas y sustratos neuroanatómicos comunes a todos los trastornos relacionados con sustancias, tanto referidos a las sustancias como al juego, al sexo, a la sustracción de objetos o a la comida. Estos diversos trastornos relacionados con sustancias pueden tener efectos similares sobre las actividades de áreas cerebrales específicas de recompensa.

DIAGNÓSTICO

Hay tres categorías de diagnóstico principales en el DSM-5: *1)* trastorno relacionado con sustancias; *2)* intoxicación por sustancias; *3)* abstinencia de sustancias. Además, el DSM incluye una categoría de trastorno mental inducido por sustancias para considerar las presentaciones de un trastorno psiquiátrico que probablemente se deba a una sustancia. Esta posibilidad se encuentra entre los criterios de exclusión estándar para la mayoría de los trastornos mentales del DSM-5 y la CIE-10.

Tanto para el DSM-5 como para la CIE-10, los diagnósticos son genéricos y no difieren entre las sustancias. Por lo tanto, se cree que es preferible comprender los criterios de diagnóstico generales, entendiendo que luego se podrán aplicar a cada una de las sustancias discutidas en secciones posteriores. En el DSM-5, los trastornos son específicos de una sustancia. Por lo tanto, al diagnosticar un trastorno, el médico debe indicar la sustancia o fármaco específico utilizado o el que provocó la intoxicación o abstinencia.

Trastorno por consumo de sustancias

El trastorno por consumo de sustancias es el término diagnóstico que se aplica a la sustancia específica de la que se abusa. Cuando se utiliza, se identifica la sustancia específica, por ejemplo, «trastorno por consumo de alcohol» o «trastorno por consumo de opioides».

En la tabla 4-1 se enumeran los abordajes de diagnóstico para el trastorno por consumo de sustancias en el DSM-5 y la CIE-10.

Intoxicación por sustancias

La intoxicación por sustancias es el diagnóstico utilizado para describir un síndrome caracterizado por signos y síntomas específicos como resultado de la ingestión o exposición reciente a la sustancia. Al igual que con el trastorno por consumo de sustancias, en la práctica se identifica la sustancia específica, por ejemplo, «intoxicación por alcohol» o «intoxicación por opioides». En la tabla 4-2 se enumeran los abordajes de diagnóstico para la intoxicación por sustancias en el DSM-5 y la CIE-10.

Tabla 4-1
Trastorno por consumo de sustancias

	Trastorno por consumo de sustancias	
Trastorno	**DSM-5**	**CIE-10**
Nombre del diagnóstico	Trastorno por consumo de alcohol Trastorno por consumo de cannabis Trastorno por consumo de alucinógenos Trastorno por consumo de inhalantes Trastorno por consumo de opiáceos Trastorno por consumo de sedantes/hipnóticos/ansiolíticos Trastorno por consumo de estimulantes Trastorno por consumo de tabaco	Trastornos mentales y del comportamiento debidos a: • Consumo de alcohol • Consumo de opiáceos • Consumo de canabinoides • Consumo de sedantes o hipnóticos • Consumo de cocaína • Consumo de otros estimulantes, incluida la cafeína • Consumo de alucinógenos • Consumo de tabaco • Consumo de disolventes volátiles Indicar si incluye síndrome de dependencia
Duración	Los síntomas ocurren dentro de los 12 meses	
Síntomas	*Síntomas fisiológicos:* 1. Tolerancia 2. Abstinencia (no se aplica a inhalantes y alucinógenos) *Síntomas típicos de un trastorno relacionado con sustancias o uso obsesivo* 3. Deseo de consumir 4. Consumir más de lo previsto 5. Dificultad para detener o reducir el uso 6. Dedicar mucho tiempo a la sustancia (consumir, obtener, recuperar) 7. Consumir a pesar de reconocer problemas de salud (físicos, mentales) debido al uso *Secuelas psicosociales del uso* 8. Consumir a pesar de las consecuencias adversas sociales, laborales o de otro tipo 9. Descuidar otras responsabilidades debido al consumo 10. Descuidar otras actividades debido al consumo 11. Conductas o situaciones de riesgo o peligro debido al consumo	Estados de tolerancia y abstinencia Efectos adversos para la salud debido al consumo: fisiológicos, cognitivos o conductuales Deseo o dificultad para controlar el consumo de sustancias Consumir a pesar de reconocer sus consecuencias adversas Priorizar la sustancia sobre otras obligaciones psicosociales
Número requerido de síntomas	Dos o más de los anteriores	
Consecuencias psicosociales de los síntomas	Discapacidad y/o malestar significativo	
Exclusiones		***Estado psicótico*** ***Psicosis o síndrome de Korsakoff no alcohólico***
Especificadores de los síntomas	***En un entrono controlado:*** (es decir, el acceso a la sustancia está restringido) ***En terapia de mantenimiento:*** (tabaco u opiáceos) ***Para alucinógenos o inhalantes, anotar la sustancia específica***	***Especificadores asociados:*** **Trastorno psicótico** (después del consumo de la sustancia) **Síndrome amnésico** (pérdida crónica de memoria debido al consumo)
Especificadores del curso	**En remisión inicial:** no hay síntomas durante 3 a 12 meses (es posible que aún haya deseo de consumir) **En remisión continuada:** no hay síntomas durante > 12 meses (el deseo de consumir puede seguir presente)	
Especificadores de la gravedad	La gravedad se mide por el número de síntomas presentes Consultar el DSM-5 para conocer los rangos	
Comentarios	Aplicar para las siguientes sustancias: • Alcohol • Cannabis • Opiáceos • Sedantes, hipnóticos, ansiolíticos • Estimulantes • Alucinógenos • Inhalantes • Tabaco	*Nota:* la CIE define además «uso nocivo» como un patrón de consumo que causa daño a la salud, tanto física como mental. Esta clasificación es independiente de la presencia de un síndrome de dependencia

Abstinencia de sustancias

La abstinencia de sustancias es el diagnóstico que describe un síndrome específico debido a la interrupción repentina del consumo recurrente y continuado de una sustancia. Al igual que con el trastorno por consumo de sustancias, en la práctica se identifica la sustancia específica, por ejemplo, «abstinencia de alcohol» o «abstinencia de opioides». En la tabla 4-3 se enumeran los abordajes de diagnóstico para la abstinencia de sustancias en el DSM-5 y la CIE-10.

Tabla 4-2
Intoxicación por sustancias

Trastorno	Intoxicación por sustancias	
	DSM-5	**CIE-10**
Nombre del diagnóstico	Intoxicación alcohólica Intoxicación por cafeína Intoxicación por cannabis Intoxicación por alucinógenos Intoxicación por inhalación Intoxicación por opiáceos Intoxicación por sedantes/hipnóticos/ansiolíticos Intoxicación por estimulantes	Trastornos mentales y del comportamiento debidos al: • Consumo de alcohol • Consumo de opiáceos • Consumo de canabinoides • Consumo de sedantes o hipnóticos • Consumo de cocaína • Consumo de otros estimulantes, incluida la cafeína • Consumo de alucinógenos • Consumo de tabaco • Consumo de disolventes volátiles Indicar si la intoxicación es aguda
Duración	No especificada	No especificada
Síntomas	Consumo reciente de sustancias Problemas de humor o de comportamiento resultantes de ese consumo Uno o más síntomas de intoxicación específicos de la sustancia (consultar las sustancias individuales para obtener descripciones del estado de intoxicación)	Algún cambio mental resultante del consumo de sustancias: cognitivo, psicológico o conductual Los síntomas debidos a la sustancia se resuelven cuando se detiene
Número requerido de síntomas	Específico de la sustancia: Estimulantes: ≥ 2 Cafeína: ≥ 5 o más síntomas Sedantes/hipnóticos/ansiolíticos: ≥ 1 Opiáceos: ≥ 1 Inhalantes: ≥ 2 Alucinógenos: ≥ 2 más cambios en la percepción o el estado de alerta Cannabis: ≥ 2 Alcohol: ≥ 1	
Exclusiones	Enfermedad médica Otro trastorno mental Intoxicación con otra sustancia	Envenenamiento
Especificadores de los síntomas	Para cannabis, opiáceos o estimulantes: *con alteración de la percepción:* alucinaciones pero sin pérdida de la realidad y sin delírium	
Comentarios	Se aplica a las siguientes sustancias: • Alcohol • Cannabis • Opiáceos • Sedantes, hipnóticos, ansiolíticos • Estimulantes • Alucinógenos • Inhalantes • Cafeína	

COMORBILIDAD

La comorbilidad es la presencia de dos o más trastornos psiquiátricos en un mismo paciente de manera simultánea. Se observa una elevada prevalencia de trastornos psiquiátricos adicionales en individuos que reciben consulta para el tratamiento de dependencia del alcohol, cocaína u opiáceos; algunos estudios han demostrado que hasta el 50% de personas con trastornos relacionados con sustancias presenta un trastorno psiquiátrico comórbido. Aunque es más probable que los que abusan de opiáceos, cocaína y alcohol con trastornos psiquiátricos activos busquen tratamiento, los que no lo hacen no están necesariamente libres de trastornos psiquiátricos comórbidos; estos individuos pueden tener un apoyo social que les permita negar el impacto que el consumo de sustantias tiene sobre sus vidas. Dos extensos estudios epidemiológicos han demostrado que, incluso en muestras poblacionales representativas, es mucho más probable que los que cumplen los criterios de abuso y dependencia de alcohol u otras sustancias (excluida la dependencia del tabaco) cumplan también criterios de otros trastornos psiquiátricos.

En diversos estudios, entre el 35% y el 60% de los pacientes con abuso o dependencia de sustancias cumplen los criterios diagnósticos de trastorno de la personalidad antisocial. Este porcentaje es incluso superior cuando los investigadores incluyen a los que cumplen todos los criterios diagnósticos del trastorno, excepto el requisito del inicio de los síntomas a una edad temprana. Es así que, un alto porcentaje de pacientes con diagnósticos de abuso o dependencia a sustancias muestra un patrón de conducta antisocial que puede estar presente antes del inicio del consumo o haberse desarrollado durante el desarrollo de este. Los pacientes con diagnósticos de abuso o dependencia a sustancias y trastorno de la personalidad antisocial probablemente consuman un mayor número de sustancias ilegales, presenten una psicopatología mayor, estén menos satisfechos con sus vidas, sean más impulsivos y estén más aislados y deprimidos que los que solo presentan un trastorno de la personalidad antisocial.

Depresión y suicidio

Los síntomas depresivos son frecuentes en los individuos a los que se ha diagnosticado abuso o dependencia de sustancias. Aproximadamente entre un tercio y la mitad de los pacientes con abuso o dependencia de opiáceos y casi un 40% de los pacientes con abuso o dependencia de al-

Tabla 4-3
Abstinencia de sustancias

	Abstinencia	
Trastorno	**DSM-5**	**CIE-10**
Nombre del diagnóstico	Abstinencia de alcohol Abstinencia de cafeína Abstinencia de cannabis Abstinencia de opiáceos Abstinencia de sedantes/hipnóticos/ansiolíticos Abstinencia de estImulantes Abstinencia del tabaco	Trastornos mentales y del comportamiento debidos al: • Consumo de alcohol • Consumo de opiáceos • Consumo de canabinoides • Consumo de sedantes o hipnóticos • Consumo de cocaína • Consumo de otros estimulantes, incluida la cafeína • Consumo de alucinógenos • Consumo de tabaco • Consumo de disolventes volátiles Indicar estado de abstinencia
Duración	El inicio es específico de la sustancia: Sedantes/hipnóticos/ansiolíticos, estimulantes: horas a días Alcohol y cannabis: ninguno en la lista Opiáceos: minutos a días Cafeína, tabaco: dentro de las 24 h	
Síntomas	Uso reducido o nulo después del consumo prolongado o intensivo Síntomas específicos de la sustancia (v. las sustancias individuales para los síntomas típicos de abstinencia)	• Grupo de síntomas que ocurren con el cese o la reducción de una sustancia después de un período de uso prolongado y/o regular • Los síntomas tienen una duración limitada y son específicos de la sustancia
Número requerido de síntomas	Específico de la sustancia: Sedantes/hipnóticos/ansiolíticos: ≥ 2 Alcohol: ≥ 2 Estimulantes: ≥ 2 más estado de ánimo disfórico Opiáceos: ≥ 3 Cafeína: ≥ 3 Cannabis: ≥ 3 Tabaco: ≥ 4	
Consecuencias psicosociales de los síntomas	Angustia y/o deterioro en el funcionamiento	
Exclusiones	Enfermedad médica Otro trastorno mental Intoxicación o abstinencia de otra sustancia	
Especificadores de los síntomas	Para la abstinencia de alcohol y sedantes/hipnóticos/ansiolíticos: *con alteración de la percepción:* alucinaciones pero sin pérdida o prueba de realidad y sin delírium	Estado de abstinencia con delírium
Comentarios	Se aplica a las siguientes sustancias: • Alcohol • Cannabis • Opiáceos • Sedantes, hipnóticos, ansiolíticos • Estimulantes • Tabaco • Cafeína	

cohol cumplen los criterios de un trastorno depresivo mayor en algún momento de sus vidas. El consumo de sustancias es también uno de los principales factores de riesgo para suicidio: los individuos que abusan de sustancias tienen una probabilidad 20 veces mayor de suicidarse que la población general. Se ha descrito que cometen suicidio aproximadamente el 15% de los individuos con abuso o dependencia del alcohol; la frecuencia de suicidio solo es superior en los pacientes con trastorno depresivo mayor.

MANEJO TERAPÉUTICO

Algunos individuos que desarrollan problemas relacionados con sustancias se recuperan sin ningún tratamiento formal, en especial a medi-

da que envejecen. Para los pacientes con trastornos menos graves, como el trastorno relacionado con la nicotina, las intervenciones relativamente breves suelen ser tan efectivas como las más intensivas. Puesto que estas intervenciones breves no modifican el entorno, no alteran las modificaciones cerebrales inducidas por la sustancia ni facilitan nuevas habilidades, probablemente el cambio de la motivación del paciente (cambio cognitivo) tenga la mayor repercusión sobre la conducta de consumo de la sustancia. En aquellos individuos que no responden o que presentan una dependencia más grave, parecen ser efectivas diversas intervenciones que se comentan a continuación.

Es útil distinguir entre procedimientos o técnicas específicas (p. ej., terapia individual, familiar, grupal, prevención de la recaída y tratamiento farmacológico) y programas terapéuticos. La mayoría de los programas emplean varios procedimientos específicos e implican varias disciplinas profesionales, así como a personal no profesional con habilidades especiales o experiencia individual con el problema de la sustancia de que se trate. Los mejores programas terapéuticos combinan procedimientos y disciplinas específicos para satisfacer las necesidades de cada paciente tras una profunda evaluación.

No existe una clasificación ampliamente aceptada para los procedimientos específicos que se aplican en el tratamiento o los programas que emplean varias combinaciones de procedimientos. Esta falta de terminología estandarizada para categorizar procedimientos y programas supone un problema, aun cuando se reduce el campo de interés al tratamiento de una sola sustancia, como el alcohol, tabaco o cocaína. Excepto en proyectos de investigación cuidadosamente controlados, incluso las definiciones de procedimientos específicos (p. ej., asesoramiento individual, terapia grupal y mantenimiento con metadona) tienden a ser tan imprecisas que, por lo general, no pueden inferirse los intercambios que supuestamente se efectúan. Sin embargo, con fines descriptivos, los programas se agrupan a menudo, en un sentido amplio, sobre las bases de una o varias de sus características más sobresalientes: si el objetivo del programa es meramente el control de la abstinencia aguda y las consecuencias del consumo reciente de la droga (desintoxicación) o se centra en cambios conductuales a largo plazo (rehabilitación); si aplica intervenciones farmacológicas intensas, y el grado en que se basa en la psicoterapia individual, en el principio de los 12 pasos de Alcohólicos Anónimos (AA) u otro sistema de 12 pasos, o los principios de las comunidades terapéuticas. Por ejemplo, el National Institute on Drug Abuse sugirió las siguientes categorías de tratamiento: tratamiento residencial de larga duración, tratamiento residencial de corta duración, programas de tratamiento ambulatorio, asesoramiento individual sobre drogas, asesoramiento grupal y tratamientos para personas involucradas en el sistema de justicia penal.

Selección del tratamiento

No todas las intervenciones son aplicables en todas las variedades de consumo o dependencia de sustancias, y algunas de las más coercitivas empleadas para las sustancias ilegales no pueden aplicarse a las sustancias legalmente disponibles, como el tabaco. Las conductas adictivas no varían bruscamente, sino a través de una serie de etapas. Se han propuesto cinco estadios de este proceso gradual: precontemplación, contemplación, preparación, acción y mantenimiento. Para algunos tipos de trastornos relacionados con sustancias, la alianza terapéutica se potencia cuando el enfoque terapéutico se ajusta al estadio de preparación del paciente para el cambio. Las intervenciones para algunos trastornos relacionados con sustancias pueden tener un agente farmacológico específico como componente importante, como el disulfiram, la naltrexona o el acamprosato para el trastorno relacionado con el alcohol; la metadona, el levometadil acetato o la buprenorfina para el trastorno relacionado con la heroína, y los dispositivos de liberación de nicotina o el bupropión para la dependencia del tabaco.

En general, las intervenciones breves (p. ej., algunas semanas de desintoxicación, intrahospitalaria o ambulatoria) en individuos con dependencia grave a opiáceos ilegales tienen un efecto limitado sobre los resultados medidos unos meses después. Son mucho más probables las reducciones sustanciales del consumo de drogas ilegales, de las conductas antisociales y del distrés psiquiátrico en pacientes con dependencia a la cocaína o la heroína después de un tratamiento con una duración mínima de 3 meses. Este efecto terapéutico se observa en diferentes modalidades, desde las comunidades terapéuticas residenciales hasta los programas ambulatorios de mantenimiento con metadona. Aunque algunos pacientes parecen beneficiarse de unos días o semanas de tratamiento, un porcentaje importante de consumidores de drogas ilegales abandonan el tratamiento (o son expulsados) antes de alcanzar beneficios significativos.

Parte de la variación de los resultados terapéuticos puede atribuirse a diferencias de las características de los pacientes que entran en tratamiento y a los acontecimientos y condiciones que le siguen. La efectividad de los programas basados en principios filosóficos similares y que emplean lo que aparentemente son procedimientos terapéuticos parecidos puede variar enormemente. Algunas de las diferencias entre programas aparentemente similares reflejan la variedad y la intensidad de los servicios que se ofrecen. Los programas con profesionales formados que prestan servicios más completos a los pacientes con trastornos psiquiátricos graves tienen una mayor probabilidad de retenerlos en tratamiento y contribuir a cambios positivos. Las diferencias entre las habilidades individuales de los asesores y profesionales pueden influir considerablemente sobre los resultados.

Estas generalizaciones sobre los programas para los consumidores de drogas ilegales posiblemente no se cumplan en los programas terapéuticos de los que buscan tratamiento por problemas con el alcohol, el tabaco o incluso el cannabis, no complicado por el consumo de dosis altas de drogas ilegales. En estos casos, unos períodos relativamente breves de asesoramiento individual o grupal pueden obtener reducciones duraderas del consumo de drogas. Los resultados que suelen considerarse en los programas terapéuticos de drogas ilegales incluyen medidas sobre la función social, el empleo y la conducta delictiva, así como la reducción de la conducta de consumo.

Tratamiento de la comorbilidad

El tratamiento de los pacientes con trastornos mentales graves (principalmente aquellos con esquizofrenia y trastornos esquizoafectivos) que también presentan dependencia a sustancias sigue siendo problemático para los clínicos. Aunque se han desarrollado algunas instituciones especiales que aplican tanto los antipsicóticos como los principios de comunidad terapéutica, la mayor parte de los organismos especializados en trastornos relacionados con sustancias tienen dificultades con el tratamiento de estos pacientes. Generalmente, el tratamiento integral, en el que un mismo equipo puede tratar tanto el trastorno mental como el trastorno relacionado con sustancias, es más efectivo que el paralelo (un programa de salud mental y uno especializado en trastornos relacionados con sustancias que prestan atención de manera concurrente) o el secuencial (tratamiento inicial del trastorno relacionado con sustancias o el trastorno mental y, posteriormente, de la enfermedad concurrente).

Servicios y resultados

La ampliación de la atención gestionada por el sector público ha obtenido una mayor reducción del uso de desintoxicaciones de base hospitalaria y la desaparición virtual de los programas de rehabilitación en residencias para los alcohólicos. Sin embargo, los seguros médicos privados tienden a asumir que los tratamientos relativamente breves de asesoramiento ambulatorio que son efectivos en los pacientes con trastorno relacionado con alcohol del sector privado también lo son en pacientes con dependencia a drogas ilegales que tienen un apoyo social mínimo. Actualmente, se tiende a prestar la asistencia menos costosa a corto plazo y a ignorar los estudios que demuestran que un mayor número de servicios puede obtener mejores resultados a largo plazo.

El tratamiento es, con frecuencia, un gasto socialmente rentable. Por ejemplo, el tratamiento de usuarios de drogas ilegales con conductas antisociales en el ámbito ambulatorio puede reducir la conducta antisocial y las tasas de seroconversión del virus de la inmunodeficiencia humana (VIH), lo que supera con creces los costes del tratamiento. En el ámbito carcelario puede reducir los costes posteriores a la excarcelación asociados al consumo de drogas y a las nuevas detenciones. A pesar de las evidencias, sigue habiendo dificultades para mantener el apoyo al tratamiento de la dependencia de sustancias, tanto en el sector público como en el privado. Esta falta de apoyo indica que estos problemas siguen considerándose, al menos parcialmente, como defectos morales en lugar de trastornos médicos.

Epidemiología de los trastornos por consumo de sustancias

El National Institute of Drug Abuse y otras agencias, como la National Survey of Drug Use and Health (NSDUH), realizaron encuestas periódicas sobre el consumo de drogas ilegales en Estados Unidos. En 2017, más de 19 millones de personas mayores de 12 años (un 7% de la población total de Estados Unidos) tenían un trastorno relacionado con sustancias en el último año.

En general, más hombres que mujeres abusan de sustancias. Quienes las consumieron en etapas más tempranas tienen más probabilidades de desarrollar un trastorno. Entre los grupos étnicos y raciales en Estados Unidos, la tasa más alta a lo largo de la vida se encuentra entre los indios americanos o los nativos de Alaska; los caucásicos se ven más afectados que los afroamericanos. También hay un efecto sociodemográfico. Por ejemplo, los que cuentan con educación universitaria consumen más sustancias que los que tienen una menor escolaridad, y los desempleados tienen tasas más altas que los que tienen un empleo a tiempo parcial o completo.

Se discutirá sobre la epidemiología específica de varias sustancias en la sección correspondiente. Además, está disponible en www.samhsa.gov una encuesta completa sobre el consumo de drogas y las tendencias en Estados Unidos.

ETIOLOGÍA

Los trastornos relacionados con sustancias son afecciones psiquiátricas complicadas y, al igual que otros trastornos mentales, tanto los factores biológicos como las circunstancias ambientales son etiológicamente importantes.

El modelo de trastorno relacionado con sustancias es el resultado de un proceso en el que múltiples factores influyen sobre la conducta de consumo de drogas y la alteración de la capacidad respecto a la toma de decisiones concernientes al consumo de una sustancia determinada. Aunque las acciones de una sustancia determinada son críticas en el proceso, no se asume que todos los individuos que se convierten en dependientes de ella experimenten sus efectos del mismo modo o estén motivados por el mismo conjunto de factores. Además, se ha postulado que diferentes factores pueden tener una importancia mayor o menor en diversos estadios del proceso. Por tanto, la disponibilidad de la droga, su aceptabilidad social y las presiones de los iguales pueden ser los principales determinantes de la experimentación inicial con una droga, aunque otros factores, como la personalidad y la biología del individuo, sean probablemente más importantes para la percepción de los efectos de una droga determinada y el grado en que el consumo repetido induce cambios en el sistema nervioso central (SNC). Incluso otros factores, como las acciones particulares de la sustancia, pueden ser los determinantes primarios para que el consumo evolucione a una dependencia, mientras que otros pueden influir de manera importante sobre la probabilidad de que el consumo de la droga 1) provoque efectos adversos o bien 2) provoque una recuperación total de la dependencia.

Se ha afirmado que el trastorno relacionado con sustancias es una «enfermedad cerebral», que los procesos críticos que transforman la conducta voluntaria de consumo de la droga en una de carácter compulsivo son los cambios estructurales y neurobioquímicos en el cerebro del consumidor. Actualmente se dispone de diversos hallazgos que indican que, efectivamente, se producen dichos cambios en regiones cerebrales importantes. La pregunta, compleja y sin respuesta, es si estos cambios son necesarios y suficientes para explicar la conducta del consumo de sustancias. Muchos argumentan que no, que la capacidad de los individuos con dependencia a sustancias para modificar la conducta de consumo de la sustancia en respuesta a refuerzos positivos o situaciones aversivas indica que la naturaleza del trastorno relacionado con sustancias es más compleja y requiere la interacción de múltiples factores.

El elemento central es la propia conducta de consumo. La decisión de consumir una droga está influida por situaciones sociales y psicológicas inmediatas, así como experiencias previas del individuo. El consumo de drogas inicia una serie de consecuencias que pueden ser gratificantes o adversas y que, a través de un proceso de aprendizaje, pueden resultar en una mayor o menor probabilidad de repetición de la conducta de consumo. Con algunas sustancias, el consumo también inicia los procesos biológicos aso-

ciados a la tolerancia, la dependencia física y la sensibilización. A su vez, la tolerancia puede reducir algunos de los efectos adversos de la sustancia, lo que posibilita u obliga al consumo de dosis superiores, que pueden acelerar o intensificar la aparición de la dependencia física. Por encima de un umbral determinado, las cualidades aversivas de un síndrome de abstinencia proporcionan un motivo diferenciado y recurrente para el futuro consumo de la sustancia. La sensibilización de los sistemas motivacionales puede aumentar la prominencia de los estímulos relacionados con la droga.

Neurobiología de los trastornos relacionados con sustancias

Factores genéticos. Se dispone de evidencia sólida a partir de estudios con gemelos, adoptados y hermanos criados por separado que indican que la causa del abuso del alcohol tiene un componente genético. Datos mucho menos concluyentes demuestran que el abuso y la dependencia de otros tipos de sustancias tienen patrones genéticos en su desarrollo. Recientemente, los investigadores han utilizado el polimorfismo de longitud de fragmentos de restricción en el estudio del abuso y la dependencia de sustancias, y se han propuesto asociaciones con genes que actúan sobre la producción de dopamina.

Factores neuroquímicos

RECEPTORES Y SISTEMAS DE RECEPTORES. A excepción del alcohol, los investigadores han identificado neurotransmisores o receptores de neurotransmisores específicos implicados con la mayoría de las sustancias de abuso. Algunos basan sus estudios en dichas hipótesis. Así, por ejemplo, los opiáceos actúan sobre los receptores de opiáceos. Un individuo con una actividad demasiado baja de opiáceos endógenos (p. ej., bajas concentraciones de endorfinas) o con demasiada actividad de un antagonista de los opiáceos endógenos puede estar en riesgo de desarrollar dependencia de opiáceos. Incluso en un individuo con un funcionamiento completamente normal de los receptores endógenos y una concentración normal de neurotransmisores, el consumo a largo plazo de una sustancia de abuso particular puede modular finalmente los sistemas de receptores cerebrales, de manera que se requiera la presencia de la sustancia exógena para mantener la homeostasis. Este proceso en los receptores puede ser el mecanismo por el que se desarrolla tolerancia en el SNC. Sin embargo, la demostración de la modulación de la liberación de neurotransmisores y la función de los receptores de neurotransmisores ha sido difícil; las investigaciones recientes se centran en los efectos de las sustancias sobre el sistema de segundos mensajeros y la regulación genética.

Vías y neurotransmisores. Los principales neurotransmisores posiblemente implicados en el desarrollo del abuso y la dependencia de sustancias son los sistemas opiáceos, de las catecolaminas (en particular, la dopamina) y del ácido γ-aminobutírico (GABA). Las neuronas dopaminérgicas del área tegmentaria ventral son particularmente importantes. Estas neuronas se proyectan a las regiones cortical y límbica, en especial, el núcleo *accumbens*. Esta vía está, probablemente, relacionada con la sensación de recompensa y puede ser el principal mediador de los efectos de sustancias como la anfetamina y la cocaína. El *locus coeruleus*, el mayor grupo de neuronas adrenérgicas, seguramente medie los efectos de los opiáceos endógenos y exógenos. Estas vías se han denominado en su conjunto *circuitos cerebrales de recompensa*.

Psicología de los trastornos relacionados con sustancias

Factores psicodinámicos. La variedad de teorías psicodinámicas sobre el abuso de sustancias refleja las diversas teorías populares durante los últimos 100 años. De acuerdo con las teorías clásicas, el abuso de sustancias es un equivalente masturbatorio (algunos consumidores de heroína describen la euforia *[rush]* inicial como un orgasmo prolongado), una defensa contra impulsos ansiosos o una manifestación de regresión oral (es decir, dependencia). Las recientes formulaciones psicodinámicas relacionan el consumo de sustancias como un reflejo de un trastorno funcional del yo (es decir, la incapacidad de afrontar la realidad). Como una forma de automedicación, el alcohol puede emplearse para el control de la angustia; los opiáceos, para reducir la ira, y las anfetaminas, para el alivio de la depresión. Algunas personas con trastornos relacionados con sustancias tienen grandes dificultades para reconocer sus estados emocionales internos, un trastorno denominado *alexitimia* (incapacidad para encontrar palabras que describan los sentimientos).

Aprendizaje y condicionamiento. El consumo de sustancias, tanto ocasional como compulsivo, puede contemplarse como una conducta prolongada por sus consecuencias. Las sustancias pueden reforzar conductas antecedentes y finalizar con algunos estados nocivos o aversivos como el dolor, la ansiedad o la depresión. En algunas situaciones sociales, el consumo de sustancias, además de sus efectos farmacológicos, puede verse reforzado si comporta un estatus especial o la aprobación por parte de amigos. Cada vez que se consume una sustancia se evoca un refuerzo positivo rápido, ya sea como resultado del «rush» (la euforia inducida por la droga), un alivio de la alteración de los afectos, un alivio de los síntomas de abstinencia o cualquier combinación de estos. Además, algunas sustancias pueden sensibilizar sistemas neurales a los efectos de refuerzo de la droga. Finalmente, la parafernalia (agujas, botellas, paquetes de cigarrillos) y las conductas asociadas al consumo de sustancias pueden convertirse en elementos de refuerzo secundarios, así como en claves que indican la disponibilidad de la sustancia y, en su presencia, aumenta el ansia o deseo irrefrenable de consumo *(craving)* o el deseo de experimentar sus efectos.

Los consumidores de drogas responden a los estímulos relacionados con ella con un aumento de la actividad de las regiones límbicas, incluidas la amígdala y la circunvolución del cíngulo anterior. Varias sustancias pueden tener este efecto, incluida la cocaína, los opioides y los cigarrillos (nicotina). Cabe destacar que las mismas regiones activadas por los estímulos relacionados con la cocaína en consumidores de esta droga se activan por los estímulos sexuales tanto en los controles normales como en los consumidores de cocaína.

Además del reforzamiento operante del consumo de drogas y de las conductas de búsqueda de estas, otros mecanismos de aprendizaje probablemente desempeñan alguna función en la dependencia y la recaída. Los fenómenos de abstinencia de opiáceos y de alcohol pueden condicionarse (en el sentido pavloviano o clásico) a estímulos ambientales o interoceptivos. Mucho después de la abstinencia (de opiáceos, nicotina o alcohol), la persona con trastorno relacionado con sustancias expuesta a estímulos ambientales previamente vinculados al consumo o a la abstinencia puede experimentar una abstinencia condicionada, un ansia condicionada o ambos. La potenciación de las sensaciones de ansia no se acompaña necesariamente de síntomas de abstinencia. Las condiciones asociadas con la disponibilidad o el consumo de una sustancia, como ver a otra persona consumir heroína o encender un cigarrillo, o que un amigo le ofrezca a otro alguna droga, provocan un deseo más intenso. Las patologías preexistentes pueden superponerse a esos fenómenos de aprendizaje y condicionamiento; sin embargo, para que se desarrolle un comportamiento de búsqueda de sustancias reforzado no se requieren dificultades preexistentes.

▲ 4.2 Trastornos relacionados con el alcohol

El alcohol es una sustancia poderosa que causa cambios tanto agudos como crónicos en prácticamente todos los sistemas neuroquímicos. Además, el abuso de alcohol puede provocar síntomas psicológicos temporales importantes, que incluyen depresión, ansiedad y psicosis. El consumo a largo plazo de cantidades crecientes de alcohol puede producir toleran-

cia, así como adaptación del organismo, de modo que la interrupción de su consumo puede desarrollar un síndrome de abstinencia, incluyendo insomnio, hiperactividad del sistema nervioso autónomo y ansiedad. Por lo tanto, para la evaluación adecuada de los problemas vitales y los síntomas psiquiátricos en un paciente, el clínico debe considerar la posibilidad de que la situación clínica refleje los efectos del alcohol.

DIAGNÓSTICO Y CUADRO CLÍNICO

El DSM-5 y la CIE-10 incluyen varios diagnósticos relacionados con el alcohol, que generalmente siguen la pauta para todos los trastornos por consumo de sustancias (v. sección 4.1 y tablas 4-1 a 4-3). La necesidad de consumo diario de grandes cantidades de alcohol para un funcionamiento adecuado, un patrón regular de consumo intenso limitado a los fines de semana y largos períodos de sobriedad intercalados con intensas borracheras durante semanas o meses indican un trastorno por consumo de alcohol. Los patrones de consumo a menudo se asocian con determinadas conductas: la incapacidad para interrumpir o abandonar la bebida; los esfuerzos repetidos para controlar o reducir el consumo excesivo, como «estar seco» (períodos de abstinencia temporal) o restringir la bebida a ciertas horas del día; el «consumo compulsivo» (intoxicación que dura las 24 h del día al menos durante 2 días); consumo ocasional de grandes cantidades de alcohol en una sesión (p. ej., una quinta parte de un licor o el equivalente en vino o cerveza); los períodos de amnesia de acontecimientos durante la intoxicación (lagunas o *blackouts*); la continuación del consumo a pesar de que el individuo sabe que padece una condición física significativa que se agrava con el consumo de alcohol, y la ingestión de alcohol no apto para el consumo, como combustibles y productos comerciales que contienen alcohol. Además, los individuos con dependencia y abuso de alcohol muestran un deterioro de la función social o laboral (p. ej., violencia bajo los efectos de la intoxicación, absentismo laboral, pérdida del empleo), dificultades legales (p. ej., detención por alteración del orden y hechos de tránsito a causa de la intoxicación), y discusiones o problemas con los familiares o amigos sobre el consumo excesivo de alcohol.

Mark, un hombre divorciado de 45 años de edad, fue evaluado en la sala de urgencias de un hospital tras sentirse confundido y haber sido incapaz de cuidar de sí mismo durante los tres días anteriores. Su hermano, que fue quien lo llevó al hospital, informó de que el paciente había consumido grandes cantidades de cerveza y vino a diario durante más de 5 años. Tanto su vida familiar como laboral habían sido bastante estables hasta su divorcio, 5 años antes. Su hermano señaló que desde el divorcio el consumo habitual de alcohol de Mark había sido de aproximadamente 5 cervezas y un cuarto de litro de vino al día. Mark a menudo sufría pérdidas temporales de memoria *(blackouts)* a causa del alcohol, y algunos días faltaba al trabajo. Como resultado, Mark había sido despedido de varios trabajos en los últimos 5 años. Aunque por lo general se buscaba pequeños trabajos extras para mantenerse, tres días antes se había quedado sin dinero ni alcohol, y había recurrido a mendigar por las calles para conseguir dinero con que comprar comida. La alimentación de Mark había sido pobre, ya que solo había ingerido una comida al día como máximo, y resultaba evidente que consumía cerveza como fuente primaria de alimentación.

Durante la evaluación, Mark alternaba entre la aprensión y una cordialidad familiar y superficial. Estaba bastante alterado y hablaba sin parar, de forma inconexa y poco concreta. No siempre reconocía al médico; unas veces lo reconocía y otras lo confundía y creía que era otro hermano suyo, que vivía en otro estado. En dos ocasiones se dirigió al médico utilizando el nombre de su hermano y le preguntó cuándo había llegado a la ciudad, perdiendo claramente el hilo de la entrevista. Padecía un fuerte temblor de manos cuando estaba en reposo, así como desorientación temporal. Creía estar en un estacionamiento, y no en un hospital. Sus esfuerzos durante las pruebas de memoria y de cálculo resultaron inútiles por los rápidos cambios del foco de atención.

Tabla 4-4
Efectos de acuerdo con diferentes concentraciones de alcohol en sangre

Concentración (mg/dl)	Posibles manifestaciones
20-30	Lentificación del funcionamiento motor y reducción de la capacidad cognitiva
30-80	Aumento de los problemas motores y cognitivos
80-200	Aumento en la falta de coordinación y los errores de juicio Labilidad emocional Deterioro cognitivo
200-300	Nistagmo, disartria pronunciada y lagunas mentales
>300	Alteración de signos vitales y posible muerte súbita

Intoxicación por alcohol

Los criterios de diagnóstico del DSM-5 para la intoxicación por alcohol utilizan el abordaje estándar para todas las intoxicaciones por sustancias (v. sección 4.1 y tabla 4-3) e incluyen información de la ingestión reciente de etanol, una conducta inadecuada y al menos uno de seis posibles correlatos fisiológicos de intoxicación. Como un enfoque conservador para la identificación de las alcoholemias que probablemente tengan mayor efecto sobre la capacidad de conducción, la definición legal de intoxicación en la mayoría de estados norteamericanos requiere una concentración plasmática de 80 o 100 mg de etanol por decilitro de sangre (mg/dl), que equivalen de 0,08 a 0,1 g/dl. En la tabla 4-4 se enumeran las estimaciones aproximadas de los niveles de deterioro que probablemente se observarán con diversas concentraciones de alcohol en sangre para la mayoría de las personas. Cualquier individuo que no presente un deterioro significativo del funcionamiento motor y mental con unos 150 mg/dl probablemente haya desarrollado una tolerancia farmacodinámica significativa.

Abstinencia de alcohol

La abstinencia de alcohol, incluso sin delírium, puede ser grave y consistir en convulsiones e hiperactividad autonómica. Los trastornos que pueden predisponer o agravar los síntomas de la abstinencia son la astenia, la malnutrición, las enfermedades físicas y la depresión. Los criterios del DSM-5 para la abstinencia de alcohol requieren la interrupción o reducción de un consumo previo de alcohol intenso y prolongado, así como la presencia de síntomas físicos o neuropsiquiátricos específicos. El diagnóstico también permite la especificación «con trastornos perceptivos».

El signo clásico de la abstinencia de alcohol es el temblor, aunque el espectro sintomático puede ampliarse hasta abarcar síntomas psicóticos y perceptivos (p. ej., delirios y alucinaciones), convulsiones y síntomas del *delirium tremens,* denominado delírium por abstinencia de alcohol en el DSM-5.

Tabla 4-5
Progresión de los síntomas de abstinencia de alcohol

	Síntomas	Tiempo habitual de presentación
Leve	Temblor	6-8 h
Moderado	Alteraciones de la percepción	8-12 h
Grave	Convulsiones	12-24 h
Pone en peligro la vida	*Delirium tremens*	Dentro de las 72 h

En la tabla 4-5 se describe la progresión de la abstinencia de alcohol, de síntomas leves a potencialmente mortales. Estas son aproximaciones generales y hay gran variación; por ejemplo, el síndrome de abstinencia ocasionalmente no sigue la evolución habitual y, por ejemplo, puede aparecer directamente un *delirium tremens*.

El temblor de la abstinencia de alcohol puede semejarse al temblor fisiológico, con un movimiento continuo de gran amplitud y de más de 8 Hz, o un temblor habitual, con brotes de actividad del temblor menores de 8 Hz. Otros síntomas de abstinencia son la irritabilidad general, síntomas digestivos (p. ej., náuseas y vómitos). También son habituales los síntomas de hiperactividad autonómica, incluyendo ansiedad, excitación, diaforesis, rubefacción, midriasis, taquicardia e hipertensión arterial leve. Los pacientes que experimentan abstinencia de alcohol generalmente están alerta, pero pueden sobresaltarse fácilmente.

El Sr. F., de 29 años de edad, llevaba 8 años bebiendo de forma compulsiva. Una tarde, después del trabajo, comenzó a beber con amigos y estuvo bebiendo toda la noche. Se quedó dormido a altas horas de la madrugada y al despertar sintió un fuerte deseo de beber y decidió que no iría a trabajar. Tomó varios cócteles en vez de comida, porque no le apetecía comer. Por la tarde se dirigió a un bar de la zona y consumió grandes cantidades de cerveza. Más tarde quedó con unos amigos y siguió bebiendo.

Mantuvo este hábito de consumo de alcohol durante toda la semana. Al principio de la semana siguiente probó a tomar una taza de café y descubrió que las manos le temblaban tanto que no era capaz de llevársela a los labios para beber. Finalmente consiguió servirse una copa de vino y bebió todo lo que pudo. El temblor de las manos disminuyó, pero empezó a sentir náuseas y a tener arcadas. Intentó beber repetidas veces, pero era incapaz de retener el alcohol sin vomitarlo. Se sentía muy enfermo y angustiado, así que contactó con su médico, que le recomendó acudir al hospital.

Durante la evaluación, el Sr. F. permaneció alerta. Presentaba un marcado temblor de reposo e intencional de las manos; la lengua y los párpados también le temblaban. Se encontraba orientado y no presentaba alteraciones de la memoria. Cuando se le preguntó sobre su consumo de alcohol, el Sr. F. admitió haber tomado varias copas al día durante los últimos 8 años, pero afirma que la bebida nunca ha interferido en su trabajo o sus relaciones con colegas o amigos. Negó tener secuelas a causa del consumo más allá de leves resacas. Negó haber sufrido otra borrachera como esta con anterioridad y haber sentido jamás la necesidad de beber a diario para funcionar de forma adecuada, pero admitió que nunca había intentado reducir el consumo o dejar de beber.

Convulsiones por abstinencia. Las convulsiones asociadas a la abstinencia de alcohol son prototípicas, generalizadas y de carácter tónico-clónico. Los pacientes suelen presentar más de una convulsión 3-6 h después de la primera. El *status epilepticus* es relativamente poco frecuente y se produce en menos del 3% de los pacientes. No obstante, la actividad convulsiva en pacientes con antecedentes conocidos de abuso de alcohol debería impulsar a los clínicos a considerar otros factores causales, como traumatismo craneoencefálico, infecciones del SNC, neoplasias del SNC y otras enfermedades cerebrovasculares; el abuso intenso y prolongado del alcohol también puede provocar hipoglucemia, hiponatremia e hipomagnesemia (que también pueden asociarse a convulsiones).

Delírium. Se debe tratar con cuidado a los pacientes con síntomas reconocidos por abstinencia de alcohol para evitar la progresión hacia el delírium por abstinencia de alcohol, la forma más grave del síndrome de abstinencia, también conocido como *delirium tremens*, una urgencia médica con una morbilidad y mortalidad significativas. Los pacientes con delírium pueden representar un riesgo para sí mismos y para los demás, pudiendo presentar conductas agresivas o suicidas, o actuar bajo alucinaciones o pensamientos delirantes. Si no se atiende, el *delirium tremens* tiene una mortalidad del 20%, por lo general como resultado de una en-

Tabla 4-6
Síndrome de *delírium tremens*

Delírium
  Confusión
  Desorientación
  Alucinaciones (táctiles comunes)
  Delirios
Hiperactividad autonómica
  Taquicardia
  Sudoración
  Fiebre
  Hipertensión
Ansiedad
Insomnio
Niveles fluctuantes de actividad psicomotora (van desde letargo
  hasta agitación)

fermedad médica intercurrente, como neumonía o insuficiencia renal, hepática o cardíaca. Aunque las convulsiones por abstinencia preceden a menudo al delírium por abstinencia de alcohol, este también puede aparecer sin previo aviso. La característica esencial del síndrome es un delírium que aparece en el lapso de 1 semana tras la interrupción o la reducción de la ingestión de alcohol. Además de los síntomas de delírium, las características del delírium por intoxicación por alcohol incluyen varios síntomas, entre ellos los autónomos, perceptuales y psicomotores, que se enumeran en la tabla 4-6.

Alrededor del 5% de los individuos hospitalizados con trastornos relacionados con el alcohol presentan *delirium tremens*. Puesto que el síndrome suele aparece el tercer día de hospitalización, un paciente ingresado por un trastorno no relacionado puede presentar inesperadamente un episodio de delírium, el primer signo de un trastorno relacionado con el alcohol previamente no diagnosticado. Los episodios de *delirium tremens* suelen empezar en un paciente entre los 30 y los 45 años, tras 5 a 15 años de consumo de alcohol intenso, frecuentemente de manera compulsiva. Las enfermedades médicas (p. ej., hepatitis o pancreatitis) predisponen al síndrome; un individuo con buen estado de salud física raramente presenta delirium tremens durante la abstinencia de alcohol.

El Sr. R., un hombre de 40 años de edad, fue ingresado en la unidad de ortopedia de un hospital general después de haber sufrido una caída por las escaleras y haberse fracturado una pierna. El tercer día de ingreso comenzó a sentirse cada vez más ansioso y empezó a temblar. No podía dormir por la noche, hablaba de forma incoherente y resultaba obvio que se sentía muy angustiado. Cuando se le preguntó, el Sr. R. negó tener problemas con el alcohol, ni consumir más allá de una copa de vino de vez en cuando.

Cuando se le preguntó de forma directa, su mujer reconoció que el Sr. R. llevaba bebiendo grandes cantidades de vino durante más de 4 años. En el último año, comenzaba a beber por las tardes en cuanto llegaba a casa del trabajo y no paraba hasta quedarse dormido. La tarde en que fue ingresado, la caída había ocurrido antes de que pudiese consumir alcohol.

Durante las semanas anteriores a su ingreso, el Sr. R. había comido muy poco. En varias ocasiones, la Sra. R. se percató de que el Sr. R. era incapaz de recordar incluso sucesos importantes ocurridos el día anterior. Había sufrido un accidente 3 años antes, pero sin lesiones graves. El Sr. R. no tenía otros problemas de salud importantes. Su relación con la Sra. R. se había hecho difícil desde que empezó a beber, y la Sra. R. se estaba planteando seriamente el divorcio. El Sr. R. mantenía una relación tensa con sus cuatro hijos, con los que discutía a menudo. En los últimos tiempos, sus hijos intentaban evitarlo cuanto podían.

Durante el reconocimiento, el habla del Sr. R. era inconexa e incoherente. Creía seguir en el trabajo y que le quedaba un encargo por finalizar. A veces pensaba que los médicos y enfermeros eran sus

compañeros de trabajo. Otras veces intentaba atrapar a los bichos que creía ver en las sábanas de la cama. Había perdido la noción del tiempo y se sobresaltaba fácilmente por los sonidos de fuera de la habitación. Sudaba profusamente y no era capaz de sostener un vaso sin derramar parte del contenido.

Trastornos inducidos por el alcohol

Trastorno neurocognitivo persistente inducida por el alcohol. El trastorno neurocognitivo persistente inducido por el alcohol es una disfunción cognitiva heterogénea a largo plazo muy poco estudiada que puede aparecer durante el desarrollo del trastorno relacionado con el alcohol. Se ha observado una disminución del funcionamiento intelectual, de las habilidades cognitivas y de la memoria. Los problemas de memoria reciente concuerdan con las alteraciones cognitivas globales, una observación que ayuda a distinguir este tipo de trastorno neurocognitivo del trastorno amnésico persistente inducido por el alcohol. El funcionamiento cerebral tiende a mejorar con la abstinencia, pero puede que la mitad de los pacientes afectados presente alteraciones de la memoria y el pensamiento a largo plazo e incluso permanentes. Aproximadamente un 50-70% muestran un aumento del tamaño de los ventrículos cerebrales y un estrechamiento de los surcos cerebrales, aunque estos cambios parecen ser parcial o completamente reversibles durante el primer año de abstinencia total.

Trastorno amnésico persistente inducido por el alcohol. La característica esencial del trastorno amnésico persistente inducido por el alcohol es una alteración de la memoria a corto plazo causada por el consumo intenso y prolongado de alcohol. Puesto que el trastorno aparece por lo general en individuos que han bebido abundantemente durante muchos años, es poco frecuente en menores de 35 años.

SÍNDROME DE WERNICKE-KORSAKOFF. Las denominaciones clásicas del trastorno amnésico persistente inducido por el alcohol son la encefalopatía de Wernicke (un conjunto de síntomas agudos) y el síndrome de Korsakoff (una alteración crónica). Si bien la encefalopatía de Wernicke es completamente reversible con el tratamiento, solo se recupera aproximadamente el 20% de pacientes con síndrome de Korsakoff. La conexión fisiopatológica entre los síndromes es la deficiencia de tiamina, provocada por los malos hábitos nutricionales o por problemas de malabsorción. La tiamina es un cofactor de varias enzimas importantes y puede participar en la conducción del potencial axonal a lo largo de los axones y en la transmisión sináptica. Las lesiones neuropatológicas son simétricas y paraventriculares, y afectan a los cuerpos mamilares, el tálamo, el hipotálamo, el mesencéfalo, la protuberancia, la médula, el fórnix y el cerebelo.

La **encefalopatía de Wernicke,** también denominada *encefalopatía alcohólica,* es un trastorno neurológico agudo caracterizado por ataxia (que afecta principalmente a la marcha), disfunción vestibular, confusión y diversas alteraciones de la motilidad ocular, incluido el nistagmo horizontal, la parálisis orbitaria lateral y la parálisis de la mirada. Estos signos oculares suelen ser bilaterales, pero no necesariamente simétricos. También puede haber una lentificación de la reacción a la luz y anisocoria. La encefalopatía de Wernicke puede desaparecer espontáneamente en unos días o semanas, o puede progresar hacia un síndrome de Korsakoff.

El **síndrome de Korsakoff** es el síndrome amnésico crónico que puede seguir a la encefalopatía de Wernicke. Las características cardinales del síndrome son el deterioro cognitivo (en especial de la memoria reciente) y amnesia anterógrada en un paciente alerta y reactivo. El paciente puede presentar o no confabulación.

Lagunas *(blackouts).* Las lagunas de memoria se asemejan a los episodios de amnesia global transitoria porque son episodios discretos de amnesia anterógrada que aparecen asociados a la intoxicación alcohólica. Pueden ser particularmente perturbadoras cuando los individuos temen haber agredido a alguien involuntariamente o haberse comportado de manera temeraria mientras estaban intoxicados. Durante una laguna, los individuos presentan una memoria remota relativamente intacta, pero experimentan un déficit específico de la memoria a corto plazo, por la que son incapaces de rememorar acontecimientos que han sucedido en los 5 o 10 min anteriores. Puesto que las restantes funciones mentales se conservan bien, pueden realizar tareas complicadas y parecer normales ante observadores casuales. Esta deficiencia está causada directamente por el alcohol, que puede bloquear la consolidación de recuerdos nuevos en otros antiguos, un proceso en el que, según se cree, participan el hipocampo y las estructuras relacionadas del lóbulo temporal.

Trastorno psicótico inducido por el alcohol.

Aproximadamente un 3% de las personas alcohólicas experimentan alucinaciones auditivas o delirios paranoides mientras están intoxicados o en períodos de abstinencia. Las alucinaciones auditivas más frecuentes son las voces, aunque a menudo están desestructuradas. Las voces son característicamente malévolas, recriminatorias o amenazadoras, aunque algunos pacientes refieren que son agradables. Las alucinaciones suelen durar menos de 1 semana, aunque a lo largo de dicha semana es frecuente la alteración del análisis de la realidad. Tras el episodio, la mayoría de los pacientes es consciente de la naturaleza alucinatoria de los síntomas.

Las alucinaciones tras la abstinencia de alcohol se consideran poco habituales y el síndrome es diferente del delírium por abstinencia de alcohol porque el paciente tiene un estado sensorial claro. Pueden aparecer a cualquier edad, pero son frecuentes en individuos que abusan del alcohol durante un largo período. Aunque suelen resolverse en 1 semana, algunas persisten, y en estos casos los clínicos deben considerar otros trastornos psicóticos en el diagnóstico diferencial.

El Sr. G. era un hombre sin empleo de 40 años de edad que vivía solo en un estudio y fue trasladado al hospital por la policía. Se había puesto en contacto con ellos porque oía las voces de unos hombres que estaban en la calle, bajo su ventana, que hablaban de él y le proferían amenazas de muerte. Afirmó que cada vez que miraba por la ventana, los hombres ya habían desaparecido.

El Sr. G. presentaba antecedentes de consumo de alcohol casi diario durante un período de 15 años. Se intoxicaba todos los días y a menudo experimentaba temblores al despertarse por la mañana. El día anterior solo había tomado un vaso de cerveza, en lugar de los cuatro que solía tomar, a causa de sus problemas gastrointestinales. Estaba plenamente consciente y orientado.

Trastorno del estado de ánimo inducido por el alcohol.

La ingesta excesiva de alcohol durante varios días da como resultado muchos de los síntomas que se observan en el trastorno depresivo mayor, aunque la sensación intensa de tristeza mejora de forma considerable entre los primeros días y el primer mes de abstinencia. El 80% de las personas con trastorno relacionado con el alcohol presentan historias de depresión profunda, y un 30-40% se han sentido deprimidas durante dos o más semanas seguidas. Sin embargo, solo el 10-15% de las personas alcohólicas han sufrido alguna vez una depresión que coincidiese con los criterios del trastorno depresivo mayor cuando no han estado bebiendo en grandes cantidades.

Hasta la depresión grave inducida por sustancias probablemente mejorará de forma bastante rápida gracias a la abstinencia, sin tratamiento específico para la depresión. Un enfoque para estos trastornos inducidos por sustancias consiste, por un lado, en enseñar al paciente a contemplar e intentar controlar de la mejor manera la tristeza temporal mediante la educación y la terapia cognitivo-conductual y, por otro, observarlo y esperar al menos 2-4 semanas antes de empezar con el tratamiento con antidepresivos.

Se solicitó una consulta para una mujer de 42 años de edad con dependencia del alcohol que refirió síntomas depresivos persistentes graves a pesar de 5 días de abstinencia. En la fase inicial de la entrevista, la paciente manifestó que había «estado siempre deprimida» y creía que «bebía para afrontar los síntomas depresivos». Sus síntomas consistían en una marcada tristeza que había durado varias semanas, dificultades para concentrarse, insomnio inicial y terminal, y un sentimiento de desesperanza y culpabilidad.

A partir de una discusión detallada de la historia de la paciente, quedó claro que no había tenido episodios depresivos mayores antes de los 20 años cuando comenzó el trastorno por consumo de alcohol. Durante 1 año de abstinencia relacionada con el nacimiento y la infancia de su hijo, su estado de ánimo había mejorado significativamente. El psiquiatra hizo un diagnóstico provisional de un trastorno del estado de ánimo inducido por alcohol.

El psiquiatra le ofreció a la paciente información, confianza y terapia cognitiva para ayudarla a lidiar con los síntomas depresivos, pero no le recetó medicamentos antidepresivos. Los síntomas depresivos se mantuvieron en su intensidad original durante varios días más y después empezaron a mejorar. Después de 3 semanas de abstinencia, ya no presentaba síntomas depresivos clínicamente significativos, aunque tuvo algunos cambios de humor menores durante varias semanas más. (Cortesía de Marc A. Shuckit, M.D.)

Trastorno de ansiedad inducido por el alcohol.

Los síntomas de ansiedad que coinciden con los criterios de diagnóstico del trastorno de ansiedad inducido por el alcohol también son comunes en el contexto de la abstinencia alcohólica aguda y crónica. Casi el 80% de las personas alcohólicas presentan ataques de pánico durante al menos un episodio de abstinencia aguda; sus síntomas pueden llegar a ser tan intensos, que el clínico llega a considerar el diagnóstico de trastorno de pánico. De la misma forma, durante las primeras 4 semanas de abstinencia, los individuos con graves problemas por el trastorno relacionado con el alcohol probablemente evitarán algunas situaciones sociales por miedo a sentirse superados por la ansiedad (es decir, presentan síntomas similares a la fobia social); sus problemas a veces pueden ser lo suficientemente graves para parecerse a la agorafobia. Sin embargo, cuando los pacientes solo muestran síntomas de ansiedad en el contexto de consumo excesivo de alcohol, o poco después de la abstinencia, es probable que los síntomas disminuyan y desaparezcan con el tiempo.

Una mujer de 48 años de edad fue derivada para su evaluación y tratamiento por un ataque de pánico de reciente aparición. Estos episodios se habían producido de 2 a 3 veces por semana en los últimos 6 meses y duraban en promedio entre 10 y 20 min. Los síntomas aparecían independientemente de los niveles de estrés vital y no podían explicarse por el uso actual de fármacos o alteraciones médicas. La evaluación consistió en pruebas de laboratorio que demostraron concentraciones de transferrina deficiente de hidratos de carbono de 28 U/l, de ácido úrico de 7,1 mg, y de γ-glutamiltranspeptidasa de 47. Los restantes parámetros analíticos estaban dentro de los límites normales.

La edad de inicio atípica de los ataques de pánico, junto con los resultados de las pruebas de sangre, impulsaron al clínico a evaluar con la paciente y, por separado, con su esposo el patrón de problemas vitales relacionados con el alcohol, lo que demostró antecedentes de dependencia al alcohol que se había iniciado aproximadamente a los 35 años, sin evidencia de trastorno de pánico antes de esa fecha. La paciente no presentaba ataques de pánico repetidos más de 2 semanas después de la abstinencia durante sus frecuentes períodos sin consumir alcohol. Se hizo el diagnóstico de trastorno por consumo de alcohol grave, con un trastorno de ansiedad inducido por alcohol caracterizado por ataques de pánico, y se alentó a la paciente a no ingerir alcohol. El psiquiatra también recomendó que el médico de atención primaria la tratara adecuadamente por posibles síntomas de abstinencia. Durante las 3 semanas siguientes, tras la reducción progresiva de la dosis de benzodiazepinas para el tratamiento de la abstinencia, los síntomas de pánico se redujeron en intensidad y posteriormente desaparecieron. (Por cortesía de Marc A. Schuckit, MD.)

Tabla 4-7
Complicaciones neurológicas y médicas del consumo de alcohol

Intoxicación por alcohol
    Intoxicación aguda
    Intoxicación patológica (atípica, complicada, infrecuente)
    Lagunas (blackouts)
Síndromes de abstinencia del alcohol
    Temblores (con sacudidas o nerviosos)
    Alucinosis alcohólica (los horrores)
    Convulsiones por abstinencia
    Delirium tremens (con sacudidas)
Enfermedades nutricionales del sistema nervioso secundarias al abuso
    del alcohol
    Síndrome de Wernicke-Korsakoff
    Degeneración cerebelosa
    Neuropatía periférica
    Neuropatía óptica (ambliopía tabaco-alcohol)
    Pelagra
Enfermedades alcohólicas de patogénesis incierta
    Mielinólisis pontina central
    Enfermedad de Marchiafava-Bignami
    Síndrome alcohólico fetal
    Miopatía
    Síndrome de Wernicke-Korsakoff
    Atrofia cerebral alcohólica
Enfermedades sistémicas debidas al alcohol con complicaciones
    neurológicas secundarias
    Hepatopatía
        Encefalopatía hepática
        Degeneración hepatocerebral adquirida (no wilsoniana) crónica
    Enfermedades digestivas
    Síndromes de malabsorción
    Síndromes posgastrectomía
    Posible encefalopatía pancreática

Enfermedades cardiovasculares
    Miocardiopatía con émbolos cardiogénicos potenciales y enfermedad
        cerebrovascular
    Arritmias y alteraciones tensionales que provocan enfermedad
        cerebrovascular
    Trastornos hematológicos
    Anemia, leucopenia, trombocitopenia (que podrían provocar enfermedad
        cerebrovascular hemorrágica)
Enfermedades infecciosas, especialmente meningitis (neumocócica
    y meningocócica)
Hipotermia e hipertermia
Hipotensión e hipertensión arterial
Depresión respiratoria e hipoxia asociada
Encefalopatías tóxicas, incluido el alcohol y otras sustancias
Desequilibrios hidroelectrolíticos que provocan estados confusionales
    agudos y raramente signos y síntomas neurológicos locales
    Hipoglucemia
    Hiperglucemia
    Hiponatremia
    Hipercalcemia
    Hipomagnesemia
    Hipofosfatemia
Aumento de la incidencia de traumatismos
    Hematoma epidural, subdural e intracerebral
    Lesión medular espinal
    Trastornos epilépticos postraumáticos
    Neuropatías compresivas y lesiones del plexo braquial (parálisis del sábado
        por la noche)
    Hidrocefalia sintomática postraumática (hidrocefalia normotensiva)
    Lesiones con aplastamiento muscular y síndromes compartimentales

Disfunción sexual inducida por el alcohol. El diagnóstico formal de los síntomas de disfunción sexual asociada a la intoxicación alcohólica es el de disfunción sexual inducida por el alcohol, y se comenta en el capítulo sobre disfunciones sexuales (v. cap. 16).

Trastorno del sueño-vigilia inducido por el alcohol. Se analiza en el capítulo sobre trastornos del sueño-vigilia (v. cap. 15).

Trastorno no especificado relacionado con el consumo de alcohol. El DSM-5 uiliza el diagnóstico de trastorno no especificado relacionado con el consumo de alcohol se utiliza para los trastornos relacionados con el alcohol que no cumplen los criterios diagnósticos de ninguno de los diagnósticos restantes.

Otros trastornos neurológicos relacionados con el alcohol. Se comentan aquí los síndromes neuropsiquiátricos más importantes asociados al consumo de alcohol. La enumeración completa de los síndromes neurológicos es prolija; la tabla 4-7 proporciona una lista de ejem-

plos de algunas complicaciones neurológicas y médicas relacionadas con el consumo de alcohol.

La encefalopatía por pelagra alcohólica puede ser un diagnóstico de interés para los psiquiatras ante un paciente que aparentemente presenta un síndrome de Wernicke-Korsakoff, pero que no responde al tratamiento con tiamina. Se enumeran los síntomas de pelagra alcohólica en la tabla 4-8.

Síndrome alcohólico fetal. Los datos indican que las gestantes o las mujeres lactantes no deben beber alcohol. El síndrome alcohólico fetal, la primera causa de discapacidad intelectual en Estados Unidos, se produce cuando la madre bebe alcohol y expone al feto al alcohol *in utero*.

Tabla 4-9
Prueba de laboratorio asociada con el consumo excesivo de alcohol

Indicadores estatales del consumo excesivo de alcohol útiles en la detección del trastorno de consumo de alcohol

Prueba	Rango relevante de resultados
γ-glutamiltransferasa (GGT)	>35,0 U/l
Transferrina deficiente en carbohidratos (CDT)	>3,0 %
Volumen corpuscular medio (VCM)	>91,0 μm³
Transaminasa glutámico oxalacética sérica (aspartato aminotransferasa)	>45,0 UI/l
Transaminasa glutámico pirúvica sérica (alanina aminotransferasa)	>45,0 UI/l

Tabla 4-8
Posibles síntomas de pelagra alcohólica

Confusión, que va desde delírium leve a completo
Obnubilación de la conciencia
Mioclonías
Hipertonías oposicionales
Fatiga
Apatía
Irritabilidad
Anorexia
Insomnio

El alcohol inhibe el crecimiento intrauterino y el desarrollo posnatal. La microcefalia, las malformaciones craneofaciales y los defectos cardíacos y de las extremidades son frecuentes en los niños con cardiopatías por este síndrome. La baja estatura y la aparición de diversas conductas inadaptadas en la edad adulta también se han asociado con el síndrome.

Las mujeres con trastornos relacionados con el alcohol presentan un riesgo del 35 % de tener un hijo con malformaciones. Aunque se desconoce el mecanismo exacto de la lesión fetal, parece ser el resultado de la exposición *in utero* al etanol o sus metabolitos; el alcohol también puede ocasionar desequilibrios hormonales que aumentan el riesgo de anomalías.

Pruebas de laboratorio

Los efectos adversos del alcohol aparecen en los análisis sistemáticos de laboratorio, que pueden constituir soporte diagnóstico útil para la identificación de individuos con trastornos relacionados con el alcohol. En la tabla 4-9 se enumeran algunas de las pruebas más útiles, todas relacionadas con los efectos adversos del alcohol.

COMORBILIDAD

Los diagnósticos psiquiátricos que se asocian con más frecuencia a los trastornos relacionados con el alcohol son otros trastornos relacionados con sustancias, el trastorno de la personalidad antisocial, los trastornos del estado de ánimo y los trastornos de ansiedad. Aunque los datos son controvertidos, la mayor parte indica que los individuos con trastornos relacionados con el alcohol pueden presentar una tasa sustancialmente alta de suicidios en comparación con la población general.

Trastorno antisocial de la personalidad

Los investigadores y médicos han informado a menudo de una relación entre el trastorno antisocial de la personalidad y los trastornos relacionados con el alcohol. Algunos estudios indican que este trastorno es particularmente frecuente en hombres con trastornos relacionados con el alcohol y puede preceder al desarrollo del trastorno relacionado con esta sustancia. Sin embargo, otros estudios indican que ambos trastornos son entidades totalmente distintas que no guardan una relación causal.

Trastornos del estado de ánimo

Aproximadamente del 30 % al 40 % de los individuos con un trastorno relacionado con el alcohol cumplen los criterios diagnósticos de trastorno depresivo mayor en algún momento de su vida. La depresión es más frecuente en las mujeres que en los hombres con estos trastornos. Varios estudios han descrito la probable aparición de la depresión en pacientes con un trastorno relacionado con el alcohol, junto con un elevado consumo diario y antecedentes familiares de abuso de alcohol. Los individuos con trastornos relacionados con el alcohol y un trastorno depresivo mayor presentan un riesgo superior de intento de suicidio y probablemente diagnósticos de otro trastorno relacionado con sustancias. Algunos médicos recomiendan el tratamiento con antidepresivos para los síntomas depresivos que persisten tras un período de 2 a 3 semanas de sobriedad. Los pacientes con trastorno bipolar se encuentran en riesgo de desarrollar un trastorno relacionado con el alcohol, que pueden emplear para automedicarse durante los episodios maníacos.

Trastornos de ansiedad

Muchos individuos emplean el alcohol por su eficacia para mitigar la ansiedad. Aunque la comorbilidad entre los trastornos relacionados con el alcohol y los del estado de ánimo está ampliamente reconocida, probablemente del 25 % al 50 % de los individuos con trastornos relacionados con el alcohol también cumplen los criterios diagnósticos del trastorno de ansiedad. Las fobias y el trastorno de pánico son diagnósticos

Tabla 4-10
Factores asociados con suicidio en personas con trastorno por consumo de alcohol

Presencia de un episodio depresivo mayor
Redes de apoyo psicosocial débiles
Una condición médica comórbida grave
Desempleo
Vivir solo

comórbidos particularmente frecuentes en estos pacientes. Las personas con ansiedad pueden consumir alcohol para automedicarse por los síntomas de agorafobia o fobia social, aunque es probable que un trastorno relacionado con el alcohol preceda a la aparición de un trastorno de pánico o de ansiedad generalizada.

Suicidio

La mayoría de las estimaciones de la prevalencia del suicidio en individuos con trastornos relacionados con el alcohol oscila entre el 10 % y el 15 %, aunque el propio consumo de alcohol puede estar implicado en un porcentaje muy superior de suicidios. Algunos investigadores han cuestionado que la tasa de suicidios en individuos con trastornos relacionados con el alcohol sea tan alta como indican estas cifras. En la tabla 4-10 se enumeran los factores asociados con el suicidio en personas con trastornos relacionados con el alcohol.

EVOLUCIÓN Y PRONÓSTICO

Entre el 10 % y el 40 % de las personas alcohólicas ingresan en algún programa de tratamiento formal. Varios signos pronósticos son favorables. En la tabla 4-11 se enumeran algunos de los factores con mayor poder predictivo, y la combinación de estas tres condiciones predice al menos una posibilidad del 60 % de abstinencia durante 1 año o más. En pocos estudios se ha documentado la evolución a largo plazo, aunque los investigadores coinciden en que 1 año de abstinencia se asocia con una alta posibilidad de abstinencia continuada durante un período prolongado. Sin embargo, los alcohólicos con problemas graves relacionados con sustancias (en especial las sustancias administradas por vía intravenosa y la dependencia de cocaína o anfetaminas) y las personas en situación de calle *(homeless)* pueden tener solo una probabilidad del 10 % al 15 % de alcanzar una abstinencia de 1 año.

No es posible predecir con exactitud si un individuo en particular alcanzará o mantendrá la abstinencia, aunque los factores pronósticos enumerados se asocian con una mayor probabilidad de éxito. Sin embargo, los factores que reflejan la estabilidad vital probablemente expliquen solo el 20 % o menos de la evolución de los trastornos por consumo de alcohol. Muchas fuerzas difíciles de mensurar influyen significativamente en la evolución clínica; probablemente incluyan factores tan intangibles como el nivel de motivación y la calidad de la red de apoyo social del paciente.

En general, las personas con trastorno por consumo de alcohol con trastornos psiquiátricos graves independientes preexistentes (como tras-

Tabla 4-11
Trastornos por consumo de alcohol: indicadores de pronóstico positivo

Sin trastorno de la personalidad antisocial premórbido
Funcionamiento psicosocial adecuado
Trabajo estable
Familia estable
Sin problemas legales
Adherencia al tratamiento

torno de la personalidad antisocial, esquizofrenia y trastorno bipolar I) probablemente sigan el desarrollo del trastorno mental independiente. Los médicos deben tratar al paciente con trastorno bipolar que padece un trastorno relacionado con el alcohol con la farmacoterapia y psicoterapia adecuadas. Lo mismo puede decirse del trastorno de la personalidad antisocial, esquizofrenia u otros trastornos psiquiátricos. El objetivo estriba en minimizar los síntomas del trastorno psiquiátrico independiente, con la esperanza de que la mayor estabilidad vital se asociará con un mejor pronóstico para los problemas del paciente con el alcohol.

TRATAMIENTO DE LOS TRASTORNOS POR CONSUMO DE ALCOHOL

Tres etapas generales definen el tratamiento del alcohólico: intervención, desintoxicación y rehabilitación. Estos abordajes asumen que se han emprendido todos los esfuerzos posibles para optimizar la función médica y abordar las urgencias psiquiátricas. Por ejemplo, una persona con trastorno por consumo de alcohol con síntomas de depresión suficientemente graves como para aumentar la probabilidad de cometer suicidio requiere hospitalización durante varios días hasta la desaparición de la ideación suicida. Análogamente, un individuo con miocardiopatía, alteraciones hepáticas o hemorragia digestiva precisa, en primer lugar, un tratamiento médico adecuado de la urgencia médica.

El paciente con abuso del alcohol debe afrontar directamente la realidad del trastorno (intervención), desintoxicarse si lo requiere e iniciar la rehabilitación. Los aspectos esenciales de estas tres etapas para un alcohólico con trastornos psiquiátricos independientes se asemejan estrechamente a los enfoques aplicados al alcohólico primario sin trastornos psiquiátricos independientes. Sin embargo, en el primer caso, los tratamientos se aplican tras la estabilización del trastorno psiquiátrico en la medida en que sea posible.

Intervención

El objetivo de la intervención es utilizar los principios de las entrevistas motivacionales y las intervenciones breves para ayudar a los pacientes a reconocer las consecuencias adversas que pueden ocurrir si no dejan de beber. Una discusión sobre el problema inicial (p. ej., insomnio o depresión) es una forma útil de mostrar empatía y mejorar la motivación para el cambio. Como parte de una intervención, se haría hincapié sobre cómo el alcohol creó o contribuyó a estos problemas y se aseguraría al paciente que la abstinencia es posible. Si la persona no responde a la primera intervención breve o entrevista motivacional, se puede usar el mismo abordaje sin prejuicios pero persistente cada vez que surge un problema relacionado con el alcohol. Es la persistencia, más que las habilidades interpersonales excepcionales, lo que generalmente da resultados. Rara vez es suficiente una sola intervención. La mayoría de las personas con trastorno por consumo de alcohol necesitan una serie de recordatorios de cómo el alcohol contribuyó a cada crisis antes de considerar seriamente la abstinencia como una opción a largo plazo.

J. P., un médico de 47 años de edad, fue abordado por su esposa y su hija de 21 años para tratar el tema de su conducta relacionada con el alcohol. Le hablaron de su pobre articulación del habla en recientes y repetidas ocasiones en que la hija había llamado por teléfono a casa, así como de la gran cantidad de botellas de vino que todas las semanas había en la basura. La esposa de J. P. se quejó de las horas que pasaba solo en el estudio y de su costumbre de quedarse despierto después de que ella se acostara; él se acostaba más tarde y con aliento a alcohol. También expresó su preocupación por el consumo de unas 10 o 12 copas recientemente en una fiesta, que habían dado lugar a que tendiese a aislarse del resto de invitados, le recordó su necesidad de llevar alcohol en la maleta cuando se iban de viaje a lugares donde probablemente no resultase fácil conseguirlo, y le habló de su temblor de manos por las mañanas cuando

había bebido la noche anterior. La familia compartió su preocupación con J. P. de forma directa en un momento en el que no estaba intoxicado, haciendo hincapié en momentos y acontecimientos específicos en los que se habían producido sus problemas con el alcohol. Habían solicitado cita con un especialista de un programa de tratamiento para drogas y alcohol con la finalidad de establecer el siguiente paso en caso de que la intervención tuviese éxito. (Adaptado de Marc A. Schuckit, MD.)

Desintoxicación

La mayoría de los individuos con dependencia del alcohol presentan síntomas relativamente leves cuando dejan de beber. Si el estado de salud del paciente es relativamente bueno, está adecuadamente nutrido y su sistema de apoyo social es bueno, el trastorno depresivo suele parecerse a un caso leve de gripe. Incluso los síndromes intensos de abstinencia raramente se aproximan a la gravedad de los síntomas descritos en los antiguos libros de texto sobre el tema.

La primera etapa esencial en la desintoxicación es una exploración física completa. En ausencia de un trastorno médico grave o de un abuso de drogas concurrente, es improbable la aparición de una abstinencia grave de alcohol. La segunda etapa es ofrecer reposo, una nutrición adecuada y complejos vitamínicos, en especial, que contengan tiamina.

Convulsiones. Las convulsiones pueden ocurrir repentinamente y sin otros signos de abstinencia. Alrededor del 1 % de los pacientes puede tener una sola convulsión de gran mal; en raras ocasiones hay personas con múltiples ataques, con la incidencia máxima en el segundo día de abstinencia. Estos pacientes requieren una evaluación neurológica para descartar un trastorno convulsivo independiente. Suponiendo que no se encuentre ninguna otra causa para las convulsiones, las benzodiazepinas son el tratamiento de elección para controlar las convulsiones relacionadas con el alcohol. Los anticonvulsivos, aunque se usan con frecuencia (en particular antes de que se conozca la causa de la convulsión), no parecen ofrecer un beneficio adicional.

Abstinencia leve o moderada. La abstinencia aparece porque el cerebro se ha adaptado físicamente a la presencia de un depresor del SNC y no puede funcionar adecuadamente en ausencia de la sustancia. Administrar una cantidad suficiente del depresor durante el primer día para disminuir los síntomas y reducir progresivamente el fármaco durante los siguientes 5 días supone, para la mayoría de los pacientes, un alivio óptimo y minimiza la posibilidad de aparición de una abstinencia grave. Cualquier depresor (como el alcohol, los barbitúricos o cualquier benzodiazepina) puede ser útil, aunque la mayoría de los clínicos elige una benzodiazepina por su relativa seguridad. El tratamiento adecuado puede administrarse con fármacos de acción corta (p. ej., lorazepam) o de acción prolongada (p. ej., clordiazepóxido y diazepam). Se puede optar por administrar benzodiazepinas por vía oral o parenteral; sin embargo, no hay que administrar diazepam intramuscular o clor-

Tabla 4-12
Ejemplo del tratamiento para la abstinencia de alcohol

Día 1: clordiazepóxido 25 mg por vía oral 3-4 veces al día, mantener si está sedado
  1-2 dosis adicionales si:
    El paciente está agitado
    Ha aumentado el temblor
    Tiene disfunción autonómica
Día 2: administrar la dosis total utilizada el día 1 menos el 20 % dividido en 3 a 4 dosis
Días siguientes: continuar con una disminución del 20 % hasta que no se necesite más medicación (4-5 días)

diazepóxido, ya que su absorción intramuscular es errática. Se debe ajustar la dosis de la benzodiazepina, al incio con una dosis alta y disminuyéndola a medida que el paciente se recupera. Hay que tratar de administrar suficientes benzodiazepinas para mantener a los pacientes tranquilos y sedados, pero no tan sedados que no se les pueda despertar para los procedimientos y exploraciones.

Aunque las benzodiazepinas son el tratamiento estándar para la abstinencia de alcohol, los estudios han demostrado que la carbamazepina en dosis diarias de 800 mg es tan eficaz como las benzodiazepinas y tiene el beneficio adicional de mínima propensión al abuso. Su uso se está volviendo cada vez más habitual en Estados Unidos y Europa.

En la tabla 4-12 se presenta un ejemplo de tratamiento de abstinencia usando clordiazepóxido. Si se administra un fármaco de acción prolongada, como el clordiazepóxido, el clínico debe evitar la somnolencia excesiva por exceso de medicación; si el paciente está somnoliento, puede omitirse la siguiente dosis. Cuando se administra un fármaco de acción corta, como el lorazepam, no puede omitirse ninguna dosis porque las rápidas oscilaciones de las concentraciones plasmáticas de la benzodiazepina pueden precipitar una abstinencia grave.

Un programa de modelo social de desintoxicación ahorra costes porque evita el consumo de fármacos al aplicar apoyos sociales. Este régimen menos costoso puede ser útil para los síndromes de abstinencia leve o moderada. Algunos clínicos también han recomendado antagonistas de los receptores β-adrenérgicos (p. ej., propranolol) o agonistas de los receptores α-adrenérgicos (p. ej., clonidina) para bloquear los síntomas de hiperactividad simpática. Sin embargo, estos medicamentos no parecen ser superiores a las benzodiazepinas. A diferencia de los depresores cerebrales, estos fármacos no reducen el riesgo de convulsiones o delírium.

Abstinencia grave.   Aproximadamente el 1-3% de los alcohólicos con disfunción autonómica, agitación y confusión extremas (es decir, los que presentan delírium por abstinencia alcohólica o *delirium tremens*) no disponen de un tratamiento óptimo. El mejor tratamiento para el *delirium tremens* es la prevención. Cuando esto no es posible, el primer paso es preguntarse por qué se ha producido un síndrome de abstinencia tan grave y relativamente infrecuente. La respuesta suele apuntar a un problema médico grave comórbido que requiere tratamiento inmediato.

Una vez que aparece el delírium, el tratamiento sigue siendo similar al de la abstinencia estándar pero en dosis elevadas. Los ejemplos de los regímenes son 50 a 100 mg de clordiazepóxido administrados cada 4 h por vía oral, o lorazepam, administrados por vía intravenosa si la medicación oral no es posible. También es esencial una dieta alta en calorías y carbohidratos complementada con multivitamínicos.

Es arriesgado restringir físicamente a los pacientes con *delirium tremens,* pues pueden luchar contra las restricciones hasta un nivel de agotamiento peligroso. Cuando los pacientes están alterados y son incontrolables, puede ser preferible utilizar una sala de aislamiento. Los medicamentos antipsicóticos complementarios, como el haloperidol, a veces se utilizan para controlar la agitación intensa y las alucinaciones. Sin embargo, los antipsicóticos pueden reducir el umbral convulsivo en los pacientes. La deshidratación, a menudo agravada por la diaforesis y la fiebre, puede corregirse con líquidos administrados por vía oral o intravenosa. La anorexia, los vómitos y la diarrea a menudo ocurren durante la abstinencia. La aparición de síntomas neurológicos focales,

Tabla 4-13
Tres componentes de la rehabilitación para el trastorno por consumo de alcohol

Esfuerzos continuos para aumentar y mantener altos niveles de motivación para la abstinencia
Trabajar para ayudar al paciente a readaptarse a un estilo de vida libre de alcohol
Prevención de recaídas

Tabla 4-14
Etapas del tratamiento de la rehabilitación para el trastorno por consumo de alcohol

Período temprano intensivo (2-4 semanas)
Intervención (tratamiento de abstinencia, prevención del deseo)
Optimización del funcionamiento físico y psicológico
Mejorar la motivación
Involucramiento familiar

Largo plazo (3-6 meses)
Asesoramiento individual y grupal
Evitar los medicamentos psicotrópicos a menos que sea necesario para trastornos independientes
Participación en grupos de autoayuda como AA

convulsiones lateralizadas, aumento de la presión intracraneal o evidencia de fracturas de cráneo u otras indicaciones de patología del SNC debe impulsar a los médicos a examinar a un paciente en busca de enfermedad neurológica.

La psicoterapia de apoyo en el tratamiento del *delirium tremens* es esencial. Los pacientes a menudo están desconcertados, asustados y ansiosos por sus síntomas agitados, y es imperativo contar con un apoyo verbal hábil.

Abstinencia prolongada.   Los síntomas de ansiedad, insomnio e hiperactividad autonómica leve probablemente continuarán durante un período de 2 a 6 meses después de que los síntomas de la abstinencia aguda hayan desaparecido. Estos síntomas de abstinencia prolongados pueden aumentar la probabilidad de recaída. Aunque hay poca evidencia de la utilidad de los medicamentos, es posible que algunos de los utilizados para la fase de rehabilitación, especialmente el acamprosato, disminuyan algunos de estos síntomas. El médico debe advertir al paciente que es posible que persista algún nivel de problemas para dormir o nerviosismo después de la abstinencia aguda y discutir los abordajes cognitivos y conductuales que podrían ser apropiados para ayudar al paciente a sentirse cómodo.

Rehabilitación

Para la mayoría de los pacientes, la rehabilitación consiste en tres componentes principales, que se enumeran en la tabla 4-13. Estos componentes ocurren en un momento difícil: el paciente puede seguir experimentando síntomas de abstinencia y crisis vitales. La repetición será necesaria, con recordatorios frecuentes sobre la importancia de la abstinencia, y que contribuyan a que desarrolle nuevos sistemas de apoyo para el día a día, así como estilos de afrontamiento.

No se ha descrito ningún acontecimiento vital principal, experiencia traumática o trastorno psiquiátrico identificable que sea la causa única del trastorno relacionado con el alcohol. Independientemente de cualquier causa posible, después de años de consumo de alcohol, adquiere vida propia. Muchas personas con trastorno por consumo de alcohol creen que la causa fue depresión, ansiedad, estrés vital o trastorno de síntomas somáticos con predominio de dolor. Sin embargo, por lo general, la realidad es que el alcohol contribuyó al trastorno del estado de ánimo, el accidente o el estrés de la vida, y no a la inversa.

El abordaje de tratamiento sigue siendo el mismo con independencia del entorno, incluidos los tratamientos para pacientes hospitalizados y ambulatorios. La selección del modo de hospitalización más intensivo (y costoso) a menudo depende de varios factores. Estos incluyen los síndromes médicos o psiquiátricos graves adicionales, otras opciones disponibles y si el paciente ha fracasado previamente con el tratamiento ambulatorio.

El proceso de tratamiento en cualquier entorno implica una fase temprana intensiva que dura de 2 a 4 semanas, seguida de atención a largo plazo. En la tabla 4-14 se enumeran algunos de los abordajes utilizados en estas fases.

Asesoramiento

Las estrategias de asesoramiento durante los primeros meses se centrarán en aspectos vitales cotidianos a fin de ayudar a los pacientes a mantener un alto nivel de motivación para la abstinencia y potenciar su funcionamiento. No se ha demostrado que las técnicas psicoterapéuticas que inducen ansiedad o requieren introspecciones profundas sean útiles durante los primeros meses de la recuperación y, por lo menos teóricamente, pueden minar los esfuerzos para mantener la abstinencia. Por tanto, esta presentación se centra en los esfuerzos que probablemente caracterizarán los primeros 3 a 6 meses de atención.

El asesoramiento o el tratamiento pueden efectuarse en un ámbito individual o grupal, se dispone de escasos datos que indiquen cuál de los dos enfoques es mejor. La técnica empleada probablemente no sea lo más importante, y por lo general se reduce al asesoramiento cotidiano o prácticamente a un enfoque conductual o psicoterapéutico centrado en el aquí y el ahora. Las sesiones terapéuticas explorarán las consecuencias de beber, la posible evolución futura de los problemas vitales relacionados con el alcohol, y la notable mejoría que cabe esperar con la abstinencia. Tanto si el régimen es intrahospitalario como si es ambulatorio, el asesoramiento individual o grupal se ofrece habitualmente un mínimo de 3 veces a la semana durante las primeras 2-4 semanas, seguido por esfuerzos menos intensos, como una vez a la semana, durante los siguientes 3-6 meses.

La mayor parte del tiempo invertido en el asesoramiento aborda estrategias para construir un estilo de vida sin alcohol. Las discusiones cubren la necesidad de un grupo de iguales sobrios, un plan para acontecimientos sociales y de ocio sin beber, y estrategias para restablecer la comunicación con familiares y amigos.

El tercer componente principal, la prevención de recaídas, identifica en primer lugar situaciones en las que el riesgo de recaída es alto. El asesor debe ayudar al paciente a desarrollar estrategias de afrontamiento cuando aumente el ansia *(craving)* por el alcohol o cuando un acontecimiento o estado emocional incremente la probabilidad de volver a beber. Una parte importante de la prevención de la recaída estriba en recordar al paciente la actitud adecuada ante esta. Las experiencias a corto plazo con el alcohol nunca pueden emplearse como excusa para volver a beber regularmente. La recuperación no es un juego de «todo o nada». En cambio, es un proceso de prueba y error; los pacientes utilizan los descuidos como información para identificar situaciones de alto riesgo y desarrollar estrategias de afrontamiento más adecuadas.

La mayor parte de los esfuerzos terapéuticos reconocen los efectos del trastorno relacionado con el alcohol sobre los individuos significativos en la vida del paciente, y un importante aspecto de la recuperación implica la ayuda a los familiares y amigos para que comprendan el trastorno relacionado con el alcohol y sean conscientes de que la rehabilitación es un proceso continuado que dura de 6 a 12 meses o más. El asesoramiento de pareja y familiar y los grupos de apoyo para familiares y amigos ayudan a los individuos implicados a reconstruir sus relaciones, a que aprendan a evitar proteger al paciente de las consecuencias de la bebida en el futuro y a prestar el máximo apoyo al programa de recuperación del paciente con trastorno relacionado con el alcohol.

Tratamiento farmacológico

Después de la desintoxicación, hay pocas razones para recetar medicamentos antidepresivos o para la ansiedad si el paciente no tiene un trastorno psiquiátrico independiente. Los niveles persistentes de ansiedad e insomnio como parte de la reacción al estrés vital y la abstinencia prolongada deben tratarse con estrategias de modificación de la conducta y seguridad. Los fármacos para estos síntomas probablemente pierdan su efectividad mucho antes de que desaparezca el insomnio, por lo que el paciente quizá aumente la dosis y tenga más problemas después. Asimismo, la tristeza y leves oscilaciones del estado de ánimo pueden persistir durante varios meses. Sin embargo, los ensayos clínicos controlados no indican ningún beneficio de la prescripción de antidepresivos o litio para el tratamiento del al-

cohólico típico que no presente un trastorno psiquiátrico crónico o comórbido. El trastorno del estado de ánimo desaparecerá antes de que los fármacos puedan ejercer su efecto, y los pacientes que vuelven a beber mientras los toman se enfrentan a algunos riesgos. Con pocas o ninguna evidencia de que los fármacos sean efectivos, los peligros superan significativamente a cualquier beneficio potencial de su consumo rutinario.

Los datos de los ensayos doble ciego apoyan los efectos moderados de dos medicamentos que se ofrecen en el contexto de la terapia cognitivo-conductual (TCC). El primero es el antagonista opiáceo naltrexona, el cual, por lo menos teóricamente, podría reducir el ansia por el alcohol o aplanar sus efectos gratificantes. El estudio COMBINE *(Combined Pharmacotherapies and Behavioral Interventions)* demostró que la naltrexona mejora los resultados clínicos, y una revisión Cochrane de naltrexona concluyó que era eficaz para reducir los días de consumo excesivo de alcohol. La dosis típica es de 50 mg/día y los efectos secundarios incluyen malestar gastrointestinal leve y letargo.

El segundo medicamento, el acamprosato, antagoniza la hiperactividad neuronal relacionada con el neurotransmisor excitador glutamato, al menos en parte, actuando como antagonista de los receptores de *N*-metil-D-aspartato (NMDA). El acamprosato puede disminuir la ansiedad leve, los cambios de humor y otras dificultades para dormir asociadas con el síndrome de abstinencia prolongada que se observa después de los primeros 4 a 5 días de abstinencia. La dosis típica es de unos 2 000 mg divididos en tres dosis por día y está asociada con efectos secundarios relativamente leves con alteraciones gastrointestinales como la diarrea.

Un tercer posible fármaco de interés es el disulfiram, un agente sensibilizante al alcohol. Se administra en dosis diarias de 250 mg antes de dar de alta al paciente de la primera fase intensiva de rehabilitación ambulatoria o atención hospitalaria. El objetivo es poner al paciente en una situación en que beber alcohol precipite una reacción física incómoda, que incluye náuseas, vómitos y una sensación de ardor en la cara y el estómago. Pocos datos respaldan la eficacia del disulfiram, probablemente porque los pacientes lo dejan cuando vuelven a beber. Muchos médicos han dejado de recetarlo de forma rutinaria, en parte reconociendo los peligros asociados con el propio fármaco: cambios de humor, casos raros de psicosis, posibilidad de un aumento de neuropatías periféricas, aparición relativamente rara de otras neuropatías importantes y hepatitis potencialmente mortal. Además, no se debe administrar disulfiram a pacientes con enfermedades cardíacas preexistentes, trombosis cerebral, diabetes y algunas otras afecciones, porque una reacción al disulfiram por el consumo de alcohol podría ser mortal.

En la tabla 4-15 se proporciona un resumen de los medicamentos utilizados para la dependencia del alcohol.

Otros dos medicamentos, aunque aún no están aprobados para el tratamiento de los trastornos por consumo de alcohol, merecen una breve mención. Varios estudios que utilizaron el anticonvulsivo topiramato han informado de una mejora en los patrones de consumo de alcohol. Además, algunos datos sugieren que el ondansetrón 5-HT$_3$ podría ser beneficioso en el tratamiento de este trastorno. No se dispone de evidencias de que los antidepresivos, como los inhibidores selectivos de la recaptación de serotonina (ISRS), el litio o los antipsicóticos tengan una efectividad significativa en el tratamiento del trastorno relacionado con el alcohol.

Alcohólicos Anónimos

Los clínicos deben reconocer la potencial importancia de los grupos de autoayuda como Alcohólicos Anónimos (AA). Los miembros de AA prestan ayuda 24 h al día, se asocian a un grupo de iguales sobrios, demuestran que es posible participar en funciones sociales sin beber, y facilitan un modelo de recuperación al observar los logros de los miembros sobrios del grupo.

El conocimiento sobre AA habitualmente empieza durante la rehabilitación intrahospitalaria o ambulatoria. El clínico puede desempeñar una función esencial al ayudar a los pacientes a comprender las diferencias entre grupos específicos. Algunos grupos son de un solo sexo, otros son mixtos. Ciertos grupos también pueden diferir dependiendo del nivel so-

Tabla 4-15
Fármacos para el tratamiento de la dependencia de alcohol

	Disulfiram	Naltrexona	Acamprosato
Acción	Inhibe el metabolismo intermedio del alcohol y provoca la acumulación del acetaldehído y una reacción de rubefacción, diaforesis, náuseas y taquicardia si el paciente bebe alcohol	Bloquea los receptores opiáceos, lo que reduce el *craving* y la gratificación al beber	No se comprende bien. Probablemente un antagonista del receptor NMDA y un modulador alostérico positivo de los receptores $GABA_a$
Contraindicaciones	Uso concurrente de alcohol o preparaciones que contienen alcohol o metronidazol; cardiopatía isquémica; miocardiopatía grave	Uso concurrente de opiáceos o durante la abstinencia de opiáceos; previsión de la necesidad de analgesia con opiáceos; hepatitis aguda o insuficiencia hepática	Insuficiencia renal grave (ClCr ≤ 30 ml/min)
Precauciones	Alta impulsividad (probabilidad de beber mientras se usa); psicosis (activa o previa); diabetes mellitus; epilepsia; insuficiencia hepática; hipotiroidismo; insuficiencia renal; alergia al látex	Otras hepatopatías; insuficiencia renal; antecedentes de intentos de suicidio. Si se requiere analgesia con opiáceos, pueden precisarse dosis altas y la depresión respiratoria puede ser más profunda y prolongada	Insuficiencia renal moderada (ajuste de dosis para ClCr entre 30 y 50 ml/min); depresión o tendencias suicidas
Reacciones adversas graves	Hepatitis; neuritis óptica; neuropatía periférica; reacciones psicóticas; categoría C del embarazo	Precipitación de un síndrome de abstinencia grave en dependientes de opiáceos; hepatotoxicidad (poco frecuente en las dosis habituales); categoría C del embarazo	Ansiedad; depresión. Acontecimientos graves como intento de suicidio, insuficiencia renal aguda, insuficiencia cardíaca, oclusión de la arteria mesentérica, miocardiopatía, tromboflebitis profunda y shock. Categoría C del embarazo
Efectos secundarios frecuentes	Sabor metálico; dermatitis	Náuseas; dolor abdominal; estreñimiento; mareos; cefalea; ansiedad; astenia	Diarrea; flatulencia; náuseas; dolor abdominal; cefalea; lumbalgia; infección; síndrome seudogripal; escalofríos; somnolencia; reducción de la libido; amnesia; confusión
Ejemplos de interacciones farmacológicas	Amitriptilina; anticoagulantes como warfarina; diazepam; isoniazida; metronidazol; fenitoína; teofilina; medicamentos que contienen alcohol	Analgésicos opioides (bloquean la acción de estos); yohimbina (su consumo junto con la naltrexona incrementa los efectos negativos de la sustancia)	No se han descrito interacciones clínicamente relevantes
Dosis habitual en adultos	*Dosis oral:* 250 mg al día (intervalo, 125-500 mg). *Antes de prescribir:* 1) advertir al paciente de que no tome disulfiram al menos hasta transcurridas 12 h desde que bebió alcohol y de que puede producirse una reacción disulfiram-alcohol hasta 2 semanas después de la última dosis, y 2) advertir al paciente sobre la presencia de alcohol en la dieta (p. ej., en salsas y vinagres), así como en fármacos y artículos de tocador. *Seguimiento:* vigilar periódicamente la función hepática	*Dosis oral:* 50 mg al día antes de prescribir: evaluar si es posible el uso actual de opiáceos; considere una prueba de toxicología en orina para opiáceos, incluidos los opiáceos sintéticos. Realizar pruebas de función hepática. *Seguimiento:* controlar periódicamente las pruebas de función hepática	*Dosis oral:* 666 mg (2 comprimidos de 333 mg) tres veces al día o, en pacientes con insuficiencia renal moderada (ClCr 30-50 ml/min), reducir a 333 mg (un comprimido) tres veces al día. *Antes de prescribir:* establecer la abstinencia

CrCl, aclaramiento de creatinina; GABA, ácido γ-aminobutírico.

cioeconómico o al poner gran énfasis en la religión. Estos grupos especializados pueden tener un abordaje práctico. Cualquiera puede padecer un trastorno relacionado con el alcohol, pero es más probable que una persona se quede con un grupo con el que siente cierta afinidad. Los pacientes con trastornos psiquiátricos coexistentes pueden requerir información adicional sobre AA. Los clínicos deben recordarles que posiblemente algunos miembros de AA desconozcan que requieren tratamiento farmacológico, y deberán facilitarles estrategias cuando los miembros del grupo les indiquen inadecuadamente que deben abandonar los fármacos. Aunque resultan difíciles de evaluar mediante controles doble ciego, la mayoría de los estudios indican que la participación en AA se asocia a mejores resultados, y que la incorporación a los programas terapéuticos ahorra costes.

Tratamiento de los trastornos relacionados con el alcohol

Tratamiento de los trastornos de amnesia inducidos por el alcohol. En las fases iniciales, la encefalopatía de Wernicke responde rápidamente a dosis altas de tiamina por vía parenteral, la cual parece efectiva para prevenir la progresión hacia el síndrome de Korsakoff. La administración de tiamina se inicia habitualmente en dosis de 100 mg, 2 a 3 veces al día por vía oral, y se continúa durante 1 o 2 semanas. En los pacientes con trastornos relacionados con el alcohol que reciben una solución glucosada por vía intravenosa resulta una buena práctica la inclusión de 100 mg de tiamina por cada litro de solución glucosada.

El tratamiento también consiste en 100 mg de tiamina por vía oral, 2-3 veces al día, de 3 a 12 meses. Pocos pacientes que evolucionan hacia el síndrome de Korsakoff se recuperan totalmente, aunque muchos presentan cierta mejoría de sus capacidades cognitivas tras recibir tiamina y apoyo nutricional.

En un paciente que parece tener síndrome de Wernicke-Korsakoff pero que no responde al tratamiento con tiamina se debe considerar el diagnóstico de encefalopatía por pelagra alcohólica (v. Otros trastornos neurológicos relacionados con el alcohol). Estos pacientes tienen una deficiencia de niacina (ácido nicotínico) y el tratamiento específico es 50 mg de niacina por vía oral cuatro veces al día o 25 mg por vía parenteral dos o tres veces al día.

Tratamiento de las alucinaciones relacionadas con la abstinencia de alcohol. Es muy similar al tratamiento del *delirium tremens*: benzodiazepinas, nutrición y líquidos, si es necesario. Si este régimen fracasa o en casos prolongados, los médicos pueden agregar antipsicóticos.

Tabla 4-16
Epidemiología del alcohol

Condición	Población (%)
Haber tomado una copa alguna vez	90
Bebedor actual	60-70
Problemas temporales	40+
Trastorno por consumo de alcohol a lo largo de la vida	Hombres: 15+ Mujeres: 10+
Trastorno por consumo de alcohol en pacientes psiquiátricos	30

Los porcentajes citados aquí son aproximaciones reportadas en estudios. Tomado de *Kaplan and Sadock's Comprehensive Textbook of Psychiatry*. 10th ed. 2017.

Tratamiento de la intoxicación por alcohol. En este tratamiento, los clínicos deben procurar proteger al paciente de lesionarse a sí mismo y a terceros. Puede ser necesaria la contención física, aunque es difícil debido al inicio abrupto de la alteración. Una vez que se restringe al paciente, puede ser útil inyectar un antipsicótico, como haloperidol, para controlar la agresividad. Se debe diferenciar esta condición de otras causas de cambios conductuales súbitos, como la epilepsia parcial compleja. Algunos individuos con el trastorno han presentado ondas en espiga en el lóbulo temporal en el EEG tras la ingestión de pequeñas cantidades de alcohol.

Epidemiología

El trastorno por consumo de alcohol se encuentra entre los trastornos psiquiátricos más frecuentes observados en occidente. Los problemas relacionados con el alcohol en Estados Unidos contribuyen a 88 000 muertes cada año, con casi 10 000 muertes como resultado de conducir bajo los efectos del alcohol. Según datos de la Organización Mundial de la Salud (OMS), el alcohol es el quinto factor de riesgo de muerte prematura y discapacidad en todo el mundo. En la tabla 4-16 se enumeran algunos datos epidemiológicos compuestos sobre el consumo de alcohol.

Prevalencia del consumo de alcohol. En algún momento de su vida, el 90 % de la población de Estados Unidos ha consumido alcohol, y la mayoría empieza a hacerlo durante las etapas inicial y media de la adolescencia. Al finalizar la educación secundaria, el 80 % de los estudiantes ya han consumido alcohol y más del 60 % se ha intoxicado. En un momento dado, dos de cada tres hombres son bebedores, y la razón de consumo persistente de alcohol es aproximadamente de 1,3 hombres por 1 mujer; la prevalencia más alta de consumo de alcohol se registra entre los 15-18 y los 25 años de edad.

Es más probable que los hombres y mujeres con mayor nivel académico e ingresos sean bebedores, y, entre los grupos religiosos, en los judíos se registra la mayor proporción de individuos que consumen alcohol, pero la cifra más baja de personas con dependencia del alcohol. Otros grupos, como los irlandeses, presentan mayores tasas de problemas graves con el alcohol, aunque también muestran tasas significativamente superiores de sobriedad. Algunas estimaciones indican que más del 60 % de los hombres y mujeres de algunas tribus nativas norteamericanas e inuits han sido dependientes del alcohol en algún momento. En Estados Unidos, el adulto promedio consume 8,32 L de alcohol absoluto al año, un descenso con respecto a los 10,22 L per cápita en la década de 1700.

El consumo de bebidas que contienen alcohol se considera un hábito común y generalmente aceptado. Aproximadamente el 90 % de los residentes en Estados Unidos han consumido una bebida que contiene alcohol al menos una vez en su vida y un 56 % de todos los adultos estadounidenses consumieron alcohol en el último mes. El alcohol es la

tercera causa de muerte evitable en Estados Unidos, después del consumo de tabaco y la mala alimentación y la inactividad física. El consumo excesivo de alcohol se asocia con 2,5 millones de años de vida potencial perdidos en Estados Unidos cada año y causa el 10 % de todas las muertes entre los adultos que trabajan. Aunque los individuos implicados en accidentes de tráfico mortales no siempre cumplen los criterios diagnósticos de un trastorno relacionado con el alcohol, los conductores ebrios están implicados casi en el 31 % de los accidentes de tráfico mortales. El consumo de alcohol y los trastornos relacionados están asociados con un 25 % de todos los suicidios.

PATOLOGÍA

Efectos del alcohol

El término *alcohol* alude a un amplio grupo de moléculas orgánicas que contienen un grupo hidroxilo (− OH) unido a un átomo de carbono saturado. El alcohol etílico, también denominado *etanol*, es la forma más frecuente de alcohol; ocasionalmente se denomina *bebida alcohólica*. La fórmula química del etanol es $CH_3 − CH_2 − OH$.

El sabor y el aroma característicos de las bebidas que contienen alcohol resulta de sus métodos de producción, que obtienen varios derivados en el producto final, como metanol, butanol, aldehídos, fenoles, taninos y varios metales en cantidades mínimas. Aunque los derivados pueden conferir algunos efectos psicoactivos diferenciales a las diversas bebidas que contienen alcohol, estas diferencias son muy pequeñas en comparación con los efectos del propio etanol. Se considera que una unidad o copa contiene aproximadamente 12 g de etanol, que es la cantidad de 360 ml de cerveza (de 7,2°, 3,6 % de etanol en Estados Unidos), una copa de 120 ml de vino o de 30 a 45 ml de un licor de 80° (40 % de etanol), como el whisky o la ginebra. Al calcular la ingestión de alcohol de un paciente, los médicos deben saber que el contenido de alcohol de las cervezas varía, que puede consumirse en latas y envases de tamaños diversos, que las copas de vino oscilan entre los 60 mL y los 180 mL, y que los combinados en algunos bares y en la mayoría de los hogares contienen de 60 a 90 ml de licor. Sin embargo, si se emplean los tamaños medios de las bebidas, los clínicos pueden estimar que una unidad o copa aumenta la alcoholemia de un hombre de 75 kg en 15 a 20 mg/dl, lo que aproximadamente equivale a la concentración de alcohol que un individuo medio puede metabolizar en 1 h.

Se han referido posibles efectos beneficiosos del alcohol, en especial por los fabricantes y distribuidores. La mayor parte de la atención se ha centrado en algunos datos epidemiológicos que indican que la ingestión de una o dos copas de vino tinto al día reduce la incidencia de enfermedad cardiovascular, pero estos resultados son sumamente controvertidos.

Absorción. El estómago absorbe alrededor del 10 % del alcohol consumido y el intestino delgado absorbe el resto. Se tarda entre 30 y 90 min en alcanzar la concentración máxima en sangre dependiendo de si se ingiere con el estómago vacío (lo que favorece la absorción) o con alimentos (lo que retrasa la absorción). Asimismo, beber rápidamente reduce el tiempo hasta la concentración máxima, y hacerlo lentamente lo aumenta. La absorción es más rápida con las bebidas que contienen del 15 % al 30 % de alcohol (de 30° a 60°). Se ha suscitado controversia en torno a si la carbonatación (p. ej., en el champán y en las bebidas combinadas con sifón) potencia la absorción de alcohol.

El cuerpo está dotado de mecanismos frente a la inundación de alcohol. Por ejemplo, si la concentración de alcohol en el estómago es demasiado elevada, se secreta moco y se cierra la válvula pilórica. Estas acciones retrasan la absorción y evitan que el alcohol pase al intestino delgado, donde la absorción no tiene restricciones significativas. Por tanto, una gran cantidad de alcohol puede permanecer sin absorberse en el estómago durante unas horas. Además, el espasmo pilórico a menudo induce náuseas y vómitos. Una vez que el alcohol ha pasado al torrente circulatorio, se distribuye a todos los tejidos del organismo.

Puesto que el alcohol se disuelve uniformemente en el agua corporal, los tejidos que contienen una elevada proporción de agua reciben una elevada concentración de alcohol. Los efectos intoxicantes son superiores cuando la alcoholemia aumenta que cuando desciende (efectos Mellanby). Por este motivo, la tasa de absorción repercute directamente sobre la respuesta de intoxicación.

Metabolismo.   Aproximadamente el 90 % del alcohol absorbido se metaboliza por oxidación en el hígado. El 10 % restante se excreta sin modificar por los riñones y los pulmones. La tasa de oxidación hepática es constante e independiente de los requerimientos energéticos del organismo. El cuerpo puede metabolizar aproximadamente 15 mg/dl/h, con un intervalo de 10 a 34 mg/dl cada hora. Así pues, el individuo promedio oxida tres cuartas partes de una unidad de 30 ml de alcohol al 40 % (80°) en 1 h. En individuos con antecedentes de consumo excesivo de alcohol, la modulación positiva de las enzimas necesarias produce un metabolismo rápido del alcohol.

Dos enzimas metabolizan el alcohol: la alcohol deshidrogenasa (ADH) y la aldehído deshidrogenasa. La ADH cataliza la conversión del alcohol en acetaldehído, que es un compuesto tóxico; la aldehído deshidrogenasa cataliza la conversión del acetaldehído en ácido acético. El disulfiram inhibe la aldehído deshidrogenasa. Algunos estudios han demostrado que las mujeres tienen una concentración plasmática inferior de ADH en comparación con los hombres, lo que puede explicar su tendencia a intoxicarse más que los hombres tras ingerir la misma cantidad de alcohol. La menor función de las enzimas metabolizadoras del alcohol en algunos individuos asiáticos también puede facilitar la intoxicación y los síntomas de intoxicación.

Efectos del alcohol en el cerebro

Bioquímica.   El alcohol tiene efectos prominentes en casi todos los sistemas neuroquímicos, con diferentes acciones durante la intoxicación contra la abstinencia. Quizás los efectos más potentes se encuentran en los complejos GABA en el cerebro, especialmente en el receptor GABA-A (GABA$_A$), que contribuye a las propiedades sedantes, inductoras del sueño, anticonvulsivas y relajantes musculares del alcohol. El etanol también afecta a los receptores NMDA, con efectos estimulantes atenuados durante la intoxicación y una mayor actividad durante la abstinencia. El alcohol aumenta de forma aguda la dopamina y sus metabolitos, y el consumo crónico cambia el número de receptores de dopamina y su sensibilidad, con efectos relacionados sobre la intoxicación y el deseo de consumo, en parte a través de cambios en los centros de recompensa en el área tegmental ventral del cerebro. El alcohol también aumenta la serotonina en las sinapsis y regula positivamente los receptores de serotonina, y mejora de manera importante el funcionamiento de los sistemas cerebrales relacionados con los opioides e impacta en los receptores de adenosina, acetilcolina y canabinoide 1 (CB1).

Efectos conductuales.   El alcohol actúa como depresor, de la misma manera que los barbitúricos y las benzodiazepinas, con los que tiene cierto grado de tolerancia y dependencia cruzadas. Con una alcoholemia del 0,05 %, el pensamiento, el juicio y el dominio de sí mismo se relajan y, ocasionalmente, se distorsionan. Con una alcoholemia del 0,1 %, las acciones motoras voluntarias se entorpecen perceptiblemente. En la mayoría de los estados norteamericanos, la intoxicación legal oscila entre alcoholemias del 0,08 %. Con una alcoholemia del 0,2 % se deprime mensurablemente la totalidad del área motora cerebral y se afectan las regiones cerebrales que controlan la conducta emocional. Con una alcoholemia del 0,3 %, el individuo suele estar confundido o incluso puede encontrarse en un estado de estupor, y al alcanzar alcoholemias del 0,4 % al 0,5 %, el individuo entra en coma. Con concentraciones superiores se afectan los centros cerebrales primitivos que controlan la respiración y la frecuencia cardíaca, y sobreviene la muerte por depresión respiratoria directa o aspiración del vómito. Sin embargo, los individuos con abuso

prolongado del alcohol pueden tolerar concentraciones muy superiores en comparación con las personas abstemias; su tolerancia puede sugerir que están menos intoxicados de lo que están en realidad.

Efectos sobre el sueño.   Aunque el alcohol consumido al anochecer suele facilitar la conciliación del sueño (reducción de la latencia del sueño), también tiene efectos adversos sobre la arquitectura del sueño. Específicamente, el consumo de alcohol se asocia con una reducción de la fase del sueño de movimientos oculares rápidos (REM, o período durante el que se sueña) y del sueño profundo (fase 4) y con un aumento de la fragmentación del sueño, con despertares más frecuentes y prolongados. Por tanto, la idea de que el alcohol ayuda a conciliar el sueño es un mito.

Otros efectos fisiológicos

HÍGADO.   Los principales efectos adversos del consumo de alcohol están relacionados con la lesión hepática. El aumento del consumo, incluso de solo una semana, puede inducir la acumulación de grasas y proteínas que provoca la aparición de esteatosis, ocasionalmente observada en la exploración física como hepatomegalia. No está clara la asociación entre la infiltración grasa del hígado y la lesión hepática grave, pero el consumo del alcohol se asocia con la aparición de hepatitis alcohólica y cirrosis.

SISTEMA DIGESTIVO.   La ingestión de alcohol a largo plazo se asocia con esofagitis, gastritis, aclorhidria y úlceras gástricas. La aparición de varices esofágicas puede acompañar especialmente al abuso grave; su rotura supone una urgencia médica que a menudo comporta la muerte por exanguinación. Ocasionalmente aparecen alteraciones del intestino delgado, y la pancreatitis, la insuficiencia pancreática y el cáncer pancreático también se asocian al consumo excesivo de alcohol, que además puede interferir con los procesos normales de la digestión y la absorción de los alimentos. El abuso del alcohol también parece inhibir la capacidad intestinal para absorber varios nutrientes, como las vitaminas y los aminoácidos. Este efecto, junto con los malos hábitos dietéticos de los pacientes con trastornos relacionados con el alcohol, puede provocar graves deficiencias vitamínicas, en particular de vitaminas del grupo B.

OTROS SISTEMAS ORGÁNICOS.   La ingestión significativa de alcohol se ha asociado con un aumento de la presión arterial, alteraciones del metabolismo de las lipoproteínas y de los triglicéridos, e incremento del riesgo de infarto de miocardio y de enfermedad cerebrovascular. Se ha demostrado que el alcohol afecta al corazón de individuos no alcohólicos que habitualmente no beben, ya que aumenta el gasto cardíaco en reposo, la frecuencia cardíaca y el consumo miocárdico de oxígeno. Las evidencias indican que la ingestión de alcohol puede afectar adversamente al sistema hematopoyético y aumentar la incidencia de cáncer, en particular de cabeza, cuello, esófago, estómago, hígado, colon y pulmón. La intoxicación aguda también puede asociarse con la hipoglucemia, que, si no se diagnostica, puede ser responsable de algunas de las muertes súbitas de individuos intoxicados. La debilidad muscular es otro efecto adverso del trastorno relacionado con el alcohol. La ingestión de alcohol aumenta la concentración plasmática de estradiol en las mujeres, cuya elevación se correlaciona con la alcoholemia.

INTERACCIONES FARMACOLÓGICAS.   La interacción entre el alcohol y otras sustancias puede ser peligrosa, incluso letal. Ciertas sustancias, como el alcohol y el fenobarbital, se metabolizan en el hígado, y su consumo prolongado puede acelerar su metabolismo. Cuando los individuos con trastornos relacionados con el alcohol están sobrios, esta aceleración del metabolismo les convierte en extraordinariamente tolerantes a muchos fármacos, como sedantes e hipnóticos; pero cuando están intoxicados, estos fármacos compiten con el alcohol por los mismos mecanismos de desintoxicación y pueden acumularse en la sangre concentraciones potencialmente tóxicas de las sustancias implicadas.

Los efectos del alcohol y otros depresores del SNC suelen ser sinérgicos. Deben emplearse con precaución los sedantes, los hipnóticos, los analgésicos y los fármacos contra la cinetosis, el resfriado común y la alergia en individuos con trastornos relacionados con el alcohol. Los narcóticos deprimen las áreas sensoriales de la corteza cerebral y pueden producir analgesia, sedación, apatía, mareos y somnolencia; en dosis altas pueden provocar insuficiencia respiratoria y muerte. El incremento de las dosis de hipnótico-sedantes, como el hidrato de cloral y las benzodiazepinas, en especial si se combinan con alcohol, produce un espectro de efectos que va desde la sedación al deterioro motor e intelectual, el estupor, el coma y la muerte. Puesto que los sedantes y otros psicotrópicos pueden potenciar los efectos del alcohol, debe informarse a los pacientes sobre los peligros de combinar depresores del SNC y alcohol, en particular cuando conduzcan vehículos o manipulen maquinaria.

ETIOLOGÍA

Muchos factores influyen sobre la decisión de beber, la aparición de dificultades transitorias relacionadas con el alcohol y la segunda década de la vida, y el desarrollo de la dependencia del alcohol. El inicio del consumo de alcohol puede basarse principalmente en factores sociales, religiosos y psicológicos, aunque las características genéticas también podrían contribuir. Las razones para comenzar a beber pueden ser distintas de los factores que luego causan un trastorno por consumo de alcohol.

Una interrelación similar entre las influencias ambientales y genéticas contribuye a muchas enfermedades médicas y psiquiátricas, por lo que la revisión de estos factores en el trastorno relacionado con el alcohol facilita información sobre los trastornos genéticos complejos en general. Los genes dominantes o recesivos, aunque son importantes, solo explican enfermedades relativamente poco frecuentes. La mayoría de las enfermedades tienen cierto nivel de predisposición genética que suele relacionarse con una serie de características diferentes genéticamente mediadas, cada una de las cuales aumenta o reduce el riesgo de la enfermedad.

Es probable que una serie de factores genéticos se combine para explicar alrededor del 60 % de la proporción del riesgo de alcoholismo; el entorno sería responsable de la diferencia restante. Las divisiones presentadas en esta sección, por tanto, son más heurísticas que reales, porque es la combinación de una serie de factores psicológicos, socioculturales, biológicos y de otra naturaleza la responsable del desarrollo de problemas vitales graves y repetitivos relacionados con el alcohol.

Teorías psicológicas

Diversas teorías relacionan el consumo de alcohol con disminuir la tensión, aumentar la sensación de poder y reducir los efectos del dolor psicológico. Probablemente se haya prestado el mayor interés a la observación de que los individuos con trastornos relacionados con el alcohol a menudo refieren que el alcohol reduce su sensación de nerviosismo y les ayuda a afrontar el estrés de la vida cotidiana. Las teorías psicológicas se basan, en parte, en la observación de que, en los individuos no alcohólicos, el consumo de dosis bajas de alcohol en un entorno social tenso o tras un día difícil puede asociarse con una potenciación de la sensación de bienestar y mayor facilidad para las interacciones. Pero en dosis altas, en especial al caer los niveles de alcohol en sangre, aumentan la mayoría de las determinaciones de tensión muscular y las sensaciones psicológicas de nerviosismo. Por tanto, el efecto aliviador de la tensión de esta sustancia podrían repercutir mayoritariamente sobre los bebedores de cantidades bajas a moderadas o aliviar los síntomas de abstinencia, pero desempeñarían una función menor sobre la causa del alcoholismo. Las teorías que se centran en el potencial del alcohol para mejorar la autoestima son difíciles de evaluar de un modo definitivo.

Teorías psicodinámicas. Existe la hipótesis, probablemente relacionada con los efectos desinhibidores o ansiolíticos de las dosis bajas de alcohol, de que algunos individuos pueden usarlo para ayudarse a afrontar un superyó riguroso autopunitivo y reducir los niveles inconscientes de ansiedad. Asimismo, la teoría psicoanalítica clásica postula que al menos algunos alcohólicos pueden quedar fijados en la fase oral del desarrollo y usar el alcohol para mitigar sus frustraciones al tomarlo

por vía oral. La hipótesis sobre la detención de fases del desarrollo psicosexual, aunque útil heurísticamente, ha tenido poco efecto sobre los enfoques terapéuticos habituales y no centra las investigaciones activas.

Asimismo, la mayoría de los estudios no han podido demostrar una «personalidad adictiva» en la mayoría de los alcohólicos y asociada a la propensión de la pérdida del control del consumo de una amplia variedad de sustancias y alimentos. Aunque a menudo se observan índices patológicos en las pruebas de personalidad durante la intoxicación, la abstinencia y la recuperación temprana, muchas de estas características no preceden al alcoholismo, y la mayoría desaparece con la sobriedad. De igual forma, los estudios prospectivos en hijos de alcohólicos que no presentan trastornos comórbidos suelen demostrar principalmente un alto riesgo de alcoholismo. Como se describe a continuación, una excepción parcial a estas observaciones se produce con los niveles extremos de impulsividad observados en el 15 % al 20 % de los hombres con trastorno por consumo de alcohol y trastorno de la personalidad antisocial, porque se asocia con un riesgo elevado de conductas delictivas, violencia y dependencia de múltiples sustancias.

Teorías conductuales. Las expectativas sobre los efectos gratificantes del alcohol, las actitudes cognitivas hacia la responsabilidad de la propia conducta y los consiguientes refuerzos tras la ingestión del alcohol contribuyen a la decisión de beber nuevamente tras la primera experiencia y a continuar haciéndolo a pesar de los problemas. Estos temas son importantes en los esfuerzos para modificar las conductas de consumo de alcohol en la población general, y contribuyen a algunos de los aspectos importantes de la rehabilitación del trastorno relacionado con el alcohol.

Teorías socioculturales. Las teorías socioculturales con frecuencia se basan en extrapolaciones de grupos sociales con tasas altas y bajas de alcoholismo. Los teóricos postulan que grupos étnicos como los judíos, que influyen para que los niños inicien un consumo moderado de alcohol durante los rituales religiosos y así evitan la intoxicación (ebriedad), presentan tasas bajas de trastornos relacionados con el alcohol. Sin embargo, otros grupos tienen prácticas similares, como los católicos franceses, pero con tasas más altas de trastornos por consumo de alcohol. Estudios recientes han encontrado poca evidencia que sugiera que introducir a los niños en un consumo moderado de alcohol en el hogar tenga un impacto en los riesgos de beber en exceso y tener problemas con el alcohol. Entonces, es probable que las actitudes culturales hacia la bebida, la ebriedad y la responsabilidad personal por las consecuencias sean factores importantes que contribuyen a las tasas de problemas relacionados con el alcohol en una sociedad. En el análisis final, las teorías sociales y psicológicas probablemente sean muy relevantes, porque destacan factores que contribuyen al inicio de la bebida, al desarrollo de dificultades vitales transitorias relacionadas con el alcohol e incluso a los trastornos relacionados con el alcohol. El problema estriba en el modo de combinar los datos relativamente definitivos para respaldar o refutar las teorías.

Antecedentes en la infancia. Los investigadores han identificado varios factores en los antecedentes en la infancia de individuos que posteriormente han presentado trastornos relacionados con el alcohol y en niños con alto riesgo de este trastorno porque uno o ambos progenitores están afectados. En estudios experimentales se ha observado que los niños con un alto riesgo de trastornos relacionados con el alcohol presentan, como promedio, déficits en las pruebas neurocognitivas, baja amplitud de la onda P300 en la prueba de potenciales evocados, y diversas anomalías en los registros del electroencefalograma (EEG). Los estudios de progenies de alto riesgo, efectuados en su segunda década de vida, demuestran también un efecto generalmente aplanado del alcohol en comparación con el observado en individuos cuyos padres no habían sido diagnosticados de un trastorno relacionado con el alcohol. Estas observaciones indican que una función cerebral biológica hereditaria puede predisponer al individuo a presentar un trastorno relacionado con el alcohol. Un antecedente en la infancia de trastorno por

Tabla 4-17
Evidencia de que el alcohol tiene influencia genética

Los parientes cercanos tienen un riesgo de 3 a 4 veces mayor de tener problemas graves con el alcohol
La tasa de problemas con el alcohol aumenta con:
    El número de familiares con trastorno por consumo de alcohol
    La gravedad de su enfermedad
    La cercanía de su relación genética con la persona estudiada
Mayor concordancia para el trastorno por consumo de alcohol grave en gemelos idénticos que en gemelos fraternos en la mayoría de las investigaciones, que estiman que los genes explican entre el 40 % y el 60 % de la varianza
Los estudios de adopción muestran un mayor riesgo para los hijos de pacientes con trastorno por consumo de alcohol incluso cuando se separan de sus padres biológicos desde el nacimiento y se crían sin ningún contacto
El riesgo no aumenta cuando los padres adoptivos tienen trastorno por consumo de alcohol
Los estudios en animales apoyan el papel de los genes

déficit de atención/hiperactividad (TDAH), trastorno de la conducta o ambos puede aumentar el riesgo en un niño de presentar un trastorno relacionado con el alcohol en la edad adulta. Los trastornos de la personalidad, en especial el antisocial, como se ha comentado, también predisponen al individuo a un trastorno relacionado con el alcohol.

Factores genéticos

En la tabla 4-17 se enumeran algunas líneas de evidencia que apoyan la conclusión de que los genes tienen una influencia esencial sobre un trastorno relacionado con el alcohol. Los estudios en gemelos sugieren que los genes explican el 60 % de la variación, y el resto se relaciona con influencias ambientales no compartidas, probablemente de la vida adulta. Los estudios en animales apoyan la importancia de una variedad de genes aún por identificar en el consumo de alcohol por elección, los niveles posteriores de intoxicación y algunas consecuencias.

▲ 4.3 Trastornos relacionados con el cannabis

El cannabis es la droga ilegal cuyo consumo está más extendido en todo el mundo. Durante los últimos 40 años, el cannabis se ha convertido en un elemento común de la cultura juvenil de las sociedades más desarrolladas, pues ahora el primer consumo se produce en la adolescencia media o tardía. En Estados Unidos existe un movimiento para legalizar el cannabis a nivel estatal, y algunos estados permiten su consumo solo con fines médicos y otros para uso recreativo.

CARACTERÍSTICAS CLÍNICAS

La mayoría de los jóvenes consumen cannabis para experimentar una sensación de euforia leve, relajación y alteraciones de la percepción. Los cambios cognitivos incluyen deterioro de la memoria y la atención a corto plazo, lo que facilita que el usuario se pierda en una ensoñación placentera y tenga dificultades para mantener la atención dirigida. Las habilidades motoras, el tiempo de reacción, la coordinación motora y muchas formas de actividad psicomotora dirigida se ven afectadas mientras el usuario está intoxicado.

DIAGNÓSTICO

El DSM-5 y la CIE-10 incluyen varios diagnósticos relacionados con el cannabis y, por lo general, siguen la pauta para todos los trastornos por

consumo de sustancias (v. sección 4.1 y tablas 4-1 a 4-3). El DSM-5 incluye los diagnósticos de intoxicación por cannabis, delírium por intoxicación por cannabis, abstinencia de cannabis, trastorno por consumo de cannabis, trastorno psicótico inducido por cannabis, trastorno de ansiedad inducido por cannabis, trastorno del sueño inducido por cannabis y trastorno no especificado relacionado con el cannabis. La CIE-10 incluye los trastornos relacionados con el cannabis bajo el título general de «Trastornos mentales y del comportamiento debido al consumo de sustancias psicoactivas».

Intoxicación por cannabis

La intoxicación por cannabis a menudo aumenta la sensibilidad del consumidor a los estímulos externos, y lentifica de manera subjetiva la apreciación del tiempo. En dosis altas, los consumidores pueden experimentar despersonalización y desrealización. El consumo de cannabis altera las habilidades motoras y este efecto permanece después de que se hayan resuelto los efectos euforizantes. Unas 8-12 h después del consumo, el deterioro de las habilidades motoras interfiere con la conducción de vehículos y el manejo de máquinas. Además, estos efectos son aditivos a los del alcohol.

El Sr. M. era un hombre desempleado de 20 años de edad que vivía con sus padres. Sus amigos lo llevaron al hospital en un estado de ansiedad y agitación. Había salido a cenar a un restaurante y, después de un par de cervezas, decidió consumir cannabis. Ya había fumado cannabis en ocasiones anteriores, pero esta vez ingirió un trozo a pesar de las advertencias de sus amigos. Después de una media hora, el Sr. M. se puso tenso y angustiado, y empezó a quejarse de que todo estaba cambiando. Veía las caras de sus amigos con un tamaño tres veces mayor del real. La habitación se deformaba, y se alteraban sus proporciones y colores. Sentía que el resto de los clientes del restaurante hablaban sobre él y sus amigos de forma amenazante, así que decidió salir repentinamente porque sentía que estaba en peligro. Se sentía cada vez más agitado y comenzó a correr por el centro de la calle, esquivando los vehículos que pasaban. Finalmente, sus amigos lograron alcanzarlo, pero no pudieron calmar su ansiedad y les resultó muy difícil convencerle para que les acompañara al hospital.

Durante la evaluación, el Sr. M. se mostró tenso y aprensivo, mirando por toda la sala como si se sintiese incómodo en aquel entorno, pero negó los síntomas de percepción y no creyó realmente ser objeto de persecución alguna. Era plenamente consciente de su entorno, pero su atención era escasa y no siempre contestaba a las preguntas. No presentaba alteraciones significativas de memoria y estaba completamente orientado.

La exploración física reveló inyección conjuntival y pulso acelerado (unas 120 pulsaciones/min), pero no se encontraron otras alteraciones. La evaluación neurológica tampoco reveló anomalías. En el transcurso de unas horas, se tranquilizó. Una vez que se sintió recuperado, abandonó el hospital en compañía de sus amigos.

Delírium por intoxicación con cannabis.   El delírium asociado a la intoxicación por cannabis se caracteriza por un intenso deterioro cognitivo y del rendimiento. Incluso las dosis moderadas de cannabis alteran la memoria, el tiempo de reacción, la percepción, la coordinación motora y la atención. Las dosis altas, que también deterioran el nivel de conciencia, tienen efectos sustanciales sobre los parámetros cognitivos.

Abstinencia de cannabis

Los estudios han demostrado que la suspensión del consumo de cannabis en consumidores diarios provoca síntomas de abstinencia entre 1 y 2 semanas después de la suspensión. En la tabla 4-18 se enumeran los síntomas típicos de abstinencia de cannabis.

Tabla 4-18
Síntomas de abstinencia por cannabis

Irritabilidad
Deseo de consumir cannabis
Nerviosismo
Ansiedad
Insomnio
Sueños perturbados o vívidos
Disminucion del apetito
Pérdida de peso
Estado de ánimo deprimido
Inquietud
Cefalea
Escalofríos
Dolor de estómago
Transpiración
Temblores

Trastorno por consumo de cannabis

Las personas que consumen cannabis a diario durante semanas o meses tienen más probabilidades de desarrollar un trastorno por consumo de cannabis. El riesgo de desarrollar este trastorno es de aproximadamente uno de cada diez para cualquier persona que consuma cannabis. Cuanto más temprana es la edad del primer consumo, más a menudo se consume cannabis, y cuanto más tiempo se consume, mayor es el riesgo de desarrollar el trastorno.

Trastorno psicótico inducido por cannabis

El trastorno psicótico inducido por cannabis, en el que hay un proceso psicótico genuino, es poco frecuente; sin embargo, la ideación paranoica transitoria es común.

La psicosis manifiesta es relativamente frecuente en países en los que algunos individuos tienen un acceso prolongado a cannabis de una potencia especialmente alta. Pueden presentarse episodios psicóticos. El consumo de cannabis raramente causa un «mal viaje», que a menudo se asocia con una intoxicación por alucinógenos. Cuando se produce un trastorno psicótico inducido por cannabis, puede correlacionarse con un trastorno de la personalidad preexistente en el individuo afectado.

Trastorno de ansiedad inducido por cannabis

El trastorno de ansiedad inducido por cannabis es un diagnóstico frecuente de la intoxicación aguda que, en muchos individuos, induce estados efímeros de ansiedad provocados a menudo por pensamientos paranoicos. En tales circunstancias, los miedos mal definidos y desorganizados pueden provocar un ataque de pánico. Los síntomas de ansiedad son el efecto adverso más habitual del consumo moderado de cannabis y se correlacionan con la dosis consumida. Los consumidores inexpertos son mucho más propensos a experimentar síntomas de ansiedad en comparación con los más experimentados.

Un hombre caucásico, de 35 años de edad, casado, que nunca había consumido cannabis, consiguió dos cigarrillos de cannabis por parte de un amigo. Fumó el primero de la misma manera que fumaba normalmente un cigarrillo (aproximadamente en 3 a 5 min). Sin notar grandes efectos, procedió a fumar de inmediato el segundo porro en un período de tiempo similar. A los 30 min empezó a experimentar taquicardia, sequedad de boca, ansiedad creciente y la percepción delirante de que se le estrechaba la garganta y se iba a morir. Esta creencia le indujo mayor angustia, y el paciente fue trasladado al servicio de

urgencias en medio de una experiencia psicótica plena. Ahí, el equipo de emergencia no pudo asegurarle que no moriría. Después de sedarlo con diazepam, su ansiedad disminuyó. Finalmente, se quedó dormido y, al despertar, unas 5 h después, estaba asintomático y recordaba perfectamente los acontecimientos previos.

Trastornos relacionados con cannabis no especificados

El DSM-5 incluye la categoría de trastornos relacionados con el cannabis no especificados para los trastornos del cannabis que no encajan en los otros diagnósticos. Algunos ejemplos podrían ser episodios de síntomas depresivos o hipomaníacos, aunque estos síntomas pueden sugerir un consumo prolongado de cannabis.

Cuando un trastorno del sueño o una disfunción sexual se relacionan con el consumo de cannabis, prácticamente siempre se resuelven en unos días o una semana tras la interrupción del consumo.

Flashbacks. Se han descrito casos de individuos que han experimentado (ocasionalmente y de manera significativa) sensaciones relacionadas con la intoxicación por cannabis tras la desaparición de los efectos a corto plazo de la sustancia. Si los *flashbacks* están relacionados con el consumo de cannabis solo o con el uso simultáneo de otras sustancias (intencionalmente o por contaminación) sigue siendo un tema de debate.

Deterioro cognitivo. Las evidencias clínicas y experimentales indican que el consumo de cannabis a largo plazo puede producir formas sutiles de deterioro de las funciones mentales superiores, como la memoria, la atención, la organización y la integración de información compleja. Estas evidencias indican que, cuanto más prolongado sea el período de consumo de dosis altas de cannabis, más pronunciado será el deterioro cognitivo. Sin embargo, puesto que los deterioros del rendimiento son sutiles, no se ha determinado su influencia en el funcionamiento cotidiano. También debe investigarse si este deterioro puede revertir tras un período prolongado de abstinencia.

Síndrome amotivacional. El *síndrome amotivacional* es un diagnóstico controvertido relacionado con el cannabis. Se discute si está relacionado con el consumo o refleja rasgos caracterológicos en un subgrupo de individuos, con independencia del consumo. Tradicionalmente, la falta de voluntad de una persona para persistir en una tarea, ya sea en la escuela, en el trabajo o en cualquier entorno que requiera atención prolongada o tenacidad, caracteriza el síndrome, que se asocia con un uso intensivo a largo plazo. Se describe a los individuos como apáticos y anérgicos; por lo general aumentan de peso y se vuelven perezosos.

COMORBILIDAD

A menudo se hace referencia al cannabis como una «puerta de entrada», lo que significa que los consumidores de cannabis tienen un elevado riesgo de padecer otros trastornos por consumo de sustancias. Además, el consumo de cannabis puede ser comórbido con depresión, ansiedad, trastornos de conducta e ideación suicida.

TRATAMIENTO Y REHABILITACIÓN

El tratamiento del consumo de cannabis se basa en los mismos principios terapéuticos que el de otras sustancias de abuso (abstinencia y apoyo). Puede alcanzarse la abstinencia mediante intervenciones directas, como la hospitalización, o un cuidadoso control en un régimen ambulatorio que incluya análisis de drogas en la orina, con los que puede detectarse el cannabis hasta 4 semanas después de su consumo. Puede prestarse apoyo a través de psicoterapia individual, familiar y grupal. La educación será la base de la abstinencia y de los programas de apoyo. Un paciente que no comprenda los motivos intelectuales del enfoque de un problema de abuso de una sustancia posee una motivación escasa para su abandono. Para algunos pacientes, puede ser útil la toma de un ansiolítico para el tratamiento a corto plazo de los síntomas de abstinencia. En otros casos, el consumo de cannabis puede relacionarse con un trastorno depresivo subyacente que puede responder a un tratamiento antidepresivo específico.

Uso médico de la marihuana

La marihuana se ha empleado como planta medicinal durante siglos, y el cannabis figuraba en la farmacopea estadounidense hasta finales del siglo XIX como remedio para la ansiedad, la depresión y los trastornos digestivos, entre otros.

Actualmente, el cannabis es una sustancia controlada, sin uso médico reconocido por la Drug Enforcement Agency (DEA). A pesar de esto, los pacientes y los médicos han usado la sustancia, a veces ilegalmente, para tratar una variedad de trastornos, que incluyen náuseas secundarias a la quimioterapia, pérdida de peso asociada al VIH, esclerosis múltiple (EM), dolor crónico, epilepsia y glaucoma. Actualmente hay muchos puntos de vista diferentes y leyes contradictorias con respecto al consumo de cannabis. El gobierno federal de Estados Unidos continúa considerando que la droga es ilegal bajo cualquier circunstancia; la Corte Suprema lo confirmó en el año 2001. Sin embargo, a partir de 2020, 15 estados han legalizado el uso recreativo y medicinal de la marihuana, junto con el Distrito de Columbia y varios territorios de Estados Unidos. Muchos otros estados tienen algún grado de exención médica o han despenalizado la droga. En la tabla 4-19 se enumeran las leyes sobre el cannabis en Estados Unidos y los territorios a partir de 2020, sin embargo sigue siendo un campo que cambia rápidamente.

El dronabinol, una forma sintética de THC, se ha aprobado por la Food and Drug Administration (FDA) para el tratamiento de la pérdida de peso asociada con la anorexia en el VIH y las náuseas y vómitos asociados con la quimioterapia; el dronabinol también está bajo investigación para el tratamiento de la apnea obstructiva del sueño. La nabilona, un canabinoide sintético, ha sido aprobada para el tratamiento de las náuseas y los vómitos asociados con la quimioterapia. En 2013, el canabidiol recibió la condición de medicamento huérfano para el tratamiento de ciertos tipos raros y no controlables de epilepsia en niños. Además, en la actualidad se está investigando el nabiximol, un aerosol oral con extractos naturales de cannabis, para el tratamiento del dolor por cáncer. Un estudio de 2019 encontró que el nabiximol redujo el consumo de cannabis entre las personas con trastorno por consumo de cannabis cuando se usaba junto con una terapia conductual simultánea. Hoy en día está disponible con receta médica en varios países fuera de Estados Unidos para pacientes con dolor neuropático, EM y otras afecciones.

EPIDEMIOLOGÍA

El cannabis es la droga ilegal más consumida en Estados Unidos, con una estimación de 24 millones de consumidores de 12 años o más en 2016 (un 9% de la población). De esas personas, aproximadamente 4 millones cumplieron los criterios para un trastorno por consumo de marihuana en el último año.

Prevalencia y tendencias actuales

La encuesta *Monitoring the Future,* realizada en adolescentes escolarizados, indica que el 36% de los estudiantes de 12.° curso consumieron marihuana en el último año, lo que es un poco más bajo que el pico más reciente en la década de 1990 (39% en 1997). El consumo anual de marihuana por parte de los estudiantes de 8.° y 10.° curso es significativamente más bajo que las tasas correspondientes en la década de 1990; en 2018, la prevalencia del consumo de marihuana fue del 28% en los estudiantes de 10.° curso (en comparación con el 35% en 1997) y el 11% en los de 8.° curso (en comparación con el 18% en 1997).

Tabla 4-19
Estatus legal del consumo de cannabis en 2020

Ilegal
Alabama
Idaho
Kansas
Nebraska[a]
Carolina del Norte[a]
Carolina del Sur
Tennessee
Wyoming

Completamente legal
Alaska
California
Colorado
Distrito de Columbia
Illinois
Maine
Massachusetts
Michigan
Nevada
Oregón
Vermont
Washington
Arizona[b]
Montana[b]
Nueva Jersey[b]
Dakota del Sur[b]

Uso medicinal
Arkansas
Connecticut[a]
Delaware[a]
Florida
Hawaii[a]
Louisiana
Maryland[a]
Minnesota[a]
Missouri[a]
New Hampshire[a]
Nuevo México[a]
Nueva York[a]
Dakota del Norte[a]
Ohio[a]
Oklahoma
Pennsylvania
Rhode Island[a]
Utah
Virginia occidental
Mississippi[a]

Solo aceite de CBD
Georgia
Indiana
Iowa
Kentucky
Texas
Virginia[a]
Wisconsin

[a]Despenalizada.
[b]A partir de la elección de 2020, su promulgación está pendiente a la fecha.

Correlaciones demográficas

Las tasas de consumo de cannabis durante la vida del usuario, el año y la semana previos son constantemente más altas en los hombres que en las mujeres, al igual que el consumo diario y el consumo diario a largo plazo.

La información sobre la relación entre el origen étnico y el consumo de cannabis es limitada. Incluso en la extensa encuesta *Monitoring the Future* deben combinarse las muestras de varios años para hacer comparaciones fiables entre los tres grupos étnicos más grandes. Estos muestran que los estudiantes afroamericanos tienen tasas de consumo más bajas en todos los cursos que los estudiantes caucásicos o hispanos.

PATOLOGÍA

Preparaciones del cannabis

Las preparaciones de cannabis se obtienen de la planta *Cannabis sativa,* que se ha empleado en China, India y Oriente Medio desde hace aproximadamente 8 000 años, primero por su fibra (el cáñamo) y luego como producto medicinal. La planta se da en su forma femenina y masculina. La planta femenina contiene las mayores concentraciones de canabinoides. El Δ-9-tetrahidrocanabinol (Δ9-THC) es el canabinoide responsable en primera instancia de los efectos psicoactivos del cannabis. Las formas más potentes proceden de los extremos florecientes de las plantas o del exudado resinoso marrón-negruzco desecado de las hojas, que se denomina hachís. Por lo general, la planta del cáñamo se corta, seca, tritura y se lía en forma de cigarrillos (los comúnmente denominados «porros» o «petardos»). Los nombres coloquiales del cannabis son: marihuana, hierba, chocolate y maría, aunque hay muchos otros nombres. La potencia de las preparaciones de marihuana ha aumentado en los últimos años con la mejora de las técnicas agrícolas empleadas en su cultivo, de manera que las plantas pueden contener hasta un 15-20% de THC.

Efectos físicos del consumo de cannabis

En la tabla 4-20 se enumeran los efectos físicos más frecuentes del consumo de cannabis. No hay ningún caso documentado de muerte causada solo por la intoxicación por cannabis; esto refleja la falta de efecto de la sustancia sobre la frecuencia respiratoria. Los potenciales efectos adversos más graves del consumo son los causados por la inhalación de los mismos hidrocarburos carcinógenos presentes en el tabaco convencional, y algunos datos indican que los consumidores de grandes dosis de cannabis presentan un riesgo mayor de enfermedades respiratorias crónicas y cáncer de pulmón. La práctica de fumar cigarrillos que contienen cannabis apurando al máximo la colilla aumenta aun más el consumo de alquitrán (en partículas).

Muchos informes indican que el consumo de cannabis a largo plazo está asociado con otros efectos graves, que también se enumeran en la tabla 4-20. Estos informes, sin embargo, no se han reproducido de forma concluyente, y la asociación entre estas observaciones y el consumo de cannabis es incierta.

Neurofarmacología

Como se ha indicado anteriormente, el componente principal del cannabis es el Δ9-THC; sin embargo, la planta del cáñamo contiene más de 400 sustancias químicas, de las que unas 60 están relacionadas quími-

Tabla 4-20
Efectos físicos del consumo de cannabis

Comunes
Dilatación de los vasos sanguíneos conjuntivales (ojos rojos)
Taquicardia leve
Aumento del apetito
Boca seca
Hipotensión ortostática (dosis más altas)

Uso crónico intenso (algunos de estos son controvertidos)
Enfermedad respiratoria crónica
Cáncer de pulmón
Atrofia cerebral
Susceptibilidad a las convulsiones
Daño cromosómico
Malformaciones congénitas
Deterioro de la reactividad inmunitaria
Alteraciones en las concentraciones de testosterona
Desregulación de los ciclos menstruales

camente con el Δ9-THC. En los seres humanos, el Δ9-THC se convierte rápidamente en 11-hidroxi-Δ9-THC, el metabolito que está activo en el SNC.

Se ha identificado, clonado y caracterizado un receptor específico para los canabinoles. El receptor canabinoide, un miembro de la familia de los receptores ligados a la proteína G, está relacionado con la proteína G inhibidora (G_i), que inhibe la adenilato ciclasa. Los receptores canabinoides se encuentran en concentraciones superiores en los ganglios basales, el hipocampo y el cerebelo, y en concentraciones inferiores en la corteza cerebral. Están ausentes en el tronco cerebral, lo que concuerda con los mínimos efectos del cannabis sobre las funciones respiratoria y cardíaca. Los estudios en animales han demostrado que los canabinoides actúan sobre las neuronas monoaminérgicas y gabaérgicas.

De acuerdo con la mayoría de los estudios, los animales no se autoadministran canabinoides, al contrario de lo que sucede con otras sustancias de abuso. No está claro si los canabinoides estimulan los denominados centros cerebrales de recompensa, como las neuronas dopaminérgicas del área tegmental ventral. Sin embargo, se produce tolerancia al cannabis y se ha observado dependencia psicológica, aunque la evidencia de dependencia fisiológica no es sólida. Los síntomas de abstinencia en los seres humanos se limitan a un aumento moderado de la irritabilidad, la inquietud, el insomnio, la anorexia y las náuseas leves, y aparecen solo cuando un individuo interrumpe bruscamente el consumo de dosis altas de cannabis.

Cuando el cannabis se fuma, los efectos eufóricos aparecen en unos minutos, alcanzan un máximo aproximadamente a los 30 min y duran de 2 a 4 h. Algunos efectos motores y cognitivos duran de 5 a 12 h. El cannabis oral también es frecuente, generalmente como aditivo en productos horneados, como *brownies* y pasteles. Para alcanzar la potencia del cannabis fumado se requiere dos a tres veces más cannabis oral. Muchas variables afectan a sus propiedades psicoactivas, como la potencia del cannabis consumido, la vía de administración, la técnica de fumar, los efectos de la pirólisis sobre el contenido en canabinoides, la dosis, el entorno y las experiencias anteriores, las expectativas y la vulnerabilidad biológica del individuo específico a los efectos de los canabinoides.

▲ 4.4 Trastornos relacionados con opiáceos

La palabra *opioide* describe una clase de compuestos psicoactivos, tanto naturales como sintetizados químicamente, que están relacionados con los opiáceos: compuestos alcaloides que se encuentran como productos naturales en la planta de adormidera, *Papaver somniferum.*

Se han elaborado muchos opiáceos sintéticos, como la meperidina, la metadona, la pentazocina y el propoxifeno.

Los opiáceos se llevan utilizando miles de años con fines analgésicos y otros objetivos médicos, pero también presentan un largo historial de abuso debido a sus efectos psicoactivos. Un mal uso continuado de opiáceos puede ser el causante de síndromes de abuso y dependencia, y provocar alteraciones del estado de ánimo, el comportamiento y los procesos cognitivos que pueden parecer idénticas a las de otros trastornos psiquiátricos. En los países desarrollados, la sustancia opiácea asociada con mayor frecuencia al abuso y a la dependencia es la heroína; sin embargo, entre la población existe una preocupación cada vez mayor en relación con los opiáceos que se reciben por prescripción médica, que resultan fáciles de conseguir, y dan lugar a una propensión significativa al abuso. El trastorno relacionado con los opiáceos afecta por igual a jóvenes y adultos, ricos y pobres, trabajadores en activo y desempleados. En las últimas décadas se han producido avances significativos en el tratamiento y el conocimiento de la dependencia de los opiáceos, y se trata a menudo de un trastorno crónico, con recaídas susceptible de intervención y tratamiento médicos. En la tabla 4-21 se presentan varios opiáceos empleados terapéuticamente en Estados Unidos, a excepción de la heroína.

Tabla 4-21
Opiáceos disponibles en Estados Unidos

Principio activo
Morfina
Heroína (diacetilmorfina)
Hidromorfona (dihidromorfinona)
Oximorfona (dihidrohidroximorfinona)
Levorfanol
Metadona
Meperidina (petidina)
Fentanilo
Codeína
Hidrocodona (dihidrocodeinona)
Drocode (dihidrocodeína)
Oxicodona (dihidrohidroxicodeinona)
Propoxifeno
Buprenorfina
Pentazocina
Nalbufina
Butorfanol

CARACTERÍSTICAS CLÍNICAS

Los opiáceos pueden consumirse por vía oral, intranasal, intravenosa o subcutánea. Son adictivos subjetivamente por la rápida euforia (el «rush») que experimentan los consumidores, en especial los que emplean la vía intravenosa. Los síntomas asociados consisten en sensación de calor, pesadez de las extremidades, sequedad de boca, prurito facial (sobre todo nasal) y rubefacción. La euforia inicial se sigue de un período de sedación, conocido como «cabeceo». El consumo de opiáceos puede inducir disforia, náuseas y vómitos en individuos no expuestos previamente a estas sustancias.

Diagnóstico

El DSM-5 y la CIE-10 incluyen varios diagnósticos relacionados con los opioides, y generalmente siguen la pauta para todos los trastornos relacionados con sustancias (v. sección 4.1 y tablas 4-1 a 4-3). Estos incluyen trastorno por consumo de opioides, la intoxicación por opiáceos, la abstinencia de opiáceos, el trastorno del sueño inducido por opiáceos y la disfunción sexual inducida por opiáceos. El delírium por intoxicación por opiáceos se observa ocasionalmente en pacientes hospitalizados. El trastorno psicótico inducido por opiáceos, el trastorno del estado de ánimo inducido por opiáceos y el trastorno de ansiedad inducido por opiáceos, en cambio, son bastante infrecuentes con los opiáceos agonistas μ, aunque se han observado con algunos opiáceos agonistas-antagonistas mixtos que actúan sobre otros receptores. El diagnóstico de trastorno relacionado con opiáceos no especificado se reserva para situaciones que no cumplen los criterios de los restantes trastornos relacionados con estas sustancias.

Trastorno por consumo de opiáceos

El trastorno por consumo de opiáceos implica un patrón de consumo desadaptativo de un opiáceo, que conlleva una discapacidad o malestar clínicamente significativo y se produce en un período de 12 meses.

Un hombre de 42 años de edad, ejecutivo en una empresa de relaciones públicas, fue canalizado a consulta psiquiátrica por el cirujano, que sorprendió al paciente introduciendo a hurtadillas en el hospital grandes cantidades de un antitusígeno que contenía codeína. El paciente había sido un gran fumador durante 20 años y presentaba tos seca crónica. Había sido hospitalizado para herniorrafia, y el dolor de la incisión se volvía intolerable cuando tosía.

Se había sometido 5 años antes a una operación de espalda y, en aquel momento, le habían prescrito codeína para el dolor incisional, pero durante los 5 años que mediaron, el paciente había seguido tomando codeína en comprimidos y había aumentado la dosis a 60-90 mg/día. Manifestó que, con frecuencia, «las tomaba por puñados, no para sentirme bien, ¿sabe? Solo para arreglármelas». Había invertido un tiempo y esfuerzo considerables en crear un círculo de médicos y farmacéuticos a los que recurría al menos tres veces a la semana para obtener más comprimidos. Había intentado varias veces abandonar el consumo de la codeína, pero había fracasado. Durante dicho período había perdido dos trabajos por hábitos laborales descuidados, y su esposa se había divorciado de él hace 11 años.

Intoxicación por opiáceos

La intoxicación por opiáceos incluye cambios conductuales desadaptativos y síntomas físicos específicos del consumo. En general, la alteración del estado de ánimo, el retraso psicomotor, la somnolencia, la disartria y el deterioro de la memoria y la atención en presencia de otros indicadores del consumo reciente de opiáceos indican el diagnóstico de intoxicación por estas sustancias.

Abstinencia de opiáceos

La abstinencia de opiáceos se desarrolla después del cese o la reducción del consumo de opiáceos intensa y prolongada. El síndrome de abstinencia también ocurre cuando se administra un agonista parcial opiáceo como buprenorfina o un antagonista opiáceo como naloxona o naltrexona a un paciente que toma regularmente un agonista opiáceo. Desde el punto de vista fisiológico, los síntomas de abstinencia suelen ser opuestos a los síntomas de intoxicación. La abstinencia de opiáceos consiste en intensos calambres musculares y dolores óseos, diarrea profusa, calambres abdominales, rinorrea, epífora, piloerección (o «piel de gallina», fenómeno del cual procede la expresión inglesa *cold turkey* o «pavo frío» para el síndrome de abstinencia o «mono»), bostezos, fiebre, midriasis, hipertensión arterial, taquicardia y trastornos de la termorregulación, que incluyen hipotermia e hipertermia. Raramente se produce la muerte por abstinencia de opiáceos en individuos con dependencia, a menos que sufran una enfermedad orgánica preexistente grave, como una cardiopatía. Tras la abstinencia pueden persistir durante meses síntomas residuales (como insomnio, bradicardia, alteraciones de la termorregulación y deseo de consumo por opiáceos). Otras manifestaciones consisten en nerviosismo, irritabilidad, depresión, temblor, astenia, náuseas y vómitos. En cualquier momento durante el síndrome de abstinencia, una única inyección de morfina o heroína elimina todos los síntomas.

La norma general sobre el inicio y la duración de los síntomas de abstinencia afirma que las sustancias cuya acción muestra una duración breve tienden a producir síndromes de abstinencia breves e intensos, y aquellas con acción de duración prolongada producen síndromes de abstinencia prolongados, pero leves. Una excepción a esta norma: la abstinencia precipitada por la administración de un antagonista de los narcóticos tras una dependencia prolongada de opiáceos puede ser grave. Consúltense la sección 4.1 y la tabla 4-3 para conocer los criterios de diagnóstico para la abstinencia de sustancias.

Cuando un antagonista opiáceo precipita un síndrome de abstinencia, los síntomas pueden iniciarse en unos segundos tras la inyección intravenosa y alcanzar un máximo aproximadamente en 1 h. Raramente se produce deseo de consumo *(craving)* por los opiáceos en la administración analgésica por enfermedades orgánicas o cirugía. El síndrome de abstinencia, incluida un ansia intensa de consumo, solo suele producirse tras la interrupción brusca del consumo en individuos con dependencia de opiáceos.

Morfina y heroína.   Los síndromes de abstinencia de morfina y heroína empiezan de 6 a 8 h después de la última dosis, por lo general tras 1 a 2 semanas de consumo continuado o tras la administración de un antagonista. Alcanzan su intensidad máxima durante a los 2 o 3 días, y se resuelven durante los siguientes 7 a 10 días, aunque algunos síntomas pueden persistir 6 meses o más.

Metadona.   La abstinencia de metadona suele iniciarse 1 a 3 días tras la última dosis, y finaliza en 10 a 14 días.

Delírium por intoxicación por opiáceos.   La aparición de un delírium por intoxicación por opiáceos es más probable cuando los opiáceos se consumen en dosis altas, se combinan con otras sustancias psicoactivas, o el consumidor sufre lesiones cerebrales preexistentes o una enfermedad del SNC (p. ej., lesión cerebral o epilepsia).

Trastorno psicótico inducido por opiáceos.   El trastorno psicótico inducido por opiáceos puede iniciarse durante una intoxicación por opiáceos. Los clínicos pueden especificar si las alucinaciones o los delirios son los síntomas predominantes.

Trastorno del estado de ánimo inducido por opiáceos.   El trastorno del estado de ánimo inducido por opiáceos puede iniciarse durante una intoxicación por estas sustancias. Los síntomas pueden ser de naturaleza maníaca, depresiva o mixta, en función de la respuesta del individuo a los opiáceos. Un individuo que solicita atención psiquiátrica con un trastorno del estado de ánimo inducido por opiáceos suele presentar síntomas mixtos, con irritabilidad, ánimo expansivo y síntomas depresivos.

Trastorno del sueño y disfunción sexual inducidos por opiáceos.   El trastorno del sueño inducido y la disfunción sexual inducidos por opiáceos son frecuentes, y tanto la hipersomnia como el insomnio son problemas comunes de los pacientes con un trastorno por consumo de opiáceos o que los usan regularmente con fines terapéuticos. Las disfunciones sexuales comunes para los consumidores crónicos de opiáceos incluyen disfunción eréctil y dificultades orgásmicas.

Trastorno relacionado con opiáceos no especificado.   El DSM-5 incluye diagnósticos para los trastornos relacionados con los opiáceos con síntomas de delírium, trastornos del estado de ánimo, psicosis, trastornos del sueño-vigilia y disfunciones sexuales. Las situaciones clínicas que no se ajustan a estas categorías son ejemplos de casos en los que se aplica el diagnóstico del DSM-5 de trastorno relacionado con opiáceos no especificado.

COMORBILIDAD

Casi el 70 % de los hombres y el 75 % de las mujeres con trastorno por consumo de opiáceos tienen un trastorno psiquiátrico adicional en su vida. Los trastornos comórbidos más habituales incluyen trastornos del estado de ánimo, trastorno de la personalidad antisocial, trastornos de ansiedad y trastorno por consumo de alcohol. En la tabla 4-22 se destaca la necesidad de desarrollar un programa de tratamiento amplio que también aborde los trastornos mentales asociados de los pacientes.

Además de la morbilidad y la mortalidad asociadas directamente con los trastornos relacionados con los opiáceos, la asociación entre la transmisión de la hepatitis y el VIH con el consumo de opiáceos y opiáceos por vía intravenosa se reconoce como una de las principales preocupaciones de salud a nivel nacional en Estados Unidos..

TRATAMIENTO Y REHABILITACIÓN

La metadona es el patrón de referencia actual en el tratamiento del trastorno por consumo de opiáceos con dependencia fisiológica. Se utiliza para la desintoxicación y como agente de mantenimiento.

El agonista parcial opiáceo buprenorfina se une al receptor, pero lo activa solo parcialmente. Debido a la alta afinidad (fuerza de unión) de la buprenorfina por el receptor y una baja disociación del receptor, a menudo funciona como antagonista (bloqueador), evitando que los compuestos con menor afinidad por el receptor activen el receptor. Si un paciente está usando activamente un agonista en el momento en que recibe una dosis de buprenorfina, esta desplazará bruscamente al agonista del receptor. Dado que la buprenorfina solo tiene un efecto parcial en el receptor, provocará una caída repentina en el efecto agonista, lo que provocará una abstinencia precipitada. La buprenorfina se usa para ayudar a la desintoxicación y como fármaco de mantenimiento.

Los antagonistas de opiáceos (p. ej., naloxona, nalmefeno y naltrexona) se unen al receptor pero no ejercen ninguna actividad. Estos medicamentos funcionan como antagonistas: compiten por unirse al receptor con agonistas y agonistas parciales, y si la dosis del antagonista es lo suficientemente alta, pueden desplazar al agonista del receptor y evitar que el agonista se una al receptor y ejerza algún efecto. La naloxona revierte una sobredosis; como es un agente de acción corta, puede dosificarse con mucha precisión sin el riesgo de un efecto prolongado innecesario. La naltrexona es un agente de acción prolongada que se usa después de la desintoxicación como estrategia para prevenir la dependencia fisiológica recurrente y la recaída.

Tratamiento de la sobredosis

En el tratamiento de la sobredosis, la primera medida es garantizar la permeabilidad de la vía respiratoria. Se deben aspirar las secreciones faringotraqueales y puede colocarse una cánula. El paciente recibe respiración mecánica hasta que pueda administrarse naloxona, un antagonista específico de los opiáceos, que se administra por vía intravenosa a ritmo lento (inicialmente, unos 0,8 mg por 70 kg de peso corporal), con lo que suelen observarse rápidamente signos de recuperación (aumento de la frecuencia respiratoria y dilatación pupilar). En los pacientes dependientes de opiáceos, un exceso de naloxona puede producir signos de abstinencia, así como la reversión de la sobredosis. Si no se obtiene una respuesta con la dosis inicial, se repite la administración de naloxona a intervalos de unos minutos. Anteriormente se creía que si no se obtenía una respuesta después de administrar 4 a 5 mg, los fármacos no opiáceos podrían contribuir a la depresión del SNC. La duración de la acción de la naloxona es breve en comparación con muchos opiáceos, como la metadona y el levometadil acetato, y puede requerirse su administración repetida para evitar la recaída de intoxicación por los opiáceos.

Abstinencia y desintoxicación bajo supervisión médica

Opiáceos para el tratamiento de la abstinencia de opiáceos

METADONA.   La metadona es un narcótico (opiáceo) sintético, sustitutivo de la heroína. La dosis inicial de metadona suele ser de 20 a 30 mg por vía oral; si los signos de abstinencia persisten después de la primera dosis, los médicos pueden repetir la dosis después de unas 2 a 4 h. Como regla general, la estabilización inicial no requiere más de 40 mg durante las primeras 24 h, aunque puede ser mayor en el entorno hospitalario si hay signos claros de abstinencia moderada o grave después de las primeras 6 a 10 h del período de observación. Después de 24 a 48 h de estabilización, la dosis de metadona del paciente se puede reducir de forma gradual en un 10 % a 20 % o en 5 mg/día. La mayoría de los pacientes pueden completar la desintoxicación hospitalaria en 1 semana.

En el caso de la desintoxicación con metadona en un entorno ambulatorio, la dosis del primer día no debe exceder los 40 mg. Durante los

Tabla 4-22
Trastornos psiquiátricos relacionados y no relacionados con sustancias en consumidores de opiáceos

Trastornos del estado de ánimo, de ansiedad y personalidad entre las personas con trastornos por consumo de opiáceos a lo largo de la vida en el estudio NESARC de acuerdo con el sexo

(N = 355)	Hombres (%) (N = 223)	Mujeres (%) (N = 578)	Total (%)	Razón de probabilidades (intervalo de confianza del 95 %)
Heroína/otros opiáceos				
Abuso	75,6	67,5	73	0,67 (0,43, 1,04)
Dependencia	24,4	32,5	27	1,49 (0,96, 2,31)
Cocaína				
Abuso	37,6	17	30,9	0,34 (0,20, 0,58)***
Dependencia	17,4	20,5	18,4	1,22 (0,73, 2,03)
Cannabis				
Abuso	56,2	39,3	50,7	0,51 (0,33, 0,78)**
Dependencia	19,4	19,9	19,6	1,03 (0,62, 1,72)
Alcohol				
Abuso	22,6	20,4	21,8	0,88 (0,55, 1,41)
Dependencia	67,1	54,5	63	0,59 (0,40, 0,86)**
Sedantes				
Abuso	37,7	23,3	33	0,50 (0,30, 0,85)*
Dependencia	9,1	12,9	10,3	1,48 (0,77, 2,87)
Anfetaminas				
Abuso	35,9	28	33,3	0,70 (0,45, 1,08)
Dependencia	13,3	18,5	15	1,47 (0,80, 2,72)
Alucinógenos				
Abuso	37,4	27,5	34,2	0,63 (0,40, 1,01)
Dependencia	9	9,5	9,1	1,06 (0,51, 2,20)
Tranquilizantes				
Abuso	37,7	22,7	32,9	0,49 (0,30, 0,78)**
Dependencia	8,7	12,4	9,9	1,49 (0,80, 2,81)
Inhalantes				
Abuso	13	6,7	10,9	0,48 (0,24, 0,95)*
Dependencia	1,7	2,1	1,9	1,22 (0,30, 4,99)
Cualquier otra sustancia				
Abuso	23,1	21,6	22,6	0,92 (0,60, 1,41)
Dependencia	72,4	62,3	69,1	0,63 (0,43, 0,91)*
Cualquier trastorno del estado de ánimo o de ansiedad	68,5	73,8	70,3	1,30 (0,84, 2,00)
Cualquier trastorno del estado de ánimo	54,1	71,2	59,7	2,10 (1,35, 3,26)**
Trastorno depresivo mayor	45,7	63,5	51,5	2,07 (1,38, 3,12)**
Trastorno depresivo persistente (distimia)	15,3	25,3	18,6	1,88 (1,20, 2,93)**
Episodio maníaco	16,7	27,1	20,1	1,86 (1,17, 2,94)*
Episodio hipomaníaco	9	10,9	9,6	1,24 (0,61, 2,50)
Cualquier trastorno de ansiedad	33,6	50,1	39	1,98 (1,35, 2,92)***
Trastorno de pánico con o sin agorafobia	13,2	18,3	14,9	1,46 (0,88, 2,45)
Trastorno de pánico con agorafobia	4,1	6,6	4,9	1,65 (0,63, 4,33)
Trastorno de ansiedad social (fobia social)	9,3	19,8	12,7	2,42 (1,36, 4,30)**
Fobia específica	12,9	30,1	18,5	2,91 (1,69, 5,02)***
Trastorno de ansiedad generalizada	9,7	17,7	12,3	2,01 (1,13, 3,56)*
Cualquier trastorno de personalidad	49,2	50,7	49,7	1,06 (0,74, 1,52)
Paranoide	12,9	22,2	15,9	1,93 (1,17, 3,21)*
Evitativo	9,5	12,4	10,4	1,35 (0,71, 2,57)
Dependiente	3	2,3	2,8	0,77 (0,25, 2,37)
Obsesivo compulsivo	16	23	18,3	1,56 (0,95, 2,57)
Esquizoide	11,5	12,8	11,9	1,13 (0,61, 2,11)
Histriónico	9,8	8,5	9,4	0,86 (0,42, 1,76)
Antisocial	34,1	22,4	30,3	0,56 (0,36, 0,87)*

Los asteriscos indican el nivel de significancia de los valores de *p*. **$p \leq 0,05$; ***$p \leq 0,01$; ****$p \leq 0,001$.
Adaptada de Grella CE, Karno MP, Wards US, Niv N, Moore AA. Gender and comorbidity among individuals with opioid use disorders in the NESARC study. *Addict Behav* 2009;34(6-7):498-504.

próximos días, los médicos pueden ajustar la dosis (generalmente en incrementos no mayores de 10 mg cada 2 a 3 días) hasta que el paciente no tenga síntomas de abstinencia discernibles. En la mayoría de los casos la dosis de 40 a 60 mg/día es suficiente para prevenir la abstinencia de opiáceos; sin embargo, esta dosis puede no ser adecuada para eliminar el de-

seo de consumo. Si el paciente continúa tomando opiáceos, la dosis de metadona puede aumentar. En ese caso, los médicos deben posponer la desintoxicación y el objetivo se convierte en la estabilización, sin síntomas de abstinencia, deseo o consumo de opiáceos. En general es necesario un período de estabilización de la dosis, de un mínimo de 4 semanas de duración, antes de un programa de reducción lenta de la dosis. En el entorno ambulatorio, las reducciones graduales de la dosis (p. ej., 3 % por semana) tienen mayor probabilidad de éxito, con reducciones aún más lentas una vez que la dosis diaria total se reduce a 20 a 30 mg/día.

BUPRENORFINA. Como la metadona, la buprenorfina es un agonista opiáceo utilizado para el tratamiento de la abstinencia de opiáceos. Los médicos pueden recetarlo de forma ambulatoria, pero deben demostrar que han recibido formación especializada en su uso. La buprenorfina está disponible en varias formulaciones, incluso como monoterapia o terapia combinada con buprenorfina más naloxona. Las versiones de monoterapia incluyen una formulación parenteral y una inyección subcutánea de liberación prolongada. Se prefiere el producto combinado, ya que conlleva menor riesgo de abuso y uso indebido.

La buprenorfina se puede utilizar para la desintoxicación en un entorno hospitalario bajo supervisión directa. La primera dosis empieza cuando el paciente experimenta una abstinencia al menos moderada, con varios signos, preferiblemente objetivos. Suele ser de 2 mg y las dosis posteriores de 2 mg se administran cada 2 a 4 h hasta eliminar con éxito la abstinencia. Por lo general, la dosis diaria total necesaria para suprimir eficazmente la abstinencia el primer día es de 8 a 12 mg. La reducción gradual de buprenorfina suele iniciarse el segundo día, mientras que la dosis diaria se reduce en 2 mg todos los días, con disminuciones de 1 mg en los últimos 2 días de reducción gradual. La reducción gradual completa suele durar 5 a 7 días, y la vida media de eliminación prolongada de la buprenorfina (31 a 35 h) ayuda a extender el efecto después de suspender el medicamento.

La buprenorfina también puede ayudar a la desintoxicación de manera ambulatoria. La estrategia suele ser similar a la desintoxicación asistida por metadona. Idealmente, la dosificación del primer día debe realizarse bajo supervisión médica para minimizar el riesgo de abstinencia precipitada por buprenorfina. El médico suele indicar a los pacientes que lleguen en abstinencia, que normalmente comienza 12 h después de la última dosis de un opiáceo de acción corta o 24 h tras un opiáceo de acción prolongada como la metadona. La primera dosis de buprenorfina suele ser de 2 mg y, si no hay signos de abstinencia precipitada, se administran dosis posteriores de 2 mg en la clínica cada 2 h, con dosis adicionales para tomar en casa, hasta eliminar la abstinencia. Si la abstinencia empeora después de la primera dosis, es mejor esperar de 4 a 6 h antes de administrar la siguiente dosis de buprenorfina, mientras que la abstinencia precipitada puede tratarse sintomáticamente con medicamentos como la clonidina. Por lo general, la dosis diaria total necesaria el primer día es de 8 a 12 mg. Los médicos pueden aumentar la dosis diaria de 2 a 4 mg para aliviar la abstinencia de los opiáceos e iniciar su suspensión. Una vez que se establece un período de estabilización, pueden comenzar reducciones lentas de la dosis, habitualmente en incrementos de dosis de 2 mg y a intervalos semanales. Al igual que con la metadona, los programas de reducción de dosis más lentos suelen tolerarse mejor y es menos probable que provoquen una recaída.

Tratamiento sintomático de la abstinencia de opiáceos.
También es posible tratar la abstinencia de opiáceos con medicamentos no opioides, enfocados principalmente a varios síntomas de abstinencia. En la tabla 4-23 se enumeran algunos de estos medicamentos y sus usos.

Medicamentos para el tratamiento del trastorno por consumo de opiáceos

En algunas personas, la desintoxicación de opiáceos no tiene éxito, y otras pueden no sentirse listas para la desintoxicación, aunque pueden desear liberarse de la lucha diaria con el consumo y los problemas psicosociales asociados. En estos individuos, la terapia de sustitución de opiáceos con metadona o buprenorfina puede ser apropiada. Para los pacientes que pueden completar la desintoxicación de opiáceos, la terapia con antagonistas puede ayudarlos a mantener la abstinencia.

Tabla 4-23
Medicamentos no opioides utilizados para tratar la abstinencia

Síntoma	Tipo de medicamento	Ejemplo
Síntomas autónomos (p. ej., sudoración, inquietud, temblor y rinorrea)	Agonista α_2	Clonidina
Ansiedad y agitación psicomotora	Benzodiazepinas (generalmente reservadas para pacientes hospitalizados)	Lorazepam
Insomnio	Hipnóticos	Zolpidem, zopiclona
	Antidepresivos sedantes	Trazodona
	Antipsicóticos atípicos	Quetiapina
Dolor musculoesquelético	Fármacos antiinflamatorios no esteroideos	Ibuprofeno
	Agentes antiespasmódicos	Ciclobenzaprina
Malestar gastrointestinal y diarrea	Agentes antieméticos	Proclorperazina
	Agonistas periféricos de los receptores opioides μ	Loperamida

Terapia de sustitución de opiáceos. Esta terapia tiene varias ventajas. Primero, libera a las personas con trastorno por consumo de opiáceos del consumo de heroína inyectable u otros opiáceos ilegales y, por lo tanto, reduce la posibilidad de propagar el VIH o la hepatitis a través de agujas contaminadas. En segundo lugar, los agonistas opiáceos producen euforia mínima y rara vez causan somnolencia o depresión cuando se toman durante un tiempo prolongado. En tercer lugar, los agonistas opiáceos permiten a los pacientes tener un empleo remunerado en lugar de involucrarse en actividad delictiva. La principal desventaja del consumo de agonistas opiáceos es que los pacientes siguen dependiendo de un narcótico.

METADONA. Los metaanálisis mejores resultados con el uso de la metadona en comparación con los tratamientos sin medicación para mejorar la adherencia al tratamiento y reducir el consumo de heroína u otros opioides ilegales. La mayoría de los pacientes tratados en programas de metadona también muestran una disminución del consumo de no opiáceos, conducta delictiva, síntomas de depresión y un aumento del empleo remunerado.

La eficacia del tratamiento de mantenimiento con opiáceos depende de la dosis y la calidad de los servicios adicionales proporcionados. La dosis óptima suele estar en el rango de 80 a 120 mg/día, y algunos pacientes requieren dosis más altas para lograr una respuesta clínica óptima. Entre los efectos secundarios más habituales de la metadona se encuentran el estreñimiento, sudoración excesiva, disminución de la libido y disfunción sexual. En Estados Unidos, la metadona se puede recetar solo en un programa de tratamiento con opiáceos para pacientes ambulatorios certificado por Substance Abuse and Mental Health Services Administration (SAMHSA) y registrado con la DEA, o a un paciente hospitalizado en caso de urgencia. Las instalaciones de los programas de tratamiento con opiáceos certificados por SAMHSA proporcionan dosis diarias de metadona bajo supervisión directa hasta que el paciente está lo suficientemente estable como para recibir una dosis que pueda tomar en casa.

COMBINACIÓN DE BUPRENORFINA/NALOXONA. La buprenorfina es un agonista parcial del receptor opiáceo μ de alta afinidad, un antagonista del receptor κ y un agonista ORL-1. En dosis bajas de hasta 16 mg, la buprenorfina tiene un efecto similar a los opiáceos dependientes de la dosis, pero a dosis más altas hay progresivamente menos aumento de los efectos similares a los opiáceos. Existe un límite máximo para los efectos agonistas opiáceos μ de la buprenorfina que limita la depresión respiratoria y otros efectos adversos, aumentando su perfil de seguridad. La buprenorfina tiene poca biodisponibilidad y suele administrarse por vía sublingual en forma de comprimido o película.

La naloxona se mezcla con la buprenorfina en una proporción de cuatro a uno para disminuir el riesgo de abuso. Debido a que la naloxona tiene poca biodisponibilidad sublingual, ejerce un efecto mínimo cuando se toma la preparación según lo prescrito, pero si una persona dependiente de opiáceos la disuelve e inyecta, bloquea algunos de los efectos de la buprenorfina y puede precipitar la abstinencia.

El tratamiento con buprenorfina es más adecuado para personas que presentan al menos síntomas de abstinencia leves. A diferencia de la metadona, existe poca preocupación por la sobredosis durante el inicio del tratamiento. Sin embargo, la combinación de buprenorfina con benzodiazepinas u otros hipnótico-sedantes puede provocar excesiva sedación y hay informes de casos de muerte asociados con el abuso parenteral de buprenorfina y una benzodiazepina. Los efectos secundarios comunes de la buprenorfina incluyen estreñimiento, náuseas, cefalea, malestar estomacal, sudoración excesiva, somnolencia y disminución de la libido. En Estados Unidos, para recetar buprenorfina, los médicos deben completar un curso de formación y recibir una exención otorgada por la DEA.

ANTAGONISTAS OPIÁCEOS.   Los antagonistas opiáceos bloquean o antagonizan los efectos de los opiáceos. A diferencia de la metadona, no ejercen efectos narcóticos y no causan dependencia. Entre ellos están la naloxona, empleada en el tratamiento de la sobredosis de opiáceos porque revierte los efectos narcóticos, y la naltrexona, el antagonista de acción más prolongada (72 h). La teoría que respalda su uso en los trastornos relacionados con los opiáceos se basa en que el bloqueo de los efectos de los opiáceos (en particular la euforia) reduce las conductas de búsqueda de sustancias en individuos con dependencia de opiáceos. La principal desventaja del tratamiento con antagonistas es la falta de un mecanismo que obligue al individuo a seguir tomándolos. La naltrexona se puede tomar por vía oral o en una formulación inyectable de acción prolongada.

Psicoterapia

Para el tratamiento de los trastornos relacionados con los opiáceos, todas las modalidades psicoterapéuticas son adecuadas. La psicoterapia individual, la terapia conductual, la terapia cognitivo-conductual, la terapia familiar, los grupos de apoyo (p. ej., Narcóticos Anónimos) y la formación en habilidades sociales pueden ser efectivos en pacientes concretos. La formación en habilidades sociales es particularmente útil en pacientes con pocas habilidades sociales. La terapia familiar suele estar indicada cuando el paciente vive con familiares.

Comunidades terapéuticas

Las comunidades terapéuticas son residencias cuyos miembros sufren un problema de abuso de sustancias.

La abstinencia es la regla; para ingresar en ellas, el individuo debe demostrar un alto grado de motivación. Los objetivos son implantar un cambio total de hábitos de vida, incluida la abstinencia de sustancias; desarrollar la sinceridad, la responsabilidad y las habilidades sociales útiles, y eliminar las conductas antisociales y delictivas.

Educación e intercambio de material de inyección

Aunque el tratamiento esencial de los trastornos relacionados con los opiáceos radica en promover la abstinencia, debe prestarse la misma atención a la educación sobre la transmisión del VIH, e informar a los individuos con dependencia de opiáceos administrados por vía parenteral sobre las prácticas de sexo seguro. Aunque los programas de intercambio gratuito de material de inyección a menudo están sujetos a intensas presiones políticas y sociales, deben ponerse a disposición de los individuos con dependencia de opiáceos donde estén permitidos. En varios estudios se ha indicado que el uso compartido de material de inyección contaminado es más frecuente si es difícil acceder a material estéril, así como en personas con problemas legales, trastornos graves relacionados con sustancias y síntomas psiquiátricos.

Narcóticos Anónimos

Narcóticos Anónimos es un grupo de autoayuda de personas con trastornos relacionados con sustancias en abstinencia basado en los principios de los 12 pasos de AA, actualmente presente en la mayoría de las ciudades importantes de Estados Unidos, puede prestar un apoyo de grupo útil. Aunque la evidencia científica que respalda la utilidad de estos grupos ha sido muy limitada, los estudios observacionales apoyan su efectividad y, por lo tanto, se debe alentar a los pacientes que reciben tratamientos farmacológicos a participar en los grupos autoayuda.

Mujeres embarazadas con trastorno por consumo de opiáceos

El uso ilegal de opiáceos durante el embarazo está asociado con efectos adversos tanto para la mujer embarazada como para el feto, pero no con ningún efecto teratogénico específico. Sin embargo, existe un mayor riesgo de infecciones, preeclampsia, aborto espontáneo, rotura prematura de membranas y parto prematuro, así como muerte, bebés prematuros y con bajo peso al nacer y abstinencia neonatal a opiáceos (o síndrome de abstinencia neonatal). Los bebés que sobreviven pueden infectarse con VIH y otras enfermedades debido a las conductas de riesgo de la madre y corren el riesgo de sufrir el síndrome de muerte súbita del lactante. La mayoría de estos riesgos se pueden reducir con el tratamiento de mantenimiento con metadona o buprenorfina.

EPIDEMIOLOGÍA

Las tasas de consumo y la dependencia derivadas de las encuestas nacionales no reflejan realmente las fluctuaciones del consumo en las poblaciones de dependientes y ex dependientes de opiáceos. Cuando la pureza de la heroína ilegal circulante aumenta o su precio se disminuye, el consumo en la población vulnerable tiende a aumentar, con el posterior incremento de las consecuencias adversas (visitas a los servicios de urgencias) y las solicitudes de tratamiento. La cantidad de consumidores de heroína actuales (el mes pasado) en Estados Unidos es de unos 475 000 en las edades de 12 años en adelante. Ese número aumenta a 3,3 millones, o aproximadamente el 1,2 % de la población, para los analgésicos (el mes pasado). La mayoría (53 %) de las personas que abusan de los analgésicos declaran que los obtienen de amigos o familiares. Considerando todo el consumo de opiáceos durante el año pasado, el número es alarmante: 11,8 millones de personas de 12 años o más consumieron opiáceos en el último año, lo que representa un 4,4 % de la población.

PATOLOGÍA

Efectos de los opiáceos

Los efectos físicos de los opiáceos consisten en depresión respiratoria, miosis, contracción del tejido muscular liso (incluidos uréteres y vías biliares), estreñimiento y variaciones de la presión arterial, la frecuencia cardíaca y la temperatura corporal. Los efectos depresores de la respiración están regulados en el tronco cerebral.

Efectos adversos

Los efectos adversos más frecuentes y graves de los trastornos relacionados con los opiáceos consisten en el riesgo elevado de transmisión de la hepatitis y del VIH por el uso compartido de agujas y jeringas. Los individuos pueden experimentar reacciones alérgicas idiosincrásicas a los opiáceos, con shock anafiláctico, edema pulmonar y muerte si no reciben tratamiento urgente y adecuado. Otro efecto adverso grave es la interacción farmacológica idiosincrásica entre la meperidina y los inhibidores de la monoaminooxidasa (IMAO), que puede producir inestabilidad autonómica, agitación conductual grave, coma, convulsiones y muerte. Por este motivo, nunca deben administrarse opiáceos e IMAO de forma simultánea.

Sobredosis de opiáceos

La muerte por sobredosis de opiáceos suele atribuirse a paro respiratorio por el efecto depresor respiratorio de la droga. Los síntomas consisten en una profunda falta de respuesta a los estímulos, coma, bradipnea, hipotermia, hipotensión arterial y bradicardia. Cuando se presenta la tríada clínica de coma, pupilas puntiformes y depresión respiratoria, los clínicos deben considerar la sobredosis de opiáceos como diagnóstico principal. También debe explorarse el cuerpo del paciente en busca de signos de venopunción en brazos, piernas, tobillos, ingles e incluso en la vena dorsal del pene.

Neurofarmacología

Los efectos principales de los opiáceos están mediados por los receptores opiáceos, descubiertos en la segunda mitad de la década de 1970. Los receptores opiáceos µ participan en la regulación y la mediación de la analgesia, la depresión respiratoria, el estreñimiento y la dependencia; los κ en la analgesia, la diuresis y la sedación, y los Δ en la analgesia.

En 1975 se identificaron las encefalinas, dos pentapéptidos endógenos con acciones similares a los opiáceos. Este descubrimiento propició la identificación de tres clases de opiáceos endógenos en el cerebro, incluidas las endorfinas, las dinorfinas y las encefalinas. El término «endorfina» (contracción de «endógeno» y «morfina») fue acuñado por el Dr. Eric Simon, profesor de psiquiatría de la Facultad de Medicina de la Universidad de Nueva York, uno de los científicos que descubrieron los receptores opiáceos, y lo usó como genérico para todas las moléculas cerebrales con actividad semejante a la morfina. Las endorfinas participan en la transmisión neural y la supresión del dolor. Se liberan naturalmente en el organismo cuando un individuo sufre una lesión física y explican, en parte, la ausencia de dolor en las lesiones agudas.

Los opioides endógenos también muestran una interacción significativa con otros sistemas neuronales, como los sistemas neurotransmisores dopaminérgico y noradrenérgico. Varios tipos de datos indican que las neuronas dopaminérgicas del área tegmental ventral (que se proyectan hacia la corteza cerebral y el sistema límbico) regulan las propiedades gratificantes de los opioides.

La heroína, el opiáceo de abuso más frecuente, es más liposoluble que la morfina, lo que le permite atravesar la barrera hematoencefálica más rápidamente, con un inicio de acción más rápido que la morfina. La heroína se introdujo como tratamiento del trastorno relacionado con la morfina, aunque, de hecho, produce más dependencia que esta. La codeína, que existe de forma natural en un 0,5 % de los alcaloides del opio, se absorbe fácilmente por vía digestiva y posteriormente se transforma en morfina en el organismo. Los resultados de al menos un estudio con PET han indicado que todos los opiáceos reducen el flujo sanguíneo en algunas regiones del cerebro de los individuos con dependencia de opiáceos. Evidencias interesantes muestran que las endorfinas están relacionadas con otros trastornos relacionados con sustancias, como al alcohol, la cocaína y los canabinoides. El antagonista opiáceo naltrexona se ha demostrado útil para reducir la adicción al alcohol.

Tolerancia y dependencia. No se desarrolla tolerancia de manera uniforme a todas las acciones de los opiáceos. En algunas puede ser tal, que se requieren dosis 100 veces más altas para producir el efecto original. Por ejemplo, los pacientes oncológicos terminales pueden requerir 200-300 mg/día de morfina, mientras una dosis de 60 mg puede ser fatal para un individuo no habituado a los opiáceos. Los síntomas de la abstinencia de opiáceos no aparecen a menos que un individuo haya estado consumiéndolos durante un largo tiempo o cuando la interrupción es particularmente brusca, como sucede de modo funcional cuando se administra un antagonista opiáceo. El consumo a largo plazo altera el número y la sensibilidad de los receptores opiáceos que median al menos algunos de los efectos de la tolerancia y la abstinencia, y aunque se asocia con un aumento de la sensibilidad de las neuronas dopaminérgicas, colinérgicas y serotoninérgicas, el efecto de los opiá-

ceos sobre las neuronas noradrenérgicas es probablemente el principal mediador de los síntomas de abstinencia. El consumo de opiáceos a corto plazo aparentemente reduce la actividad de las neuronas noradrenérgicas en el *locus coeruleus,* pero a largo plazo activa un mecanismo compensador homeostático en las neuronas, y la abstinencia de opiáceos provoca una hiperactividad de rebote. Esta hipótesis también explica la utilidad de la clonidina, un agonista de los receptores α_2-adrenérgicos que reduce la liberación de noradrenalina, en el tratamiento de los síntomas de la abstinencia de opiáceos.

ETIOLOGÍA
Factores psicosociales

Las habilidades sociales, la presión de los compañeros, el temperamento individual y la disponibilidad de drogas predisponen a las personas al consumo riesgoso de opiáceos. El estigma social es menor con los opiáceos recetados que con la heroína, y se cree que los primeros son más seguros que la heroína y tienen mayor disponibilidad. A medida que los usuarios de opiáceos recetados desarrollan algunas deficiencias funcionales, su consumo suele pasar a la heroína y a la vía intravenosa debido al menor coste y al aumento de la tolerancia a los agentes de acción más lenta. La presencia de un número significativo de usuarios de opiáceos en un área geográfica también puede crear una subcultura de experimentación con estos fármacos. En Estados Unidos, las áreas en que la prevalencia del trastorno por consumo de opiáceos es alta también suelen tener altas tasas de delincuencia y desempleo, con sistemas escolares de bajo rendimiento. Si bien la correlación no es igual a la causalidad, todos estos factores pueden conceptualizarse como contribuyentes a la reducción de la resistencia al consumo de opiáceos y pueden empeorar el pronóstico y la eficacia del tratamiento. La mayoría de los consumidores de heroína en zonas urbanas son hijos de padres solteros o divorciados y pertenecen a familias en las que al menos otro miembro tiene un trastorno relacionado con sustancias. Los niños de estos entornos tienen un riesgo elevado de trastorno por consumo de opiáceos, especialmente si también presentan problemas de conducta en la escuela u otros signos de trastorno de conducta.

Factores biológicos y genéticos

Las investigaciones señalan que los factores de vulnerabilidad transmitidos genéticamente, comunes y específicos de la sustancia, aumentan la posibilidad de desarrollar dependencia a esta. Los individuos con abuso de una sustancia de cualquier categoría presentan mayor probabilidad de abusar de sustancias de otras categorías. Los estudios de gemelos estiman que alrededor del 50 % al 60 % del riesgo de presentar un trastorno relacionado con consumo de heroína es por causas genéticas.

Los estudios en curso de vinculación y asociación de todo el genoma continúan investigando objetivos prometedores para comprender la genética y la genómica del trastorno por consumo de opiáceos.

▲ 4.5 Trastornos relacionados con sedantes, hipnóticos o ansiolíticos

Los fármacos sedantes, hipnóticos o ansiolíticos se caracterizan por sus efectos hipnóticos o inductores del sueño. Además de sus indicaciones psiquiátricas, estos fármacos también se emplean como anticonvulsivos, relajantes musculares, anestésicos y adyuvantes de los anestésicos. El alcohol y todos los fármacos de esta clase presentan tolerancia cruzada y sus efectos son aditivos. Estos fármacos inducen dependencia física y psicológica, y se asocian a síntomas de abstinencia. En la práctica de la psiquiatría y la medicina de las adicciones, la clase de sustancias con mayor importancia clínica es la de las benzodiazepinas.

Los tres grupos de fármacos más importantes asociados a este tipo de trastornos relacionados con sustancias son las benzodiazepinas, los barbitúricos y las sustancias de acción similar a los barbitúricos, que se comentan a continuación.

Características clínicas

Agentes específicos

BENZODIAZEPINAS. En Estados Unidos se han comercializado muchas benzodiazepinas que difieren principalmente en su vida media de eliminación, como el diazepam, el flurazepam, el oxazepam y el clordiazepóxido. Se emplean principalmente como ansiolíticos, hipnóticos, anticonvulsivos y anestésicos, así como para la abstinencia de alcohol. Tras su introducción en la década de 1960, se convirtieron rápidamente en los fármacos más prescritos; alrededor del 15% de los habitantes de Estados Unidos han recibido su prescripción. Sin embargo, el incremento de la sensibilidad hacia los riesgos de la dependencia y las crecientes restricciones legales han reducido el número de prescripciones. La Drug Enforcement Agency (DEA) clasifica todas las benzodiazepinas como sustancias controladas de la lista IV.

El flunitrazepam, una benzodiazepina empleada en México, Sudamérica y Europa, pero no disponible en Estados Unidos, se ha convertido en una droga de abuso. Si se toma con alcohol, se asocia a conductas promiscuas y agresiones sexuales. Su introducción en Estados Unidos es ilegal. A pesar de su mal uso, sigue siendo un ansiolítico estándar en muchos países.

Los sedantes no benzodiazepínicos como el zolpidem, el zaleplón y la zopiclona (los denominados *fármacos Z*) tienen efectos clínicos similares a las benzodiazepinas y son objeto de uso inadecuado y dependencia.

BARBITÚRICOS. Antes de la introducción de las benzodiazepinas, los barbitúricos se prescribían con frecuencia, aunque, en la actualidad, raramente se emplean por su potencial de abuso. El secobarbital fue popular desde la década de 1960 hasta la de 1980. Adquirió muchos sobrenombres, incluidos «rojos», «diablos rojos», *«seggies»* y *«downers»*, entre muchos otros. El pentobarbital también era popular y sus sobrenombres incluían «chaqueta amarilla», «amarillos» y «nembies». Una combinación de secobarbital y amobarbital también estaba ampliamente disponible y se llamaba «rojos y azules», «arcoíris», «doble problema» y *«tooies»*. Actualmente, el pentobarbital, el secobarbital y el amobarbital están bajo el mismo control legal federal estadounidense que la morfina.

El primer barbitúrico, el barbital, fue introducido en Estados Unidos en 1903. El barbital y el fenobarbital, introducido poco después, son fármacos de acción prolongada, con vida media de 12 a 24 h. El amobarbital es de acción media, con una vida media de 6 a 12 h. El pentobarbital y el secobarbital tienen una acción corta, con vida media de 3 a 6 h. Aunque los barbitúricos son sedantes útiles y efectivos, son sumamente letales en dosis solo 10 veces superiores a la normal, pues producen coma y la muerte.

SUSTANCIAS AFINES A LOS BARBITÚRICOS. La sustancia de abuso afín a los barbitúricos más frecuente es la metacualona, que ya no se fabrica en Estados Unidos. Con frecuencia, la consumen jóvenes que creen que potencia el placer de la actividad sexual. Los nombres populares de la metacualona son «mandrakes» (de la preparación británica Mandrax) y «soapers» (del nombre comercial Sopor). «Luding out» (del nombre comercial Quaalude) significa «colocarse» con metacualona, que a menudo se combina con la ingestión abundante de alcohol.

Otras sustancias afines a los barbitúricos son el meprobamato, un derivado del carbamato con escasa eficacia ansiolítica, pero con efectos relajantes musculares; el hidrato de cloral, un hipnótico sumamente tóxico para el sistema digestivo y que, cuando se combina con alcohol, se conoce como «mickey finn», y el etclorvinol, un sedante de acción rápida con propiedades antiepilépticas y relajantes musculares. Todos son objeto de abuso.

Patrones de abuso

Consumo oral. Todos los sedantes, hipnóticos y ansiolíticos pueden tomarse por vía oral, en ocasiones para obtener un efecto específico limitado en el tiempo, o de manera regular para alcanzar un estado de intoxicación constante, habitualmente leve. El patrón de consumo ocasional se asocia a jóvenes que toman la sustancia para obtener un efecto específico: la relajación por una noche, la intensificación de actividades sexuales y un período breve de euforia leve. La personalidad y las expectativas del usuario sobre los efectos de la sustancia, así como el entorno, también afectan a la experiencia inducida por la sustancia. El patrón de consumo regular se asocia a individuos de mediana edad, de clase media, que suelen obtener la sustancia como prescripción para el insomnio o la ansiedad. Este tipo de individuos pueden obtener prescripciones de varios médicos, y el patrón de abuso puede pasar desapercibido hasta que la familia, los colaboradores o un médico detectan signos evidentes de abuso o dependencia.

Consumo intravenoso. Una forma grave de abuso es el consumo intravenoso de esta clase de sustancias. Los consumidores son principalmente adultos jóvenes que están muy vinculados con las sustancias ilegales. El consumo intravenoso de barbitúricos se asocia con una sensación placentera de calor y somnolencia, y los consumidores pueden preferir los barbitúricos a los opiáceos porque son más baratos. Los riesgos físicos de la inyección consisten en la transmisión del VIH, la celulitis, complicaciones vasculares por la inyección accidental en una arteria, infecciones y reacciones alérgicas a contaminantes. El consumo intravenoso se asocia a tolerancia y dependencia profundas y rápidas, y a un síndrome de abstinencia grave.

Sobredosis

Benzodiazepinas. A diferencia de los barbitúricos y las sustancias afines, las benzodiazepinas tienen un amplio margen de seguridad en la sobredosis, una característica que ha contribuido significativamente a su rápida aceptación. El cociente entre la dosis letal y la efectiva es de aproximadamente 200 a 1 o más, por el mínimo grado de depresión respiratoria asociada. En la tabla 4-24 se presentan las dosis terapéuticas equivalentes de benzodiazepinas. Aun cuando se tomen dosis enormes (más de 2 g) en intentos de suicidio, los síntomas consisten únicamente en somnolencia, letargia, ataxia, cierto grado de confusión y depresión leve de los signos vitales. Las sobredosis más mortales ocurren cuando el usuario toma una benzodiazepina en combinación con otros sedantes, como el alcohol. En tales casos, pequeñas dosis de benzodiazepinas pueden causar la muerte. La disponibilidad del flumazenilo, un antagonista específico de las benzodiazepinas, ha reducido la mortalidad. Este fármaco puede emplearse en los servicios de urgencias para revertir los efectos de las benzodiazepinas.

Barbitúricos. Los barbitúricos son letales en sobredosis porque inducen depresión respiratoria. Además de los intentos de suicidio, son frecuentes las sobredosis accidentales o no deliberadas. Los barbitúricos que se encuentran en botiquines domésticos constituyen una causa frecuente de sobredosis letal en niños. Como sucede con las benzodiazepinas, los efectos son aditivos con los de otros hipnótico-sedantes, como el alcohol y las benzodiazepinas. La sobredosis de barbitúricos se caracteriza por la inducción de coma, el paro cardiorrespiratorio y la muerte.

La dosis letal varía según la vía de administración y el grado de tolerancia. Para los barbitúricos de abuso más frecuente, el cociente entre la dosis letal y la efectiva oscila entre 3 a 1 y 30 a 1. Los consumidores dependientes toman a menudo dosis medias de 1,5 g/día de barbitúricos de acción corta, y algunos han manifestado consumir dosis de hasta 2,5 g/día durante meses.

La dosis letal no es muy superior en quien muestra un abuso prolongado que en el usuario reciente. La tolerancia aparece rápidamente, hasta el punto en que se hace necesaria la abstinencia en un hospital para evitar la muerte accidental por sobredosis.

Sustancias afines a los barbitúricos. La mortalidad de las sustancias afines a los barbitúricos varía y habitualmente se sitúa entre la relativa seguridad de las benzodiazepinas y la elevada mortalidad de los barbitúricos. Una sobredosis de metacualona, por ejemplo, puede provocar nerviosismo, delírium, hipertonía, espasmos musculares, convulsiones y, en dosis muy altas, la muerte. A diferencia de los barbitúricos, la metacualona raramente causa depresión cardiovascular o respiratoria grave y la mayoría de las muertes son producto de la combinación de metacualona y alcohol.

DIAGNÓSTICO

Trastorno por consumo de sedantes, hipnóticos o ansiolíticos

El DSM-5 y la CIE-10 incluyen varios diagnósticos relacionados con los sedantes y, por lo general, siguen la pauta para todos los trastornos por consumo de sustancias (v. sección 4.1 y tablas 4-1 a 4-3).

Intoxicación por sedantes, hipnóticos o ansiolíticos

Los síndromes de intoxicación inducidos por estas sustancias son parecidos. En la tabla 4-25 se enumeran algunos de los síntomas frecuentes. El análisis toxicológico de sangre es la mejor forma de confirmar el diagnóstico.

Benzodiazepinas. La intoxicación por benzodiazepinas puede asociarse con desinhibición del comportamiento, conductas hostiles o agresivas en algunos individuos. El efecto probablemente sea más frecuente cuando se consumen combinadas con alcohol. La intoxicación por benzodiazepinas se asocia a menos euforia que la intoxicación por otras sustancias de esta clase; esta característica es fundamental para el menor potencial de abuso y de dependencia en comparación con los barbitúricos.

Barbitúricos y sustancias afines. El síndrome clínico de intoxicación por barbitúricos (y sustancias similares a los barbitúricos) es indistinguible de la intoxicación por alcohol, al menos en dosis más bajas. En la tabla 4-25 se enumeran los síntomas comunes a todos los sedantes hipnóticos, así como los síntomas adicionales asociados con los barbitúricos. El aletargamiento suele resolverse en unas horas, principalmente en función de la vida media de la sustancia consumida; la alteración del juicio, del estado de ánimo y de la habilidades motoras pueden persistir durante 12 a 24 h.

Tabla 4-24
Dosis terapéuticas equivalentes de benzodiazepinas

Principio activo	Dosis (mg)
Alprazolam	1
Clordiazepóxido	25
Clonazepam	0,5-1,0
Clorazepato	15
Diazepam	10
Estazolam	1
Flurazepam	30
Lorazepam	2
Oxazepam	30
Temazepam	20
Triazolam	0,25
Quazepam	15
Zolpidem	10
Zaleplón	10

Abstinencia de sedantes, hipnóticos o ansiolíticos

Benzodiazepinas. La gravedad del síndrome de abstinencia asociado a las benzodiazepinas varía significativamente en función de la dosis media y la duración del consumo, aunque puede aparecer un síndrome leve con el consumo a corto plazo de dosis relativamente bajas. Por ejemplo, es probable la aparición de un síndrome significativo tras la interrupción de dosis de 40 mg/día de diazepam, aunque dosis de 10 a 20 mg/día durante 1 mes también pueden provocar un síndrome de abstinencia cuando se interrumpe su administración. Los síntomas de abstinencia suelen iniciarse 2 o 3 días después de la interrupción, aunque con las sustancias de acción prolongada, como el diazepam, la latencia puede ser de 5 a 6 días. Los síntomas consisten en ansiedad, disforia, intolerancia a las luces brillantes y los ruidos fuertes, náuseas, diaforesis, mioclonías y, en ocasiones, convulsiones (por lo general en dosis de 50 mg/día o más de diazepam). En la tabla 4-26 se presentan los signos y síntomas provocados por la abstinencia de benzodiazepinas.

Barbitúricos y sustancias afines. El síndrome de abstinencia de barbitúricos y sustancias afines oscila entre síntomas leves (p. ej., ansiedad, astenia, diaforesis e insomnio) y graves (p. ej., convulsiones, delírium, síncope cardiovascular y muerte). Los individuos que han abusado del fenobarbital con dosis de 400 mg/día pueden experimentar síntomas leves de abstinencia; los que han tomado dosis de 800 mg/día pueden presentar hipotensión ortostática, astenia, temblor y ansiedad intensa. Un 75 % de estos individuos presentan convulsiones relacionadas con la abstinencia. Los usuarios que consumen dosis superiores a los 800 mg/día pueden presentar anorexia, delírium, alucinaciones y convulsiones repetidas.

La mayoría de los síntomas aparecen durante los primeros 3 días de abstinencia y las convulsiones, por lo general, durante el segundo o el tercer día, cuando los síntomas son más intensos. Si se presentan, siempre preceden al delírium. Los síntomas raramente duran más de 1 semana tras la interrupción del consumo de la sustancia. Si aparece un trastorno psicótico, empieza entre los días 3 a 8. Los diversos síntomas asociados suelen evolucionar en 2 o 3 días, aunque pueden persistir hasta 2 semanas.

Otros trastornos inducidos por sedantes, hipnóticos o ansiolíticos

Delírium. El delírium, que es indistinguible del *delirium tremens* asociado a la abstinencia de alcohol, se observa con mayor frecuencia en la abstinencia de barbitúricos que en la de benzodiazepinas. El delírium asociado a la intoxicación puede observarse con barbitúricos o benzodiazepinas si las dosis son lo suficientemente altas.

Trastornos neurocognitivos. El diagnóstico de este trastorno es complejo porque es difícil saber si el trastorno neurocognitivo se debe al consumo de sustancias o a sus características asociadas.

Trastornos psicóticos. Los síntomas psicóticos de la abstinencia de barbitúricos pueden ser indistinguibles de los asociados al *delirium tremens* causado por el alcohol. Aproximadamente tras 1 semana de abstinencia aparece agitación, delirios y alucinaciones que suelen ser visuales, pero también pueden ser táctiles o auditivas. Los síntomas psicóticos asociados a la intoxicación o la abstinencia son más frecuentes con los barbitúricos que con las benzodiazepinas. En el DSM-5, el diagnóstico de abstinencia de sedantes, hipnóticos o ansiolíticos con alteraciones de la percepción se establece cuando la prueba de realidad está intacta (el individuo es consciente de que la droga le está causando los síntomas psicóticos). Si no lo está (el individuo cree que las alucinaciones son reales), el diagnóstico más apropiado es el de trastorno psicótico inducido por sustancias/medicamentos. Los clínicos pueden especificar si los delirios o las alucinaciones son los síntomas predominantes, e incluir el tipo (p. ej., auditivas, visuales o táctiles).

Tabla 4-25
Síntomas de intoxicación por sedantes hipnóticos

Síntomas comunes
Falta de coordinación
Disartria
Nistagmo
Deterioro de la memoria
Trastorno de la marcha
Casos graves: estupor, coma o muerte

Intoxicación por barbitúricos (síntomas adicionales)
Pereza
Habla lenta
Velocidad de procesamiento lenta
Alteración del juicio
Impulsos agresivos sexuales desinhibidos
Rango de atención reducido
Labilidad emocional
Rasgos de personalidad exagerados
Hostilidad
Argumentativo
Mal humor
Ideas paranoides y suicidas
Síntomas neurológicos: nistagmo, diplopía, estrabismo, marcha atáxica, signo de Romberg positivo, hipotonía y disminución de los reflejos superficiales

Otros trastornos. El consumo de sedantes hipnóticos también se ha asociado con trastornos del estado de ánimo, trastornos de ansiedad, trastornos del sueño-vigilia y disfunciones sexuales.

Trastorno relacionado con los sedantes, hipnóticos o ansiolíticos no especificado. Cuando ninguna de las categorías diagnósticas previamente comentadas es adecuada para un individuo con un trastorno por consumo de sedantes, hipnóticos o ansiolíticos, y no se cumplen los criterios diagnósticos de ningún trastorno relacionado con sustancias en general, el diagnóstico adecuado es el de trastorno relacionado con los sedantes, hipnóticos o ansiolíticos no especificado.

TRATAMIENTO Y REHABILITACIÓN

Abstinencia

Benzodiazepinas. Puesto que algunas benzodiazepinas se eliminan lentamente del organismo, los síntomas de abstinencia pueden persistir durante varias semanas. Para prevenir las convulsiones y otros síntomas de abstinencia, se debe reducir gradualmente la dosis. En la tabla 4-27 se presentan los lineamientos para el tratamiento de la abstinencia de benzodiazepinas.

Barbitúricos. Para evitar la muerte súbita durante la abstinencia de barbitúricos, los clínicos deben adoptar medidas rigurosas. No se administrarán barbitúricos a un paciente en coma o gravemente intoxicado. Hay que intentar determinar la dosis diaria habitual en un paciente y verificarla clínicamente. Por ejemplo, el clínico puede administrar una dosis de prueba de 200 mg de pentobarbital cada hora hasta que aparezca una intoxicación leve sin síntomas de abstinencia (tabla 4-28). Se puede reducir la dosis diaria total a aproximadamente el 10%. Una vez determinada la dosis correcta, puede emplearse un barbitúrico de acción prolongada para el período de desintoxicación. Durante este proceso, el paciente puede empezar a experimentar síntomas de abstinencia, en cuyo caso se dejará en la mitad la reducción diaria.

Para combatir la abstinencia, el fenobarbital puede sustituir a los barbitúricos de acción corta, objeto de abuso con mayor frecuencia. Se usa como tratamiento por su acción prolongada y concentración plas-

Tabla 4-26
Signos y síntomas del síndrome de abstinencia por benzodiazepinas

Los siguientes signos y síntomas pueden observarse tras la interrupción del tratamiento con benzodiazepinas; reflejan el regreso de los síntomas de ansiedad originales (recurrencia), el empeoramiento de los síntomas originales (efecto rebote) o la aparición de nuevos síntomas (abstinencia real):
- *Alteraciones del estado de ánimo y los procesos cognitivos:* ansiedad, aprensión, disforia, pesimismo, irritabilidad, pensamientos obsesivos e ideación paranoide
- *Alteración del sueño:* insomnio, alteración del ciclo sueño-vigilia y somnolencia diurna
- *Signos y síntomas físicos:* taquicardia, presión sanguínea elevada, hiperreflexia, tensión muscular, agitación e inquietud motora, temblores, mioclonías, dolor muscular y articular, náuseas, coriza, diaforesis, ataxia, acúfenos y crisis convulsivas tónico-clónicas
- *Alteraciones de la percepción:* hiperacusia, despersonalización, visión borrosa, ilusiones y alucinaciones

mática más estable, y porque no causa signos de intoxicación observables o sobredosis grave. Es adecuada una dosis de 30 mg de fenobarbital por cada 100 mg del barbitúrico de acción corta. Estas dosis se mantienen al menos 2 días antes de una nueva reducción. El régimen es análogo al de la sustitución con metadona para la heroína.

Cuando la abstinencia es completa, el paciente debe superar el deseo de empezar a tomar de nuevo la sustancia. Aunque los médicos a veces intentan sustituir un sedante o hipnótico no barbitúrico por un barbitúrico, esto a menudo reemplaza la dependencia de una sustancia por otra. Si el consumidor desea mantenerse libre de sustancias, es esencial el seguimiento terapéutico, por lo general con atención psiquiátrica y asistencia comunitaria. De otro modo, el paciente volverá a consumir barbitúricos o una sustancia con riesgos similares.

EPIDEMIOLOGÍA

Según el NSDUH, aproximadamente 500000 personas de 12 años o más consumieron sedantes en el último mes. Las personas mayores de 26 años muestran el mayor consumo. En 2016, más de 600000 personas cumplieron con los criterios para un trastorno por consumo de tranquilizantes en el último año. Probablemente, las benzodiazepinas no sean objeto de abuso con tanta frecuencia como otras sustancias con el propósito de «colocarse» o inducir una sensación eufórica, sino que se consumen para sentir una relajación generalizada.

PATOLOGÍA

Neurofarmacología

Las benzodiazepinas, los barbitúricos y las sustancias afines ejercen sus efectos principales sobre el complejo de receptores de tipo A del GABA (GABA_A), que contienen un canal de cloro, un punto de unión para el GABA y un punto de unión bien definido para las benzodiazepinas. Asimismo, se cree que los barbitúricos y las sustancias afines se unen en algún punto del complejo receptor GABA_A. Cuando una benzodiazepina, un barbitúrico o una sustancia afín se une al complejo, el efecto es un aumento de la afinidad del receptor por el neurotransmisor endógeno, el GABA, y un incremento del flujo de iones de cloro a través del canal hacia la neurona. La entrada de iones de cloro de carga negativa es inhibidora e hiperpolariza la neurona respecto al espacio extracelular.

Aunque todas las sustancias de esta clase inducen tolerancia y dependencia física, los mecanismos subyacentes a estos efectos se conocen mejor en las benzodiazepinas. Tras el consumo a largo plazo de benzodiazepinas, los efectos sobre el receptor causados por el agonista se atenúan. Específicamente, la estimulación del GABA de los receptores GABA$_A$ produce una entrada inferior de cloro que la obtenida antes de la administración de benzodiazepinas. Esta modulación negativa de la respuesta de los receptores no está ocasionada por una reducción del número de los receptores ni por una disminución de la afinidad del receptor por el GABA, sino que reside en el acoplamiento entre el punto de unión del GABA y la activación de los canales del ion cloro. Esta reducción de la eficiencia del acoplamiento puede estar regulada en el seno del propio complejo receptor GABA$_A$ o por otros mecanismos neuronales.

Responsabilidad por consumo indebido y otros riesgos del consumo a largo plazo

Las encuestas sobre las prácticas de prescripción, los cambios de dosis iniciados por el paciente y el consumo de benzodiazepinas con fines recreativos o no médicos, junto con los informes de los departamentos de urgencias, los médicos forenses y la obtención de justicia proporcionan una imagen compleja de las implicaciones de las benzodiazepinas para la salud pública. La gran mayoría de los pacientes médicos y psiquiátricos consumen benzodiazepinas de forma adecuada, aunque las tasas de uso indebido por parte de los pacientes dependientes del alcohol y otras drogas pueden ser más altas que las de personas con ansiedad o insomnio sin antecedentes de problemas de consumo de sustancias. Además, el consumo a largo plazo es elevado entre los pacientes con trastornos psiquiátricos y geriátricos, siendo este último grupo sensible a la toxicidad de los fármacos.

Tabla 4-27
Lineamientos para el tratamiento de la abstinencia de benzodiazepinas

1. Evaluar y tratar las enfermedades orgánicas y trastornos mentales comórbidos
2. Obtener una anamnesis de las sustancias, así como muestras de sangre y orina para el análisis de sustancias y etanol
3. Determinar la dosis necesaria de benzodiazepinas o barbitúricos para la estabilización, orientada por la anamnesis, la presentación clínica, los análisis de alcohol y otras sustancias, y (en algunos casos) una dosis de provocación
4. Desintoxicación de dosis supraterapéuticas:
   a. Hospitalizar si hay indicaciones médicas o psiquiátricas, poco apoyo social, dependencia de múltiples sustancias o falta de fiabilidad del paciente
   b. Algunos clínicos recomiendan el cambio a una benzodiazepina de acción prolongada para la abstinencia (p. ej., el diazepam o el clonazepam); otros recomiendan la estabilización con el fármaco que el paciente tomaba o con fenobarbital
   c. Tras la estabilización, reducir la dosis en un 30% el segundo o tercer día y evaluar la respuesta, mientras se considera que los síntomas de las benzodiazepinas de vida media de eliminación corta (p. ej., el lorazepam) aparecen antes en comparación con las benzodiazepinas de vida media más prolongada (p. ej., el diazepam)
   d. Reducir la dosis un 10-25% más en intervalos de días, si se tolera
   e. Emplear medicaciones coadyuvantes si es necesario (se han utilizado carbamazepina, antagonistas de los receptores β-adrenérgicos, valproato, clonidina y antidepresivos sedantes, aunque no se ha establecido su eficacia en el tratamiento del síndrome de abstinencia de benzodiazepinas)
5. Desintoxicación de dosis terapéuticas:
   a. Iniciar una reducción del 10-25% de la dosis y evaluar la respuesta
   b. La dosis, la duración del tratamiento y la intensidad de la ansiedad influyen sobre la velocidad de la reducción y la necesidad de medicación coadyuvante
   c. La mayoría de los pacientes que toma dosis terapéuticas se desintoxica sin complicaciones
6. Las intervenciones psicológicas pueden ayudar a los pacientes en la desintoxicación de las benzodiazepinas y en el tratamiento a largo plazo de la ansiedad

Por cortesía de Domenici A. Ciraulo, MD, y Ofra Sarid-Segal, MD.

Tabla 4-28
Procedimiento de la dosis de prueba de pentobarbital para la abstinencia de barbitúricos

Síntomas tras la dosis de prueba de 200 mg de pentobarbital por vía oral	Dosis estimada de pentobarbital oral en 24 h (mg)	Dosis estimada de fenobarbital oral en 24 h (mg)
Nivel I: dormido pero puede despertar; síntomas de abstinencia improbables	0	0
Nivel II: sedación leve; el paciente puede presentar disartria, ataxia, nistagmo	500-600	150-200
Nivel III: el paciente está cómodo; no hay signos de sedación; puede presentar nistagmo	800	250
Nivel IV: sin efecto farmacológico	1 000-1 200	300-600

Además, el consumo prolongado de benzodiazepinas puede aumentar el riesgo de desarrollar trastorno neurocognitivo mayor. Un metaanálisis reciente encontró que este riesgo es mayor para aquellos que toman benzodiazepinas con una vida media más larga y para aquellos que han estado tomando benzodiazepinas durante un período más prolongado (más de 3 años), aunque otros datos sugieren que es posible que no haya mayor riesgo de trastorno neurocognitivo mayor.

▲ 4.6 Trastornos relacionados con estimulantes

CARACTERÍSTICAS CLÍNICAS

Tipos de estimulantes

Anfetaminas. El racemato de sulfato de anfetamina se sintetizó por primera vez en 1887, y Smith, Kline y French lo comercializaron como descongestionante a principios de la década de 1930. En 1930 se introdujo el sulfato de benzedrina para el tratamiento de la narcolepsia, el parkinsonismo posencefalítico, la depresión y la letargia. En la década de 1970, diversos factores sociales y reguladores empezaron a frenar la amplia distribución de las anfetaminas. Las actuales indicaciones aprobadas por la Food and Drug Administration (FDA) norteamericana para las anfetaminas se limitan al TDAH; sin embargo, se utilizan para muchos síntomas, algunos de los cuales se enumeran en la tabla 4-29.

COMPUESTOS. Las principales anfetaminas actualmente disponibles en Estados Unidos son la dextroanfetamina, la metanfetamina, una sal combinada de dextroanfetamina-anfetamina y el compuesto de acción similar metilfenidato. Estas drogas se conocen coloquialmente como nieve, hielo, cristal y *speed*. Como clase general, las anfetaminas se denominan analépticos, simpaticomiméticos, estimulantes y psicoestimulantes. Las anfetaminas típicas se emplean para aumentar el rendimiento e inducir una sensación de euforia (p. ej., en estudiantes en época de exámenes, transportistas de largos recorridos, empresarios con importantes trabajos y tiempo límite, deportistas en competición y soldados en tiempo de guerra). Aunque no tanto como la cocaína, las anfetaminas son drogas adictivas.

Otras sustancias de acción similar son la efedrina, la pseudoefedrina y la fenilpropanolamina (PPA). Estas drogas, en particular la PPA, pueden exacerbar peligrosamente la hipertensión arterial, precipitar un trastorno psicótico inducido por sustancias, provocar un infarto intestinal o producir la muerte. El margen de seguridad de la PPA es especialmente estrecho, y una dosis de 3 a 4 veces la normal puede provocar una hipertensión arterial mortal. En 2005, la FDA retiró los fármacos que contenían PPA y, un año más tarde, prohibió la venta de fármacos sin receta que contuvieran efedrina y reguló la de los que contuvieran pseudoefedrina, que se empleaba ilegalmente para fabricar metanfetaminas.

Entre las drogas de tipo anfetamínico con potencial de abuso también está la fendimetrazina, incluida en la lista II de la *Controlled Substance Act,* y el dietilpropión, la benzfetamina y la fentermina, incluidas en las listas III o IV. En teoría, todas ellas pueden producir todos los trastornos inducidos por las anfetaminas. El modafinilo, empleado en el tratamiento de la narcolepsia, también tiene efectos estimulantes y euforizantes en seres humanos, aunque se desconoce su toxicidad y la probabilidad de que produzca trastornos inducidos por anfetaminas.

La metanfetamina es una potente forma de anfetamina que se inhala, fuma o inyecta por vía intravenosa. Sus efectos psicológicos duran varias horas y se describen como particularmente potentes. A diferencia de la cocaína (v. más adelante), que tiene que importarse, la metanfetamina es una droga sintética de fabricación doméstica en laboratorios ilegales.

Otros agentes, denominados *sucedáneos de anfetaminas* o *de diseño,* se comentan por separado, más adelante, en esta sección.

Cocaína.   La cocaína se lleva consumiendo en estado puro más de 15 siglos. En Estados Unidos se han dado ciclos de abuso generalizado de estimulantes junto con sus problemas asociados durante más de 100 años. La cocaína y los trastornos por consumo de esta sustancia se convirtieron en un gran problema de salud pública en la década de 1980, cuando su consumo se extendió como una epidemia por todo el país. Gracias a la educación y a las intervenciones, el consumo de cocaína ha disminuido desde entonces, pero aún existen altos índices de problemas legales, psiquiátricos, médicos y sociales relacionados con la cocaína, por lo que los trastornos relacionados continúan siendo un problema muy importante para la salud pública.

La cocaína es un alcaloide derivado del arbusto *Erythroxylum coca,* autóctono de Sudamérica; los habitantes de la zona mastican las hojas del arbusto por sus efectos estimulantes. El alcaloide cocaína se aisló por primera vez en 1855 y se empleó inicialmente como anestésico local en 1880. Todavía se utiliza con esta función en especial para la cirugía ocular y la rinofaríngea, en la que es útil por sus efectos vasoconstrictores y analgésicos. En 1884, Sigmund Freud estudió los efectos farmacológicos generales de la sustancia y, durante algún tiempo, según sus biógrafos, fue adicto a esta droga. En las décadas de 1880 y 1890, la cocaína fue ampliamente promocionada como cura de muchas enfermedades y figuró en el *Manual Merck* de 1899. Se trataba de un ingrediente activo de la bebida Coca-Cola hasta 1903. En 1914, cuando se reconocieron sus efectos adictivos y adversos, la cocaína se clasificó como narcótico, junto con la morfina y la heroína.

FORMAS DE CONSUMO.   Puesto que los traficantes a menudo rebajan o «cortan» el polvo de cocaína con azúcar o procaína, la pureza de la sustancia varía enormemente. La droga se corta a veces con anfetamina. El método más frecuente de consumo es la inhalación nasal del polvo finamente triturado («esnifar»). Otros métodos consisten en inyectarla por vía subcutánea o intravenosa y fumarla (base libre). Este último implica la mezcla de la cocaína comercializada en la calle con el alcaloide de cocaína pura extraída químicamente (la base libre) para obtener un mayor efecto. Fumar cocaína también es el método empleado para el consumo de crack. La inhalación es el modo menos peligroso; inyectarla por vía intravenosa y fumarla lo son en mayor grado. Los métodos más directos de consumo a menudo se asocian con enfermedades cerebrovasculares, alteraciones cardíacas y la muerte. Aunque la cocaína puede tomarse por vía oral, raramente se ingiere así, ya que es la forma menos efectiva.

Crack.   El crack, una forma de cocaína o pasta base, es extremadamente potente. Se vende en pequeñas cantidades, listas para ser fumadas, a menudo llamadas «piedras». El crack es altamente adictivo; consumido solo una o dos veces puede provocar un deseo intenso de consumir más.

Tabla 4-29
Algunas indicaciones de anfetaminas

Aprobado por la FDA
Trastorno por déficit de atención con hiperactividad
Narcolepsia

Usos no indicados
Obesidad
Depresión y distimia
Síndrome de fatiga crónica
Síndrome de inmunodeficiencia adquirida (SIDA)
Fatiga relacionada con el cáncer
Atención al final de la vida (síntomas depresivos)
Demencia
Esclerosis múltiple
Fibromialgia
Neurastenia

Se conocen casos de consumidores que han recurrido a comportamientos extremos con el fin de obtener dinero con el que comprar más. Según informes de unidades de emergencia urbanas, también se producen episodios violentos asociados con el abuso del crack.

Sucedáneos de anfetaminas.   La 3,4-metilendioxi-metanfetamina (MDMA) uno de los sucedáneos de anfetaminas que también incluye la 3,4-metilendioxi-N-etilanfetamina (MDEA), la 3,4-metilendioxi-anfetamina (MDA), la 2,5-dimetoxi-4-bromoanfetamina (DOB), la parametoxianfetamina (PMA) y otras. Estas drogas producen efectos subjetivos semejantes a los de la anfetamina y el LSD y, en este sentido, la MDMA y análogos similares pueden representar una categoría diferente de drogas.

Un derivado de la metanfetamina que se introdujo en la década de 1980, la MDMA, no estuvo sujeta a una regulación legal en aquel momento. Aunque se definió como «droga de diseño» con la convicción de que se había sintetizado deliberadamente para evadir la regulación legal, en realidad se había sintetizado y patentado en 1914. En una época fue legal y se usó como adyuvante de la psicoterapia. Sin embargo, nunca fue aprobada por la FDA. Su consumo suscitó preocupaciones sobre su seguridad y su legalidad, puesto que los derivados relacionados con las anfetaminas MDA, DOB y PMA causaron muertes por sobredosis, y se sabe que la MDA provoca una destrucción extensa de las terminaciones nerviosas serotoninérgicas en el SNC. La DEA aplicó un procedimiento de emergencia e incluyó la MDMA en la lista I de sustancias controladas, junto con el LSD, la heroína y la marihuana. A pesar de su ilegalidad, la MDMA se sigue fabricando, distribuyendo y consumiendo en Estados Unidos, Europa y Australia. Su consumo es común en Australia y Gran Bretaña en las *raves,* fiestas de duración muy prolongada que son muy populares entre adolescentes y jóvenes.

Actualmente, la MDMA carece de un uso clínico establecido, aunque antes de su regulación se habían publicado varias descripciones de sus efectos beneficiosos como adyuvante de la psicoterapia.

Tras la toma de dosis habituales (100 a 150 mg), los consumidores de MDMA experimentan un estado de ánimo elevado y, según varias descripciones, una potenciación de la autoconfianza y la sensibilidad sensorial, además de sentimientos de paz, con introspección, empatía y cercanía a los demás individuos y anorexia. El efecto sobre la concentración varía, ya que puede aumentar o disminuir. Los usuarios también presentan reacciones disfóricas, efectos psicomiméticos y psicosis. Las dosis superiores parecen producir con mayor probabilidad efectos psicomiméticos. Son frecuentes los efectos simpaticomiméticos, como taquicardia, palpitaciones, aumento de la presión arterial, diaforesis y bruxismo, que pueden ser acusados durante 4-8 h, aunque su duración puede variar en función de la dosis y la vía de administración. La droga suele tomarse por vía oral, aunque también puede ser inhalada e inyectada. Los usuarios describen tanto taquifilaxia como cierta tolerancia.

Aunque no es tan tóxica como la MDA, se ha atribuido toxicidad somática al uso de MDMA, así como sobredosis fatales. Aparentemente no es neurotóxica cuando se inyecta en los cerebros de animales, aunque se metaboliza a MDA tanto en los animales como en los seres humanos. En los animales, la MDMA lesiona de forma selectiva y prolongada las terminaciones nerviosas serotoninérgicas. Se desconoce si las concentraciones del metabolito MDA alcanzadas en los seres humanos tras las dosis habituales de MDMA son suficientes para producir una lesión permanente.

«Sales de baño». *Catha edulis,* o Khat, es una planta autóctona del este de África y el sur de Arabia. Libera una variedad de sustancias químicas psicoactivas, incluidos los estimulantes catinona y catina. El Khat se mastica como el tabaco y se mantiene entre la mejilla y las encías después de masticarla. El National Institute on Drug Abuse estima que hasta 10 millones de personas en todo el mundo usan Khat, incluidas muchas en África Oriental y Oriente Medio, así como un número desconocido de inmigrantes en Estados Unidos.

A mediados de la década de 2000 comenzaron a aparecer las catinonas sintéticas, comercializadas como sustancias químicas «legales de alta calidad». Estaban empaquetadas con etiquetas como «limpiador de pantallas», «limpiador de joyas» y, sobre todo, «sales de baño». Al ser producidas como polvo (generalmente «no para consumo humano»), los usuarios pueden ingerirlas por vía oral, intranasal, inhalada (fumada) o intravenosa. Estos compuestos son catinonas sustituidas que se modifican químicamente para evitar el control regulatorio. Hay una gran cantidad de compuestos específicos en la clase, y un paquete dado a menudo contiene una mezcla de agentes, lo que aumenta aún más el riesgo de toxicidad. Generalmente, las catinonas sustituidas aumentan los niveles de catecolaminas sinápticas al inhibir los transportadores de recaptación de dopamina, serotonina y norepinefrina de manera similar a la cocaína. La mayoría también facilita la liberación de catecolaminas, similar a la metanfetamina. Los modelos animales indican fuertes propiedades de refuerzo de estos compuestos, lo que sugiere que son altamente adictivos.

Drogas de diseño o recreativas. El consumo de algunas sustancias denominadas popularmente *drogas de diseño* se asocia con frecuencia a discotecas, bares y *raves*. El grupo incluye el LSD, el γ-hidroxibutirato (GHB), la ketamina, la metanfetamina, el MDMA (éxtasis) y el flunitrazepam o las «rulas» *(roofies)*. Estas sustancias no pertenecen a una única clase ni producen los mismos efectos físicos o subjetivos. El GHB, la ketamina y el flunitrazepam se han denominado «drogas para violación» porque provocan desorientación y efectos sedantes; con frecuencia, los usuarios no pueden recordar lo ocurrido durante todo o parte de lo sucedido bajo la influencia de la droga, por lo que podrían añadirse subrepticiamente a una bebida o convencer a un individuo para que las tomara y no recordara claramente lo que ocurrió tras la ingestión.

DIAGNÓSTICO

Trastorno por consumo de estimulantes

El DSM-5 y la CIE-10 incluyen varios diagnósticos relacionados con el trastorno por consumo de estimulantes y, por lo general, siguen la pauta para todos los trastornos por consumo de sustancias (v. sección 4.1 y tablas 4-1 a 4-3).

La dependencia de las anfetaminas puede producir una rápida espiral descendente de las capacidades de un individuo para afrontar las obligaciones y el estrés laborales y familiares. Una persona que abusa de las anfetaminas requiere dosis crecientes para alcanzar el efecto habitual y, mediante el abuso continuado, aparecen prácticamente siempre los signos físicos del abuso (p. ej., la reducción ponderal y la ideación paranoide).

El Sr. H., casado y de 35 años de edad, ingresó en un hospital psiquiátrico porque creía que era perseguido por miembros de una banda que iban a matarlo. No sabía explicar por qué querían matarlo, pero oía voces de personas de las que sospechaba que eran traficantes de drogas mafiosos y que comentaban que debían matarlo. Llevaba varios años consumiendo metanfetaminas, por lo que había tenido trato con traficantes de drogas. Empezó a consumir a los 27 años, inducido por un amigo que lo animó a probarlas. Después de una inyección de 20 mg, se sintió bien y poderoso, y la somnolencia y el cansancio desaparecieron. Tras probarlas varias veces, el Sr. H. se dio cuenta de que no podía dejar de consumirlas. No dejaba de pensar en cómo conseguiría la droga y comenzó a aumentar la dosis. Cuando no conseguía obtener la droga, se sentía aletargado y somnoliento, y se ponía irritable y disfórico. La esposa del Sr. H. se enteró de que su marido consumía la sustancia e intentó convencerlo para que dejase de hacerlo. Perdió el trabajo dos meses antes del ingreso porque en repetidas ocasiones se había mostrado agresivo hacia sus compañeros de trabajo, ya que creía que intentaban hacerle daño. Como no tenía ingresos, el Sr. H. tuvo que reducir su consumo de metanfetaminas hasta hacerlo solo de forma ocasional. Finalmente, decidió dejarlas cuando su mujer le amenazó con el divorcio. En cuanto dejó de consumirlas, se empezó a sentir cansado, parecía abatido y a menudo pasaba el tiempo sentado en su sillón favorito sin hacer nada. Después de varias semanas, el Sr. H. le dijo a su esposa que no quería salir de casa porque había oído traficantes en la calle que hablaban de él. Quería que todas las ventanas y las puertas estuviesen cerradas, y se negaba a comer por miedo a que la comida estuviese envenenada.

Durante la evaluación, el Sr. H. se mostró retraído, respondiendo a las preguntas con pocas palabras. Estaba consciente, totalmente orientado y no mostraba alteraciones notables de las funciones cognitivas. Las pruebas físicas y neurológicas no mostraron resultados anómalos, excepto cicatrices en los brazos, causadas por las agujas de las inyecciones de metanfetaminas. El EEG era normal.

En la clínica y en la práctica, la dependencia o el abuso de cocaína pueden sospecharse en pacientes que presentan cambios de la personalidad. Los cambios frecuentes asociados al consumo son la irritabilidad, el deterioro de la capacidad de concentración, la conducta compulsiva, el insomnio grave y la pérdida de peso. Los compañeros de trabajo y los familiares pueden percibir la incapacidad general y creciente del individuo para realizar las tareas esperadas que se asocian con la vida laboral y familiar. El paciente puede presentar indicios de endeudamiento o incapacidad para pagar las facturas a tiempo por las enormes sumas invertidas en comprar cocaína. Aquellos que abusan de esta sustancia a menudo se excusan de situaciones laborales o sociales cada 30 a 60 min para encontrar un lugar aislado e inhalar más. A causa de los efectos vasoconstrictores de la cocaína, los usuarios prácticamente siempre desarrollan congestión nasal, que intentan tratarse a sí mimos con nebulizadores descongestivos.

El Sr. D., casado y de 45 años de edad, fue derivado por su terapeuta a un programa privado de tratamiento de abuso de sustancias para la evaluación y el tratamiento de un posible problema con la cocaína. Según el terapeuta, la esposa del Sr. D. manifestó su preocupación ante un posible problema de abuso de sustancias en diversas ocasiones. Unos días antes, el Sr. D. reconoció ante el terapeuta y su esposa que en el último año había consumido cocaína «de forma ocasional». Su esposa insistió en que iniciase un tratamiento para su problema con las drogas o, en caso contrario, pediría el divorcio. El Sr. D. mostró su disconformidad pero accedió a empezar el tratamiento, aunque insistió en que su consumo de cocaína no era un problema y en que se sentía capaz de dejarlo sin iniciar un programa de tratamiento.

Durante la entrevista inicial para su evaluación, el Sr. D. manifestó que en ese momento consumía cocaína por vía intranasal entre 3 y 5 días a la semana, y que había mantenido esta práctica durante un año y medio. De media, consumía de 1 a 2 g de cocaína a la semana, principalmente en el trabajo, en su despacho o en el baño. Normalmente comenzaba a pensar en la cocaína mientras conducía al ir a trabajar por la mañana y, ya en su puesto, era incapaz de evitar pensar en la cocaína que guardaba en el cajón del escritorio. A pesar de sus intentos por distraerse y posponer el consumo, normalmente ingería su primera «línea» durante la primera hora en el trabajo. Algunos días, inhalaba otras dos o tres «líneas» durante el día, aunque, los días que se sentía frustrado o estresado, podía consumir una o dos «líneas» cada hora desde por la mañana hasta bien entrada la tarde. Raramente consumía cocaína en casa y nunca delante de su esposa y sus tres hijas. De forma ocasional, entre semana por la tarde o los fines de semana inhalaba una o dos «líneas» cuando no había nadie más en casa. Negó el consumo actual de alcohol o cualquier otra droga ilegal, así como tener antecedentes de abuso de alcohol o drogas, o de problemas emocionales o conyugales.

Intoxicación por estimulantes

Los criterios de diagnóstico de la intoxicación por estimulantes ponen el énfasis en los signos y síntomas físicos y de comportamiento (tabla 4-30). Las personas consumen estimulantes por sus efectos característicos de júbilo, euforia, aumento de la autoestima y mejora percibida de las actividades mentales y físicas. Con dosis altas, los síntomas de la intoxicación incluyen agitación, irritabilidad, alteración del juicio, conductas sexuales impulsivas y a veces de riesgo, agresividad, aumento generalizado de la actividad psicomotora y, potencialmente, manía. Los principales síntomas físicos asociados son taquicardia, hipertensión y midriasis.

La Sra. T., una empresaria de 38 años y casada, fue ingresada en la unidad psiquiátrica después de un período de 3 meses durante los que cada vez desconfiaba más de los demás y sospechaba de sus socios. Sacaba fuera de contexto declaraciones que hacían los demás, tergiversaba sus palabras y hacía comentarios hostiles y acusadores de forma inapropiada. En una ocasión, atacó físicamente a una compañera de trabajo en un bar, acusándola de tener una aventura con su marido y de haberse confabulado con otros compañeros para matarla.

Un año antes, a la Sra. T. se le había prescrito metilfenidato para tratar la narcolepsia, debido a períodos de necesidad irrefrenable de sueño diarios y a episodios de pérdida repentina de tono muscular cuando se excitaba emocionalmente. Después de tomar la medicación, la Sra. T. se mostró asintomática y capaz de trabajar de forma efectiva y llevar una vida social activa con su familia y amigos.

Durante los 5 meses anteriores al ingreso, la Sra. T. había estado consumiendo dosis cada vez mayores de metilfenidato para mantenerse despierta a altas horas de la noche, debido a un aumento de la cantidad de trabajo a la que no podía hacer frente durante el día. Manifestó que durante ese período, a menudo notaba que se le aceleraba el corazón y tenía problemas para quedarse sentada sin moverse.

El Sr. P., de 18 años de edad, fue trasladado en ambulancia a la sala de urgencias de un hospital en mitad de la noche. Lo acompañaba un amigo que decidió llamar a una ambulancia porque pensaba que se moría. El Sr. P. se mostraba agitado y combativo, su respiración era rápida e irregular, el pulso era rápido y tenía las pupilas dilatadas. Su amigo finalmente admitió que aquella noche habían consumido una gran cantidad de cocaína.

Cuando su madre llegó al hospital, el estado del Sr. P. había mejorado, aunque cantaba a voz en grito, lo que provocó un gran alboroto en la sala de urgencias. La madre afirmó que el Sr. P. tenía algunos problemas de disciplina; era desobediente, rencoroso y agresivo. Ya había sido detenido en varias ocasiones por robos a tiendas y por conducir intoxicado. La madre sospechaba que el Sr. P. consumía drogas debido a su comportamiento y porque le había oído hablar con sus amigos de drogas, aunque no tenía pruebas directas de ello.

En 24 h, el Sr. P. estaba bien y se mostraba dispuesto a hablar. Se jactó de haber consumido alcohol y diversas drogas de forma regular desde los 13 años. Empezó tan solo con alcohol y marihuana, pero en cuanto entró en el instituto y se empezó a juntar con alumnos mayores, experimentó con otras drogas como el *speed* o la cocaína. A los 16 años ya consumía combinaciones de alcohol, *speed*, marihuana y cocaína. Después de un año mezclando drogas, se decidió por el consumo exclusivo de cocaína.

El Sr. P. se saltaba las clases con frecuencia y, cuando asistía, solía hacerlo en estado de intoxicación. Para permitirse este hábito conseguía dinero de varias formas, por ejemplo, pidiéndolo a amigos a los que no tenía la intención de devolverlo, robando radios de coches o robando a su madre.

A pesar de que admitía con todo descaro consumir droga, el Sr. P. negaba que fuera un problema. Si se le preguntaba sobre su capacidad de controlar el consumo de droga, se ponía a la defensiva y contestaba: «Claro que puedo. Sin problemas. Es solo que no veo razón alguna para dejarlo».

Abstinencia de estimulantes

Tras la intoxicación por estimulantes se produce un bajón («crash») con síntomas de ansiedad, temblor, estado de ánimo disfórico, letargia, astenia, pesadillas (acompañadas de sueño REM de rebote), cefalea, diaforesis, calambres musculares y abdominales y hambre insaciable.

Los síntomas de abstinencia de estimulantes alcanzan el grado máximo generalmente en 2 a 4 días y se resuelven en 1 semana; el síntoma más grave es la depresión, en especial tras el uso continuado de altas dosis de anfetaminas y que puede asociarse a ideación o conducta suicida. Una persona con abstinencia puede experimentar el deseo intenso e imperioso de consumir cocaína, sobre todo para eliminar los desagradables síntomas que causa la abstinencia. Las personas que experimentan abstinencia de cocaína a menudo prueban automedicarse con alcohol, sedantes, hipnóticos o ansiolíticos como el diazepam.

Delírium por intoxicación con estimulantes

El delírium asociado al consumo de estimulantes suele ser el resultado del consumo prolongado o de grandes dosis; la privación del sueño influye sobre la presentación clínica. La combinación de estimulantes y otras sustancias y su consumo por un individuo con lesión cerebral preexistente también pueden provocar la aparición de delírium. Su aparición no es rara entre estudiantes universitarios que consumen anfetaminas en época de exámenes.

Trastorno psicótico inducido por estimulantes

La característica distintiva del trastorno psicótico inducido por estimulantes es la presencia de alucinaciones y delirios paranoides, que se da hasta

Tabla 4-30
Signos y síntomas de la intoxicación por estimulantes

- Midriasis
- Agitación o retraso psicomotores
- Taquicardia o bradicardia
- Sudoración o escalofríos
- Arritmias cardíacas o dolor torácico
- Presión sanguínea alta o baja
- Discinesia
- Distonía
- Pérdida de peso
- Náuseas o vómitos
- Debilidad muscular
- Depresión respiratoria
- Confusión, convulsiones o coma

en el 50% de quienes los consumen. Las alucinaciones auditivas también son comunes, pero las visuales y táctiles son menos comunes que los delirios paranoides. La sensación de tener insectos que se arrastran bajo la piel (formicación) se ha descrito asociada con el consumo de cocaína. La aparición de estos síntomas depende de la dosis, la duración del consumo y la sensibilidad del consumidor a la sustancia. Los trastornos psicóticos inducidos por la cocaína son más comunes entre los consumidores de crack y de cocaína por vía intravenosa; los síntomas psicóticos son más habituales en hombres que en mujeres. El tratamiento preferido para el trastorno psicótico inducido por anfetaminas es la medicación durante un corto período con antipsicóticos como el haloperidol.

> El Sr. H., un universitario de 20 años de edad, presentaba un buen funcionamiento hasta que llegaron los exámenes finales y empezó a tomar grandes cantidades de cocaína porque no se sentía preparado para las pruebas. Comenzó a mostrar creencias delirantes en las que era seguido por un policía y un detective contratados por sus padres para que le espiaran. También creía que su compañero de piso estaba proporcionando informes al detective acerca de sus hábitos de estudio y su vida social. Fue conducido al servicio de urgencias después de amenazar a su compañero de piso de que le haría daño si continuaba informando sobre él. Durante la evaluación, el Sr. H. declaró padecer insomnio y alucinaciones auditivas que le decían que su compañero de piso conspiraba contra él. Se mostró muy agitado y no dejaba de caminar de un lado a otro. Tras ser ingresado en el hospital, se le administraron antipsicóticos y medicación para dormir, y se recuperó en 3 días.

Trastorno del estado de ánimo inducido por estimulantes

Este trastorno incluye el diagnóstico de trastorno bipolar inducido por estimulantes y el trastorno depresivo inducido por estimulantes, y ambos pueden iniciarse durante la intoxicación o la abstinencia. En general, la intoxicación se asocia con un estado de ánimo con episodios maníacos o mixtos, y la abstinencia con un estado de ánimo con episodios depresivos.

Trastorno de ansiedad inducido por estimulantes

El inicio puede darse durante la intoxicación o la abstinencia. Los estimulantes pueden inducir síntomas similares a los observados en los trastornos de pánico y fóbicos, en particular.

Trastorno obsesivo-compulsivo inducido por estimulantes

La aparición del trastorno obsesivo-compulsivo (TOC) inducido por estimulantes puede ocurrir durante la intoxicación o la abstinencia. Después de consumir altas dosis de estimulantes, algunos individuos desarrollan comportamientos o rituales temporales y estereotipados (como juguetear con la ropa u ordenar y reordenar los objetos sin finalidad alguna) que comparten algunas características con el tipo de compulsiones que se dan en el trastorno obsesivo-compulsivo.

Disfunción sexual inducida por estimulantes

Pueden prescribirse anfetaminas como tratamiento de los efectos sexuales adversos de los serotoninérgicos como la fluoxetina, aunque con frecuencia se emplean de forma abusiva para potenciar las experiencias sexuales. El consumo de dosis altas y a largo plazo se asocia con trastorno eréctil y otros trastornos sexuales.

Trastorno del sueño inducido por estimulantes

El trastorno del sueño inducido por estimulantes puede iniciarse durante la intoxicación o la abstinencia. La intoxicación por estimulantes puede producir insomnio y privación de sueño, y los individuos con abstinencia pueden experimentar hipersomnia y pesadillas.

COMORBILIDAD

Los estudios de la prevalencia de los trastornos psiquiátricos no relacionados con sustancias entre las personas con trastornos por consumo de estimulantes han encontrado niveles elevados de trastornos psiquiátricos en esta población. Los resultados del estudio comunitario Epidemiological Catchment Area (ECA) demostraron tasas elevadas de trastornos mentales no relacionados con sustancias en las personas con trastornos por consumo de cocaína. En este estudio, la tasa de prevalencia estimada de por vida para los trastornos mentales fue 76% u 11 veces mayor que la encontrada en la población general; casi el 85% de las personas con trastornos por consumo de cocaína también tenían trastornos concurrentes por consumo de alcohol. Los estudios que han comparado a las personas que buscan tratamiento con trastornos por consumo de cocaína con las que no buscan tratamiento han demostrado tasas más altas de trastorno depresivo mayor y TDAH entre el primer grupo. Asimismo, la mayoría de los estudios informan de elevados niveles de trastornos por consumo de otras sustancias concurrentes en personas con trastornos por consumo de estimulantes de tipo anfetamínico. Los trastornos del estado de ánimo, los trastornos psicóticos y los trastornos de ansiedad también son comunes. Si bien los síntomas psicóticos suelen ser inducidos por la metanfetamina, los trastornos del estado de ánimo y la ansiedad a menudo no son inducidos por sustancias.

TRATAMIENTO Y REHABILITACIÓN

Desintoxicación y tratamiento temprano

El síndrome de abstinencia de estimulantes es distinto del de los opiáceos, el alcohol o los agentes sedantes hipnóticos, ya que los efectos fisiológicos no son lo suficientemente graves como para tratar la abstinencia en un medio hospitalario o institucional. Por tanto, generalmente es posible participar en una prueba terapéutica de abstinencia ambulatoria antes de decidir si el paciente necesitará un entorno más intensivo o controlado para detener el fármaco. Los pacientes que abandonan el consumo generalmente experimentan astenia, disforia, trastornos del sueño-vigilia y cierto grado de ansia de consumo; algunos pueden presentar depresión. Ningún fármaco reduce con fiabilidad la intensidad de la abstinencia, aunque suele producirse la recuperación en 1 o 2 semanas. Sin embargo, la recuperación completa del estado de ánimo y de las funciones cognitivas y la normalización del sueño puede requerir más tiempo.

La mayor parte de los consumidores de cocaína no entra en tratamiento voluntariamente. Su experiencia con la sustancia es demasiado positiva y la percepción de los factores negativos es mínima para justificar la búsqueda de tratamiento.

El principal obstáculo en el tratamiento de los trastornos relacionados con la cocaína es el ansia o necesidad intensa de consumir la droga. Aunque los estudios en animales han demostrado que la cocaína es un potente inductor de autoadministración, también han demostrado que los animales limitan el consumo cuando se vinculan experimentalmente refuerzos negativos. En los seres humanos, los refuerzos negativos pueden adoptar la forma de problemas laborales y familiares provocados por el consumo de cocaína. Por tanto, los clínicos pueden aplicar un enfoque amplio que incluya estrategias sociales, psicológicas y posiblemente biológicas en el programa terapéutico.

Para alcanzar la abstinencia de estimulantes puede ser necesaria la hospitalización completa o parcial de los pacientes, para apartarlos de los entornos sociales habituales en los que han obtenido o consumido estimulantes. Casi siempre es necesaria la práctica de análisis de orina, frecuentes y aleatorios, para controlar la abstinencia prolongada, en especial durante las primeras semanas y meses de tratamiento. El tratamiento de prevención de la recaída se basa en técnicas cognitivas y conductuales, además de la hospitalización y el tratamiento ambulatorio, para alcanzar el objetivo de la abstinencia.

Intervenciones psicosociales

La intervención psicológica implica modalidades individuales, de grupo y familiares. En la terapia individual, los terapeutas se centran en la dinámica que conduce al consumo de cocaína, los efectos positivos percibidos de esta y otras maneras de alcanzarlos. La terapia de grupo y los grupos de apoyo, como Narcóticos Anónimos, a menudo se centran en discusiones con otros individuos que consumen cocaína y en compartir experiencias y métodos efectivos de afrontamiento. La terapia familiar suele ser un componente esencial de la estrategia terapéutica: se tratan aspectos como las maneras en que la conducta del paciente ha perjudicado a la familia y las respuestas de los familiares ante ellas. Sin embargo, la terapia también se centra en el futuro y en los cambios en las actividades de la familia que pueden ayudar al paciente a mantener la abstinencia de la droga y a dirigir las energías a direcciones diferentes. Este enfoque puede aplicarse ambulatoriamente.

Terapia de red de apoyo.   La terapia de red de apoyo se ha desarrollado como un tipo de terapia especializada que combina la terapia individual y la de grupo para garantizar un mayor éxito del tratamiento ambulatorio de los pacientes con trastornos relacionados con sustancias. La terapia de red de apoyo aplica enfoques psicodinámicos y cognitivo-conductuales a la terapia individual, al tiempo que involucra al paciente en una red de apoyo grupal. El grupo, compuesto por los familiares y amigos del paciente, se emplea como una red terapéutica para reunir al paciente y al terapeuta en sesiones de tratamiento. El enfoque fomenta la cohesión del grupo como vehículo para que los pacientes se comprometan con el tratamiento. Esta red es gestionada por el terapeuta para potenciar la cohesión y el apoyo, así como el cumplimiento terapéutico. Aunque la terapia de red de apoyo no se ha evaluado de manera sistemática y controlada, se aplica con frecuencia en la práctica psiquiátrica porque es uno de los escasos enfoques individualizados diseñados para su uso por profesionales en la consulta médica.

Coadyuvantes farmacológicos

Actualmente ningún tratamiento farmacológico produce una disminución en el consumo de estimulantes. Sin embargo, los investigadores han explorado varios agentes, que se resumen a continuación.

Anfetaminas.   Se han investigado varios medicamentos como posibles opciones de tratamiento para los trastornos estimulantes de tipo anfetamínico, aunque los resultados han sido en su mayoría decepcionantes. La mayoría de los medicamentos serotoninérgicos estudiados no han demostrado eficacia, aunque la mirtazapina ha demostrado cierta eficacia en una pequeña muestra de hombres que tienen relaciones sexuales con hombres. El antagonista de los receptores de opioides naltrexona y el antidepresivo dopaminérgico bupropión se han mostrado prometedores en aquellos con trastornos menos graves por consumo de anfetaminas, pero con poco efecto en los individuos más dependientes. Otros medicamentos, incluidos topiramato, aripiprazol, baclofeno, gabapentina y modafinilo, han demostrado poca eficacia en esta población.

Cocaína.   Para el tratamiento de la dependencia de la cocaína y la recaída se siguen evaluando clínicamente diversos fármacos, la mayoría aprobados para otros usos.

Los usuarios de cocaína que supuestamente presentan TDAH o trastornos del estado de ánimo preexistentes han recibido tratamiento con metilfenidato y litio, respectivamente. Estos fármacos tienen escaso o ningún efecto en los pacientes sin estos trastornos, y los clínicos deben respetar los criterios diagnósticos más estrictos antes de administrar cualquiera de ellos en el tratamiento de la dependencia de la cocaína. En pacientes con TDAH, las formas de metilfenidato de liberación re-

tardada posiblemente no tiendan a desencadenar el ansia de consumo de cocaína, aunque no se ha demostrado el impacto de este tratamiento farmacológico sobre el consumo de esta sustancia.

Muchos fármacos se han analizado sobre las bases de las posibles alteraciones inducidas por el consumo crónico de cocaína en múltiples sistemas de neurotransmisores, en especial dopaminérgicos y serotoninérgicos, que regulan el tono hedónico, además de la inducción de un estado de deficiencia dopaminérgica relativa. Aunque se acumulan las evidencias de estas alteraciones en la función dopaminérgica, ha sido difícil demostrar que los fármacos teóricamente capaces de modificar la función de la dopamina puedan alterar la evolución del tratamiento.

Los antidepresivos tricíclicos han proporcionado algunos resultados positivos cuando se administran tempranamente en el tratamiento de pacientes con dependencia mínima; sin embargo, son de escasa o ninguna utilidad para inducir la abstinencia en casos moderados o graves.

También se han analizado otros antidepresivos, como bupropión, IMAO, ISRS, antipsicóticos, litio, varios antagonistas del calcio y antiepilépticos, aunque su efectividad no se ha confirmado en estudios controlados. Varios estudios han encontrado mayores tasas de abstinencia con el uso de topiramato para los trastornos por consumo de cocaína; sin embargo, también hay ensayos negativos de topiramato en esta población.

El disulfiram ha demostrado beneficios potenciales en la farmacoterapia del trastorno por consumo de cocaína. Se ha utilizado durante mucho tiempo en el tratamiento del trastorno por consumo de alcohol porque inhibe una enzima implicada en el metabolismo del etanol. Aunque el disulfiram se consideró inicialmente una opción de tratamiento potencial para personas con trastornos por consumo de alcohol y cocaína, los estudios demostraron que parece tener un efecto directo sobre el propio metabolismo de la dopamina y la cocaína; actúa como inhibidor de la dopamina β-hidroxilasa, lo que ralentiza la degradación de la dopamina sináptica y aumenta los niveles de dopamina. Las personas a las que se les coadministra cocaína y disulfiram describen respuestas más negativas a la cocaína, que incluyen ansiedad, inquietud y paranoia. Estas reacciones pueden, en parte, explicar los efectos del disulfiram en la disminución del consumo de cocaína. Los problemas que afectan a la respuesta al tratamiento con disulfiram son las dificultades por la falta de adherencia al tratamiento, los riesgos de inducir síntomas psicóticos con el consumo combinado de cocaína y disulfiram y riesgos de alteraciones médicas graves si un paciente consumiera alcohol, dada la frecuente coexistencia de trastornos por consumo de alcohol y cocaína.

EPIDEMIOLOGÍA
Anfetaminas

Según la NSDUH de 2017, el 0,3 % de las personas de 12 años o más eran consumidores actuales de metanfetamina, y el 5,4 % tiene un historial de consumo de metanfetamina a lo largo de la vida. En 2016, 684 000 personas mayores de 12 años cumplieron con los criterios para un trastorno por consumo de metanfetamina, lo que representa el 0,3 % de la población.

Cocaína

Uso de cocaína.   En 2016, 1,9 millones (0,7 %) de personas de 12 años o más consumieron cocaína el último mes. Las de 18 a 25 años (1,6 %) tenían una tasa más alta de consumo de cocaína en el último mes que las personas de 26 años o más (0,6 %) y los jóvenes de 12 a 17 años (0,1 %). La tasa de consumo de cocaína a lo largo de la vida en las personas de 12 años o más es del 14,9 %.

Trastorno por consumo de cocaína.   En 2016, más de 850 000 (0,3 %) personas de 12 años o mayores cumplieron con los criterios para un trastorno por consumo de cocaína. Las de 18 a 25 años (0,6 %) tuvieron la tasa más alta en los criterios para el trastorno por consumo de cocaína en el último año, seguidas por las personas de 26 años o más (0,3 %) y los jóvenes de 12 a 17 años (0,1 %).

PATOLOGÍA

Como resultado de las acciones sobre el SNC, los estimulantes pueden producir una sensación de alerta, euforia y bienestar. Los consumidores pueden padecer anorexia y una menor necesidad de dormir. Habitualmente mejora el rendimiento afectado por la fatiga. Algunos consumidores creen que la cocaína potencia el rendimiento sexual.

Efectos adversos

El consumo de estimulantes puede causar complicaciones médicas como resultado de los efectos tóxicos directos y debido a complicaciones relacionadas con los métodos de preparación y administración. Los estimulantes son fármacos simpaticomiméticos potentes que provocan efectos fisiológicos, como vasoconstricción, taquicardia e hipertensión mediante la estimulación adrenérgica. La combinación de una mayor demanda miocárdica con la constricción de los vasos sanguíneos coronarios puede precipitar una angina de pecho e incluso un infarto de miocardio. La hipertensión aguda asociada con el consumo de estimulantes también puede predisponer a hemorragias arteriales, como apoplejía hemorrágica o disección aórtica. La vasoconstricción puede implicar daño a otros órganos terminales, como el cerebro, los riñones o los intestinos. Con el uso intranasal, la disminución del flujo sanguíneo a la mucosa nasal a menudo causa síntomas nasales (p. ej., rinorrea, hemorragias nasales) y ulceración de la mucosa. Una combinación de vasoconstricción y bruxismo asociada con el consumo de metanfetamina causa una dentición notablemente mala o «boca de meta». Las convulsiones de gran mal son frecuentes con la sobredosis de estimulantes y también pueden ocurrir con el consumo habitual. Además, las personas que abusan de los estimulantes con regularidad pueden desarrollar déficits neuropsicológicos, incluidos problemas de atención, aprendizaje y memoria. En muchos casos, estas anomalías persisten durante los períodos de abstinencia.

El consumo indebido de estimulantes también puede precipitar comportamientos que hacen que la persona tenga mayor riesgo de padecer daños por violencia o lesiones accidentales. Las conductas sexuales de riesgo pueden conducir a la transmisión del VIH u otras enfermedades de transmisión sexual. Las sustancias pueden provocar lesiones accidentales, por ejemplo, conducir en estado de ebriedad. Los comportamientos ilegales asociados con la obtención de cocaína o metanfetamina también pueden aumentar el riesgo de sufrir lesiones violentas.

Neurofarmacología

Anfetaminas. Todas las anfetaminas se absorben rápidamente por vía oral, y su inicio de acción es rápido, por lo general durante la hora siguiente cuando se toman por vía oral. Las anfetaminas clásicas también se administran por vía intravenosa, con un efecto prácticamente inmediato. Las anfetaminas que no se prescriben y las de diseño pueden inhalarse. Se produce tolerancia tanto con las clásicas como con las de diseño, aunque los consumidores superan a menudo esta tolerancia con el consumo de una mayor cantidad de droga. La anfetamina es menos adictiva que la cocaína, como demuestran los experimentos con ratas, en los que no todos los animales se autoadministraban dosis bajas de anfetaminas.

Las anfetaminas clásicas (la dextroanfetamina, la metanfetamina y el metilfenidato) producen sus efectos principales mediante la liberación de catecolaminas (en particular la dopamina) de las terminales presinápticas. Los efectos son especialmente potentes en las neuronas dopaminérgicas que se proyectan del área tegmental ventral a la corteza cerebral y las áreas límbicas. Algunos neurocientíficos llaman a esto la *vía del circuito de recompensa,* y su activación probablemente sea el principal mecanismo adictivo de las anfetaminas. Las anfetaminas de diseño inducen la liberación de catecolaminas (dopamina y noradrenalina) y de serotonina, el neurotransmisor implicado en la principal vía

neuroquímica de los alucinógenos. Por tanto, los efectos clínicos de estas drogas de diseño son una combinación de los efectos de las anfetaminas clásicas y de los alucinógenos.

Cocaína. Los estudios *in vitro* en animales que utilizan cocaína o sus análogos marcados radiactivamente demuestran gran unión en las regiones del cerebro ricas en dopamina, incluido el caudado, el putamen y el área tegmental ventral. También se producen niveles moderados de unión a la cocaína en la sustancia negra, la amígdala, el hipotálamo y el *locus coeruleus.* En los seres humanos, la cocaína penetra rápidamente en el cuerpo estriado y luego se redistribuye con rapidez con una vida media de unos 20 min. El curso temporal del estado autoinformado de estar «drogado» sigue de cerca este patrón de rápida absorción y eliminación.

El refuerzo relacionado con las drogas está fuertemente relacionado con las proyecciones dopaminérgicas del área tegmental ventral al núcleo accumbens. La administración de cocaína provoca aumentos transitorios en los niveles de dopamina extracelular en estas regiones al unirse al transportador de dopamina (DAT), inhibiendo así la recaptación de dopamina. La euforia subjetiva parece ser una función tanto de la ocupación DAT (para ser detectable debe tener un umbral de ocupación del 50 %) como de la rapidez del inicio, y las respuestas más sólidas ocurren cuando la neurotransmisión dopaminérgica aumenta dinámicamente.

ETIOLOGÍA

Factores genéticos

La evidencia más sólida hasta la fecha de la influencia genética sobre la dependencia de la cocaína procede de los estudios en gemelos. Los gemelos monocigóticos muestran mayores tasas de concordancia en la dependencia de estimulantes (cocaína, anfetaminas y sustancias afines) que los dicigóticos. Los análisis indican que factores genéticos y ambientales exclusivos (no compartidos) contribuyen también a la aparición de la dependencia de estimulantes.

Factores socioculturales

Los factores sociales, culturales y económicos son determinantes del consumo inicial, el continuado y la recaída. El consumo excesivo es mucho más probable en los países en que la cocaína es fácilmente accesible. Las diferentes oportunidades económicas pueden influir en unos grupos más que en otros para implicarse en el tráfico de drogas ilegales; resulta más probable que se trafique en comunidades familiares que en otras donde el traficante corre un mayor riesgo de detención.

Aprendizaje y condicionamiento

El aprendizaje y el condicionamiento también se consideran importantes para prolongar el consumo de cocaína. Cada inhalación o inyección confiere una experiencia eufórica que refuerza la conducta de consumo. Además, los inductores ambientales relacionados con el consumo de la sustancia se asocian con el estado eufórico, de manera que, mucho después de un período de cese, estos inductores (p. ej., el polvo blanco y la parafernalia) pueden suscitar recuerdos del estado eufórico y reavivar el ansia de consumo *(craving)* de cocaína.

En las personas que abusan de la cocaína (pero no en los controles normales), los estímulos relacionados con ella activan regiones cerebrales al servicio de la memoria episódica y de trabajo y producen una excitación electroencefalográfica (desincronización). Se ha descrito que el aumento de la actividad metabólica en las regiones relacionadas con el sistema límbico, como la amígdala, la circunvolución parahipocámpica y la corteza prefrontal dorsolateral, se correlaciona con las manifestaciones de ansia por la cocaína, pero no el grado de excitación electroencefalográfica.

▲ 4.7 Trastornos relacionados con el tabaco

El trastorno por consumo de tabaco es la más prevalente, letal y costosa de los trastornos relacionados con sustancias. También es a la que se presta menos atención, en especial por parte de los psiquiatras, ya que, a pesar de las recientes investigaciones que muestran puntos en común entre la dependencia del tabaco y otros trastornos por consumo de sustancias, la dependencia del tabaco difiere de las de otras sustancias en rasgos específicos. El tabaco no provoca problemas conductuales, por lo que pocas personas dependientes buscan o son derivadas a tratamiento psiquiátrico; es una droga legal, y la mayoría de las personas que dejan su consumo lo hace sin tratamiento. En consecuencia, es una postura común, aunque errónea, considerar que, a diferencia del alcohol y otras drogas ilegales, la mayoría de los fumadores no necesitan tratamiento.

Varios hechos recientes podrían invertir la reticencia de los psiquiatras a intervenir en el tratamiento de la dependencia del tabaco: *1)* el creciente reconocimiento de que la mayoría de los pacientes psiquiátricos fuman y muchos mueren debido a la dependencia del tabaco; *2)* la probabilidad cada vez mayor de los fumadores de padecer problemas psiquiátricos, lo que hace pensar que muchos necesitan tratamientos más intensivos, y *3)* el desarrollo de múltiples agentes farmacológicos que ayudan a los fumadores a abandonar el consumo.

CARACTERÍSTICAS CLÍNICAS

Conductualmente, los efectos estimulantes de la nicotina mejoran la atención, el aprendizaje y la capacidad para resolver problemas y acortan el tiempo de reacción. Los fumadores manifiestan también que fumar eleva el estado de ánimo, reduce la tensión y mitiga los sentimientos depresivos. Los resultados de los estudios sobre los efectos de la nicotina sobre el flujo sanguíneo cerebral (FSC) indican que la exposición a corto plazo a la nicotina aumenta el FSC sin modificar el metabolismo cerebral del oxígeno; sin embargo, la exposición a largo plazo acaba reduciéndolo. A diferencia de los efectos estimulantes sobre el SNC, la nicotina actúa como un relajante del músculo esquelético.

DIAGNÓSTICO

Trastorno por consumo de tabaco

El DSM-5 incluye el diagnóstico de trastorno por consumo de tabaco, caracterizado por ansia de consumo, consumo persistente o recurrente, tolerancia, y abstinencia si se detiene el consumo. La dependencia aparece con rapidez, probablemente porque la nicotina activa el sistema dopaminérgico del área tegmental ventral, el mismo sistema afectado por la cocaína y las anfetaminas. La dependencia se intensifica por diversos factores sociales que fomentan el tabaquismo en algunos entornos y por la gran influencia de los anuncios publicitarios de las compañías tabacaleras. Es probable que los individuos fumen si sus padres o hermanos también lo hacen y actúan como modelos. En varios estudios recientes se ha indicado una diátesis genética hacia la dependencia de la nicotina. La mayoría de los fumadores desean abandonar el consumo de tabaco y lo han intentado muchas veces, sin éxito.

Abstinencia del tabaco

El DSM-5 no incluye una categoría diagnóstica para la intoxicación por tabaco, aunque sí una para la abstinencia de la nicotina. Los síntomas de abstinencia pueden aparecer a las 2 h de fumar el último cigarrillo; por lo general alcanzan un nivel máximo durante las primeras 24 a 48 h, y pueden durar semanas o meses. Los síntomas frecuentes consisten en necesidad por el consumo de tabaco, tensión, irritabilidad, dificultad para concentrarse, somnolencia y, paradójicamente, trastorno del sueño-vigilia, bradicardia e hipotensión arterial, hiperorexia y aumento de peso, reducción del rendimiento motor e incremento de la tensión muscular. Puede aparecer un síndrome leve de abstinencia de la nicotina cuando un fumador pasa de los cigarrillos corrientes a otros bajos en nicotina.

TRATAMIENTO

A quienes son fumadores, los psiquiatras deberían advertirles de que abandonen el consumo; para los pacientes que ya están intentando abandonar el tabaquismo, es preferible establecer una fecha. La mayoría de los clínicos y los fumadores prefieren un abandono radical, aunque, como no se dispone de datos que indiquen que la interrupción brusca sea superior a la gradual, debe respetarse la preferencia del paciente por esta última. El asesoramiento se centra en la necesidad de fármacos o terapia de grupo, las preocupaciones por el incremento de peso, las situaciones de alto riesgo, la obstaculización del acceso a los cigarrillos, etc. Puesto que la recaída a menudo es rápida, la primera llamada telefónica o visita de seguimiento se efectúa de 2 a 3 días después de la fecha decidida. Se ha demostrado que estas estrategias duplican las tasas de abandono del tabaquismo iniciado por el propio paciente. En la tabla 4-31 se presenta el «modelo de las 5 A» para ayudar a dejar de fumar mediante un abordaje de entrevistas motivacionales.

La Sra. H. era una paciente de 45 años de edad con esquizofrenia que fumaba 35 cigarrillos al día. Comenzó a fumar a los 20 años durante el período prodrómico de su primer brote psicótico. Durante los primeros 20 años de tratamiento, ningún psiquiatra ni médico le aconsejó que dejara de fumar.

A los 43 años de edad, su médico de cabecera le recomendó que abandonase el consumo de tabaco. La Sra. H. intentó dejarlo por sí misma, pero solo aguantó 48 h, en parte porque tanto sus compañeros de piso como sus amigos fumaban. Durante un examen médico rutinario, su psiquiatra le recomendó que dejase de fumar, y la Sra. H. le describió sus intentos anteriores. El psiquiatra y la Sra. H. analizaron distintas maneras de evitar el contacto con fumadores e hizo que la paciente anunciase su intento de dejarlo a sus amigos, les pidiese que intentaran no fumar cerca de ella y le diesen ánimos en su intento de dejarlo. El psiquiatra también percibió que la Sra. H. había presentado irritabilidad, síntomas depresivos leves e inquietud; también había padecido insomnio durante los intentos anteriores de abandono del tabaco, por lo que le recomendó tomar medicamentos para ello. La Sra. H. decidió usar un parche de nicotina y chicles de nicotina si fuese necesario.

El psiquiatra pidió a la Sra. H. que lo llamase dos días después del inicio del intento de abandonar el consumo de tabaco. Hasta ese momento, la Sra. H. afirmó que el parche y los chicles le estaban sirviendo de ayuda. Una semana después, la paciente regresó después de haber recaído y vuelto a fumar. El psiquiatra felicitó a la Sra. H. por haber estado 4 días sin fumar, y le sugirió que se pusiera en contacto con él si decidía volver a intentarlo. Siete meses más tarde, durante otro examen médico, el psiquiatra volvió a pedir a la Sra. H. que considerase dejar el tabaco, pero ella se mostró reticente.

Dos meses más tarde, la Sra. H. llamó por teléfono y afirmó que quería volver a intentarlo. Esta vez el psiquiatra y la Sra. H. hicieron una lista de varias actividades que podría llevar a cabo para evitar relacionarse con amigos que fumasen, llamó al novio de la Sra. H. para pedirle que le ayudase a dejarlo, pidió a los enfermeros del pabellón de pacientes hospitalizados que llamasen por teléfono a la Sra. H. para darle ánimos, y la inscribió en un grupo de apoyo durante las siguientes 4 semanas. Esta vez, el psiquiatra le prescribió un medicamento no nicotínico, la vareniclina. Se realizó un seguimiento con visitas de 15 min durante las tres primeras semanas. Tuvo dos «lapsus», pero no volvió al tabaquismo y se convirtió en una exfumadora. (Adaptado de John R. Hughes, MD.)

Intervenciones psicosociales

La terapia conductual es la terapia psicológica más aceptada y mejor probada para el consumo de tabaco. La formación de habilidades y la prevención de recaídas identifican situaciones de alto riesgo y se planifican y practican habilidades conductuales o cognitivas de afrontamiento para las situaciones asociadas con el hecho de fumar. El control de los estímulos implica la eliminación de las incitaciones para fumar en el entorno. La terapia de aversión consiste en que el fumador fume repetida y rápidamente hasta la náusea, para que asocie fumar con sensaciones desagradables en lugar de agradables. Esta terapia parece efectiva, aunque requiere una buena alianza terapéutica y buen cumplimiento por parte del paciente.

Hipnosis. Algunos pacientes se benefician de una serie de sesiones de hipnosis. Se realizan sugestiones sobre los beneficios del abandono del tabaquismo que, como resultado, se asimilan en la estructura cognitiva del paciente. También se usan sugestiones post-hipnosis para que los cigarrillos tengan mal sabor o provoquen náuseas al fumar.

Tratamiento psicofarmacológico

En la tabla 4-32 se enumeran los tratamientos farmacológicos que se usan típicamente para el trastorno por consumo de tabaco.

Tratamientos de sustitución con nicotina. Todos los tratamientos de sustitución con nicotina duplican las tasas de abandono del tabaquismo, presumiblemente porque reducen la abstinencia de nicotina. Los hospitales pueden utilizar estas terapias en las salas para reducir la abstinencia. Los tratamientos sustitutivos consisten en un breve período de mantenimiento de 6 a 12 semanas, al que con frecuencia sigue un período de reducción gradual de otras 6 a 12 semanas.

La goma de mascar de polacrilex de nicotina es un fármaco de venta sin receta que libera nicotina mediante la masticación y la absorción bucal. Se ha comercializado una forma de 2 mg para los que fuman menos de 25 cigarrillos al día, y una de 4 mg para los que superan esta cantidad. Los fumadores consumen 1-2 chicles/h hasta un máximo de 24 chicles al día tras la interrupción brusca del consumo de tabaco. Las concentraciones venosas inducidas por el chicle son entre un tercio y la mitad de las que producen los cigarrillos. No se deben tomar bebidas ácidas (café, té, refrescos o zumos) antes, durante o después del chicle porque reducen la absorción. A veces el cumplimiento es problemático. Los efectos adversos son menores, y consisten en mal sabor de boca y dolor mandibular. Aproximadamente el 20 % de los que abandonan el consumo de tabaco consumen estos chicles durante un período largo, y el 2 % durante más de 1 año; el consumo a largo plazo no parece ser perjudicial. La principal ventaja del chicle de nicotina es que es de gran ayuda en las situaciones de alto riesgo.

Las pastillas de nicotina también liberan esta sustancia y se han comercializado en dosis de 2-4 mg; son especialmente útiles en pacientes que fuman inmediatamente después de despertar. Por lo general, se consumen 9 a 20 pastillas al día durante las primeras 6 semanas, momento a partir del cual se reduce la dosis. Las pastillas confieren la mayor

concentración de nicotina de todos los productos sustitutivos, y deben mantenerse en la boca hasta su disolución, sin deglutirlas. Los efectos adversos consisten en insomnio, náuseas, pirosis, cefalea e hipo.

Los parches de nicotina, también comercializados como fármacos de venta sin receta, están disponibles en preparaciones de 16 h de duración sin reducción gradual, y de 24 o 16 h con reducción gradual. Los parches se aplican por la mañana y producen concentraciones plasmáticas que se aproximan a la mitad de las inducidas al fumar. El cumplimiento es alto y los principales efectos secundarios son los exantemas y, con los parches de 24 h, el insomnio. Con el consumo de chicles y parches en situaciones de alto riesgo, las tasas de abandono del tabaquismo aumentan un 5-10 % más. El tratamiento finaliza después de un período de entre 6 y 12 semanas, porque no está diseñado para una duración a largo plazo.

Con el aerosol nasal de nicotina, únicamente disponible por prescripción, las concentraciones plasmáticas de nicotina son más similares a las inducidas al fumar un cigarrillo, y parece ser especialmente útil en fumadores con dependencia intensa. Sin embargo, el aerosol provoca rinitis, lagrimeo y tos en más del 70 % de los pacientes.

Con el inhalador de nicotina, producto de prescripción diseñado para liberar nicotina en los pulmones, la sustancia se absorbe en realidad en la faringe. Suministra 4 mg por cartucho, y las concentraciones resultantes de nicotina son bajas. Su principal atractivo es que constituye un sustituto conductual para el hecho de fumar. El inhalador duplica las tasas de abandono del tabaquismo. Estos dispositivos requieren una aplicación frecuente (aproximadamente 20 min para la extracción de 4 mg de nicotina), y sus efectos adversos son menores.

Fármacos sin nicotina. El tratamiento sin nicotina puede ayudar a los fumadores que se oponen ideológicamente a la idea del tratamiento sustitutivo, así como a los que han fracasado con él. El bupropión es un antidepresivo con acciones dopaminérgicas y adrenérgicas. Su administración se inicia con dosis de 150 mg/día durante 3 días y se aumenta a 150 mg dos veces al día durante 6 a 12 semanas. Con dosis de 300 mg/día se duplican las tasas de abandono del consumo de tabaco en fumadores con antecedentes de depresión y sin ellos. En un estudio, el tratamiento combinado de bupropión y parches de nicotina provocó tasas de abandono del consumo de tabaco superiores a las de ambos tratamientos por separado. Los efectos adversos consisten en insomnio y náuseas, que raramente son significativos. Las contraindicaciones para el consumo de bupropión incluyen un trastorno convulsivo (el riesgo de convulsiones en aquellos que se examinan adecuadamente es menos de 1 en 1 000), bulimia o anorexia nerviosa actual o previa, consumo concurrente o previo de IMAO o consumo de bupropión. Aunque en un momento dado el bupropión tuvo una advertencia comercial respecto a los efectos adversos neuropsiquiátricos durante el abandono del hábito de fumar, la FDA la ha eliminado. Este medicamento puede iniciarse 1 a 2 semanas antes de la fecha elegida para dejar de fumar y hasta 6 meses después de dejar de fumar. Otro antidepresivo, la nortriptilina, también parece ser útil para dejar de fumar.

La vareniclina es un agonista parcial del receptor de acetilcolina nicotínico neuronal $\alpha_4\beta_2$; alivia tanto la ansiedad como la abstinencia y, a diferencia de otros medicamentos, reduce los efectos reforzadores de

Tabla 4-31
Los 5 pasos principales en la intervención (las 5 A, *Ask, Advise, Assess, Assist, Arrange*)

1. **Preguntar:** identificar y documentar el estado de consumo de tabaco de cada paciente en cada visita
2. **Aconsejar:** de manera clara, contundente y personalizada, invitar a todos los consumidores de tabaco a que dejen de fumar
3. **Evaluar:** ¿Está el consumidor de tabaco dispuesto a intentar dejar de fumar en este momento?
4. **Ayudar:** para el paciente que desea intentar dejar de fumar, utilizar el asesoramiento y el tratamiento farmacológico para ayudarlo a dejar de fumar. (Consultar https://www.ahrq.gov/prevention/guidelines/tobacco/clinicians/index.html para obtener materiales de ayuda)
5. **Organizar:** programar un contacto de seguimiento, en persona o por teléfono, preferiblemente dentro de la primera semana después de la fecha para dejar de fumar

De Five Major Steps to Intervention (The "5 A's"). Agency for Healthcare Research and Quality, Rockville, MD. Contenido revisado por última vez: diciembre de 2012. Consultado el 30 de noviembre de 2020. https://www.ahrq.gov/prevention/guidelines/tobacco/5steps.html

Tabla 4-32
Medicamentos aprobados por la FDA para dejar de fumar

Producto	Vía de administración	Disponibilidad	Dosis habitual
Medicamentos de reemplazo de nicotina			
NicoDerm, Habitrol, versiones genéricas	Parche	De venta sin receta	Varía según el producto y la cantidad que ha fumado una persona. Consúltense las recomendaciones del fabricante para obtener instrucciones específicas
Nicorette, Commit, versiones genéricas	Oral (goma de mascar, pastilla)	De venta sin receta	
Nicotrol	Inhalado (spray nasal, inhalador)	Prescripción	
Medicamentos sin nicotina			
Bupropión (comercializado como Zyban, sin embargo, la marca fue abandonada por el fabricante en Estados Unidos)	Píldora	Prescripción	Inicial: 150 mg × 3 días Después de 3 días, aumentar a 150 dos veces al día Empezar 1 semana antes de dejar de fumar
Tartrato de vareniclina (Chantix)	Píldora	Prescripción	Días 1-3: 0,5 mg una vez al día Días 4-7: 0,5 mg dos veces al día Día 8 final del tratamiento: 1 mg dos veces al día

De US Food and Drug Administration, www.fda.gov

la nicotina al bloquear la estimulación dopaminérgica responsable del refuerzo o recompensa del consumo de tabaco. Si bien es cierto que hubo preocupación acerca de las advertencias comerciales emitidas por la FDA para los efectos adversos neuropsiquiátricos (estado de ánimo depresivo, agitación, cambios en el comportamiento, ideación suicida y suicidio), una investigación más reciente sobre la vareniclina en pacientes psiquiátricos ha encontrado que los síntomas psiquiátricos no empeoran ni aumentan el riesgo de suicidio, de manera que la FDA ha eliminado dicha advertencia. También existe la preocupación de posibles efectos adversos cardiovasculares en pacientes que toman vareniclina («un riesgo pequeño pero mayor de ciertos efectos adversos cardiovasculares en personas con una enfermedad cardiovascular»). Los médicos deben aconsejar a los pacientes sobre estos riesgos y vigilar los síntomas relacionados con el estado mental y cardíaco.

Terapia psicosocial y farmacológica combinada

En varios estudios se ha demostrado que la combinación del tratamiento de sustitución con nicotina y la terapia conductual aumenta las tasas de abandono del tabaquismo en comparación con una terapia sola.

EPIDEMIOLOGÍA

La encuesta *Monitoring the Future* de 2018 informó que el consumo de nicotina con cigarrillos se encuentra actualmente en un mínimo histórico. Las tasas de tabaquismo durante 30 días entre los estudiantes de 8.º, 10.º y 12.º curso fueron del 2,2%, 4,2% y 7,6%, respectivamente. Sin embargo, el vapeo, es decir, el uso de un dispositivo que funciona con baterías para calentar un líquido u otras sustancias hasta que los químicos se aerosolizan para su inhalación, aumentó significativamente en 2018. Los fabricantes de los líquidos para vapear suelen venderlos de sabores, ya que son especialmente atractivos para los adolescentes. Las tasas de prevalencia de vapeo de nicotina durante 30 días en los estudiantes de 8.º, 10.º y 12.º curso fueron del 6%, 16% y 21%, respectivamente, siendo sustancialmente más altas que el consumo de cigarrillos. El aumento del vapeo de nicotina fue particularmente elevado para los estudiantes de 10.º y 12.º curso (aumentando un 9% y 11% para estos cursos).

La OMS estima que hay mil millones de fumadores en todo el mundo y hay más hombres que mujeres que fuman. Aunque la prevalencia del consumo de tabaco está disminuyendo en general, el número de personas que fuman en las regiones del Mediterráneo oriental y África está en aumento.

El tabaco se fuma habitualmente en cigarrillos, así como en los puros, el rapé, el tabaco de mascar y las pipas. Además, existe una prevalencia cada vez mayor del vapeo y el uso de cigarrillos electrónicos.

Actualmente, un 14% de los estadounidenses fuma. Las características de la dependencia se desarrollan rápidamente. La eficacia de la información en las aulas y otros programas para evitar el inicio en el consumo solo es moderada, aunque el aumento de los impuestos sí lo reduce.

Cerca del 70% de los fumadores ha intentado abandonar el consumo de tabaco, y a partir de 2015 más del 50% declararon que intentaron dejar de fumar en el último año. En cualquier intento dado, solo el 30% se mantiene en abstinencia durante al menos 2 días, y únicamente del 5% al 10% lo abandona permanentemente. Sin embargo, la mayoría de los fumadores realiza de cinco a diez intentos, de manera que, con el tiempo, abandonan el consumo de tabaco el 50% de «los que fumaron en algún momento». En el pasado, el 90% de los intentos de abandono del tabaquismo se hacía en ausencia de tratamiento. Con la disponibilidad de los fármacos de venta sin receta y sin nicotina en 1998, aproximadamente un tercio de todos los intentos implicaba el consumo de fármacos.

En cuanto al diagnóstico de dependencia de la nicotina, aproximadamente el 20% de la población la desarrolla en algún momento, lo que la convierte en uno de los trastornos psiquiátricos más prevalentes. Un 85% de los fumadores actuales son dependientes de la nicotina, y se produce abstinencia en un 50% de los que intentan abandonar el consumo de tabaco.

De acuerdo con los Centers for Disease Control (CDC), se han observado diferencias regionales en cuanto al consumo de tabaco en Estados Unidos. Los 11 estados con mayor prevalencia son Kentucky, Virginia Oeste, Louisiana, Ohio, Indiana, Missouri, Oklahoma, Arkansas, Mississippi, Tennessee y Alabama. Los estados con la prevalencia más baja son Utah y California.

Escolaridad

El nivel educativo se correlaciona con el consumo de tabaco. El 23% de los adultos que no han completado la enseñanza media (y de aquellos con una prueba GED [General Educational Development] aprobada, el 37% fumaba) frente a solo el 7% de los graduados universitarios.

Pacientes psiquiátricos

Los psiquiatras deben estar particularmente preocupados e informados sobre la dependencia de la nicotina debido a la elevada proporción de pacientes psiquiátricos que fuman. Lo hacen aproximadamente el 50% de los pacientes psiquiátricos ambulatorios, el 70% de los pacientes ambulatorios con trastorno bipolar I, casi el 90% de los pacientes ambulatorios con esquizofrenia y el 70% de los pacientes con trastornos por consumo de sustancias. Además, los datos indican que los pacientes con trastornos depresivos o de ansiedad tienen menor éxito en sus intentos de abandonar el consumo de tabaco en comparación con otros individuos; por tanto, un abordaje de salud integral para estos pacientes probablemente consista en ayudarles a abordar sus hábitos de tabaquismo, además del trastorno mental principal. El alto porcentaje de pacientes con esquizofrenia y fumadores se ha atribuido a la capacidad de la nicotina para reducir su alta sensibilidad a los estímulos sensoriales externos y aumentar su concentración. En este sentido, estos pacientes se autorregulan para mitigar el malestar.

Mortalidad

La muerte es el principal efecto adverso del tabaquismo. El consumo del tabaco se asocia a unas 400 000 muertes prematuras cada año en Estados Unidos (el 20% de todas las muertes). Las personas que fuman tienden a morir 10 años antes que las que no fuman. El cáncer causa enfermedad pulmonar obstructiva crónica, otras enfermedades pulmonares, cáncer, enfermedades cardíacas, accidentes cerebrovasculares y diabetes. El incremento del consumo de tabaco de mascar y rapé (sin humo) se ha asociado con el desarrollo de cáncer orofaríngeo.

Los investigadores han observado que el 30% de las muertes por cáncer en Estados Unidos están provocadas por el humo del tabaco, el carcinógeno más letal por sí mismo en este país. El consumo de tabaco (principalmente el consumo de cigarrillos) provoca cáncer de pulmón, de las vías respiratorias superiores, del esófago, de la vejiga y del páncreas, y probablemente del estómago, del hígado y del riñón. En comparación con los no fumadores, los que fuman tienen una probabilidad de 15 a 30 veces mayor de presentar cáncer de pulmón, que ha superado al de mama como principal causa de muerte por cáncer en mujeres. A pesar de estas alarmantes estadísticas, los fumadores pueden reducir considerablemente el riesgo de desarrollar cáncer relacionado con el tabaco solo con abandonar el consumo de tabaco.

PATOLOGÍA

Neurofarmacología

La nicotina es el componente psicoactivo del tabaco, que actúa sobre el SNC como agonista de los receptores acetilcolinérgicos del subtipo nicotínico. Alrededor del 25% de la nicotina inhalada al fumar alcanza el torrente sanguíneo, a través del cual llega al cerebro en 15 s. Su vida media es de unas 2 h. Se cree que ejerce sus efectos de reforzador positivo y sus propiedades adictivas activando la vía dopaminérgica, que se proyecta desde el área tegmental ventral a la corteza cerebral y al sistema límbico. Además de activar este sistema de recompensa dopaminérgico, aumenta las concentraciones de noradrenalina y adrenalina circulantes, así como la liberación de vasopresina, β-endorfina, corticotropina (ACTH) y cortisol. Se cree que estas hormonas contribuyen a los efectos estimulantes básicos de la nicotina sobre el SNC.

Efectos adversos

La nicotina es un alcaloide sumamente tóxico. Las dosis de 60 mg en un adulto son fatales por parálisis respiratoria; fumar un cigarrillo común suministra una dosis de 0,5 mg. En dosis bajas, los signos y los síntomas de la toxicidad por nicotina consisten en náuseas, vómitos, salivación, palidez (por vasoconstricción periférica), astenia, dolor abdominal (por aumento de la peristalsis), diarrea, mareos, cefalea, hipertensión arterial, taquicardia, temblor y sudoración fría. La toxicidad también se asocia a la incapacidad para concentrarse, confusión y alte-

raciones sensoriales. Asimismo la nicotina se asocia con una reducción de la magnitud del sueño REM. El consumo de tabaco durante la gestación se ha asociado a un aumento de la incidencia de bajo peso al nacer y de hipertensión pulmonar persistente.

Beneficios del abandono del consumo de tabaco sobre la salud

El abandono del consumo de tabaco confiere enormes e inmediatos beneficios sobre la salud a individuos de todas las edades, así como a aquellos con enfermedades relacionadas con el consumo de tabaco o sin ellas. Los exfumadores viven más que los que siguen fumando. El abandono del consumo de tabaco reduce el riesgo de cáncer de pulmón y otros cánceres, infarto de miocardio, enfermedades cerebrovasculares y enfermedades pulmonares crónicas. Las mujeres que lo abandonan antes de la gestación o durante los primeros 3 a 4 meses reducen el riesgo de tener neonatos de bajo peso, que se iguala al de las mujeres que nunca han fumado. Los beneficios del abandono del consumo de tabaco sobre la salud superan con creces cualquier riesgo por el incremento medio de 2,3 kg de peso o cualquier efecto psicológico adverso que pueda acompañarse.

▲ 4.8 Trastornos relacionados con la cafeína

La cafeína afecta a varios sistemas neurobiológicos y fisiológicos, y produce efectos psicológicos significativos. No se asocia con ninguna enfermedad que constituya una amenaza para la vida, pero su consumo puede ocasionar síntomas y trastornos psiquiátricos. El consumo habitual de cafeína y su integración ampliamente aceptada dentro de los hábitos diarios pueden hacer subestimar el papel que desempeña en la vida diaria y que el reconocimiento de los trastornos asociados con ella sea un reto particularmente difícil. De ahí la importancia de que el clínico esté familiarizado con la cafeína, sus efectos y los problemas que pueden asociarse con su consumo.

CARACTERÍSTICAS CLÍNICAS Y DIAGNÓSTICO

El consumo de cafeína se asocia con cinco trastornos: el trastorno por consumo de cafeína, la intoxicación por cafeína, la abstinencia de cafeína, el trastorno de ansiedad inducido por la cafeína y el trastorno del sueño inducido por la cafeína. El diagnóstico de intoxicación por cafeína u otros trastornos relacionados depende principalmente de una anamnesis completa sobre la ingestión de productos que contienen cafeína. La anamnesis debe indagar si un paciente ha experimentado cualquier síntoma de abstinencia de la cafeína durante los períodos en que se interrumpió o redujo intensamente el consumo. En la tabla 4-33 se enumeran algunos diagnósticos esenciales a considerar en el diferencial para los trastornos relacionados con la cafeína. El diagnóstico diferencial debe incluir el abuso de fármacos de venta sin receta que contienen cafeína, esteroides anabolizantes y otros estimulantes, como las anfetaminas y la cocaína. Puede ser necesaria una muestra de orina para discriminar el consumo de sustancias. El diagnóstico diferencial también debe incluir el hipertiroidismo y el feocromocitoma.

Intoxicación por cafeína

Después de ingerir de 50 a 100 mg de cafeína, los síntomas comunes pueden ser agradables (p. ej., mejorar el estado de alerta) o solo levemente molestos (diuresis). A medida que aumenta la dosis, los síntomas se vuelven más preocupantes; en la tabla 4-34 se enumeran. La intoxicación por cafeína suele producirse por encima de 250 mg. La incidencia anual de intoxicación es de un 10% de la población. Un consumo de más de 10 g de cafeína, casi imposible de lograr con las bebidas con cafeína habituales, pero posible con pastillas u otros suplementos, puede ser mortal.

> La Sra. B., de 30 años de edad, acudió a consulta debido a sus «ataques de ansiedad». Los episodios aparecían después del mediodía, cuando se sentía inquieta, nerviosa, se alteraba con facilidad, se la veía ruborizarse y sudar y, según sus compañeros de trabajo, «se ponía a hablar a mil por hora». Tras ser interrogada, la Sra. B. admitió consumir seis o siete tazas de café diarias antes de la hora a la que comenzaban los episodios.

Abstinencia de cafeína

La aparición de síntomas de abstinencia refleja la tolerancia y la dependencia fisiológica que se desarrollan con el uso continuado de cafeína. Varios estudios epidemiológicos han descrito síntomas de abstinencia en el 50-75 % de todos los consumidores de cafeína estudiados.

En la tabla 4-35 se enumeran los síntomas de la abstinencia de cafeína; los más frecuentes son cefalea y fatiga. La cantidad de cafeína y la brusquedad al suspenderla se correlacionan con el número y la gravedad de los síntomas de abstinencia. Los síntomas de la abstinencia se inician de 12 a 24 h después de la última dosis, alcanzan el grado máximo de 24 a 48 h y se resuelven en 1 semana.

La inducción de la abstinencia de cafeína puede ser iatrogénica. Los médicos a menudo solicitan a los pacientes que interrumpan la ingestión de cafeína antes de ciertos procedimientos médicos, como endoscopias, colonoscopias y cateterizaciones cardíacas. También recomiendan el abandono del consumo a los pacientes con síntomas de ansiedad, arritmias, esofagitis, hernia de hiato, fibroquistosis mamaria e insomnio. Algunos individuos simplemente deciden que sería bueno para su salud dejar de consumir productos con cafeína. En todas estas situaciones, los consumidores de cafeína deberían reducir gradualmente el consumo durante un período de 7 a 14 días en lugar de interrumpirlo abruptamente.

> El Sr. F. era un abogado de 43 años de edad que había acudido a la consulta psiquiátrica persuadido por su esposa. Se lamentaba últimamente de cansancio, falta de motivación, somnolencia, dolores de cabeza, náuseas y falta de concentración. Sus síntomas se presentaban sobre todo los fines de semana. Abandonó sus actividades sociales los fines de semana debido a los síntomas, lo que preocupaba a la Sra. F., ya que durante el resto de la semana parecía estar bien. El Sr. F. gozaba de buena salud y no presentaba antecedentes recientes de enfermedades médicas.
>
> El Sr. F. trabajaba en un despacho muy ajetreado, llegaba a trabajar hasta 60 h a la semana, y casi no veía a su familia durante la semana. En el trabajo se sentía a menudo angustiado, inquieto y constantemente ocupado. Se preocupaba tanto por su trabajo que tenía problemas para dormir durante las noches. Negaba tener más problemas conyugales o familiares que los provocados por no querer hacer nada durante el fin de semana.
>
> En el trabajo, el Sr. F. consumía de forma habitual unas 4 o 5 tazas de café al día. Suprimió el consumo los fines de semana porque sentía que quizá contribuía a su ansiedad e insomnio.

Trastorno por consumo de cafeína

El diagnóstico de trastorno por consumo de cafeína puede aplicarse a algunas personas con consumo problemático. Se incluye en la sección III del DSM-5, reservada para los padecimientos que requieren una investigación más exhaustiva. En ningún estudio se ha examinado la evolución y el pronóstico de los pacientes con diagnóstico de trastorno por consumo de cafeína. Estos individuos han descrito su consumo continuado a pesar de los esfuerzos repetidos por abandonarlo.

Tabla 4-33
Diagnóstico diferencial de los trastornos relacionados con la cafeína

Trastorno de ansiedad generalizada
Trastorno de pánico con o sin agorafobia
Trastorno bipolar II
Trastorno por déficit de atención e hiperactividad (TDAH)
Trastornos del sueño-vigilia

> La Sra. G, de 35 años de edad, casada, ama de casa, con tres hijos de 8, 6 y 2 años, no tomaba medicamentos de prescripción, sino un complejo polivitamínico y suplementos de vitaminas C y E diariamente; no fumaba y no tenía antecedentes de trastornos psiquiátricos. Consumía alcohol de forma moderada durante los fines de semana, había fumado esporádicamente marihuana en el instituto, pero no la había consumido desde entonces, y no refería otros antecedentes de consumo de sustancias ilegales.
>
> Había empezado a consumir bebidas con cafeína cuando estaba en el instituto y actualmente su bebida preferida era la cola con cafeína sin azúcar. La Sra. G. tomaba su primer refresco a primera hora de la mañana, poco después de levantarse, y lo llamaba jocosamente su «golpe matutino». Durante el día espaciaba las botellas de refresco y

Tabla 4-34
Síntomas y signos del consumo de cafeína

Uso leve a moderado (50 a 100 mg)
Sensación de alerta
Leve sensación de bienestar
Sensación de mejora del rendimiento verbal y motor
Diuresis
Estimulación del músculo cardíaco
Aumento de la peristalsis intestinal
Aumento de la secreción de ácido gástrico
Aumento (generalmente leve) de la presión arterial

250 mg o más («intoxicación por cafeína»)
Ansiedad
Agitación psicomotora
Inquietud
Irritabilidad
Molestias psicofisiológicas:
    Espasmos musculares
    Rubor facial
    Náusea
    Diuresis
    Malestar gastrointestinal
    Sudoración excesiva
    Hormigueo en los dedos de las manos y los pies
    Insomnio

1 g o más
Discurso incoherente
Pensamiento confuso
Arritmia cardíaca
Infatigabilidad
Agitación significativa
Acúfenos
Alucinaciones visuales leves (destellos de luz)

Más de 10 g
Convulsiones tónico-clónicas generalizadas
Insuficiencia respiratoria
Muerte

Tabla 4-35
Síntomas de abstinencia de cafeína

Cefalea
Fatiga
Ansiedad
Irritabilidad
Síntomas depresivos leves
Comportamiento psicomotor anormal
Náusea
Vómitos
Deseo de consumo de cafeína
Dolor y rigidez muscular

tomaba la última con la cena. Solía beber 4 o 5 botellas de 600 ml de cola con cafeína sin azúcar cada día.

Ella y su marido habían discutido tiempo atrás sobre el consumo de refrescos con cafeína; su marido había creído que no debía beberlos mientras estaba embarazada, pero la paciente había seguido consumiéndolos durante cada gestación. A pesar del deseo de abandonar el consumo, había sido incapaz de hacerlo. Describía un deseo irrefrenable de beber refrescos con cafeína, y si se resistía no podía pensar en nada más. Bebía refrescos con cafeína en el coche, que era de cambio manual, y había notado que ocasionalmente se le derramaba el refresco en las curvas. También había observado que sus dientes se tornaban amarillentos, lo que sospechó que estaba relacionado con su tendencia a retener el refresco en la boca antes de deglutirlo. Cuando se le pidió que describiera algún período en el que hubiera interrumpido el consumo de refrescos, la paciente refirió que un día en que iba a ofrecer una fiesta por el cumpleaños de uno de sus hijos se le habían terminado los refrescos y no había tenido tiempo de salir de casa a comprar más. A primera hora de la tarde, unas horas antes del inicio de la fiesta, notó letargia y cefalea intensas, irritabilidad y ansia por tomar un refresco. Llamó a su marido y le comunicó que había pensado en cancelar la fiesta. Fue a una tienda a comprar refrescos y, después de ingerir dos botellas, se sintió lo suficientemente bien para celebrarla.

Aunque inicialmente expresó interés en que reducir o abandonar el consumo de refrescos con cafeína, la Sra. G. no acudió a las visitas programadas de seguimiento tras la primera evaluación. Cuando se contactó con la paciente en su domicilio, manifestó que solo había solicitado ayuda a requerimiento de su marido, y que había decidido reducir el consumo de cafeína por su cuenta. (Por cortesía de Eric Stain, MD.)

Trastornos inducidos por cafeína

Trastorno de ansiedad inducido por cafeína

La ansiedad relacionada con el consumo de cafeína puede asemejarse al trastorno de ansiedad generalizada. Los pacientes pueden percibirse como «eléctricos», verborreicos e irritables; pueden quejarse de que no duermen bien y de tener mucha energía. La cafeína puede inducir y exacerbar ataques de pánico en individuos con un trastorno de pánico, y aunque todavía no se ha demostrado una relación causal entre la cafeína y el trastorno de pánico, estos pacientes deberían evitarla.

El Sr. B. era un estudiante graduado de 28 años de edad que gozaba de buena salud y no presentaba antecedentes clínicos de ningún tipo de tratamiento o evaluación psiquiátrica previa. No tomaba medicamentos, no fumaba ni consumía alcohol, ni tenía una historia presente o pasada de consumo de drogas ilegales.

Su principal dolencia era que había empezado a sentir una «ansiedad» cada vez mayor cuando trabajaba en el laboratorio en el que continuaba con sus estudios universitarios. Su trabajo había mejorado de forma progresiva, sentía que la relación con su supervisor era buena, se sentía apoyado por él, y no era capaz de identificar ningún problema con el resto del personal o con sus colegas que pudiese justificar su ansiedad. Había estado trabajando durante muchas horas, pero encontraba el trabajo interesante, y recientemente le habían aceptado su primer artículo para publicar.

A pesar de estos éxitos, relató que sentía una «ansiedad en aumento» conforme avanzaba el día. Observaba que antes de primera hora de la tarde comenzaba a sentir palpitaciones, el corazón se le aceleraba, las manos le temblaban y experimentaba una sensación generalizada de «estar al límite». También observó energía de tipo nervioso por las tardes. Estas sensaciones ocurrían a diario y parecían reducirse al contexto del laboratorio (aunque admitió pasar todos los días de la semana en el laboratorio).

Al analizar la ingesta de cafeína del Sr. B., descubrió que estaba consumiendo cantidades excesivas. El personal preparaba una cafetera grande cada mañana, y el Sr. B. de forma habitual comenzaba con una taza grande de café. En el transcurso de la mañana tomaba tres o cuatro tazas grandes (el equivalente a 1-1,4 l) y continuaba a ese ritmo de consumo durante la tarde. De forma puntual, tomaba una lata de algún refresco con cafeína, pero no consumía otras formas de cafeína de forma regular. El Sr. B. calculaba que bebía en total más de 6-8 tazas de café al día (lo que se calcula que equivale a al menos 1 200 mg/día de cafeína). Cuando se le hizo ver la cifra, se dio cuenta de que este consumo de cafeína era considerablemente mayor del que jamás había consumido anteriormente. Admitió que le gustaba el sabor del café y que sentía un subidón de energía cuando lo bebía por las mañanas que le ayudaba a comenzar el día.

El Sr. B. y su médico desarrollaron un plan para disminuir su consumo de cafeína de forma gradual. El Sr. B. consiguió reducirlo, y sus síntomas de ansiedad remitieron cuando el consumo diario de cafeína hubo disminuido de forma notable. (Por cortesía de Laura M. Juliano, PhD, y Roland R. Griffiths, PhD.)

Trastorno del sueño inducido por cafeína. La cafeína se asocia con un retraso en la conciliación del sueño, incapacidad para mantenerlo y despertar pronto.

Trastorno relacionado con la cafeína no especificado. Esta categoría se utiliza para los trastornos relacionados con la cafeína que no cumplen los criterios de intoxicación o abstinencia de cafeína, trastorno de ansiedad inducido por cafeína o trastorno del sueño inducido por cafeína.

COMORBILIDAD

Los individuos con trastornos relacionados con la cafeína presentan una mayor probabilidad de sufrir trastornos adicionales relacionados con sustancias que aquellos sin este diagnóstico. Aproximadamente dos tercios de los que consumen grandes cantidades de cafeína a diario también toman sedantes e hipnóticos. El consumo significativo de cafeína se asocia con trastorno depresivo mayor, trastorno de ansiedad generalizada, trastorno de pánico, trastorno de la personalidad antisocial y otros trastornos por consumo de sustancias, como alcohol, cannabis y cocaína.

Consumo de cafeína y trastornos no psiquiátricos

A pesar de la gran cantidad de investigación, nadie ha demostrado de forma concluyente un riesgo significativo para la salud por el consumo habitual de cafeína. No obstante, se considera relativamente contraindicado para diversas afecciones; en la tabla 4-36 se enumeran. Algunos son muy controvertidos; por ejemplo, puede existir una asociación débil entre un alto consumo diario de cafeína en las mujeres y el retraso de la concepción y una ligera reducción del peso al nacimiento. Sin embargo, los estudios no han demostrado estas asociaciones, y los efectos, cuando se han observado, se han producido con dosis diarias relativamente altas de cafeína (p. ej., el equivalente de 5 tazas de café al día). Para una mujer que está planificando una gestación, en especial si hay alguna dificultad para concebir, puede ser útil recomendar la abstinencia del consumo de cafeína. También puede estar justificado recomendar la reducción del consumo a las mujeres gestantes que tomen una cantidad diaria moderada o alta.

TRATAMIENTO

Los analgésicos, como el ácido acetilsalicílico (aspirina), casi siempre pueden controlar la cefalea y la mialgia que pueden acompañar a la abstinencia de la cafeína. Raramente los pacientes requieren benzodiazepinas para el alivio de los síntomas de abstinencia; de emplearse con este propósito, las dosis deben ser bajas y durante un período breve, como mucho de 7 a 10 días.

El primer paso para reducir o eliminar el consumo de cafeína consiste en que el paciente determine cuándo consume diariamente. Un diario de alimentos puede ayudar a determinar una dosis precisa. Es posible que se tenga que explicar al paciente las muchas fuentes de cafeína en la dieta. Después de varios días de seguimiento de la dieta, se puede revisar el diario con el paciente y determinar la dosis diaria promedio de cafeína.

Tras obtener una contabilidad precisa de todo el consumo de cafeína, se puede trabajar con el paciente para decidir una reducción razonable. El programa típico sería una disminución del 10% cada pocos días. Debido a que la mayor parte de la cafeína generalmente proviene de las bebidas, sustituir de forma gradual las bebidas descafeinadas por las que contienen cafeína puede ser una estrategia simple. Se debe mantener el diario y monitorizar el progreso. La disminución gradual debe individualizarse para cada paciente, de modo que la tasa de reducción de la cafeína minimice los síntomas de abstinencia. Aunque es posible la abstinencia brusca, la mayoría de los pacientes encuentran que es demasiado incómoda.

EPIDEMIOLOGÍA

La cafeína es la sustancia psicoactiva más consumida en el mundo. En Estados Unidos, el 87% de los niños y adultos consumen alimentos y bebidas que contienen cafeína. La cafeína se encuentra en más de 60 especies de plantas y pertenece a la clase de alcaloides de la metilxantina, que también incluye teobromina (que se encuentra en el chocolate) y teofilina (que se usa a menudo en el tratamiento del asma).

Muchas bebidas, alimentos, medicamentos recetados y medicamentos de venta sin receta contienen cafeína (tabla 4-37). La ingesta media de cafeína entre los adultos (mayores de 22 años) en Estados Unidos se estimó en 300 mg/día, aunque, entre los bebedores de café, la ingesta media fue de 375 mg/día. Una taza de café suele contener de 100 a 150 mg de cafeína, y una de té es un tercio de esta cantidad. Muchos fármacos de venta sin receta contienen un tercio de la cafeína de una taza de café, y algunos fármacos contra la migraña y estimulantes de venta sin receta contienen más cafeína que una taza de café. El cacao, el chocolate y los refrescos contienen cantidades significativas de cafeína, suficiente para causar algunos síntomas de intoxicación en niños cuando ingieren una barra de golosina y un refresco de cola de 360 ml.

Poblaciones específicas

Los fumadores consumen más cafeína que los no fumadores. Esta observación puede reflejar una vulnerabilidad genética común al consumo de cafeína y de tabaco, y puede relacionarse con el aumento de la tasa de eliminación de la cafeína en los fumadores. Los estudios preclínicos y clínicos indican que el consumo regular de cafeína puede potenciar los efectos de reforzamiento de la nicotina.

El consumo intenso y la dependencia clínica del alcohol se asocian asimismo con un consumo intenso y dependencia clínica de la cafeína.

Tabla 4-36
Posibles contraindicaciones para el consumo de cafeína

Trastorno de ansiedad generalizada
Trastorno de pánico
Insomnio primario
Reflujo gastroesofágico
Enfermedad cardiovascular (particularmente hipertensión e hipercolesterolemia)
Embarazo
Esterilidad

Los individuos con trastornos de ansiedad tienden a manifestar un menor consumo de cafeína, aunque en un estudio se demostró que una mayor proporción de consumidores de cafeína en dosis altas también tomaban benzodiazepinas. Diversos estudios han demostrado el consumo diario de dosis altas de cafeína en pacientes psiquiátricos. Así, en varios estudios se ha observado que estos pacientes consumen el equivalente a una media de cinco tazas de café al día o más. Finalmente, también se ha observado un elevado consumo diario de cafeína en los individuos internados en centros penitenciarios.

PATOLOGÍA Y ETIOLOGÍA

Después de la exposición a la cafeína, varios factores influyen en el consumo continuo, como los efectos farmacológicos de la cafeína, los efectos de reforzamiento de la cafeína, las predisposiciones genéticas al consumo y las características individuales del consumidor.

Neurofarmacología. La cafeína, una metilxantina, es más potente que otra metilxantina empleada a menudo, la teofilina. La vida media de la cafeína en el organismo humano es de 3 a 10 h, y el tiempo que transcurre hasta alcanzar la concentración máxima es de 30-60 min; la cafeína atraviesa fácilmente la barrera hematoencefálica. Actúa principalmente como antagonista de los receptores de adenosina, que activan una proteína G inhibidora (G_i) y, con ello, inhiben la formación del segundo mensajero, el monofosfato de adenosina cíclico (AMPc). Por consiguiente, la ingestión de cafeína aumenta las concentraciones intraneuronales de AMPc en las neuronas con receptores de adenosina.

Se estima que tres tazas de café suministran tanta cafeína al cerebro que aproximadamente el 50% de los receptores de adenosina están ocupados por ella. Diversos experimentos indican que la cafeína, en especial en dosis o concentraciones altas, puede afectar a las neuronas dopaminérgicas y noradrenérgicas. Específicamente, puede potenciar la actividad de la dopamina, una hipótesis que podría explicar las descripciones clínicas que asocian su ingestión con una exacerbación de los síntomas psicóticos en los pacientes con esquizofrenia. Se ha postulado que la activación de las neuronas noradrenérgicas estaría implicada en la mediación de algunos síntomas de la abstinencia de cafeína.

Efectos subjetivos y de reforzamiento. El efecto subjetivo de dosis únicas bajas a moderadas de cafeína (es decir, de 20 a 200 mg) suele ser placentero. Por tanto, los estudios han demostrado que estas dosis de cafeína aumentan las puntuaciones de aspectos como el bienestar, la energía, la concentración y la motivación para trabajar. Además, estas dosis reducen las puntuaciones de las determinaciones de somnolencia o cansancio. Dosis de cafeína de entre 300 y 800 mg (el equivalente a varias tazas de café ingeridas de una vez) producen efectos a menudo definidos como desagradables, como la ansiedad y el nerviosismo. Aunque en estudios en animales se ha observado que es difícil demostrar que la cafeína tenga un efecto de refuerzo, los ensayos clínicos controlados en seres humanos han demostrado que los individuos eligen la cafeína frente al placebo cuando se les da la opción en condiciones experimen-

Tabla 4-37
Contenido de cafeína en alimentos o medicamentos frecuentes

Producto	Tamaño de la porción (volumen o peso)	Contenido de cafeína (mg)	Rango (mg)
BEBIDAS			
Café			
Infusión/filtrado	12 oz (355 ml)	200	107-420
Instantáneo	12 oz (355 ml)	140	40-260
Exprés	1 oz (30 ml)	70	60-95
Descafeinado	12 oz (355 ml)	8	0-20
Filtrado de Starbucks[a]	12 oz (355 ml)	260	
Capuchino de Starbucks[a]	12 oz (355 ml)	75	
Exprés de Starbucks[a]	1 oz (30 ml)	75	
Frapuchino embotellado de Starbucks[a]	9,5 oz (266 ml)	90	
Descafeinado de Starbucks[a]	12 oz (355 ml)	20	
Té			
Infusión	6 oz (177 ml)	40	30-90
Instantáneo	6 oz (177 ml)	30	10-35
Enlatado o embotellado	12 oz (355 ml)	20	8-32
Refrescos			
Refrescos típicos con cafeína	12 oz (355 ml)	40	22-69
Mountain Dew/Mt. Dew Light[a]	12 oz (355 ml)	54	
Coca-Cola Light[a]	12 oz (355 ml)	47	
Sunkist/Sunkist Light[a]	12 oz (355 ml)	41	
Dr. Pepper/Dr. Pepper Light[a]	12 oz (355 ml)	41	
Pepsi[a]	12 oz (355 ml)	38	
Pepsi Light[a]	12 oz (355 ml)	36	
Pepsi Max[a]	12 oz (355 ml)	69	
Coca-Cola[a]	12 oz (355 ml)	35	
A & W Soda Cream[a]	12 oz (355 ml)	29	
Barq's Root Beer[a]	12 oz (355 ml)	23	
A & W Soda Cream Light[a]	12 oz (355 ml)	22	
A & W Root Beer[a]	12 oz (355 ml)	0	
7UP/7UP Light[a]	12 oz (355 ml)	0	
Fanta sabor naranja[a]	12 oz (355 ml)	0	
Sprite/Sprite Light[a]	12 oz (355 ml)	0	
Ginger Ale Canada Dry[a]	12 oz (355 ml)	0	
Cacao/chocolate caliente	6 oz (177 ml)	7	2-10
Chocolate con leche	6 oz (177 ml)	4	2-7
Agua con cafeína			
Cantidad habitual	16,9 oz (473 ml)	60	60-200
Water Joe[a]	16,9 oz (473 ml)	60	
Buzzwater[a]	16,9 oz (473 ml)	100 o 200	
Bebidas energizantes			
Cantidad habitual	varía	varía	50-500
AMP[a]	16 oz (473 ml)	142	
Red Bull[a]	8,4 oz (237 ml)	80	
Full Throttle[a]	16 oz (473 ml)	160	
Monster[a]	16 oz (473 ml)	160	
Rockstar[a]	16 oz (473 ml)	160	
Spike Shooter[a]	8,4 oz (237 ml)	300	
VPX Redline Energy[a]	8 oz (237 ml)	316	
Wired-X-344[a]	16 oz (473 ml)	344	
Rage inferno[a]	24 oz (710 ml)	375	
Shots energéticos			
Cantidad habitual	varía	varía	
Energía 5 h	2 oz (59 ml)	200	
Energía 5 h extrafuerte	2 oz (59 ml)	230	
Shot 10 h de energía extrafuerte	1,93 oz (30 ml)	422	

Continúa

Tabla 4-37
Contenido de cafeína en alimentos o medicamentos frecuentes *(cont.)*

Producto	Tamaño de la porción (volumen o peso)	Contenido de cafeína (mg)	Rango (mg)
ALIMENTOS			
Chocolate			
Barra de chocolate Hershey's[a]	1,55 oz (28 g)	9	
Barra de chocolate amargo Hershey's[a]	1,45 oz (28 g)	18	
Barra de chocolate y galleta Kit Kat[a]	1,5 oz (28 g)	6	
Reese's Peanut Butter Cups[a]	1,6 oz (28 g)	4	
Alimentos varios			
Pastillas de menta con cafeína Penguin Peppermints[a]	1 pastilla	7	
Helado de café clásico Starbucks	4 oz (113 g)	30	
Yogurt de café Danone[a]	6 oz (170 g)	30	
Goma de mascar con cafeína Jolt[a]	1 unidad	33	
Barrita energética sabor mandarina Powergel[a]	41 g	50	
Goma de mascar con cafeína Stay-Alert[a]	1 unidad	100	
FÁRMACOS CON PRESCRIPCIÓN			
Cefalea/migraña/dolor			
Fiorinal[a]	2 cápsulas	80	
Fioricet[a]/Esgic[a]/muchos otros	2 comprimidos	80	
Cafergot[a]	2 comprimidos	200	
Norgesic[a]	2 comprimidos	60	
MEDICAMENTOS DE VENTA SIN RECETA			
Estimulantes			
Habitual	1 comprimido	100 o 200	100-200
Vivarin[a]	1 comprimido	200	
No-Doz[a]/No-Doz Fuerza máxima[a]	1 comprimido	100 o 200	
Ultra Pep-Back[a]	1 comprimido	200	
Analgésicos			
Goody's Headache Powder[a]	1 paquete de polvo	32,5	
BC Fast Pain Relief[a]	1 paquete de polvo	33,3	
BC Arthritis Pain and Influenza[a]	1 paquete de polvo	38	
Anacin Advanced Headache[a]	2 comprimidos	130	
Excedrin Extrafuerte[a]	2 comprimidos	130	
Alivio del dolor menstrual/diuréticos			
Diurex Water Pills[a]	2 comprimidos	100	
Midol Menstrual Complete[a]	2 comprimidos	120	
Pamprin Max[a]	2 comprimidos	130	
SUPLEMENTOS DIETÉTICOS/PRODUCTOS DE PÉRDIDA DE PESO			
Habitual	1 o 2 comprimidos	varía	50-300
Dexatrim Max[a]	1 comprimido	50	
Tabletas para control de peso MetaboLife[a]	2 comprimidos	101	
Tabletas para el control de peso MetaboLife Ultra[a]	2 comprimidos	150	
Fórmula para pérdida de peso Hydroxycut[a]	2 comprimidos	200	
Leptopril[a]	2 cápsulas	220	
Stacker 2[a]	1 cápsula	253	
Stacker 3[a]	1 cápsula	254	
Twinlab Ripped Fuel[a]	2 cápsulas	220	
Swarm Extreme Energizer[a]	1 cápsulas	300	
Xenadrine EFX[a]	2 cápsulas	200	

Los valores de cafeína para todos los productos de marca se obtuvieron directamente de las etiquetas de los productos, el sitio web del fabricante o el departamento de servicio al cliente.
[a] Marcas registradas.
Datos de Juliano LM, Ferre S, Griffiths RR. The pharmacology of caffeine. In: Ries RK, Fiellin DA, Miller SC, Saitz R, eds. *ASAM Principles of Addiction Medicine.* 5th ed. Baltimore, MD: Lippincott Williams & Wilkins; 2014:180–200; McCusker RR, Fuehrlein B, Goldberger BA, Gold MS, Cone EJ. Caffeine content of decaffeinated coffee. *J Anal Toxicol* 2006;30(8):611; McCusker RR, Goldberger BA, Cone EJ. Caffeine content of specialty coffees. *J Anal Toxicol* 2003;27(7):520.

tales controladas. En los consumidores habituales, los efectos de reforzamiento de la cafeína están potenciados por la capacidad para suprimir los síntomas de abstinencia de bajo grado tras una noche de abstinencia. Por tanto, el perfil de los efectos subjetivos de la cafeína y su capacidad para actuar como reforzador contribuyen al consumo regular.

Genética y consumo de cafeína.   Puede existir cierta predisposición genética al consumo continuado tras la exposición al café. Algunos estudios han mostrado tasas de concordancia más altas para gemelos monocigóticos en el consumo total de cafeína, consumo de dosis altas, tolerancia y abstinencia e intoxicación por cafeína, con índices de heredabilidad de entre el 35% y el 77%. Los modelos de ecuación estructural multivariada del consumo de cafeína, tabaco y alcohol indican que un factor genético común (el consumo de varias sustancias) subyace al consumo de estas tres sustancias.

Efectos sobre el flujo sanguíneo cerebral. En la mayoría de los estudios se ha observado que la cafeína induce una vasoconstricción cerebral global, con la resultante reducción del flujo sanguíneo cerebral (FSC), aunque este efecto puede que no se produzca en adultos mayores de 65 años. De acuerdo con un estudio reciente, no se desarrolla tolerancia a estos efectos vasoconstrictores y el FSC muestra un incremento de rebote después de la abstinencia de cafeína. Algunos clínicos creen que el consumo de cafeína puede causar una constricción similar en las arterias coronarias y provocar angina en ausencia de aterosclerosis.

▲ 4.9 Trastornos relacionados con alucinógenos

CARACTERÍSTICAS CLÍNICAS

Los alucinógenos, por definición, son estupefacientes. En la tabla 4-38 se enumeran algunos de los efectos psicológicos de las drogas alucinógenas. Las alucinaciones suelen ser visuales, a menudo con formas y figuras geométricas, aunque en ocasiones se experimentan alucinaciones auditivas y táctiles. El sentido del yo cambia mucho, a veces hasta el punto de la despersonalización, fusionándose con el mundo externo hasta sentir la separación del cuerpo.

Sustancias específicas

Los alucinógenos son sustancias naturales y sintéticas denominadas *psicodélicas* o *psicomiméticas*. Están clasificados como drogas de la lista I de sustancias controladas; la FDA ha dictaminado que carecen de uso médico y que entrañan un alto potencial de abuso.

En la tabla 4-39 se enumeran algunos alucinógenos naturales y sintéticos. Los alucinógenos naturales más frecuentes son la psilocibina, derivada de ciertos hongos, y la mescalina, derivada del cactus peyote. El alucinógeno sintético clásico es el LSD, sintetizado en 1938 por Albert Hoffman, que ingirió accidentalmente la droga y experimentó el primer viaje con LSD. Algunos investigadores incluyen algunas de las llamadas anfetaminas de diseño, como la 3,4-metilendioximetanfetamina (MDMA, éxtasis), como alucinógenos, pero se incluyen entre los estimulantes.

Fenciclidina y ketamina. La fenciclidina (1-(1-fenilciclohexil) piperidina, PCP), también conocida como *polvo de ángel*, se desarrolló inicialmente como un nuevo anestésico a finales de la década de 1950. Esta droga y el compuesto estrechamente relacionado llamado ketamina se denominaron *anestésicos disociativos,* porque los sujetos que los tomaban estaban despiertos pero insensibles o disociados del entorno. La PCP y la ketamina ejercen sus efectos conductuales únicos al bloquear los receptores de tipo NMDA del neurotransmisor activador glutamato. Pueden causar una variedad de síntomas, desde ansiedad hasta psicosis. Ambas se clasifican en las listas II y III de sustancias controladas, respectivamente. Aunque algo diferente de los alucinógenos estándar, tanto el DSM-5 como los autores las incluyen entre los alucinógenos por sus efectos psicológicos.

LSD. El LSD representa como prototipo a una amplia clase de compuestos alucinógenos con relaciones entre su estructura y actividad bien estudiadas. El LSD es una base sintética derivada del núcleo del ácido lisérgico de los alcaloides del ergot. Esta familia de compuestos

se descubrió en un hongo del centeno y fue responsable de epidemias letales de ergotoxicosis durante la Edad Media. Los compuestos también están presentes en las semillas de dondiego de día en bajas concentraciones. Se han estudiado muchos homólogos y análogos del LSD, pero ninguno tiene una potencia superior.

En la tabla 4-40 se enumeran los síntomas fisiológicos del LSD, que por lo general son pocos y leves. Por lo general, los síntomas somáticos aparecen primero, luego los cambios de humor y percepción y, finalmente, los cambios psicológicos. Los efectos se solapan y, en función del alucinógeno concreto, varían en el tiempo de inicio y finalización. La intensidad de los efectos del LSD en un consumidor sin tolerancia suele ser proporcional a la dosis; la dosis umbral se encuentra en unos 25 µg.

La diferencia significativa entre LSD, psilocibina y mescalina es la potencia. Una dosis de 100 µg de LSD equivale aproximadamente a 10 a 15 mg de psilocibina, lo que equivale a 300 a 400 mg de mescalina. Con esta última, el inicio de los síntomas es más lento y se producen más náuseas y vómitos, aunque, en general, los efectos perceptivos son más similares que diferentes.

La tolerancia, en particular a los efectos sensoriales y otros efectos psicológicos, es evidente ya en el segundo o tercer día de consumo consecutivo de LSD. Se requieren de 4 a 6 días sin consumir LSD para perder una tolerancia significativa. La tolerancia se asocia al consumo frecuente de cualquier alucinógeno.

Se produce tolerancia cruzada entre estos alucinógenos, pero no entre la anfetamina y el LSD, a pesar de la similitud química de la anfetamina y la mescalina. Anteriormente distribuido en forma de comprimidos, líquido, polvo y cuadros de gelatina, en los últimos años el LSD se ha distribuido a menudo como papel secante ácido. Se impregnan hojas de papel con LSD, que se secan y troquelan en pequeños cuadrados. En el papel se estampan diseños populares. Cada hoja contiene cientos de cuadrados, y cada uno de 30 a 75 µg de LSD, lo que constituye, más o menos, una dosis masticada. La ingestión masiva deliberada es infrecuente, aunque puede producirse de manera accidental.

La acción del LSD se inicia en 1 h, alcanza el máximo en 2-4 h y dura 8-12 h. El LSD es un simpaticomimético y puede producir la muerte por patología cardíaca o cerebrovascular relacionada con hipertensión o hipertermia. Algunos estudios sugieren que el LSD puede causar un sín-

Tabla 4-38
Efectos fisiológicos de los alucinógenos

Percepciones aumentadas (colores más vivos, contornos más nítidos, respuestas más placenteras a la música, olores o sabores)
Sinestesia
Cambios en la imagen corporal
Alteraciones en el tiempo y el espacio
Emociones intensas y lábiles
Sugestibilidad
Sensibilidad o desapego de los demás
Conciencia de los órganos internos
Recuperación de los primeros recuerdos perdidos
Liberación de material inconsciente en forma simbólica
Regresión y revivir aparentemente los eventos pasados, incluido el nacimiento
Reflexión introspectiva y sentimientos de intuición religiosa y filosófica
Despersonalización
Desrealización
Ansiedad, ataques de pánico
Flashbacks (trastorno de percepción persistente por alucinógenos)
Trastornos del estado de ánimo
Trastornos de ansiedad
Episodios
Delírium

Tabla 4-39
Revisión de los alucinógenos más representativos

Sustancia	Localización	Clasificación química	Fuentes biológicas	Vía habitual	Dosis típica	Duración de los efectos	Reacciones adversas
Dietilamida del ácido lisérgico (LSD)	Distribución mundial, semisintético	Indolalquilamina	Los hongos del centeno productores de ácido lisérgico	Oral	100 µg	6-12 h	Extensas, incluida la pandemia de 1965-1975
Mescalina	Sudoeste de Estados Unidos	Fentilamina	Cactus peyote, Lophophora williamsii	Oral	200-400 mg o 4-6 botones de cactus	10-12 h	Ninguna o escasas
Metilendioxianfetamina (MDA)	Estados Unidos, sintética	Fentilamina	Sintética	Oral	80-160 mg	8-12 h	Demostradas
Metilendioximetanfetamina (MDMA)	Estados Unidos, sintética	Fentilamina	Sintética	Oral	80-150 mg	4-6 h	Demostradas
Psilocibina	Sur de Estados Unidos, México, Suramérica	Dimetiltriptamina fosforilada hidroxilada	Setas que contienen psilocibina	Oral	4-6 mg o 5-10 g de setas secas	4-6 h	Psicosis
Ibogaína	Centro y oeste de África	Indolalquilamina	Tabernanthe iboga	Raíz comestible, en polvo	200-400 mg	8-48 h	Excitación del sistema nervioso central, ¿muerte?
Ayahuasca	Suramérica tropical	Harmina, otras, β-carbolinas	Corteza u hojas de Banisteriopsis caapi	En infusión	300-400 mg	4-8 h	No descritas
Dimetiltriptamina	Suramérica, sintética	Triptamina sustituida	Hojas de Virola calophylla	Inhalada, intravenosa	0,2 mg/kg intravenosa	30 min	No descritas
Dondiego de día	Trópicos de América y regiones templadas	Ácido alcaloide d-lisérgico	Semillas de Ipomoea violacea, Turbina corymbosa	En infusión	7-13 semillas	3 h	Delirium tóxico
Nuez moscada y macis	Regiones templadas de Europa, África y Asia	Miristicina y ésteres aromáticos	Fruto de Myristica fragrans, especies comerciales	Oral o inhalada	1 cucharada, 5-15 g	Desconocida	Similar al atropinismo, con convulsiones y muerte
Yopo/cohoba	Norte de Suramérica, Argentina	B-carbolinas y triptaminas	Granos de Anadenanthera peregrina	Fumada o inhalada	Desconocida	Desconocida	Ataxia, alucinaciones, ¿convulsiones?
Bufotenina	Norte de Suramérica, Argentina	5-OH-dimetiltriptamina	Glándulas cutáneas del sapo, semillas de A. peregrina	Inhalada, intravenosa	Desconocida	15 min	No descritas
Fenciclidina (PCP)	Estados Unidos, sintética	1-fenilciclohexilpiperidina	Sintética	Oral, fumada, inhalada, intravenosa	5-10 mg	4-6 h	Psicosis
Ketamina	Estados Unidos, sintética	(+/-)-2-(2-clorofenil)-2-(metilamino)-ciclohexanona	Sintética	Oral, esnifada, intravenosa	Desconocida	1-2 h	Psicosis

Por cortesía de Henry David Abraham, MD.

drome similar al neuroléptico maligno. La muerte también puede resultar de una lesión física cuando el LSD afecta el juicio de una persona: las personas pueden correr entre el tránsito o intentar volar. Los efectos psicológicos suelen tolerarse bien, aunque si los individuos no pueden recordar las experiencias o apreciar que están inducidas por la sustancia, pueden temer que les sobrevenga un trastorno psiquiátrico.

Ninguna evidencia clara indica un cambio drástico de la personalidad ni un trastorno psicótico crónico. Pero algunos consumidores de dosis altas de alucinógenos pueden experimentar ansiedad o depresión crónicas.

Muchos individuos sostienen que una única experiencia con LSD les ha conferido una mayor capacidad creativa, una nueva introspección psicológica, un alivio de síntomas neuróticos o psicosomáticos o un cambio deseable de personalidad. En las décadas de 1950 y 1960, los investigadores estaban interesados en los posibles efectos farmacológicos del LSD. Sin embargo, los resultados han sido contradictorios. El principal valor de estos fármacos para la ciencia ha sido en las neurociencias básicas.

Fentilaminas. Las fentilaminas son compuestos de estructura química simple y estructuralmente similares a los neurotransmisores dopamina y noradrenalina. La mescalina (3,4,5-trimetoxifentilamina), un alucinógeno clásico en todos los sentidos del término, fue el primer alucinógeno, y se describe a continuación.

Otra serie de análogos de fentilamina con propiedades alucinógenas son las anfetaminas relacionadas con la 3,4-metilendioxianfetamina (MDA). La MDMA o éxtasis es actualmente el miembro más popular y, para la sociedad, el más problemático de esta gran familia de drogas. Es más un estimulante relativamente suave que un alucinógeno. La MDMA produce un estado alterado de conciencia con cambios sensoriales y, más notable para algunos usuarios, una sensación de interacciones personales mejoradas.

MESCALINA. La mescalina se deriva del cactus peyote, que crece en el suroeste de Estados Unidos y el norte de México. Los efectos farmacológicos de la mescalina se caracterizaron en 1896 y se sintetizó 23 años después. Aunque hemos reconocido muchas plantas psicoactivas desde la antigüedad, solo se entendió la estructura de la mescalina hasta que se descubrió el LSD.

La gente suele consumir habitualmente la mescalina con los botones *(buttons)* del peyote, cosechados de los pequeños cactus verde azulados *Lophophora williamsii* y *L. diffusa*. Los botones son excrecencias carnosas y redondeadas del cactus, desecadas. La mescalina es el alcaloide activo alucinógeno de los botones. El consumo de peyote es legal para los miembros de la Native American Church en algunos estados. Las reacciones adversas son raras durante el consumo religioso-ceremonial. Por lo general, el peyote no se consume casualmente, debido a su sabor amargo y a las intensas náuseas y vómitos que en ocasiones preceden a los efectos alucinógenos.

Las muchas variaciones estructurales de la mescalina están relativamente bien caracterizadas. Un análogo, la 2,5-dimetoxi-4-metilanfetamina (DOM), también conocida como STP, una anfetamina extraordinariamente potente con propiedades alucinógenas, gozó de un período relativamente breve de popularidad y notoriedad ilegales en la década de 1960, pero parece haber desaparecido su venta ilegal.

Psilocibina y sus análogos. Una selección poco habitual de triptaminas tiene su origen en el mundo de las setas. El prototipo natural es la propia psilocibina, la cual, junto con los homólogos relacionados, se ha encontrado en 100 especies de setas, principalmente del género *Psilocybe,* que contienen psilocibina u homólogos relacionados.

La gente suele ingerir psilocibina en forma de hongos, y muchas de las especies que la contienen tienen una distribución mundial. En Estados Unidos crecen grandes *Psilocybe cubensis* (cucumelos) en Florida y Texas; pueden cultivarse fácilmente, tal como se anuncia en revistas sobre drogas y en internet. La pequeña *Psilocybe semilanceata* (bon-

Tabla 4-40
Síntomas fisiológicos del LSD

Frecuentes
Pupilas dilatadas
Aumento de los reflejos motores de los tendones profundos
Tensión muscular
Falta de coordinación motora leve
Ataxia

Ocasionales
Taquicardia
Taquipnea
Hipertensión
Náusea
Disminucion del apetito
Salivación
Transpiración
Visión borrosa

gui) crece en las praderas del noroeste del Pacífico. La psilocibina conserva su actividad cuando la seta se deseca o se cocina en tortilla o en otras preparaciones.

Los indígenas mexicanos emplean las setas de psilocibina en ceremonias religiosas. Son apreciadas en la sociedad occidental por los consumidores que prefieren ingerir una seta en lugar de un producto químico sintético. Por supuesto, uno de los peligros de comer setas silvestres estriba en el error de identificación y la ingestión de una variedad venenosa.

Aunque no procede de los hongos, otro análogo de la psilocibina es la N,N-dimetiltriptamina (DMT). Muchas plantas contienen esta sustancia, que también se suele encontrar en los fluidos biológicos en concentraciones muy bajas. Cuando se toma DMT por vía parenteral o por inhalación puede producirse un episodio alucinógeno breve e intenso. Al igual que la mescalina, el DMT es uno de los alucinógenos de triptamina más antiguos y mejor documentados, pero menos potente. Los investigadores han evaluado homólogos sintetizados de DMT en humanos y han descrito las relaciones entre la estructura y la actividad.

Fenciclidina. La fenciclidina y otros compuestos relacionados se venden como polvo cristalino, pasta, líquido o papel secante empapado en la droga. Se emplea con mayor frecuencia como aditivo de los cigarrillos de marihuana o de perejil. Los consumidores más experimentados manifiestan que los efectos de 2 a 3 mg de fenciclidina fumada aparecen en unos 5 min y alcanzan el máximo a los 30 min. La biodisponibilidad de la fenciclidina es de un 75% por vía intravenosa y de un 30% fumada. Su vida media de eliminación en seres humanos es de unas 20 h, y la de la ketamina de alrededor de 2 h.

La cantidad de fenciclidina en los cigarrillos varía enormemente; puede emplearse 1 g para elaborar desde cuatro hasta varias docenas de cigarrillos. Se considera que 5 mg es una dosis baja, y que las superiores a 10 mg son altas. La variabilidad de la dosis dificulta la predicción del efecto, aunque, para los consumidores, fumar fenciclidina es el modo más fácil y fiable de ajustarla.

Los individuos que acaban de consumir fenciclidina son con frecuencia poco comunicativos, con aparente alienación y manifiestan fantasías activas. Pueden tener varios efectos secundarios, como los que se enumeran en la tabla 4-41.

Los efectos a corto plazo duran de 3 a 6 h, y en ocasiones desembocan en una depresión leve durante la cual el consumidor está irritable, ligeramente paranoide y ocasionalmente beligerante o agresivo. Los efectos pueden durar varios días. Los consumidores pueden tardar 1 a 2 días en recuperarse completamente; las pruebas de laboratorio demuestran que la fenciclidina persiste en la sangre y la orina durante más de 1 semana.

Ketamina. La ketamina es un anestésico disociativo, derivado originalmente de la fenciclidina, disponible para uso humano y veterinario. Se ha convertido en una droga de abuso, procedente exclusivamente de robos de suministros. Está disponible en polvo o en solución para su consumo intranasal, oral, inhalatorio o (raramente) intravenoso. Actúa sobre los receptores NMDA y, como la fenciclidina, puede provocar alucinaciones y un estado de disociación en el que el paciente muestra una alteración del sentido de su cuerpo y de la realidad y escasa preocupación por el entorno.

La ketamina provoca estimulación cardiovascular, pero no depresión respiratoria. En la exploración física, el paciente puede presentar hipertensión arterial y taquicardia, sialorrea y nistagmo bidireccional o rotatorio, o ambos. La acción se inicia en unos segundos si se usa por vía intravenosa; se ha descrito que la analgesia dura 40 min, y los efectos disociativos, varias horas. Los médicos deben controlar el estado cardiovascular del paciente y proporcionar tratamiento de apoyo. Se ha descrito una reacción distónica, así como *flashbacks*, aunque una complicación mucho más frecuente se relaciona con la despreocupación por el entorno o la seguridad personal.

La duración del efecto de la ketamina es más breve que la de la fenciclidina. Se alcanzan concentraciones máximas de ketamina alrededor de 20 min después de la inyección intramuscular. Tras la administración intranasal, la duración del efecto es aproximadamente de 1 h. La ketamina es *N*-desmetilada por el citocromo P450 microsómico hepático, en especial, CYP3A, en norketamina. La ketamina, la norketamina y la deshidronorketamina pueden detectarse en la orina, con vida media de 3, 4 y 7 h, respectivamente. Las concentraciones urinarias de ketamina y norketamina varían notablemente de un individuo a otro y pueden oscilar entre 10 y 7 000 ng/mL tras la intoxicación. Hasta el momento no existen estudios formales de la relación entre los niveles séricos de ketamina y los síntomas clínicos. A menudo, la ketamina se combina con otras drogas de abuso, especialmente cocaína, pues puede mejorar su metabolismo. En los últimos años se ha observado un número creciente de clínicas de infusión de ketamina para el tratamiento de la depresión, junto con la aprobación de la FDA del aerosol nasal de esketamina para la depresión resistente al tratamiento.

Otros alucinógenos

CATINONAS. Las catinonas son unos alcaloides similares a las anfetaminas que se encuentran de forma natural en la planta *Catha edulis*, se fabrican de forma sintética y se conocen como «sales de baño». Son estimulantes del SNC que provocan una liberación masiva de dopamina; el efecto de una única dosis puede durar hasta 8 h. Producen profundos efectos tóxicos que pueden desencadenar convulsiones, infartos cerebrales e incluso la muerte. Son comunes las alucinaciones y los delirios. Se pueden comer, inyectar o «esnifar» para obtener el efecto eufórico deseado.

IBOGAÍNA. La ibogaína es un alcaloide complejo que se encuentra en el arbusto africano *Tabernanthe iboga*. La ibogaína es un alucinógeno a partir de dosis de 400 mg. La planta es oriunda de África y tradicionalmente se emplea en ceremonias sagradas de iniciación. No ha sido popular debido a sus desagradables efectos somáticos cuando se toma en dosis alucinógenas. Sin embargo, los psiquiatras pueden encontrar pacientes expuestos a la ibogaína por sus posibles efectos terapéuticos.

AYAHUASCA. La ayahuasca, muy comentada en los foros de internet sobre alucinógenos, se refería originalmente a la decocción de una o más plantas de Sudamérica. La sustancia contiene los alcaloides de la β-carbolina harmalina y harmina, con propiedades alucinógenas, aunque las alteraciones sensoriales visuales resultantes se acompañan de náuseas de intensidad considerable. Las tribus nativas de la Amazonia descubrieron que, al añadir hojas de plantas de ayahuasca que contenían grandes cantidades de DMT, aumentaban notablemente el impacto visual y sacramental de la ayahuasca. Por lo tanto, cuando las personas usan ayahuasca, a menudo es en combinación con otras drogas.

Tabla 4-41
Efectos de la fenciclidina

Físicos
Nistagmo
Hipertensión
Hipertermia
Menos frecuente:
  Movimientos de cabeza giratorios
  Golpeteos
  Muecas
  Rigidez muscular ante la estimulación
  Vómitos

Psicológicos
Euforia
Labilidad emocional
Calor corporal
Hormigueo
Sensación de flotar
Despersonalización
Sentimientos de aislamiento y distanciamiento
Alucinaciones auditivas y visuales
Alteraciones de la imagen corporal
Distorsiones de la percepción del espacio y el tiempo
Paranoia
Alucinaciones
Dependencia intensificada
Confusión
Pensamiento desorganizado
Irritabilidad
Depresión
Alteraciones del comportamiento
Discurso repetitivo
Comportamiento agresivo

En los últimos años, el término *ayahuasca* ha evolucionado hacia un uso menos específico para referirse a cualquier mezcla de dos sustancias que resultan alucinógenas cuando se consumen en combinación. Por ejemplo, la harmina y la harmalina se encuentran disponibles como productos químicos adecuados, pero, al tomarse junto con otros tipos de hierbas que contienen DMT, el resultado es una mezcla con propiedades alucinógenas, inicialmente intensas, aunque por lo general de duración breve.

SALVIA DIVINORUM. Los indígenas del norte de Oaxaca, en México, han empleado la *Salvia divinorum* como medicina y como hierba sagrada; actualmente es muy comentada, anunciada y vendida en internet. Cuando se mastica la planta o se fuman sus hojas secas, produce efectos alucinógenos. La salvinorina A, un componente activo de la planta, es potente por vía parenteral, activa en dosis de 250 μg si se fuma, y su interés científico y médico potencial estriba en su unión al receptor κ de los opiáceos.

DIAGNÓSTICO

Trastorno por consumo de alucinógenos

El consumo a largo plazo de alucinógenos no es frecuente. De algunos consumidores a largo plazo de fenciclidina se dice que están *cristalizados*, un síndrome caracterizado por pensamiento embotado, hiporreflexia, pérdida de memoria, falta de control de los impulsos, depresión, letargia y alteración de la concentración. Si bien se da una dependencia psicológica, es rara, en parte porque cada experiencia con LSD es diferente y en parte porque no se produce una euforia genuina.

B., un chico de 16 años de edad con padres divorciados, fue ingresado en la unidad psiquiátrica de un hospital local. Se había abierto la muñeca con un cuchillo y se había cortado los nervios y los tendones de la mano izquierda; se había pasado toda la noche perdiendo y recobrando la conciencia. Finalmente, por la mañana contactó con la madre de un amigo que vivía cerca, quien lo trasladó inmediatamente al hospital.

B. tenía antecedentes por delincuencia juvenil desde los 13 años, cuando empezó a juntarse con chicos mayores de su instituto. Junto a sus amigos, cometía robos en tiendas, fumaba marihuana y consumía LSD. Las calificaciones de B. bajaron y tuvo problemas en el instituto en dos ocasiones por meterse en peleas con otros alumnos.

Durante su ingreso, B. afirmó que no pretendía suicidarse cuando se abrió la muñeca. Después de algunas preguntas, confesó que había estado «metiéndose ácido» con amigos y, cuando se marcharon, le pareció escuchar sirenas de coches de policía que se acercaban a su casa. No quería que lo detuvieran, así que se cortó la muñeca y perdió la conciencia. Negaba sentirse deprimido, aunque afirmaba que su vida no tenía sentido, y que daba igual que estuviese vivo o muerto.

Intoxicación por alucinógenos

Las características distintivas de la intoxicación por alucinógenos son cambios perceptivos y conductuales desadaptativos, junto con signos fisiológicos particulares (tabla 4-42). El diagnóstico diferencial incluye la intoxicación por anticolinérgicos y anfetaminas y la abstinencia de alcohol. El tratamiento de elección de la intoxicación por alucinógenos consiste en calmar al paciente, comunicándole que los síntomas están inducidos por la droga y se resolverán pronto, además de decirle que no se está volviendo loco. En los casos más graves, pueden administrarse antagonistas dopaminérgicos (p. ej., haloperidol) o benzodiazepinas (p. ej., diazepam) durante un período limitado. Habitualmente, la intoxicación por alucinógenos no se acompaña de síndrome de abstinencia.

La intoxicación por fenciclidina a corto plazo puede tener complicaciones potencialmente graves y debe considerarse una urgencia psiquiátrica. Algunos pacientes pueden ser derivados a la atención psiquiátrica horas después de la ingestión, aunque a menudo pasan de 2 a 3 días antes de que se busque ayuda psiquiátrica. Los individuos que pierden la conciencia se derivan con mayor rapidez que los que se mantienen conscientes. La mayoría de los pacientes se recuperan completamente en 1 o 2 días, aunque algunos permanecen psicóticos hasta 2 semanas. Los pacientes que son evaluados en coma a menudo presentan desorientación, alucinaciones, confusión y dificultad para comunicarse o recuperar la conciencia. Estos síntomas también pueden observarse en pacientes que no están en coma, aunque parecen menos graves que los que presentan los pacientes en coma. Las alteraciones conductuales en ocasiones son graves; pueden consistir en masturbarse públicamente, arrancarse la ropa, agresividad, incontinencia urinaria, llanto y risa inapropiada. Los pacientes a menudo presentan amnesia del episodio de psicosis.

Un paciente de 17 años de edad fue trasladado a urgencias por la policía, después de haberlo encontrado desorientado por la calle. Mientras la policía intentaba interrogarlo, se empezó a mostrar cada vez más agitado, y cuando intentaron sujetarlo, se puso agresivo. Los intentos por hacerle preguntas o efectuarle un reconocimiento en la sala de urgencias aumentaron su agitación.

Al principio, resultó imposible tomarle los signos vitales o extraerle sangre. Basándose en la observación de los nistagmos horizontal, vertical y rotatorio, los médicos hicieron un diagnóstico preliminar de intoxicación por PCP. Al cabo de unos minutos dentro de una sala de reconocimiento oscura, su estado de agitación disminuyó notablemente. Su presión sanguínea era de 170/100 mm Hg y los demás signos vitales estaban dentro de límites normales. El paciente aceptó tomar 20 mg de diazepam por vía oral. A los 30 min estaba menos agitado y se le pudo entrevistar, aunque

respondió a las preguntas de forma fragmentada y se mostró ligeramente disártrico. Relató que debía de haber tomado sin querer una dosis de «polvo» mayor de lo habitual; comentó que llevaba años tomándolo una o dos veces por semana. Negó tanto el consumo de otra sustancia como tener antecedentes de trastornos mentales. Presentaba desorientación espaciotemporal. Las pruebas cualitativas toxicológicas detectaron fenciclidina, pero ninguna otra droga. Los resultados de la evaluación neurológica estaban dentro de los parámetros normales, aunque se constataron reflejos tendinosos profundos bruscos. Unos 90 min después de que llegase, su temperatura, normal al inicio, subió hasta los 38 °C, la presión sanguínea había aumentado hasta 182/110 mm Hg y mostraba poca sensibilidad ante los estímulos. Se le ingresó en una habitación. La presión sanguínea y el nivel de conciencia siguieron fluctuando las siguientes 18 h. Los resultados de los análisis hematológicos y bioquímicos en sangre, así como los análisis de orina, se mantuvieron dentro de los límites normales.

La historia proporcionada por su familia reveló que el paciente ya había acudido a urgencias en múltiples ocasiones debido a complicaciones por el consumo de fenciclidina en años anteriores. Había sido internado y había llevado a cabo un programa de tratamiento de 30 días; también había participado en varios programas para pacientes ambulatorios, aunque las recaídas habían sido constantes. El paciente fue dado de alta una vez que sus signos vitales y su grado de conciencia se mantuvieron dentro de los límites normales durante 8 h. En el momento del alta, el nistagmo y la disartria habían desaparecido. (Por cortesía de Daniel C. Javitt, MD, PhD, y Stephen R. Zukin, MD.)

Trastorno de percepción persistente por alucinógenos

Durante un largo tiempo después del consumo de un alucinógeno, un individuo puede experimentar un *flashback* de los síntomas alucinógenos. El DSM-5 denomina a este síndrome trastorno de *percepción persistente por alucinógenos* y la CIE-10 trastorno de percepción posterior a alucinógenos. En la tabla 4-43 se enumeran los criterios comparativos para cada trastorno.

De acuerdo con los estudios, del 15% al 80% de los consumidores de alucinógenos manifiestan haber experimentado *flashbacks*. El estrés emocional, la privación sensorial, la conducción monótona o el consumo de otras sustancias psicoactivas, como el alcohol o la marihuana, pueden desencadenar un *flashback*.

Los *flashbacks* son recurrencias espontáneas y transitorias de la experiencia inducida por la sustancia. En la tabla 4-44 se ofrecen algunos ejemplos de *flashbacks*. Los episodios duran de unos segundos a unos minutos, aunque pueden ser más largos. En la mayoría de las ocasiones, aun en presencia de alteraciones perceptivas bien diferenciadas, el individuo es consciente de la naturaleza patológica del trastorno. Las posibles complicaciones son la conducta suicida, el trastorno depresivo mayor y los trastornos de pánico.

Al diagnosticar este trastorno, se deben considerar otros síndromes similares en el diagnóstico diferencial. Las migrañas y las convulsiones pueden causar experiencias similares a la de un *flashback*. El trastorno de estrés postraumático (TEPT) también puede causar *flashbacks*. Además, una variedad de anomalías del sistema visual puede causar problemas de percepción que pueden parecerse a los *flashbacks*.

Tabla 4-42
Cambios fisiológicos por consumo de alucinógenos

1. Dilatación pupilar
2. Taquicardia
3. Sudoración
4. Palpitaciones
5. Visión borrosa
6. Temblores
7. Incoordinación

Un universitario de 20 años de edad acudió al hospital con la manifestación principal de que «veía el aire». El trastorno visual consistía en la percepción de motas blancas en los campos visuales centrales y periféricos, demasiado numerosas para contabilizarlas. Estaban presentes constantemente y se acompañaban de la percepción de rastros de los objetos en movimiento a medida que pasaban por el campo visual del paciente. Le resultaba difícil seguir un partido de hockey porque los jugadores, vestidos de colores brillantes, dejaban franjas de sus propias imágenes contra la blancura del hielo durante unos segundos. El paciente también describía la falsa percepción de movimiento de los objetos estáticos, habitualmente en la periferia de los campos visuales, así como halos alrededor de los objetos y postimágenes positivas y negativas. Otros síntomas incluían depresión leve, cefalea bitemporal diaria y falta de concentración durante el último año.

El síndrome visual se había desarrollado gradualmente durante los últimos 3 meses, tras experimentar con LSD-25 en tres ocasiones diferentes durante ese período. El paciente temía sufrir algún tipo de «lesión cerebral» por las experiencias con la droga. Negó el consumo de otros agentes. Había fumado marihuana dos veces a la semana durante un período de 7 meses, a los 17 años.

El paciente había consultado a dos oftalmólogos, que no encontraron ninguna anomalía visual. La exploración de un neurólogo también fue normal. Un tratamiento de prueba con un anticonvulsivo mejoró en un 50 % los síntomas visuales del paciente y la depresión remitió.

Delírium por intoxicación por alucinógenos

El delírium por intoxicación por alucinógenos es un trastorno relativamente raro que empieza durante la intoxicación en pacientes que han consumido alucinógenos puros. Se estima que el 25 % de todos los pacientes ingresados en la sala de urgencias relacionados con el consumo de fenciclidina cumplen criterios de este diagnóstico. Sin embargo, los alucinógenos a menudo se mezclan con otras sustancias, y estas o las interacciones medicamentosas subsiguientes también pueden causar delírium.

Trastornos psicóticos inducidos por alucinógenos

Si un paciente que consume un alucinógeno tiene síntomas psicóticos y pruebas de realidad inadecuadas, puede estar justificado un diagnóstico de trastorno psicótico inducido por alucinógenos. La evolución puede ser variable. A veces, un episodio psicótico prolongado es difícil de distinguir de un trastorno psicótico clásico, como la esquizofrenia. Actualmente no puede discernirse si una psicosis crónica tras el consumo de una droga es el resultado del consumo de la droga, no está relacionada, o es una combinación del consumo y de factores predisponentes. Sin embargo, en algunos casos la persona tenía algún trastorno predisponente, como el trastorno de la personalidad esquizoide.

Una estudiante de fotografía de 22 años de edad acudió al hospital con un estado de ánimo inadecuado y pensamientos extravagantes. No constaban antecedentes psiquiátricos. Nueve días antes del ingreso había ingerido una o dos setas de psilocibina. Inmediatamente después de la ingestión, la paciente empezó a reír de manera incoherente; después describió euforia, que progresó hacia alucinaciones auditivas y la creencia de que podía difundir sus pensamientos a través de los medios de comunicación. Dos días después repitió la ingestión y siguió presentando síntomas psicóticos hasta el día del ingreso. Durante la evaluación, oía voces que le decían que podría ser presidenta y ruidos de «llanto de corderos». Siguió riendo inapropiadamente, y volvía la cabeza de un lado a otro de manera extravagante y ritualística. Continuó describiendo un estado de euforia, pero con una sensación intermitente de desesperanza en un contexto de bloqueo del pensamiento. Su autodescripción era que «se sentía afortunada». Se le administraron 10 mg de haloperidol 2 veces al día junto con 1 mg de benzatropina 3 veces al día y 300 mg de carbonato de litio 2 veces al día. Con este régimen, la psicosis remitió en 5 días.

Trastorno del estado de ánimo inducido por alucinógenos

A diferencia de los trastornos del estado de ánimo inducidos por la cocaína y las anfetaminas, en los que los síntomas son en cierto modo predecibles, los síntomas del trastorno del estado de ánimo que acompañan al abuso de alucinógenos pueden variar. Los consumidores pueden experimentar episodios maníacos con delirios de grandeza, episodios depresivos e ideas o síntomas mixtos. Como sucede con los síntomas del trastorno psicótico inducido por alucinógenos, los síntomas del trastorno del estado de ánimo inducido por alucinógenos suelen remitir una vez que el organismo del individuo ha eliminado la sustancia.

Tabla 4-43
Flashbacks

	Flashbacks **por el consumo de alucinógenos**	
Trastorno	**DSM-5**	**CIE-10**
Nombre del diagnóstico	Trastorno de percepción persistente por alucinógenos	Trastorno de percepción postalucinógenos
Síntomas	1. Volver a experimentar, después de suspender el consumo, síntomas de percepción presentes durante la intoxicación 2. Los síntomas causan malestar o deterioro funcional	• Cambio en la cognición, la personalidad, el afecto y el comportamiento inducido por sustancias que persisten más allá del período generalmente aceptado, con la aparición de síntomas directamente relacionados con el consumo de sustancias • Los *flashbacks* son episódicos, de corta duración y, con frecuencia, idénticos o similares a las distorsiones de la percepción experimentadas durante la intoxicación aguda
Número requerido de síntomas	Los dos anteriores	
Consecuencias psicosociales de los síntomas	Malestar y/o deterioro significativo	
Exclusiones	**Resultado de:** • Otra condición médica • Otro trastorno mental	**Resultado de:** • Síndrome de Korsakoff inducido por alcohol o sustancias psicoactivas • Estado psicótico inducido por alcohol o sustancias psicoactivas

Tabla 4-44
Ejemplos de *flashbacks*

Distorsión visual
Alucinaciones geométricas
Alucinaciones de sonidos o voces
Percepciones falsas del movimiento en los campos periféricos
Destellos de color
Estelas de imágenes de objetos en movimiento
Imágenes residuales positivas y halos
Macropsia
Micropsia
Percepción de expansión temporal
Síntomas físicos
Emociones intensas revividas

Trastorno de ansiedad inducido por alucinógenos

El patrón sintomático del trastorno de ansiedad inducido por alucinógenos también varía, aunque se dispone de pocos datos. Como anécdota, los médicos de urgencias que tratan a estos pacientes a menudo encuentran que el síndrome se parece al trastorno de pánico. La ansiedad es probablemente el síntoma más común que hace que una persona con intoxicación por fenciclidina solicite ayuda en el servicio de urgencias.

Trastorno relacionado con los alucinógenos no especificado

Cuando un paciente con un trastorno relacionado con los alucinógenos no cumple con los criterios para ninguno de los trastornos relacionados con alucinógenos estándar, este diagnóstico puede aplicarse. Un ejemplo sería un síndrome de abstinencia asociado a un alucinógeno, que se ha informado en ocasiones, aunque el DSM-5 no incluye este diagnóstico.

TRATAMIENTO

Intoxicación por alucinógenos

El tratamiento más necesario es la tranquilidad y el apoyo al paciente. Se puede ayudar a los pacientes que experimentan una intoxicación alucinógena intensa y desagradable garantizándoles un entorno tranquilo, hablándoles para darles ánimo y dejando que pase el tiempo. Es probable que se produzca un alivio más rápido de la ansiedad intensa después de administrar 20 mg de diazepam o una benzodiazepina parenteral si no se puede usar la vía oral. La ansiedad y el resto de los síntomas, por regla general, disminuyen en los 20 min posteriores a la administración médica; serían horas si se dependiera únicamente del apoyo psicológico y social. No obstante, los síntomas perceptivos podrían continuar. Los pacientes pueden necesitar ligeras medidas de sujeción si suponen un peligro para sí mismos o para los demás, aunque las medidas de sujeción total deberían evitarse en lo posible. Los medicamentos antipsicóticos, en especial si se administran en dosis excesivas, podrían agravar los síntomas, y es conveniente evitarlos a menos que el diagnóstico siga sin estar claro y no exista otra forma de controlar el comportamiento. La preparación de dosis inferiores de LSD y un enfoque más sofisticado en el tratamiento de las víctimas por parte de los propios consumidores de drogas se han combinado para reducir la incidencia de estos trastornos, anteriormente comunes, en los hospitales psiquiátricos.

Fenciclidina. El objetivo del tratamiento de la intoxicación por fenciclidina es la reducción de sus concentraciones sistémicas y el enfoque de los aspectos médicos, conductuales y psiquiátricos significativos. Para la intoxicación y el trastorno psicótico inducido por la sustancia, aunque la norma es la resolución de los síntomas y signos actuales, el objetivo a largo plazo es prevenir la recaída en el consumo. Las concentraciones de fenciclidina pueden fluctuar durante unas horas o incluso unos días, en especial tras la administración oral. Por tanto, es obligado un período de observación clínica prolongado antes de concluir que no se producirán complicaciones graves o potencialmente mortales.

La captura gástrica de fenciclidina ionizada ha indicado la aspiración nasogástrica continua como tratamiento de la intoxicación. Sin embargo, esta estrategia puede ser innecesariamente agresiva y provocar desequilibrios electrolíticos. El tratamiento preferido es administrar carbón activado, que se une a la PCP y disminuye sus efectos tóxicos en estudios con animales.

La captura de fenciclidina ionizada en la orina ha sugerido acidificar la orina para facilitar la eliminación de la droga; sin embargo, esta estrategia puede ser ineficaz y potencialmente peligrosa. La orina solo excreta una pequeña porción de PCP, la acidosis metabólica entraña riesgos significativos en sí misma, y la orina acidificada puede aumentar el riesgo de insuficiencia renal secundaria a rabdomiólisis.

La hemodiálisis y la hemoperfusión también son ineficaces, dado el volumen sustancial de distribución de la PCP.

No se conoce ningún fármaco que actúe como antagonista directo de la fenciclidina. Cualquier compuesto que se una al receptor, localizado en el interior del canal iónico del receptor NMDA, bloquearía los flujos iónicos mediados por los receptores NMDA, como la propia fenciclidina. Los mecanismos del receptor NMDA predicen que las estrategias farmacológicas que favorecen la activación de los receptores NMDA (p. ej., la administración de un fármaco agonista del sitio de la glicina) favorecerían la rápida disociación de la fenciclidina de sus puntos de unión. Hasta la fecha no se han realizado ensayos clínicos de agonistas de NMDA para la intoxicación por PCP o ketamina en humanos.

Puesto que la fenciclidina interrumpe los estímulos sensoriales aferentes, los estímulos ambientales pueden producir reacciones impredecibles, exageradas, distorsionadas o agresivas. Por lo tanto, una piedra angular del tratamiento es minimizar las entradas sensoriales. Los pacientes deben ser evaluados y tratados en un ambiente tranquilo y calmado. Algunos autores recomiendan la contención física preventiva, en cuyo caso debe ponderarse el riesgo de rabdomiólisis por la resistencia a las contenciones frente a la evitación de la conducta violenta o disruptiva. Tanto los antipsicóticos como las benzodiazepinas son útiles como sedantes y ninguno es demostrablemente superior. Dado que la PCP es un anticolinérgico a dosis elevadas, se deben evitar los fármacos con propiedades anticolinérgicas (incluidos algunos antipsicóticos).

Trastorno de percepción persistente por alucinógenos. El tratamiento para el trastorno de percepción persistente por alucinógenos es paliativo. El primer paso del proceso es identificar el trastorno; no es raro que el paciente consulte a varios especialistas antes de recibir un diagnóstico. Los tratamientos farmacológicos incluyen benzodiazepinas de acción prolongada, como clonazepam y, en menor grado, anticonvulsivos, como ácido valproico y carbamazepina. Ningún fármaco es del todo adecuado. Los antipsicóticos solo deben usarse para los síntomas psicóticos porque sus efectos secundarios podrían exacerbar los síntomas.

La segunda dimensión del tratamiento es conductual. Se debe instruir al paciente para que evite la estimulación gratuita con medicamentos de venta sin receta, cafeína y alcohol, y estresores físicos y emocionales prevenibles. El humo de la marihuana es un intensificador particularmente fuerte del trastorno, incluso cuando se inhala de forma pasiva.

Por último, tres condiciones comórbidas están asociadas con el trastorno de percepción persistente por alucinógenos: trastorno de pánico, trastorno depresivo mayor y trastorno por consumo de alcohol. Todas estas condiciones requieren prevención primaria e intervención temprana.

Psicosis inducida por alucinógenos. El tratamiento de la psicosis inducida por alucinógenos no difiere del tratamiento convencional de otras psicosis. Además, se ha descrito la eficacia de otros fármacos, como el carbonato de litio, la carbamazepina y el tratamiento electroconvulsivo. Asimismo, los antidepresivos, las benzodiazepinas y los anticonvulsivos pueden desempeñar cierta función en el tratamiento. A diferencia de la esquizofrenia, los pacientes con este trastorno carecen de síntomas negativos; tienen síntomas positivos de psicosis, pero aún pueden relacionarse bien con el psiquiatra. También son importantes las terapias de apoyo, educativas y familiares. Los objetivos terapéuticos son el control de los síntomas, el uso mínimo de los recursos hospitalarios, el trabajo diario, el desarrollo y la conservación de las relaciones sociales, y el tratamiento de comorbilidades como la dependencia del alcohol.

EPIDEMIOLOGÍA

Las personas han consumido alucinógenos durante miles de años, y los estados alucinógenos inducidos por drogas han sido parte de los rituales sociales y religiosos. El descubrimiento del LSD en 1943 aumentó el consumo y el mal uso de alucinógenos porque es fácil y económico producir estos alucinógenos sintéticos. También son más potentes que sus homólogos botánicos, y el desarrollo de alucinógenos sintéticos es el principal responsable de los trastornos psiquiátricos asociados con estos fármacos.

La incidencia del consumo de alucinógenos ha presentado dos períodos notables de auge. Entre 1965 y 1969, el número anual de iniciados se multiplicó por 10, y el consumo de LSD lideró este incremento. El segundo período de crecimiento abarcó de 1992 a 2000, impulsado principalmente por el aumento del consumo de éxtasis. Las reducciones en el inicio del consumo de LSD y éxtasis fueron notables desde entonces y hasta el año 2013, y coincidieron con un descenso global de la incidencia de consumo de alucinógenos, de 1,6 a 1,1 millones.

La NSDUH reveló que un 0,5 % de las personas mayores de 12 años declararon haber consumido alucinógenos a lo largo su vida. En 2016, la NSDUH agregó preguntas sobre el uso de ketamina, DMT/AMT (α-metiltriptamina)/«Foxy» (5-metoxi-N, N-dimetiltriptamina [5-MeO-DMT]) y *Salvia divinorum;* por esta razón no es posible comparar las tasas de consumo actuales con las anteriores. La prevalencia de por vida del trastorno por consumo de alucinógenos es de aproximadamente 0,6 % a 1,7 %. Alrededor del 5 % de las personas con antecedentes de consumo de alucinógenos de por vida pueden desarrollar dependencia de estos.

El consumo de alucinógenos es más frecuente entre los hombres caucásicos jóvenes (de 15 a 35 años de edad). Alrededor del 60 % de los consumidores de alucinógenos son hombres. Las personas de 26 a 34 años muestran el mayor consumo de alucinógenos, y el 16 % ha consumido un alucinógeno al menos una vez. Las personas de 18 a 25 años de edad tienen el mayor consumo reciente de un alucinógeno. La proporción de caucásicos y afroamericanos que han consumido un alucinógeno es de 2:1 y la de caucásicos con hispanos es de aproximadamente 1,5:1.

Los factores culturales influyen sobre el consumo de alucinógenos; el consumo en el oeste de Estados Unidos es significativamente superior al que se produce en el sur del país.

Se asocia a una morbilidad y una mortalidad inferiores en comparación con otras sustancias. Por ejemplo, en un estudio se observó que solo el 1 % de las visitas a los servicios de urgencias relacionadas con el consumo de sustancias se asoció con los alucinógenos, en comparación con el 40 % de los problemas relacionados con la cocaína. Sin embargo, más del 50 % de los individuos que acudieron a los servicios de urgencias por causas relacionadas con los alucinógenos eran menores de 20 años. Actualmente puede haber un resurgimiento de la popularidad de los alucinógenos entre los jóvenes.

Fenciclidina

La fenciclidina y algunas sustancias relacionadas resultan relativamente fáciles de sintetizar en laboratorios ilegales y económicas de comprar en la calle. Sin embargo, la calidad variable de los laboratorios da lugar a una gran diferencia de concentración y pureza. El consumo varía notablemente en función de la zona geográfica. La mayoría de consumidores de fenciclidina consumen otras sustancias, en especial alcohol, aunque también opiáceos, marihuana, anfetaminas y cocaína. La fenciclidina se añade a menudo a la marihuana, lo que provoca efectos adversos. Se desconoce la tasa real de dependencia y abuso en Estados Unidos, pero se asocia con el 3 % de las muertes por abuso de sustancias y el 32 % de los casos de urgencias relacionados con sustancias.

PATOLOGÍA

Neurofarmacología

El LSD es un prototipo razonable para este grupo, aunque existe una variación considerable. El LSD probablemente actúa sobre el sistema serotoninérgico, pero no está de forma exacta claro de qué manera y en qué dirección. Los datos, hasta el momento, indican que el LSD actúa como agonista parcial en los receptores serotoninérgicos postsinápticos.

La mayoría de los alucinógenos se absorben bien tras la ingestión, aunque algunos se consumen inhalados, fumados o por una inyección intravenosa. La tolerancia al LSD y a otros alucinógenos aparece con rapidez y es virtualmente completa tras 3 o 4 días de consumo continuado, y también revierte con rapidez, por lo general en 4 a 7 días. La mayoría de las personas no experimentan dependencia física o abstinencia, pero pueden desarrollar dependencia psicológica, especialmente si las alucinaciones les resultan agradables o útiles.

Fenciclidina y ketamina.   La PCP y la ketamina antagonizan el subtipo NMDA de los receptores de glutamato. La fenciclidina se une a un punto en el canal del calcio asociado a NMDA y evita la entrada de iones de calcio. También activa las neuronas dopaminérgicas del área tegmental ventral que se proyectan a la corteza cerebral y al sistema límbico, activación que suele estar implicada en la mediación de las cualidades de refuerzo de la droga.

En los seres humanos se produce tolerancia a los efectos de la fenciclidina, aunque no suele darse dependencia física. Sin embargo, en los animales a los que se administra más sustancia por peso corporal durante períodos más prolongados que a ningún humano, la PCP induce dependencia física. La abstinencia física en humanos es rara, probablemente porque las dosis y la duración son mucho más bajas. Aunque la dependencia física de la fenciclidina es rara en seres humanos, la dependencia psicológica de esta y de la ketamina son frecuentes.

En general, la PCP proviene de laboratorios ilegales, por lo que es probable que haya impurezas. Uno de los contaminantes es el 1-piperidenociclohexano carbonitrito, que libera cianuro de hidrógeno en pequeñas cantidades cuando se ingiere. Otro es la piperidina, que puede reconocerse por su intenso olor a pescado.

▲ 4.10 Trastornos relacionados con inhalantes

Los inhalantes de abuso (también denominados *sustancias volátiles* o *solventes*) son hidrocarburos volátiles que a temperatura ambiente se volatilizan en vapores gaseosos que pueden inhalarse por la boca o la nariz y alcanzar el torrente sanguíneo por vía transpulmonar. Estos componentes se encuentran comúnmente en numerosos productos de uso habitual y se comercializan en cuatro formas: *1)* disolventes para pegamentos y adhesivos; *2)* propelentes para aerosoles (p. ej., de pintura, lacas para el cabello, productos de cocina y cremas de afeitar); *3)* diluyentes (p. ej., para productos de pintura y líquidos para la corrección de escritos), y *4)* combustibles (p. ej., gasolina y propano). A pesar de sus diferencias químicas, se cree que estos compuestos comparten algunas propiedades farmacológicas.

CARACTERÍSTICAS CLÍNICAS

La razón por la que a las personas, en especial adolescentes, les gusta inhalar estos productos son sus efectos estupefacientes. Los inhalantes se asocian con una serie de problemas, entre los que se incluyen el trastorno de conducta, los trastornos del estado de ánimo, la ideación suicida y los abusos físicos y sexuales o negligencia. En algunos casos, un uso de inhalantes temporal y a una temprana edad puede ser un síntoma de un problema para toda la vida, con trastornos externalizados y predisposición al riesgo. Un subgrupo más pequeño utiliza los inhalantes de forma crónica, y este uso se ha asociado con múltiples secuelas, como alteraciones de la conducta y de órganos importantes derivados de la toxicidad de las drogas.

En dosis iniciales pequeñas, los inhalantes pueden causar desinhibición y producir sensaciones de euforia y excitación, así como agradables sensaciones de flotar, efectos por los que presumiblemente los individuos consumen estas drogas. Las dosis altas de inhalantes pueden provocar síntomas psicológicos de temor, ilusiones sensoriales, alucinaciones visuales y auditivas, y distorsiones del tamaño corporal. Los síntomas neurológicos pueden consistir en disartria, bradilalia y ataxia. El consumo a largo plazo puede asociarse a irritabilidad, labilidad emocional y deterioro cognitivo.

Los inhalantes pueden inducir tolerancia en algunos consumidores; un síndrome de abstinencia puede acompañar a la interrupción del consumo. El síndrome de abstinencia no es frecuente, pero se caracteriza por trastornos del sueño-vigilia, irritabilidad, temblor, diaforesis, náuseas y vómitos, taquicardia y, en ocasiones, delirios y alucinaciones.

DIAGNÓSTICO

El DSM-5 describe varios trastornos relacionados con los inhalantes, incluido el trastorno por consumo de inhalantes, intoxicación por inhalantes, delirio por intoxicación por inhalantes, trastorno neurocognitivo inducido por inhalantes, trastorno psicótico inducido por inhalantes, trastornos del estado de ánimo y ansiedad inducidos por inhalantes y otros trastornos inducidos por inhalantes. El DSM-5 excluye los gases anestésicos (p. ej., óxido nitroso y éter) y los vasodilatadores de acción corta (p. ej., nitrito de amilo) de los trastornos relacionados con los inhalantes, que se clasifican como trastornos relacionados con otras sustancias o con sustancias desconocidas. La CIE-10 sigue un abordaje similar.

Trastorno por consumo de inhalantes

La mayoría de las personas probablemente consumen inhalantes durante un período breve sin desarrollar dependencia o abuso, pero se puede dar el caso.

Intoxicación por inhalantes

Los criterios diagnósticos para la intoxicación por inhalantes especifican la presencia de cambios conductuales desadaptativos y al menos dos síntomas físicos. Las personas que se intoxican con inhalantes pueden presentar apatía, reducción del funcionamiento social y laboral, deterioro del juicio y conducta impulsiva o agresiva; puede acompañarse de náuseas, anorexia, nistagmo, hiperreflexia y diplopía. Con dosis altas y exposiciones prolongadas, el estado neurológico puede progresar hacia el estupor y la inconciencia y, posteriormente, el individuo puede presentar amnesia del período de intoxicación. En ocasiones, los clínicos pueden identificar un consumo reciente de inhalantes por exantemas perioficiales (alrededor de la nariz y la boca del paciente); aliento con olores particulares; residuos de inhalantes sobre la cara, las manos o la ropa, e irritación ocular, faríngea, bronquial y nasal. El trastorno puede ser crónico, como en el siguiente caso.

Una mujer hispana de 16 años de edad, soltera, fue derivada a un programa universitario de tratamiento de trastornos relacionados con sustancias para su evaluación. La paciente había sido condenada por robo de vehículo, intimidación con un arma y pérdida de control con su familia. A los 15 años había consumido regularmente inhalantes y bebido alcohol en grandes cantidades. Había consumido corrector líquido, lejía, limpiador de azulejos, laca del cabello, laca de uñas, pegamento y gasolina, aunque prefería el aerosol de pintura. Había inhalado pintura varias veces al día durante unos 6 meses, a los 15 años, y consumido un máximo de ocho botes de pintura al día. La paciente decía: «Lo anula todo». Ocasionalmente había perdido la conciencia y creía que la pintura la había deteriorado la memoria y la había «entontecido». (Por cortesía de Thomas J. Crowley, MD.)

Delírium por intoxicación por inhalantes. Los inhalantes pueden causar delírium directamente. Además, sus interacciones con otras sustancias o la hipoxia provocada por su consumo pueden provocar delírium. Si produce alteraciones conductuales graves, puede ser necesario el tratamiento a corto plazo con un antagonista de los receptores de la dopamina, como el haloperidol. Deben evitarse las benzodiazepinas por la posibilidad de aumentar la depresión respiratoria.

Trastorno neurocognitivo inducido por inhalantes. La demencia persistente inducida por inhalantes, como sucede con el delírium, puede resultar de los efectos neurotóxicos de los propios inhalantes, por los de los metales (p. ej., el plomo) empleados a menudo en los inhalantes, o por los efectos de períodos frecuentes y prolongados de hipoxia. La demencia causada probablemente es irreversible en todos los casos, a excepción de los más leves.

Trastorno psicótico inducido por inhalantes. Los clínicos pueden especificar la presencia de alucinaciones o delirios como síntomas predominantes. La ideación paranoide probablemente sean los síndromes psicóticos más frecuentes en la intoxicación por inhalantes.

Trastorno del estado de ánimo y trastorno de ansiedad inducidos por inhalantes. El trastorno del estado de ánimo y el de ansiedad inducidos por inhalantes permiten la clasificación de los trastornos relacionados con inhalantes caracterizados por síntomas destacados del estado de ánimo y de ansiedad. Los trastornos depresivos son los trastornos del estado de ánimo que con más frecuencia se asocian al consumo de inhalantes, y de los trastornos de ansiedad, los más habituales son el trastorno de pánico y el trastorno de ansiedad generalizada.

Otros trastornos relacionados con los inhalantes. Este es el diagnóstico que recomienda el DSM-5 para los trastornos relacionados con inhalantes cuyos criterios no coinciden con los de las categorías diagnósticas comentadas anteriormente.

TRATAMIENTO

La intoxicación por inhalantes, como sucede con la intoxicación por alcohol, no suele requerir atención médica y se resuelve espontáneamente. Sin embargo, efectos como el coma, el broncoespasmo, el laringoespasmo, las arritmias cardíacas, los traumatismos o las quemaduras requieren tratamiento. Por otra parte, la atención consiste principalmente en tranquilizar al paciente, prestar un apoyo silencioso, y atención a los signos vitales y al nivel de conciencia. Los sedantes, incluidos las benzodiazepinas, están contraindicados porque agravan la intoxicación por inhalantes.

No se dispone de un tratamiento establecido para los problemas cognitivos y mnésicos de la demencia persistente inducida por inhalantes. Se ha ofrecido asistencia social y un apoyo social amplio para los adultos con deterioro grave dependientes de inhalantes e indigentes. Los pacientes probablemente requieran un gran apoyo en el seno de su familia o en centros de atención domiciliaria o albergues.

La evolución y el tratamiento del trastorno psicótico inducido por inhalantes son similares a los de la intoxicación por inhalantes. El trastorno es breve y dura entre unas horas y unas semanas (como mucho) después de la intoxicación. Está indicado el tratamiento riguroso de las complicaciones potencialmente mortales como el paro respiratorio o cardíaco, junto con el tratamiento conservador de la intoxicación. La confusión, el pánico y la psicosis obligan a prestar especial atención a la seguridad del paciente. La agitación grave probablemente requiera un control cauto con haloperidol (5 mg por vía intramuscular, para un peso corporal de 70 kg). Se evitarán los sedantes porque pueden agravar la psicosis. Los trastornos de ansiedad y del estado de ánimo inducidos por inhalantes pueden precipitar una ideación suicida; se evaluará con cuidado a los pacientes ante esa posibilidad. Los ansiolíticos y antidepresivos no son útiles en la fase aguda de la enfermedad; pueden serlo en casos de ansiedad o depresión coexistentes.

Programas terapéuticos en régimen ambulatorio e institucionalizado

Los programas terapéuticos en régimen ambulatorio e institucionalizado han tenido buenos resultados, en especial en adolescentes con dependencia de sustancias y otros trastornos psiquiátricos comórbidos. El tratamiento aborda la condición comórbida que, en la mayoría de los casos, es un trastorno de la conducta o, en algunos otros casos, puede ser el TDAH, el trastorno depresivo mayor, el trastorno depresivo persistente (distimia) y el trastorno de estrés postraumático. El tratamiento por abuso o negligencia, ambos muy comunes en estos pacientes, también es importante. Se aplican terapias grupales e individuales orientadas conductualmente, con gratificaciones inmediatas por el progreso hacia metas definidas objetivamente y castigos por recaídas en las conductas previas. Los pacientes asisten a escuelas en las propias instituciones con profesores de educación especial, junto con actividades recreativas planificadas; los programas ofrecen consultas sobre métodos anticonceptivos. Los pacientes y sus familiares con un ambiente familiar inadecuado se comprometen en programas de terapia familiar estructural o terapia multisistémica; ambas estrategias gozan de un buen apoyo empírico. Se requiere la participación en programas de 12 pasos. Las intervenciones terapéuticas se coordinan cuidadosamente con la labor de trabajadores sociales y autoridades de libertad condicional. Se controla la evolución mediante el análisis de muestras de orina y de aliento para la detección de alcohol y otras drogas al ingresar y durante el tratamiento.

El tratamiento dura habitualmente de 3 a 12 meses. En la tabla 4-45 se enumeran algunos objetivos del tratamiento.

EPIDEMIOLOGÍA

Los inhalantes son de fácil acceso, legales y baratos. Estos tres factores contribuyen a su elevado consumo entre las personas con bajo poder adquisitivo y los jóvenes. Aproximadamente el 0,2 % de las personas de 12 años o más en Estados Unidos son usuarios actuales de inhalantes. Los adolescentes (de 12 a 17 años) tienen más probabilidades de usarlos que las personas de otros grupos de edad. Según la NSDUH, en 2016, solo el 0,2 % de los adultos consumían inhalantes. Por el contrario, entre el doble y el triple de los adolescentes usaban inhalantes. En los adolescentes, hombres y mujeres consumen inhalantes casi por igual (con un ligero aumento en el uso para mujeres), mientras que entre los adultos, el consumo de inhalantes es poco frecuente en mujeres.

El consumo de inhalantes entre los adolescentes puede ser más habitual en aquellos cuyos padres o hermanos mayores consumen sustancias ilegales, o entre los adolescentes que han sufrido traumas o malos tratos en la infancia. También se asocia con un incremento de trastornos conductuales y de trastorno de la personalidad antisocial.

Patología

Neurofarmacología.   Los inhalantes más consumidos por los adolescentes estadounidenses son, por orden descendente, la gasolina, el pegamento (que habitualmente contiene tolueno), los aerosoles de pintura, los disolventes, los productos de limpieza y otros aerosoles. Inhalar el vapor por la nariz o a través de la boca (mediante inspiraciones profundas) induce la absorción transpulmonar y un acceso muy rápido de la droga al cerebro. Son frecuentes la respiración a través de una tela empapada en disolvente, la inhalación de vapores de una bolsa llena de pegamento, aspirar bocanadas de vapor aerosolizado en el interior de una bolsa de plástico o respirar el vapor de una lata de gasolina. De 15 a 20 respiraciones de vapor de gasolina al 1 % producen varias horas de intoxicación. Las concentraciones inhaladas de tolueno de una bolsa que contiene pegamento pueden alcanzar las 10 000 partes por millón (ppm), y cada día pueden inhalarse los vapores de varios tubos de pegamento. Como comparación, en un estudio se demostró que la exposición durante 6 h a solo 100 ppm de tolueno produce un deterioro transitorio del desempeño neuropsicológico de un 10 %.

Los inhalantes actúan, por lo general, como depresores del SNC. Puede aparecer tolerancia, aunque los síntomas de abstinencia suelen ser leves.

Estas sustancias se absorben rápidamente a través de los pulmones y alcanzan el cerebro con la misma celeridad. Los efectos aparecen a los 5 min y pueden durar de 30 min a varias horas, según la sustancia inhalada y la dosis. Las concentraciones plasmáticas de muchos inhalantes aumentan cuando se usan en combinación con alcohol, probablemente por la competición por las enzimas hepáticas.

Aunque una quinta parte se excreta sin modificar a través de los pulmones, el resto es metabolizado por el hígado. Los inhalantes son detectables en sangre durante 4-10 h tras el consumo y, en caso de sospecha, deben obtenerse muestras de sangre en el servicio de urgencias.

De manera análoga al alcohol, los inhalantes tienen efectos farmacodinámicos específicos que no se han dilucidado completamente. Puesto que sus efectos suelen ser similares y aditivos a los de otros depresores del SNC (p. ej., el etanol, los barbitúricos y las benzodiazepinas), algunos investigadores han indicado que actúan potenciando el sistema del GABA. Otros han indicado que actúan por fluidificación de la membrana, que también se ha postulado como un efecto farmacodinámico del etanol.

Alteraciones orgánicas y efectos neurológicos.   Los inhalantes se asocian con muchos efectos adversos potencialmente graves. El más extremo es la muerte, que puede resultar de la depresión respiratoria, arritmias cardíacas, asfixia, aspiración de vómito o accidentes o traumatismos (p. ej., al conducir un vehículo durante la intoxicación con inhalantes). Introducir un trapo empapado en inhalante en una bolsa de plástico y meter la cabeza en el interior, un procedimiento común, puede provocar coma y muerte por asfixia.

Los consumidores crónicos de inhalantes pueden presentar numerosos problemas neurológicos. La tomografía computarizada (TC) y la resonancia magnética (RM) demuestran atrofia difusa del cerebro, el cerebelo y el tronco cerebral, con afectación de la sustancia blanca, lo que se conoce como *leucoencefalopatía*. Las TC por emisión de fotón único (SPECT) de adolescentes que habían abusado de los disolventes han demostrado aumentos y reducciones del flujo sanguíneo en diferentes áreas cerebrales. En varios estudios en pintores y trabajadores expuestos a disolventes durante períodos prolongados también se han observado signos de atrofia cerebral en la TC, con reducción del flujo sanguíneo cerebral.

Tabla 4-45
Objetivos del tratamiento para el trastorno de inhalantes

Ha practicado un plan para permanecer en abstinencia

Muestra menos conductas antisociales

Tiene un plan para continuar cualquier tratamiento psiquiátrico necesario (p. ej., tratamiento para la depresión comórbida)

Tiene un plan para vivir en un entorno de apoyo, libre de drogas

Está interactuando con la familia de forma más productiva

Está trabajando o asistiendo a la escuela

Se asocia con compañeros sin conductas delictivas que no consumen drogas

Los signos y síntomas neurológicos y conductuales pueden consistir en hipoacusia, neuropatía periférica, cefalea, parestesias, signos cerebelosos, alteraciones motoras persistentes, parkinsonismo, apatía, alteración de la concentración, pérdida de la memoria, disfunción visoespacial, deterioro del procesamiento del material lingüístico y encefalopatía por plomo. Las alteraciones de la sustancia blanca o la atrofia pontina en la RM se han asociado con puntuaciones inferiores del coeficiente intelectual (CI). La combinación de disolventes orgánicos con altas concentraciones de cobre, cinc y metales pesados se ha asociado con la aparición de atrofia cerebral, epilepsia del lóbulo temporal, reducción del CI y diversas alteraciones electroencefalográficas.

Otros efectos adversos graves asociados con el consumo a largo plazo de inhalantes incluyen lesión hepática o renal (acidosis tubular) irreversible y lesión muscular permanente asociada a rabdomiólisis. Además, también pueden producirse síntomas cardiovasculares y pulmonares (p. ej., dolor torácico y broncoespasmo), así como gastrointestinales (p. ej., dolor, náuseas, vómitos y hematemesis). Se han publicado diversas descripciones clínicas de *embriopatía por tolueno* con signos como los del síndrome alcohólico fetal, entre los que se incluyen bajo peso al nacer, microcefalia, reducción de la hendidura palpebral, microfacies, baja implantación de las orejas y otros signos dismórficos, y se ha descrito que estos neonatos presentan retraso del desarrollo, hiperactividad y disfunción cerebelosa. Sin embargo, no se han publicado evidencias convincentes de que el tolueno, el inhalante mejor estudiado, provoque lesiones genéticas en las células somáticas.

▲ 4.11 Abuso de esteroides anabolizantes androgénicos

Los esteroides anabolizantes androgénicos son una familia de sustancias compuestas por testosterona, la hormona masculina natural, y un grupo de numerosos sintéticos de esta, desarrollados durante los últimos 70 años (tabla 4-46). Estas sustancias exhiben diversos grados de efectos anabolizantes (productores de músculo) y androgénicos (masculinizantes); ninguna de ellas muestra efectos anabolizantes puros sin efectos androgénicos. Es importante no confundir los esteroides anabolizantes androgénicos (hormonas afines a la testosterona) con los corticoesteroides (hormonas afines al cortisol, como la hidrocortisona y la prednisona).

Los corticoesteroides son hormonas que secreta la corteza suprarrenal, más que los testículos; carecen de propiedades para aumentar la musculatura y su potencial de abuso es bajo; se prescriben ampliamente para el tratamiento de numerosas enfermedades inflamatorias, como la urticaria o el asma. Por el contrario, las indicaciones aprobadas de los esteroides anabolizantes androgénicos son pocas, como el tratamiento del hipogonadismo masculino, y enfermedades asociadas con la atrofia muscular, como el síndrome de la inmunodeficiencia adquirida (SIDA) y el cáncer. Sin embargo, se emplean ampliamente de manera ilegal, en especial por adolescentes y jóvenes que desean aumentar la masa y la potencia musculares, con fines deportivos o para mejorar su aspecto personal.

Los esteroides anabolizantes androgénicos no tienen una categoría de diagnóstico en el DSM-5; en cambio, se codifica como uno de los demás trastornos relacionados con sustancias desconocidas. La CIE-10 incluye el diagnóstico en la categoría «Abuso de sustancias que no producen dependencia», que también incluye antiácidos, remedios herbales y vitaminas.

CARACTERÍSTICAS CLÍNICAS Y DIAGNÓSTICO

Inicialmente, los esteroides pueden inducir euforia e hiperactividad. Sin embargo, después de períodos relativamente cortos, su uso puede asociarse con síntomas menos deseables. Los estudios han informado de que del 2 % al 15 % de los consumidores de esteroides anabólicos experimentan episodios hipomaníacos o maníacos, y un pequeño porcentaje puede presentar síntomas claramente psicóticos. También es preocupante la correlación entre el abuso de esteroides y la agresividad. Las personas que abusan de esteroides sin antecedentes de conducta antisocial ni violenta han cometido homicidios u otros delitos violentos.

Los esteroides son sustancias adictivas. Cuando dejan de tomarse, se presenta depresión, ansiedad y preocupación por el estado físico. Algunos hombres y mujeres levantadores de pesas pueden tener dismorfia muscular, una forma de trastorno dismórfico corporal en el que el individuo siente que no es lo suficientemente musculoso y delgado. Existen algunas similitudes entre la autopercepción de un atleta y un paciente con anorexia nerviosa; para el observador, ambos grupos parecen distorsionar la evaluación realista del cuerpo.

Cabe considerar la adicción iatrogénica ante el creciente número de pacientes geriátricos a los que se prescribe testosterona para aumentar la libido y revertir algunos aspectos del envejecimiento.

El Sr. A., un hombre soltero de 26 años de edad, mide 1,75 m de alto y pesa actualmente 92,5 kg, con un índice de grasa corporal del 11 %. Declara que empezó a practicar halterofilia a los 17 años, momento en el que pesaba 70 kg. Unos dos años después empezó a tomar esteroides anabolizantes androgénicos, que conseguía a través de un amigo del gimnasio. Su primer «ciclo» (consumo), de 9 semanas, consistió en 30 mg/día de metandienona por vía oral y 600 mg/semana de testosterona cipionato por vía intramuscular.

Durante estas 9 semanas ganó 9 kg de masa muscular. Estaba tan satisfecho con los resultados que continuó con cinco ciclos más en los 6 meses posteriores. Durante su ciclo más ambicioso, hace aproximadamente un año, se administró semanalmente 600 mg de testosterona cipionato y 400 mg de nandrolona decanoato, y 12 mg/día de estanozolol y 10 mg/día de oxandrolona.

Durante cada uno de los ciclos, el Sr. A. experimentó euforia, irritabilidad y sentimientos de grandiosidad. Estos síntomas eran los más prominentes durante su ciclo más reciente, en el que se sintió «invencible». También experimentó una disminución de la necesidad de dormir, pensamientos acelerados y tendencia a gastar cantidades excesivas de dinero. Por ejemplo, adquirió de forma impulsiva un equipo de música de 2 700 dólares, cuando sabía que no podía gastar más de 500 dólares. También se empezó a comportar con su novia con una irritabilidad inusitada y, en una ocasión, durante una discusión, atravesó la ventanilla del coche de un puñetazo, una acción que no concordaba con su personalidad normalmente apacible. Después de completar este ciclo de consumo, se sintió ligeramente deprimido durante unos 2 meses.

El Sr. A. había consumido varias sustancias para perder peso como parte de la preparación para campeonatos de culturismo, como efedrina, anfetaminas, triyodotironina y tiroxina. Recientemente había comenzado a consumir nalbufina, un opiáceo agonista-antagonista, por vía intravenosa, para tratar los dolores musculares provocados por el levantamiento de pesas. También había tomado opiáceos por vía oral, como oxicodona de liberación controlada, al menos una vez a la semana. A veces tomaba opiáceos orales para tratar los dolores musculares, aunque a menudo solo para «colocarse». Señalaba que el

Tabla 4-46
Ejemplos de esteroides anabolizantes de consumo habitual

Compuestos administrados habitualmente por vía oral

Fluoximesterona

Metandienona (denominada previamente metandrostenolona)

Metiltestosterona

Mibolerona[a]

Oxandrolona

Oximetolona

Mesterolona

Estanozolol

Compuestos administrados habitualmente por vía intramuscular

Nandrolona decanoato

Nandrolona fenpropionato

Metenolona enantato

Boldenona undecilenato[a]

Estanozolol[a]

Combinación de ésteres de testosterona

Testosterona cipionato

Testosterona enantato

Testosterona propionato

Testosterona undecanoato

Trembolona acetato[a]

Trembolona hexahidrobencilcarbonato

[a]Compuesto veterinario.

---

consumo de nalbufina y otros opiáceos estaba extendido entre otros consumidores de esteroides anabolizantes de su entorno.

El Sr. A. presenta rasgos característicos de dismorfia muscular. Comprueba su apariencia decenas de veces al día en espejos, en los espejos de las tiendas o incluso en el reverso de una cuchara. Se pone nervioso si falta siquiera un día al entrenamiento en el gimnasio, y reconoce que su preocupación por la halterofilia le ha hecho perder oportunidades sociales y laborales. A pesar de tener un torso de 122 cm y unos bíceps de 48 cm, con frecuencia ha declinado invitaciones para ir a la playa o a la piscina por miedo a parecer demasiado pequeño en bañador. Está preocupado porque ha perdido algo de peso desde que completó el ciclo anterior de consumo de esteroides anabolizantes, y se siente impaciente por continuar con otro ciclo. (Adaptado de Harrison G. Pope, Jr., MD, y Kirk J. Brower, MD.)

Trastornos del estado de ánimo inducidos por esteroides anabolizantes

En la tabla 4-47 se enumeran algunos síntomas típicos asociados con el consumo de esteroides anabolizantes. Aunque los deportistas que los consumen reconocían hace tiempo que los síndromes de ira e irritabilidad pueden asociarse al consumo, la bibliografía científica les prestó escasa atención hasta finales de la década de 1980 y de 1990. Desde entonces, una serie de estudios observacionales en deportistas ha indicado que algunos consumidores de esteroides anabolizantes androgénicos presentan episodios hipomaníacos o incluso maníacos marcados durante el consumo de estas sustancias.

Una posible consecuencia grave de los trastornos del estado de ánimo inducidos por esteroides anabolizantes androgénicos puede ser la conducta violenta e incluso homicida. Se han descrito casos de individuos sin antecedentes de trastorno psiquiátrico, penales o violencia que han cometido delitos violentos, incluido el homicidio, mientras estaban bajo la influencia de estas sustancias. Aunque es difícil establecer un vínculo causal en estos casos, la evidencia del consumo de esteroides anabolizantes se ha presentado con frecuencia en el ámbito forense como un posible atenuante de la conducta delictiva.

Se han producido síndromes depresivos por esteroides anabolizantes androgénicos, y el suicidio constituye un riesgo; con la abstinencia se produce un síndrome depresivo breve y autolimitado, probablemente como resultado de la depresión del eje hipotalámico-hipofisario-gonadal tras la administración de estas sustancias.

Trastorno psicótico inducido por esteroides anabolizantes

Los síntomas psicóticos asociados al consumo de esteroides anabolizantes son raros, aunque se han descrito algunos casos, principalmente en individuos que consumían el equivalente a más de 1 000 mg de testosterona a la semana. Por lo general, estos síntomas han consistido en delirios de grandeza o paranoides en el contexto de un episodio maníaco, aunque en ocasiones se han producido en ausencia de un síndrome maníaco franco. En la mayoría de los casos descritos, los síntomas psicóticos desaparecen rápidamente (en unas semanas) tras la interrupción de la toma de la sustancia causal, aunque en ocasiones se ha requerido un tratamiento breve con antipsicóticos.

Otros trastornos relacionados con esteroides anabolizantes

Durante el consumo de esteroides anabolizantes androgénicos pueden aparecer síntomas de trastornos de ansiedad, como el trastorno de pánico y la fobia social, que puede actuar como una «entrada al consumo de agonistas o antagonistas opiáceos, como la nalbufina, o al de agonistas opiáceos francos, como la heroína».

TRATAMIENTO

La abstinencia es el objetivo terapéutico para los pacientes con abuso o dependencia de esteroides anabolizantes androgénicos. Pueden aplicarse los abordajes terapéuticos tradicionales para los trastornos relacionados con sustancias en la medida en que los consumidores de esteroides abusan de otras sustancias adictivas (incluido el alcohol), pero pueden diferir de otras personas con trastornos relacionados con sustancias en ciertos aspectos con implicaciones terapéuticas. En primer lugar, los efectos de euforia y de reforzamiento de los esteroides anabolizantes pueden ponerse de manifiesto tras semanas o meses de consumo, acompañado de un ejercicio intenso. Al compararse con las sustancias con refuerzo inmediato y pasivo, como la cocaína, la heroína y el alcohol, los esteroides anabolizantes pueden suponer una gratificación diferida. Además, los consumidores pueden manifestar un mayor compromiso con valores culturalmente aprobados de buena forma física, éxito, victoria y esfuerzo por objetivos, en comparación con los consumidores de otras sustancias ilegales. Finalmente, los consumidores de esteroides anabolizantes están preocupados por sus atributos físicos y pueden confiar demasiado en ellos para su autoestima. Por tanto, el tratamiento depende de una alianza terapéutica basada en una comprensión integral y que enjuicie los valores y las motivaciones del paciente para consumir esteroides anabolizantes.

Aunque no hay ensayos controlados de tratamiento para los trastornos relacionados con esteroides anabolizantes, puede ser apropiado seguir los abordajes generalmente recomendados para el síndrome idiopático relacionado. Por ejemplo, la dismorfia muscular puede mejorar con TCC o el uso de ISRS.

Abstinencia

El tratamiento de apoyo y el control son esenciales para el tratamiento de la abstinencia de esteroides anabolizantes androgénicos porque puede aparecer un trastorno depresivo con ideas suicidas, que si es grave puede requerir hospitalización. Debe informarse a los pacientes sobre la

Tabla 4-47
Síntomas asociados con el consumo de esteroides anabolizantes

Euforia
Hiperactividad
Irritabilidad
Enfado
Agresividad
Hipomanía
Manía
Comportamiento violento («ira de esteroides»)
Ideación homicida
Suicidio
Psicosis
Síntomas de abstinencia: somatización, depresión

posible evolución de la abstinencia y tranquilizarles sobre la limitación y el tratamiento de los síntomas. Los médicos deben reservar agentes antidepresivos para pacientes cuya sintomatología depresiva persista durante varias semanas después de la interrupción del esteroide anabolizante y que probablemente tengan un trastorno depresivo comórbido. Se prefieren los ISRS por su favorable perfil de efectos adversos y su eficacia en la única serie publicada de casos de consumidores de esteroides anabolizantes androgénicos con trastorno depresivo mayor. Los síntomas físicos de la abstinencia no son potencialmente mortales y no suelen requerir tratamiento farmacológico. Los antiinflamatorios no esteroideos (AINE) pueden ser útiles para el dolor musculoesquelético y la cefalea. El hipogonadismo inducido por esteroides anabolizantes, que incluye pérdida de la libido, disfunción eréctil y posible trastorno depresivo mayor, puede comenzar durante la abstinencia de esteroides anabolizantes y, en ocasiones, puede prolongarse, lo que requiere tratamiento por parte de un endocrinólogo. Los pacientes con hipogonadismo inducido por esteroides anabolizantes pueden beneficiarse de dosis fisiológicas exógenas de testosterona, con disminución gradual a lo largo del tiempo, así como de clomifeno (para restaurar la función hipotalámica-hipofisaria-testicular) y gonadotropina coriónica humana (para estimular los testículos y así reanudar la producción de testosterona y espermatozoides).

EPIDEMIOLOGÍA

Es difícil estimar la prevalencia de por vida del consumo ilegal de esteroides anabolizantes androgénicos en Estados Unidos porque la mayoría de los datos disponibles se basan en encuestas anónimas de estudiantes, en particular de la escuela secundaria. Hay dos problemas serios al usar estos datos. Primero, la edad promedio de inicio del consumo de esteroides anabolizantes, tanto en Estados Unidos como en otros países, es de aproximadamente 23 años, mayor que la de cualquier otra categoría importante de drogas ilegales. En segundo lugar, las encuestas anónimas son susceptibles a errores graves en dirección opuesta como resultado de respuestas falsas positivas a las preguntas de la encuesta sobre «esteroides». Cuando se les hace una pregunta típica de la encuesta, como si han usado «píldoras o inyecciones de esteroides sin receta médica», pueden responder que sí falsamente cuando en realidad solo han tomado corticoesteroides o han comprado suplementos nutricionales de venta sin receta que por error creían que eran esteroides. Después de tener en cuenta estas fuentes de error, la verdadera prevalencia de consumo de esteroides anabolizantes en las niñas de la escuela secundaria es cercana al 0 % y en los niños alrededor del 1 %. Sin embargo, en la edad adulta, quizás del 3 % al 4 % de los hombres estadounidenses han consumido esteroides anabolizantes en algún momento de sus vidas, y en las mujeres aproximadamente el 1,8 %. En general, los hombres tienen más probabilidades de consumir esteroides anabolizantes que las mujeres, y los atletas son más propensos que los no atletas.

La actual elevación de las tasas de consumo de esteroides entre individuos más jóvenes parece representar un importante viraje de la epidemiología del consumo de estas sustancias. En la década de 1970, la mayoría de los usuarios eran culturistas de competición u otros atletas de élite. Sin embargo, desde entonces parece que un número creciente de jóvenes, hombres y mujeres, pueden estar consumiéndolos solo para mejorar su aspecto personal, más que con fines deportivos.

PATOLOGÍA

Farmacología

Todos los esteroides, incluidos los anabolizantes androgénicos, los estrógenos y los corticoesteroides, se sintetizan *in vivo* a partir del colesterol, con una estructura química parecida. La testosterona muestra una estructura química de cuatro anillos que contienen 19 átomos de carbono.

Las concentraciones plasmáticas normales de testosterona en los hombres oscilan entre los 300 y los 1 000 ng/dl. Generalmente, 200 mg de testosterona cipionato tomados cada 2 semanas normalizan las concentraciones de un hombre con hipogonadismo. En un hombre eugonadal que toma dosis fisiológicas de testosterona, estas no aumentan porque los esteroides anabolizantes androgénicos exógenos suprimen la producción endógena de testosterona por la retroinhibición del eje hipotalámico-hipofisario-gonadal. Los consumidores toman dosis supraterapéuticas para obtener efectos suprafisiológicos. La curva dosis-respuesta de los efectos anabolizantes puede ser logarítmica, lo que explicaría por qué se toman dosis de 10 a 100 veces superiores a las terapéuticas. Las dosis se alcanzan más fácilmente con combinaciones de anabolizantes androgénicos orales e inyectados. También puede emplearse la testosterona transdérmica, disponible con prescripción médica para el tratamiento sustitutivo de testosterona.

Indicaciones terapéuticas.   Los esteroides anabolizantes androgénicos están indicados principalmente para la deficiencia de testosterona (hipogonadismo masculino), el angioedema hereditario (una afección cutánea congénita) y algunas formas infrecuentes de anemia por insuficiencia medular ósea o renal. Las mujeres pueden usar esteroides anabolizantes para el cáncer de mama metastásico, la osteoporosis, la endometriosis y el tratamiento complementario de los síntomas de la menopausia. Sin embargo, estos no son tratamientos de primera línea. Se han empleado experimentalmente como anticonceptivo masculino y para el tratamiento del trastorno depresivo mayor y los trastornos sexuales en hombres eugonadales. Recientemente se han utilizado en del síndrome de emaciación asociado al SIDA. En estudios controlados se ha indicado que la testosterona tiene efectos antidepresivos en algunos hombres contagiados por el VIH y con trastorno depresivo mayor, y constituye un tratamiento complementario (de aumento) en algunos hombres con depresión con bajas concentraciones de testosterona endógena y que son resistentes a los antidepresivos convencionales.

Reacciones adversas

Los efectos adversos más frecuentes de los esteroides anabolizantes androgénicos afectan a los sistemas cardiovascular, hepático, reproductivo y tegumentario.

Estas sustancias producen un perfil lipidémico adverso, con elevación de las concentraciones del colesterol ligado a las lipoproteínas de baja densidad (LDL) y una reducción de las concentraciones del colesterol ligado a las lipoproteínas de alta densidad (HDL). Las dosis altas también pueden activar la hemostasia y aumentar la presión arterial. Se han descrito casos aislados de infarto de miocardio, miocardiopatía, hipertrofia ventricular izquierda y accidente cerebrovascular en algunos consumidores, con casos mortales.

Entre los efectos endocrinos inducidos por los esteroides anabolizantes androgénicos en los hombres se encuentran la atrofia testicular y la esterilidad, por lo general reversibles tras la interrupción del consumo, así como la ginecomastia, que puede persistir sin tratamiento quirúrgico. En las mujeres puede observarse una reducción del tejido mamario, irregularidad menstrual (disminución o interrupción) y masculinización (hipertrofia del clítoris, hirsutismo y voz de tono bajo), que puede ser irreversible. Los andrógenos administrados durante la gestación pueden provocar la masculinización de un feto femenino. Los efectos dermatológicos consisten en acné y alopecia androgénica. El abuso de esteroides anabolizantes androgénicos en niños ha suscitado preocupación por la inducción de estatura baja secundaria al cierre epifisario prematuro. Otros efectos adversos infrecuentes consisten en edema de las extremidades por retención hídrica, exacerbación de los trastornos de tics, apnea del sueño y policitemia.

ETIOLOGÍA

La razón principal del consumo de esteroides anabolizantes androgénicos ilegales es potenciar el rendimiento deportivo o mejorar el aspecto físico. El refuerzo de consumo radica en los efectos deportivos y físicos que los consumidores desean, en especial cuando se combinan con la dieta y el entrenamiento adecuados. El refuerzo adicional se deriva de ganar competiciones y admiración social por el aspecto físico. Los consumidores también perciben que pueden entrenarse más intensamente y durante más tiempo, con menos fatiga y reducción del tiempo de recuperación entre los ejercicios.

Aunque las propiedades anabolizantes o de aumento de la musculatura de estas sustancias son claramente importantes para quienes desean potenciar su rendimiento deportivo y mejorar su aspecto físico, sus efectos psicoactivos también pueden ser importantes con el consumo persistente y la dependencia. De forma anecdótica, algunos consumidores manifiestan sensaciones de poder, agresividad y euforia, que pueden asociarse y reforzar el consumo.

▲ 4.12 Juego patológico

Aunque no están relacionados con una sustancia, los jugadores comparten muchas características comunes con otros trastornos adictivos.

CARACTERÍSTICAS CLÍNICAS

Las personas con juego patológico suelen mostrarse excesivamente seguros de sí mismos, mordaces, energéticos y malgastadores, así como con signos evidentes de estrés personal, ansiedad y depresión. Es habitual que manifiesten una actitud en la que el dinero es al mismo tiempo el motivo y la solución de todos sus problemas. A medida que juegan cada vez más, suelen verse obligados a mentir para obtener dinero y para seguir jugando, al tiempo que ocultan el alcance de su problema. Tampoco intentan economizar o ahorrar dinero de manera seria. Tras agotar sus recursos de préstamo, suelen adoptar conductas ilegales para obtener el dinero que les permita seguir jugando. Su comportamiento delictivo no suele ser violento (falsificaciones, desfalcos o fraudes), e intentan conscientemente devolver el dinero.

Entre las complicaciones destacan la alienación de los familiares y de los conocidos, la pérdida de logros personales, los intentos de suicidio y la asociación con grupos delictivos y marginales. Los arrestos por delitos sin violencia pueden llevar al ingreso en prisión.

DIAGNÓSTICO

El DSM-5 y la CIE-10 se refieren a este trastorno como juego patológico; en la tabla 4-48 se enumeran los abordajes comparativos del trastorno.

Las ediciones anteriores del DSM incluían el juego patológico dentro de la categoría de trastornos del control de los impulsos, debido a la preocupación o compulsión del paciente por los juegos de azar. Sin embargo, los criterios para el trastorno son más similares a los trastornos relacionados con sustancias, dado el comportamiento compulsivo, la tolerancia y los efectos de abstinencia que se desarrollan. El consumo de sustancias plantea a menudo una comorbilidad común con la práctica de juegos de azar. Por ello, en el DSM-5 el juego patológico se incluye en la sección de trastornos relacionados con sustancias y trastornos adictivos, y se diagnostica como un trastorno adictivo no relacionado con sustancias. La CIE-10 continúa incluyéndolo entre los trastornos del hábito y los impulsos, refiriéndose a este como juego patológico.

> Gerry era un expropietario de un concesionario de coches de 35 años de edad. Dos de sus tíos eran jugadores compulsivos, y su abuelo paterno había sido hospitalizado por un trastorno depresivo mayor. Él jugaba al póquer y había sido asiduo a los hipódromos desde que tenía 15 años. Había dejado la universidad a los pocos meses y se había dedicado a la venta de coches. Pronto ascendió a encargado y después decidió continuar por cuenta propia. A los 32 años, era el propietario multimillonario de una cadena de concesionarios y estaba felizmente casado y con dos hijos. Gerry continuó jugando con frecuencia. Tenía éxito como apostador deportivo los fines de semana, durante la semana era un ganador imbatible en el póquer y en juegos de cartas, y ocasionalmente se acercaba a Las Vegas y Atlantic City.
>
> Después de que su esposa diese a luz a un bebé muerto, Gerry empezó a ir a casinos más a menudo y a aumentar de forma gradual el volumen de las apuestas a juegos de cartas y a los dados. Sus apuestas deportivas también aumentaron de forma vertiginosa. Los juegos en casa le resultaban cada vez más aburridos («no había nada de acción»). Empezó a frecuentar un salón de póquer local que era ilegal y ofrecía acción de alto nivel.
>
> Tras varios años, Gerry se vio inmerso en la espiral típica del juego patológico. Acumulaba varios millones de dólares en deudas y mentía a su familia y a sus colegas sobre su paradero. Robaba de las cuentas de la empresa y personales, incluso de los ahorros de sus hijos para la universidad; agotaba el crédito de las tarjetas y pedía préstamos a usureros a un interés desorbitado. Cayó en una profunda depresión y consideró seriamente la idea de suicidarse fingiendo un accidente para que el dinero del seguro «cuidase de mi familia cuando yo ya no esté».
>
> La desesperada situación de Gerry se desenmascaró cuando fueron a embargarle el Porsche un domingo por la mañana. En un principio, su esposa amenazó con divorciarse de él. Sin embargo, un familiar adinerado intervino y lo sacó del apuro. Juró que no volvería a jugar y se apuntó a Jugadores Anónimos, pero en dos meses volvió a sus anteriores hábitos.
>
> Durante la década siguiente, Gerry pasó por cuatro episodios más de recuperación y recaída. Su esposa se divorció, perdió los concesionarios y tuvo que declararse en bancarrota. Después de todo esto, Gerry se inscribió en un programa piloto de recuperación de diagnóstico dual en el que se le diagnosticó un trastorno bipolar atípico. El tratamiento incluía la asistencia a las reuniones de Jugadores Anónimos, asesoramiento individual y familiar, y terapia farmacológica con bupropión y lamotrigina.
>
> Gerry finalmente se reconcilió con su esposa y su familia. Volvió a vender coches, empezó a vivir de forma más modesta y siguió asistiendo de forma regular a las reuniones de Jugadores Anónimos. Sin embargo, declaraba rotundamente que creía estar siempre a solo un paso de volver a convertirse en un «ludópata degenerado». (Por cortesía de Harvey Roy Greenberg, MD.)

DIAGNÓSTICO DIFERENCIAL

El juego social se diferencia del juego patológico en que el primero tiene lugar con amigos, en ocasiones especiales y con pérdidas tolerables y

Tabla 4-48
Juego patológico

Trastorno	Juego patológico	
	DSM-5	CIE-10
Nombre del diagnóstico	Juego patológico	Juego patológico
Duración	Síntomas presentes en un período de 12 meses	
Síntomas	• Necesidad de apuestas más altas para lograr la misma emoción • Se vuelve irritable cuando intenta parar • Intentos fallidos de reducir el juego • Preocupación por pensamientos sobre el juego • Apostar en respuesta al estrés • Apostar para recuperarse de pérdidas anteriores • Miente para ocultar el juego • Pérdidas por apostar: trabajos, relaciones, otras oportunidades • Toma prestado o roba dinero de otros para apostar	El patrón de apuestas domina la vida del paciente y produce consecuencias adversas en las áreas sociales, laborales, familiares y otras áreas de la vida
Número requerido de síntomas	Cuatro o más de los anteriores	
Consecuencias psicosociales de los síntomas	Deterioro o malestar significativo	
Exclusiones	Episodio maníaco	• Juego excesivo en pacientes con manía • Juego y apuestas • Juego en el trastorno de la personalidad antisocial
Especificadores del curso	**Episódico:** cumple los criterios más de una vez a lo largo del tiempo, separados por al menos varios meses **Persistente:** continua durante varios años **Remisión inicial:** sin síntomas por 3-12 meses **Remisión sostenida:** sin síntomas durante > 12 meses	
Especificadores de la gravedad	La gravedad se mide por el número de síntomas presentes Véase DSM-5 para ver los rangos	

aceptables predeterminadas. El juego de apuestas como síntoma de un episodio maníaco puede distinguirse de la ludopatía por la historia de cambios marcados de humor y la pérdida de juicio que preceden al juego.

Los cambios de humor de episodios maníacos son comunes en el juego patológico, pero siempre se producen después de la victoria y suelen seguirse de episodios depresivos debido a las pérdidas. Las personas con un trastorno de la personalidad antisocial pueden tener problemas con el juego. Cuando ambos trastornos están presentes, deben diagnosticarse los dos.

COMORBILIDAD

Se produce una comorbilidad significativa entre la el juego patológico y los trastornos de la conducta (en especial, los trastornos depresivos agudos y el trastorno bipolar) y los trastornos de abuso de sustancias (sobre todo, alcohol y cocaína, y dependencia de la nicotina y de la cafeína). También se observa comorbilidad con el TDAH (en particular durante la infancia), varios trastornos de la personalidad (narcisista, antisocial y límite) y demás trastornos disruptivos y del control de los impulsos. Si bien muchas personas con juego patológico manifiestan rasgos de personalidad obsesiva, no son habituales los casos de trastorno obsesivo-compulsivo en este grupo.

EVOLUCIÓN Y PRONÓSTICO

El juego patológico suele iniciarse en la adolescencia en los hombres, y más tarde en las mujeres. Este trastorno crece y mengua, y tiende a ser crónico. En la tabla 4-49 se enumeran las cuatro fases del juego patológico.

TRATAMIENTO

Rara vez los jugadores acuden voluntariamente en busca de tratamiento. Los problemas legales, las presiones familiares u otros problemas psiquiátricos les llevan a buscarlo. Jugadores Anónimos (JA) se fundó en Los Ángeles en 1957 a partir del modelo de Alcohólicos Anónimos (AA). Es de fácil acceso en las grandes ciudades de Estados Unidos, y supone un tratamiento efectivo contra el juego para algunos pacientes. Supone un método de terapia de grupo que implica la confesión en público, la presión entre iguales y la presencia de jugadores rehabilitados (igual que en AA), que están disponibles para ayudar a los miembros del grupo a resistir el impulso de jugar. Sin embargo, la tasa de abandono del grupo de JA es elevada. En algunos casos, la hospitalización puede ayudar, ya que aleja a los pacientes de su entorno. No debe recurrirse a la psicoterapia orientada a la introspección hasta que los pacientes lleven 3 meses sin jugar, momento en el que pueden convertirse en candidatos excelentes a recibir este tipo de psicoterapia. En cuanto a la psicoterapia familiar, suele ser muy útil, y la terapia cognitivo-conductual (p. ej., técnicas de relajación combinadas con la visualización de la acción de eludir el juego) ha mostrado cierto éxito.

El tratamiento psicofarmacológico, que en el pasado había resultado casi siempre un fracaso, ahora tiene un papel significativo en el tratamiento de los jugadores patológicos. Entre los agentes efectivos se incluyen los antidepresivos, sobre todo los ISRS y el bupropión; los eutimizantes, que incluyen el litio de liberación sostenida y los antiepilépticos como el topiramato; los antipsicóticos atípicos, y los agentes opiáceos como la naltrexona. En muchos pacientes es difícil determinar si un antidepresivo o un estabilizador alivia el deseo de jugar de forma directa o a través del tratamiento de un trastorno comórbido, en particular de los trastornos depresivos o bipolares.

EPIDEMIOLOGÍA

Aunque se carece de estadísticas mundiales completas, la información disponible indica que entre el 1% y el 2% de la población general son jugadores patológicos. Los problemas con los juegos de azar son más

Tabla 4-49
Las cuatro fases del juego patológico

1. La fase de victoria, que finaliza con un gran triunfo aproximadamente igual al salario anual y que sirve de gancho para el paciente. Las mujeres no suelen tener un gran triunfo, sino que utilizan el juego como vía de escape para sus problemas
2. La fase de pérdida progresiva, en la que los pacientes estructuran sus vidas alrededor del juego y pasan de ser jugadores excelentes a convertirse en ingenuos que toman riesgos considerables, canjean bonos o acciones, piden dinero prestado, faltan al trabajo y pierden sus empleos
3. La fase de desesperación, en la que los pacientes apuestan grandes cantidades de dinero, no pagan las deudas, se ven implicados con prestamistas, firman cheques sin fondos y posiblemente realizan algún desfalco
4. La fase de desesperanza, en el que se acepta que las pérdidas nunca podrán recuperarse, pero el juego continúa debido al aumento de la excitación. Pueden transcurrir hasta 15 años hasta que el trastorno alcance esta fase, pero entonces, en 1 o 2 años, el deterioro es completo

comunes entre hombres y jóvenes que entre mujeres y adultos mayores; sin embargo, se ha visto un aumento vertiginoso entre las clases más pobres, sobre todo entre las minorías, los adolescentes, los jubilados de edad avanzada y las mujeres. El juego patológico se asocia con la violencia de la pareja íntima, tanto como perpetrador (tanto para hombres como para mujeres) y como víctima (por lo general, solo mujeres). Sin embargo, esta violencia también se debe a trastornos psiquiátricos y por consumo de sustancias comórbidos.

ETIOLOGÍA

Factores psicosociales

Son varios los factores que pueden predisponer a desarrollar el trastorno: la pérdida de uno de los progenitores por defunción, separación, divorcio o abandono antes de los 15 años de edad; disciplina parental inapropiada (ausencia de uno de los progenitores, inconsistencia o rigor); exposición a las actividades de juego y disponibilidad de ellas durante la adolescencia; énfasis familiar en los símbolos financieros y materiales, y falta de énfasis familiar en lo referente a ahorrar, planificar y ajustarse a unos presupuestos.

La teoría psicoanalítica se ha focalizado en un número de dificultades centrales del carácter. Edmund Bergler sugirió que los jugadores compulsivos tienen un deseo inconsciente de perder y que juegan para aliviar unos sentimientos inconscientes de culpabilidad. También se ha sugerido que tienen trastorno de la personalidad narcisista y que sus fantasías omnipotentes y grandiosas les llevan a creer que pueden controlar determinados hechos e incluso predecir los resultados. Los teóricos del aprendizaje ven en el juego incontrolado el resultado de percepciones erróneas sobre el control de los impulsos.

Factores biológicos

Muchos estudios indican que los jugadores patológicos sufren una desregulación compleja de neurotransmisores, similar a las anomalías encontradas en los trastornos por consumo de sustancias y en pacientes con otros problemas de conducta o impulsivos. La mayoría de los principales neurotransmisores, en algún momento, han sido implicados como un factor significativo en la disfunción de los sitios y vías cerebrales que median la activación conductual, la inhibición o desinhibición, la recompensa o reforzamiento y el estrés psicofisiológico.

El abordaje particular en el papel del aumento de la actividad dopaminérgica en el juego patológico surgió del descubrimiento fortuito de que aproximadamente un tercio de los pacientes que reciben agonistas dopaminérgicos para la enfermedad de Parkinson desarrollan la enfer-

medad sin antecedentes previos. Los excesos en el juego en estos pacientes suelen desaparecer al retirar el fármaco causante.

▲ 4.13 Otros trastornos relacionados con los trastornos adictivos

TRASTORNO DE JUEGO POR INTERNET

También denominado *adicción a internet*, estas personas pasan casi todas sus horas de vigilia en el ordenador. Sus patrones de uso son repetitivos y constantes, y son incapaces de resistir a los impulsos intensos de usar la computadora o «navegar» por internet. Las personas con adicción a internet pueden dirigirse hacia ciertos sitios que satisfacen necesidades específicas (p. ej., compras, sexo y juegos interactivos, entre otros). En el DSM-5 hay una condición propuesta para estudio adicional llamada «trastorno de juego por internet»; se refiere a las personas que utilizan continuamente internet para jugar hasta interferir en las relaciones sociales y el rendimiento laboral. Sin embargo, como se mencionó antes, el trastorno no tiene por qué limitarse a los juegos. Pueden estar involucradas otras actividades. Las encuestas de población general muestran una amplia gama de prevalencia informada, de 0 % a casi el 50 %, con algunos de los porcentajes más altos registrados en los países del sur de Asia.

En la tabla 4-50 se enumeran algunos de los síntomas y efectos comunes del trastorno. Están organizados de manera que sean coherentes con el abordaje del DSM-5 para el trastorno por consumo de sustancias (v. la sección 4.1).

Uso de internet y usuarios afectados

La combinación de anonimato, comodidad y evasión (el modelo ACE) promueve que internet sea un foco de psicopatología. Puede ser fácil ocultar la propia identidad e incluso crear identidades alternativas utilizando varias plataformas. El engaño resultante puede dar un giro perverso, ya que los agresores sexuales engañan a sus víctimas con identidades falsas solo para explotarlas y dañarlas cuando se conocen. Estos contactos no están regulados y son difíciles de detectar, salvo con la supervisión y verificación de los ordenadores utilizados. Son frecuentes los informes de menores que han sido atraídos a situaciones a veces mortales por agresores sexuales. En ocasiones se presentan casos de parejas que se encuentran para casarse solo para descubrir que no habían verificado detalles cruciales, como el sexo del otro.

Sin embargo, algunas personas que hacen poco uso de internet se convierten en víctimas y entran en tratamiento. El suicidio de un adolescente tras leer falsedades por parte de la madre malvada de un compañero («ciberacoso») ha inspirado leyes para penalizar tal comportamiento. El robo de identidad en internet también está muy extendido. Un problema creciente y poco reportado, el robo de identidad médica, es más difícil de detectar y remediar, y a menudo requiere una minuciosa revisión de los registros.

COMPORTAMIENTO COMPULSIVO POR EL USO DE TELÉFONO MÓVIL

Algunas personas usan compulsivamente los teléfonos móviles o inteligentes. A menudo se encuentran involucrados en muchos de los patrones de comportamiento que aquellos con trastorno de juego por internet, aunque no se enfocan específicamente en internet o en los juegos. Estas personas pueden estar preocupadas por buscar nuevos mensajes (mensajes de texto o correo electrónico), nuevas publicacio-

Tabla 4-50
Síntomas del trastorno de juego por internet

Actividades asociadas con los juegos
Preocupación con los juegos
Abstinencia (incomodidad cuando se le priva del juego)
Tolerancia (pasar más tiempo para lograr disfrutar el juego del mismo modo)

Comportamiento compulsivo
Falta de control sobre los juegos

Disfunción social u ocupacional
Disminución de actividades sociales
Efectos negativos en las relaciones personales, el rendimiento laboral o escolar debido a los juegos
Mentir a sus seres queridos o médicos sobre la frecuencia de los juegos
Confiar en los juegos para mejorar el estado de ánimo
Uso continuo a pesar de reconocer los efectos negativos de los juegos compulsivos

nes en las redes sociales u otras actividades relacionadas con los teléfonos inteligentes.

COMPORTAMIENTO AUTOLESIVO REPETITIVO

Las personas que se autolesionan repetidamente pueden hacerlo de manera compulsiva. El comportamiento parasuicida es típico, pero no se limita al trastorno de la personalidad límite. Los tatuajes o perforaciones corporales compulsivas pueden ser un síntoma de un trastorno parafílico o un trastorno depresivo equivalente.

En el DSM-5 se propone un diagnóstico denominado «autolesión no suicida» para referirse a las personas que se dañan repetidamente el cuerpo, pero que no desean morir, frente a aquellas que se autolesionan con verdadera intención suicida. La mayoría de las personas con este comportamiento lo hacen para obtener alivio de estados disfóricos o para resolver un conflicto. Cortarse la piel o infligir dolor corporal puede liberar endorfinas o elevar los niveles de dopamina en el cerebro, lo que contribuye a un estado de ánimo eutímico o eufórico, aliviando así los episodios depresivos en quienes practican comportamientos autolesivos.

COMPORTAMIENTO SEXUAL COMPULSIVO

Algunas personas buscan repetidamente la gratificación sexual, a menudo de formas inadecuadas (p. ej., exhibicionismo). Son incapaces de controlar su comportamiento y es posible que no experimenten sentimientos de culpa después de un episodio de comportamiento inadecuado. A veces llamada *adicción sexual,* se discute esta condición en el capítulo sobre trastornos sexuales (v. cap. 16).

Bibliografía

Achar S, Rostamian A, Narayan SM. Cardiac and metabolic effects of anabolic-androgenic steroid abuse on lipids, blood pressure, left ventricular dimensions, and rhythm. *Am J Cardiol*. 2010;106(6):893.

Agrawal A, Wetherill L, Dick DM, Xuei X, Hinrichs A, Hesselbrock V, Kramer J, Nurnberger JI Jr, Schuckit M, Bierut LJ, Edenberg HJ, Foroud T. Evidence for association between polymorphisms in the cannabinoid receptor 1 (CNR1) gene and cannabis dependence. *Am J Med Genet*. 2009;150B:736.

"Alcohol Facts and Statistics." Alcohol Facts and Statistics, National Institute on Alcohol Abuse and Alcoholism, August 2018. www.niaaa.nih.gov/alcohol-facts-and-statistics.

American Psychiatric Association. *Diagnostic and Statistical Manual of Mental Disorders*. 5th ed. Arlington, VA: American Psychiatric Association; 2013.

Anton RF, O'Malley SS, Ciraulo DA, Cisler RA, Couper D, Donovan DM, Gastfriend DR, Hosking JD, Johnson BA, LoCastro JS, Longabaugh R, Mason BJ, Mattson ME, Miller WR, Pettinati HM, Randall CL, Swift R, Weiss RD, Williams LD, Zweben A; COMBINE Student Research Group. Combined pharmacotherapies and behavioral interventions for alcohol dependence: the COMBINE study: a randomized controlled trial. *JAMA*. 2006;295:2003–2017.

Arehart-Treichel J. Smoking high on list of suicide-risk factors. *Psychiatr News*. 2011;46:16.

Ashley LL, Boehlke KK. Pathological gambling: A general overview. *J Psychoactive Drugs*. 2012;44:27.

Auta J, Kadriu B, Giusti P, Costa E, Guidotti A. Anticonvulsant, anxiolytic, and non-sedating actions of imidazenil and other imidazo-benzodiazepine carboxamide derivatives. *Pharmacol Biochem Behav*. 2010;95(4):383.

Baggish AL, Weiner RB, Kanayama G, Hudson JI, Picard MH, Hutter AM Jr, Pope HJ Jr. Long-term anabolic-androgenic steroid use is associated with left ventricular dysfunction. *Circ Heart Fail*. 2010;3:472.

Baillie AJ, Sannibale C, Stapinski LA, Teesson M, Rapee RM, Haber PS. An investigator-blinded randomized study to compare the efficacy of combined CBT for alcohol use disorders and social anxiety disorder versus CBT focused on alcohol alone in adults with comorbid disorders: The Combined Alcohol Social Phobia (CASP) trial protocol. *BMC Psychiatry*. 2013;13:199.

Balster RL, Cruz SL, Howard MO, Dell CA, Cottler LB. Classification of abused inhalants. *Addiction*. 2009;104:878.

Baltazar A, Hopkins G, McBride D, Vanderwaal C, Pepper S, Mackey S. Parental influence on inhalant use. *J Child Adolesc Subst Abuse*. 2013;22(1):25–37.

Barceloux DG. Amphetamines and phenethylamine derivatives. In: *Medical Toxicology of Drug Abuse: Synthesized Chemicals and Psychoactive Plants*. Hoboken, NJ: John Wiley & Sons; 2012:3.

Barceloux DG. Barbiturates (amobarbital, butalbital, pentobarbital, secobarbital). In: *Medical Toxicology of Drugs Abuse: Synthesized Chemicals and Psychoactive Plants*. Hoboken, NJ: John Wiley & Sons Inc.; 2012:467.

Barnett SR, Riddle MA. Anxiolytics and sedative/hypnotics: Benzodiazepines, buspirone, and other. In: Martin A, Scahill L, Kratochvil C, eds. *Pediatric Psychopharmacology: Principles and Practice*. New York: Oxford University Press Inc.; 2011:338.

Barry DT, Beitel M, Cutter CJ, Joshi D, Falcioni J, Schottenfeld RS. Conventional and nonconventional pain treatment utilization among opioid dependent individuals with pain seeking methadone maintenance treatment: A needs assessment study. *J Addict Med*. 2010;4:81.

Basile JR, Binmadi NO, Zhou H, Yang Y-H, Paoli A, Proia P. Supraphysiological doses of performance enhancing anabolic-androgenic steroids exert direct toxic effects on neuron-like cells. *Front Cell Neurosci*. 2013;7:69.

Bender E. Troubling trends found in teen inhalant use. *Psychiatr News*. 2009;44:6.

Benowitz NL. Neurobiology of nicotine addiction: Implications for smoking cessation treatment. *Am J Med*. 2008;121:S3.

Bhargava S, Arora RR. Cocaine and cardiovascular complications. *Am J Ther*. 2011;18(4):e95.

Bhorkar AA, Dandekar MP, Nakhate KT, Subhedar NK, Kokare DM. Involvement of the central melanocortin system in the effects of caffeine on anxiety-like behavior in mice. *Life Sci*. 2014;95(2):72–80.

Blazer DG, Wu LT. Patterns of tobacco use and tobacco-related psychiatric morbidity and substance use among middle-aged and older adults in the United States. *Aging Ment Health*. 2012;16:296.

Bogenschutz MP, Ross S. Hallucinogen-related disorders. In: Sadock BJ, Sadock VA, Ruiz P, eds. *Kaplan & Sadock's Comprehensive Textbook of Psychiatry*. 10th ed. Philadelphia, PA: Wolters Kluwer; 2017:1312–1327.

Bohnert ASB, Valenstein M, Bair MJ, Ganoczy D, McCarthy JF, Ilgen MA, Blow FC. Association between opioid prescribing patterns and opioid overdose-related deaths. *JAMA*. 2011;305:1315.

Bokor G, Anderson PD. Ketamine: An update on its abuse. *J Pharm Pract*. 2014; 27:582–586.

Bonder BR. Substance-related disorders. In: Bonder BR, ed. *Psychopathology and Function*. 4th ed. Thorofare, NJ: SLACK Inc.; 2010:103.

Bosco D, Plastino M, Colica C, Bosco F, Arianna S, Vecchio A, Galati F, Cristiano D, Consoli A, Consoli D. Opioid antagonist naltrexone for the treatment of pathological gambling in Parkinson Disease. *Clin Neuropharmacol*. 2012;35:118.

Buckner JD, Silgado J, Schmidt NB. Marijuana craving during a public speaking challenge: Understanding marijuana use vulnerability among women and those with social anxiety disorder. *J Behav Ther Exp Psychiatry*. 2011;42:104.

Butt MS, Sultan MT. Coffee and its consumption: Benefits and risks. *Crit Rev Food Sci Nutr*. 2011;51:363.

Cairney S, O'Connor N, Dingwall KM. A prospective study of neurocognitive changes 15 years after chronic inhalant abuse. *Addiction*. 2013;108(6):1107–1114.

Callaghan RC, Cunningham JK, Sajeev G, Kish SJ. Incidence of Parkinson's disease among hospital patients with methamphetamine-use disorders. *Mov Disord*. 2010;25(14):2333.

Caraci F, Pistarà V, Corsaro A, Tomasello F, Giuffrida ML, Sortino MA, Nicoletti F, Copani A. Neurotoxic properties of the anabolic androgenic steroids nandrolone and methandrostenolone in primary neuronal cultures. *J Neurosci Res*. 2011;89(4):592.

Carter GT, Flanagan AM, Earleywine M, Abrams DI, Aggarwal SK, Grinspoon L. Cannabis in palliative medicine: Improving care and reducing opioid-related morbidity. *Am J Hosp Palliat Care*. 2011;28:297.

Cash H, Rae CD, Steel AH, Winkler A. Internet addiction: A brief summary of research and practice. *Curr Psychiatry Rev*. 2012;8:292–298.

Catts VS, Catts SV. Psychotomimetic effects of PCP, LSD, and ecstasy: Pharmacological models of schizophrenia? In: Sachdev PS, Keshavan MS, eds. *Secondary Schizophrenia*. New York: Cambridge University Press; 2010:141.

Choo ED, McGregor AJ, Mello MJ, Baird J. Gender, violence and brief interventions for alcohol in the emergency department. *Drug Alcohol Depend*. 2013;127:115.

Clark CT, Richards EM, Antoine DG II, Chisolm MS. Perinatal toluene use: Associated risks and considerations. *Addict Disord Treat*. 2011;10:1.

Clark R, Samnaliev M, McGovern MP. Impact of substance disorders on medical expenditures for Medicaid beneficiaries with behavioral health disorders. *Psychiatr Serv.* 2009;60:35.

Cohen AS, Buckner JD, Najolia GM, Stewart DW. Cannabis and psychometrically-defined schizotypy: Use, problems and treatment considerations. *J Psychiatr Res.* 2011;45:548.

Colfax GN, Santos GM, Das M, Santos DM, Matheson T, Gasper J, Shoptaw S, Vittinghoff E. Mirtazapine to reduce methamphetamine use: a randomized controlled trial. *Arch Gen Psychiatry.* 2011;68:1168–1175.

Comer SD, Sullivan MA, Whittington RA, Vosburg SK, Kowalczyk WJ. Abuse liability of prescription opioids compared to heroin in morphine-maintained heroin abusers. *Neuropsychopharmacology.* 2008;33(5):1179.

Connery HS. Medication-assisted treatment of opioid use disorder: review of the evidence and future directions. *Harv Rev Psychiatry.* 2015;23:63–75.

Crane CA, Easton CJ, Devine S. The association between phencyclidine use and partner violence: An initial examination. *J Addict Dis.* 2013;32:150.

Crean RD, Crane NA, Mason BJ. An evidence-based review of acute and long-term effects of cannabis use on executive cognitive functions. *J Addict Med.* 2011;5:1.

Crean RD, Tapert SF, Minassian A, MacDonald K, Crane NA, Mason BJ. Effects of chronic, heavy cannabis use on executive functions. *J Addict Med.* 2011;5:9.

Cunningham-Williams RM, Gattis MN, Dore PM, Shi P, Spitznagel EL. Towards DSM-V: Considering other withdrawal-like symptoms of pathological gambling disorder. *Int J Methods Psychiatr Res.* 2009;18:13.

"Current Cigarette Smoking Among Adults in the United States." Smoking & Tobacco Use, Centers for Disease Control and Prevention, February 4, 2019. https://www.cdc.gov/tobacco/data_statistics/fact_sheets/adult_data/cig_smoking/index.htm.

Dome P, Lazary J, Kalapos MP, Rihmer Z. Smoking, nicotine and neuropsychiatric disorders. *Neurosci Biobehav Rev.* 2010;34:295.

Driscoll MD, Arora A, Brennan ML. Intramuscular anabolic steroid injection leading to life-threatening clostridial myonecrosis: A case report. *J Bone Joint Surg Am.* 2011;93(16):e92 1–3.

Ehlers CL, Gizer IR, Vieten C, Wilhelmsen KC. Linkage analyses of cannabis dependence, craving, and withdrawal in the San Francisco family study. *Am J Med Genet.* 2010;153B:802.

Ersche KD, Jones PS, Williams GB, Turton AJ, Robbins TW, Bullmore ET. Abnormal brain structure implicated in stimulant drug addiction. *Science.* 2012;335:601.

"Fact Sheets—Alcohol Use and Your Health." Alcohol and Public Health, Centers for Disease Control and Prevention, January 3, 2018. www.cdc.gov/alcohol/fact-sheets/alcohol-use.htm.

Fantegrossi WE, Murnane KS, Reissig CJ. The behavioral pharmacology of hallucinogens. *Biochem Pharmacol.* 2008;75:17.

Fazel S, Långström N, Hjern A, Grann M, Lichtenstein P. Schizophrenia, substance abuse, and violent crime. *JAMA.* 2009;301(19):2016.

Fiore M, Jean C, Baker T, Bailey W, Benowitz N. *Treating Tobacco Use and Dependence: Clinical Practice Guideline.* Washington, DC: US Public Health Service; 2008.

Fontanilla D, Johannessen D, Hajipour AR, Cozzi NV, Jackson MB, Ruoho AE. The hallucinogen N,N-dimethyltryptamine (DMT) is an endogenous sigma-1 receptor regulator. *Science.* 2009;323:934.

Frances RJ, Miller SI, Mack AH, eds. *Clinical Textbook of Addictive Disorders.* 3rd ed. New York: The Guildford Press; 2011.

Fridberg DJ, Skosnik PD, Hetrick WP, O'Donnell BF. Neural correlates of performance monitoring in chronic cannabis users and cannabis-naïve controls. *J Psychopharmacol.* 2013;27:515.

Garland EL, Howard MO. Adverse consequences of acute inhalant intoxication. *Exp Clin Psychopharmacol.* 2011;19:134.

Garland EL, Howard MO. Phenomenology of adolescent inhalant intoxication. *Exp Clin Psychopharmacol.* 2010;18:498.

Geraci MJ, Peele J, McCoy SL, Elias B. Phencyclidine false positive induced by lamotrigine (Lamictal) on a rapid urine toxicology screen. *Int J Emerg Med.* 2010;3(4):327.

Grant JE, Kim SW, Potenza MN. Advances in the pharmacological treatment of pathological gambling. *J Gambl Stud.* 2003;19:85.

Greenberg HR. Pathological gambling. In: Sadock BJ, Sadock VA, Ruiz P, eds. *Kaplan & Sadock's Comprehensive Textbook of Psychiatry.* 10th ed. Philadelphia, PA: Wolters Kluwer; 2017:1799–1811.

Grella CE, Karno MP, Warda US, Niv N, Moore AA. Gender and comorbidity among individuals with opioid use disorders in the NESARC study. *Addict Behav.* 2009;34:498–504.

Griffin O, Fritsch AL, Woodward VH, Mohn RS. Sifting through the hyperbole: One hundred year of marijuana coverage in The New York Times. *Deviant Behav.* 2013;34:767.

Gros DF, Milanak ME, Brady KT, Back SE. Frequency and severity of comorbid mood and anxiety disorders in prescription opioid dependence. *Am J Addict.* 2013; 22(3):261–265.

Gunderson EW, Kirkpatrick MG, Willing LM, Holstege CP. Substituted cathinone products: A new trend in "bath salts" and other designer stimulant drug use. *J Addict Med.* 2013;7(3):153–162.

Hall WD, Degenhardt L. Cannabis-related disorders. In: Sadock BJ, Sadock VA, Ruiz P, eds. *Kaplan & Sadock's Comprehensive Textbook of Psychiatry.* 10th ed. Philadelphia, PA: Wolters Kluwer; 2017:1303–1312.

Hall MT, Edwards JD, Howard MO. Accidental deaths due to inhalant misuse in North Carolina: 2000–2008. *Subst Use Misuse.* 2010;41:1330.

Hall MT, Howard MO, McCabe SE. Subtypes of adolescent sedative/anxiolytic misusers: A latent profile analysis. *Addict Behav.* 2010;35(10):882.

Haller DL, Acosta MC. Characteristics of pain patients with opioid-use disorder. *Psychosomatics.* 2010;51:257.

Haney M. Neurobiology of stimulants. In: Galantar M, Kleber HD, eds. *Textbook of Substance Abuse Treatment.* 3rd ed. Washington, DC: American Psychiatric Publishing; 2008:143.

Harper AD. Substance-related disorders. In: Thornhill J, ed. *NMS Psychiatry.* 6th ed. Baltimore, MD: Lippincott Williams & Wilkins; 2011:109.

Hasin DS, O'Brien CP, Auriacombe M. DSM-5 criteria for substance use disorders: Recommendations and rationale. *Am J Psychiatry.* 2013;170:834.

Hatsukami DK, Benowitz NL, Donny E, Henningfield J, Zeller M. Nicotine reduction: Strategic research plan. *Nicotine Tob Res.* 2013;15(6):1003–1013.

He Q, Chen X, Wu T, Li L, Fei X. Risk of dementia in long-term benzodiazepine users: Evidence from a meta-analysis of observational studies. *J Clin Neurol.* 2019;15:9–19.

Herlitz LC, Markowitz GS, Farris AB, Schwimmer JA, Stokes MB, Kunis C, Colvin RB, D'Agati VD. Development of focal segmental glomerulosclerosis after anabolic steroid abuse. *J Am Soc Nephrol.* 2010;21:163.

Hoblyn JC, Balt SL, Woodard SA, Brooks JO. Substance use disorders as risk factors for psychiatric hospitalization in bipolar disorder. *Psychiatr Serv.* 2009;60:55.

Hodgins DC. Reliability and validity of the Sheehan Disability Scale modified for pathological gambling. *BMC Psychiatry.* 2013;13:177.

Hodgins DC, Fick GH, Murray R, Cunningham JA. Internet-based interventions for disordered gamblers: Study protocol for a randomized controlled trial of online self-directed cognitive-behavioral motivational therapy. *BMC Public Health.* 2013;13:10.

Hoque R, Chesson AL Jr. Zolpidem-induced sleepwalking, sleep related eating disorder, and sleep-driving: Fluorine-18-flourodeoxyglucose positron emission tomography analysis, and a literature review of other unexpected clinical effects of zolpidem. *J Clin Sleep Med.* 2009;5(5):471.

Houston CM, McGee TP, MacKenzie G, Troyano-Cuturi K, Rodriguez PM, Kutsarova E, Diamanti E, Hosie AM, Frank NP, Brickley SG. Are extrasynaptic GABAA receptors important targets for sedative/hypnotic drugs? *J Neurosci.* 2012;32: 3887.

Howard MO, Bowen SE, Garland EL. Inhalant-related disorders. In: Sadock BJ, Sadock VA, Ruiz P, eds. *Kaplan & Sadock's Comprehensive Textbook of Psychiatry.* 10th ed. Philadelphia, PA: Wolters Kluwer; 2017:1328–1342.

Howard MO, Bowen SE, Garland EL, Perron BE, Vaughn MG. Inhalant use and inhalant use disorders in the United States. *Addict Sci Clin Pract.* 2011;6:18.

Howe CQ, Sullivan MD. The missing 'P' in pain management: how the current opioid epidemic highlights the need for psychiatric services in chronic pain care. *Gen Hosp Psychiatry.* 2014;36(1):99–104.

Hurd YL, Michaelides M, Miller ML, Jutras-Aswad D. Trajectory of adolescent cannabis use on addiction vulnerability. *Neuropharmacology.* 2014;76:416–424.

Husten CG, Deyton LR. Understanding the Tobacco Control Act: Efforts by the US Food and Drug Administration to make tobacco-related morbidity and mortality part of the USA's past, not its future. *Lancet.* 2013;381(9877):1570–1580.

Iannucci RA, Weiss RD. Stimulant-related disorders. In: Sadock BJ, Sadock VA, Ruiz P, eds. *Kaplan & Sadock's Comprehensive Textbook of Psychiatry.* 10th ed. Philadelphia, PA: Wolters Kluwer; 2017:1280–1291.

Incerti M, Vink J, Roberson R, Benassou I, Abebe D, Spong CY. Prevention of the alcohol-induced changes in brain-derived neurotrophic factor expression using neuroprotective peptides in a model of fetal alcohol syndrome. *Am J Obstet Gynecol.* 2010;202(5):457.

Jackson KM, Bucholz KK, Wood PK, Steinley D, Grant JD, Sher KJ. Towards the characterization and validation of alcohol use disorder subtypes: integrating consumption and symptom data. *Psychol Med.* 2014;44(01):143–159.

Jann M, Kennedy WK, Lopez G. Benzodiazepines: a major component in unintentional prescription drug overdoses with opioid analgesics. *J Pharm Pract.* 2014; 27(1):5–16.

Johnson BA. Medication treatment of different types of alcoholism. *Am J Psychiatry.* 2010;167:630.

Johnson BA, Marzani-Nissen G. Alcohol. Clinical Aspects. In: Johnson BA, ed. *Addiction Medicine: Science and Practice.* New York: Springer; 2011:381.

Jones HE. Treating opioid use disorders during pregnancy: Historical, current, and future directions. *Subst Abus.* 2013;34(2):89–91.

Jones RT. Hallucinogen-related disorders. In: Sadock BJ, Sadock VA, Ruiz P, eds. *Kaplan & Sadock's Comprehensive Textbook of Psychiatry.* 9th ed. Philadelphia, PA: Lippincott Williams & Wilkins; 2009:1331.

Jonjev ZS, Bala G. High-energy drinks may provoke aortic dissection. *Coll Antropol.* 2013;37:227.

Juliano LM, Griffiths RR. Caffeine-related disorders. In: Sadock BJ, Sadock VA, Ruiz P, eds. *Kaplan & Sadock's Comprehensive Textbook of Psychiatry.* 10th ed. Philadelphia, PA: Wolters Kluwer; 2017:1291–1303.

Kanayama G, Brower KJ, Wood RI, Hudson JI, Pope HG Jr. Issues for DSM-V: Clarifying the diagnostic criteria for anabolic-androgenic steroid dependence. *Am J Psychiatry.* 2009;166:642.

Kanayama G, Hudson JI, Pope HG Jr. Illicit anabolic-androgenic steroid use. *Horm Behav.* 2010;58:111.

Kanayama G, Hudson JI, Pope HG Jr. Long-term psychiatric and medical consequences of anabolic-androgenic steroid abuse: a looming public health concern? *Drug Alcohol Depend.* 2008;98:1.

Kanayama G, Hudson JI, Pope HG. Demographic and psychiatric features of men with anabolic-androgenic steroid dependence: a comparative study. *Drug Alcohol Depend.* 2009;102:130.

Kanayama G, Kean J, Hudson JI, Pope HG Jr. Cognitive deficits in long-term anabolic-androgenic steroid users. *Drug Alcohol Depend.* 2013;130(1–3):208–214.

Karoly HC, Harlaar N, Hutchison KE. Substance use disorders: A theory-driven approach to the integration of genetics and neuroimaging. *Ann N Y Acad Sci.* 2013;1282:71.

Kendler KS, Myers J, Gardner CO. Caffeine intake, toxicity, and dependence and life-time risk for psychiatric and substance use disorders: an epidemiologic and co-twin control analysis. *Psychol Med.* 2006;36:1717–1725.

Kennedy DO, Haskell CF. Cerebral blood flow and behavioural effects of caffeine in habitual and non-habitual consumers of caffeine: A near infrared spectroscopy study. *Biol Psychol.* 2011;86:298.

Kessler RC, Hwang I, LaBrie R, Petuhova M, Sampson NA, Winters KC, Shaffer HJ. DSM-IV pathological gambling in the National Comorbidity Survey Replication. *Psychol Med.* 2008;38:1351.

Kohmura K, Iwamoto K, Aleksic B, Sasada K, Kawano N, Katayama H, Noda Y, Noda A, Lidaka T, Ozaki N. Effects of sedative antidepressants on prefrontal cortex activity during verbal fluency task in healthy subjects: A near-infrared spectroscopy study. *Psychopharmacology.* 2013;226(1):75–81.

Kosten TR, Newton TF, De La Garza R II, Haile CN, eds. *Cocaine and Methamphetamine Dependence: Advances in Treatment.* Arlington, VA: American Psychiatric Association; 2012.

Krenek M, Maisto SA. Life events and treatment outcomes among individuals with substance use disorders: A narrative review. *Clin Psychol Rev.* 2013;33:470.

Lakhan SE, Kirchgessner A. Anti-inflammatory effects of nicotine in obesity and ulcerative colitis. *J Transl Med.* 2011;9:129.

Larance B, Degenhardt L, Copeland J, Dillon P. Injecting risk behaviour and related harm among men who use performance- and image-enhancing drugs. *Drug Alcohol Rev.* 2008;27:679.

Lee NK, Pohlman S, Baker A, Ferris J, Kay-Lambkin F. It's the thought that counts: Craving metacognitions and their role in abstinence from methamphetamine use. *J Subst Abuse Treat.* 2010;38(3):245.

Leeman RF, Potenza MN. Similarities and differences between pathological gambling and substance use disorders: a focus on impulsivity and compulsivity. *Psychopharmacology.* 2012;219:469.

Lieberman JA III, Sylvester L, Paik S. Excessive sleepiness and self-reported shift work disorder: an Internet survey of shift workers. *Postgrad Med.* 2013;125:162.

Ling W, Casadonte P, Bigelow G, Kampman KM, Patkar A, Bailey GL, Rosenthal RN, Beebe KL. Buprenorphine implants for treatment of opioid dependence. *JAMA.* 2010;304:1576.

Lintzeris N, Bhardwaj A, Mills L, Dunlop A, Copeland J, McGregor I, Bruno R, Gugusheff J, Phung N, Montebello M, Chan T, Kirby A, Hall M, Jefferies M, Luksza J, Shanahan M, Kevin R, Allsop D; Agonist Replacement for Cannabis Dependence (ARCD) study group. Nabiximols for the treatment of cannabis dependence: a randomized clinical trial. *JAMA Intern Med.* 2019;179(9):1242–1253.

Liu S, Lane SD, Schmitz JM, Waters AJ, Cunningham KA, Moeller FG. Relationship between attentional bias to cocaine-related stimuli and impulsivity in cocaine-dependent subjects. *Am J Drug Alcohol Abuse.* 2011;37(2):117.

López-Muñoz F, Álamo C, García-García P. The discovery of chlordiazepoxide and the clinical introduction of benzodiazepines: Half a century of anxiolytic drugs. *J Anxiety Disord.* 2011;25(4):554.

Ludden AB, Wolfson AR. Understanding adolescent caffeine use: Connecting use patterns with expectancies, reasons, and sleep. *Health Educ Behav.* 2010;37:330.

Luo SX, Bisaga A. Opioid use and related disorders: From neuroscience to treatment. In: Sadock BJ, Sadock VA, Ruiz P, eds. *Kaplan & Sadock's Comprehensive Textbook of Psychiatry.* 10th ed. Philadelphia, PA: Wolters Kluwer; 2017:1352–1373.

Luoma JB, Kohlenberg BS, Hayes SC, Fletcher L. Slow and steady wins the race: A randomized clinical trial of acceptance and commitment therapy targeting shame in substance use disorders. *J Consult Clin Psychol.* 2012;80:43.

MacKillop J, Miranda R Jr, Monti PM, Ray LA, Murphy JG, Rohsenow DJ, McGeary JE, Swift RM, Tidey JW, Gwaltney CJ. Alcohol demand, delayed reward discounting, and craving in relation to drinking and alcohol use disorders. *J Abnorm Psychol.* 2010;11:106.

MacLean KA, Johnson MW, Griffiths RR. Mystical experiences occasioned by the hallucinogen Psilocybin lead to increases in the personality domain of openness. *J Psychopharmacol.* 2011;25:1453.

Magdum SS. An overview of Khat. *Addict Disord Treat.* 2011;10(2):72.

Mahler SV, Hensley-Simon M, Tahsili-Fahadan P, LaLumiere RT, Thomas C, Fallon RV, Kalivas PW, Aston-Jones G. Modafinil attenuates reinstatement of cocaine seeking: role for cystine-glutamate exchange and metabotropic glutamate receptors. *Addict Biol.* 2014;19(1):49–60.

Mahoney CR, Brunyé TT, Giles GE. Caffeine effects on aggression and risky decision making. In: Kanarek RB, Lieberman HR, eds. *Diet, Brain, Behavior: Practical Implications.* Boca Raton: Taylor & Frances Group, LLC; 2012:293.

Mahoney JJ III, Hawkins RY, De La Garza R II, Kalechstein AD, Newton TF. Relationship between gender and psychotic symptoms in cocaine-dependent and methamphetamine-dependent participants. *Gend Med.* 2010;7(5):414.

Maisto SA, Galizo M, Conner GJ. Hallucinogens. In: *Drug Use and Abuse.* 6th ed. Belmont, CA: Wadsworth; 2011:283.

Margerison-Zilko C, Cubbin C. Socioeconomic disparities in tobacco-related health outcomes across racial/ethnic groups in the United States: National Health Interview Survey 2010. *Nicotine Tob Res.* 2013;15(6):1161–1165.

Mariani JJ. Chapter 24: Sedative-, hypnotic-, or anxiolytic-related disorders. In: Sadock BJ, Sadock VA, Ruiz P, eds. *Kaplan & Sadock's Comprehensive Textbook of Psychiatry.* 10th ed. Philadelphia, PA: Wolters Kluwer; 2017:1374–1390.

Marino EN, Rosen KD, Gutierrez A, Eckmann M, Ramamurthy S, Potter JS. Impulsivity but not sensation seeking is associated with opioid analgesic misuse risk in patients with chronic pain. *Addict Behav.* 2013;38(5):2154–2157.

Martins SS, Keyes KM, Storr CL, Zhu H, Chilcoat HD. Pathways between nonmedical opioid use/dependence and psychiatric disorders: Results from the National Epidemiologic Survey on Alcohol and Related Conditions. *Drug Alcohol Depend.* 2009;103:16.

McCann UD. Amphetamine, methylphenidate, and excessive sleepiness. In: Thropy MJ, Billiard M, eds. *Sleepiness: Causes, Consequences, and Treatment.* New York: Cambridge University Press; 2011:401.

Mędras M, Brona A, Józków P. The central effects of androgenic-anabolic steroid use. *J Addict Med.* 2018;2(3):184–192.

Miller PM, Anton RF. Biochemical alcohol screening in primary health care. *Addict Behav.* 2004;29:1427–1437.

Minozzi S, Cinquini M, Amato L, Davoli M, Farrell MF, Pani PP, Vecchi S. Anticonvulsants for cocaine dependence. *Cochrane Database Syst Rev.* 2015;CD006754.

Moberg CA, Curtin JJ. Alcohol selectively reduces anxiety but not fear: startle response during unpredictable versus predictable threat. *J Abnorm Psychol.* 2009;118(2):335.

Mojtabai R, Chen LY, Kaufmann CN, Crum RM. Comparing barriers to mental health treatment and substance use disorder treatment among individuals with comorbid major depression and substance use disorders. *J Subst Abuse Treat.* 2014;46(2):268–273.

Moore EA. *The Amphetamine Debate: The Use of Adderall, Ritalin, and Related Drugs for Behavior Modification, Neuroenhancement, and Anti-Aging Purposes.* Jefferson, NC: McFarland & Co Inc.; 2011.

Morgan T, White H, Mun E. Changes in drinking before a mandated brief intervention with college students. *J Stud Alcohol Drugs.* 2008;69:286.

Mushtaq N, Beebe LA, Vesely SK, Neas BR. A multiple motive/multi-dimensional approach to measure smokeless tobacco dependence. *Addict Behav.* 2014;39(3):622–629.

Nickerson LD, Ravichandran C, Lundahl LH, Rodolico J, Dunlap S, Trksak GH, Lukas SE. Cue reactivity in cannabis-dependent adolescents. *Psychol Addict Behav.* 2011;25:168.

NIDA. "Principles of Drug Addiction Treatment: A Research-Based Guide (Third Edition)." National Institute on Drug Abuse, January 17, 2018. https://www.drugabuse.gov/publications/principles-drug-addiction-treatment-research-based-guide-third-edition. Accessed August 24, 2019.

Nilsen P. Brief alcohol intervention—where to from here? Challenges remain for research and practice. *Addiction.* 2010;105(6):954.

NSDUH, Monitoring the Future. https://www.drugabuse.gov/related-topics/trends-statistics/monitoring-future.

Odlaug BL, Marsh PJ, Kim SW, Grant JE. Strategic vs. nonstrategic gambling: Characteristics of pathological gamblers based on gambling preference. *Ann Clin Psychiatry.* 2011;3:105.

Oleski J, Cox BJ, Clara I, Hills A. Pathological gambling and the structure of common mental disorders. *J Nerv Ment Dis.* 2011;199:956.

Oreskovich MR, Kaups KL, Balch CM, Hanks JB, Satele D, Sloan J, Meredith C, Buhl A, Dyrbye LN, Shanafelt TD. Prevalence of alcohol use disorders among American surgeons. *Arch Surg.* 2012;147(2):168.

Oviedo-Joekes E, Brissette S, Marsh DC, Lauzon P, Guh D, Anis A, Schechter MT. Diacetylmorphine versus methadone for the treatment of opioid addiction. *N Engl J Med.* 2009;361:777.

Pacek LR, Martins SS, Crum RM. The bidirectional relationships between alcohol, cannabis, co-occurring alcohol and cannabis use disorders with major depressive disorder: results from a national sample. *J Affect Disord.* 2013;148:188.

Perron BE, Glass JE, Ahmedani BK, Vaughn MG, Roberts DE, Wu LT. The prevalence and clinical significance of inhalant withdrawal symptoms among a national sample. *Subst Abuse Rehabil.* 2011;2:69.

Perron BE, Howard MO, Maitra S, Vaughn MG. Prevalence, timing, and predictors of transitions from inhalant use to inhalant use disorders. *Drug Alcohol Depend.* 2009;100:277.

Perron BE, Mowbray O, Bier S, Vaughn MG, Krentzman A, Howard MO. Service use and treatment barriers among inhalant users. *J Psychoactive Drugs.* 2011;43:69.

Petry NM. Discounting of probabilistic rewards is associated with gambling abstinence in treatment-seeking pathological gamblers. *J Abnorm Psychol.* 2012;121:151.

Pope HG, Brower KJ. Treatment of anabolic-androgenic steroid-related disorders. In: Galanter M, Kleber H, eds. *The American Psychiatric Publishing Textbook of Substance Abuse Treatment.* 4th ed. Washington, DC: American Psychiatric Publishing; 2008:237.

Pope HG Jr, Kanayama G. Anabolic-androgenic steroid abuse. In: Sadock BJ, Sadock VA, Ruiz P, eds. *Kaplan & Sadock's Comprehensive Textbook of Psychiatry.* 10th ed. Philadelphia, PA: Wolters Kluwer; 2017:1390–1404.

Pope HG Jr, Kanayama G, Hudson JI. Risk Factors for illicit anabolic-androgenic steroid use in male weightlifters: A cross-sectional cohort study. *Biol Psychiatry.* 2012;71:254.

Rasmussen C, Bisnaz J. Executive functioning in children with Fetal Alcohol Spectrum Disorders: Profiles and age-related differences. *Child Neuropsychol.* 2009;15(3):201.

Reissig CJ, Strain EC, Griffiths RR. Caffeinated energy drinks—A growing problem. *Drug Alcohol Depend.* 2009;99:1.

Renner JA, Suzuki J. Opiates and prescription drugs. In: Johnson BA, ed. *Addiction Medicine: Science and Practice.* Vol. 1. New York: Springer, LLC; 2011:463.

Rich BA, Webster LR. A review of forensic implications of opioid prescribing with examples from malpractice cases involving opioid-related overdose. *Pain Med.* 2011;12:S59.

Roberts A, Landon J, Sharman S, Hakes J, Suomi A, Cowlishaw S. Gambling and physical intimate partner violence: results from the national epidemiologic survey on alcohol and related conditions (NESARC). *Am J Addict.* 2018;27:7–14.

Rodrigues R, Ramos S, Almeida N. Anabolic androgenic steroids in psychiatric practice. *Eur Neuropsychopharmacol.* 2012;22:S403.

Roman J. Nicotine-induced fibronectin expression might represent a common mechanism by which tobacco promotes lung cancer progression and obstructive airway disease. *Proc Am Thorac Soc.* 2012;9:85.

Rösner S, Hackl-Herrwerth A, Leucht S, Vecchi S, Srisurapanont M, Soyka M. Opioid antagonists for alcohol dependence. *Cochrane Database Syst Rev.* 2010;(12):CD001867.

Ruiz P, Strain EC. *The Substance Abuse Handbook.* 2nd ed. Philadelphia, PA: Lippincott Williams & Wilkins; 2014.

Sagoe D, Molde H, Andreassen CS, Torsheim T, Pallesen S. The global epidemiology of anabolic-androgenic steroid use: A meta-analysis and meta-regression analysis. *Ann Epidemiol.* 2014;24(5):383–398.

Saland SK, Rodefer JS. Environmental enrichment ameliorates phencyclidine-induced cognitive deficits. *Pharmacol Biochem Behav.* 2011;98(3):455.

Saleh T, Badshah A, Afzal K. Spontaneous acute subdural hematoma secondary to cocaine abuse. *South Med J.* 2010;103(7):714.

Sanchez ZM, Ribeiro LA, Moura YG, Noto AR, Martins SS. Inhalants as intermediate drugs between legal and illegal drugs among middle and high school students. *J Addict Dis.* 2013;32(2):217–226.

Santamarina RD, Besocke AG, Romano LM, Ioli PL, Gonorazky SE. Ischemic stroke related to anabolic abuse. *Clin Neuropharmacol.* 2008;31(2):80.

Schatzberg AF, Cole JO, DeBattista C. Phencyclidine. In: *Manual of Clinical Psychopharmacology.* 7th ed. Arlington, VA: American Psychiatric Publishing; 2010:588.

Schuckit MA. Alcohol-related disorders. In: Sadock BJ, Sadock VA, Ruiz P, eds. *Kaplan & Sadock's Comprehensive Textbook of Psychiatry.* 10th ed. Philadelphia, PA: Wolters Kluwer; 2017:1264–1279.

Scott KD, Scott AA. Adolescent inhalant use and executive cognitive functioning. *Child Care Health Dev.* 2014;40(1):20–28.

Sepkowitz KA. Energy drinks and caffeine-related adverse effects. *JAMA.* 2013;309:243.

Shaffer HJ, Martin R. Disordered gambling: Etiology, trajectory, and clinical considerations. *Annu Rev Clin Psychol.* 2011;7:483.

Smetaniuk P. A preliminary investigation into the prevalence and prediction of problematic cell phone use. *J Behav Addict.* 2014;3:41–53.

Smith HS, Kirsh KL, Passik SD. Chronic opioid therapy issues associated with opioid abuse potential. *J Opioid Manag.* 2009;5:287.

Spiegel D. Trance formations: Hypnosis in brain and body. *Depress Anxiety.* 2013;30(4):342–352.

Stafford LD, Wright C, Yeomans MR. The drink remains the same: Implicit positive associations in high but not moderate or non-caffeine users. *Psychol Addict Behav.* 2010;24:274.

Strain EC. Chapter 11: Substance-related disorders: Introduction. In: Sadock BJ, Sadock VA, Ruiz P, eds. *Kaplan & Sadock's Comprehensive Textbook of Psychiatry.* 10th ed. Philadelphia, PA: Wolters Kluwer; 2017:1262–1264.

Suh JJ, Pettinati HM, Kampman KM, O'Brien CP. The status of disulfiram: a half of a century later. *J Clin Psychopharmacol.* 2006;26:290–302.

Svrakic DM, Lustman PJ, Mallya A, Lynn TA, Finney R, Svrakic NM. Legalization, decriminalization & medicinal use of cannabis: A scientific and public health perspective. *Mo Med.* 2012;109:90.

Tavares H, Zilberman ML, el-Guebaly N. Are there cognitive and behavioural approaches specific to the treatment of pathological gambling? *Can J Psychiatry.* 2003;48:22.

Testa A, Giannuzzi R, Sollazzo F, Petrongolo L, Bernardini L, Dain S. Psychiatric emergencies (part II): psychiatric disorders coexisting with organic diseases. *Eur Rev Med Pharmacol Sci.* 2013;17:65.

Todd G, Noyes C, Flavel SC, Della Vedova CB, Spyropoulos P, Chatterton B, Berg D, White JM. Illicit stimulant use is associated with abnormal substantia nigra morphology in humans. *PLoS One.* 2013;8(2):e56438.

Toneatto T, Brands B, Selby P. A randomized, double-blind, placebo-controlled trial of naltrexone in the treatment of concurrent alcohol use disorder and pathological gambling. *Am J Addict.* 2009;18:219.

Unger A, Jung E, Winklbaur B, Fischer G. Gender issues in the pharmacotherapy of opioid-addicted women: Buprenorphine. *J Addict Dis.* 2010;29:217.

Unger JB. The most critical unresolved issues associated with race, ethnicity, culture, and substance use. *Subst Use Misuse.* 2012;47:390.

Vallée M, Vitiello S, Bellocchio L, Hébert-Chatelain E, Monlezun S, Martin-Garcia E, Kasanetz F, Baillie GL, Panin F, Cathala A, Roullot-Lacarrière V, Fabre S, Hurst DP,

Lynch DL, Shore DM, Deroche-Gamonet V, Spampinato U, Revest JM, Maldonado R, Reggio PH, Ross RA, Marsicano G, Piazza PV. Pregnenolone can protect the brain from cannabis intoxication. *Science.* 2014;343(6166):94–98.

Van der Pol P, Liebregts N, de Graaf R, Ten Have M, Korf DJ, van den Brink W, van Laar M. Mental health differences between frequent cannabis users with and without dependence and the general population. *Addiction.* 2013;108:1459.

Vergés A, Jackson KM, Bucholz KK, Grant JD, Trull TJ, Wood PK, Sher KJ. Deconstructing the age-prevalence curve of alcohol dependence: Why "maturing out" is only a small piece of the puzzle. *J Abnorm Psychol.* 2012;121:511.

Vilar-Lopez R, Takagi M, Lubman DI. The effects of inhalant misuse on attentional networks. *Dev Neuropsychol.* 2013;38(2):126–136.

Vinkers CH, Klanker M, Groenink L, Korte SM, Cook JM, Van Linn ML, Hopkins SC, Olivier B. Dissociating anxiolytic and sedative effects of GABAAergic drugs using temperature and locomotor responses to acute stress. *Psychopharmacology.* 2009;204(2):299.

Vogel M, Knopfli B, Schmid O, Prica M, Strasser J, Prieto L, Wiesbeck GA, Dursteler-Macfarland KM. Treatment or "high": Benzodiazepine use in patients on injectable heroin or oral opioids. *Addict Behav.* 2013;38(10):2477.

Warbrick T, Mobascher A, Brinkmeyer J, Musso F, Stoecker T, Shah NJ, Vossel S, Winterer G. Direction and magnitude of nicotine effects on the fMRI BOLD response are related to nicotine effects on behavioral performance. *Psychopharmacology.* 2011;215:333.

Weaver MF, Schnoll SH. Ketamine and phencyclidine. In: Johnson BA, ed. *Addiction Medicine: Science and Practice.* Vol. 1. New York: Springer, LLC; 2011:603.

Webster LR, Dasgupta N. Obtaining adequate data to determine causes of opioid-related overdose deaths. *Pain Med.* 2011;12:S86.

Weinberger AH, Desai RA, McKee SA. Nicotine withdrawal in U.S. smokers with current mood, anxiety, alcohol use, and substance use disorders. *Drug Alcohol Depend.* 2010;108:7.

Weinberger AH, Sofuoglu M. The impact of cigarette smoking on stimulant addiction. *Am J Drug Alcohol Abuse.* 2009;35:12.

Weinstein A, Lejoyeux M. Internet addiction or excessive internet use. *Am J Drug Alcohol Abuse.* 2010;36:277–283.

Weiss RD, Iannucci RA. Cocaine-related disorders. In: Sadock BJ, Sadock VA, Ruiz P, eds. *Kaplan & Sadock's Comprehensive Textbook of Psychiatry.* 9th ed. Philadelphia, PA: Lippincott Williams & Wilkins; 2009:1318.

Wilson D, da Silva Lobo DS, Tavares H, Gentil V, Vallada H. Family-based association analysis of serotonin genes in pathological gambling: Evidence of vulnerability risk in the 5HT-2A receptor gene. *J Mol Neurosci.* 2013;49(3):550–553.

Winhusen T, Lewis D, Adinoff B, Brigham G, Kropp F, Donovan DM, Seamans CL, Hodgkins CC, Dicenzo JC, Botero CL, Jones DR, Somoza E. Impulsivity is associated with treatment non-completion in cocaine- and methamphetamine-dependent patients but differs in nature as a function of stimulant-dependence diagnosis. *J Subst Abuse Treat.* 2013;44(5):541–547.

Witton J, Reed KD. Cannabis and mental health. *Int J Clin Rev.* 2010;11:7.

Wood KE. Exposure to bath salts and synthetic tetrahydrocannabinol from 2009 to 2012 in the United States. *J Pediatr.* 2013;163:213.

Wu LT, Ringwalt CL, Yang C, Reeve BB, Pan JJ, Blazer DG. Construct and differential item functioning in the assessment of prescription opioid use disorders among American adolescents. *J Am Acad Child Adolesc Psychiatry.* 2009;48:563.

Wu LT, Woody GE, Yang C, Li JH, Blazer DG. Recent national trends in Salvia divinorum use and substance-use disorders among recent and former Salvia divinorum users compared with nonusers. *Subst Abuse Rehabil.* 2011;2:53.

Wynn J, Hudyma A, Hauptman E, Houston TN, Faragher JM. Treatment of problem gambling: development, status, and future. *Drugs and Alcohol Today.* 2014;14(1):6.

Yang A, Palmer AA, de Wit H. Genetics of caffeine consumption and responses to caffeine. *Psychopharmacology.* 2010;211:245.

Ziedonis DM, Tonelli ME, Das S. Tobacco-related disorders. In: Sadock BJ, Sadock VA, Ruiz P, eds. *Kaplan & Sadock's Comprehensive Textbook of Psychiatry.* 10th ed. Philadelphia, PA: Wolters Kluwer; 2017:1342–1352.

Espectro de la esquizofrenia y otros trastornos psicóticos

Aunque se habla de la esquizofrenia como si fuera un solo padecimiento, probablemente comprende un grupo de trastornos con etiologías heterogéneas, y esto incluye a pacientes cuyas presentaciones clínicas, respuesta al tratamiento y evolución de la enfermedad son distintas. Los signos y síntomas son variables e incluyen cambios en la percepción, la emoción, la cognición, el pensamiento y el comportamiento. La expresión de estas manifestaciones es diferente en cada paciente y varía con el tiempo, pero el efecto del padecimiento siempre es grave y, normalmente, prolongado. El trastorno suele empezar antes de los 25 años de edad, persiste durante toda la vida y afecta a personas de todas las clases sociales. Debido al desconocimiento general de esta condición, tanto los pacientes como sus familias suelen recibir una mala atención y sufrir exclusión social, por la ignorancia generalizada sobre este trastorno. La esquizofrenia es uno de los trastornos mentales graves más habituales, pero la esencia de su naturaleza sigue sin estar dilucidada; es por ello que en ocasiones se le define como un síndrome, como un grupo de trastornos o, según la 5.ª edición del *Manual diagnóstico y estadístico de los trastornos mentales* (DSM-5), como el espectro de la esquizofrenia. Los médicos deben comprender que el diagnóstico de la esquizofrenia únicamente se basa en los antecedentes psiquiátricos y la evaluación psicopatológica del paciente. Para detectar la esquizofrenia no existe ninguna prueba de laboratorio.

La esquizofrenia aparece en pacientes jóvenes y por ello causa disfunciones importantes y duraderas, requiere mucha asistencia hospitalaria y necesita una atención continua, rehabilitación y servicios de apoyo; se estima que los costes económicos de esta enfermedad en Estados Unidos superan los de todas las neoplasias juntas. Los pacientes con esquizofrenia representan entre un 15 % y un 45 % de los indigentes estadounidenses. En todo el mundo, la esquizofrenia es una de las 25 principales causas de discapacidad. Este hecho es sorprendente, dada su prevalencia relativamente baja. Sin embargo, este trastorno afecta no solo a las personas, sino también a familias, cuidadores y a la sociedad en general. Por esta razón, los costes indirectos son enormes y, a menudo, se subestiman.

PRESENTACIÓN CLÍNICA

No existe ningún síntoma o signo patognomónico del trastorno, ya que todo síntoma o signo observado en este padecimiento se presenta en otros trastornos psiquiátricos y neurológicos. Por lo tanto, los antecedentes de un paciente son esenciales para el diagnóstico del trastorno; los especialistas no pueden diagnosticar una esquizofrenia únicamente en función de los resultados de un solo examen del estado mental, ya que los síntomas cambian con el tiempo. Por ejemplo, un paciente puede presentar alucinaciones intermitentes y una capacidad variable para llevar a cabo su actividad adecuadamente en las situaciones sociales, o pueden observarse síntomas característicos de un trastorno del estado de ánimo de forma episódica durante la evolución de la esquizofrenia. El médico debe tener en cuenta el nivel educativo del paciente, su capacidad cognitiva y la pertenencia a un grupo cultural mayoritario o marginal. Una alteración de la capacidad para comprender conceptos abstractos, por ejemplo, puede poner de manifiesto el nivel educativo del paciente o su nivel de inteligencia. Las organizaciones religiosas y los diversos cultos pueden tener tradiciones que les parezcan extrañas a las personas no iniciadas, pero que son normales dentro del contexto del grupo cultural concreto.

El aspecto de un paciente con esquizofrenia puede variar. Podemos encontrarnos desde una persona totalmente desaliñada, gritando y agitada, hasta una obsesivamente arreglada, completamente silenciosa y con un grado muy elevado de inmovilidad. Entre estos dos polos, los pacientes pueden ser también muy habladores y adoptar posturas extrañas. Su comportamiento puede convertirse en violento o agitado, aparentemente sin provocación previa, pero a menudo en respuesta a alucinaciones. Los pacientes con esquizofrenia suelen descuidar la higiene personal, evitar bañarse, y vestirse con ropas inadecuadas para la temperatura ambiental. Otros tipos de comportamiento extraño pueden ser los tics, las estereotipias, los manierismos y, en ocasiones, la ecopraxia (alteración que consiste en que el paciente imita las posturas, los gestos o el comportamiento de la persona que lleva a cabo la exploración).

La paciente A. B., una mujer de 32 años de edad, empezó a adelgazar y se despreocupó de su trabajo, que empezó a decaer en cuanto a calidad y cantidad. Creía que sus compañeras de trabajo hacían comentarios calumniosos sobre ella y se quejó de que un joven, que estaba en la misma planta que ella, la había rodeado con el brazo y la había insultado. Su familia presentó cargos y solicitó una investigación, que demostró no solo que la acusación no tenía fundamento alguno, sino que el hombre en cuestión no había hablado con ella desde hacía meses. Un día volvió a casa después del trabajo y, al entrar, rió enérgicamente, miró a su cuñada con desconfianza, no quiso responder a sus preguntas, y cuando vio a su hermano, se puso a llorar. No quería ir al baño porque decía que había un hombre que la miraba a través de las ventanas. No comió nada, y al día siguiente dijo que sus hermanas eran unas «malas mujeres», que todo el mundo hablaba de ella y que alguien había tenido relaciones sexuales con ella, y a pesar de que no podía verlo, «siempre estaba por allí».

La paciente ingresó en un hospital psiquiátrico público. Al entrar en la recepción, se rió fuerte y se puso a gritar de forma constante: «¡Ella no puede quedarse! ¡Deber irse a casa!». Hizo muecas y realizó varios movimientos estereotipados con las manos. Cuando ya estaba en planta, no prestó atención a las preguntas que le realizaban, aunque hablaba consigo misma en un tono infantil. Andaba continuamente; caminaba de puntillas, como bailando; señalaba sin centrarse en un punto concreto, y sacaba la lengua y se chupaba los labios como un bebé. A veces gemía y lloraba como una niña, pero sin derramar lágrimas. A medida que fueron pasando los meses, permaneció en un estado ridículo, infantil, distraído, inaccesible, con muecas, gesticulación, señalando los objetos de un modo estereotipado y, normalmente, hablando consigo misma en un tono extraño y elevado, así que muy poco de lo que decía era comprensible. Su condición continuó empeorando, su aspecto físico seguía siendo desaliñado y presentó un cuadro de extrema introversión y regresión, sin mostrar interés por las actividades de la institución ni por los familiares que la visitaban. (Adaptado de un caso de Arthur P. Noyes, MD, y Lawrence C. Kolb, MD.)

El estupor catatónico, a menudo denominado simplemente catatonía, es una condición en que los pacientes parecen completamente sin vida y pueden presentar signos como mutismo, negativismo y obediencia automática. La flexibilidad cérea, que anteriormente era un signo muy frecuente en la catatonía, es ahora excepcional, al igual que el manierismo. Una persona con un subtipo de catatonía menos extremo puede manifestar retraimiento social y egocentrismo, ausencia de movimiento o pobreza en el habla espontánea, y presentar un comportamiento sin objetivos concretos. Los pacientes con catatonía pueden quedarse sentados en una silla, inmóviles y sin hablar; pueden responder a las preguntas únicamente con respuestas breves, y moverse solo cuando se les conmina a hacerlo. Otros tipos de comportamiento evidentes son la torpeza o la rigidez en los movimientos corporales.

Se ha comprobado que los signos neurológicos focales y generalizados (también denominados signos neurológicos mayores y menores) son más frecuentes en pacientes con esquizofrenia que en otros pacientes psiquiátricos. Los signos generalizados presentes son la disdiadococinesia, la astereognosia, los reflejos primitivos y la disminución de la destreza. La presencia de signos y síntomas neurológicos está relacionada con el aumento de la gravedad del padecimiento, el embotamiento afectivo y un peor pronóstico. Otros signos neurológicos anómalos son los tics, las estereotipias, las muecas, el deterioro de las habilidades motoras específicas, las distonías y los movimientos anómalos. La mayoría de los pacientes no son conscientes de sus movimientos involuntarios anómalos.

Además del trastorno del movimiento de seguimiento ocular (movimiento sacádico), los pacientes con esquizofrenia presentan un aumento de la frecuencia del parpadeo. Se cree que el pronunciado aumento de la frecuencia del parpadeo indica una hiperactividad dopaminérgica.

La incapacidad que manifiestan los pacientes para percibir la prosodia del habla o para modular su propio discurso puede considerarse un síntoma neurológico de un trastorno en el lóbulo parietal no dominante. Otros síntomas similares a los producidos por lesiones en el lóbulo parietal que se manifiestan en la esquizofrenia son la incapacidad para realizar tareas (es decir, apraxia), la desorientación derecha-izquierda y la ausencia de conciencia de enfermedad.

Estado de ánimo

Dos síntomas afectivos habituales en la esquizofrenia son la escasa reacción ante las emociones, que algunas veces es lo suficientemente intensa como tratarse de anhedonia, y la excesiva actividad emocional o la presencia de emociones inadecuadas al contexto, como la ira, la felicidad y la ansiedad extremas. El embotamiento o el aplanamiento afectivo pueden ser síntomas del propio trastorno, de los efectos adversos de los fármacos antipsicóticos o de la depresión, y la diferenciación de estos síntomas puede representar todo un reto clínico. Los pacientes con una excesiva actividad emocional pueden referir sentimientos exultantes de omnipotencia, éxtasis religioso, terror por la desintegración de sus almas o una ansiedad paralizante por la destrucción del universo. Otros tonos afectivos son la perplejidad, una sensación de aislamiento, una ambivalencia abrumadora y la depresión.

Pensamiento

Los trastornos psicóticos son, ante todo, trastornos del pensamiento y el trastorno puede afectar el proceso o el contenido del pensamiento o ambos. Los pensamientos de un paciente con esquizofrenia pueden ser difíciles de entender y provocar, pero pueden representar los síntomas principales de la esquizofrenia.

Los trastornos del proceso del pensamiento afectan a la forma en que se formulan las ideas y las lenguas. A veces se denominan *trastornos del pensamiento formal*. El médico que lleva a cabo la evaluación infiere un trastorno a partir de la forma en que el paciente habla, escribe o dibuja. También puede valorar el proceso del pensamiento del paciente mediante la observación de su conducta, especialmente cuando lleva a cabo tareas aisladas (p. ej., en la terapia ocupacional).

Cuando son leves, los trastornos del pensamiento pueden presentarse forzados o vagos. A medida que empeora, las asociaciones se vuelven más laxas. El paciente puede mostrar circunstancialidad, tangencialidad, pensamiento perseverante, la creación de neologismos, ecolalia, verbigeración, esquizofasia y mutismo.

Delirios

Los delirios, el ejemplo más evidente de un trastorno del contenido del pensamiento, pueden ser muy diversos en la esquizofrenia (de carácter persecutorio, de grandeza, religiosos o somáticos).

Los pacientes pueden llegar a creer que alguien o algo controla sus pensamientos o su comportamiento, o bien todo lo contrario, que ellos pueden determinar los acontecimientos externos de forma extraordinaria (como que pueden provocar el amanecer). Los pacientes pueden manifestar una preocupación intensa, que llega incluso a consumirles, por ideas esotéricas, abstractas, simbólicas, psicológicas o filosóficas. También pueden sentir preocupación por supuestas dolencias somáticas potencialmente mortales, aunque extrañas e inverosímiles, como que hay alienígenas dentro de sus testículos que afectan a su capacidad de tener hijos.

El concepto de «*pérdida de las fronteras del yo*» describe la carencia por parte del enfermo de un sentido claro de dónde acaba el propio cuerpo, la propia mente y la propia influencia, y dónde empiezan las del resto de objetos animados e inanimados. Por ejemplo, los pacientes pueden pensar que otras personas, la televisión o los periódicos están dirigidos específicamente a ellos (ideas de referencia). El control de los pensamientos, en el que fuerzas ajenas controlan lo que el paciente piensa o siente, es bastante frecuente, como lo es la difusión del pensamiento, en la que los pacientes creen que otras personas pueden leer sus mentes o que sus pensamientos son difundidos por los aparatos de televisión.

Otro síntoma de la pérdida de las fronteras del yo es la sensación que el paciente tiene de haberse fusionado físicamente con otro objeto (p. ej., un árbol u otra persona) o de que se ha desintegrado y se ha fusionado con todo el universo (identidad cósmica). Con este estado mental, algunos pacientes con esquizofrenia incluso dudan de su sexo o de su orientación sexual. Estos síntomas no deben confundirse con el travestismo, la transexualidad u otros trastornos de la identidad sexual.

Alucinaciones

Las experiencias alucinatorias de los pacientes con esquizofrenia pueden afectar a cualquiera de los cinco sentidos. No obstante, las alucinaciones más características son las auditivas, ya que el paciente oye voces que suelen ser amenazadoras, obscenas, acusatorias o insultantes. Dos o más voces pueden conversar entre ellas, o una voz puede comentar la vida del paciente o su comportamiento.

Un hombre de 48 años de edad, que había sido diagnosticado con esquizofrenia a los 21 años mientras estaba en el ejército, llevaba una vida aislada y a menudo atemorizada, vivía solo y dependía de las ayudas por discapacidad. Si bien él mismo confirmó que tenía alucinaciones auditivas crónicas, nunca estuvo cómodo hablando del contenido de esas alucinaciones, y una revisión de su historial mostró que ese patrón se repetía desde hacía tiempo. Por otro lado, el paciente tenía una buena relación con su psiquiatra y le entusiasmaba la posibilidad de participar en un estudio sobre un nuevo fármaco antipsicótico. Durante el procedimiento del consentimiento informado, el paciente preguntó sobre la posibilidad de que la nueva medicación pudiese disminuir sus alucinaciones auditivas crónicas. Cuando supo que cualquier respuesta era posible, incluida la disminución de sus alucinaciones, interrumpió la conversación y salió del despacho. En una visita posterior, comentó que su mayor placer en la vida eran las discusiones nocturnas chismosas que mantenía con las alucinaciones de voces que él creía que eran de cortesanos franceses del siglo XVII, y le aterraba la posibilidad de que pudiese quedarse sin esas conversaciones y la compañía que le brindaban. (Adaptado de Stephen Lewis, MD, P. Rodrigo Escalona, MD, y Samuel J. Keith, MD.)

También son frecuentes las alucinaciones visuales; en cambio, las táctiles, olfativas y gustativas son raras, y su presencia debe llevar a considerar la posibilidad de un trastorno neurológico o médico subyacente como causante de las características del síndrome.

Los trastornos psicóticos también pueden afectar a otros sentidos. Por ejemplo, las *alucinaciones cenestésicas* son sensaciones infundadas de alteraciones en los órganos corporales. Algunos ejemplos de este tipo son la sensación de quemazón en el cerebro, la sensación de presión en los vasos sanguíneos o la sensación cortante en la médula ósea. Puede presentarse distorsión de la imagen corporal.

Cognición

Los pacientes que sufren esquizofrenia suelen reconocer a las personas y orientarse en el tiempo y el espacio. La carencia de orientación de este tipo debe llevar a los médicos a plantearse la posibilidad de que exista un trastorno encefálico de carácter médico o neurológico. Algunos enfermos de esquizofrenia responden incorrectamente o de forma extravagante a consecuencia de su delirio, por ejemplo, afirmando «Yo soy Cristo, esto es el Cielo y estamos en el año 35 d. C.».

Según las pruebas realizadas en la exploración psicopatológica, la memoria suele permanecer intacta, pero pueden existir déficits cognitivos leves. Sin embargo, es posible que el clínico no consiga la atención suficiente por parte del paciente para realizar correctamente las pruebas.

Un avance significativo en el conocimiento de la psicopatología de la esquizofrenia es la apreciación de la importancia del deterioro cognitivo que se produce. En pacientes ambulatorios, el deterioro cognitivo es un factor pronóstico del nivel de funcionamiento más descriptivo que la propia gravedad de los síntomas psicóticos. Los pacientes con esquizofrenia suelen manifestar un déficit cognitivo leve en las áreas de la atención, la función ejecutiva, la memoria de trabajo y la memoria episódica. Si bien un porcentaje notable de pacientes presentan un coeficiente intelectual normal, toda persona que presenta esquizofrenia manifiesta un déficit cognitivo en comparación con el grado que podría tener si no padeciera el trastorno. Aunque estas alteraciones no tienen valor diagnóstico, están estrechamente relacionadas con el desenlace funcional del padecimiento y, por este motivo, muestran valor clínico como variables pronósticas, así como a la hora de planificar el tratamiento.

El deterioro cognitivo parece estar presente cuando los pacientes sufren el primer episodio, y muestra que permanecerá estable durante el curso inicial del padecimiento. Puede darse el caso de que un pequeño subgrupo de pacientes sufran realmente una demencia que no ha sido provocada por otros trastornos cognitivos, como la enfermedad de Alzheimer. Las alteraciones cognitivas también están presentes de forma atenuada en los familiares no psicóticos de pacientes con esquizofrenia.

Las alteraciones cognitivas de la esquizofrenia se han convertido en el objeto de los ensayos de tratamientos farmacológicos y psicosociales. Con suerte, pronto estarán disponibles tratamientos eficaces para estas deficiencias.

Introspección, juicio y fiabilidad

Por lo general, los pacientes con esquizofrenia tendrán poca percepción de la gravedad y la naturaleza de su padecimiento. La poca conciencia de enfermedad se asocia a un escaso cumplimiento terapéutico. Al realizar la evaluación psicopatológica de los pacientes, el médico debe definir exhaustivamente diversos aspectos de la percepción de la enfermedad que presentan, como el reconocimiento de los síntomas, los problemas para llevarse bien con la gente y los motivos de dichos problemas. Esta información puede ser útil clínicamente al establecer una estrategia terapéutica personalizada y con validez teórica para identificar las áreas del cerebro que determinan esta carencia de conciencia de enfermedad (p. ej., los lóbulos parietales).

Un paciente con esquizofrenia no es menos fiable que otro paciente con trastorno mental. La naturaleza del trastorno, sin embargo, exige que el médico que realiza la exploración confirme la información importante con otras fuentes.

Preocupaciones de seguridad

Los pacientes con esquizofrenia pueden presentar una conducta agitada y un escaso control de los impulsos cuando están en la fase activa. También pueden ver reducida su sensibilidad social y responder de forma impulsiva, como tomar cigarrillos de otro paciente, cambiar repentinamente de canal en la televisión o tirar la comida al suelo. Algunos comportamientos impulsivos, como los intentos de suicidio o de homicidio, pueden ser una respuesta a las alucinaciones que conminan al paciente a actuar.

El comportamiento violento (a excepción del homicidio) es frecuente en los pacientes con esquizofrenia que no siguen ningún tratamiento, con mayor probabilidad de que cometan actos de violencia en comparación con la población general, del 49 % al 68 %. Los delirios de carácter persecutorio, los episodios previos de violencia y los déficits neurológicos son factores de riesgo de un comportamiento violento o impulsivo. Si un médico siente miedo en presencia de un paciente con esquizofrenia, debe considerarse una pista interna de que el paciente puede estar al borde del comportamiento violento. En estos casos, la entrevista debe darse por finalizada o llevarse a cabo con un auxiliar a su disposición inmediata.

Suicidio. El suicidio es la única causa principal de muerte prematura entre los pacientes con esquizofrenia. La prevalencia de las tendencias suicidas en pacientes con esquizofrenia a lo largo de la vida es de un 34,5 %. Los intentos de suicidio son comunes en el 20 % al 50 % de los enfermos, y se calcula que el índice de suicidios a largo plazo es de un 10 % a un 13 %. Según cálculos del DSM-5, entre un 5 % y un 6 % de las muertes en pacientes con esquizofrenia se deben a suicidio, pero estas cifras probablemente son inferiores a las reales. Suele ocurrir el suicidio en la esquizofrenia tenga lugar de forma repentina, sin avisos previos ni manifestación verbal de la intención de suicidio. El factor más importante es la presencia de un episodio depresivo profundo. En los estudios epidemiológicos se ha determinado que hasta el 80 % de los pacientes con esquizofrenia pueden sufrir un episodio depresivo profundo en algún momento a lo largo de sus vidas. Algunos datos parecen indicar que los pacientes con mejor pronóstico (pocos síntomas negativos, conservación de la capacidad de experimentar afectos, mejor pensamiento abstracto) pueden ser, paradójicamente, los que presenten más riesgo de suicidio. El perfil del paciente con mayor riesgo es el de un hombre joven con grandes expectativas en su vida, cuya actividad sufre un declive en comparación con los niveles anteriores, que se da cuenta de que es muy poco probable que sus sueños se hagan realidad y que ha perdido la fe en la eficacia del tratamiento. Otros posibles factores que contribuyen al elevado índice de suicidios son las órdenes que las alucinaciones dan a los pacientes y el abuso de sustancias. Dos tercios (o incluso un número mayor) de pacientes con esquizofrenia que se suicidaron habían sido atendidos por un médico que, al parecer, no sospechó nada 72 h antes de producirse la muerte. En un amplio estudio farmacológico, reportaron que la clozapina puede ser especialmente eficaz para reducir la ideación suicida en pacientes con esquizofrenia que han sido hospitalizados anteriormente por conductas suicidas. Asimismo, se ha demostrado que la administración de antidepresivos como tratamiento complementario es eficaz para aliviar la depresión profunda concurrente en la esquizofrenia.

Homicidio. A pesar de la atención sensacionalista que los medios de comunicación otorgan al hecho de que una persona con esquizofrenia mate a una persona, los datos disponibles apuntan a que estos pacientes no son más proclives al homicidio que cualquier otro miembro de la población general. Cuando un paciente esquizofrénico comete un homicidio, es posible que los motivos sean impredecibles o extravagantes y se fundamenten en alucinaciones o ideas delirantes. Los posibles factores predisponentes de la conducta homicida son los antecedentes de violencia, la conductas de riesgo mientras el paciente está hospitalizado, y las alucinaciones o ideas delirantes relacionadas con la violencia.

Síntomas de esquizofrenia

Se pueden dividir los síntomas de la esquizofrenia en tres grupos: positivos, negativos y cognitivos.

Tabla 5-1
Síntomas positivos

Alucinaciones
Alucinaciones auditivas
Voces comentando
Voces conversando
Alucinaciones somáticas o táctiles
Alucinaciones olfativas
Alucinaciones visuales

Delirios
Delirios persecutorios
Delirios celotípicos
Delirios de culpa o pecado
Delirios grandiosos
Delirios religiosos
Delirios somáticos
Delirios de referencia
Delirios de ser controlado
Delirios de leer la mente
Difusión del pensamiento
Inserción de pensamiento
Robo del pensamiento

Comportamiento extravagante
Vestimenta y comportamiento
Comportamiento social y sexual
Comportamiento agresivo
Comportamiento repetitivo o estereotipado

Trastorno del pensamiento formal positivo
Descarrilamiento
Tangencialidad
Incoherencia
Falta de lógica
Circunstancialidad
Habla presionada
Habla distraída
Asociación sonora

Tabla 5-2
Síntomas negativos

Afecto aplanado o embotado
Expresiones faciales inmutables
Disminución del movimiento espontáneo
Escasez de gestos expresivos
Contacto visual deficiente
Falta de respuesta afectiva
Afecto inapropiado
Falta de inflexiones vocales

Alogia
Pobreza del habla
Pobreza de contenido del habla
Bloqueo
Respuesta con mayor latencia

Abolición-apatía
Aseo e higiene
Sin persistencia en el trabajo o la escuela
Anergia física

Anhedonía-asocialidad
Intereses y actividades recreativas
Intereses y actividades sexuales
Intimidad y cercanía
Relaciones con amigos

Atención
Falta de atención social
Falta de atención durante la prueba

Los síntomas positivos son comportamientos extraños. Los síntomas positivos son síntomas que están presentes y en general se pueden observar. Estos son los síntomas asociados con un episodio psicótico agudo y son principalmente trastornos del pensamiento y la presentación. Incluyen alucinaciones, delirios y otros comportamientos extraños. En la tabla 5-1 se enumeran ejemplos de síntomas positivos.

Los síntomas negativos son la ausencia de comportamientos normales. Los síntomas negativos se definen por su ausencia y, a veces, también se denominan síntomas de déficit. Suelen estar asociados con la progresión del padecimiento. Estos incluyen la ausencia de afecto, de pensamiento, de motivación, de placer y la ausencia de atención. En la tabla 5-2 se enumeran ejemplos de síntomas negativos.

Los síntomas cognitivos son deficiencias en las funciones cognitivas normales. Los síntomas cognitivos de la esquizofrenia pueden ser sutiles, particularmente al principio del proceso del padecimiento, pero son muy perjudiciales y explican gran parte de la discapacidad asociada con este trastorno. Incluyen deficiencias en la atención, la memoria de trabajo y el funcionamiento ejecutivo.

Presentación en poblaciones especiales

El trastorno en niños y adolescentes. Una minoría de pacientes presenta esquizofrenia durante la infancia. Al principio, estos niños pueden tener problemas de diagnóstico, especialmente para diferenciarla de la discapacidad intelectual y el autismo. Estudios recientes han establecido que el diagnóstico de esquizofrenia durante la infancia puede basarse en los mismos síntomas utilizados para la esquizofrenia en adultos. Su inicio suele ser lento, la evolución tiende a ser crónica y el pronóstico, en la mayoría de los casos, es desfavorable.

El trastorno en adultos mayores. Desde el punto de vista clínico, la esquizofrenia de inicio tardío no se diferencia de la esquizofrenia, pero su inicio es posterior a los 45 años. Este padecimiento suele aparecer con más frecuencia en mujeres y tiende a caracterizarse por un predominio de síntomas paranoides. El pronóstico es favorable y normalmente los pacientes responden bien al tratamiento antipsicótico.

**Tabla 5-3
Esquizofrenia**

	DSM-5	CIE-10
Nombre del diagnóstico	Esquizofrenia	Esquizofrenia
Duración	Los síntomas se presentan de forma continua durante al menos 6 meses	
Síntomas	Delirios Alucinaciones Discurso desorganizado Conducta desorganizada o catatonía Síntomas negativos	Distorsiones del pensamiento Trastornos de la percepción Afecto negativo, a menudo embotado Posible disfunción cognitiva Otros síntomas posibles: • Eco de pensamiento • Inserción o robo del pensamiento • Difusión de pensamientos • Percepción delirante • Delirios de control, influencia o pasividad • Alucinaciones en forma de voces • Pensamiento desordenado/desorganizado • Síntomas negativos
Número requerido de síntomas	≥ 2, incluido al menos 1 de los 3 primeros enumerados	Definido por los 3 primeros enumerados, aunque los otros síntomas se consideran comunes
Consecuencias psicosociales de los síntomas	Deterioro funcional	
Exclusiones (no se explican mejor por):	Sustancias Otras condiciones médicas Otras condiciones psiquiátricas	Otras enfermedades neurológicas Trastorno esquizoafectivo Epilepsia Sustancias psicoactivas
Especificadores de los síntomas	**Con catatonía,** definida como la presencia de tres o más de los siguientes: • ↓ actividad psicomotora/estupor • Catalepsia (mantener una postura por un período prolongado) • Flexibilidad cérea (mantener una posición, pero moverse a una nueva postura como si estuviera hecho de cera) • Mutismo • Negativismo • Postura • Manierismos extraños • Comportamientos estereotipados • Agitación • Hacer muecas • Ecolalia (imitando el habla de otra persona) • Ecopraxia (imitando los movimientos de otra persona)	**Esquizofrenia paranoide:** definida principalmente por delirios. Menos o ninguna alteración del afecto o la voluntad **Esquizofrenia hebefrénica:** afecto negativo con estado de ánimo inapropiado, aislamiento social y comportamiento impredecible **Esquizofrenia catatónica:** cambios psicomotores, como posturas, afectos o gestos extraños, estupor frente a agitación **Esquizofrenia indiferenciada** **Esquizofrenia residual:** enfermedad crónica y cambios cognitivos resultantes de una enfermedad psicótica prolongada **Esquizofrenia simple:** desarrollo lento y progresivo de cambios en el comportamiento y el funcionamiento, embotamiento afectivo sin síntomas psicóticos precedentes **Otro tipo de esquizofrenia** **Esquizofrenia no especificada**
Especificadores del curso	**Primer episodio, actualmente en episodio agudo** **Primer episodio, actualmente en remisión parcial:** menos síntomas de los necesarios para el diagnóstico **Primer episodio, actualmente en remisión completa:** 0 síntomas **Múltiples episodios, actualmente en episodio agudo:** ≥ 2 episodios **Múltiples episodios, actualmente en remisión parcial** **Múltiples episodios, actualmente en remisión completa** **Continuo** **No especificado**	

DIAGNÓSTICO

Esquizofrenia

En la tabla 5-3 se comparan los diferentes abordajes para diagnosticar la esquizofrenia. El paciente debe tener evidencia de un trastorno psicótico. Sin embargo, para diagnosticar la esquizofrenia no es necesaria la presencia de alucinaciones o delirios; el trastorno de un paciente se diagnostica como esquizofrenia cuando demuestra dos de los síntomas incluidos en la amplia categoría de «síntomas psicóticos». Estos síntomas deben persistir durante un tiempo prolongado: 6 meses para el DSM-5 y 1 mes para la CIE-10. Los criterios de diagnóstico del DSM-5 incluyen especificadores del curso (es decir, pronóstico) que ofrecen a los médicos varias opciones y describen situaciones clínicas reales.

Tipo catatónico. La esquizofrenia catatónica, que era habitual hace varias décadas, es ahora rara en Europa y Norteamérica. El rasgo característico de este subtipo es la alteración importante de la actividad motora; este problema puede causar estupor, negativismo, rigidez, agitación, o bien catalepsia o adopción de posturas extrañas.

En ocasiones, el paciente muestra alteraciones rápidas, pasando de un estado de agitación a uno de estupor. El cuadro asociado a esta condición se compone de movimientos estereotipados, manierismo y flexibilidad cérea. El mutismo es particularmente habitual. Durante la agitación catatónica, los pacientes necesitan mucha atención para evitar que se autolesionen o dañen a los demás. Debido a la desnutrición, el agotamiento, la hiperpirexia o la autolesión, es posible que necesiten atención médica.

A. C., de 32 años de edad, ingresó en el hospital. En el momento del ingreso observaron que se trataba de un hombre con astenia y desnutrición, con las pupilas dilatadas, los reflejos profundos hiperactivos y una frecuencia cardíaca de 120 latidos/min. Presentaba muchos manierismos, se acostaba en el suelo, se tiraba de los pies, realizaba movimientos contundentes, violentos y sin una dirección marcada, golpeó a los vigilantes, hizo muecas, adoptó posturas rígidas y extrañas, no quiso hablar y parecía que sufría alucinaciones auditivas. Más tarde lo encontraron en un estado de estupor. Tenía la cara inexpresiva, estaba callado y rígido, y no prestaba atención a nadie ni a las preguntas que le hacían. Tenía los ojos cerrados y era difícil levantarle los párpados. No respondía a los pinchazos ni a otros estímulos dolorosos.

De forma gradual se mostró más accesible, y cuando se le formulaban preguntas referentes a él, hablaba del período en estado de estupor como si hubiera estado dormido y decía que no recordaba nada de lo que había pasado durante ese tiempo. Dijo que «no sabía nada. En mi mente, todo parecía estar a oscuras. Entonces empecé a ver un poco de luz, como la forma de una estrella. Después mi cabeza pasó a través de la estrella de forma gradual. Vi más y más luz hasta que hace unos días lo vi todo perfecto». La explicación para su mutismo era que tenía miedo de «equivocarse» y que «no sabía de qué hablar exactamente». Con su respuesta afectiva, claramente inadecuada, y la afirmación de que era «un científico y un inventor de extraordinario talento del siglo xx», estaba claro que no se encontraba nada bien. (Adaptado de un caso de Arthur P. Noyes, MD, y Lawrence C. Kolb, MD.)

Subtipos de las versiones previas del DSM. Las versiones anteriores del DSM describían subtipos de esquizofrenia basados sobre todo en las características clínicas. Estos fueron: subtipo paranoide, desorganizado, catatónico, indiferenciado y residual. El DSM-5 ya no los incluye, ya que los expertos en el campo cuestionaban con frecuencia su validez. La CIE-10 continúa incluyéndolos. Aunque tienen cierta validez aparente para los médicos, solo presentan una relación débil con las variables biológicas, poca estabilidad a largo plazo y un valor predictivo deficiente.

Trastorno esquizoafectivo

El trastorno esquizoafectivo tiene características de la esquizofrenia y de los trastornos afectivos o del estado de ánimo. En los sistemas diagnósticos actuales puede establecerse el diagnóstico de trastorno esquizoafectivo si el paciente no se ajusta a una de las siguientes seis categorías: *1)* pacientes con esquizofrenia con síntomas del estado de ánimo; *2)* pacientes con trastorno del estado de ánimo que presentan síntomas de esquizofrenia; *3)* pacientes con trastorno del estado de ánimo y esquizofrenia; *4)* pacientes con una tercera psicosis no relacionada con la esquizofrenia y el trastorno del estado de ánimo; *5)* pacientes cuyo trastorno es un continuo entre la esquizofrenia y el trastorno del estado de ánimo, y *6)* pacientes con alguna combinación de los anteriores. Los

médicos utilizan con frecuencia el diagnóstico preliminar de trastorno esquizoafectivo cuando no están seguros del diagnóstico.

No está claro si el trastorno es un subtipo de esquizofrenia, un trastorno del estado de ánimo o la expresión simultánea de cada uno. Es poco probable que esto represente una expresión simultánea de ambos trastornos, ya que parece ser más frecuente de lo que se esperaría de una ocurrencia conjunta coincidente. También puede ser un tercer tipo diferenciado de psicosis, no relacionado con la esquizofrenia ni con los trastornos del estado de ánimo. Lo más plausible es que se trate de un grupo heterogéneo de trastornos que comprendan todas estas posibilidades. Como se discutirá más adelante, las anomalías genéticas en la esquizofrenia se superponen con las de los trastornos del estado de ánimo, lo que hace más probable una superposición entre los trastornos.

En los criterios del DSM-5 para el trastorno esquizoafectivo, el médico debe diagnosticar con precisión el trastorno del estado de ánimo, asegurándose de que cumpla con los criterios de un episodio maníaco o depresivo, pero también determinando la duración exacta de cada episodio (no siempre es fácil o incluso posible). En la tabla 5-4 se comparan los abordajes de diagnóstico del trastorno esquizoafectivo.

La duración de cada episodio es fundamental por dos razones. Primero, para cumplir con el requisito de que los síntomas psicóticos también deben presentarse independientemente de los síntomas del estado de ánimo, es esencial saber cuándo termina el episodio afectivo y continúa la psicosis. En segundo lugar, la duración relativa de los episodios psicóticos y del estado de ánimo debería ser aproximadamente la misma, por lo que debemos conocer el curso de los episodios.

La Sra. P., una mujer de 47 años, divorciada y sin empleo, vivía sola y padecía psicosis crónica a pesar del tratamiento con olanzapina, 20 mg/día, y citalopram, 20 mg/día. Creía que recibía mensajes de Dios y del departamento de policía para una misión en la lucha contra los traficantes de drogas. Creía también que la mafia intentaba detenerla en su objetivo. La enfermedad se había iniciado a los 20 años, cuando sufrió el primero de varios episodios depresivos. La paciente describía también períodos en los que se encontraba más dinámica, comunicativa, con menos necesidad de dormir y más activa (en ocasiones pasaba la noche limpiando la casa). Unos 4 años después del inicio de los síntomas, empezó a oír «voces» que se intensificaban cuando estaba deprimida, pero que persistían y seguían perturbándola incluso cuando su estado de ánimo era eutímico. Unos 10 años después del inicio de la enfermedad, desarrolló la creencia de que los policías estaban por todas partes y de que los vecinos la espiaban. Ingresó voluntariamente en un hospital.

Dos años después presentó otro episodio depresivo y las voces le dijeron que no podía vivir en su apartamento. Había recibido tratamiento con litio, antidepresivos y antipsicóticos, pero seguía crónicamente sintomática, con síntomas del estado de ánimo y de psicosis.

La Sra. P. muestra una presentación «clásica» de trastorno esquizoafectivo, con claros episodios depresivos e hipomaníacos combinados con enfermedad psicótica continuada y síntomas de primer grado. Su evolución es la típica de muchas personas con trastorno esquizoafectivo.

Trastorno esquizofreniforme

Los síntomas del trastorno esquizofreniforme son similares a los de la esquizofrenia. Sin embargo, con el trastorno esquizofreniforme, los síntomas son a corto plazo, con una duración de al menos 1 mes pero menor de 6 meses. Los pacientes con trastorno esquizofreniforme deben volver a su nivel de funcionamiento inicial.

Al igual que el trastorno esquizoafectivo, el trastorno esquizofreniforme parece ser un trastorno heterogéneo. Muchos pacientes suelen tener un trastorno similar a la esquizofrenia, mientras que otros pueden tener un trastorno más parecido a un trastorno del estado de ánimo.

Tabla 5-4
Trastorno esquizoafectivo

	DSM-5	CIE-10
Nombre del diagnóstico	Trastorno esquizoafectivo	Trastornos esquizoafectivos
Duración	Los síntomas del estado de ánimo se presentan la mayor parte del tiempo durante la enfermedad Sin embargo, también hay un período de 2 semanas de síntomas psicóticos sin síntomas del estado de ánimo	
Síntomas	Cumple con los criterios para un episodio maníaco o depresivo mayor Cumple con los criterios de esquizofrenia	Síntomas del episodio afectivo y síntomas esquizofrénicos
Número requerido de síntomas	Véanse criterios para los trastornos individuales	
Consecuencias psicosociales de los síntomas	Deterioro funcional	
Exclusiones (no se explica mejor por):	Consumo de sustancias Otro trastorno mental Otra condición médica	Esquizofrenia Episodios depresivos/maníacos
Especificadores de los síntomas	**Tipo bipolar:** episodio maníaco **Tipo depresivo:** episodio depresivo **Con catatonía:** Véase la tabla 5-3 para conocer los síntomas de catatonía	**Trastorno esquizoafectivo de tipo maníaco** **Trastorno esquizoafectivo de tipo depresivo** **Trastorno esquizoafectivo de tipo mixto** **Trastorno esquizoafectivo no especificado** **Otro trastorno esquizoafectivo**
Especificadores del curso	**Primer episodio, actualmente en episodio agudo** **Primer episodio, actualmente en remisión parcial:** menos síntomas de los necesarios para el diagnóstico **Primer episodio, actualmente en remisión completa:** 0 síntomas **Múltiples episodios, actualmente en episodio agudo:** ≥ 2 episodios **Múltiples episodios, actualmente en remisión parcial** **Múltiples episodios, actualmente en remisión completa** **Continuo** **No especificado**	

Tabla 5-5
Trastorno esquizofreniforme

	DSM-5	CIE-10
Nombre del diagnóstico	Trastorno esquizofreniforme	Trastorno psicótico agudo y transitorio
Duración	≥ 1 mes, pero < 6 meses	< 1 mes de promedio
Síntomas	Igual que la esquizofrenia (v. tabla 5-3)	Los síntomas de la esquizofrenia que incluyen: Eco de pensamiento Inserción o robo del pensamiento Difusión del pensamiento Percepción delirante Delirios de control, influencia o pasividad Alucinaciones en forma de voces Pensamiento desordenado/desorganizado Síntomas negativos Puede o no estar asociado con delirios polimórficos (inestables, que cambian con frecuencia), alucinaciones y/o síntomas conductuales
Número requerido de síntomas	Igual que la esquizofrenia (v. tabla 5-3)	
Exclusiones (no se explican mejor por):	Igual que la esquizofrenia (v. tabla 5-3)	Si los síntomas persisten, el diagnóstico debe cambiarse a esquizofrenia
Especificadores de los síntomas	**Con catatonía:** Véase la tabla 5-3 para conocer los síntomas de catatonía	
Especificadores del curso	**Con características de buen pronóstico:** ≥ 2 de los siguientes: Síntomas psicóticos en las 4 semanas posteriores a los cambios conductuales iniciales Confusión Buen funcionamiento premórbido Sin síntomas negativos **Sin características de buen pronóstico**	

En la tabla 5-5 se comparan los abordajes diagnósticos del trastorno esquizofreniforme.

Se trata de un trastorno psicótico agudo de inicio rápido. Aunque muchos pacientes pueden experimentar deterioro funcional en el momento de un episodio, es poco probable que manifiesten un declive progresivo de la función social y laboral. El perfil sintomático inicial es idéntico al de la esquizofrenia, con dos o más síntomas psicóticos.

Por definición, los pacientes con trastorno esquizofreniforme tienen los síntomas durante al menos 1 mes y vuelven a su estado inicial en 6 meses. En algunos casos, la enfermedad es episódica y pueden producirse varios episodios tras largos períodos de remisión completa. Si la duración combinada de síntomas supera los 6 meses, se considerará el diagnóstico de esquizofrenia.

El Sr. C., un contable de 28 años, fue llevado al servicio de urgencias esposado por la policía. Estaba desaliñado y gritaba y forcejeaba con los agentes. Era evidente que estaba oyendo voces porque respondía a ellas con gritos como «¡¡Cállate! Te dije que no voy a hacerlo!». Sin embargo, cuando se le preguntó por las voces negó que oyese nada. El Sr. C. tenía una mirada hipervigilante y saltaba al menor ruido. Manifestó que debía escapar rápidamente porque sabía que si no lo hacía lo iban a matar.

El Sr. C. tenía una actividad normal hasta 2 meses antes de su hospitalización. Era contador en una prestigiosa empresa, tenía amigos cercanos y vivía con su novia. La mayoría de las personas que lo conocían lo describían como amigable, pero en ocasiones era conflictivo.

Cuando su novia rompió inesperadamente la relación y dejó el apartamento, el Sr. C. se angustió. Sin embargo, estaba convencido de que podría recuperarla, y empezó a cruzarse «accidentalmente» con ella en su trabajo o en su nuevo apartamento, llevándole flores y regalos. Cuando ella le dijo enérgicamente que no quería nada más con él y le pidió que la dejase tranquila, el Sr. C. creyó que lo quería ver muerto. Le preocupaba tanto esta idea que su trabajo se empezó a resentir. Temiendo por su vida, el Sr. C. se ausentaba con frecuencia de la oficina, y cuando entregaba algún trabajo lo hacía a menudo tarde, con menos calidad y cometiendo muchos errores. Su supervisor le recriminó su comportamiento y lo amenazó con despedirlo de seguir así. El Sr. C. estaba avergonzado y resentido con su supervisor por su recriminación.

Creía que su exnovia había contratado al supervisor para que lo matase, y estas creencias eran confirmadas por una voz que se burlaba de él. La voz le decía una y otra vez que debía dejar su trabajo, mudarse a otra ciudad y olvidarse de su exnovia, pero el Sr. C. se negaba, creyendo que eso les daría «más satisfacción de la que merecían». Siguió trabajando, aunque con mucha cautela, siempre temiendo por su vida.

En todo momento, el Sr. C. creía ser la única víctima. Se despertaba sobresaltado por las noches con pesadillas, pero se volvía a dormir inmediatamente. No había perdido peso y no presentaba otros síntomas vegetativos. Sus sentimientos alternaban entre la rabia y el terror. Su mente estaba inusualmente alerta y activa, pero no se mostraba hiperactivo ni excesivamente enérgico o expansivo. No presentaba ningún trastorno formal del pensamiento.

El Sr. C. fue hospitalizado y tratado con antipsicóticos. Sus síntomas remitieron al cabo de varias semanas de tratamiento; se encontraba bien y pudo volver a trabajar al poco tiempo de recibir el alta.

Quizás el 60-80 % de los pacientes con este trastorno posteriormente desarrollarán esquizofrenia. El resto puede tener recaídas con episodios similares de enfermedad de duración limitada, mientras que solo unos pocos pacientes tendrán un solo episodio.

Trastorno psicótico breve

El trastorno psicótico breve se define como un trastorno que implica el inicio súbito de síntomas psicóticos que duran 1 día o más, pero menos de 1 mes. La remisión es completa y el individuo retorna al nivel de funcionamiento premórbido. El trastorno psicótico breve es un síndrome psicótico agudo y transitorio. Se desconoce la incidencia y la prevalencia exactas del trastorno psicótico breve, aunque generalmente se considera poco frecuente. Es más común en pacientes jóvenes (entre 20 y 30 años) que en pacientes de mayor edad. Los datos fiables sobre la distribución por sexos y determinantes socioculturales son limitados, aunque algunas observaciones indican una incidencia superior en mujeres y en individuos en países en vías de desarrollo. Dichos patrones epidemiológicos difieren claramente de los de la esquizofrenia. Algunos médicos indican que el trastorno puede observarse con

Tabla 5-6
Trastorno psicótico breve

	DSM-5	CIE-10
Nombre del diagnóstico	Trastorno psicótico breve	Véase la definición de la tabla 5-5 de trastorno psicótico agudo y transitorio: la CIE-10 no distingue entre estos dos trastornos
Duración	≥ 1 día, < 1 mes con retorno al valor inicial	
Síntomas	Igual que para la esquizofrenia (v. tabla 5-3), excepto que los síntomas negativos no están incluidos	
Número requerido de síntomas	1 de los 3 primeros síntomas (delirios, alucinaciones o discurso desorganizado) +/– síntomas conductuales	
Exclusiones (no se explican mejor por):	Respuesta/comportamiento culturalmente sancionado Otro trastorno mental Consumo de sustancias Otra condición médica	
Especificadores de los síntomas	**Con estresores marcados** **Sin estresores marcados** **Con catatonía:** Véase la tabla 5-3 para los síntomas de catatonía	
Especificadores del curso	**Inicio en el período de periparto:** durante el embarazo o ≤ 4 semanas después del nacimiento	

mayor frecuencia en pacientes de clases socioeconómicas bajas y en los que han experimentado desastres o grandes cambios culturales (p. ej., inmigrantes). La edad de inicio en los ámbitos industrializados puede ser superior a la de los países en vías de desarrollo. En la tabla 5-6 se comparan los abordajes de diagnóstico para el trastorno psicótico breve.

Se desconoce la causa del trastorno, sin embargo es común en pacientes con trastornos de la personalidad. Las personas que han experimentado factores estresantes psicosociales graves pueden presentar un mayor riesgo para un trastorno psicótico breve.

Los síntomas del trastorno psicótico breve siempre incluyen al menos un síntoma principal de psicosis, habitualmente de inicio repentino, pero que no siempre incluye el patrón sintomático completo observado en la esquizofrenia. Algunos médicos han observado que la labilidad emocional, la confusión y la disminución de la atención pueden ser más habituales al inicio del trastorno psicótico breve que al inicio de los trastornos psicóticos que finalmente se cronifican. Los síntomas característicos del trastorno psicótico breve consisten en desregulación emocional, conducta extraña o extravagante, gritos o mutismo y alteración de la memoria. Algunos de los síntomas sugieren un diagnóstico de delírium, y justifican la evaluación médica, especialmente para descartar reacciones adversas a sustancias.

> Un joven de 20 años ingresó en el servicio de psiquiatría de un hospital poco después de haber empezado el servicio militar obligatorio. La primera semana tras su llegada a la base militar, creyó que los demás reclutas le miraban de manera extraña. Vigilaba a la gente que le rodeaba para ver si «iban a por él». Oía voces que decían su nombre repetidas veces. Se volvió cada vez más suspicaz, y después de otra semana fue necesario hospitalizarlo para una evaluación psiquiátrica. Se mostraba cauteloso, ceñudo, escéptico y deprimido. Daba la impresión de ser muy tímido e inhibido. Sus síntomas psicóticos desaparecieron rápidamente cuando recibió tratamiento con un antipsicótico. Sin embargo, presentaba dificultades para adaptarse a la luz en el hospital. Se consideró su traslado a un hospital psiquiátrico con estancia prolongada; sin embargo, a los 3 meses se decidió darle el alta a su domicilio. Posteriormente se consideró que no era apto para reincorporarse al servicio militar.

El paciente era el mayor de cinco hermanos. El padre era un bebedor descontrolado, que se volvía iracundo y brutal cuando se emborrachaba. La familia era pobre y las peleas entre los padres eran constantes. Durante su infancia, el paciente era inhibido y atemorizado, y solía escaparse a los bosques cuando estaba alterado. Había tenido problemas con los estudios.

Cuando el paciente se hizo mayor, prefería pasar la mayor parte del tiempo solo y no le gustaba estar con la gente. A veces participaba en los bailes de los jóvenes del pueblo. Aunque nunca fue un bebedor excesivo, a veces se metía en peleas cuando había tomado una o dos copas.

El paciente volvió a ser entrevistado por el personal del hospital a los 4, 7, y 23 años de su ingreso. No había presentado recaídas de ningún síntoma psicótico y había trabajado a tiempo completo desde los 6 meses después de su alta hospitalaria. Se había casado y en el último seguimiento tenía dos hijos ya mayores.

Tras abandonar el hospital, el paciente trabajó durante 2 años en una fábrica. Durante los últimos 20 años dirigió un pequeño negocio que

Tabla 5-7
Trastorno delirante

	DSM-5	CIE-10
Nombre del diagnóstico	Trastorno delirante	Trastorno delirante
Duración	≥ 1 mes	
Síntomas	Delirios (consultar los especificadores de los síntomas para ver ejemplos)	Delirios persistentes +/- alucinaciones
Número requerido de síntomas	≥ 1	≥ 1 delirios
Consecuencias psicosociales de los síntomas	Sin deterioro funcional marcado	
Exclusiones (no se explican mejor por):	Esquizofrenia Otra afección médica Consumo de sustancias Otro trastorno mental	Trastorno de la personalidad Psicosis Reacción psicógena Esquizofrenia
Especificadores de los síntomas	**Tipo erotomaníaco** **Tipo grandioso** **Tipo celotípico** **Tipo persecutorio** **Tipo somático** **Tipo mixto** **Tipo no especificado** **Con contenido extravagante:** incluir este especificador si no está relacionado con la realidad o una experiencia de vida o no es posible	
Especificadores del curso	**Primer episodio, actualmente en episodio agudo** **Primer episodio, actualmente en remisión parcial:** menos síntomas de los necesarios para el diagnóstico **Primer episodio, actualmente en remisión completa:** 0 síntomas **Múltiples episodios, actualmente en episodio agudo:** ≥ 2 episodios **Múltiples episodios, actualmente en remisión parcial** **Múltiples episodios, actualmente en remisión completa** **Continuo** **No especificado**	

funcionaba bien. Ha sido muy feliz en su trabajo y en su vida familiar. Ha hecho un esfuerzo por superar su tendencia al aislamiento y tiene varios amigos.

El paciente cree que su tendencia natural es la de estar socialmente aislado, y que este trastorno estuvo asociado con el hecho de que durante el servicio militar fue forzado a tratar con otras personas. (Adaptado de Laura J. Fochtmann, MD, Ramin Mojtabai, MD, PhD, MPH, y Evelyn J. Bromet, PhD.)

Trastorno delirante

El diagnóstico de trastorno delirante se establece cuando un individuo presenta uno o más delirios de al menos 1 mes de duración que no pueden atribuirse a otros trastornos psiquiátricos. Los delirios a menudo no son extraños, lo que significa que se refieren a situaciones que pueden suceder en la vida real, como ser perseguido, estar infectado, ser amado en secreto, etc.; es decir, habitualmente conciernen a fenómenos que, aunque no sean reales, son, cuando menos, posibles. Pueden estar presentes varios tipos de delirios. En la tabla 5-7 se comparan los abordajes diagnósticos del trastorno delirante.

Los pacientes suelen estar aseados y vestidos de forma adecuada, sin signos evidentes de desintegración de la personalidad o de las actividades cotidianas, aunque pueden parecer extravagantes, extraños, suspicaces u hostiles. En ocasiones son litigantes y muestran claramente esta inclinación ante el evaluador. La característica más destacable de los pacientes con trastorno delirante es que la exploración del estado mental demuestra normalidad, a excepción de un sistema delirante que destaca por su anormalidad. Es posible que los pacientes intenten captar al terapeuta como un aliado de sus delirios, aunque este no deberá aparentar que los acepta; este acuerdo contribuiría a la confusión de la realidad y sentaría las bases para la desconfianza definitiva entre el paciente y el terapeuta.

El estado de ánimo del paciente concuerda con el contenido de sus delirios. Un paciente con delirios de grandiosidad está eufórico; uno con delirios persecutorios es suspicaz. Cualquiera que sea la naturaleza del sistema delirante, el examinador puede notar ciertas cualidades depresivas.

Por definición, los pacientes con trastorno delirante no presentan alucinaciones prominentes o sostenidas. Unos pocos pacientes muestran otras experiencias alucinatorias, virtualmente siempre auditivas más que visuales. También suelen tener una cognición normal aparte de su delirio.

Los trastornos pueden ser de varios tipos y en el diagnóstico el médico debe especificar el tipo. Los tipos incluyen: persecutorio (creer que otros están tratando de hacerles daño), celoso (creer que un amante o pareja es infiel), erotomaníaco (creer que otra persona, a menudo de un estatus superior, está enamorado de ellos), somático (creer que la persona tiene algún trastorno físico) y grandioso (un «delirio de grandeza»). También hay un tipo mixto y no especificado para los delirios que son una combinación de tipos o no están descritos por una de las categorías. De estos tipos, los persecutorios y los celotípicos son probablemente los más frecuentes.

La Sra. S., de 62 años, fue derivada a psiquiatría porque manifestaba que no podía dormir. Antes de este episodio, trabajaba a tiempo completo cuidando niños, jugaba al tenis casi cada día y se ocupaba de las tareas domésticas. Su principal queja consistía en que el vecino del piso de abajo quería echarla y empleaba diversos métodos para hostigarla. Primero, la paciente basó su creencia en ciertas miradas que le dedicaba el vecino y los daños ocasionados a su buzón, aunque posteriormente creyó que el vecino podía estar dejando envases vacíos de productos de limpieza en el sótano para que ella se

intoxicara con los vapores. Como resultado de todo ello, la paciente temía quedarse dormida por miedo a asfixiarse y no poderse despertar a tiempo para pedir ayuda. Se sintió ligeramente deprimida y creía que había perdido el apetito debido al estrés que le producía este hostigamiento. No había perdido peso y todavía disfrutaba jugando al tenis y saliendo con sus amigos. En un momento dado, la paciente consideró trasladarse a otro apartamento, pero decidió quedarse y luchar. El episodio había durado 8 meses cuando su hija la persuadió para que se sometiera a una evaluación psiquiátrica. La paciente se mostró agradable y colaboradora durante la entrevista. Excepto por el delirio específico y los síntomas depresivos leves, su estado mental era normal.

La anamnesis puso de manifiesto que había sufrido una depresión 30 años antes, tras la muerte de un amigo íntimo. Acudió a un asesor durante varios meses, lo cual la ayudó, pero no recibió tratamiento farmacológico. Para el episodio actual, aceptó tomar fármacos, aunque creía que a su vecino le hacía más falta el tratamiento que a ella. Sus síntomas mejoraron ligeramente con 2 mg de risperidona por la noche y 0,5 mg de clonazepam por la mañana y por la noche.

Esta paciente presentaba un único delirio en referencia a su vecino que se situaba en el terreno de la posibilidad (es decir, no era una idea extraña). Otras áreas de su actividad eran normales. Si bien existían síntomas de una depresión leve, no cumplía los criterios de trastorno depresivo mayor. Sus principales síntomas depresivos parecían tener relación con una reacción normal de pérdida y no habían requerido farmacoterapia u hospitalización. Así pues, la presentación actual es la de un trastorno delirante de tipo persecutorio, sin trastorno depresivo mayor con características psicóticas. En cuanto al tratamiento, la capacidad de crear un acuerdo de trabajo con la paciente, evitar discutir la veracidad del delirio, y centrarse en su ansiedad, depresión y dificultad para conciliar el sueño, permitió al psiquiatra introducir la medicación con resultados beneficiosos. (Por cortesía de Laura J. Fochtmann, MD, Ramin Mojtabai, MD, PhD, MPH, y Evelyn J. Bromet, PhD.)

El Sr. M., hombre de 51 años, blanco, casado, vivía con su esposa en su propia casa, y trabajaba a tiempo completo como conductor de un camión de recogida de basura. Antes de ser hospitalizado había empezado a manifestar preocupación porque su esposa estaba teniendo una aventura. Había empezado a seguirla, a anotar sus observaciones y la importunaba constantemente sobre este particular, despertándola a menudo en medio de la noche para lanzarle acusaciones. Poco antes de este ingreso, las discusiones alcanzaron la violencia física y la policía lo llevó al hospital. Además de la preocupación por la fidelidad de su esposa, el Sr. M. describió sentimientos depresivos con respecto a la «traición de los votos matrimoniales» por parte de su esposa, pero no presentó cambios en el sueño, el apetito o la actividad relacionada con el trabajo.

Recibió tratamiento con dosis bajas de antipsicóticos, y notó que estaba menos preocupado por la conducta de su esposa. Tras el alta siguió recibiendo tratamiento farmacológico y visitaba mensualmente a un psiquiatra, aunque, después de un seguimiento de 10 años, seguía creyendo que su esposa le era infiel. La esposa había notado que en ocasiones su marido se agitaba como resultado de este delirio, pero no se ponía agresivo ni requirió reingreso hospitalario.

Este paciente experimentó un delirio fijo y encapsulado celotípico que no interfería en sus otras actividades y mostró una respuesta parcial al tratamiento con antipsicóticos. Si bien al comienzo manifestó sentirse algo deprimido por la (supuesta) infidelidad de su esposa, no presentaba ningún otro síntoma compatible con un episodio depresivo mayor. (Por cortesía de Laura J. Fochtmann, MD, Ramin Mojtabai, MD, PhD, MPH, y Evelyn J. Bromet, PhD.)

Se sabe poco sobre la epidemiología del trastorno delirante, ya que es poco común y, es probable que se trate de un grupo heterogéneo de trastornos que se manifiestan como delirios. A pesar de muchas teorías, se desconocen las causas. Muchos pacientes con el trastorno pueden funcionar bien en la sociedad y nunca recibir atención psiquiátrica. Es posible que los psiquiatras solo los conozcan cuando los estén evaluando para detectar otro trastorno, como un trastorno depresivo mayor. Otras veces, un médico puede solicitar una consulta psiquiátrica para un paciente que está siendo evaluado por otra condición médica y detectar algunas respuestas extrañas. El trastorno parece estabilizarse con el tiempo. Aunque los datos fiables son limitados, se cree que los pacientes con delirios persecutorios, somáticos y erotomaníacos tienen un mejor pronóstico que los que tienen delirios de grandeza y celotípicos.

Otros trastornos psicóticos

Los pacientes pueden presentar síntomas psicóticos que no se describen fácilmente con uno de los trastornos psicóticos. Algunos ejemplos incluyen pacientes con alucinaciones auditivas persistentes pero sin otros síntomas, o delirios que se presentan con síntomas significativos del estado de ánimo. En algunos casos, un médico puede considerar que los síntomas que parecen psicóticos son tan leves que no merecen el diagnóstico de un trastorno típico; estos pueden incluir síntomas o presentaciones muy transitorias en las que el paciente parece tener una percepción completa de sus delirios o alucinaciones.

Un patrón de psicosis que merece ser mencionado es la presencia de síntomas delirantes en la pareja de un individuo con trastorno delirante, a menudo denominado «psicosis compartida» o *folie à deux*. Probablemente sea poco habitual, aunque no se dispone de cifras de incidencia y prevalencia, y la bibliografía especializada consta casi por completo de descripciones de casos clínicos.

El trastorno se caracteriza por la transferencia de delirios de una persona a otra. Ambas personas están estrechamente relacionadas durante un tiempo y normalmente conviven en un aislamiento social relativo. En su forma más frecuente, el individuo que tiene primero el delirio (el caso primario) es el paciente crónico y por regla general es el miembro influyente de la relación estrecha con una persona más sugestionable (el caso secundario), que también desarrolla el delirio. La persona del caso secundario con frecuencia es menos inteligente, más ingenua, más pasiva o con menos autoestima que la del caso primario. Si se separa la pareja, la persona del caso secundario puede abandonar el delirio, aunque este resultado no se observa de manera uniforme. La aparición del delirio se atribuye a la fuerte influencia del miembro dominante. La edad avanzada, la escasa inteligencia, la alteración sensorial, la enfermedad cerebrovascular y el abuso del alcohol son los factores asociados a esta peculiar forma de trastorno psicótico. Asimismo, se ha indicado una predisposición genética a las psicosis idiopáticas como posible factor de riesgo.

Se han descrito otras formas especiales, como la *folie simultanée*, en la que dos personas devienen psicóticas simultáneamente y comparten el mismo delirio. En ocasiones están implicados más de dos individuos (p. ej., *folie à trois, à quatre, à cinq*; también *folie à famille*), aunque estos casos son especialmente raros. Las relaciones más comunes en la *folie à deux* son hermana-hermana, marido-mujer y madre-hijo, aunque también se han descrito otras combinaciones. Prácticamente todos los casos implican a miembros de una única familia.

> Un hombre de 52 años fue referido por el juzgado para una evaluación psiquiátrica hospitalaria, acusado de alteración del orden público. Había sido arrestado por interrumpir un juicio, quejándose de acoso por varios jueces. Había entrado en la sala de juicio, caminado hasta el estrado, y empezado a amonestar al juez. Mientras estuvo en el hospital relató de forma detallada las andanzas conspiratorias en el juzgado

> local. Era el objetivo de determinados jueces, afirmaba que lo habían señalado por diferentes motivos a lo largo de varios años: sabía lo que estaba pasando; mantenía registros de todos los errores, y conocía la importancia de todo el asunto. Rehusó explicar la naturaleza específica de la conspiración. Había respondido a eso con numerosas cartas a los periódicos, a la asociación local de abogados, e incluso ante un subcomité del Congreso. Su estado mental, dejando de lado sus antecedentes y un ánimo ligeramente deprimido, era totalmente normal.
>
> Una entrevista con la familia reveló que su esposa y varios hijos mayores compartían la creencia en una conspiración judicial dirigida hacia el paciente. No se produjeron cambios en el pensamiento delirante del paciente ni de la familia después de 10 días de observación. El paciente rechazó cualquier seguimiento.
>
> En este caso, la protección viene proporcionada por otras personas que comparten el delirio y creen en lo razonable de la respuesta; estos casos son poco frecuentes, si no raros. (Por cortesía de TC Manschreck, MD.)

PRUEBAS OBJETIVAS DEL TRASTORNO

La esquizofrenia y los otros trastornos psicóticos siguen siendo diagnósticos clínicos y no hay prueba lo suficientemente sensible o específica para su diagnóstico. La mayoría de las pruebas, como las serológicas, se utilizan principalmente para descartar otras causas de psicosis (como la sífilis o la encefalitis antirreceptor de NMDA). Sin embargo, algunas pruebas son atípicas en promedio cuando se comparan grupos de pacientes con esquizofrenia frente a pacientes sin el trastorno. Los ejemplos incluyen el electroencefalograma (EEG) computarizado, que muestra diferencias en los potenciales relacionados con episodios.

Escalas de diagnóstico y de calificación de la esquizofrenia

Existen varias entrevistas de diagnóstico y escalas de calificación para la esquizofrenia. Algunas son útiles para diagnosticar el trastorno, aunque se utilizan principalmente en la investigación.

La mayoría de las escalas miden los resultados de diversas intervenciones, no la presencia de un diagnóstico. Se enfocan en medir los síntomas clínicos asociados con el trastorno. Estas incluyen la Escala de síndromes positivo y negativo en la esquizofrenia (*Positive and Negative Syndrome Scale*, PANSS) y la Escala breve de evaluación psiquiátrica (*Brief Psychiatric Rating Scale*, BPRS), las cuales pueden rastrear los síntomas significativos del trastorno. Podemos evaluar los síntomas extrapiramidales con una variedad de instrumentos, pero la escala Simpson Angus (SAS), la Escala de movimientos involuntarios anómalos (*Abnormal Involuntary Movements Scale*, AIMS) y la *Barnes Akathisia Rating Scale* (BARS) son las más habituales.

Pruebas psicológicas

Los resultados de varias pruebas neuropsicológicas realizadas a los pacientes con esquizofrenia generalmente son malos. Las áreas más afectadas son la atención, la memoria y la formación de conceptos, y coinciden con la afectación patológica de la corteza frontotemporal.

Los análisis objetivos de rendimiento neuropsicológico, como la batería de pruebas de Halstead-Reitan y la de Luria-Nebraska, suelen proporcionar hallazgos atípicos, como la disfunción lobular bilateral frontal y temporal, y otros trastornos en la atención, el sentido del tiempo y la capacidad para solucionar problemas. La capacidad motora también está alterada, posiblemente por la asimetría cerebral.

Pruebas de inteligencia. Cuando se comparan grupos de pacientes con esquizofrenia con grupos de pacientes psiquiátricos sin esquizofrenia, o con el resto de la población, los resultados de las pruebas de inteligencia de los primeros son inferiores. Estadísticamente, los datos

Tabla 5-8
Posibles etiologías médicas de los síndromes delirantes

Enfermedad o tipo de trastorno	Ejemplos
Enfermedades neurodegenerativas	Enfermedad de Alzheimer, enfermedad de Pick, enfermedad de Huntington, calcificación de los ganglios basales, esclerosis múltiple, leucodistrofia metacromática
Otras enfermedades del sistema nervioso central	Tumores cerebrales, en especial del lóbulo temporal y tumores hemisféricos profundos; epilepsia, en especial crisis parciales complejas; traumatismo craneoencefálico (hematoma subdural); anoxia cerebral; embolia grasa
Enfermedades vasculares	Enfermedad vascular ateroesclerótica, en especial la asociada a lesiones difusas, temporoparietales o subcorticales; encefalopatía hipertensiva; hemorragia subaracnoidea, arteritis temporal
Enfermedades infecciosas	Encefalitis letárgica por VIH/SIDA, enfermedad de Creutzfeldt-Jakob, sífilis, paludismo, encefalitis aguda vírica
Trastornos metabólicos	Hipercalcemia, hiponatremia, hipoglucemia, uremia, encefalopatía hepática, porfiria
Endocrinopatías	Enfermedad de Addison, síndrome de Cushing, hipertiroidismo o hipotiroidismo, panhipopituitarismo
Deficiencias vitamínicas	Deficiencia de vitamina B_{12}, deficiencia de folato, deficiencia de tiamina, deficiencia de niacina
Medicamentos	Corticotropina, esteroides anabolizantes, corticoesteroides, cimetidina, antibióticos (cefalosporinas, penicilina), disulfiram, anticolinérgicos
Sustancias	Anfetaminas, cocaína, alcohol, cannabis, alucinógenos
Tóxicos	Mercurio, arsénico, manganeso, talio

científicos indican que una menor inteligencia ya suele estar presente en el momento del inicio, y puede continuar deteriorándose a medida que evoluciona el trastorno.

Pruebas proyectivas y de personalidad. Las pruebas proyectivas, como el Test de Rorschach y el Test de apercepción temática, pueden indicar ideas extrañas. Los inventarios de personalidad, como el Inventario multifásico de la personalidad de Minnesota *(Minnesota Multiphasic Personality Inventory)*, para la esquizofrenia suelen dar resultados atípicos, pero su contribución al diagnóstico y a la planificación del tratamiento es mínima.

DIAGNÓSTICO DIFERENCIAL PARA LOS TRASTORNOS PSICÓTICOS

Trastornos psicóticos secundarios

Muchas condiciones médicas, aparte de las mentales, y una gran diversidad de sustancias pueden provocar síntomas psicóticos y catatónicos (tabla 5-8). El diagnóstico más exacto para este tipo de síntomas es el de trastorno psicótico debido a otra afección médica, trastorno catatónico debido a otra afección médica, o trastorno inducido por sustancias.

Para llegar al diagnóstico de un paciente con síntomas psicóticos, los médicos deben seguir las pautas generales para la evaluación de enfermedades médicas. Cuando un paciente manifiesta cualquier síntoma poco corriente o extraño, o una alteración de la conciencia, los médicos deben, en primer lugar, intentar descartar con todos los medios posibles una condición médica general no diagnosticada antes de contemplar la posibilidad de que exista una enfermedad mental. En segundo lugar, el médico debe intentar obtener todos los antecedentes familiares, incluyendo también los de condiciones médicas, neurológicas y mentales. En tercer lugar, debe contemplar la posibilidad de que el paciente sufra una condición médica general, incluso si ya se ha diagnosticado previamente de esquizofrenia. Un paciente con esquizofrenia tiene las mismas probabilidades de presentar un tumor cerebral que le produce los síntomas psicóticos que una persona que no padece el trastorno mental.

Trastornos del estado de ánimo

Una persona que sufre un episodio depresivo profundo puede manifestar en la presentación delirios y alucinaciones al igual que un paciente con trastorno bipolar. Los delirios observados en la depresión psicótica son congruentes con el estado de ánimo y se asocian a sentimientos como la culpa, la inutilidad o a la creencia del paciente de que tiene una enfermedad incurable o que es merecedor de un castigo. En los trastornos del estado de ánimo, los síntomas psicóticos remiten completamente cuando se resuelve la depresión. Un episodio depresivo grave también puede tener como consecuencia una reducción del nivel de actividad, el abandono de los cuidados personales y el aislamiento social, pero estos síntomas son secundarios a los depresivos y no deben confundirse con los síntomas negativos de la esquizofrenia.

Un enfermo con un episodio maníaco activo puede sufrir delirios y, en ocasiones, alucinaciones. Los delirios en la manía son casi siempre congruentes con el estado de ánimo, y suelen estar presentes delirios de de grandeza. Es posible que a veces se confunda la fuga de ideas característica de la manía con el trastorno del pensamiento de la esquizofrenia. Durante la exploración psicopatológica de un paciente con fuga de ideas es imprescindible prestar especial atención al hecho de que el paciente mantenga los vínculos de asociación entre los temas durante la conversación. Sin embargo, esta es difícil de seguir para el observador a causa del ritmo acelerado del pensamiento del paciente.

Trastornos de la personalidad

Existen algunos trastornos de la personalidad que comparten ciertas características de la esquizofrenia. Los trastornos de la personalidad esquizoide, esquizotípica y límite son trastornos de personalidad con varios síntomas superpuestos. El trastorno de la personalidad obsesivo-compulsiva puede ocultar la presencia de un proceso esquizofrénico latente. Los trastornos de la personalidad, a diferencia de la esquizofrenia, cursan con síntomas leves, tienen lugar durante toda la vida del paciente y carecen de una fecha de inicio identificable.

Simulación y trastornos facticios

Un diagnóstico adecuado de un paciente que finge los síntomas de la esquizofrenia y que realmente no padece esta enfermedad sería el de simulación o el de trastorno facticio. Aunque es difícil imitar realmente los síntomas de la esquizofrenia, sobre todo frente a un médico experimentado, el paciente puede haber imitado los síntomas de la esquizofrenia y haber sido ingresado y tratado en un hospital psiquiátrico. El estado de los pacientes que controlan totalmente la producción de síntomas puede diagnosticarse como simulación, y estas personas suelen tener algún motivo económico o legal para querer ser consideradas como pacientes psiquiátricos. Los pacientes que controlan menos su capacidad de falsificar los síntomas psicóticos pueden diagnosticarse de trastorno facticio. No obstante, algunos pacientes con esquizofrenia pueden referir quejas falsas de una exacerbación de los síntomas psicóticos para recibir más ventajas asistenciales o para poder ingresar en un hospital.

COMORBILIDADES

Trastornos por consumo de sustancias

Los trastornos comórbidos por consumo de sustancias en pacientes con esquizofrenia están muy extendidos, con una prevalencia a lo largo de la vida del 74%. Los trastornos por consumo de tabaco, alcohol, cannabis y cocaína son los más frecuentes, y casi la mitad de los pacientes con esquizofrenia tendrán un problema grave con las drogas o el alcohol durante su vida.

El vínculo entre los dos trastornos no está claro y los expertos en la materia han propuesto varias explicaciones. El modelo de diátesis-estrés sugiere que una persona biológicamente vulnerable, cuando se encuentra con estrés externo (como una sustancia), tiene más probabilidades de desarrollar esquizofrenia. La hipótesis de la automedicación sugiere que los pacientes consumen sustancias para aliviar sus síntomas o efectos secundarios. El modelo de vulnerabilidad compartida sugiere que tanto la esquizofrenia como los trastornos por consumo de sustancias comparten una etiología y patología comunes. Se requiere más investigación. Sin embargo, la evidencia disponible respalda una vulnerabilidad compartida, en la que un riesgo genético compartido o una agresión ambiental conducen a disfunciones en circuitos específicos importantes, como las vías de recompensa. El resultado es el aumento del consumo de sustancias durante la adolescencia, así como el desarrollo de esquizofrenia.

Epilepsia parcial compleja

Se ha comprobado que las psicosis de tipo esquizofrenia se dan con una frecuencia más elevada de la que se creía en los pacientes con convulsiones parciales complejas, en especial las convulsiones que afectan a los lóbulos temporales. Los factores asociados al desarrollo de psicosis en estos pacientes son el foco izquierdo de la convulsión, la ubicación temporal interna de la lesión y el inicio temprano de las convulsiones. Algunos síntomas psicóticos son similares a los de los pacientes con epilepsia parcial compleja, y pueden reflejar la presencia de una alteración lobular temporal cuando afecta a pacientes con esquizofrenia.

Obesidad

Los pacientes con esquizofrenia suelen presentar más obesidad en comparación con la población general, con índices de masa corporal (IMC) más elevados que otras personas comparables de la población general en cuanto a edad y sexo. Esto se debe, por lo menos en parte, al efecto de muchos fármacos antipsicóticos, así como a un desequilibrio nutritivo y a la reducción de la actividad psicomotora. Este aumento de peso, a su vez, es un factor que contribuye al aumento del riesgo de morbimortalidad cardiovascular y de padecer diabetes y otros trastornos asociados con obesidad, como la hiperlipidemia y la apnea obstructiva del sueño.

Diabetes mellitus

La esquizofrenia se asocia con un aumento del riesgo de padecer diabetes mellitus de tipo 2. Este hecho se debe, probable y parcialmente, a la asociación con la obesidad ya mencionada, pero también existen datos que indican que los fármacos antipsicóticos provocan diabetes mediante un mecanismo directo.

Enfermedad cardiovascular

Numerosos antipsicóticos ejercen efectos directos sobre la electrofisiología cardíaca. Además, la obesidad, una tasa de hábito tabáquico más elevada, la diabetes, la hiperlipidemia y el sedentarismo, todos ellos de forma independiente, aumentan el riesgo de morbimortalidad cardiovascular.

Virus de la inmunodeficiencia humana (VIH)

Se ha observado que los pacientes con esquizofrenia presentan un riesgo de infección por el VIH 1,5-2 veces superior que la población general. Se considera que esta asociación se debe a que los pacientes practican actividades que comportan un riesgo mayor de infección, como practicar sexo sin protección, la promiscuidad y un mayor consumo de sustancias.

Enfermedad pulmonar obstructiva crónica

Se ha notificado una prevalencia de enfermedad pulmonar obstructiva crónica superior en los pacientes con esquizofrenia con respecto a la población general. La mayor prevalencia del tabaquismo es un factor importante que contribuye a este problema; no está claro si este es el único.

Artritis reumatoide

El riesgo en los pacientes con esquizofrenia de sufrir artritis reumatoide es menor del que presenta la población general. Los investigadores han replicado esta asociación inversa varias veces, cuya importancia se desconoce. Los estudios de asociación del genoma completo también indican correlaciones genéticas negativas, lo que sugiere que pueden compartir una patogénesis pero con riesgos diferentes. La naturaleza exacta de esta relación sigue siendo un misterio y es un tema de investigación actual.

EVOLUCIÓN

Inicio de la esquizofrenia

Síntomas y signos premórbidos.   Las formulaciones teóricas sobre la evolución de la esquizofrenia afirman que los síntomas y signos premórbidos se presentan con anterioridad a la fase prodrómica del pa-

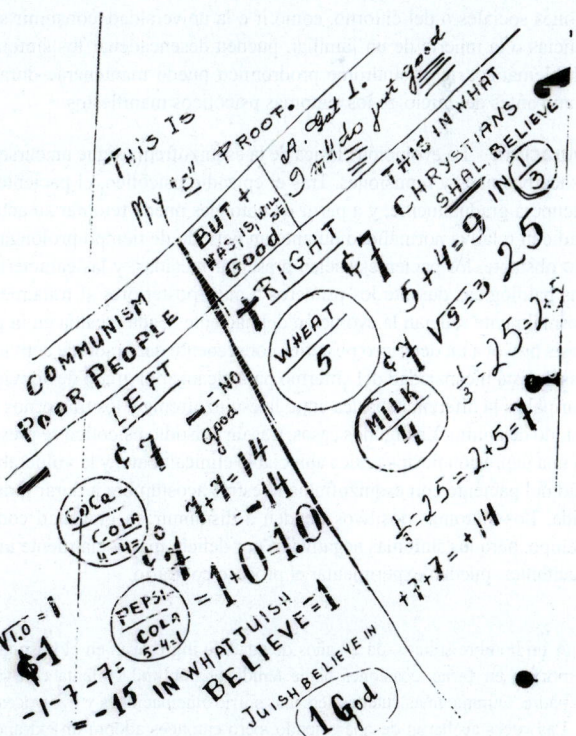

FIGURA 5-1

Esquema de un paciente con esquizofrenia. Este esquema ilustra la asociación laxa de ideas, el pensamiento abstracto, así como la sobreinclusión y la preocupación por ideologías religiosas y demostraciones matemáticas. (Por cortesía de Heinz E. Lehmann, MD.)

decimiento. Esta diferenciación implica que están presentes antes de que se manifieste el propio proceso patológico y que forman parte del trastorno evolutivo. Los antecedentes premórbidos habituales de la esquizofrenia, que no son invariables, ponen de manifiesto que los pacientes presentaban una personalidad esquizoide o esquizotípica, es decir, que se caracterizaban por ser tranquilos, pasivos e introvertidos, y durante la infancia tenían pocas amistades. Es posible que los adolescentes con síntomas premórbidos no tengan amistades próximas o no hayan salido con gente, e incluso pueden llegar a evitar los deportes de equipo. Probablemente disfruten de actividades como ver películas o la televisión, escuchar música o jugar a videojuegos, hasta el punto de excluir totalmente las actividades sociales. Algunos pacientes adolescentes pueden sufrir un inicio repentino de comportamientos típicos del trastorno obsesivo-compulsivo como parte del cuadro prodrómico.

Un patrón premórbido de síntomas puede ser la primera evidencia de enfermedad, aunque la importancia de los síntomas suele reconocerse solo retrospectivamente. Sin embargo, aunque los familiares creen a menudo que el trastorno comenzó con la primera hospitalización, los síntomas y signos ya existían desde hacía meses, o incluso años. Es posible que los signos hayan comenzado cuando el paciente se quejaba de síntomas somáticos como cefalea, mialgia, dorsalgia, debilidad y problemas digestivos. El diagnóstico inicial puede ser simulación, síndrome de fatiga crónica o trastorno de síntomas somáticos. Con el tiempo, la familia y los amigos notan que la persona ha cambiado y que ya no puede rendir adecuadamente en las actividades laborales, sociales y personales. Durante esta etapa, el paciente puede comenzar a interesarse por ideas abstractas, como la filosofía, y plantearse cuestiones religiosas o relacionadas con el esoterismo (fig. 5-1). Otros síntomas y signos prodrómicos que pueden aparecer son un comportamiento extraño, un afecto anómalo, un discurso desorganizado, ideas extrañas y experiencias perceptivas inusuales.

Aparición de los síntomas. La evolución característica de los síntomas se inicia en la adolescencia y sigue su curso con la aparición de síntomas prodrómicos, ya sea en unos días o en unos meses. Las alteraciones sociales o del entorno, como ir a la universidad, consumir sustancias o la muerte de un familiar, pueden desencadenar los síntomas problemáticos, y el síndrome prodrómico puede mantenerse durante 1 año antes del inicio de los síntomas psicóticos manifiestos.

Duración. La evolución clásica de la esquizofrenia sigue un curso de exacerbaciones y remisiones. Tras el episodio psicótico, el paciente se recupera gradualmente, y a partir de entonces puede retomar su actividad con relativa normalidad durante un período de tiempo prolongado. No obstante, los pacientes suelen presentar recaídas, y las características patológicas durante los primeros 5 años posteriores al tratamiento normalmente reflejan la evolución del paciente. Cada recaída en la psicosis provoca un deterioro posterior consecuente del grado de actividad basal. Esta incapacidad del enfermo para alcanzar el grado de actividad normal es la diferencia básica entre la esquizofrenia y los trastornos del estado de ánimo. En algunos casos, tras un episodio psicótico se presenta una depresión postpsicótica apreciable clínicamente, y la vulnerabilidad del paciente con esquizofrenia al estrés acostumbra a durar toda la vida. Los síntomas positivos tienden a disminuir en gravedad con el tiempo, pero los síntomas negativos o por déficit, más socialmente incapacitantes, pueden experimentar el proceso contrario.

A un hombre soltero, de 27 años de edad, lo ingresaron en el hospital porque en varias ocasiones había tenido una actitud violenta con su padre. Durante unas cuantas semanas sufrió alucinaciones y oyó voces. Las voces acabaron desapareciendo, pero entonces adoptó un extraño modo de vida. Se quedaba de pie toda la noche, dormía todo el día y se enfadaba mucho cuando su padre intentaba sacarle de la cama. No se lavó ni se afeitó durante semanas, fumaba sin parar, comía desordenadamente e ingería enormes cantidades de té.

En el hospital se adaptó rápidamente al nuevo entorno y, por lo general, estaba dispuesto a colaborar. No manifestó ninguna anomalía importante en su comportamiento o estado mental, a excepción de su falta de interés por cualquier cosa. Se mantenía tan reservado como podía y conversaba poco con los pacientes o el personal. Los enfermeros debían supervisar su higiene personal; de lo contrario, enseguida se ensuciaba y mostraba un aspecto descuidado.

Tras 6 años en el hospital, el paciente es holgazán y despreocupado, huraño e irracional. Está acostado en el sofá todo el día. Aunque se ha intentado que acepte realizar tareas terapéuticas, rechaza cualquier tipo de ocupación regular. En verano, deambula por los jardines del hospital o se acuesta bajo un árbol. En invierno, deambula por las galerías que unen los diferentes edificios del complejo hospitalario, y muchas veces lo ven recostado durante horas bajo las tuberías de paso del vapor de las galerías. (Por cortesía de Heinz E. Lehmann, MD.)

A pesar de que aproximadamente una tercera parte de todos los pacientes con esquizofrenia tienen una existencia social marginal o relativamente integrada, la mayoría tienen vidas que se caracterizan por la carencia de objetivos, la inactividad, frecuentes ingresos hospitalarios y, en un contexto urbano, acaban por ser personas sin hogar o quedan sumidos en la pobreza.

Otros trastornos

Trastorno esquizoafectivo. El curso del trastorno esquizoafectivo es intermedio entre la esquizofrenia y los trastornos del estado de ánimo, con mejor evolución y pronóstico que la esquizofrenia y peor para el trastorno bipolar o el trastorno depresivo mayor.

Trastorno esquizofreniforme. Los pacientes con trastorno esquizofreniforme que no desarrollan esquizofrenia tienen mejores resultados que los pacientes con esquizofrenia.

PRONÓSTICO

Tener un diagnóstico de esquizofrenia se asocia con una reducción de la esperanza de vida de hasta un 20%. Las personas con esquizofrenia presentan mayor tasa de mortalidad por accidentes y causas naturales que la población general. Las variables relacionadas con la institución o el tratamiento no explican el aumento de la tasa de mortalidad. Sin embargo, la tasa más alta puede estar relacionada con el hecho de que el diagnóstico y el tratamiento de condiciones médicas y quirúrgicas en pacientes con esquizofrenia pueden ser desafíos clínicos y, en algunos casos, la negligencia clínica puede ser un factor.

Las tasas de remisión notificadas varían entre un 10% y un 60%, y es razonable estimar que entre el 20% y el 30% de todos pacientes con esquizofrenia pueden llevar una vida relativamente normal. Entre el 20%

Tabla 5-9
Factores de pronóstico positivo y negativo de esquizofrenia

Factores de pronóstico positivo
Inicio agudo
Sexo femenino
Vivir en un país desarrollado

Factores de mal pronóstico
Inicio insidioso
Inicio en la niñez o adolescencia
Mal funcionamiento premórbido
Deterioro cognitivo

y el 30% de los pacientes siguen mostrando síntomas moderados, y entre el 40% y el 60% continuarán notablemente afectados por el trastorno durante toda su vida. Los pacientes con esquizofrenia evolucionan mucho peor que los que presentan un trastorno del estado de ánimo, aunque del 20% al 25% de los pacientes con trastornos afectivos también sufren un deterioro notable, como se observa en el seguimiento a largo plazo.

Indicadores del pronóstico

En diversos estudios se ha demostrado que en el período comprendido entre los 5 y los 10 años después del primer ingreso en el hospital por causa de la esquizofrenia, solo del 10% al 20% de los casos, aproximadamente, mostrarán un desenlace favorable. Más del 50% pueden presentar un mal pronóstico, ya que pasan por varios internamientos, exacerbaciones de los síntomas, episodios mayores de trastornos del estado de ánimo e intentos de suicidio. A pesar de estas cifras tan pesimistas, la esquizofrenia no siempre sigue una evolución de deterioro, y existen diversos factores que se asocian con un buen pronóstico (tabla 5-9).

Los síntomas negativos son raros para el trastorno esquizofreniforme, pero cuando ocurren se consideran una característica de mal pronóstico y muchos pacientes con síntomas negativos desarrollarán posteriormente esquizofrenia.

MANEJO TERAPÉUTICO

Aunque los antipsicóticos son el principal elemento terapéutico en la esquizofrenia, las investigaciones han confirmado que las intervenciones psicosociales, incluida la psicoterapia, pueden intensificar la mejoría clínica de estos pacientes. La complejidad de la esquizofrenia provoca que todo método terapéutico aplicado individualmente sea insuficiente para tratar este trastorno multifacético. Las diversas modalidades psicosociales deben integrarse en la pauta terapéutica farmacológica y complementarla. Los pacientes con esquizofrenia obtienen mayores ventajas del uso combinado de antipsicóticos y tratamiento psicosocial que con cualquiera de los tratamientos empleados en monoterapia.

Hospitalización

El desarrollo de fármacos antipsicóticos eficaces y los cambios en las actitudes políticas y populares hacia el tratamiento y los derechos de las personas con trastornos mentales han cambiado drásticamente los patrones de hospitalización de los pacientes con esquizofrenia desde mediados de la década de 1950. A pesar de estos cambios, los reingresos después de la primera hospitalización son frecuentes, quizás del 40% al 60% en 2 años. Los pacientes con esquizofrenia ocupan alrededor de la mitad de todas las camas de los hospitales psiquiátricos y representan un 16% de todos los pacientes psiquiátricos que reciben algún tratamiento.

En la práctica actual, la hospitalización está indicada para realizar el diagnóstico, para estabilizar la administración de los fármacos, para la seguridad del paciente por su ideación suicida u homicida, y también cuando exista un comportamiento desorganizado o inadecuado, como la incapacidad para atender necesidades básicas como la alimentación y los cuidados personales en cuanto a ropa y vivienda de los pacientes. El establecimiento de una asociación eficaz entre los pacientes y los sistemas de apoyo comunitario es también uno de los principales objetivos de la hospitalización.

Los ingresos breves, de 4 a 6 semanas de duración, son tan eficaces como las hospitalizaciones con estancias prolongadas, y los centros hospitalarios con abordajes conductuales activos ofrecen mejores resultados que las instituciones de internamiento. Los planes de tratamiento hospitalario deben centrarse en objetivos prácticos de cuidados personales, calidad de vida, trabajo y relaciones sociales. Durante la hospitalización, los pacientes deben coordinarse con los centros de tratamiento posthospitalario, como sus propios hogares, familias sustitutas, residencias de apoyo y residencias temporales. Los centros de día y

las visitas domiciliarias de psicoterapeutas o enfermeras pueden permitir a los pacientes disfrutar de largas estancias extrahospitalarias y mejorar su calidad de vida diaria.

Tratamiento farmacológico

Los pacientes suelen acudir por primera vez para el tratamiento de síntomas psicóticos agudos, que requieren atención inmediata. El tratamiento durante la fase aguda se centra en aliviar los síntomas psicóticos más graves. Esta fase suele durar de 4 a 8 semanas.

Los medicamentos antipsicóticos se consideran el pilar del tratamiento, tanto en la fase aguda como en la fase de mantenimiento del padecimiento. En la tabla 5-10 se enumeran los antipsicóticos de segunda y de primera generación de uso común.

La mayoría de las guías recomiendan comenzar con un antipsicótico de segunda generación. Aunque es probable que sean los más efectivos para pacientes con síntomas graves y predominio de síntomas positivos, son útiles en una amplia gama y gravedad de los síntomas. Hay poca orientación para elegir un medicamento específico: algunos estudios sugieren que hay diferencias individuales en la eficacia. Sin embargo, la diferencia más significativa entre los medicamentos está en sus efectos secundarios, y debemos considerarlos cuidadosamente al elegir un tratamiento.

La agitación es un síntoma típico en la fase aguda. Los médicos tienen muchas opciones para tratar la agitación que provoca la psicosis. Los antipsicóticos y las benzodiazepinas pueden calmar al paciente en un período relativamente breve. Con pacientes que presentan una agitación intensa, la administración vía intramuscular de antipsicóticos aumenta la rapidez de los efectos. La ventaja de un antipsicótico es que una sola inyección intramuscular de un antipsicótico de primera o segunda generación a menudo puede calmar al paciente sin causar sedación excesiva. La administración de antipsicóticos de baja potencia suele ir acompañada de sedación e hipotensión ortostática, principalmente cuando se administran por vía intramuscular. La ziprasidona y la olanzapina por vía intramuscular se asemejan a sus equivalentes orales en que no provocan efectos secundarios extrapiramidales notables durante un tratamiento a corto plazo. Esto puede suponer una ventaja importante con respecto al haloperidol o la flufenazina, que pueden provocar distonías o acatisia en algunos pacientes que llegan a asustarse a causa de estos efectos. También puede resultar útil una formulación oral de olanzapina de disolución rápida como alternativa a la inyección intramuscular.

Las benzodiazepinas también son eficaces para el tratamiento de la agitación durante la fase psicótica aguda y pueden reducir la cantidad de antipsicótico que se necesita para controlar a los pacientes psicóticos. El lorazepam presenta la ventaja de que su absorción es predecible en administración oral o intramuscular.

Tratamiento de los efectos secundarios. Los pacientes a menudo presentan los efectos secundarios de un antipsicótico antes de que mejore su condición clínica. Si bien la respuesta clínica suele hacerse esperar unos días o semanas después de haberse iniciado el tratamiento, los efectos secundarios aparecen casi inmediatamente. Los antipsicóticos de primera generación suelen causar efectos secundarios extrapiramidales y, en el caso de los antipsicóticos de primera generación de baja potencia, sedación e hipotensión postural, mientras que los antipsicóticos de segunda generación provocan aumento de peso y trastornos metabólicos.

EFECTOS SECUNDARIOS EXTRAPIRAMIDALES. La mayoría de los antipsicóticos de primera generación provocan efectos secundarios extrapiramidales, que incluyen síntomas parkinsonianos, distonías y acatisia. Aunque es menos habitual en los antipsicóticos de segunda generación, aún pueden ocurrir efectos extrapiramidales.

Los médicos tienen varias alternativas para tratar estos efectos secundarios. Entre ellas destaca la reducción de la dosis del antipsicótico

Tabla 5-10
Información farmacológica, de formulación y dosificación de antipsicóticos de segunda generación y antipsicóticos seleccionados de primera generación

Antipsicótico	Enzima hepática principalmente afectada	Unión a proteínas	Biodisponibilidad	Tiempo para la concentración máxima	Vida media	Dosis equivalente a CPZ, mg[a]	Dosis inicial habitual, mg[b]	Rango de dosis habitual, mg[b]	Dosis máxima aprobada, mg[b]	Concentración de la dosis, mg	Vía de administración/formulación
Antipsicóticos de segunda generación											
Agonistas parciales de dopamina D₂											
Aripiprazol	2D6 > 3A4	>99%	87%	v.o.: 3-5 h; i.m. corta; 1-3 h; i.m. larga: 5-7 h	v.o.: 75 h; i.m. larga: 30-47 días	7,5	v.o.: 10-15; i.m. larga (glúteos): 400 con 2 semanas aripiprazol oral 10-20	v.o.: 10-30; i.m. larga (glúteos): 400 cada 4 semanas	v.o.: 30; i.m. larga: 400	Comp: 2, 5, 10, 15, 20, 30; CP: 10, 15; líquido: 1 mg/ml (excepto: 30 mg = 25 ml); i.m. corta: 9,75/1,3 ml; i.m. larga cada 4 semanas (monoidrato): 300/1,5 ml, 400/1,9 ml i.m. larga c/4 o 6 semanas (882 mg) (lauroxil): 441/1,6 ml, 662/2,4 ml, 882/3,2 ml	v.o., CS, líquido; i.m. corta, i.m. larga
Brexipiprazol	2D6, 3A4	>99%	95%	4 h	91 h	N/A	0,5-1	2-4	4	0,25, 0,5, 1, 2, 3, 4	v.o.
Cariprazina	3A4 > 2D6	91-97%	52% (1 mg)	3-6 h	2-5 días (didesmetilcariprazina: 1-3 semanas)	N/A	1,5	1,5-6	6	1,5, 3, 4,5, 6	v.o.
Antagonistas de dopamina D₂ – serotonina 2A											
Asenapina	1A2 > 3A4	98%	35% (≤ 2 % si se ingieren)	0,5-1,5 h	Primero: 6 h, terminal: 24 h	7,5	5 dos veces al día	10-20	20	Comp: 5, 10	Sublingual (evitar comer o beber por 10 min después de la administración)
Clozapina	1A2 (30%) > 2C19 (24%) > 3A4 (22%) > 2C9 (12%) > 2D6 (6%)	97%	50-60%	1,5-2,5 h	12 h	50	12,5	50-600	900	Comp: 25, 50, 100, 200; CS: 12,5, 25, 100, 150, 200; líquido: 50 mg/ml	v.o., CS, líquido
Iloperidona	2D6 > 3A4 > 1A2	95%	96%	2-4 h	18 h	5	1 mg dos veces al día por 1 día, luego aumentar a 2 mg/día hasta la dosis terapéutica	12-24	24	Comp: 1, 2, 4, 6, 8, 10, 12	v.o.
Lurasidona	3A4	99%	9-19%	1-3 h	18 h	25	40-80	40-120	160	Comp: 20, 40, 80, 120	v.o. (con una comida ≥350 kcal)
Olanzapina	1A2, 2D6, 3A4	93%	60%	v.o.: 6 h; i.m. corta: 15-45 min; i.m. larga: 7 días	v.o.: 30 h; i.m. corta: 30 h; i.m. larga: 30 días	5	v.o.: 5-10; i.m. larga (glúteos): 210/2 semanas o 405/4 semanas (= oral 10); 300/2 semanas (= oral 15 o 20)	v.o.: 10-20; i.m. larga (glúteos): 150/2 semanas o 405/4 semanas (= oral 10); 210/2 semanas o 405/2 semanas (= oral 15); 300/2 semanas (= oral 20)	20	Comp: 2,5, 5, 7,5, 10, 15, 20; CS: 5, 10, 15, 20; i.m. corta: 10/2 ml; i.m. larga c/2 o 4 semanas: 150/1,3 ml, 210/1,3 ml, 300/1,3 ml, 405/2,3 ml	v.o., CS; i.m. corta, i.m. larga

Fármaco										
Paliperidona	<10% de aclaramiento hepático de primer paso	74%	28%	v.o.: 24 h; i.m. larga: 13 días	v.o.: 23 h; larga: 25-49 días	v.o.: 6; i.m. larga: 234 mg en el deltoides el día 1, luego 156 mg en el día 8, luego 39-234 en el deltoides o glúteo cada 4 sem	v.o.: 3-12; i.m. larga (deltoides o glúteos): 117-234 cada 4 semanas	12	Comp: 1,5, 3, 6, 9; i.m. larga c/4 semanas: 39/0,25 ml, 78/0,5 ml, 117/0,75 ml, 156/1 ml, 234/1,5 ml; i.m. larga c/12 semanas: 273/0,875 ml, 410/1,315 ml, 546/1,75 ml, 819/2,625 ml	v.o. (LP); i.m. larga
Quetiapina	3A4	83%	100%	Ll: 1,5 h; LP: 6 h	6-7 h	Ll: 25-100; LP: 200-300	Ll: 150-750; LP: 400-800	800	Comp: Ll: 25, 50, 100, 200, 300, 400; LP: 50, 150, 200, 300, 400	v.o. (Ll, LP)
Risperidona	2D6 > 3A4	90%	70%	3 h	3 h	v.o.: 2; i.m. larga (deltoides o glúteos): 25 con 3 semanas risperidona oral	v.o.: 2-8; i.m. larga (deltoides o glúteos): 12,5-50 en deltoides o glúteos c/2 semanas	16	Comp: 0,25, 0,5, 1, 2, 3, 4; CS: 0,5, 1, 2, 3, 4; líquido: 1 mg/ml; i.m. larga c/2 semanas: 12,5/1 ml, 25/2 ml, 37,5/2 ml, 50/2 ml	v.o., CS, líquido; i.m. larga
Ziprasidona	Aldehído oxidasa (2/3) >3A4 (1/3)	>99%	60%	v.o.: 6-8 h; i.m. corta ≤60 min	v.o.: 7 h; i.m. corta: 2-5 h	v.o.: 20-40, 2 veces al día	80-160	160	Comp: 20, 40, 60, 80 i.m. corta: 20/1 ml	v.o. (con una comida ≥500 kcal), i.m. corta
Antipsicóticos de primera generación (antagonistas de dopamina D$_2$)										
Clorpromazina	2D6	>90%	20%	v.o.: 2-4 h	30 h	v.o.: 25-100 mg; i.m. corta: 25, seguido por 25-50 mg según lo necesario después de 1 a 4 h	v.o.: 200-800; i.v./i.m. corta: 400 mg cada 4 a 6 h	2000	Comp: 10, 25, 50, 100, 200; cápsula: 30, 75, 150; jarabe: 5 ml = 10 mg; líquido: 25 mg/5 ml; i.m. corta: 25/ml; sup: 25, 100	v.o., jarabe; i.m. corta; i.v.; supositorio rectal
Flufenazina	1A2	>90%	<50%	v.o.: 2 h; larga: 8-10 h	v.o.: 14-16 h; i.m. larga: 14 días	v.o.: 2,5-10 dividido en 2-3 dosis	v.o.: 1-5 dividido en 2-3 dosis; i.m. larga (deltoides o glúteos): 12,5-25 mg cada 2-4 semanas	40	Comp: 1, 2,5, 5, 10; líquido: 2,5 o 5/ml; i.m. larga: 25 mg/ml	v.o.; i.m. larga
Haloperidol	3A4	92%	60-70%	v.o.: 2-6 h; i.m. corta: 10-20 min; larga: 6-7 días	v.o.: 18 h; i.m. larga: 10-20 h; 3 semanas	v.o.: 1-2; i.m. corta: 2-5 mg c/4-8 h según sea necesario; i.m. larga (deltoides o glúteos): 10-20 veces la dosis oral c/4 semanas (≤100)	v.o.: 2-10; i.m. larga (deltoides o glúteos): 10-15 veces la dosis oral c/4 semanas (≤100)	v.o.: 60; i.m. larga: 100	Comp: 0,5, 1, 2, 5, 10, 20; líquido: 2 o 10 mg/ml; i.m. corta: 5; i.m. larga c/4 semanas: 50 mg/ml; 100 mg/ml	v.o.; i.m. corta, i.m. larga
Perfenazina	2D6	>90%	40%	1-3 h	9-12 h	Hospitalizado: 8-16 dividido en 2-3 dosis; ambulatorio: 4-8 dividido en 3 dosis	8-32	64	2, 4, 8, 16	v.o.

c, cada; comp., comprimido; CPZ, clorpromazina; CS, comprimido soluble; i.m., intramuscular; i.v., intravenoso; Ll, liberación inmediata; LP, liberación prolongada; N/A, no disponible; sup, supositorio; v.o., vía oral.

[a] Dosis equivalentes a clorpromazina (es decir, la dosis en la tabla es equivalente a 100 mg de clorpromazina).

[b] Las dosis deben individualizarse en función de la eficacia y la tolerancia.

Fuente: información del prospecto de cada medicamento.

administrado, la inclusión de un fármaco antiparkinsoniano y la modificación del tratamiento para administrar un antagonista serotoninérgico-dopaminérgico, que reducen las posibilidades de que se presenten efectos secundarios extrapiramidales. Los agentes antiparkinsonianos más eficaces son los fármacos anticolinérgicos. No obstante, estos medicamentos provocan a su vez efectos secundarios propios, como sequedad de boca, estreñimiento, visión borrosa y, con bastante frecuencia, amnesia. Además, estos fármacos presentan una eficacia parcial en muchos casos, por lo que el enfermo experimenta una cantidad notable de efectos secundarios extrapiramidales persistentes. Los β-bloqueantes de acción central, como el propranolol, también suelen ser eficaces para el tratamiento de la acatisia. La gran mayoría de los pacientes muestran una buena respuesta a dosis de 30-90 mg/día.

Si se prescriben antipsicóticos convencionales es necesario contemplar la posibilidad de recetar un tratamiento profiláctico con antiparkinsonianos a los pacientes con mayores posibilidades de experimentar efectos secundarios extrapiramidales molestos, como los que presentan antecedentes de sensibilidad a los efectos secundarios extrapiramidales y otros que reciben dosis relativamente altas de los fármacos más potentes. Los agentes antiparkinsonianos profilácticos también pueden estar indicados cuando se recetan fármacos de alta potencia a hombres jóvenes con mayor vulnerabilidad a las distonías. Estos grupos también deben tratarse con los fármacos más modernos.

Algunos individuos son extremadamente sensibles a los efectos extrapiramidales cuando reciben las dosis necesarias para controlar los síntomas psicóticos. Muchos de estos pacientes consideran que los efectos secundarios de los medicamentos son peores que la propia enfermedad. Estos pacientes deben ser tratados de forma rutinaria con un medicamento que tenga menos probabilidades de causar efectos secundarios extrapiramidales. La risperidona puede provocar efectos secundarios extrapiramidales incluso en dosis bajas (p. ej., 0,5 mg), pero la intensidad y el riesgo aumentan con dosis más elevadas (superiores a 6 mg). La olanzapina y la ziprasidona también se asocian con la aparición de parkinsonismo y acatisia, cuya intensidad depende de la dosis administrada.

DISCINESIA TARDÍA.   La discinesia tardía se manifiesta en un 20% a 30% de los pacientes que siguen un tratamiento a largo plazo con un antagonista del receptor dopaminérgico convencional. Cada año se presentan un 3-5% de nuevos casos de pacientes jóvenes que muestran discinesia tardía al recibir un tratamiento con un antagonista del receptor dopaminérgico. El riesgo es mucho más elevado en pacientes geriátricos. Aunque la discinesia gravemente discapacitante es bastante infrecuente, puede afectar al caminar, al respirar, al comer y al hablar. Los individuos con una sensibilidad mayor a los efectos secundarios extrapiramidales parecen más vulnerables a la discinesia tardía. Los pacientes con trastornos neurocognitivos o del estado de ánimo concurrentes también pueden presentar una vulnerabilidad mayor a la discinesia tardía que los que únicamente presentan esquizofrenia.

Los movimientos anómalos suele producirse mientras el paciente está recibiendo un antipsicótico, en las 4 semanas posteriores a la suspensión de la administración de un antipsicótico oral u 8 semanas después de la retirada de uno de liberación retardada.

El riesgo de presentar discinesia tardía es ligeramente inferior con los fármacos de nueva generación. Sin embargo, todavía existe cierto riesgo de discinesia tardía con los medicamentos más nuevos.

Las recomendaciones para evitar y tratar la discinesia tardía son las siguientes: *1)* emplear la dosis mínima eficaz del antipsicótico; *2)* extremar las precauciones al recetar estos medicamentos a niños, ancianos y pacientes con trastornos del estado de ánimo; *3)* examinar a los pacientes con regularidad en busca de evidencia de discinesia tardía; *4)* considerar alternativas al antipsicótico actual y la reducción de la dosis cuando se observe discinesia tardía, y *5)* considerar varias opciones si la discinesia tardía empeora, incluida la suspensión del antipsicótico o el cambio a un fármaco diferente. La clozapina es eficaz para reducir la discinesia tardía grave o la distonía tardía.

OTROS EFECTOS SECUNDARIOS.   La sedación y la hipotensión ortostática pueden ser efectos secundarios importantes en pacientes que reciben un tratamiento con antagonistas del receptor dopaminérgico de baja potencia, como, por ejemplo, la perfenazina. Dichos efectos son más intensos durante la administración inicial de estos fármacos. En consecuencia, los pacientes que son tratados con estos fármacos, especialmente con clozapina, pueden tardar semanas en alcanzar la dosis terapéutica. Si bien la mayoría de los pacientes desarrollan tolerancia a la sedación y la hipotensión ortostática, el primer efecto puede continuar siendo un factor problemático. En estos pacientes, la somnolencia diurna puede interferir en sus tentativas para retornar a la vida social.

Todos los antipsicóticos aumentan los niveles de prolactina, lo que puede provocar galactorrea y menstruaciones irregulares. El aumento a largo plazo de las concentraciones de prolactina y la consecuente supresión de la hormona liberadora de gonadotropina pueden provocar la inhibición de las hormonas gonadales. A su vez, estas pueden tener consecuencias sobre la libido y la actividad sexual. También resulta problemático que la elevación de la prolactina puede reducir la densidad ósea y provocar osteoporosis. Las dudas sobre la hiperprolactinemia, el grado de actividad sexual y la densidad ósea se fundamentan en datos que indican que los aumentos de la concentración de prolactina se relacionan con tumores y otras causas. Se desconoce si estos riesgos se asocian con los incrementos menores que provocan los fármacos que elevan la concentración de la prolactina.

MONITORIZACIÓN DE LOS PACIENTES QUE RECIBEN ANTIPSICÓTICOS.   Debido a los efectos de los antipsicóticos atípicos sobre la insulina, los psiquiatras deben atender a una gran variedad de indicadores metabólicos, como el IMC, la glucemia en ayunas y los lipidogramas. Se debe pesar a los pacientes y calcular su IMC en cada visita durante al menos 6 meses tras un cambio de medicación.

Clozapina.

La clozapina se considera el más eficaz de los antipsicóticos, especialmente en pacientes que no han respondido a otros tratamientos. Sin embargo, es un fármaco difícil de administrar, dado su riesgo de efectos secundarios graves (agranulocitosis en un 0,3% de los que lo toman, convulsiones hasta en el 5% de los que toman dosis superiores a 600 mg y, más raramente, miocarditis) y comunes (hipersalivación, sedación, taquicardia, aumento de peso e hipotensión postural). Las preocupaciones sobre la agranulocitosis han dado lugar a un sistema de monitorización en Estados Unidos en que los pacientes que reciben clozapina deben estar en un programa de monitorización semanal con muestras de sangre durante los primeros 6 meses, monitorización quincenal durante los próximos 6 meses, y luego mensualmente.

Estas limitaciones han relegado a la clozapina a una opción de tratamiento posterior, y la mayoría de las guías recomiendan considerarla después de que un paciente haya fracasado al menos en otras dos pruebas con antipsicóticos.

Duración y profilaxis

En la fase de estabilización y mantenimiento, el padecimiento se encuentra en un proceso de remisión relativa. Los objetivos en esta fase son evitar una recaída de los síntomas psicóticos y ayudar al paciente a mejorar su nivel de actividad. Los medicamentos más nuevos, con un riesgo sustancialmente reducido de discinesia tardía, han disminuido una de las principales preocupaciones sobre el tratamiento a largo plazo. Durante esta fase, los pacientes suelen mostrar un estado de remisión relativa con síntomas psicóticos en su expresión mínima. Los pacientes estables en los que se mantiene el tratamiento antipsicótico experimentan muchas menos recaídas que los que suspenden el tratamiento. Los datos parecen indicar que del 16% al 23% de los pacientes que continúan con el tratamiento presentarán una recaída en 1 año, y que entre el 53% y el 72% experimentarán recaídas si no reciben tratamiento.

Se debe vigilar a los pacientes que experimentan un primer episodio de psicosis durante al menos 1 año. Sin embargo, estos todavía tienen una alta probabilidad de recaer al menos una vez durante los siguientes 5 años, y algunos expertos creen que 1 año es inadecuado. Este problema es especialmente importante en los casos en que un paciente goza de una posición laboral favorable o participa en programas de formación, ya que tiene mucho que perder si experimenta una nueva descompensación psicótica.

Para los pacientes que experimentan dos o más episodios, la mayoría de los expertos recomiendan que se considere un tratamiento indefinido.

Problemas iniciales del tratamiento

Incumplimiento terapéutico. El incumplimiento terapéutico del tratamiento antipsicótico a largo plazo es muy elevado. Se calcula que aproximadamente entre el 40 % y el 50 % de los pacientes incumplen el tratamiento tras 1 o 2 años de administración. Los antipsicóticos inyectables de acción prolongada se desarrollaron para ayudar a mejorar la adherencia, sobre todo en pacientes que probablemente suspendan la medicación oral diaria. Aunque existe cierta controversia en la literatura, el conjunto de los datos sugiere que las formulaciones de depósito a largo plazo ayudan a la adherencia y disminuyen las recaídas, principalmente cuando se consideran en entornos del mundo real.

Al iniciar un tratamiento con fármacos de acción prolongada, hay que complementarlo con otros por vía oral mientras se intentan alcanzar las concentraciones plasmáticas máximas del tratamiento. Flufenazina, haloperidol, risperidona, paliperidona, aripiprazol y olanzapina tienen formulaciones inyectables de acción prolongada.

La utilización de un fármaco inyectable de acción prolongada ofrece grandes ventajas. Los clínicos detectan inmediatamente los casos de incumplimiento terapéutico y disponen de algo de tiempo para intervenir antes de que el efecto del fármaco desaparezca, ya que la variabilidad diaria de las concentraciones sanguíneas es menor, lo que les permite establecer una dosis mínima eficaz y, en última instancia, los pacientes pueden preferir esta opción antes que tener que recordar las pautas posológicas de los preparados orales de administración diaria.

Selección de los tratamientos de segunda línea. Cuando los pacientes con esquizofrenia aguda reciben un antipsicótico, aproximadamente el 60 % mejorará hasta alcanzar una remisión completa o apenas sufrirán síntomas leves; el 40 % restante obtendrá una mejoría, pero manifestará síntomas positivos en un grado variable que son resistentes al tratamiento. Un metaanálisis de los estudios disponibles encontró que los pacientes que no mostraron al menos alguna respuesta al tratamiento en la segunda semana tenían menos probabilidades de beneficiarse del fármaco, y un cambio de tratamiento podría ser la mejor opción.

En lugar de categorizar a los enfermos en pacientes que responden o no al tratamiento, resulta más preciso determinar el grado en que mejora el padecimiento gracias a él. Algunos pacientes resistentes al tratamiento presentan tal gravedad que precisan un internamiento prolongado. Otros responderán con una inhibición notable de los síntomas psicóticos, pero manifestarán también síntomas persistentes, como alucinaciones o delirios.

Antes de determinar que un paciente presenta una respuesta insuficiente a un fármaco concreto, es básico asegurarse de que el tratamiento de prueba se ha administrado durante un período suficiente. Una prueba terapéutica de 4 a 6 semanas de duración, con una dosis suficiente de un antipsicótico, es un tiempo razonable para la mayoría de los pacientes. Las personas que manifiestan un grado de mejoría durante este período, aunque sea leve, pueden seguir mejorando a un ritmo constante durante un intervalo de 3 a 6 meses. Puede ser útil confirmar que el individuo está recibiendo una dosis farmacológica suficiente mediante un seguimiento de la concentración plasmática del medicamento; dicho esto, la mayoría de los niveles aceptados corresponden a los medicamentos de primera generación y hay menos justificación para obtener niveles en pacientes que reciben medicamentos de segunda generación. Sin embargo, en cualquier paciente, una concentración plasmática insuficiente puede ser un indicio de que el paciente no ha cumplido con el tratamiento o que solo lo cumple parcialmente; esta situación suele darse con mayor frecuencia. También puede apuntar a la posibilidad de que el paciente metaboliza con gran rapidez el antipsicótico o que no absorbe la cantidad suficiente de fármaco. En estas condiciones puede ser muy positivo aumentar la dosis. Si esta ya es relativamente elevada, debe contemplarse la posibilidad de que los efectos secundarios puedan estar interfiriendo con la respuesta terapéutica.

Si el paciente responde mal, se puede aumentar la dosis por encima del nivel terapéutico habitual; sin embargo, las dosis superiores a las recomendadas no suelen mejorar la respuesta. Es preferible cambiar a otro medicamento.

Como se ha mencionado, la clozapina es útil para pacientes que responden mal a otros antipsicóticos. Los estudios doble ciego que la compararon con otros antipsicóticos indicaron que la clozapina tenía la ventaja más evidente sobre los fármacos convencionales en pacientes con los síntomas psicóticos más graves, así como en aquellos que previamente habían respondido mal a otros antipsicóticos.

Los investigadores y los médicos han probado varios medicamentos complementarios, la mayoría con resultados mixtos. Estos incluyen lamotrigina, mirtazapina, donepezilo, D-alanina, D-serina, estradiol, memantina y alopurinol.

Otros métodos somáticos

Se ha estudiado la terapia electroconvulsiva (TEC) en pacientes con esquizofrenia tanto aguda como crónica. Los estudios en pacientes cuya esquizofrenia se había iniciado recientemente indican que la TEC presenta aproximadamente la misma eficacia que los fármacos antipsicóticos y más que la psicoterapia. En otros estudios realizados se observó que la complementación de los fármacos antipsicóticos con TEC es más eficaz que si se toman solo los antipsicóticos. Estos fármacos deben administrarse durante y después de la TEC.

Algunos estudios iniciales han sugerido que la neuromodulación, utilizando estimulación magnética transcraneal o estimulación transcraneal de corriente directa, puede ser útil para tratar alucinaciones o síntomas negativos. Si bien la neurocirugía psiquiátrica ya no se considera un tratamiento apropiado, se practica de forma experimental y limitada en casos intratables de enorme gravedad.

Intervenciones psicosociales

La psicoterapia se considera una parte esencial del tratamiento para la esquizofrenia, y los pacientes que reciben psicoterapia junto con medicamentos suelen tener mejor adherencia a la terapia, menos síntomas negativos y mejor funcionamiento general.

Actualmente no hay evidencia convincente que sugiera que un solo abordaje psicoterapéutico sea preferible a otro, aunque todos tienden a enfatizar los abordajes estructurados en lugar de métodos exploratorios abiertos. Las intervenciones psicosociales comprenden una diversa gama de métodos destinados a aumentar las habilidades sociales, la autosuficiencia, las habilidades prácticas y la comunicación interpersonal de los pacientes con esquizofrenia. Estos aspectos se fomentan para capacitar a las personas gravemente enfermas y ayudarlas a desarrollar habilidades sociales y profesionales que les permitan llevar una vida independiente. Muchos sitios usan estos abordajes, entre ellos hospitales, ambulatorios, hospitales psiquiátricos, hospitales de día y centros sociales o de asistencia domiciliaria.

Terapia cognitivo-conductual. Se ha empleado en los pacientes con esquizofrenia para mejorar las distorsiones cognitivas, reducir la distracción y corregir los errores de juicio. Este método ha permitido mejorar los delirios y las alucinaciones en algunos pacientes. Los pacientes que pueden obtener provecho de estos métodos suelen ser en cierta medida conscientes de su trastorno, y los médicos suelen utilizar este abordaje después de tratar un episodio psicótico agudo. El abordaje generalmente incorpora reestructuración cognitiva, automonitorización y habilidades de afrontamiento de forma gradual. Aunque al menos un estudio controlado aleatorio mostró un beneficio de la terapia cognitivo conductual como único tratamiento, la mayoría de los expertos la recomiendan en combinación con un tratamiento antipsicótico.

Entrenamiento en habilidades sociales. El entrenamiento en habilidades sociales, también llamado terapia de habilidades conductuales, puede ser de útil para un paciente. Además de los síntomas psicóticos observados en los pacientes con esquizofrenia, existen otros síntomas apreciables que afectan a la relación del paciente con otras personas, como la ausencia de contacto visual, el aumento de latencia de las respuestas, muecas faciales extrañas, carencia de espontaneidad en situaciones sociales y una percepción imprecisa o la ausencia de percepción de las emociones de otras personas. El entrenamiento en habilidades conductuales aborda estos comportamientos mediante el uso de vídeos de otras personas y del propio paciente, los juegos de rol y la asignación de trabajos en casa para practicar las habilidades específicas. Se ha demostrado, mediante la medición de las necesidades de internamiento, que el entrenamiento en habilidades sociales reduce las tasas de recaída.

Psicoterapia de grupo. La psicoterapia de grupo para los pacientes con esquizofrenia puede ayudar a mejorar el funcionamiento social y disminuir los síntomas negativos; generalmente se enfoca en planes, problemas y relaciones de la vida real. Los grupos pueden estar centrados en el comportamiento, en la psicodinámica o en la introspección, o concentrarse en actividades de apoyo. Algunos investigadores albergan dudas sobre la validez de la interpretación dinámica y el tratamiento introspectivo aplicados a los típicos pacientes con esquizofrenia. Sin embargo, la psicoterapia de grupo es eficaz para reducir el aislamiento social, aumentar el sentimiento de cohesión y facilitar la confrontación con la realidad de los pacientes con esquizofrenia. Los grupos que aplican métodos de apoyo parecen ser los más eficaces para las personas con esquizofrenia.

Psicoterapia familiar. La terapia familiar puede ser un complemento importante del tratamiento y reduce las tasas de recaída y rehospitalización en comparación con los pacientes que reciben atención estándar. Dicha terapia suele incluir abordajes prácticos como la psicoeducación y el entrenamiento para la resolución de problemas. Dado que los pacientes con esquizofrenia suelen recibir el alta en un estado de remisión parcial, la familia a menudo dispone de una sesión de psicoterapia familiar breve pero intensiva (que puede llegar a ser diaria). Este tipo de psicoterapia debe centrarse en la situación inmediata, e incluir la identificación y la evitación de situaciones potencialmente problemáticas. Cuando surgen problemas con el paciente en el seno de la familia, el objetivo del tratamiento debe ser la resolución rápida del problema.

Con la intención de ayudar, los miembros de la familia del paciente suelen animar al familiar con esquizofrenia a retomar las actividades diarias con demasiada rapidez, tanto por ignorancia del trastorno como por la negación de su gravedad. Sin desalentar en demasía a la familia y al paciente, los psicoterapeutas deben ayudarles a comprender la esquizofrenia y aprender sobre ella, y fomentar que hablen sobre el episodio psicótico y los acontecimientos que lo desencadenaron. Si se ignora el episodio psicótico, cosa que suele ocurrir, aumenta la vergüenza que se siente por este y se impide explotar la proximidad del episodio para comprenderlo mejor. Los síntomas psicóticos con mucha frecuencia asustan a los miembros de la familia, y el hecho de hablar abiertamente con el psiquiatra y con el familiar con esquizofrenia tranquiliza a todas las partes. Más adelante, los psicoterapeutas pueden centrar la psicoterapia familiar en aplicar estrategias de amplio espectro dirigidas a reducir y tratar el estrés y a la reintegración gradual del enfermo en las actividades diarias.

Los psicoterapeutas deben controlar la intensidad emocional de las sesiones familiares con los pacientes con esquizofrenia. La expresión excesiva de emociones durante una sesión puede deteriorar el proceso de recuperación del paciente y eliminar las posibilidades de éxito de la psicoterapia familiar posterior. Se ha comprobado en varios estudios que la psicoterapia familiar es especialmente eficaz para reducir las recaídas.

Manejo del paciente y tratamiento comunitario intensivo. Debido a que hay una gran diversidad de profesionales con competencias especializadas, como psiquiatras, trabajadores sociales y terapeutas ocupacionales, entre otros, que están implicados en un programa terapéutico, resulta de gran utilidad disponer de una persona que esté al tanto de todas las fuerzas que actúan sobre el paciente. El gestor del seguimiento garantiza que todos los métodos estén coordinados y que el paciente acuda a las citas y cumpla los programas terapéuticos; puede realizar visitas domiciliarias, e incluso acompañar al paciente a trabajar. El éxito del programa depende de la formación, la capacitación y la competencia de cada gestor, que varían según el profesional. Lo más importante es mantener una pequeña cantidad de casos (menos de 20 casos por profesional), lo que puede ser un desafío para los sistemas sobrecargados y con fondos insuficientes.

El programa de tratamiento comunitario intensivo fue desarrollado inicialmente en la década de 1970 por varios investigadores de Madison (Wisconsin) para atender a las necesidades de las personas con trastornos mentales crónicos. Un equipo multidisciplinario recibe la asignación de un paciente (un gestor de seguimiento y coordinación de casos, un psiquiatra, un profesional de enfermería, médicos generales y varios profesionales de otras áreas). El equipo asume una carga asistencial fija y se ocupa de todos los servicios que el paciente necesita en cada momento y lugar durante las 24 h del día y todos los días de la semana. Esta intervención es móvil e intensiva y ofrece tratamiento, rehabilitación y actividades de apoyo, como la entrega de fármacos a domicilio, el seguimiento de la salud física y mental, el entrenamiento personalizado de las habilidades sociales del paciente y contactar a menudo con la familia. La proporción entre el personal de salud y cada paciente es muy amplia (12:1). Los programas de tratamiento intensivo pueden llegar a reducir eficazmente el riesgo de reingreso hospitalario de los pacientes con esquizofrenia, pero suponen una gran carga laboral y comportan unos costes muy elevados.

Aunque la evidencia es de baja calidad, existe alguna evidencia que sugiere que el manejo intensivo de los casos puede reducir el tiempo de hospitalización y aumentar la adherencia al tratamiento. Los abordajes de tratamiento intensivo de los casos parecen ser más eficaces cuando incorporan la terapia cognitivo-conductual.

Psicoterapia individual. Los estudios sobre los efectos de la psicoterapia individual aplicada al tratamiento de la esquizofrenia han permitido obtener datos que indican que este tipo de psicoterapia es útil para este trastorno y que los efectos son aditivos cuando esta modalidad se combina con el tratamiento farmacológico. En la psicoterapia de la esquizofrenia es fundamental crear una relación terapéutica en la que el paciente se sienta seguro. La fiabilidad del psicoterapeuta, la distancia emocional entre este y el paciente, así como la franqueza del profesional a los ojos del paciente, son factores que afectan globalmente a la experiencia terapéutica. La duración de la psicoterapia de un paciente con esquizofrenia debe plantearse en términos de décadas, en lugar de sesiones, meses o incluso años.

El mejor predictor del resultado de la psicoterapia es probablemente la fuerza de la alianza terapéutica. Los pacientes con esquizofrenia que logran crear una buena alianza terapéutica tienen más posibilidades de cumplir con la psicoterapia y con la posología de la medicación, y de evolucionar positivamente en las evaluaciones de seguimiento a los 2 años.

La relación entre los especialistas y los pacientes presenta diferencias con respecto a la que se establece con otros pacientes sin síntomas psicóticos. Establecer una relación suele ser difícil, ya que las personas con esquizofrenia son extraordinariamente solitarias y luchan contra la proximidad y la confianza, y muestran más probabilidades de sospechar de otras personas, de manifestar ansiedad o de reaccionar con hostilidad o retroceder si alguien intenta acercarse.

Los psicoterapeutas deben respetar escrupulosamente el espacio personal y la privacidad, y mostrarse francos, pacientes, sinceros y sensibles a las convenciones sociales antes que romper las formalidades de forma prematura y utilizar con condescendencia el nombre propio. Es probable que el paciente perciba la cordialidad excesiva o los gestos amistosos como tentativas de soborno o manipulación. Sin embargo, en el contexto de una relación profesional, la flexibilidad es vital para establecer una alianza terapéutica positiva con el paciente.

Terapia ocupacional y empleo asistido. Se utilizan una gran variedad de métodos y centros para ayudar a los pacientes a recuperar habilidades que poseían anteriormente o a desarrollar nuevas habilidades. Pueden aplicarse estos métodos en centros especiales de empleo, asociaciones de reinserción laboral y programas de empleo a tiempo parcial o transitorios. La capacitación de un paciente para ejercer un trabajo remunerado es un medio y un signo de recuperación. Muchos pacientes con esquizofrenia son capaces de realizar trabajos cualificados a pesar de su padecimiento. Otros pacientes pueden poseer habilidades excepcionales o incluso destacar de forma extraordinaria en un campo restringido como consecuencia de alguna dimensión idiosincrásica de su trastorno.

Tabla 5-11
Estudios seleccionados de prevalencia de esquizofrenia

Autor	País	Población	Método	Prevalencia por 1 000 habitantes en riesgo
Brugger (1931)	Alemania	Área en Turingia ($n = 37\,561$); 10 años o más	Censo; entrevista de la muestra	2,4
Strömgren (1938); Bøjholm y Strömgren (1989)	Dinamarca	Población insular ($n = 50\,000$)	Censos con entrevistas; censo repetido	3,9 → 3,3
Böök (1953); Böök y cols. (1978)	Suecia	Aislamiento genético ($n = 9\,000$); 15 a 50 años	Censos con entrevistas; censo repetido	9,5 → 17,0
Essen-Möller y cols. (1956); Hagnell (1966)	Suecia	Comunidad al sur de Suecia	Censos con entrevistas; censo repetido	6,7 → 4,5
Rin y Lin (1962); Lin y cols. (1989)	Taiwán	Muestra poblacional	Censos con entrevistas; censo repetido	2,1 → 1,4
Crocetti y cols. (1971)	Croacia	Muestra de 9 201 hogares	Censos basados en registros hospitalarios y entrevistas	5,9
Dube y Kumar (1972)	India	4 áreas en Agra ($n = 29\,468$)	Censos basados en registros hospitalarios y entrevistas	2,6
Rotstein (1977)	Rusia	Muestra poblacional ($n = 35\,590$)	Censos basados en registros hospitalarios y entrevistas	3,8
Keith y cols. (1991)	Estados Unidos	Datos agregados de 5 sitios del programa ECA	Muestra de una encuesta; entrevistas	7,0 (puntual) 15,0 (a lo largo de la vida)
Jeffreys y cols. (1997)	Inglaterra	Distrito sanitario de Londres ($n = 112\,127$)	Censo; entrevista de la muestra ($n = 172$)	5,1
Kebede y cols. (1999)	Etiopía	25 distritos de Addis Ababa ($n = 2\,228\,490$)	Cribado mediante cuestionario de autorreporte, entrevistas de la muestra ($n = 2\,042$)	7,0 (puntual) 9,0 (a lo largo de la vida)
Jablensky y cols. (2000)	Australia	4 áreas urbanas ($n = 1\,084\,978$)	Censos, cribado de psicosis, entrevistas de la muestra ($n = 980$)	3,1-5,9 (puntual)[a] 3,9-6,9 (período, 1 año)[b]
Waldo y cols. (1999)	Micronesia	Isla de Kosrae Aislamiento genético	Cribado de registros hospitalarios, entrevistas	6,8 (puntual)
Arajärvi y cols. (2005)	Finlandia	Cohorte de nacimiento ($n = 14\,817$) Aislamiento genético	Datos de registro de casos; entrevistas de 55 % de los casos registrados	15,0 (a lo largo de la vida) 19,0[c] (a lo largo de la vida)
Wu y cols. (2006)	Estados Unidos (California)	Datos de aseguradoras médicas (Medicaid/Medicare)	Muestra aleatoria del 20 % de los sujetos asegurados	5,1 (período, 1 año)
Perälä y cols. (2007)	Finlandia	Muestra nacional ($n = 8\,028$)	Cribado de psicosis, entrevistas de muestra; también se utilizan datos de registro y notas de casos	10,0 (a lo largo de la vida) 22,9[d] (a lo largo de la vida)

[a] Todas las psicosis.
[b] Esquizofrenia y otros trastornos psicóticos no afectivos.
[c] Trastornos del espectro de la esquizofrenia.
[d] Trastornos psicóticos no afectivos.
→ Cambios en la prevalencia encontrados en encuestas repetidas en la misma población.

El empleo asistido se centra en ayudar a los pacientes a obtener un empleo competitivo, a diferencia de los talleres cerrados. Tiene datos sólidos para ayudar a los pacientes a encontrar y mantener puestos de trabajo; también se asocia con una menor necesidad de tratamiento y mejor autoestima, y de forma menos consistente con los resultados generales del padecimiento.

Arteterapia (terapia artística).   Muchos pacientes con esquizofrenia pueden sacar un gran provecho de la terapia artística, que les permite desarrollar una vía de escape para su bombardeo constante de ideas e imágenes. Les permite comunicarse con otras personas y compartir su mundo interior, a menudo aterrador.

Rehabilitación cognitivo.   El entrenamiento cognitivo es una terapia conductual que intenta mejorar los procesos cognitivos. Mediante el uso de ejercicios generados por ordenador se logra intervenir en las redes neurales de forma que mejora la cognición, incluida la memoria de trabajo, lo que se traduce en una interacción social más efectiva. Un metaanálisis determinó que el tamaño del efecto está en el rango medio.

National Alliance on Mental Illness (NAMI).   La NAMI y otras organizaciones similares ofrecen la posibilidad de disponer de grupos de apoyo para los miembros de la familia, los amigos de los pacientes y los propios pacientes. Estas organizaciones ofrecen asesoramiento afectivo y práctico sobre la forma de obtener asistencia en el sistema sanitario, que a veces puede resultar compleja, y sobre fuentes de referencia útiles a las que los familiares pueden dirigirse. Además, esta organización ha financiado una campaña para desestigmatizar los trastornos mentales y concienciar al gobierno de las necesidades y los derechos de las personas que sufren un trastorno mental y de sus familias.

EPIDEMIOLOGÍA DE LOS TRASTORNOS

Incidencia y prevalencia

La prevalencia mundial de la esquizofrenia a lo largo de la vida es de un 0,7%. Un metaanálisis de 101 tasas de prevalencia publicado entre 1990 y 2015 encontró que la prevalencia media global de los trastornos psicóticos a lo largo de la vida en todo el mundo fue de 7,49 por cada 1 000 personas. Sin embargo, hubo un rango amplio entre los estudios, lo que representa una diferencia de aproximadamente cinco veces. Estas variaciones podrían explicarse en gran medida por los diferentes abordajes metodológicos de los diferentes estudios, incluidas las diferentes poblaciones y entornos estudiados, los distintos criterios diagnósticos y diagnósticos incluidos y las diferencias en la calidad del estudio.

En la tabla 5-11 se enumeran algunos de los principales estudios epidemiológicos de la esquizofrenia.

En Estados Unidos, alrededor del 0,05% de la población total recibe tratamiento para esquizofrenia en solo 1 año. Quizás solo la mitad de todos los pacientes con esquizofrenia obtendrán tratamiento, a pesar de la gravedad del trastorno.

Sexo

La esquizofrenia es igual de frecuente en hombres y mujeres. El inicio y la evolución del padecimiento son distintos entre los sexos. El inicio de la esquizofrenia es más temprano para los hombres. Además, más de la mitad de todos los pacientes hombres con esquizofrenia, pero solo un tercio de todas las mujeres con esquizofrenia, serán hospitalizados por el trastorno antes de los 25 años. Algunos estudios han indicado que los hombres tienen más probabilidades de verse afectados por síntomas negativos que las mujeres y que estas tienen más probabilidades de tener mejor funcionamiento social que los hombres antes de la aparición del padecimiento. En general, el resultado de las mujeres con esquizofrenia es mejor que el de los hombres con esquizofrenia.

Edad

En Estados Unidos, las edades máximas de aparición son entre los 10 y los 25 años para los hombres y entre los 25 y los 35 años para las mujeres. A diferencia de los hombres, las mujeres muestran una distribución de edad bimodal, con un segundo pico que ocurre en la mediana edad: un 3-10% de las mujeres con esquizofrenia presenta el padecimiento de los 40 años. Un 90% de los pacientes en tratamiento para la esquizofrenia tienen entre 15 y 55 años. La aparición de la esquizofrenia antes de los 10 años o después de los 60 años es escasa. La esquizofrenia de inicio tardío se refiere a la aparición del trastorno después de los 45 años.

Otros factores que influyen en la epidemiología

Estacionalidad del nacimiento.   Las personas que desarrollan esquizofrenia posiblemente hayan nacido durante el invierno o el inicio de la primavera. En el hemisferio norte, incluido Estados Unidos, las personas con esquizofrenia con frecuencia han nacido entre enero y abril, y en el hemisferio sur, entre julio y septiembre.

Factores maternos que afectan al feto.   Las complicaciones durante el parto, la desnutrición materna durante el embarazo y otras enfermedades parecen ser factores de riesgo de esquizofrenia.

Experiencias de la vida temprana.   El trauma infantil, el aislamiento social y otros tipos de privaciones también parecen ser factores de riesgo.

Educación urbana.   Varios estudios, principalmente de la década de 1990, han sugerido que nacer o vivir en una ciudad es un riesgo de presentar esquizofrenia. Esto se ha comunicado en varios países. La relación parece ser más convincente por haber crecido en una ciudad que por haber nacido en ella. La conexión puede estar «relacionada con la dosis», lo que significa que cuanto más grande es la ciudad, mayor es el riesgo.

Cannabis.   Existe una asociación entre el consumo de cannabis y la psicosis, y el consumo de cannabis puede aumentar el riesgo de esquizofrenia hasta en un 40%, especialmente en los consumidores habituales.

Las deficiencias cognitivas también pueden ser un factor de riesgo.   Investigaciones más recientes han sugerido que las deficiencias cognitivas, como un aprendizaje verbal y una memoria deficientes y una velocidad de procesamiento más lenta, pueden ser un predictor de una psicosis inminente.

Otros trastornos psicóticos

El trastorno esquizoafectivo es menos habitual que la esquizofrenia, posiblemente en el rango de 0,5% a 0,8%, aunque los diferentes criterios usados en diversos estudios limitan los hallazgos. Las diferencias de sexo son más típicas de los trastornos del estado de ánimo, en los que hay una proporción más alta de mujeres que de hombres que tienen el subtipo depresivo, pero una proporción similar con el subtipo bipolar. El subtipo bipolar puede ser más común en personas más jóvenes que en adultos, quienes suelen estar deprimidos. Al igual que con la esquizofrenia, las mujeres tienden a desarrollarla más tarde que los hombres.

Se sabe poco sobre la incidencia, la prevalencia y la proporción de sexos del trastorno esquizofreniforme. Parece ser aproximadamente la mitad de frecuente que la esquizofrenia, más común en hombres, en adolescentes y adultos jóvenes. Los familiares de pacientes con trastorno esquizofreniforme tienen más probabilidades de tener trastornos del estado de ánimo que los familiares de pacientes con esquizofrenia. Sin embargo, muchos de esos trastornos del estado de ánimo incluyen síntomas psicóticos.

NEUROBIOLOGÍA DEL TRASTORNO

Hallazgos anatómicos

En el siglo xix, los neuropatólogos no pudieron encontrar una base neuropatológica para la esquizofrenia, por lo que clasificaron la enfermedad como un trastorno funcional. Sin embargo, a finales del siglo xx, los investigadores hicieron importantes progresos al descubrir una posible base neuropatológica para la esquizofrenia.

Ventrículos cerebrales. Las tomografías computarizadas (TC) de pacientes con esquizofrenia han mostrado de forma consistente la dilatación de los ventrículos lateral y tercero, y cierta disminución de la masa cortical. Durante las primeras fases del padecimiento se ha observado la reducción de la masa cortical de la sustancia gris. Diferentes investigadores han intentado determinar si las anomalías detectadas por la TC son progresivas o estáticas. Algunos estudios han llegado a la conclusión de que las lesiones observadas en la TC están presentes al inicio del padecimiento y no evolucionan. Otros estudios, sin embargo, han determinado que el proceso patológico visualizado en la TC continúa evolucionando durante el curso del padecimiento. Así pues, se desconoce si un proceso patológico activo continúa desarrollándose en los pacientes con esquizofrenia.

Reducción de la simetría. Con la esquizofrenia, varias zonas del cerebro presentan una reducción de la simetría, entre ellas los lóbulos temporal, frontal y occipital. Algunos investigadores creen que esta reducción se origina durante la vida fetal e indica la alteración de la lateralización cerebral durante el desarrollo neurológico.

Sistema límbico. Debido a su papel en el control de las emociones, se ha llegado a la hipótesis de que el sistema límbico está implicado en la fisiopatología de la esquizofrenia. Los estudios de muestras necrópsicas de cerebros de enfermos de esquizofrenia han revelado una disminución del tamaño de la región formada por el núcleo amigdalino, el hipocampo y la circunvolución parahipocámpica. Este hallazgo neuropatológico coincide con los resultados obtenidos a partir de estudios con técnicas de diagnóstico por la imagen en pacientes con esquizofrenia. Como indican las alteraciones en la transmisión del glutamato, en la esquizofrenia el hipocampo no solo tiene un tamaño inferior, sino que también es funcionalmente anómalo. Se ha mostrado la desorganización de las neuronas dentro del hipocampo tras analizar cortes de tejido cerebral de los pacientes con esquizofrenia.

Corteza prefrontal. Existen bastantes datos procedentes de estudios en cerebros de cadáveres que apoyan la existencia de anomalías anatómicas en la corteza prefrontal en los casos de esquizofrenia. También se ha demostrado la presencia de deficiencias funcionales en la región prefrontal del cerebro. Durante mucho tiempo se ha detectado que varios de los síntomas de la esquizofrenia imitan a los encontrados en personas con lobotomía prefrontal o síndromes del lóbulo frontal.

Tálamo. Algunos estudios del tálamo muestran la reducción de la masa o la pérdida neuronal (concretamente de los subnúcleos). Se ha confirmado que el núcleo dorsal interno del tálamo, que tiene conexiones recíprocas con la corteza prefrontal, contiene una cantidad reducida de neuronas. El número total de neuronas, oligodendrocitos y astrocitos se reduce entre un 30% y un 45% en los pacientes con esquizofrenia. Este descubrimiento hipotético no parece deberse a los efectos de los antipsicóticos, ya que el volumen del tálamo tiene el mismo tamaño tanto en los pacientes tratados de forma crónica con dichos fármacos como en los que nunca han recibido neurolépticos.

Núcleos basales y cerebelo. En la esquizofrenia, los núcleos basales y el cerebelo han sido de interés teórico como mínimo por dos motivos. En primer lugar, muchos pacientes con esquizofrenia presentan movimientos extraños, incluso en ausencia de movimientos anormales provocados por los fármacos. Los movimientos extraños pueden ser la marcha torpe, muecas faciales y movimientos estereotipados. Los núcleos basales y el cerebelo están implicados en el control del movimiento, por lo que la afectación de estas zonas está involucrada en la fisiopatología de la esquizofrenia. En segundo lugar, las discinesias que afectan a los núcleos basales (p. ej., corea de Huntington, enfermedad de Parkinson) son las que con más frecuencia se asocian a la psicosis. Los estudios neuropatológicos de los núcleos basales han presentado datos variables y no concluyentes sobre la pérdida celular o la reducción de la masa del globo pálido y la sustancia negra. Los estudios también han revelado un aumento del número de receptores D_2 en el caudado, el putamen y el *nucleus accumbens*. No obstante, todavía se desconoce si dicho incremento es secundario al tratamiento con antipsicóticos. Algunos investigadores han empezado a estudiar el sistema serotoninérgico en los núcleos basales; la utilidad clínica de los antipsicóticos antagonistas de la serotonina sugiere que la serotonina tiene algún papel en el trastorno psicótico.

Hallazgos fisiológicos

Imágenes funcionales. Las pruebas de tomografía por emisión de positrones (PET) han mostrado una variedad de anomalías de neurotransmisores, que incluyen niveles elevados de dopamina en el cuerpo estriado ventral y niveles reducidos en la corteza frontal.

Las pruebas que utilizan espectroscopia por resonancia magnética han demostrado un aumento de los niveles de glutamato, particularmente en las áreas temporal prefrontal y medial. Además, las concentraciones de *N*-acetilaspartato, un marcador neuronal, en el hipocampo y los lóbulos frontales de los pacientes con esquizofrenia eran bajas.

Hallazgos electrofisiológicos. Los estudios con electroencefalografía (EEG) indican que muchos de los pacientes con esquizofrenia presentan trazados anómalos, un aumento de la susceptibilidad a los procedimientos de activación (p. ej., actividad punta frecuente cuando hay falta de sueño), disminución de la actividad α, aumento de la actividad θ y δ, posiblemente más actividad epileptiforme de la normal, y seguramente más anomalías izquierdas de las habituales. Los pacientes con esquizofrenia también presentan incapacidad para filtrar los sonidos intrascendentes y son extremadamente sensibles a los ruidos de fondo. La implosión de sonido resultante hace que la concentración sea muy difícil y puede ser uno de los factores que provoca la producción de alucinaciones auditivas. Esta susceptibilidad al sonido puede estar asociada con un defecto genético.

Potenciales evocados. Se ha descrito un gran número de anomalías en los potenciales evocados de los pacientes con esquizofrenia. La onda P300 es la que más se ha estudiado; se ha definido como una onda de potencial evocado grande y positiva que se da unos 300 ms después de la detección de un estímulo sensitivo. Parece que la principal fuente de la onda P300 está situada en las estructuras del sistema límbico de los lóbulos temporales internos. En pacientes con esquizofrenia se ha comprobado que la P300 es estadísticamente inferior que en los grupos comparados. También se ha detectado que las anomalías en la onda P300 son más habituales en los niños con riesgo muy elevado de sufrir esquizofrenia, debido a que sus padres están afectados. Si las características de la P300 representan un estado o un rasgo es un asunto muy debatido. Otros potenciales evocados que están alterados en los pacientes con esquizofrenia son la N100 y la variación negativa contingente. La N100 es una onda negativa que tiene lugar unos 100 ms después de un estímulo, y la variación negativa contingente es un cambio de voltaje negativo que se forma lentamente y aparece a continuación de la presentación de un estímulo sensitivo que es una advertencia para el estímulo que se acerca. Se ha interpretado que los datos del potencial evocado indican que, aunque los pacientes con esquizofrenia son muy susceptibles a los estímulos sensoriales (potenciales evocados prematuros mayores), compensan el aumento de la susceptibilidad inhibiendo el procesamiento de la información a niveles corticales más elevados (indicados por potenciales evocados tardíos más pequeños).

Alteraciones oculomotoras. La incapacidad para seguir con precisión un objeto móvil con la vista es la base definitoria de las alteraciones del seguimiento visual uniforme y la desinhibición de los movimientos oculares sacádicos en los pacientes con esquizofrenia. La disfunción del movimiento del ojo puede ser un marcador de rasgo para este padecimiento; es independiente del tratamiento farmacológico y del estado clínico, y también se observa en los familiares de primer grado de probandos con esquizofrenia. Varios estudios han notificado movimientos oculares anómalos entre el 50 % y el 85 % de los pacientes con esquizofrenia, en comparación con alrededor del 25 % de los pacientes psiquiátricos sin esquizofrenia y menos del 10 % de los voluntarios de control sin enfermedades psiquiátricas.

Deficiencias de inhibición prepulso. La inhibición prepulso se refiere a una disfunción de la compuerta sensoriomotora. Por lo general, un prepulso o un estímulo débil, como un ruido, puede disminuir la reacción de sobresalto a un estímulo posterior más importante, como un ruido más fuerte. Ya en la década de 1970, los investigadores encontraron que los pacientes con esquizofrenia carecían de esta inhibición normal, y esto también se encontró más tarde en los familiares de estos pacientes. La dopamina regula la activación sensoriomotora, lo que sustenta aún más la importancia de la dopamina en la esquizofrenia.

Neurotransmisores y receptores

La liberación excesiva de dopamina en pacientes con esquizofrenia se asocia con la gravedad de los síntomas psicóticos positivos. Las pruebas de PET de los receptores de dopamina han demostrado que los pacientes con esquizofrenia tienen un aumento del contenido de dopamina sináptica subcortical y mayor capacidad de síntesis subcortical. Estos están localizados en el área de asociación del núcleo estriado. Estas anomalías, en particular el aumento del contenido de dopamina sináptica subcortical, se asocian con los síntomas positivos de esquizofrenia y la respuesta positiva al tratamiento. Sin embargo, las anomalías de la dopamina no se deben simplemente a los síntomas, ya que estas preceden al inicio del padecimiento. También ocurren en personas consideradas con alto riesgo de esquizofrenia.

Además de la dopamina, hay niveles elevados de glutamato y niveles reducidos de ácido γ-aminobutírico (GABA). Algunos pacientes con esquizofrenia muestran una pérdida de neuronas GABAérgicas en el hipocampo.

Los estudios basados en autopsias han demostrado la reducción de los receptores muscarínicos y nicotínicos en los núcleos caudado-putamen, el hipocampo y ciertas regiones de la corteza prefrontal. Estos receptores desempeñan un papel en la regulación de los sistemas neurotransmisores implicados en la cognición, que se ve afectada en la esquizofrenia.

Como resultado de estas alteraciones de los neurotransmisores existen alteraciones en una variedad de receptores. Por ejemplo, los receptores de *N*-metil-D-aspartato (NMDA) parecen ser hipofuncionales como resultado de los excesos de glutamato y dopamina.

Psiconeuroinmunología

En los pacientes con esquizofrenia se han asociado varias anomalías inmunológicas, como la disminución de la producción de interleucina 2 por parte de los linfocitos T, la reducción del número y la reactividad de los linfocitos periféricos, la reactividad celular y humoral anómala a las neuronas, y la presencia de anticuerpos dirigidos al cerebro. Los datos se pueden interpretar de diferentes maneras, como representación de los efectos de un virus neurotóxico o como un trastorno autoinmunitario endógeno.

La observación refuerza aún más la hipótesis de que varias enfermedades autoinmunes pueden causar psicosis, como la encefalitis lúpica sistémica. De manera similar, algunos tipos de encefalitis inmunitaria, como la encefalitis antirreceptor de NMDA, pueden causar un trastorno psicótico semejante a la esquizofrenia, al menos al comienzo de la enfermedad.

Psiconeuroendocrinología

Muchos informes describen diferencias neuroendocrinas entre grupos de pacientes con esquizofrenia y grupos de sujetos de control. Por ejemplo, los resultados de la prueba de supresión con dexametasona son anómalos en varios subgrupos de pacientes con esquizofrenia, aunque la prueba carece de valor práctico o predictivo.

Algunos datos indican la disminución de las concentraciones de la hormona luteinizante o folitropina, quizá relacionada con la edad en el momento del inicio y la duración del padecimiento. Existen dos anomalías más que podrían estar relacionadas con la presencia de síntomas negativos: la falta de liberación de la secreción de prolactina y de la hormona del crecimiento con la estimulación de la hormona liberadora de gonadotropina o la hormona liberadora de tirotropina, y la falta de liberación de la hormona del crecimiento con la estimulación de la apomorfina.

Infecciones

El fundamento de que las infecciones intervienen en la esquizofrenia es principalmente indirecto. Como ya se ha mencionado, las personas que desarrollan esquizofrenia posiblemente hayan nacido durante el invierno, lo que sugiere un factor de riesgo específico de la temporada, como un virus (sin embargo, hay otras explicaciones como cambios en la dieta).

Los datos epidemiológicos muestran una alta incidencia de esquizofrenia después de la exposición prenatal a la gripe durante varias epidemias de esta enfermedad. Algunos estudios muestran que la frecuencia de la esquizofrenia aumenta después de la exposición a la influenza durante el segundo trimestre del embarazo. La gripe es, por supuesto, más frecuente durante el invierno que en otras estaciones. Otros datos que apoyan una hipótesis vírica son el aumento del número de anomalías físicas en el momento del nacimiento, el incremento de la tasa de complicaciones durante el embarazo y el nacimiento, la estacionalidad del nacimiento coherente con la infección viral, los brotes geográficos de casos en adultos y la estacionalidad de las hospitalizaciones.

Las teorías virales tienen su origen en su capacidad de explicar la localización concreta de la patología, lo que permite dar cuenta de la especificidad de algunas de las manifestaciones de la esquizofrenia sin encefalitis febril aguda.

Factores ambientales

Además de las infecciones, muchos otros factores, particularmente en el período prenatal, pueden contribuir a un riesgo pequeño pero significativo de esquizofrenia. Estos incluyen complicaciones del nacimiento, trauma después del parto, insuficiencias nutricionales y otros factores que pueden afectar negativamente al desarrollo saludable.

Genética de la esquizofrenia

Estudios de patrones hereditarios. Al menos ya en la década de 1930, los estudios sobre gemelos y familias demostraron que la esquizofrenia era un trastorno hereditario. Se estima que la heredabilidad de la esquizofrenia es del 60 % al 80 %.

La probabilidad de que una persona sufra esquizofrenia está relacionada con la cercanía de parentesco con un pariente afectado (p. ej., pariente de primer o segundo grado). En el caso de los gemelos monocigóticos que tienen un legado genético idéntico, se da aproximadamente un 50 % de tasa de concordancia para la esquizofrenia. Esta tasa corresponde a cuatro o cinco veces la tasa de concordancia en gemelos dicigóticos o la tasa de incidencia encontrada en otros parientes de primer grado (es decir, hermanos, padres o hijos). Además, el papel de los factores genéticos se refleja en el descenso de la incidencia de la esquizofrenia entre los parientes de segundo y tercer grado, en los cuales se podría pensar que la carga genética ha disminuido. El hallazgo de una tasa de esquizofrenia más elevada entre los parientes biológicos de una persona adoptada que desarrolla esquizofrenia, en comparación con los parientes adoptivos, no biológicos, que crían al paciente, refuerza más la idea de la contribución genética en la etiología de la esquizofrenia.

No obstante, los datos sobre gemelos monocigóticos demuestran claramente el hecho de que las personas que son genéticamente vulnerables a la esquizofrenia no tienen por qué desarrollar inevitablemente este padecimiento; para determinar la evolución hacia una esquizofrenia deben estar implicados otros factores (p. ej., el entorno). Si un modelo de vulnerabilidad-predisposición a la esquizofrenia es correcto en la propuesta de la influencia del entorno, entonces otros factores biológicos o psicosociales del entorno podrían prevenir o provocar el trastorno en las personas genéticamente vulnerables.

Algunos datos indican que la edad del padre tiene una relación directa con el desarrollo del padecimiento. En algunos estudios con pacientes con esquizofrenia en cuyos antecedentes familiares no aparecía el trastorno, se descubrió que los nacidos de padres mayores de 60 años eran más vulnerables al desarrollo del trastorno. Posiblemente, la espermatogénesis en hombres mayores está sujeta a un mayor daño epigenético que en los más jóvenes.

Estudios genéticos.   Se desconoce la forma de transmisión genética en la esquizofrenia, pero muchos genes están asociados. Los estudios más recientes que utilizan métodos más directos, como la hibridación genómica comparativa, los chips de polimorfismo de nucleótidos pequeños, la secuenciación de próxima generación, el estudio de asociación del genoma completo y la edición genómica CRISPR/Cas9 *(Clustered Regularly Interspaced Short Palindromic Repeats-associated Nuclease 9)* han revolucionado la investigación genética de la esquizofrenia y el número de genes asociados con la esquizofrenia sigue aumentando. Muchos de estos son hallazgos probables al azar. Sin embargo, al menos algunos son candidatos plausibles que contribuyen a la vulnerabilidad de la esquizofrenia.

Los estudios genéticos de vínculo y asociación han proporcionado pruebas sólidas para varios genes candidatos específicos. Los mejores candidatos son los implicados en la transmisión sináptica, incluidos varios receptores de monoamina y los implicados en la liberación y señalización del glutamato.

Dado el papel que tiene la dopamina en la esquizofrenia, no sorprende que muchos estudios genéticos se hayan concentrado en los genes implicados en la regulación de la dopamina. Por ejemplo, algunos estudios implican el polimorfismo de la catecolamina *O*-metiltransferasa, que está involucrado en el metabolismo de la dopamina (así como en otras catecolaminas).

Los estudios de variación del número de copias (CNV, *copy number variation)* sugieren que quizás entre el 2 % y el 5 % de la esquizofrenia puede deberse, en parte, a variantes genéticas que son muy marcadas pero muy raras. Estos incluían genes que participaban en la regulación de la función sináptica y el desarrollo neurológico. Un ejemplo de una variante poco común que se asocia con la psicosis es la microdeleción 22q11.2, que causa la deleción 22q11.2 o síndrome velocardiofacial (también llamado síndrome de DiGeorge), que ocurre en aproximadamente 1 de cada 4 000 nacidos vivos.

Sin embargo, la mayor parte del riesgo se explica por alelos comunes, que se cuentan por cientos, cada uno de los cuales tiene un peque-

ño efecto sobre el riesgo. Los estudios de asociación del genoma completo han producido varios loci de interés, incluidos los genes *DRD* que codifican los receptores de dopamina, así como muchos otros loci implicados en funciones que se consideran esenciales para la patogénesis de la esquizofrenia. Estos incluyen genes relacionados con el glutamato, la señalización de calcio, la formación de la columna dendrítica y otros aspectos de la función neuronal y del desarrollo neurológico. Como se describirá con mayor detalle a continuación, la investigación posterior se ha centrado en los genes relacionados con el sistema inmunitario e implicados en la poda sináptica.

Muchos genes implicados no codifican proteínas como las descritas anteriormente, pero tienen un papel en el procesamiento genético, afectando a la transcripción y a varios factores epigenéticos.

Los hallazgos extensos y en ocasiones contradictorios probablemente estén relacionados con la heterogeneidad del trastorno, y los investigadores están trabajando para desarrollar endofenotipos que se relacionen más estrechamente con la genética del trastorno. Por ejemplo, la inhibición prepulso es un candidato probable para un endotipo de esquizofrenia. Los investigadores han identificado muchos otros rasgos endofenotipos. Estos tienen la ventaja de ser medibles y se prestan al análisis cuantitativo.

PSICOLOGÍA DEL TRASTORNO

Dinámica familiar

En un estudio con niños británicos de 4 años de edad, los que no tuvieron una buena relación con su madre presentaron un aumento de hasta seis veces en el riesgo de desarrollar esquizofrenia. Sin embargo, esto deja abierta la pregunta de qué fue primero, la mala relación o la incapacidad del niño para establecer relaciones cercanas. Es revelador saber que aquellos que fueron adoptados y alejados de sus madres tenían más posibilidades de desarrollar el trastorno si se criaban en circunstancias adversas. En otro estudio, los niños de madres con esquizofrenia criados en un kibutz (un tipo de comuna) tenían más probabilidades de desarrollar esquizofrenia en comparación con los hijos criados por padres adoptivos estables. No obstante, algunos datos que no se han comparado de forma precisa indican que un patrón familiar específico desempeña un papel causal en el desarrollo de la enfermedad. De familias desestructuradas proceden tanto pacientes con esquizofrenia como muchas personas sin condiciones psiquiátricas. Sin embargo, es importante no pasar por alto un comportamiento familiar patológico que puede aumentar de forma importante el estrés emocional que deberá sobrellevar un paciente vulnerable con esquizofrenia.

ETIOLOGÍA

Teorías biológicas

Hipótesis de la dopamina.   La formulación más simple de la hipótesis de la dopamina en la esquizofrenia plantea que este trastorno tiene su origen en una actividad dopaminérgica excesiva. Esta teoría se elaboró a partir de dos observaciones. En primer lugar, la eficacia y la potencia de muchos antipsicóticos (es decir, los antagonistas del receptor de la dopamina) están relacionadas con su capacidad de actuar como antagonistas del receptor de la dopamina de tipo 2 (D_2). En segundo lugar, las sustancias que aumentan la actividad dopaminérgica (en concreto, la cocaína y las anfetaminas) son psicomiméticas. También existe el apoyo del hecho de que ciertas funciones reguladas por la dopamina (p. ej., inhibición prepulso) son anómalas en pacientes con esquizofrenia.

La teoría básica no explica con detalle si la hiperactividad dopaminérgica se debe a la liberación demasiado elevada de dopamina, a la presencia de demasiados receptores de la dopamina, a la hipersensibilidad de los receptores de la dopamina a esta misma sustancia o a una combinación de estos mecanismos.

Tampoco especifica cuáles son las vías de la dopamina en el cerebro que están implicadas. Históricamente, los modelos de esquizofrenia sugirieron que las disfunciones en la vía mesolímbica eran responsables de los síntomas positivos de la esquizofrenia. Esto se debió a varias observaciones, incluido el hecho de que las convulsiones y los tumores en estas regiones producían síntomas similares a los de la esquizofrenia. Además, las anfetaminas, que pueden inducir psicosis, parecían afectar al núcleo accumbens y los antipsicóticos inyectados en esta zona parecían revertir este efecto.

Sin embargo, investigaciones posteriores sugieren que el cuerpo estriado (que generalmente se piensa que está involucrado en la función motora) tiene un papel importante. Así lo sugieren las pruebas de neuroimagen funcional, que encontraron que las diferencias más significativas en la función de la dopamina de pacientes con esquizofrenia estaban en el cuerpo estriado dorsal y las proyecciones asociadas. Esta relación también es válida para las personas con alto riesgo de esquizofrenia. Esta área tiene un papel integrador y las disfunciones en esta zona podrían explicar las deficiencias asociativas que ocurren en la esquizofrenia. Además, al tener un papel vital en la formación de hábitos, se puede abogar por un modelo de psicosis como un tipo de pensamiento habitual o rígido, en el que una persona tiene dificultades para considerar explicaciones alternativas de una experiencia.

Serotonina. Las hipótesis actuales plantean que el exceso de serotonina es la causa de los síntomas tanto positivos como negativos de la esquizofrenia. La fuerte actividad antagonista de la serotonina de la clozapina y otros antipsicóticos de segunda generación, unida a la eficacia real de la clozapina para reducir los síntomas positivos en los pacientes crónicos, ha dado validez a esta teoría.

GABA. Basándose en los resultados que muestran que algunos pacientes con esquizofrenia presentan una pérdida de neuronas GABAérgicas en el hipocampo, se ha considerado que el ácido γ-aminobutírico (GABA), un neurotransmisor inhibidor, está implicado en la fisiopatología de la esquizofrenia. El GABA tiene un efector regulador de la actividad de la dopamina, y la pérdida de neuronas GABAérgicas inhibidoras podría provocar la hiperactividad de las neuronas dopaminérgicas.

Neuropéptidos. Los neuropéptidos, como la sustancia P y la neurotensina, se localizan con los neurotransmisores catecolamina e indolamina, e influyen en la acción de estos. La modificación de los mecanismos de los neuropéptidos podría facilitar, inhibir o alterar el modelo de activación de estos sistemas neuronales.

Glutamato. El glutamato también es de interés, ya que la ingesta de fenciclidina (un antagonista del glutamato) produce un síndrome agudo parecido a este trastorno. Las hipótesis propuestas sobre el glutamato son la hiperactividad, la hipoactividad y la neurotoxicidad que provoca.

Acetilcolina y nicotina. Como se ha señalado, algunos estudios sugieren deficiencias en los receptores muscarínicos y nicotínicos. Estos receptores desempeñan un papel en la regulación de los sistemas neurotransmisores implicados en la cognición, que se ve afectada en la esquizofrenia.

Circuitos neuronales (hipótesis de la desconexión). Se ha producido una evolución gradual desde la definición de la esquizofrenia como un trastorno que afecta a distintas zonas del cerebro hasta una perspectiva que la ve como una alteración de los circuitos neuronales. Por ejemplo, como se ha mencionado, los núcleos basales y el cerebelo están conectados de manera recíproca a los lóbulos frontales, y las anomalías de la función del lóbulo frontal observadas en algunos estudios con técnicas de diagnóstico por la imagen pueden deberse a la afectación del área más que de los propios lóbulos frontales. También existe la hipótesis de que una lesión de desarrollo temprano de las vías dopa-

minérgicas hacia la corteza prefrontal provoca la alteración de la función del sistema límbico y prefrontal, lo que da origen a los síntomas positivos y negativos y a los trastornos neurocognitivos observados en pacientes con esquizofrenia.

En el contexto de las hipótesis sobre los circuitos neuronales que relacionan la corteza prefrontal y el sistema límbico, son particularmente interesantes los estudios que muestran una relación entre las anomalías morfológicas hipocámpicas y los trastornos en el metabolismo o la función de la corteza prefrontal, o ambos. Los datos procedentes de estudios con técnicas de diagnóstico por la imagen en personas indican que la producción de los síntomas psicóticos positivos subyace en la disfunción del circuito talamocortical cingular anterior de los núcleos basales, mientras que en la disfunción del circuito prefrontal dorsolateral subyace la producción de los síntomas negativos o deficitarios primarios y permanentes. Existe una base neural para las funciones cognitivas que están alteradas en los pacientes con esquizofrenia. La observación de la relación entre la afectación del funcionamiento de la memoria de trabajo, la disfunción de la integridad neuronal prefrontal, la alteración de la corteza parietal inferior, cingular y prefrontal, y la insuficiencia de circulación sanguínea hipocámpica confirma la alteración del circuito neural de la memoria de trabajo normal en pacientes con esquizofrenia. La afectación de este circuito, como mínimo para las alucinaciones auditivas, se ha comprobado en varios estudios funcionales con técnicas de imagen que comparan los pacientes con alucinaciones y sin ellas.

Virus, neurotoxicidad y neuroinflamación. Las investigaciones que se han llevado a cabo de forma más precisa y han buscado datos sobre las infecciones virales neurotóxicas en la esquizofrenia han obtenido resultados negativos. Sin embargo, como se ha señalado, los datos epidemiológicos indirectos apoyan un papel viral. No obstante, la incapacidad para detectar datos genéticos de una infección vírica reduce la importancia de todos los datos circunstanciales. Algunos datos apoyan la posible presencia de anticuerpos cerebrales autoinmunitarios; sin embargo, el proceso fisiopatológico, en caso de que exista, probablemente solo explique un subgrupo de la población con esquizofrenia.

La hipótesis de la neurotoxicidad sugiere que la psicosis puede ser tóxica, y que es el aumento asociado de los niveles de estrés y el cortisol lo que ocasiona cambios cerebrales. Además, el consumo de toxinas exógenas como el cannabis y el alcohol puede contribuir aún más. Asimismo, hay alguna evidencia de que los medicamentos antipsicóticos también podrían contribuir. Sin embargo, como se describe a continuación, la falta de evidencia de la neurodegeneración es un argumento en contra de este proceso.

Muchos estudios han sugerido que la neuroinflamación tiene un papel en la patogenia de la esquizofrenia. La esquizofrenia y ciertas enfermedades autoinmunes presentan características clínicas, epidemiológicas y genéticas superpuestas. Además, al menos un subconjunto de pacientes con esquizofrenia tiene hallazgos de laboratorio que indican activación inmunitaria. Estos hallazgos pueden ser particularmente prominentes en pacientes con cambios cerebrales estructurales, aunque estos resultados son inconsistentes.

Varios estudios de asociación del genoma completo han encontrado genes implicados que regulan la respuesta inmunitaria, en particular la región del complejo principal de histocompatibilidad (MHC, *major histocompatibility complex*) y genes específicos involucrados en la poda sináptica, lo que proporciona más apoyo a la hipótesis del neurodesarrollo, que se analiza a continuación.

Cada vez hay más evidencia que sugiere que la esquizofrenia es un trastorno del neurodesarrollo. Es probable que la esquizofrenia sea un trastorno del neurodesarrollo, donde la estructura neuronal estándar no se desarrolla de forma correcta. Previamente, los investigadores especularon que este podría ser el caso, basándose en la observación de que muchos pacientes que desarrollaron esquizofrenia en la edad adulta temprana tuvieron discapacidades motoras y cognitivas cuando eran más jóvenes. Además, como se ha discutido, las complicaciones obstétricas son un factor de riesgo de esquizofrenia. Es más, para muchos pacientes con esquizofrenia, los déficits cognitivos no se deterioran significativamente después del inicio del padecimiento. La evidencia incluye la falta de gliosis encontrada en los cerebros de los pacientes con esquizofrenia, así como ninguna evidencia consistente de neurodegeneración, lo que sugiere que las deficiencias significativas no se deben a la muerte celular sino a la falta de un crecimiento celular adecuado. Además, muchos de los genes implicados en la esquizofrenia tienen una expresión relativamente más alta antes del nacimiento y es probable que estén implicados en el desarrollo temprano del cerebro. Algunos de los genes pueden incluso afectar a la placenta, haciéndola más sensible al estrés ambiental.

Como se ha señalado, una de las asociaciones genéticas más sólidas encontradas hasta la fecha para la esquizofrenia ha sido con variaciones en el MHC. Estos genes, en particular los alelos C4, están involucrados en la poda sináptica durante los períodos críticos de desarrollo, que ocurren durante la adolescencia y la edad adulta, y pueden explicar por qué los síntomas de esquizofrenia solo se manifiestan durante este período.

Es probable que la esquizofrenia involucre múltiples disfunciones en varios niveles.

Se sabe por pacientes neurológicos que sufren diversas lesiones focales que las lesiones que causan alucinaciones a menudo se encuentran en las redes asociadas con ese sistema sensorial; por tanto, las alucinaciones visuales están asociadas con lesiones occipitales, así como con otras áreas a lo largo de la vía visual, como el cuerpo estriado y el tálamo. De la misma manera, las alucinaciones auditivas pueden ser causadas por lesiones en la corteza auditiva, el hipocampo, la amígdala o el tálamo. Sin embargo, la mayoría de los pacientes con estas lesiones focales retienen la percepción y reconocen sus alucinaciones como lo que son. Las lesiones en las redes corticoestriatales pueden causar pérdida de percepción y las disfunciones relacionadas con la dopamina en esta red probablemente explican las creencias delirantes sobre las alucinaciones y otros pensamientos desordenados. Aún así, otros circuitos están involucrados en la reacción afectiva a estas experiencias anómalas. De esta forma, es probable que los síntomas de la esquizofrenia se deban a múltiples disfunciones a lo largo de varias redes.

Este abordaje para entender la esquizofrenia ayuda a explicar por qué los antipsicóticos son solo parcialmente útiles para el tratamiento. Al normalizar la disfunción de la dopamina, los antipsicóticos disminuyen la señalización de dopamina demasiado alta en el cuerpo estriado asociativo y reducen los síntomas psicóticos asociados con el trastorno. Sin embargo, actúan solo en este circuito en particular y, por lo tanto, tienen poco efecto sobre los síntomas negativos y cognitivos del trastorno.

Teorías psicosociales

Si la esquizofrenia es una enfermedad del cerebro, probablemente sea análoga a las enfermedades de otros órganos (p. ej., infartos de miocardio, diabetes) cuya evolución está afectada por el estrés psicosocial. Por lo tanto, los médicos deberían tener en cuenta tanto los factores psicosociales como los biológicos que afectan a la esquizofrenia.

El trastorno afecta a cada paciente de forma singular, y cada uno tiene una naturaleza psicológica única. Aunque muchas de las teorías psicodinámicas sobre la patogenia de la esquizofrenia parecen estar pasadas de moda, las observaciones clínicas perceptivas pueden ayudar a los médicos actuales a comprender cómo la enfermedad puede afectar a la mente del paciente.

Teorías psicoanalíticas.   Sigmund Freud planteó que la esquizofrenia era el resultado de fijaciones del desarrollo que se producían antes que aquellas que acababan desarrollando neurosis. Estas fijaciones provocan defectos en el desarrollo del yo, y Freud planteó que dichos defectos contribuían a provocar los síntomas de la esquizofrenia. Marga-

ret Mahler y Paul Federn se concentraron en las distorsiones de la relación madre e hijo, y Harry Stack Sullivan vio la esquizofrenia como una perturbación en las relaciones interpersonales. Para Sullivan, la esquizofrenia es un método adaptativo utilizado para evitar el pánico, el terror y la desintegración del sentido del yo. La fuente de la ansiedad patológica proviene de los diversos traumas experienciales acumulativos durante el desarrollo.

EL MODELO DE DEFICIENCIA DE LAS RELACIONES OBJETALES EN LA ESQUIZOFRENIA. La teoría de las relaciones de objeto postula que las relaciones con otras personas son «incorporadas» y aplicadas a nuevas relaciones. Se puede abordar el desafío de las nuevas relaciones basándose en los modelos internos que se han recogido de las relaciones pasadas. En el caso de la esquizofrenia, este proceso normal se ve interrumpido, presumiblemente debido a errores en el neurodesarrollo que afectan a los filtros que interpretan la información del entorno. Por lo tanto, los elementos que se recopilan están distorsionados e incompletos, y se interpretan como peligrosos y amenazadores. Como resultado, el paciente evita las relaciones, por lo que tiene menos posibilidades de experiencias correctivas. La realidad se vuelve aterradora y la reacción es crear una realidad alternativa a través del pensamiento psicótico.

Esta teoría tiene la ventaja de explicar los síntomas tanto positivos como negativos de la esquizofrenia. También apunta a posibles tratamientos. Por ejemplo, el trabajo del terapeuta es proporcionar experiencias positivas que el paciente pueda incorporar para corregir su visión distorsionada del mundo.

A pesar del modelo teórico, todos los abordajes psicodinámicos se basan en la premisa de que los síntomas psicóticos en la esquizofrenia tienen un significado. Los pacientes, por ejemplo, después de sentir herida su autoestima, pueden tener delirios de grandeza. Del mismo modo, todas las teorías reconocen que las relaciones humanas pueden ser aterradoras para las personas con esquizofrenia. Aunque la investigación sobre la eficacia teórica de la psicoterapia en la esquizofrenia muestra resultados variados, las personas interesadas que ofrecen compasión y un refugio para el confuso mundo de una persona con esquizofrenia deben ser el pilar de cualquier plan de tratamiento general. Los estudios con seguimiento a largo plazo revelan que, probablemente, aquellos pacientes que entierran los episodios psicóticos no se beneficiarán de la psicoterapia exploratoria, pero aquellos que tienen la capacidad de integrar la experiencia psicótica en sus vidas se podrán beneficiar de algunos métodos orientados a la introspección. Existe un nuevo interés por la utilización de la psicoterapia personal a largo plazo en el tratamiento de la esquizofrenia, especialmente cuando se combina con fármacos.

Teorías del aprendizaje.   Según los teóricos del aprendizaje, los niños que acaban padeciendo esquizofrenia aprenden reacciones irracionales y maneras de pensar imitando a sus padres, que tienen sus propios problemas afectivos. En la teoría del aprendizaje, las relaciones interpersonales deficientes de las personas con esquizofrenia se desarrollan debido a las carencias de los modelos que han de seguir durante su infancia.

Bibliografía

Barnes TR. A rating scale for drug-induced akathisia. *Br J Psychiatry*. 1989;154: 672–676.

Bearden CE, Forsyth JK. The many roads to psychosis: Recent advances in understanding risk and mechanisms. *F1000Res*. 2018;7:F1000 Faculty Rev-1883.

Braff D, Stone C, Callaway E, Geyer M, Glick I, Bali L. Prestimulus effects on human startle reflex in normals and schizophrenics. *Psychophysiology*. 1978;15(4): 339–343.

Bramon E, Murray RM. A plausible model of schizophrenia must incorporate psychological and social, as well as neuro developmental, risk factors. *Dialogues Clin Neurosci*. 2001;3(4):243–256.

Chong HY, Teoh SL, Wu DBC, Kotirum S, Chiou CF, Chaiyakunapruk N. Global economic burden of schizophrenia: A systematic review. *Neuropsychiatr Dis Treat*. 2016;12:357–373.

Dewan MJ. The psychology of schizophrenia: Implications for biological and psychotherapeutic treatments. *J Nerv Ment Dis*. 2016;204(8):564–569.

DiLalla LF, McCrary M, Diaz E. A review of endophenotypes in schizophrenia and autism: The next phase for understanding genetic etiologies. *Am J Med Genet C Semin Med Genet*. 2017;175(3):354–361.

Fischer M. Psychoses in the offspring of schizophrenic monozygotic twins and their normal co-twins. *Br J Psychiatry*. 1971;118(542):43–52.

Furukawa TA, Levine SZ, Tanaka S, Goldberg Y, Samara M, Davis JM, Cipriani A, Leucht S. Initial severity of schizophrenia and efficacy of antipsychotics: Participant-level meta-analysis of 6 placebo-controlled studies. *JAMA Psychiatry*. 2015;72(1):14–21.

Guy W. *ECDEU Assessment Manual for Psychopharmacology (Rev. 1976.)*. Rockville, MD: U.S. Dept. of Health, Education, and Welfare, Public Health Service, Alcohol, Drug Abuse, and Mental Health Administration, National Institute of Mental Health, Psychopharmacology Research Branch, Division of Extramural Research Programs; 1976.

Jones C, Hacker D, Cormac I, Meaden A, Irving CB, Xia J, Shi C, Chen J. Cognitive behavioral therapy plus standard care versus standard care plus other psychosocial treatments for people with schizophrenia. *Schizophr Bull*. 2019;45(2):284–286.

Jones P, Rodgers B, Murray R, Marmot M. Child development risk factors for adult schizophrenia in the British 1946 birth cohort. *Lancet*. 1994;344(8934):1398–1402.

Kay SR, Fiszbein A, Opler LA. The positive and negative syndrome scale (PANSS) for schizophrenia. *Schizophr Bull*. 1987;13(2):261–276.

Kendell RE, Cooper JE, Gourlay AJ, Copeland JR, Sharpe L, Gurland BJ. Diagnostic criteria of American and British psychiatrists. *Arch Gen Psychiatry*. 1971;25(2):123–130.

Kesby J, Eyles D, McGrath J, Scott J. Dopamine, psychosis and schizophrenia: The widening gap between basic and clinical neuroscience. *Transl Psychiatry*. 2018;8(1):30.

Khokhar JY, Dwiel LL, Henricks AM, Doucette WT, Green AI. The link between schizophrenia and substance use disorder: A unifying hypothesis. *Schizophr Res*. 2018;194:78–85.

Kirson NY, Weiden PJ, Yermakov S, Huang W, Samuelson T, Offord SJ, Greenberg PE, Wong BJO. Efficacy and effectiveness of depot versus oral antipsychotics in schizophrenia: Synthesizing results across different research designs. *J Clin Psychiatry*. 2013;74(6):568–575.

Kishimoto T, Robenzadeh A, Leucht C, Leucht S, Watanabe K, Mimura M, Borenstein M, Kane JM, Correll CU. Long-acting injectable vs oral antipsychotics for relapse prevention in schizophrenia: A meta-analysis of randomized trials. *Schizophr Bull*. 2014;40(1):192–213.

Kondej M, Stepnicki P, Kaczor AA. Multi-target approach for drug discovery against schizophrenia. *Int J Mol Sci*. 2018;19(10):3105.

Kumari V, Das M, Zachariah E, Ettinger U, Sharma T. Reduced prepulse inhibition in unaffected siblings of schizophrenia patients. *Psychophysiology*. 2005;42(5):588–594.

Leucht C, Heres S, Kane JM, Kissling W, Davis JM, Leucht S. Oral versus depot antipsychotic drugs for schizophrenia—A critical systematic review and meta-analysis of randomised long-term trials. *Schizophr Res*. 2011;127(1–3):83–92.

Leucht S, Cipriani A, Spineli L, Mavridis D, Orey D, Richter F, Samara M, Barbui C, Engel RR, Geddes JR, Kissling W, Stapf MP, Lässig B, Salanti G, Davis JM. Comparative efficacy and tolerability of 15 antipsychotic drugs in schizophrenia: A multiple-treatments meta-analysis. *Lancet*. 2013;382(9896):951–962.

Lieberman JA, First MB. Psychotic disorders. *N Engl J Med*. 2018;379(3):270–280.

Malavia TA, Chaparala S, Wood J, Chowdari K, Prasad KM, McClain L, Jegga AG, Ganapathiraju MK, Nimgaonkar VL. Generating testable hypotheses for schizophrenia and rheumatoid arthritis pathogenesis by integrating epidemiological, genomic, and protein interaction data. *NPJ Schizophr*. 2017;3:11.

McCutcheon RA, Abi-Dargham A, Howes OD. Schizophrenia, dopamine and the striatum: From biology to symptoms. *Trends Neurosci*. 2019;42(3):205–220.

Mirsky AF, Silberman EK, Latz A, Nagler S. Adult outcomes of high-risk children: Differential effects of town and kibbutz rearing. *Schizophr Bull*. 1985;11(1):150–154.

Moreno-Küstner B, Martín C, Pastor L. Prevalence of psychotic disorders and its association with methodological issues. A systematic review and meta-analyses. *PLoS One*. 2018;13(4):e0195687.

Morrison AP, Turkington D, Pyle M, Spencer H, Brabban A, Dunn G, Christodoulides T, Dudley R, Chapman N, Callcott P, Grace T, Lumley V, Drage L, Tully S, Irving K, Cummings A, Byrne R, Davies LM, Hutton P. Cognitive therapy for people with schizophrenia spectrum disorders not taking antipsychotic drugs: A single-blind randomised controlled trial. *Lancet*. 2014;383(9926):1395–1403.

National Collaborating Centre for Mental Health (UK). Psychosis and Schizophrenia in Adults: Treatment and Management: Updated Edition 2014; 2014. Available at http://www.ncbi.nlm.nih.gov/books/NBK248060/

Orfanos S, Banks C, Priebe S. Are group psychotherapeutic treatments effective for patients with schizophrenia? A systematic review and meta-analysis. *Psychother Psychosom*. 2015;84(4):241–249.

Overall JE, Gorham DR. The Brief Psychiatric Rating Scale (BPRS): Recent developments in ascertainment and scaling. *Psychopharmacol Bull*. 1988;24(1):97–99.

Pharoah F, Mari J, Rathbone J, Wong W. Family intervention for schizophrenia. *Cochrane Database Syst Rev*. 2010;(12):CD000088.

Poloni N, Ielmini M, Caselli I, Lucca G, Gasparini A, Gasparini A, Lorenzoli G, Callegari C. Oral antipsychotic versus long-acting injections antipsychotic in schizophrenia spectrum disorder: A mirror analysis in a real-world clinical setting. *Psychopharmacol Bull*. 2019;49(2):17–27.

Samara MT, Leucht C, Leeflang MM, Anghelescu IG, Chung YC, Crespo-Facorro B, Elkis H, Hatta K, Giegling I, Kane JM, Kayo M, Lambert M, Lin CH, Möller HJ, Pelayo-Terán JM, Riedel M, Rujescu D, Schimmelmann BG, Serretti A, Correll CU, Leucht S. Early improvement as a predictor of later response to antipsychotics in schizophrenia: A diagnostic test review. *Am J Psychiatry*. 2015;172(7):617–629.

Sampson S, Mansour M, Maayan N, Soares-Weiser K, Adams CE. Intermittent drug techniques for schizophrenia. *Cochrane Database Syst Rev*. 2013;(7):CD006196.

Schizophrenia Working Group of the Psychiatric Genomics Consortium. Biological insights from 108 schizophrenia-associated genetic loci. *Nature*. 2014;511(7510):421–427.

Sekar A, Bialas AR, de Rivera H, Davis A, Hammond TR, Kamitaki N, Tooley K, Presumey J, Baum M, Van Doren V, Genovese G, Rose SA, Handsaker RE; Schizophrenia Working Group of the Psychiatric Genomics Consortium, Daly MJ, Carroll MC, Stevens B, McCarroll SA. Schizophrenia risk from complex variation of complement component 4. *Nature*. 2016;530(7589):177–183.

Simpson GM, Angus JW. A rating scale for extrapyramidal side effects. *Acta Psychiatr Scand Suppl*. 1970;212:11–19.

Tomasik J, Rahmoune H, Guest PC, Bahn S. Neuroimmune biomarkers in schizophrenia. *Schizophr Res*. 2016;176(1):3–13.

Volkow ND. Substance use disorders in schizophrenia—Clinical implications of comorbidity. *Schizophr Bull*. 2009;35(3):469–472.

Walsh T, McClellan JM, McCarthy SE, Addington AM, Pierce SB, Cooper GM, Nord AS, Kusenda M, Malhotra D, Bhandari A, Stray SM, Rippey CF, Roccanova P, Makarov V, Lakshmi B, Findling RL, Sikich L, Stromberg T, Merriman B, Gogtay N, Butler P, Eckstrand K, Noory L, Gochman P, Long R, Chen Z, Davis S, Baker C, Eichler EE, Meltzer PS, Nelson SF, Singleton AB, Lee MK, Rapoport JL, King MC, Sebat J. Rare structural variants disrupt multiple genes in neurodevelopmental pathways in schizophrenia. *Science*. 2008;320(5875):539–543.

Weinberger DR. Future of days past: Neurodevelopment and schizophrenia. *Schizophr Bull*. 2017;43(6):1164–1168.

Wójciak P, Rybakowski J. Clinical picture, pathogenesis and psychometric assessment of negative symptoms of schizophrenia. *Psychiatr Pol*. 2018;52(2):185–197.

Zareifopoulos N, Bellou A, Spiropoulou A, Spiropoulos K. Prevalence of comorbid chronic obstructive pulmonary disease in individuals suffering from schizophrenia and bipolar disorder: A systematic review. *COPD*. 2018;15(6):612–620.

Zhuo C, Hou W, Li G, Mao F, Li S, Lin X, Jiang D, Xu Y, Tian H, Wang W, Cheng L. The genomics of schizophrenia: Shortcomings and solutions. *Prog Neuropsychopharmacol Biol Psychiatry*. 2019;93:71–76.

Los trastornos bipolares incluyen el trastorno bipolar tipo I, conocido como trastorno maníaco depresivo, trastorno bipolar tipo II y ciclotimia. Históricamente, se considera que estos trastornos del estado de ánimo se encuentran en un continuo con los trastornos depresivos, de ahí el concepto de polaridad, con depresión en un extremo y manía en el otro. Desde la década de 1980 y la introducción del *Manual diagnóstico y estadístico de los trastornos mentales* (DSM-III), se separa los trastornos bipolares de los trastornos depresivos principalmente porque tienen características epidemiológicas, cursos y tratamientos diferentes. Sin embargo, en diversas ocasiones los expertos en trastornos del estado de ánimo han reconsiderado esta separación, señalando que muchos pacientes con trastorno depresivo mayor han tenido episodios pasados con al menos algunos síntomas de manía. En opinión de muchos autores, existe una continuidad considerable entre los trastornos depresivos y bipolares recurrentes, una idea que ha abierto un amplio debate sobre el espectro bipolar como suma del trastorno bipolar clásico, el trastorno bipolar II y las depresiones recurrentes.

PRESENTACIÓN CLÍNICA

Episodios de manía

Los pacientes en manía se encuentran agitados y son locuaces, a menudo divertidos y con frecuencia hiperactivos. Su habla suele ser rápida, fuerte y difícil de interrumpir. Suelen referirse a ellos como *presionados,* y parecen impulsados por una urgencia desconocida. El habla rápida o apresurada se considera un sello distintivo de la manía.

Un estado de ánimo elevado, expansivo o irritable es el núcleo de un episodio de manía. El estado de ánimo elevado es eufórico y a menudo contagioso, e incluso puede provocar la negación por contratransferencia del padecimiento en un profesional sin experiencia. Aunque las personas involucradas no reconocerían la naturaleza poco habitual del estado de ánimo del paciente, los que le conocen bien saben que es anómalo. El estado de ánimo también podría ser irritable, sobre todo cuando alguien evita que un paciente lleve a cabo un plan poco realista. Los pacientes a menudo muestran cambios en el estado de ánimo predominante, desde una euforia más precoz en la evolución de la enfermedad hasta un estado de irritabilidad más adelante. También pueden tener una tolerancia baja a la frustración, lo que induce sentimientos de enfado y hostilidad. Los pacientes en manía pueden ser emocionalmente lábiles, y pasar de la risa a la irritabilidad y a la depresión en minutos u horas.

Los pacientes en manía describen pensamientos acelerados, según se infiere por su habla. A medida que aumenta el estado maníaco, su discurso es equívoco, con bromas, rimas o juegos de palabras. Pueden parecer inteligentes, incluso brillantes. Los pacientes en manía se distraen con facilidad y su funcionamiento cognitivo en el estado de manía se caracteriza por un flujo de ideas incontrolado y acelerado. Cuando el nivel de actividad es incluso mayor, las asociaciones van siendo más laxas, se desvanece la capacidad de concentración y aparecen fugas de ideas, asociaciones sonoras y neologismos. En la agitación de un episodio agudo de manía, el discurso puede ser totalmente incoherente e indistinguible de la que utiliza una persona con esquizofrenia.

El contenido del pensamiento de los pacientes en manía incluye temas de autoconfianza y autoengrandecimiento.

En ocasiones son evidentemente psicóticos y desorganizados, por lo que es necesario utilizar medidas físicas para su contención y la inyección intramuscular de fármacos sedantes.

Un ingeniero de 37 años había experimentado tres episodios maníacos por los que había sido hospitalizado; estos episodios fueron precedidos por varias semanas de retraso psicomotor moderado. Aunque había respondido al litio cada vez, una vez fuera del hospital se había mostrado reacio a tomarlo y finalmente se negó a hacerlo. Ahora que estaba «eutímico», después de su tercer y más grave episodio durante el cual golpeó brutalmente a su esposa, podía explicar con mayor precisión cómo se sentía cuando tenía episodios de manía. Experimentó la manía como si «Dios estuviera en él», para servir como «testimonio de la comunicación del hombre con Dios». Afirmó lo siguiente: «El común de los mortales nunca entenderá el estado maníaco supremo que tengo el privilegio de experimentar cada pocos años. Es tan vívido, tan intenso, tan convincente. Cuando me siento así no puede haber otra explicación: ser maníaco es, en última instancia, ser Dios. Dios mismo debe ser supermaníaco: puedo sentirlo cuando la manía entra por mi cerebro izquierdo como un haz de rayos láser, transformando mis pensamientos lentos, recargándolos, galvanizándolos. Mis pensamientos adquieren tal ímpetu que se me salen de la cabeza para difundir el conocimiento sobre la verdadera naturaleza de la manía entre los psiquiatras y el resto de los mortales. Es por eso que nunca volveré a tomar litio; hacerlo es obstruir la divinidad en mí». Aunque estaba al borde del divorcio, no cedió a la súplica de su esposa de volver a tomar litio.

El 75 % de los pacientes en manía presentan delirios. Los delirios maníacos congruentes con el estado de ánimo se manifiestan con una gran riqueza, capacidades o poderes extraordinarios. En la manía también aparecen delirios y alucinaciones estrafalarias y no congruentes con el estado de ánimo.

Una licenciada universitaria de 29 años, madre de dos niños y esposa del presidente de un banco, había experimentado varios episodios maníacos y depresivos inhibidos que habían respondido al tratamiento con carbonato de litio. La remitieron al autor porque había desarrollado el delirio de que estaba involucrada en un complot internacional. Un interrogatorio cuidadoso reveló que delirio constituía una evolución, de un modo bastante fantasioso, de un delirio exagerado que había experimentado durante su último episodio maníaco tras el parto. Ella creía que había desempeñado un papel importante en el descubrimiento del complot, convirtiéndose así en una heroína nacional. Nadie sabía nada de eso, argüía ella, porque las circunstancias del complot eran alto secreto. Además también creía que había salvado a su país de una trama internacional y sospechaba que los responsables del complot la habían descubierto y la perseguían. En un momento incluso sostuvo la idea de que los responsables del complot enviaban comunicaciones de radio especiales para interceptar sus pensamientos e interrumpirlos. Como es típico en estos casos, recibió tratamiento con una dosis alta de una combinación de litio y un antipsicótico. Se solicitó la consulta porque, a pesar de que los síntomas primarios del estado de ánimo estaban controlados, no había cesado en su delirio. Ella describió frívolamente: «Debo de estar loca para creer que estoy implicada en una trama internacional», pero no podía evitar creer en ello. Después de varios meses, tras las habituales sesiones semanales de 60 min, la paciente confiaba lo suficiente en el autor, que pudo cuestionar gradualmente sus creencias.

En efecto, se le dijo que el papel autoprofesado en la trama internacional era muy poco creíble y que alguien con su educación superior y su alto nivel social no podía sostener una creencia, según sus propias palabras, «tan loca como esa». En última instancia rompió a llorar, diciendo que todos en su familia tenían tanto éxito y eran tan famosos que para estar a su altura tenía que estar involucrada en algo grande; en realidad, dijo, la trama internacional era su única forma de destacar: «Nadie me reconoce por criar a dos hijos y organizar fiestas para los colegas de negocio de mi marido: mi madre es decana, mi hermano mayor tiene un alto cargo en la política; mi hermana es investigadora en ciencias médicas con cinco descubrimientos en su haber [todos reales], y ¿qué soy yo? Nada. Ahora, ¿entiende por qué necesito ser una heroína nacional?» A medida que fue alternando, en los meses siguientes, entre estos momentos de comprensión y la negación de su delirio, se fue reduciendo de forma gradual el tratamiento antipsicótico. Ahora se mantiene con litio, y solamente se refiere de pasada a la gran trama. Se le animó a que continuase con su carrera para obtener un máster en biblioteconomía. (Por cortesía de H. S. Akiskal, MD.)

A simple vista, la orientación y la memoria están intactas, si bien algunos pacientes en manía están tan eufóricos que responden incorrectamente a las preguntas que analizan su orientación. Emil Kraepelin denominó a este síntoma «manía delirante».

Se sabe menos sobre los déficits cognitivos asociados al trastorno bipolar que sobre trastornos crónicos como la esquizofrenia. Sin embargo, existe alguna evidencia que sugiere que comparten algunos déficits comunes.

La alteración del juicio es una de las características de los pacientes en manía. Incumplen la ley sobre uso de tarjetas de crédito, actividades sexuales y finanzas, e involucran a sus familias en su ruina económica. Los pacientes en manía no tienen conciencia de su trastorno. Su desinhibición puede derivar en falta de juicio, como hacer llamadas telefónicas en momentos inapropiados del día. El juego patológico, la tendencia a quitarse la ropa en lugares públicos, llevar ropa y joyas de colores brillantes en combinaciones infrecuentes o extravagantes, así como la escasa atención que prestan a los detalles (p. ej., se olvida de colgar el teléfono) también son síntomas del trastorno. Los pacientes actúan impulsivamente y, al mismo tiempo, con un sentido de convicción y con un propósito. A menudo están preocupados por ideas religiosas, políticas, financieras, sexuales o persecutorias que evolucionan a sistemas delirantes complejos. En ocasiones, los pacientes en manía sufren una regresión y juegan con sus heces y su orina.

Un 75 % de todos los pacientes en manía son agresivos o amenazadores en algún momento. Las personas en manía tienen mayor riesgo de suicidio. Sin embargo, el riesgo más significativo parece ser cuando los pacientes con trastorno bipolar están deprimidos. Los pacientes en manía a menudo consumen alcohol en exceso, quizás en un intento por automedicarse.

Episodios depresivos

Los episodios depresivos del trastorno bipolar son similares a los descritos para los trastornos depresivos. Muchos expertos en la materia consideran que hay diferencias cualitativas en los episodios depresivos que experimentan los pacientes con trastorno bipolar, y se han intentado encontrar diferencias fiables entre los episodios depresivos del trastorno bipolar I y los del trastorno depresivo mayor, pero las diferencias son

Tabla 6-1
Características que diferencian las depresiones bipolares y unipolares

	Bipolar	Unipolar
Antecedentes de manía o hipomanía (definición)	Sí	No
Temperamento y personalidad	Ciclotímico y extrovertido	Distímico e introvertido
Proporción de sexos	Igual	Más mujeres que hombres
Edad de inicio	Adolescentes, 20 y 30 años	30, 40 y 50 años
Episodios en el puerperio	Más comunes	Menos comunes
Inicio del episodio	A menudo abrupto	Más insidioso
Número de episodios	Numeroso	Menores
Duración del episodio	3-6 meses	3-12 meses
Actividad psicomotora	Retraso > agitación	Agitación > retraso
Sueño	Hipersomnia > insomnio	Insomnio > hipersomnia
Antecedentes familiares		
Trastorno bipolar	Sí	±
Trastorno unipolar	Sí	Sí
Trastorno por consumo de alcohol	Sí	Sí
Respuesta farmacológica		
La mayoría de los antidepresivos	Induce hipomanía-manía	±
Carbonato de litio	Profilaxis	±

esquivas. Si bien los datos son incoherentes y controvertidos, se describen casos en los que el paciente con depresión después se diagnostica como trastorno bipolar I cuando se caracteriza por presentar hipersomnia, retraso psicomotor, síntomas psicóticos, antecedentes de episodios posparto, antecedentes familiares de trastorno bipolar I y antecedentes de hipomanía inducida por antidepresivos. En la tabla 6-1 se enumeran algunas diferencias entre el trastorno depresivo observado en el trastorno bipolar y la depresión mayor.

Trastorno bipolar en niños y adolescentes

Es fácil diagnosticar erróneamente la manía en los adolescentes como un trastorno de la conducta, trastorno de personalidad antisocial o esquizofrenia. Los síntomas pueden incluir psicosis, abuso de alcohol u otras sustancias, intentos de suicidio, problemas académicos, rumiaciones filosóficas, síntomas de TOC, múltiples molestias somáticas, y gran irritabilidad que da lugar a peleas y a otros comportamientos antisociales. Aunque muchos de estos síntomas se ven en los adolescentes normales, los síntomas graves o persistentes deberían llevar a los médicos a pensar en el trastorno bipolar I en el diagnóstico diferencial.

DIAGNÓSTICO

Los que tienen episodios tanto maníacos como depresivos, o los que tienen episodios de manía sola, tienen un *trastorno bipolar*. Los términos «manía unipolar» y «manía pura» se utilizan en los pacientes con trastorno bipolar pero que no tienen episodios depresivos.

Otras tres categorías más de trastornos del estado de ánimo son la hipomanía, la ciclotimia y la distimia. La hipomanía es un episodio de síntomas de manía que no cumplen los criterios de episodio de manía. La

**Tabla 6-2
Trastorno bipolar I**

	DSM-5	CIE-10
	Trastorno bipolar I	
Nombre	Trastorno bipolar I	Trastorno afectivo bipolar *NOTA:* la CIE-10 no distingue entre el trastorno bipolar I y II, requiriendo solo antecedentes de episodios discretos de manía, hipomanía y/o depresión, con episodios caracterizados por cambios en el estado de ánimo/afecto
Duración	• Episodio maníaco: +1 semana • Episodio hipomaníaco: +4 días • Episodio depresivo mayor: +2 semanas	
Síntomas	**Episodios maníacos o hipomaníacos** • Ánimo demasiado ↑ o irritable (requerido) • Pensamientos de grandiosidad • ↓ Necesidad de dormir • Discurso acelerado • Pensamientos acelerados y expansivos • Distraibilidad • Hiperactividad • Impulsividad/actividades de alto riesgo **Episodios depresivos** • Similar al trastorno depresivo mayor	• Antecedentes de episodios de manía, hipomanía y/o depresión • Cambios en el estado de ánimo/afecto **Manía** • Ánimo demasiado ↑ o irritable (requerido) • ↑ Actividad • ↑ Locuacidad • Lluvia de ideas/pensamientos acelerados • Desinhibición social • ↓ Necesidad de dormir • Pensamientos de grandiosidad • Distraibilidad • Impulsividad/imprudencia • Hipersexualidad **Hipomanía** • Ánimo demasiado ↑ (requerido) • Agitación psicomotora • ↑ Locuacidad • Poca concentración/distracción • ↓ Necesidad de dormir • Hipersexualidad • Impulsividad o ↑ gasto • Exceso de familiaridad **Episodio depresivo** • Estado de ánimo deprimido • Pérdida de interés o placer • Disminución de energía *Síntomas adicionales:* • Baja autoestima • Culpa excesiva o vergüenza • Pensamientos recurrentes de muerte o suicidio • Mala concentración • Cambios psicomotores • Alteración del sueño • Cambio de apetito y/o peso
Número requerido de síntomas	Al menos 1 episodio maníaco • Ánimo demasiado ↑ o irritable (requerido) ≥ 3 de los otros síntomas (4 si el estado de ánimo es irritable)	**Trastorno afectivo bipolar, episodio hipomaníaco actual** • Hipomanía • Antecedentes de un episodio afectivo previo (maníaco, hipomaníaco, deprimido, mixto) **Trastorno afectivo bipolar, episodio maníaco actual** • Manía • Antecedentes de un episodio afectivo previo (maníaco, hipomaníaco, deprimido, mixto) **Trastorno bipolar, episodio actual de depresión leve/moderada/severa** • Episodio depresivo • Antecedentes de un episodio afectivo previo (maníaco, hipomaníaco, deprimido, mixto) **Trastorno bipolar, episodio actual mixto** • Mezcla o alternancia rápida de síntomas hipomaníacos, maníacos y/o depresivos • Antecedentes de un episodio afectivo previo (maníaco, hipomaníaco, deprimido, mixto)
Exclusiones (no se explican mejor por):	Abuso de drogas Efecto del fármaco Otra afección médica Otro trastorno mental	Consumo de sustancias psicoactivas Otro trastorno mental
Impacto psicosocial	**Episodio maníaco:** deterioro del funcionamiento o necesidad de hospitalización **Episodio hipomaníaco:** sin deterioro ni necesidad de hospitalización **Episodio depresivo:** malestar marcada y/o deterioro psicosocial	

Continúa

Tabla 6-2
Trastorno bipolar I *(cont.)*

	Trastorno bipolar I	
	DSM-5	**CIE-10**
Especificadores de los síntomas	**Con características mixtas:** • Episodio depresivo o maníaco/hipomaníaco • Síntomas adicionales de período depresivo o maníaco/hipomaníaco (sin criterios completos) **Con ciclos rápidos:** • ≥ 4 episodios del estado de ánimo en 1 año • Período de ≥ 2 meses de remisión parcial/total entre los episodios **Con características melancólicas:** Similar al trastorno depresivo mayor **Con características atípicas:** Similar al trastorno depresivo mayor **Con ansiedad:** ≥ 2 síntomas entre los siguientes: • Sentir tensión • Inquietud • Dificultad para concentrarse debido a la preocupación • ↑ Miedo sin causa • Miedo a perder el control **Con características psicóticas congruentes con el estado de ánimo** **Con características psicóticas incongruentes con el estado de ánimo** **Con catatonía**	**Episodio hipomaníaco actual** **Episodio maníaco actual sin síntomas psicóticos** **Episodio maníaco actual con síntomas psicóticos** **estado de ánimo congruente** **estado de ánimo incongruente** **Episodio actual de depresión** **Episodio actual mixto** **Actualmente en remisión,** sin síntomas. Antecedentes de episodios anteriores
Especificadores de la gravedad	**Leve:** síntomas mínimos, ninguna a mínima alteración y/o angustia **Moderado:** sintomatología y deterioro moderados **Grave:** síntomas máximos, malestar y deterioro marcados	**Para el episodio actual de depresión** **Leve:** 2-3 síntomas **Moderado:** ≥ 4 síntomas, incluidos ≥ 2 entre pérdida de placer, estado de ánimo deprimido y falta de energía **Grave:** los síntomas son marcados y angustiantes, pensamientos suicidas comunes **sin síntomas psicóticos** **con síntomas psicóticos** **estado de ánimo congruente** **estado de ánimo incongruente**
Especificadores del curso	**Con inicio en el periparto:** • El episodio ocurre durante el embarazo o dentro 4 semanas después del parto **Con patrón estacional** • Patrón presente durante ≥ 2 años **En remisión parcial** **En remisión completa**	

ciclotimia y la distimia son trastornos que representan formas menos graves del trastorno bipolar y de la depresión mayor, respectivamente.

Trastorno bipolar I

Los pacientes con trastorno bipolar I tienen al menos un episodio maníaco. Es lo que la mayoría de las personas quieren decir cuando se refieren a la bipolaridad como trastorno. En la tabla 6-2 se comparan los diferentes abordajes para diagnosticar el trastorno bipolar I.

Los pacientes con este trastorno pueden tener un episodio único o recurrente. Se considera que los episodios maníacos son distintos cuando están separados por al menos 2 meses sin síntomas significativos de manía o hipomanía. Los episodios no deben deberse a otra causa aparente, como un fármaco (incluido un antidepresivo).

Trastorno bipolar II

Los pacientes bipolares tienen hipomanía en lugar de manía, síntomas de tipo maníaco que no son tan graves ni tan perjudiciales como la manía completa. En la tabla 6-3 se comparan los diferentes abordajes para diagnosticar el trastorno bipolar II.

Es fácil confundir otros trastornos, incluidos los estados de ánimo dramáticos pero normales, con hipomanía. Por ejemplo, algunos pacientes con depresión pueden sentirse emocionados y muy eufóricos una vez que salen de un episodio depresivo. Muchos medicamentos, incluidos los antidepresivos, pueden inducir síntomas hipomaníacos. Los abordajes de diagnóstico intentan ayudar a distinguir la hipomanía de estas otras causas de un estado de ánimo elevado.

Especificadores del diagnóstico

Con ciclos rápidos. Algunos pacientes experimentan episodios maníacos frecuentes. Cuando un paciente tiene al menos cuatro episodios de este tipo en 1 año se diagnostica con el subtipo de ciclos rápidos del trastorno bipolar I. Los pacientes con un trastorno bipolar I con ciclos rápidos son probablemente mujeres y han tenido episodios depresivos y episodios de hipomanía. Según los datos, no parece que los ciclos rápidos sigan un patrón familiar de herencia, y, por lo tanto, habría al-

Tabla 6-3
Trastorno bipolar II

	Trastorno bipolar II	
	DSM-5	**CIE-10**
Nombre	Trastorno bipolar II	Trastorno afectivo bipolar *NOTA:* la CIE-10 no distingue entre el trastorno bipolar I y II, requiriendo solo antecedentes de episodios discretos de manía, hipomanía y/o depresión, con episodios caracterizados por cambios en el estado de ánimo/afecto
Duración	Véase la tabla 6-2 para episodios hipomaníacos y depresivos	Véase la tabla 6-2

Síntomas	**Episodios hipomaníacos**
	    (v. tabla 6-2)
	Episodios depresivos
	    (v. tabla 6-2)
		Véase la tabla 6-2

Número requerido de síntomas	≥ 1 episodio hipomaníaco ≥ 1 episodio depresivo	
Exclusiones (no se explican mejor por):	Abuso de drogas Efecto del fármaco Otra afección médica Otro trastorno mental: diagnostique trastorno bipolar I si hay antecedentes de episodio maníaco	Consumo de sustancias psicoactivas Se explica mejor con otro trastorno mental
Impacto psicosocial	• Episodio maníaco: SIN deterioro marcado del funcionamiento y SIN necesidad de hospitalización. • Episodio depresivo: angustia marcada y/o deterioro en el funcionamiento psicosocial	
Especificadores de los síntomas	**Episodio actual (v. tabla 6-2 para ver las definiciones)** **Deprimido** **Hipomaníaco** **Con ansiedad** **Con características mixtas** **Con ciclos rápidos** **Con características melancólicas** **Con características atípicas** **Con características psicóticas congruentes con el estado de ánimo** **Con características psicóticas incongruentes con el estado de ánimo** **Con catatonía**	Véase la tabla 6-2
Especificadores de la gravedad	**Leve:** síntomas mínimos, ninguna a mínima alteración y/o angustia **Moderado:** sintomatología y deterioro moderados **Grave:** síntomas máximos, malestar y deterioro marcados (*nota:* el deterioro ocurre durante el episodio depresivo)	Véase la tabla 6-2
Especificadores del curso	**Con inicio en el periparto:** véase la tabla 6-2 **Con patrón estacional:** véase la tabla 6-2 **En remisión parcial** **En remisión completa**	

gún factor externo como el estrés o el tratamiento farmacológico que puede provocar un ciclado rápido.

Con patrón estacional.   Al igual que con los trastornos depresivos, la manía puede ocurrir principalmente durante ciertas estaciones. Algunos estudios han encontrado mayor prevalencia de episodios maníacos durante los meses de primavera y verano. Sin embargo, la investigación disponible es más convincente para la estacionalidad de los episodios depresivos.

Con inicio en el periparto.   La manía que ocurre después del embarazo es un problema crítico debido al riesgo potencial para el bebé.

Catatonía.   Es frecuente que no se asocien los síntomas catatónicos con el trastorno bipolar I, por el importante contraste que existe entre los síntomas de catatonía con estupor y los síntomas clásicos de la manía. Sin embargo, se asocian a episodios depresivos.

Otros trastornos bipolares

Ciclotimia.   El trastorno ciclotímico también se ha considerado clínicamente durante algún tiempo como una forma menos grave de trastorno bipolar. Los pacientes con trastorno ciclotímico tienen al menos 2 años de síntomas de hipomanía que aparecen con frecuencia, pero que no se ajustan al diagnóstico de episodio de manía, y de síntomas depresivos que no cumplen el diagnóstico de episodio depresivo mayor. En la tabla 6-4 se comparan los diferentes abordajes para diagnosticar la ciclotimia.

El Sr. B., un hombre soltero de 25 años, acudió para su evaluación debido a irritabilidad, insomnio, nerviosismo y exceso de energía. Manifestó que dichos episodios duraban desde unos pocos días hasta algunas semanas y alternaban con períodos más largos de un sentimiento de desesperanza, rechazo y derrota, con pensamientos suicidas. El Sr. B. dijo que siempre había sido de esta manera desde que tenía

Tabla 6-4
Trastorno ciclotímico

	Trastorno ciclotímico	
	DSM-5	**CIE-10**
Nombre	Trastorno ciclotímico	Ciclotimia
Duración	≥ 2 años (≥ 1 para niños) con síntomas depresivos e hipomaníacos presentes ≥ 50 % del tiempo	2 años con períodos de depresión y estado de ánimo elevado, sin cumplir nunca los criterios para un episodio depresivo o un episodio maníaco
Síntomas	Episodios hipomaníacos (v. tabla 6-2) Episodios depresivos (v. tabla 6-2)	Estados de ánimo inestables, muchos períodos de depresión o euforia leve que no son suficientes para llamarse hipomanía o trastorno depresivo mayor leve
Número requerido de síntomas	Síntomas de hipomanía y depresión, sin cumplir nunca los criterios completos para un episodio depresivo o un episodio maníaco	Varios episodios, los síntomas son insuficientes para un diagnóstico de hipomanía, depresión mayor u otro trastorno afectivo bipolar
Exclusiones (no se explican mejor por):	• Consumo de sustancias • Efecto del fármaco • Otra afección médica • Otro trastorno mental (p. ej., bipolar I o II)	Trastorno afectivo bipolar (aunque puede haber antecedentes de trastorno afectivo bipolar)
Impacto psicosocial	Malestar significativo o deterioro en áreas de funcionamiento	
Especificadores de los síntomas	**Con ansiedad:** incluye al menos dos síntomas entre tensión, inquietud, dificultad para concentrarse debido a la preocupación, miedo excesivo sin causa identificable, miedo a perder el control	Trastorno afectivo de la personalidad Psicosis cicloide Personalidad ciclotímica

memoria. Nunca había recibido tratamiento por estos síntomas. Negó consumir drogas y dijo que «solamente bebía de forma ocasional para relajarse». Cuando era niño pasó de una familia adoptiva a otra, y era irresponsable y problemático. Se escapaba con frecuencia de casa, se ausentaba de la escuela y cometía delitos menores. Se escapó de la última familia adoptiva a los 16 años y fue dando tumbos desde entonces, realizando pequeños trabajos de forma ocasional. Cuando se cansaba de una ciudad o de un trabajo, se iba y buscaba otro. No tenía amigos cercanos, porque hacía amistades y las perdía rápidamente.

DIAGNÓSTICO DIFERENCIAL

Cuando un paciente con trastorno bipolar I tiene un episodio depresivo, el diagnóstico diferencial es el mismo que en uno con trastorno depresivo mayor. Sin embargo, cuando un paciente está en manía, existe un diagnóstico diferencial amplio que incluye otros trastornos del estado de ánimo, trastornos psiquiátricos, condiciones médicas y consumo de sustancias. En la tabla 6-5 se enumeran algunos de estos.

Trastornos psicóticos

Puede ser difícil distinguir un episodio maníaco de la psicosis aguda de un paciente que experimenta un episodio psicótico. Aunque resulta difícil, el diagnóstico diferencial es posible. El júbilo, la euforia y contagio del estado de ánimo son mucho más frecuentes en los episodios de manía que en los de esquizofrenia. La combinación de un estado de ánimo maníaco, el discurso acelerado y la hiperactividad son datos que apoyan firmemente el diagnóstico de un episodio de manía. La manía suele comenzar rápidamente y supone un cambio notable respecto al comportamiento anterior. Los antecedentes familiares también son útiles.

Cuando se evalúa a los pacientes con catatonía, es necesario analizar los antecedentes de episodios maníacos o depresivos y los antecedentes familiares de trastornos del estado de ánimo. Existe una lamentable tendencia a diagnosticar de forma errónea los síntomas maníacos en personas de grupos minoritarios (en particular, de raza negra e hispanos) como síntomas de esquizofrenia.

Trastornos de la personalidad

La hipomanía puede confundirse con frecuencia con la labilidad emocional de los trastornos de la personalidad, en particular el trastorno de la personalidad límite.

Los pacientes con trastorno de la personalidad límite a menudo experimentan una alteración importante de su vida, similar a la de los pacientes con trastorno bipolar II, debido a los muchos episodios con síntomas de trastorno del estado de ánimo.

Una mujer soltera de 19 años se presentó diciendo que «todos los hombres eran bastardos». Desde su adolescencia, con el inicio de la menstruación, se había quejado de una extrema variabilidad en su

Tabla 6-5
Diagnóstico diferencial de la manía

Médico
  SIDA/VIH
  Delirio
  Hipertiroidismo
  Síndrome postencefalítico

Inducido por sustancias
  Manía inducida por antidepresivos
  Manía inducida por esteroides
  Manía inducida por anfetaminas
  Manía inducida por cocaína
  Manía inducida por fenciclidina
  Intoxicación alcohólica
  Manía inducida por L-DOPA
  Manía inducida por broncodilatadores
  Manía inducida por descongestionantes

Psiquiátrico
  Psicosis atípica
  Trastorno bipolar
  Esquizofrenia catatónica
  Trastorno esquizoafectivo

estado de ánimo casi a diario; su principal efecto era la irritabilidad con arrebatos hostiles, aunque las depresiones hipersómnicas más prolongadas con múltiples sobredosis y cortes en la muñeca le habían provocado al menos tres hospitalizaciones. También presentaba cefalea migrañosa que, según su madre, habían motivado al menos una de esas sobredosis. A pesar de sus estados de ánimo temperamentales y suicidas que la llevaron a estas hospitalizaciones, se quejaba de «un vacío interior sin fondo». Había consumido heroína, alcohol y estimulantes para superar este síntoma. También tenía antecedentes de atracones con helado y purgas frecuentes. Tenía talento para el inglés y escribió artículos muy reconocidos sobre la poeta confesional estadounidense Anne Sexton. Dijo que estaba perturbada mentalmente debido a una serie de padrastros que la habían forzado a tener sexo oral cuando tenía entre 11 y 15 años. Posteriormente, se entregó sexualmente a cualquier hombre que conocía en los bares, sin saber ya si era una «prostituta» o una «agradable niña». En dos ocasiones se había infligido quemaduras de cigarrillo en la vagina «para sentir algo». También se había involucrado en una «breve relación lésbica» que finalmente la dejó «más vacía» y llena de culpa; sin embargo, ahora creía que debería arder en el infierno porque no podía deshacerse de la «obsesión» por la excitación del sexo oral mutuo con su compañera mucho mayor que ella. La madre de la paciente, propietaria de una galería de arte, se había casado cinco veces y tenía antecedentes de episodios hipomaníacos inconfundibles; un tío materno había muerto de cirrosis hepática alcohólica. El padre de la paciente, un destacado abogado conocido por su «temperamento e ingenio», se había suicidado. Se administró a la paciente fenelzina, hasta alcanzar la dosis de 75 mg/día, momento en que la madre la describió como «la dulce hija que era antes de los 13 años». En su siguiente fase premenstrual desarrolló insomnio, se escapó de casa por la noche, comenzó a «bailar como una chica go-go, conoció a un hombre increíblemente guapo» de 45 años de edad (dueño de una tienda de pornografía) y se casó con él de forma clandestina. Después de muchos ajustes en la dosis, ahora se mantiene con una combinación de litio (900 mg/día) y ácido valproico (750 mg/día). En la actualidad va a la universidad y ha completado cuatro semestres de Historia del arte. Además de controlar su estado de ánimo irritable y suicida, los ataques bulímicos y de migraña han disminuido considerablemente. Su matrimonio se ha considerado nulo, pues no era mentalmente competente en el momento de la boda. Ya no es promiscua y expresa miedo a la intimidad con los hombres que le atraen. Está recibiendo psicoterapia individual para este problema.

Condiciones médicas

Al contrario que los síntomas depresivos, que están presentes en casi todos los trastornos psiquiátricos, los síntomas de manía son más diferenciados. Sin embargo, diversos trastornos médicos y sustancias pueden provocar síntomas maníacos. El tratamiento con antidepresivos también puede precipitar un episodio de manía en algunos pacientes.

COMORBILIDAD

Los hombres acuden con mayor frecuencia por trastornos de abuso de sustancias, mientras que las mujeres acuden con ansiedad y trastornos alimentarios. En general, los pacientes con trastorno bipolar se presentan con abuso de sustancias y trastornos de ansiedad asociados con mayor frecuencia que los pacientes con depresión mayor unipolar. En el estudio Epidemiologic Catchment Area (ECA) se determinó un historial a lo largo de la vida de trastornos de abuso de sustancias, trastorno de pánico y TOC aproximadamente del doble en los pacientes con trastorno bipolar I (61%, 21% y 21%, respectivamente) que en los pacientes con depresión mayor unipolar (27%, 10% y 12%, respectivamente). Los trastornos asociados de abuso de sustancias y ansiedad empeoran el pronóstico de la enfermedad e incrementan el riesgo de suicidio considerablemente.

Aunque el trastorno ciclotímico se diagnostica de manera retrospectiva en pacientes con trastorno bipolar I, no se han identificado rasgos de personalidad asociados específicamente al trastorno bipolar I.

EVOLUCIÓN

La evolución natural del trastorno bipolar I es tal, que a menudo resulta útil trazar un gráfico del trastorno del paciente y actualizarlo a medida que el tratamiento progresa (fig. 6-1).

Inicio

Entre el 5% y el 10% de los pacientes con diagnóstico inicial de trastorno depresivo mayor tienen un episodio de manía 6-10 años después del primer episodio depresivo. La edad media de este cambio es de 32 años, y suele tener lugar después de tres o cuatro episodios depresivos.

El trastorno bipolar I comienza habitualmente con depresión (75% de las ocasiones en las mujeres, 67% en los hombres) y es un trastorno recurrente. La mayoría de los pacientes tienen episodios tanto de depresión como de manía, aunque el 10-20% presentan exclusivamente episodios de manía.

Su incidencia en niños y adolescentes es del 1% y el inicio puede ser muy precoz, incluso a los 8 años de edad.

Los síntomas de manía son frecuentes en adultos mayores, aunque la variedad de causas es amplia e incluye problemas médicos no psiquiátricos, demencia y delirios, así como el trastorno bipolar I. El inicio de un trastorno bipolar I verdadero en personas mayores es relativamente infrecuente.

Duración

Los episodios de manía generalmente son de inicio rápido (horas o días), pero pueden evolucionar a lo largo de algunas semanas. Un episodio de manía no tratado dura unos 3 meses, y no se suspenderá el tratamiento antes de ese plazo. Los episodios depresivos suelen ser similares a los de los trastornos depresivos.

Entre las personas que tienen un episodio maníaco único, el 90% de ellos probablemente tendrán otro episodio. El período de tiempo entre los episodios disminuye a medida que progresa el trastorno. Sin embargo, después de más o menos cinco episodios, el intervalo interepisódico se estabiliza en unos 6-9 meses. Entre las personas con trastorno bipolar, el 5-15% tendrán cuatro episodios o más al año y se pueden clasificar como cicladores rápidos.

Trastorno bipolar II

La evolución y el pronóstico del trastorno bipolar II indican que el diagnóstico se mantiene estable, como se demuestra por la elevada probabilidad de que los pacientes con trastorno bipolar II reciban el mismo diagnóstico hasta 5 años más tarde. El trastorno bipolar II es una enfermedad crónica que justifica el uso de estrategias de tratamiento a largo plazo.

PRONÓSTICO

Los pacientes con trastorno bipolar I tienen peor pronóstico que aquellos con trastorno depresivo mayor. En torno al 40-50% de los pacientes con trastorno bipolar I tienen un segundo episodio de manía en los 2 años siguientes al primero. Aunque la profilaxis con litio mejora la evolución y el pronóstico de este trastorno, probablemente solo el 50-60% de los pacientes consiguen un control significativo de sus síntomas con litio. Los síntomas no son recurrentes en el 7% de los pacientes con trastorno bipolar I; el 45% tienen más de un episodio y el

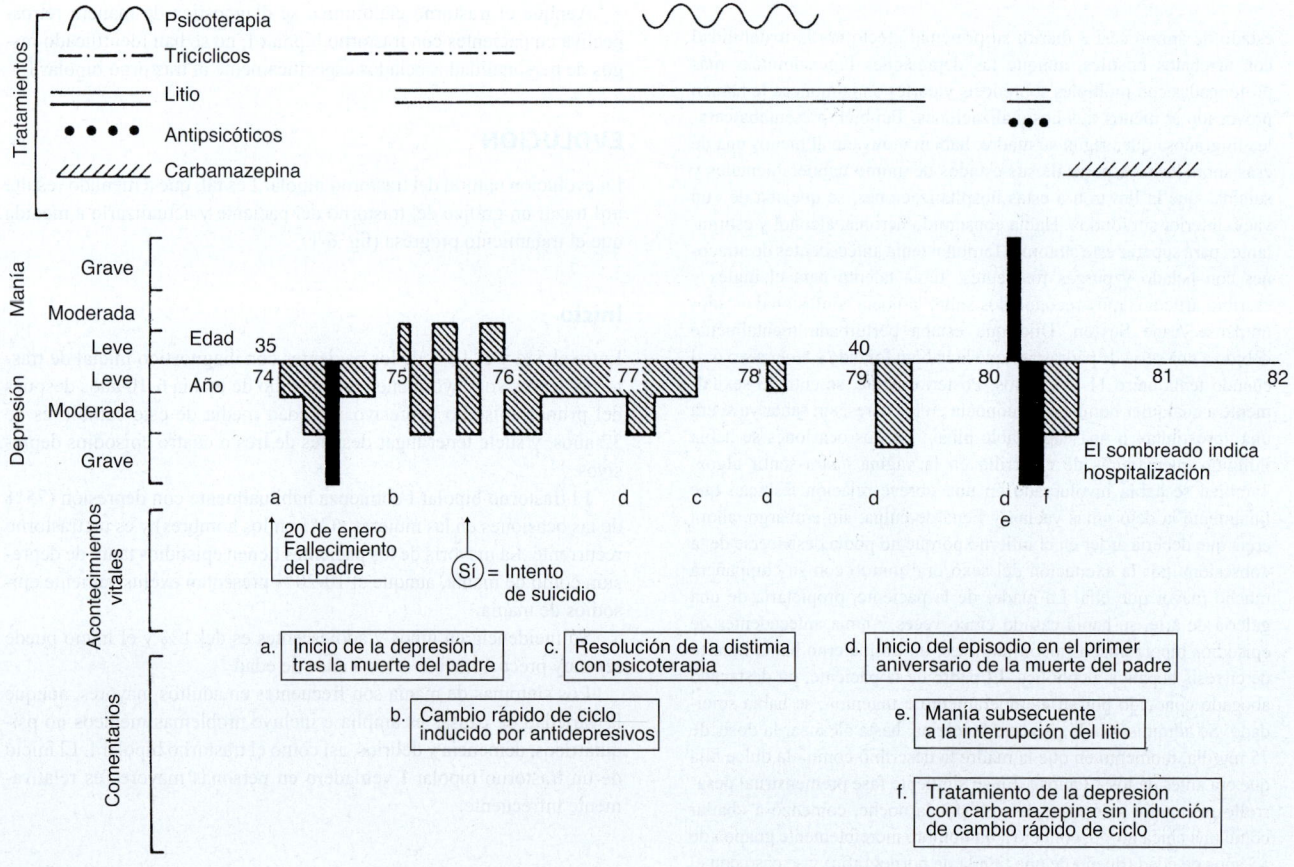

FIGURA 6-1
Gráfico del curso de un trastorno del estado de ánimo y prototipo de registro vital. (Por cortesía de Robert M. Post, MD.)

40 % tienen un trastorno crónico. Los pacientes pueden tener entre 2 y 30 episodios de manía, aunque la media es de 9, si bien el 40 % de todos los pacientes presentan más de 10 episodios. En el seguimiento a largo plazo, el 15 % de todos los pacientes con trastorno bipolar I se encuentran bien, el 45 % se encuentran bien pero tienen muchas recidivas, el 30 % se encuentran en remisión parcial y en el 10 % su condición es crónica. Un tercio de todos los casos con trastorno bipolar I presentan síntomas crónicos e indicios de un deterioro social significativo.

Indicadores pronósticos

En un estudio de seguimiento a 4 años de pacientes con trastorno bipolar I se encontró que los factores que contribuyeron al mal pronóstico fueron la mala situación laboral antes del episodio, la dependencia del alcohol, mostrar síntomas psicóticos, depresivos o depresivos interepisódicos y el sexo masculino. La corta duración de los episodios de manía, la edad avanzada en el momento del inicio, pocos pensamientos suicidas y pocos problemas psiquiátricos o médicos coexistentes predicen una mejor evolución.

MANEJO TERAPÉUTICO

Hospitalización

Es mejor tratar a los pacientes con manía severa en el hospital, donde es posible administrar una dosis agresiva y es posible lograr una respuesta adecuada con relativa rapidez. Los pacientes en manía pueden poner a prueba los límites de las reglas del hospital, transferir la responsabilidad de sus actos a otros o explotar las debilidades de los demás, y pueden crear conflictos entre los miembros del personal.

Elección del tratamiento

Los fármacos son los tratamientos de elección para los pacientes con trastornos bipolares. Sin embargo, la psicoterapia puede ofrecer un complemento esencial del tratamiento.

Tratamientos somáticos

Tratamiento farmacológico

GUÍAS CLÍNICAS GENERALES. El tratamiento farmacológico de los trastornos bipolares se divide en una fase aguda y una de mantenimiento. Sin embargo, el tratamiento bipolar también implica la formulación de procedimientos diferentes para el paciente que está teniendo manía, hipomanía o depresión. El principal abordaje del padecimiento ha sido el litio y su mayor potencia con la administración de antidepresivos, antipsicóticos y benzodiazepinas. Sin embargo, recientemente se han añadido tres anticonvulsivos eutimizantes (carbamazepina, valproato y lamotrigina), así como una serie de antipsicóticos atípicos. A menudo, es necesario administrar varios fármacos diferentes antes de encontrar el tratamiento óptimo. Además, aunque se prefiere la monoterapia, en el caso del trastorno bipolar, la polifarmacia es común.

En la tabla 6-6 se enumeran algunos fármacos recomendados para tratar la manía aguda.

El cumplimiento del tratamiento sigue siendo un problema, porque los pacientes con manía carecen de conciencia sobre su propia enfermedad y se niegan a tomar la medicación. Como su juicio alterado, su impulsividad y su agresividad se combinan para hacer que tanto el paciente como los demás estén en riesgo, muchos pacientes que se encuentran en la fase maníaca reciben medicación para protegerse a sí mismos y a los demás del daño que pueden causar.

Tabla 6-6
Recomendaciones de tratamiento farmacológico en la manía aguda

Primera línea	Monoterapia: litio, ácido valproico, ácido valproico ER, olanzapina, risperidona, quetiapina, quetiapina XR, aripiprazol, ziprasidona, asenapina, paliperidona ER, cariprazina
	Terapia adyuvante con litio o ácido valproico: risperidona, quetiapina, olanzapina, aripiprazol, asenapina
Segunda línea	Monoterapia: carbamazepina, carbamazepina ER, TEC, haloperidol
	Terapia combinada: litio + ácido valproico
Tercera línea	Monoterapia: clorpromazina, clozapina, tamoxifeno
	Terapia combinada: litio o ácido valproico + haloperidol, litio + carbamazepina, tamoxifeno adyuvante
No se recomienda	Monoterapia: gabapentina, topiramato, lamotrigina, verapamilo, tiagabina
	Terapia combinada: risperidona + carbamazepina, olanzapina + carbamazepina

TEC, terapia electroconvulsiva; XR o ER, liberación prolongada.
Modificada de las guías CANMAT/ISBD.

SELECCIÓN DE LA MEDICACIÓN INICIAL. En la figura 6-2 se indica una estrategia para seleccionar y preparar a un paciente bipolar para la farmacoterapia.

Manía aguda. El tratamiento de la manía aguda, o hipomanía, suele ser la fase más sencilla de tratar. Los fármacos pueden usarse solos o en combinación para que el paciente reduzca su estado más agudo.

Carbonato de litio. Se considera el prototipo de los «eutimizantes», a pesar de lo cual, y debido a que el inicio de su acción antimaníaca puede ser lento, su uso suele complementarse en las fases más precoces del tratamiento con antipsicóticos atípicos, anticonvulsivos eutimizantes o benzodiazepinas de alta potencia. Los valores terapéuticos de litio se sitúan entre 0,6 y 1,2 mEq/l. El uso de litio en la fase aguda se ha limitado en los últimos años por su eficacia impredecible, sus efectos secundarios problemáticos y la necesidad de analíticas frecuentes. La introducción de fármacos más modernos con efectos secundarios más favorables, una menor toxicidad y una menor necesidad de controles analíticos, ha hecho que disminuya el uso del litio. No obstante, sus beneficios clínicos siguen siendo notables en muchos pacientes.

Anticonvulsivos. El uso del valproato (ácido valproico o divalproato sódico) ha superado al uso del litio en la manía aguda. A diferencia de este último, el valproato está indicado exclusivamente para la manía aguda, si bien la mayoría de los expertos coinciden en señalar que también tiene efectos profilácticos. La dosis habitual del ácido valproico es de 750-2 500 mg/día, y alcanza concentraciones sanguíneas de entre 50 y 120 µg/ml. Una carga oral rápida con 15-20 mg/kg de divalproato sódico desde el día 1 de tratamiento se tolera bien y se asocia con un inicio rápido de la respuesta. Durante el tratamiento con valproato es necesario efectuar algunos controles analíticos.

La carbamazepina ha sido un fármaco muy utilizado en todo el mundo durante décadas como tratamiento de primera línea de la manía aguda. La FDA lo aprobó en EE.UU. en 2004 para la manía aguda. Las dosis habituales para tratar la manía aguda varían entre 600 y 1 800 mg/día, con concentraciones sanguíneas de entre 4 y 12 µg/ml. El compuesto cetoderivado de la carbamazepina, la oxcarbazepina, se tolera mejor que la carbamazepina, pero los datos sobre su eficacia son contradictorios. Una revisión Cochrane concluyó que no hay evidencia suficiente para utilizar este fármaco en la manía aguda.

Antipsicóticos. La FDA aprobó muchos de los antipsicóticos atípicos para usarlos en el trastorno bipolar (tabla 6-7). Comparados con los fármacos más antiguos como el haloperidol y la clorpromazina, los antipsicóticos atípicos son menos fiables para limitar el potencial postsináptico excitador y la discinesia tardía. Sin embargo, muchos de ellos corren el riesgo de aumentar de peso con los problemas médicos asociados. No obstante, algunos pacientes requieren tratamiento de mantenimiento con medicamentos antipsicóticos.

Depresión bipolar aguda
Litio. Existe evidencia limitada de litio en la depresión bipolar. Los primeros estudios fueron prometedores, pero los estudios posteriores controlados con placebo no confirmaron la eficacia del litio. Estudios más extensos que incluyeron litio sugirieron que era al menos tan útil como otros estabilizadores del estado de ánimo para la depresión bipolar.

Anticonvulsivos. El anticonvulsivo más prometedor ha sido la lamotrigina, pues varios estudios razonables demuestran su eficacia para la depresión bipolar. Su principal limitación es que debe ajustarse gradualmente para prevenir una erupción cutánea grave. La evidencia del valproato y otros anticonvulsivos es limitada. La gabapentina y el levetiracetam parecen ser ineficaces.

Antipsicóticos. Varios de los antipsicóticos atípicos han demostrado eficacia para la depresión bipolar. La quetiapina tiene la mejor evidencia; parece que, en una dosis moderada (300 mg/día), es suficiente para mejorar los síntomas. La olanzapina, la lurasidona y la cariprazina también tienen estudios positivos, y la FDA aprobó la lurasidona para esta indicación. La ziprasidona y el aripiprazol no parecen ser eficaces.

Antidepresivos. La utilidad relativa de los antidepresivos estándar en la fase depresiva del trastorno bipolar sigue siendo controvertida. Esto es particularmente cierto en los estados con ciclos rápidos y mixtos. Parecen ser menos efectivos que para el trastorno depresivo mayor y pueden inducir ciclos, manía o hipomanía. El riesgo de inducir manía parece mayor para los antidepresivos tricíclicos, los inhibidores de la monoaminooxidasa y quizás los inhibidores de la recaptación de serotonina y norepinefrina como la venlafaxina. La mayoría de los expertos están de acuerdo en que los antidepresivos no son apropiados como monoterapia para pacientes con trastorno bipolar.

También es controvertido si pueden utilizarse como adyuvantes. Algunos antidepresivos tienen alguna evidencia de eficacia como terapia adyuvante, como la fluoxetina. En general, la evidencia disponible sugiere que pueden tener cierta utilidad cuando se combinan con un estabilizador del estado de ánimo.

Terapia electroconvulsiva (TEC). La TEC también puede ser útil para pacientes con depresión bipolar que no responden al litio u otros eutimizantes y sus adyuvantes, en particular en casos en los que se presenta una tendencia suicida elevada como urgencia médica.

Otros agentes. Varios médicos e investigadores han probado muchos otros fármacos en un intento por encontrar más opciones de tratamiento. La mayoría de los estudios no han sido prometedores. Los agonistas de la dopamina, incluidos el modafinilo y el armodafinilo, tienen algunas pruebas preliminares. La terapia adyuvante con ácidos grasos ω-3 tiene pruebas contradictorias. La *N*-acetilcisteína (un precursor del glutatión) tiene algunas pruebas preliminares. La ketamina y otros moduladores glutamatérgicos pueden tener un papel en los pacientes resistentes al tratamiento.

DURACIÓN Y PROFILAXIS
Tratamiento de mantenimiento. La prevención de las recurrencias de los episodios del estado de ánimo es el mayor problema al que se enfrentan los profesionales de la salud. El régimen elegido no solo debe conseguir su objetivo primario, el mantenimiento de la eutimia, sino que los medicamentos no deberían producir efectos secundarios no deseados

Parámetros «básicos» para todos los pacientes antes de implementar el tratamiento

Antecedentes: comorbilidades médicas (incluidos factores de riesgo de ECV), tabaquismo, consumo de alcohol, embarazo, antecedentes familiares de factores de riesgo de ECV

Investigaciones: circunferencia de la cintura y/o IMC (peso y estatura), PA, RSC, EUC, PFH, glucosa en ayunas, perfil de lípidos en ayunas

Tratar cualquier enfermedad médica identificada según corresponda

Selección del medicamento, teniendo en cuenta el perfil general de riesgo para la salud

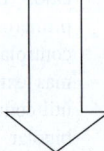

Parámetros complementarios según el tratamiento seleccionado

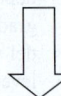
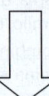

Litio

Basal: TSH, Ca

Nivel sérico: 2 niveles para establecer la dosis terapéutica, luego cada 3-6 meses, después aumentar la dosis según lo indicado clínicamente

Monitorización longitudinal
- EUC cada 3-6 meses
- Ca, TSH y peso después de 6 meses, luego anualmente

Valproato y carbamazepina

Basal: antecedentes hematológicos y hepáticos

Nivel sérico: 2 niveles para establecer la dosis terapéutica (4 semanas de diferencia para carbamazepina), luego según lo indicado clínicamente

Monitorización longitudinal
- *Valproato:* peso, RSC, PFH, ciclo menstrual cada 3 meses para el primer año, luego anualmente; PA, glucosa en ayuno y perfil de lípidos si hay factores de riesgo; densitometría ósea si hay factores de riesgo

- *Carbamazepina:* RSC, PFH, EUC mensuales los primeros 3 meses, luego anualmente; alerta a las erupciones cutáneas especialmente en los primeros meses de tratamiento; densitometría ósea si hay factores de riesgo; revisar la eficacia anticonceptiva si aplica

Lamotrigina
- Alerta a las erupciones cutáneas

Antipsicóticos atípicos^a

Monitorización longitudinal
- Peso mensual durante los primeros 3 meses, luego cada 3 meses
- PA y glucosa en ayunas cada 3 meses durante el primer año, luego anualmente
- Perfil de lípidos en ayunas después de 3 meses, luego anualmente
- Nivel de ECG y prolactina según esté clínicamente indicado

^aLa clozapina es una excepción

Ca, calcio; ECG, electrocardiograma; ECV, enfermedad cardiovascular; EUC, electrólitos, urea y creatinina; IMC, índice de masa corporal; PA, presión arterial; PFH, pruebas de función hepática; RSC, recuento sanguíneo completo; TSH, hormona estimulante de tiroides.

FIGURA 6-2
Recomendaciones para la monitorización del tratamiento en el trastorno bipolar. (Con autorización de ISBD safety monitoring guidelines.)

que afecten al funcionamiento. La sedación, el deterioro cognitivo, el temblor, el aumento de peso y las erupciones cutáneas son algunos de los efectos secundarios que provocan la retirada del tratamiento.

El litio, la carbamazepina y el ácido valproico, solos o en combinación, son los fármacos más utilizados en el tratamiento a largo plazo de los pacientes con trastorno bipolar. Para los pacientes tratados con litio a largo plazo, la suplementación tiroidea a menudo es necesaria para tratar el hipotiroidismo inducido por litio.

La lamotrigina tiene propiedades antidepresivas profilácticas y, potencialmente, estabilizadoras del estado de ánimo. Este fármaco parece ser superior en el tratamiento agudo y profiláctico de la fase depresiva del trastorno en comparación con la maníaca.

FRACASO DEL TRATAMIENTO AGUDO. La mayoría de los pacientes responderán al tratamiento en 2 semanas. Cuando no responden, se debería considerar la posibilidad de utilizar un abordaje diferente. Cuando los

Tabla 6-7
Antipsicóticos atípicos para el trastorno bipolar: resumen de la eficacia y rangos de dosificación

| | | Eficacia | | | | | |
| | | | | Profilaxis | | | |
Fármaco	Rango de dosis (mg)	Manía aguda	Depresión bipolar aguda	Episodios del ánimo	Manía	Depresión	Comentarios
Olanzapina	5-20	Sí	Sí (v. comentarios)	Sí	Sí	Sí	La mejoría se observó principalmente en el sueño, el apetito y la tensión interna, pero no en los síntomas depresivos principales Magnitud del beneficio para la depresión menor que para la manía
Risperidona	1-6	Sí	Sin datos	Sí	Sí	No	Se demostró eficacia profiláctica con risperidona, pero no se realizaron estudios con risperidona oral
Quetiapina	300-800	Sí	Sí	Sí	Sí	Sí	Para la depresión bipolar, 300 mg/día es tan eficaz como 600 mg/día (v. el texto como guía) Parece tener la misma eficacia para prevenir tanto la manía como la depresión
Ziprasidona	80-160	Sí	No	Sí	Sí	No	Profilaxis demostrada para terapia adyuvante pero no hay datos para la monoterapia
Aripiprazol	15-30	Sí	No	Sí	Sí	No	
Paliperidona	6-12	Sí	Sin datos	Sí	Sí	No	Menos efectiva que la olanzapina en la prevención de episodios del ánimo
Asenapina	10-20	Sí	Sin datos	Sí	Sí	Sí	Numéricamente menos pacientes en el grupo de asenapina tuvieron recaídas de episodios maníacos y depresivos, pero las diferencias no fueron significativas
Lurasidona	40-120	Sin datos	Sí	Estudios en curso	Estudios en curso	Estudios en curso	Efectivo en pacientes con depresión con características mixtas
Cariprazina	3-12	Sí	Sí	Sin datos	Sin datos	Sin datos	Para la depresión bipolar, se recomiendan 1,5 a 3 mg/día, mientras que para la manía es apropiado hasta 12 mg/día

pacientes no responden al tratamiento inicial, tiene sentido probar otro tratamiento de primera línea, ya que hay varios para elegir. La mayoría de los pacientes responderán a uno de estos tratamientos, al menos durante su fase maníaca; la fase depresiva puede ser más difícil.

SELECCIÓN DE LAS SEGUNDAS OPCIONES TERAPÉUTICAS.   En el caso poco frecuente que falle el tratamiento de primera línea, hay otras opciones que incluyen haloperidol, carbamazepina y el tratamiento combinado con litio y valproato. Si estos fallan, se podrían considerar otros antipsicóticos.

Otros métodos somáticos.   Además de la TEC, la estimulación magnética transcraneal y el tratamiento magnético convulsivo han mostrado datos limitados, aunque prometedores.

Intervenciones psicosociales

La psicoterapia puede ser un complemento crucial para los pacientes. Los objetivos de esta terapia incluyen fomentar la adherencia al tratamiento, promover la estabilidad y evitar los factores de riesgo del trastorno. La terapia cognitivo-conductual, la terapia interpersonal y del ritmo social y la terapia centrada en la familia son todas opciones razonables. En la tabla 6-8 se resumen los tratamientos psicoterapéuticos para el trastorno bipolar, incluido el presunto mecanismo subyacente y las intervenciones de muestra.

EPIDEMIOLOGÍA

Incidencia y prevalencia

En la figura 6-3 se muestran las tasas de prevalencia en EE.UU. de diferentes formas clínicas de trastorno bipolar. La incidencia anual de la enfermedad bipolar se considera por lo general inferior al 1 %. En todo el mundo se estima que varía del 0,3 % al 1,2 % por país. Sin embargo, es difícil de calcular porque es común pasar por alto las formas más leves de trastorno bipolar.

Sexo

Al contrario de lo que sucede con el trastorno depresivo mayor, el trastorno bipolar I tiene una prevalencia igual en ambos sexos. Los episodios de manía son más frecuentes en los hombres y los episodios depresivos lo son en las mujeres. Cuando se presentan episodios de manía en las mujeres, lo hacen asociados a un cuadro mixto (p. ej., manía y depresión) con mayor frecuencia que en los hombres. Las mujeres también tienen una tasa más alta de padecer el subtipo de ciclos rápidos del trastorno bipolar I.

Edad

El inicio del trastorno bipolar I es previo que el del trastorno depresivo mayor. La edad de inicio del trastorno bipolar I varía entre la infancia

Tabla 6-8
Tratamientos psicoterapéuticos eficaces para el trastorno bipolar

Tratamiento	Conceptualización de la etiología del trastorno	Intervenciones de muestra
Terapia cognitivo-conductual	Vulnerabilidad biológica que interactúa con el estrés Las deficiencias de habilidades limitan la capacidad para controlar los síntomas	Identificar y desafiar los pensamientos automáticos que interfieren con la adherencia al tratamiento Participar en actividades gratificantes que aumenten la rutina y estabilidad Practicar las habilidades de comunicación con los terapeutas
Terapia interpersonal y del ritmo social	Las vulnerabilidades interpersonales que surgen del apego temprano y los patrones de relación aprendidos, además de la alteración de los ritmos sociales	Desarrollar conciencia de los patrones en las relaciones primarias y la relación terapéutica Seguimiento y estabilización de los ritmos sociales Entrenamiento de habilidades interpersonales Análisis de comunicación
Terapia centrada en la familia	Vulnerabilidad biológica agravada por emociones negativas expresadas en el entorno familiar	Educación sobre el trastorno, incluidos los factores desencadenantes, los factores de riesgo y el tratamiento eficaz Establecer un plan de prevención de recaídas, acordado por todos los miembros de la familia involucrados Entrenamiento de habilidades de comunicación Entrenamiento en habilidades de resolución de problemas

(ya a los 5 o 6 años) y los 50 años, o incluso más en casos raros, con una edad media de 30 años. La prevalencia general del trastorno bipolar en adolescentes es similar a la de los adultos. Sin embargo, aumenta con la edad; es decir, la prevalencia es de un 2 % en los jóvenes de 13 y 14 años, pero se duplica a los 18 años.

Otros factores

El trastorno bipolar I es más frecuente en las personas divorciadas y solteras que entre las casadas, pero esta diferencia podría reflejar el inicio más temprano y la consecuente discordia conyugal característica del trastorno.

Hay una incidencia más alta que la media de trastorno bipolar I en los grupos socioeconómicos altos. El trastorno bipolar I es más frecuente en personas que no se graduaron en la universidad que en las que sí lo hicieron. Esto también puede reflejar la edad relativamente temprana de aparición del trastorno.

NEUROBIOLOGÍA DEL TRASTORNO

Al igual que en los trastornos depresivos, la anomalía más observada en los trastornos bipolares es una mayor frecuencia de hiperintensidades anómalas tanto en las regiones subcorticales, como en las regiones periventriculares, los ganglios basales y el tálamo. Esto es más habitual en el trastorno bipolar I que en los adultos deprimidos. Es probable que estas hiperintensidades reflejen los efectos neurodegenerativos deletéreos de los episodios recurrentes.

Comprensión de la genética del trastorno bipolar

Estudios de patrones hereditarios. Antecedentes familiares de trastorno bipolar conlleva un mayor riesgo de trastornos del estado de ánimo en general y, específicamente, un riesgo mucho mayor de trastorno bipolar. La depresión unipolar es típicamente la forma más frecuente de trastorno del estado de ánimo en familias de probandos con trastorno bipolar. En un estudio de gran tamaño se encontró un incremento de tres veces en la tasa de trastorno bipolar y de dos veces en la de trastorno unipolar en los familiares biológicos de los probandos con trastorno bipolar. Los familiares de primer grado tienen un riesgo aproximadamente 10 veces mayor de desarrollar el trastorno. Los estudios en gemelos sugieren que la heredabilidad está entre 0,7 y 0,8.

Estudios genéticos. Históricamente, los estudios de ligamiento han implicado varias regiones, sobre todo los cromosomas 18q y 22q. En varios estudios de ligamiento se han encontrado indicios de la implicación de genes específicos en los subtipos clínicos. Por ejemplo, se han demostrado evidencias de ligamiento en la región 18q principalmente en pares de hermanos ambos con trastorno bipolar II y en familias en las que los probandos mostraban síntomas de angustia.

Los estudios del genoma completo informan sobre una lista cada vez mayor de loci asociados. La evidencia actual sugiere un patrón de riesgo poligénico: muchos loci susceptibles, cada uno con un pequeño efecto que contribuye al trastorno. Estos genes no parecen ser específicos del trastorno bipolar, sino que se superponen con otros trastornos psiquiátricos graves, particularmente esquizofrenia. Los estudios suelen centrarse en genes que podrían dar pistas sobre la etiología, como los genes implicados en el neurodesarrollo o los que codifican los canales de calcio dependientes de voltaje.

Quizás el hallazgo más importante de los estudios genéticos es que de los muchos genes que se encuentran asociados con el trastorno bipolar, la mayoría de ellos también están asociados con la esquizofrenia.

Hallazgos patológicos en las pruebas de imagen

Pruebas de imagen estructurales. Estudios individuales han detectado varias áreas del cerebro con variaciones en el volumen de la sustancia gris, incluido el núcleo estriado, el tálamo, la amígdala, el hipocampo y la hipófisis, hallazgos potencialmente significativos, ya que estas suelen ser regiones de interés en este trastorno dadas sus presuntas funciones. Sin embargo, muchos de estos son estudios pequeños con resultados contradictorios. Al menos un metaanálisis concluyó que la evidencia tomada en conjunto no apoyaba diferencias morfológicas en estas áreas.

En otras regiones del cerebro se han producido algunos hallazgos estructurales consistentes, incluida la circunvolución frontal inferior, la ínsula izquierda, el cerebelo y la circunvolución orbitofrontal izquierda, que se observan tanto en los individuos afectados como en los familiares de primer grado. Aunque no se comprende bien la importancia de estos hallazgos, muchas de estas áreas parecen estar involucradas en la regulación emocional, y la circunvolución frontal inferior puede tener un papel particular en la función ejecutiva, sobre todo en la inhibición de la respuesta. En varios casos las diferencias son más notorias en pacientes bipolares, lo que sugiere que estos cambios cerebrales pue-

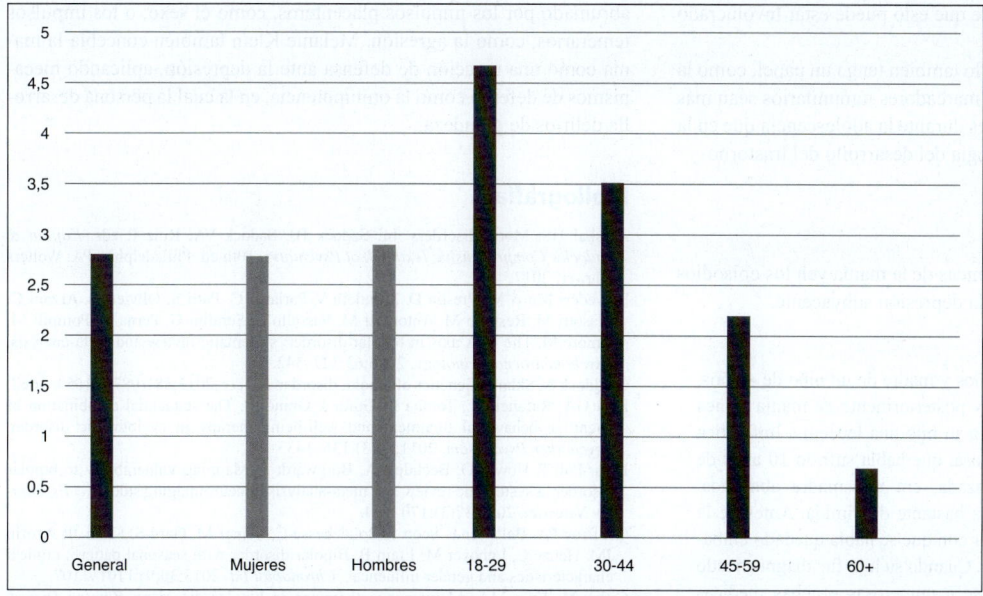

5
4,5
4
3,5
3
2,5
2
1,5
1
0,5
0

General | Mujeres | Hombres | 18-29 | 30-44 | 45-59 | 60+

FIGURA 6-3
Prevalencia del año pasado de los trastornos bipolares en adultos estadounidenses. (Datos de la National Comorbidity Survey Replication [2001-2003].)

den representar reacciones compensatorias al trastorno más que factores de riesgo etiológicos.

Imagenología funcional. Hay menos pruebas de resonancia magnética funcional o tomografía por emisión de positrones que estudios de resonancia magnética; la mayoría examina el cerebro durante la ejecución de diversas tareas cognitivas o emocionales y sugiere que la activación aumenta o disminuye a lo largo de varios circuitos. Los hallazgos sistemáticos incluyen anomalías a lo largo de una red que incluye la corteza frontal superior y medial y la ínsula, que mostraron una mayor activación en comparación con los controles. Como muchas de las áreas están involucradas en el funcionamiento ejecutivo y la memoria de trabajo, esto parece ser consistente con los estudios neuropsicológicos del trastorno. Otras áreas pueden mostrar una activación disminuida, como la amígdala, el ganglio basal y el sistema límbico. Estos hallazgos pueden ser evidencia de una regulación negativa de circuitos específicos, quizás en respuesta a la actividad anómala en los otros circuitos.

Marcadores inflamatorios

Algunos marcadores inflamatorios, sobre todo la interleucina 6, están elevados en pacientes bipolares. Los marcadores de inflamación pueden ser particularmente evidentes durante la adolescencia y volverse menos evidentes en la edad adulta.

Otros hallazgos neuroquímicos. Algunos estudios han encontrado alteraciones en el factor neurotrófico derivado del cerebro, y en al menos un estudio esta alteración puede predecir la capacidad de respuesta del litio. De forma similar, algunos estudios de medidas de estrés oxidativo en pacientes bipolares mostraron anomalías relacionadas con la respuesta al litio; sin embargo, estos hallazgos son preliminares.

La evaluación del eje hipotalámico-hipofisario-suprarrenal (HHS) sugiere un sistema desregulado, como lo demuestra el aumento de los niveles de ACTH y cortisol en pacientes con trastorno bipolar. Sin embargo, estos hallazgos parecen ocurrir solo después de que los individuos se vuelven sintomáticos, lo que sugiere que esto está causado por el trastorno.

LA PSICOLOGÍA DEL TRASTORNO

Los estudios psicológicos se han centrado en los hallazgos neuropsicológicos, particularmente en las deficiencias cognitivas asociadas con el trastorno. Los presentados con mayor frecuencia son las deficiencias del funcionamiento ejecutivo, la memoria y el aprendizaje verbal, y muchas otras relacionadas, incluidas las deficiencias de flexibilidad cognitiva, velocidad psicomotora y atención, aunque no de manera sistemática. La inhibición de la respuesta es la función ejecutiva centrada en la capacidad de prevenir la respuesta impulsiva ante una situación cuando dicha respuesta es inapropiada en el contexto ambiental. Esta inhibición suele ser deficiente en pacientes con trastorno bipolar, así como en familiares de primer grado sin trastorno bipolar. Es particularmente deficiente en personas con trastorno bipolar que presentan características psicóticas. Otras deficiencias de la función ejecutiva incluyen impulsividad general y comportamiento de riesgo. En la esquizofrenia se observan algunas de estas deficiencias, pero son menos graves y es menos probable que se reconozcan antes de que aparezca el trastorno. Es posible que las deficiencias cognitivas sean indicativas de un trastorno más amplio que cruza las líneas de diagnóstico tradicionales y representa un espectro de trastornos definidos por síntomas psicóticos.

ETIOLOGÍA

Teorías biológicas

Como se ha indicado, varios hallazgos patológicos apuntan a sistemas específicos alterados en el cerebro, en particular áreas involucradas en la regulación de las emociones y el funcionamiento ejecutivo. Lo que no está claro es qué hallazgos son el resultado del trastorno y cuáles son los causantes. Por ejemplo, las alteraciones significativas que se observan en el eje HHS en pacientes con trastorno bipolar parecen representar una cicatriz neurobiológica que solo se observa después de que aparezcan los síntomas.

Como se ha discutido, la evidencia convergente sugiere que la señalización del calcio puede estar, al menos en parte, implicada en el trastorno. Las anomalías genéticas encontradas en genes asociados con canales de calcio dependientes de voltaje que se mencionaron anteriormente, así como la observación clínica de que ciertos fármacos tienen mecanismos de acción relacionados con los canales de calcio (p. ej., antiepilépticos) apoyan esta teoría. Además, los estudios celulares preclínicos muestran alguna evidencia del aumento de la señalización del calcio intracelular en las neuronas de los pacientes con trastorno bipolar. La evidencia de anomalías en los canales de calcio en individuos de alto riesgo pero asintomáticos, así como en familiares de primer grado de pacientes con el trastorno, sugiere que esto puede estar involucrado en la etiología del trastorno.

Es probable que el neurodesarrollo también tenga un papel, como la esquizofrenia, y el hecho de que los marcadores inmunitarios sean más frecuentes en los individuos bipolares durante la adolescencia que en la edad adulta parece apoyar una etiología del desarrollo del trastorno.

Teorías psicosociales

La mayoría de las teorías psicodinámicas de la manía ven los episodios maníacos como una defensa contra la depresión subyacente.

La Sra. G., un ama de casa de 42 años y madre de un niño de 4 años, desarrolló síntomas de hipomanía y posteriormente de manía franca sin psicosis cuando diagnosticaron a su hijo una leucemia linfocítica aguda. Mujer profundamente religiosa, que había sufrido 10 años de dificultades para quedarse embarazada, era una madre abnegada. Manifestó que habitualmente estaba bastante deprimida. Antes de la enfermedad de su hijo solía bromear con que se había quedado embarazada de él por intervención divina. Cuando su hijo fue diagnosticado y hospitalizado, tuvo que someterse a numerosas pruebas médicas dolorosas y a quimioterapia de urgencia, lo que empeoró su estado. Durante las primeras semanas de su enfermedad, los médicos la bombardeaban con malas noticias sobre el pronóstico.

La Sra. G. siempre estaba en el hospital con su hijo, no dormía nunca, siempre estaba cuidando de él, y aun así los médicos notaron que a medida que el niño se debilitaba más y el pronóstico era más sombrío, ella parecía rebosar de una alegría renovada, buen humor y buen ánimo. Al parecer no podía dejar de contar chistes al personal del hospital mientras sometían a su hijo a los dolorosos procedimientos, y el personal fue preocupándose más a medida que las bromas subían de tono y eran más inapropiadas. Durante la visita psiquiátrica posterior (solicitada por el personal de pediatría), la Sra. G. manifestó que su «felicidad y optimismo» actual estaban justificados por su sentido de «unidad» con la virgen María, madre de Dios. Dijo con un guiño: «Ahora estamos juntas, ella y yo; ella se ha convertido en parte de mí. Tenemos una relación especial». A pesar de estas afirmaciones, la Sra. G. no era psicótica y dijo que estaba «hablando metafóricamente, por supuesto, como haría cualquier buen católico». Su manía se resolvió cuando remitió la enfermedad de su hijo y fue dado de alta del hospital. (Por cortesía de J. C. Markowitz, MD, y B. L. Milrod, MD.)

Sin embargo, estos abordajes para comprender el trastorno bipolar se han aceptado menos a medida que aumenta la evidencia biológica. El papel del entorno, en particular el estrés psicosocial, es probable que sea crucial en la etiología. Karl Abraham, por ejemplo, creía que los episodios maníacos podrían reflejar una incapacidad para tolerar una tragedia del desarrollo, como la pérdida de un padre. El estado maníaco también puede resultar de un superyó severo, que produce una autocrítica excesiva que luego es reemplazada por una autosatisfacción eufórica. Bertram Lewin consideraba que el yo del paciente maníaco estaba abrumado por los impulsos placenteros, como el sexo, o los impulsos temerarios, como la agresión. Melanie Klein también concebía la manía como una reacción de defensa ante la depresión, aplicando mecanismos de defensa como la omnipotencia, en la cual la persona desarrolla delirios de grandeza.

Bibliografía

Akiskal HS. Mood disorders. In: Sadock BJ, Sadock VA, Ruiz P, eds. *Kaplan & Sadock's Comprehensive Textbook of Psychiatry*. 10th ed. Philadelphia, PA: Wolters Kluwer; 2017.

Belvederi Murri M, Prestia D, Mondelli V, Pariante C, Patti S, Olivieri B, Arzani C, Masotti M, Respino M, Antonioli M, Vassallo L, Serafini G, Perna G, Pompili M, Amore M. The HPA axis in bipolar disorder: systematic review and meta-analysis. *Psychoneuroendocrinology*. 2016;63:327–342.

Craddock N, Sklar P. Genetics of bipolar disorder. *Lancet*. 2013;381(9878):1654–1662.

Fava GA, Rafanelli C, Tomba E, Guidi J, Grandi S. The sequential combination of cognitive behavioral treatment and well-being therapy in cyclothymic disorder. *Psychother Psychosom*. 2011;80(3):136–143.

Fusar-Poli P, Howes O, Bechdolf A, Borgwardt S. Mapping vulnerability to bipolar disorder: a systematic review and meta-analysis of neuroimaging studies. *J Psychiatry Neurosci*. 2012;37(3):170–184.

Geoffroy PA, Bellivier F, Scott J, Boudebesse C, Lajnef M, Gard S, Kahn JP, Azorin JM, Henry C, Leboyer M, Etain B. Bipolar disorder with seasonal pattern: clinical characteristics and gender influences. *Chronobiol Int*. 2013;30(9):1101–1107.

Gitlin M, Frye MA. Maintenance therapies in bipolar disorders. *Bipolar Disord*. 2012;14(Suppl 2):51–65.

Harrison PJ, Geddes JR, Tunbridge EM. The emerging neurobiology of bipolar disorder. *Trends Neurosci*. 2018;41(1):18–30.

Helseth V, Samet S, Johnsen J, Bramness JG, Waal H. Independent or substance-induced mental disorders? An investigation of comorbidity in an acute psychiatric unit. *J Dual Diagn*. 2013;9(1):78–86.

Mason BL, Brown ES, Croarkin PE. Historical underpinnings of bipolar disorder diagnostic criteria. *Behav Sci (Basel)*. 2016;6(3):14.

Mechri A, Kerkeni N, Touati I, Bacha M, Gassab L. Association between cyclothymic temperament and clinical predictors of bipolarity in recurrent depressive patients. *J Affect Disord*. 2011;132(1–2):285–288.

Merikangas KR, He JP, Burstein M, Swanson SA, Avenevoli S, Cui L, Benjet C, Georgiades K, Swendsen J. Lifetime prevalence of mental disorders in U.S. adolescents: results from the National Comorbidity Survey Replication–Adolescent Supplement (NCS-A). *J Am Acad Child Adolesc Psychiatry*. 2010;49(10):980–989.

Ng F, Mammen OK, Wilting I, Sachs GS, Ferrier IN, Cassidy F, Beaulieu S, Yatham LN, Berk M, Internatinal Society for Bipolar Disorders. The International Society for Bipolar Disorders (ISBD) consensus guidelines for the safety monitoring of bipolar disorder treatments. *Bipolar Disord*. 2009;11(6):559–595.

Özerdem A, Ceylan D, Can G. Neurobiology of risk for bipolar disorder. *Curr Treat Options Psychiatry*. 2016;3(4):315–329.

Perugi G, Popovic D. Practical management of cyclothymia. In: Young AH, Ferrier IN, Michalak EE, eds. *Practical Management of Bipolar Disorders*. New York: Cambridge University Press; 2010:139.

Serretti A, Chiesa A, Calati R, Linotte S, Sentissi O, Papageorgiou K, Kasper S, Zohar J, De Ronchi D, Mendlewicz J, Amital D, Montgomery S, Souery D. Influence of family history of major depression, bipolar disorder, and suicide on clinical features in patients with major depression and bipolar disorder. *Eur Arch Psychiatry Clin Neurosci*. 2013;263(2):93–103.

Tomba E, Rafanelli C, Grandi S, Guidi J, Fava GA. Clinical configuration of cyclothymic disturbances. *J Affect Disord*. 2012;139(3):244–249.

Totterdell P, Kellett S, Mansell W. Cognitive behavioural therapy for cyclothymia: cognitive regulatory control as a mediator of mood change. *Behav Cogn Psychother*. 2012;40(4):412–424.

Vaingankar JA, Rekhi G, Subramaniam M, Abdin E, Chong SA. Age of onset of lifetime mental disorders and treatment contact. *Soc Psychiatry Psychiatr Epidemiol*. 2013;48(5):835–843.

Van Meter AR, Youngstrom EA, Findling RL. Cyclothymic disorder: a critical review. *Clin Psychol Rev*. 2012;32(4):229–243.

7

Trastornos depresivos

PRESENTACIÓN CLÍNICA

Un estado de ánimo deprimido y la pérdida de interés o placer son los síntomas clave de la depresión. Los pacientes pueden decir que se sienten tristes, sin esperanza, un desecho o alguien que no vale la pena. Para el paciente, el estado de ánimo deprimido tiene una calidad diferente que lo distingue de una emoción normal de tristeza o duelo. Los pacientes a menudo describen el síntoma de la depresión como un dolor emocional angustioso. Alternativamente lo perciben como una enfermedad física en la que se sienten agotados y desmotivados. Otros dicen sentirse poca cosa, ser incapaces de llorar y tener dificultades para experimentar algún placer.

Clásicamente, un paciente deprimido tiene una postura encorvada, sin movimientos espontáneos y una mirada abatida, que no es directa. En la práctica, existe una gama considerable de comportamientos que van desde personas sin síntomas observables hasta pacientes con depresión catatónica. Entre los signos observables de depresión, el retraso psicomotor generalizado es el más descrito, en el que los pacientes muestran poco movimiento espontáneo. A veces puede ser tan grave que resulta difícil diferenciarlo de la catatonía.

> La Sra. A., una profesora de literatura de 34 años, acudió a una clínica del estado de ánimo quejándose de que estaba «aturdida, confundida, desorientada, con la mirada fija. Mis pensamientos no fluyen, mi mente está detenida... No tengo ningún sentido de dirección, ningún objetivo... Me dejo llevar por la inercia, no puedo reafirmarme. No puedo luchar; no tengo voluntad».

Puede producirse agitación psicomotriz, incluyendo conductas como retorcerse las manos y tirarse del pelo. En muchos pacientes deprimidos disminuye la velocidad y el volumen del habla, y responden a las preguntas con monosílabos y con respuestas diferidas.

Cuando están presentes, los síntomas observables son útiles en el diagnóstico; sin embargo, su ausencia no implica que el paciente no tenga ningún trastorno. No es inusual, por ejemplo, encontrarse con pacientes que pueden mantener cierto grado de adecuación social, aún sonriendo y riendo cuando están con otros, a pesar de sentirse internamente miserables.

Los síntomas somáticos más típicos de la depresión se denominan *síntomas neurovegetativos de la depresión* y suelen incluir una variedad de síntomas físicos. En la tabla 7-1 se enumeran los síntomas neurovegetativos típicos.

Prácticamente todos los pacientes con depresión (97%) se quejan de una menor energía, tienen problemas para terminar los trabajos, presentan problemas escolares y laborales, y una motivación menor para llevar a cabo nuevos proyectos. El 80% de los casos aquejan problemas de sueño, especialmente con despertares matutinos más precoces (insomnio terminal) y muchos despertares a lo largo de la noche, durante los cuales cavilan sobre sus problemas. Muchos pacientes notan que disminuye su apetito y pierden peso, pero en otros el apetito aumenta y engordan y duermen más de lo normal. Estos a veces se denominan *síntomas neurovegetativos inversos* o *características atípicas*.

La depresión es, por definición, un trastorno del estado de ánimo y las alteraciones del estado de ánimo son centrales. Los pacientes se sienten «mal» y pueden usar palabras como «triste», «deprimido», «desanimado», «desganado» o palabras similares para describir este sentimiento. Se utiliza el término *disforia* para abarcar estos sentimientos depresivos como una forma de evitar la confusión inherente al uso de la palabra «deprimido» para referirse tanto al diagnóstico como al síntoma central. Además, muchos pacientes se muestran reacios a utilizar esta palabra, ya que pueden tener dificultades para aceptar su diagnóstico. En tales casos, otros sinónimos, incluidos los anteriores, pueden parecer menos amenazantes para el paciente.

Algunos pacientes niegan la disforia por completo y, en cambio, describen sentirse incapaces de disfrutar de las cosas que normalmente les resultan agradables. A esto se llama *anhedonia* o falta de placer. Además de la disforia y la anhedonia, muchos pacientes deprimidos también expresan que se sienten ansiosos.

El punto crítico es que aunque la tristeza e incluso la depresión pueden ser en sí mismas reacciones normales, cuando se encuentran en el contexto de un trastorno depresivo, los pacientes no las experimentan como normales. A menudo se sienten realmente enfermos y podrán distinguir su estado emocional de los sentimientos de tristeza «normales». Muchos primero interpretarán esto como indicativo de una enfermedad médica y se presentarán a su médico de atención primaria quejándose de sentirse «enfermos» en lugar de deprimidos.

Los pacientes deprimidos habitualmente tienen opiniones negativas del mundo y de sí mismos. El contenido de su pensamiento a menudo comprende rumiaciones no delirantes sobre pérdidas, culpa, suicidio y muerte. Aproximadamente el 10% de todos los pacientes deprimidos tienen síntomas importantes de un trastorno del pensamiento, por lo general bloqueos del pensamiento y una pobreza muy importante del contenido.

> Una funcionaria de 42 años manifestó que estaba tan paralizada por la depresión, que sentía que no tenía iniciativa personal y que había perdido la voluntad; creía que alguna fuerza maligna se había apoderado de sus actos y que criticaba cada acción que llevaba a cabo. La paciente se recuperó con tratamiento timoléptico. No hay ningún motivo para creer que, en esta paciente, los sentimientos somáticos y los comentarios constantes indicasen un proceso esquizofrénico.

Los pacientes deprimidos pueden quejarse de delirios o alucinaciones asociadas con su episodio depresivo: estos pacientes pueden tener un episodio depresivo mayor con síntomas psicóticos, a menudo llamado depresión psicótica. Se dice que los delirios y las alucinaciones que son compatibles con un estado de ánimo deprimido son congruentes con el estado de ánimo. Los delirios congruentes con el estado de ánimo en una persona deprimida son las ideas de culpa, idea de pecado, inutilidad, pobreza, fracaso, persecución y enfermedades somáticas terminales (como cáncer y «putrefacción» cerebral). El contenido de los delirios o alucinaciones no congruentes con el estado de ánimo no es compatible

Tabla 7-1
Síntomas neurovegetativos de la depresión

Comunes:
  Fatiga, poca energía
  Falta de atención
  Insomnio, despertar temprano en la mañana
  Falta de apetito, pérdida de peso asociada
A veces incluidos:
  Disminución de la libido y el rendimiento sexual
  Irregularidades menstruales
  La depresión empeora en la mañana

con un estado de ánimo deprimido (p. ej., un delirio no congruente con el estado de ánimo en una persona deprimida podría implicar temas de grandeza, con un poder, conocimientos y valía exagerados).

Dos tercios de todos los pacientes con depresión contemplan el suicidio, y entre el 10 % y el 15 % cometen suicidio. Los casos hospitalizados por un intento de suicidio o una ideación suicida tienen un riesgo mayor a lo largo de la vida de tener éxito que los que nunca han sido hospitalizados por una ideación suicida.

Los pacientes con depresión con síntomas psicóticos en ocasiones se plantean matar a otra persona como resultado de sus sistemas delirantes, pero los que presentan depresiones más graves carecen de la motivación o la energía para actuar de forma impulsiva o violenta. Los pacientes con trastornos depresivos tienen un mayor riesgo de suicidio cuando empiezan a mejorar y a recuperar la energía que necesitan para planificar y llevar a cabo su suicidio (suicidio paradójico).

Entre el 50 % y el 75 % de los pacientes deprimidos presentan algún tipo de deterioro cognitivo. Los síntomas cognitivos comprenden informes subjetivos de incapacidad para concentrarse (el 84 % de los pacientes en un estudio) y disfunción de pensamiento (el 67 % de los pacientes en otro estudio).

La mayoría de los pacientes deprimidos están orientados, aunque algunos pueden no tener suficiente energía o interés para responder a preguntas sobre estos temas durante una entrevista. Puede ser un desafío separar la memoria de las dificultades de concentración. Sin embargo, algunos pacientes parecen tener verdaderas dificultades de memoria además de otras deficiencias cognitivas.

Algunos pacientes con depresión no parecen ser conscientes de su depresión y no refieren tener un trastorno del estado de ánimo, aunque se muestren retraídos de la familia, amigos y actividades que antes les interesaban. Otros, particularmente aquellos con pensamientos desordenados, pueden ser demasiado negativos, hiperbólicos en su descripción sintomática y desesperanzados acerca de su futuro. Puede resultar difícil convencer a estos pacientes de que es posible mejorar.

El juicio se valora mejor revisando las acciones del paciente en un pasado reciente y su comportamiento durante la entrevista. Se debe advertir a los pacientes con perspectivas especialmente negativas que no tomen decisiones vitales importantes (p. ej., en torno a una relación o un trabajo) hasta que «piensen normalmente» de nuevo.

En las entrevistas y conversaciones, los pacientes deprimidos pueden enfatizar lo malo y minimizar lo bueno. Pueden ser pesimistas sobre las pruebas de tratamientos anteriores. Un error clínico frecuente consiste en no profundizar lo suficiente en el interrogatorio de un paciente deprimido, creyéndole cuando dice que una prueba previa de medicación antidepresiva no funcionó. Estas afirmaciones pueden ser falsas y requieren la confirmación por parte de otra fuente. Los psiquiatras no deberían ver la información errónea de los pacientes como una fabricación intencionada. Puede ser imposible para una persona con estado de ánimo deprimido admitir cualquier información esperanzadora.

Otros pacientes, particularmente aquellos con pobre *insight,* pueden tener dificultades para explicar síntomas o episodios pasados. Puede ser

útil preguntar acerca de los cambios en el rendimiento en lugar de los estados emocionales («¿ha habido ocasiones en que se sintió incapaz de trabajar o cuidar de sus hijos?»).

Presentación en poblaciones especiales

Depresión en niños y adolescentes.   La fobia escolar y un apego excesivo a los padres pueden ser síntomas de depresión en los niños. Un mal rendimiento académico, el abuso de sustancias, un comportamiento antisocial, la promiscuidad sexual, el absentismo escolar y las fugas son síntomas de depresión en los adolescentes.

Depresión en personas mayores.   La depresión es más frecuente en personas mayores que en la población general. En varios estudios se han descrito tasas de prevalencia que varían del 25 % a casi el 50 %, aunque se desconoce el porcentaje de estos casos que están causados por un trastorno depresivo mayor. En varios estudios se demuestra que la depresión de las personas mayores se correlaciona con un nivel socioeconómico bajo, la pérdida del cónyuge, una enfermedad física concurrente y el aislamiento social. En otros estudios se indica que la depresión de las personas mayores no se ha diagnosticado ni tratado lo suficiente, quizá por los médicos generales en particular. El reconocimiento insuficiente de la depresión en las personas mayores puede deberse a que el trastorno es más frecuente junto a otras molestias somáticas en los grupos de edades avanzadas que en los más jóvenes. Además, el envejecimiento hace que el médico acepte los síntomas depresivos como algo normal en los pacientes mayores.

DIAGNÓSTICO

Los trastornos depresivos pueden adoptar muchas formas, según su gravedad y cronicidad. El trastorno que más se asocia con la depresión «clásica» es el trastorno depresivo mayor, y este es el trastorno al que se hace referencia con más frecuencia cuando alguien dice que sufre depresión. Sin embargo, es fundamental comprender las diferentes variedades de trastornos depresivos, incluidos los que no se incluyen en algunas clasificaciones formales, ya que todos son fuentes importantes de morbilidad.

Trastorno depresivo mayor

La característica principal del trastorno depresivo mayor es la aparición de al menos un episodio de depresión mayor, que son síntomas depresivos importantes que duran un tiempo significativo. En la tabla 7-2 se comparan los diferentes abordajes para diagnosticar el trastorno depresivo mayor.

Con características psicóticas.   La presencia de características psicóticas en el trastorno depresivo mayor refleja una enfermedad grave y es un indicador de mal pronóstico. Los propios síntomas psicóticos se clasifican como congruentes con el estado de ánimo, es decir, en armonía con el trastorno del estado de ánimo («me merezco ser castigado porque soy muy malo») o incongruentes con el estado de ánimo, es decir, sin armonía con el trastorno del estado de ánimo. Los pacientes con síntomas psicóticos incongruentes con el estado de ánimo pueden tener con mayor frecuencia un trastorno psicótico primario comórbido, como un trastorno esquizoafectivo o esquizofrenia.

Con síntomas melancólicos.   La melancolía es uno de los términos más antiguos utilizados en psiquiatría, aplicado ya por Hipócrates en el siglo IV a. C. para describir el estado de ánimo oscuro de la depresión, y todavía se utiliza para referirse a la depresión caracterizada por anhedonia grave, despertar matutino más precoz, pérdida de peso y profundos sentimientos de culpa (a menudo, en referencia a situaciones triviales). No es infrecuente que los pacientes melancólicos tengan ideación

Tabla 7-2
Trastorno depresivo mayor

	DSM-5	CIE-10
Nombre del diagnóstico	Trastorno depresivo mayor	Episodio depresivo mayor
Duración	Duración 2 semanas	
Síntomas	• Disforia o sentirse deprimido • Anhedonia • ↑ o ↓ peso o apetito • ↑ o ↓ sueño • ↑ o ↓ actividad • ↓ energía • Pensamientos depresivos: inutilidad, culpa • ↓ concentración • Ideación/plan suicida	• ↓ ánimo • ↓ energía • ↓ actividad • ↓ capacidad de disfrute • ↓ interés • ↓ concentración • Fatiga incluso después de un esfuerzo mínimo • Sueño alterado/despertar matutino precoz • Alteración del apetito/↓ peso • ↓ autoestima • ↓ autoconfianza • Culpabilidad o inutilidad • Estado de ánimo no reactivo a las circunstancias • Anhedonia • Los síntomas empeoran por la mañana • Trastorno psicomotor: agitación o retraso • ↓ libido
Número requerido de síntomas	5 (1 tiene que ser uno de los dos primeros en la lista)	
Consecuencias psicosociales de los síntomas	Angustia o funcionamiento deficiente (social, laboral u otras áreas importantes)	Depende de la gravedad
Exclusiones (no se explica mejor por):	Enfermedad médica Sustancia Otro trastorno psiquiátrico Historia de manía o hipomanía	Trastorno de adaptación Trastorno de conducta Trastorno depresivo recurrente (que se considera un diagnóstico separado)
Especificadores de los síntomas	**Con características de ansiedad** • 2+ síntomas de ansiedad **Con características mixtas** • 3+ Síntomas maníacos/hipomaníacos *durante* el episodio depresivo (si ocurren de forma independiente, diagnostique trastorno bipolar) **Con características melancólicas** • Pérdida de placer o reactividad al placer • 3+ de los siguientes: • Depresión/desesperación grave • Peor estado de ánimo en la mañana • Despertar precoz en la mañana • Trastorno psicomotor • Anorexia/pérdida de peso • Culpabilidad **Con características atípicas** • Reactividad del estado de ánimo • 2+ de los siguientes • Aumento del apetito/peso • Hiposomnia • Parálisis de Leaden • Sensibilidad al rechazo **Con características psicóticas congruentes con el estado de ánimo** **Con características psicóticas incongruentes con el estado de ánimo** **Con catatonía** • Debe presentarse durante la mayoría de los episodios depresivos **Con inicio en el periparto** **Con patrón estacional** • Suele ocurrir durante una temporada específica	Reacción depresiva Depresión psicógena Depresión reactiva
Especificadores del curso	**Con características psicóticas** • Síntomas psicóticos que ocurren solo durante el episodio depresivo • Congruente con el estado de ánimo • Incongruente con el estado de ánimo **En remisión parcial** • Ya no cumplen con los criterios completos **En remisión completa** • 0 síntomas por 2 meses	**Trastorno depresivo recurrente** (codificado como trastorno separado): episodios repetidos de los síntomas anteriores. Sin manía

Continúa

Tabla 7-2
Trastorno depresivo mayor *(cont.)*

	DSM-5	CIE-10
Especificadores de la gravedad	**Leve:** síntomas mínimos **Moderado:** entre leves y graves **Severo:** # de síntomas y gravedad/disfunción mucho más allá de lo requerido para el diagnóstico	**Leve** • 2-3 síntomas • Funciones normales a pesar del malestar **Moderado** • 4+ síntomas • Dificultad con el funcionamiento **Grave** • Varios síntomas marcados y molestos • Pérdida de la autoestima/se siente inútil y culpable • Ideas/actos suicidas • Síntomas somáticos de depresión **Grave con síntomas psicóticos** • Como los anteriores pero con psicosis **Otros** • Depresión atípica • Episodios únicos de «depresión enmascarada» **No especificados**

suicida. La melancolía se asocia a cambios en el SNC y en las funciones endocrinas, por lo cual suele denominarse «depresión endógena» o depresión que surge en ausencia de factores estresantes o precipitantes vitales externos.

Con síntomas atípicos. Los pacientes con trastorno depresivo mayor con síntomas atípicos tienen unas características específicas y predecibles. Como se ha descrito, suelen ser síntomas neurovegetativos inversos. Pueden, por ejemplo, comer en exceso o quedarse dormidos. Los pacientes con características atípicas empiezan a una edad más temprana y muestran un enlentecimiento psicomotor más grave. También son más propensos a tener trastornos comórbidos, incluidos trastornos de ansiedad, trastorno por consumo de sustancias o trastorno de síntomas somáticos. Es fácil diagnosticar erróneamente que tienen un trastorno de ansiedad en lugar de un trastorno del estado de ánimo. Los pacientes con síntomas atípicos pueden tener una evolución a largo plazo, un diagnóstico de trastorno bipolar I o un patrón estacional de su trastorno.

> Kevin, un adolescente de 15 años, fue remitido a un centro del sueño para descartar narcolepsia. Su principal motivo de consulta era fatiga, aburrimiento y necesidad de dormir todo el tiempo. A pesar de que siempre había empezado el día con cierta lentitud, ahora no podía levantarse de la cama para ir a la escuela. Eso alarmó a su madre y propició una consulta del sueño. Siempre había sido un estudiante de notables, pero 6 meses antes de ser derivado empezó a fallar en las clases. La atención psicológica, basada en la premisa de que el reciente traslado de la familia desde otra ciudad había llevado al aislamiento de Kevin, no había aportado beneficios. Los resultados de los amplios chequeos neurológicos y de medicina general también habían sido negativos. Dormía de 12 a 15 h diarias, pero se descartó la catalepsia, la parálisis del sueño y las alucinaciones hipnagógicas. Durante la entrevista psiquiátrica negó estar deprimido, pero admitió que había perdido el interés por todo excepto por su perro. Nada le estimulaba, no participaba en ninguna actividad y había ganado más de 13 kg en 6 meses. Creía que tenía una «lesión cerebral» y se preguntaba si valía la pena vivir de esa forma. La idea del suicidio le perturbaba porque era contraria a sus creencias religiosas. Estos hallazgos llevaron a recetarle un antidepresivo, que no solo revirtió los síntomas que motivaron la consulta, sino que condujo al borde de un episodio maníaco. (Por cortesía de H. S. Akiskal, MD.)

Con síntomas catatónicos. Como síntoma, la catatonía puede estar presente en varios trastornos mentales, principalmente en la esquizofrenia y en los trastornos del estado de ánimo. Los síntomas centrales de la catatonía son estupor, embotamiento afectivo, retraimiento extremo, negativismo e importante retraso psicomotor. La presencia de síntomas catatónicos en pacientes con trastornos del estado de ánimo puede tener significación en el pronóstico y tratamiento

Inicio en el posparto. Se diagnostica el subtipo posparto si el inicio de los síntomas tiene lugar durante el embarazo o en las 4 semanas siguientes al parto. Los trastornos mentales del posparto más frecuentes son los síntomas psicóticos.

Patrón estacional. Los pacientes que tienen un patrón estacional de sus trastornos del estado de ánimo tienden a experimentar episodios depresivos durante una estación en particular, con mayor frecuencia en invierno. El patrón ha llegado a conocerse como trastorno afectivo estacional, aunque este término no se usa en el *Manual diagnóstico y estadístico de los trastornos mentales,* 5.ª edición (DSM-5). Existe cierta controversia sobre si representa un subtipo de trastorno depresivo mayor o una entidad distinta. De cualquier manera, la presencia del trastorno tiene implicaciones para el tratamiento, ya que los pacientes con un patrón estacional en su depresión pueden responder preferentemente a la fototerapia.

Trastorno distímico

El trastorno distímico (también llamado distimia) es la presencia de síntomas depresivos que son menos graves que los del trastorno depresivo mayor. Aunque es menos grave que un trastorno depresivo mayor, a menudo es más crónico. En la tabla 7-3 se comparan los diferentes abordajes diagnósticos.

El síntoma más habitual de la distimia, también conocida como trastorno depresivo persistente, es un estado de ánimo deprimido que dura la mayor parte del día y que está presente casi continuamente. Existen sentimientos asociados de ineptitud, culpa, irritabilidad y enfado, retraimiento social, pérdida de interés e inactividad y falta de productividad. El término distimia, que significa «humor enfermo», fue introducido en 1980. Antes de ese momento se tendía a clasificar a los pacientes que tenían distimia como «depresión neurótica.

La distimia se distingue del trastorno depresivo mayor por el hecho de que los pacientes se quejan de que siempre han estado deprimidos.

Tabla 7-3
Trastorno distímico

	DSM-5	CIE-10
Nombre del diagnóstico	Trastorno depresivo persistente	Distimia [F43.1]
Duración	2+ años (1+ año en los niños) ≤ 2 meses libre de síntomas durante la enfermedad	
Síntomas	Estado de ánimo deprimido la mayor parte del tiempo ↓ apetito ↓ o ↑ sueño ↓ energía ↓ autoestima ↓ concentración/capacidad de tomar decisiones Desesperanza	Estado de ánimo depresivo crónico que no cumple con los criterios para un episodio depresivo, aunque es posible que se hayan cumplido los criterios en el pasado
Número requerido de síntomas	Primer síntoma y 2+ del resto	
Consecuencias psicosociales de los síntomas	Angustia y deterioro funcional	
Exclusiones	Historia de trastorno bipolar Otra enfermedad mental Sustancia Otra enfermedad médica	Ansiedad Depresión Duelo Esquizofrenia
Especificadores de los síntomas	**Con síndrome distímico puro:** no se cumplieron los criterios de episodio depresivo en los últimos 2 años **Con episodio depresivo mayor persistente:** ha cumplido los criterios de diagnóstico para episodio depresivo durante todo el período de 2 años **Con episodio depresivo mayor intermitente, con episodio actual:** se encuentra en el episodio actual, 8 semanas + en los últimos 2 años con episodio de síntomas subdiagnósticos **Con episodio depresivo mayor intermitente, sin episodio actual:** no se encuentra actualmente en un episodio, 1+ episodio depresivo en los últimos 2 años **Con síntomas ansiosos** *≥ 2 de los siguientes:* • Sentir tensión • Inquietud • ↓ concentración por la preocupación • ↑ miedo sin causa aparente • Miedo o pérdida de control **Con características mixtas:** episodio depresivo o maníaco/hipomaníaco, + con síntomas adicionales de otro episodio pero subdiagnóstico **Con características melancólicas:** véase tabla 7-2 **Con características atípicas:** véase tabla 7-2 **Con características psicóticas** • Congruente con el estado de ánimo • Incongruente con el estado de ánimo	
Especificadores del curso	**Con inicio en el periparto:** el episodio es durante el embarazo o ≤ 4 semanas después del parto	
Especificadores de la gravedad	**Leve:** síntomas mínimos **Moderado:** entre leve y grave **Grave:** número de síntomas y gravedad/disfunción mucho más allá de lo requerido para el diagnóstico	

De hecho, la mayoría de los casos son de inicio precoz, comienzan en la infancia o adolescencia y, casi siempre, cuando el paciente llega a los 20 años.

Un maestro de educación primaria de 27 años se presentó refiriendo que la vida era una obligación dolorosa que nunca había tenido interés para él. Dijo que se sentía «invadido por un sentimiento de melancolía» que lo acompañaba casi siempre. Aunque era respetado por sus compañeros, se sentía «como un fracaso grotesco, un concepto de mí mismo que he tenido desde la infancia». Manifestó que sencillamente ejercía sus responsabilidades como maestro y que nunca había obtenido ningún placer de nada que hubiese hecho en la vida. Dijo que nunca había tenido sentimientos románticos; la actividad sexual, que había mantenido con dos mujeres diferentes, había resultado en orgasmos sin placer. Dijo que se sentía vacío, que iba pasando por la vida sin ningún sentido de dirección, ambición o pasión, un descubrimiento que lo atormentaba. Había comprado una pistola para poner fin a lo que él llamaba su «existencia inútil», pero no había intentado suicidarse porque creía que haría daño a sus estudiantes y a la pequeña comunidad en la que vivía. (Por cortesía de H. S. Akiskal, MD.)

Se ha identificado un subtipo de inicio tardío, mucho menos prevalente y no bien definido clínicamente, en poblaciones de mediana edad y geriátricas, principalmente a través de estudios epidemiológicos comunitarios.

Los antecedentes familiares de los pacientes con distimia generalmente están repletos de trastornos tanto depresivos como bipolares, que es uno de los resultados más sólidos que apoyan su vinculación con un trastorno primario del estado de ánimo.

Otros diagnósticos

Episodio depresivo menor.   El episodio depresivo menor se caracteriza por episodios de síntomas depresivos que son menos graves que los que se observan en el trastorno depresivo mayor. La diferencia entre la distimia y el episodio depresivo menor radica principalmente en la naturaleza episódica de los síntomas en este último. Entre los episodios, los pacientes con episodio depresivo menor tienen un estado de ánimo eutímico, mientras que aquellos con distimia no muestran prácticamente fases eutímicas. El DSM-5 no incluye este diagnóstico. Sin embargo, la *Clasificación Internacional de Enfermedades,* 10.ª edición (CIE-10) lo incluye como un tipo de episodio depresivo leve. El DSM-5 lo diagnosticaría como «Otro trastorno depresivo especificado».

Trastorno depresivo breve recurrente.   El trastorno depresivo breve recurrente se caracteriza por períodos breves (inferiores a 2 semanas) durante los cuales se presentan los episodios depresivos. Los pacientes con este trastorno cumplirían los criterios diagnósticos de trastorno depresivo mayor si sus episodios durasen más tiempo, y difieren de los pacientes con distimia en dos aspectos: tienen un trastorno episódico y sus síntomas son más graves. La CIE-10 lo enumera como «Otro trastorno del estado de ánimo recurrente», mientras que el DSM-5 lo diagnosticaría como «Otro trastorno depresivo especificado».

Depresión doble.   Se estima que el 40 % de los pacientes con trastorno depresivo mayor también cumplen los criterios de trastorno depresivo persistente, una combinación que a menudo se denomina depresión doble. Los datos existentes apoyan la conclusión de que los pacientes con depresión doble tienen un peor pronóstico que los pacientes que presentan solo un trastorno depresivo mayor. El tratamiento de los pacientes con depresión doble debe dirigirse a ambos trastornos, porque la resolución de los síntomas del episodio depresivo mayor todavía deja un deterioro psiquiátrico significativo en estos pacientes.

Escalas de puntuación objetivas de la depresión

Hay una literatura creciente que sugiere que el uso de escalas objetivas puede mejorar significativamente la fiabilidad de los diagnósticos de depresión. También pueden ser útiles para seguir el curso de un episodio. Hay varias escalas validadas.

Escalas administradas por el clínico.   La Escala de Hamilton para la depresión (*Hamilton Rating Scale for Depression*, HAM-D) es una escala para depresión muy utilizada que emplea hasta 24 ítems, cada uno de los cuales se puntúa de 0 a 4 o 0 a 2. El clínico evalúa las respuestas del paciente a las preguntas que se le hacen sobre sentimientos de culpa, pensamientos de suicidio, hábitos de sueño y otros síntomas de depresión, y las puntuaciones se obtienen a partir de la entrevista clínica. Los puntos de corte habituales son 10 a 13 para la depresión leve, 14 a 17 para la depresión leve a moderada y >17 para la depresión moderada a grave.

Escalas autoadministradas.   La Escala de autoevaluación de la depresión de Zung (*Zung Self-Rating Depression Scale*) es una escala de 20 ítems cuya puntuación normal es de 34 puntos o menor, mientras que una puntuación de 50 puntos o mayor se considera indicativa de depresión. La escala proporciona un índice global de la intensidad

de los síntomas depresivos del paciente, incluida la expresión afectiva de la depresión.

La Escala de depresión de Raskin (*Raskin Depression Scale*) es una escala evaluada por el profesional que mide la gravedad de la depresión del paciente según los informes del paciente y la observación del médico, en una escala de 5 puntos que abarca tres dimensiones: informe verbal, comportamiento mostrado y síntomas secundarios. La escala tiene un intervalo de 3 a 13. Se considera normal una puntuación de 3, y una puntuación de 7 o más, indicativa de depresión.

DIAGNÓSTICO DIFERENCIAL

Los síntomas de los trastornos depresivos a menudo se superponen con otros síndromes y trastornos. Como resultado, el diagnóstico diferencial es amplio. Una anamnesis y una exploración cuidadosas suelen aclarar la diferencia. En otros casos, es posible que se deba observar el trastorno a lo largo del tiempo antes de que el diagnóstico sea claro.

Tabla 7-4
Factores farmacológicos y enfermedades físicas asociados con el inicio de la depresión

Farmacológico
  Anticonceptivos esteroides
  Reserpina, metildopa
  Insecticidas anticolinesterásicos
  Abstinencia de anfetaminas o cocaína
  Abstinencia de alcohol o sedantes-hipnóticos
  Cimetidina, indometacina
  Fármacos antipsicóticos tipo fenotiazina
  Talio, mercurio
  Cicloserina
  Vincristina, vinblastina
  Interferón

Endocrino-metabólico[a]
  Hipotiroidismo e hipertiroidismo
  Hiperparatiroidismo
  Hipopituitarismo
  Enfermedad de Addison
  Síndrome de Cushing
  Diabetes mellitus

Infecciones
  Paresia general (sífilis terciaria)
  Toxoplasmosis
  Gripe, neumonía viral
  Hepatitis vírica
  Mononucleosis infecciosa
  SIDA

Colagenosis
  Artritis reumatoide
  Lupus eritematoso

Nutricional
  Pelagra
  Anemia perniciosa

Neurológico
  Esclerosis múltiple
  Enfermedad de Parkinson
  Traumatismo craneoencefálico
  Convulsiones parciales complejas
  Apnea del sueño
  Tumores cerebrales
  Infarto (y enfermedad) cerebrovascular

Neoplásico
  Neoplasias abdominales
  Carcinomatosis diseminada

[a]No se menciona el colesterol porque se ha informado de manera inconsistente que los niveles bajos son un factor de depresión.

Problemas médicos generales

Es fundamental considerar si la depresión de un paciente se debe a una afección médica general. Si no se obtiene una buena historia clínica ni se atiende al contexto de la situación vital actual del paciente, se producirán errores diagnósticos. En un adolescente con depresión se debe investigar la presencia de una mononucleosis, y en los pacientes con sobrepeso o bajo peso excesivos descartar disfunciones suprarrenales o tiroideas. Se debe evaluar a los pacientes con factores de riesgo adecuados para el VIH y a los pacientes mayores para detectar neumonía viral y otras afecciones médicas.

En la tabla 7-4 se enumeran algunas afecciones farmacológicas y médicas que pueden causar depresión.

Son muchos los trastornos neurológicos y médicos, así como los fármacos que producen síntomas de depresión. Los pacientes con trastornos depresivos acuden primero a su médico general con molestias somáticas. La mayoría de las causas médicas de los trastornos depresivos pueden detectarse mediante una historia médica exhaustiva, una exploración física y neurológica completa y la analítica habitual de sangre y orina. El estudio diagnóstico debería incluir pruebas de función tiroidea y suprarrenal, porque las alteraciones de ambos sistemas endocrinos pueden manifestarse como trastornos depresivos. Una norma razonable que se puede aplicar en el trastorno del estado de ánimo inducido por sustancias es que cualquier sustancia que tome un paciente con depresión debe considerarse un posible factor causante del trastorno del estado de ánimo. El tratamiento con fármacos cardíacos, antihipertensivos, sedantes, hipnóticos, antipsicóticos, antiepilépticos, antiparkinsonianos, analgésicos, antibacterianos y antineoplásicos se asocia a síntomas depresivos.

Problemas neurológicos

Los problemas neurológicos más frecuentes que se manifiestan con síntomas depresivos son la enfermedad de Parkinson, las enfermedades desmielinizantes, la epilepsia, las enfermedades cerebrovasculares y los tumores. Entre el 50 % y el 75 % de todos los pacientes con enfermedad de Parkinson tienen síntomas importantes de un trastorno depresivo que no se correlacionan con la discapacidad física del paciente, su edad o la duración de su enfermedad, sino con la presencia de otras alteraciones encontradas en los tests neuropsicológicos. Los síntomas motores de la enfermedad de Parkinson pueden enmascarar un trastorno depresivo, ya que los síntomas motores son similares. Los síntomas depresivos a menudo responden a los fármacos antidepresivos o a la terapia electroconvulsiva (TEC). Los cambios interictales asociados a la epilepsia del lóbulo temporal pueden simular un trastorno depresivo, en especial si el foco epileptógeno está situado en el lado derecho. La depresión es una característica que complica con frecuencia las enfermedades cerebrovasculares, en particular en los 2 años siguientes al episodio. La depresión es más frecuente en las lesiones cerebrales anteriores que en las posteriores, y en ambos casos, a menudo responden a los medicamentos antidepresivos. Es más probable que los tumores de las regiones diencefálicas y temporales se asocien en particular a síntomas de un trastorno depresivo.

Demencia. El trastorno depresivo mayor puede tener un efecto profundo en la concentración e incluso en la memoria, y en ocasiones se puede confundir con una enfermedad neurodegenerativa como la enfermedad de Alzheimer. En ocasiones, se ha utilizado el término «pseudodemencia» para describir esto. Sin embargo, eso puede ser desacertado, ya que implica que los síntomas cognitivos no son genuinos, lo cual no es el caso. Normalmente es posible distinguir los síntomas cognitivos de un trastorno depresivo mayor de la demencia con origen en otra enfermedad, como la demencia de tipo Alzheimer, por los fundamentos clínicos. Los síntomas cognitivos del trastorno depresivo mayor tienen un inicio súbito y se asocian a otros síntomas del trastorno, como los autorreproches. Puede verse la variación diurna de los problemas cognitivos,

que no aparece en las demencias primarias. Los pacientes deprimidos con dificultades cognitivas no intentan responder a las preguntas, mientras que los pacientes con demencia confabulan. Durante la entrevista, se puede entrenar a los pacientes deprimidos y alentarles para que recuerden, una capacidad que no tienen los pacientes demenciados.

Otros trastornos mentales

La depresión puede ser una característica prácticamente de cualquier otro trastorno mental.

Otros trastornos del estado de ánimo. Antes de llegar al diagnóstico final, es necesario tener en cuenta una serie de categorías diagnósticas. Se debe determinar si un paciente ha tenido episodios de síntomas maníacos, que podrían indicar alguno de los trastornos bipolares. El episodio depresivo de un trastorno bipolar puede ser idéntico al de un trastorno depresivo mayor. Sin embargo, puede haber ciertas características que son más predictivas de un trastorno bipolar, que se enumeran en la tabla 7-5.

Tabla 7-5
Características de un episodio depresivo más predictivas del trastorno bipolar

Edad de inicio más precoz
Depresión psicótica antes de los 25 años de edad
Depresión en el posparto, especialmente con síntomas psicóticos
Episodios depresivos de corta duración de inicio y desaparición rápidos (< 3 meses)
Depresión recidivante (más de 5 episodios)
Depresión con importante retraso psicomotor
Síntomas atípicos (signos vegetativos invertidos)
Estacionalidad
Historia familiar de trastorno bipolar
Antecedentes familiares en tres generaciones
Labilidad emocional (ciclotimia)
Temperamento hipertímico
Hipomanía asociada a antidepresivos
Pérdida de la eficacia reiterada (al menos tres veces) de los antidepresivos después de la respuesta inicial
Estado depresivo mixto (con excitación psicomotora, hostilidad irritable, pensamiento acelerado y excitación sexual *durante* la depresión mayor)

De Akiskal. Mood disorders. En: Sadock BJ, Sadock VA, Ruiz P, eds. *Kaplan & Sadock's Comprehensive Textbook of Psychiatry*. 10th ed. Philadelphia, PA: Wolters Kluwer; 2017.

Tabla 7-6
Causas comunes de diagnóstico erróneo del trastorno del estado de ánimo como esquizofrenia

Confiar en la imagen transversal en lugar de la longitudinal
Recuperación interepisódica incompleta similar a un defecto esquizofrénico
Equiparación de pensamientos extravagantes con el trastorno del pensamiento esquizofrénico
Atribuir un estado de ánimo irritable y gruñón a los delirios paranoicos
Confundir anhedonia depresiva y despersonalización con embotamiento emocional esquizofrénico
Fuga de ideas percibida como asociaciones laxas
Falta de familiaridad con el abordaje fenomenológico en la evaluación de delirios y alucinaciones afectivas
Dar mucha importancia a los síntomas incidentales de Schneider

Adaptada de Akiskal HS, Puzantian VR. Psychotic forms of depression and mania. *Psychiatr Clin North Am* 1979;2:419.

Tabla 7-7
Perfiles transversales únicos de ansiedad clínica y depresión

Ansiedad	Depresión
Hipervigilancia	Retraso psicomotor
Tensión severa y pánico	Tristeza severa
Peligro percibido	Pérdida percibida
Evitación fóbica	Pérdida de interés: anhedonia
Duda e incertidumbre	Desesperanza, suicidio
Inseguridad	Autodesprecio
Ansiedad por el rendimiento	Pérdida de libido
	Despertar matutino precoz
	Pérdida de peso

Reimpresa con autorización de Akiskal HS. Toward a clinical understanding of the relationship of anxiety and depressive disorders. En: Maser JP, Cloninger CR, eds. *Comorbidity of Mood and Anxiety Disorders*. Washington, DC: American Psychiatric Press; 1990.

Si los síntomas de un paciente son únicamente depresivos, lo más probable es que el paciente tenga un trastorno depresivo. Incluso entonces, se debe diferenciar entre los diversos trastornos depresivos discutidos en este capítulo. Para hacer esto, hay que entender la gravedad y el curso del trastorno con detalle.

Otros trastornos mentales. Los trastornos relacionados con el consumo de sustancias, los psicóticos (tabla 7-6), los de la conducta alimentaria, los adaptativos, los de síntomas somáticos y los de ansiedad se asocian con síntomas depresivos con relativa frecuencia, y se deben tener en cuenta en el diagnóstico diferencial de un paciente con síntomas depresivos.

Quizás el diagnóstico diferencial más difícil sea entre los trastornos de ansiedad con depresión y los trastornos depresivos con ansiedad importante. En la tabla 7-7 se comparan las características únicas de la depresión con las de la ansiedad.

Duelo no complicado. El duelo no complicado no se considera un trastorno mental, aunque un tercio de los cónyuges en duelo cumplen durante algún tiempo los criterios diagnósticos del trastorno depresivo mayor. Algunos pacientes con duelo no complicado desarrollan un trastorno depresivo mayor, pero el diagnóstico no se establece a menos que el duelo no se resuelva. La gravedad y el curso de los síntomas son diferencias significativas. En la tabla 7-8 se enumeran las características que indicarían que el duelo normal ha progresado a un trastorno depresivo.

Una viuda de 75 años acudió a la consulta acompañada por su hija debido al grave insomnio y la pérdida total de interés en las actividades cotidianas después de la muerte de su esposo hacía ya 1 año. Se había mostrado agitada los primeros 2 o 3 meses y después se «sumergió en una inactividad total, no deseaba levantarse, no quería hacer nada, ni quería salir». Según su hija, se había casado a los 21 años de edad, había tenido cuatro hijos y había sido ama de casa hasta que su marido falleció de un ataque cardíaco. Sus antecedentes psiquiátricos fueron negativos. El ajuste premórbido se había caracterizado por rasgos compulsivos. Durante la entrevista, iba vestida de negro, parecía moderadamente enlentecida y sollozaba intermitentemente, diciendo: «Le busco por todas partes... No le encuentro». Cuando se le preguntó por su vida, dijo: «Todo lo veo negro.» Aunque no expresaba interés por la comida, no parecía haber perdido una cantidad apreciable de peso. La prueba de supresión con dexametasona dio como resultado 18 mg/dl. La paciente rechazó la asistencia psiquiátrica, afirmando que «prefería reunirse con su marido que mejorar». Era demasiado religiosa como para intentar

Tabla 7-8
Señales de que una persona en duelo ha progresado a un trastorno depresivo

Creencias. Las personas en duelo y sus familiares perciben el duelo como una reacción normal, mientras que aquellos con trastorno depresivo suelen verse a sí mismos como enfermos y pueden creer que están perdiendo la cabeza

Reactividad emocional. A diferencia de la persona melancólica, la persona en duelo reacciona al entorno y tiende a mostrar una serie de efectos positivos

Actividad psicomotora. No se observa un retraso psicomotor marcado en el duelo normal

Culpa. Aunque las personas en duelo a menudo se sienten culpables por no haber hecho ciertas cosas que creen que podrían haber salvado la vida del ser querido fallecido (culpa por omisión), por lo general no experimentan culpa por comisión

Alucinaciones. Los delirios de inutilidad o pecado y las experiencias psicóticas en general apuntan al trastorno del estado de ánimo

Ideación suicida. La ideación suicida activa es rara en el duelo, pero es común en el trastorno depresivo mayor

Comportamientos. La «momificación» (es decir, mantener las pertenencias de la persona fallecida exactamente como estaban antes de su muerte) indica una psicopatología grave

Aniversarios. Las reacciones de aniversario graves deben alertar al médico sobre la posibilidad de psicopatología

De Akiskal. Mood disorders. En: Sadock BJ, Sadock VA, Ruiz P, eds. *Kaplan & Sadock's Comprehensive Textbook of Psychiatry*. 10th ed. Philadelphia, PA: Wolters Kluwer; 2017.

suicidarse, pero al rechazar el tratamiento, pensaba que «se dejaría morir... encontraría alivio en la muerte y en la reunión con su marido». (Por cortesía de H. S. Akiskal, MD.)

En los casos de duelo grave, independientemente del diagnóstico, algunos sugieren que sería una imprudencia clínica retirar los antidepresivos a muchas personas que sufren un duelo tan intenso.

COMORBILIDAD

Los individuos con trastornos depresivos mayores tienen mayor riesgo de presentar uno o más trastornos adicionales comórbidos. Los más frecuentes son el abuso o dependencia del alcohol, el trastorno de pánico, el trastorno obsesivo-compulsivo (TOC) y el trastorno de ansiedad social. Por su parte, aquellos con trastornos de abuso de sustancias y trastornos de ansiedad también tienen un elevado riesgo de presentar trastornos del estado de ánimo comórbido en la actualidad o bien a lo largo de la vida.

Ansiedad

En referencia a los trastornos de ansiedad, en el DSM-5 se menciona la existencia de un trastorno mixto ansioso-depresivo. Los síntomas significativos de ansiedad pueden coexistir (y a menudo coexisten) con síntomas significativos de depresión. Se desconoce si los pacientes que muestran síntomas significativos tanto de ansiedad como de depresión están afectados por dos procesos patológicos diferentes o por un único proceso que produce ambos conjuntos de síntomas. Los pacientes que tienen ambos tipos constituyen el grupo de pacientes con un trastorno mixto ansioso-depresivo.

Trastornos relacionados con sustancias

La dependencia del alcohol coexiste con frecuencia con los trastornos del estado de ánimo. Tanto los pacientes con trastorno depresivo mayor como los que tienen un trastorno bipolar I probablemente cumplan los criterios diagnósticos de un trastorno por consumo de alcohol. Según los datos existentes, la dependencia del alcohol se asocia con mayor fuerza al diagnóstico comórbido de depresión en las mujeres que en los hombres. Por el contrario, los datos genéticos y familiares sobre hombres afectados tanto por trastornos del estado de ánimo como por una dependencia del alcohol indican que es probable que tengan dos procesos patológicos genéticamente diferenciados.

Los trastornos relacionados con sustancias distintos de la dependencia de alcohol también se asocian con frecuencia a los trastornos del estado de ánimo. El abuso de sustancias puede estar implicado como precipitante de un episodio de enfermedad o, por el contrario, representar los intentos del paciente de tratar su propia enfermedad. Aunque los pacientes con manía raramente usan sedantes para amortiguar su euforia, los pacientes deprimidos usan a menudo estimulantes como cocaína y anfetaminas para aliviar su depresión.

Los pacientes con distimia pueden cumplir los criterios diagnósticos de un trastorno relacionado con el consumo de sustancias. Esta asociación parece lógica; los pacientes con distimia tienden a desarrollar métodos de afrontamiento de su estado crónicamente deprimido, entre los que se incluye el abuso de sustancias. En consecuencia, es probable el consumo de alcohol o estimulantes como cocaína o marihuana, y la elección entre ellos dependerá principalmente del contexto social en que se mueva el paciente. La presencia de un diagnóstico asociado de abuso de sustancias representa un dilema para los médicos, y el consumo a largo plazo de muchas sustancias da lugar a un cuadro sintomático indistinguible de distimia.

Afecciones médicas

Es frecuente que la depresión coexista con otras afecciones médicas, en especial en personas mayores. Cuando coexisten la depresión y las afecciones médicas, se debe determinar si la afección médica subyacente está fisiopatológicamente relacionada con la depresión o si los fármacos que el paciente está tomando para sus problemas médicos son la causa de la depresión. Según muchos estudios, el tratamiento de un trastorno depresivo mayor comórbido mejora la evolución de un trastorno médico subyacente, incluido el cáncer.

EVOLUCIÓN

En los estudios sobre la evolución y el pronóstico de los trastornos del estado de ánimo se llega a la conclusión de que estos trastornos tienden a presentar una evolución prolongada y a recidivar.

Trastorno depresivo mayor

Inicio. En torno al 50 % de los pacientes mostraron, durante su primer episodio de trastorno depresivo mayor, síntomas depresivos significativos antes de que se identificara el episodio como tal. Cuanto más pronto se identifiquen y traten los síntomas más precoces, mejor será la prevención del desarrollo del episodio depresivo completo. Aunque los síntomas pueden haber estado presentes, los pacientes con trastorno depresivo mayor normalmente no tienen un trastorno de la personalidad antes de la aparición del cuadro. El primer episodio depresivo aparece antes de los 40 años en el 50 % de los casos. Un inicio más tardío se asocia con la ausencia de historia familiar de trastornos del estado de ánimo, trastorno de la personalidad antisocial y abuso de alcohol.

Duración. Un episodio depresivo no tratado dura entre 6 y 13 meses, y la mayoría de los episodios tratados duran unos 3 meses. La retirada de los antidepresivos antes de los 3 meses casi siempre provoca la recidiva de los síntomas. A medida que evoluciona el trastorno, los pacientes tienden a tener episodios más frecuentes y que duran más tiempo.

La media del número de episodios en un período de 20 años es de cinco o seis.

Otros trastornos depresivos

Aproximadamente el 50 % de los pacientes con trastorno depresivo persistente presentan un inicio gradual de los síntomas antes de los 25 años de edad. A pesar del inicio precoz, a menudo se sufren los síntomas durante una década antes de buscar ayuda psiquiátrica, y consideran que el trastorno de inicio precoz es algo que simplemente forma parte de sus vidas. Los pacientes con un inicio más precoz de los síntomas tienen un riesgo mayor de presentar un trastorno depresivo mayor o un trastorno bipolar I en el curso de su enfermedad. En los estudios de pacientes con diagnóstico de distimia se demuestra que cerca del 20 % de los casos progresaron a un trastorno depresivo mayor; un 15 %, a un trastorno bipolar II, y menos del 5 %, a un trastorno bipolar I.

El pronóstico de los pacientes con trastorno depresivo persistente es variado. Los fármacos antidepresivos y algunos tipos concretos de psicoterapia (p. ej., las terapias cognitivo-conductuales) tienen efectos positivos en el curso y el pronóstico del trastorno. Los datos sobre los tratamientos que se utilizaban antes indican que solo el 10-15 % de los pacientes presentan remisión de los síntomas 1 año después del diagnóstico inicial. Aproximadamente el 25 % de todos los pacientes con distimia nunca alcanzan una recuperación completa; no obstante, el pronóstico es bueno cuando se aplica el tratamiento.

PRONÓSTICO

El trastorno depresivo mayor no es benigno. Tiende a cronificarse y a recidivar. Los pacientes que han sido hospitalizados por un primer episodio de trastorno depresivo mayor tienen un 50 % de posibilidades de recuperarse en el primer año. El porcentaje de pacientes que se recuperan después de hospitalizaciones reiteradas disminuye con el tiempo. Muchos de los pacientes que no se recuperan siguen afectados por un trastorno distímico. Un 25 % de los pacientes presentan una recurrencia en los primeros 6 meses después de ser dados de alta del hospital; otro 30-50 % recurre en los 2 años siguientes, y alrededor del 50-75 % tiene una recurrencia dentro de los 5 años. La incidencia de recidiva es inferior a estas cifras en los pacientes que continúan recibiendo tratamiento psicofarmacológico profiláctico y en los que tuvieron únicamente uno o dos episodios depresivos. En general, el tiempo entre los episodios disminuye y su intensidad aumenta cuando el paciente va acumulando más episodios depresivos.

Indicadores pronósticos

Muchos estudios se han centrado en identificar los indicadores de buen y mal pronóstico en la evolución de un trastorno depresivo mayor. En la tabla 7-9 se enumeran algunos de los predictores positivos y negativos.

MANEJO DEL TRATAMIENTO

El tratamiento de los trastornos del estado de ánimo es gratificante para los psiquiatras. Hay tratamientos específicos disponibles para episodios depresivos y los datos indican que el tratamiento profiláctico también es útil. Hay que ser optimistas, ya que el pronóstico de cada episodio es excelente. Este hecho suele ser una buena noticia para los pacientes y sus familias. No obstante, los trastornos del estado de ánimo son crónicos y se debe educar al paciente y a la familia con respecto a las futuras estrategias de tratamiento.

Históricamente, los pacientes con trastorno depresivo persistente no recibían tratamiento o recibían una psicoterapia a largo plazo orientada a la introspección. Los datos actuales sugieren que los tratamientos para la distimia son similares a los del trastorno depresivo mayor.

Tabla 7-9
Indicadores de pronóstico para la depresión

Indicadores positivos
Clínicos
    Gravedad leve
    Sin síntomas psicóticos
    Estancia hospitalaria corta
    Sin enfermedad comórbida (médica/psiquiátrica)
    No más de 1 hospitalización
    Edad de aparición avanzada

Psicosocial
    Amistades sólidas durante la adolescencia
    Funcionamiento familiar estable
    Buen funcionamiento social/laboral en los últimos 5 años

Indicadores negativos
Trastorno distímico comórbido y trastorno depresivo mayor
Trastorno por abuso de sustancias
Síntomas de ansiedad
> 1 episodios anteriores
Masculino

Existen varios objetivos del tratamiento. En primer lugar, se debe garantizar la seguridad del paciente, y en segundo lugar, es necesario efectuar una evaluación diagnóstica completa. En tercer lugar, se debe iniciar un plan de tratamiento que aborde no solo los síntomas inmediatos, sino también el bienestar prospectivo del paciente. Si bien los tratamientos actuales destacan el empleo del tratamiento farmacológico y la psicoterapia, las situaciones vitales estresantes elevan la tasa de recidiva, por lo que el tratamiento también debería abordar el número y la intensidad de los factores estresantes que vayan apareciendo en las vidas de los pacientes.

En la tabla 7-10 se enumeran las fases del tratamiento, los objetivos y actividades típicos de cada fase.

Hospitalización

La primera decisión (y la más crítica) que debe tomar el profesional es si debe hospitalizarse al paciente o intentarse el tratamiento ambulatorio. Son indicaciones claras de hospitalización el riesgo de suicidio u homicidio, la disminución evidente de la capacidad del paciente para obtener alimento y refugio, y la necesidad de realizar procedimientos diagnósticos. La historia de síntomas rápidamente progresivos y la ruptura del paciente con sus sistemas de apoyo habituales también aconsejan la hospitalización.

El profesional puede tratar con seguridad la distimia y otras formas de depresión más leves en la consulta si puede evaluar al paciente con frecuencia. Los signos clínicos de alteración del juicio, la pérdida de peso o el insomnio deben ser mínimos, y el sistema de apoyo del paciente debe ser potente: ni demasiado implicado ni demasiado retirado de él. El más mínimo cambio negativo que se observe en los síntomas o en el comportamiento del paciente, o bien en la actitud de su sistema de apoyo, puede ser suficiente para justificar la hospitalización.

Los pacientes con trastornos del estado de ánimo a menudo no están dispuestos a ingresar voluntariamente en el hospital y podrían necesitar un ingreso involuntario. Estos pacientes no pueden tomar decisiones debido a su pensamiento lento, su visión del mundo *(Weltanschauung)* negativa y su desesperanza.

Elección del tratamiento

Los tratamientos combinados pueden ser la mejor opción.   A menudo se combinan medicación y psicoterapia. Si la visión del médico de los trastornos afectivos es su ambivalencia sobre el uso de fármacos puede dar lugar a una mala respuesta, al incumplimiento y, probablemente, dosis inadecuadas para un período de tratamiento demasiado breve. Por otra parte, el resultado del tratamiento farmacológico puede verse comprometido si se ignoran las necesidades psicosociales del paciente. En varios estudios en los que se combinaron el tratamiento farmacológico y la psicoterapia en pacientes ambulatorios con depresión se ha demostrado una respuesta mayor y tasas de remisión más elevadas para la combinación que para ambas terapias por separado.

Aunque la combinación sigue siendo la recomendación general, se debe señalar que hay otros puntos de vista. Algunos han argumentado que la mayoría de los datos sugieren que un solo tratamiento, ya sea psicofarmacológico o psicoterapéutico, por sí solo es suficiente para la mayoría de las personas, y que la combinación de tratamientos expone a los pacientes a costes innecesarios y efectos adversos.

Tratamientos somáticos

Tratamiento farmacológico.   La eficacia de la farmacoterapia para el trastorno depresivo mayor ha sido bien establecida en más de 500 estudios controlados aleatorios. En general, todos los antidepresivos disponibles muestran un efecto al menos modesto en comparación con el placebo. La eficacia es muy similar entre los antidepresivos, al menos en comparación con el placebo. Sin embargo, la tolerabilidad y la aceptabilidad varían.

Una vez establecido el diagnóstico, podemos formular una estrategia de tratamiento farmacológico. Es fundamental establecer un diagnóstico exacto, porque los trastornos del espectro unipolar y bipolar requieren regímenes de tratamiento diferentes.

Tabla 7-10
Fases del tratamiento

Fase de tratamiento	Duración	Objetivos	Actividades
Agudo y continuación	8-12 semanas	Lograr la remisión sintomática Vigilar los efectos secundarios Restaurar la función	Establecer una alianza terapéutica Proporcionar psicoeducación Seleccionar los tratamientos antidepresivos óptimos Atención de soporte y basada en mediciones Monitorizar el progreso
Mantenimiento	6-24 meses o más	Retorno a la función y calidad de vida plenas Prevención de la recurrencia	Continuar con la psicoeducación Rehabilitación Manejar las comorbilidades Monitorizar la recurrencia

Modificada de Lam RW, McIntosh D, Wang J, Enns MW, Kolivakis T, Michalak EE, Sareen J, Song WY, Kennedy SH, MacQueen GM, Milev RV, Parikh SV, Ravindran AV; CANMAT Depression Work Group. Canadian Network for Mood and Anxiety Treatments (CANMAT) 2016 clinical guidelines for the management of adults with major depressive disorder: section 1. Disease burden and principles of care. *Can J Psychiatry* 2016;61(9):510-523.

Tabla 7-11
Medicamentos antidepresivos ISRS y IRSN y sus perfiles de efectos secundarios

Clase de medicamento	Rango de dosis recomendado (mg)	Frecuencia de efectos secundarios	
		10-30%	>30%
ISRS			
Citalopram	20-40	Náuseas, boca seca, sudoración	Ninguno
Escitalopram	10-20	Disfunción sexual masculina y náuseas	Ninguno
Fluoxetina	20-60	Náuseas, boca seca, somnolencia, nerviosismo, ansiedad, insomnio, temblor, anorexia	Ninguno
Fluvoxamina	100-300	Sequedad de boca, cefalea, somnolencia, agitación, insomnio, sudoración, temblor, anorexia, mareos, estreñimiento	Náuseas
Paroxetina	20-60	Náuseas, diarrea, sequedad de boca, cefalea, somnolencia, insomnio, sudoración, astenia, disfunción sexual masculina, mareos	Ninguno
Sertralina	50-200	Náuseas, diarrea, sequedad de boca, cefalea, somnolencia, insomnio, fatiga, temblor, disfunción sexual masculina, mareos	Ninguno
IRSN			
Venlafaxina	75-375	Cefalea, somnolencia, sequedad de boca, mareos, nerviosismo, insomnio, sudoración, disfunción sexual masculina	Náuseas
Desvenlafaxina	50-100	Sequedad de boca, mareos, náuseas, sudoración	Ninguno
Duloxetina	30-120	Náuseas, sequedad de boca, estreñimiento, insomnio, disfunción sexual masculina	Ninguno
Levomilnacipran	20-80	Náuseas, sequedad de boca, cefalea, disfunción sexual masculina	Ninguno
Otros antidepresivos novedosos y de segunda generación			
Agomelatina[a]	25-50	Ninguno	Ninguno
Bupropión	150-450	Insomnio, sequedad de boca, náuseas	Cefaleas
Mirtazapina	15-60	Sequedad de boca, estreñimiento, aumento del apetito, aumento de peso	Somnolencia
Moclobemida[a]	300-600	Ninguno	Ninguno
Vilazodona	10-40	Diarrea, náuseas, cefalea	Ninguno
Vortioxetina	10-20	Náuseas	Ninguno

[a] Habitualmente no está disponible en Estados Unidos.
Datos de Kennedy SH, Lam RW, McIntyre RS, Tourjman SV, Bhat V, Blier P, Hasnain M, Jollant F, Levitt AJ, MacQueen GM, McInerney SJ, McIntosh D, Milev RV, Müller DJ, Parikh SV, Pearson NL, Ravindran AV, Uher R; CANMAT Depression Work Group. Canadian Network for Mood and Anxiety Treatments (CANMAT) 2016 clinical guidelines for the management of adults with major depressive disorder: section 3. Pharmacological treatments. *Can J Psychiatry* 2016;61(9):540-560; Kennedy SH, Rizvi SJ. Chapter 246: SSRIs and related compounds. En: Stolerman I, ed. *Encyclopedia of Pharmacology.* New York: Springer; 2010.

El objetivo del tratamiento farmacológico es la remisión de los síntomas, no únicamente su reducción. Los pacientes con síntomas residuales, frente a los que entran en remisión total, tienen más probabilidades de experimentar la recidiva o recurrencia de los episodios afectivos y el deterioro continuado de la funcionalidad diaria.

El uso del tratamiento farmacológico específico aumenta a aproximadamente el doble las posibilidades de que un paciente deprimido se recupere en 1 mes. Todos los antidepresivos disponibles en la actualidad tardan entre 3 y 4 semanas en ejercer sus efectos terapéuticos significativos, aunque pueden empezar a mostrar sus efectos antes. La elección de los antidepresivos depende de que su perfil de efectos secundarios sea el menos inaceptable para la situación física, el temperamento y el estilo de vida de un paciente determinado. En el capítulo 21 se analizan los numerosos tipos de antidepresivos. Aunque la mayoría de los antidepresivos parecen tener mecanismos de acción similares y, por tanto, una eficacia similar, existen algunas variaciones entre las clases. Esta variación da cierta diversidad de opciones. Aunque se siguen utilizando los primeros fármacos antidepresivos, los inhibidores de la monoaminooxidasa (IMAO) y los antidepresivos tricíclicos, los compuestos más modernos han logrado que el tratamiento de la depresión sea algo más «agradable para el clínico y el paciente».

En la tabla 7-11 se enumeran los inhibidores selectivos de la recaptación de serotonina (ISRS) y los inhibidores de la recaptación de serotonina y noradrenalina (IRSN) por clase, así como sus perfiles de efectos secundarios.

GUÍAS CLÍNICAS GENERALES. El error clínico más frecuente que provoca un resultado insatisfactorio de una prueba con un fármaco antidepresivo es el uso de una posología demasiado baja durante un período de tiempo demasiado corto. A menos que los efectos secundarios lo impidan, la posología del antidepresivo debería aumentarse hasta la dosis máxima recomendada, y mantenerse en ese nivel al menos durante 4 o 5 semanas antes de considerar que la prueba no es satisfactoria. Alternativamente, la dosis no se aumentará si el paciente mejora clínicamente con dosis bajas, a menos que la mejoría clínica se detenga antes de alcanzar el beneficio máximo. Cuando el paciente no empiece a responder a las dosis apropiadas de un fármaco después de 2 o 3 semanas, los médicos pueden decidir medir las concentraciones plasmáticas del fármaco, si existe cómo hacerlo. Esta prueba podría indicar el incumplimiento o una distribución farmacocinética particularmente inusual del fármaco, lo que permitiría sugerir una posología alternativa.

SELECCIÓN DE LA MEDICACIÓN INICIAL. No existen grandes diferencias en los antidepresivos en cuanto a su eficacia global, velocidad de respuesta o eficacia a largo plazo. No obstante, difieren en sus propiedades farmacológicas, las interacciones y los efectos secundarios a corto y largo plazo, la probabilidad de aparición de síntomas de abstinencia y la facilidad del ajuste de la dosis. Muy a menudo, se empieza con antidepresivos de segunda y tercera generación. Entre ellos, los ISRS siguen siendo los medicamentos más utilizados para la depresión.

La selección del tratamiento inicial depende de la cronicidad de la afección, del curso de la enfermedad (un curso recidivante o crónico se asocia con una mayor probabilidad de aparición de síntomas depresivos en el futuro, cuando el paciente no reciba tratamiento), de la historia familiar de la enfermedad y de su respuesta al tratamiento, de la intensidad de los síntomas, de otras enfermedades médicas generales o de otras enfermedades psiquiátricas concurrentes, de la respuesta previa al tratamiento de otras fases agudas, de las posibles interacciones farmacológicas y de las preferencias del paciente.

En general, entre el 45% y el 60% de los pacientes ambulatorios con un trastorno depresivo mayor no complicado (es decir, con otras enfermedades psiquiátricas y médicas generales mínimas), no crónico y no psicótico que empiezan el tratamiento médico responden a él (es decir, se alcanza una reducción de al menos el 50% de los síntomas basales). No obstante, solo el 35-50% de los casos alcanzan la remisión (es decir, la ausencia prácticamente total de los síntomas depresivos).

DURACIÓN Y PROFILAXIS. El tratamiento con antidepresivos deberá mantenerse al menos durante 6 meses o el período de duración del episodio previo, el mayor de ambos. Al suspender el tratamiento con antidepresivos, la dosis del fármaco debe reducirse gradualmente durante 1 a 2 semanas, dependiendo de la vida media del compuesto en particular. Este tratamiento profiláctico reduce el número y la intensidad de las recurrencias. Un estudio concluyó que cuando los episodios están separados menos de 2 años y medio se debería recomendar un tratamiento profiláctico. Otro factor que sugiere el empleo de tratamiento profiláctico es la gravedad de los episodios depresivos previos. Los episodios que han implicado una ideación suicida significativa o un deterioro del funcionamiento psicosocial pueden indicar que el riesgo de interrumpir el tratamiento es demasiado considerable.

La prevención de nuevos episodios afectivos (es decir, de las recurrencias) es el objetivo de la fase de mantenimiento del tratamiento. Solo los pacientes con depresión recidivante o crónica son candidatos al tratamiento de mantenimiento. En varios estudios se ha sugerido que es seguro y eficaz mantener la medicación antidepresiva para el tratamiento de la depresión crónica.

TRATAMIENTO DE LOS TRASTORNOS DEPRESIVOS ESPECÍFICOS. Los tipos clínicos de los episodios depresivos mayores muestran grados variables de respuesta a antidepresivos particulares o a fármacos distintos de los antidepresivos. Los antidepresivos con mecanismo de acción dual en los receptores tanto serotoninérgicos como noradrenérgicos demuestran una mayor eficacia en las depresiones melancólicas. Los pacientes con depresión estacional en invierno pueden tratarse con fototerapia.

El tratamiento de los episodios depresivos mayores con síntomas psicóticos requiere la combinación de un antidepresivo y un antipsicótico atípico. En varios estudios se ha demostrado que la TEC es eficaz en esta indicación, quizá más eficaz que el tratamiento farmacológico.

En los casos que cursan con síntomas atípicos se ha demostrado claramente la eficiencia de los IMAO. En la depresión atípica también se usan los ISRS y el bupropión.

TRASTORNOS COMÓRBIDOS. La presencia concurrente de otro trastorno afecta a la selección inicial del tratamiento. Por ejemplo, el tratamiento satisfactorio de un TOC asociado a síntomas depresivos suele conseguir la remisión de la depresión. De igual modo, cuando se presenta un trastorno de pánico con depresión mayor, se prefiere usar medicamentos con eficacia demostrada en ambas afecciones (p. ej., tricíclicos e ISRS). En general, el otro problema asociado al trastorno del estado de ánimo es el que dicta la elección del tratamiento en los estados comórbidos.

El abuso de sustancias concurrente plantea la posibilidad de estar ante un trastorno del estado de ánimo inducido por sustancias, que deberá evaluarse mediante la historia clínica o solicitando la abstinencia durante varias semanas. Es posible que la abstinencia provoque la remisión de los síntomas depresivos en los trastornos del estado de ánimo inducidos por sustancias. En cuanto a los individuos que mantienen síntomas depresivos significativos incluso con la abstinencia, se debe diagnosticar y tratar un trastorno del estado de ánimo independiente del consumo de sustancias.

Las enfermedades médicas son factores de riesgo conocidos para el desarrollo de la depresión, y a su vez, la presencia de un episodio depresivo mayor se asocia con el aumento de la morbilidad o la mortalidad de muchas enfermedades médicas (p. ej., enfermedad cardiovascular, diabetes, enfermedad cerebrovascular y cáncer).

USO TERAPÉUTICO DE LOS EFECTOS SECUNDARIOS. Escoger antidepresivos más sedantes (como mirtazapina o paroxetina) para pacientes más ansiosos y deprimidos o agentes más activadores (bupropión) para pacientes con mayor retraso psicomotor no es tan útil como podría pensarse. Por ejemplo, cualquier beneficio a corto plazo con paroxetina o mirtazapina sobre los síntomas de ansiedad o insomnio podría convertirse en un lastre con el tiempo. Estos fármacos a menudo continúan siendo sedantes a más largo plazo, lo que haría que los pacientes suspendieran prematuramente la medicación y aumentara el riesgo de recidiva o recurrencia. Algunos médicos usan fármacos adyuvantes (p. ej., hipnóticos o ansiolíticos) combinados con los antidepresivos para lograr un alivio más inmediato de los síntomas o para cubrir esos efectos secundarios a los cuales, finalmente, los pacientes terminan por adaptarse.

Comprender el historial de tratamiento previo de un paciente es esencial porque una respuesta temprana generalmente predice respuestas futuras. El fracaso documentado de una prueba efectuada correctamente con una clase de antidepresivo en particular (p. ej., ISRS, tricíclicos o IMAO) sugiere la elección de un fármaco de otra clase diferente. La historia en familiares de primer grado que responden a un fármaco en particular se asocia con una buena respuesta a la misma clase de fármacos en el paciente.

FRACASO DEL TRATAMIENTO AGUDO. Los pacientes pueden no responder a una medicación porque: *1)* no toleran los efectos secundarios, incluso cuando se espera una buena respuesta clínica; *2)* puede producirse un acontecimiento adverso idiosincrásico; *3)* la respuesta clínica no es la adecuada, o *4)* se ha establecido un diagnóstico erróneo. Las pruebas de medicación en la fase aguda deben durar entre 4 y 6 semanas para permitir el tiempo adecuado para una reducción significativa de los síntomas. La mayoría (pero no todos) de pacientes que finalmente responden por completo muestran al menos una respuesta parcial en la cuarta semana, considerando una dosis adecuada. Una «respuesta parcial» se define como una reducción de al menos un 20% a un 25% en la gravedad de los síntomas depresivos antes del tratamiento. Los que no tienen al menos una respuesta parcial en ese tiempo es probable que necesiten un cambio de tratamiento. Se necesitan períodos más prolongados (8-12 semanas o más) para definir el último grado de reducción de los síntomas que puede lograrse con un medicamento. Aproximadamente la mitad de los pacientes requieren una segunda prueba de tratamiento médico porque el tratamiento inicial es mal tolerado o ineficaz.

Selección de las segundas opciones terapéuticas. Cuando el tratamiento inicial no tiene éxito, lo normal es cambiar a uno alternativo o aumentar la dosis del actual. La elección entre cambiar de un fármaco inicial único a uno nuevo único (frente a la opción de añadir un segundo fármaco al primero) se basa en la historia farmacológica previa del paciente, el grado de beneficios logrados con el tratamiento inicial y las preferencias del paciente. Como norma, se prefiere cambiar de fármaco a aumentar la dosis después del fracaso del tratamiento inicial. Por otro lado, los procedimientos de aumento de dosis son útiles para los pacientes que han conseguido algún efecto favorable con el tratamiento inicial, pero que no han alcanzado la remisión. Una revisión de las diferentes estrategias menciona que hay cierta evidencia que sugiere que ambas estrategias confieren algún beneficio. Sin embargo, la evidencia es inadecuada para recomendar una estrategia sobre otra.

Al cambiar de una monoterapia a otra, la sugerencia habitual es elegir un medicamento de una clase diferente. Por ejemplo, se podría cambiar de un ISRS a un IRSN. Sin embargo, al poner a prueba estos supuestos, es difícil encontrar alguna ventaja para una estrategia en particular. Por ejemplo, en el histórico estudio STAR*D, que sigue siendo uno de los estudios más extensos de las estrategias de tratamiento después del fracaso inicial, aunque los cambios de medicación fueron modestamente útiles, tanto los cambios dentro como fuera de una clase fueron igualmente efectivos.

Entre las opciones para la potenciación, diferentes abordajes tienen evidencia razonable. Varios antipsicóticos, sobre todo quetiapina y aripiprazol, son eficaces para la potenciación. La potenciacion con litio también es eficaz para potenciar tanto los ISRS como los antidepresivos tricíclicos. También hay estudios positivos para la hormona tiroidea. Sin embargo, esta estrategia rara vez se utiliza en la práctica clínica debido a la necesidad de un seguimiento continuo y a los posibles efectos adversos. Se han estudiado muchos otros agentes, incluidos bupropión, buspirona, lamotrigina, metilfenidato y pindolol; sin embargo, estos tienen datos limitados controlados con placebo. Un metaanálisis de los datos disponibles sobre las estrategias de cambio concluyó que la quetiapina y el aripiprazol tienen la mejor evidencia como agentes potenciadores. Sin embargo, se deben usar con cautela por su perfil de efectos secundarios.

AGENTES FARMACOLÓGICOS NUEVOS

Ketamina. El fármaco anestésico ketamina ha sido eficaz en el tratamiento de la depresión refractaria. Su mecanismo de acción se debe a la inhibición del receptor postsináptico NMDA al que se une el glutamato. En el trastorno depresivo mayor se han implicado alteraciones en la señalización glutamatérgica, lo que podría justificar su eficacia. Hasta hace poco, la ketamina solo estaba disponible por vía intravenosa, lo que limitaba su uso, ya que había que vigilar a los pacientes mientras recibían una infusión del fármaco durante 30 min en un entorno clínico. Los efectos secundarios más frecuentes son mareos, cefalea y mala coordinación, que son transitorios. También pueden aparecer síntomas disociativos, incluidas alucinaciones. Por lo general, se observa una respuesta positiva dentro de las 24 h, lo que la convierte en una sustancia realmente innovadora, ya que parece actuar mucho más rápidamente que los antidepresivos estándar. Sin embargo, el efecto parece ser de corta duración y desaparece después de 2 a 7 días, limitando de nuevo su uso. Hay pocos datos sobre el tratamiento a largo plazo, así como preocupación por los efectos adversos asociados, en particular el efecto psicógeno. Además, el agente tiene potencial para el abuso, lo que lo hace menos atractivo como opción a largo plazo.

Más recientemente, la FDA aprobó la esketamina en aerosol nasal para la depresión resistente al tratamiento. Dado el riesgo de abuso, solo está disponible a través de un sistema de distribución restringido. La mayor parte de la evidencia que respalda al agente proviene del uso a corto plazo. Sin embargo, un estudio a más largo plazo sugirió que la continuación del tratamiento podría ser eficaz para algunos pacientes.

Brexanolona. La brexanolona es una formulación intravenosa de alopregnanolona, que fue aprobada por la FDA en 2019 para el tratamiento de la depresión posparto. Es un esteroide neuroactivo que actúa como un modulador alostérico de $GABA_A$, que puede ser fundamental para el mecanismo de la depresión posparto. También está disponible únicamente en Estados Unidos a través de un programa restringido que requiere la administración del medicamento en un entorno clínico durante más de 60 h. Los efectos adversos más habituales son somnolencia, sequedad de boca, pérdida del conocimiento y enrojecimiento. Al igual que con la ketamina, la brexanolona se diferencia de los antidepresivos estándar en su aparente efecto rápido, reduciendo los síntomas depresivos tan pronto como 24 h después de la administración. En los

ensayos, el efecto continuó durante al menos 30 días. En el momento de escribir este artículo, los ensayos de fase 3 para una versión oral del medicamento tienen resultados prometedores.

Otros tratamientos somáticos

NEUROESTIMULACIÓN

Estimulación del nervio vago. La estimulación experimental del nervio vago en varios estudios diseñados para el tratamiento de la epilepsia permitió establecer la mejoría del estado de ánimo de los pacientes. Esta observación hizo que se usara la estimulación del nervio vago (ENV) mediante un dispositivo electrónico implantado en la piel, similar a un marcapasos cardíaco. Los estudios preliminares han demostrado que en algunos pacientes con un trastorno depresivo mayor crónico recidivante remitían los síntomas cuando recibían ENV. Se desconoce cuál es el mecanismo de acción de la ENV que explica esta mejoría. El nervio vago conecta con el sistema nervioso entérico y, cuando se estimula, provoca la liberación de péptidos que actúan como neurotransmisores.

Estimulación magnética transcraneal. La estimulación magnética transcraneal (EMT) se muestra prometedora como tratamiento para la depresión. Supone el uso de energía magnética o de pulsos muy cortos para estimular las células nerviosas del cerebro. La FDA ha indicado este tratamiento para la depresión en pacientes adultos que no han logrado una mejoría satisfactoria con un medicamento antidepresivo previo a la dosis y duración mínima eficaz o por encima de ella en el episodio actual.

La EMT repetitiva (EMTr) produce una estimulación eléctrica secundaria focal de las regiones corticales diana. Es no convulsiva, no requiere anestesia, tiene un perfil de efectos secundarios seguro y no está asociada a efectos secundarios cognitivos.

Los pacientes no precisan anestesia ni sedación y permanecen despiertos y alerta. Es un procedimiento ambulatorio de 40 min de duración autorizado por un psiquiatra y puede realizarse en la propia consulta. El tratamiento se administra típicamente de forma diaria durante 4 a 6 semanas. El efecto adverso más habitual relacionado con el tratamiento es la presencia de dolor o molestia en el cuero cabelludo.

El tratamiento con EMT está contraindicado en pacientes con dispositivos metálicos implantados u objetos metálicos fijos en la cabeza o cerca de ella.

FOTOTERAPIA.
La fototerapia (terapia con luz) se introdujo en 1984 como tratamiento del trastorno afectivo con patrón estacional. En este trastorno, los pacientes normalmente muestran síntomas depresivos cuando el período lumínico del día disminuye al entrar en el invierno. Las mujeres representan al menos el 75% de los pacientes con depresión estacional, y la edad media de presentación es de 40 años. Es poco habitual que el trastorno afectivo estacional se presente en los pacientes después de los 55 años.

La fototerapia consiste en la exposición del paciente afectado a la luz brillante en un intervalo de 1 500 a 10 000 lux o más, normalmente con una caja de luz situada en una mesa o un escritorio. Los pacientes se sientan delante de la luz durante 1 o 2 h antes de la puesta del sol cada día, aunque algunos también obtienen efectos favorables tras la exposición después del anochecer. Algunos fabricantes también han desarrollado visores de luz, incorporando una fuente de luz al ala del sombrero. Estos visores de luz permiten la movilidad; sin embargo, en estudios controlados se ha cuestionado el uso de este tipo de exposición a la luz. Los estudios duraron normalmente 1 semana, pero unas exposiciones más prolongadas se han asociado a una respuesta mayor.

La fototerapia suele tolerarse bien. Las fuentes de luz más modernas tienden a usar intensidades de luz más bajas y vienen ya equipadas con filtros. Se dan instrucciones a los pacientes para que no miren directamente a la fuente de luz. Al igual que sucede con cualquier otro fármaco antidepresivo, la fototerapia se ha implicado, en raras ocasiones, en el cambio a manía o hipomanía de algunos pacientes con depresión.

Tabla 7-12
Psicoterapias basadas en la evidencia para el trastorno depresivo mayor

Tratamiento	Conceptualización de la etiología del trastorno	Ejemplos de intervenciones
Terapia conductual	Deficiencia de refuerzos, incluidas actividades agradables y contactos interpersonales positivos	Incrementar el nivel de actividad Establecer objetivos estructurados Entrenamiento de habilidades interpersonales
Terapia cognitivo-conductual	Interacción de las creencias con el factor estresante correspondiente	Identificar y desafiar los pensamientos automáticos Participar en actividades que proporcionen evidencia que refute creencias disfuncionales Modificar las creencias centrales con la revisión de la evidencia
Psicoterapia interpersonal	Vulnerabilidades interpersonales que surgen del apego temprano y patrones de relación aprendidos	Desarrollar conciencia de los patrones en las relaciones primarias y la relación terapéutica Entrenamiento de habilidades interpersonales Análisis de comunicación
Terapia conductual marital	El sufrimiento matrimonial aumenta el estrés al tiempo que afecta a los recursos de apoyo	Entrenamiento en comunicación asertiva Ejercicios de escucha activa Habilidades para resolver problemas Aumento de las conductas de refuerzo hacia el cónyuge

Además de la depresión estacional, la otra indicación principal de la fototerapia pueden ser los trastornos del sueño. La fototerapia se ha usado para disminuir la irritabilidad y el deterioro del funcionamiento asociados al trabajo a turnos. Los trastornos del sueño de los pacientes geriátricos parecen mejorar con la exposición a la luz brillante durante el día. Asimismo, según algunos indicios, el *jet lag* también podría responder a la fototerapia. Los datos preliminares indican que la fototerapia puede ser beneficiosa en algunos pacientes con TOC con variación estacional.

PRIVACIÓN DEL SUEÑO. Las alteraciones del sueño son frecuentes en la depresión. La depresión puede estar asociada con hipersomnia o insomnio. La falta de sueño puede aliviar temporalmente la depresión en aquellos que tienen depresión unipolar. Aproximadamente el 60% de los pacientes con trastorno depresivo consiguen un beneficio significativo pero transitorio con la privación total del sueño. Los resultados positivos generalmente se revierten en la siguiente noche de sueño. Se han usado varias estrategias para alcanzar una respuesta más mantenida a la privación del sueño. En uno de ellos se usó la privación total del sueño seriada con uno o dos días de sueño normal intercalados. Este método no consigue una respuesta antidepresiva mantenida porque la depresión tiende a reaparecer con los ciclos normales de sueño. Otra aproximación usó un retraso de fase en el momento en el que los pacientes se acuestan cada noche o una privación parcial del sueño. En este método, los pacientes pueden mantenerse despiertos desde las dos de la madrugada a las diez de la noche cada día. Hasta el 50% de los casos consiguen efectos antidepresivos el mismo día en el que se produce la privación parcial del sueño, pero también este beneficio tiende a desvanecerse con el tiempo. No obstante, en algunas publicaciones, la privación parcial del sueño seriada se ha usado con éxito para tratar el insomnio asociado a la depresión. El tercer método, y probablemente el más eficaz, combina la privación del sueño con el tratamiento farmacológico de la depresión. En varios estudios se ha propuesto que la privación total y parcial del sueño, seguida por el tratamiento inmediato con un antidepresivo o litio, mantiene los efectos antidepresivos de la privación del sueño. Asimismo, varios informes han sugerido que la privación de sueño acelera la respuesta a los antidepresivos y también puede mejorar la disforia premenstrual.

Tratamiento psicosocial

Hay tres tipos de psicoterapias a corto plazo (terapias cognitiva, interpersonal y conductual) que cuentan con estudios extensos para el trata-

miento del trastorno depresivo mayor. Además de estas terapias individuales, también hay estudios positivos para la terapia conductual marital. En la tabla 7-12 se enumeran las psicoterapias basadas en la evidencia para el trastorno depresivo mayor.

No existen directrices generalmente aceptadas para elegir una terapia sobre otra. El Treatment of Depression Collaborative Research Program del National Institute of Mental Health (NIMH) encontró algunos posibles predictores de una buena respuesta a tratamientos específicos. En la tabla 7-13 se resumen esos hallazgos.

Terapia cognitiva. La terapia cognitiva, desarrollada originalmente por Aaron Beck, se centra en las distorsiones cognitivas supuestamente presentes en el trastorno depresivo mayor. Estas distorsiones incluyen la atención selectiva a los aspectos negativos de las circunstancias y deducciones patológicas irrealistas sobre consecuencias. El objetivo de la terapia cognitiva es aliviar los episodios depresivos y prevenir su recurrencia, ayudando a los pacientes a identificar y analizar las cogniciones negativas, desarrollar formas de pensamiento alternativas, flexibles y positivas, y ensayar nuevas respuestas cognitivas y conductuales.

En este ejemplo, el terapeuta adopta un abordaje cognitivo cuando un paciente llega tarde a una cita.

Tabla 7-13
Predictores de la respuesta a varias terapias para la depresión

Tratamiento	Predictores
Psicoterapia interpersonal	Disfunción social baja Depresión muy grave
Terapia cognitivo-conductual	Disfunción cognitiva leve
Tratamiento farmacológico	Disfunción cognitiva leve Depresión muy grave Disfunción laboral grave

Datos de Sotsky SM, Glass DR, Shea MT, Pilkonis PA, Collins JF, Elkin I, Watkins JT, Imber SD, Leber WR, Moyer J, Oliveri ME. Patient predictors of response to psychotherapy and pharmacotherapy: findings in the NIMH Treatment of Depression Collaborative Research Program. *Am J Psychiatry* 1991;148:997-1108.

Terapeuta: Mencionó que estaba molesto porque llegaba tarde. ¿Puede decirme qué estaba pensando cuando se dio cuenta de que llegaba tarde?

Paciente: Supuse que estaría disgustado.

Terapeuta: De acuerdo, y cuando pensó que estaría disgustado, ¿cómo se sintió?

Paciente: Bastante nervioso.

Terapeuta: En eso nos centraremos, cómo en diferentes situaciones su pensamiento influye en cómo se siente. En este caso, llegó tarde, pensó «se molestará» y se sintió nervioso. Nuestro objetivo es probar las creencias, como «se molestará», y cambiarlas cuando no sean saludables o precisas. Lo bueno es que de alguna manera puso a prueba implícitamente la creencia de que me molestaría cuando llegó. ¿Estaba molesto?

Paciente: No parecía enfadado.

Terapeuta: ¿Qué nivel de ansiedad tenía una vez que comenzamos a hablar?

Paciente: Bueno, me sentí más cómodo.

Terapeuta: ¿Qué pensamientos tiene ahora acerca de si estoy molesto?

Paciente: No creo que lo esté.

Terapeuta: Este es un ejemplo de lo que vamos a hacer en terapia; le ayudaré a identificar los pensamientos que le hacen sentir mal. Luego, trabajaremos juntos para encontrar formas de verificarlos y cambiarlos si no son verdaderos o precisos. Verificó si estaba molesto al observarme, y cambió de opinión, y ahora tengo la impresión de que se siente mejor.

Se ha demostrado que es eficaz en el tratamiento del trastorno depresivo mayor. La mayoría de los estudios muestran que la eficacia de la terapia cognitiva es similar a la del tratamiento farmacológico, y se asocia a menos efectos secundarios y a una evolución mejor en el seguimiento. Algunos de los mejores estudios controlados indican que la combinación de terapia cognitiva y tratamiento farmacológico es más eficaz que ambas terapias por separado, aunque en otros estudios no se ha encontrado ese efecto aditivo.

Terapia interpersonal. La terapia interpersonal, desarrollada por Gerald Klerman, se centra en uno o dos de los problemas interpersonales actuales del paciente. Se basa en dos suposiciones: en primer lugar, que los problemas interpersonales actuales tienen sus raíces en una relación disfuncional más precoz, y en segundo lugar, que esos problemas precipitan o perpetúan los síntomas depresivos actuales. Según estudios controlados, la terapia interpersonal es eficaz en el tratamiento del trastorno depresivo mayor y, lo que no resulta sorprendente, puede ser específicamente útil para abordar los problemas interpersonales. Según algunos estudios, la terapia interpersonal puede ser el método más eficaz para los episodios depresivos mayores graves cuando el tratamiento de elección es la psicoterapia sola.

El programa de terapia interpersonal suele consistir en 12-16 sesiones semanales y se caracteriza por un enfoque terapéutico activo. No se abordan los fenómenos intrapsíquicos, como los mecanismos de defensa y los conflictos internos. Se pueden abordar otros comportamientos distintos, como la falta de seguridad en uno mismo, el deterioro de las habilidades sociales y el pensamiento distorsionado, pero exclusivamente en el contexto de su significado o su efecto en las relaciones interpersonales.

Terapia conductual. La terapia conductual se basa en la hipótesis de que los patrones conductuales maladaptativos dan lugar a que la persona reciba poca retroalimentación positiva y, quizá, el rechazo directo de la sociedad. Al abordar los comportamientos de inadaptación mediante la terapia, los pacientes aprenden a funcionar en el mundo de una forma en la que reciben un refuerzo positivo. La terapia conductual para el trastorno depresivo mayor no ha sido el objetivo de muchos estudios controlados, y los escasos datos existentes indican que es un tratamiento eficaz para el trastorno depresivo mayor.

Terapia orientada psicoanalíticamente. Aunque no ha sido tan bien investigada como aquellas tres terapias, muchos médicos utilizan la psicoterapia de orientación psicoanalítica como método principal. Lo que diferencia los métodos de psicoterapia a corto plazo del abordaje con orientación psicoanalítica son los roles activos y directivos del terapeuta, los objetivos directamente reconocibles y los objetivos finales de la terapia a corto plazo.

El enfoque psicoanalítico a los trastornos del estado de ánimo se basa en las teorías psicoanalíticas sobre la depresión. El objetivo de la psicoterapia psicoanalítica es efectuar un cambio en la estructura o el carácter de la personalidad del paciente, y no simplemente aliviar los síntomas. Algunos de los objetivos de la terapia psicoanalítica pretenden mejorar la confianza interpersonal, la capacidad de intimar, los mecanismos de afrontamiento, la capacidad de sufrimiento y la capacidad de experimentar una amplia variedad de emociones. El tratamiento requiere a menudo que el paciente experimente períodos de mayor ansiedad y malestar durante la terapia, que puede continuar durante varios años.

La evidencia acumulada es alentadora sobre la eficacia de la terapia dinámica. En un ensayo controlado aleatorizado que comparó la terapia psicodinámica con la terapia cognitivo-conductual, el resultado de los pacientes deprimidos fue el mismo con ambos tratamientos.

Terapia familiar. La terapia familiar generalmente no se contempla como un tratamiento de primera linea para el trastorno depresivo mayor, si bien cada vez hay más datos que indican que ayudar a un paciente con un trastorno del estado de ánimo a reducir y afrontar el estrés puede reducir las posibilidades de recidiva. Está indicada si el trastorno pone en peligro el matrimonio del paciente o el funcionamiento de su familia, o si es la situación familiar la que da lugar o mantiene el trastorno del estado de ánimo. La terapia familiar examina el papel del miembro que tiene el trastorno del estado de ánimo en el bienestar psicológico global de toda la familia, así como el papel de toda la familia en el mantenimiento de los síntomas del paciente. Los pacientes con trastornos del estado de ánimo tienen una tasa elevada de divorcio, y el 50 % de los cónyuges dicen que no se habrían casado o no habrían tenido hijos si hubieran sabido que el paciente iba a desarrollar un trastorno del estado de ánimo.

EPIDEMIOLOGÍA DE LA DEPRESIÓN

La investigación sobre la epidemiología de la depresión, tanto en Estados Unidos como en todo el mundo, ha ampliado considerablemente la comprensión del trastorno. Se ha descubierto que la depresión es mucho más habitual de lo que se pensaba. También es uno de los trastornos más debilitantes que conoce la humanidad, ya que a menudo afecta a las personas durante lo que deberían ser sus años más productivos. De ahí que los trastornos depresivos sean uno de los más costosos para la sociedad.

Medir la incidencia y prevalencia del trastorno depresivo mayor es un desafío

Medir la verdadera incidencia del trastorno depresivo mayor es complicado y depende en gran medida de los métodos utilizados para reunir la muestra, las definiciones del trastorno y los instrumentos particulares utilizados para medir la depresión. Por ejemplo, los estudios que usan la autoevaluación tienden a presentar incidencias más altas que los que utilizan instrumentos evaluados por médicos. Es probable que el momento del estudio también afecte a los resultados. A medida que el trastorno depresivo se vuelve menos estigmatizado, las personas pueden estar más dispuestas a confesar los síntomas del trastorno a los extraños bien intencionados que llaman a su puerta, les telefonean o les envían correos electrónicos y se identifican como investigadores.

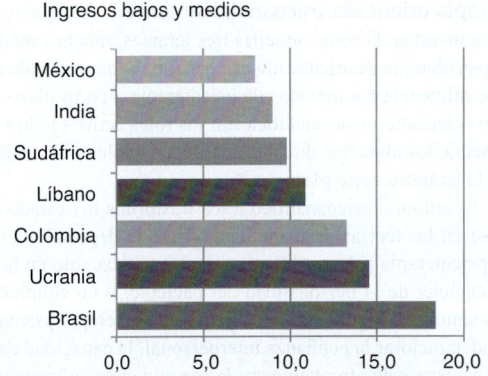

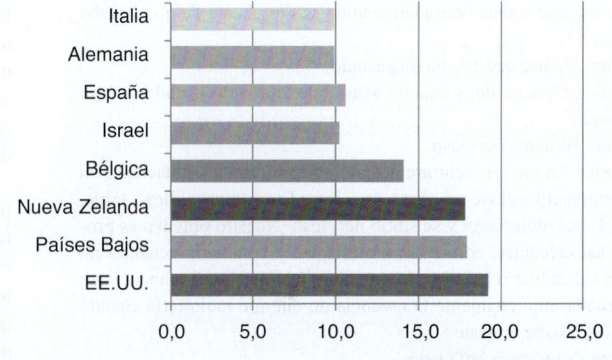

FIGURA 7-1
Prevalencia de la depresión mayor en todo el mundo a lo largo de la vida.

Incidencia y prevalencia

En un metaanálisis bastante reciente que incluyó 90 estudios de 30 países realizados entre 1994 y 2014, con datos combinados de más de 1 millón de participantes, la prevalencia puntual de la depresión fue del 12,9 %, la prevalencia a 1 año fue del 7,2 % y la prevalencia de por vida fue del 10,8 %. Hubo heterogeneidad significativa entre los diferentes estudios.

En Estados Unidos, los datos epidemiológicos más recientes provienen de la National Survey on Drug Use and Health, patrocinada por la Substance Abuse and Mental Health Services Administration (SAMHSA). Utilizando una definición de episodio depresivo mayor basada en el DSM-5, se encontró que la prevalencia general de un episodio depresivo mayor durante 1 año era del 7,1 %, muy similar a los datos internacionales. En la figura 7-1 se resumen algunos de los datos de prevalencia internacional relacionados con el ingreso per cápita.

Sexo

Una observación casi universal, independiente del país o la cultura, es que la depresión es más frecuente en mujeres que en hombres. En el metaanálisis internacional, la prevalencia agregada para las mujeres fue del 14,4 % frente al 11,5 % en los hombres. En Estados Unidos, las mujeres tenían más probabilidades de presentar un episodio depresivo mayor en el último año (8,7 %) que los hombres (5,3 %).

Hay varias explicaciones posibles, tanto biológicas como psicológicas y sociales, para esta diferencia. La situación desigual de la mujer en muchas sociedades puede hacer que sea más vulnerable a la depresión. Aunque esta sigue siendo una hipótesis válida, es notable que en las sociedades donde las mujeres han ganado un mejor estatus, como en muchas sociedades occidentales, la proporción no ha cambiado significativamente. Aunque la explicación es sin duda compleja y multifactorial, el peso de la evidencia sugiere que las diferencias biológicas entre hombres y mujeres, como las variaciones en los niveles hormonales, explican al menos parte de esta diferencia.

Edad

La edad media de aparición del trastorno depresivo mayor es de unos 40 años, con un 50 % de todos los pacientes que tienen su inicio entre los 20 y los 50 años. El trastorno depresivo mayor también puede comenzar en la infancia o a una edad avanzada. Algunos datos epidemiológicos sugieren que la incidencia del trastorno depresivo mayor puede estar aumentando entre las personas más jóvenes. Por ejemplo, en el estudio SAMHSA, el trastorno depresivo mayor tuvo una prevalencia casi del doble en adolescentes que en adultos, y la diferencia más sustancial se observó en mujeres adolescentes que presentaron una prevalencia de depresión mayor a 1 año del 20 %. La prevalencia a 1 año más alta se registró en adultos más jóvenes (adultos de 18 a 25 años).

Situación conyugal

El trastorno depresivo mayor ocurre más a menudo en personas que no mantienen relaciones interpersonales estrechas o que están divorciadas o separadas.

Factores socioeconómicos y culturales

No existe una correlación probada entre el nivel socioeconómico y el trastorno depresivo mayor. La depresión puede ser más frecuente en áreas rurales que en urbanas. Sin embargo, el metaanálisis internacional más reciente descrito anteriormente no encontró dicha diferencia. Es posible que la tecnología y la globalización hayan podido reducir las diferencias entre los entornos rurales y urbanos.

Las diferencias raciales y étnicas pueden ser particularmente difíciles de calcular y pueden depender en gran medida del método, el abordaje y el lugar. En el estudio SAMHSA, la prevalencia más alta se observó en los encuestados blancos y nativos americanos.

NEUROBIOLOGÍA DE LA DEPRESIÓN

Desde Kraepelin, los investigadores han examinado los cerebros, cuerpos y comportamientos de pacientes deprimidos para buscar pistas sobre la patología subyacente de la depresión. Esta búsqueda se complica por el hecho de que la mayoría de los expertos en depresión coinciden en que lo que llamamos trastorno depresivo mayor no es una enfermedad única, sino un conjunto de trastornos con fenomenología superpuesta pero con etiologías y patologías diferentes. Aunque esta suposición parece probable, todavía se deben encontrar subtipos definitivos o patrones distintivos que se puedan agrupar con confianza en trastornos separados. Esta área de investigación es un campo que cambia rápidamente, y las mejoras en la tecnología, que incluyen imágenes de mayor resolución, genotipado más eficiente y mayor poder informático, se están acercando a la búsqueda de «biotipos» válidos de depresión.

A continuación se presentan ejemplos de hallazgos patológicos, la mayoría de los cuales han sido replicados razonablemente por diferentes investigadores. Algunos son conocidos desde hace mucho tiempo, otros son recientes. Sin embargo, la creciente colección de hallazgos patológicos está ayudando a comprender qué sucede cuando un paciente dice que está «deprimido».

La depresión como una alteración de la homeostasis

La depresión y el eje hipotalámico-hipofisario-suprarrenal (HHS). Desde hace más de 50 años se sabe que de promedio los pacientes deprimidos tienen un eje HHS hiperactivo. En comparación con los controles, los pacientes deprimidos tienen niveles elevados de cortisol de 24 h. Se ha documentado una actividad elevada del eje HHS en la depresión mediante la excreción de cortisol libre en orina, colecciones intravenosas (IV) de 24 h (o períodos más cortos) de cortisol plasmático, niveles de cortisol en saliva y pruebas de la integridad de la inhibición por retroalimentación. La evidencia de una mayor actividad del eje HHS es evidente en el 20% al 40% de los pacientes ambulatorios deprimidos y en el 40% al 60% de los pacientes hospitalizados deprimidos.

Esta hipercortisolemia se debe al aumento de la hormona liberadora de corticotropina (CRH) del hipotálamo, junto con la disminución de la inhibición por retroalimentación. Se puede evaluar una alteración de la inhibición por retroalimentación usando el test de dexametasona (DST). La DST se diseñó en la década de 1980; los pacientes recibieron dexametasona, un esteroide sintético. Esto debería crear un circuito de retroalimentación negativa y el cortisol sérico debería disminuir. Sin embargo, los pacientes deprimidos muestran una disminución inicial pero luego «escapan» de la supresión y vuelven a tener niveles anormalmente altos de cortisol. Aunque este es un hallazgo replicable, no es lo suficientemente útil como para ser una prueba diagnóstica, ya que no es ni sensible (muchos pacientes con depresión tienen una DST normal) ni específica (muchas otras afecciones, como el síndrome de Cushing o el simple estrés ambiental, pueden causar una DST anómala).

Los estudios *post mortem* han mostrado un aumento de neuronas en el hipotálamo, que es probablemente lo que está impulsando el aumento de la actividad. Es posible que este incremento neuronal sea una respuesta al estrés crónico.

La actividad elevada en el eje HHS es un sello distintivo de las respuestas de estrés en los mamíferos y uno de los nexos más claros entre la depresión y la biología del estrés crónico. La hipercortisolemia de la depresión indica la existencia de uno o más de los trastornos siguientes: disminución del tono inhibidor de la serotonina, transmisión incrementada de noradrenalina, acetilcolina (ACh) u hormona liberadora de corticotropina o corticoliberina (CRH); o disminución de la inhibición por retroalimentación desde el hipocampo. Algunos estudios de pacientes con depresión sugieren que la existencia de antecedentes de un trauma precoz está asociada al aumento de la actividad del eje HHS acompañado de cambios estructurales (atrofia o disminución de volumen) en la corteza cerebral.

LA DEPRESIÓN TAMBIÉN AFECTA A OTROS SISTEMAS REGULADORES ENDOCRINOS Y AFINES

Actividad del eje tiroideo. Aproximadamente el 5-10% de los casos evaluados por depresión tienen previamente una disfunción tiroidea no detectada, como se demuestra por las concentraciones basales elevadas de hormona estimulante del tiroides (TSH) o el incremento de la respuesta a TSH con la infusión de 500 mg del neuropéptido hipotalámico hormona liberadora de tirotropina (TRH). Estas alteraciones se asocian con concentraciones elevadas de anticuerpos antitiroideos y la respuesta al tratamiento está comprometida si no se corrige el problema con tratamiento hormonal sustitutivo. Un grupo significativamente aún mayor de pacientes con depresión (20-30%) muestran una respuesta truncada de la TSH a la provocación con TRH. La principal implicación terapéutica de esta respuesta de la TSH es el aumento de riesgo de recidiva a pesar del tratamiento antidepresivo preventivo. A diferencia de la prueba de supresión con dexametasona, la respuesta truncada de la TSH a la TRH no se normaliza con el tratamiento.

Hormona del crecimiento. La hormona del crecimiento (GH) se segrega en la hipófisis anterior después de la estimulación por noradrenalina y dopamina. La somatostatina, un neuropéptido hipotalámico, y la CRH inhiben esta secreción, y se ha descrito el descenso de las concentraciones de somatostatina en el líquido cefalorraquídeo (LCR) en caso de depresión, y su aumento en la manía.

Prolactina. La liberación de prolactina desde la hipófisis se ve estimulada por la serotonina e inhibida por la dopamina. En la mayoría de los estudios no se han detectado anomalías significativas de la secreción basal o circadiana de prolactina en la depresión, aunque sí la respuesta truncada a varios agonistas de la serotonina. Esta respuesta es poco común en las mujeres premenopáusicas, lo que indica un efecto moderado de los estrógenos.

Factor neurotrófico derivado del cerebro. Varias proteínas del factor de crecimiento, de las cuales el factor neurotrófico derivado del cerebro (BDNF, *brain-derived neurotrophic factor*) es la mejor comprendida, son responsables del mantenimiento continuo de las neuronas en el cerebro, y su alteración provoca una reducción en el número y tamaño neuronal. Es un desafío medir el BDNF en los sujetos vivos, pero los estudios *post mortem* han sugerido que las deficiencias del BDNF pueden correlacionarse con la psicopatología. Por ejemplo, algunos estudios han encontrado que en el examen *post mortem* de personas que murieron por suicidio, el BDNF promedio en la corteza prefrontal (PFC) y el hipocampo fue más bajo que en los sujetos control. Los estudios indirectos en pacientes vivos, que estudiaron el BDNF plasmático en lugar del cerebral (la correlación entre los dos no está clara), encontraron aumentos en el BDNF sérico en pacientes deprimidos que respondieron a los antidepresivos.

El BDNF puede proporcionar pistas sobre la relación entre el estrés crónico y la depresión, ya que la actividad del gen que codifica este factor de crecimiento disminuye con el estrés crónico, al igual que la neurogénesis.

De forma similar, los estudios en animales muestran que una variedad de factores, incluidos los antidepresivos, el estrógeno, el litio y la neuroestimulación, aumentan el BDNF en el cerebro, lo que sugiere un posible vínculo común entre los tratamientos conocidos para la depresión.

LA DEPRESIÓN TAMBIÉN ALTERA EL CICLO CIRCADIANO. La depresión se asocia a la pérdida prematura del sueño profundo (onda lenta) y al aumento de la vigilia nocturna. Este último efecto se demuestra por cuatro tipos de alteraciones: *1)* aumento de los despertares nocturnos, *2)* descenso de las horas de sueño, *3)* aumento de la latencia del sueño de movimientos oculares rápidos (REM) y *4)* aumento de la temperatura corporal central. La combinación del aumento del sueño REM y la disminución del sueño de onda lenta disminuye la duración del primer período de sueño no REM, un fenómeno que se conoce como *disminución de la latencia REM*. La secreción atenuada de hormona del crecimiento puede causar esta reducción en la latencia, que generalmente aumenta con el inicio del sueño. Es muy persistente, a menudo dura hasta después de la recuperación de la depresión. Se sabe que algunos pacientes que manifiestan un perfil de sueño característicamente anómalo responden menos a la psicoterapia, tienen un mayor riesgo de recaída o recurrencia y pueden beneficiarse de forma preferente de la farmacoterapia.

Al igual que se asocia a trastornos del eje HHS, la asociación entre trastornos del sueño y depresión es común, pero no es lo suficientemente sensible ni específica para uso clínico. Alrededor del 40% de los pacientes ambulatorios y el 80% de los hospitalizados muestran un patrón típico con menor latencia de REM, aumento de la densidad REM y disminución del mantenimiento del sueño. Los resultados falsos negativos son comunes en pacientes jóvenes hipersomnes, que pueden experimentar un incremento sueño de onda lenta durante los episodios de depresión. Un 10% de los individuos sanos tienen perfiles de sueño anormales que, al igual que sucede en muchos pacientes que sufren otros trastornos médicos o psiquiátricos.

Los déficits de neurotransmisores están involucrados.

Gran parte de la investigación sobre la neurobiología de la depresión se ha centrado en el papel que tienen los neurotransmisores. Este abordaje era comprensible, dado que la mayoría de los tratamientos somáticos para la depresión parecen actuar influyendo en la neurotransmisión. En la década de 1950, los investigadores encontraron que la reserpina, un antihipertensivo que actúa inhibiendo la liberación de neurotransmisores monoamínicos, a veces inducía depresión. Durante la misma década, otros descubrieron los primeros antidepresivos. Aunque los descubrimientos fueron fortuitos, con el tiempo quedó claro que todos interferían con el catabolismo de los neurotransmisores monoamínicos, y los investigadores supusieron que este debía ser su mecanismo de acción. Por tanto, era razonable suponer que la depresión se debía a niveles anormalmente bajos de estas monoaminas. Las primeras teorías de la depresión explicaban el trastorno como una deficiencia o desequilibrio en los neurotransmisores: por lo tanto, a los pacientes deprimidos a menudo se les decía que tenían un «desequilibrio químico». Una teoría tan simplista era, por supuesto, demasiado optimista, y la investigación neuroquímica posterior no encontró relaciones tan simples. Sin embargo, los neurotransmisores juegan un papel esencial en el trastorno y los hallazgos posteriores han ayudado a aclarar este papel.

NORADRENALINA.   Quizás la evidencia más convincente del papel central del sistema noradrenérgico en la depresión es el hallazgo bien replicado de que la respuesta antidepresiva se correlaciona con la regulación a la baja o la disminución de la sensibilidad de los receptores β-adrenérgicos. También hay indicios de la implicación de los receptores presinápticos β₂ en la depresión, porque su activación disminuye la cantidad de noradrenalina liberada. Estos receptores β_2 presinápticos también están localizados en las neuronas serotoninérgicas y regulan la cantidad de serotonina liberada.

SEROTONINA.   La mayoría de los antidepresivos modernos actúan sobre la serotonina, en lugar de la noradrenalina, y como resultado, la serotonina se ha convertido en el neurotransmisor de la familia de las aminas biógenas asociado con mayor frecuencia a la depresión. La identificación de varios subtipos de receptores de la serotonina también alienta el interés en la comunidad científica sobre el desarrollo de tratamientos aun más específicos para la depresión. Además de los estudios de tratamiento, otros datos indican que la serotonina está involucrada en la fisiopatología de la depresión. La disminución de serotonina puede precipitar la depresión, y algunos pacientes con impulsos suicidas tienen concentraciones bajas de los metabolitos de la serotonina en el líquido cefalorraquídeo (LCR) y de los receptores de serotonina en las plaquetas.

DOPAMINA.   Aunque la noradrenalina y la serotonina son las aminas biógenas asociadas con mayor frecuencia a la fisiopatología de la depresión, también se ha propuesto la participación de la dopamina en ese proceso. La actividad de la dopamina puede disminuir en la depresión y aumentar en la manía. El descubrimiento de nuevos subtipos de receptores de la dopamina, así como el mejor conocimiento de la regulación presináptica y postsináptica de la función dopaminérgica, han favorecido la investigación de la relación entre la dopamina y los trastornos del estado de ánimo. Los fármacos que reducen la concentración de dopamina, incluso la reserpina mecionada antes, y las enfermedades en las que disminuyen las concentraciones de dopamina (p. ej., la enfermedad de Parkinson) se asocian a síntomas depresivos, mientras que los fármacos que aumentan las concentraciones de dopamina como la tirosina, las anfetaminas y el bupropión, reducen los síntomas de depresión.

OTROS TRASTORNOS DE LOS NEUROTRANSMISORES.   La acetilcolina (ACh) se encuentra en las neuronas distribuidas difusamente por toda la corteza cerebral que mantienen relaciones recíprocas o interactivas con los tres sistemas monoaminérgicos. En la autopsia de algunos pacientes con depresión se han detectado valores anómalos de colina, que es un precursor de la ACh. Los agonistas colinérgicos pueden causar síntomas de letargo, anergia y retraso psicomotor. En un modelo animal de depresión se ha encontrado que las cepas de ratones que son super o infrasensibles a los agonistas colinérgicos son susceptibles o más resistentes a los modelos animales de depresión. Los agonistas colinérgicos pueden inducir cambios en la actividad del eje HHS y en el sueño que se parecen a los asociados a la depresión grave. Algunos pacientes con trastornos del estado de ánimo en remisión, así como sus familiares de primer grado que nunca han tenido la enfermedad, presentan un incremento de la sensibilidad a los agonistas colinérgicos que podría definirse como un rasgo hereditario.

El ácido γ-aminobutírico (GABA) tiene un efecto inhibitorio en las vías monoaminérgicas ascendentes, en particular en los sistemas mesocorticales y mesolímbicos. En la depresión se ha detectado el descenso de las concentraciones de GABA en plasma, LCR y cerebro, y en estudios con animales se ha encontrado que el estrés crónico reduce e incluso provoca la depleción de GABA. Por el contrario, los antidepresivos regulan al alta los receptores de GABA, y algunos medicamentos GABAérgicos tienen efectos antidepresivos leves.

Los aminoácidos glutamato y glicina son los principales neurotransmisores excitadores e inhibidores en el sistema nervioso central (SNC). El glutamato y la glicina se unen a los lugares asociados al receptor *N*-metil-D-aspartato (NMDA), y el exceso de la estimulación glutamatérgica provoca efectos neurotóxicos. En el hipocampo hay una concentración alta de receptores NMDA, y el glutamato podría actuar junto con la hipercortisolemia en los efectos neurocognitivos negativos de la depresión recidivante grave. La evidencia emergente además indica que los antagonistas de los receptores NMDA tienen efectos antidepresivos.

SEGUNDOS MENSAJEROS Y CASCADAS INTRACELULARES.   La unión de un neurotransmisor y un receptor postsináptico desencadena una cascada de procesos ligados a la membrana e intracelulares mediada por sistemas de segundos mensajeros, que regulan la función de los canales iónicos de la membrana neuronal. La creciente evidencia también indica que los fármacos estabilizadores del estado de ánimo actúan sobre estos segundos mensajeros.

Trastornos inmunitarios.   Los trastornos depresivos se asocian a varias anomalías inmunitarias, como la disminución de la proliferación de linfocitos en respuesta a mitógenos y otras formas de alteración de la inmunidad celular. Esos linfocitos producen neuromoduladores, como el factor liberador de corticotropina (CRF) y las citocinas, unos péptidos conocidos como interleucinas. Parece existir una asociación con la gravedad clínica, el hipercortisolismo y la disfunción inmunitaria, y la citocina interleucina 1 puede inducir la actividad génica por la síntesis de glucocorticoides.

Hallazgos de las imágenes cerebrales

IMÁGENES ESTRUCTURALES.   La anomalía observada de forma más consistente en los trastornos depresivos es la mayor frecuencia de hiperintensidades anómalas en las regiones subcorticales, como las regiones periventriculares, los ganglios basales y el tálamo. Más frecuentes en los ancianos, esas hiperintensidades parecen reflejar los efectos neurodegenerativos perjudiciales de los episodios afectivos recidivantes. En algunos estudios también se ha descrito el aumento de tamaño ventricular, la atrofia cortical y el ensanchamiento de surcos. Algunos pacientes deprimidos también muestran volúmenes menores del hipocampo o el núcleo caudado, o ambos, que podrían indicar defectos más focales en los sistemas neurocomportamentales relevantes. Las áreas difusas y focales de atrofia se asocian a una mayor gravedad de la enfermedad, de la bipolaridad y de niveles de cortisol incrementados.

Además, las estructuras específicas muestran reducción del volumen en pacientes con depresión, por ejemplo, en el hipocampo. Esta reducción puede deberse a la pérdida neuronal por los efectos neurotóxicos del aumento de cortisol que se encuentra en los pacientes deprimidos. Aunque muchas áreas del cerebro son susceptibles a este efecto tóxico, el hipocampo es particularmente vulnerable, ya que es rico en neuronas glutamatérgicas. Otras áreas con pérdida cerebral informada incluyen la corteza prefrontal, la circunvolución del cíngulo y el cerebelo.

IMÁGENES FUNCIONALES.   En la depresión, el hallazgo más ampliamente replicado en la tomografía por emisión de positrones (PET) es la disminución metabólica en el cerebro anterior, que generalmente es más pronunciada en el lado izquierdo. Desde la perspectiva de la ventaja diferencial, la depresión puede causar un incremento relativo de la actividad en el hemisferio no dominante. Asimismo, se produce una inversión de

Representación y regulación de las emociones en la depresión

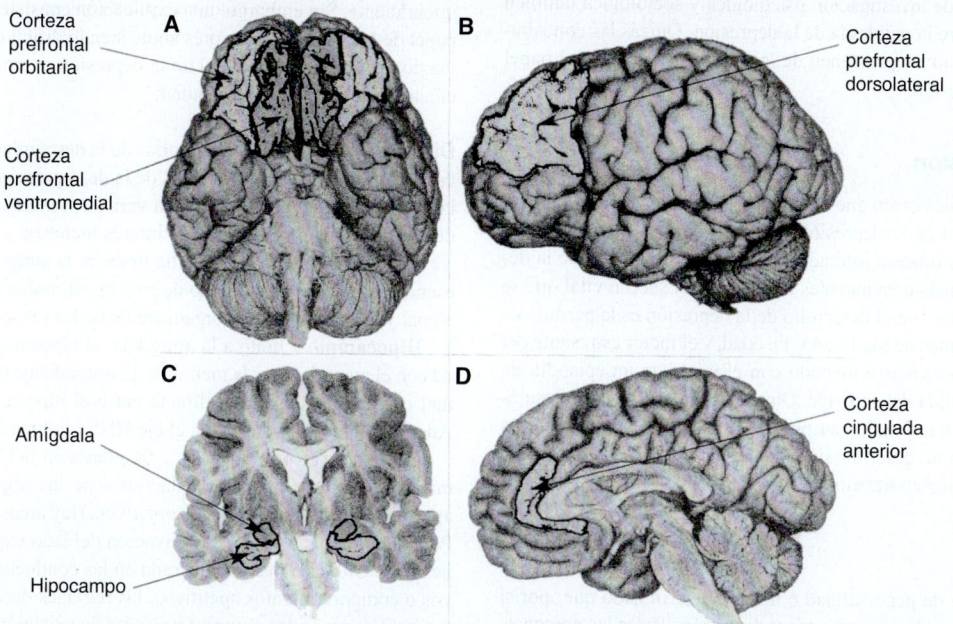

FIGURA 7-2

Principales regiones encefálicas implicadas en los afectos y los trastornos del estado de ánimo. **A)** Corteza prefrontal orbitaria y corteza prefrontal ventromedial. **B)** Corteza prefrontal dorsolateral. **C)** Hipocampo y amígdala. **D)** Corteza cingulada anterior. (De Thase ME. Mood disorders neurobiology. En: Sadock BJ, Sadock VA, Ruiz P. (eds.). *Kaplan & Sadock's Comprehensive Textbook of Psychiatry*. 10th ed. Philadelphia, PA: Lippincott Williams & Wilkins, 2017.)

la hipofrontalidad después de los cambios de depresión a hipomanía, de forma que se aprecian reducciones mayores en el hemisferio izquierdo en la depresión en comparación con reducciones mayores en el hemisferio derecho en la manía. En otros estudios se han observado reducciones más específicas del flujo sanguíneo, del metabolismo cerebral o de ambos, en los tractos de inervación dopaminérgica de los sistemas mesocorticales y mesolímbicos en la depresión. Las evidencias sugieren una normalización, al menos parcial, de estos cambios con el tratamiento antidepresivo.

Además de una reducción global del metabolismo en la zona cerebral anterior, se observa el aumento del metabolismo de la glucosa en varias regiones límbicas, en particular entre los pacientes con depresión recidivante grave y antecedentes familiares de trastornos del estado de ánimo. Durante los episodios de depresión, el aumento del metabolismo de la glucosa se correlaciona con rumiaciones intrusivas.

Un metaanálisis encontró tres diferencias consistentes al comparar los estudios de resonancia magnética funcional de pacientes deprimidos con controles sanos. Se observó activación del núcleo pulvinar del tálamo, una respuesta más significativa a estímulos negativos en la amígdala, ínsula y núcleo cingulado anterior, y menor respuesta en el estriado dorsal y la corteza prefrontal dorsal lateral.

En la figura 7-2 se ilustran algunas de las regiones del cerebro que se cree que son las más críticas para la regulación del estado de ánimo.

Genética de los trastornos depresivos

Numerosos estudios de familias, adopciones y gemelos han permitido documentar el carácter hereditario de los trastornos del estado de ánimo, si bien recientemente el foco de atención primario de los estudios genéticos se ha centrado en identificar los genes de susceptibilidad específicos utilizando métodos de genética molecular.

Estudios de patrones de herencia. Los agregados de depresión dentro de las familias y los estudios metaanalíticos sugieren que los familiares de primer grado de personas con trastorno depresivo mayor

tienen un incremento de la razón de posibilidades (OR, *odds ratio*) de 2,84 para desarrollar la enfermedad. Solo se han realizado estudios de adopción limitados, de calidad variable y con resultados mixtos, y la mayor parte de lo que se conoce sobre la contribución genética al trastorno proviene de estudios de gemelos, que estiman que la heredabilidad es del 37 %. Parece que esta heredabilidad es mayor en mujeres. Los estudios de gemelos también concluyeron que los factores ambientales compartidos no jugaron un papel significativo en la agregación familiar del trastorno.

Estudios genéticos. Los estudios de asociación del genoma ampliado (GWAS, *genome-wide association studies*) no han encontrado asociaciones significativas. Aunque existen varias explicaciones para la falta de hallazgos replicados, probablemente se relacione con el hecho de que GWAS tiene el poder de detectar variantes comunes y que los genes relevantes para el riesgo de depresión son raros.

Los estudios de genes candidatos, que en cambio se dirigen a genes específicos de interés, han presentado muchos hallazgos. Sin embargo, pocos de estos son replicados. El enfoque más considerable se ha centrado en los genes que podrían tener un papel en el mecanismo propuesto de la depresión, como el gen involucrado en la codificación de la serotonina *(HTR1A)*, el transportador de serotonina *(5HTTP/SLC6A4)* o el receptor de dopamina *(DRD4)* y el transportador *(SLC6A3)*. Aunque algunos han replicado las asociaciones más significativas para estos genes (con mayor frecuencia para el gen *5HTTP/SLC6A4*), el tamaño del efecto es pequeño y los tamaños de muestra son más pequeños que los que usan GWAS, lo que lleva a algunos expertos a cuestionar el papel del error estadístico en los hallazgos positivos y negativos. Si algunos o todos los estudios de genes candidatos son significativos, la interpretación más probable de los hallazgos disponibles es que mucha o la mayor parte de la heredabilidad genética para la depresión es el resultado de muchos genes, cada uno de los cuales contribuye con un pequeño efecto, que solo se vuelve significativo cuando se combinan miles de genes. Sin embargo, también es posible que exista alguna variante genética rara aún no detectada.

PSICOLOGÍA DE LA DEPRESIÓN

Una gran cantidad de investigación psicológica y sociológica también ha arrojado luz sobre la patología de la depresión. Quizás las contribuciones más significativas provienen de la investigación sobre el papel del estrés y la depresión.

Estrés y depresión

Algunos profesionales creen que las situaciones vitales tienen un papel primario o principal en la depresión, mientras que, para otros, tienen exclusivamente una función limitada en el inicio y desarrollo de la depresión. Los datos más convincentes indican que el suceso vital que se asocia más a menudo con el desarrollo de la depresión es la pérdida de uno de los padres antes de los 11 años de edad, y el factor estresante del entorno que se asocia más a menudo con el inicio de un episodio de depresión es la pérdida del cónyuge. Otro factor de riesgo es el desempleo; las personas que pierden su puesto de trabajo tienen tres veces más probabilidades de describir síntomas de un episodio de depresión mayor que las que tienen trabajo.

Personalidad

No existe un rasgo de personalidad o un tipo determinado que, por sí solos, predispongan a la persona a tener depresión. Todas las personas, sea cual sea su patrón de personalidad, pueden y estarán deprimidas bajo circunstancias apropiadas. Las personas que tienen determinados trastornos de la personalidad (TOC, histriónica y límite) pueden tener un riesgo mayor que las que tienen un trastorno de la personalidad antisocial o paranoide. Estas últimas pueden usar la proyección y otros mecanismos de defensa de externalización para protegerse a sí mismas de su rabia interior.

ETIOLOGÍA

Como se puede ver, hay una gran cantidad de datos acumulados sobre varias patologías y disregulaciones en el cerebro y el cuerpo que están asociadas con depresión. Numerosos expertos en la materia han intentado combinar varias líneas de investigación en una explicación coherente de lo que nos hace sufrir un trastorno depresivo. Aunque no hay una única teoría unificadora, durante el último siglo han surgido varias teorías que intentan explicar los diversos hallazgos clínicos, psicológicos y biológicos de la depresión.

Teorías biológicas

Hipótesis de las monoaminas. Como se ha señalado, el hecho de que todos los antidepresivos conocidos actuaran sobre las monoaminas (en particular las catecolaminas, como se ha indicado antes), unido a que los medicamentos y las enfermedades que reducen las monoaminas (p. ej., reserpina y enfermedad de Parkinson) pueden causar síntomas depresivos, llevó a la suposición de que la depresión es el resultado de alguna insuficiencia o desregulación de las monoaminas cerebrales.

Aunque la teoría llegó a ser, y hasta cierto punto sigue siendo, prevalente, varias líneas de evidencia sugirieron que era una explicación inadecuada de la etiología de la depresión. En particular, los antidepresivos tardan semanas en actuar, a pesar de que su presunta acción de aumentar los niveles de monoaminas es rápida, a menudo pocas horas después de la administración. Además, no hay evidencia convincente de ningún desequilibrio neuroquímico, por ejemplo, en estudios del LCR de pacientes deprimidos o en tejido cerebral *post mortem*.

Como se señaló en la discusión sobre la patología de la depresión, hay buena evidencia para sugerir que los neurotransmisores tienen un papel importante y que las relaciones entre receptores o segundos mensajeros pueden explicar algunos de los hallazgos inconsistentes. Algu-nos han intentado modificar la hipótesis de la monoamina, sugiriendo que sigue siendo cierta, pero es más complicada de lo que se pensaba inicialmente. Sin embargo, una explicación consistente y coherente del papel de los neurotransmisores sigue siendo difícil de alcanzar, y todavía no se sabe si su relación con la depresión es causal o se trata de un efecto posterior de la enfermedad.

Disfunción cerebral. Las teorías de la desregulación cerebral intentan incorporar tanto los hallazgos de la desregulación con el aumento y la disminución de las respuestas a varios estímulos negativos observados en los estudios. Las áreas de interés incluyen:

Amígdala. Parte del sistema límbico, la amígdala es una estación esencial para el procesamiento de nuevos estímulos de significado emocional y la coordinación u organización de las respuestas corticales.

Hipocampo. Junto a la amígdala, el hipocampo está más asociado con el aprendizaje y la memoria. El aprendizaje emocional o contextual implica una conexión directa entre el hipocampo y la amígdala. Además, el hipocampo regula el eje HHS inhibiendo su actividad.

Corteza prefrontal (CPF). Se piensa en la CPF como la estructura que contiene las representaciones de los objetivos y respuestas apropiadas para obtener dichos objetivos. Hay áreas de especialización. Por ejemplo, mientras que la activación del lado izquierdo de las regiones de la CPF está más involucrada en las conductas dirigidas a objetivos o comportamientos apetitivos, las regiones derechas de la CPF están implicadas en los comportamientos de evitación e inhibición de las búsquedas de comportamientos apetitivos. Las subregiones en la CPF parecen localizar representaciones de comportamientos relacionados con la recompensa y el castigo.

Corteza cingulada anterior (CCA). La CCA está involucrada en la atención, la motivación y la exploración ambiental y parece ayudar a integrar la información sobre la atención y la emoción. La región más rostral y ventral tiene una subdivisión afectiva que se conecta ampliamente con las regiones límbicas del cerebro. La activación de la CCA puede facilitar el control de la excitación emocional, en particular cuando la meta encuentra problemas nuevos que pueden frustrar el objetivo. Hay varias teorías que intentan integrar varios hallazgos patológicos en la comprensión de la etiología de la depresión. Aunque existen muchos abordajes y variaciones, muchas teorías se dividen en dos categorías: hipótesis de neurogénesis e hipótesis neuroplásticas.

Hipótesis neurogénica. Las hipótesis de neurogénesis suponen que las anomalías cerebrales que conducen a la depresión son el resultado de anomalías en el desarrollo, de modo que existe una deficiencia en la cantidad de neuronas en el cerebro de recién nacidos.

Hay varias explicaciones para la causa de esta deficiencia. Algunas versiones intentan vincular el papel del estrés, en particular el estrés crónico, con la causa de la depresión. El estrés puede provocar un aumento de la actividad en el eje HHS, lo que aumenta la producción de glucocorticoides. Se sabe que los glucocorticoides disminuyen la neurogénesis. A medida que la neurogénesis continúa en el hipocampo adulto, esta puede ser un área afectada preferentemente por el estrés. Entonces, el hipocampo es incapaz de regular de forma adecuada el eje HHS, lo que causa la elevación continua de los niveles de glucocorticoides en el cerebro y mayor inhibición de la neurogénesis.

Hipótesis de neuroplasticidad. Las hipótesis de la neuroplasticidad proponen que la atrofia de las neuronas ya desarrolladas provoca depresión. En esta versión, en lugar de una deficiencia en el crecimiento neuronal, se produce atrofia en las neuronas ya maduras. Como se ha señalado, el estrés crónico puede aumentar los niveles de glucocorticoides, lo que puede causar atrofia. También puede disminuir la expresión de BDNF que, al ser esencial para la supervivencia, el crecimiento y la diferenciación de las neuronas en el cerebro, causa atrofia. Puesto que esto ocurre sobre todo en el hipocampo, puede explicar el hallazgo de una disminución del volumen del hipocampo en pacientes deprimidos.

Teorías psicosociales

Situaciones vitales y estrés ambiental.

La observación clínica ha señalado tradicionalmente que lo más frecuente es que las situaciones vitales estresantes sean anteriores, y no posteriores, a los episodios de trastornos del estado de ánimo. Una de las teorías propuestas para explicar esta observación es que el estrés que acompaña el primer episodio da lugar a cambios de larga duración en la biología del cerebro. Como resultado, una persona tendrá un elevado riesgo de presentar episodios subsecuentes de un trastorno del estado de ánimo, incluso sin que existan factores estresantes externos.

La Srta. C., una mujer de 23 años, sufrió una depresión aguda cuando fue aceptada en una prestigiosa escuela de posgrado. La Srta. C. había trabajado con ahínco durante los últimos 4 años para ser aceptada. Dijo que se había sentido «brevemente feliz durante unos 20 min» cuando le dieron la noticia, pero rápidamente cayó en un estado de desesperanza en el que sopesaba de forma recurrente la inutilidad de sus aspiraciones, lloraba constantemente y había tenido que frenarse para no tomar una dosis letal de la insulina de su compañera de habitación. Durante el tratamiento se centró en su hermano mayor, que la había insultado constantemente durante toda su vida, y en que «él no está bien». Se preocupaba mucho por él. Mencionó que no estaba acostumbrada a ser la que «tenía éxito» de los dos. Junto con su depresión, resultó que el hermano de la Srta. C. había sufrido una grave enfermedad pediátrica desfigurante y potencialmente mortal que había requerido mucho tiempo y dedicación por parte de la familia durante la infancia.

La Srta. C. se había «acostumbrado» a la manera insultante que tenía de dirigirse a ella. De hecho, parecía que necesitaba los abusos de su hermano para no sentirse abrumada por el sentimiento de culpabilidad por ser la hija «sana, normal». «Puede insultarme, pero lo admiro. Lo adoro. Cualquier atención que me dedica es como una droga», dijo. La aceptación en la escuela de posgrado había desafiado la imagen defensiva y esencialmente compensatoria que tenía de sí misma de tener menos éxito, o ser lisiada, en comparación con su hermano, lo que la había llenado de culpabilidad. Su depresión remitió con psicoterapia psicodinámica, ya que comprendió mejor su identificación con su hermano y su sumisión fantasiosa. (Por cortesía de J. C. Markowitz, MD, y B. L. Milrod, MD.)

Teorías psicodinámicas de la depresión.

El conocimiento psicodinámico de la depresión, definido por Sigmund Freud y ampliado por Karl Abraham, es conocido como la visión clásica de la depresión. En esa teoría están implicados cuatro puntos clave: *1)* alteraciones de la relación madre-hijo durante la fase oral (los primeros 10-18 meses de vida), que predisponen a la vulnerabilidad ante la depresión en el futuro; *2)* la depresión puede estar vinculada a la pérdida real o imaginaria de objetos; *3)* la introyección de los objetos perdidos es un mecanismo de defensa que se invoca para luchar contra el malestar relacionado con la propia pérdida del objeto, y *4)* como el objeto perdido se contempla con una mezcla de amor y odio, los sentimientos de enfado se dirigen hacia el interior, hacia el yo.

La Srta. E., una estudiante universitaria de 21 años, se presentó con un trastorno depresivo mayor y trastorno de pánico que había evolucionado desde la adolescencia temprana. Manifestó que se odiaba a sí misma, lloraba constantemente y se sentía profundamente desesperanzada, en parte debido a la cronicidad de su enfermedad. Ya en el momento de la presentación, destacó su sensibilidad frente al estado de ánimo de su madre. «Mi madre siempre está deprimida y eso me hace sentir muy desgraciada. No sé qué hacer –dijo–. Siempre quiero algo de ella, ni siquiera sé el qué, pero nunca lo consigo. Siempre dice lo que no debe, habla sobre lo trastornada que estoy yo, cosas por ese estilo, hace que me sienta mal.» En una sesión, la Srta. E. describió su

infancia de forma conmovedora: «Pasé mucho tiempo con mi madre, pero ella siempre estaba muy cansada, nunca quería hacer nada, ni jugar conmigo. Recuerdo construir una casa con mantas encima de la mesita de centro y asomarme, espiándola. Siempre estaba deprimida y negativa, como un fregadero negativo en la habitación, vaciándola y llenándola de tristeza. Nunca logré que hiciese nada.» Esta paciente experimentó una culpabilidad extrema durante su psicoterapia cuando empezó a hablar sobre la depresión de su madre. «Me siento muy mal –sollozó–. Es como hablar mal de ella. Y la quiero tanto y sé que ella me quiere. Siento como si la estuviese traicionando.» Su depresión remitió con psicoterapia psicodinámica a medida que fue siendo consciente y toleró mejor los sentimientos de rabia y decepción hacia su madre. (Por cortesía de J. C. Markowitz, MD, y B. L. Milrod, MD.)

Teoría cognitiva.

Según la teoría cognitiva, la depresión es el resultado de distorsiones cognitivas específicas presentes en las personas susceptibles a la depresión. Esas distorsiones, denominadas *representaciones depresógenas*, son los patrones cognitivos que reciben los datos tanto internos como externos de una forma que se altera por experiencias tempranas. Aaron Beck propuso una tríada cognitiva de la depresión formada por las opiniones sobre uno mismo (autopercepción negativa), sobre el entorno (tendencia a experimentar el mundo como hostil y exigente) y sobre el futuro (expectativa de sufrir y fracasar). El tratamiento consiste en modificar esas distorsiones. Los elementos de la teoría cognitiva se resumen en la tabla 7-14.

Indefensión aprendida.

La teoría de la indefensión aprendida de la depresión enlaza los fenómenos depresivos con la experiencia de situaciones incontrolables. Por ejemplo, cuando se expone a perros en un laboratorio a descargas eléctricas de las que no pueden escapar, se manifiestan comportamientos que distinguen a estos animales de otros perros que no han estado expuestos a estas situaciones incontrolables. Los animales expuestos a las descargas no cruzaron una barrera establecida para detener el flujo de la descarga eléctrica cuando se les intro-

**Tabla 7-14
Elementos de la terapia cognitiva**

Elemento	Definición
Tríada cognitiva	Creencias sobre uno mismo, el mundo y el futuro
Esquemas	Formas de organizar e interpretar las experiencias
Distorsiones cognitivas	Formas persistentes de pensar que son inexactas y por lo general con sesgo negativo
Inferencia arbitraria	Extraer una conclusión específica sin indicios suficientes
Abstracción específica	Centrarse en un único detalle ignorando los demás aspectos más importantes de una experiencia
Sobregeneralización	Elaboración de conclusiones con una experiencia demasiado pequeña o demasiado restringida
Magnificación y minimización	Sobrevalorar o infravalorar el significado de un suceso en particular
Personalización	Tendencia a referenciar las situaciones externas a sí mismo sin base para ello
Pensamiento dicotómico absolutista	Tendencia a situar la experiencia en categorías de todo o nada

Cortesía de Robert M. A. Hirschfeld, MD, y M. Tracie Shea, PhD.

dujo en una situación de aprendizaje nueva, sino que se mantuvieron pasivos y sin moverse. Según la teoría de la indefensión aprendida, los perros que sufrieron las descargas aprendieron que el resultado es independiente de la respuesta, por lo que mostraban un déficit cognitivo motivacional (es decir, no intentarían escapar de la descarga) y un déficit emocional (que indicaría la disminución de la reactividad a la descarga). En la visión reformulada de la indefensión aprendida, tal como se aplica a la depresión en el ser humano, las explicaciones causales internas pueden producir una pérdida de la autoestima después de sufrir situaciones adversas externas. Los profesionales conductuales que suscriben esta teoría destacan que la mejoría de la depresión coincide con el momento en que el paciente aprende a adquirir una sensación de control y dominio del entorno.

Teoría evolutiva.   Algunos teóricos adoptan una perspectiva evolutiva hacia la depresión. Desde esta perspectiva, la depresión es una respuesta adaptativa a las amenazas percibidas en el entorno, y la tendencia de las personas deprimidas a retirarse del entorno ante posibles amenazas podría ser protectora. Más allá de las amenazas de daño corporal, las amenazas sociales (p. ej., de exclusión o derrota) también podrían considerarse amenazas, ya que pueden reducir la percepción de bienestar y, por lo tanto, la deseabilidad de un compañero. La respuesta depresiva en la que uno disminuye la actividad, se retira de situaciones sociales y se acerca a situaciones novedosas con un sesgo negativo («esa persona pensará que soy un perdedor») podría interpretarse como formas adaptativas para reducir el riesgo y evitar más fracasos sociales. Hay muchas variedades de teoría evolutiva, algunas enfatizan el beneficio adaptativo de la depresión, otras la ven como una respuesta pasada de moda que puede haber tenido un beneficio en las sociedades antiguas, pero es contraproducente en nuestro mundo moderno. Otras versiones ven la capacidad básica de variar el estado de ánimo como adaptativa, pero sugieren que la depresión es una desregulación de esa función normal. Estas teorías son difíciles de probar, ya que es un desafío probar la idoneidad de un rasgo particular que es muy común en una población.

Abordajes integrativos

Sigue siendo difícil, si no imposible, incorporar las diversas observaciones y hallazgos de investigación sobre la depresión en una gran teoría unificada. Sin embargo, los diferentes intentos de investigadores y teóricos de incorporar estos hallazgos tienen ciertas características comunes. Parece evidente que existe cierta vulnerabilidad genética que pone a las personas en riesgo de padecer depresión. Estas personas que luego presentan estrés, ya sea externo o interno, tienen cambios epigenéticos que difieren de las respuestas normales al estrés; por ejemplo, pueden ser menos capaces de transcribir ciertos factores de crecimiento en respuesta al estrés. Esta deficiencia produce una pérdida neuronal sutil, que es particularmente evidente en algunas áreas vulnerables (p. ej., el hipocampo). El resultado es una alteración de los sistemas reguladores habituales del cerebro, lo que provoca cambios en las expresiones de transmisores, hormonas y otros sistemas reguladores. Esto causa los cambios físicos que asociamos con la depresión, y nuestra respuesta conductual a esto es el sentimiento subjetivo de depresión.

Bibliografía

Akiskal. Mood disorders. In: Sadock BJ, Sadock VA, Ruiz P, eds. *Kaplan & Sadock's Comprehensive Textbook of Psychiatry*. 10th ed. Philadelphia, PA: Wolters Kluwer; 2017.

Albert PR. Why is depression more prevalent in women? *J Psychiatry Neurosci*. 2015; 40(4):219–221.

Badcock PB, Davey CG, Whittle S, Allen NB, Friston KJ. The depressed brain: an evolutionary systems theory. *Trends Cogn Sci*. 2017;21(3):182–194.

Boku S, Nakagawa S, Toda H, Hishimoto A. Neural basis of major depressive disorder: beyond monoamine hypothesis. *Psychiatry Clin Neurosci*. 2018;72(1):3–12.

Cipriani A, Furukawa TA, Salanti G, Chaimani A, Atkinson LZ, Ogawa Y, Leucht S, Ruhe HG, Turner EH, Higgins JPT, Egger M, Takeshima N, Hayasaka Y, Imai H, Shinohara K, Tajika A, Ioannidis JPA, Geddes JR. Comparative efficacy and acceptability of 21 antidepressant drugs for the acute treatment of adults with major depressive disorder: a systematic review and network meta-analysis. *Lancet*. 2018;391(10128):1357–1366.

Flint J, Kendler KS. The genetics of major depression. *Neuron*. 2014;81(3):484–503.

Hamilton JP, Etkin A, Furman DJ, Lemus MG, Johnson RF, Gotlib IH. Functional neuroimaging of major depressive disorder: a meta-analysis and new integration of base line activation and neural response data. *Am J Psychiatry*. 2012;169(7):693–703.

Krause JS, Reed KS, McArdle JJ. Factor structure and predictive validity of somatic and nonsomatic symptoms from the patient health questionnaire-9: a longitudinal study after spinal cord injury. *Arch Phys Med Rehabil*. 2010;91(8):1218–1224.

Lim GY, Tam WW, Lu Y, Ho CS, Zhang MW, Ho RC. Prevalence of depression in the community from 30 countries between 1994 and 2014. *Sci Rep*. 2018;8(1):2861.

Results from the 2017 National Survey on Drug Use and Health: Detailed Tables, SAMHSA, CBHSQ. https://www.samhsa.gov/data/sites/default/files/cbhsq-reports/NSDUHDetailedTabs2017/NSDUHDetailedTabs2017.htm#tab8-56A. n.d. Accessed April 1, 2019.

Rush AJ, Trivedi MH, Wisniewski SR, Stewart JW, Nierenberg AA, Thase ME, Ritz L, Biggs MM, Warden D, Luther JF, Shores-Wilson K, Niederehe G, Fava M; STAR*D Study Team. Bupropion-SR, sertraline, or venlafaxine-XR after failure of SSRIs for depression. *N Engl J Med*. 2006;354(12):1231–1242.

Santaguida P (Lina), MacQueen G, Keshavarz H, Levine M, Beyene J, Raina P. Treatment for Depression After Unsatisfactory Response to SSRIs. In AHRQ Comparative Effectiveness Reviews. 2012. http://www.ncbi.nlm.nih.gov/books/NBK97406/.

Schildkraut JJ. The catecholamine hypothesis of affective disorders: a review of supporting evidence. *Am J Psychiatry*. 1965;122(5):509–522.

Sullivan PF, Neale MC, Kendler KS. Genetic epidemiology of major depression: review and meta-analysis. *Am J Psychiatry*. 2000;157(10):1552–1562.

Zhou X, Ravindran AV, Qin B, Del Giovane C, Li Q, Bauer M, Liu Y, Fang Y, da Silva T, Zhang Y, Fang L, Wang X, Xie P. Comparative efficacy, acceptability, and tolerability of augmentation agents in treatment-resistant depression: systematic review and network meta-analysis. *J Clin Psychiatry*. 2015;76(4):e487–e498.

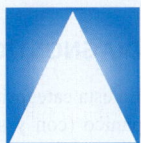

8

Trastornos de ansiedad

Todos han experimentado ansiedad. La experiencia de la ansiedad tiene dos componentes: la conciencia de las sensaciones fisiológicas (p. ej., palpitaciones y diaforesis) y la de estar nervioso o asustado. Es una sensación de aprensión difusa, desagradable y vaga, generalmente acompañada de síntomas autonómicos. Aunque los síntomas físicos y emocionales de la ansiedad son similares al «miedo», se diferencia de este porque no es una respuesta a un peligro manifiesto, sino más bien inminente. Tanto el miedo como la ansiedad son respuestas adaptativas normales a un entorno potencialmente peligroso. Ambos preparan mejor al organismo para sobrevivir a un peligro, ya sea a través de la lucha, la huida o la congelación, según lo requiera la situación.

Gran parte de la investigación psicológica y del pensamiento psicoanalítico se dedica a comprender lo que se consideraría la ansiedad normal. Sin embargo, este capítulo se centrará, sin embargo, en la ansiedad patológica: cuando se desencadena de manera inapropiada y es desadaptativa, y sobreviene un trastorno de ansiedad.

Los trastornos de ansiedad son los síndromes psiquiátricos más prevalentes en la población estadounidense. Casi una quinta parte de los adultos tienen un historial a lo largo de la vida de uno de los principales trastornos de ansiedad y 1 de cada 10 padece un trastorno de ansiedad actual. Están asociados con el deterioro social y, cuando ocurren en la infancia, pueden interferir con el desarrollo y tener consecuencias en el funcionamiento social y ocupacional posterior. Estos trastornos son el sexto contribuyente más significativo no mortal de pérdida de salud a nivel mundial, y explican el 10 % de los años de vida ajustados por discapacidad para todos los trastornos mentales, neurológicos y por consumo de sustancias, solo superados por la depresión mayor.

PRESENTACIÓN CLÍNICA

El paciente con ansiedad tiene una variedad de síntomas, particularmente cognitivos y físicos. Algunos de los síntomas, sobre todo los autónomos, son observables y cuantificables, lo que facilita el desarrollo de medidas objetivas y ayuda a que la investigación de estos trastornos sea más sencilla.

La ansiedad puede tener diversas manifestaciones físicas. La más habitual es su efecto sobre el sistema autónomo, que incluye síntomas como cefalea, sudoración, palpitaciones, opresión en el pecho y malestar estomacal leve. También puede producir síntomas motores, como inquietud, que se manifiesta por la incapacidad de estar sentado o de pie durante mucho tiempo. La constelación concreta de síntomas presentes durante la ansiedad tiende a variar entre los individuos.

La persona con ansiedad puede describirse a sí mismo como «nervioso» o «asustado». Su estado de ánimo a menudo es observable, sobre todo en pacientes que están experimentando un ataque de pánico, como una expresión clásica de miedo: ojos y boca abiertos, cejas levantadas. En pacientes con formas de ansiedad más crónicas, la expresión puede ser más embotada y más parecida a un afecto deprimido.

Los pensamientos pueden ser más rápidos y, en casos de ansiedad grave, pueden volverse más desorganizados. En casos extremos, una persona puede tener grandes dificultades para pensar con claridad. Por ejemplo, durante un ataque de pánico, un paciente puede rumiar o tartamudear.

En el contexto de ansiedad aguda, los pensamientos se centran en la causa de la ansiedad percibida. Los pacientes pueden catastrofizar y sobrestimar el peligro que afrontan. En el caso de un ataque de pánico, las preocupaciones somáticas sobre la muerte por un problema cardíaco o respiratorio pueden ser el motivo principal de la atención de los pacientes durante un ataque de pánico. Los pacientes creen a veces que las palpitaciones y el dolor torácico indican que van a morir. El 20 % de estos pacientes presenta en realidad episodios de síncope durante el ataque. Los pacientes pueden presentarse en urgencias como jóvenes, físicamente sanos, que insisten en que van a morir por un infarto de miocardio. A medida que la ansiedad se vuelve crónica, los pensamientos pueden tomar la forma de un pensamiento más negativo.

Aunque las alucinaciones son raras, los pacientes con ansiedad grave pueden tener distorsiones en la percepción, no solo del tiempo y el espacio, sino también de las personas y el significado de los episodios.

En la dosis adecuada, la ansiedad puede ayudar a prestar atención al aumentar el estado de alerta y centrar la atención. Sin embargo, en exceso, puede afectar a la cognición. Los pacientes con ansiedad grave pueden confundirse. Es posible que tengan dificultades para dirigir su atención y, como resultado, pueden tener problemas para recordar.

En general, la ansiedad no alcanza un nivel en el que afecte significativamente la percepción o el juicio. Sin embargo, los pacientes pueden volverse selectivos en la interpretación del entorno, centrándose en aspectos específicos y descuidando a otros para demostrar que sus reacciones están justificadas.

Aunque los pacientes no tienden a hablar sobre la ideación suicida, presentan un mayor riesgo de intentos de suicidio. En algunos estudios se ha observado que el riesgo de suicidio en algún momento de la vida en individuos con trastorno de pánico es superior al de los individuos sin trastorno mental.

Presentación en poblaciones especiales

La ansiedad tiene muchos trastornos posibles y en distintas poblaciones pueden presentarse de manera diferente. Por ejemplo, los niños o los ancianos pueden tener más síntomas somáticos que los adultos.

Ciertos grupos culturales pueden tener síndromes exclusivos de su grupo, algunos de los cuales representan una comprensión culturalmente específica de su cuerpo. Los ejemplos incluyen los múltiples síndromes de ansiedad relacionados con el miedo a los «ataques de viento» en los camboyanos, o el *ataque de nervios* en pacientes puertorriqueños y dominicanos. En la mayoría de los casos los síntomas de ansiedad no difieren de otras culturas. Sin embargo, el énfasis puede estar en aspectos específicos relevantes para las creencias sobre la causa subyacente. En la mayoría de los casos, una anamnesis y una exploración completas pueden aclarar el problema. A menudo es útil buscar consultas médicas adicionales para comprender el síndrome particular. En el pasado ha habido algunas generalizaciones amplias sobre diferentes grupos étnicos o culturales. Sin embargo, a menudo estas reflejan un sesgo y, por lo general, no son útiles.

DIAGNÓSTICO

En esta categoría se encuentran varios trastornos como el trastorno de pánico (con y sin agorafobia), agorafobia (sin historia de trastorno de pánico), fobia específica, fobia social y trastorno de ansiedad generalizada.

Trastorno de pánico

El trastorno de pánico es un ataque agudo e intenso de ansiedad (un ataque de pánico) acompañado de sentimientos de mortalidad inminente. La ansiedad ocurre durante períodos discretos de pánico intenso que pueden ir de varias crisis en un solo día a algunas durante 1 año. Los pacientes con un trastorno de pánico presentan varios trastornos concurrentes, principalmente la agorafobia, que alude al miedo o la ansiedad relacionados con algunos lugares de los que puede ser difícil escapar.

Un ataque de pánico, también denominado crisis de angustia, se define como un período de pánico o malestar intenso que puede durar de minutos a horas. Es un síntoma, y muchos trastornos y situaciones además del trastorno de pánico pueden causar ataques de pánico.

La Sra. K., una mujer de 35 años, acudió inicialmente al servicio de urgencias de un hospital médico universitario. Refirió que mientras estaba sentada en su despacho de la oficina había sufrido repenti-

namente dificultad para respirar, mareo, taquicardia, temblores y una sensación de terror creyendo que iba a morir de un ataque al corazón. Un compañero la llevó al servicio de urgencias, donde se le realizó una evaluación médica completa, con electrocardiograma y analítica sanguínea de rutina, que no revelaron ningún signo de enfermedad cardiovascular, pulmonar o de otro tipo. Posteriormente fue referida para una evaluación psiquiátrica, en la que reveló que había sufrido dos episodios más durante el último mes, uno mientras conducía del trabajo a casa y otro mientras desayunaba. Sin embargo, no había acudido en busca de tratamiento porque los síntomas habían desaparecido relativamente rápido en ambas ocasiones, y le preocupaba que si acudía al hospital sin ningún síntoma, «la gente pensaría que estoy loca». La Sra. K. apuntó a regañadientes el número de teléfono de un psiquiatra local, pero no llamó hasta que sufrió un cuarto episodio de naturaleza similar. (Por cortesía de Erin B. McClure-Tone, PhD, y Daniel S. Pine, MD.)

En la tabla 8-1 se comparan los diferentes abordajes para el diagnóstico del trastorno de pánico.

El diagnóstico incluye una variedad de síntomas, incluidos somáticos, cognitivos y del estado de ánimo. Los pacientes pueden notar los síntomas físicos en muchos órganos y sistemas, incluidos los cardiorrespiratorios, gastrointestinales y otoneurológicos. Los ataques de pánico pueden ocurrir como parte de otro trastorno mental, en particular

Tabla 8-1
Trastorno de pánico

	DSM-5	CIE-10
Nombre del diagnóstico	Trastorno de pánico	Trastorno de pánico (ansiedad paroxística episódica)
Duración	1 mes de preocupación después de un ataque de pánico Los ataques de pánico ocurren durante un período discreto	

Síntomas	Ataques de pánico:
	Cardiopulmonar:
	• Sensación de falta de aire
	• Palpitaciones
	• Molestias en el pecho
	Digestivo:
	• Náusea o alteraciones digestivas
	Piel y síntomas sistémicos:
	• Sudoración
	• Escalofríos o sensación de rubor
	Neurológico:
	• Temblor
	• Vértigo
	• Entumecimiento u hormigueo
	Psiquiátrico:
	• Desrealización o despersonalización
	• Miedo a perder el control
	• Miedo a morir
	Los síntomas son abruptos e impredecibles
	Síntomas persistentes entre ataques, que incluyen:
	   Ansiedad anticipatoria: temor a nuevos ataques
	   Conductas evitativas: tratar de evitar desencadenantes reales o
	   imaginarios para prevenir otro ataque
		Ataques recurrentes de ansiedad severa o pánico
		Impredecibles
		Síntomas fisiológicos:
		• Dolor en el pecho
		• Palpitaciones
		• Dificultad para respirar
		• Sudoración
		• Mareos
		Síntomas adicionales
		• Despersonalización
		• Desrealización
		• Miedo a perder el control
		• Miedo a morir

Número de síntomas requeridos	*Ataque de pánico:* 4+ síntomas ≥ 1 ataque Comportamiento de evitación o ansiedad anticipatoria: 1+ mes	
Exclusiones (no es resultado de):	Consumo de sustancias Otra afección médica Otro trastorno mental	Otro trastorno mental
Comentarios	El DSM-5 también incluye un «Especificador de ataques de pánico» para ataques de pánico discretos sin los criterios adicionales para un trastorno de pánico completo	

las fobias y el trastorno de estrés postraumático. Pueden estar asociados o no con un estímulo situacional identificable y los ataques de pánico inesperados no son infrecuentes. Algunos ataques de pánico no se ajustan fácilmente a la distinción entre inesperado y esperado. Se denominan *ataques de pánico situacionalmente predispuestos.* Pueden producirse o no al encontrar un desencadenante específico, o pueden hacerlo inmediatamente después de la exposición o tras un lapso de tiempo considerable.

En el DSM-5, para ser diagnosticado con un trastorno de pánico un paciente debe tener ataques inesperados y recurrentes. Este requisito ayuda a distinguir el trastorno de las fobias y otras posibles causas de los ataques de pánico.

Agorafobia

La agorafobia alude al miedo o la ansiedad relacionados con algunos lugares de los que puede ser difícil escapar. Puede ser la más discapacitante de las fobias, porque puede interferir significativamente con el funcionamiento del individuo en el entorno laboral y social, fuera de su hogar. Aunque la agorafobia a menudo coexiste con el trastorno de pánico, en que los pacientes tienen miedo de abandonar la seguridad de su hogar para no tener un ataque de pánico en un lugar público, en el DSM-5 se considera como un trastorno separado que puede darse de forma concurrente, o no, con el ataque de pánico.

La Sra. W., una mujer de 33 años y casada, acudió a una clínica de ansiedad refiriendo que cada vez que salía de casa sentía como si estuviese sufriendo un ataque al corazón. El trastorno empezó 8 años antes mientras estaba en una clase de yoga, cuando repentinamente notó un espectacular aumento de la frecuencia cardíaca, sintió un dolor punzante en el pecho y tuvo dificultad para respirar. Empezó a sudar y a temblar y se sintió mareada. Inmediatamente acudió al servicio de urgencias, donde se le realizó un electrocardiograma sin que se detectasen alteraciones. Durante los meses siguientes, la Sra. W. sufrió ataques similares de 15 a 30 min de duración unas cuatro veces al mes.

A menudo buscaba ayuda médica después de cada episodio, y nunca le detectaron alteraciones físicas. Después de sufrir unos cuantos ataques empezó a tener miedo de tener un ataque lejos de casa, y no dejaba su domicilio a menos que fuera absolutamente necesario, en cuyo caso necesitaba tener a mano el teléfono móvil o estar acompañada por alguien. Aun así, evitaba los lugares llenos de gente, como centros comerciales, cines y bancos, donde pueden estar bloqueadas las salidas rápidas. Sus síntomas y la evitación dominaban su vida, a pesar de que era consciente de que eran irracionales y excesivos. Sufría una depresión leve e inquietud y tenía dificultades para dormir.

Los pacientes con agorafobia evitan estrictamente situaciones en las que sería difícil obtener ayuda. Prefieren estar acompañados por un amigo o un familiar al salir de casa, sobre todo si su destino está abarrotado o en un espacio cerrado. Los pacientes graves incluso llegan a negarse a salir de casa. Los pacientes se muestran aterrorizados al pensar que están enloqueciendo.

En la tabla 8-2 se comparan los diferentes abordajes para diagnosticar la agorafobia. Varias situaciones pueden causar ansiedad, algunas implican espacios confinados (transporte público, ascensores, tiendas), espacios abiertos (parques, centros comerciales) o multitudes. Lo que tienen en común es el hecho de que una persona está lejos de su hogar y de la seguridad y no puede regresar rápidamente a este.

Fobia específica

El término *fobia* alude a un miedo excesivo a un objeto, circunstancia o situación específicos. Una *fobia específica* es un miedo intenso y persistente a un objeto o situación, considerado peligroso. El miedo debe ser desproporcionado con respecto a la amenaza real. El diagnóstico de fobia específica requiere la aparición de una ansiedad intensa, hasta llegar al pánico, cuando se expone el paciente al objeto o situación temidos. Los individuos con fobia específica pueden anticipar el daño, como que un perro les muerda, o pueden angustiarse con el pensamien-

Tabla 8-2
Agorafobia

	DSM-5	CIE-11
Nombre del diagnóstico	Agorafobia	Agorafobia
Duración	≥ 6 meses	
Síntomas	Miedo o ansiedad de: 　Transporte público 　Espacios abiertos 　Espacios cerrados 　Estar en una fila o en una multitud 　Estar solo fuera de casa Evitación de las situaciones, debido a: 　Miedo a sufrir un ataque de pánico mientras esté allí 　No tener acceso a un acompañante que le ayude 　　a soportar la situación 　El miedo y la evitación no guardan proporción 　　con la amenaza potencial	Miedo de: 　Abandonar el hogar 　Ir a un lugar público 　Ir a un lugar lleno de gente 　Viajar solo Evitación de situaciones que provocan ansiedad Asociado frecuentemente con trastornos 　de pánico
Número requerido de síntomas	Al menos una de las fuentes de miedo mencionadas 　anteriormente	
Consecuencias psicosociales de los síntomas	Malestar o discapacidad marcados	
Exclusiones (no es resultado de):	Otra afección médica Otro trastorno mental	
Comentarios	Esto es para los casos en que lo anterior ocurre sin un 　trastorno de pánico, a pesar del miedo a tener uno	

Tabla 8-3
Fobia específica

	DSM-5	CIE-11
Nombre del diagnóstico	Fobia específica	Fobias específicas (aisladas)
Duración	Persiste y dura ≥ 6 meses	
Síntomas	Miedo/ansiedad por un objeto o situación La exposición al objeto/situación provoca miedo/ansiedad inmediatos Conductas de evitación: del objeto o situación El miedo/ansiedad no guarda proporción con la posible amenaza	Fobias, restringidas a situaciones, objetos o actividades muy específicos La exposición a lo anterior provoca pánico
Número requerido de síntomas	Todos los anteriores	
Consecuencias psicosociales de los síntomas	Malestar o discapacidad marcados	
Exclusiones (no es resultado de):	Otro trastorno mental	

Especificadores de síntomas	Animales
	Entorno natural
	Sangre, inyecciones, lesiones
	  Miedo a la sangre
	  Miedo a las inyecciones y transfusiones
	  Miedo a la atención médica
	  Miedo a las lesiones
	Situacional
	Otros	

Comentarios		También contiene categorías para «Otro trastorno de ansiedad fóbica» y tipo no especificado

to de perder el control; por ejemplo, si tienen miedo a utilizar un ascensor, también pueden preocuparse por si se desmayarán después de cerrarse las puertas.

> El Sr. S., un abogado de éxito, acudió para tratamiento después de que su bufete, al que anteriormente podía llegar caminando desde su casa, fuera trasladado a una nueva localización a la que solo podía llegar en coche. El Sr. S. comentó que le «horrorizaba» conducir, especialmente por autopistas. Incluso el simple hecho de subir a un coche le hacía temer que moriría en un accidente horrible. Sus pensamientos estaban asociados a un miedo intenso y a numerosos síntomas somáticos, como pulso acelerado, náuseas y sudoración. Aunque el solo hecho de pensar en conducir era aterrador ya de por sí, el Sr. S. quedaba casi incapacitado cuando conducía por carreteras concurridas, teniendo que parar a menudo para vomitar. (Por cortesía de Erin B. McClure-Tone, PhD, y Daniel S. Pine, MD.)

En la tabla 8-3 se comparan los diferentes abordajes para diagnosticar una fobia específica. Hay muchos objetos posibles del miedo, incluidas cosas, animales, entornos (tormentas, cuartos oscuros), situaciones (conducir, volar, inyecciones) y muchas otras cosas que no encajan en estas categorías. Lo que tienen en común es el miedo irracional de que el objeto sea dañino o peligroso.

En cada caso, la ansiedad suele aparecer justo después de la exposición al objeto o situación. El resultado es la evasión o la resistencia dolorosa. Debe durar al menos 6 meses.

Trastorno de ansiedad social

El trastorno de ansiedad social (también llamado *fobia social*) implica el miedo a situaciones sociales, incluidas las situaciones que implican el escrutinio o el contacto con desconocidos. El término *ansiedad social* refleja la clara diferenciación entre el trastorno de ansiedad so-

cial y la fobia específica, que es el miedo intenso y persistente a un objeto o situación. Las personas con trastorno de ansiedad social tienen miedo de sentir vergüenza en situaciones sociales (es decir, reuniones sociales, presentaciones orales, conocer a gente nueva). Tienen un miedo específico a realizar actividades específicas como comer o hablar ante otras personas, o pueden sufrir un miedo vago e inespecífico a «pasar vergüenza». En cualquier caso, el miedo en el trastorno de ansiedad social se dirige a la vergüenza que se puede sentir en la situación, no a la situación en sí.

> La Sra. B., una programadora informática de 29 años, acudió para tratamiento después de que le ofrecieron un ascenso a un puesto directivo en su empresa. Aunque deseaba el aumento y la mayor responsabilidad que conllevaba el nuevo cargo, que había accedido a ocupar durante un período de prueba, la Sra. B. manifestó que era renuente a aceptar el puesto porque requería interacciones frecuentes con los empleados de otras divisiones de la empresa, así como hablar en público de forma ocasional. Manifestó que siempre se había sentido nerviosa con gente nueva, ya que le preocupaba que la pudiesen ridiculizar por «decir cosas estúpidas» o dar pasos en falso. También destacó sentirse «aterrorizada» por hablar ante un grupo. Estos miedos no habían interferido previamente en su vida social ni en el rendimiento de su trabajo. Sin embargo, desde que empezó el período de prueba, la Sra. B. manifestó que se habían convertido en un problema. Destacó que cuando tenía que interactuar con otras personas se le aceleraba el pulso, se le secaba la boca y empezaba a sudar. Durante las reuniones pensaba repentinamente que diría algo muy estúpido o cometería un error social terrible que provocaría carcajadas entre los asistentes. Por ello había faltado a varias reuniones importantes y había abandonado otras antes de tiempo. (Por cortesía de Erin B. McClure-Tone, PhD, y Daniel S. Pine, MD.)

En la tabla 8-4 se comparan los diferentes abordajes para diagnosticar el trastorno de ansiedad social. Muchas personas sienten ansiedad en

Tabla 8-4
Trastorno de ansiedad social

	DSM-5	CIE-10
Nombre del diagnóstico	Trastorno de ansiedad social	Trastorno de ansiedad social
Duración	≤ 6 meses	
Síntomas	Miedo a ser juzgado/analizado en una situación social Miedo a que otros noten la ansiedad, lo que causaría un juicio adicional, vergüenza o rechazo Conductas de evitación: de situaciones sociales temidas El miedo/ansiedad es desproporcionado con el riesgo social	Miedo a ser juzgado/analizado por otros Conductas de evitación: de las situaciones sociales temidas Puede estar asociado con baja autoestima Puede causar ataques de pánico
Número de síntomas requeridos	Todos los anteriores	
Consecuencias psicosociales de los síntomas	Malestar y/o discapacidad marcados	
Exclusiones (no es resultado de):	Otro trastorno mental Otra afección médica	
Especificadores de síntomas	Solo rendimiento (ansiedad por rendimiento)	

situaciones sociales y es poco frecuente encontrar una persona que no sienta ansiedad por hablar en público o asistir a una fiesta en la que no conocerá a nadie. La característica clave de este trastorno es que la ansiedad es significativa hasta el punto de ser incapacitante, lo que significa que es suficiente para causar malestar o deterioro clínicamente relevantes. También ocurre mientras alguien es juzgado e incluye el miedo al juicio negativo. Además, el DSM-5 hace hincapié en que el miedo debe ocurrir en situaciones en que el individuo está bajo escrutinio, por miedo de ser «evaluado negativamente» (avergonzado o rechazado).

El DSM-5 incluye un especificador para la ansiedad por rendimiento («solo rendimiento») en que el miedo se reduce a hablar en público o al rendimiento.

Trastorno de ansiedad generalizada

Este trastorno se define como una ansiedad y preocupación excesivas sobre diversos acontecimientos o actividades la mayor parte del tiempo durante al menos 6 meses. La preocupación es difícil de controlar y se asocia a síntomas somáticos como tensión muscular, irritabilidad, trastornos del sueño e inquietud. La preocupación generalmente involucra a amplios aspectos de la vida cotidiana, como las actividades sencillas, la puntualidad, las finanzas o la salud. Para muchas personas son preocupaciones frecuentes. Sin embargo, los pacientes con un trastorno de ansiedad generalizada se preocupan hasta el punto en que la catástrofe parece posible, probable e inminente. Otra característica es que estas preocupaciones no las pueden priorizar o dejar de lado para tratar otros asuntos más urgentes, y esta incapacidad para priorizar contribuye al efecto patológico que este trastorno tiene sobre el funcionamiento.

El Sr. G., un profesor de 28 años con éxito y casado, acudió para una evaluación psiquiátrica y poder tratar los síntomas cada vez más acuciantes de preocupación y ansiedad. El Sr. G. observó que durante el año anterior se había estado preocupando cada vez más por el rendimiento en su trabajo. Por ejemplo, aunque siempre había sido un profesor respetado y popular, se encontró cada vez más preocupado por su capacidad para conectar con los alumnos y transmitir los conocimientos de forma eficaz. De la misma forma, aunque siempre había tenido seguridad económica, empezó a preocuparse porque iba a perder su patrimonio debido a gastos inesperados. El Sr. G. destacó la existencia de síntomas somáticos frecuentes que acompañaban a sus preocupaciones.

Por ejemplo, a menudo se sentía tenso e irritable mientras trabajaba y pasaba tiempo con su familia, y tenía dificultades para distraerse de las preocupaciones sobre los retos que le esperaban al día siguiente. Manifestó sentirse cada vez más inquieto, en especial por las noches, cuando sus preocupaciones lo mantenían despierto. (Por cortesía de Erin B. McClure-Tone, PhD, y Daniel S. Pine, MD.)

En la tabla 8-5 se comparan los diferentes abordajes para diagnosticar el trastorno de ansiedad generalizada. La distinción entre el trastorno de ansiedad generalizada y la ansiedad normal es que la preocupación es excesiva, difícil de controlar y causa deterioro.

Escalas de calificación objetiva para el trastorno

Existen muchas escalas para medir la ansiedad. Algunos ejemplos populares son el Inventario de ansiedad de Beck (*Beck Anxiety Inventory,* BAI), la Escala de ansiedad y depresión hospitalaria (*Hospital Anxiety and Depression Scale,* HADS) y la Escala para el trastorno de ansiedad generalizada (*Generalized Anxiety Disorder Scale,* GAD-7), pero hay muchas más. Otras escalas más amplias incluyen medidas de ansiedad. Algunas miden la ansiedad *per se,* mientras que otras ayudan a identificar un trastorno específico. Las escalas también pueden diferenciar entre estado y rasgo de ansiedad, que es la ansiedad situacional frente a la ansiedad que parece característica de una persona e independiente de la situación. Un ejemplo de este último es el Inventario de estado-rasgo de ansiedad.

DIAGNÓSTICO DIFERENCIAL

Distinción entre los trastornos de ansiedad

Los trastornos de ansiedad tienen síntomas superpuestos. En ocasiones es difícil distinguir entre el trastorno de pánico, por una parte, y las fobias específica y social, por otra. Algunos pacientes que experimentan un único ataque de pánico en un entorno específico (p. ej., un ascensor) a veces siguen evitando este entorno aunque no hayan sufrido ningún otro ataque. Estos pacientes cumplen los criterios diagnósticos de fobia específica y los clínicos aplicarán su juicio para elegir el diagnóstico más adecuado. En otro ejemplo, un individuo que experimenta uno o más ataques de pánico puede desarrollar miedo a hablar en público.

Tabla 8-5
Trastorno de ansiedad generalizada

	DSM-5	CIE-10
Nombre del diagnóstico	Trastorno de ansiedad generalizada	Trastorno de ansiedad generalizada
Duración	≤ 6 meses	
Síntomas	Ansiedad/preocupación excesiva Dificultad para controlar/manejar la preocupación *Ansiedad caracterizada por:* • Inquietud • Fatiga • Mala concentración • Irritabilidad • Tensión muscular • Insomnio	Ansiedad persistente *Ansiedad caracterizada por:* • Temblor • Tensión muscular • Sudoración • Aturdimiento • Palpitaciones • Síntomas gastrointestinales
Número de síntomas requeridos	Los primeros dos criterios y 3+ de los síntomas específicos	
Consecuencias psicosociales de los síntomas	Malestar y/o discapacidad marcados	
Exclusiones (no es resultado de):	• Otro trastorno mental • Consumo de sustancias • Otra afección médica	Ansiedad no asociada con un objeto, evento o situación

Aunque el cuadro clínico es casi idéntico al del trastorno de ansiedad social, no se puede diagnosticar un trastorno de ansiedad social porque la evitación de la situación pública se basa en el miedo a sufrir un ataque de pánico, más que en el temor a hablar en público.

Otros trastornos psiquiátricos

El diagnóstico diferencial de agorafobia incluye todos los trastornos orgánicos que pueden provocar ansiedad o depresión. Un trastorno de pánico es la causa más frecuente de la agorafobia y no es necesario un diagnóstico por separado. Otros trastornos son el depresivo mayor, la esquizofrenia y los trastornos de la personalidad paranoide, por evitación y dependiente.

Condiciones médicas

Muchas condiciones médicas pueden causar ansiedad o tienen síntomas que se solapan con los trastornos de ansiedad.

Varias condiciones médicas producen síntomas similares al trastorno de pánico. Los ataques de pánico se asocian a varios trastornos endocrinológicos, como los estados hipotiroideos e hipertiroideos, el hiperparatiroidismo y el feocromocitoma. La hipoglucemia episódica asociada al insulinoma también puede producir estados de pánico, así como los procesos neuropatológicos primarios, entre los que se incluyen los trastornos epilépticos, la disfunción vestibular, las neoplasias o los efectos de fármacos de prescripción y sustancias ilegales sobre el SNC. Finalmente, las enfermedades cardíacas y pulmonares, como las arritmias, la enfermedad pulmonar obstructiva crónica y el asma, pueden producir síntomas autonómicos y una ansiedad creciente agregada que puede ser difícil de distinguir del trastorno de pánico. Las claves de una etiología orgánica para los síntomas de pánico consisten en la presencia de características atípicas durante los ataques de pánico, como ataxia, alteraciones de la conciencia o del control vesical, el inicio del trastorno de pánico en etapas relativamente tardías de la vida, y signos y síntomas físicos que indican un trastorno orgánico.

COMORBILIDAD

Los síntomas depresivos a menudo están presentes en el trastorno de pánico y, en algunos pacientes, coexiste un trastorno depresivo con uno de pánico, y la depresión puede complicar el cuadro sintomático entre el 40 % y el 80 % de los pacientes, según estiman varios estudios.

Además de la agorafobia, pueden coexistir con el trastorno de pánico otras fobias y el TOC.

Los trastornos por consumo de alcohol y otras sustancias se dan en alrededor del 20 % al 40 % de todos los pacientes, y el TOC también puede desarrollarse.

EVOLUCIÓN

Los ataques de pánico, por definición, tienen un inicio repentino y una duración relativamente corta. El primer ataque de pánico es, con frecuencia, completamente espontáneo, aunque en ocasiones sigue a la excitación, el ejercicio físico, la actividad sexual o un trauma emocional moderado.

El ataque comienza a menudo en un período de 10 min, durante el cual los síntomas crecen en intensidad con rapidez. Los principales síntomas mentales son el miedo extremo y la sensación de muerte y catástrofe inminentes. Por lo general, los pacientes no pueden describir el origen del miedo; están confusos y tienen dificultades para concentrarse. Los signos físicos suelen consistir en taquicardia, palpitaciones, disnea y diaforesis. Los pacientes intentan abandonar cualquier situación en la que se encuentren para buscar ayuda. La crisis suele durar de 20 a 30 min y raramente más de 1 h.

El trastorno de pánico habitualmente se inicia en la adolescencia tardía o al principio de la edad adulta, aunque también se ha observado su inicio en la infancia, al principio de la adolescencia y en la mediana edad. Algunos datos asocian el aumento de factores psicosociales estresantes con el inicio del trastorno, aunque en la mayoría de casos estos factores no se identifican.

El trastorno de pánico es crónico, aunque su evolución es variable, tanto entre los pacientes como en uno solo de ellos. Los estudios disponibles sobre el seguimiento a largo plazo del trastorno de pánico son difíciles de interpretar porque no se han controlado los efectos del tratamiento. Sin embargo, aproximadamente del 30 % al 40 % de los pacientes parecen estar asintomáticos durante el seguimiento a largo plazo; alrededor del 50 % presenta síntomas leves que no repercuten significativamente sobre su vida, y entre el 10 % y el 20 % sigue presentando síntomas significativos.

Después del primero o de los dos primeros ataques de pánico, los pacientes están en general relativamente poco preocupados sobre su estado; sin embargo, con la repetición de los ataques aumenta la preocupación por los síntomas. Entre los ataques, los pacientes pueden tener ansiedad anticipatoria de tener otro ataque. Los pacientes intentan a veces mantener en secreto los ataques de pánico, lo que puede preocupar a las familias y a los amigos, debido a unos cambios conductuales inexplicables. La frecuencia e intensidad de los ataques fluctúa: pueden aparecer varias veces al día o menos de una vez al mes. La ingestión de cafeína o de nicotina en exceso puede exacerbar los síntomas.

Cuando la agorafobia es parte del trastorno de pánico, mejorar los síntomas de pánico también mejora la agorafobia. Para una rápida y completa reducción de la agorafobia, la terapia conductual es útil. La agorafobia sin antecedentes de trastorno de pánico suele ser incapacitante y crónica, y los trastornos depresivos y la dependencia del alcohol complican con frecuencia su evolución.

La presencia de trastornos comórbidos, en particular trastornos por consumo de alcohol y sustancias, complica el curso de los trastornos de ansiedad. Los pacientes con un buen funcionamiento premórbido y síntomas de duración breve tienen un mejor pronóstico.

La mayoría de los otros trastornos de ansiedad también tienen un curso prolongado con múltiples recaídas. En general todos estos son trastornos crónicos. El trastorno de ansiedad generalizada suele tener múltiples recaídas, aunque algunas pueden ocurrir mucho después del episodio inicial, lo que a veces da una falsa sensación de seguridad. Los médicos deben controlar regularmente los síntomas.

Gran parte de estos trastornos también tienen un mayor riesgo de suicidio, y los médicos también deben controlarlo.

MANEJO TERAPÉUTICO

Con tratamiento, la mayoría de los pacientes muestran una mejora espectacular en sus síntomas de ansiedad. El tratamiento puede ser farmacológico, psicológico y combinado para todos los trastornos de ansiedad. Los metaanálisis generalmente sugieren que el tratamiento farmacológico tiene el tamaño de efecto más grande de las diferentes opciones. Sin embargo, según el trastorno de ansiedad, existen muchas opciones farmacológicas, psicoterapéuticas y combinadas disponibles.

Hospitalización

Los pacientes rara vez requieren hospitalización, a menos que necesiten un abordaje diagnóstico, por ejemplo para descartar una causa médica. Además, se puede hospitalizar a los pacientes con trastornos comórbidos como el consumo de sustancias o aquellos con tendencias suicidas.

Farmacoterapia

Entre las opciones de medicación, los inhibidores selectivos de la recaptación de serotonina (ISRS) son los agentes de primera línea para la mayoría de los trastornos de ansiedad, incluidos los trastornos de pánico, de ansiedad generalizada y de ansiedad social. Algunos fármacos distintos de los ISRS también son útiles, como la venlafaxina para el trastorno de pánico, el trastorno de ansiedad generalizada y el trastorno de ansiedad social. Los antidepresivos tricíclicos también son eficaces para el trastorno de pánico, aunque son menos populares debido a sus efectos secundarios. Muchos médicos consideran que la mirtazapina es útil para los trastornos de ansiedad debido a su efecto sedante. Sin embargo, hay pocos estudios sobre su uso en el trastorno de ansiedad.

Las benzodiazepinas siguen siendo uno de los medicamentos más populares utilizados para el trastorno de ansiedad, quizás el más popular. La mayoría de las guías de tratamiento sugieren que se utilicen principalmente a corto plazo, ya sea como complemento de los ISRS durante la fase de tratamiento inicial o para uso agudo durante las exacerbaciones de la ansiedad. En general, dichas guías recomiendan que solo se debería considerar las benzodiazepinas a largo plazo para los pacientes que no responden o no toleran los ISRS. Las principales preocupaciones son la posibilidad de dependencia, así como los efectos secundarios cognitivos y de otro tipo. No parece que se desarrolle tolerancia a los efectos ansiolíticos.

Los antipsicóticos y anticonvulsivos no se recomiendan como tratamiento inicial, pero pueden tener alguna función para los pacientes resistentes al tratamiento. Entre ellos, la quetiapina es popular y puede ser útil como tratamiento de segunda línea para el trastorno de ansiedad generalizada.

La buspirona es una azapirona eficaz para el tratamiento de los trastornos de ansiedad generalizada. Se administra en tres dosis divididas durante el día. El tiempo para hacer efecto es similar al de los antidepresivos, de varias semanas hasta varios meses. Puede ser útil como complemento de los antidepresivos para otros trastornos de ansiedad; sin embargo, la mayor parte de la evidencia es anecdótica.

Los β-bloqueantes, como el propranolol, a veces se utilizan para los trastornos de ansiedad, en particular el trastorno de ansiedad social. Sin embargo, la evidencia disponible no respalda su uso. Como anécdota, muchos lo consideran útil para la ansiedad social, en particular la ansiedad por rendimiento. El presunto mecanismo es la capacidad del fármaco para bloquear muchos de los síntomas fisiológicos de la ansiedad. Sin embargo, hay pocos datos que lo respalden y al menos un estudio no demostró ningún efecto. Otro estudio concluyó que podría ser útil para la ansiedad por rendimiento, específicamente en las interpretaciones musicales, pero también tiene efectos secundarios importantes que podrían afectar el rendimiento.

Los antihistamínicos, como la hidroxizina, también se utilizan sobre todo como alternativas a las benzodiazepinas para el tratamiento agudo. Hay cierta evidencia sobre su uso en el trastorno de ansiedad generalizada. Se sabe poco sobre su efecto a largo plazo.

En la tabla 8-6 se enumeran las clases habituales de medicamentos que se usan para los trastornos de ansiedad y la evidencia que apoya su uso.

Manejo terapéutico. En la tabla 8-7 se proporcionan algunos consejos sobre el uso de fármacos en el tratamiento de los pacientes con ansiedad.

Para la mayoría de los trastornos de ansiedad, un abordaje conservador es empezar con un ISRS. Las benzodiazepinas son más útiles cuando un paciente requiere un control rápido de los síntomas graves de ansiedad. En esos casos, una benzodiazepina a corto plazo, como lorazepam o alprazolam, es útil a corto plazo. Al mismo tiempo, se debe iniciar un ISRS y aumentarlo lentamente.

Para el trastorno de pánico, los ISRS o el inhibidor de la recaptación de serotonina y noradrenalina (IRSN), la venlafaxina, son opciones de primera línea. Los antidepresivos tricíclicos o inhibidores de la monoaminooxidasa son efectivos pero de segunda línea, por sus efectos secundarios. Otros fármacos, como la mirtazapina, son opciones de segunda línea. Como se ha mencionado, las benzodiazepinas son opciones efectivas pero se utilizan más a corto plazo o para las exacerbaciones. La terapia antidepresiva a largo plazo es útil para prevenir las recaídas, y los estudios sugieren que los efectos beneficiosos duran hasta 1 a 3 años. Cuando sea apropiado, la terapia de mantenimiento debe suspenderse muy lentamente.

Para el trastorno de ansiedad generalizada, el abordaje es similar, y son los ISRS y los IRSN los tratamientos de primera línea. Si estos tratamientos no son efectivos, las alternativas razonables incluyen agomelatina, pregabalina, buspirona y quetiapina.

Para el trastorno de ansiedad social, el abordaje es similar a los ya descritos, siendo los ISRS y los IRSN la elección de primera línea. La pregabalina y el clonazepam también tienen una fuerte evidencia, aunque se aplican las mismas advertencias que para otras benzodiazepinas al clonazepam. La fenelzina también es eficaz, pero rara vez se usa debido a los efectos secundarios. Los antidepresivos tricíclicos, buspirona y quetiapina no se recomiendan debido a sus efectos secundarios. Como se ha señalado, los β-bloqueantes pueden ser útiles para la ansie-

Tabla 8-6
Recomendaciones basadas en la evidencia para la monoterapia en los trastornos de ansiedad

Clases y agentes	Trastornos de ansiedad		
	TAG	**TP**	**TAS**
Inhibidores selectivos de la recaptación de serotonina	Primera línea	Primera línea	Primera línea
Inhibidor de la recaptación de serotonina y noradrenalina	Primera línea	Primera línea	Primera línea
Antidepresivos tricíclicos	Segunda línea	Segunda línea	No recomendado
Inhibidores de la monoaminooxidasa	Evidencia insuficiente	Segunda línea	Segunda línea
Inhibidor reversible de la monoaminooxidasa a: moclobemida	Evidencia insuficiente	Evidencia insuficiente	Segunda línea
Otros psicotrópicos: agomelatina, buspirona, mirtazapina	Segunda línea	Segunda línea	Segunda línea
Benzodiazepinas	Segunda línea	Segunda línea	Segunda línea
Antipsicóticos atípicos: quetiapina	Segunda línea	Evidencia insuficiente	No recomendado
Anticonvulsivo: pregabalina	Segunda línea	Evidencia insuficiente	Segunda línea

TAG, trastorno de ansiedad generalizada; TAS, trastorno de ansiedad social; TP, trastorno de pánico.
Nota: los agentes antagonistas β-adrenérgicos se recomiendan solo en la ansiedad por rendimiento.

dad por rendimiento. Sin embargo, su uso no parece generalizarse a otros tipos de ansiedad social.

En el caso de una fobia específica, la psicoterapia, en particular las terapias conductuales, son la elección de primera línea. Los ISRS pueden ser útiles, aunque hay pocos estudios sobre estos medicamentos en este trastorno.

Para la agorafobia, el objetivo principal de la farmacoterapia es tratar los ataques de pánico que suelen ser comórbidos. Los primeros estudios no respaldaron el uso de medicamentos para la agorafobia «pura»; sin embargo, ha habido poca investigación desde entonces.

Intervenciones psicosociales

Existe un fuerte apoyo de distintos tipos de intervenciones psicosociales para los trastornos de ansiedad, incluida la terapia cognitivo-conductual (TCC), terapia conductual y la terapia interpersonal. Los estudios de TCC sugieren que tiene un efecto sustancial sobre el trastorno de ansiedad generalizada, el trastorno de pánico y el trastorno de ansiedad social, aunque esta evidencia se ve atenuada por las preocupaciones sobre el sesgo del tratamiento en los estudios. Algunas guías de tratamiento consideran la TCC individual como un tratamiento de primera línea para el trastorno de ansiedad social. La psicoterapia de grupo, que utiliza principalmente técnicas de TCC, también es útil para el trastorno de ansiedad social. La terapia de exposición *in vivo* es el tratamiento de elección para la fobia específica.

Tabla 8-7
Farmacoterapia de los trastornos de ansiedad: consejos clave

- Los inhibidores selectivos de la recaptación de serotonina son la opción de primera línea
- Empezar con dosis bajas y aumentar gradualmente
- No se recomienda el aumento rutinario a dosis más altas, pero un subgrupo podría beneficiarse
- Las benzodiazepinas concurrentes como terapia inicial a corto plazo pueden ser útiles.
- Pueden ser necesarias de 8 a 12 semanas de farmacoterapia a dosis óptimas para evaluar la eficacia
- Buena evidencia del beneficio de mantener el tratamiento al menos durante 6 meses

Terapia cognitiva. Los dos pilares de la terapia cognitiva para el trastorno de pánico son la educación de las falsas creencias del paciente y la información sobre los ataques de pánico. La educación de las falsas creencias se centra en la tendencia del paciente a interpretar erróneamente las sensaciones corporales leves como indicadoras de un ataque de pánico inminente, una catástrofe o la muerte. La información sobre los ataques consiste en explicar que, cuando se producen, tienen una duración limitada y no son potencialmente mortales.

Terapias conductual. En la terapia conductual, se asume que puede producirse el cambio sin tener que desarrollar una percepción psicológica de las causas subyacentes. Entre las técnicas destacan el refuerzo positivo y negativo, la desensibilización sistemática, la inundación, la implosión, la exposición gradual, la prevención de la respuesta, la detención del pensamiento, las técnicas de relajación, la terapia para el control del pánico, el autocontrol y la hipnosis. Para los pacientes con fobias específicas, el abordaje suele implicar el aumento gradual de la exposición del paciente al estímulo temido (p. ej., que un paciente con miedo a las alturas suba pisos cada vez más altos en un edificio) mientras se practican técnicas de relajación hasta que el paciente domine cada paso sucesivo.

Psicoterapia interpersonal. Existe buena evidencia para apoyar la psicoterapia interpersonal, en particular el entrenamiento de habilidades interpersonales para el trastorno de ansiedad social. La suposición es que estos pacientes tienen deficiencias interpersonales que contribuyen a su ansiedad y carecen de habilidades para interactuar con los demás de manera efectiva. El resultado es que los pacientes experimentan más los «castigos» y menos las recompensas de la interacción social que la mayoría de personas.

Terapia virtual. Hay programas informáticos que permiten tratar una variedad de trastornos de ansiedad, incluida la agorafobia, la fobia específica y el trastorno de ansiedad social. Por ejemplo, los pacientes con agorafobia pueden experimentar un entorno virtual en que se encuentran en un espacio abarrotado (p. ej., un supermercado). A medida que se identifican con los avatares en repetidas sesiones virtuales, pueden aprender a dominar su ansiedad hasta estar listos para probar la exposición en la vida real. Este abordaje es particularmente útil en situaciones que no se reproducen con facilidad dentro o cerca de la consulta médica (p. ej., volar).

Psicoterapia de apoyo. Supone el uso de conceptos psicodinámicos y una alianza terapéutica para favorecer el afrontamiento adaptativo. Se facilitan y refuerzan las defensas adaptativas y se desalientan las desadaptativas. El terapeuta ayuda en el test de realidad y puede ofrecer consejos sobre la conducta. Aunque carecen de apoyo empírico, los médicos suelen incorporar algún grado de psicoterapia de apoyo como complemento de la medicación.

Psicoterapia orientada a la introspección. En este tipo de psicoterapia el objetivo es ayudar a que el paciente aumente su capacidad de comprender la relación entre la enfermedad y los conflictos psicológicos que, si no están resueltos, pueden manifestarse como síntomas en el comportamiento. Durante un tiempo fue el tratamiento clásico para muchos tipos de ansiedad, asumiendo que la ansiedad representaba un conflicto psicodinámico subyacente. Algunos estudios sugieren que la psicoterapia psicodinámica puede ayudar a disminuir los síntomas de ansiedad y puede tener un efecto duradero. Sin embargo, los estudios suelen tener problemas metodológicos y se carece de grandes estudios comparativos necesarios para determinar la eficacia.

EPIDEMIOLOGÍA DE LOS TRASTORNOS

Incidencia y prevalencia

Los trastornos de ansiedad representan uno de los grupos más frecuentes de trastornos psiquiátricos. El National Comorbidity Study indicó que uno de cada cuatro individuos cumplía los criterios diagnósticos de al menos un trastorno de ansiedad, y que la prevalencia a los 12 meses era del 17,7 %.

La mayoría de los estudios epidemiológicos del trastorno de pánico sugieren una prevalencia a 12 meses entre el 0,2 % y el 1,1 %. La tasa más baja presentada fue del 0,1 % (Nigeria) y la más alta fue del 6,9 % (Italia), con una mediana del 2,3 %.

La mayoría de los estudios epidemiológicos del trastorno de ansiedad generalizada sugieren una prevalencia de 12 meses entre un 2,1 % y un 3,1 % en EE.UU. Los rangos varían ampliamente, del 0 % (Nigeria) al 2,6 % (Alemania).

La prevalencia a 12 meses del trastorno de ansiedad social varía ampliamente entre las regiones. EE.UU. tiene las tasas más altas presentadas (6,8 %) y China las más bajas (0,2 %). La mediana es de alrededor del 4 % al 5 %. Es posible que estas diferencias impliquen distintos conceptos culturales de los miedos sociales o incluso dificultades para trasladar este concepto a diferentes culturas.

La prevalencia de agorafobia a 12 meses es muy constante en todas las regiones, con un rango de 0 % (China) a 0,8 % (EE.UU.). Una excepción es Sudáfrica, con una tasa del 4,8 %.

Las tasas de fobias específicas varían ampliamente, con un rango del 1,9 % (China) al 8,7 % (EE.UU.).

En la tabla 8-8 se compara la prevalencia de los trastornos de ansiedad durante 12 meses y a lo largo de la vida en diferentes países.

Sexo

Las mujeres presentan mayores tasas de casi todos los trastornos de ansiedad que los hombres. La diferencia es del doble para la mayoría de los trastornos. La excepción es el trastorno de ansiedad social, donde la proporción es casi igual. Esta diferencia es cierta en todas las edades, pero es más evidente al inicio y a la mitad de la edad adulta.

Edad

Los trastornos de ansiedad tienen uno de los inicios más tempranos de todos los trastornos psiquiátricos. La mayoría comienzan en la niñez o la adolescencia y la edad promedio es de 12 años.

En general, los trastornos fóbicos son los más estables con el tiempo. El pánico y el trastorno de ansiedad generalizada se parecen mucho al trastorno depresivo mayor, pues suelen tener exacerbaciones y remisiones a lo largo de la vida.

Variables socioculturales y étnicas

Los trastornos de ansiedad parecen ser habituales en personas de niveles socioeconómico y educativo más bajos. Sin embargo, estas relaciones son muy complejas.

Algunos estudios han presentado tasas más altas de trastornos de ansiedad en personas afroamericanas y más bajas en personas hispanas.

NEUROBIOLOGÍA DEL TRASTORNO

Genética

Como la mayoría de los trastornos psiquiátricos, los trastornos de ansiedad son complejos. Estudiarlos tiene una ventaja sobre muchos otros, y es que el miedo y la ansiedad son comunes en los animales y se observan fácilmente, al menos en comparación con otros fenómenos mentales. Por lo tanto, los modelos animales han aportado muchos datos a la investigación genética y de otros aspectos del trastorno. Sin embargo, se hará referencia a los estudios en humanos.

Estudios de patrones hereditarios. Los estudios genéticos han generado sólidas evidencias de que la herencia es un factor que predispone al desarrollo de los trastornos de ansiedad, incluidos el trastorno de pánico, el trastorno de ansiedad generalizada, las fobias y la agorafobia. En el trastorno de pánico, el riesgo familiar fue más alto para el trastorno de pánico de inicio temprano. En el caso del trastorno de ansiedad social, fue más fuerte para el subtipo generalizado.

Varios estudios grandes en gemelos han demostrado mayor herencia para los gemelos monocigóticos que para los dicigóticos, lo que sugiere un componente genético. La contribución genética parece ser de un 30 % o más, tal vez hasta del 60 % para las fobias.

Estudios genéticos. Entre los estudios de genes propuestos, los de vínculo han mostrado resultados inconsistentes, lo que no sorprende, puesto que supuestamente se trata de un trastorno complejo. Por tanto, es poco probable que se encuentren genes dominantes. Los estudios de asociación suelen basarse en genes candidatos, habitualmente elegidos por su presunta relevancia para el trastorno o por estudios previos que sugieren una asociación. Los más estudiados son los genes de los sistemas de neurotransmisores y la respuesta al estrés. Los resultados, de nuevo, han sido inconsistentes.

Los estudios del genoma completo no requieren las mismas suposiciones *a priori* o grado de penetrancia. Una limitación es el tamaño de las muestras, lo que dificulta muchos los estudios genéticos en psiquiatría. El más estudiado es el trastorno de pánico. Un estudio encontró pruebas de la participación del sistema inmunitario en el trastorno. Otro encontró dos polimorfismos de un solo nucleótido (SNP) asociados, un hallazgo que luego se replicó en otro estudio. Los genes están involucrados en la expresión del ARNm en la corteza frontal. Aunque intrigantes, los resultados siguen siendo preliminares. Una gran colaboración de investigación, el Psychiatric Genetics Consortium, ha encontrado varios posibles genes de riesgo nuevos; de nuevo, estos resultados son provisionales.

Hasta ahora hay pocos datos sobre las interacciones entre los genes y el entorno, dado el considerable tamaño de las muestras necesarias. Sin embargo, la evidencia convergente sugiere un papel para los episodios vitales, tanto acumulativos como específicos, que lo convierte en un área esencial para la investigación. También hay evidencia limitada pero convincente sobre el papel de la epigenética en los trastornos de ansiedad. Sin embargo, esta área recién está emergiendo.

Tabla 8-8
Tasas de prevalencia a lo largo de la vida y a los 12 meses de los trastornos de ansiedad del DSM-IV en estudios comunitarios en adultos a nivel internacional

Estudio	TAG 12 meses	TAG LT	Trastorno de pánico 12 meses	Trastorno de pánico LT	Ansiedad por separación 12 meses	Ansiedad por separación LT	Agorafobia 12 meses	Agorafobia LT	Fobia social 12 meses	Fobia social LT	Fobia específica 12 meses	Fobia específica LT	Cualquier tipo de ansiedad 12 meses	Cualquier tipo de ansiedad LT
EE.UU. (NESARC)[a]	2,1	4,1	2,1	5,1	—	—	0,1	0,2	2,8	5,0	7,1	9,4	11,1[h]	17,2[h]
Irán[b]	—	1,3	—	1,3	—	—	—	0,7	—	0,8	—	—	—	8,4
Australia (NSMHWB)[c]	2,6	—	1,1	—	—	—	0,5	—	1,3	—	—	—	5,6	—
Alemania (GHS-MHS)[d]	1,5	—	2,3	—	—	—	12,6[i]	—	12,6[i]	—	12,6[i]	—	14,5	—
Italia, Sesto Fiorentino[e]	—	6,9	—	6,9	—	—	—	—	—	0,4	—	3,7	1,5	16,9
Corea (KECA-R)[f]	0,8	1,6	0,1	1,6	—	—	0,2	0,2	0,4	0,5	3,4	3,8	5,3	6,9
Encuesta WMH OMS[g]														
EE.UU.	3,1	5,7	2,7	4,7	1,9	9,2	0,8	1,4	6,8	12,1	8,7	12,5	18,1	28,8
México	—	0,9	—	1,0	0,9	4,5	—	1,0	—	2,9	—	7,0	—	14,3
Bélgica	—	1,9	—	16	0,1	1,4	—	—	—	2,0	—	6,8	—	13,1
Italia	0,5	1,9	0,6	16	0,0	1,5	0,4	1,2	1,0	2,1	2,7	5,7	5,1	11,1
Ucrania	1,2	1,9	1,3	1,9	—	—	0,2	0,3	1,5	2,6	—	—	6,1	3,8
Líbano	1,3	—	0,2	—	1,9	6,9	0,3	—	1,1	—	8,2	—	11,2	—
Nigeria	0,0	0,1	0,1	0,2	0,0	0,2	0,2	0,4	0,3	0,3	3,5	5,4	4,1	5,7
Nueva Zelanda	—	6,0	—	2,7	—	—	—	1,2	—	9,4	—	10,8	—	24,9
Japón	1,2	—	0,5	—	—	—	0,3	—	0,8	—	2,7	—	4,8	—
China	0,8	—	0,2	—	0,4	1,3	0,0	0,0	0,2	0,5	1,9	2,6	2,7	4,8
Sudáfrica	1,4	—	0,8	—	—	—	4,8	—	1,9	—	—	—	8,1	—

[a]De Hasin DS, Grant BF. The National Epidemiologic Survey on Alcohol and Related Conditions (NESARC) Waves 1 and 2: Review and summary of findings. *Soc Psychiatry Psychiatr Epidemiol* 2015;50(11):1609-1640.
[b]Mohammadi MR, Davidian H, Noorbala AA, Malekafzali H, Naghavi HR, Pouretemad HR, Yazdi SAB, Rahgozar M, Alaghebandrad J, Amini H, Razzaghi EM, Mesgarpour B, Soori H, Mohammadi M, Ghanizadeh A. An epidemiological survey of psychiatric disorders in Iran. *Clin Pract Epidemol Ment Health* 2005;26;1:16.
[c]Oakley Browne MA, Wells JE, Scott KM, McGee MA; New Zealand Mental Health Survey Research Team. Lifetime prevalence and projected lifetime risk of DSM-IV disorders in Te Rau Hinengaro: the New Zealand Mental Health Survey. *Aust N Z J Psychiatry* 2006;40(10):865-874.
[d]Jacobi F, Wittchen HU, Holting C, Höfler M, Pfister H, Müller N, Lieb R. Prevalence, co-morbidity and correlates of mental disorders in the general population: Results from the German Health Interview and Examination Survey (GHS). *Psychol Med* 2004;34(4):597-611.
[e]Faravelli C, Abrardi L, Bartolozzi D, Cecchi C, Cosci F, D'Adamo D, Iacono BL, Ravaldi C, Scarpato MA, Truglia E, Rosi S. The Sesto Fiorentino study: background, methods and preliminary results. Lifetime prevalence of psychiatric disorders in an Italian community sample using clinical interviewers. *Psychother Psychosom* 2004;73(4):216-225.
[f]Cho MJ, Chang SM, Lee YM, Bae A, Ahn JH, Son J, Hong JP, Bae JN, Lee DW, Cho SJ, Park JI, Lee JY, Kim JY, Jeon HJ, Sohn JH, Kim BS. Prevalence of DSM-IV major mental disorders among Korean adults: A 2006 National Epidemiologic Survey (KECA-R). *Asian J Psychiatr* 2010;3(1):26-30.
[g]The WHO World Mental Health Survey Consortium. Prevalence, severity, and unmet need for treatment of mental disorders in the World Health Organization World Mental Health Surveys. *JAMA* 2004;291:2581-2590.
[h]No incluye el trastorno de estrés postraumático.
[i]Cualquier fobia, incluyendo la fobia social, fobia específica y agorafobia.

Estudios de neuroimagen

Los datos preclínicos sobre los circuitos del miedo han orientado la búsqueda de asociaciones neuroanatómicas con la ansiedad. Por tanto, la amígdala y el resto de componentes de las conexiones frontoamigdalinas (la corteza perirrinal, la corteza prefrontal ventrolateral (CPFvl) y la ínsula anterior) han sido los más estudiados. Otro es el hipocampo, que tiene un papel fundamental en el aprendizaje del miedo y la extinción. Otras áreas incluyen la corteza orbitofrontal posterior y lateral, la ínsula anterior y la CPFvl, que muestran mayor actividad neurofisiológica en pacientes con fobias.

Los sistemas neuroquímicos también se han estudiado, incluidos los sistemas noradrenérgicos centrales, serotoninérgicos y dopaminérgicos centrales y del ácido γ-aminobutírico (GABA).

Los estudios sobre el condicionamiento del miedo en humanos sanos son similares a los de los animales, lo que confirma que el circuito del miedo se conserva en todas las especies. La amígdala, la CPF ventromedial (CPFvm) y el hipocampo se han involucrado tanto en estudios de tomografía por emisión de positrones como de resonancia magnética funcional.

Los estudios sobre el trastorno de pánico sugieren que hay anomalías cuando los pacientes están en reposo y durante un ataque de pánico agudo. En el estado de reposo, las áreas hipocampal y parahipocampal están implicadas, mientras que durante el pánico, las asociaciones están en las regiones insular y estriada, con disminución de la actividad en otras regiones como la CPF. Los estudios de resonancia magnética (RM) también sugieren anomalías del volumen de sustancia gris en las regiones parahipocampal y temporal. Asimismo, son interesantes los estudios de RM del lactato cerebral, que sugieren una respuesta exagerada a la hipocapnia, lo que sugiere una respuesta de asfixia. Los estudios de unión a receptores muestran anomalías en la unión de GABA y los serotoninérgicos, en particular 5-HT$_{1A}$.

Los estudios sobre fobias específicas sugieren la activación de regiones paralímbicas anteriores y la corteza de asociación sensorial relacionadas con la fobia particular (ya sea visual, auditiva u otros sentidos). Estos sugieren hipersensibilidad a señales específicas relacionadas con amenazas. Además, la amígdala está implicada de nuevo.

En el trastorno de ansiedad social, los estudios de neuroimagen funcional muestran una respuesta exagerada a los estímulos sociales, particularmente en las estructuras del lóbulo temporal medial. Con mayor frecuencia, los investigadores encuentran hiperreactividad de la amígdala a las amenazas sociales.

A diferencia de otros trastornos, el trastorno de ansiedad generalizada no muestra hallazgos claros de hiperactividad de la amígdala. Las características centrales son más típicas de desregulación emocional, con interrupciones de las conexiones funcionales entre el cíngulo anterior y la amígdala, así como el fascículo uncinado. Esto puede sugerir una conectividad frontoamigdalina más débil y temor a la generalización excesiva. La evidencia preliminar sugiere que los tratamientos efectivos se dirigen a estas áreas, incluida la TCC y farmacoterapia.

Estudios psicológicos. Los científicos del comportamiento han ayudado a dilucidar la psicología del miedo y la ansiedad a través de estudios tanto en animales como en humanos. Una discusión completa de la investigación psicológica va mucho más allá del alcance de este capítulo, pero lo más relevante para los trastornos de ansiedad es el trabajo de Pavlov y científicos posteriores sobre la naturaleza del condicionamiento. En los estudios clásicos, el científico expone a un animal a un estímulo neutro, como un tono auditivo, y luego reproduce el tono mientras introduce un estímulo aversivo, como una descarga eléctrica. Con el emparejamiento repetido de los dos estímulos, el estímulo neutro se asocia con el aversivo, hasta el punto de que el estímulo neutro por sí solo puede provocar la misma respuesta incluso cuando se elimina el aversivo. El resultado es que el animal ha sido condicionado o ha aprendido a temer a los estímulos neutrales. En la ciencia del comportamiento, el estímulo neutro se denomina estímulo condicionado y el aversivo estímulo incondicionado. Si el científico presenta el estímulo condicionado sin el incondicionado y lo repite con suficiente frecuencia, el animal ya no asociará los dos estímulos; esto se llama extinción. La duración del aprendizaje de la extinción dependerá de los estímulos particulares y del propio animal. También puede depender del contexto y un entorno diferente puede cambiar la respuesta. Los estudios de comportamiento sugieren que el animal no olvida el condicionamiento. En cambio, ahora compite con una nueva memoria. En circunstancias apropiadas se puede restablecer el emparejamiento y la respuesta de miedo asociada.

Puesto que los humanos son animales, también experimentan condicionamiento y extinción. La relevancia para los trastornos de ansiedad, en particular las fobias, debería ser evidente. La investigación sobre el condicionamiento ha ido mucho más allá de esta descripción simplificada para identificar y elaborar las muchas sutilezas del aprendizaje condicionado.

ETIOLOGÍA

Teorías biológicas

Neuroquímicos y la reacción de lucha o huida. Cuando se percibe el estrés, el cuerpo activa ciertos neurotransmisores y neuropéptidos. El resultado es la reacción de «lucha o huida». Esta respuesta es adaptativa en contextos específicos. Sin embargo, la generalización excesiva de esta reacción puede ser incapacitante y subyace a muchos de los trastornos de ansiedad.

La activación crónica puede causar alteraciones en varios sistemas. Cierta evidencia sugiere que los factores de estrés en los primeros años de vida pueden causarla, predisponiendo a los trastornos de ansiedad más adelante en la vida. Determinar por qué algunas personas son más susceptibles que otras, en circunstancias similares, es un área de investigación activa.

Se cree que varios neuroquímicos y sistemas son los más relevantes para el mecanismo de los trastornos de ansiedad, incluidas las monoaminas, el eje hipotalámico-hipofisario-suprarrenal, la hormona libera-

Tabla 8-9
Sistemas neuroquímicos implicados en los trastornos de ansiedad y abordajes de tratamiento relacionados

Neuroquímico	Regiones del cerebro	Relación con trastornos de ansiedad	Manejo terapéutico (actuales y futuros)
Sistema noradrenérgico	*Locus coeruleus*, amígdala, hipocampo, hipotálamo, corteza prefrontal	Activación excesiva y desenfrenada del sistema	Terapia de primera línea con IRSN para los trastornos de ansiedad (junto con los ISRS) Propranolol para la ansiedad por rendimiento
Eje hipotalámico-hipofisario-suprarrenal (HHS)	Hipocampo, amígdala, hipotálamo, corteza prefrontal	Función desregulada del eje HHS (liberación excesiva de cortisol, retroalimentación anómala) en algunos estudios	La administración de cortisol en estudio para el TAS y la fobia a las arañas Mifepristona en estudio para TAG y TP
Hormona liberadora de corticotropina (CRH)	Cortezas prefrontales y cinguladas, amígdala, hipocampo, hipotálamo, núcleo del lecho de la estría terminal, núcleo accumbens, sustancia gris periacueductal, *locus coeruleus*, núcleos del rafe dorsal	Concentración de CRH persistentemente aumentada	Hasta la fecha, los antagonistas del receptor CRH-1 no han demostrado su eficacia en ensayos clínicos
Neuroesteroides	Hipocampo, amígdala, corteza	Niveles periféricos anómalos de neuroesteroides en el TP; posiblemente también en TAG y TAS (hallazgos inconsistentes)	Se encontró que la paroxetina aumenta los niveles periféricos de alopregnanolona en un estudio de pacientes con TP, pero no en un segundo estudio Análogos sintéticos de neuroesteroides en desarrollo

Continúa

Tabla 8-9
Sistemas neuroquímicos implicados en los trastornos de ansiedad y abordajes de tratamiento relacionados *(cont.)*

Neuroquímico	Regiones del cerebro	Relación con trastornos de ansiedad	Manejo terapéutico (actuales y futuros)
Arginina vasopresina (AVP)	Núcleo paraventricular del hipotálamo, septum, hipocampo, corteza	Polimorfismo de un solo nucleótido en el gen del receptor AVP V1b vinculado al TP	El antagonista del receptor AVP V1b (SSR149415) no demostró eficacia para el TAG en un ensayo clínico. Nuevos antagonistas del receptor AVP V1b actualmente en estudio
Sistema dopaminérgico	Amígdala, núcleo accumbens, corteza prefrontal	Liberación excesiva de dopamina mesocortical, niveles persistentemente altos de dopamina en la corteza prefrontal	El bupropión es un IRND que se usa principalmente para tratar la depresión, a veces como un complemento para los trastornos de ansiedad
Sistema serotoninérgico	Núcleos del rafe dorsal, amígdala, hipocampo, corteza prefrontal	Baja actividad de los receptores postsinápticos 5-HT1A en el TP y el TAS	Terapia de primera línea con ISRS e IRSN para los trastornos de ansiedad
Ácido γ-aminobutírico (GABA)	Sustancia negra, globo pálido, hipotálamo, sustancia gris periacueductal, hipocampo, amígdala, cíngulo anterior	Reducción de la unión de GABA-A y benzodiazepinas en el TP. Niveles reducidos de GABA en el TP, posible desequilibrio entre la inhibición tónica GABAérgica y la excitación mediada por glutamato	La tiagabina, un ISRG (inhibidor selectivo de la recaptación de GABA) y la vigabatrina (inhibidor de la transaminasa GABA) son tratamientos potenciales. Hallazgos equívocos de tiagabina en TAG. Topiramato (bloquea los canales de sodio sensibles al voltaje, potencia el GABA) con hallazgos mixtos en la TP. Compuestos selectivos para subtipos específicos de receptores GABA-A en desarrollo. *Nota:* la gabapentina y la pregabalina, aunque estructuralmente están relacionadas con GABA, no actúan sobre los receptores GABA
Glutamato	Amígdala, hipocampo, cortezas frontal y cingulada	Posible desequilibrio entre la inhibición tónica GABAérgica y la excitación mediada por glutamato en el TP	Eficacia de la D-cicloserina como complemento de la terapia de exposición para la acrofobia, el TAS y la TP. Inhibidores del transportador de glicina en estudio. Moduladores del receptor metabotrópico en estudio. Antagonismo del receptor de NMDA como ansiolítico potencial: eficacia preliminar del riluzol para el TAG
Neuropéptido Y (NPY)	Amígdala, hipocampo, tronco encefálico, núcleo accumbens, *locus coeruleus*, hipotálamo	Niveles bajos de NPY en el TEPT, menos estudiados en los trastornos de ansiedad	La administración intranasal de NPY puede reducir la ansiedad en la investigación. Receptores Y1 e Y2 posibles objetivos del tratamiento
Galanina	Corteza prefrontal, amígdala, hipocampo, *locus coeruleus*	Muy pocos estudios en pacientes con trastornos de ansiedad. Polimorfismo del gen de la galanina asociado con el TP, solo en mujeres	Potencial de los moduladores de galanina como abordaje futuro; no hay estudios conocidos
Colecistocinina (CCK)	Corteza cerebral, hipocampo, amígdala, caudado, putamen, tálamo, hipotálamo	Niveles más bajos de CCK en el líquido cefalorraquídeo en el TP	Hasta la fecha, los antagonistas del receptor CCK-B no han demostrado eficacia para el TAG o el TP
Oxitocina	Hipotálamo, área tegmental ventral, amígdala	Polimorfismo del receptor del gen de oxitocina asociado con mayor riesgo de ansiedad en personas con estrés temprano en la vida	La administración de oxitocina intranasal es beneficiosa para el TAS en estudio; beneficio potencial para TAG
Sistema endocanabinoide	Corteza prefrontal, hipotálamo, amígdala, hipocampo	Desregulación de la señalización endocanabinoide	El canabidiol redujo la ansiedad en pacientes con TAS al hablar en público; en estudio. Se están realizando estudios de inhibidores de FAAH como tratamiento potencial para el TEPT (ya no se clasifica como trastorno de ansiedad); necesario en los trastornos de ansiedad

FAAH, amida hidrolasa de ácidos grasos; IRND, inhibidor de la recaptación de norepinefrina-dopamina; IRSN, inhibidor de la recaptación de serotonina-noradrenalina; ISRS, inhibidor selectivo de la recaptación de serotonina; NMDA, *N*-metil-D-aspartato; TAG, trastorno de ansiedad generalizada; TAS, trastorno de ansiedad social; TEPT, trastorno de estrés postraumático; TP, trastorno de pánico.

dora de corticotropina (CRH) y otras sustancias químicas. En términos generales, los pacientes con trastornos de ansiedad tienen síntomas que sugieren un estímulo exagerado del sistema noradrenérgico, junto con una mayor activación autónoma y simpática. En la tabla 8-9 se resumen los principales sistemas neuroquímicos que se consideran relevantes para los trastornos de ansiedad.

Estudios preclínicos sobre el aprendizaje del miedo.

Como se ha mencionado antes, la ubicuidad del miedo y la ansiedad en muchos animales hace que sea relativamente fácil estudiar a través de modelos animales. Utilizando modelos condicionados de miedo, los investigadores pueden estudiar la correlación anatómica de la ansiedad por miedo. Es abrumador resumir muchos de los aspectos que se conocen sobre la etiología del miedo y la ansiedad. En su sentido más amplio, se puede imaginar un estímulo, recolectado a través de sistemas aferentes, que luego se procesa y evalúa para determinar si es adverso. Esta evaluación implica incluir experiencias previas y contextos ambientales asociados al estímulo. El resultado es una respuesta de miedo o ansiedad que utiliza una variedad de respuestas conductuales, endocrinas y autónomas para reaccionar a ese estímulo.

Muchas áreas del cerebro y sus conexiones están involucradas en esta respuesta. Por ejemplo, la amígdala tiene un papel fundamental. La amígdala tiene muchos subnúcleos, que se denominan complejo amigdaloide, cada uno con una función única. El núcleo lateral de la amígdala (LA), por ejemplo, es la interfaz principal para la información sensorial visual, auditiva y somática recibida del tálamo y la cor-

teza. Las conexiones entre el tálamo y este núcleo parecen ser fundamentales para el condicionamiento del miedo relacionado con estos estímulos particulares.

Una vez que entra en el LA, envía la representación nerviosa del estímulo a muchos otros núcleos amigdaloides. Luego es modulado por una serie de sistemas, incluidos aquellos que le dan contexto como la memoria, o sobre los diferentes estados homeostáticos en el cuerpo. Algunas de las proyecciones más extensas se dirigen a los núcleos basales, que participan en la formación de las huellas duraderas para el condicionamiento del miedo. Después de mucho procesamiento, incluso de otras regiones corticales, los núcleos de salida de la amígdala organizan las respuestas de comportamiento que reflejan la suma de la actividad de muchos núcleos. El núcleo central de la amígdala envía esta información a varios sistemas motores, autónomos y neuroendocrinos, involucrados en la expresión del miedo. Esto incluye el hipotálamo, el mesencéfalo y la médula. Por ejemplo, el hipotálamo puede activar la CRH para iniciar la respuesta de estrés asociada. El hipocampo, entre otras estructuras, también tiene un papel fundamental en el aprendizaje y la extinción del miedo y ayuda a desarrollar respuestas emocionales asociadas con el miedo.

Este texto es solo una breve introducción a lo que se conoce y se teoriza sobre la neurobiología de los trastornos de ansiedad. En el *Tratado de psiquiatría* se proporciona una explicación mucho más amplia, así como referencias a muchos artículos relevantes. En la figura 8-1 se resumen las etapas de la respuesta al miedo, así como algunas de las regiones del cerebro involucradas en estas etapas.

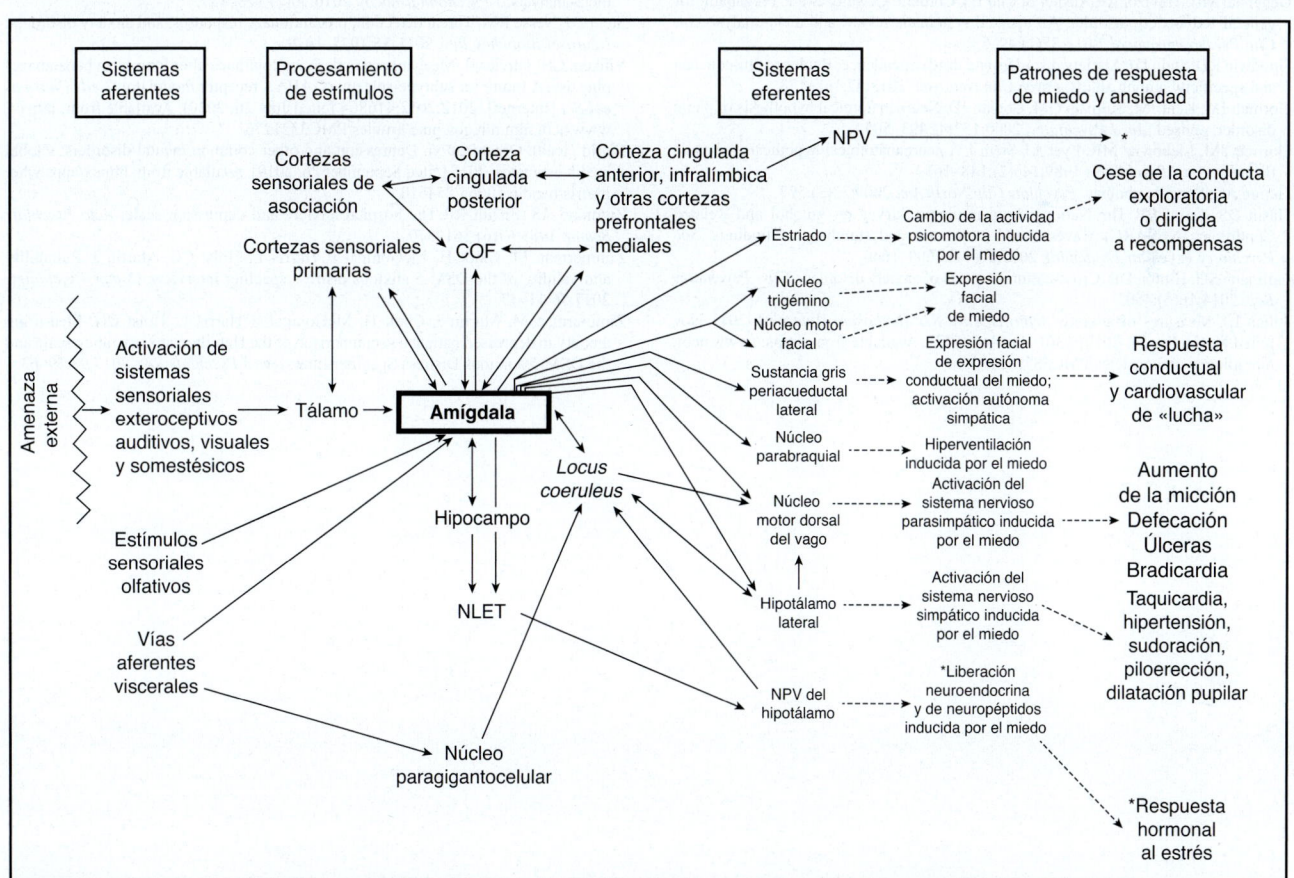

FIGURA 8-1

Circuito neuroanatómico subyacente al miedo y la ansiedad organizado por sistemas que evalúan la prominencia de estímulos potencialmente amenazantes *(izquierda)* y sistemas que organizan y regulan la expresión de conductas de miedo y ansiedad *(derecha)*. COF, corteza orbitofrontal; NLET, núcleo del lecho de la estría terminal; NPV, núcleo paraventricular. (De Charney DS, Drevets WC. The neurobiological basis of anxiety disorders. En: Davis K, Charney DS, Coyle J, Nemeroff CB, eds. *Psychopharmacology. The Fifth Generation of Progress.* New York: Lippincott Williams & Wilkins; 2002:901.)

Bibliografía

Baldwin DS, Anderson IM, Nutt DJ, Allgulander C, Bandelow B, den Boer JA, Christmas DM, Davies S, Fineberg N, Lidbetter N, Malizia A, McCrone P, Nabarro D, O'Neill C, Scott J, van der Wee N, Wittchen HU. Evidence-based pharmacological treatment of anxiety disorders, post-traumatic stress disorder and obsessive-compulsive disorder: a revision of the 2005 guidelines from the British Association for Psychopharmacology. *J Psychopharmacol*. 2014;28(5):403–439.

Bandelow B, Reitt M, Röver C, Michaelis S, Görlich Y, Wedekind D. Efficacy of treatments for anxiety disorders: A meta-analysis. *Int Clin Psychopharmacol*. 2015;30(4):183–192.

Bandelow B, Sher L, Bunevicius R, Hollander E, Kasper S, Zohar J, Möller HJ; WFSBP Task Force on Mental Disorders in Primary Care; WFSBP Task Force on Anxiety Disorders, OCD and PTSD. Guidelines for the pharmacological treatment of anxiety disorders, obsessive-compulsive disorder and posttraumatic stress disorder in primary care. *Int J Psychiatry Clin Pract*. 2012;16(2):77–84.

Beck AT, Epstein N, Brown G, Steer RA. An inventory for measuring clinical anxiety: Psychometric properties. *J Consult Clin Psychol*. 1988;56(6):893–897.

Craske MG, Rauch SL, Ursano R, Prenoveau J, Pine DS, Zinbarg RE. What is an anxiety disorder? *Depress Anxiety*. 2009;26:1066–1085.

Crocq M-A. A history of anxiety: From Hippocrates to DSM. *Dialogues Clin Neurosci*. 2015;17(3):319–325.

Dell'Osso B, Buoli M, Baldwin DS, Altamura AC. Serotonin norepinephrine reuptake inhibitors (SNRIs) in anxiety disorders: A comprehensive review of their clinical efficacy. *Hum Psychopharmacol*. 2010;25(1):17–29.

Depping AM, Komossa K, Kissling W, Leucht S. Second-generation antipsychotics for anxiety disorders. *Cochrane Database Syst Rev*. 2010;(12):CD008120.

Dresler T, Guhn A, Tupak SV, Ehlis A-C, Herrmann MJ, Fallgatter AJ, Deckert J, Domschke K. Revise the revised? New dimensions of the neuroanatomical hypothesis of panic disorder. *J Neural Transm (Vienna)*. 2013;120(1):3–29.

Fentz HN, Hoffart A, Jensen MB, Arendt M, O'Toole MS, Rosenberg NK, Hougaard E. Mechanisms of change in cognitive behaviour therapy for panic disorder: The role of panic self-efficacy and catastrophic misinterpretations. *Behav Res Ther*. 2013; 51:579–587.

Funayama T, Furukawa TA, Nakano Y, Noda Y, Ogawa S, Watanabe N, Chen J, Noguchi Y. In-situation safety behaviors among patients with panic disorder: Descriptive and correlational study. *Psych Clin Neurosci*. 2013;67:332–339.

Generoso MB, Trevizol AP, Kasper S, Cho HJ, Cordeiro Q, Shiozawa P. Pregabalin for generalized anxiety disorder: An updated systematic review and meta-analysis. *Int Clin Psychopharmacol*. 2017;32(1):49–55.

Goodwin RD, Stein DJ. Anxiety disorders and drug dependence: Evidence on sequence and specificity among adults. *Psych Clin Neurosci*. 2013;67:167–173.

Gorman JM, Kent JM, Sullivan GM, Coplan JD. Neuroanatomical hypothesis of panic disorder, revised. *Am J Psychiatry*. 2000;157(4):493–505.

Gorman JM, Liebowitz MR, Fyer AJ, Stein J. A neuroanatomical hypothesis for panic disorder. *Am J Psychiatry*. 1989;146(2):148–161.

Hamm AO. Specific phobias. *Psychiatr Clin North Am*. 2009;32(3):577.

Hasin DS, Grant BF. The National Epidemiologic Survey on Alcohol and Related Conditions (NESARC) Waves 1 and 2: Review and summary of findings. *Soc Psychiatry Psychiatr Epidemiol*. 2015;50(11):1609–1640.

Hofmann SG, Hinton DE. Cross-cultural aspects of anxiety disorders. *Curr Psychiatry Rep*. 2014;16(6):450.

Julian LJ. Measures of anxiety. *Arthritis Care Res (Hoboken)* [Internet]. 2011 Nov [cited November 24, 2019];63(0 11):5467–5472. Available from: https://www.ncbi.nlm.nih.gov/pmc/articles/PMC3879951/

Khalsa SS, Feinstein JS, Li W, Feusner JD, Adolphs R, Hurlemann R. Panic anxiety in humans with bilateral amygdala lesions: Pharmacological induction via cardiorespiratory interoceptive pathways. *J Neurosci*. 2016;36(12):3559–3566.

Klein DF. Historical aspects of anxiety. *Dialogues Clin Neurosci*. 2002;4(3):295–304.

Lovibond PF, Lovibond SH. The structure of negative emotional states: comparison of the Depression Anxiety Stress Scales (DASS) with the Beck Depression and Anxiety Inventories. *Behav Res Ther*. 1995;33(3):335–343.

Marteau TM, Bekker H. The development of a six-item short-form of the state scale of the Spielberger State-Trait Anxiety Inventory (STAI). *Br J Clin Psychol*. 1992; 31(3):301–306.

McLean CP, Asnaani A, Litz BT, Hofmann SG. Gender differences in anxiety disorders: Prevalence, course of illness, comorbidity and burden of illness. *J Psychiatr Res*. 2011;45:1027–1035.

Meyerbroker K, Morina N, Kerkhof G, Emmelkamp PM. Virtual reality exposure treatment of agoraphobia: A comparison of computer automatic virtual environment and head-mounted display. *Stud Health Technol Inform*. 2011;167:51–56.

Naragon-Gainey K, Gallagher MW, Brown TA. A longitudinal examination of psychosocial impairment across the anxiety disorders. *Psycholog Med*. 2013;43:1475.

Perna G, Daccò S, Menotti R, Caldirola D. Antianxiety medications for the treatment of complex agoraphobia: Pharmacological interventions for a behavioral condition. *Neuropsychiatr Dis Treat*. 2011;7:621–637.

Practice Guideline for the Treatment of Patients With Panic Disorder. In: *APA Practice Guidelines for the Treatment of Psychiatric Disorders: Comprehensive Guidelines and Guideline Watches [Internet]*. 1st ed. Arlington, VA: American Psychiatric Association; 2006 [cited July 26, 2020]. Available from: http://www.psychiatryonline.com/content.aspx?aID=51396

Sanchez C, Reines EH, Montgomery SA. A comparative review of escitalopram, paroxetine, and sertraline: Are they all alike? *Int Clin Psychopharmacol*. 2014;29(4): 185–196.

Shear MK, Vander Bilt J, Rucci P, Endicott J, Lydiard B, Otto MW, Pollack MH, Chandler L, Williams J, Ali A, Frank DM. Reliability and validity of a structured interview guide for the Hamilton Anxiety Rating Scale (SIGH-A). *Depress Anxiety*. 2001;13(4):166–178.

Spitzer RL, Kroenke K, Williams JBW, Löwe B. A brief measure for assessing generalized anxiety disorder: The GAD-7. *Arch Intern Med*. 2006;166(10):1092–1097.

Steenen SA, van Wijk AJ, van der Heijden GJ, van Westrhenen R, de Lange J, de Jongh A. Propranolol for the treatment of anxiety disorders: Systematic review and meta-analysis. *J Psychopharmacol*. 2016;30(2):128–139.

Stein DJ, Nesse RM. Threat detection, precautionary responses, and anxiety disorders. *Neurosci Biobehav Rev*. 2011;35:1075–1079.

Vinkers CH, Olivier B. Mechanisms underlying tolerance after long-term benzodiazepine use: A future for subtype-selective GABAA receptor modulators? *Adv Pharmacol Sci* [Internet]. 2012;2012:416864 [cited July 26, 2020]. Available from: https://www.ncbi.nlm.nih.gov/pmc/articles/PMC3321276/

World Health Organization. Depression and other common mental disorders: Global health estimates. 2017 [cited September 26, 2019]. Available from: https://apps.who.int/iris/handle/10665/254610

Zigmond AS, Snaith RP. The hospital anxiety and depression scale. *Acta Psychiatr Scand*. 1983;67(6):361–370.

Zimmerman M, Clark H, McGonigal P, Harris L, Holst CG, Martin J. Reliability and validity of the DSM-5 anxious distress specifier interview. *Compr Psychiatry*. 2017;76:11–17.

Zimmerman M, Martin J, Clark H, McGonigal P, Harris L, Holst CG. Measuring anxiety in depressed patients: A comparison of the Hamilton anxiety rating scale and the DSM-5 Anxious Distress Specifier Interview. *J Psychiatr Res*. 2017;93:59–63.

9

Trastorno obsesivo-compulsivo y trastornos relacionados

Este capítulo incluye los trastornos caracterizados por pensamientos repetitivos e intrusivos y/o actos o conductas mentales repetidas. Estos trastornos incluyen el trastorno obsesivo-compulsivo (TOC), trastorno dismórfico corporal (TDC), trastorno de acumulación (TA), trastorno de arrancarse el pelo (tricotilomanía) y trastorno de excoriación (rascarse la piel), así como otros trastornos relacionados.

PRESENTACIÓN CLÍNICA

Trastorno obsesivo-compulsivo

El TOC se caracteriza por un grupo diverso de síntomas que consisten en pensamientos intrusivos, rituales, preocupaciones y compulsiones. Las obsesiones son pensamientos, impulsos o urgencias repetitivas, indeseables e intrusivas que a menudo conducen a un aumento significativo de la ansiedad o el malestar. Las compulsiones son conductas repetitivas que se realizan en respuesta a obsesiones, de forma rígida e inflexible. Estas obsesiones o compulsiones recurrentes consumen mucho tiempo e interfieren significativamente con la rutina normal, el funcionamiento laboral, las actividades sociales habituales o las relaciones. Un paciente con TOC puede tener una obsesión, una compulsión o ambas, pero en la mayoría de los casos se presentan tanto obsesiones como compulsiones.

Las obsesiones y compulsiones son las características esenciales del TOC. Una idea o un impulso se entromete de manera insistente y persistente en la conciencia de una persona. Las obsesiones típicas asociadas con el TOC incluyen pensamientos sobre la contaminación («Mis manos están sucias») o dudas («Olvidé apagar la estufa»).

Los patrones típicos de los síntomas del TOC se agrupan dentro de varias dimensiones limitadas, que incluyen contaminación/limpieza, pensamientos prohibidos/verificación, simetría/orden y síntomas de acumulación (v. más adelante). La mayoría de los pacientes con TOC suelen tener una buena introspección sobre el hecho de que sus creencias obsesivo-compulsivas no son reales. Sin embargo, algunos tienen una introspección deficiente y un pequeño número carece de esta, pues sus obsesiones son delirantes. Estos pacientes pueden ser diagnosticados erróneamente con un trastorno psicótico y recibir un tratamiento inadecuado.

La presentación de las obsesiones y las compulsiones es heterogénea en los adultos (tabla 9-1), los niños y los adolescentes (tabla 9-2). Los síntomas de un paciente concreto pueden solaparse y cambiar con el tiempo, aunque el TOC muestra cuatro patrones sintomáticos principales que se muestran a continuación.

Contaminación/limpieza. El patrón más frecuente es la obsesión de contaminación, seguida por el lavado o acompañada por la evitación compulsiva de objetos presuntamente contaminados. El objeto temido suele ser difícil de evitar (p. ej., heces, orina, polvo o microorganismos). Los pacientes pueden literalmente despellejarse las manos por un lavado de manos excesivo o ser incapaces de salir de casa por miedo a los microorganismos. Aunque la ansiedad es la respuesta emocional más frecuente al objeto temido, la vergüenza y la repugnancia obsesivas son también habituales. Los pacientes con obsesiones de contaminación creen que la contaminación se propaga entre los objetos o entre los individuos al menor contacto.

Duda patológica/comprobación. El segundo patrón más frecuente es la obsesión de la duda, seguida por la compulsión de comprobación. La obsesión suele implicar cierto peligro de violencia (p. ej., olvidar apagar la estufa o dejar la puerta abierta). La comprobación puede implicar múltiples idas y venidas a la casa para, por ejemplo, comprobar la estufa de la cocina. Los pacientes tienen una duda obsesiva y siempre se sienten culpables por haber olvidado o haber hecho algo.

Pensamientos intrusivos/prohibidos. En el tercer patrón más habitual, se observan pensamientos obsesivos intrusivos sin una compulsión. Dichas obsesiones son por lo general pensamientos repetitivos de un acto sexual o agresivo que es reprensible para el paciente. Los pacientes obsesionados con pensamientos de actos agresivos o sexuales pueden llegar a entregarse a la policía o a confesarse con un sacerdote. La ideación suicida también puede ser obsesiva (y es poco probable que se lleve a cabo) pero siempre debe realizarse una evaluación cuidadosa del riesgo real de suicidio.

Simetría/orden. El cuarto patrón más frecuente es la necesidad de simetría o precisión, que puede inducir a la compulsión de lentitud. Los pacientes pueden tardar literalmente horas en comer o afeitarse.

Otros patrones sintomáticos. Las obsesiones religiosas y el acaparamiento compulsivo son frecuentes en los pacientes con TOC. La tricotilomanía (el hecho de arrancarse compulsivamente el pelo) y la onicofagia pueden ser compulsiones relacionadas con el TOC, lo mismo que la masturbación.

La Srta. K. fue derivada a evaluación psiquiátrica por su médico de familia. En la anamnesis, la Srta. K. explicó que desde hacía tiempo llevaba a cabo rituales de comprobación a causa de los cuales había perdido varios trabajos y se habían visto afectadas muchas de sus relaciones. Explicó, por ejemplo, que a menudo le ocurría que dudaba de si había cerrado o no el coche, por lo que le costaba dejarlo hasta que no había comprobado repetidamente que estaba cerrado. Comprobaba que la puerta estuviera cerrada con tanta fuerza que ya había roto varios tiradores, y había llegado más de una hora tarde al trabajo por las veces que había comprobado si la puerta del coche estaba o no cerrada.

También tenía pensamientos recurrentes de haber dejado la puerta de casa sin cerrar con llave, y eran muchas las ocasiones en que volvía para comprobar que estuviera cerrada antes de ir al trabajo. Explicó que al

Tabla 9-1
Síntomas obsesivo-compulsivos en adultos

Variable	%
Obsesiones (*N* = 200)	
Contaminación	45
Duda patológica	42
Somáticas	36
Necesidad de simetría	31
Agresivas	28
Sexuales	26
Otras	13
Obsesiones múltiples	60
Compulsiones (*N* = 200)	
Comprobación	63
Lavado	50
Recuento	36
Necesidad de preguntar o confesar	31
Simetría y exactitud	28
Acaparamiento	18
Comparaciones múltiples	48
Evolución de la enfermedad (*N* = 100)[a]	
Tipo	
Continuo	85
Deterioro	10
Episódico	2
No presente	71
Presente	29

[a] Edad en el inicio: hombres, 17,5 ± 6,8 años; mujeres, 20,8 ± 8,5 años.
De Rasmussen SA, Eisen JL. The epidemiology and differential diagnosis of obsessive compulsive disorder. *J Clin Psychiatry* 1992;(53 Suppl):4-10, con autorización.

comprobar las puertas se reducía su ansiedad relacionada con la seguridad. Aunque la Srta. K. explicó que ocasionalmente había intentado dejar el coche o salir de casa sin comprobar la puerta (p. ej., cuando ya llegaba tarde al trabajo), se daba cuenta de que la preocupación por si le robarían el coche o entrarían en su casa era tal, que no era capaz de dar un paso. La Srta. K. afirmó que en los últimos 3 meses sus obsesiones sobre la seguridad se habían vuelto tan intensas que había perdido el trabajo por llegar tarde de manera recurrente. Reconocía que sus preocupaciones obsesivas eran irracionales, pero no era capaz de ignorarlas. (Por cortesía de Erin B. McClure-Tone, PhD, y Daniel S. Pine, MD.)

Trastorno dismórfico corporal

Las personas con TDC tienen preocupaciones persistentes sobre uno o más defectos o imperfecciones percibidas en la apariencia personal. Los defectos o imperfecciones parecen leves o no se aprecian por los demás. Las preocupaciones sobre su apariencia dan como resultado una variedad de actos o conductas no observables para lo demás, que incluyen compararse con los demás, mirarse en el espejo o camuflar sus defectos percibidos.

Las preocupaciones más habituales (tabla 9-3) involucran a defectos faciales y de la cabeza, en especial a los que afectan a partes concretas (p. ej., la piel, la forma y el tamaño de la nariz, el pelo), si bien los síntomas pueden centrarse en cualquier área del cuerpo. En ocasiones son vagas y difíciles de comprender, como una preocupación extrema por un mentón «arrugado». A lo largo del padecimiento, los pacientes tienen preocupaciones sobre cinco a siete regiones corporales distintas. Más del 25 % de los pacientes están preocupados sobre la simetría de su apariencia.

Tabla 9-2
Obsesiones y compulsiones descritas por 70 pacientes niños y adolescentes consecutivos

Principal síntoma de presentación	N.º (%) que manifestaron síntomas en la entrevista inicial[a]
Obsesión	
Preocupación o disgusto con los desechos o secreciones humanas (orina, heces, saliva), suciedad, microorganismos, tóxicos ambientales	30 (43)
Miedo a que algo terrible pueda suceder (incendio, muerte o enfermedad de seres queridos, de uno mismo o de otros)	18 (24)
Preocupación o necesidad de simetría, orden o exactitud	12 (17)
Escrupulosidad (rezar excesivamente, preocupaciones religiosas incongruentes con el sustrato del paciente)	9 (13)
Números de la suerte y de la mala suerte	6 (8)
Pensamientos, imágenes o impulsos sexuales prohibidos o perversos	3 (4)
Sonidos, palabras o música intrusivos carentes de sentido	1 (1)
Compulsión	
Lavado de manos, ducha, baño, cepillado dental o acicalamiento excesivo o ritualizados	60 (85)
Rituales repetidos (p. ej., salir y entrar por una puerta, sentarse y levantarse de una silla)	36 (51)
Comprobación de puertas, cerraduras, estufas, aparatos, frenos del coche	32 (46)
Limpieza y otros rituales para impedir el contacto con contaminantes	16 (23)
Tocamiento	14 (20)
Orden y arreglo	12 (17)
Medidas para prevenir daños a uno mismo o a otros (p. ej., colgar las prendas de determinada manera)	11 (16)
Recuento	13 (18)
Acaparamiento y colección	8 (11)
Rituales diversos (p. ej., lamer, escupir, patrones especiales de vestimenta)	18 (26)

[a] Múltiples síntomas registrados; por tanto, el total es superior a 70.
De Rapoport JL. The neurobiology of obsessive-compulsive disorder. *JAMA* 1988;260:2889, con autorización.

Los síntomas asociados suelen incluir ideas o delirios de referencia, comprobación excesiva en los espejos o evitación de las superficies reflectantes, así como intentos de ocultación de la supuesta deformidad. Los efectos sobre la vida de una persona pueden ser significativos, y es esencial evaluar la evitación causada por síntomas del TDC, que puede variar desde una evitación social menor hasta estar confinado en casa. Los pacientes con TDC tienen menos conocimiento de la verdad de sus creencias que aquellos con TOC. Solo una cuarta parte de los que presentan TDC tiene una percepción razonable y alrededor de un tercio no la tiene.

La Srta. R., una joven soltera de 28 años, acudió a la consulta quejándose de que era «fea» y que notaba que los demás se reían de ella por su fealdad. En realidad, la Srta. R. era una mujer atractiva. La primera vez que se preocupó por su aspecto tenía 13 años, cuando se obsesionó con sus «defectos faciales» (p. ej., su nariz era demasiado chata y sus

Tabla 9-3
Ubicación de los defectos imaginarios en 30 pacientes con trastorno dismórfico corporal[a]

Ubicación	N	%
Cabello[b]	19	63
Nariz	15	50
Piel[c]	15	50
Ojos	8	27
Cabeza, cara[d]	6	20
Estructura general del cuerpo, estructura ósea	6	20
Labios	5	17
Mentón	5	17
Estómago, cintura	5	17
Dientes	4	13
Piernas, rodillas	4	13
Pechos, músculos pectorales	3	10
Fealdad del rostro (general)	3	10
Orejas	2	7
Mejillas	2	7
Glúteos	2	7
Pene	2	7
Brazos, muñecas	2	7
Cuello	1	3
Frente	1	3
Músculos faciales	1	3
Hombros	1	3
Caderas	1	3

[a] El total suma más del 100 % porque la mayoría de los pacientes tenía «defectos» en más de una zona.
[b] Afectaba al cabello de la cabeza en 15 casos, el crecimiento de la barba en 2 casos y al pelo de otras partes del cuerpo en 3 casos.
[c] Implicaba al acné en 7 casos, las líneas faciales en 3 casos y otros motivos de preocupación relacionados con la piel en 7 casos.
[d] Implicaba preocupación con la silueta en 5 casos y con el tamaño en 1 caso.
De Phillips KA, McElroy SL, Keck PE Jr., Pope HG, Hudson JL. Body dysmorphic disorder: 30 cases of imagined ugliness. *Am J Psychiatry* 1993;150:303, con autorización.

ojos estaban demasiado separados). Hasta ese momento, la Srta. R. era confiada, buena estudiante y socialmente activa. Sin embargo, su fijación en su rostro la llevó a aislarse socialmente y empezó a tener dificultades para concentrarse en el colegio, lo que a su vez tuvo un efecto negativo en sus notas.

La Srta. R. dejó el instituto y se preparó para obtener el Examen de desarrollo de educación general (*General Educational Development*, GED) dada su preocupación. Empezó a pellizcarse con frecuencia las «manchas» y otros pelos del rostro. Se observaba a menudo en los espejos y otras superficies en las que se veía reflejada (p. ej., una cuchara, las ventanas). Se daba cuenta que pensaba en sus defectos casi todo el día. A pesar de los comentarios tranquilizadores por parte de sus familiares y otras personas, la Srta. R. no podía convencerse de que en su aspecto no había nada malo.

Trastorno de acumulación

Las personas con TA tienen dificultad profunda y persistente para descartar o deshacerse de sus posesiones. El trastorno conduce a una aglomeración y desorden importantes, con malestar o deterioro considerable, que lo diferencia de un coleccionista normal. La acumulación compulsiva es un fenómeno frecuente y a menudo discapacitante asociado con la alteración de funciones como comer, dormir y acicalarse. Puede causar problemas de salud y mala higiene, sobre todo cuando se trata de la acumulación de animales, lo cual puede ser causa de lesiones por incendio o caída. Como regla, las personas con el trastorno adquieren cosas consideradas de poco o ningún valor y no pueden desprenderse de ellas.

Habitualmente es impulsado por un temor obsesivo a perder objetos importantes que la persona cree que podrán ser de utilidad en algún momento, por creencias tergiversadas sobre la importancia de las posesiones y por el apego emocional extremo a estos objetos. La mayoría de los pacientes con trastorno de acumulación no perciben su comportamiento como un problema y acumulan posesiones pasivamente más que de forma intencionada, por lo que el desorden se acumula de manera gradual y con el tiempo. Entre los artículos acaparados son frecuentes los periódicos, correo, revistas, ropa vieja, bolsas, libros, listas y notas. La acumulación conlleva riesgos no únicamente para el paciente, sino también para los que están a su alrededor. Se han atribuido al desorden por acumulación fallecimientos causados por un incendio u otros accidentes. También puede ser causa de plagas que ponen en riesgo la salud del paciente y la de quienes viven a su alrededor. Muchos pacientes han sido desalojados de su casa o amenazados con el desahucio como resultado de su trastorno. En los casos graves, la acumulación puede interferir con el trabajo, la interacción social y actividades básicas como comer o dormir.

La naturaleza patológica de la acumulación se debe a la incapacidad para organizar las posesiones y mantenerlas organizadas. Muchos acumulan para evitar tomar decisiones relacionadas con deshacerse de las cosas. Los pacientes con un trastorno de acumulación también hacen demasiado hincapié en la importancia de recabar información y posesiones. Por ejemplo, una persona con trastorno de acumulación conservará los periódicos y revistas viejos porque cree que puede perderse información importante. Además, los pacientes creen que olvidar información tendrá consecuencias importantes, y prefieren mantener las posesiones a la vista para no olvidarlas.

La Srta. T., una mujer soltera de 55 años, acudió al terapeuta acompañada de su hijo mayor, a quien le preocupaba la incapacidad de su madre para «tirar las cosas». Explicó que la casa de la Srta. T. estaba extremadamente desordenada con «cosas innecesarias». Pero siempre que intentaba ayudarla a «organizar las cosas», la Srta. T. se inquietaba y adoptaba una conducta litigante. La Srta. T. confirmó los síntomas explicados por su hijo y afirmó que esto le ocurría desde siempre, pero que nunca lo había considerado un problema.

En los últimos 5 años, el desorden permanente de la casa de la Srta. T. había aumentado de tal manera que cada vez era más difícil moverse en ella. Mantenía la cocina y el baño relativamente ordenados, pero el resto de la casa estaba lleno de cajas y bolsas llenas de papeles, revistas, ropa, regalos y baratijas diversas. La sala era la zona más afectada. Su hijo confesó que ya no se sentía capaz de visitar a su madre porque era difícil moverse por la casa y había pocos sitios donde sentarse cómodamente. Esto, reconocía la Srta. T., había sido una de las principales causas de su depresión. A la Srta. T. le gustaba pasar el rato con la familia y los amigos, sobre todo los días de fiesta, pero hacía años que no tenía invitados porque sentía que su casa ya no era «adecuada para la compañía». Había llevado a cabo algún intento de limpiar la casa, pero era incapaz de deshacerse de la mayor parte de las cosas. Cuando se le preguntó por qué las conservaba, contestó: «Puede que las necesite más adelante».

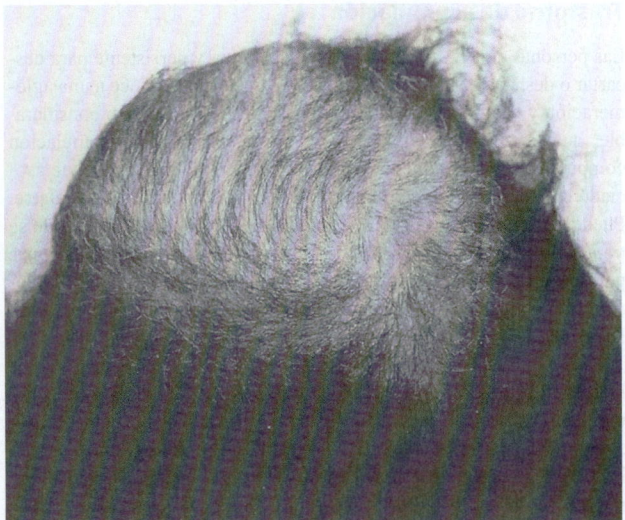

FIGURA 9-1

Trastorno de arrancarse el pelo (tricotilomanía). Nótese el típico hallazgo de un área de alopecia incompleta que rodea la parte frontal y el vértice del cuero cabelludo. (De Sadock BJ, Sadock VA, Ruiz P, eds. *Kaplan & Sadock's Comprehensive Textbook of Psychiatry*. 9.ª ed. Philadelphia, PA: Lippincott Williams and Wilkins; 2009, con autorización.)

Trastorno de arrancarse el pelo (tricotilomanía)

La tricotilomanía es un trastorno crónico que se caracteriza por el hecho recurrente de arrancarse el propio pelo, lo que conduce a una pérdida variable del pelo, que puede ser apreciable por otros. El término *tricotilomanía* fue acuñado por el dermatólogo francés Francois Hallopeau en 1889. Si bien el trastorno se creía raro y había sido poco descrito, más allá de su fenomenología, actualmente es más común. Es parecido al TOC y a trastornos de control de los impulsos en que la tensión aumenta antes del acto de arrancarse el pelo, y se alivia o se obtiene una gratificación tras efectuar el arranque. Las personas no lo hacen por razones cosméticas, sino que a menudo describen un impulso irresistible de arrancarse el pelo, que conduce a una pérdida notable de pelo y se asocia con intentos repetidos de disminuir o detener esta conducta. Los pacientes experimentan un sentimiento de tensión en aumento y alcanzan el de liberación o de gratificación al arrancarse cabello. Pueden verse afectadas todas las partes del cuerpo, aunque por lo general lo es el cuero cabelludo (fig. 9-1). Otras zonas que suelen afectarse son las cejas, las pestañas y la barba; las áreas menos afectadas son el pecho, las axilas y el pubis.

Se han descrito (al menos) dos tipos de trastorno de arrancarse el pelo. El *arrancado focalizado* es el uso de un acto intencionado de controlar las experiencias personales desagradables, como una sensación corporal urgente (un hormigueo o quemazón) o un pensamiento. Por el contrario, el *arrancado automático* se da sin que el individuo sea consciente y a menudo durante actividades sedentarias. La mayoría de los pacientes muestran ambos tipos de arrancamiento.

La pérdida de cabello suele caracterizarse por la aparición de pelos cortos y rotos junto con otros largos y normales en las zonas afectadas. No se observan anomalías en la piel ni en el cuero cabelludo. No se indica que arrancarse pelo sea doloroso, aunque puede producirse prurito y hormigueo en la zona afectada. La *tricofagia,* es decir, la introducción de pelo en la boca, puede seguir al arrancarse el cabello. Entre las complicaciones de la tricofagia se incluyen los tricobezoares, la desnutrición y la obstrucción intestinal. Los pacientes acostumbran a negar este comportamiento e intentan ocultar la alopecia resultante. Los pacientes también pueden automutilarse de otras formas, como hacer sacudidas violentas de la cabeza, morderse las uñas, arañarse, morderse o lesionarse la piel.

La Srta. C., una mujer soltera de 27 años, acudió a un centro de salud local con síntomas de tricotilomanía persistente. A la edad de 11 años comenzó a arrancarse los pelos de la nuca. Continuó arrancándose de forma persistente el cabello hasta que no dejó casi ninguno. Afortunadamente, tenía el pelo tan largo que nadie se percató de la ausencia de pelo en la nuca. Con el tiempo, la manía de arrancarse el pelo progresó hasta que empezó a arrancarse cabellos de la cabeza, con lo que quedaban zonas de alopecia pequeñas pero visibles. Escondía estratégicamente las calvas peinándose con los cabellos restantes o con pañuelos y sombreros. A pesar de esta costumbre, la Srta. C. parecía normal. Obtuvo buenas notas en la facultad y le faltaba un año para terminar un máster.

La costumbre de la Srta. C. era constante, tenía lugar cada día, a menudo sin que se diera cuenta. Podía estar leyendo un estudio de la facultad y al final se encontraba con que la mano buscaba un cabello para arrancarlo. En seguida veía que había varios cabellos sobre el libro o en su regazo, lo que indicaba que había estado arrancándose cabellos durante un rato. Siempre que intentaba dejar de hacerlo, se ponía más ansiosa, hasta que reanudaba la actividad, a la que dedicaba entre 10 min y 1 h cada vez.

Trastorno de excoriación (rascarse la piel)

Las personas con este trastorno se rascan la piel repetidamente, lo suficiente como para causarse lesiones. Las personas con trastorno de excoriación intentan disminuir o dejar de rascarse, pero no pueden hacerlo. Si bien es probable que rascarse un poco las costras sea universal, en este caso la conducta causa malestar o deterioro clínicamente significativo. La literatura describe casos de «excoriación neurótica» o «excoriación psicógena», sin embargo, solo en el *Manual diagnóstico y estadístico de los trastornos mentales* (DSM-5) se consideró un diagnóstico independiente.

El rascado de la piel puede realizarse en cualquier zona del cuerpo, pero la más habitual es la cara, seguida de las manos, los dedos, los brazos y las piernas (fig. 9-2), pero los pacientes pueden rascarse otras partes del cuerpo. En los casos graves, el hecho de rascarse la piel puede causar desfiguración física y consecuencias clínicas que requieran intervenciones clínicas o quirúrgicas (p. ej., injertos de piel o radiocirugía).

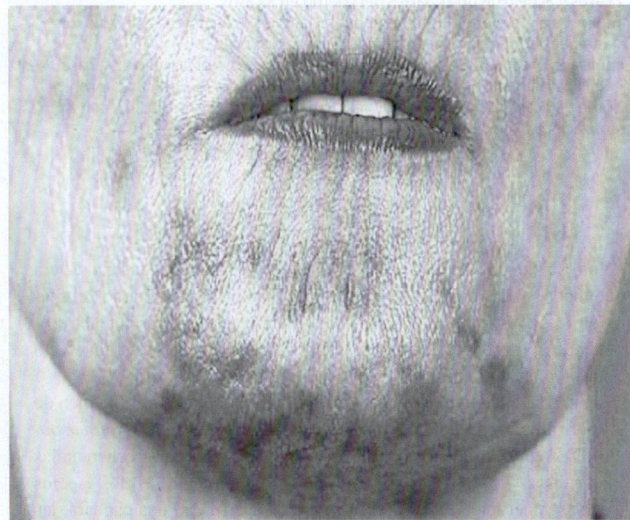

FIGURA 9-2

Trastorno de excoriación (rascarse la piel). Múltiples máculas eritematosas y pigmentadas y erosiones con costra sobre el mentón. (De Sadock BJ, Sadock VA, Ruiz P. *Kaplan y Sadock. Comprehensive Textbook of Psychiatry*, 9.ª ed. Philadelphia, PA: Lippincott Williams & Wilkins; 2009, con autorización.)

Los pacientes pueden experimentar tensión antes de rascarse y alivio y gratificación después de hacerlo. Muchos afirman que se rascan para aliviar el estrés, la tensión y otros sentimientos negativos. A pesar del alivio conseguido con el rascado, los pacientes a menudo se sienten culpables o incómodos por su conducta. Hasta un 87 % afirman sentirse incómodos por el hecho de rascarse o pellizcarse, y el 58 % confiesa que evita situaciones sociales. Muchos pacientes recurren a los vendajes, el maquillaje o la ropa para ocultar las excoriaciones. De los que se rascan la piel, el 15 % reconoce haber tenido ideación suicida debido a su conducta, y aproximadamente el 12 % ha intentado suicidarse.

La Srta. J., una mujer soltera de 22 años, acudió al psiquiatra a instancias de su dermatólogo a causa de las excoriaciones que presentaba en la piel del rostro supuestamente debidas a la compulsión de rascarse la piel. Se rascaba la piel del rostro cada día hasta en tres ocasiones distintas, y cuando lo hacía destinaba de 20 min a más de 1 h cada vez. Tenía muchas cicatrices y lesiones en la piel de la cara. Había visitado un médico 6 meses antes porque una de las lesiones se había infectado.

La Srta. J. empezó a rascarse la cara a los 11 años, al inicio de la pubertad. Primero solo se rascaba el acné, pero a medida que la necesidad de rascarse aumentó, empezó a rascarse también otras zonas sanas de la piel. A causa de las cicatrices y las lesiones, la Srta. J. fue aislándose más y más, y evitaba cualquier compromiso social. Confesó que antes de empezar a rascarse la piel sentía una gran tensión, y que solo consiguió aliviarla después de empezar a hacerlo.

Trastorno obsesivo-compulsivo o trastornos relacionados debidos a otra afección médica

Como ocurre con la mayoría de los trastornos psiquiátricos, cuando el TOC (u otro trastorno de esta categoría) se debe a otra afección médica, utilizamos un diagnóstico diferente. Se incluye una discusión sobre las causas médicas de los síntomas obsesivos y compulsivos en la sección sobre diagnóstico diferencial.

Trastorno obsesivo-compulsivo y trastornos relacionados inducidos por sustancias/medicamentos

A veces, los síntomas descritos en este capítulo pueden deberse a una sustancia como drogas, medicamentos y alcohol (ya sea durante el consumo o la abstinencia), y no forman parte del delirio. En tales casos se utilizará este diagnóstico por separado.

Otros trastornos obsesivo-compulsivos y trastornos relacionados especificados

Esta categoría es para los pacientes con síntomas característicos del TOC y trastornos relacionados pero que no satisfacen todos los criterios para un TOC o un trastorno relacionado especificado. Este diagnóstico es apropiado bajo las tres situaciones siguientes: *1)* una presentación atípica; *2)* otro síndrome específico no mencionado en el DSM-5 (como el síndrome de referencia olfativo, que se describe a continuación), y *3)* la información presentada es insuficiente para establecer un diagnóstico completo de TOC o de trastorno relacionado.

Síndrome de referencia olfativo. El síndrome de referencia olfativo se caracteriza por una falsa creencia por parte del paciente de que su olor corporal es repugnante pero no es percibido por los demás. La preocupación causa conductas repetitivas como lavarse o cambiarse de ropa. Puede que el paciente sea consciente en mayor o menor grado de esta conducta o que la niegue por completo. El síndrome predomina en hombres solteros. La edad de inicio promedio se sitúa sobre los 25 años. La creencia de una sensación subjetiva de olor que no existe externamente puede llegar al nivel de idea delirante o delirio somático, en cuyo caso debería considerarse un diagnóstico de trastorno delirante. El síndrome está bien documentado en la literatura psiquiátrica y suele clasificarse como un delirio de percepción. Si merece o no una categoría diagnóstica especial está por decidirse.

Al evaluar a un paciente con síndrome de referencia olfativo, es importante descartar causas somáticas. Hay pacientes con epilepsia del lóbulo temporal que se quejan de percibir olores repugnantes. Las irritaciones locales del hipocampo causadas por tumores hipofisarios pueden causar sensaciones olfativas. Los pacientes con inflamación de los senos frontal, etmoidal o esfenoidal también pueden experimentar una sensación subjetiva de olores molestos. El síndrome de referencia olfativo está incluido en el epígrafe «Otros trastornos obsesivo-compulsivos y trastornos relacionados especificados» en el DSM-5.

DIAGNÓSTICO

Trastorno obsesivo-compulsivo

En la tabla 9-4 se enumeran los abordajes de diagnóstico del TOC en el DSM-5 y la Clasificación Internacional de Enfermedades (CIE-10). Por lo general, se puede diagnosticar el TOC con una historia clínica y un examen psiquiátricos completos. Los pacientes a menudo intentan neutralizar las obsesiones con compulsiones. Estas compulsiones no suelen conectarse de manera creíble con los pensamientos o son excesivas. Al evaluar el impacto negativo de los síntomas del TOC también es importante abordar la evitación de los desencadenantes de obsesiones y compulsiones.

Trastorno dismórfico corporal

En la tabla 9-5 se enumeran los abordajes de diagnóstico para el TDC en el DSM-5 y la CIE-10. Los criterios diagnósticos del DSM-5 para el TDC estipulan la preocupación por un defecto percibido en la apariencia o la atención excesiva en un defecto leve. También se requiere que en algún momento durante el trastorno el paciente tenga conductas compulsivas o actos mentales relacionados con la preocupación. Estas compulsiones pueden incluir mirarse en el espejo, arreglarse en exceso o comparar su apariencia con la de otros. La preocupación causa a los pacientes un malestar emocional significativa o deteriora notablemente su capacidad funcional en áreas importantes.

Trastorno de acumulación

En la tabla 9-6 se enumeran los abordajes de diagnóstico del TA en el DSM-5 y la CIE-10. Se diagnostica utilizando las características importantes del trastorno: los pacientes adquieren grandes cantidades de cosas inútiles o sin valor, no pueden tirarlas y esto genera un desorden excesivo en su vivienda. Si su espacio no está desordenado es porque otros han intervenido para limpiarlo. Finalmente, debería causar un malestar significativo o deterioro del funcionamiento. El DSM-5 incluye especificadores diagnósticos que se relacionan con la introspección, la cual puede evaluarse como mala, regular o buena. Algunos pacientes son totalmente inconscientes del alcance total del problema y absolutamente reacios al tratamiento. A veces se observan creencias delirantes sobre la acumulación.

Trastorno de arrancarse el pelo (tricotilomanía)

En la tabla 9-7 se enumeran los abordajes de diagnóstico para el trastorno de arrancarse el pelo en el DSM-5 y la CIE-10. Destaca la naturaleza repetitiva y compulsiva de la conducta, así como el hecho de que no está motivada por razones estéticas.

Trastorno de excoriación (rascarse la piel)

En la tabla 9-8 se enumera el abordaje diagnóstico del trastorno de excoriación (rascarse la piel) en el DSM-5 y la CIE-10. Los criterios diag-

Tabla 9-4
Trastorno obsesivo-compulsivo

Trastorno	Trastorno obsesivo-compulsivo	
	DSM-5	CIE-10
Nombre del diagnóstico	Trastorno obsesivo-compulsivo	Trastorno obsesivo-compulsivo

Síntomas	1. Obsesiones (pensamientos intrusivos que acompañan a las conductas y que las personas pueden intentar ignorar o contrarrestar con una acción)
	2. Compulsiones (acciones repetitivas, a menudo motivadas por un pensamiento obsesivo y que se realizan para aliviar la ansiedad o el miedo)
		• Pensamientos obsesivos recurrentes y/o actos compulsivos
		  • Obsesiones: ideas, imágenes o impulsos recurrentes
		  • Compulsiones: conductas estereotipadas repetidas destinadas a neutralizar un pensamiento/ansiedad o prevenir un pensamiento adverso percibido
		• Los intentos de resistir los pensamientos y conductas con frecuencia no tienen éxito y empeoran la ansiedad

Número de síntomas requeridos	Pensamientos obsesivos, compulsiones, o ambos	Presencia de obsesiones, compulsiones, o ambos
Consecuencias psicosociales de los síntomas	Síntomas y conductas consumen al menos 1 h/día o causan malestar y deterioro significativos	
Exclusiones (no resultado de):	Enfermedad médica Sustancia Otro trastorno psiquiátrico	Trastorno de la personalidad obsesivo-compulsiva
Especificadores de los síntomas	**Relacionados con un tic** • Trastorno de tic actual o previo **Con introspección buena o aceptable** • Comprender que las creencias acerca de las acciones pueden no ser ciertas **Con poca introspección** • Sentir que las creencias relacionadas con las acciones probablemente son ciertas **Con ausencia de introspección/con creencias delirantes** • Fuerte convicción de que las creencias relacionadas con las acciones son verdaderas	• Pensamientos o rumiaciones principalmente obsesivas • Actos principalmente compulsivos (rituales obsesivos) • Pensamientos y actos obsesivos mixtos
Especificadores de la gravedad	Con o sin introspección (v. arriba)	

nósticos del DSM-5 requieren que el rascado sea recurrente y produzca lesiones en la piel además de intentos repetidos de disminuir o detener esta conducta. Es necesario que el rascado provoque malestar clínicamente relevante o deterioro del funcionamiento. La conducta de rascarse la piel no puede atribuirse a otra condición médica o mental, y no puede ser debida a un trastorno inducido por sustancias/medicamentos (p. ej., consumo de cocaína o metanfetamina). La exploración física completa es crucial antes de un diagnóstico psiquiátrico.

DIAGNÓSTICO DIFERENCIAL

Condiciones médicas

Varios trastornos orgánicos primarios pueden producir síndromes de semejanza notable con el TOC.

Se han observado síntomas de tipo TOC en niños tras una infección β-hemolítica por estreptococos del grupo A, a los que se ha hecho referencia como *trastornos neuropsiquiátricos autoinmunes asociados a infección estreptocócica en la edad pediátrica* (PANDAS). Se cree que se deben a un proceso autoinmune causante de la inflamación de los ganglios basales que altera el funcionamiento del eje talamocorticoestriatal.

La actual conceptualización del TOC como un trastorno de los ganglios basales deriva de la similitud fenomenológica entre el TOC idiopático y los trastornos similares asociados a las enfermedades de los ganglios basales, como las coreas de Sydenham y de Huntington. Deben evaluarse los signos neurológicos de estas condiciones al considerar un posible TOC. También cabe observar que el TOC aparece a menudo antes de los 30 años, y que un TOC que se inicia en un indivi-

duo de mayor edad obliga a evaluar posibles contribuciones neurológicas al trastorno.

Muchos trastornos médicos pueden provocar alopecia. Es posible que sea necesario realizar una biopsia para distinguir el trastorno de arrancarse el pelo de la *alopecia areata* y la *tinea capitis*.

Muchas condiciones dermatológicas pueden provocar el rascado de la piel. Las afecciones asociadas con prurito (como la sarna) pueden provocar rascado, así como otras condiciones médicas (como en el síndrome de Prader-Willi).

Trastorno de la Tourette. El TOC está estrechamente relacionado con el trastorno la Tourette y a menudo coexisten ambos trastornos, tanto en un mismo individuo a la vez como en el seno de una sola familia. Aproximadamente, el 90 % de los individuos con trastorno de la Tourette tiene síntomas compulsivos y hasta dos tercios cumplen los criterios diagnósticos de TOC.

En su forma clásica, el síndrome de la Tourette se asocia a un patrón de tics vocales y motores recurrentes que solo guardan una ligera semejanza con el TOC. Sin embargo, los apremios premonitorios que preceden a los tics suelen asemejarse notablemente a las obsesiones, y muchos de los tics motores complicados son muy parecidos a las compulsiones.

Otras condiciones psiquiátricas

La conducta obsesivo-compulsiva se observa en un gran número de trastornos psiquiátricos, de modo que los clínicos deben descartar estas enfermedades al diagnosticar un TOC. El trastorno muestra una similitud superficial con el trastorno de la personalidad obsesivo-compulsiva, que se asocia con una preocupación obsesiva por los detalles, el perfec-

Tabla 9-5
Trastorno dismórfico corporal

Trastorno	Trastorno dismórfico corporal	
	DSM-5	**CIE-10**
Nombre del diagnóstico	Trastorno dismórfico corporal	Trastorno dismórfico corporal

Síntomas	1. Preocupación por la apariencia física y los defectos subjetivos
	2. Presencia de conductas repetitivas en cierto punto durante el trastorno
	  • Revisión
	  • Aseo
	  • Rascado de la piel
	  • Pensamientos recurrentes/perseveración al comparar la apariencia física con la de otros
		Preocupación excesiva por la imagen o la apariencia

Número de síntomas requeridos	Dos de los anteriores que causan malestar y/o deterioro significativo y se excluyen otras causas de síntomas	
Consecuencias psicosociales de los síntomas	Síntomas y conductas causan malestar y deterioro significativo	Malestar o deterioro significativo en las áreas funcionales
Exclusiones (no resultado de):	Enfermedad médica Sustancia Trastorno alimentario Otro trastorno psiquiátrico	

Especificadores de los síntomas	**Con dismorfia muscular**
	  • Preocupación por percepción de poca masa muscular o estructura corporal pequeña
	Con introspección buena o aceptable
	  • Comprender que las creencias pueden no ser ciertas
	Con poca introspección
	  • Sentir que las creencias probablemente son ciertas
	Con ausencia de introspección/con creencias delirantes
	  • Fuerte convicción de que las creencias son verdaderas	

Especificadores de la gravedad	Con o sin introspección (v. arriba)	

cionismo y otros rasgos de personalidad similares. Sin embargo, solo el TOC se asocia a un verdadero síndrome de obsesiones y compulsiones. Las preocupaciones en el trastorno de ansiedad generalizada se refieren a problemas de la vida real, y tienden a ser menos irracionales y egodistónicas que en el TOC. De manera similar, las rumiaciones de la depresión y las preocupaciones de la manía son típicamente congruentes con el estado de ánimo y egosintónicas; en ningún caso los síntomas son neutralizados por compulsiones.

Los síntomas psicóticos suelen conducir a pensamientos obsesivos y conductas compulsivas, preocupaciones corporales o conductas de acumulación que pueden ser difíciles de distinguir del TOC y de trastornos relacionados. Los pacientes con trastornos psicóticos, sin embargo, no pueden reconocer la naturaleza irracional de su conducta. Además, los pacientes con trastornos psicóticos suelen tener muchos otros rasgos que no son característicos del TOC.

En algunos pacientes con TDC, sus preocupaciones tienen una intensidad delirante. En tales casos, generalmente se puede efectuar el diagnóstico de un trastorno delirante de tipo somático, además del TDC, para captar la verdadera naturaleza de la presentación del paciente.

De forma parecida, el trastorno depresivo mayor se asocia por lo general con pensamientos obsesivos que, en ocasiones, parecen auténticas obsesiones. Sin embargo, los síntomas obsesivos asociados a la depresión mayor solo se observan en presencia de un episodio depresivo.

Las personas con trastorno de la personalidad evitativa o con fobia social pueden estar preocupadas ante la posibilidad de sentir vergüenza por defectos imaginarios o reales de su aspecto, pero esta preocupación no suele ser llamativa, persistente, angustiosa ni discapacitante.

Otros trastornos psiquiátricos pueden causar síntomas de acumulación, incluidos los trastornos del espectro autista (donde las colecciones

pueden reflejar un interés específico) y los psicóticos. Solo se debería diagnosticar el TA si los síntomas de acumulación son independientes de estos otros trastornos.

Las condiciones del neurodesarrollo y neurodegenerativas pueden estar asociadas a la acumulación. Por ejemplo, en el síndrome de Prader-Willi, los individuos se caracterizan por acumular alimentos, obesidad y rascarse la piel. La enfermedad de Alzheimer es otro ejemplo. La lesión de regiones específicas del cerebro (cortezas cingulada y prefrontal ventromedial anterior) puede causar acumulación excesiva e indiscriminada.

Los pacientes con anorexia nerviosa tienen una preocupación corporal dirigida al peso. En la disforia de género hay una incomodidad o una sensación de malestar acerca de las propias características sexuales primarias y secundarias. En el trastorno depresivo mayor puede haber cogniciones congruentes con el estado de ánimo sobre la apariencia que ocurren solo durante un episodio depresivo mayor.

El síndrome de referencia olfativo puede resultar en otras conductas compulsivas o repetitivas como lavar o cambiarse la ropa. Las personas con trastorno dismórfico corporal tienen preocupaciones obsesivas por su aspecto y pueden presentar conductas compulsivas asociadas (p. ej., comprobaciones en el espejo). Solo se deben incluir diagnósticos múltiples cuando el foco específico de las obsesiones se extienda más allá del habitual de ese trastorno.

Algunos pacientes con TOC pueden tener como respuesta una obsesión indeseable. Esta situación es más frecuente con las obsesiones relacionadas con la simetría, incompletitud o miedo de daño o contaminación (p. ej., conservar un objeto creyendo que desecharlo provocará daño). Por el contrario, en el TA no existe una obsesión asociada; en cambio, el individuo desea conservar los objetos guardados y le angustia

Tabla 9-6
Trastorno de acumulación

	Trastorno de acumulación	
Trastorno	**DSM-5**	**CIE-10**
Nombre del diagnóstico	Trastorno de acumulación	Trastorno de acumulación
Síntomas	1. Apego excesivo a las posesiones 2. Angustia relacionada con la separación de las posesiones 3. Acumulación excesiva de posesiones 4. La acumulación produce angustia significativa, deterioro y/o compromiso en la seguridad/salud	• Dificultad para separarse de los objetos por la necesidad percibida de guardar posesiones • Malestar y deterioro del funcionamiento asociado con la separación de la posesión
Número de síntomas requeridos	Todos los anteriores	
Consecuencias psicosociales de los síntomas	Los síntomas y conductas causan malestar y deterioro significativo	Los síntomas y conductas causan malestar y deterioro significativo
Exclusiones (no resultado de):	Enfermedad médica Trastorno neurocognitivo Otro trastorno psiquiátrico	
Especificadores de los síntomas	**Con adquisición excesiva** • La acumulación se acompaña de adquisición excesiva de posesiones adicionales **Con introspección buena o aceptable** • Comprender que las acciones son problemáticas **Con poca introspección** • Sentir que las acciones podrían no ser problemáticas **Con introspección buena o aceptable creencias delirantes** • Fuerte convicción de que las acciones no son problemáticas	
Especificadores de la gravedad	**Con o sin introspección (v. arriba)**	

pensar en desprenderse de ellos. En algunos casos, tanto el TOC como el TA pueden ser comórbidos. Rascarse la piel también puede ocurrir en respuesta a la obsesión por contaminación y también es habitual en el TDC, pero en estas personas es una respuesta a las preocupaciones sobre la apariencia corporal y no es necesario un segundo diagnóstico.

Los pacientes con *dermatitis artefacta* se rascan la piel como forma elegida de lesión autoprovocada, y recurren a sistemas más elaborados que la simple excoriación para autoinducirse lesiones cutáneas. Se observa en el 0,3 % de los pacientes de los servicios de dermatología, y la proporción es de 8 mujeres por cada hombre. Puede presentarse a cual-

quier edad, pero es más frecuente en adolescentes y adultos jóvenes. Puede cursar como un agravamiento de la dermatosis, e incluir varias lesiones cutáneas, como ampollas, úlceras, eritema, edema, púrpura y senos. La morfología de las lesiones de la dermatitis facticia es a menudo sorprendente y lineal, con cortes limpios, angulados, o extremos geométricos. La presencia de piel no afectada, completamente normal, al lado de lesiones de aspecto monstruosos es una pista para el diagnóstico de dermatitis facticia (fig. 9-3). Además, la descripción por parte del paciente de los antecedentes de las lesiones cutáneas suele ser vaga, y carece de detalles sobre el aspecto y la evolución de las lesiones.

Tabla 9-7
Trastorno de arrancarse el pelo (tricotilomanía)

	Trastorno de arrancarse el pelo (tricotilomanía)	
Trastorno	**DSM-5**	**CIE-10**
Nombre del diagnóstico	Tricotilomanía (trastorno de arrancarse el pelo)	Tricotilomanía
Síntomas	1. Arrancamiento del pelo recurrente que provoca la pérdida del pelo 2. Arrancarse el pelo a pesar de los repetidos intentos de cambiar o cesar las conductas 3. Las acciones causan malestar y/o deterioro del funcionamiento	• Presencia de una pérdida de pelo notable por arrancarse el pelo recurrentemente • Conducta de arrancarse el pelo precedida por un aumento de la ansiedad que se alivia con arrancarse el pelo
Número de síntomas requerido	Todos las anteriores	
Consecuencias psicosociales de los síntomas	Los síntomas y conductas causan malestar y deterioro significativo	
Exclusiones (no resultado de):	Enfermedad médica Otro trastorno psiquiátrico	Inflamación cutánea preexistente Respuesta al delirio o alucinación Trastorno de movimientos estereotipados

Tabla 9-8
Excoriación (rascarse la piel)

Trastorno	Trastorno de excoriación (rascarse la piel)	
	DSM-5	**CIE-10**
Nombre del diagnóstico	Trastorno de excoriación (rascarse la piel)	Trastorno de excoriación (rascarse la piel)
Síntomas	1. Rascarse la piel de forma recurrente provocando lesiones 2. Rascarse la piel continuamente a pesar de los intentos repetidos de cambiar o cesar la conducta 3. Las acciones causan malestar y/o deterioro del funcionamiento	Véanse los criterios para los trastornos obsesivo-compulsivos
Número de síntomas requeridos	Todos los anteriores	
Consecuencias psicosociales de los síntomas	Los síntomas y conductas causan malestar y deterioro significativo	
Exclusiones (no resultado de):	Otro trastorno psiquiátrico	Dermatitis facticia

Conductas normales

Ciertas conductas normales pueden volverse más prominentes en ciertos individuos sin ser un trastorno. Se vive en una sociedad pendiente de la apariencia; algunas personas están más preocupadas que otras.

Hay personas que se preocupan más de evitar la contaminación o los gérmenes y pueden lavarse o evitar tocar personas o artículos potencialmente infectados. Vivir durante una pandemia mundial suele desdibujar el límite entre la fobia a la contaminación y la cautela comprensible. Esta superposición entre lo patológico y lo prudente debería continuar mucho después de la pandemia. A menudo muchas personas se eliminan el vello del cuerpo por razones estéticas. Otras pueden morderse una uña o rascarse una costra. El coleccionismo es un pasatiempo divertido y, a veces, lucrativo para muchas personas.

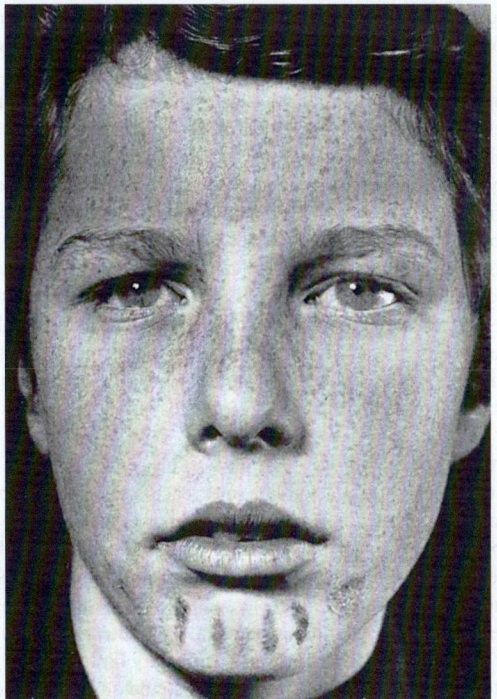

FIGURA 9-3
Lesiones autoinflingidas características con costras. (De Douthwaite AH, ed. *French's Index of Differential Diagnosis*. 7.ª ed. Baltimore: Williams & Wilkins; 1954, con autorización.)

En cada caso, el comportamiento es deseado, generalmente restringido (p. ej., un coleccionista solo puede recoger ciertos juguetes) y a menudo agradable. Sin embargo, estos trastornos representan conductas impulsivas que causan angustia y deterioro.

COMORBILIDAD

Trastorno obsesivo-compulsivo

Los individuos con TOC a menudo presentan otros trastornos mentales. La prevalencia a lo largo de la vida del trastorno depresivo mayor en individuos con TOC es aproximadamente del 67%, y la de fobia social, de alrededor del 25%. El suicidio es un riesgo para todos los pacientes con el trastorno. Otros diagnósticos psiquiátricos comórbidos frecuentes en pacientes con TOC son los relacionados con el consumo de alcohol, el trastorno de ansiedad generalizada, la fobia específica, el trastorno de pánico, los trastornos alimentarios y los trastornos de la personalidad. El TOC presenta una semejanza superficial con el trastorno de la personalidad obsesivo-compulsiva, que se asocia con una preocupación obsesiva por los detalles, el perfeccionismo y otros rasgos similares de la personalidad. La incidencia del síndrome de la Tourette en pacientes con TOC es del 5% al 7%, y del 20% al 30% en los que tienen, además, antecedentes de tics.

Trastorno dismórfico corporal

De los diversos TOC y trastornos relacionados parece que el TDC es el más asociado con la depresión comórbida, con una tasa del 75% a lo largo de la vida, así como con el suicidio, con el 80% que ha experimentado ideación suicida. Alrededor de un tercio de los pacientes con TDC han tenido antecedentes de TOC en su vida y un 30% de los pacientes con TDC experimentan ataques de pánico provocados por preocupaciones sobre su apariencia. El TDC también se asocia con altos niveles de sensibilidad al rechazo y baja autoestima. Muchos pacientes con TDC se administran sustancias para sus síntomas de ansiedad social o su dolor emocional.

Trastorno de acumulación

El TOC comórbido es común en pacientes con TA. Otros trastornos comórbidos prevalentes incluyen el trastorno de ansiedad generalizada y el trastorno depresivo mayor.

Trastorno de arrancarse el pelo (tricotilomanía)

Las condiciones comórbidas incluyen otros trastornos de conducta repetitiva centrados en el cuerpo, siendo el trastorno de excoriación el más común. El TOC también es más frecuente en el trastorno de arrancarse el pelo que en la población general. Más de la mitad de las personas con trastorno de arrancarse el pelo que buscan tratamiento tienen un trastorno psiquiátrico comórbido, y son los trastornos del estado de ánimo y de ansiedad los más comunes. Además, el trastorno de arrancarse el pelo puede provocar secuelas médicas (p. ej., tricobezoares) y una disminución de la calidad de vida.

Trastorno de excoriación (rascarse la piel)

Las condiciones comórbidas en el trastorno de excoriación incluyen otros trastornos de conducta repetitiva centrados en el cuerpo, siendo el trastorno de arrancarse el pelo el más común. El TOC y el TDC también son más frecuentes en el trastorno de excoriación que en la población general. Otros trastornos psiquiátricos comórbidos habituales en el trastorno de excoriación incluyen trastornos del estado de ánimo y de ansiedad.

EVOLUCIÓN Y PRONÓSTICO

Trastorno obsesivo-compulsivo

El curso del TOC es generalmente crónico y, en ausencia de intervención, los síntomas pueden persistir durante décadas. Sin embargo, datos recientes enfatizan que los resultados a largo plazo pueden ser positivos. Por lo tanto, se debe alentar a los pacientes a mantener la esperanza y probar una variedad de tratamientos diferentes basados en la evidencia.

Trastorno dismórfico corporal

El curso del TDC suele ser crónico y, en ausencia de intervención, los síntomas pueden persistir durante décadas. La edad de inicio más temprana y los síntomas más graves al inicio pueden predecir un peor curso.

Trastorno de acumulación

El TA tiene un curso algo más tardío que la mayoría de los trastornos obsesivo-compulsivos y relacionados. En ausencia de intervención, su curso parece ser a menudo crónico y progresivo. Los síntomas de acumulación a menudo comienzan en la infancia y la adolescencia, los criterios de diagnóstico se cumplen solo en los 30, y los síntomas empeoran en cada década posterior.

Trastorno de arrancarse el pelo (tricotilomanía)

Hay relativamente pocos datos sobre el curso a largo plazo del trastorno de arrancarse el pelo. En ausencia de intervención es probable que a menudo sea crónico. Sin embargo, algunos datos indican que en una parte de los casos se produce una remisión.

Trastorno de excoriación (rascarse la piel)

Los datos que existen sobre el curso a largo plazo del trastorno de excoriación sugieren que, sin intervención, suele ser crónico, aunque con fluctuaciones en la gravedad a lo largo del tiempo. Como ocurre con otros trastornos obsesivo-compulsivos y trastornos relacionados, las personas a menudo informan que no han buscado atención médica porque se sienten avergonzadas por sus síntomas, sienten que deben detener los síntomas por sí mismos o no son conscientes de que los síntomas pueden ser parte de una condición conocida o que existen tratamientos eficaces.

TRATAMIENTO

Trastorno obsesivo-compulsivo

Tratamiento farmacológico.   Los medicamentos eficaces incluyen clomipramina e inhibidores selectivos de la recaptación de serotonina

(ISRS, que, junto con la clomipramina y otros medicamentos serotoninérgicos, a veces se denominan inhibidores de la recaptación de serotonina [IRS]). Las comparaciones directas de clomipramina e ISRS muestran la misma eficacia pero mejor tolerabilidad de los ISRS. En general, los médicos deben usar dosis más altas para lograr un efecto óptimo. Algunos ejemplos son dosis de 80 mg de fluoxetina o 200 mg de sertralina. Algunos pacientes responden a dosis aún más altas. Sin embargo, no se recomienda exceder las dosis recomendadas para la clomipramina o el citalopram debido a problemas de seguridad. También hay alguna evidencia de que la respuesta a los IRS es más lenta en el TOC que en la depresión; por lo tanto, se alienta a los médicos a prescribir un IRS durante al menos 12 semanas antes de decidir cambiar el medicamento o aumentarlo con otro psicotrópico. Una regla general es que debemos continuar usando la dosis necesaria para obtener una respuesta durante al menos 1 a 2 años. Al suspender la medicación, existe un riesgo real de recaída, por lo que debe hacerse de manera muy gradual, con pequeños ajustes cada pocos meses.

Los pacientes que no responden a un IRS pueden responder a otro. La evidencia más extensa es la de los antipsicóticos en el TOC del adulto. Entre ellos, la risperidona y el aripiprazol son los mejores adyuvantes. Algunos estudios han indicado que estos son particularmente útiles en pacientes con tics, pero no todos los datos son consistentes. Cuando se produce una respuesta a estos agentes, generalmente ocurre con relativa rapidez (p. ej., 4 semanas). Cuando se usan antagonistas de los receptores de dopamina, es crucial monitorizar los efectos adversos. La memantina, riluzol, ketamina, lamotrigina y N-acetilcisteína (NAC) son otros agentes de aumento prometedores.

Psicoterapia.   Existe una larga historia de considerar los síntomas del TOC desde una perspectiva psicodinámica, aunque no hay pruebas rigurosas de que este abordaje psicodinámico sea útil en el tratamiento del TOC. En cambio, la investigación empírica sobre la psicoterapia en el TOC ha surgido de las perspectivas conductuales y cognitivas. La exposición y prevención de la respuesta (EPR) ha demostrado ser un componente particularmente eficaz del tratamiento, y el trabajo más reciente también se centra en el papel potencial de los abordajes cognitivos y de atención plena. El principio esencial de EPR es minimizar la evitación de señales angustiantes y, en cambio, fomentar la exposición *in vivo* a situaciones temidas y la exposición imaginaria a las consecuencias temidas. Después de tales exposiciones es importante no caer en la respuesta compulsiva habitual. Luego, el terapeuta y el paciente desarrollan una jerarquía de exposición gradual a señales más angustiantes y la siguen. Como en el caso de la farmacoterapia, es fundamental asegurarse de que la dosis y la duración de la EPR sean suficientes.

Otros abordajes cognitivos del TOC se centran en las distorsiones del pensamiento (p. ej., responsabilidad exagerada). El terapeuta y el paciente colaboran para probar tales distorsiones y reemplazarlas con patrones de pensamiento más adaptativos. Más recientemente, las técnicas de atención plena han complementado estos abordajes. Las sesiones familiares también pueden ser útiles, sobre todo en pacientes más jóvenes, para comprender mejor el TOC y los principios de la EPR.

Tratamiento combinado.   Las guías clínicas indican que la farmacoterapia o la psicoterapia son una intervención razonable de primera línea para el tratamiento del TOC. En pacientes más jóvenes parece razonable comenzar primero la terapia cognitivo-conductual (TCC) y en pacientes con síntomas más graves o depresión comórbida es preciso comenzar primero la farmacoterapia. Existe evidencia de que la combinación de TCC y la farmacoterapia es particularmente útil.

Otras terapias somáticas.   Se ha demostrado que las lesiones neuroquirúrgicas dirigidas a los tractos cortico-estriado-tálamo-cortical (CSTC) son eficaces en una proporción de pacientes altamente resistentes al tratamiento. Los abordajes han incluido la cingulotomía anterior y la capsulotomía, entre otras técnicas. El enfoque más reciente en el trabajo neuroquirúrgico se ha centrado en la estimulación cerebral profunda, con la implantación de electrodos para estimular regiones cerebrales específicas. La estimulación magnética transcraneal también se ha estudiado para el TOC, aunque los datos aún no son lo suficientemente sólidos como para promover el uso clínico rutinario. La terapia electroconvulsiva no parece ser útil para el TOC.

Trastorno dismórfico corporal

Los ISRS son eficaces en el tratamiento del TDC, incluido el TDC delirante. Existe evidencia de que, como en el caso del TOC, las dosis más altas que las que se usan habitualmente en el tratamiento de la depresión son beneficiosas en el TDC, al igual que una duración más prolongada. Una vez más, la duración del tratamiento debe ser más prolongada, con una reducción gradual de la dosis y una estrecha vigilancia de los síntomas emergentes.

Los pacientes que no responden a un IRS pueden responder a otro. Existe evidencia anecdótica de que la potenciación de los IRS con buspirona es útil en pacientes con respuesta parcial. Hay pocos datos controlados sobre el uso de antagonistas de los receptores de dopamina como agentes potenciadores; los existentes no son alentadores. Sin embargo, los médicos han informado de pruebas anecdóticas del uso de aripiprazol como agente potenciador. Además, los inhibidores de la monoaminooxidasa irreversibles tienen algunos informes positivos, aunque experimentales.

Relación con la cirugía plástica. Existen pocos datos acerca del número de pacientes que están afectados por un trastorno dismórfico corporal y solicitan cirugía plástica. En un estudio se observó que solo el 2 % de los pacientes atendidos en un centro de cirugía plástica presentaba este diagnóstico, pero en el DSM-5 se informa de que podrían ser un 7-8 %. Sin embargo, el porcentaje general podría ser mucho más elevado. Los motivos por los que se solicita una intervención quirúrgica son diversos: la eliminación de flacidez facial, papada, arrugas e hinchazón; rinoplastia; reducción o aumento de senos, y alargamiento del pene. Los hombres que solicitan alargamientos del pene y las mujeres que demandan cirugía estética de los labios de la vagina o de los labios de la boca a menudo sufren este trastorno. La creencia acerca del aspecto suele asociarse a expectativas poco realistas de hasta qué punto la cirugía corregirá el defecto. A medida que la realidad se impone, la persona se da cuenta de que los problemas de la vida no se resuelven corrigiendo el defecto estético percibido. Idealmente, estos pacientes recurrirían a la psicoterapia para comprender la auténtica naturaleza de sus sentimientos neuróticos de inadecuación. A falta de ello, los pacientes pueden exteriorizar su ira denunciando a sus cirujanos plásticos o sufriendo una depresión clínica.

Trastorno de acumulación

El tratamiento del trastorno de acumulación es un reto. Aunque tiene semejanzas con el TOC, se ha constatado que los tratamientos efectivos tienen pocos beneficios en estos pacientes. En un estudio, solo el 18 % de los pacientes respondió a la medicación y a la terapia cognitivo-conductual. Los retos planteados por los pacientes con trastorno de acumulación ante el tratamiento característico de la terapia cognitivo-conductual son la poca introspección de la conducta, la poca motivación y la resistencia al tratamiento.

El tratamiento más eficaz del trastorno es un modelo cognitivo-conductual basado en el entrenamiento para la toma de decisiones y la categorización; en exponerse y habituarse a desprenderse de cosas, y en la reestructuración cognitiva. Esto incluye tanto sesiones en el consultorio como en casa. La función del terapeuta en este modelo es ayudar en el desarrollo de habilidades para tomar decisiones, hacer comentarios sobre la conducta normal de guardar e identificar, y poner en duda las creencias erróneas del paciente acerca de las posesiones. El objetivo del tratamiento es deshacerse de una cantidad considerable de posesiones, conseguir que el espacio sea habitable y proporcionar al paciente las habilidades necesarias para mantener un equilibrio positivo entre la cantidad de posesiones y el espacio habitable.

La evidencia del tratamiento farmacológico se basa en datos limitados y no controlados que respaldan el uso de ISRS o venlafaxina.

Trastorno de arrancarse el pelo (tricotilomanía)

Los primeros datos indicaron que el trastorno de arrancarse el pelo, como el TOC y el TDC, respondía de manera más sólida a la clomipramina que a la desipramina. Por desgracia, los ensayos posteriores de ISRS y venlafaxina en este trastorno no han demostrado su eficacia de manera consistente. El ensayo clínico positivo más significativo hasta la fecha es con NAC (1 200-2 400 mg/día), un nutracéutico que actúa sobre el sistema glutamatérgico. Sin embargo, un ensayo de NAC en el trastorno pediátrico de arrancarse el pelo mostró resultados negativos. Hay pequeños ensayos controlados que indican que los antagonistas de los receptores de dopamina también pueden ser útiles en estas condiciones. Dado su perfil favorable de efectos secundarios, puede ser razonable usar NAC como agente de primera línea en adultos con trastorno de arrancarse el pelo, usar ISRS cuando los pacientes tienen condiciones comórbidas para las que estos agentes son eficaces y considerar dosis bajas antagonistas de los receptores de dopamina en los casos más resistentes al tratamiento.

El entrenamiento en modificación de hábitos (EMH) es un conjunto de técnicas cognitivo-conductuales que ha demostrado eficacia en el tratamiento del trastorno de arrancarse el pelo en la niñez y la edad adulta. Los componentes del EMH incluyen el entrenamiento de la toma de conciencia, entrenamiento en la respuesta incompatible y el apoyo social. Además, los terapeutas utilizan el control de estímulos (CE) para cambiar el entorno del paciente, de modo que arrancarse el pelo implique más esfuerzo o sea un concepto menos reforzado. Los ensayos controlados de aumento de la EMH/CE con terapia de aceptación y compromiso, terapia dialéctico conductual o terapia cognitiva, también han sugerido eficacia en el trastorno de arrancarse el pelo.

Trastorno de excoriación (rascarse la piel)

El tratamiento del trastorno de rascarse la piel es un reto, y hay pocos datos sobre tratamientos efectivos. La mayoría de los pacientes no buscan tratamiento de forma activa, ya sea por incomodidad o porque creen que su padecimiento es intratable. Pueden utilizarse ISRS. En estudios que han comparado la efectividad de la fluoxetina con el placebo se ha observado la superioridad de la primera para reducir el rascado de la piel.

Otros fármacos muestran datos limitados. La lamotrigina ha demostrado resultados inconsistentes. Los fármacos glutamatérgicos, como el NAC, han mostrado informes positivos, aunque anecdóticos, al igual que los antagonistas del receptor de dopamina. Los tratamientos no farmacológicos son el entrenamiento de la modificación de hábitos y la terapia cognitivo-conductual breve.

EPIDEMIOLOGÍA

Trastorno obsesivo-compulsivo

Las tasas de TOC son bastante consistentes, con una estimación de la prevalencia a lo largo de la vida en la población general del 2 % al 3 %. Los estudios comunitarios indican mayor prevalencia de TOC en mujeres, pero en contextos clínicos hay aproximadamente el mismo número de pacientes hombres y mujeres. La edad media de inicio se aproxima a los 19 años, aunque en los hombres es ligeramente inferior. El inicio del trastorno suele ocurrir en la adolescencia o la niñez, y es poco frecuente que aparezca después de los 30 años.

Trastorno dismórfico corporal

Las estimaciones de prevalencia puntual en EE.UU. y en otros lugares han oscilado entre el 1,7% y el 2,4%, lo que indica que este es uno de los trastornos obsesivo-compulsivos y relacionados más frecuentes. Además, los estudios clínicos han reportado altas tasas de TDC en pacientes adultos psiquiátricos hospitalizados en general, en clínicas de cirugía estética y clínicas de dermatología.

La edad media de inicio es en la adolescencia. Al igual que en el TOC, los estudios comunitarios indican una mayor prevalencia de mujeres con TDC, mientras que los informes clínicos indican una proporción similar entre hombres y mujeres.

Trastorno de acumulación

La mayoría de los estudios de prevalencia del TA no han utilizado los criterios diagnósticos del DSM-5. Los datos disponibles indican que el TA tiene una prevalencia notable en los países occidentales, y un estudio que utilizó los criterios del DSM-5 arrojó una prevalencia puntual del 1,5%. Se estima que la proporción hombre:mujer es de aproximadamente 1. Por el contrario, en las clínicas, las mujeres son más habituales que los hombres, lo que quizás indique mayor introspección. A diferencia del cuadro que se observa en la mayoría de los trastornos obsesivo-compulsivos y relacionados, la prevalencia de la acumulación aumenta con la edad y, en entornos clínicos, la edad promedio del primer tratamiento es alrededor de 50 años.

Trastorno de arrancarse el pelo (tricotilomanía)

Los estudios de poblaciones seleccionadas, como los estudiantes universitarios, indican que la prevalencia puntual de tricotilomanía es de alrededor de 0,5% a 2%. La edad de inicio suele ser la menarquia, y la proporción mujer:hombre es de un 4:1 en adultos. Las muestras pediátricas indican una distribución equitativa entre hombres y mujeres.

Trastorno de excoriación (rascarse la piel)

Los estudios de prevalencia en la comunidad del trastorno de excoriación han encontrado una prevalencia puntual de 1,4% a 5,4%. La edad de inicio es algo más variable que en el trastorno de arrancarse el pelo, aunque la edad media es de 12 años, coincidiendo típicamente con el inicio de la pubertad. Aunque muchas más mujeres que hombres tienen trastorno de excoriación, la proporción es más uniforme que en el caso del trastorno de arrancarse el pelo.

ETIOLOGÍA

Trastorno obsesivo-compulsivo

En la actualidad, el TOC se considera principalmente un trastorno neuropsiquiátrico mediado por neurocircuitos específicos. Desde una perspectiva de neurociencia cognitivo-afectiva, el TOC tiene varios deterioros neuropsicológicos específicos que incluyen inflexibilidad cognitiva y alteraciones en el sistema de hábitos. Los primeros trabajos clínicos establecieron que el TOC podría precipitarse por daños en los circuitos estriados, como se observó en la epidemia mundial de gripe a principios del siglo xx. Los avances más recientes han delineado el papel de la neuroanatomía, los neurocircuitos, los neurotransmisores y otras moléculas involucradas en la patogenia del TOC.

Los estudios cognitivos y neuropsicológicos del TOC han encontrado varias alteraciones, incluida una variedad de deterioros en la función ejecutiva, y con evidencia de inflexibilidad cognitiva, impulsividad motora y formación excesiva de hábitos. Tal trabajo es consistente con la hipótesis de que el TOC representa un control deficiente de las conductas habituales automatizadas.

Varias regiones del cerebro, incluido el cíngulo anterior, la corteza orbitofrontal y el cuerpo estriado, se han visto implicadas de forma constante en el TOC. Sin embargo, existe evidencia de que muchas otras regiones tienen un papel importante (fig. 9-4). Una hipótesis ha sido que el circuito CSTC tiene un papel particularmente importante en la mediación de los deterioros cognitivo-afectivos observados en el TOC, con la activación o inhibición de diferentes componentes de este circuito que impulsan las características compulsivas e impulsivas del trastorno obsesivo-compulsivo y relacionado. La investigación inicial con pruebas de imagen fue fundamental para demostrar que tanto la farmacoterapia como la TCC podían normalizar las alteraciones funcionales en los circuitos CSTC en el TOC.

Además, los datos indican que varios sistemas de neurotransmisores contribuyen al TOC, incluidos los sistemas serotoninérgico, dopaminérgico, glutamatérgico y GABAérgico. La hipótesis de la serotonina en el TOC ha sido influyente; una serie de pruebas señalan la implicación de este sistema en el TOC, y los pacientes responden al tratamiento con IRS pero no al tratamiento con inhibidores de la recaptación de noradrenérgicos. Al mismo tiempo hay relativamente poca evidencia de que la serotonina tenga un papel causal en el TOC. Además, una serie de pruebas apuntan a la participación del sistema dopaminérgico en el TOC y, en particular, al aumento de los antagonistas de la recaptación de serotonina con antagonistas del receptor de dopamina como intervención de primera línea para el TOC resistente al tratamiento. Más recientemente ha habido cierto interés en otros sistemas, incluido el sistema glutamatérgico, con evidencia de que algunos fármacos glutamatérgicos pueden ser útiles en esta afección.

Los hallazgos genéticos pueden influir cada vez más en el trabajo futuro sobre la neurociencia cognitivo-afectiva del TOC. Los estudios de gemelos y familias indican que la susceptibilidad genética tiene un papel en el TOC, y más aún en el TOC de inicio en la niñez.

Trastorno dismórfico corporal

Existe evidencia de que los deterioros cognitivo-afectivos específicos caracterizan el TDC. Por ejemplo, los estudios neuropsicológicos han sugerido déficits en el funcionamiento ejecutivo y el procesamiento visual. Las imágenes cerebrales y los estudios de neurogenética han proporcionado algunas ideas sobre los posibles mecanismos que subyacen a tales déficits y sobre las posibles superposiciones con otros trastornos obsesivo-compulsivos y relacionados. Por ejemplo, los circuitos CSTC pueden estar involucrados, así como aquellos involucrados en el procesamiento visual. Los datos en gemelos y familias proporcionan evidencia preliminar de susceptibilidad genética, así como una relación con el TOC. Sin embargo, la etiología del TDC aún no está clara.

Trastorno de acumulación

Los pacientes con TA pueden demostrar deterioro en varios dominios neuropsicológicos, incluida la planificación espacial, la memoria de trabajo, la inhibición de la respuesta y el cambio de escenario. Las pruebas de imagen cerebrales estructurales y funcionales han indicado que el neurocircuito relevante se superpone solo parcialmente con el afectado en el TOC. La investigación en pacientes con trastornos neurológicos ha sugerido que las cortezas cingulada anterior/prefrontal ventromedial y las regiones temporales mediales están involucradas en la acumulación. Además, los estudios en animales han señalado un posible papel del sistema dopaminérgico en la acumulación, y los estudios de gemelos indican una susceptibilidad genética para desarrollar acumulación patológica.

Trastorno de arrancarse el pelo (tricotilomanía)

Desde una perspectiva de neurociencia cognitivo-afectiva, las investigaciones neuropsicológicas del trastorno de arrancarse el pelo han de-

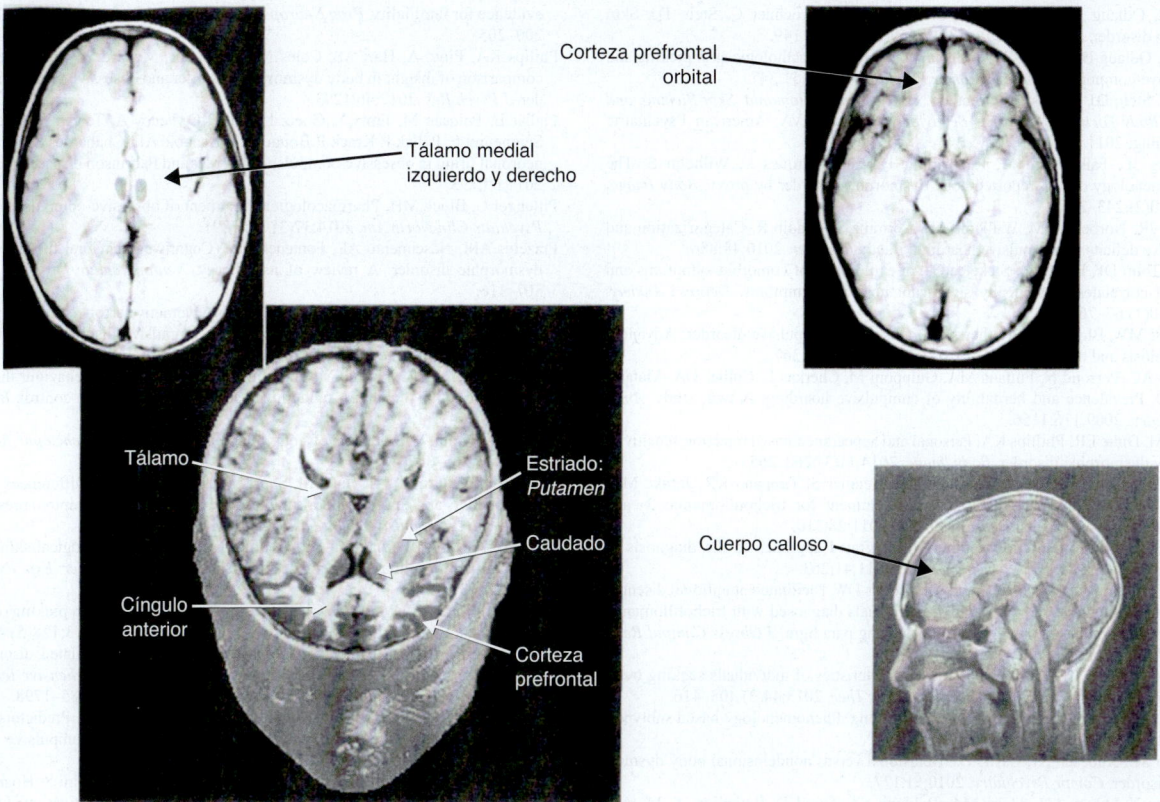

FIGURA 9-4
Regiones cerebrales implicadas en la fisiopatología del trastorno obsesivo-compulsivo. (De Rosenberg DR, MacMillan SN, Moore GJ. Brain anatomy and chemistry may predict treatment response in paediatric obsessive-compulsive disorder. *Int J Neuropsychopharmacol.* 2001;4(2):179-190, con autorización.)

mostrado cierta evidencia de déficits en la memoria de trabajo y el aprendizaje visoespacial. Las pruebas de imagen cerebrales estructurales y funcionales han sugerido cierta participación de los circuitos CSTC relevantes para el aprendizaje de hábitos, aunque los datos son escasos. También hay evidencia de la afectación de regiones del cerebro asociadas con el procesamiento de recompensas y la regulación afectiva. Los estudios con familias y de gemelos proporcionan evidencia de susceptibilidad genética, así como una relación con el TOC y otras conductas repetitivas centradas en el cuerpo. Varios genes candidatos pueden estar asociados con el trastorno de arrancarse el pelo, pero la evidencia es preliminar.

Trastorno de excoriación (rascarse la piel)

Desde una perspectiva de neurociencia cognitivo-afectiva, las investigaciones neuropsicológicas del trastorno de excoriación han demostrado cierta superposición con el TOC con respecto a la impulsividad motora. Las pruebas de imagen cerebrales han sugerido de manera similar cierta participación de los circuitos CSTC, aunque los datos son escasos y otras regiones también parecen estar implicadas. También hay cierta evidencia que sugiere la participación del sistema dopaminérgico en el trastorno de excoriación. Los estudios con familias y gemelos proporcionan evidencia de susceptibilidad genética, así como una relación con el TOC y otras conductas repetitivas centradas en el cuerpo. Al igual que con el trastorno de arrancarse el pelo, la evidencia preliminar ha identificado varios genes candidatos.

Bibliografía

American Psychiatric Association. *Diagnostic and Statistical Manual of Mental Disorders.* 5th ed. Arlington, VA: American Psychiatric Association; 2013.

Bloch MH. Trichotillomania and other impulsive-control disorders. In: Hudak R, Dougherty DD, eds. *Clinical Obsessive-Compulsive Disorders in Adults and Children.* New York: Cambridge University Press; 2011:207.

Cicek E, Cicek IE, Kayhan F, Uguz F, Kaya N. Quality of life, family burden and associated factors in relatives with obsessive-compulsive disorder. *Gen Hosp Psychiatry.* 2013;35(3):253–258.

Conrado LA, Hounie AG, Diniz JB, Fossaluza V, Torres AR, Miguel EC, Rivitti EA. Body dysmorphic disorder among dermatologic patients: Prevalence and clinical features. *J Am Acad Derm.* 2010;63:235.

Del Casale A, Sorice S, Padovano A, Simmaco M, Ferracuti S, Lamis DA, Rapinesi C, Sani G, Girardi P, Kotzalidis GD, Pompili M. Psychopharmacological treatment of obsessive-compulsive disorder (OCD). *Curr Neuropharmacol.* 2019;17(8):710–736.

DiMauro J, Genova M, Tolin DF, Kurtz MM. Cognitive remediation for neuropsychological impairment in hoarding disorder: A pilot study. *J Obsess Compul Relat Disord.* 2014;3(2):132–138.

Endrass T, Schuermann B, Kaufmann C, Spielberg R, Kniesche R, Kathmann N. Performance monitoring and error significance in patients with obsessive-compulsive disorder. *Biol Psychol.* 2010;84:257.

Fang A, Hofmann SG. Relationship between social anxiety disorder and body dysmorphic disorder. *Clin Psychol Rev.* 2010;30:1040.

Fang A, Matheny NL, Wilhelm S. Body dysmorphic disorder. *Psychiatr Clin North Am.* 2014;37(3):287–300.

Feusner JD, Arienzo D, Li W, Zhan L, Gadelkarim J, Thompson PM, Leow AD. White matter microstructure in body dysmorphic disorder and its clinical correlates. *Psychiatry Res.* 2013;211(2):132–140.

Frost RO, Steketee G, Tolin DF. Comorbidity in hoarding disorder. *Depress Anxiety.* 2011;28:876.

Frost RO, Tolin DF, Steketee G, Fitch KE, Selbo-Bruns A. Excessive acquisition in hoarding. *J Anxiety Disord.* 2009;23:632.

Gillan CM, Papmeyer M, Morein-Zamir S, Sahakian BJ, Fineberg NA, Robbins TW, de Wit S. Disruption in the balance between goal-directed behavior and habit learning in obsessive-compulsive disorder. *Am J Psychiatry.* 2011;168:718.

Goes F, McCusker M, Bienvenu O, Mackinnon DF, Mondimore FM, Schweizer B, National Institute of Mental Health Genetics Initiative Bipolar Disorder Consortium; Depaulo JR, Potash JB. Co-morbid anxiety disorders in bipolar disorder and major depression: Familial aggregation and clinical characteristics of co-morbid panic disorder, social phobia, specific phobia and obsessive-compulsive disorder. *Psychol Med.* 2012;42(7):1449–1459.

Grant JE, Chamberlain SR. Trichotillomania. *Am J Psychiatry.* 2016;173(9): 868–874.

Grant JE, Odlaug BL, Chamberlain SR, Keuthen NJ, Lochner C, Stein DJ. Skin picking disorder. *Am J Psychiatry*. 2012;169(11):1143–1149.

Grant JE, Odlaug BL, Kim SW. A clinical comparison of pathologic skin picking and obsessive-compulsive disorder. *Compr Psychiatry*. 2010;51:347.

Grant JE, Stein DJ, Woods DW, Keuthen NJ, eds. *Trichotillomania, Skin Picking, and Other Body-Focused Repetitive Behaviors*. Arlington, VA: American Psychiatric Publishing; 2011.

Greenberg JL, Falkenstein M, Reuman L, Fama J, Marques L, Wilhelm S. The phenomenology of self-reported body dysmorphic disorder by proxy. *Body Image*. 2013;10(2):243–246.

Grisham JR, Norberg MM, Williams AD, Certoma SP, Kadib R. Categorization and cognitive deficits in compulsive hoarding. *Behav Res Ther*. 2010;48:886.

Hall BJ, Tolin DF, Frost RO, Steketee G. An exploration of comorbid symptoms and clinical correlates of clinically significant hoarding symptoms. *Depress Anxiety*. 2013;30(1):67–76.

Hirschtritt MW, Bloch MH, Mathews CA. Obsessive-compulsive disorder: Advances in diagnosis and treatment. *JAMA*. 2017;317(13):1358–1367.

Iervolino AC, Perroud N, Fullana MA, Guipponi M, Cherkas L, Collier DA, Mataix-Cols D. Prevalence and heritability of compulsive hoarding: A twin study. *Am J Psychiatry*. 2009;116:1156.

Kelly MM, Didie ER, Phillips KA. Personal and appearance-based rejection sensitivity in body dysmorphic disorder. *Body Image*. 2014;11(3):260–265.

Keuthen NJ, Rothbaum BO, Falkenstein MJ, Meunier S, Timpano KR, Jenike MA, Welch SS. DBT-enhanced habit reversal treatment for trichotillomania: 3- and 6-month follow-up results. *Depress Anxiety*. 2011;28:310.

Kumar B. The mind-body connection: An integrated approach to the diagnosis of colonic trichobezoar. *Int J Psychiatry Med*. 2011;41:263.

Lee HJ, Franklin SA, Turkel JE, Goetz AR, Woods DW. Facilitated attentional disengagement from hair-related cues among individuals diagnosed with trichotillomania: An investigation based on the exogenous cueing paradigm. *J Obsess Compul Relat Disord*. 2012;1:8.

Levy HC, McLean CP, Yadin E, Foa EB. Characteristics of individuals seeking treatment for obsessive-compulsive disorder. *Behav Ther*. 2013;44(3):408–416.

Lochner C, Seedat S, Stein DJ. Chronic hair-pulling: Phenomenology-based subtypes. *J Anxiety Disord*. 2010;24:196.

Mancuso SG, Knoesen NP, Castle DJ. Delusional versus nondelusional body dysmorphic disorder. *Compr Psychiatry*. 2010;51.177.

Markarian Y, Larson MJ, Aldea MA, Baldwin SA, Good D, Berkeljon A, Murphy TK, Storch EA, McKay D. Multiple pathways to functional impairment in obsessive-compulsive disorder. *Clin Psychol Rev*. 2010;30:78.

McDonald KE. Trichotillomania: Identification and treatment. *J Counsel Dev*. 2012;90:421.

Miller JL, Angulo M. An open-label pilot study of N-acetylcysteine for skin-picking in Prader–Willi syndrome. *Am J Med Gen*. 2014;164(2):421–424.

Nestadt G, Di C, Riddle M, Grados MA, Greenberg BD, Fyer AJ, McCracken JT, Rauch SL, Murphy DL, Rasmussen SA, Cullen B, Pinto A, Knowles JA, Piacentini J, Pauls DL, Bienvenu OJ, Wang Y, Liang KY, Samuels JF, Roche KB. Obsessive-compulsive disorder: Subclassification based on co-morbidity. *Psychol Med*. 2009;39(9):1491–1501.

Nordsletten AE, Reichenberg A, Hatch SL, Fernandez de la Cruz L, Pertusa A, Hotopf M, Mataix-Cols D. Epidemiology of hoarding disorder. *Br J Psychiatry*. 2013;203(6):445–452.

Odlaug BL, Grant JE. Pathological skin-picking. *Am J Drug Alcohol Abuse*. 2010;36:296.

Odlaug BL, Kim SW, Grant JE. Quality of life and clinical severity in pathological skin picking and trichotillomania. *J Anxiety Disord*. 2010;24:823.

Panza KE, Pittenger C, Bloch MH. Age and gender correlates of pulling in pediatric trichotillomania. *J Am Acad Child Adolesc Psychiatry*. 2013;52(3):241–249.

Park LE, Calogero RM, Young AF, Diraddo AM. Appearance-based rejection sensitivity predicts body dysmorphic disorder symptoms and cosmetic surgery acceptance. *J Soc Clin Psychol*. 2010;29:489.

Peng ZW, Xu T, Miao GD, He QH, Zhao Q, Dazzan P, Chan RC. Neurological soft signs in obsessive-compulsive disorder: The effect of comorbid psychosis and

evidence for familiality. *Prog Neuropsychopharmacol Biol Psychiatry*. 2012;39(1):200–205.

Philips KA, Pinto A, Hart AS, Coles ME, Eisen JL, Menard W, Rasmussen SA. A comparison of insight in body dysmorphic disorder and obsessive-compulsive disorder. *J Psych Res*. 2012;46:1293.

Piallat B, Polosan M, Fraix V, Goetz L, David O, Fenoy A, Torres N, Quesada JL, Seigneuret E, Pollak P, Krack P, Bougerol T, Benabid AL, Chabardès S. Subthalamic neuronal firing in obsessive-compulsive disorder and Parkinson disease. *Ann Neurol*. 2011;69:793.

Pittenger C, Bloch MH. Pharmacological treatment of obsessive-compulsive disorder. *Psychiatr Clin North Am*. 2014;37(3):375–391.

Prazeres AM, Nascimento AL, Fontenelle LF. Cognitive-behavioral therapy for body dysmorphic disorder: A review of its efficacy. *Neuropsychiatr Dis Treat*. 2013;9:307–316.

Riesel A, Endrass T, Kaufmann C, Kathmann N. Overactive error-related brain activity as a candidate endophenotype for obsessive-compulsive disorder: Evidence from unaffected first-degree relatives. *Am J Psychiatry*. 2011;168:317.

Schuck K, Keijsers GP, Rinck M. The effects of brief cognitive-behaviour therapy for pathological skin picking: A randomized comparison to wait-list control. *Behav Res Ther*. 2011;49:11.

Smith AK, Mittal V. Delusions of body image in the prodrome. *Schizophr Res*. 2013;146(1–3):366–367.

Smith AH, Wetterneck CT, Hart JM, Short MB, Björgvinsson T. Differences in obsessional beliefs and emotion appraisal in obsessive-compulsive symptom presentation. *J Obsessive Compulsive Relat Disord*. 2012;1:54.

Snorrason I, Smari J, Ólafsson RP. Emotion regulation in pathological skin picking: Findings from a non-treatment seeking sample. *J Behav Ther Exp Psychiatry*. 2010;41:238.

Snorrason I, Stein D, Woods D. Classification of excoriation (skin picking) disorder: Current status and future directions. *Acta Psychiatr Scand*. 2013;128(5):406–407.

Stein DJ, Lochner C. Chapter 15: Obsessive-compulsive and related disorders. In: Sadock BJ, Sadock VA, Ruiz P, eds. *Kaplan & Sadock's Comprehensive Textbook of Psychiatry*. 10th ed. Philadelphia, PA: Wolters Kluwer; 2017:1785–1798.

Steketee G, Siev J, Fama JM, Keshaviah A, Chosak A, Wilhelm S. Predictors of treatment outcome in modular cognitive therapy for obsessive-compulsive disorder. *Depress Anxiety*. 2011;28:333.

Timpano KR, Rasmussen J, Exner C, Rief W, Schmidt NB, Wilhelm S. Hoarding and the multi-faceted construct of impulsivity: A cross-cultural investigation. *J Psychiatr Res*. 2013;47(3):363–370.

Tolin DF, Villavicencio A. Inattention, but not obsessive-compulsive disorder, predicts the core features of hoarding disorder. *Behav Res Ther*. 2011;49:120.

Via E, Cardoner N, Pujol J, Alonso P, López-Solà M, Real E, Contreras-Rodríguez O, Deus J, Segalàs C, Menchón JM, Soriano-Mas C, Harrison BJ. Amygdala activation and symptom dimensions in obsessive-compulsive disorder. *Brit J Psychiatry*. 2014;204(1):61–68.

Wahl K, Huelle JO, Zurowski B, Kordon A. Managing obsessive thoughts during brief exposure: An experimental study comparing mindfulness-based strategies and distraction in obsessive-compulsive disorder. *Cogn Ther Res*. 2013;37(4):752–761.

Walther MR, Snorrason I, Flessner CA, Franklin ME, Burkel R, Woods DW. The Trichotillomania Impact Project in Young Children (TIP-YC): Clinical Characteristics, Comorbidity, Functional Impairment and Treatment Utilization. *Child Psychiatry & Hum Dev*. 2014;45(1):24–31.

Whittal ML, Robichaud M. Obsessive-compulsive disorder. In: Hofmann SG, Reinecke MA, eds. *Cognitive-Behavioral Therapy With Adults: A Guide to Empirically-Informed Assessment and Intervention*. New York: Cambridge University Press; 2010:92.

Wilhelm S, Philips KA, Steketee G. *Cognitive Behavioral Therapy for Body Dysmorphic Disorder: A Treatment Manual*. New York: Guilford; 2013.

Williams M, Powers MB, Foa EB. Obsessive-compulsive disorder. In: Sturmey P, Hersen M, eds. *Handbook of Evidence-Based Practice in Clinical Psychology*. Hoboken, NJ: Wiley; 2012:313.

Woods DW. Treating trichotillomania across the lifespan. *J Am Acad Child Adolesc Psychiatry*. 2013;52(3):223–224.

Trastornos relacionados con traumas y factores de estrés

Este capítulo incluye los trastornos caracterizados por la exposición a un estrés o trauma significativo. Estos trastornos incluyen el trastorno de estrés postraumático (TEPT), el trastorno de estrés agudo y los trastornos de adaptación.

PRESENTACIÓN CLÍNICA

Las personas que padecen uno de estos trastornos desarrollan síntomas emocionales y conductuales en respuesta a un factor estresante significativo o un episodio traumático.

Trastorno de estrés postraumático y trastorno de estrés agudo

Tanto el TEPT como el trastorno de estrés agudo están marcados por la aparición de gran estrés y ansiedad tras la exposición a eventos vitales estresantes o traumáticos. Estos episodios pueden incluir ser testigo o verse envuelto en un hecho violento o en un delito, una batalla militar, un ataque, ser secuestrado, sufrir un desastre natural, ser diagnosticado de una enfermedad potencialmente mortal, o estar sometido a abuso físico o sexual sistemático. Un paciente con TEPT suele revivir el trauma o trata de evitar aquello que se lo recuerde. Experimentan pensamientos y estados de ánimo negativos sobre el episodio y se sienten hiperalerta o hiperactivos. El suceso puede ser revivido en sueños o durante la vigilia *(flashbacks)*.

Los estresores que causan tanto el trastorno por estrés agudo como el TEPT son suficientemente alarmantes como para afectar prácticamente a cualquiera. Pueden surgir de experiencias de guerra, tortura, catástrofes naturales, agresiones, violaciones y accidentes graves.

Se tiene constancia de la relación entre los trastornos mentales agudos y los episodios traumáticos desde hace más de 200 años. Existen observaciones documentadas de trastornos relacionados con traumas posteriores a la Guerra Civil de Estados Unidos, y los primeros escritores psicoanalíticos, como Sigmund Freud, señalaron la conexión entre la neurosis y el trauma. Durante la Primera y la Segunda Guerra Mundial, estos trastornos recibieron varios nombres, como «fatiga de combate», la «neurosis de guerra» o el «corazón del soldado». Además, el aumento de casos documentados de afectaciones a la salud mental por el Holocausto, por una serie de desastres naturales y la agresión, contribuyó a un mayor reconocimiento del estrecho vínculo entre el trauma y la psicopatología.

La Sra. M. solicitó tratamiento para los síntomas que había desarrollado tras sufrir una agresión que tuvo lugar alrededor de 6 semanas antes de su evaluación psiquiátrica. Una tarde, al salir del trabajo, fue atacada en un aparcamiento anexo al hospital en el que trabajaba. Fue violada y golpeada brutalmente, pero consiguió escapar y pedir ayuda. Tras ser

derivada al especialista, la Sra. M. declaró experimentar frecuentes pensamientos intrusivos de la agresión, entre los que se incluían pesadillas relacionadas con el suceso e imágenes intrusivas recurrentes del agresor. Ahora toma el autobús para ir al trabajo y evitar el lugar de la agresión y ha cambiado su horario de trabajo para evitar salir del edificio después del anochecer. Además, admitió tener dificultades para interactuar con los hombres, en especial con los que se parecían físicamente al agresor, y que evitaba dichas interacciones en la medida de lo posible. La Sra. M. describió un aumento de la irritabilidad, problemas para mantenerse dormida por la noche, disminución de la concentración y mayor alerta al entorno, particularmente por la noche. (Por cortesía de Erin B. McClure-Tone, PhD, y Daniel S. Pine, MD.)

Cuadro clínico. Las personas con TEPT reviven situaciones angustiantes del episodio traumático, con una proximidad emocional vívida y una gran e imperativa intensidad. Organizan sus vidas tratando de contener y mitigar los efectos persistentes de la experiencia. Aquellos con trauma en una zona de guerra a menudo sienten que la guerra nunca ha terminado. Las víctimas de violación, agresión o tortura describen dificultades para relacionarse con otros seres humanos y confiar en ellos. Al revivir constantemente el trauma en el presente, la vida de los pacientes con TEPT se convierte en una serie de intentos por evitar los recordatorios del evento traumático. Analizan el entorno en busca de señales de amenaza, que esperan con temor, y permanecen en guardia, tensos, inquietos y exhaustos. La persistencia de síntomas a pesar de haber terminado la amenaza, combinada con la incapacidad de recuperar la sensación de seguridad, son características fundamentales del TEPT. Otra característica es la naturaleza involuntaria, incontrolable e intensa de los síntomas.

Trastornos de adaptación

Las personas con trastornos de adaptación tienen una respuesta emocional a un episodio estresante. Es una de las pocas entidades diagnósticas en las que un factor estresante externo se relaciona con el desarrollo de los síntomas. Típicamente, el factor estresante es un problema económico, una enfermedad médica o un problema de relacionarse. El complejo de síntomas que aparece puede implicar un estado de ánimo ansioso o deprimido, o presentarse como un trastorno de la conducta. Los síntomas deben iniciarse en los siguientes 3 meses a la acción del factor estresante y remiten durante los siguientes 6 meses a su desaparición. En la 5.ª edición del *Manual diagnóstico y estadístico de los trastornos mentales* (DSM-5) se identifican diversos subtipos de trastornos de adaptación, que incluyen el trastorno de adaptación con estado de ánimo deprimido, con ansiedad, con ansiedad mixta y estado de ánimo deprimido, con alteración de la conducta, con alteración mixta de las emociones o conducta, y el trastorno de adaptación sin especificar.

Cuadro clínico.   Los pacientes con trastornos de adaptación desarrollan síntomas emocionales o conductuales intensos como respuesta a uno o más estresores externos. La intensidad de los síntomas se considera subjetivamente más allá de lo que cabría esperar en la situación dada y afecta al funcionamiento del paciente.

Otros trastornos relacionados con traumas o estresores específicos o inespecíficos

Al igual que con otros diagnósticos psiquiátricos, el DSM-5 incluye categorías separadas para dar a conocer las personas cuyos síntomas no cumplen todos los criterios para otro trastorno relacionado con el trauma o el estrés.

DIAGNÓSTICO

Trastorno de estrés postraumático y trastorno de estrés agudo

El diagnóstico incluye varias categorías de síntomas, incluidos síntomas de intrusión, evitación, alteraciones negativas cognitivas y del estado de ánimo e hiperactivación. Estos síntomas causan un deterioro funcional significativo y están presentes durante más de 1 mes.

En la tabla 10-1 se describe el abordaje diagnóstico del trastorno por estrés postraumático.

Como ocurre con la mayoría de los trastornos, el consumo de sustancias o una afección médica no deberían explicar mejor los síntomas.

La característica principal que diferencia el trastorno de estrés agudo del TEPT es el curso temporal, y los síntomas del trastorno de estrés agudo se presentan de 3 días a 1 mes después de un evento traumático. El trastorno de estrés agudo puede tener cualquiera de los síntomas del TEPT; sin embargo, no es necesario que tengan todos los dominios. Una persona que experimenta como mínimo nueve síntomas de cualquiera de estos dominios dentro de los 3 días a 1 mes de un episodio traumático cumple con los criterios para el trastorno de estrés agudo.

En la tabla 10-2 se describe el abordaje diagnóstico del trastorno de estrés agudo.

Tres semanas después del descarrilamiento de un tren, un analista de presupuestos de 42 años acudió a la clínica de salud mental. Comentó que le avergonzaba pedir ayuda, ya que con anterioridad había trabajado como bombero, pero que sentía la necesidad de «algún tipo de confirmación de que lo que estoy experimentando es normal». Declaró que desde la catástrofe se había sentido tenso y nervioso. Tenía dificultades para concentrarse en el trabajo y de forma ocasional tenía recuerdos intrusivos de «la manera en que el terreno se estremeció; el estruendo infernal y el griterío cuando el tren volcó». Señaló que había hablado con cinco compañeros del trabajo que también iban en el tren, y que tres de ellos admitieron tener síntomas similares. Sin embargo, afirmaron que estaban mejorando. A él le preocupaba más la repetición de episodios con llanto, unas veces desencadenados al oír el nombre de algún amigo herido de gravedad, aunque otras «sin motivo particular alguno». Por otra parte, indicó que, al evacuar el tren, los miembros del equipo de rescate le dieron instrucciones explícitas sobre hacia dónde tenía que dirigirse, y, aunque así lo hizo, en la actualidad se sentía enormemente culpable por no haber vuelto al tren para colaborar en las labores de rescate. Informó de una ligera pérdida de apetito, pero no de peso, aunque señaló que había dejado de ir a correr durante la hora del almuerzo. Tenía dificultades a la hora de dormir, por lo que había empezado a tomar «una o dos copas» de vino antes de acostarse para que le ayudasen a conciliar el sueño. Al despertar, no se sentía descansado. Negó cualquier tipo de ideación suicida o síntomas psicóticos. Su hermana había tomado antidepresivos hacía varios años, pero él no

deseaba recibir medicación. Temía que los efectos secundarios pudiesen disminuir todavía más su capacidad en el puesto de trabajo y pudiesen ocasionarle un aumento de peso. (Por cortesía de D. M. Benedek, MD, R. J. Ursano, MD, y H. C. Holloway, MD.)

Trastornos de adaptación

Los médicos tienden a utilizar la categoría de diagnóstico de los trastornos de adaptación libremente. Aunque este trastorno debe ocurrir después de un factor estresante, los síntomas no tienen por qué empezar de inmediato. Pueden pasar hasta 3 meses entre la acción del factor estresante y la aparición de los síntomas. Estos no siempre remiten en cuanto desaparece el factor de estrés; si este persiste, el trastorno puede cronificarse. Este cuadro puede aparecer a cualquier edad, y los síntomas muestran una variabilidad considerable: los síntomas depresivos, ansiosos y mixtos son los más frecuentes entre los adultos, y los síntomas físicos son más comunes en niños y ancianos, aunque pueden observarse a cualquier edad. Las manifestaciones también pueden incluir impulsividad, violencia, consumo excesivo de alcohol y desconfianza.

Las presentaciones clínicas del trastorno de adaptación pueden variar notablemente.

En la tabla 10-3 se describe el abordaje diagnóstico del trastorno de adaptación.

Trastorno de adaptación con estado de ánimo deprimido.   En este trastorno los síntomas pueden manifestarse como depresión, hiposomnia, baja autoestima o ideación suicida. Se debe distinguir este trastorno de un trastorno depresivo mayor y un duelo sin complicaciones.

Trastorno de adaptación con ansiedad.   Síntomas como ansiedad generalizada, aumento de la actividad motora y ansiedad situacional están presentes en este trastorno, que se debe diferenciar de los trastornos de ansiedad.

Trastorno de adaptación con ansiedad mixta y estado de ánimo deprimido.   En este trastorno los pacientes presentan al mismo tiempo síntomas de ansiedad y depresión que no cumplen los criterios de un trastorno depresivo o de ansiedad establecido.

Una mujer de 48 años de edad, casada, con buena salud y sin problemas psiquiátricos previos, acudió al servicio de urgencias y manifestó que había tenido una sobredosis, ya que poco antes había ingerido un puñado de antihistamínicos. Explicó que sus problemas se habían iniciado 2 meses atrás, poco después de que su marido, inesperadamente, le pidiese el divorcio. Se sentía traicionada tras haber dedicado gran parte de sus 20 años de matrimonio a ser esposa, madre y ama de casa. Estaba triste y lloraba a ratos, y en ocasiones le costaba conciliar el sueño. Por lo demás, no presentaba síntomas vegetativos y disfrutaba con la compañía de sus familiares y amigos. Le embargó la desesperación y el deseo de quitarse la vida cuando se dio cuenta de que «él ya no me quería». Después de la intervención importante en urgencias, respondió bien a una psicoterapia individual de 3 meses. Durante el período de tratamiento requirió ocasionalmente benzodiazepinas para su ansiedad. Cuando fue dada de alta, había recuperado su funcionamiento normal. Se había hecho a la idea de que podía haber vida tras el divorcio y estaba valorando las mejores opciones en esas circunstancias. (Por cortesía de Jeffrey W. Katzman, MD, y C. M. A. Geppert, MD, PhD, MPH.)

Trastorno de adaptación con alteración de la conducta.   En este trastorno los síntomas incluyen impulsividad, falta de percepción y comportamiento violento. Se debe diferenciar esta categoría del trastorno de la conducta y el trastorno de la personalidad antisocial.

Tabla 10-1
Diagnósticos para el trastorno de estrés postraumático en el DSM-5 y la CIE-10

	Trastorno de estrés postraumático	
Trastorno	**DSM-5**	**CIE-10**
Nombre del diagnóstico	Trastorno de estrés postraumático	Trastorno de estrés postraumático
Duración	≥ 1 mes	Los síntomas surgen semanas o meses después del episodio traumático

Síntomas	1. Historia de exposición a (experiencia directa, exposición repetida al ser testigo personal, conocer el acontecimiento por un conocido cercano) una amenaza de muerte real, lesión grave o trauma sexual
	2. Síntomas intrusivos
	  • Recuerdos intrusivos involuntarios
	    • Los niños < 6 años pueden recrear el episodio a través del juego
	  • Pesadillas/sueños del episodio recurrentes
	    • En niños < 6 años pueden presentarse sueños aterradores sin contenido identificable
	  • Respuestas disociativas o revivir experiencias previas (es decir, *flashbacks*)
	    • En niños < 6 años puede recrearse el episodio a través del juego
	  • Angustia psicológica relacionada con la exposición a estímulos recordatorios de un trauma anterior
	  • Presencia de respuesta fisiológica a estímulos que recuerdan traumas previos
	3. Patrón de evitación de estímulos asociados con experiencias previas de trauma
	  • Evitación de recuerdos relacionados con el trauma
	  • Evitación de recordatorios externos de trauma
	4. Alteraciones negativas cognitivas y del estado de ánimo relacionadas con el trauma
	  • Deterioro de la memoria relacionada con el episodio
	  • Percepciones negativas de uno mismo y de los demás
	  • Distorsiones cognitivas relacionadas con el episodio
	  • Culpa, ira o miedo excesivos
	  • Disminución del interés y retraimiento social
	  • Desapego subjetivo de los demás
	  • Dificultad para experimentar sentimientos positivos en respuesta a estímulos que antes eran placenteros
	5. Nivel de activación alterado
	  • Irritabilidad y/o enojo
	  • Tomar riesgos
	  • Hipervigilancia
	  • Respuesta de sobresalto
	  • Dificultades de concentración
	  • Trastornos del sueño
		1. Los síntomas surgen como una respuesta tardía o prolongada a una experiencia estresante única o recurrente que pone en peligro la vida o de gravedad catastrófica
		2. El evento traumático causaría angustia en la mayoría de las personas
		3. Los síntomas pueden incluir
		  • Recuerdos
		  • Sueños/pesadillas
		  • Embotamiento emocional e insensibilidad subjetiva
		  • Retraimiento/desapego social
		  • Anhedonia
		  • Evitación
		  • Hiperactivación/hipervigilancia
		  • Alteración del sueño
		4. Puede o no estar asociado con ansiedad y/o depresión concurrentes

Número requerido de síntomas	Además del historial de exposición al trauma, debe tener • Al menos un síntoma de intrusión • Al menos un síntoma de evitación • Al menos dos síntomas de alteraciones negativas cognitivas y del estado de ánimo • Al menos dos síntomas de alteraciones de la excitación	Cualquiera de los anteriores
Consecuencias psicosociales de los síntomas	Angustia marcada y deterioro del funcionamiento	
Exclusiones	• Exposición a través de medios electrónicos, películas o fotografías • Relacionado con el consumo de sustancias • Relacionado con otra afección médica	
Especificadores de los síntomas	**Con síntomas disociativos:** • **Despersonalización:** percepción de sentirse fuera del propio cuerpo • **Desrealización:** percepción de que el entorno circundante es irreal o distorsionado	
Especificadores de la evolución	**Con expresión tardía:** • No se cumplieron todos los criterios de diagnóstico hasta 6 meses o más después del evento traumático inicial	
Especificadores de la gravedad		

Tabla 10-2
Diagnósticos para el trastorno de estrés agudo en el DSM-5 y la CIE-10

Trastorno	**Trastorno de estrés agudo**	
	DSM-5	**CIE-10**
Nombre del diagnóstico	Trastorno de estrés agudo	Reacción de estrés agudo
Duración	3 días a < 1 mes después de la exposición al trauma	Los síntomas surgen transitoriamente en respuesta al estrés emocional o físico y suelen resolverse en horas o días

Síntomas	1. Historia de exposición a (experiencia directa, atestiguar la exposición repetida en persona, conocimiento de la exposición en un conocido cercano) amenaza de muerte real, lesión grave o trauma sexual
	2. Presencia de síntomas en las siguientes categorías (igual que las categorías de TEPT)
	  • Intrusión
	  • Alteraciones negativas cognitivas y del estado de ánimo
	  • Disociación
	  • Evitación
	  • Excitación
		1. «Aturdimiento» cognitivo
		2. Atención limitada
		3. Dificultades de comprensión
		4. Desorientación
		5. Síntomas autonómicos de pánico
		6. Puede ir seguido de una mayor retirada de la situación o posible agitación/excitabilidad
		7. Puede tener amnesia parcial o completa relacionada con el episodio

Número requerido de síntomas	Nueve síntomas de entre las cinco categorías anteriores	
Consecuencias psicosociales de los síntomas	Malestar significativo y deterioro del funcionamiento	
Exclusiones (no resultado de):	Sustancias Otra condición médica Trastorno psicótico breve u otro trastorno mental	

Tabla 10-3
Diagnósticos para los trastornos de adaptación en el DSM-5 y la CIE-10

Trastorno	**Trastornos de adaptación**	
	DSM-5	**CIE-10**
Nombre del diagnóstico	Trastorno de adaptación	Trastornos de adaptación
Duración	Ocurre dentro de los 3 meses posteriores a un factor estresante agudo y se resuelve dentro de los 6 meses posteriores a la resolución del factor estresante	
Síntomas	1. Cambios emocionales o de conducta 2. Malestar/disfunción marcada que se considera desproporcionada con respecto al propio factor estresante	1. Angustia subjetiva/alteración emocional 2. Surge durante el período de adaptación a un cambio o estrés 3. Pueden surgir síntomas de depresión o ansiedad, y es posible observar alteraciones de la conducta en los adolescentes
Número requerido de síntomas	Todo lo anterior	
Consecuencias psicosociales de los síntomas	Malestar significativo/deterioro del funcionamiento	A menudo resultan en un deterioro del funcionamiento social
Exclusiones (no resultado de):	Exacerbación de un trastorno mental existente Duelo normal Otro trastorno mental	

Especificadores de los síntomas	**Con estado de ánimo deprimido:**
	  • Predominantemente mal humor, desesperanza
	Con ansiedad:
	  • Predominantemente ansiedad, preocupación
	Con ansiedad mixta y estado de ánimo deprimido:
	  • Presencia de depresión y ansiedad
	Con alteración mixta de las emociones o la conducta:
	  • Presencia de alteraciones del estado de ánimo y la conducta
	Sin especificar	

Trastorno de adaptación con alteración mixta de las emociones o la conducta. A veces se produce una combinación de alteraciones de las emociones y de la conducta. Los ejemplos incluyen consumo excesivo de alcohol, desconfianza, hostilidad, conducta fraudulenta e ideación homicida. En interés de la claridad, hay que animar al clínico a intentar establecer uno solo de estos dos diagnósticos.

Trastorno de adaptación sin especificar. Este trastorno representa una categoría residual que engloba las reacciones inadaptadas atípicas del estrés; por ejemplo, las respuestas inadecuadas al diagnóstico de enfermedades médicas, como la negación absoluta, el incumplimiento grave del tratamiento y el retraimiento social, sin un marcado estado de ánimo deprimido o ansioso.

Otros trastornos relacionados con traumas o estresores especificados o inespecíficos

El DSM-5 utiliza las categorías de «otro trastorno específico relacionado con un trauma o un factor de estrés» o «un trastorno inespecífico relacionado con un trauma o un factor de estrés» para pacientes que desarrollan síntomas emocionales o conductuales en respuesta a un factor estresante identificable, pero que no cumplen todos los criterios para cualquiera de los trastornos anteriores. La principal diferencia entre estas dos categorías es que el término «otro trastorno específico relacionado con un trauma o factor de estrés» se utiliza cuando es esencial transmitir la razón por la que el paciente no cumple todos los criterios para uno de los otros trastornos.

DIAGNÓSTICO DIFERENCIAL DE LOS TRASTORNOS RELACIONADOS CON TRAUMAS Y FACTORES DE ESTRÉS

En general, los requisitos de tiempo y los criterios de diagnóstico ayudan a diferenciar el TEPT, el trastorno por estrés agudo y otros trastornos psiquiátricos. Con el trastorno de adaptación, uno de los desafíos es que no existen criterios claros que definan los estresores necesarios para realizar este diagnóstico. Tanto en el TEPT como en el trastorno de estrés agudo, la naturaleza del factor estresante está mejor caracterizada y ambos se acompañan de un conjunto definido de síntomas afectivos, cognitivos y vegetativos. En cambio, en el trastorno de adaptación, el factor de estrés puede revestir una gravedad muy variable, y existe un amplio abanico de síntomas posibles. Cuando la respuesta a un factor estresante extremo no cumple los criterios de trastorno de estrés agudo o de TEPT, habría que considerar el diagnóstico de trastorno de adaptación.

En la tabla 10-4 se enumeran algunos trastornos comunes que también pueden causar sintomatología de estrés postraumático.

Tabla 10-4
Diagnóstico diferencial del trastorno de estrés postraumático

Causas médicas	Lesión cerebral traumática
	Epilepsia
	Trastorno por consumo de alcohol
	Trastornos relacionados con sustancias
	Abstinencia aguda de sustancias o alcohol
Diagnósticos psiquiátricos	Trastorno de pánico
	Trastorno de ansiedad generalizada
	Trastorno depresivo mayor
	Trastorno de identidad disociativo
	Trastorno de la personalidad límite
	Trastorno facticio
	Trastorno de estrés agudo

Trastorno de estrés postraumático y trastorno de estrés agudo

Puesto que los pacientes a menudo exhiben reacciones complejas al trauma, el clínico debe descartar cuidadosamente otros síndromes al evaluar a los pacientes que consultan tras el trauma. Es particularmente importante reconocer los factores orgánicos tratables que contribuyen a los síntomas postraumáticos, en especial el traumatismo craneoencefálico. Un historial y un examen cuidadosos pueden ayudar a detectar comorbilidades médicas. La epilepsia, los trastornos por consumo de alcohol y otros trastornos relacionados con sustancias también pueden causar o exacerbar los síntomas. La intoxicación aguda o la abstinencia de algunas sustancias también pueden presentar un cuadro clínico difícil de distinguir del trastorno hasta que han desaparecido los efectos de las sustancias.

Los síntomas del TEPT pueden ser difíciles de distinguir del trastorno de pánico y del trastorno de ansiedad generalizada, porque los tres síndromes se asocian a una ansiedad destacada y una excitabilidad autónoma. Las claves para el diagnóstico correcto del TEPT implican la revisión cuidadosa de la evolución del curso de los síntomas respecto al acontecimiento traumático. El TEPT también se asocia con síntomas de intrusión y evitación de cualquier cosa que recuerde a la persona el trauma, algo que no suele estar presente en el pánico o el trastorno de ansiedad generalizada. La depresión mayor coexiste a menudo con el TEPT. Aunque los dos trastornos no suelen ser difíciles de distinguir, es importante destacar la presencia de la depresión comórbida, porque puede influir en el tratamiento del TEPT. También se debe diferenciar el TEPT de varios trastornos relacionados que pueden parecer similares, incluido el trastorno de la personalidad límite, los trastornos disociativos y el trastorno facticio. El trastorno de la personalidad límite puede ser difícil de distinguir del TEPT, pues ambos pueden coexistir o incluso estar relacionados causalmente. Los pacientes con trastornos disociativos no suelen presentar el mismo grado de conducta de evitación y activación que presentan los pacientes con TEPT. El curso temporal puede distinguir el TEPT y el trastorno de estrés agudo.

Trastornos de adaptación

Aunque el duelo no complicado suele producir una alteración temporal del funcionamiento social y profesional, la disfunción del individuo se mantiene dentro de los límites que cabe esperar en una reacción ante la pérdida de un ser querido y, por tanto, no se considera un trastorno de adaptación. En el capítulo 7 de discutirá del duelo sin complicaciones entre los trastornos depresivos.

Hay que diferenciar el trastorno de adaptación de muchos otros trastornos, y se enumeran algunos de ellos en la tabla 10-5. Los pacientes con un trastorno de adaptación sufren un deterioro de su actividad social o profesional, y presentan síntomas que van más allá de la reacción normal y esperable ante el factor estresante. Dado que no hay criterios absolutos que faciliten la distinción entre un trastorno de adaptación y uno de otro tipo, resulta imprescindible la opinión del médico. Algunos pacientes pueden cumplir los criterios tanto de un trastorno de adapta-

Tabla 10-5
Diagnóstico diferencial para los trastornos de adaptación

Trastorno depresivo mayor
Trastorno psicótico breve
Trastorno de ansiedad generalizada
Trastorno de síntomas somáticos
Trastorno relacionado con sustancias
Trastorno de la conducta
Trastorno de la personalidad antisocial
Trastorno de estrés postraumático

ción como de uno de la personalidad. Cuando el trastorno de adaptación sucede a una enfermedad orgánica, el médico debe asegurarse de que los síntomas no sean una prolongación u otra manifestación de esa enfermedad o de su tratamiento.

COMORBILIDAD

Trastorno de estrés postraumático

Las tasas de comorbilidad son altas en los pacientes con TEPT; aproximadamente dos tercios presenta al menos otros dos trastornos. Los trastornos comórbidos más frecuentes son los trastornos depresivos, los relacionados con sustancias, otros trastornos de ansiedad y los bipolares. Estos trastornos aumentan la vulnerabilidad de los individuos al TEPT.

Trastornos de adaptación

La mayoría de los trastornos psiquiátricos son comórbidos con el trastorno de adaptación. Sin embargo, es fundamental asegurarse de que otro trastorno psiquiátrico no explique mejor la respuesta de la persona al factor estresante.

EVOLUCIÓN Y PRONÓSTICO

Trastorno de estrés postraumático

Inmediatamente después de la exposición a un episodio traumático muchas personas experimentan síntomas como conmoción, pesadillas y pensamientos intrusivos sobre el evento. Sin embargo, no se puede realizar el diagnóstico de TEPT a menos que persistan suficientes síntomas al menos durante 1 mes. Los síntomas pueden fluctuar con el tiempo e intensificarse durante los períodos de estrés. Si no se trata, un 30% de los pacientes se recupera completamente, el 40% sigue presentando síntomas leves, el 20% continúa presentando síntomas moderados, y en el 10% los síntomas no cambian o se agravan. Tras 1 año, se recuperarán alrededor del 50% de pacientes.

Algunos predictores de buen pronóstico se enumeran en la tabla 10-6.

En general, los individuos muy jóvenes y adultos mayores presentan mayores dificultades con los eventos traumáticos que las personas de mediana edad. Por ejemplo, aproximadamente el 80% de los niños que sufren alguna quemadura presentan síntomas de TEPT 1 año o 2 años después de la lesión inicial, pero solo el 30% de los adultos que sufren este tipo de lesión presenta TEPT tras 1 año. Presumiblemente, los niños todavía no han adquirido las estrategias de afrontamiento adecuadas para enfrentarse a las secuelas físicas y emocionales del trauma. Por otro lado, las estrategias de afrontamiento de los adultos mayores sean probablemente más rígidas que los de los adultos más jóvenes, de modo que los primeros pueden ser menos capaces de generar una estrategia flexible para abordar los efectos del trauma. Además, las discapacidades físicas típicas de la vejez pueden exacerbar los síntomas. Los ejemplos incluyen discapacidades de los sistemas nervioso y cardiovascular, como la reducción del flujo sanguíneo cerebral, la pérdida de la visión, las palpitaciones y las arritmias. La discapacidad psicosocial

Tabla 10-6
Factores de pronóstico positivo para el TEPT

Inicio rápido de los síntomas
Síntomas de duración breve (menos de 6 meses)
Buen funcionamiento premórbido
Fuertes apoyos sociales
Ausencia de otros trastornos psiquiátricos, médicos o relacionados con sustancias u otros factores de riesgo

preexistente también aumenta los efectos de los estresores. El TEPT que coexiste con otros trastornos suele ser más grave y posiblemente más crónico, por lo que puede ser difícil de tratar. La disponibilidad de apoyos sociales puede influir en la aparición, la gravedad y la duración del TEPT. En general, la probabilidad de aparición del trastorno y de experimentarlo en sus formas más graves es inferior en los pacientes con una buena red de apoyo social, y la probabilidad de una recuperación más rápida es mayor.

Trastornos de adaptación

Con un tratamiento adecuado, el pronóstico global del trastorno de adaptación suele ser favorable. La mayoría de los pacientes recupera su estado funcional previo en un plazo de 3 meses. Algunas personas (sobre todo adolescentes) diagnosticadas con un trastorno de adaptación presentan posteriormente trastornos del estado de ánimo u otros relacionados con el consumo de sustancias. Por lo general, los adolescentes necesitan más tiempo de recuperación que los adultos.

La investigación ha revelado un riesgo de suicidio que antes no se apreciaba por completo. Algunos estudios sugieren que una alta proporción de pacientes con trastornos de adaptación han tenido intentos de suicidio en el pasado e ideación reciente. Estos datos son difíciles de interpretar, dado el uso extenso y a veces inconsistente de este diagnóstico; sin embargo, es fundamental evaluar la posibilidad de ideación suicida en pacientes con este trastorno.

La primera relación de un estudiante de último año de secundaria de 16 años terminó cuando su novia lo rechazó. Durante las semanas posteriores al final de la relación comenzó a manifestar un estado de ánimo disfórico acompañado de ansiedad y agitación psicomotora. Había recibido atención psicológica los primeros años de instituto cuando sus padres se divorciaron, empezó a consumir alcohol y marihuana. La escuela lo suspendió durante su primer año por pelearse. Un mes después de la ruptura comenzó a decir a sus padres que sin su ex novia ya no merecía la pena vivir. Dos meses más tarde sus padres llegaron a casa después del trabajo y lo encontraron ahorcado en el garaje con una nota en la que explicaba que solo no podía seguir adelante. (Por cortesía de J. W. Katzman, MD, y C. M. A. Geppert, MD, PhD, MPH.)

Tabla 10-7
Tratamientos para el TEPT

Intervenciones farmacológicas	Evidencia fuerte
	ISRS (sertralina, paroxetina)
	Evidencia inicial prometedora
	IRSN (venlafaxina)
	Antipsicóticos atípicos (risperidona)
	Anticonvulsivos (topiramato)
	Evidencia limitada
	Antagonista α_1-adrenérgico (prazosina)
	Falta de evidencia
	Benzodiazepinas
	Síntomas específicos
	Prazosina (pesadillas)
	Orexina (insomnio)
	Trazodona (insomnio)
Intervenciones psicoterapéuticas	Terapia cognitivo-conductual centrada en el trauma
	Terapia de exposición prolongada
	Terapia de procesamiento cognitivo
	Terapia de desensibilización y reprocesamiento por medio de movimientos oculares
	Terapia centrada en el presente
	Terapia de procesamiento cognitivo
	Psicoterapia psicodinámica
	Terapia de grupo y familiar

MANEJO TERAPÉUTICO

Trastorno de estrés postraumático

En la tabla 10-7 se enumeran algunos de los tratamientos más frecuentes para el TEPT y los trastornos relacionados.

Farmacoterapia. Actualmente, los inhibidores selectivos de la recaptación de serotonina (ISRS), en particular la sertralina y la paroxetina, tienen la evidencia más sólida de eficacia. Existen hallazgos iniciales prometedores para el inhibidor de la recaptación noradrenérgica y serotoninérgica venlafaxina, el antipsicótico atípico risperidona y el anticonvulsivo topiramato. No hay pruebas sobre la eficacia de las benzodiazepinas, a pesar de continuar con su uso en la práctica; un metaanálisis llegó a considerar que las benzodiazepinas están relativamente contraindicadas en esta población. Por último, el antagonista α_1-adrenérgico prazosina y los antipsicóticos atípicos muestran cierta eficacia en el TEPT resistente al tratamiento, y la prazosina muestra eficacia para tratar las pesadillas. El insomnio es prevalente e incapacitante en el TEPT crónico, de modo que es preferible la trazodona en dosis bajas a las benzodiazepinas. El suvorexant, un antagonista de la orexina, es prometedor para controlar el insomnio relacionado con el trauma.

Psicoterapia. Varias terapias son eficaces para el TEPT y los trastornos relacionados; se enumeran en la tabla 10-7. La terapia cognitivo-conductual centrada en el trauma (TCCCT) incluye la terapia de exposición prolongada (EP), que se centra en volver a experimentar el evento traumático mediante la interacción repetida con los recuerdos (exposición imaginaria) y recordatorios cotidianos (exposición *in vivo*) en lugar de evitar los desencadenantes. La terapia de desensibilización y reprocesamiento por el medio de movimientos oculares implica recordar repetidamente imágenes angustiantes mientras se reciben estímulos sensoriales. La terapia centrada en el presente se enfoca en la relación actual y los desafíos laborales en lugar del trauma, y la terapia de procesamiento cognitivo hace hincapié en la corrección de distorsiones cognitivas, incluidas las sobregeneralizaciones postraumáticas del mundo como peligroso, incontrolable e impredecible. La psicoterapia psicodinámica también puede ser útil en el tratamiento de muchos pacientes con TEPT. En algunos casos, la reconstrucción de los episodios traumáticos con abreacción y catarsis asociadas puede ser terapéutica, aunque se individualizará la psicoterapia, pues la reexperimentación del trauma puede ser devastadora para algunos pacientes.

Además de las técnicas de terapia individual, las terapias de grupo y familiar son efectivas para el TEPT. Las ventajas de la terapia de grupo consisten en compartir las experiencias traumáticas y el apoyo de otros miembros del grupo. La terapia de grupo ha sido particularmente útil en veteranos de la guerra de Vietnam y supervivientes de catástrofes naturales, como los terremotos. La terapia familiar suele ayudar a sustentar un matrimonio durante los períodos de exacerbación sintomática. La hospitalización puede ser necesaria cuando los síntomas son particularmente graves o si existe riesgo de suicidio u otro tipo de violencia.

Trastornos de adaptación

Psicoterapia. La psicoterapia sigue siendo el tratamiento de elección para los trastornos de adaptación. La terapia de grupo puede ser especialmente útil en los pacientes que han sufrido un estrés de naturaleza parecida: por ejemplo, un grupo de jubilados o de pacientes sometidos a diálisis renal. Las intervenciones de psicoterapia individual incluyen abordajes psicológicos de apoyo, técnicas cognitivo-conductuales, de resolución de problemas e intervenciones psicodinámicas. En ocasiones, cuando el tratamiento ha sido eficaz, los pacientes salen del trastorno de adaptación con mayor fuerza de la que presentaban en el período premórbido, aunque en ese momento no presentasen ningún síntoma. Debido a que existe un factor estresante explícito, algunos médicos restan importancia erróneamente a la psicoterapia y

creen que el trastorno remitirá de forma espontánea. Sin embargo, este punto de vista ignora el hecho de que muchas personas expuestas al mismo factor estresante experimentan síntomas diferentes, y de que en los trastornos de adaptación la respuesta es patológica. La psicoterapia puede ayudar al individuo a adaptarse a los factores de estrés que no son reversibles o no tienen una duración limitada, y puede servir como intervención preventiva en caso de que el factor estresante no remita.

Intervención en crisis. La intervención en crisis y la gestión de casos son tratamientos a corto plazo que pretenden ayudar a las personas con trastornos de adaptación a solucionar rápidamente estas situaciones mediante técnicas de apoyo, sugestión, apaciguamiento, modificación del entorno e, incluso, la hospitalización en caso necesario. La frecuencia y la duración de las visitas en situaciones de crisis varía según las necesidades del paciente; en ocasiones tienen que ser diarias, y a veces se necesitan dos o tres al día. En este enfoque terapéutico resulta esencial la flexibilidad.

Tratamiento farmacológico. Existe evidencia limitada de la eficacia de las intervenciones farmacológicas en personas con trastorno de adaptación. Aun así, puede ser razonable usar medicamentos para tratar síntomas específicos durante un breve período. Su utilización mesurada puede ayudar a estos pacientes, pero solo se deben usar durante breves períodos. En función del tipo de trastorno de adaptación, los pacientes pueden responder a los ansiolíticos o a los antidepresivos. A menudo es útil e importante tratar el insomnio y la ansiedad severa con intervenciones farmacológicas a corto plazo. No está tan claro si ayuda a tratar los síntomas depresivos con medicamentos. Los médicos han descubierto que algunos ISRS son útiles para tratar algunos síntomas depresivos por debajo del umbral y pueden beneficiar a ciertos subtipos de trastornos de adaptación. La intervención farmacológica en esta población debe aumentar principalmente las estrategias psicosociales y no servir como modalidad primaria.

EPIDEMIOLOGÍA

Trastorno de estrés postraumático

La prevalencia a lo largo de la vida del TEPT es aproximadamente del 6,8 % en la población general, con una prevalencia actual en el último año estimada en un 3,5 %. La prevalencia a lo largo de la vida es de un 9,7 % en las mujeres y un 3,6 % en los hombres. Según el National Vietnam Veterans Readjustment Study (NVVRS), el 30,9 % de los hombres experimentaron un TEPT completo y el 26,9 % de las mujeres desarrollaron este trastorno. Se realizó un seguimiento de 25 años del NVVRS, el National Vietnam Veteran Longitudinal Study (NVVLS), para evaluar el curso del TEPT 40 años después de la guerra. Este estudio encontró que la prevalencia actual del TEPT en la zona de guerra fue del 4,5 % y la prevalencia del TEPT en la zona de guerra a lo largo de la vida fue del 17 %.

Aunque el TEPT puede aparecer a cualquier edad, es más prevalente en los adultos jóvenes porque tienden a estar más expuestos a situaciones precipitantes. Los niños también pueden sufrirlo. La probabilidad de aparición del trastorno es mayor entre solteros, divorciados o viudos, personas socialmente retraídas o de nivel socioeconómico bajo, pero cualquiera puede verse afectado, nadie es inmune. Con todo, los factores de riesgo más importantes son la gravedad, la duración y la proximidad de la exposición de un individuo al trauma real. Parece existir un patrón familiar para este trastorno, y los familiares de primer grado de los individuos con antecedentes de depresión presentan un mayor riesgo de TEPT tras un acontecimiento traumático.

Trastornos de adaptación

Pocos estudios han examinado la prevalencia del trastorno de adaptación en muestras comunitarias. Un estudio que evaluó la presencia del trastorno de adaptación fue el de la European Outcome of Depression International Network (ODIN), que encontró que menos del 1% de los sujetos tenían trastorno de adaptación. Otro estudio examinó la prevalencia del trastorno de adaptación en un entorno de atención primaria y encontró que el 2,94% de la muestra cumplía los criterios para el trastorno de adaptación. Existe una mayor prevalencia del trastorno de adaptación en el ámbito clínico, especialmente en pacientes con cáncer y en aquellos que reciben cuidados paliativos. Por ejemplo, un estudio encontró que el 11% de las personas con diagnósticos mixtos de cáncer tenían un trastorno de adaptación.

ETIOLOGÍA

Trastorno de estrés postraumático

Factores de riesgo de TEPT.   Aun cuando se enfrenten a traumas sobrecogedores, la mayoría de los individuos no experimenta síntomas de TEPT. El National Comorbidity Study describió que el 60% de los varones y el 50% de las mujeres habían experimentado algún trauma significativo. Por el contrario, la prevalencia a lo largo de la vida descrita del TEPT como se ha mencionado, fue mucho menor. De manera similar, los acontecimientos que pueden parecer triviales o que no llegan a ser catastróficos para la mayoría de los individuos pueden producir un TEPT en algunas personas. La evidencia indica una relación dosis-respuesta entre el nivel del trauma y la probabilidad de los síntomas.

Un metaanálisis de los factores de riesgo del TEPT en la comunidad encontró que el género femenino, la edad al momento del evento traumático, la raza, la baja educación, el abuso infantil, la mayor gravedad de la exposición al trauma, la falta de apoyo social y el estrés vital adicional aumentaron el riesgo de TEPT. Un segundo metaanálisis identificó siete predictores: trauma previo, ajuste psicológico previo, antecedentes familiares de psicopatología, percepción de una amenaza vital más significativa durante el trauma, menor apoyo social posterior al traumatismo, angustia emocional más considerable durante la exposición y mayor disociación durante la exposición. Para el TEPT relacionado con el combate, los factores de riesgo identificados incluyen menor educación, rangos distintos a oficiales, servicio militar, especialización en combate, mayor número de despliegues, mayor duración acumulada de despliegues, más adversidades durante la vida, exposición previa a traumas y problemas psicológicos previos. Varios aspectos del período del trauma también constituyeron factores de riesgo, incluidos mayores niveles de exposición al combate, disparar un arma, ser testigo de un herido o muerto, trauma severo y estresores relacionados. Otro estudio informó que matar a combatientes enemigos, prisioneros de guerra y civiles en la zona de guerra aumentaba el riesgo de TEPT.

En la tabla 10-8 se resumen los factores de vulnerabilidad que parecen desempeñar funciones etiológicas en el trastorno.

Genética y riesgo de TEPT.   Los genes representan un 30% de la variación en el riesgo de TEPT. Un estudio de pares de gemelos vetera-

Tabla 10-8
Factores predisponentes de vulnerabilidad en el trastorno de estrés postraumático

Presencia de trauma infantil
Rasgos del trastorno de la personalidad límite, paranoide, dependiente o antisocial
Sistema de apoyo familiar o de pares inadecuado
Ser mujer
Vulnerabilidad genética a los trastornos psiquiátricos
Cambios de vida estresantes recientes
Percepción de un locus de control externo (causa natural) en lugar de uno interno (causa humana)
Consumo excesivo de alcohol reciente

nos de Vietnam informó que los gemelos veteranos monocigóticos con TEPT relacionado con el combate tenían síntomas de trastorno del estado de ánimo más significativos que los gemelos monocigóticos controles en combate o los gemelos dicigóticos veteranos con TEPT. Los hallazgos sugieren una vulnerabilidad genética compartida al TEPT y los trastornos del estado de ánimo. Otros estudios han indicado que los síntomas del TEPT son moderadamente hereditarios, y la vulnerabilidad restante se explica por experiencias ambientales únicas. Muchas variantes genéticas comunes están asociadas con el TEPT, incluidos polimorfismos en FKBP5, PACAP1, COMT, DRD2, receptor GABA alfa-2, señalización de proteína G 2 (RSG2), un SNP en una región intergénica del cuarto cromosoma y un elemento de respuesta a estrógenos en ADCYAP R1. Además, el genotipo s/s del gen transportador de serotonina puede interactuar con las adversidades durante la infancia para aumentar el riesgo de TEPT.

Trastornos de adaptación

Por definición, un estresor precipita un trastorno de adaptación. La intensidad de este o estos no siempre determina la gravedad del trastorno; la potencia de un factor estresante constituye una función compleja en la que intervienen su intensidad, cantidad, duración, reversibilidad, el entorno y el contexto personal. Por ejemplo, la pérdida de un progenitor tiene un efecto distinto sobre un niño de 10 años que sobre un adulto de 40 años. La organización de la personalidad y las normas y valores culturales o grupales también contribuyen a provocar respuestas diferenciadas ante los distintos estresores.

Los estresores pueden ser únicos, como la muerte de un ser querido, el divorcio, la pérdida de un trabajo o una enfermedad médica. Alternativamente, pueden ser una combinación de cualquiera de estos. Los factores de estrés pueden ser recurrentes, como las dificultades de una empresa en determinadas épocas del año, o continuos, como una enfermedad crónica o la pobreza. Una relación conflictiva en el seno de la familia puede originar un trastorno de adaptación que afecte a todo el grupo familiar o que se limite a un único miembro, que quizás haya sido víctima de un delito o sufra una enfermedad física. A veces, los trastornos de adaptación se producen en un entorno grupal o comunitario, y los estresores afectan a varias personas, como ocurre en el caso de un desastre natural o de una persecución racial, social o religiosa. Los trastornos de adaptación a menudo se asocian a etapas concretas del desarrollo, como la escolarización, la emancipación, el matrimonio, la paternidad, la falta de consecución de los objetivos profesionales, el abandono del hogar paterno del último hijo y la jubilación.

Factores psicodinámicos.   Para comprender los trastornos de adaptación resulta fundamental entender tres factores: la naturaleza del estresor, sus significados conscientes e inconscientes, y la vulnerabilidad previa del paciente. La coincidencia de un trastorno de la personalidad o una alteración orgánica puede hacer que un individuo sea vulnerable a los trastornos de adaptación. La pérdida de un progenitor durante la infancia o la crianza en un ambiente familiar disfuncional también se asocian con vulnerabilidad. El respaldo, objetivo o subjetivo, que se reciba de las relaciones más importantes para la persona puede modificar los estresores.

Los clínicos deben llevar a cabo una investigación detallada sobre la experiencia personal del individuo con el estresor. Hay pacientes que suelen atribuir toda la culpa a un suceso concreto, cuando es posible que otro hecho menos evidente haya tenido un significado psicológico más importante para ellos. Los sucesos actuales pueden despertar antiguos traumas o frustraciones de la infancia, de modo que hay que estimular a los pacientes a que piensen de qué manera se relaciona la situación actual con eventos pasados similares.

Durante las primeras etapas del desarrollo, cada niño elabora un conjunto propio de mecanismos de defensa para hacer frente a los sucesos estresantes. Los recursos defensivos de algunos niños son más inmaduros que los de otros, debido a que han sufrido muchos traumas o a que su vulnerabilidad constitucional es mayor. Al hacerse adultos, esta desventaja puede provocar que reaccionen con una importante alteración de su funcionamiento al enfrentarse a una pérdida, un divorcio o un problema financiero; en cambio, quienes han elaborado mecanismos de defensa maduros son menos vulnerables a los estresores y se recuperan antes. La capacidad para sobreponerse a las situaciones adversas (resiliencia) también viene determinada de forma decisiva por la naturaleza de las primeras relaciones del niño con sus padres. Los estudios sobre traumas indican de forma consistente que las relaciones de apoyo y aliento evitan que los eventos traumáticos ocasionen daños psicológicos permanentes.

Los médicos psicodinámicos deben tener en cuenta la relación entre el estresor y el ciclo vital del desarrollo humano. Por ejemplo, cuando los adolescentes dejan su hogar para iniciar los estudios universitarios, por ejemplo, el peligro de que reaccionen con un cuadro sintomático pasajero, relacionado con la etapa del desarrollo por la que pasan, es muy elevado. Del mismo modo, si el adolescente que se va es el último hijo que queda en el hogar, los padres se vuelven particularmente vulnerables a padecer un trastorno de adaptación reactivo. Asimismo, las personas de mediana edad, que se enfrentan a la idea de su propia mortalidad, pueden resultar especialmente sensibles a los efectos de una pérdida o un fallecimiento.

Bibliografía

Alexander S, Kuntz S. PTSD-related sleep disturbances: Is there evidence-based treatment? *JAAPA*. 2012;25:44.

American Psychiatric Association. *Diagnostic and Statistical Manual of Mental Disorders*. 5th ed. Arlington, VA: American Psychiatric Association; 2013.

Barnes JB, Dickstein BD, Maguen S, Neria Y, Litz BT. The distinctiveness of prolonged grief and posttraumatic stress disorder in adults bereaved by the attacks of September 11th. *J Affect Disord*. 2012;136:366.

Benedek DM, Ursano RJ, Holloway HC. Disaster psychiatry: Disaster, terrorism, and war. In: Sadock BJ, Sadock VA, Ruiz P, eds. *Kaplan & Sadock's Comprehensive Textbook of Psychiatry*. 10th ed. Philadelphia, PA: Wolters Kluwer; 2017:2564–2576.

Biggs QM, Fullerton CS, Reeves JJ, Grieger TA, Reissman D, Ursano RJ. Acute stress disorder, depression, and tobacco use in disaster workers following 9/11. *Am J Orthopsychiatry*. 2010;80:586.

Bryant RA. Acute stress disorder as a predictor of posttraumatic stress disorder: A systematic review. *J Clin Psychiatry*. 2011;72:233.

Busch AB, Yoon F, Barry CL, Azzone V, Normand SL, Goldman HH, Huskamp HA. The effects of mental health parity on spending and utilization for bipolar, major depression, and adjustment disorders. *Am J Psychiatry*. 2013;170(2):180–187.

Casey P, Maracy M, Kelly BD, Lehtinen V, Ayuso-Mateos JL, Dalgard OS, Dowrick C. Can adjustment disorder and depressive episode be distinguished? Results from ODIN. *J Affective Disord*. 2006;92:291–297.

Chen PF, Chen CS, Chen CC, Lung FW. Alexithymia as a screening index for male conscripts with adjustment disorder. *Psychiatr Q*. 2011;82:139.

Cloitre M, Garvert DW, Brewin CR, Bryant RA, Maercker A. Evidence for proposed ICD-11 PTSD and complex PTSD: A latent profile analysis. *Eur J Psychotraumatol*. 2013;4.

Daniels J. The perils of "adjustment disorder" as a diagnostic category. *J Humanistic Counsel*. 2009;48:77.

Elklit A, Christiansen DM. Acute stress disorder and posttraumatic stress disorder in rape victims. *J Interper Viol*. 2010;25(8):1470–1488.

Fareed A, Eilender P, Haber M, Bremner J, Whitfield N, Drexler K. Comorbid posttraumatic stress disorder and opiate addiction: A literature review. *J Addict Dis*. 2013;32(2):168–179.

Fernández A, Mendive JM, Salvador-Carulla L, Rubio-Valera M, Luciano JV, Pinto-Meza A, Haro JM, Palao DJ, Bellón JA, Serrano-Blanco A; DASMAP investigators. Adjustment disorders in primary care: Prevalence, recognition and use of services. *Br J Psychiatry*. 2012;201:137–142.

Forneris CA, Gartlehner G, Brownley KA, Gaynes BN, Sonis J, Coker-Schwimmer E, Jonas DE, Greenblatt A, Wilkins TM, Woodell CL, Lohr KN. Interventions to prevent posttraumatic stress disorder: A systematic review. *Am J Prev Med*. 2013;44(6):635–650.

Fuina J, Rossetter SR, DeRhodes BJ, Nahhas RW, Welton RS. Benzodiazepines for PTSD: A systematic review and meta-analysis. *J Psychiatr Pract*. 2015;21:281–303.

Giltaij HP, Sterkenburg PS, Schuengel C. Psychiatric diagnostic screening of social maladaptive behaviour in children with mild intellectual disability: Differentiating disordered attachment and pervasive developmental disorder behaviour. *J Intellect Disabil Res*. 2015;59(2):138–149.

Jamieson JP, Mendes WB, Nock MK. Improving acute stress responses: The power of reappraisal. *Curr Dir Psychol Sci*. 2013;22(1):51–56.

Jovanovic T, Sakoman AJ, Kozarić-Kovačić D, Meštrović AH, Duncan EJ, Davis M, Norrholm SD. Acute stress disorder versus chronic posttraumatic stress disorder: Inhibition of fear as a function of time since trauma. *Depress Anxiety*. 2013;30(3):217–224.

Katzman JW, Geppert CMA. Adjustment disorders. In: Sadock BJ, Sadock VA, Ruiz P, eds. *Kaplan & Sadock's Comprehensive Textbook of Psychiatry*. 10th ed. Philadelphia, PA: Wolters Kluwer; 2017.

Kim-Cohen J, Turkewitz R. Resilience and measured gene-environment interactions. *Dev Psychopathol*. 2012;24(4):1297–1306.

Krystal JH, Pietrzak RH, Rosenheck RA, Cramer JA, Vessicchio J, Jones KM, Huang GD, Vertrees JE, Collins J, Krystal AD; Veterans Affairs Cooperative Study #504 Group. Sleep disturbance in chronic military-related PTSD: clinical impact and response to adjunctive risperidone in the Veterans Affairs Cooperative Study #504. *J Clin Psychiatry*. 2016;77:483–491.

Kryzhanovskaya L, Canterbury R. Suicidal behavior in patients with adjustment disorders. *Crisis*. 2001;22:152–131.

Le QA, Doctor JN, Zoellner LA, Feeny NC. Cost-effectiveness of prolonged exposure therapy versus pharmacotherapy and treatment choice in posttraumatic stress disorder (the optimizing PTSD treatment trial): A doubly randomized preference trial. *J Clin Psychiatry*. 2014;75(3):222–230.

Lederberg MS, Loscalzo MJ, McCorkle RS, eds. *Psycho-Oncology*. 2nd ed. New York: Oxford University Press; 2010:303.

Li M, Hales S, Rodin GM. Adjustment disorders. In: Holland JC, Breitbart WS, Jacobsen PB, Lederberg MS, Loscalzo MJ, McCorkle RS, eds. *Psycho-Oncology*. 2nd ed. New York: Oxford University Press; 2010.

Marmar CR, Schlenger W, Henn-Haase C, Qian M, Purchia E, Li M, Corry N, Williams CS, Ho C, Horesh D, Karstoft K, Shalev A, Kulka RA. Course of posttraumatic stress disorder 40 years after the Vietnam War: Findings from the National Vietnam Veterans Longitudinal Study. *JAMA Psychiatry*. 2015;72:875–881.

Mehnert A, Brahler E, Faller H, Härter M, Keller M, Schulz H, Wegscheider K, Weis J, Boehncke A, Hund B, Reuter K, Richard M, Sehner S, Sommerfeldt S, Szalai C, Wittchen HU, Koch U. Four-week prevalence of mental disorders in patients with cancer across major tumor entities. *J Clin Oncol*. 2014;32:3540–3546.

Panagioti M, Gooding PA, Tarrier N. Hopelessness, defeat, and entrapment in posttraumatic stress disorder: Their association with suicidal behavior and severity of depression. *J Nerv Ment Dis*. 2012;200:676.

Ponniah K, Hollon SD. Empirically supported psychological treatments for adult acute stress disorder and posttraumatic stress disorder: A review. *Depress Anxiety*. 2009;26:1086.

Regier DA, Kuhl EA, Kupfer DJ. The DSM-5: Classification and criteria changes. *World Psychiatry*. 2013;12(2):92–98.

Schuengel C, Schipper JC, Sterkenburg PS, Kef S. Attachment, intellectual disabilities and mental health: Research, assessment and intervention. *J Appl Res Intellect Dis*. 2013;26(1):34–46.

Schulze T, Maercker A, Horn AB. Mental health and multimorbidity: Psychosocial adjustment as an important process for quality of life. *Gerontology*. 2014;60(3):249–254.

Shalev AY, Marmar C. Posttraumatic stress disorder. In: Sadock BJ, Sadock VA, Ruiz P, eds. *Kaplan & Sadock's Comprehensive Textbook of Psychiatry*. 10th ed. Philadelphia, PA: Wolters Kluwer; 2017:1812–1826.

Shalev AY, Marmar CR. Posttraumatic stress disorder. In: Sadock BJ, Sadock VA, Ruiz P, eds. *Kaplan & Sadock's Comprehensive Textbook of Psychiatry*. 10th ed. Philadelphia, PA: Wolters Kluwer; 2017.

Simon NM. Treating complicated grief. *JAMA*. 2013;310(4):416–423.

Sones HM, Thorp SR, Raskind M. Prevention of posttraumatic stress disorder. *Psychiatr Clin North Am*. 2011;34:79.

Strain JJ, Diefenbache A. The adjustment disorders: The conundrums of the diagnoses. *Compr Psychiatry*. 2008;49:121.

Strain JJ, Friedman MJ. Considering adjustment disorders as stress response syndromes for DSM-5. *Depress Anxiety*. 2011;28:818.

Varma A, Moore MB, Miller CWT, Himelhoch S. Topiramate as monotherapy or adjunctive treatment for posttraumatic stressor disorder: A meta-analysis. *J Trauma Stress*. 2018;31:125–133.

Watts BV, Schnurr PP, Mayo L, Young-Xu Y, Weeks WB, Friedman MJ. Meta-analysis of the efficacy of treatments for posttraumatic stress disorder. *J Clin Psychiatry*. 2013;74:e541–e550.

Zantvoord JB, Diehle J, Lindauer RJ. Using neurobiological measures to predict and assess treatment outcome of psychotherapy in posttraumatic stress disorder: Systematic review. *Psychother Psychosom*. 2013;82(3):142–151.

Zimmerman M, Martinez JH, Dalrymple K, Chelminski I, Young D. "Subthreshold" depression: Is the distinction between depressive disorder not otherwise specified and adjustment disorder valid? *J Clin Psychiatry*. 2013;74(5):470–476.

11

Trastornos disociativos

En psiquiatría, la *disociación* se define como un mecanismo de defensa inconsciente que incluye la segregación de cualquier grupo de procesos mentales o comportamentales del resto de las actividades psíquicas de la persona. Los trastornos disociativos incluyen este mecanismo, de manera que existe una interrupción en una o varias de las funciones mentales, como puede ser la memoria, la identidad, la percepción, la conciencia o la conducta motora. El trastorno puede mostrar una aparición súbita o gradual, ser transitorio o crónico, y los signos y síntomas suelen aparecer como resultado de traumas psicológicos.

DIAGNÓSTICO Y CUADRO CLÍNICO

Amnesia disociativa

La característica esencial es la incapacidad para recordar información personal importante, por lo general de naturaleza traumática o estresante, que es demasiado amplia para ser explicada por el olvido ordinario. El trastorno no puede ser resultado de los efectos psicológicos directos de una afección médica general, relacionada con el consumo de sustancias o medicamentos, neurológica o de otro tipo.

Los diferentes tipos de amnesia disociativa se presentan en la tabla 11-1.

Un hombre de 45 años de edad, divorciado, zurdo y que trabajaba de revisor de autobús, fue visitado en la consulta psiquiátrica de un centro médico. Había sido ingresado debido a un episodio de malestar torácico, mareo y debilidad en el brazo izquierdo. Tenía antecedentes de hipertensión y el año anterior había ingresado por un dolor torácico isquémico, aunque no había sufrido infarto de miocardio. Se solicitó una evaluación psiquiátrica porque el paciente se quejaba de haber perdido la memoria de los últimos 12 años, y se comportaba y reaccionaba a su entorno como si se encontrara en un momento de hace 12 años (p. ej., no reconocía a su hijo de 8 años, insistía en que no estaba casado y negaba acordarse de acontecimientos recientes, como quién era el actual presidente del país). La exploración física y las pruebas de laboratorio no revelaron cambios respecto a su situación habitual. El resultado de la tomografía computarizada (TC) cerebral fue normal.

Al explorar su estado mental, el paciente mostró un funcionamiento intelectual intacto, pero insistió en que la fecha correspondía a 12 años antes, negando cualquier recuerdo de toda su historia personal posterior y de los sucesos históricos que se habían producido durante los últimos 12 años. Estaba perplejo por la discrepancia entre su memoria y las circunstancias actuales. El paciente describió una historia familiar de palizas brutales y castigos físicos. Era un veterano de guerra condecorado, aunque describió haber sufrido episodios de amnesia que afectaban a algunas de sus experiencias en combate. En el ejército fue campeón de boxeo; recibió un guante de oro y destacó por su poderoso brazo izquierdo.

Se le proporcionó información acerca de su trastorno y se le sugirió que sus recuerdos podían regresar a medida que él fuera capaz de tolerarlos, tal vez por la noche, mientras dormía, o quizás al cabo de un

tiempo prolongado. Si esta estrategia no tenía éxito, la propuesta era utilizar la hipnosis o una entrevista bajo los efectos del amobarbital. (Adaptado de un caso de Richard J. Loewenstein, MD, y Frank W. Putnam, MD.)

Presentación clásica.   El trastorno clásico es una alteración clínica manifiesta, completa y dramática, que con frecuencia da lugar a que se ponga rápidamente al paciente bajo atención médica. Este cuadro se observa con frecuencia en los individuos que han experimentado traumas agudos extremos. Sin embargo, también es habitual que se desarrolle en el contexto de un conflicto intrapsíquico profundo o de estrés emocional. Los pacientes pueden presentar síntomas somáticos, alteraciones de la conciencia, despersonalización, desrealización, estados de trance, regresiones de edad espontáneas e incluso amnesia disociativa anterógrada. En muchos casos se ha observado depresión e ideación suicida. No existe una descripción consistente de un único perfil de personalidad o una historia de antecedentes comunes en estos pacientes, aunque se ha demostrado que los antecedentes personales o familiares de síntomas somatomorfos o disociativos predisponen a los individuos a desarrollar amnesia aguda durante circunstancias traumáticas. Muchos de estos pacientes han sufrido abusos o traumas durante la infancia o la vida adulta previa. Con todo, en los casos producidos en tiempos de guerra, al igual que sucede en otras formas de trastornos postraumáticos relacionados con el combate, la variable más importante en el desarrollo de los síntomas disociativos parece ser la intensidad del combate.

En la tabla 11-2 se presenta la evaluación del estado mental de la amnesia disociativa.

Presentación no clásica.   Estos pacientes con frecuencia buscan tratamiento para diversos síntomas, como la depresión o las alteraciones del estado de ánimo, el abuso de sustancias, los trastornos del sueño, síntomas somatomorfos, ansiedad y pánico, impulsos y actos suicidas o de automutilación, arrebatos de violencia, problemas alimentarios y problemas con las relaciones interpersonales. En estos pacientes, la automutilación y la conducta violenta también pueden ir acompañados de amnesia. Asimismo, puede producirse amnesia relacionada con la experimentación de *flashbacks* o episodios en los que se reviven conductas relacionadas con el trauma.

Fuga disociativa.   La fuga disociativa se considera en el DSM-5 como un subtipo de amnesia disociativa, mientras que el trastorno mantiene su diagnóstico diferenciado en la 10.ª edición de la *Clasificación internacional de enfermedades* (CIE-10). Puede ocurrir en pacientes con amnesia disociativa y trastorno de identidad disociativo.

La fuga disociativa se describe como la realización de viajes repentinos e inesperados lejos del hogar o del lugar donde se realizan las actividades habituales, con incapacidad para recordar alguna parte o la totalidad del pasado del individuo. Todo ello se acompaña de confusión

Tabla 11-1
Tipos de amnesia disociativa

Amnesia localizada: incapacidad para recordar acontecimientos relativos a un período de tiempo circunscrito
Amnesia selectiva: capacidad para recordar algunos, pero no todos, los acontecimientos relativos a un período de tiempo circunscrito
Amnesia generalizada: incapacidad para recordar toda la vida del propio individuo
Amnesia continua: incapacidad para recordar acontecimientos sucesivos a medida que acontecen
Amnesia sistematizada: amnesia para determinadas categorías de memoria; por ejemplo, todos los recuerdos relativos a la propia familia o a una persona concreta

sobre la identidad personal e incluso de la asunción de una nueva identidad. La alteración no se debe a los efectos fisiológicos directos de una sustancia o a una afección médica.

Se han descrito fugas disociativas con duraciones que van de minutos a meses. Algunos pacientes refieren múltiples fugas. En algunos casos extremadamente graves de TEPT, una persona afectada puede despertarse por una pesadilla en mitad de una fuga. Los niños y los adolescentes pueden tener una capacidad de desplazamiento más limitada que los adultos, por lo que en esta población las fugas pueden ser breves e implicar solo distancias cortas.

Tabla 11-2
Preguntas para evaluar el estado mental en pacientes con amnesia disociativa

Si las respuestas son positivas, pedir al paciente que describa el acontecimiento. Asegurarse de especificar que el síntoma no se produce durante un episodio de intoxicación
1. ¿Alguna vez ha sufrido desmayos? ¿Se queda en blanco? ¿Tiene lapsos de memoria?
2. ¿Experimenta pérdidas de tiempo? ¿Presenta lagunas en su experiencia relativa a un período de tiempo?
3. ¿Alguna vez ha viajado una distancia considerable sin ser consciente de cómo lo hizo o hacia dónde se dirigía exactamente?
4. ¿La gente le cuenta cosas que usted ha dicho o hecho en alguna ocasión y que no recuerda?
5. ¿Encuentra objetos en su poder (como ropa, objetos personales, alimentos en su carrito de la compra, libros, herramientas, equipo, joyas, vehículos, armas y demás) que nunca recuerda haber adquirido? ¿Algunas son cosas que no son propias de usted, sino más propias de un niño, como juguetes o animales de peluche?
6. ¿Le han dicho alguna vez, o usted mismo ha constatado, que posee talentos o habilidades que desconocía que tuviera? Por ejemplo, un talento para la música, el arte, la mecánica, la literatura, el atletismo u otros. ¿Fluctúan considerablemente sus gustos? Por ejemplo, las preferencias alimentarias, los hábitos personales, los gustos por la música o la ropa, etc.
7. ¿Tiene lagunas de memoria en lo que respecta a su vida? ¿Está perdiendo la memoria de partes de su vida e historia personal? ¿Está perdiendo la memoria de algunos acontecimientos importantes de su vida? Por ejemplo, bodas, cumpleaños, graduaciones, embarazos, el nacimiento de sus hijos, etc.
8. ¿Pierde el hilo de las conversaciones o deja de prestar atención a lo que se dice durante las sesiones de terapia? ¿Encuentra que mientras está escuchando a alguien que habla no oye todo o parte de lo que se está diciendo?
9. ¿Cuál es el período de tiempo perdido más prolongado que ha experimentado? ¿Minutos? ¿Horas? ¿Días? ¿Semanas? ¿Meses? ¿Años? Descríbalo

Adaptada de Loewenstein RJ. An office mental status examination for chronic complex dissociative symptoms and multiple personality disorder. *Psychiatr Clin North Am* 1991;14(3):567-604.

Una adolescente sufrió abusos sexuales continuos por parte de su padre con adicción al alcohol y otro amigo de la familia. Fue amenazada con la perpetración de abusos sexuales sobre sus hermanos pequeños si decía a alguien algo de los abusos. La niña empezó a tener pensamientos suicidas, pero creía que debía mantenerse con vida para proteger a sus hermanos. Después de ser violada por su padre y por varios de los amigos de este, huyó de casa precipitadamente. Viajó hasta la zona de la ciudad en la que había vivido anteriormente, pensando que allí encontraría a su abuela, con quien había vivido antes de que empezaran los abusos. Se desplazó utilizando el transporte público y caminando por las calles, aparentemente sin llamar la atención. Transcurridas unas 8 h, la paró un policía que estaba realizando su ronda. Cuando la interrogaron, no consiguió recordar acontecimientos recientes ni dar su dirección actual, insistiendo en que vivía con su abuela. En la evaluación psiquiátrica inicial era consciente de su identidad, pero creía que la fecha era 2 años anterior, decía que su edad era 2 años menos de la real e insistía en que ninguno de los acontecimientos de los años recientes había tenido lugar. (Por cortesía de Richard J. Loewenstein, MD, y Frank W. Putnam, MD.)

Cuando una fuga finaliza, el paciente puede experimentar perplejidad, confusión, comportamientos parecidos a un trance, despersonalización, desrealización y síntomas de conversión, además de amnesia. Algunos pueden terminar una fuga con un episodio de amnesia disociativa generalizada.

A medida que el paciente afectado por una fuga disociativa comienza a tener menos disociación, puede manifestar síntomas de trastorno del estado de ánimo, ideación suicida intensa y síntomas de TEPT o de otros trastornos de ansiedad. En los casos clásicos se crea una identidad alternativa bajo la cual el paciente vive durante un período de tiempo. Muchos de estos casos están mejor clasificados como trastorno de identidad disociativo o, según el DSM-5, como otro trastorno disociativo especificado con características de trastorno de identidad disociativo.

Diagnóstico diferencial

En la tabla 11-3 se muestran los elementos del diagnóstico diferencial de la amnesia disociativa.

Olvido ordinario y amnesia no patológica. El olvido ordinario es un fenómeno benigno y no relacionado con situaciones estresantes. En la amnesia disociativa, la pérdida de memoria es más amplia que en la amnesia no patológica. Se han descrito otras formas no patológicas de amnesia, como la amnesia de la infancia y de la niñez, la amnesia producida por el sueño y por los sueños, y la amnesia hipnótica.

Demencia, delírium y trastornos amnésicos debidos a una afección médica. En los pacientes afectados por demencia, delírium y trastornos amnésicos debidos a afección médica, la pérdida de memoria relacionada con la información personal está enmarcada en un conjunto mucho más amplio de problemas cognitivos, del lenguaje, de atención, de conducta y de problemas de memoria. La pérdida de memoria que afecta a la identidad personal no suele darse sin que haya indicios de una afectación marcada de múltiples dominios del funcionamiento cognitivo. Las causas de los trastornos amnésicos orgánicos incluyen la psicosis de Korsakoff, el accidente cerebrovascular, la amnesia posquirúrgica, la amnesia postinfecciosa, la amnesia anóxica y la amnesia global transitoria (v. más adelante). La terapia electroconvulsiva (TEC) también puede provocar una amnesia temporal marcada y, en ocasiones, problemas persistentes de memoria. Sin embargo, en este caso, la pérdida de memoria que afecta a las experiencias autobiográficas no está relacionada con experiencias traumáticas o abrumadoras, y parece afectar a muchos tipos diferentes de experiencia personal, sobre todo a las que acontecen justo antes o durante las sesiones de TEC.

Tabla 11-3
Diagnóstico diferencial de la amnesia disociativa

Olvido ordinario	Trastorno de estrés agudo
Deterioro cognitivo relacionado con la edad	Trastorno de estrés postraumático
Formas no patológicas de amnesia	Trastorno de síntomas somáticos
Amnesia infantil y de la infancia	Episodios psicóticos
Amnesia del sueño y de los sueños	Falta de memoria de un episodio psicótico cuando se recupera el estado
Amnesia hipnótica	no psicótico
Demencia	Episodio de un trastorno del estado de ánimo
Delírium	Falta de memoria para aspectos de un episodio de manía cuando se está
Trastornos amnésicos	deprimido, y viceversa, cuando se está eutímico
Trastornos neurológicos con episodios de pérdida discreta de memoria	Trastorno facticio
Amnesia postraumática	Simulación
Amnesia global transitoria	Trastornos o síntomas psicofisiológicos
Amnesia relacionada con trastornos epilépticos	Asma y problemas respiratorios
Amnesia relacionada con el consumo de sustancias	Trastornos premenstruales
Alcohol	Síndrome del colon irritable
Hipnótico-sedantes	Enfermedad por reflujo gastroesofágico
Anticolinérgicos	Recuerdos somáticos
Esteroides	Trastornos afectivos
Marihuana	Estado de ánimo deprimido, disforia o anhedonia
Analgésicos narcóticos	Alteraciones breves del estado de ánimo o labilidad emocional
Sustancias psicodélicas	Pensamientos e intentos suicidas o automutilación
Fenciclidina	Culpa y culpa del superviviente
Metildopa	Sentimientos de indefensión y desesperanza
Pentazocina	Síntomas obsesivo-compulsivos
Hipoglucemiantes	Rumiaciones sobre el trauma
β-bloqueantes	Recuentos o canciones repetidas de forma obsesiva
Carbonato de litio	Orden
Muchos otros	Limpieza
Otros trastornos disociativos	Comprobación
Fuga disociativa	
Trastorno de identidad disociativo	
Trastorno disociativo no especificado	

Amnesia postraumática. En la amnesia postraumática provocada por una lesión cerebral suele existir una historia bien definida de traumatismo físico, un período de pérdida de la conciencia o de amnesia, o ambos, así como pruebas clínicas objetivas de lesión cerebral.

Trastornos convulsivos. En la mayoría de los casos de convulsiones, la presentación clínica es significativamente diferente de la que se observa en la amnesia disociativa, con fenómenos ictales bien delimitados y secuelas. En las convulsiones parciales complejas los pacientes pueden deambular o mostrar un comportamiento semiintencionado, o ambos, durante las convulsiones o en los estados postictales, por lo que se produce una amnesia posterior. En raras ocasiones, los pacientes con crisis parciales recurrentes complejas muestran conducta extravagante, problemas de memoria, irritabilidad o comportamiento violento, lo que convierte el diagnóstico diferencial en un rompecabezas. Sin embargo, los pacientes con convulsiones en una fuga epiléptica a menudo exhiben un comportamiento anómalo, que incluye confusión, perseveración y movimientos anómalos o repetitivos. Los pacientes con convulsiones pseudoepilépticas también pueden tener síntomas disociativos, como amnesia y antecedentes de trauma psicológico. En algunos de estos casos, el diagnóstico solo puede establecerse mediante técnicas de telemetría o monitorización electroencefalográfica (EEG) ambulatoria.

Amnesia relacionada con sustancias. Se ha relacionado el consumo de diversas sustancias y tóxicos con la producción de amnesia (tabla 11-3).

Amnesia global transitoria. La amnesia global transitoria puede confundirse con una amnesia disociativa, sobre todo si se tiene en cuenta que ambos trastornos pueden ir precedidos por acontecimientos vitales estresantes. En la amnesia global transitoria, sin embargo, se da un inicio súbito de una amnesia anterógrada completa y un deterioro de las habilidades de aprendizaje, una amnesia retrógrada pronunciada, conservación de la memoria en lo que se refiere a la identidad personal, la angustia de darse cuenta de la pérdida de memoria con interrogatorio repetitivo (y a menudo perseverante), una conducta general normal, ausencia de grandes alteraciones neurológicas en la mayoría de los casos, así como una recuperación rápida de la función cognitiva habitual, con amnesia retrógrada persistente de corto plazo. Normalmente el paciente tiene más de 50 años de edad y presenta factores de riesgo de enfermedad cerebrovascular, aunque en algunos casos se ha propuesto que la epilepsia y la migraña desempeñan un papel etiológico.

Trastorno de identidad disociativo. Los pacientes con trastorno de identidad disociativo pueden presentar formas agudas de amnesia y episodios de fuga. Sin embargo, estos pacientes suelen mostrar síntomas más allá de los observados en aquellos con amnesia disociativa. En lo que respecta a la amnesia, la mayoría de los pacientes con trastorno de identidad disociativo y aquellos con la variante no especificada del trastorno presentan múltiples formas de amnesia compleja, que incluyen pérdidas de conciencia recurrentes, fugas, posesiones inexplicables y fluctuaciones de sus habilidades, hábitos y conocimientos.

Trastorno de estrés agudo y trastorno de estrés postraumático. Muchos trastornos del espectro traumático, incluidos el trastorno de estrés agudo y el trastorno de estrés postraumático (TEPT), están asociados con la amnesia disociativa. Cuando los diagnósticos de ambos trastornos son apropiados, se deberá agregar el diagnóstico concurrente de amnesia disociativa si la amnesia persiste más allá del trauma inmediato.

Simulación y amnesia facticia. No existe ningún método definitivo que permita diferenciar la amnesia disociativa de la amnesia facticia o simulada. Se ha observado que las personas que simulan mantienen su engaño incluso durante las entrevistas realizadas bajo hipnosis o

Tabla 11-4
Trastorno de despersonalización/desrealización

Nombre	DSM-5 Trastorno de despersonalización/desrealización	CIE-10 Trastorno de despersonalización/desrealización
Síntomas	Despersonalización: • Sentirse desapegado de uno mismo • Sentir como si se estuviera observando a uno mismo • Sensación de irrealidad • Sensación distorsionado del tiempo • Sensación de alteraciones de la percepción Desrealización • Sensación de irrealidad • Sentirse desconectado del propio entorno	Cambio percibido en la actividad mental, de forma que los pensamientos, cuerpo o entorno se sienten: Irreales Remotos Automatizados Pérdida de emociones Sentirse distanciado o separado
N.º de síntomas necesarios	Despersonalización o desrealización como se describen arriba Prueba de realidad intacta	Cualquiera de los anteriores Prueba de realidad intacta
Exclusiones (no es resultado de):	Consumo de sustancias Otra condición médica Otro trastorno mental	Esquizofrenia Trastornos depresivos Trastornos fóbicos Trastorno obsesivo-compulsivo
Impacto psicosocial	Malestar y/o deterioro significativo	

bajo el efecto de los barbitúricos. Si un paciente se presenta ante un psiquiatra alegando que su motivo principal de consulta es que quiere recuperar recuerdos reprimidos, es muy probable que sufra un trastorno facticio o que haya estado sometido a influencias sugerentes. De hecho, si se les interroga con cuidado, la mayoría de estos individuos no proporcionan una descripción plausible de la amnesia, sino que insisten con frecuencia en que, de niños, debieron de abusar de ellos para justificar su infelicidad o la disfunción en sus vidas.

En individuos que tratan de huir de una situación de dificultades legales, financieras o personales, así como en soldados que tratan de evitar el combate o la realización de deberes militares desagradables, puede darse la simulación de la fuga disociativa. No existe ninguna prueba, batería de pruebas o conjunto de procedimientos que permita distinguir sin error los síntomas disociativos reales de las personas que simulan. Si se les hace frente, muchos de ellos confiesan espontáneamente. En un contexto forense, el examinador siempre debe considerar con cuidado el diagnóstico de simulación cuando se enfrenta a una presunta fuga.

TRASTORNO DE DESPERSONALIZACIÓN/DESREALIZACIÓN

La despersonalización se define como la sensación, persistente o recurrente, de desapego o distanciamiento respecto del propio yo. El individuo declara sentirse como un autómata o como si se contemplara a sí mismo en una película. La desrealización se describe como un sentimiento de irrealidad en relación con el entorno o verse separado de este. El paciente puede describir su percepción de que el mundo exterior está falto de luz o color emocional, como si pensara que está dormido o muerto.

La tabla 11-4 compara los abordajes diagnósticos del trastorno de despersonalización/desrealización.

La experiencia de despersonalización comprende varios componentes diferentes, que incluyen una sensación de: *1)* cambios corporales; *2)* dualidad del yo como observador y como actor; *3)* sentirse aislado de los demás, y *4)* sentirse aislado de las propias emociones. Los pacientes que experimentan despersonalización a menudo encuentran grandes dificultades para expresar sus sentimientos. Al tratar de expresar su sufrimiento subjetivo con frases banales, como «Me siento muerto», «Nada parece real» o «Estoy de pie fuera de mí mismo», los pacientes con despersonalización pueden no conseguir comunicar adecuadamen-

te la angustia que sufren. A pesar de que se quejan amargamente de cómo la situación está arruinando sus vidas, pueden dar la sensación de estar notablemente poco angustiados.

> La Sra. R., de 27 años de edad y soltera, era una estudiante de posgrado con un máster en biología. Se quejaba de episodios intermitentes de «distanciamiento de sí misma», normalmente asociados a situaciones sociales que le provocaban ansiedad. Al interrogarla sobre un episodio reciente, describió que, mientras realizaba una presentación en un curso académico, «de pronto yo estaba hablando, pero me sentía como si no fuera yo quien hablara. Fue muy desconcertante. Tuve esta sensación: "¿quién está hablando?". Me sentía como si estuviera viendo hablar a otra persona. Oía cómo las palabras salían de mi boca, pero no era yo quien las pronunciaba. No era yo. La cosa siguió igual durante un rato. Yo estaba tranquila, incluso sentía una especie de paz interior. Era como si me encontrara muy lejos de ahí. Como si estuviera en el fondo de la habitación, viéndome a mí misma. Pero la persona que hablaba ni siquiera se parecía a mí. Era como si estuviera viendo a alguien diferente». Esa sensación se mantuvo durante el resto del día y persistió hasta el día siguiente, durante el cual se fue disipando. Creía recordar que había sufrido experiencias similares durante el instituto, y estaba segura de haberlas sufrido al menos una vez al año durante su licenciatura y sus estudios de posgrado.
>
> La Sra. R. explicó que había sentido una gran ansiedad cuando, de niña, escuchaba o presenciaba las frecuentes discusiones violentas y las peleas físicas periódicas entre sus padres. Además, la familia estaba sujeta a muchos cambios y traslados impredecibles debido a los problemas financieros y laborales intermitentes de su padre. La ansiedad de la paciente no mejoró cuando, ya adolescente, sus padres se divorciaron. Su padre se marchó y desde ese momento tuvo muy poco contacto con ella. La relación de la paciente con su madre se fue volviendo irritable, crítica y beligerante. No estaba segura de si durante la infancia había experimentado episodios de despersonalización al escuchar las peleas de sus padres. (Adaptado de un caso de Richard J. Loewenstein, MD, y Frank W. Putnam, MD.)

Diagnóstico diferencial

La diversidad de enfermedades que se asocian con la despersonalización complica el diagnóstico diferencial del trastorno. La despersonalización puede ser el resultado de una enfermedad médica o neurológica, la intoxicación o la abstinencia de sustancias ilegales, el efecto secundario de medicamentos, o bien puede asociarse con crisis de angustia, fobias, TEPT o trastorno de estrés agudo, esquizofrenia u otro trastorno disociativo. Es fundamental realizar una exploración médica y neurológica exhaustiva, que incluya pruebas de laboratorio de rutina, un EEG y todas las pruebas de detección de drogas y fármacos que estén indicadas. Por regla general, la despersonalización relacionada con el consumo de drogas es temporal, pero puede existir despersonalización persistente después de un episodio de intoxicación con varias sustancias, incluidas la marihuana, la cocaína y otros psicoestimulantes. Diversas enfermedades neurológicas se han referido como causas, incluidos los trastornos convulsivos, los tumores cerebrales, los síndromes posconmocionales, las alteraciones metabólicas, la migraña, el vértigo y la enfermedad de Ménière. La despersonalización provocada por una afección médica tiende a ser primariamente sensitiva, sin las descripciones elaboradas ni los significados personales atribuidos normalmente en la de etiología psiquiátrica.

TRASTORNO DE IDENTIDAD DISOCIATIVO

El trastorno de identidad disociativo, anteriormente denominado trastorno de personalidad múltiple, ha sido el más investigado de los trastornos disociativos. Se caracteriza por la existencia de dos o más identidades o estados de la personalidad. Estas identidades o estados de personalidad, en ocasiones denominados *alternantes, estados de identidad* e *identidades alternantes,* entre otros términos, difieren entre sí en el sentido de que cada una presenta un patrón propio y relativamente persistente de percepción, interacción y concepción del entorno y de sí mismo, en definitiva, su personalidad. Es el paradigma de la psicopatología disociativa, ya que los síntomas de todo el resto de los trastornos disociativos suelen encontrarse en pacientes con trastorno de identidad disociativo: amnesia, fuga, despersonalización, desrealización y síntomas parecidos.

Características diagnósticas

La característica clave en el diagnóstico de este trastorno es la existencia de dos o más identidades o estados de la personalidad distintos.

Tabla 11-6
Trastorno de identidad disociativo

Tabla 11-5
Síntomas asociados observados habitualmente en el trastorno de identidad disociativo

Síntomas de trastorno de estrés postraumático
  Síntomas intrusivos
  Hiperactivación
  Evitación y síntomas de embotamiento
Síntomas somáticos
  Síntomas de conversión y seudoneurológicos
  Episodios de tipo epiléptico
  Síntomas de dolor somático
  Cefalea, dolor abdominal, musculoesquelético o pélvico
  Síntomas o trastornos psicofisiológicos
  Asma y problemas respiratorios
  Trastornos premenstruales
  Síndrome del colon irritable
  Enfermedad por reflujo gastroesofágico
  Memoria somática
Síntomas afectivos
  Estado de ánimo deprimido, disforia o anhedonia
  Oscilaciones breves del estado de ánimo o labilidad emocional
  Ideación suicida y tentativas de automutilación
  Sentimientos de indefensión y desesperanza
Síntomas obsesivo-compulsivos
  Rumiaciones en torno al trauma
  Recuento o canciones repetidas de forma obsesiva
  Orden
  Limpieza
  Comprobación

Además, las personas con este trastorno a menudo informan de que olvidan más tiempo de lo que cabría esperar de un olvido ordinario. La presencia de muchos otros signos y síntomas dificulta el diagnóstico. En la tabla 11-5 se describen muchos otros síntomas asociados que se encuentran a menudo en pacientes con trastornos disociativos de la identidad, y en la tabla 11-6 se comparan los diferentes abordajes de diagnóstico para este trastorno.

	DSM-5	CIE-10
Nombre	Trastorno de identidad disociativo	Otros trastornos disociativos (de conversión)

Síntomas	Sentido de la propia identidad distorsionado
	Sentido de tener al menos dos estados de personalidad, cada uno con un único
	  Sentido de autocontrol
	  Afecto
	  Conducta
	  Memoria
	  Percepción
	  Función sensorial motora
	  Lapsos de memoria sobre episodios pasados	

N.º de síntomas necesarios	Todos los anteriores	
Exclusiones (no es resultado de):	Creencias culturales aceptables Olvidos normales Consumo de sustancias Otra condición médica Juego de fantasía en niños	
Impacto psicosocial	Malestar y/o deterioro significativo	
Comentarios		Incluido entre los otros trastornos, junto con el síndrome de Ganser y el estado de confusión/crepúsculo psicógeno. Los síntomas no se detallan

Tabla 11-7
Preguntas para explorar el estado mental e identificar los síntomas de un trastorno de identidad disociativo

Si las respuestas son positivas, pedir al paciente que describa el acontecimiento. Asegurarse de especificar que el síntoma no se produce durante un episodio de intoxicación

1. ¿Actúa de una manera tan diferente en una situación, en comparación como lo haría en otra, que tiene la sensación de que es a la vez dos personas diferentes?
2. ¿Nota que en hay más de una persona? ¿Más de una parte de sí mismo? ¿Una cara de sí mismo? ¿Parece que se hallen en conflicto o sostengan una pelea?
3. La parte o partes de sí mismo ¿poseen sus propias maneras, independientes de pensar, percibir y relacionarse con el mundo y el propio yo? ¿Tienen sus propios recuerdos, pensamientos y sentimientos?
4. ¿Acaso una o más de estas entidades puede llegar a controlar su comportamiento?
5. ¿Tiene pensamientos o sentimientos, o ambos, que provienen de su propio interior (o de su exterior) que no puede explicar? ¿Y no parece que tales pensamientos o sentimientos puedan ser suyos? ¿Parecen pensamientos o sentimientos que no estén bajo su control (influencia pasiva)?
6. ¿Ha sentido alguna vez que su cuerpo tiene un comportamiento que no parece estar bajo su control, por ejemplo, guardar cosas, ir a sitios, comprar cosas, escribir cosas, dibujar o crear cosas, hacerse daño a sí mismo o a otros, etc., de modo que parece que su cuerpo no le pertenece?
7. ¿Siente alguna vez que tiene que luchar contra otra parte de sí mismo que parece querer hacer o decir algo que no desea hacer ni decir?
8. ¿Siente alguna vez que hay una fuerza (presión, parte) en su interior que intenta impedir que haga o diga algo?
9. ¿Alguna vez oye voces, sonidos o conversaciones en su mente? ¿Parece que discutan con usted? ¿Le comentan qué hace? ¿Le ordenan que haga o no haga determinadas cosas, como hacerse daño a sí mismo o a otros? ¿Parece que le quieran advertir o le tratan de proteger de algo? ¿Intentan aliviarle, apoyarle o tranquilizarle? ¿Le proporcionan información importante sobre las cosas que hace? ¿Argumentan o dicen cosas que nada tienen que ver con usted? ¿Tienen nombres? ¿Son hombres? ¿Son mujeres? ¿Son niños?
10. ¿Desearía hablar con esta parte (lado, aspecto, faceta) de usted (de su mente) que se denomina «el enfadado» (la Niña Pequeña, Janie, que se fue a Atlantic City la semana pasada y gastó muchísimo dinero, etc.). ¿Puede presentarse esta parte ahora, por favor?
11. ¿Suele experimentar con relativa frecuencia la sensación de que se halla fuera de sí mismo? ¿Dentro de sí mismo? ¿Además de usted mismo, se mira como si fuera otra persona?
12. ¿Alguna vez se ha sentido desconectado de sí mismo o de su cuerpo como si usted (o su cuerpo) no fuesen reales?
13. ¿Suele experimentar con relativa frecuencia que el mundo que le rodea es irreal? ¿Como si estuviera sumido en un estado de confusión? ¿Como si estuviera pintado? ¿En dos dimensiones?
14. ¿Alguna vez se mira en el espejo y no reconoce a quien ve en él? ¿Ve a otro?

Adaptada de Loewenstein RJ. An office mental status examination for chronic complex dissociative symptoms and multiple personality disorder. *Psychiatr Clin North Am* 1991;14:567-604, con autorización.

Estado mental

Para establecer el diagnóstico es esencial un cuidadoso y detallado estudio del estado mental del paciente. Es fácil la confusión con los diagnósticos de esquizofrenia, el trastorno de la personalidad límite o simplemente la simulación. En la tabla 11-7 se presentan preguntas que pueden ayudar a los clínicos a establecer el diagnóstico correcto.

Memoria y síntomas de amnesia

Las alteraciones disociativas de la memoria se manifiestan de diferentes formas básicas y se observan con frecuencia en los entornos clínicos. Al realizar la exploración general del estado mental, los profesionales de la salud deberán interrogar de forma rutinaria acerca de posibles experiencias de pérdidas de tiempo, desvanecimientos y lagunas importantes en la continuidad de los recuerdos referentes a la información personal. Las experiencias de pérdidas de tiempo disociativas son demasiado amplias para ser explicadas por el olvido ordinario y suelen tener inicios y finales claramente delimitados.

Los pacientes con trastorno de identidad disociativo a menudo refieren lagunas en la memoria autobiográfica, en especial en lo que respecta a los acontecimientos durante la infancia. Las lagunas disociativas en el recuerdo autobiográfico suelen estar claramente delimitadas y no se ajustan al declive normal del recuerdo autobiográfico de las edades más jóvenes.

La Sra. A., una mujer casada de 33 años de edad que trabajaba de bibliotecaria en una escuela para niños con problemas, acudió al psiquiatra tras descubrir a su hija de 5 años «jugando a médicos» con varios niños del vecindario. A pesar de que ese acontecimiento tuvo escasas consecuencias, empezó a temer que su hija fuera acosada sexualmente. La paciente fue visitada por su internista y recibió un tratamiento con ansiolíticos y antidepresivos, pero la mejoría fue

escasa. Buscó ayuda psiquiátrica con varios clínicos, pero las diversas pruebas realizadas correctamente, con antidepresivos y ansiolíticos, así como con psicoterapia de apoyo, obtuvieron a una mejoría limitada. Después de la muerte de su padre, por complicaciones del alcoholismo, los síntomas de la paciente aumentaron. Debido a su hábito alcohólico y a la conducta antisocial asociada, su padre se había mantenido alejado de la familia desde que la paciente tenía unos 12 años.

El arresto de la paciente por escándalo público en una ciudad cercana precipitó su internamiento en un hospital psiquiátrico. La encontraron en un hotel, con ropas atrevidas y en medio de una disputa con un hombre. Negó saber cómo había llegado al hotel, aunque el hombre insistió en que ella había acudido bajo otro nombre para mantener relaciones sexuales voluntarias.

Durante su evaluación, la paciente describió una amnesia densa que afectaba a los primeros 12 años de su vida, con la sensación de que «su vida había comenzado a los 12 años». Explicó que, durante todo el tiempo que recordaba, había tenido una amiga imaginaria, una anciana de raza negra que le daba consejos y le hacía compañía. Explicó que escuchaba otras voces en su cabeza: varias mujeres y niños, así como la voz de su padre hablando repetidamente con ella en tono despectivo. Explicó que gran parte de su vida, desde los 12 años, había estado salpicada por episodios de amnesia: con relación a su trabajo, a su matrimonio, al nacimiento de sus hijos y a la vida sexual con su marido. Manifestó alteraciones desconcertantes de sus habilidades; por ejemplo, le habían dicho muchas veces que tocaba bien el piano, pero ella no era consciente de poder hacerlo. Su marido explicó que siempre había sido «olvidadiza» para las conversaciones y para las actividades familiares. Señaló también que en ocasiones hablaba como una niña; en otras adoptaba un acento sureño, y había veces que se enfadaba y se volvía provocadora. Muchas veces guardaba un recuerdo escaso de estos episodios.

Cuando se le preguntó con más detalle acerca de las primeras etapas de su vida, la paciente pareció entrar en trance y, con voz infantil, declaró: «Lo único que quiero es que no me encierren en el armario». La demanda de explicaciones sobre esta declaración produjo cambios rápidos de estado entre identidades alternantes que presentaban diferentes edades manifiestas, expresiones faciales, tonos de voz y conocimientos acerca de la historia de la paciente. Una de ellas habló de modo alterado y lleno de insultos, y se mostró irritable y obsesionada con la sexualidad. Habló del episodio con el hombre del hotel y afirmó haber sido ella quien había concertado la cita. Gradualmente, las identidades alternantes describieron una historia de caos familiar, brutalidad y negligencia, que abarcaba los primeros 12 años de la vida de la paciente, hasta que su madre, también alcohólica, consiguió mantenerse sobria y abandonó a su marido, llevándose a sus hijos con ella. En las identidades alternantes la paciente describió episodios de malos tratos, abusos sexuales y torturas psicológicas a manos del padre, sus hermanos y su madre.

Después de examinar a sus familiares, la madre de la paciente también cumplía los criterios diagnósticos de trastorno de identidad disociativo, al igual que su hermana mayor, que también había sufrido abusos sexuales. Uno de los hermanos cumplía criterios diagnósticos de TEPT, depresión mayor y dependencia del alcohol. (Adaptado de un caso de Richard J. Loewenstein, MD, y Frank W. Putnam, MD.)

Alteraciones disociativas de la identidad

Al principio, las alteraciones disociativas de la identidad pueden manifestarse clínicamente mediante autorreferencias extrañas que usan la primera persona del plural o la tercera persona del singular o del plural. Además, los pacientes pueden referirse a sí mismos usando su nombre de pila o hacer autorreferencias impersonales, como «el cuerpo», al describirse a sí mismos o a otras personas. A menudo describen una fuerte sensación de tener divisiones internas concretas o conflictos internos, personificados entre partes de ellos mismos. En algunos casos, estas partes tienen nombre propio o pueden designarse empleando su emoción o función principal (p. ej., «el enfadado» o «la esposa»). Los pacientes pueden cambiar bruscamente el modo mediante el que se refieren a los demás (p. ej., «el hijo» en lugar de «mi hijo»).

Otros síntomas asociados

La mayoría de los pacientes con trastorno de identidad disociativo cumplen criterios diagnósticos de algún trastorno del estado de ánimo, normalmente del espectro de los trastornos depresivos. Las alteraciones frecuentes y rápidas del estado de ánimo son habituales, pero acostumbran a deberse a fenómenos postraumáticos y disociativos, no a un auténtico trastorno cíclico del estado de ánimo. Puede existir un solapamiento considerable entre síntomas de ansiedad del TEPT, alteraciones del sueño y síntomas disfóricos y afectivos.

En el trastorno de identidad disociativo son comunes los rasgos obsesivo-compulsivos de la personalidad; en los pacientes con este tras-

Tabla 11-8
Diagnóstico diferencial del trastorno de identidad disociativo

Comorbilidad frente a diagnóstico diferencial
Trastornos afectivos
Trastornos psicóticos
Trastornos de ansiedad
Trastorno de estrés postraumático
Trastornos de la personalidad
Trastornos neurocognitivos
Trastornos neurológicos y epilépticos
Trastorno de síntomas somáticos
Trastornos facticios
Simulación
Otros trastornos disociativos
Fenómenos de trance profundo

torno se observan con regularidad síntomas intercurrentes de trastorno obsesivo-compulsivo (TOC), y existe un subgrupo que manifiesta síntomas graves de TOC. Los síntomas de TOC con frecuencia tienen características postraumáticas: comprobaciones repetidas para asegurarse de que nadie puede entrar en la casa o en el dormitorio, compulsión de limpieza para aliviar la sensación de suciedad debida al abuso, o dedicarse a contar o a cantar mentalmente, buscando una distracción de la ansiedad que provoca ser objeto de abusos, por ejemplo.

Presentación clínica en niños y adolescentes

Los niños y los adolescentes manifiestan los mismos síntomas disociativos principales y los mismos fenómenos clínicos secundarios que los adultos. Sin embargo, en los jóvenes, las diferencias en autonomía y en estilos de vida debidas a la edad pueden influir significativamente en la expresión clínica de los síntomas. Los niños más pequeños, en particular, tienen un sentido del tiempo menos lineal y menos continuo, y a menudo no son capaces de identificar por sí mismos las discontinuidades disociativas en sus comportamientos. Con frecuencia existen informadores adicionales, como los profesores y los familiares, que pueden ayudar a documentar los comportamientos disociativos.

En los niños más jóvenes debe diferenciarse cuidadosamente la disociación patológica de algunos fenómenos que en la infancia se consideran normales, como los amigos imaginarios y las ensoñaciones diurnas elaboradas. La presentación clínica puede consistir en la existencia de un amigo imaginario, elaborado o autónomo, que asume el comportamiento del niño, que lo vive como experiencias pasivas de influencia o seudoalucinaciones auditivas, o ambas, que le ordenan comportarse de una determinada manera.

Diagnóstico diferencial

En la tabla 11-8 se muestran los trastornos más comunes que deben diferenciarse del trastorno de identidad disociativo.

Trastorno de identidad disociativo facticio, imitativo y simulado. A continuación, se presentan los indicadores de *trastorno de identidad disociativo, imitativo o simulado,* para incluir los típicos de otras presentaciones facticias o simuladas. Incluyen la exageración de síntomas, las mentiras, el empleo de los síntomas para disculpar conductas antisociales (p. ej., amnesia solo para el mal comportamiento), la amplificación de los síntomas cuando se está bajo observación, el rechazo a permitir contactos colaterales, los problemas legales y la seudología fantástica. Los pacientes con trastorno de identidad disociativo auténtico suelen sentirse confusos, en conflicto, avergonzados y angustiados por sus síntomas y por su historia traumática. Los individuos con un trastorno de simulación suelen mostrar poca disforia en relación con su trastorno.

OTROS TRASTORNOS DISOCIATIVOS ESPECIFICADOS Y SIN ESPECIFICAR

Las categorías de otros trastornos disociativos especificados y sin especificar incluyen todos los trastornos que se caracterizan por una respuesta primaria disociativa que no cumple los criterios del DSM-5 para ningún otro trastorno disociativo. Los trastornos disociativos específicos incluyen síndromes crónicos y recurrentes con síntomas disociativos mixtos; alteración de la identidad debida a persuasión coercitiva prolongada e intensa (p. ej., lavado de cerebro); reacciones disociativas agudas a episodios estresantes, y trance disociativo.

Trance disociativo

El trance disociativo se manifiesta a través de una alteración, temporal y marcada, del estado de conciencia o a través de una pérdida del sentido de identidad personal normal sin sustitución por un sentido alternante de la identidad. Una variante de este, el trance de posesión, implica alternancias únicas o episódicas del estado de conciencia, caracterizadas por el intercambio entre la identidad habitual del individuo y una nueva identidad que suele atribuirse a un espíritu, un poder divino, una deidad u otra persona. En este estado de posesión, el individuo exhibe conductas estereotipadas determinadas por la cultura o experimenta la sensación de que está siendo controlado por la entidad poseedora. Debe existir una amnesia parcial o completa del acontecimiento. El estado de trance o posesión no debe formar parte de una práctica cultural o religiosa aceptada normalmente, y debe provocar un malestar significativo o un deterioro del funcionamiento en uno o más de los dominios habituales. Finalmente, el trance disociativo no debe producirse exclusivamente durante el curso de un trastorno psicótico ni deberse al consumo de una sustancia o a una afección médica.

Alteración de la identidad debida a persuasión coercitiva prolongada e intensa (lavado de cerebro)

El DSM-5 describe este trastorno disociativo como «alteración de la identidad debida a persuasión coercitiva prolongada e intensa». El lavado de cerebro se produce sobre todo en contextos de reforma política, y ha sido ampliamente descrito en la Revolución Cultural en la China comunista, prisioneros de guerra, torturas a disidentes políticos, rehenes de terroristas y, en particular en las culturas occidentales, el adoctrinamiento en cultos totalitarios. El lavado de cerebro implica que, bajo las condiciones adecuadas de estrés y coacción, puede conseguirse que los individuos cumplan las exigencias de aquellos que ostentan el poder, sufriendo modificaciones importantes en su personalidad, creencias y conductas. Las personas sometidas a estas condiciones pueden sufrir un daño notable, incluso con pérdida de la salud y de la vida, y generalmente manifiestan diversos síntomas postraumáticos y disociativos.

La primera etapa de los procesos de coacción se ha comparado con la creación artificial de una crisis de identidad asociada a la emergencia de una nueva seudoidentidad que presenta rasgos de un estado disociativo. Bajo circunstancias de dependencia extrema y maligna, vulnerabilidad abrumadora y peligro para la propia existencia, los individuos desarrollan un estado que se caracteriza por una idealización extrema de sus captores, y se produce una identificación con el agresor y la exteriorización de sus superyós, una regresión adaptativa conocida como *infantilismo traumático,* paralización de la voluntad y un estado de terror congelado. Las técnicas de coacción que suelen utilizarse para inducir un estado de este tipo en la víctima han sido ampliamente descritas, e incluyen el aislamiento del individuo, la degradación, el control de todas las comunicaciones y funciones cotidianas básicas, la inducción de miedo y confusión, la presión por parte de compañeros, la asignación de rutinas repetitivas y monótonas, imprevisibilidad de los aportes ambientales, renuncia a las relaciones y a los valores previos y diversas privaciones. Aunque los abusos físicos y sexuales, la tortura, la privación sensitiva extrema y la negligencia física pueden formar parte de este proceso, no son necesarios para definir un proceso de coacción. Como resultado, las víctimas manifiestan un amplio conjunto de síntomas postraumáticos y disociativos, que incluyen alteraciones drásticas de su identidad, valores y creencias; reducción de la flexibilidad cognitiva, con regresión a percepciones simplistas del bien y el mal y de la dominación-sumisión; entumecimiento de la experiencia y aplanamiento afectivo; estados parecidos al trance y reducción de la respuesta al entorno, y, en algunos casos, síntomas disociativos de mayor gravedad, como amnesia, despersonalización y cambios de identidad.

Síndrome de Ganser

El síndrome de Ganser es una enfermedad poco comprendida que se caracteriza por dar respuestas aproximadas *(paralogia)* y por obnubila-

ción de la conciencia, a menudo acompañados por alucinaciones y otros síntomas disociativos, somatomorfos o de conversión.

La piedra angular del síndrome de Ganser es el síntoma de *pasar por alto (vorbeigehen)* la respuesta correcta para proporcionar otra, relacionada pero incorrecta. A menudo las respuestas aproximadas no aciertan, pero tienen una relación evidente con la pregunta, lo cual indica que esta se ha comprendido. Al preguntar por su edad a una mujer de 25 años, respondió: «No tengo 5 años». El paciente con síndrome de Ganser proporciona respuestas erróneas, pero comprensibles, si se le pide que realice cálculos sencillos (p. ej., 2 + 2 = 5), que dé una información general (la capital de Estados Unidos es Nueva York), que identifique objetos comunes (un lápiz es una llave), o que diga el nombre de algún color (el verde es gris). Incluso puede responder incorrectamente a preguntas retóricas («¿cuántas patas hay en una mesa de tres patas?» «¿Cuatro?»).

También se produce obnubilación de la conciencia, que suele manifestarse a través de desorientación, amnesias, pérdidas de información personal y cierto deterioro de la evaluación de la realidad. En alrededor de la mitad de los casos se dan alucinaciones visuales y auditivas. La exploración neurológica puede poner de manifiesto lo que Ganser llamó *hysterical stigmata,* por ejemplo, una anestesia no neurológica o hiperalgesia oscilante. Esta debe ir acompañada de otros síntomas disociativos, como amnesias, síntomas de conversión o conductas de tipo trance.

Diagnóstico diferencial. Dada la frecuencia de los antecedentes de trastornos cerebrales orgánicos, crisis epilépticas, traumatismos craneoencefálicos y psicosis que se dan en el síndrome de Ganser, está justificado realizar una evaluación neurológica y médica exhaustiva. Los diagnósticos diferenciales incluyen la demencia orgánica, la seudodemencia depresiva, la confabulación del síndrome de Korsakoff, las disfasias orgánicas y las psicosis reactivas. En ocasiones los pacientes con trastorno de identidad disociativo también pueden exhibir síntomas de tipo Ganser.

COMORBILIDAD

Las comorbilidades más comunes que se encuentran en los trastornos disociativos incluyen trastornos depresivos, de adaptación, de ansiedad, relacionados con traumas y factores de estrés, alimentarios, TOC, trastornos de síntomas somáticos y de conversión. Las personas con trastornos disociativos también pueden cumplir los criterios para los trastornos de la personalidad, con informes coexistentes de trastornos de personalidad, principalmente por evitación, límite, dependientes y obsesivo-compulsivas.

CURSO Y PRONÓSTICO

Amnesia disociativa

Se sabe poco acerca de la evolución clínica de la amnesia disociativa. La amnesia disociativa aguda a menudo se soluciona espontáneamente una vez que se aparta al individuo de las circunstancias traumáticas o abrumadoras. En el extremo opuesto, algunos pacientes desarrollan formas crónicas graves de amnesia generalizada, continua o localizada, que les provocan una discapacidad profunda y les exigen un grado elevado de apoyo social, como el ingreso en una residencia o la ayuda intensiva por parte de la familia. Los médicos deben tratar de restaurar los recuerdos perdidos de los pacientes lo antes posible; de lo contrario, el recuerdo reprimido puede llegar a formar un núcleo en la mente inconsciente alrededor del cual podrían desarrollarse episodios de amnesia en el futuro.

En aquellos que desarrollan una fuga disociativa, la mayor parte de las fugas son relativamente breves, con una duración de horas o días. La mayoría de individuos parecen recobrarse, aunque en casos raros puede persistir una amnesia disociativa resistente. Algunos estudios han descrito recurrencias de las fugas en la mayoría de los individuos con un episodio de fuga disociativa.

Trastorno de despersonalización/desrealización

La despersonalización posterior a experiencias traumáticas o intoxicaciones suele remitir espontáneamente cuando se soluciona la circunstancia traumática o finaliza el episodio de intoxicación. La despersonalización que acompaña a los trastornos del estado de ánimo, psicóticos o de ansiedad suele remitir al iniciarse el tratamiento definitivo de estas enfermedades.

El propio trastorno de despersonalización puede tener una evolución episódica, recurrente o crónica. Muchos pacientes con despersonalización crónica pueden mostrar un deterioro grave y crónico de la función. Se considera que en la mayoría de los casos la edad media de inicio se sitúa en la adolescencia tardía o en la edad adulta temprana.

Trastorno de identidad disociativo

Se sabe poco acerca de la evolución natural del trastorno de identidad disociativo no tratado. Se cree que algunos individuos no tratados vuelven a implicarse en relaciones abusivas o en subculturas violentas, o en ambas, que pueden generar traumas en los hijos, con un potencial que mantiene la transmisión familiar del trastorno. Muchas autoridades consideran que una proporción de los pacientes con trastorno de identidad disociativo no diagnosticado o no tratado mueren por suicidio o como resultado de sus conductas de riesgo.

El pronóstico es peor en los pacientes con trastornos mentales orgánicos, trastornos psicóticos (*diferentes* de la seudopsicosis del trastorno de identidad disociativo) y afecciones médicas comórbidas graves. El abuso de sustancias y los trastornos alimentarios resistentes también sugieren un pronóstico peor. Otros factores que suelen indicar un mal pronóstico incluyen la presencia de rasgos de la personalidad antisocial significativos, la actividad delictiva actual, la recepción continua de abusos y la tendencia a la victimización con rechazo a abandonar las relaciones abusivas. Los traumas que se repiten durante la vida adulta con episodios recurrentes de trastorno de estrés agudo pueden complicar gravemente la evolución clínica.

TRATAMIENTO

Amnesia disociativa

Psicoterapia

TRATAMIENTO ORIENTADO POR FASES.   Este tratamiento es el estándar actual de atención para el tratamiento de la amnesia disociativa, aunque no hay estudios sistemáticos con grandes cohortes de estos pacientes. Este tratamiento sigue el modelo de tratamiento fásico de tres etapas desarrollado para el tratamiento del TEPT complejo y el trastorno de identidad disociativo, que se analiza ampliamente a continuación en la sección sobre el tratamiento del trastorno de identidad disociativo. Cuando se aplica al tratamiento de la amnesia disociativa, el recuerdo de la memoria es un tema central, porque la pérdida de la memoria para la identidad personal y las lagunas en la memoria autobiográfica actual son síntomas agudos incapacitantes que requieren una intervención relativamente rápida.

TERAPIA COGNITIVA.   La terapia cognitiva podría aportar beneficios específicos a los individuos con trastornos relacionados con traumas. La identificación de distorsiones cognitivas específicas basadas en el trauma puede proporcionar una vía de entrada al recuerdo autobiográfico que el paciente no recuerda. A medida que el paciente va siendo capaz de corregir las distorsiones cognitivas, en especial en lo que respecta al trauma previo, puede aparecer un recuerdo más detallado de los eventos traumáticos.

HIPNOSIS.   La hipnosis puede ayudar a contener, modular y determinar la intensidad de los síntomas, facilitar el recuerdo controlado de los recuerdos disociados, proporcionar apoyo y fortalecimiento del yo al paciente y, finalmente, fomentar la elaboración y la integración del material disociado. Además, el paciente puede aprender autohipnosis para aplicar técnicas de contención y de tranquilización en su vida cotidiana. El éxito de las técnicas de contención, sean o no facilitadas hipnóticamente, aumenta la sensación del paciente de que puede controlar con mayor efectividad la alternancia entre los síntomas intrusivos y la amnesia.

PSICOTERAPIA DE GRUPO.   Los grupos de psicoterapia de duración limitada y a largo plazo resultan útiles para veteranos de guerra con TEPT y para los supervivientes de abusos en la niñez. Durante las sesiones de grupo, los pacientes pueden recuperar recuerdos ocultos por la amnesia. Las intervenciones de apoyo de los componentes del grupo o del terapeuta, o ambas, pueden facilitar la integración y el control del material disociado.

Tratamientos somáticos.   No existe un tratamiento farmacológico conocido para la amnesia disociativa más allá de las entrevistas facilitadas farmacológicamente. Para ellas se han empleado diversos agentes, como el amobarbital sódico, el tiopental, las benzodiazepinas orales y las anfetaminas.

Las entrevistas facilitadas farmacológicamente mediante amobarbital o diazepam por vía intravenosa se usan fundamentalmente para tratar las amnesias agudas y las reacciones de conversión, entre otras indicaciones, en los servicios médicos y psiquiátricos de los hospitales generales. Este procedimiento también se emplea ocasionalmente en los casos de amnesia disociativa crónica resistente cuando los pacientes no responden a otras intervenciones. El material que sale a la luz debe ser procesado por el paciente en su estado consciente habitual. En la actualidad, la Joint Commission considera que las entrevistas facilitadas farmacológicamente son una sedación consciente, que requiere la presencia de un anestesiólogo.

Trastorno de despersonalización/desrealización

Los médicos que trabajan con pacientes afectados por un trastorno de despersonalización/desrealización a menudo se encuentran con que son un grupo clínico singularmente resistente. Sin embargo, las benzodiazepinas, los inhibidores de la recaptación de serotonina y los estimulantes parecen ser parcialmente eficaces para algunos pacientes. No hay absolutamente ninguna evidencia empírica de la eficacia de los medicamentos antipsicóticos típicos o atípicos en el trastorno de despersonalización/desrealización y, de hecho, estos medicamentos pueden aumentar la sensación de muerte emocional y la falta de respuesta emocional hacia uno mismo o el mundo. Además, los antagonistas opioides como la naltrexona y los potenciadores cognitivos han tenido algún beneficio en el tratamiento clínico de pacientes con trastornos específicos de despersonalización/desrealización. Los primeros datos sugieren la posible eficacia del tratamiento de estimulación magnética transcraneal repetitiva.

En el tratamiento del trastorno de despersonalización se han empleado muchos tipos diferentes de psicoterapia: psicodinámica, cognitiva, cognitivo-conductual, hipnoterapia y de apoyo. Muchos de estos pacientes no presentan una respuesta sólida a estos tipos concretos de psicoterapia estándar. Las estrategias de manejo del estrés, las técnicas de distracción, la reducción de la estimulación sensorial, las técnicas de relajación y el ejercicio físico pueden proporcionar cierto alivio a algunos pacientes.

Trastorno de identidad disociativo

Psicoterapia.   El modelo actual de tratamiento del paciente con trastorno de identidad disociativo sigue un modelo fásico que es el estándar actual de atención para los trastornos postraumáticos complejos. Las fases incluyen: *1)* desarrollo de seguridad y estabilización de síntomas; *2)* atención enfocada y profunda al evento traumático (opcional), e *3)* integración o reintegración en la que el individuo se aleja de una adaptación vital basada en la traumatización crónica y la victimización. Estas fases son relativamente heurísticas y los aspectos de cada una pueden formar parte de las demás.

ETAPA 1 TRATAMIENTO FÁSICO DEL TRAUMA: ESTABILIZACIÓN Y SEGURIDAD.

La estabilización del individuo con trastorno de identidad disociativo es vital para la negociación exitosa de todos los aspectos del tratamiento. La estabilización se centra en la seguridad y el manejo del trastorno de identidad disociativo principal y los síntomas comórbidos. La mayoría de los pacientes con trastorno de identidad disociativo requieren tratamiento por un trastorno de estrés postraumático y síntomas disociativos, y debido a alguna forma de comportamiento autodestructivo o violencia contra los demás.

Antes de establecer la seguridad, el paciente vive real o simbólicamente en un mundo de trauma continuo, ya sea perpetrado en el paciente por otros o por el paciente sobre sí mismo con formas crónicas de autodestrucción repetida y comportamiento de alto riesgo. Lógicamente, el médico debe priorizar la vida y la salud básicas sobre otras intervenciones. Puede necesitar recurrir a diferentes niveles y tipos de intervenciones para proteger al paciente, incluida la hospitalización, los programas especializados en el consumo de sustancias o trastornos alimentarios, asesoría legal y refugio para víctimas de violencia doméstica, intervenciones de servicios sociales para proteger a los menores de edad, asistencia en la vivienda y acceso a la atención médica.

ETAPA 2 TRATAMIENTO FÁSICO DEL TRAUMA: TRABAJO EN LOS RECUERDOS TRAUMÁTICOS.

Para los pacientes que se estabilizan y forman una alianza de trabajo razonable en el tratamiento, los objetivos del tratamiento a largo plazo implican el procesamiento psicoterapéutico detallado y afectivamente intenso de las experiencias vitales y la transformación del significado de estas experiencias para el individuo. Las autoridades subrayan que en la mayoría de los casos el trabajo psicoterapéutico intensivo y detallado con recuerdos traumáticos solo debe empezar después de que el paciente haya demostrado la capacidad de usar sus habilidades para manejar sus síntomas de forma independiente después de que el sistema del estado del yo pueda trabajar juntos de forma razonablemente cooperativa y después de haber establecido una relación terapéutica estable.

El paciente debería ser capaz de dar su consentimiento informado y tener una comprensión realista de los riesgos y beneficios potenciales de un enfoque intensivo en el material traumático. Los riesgos potenciales pueden incluir el empeoramiento agudo y temporal del TEPT, síntomas afectivos, somáticos y autodestructivos, e interferencia a corto plazo con las actividades diarias. Los beneficios a largo plazo pueden incluir una mejora significativa de los síntomas disociativos y de trastorno de estrés postraumático, disminución de la autodivisión subjetiva, fusión de identidades y la liberación de energía psicológica para la vida diaria. El paciente debe ser capaz de comprender que el objetivo es la integración de pensamientos, sentimientos, recuerdos y percepciones disociados, no la exhumación o expulsión de los propios recuerdos.

El paciente no debe estar en medio de una crisis vital aguda o un cambio de vida significativo. Además, primero se deben estabilizar los padecimientos médicos y psiquiátricos comórbidos. El paciente debe tener un ego sólido y los recursos psicosociales para soportar los rigores del proceso, y debe haber recursos adecuados, como el apoyo de otras personas importantes y, posiblemente, el apoyo para sesiones adicionales.

Los médicos con experiencia intentan estructurar cuidadosas sesiones afectivamente intensas centradas en material traumático, con atención a la regulación del afecto, la reestabilización del paciente antes de concluir la sesión y una disponibilidad razonable para apoyar al paciente entre las sesiones. Es posible que se requieran muchas sesiones para explicar completamente el significado cognitivo y emocional de los episodios traumáticos, de modo que puedan convertirse en parte del repertorio de recuerdos ordinarios no disociados para la experiencia de vida del paciente.

ETAPA 3 TRATAMIENTO FÁSICO DEL TRAUMA: FUSIÓN, INTEGRACIÓN, RESOLUCIÓN Y RECUPERACIÓN.

Durante el tratamiento se puede observar una unificación significativa de los procesos mentales disociados. Los estados del yo pierden distinción y disminuye la compartimentación de pensamientos, recuerdos y emociones. El paciente desarrolla un sentido de sí mismo más unificado. La transferencia se modifica, de acuerdo con estos cambios. La amnesia y el cambio se vuelven menos evidentes que antes. La fusión de estados da como resultado la fusión psicológica de dos o más entidades en un momento determinado, con la experiencia subjetiva de la pérdida de toda separación. El término *integración* a veces se usa como sinónimo de *fusión,* pero es un término más general que describe el proceso de deshacer todas las formas de división disociativa durante el tratamiento. Algunos pacientes parecen avanzar a una fusión completa de todos los estados. Pueden cambiar a la autorrepresentación y desarrollar un sentido de sí mismos constante y continuo. Muchos nunca logran una fusión completa de sus personalidades, pero sí una *resolución* terapéutica: una mejor comunicación, colaboración y cooperación entre los estados del yo que conduce a una estabilidad relativa y una función adecuada.

HIPNOSIS. Las intervenciones hipnoterapéuticas a menudo pueden aliviar los impulsos autodestructivos o reducir los síntomas, como los *flashbacks*, las alucinaciones disociativas y las experiencias de influencia pasiva. El aprendizaje de técnicas de autohipnosis puede ayudar al paciente a superar sus crisis fuera de las sesiones. La hipnosis puede ser útil para acceder a estados alternantes de personalidad concretos y a las emociones y recuerdos secuestrados de estos. También se utiliza para crear estados mentales de relajación en los que los acontecimientos vitales negativos pueden ser examinados sin generar una ansiedad abrumadora. Los clínicos que la emplean deberán haber recibido formación para utilizarla en poblaciones normales y en poblaciones traumatizadas. Han de ser conscientes de las actuales polémicas acerca del impacto de la hipnosis en la descripción precisa de los recuerdos, por lo que deberían obtener el consentimiento informado adecuado para su utilización.

TERAPIA DE GRUPO. En los grupos de terapia que incluyen pacientes psiquiátricos, la aparición de las personalidades alternantes puede interrumpir el proceso grupal y provocar una fascinación exagerada o asustar al resto de los pacientes. Los grupos de terapia compuestos únicamente por pacientes con trastorno de identidad disociativo tienen más éxito; aunque los grupos deben estructurarse cuidadosamente, deben proporcionarse límites firmes y, en general, deberían centrarse solo en aspectos del afrontamiento y la adaptación aquí y ahora.

TERAPIA FAMILIAR. La terapia familiar o de pareja a menudo es importante para conseguir la estabilización a largo plazo y tratar los frecuentes procesos patológicos de la familia y de la pareja que afectan a los pacientes con trastorno de identidad disociativo y a sus familiares. Proporcionar a la familia y a otras personas relacionadas información acerca del trastorno y de su tratamiento puede ayudarles a afrontar de un modo más efectivo el trastorno y los síntomas de TEPT de sus seres queridos. También se ha observado que las intervenciones de grupo, por lo que respecta a la educación y al apoyo de la familia, son útiles. La terapia sexual puede desempeñar un papel importante en el tratamiento de las parejas, ya que el paciente con el trastorno puede desarrollar períodos de intensa fobia al contacto íntimo y la pareja puede no saber cómo enfrentarse a este hecho de modo constructivo.

GRUPOS DE AUTOAYUDA. Los pacientes con trastorno de identidad disociativo suelen obtener malos resultados en los grupos de autoayuda o en los grupos de 12 pasos de supervivientes al incesto. En estos ámbitos se producen diversos aspectos problemáticos, incluidas la intensificación de los síntomas del TEPT debido a la discusión del material traumático sin medidas clínicas de protección, o la explotación de los pacientes con trastorno de identidad disociativo a manos de depredadores que forman parte del grupo, la contaminación del recuerdo del paciente debida a las discusiones en grupo acerca del trauma, así como una sensación de alienación en relación, incluso, con los otros participantes supuestamente afectados por el trauma y la disociación.

TERAPIAS DE EXPRESIÓN Y OCUPACIONALES.   Las terapias de expresión y ocupacionales, como la terapia de expresión artística y de expresión a través del movimiento, han demostrado ser especialmente útiles en el tratamiento de los pacientes con trastorno de identidad disociativo. La terapia de expresión artística puede utilizarse para ayudar a contener y a estructurar los síntomas graves de este trastorno y del TEPT, así como para permitir una expresión más segura para que estos pacientes verbalicen sin dificultad sus pensamientos, sentimientos, imágenes mentales y conflictos. La terapia de expresión a través del movimiento puede facilitar la normalización del sentido del cuerpo y de la imagen corporal de estos pacientes gravemente traumatizados. La terapia ocupacional puede ayudar al paciente mediante la realización de actividades centradas y estructuradas que pueden ser completadas con éxito y, asimismo, le pueden ayudar a establecer una base desde la cual manejar los síntomas.

DESENSIBILIZACIÓN Y REPROCESAMIENTO MEDIANTE EL MOVIMIENTO OCULAR.
La desensibilización y reprocesamiento por movimientos oculares (EMDR, *eye movement desensitization and reprocessing*) es un tratamiento para el TEPT. No se han realizado estudios sistemáticos en pacientes con trastorno de identidad disociativo usando EMDR. Informes de casos sugieren que algunos pacientes con este trastorno pueden desestabilizarse con los procedimientos, en especial si tienen un TEPT agudamente aumentado y síntomas disociativos. Algunos autores creen que la EMDR puede emplearse como coadyuvante útil en las fases tardías del tratamiento en pacientes ambulatorios con trastorno de identidad disociativo perfectamente estabilizado. Las guías de práctica clínica para el trastorno de identidad disociativo de la International Society for the Study of Trauma and Dissociation sugieren que la EMDR únicamente se utilice en esta población de pacientes por parte de médicos que hayan sido formados en esta técnica, tengan conocimiento y habilidades para aplicarla en el tratamiento de los trastornos disociativos en su fase traumática, y hayan sido supervisados al emplearla.

TERAPIA DIALÉCTICO CONDUCTUAL (TDC).   La TDC es un tratamiento desarrollado por la psicóloga Marsha Linehan para el trastorno de la personalidad límite. Sus conceptos y técnicas pueden ser útiles para estructurar aspectos de la estabilización a lo largo del tratamiento del trastorno de identidad disociativo, ya que muchos pacientes con trastorno de la personalidad límite tienen antecedentes traumáticos importantes y encajan en el concepto de trauma complejo. Para ayudar al paciente con trastorno de identidad disociativo, la TDC se centra en la primacía de la seguridad, las conductas que interfieren con la terapia, las estrategias de regulación afectiva, la tolerancia a la angustia y la aceptación radical.

Sin embargo, la TDC también puede tener limitaciones notables para el paciente con un trastorno de identidad disociativo. No se enfoca en la estabilización y el manejo de síntomas disociativos como despersonalización/desrealización y amnesia disociativa, *flashbacks* y recreaciones inconscientes, transferencia traumática y síntomas relacionados con el trauma.

Intervenciones psicofarmacológicas.

Las guías para el uso de medicamentos en pacientes disociativos subrayan la necesidad de identificar síntomas específicos que responden al tratamiento en lugar de intentar tratar la propia disociación. Los medicamentos pueden ayudar a reducir la depresión y estabilizar el estado de ánimo. En general, el éxito es más probable si los síntomas diana están presentes en la mayoría o en todos los estados de personalidad, en lugar de limitarse a uno o unos pocos. Debido a que las oscilaciones rápidas de los síntomas son

Tabla 11-9
Fármacos para los síntomas asociados al trastorno de identidad disociativo

Medicamentos y tratamientos somáticos para el TEPT, trastornos afectivos, trastornos de ansiedad y TOC
 Inhibidores selectivos de la recaptación de serotonina (no es el agente de primera línea, excepto para los síntomas de TOC)
 Fluvoxamina (para las presentaciones con TOC)
 Clomipramina (para las presentaciones con TOC)
 Antidepresivos tricíclicos
 Inhibidores de la monoaminooxidasa (si los pacientes pueden mantener una dieta segura)
 Terapia electroconvulsiva (para la depresión resistente con características melancólicas presentes en todos los alternantes del trastorno de identidad disociativo)
 Eutimizantes (más útiles para el TEPT y la ansiedad que para las oscilaciones del estado de ánimo)
 Valproato semisódico (divalproato)
 Lamotrigina
 Benzodiazepinas por vía oral o intramuscular

Medicamentos para los problemas del sueño
 Dosis bajas de trazodona
 Dosis bajas de mirtazapina
 Dosis bajas de antidepresivos tricíclicos
 Dosis bajas de neurolépticos
 Benzodiazepinas (en esta población a menudo son menos útiles para los problemas del sueño)
 Zolpidem
 Agentes anticolinérgicos (difenhidramina, hidroxizina)

Medicamentos para la autólisis y las adicciones
 Naltrexona

características en esta población, no es aconsejable abordar cada cambio de síntoma con un cambio de medicación.

El efecto más sólido del tratamiento con medicamentos en esta población de pacientes es la respuesta de las pesadillas al antagonista α_1-adrenérgico prazosina. Si el paciente tolera los efectos de la presión arterial, pueden ser útiles dosis de prazosina de hasta 25 mg/día, en dosis únicas o dos veces al día. La dosificación durante el día también puede ser eficaz para controlar los *flashbacks* y los síntomas intrusivos. La doxazosina, un antagonista α_1-adrenérgico de acción prolongada, también puede ayudar con las pesadillas y los síntomas intrusivos en el TEPT.

Los antidepresivos pueden ayudar a reducir la depresión y estabilizar el estado de ánimo. Diversos síntomas de TEPT, en especial los síntomas intrusivos y de hiperactivación, responden parcialmente a la medicación. Los clínicos han descrito cierto grado de éxito con el uso de antidepresivos ISRS, tricíclicos e inhibidores de la monoaminooxidasa (IMAO), β-bloqueantes, clonidina, anticonvulsivos y benzodiazepinas para reducir los síntomas intrusivos, la hiperactivación y la ansiedad en pacientes con trastorno de identidad disociativo. Los pacientes con síntomas obsesivo-compulsivos pueden responder a antidepresivos serotoninérgicos. Los estudios abiertos sugieren que la naltrexona puede ayudar a aliviar las conductas de autólisis recurrentes en un subconjunto de pacientes traumatizados.

Los antipsicóticos atípicos, como la risperidona, la quetiapina, la ziprasidona y la olanzapina, pueden ser más efectivos y mejor tolerados que los antipsicóticos típicos como tratamiento de la ansiedad abrumadora y los síntomas intrusivos de TEPT en pacientes con trastorno de identidad disociativo. Sin embargo, la ganancia de peso y el síndrome metabólico pueden ser un efecto adverso particularmente problemático para esos pacientes no psicóticos. En ocasiones, un paciente con trastorno de identidad disociativo con comportamiento desorganizado, abrumado, que padece una enfermedad crónica y que no ha mostrado una buena respuesta a las pruebas terapéuticas con otros antipsicóticos, responde favorablemente a una prueba con clozapina.

Terapia electroconvulsiva. En algunos pacientes, la TEC sirve para aliviar los trastornos del estado de ánimo resistentes y no empeora los problemas de memoria disociativos. La experiencia clínica obtenida en ámbitos asistenciales especializados sugiere que un cuadro clínico de depresión mayor con características melancólicas persistentes y resistentes presentes en todos los estados alternantes podría pronosticar una respuesta positiva a la TEC. Pero esta respuesta suele ser solo parcial, al igual que sucede típicamente con los tratamientos somáticos más eficaces en los pacientes con trastorno de identidad disociativo.

En la tabla 11-9 se muestran los síntomas diana y los tratamientos somáticos del trastorno de identidad disociativo.

Trance disociativo

No existen estudios sistemáticos del trastorno de trance disociativo en ausencia de condición patológica. En general, el tratamiento debe centrarse en que el paciente comprenda la naturaleza de los estados de trance y su relación con fenómenos más habituales, como soñar despierto. La evaluación de la hipnosis también puede permitir al médico producir los mismos síntomas que experimenta el paciente con una inducción hipnótica. Esto puede conducir a una mayor sensación de control y puede ser suficiente para ayudar al paciente a reconocer estados autohipnóticos y tener estrategias para manejarlos. En casos más crónicos, la psicoterapia expresiva de apoyo, como la del trastorno de conversión, puede tener más éxito.

Alteración de la identidad debida a persuasión coercitiva prolongada e intensa (lavado de cerebro)

No existen estudios de tratamiento empírico en individuos sometidos a coerción extrema para el servicio del adoctrinamiento en un sistema de creencias o un intento de alteración de la identidad. Los principios básicos del tratamiento gradual del trauma parecerían proporcionar un marco organizativo para su atención, al igual que para las víctimas de otras formas de tortura. Además, puede ser necesario utilizar intervenciones y terapias familiares debido a la coacción y la interrupción que acompañan a los episodios precipitantes y los efectos sociales de los cambios profundos en las actitudes, conductas y creencias del paciente, así como el secuestro de los acontecimientos cotidianos durante el período de cautiverio.

Síndrome de Ganser

La baja frecuencia de esta enfermedad ha impedido que se realicen estudios terapéuticos sistemáticos. En la mayor parte de las series de casos, el paciente ha sido ingresado y se le ha proporcionado un entorno protector y de apoyo. En algunos casos se ha descrito un posible beneficio con dosis bajas de antipsicóticos. Ni el enfrentamiento ni la interpretación de las respuestas aproximadas del paciente son productivos, pero la exploración de posibles estresores puede ser útil. La hipnosis y la entrevista con amobarbital también han tenido éxito para ayudar a los pacientes a revelar los estresores subyacentes que precedieron al desarrollo del síndrome, con una interrupción concurrente de los síntomas.

Normalmente se produce una restauración relativamente rápida del funcionamiento normal, en cuestión de días, aunque algunos casos pueden tardar un mes o más en solucionarse. En general, el individuo manifiesta amnesia del período durante el que el síndrome estuvo activo.

EPIDEMIOLOGÍA

Amnesia disociativa

Se ha detectado amnesia disociativa en alrededor del 2% al 6% de la población general. No se han observado diferencias en cuanto a la incidencia entre hombres y mujeres. Los casos por lo general empiezan a presentarse en etapas avanzadas de la adolescencia y durante la vida adulta. La amnesia disociativa puede ser especialmente difícil de evaluar en niños preadolescentes debido a su capacidad limitada de descripción de las experiencias subjetivas.

Trastorno de despersonalización/desrealización

Las experiencias temporales de despersonalización y desrealización son extremadamente comunes en poblaciones sanas y clínicas. Ocupan el tercer lugar entre los síntomas psiquiátricos presentados con más frecuencia, después de la depresión y la ansiedad. Los síntomas transitorios son frecuentes en la población general, con una prevalencia a lo largo de la vida del 26% al 74% y del 31% al 66% en el momento de un episodio traumático. Los síntomas pueden aparecer con el consumo de drogas ilícitas, especialmente marihuana, alucinógenos, ketamina y 3,4-metilendioximetanfetamina (MDMA o éxtasis). Se ha descrito su aparición después de ciertos tipos de meditación, hipnosis profunda, intervalos prolongados mirando a espejos o cristales y las experiencias de privación sensorial. También son habituales después de lesiones craneales leves a moderadas sin pérdida (o con pérdida escasa) de la conciencia, pero la probabilidad de que se produzcan es significativamente menor si la pérdida de conciencia dura más de 30 min. Los síntomas de despersonalización/desrealización también ocurren en pacientes con epilepsia, tanto como una manifestación del aura como de la propia convulsión, particularmente en pacientes con convulsiones parciales complejas. La prevalencia del trastorno de despersonalización/desrealización es de un 2,5%, sin diferencias de edad o género.

Trastorno de identidad disociativo

Existen pocos datos sistemáticos sobre la epidemiología del trastorno de identidad disociativo. Según las muestras comunitarias, la prevalencia en la población general es de alrededor del 1% al 1,5%. Los estudios del desarrollo indican que la proporción de casos de trastorno de identidad disociativo de mujeres y hombres aumenta de forma constante de 1 a 1 en la primera infancia a aproximadamente 8 a 1 al final de la adolescencia en las muestras de Norteamérica.

Síndrome de Ganser

La frecuencia global de este síndrome se ha ido reduciendo con el tiempo. Hay más casos entre los hombres que entre las mujeres, en una proporción aproximada de 2 a 1, y se han informado de casos en una variedad de culturas. Tres de los primeros cuatro casos de síndrome de Ganser eran convictos, lo cual ha llevado a algunos autores a considerar este síndrome como propio de las personas privadas de libertad y, por ello, un indicador de simulación potencial.

ETIOLOGÍA

Amnesia disociativa

En muchos casos de amnesia disociativa aguda, el entorno psicosocial a partir del cual se desarrolla es enormemente conflictivo y hace que el paciente experimente sentimientos intolerables de vergüenza, culpa, rabia y desesperanza. Normalmente, estos sentimientos son el resultado de conflictos con ansias o impulsos inaceptables, como pueden ser intensas compulsiones sexuales, suicidas o violentas. Experiencias traumáticas como el abuso sexual o físico pueden provocar el trastorno. En algunos casos el trauma puede estar ocasionado por una traición por parte de una persona en quien se confiaba y a la cual se necesitaba (trauma por traición). Se cree que esa traición influye en el modo en que el acontecimiento es procesado y recordado.

Trastorno de despersonalización/desrealización

Psicodinámica.   Los planteamientos psicodinámicos tradicionales han enfatizado la desintegración del yo o han considerado que la despersonalización es una respuesta afectiva de defensa del yo. Estas explicaciones destacan el papel que desempeñan las experiencias de dolor abrumador o los impulsos conflictivos como sucesos desencadenantes.

Estrés traumático.   Una proporción importante de los pacientes descritos en las series de casos de despersonalización clínica, generalmente entre un tercio y la mitad, refieren historias de trauma significativo. Diversos estudios de víctimas de accidentes han observado que hasta un 60 % de los individuos que han sufrido experiencias que han amenazado su vida refieren al menos despersonalización temporal durante el suceso o inmediatamente después de él. Los estudios de adiestramiento militar revelan que los síntomas de despersonalización y desrealización a menudo son evocados por el estrés y la fatiga, y que tienen una relación inversa con el rendimiento.

Teorías neurobiológicas.   Existen varias teorías neurobiológicas relacionadas con los síntomas de despersonalización y desrealización. Estos incluyen modelos animales de *inmovilidad sumisa* cuando un organismo determina que es incapaz de defenderse de un depredador, como el concepto de «hacerse el muerto»; alteraciones en la corteza frontal bilateral inferior, prefrontal medial, cingulada, ínsula y temporoparietal, y desregulación neuroquímica, con varios estudios que involucran al receptor de glutamato NMDA, el neuropéptido Y, la norepinefrina, la serotonina y el sistema opioide.

Trastorno de identidad disociativo

El trastorno de identidad disociativo está fuertemente asociado con las experiencias de trauma grave que se producen durante la primera infancia. Las tasas publicadas de trauma infantil grave para pacientes pediátricos y adultos con este trastorno oscilan entre el 85 % y el 97 % de los casos. Las fuentes de trauma infantil referidas con más frecuencia son los abusos físicos y sexuales.

Síndrome de Ganser

Algunas series de casos han identificado estresores precipitantes, como conflictos personales y económicos, mientras que otros han descrito síndromes cerebrales orgánicos, lesiones en la cabeza, crisis epilépticas y condiciones médicas o psiquiátricas. En los primeros estudios eran

frecuentes las explicaciones psicodinámicas, pero en las series de casos más recientes se da más importancia a las etiologías orgánicas. Se ha especulado que las lesiones orgánicas pueden actuar como estresores agudos, precipitando el síndrome en los individuos vulnerables. Algunos pacientes han referido historias significativas de malos tratos y adversidades durante la infancia.

Bibliografía

American Psychiatric Association. *Diagnostic and Statistical Manual of Mental Disorders*. 5th ed. Arlington, VA: American Psychiatric Association; 2013.

Anderson MC, Ochsner KN, Kuhl B, Cooper J, Robertson E, Gabrieli SW, Glover GH, Gabrieli JDE. Neural systems underlying the suppression of unwanted memories. *Science*. 2004;303:232–235.

Biswas J, Chu JA, Perez DL, Gutheil TG. From the neuropsychiatric to the analytic: Three perspectives on dissociative identity disorder. *Harvard Rev Psychiatry*. 2013; 21(1):41–51.

Brown RJ, Schrag A, Trimble MR. Dissociation, childhood interpersonal trauma, and family functioning in patients with somatization disorder. *Am J Psychiatry*. 2005;162:899–905.

Farina B, Liotti G. Does a dissociative psychopathological dimension exist? A review on dissociative processes and symptoms in developmental trauma spectrum disorders. *Clin Neuropsychiatry*. 2013;10(1):11–18.

Foote B, Smolin Y, Kaplan M, Legatt ME, Lipschitz D. Prevalence of dissociative disorders in psychiatric outpatients. *Am J Psychiatry*. 2006;163(4):623–629.

Hunter ECM, Baker D, Phillips ML, Sierra M, David AS. Cognitive-behaviour therapy for depersonalization disorder: An open study. *Behav Res Ther*. 2005;43:1121–1130.

Isaac M, Chand PK. Dissociative and conversion disorder: Defining boundaries. *Curr Opin Psychiatry*. 2006;19:61–66.

Karris BC, Capobianco M, Wei X, Ross L. Treatment of depersonalization disorder with repetitive transcranial magnetic stimulation. *J Psychiatr Pract*. 2017;23:141–144.

Lanius RA, Williamson PC, Densmore M, Boksman K, Neufeld RWJ, Gati JS, Menon R. The nature of traumatic memories: A 4-T fMRI functional connectivity analysis. *Am J Psychiatry*. 2004;161:36–44.

Loewenstein RJ, Frewen P, Lewis-Fernandez R. Chapter 20: Dissociative disorders. In: Sadock BJ, Sadock VA, Ruiz P, eds. *Kaplan & Sadock's Comprehensive Textbook of Psychiatry*. 10th ed. Philadelphia, PA: Wolters Kluwer; 2017:1866–1952.

Maaranen P, Tanskanen A, Honkalampi K, Haatainen K, Hintikka J, Viinamaki H. Factors associated with pathological dissociation in the general population. *Aust N Z J Psychiatry*. 2005;39:387–394.

Markowitsch HJ. Psychogenic amnesia. *Neuroimage*. 2003;20:S132–S138.

Martinez-Taboas A, Dorahy M, Sar V, Middleton W, Kruger C. Growing not dwindling: International research on the worldwide phenomenon of dissociative disorders. *J Nerv Ment Dis*. 2013;201(4):353–354.

Middleton W. Owning the past, claiming the present: Perspectives on the treatment of dissociative patients. *Australas Psychiatry*. 2005;13:40–49.

Rachid F. Treatment of a patient with depersonalization disorder with low frequency repetitive transcranial magnetic stimulation of the right temporo-parietal junction in a private practice setting. *J Psychiatr Pract*. 2017;23:145–147.

Reinders AA, Nijenhuis ERS, Paans AMJ, Korf J, Willemsen ATM, den Boer JA. One brain, two selves. *Neuroimage*. 2003;20:2119–2125.

Simeon D, Knutelska M, Nelson D, Guralnik O. Feeling unreal: A depersonalization disorder update of 117 cases. *J Clin Psychiatry*. 2003;64:990–997.

Vermetten E, Spiegel D. Trauma and dissociation: Implications for borderline personality disorder. *Curr Psychiatry Rep*. 2014;16(2):1–10.

12

Trastornos de síntomas somáticos y trastornos relacionados

Todo el mundo experimenta síntomas somáticos, y la mayoría puede afrontarlos de forma eficaz. Sin embargo, la vida de algunas personas se ve abrumada por molestias somáticas. A veces, estas molestias provienen de enfermedades médicas importantes bien definidas, pero a veces el origen de las molestias nunca está del todo claro. Lo que es común en ambas situaciones son los pensamientos y conductas dominantes y abrumadoras centradas en estas sensaciones. El *Manual diagnóstico y estadístico de los trastornos mentales,* 5.ª edición (DSM-5) incorporó esta perspectiva porque la perspectiva anterior (solo contar o catalogar los síntomas etiquetados como médicamente inexplicables) plasmada en las versiones anteriores del trastorno no era fiable y a menudo ponía al médico y al paciente en desacuerdo sobre la legitimidad y «realidad» de los síntomas y el sufrimiento personal del paciente. La *Clasificación internacional de enfermedades,* 10.ª edición (CIE-10) continúa con el abordaje anterior. Sin embargo, la revisión prevista será más acorde con el DSM-5.

CARACTERÍSTICAS CLÍNICAS

Las personas que padecen uno de estos trastornos tienen uno o más síntomas somáticos que los consumen por completo o conducen a un deterioro notable en su vida cotidiana. Actualmente no se requiere que estos síntomas sean médicamente inexplicables, porque tal distinción en sí misma no es fiable, y porque los psiquiatras suelen tratar a pacientes con diagnósticos médicos establecidos que están desproporcionadamente preocupados o molestos por sus síntomas físicos.

Trastorno de síntomas somáticos

Los pacientes con trastorno de síntomas somáticos creen que tienen una enfermedad grave que todavía no se ha detectado, y no se les puede persuadir de lo contrario. Pueden sostener que sufren una enfermedad concreta o, a medida que pasa el tiempo, transferir su creencia a otra enfermedad. Están obsesionados con uno o más síntomas somáticos y están convencidos de que son evidencia de enfermedad. Para algunos individuos, sus convicciones persisten a pesar de los resultados negativos de las pruebas de laboratorio, la evolución benigna de la presunta enfermedad a lo largo del tiempo y las garantías adecuadas proporcionadas por los médicos. Otros pueden tener una condición médica real por la que desarrollan ansiedad excesiva e irracional, y esto también es una manifestación de un trastorno de síntomas somáticos. Los pacientes con trastorno de síntomas somáticos a menudo experimentan síntomas depresivos y ansiedad, además de sus síntomas somáticos.

Trastorno de ansiedad por enfermedad

Los pacientes con trastorno de ansiedad por enfermedad, al igual que los que presentan un trastorno de síntomas somáticos, están convencidos de que padecen una enfermedad grave que todavía no se les ha diagnosticado a pesar de que la evidencia demuestre lo contrario. Pueden mantener la creencia de que presentan una enfermedad concreta o, con el tiempo, transferir esa creencia a otra enfermedad distinta. Sus convicciones persisten a pesar de los resultados negativos de las pruebas, el curso benigno de la supuesta enfermedad con el tiempo y la adecuada tranquilización por parte de los médicos. Esta preocupación del paciente por la enfermedad interfiere en sus interacciones con la familia, los amigos y los compañeros de trabajo. A menudo estos individuos tienen una adicción a las búsquedas de información (o desinformación) en internet sobre las enfermedades que les preocupan, e infieren las peores consecuencias a partir de lo que encuentran. Sin embargo, a diferencia del trastorno de síntomas somáticos, estos individuos no presentan síntomas físicos significativos. A veces, las personas que padecen este trastorno desarrollan miedo a acudir a las citas médicas, mientras que otras veces buscan una reafirmación excesiva de los profesionales sanitarios sobre su salud.

Trastorno de conversión (trastorno de síntomas neurológicos funcionales)

Las personas con el trastorno de conversión (también denominado trastorno de síntomas neurológicos funcionales) se presentan con lo que parece ser un trastorno neurológico. Los síntomas pueden ser motores o sensoriales, pero son incompatibles con condiciones neurológicas conocidas. A menudo, la enfermedad va precedida de conflictos u otros factores estresantes y puede parecer que está asociada con factores psicológicos aparentes. Los individuos con trastorno de conversión no producen intencionalmente estos síntomas o deficiencias. Los síntomas motores de conversión imitan síndromes como parálisis, ataxia, disfagia o trastorno convulsivo (convulsiones no epilépticas [CNE]) y los síntomas sensoriales imitan deficiencias neurológicas como ceguera, sordera o anestesia. También pueden producirse alteraciones de la conciencia (p. ej., amnesia, desmayos).

Factores psicológicos que influyen en otras afecciones médicas

Los pacientes padecen trastornos físicos causados o que se ven agravados por factores emocionales o psicológicos. Para establecer el diagnóstico debe estar siempre presente una condición médica. Los ejemplos clínicos comunes incluyen la negación y el rechazo del tratamiento por una condición aguda (como un infarto de miocardio o dolor abdominal) por individuos con ciertos estilos de personalidad (p. ej., dominante o controlador), la exacerbación del asma o los ataques de intestino irritable por ansiedad, y la manipulación de insulina por un individuo con diabetes, o diuréticos en el caso de pacientes hipertensos, en un esfuerzo por perder peso.

Trastorno facticio

Las personas con trastorno facticio fingen, tergiversan, simulan, inducen o agravan la enfermedad para recibir atención médica, independientemente de si están enfermas o no. Incluso pueden infligirse a sí mismas, sus hijos o a las personas a su cargo dolor, lesiones causantes de deformidades o incluso que pongan en peligro sus vidas. La motivación principal no es la evitación de obligaciones, ni el beneficio económico u otro objetivo concreto. Simplemente quieren recibir atención médica y formar parte del sistema médico.

Los trastornos facticios pueden comportar una significativa morbilidad e incluso mortalidad. De todas formas, incluso si los motivos de atención son provocados, las necesidades médicas y psiquiátricas de estos pacientes deben tomarse en serio, ya que sus síntomas autoinducidos pueden provocar daño significativo o incluso la muerte. Históricamente, este trastorno se denominaba «síndrome de Munchausen», en referencia al barón Munchausen, legendario por las historias muy exageradas de su carrera militar.

Otros síntomas somáticos especificados, no especificados y trastornos relacionados

Los pacientes con otros síntomas somáticos especificados y trastornos relacionados presentan síntomas somáticos que no alcanzan el umbral para otro trastorno. Por ejemplo, pueden tener síntomas compatibles con el trastorno de ansiedad por enfermedad, excepto que los síntomas no cumplen con el criterio de duración; en este caso, el diagnóstico sería trastorno de ansiedad por enfermedad breve.

Cuando no hay suficiente información para hacer un diagnóstico específico, los clínicos deben utilizar el diagnóstico de síntoma somático no especificado y trastorno relacionado.

DIAGNÓSTICO

Trastorno de síntomas somáticos

Con base en el DSM-5, las personas con trastorno de síntomas somáticos presentan una o más molestias somáticas que provocan angustia significativa o deterioro funcional. Además, deben presentar ansiedad por sus síntomas o estar preocupados por ellos. El diagnóstico análogo en la CIE-10, así como en la versión anterior del DSM, es el trastorno

de somatización. La mayor diferencia entre los dos conceptos es si se requiere evidencia de que no existe una causa médica subyacente para el trastorno; la CIE-10 sí la requiere y el DSM-IV la exige, mientras que el DSM-5 no. En la tabla 12-1 se comparan los abordajes para este diagnóstico.

El Sr. K., un hombre caucásico de 50 años, acudió a una clínica de medicina general por problemas gastrointestinales. En el momento de su evaluación indicaba una larga lista de molestias y síntomas principalmente relacionados con el sistema gastrointestinal, entre los que se incluían dolor abdominal, cólicos en el cuadrante inferior izquierdo, meteorismo, sensación persistente de saciedad en el estómago incluso horas después de haber comido, intolerancia a diversos alimentos, estreñimiento, disminución de la fuerza física, palpitaciones cardíacas, y sensación de que «la piel se le estaba poniendo amarilla» y de «no tener suficiente oxígeno». Una evaluación exhaustiva descartó alteraciones en prácticamente todos los sistemas orgánicos, que incluían la fatiga ocular con visión borrosa, el dolor de cuello, la presencia de un «bulto» en la garganta, palpitaciones y arritmias cardíacas, vértigos, dificultad respiratoria y debilidad general.

El paciente declaró que todos estos síntomas habían aparecido antes de cumplir los 20 años de edad. Durante este tiempo había sido visitado por psiquiatras, médicos de atención primaria y todo tipo de especialistas, incluidos cirujanos. Consultaba internet constantemente y viajaba muy a menudo para pedir evaluaciones de expertos y que se le aplicaran nuevos procedimientos y métodos diagnósticos. Se le habían practicado repetidas colonoscopias y sigmoidoscopias, así como tomografías computarizadas (TC), resonancias magnéticas (RM) y ecografías abdominales, que habían revelado esófago de Barrett pero ninguna otra patología. Había recibido la baja en su trabajo por incapacidad y no había sido capaz de trabajar desde hacía más de dos años debido a sus molestias.

Alrededor de tres años antes de su visita a la clínica, las molestias abdominales que decía padecer y su inalterable creencia de sufrir una obstrucción intestinal condujeron por primera vez a la realización de una intervención quirúrgica con finalidad exploratoria, aparentemente con resultados negativos. Sin embargo, de acuerdo con el paciente, la

Tabla 12-1
Trastorno de síntomas somáticos (DSM-5) y trastorno de somatización (CIE-10)

Nombre	DSM-5 Trastorno de síntomas somáticos	CIE-10 Trastorno de somatización
Duración	≥ 6 meses	≥ 2 años
Síntomas	• Preocupación por síntomas y su posible gravedad • Ansiedad sobre los síntomas y la salud • Tiempo y energía dedicados a los síntomas	• Síntomas recurrentes • Los síntomas cambian con frecuencia • Acude al sistema médico durante tiempo prolongado • Uso excesivo de los servicios de salud
N.º de síntomas necesarios	≥ 1	
Exclusión (no es resultado de):		Simulación para obtener un beneficio Causa médica de los síntomas abordados
Impacto psicosocial	Angustia o discapacidad	Trastorno social, interpersonal y familiar
Especificadores de los síntomas	Con dolor predominante	
Especificadores de la gravedad	*Leve:* 1 síntoma *Moderado:* ≥ 2 síntomas *Grave:* ≥ 2 síntomas, con múltiples síntomas o uno grave	Trastorno somatomorfo indiferenciado: < 2 años, síntomas menos graves Disfunción autónoma somatomorfa: síntomas de excitación autónoma u otras quejas menos específicas Trastorno de dolor somatomorfo persistente (el dolor es el síntoma predominante)
Especificadores del curso	*Persistente:* > 6 meses de síntomas y deterioro graves	

cirugía «empeoró su estado» y, desde entonces, se le habían practicado al menos cinco cirugías más. Durante estas cirugías se le habían llevado a cabo colectomías e ileostomías subtotales debido a posibles «adherencias» y para descartar obstrucción «mecánica». No obstante, en los informes disponibles de algunas de estas operaciones no se indicaba haber hallado ninguna anomalía, fuera de un «estreñimiento incurable». El estudio histopatológico de las muestras tomadas durante las intervenciones tampoco aportó ningún dato de interés.

En las exploraciones física y neurológica completas se observó que el paciente no presentaba fiebre, y que se encontraba en un buen estado de desarrollo y nutrición; todo resultó normal, con la excepción de múltiples cicatrices en el abdomen. Al paciente se le había practicado una ileostomía derecha, y la bolsa contenía heces blandas; presentaba además sonidos intestinales activos. No se detectó ningún punto de dolor a la palpación ni distensión abdominal. Durante la exploración, el paciente insistió en una zona de «rigidez» en el cuadrante inferior izquierdo, que atribuía a un «músculo apretado que estrangulaba su intestino». No obstante, en la exploración no se halló ninguna masa palpable. La piel y las extremidades parecían normales, y todas las articulaciones mostraban una amplitud de movimientos completa y ausencia de hinchazón. La musculatura estaba bien desarrollada. Todos los resultados obtenidos en la evaluación neurológica se encontraban dentro de los límites normales. Se citó al paciente para breves visitas mensuales de revisión con el médico de atención primaria, durante las cuales este repitió la exploración física, tranquilizó al paciente y le permitió hablar acerca de «factores estresantes» en su vida. El médico evitó realizar pruebas y procedimientos diagnósticos invasivos, no prescribió ninguna medicación, y evitó decir al paciente que sus síntomas eran mentales o que «todo estaba en su mente». A continuación, el médico de atención primaria derivó al paciente a psiquiatría.

El psiquiatra confirmó una larga lista de síntomas físicos que se iniciaban en sus 20 años, la mayoría de los cuales continuaban sin explicación médica. La evaluación psiquiátrica reveló algunos síntomas de ansiedad, incluidos aprensión, tensión, inquietud y componentes somáticos, como rubefacción y palpitaciones, que parecían ser especialmente prominentes frente a situaciones sociales. Los posibles síntomas depresivos incluían leve disforia, poca energía y alteraciones del sueño, todo lo cual el paciente atribuía a sus problemas «médicos». El examen del estado mental mostró que el ánimo del Sr. K. era bastante sombrío y pesimista, si bien negaba sentirse triste o deprimido. El afecto era irritable. El paciente estaba centrado en aspectos somáticos y tenía poca, o ninguna, percepción de su estado psicológico. El examen reveló la presencia de algunos factores estresantes en la vida del paciente (desempleo, problemas económicos y familiares), a los que se refería como de escasa importancia. El psiquiatra diagnosticó un trastorno de síntomas somáticos grave.

Si bien el paciente continuaba negando tener problemas psiquiátricos o necesidad alguna de intervención o tratamiento psiquiátrico, aceptó acudir a visitas regulares para continuar con la evaluación de su situación. Pero se negó a implicar a alguien de su familia en el proceso. Los esfuerzos por integrar al paciente en algún tratamiento formal, como terapia cognitivo-conductual o tratamiento farmacológico, fueron infructuosos, por lo que se le citó solo para «psicoterapia de apoyo», con la esperanza de desarrollar una buena relación y evitar complicaciones iatrogénicas adicionales.

Durante el período de seguimiento, el paciente fue operado al menos en una ocasión más, y siguió quejándose de hinchazón abdominal y estreñimiento que precisaba tratamiento con laxantes. El paciente seguía creyendo que tenía una obstrucción intestinal; lo que rayaba el delirio. La única medicación que aceptó fue una dosis baja de benzodiazepinas para la ansiedad. Continuó controlando su función intestinal 24 h al día, así como solicitando consultas con prominentes especialistas y desplazándose a centros especializados de alto nivel lejos de su hogar en busca de soluciones. (Por cortesía de J. I. Escobar, MD.)

Aunque el DSM-5 especifica que los síntomas deben estar presentes durante al menos 6 meses, pueden producirse estados sintomáticos temporales tras acontecimientos estresantes importantes, sobre todo la muerte o la enfermedad grave de alguien importante para el paciente. También puede ocurrir después de una enfermedad grave que se resolvió pero dejó al paciente conmocionado por la experiencia. Estos estados que duran menos de 6 meses se diagnostican como «otro trastorno de síntomas somáticos y trastornos relacionados especificados» en el DSM-5. Los trastornos de síntomas somáticos temporales ante el estrés externo suelen remitir cuando este se resuelve, pero pueden cronificarse si los amigos o los profesionales sanitarios refuerzan estas preocupaciones.

Trastorno de ansiedad por enfermedad

Los principales criterios diagnósticos del DSM-5 para el trastorno de ansiedad por enfermedad son que los pacientes estén preocupados por la falsa creencia de que padecen una enfermedad grave en presencia de pocos o ningún signo o síntoma físico. Con el trastorno de ansiedad por

Tabla 12-2
Trastorno de ansiedad por enfermedad (DSM-5) e hipocondría (CIE-10)

Nombre	DSM-5 Trastorno de ansiedad por enfermedad	CIE-10 Hipocondría
Duración	≥ 6 meses	
Síntomas	• Preocupación por tener o contraer una enfermedad grave sin justificación • Ansiedad sobre la creencia • Exceso de comportamientos relacionados con la salud y la creencia («búsqueda de atención»), conductas desadaptativas o comportamientos de evitación ("evitar la atención")	Preocupación por tener una enfermedad médica grave Ansiedad Quejas somáticas Preocupaciones por la apariencia Angustia o depresión asociada con lo anterior
N.º de síntomas necesarios	Todos los anteriores	
Exclusión (no es resultado de):	Otro trastorno mental	
Especificadores de los síntomas	Tipo búsqueda de atención Tipo evitación de atención	
Comentarios		El trastorno dismórfico corporal está incluido como un subtipo de este diagnóstico

Tabla 12-3
Trastorno de conversión

Nombre	DSM-5 Trastorno de conversión (trastorno de síntomas neurológicos funcionales)	CIE-10 Trastornos disociativos (conversión)
Síntomas	• ≥ Síntomas motores o sensoriales voluntarios • No hay correlación entre ninguna enfermedad médica o neurológica y los síntomas en la exploración	
Exclusión (no es resultado de):	Otro trastorno mental Otra enfermedad médica	
Impacto psicosocial	Angustia marcada y/o deterioro funcional	
Especificadores de los síntomas	**Con debilidad o parálisis** **Con movimiento atípico** **Con síntomas de deglución** **Con síntoma del habla** **Con ataques o convulsiones** **Con anestesia o pérdida sensorial** **Con síntomas sensoriales especiales** (es decir, visión, olfato, audición) **Con síntomas mixtos** **También puede especificar con o sin estresor psicológico**	**Estupor disociativo** **Trastorno motor disociativo** (extremidades, habla o marcha) **Convulsiones disociativas** **Anestesia disociativa y pérdida sensorial** **Trastornos disociativos (conversión) mixtos**
Especificadores del curso	**Episodio agudo** (< 6 meses) **Persistente** (≥ 6 meses)	

enfermedad, los pacientes tienen síntomas somáticos relativamente menores y, en cambio, se centran en la preocupación de que enfermarán o tendrán una enfermedad no diagnosticada; por otro lado, con el trastorno de síntomas somáticos, existen importantes problemas de salud junto con síntomas somáticos sustanciales. El trastorno análogo en la CIE-10 y el DSM-IV es la hipocondría. En la tabla 12-2 se comparan los dos trastornos.

Trastorno de conversión (trastorno de síntomas neurológicos funcionales)

Una reacción de conversión es una pérdida o alteración aguda y temporal de la función motora o sensorial que requiere una discordancia sustancial entre los síntomas mostrados y cualquier afección neurológica, de modo que sería imposible que la presentación del paciente fuera compatible con una enfermedad neurológica. Debido a que el inicio frecuentemente coincide con problemas psicológicos (conflicto), los primeros teóricos especularon que tales problemas se «convirtieron» en

síntomas neurológicos. El problema es que el estrés es omnipresente en la vida y muchos pacientes presentan una conversión sin un factor estresante evidente. Los síndromes clásicos representan síndromes neurológicos como parálisis, convulsiones o ceguera. En el DSM-5 se puede indicar el tipo de síntoma que está experimentando el paciente. En la tabla 12-3 se comparan los abordajes para diagnosticar este trastorno en el DSM-5 y la CIE-10. En la tabla 12-4 se indican los síntomas comunes del trastorno de conversión y en la tabla 12-5 se enumeran ejemplos de hallazgos importantes en la exploración física que a menudo se encuentran en el trastorno.

El Sr. J. es un hombre soltero de 28 años de edad que trabaja en una fábrica. Llegó al servicio de urgencias con su padre, quejándose de que había perdido la visión en el asiento trasero del coche mientras regresaba a su hogar después de una reunión familiar. En la reunión había estado jugando a voleibol, pero no había sufrido ninguna lesión significativa, exceptuando que la pelota le había golpeado en la cabeza algunas veces. Al principio se había mostrado reticente a jugar a voleibol debido a su falta de habilidad para los deportes, pero en el último momento formó parte de uno de los equipos. Recordaba haber sufrido algunos problemas de visión durante el partido, pero no la perdió hasta que estuvo en el coche, de regreso a casa. Cuando llegó al servicio de urgencias, la visión estaba mejorando, aunque seguía refiriendo visión borrosa y diplopía leve. El médico podía atenuar la visión doble si se le pedía que concentrara su atención en objetos situados a diferentes distancias.

Durante la evaluación, el Sr. J. se mostró totalmente colaborador, algo inseguro sobre el motivo de su ceguera y más bien indiferente. La exploración pupilar, oculomotora y sensomotora general fue normal. Tras descartar un problema médico, se derivó al paciente a un centro de salud mental para una exploración más profunda.

En el centro de salud mental, el paciente relató la misma historia que en el servicio de urgencias. Su padre siguió acompañándolo. Al principio explicó que empezó a recuperar la visión cuando su padre detuvo el automóvil a un lado de la carretera y comenzó a hablar con él sobre los acontecimientos de ese día. Le habló de la vergüenza que había sentido al jugar a voleibol y el conflicto que había significado para él, y de cómo había sentido que debía jugar por las presiones externas. A medida que avanzaba la historia del paciente y de su

Tabla 12-4
Síntomas habituales del trastorno de conversión

Síntomas motores	Déficits sensitivos y sensoriales
Movimientos involuntarios	Anestesia, especialmente de las extremidades
Tics	Anestesia de la línea media
Blefaroespasmo	Ceguera
Tortícolis	Visión en túnel
Opistótonos	Sordera
Convulsiones	**Síntomas viscerales**
Alteración de la marcha	Vómitos psicógenos
Caídas	Seudociesis
Astasia-abasia	Globo histérico
Parálisis	Desvanecimientos o síncopes
Debilidad	Retención urinaria
Afonía	Diarrea

Por cortesía de Frederick G. Guggenheim, MD.

Tabla 12-5
Hallazgos diferenciales en la exploración física del trastorno de conversión

Afección	Prueba	Hallazgos en la conversión
Anestesia	Mapa de dermatomas	La pérdida sensorial no se ajusta a los patrones de distribución conocidos
Hemianestesia	Comprobación de la línea media	División estricta del cuerpo en dos mitades
Astasia-abasia	Caminar, bailar	Mediante sugestión, aquellos que no pueden caminar pueden llegar a bailar; alteración del resultado de los hallazgos sensoriales y motores mediante sugestión
Parálisis, paresia	Dejar caer la mano paralizada sobre la cara	La mano cae cerca de la cara, no encima
	Prueba de Hoover	Se percibe una presión en la mano del examinador situada debajo de la pierna paralizada al tratar de levantar la pierna
	Comprobación de la fuerza motora	Debilidad delatora
Coma	Intento del examinador de abrir los ojos	Se resiste a la apertura; la línea de visión tiende a apartarse del médico
	Maniobra oculocefálica	Los ojos miran directamente hacia delante, no se mueven de lado a lado
Afonía	Pedir que tosa	Si la tos suena normal, indica que las cuerdas vocales se cierran
Estornudos intratables	Observación	Breves gruñidos nasales con escaso o ningún estornudo en la fase de inspiración; escasa o ninguna aerosolización de secreciones: expresión facial mínima; ojos abiertos; se interrumpe con el sueño; se calma cuando no hay compañía
Síncope	Prueba de inclinación hacia arriba de la cabeza	La magnitud de las alteraciones en los signos vitales y la estasis venosa no justifica la presencia continua de los síntomas
Visión en túnel	Campimetría visual	Patrón variable en diferentes exploraciones
Ceguera monocular profunda	Signo de la prueba de la luz alterna (Marcus Gunn)	Ausencia del defecto pupilar aferente comparado
	Campimetría binocular	La existencia de un grado de visión suficiente en el «ojo malo» descarta la determinación del punto ciego fisiológico normal en el ojo bueno
Ceguera bilateral grave	«Mueva los dedos, solo quiero comprobar la coordinación»	El paciente puede empezar a imitar nuevos movimientos antes de darse cuenta de su error
	Destello súbito de luz brillante	El paciente se sobresalta
	«Mire su mano»	El paciente no la mira
	«Toque sus dedos índices»	Incluso los pacientes ciegos pueden hacerlo gracias a la propiocepción

Por cortesía de Frederick G. Guggenheim, MD.

padre, se puso de manifiesto que el joven había sido un adolescente tímido, especialmente en lo que se refiere a su participación en actividades deportivas. Nunca antes había sufrido otro episodio de pérdida de la visión. Refirió que se había sentido angustiado y en ocasiones se había sentido incómodo con su propio cuerpo durante las actividades deportivas.

La conversación con el paciente en el centro de salud mental se centró en el papel que podrían haber desempeñado los factores psicológicos y sociales en la pérdida aguda de la visión. El paciente se sintió algo perplejo, pero también se mostró dispuesto a discutirlo. Declaró que era perfectamente consciente de que había empezado a ver y a sentirse mejor cuando su padre se detuvo a un lado de la carretera y habló con él. Los médicos admitieron que desconocían la causa de la pérdida de visión y que probablemente no se repetiría. El paciente y su padre se sintieron satisfechos con la evaluación médica y psiquiátrica, y acordaron regresar si aparecían más síntomas. Se programó una cita de seguimiento con el paciente en la clínica psiquiátrica ambulatoria. (Por cortesía de Michael A. Hollifield, MD.)

Síntomas sensoriales. En el trastorno de conversión son frecuentes la anestesia y la parestesia, especialmente de las extremidades. Pueden verse afectadas todas las modalidades sensoriales, y la distribución de la alteración no suele ser consistente con la presencia de enfermedad central o periférica. Por lo tanto, los médicos pueden observar la característica anestesia «en guantes y calcetines» de las manos y los pies, o la hemianestesia del cuerpo con un inicio preciso a lo largo de la línea media.

Los síntomas del trastorno de conversión pueden afectar a órganos de los sentidos especiales, y provocar sordera, ceguera y visión en túnel. Pueden ser unilaterales o bilaterales, pero la evaluación neurológica demuestra la integridad de las vías sensoriales. En la ceguera del trastorno de conversión, por ejemplo, los pacientes caminan sin tropezar con nada y sin hacerse daño, sus pupilas reaccionan a la luz y sus potenciales evocados corticales son normales.

Síntomas motores   Los síntomas motores del trastorno de conversión incluyen movimientos atípicos, alteración de la marcha, debilidad y parálisis. Pueden existir temblores rítmicos visibles, movimientos coreiformes, tics y sacudidas. En general, los movimientos empeoran al prestarles atención. Una de las alteraciones de la marcha que se observa en el trastorno de conversión es la *astasia-abasia*, una marcha intensamente atáxica y tambaleante acompañada de movimientos ondulantes y violentos de los brazos. Los pacientes que presentan estos síntomas casi nunca sufren caídas y, en caso de que ocurran, no suelen lesionarse.

Otras alteraciones motoras habituales son la parálisis y la paresia de una, dos o las cuatro extremidades, aunque la distribución de los músculos afectados no se ajusta a la de las vías nerviosas. Los reflejos permanecen normales, los pacientes no presentan fasciculaciones ni atrofia muscular (excepto después de una parálisis de conversión de larga duración) y los hallazgos electromiográficos son normales.

Síntomas convulsivos.   Las seudoconvulsiones son otro de los síntomas del trastorno de conversión. Los médicos pueden tener dificultades para distinguir una seudoconvulsión de una convulsión real si se basan únicamente en la observación clínica. Algunos pacientes con seudoconvulsiones también tienen un trastorno epiléptico coexistente, que puede complicar el cuadro clínico. En las seudoconvulsiones pueden producirse mordeduras de la lengua, incontinencia urinaria y lesiones después de una caída, aunque no suelen observarse. Los pacientes con seudoconvulsiones mantienen los reflejos pupilares y nauseosos después de su actividad convulsiva, y los pacientes no presentan aumentos postictales de la concentración de prolactina.

Otras manifestaciones asociadas.   También se han asociado con el trastorno de conversión otros síntomas psicológicos.

BENEFICIO PRIMARIO.   Los pacientes obtienen un beneficio primario al mantener los conflictos internos fuera de su conciencia. Los síntomas tienen un valor simbólico; representan un conflicto psicológico inconsciente.

BENEFICIO SECUNDARIO.   Los pacientes obtienen ventajas y beneficios tangibles por el hecho de estar enfermos; por ejemplo, están exentos de cumplir obligaciones o participar en situaciones vitales difíciles, reciben apoyos y ayudas que de otro modo no recibirían, y consiguen control sobre la conducta de otras personas.

LA _BELLE INDIFFÉRENCE_.   La _belle indifférence_ es la actitud indiferente inapropiada de un paciente frente a síntomas graves; es decir, el individuo no aparenta estar preocupado ante lo que parece ser una condición importante. Esta indiferencia pasiva también se observa en algunos pacientes con enfermedades médicas graves que muestran una actitud estoica. La presencia o la ausencia de la _belle indifférence_ no es patognomónica del trastorno de conversión, pero a menudo se asocia con él.

IDENTIFICACIÓN.   Los pacientes con trastorno de conversión podrían modelar inconscientemente sus síntomas basándose en los de alguien importante para ellos; por ejemplo, un progenitor o una persona que ha fallecido recientemente podría servir de modelo para el trastorno. Durante la reacción de duelo patológico, las personas en duelo suelen presentar síntomas del fallecido.

Factores psicológicos que influyen en otras condiciones médicas

Según el DSM-5, las personas con esta condición tienen una enfermedad médica que está significativamente afectada por influencias psicológicas o patrones de conducta. Solo se debe hacer el diagnóstico cuando el efecto del problema psicológico sobre la enfermedad médica no sea ambiguo y tenga efectos documentables sobre el curso y el resultado de esta. Los factores psicológicos o conductuales incluyen angustia psicológica, patrones de interacción interpersonal, estilos de afrontamiento y conductas de salud desadaptativas como la negación de los síntomas o el cumplimiento deficiente de las recomendaciones médicas.

La situación inversa, las consecuencias psiquiátricas o psicológicas de tener una condición médica, se clasifica de forma más apropiada como un trastorno de adaptación. Otras situaciones ambiguas donde coexisten síntomas psicológicos y físicos (las llamadas «comorbilidades») presentan desafíos particulares. Por ejemplo, muchos trastornos somáticos, de ansiedad y del estado de ánimo están asociados con enfermedades médicas crónicas (diabetes, hipertensión, hipercolesterolemia) o síndromes «funcionales» (intestino irritable, migrañas y muchos otros).

> El Sr. A, un hombre de 55 años, fue hospitalizado en la unidad de cuidados intensivos después de un paro cardíaco. Había estado experimentando dolor torácico subesternal severo, pero «lo ignoró». Tuvo diaforesis y se presentó a regañadientes en urgencias donde tuvo un paro cardíaco mientras esperaba la evaluación. Se le reanimó con éxito y se le trasladó a la UCI. Rechazó rotundamente haber tenido un ataque cardíaco, se quitó los electrodos de electrocardiograma y se preparó para dejar la unidad en contra de los consejos médicos. El psiquiatra obtuvo el historial donde el padre y el hermano del paciente habían fallecido de enfermedad coronaria. En el momento de la evaluación inicial el paciente estaba irritable y algo ansioso. Aceptó quedarse en la UCI durante la noche después de que su esposa le insistiera, y el psiquiatra le explicó las pruebas con más detalle. Le recetó una dosis baja de una benzodiazepina y al día siguiente estuvo de acuerdo en permanecer en el hospital para recibir tratamiento adicional.

Tabla 12-6
Trastorno facticio

Nombre	DSM-5 **Trastorno facticio**	CIE-10 **Producción intencional o simulación de síntomas o discapacidades, ya sean físicos o psicológicos (trastorno facticio)**
Síntomas	**Trastorno facticio autoimpuesto:** • Fabrica sus síntomas y hallazgos clínicos • Afirma estar enfermo • Desorienta deliberadamente a los profesionales de la salud • Sin recompensa o motivación externa aparente (fuera del rol de la enfermedad) **Trastorno facticio impuesto a otro:** • Como lo anterior excepto que el objeto de la enfermedad o lesión simulada es otra persona	Simula los síntomas Sin recompensa o motivación externa aparente El objetivo es asumir el papel de enfermo
Exclusión (no es resultado de):	Otro trastorno mental	Dermatitis facticia Simulación para obtener un beneficio
Especificadores del curso	**Episodio único** **Episodio recurrente** (2 eventos discretos o más)	
Comentarios	_Nota: en el trastorno facticio impuesto a otro, el perpetrador recibe el diagnóstico, no la víctima_	

Tabla 12-7
Claves que ayudan a sospechar un trastorno facticio

1. El paciente ha buscado tratamiento en varios hospitales o clínicas diferentes
2. El paciente es un informante inconsistente, selectivo o engañoso; se resiste a permitir que el equipo de tratamiento acceda a fuentes de información externas
3. El curso de la enfermedad es atípico y no sigue el curso natural de la presunta enfermedad
4. Se ha realizado un gran número de pruebas, consultas y tratamientos médicos y quirúrgicos con poco o ningún resultado
5. La magnitud de los síntomas excede constantemente la patología objetiva o los síntomas han demostrado ser exagerados por el paciente
6. Se descubre que algunos hallazgos han sido autoinducidos o al menos agravados por la automanipulación
7. El paciente puede aceptar con entusiasmo o solicitar procedimientos médicos invasivos o cirugía
8. Es posible que se descubran pruebas físicas de una causa facticia durante el curso del tratamiento
9. El paciente predice deterioros o exacerbaciones poco antes de su alta programada
10. Un diagnóstico de trastorno facticio ha sido considerado explícitamente por al menos un profesional de la salud
11. El paciente no cumple con las recomendaciones de diagnóstico o tratamiento o es problemático en la unidad de atención
12. La evidencia de laboratorio u otras pruebas cuestiona la información proporcionada por el paciente
13. El paciente tiene antecedentes laborales en el campo de la salud
14. El paciente se involucra en mentiras gratuitas y autoengrandecedoras
15. Al paciente se le han recetado (u obtenido) medicamentos opiáceos cuando no están indicados
16. Mientras busca una intervención médica o quirúrgica, el paciente se opone a la evaluación psiquiátrica

Trastorno facticio

El trastorno facticio es la simulación de signos y síntomas físicos o psicológicos. Los síntomas pueden imponerse a uno mismo o a otro. En la tabla 12-6 se comparan los criterios para el trastorno y en la tabla 12-7 se enumeran algunas claves que deberían despertar la sospecha de este trastorno.

Trastorno facticio impuesto en uno mismo. Se diagnostica esta condición cuando un individuo simula tener una enfermedad médica o psiquiátrica para poder desempeñar el papel de enfermo. Los pacientes pueden simplemente simular sus síntomas, causarse lesiones o pueden usar otros métodos deshonestos para aparentar que están enfermos.

Algunos pacientes presentan síntomas psiquiátricos que se consideran fingidos. Esta determinación puede resultar difícil, y a menudo solo se realiza tras una investigación prolongada. Los síntomas simulados con frecuencia incluyen depresión, alucinaciones, síntomas disociativos y de conversión, y conducta extraña. Como la situación del paciente no mejora después de administrar las medidas terapéuticas habituales, recibe grandes dosis de fármacos psicoactivos e incluso terapia electroconvulsiva. A veces los pacientes parecen deprimidos y explican su depresión a partir de una historia falsa de muerte reciente de un amigo o familiar significativo. Los elementos de la historia que pueden indicar un duelo facticio son una muerte violenta o sangrienta, una muerte en circunstancias dramáticas, y que la persona fallecida sea un niño o un adulto joven. Otros pacientes describen pérdidas de la memoria reciente o lejana, o bien alucinaciones auditivas y visuales. Algunos pacientes pueden consumir sustancias psicoactivas con el propósito de producir síntomas, como estimulantes para producir inquietud o insomnio, o alucinógenos para provocar alteraciones de la percepción. Las combinaciones de todas estas sustancias pueden originar cuadros muy inusuales. Otros síntomas psicológicos incluyen la seudología fantástica y la impostura.

En la *seudología fantástica,* el paciente mezcla una cantidad limitada de material real con fantasías amplias y coloridas. El interés del oyente complace al paciente y, con ello, refuerza el síntoma. Además de las distorsiones de la historia, los pacientes proporcionan narraciones falsas y contradictorias sobre otras áreas de sus vidas (p. ej., pueden afirmar que uno de sus padres ha fallecido para obtener la simpatía de los demás). En estos casos normalmente la mentira se asocia con la impostura. Muchos pacientes asumen la identidad de una persona prestigiosa. Los hombres, por ejemplo, afirman haber sido héroes de guerra y atribuyen sus cicatrices quirúrgicas a heridas recibidas durante la batalla o en otras situaciones dramáticas o peligrosas. De modo parecido, pueden afirmar que tienen vínculos con personajes reconocidos o de renombre.

Otros pacientes pueden fingir síntomas físicos que sugieren un trastorno de cualquier sistema orgánico. Están familiarizados con los diagnósticos de la mayoría de los trastornos que exigen ingreso hospitalario, y pueden relatar historias increíbles que engañarían incluso a los médicos más experimentados. Las presentaciones clínicas son muy numerosas, e incluyen hematomas, hemoptisis, dolor abdominal, fiebre, hipoglucemia, síndromes similares al lupus, náuseas, vómitos, vértigo y convulsiones. Por ejemplo, el paciente puede contaminar la orina con sangre o heces, tomar anticoagulantes para simular trastornos hemorrágicos o insulina para producir hipoglucemia. Estos pacientes insisten en la necesidad de cirugía y afirman que tienen adherencias de anteriores intervenciones quirúrgicas. Pueden desarrollar una «parrilla» o abdomen en reja debido a las múltiples operaciones. Son frecuentes las quejas de dolor, en especial si se simula un cólico renal, que motivan que los pacientes pidan narcóticos. En aproximadamente la mitad de los casos publicados, estos pacientes exigen ser tratados con medicamentos concretos, que suelen ser analgésicos. Una vez consiguen su hospitalización, siguen siendo exigentes y difíciles. A medida que los resultados de las pruebas resultan negativos, acusan de incompetencia a los médicos, amenazándoles con una denuncia y adoptando una actitud abusiva. En algunos pueden desaparecer los síntomas de forma súbita justo antes de que crean que van a tener que afrontar su comportamiento facticio. Posteriormente acuden a otro hospital en la misma ciudad o en otra, y el ciclo vuelve a comenzar. Algunos factores predisponentes son la presencia de enfermedades físicas reales durante la infancia que dieran lugar a tratamientos médicos prolongados, resentimiento contra la profesión médica, trabajar como profesional de la paramedicina, y tener relaciones importantes con un médico en el pasado.

En la tabla 12-8 se proporciona una descripción general completa de una variedad de signos y síntomas que pueden falsificarse y confundirse con una enfermedad real. También incluye los medios de simulación y los posibles métodos de detección.

Trastorno facticio impuesto a otro (anteriormente trastorno facticio por poderes). En este diagnóstico, una persona produce intencionalmente signos o síntomas físicos en otra persona que está bajo su cuidado. Un propósito aparente de esta conducta es que el cuidador adopte indirectamente el papel de enfermo; otro es el de ser relevado del papel de cuidador gracias a la hospitalización del menor. El caso más habitual es el de una madre que engaña al personal médico haciéndoles creer que su hijo está enfermo. El engaño puede implicar antecedentes médicos falsos, la contaminación de muestras de laboratorio, la modificación de registros médicos o la inducción de heridas o enfermedades en el niño. En la tabla 12-9 se enumeran algunos indicios que deben hacer sospechar este trastorno.

B. C., una niña de un mes de edad, fue ingresada para proceder a la evaluación de un cuadro febril. Se solicitó una valoración psiquiátrica debido a la observación de incoherencias en la información médica proporcionada por la madre, a pesar de que la mujer se presentaba como una madre cuidadosa y bien informada que trabajaba como

Tabla 12-8
Métodos de producción de síntomas facticios, signos sugerentes y pruebas de confirmación agrupados por sistemas

Síntoma	Método de producción de síntomas facticios	Signos sugestivos del síntoma facticio	Prueba del método faticio
Enfermedad infecciosa			
Fiebre	Inyectar material infeccioso en la vena/vía venosa	Mayor a 41 ºC	Vigilancia mientras se toma la temperatura
	Ingerir hormona tiroidea	No acompañada por otras anomalías en los signos vitales	Usar un termómetro electrónico en vez de uno de mercurio
	Tomar líquidos calientes	No sigue el patrón diurno	Registrar simultáneamente la temperatura oral y rectal
	Manipular termómetros con una lámpara o calentador	Sin diaforesis, rápida defervescencia	Referir las marcas y números de serie de los termómetros
	Sustituir el termómetro por otro		
	Cera caliente/algodón húmedo en los oídos	Medición de la temperatura en una muestra de orina fresca	
Bacteriemia	Inyección de una sustancia contaminada	Bacteriemia polimicrobiana	Cultivo
		Ausencia de obstrucción urológica/biliar/GI	
		Detección de flora de heces/mascotas	
VIH/SIDA	Antecedentes/informes falsos	Recuento de CD4 normal/carga viral indetectable/Ac negativo	Repetir ELISA para VIH, Western blot, carga viral
			Confirmar los resultados de la prueba con el laboratorio
Gastrointestinal			
Diarrea	Abuso de laxantes (magnesio, aceite de castor, fenolftaleína)	Alcalosis metabólica	Detección de laxantes en orina o heces (por lo general, se necesitan varias pruebas)
		Acidosis metabólica hiperclorémica aguda con brecha aniónica normal	Recogida de heces de 3 días
		Disminución del bicarbonato sérico con acidosis metabólica	Análisis de orina para fenolftaleínas, antraquinonas, bisacodilo
		Volumen de heces diario elevado	Análisis de heces para magnesio > 45 mmol/l, fosfato
		Melanosis coli en la sigmoidoscopia	
		Colon catártico en enema de bario	
		Concentración de potasio en orina baja	
		Concentración de potasio en el líquido fecal elevada	
		Osmolalidad del líquido fecal < 290 mOsm/kg	
	Añadir agua a la muestra de heces	Brecha osmolar de heces elevada > 125 mOsmol/kg	
Vómito	Abuso de ipecacuana/catárticos	Hipopotasemia	Detección de ipecacuana en heces por cromatografía
		Concentración de potasio urinario elevada	Niveles de emetina en suero/orina
		Concentración de cloruro urinario baja	ECG con anomalías en la intoxicación con ipecacuana
		Alcalosis metabólica con aumento de bicarbonato sérico	
Pancreatitis	Escupir en una muestra de orina (amilasa salival)	Hiperamilasuria con amilasa sérica normal	Vigilar la obtención de la muestra
Hemorragia GI	Inyección de sangre de transfusiones	La sonda nasogástrica muestra sangre a pesar de una endoscopia normal	Radiomarcaje de transfusiones
	Ingestión de AINE/salicilatos	Signo de tira longitudinal en la colonoscopia	
Obstrucción	Ingesta de loperamida		Cromatografía líquida en suero/heces para un agente retardador de la motilidad
Renal			
Diuresis	Abuso de diuréticos	Concentración de potasio urinario elevada	Detección de diuréticos en la cromatografía
Síndrome de Bartter	Abuso de diuréticos del asa	Hipopotasemia, cloruro urinario bajo o variable	Biopsia renal para hiperplasia yuxtaglomerular
	Vómito autoinducido		Análisis de orina para diuréticos

Continúa

Tabla 12-8

Métodos de producción de síntomas facticios, signos sugerentes y pruebas de confirmación agrupados por sistemas *(cont.)*

Síntoma	Método de producción de síntomas facticios	Signos sugestivos del síntoma facticio	Prueba del método faticio
Metabólico			
Hipervitaminosis A	Abuso de vitamina A	Aumento de la γ-glutamiltransferasa Aumento de la bilirrubina	Aumento de los niveles de vitamina A, ácido retinoico y sus derivados en suero/tejidos
Hipopotasemia	Abuso de laxantes	Véase arriba	
Hiperpotasemia	Inyección de orina en una muestra de sangre	Nivel de potasio incompatible con la vida	Con la vigilancia en la recolección de las muestras se obtiene un resultado normal
Hipernatremia	Carga de sal	Excreción fraccionada de sodio elevada Concentración de sodio del aspirado gástrico > 200 mmol/l	
Urológico			
Hematuria	Añadir sangre de otra herida/carne	Falta de cilindros de eritrocitos/hemoglobina	Análisis de orina de «3 tubos» (más sangre en el primer tubo si hay traumatismo uretral)
	Traumatizar la uretra Insertar cuerpos extraños en la vejiga Ingerir anticoagulantes Añadir colorante a la orina	Falta de eritrocitos distorsionados	Exploración física Radiografía
Proteinuria	Inyección de proteína de huevo en la vejiga	Grandes variaciones diarias en la concentración de proteínas en la orina La concentración de albúmina sérica permanece en el rango normal Falta de otros signos del síndrome nefrótico	Electroforesis de proteína/albúmina pura urinaria Gran banda de albúmina en la electroforesis de proteínas en orina sin aumento de transferrina Confirmación de anticuerpos de albúmina humana
Bacteriuria	Inyectar bacterias en la vejiga o muestras de orina		
Cálculos urinarios	Añadir granos de pimienta a la orina Insertar piedras en la vejiga Enviar cuarzo o feldespato como muestras		Espectrofotometría infrarroja Análisis químico Difracción de rayos X Cristalografía de rayos X
Hematológico			
Anemia	Autosangría	Disminución del hierro sérico, ferritina, capacidad de unión al hierro Disminución de la concentración de hierro en la médula ósea No hay evidencia de sangrado	Estudios de eliminación de hierro-59 Niveles de hierro en orina/heces Tipificación de sangre
Drepanocitosis		Electroforesis de proteínas séricas normal	Prueba genética Electroforesis de hemoglobina
Pancitopenia	Ingesta de quimioterapia		
Hemorragia/púrpura	Ingesta de anticoagulantes (rodenticida/warfarina)	Tiempo de protrombina (TP) prolongado	Ensayo de warfarina/rodenticida/heparina
	Inyección de heparina	Tiempo de tromboplastina parcial (TTP) prolongado con TP normal	TTP medido cada 2 h bajo vigilancia Reversión con sulfato de protamina Tiempo normal de reptilasa Fallo de TTP para corregirse en una mezcla 1:1 con plasma normal Corrección de TTP con medidas de eliminación de heparina
	Ingestión de quinidina	Púrpura con trombocitopenia	Detección de anticuerpos antiplaquetarios dependientes de quinidina

Continúa

Tabla 12-8
Métodos de producción de síntomas facticios, signos sugerentes y pruebas de confirmación agrupados por sistemas *(cont.)*

Síntoma	Método de producción de síntomas facticios	Signos sugestivos del síntoma facticio	Prueba del método faticio
Endocrino			
Hipoglucemia	Inyección de insulina Ingestión de hipoglucemiantes orales (sulfonilurea) Ingestión de tolbutamida Manipulación de tiras reactivas	Concentración de insulina sérica > 100 mU/l	Niveles normales de proinsulina (aumento en insulinoma) Niveles altos de insulina/bajos de péptido C Relación insulina/péptido C > 1,0 Elevaciones extremas de los niveles de insulina Anticuerpos contra la insulina (menos fiables con insulina humana recombinante) Incapacidad del glucagón para producir péptido C Ensayo de gliburida en suero/orina Ensayo de tolbutamida en suero
Hiperglucemia	Administración de insulina insuficiente		
Hipertiroidismo	Ingesta de hormona tiroidea	Bocio/hallazgos oculares ausentes Aumento de los niveles de tiroxina o liotironina TSH baja en la tormenta tiroidea	Tiroglobulina sérica baja normal o indetectable Baja captación de yodo radiactivo
Síndrome de Cushing	Inyectar/ingerir glucocorticoides Añadir glucocorticoides a la orina	Aumento del cortisol plasmático/urinario ACTH plasmática baja/indetectable Corticosterona normal/cortisol alto	Detección de glucocorticoides sintéticos en suero/orina Niveles séricos de cortisol y corticosterona
Feocromocitoma	Inyección de epinefrina, isoproterenol Ingestión de estimulante Inyección de epinefrina en una muestra de orina	Nivel normal de cromogranina A Falta de metabolitos de epinefrina (metanefrinas) Falta de aumento de noradrenalina después del glucagón Respuesta normal a la prueba de supresión de clonidina	Niveles de epinefrina/norepinefrina en suero/orina Niveles de metanefrina/normetanefrina en suero/orina Pruebas de provocación (glucagón)/supresión (clonidina) Gammagrafía nuclear con 44-metayodobencilguanidina
Hiperaldosteronismo	Ingestión de regaliz negro/ácido glicirrícico	Hipopotasemia resistente al tratamiento Alcalosis metabólica Hipernatremia	Nivel de ácido glicirrícico en suero
Cardiovascular			
Arritmia	Reorganización de las derivaciones de ECG Ingestión de digitálicos, β-bloqueantes, bloqueadores de los canales de calcio	Patrón inusual en ECG	Supervisar la colocación de los electrodos de ECG Niveles séricos de fármacos Los ensayos de electroquimioluminiscencia detectan BB en la orina
Hipertensión	Maniobra de Valsalva Ingesta de estimulantes	PA normal en la consulta, PA en el hogar anómala	Observar el registro de la PA Ensayo de seudoefedrina en suero/orina
Infarto	Golpearse a sí mismo con una toalla para elevar la creatina cinasa	Los ECG no cambian Las enzimas no aumentan adecuadamente	Repetir ECG Repetir troponinas
Dermatológico			
Queilitis granulomatosa	Autoinoculación con polivinilpirrolidona (PVP)		Las biopsias de hígado/ganglios linfáticos muestran PVP en histiocitos
Dermatitis artefacta	Automutilación	Distribución de las lesiones en áreas accesibles	La biopsia de piel muestra traumatismo mecánico, necrosis, sangre
Lesión eritematosa	Aplicar alcohol a la lesión		

Continúa

Tabla 12-8
Métodos de producción de síntomas facticios, signos sugerentes y pruebas de confirmación agrupados por sistemas *(cont.)*

Síntoma	Método de producción de síntomas facticios	Signos sugestivos del síntoma facticio	Prueba del método faticio
Heridas que no se curan	Inyección de aire, contaminantes, cuerpos extraños	Se cura cuando se venda Resistente al tratamiento Enfisema subcutáneo	Aplicar fluoresceína en la herida, examinar manos/uñas para detectar fluorescencia
Obstétrico			
Embarazo ectópico	Inyección de hCG	β-hCG urinaria negativa Niveles de β-hCG sumamente variables	Ecografía negativa
Flujo vaginal	Inserción intravaginal	pH inconsistente La pared vaginal muestra abrasión/niega coito	
Neurológico			
Trastornos motores	Ingestión de neurolépticos para inducir parkinsonismo	IRM/EEG/EMG inconsistente Signo de Hoover/temblor intencional/distraíble Prolactina elevada con antipsicóticos	Niveles séricos de neurolépticos
Esclerosis múltiple		Exploración inconsistente	Electroforesis de proteínas de LCR
Seudoconvulsiones		Historia inconsistente Semiología inconsistente Las convulsiones nunca han sido observadas por otros	EEG en vídeo
Pulmonar			
Asma	Cinta que interfiere con los oxímetros de pulso Inhalación de irritante (talco) Ingestión de alérgenos	Hipoxia intratable Condición de asma intratable	Biopsia pulmonar Nivel de salicilato sérico
Fibrosis quística	Manipulación de la prueba de sudor	Rayos X normales Exploración normal/ausencia de acropaquia	Potasio en sudor
Hemoptisis	Ingestión de anticoagulantes Abrasión pulmonar por tos Traumatismo autoinducido en las vías respiratorias	Broncoscopia normal/ausencia de sangre	
Insuficiencia respiratoria		Gasometría arterial incongruente Hipocapnia marcada	
Reumatológico			
Artritis	Inserción de fragmentos metálicos en articulaciones		Rayos X Análisis de aspirado sinovial
Lupus	Historia simulada/ANA positivos limítrofes	Repetición de pruebas autoinmunes negativas Complemento normal en brote activo	Repetir las pruebas séricas
Vasculitis	Inyección de contaminantes para crear púrpura		La biopsia de tejido de las lesiones revela material extraño
Oftalmológico			
Conjuntivitis	Instilación de sustancia extraña	Secreción purulenta que se deja deliberadamente en la piel y las pestañas Gravedad de la secreción mayor que la del enrojecimiento La gravedad de la hinchazón es menor que la del enrojecimiento Afectación conjuntival principalmente inferior Córnea no afectada	Exploración corneal/biopsia conjuntival
Anisocoria	Administración de gotas de atropina		

Tabla 12-9
Indicios que hacen sospechar de un trastorno facticio impuesto a otra persona

1. El diagnóstico no coincide con los hallazgos objetivos
2. Los signos o síntomas son extraños
3. El cuidador o presunto responsable no expresa alivio o satisfacción cuando se le dice que el paciente está mejorando o que no tiene una enfermedad particular
4. Historias inconsistentes sobre los síntomas de diferentes observadores
5. El cuidador insiste en procedimientos invasivos o dolorosos, u hospitalizaciones
6. El comportamiento del cuidador no coincide con la angustia expresada o el informe de síntomas (p. ej., inusualmente calmado)
7. Los signos y síntomas comienzan solo en presencia de un cuidador
8. Un hermano u otro dependiente tiene o ha tenido una experiencia inusual, enfermedad inexplicable o muerte
9. Sensibilidad a múltiples sustancias ambientales o medicamentos
10. La enfermedad del paciente no responde a los tratamientos normales o intolerancia inusual a esos tratamientos
11. El cuidador solicita públicamente solidaridad o donaciones o ayudas debido a la rara enfermedad del dependiente
12. Historial extenso de enfermedades inusuales en el cuidador o la familia del cuidador; antecedentes de trastornos de somatización del cuidador
13. El cuidador busca otras opiniones médicas cuando se explica al dependiente que no tiene la enfermedad
14. El cuidador persevera en los resultados anómalos sin relevancia clínica a pesar de que se le tranquilice repetidamente, o refuta la validez de los resultados normales

técnico de laboratorio en un servicio de urgencias. La madre indicó que se le había diagnosticado un cáncer de ovario cuando llevaba 3 meses embarazada de B. C., que se le había practicado una histerectomía durante la cesárea, y que había estado recibiendo radioterapia en un hospital local desde el nacimiento de B. C. El pediatra, con el permiso de la madre, se puso en contacto con el hospital local, y averiguó que a los 3 meses de gestación se le había extirpado un quiste de cuerpo lúteo y que la paciente había presentado una leve hidronefrosis, pero que no se le había detectado un cáncer ni se le había practicado una histerectomía. Cuando se le confrontó con esta información, la madre de B. C. solo declaró que era posible que necesitara un trasplante de riñón como consecuencia de la hidronefrosis.

Al proseguir con la investigación, se descubrió que la madre había llevado a sus hijos a múltiples servicios de urgencias, donde había proporcionado datos inexactos que dieron lugar a la realización de pruebas excesivas. En una de las visitas, explicó a los médicos que su hijo de 2 años de edad padecía lupus e hipergammaglobulinemia, y en otra que presentaba asma y convulsiones. Insistía además en que se practicara al niño un procedimiento quirúrgico estético menor en contra de las recomendaciones de su pediatra.

Los clínicos sospecharon que la madre de B. C. había falsificado intencionadamente los síntomas, como por ejemplo calentando el termómetro, pero no había provocado activamente síntomas a los niños; acudía sin falta a las citas médicas, y sus hijos parecían estar sanos y bien atendidos, a pesar del comportamiento facticio de la madre. La madre negó tener antecedentes psiquiátricos, pero accedió a que los médicos se pusieran en contacto con el hospital psiquiátrico local, lo que permitió conocer sus antecedentes de depresión, anorexia, trastorno por dolor e intento de suicidio que conllevó su hospitalización en un servicio psiquiátrico. Posteriormente, la paciente recibió psicoterapia y terapia farmacológica, que había interrumpido unos meses antes de su presentación con B. C. en el hospital. Durante el ingreso de B. C. por un cuadro febril, su madre accedió a reanudar el tratamiento farmacológico. Se derivó el caso a los servicios sociales, y el pediatra decidió programar visitas de seguimiento regulares para los niños.

Otros síntomas somáticos especificados, no especificados y trastornos relacionados

Esta categoría del DSM-5 describe condiciones caracterizadas por uno o más síntomas físicos inexplicables que están por debajo del umbral para el diagnóstico de síntoma somático o un trastorno relacionado. Los síntomas no se explican mejor únicamente por otro trastorno médico, psiquiátrico o por consumo de sustancias, y causan angustia y deterioro clínicamente significativo. Los trastornos de esta categoría suelen tener muy pocos síntomas y son demasiado breves para cumplir los criterios de un trastorno completo.

EVALUACIÓN DEL SÍNTOMA SOMÁTICO Y TRASTORNOS RELACIONADOS

Los pacientes con síndromes somáticos graves y prolongados abordan los encuentros médicos con una mezcla de expectativas poco realistas, pesimismo y desconfianza en la profesión médica. Basan estas actitudes en sus experiencias previas con los médicos, en las que los médicos mostraron una falta de interés o incredulidad en las quejas y el sufrimiento del paciente. La construcción de una alianza de confianza debe comenzar con el respeto por los síntomas del paciente y reconocer su validez. La escucha activa y receptiva, la tolerancia a la repetición y un abordaje «neutral» (evitando ser despectivo, polémico o demasiado tranquilizador) son habilidades esenciales.

Muchos de estos pacientes a menudo tienen expedientes «gruesos» que incluyen descripciones de muchos procedimientos clínicos, múltiples pruebas y procedimientos que son redundantes y se han solicitado sin una justificación clara. La perspectiva de revisar los expedientes clínicos es un desafío y, a menudo, conduce a una actitud negativa por parte del médico. Este debe mantener la mente abierta, a pesar de las advertencias en los expedientes médicos, y debe hacer una evaluación independiente del paciente y evitar dirigir las preguntas e interpretaciones psicológicas en esta etapa. El paciente puede percibir la tranquilidad prematura como desinterés o desdén.

Muchos pacientes con síntomas somáticos y trastornos relacionados no admiten o reconocen fácilmente los problemas «emocionales» y se sentirán más cómodos al tratar las preguntas relacionadas con sus síntomas físicos que las relacionadas con los problemas psicológicos. La evaluación sobre los antecedentes de múltiples quejas somáticas puede hacerse en citas posteriores. Se debe realizar una exploración física completa, incluida una evaluación neurológica, después de la anamnesis en la primera visita, y en las visitas posteriores se deben efectuar evaluaciones físicas más breves. También se recopilará un historial de medicamentos incluyendo aquellos de prescripción, de no prescripción, historial de sustancias de abuso y medicamentos y de venta sin receta. A medida que se avanza en la exploración de antecedentes, las actitudes, creencias y atribuciones deberían ser más evidentes, y los patrones de interacción y comportamiento de la enfermedad deberían diferenciarse.

En el caso del trastorno de conversión, se debe prestar especial atención a cualquier historial de trauma, abuso sexual, abuso físico y antecedentes familiares de síntomas de conversión. Además, la evaluación neurológica ante la sospecha de un trastorno de conversión debe incluir estudios de laboratorio de rutina, electroencefalograma y otros estudios especiales (como la resonancia magnética) para descartar causas orgánicas.

En el caso del trastorno facticio, en la evaluación psiquiátrica debería enfatizarse la obtención de información a partir de cualquier amigo, familiar o informante disponible, ya que a menudo las entrevistas con informantes externos fiables reflejan la falsa naturaleza de la enfermedad del paciente. Aunque requiere tiempo y resulta tedioso, es fundamental verificar todos los datos referidos por el paciente sobre anteriores hospitalizaciones y la atención médica recibida. En aproximadamente el 50 % de los casos se solicita una evaluación psiquiátrica, habitualmente cuando se empieza a sospechar que una enfermedad es simulada. En estas circunstancias es necesario evitar un interrogatorio agresivo o acusador que dé lugar a una situación violenta, o la evasión o huida del hospital. Puede existir el peligro de inducir una psicosis franca si se produce una confrontación intensa; en algunos casos, la enfermedad simulada tiene una función adaptativa y es un intento desesperado de protegerse de una desintegración mayor.

DIAGNÓSTICO DIFERENCIAL

Trastorno de síntomas somáticos

El trastorno de síntomas somáticos debe diferenciarse de otras condiciones médicas no psiquiátricas, en especial de los trastornos que muestran síntomas que no tienen por qué ser fáciles de diagnosticar. En este tipo de enfermedades se encuentran el SIDA, las endocrinopatías, la miastenia grave, la esclerosis múltiple, las enfermedades neurodegenerativas, el lupus eritematoso sistémico y las neoplasias ocultas.

El trastorno de síntomas somáticos se diferencia del trastorno de ansiedad por enfermedad en que en la primera el énfasis recae sobre el temor a tener una enfermedad, y en el segundo, sobre la presencia de múltiples síntomas. Habitualmente, los pacientes con trastorno de ansiedad por enfermedad se quejan de menos síntomas que aquellos con trastorno de síntomas somáticos; su principal preocupación es la posibilidad de estar enfermos.

El trastorno de conversión es agudo y, generalmente, temporal, y suele estar más relacionado con un síntoma que con una enfermedad concreta. La presencia o ausencia de la *belle indifférence* es una característica poco fiable para distinguir las dos enfermedades.

Los pacientes con trastorno dismórfico corporal desean parecer normales, pero creen que los demás se dan cuenta de que no lo son, mientras que los pacientes con trastorno de síntomas somáticos quieren que se preste atención a sus supuestas enfermedades.

El trastorno de síntomas somáticos también puede estar presente en pacientes con trastornos depresivos y de ansiedad. Los pacientes con trastorno de pánico pueden quejarse inicialmente de estar afectados por una enfermedad (p. ej., problemas cardíacos), pero una anamnesis cuidadosa durante la entrevista clínica suele evidenciar los síntomas clásicos de un ataque de pánico. En la esquizofrenia y en otros trastornos psicóticos se producen pensamientos delirantes, pero pueden distinguirse del trastorno de síntomas somáticos por su intensidad delirante y la presencia de otros síntomas psicóticos. Además, los delirios somáticos de los pacientes con esquizofrenia tienden a ser extraños, idiosincrásicos y discordantes con sus entornos culturales, como ilustra el caso que se presenta a continuación.

> Un hombre de 52 años se quejaba de que «se le pudrían las entrañas». Incluso tras una evaluación médica exhaustiva fue imposible persuadirlo de que no estaba enfermo.

El trastorno de síntomas somáticos se diferencia del trastorno facticio y de la simulación en que los pacientes con trastorno de síntomas somáticos experimentan realmente los síntomas que declaran y no los simulan.

Trastorno de ansiedad por enfermedad

Nuevamente, se debe diferenciar el trastorno de ansiedad por enfermedad de otras enfermedades médicas. Con demasiada frecuencia estos pacientes son catalogados de «personas que se quejan continuamente» y no se les realiza una evaluación médica cuidadosa. Los pacientes con trastorno de ansiedad por enfermedad se diferencian de los que presentan un trastorno de síntomas somáticos porque el énfasis está en el miedo a padecer una enfermedad, mientras que el de los segundos está en la preocupación por muchos síntomas; no obstante, cada uno de estos trastornos puede tener diversos niveles de gravedad. Los pacientes con trastorno de ansiedad por enfermedad suelen quejarse de menos síntomas que aquellos con trastorno de síntomas somáticos. El trastorno de con-

versión se diferencia del trastorno de ansiedad por enfermedad por el hecho de que es agudo, en general transitorio y, por lo general, se basa en un síntoma en lugar de una enfermedad en particular. El miedo a la enfermedad puede presentarse también en los pacientes con trastornos de ansiedad y depresivos. Si el paciente cumple todos los criterios diagnósticos tanto del trastorno de ansiedad por enfermedad como de otro trastorno mental principal, como el trastorno depresivo mayor o el trastorno de ansiedad generalizada, debe recibir ambos diagnósticos. El trastorno de ansiedad por enfermedad se puede diferenciar del trastorno obsesivo-compulsivo por la singularidad de sus pensamientos y por la ausencia de rasgos conductuales compulsivos, pero a menudo hay una característica obsesiva en el miedo del paciente. Las creencias delirantes se pueden diferenciar del trastorno de ansiedad por enfermedad por su intensidad delirante y la presencia de otros síntomas psicóticos.

Trastorno de conversión (trastorno de síntomas neurológicos funcionales)

Uno de los principales problemas que plantea el diagnóstico del trastorno de conversión es la dificultad de descartar de un modo definitivo la presencia de un trastorno médico. En los pacientes hospitalizados con este trastorno son frecuentes los trastornos médicos no psiquiátricos simultáneos, y se han descrito pruebas evidentes de la presencia actual o anterior de un trastorno neurológico o una enfermedad sistémica con afectación cerebral en el 18% al 64% de estos pacientes. Se ha estipulado que entre el 25% y el 50% de los pacientes clasificados como afectados por un trastorno de conversión reciben, finalmente, un diagnóstico de trastorno médico neurológico o no psiquiátrico que podría haber sido la causa de sus síntomas, por lo que es fundamental realizar una exploración médica y neurológica exhaustiva en todos los casos. Si los síntomas pueden resolverse mediante sugestión, hipnosis o la administración parenteral de amobarbital o lorazepam, es probable que sean el resultado de un trastorno de conversión.

En el diagnóstico diferencial deben tenerse en cuenta los trastornos neurocognitivos (p. ej., demencia y otras enfermedades neurodegenerativas), los tumores cerebrales y la enfermedad de los ganglios basales. Por ejemplo, la debilidad puede confundirse con miastenia grave, polimiositis, miopatías adquiridas o esclerosis múltiple. La neuritis óptica puede diagnosticarse incorrectamente como ceguera de un trastorno de conversión. Otras enfermedades cuyos síntomas pueden confundirse son el síndrome de Guillain-Barré, la enfermedad de Creutzfeldt-Jakob, la parálisis periódica y las manifestaciones neurológicas iniciales del síndrome de inmunodeficiencia adquirida (SIDA). Se observan síntomas del trastorno de conversión en la esquizofrenia, los trastornos depresivos y los de ansiedad, pero en última instancia estos otros trastornos se asocian a sus propios síntomas característicos, que permiten el diagnóstico diferencial.

La diferencia entre el trastorno de conversión y el trastorno de síntomas somáticos no es tan clara, y los síntomas de conversión pueden formar parte de la constelación de síntomas observados en el trastorno de síntomas somáticos. Una característica que permite diferenciarlos es que el trastorno de conversión requiere que los síntomas de presentación sean inconsistentes con las condiciones neurológicas, mientras que el trastorno de síntomas somáticos no requiere esta inconsistencia.

Tanto en el trastorno de simulación como en el facticio, los síntomas se encuentran bajo control voluntario consciente. Por regla general, la historia de un simulador es más inconsistente y contradictoria que la de un paciente con un trastorno de conversión, y la conducta fraudulenta de un simulador está claramente orientada a un objetivo.

Factores psicológicos que influyen en otras condiciones médicas

El diagnóstico diferencial puede ser complicado y debe incluir otros trastornos de síntomas somáticos (trastorno de síntomas somáticos, trastorno de conversión, trastorno facticio), así como trastornos de la personalidad (p. ej., trastorno de la personalidad límite).

Trastorno facticio

En el diagnóstico diferencial debe considerarse cualquier trastorno con síntomas y signos físicos destacados, y explorar la posibilidad de una enfermedad auténtica o concurrente. Además, los antecedentes de cirugía múltiple de los pacientes con trastorno facticio pueden predisponerlos a padecer complicaciones o enfermedades reales, creando la necesidad de intervenciones adicionales. El trastorno facticio se sitúa en un continuo entre los trastornos somatomorfos y la simulación, con el objetivo de asumir el papel de enfermo.

Un trastorno facticio se distingue de un trastorno de conversión en la producción voluntaria de los síntomas facticios, el curso extremo con ingresos hospitalarios múltiples, y la aparente voluntad de los pacientes con un trastorno facticio de someterse a una cantidad extraordinaria de intervenciones mutilantes. Normalmente, los pacientes con trastorno de conversión no utilizan la terminología médica ni la rutina hospitalaria en sus conversaciones, y sus síntomas tienen una relación temporal directa con conflictos emocionales concretos o son una referencia simbólica a estos.

El trastorno de ansiedad por enfermedad se diferencia del trastorno facticio en la falta de producción voluntaria de síntomas.

Debido a sus mentiras patológicas, su falta de relaciones estrechas con otras personas, sus maneras hostiles y manipuladoras, así como el abuso de sustancias y los antecedentes delictivos asociados, a los pacientes con trastorno facticio a menudo se les diagnostica un trastorno de la personalidad antisocial. Sin embargo, las personas con trastorno de la personalidad antisocial no suelen someterse voluntariamente a procedimientos cruentos ni recurrir a un estilo de vida marcado por los ingresos hospitalarios repetidos o de larga duración. Debido a la búsqueda de atención y a las ocasionales dotes dramáticas, los pacientes con trastorno facticio pueden ser diagnosticados de trastorno de la personalidad histriónica. Pero no todos tienen dotes dramáticas; muchos son aislados y apáticos. La valoración del estilo de vida caótico del paciente, la historia de relaciones interpersonales conflictivas, las crisis de identidad, el consumo de sustancias tóxicas, los actos autolíticos y las tácticas manipuladoras pueden llevar a establecer un diagnóstico de trastorno de la personalidad límite.

Debe distinguirse entre los trastornos facticios y la simulación. Los simuladores tienen un motivo evidente e identificable para los signos y síntomas. Pueden buscar su ingreso hospitalario para obtener una compensación económica, escapar de la policía, evitar un trabajo, o simplemente obtener una cama gratis y alojamiento para la noche, pero su conducta siempre tiene un objetivo evidente. Además, en estos pacientes pueden desaparecer los signos y síntomas cuando dejan de considerarlos provechosos o cuando el riesgo se vuelve demasiado alto.

COMORBILIDAD

Trastorno de síntomas somáticos

Las personas con trastornos de síntomas somáticos a menudo tienen trastornos de ansiedad y trastornos depresivos concurrentes, así como enfermedades médicas comórbidas. Es posible tener una enfermedad médica diagnosticada y recibir un diagnóstico concurrente de trastorno de síntomas somáticos cuando el individuo experimenta angustia y ansiedad más considerables de lo que se esperaría por la enfermedad.

Trastorno de ansiedad por enfermedad

Dado que el trastorno de ansiedad por enfermedad es nuevo en el DSM-5, existen datos limitados sobre la comorbilidad. Sin embargo, un estudio de 2017 demostró la comorbilidad del trastorno de ansiedad por enfermedad y los trastornos depresivos y de ansiedad, especialmente el trastorno de ansiedad generalizada y el trastorno de pánico.

Trastorno de conversión (trastorno de síntomas neurológicos funcionales)

Entre los pacientes con trastornos de conversión son frecuentes las condiciones médicas, en especial las neurológicas. Por lo general, en estas enfermedades neurológicas o médicas comórbidas se observa una elaboración de los síntomas que surgen de la lesión orgánica original.

Los trastornos depresivos, los de ansiedad y el trastorno de síntomas somáticos a menudo se producen junto con el trastorno de conversión. Es menos frecuente en la esquizofrenia, sin embargo, ocurre. Los trastornos de la personalidad también acompañan a menudo al trastorno de conversión, en especial en los trastornos de personalidad histriónico, dependiente y antisocial, o en personas con personalidad pasivo-agresiva. No obstante, los trastornos de conversión pueden aparecer en personas sin trastornos médicos, neurológicos o psiquiátricos previos.

Factores psicológicos que influyen en otras condiciones médicas

Todas las personas con este diagnóstico tienen al menos otra enfermedad médica comórbida, según los criterios de diagnóstico del DSM-5.

Trastorno facticio

Muchas personas diagnosticadas de un trastorno facticio tienen diagnósticos psiquiátricos comórbidos (p. ej., trastornos afectivos, de la personalidad, o relacionado con sustancias).

EVOLUCIÓN Y PRONÓSTICO

Trastorno de síntomas somáticos

La evolución del trastorno suele ser episódica; los episodios tienen una duración de meses o años y están separados por períodos de inactividad igualmente prolongados. Puede existir una asociación evidente entre las exacerbaciones de los síntomas somáticos y la presencia de factores estresantes psicosociales. A pesar de que no se han publicado resultados de estudios adecuados y con tamaño de la muestra suficiente, se ha estimado que entre un tercio y la mitad de todos los pacientes con trastorno de síntomas somáticos llega a mejorar significativamente. Una buena condición socioeconómica, la respuesta al tratamiento de la ansiedad o la depresión, el inicio súbito de los síntomas, la ausencia de un trastorno de la personalidad, la ausencia de trastornos de la infancia, o de una afección médica no psiquiátrica relacionada se asocian con un buen pronóstico. La mayoría de los niños con trastorno de síntomas somáticos se recuperan en la adolescencia o en las primeras etapas de la vida adulta.

Trastorno de ansiedad por enfermedad

Puesto que este trastorno se ha descrito recientemente, no existen datos fiables acerca de su pronóstico, si bien puede extrapolarse a partir de la evolución del trastorno de síntomas somáticos, que a menudo es episódica, y en el que los episodios duran meses o años, y se intercalan con períodos sin síntomas igualmente prolongados. Un buen pronóstico se asocia con un nivel socioeconómico elevado, un trastorno de ansiedad o depresión que responde al tratamiento, un inicio brusco de los síntomas, y la ausencia de un trastorno de la personalidad o de una condición médica no psiquiátrica relacionada.

Trastorno de conversión (trastorno de síntomas neurológicos funcionales)

El inicio del trastorno de conversión suele ser agudo, pero también puede existir un incremento progresivo de los síntomas. Los síntomas o déficits suelen ser de duración corta, y aproximadamente el 95 % de los casos agudos remite de forma espontánea, por lo general en 2 semanas en el caso de pacientes hospitalizados. Si los síntomas han persistido durante un período de 6 meses o más, el pronóstico de resolución de los síntomas es inferior al 50 %, y se reduce aun más a medida que aumenta la duración de la conversión. Entre una quinta y una cuarta parte de los pacientes presenta recurrencias durante el primer año tras el primer episodio. En consecuencia, la existencia de un episodio predice la aparición de otros episodios en el futuro. El inicio agudo, la presencia de factores estresantes claramente identificables en el momento del inicio, un intervalo breve entre el inicio del trastorno y la instauración del tratamiento, y una inteligencia superior a la media anuncian un buen pronóstico. La parálisis, la afonía y la ceguera se asocian con un buen pronóstico, mientras que el temblor y las convulsiones son factores de mal pronóstico.

Factores psicológicos que influyen en otras condiciones médicas

Esta enfermedad puede aparecer a cualquier edad y se ha informado poco sobre el curso y el pronóstico.

Trastorno facticio

Los trastornos facticios suelen iniciarse durante las primeras etapas de la vida adulta, aunque pueden aparecer durante la infancia o la adolescencia. El inicio del trastorno o de episodios discretos de búsqueda de tratamiento puede producirse después de una auténtica enfermedad, pérdida, rechazo o abandono. Normalmente, el paciente o un familiar cercano estuvieron hospitalizados durante la infancia o el principio de la adolescencia debido a una enfermedad física genuina. A partir de ese momento, empieza gradualmente y luego progresa un largo patrón de hospitalizaciones sucesivas. A medida que el trastorno avanza, el paciente va adquiriendo conocimientos sobre la medicina y los hospitales.

Los trastornos facticios resultan incapacitantes para el paciente, y a menudo provocan traumas graves o reacciones adversas relacionadas con el tratamiento. Es evidente que un curso de hospitalizaciones repetidas o de larga duración es incompatible con una actividad laboral significativa y con la conservación de las relaciones interpersonales. En la mayoría de los casos, la evolución es desfavorable.

TRATAMIENTO DEL SÍNTOMA SOMÁTICO Y TRASTORNOS RELACIONADOS

Abordaje del tratamiento

Las revisiones de estudios controlados han demostrado una buena eficacia de la psicoterapia, en particular la terapia cognitivo-conductual (TCC), y algunas pruebas de la eficacia de la farmacoterapia en el tratamiento de varios síndromes somáticos. Kroenke y cols. encontraron 34 ensayos aleatorizados y controlados sobre trastornos somatomorfos, que incluyeron a más de 1 000 pacientes. De estos, 13 fueron ensayos de TCC, 5 ensayos con antidepresivos y 16 involucraron otras modalidades. En general, la TCC mostró la mayor eficacia, y prácticamente todos los estudios reportados mostraron un efecto significativo de la TCC sobre los síntomas en comparación con la ausencia de tratamiento. Los antidepresivos parecen funcionar en síndromes dolorosos y los datos favorecen a los antidepresivos más antiguos (tricíclicos) sobre los más nuevos (inhibidores de la recaptación de serotonina [ISRS]). Otras intervenciones, incluido el uso de una carta de consulta psiquiátrica, psicoterapia psicodinámica breve, ejercicio y, más recientemente, biorretroalimentación, también han mostrado efectos beneficiosos sobre algunos de estos síntomas. Un artículo más reciente revisó 15 ensayos aleatorizados y controlados de la eficacia de la TCC en los trastornos somatomorfos y encontró que la TCC mejoró los síntomas somáticos, de ansiedad y depresivos, así como el funcionamiento social.

Sin embargo, los pacientes con síntomas somáticos y trastornos relacionados a veces no están abiertos a explicaciones psicológicas de sus síntomas o tratamiento psicológico o psiquiátrico. A continuación se enumeran las guías de tratamiento más específicas para cada diagnóstico.

Trastorno de síntomas somáticos

Los objetivos terapéuticos deben ser moderados al principio y limitarse a pequeños logros, como una disminución de las visitas médicas, el compromiso con un solo médico de atención primaria y evitar pruebas y procedimientos innecesarios. El médico debe prepararse para un compromiso a largo plazo con el paciente y debe limitar las consultas con especialistas a menos que exista evidencia de condiciones físicas comórbidas. Algunos de los elementos de la TCC, como llevar un diario, deben incorporarse en la estrategia de tratamiento del médico de atención primaria. Las recomendaciones de ejercicio, yoga, relajación, meditación y masajes pueden ser útiles y, en general, los pacientes las aceptan mejor que los tratamientos psicológicos.

Una breve «carta de consulta» destinada a los médicos de atención primaria ha demostrado su eficacia para mejorar la capacidad funcional de los pacientes y disminuir el uso de los servicios de salud. Esta carta proporciona a los médicos lo que se debe y no se debe hacer con respecto a sus encuentros con pacientes con múltiples síntomas físicos inexplicables desde el punto de vista médico y se les instruye brevemente sobre el uso de algunas técnicas de manejo fundamentales. La carta debe instar a los médicos a ver a estos pacientes durante las citas programadas regularmente, realizar breves exploraciones físicas centradas en el malestar en cada visita, evitar procedimientos de diagnóstico innecesarios, tratamientos invasivos y hospitalizaciones, evitar el uso de declaraciones como «los síntomas están todos en su cabeza» y permitir o animar brevemente a los pacientes a hablar sobre los «factores estresantes».

Un grupo de investigación ha demostrado la eficacia de la TCC para el tratamiento del trastorno de síntomas somáticos y síndromes relacionados. Las intervenciones de tipo TCC parecen ayudar a los pacientes al modificar los pensamientos y conductas asociadas con la somatización. En el programa típico de TCC, el terapeuta introduce sistemáticamente a los pacientes en varias técnicas de comportamiento, que incluyen entrenamiento de relajación y aumentos graduales en las actividades. Desde una perspectiva cognitiva, la TCC ayuda a los pacientes a identificar los pensamientos que contribuyen a aumentar el estrés, la inactividad y los problemas de salud. A menudo, los pacientes con esta condición suelen pensar de forma negativa sobre sus síntomas físicos. Tales pensamientos les llevan a concluir que están enfermos y deben limitar la actividad física, creando un ciclo que perpetúa el proceso somático. Los reportes indican que la terapia psicodinámica breve de los síntomas somáticos inexplicables puede ser útil, aunque la mayor parte de la evidencia reciente en términos de ensayos aleatorizados y controlados involucra a la TCC.

En general, se deben evitar los medicamentos al tratar a pacientes con trastorno de síntomas somáticos, excepto en presencia de síntomas psicóticos, depresivos o ansiosos claramente delineados. A pesar del desarrollo de nuevos agentes farmacológicos como los inhibidores duales de la recaptación (norepinefrina y serotonina) y los datos limitados sobre la gabapentina, no hay evidencia de que un abordaje puramente farmacológico dirigido al tratamiento del trastorno de síntomas somáticos sea suficiente.

Trastorno de ansiedad por enfermedad

A lo largo de los años se han propuesto varias terapias grupales e individuales, incluida la TCC y la terapia psicodinámica, para tratar a los pacientes con trastorno de ansiedad por enfermedad. Diferentes ensayos controlados han demostrado la eficacia de las intervenciones de TCC, lo que la convierte en el prototipo de tratamiento de primera línea para el trastorno de ansiedad por enfermedad. Otros tipos de terapia, incluido el entrenamiento de concienciación *(mindfulness)*, la terapia de exposición y la terapia de aceptación y compromiso, también han demostrado cierta eficacia.

Hay datos limitados para orientar el tratamiento farmacológico del trastorno de ansiedad por enfermedad. Algunos ensayos aleatorizados y controlados con placebo demostraron beneficios con los ISRS. La mayoría de los informes han sido estudios de reporte ciegos. Un ensayo controlado aleatorizado reciente de 195 pacientes con hipocondría demostró la eficacia y seguridad de la fluoxetina en esta población de pacientes. Curiosamente, la adición de TCC a la fluoxetina proporcionó un ligero beneficio adicional.

Trastorno de conversión (trastorno de síntomas neurológicos funcionales)

Muchos síndromes de conversión tienen un curso agudo y benigno y pueden remitir espontáneamente con comprensión y apoyo. La intervención temprana puede prevenir la posible cronicidad y la progresión hacia un trastorno de somatización bien consolidado. Una vez que se ha desarrollado la cronicidad, el tratamiento intensivo puede utilizar todas las modalidades de tratamiento, incluida la hospitalización, la terapia individual o grupal, las terapias de introspección, las técnicas conductuales, la hipnosis, la entrevista con amobarbital sódico, la fisioterapia, la biorretroalimentación, el entrenamiento de relajación y la medicación (principalmente para la ansiedad comórbida, la depresión u otros trastornos somatomorfos). Las interpretaciones o explicaciones psicológicas no funcionan bien al principio del proceso, pero pueden ser útiles para tranquilizar a los pacientes sobre la normalidad de las pruebas esenciales y que los síntomas mejorarán eventualmente. Cualquier insinuación al paciente de que está fingiendo es muy contraproducente. Las intervenciones conductuales deben centrarse en mejorar la autoestima, la expresión emocional, la asertividad y la posibilidad de comunicarse cómodamente con los demás. En la conversión crónica pueden ocurrir contracturas musculares y es necesaria la fisioterapia. Sin embargo, incluso en ausencia de tales contracturas, muchos pacientes con conversión encuentran que la fisioterapia puede ser útil para los síntomas musculares o los problemas de equilibrio. El proceso de ejercicios y actividad lentamente progresivos puede ayudar a restablecer el funcionamiento.

Tabla 12-10
Recomendaciones para el manejo y el tratamiento del trastorno facticio

Tener en cuenta que la búsqueda activa de un diagnóstico rápido puede minimizar el riesgo de morbilidad y mortalidad

Minimizar el daño. Evitar pruebas y procedimientos innecesarios, especialmente si son invasivos. Tratar según el juicio clínico, recordando que las quejas subjetivas pueden ser engañosas

Mantener reuniones interdisciplinares con regularidad para reducir la posibilidad de conflictos y divisiones entre el personal. Gestionar la contratransferencia entre el personal

Guiar al paciente hacia el tratamiento psiquiátrico de un modo empático, sin enfrentamientos y protegiendo su dignidad. Evitar la confrontación directa y agresiva

Tratar las alteraciones psiquiátricas subyacentes. En la psicoterapia, trabajar las estrategias de afrontamiento y los conflictos emocionales

Designar a un médico de atención primaria como filtro de todos los tratamientos médicos y psiquiátricos

Valorar la conveniencia de recurrir a profesionales del manejo de riesgos y especialistas en bioética desde el primer momento

Valorar la conveniencia de designar a un tutor para todas las decisiones médicas y psiquiátricas

Valorar la posibilidad de iniciar un proceso legal por fraude, para que sirva de freno conductual

Tabla 12-11
Trastorno facticio pediátrico impuesto a otro: principios básicos de tratamiento

Asegurarse de que el menor esté seguro

Asegurarse de que la seguridad futura del menor también esté garantizada

Permitir que el tratamiento ocurra en el entorno menos restrictivo posible

Un pediatra debería actuar como filtro para el acceso a la atención sanitaria

Todos los demás médicos deberían coordinar su atención con el pediatra

Debe informarse a los servicios de protección infantil siempre que un menor ha sufrido lesiones

Debe instaurarse psicoterapia familiar y/o individual tanto para el padre o la madre que sufre el trastorno como para el menor

Debe pedirse a las compañías de seguros médicos, al personal de la escuela y a otras fuentes ajenas a la atención sanitaria que informen al pediatra del menor de posibles usos de los servicios médicos. En primer lugar, debe obtenerse permiso de uno de los padres o de los servicios de protección infantil

Debe considerarse la posibilidad de ingresar total o parcialmente al menor en un entorno hospitalario para facilitar el diagnóstico y el control de los síntomas, así como para establecer un plan de tratamiento adecuado

Puede ser necesario instalar al menor con otra familia, así como apartar al padre o la madre que han dañado al menor del contacto con este, recurriendo al encausamiento delictivo y al encarcelamiento

Factores psicológicos que influyen en otras condiciones médicas

El tratamiento a menudo implica la comunicación con el equipo médico principal del paciente y con la familia. La intervención psicoeducativa aclara el papel que tienen los factores emocionales y conductuales en el empeoramiento del trastorno médico subyacente. Es posible que se necesiten medicamentos para tratar otro trastorno psiquiátrico subyacente.

Trastorno facticio

Ningún tratamiento psiquiátrico concreto ha resultado efectivo para tratar los trastornos facticios. El hecho de que los pacientes con este trastorno simulen tener enfermedades graves y busquen y se sometan a tratamientos innecesarios, al mismo tiempo que niegan, ante ellos mismos y ante los demás, la naturaleza de su auténtica enfermedad, evitando así su tratamiento, representa una paradoja clínica. En última instancia, los pacientes evitan recibir un tratamiento significativo y abandonan abruptamente el hospital, o dejan de acudir a las visitas de seguimiento acordadas.

Así pues, la mejor manera de enfocar el tratamiento consiste en centrarse más en el manejo que en la cura. En la tabla 12-10 se refieren varias recomendaciones para el tratamiento y el manejo del trastorno facticio. Los tres objetivos principales son: *1)* la reducción del riesgo de morbilidad y mortalidad; *2)* la atención a las necesidades emocionales o los diagnósticos psiquiátricos que subyacen a la enfermedad facticia, y *3)* ser consciente de los aspectos legales y éticos. Es posible que el factor aislado más importante para que el tratamiento tenga éxito sea que un médico identifique pronto el trastorno. De este modo, los médicos pueden evitar que estos pacientes se sometan a una gran cantidad de procedimientos dolorosos y potencialmente peligrosos. Se recomienda encarecidamente establecer una buena alianza entre los psiquiatras y el personal médico o quirúrgico. Aunque en la literatura científica aparecen algunos casos de psicoterapia individual, no existe consenso acerca del mejor enfoque. En general, trabajar coordinadamente con el médico de cabecera del paciente resulta más efectivo que trabajar solo con el paciente.

Las reacciones personales de los médicos y de los miembros del personal tienen gran importancia en el tratamiento y en el establecimiento de una alianza de trabajo con los pacientes, que invariablemente evocan sentimientos de poca importancia, desconcierto, traición, hostilidad e incluso desdén. Los miembros del personal se ven obligados a prescindir de un aspecto básico de su relación con los pacientes: la confianza en la autenticidad de sus explicaciones. Una intervención psiquiátrica adecuada consiste en sugerir al personal maneras de mantener la conciencia de que, aunque la enfermedad es facticia, el paciente está realmente enfermo. Los médicos deben tratar de no sentir resentimiento cuando los pacientes humillan su destreza diagnóstica, y evitar cualquier ceremonia de desenmascaramiento que provoque el antagonismo de los pacientes y precipite su huida del hospital. El personal no debe realizar intervenciones innecesarias ni dar el alta a los pacientes de modo abrupto, ya que ambas actitudes son manifestaciones de ira.

En varios casos de trastorno facticio aplicado a otro se ha solicitado la intervención de la justicia, especialmente cuando involucra a menores. La falta de sentido del trastorno y que los padres nieguen haber actuado con falsedad son obstáculos para el éxito de una acción judicial, y a menudo hacen que la obtención de pruebas concluyentes sea imposible. En estos casos debe informarse a los servicios sociales de protección del menor, y planificar un control y un seguimiento continuados de la salud del niño (v. tabla 12-11 sobre intervenciones en el trastorno facticio pediátrico atribuido a otro).

EPIDEMIOLOGÍA

Trastorno de síntomas somáticos

Todavía no se conoce la prevalencia del trastorno de síntomas somáticos. Sin embargo, existen datos para el trastorno de somatización con base en la definición del DSM-IV. Los estudios en Estados Unidos, Puerto Rico, Alemania e Italia encontraron tasas de prevalencia a lo largo de la vida del trastorno de somatización «completo», que van desde el 0,1% en Estados Unidos al 0,8% en Alemania. Por el contrario, las tasas a lo largo de la vida del trastorno de somatización «abreviado» oscilaron entre el 5,6% en Alemania y el 19% en Puerto Rico. Se han presentado tasas de prevalencia mucho más altas para grupos de síntomas somáticos con una definición más amplia.

Trastorno de ansiedad por enfermedad

La prevalencia de este trastorno es desconocida, pero si se recurre a los datos relacionados con la hipocondría, sería del 4% al 6% en una población médica clínica general. En otras encuestas, hasta el 10% de las personas de la población general están preocupadas por la posibilidad de ponerse enfermas y sufrir una incapacitación como consecuencia de ello.

Trastorno de conversión (trastorno de síntomas neurológicos funcionales)

La información epidemiológica sobre el trastorno de conversión es limitada. Las estimaciones varían ampliamente: menos del 1% en la población general, del 5% al 14% entre las derivaciones médicas o quirúrgicas de hospitales generales a los servicios de consulta psiquiátrica y del 5% al 25% en pacientes psiquiátricos ambulatorios. El trastorno parece ser más frecuente en mujeres y puede ocurrir en niños de hasta 7 u 8 años. Es raro después de los 35 años.

Factores psicológicos que influyen en otras condiciones médicas

Se desconoce la prevalencia de este trastorno. En los sistemas de salud mental se diagnostica con mayor frecuencia en la psiquiatría de consulta y enlace.

Trastorno facticio

No existen datos epidemiológicos exhaustivos sobre el trastorno facticio. Sin embargo, se estima que comprende aproximadamente el 1% de la población que busca atención médica. El trastorno facticio aplicado a otro representa menos del 0,04% del abuso infantil presentado cada año en Estados Unidos.

ETIOLOGÍA

Trastorno de síntomas somáticos

Los primeros estudios en familiares sugirieron una asociación entre la histeria/síndrome de Briquet en las mujeres y la personalidad antisocial en sus parientes masculinos de primer grado. Además, los estudios en menores adoptados destacaron la presencia de alcoholismo y violencia en padres biológicos de mujeres con trastorno de somatización. Sin embargo, desde que se desarrollaron los nuevos criterios de diagnóstico, no se han realizado estudios epidemiológicos importantes.

Algunos han postulado que las personas con trastorno de síntomas somáticos aumentan y amplifican sus sensaciones somáticas, tienen umbrales bajos para el malestar físico y escasa tolerancia a este. Por ejemplo, lo que la mayoría percibiría como una sensación de presión abdominal, las personas con este trastorno lo experimentan como un auténtico dolor abdominal. Un esquema cognitivo defectuoso podría hacer que estas personas se centraran en sus sensaciones corporales, las malinterpretaran y se alarmaran.

Otros han propuesto un modelo de aprendizaje social. Los síntomas se consideran una solicitud de reconocimiento del papel de enfermo realizada por un individuo que se enfrenta a problemas aparentemente insuperables y sin solución. El papel de enfermo le proporciona una vía de escape para evitar compromisos dolorosos, posponer retos poco deseados, y excusarse de realizar las tareas y obligaciones habituales.

Trastorno de ansiedad por enfermedad

La etiología es desconocida. El modelo de aprendizaje social descrito para el trastorno de síntomas somáticos podría aplicarse también a este con una dinámica similar a la que se describió anteriormente.

Trastorno de conversión (trastorno de síntomas neurológicos funcionales)

Factores biológicos.   La conceptualización neuropsicológica habla de una deficiencia inherente en ciertas funciones cerebrales, especialmente aquellas del hemisferio dominante que pueden interferir con las asociaciones verbales. Además, los estudios de resonancia magnética funcional han mostrado diferencias en la activación cerebral entre pacientes con trastorno de conversión y los controles.

Factores psicológicos.   La teoría del comportamiento atribuye el trastorno de conversión a un aprendizaje infantil inadecuado, donde las respuestas conductuales no adaptativas se utilizan para obtener beneficios secundarios y controlar las relaciones interpersonales. La teoría psicoanalítica, por otro lado, describe los síntomas como formaciones de compromiso con el beneficio principal de la resolución del conflicto a través de una expresión parcial del conflicto sin reconocer conscientemente su significado. Algunos han sugerido una fuerte relación entre el traumatismo infantil por abuso sexual o físico y una propensión posterior al trastorno de conversión. Sin embargo, otros estudios no confirman tal asociación.

Trastorno facticio

La etiología generalmente no está clara, aunque un denominador común es que estos pacientes tienden a ser ávidos buscadores de servicios médicos. Es probable que las motivaciones subyacentes de sus comportamientos sean inconscientes. Dos factores pueden ser la base de la mayoría de los casos de trastorno facticio: *1)* una afinidad por el sistema médico y *2)* habilidades de afrontamiento deficientes e inadaptadas. En el caso de un trastorno facticio impuesto a otro, las teorías psicodinámicas ven el trastorno predominantemente como una objetivación del niño para satisfacer las necesidades psicológicas de los padres.

Bibliografía

Aduan RP, Fauci AS, Dale DD. Factitious fever and self-induced infection: A report of 32 cases and review of the literature. *Ann Intern Med*. 1979;90:230.

Alexander F. Psychosomatic medicine: Its principles and application. New York: Norton; 1950.

American Psychiatric Association. *Diagnostic and Statistical Manual of Mental Disorders*. 5th ed. Arlington, VA: American Psychiatric Association; 2013.

Ani C, Reading R, Lynn R, Forlee S, Garralda E. Incidence and 12-month outcome of non-transient childhood conversion disorder in the UK and Ireland. *Br J Psychiatry*. 2013;202(6):413–418.

Bass C, Taylor M. Recovery from chronic factitious disorder (Munchausen's syndrome): A personal account. *Personal Ment Health*. 2013;7(1):80–83.

Brody S. Hypochondriasis: Attentional, sensory, and cognitive factors. *Psychosomatics*. 2013;54(1):98.

Bryant RA, Das P. The neural circuitry of conversion disorder and its recovery. *J Abnorm Psychology*. 2012;121(1):289.

Cannon WB. *The Wisdom of the Body*. New York: Norton; 1932.

Carson AJ, Brown R, David AS, Duncan R, Edwards MJ, Goldstein LH, Grunewald R, Howlett S, Kanaan R, Mellers J, Nicholson TR, Reuber M, Schrag AE, Stone J, Voon V; UK-FNS. Functional (conversion) neurological symptoms: Research since the millennium. *J Neurol Neurosurg Psychiatry*. 2012;83(8):842–850.

Chaturvedi SK, Desai G. Measurement and assessment of somatic symptoms. *Int Rev Psychiatry*. 2013;25(1):31–40.

Daum C, Aybek S. Validity of the "drift without pronation" sign in conversion disorder. *BMC Neurol*. 2013;13:31.

Dimsdale JE, Creed F, Escobar J, Sharpe M, Wulsin L, Barsky A, Lee S, Irwin MR, Levenson J. Somatic symptom disorder: An important change in DSM. *J Psychosom Res*. 2013;75(3):223–228.

Eisendrath SJ. Factitious physical disorders: Treatment without confrontation. *Psychosomatics*. 1989;30:383.

El-Gabalawy R, Mackenzie CS, Thibodeau MA, Asmundson GJG, Sareen J. Health anxiety disorders in older adults: Conceptualizing complex conditions in late life. *Clin Psychol Rev*. 2013;33(8):1096–1105.

Escobar JI, Dimsdale JEE. Somatic symptom and related disorders. In: Sadock BJ, Sadock VA, Ruiz P, eds. *Kaplan & Sadock's Comprehensive Textbook of Psychiatry*. 10th ed. Philadelphia, PA: Wolters Kluwer; 2017:1827–1845.

Fallon BA, Ahern DK, Pavlicova M, Slavov I, Skritskya N, Barsky AJ. A randomized controlled trial of medication and cognitive-behavioral therapy for hypochondriasis. *Am J Psychiatry*. 2017;174(8):756–764.

Frances A. The new somatic symptom disorder in DSM-5 risks mislabeling many people as mentally ill. *BMJ*. 2013;346:f1580.

Frye EM, Feldman MD. Factitious disorder by proxy in educational settings: A review. *Educ Psychol Rev*. 2012;24(1):47–61.

Gropalis M, Bleichhardt G, Hiller W, Witthoft M. Specificity and modifiability of cognitive biases in hypochondriasis. *J Consult Clin Psychol*. 2013;81(3):558–565.

Guidi J, Rafanelli C, Roncuzzi R, Sirri L, Fava GA. Assessing psychological factors affecting medical conditions: Comparison between different proposals. *Gen Hosp Psychiatry*. 2013;35(2):141–146.

Guz H, Doganay Z, Ozkan A, Colak E, Tomac A, Sarisoy G. Conversion and somatization disorders: Dissociative symptoms and other characteristics. *J Psychosom Res*. 2004;56:287–291.

Hamilton JC, Eger M, Razzak S, Feldman MD, Hallmark N, Cheek S. Somatoform, factitious, and related diagnoses in the National Hospital Discharge Survey: Addressing the proposed DSM-5 revision. *Psychosomatics*. 2013;54(2):142–148.

Höfling V, Weck F. Assessing bodily preoccupations is sufficient: Clinically effective screening for hypochondriasis. *J Psychosom Res*. 2013;75(6):526–531.

Kinns H, Housley D, Freedman DB. Munchausen syndrome and factitious disorder: The role of the laboratory in its detection and diagnosis. *Ann Clin Biochem*. 2013;50(3):194–203.

Krasnik C, Grant C. Conversion disorder: Not a malingering matter. *Paediatr Child Health*. 2012;17(5):246.

Kroenke K. Efficacy of treatment for somatoform disorders: A review of randomized controlled trials. *Psychosom Med*. 2007;69:881–888.

Kroenke K, Sharpe M, Sykes R. Revising the classification of somatoform disorders: Key questions and preliminary recommendations. *Psychosomatics*. 2007;48: 277–285.

Lee S, Lam IM, Kwok KP, Leung C. A community-based epidemiological study of health anxiety and generalized anxiety disorder. *J Anxiety Disord*. 2014;28(2): 187–194.

Liu J, Gill NS, Teodorczuk A, Li Z-J, Jing S. The efficacy of cognitive behavioural therapy in somatoform disorders and medically unexplained physical symptoms: A meta-analysis of randomized controlled trials. *J Affect Disord*. 2019;245: 98–112.

McCormack R, Moriarty J, Mellers JD, Shotbolt P, Pastena R, Landes N, Goldstein L, Fleminger S, David AS. Specialist inpatient treatment for severe motor conversion disorder: A retrospective comparative study. *J Neurol Neurosurg Psychiatry*. 2014;85(8):895–900.

Newby JM, Hobbs MJ, Mahoney AEJ, Wong S, Andrews G. DSM-5 illness anxiety disorder and somatic symptom disorder: Comorbidity, correlates, and overlap with DSM-IV hypochondriasis. *J Psychosom Res*. 2017;101:31–37.

Nicholson TR, Aybek S, Kempton MJ, Daly EM, Murphy DG, David AS, Kanaan RA. A structural MRI study of motor conversion disorder: Evidence of reduction in thalamic volume. *J Neurol Neurosurg Psychiatry*. 2014;85(2):227–229.

Phillips MR, Ward NG, Ries RK. Factitious mourning: Painless patienthood. *Am J Psychiatry*. 1983;147:1057.

Prior KN, Bond MJ. Somatic symptom disorders and illness behaviour: Current perspectives. *Int Rev Psychiatry*. 2013;25(1):5–18.

Quinn DK, Wang D, Powsner S, Eisendrath SJ. Factitious disorder. In: Sadock BJ, Sadock VA, Ruiz P, eds. *Kaplan & Sadock's Comprehensive Textbook of Psychiatry*. 10th ed. Philadelphia, PA: Wolters Kluwer; 2017:1846–1865.

Rogers R, Bagby RM, Rector N. Diagnostic legitimacy of factitious disorder with psychological symptoms. *Am J Psychiatry*. 1989;146:1312.

Scarella TM, Boland RJ, Barsky AJ. Illness anxiety disorder: psychopathology, epidemiology, clinical characteristics, and treatment. *Psychosom Med*. 2019;81(5):398–407.

Scarella TM, Laferton JAC, Ahern DK, Fallon BA, Barsky A. The relationship of hypochondriasis to anxiety, depressive, and somatoform disorders. *Psychosomatics*. 2016;57(2):200–207.

Schrag AE, Mehta AR, Bhatia KP, Brown RJ, Frackowiak RS, Trimble MR, Ward NS, Rowe JB. The functional neuroimaging correlates of psychogenic versus organic dystonia. *Brain*. 2013;136(3):770–781.

Shorter E. From paralysis to fatigue: A history of psychosomatic illness in the modern era. New York: Free Press; 1992.

Sirri L, Fava GA. Diagnostic criteria for psychosomatic research and somatic symptom disorders. *Int Rev Psychiatry*. 2013;25(1):19–30.

Somashekar B, Jainer A, Wuntakal B. Psychopharmacotherapy of somatic symptoms disorders. *Int Rev Psychiatry*. 2013;25(1):107–115.

Starcevic V. Hypochondriasis and health anxiety: Conceptual challenges. *Br J Psychiatry*. 2013;202(1):7–8.

Stone J, Smyth R, Carson A, Lewis S, Prescott R, Warlow C, Sharpe M. Systematic review of misdiagnosis of conversion symptoms and "hysteria." *BMJ*. 2005; 331(7523):989.

Tomenson B, Essau C, Jacobi F, Ladwig KH, Leiknes KA, Lieb R, Meinlschmidt G, McBeth J, Rosmalen J, Rief W, Sumathipala A, Creed F; EURASMUS Population Based Study Group. Total somatic symptom score as a predictor of health outcome in somatic symptom disorders. *Br J Psychiatry*. 2013;203(5): 373–380.

Voigt K, Wollburg E, Weinmann N, Herzog A, Meyer B, Langs G, Löwe B. Predictive validity and clinical utility of DSM-5 somatic symptom disorder: Prospective 1-year follow-up study. *J Psychosom Res*. 2013;75(4):358–361.

Trastornos alimentarios y de la ingestión de alimentos

Este capítulo trata de varios trastornos alimentarios y de la ingestión de alimentos como la anorexia nerviosa, la bulimia nerviosa, el trastorno por atracones y otros trastornos alimentarios específicos. Existen diferentes trastornos que se suelen asociar con la infancia y la adolescencia (p. ej., pica, trastorno de rumiación y trastorno de evitación/restricción de la ingestión de alimentos); los trastornos del neurodesarrollo y otros trastornos de la infancia (v. cap. 2) cubren esos trastornos.

CUADRO CLÍNICO

Anorexia nerviosa

El término anorexia nerviosa deriva del término griego «pérdida de apetito» y una palabra latina que refiere un origen nervioso. Es un síndrome caracterizado por tres criterios fundamentales, uno conductual, uno psicopatológico y, por último, uno fisiológico. El primero es una inanición autoinducida de una intensidad significativa, esto es, un comportamiento; el segundo es una búsqueda implacable para alcanzar la delgadez o un miedo intenso a engordar, es decir, una psicopatología, y el tercero la presencia de signos y síntomas médicos de inanición, esto es síntomas fisiológicos. La anorexia nerviosa suele asociarse, aunque no siempre, con distorsiones de la imagen corporal, la percepción propia de ser de un tamaño considerablemente grande a pesar de existir una delgadez médica extrema. La distorsión de la imagen corporal es preocupante cuando está presente, pero no patognomónica, invariable ni necesaria para el diagnóstico. Se dan dos subtipos de anorexia nerviosa: restrictivo y con atracones/purgas. El tema en todos los subtipos de anorexia nerviosa es el énfasis desproporcionado en la delgadez convirtiéndola en una fuente vital de la autoestima, en la que el peso y, en menor grado, la forma corporal se convierten en primordiales y foco continuo de los pensamientos, el estado de ánimo y los comportamientos.

Aproximadamente la mitad de las personas con anorexia pierden peso reduciendo drásticamente su ingesta total de alimentos. La otra mitad seguirá una dieta, regularmente se dará atracones y presentará conductas de purga. Algunos pacientes se purgan de modo sistemático después de ingerir pequeñas cantidades de alimentos. La anorexia nerviosa es mucho más prevalente en mujeres que en hombres, y suele iniciarse durante la adolescencia. Las hipótesis de una alteración psicológica subyacente en las jóvenes con este trastorno incluyen conflictos durante la transición de la niñez a la edad adulta. También se han sugerido aspectos psicológicos relacionados con los sentimientos de desamparo y dificultades para establecer la autonomía como factores que contribuyen al desarrollo del trastorno. Los síntomas de bulimia pueden existir como un trastorno independiente o como parte de la anorexia nerviosa. Las personas que sufren uno de los dos trastornos sienten una preocupación excesiva por el peso, los alimentos y la imagen corporal. El desenlace de la anorexia nerviosa varía desde la recuperación espontánea hasta una evolución con altibajos que lleva a la muerte.

Bulimia nerviosa

La gente con bulimia nerviosa presenta episodios de atracones combinados con conductas de compensación inapropiadas destinadas a evitar el aumento de peso. El malestar físico (p. ej., dolor abdominal o náuseas) dan fin al atracón, que a menudo va seguido por sentimientos de culpa, depresión o insatisfacción con uno mismo. A diferencia de los pacientes con anorexia nerviosa, los que presentan bulimia nerviosa suelen mantener un peso normal.

El término *bulimia nerviosa* deriva de los términos griego «mucha hambre» y del latín «involucramiento nervioso». En algunos pacientes, la bulimia nerviosa puede representar un intento fracasado de anorexia nerviosa, ya que ambas comparten el objetivo de alcanzar una extrema delgadez, aunque la bulimia se da en individuos menos capaces de mantener una semiinanición prolongada o un hambre intensa de forma tan sistemática como los pacientes con anorexia nerviosa restrictiva. En otros casos, los atracones de comida representan episodios de «dietas revolucionarias» en las que se cede a ataques de hambre causados por los esfuerzos para restringir la ingesta con el fin de mantener un grado de delgadez socialmente aceptable. Otros pacientes utilizan los atracones como una forma de automedicación en épocas de malestar emocional. Independientemente de la causa, los atracones de comida provocan pánico, ya que los individuos sienten que han perdido el control sobre lo que comen, y llevan a intentos secundarios de evitar el temido aumento de peso mediante una gama de comportamientos compensatorios, como purgas o ejercicio excesivo.

Trastorno por atracones

Las personas con trastorno por atracones inician con episodios recurrentes durante los cuales ingieren cantidades claramente superiores de comida en un corto período. Al contrario que en la bulimia nerviosa, no llevan a cabo comportamientos compensatorios de ningún tipo tras el episodio de atracón (p. ej., vómitos, uso de laxantes). Los episodios a menudo ocurren en privado, por lo general incluyen alimentos hipercalóricos y, durante el atracón, la persona siente que no puede controlar su impulso de comer.

Otro trastorno alimentario o de la ingestión de alimentos especificado

Esta categoría de diagnóstico también incluye trastornos alimentarios que pudieran provocar un malestar clínicamente significativo pero que no cumplen todos los criterios establecidos para un diagnóstico. Entre las condiciones incluidas en esta categoría están el síndrome de ingestión nocturna de alimentos, el trastorno por purgas y casos subclínicos de anorexia nerviosa, bulimia nerviosa y trastorno por atracón.

Síndrome de ingestión nocturna de alimentos. El síndrome de ingestión nocturna de alimentos se caracteriza por el consumo de grandes cantidades de comida con posterioridad a la cena. Estos individuos suelen tener poco apetito durante el día y padecen de insomnio.

Trastorno por purgas. El trastorno por purgas se caracteriza por una conducta purgativa recurrente tras el consumo de pequeñas cantidades de comida en personas con peso normal que presentan una visión distorsionada de su peso y su imagen corporal. La conducta purgativa abarca el vómito autoinducido, el abuso de laxantes, los enemas y los diuréticos. La conducta no debe estar asociada a la anorexia nerviosa. El trastorno por purgas se diferencia de la bulimia nerviosa en que la conducta purgativa se produce después de ingerir pequeñas cantidades de comida o bebida, y no se da como resultado de un episodio de atracón.

DIAGNÓSTICO Y CUADRO CLÍNICO

Anorexia nerviosa

El inicio de la anorexia nerviosa suele producirse entre los 10 y los 30 años de edad. Los criterios de diagnóstico del DSM-5 y la CIE-10 para este trastorno se resumen en la tabla 13-1.

Todos los pacientes con anorexia nerviosa tienen un gran miedo a aumentar de peso y tener obesidad, lo que indudablemente contribuye a su falta de interés, o incluso a la resistencia al tratamiento. La mayoría de las conductas para perder peso se producen en secreto. Los pacientes suelen negarse a comer con sus familias o en lugares públicos. Pierden peso reduciendo drásticamente su ingesta total de alimentos, con una reducción desproporcionada de los alimentos ricos en hidratos de carbono y grasas.

El término anorexia es engañoso, porque la pérdida de apetito suele ser rara hasta fases avanzadas del trastorno. Una prueba de que los pacientes piensan constantemente en la comida es su pasión por coleccionar recetas y cocinar para los demás. Algunos no pueden mantener constantemente su restricción voluntaria de la ingestión de alimentos y por ello se dan atracones, que suelen producirse en secreto y por la noche, y a menudo van seguidos de episodios de vómitos autoinducidos. Para perder peso, los pacientes abusan de los laxantes e incluso de los diuréticos, y son frecuentes los rituales de ejercicio físico, montar en bicicleta, caminar, *jogging* o correr.

Los pacientes con anorexia nerviosa muestran conductas peculiares con respecto a la comida. Ocultan alimentos por toda la casa y suelen llevar consigo grandes cantidades de caramelos en los bolsillos y en los bolsos. A la hora de comer intentan deshacerse de la comida ocultándola en la servilleta o en los bolsillos. Cortan la carne de sus platos en trozos muy pequeños y dedican mucho tiempo a reordenar los trozos en el plato. Si se les confronta sobre la conducta, los pacientes suelen negar que su conducta sea inusual, o simplemente se niegan a hablar de ella.

La conducta obsesivo-compulsiva, la depresión y la ansiedad son síntomas psiquiátricos de la anorexia nerviosa destacados con frecuencia en el cuadro clínico. Los pacientes tienden a ser rígidos y perfeccionistas, y son frecuentes las quejas somáticas, en especial de malestar epigástrico. Es común el robo compulsivo, normalmente de caramelos y laxantes, pero en ocasiones también de ropa y otros objetos.

Se ha descrito con frecuencia una mala adaptación sexual en los pacientes que sufren el trastorno. Muchos adolescentes con anorexia nerviosa sufren un retraso psicosocial del desarrollo sexual; en los adultos, el inicio del trastorno suele ir acompañado de una reducción marcada del interés por el sexo. Una minoría de pacientes con anorexia tiene antecedentes premórbidos de promiscuidad, consumo de sustancias tóxicas o de ambos, pero durante el trastorno muestra una reducción del interés por el sexo.

Los pacientes suelen requerir atención médica cuando su pérdida de peso se hace evidente. A medida que la pérdida de peso es mayor, aparecen signos físicos importantes, como hipotermia (que llega a los 35 °C), edema en zonas declives, bradicardia, hipotensión y lanugo

Tabla 13-1
Diagnóstico de anorexia nerviosa

| Trastorno | Anorexia nerviosa | |
	DSM-5	CIE-10
Nombre del diagnóstico	Anorexia nerviosa	Anorexia nerviosa
Síntoma	• Restricción de alimentos que conduce a un peso anormalmente bajo • Miedo a aumentar de peso y conductas para evitar el aumento de peso • Imagen corporal distorsionada • Percepción anómala del peso o la forma • Autoevaluación basada en la delgadez, falta de reconocimiento de la gravedad del peso	• Pérdida de peso deliberada inducida por el paciente • Miedo a estar gordo o flácido • Alteraciones fisiológicas asociadas al bajo peso • Comportamientos específicos: 　• Dieta restringida 　• Exceso de ejercicio 　• Comportamiento de atracones 　• Uso de supresores del apetito y diuréticos
Número requerido de síntomas	Todos	
Exclusiones		Pérdida del apetito (físico o psicológico)
Especificadores de los síntomas	Tipo restrictivo: los comportamientos principales son la dieta, el ayuno y el ejercicio durante los últimos 3 meses Tipo con atracones/purgas: comportamiento de atracones y purgas durante los últimos 3 meses. Puede incluir el uso de laxantes u otras sustancias para facilitar la purga	
Especificadores del curso	Remisión parcial: síntomas presentes pero sin un peso anormalmente bajo Remisión completa: sin síntomas durante un período prolongado	
Especificadores de la gravedad	La gravedad se mide por el nivel de IMC Consultar el DSM-5 para conocer los rangos	
Comentarios		Si carece de síntomas centrales, se realiza el diagnóstico de «anorexia nerviosa atípica»

Tabla 13-2
Complicaciones médicas asociadas a los trastornos alimentarios

Trastorno y sistema afectado	Consecuencias
Anorexia nerviosa	
Signos vitales	Bradicardia, hipotensión con marcados cambios ortostáticos, hipotermia, poiquilotermia
General	Atrofia muscular, pérdida de grasa corporal
Sistema nervioso central	Atrofia cerebral generalizada acompañada de un aumento de los ventrículos, disminución de la masa ósea cortical, convulsiones, electroencefalograma anómalo
Cardiovascular	Edema periférico (inanición), disminución del diámetro cardíaco, adelgazamiento de la pared del ventrículo izquierdo, disminución de la respuesta a la demanda de ejercicio, síndrome de la arteria mesentérica superior
Renal	Azoemia prerrenal
Hematológico	Anemia por inanición, leucopenia, médula ósea hipocelular
Gastrointestinal	Retraso en el vaciado gástrico, dilatación gástrica, disminución de la lipasa y la lactasa en el intestino
Metabólico	Hipercolesterolemia, hipoglucemia asintomática, enzimas hepáticas altas, disminución de la densidad mineral ósea
Endocrino	Hormona luteinizante baja, hormona foliculoestimulante baja, estrógenos o testosterona bajos, tiroxina normal/baja, triyodotironina baja, aumento de la triyodotironina inversa, cortisol elevado, hormona del crecimiento elevada, diabetes insípida parcial, aumento de la prolactina
Bulimia nerviosa y anorexia nerviosa de tipo atracones/purgas	
Metabólico	Alcalosis o acidosis hipopotasémica, hipocloremia, deshidratación
Renal	Azoemia prerrenal, insuficiencia renal aguda y crónica
Cardiovascular	Arritmias, toxicidad miocárdica de la emetina (ipecacuana)
Dental	Pérdida del esmalte en la superficie lingual de los dientes, caries múltiples
Gastrointestinal	Inflamación de las glándulas parótidas, niveles elevados de amilasa sérica, distensión gástrica, síndrome del colon irritable, melanosis coli por abuso de laxantes
Musculoesquelético	Calambres, tetania

(aparición de vello parecido al de los neonatos), y los pacientes presentan diversas alteraciones metabólicas. Esta y otras complicaciones médicas se enumeran en la tabla 13-2.

Subtipos. La anorexia nerviosa se ha dividido en dos subtipos (el tipo restrictivo y el tipo con atracones/purgas). En el tipo restrictivo, presente en alrededor del 50 % de los casos, la ingesta de alimentos está muy restringida (normalmente se consumen menos de 300-500 cal/día y sin ningún gramo de grasa), y el paciente puede mostrarse inquieto y compulsivamente hiperactivo, con lesiones deportivas por sobreesfuerzo. En el tipo con atracones/purgas, los pacientes van alternando los intentos de seguir una dieta rigurosa con episodios intermitentes de atracones o purgas. Las purgas representan una compensación secundaria de las calorías no deseadas; normalmente se llevan a cabo mediante el vómito autoinducido, a menudo con el abuso de laxantes, con menor frecuencia mediante diuréticos y, en ocasiones, mediante eméticos. A veces se dan purgas repetidas sin que antes se hayan producido atracones, tras haber ingerido solo unas pocas calorías. Ambos subtipos pueden estar socialmente repudiados, y los pacientes pueden presentar síntomas de trastorno depresivo y una reducción del interés sexual. El ejercicio excesivo y los rasgos perfeccionistas son comunes en ambos subtipos.

Los individuos que practican atracones con las purgas comparten muchos rasgos con los que presentan bulimia nerviosa sin anorexia nerviosa. Los primeros suelen tener familias en las que algunos miembros tienen obesidad, y ellos mismos tienen antecedentes de peso corporal alto previo al desarrollo del trastorno con mayor frecuencia que los individuos con el tipo restrictivo. Es más probable que los individuos con atracones/purgas presenten consumo de sustancias tóxicas, trastornos del control de los impulsos y trastornos de la personalidad asociados. Los pacientes con anorexia nerviosa de tipo restrictivo a menudo tienen rasgos obsesivo-compulsivos en relación con los alimentos y con otros aspectos. Algunos con anorexia nerviosa pueden purgarse sin antes haberse dado atracones.

Los pacientes con anorexia nerviosa suelen ser reservados, niegan sus síntomas y rechazan el tratamiento. Prácticamente en todos los casos es necesario que los familiares o los amigos íntimos del paciente confirmen su historia. La evaluación del estado mental suele mostrar un paciente que está pendiente e informado en temas de nutrición, y preocupado por los alimentos y el peso.

Una joven estudiante universitaria muy trabajadora con un peso 10 % superior al promedio, pero, por lo demás, sana y con un funcionamiento normal, se apuntó al equipo de atletismo. Comenzó a entrenar varias horas al día, más que sus compañeros de equipo; empezó a verse subida de peso y pensó que su rendimiento mejoraría si perdía peso. Inició una dieta y redujo su peso hasta el 87 % del «peso ideal» para su edad según los estándares. En el momento de mayor pérdida de peso, su rendimiento disminuyó, por lo que decidió exigirse aun más en su plan de entrenamiento. Comenzó a sentirse apática y a tener un miedo obsesivo a engordar. Redujo su ingesta alimentaria y dejó de comer cualquier alimento que contuviese grasas. Sus períodos menstruales se hicieron muy escasos y poco frecuentes, aunque no cesaron. (Por cortesía de Arnold E. Andersen, MD, y Joel Yager, MD.)

Bulimia nerviosa

Las personas con bulimia nerviosa tienen episodios de atracones con comportamientos compensatorios. Como las personas con anorexia nerviosa, estas temen engordar; sin embargo, no son muy delgadas. Los

Tabla 13-3
Diagnóstico de bulimia nerviosa

Trastorno	Bulimia nerviosa	
	DSM-5	CIE-10
Nombre del diagnóstico	Bulimia nerviosa	Bulimia nerviosa
Duración	Ocurre al menos una vez a la semana durante 3 meses	

Síntoma	1. Episodios recurrentes de atracones
	  • Ocurre en un período de 2 h
	  • Pérdida de control durante el episodio
	2. Comportamientos compensatorios para prevenir el aumento de peso, como
	  • Vómitos
	  • Laxantes
	  • Diuréticos, otras sustancias
	  • Ejercicio excesivo
	  • Ayuno
	3. Autoevaluación basada en el peso y la forma
		• Atracones
		• Preocupación por el control de peso
		• Preocupación por la imagen corporal y el peso
		• Alteraciones fisiológicas asociadas debido a los vómitos repetidos
		• Comportamientos compensatorios específicos:
		  • Vómitos
		  • Uso de laxantes

Número requerido de síntomas	Los 3	No especificado
Exclusiones	No ocurre solo durante episodios de anorexia nerviosa	
Especificadores del curso	Remisión parcial: no se presentan los síntomas completos durante un tiempo prolongado Remisión completa: sin síntomas durante un período prolongado	
Especificadores de la gravedad	La gravedad se mide por el número promedio de comportamientos compensatorios en 1 semana Consultar el DSM-5 para conocer los rangos	

criterios diagnósticos del DSM-5 y la CIE-10 de este trastorno se resumen en la tabla 13-3.

Al realizar el diagnóstico de bulimia nerviosa, los médicos deben explorar la posibilidad de que el paciente haya experimentado un ataque previo, breve o prolongado, de anorexia nerviosa, presente en alrededor de la mitad de los individuos con bulimia nerviosa. El comportamiento de atracones suele preceder a los vómitos en aproximadamente 1 año.

Los vómitos son frecuentes y a menudo se inducen introduciendo un dedo en la garganta. Algunos pacientes pueden vomitar a voluntad. Los vómitos reducen el dolor abdominal y la sensación de estar hinchado, y permiten que los pacientes sigan comiendo sin temor al aumento de peso. El ácido del vómito puede dañar el esmalte dental, un hallazgo habitual en estos pacientes. Con frecuencia aparece tras el episodio la depresión, denominada en ocasiones angustia post-atracón. Durante los atracones, los pacientes ingieren alimentos dulces, ricos en calorías y, por lo general, de textura blanda o lisa, como pasteles y repostería. Algunos prefieren los alimentos voluminosos independientemente de su sabor. La comida se ingiere en secreto rápidamente, y en ocasiones ni siquiera se mastica.

Jean era una mujer de 25 años ingresada en una unidad hospitalaria tras un intento de suicidio. Durante su evaluación inicial reveló que había luchado contra la bulimia nerviosa desde su adolescencia. Dijo que siempre ha tendido a «estar robusta», por lo que se saltaba comidas durante el día, solo para darse atracones de «comida basura» por la noche. Sus atracones ocurrían casi a diario, y al menos dos o tres veces por semana se obligaba a vomitar después. También usaba laxantes a diario y corría al menos 1 h al día. A pesar de esta conducta, no pudo perder peso, lo que la angustió hasta el punto de cortarse las venas, aunque Jean admitió que en realidad «solo me había arañado». Bebía socialmente y no consumía drogas ilícitas. En la exploración tenía cierto sobrepeso con un IMC de 29. Su dentición mostraba signos de erosión del esmalte y tenía callos en los dedos debido al vómito inducido. Presentaba rasguños superficiales en la muñeca de cuando se cortó. En la evaluación de laboratorio los electrólitos estaban normales.

Jean tenía estudios de secundaria y llevaba 2 años casada. Describió su matrimonio como «inestable», ya que su esposo viajaba con frecuencia por negocios. Dijo que rara vez veía a sus padres, que «siempre la criticaban». No trabajaba y decía que estaba aburrida la mayor parte del tiempo. En varias ocasiones, mientras su esposo estaba ausente, se reunía con ex novios y, a veces, se acostaba con ellos. Sintió que su culpa por estos asuntos contribuía a su depresión e ideación suicida.

Durante su estancia en el hospital recibió atención nutricional y comió de forma regular comidas programadas, por lo que tuvo que estar en observación. Después de las comidas podía ir al baño, pero se le indicó que no tirara de la cadena. Esto continuó durante 2 días, hasta que un miembro del personal encontró una bolsa de plástico con comida parcialmente digerida en la basura; después de esto, el personal la observó durante 1 h tras las comidas. Inicialmente usaba el patio del hospital para correr, y cuando eso se le restringió, el personal de la noche la observaba haciendo ejercicio en su habitación. También la vieron coqueteando con los pacientes masculinos, y su terapeuta le recordó las reglas de la unidad con respecto a las relaciones con los pacientes. Su tratamiento consistió en un ajuste del comportamiento bajo programas y observación frecuente, mientras que su terapia se centró en sus dificultades con la autoestima y las interacciones interpersonales. Su psiquiatra le administró fluoxetina 20 mg. Los comportamientos de purga disminuyeron las siguientes 2 semanas hasta el punto en que se consideró apropiada para el tratamiento ambulatorio.

La mayoría de pacientes con bulimia nerviosa se encuentran en un rango de peso normal, pero algunos pueden estar por debajo de este o tener sobrepeso. Estos pacientes están preocupados por su imagen corporal y por su aspecto, se preocupan por como les ven los demás y por su atractivo sexual. La mayoría son sexualmente activos, en comparación con los pacientes con anorexia nerviosa, que no sienten interés por el sexo. Suelen presentar antecedentes de pica y problemas durante las comidas.

Tabla 13-4
Trastorno por atracones

Trastorno	Trastorno por atracones	
	DSM-5	**CIE-10**
Nombre del diagnóstico	Trastorno por atracón	Bulimia nerviosa, tipo no purgante
Duración	Ocurre al menos una vez a la semana durante 3 meses	

Síntoma	• Episodios recurrentes de atracones
	  • Ocurre en un período de 2 h
	  • Pérdida de control durante el episodio
	• Conductas o reacciones asociadas a atracones
	  • Comer más rápido de lo normal
	  • Comer hasta sentirse incómodamente lleno
	  • Comer a pesar de no tener hambre
	  • Comer solo para evitar la vergüenza
	  • Sentirse culpable o disgustado después de comer
		Similar a la bulimia nerviosa descrita en CIE-10 menos los comportamientos compensatorios específicos

Número requerido de síntomas	Atracones y al menos tres de las conductas o reacciones asociadas	
Consecuencias psicosociales de los síntomas	Malestar intenso	
Exclusiones	Sin comportamientos compensatorios como en la bulimia nerviosa	
Especificadores del curso	Remisión parcial: las apariciones son menos frecuentes (< 1 episodio/semana) Remisión completa: sin síntomas durante un período prolongado	
Especificadores de la gravedad	La gravedad se mide por el número promedio de comportamientos compensatorios en 1 semana Consultar el DSM-5 para conocer los rangos	

Trastorno por atracones

Las personas con trastorno por atracones inician atracones recurrentes, a menudo independientemente de la sensación de hambre. Los criterios de diagnóstico del DSM-5 y la CIE-10 de este trastorno se resumen en la tabla 13-4.

Otro trastorno alimentario o de la ingestión de alimentos especificado

Síndrome de ingestión nocturna de alimentos.   Como implica el nombre, el síndrome de ingestión nocturna de alimentos incluye episodios recurrentes de hiperfagia o alimentación nocturna. Puede estar asociado con insomnio y falta de deseo de comer por la mañana.

Los pacientes con síndrome de ingestión nocturna de alimentos normalmente ingieren una gran porción de su ingesta calórica diaria después de la cena. También tienen una mayor probabilidad de despertarse durante la noche y comenzar a comer. Los pacientes son proclives a tener una baja eficiencia del sueño y creen que solo podrán dormir si comen. El estado de ánimo deprimido es común, en particular durante las horas vespertinas y nocturnas.

EXPLORACIÓN FÍSICA Y PRUEBAS DE LABORATORIO

Anorexia nerviosa

Es necesario efectuar una exploración física exhaustiva general y neurológica a estos pacientes. Si presentan vómitos, puede existir una alcalosis hipopotasémica. Dado que la mayoría de los pacientes están deshidratados, es necesario determinar las concentraciones séricas de electrólitos, al principio y periódicamente durante la hospitalización, que puede ser necesaria para hacer frente a complicaciones médicas.

En los pacientes emaciados con anorexia nerviosa, el hemograma completo revela con frecuencia una leucocitopenia con linfocitosis re-

lativa. Si se producen atracones y purgas, la determinación de electrólitos séricos muestra una alcalosis hipopotasémica. Las glucemias en ayunas suelen ser bajas durante la fase de emaciación, y las concentraciones séricas de amilasa salival elevadas si el paciente tiene vómitos.

Se han observado cambios electrocardiográficos (ECG) en la etapa de emaciación de la anorexia nerviosa, como aplanamiento o inversión de la onda T, depresión del segmento ST y alargamiento del intervalo QT. El segmento ST y en la onda T suelen ser secundarios a las alteraciones electrolíticas; los pacientes emaciados presentan hipotensión y bradicardia. Los cambios en el ECG también pueden ser consecuencia de la pérdida de potasio, que puede provocar la muerte. Las chicas jóvenes pueden tener un nivel alto de colesterol sérico. Todos estos valores regresan a la normalidad con la recuperación nutricional y la interrupción de los comportamientos de purga. Pueden producirse cambios endocrinos relacionados con el bajo peso como la amenorrea, el hipotiroidismo leve y la hipersecreción de la hormona liberadora de corticotropina, que vuelven a la normalidad con el aumento de peso (v. tabla 13-2).

Bulimia nerviosa

La bulimia nerviosa puede dar lugar a alteraciones electrolíticas y a varios grados de desnutrición, aunque pueden no ser tan evidentes como en los pacientes de bajo peso con anorexia nerviosa. Por lo tanto, los estudios de laboratorio de los electrólitos y el metabolismo deben realizarse incluso en pacientes con peso normal con bulimia nerviosa. En general, en la bulimia nerviosa se conserva intacta la función del tiroides, pero los pacientes pueden mostrar una falta de supresión en la prueba de supresión con dexametasona. Es probable que los pacientes que recurren regularmente a las purgas muestren deshidratación y desequilibrios electrolíticos, y suelen presentar hipomagnesemia e hiperamilasemia. Aunque no es una de las características diagnósticas esenciales, muchas pacientes con bulimia nerviosa tienen alteraciones menstruales. Algunos muestran hipotensión y bradicardia.

DIAGNÓSTICO DIFERENCIAL

Anorexia nerviosa

El diagnóstico diferencial de la anorexia nerviosa se complica por la negación de los síntomas por parte del paciente, ser reservados en cuanto a sus hábitos alimentarios y resistirse a buscar tratamiento. Puede resultar difícil identificar el mecanismo de la pérdida de peso y los pensamientos de rumiación asociados sobre las distorsiones de la imagen corporal.

Se deben diferenciar los trastornos alimentarios entre sí. Es esencial prestar atención a los criterios específicos, incluido el hecho de que el paciente tenga un peso medio. Sin embargo, las dos condiciones pueden coexistir.

Los médicos deben asegurarse de que un paciente no sufre una enfermedad médica que pueda explicar la pérdida de peso (p. ej., un tumor cerebral o cáncer). La pérdida de peso, las conductas alimentarias y los vómitos pueden aparecer en varios trastornos mentales. Los trastornos depresivos y la anorexia nerviosa comparten características, como los sentimientos de tristeza, los episodios de llanto, la alteración del sueño, las rumiaciones obsesivas y los pensamientos suicidas ocasionales, aunque cada uno muestra características distintivas. En general, un paciente con un trastorno depresivo tiene menos apetito, mientras que uno con anorexia nerviosa declara tener un apetito normal y sentirse hambriento; solo en las fases graves de la anorexia nerviosa los pacientes pierden realmente el apetito.

Comparada con la agitación nerviosa, la hiperactividad que se observa en la anorexia nerviosa está planificada y ritualizada. La preocupación por las recetas, el contenido calórico de los alimentos y la preparación de banquetes dignos de un gourmet es típica de los pacientes con anorexia nerviosa, pero no se da en aquellos con un trastorno depresivo, donde los pacientes no sienten un miedo intenso a la obesidad ni muestran una distorsión de la imagen corporal.

Las variaciones del peso, los vómitos y las peculiaridades en el manejo de la comida pueden darse en el trastorno de síntomas somáticos. En raras ocasiones, un paciente cumple los criterios diagnósticos tanto del trastorno de síntomas somáticos como de anorexia nerviosa, y en ese caso deben establecerse ambos diagnósticos. En general, los pacientes con un trastorno de síntomas somáticos tienen menos pérdida de peso que los que presentan anorexia nerviosa y no temen ganar peso. En el trastorno de síntomas somáticos, la amenorrea de 3 meses o más de duración es inusual.

En los pacientes con esquizofrenia, los delirios en torno a los alimentos rara vez están relacionados con el contenido calórico. Es más probable que crean que la comida está envenenada. Estos pacientes casi nunca están preocupados por convertirse en obesos y no muestran la hiperactividad que se observa en la anorexia nerviosa. Asimismo, los pacientes con esquizofrenia pueden tener hábitos alimentarios extravagantes, pero no un síndrome completo de anorexia nerviosa.

Se han observado enfermedades raras en las que la hiperactividad del nervio vago provoca alteraciones en los patrones de alimentación que se asocian con pérdida de peso, en ocasiones graves. En estos casos se aprecia bradicardia, hipotensión y otros signos y síntomas parasimpaticomiméticos. Dado que el nervio vago tiene relación con todo el sistema nervioso intestinal, la alimentación puede asociarse a malestar gástrico, como náuseas o hinchazón. Los pacientes no suelen perder su apetito. El tratamiento es sintomático y los fármacos anticolinérgicos pueden solucionar la hipotensión y la bradicardia, que pueden poner en peligro la vida del paciente.

Bulimia nerviosa

No puede realizarse el diagnóstico de bulimia nerviosa si los comportamientos de atracones y purgas se producen exclusivamente durante episodios de anorexia nerviosa. En estos casos, el diagnóstico es el de anorexia nerviosa de tipo con atracones/purgas. Además, debemos distinguir la bulimia nerviosa del trastorno por atracones, que generalmente incluye episodios por atracón, pero no comportamientos compensatorios o de purga.

Los médicos deben confirmar que los pacientes no tengan enfermedades neurológicas, como convulsiones de tipo epiléptico, tumores del sistema nervioso central (SNC), síndrome de Klüver-Bucy o síndrome de Kleine-Levin. Las características patológicas que se manifiestan en el síndrome de Klüver-Bucy son la agnosia visual, las compulsiones de lamer y morder, la exploración de objetos con la boca, la incapacidad para ignorar cualquier estímulo, la tranquilidad, la alteración de la conducta sexual (hipersexualidad) y la alteración de los hábitos alimentarios, en especial la hiperfagia. El síndrome es extremadamente raro y no es probable que plantee problemas para el diagnóstico diferencial. El síndrome de Kleine-Levin consiste en episodios de hipersomnia, que duran de 2 a 3 semanas, e hiperfagia. Al igual que con la bulimia nerviosa, su inicio suele producirse durante la adolescencia, pero es más frecuente en hombres que en mujeres.

Algunos pacientes con bulimia nerviosa tienen múltiples conductas impulsivas comórbidas, incluido el consumo de sustancias y falta de capacidad para controlar su comportamiento en áreas tan diversas como el manejo del dinero (que da lugar a compras impulsivas y compulsivas) y las relaciones sexuales (a menudo con relaciones breves y pasionales y promiscuidad). Presentan automutilaciones, emociones caóticas y patrones caóticos de sueño. Con frecuencia cumplen los criterios de un trastorno de la personalidad límite y otros trastornos de la personalidad mixtos, y no es poco frecuente que cumplan los criterios diagnósticos de trastorno bipolar tipo II. Cuando la bulimia nerviosa es comórbida con uno de estos trastornos, se deben anotar ambos diagnósticos.

Trastorno por atracones

El trastorno por atracones y la bulimia nerviosa comparten el mismo rasgo fundamental: la presencia de atracones recurrentes. En cualquier caso, el primero difiere de la segunda en que los pacientes no presentan un comportamiento compensatorio como, por ejemplo, los vómitos, el abuso de laxantes o una dieta excesiva. El trastorno por atracones se diferencia de la anorexia nerviosa en que los pacientes no manifiestan un deseo excesivo por la delgadez y tienen un peso normal o son obesos.

Otro trastorno alimentario o de la ingestión de alimentos especificado

Síndrome de ingestión nocturna de alimentos.   El síndrome de ingestión nocturna de alimentos es común entre los pacientes con otros trastornos alimentarios, en particular la bulimia nerviosa y el trastorno por atracones. Aunque la alimentación nocturna se puede dar como síntoma de la bulimia nerviosa y el trastorno por atracones, es el signo característico del síndrome de ingestión nocturna de alimentos. Además, la cantidad de comida ingerida durante los episodios de ingestión suele ser menor en el síndrome de ingestión nocturna de alimentos que en la bulimia nerviosa o el trastorno por atracones. A diferencia de otros trastornos alimentarios, a los pacientes con síndrome de ingestión nocturna de alimentos no les preocupa extremadamente su imagen o su peso, y también presentan un mayor riesgo de obesidad y síndrome metabólico.

El trastorno alimentario relacionado con el sueño se caracteriza por episodios recurrentes de ingesta involuntaria durante la noche que pueden provocar graves consecuencias, como la ingesta de alimentos o sustancias no comestibles, conductas peligrosas durante la búsqueda o la preparación de la comida, y lesiones relacionadas con el sueño. Los episodios de ingesta por lo general ocurren cuando el paciente ya se ha acostado y puede que se den mientras está inconsciente o dormido. Los trastornos alimentarios relacionados con el sueño presentan una alta comorbilidad con el sonambulismo, el síndrome de las piernas inquietas y la apnea obstructiva del sueño, que rara vez se dan entre pacientes con síndrome de ingestión nocturna de alimentos. Se han registrado episodios de trastornos alimentarios relacionados con el sueño tras el uso de algunos medicamentos, entre los que se incluyen el zolpidem, el triazolam, la olanzapina y la risperidona.

COMORBILIDAD

Anorexia nerviosa

En la tabla 13-5 se presentan los trastornos mentales comórbidos que se asocian con la anorexia nerviosa. En general, esta se asocia con depresión en el 50 % de los casos, con fobia social en el 22 %, y con el trastorno obsesivo-compulsivo en el 35 %.

La tasa de suicidio es más elevada entre los que tienen anorexia nerviosa de tipo con atracones/purgas que entre los de tipo restrictivo.

Es probable que las personas con atracones/purgas se relacionen con el abuso de sustancias, los trastornos del control de los impulsos y los trastornos de la personalidad. Los pacientes con anorexia nerviosa de tipo restrictivo a menudo tienen rasgos obsesivo-compulsivos en relación con los alimentos y con otros aspectos. Algunos con anorexia nerviosa pueden purgarse sin antes haberse dado atracones.

Bulimia nerviosa

La bulimia nerviosa se da en individuos con altas tasas de trastornos del estado de ánimo y del control de los impulsos. También se produce en individuos con riesgo de presentar trastornos relacionados con el consumo de sustancias, en particular con alcohol. Los pacientes con bulimia nerviosa muestran tasas más altas de trastornos de ansiedad, tras-

torno bipolar I y trastornos disociativos, así como antecedentes de abusos sexuales. Los pacientes con bulimia nerviosa, un trastorno afectivo estacional comórbido y patrones de depresión atípica (con ingesta excesiva de alimentos e hipersomnia en los meses con poca intensidad lumínica) pueden manifestar agravamiento estacional tanto de la bulimia nerviosa como de las características depresivas. Los pacientes con bulimia nerviosa con comportamiento de purga pueden tener riesgo de sufrir complicaciones médicas, como la hipopotasemia, debida al vómito o al abuso de laxantes, y la alcalosis hipoclorémica. Los pacientes que vomitan repetidamente tienen riesgo de sufrir desgarros gástricos y esofágicos, aunque estas complicaciones son raras.

Trastorno por atracones

El trastorno por atracones se asocia con los trastornos del estado de ánimo, ansiedad y consumo de sustancias. Además, casi la mitad de las personas con este trastorno tienen sobrepeso y corren el riesgo de sufrir complicaciones médicas asociadas con la obesidad. Los pacientes con trastorno por atracones también son más proclives a presentar un historial de inestabilidad en el peso, con frecuentes episodios de cambios de peso (aumento o pérdida de más de 10 kg). El trastorno puede aparecer asociado a insomnio, menarquia precoz, dolor de cuello, de hombros y lumbar, dolor muscular crónico y trastornos metabólicos.

Tabla 13-5
Comorbilidades a lo largo de la vida de diversos trastornos psiquiátricos con los trastornos alimentarios

Diagnóstico	Sin trastorno alimentario %	Anorexia nerviosa (%) %	Anorexia nerviosa (%) RP[a]	Bulimia nerviosa (%) %	Bulimia nerviosa (%) RP[a]	Trastorno por atracón (%) %	Trastorno por atracón (%) RP[a]
TDM	10	8,7	0,7	31,0	3,2[b]	35,4	3,9[b]
Distimia	1,7	1,1	0,6	6,7	3,6[b]	5,8	3,1[b]
Trastorno bipolar tipo 1 o 2	2,8	2,1	0,7	18,5	7,3[b]	9,0	3[b]
Cualquier trastorno de ansiedad	12,8	10,9	0,7	49,9	5,7[b]	45,3	4,6[b]
Agorafobia[c]	2,2	3,5	1,8	7,5	2,7[b]	7,1	2,6[b]
TAG	0,9	0,0	n/a[d]	4,4	4,0	2,0	1,8
Fobia social	5	9,2	1,8	20,3	3,9[b]	26,3	5,9[b]
Fobia específica	14,2	20,5	1,5	36,7	3,1[b]	32,1	2,6[b]
Trastorno de pánico[c]	2,1	0,9	0,4	11,1	5,2[b]	8,7	4[b]
TEPT	3,4	8,7	2,0	26,5	7,6[b]	13,2	3[b]
Trastorno afectivo estacional	6,5	11,1	1,8	22,1	3,5[b]	16,8	2,6[b]
Cualquier uso o dependencia de sustancias	24,5	23,9	0,9	66,2	5[b]	65,2	5[b]
Trastorno por consumo de alcohol	6,1	9,1	1,6	14,3	3,1[b]	13,9	2,4[b]
Trastorno por consumo de sustancias	8,3	13,0	1,7	19,3	2,8[b]	22,5	3,2[b]
Consumo de cualquier droga	10,8	13,0	1,3	20,1	2,2[b]	26,8	3,1
TDAH[e]	8,6	2,3	0,2	20,0	3,6[b]	12,6	2,1[b]
Trastorno negativista desafiante[e]	6,9	30,4	5,1[b]	24,4	4[b]	32,8	6,2[b]
Trastorno de conducta[e]	10,4	5,7	0,5	29,0	3,5[b]	28,5	3,6[b]

RP, razón de posibilidades; TAG, trastorno de ansiedad generalizada; TDAH, trastorno por déficit de atención e hiperactividad; TDM, trastorno depresivo mayor; TEPT, trastorno de estrés postraumático.
[a] Ajustado por edad, sexo, raza/etnia.
[b] $p < 0,05$.
[c] La agorafobia se evalúa sin trastorno de pánico, mientras que el trastorno de pánico se evalúa con o sin agorafobia.
[d] Ningún adolescente tenía AN ni TAG.
[e] Los trastornos se evalúan con los informes de padres e hijos ($n = 6,483$).
Adaptada de Hudson JI, Hiripi E, Pope HG Jr, Kessler RC. The prevalence and correlates of eating disorders in the National Comorbidity Survey Replication. *Biol Psychiatry* 2007;61(3):348-358.

EVOLUCIÓN Y PRONÓSTICO

Anorexia nerviosa

El curso preciso del padecimiento varía sustancialmente, aunque en la literatura han surgido patrones específicos. Los estudios de seguimiento de pacientes con anorexia nerviosa demuestran que, en el momento de la evaluación, un 30% a 50% han logrado una recuperación completa y el 10% al 20% son enfermos crónicos. El resto mejora, pero continúa luchando con ciertos comportamientos alterados. El grupo de enfermos crónicos a menudo requiere múltiples hospitalizaciones. Cabe destacar que la anorexia nerviosa tiene una tasa de mortalidad tan alta como la asociada con cualquier trastorno mental. En comparación con la población general, las personas con el trastorno tienen hasta seis veces más probabilidades de morir. La mayoría de las muertes son atribuibles a complicaciones médicas de bajo peso y desnutrición, pero una proporción menor, aunque significativa de muertes (aproximadamente 1 de cada 5) se debe al suicidio.

Aunque se necesitan más investigaciones para identificar los predictores del resultado en la anorexia nerviosa, los estudios han encontrado que los adolescentes con una duración más corta del trastorno tienden a tener mejor pronóstico, enfatizando la importancia de la detección e intervención tempranas. Los estudios que evalúan a pacientes hospitalizados con anorexia nerviosa antes y después del alta también han identificado predictores específicos de los resultados posteriores al tratamiento. Las personas que logran restablecer totalmente su peso en una unidad de hospitalización y lo mantienen durante el primer mes después del alta tienen, más probabilidades de mantener un peso saludable hasta 1 año después del tratamiento. Por otro lado, con un IMC más bajo al alta y la pérdida de peso en el primer mes después del tratamiento se predicen resultados a largo plazo más insatisfactorios. Además, las personas que demuestran la capacidad de tener una dieta muy variada y elevado valor energético (es decir, mayor concentración de kcal/g) antes del alta parecen tener mejores resultados después del tratamiento.

Bulimia nerviosa

La bulimia nerviosa se caracteriza por tasas más elevadas de recuperación parcial y completa que la anorexia nerviosa. Los pacientes con tratamiento tienen una evolución mucho mejor que los que no reciben tratamiento. Aquellos sin tratamiento tienden a la cronicidad o pueden mostrar pequeños grados de mejoría, en general poco destacables, con el tiempo. Las investigaciones aún no identifican ningún predictor claro del resultado de la bulimia nerviosa. Los estudios han examinado una variedad de factores pronósticos potenciales, incluida la duración del trastorno, la edad de inicio, la gravedad, los diagnósticos comórbidos y las características de la personalidad, con resultados mixtos. En las personas que reciben tratamiento para la bulimia nerviosa, los estudios han encontrado que la reducción rápida de los síntomas predice mejores resultados del tratamiento.

Trastorno por atracón

Hay poca información relacionada con la evolución del trastorno por atracones. La obesidad mórbida es un efecto a largo plazo en más del 3% de pacientes. Un estudio prospectivo comunitario realizado en mujeres con trastorno por atracones apuntó que a los 5 años de seguimiento menos de una quinta parte de la muestra presentaba todavía síntomas de trastorno por atracones clínicamente significativos.

Otro trastorno alimentario o de la ingestión de alimentos especificado

Síndrome de ingestión nocturna de alimentos. La edad de inicio del síndrome de ingestión nocturna de alimentos abarca desde los últimos años de la adolescencia hasta el final de la veintena y presenta una evolución de larga duración, con períodos de remisión con trata-

miento. Los pacientes que experimentan una baja calidad del sueño tienen mayor probabilidad de desarrollar diabetes, obesidad, hipertensión y enfermedades cardiovasculares.

MANEJO TERAPÉUTICO

Tratamiento de la anorexia nerviosa

Dadas las complicadas implicaciones psicológicas y médicas de la anorexia nerviosa, se recomienda un plan de tratamiento integral, que incluya hospitalización cuando sea necesario y terapia tanto individual como familiar. Es importante considerar los abordajes conductuales, interpersonales y cognitivos. En muchos casos, los medicamentos también pueden ayudar.

Ingreso hospitalario. Lo primero que hay que tener en cuenta al tratar la anorexia nerviosa es la necesidad de restaurar el estado nutricional del paciente; la deshidratación, la desnutrición y el desequilibrio electrolítico pueden comprometer seriamente la salud y, en algunos casos, provocar la muerte. La decisión de hospitalizar a un paciente se basa en su situación médica y en la infraestructura necesaria para garantizar la cooperación del paciente. En general, se recomienda que los pacientes con anorexia nerviosa cuyo peso esté un 20% por debajo del recomendado para su altura sean hospitalizados, y aquellos con un peso un 30% por debajo del esperado requieren ingreso psiquiátrico durante 2-6 meses.

Los programas de ingreso psiquiátrico para pacientes con anorexia nerviosa suelen emplear una combinación de estrategia de manejo conductual, psicoterapia individual, educación, terapia familiar y, en algunos casos, psicofármacos. Los miembros del personal pueden mantener una estrategia firme pero comprensiva con los pacientes, a menudo a través de una combinación de refuerzos positivos (halagos) y negativos (restricción del ejercicio y de la conducta purgativa). El programa debe tener cierto grado de flexibilidad para individualizar el tratamiento en función de las necesidades y capacidades cognitivas de los pacientes. Para tener éxito a largo plazo, los pacientes deben participar con voluntad de colaboración.

La mayoría de los pacientes no están interesados en el tratamiento psiquiátrico, e incluso se resisten a él; llegan a la consulta del médico en contra de su voluntad, de la mano de familiares angustiados o amigos preocupados. Rara vez aceptan la recomendación de ingreso psiquiátrico sin discutir y criticar el programa propuesto. El énfasis en los beneficios, como el alivio del insomnio y los signos y síntomas depresivos, puede contribuir a persuadirlos para ingresar voluntariamente. El respaldo de los familiares y la confianza en los médicos y en el equipo terapéutico son fundamentales cuando hay que cumplir las firmes recomendaciones del médico. Es preciso advertir a las familias de los pacientes de que estos pondrán resistencia al ingreso psiquiátrico y, durante las semanas que dure el tratamiento, insistirán a sus familiares que les apoyen y les liberen del programa. Se recurrirá al ingreso obligatorio o a una orden judicial de internamiento solo en caso de que el riesgo de muerte debido a las complicaciones de la desnutrición sea elevado. En raras ocasiones, los pacientes demuestran que las afirmaciones del médico acerca del probable fracaso del tratamiento ambulatorio están equivocadas. Pueden ganar la cantidad de peso especificada en cada visita ambulatoria, pero este comportamiento es infrecuente y suele ser necesario un período de atención hospitalaria.

TRATAMIENTO HOSPITALARIO. Las siguientes reflexiones son aplicables al manejo general de los pacientes con anorexia nerviosa durante un programa de tratamiento hospitalario. Debe pesarse diariamente a los pacientes, a primera hora de la mañana después de orinar. Es necesario registrar el consumo diario de líquidos y la eliminación de orina. Si se están produciendo vómitos, los miembros del personal hospitalario tienen que registrar regularmente las concentraciones de electrolitos séricos, y vigilar por si aparece hipopotasemia. Dado que después de las comidas es frecuente la regurgitación de los alimentos, el personal puede conseguir el control de los vómitos haciendo que sea imposible acceder al baño durante al menos 2 h después de las comidas o haciendo que un asistente esté en el baño para evitar el vómito. El estreñimiento de estos pacientes mejora cuando empiezan a alimentarse con normalidad. En ocasiones, pueden administrarse ablandadores fecales, pero nunca laxantes. Si aparece diarrea, suele indicar que los pacientes están tomando laxantes a escondidas. Debido a la infrecuente complicación de dilatación del estómago y a la posibilidad de sobrecarga circulatoria cuando los pacientes empiezan a comer inmediatamente una cantidad enorme de calorías, el personal debe darles al inicio una ingesta baja en calorías (p. ej., 1 000-1 400 kcal/día), y se incrementará lentamente a unas 400 kcal cada pocos días. Lo adecuado es repartir estas calorías en seis comidas iguales a lo largo del día, de modo que el paciente no tenga que comer una gran cantidad de alimentos de una sola vez. Puede ser aconsejable un suplemento alimenticio líquido, porque los pacientes pueden ser menos reticentes a ganar peso lentamente con esa fórmula que ingiriendo alimentos sólidos. Después del alta hospitalaria suele ser necesario que los médicos mantengan una supervisión ambulatoria de los problemas identificados en los pacientes y en sus familias.

Psicoterapia

TERAPIA FAMILIAR. La terapia familiar (TF) es un tratamiento eficaz para la anorexia nerviosa, sobre todo en pacientes menores de 18 años. La TF, también conocida como el método Maudsley, generalmente consta de tres fases de tratamiento. En la fase uno, el tratamiento se centra en restaurar la salud física del paciente, y los padres toman las decisiones sobre qué o cuándo comerá el paciente. Una vez que el paciente ha comenzado a ganar peso y ha mostrado una mejoría en los síntomas de la anorexia nerviosa, la TF pasa a la fase dos. En esta fase, el paciente comienza gradualmente a asumir la responsabilidad de las decisiones sobre la alimentación. En la fase tres, el enfoque cambia al crecimiento y desarrollo del paciente.

TERAPIA COGNITIVO-CONDUCTUAL. Los principios de la terapia cognitivo-conductual (TCC) pueden aplicarse tanto en entornos hospitalarios como ambulatorios, y han sido efectivos para inducir un aumento de peso. El control de los pacientes es un aspecto fundamental. Se les enseña a registrar su ingesta de alimentos, sus sensaciones y sus emociones, sus episodios de atracones y comportamientos de purga, y sus problemas con las relaciones interpersonales. También se les enseñan técnicas de reestructuración cognitiva para identificar pensamientos automáticos y enfrentarse a sus creencias básicas. La resolución de problemas es un método específico en el que los pacientes aprenden mecanismos para pensar y diseñar estrategias para afrontar sus problemas con la comida e interpersonales. Estas técnicas pueden ayudar a abordar la vulnerabilidad del paciente a confiar en el comportamiento anoréxico como estrategia de afrontamiento.

PSICOTERAPIA DINÁMICA. La psicoterapia dinámica expresiva de apoyo se usa a veces en el tratamiento de pacientes con anorexia nerviosa, pero la resistencia de estos puede convertirla en un proceso difícil y doloroso. Como los pacientes consideran que sus síntomas constituyen la esencia de lo que les hace especiales, los psicoterapeutas deben evitar poner un énfasis excesivo en la modificación de su conducta alimentaria. La fase de apertura del proceso psicoterapéutico debe estar orientada al establecimiento de una alianza terapéutica. Los pacientes pueden experimentar las interpretaciones precoces como si les estuvieran diciendo lo que sienten realmente, restando importancia e invalidando así a sus propias experiencias. En cambio, los psicoterapeutas que empatizan con los puntos de vista de los pacientes y se interesan activamente por lo que piensan y sienten, les trasladan que se respeta su autonomía. Ante todo, los psicoterapeutas deben ser flexibles, persistentes y tenaces frente a la tendencia de los pacientes a derrotar cualquier esfuerzo destinado a ayudarles.

Tratamiento farmacológico. Los estudios farmacológicos todavía no han identificado un fármaco que proporcione una mejora definitiva de los síntomas esenciales de la anorexia nerviosa. Algunos informes apo-

yan el uso de antipsicóticos atípicos, en particular olanzapina, para el aumento de peso, aunque los estudios más grandes o los metaanálisis no lo han respaldado. Cuando se administran antipsicóticos atípicos, los riesgos metabólicos y cardíacos asociados con estos medicamentos, particularmente en una población que ya está en riesgo de complicaciones cardíacas, requieren una vigilancia estrecha. Los pacientes con anorexia nerviosa han probado antidepresivos, incluidos los inhibidores selectivos de la recaptación de serotonina (ISRS) y los antidepresivos tricíclicos (ATC), con resultados variables, aunque por lo general los antidepresivos no son útiles mientras los pacientes están desnutridos. En los pacientes con anorexia nerviosa y trastornos depresivos comórbidos debe tratarse el trastorno depresivo. Existe alguna preocupación con respecto al uso de fármacos tricíclicos en pacientes deprimidos con anorexia nerviosa y bajo peso, que pueden ser vulnerables a la hipotensión, la arritmia cardíaca y la deshidratación. En algunos casos, la depresión mejora con el aumento de peso y la normalización del estado nutricional.

Tratamiento de la bulimia nerviosa

La mayor parte de los pacientes con bulimia nerviosa no complicada no necesitan ser ingresados. En general, no son tan reservados con respecto a sus síntomas como los pacientes con anorexia nerviosa, por lo que el tratamiento ambulatorio no suele ser complicado, aunque a menudo la psicoterapia es tormentosa y puede ser prolongada. En algunos casos (cuando los atracones están fuera de control, el tratamiento ambulatorio no funciona o un paciente muestra síntomas psiquiátricos adicionales, como tendencias suicidas y consumo de sustancias) puede ser necesario recurrir al ingreso hospitalario. Además, los desequilibrios electrolíticos y metabólicos provocados por las purgas graves pueden requerir hospitalización.

Psicoterapia

TERAPIA COGNITIVO-CONDUCTUAL. Debe considerarse el tratamiento principal y de primera línea de la bulimia nerviosa. Las pruebas que respaldan su eficacia se basan en el cumplimiento estricto de los tratamientos implementados con rigurosidad a partir de protocolos muy detallados, que incluyen en torno a 18 o 20 sesiones realizadas a lo largo de 5 a 6 meses. La terapia cognitivo-conductual implementa una serie de intervenciones cognitivas y conductuales para: *1)* interrumpir el ciclo conductual automantenido de atracones y realización de dietas, y *2)* modificar los pensamientos disfuncionales del individuo: creencias en torno a la comida, el peso, la imagen corporal y el autoconcepto general.

OTRAS MODALIDADES. Dada su eficacia en la anorexia nerviosa, los médicos también han utilizado TF para la bulimia nerviosa. Además, experimentos controlados han demostrado que una serie de métodos innovadores de administración y provisión de terapia cognitivo-conductual resultan efectivos para la bulimia nerviosa. Estos incluyen programas de «atención escalonada» y plataformas basadas en internet, programas facilitados por ordenador, programas mejorados por correo electrónico y administración de TCC con telemedicina a áreas remotas. Finalmente, la evidencia emergente sugiere que la terapia dialéctico conductual puede ser efectiva.

Tratamiento farmacológico. Se ha demostrado que los antidepresivos son útiles para tratar la bulimia nerviosa, particularmente los ISRS como la fluoxetina. La fluoxetina puede reducir los atracones y las purgas con independencia de la presencia de un trastorno del estado de ánimo. No obstante, las dosis de fluoxetina que son efectivas para reducir los atracones pueden ser mayores (de 60 a 80 mg/día) que las utilizadas para los trastornos depresivos. Otros antidepresivos que pueden ser útiles son otros ISRS (aunque la preocupación por la prolongación de los intervalos QT con dosis más altas limita la utilidad del citalopram en esta población), ATC (en particular amitriptilina y desipramina), trazodona e inhibidores de la monoaminooxidasa. El bupropión está contraindicado debido a un mayor riesgo de convulsiones en esta población. En general, la mayoría de los antidepresivos han demostrado efectividad en las dosis que suelen utilizarse para tratar los trastornos depresivos. La medicación es útil en los pacientes con trastornos depresivos comórbidos y bulimia nerviosa. El topiramato puede tener cierta eficacia para reducir los episodios de atracones en la bulimia nerviosa, al igual que la lisdexanfetamina. La evidencia indica que la TCC y los medicamentos (particularmente fluoxetina) son la combinación más efectiva.

Tratamiento del trastorno por atracones

Psicoterapia. La TCC es el tratamiento psicológico más eficaz para el trastorno por atracones y debe considerarse un tratamiento de primera línea. La TCC puede provocar disminución de los atracones y problemas asociados (p. ej., depresión); sin embargo, los estudios no han mostrado una pérdida de peso marcada como resultado de la TCC. La TCC combinada con tratamientos psicofarmacológicos como los ISRS muestra mejores resultados que la TCC sola. El ejercicio también ha mostrado una reducción en los atracones cuando se combina con la TCC. La psicoterapia interpersonal (TIP) también es eficaz en el tratamiento del trastorno por atracones; sin embargo, la terapia se centra más en los problemas interpersonales que contribuyen al trastorno que en las alteraciones alimentarias. También hay alguna evidencia del uso de la terapia dialéctico conductual para el trastorno por atracones.

Terapia farmacológica. Los síntomas de los atracones pueden beneficiarse del tratamiento con medicamentos, con pruebas sólidas que respaldan el uso de lisdexanfetamina tanto para la pérdida de peso como para la reducción de los episodios de atracones. Los medicamentos antidepresivos han demostrado una mejora en los atracones, pero por lo general no dan como resultado una pérdida de peso sostenida; estos incluyen fluoxetina, fluvoxamina, citalopram, escitalopram, sertralina, duloxetina y bupropión. Los anticonvulsivos topiramato y zonisamida pueden mejorar el trastorno por atracones, particularmente con una pérdida de peso moderada. El topiramato también puede reducir los episodios de atracones.

La mayoría de los estudios muestran que el tratamiento farmacológico unido a la terapia cognitivo-conductual es más efectivo que solo. Por ejemplo, existen estudios que indican que la terapia cognitivo-conductual funcionó mejor que la fluvoxamina o la desipramina como monoterapia para el trastorno por atracones, pero cuando la terapia cognitivo-conductual se realizó en combinación con estos agentes, se constató una mejoría mayor en términos de pérdida de peso, en comparación con la terapia cognitivo-conductual sola.

Tratamiento de otro trastorno alimentario o de la ingestión de alimentos especificado

Síndrome de ingestión nocturna de alimentos. Diversos estudios han mostrado resultados positivos en pacientes tratados con ISRS, que mostraron mejorías en los despertares nocturnos, la alimentación nocturna y la ingesta calórica posvespertina. La pérdida de peso y la disminución de la alimentación nocturna se han asociado con la incorporación del topiramato al régimen de medicación.

En los pacientes con depresión grave comórbida y síndrome de ingestión nocturna de alimentos, la terapia de luz brillante ha demostrado disminuir el estado de ánimo deprimido. La terapia cognitivo-conductual también ha mostrado utilidad.

EPIDEMIOLOGÍA

Anorexia nerviosa

Aunque una proporción sustancial de los pacientes diagnosticados con anorexia nerviosa subumbral en el DSM-IV ahora tiene un diagnóstico formal en el DSM-5, las tasas combinadas de anorexia nerviosa subumbral y umbral se han mantenido relativamente estables desde la década

de 1970. Sin embargo, varios estudios han documentado un aumento significativo en las tasas de incidencia (el número de casos nuevos en la población durante un tiempo determinado) en el grupo de alto riesgo de mujeres de 15 a 19 años en los últimos años. No está claro si este aumento representa el inicio de la enfermedad a una edad más temprana o un reconocimiento e intervención más rápidos. En todos los grupos de edad y géneros, una revisión de estudios epidemiológicos recientes encontró que la prevalencia de por vida de la anorexia nerviosa del DSM-5 está entre el 2,4 % y el 4,3 %, aproximadamente el doble de la tasa de casos diagnosticados usando los criterios del DSM-IV. Entre las niñas y las mujeres, las estimaciones puntuales de la prevalencia de la anorexia nerviosa del DSM-5 se encuentran entre el 0,6 % y el 0,7 %.

Aunque los estudios epidemiológicos indican que puede ocurrir hasta 10 veces más en mujeres, la anorexia nerviosa afecta a los hombres. Investigaciones recientes sugieren que la enfermedad, que sigue siendo percibida por muchos como un trastorno exclusivo de mujeres, puede ser incluso más habitual en hombres y niños de lo que se creía. Puede pasar desapercibido en los hombres por varias razones. En particular, los hombres pueden ser reacios a buscar tratamiento por vergüenza, y es menos probable que los médicos reconozcan el síndrome en pacientes hombres que en mujeres. Históricamente, muchos consideran que la anorexia nerviosa es un trastorno que afecta a las mujeres blancas y ricas; sin embargo, afecta a personas de todos los orígenes raciales y socioeconómicos.

Bulimia nerviosa

Al igual que con la anorexia nerviosa, las tasas de bulimia nerviosa han aumentado con los cambios en los criterios de diagnóstico. Sin embargo, antes de las recientes modificaciones que aparecían en el DSM-5, los estudios sugerían que la incidencia de la enfermedad había disminuido en los últimos años. Utilizando los criterios del DSM-5, la prevalencia de por vida de la bulimia nerviosa en las mujeres es de un 2 %, y la prevalencia puntual es cercana al 0,6 %. La edad promedio de aparición también parece haber disminuido, aunque este hallazgo puede ser un artefacto de detección más temprana. Al igual que la anorexia nerviosa, el trastorno es más común en mujeres que en hombres.

Trastorno por atracones

El trastorno por atracones es el trastorno alimentario más común y el menos dividido por género de los tres. En EE.UU., su prevalencia de por vida es de un 3,6 % para las mujeres y un 2,1 % para los hombres. Las tasas son particularmente altas en personas obesas y con sobrepeso.

Otro trastorno alimentario o de la ingestión de alimentos especificado

Síndrome de ingestión nocturna de alimentos. El síndrome aparece en aproximadamente un 2 % de la población, con una mayor prevalencia entre pacientes con insomnio, obesidad (del 10 % al 15 %), trastornos alimentarios y otros trastornos psiquiátricos. Normalmente se inicia durante los primeros años de la edad adulta.

ETIOLOGÍA

Los factores biológicos, sociales y psicológicos son importantes para la causa de los trastornos alimentarios y de la ingesta de alimentos. Sin embargo, los mecanismos precisos de causalidad siguen siendo esquivos. Las teorías actuales postulan que los individuos con trastornos alimentarios, en particular, poseen un conjunto de rasgos predisponentes (p. ej., vulnerabilidad biológica, genética o de la personalidad) que, cuando se activan por un episodio precipitante (p. ej., estrés de la pubertad, la decisión de iniciar una dieta), provocan una enfermedad. Una vez que comienza la enfermedad, varios factores actúan para mantenerla (p. ej., las recompensas sociales de la pérdida de peso, los efectos del estado de inanición en la anorexia nerviosa). A continuación se detalla una discusión sobre la comprensión actual de la etiología de los trastornos alimentarios y de la ingestión de alimentos.

Anorexia nerviosa

Factores genéticos y biológicos. Aunque no se ha identificado un gen específico en la anorexia nerviosa, varias líneas de evidencia sugieren que la vulnerabilidad genética tiene un papel importante en el desarrollo del trastorno. Los estudios familiares, en particular, han proporcionado información útil sobre la susceptibilidad genética, demostrando que las personas con antecedentes familiares de anorexia nerviosa tienen muchas más probabilidades de recibir un diagnóstico durante su vida que aquellas sin antecedentes familiares. El riesgo de desarrollar la enfermedad es hasta 11 veces mayor en personas con un familiar de primer grado que ha experimentado el trastorno. Un familiar con antecedentes de un trastorno alimentario diferente también aumenta este riesgo. Los estudios de gemelos han demostrado que las tasas de concordancia de anorexia nerviosa son sustancialmente más altas en gemelos monocigóticos en comparación con gemelos dicigóticos, lo que sugiere que algo más que el entorno familiar tiene un papel fundamental para aumentar las probabilidades de desarrollar el trastorno. Los estudios del transportador de serotonina ofrecen evidencia preliminar de que este gen puede interactuar con los factores de estrés ambientales para desempeñar un papel en el desarrollo de la anorexia, enfatizando aún más que es necesaria una convergencia de elementos para desarrollar el trastorno. Finalmente, una vez que comienza la enfermedad, los cambios biológicos y psicológicos en el cuerpo que ocurren en el estado de inanición, incluida la depresión y la obsesión, pueden ayudar a mantener el trastorno.

Factores relacionados con el desarrollo. La anorexia nerviosa tiende a desarrollarse durante la adolescencia, lo que sugiere que los factores particulares de este período pueden poner a las personas en riesgo de padecer el síndrome. La adolescencia representa una época de mayor cambio biológico, psicológico y social. La experiencia de pasar por la pubertad y experimentar cambios en la forma corporal o el peso puede ser un factor de estrés importante para algunos, desencadenando o empeorando la insatisfacción corporal y la baja autoestima. Además, a lo largo de la adolescencia ocurren varias transiciones sociales y psicológicas importantes, incluida la formación de identidad y roles, mayor independencia de los padres y el inicio de relaciones románticas. Estos factores estresantes y otros pueden funcionar para catalizar el trastorno alimentario.

Factores psicológicos. Varios factores psicológicos parecen conferir un riesgo adicional de desarrollar anorexia nerviosa. Ciertos rasgos de personalidad, incluidos altos niveles de perfeccionismo, autodisciplina, evitación del daño y autocrítica, son comunes en las personas con la enfermedad. Las personas con el subtipo restrictivo, en particular, exhiben una impulsividad baja y es mucho más probable que retrasen las recompensas que las personas sin el trastorno. La inflexibilidad cognitiva también suele ser frecuente. En un subconjunto de individuos, los trastornos o síntomas del estado de ánimo y de ansiedad preceden al desarrollo de la anorexia nerviosa. El TOC y los rasgos de personalidad obsesivo-compulsivos también parecen fungir como factores de vulnerabilidad.

Factores ambientales y sociales. Los factores ambientales y sociales, pequeños y grandes, desde las experiencias en el entorno familiar o escolar hasta los ideales culturales, pueden desempeñar un papel en el desarrollo de la anorexia nerviosa. La influencia del estilo de funcionamiento familiar como posible factor predisponente sigue siendo controvertida. Ningún estilo de funcionamiento familiar específico parece ser un requisito necesario o suficiente para desarrollar un trastorno

alimentario. Como en la mayoría de los trastornos, varios tipos de familias disfuncionales parecen actuar como factores de vulnerabilidad inespecíficos y también obstaculizar la recuperación.

Las actividades que enfatizan el peso pueden aumentar la probabilidad de desarrollar anorexia nerviosa u otro trastorno alimentario. El ballet, la gimnasia, el modelaje y los deportes con restricciones de peso como la lucha libre o el remo ligero pueden generar preocupación por la forma del cuerpo e intentos poco saludables para controlar el peso. Puesto que muchas de estas actividades probablemente seleccionen a personas más perfeccionistas, otro factor de riesgo para la anorexia nerviosa, es incluso más probable que contribuyan al inicio de la enfermedad.

Aunque una percepción errónea habitual es que los medios occidentales causan trastornos alimentarios, el ideal cultural de la delgadez, que ciertamente es perpetuado por los medios, puede alimentar la sobrevaloración de la forma y el peso que caracteriza tanto la anorexia como la bulimia nerviosas. De hecho, estudios en Fiji, donde los medios occidentales no estuvieron disponibles hasta la década de 1990, mostraron un aumento significativo en los casos de trastornos alimentarios después de la introducción de programas de televisión occidentales en el país. No obstante, la anorexia nerviosa clásica sigue siendo poco común y las investigaciones han establecido firmemente que los medios de comunicación por sí solos no causan trastornos alimentarios.

Bulimia nerviosa

Factores genéticos y biológicos. Al igual que en la anorexia nerviosa, es probable que la genética tenga un papel en el desarrollo de la bulimia nerviosa, como lo demuestran los estudios de gemelos y familias. Las personas con antecedentes familiares de bulimia nerviosa, trastorno del estado de ánimo, trastorno por consumo de sustancias u obesidad tienen mayor riesgo de desarrollar el síndrome.

Los trastornos neurobiológicos también están presentes en personas con bulimia nerviosa y pueden aumentar la probabilidad de atracones. En particular, las personas con el trastorno tienden a mostrar retraso en el vaciamiento gástrico, aumento de la capacidad gástrica y reducción de la secreción de colecistocinina (CCK), una hormona peptídica liberada por el intestino delgado que ayuda a determinar la saciedad durante el consumo de alimentos. En conjunto, las interrupciones de estos procesos neurobiológicos pueden poner a las personas en un riesgo elevado de comer en exceso.

Factores relacionados con el desarrollo. Los mismos factores estresantes psicológicos y sociales de la pubertad y la adolescencia que ponen a las personas en riesgo de anorexia nerviosa también confieren riesgo de bulimia nerviosa.

Factores psicológicos. A diferencia de las personas con anorexia nerviosa, las que presentan bulimia nerviosa tienden a mostrar altos niveles de búsqueda de novedades e impulsividad. También muestran niveles elevados de evitación del daño, emocionalidad negativa y reactividad al estrés. Las personas afectadas son más propensas que otras a experimentar un trastorno por consumo de sustancias comórbido y a autolesionarse, lo que lleva a especular que un subconjunto de personas con bulimia nerviosa puede tener una propensión a la impulsividad en una variedad de comportamientos problemáticos. Los trastornos del estado de ánimo y la ansiedad también parecen servir como factores de riesgo para la bulimia nerviosa.

Así como el estado de inanición funciona para mantener la anorexia nerviosa, el ciclo de atracones y purgas a menudo se vuelve autosostenible en la bulimia nerviosa. Las personas con bulimia nerviosa tienden a restringir su ingesta de alimentos fuera de los episodios de atracones, lo que los pone en mayor riesgo de episodios de comer en exceso. A su vez, después de experimentar un episodio de atracones y los comportamientos compensatorios resultantes, las personas a menudo renuevan su compromiso con la alimentación restrictiva en un intento de evitar futuros episodios de comer en exceso. Por lo tanto, este ciclo tiende a autoperpetuarse y actúa para mantener el trastorno.

Factores ambientales y sociales.   Es probable que los individuos con bulimia nerviosa se vean afectados por factores estresantes ambientales y sociales similares a los que padecen anorexia nerviosa.

Trastorno por atracones

Se sabe incluso menos sobre la etiología del trastorno por atracones que de la anorexia o la bulimia nerviosa. La investigación hasta ahora ha sugerido que un historial de obesidad infantil, trastornos del estado de ánimo y dinámicas familiares negativas pueden poner a las personas en mayor riesgo de desarrollar la enfermedad. En algunas personas, la restricción dietética parece tener un papel en la precipitación de episodios de atracones, como en la bulimia nerviosa. Sin embargo, muchas personas con trastorno por atracones parecen experimentar atracones fuera del contexto de una restricción dietética. Para estas, las emociones intensas pueden provocar episodios de atracones.

Otro trastorno alimentario o de la ingestión de alimentos especificado

Síndrome de ingestión nocturna de alimentos.   También se sabe poco sobre la causa del trastorno de la alimentación nocturna. Sin embargo, los investigadores han estudiado las hormonas melatonina, leptina, grelina y cortisol en relación con este trastorno. El síndrome de ingestión nocturna también parece ser hereditario.

Bibliografía

Allison KC, Lundgren JD, O'Reardon JP, Geliebter A, Gluck ME, Vinai P, Mitchell JE, Schenck CH, Howell MJ, Crow SJ, Engel S, Latzer Y, Tzischinsky O, Mahowald MW, Stunkard AJ. Proposed diagnostic criteria for night eating syndrome. *Int J Eat Disord*. 2010;43:241–247.

American Psychiatric Association. *Diagnostic and Statistical Manual of Mental Disorders*. 5th ed. Arlington, VA: American Psychiatric Association; 2013.

Birmingham CL, Treasure J. *Medical Management of Eating Disorders*. 2nd ed. New York: Cambridge University Press; 2010.

Brown LM, Clegg DJ. Estrogen and leptin regulation of endocrinological features of anorexia nervosa. *Neuropsychopharmacol Rev*. 2013;38:237.

Brown TA, Keel PK, Striegel RH. Feeding and eating conditions not elsewhere classified (NEC) in DSM-5. *Psych Annals*. 2012;42:421.

Call CC, Attia E, Walsh BT. Chapter 22: Feeding and eating disorders. In: Sadock BJ, Sadock VA, Ruiz P, eds. *Kaplan & Sadock's Comprehensive Textbook of Psychiatry*. 10th ed. Philadelphia, PA: Wolters Kluwer; 2017:2065–2082.

Castillo M, Weiselberg E. Bulimia nervosa/purging disorder. *Curr Probl Pediatr Adolesc Health Care*. 2017;47:85–94.

Crow SJ. Pharmacologic treatment of eating disorders. *Psychiatr Clin N Am*. 2019;42:253–262.

De Young KP, Lavender JM, Wilson GT, Wonderlich SA. Binge eating disorder in DSM-5. *Psych Annals*. 2012;42:410.

Engel SG, Wonderlich SA, Crosby RD, Mitchell JE, Crow S, Peterson CB, Le Grange D, Simonich HK, Cao L, Lavender JM, Gordon KH. The role of affect in the maintenance of anorexia nervosa: Evidence from a naturalistic assessment of momentary behaviors and emotion. *J Abnorm Psychol*. 2013;122(3):709–719.

Fallon P, Wisniewski L. A system of evidenced-based techniques and collaborative clinical interventions with a chronically ill patient. *Int J Eat Disord*. 2013;46(5):501–506.

Fazeli PK, Misra M, Goldstein M, Miller KK, Klibanski A. Fibroblast growth factor-21 may mediate growth hormone resistance in anorexia nervosa. *J Clin Endocrinol Metab*. 2010;95:369–374.

Fladung AK, Grön G, Grammer K, Herrnberger B, Schilly E, Grasteit S, Wolf RC, Walter H, von Wietersheim J. A neural signature of anorexia nervosa in the ventral striatal reward system. *Am J Psych*. 2009;167:206–212.

Frank GKW, Reynolds JR, Shott ME, Jappe L, Yang TT, Tregellas JR, O'Reilly RC. Anorexia nervosa and obesity are associated with opposite brain reward response. *Neuropsychopharmacology*. 2012;37:2031–2046.

Friborg O, Martinussen M, Kaiser S, Overgård KT, Martinsen EW, Schmierer P, Rosenvinge JH. Personality disorders in eating disorder not otherwise specified and

binge eating disorder: A meta-analysis of comorbidity studies. *J Nerv Ment Dis*. 2014;202(2):119–125.

Friederich HC, Herzog W. Cognitive-behavioral flexibility in anorexia nervosa. In: Adan RAH, Kaye WH, eds. *Behavioral Neurobiology of Eating Disorders*. New York: Springer; 2011:111.

Germain N, Galusca B, Grouselle D, Frere D, Billard S, Epelbaum J, Estour B. Ghrelin and obestatin circadian levels differentiate bingeing-purging from restrictive anorexia nervosa. *J Clin Endocrinol Metab*. 2010;95:3057–3062.

Gianini LM, White MA, Masheb RM. Eating pathology, emotion regulation, and emotional overeating in obese adults with binge eating disorder. *Eat Behav*. 2013;14(3):309–313.

Goldschmidt AB, Grange DL, Powers P, Crow SJ, Hill LL, Peterson CB, Crosby RD, Mitchell JE. Eating disorder symptomatology in normal-weight vs. obese individuals with binge eating disorder. *Obesity*. 2011;19:1515–1518.

Guerdjikova AI, Mori N, Casuto LS, McElroy SL. Update on binge eating disorder. *Med Clin N Am*. 2019;103(4):669–680.

Hay P. A systematic review of evidence for psychological treatments in eating disorders: 2005–2012. *Int J Eat Disord*. 2013;46(5):462–469.

Hudson JI, Hiripi E, Pope HG Jr, Kessler RC. The prevalence and correlates of eating disorders in the National Comorbidity Survey replication. *Biol Psychiatry*. 2007;61:348–358.

Kaye WH, Bulik CM, Thornton L, Barbarich N, Masters K. Comorbidity of anxiety disorders in anorexia and bulimia nervosa. *Am J Psych*. 2004;161(12):2215–2221.

Kishi T, Kafantaris V, Sunday S, Sheridan EM, Correll CU. Are antipsychotics effective for the treatment of anorexia nervosa? Results from a systematic review and meta-analysis. *J Clin Psychiatry*. 2012;73:e757–e766.

Kumar KK, Tung S, Iqbal J. Bone loss in anorexia nervosa: Leptin, serotonin, and the sympathetic nervous system. *Ann N Y Acad Sci*. 2010;1211:51–65.

Locke J, Grange DL. *Treatment Manual for Anorexia Nervosa*. 2nd ed. New York: Guilford; 2013.

Lopez C, Davies H, Tchanturia K. Neuropsychological inefficiencies in anorexia nervosa targeted in clinical practice: The development of a module of cognitive remediation therapy. In: Fox J, Goss K, eds. *Eating and its Disorders*. Hoboken, NJ: Wiley; 2012:185.

Lowe MR, Witt AA, Grossman SL. Dieting in bulimia nervosa is associated with increased food restriction and psychopathology but decreased binge eating. *Eat Behav*. 2013;14(3):342–347.

Milano W, De Rosa M, Milano L, Capasso A. Night eating syndrome: An overview. *J Pharm Pharmacol*. 2012;64:2–10.

Moskowitz L, Weiselberg E. Anorexia nervosa/atypical anorexia nervosa. *Curr Probl Pediatr Adolesc Health Care*. 2017;47:70–84.

Oberndorfer TA, Frank GKW, Simmons AN, Wagner A, McCurdy D, Fudge JL, Yang TT, Paulus MP, Kaye WH. Altered insula response to sweet taste processing after recovery from anorexia and bulimia nervosa. *Am J Psychiatry*. 2013;170(10):1143–1151.

Perez M, Warren CS. The relationship between quality of life, binge-eating disorder, and obesity status in an ethnically diverse sample. *Obesity*. 2012;20:879–885.

Pollert GA, Engel SG, Schreiber-Gregory DN, Crosby RD, Cao L, Wonderlich SA, Tanofsky-Kraff M, Mitchell JE. The role of eating and emotion in binge eating disorder and loss of control eating. *Int J Eat Disord*. 2013;46(3):233–238.

Poulsen S, Lunn S, Daniel SI, Folke S, Mathiesen BB, Katznelson H, Fairburn CG. A randomized controlled trial of psychoanalytic psychotherapy or cognitive-behavioral therapy for bulimia nervosa. *Am J Psychiatry*. 2014;171(1):109–116.

Reinecke RD. Family-based treatment of eating disorders in adolescents: Current insights. *Adolesc Health Med Ther*. 2017;8:69–79.

Sandberg K, Erford BT. Choosing assessment instruments for bulimia practice and outcome research. *J Counsel Dev*. 2013;91(3):359–366.

Schwitzer AM. Diagnosing, conceptualizing, and treating eating disorders not otherwise specified: A comprehensive practice model. *J Counsel Dev*. 2012;90:281–289.

Tanofsky-Kraff M, Bulik CM, Marcus MD, Striegel RH, Wilfley DE, Wonderlich SA, Hudson JI. Binge eating disorder: The next generation of research. *Int J Eat Disord*. 2013;46(3):193–207.

Udo T, Grilo CM. Psychiatric and medical correlates of DSM-5 eating disorders in a nationally representative sample of adults in the United States. *Int J Eat Disord*. 2019;52:42–50.

Vander Wal JS. Night eating syndrome: A critical review of the literature. *Clin Psychol Rev*. 2012;32:49–59.

Wolfe BE, Hannon-Engel SL, Mitchell JE. Bulimia nervosa in DSM-5. *Psych Annals*. 2012;42:406–409.

Zimmerli EJ, Devlin MJ, Kissileff HR, Walsh BT. The development of satiation in bulimia nervosa. *Physiol Behav*. 2010;100:346–349.

Zipfel S, Wild B, Groß G, Friederich HC, Teufel M, Schellberg D, Giel KE, de Zwaan M, Dinkel A, Herpertz S, Burgmer M, Löwe B, Tagay S, von Wietersheim J, Zeeck A, Schade-Brittinger C, Schauenburg H, Herzog W; ANTOP study group. Focal psychodynamic therapy, cognitive behaviour therapy, and optimised treatment as usual in outpatients with anorexia nervosa (ANTOP study): Randomised controlled trial. *Lancet*. 2014;383(9912):127–137.

Zunker C, Peterson CB, Crosby RD, Cao L, Engel SG, Mitchell JE, Wonderlich SA. Ecological momentary assessment of bulimia nervosa: Does dietary restriction predict binge eating? *Behav Res Ther*. 2011;49(10):714–717.

Los hitos evolutivos del control de la función de los esfínteres anal y vesical son procesos complejos en los que intervienen funciones sensitivas y motoras, coordinadas a través de la actividad del lóbulo frontal y reguladas por neuronas en las áreas pontina y cerebral media. La adquisición de la función vesical e intestinal se obtiene a lo largo de un período de varios meses en el niño sano. Los lactantes eliminan pequeños volúmenes de orina aproximadamente cada hora, por lo general estimulados por las tomas, y pueden presentar un vaciado incompleto de la vejiga. A medida que el lactante madura y empieza a caminar, aumenta la capacidad de la vejiga y, entre 1 y 3 años de edad, se desarrollan vías inhibidoras corticales que le permiten ejercer un control voluntario sobre los reflejos que regulan los músculos de la vejiga. La capacidad de controlar los músculos anales suele alcanzarse incluso antes del control vesical en la mayoría de los niños, y la evaluación de la incontinencia fecal incluye la determinación de si se produce con estreñimiento e incontinencia crónicos por desbordamiento o sin ellos. La secuencia normal del control de las funciones urinaria e intestinal es el desarrollo de la continencia fecal nocturna, la continencia fecal diurna, el control vesical diurno y el control vesical nocturno. El control sobre la defecación y la micción se desarrolla gradualmente con el tiempo. El control de los esfínteres se ve afectado por numerosos factores, como la capacidad intelectual y la madurez social del niño, los determinantes culturales, y las interacciones psicológicas entre el niño y sus padres. La capacidad de controlar la función intestinal y vesical depende de la maduración de los sistemas neurobiológicos, por lo que los niños con retrasos en el desarrollo también pueden mostrar un retraso en la continencia intestinal y vesical. Cuando los niños muestran incontinencia urinaria o fecal de manera regular, resulta problemático para el niño y los familiares, y a menudo se malinterpreta como una mala conducta voluntaria.

La encopresis (emisión repetida de heces en lugares inapropiados) y la enuresis (emisión de orina en la cama o con la ropa puesta) son los dos trastornos de la excreción que se describen en el *Manual diagnóstico y estadístico de los trastornos mentales* (DSM-5). La *Clasificación internacional de enfermedades* (CIE-10) contiene los diagnósticos de encopresis y enuresis no orgánica, que se consideran en la categoría de otros trastornos emocionales y del comportamiento que suelen aparecer en la niñez y la adolescencia. No se deben hacer estos diagnósticos hasta después de los 4 años para la encopresis, y después de los 5 años para la enuresis, las edades en que un niño con desarrollo normal domina estas habilidades. El desarrollo saludable abarca el intervalo de tiempo en que un niño determinado puede dedicar la atención, la motivación y las habilidades fisiológicas para demostrar competencia en los procesos de eliminación.

En este capítulo se analiza cada trastorno por separado.

ENCOPRESIS

Características clínicas y diagnósticas

Según el DSM-5 y la CIE-10, la encopresis ocurre cuando un niño defeca en lugares inapropiados con regularidad. La tabla 14-1 compara los abordajes diagnósticos de la encopresis. Puede observarse en niños que controlan su esfínter, pero que evacuan las heces de modo intencionado en su ropa o en otros lugares debido a diversas causas emocionales. Algunos informes aislados han indicado que, ocasionalmente, la encopresis puede atribuirse a una expresión de ira o de rabia en un niño que ha sido castigado por sus padres, o de hostilidad hacia alguno de ellos. En estas situaciones, cuando un niño ha desarrollado esta conducta repetitiva inadecuada que suscita una atención negativa, resulta difícil romper el ciclo de atención negativa continuada. En otros niños pueden aparecer episodios esporádicos de encopresis durante épocas de estrés (p. ej., las próximas al nacimiento de un hermano), pero esa conducta suele ser pasajera y no cumple los criterios para el diagnóstico del trastorno.

La encopresis también puede estar presente de manera involuntaria sin que existan anomalías fisiológicas. En estos casos, un niño puede no presentar un control adecuado de la musculatura de sus esfínteres, ya sea porque está absorto en otra actividad o porque no se da cuenta de lo que ocurre. Las heces pueden ser normales, casi normales o de consistencia líquida. Algunas veces, la evacuación involuntaria se debe a la retención crónica de las heces, lo que origina una defecación por desbordamiento. En casos excepcionales, el rebosamiento involuntario de las heces aparece como consecuencia de causas psicológicas de diarrea o de síntomas de un trastorno de ansiedad. El DSM-5 incluye especificadores para indicar si el trastorno incluye o no estreñimiento e incontinencia por desbordamiento.

Algunos estudios indican que los niños con encopresis que no muestran ninguna enfermedad intestinal presentan unos índices elevados de contracciones anómalas del esfínter anal. Este hallazgo es particularmente prevalente entre los niños con encopresis y estreñimiento e incontinencia por desbordamiento, que tienen dificultades para relajar la musculatura de su esfínter anal cuando tratan de defecar. Es poco probable que los niños con estreñimiento y dificultades con la relajación del esfínter respondan al tratamiento de la encopresis mediante el empleo de laxantes. Los niños con encopresis sin un tono anómalo del esfínter suelen mejorar en un período corto.

Jack era un niño de 7 años con encopresis diaria, enuresis y antecedentes de conductas de acumulación acompañadas de ocultación de heces por toda la casa. Residía con sus padres adoptivos, ya que había sido apartado de su familia biológica a los 3 años por haber sido receptor de negligencia y abusos físicos. Presentaba adicción a la cocaína al nacer, pero por lo demás era un niño sano. Se sabía que su madre biológica consumía metanfetamina y alcohol, y su padre había estado en prisión por tráfico de drogas. Jack siempre tuvo enuresis nocturna, y cuando era más pequeño, también durante el día. Su capacidad de atención era escasa, era muy impulsivo y tenía grandes dificultades para permanecer sentado en clase y perseverar en una tarea. Le costaba leer y asistía a una clase de educación especial debido tanto a su comportamiento inapropiado como a sus problemas académicos. A pesar de haber sufrido abusos físicos, no había experimentado *flashbacks* ni otros síntomas que indicaran un TEPT. Jack estaba siendo tratado por un TDAH y respondía bien al metilfenidato.

**Tabla 14-1
Encopresis**

Nombre	DSM-5 Encopresis	CIE-10 Encopresis no orgánica
Duración	≥ 1/mes o ≥ 3 meses	
Síntomas	Defecar en la ropa o en el suelo Puede ser voluntario o involuntario	Defecar en lugares inapropiados Puede ser voluntario o involuntario
Exclusión	Edad < 4 años Consumo de sustancias Otra condición médica (sin incluir las que causan estreñimiento)	Otra condición médica
Especificadores de la gravedad	Con estreñimiento e incontinencia por desbordamiento Sin estreñimiento ni incontinencia por desbordamiento	

Su familia adoptiva acudió a un hospital universitario que disponía de un programa ambulatorio con experiencia en el tratamiento conductual de numerosos trastornos mentales, incluida la encopresis. Dicho programa combinaba el uso de laxantes y el método de entrenamiento intestinal con terapia cognitivo-conductual para Jack y su familia.

Se empezó por administrar a Jack una solución de polietilenglicol diariamente, y lo visitaba un pediatra capaz de llevar a cabo una desimpactación manual bajo sedación. Posteriormente, Jack siguió con la pauta de solución de polietilenglicol combinada con terapia. Aprendió a defecar sentado en el baño durante 10 min después de cada comida, tanto si sentía o no la necesidad de hacerlo. Pronto se mostró deseoso de mantener esta rutina regular de usar el baño, y se sentía orgulloso cuando era capaz de defecar en el baño. Durante un período de 3 meses, Jack mejoró notablemente, y a los 6 meses su estado era casi completamente normal. (Por cortesía de Edwin J. Mikkelsen, MD, y Caroly Pataki, MD.)

Exploración física y pruebas de laboratorio

Aunque no existe ninguna prueba específica que indique el diagnóstico de encopresis, los médicos deben descartar la presencia de una afección médica, como la enfermedad de Hirschsprung, antes de establecer el diagnóstico. El médico debe realizar una exploración abdominal para ayudar a determinar si la retención fecal es responsable de la encopresis con estreñimiento e incontinencia por desbordamiento y una radiografía del abdomen puede ayudar a determinar el grado de estreñimiento presente. No suelen llevarse a cabo pruebas para conocer si el tono del esfínter anal es anómalo en los casos de encopresis simple.

Diagnóstico diferencial

En la encopresis con estreñimiento e incontinencia por desbordamiento, el estreñimiento puede iniciarse desde la edad de 1 año y alcanzar su máxima intensidad entre los 2 y los 4 años. La evacuación irregular generalmente comienza a los 4 años. Aparecen frecuentes deposiciones de heces líquidas, y en la palpación abdominal y el tacto rectal pueden identificarse masas fecales de consistencia dura. Entre las complicaciones puede aparecer retención de heces, megacolon y fisuras anales.

El problema fundamental en el diagnóstico diferencial es el megacolon aganglónico o enfermedad de Hirschsprung, en el que el paciente puede tener una ampolla rectal vacía y no sentir deseo de defecar, pero a pesar de ello mostrar desbordamiento de heces. Este trastorno aparece en 1 de cada 5 000 niños, con signos que lo identifican poco después del nacimiento. La mala nutrición rara vez es la causa de encopresis con estreñimiento e incontinencia por desbordamiento. Otras afecciones también son raras, incluida la enfermedad estructural del ano, el recto y el colon, los efectos adversos de los medicamentos o los trastornos médicos no gastrointestinales (endocrinos o neurológicos).

Evolución y pronóstico

La evaluación de la encopresis depende de la causa, de la cronicidad de los síntomas y de los problemas conductuales que pudieran coexistir. En algunos casos, la encopresis es autolimitada, y rara vez se prolonga más allá de la mitad de la adolescencia. En niños con factores fisiológicos contribuyentes, como una motilidad gástrica deficiente o incapacidad para relajar la musculatura del esfínter anal, es más difícil de tratar que en quienes muestran estreñimiento pero tienen un tono normal del esfínter.

La encopresis es un trastorno particularmente censurable para los miembros de la familia, que a menudo asumen que se trata de una conducta de «falta de cuidado/pereza», y la tensión familiar es elevada. Los compañeros del niño también se muestran intolerantes con su conducta inapropiada para su edad, y suelen burlarse de él y rechazarlo. Muchos niños con encopresis presentan una autoestima abismalmente baja y son sometidos a un rechazo social permanente. Desde el punto de vista psicológico, el niño puede parecer indiferente hacia los síntomas o, con menor frecuencia, permanecer en un patrón de encopresis como manera de expresar su ira. El pronóstico se ve influido por la disponibilidad de la familia, por su capacidad para participar en el tratamiento sin resultar abiertamente punitivos, y por la capacidad y motivación del niño para seguirlo.

Tratamiento

El plan de tratamiento habitual para un niño con encopresis incluye la administración oral de laxantes, como polietilenglicol (1 g/kg de peso/día), y a menudo la desimpactación quirúrgica bajo anestesia general antes de la administración de laxantes, así como una intervención cognitivo-conductual para ayudar al niño a empezar con los intentos regulares de defecar en el baño y disminuir la ansiedad relacionada con la defecación. En el momento en que un niño se presenta para recibir tratamiento, es frecuente que exista un grado notable de discordia y malestar en la familia. Se debe reducir la tensión familiar respecto a los síntomas y establecer una atmósfera no punitiva, y ayudar a reducir la vergüenza del niño en la escuela. Debe asegurarse un cambio frecuente de la ropa interior con el mínimo alboroto posible. Antes de iniciar el tratamiento, es necesario educar a la familia y modificar las percepciones erróneas que puedan albergar con referencia a la evacuación de las heces. Los laxantes no son necesarios para los niños que no tienen estreñimiento y presentan un adecuado control del recto, pero hacer que permanezcan en el aseo a intervalos regulares también puede serles útil.

Un informe confirma el éxito de la intervención orientadora familiar interactiva con los padres y el niño en pacientes de corta edad con encopresis, basada en intervenciones psicológicas y conductuales para niños de menos de 9 años.

La psicoterapia de apoyo y las técnicas de relajación pueden resultar útiles para tratar la ansiedad y otras secuelas en niños con encopresis, como la baja autoestima o el aislamiento social. Las intervenciones sobre la familia pueden ser útiles en niños que mantienen un adecuado control intestinal pero que continúan evacuando sus heces en lugares inapropiados. El resultado óptimo se obtiene cuando el niño alcanza el sentimiento de que controla su función intestinal.

Epidemiología

Se estima que la encopresis afecta al 3 % de los niños de 4 años de edad y al 1,6 % de los de 10 años. Los índices de incidencia de la conducta encoprética se reducen de forma importante al aumentar la edad. Entre los 10 y los 12 años de edad se estima que afecta al 0,75 % de los niños con desarrollo normal. Globalmente, la prevalencia comunitaria del trastorno va del 0,8 % al 7,8 %. En las culturas occidentales, el control del recto está ya establecido en más del 95 % de los niños al cumplir los 4 años, y en el 99 % al cumplir los 5 años. La encopresis está virtualmente ausente en jóvenes con un funcionamiento intelectual normal hacia los 16 años. Los niños tienen una probabilidad de presentarla 6 veces más en comparación con las niñas. Existe una relación significativa entre la encopresis y la enuresis.

Etiología

El 90 % de la encopresis infantil crónica se considera funcional. Los niños generalmente retienen las heces apretando sus glúteos, juntando sus piernas y contrayendo el esfínter anal externo. En algunos casos, esta es una respuesta conductual fijada a un peristaltismo doloroso previo causado por heces endurecidas, que comporta miedo a defecar y conductas de retención. La encopresis implica una interacción a menudo complicada entre factores fisiológicos y psicológicos que provocan la evitación de la defecación. Sin embargo, cuando los niños retienen crónicamente los movimientos intestinales, el resultado suele ser la impactación y el desbordamiento fecal. Este patrón se observa en más del 75 % de los niños con conductas encopréticas. Este conjunto de circunstancias, compartido por la mayoría de los niños con encopresis, respalda el uso de intervenciones conductuales centradas en aliviar el estreñimiento y potenciar la conducta evacuadora adecuada. El entrenamiento inadecuado, o la ausencia de un buen entrenamiento en el uso del baño, pueden retrasar el logro de la continencia por parte del niño.

Las pruebas indican que algunos niños con encopresis presentan un control inadecuado o insuficiente del esfínter durante toda su vida. Otros pueden evacuar de manera involuntaria, debido a la incapacidad para controlar el esfínter de manera apropiada o bien a causa de un exceso de heces producido por una retención de estas.

En el 5 % al 10 % de los casos, la incontinencia fecal está causada por trastornos médicos, que incluyen una inervación anómala de la región anorrectal, enfermedad de Hirschsprung de segmento ultracorto, displasia intestinal neuronal o lesión de la médula espinal.

Un estudio encontró que la encopresis aparece con una frecuencia significativamente mayor en los niños que se sabe que han sufrido abusos sexuales y que tienen otros trastornos mentales, en comparación con una muestra de niños sanos. No obstante, este trastorno no constituye un indicador específico del abuso sexual.

Es evidente que, una vez que un niño ha desarrollado un patrón de diferir las defecaciones y los intentos de defecar se hacen dolorosos, los temores del niño y su resistencia a cambiar este modelo son mayores. La lucha de los padres que insisten en que intente defecar antes de recibir un tratamiento adecuado puede agravar el problema y ocasionar dificultades conductuales secundarias. Sin embargo, los niños con encopresis no tratados, a menudo son socialmente excluidos y rechazados. Las consecuencias sociales de la incontinencia pueden conducir a la aparición de problemas emocionales. Por otro lado, los niños con encopresis que claramente pueden controlar su función intestinal, pero que depositan de manera crónica heces de consistencia relativamente normal en lugares inapropiados, tienen más probabilidades de presentar problemas previos en el neurodesarrollo. En ocasiones, el niño puede mostrar un miedo especial a usar el baño, que puede convertirse en una fobia.

En algunos niños, la encopresis puede considerarse secundaria, esto es, aparece tras un período de hábitos evacuadores normales junto con un acontecimiento vital estresante, como el nacimiento de un hermano o un cambio de domicilio. Cuando se manifiesta tras un período largo de continencia fecal, puede reflejar una respuesta que indique una conducta regresiva ante factores estresantes graves, como la separación de los padres, la pérdida del mejor amigo o un fracaso académico inesperado.

Megacolon. Muchos niños con encopresis también retienen heces y acaban presentando estreñimiento, ya sea de forma voluntaria o secundaria a una defecación dolorosa. En algunos casos, puede haber una disfunción anorrectal subclínica preexistente que contribuya al estreñimiento. En cualquier caso, la distensión crónica rectal resultante de la retención de heces endurecidas y de gran tamaño puede causar una pérdida de tono de la pared rectal y desensibilización ante la presión. Los niños que se encuentran en esta situación son incluso menos conscientes de la necesidad de defecar, por lo que la encopresis aparece por desbordamiento, que se traduce generalmente en la emisión de cantidades relativamente pequeñas de heces líquidas o de consistencia blanda.

ENURESIS

Características clínicas y de diagnóstico

La enuresis es la evacuación repetida de orina, involuntaria o intencionada, en la ropa o la cama del niño. El niño debe presentar una edad cronológica o de desarrollo de al menos 5 años. Los niños con enuresis tienen mayor probabilidad de padecer TDAH en comparación con la población general. También son más proclives a padecer encopresis comórbida. El DSM-5 y la CIE-10 dividen el trastorno en tres tipos: solo nocturno, solo diurno y nocturno y diurno (tabla 14-2).

Exploración física y pruebas de laboratorio

Ningún estudio de laboratorio único es patognomónico de la enuresis; no obstante, los médicos deben descartar factores orgánicos, como la presencia de infecciones urinarias, que pueden predisponer al niño a la aparición del problema. Pueden detectarse anomalías estructurales obstructivas hasta en el 3 % de los niños con una enuresis aparente. Por lo general, los médicos aplazan estudios radiográficos sofisticados en casos no complicados de enuresis sin signos de infecciones repetidas u otros problemas médicos.

Diagnóstico diferencial

Deben investigarse y descartarse las causas médicas de la disfunción vesical. Las infecciones de las vías urinarias, las obstrucciones o las afecciones anatómicas se encuentran con mayor frecuencia en niños

Tabla 14-2
Enuresis

Nombre	DSM-5	CIE-10
	Enuresis	Enuresis no orgánica
Duración	≥ 2/semanas por ≥ 3 meses	
Síntomas	Orinar en la cama o en la ropa Puede ser voluntario o involuntario	Micción involuntaria Puede ser de día o de noche
Exclusiones (no es resultado de):	Edad < 5 años Consumo de sustancias Otra condición médica	Otra condición médica (p. ej., anomalía estructural, epilepsia, trastorno neurológico)
Especificadores de los síntomas	Solo nocturna Solo diurna Nocturna y diurna	

que experimentan enuresis nocturna y diurna combinada con frecuencia y urgencia urinarias. Se deben considerar diversas causas de patología genitourinaria. Dependiendo de los signos y síntomas, estos pueden incluir uropatía obstructiva, espina bífida oculta y cistitis; existen muchas otras causas de poliuria y enuresis, como diabetes mellitus y diabetes insípida. Además, se deben considerar las alteraciones de la conciencia y el sueño, como convulsiones, intoxicación y trastornos del sonambulismo, durante las cuales el niño orina, y los efectos adversos de los medicamentos.

Evolución y pronóstico

La enuresis suele resolverse por sí sola con el tiempo, y el niño puede presentar una remisión espontánea. La mayoría de los que adquieren el control de la micción tienen mejor autoestima y mejoran su confianza social cuando logran la continencia. Cerca del 80% de los niños afectados nunca ha estado un año entero sin mojarse. La aparición de enuresis tras 1 año sin síntomas ocurre generalmente entre los 5 y los 8 años; si aparece mucho más tarde, en especial durante la edad adulta, se deben investigar otras causas. Algunos datos indican que la instauración tardía de la enuresis en los niños se asocia, con mayor frecuencia, a dificultades psiquiátricas concurrentes que la enuresis no precedida de 1 año sin síntomas. Pueden darse recaídas tanto en niños con enuresis que alcanzan la continencia de manera espontánea como en los que se someten a tratamiento. Las significativas dificultades emocionales y sociales de los niños con enuresis por lo general incluyen mala imagen de sí mismos, baja autoestima, vergüenza, aislamiento social y conflictos en el seno de la familia. El curso clínico de los niños con este trastorno puede verse influido por el hecho de recibir o no una evaluación y un tratamiento adecuados para trastornos comórbidos frecuentes, como el TDAH.

Tratamiento

Se da un número relativamente alto de remisiones espontáneas de la enuresis en la niñez con el tiempo, pero en muchos casos las intervenciones son necesarias debido a la discapacidad funcional que causa. El primer paso en cualquier plan terapéutico consiste en revisar si el entrenamiento en el uso del aseo ha sido adecuado. Si no se ha intentado enseñar el uso del aseo, debe guiarse en este sentido tanto a los padres como al paciente. Mantener un registro de los episodios ayuda a determinar la situación inicial y el seguimiento del progreso del niño, lo que puede constituir en sí mismo un refuerzo. Un gráfico de estrellas puede ser especialmente útil. Otras técnicas eficaces incluyen la restricción de líquidos antes de ir a dormir y acostumbrar al niño a levantarse para ir al baño durante la noche. Las intervenciones con la terapia de alarma, que se activa con la ropa interior mojada, han sido el pilar del tratamiento de la enuresis. La terapia de alarma funciona al alertar al niño cuando empieza a producirse la micción durante el sueño. La alarma es un aparato que funciona con pilas, que puede introducirse en la ropa interior o un empapador (o tapete). La alarma suena tan pronto como empieza la micción, emitiendo un fuerte sonido que despierta al niño. El éxito de este método se basa en la capacidad del niño de despertarse deprisa y responder a la alarma levantándose y yendo al baño, por lo que debe tener, como mínimo, 6 o 7 años.

Otra intervención básica para los niños que padecen enuresis y encopresis consiste en evaluar si el estreñimiento crónico contribuye a la disfunción urinaria, y aumentar la aportación de fibra dietética para disminuirlo.

Terapia conductual.   El condicionamiento clásico con la campanita (o un zumbador) y el dispositivo (alarma) situado en la ropa interior suelen ser el tratamiento más adecuado para la enuresis, y se alcanza la continencia en más del 50% de los casos. También se ha empleado el entrenamiento de la vejiga (animar o premiar el retraso de la micción para ir alargando los intervalos en las horas de vigilia), que si bien a veces resulta eficaz, es decididamente inferior al de la campanilla o la alarma.

Tratamiento farmacológico.   Hay que considerar la medicación cuando la enuresis está causando deterioro social, familiar o funcional, y cuando las intervenciones dietéticas y conductuales no son suficientes. Cuando el problema interfiere de manera significativa con el funcionamiento del niño, se pueden tener en cuenta varios medicamentos, aunque el problema a menudo se repite cuando se suspende el medicamento.

Se ha demostrado que la desmopresina, un antidiurético disponible en aerosol nasal, posee cierta eficacia inicial para reducir la enuresis (entre el 10% y el 90%). En la mayoría de los estudios, la enuresis reapareció poco tiempo después de suspender la medicación. Los efectos adversos que pueden aparecer con el empleo de este fármaco son: cefalea, congestión nasal, epistaxis y dolor de estómago. El efecto adverso más grave documentado fue la aparición de una crisis epiléptica secundaria a hiponatremia en un niño.

Los antidepresivos, en particular la imipramina, fueron los primeros medicamentos que se usaron para la enuresis y todavía se usa en algunos casos. En este caso, se aprovechan los efectos secundarios anticolinérgicos del medicamento. Sin embargo, tiene un perfil de efectos secundarios considerable. La reboxetina (no disponible en EE.UU.), un inhibidor de la recaptación de noradrenalina con un perfil de efectos secundarios no cardiotóxicos, puede ser una alternativa más segura que la imipramina de uso clásico en el tratamiento de la enuresis infantil.

Psicoterapia.   La psicoterapia puede ser útil para tratar los problemas psiquiátricos coexistentes, así como las dificultades emocionales y familiares que surgen de manera secundaria a la enuresis crónica. Sin embargo, los abordajes de terapia conductual descritos anteriormente son los tratamientos de elección.

Epidemiología

La prevalencia de la enuresis es del 5% al 10% en los niños de 5 años; del 1,5% al 5% en los de 9 y 10 años, y de un 1% en los adolescentes de 15 años o más. Luego disminuye con la edad. La conducta enurética se considera evolutivamente adecuada en niños pequeños que inician la ambulación, lo que descarta el diagnóstico de enuresis, pero afecta al 82% de los niños de 2 años, al 49% de los de 3 años, y al 26% de los de 4 años de manera regular.

Aunque la mayoría de los niños con enuresis no presentan trastornos mentales comórbidos, muestran un riesgo más elevado de desarrollar otros trastornos.

La enuresis nocturna es un 50% más frecuente en los niños, y supone un 80% de los casos de enuresis en niños. La enuresis diurna también es más frecuente en el sexo masculino y afecta a niños que difieren el vaciado hasta que ya es demasiado tarde. La enuresis nocturna tiene una tasa de remisión espontánea de un 15% anual. Implica la evacuación de un volumen de orina normal, por lo que, si por la noche solo se eliminan pequeños volúmenes de orina, puede haber otras causas médicas.

Etiología

La enuresis implica sistemas neurobiológicos complejos que incluyen centros cerebrales y medulares, funciones motoras y sensitivas, y los sistemas nerviosos autónomo y voluntario. Las neuronas regulan la micción en la protuberancia y las regiones del mesencéfalo. El músculo detrusor de la vejiga se contrae siempre que se llena la capacidad de la vejiga, lo cual puede ocasionar la enuresis en un niño dormido. Por lo tanto, volúmenes excesivos de orina producidos durante la noche pueden provocar enuresis nocturna en niños sin ninguna anomalía fisiológica. La enuresis nocturna se da con frecuencia en ausencia de una causa neurogénica específica. La enuresis diurna puede deberse a hábitos conductuales desarrollados a lo largo del tiempo.

La enuresis diurna puede ocurrir en ausencia de anomalías neurológicas, y ser el resultado de la contracción activa del esfínter externo cuando se presenta la urgencia miccional. Este patrón puede establecerse en niños pequeños con un músculo detrusor vesical normal o hiperactivo pero que tratan reiteradamente de evitar orinar cuando se presenta la urgencia de hacerlo. Con el tiempo, la sensación de urgencia disminuye y no se vacía la vejiga con regularidad, lo que determina una enuresis por la noche, cuando la vejiga está relajada y puede vaciarse sin resistencia. Este patrón urinario inmaduro puede explicar algunos casos de enuresis, en especial cuando este modelo se ha establecido desde fases tempranas de la niñez. La mayoría de los niños no son enuréticos de manera intencionada, ni son conscientes de ello hasta que se han mojado. Los factores fisiológicos suelen desempeñar un papel en la aparición de la enuresis, y es probable que los patrones de conducta mantengan la micción desadaptativa. El control normal de la vejiga, que se adquiere de manera gradual, está influido por el desarrollo neuromuscular y cognitivo, por factores socioemocionales, por el entrenamiento en el uso del aseo y por posibles factores genéticos. La presencia de dificultades en una o más de estas áreas puede retrasar la continencia urinaria.

Los factores genéticos juegan un papel en la expresión de la enuresis, dado que la aparición de enuresis es significativamente mayor en los familiares de primer grado. En un estudio longitudinal sobre el desarrollo infantil, se observó que los niños con enuresis tenían alrededor del doble de probabilidades de presentar un retraso en el desarrollo concurrente en comparación con los niños sin enuresis. Cerca del 75 % de los niños con enuresis tiene un familiar de primer grado que presenta o presentó el mismo trastorno. Se ha publicado que un niño tiene un riesgo siete veces mayor de padecer enuresis si su padre lo fue. El grado de correlación es mayor entre gemelos monocigóticos que entre dicigóticos. Existen fuertes indicios de un componente genético, aunque la tolerancia a la enuresis de algunas familias y otros factores psicosociales pueden contribuir de forma importante.

Algunos estudios indican que los niños con enuresis con una vejiga de capacidad anatómicamente normal presentan urgencia para orinar cuando tienen menos orina en la vejiga que los niños sin enuresis. Otros estudios han documentado que la enuresis nocturna se produce cuando la vejiga está llena, debido a que las cifras nocturnas de hormona antidiurética son menores de las esperadas. Este bajo nivel de la hormona podría provocar una producción de orina más alta de lo habitual. La enuresis no parece relacionarse con una fase específica del sueño ni con un momento determinado de la noche; por el contrario, el hecho de orinarse en la cama aparece de manera aleatoria. En la mayoría de los casos, la calidad del sueño es normal. Hay pocos indicios de que los niños con enuresis duerman de manera más profunda que el resto de los niños.

Los factores estresantes psicosociales parecen precipitar la enuresis en un subgrupo de niños con este trastorno. En los niños pequeños, el trastorno puede relacionarse con el nacimiento de un hermano, la hospitalización, el comienzo de la escuela, la separación de una familia debido a un divorcio o el traslado a un nuevo entorno.

Bibliografía

Baeyens D, Roeyers H, D'Haese L, Pieters F, Hoebeke P, Vande Walle J. The prevalence of ADHD in children with enuresis: Comparison between a tertiary and non-tertiary care sample. *Acta Paediatr*. 2006;95:347–352.

Benninga MA, Voskuijl WP, Akkerhuis GW, Taminiau JA, Buller HA. Colonic transit times and behaviour profiles in children with defecation disorders. *Arch Dis Child*. 2004;89:13–16.

Brazzeli M, Griffiths P. Behavioural and cognitive interventions with or without other treatments for the management of faecal incontinence in children. *Cochrane Database Syst Rev*. 2006;19:CD002240.

Brown ML, Pope AW, Brown EJ. Treatment of primary nocturnal enuresis in children: A review. *Child Care Health Dev*. 2010;37:153–160.

Butler RJ, Heron J. The prevalence of infrequent bedwetting and nocturnal enuresis in childhood: A large British cohort. *Scand J Urol Nephrol*. 2008;42:257–264.

Di Lorenzo C, Benninga MA. Pathophysiology of pediatric fecal incontinence. *Gastroenterology*. 2004;126(Suppl 1):S33–S40.

Feldman AS, Bauer SB. Diagnosis and management of dysfunctional voiding. *Curr Opin Pediatr*. 2006;18:139–147.

Fitzgerald MP, Thom DH, Wassel-Fyr C, Subak L, Brubaker L, Van Den Deden SK, Brown JS; Reproductive Risks for Incontinence Study at Kaiser Research Group. Childhood urinary symptoms predict adult overactive bladder symptoms. *J Urol*. 2006;175:989–993.

Friedman FM, Weiss JP. Desmopressin in the treatment of nocturia: Clinical evidence and experience. *Ther Adv Urol*. 2013;5:310–317.

Har AF, Croffie JM. Encopresis. *Pediatr Rev*. 2010;31:368–374.

Kajiwara M, Inoue K, Kato M, Usui A, Kurihara M, Usui T. Nocturnal enuresis and overactive bladder in children: An epidemiological study. *Int J Urol*. 2006;13:36–41.

Klages T, Geller B, Tillman R, Bolhofner K, Zimerman B. Controlled study of encopresis and enuresis in children with a prepubertal and early adolescent bipolar-I disorder phenotype. *J Am Acad Child Adolesc Psychiatry*. 2005;44:1050–1057.

Landgraf JM, Abidari J, Cilento BG Jr., Cooper CS, Schulman SL, Ortenberg J. Coping, commitment, and attitude: Quantifying the everyday burden of enuresis on children and their families. *Pediatrics*. 2004;113:334–344.

Mellon MW, Whiteside SP, Friedrich WN. The relevance of fecal soiling as an indicator of child sexual abuse: A preliminary analysis. *J Dev Behav Pediatr*. 2006;27:25–32.

Mikkelsen EJ. Elimination disorders. In: Sadock BJ, Sadock VA, Ruiz P, eds. *Kaplan & Sadock's Comprehensive Textbook of Psychiatry*. 9th ed. Vol. II. Philadelphia, PA: Lippincott Williams & Wilkins; 2009:3624.

Mugie SM, Di Lorenzo C, Benninga MA. Constipation in childhood. *Nat Rev Gastroenterol Hepatol*. 2011;8:502–511.

Nevéus T. Reboxetine in therapy-resistant enuresis: Results and pathogenetic implications. *Scand J Urol Nephrol*. 2006;40:31–34.

Pennesi M, Pitter M, Borduga A, Minisini S, Peratoner L. Behavioral therapy for primary nocturnal enuresis. *J Urol*. 2004;171:408–410.

Perrin N, Sayer L, White A. The efficacy of alarm therapy versus desmopressin therapy in the treatment of primary mono-symptomatic nocturnal enuresis: A systematic review. *Prim Health Care Res Dev*. 2015;16:21–31.

Rajindrajith S, Devanarayana NM, Benninga MA. Review article: Faecal incontinence in children: Epidemiology, pathophysiology, clinical evaluation and management. *Aliment Pharmacol Ther*. 2013;37:37–48.

Reid H, Bahar RJ. Treatment of encopresis and chronic constipation in young children: Clinical results from interactive parent-child guidance. *Clin Pediatr*. 2006;45: 157–164.

Reiner WG. Pharmacotherapy in the management of voiding and storage disorders, including enuresis and encopresis. *J Am Acad Child Adolesc Psychiatry*. 2008;47:5: 491–498.

Rowan-Legg A; Canadian Paediatric Society, Community Paediatrics Committee. Managing functional constipation in children. *Paediatr Child Health*. 2011;16: 661–670.

Rutter M, Tizard J, Yule W, Graham P, Whitmore K. Research report: Isle of Wight Studies, 1964–1974. *Psychol Med*. 1976;6:313–332.

Von Gontard A, Hollmann E. Comorbidity of functional urinary incontinence and encopresis: Somatic and behavioral associations. *J Urol*. 2004;171:2644–2647.

Yilmaz S, Bilgic A, Herguner S. Effect of OROS methylphenidate on encopresis in children with attention-deficit/hyperactivity disorder. *J Child Adolesc Psychopharmacol*. 2014;24:158–160.

15

Trastornos del sueño-vigilia

Para comprender el sueño y sus trastornos es importante comenzar con las tres características esenciales del sueño: *1)* el sueño es un proceso necesario para el funcionamiento correcto del cerebro. La falta de sueño afecta a los procesos de pensamiento, la regulación del estado de ánimo y una serie de funciones fisiológicas normales. *2)* El sueño no es un proceso único; hay varios tipos de sueño distintos que difieren tanto cualitativa como cuantitativamente. Cada tipo de sueño tiene características únicas, importancia funcional y mecanismos reguladores. La privación selectiva de un tipo particular de sueño produce un rebote compensatorio cuando se permite que un individuo duerma a voluntad. *3)* El sueño no es un proceso pasivo; durante el sueño hay un alto grado de activación y metabolismo cerebral.

La ciencia del sueño es un tema fascinante en constante crecimiento, por lo que, desafortunadamente, quizás se encuentre más allá del repertorio del psiquiatra promedio, y se remite al lector interesado a la discusión del *Tratado de psiquiatría* sobre la ciencia básica del sueño, comentada en el apartado de las neurociencias.

El sueño está regulado por diversos mecanismos básicos y, cuando fracasan, aparecen los trastornos del sueño-vigilia. Estos trastornos son peligrosos y costosos de tratar. El trastorno por hipersomnia es una afección grave y potencialmente mortal que afecta no solo al individuo somnoliento, sino también a su familia, a los compañeros de trabajo y a la sociedad en general. De hecho, los accidentes de tránsito relacionados con el sueño suponen un importante problema de seguridad pública, y algunos estados en Norteamérica han promulgado leyes penales para desalentar la conducción con sueño. Las investigaciones relacionan muchos de los importantes accidentes industriales con somnolencia. La investigación sobre la apnea obstructiva del sueño demuestra su contribución a la hipertensión, la insuficiencia cardíaca y el ictus. El coste anual directo de los trastornos del sueño-vigilia en Estados Unidos se estima en 16 000 millones de dólares, con unos costes indirectos que superan los 100 000 millones de dólares.

CARACTERÍSTICAS CLÍNICAS

Todos los trastornos de este capítulo describen las alteraciones en un sueño saludable. Entre ellos, sin embargo, hay una variación considerable. Es importante comprender las etapas del sueño y los criterios electrofisiológicos. En la tabla 15-1 y la figura 15-1 se ilustran algunas de las características del sueño normal.

Trastorno de insomnio

Las personas con insomnio tienen principalmente dificultad para conciliar el sueño, para permanecer dormidos o para despertarse temprano con dificultad para volver a dormirse, lo suficiente como para afectar a su funcionamiento. En los niños, esto puede manifestarse como resistencia a que el cuidador designe la hora de acostarse o dificultad para dormir sin algún tipo de intervención por parte del cuidador.

Trastorno de hipersomnia

La hipersomnia se refiere en términos generales a la somnolencia excesiva y al tiempo de sueño. Durante el día, las personas están somnolientas y tienen una atención reducida. La somnolencia excesiva puede ser una afección grave, debilitante y potencialmente mortal. Afecta no solo al paciente, sino a su familia, compañeros y al público. No es secundaria a los trastornos del sueño-vigilia o problemas circadianos, sino que es probable que sea resultado de alguna disfunción neurológica fundamental de la regulación del sueño.

Narcolepsia

Las personas con narcolepsia tienen un deseo irresistible de dormir y pueden quedarse dormidas de repente, incluso si no es apropiado. Además, pueden experimentar cataplejía o pérdida repentina del tono muscular, por lo general con conciencia continua, total o parcial. Reír, u otras emociones fuertes, acostumbran a actuar como desencadenantes de la cataplejía. La cataplejía oscila ampliamente, desde una debilidad transitoria en las rodillas a una parálisis total mientras el paciente está totalmente consciente. Los episodios pueden durar de varios segundos a minutos. En general, el paciente es incapaz de hablar y puede caer al suelo. Pueden producirse parálisis del sueño y alucinaciones hipnagógicas (o hipnopómpicas).

Trastornos del sueño relacionados con la respiración

Las personas que presentan trastornos del sueño relacionados con la respiración experimentan una interrupción de la respiración normal que afecta a su sueño, lo que a menudo causa excitación del SNC y, en consecuencia, somnolencia diurna. Estos trastornos incluyen entidades que abarcan desde el síndrome de resistencia de las vías aéreas superiores durante el sueño, hasta la interrupción de la respiración causada por mecanismos respiratorios centrales y la hipoventilación sin interrupción de la respiración. Los afectados pueden experimentar una interrupción de la respiración relacionada con el sueño (apnea del sueño), en la que el paciente deja de respirar durante 10 s o más durante el sueño. En cambio, pueden tener respiración reducida o *hipopnea.* La obstrucción de las vías respiratorias es el caso habitual de estas alteraciones, sin embargo la patología central (tronco encefálico) también puede ser la causa. Cuando se duerme, las interrupciones o reducciones de la respiración suelen provocar excitación del SNC, desaturación significativa de la oxihemoglobina o ambas cosas. La apnea del sueño puede ser *obstructiva, central o mixta,* según la causa.

Las características clínicas de los trastornos del sueño relacionados con la respiración varían según el mecanismo del trastorno. En la tabla 15-2 se enumeran algunos de estos síntomas.

Trastornos del ritmo circadiano de sueño-vigilia

Estos trastornos incluyen un amplio rango de entidades caracterizadas por una mala secuenciación entre los períodos de sueño deseados y reales. Este conjunto de trastornos del sueño comparte el mismo fundamento etiológico subyacente: la falta de sincronía entre el reloj biológico interno circadiano de un individuo y el ciclo de sueño-vigilia

Tabla 15-1
Fases del sueño. Criterios electrofisiológicos

	Electroencefalograma	Electrooculograma	Electromiograma
Vigilia	Bajo voltaje, actividad α con frecuencia mixta (8-13 cps) con los ojos cerrados	Movimientos oculares y parpadeos	Alta actividad tónica y movimientos voluntarios
Sueño no REM			
Fase 1	Bajo voltaje, actividad θ con frecuencia mixta (3-7 cps), ondas con vértices agudos	Movimientos oculares lentos	Actividad tónica ligeramente inferior a la de la vigilia
Fase 2	Bajo voltaje, frecuencia mixta de fondo con husos del sueño (estallidos de 12-14 cps) y complejos K (onda negativa aguda seguida de onda positiva lenta)	Ninguna	Actividad tónica baja
Fase 3	Ondas lentas (≤ 2 cps) de gran amplitud (≥ 75 μV) que ocupan del 20 % al 50 % del período	Ninguna	Actividad tónica baja
Fase 4	Ondas lentas de gran amplitud que ocupan > 50 % del período	Ninguna	Actividad tónica baja
Sueño REM	Bajo voltaje, actividad con frecuencia mixta; ondas en dientes de sierra, actividad θ y actividad α lenta	REM	Atonía tónica con movimientos bruscos

cps, ciclos por segundo; REM, movimientos oculares rápidos (*rapid eye movements*).
Criterios extraídos de Rechtchaffen A, Kales A. A *Manual of Standardized Terminology, Techniques, and Scoring System for Sleep Stages of Human Subjects*. Los Angeles, CA: Brain Information Service/UCLA Brain Research Institute; 1968, con autorización.

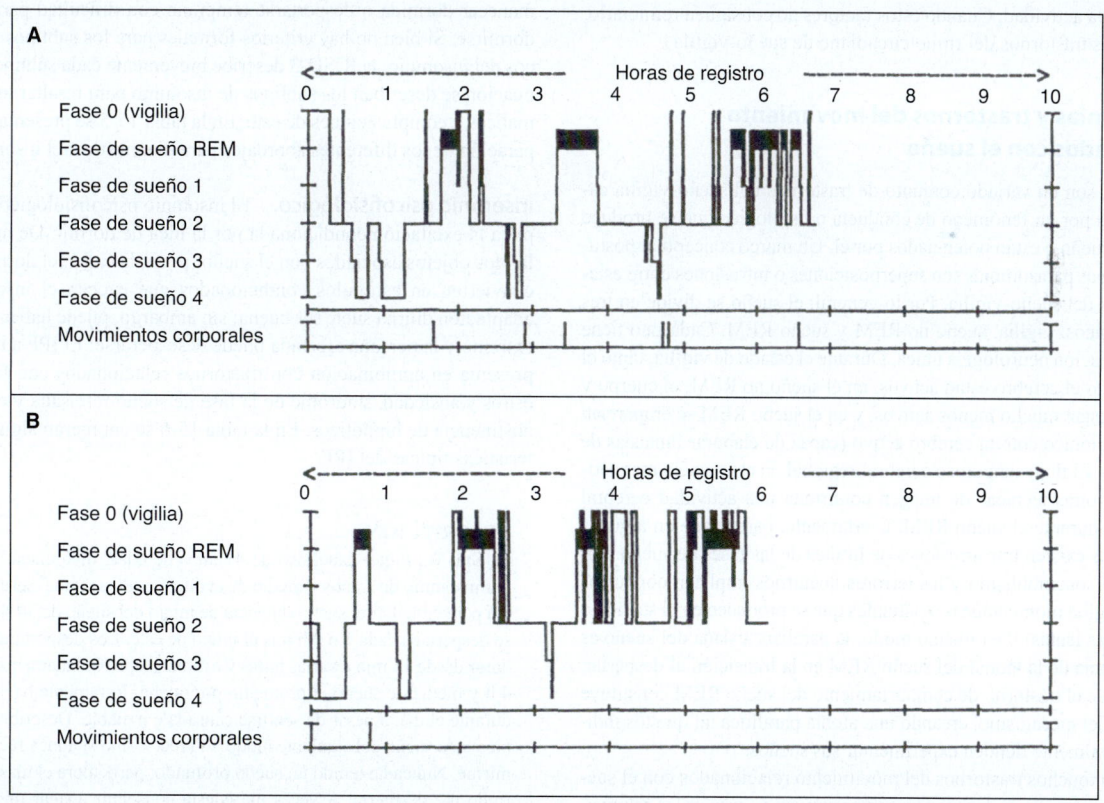

FIGURA 15-1
Histogramas del sueño que muestran sueño normal e insomnio. **A** y **B)** Histogramas de la fase del sueño que comparan el sueño normal con el de un paciente con trastorno depresivo mayor. La dificultad para mantener el sueño y los despertares matutinos son quejas comunes en los pacientes con depresión. En B se ilustran las correlaciones electrofisiológicas de estas alteraciones que en este caso empiezan tras unas 2 h de sueño. La continuidad del sueño se interrumpe a medida que se acerca la mañana. También está presente una latencia marcadamente reducida al sueño REM. Este tipo de sueño es característico de esta población de pacientes y algunos creen que refleja un desequilibrio colinérgico-aminérgico.

Tabla 15-2
Síntomas de la apnea del sueño según la causa

Apnea obstructiva del sueño
Somnolencia excesiva
Ronquidos
Obesidad
Sueño sin descanso
Despertar nocturno con asfixia o jadeo para respirar
Boca seca por la mañana
Cefaleas matutinas
Sudoración nocturna intensa

Apnea central del sueño
Interrupciones de la respiración no relacionadas con las limitaciones
    del flujo de las vías respiratorias
Insomio
Somnolencia diurna
Cefaleas matutinas

Tabla 15-3
Trastornos del movimiento relacionados con el sueño

Síndrome de las piernas inquietas
Trastorno de movimiento periódico de las extremidades
Calambres en las piernas relacionados con el sueño
Bruxismo nocturno
Trastorno de movimiento rítmico relacionado con el sueño
Mioclonías benignas de la infancia
Mioclonía proprioespinal del inicio del sueño

Trastornos del movimiento relacionados con el sueño debido a:
    Enfermedades
    Medicamentos
    Sustancias

convencional o deseado. El marcapasos se halla en el núcleo supraquiasmático. La activación de este núcleo oscila según un patrón casi sinusoidal, cuyo período es de 24 h, y el resultado se correlaciona con las fluctuaciones diarias de la temperatura corporal central. La falta de concordancia entre el reloj circadiano y los horarios deseados puede surgir por relaciones de fase inadecuadas entre ambos, de viajes a través de distintos husos horarios, o disfunciones de ritmo biológico básico. En circunstancias normales, el marcapasos circadiano interno se reinicia cada día con la luz brillante, las obligaciones sociales, los estimulantes y la actividad. Cuando estos factores no consiguen reiniciarlo, aparecen los trastornos del ritmo circadiano de sueño-vigilia.

Parasomnias y trastornos del movimiento relacionados con el sueño

En general, son un variado conjunto de trastornos del sueño-vigilia caracterizados por un fenómeno de conducta o fisiológico que se produce durante el sueño o están potenciados por él. Un marco conceptual postula que muchas parasomnias son superposiciones o intrusiones entre estados básicos del sueño-vigilia. Por lo general, el sueño se divide en tres estados básicos: vigilia, sueño no REM y sueño REM. Cada uno tiene una organización neurológica única. Durante el estado de vigilia, tanto el cuerpo como el cerebro están activos; en el sueño no REM, el cuerpo y el cerebro están mucho menos activos, y en el sueño REM se emparejan un cuerpo atónico con un cerebro activo (capaz de elaborar fantasías de los sueños). El flujo sanguíneo cerebral regional, la resonancia magnética (RM) y otras técnicas de imagen confirman una actividad cerebral aumentada durante el sueño REM. Ciertamente, parece que en algunas parasomnias existen transgresiones de límites de las fases de sueño. Por ejemplo, el sonambulismo y los terrores nocturnos implican conductas de plena vigilia momentáneas o parciales que se producen en el sueño no REM (ondas lentas). Del mismo modo, la parálisis aislada del sueño es la persistencia de la atonía del sueño REM en la transición al despertar, mientras que el trastorno de comportamiento del sueño REM constituye el fracaso del mecanismo, creando una atonía paralítica tal que los individuos literalmente tienden experimentar sus sueños.

Existen muchos trastornos del movimiento relacionados con el sueño. Estos trastornos suelen involucrar movimientos corporales relativamente simples que afectan al sueño. En la tabla 15-3 se enumeran ejemplos de estos trastornos.

DIAGNÓSTICO

Tres nosologías diferentes proporcionan sistemas de clasificación para los trastornos del sueño-vigilia: *1)* el *Manual diagnóstico y estadístico de los trastornos mentales,* 5.ª edición (DSM-5), *2)* la *Clasificación internacional de los trastornos del sueño,* 3.ª edición (ICSD-3) y *3)* la *Clasificación internacional de enfermedades,* 10.ª edición (CIE-10). La mayoría de los psiquiatras utilizan el abordaje del DSM-5. Sin embargo, los especialistas en medicina del sueño a menudo prefieren la ICSD-3. Se ha incluido una lista de trastornos del sueño-vigilia de la ICSD como referencia (tabla 15-4).

Trastorno de insomnio

Los criterios diagnósticos primarios se relacionan descriptivamente con la forma en que el insomnio afecta al sueño. Para ser diagnosticada con insomnio, la persona debe tener dificultades para conciliar el sueño, permanecer dormida o despertarse temprano con dificultad para volver a dormirse. Si bien no hay criterios formales para los subtipos diagnósticos del insomnio, la ICSD-3 describe brevemente cada subtipo. A continuación se describen los subtipos de insomnio para resaltar los posibles matices y complicaciones de este. En la tabla 15-5 se presenta una comparación de los diferentes abordajes para diagnosticar el insomnio.

Insomnio psicofisiológico.   El insomnio psicofisiológico (IPF) implica la excitación condicionada por la idea de dormir. De modo similar, los objetos asociados con el sueño (p. ej., la cama, el dormitorio) se convierten en estímulos condicionados que evocan el insomnio. La adaptación diurna suele ser buena; sin embargo, puede haber cansancio extremo y la persona afectada puede desesperarse. El IPF a menudo se presenta en combinación con trastornos relacionados con factores de estrés y ansiedad, síndrome de la fase de sueño retrasada y consumo y abstinencia de hipnóticos. En la tabla 15-6 se enumeran algunas características típicas del IPF.

DESCRIPCIÓN

La Sra. W., mujer caucásica de 41 años de edad, divorciada, consulta por insomnio de 2 años y medio de evolución. Presentaba cierta dificultad para conciliar el sueño (latencia de inicio del sueño de 30-45 min) y se despertaba cada 1 o 2 h tras el inicio de este. Los despertares podían durar desde 15 min a varias horas y estimaba aproximadamente en unas 4 h y media de sueño el promedio por noche. Raramente hacía siestas durante el día, a pesar de sentirse cansada e irritable. Describía su problema de sueño del siguiente modo: «Parece como si nunca fuera a dormirme. Nunca he tenido un sueño profundo, pero ahora el más mínimo ruido me despierta. A veces me cuesta conseguir apagar mi mente». Contemplaba el dormitorio como un lugar desagradable de falta de sueño y afirmaba: «he intentado quedarme en casa de unos amigos, que es silenciosa, pero entonces no podía dormir debido al silencio».

A veces, la Sra. W. no estaba segura de estar dormida o despierta. Tenía antecedentes de mirar el reloj (para cronometrar su vigilia), pero dejó de hacerlo cuando se dio cuenta de que empeoraba el problema. El registro del insomnio no se relacionaba con cambios estacionales, el ciclo menstrual o cambios del huso horario. Su hábito básico de sueño

Tabla 15-4
Esquema de la *Clasificación internacional de los trastornos del sueño*, 3.ª edición

I. Insomnio
  A. Trastorno de insomnio crónico
  B. Trastorno de insomnio a corto plazo
  C. Otro trastorno de insomnio
  D. Síntomas aislados y variantes normales
    1. Tiempo excesivo en la cama
    2. Persona que duerme poco

II. Trastornos del sueño relacionados con la respiración
  A. Síndromes de apnea obstructiva del sueño
    1. Síndrome de apnea obstructiva del sueño del adulto
    2. Síndrome de apnea obstructiva del sueño pediátrico
  B. Síndromes de apnea central del sueño
    1. Apnea central del sueño con patrón de respiración de Cheyne-Stokes
    2. Apnea central del sueño debida a un trastorno médico sin patrón de respiración de Cheyne-Stokes
    3. Apnea central del sueño debida a respiración periódica por altitud
    4. Apnea central del sueño debida a fármacos o sustancias
    5. Apnea central del sueño primaria
    6. Apnea central del sueño primaria de la infancia
    7. Apnea central del sueño primaria del prematuro
    8. Apnea central del sueño emergente por tratamiento
  C. Trastornos del sueño relacionados con hipoventilación
    1. Síndrome de hipoventilación por obesidad
    2. Síndrome de hipoventilación alveolar central congénita
    3. Hipoventilación central de inicio tardío y disfunción hipotalámica
    4. Hipoventilación alveolar central idiopática
    5. Hipoventilación relacionada con el sueño debida a un medicamento o sustancia
    6. Hipoventilación relacionada con el sueño debida a un trastorno médico
  D. Trastorno de hipoxemia relacionado con el sueño
    1. Hipoxemia relacionada con el sueño
  E. Síntomas aislados y variantes normales
    1. Ronquidos
    2. Catatrenia

III. Trastornos de hipersomnolencia central
  A. Narcolepsia tipo 1
  B. Narcolepsia tipo 2
  C. Hipersomnia idiopática
  D. Síndrome de Kleine-Levin
  E. Hipersomnia debida a un trastorno médico
  F. Hipersomnia debida a un medicamento o sustancia
  G. Hipersomnia asociada a un trastorno psiquiátrico
  H. Síndrome de sueño insuficiente
  I. Síntomas aislados y variantes normales
    1. Persona que duerme mucho

IV. Trastornos del ritmo circadiano de sueño-vigilia
  A. Trastorno de la fase tardía del sueño-vigilia
  B. Trastorno de la fase avanzada del sueño-vigilia
  C. Trastorno del sueño-vigilia de ritmo irregular
  D. Trastorno del sueño-vigilia de ritmo no ajustado a las 24 h
  E. Trastorno del trabajo por turnos
  F. Trastorno de *jet lag*
  G. Trastorno del ritmo circadiano de sueño-vigilia no especificado de otra manera

V. Parasomnias
  A. Parasomnias relacionadas con el sueño no REM
    1. Despertares confusionales
    2. Sonambulismo
    3. Terrores nocturnos
    4. Trastorno alimentario relacionado con el sueño
  B. Parasomnias relacionadas con el sueño REM
    1. Trastorno de la conducta del sueño REM
    2. Parálisis del sueño aislada recurrente
    3. Trastorno de pesadillas
  C. Otras parasomnias
    1. Síndrome de la cabeza explosiva
    2. Alucinaciones relacionadas con el sueño
    3. Enuresis nocturna
    4. Parasomnia debida a un trastorno médico
    5. Parasomnia debida a un medicamento o sustancia
    6. Parasomnia no especificada
    7. Síntomas aislados y variantes normales
      a. Somniloquia (hablar en sueños)

VI. Trastornos del movimiento relacionados con el sueño
  A. Síndrome de las piernas inquietas
  B. Trastorno del movimiento periódico de las extremidades
  C. Calambres en las piernas relacionados con el sueño
  D. Bruxismo nocturno
  E. Trastorno del movimiento rítmico relacionado con el sueño
  F. Mioclonías benignas del sueño de la infancia
  G. Mioclonía proprioespinal del inicio del sueño
  H. Trastorno del movimiento relacionado con el sueño debido a un trastorno médico
  I. Trastorno del movimiento relacionado con el sueño debido a un medicamento o sustancia
  J. Trastorno del movimiento relacionado con el sueño, no especificado
  K. Síntomas aislados y variantes normales
    1. Mioclonías fragmentarias excesivas
    2. Temblores hipnagógicos de pies y activación muscular alternante de las piernas
    3. Sacudidas del sueño (sacudida hípnica)

VII. Otros trastornos del sueño

era bueno. No presentaba alteración del apetito ni de la libido. Negaba trastornos del estado de ánimo, salvo que se sentía bastante frustrada y preocupada respecto a la falta de sueño y sus consecuencias sobre su trabajo. Su trabajo consistía en estar sentada ante el microscopio durante la jornada laboral, de entre 6 y 9 h, y documentar meticulosamente sus hallazgos. Su rendimiento final no se había afectado, pero tenía que hacer una «doble comprobación» para asegurar la exactitud.

Se describía a sí misma como luchadora y una personalidad de tipo A. No sabía cómo relajarse. Por ejemplo, en vacaciones se preocupaba continuamente por si algo podía salir mal. Ni siquiera podía relajarse hasta que había llegado al destino, se había registrado y deshecho el equipaje. Aun entonces, era incapaz de relajarse.

Entre sus antecedentes personales no había nada que destacar, salvo una amigdalectomía (a los 16 años), migrañas (actuales) e hipercolesterolemia controlada con dieta. Tomaba naproxeno en caso de cefalea. No tomaba bebidas con cafeína ni alcohol y no fumaba. No consumía drogas.

El problema del insomnio empezó a raíz de un cambio de ciudad y un nuevo trabajo. Atribuía su insomnio al ruidoso vecindario en el que residía. La primera vez que consultó en busca de tratamiento había sido hacía 18 meses. Su médico de familia le diagnosticó depresión e inició tratamiento con fluoxetina, que la «hacía subirse por las paredes». Probó a continuación antihistamínicos, con resultados similares. Cambió entonces a dosis bajas de trazodona (para dormir) y presentó náuseas. Después de estas indicaciones terapéuticas, cambió de médico. Se le prescribieron 5 mg de zolpidem, pero la hacían sentirse drogada y, al retirarlo, presentó síndrome de abstinencia. Otro médico de familia le diagnosticó «trastorno de ansiedad no especificado» y empezó tratamiento con buspirona, experiencia que ella describía como «tener un alienígena intentando salir trepando por mi piel». Se suspendió la buspirona y se intentó el tratamiento con paroxetina durante 8 semanas, sin resultados.

Finalmente, consultó a un psiquiatra que le diagnosticó trastorno por déficit de atención del adulto (sin hiperactividad) y sugirió tratamiento

Tabla 15-5
Trastorno de insomnio

	DSM-5	ICSD-3	CIE-10
Nombre	Trastorno de insomnio	Trastorno de insomnio	Trastornos para iniciar y mantener el sueño (insomnio)
Duración	Los síntomas ocurren al menos 3 noches por semana y duran al menos 3 meses	Ocurre al menos 3 veces por semana	
Síntomas	Insatisfacción con la calidad del sueño debido a: • Dificultad para conciliar el sueño • Dificultad para mantener el sueño • Despertares por la mañana temprano	1. Problema para iniciar o mantener el sueño 2. Los síntomas ocurren a pesar tener oportunidades adecuadas para dormir 3. Los síntomas tienen consecuencias durante el día debido a la falta de sueño	Trastornos caracterizados por dificultades para conciliar el sueño y/o permanecer dormido
N.º de síntomas necesarios	Cualquiera de los anteriores	Los tres síntomas anteriores	
Exclusión (no es resultado de):	Afección médica Un medicamento o sustancia Otro trastorno del sueño-vigilia Pocas oportunidades para dormir		Pesadillas Trastornos del sueño no orgánicos Terrores nocturnos Sonambulismo
Impacto psicosocial	Causa malestar significativo y/o deterioro en el funcionamiento	Se requiere la presencia de deterioro/ consecuencias diurnas significativas secundarias a problemas del sueño	
Especificadores de los síntomas	• **Con trastorno mental concurrente no relacionado con el sueño** (incluido el trastorno por consumo de sustancias) • **Con otra afección médica concurrente** • **Con otro trastorno del sueño**		
Especificadores de la gravedad			
Especificadores del curso	**Episódico** (que dura de 1 a 3 meses) **Persistente** (que dura ≥ 3 meses) **Recurrente** (dos o más episodios que ocurren dentro de 1 año)	**Trastorno de insomnio a corto plazo:** < 3 meses **Trastorno de insomnio crónico:** ≥ 3 meses	
Comentarios		Ocurre a menudo en el contexto de un factor estresante agudo	

con metilfenidato. En ese momento la paciente estaba convencida de que un estimulante no ayudaría a resolver su insomnio, y solicitó una derivación al centro de trastornos del sueño.

DISCUSIÓN

Los síntomas de la Sra. W. se encontraban en la amplia categoría del insomnio y habían empezado después de su traslado de una ciudad a otra. El trastorno del sueño ambiental (ruido) y el trastorno de conciliación del sueño (nuevo empleo, ciudad y vivienda) eran, probablemente, los diagnósticos iniciales. Sin embargo, un problema crónico, endógeno, se había reactivado. La Sra. W. era «luchadora» y meticulosa, pero no llegaba a cumplir los criterios diagnósticos de trastorno de la personalidad y de ansiedad. La disomnia asociada al trastorno del estado de ánimo debe considerarse en cualquier paciente con problemas de insomnio para mantener el sueño y despertar pronto por la mañana. Sin embargo, esta paciente no presentaba otros signos significativos de depresión. Por desgracia, muchos pacientes son diagnosticados erróneamente con depresión o «depresión enmascarada» solo por referir insomnio, y son tratados con fármacos antidepresivos sin éxito. El trabajo de la Sra. W. exigía muchas horas de estricta concentración. La realización de su trabajo había sido excelente durante muchos años a pesar del insomnio, por lo que un diagnóstico de déficit de atención era poco probable. El diagnóstico de insomnio idiopático implica una afectación en la infancia que la Sra. W. negaba.

El diagnóstico de trabajo probable era el de insomnio psicofisiológico. Puede haber existido cierta percepción errónea del estado del sueño (a veces ella no tenía claro si estaba despierta o dormida), pero no sería adecuado considerarlo en el conjunto de síntomas. Un plan terapéutico inicial debería incluir más información sobre el patrón del sueño, proporcionada por un registro de sueño. Los tratamientos conductuales probablemente van a ser beneficiosos en esta paciente. Los fármacos con efectos sedantes a veces son útiles en el tratamiento inicial del insomnio psicofisiológico, pero hasta ahora han ocasionado más daño que beneficio en esta paciente. Probablemente sea una paciente difícil de tratar.

Insomnio idiopático. El insomnio idiopático caracteriza a los pacientes con la incapacidad para dormir lo suficiente durante su vida. El

Tabla 15-6
Algunas características del insomnio psicofisiológico

1. Preocupación excesiva por no poder dormir
2. Esforzarse demasiado por dormir
3. Rumiación: incapacidad para despejar la mente mientras intenta dormir
4. Aumento de la tensión muscular al acostarse
5. Otras manifestaciones somáticas de ansiedad
6. Capacidad para conciliar el sueño cuando no lo intenta (p. ej., mientras mira televisión)
7. Dormir mejor fuera del dormitorio de la persona

insomnio es previo a cualquier condición psiquiátrica, y hay que descartar o tratar otras etiologías, como IPF, factores ambientales que afectan al sueño y mala higiene del sueño.

Insomnio paradójico.

El insomnio paradójico, en esencia, implica una disociación entre el sueño y la inconsciencia habitual que lo acompaña. En el insomnio paradójico, una persona piensa que está despierta y que tiene insomnio a pesar de que el patrón de actividad electrofisiológica del cerebro es compatible con un sueño saludable. Se debe considerar este trastorno cuando un paciente se queja de dificultad para iniciar o mantener el sueño sin ninguna evidencia objetiva de interrupción del sueño. El insomnio paradójico puede ocurrir en personas que no padecen psicopatología; sin embargo, puede representar un delirio somático o hipocondría. Algunos pacientes con insomnio paradójico tienen características obsesivas respecto a las funciones corporales.

Higiene del sueño inadecuada.

La higiene del sueño inadecuada se refiere al insomnio producido por conductas que no conducen a un buen sueño. Muchos comportamientos pueden interferir con el sueño. Algunos aumentan la excitación, por ejemplo, consumir cafeína o nicotina por la noche o participar en una estimulación emocional o física excesiva unas pocas horas antes de acostarse. Otros comportamientos interfieren con la arquitectura del sueño, incluidas las siestas durante el día y una variación significativa del horario diario de sueño y vigilia.

Insomnio conductual de la infancia.

Los niños con este subtipo de insomnio dependen de la estimulación, los objetos o el entorno específico para iniciar el sueño o volverse a dormir. Por ejemplo, sin la presencia de un animal de peluche o un padre, el niño tiene problemas para conciliar el sueño. Alternativamente, si el cuidador no establece adecuadamente los límites, la hora de dormir se retrasa («Papá, tengo sed, ¿puedo traer un poco de agua?») o se niega a dormir («¡No estoy cansado! ¡No quiero irme a dormir!»).

Insomnio comórbido con un trastorno mental.

Este tipo de insomnio es el más habitual. Los centros para el tratamiento de los trastornos del sueño informan de que el 35 % de los pacientes con insomnio tienen un trastorno mental. De estos, el trastorno depresivo mayor (TDM) es el más frecuente. Otros trastornos comunes incluyen el trastorno bipolar, la esquizofrenia y el trastorno de ansiedad generalizada.

Insomnio comórbido con una afección médica.

El insomnio acompaña a muchas afecciones médicas y neurológicas. Dado el potencial del dolor para perturbar el sueño, todas las afecciones médicas que producen dolor pueden (y generalmente lo hacen) alterar el sueño. Por desgracia existe una sinergia entre el dolor y el sueño, de modo que la falta de sueño reduce el umbral del dolor. Este círculo vicioso puede presentar un desafío terapéutico difícil. Sin embargo, reducir el dolor también puede mejorar el sueño y viceversa. En otras condiciones médicas, la alteración del sueño parece ser secundaria. Por ejemplo, los pacientes con enfermedad por reflujo gastroesofágico (ERGE) relacionada con el sueño a menudo tienen insomnio. El tratamiento del reflujo

mejora el sueño, pero los tratamientos para el insomnio rara vez alivian la ERGE nocturna. Los pacientes con enfermedad pulmonar obstructiva crónica (EPOC) suelen sufrir de insomnio tanto para iniciar como para mantener el sueño. Los trastornos neurodegenerativos también se asocian con frecuencia con trastornos del sueño-vigilia.

Insomnio por consumo de drogas u otras sustancias.

Muchos medicamentos recetados, incluso cuando se toman correctamente, pueden alterar el sueño. En la tabla 15-7 se enumeran algunos ejemplos frecuentes.

El consumo de alcohol e hipnóticos inicialmente promueve el inicio del sueño debido a sus propiedades sedantes. El problema ocurre cuando la calidad del sueño se ve afectada de forma negativa, se desarrolla tolerancia después del consumo crónico o cuando empieza la abstinencia. El alcohol puede relajar cuando una persona está tensa y, por lo tanto, disminuir la latencia para dormir; sin embargo, más tarde durante la noche el sueño suele estar fragmentado por los despertares. A medida que se desarrolla tolerancia al alcohol, se necesitan mayores cantidades o dosis más frecuentes para mantener los efectos. Además, durante la abstinencia o después de que se desarrolla tolerancia, el insomnio puede pasar a un nivel más grave que el trastorno inicial.

La cafeína (el ingrediente activo del café) y la teobromina (el ingrediente activo del chocolate) son metilxantinas y actúan como psicoestimulantes en el sistema nervioso central (SNC). Los psicoestimulantes aumentan la latencia del sueño, reducen su eficiencia y disminuyen el tiempo total de sueño. La vida media de la cafeína es de 3 a 7 h y puede interferir con el sueño cuando se consume en grandes cantidades durante el día o incluso en porciones más pequeñas cerca de la hora de acostarse. Algunas personas son hipersensibles a las metilxantinas, y cualquier café o chocolate puede provocar dificultad para conciliar el sueño o despertar después de un par de horas de sueño con dificultad para volver a dormir.

Por último, el abuso de sustancias ilegales, en particular estimulantes (como la cocaína y las anfetaminas), interfiere con el inicio y el mantenimiento del sueño. A diferencia del alcohol, la interrupción de estas sustancias provocará hipersomnolencia.

Trastorno por hipersomnia

El DSM-5 incluye el trastorno por hipersomnia como un diagnóstico discreto, mientras que la ICSD y la CIE lo consideran de forma más amplia. La ICSD lo clasifica como «hipersomnia idiopática» y cuestiona si se trata de un trastorno único o más bien de un grupo de trastornos con diferentes causas subyacentes. En la tabla 15-8 se comparan los diferentes abordajes para diagnosticar hipersomnolencia.

En general, este trastorno se debe considerar cuando un paciente se queja de sentirse somnoliento con frecuencia a pesar de haber dormido lo suficiente. Pueden hacer siestas durante el día. A pesar de dormir lo suficiente, no se sienten descansados al despertar.

Síndrome de Kleine-Levin.

Es una enfermedad relativamente rara que consiste en períodos recurrentes de sueño prolongado (de los cuales se puede despertar) con otros interpuestos de sueño normal y despertares en estado de alerta. Durante los episodios de hipersomnia, los períodos de vigilia suelen estar caracterizados por el distanciamiento de los contactos sociales y el regreso a la cama a la primera oportunidad. El síndrome de Kleine-Levin es la hipersomnia recurrente más reconocida, aunque es poco frecuente. Afecta principalmente a los hombres al inicio de la adolescencia, aunque también puede afectar a mujeres y personas mayores. Con pocas excepciones, el primer ataque se produce entre los 10 y los 21 años. Sin embargo, hay algunos informes de aparición en la cuarta y quinta décadas de la vida. En su forma clásica, los episodios recurrentes incluyen somnolencia extrema (períodos de sueño de 18 a 20 h), apetito voraz, hipersexualidad y desinhibición (p. ej., agresión). Los episodios suelen durar desde unos días hasta varias semanas y aparecen de una a diez veces al año. Puede presentar-

Tabla 15-7
Fármacos y otras sustancias que causan insomnio

Fármacos antiparkinsonianos
Descongestionantes (p. ej., pseudoefedrina)
Anoréxicos
Estimulantes
Medicamentos antiepilépticos
Antidepresivos ISRS
Cafeína
Alcohol (insomnio de rebote)
Sedantes (insomnio de rebote)

Tabla 15-8
Trastorno por hipersomnia

	DSM-5	ICSD-3	CIE-10
Nombre	Trastorno por hipersomnia	Hipersomnia idiopática	Hipersomnia no orgánica
Duración	≥ 3 veces por semana durante al menos 3 meses		
Síntomas	Múltiples episodios de sueño en el mismo día El sueño principal dura más de 9 h, pero no es reparador Dificultad para despertar por completo al levantarse	Somnolencia subjetiva El test de latencia múltiple del sueño (TLMS) indica una latencia media del sueño ≤ 8 min < 2 períodos de movimiento ocular rápido al inicio del sueño en el TLMS y la polisomnografía nocturna	Exceso de somnolencia diurna Episodios de sueño intenso Dificultad para despertar por completo al levantarse
N.º de síntomas necesarios	Al menos uno de los anteriores	Todos los anteriores	
Exclusión (no es resultado de):	Otro trastorno del sueño Consumo de sustancias Otro trastorno mental o médico	Cataplejía Insuficiencia de hipocretina 1 Privación del sueño Otras causas de hipersomnolencia	Causa médica Narcolepsia
Impacto psicosocial	Malestar significativo y/o deterioro en el funcionamiento		
Especificadores de los síntomas	Con trastorno mental Con afección médica Con otro trastorno del sueño		
Especificadores de la gravedad	Leve: ocurre de 1 a 2 días a la semana Moderado: ocurre de 3 a 4 días a la semana Grave: ocurre de 5 a 7 días a la semana		
Especificadores del curso	Agudo: < 1 mes Subagudo: 1-3 meses Persistente: > 3 meses		
Comentarios		No está claro si se trata de un trastorno único o múltiple con diferentes mecanismos subyacentes	Esto suele estar asociado con algún otro trastorno mental

se una forma de hipersomnolencia monosintomática. El trastorno suele ser esporádico, pero se presentan casos familiares.

Narcolepsia

En la tabla 15-9 se enumeran los criterios para la narcolepsia. Las personas con narcolepsia tienen episodios de necesidad irrefrenable de dormir, períodos de sueño o siestas frecuentes. El descubrimiento de que la narcolepsia está fuertemente asociada con un déficit de hipocretina (orexina) cambió radicalmente la práctica diagnóstica. La cataplejía se había considerado una característica central del trastorno, pero ahora se sabe que existen variantes sin cataplejía.

Trastornos del sueño relacionados con la respiración

El DSM-5 incluye tres trastornos en la categoría de trastornos del sueño-vigilia relacionados con la respiración: apnea-hipopnea obstructiva del sueño, apnea central del sueño e hipoventilación relacionada con el sueño. En la tabla 15-10 se comparan los abordajes del diagnóstico de estos trastornos.

Apnea-hipopnea obstructiva del sueño. La apnea-hipopnea obstructiva del sueño, comúnmente llamada apnea obstructiva del sueño (AOS), se presenta cuando las vías respiratorias colapsan parcial o totalmente durante el sueño. La disminución de la saturación de oxígeno y el aumento del esfuerzo respiratorio provocan despertares y fragmentación del sueño. Los factores predisponentes para la AOS son ser hombre, llegar a la mediana edad, tener obesidad y tener micrognatia (mandíbula inferior de tamaño insuficiente), retrognatia (mandíbula inferior en posi-

ción posterior), anomalías nasofaríngeas, hipotiroidismo y acromegalia. Los pacientes con AOS también pueden padecer hipertensión, trastorno eréctil en los hombres, depresión, insuficiencia cardíaca, nicturia, policitemia y deterioro de la memoria como resultado de la apnea-hipopnea obstructiva del sueño. Los episodios de apnea-hipopnea obstructiva pueden ocurrir en cualquier etapa del sueño, pero son más típicos durante el sueño REM, la fase 1 del sueño no REM y la fase 2 del sueño no REM.

El Sr. J es un hombre afroamericano soltero de 28 años con antecedentes de aproximadamente 10 años de episodios de fatiga y somnolencia durante el día. Comenzó a reconocer la somnolencia diurna como un problema en su primer año de universidad cuando se quedaba dormido en clase o en su habitación.

Admite que su horario de sueño y vigilia se interrumpió cuando iba a la universidad porque hacía largas siestas y luego tenía que quedarse despierto hasta la 1:00 a.m. o las 2:00 a.m. para completar sus estudios. Sus calificaciones y su vida social se vieron afectadas, y se describe a sí mismo como deprimido, aislado y sin esperanzas sobre su futuro como contable público titulado.

El Sr. J explica que cuando era niño dormía «normalmente». En la escuela secundaria se sentía mejor con 10 h de sueño por noche y su rendimiento durante el día era normal. Niega el abuso de alcohol o drogas. No fuma y bebe de 8 a 10 tazas de café al día. Los antecedentes familiares son negativos para trastornos del sueño-vigilia o psiquiátricos conocidos. Los hallazgos de la exploración física no son relevantes, excepto por el índice de masa corporal (IMC) de 29. Los análisis de rutina fueron normales, incluida la TSH. La somnolencia excesiva del Sr. J ha continuado hasta el día de hoy, a pesar de algunas mejoras

Tabla 15-9
Narcolepsia

	DSM-5	ICSD-3	CIE-10
Nombre	Narcolepsia	Narcolepsia	Narcolepsia y cataplejía
Duración	≥ 3 veces por semana durante al menos 3 meses		

Síntomas	Somnolencia diurna excesiva con
	• Cataplejía
	• Deficiencia de hipocretina en el LCR
	• Latencia del sueño REM
	  • ≤ 15 min en la polisomnografía
	  • O latencia media del sueño ≤ 8 min en múltiples pruebas de latencia del sueño con ≥ períodos de sueño REM al inicio del sueño
		1. Somnolencia excesiva
		2. Cataplejía y/o insuficiencia de hipocretina 1
		3. Latencia media del sueño de ≤ 8 min y dos períodos de movimientos oculares rápidos al inicio del sueño en los 15 min del inicio del sueño
			Episodios de somnolencia diurna que ocurren a pesar del sueño adecuado y, a menudo, se asocian con cataplejía y lapsos incontrolables de conciencia

N.º de síntomas necesarios	Se requiere somnolencia diurna excesiva, así como al menos otro síntoma de los anteriores	**Tipo 1:** se cumplen todos los criterios anteriores **Tipo 2:** ausencia de cataplejía y/o insuficiencia de hipocretina 1	
Exclusión (no es resultado de):	Trastorno por consumo de sustancias Otro trastorno del sueño-vigilia	Privación del sueño Otro trastorno relacionado con el sueño	Pesadillas Trastornos del sueño no orgánicos Terrores nocturnos Sonambulismo
Especificadores de los síntomas	**Narcolepsia sin cataplejía pero con deficiencia de hipocretina** **Narcolepsia con cataplejía pero sin deficiencia de hipocretina** **Ataxia cerebelosa autosómica dominante, sordera y narcolepsia** (debido a una mutación genética y caracterizada por un inicio tardío en los 30 y 40 años) **Narcolepsia autosómica dominante, obesidad y diabetes de tipo 2** (asociada con una mutación en el gen de la glucoproteína mielina de los oligodendrocitos) **Narcolepsia secundaria a otra afección médica**	**Tipos 1 y 2** (v. arriba)	
Especificadores de la gravedad	**Leve:** < 1 vez por semana, 1-2 siestas superficiales diarias o sueño intermitentemente alterado **Moderado:** cataplejía aproximadamente 1 vez al día. Interrupción del sueño, necesidad de varias siestas **Grave:** casi constante. Múltiples ataques al día. Interrupción del sueño. Resistente a los medicamentos		

en la higiene del sueño. Las mejoras incluyen mayor regularidad a la hora de acostarse, tratar de no hacer siestas y una tortuosa prueba de 1 mes sin cafeína. Persiste la disforia y el desánimo por su futuro, culpando a su somnolencia crónica como el impedimento continuo para sus planes de vida. Dice «estar cansado de estar cansado».

Actualmente, su hora de acostarse es entre las 10:00 p.m. y las 10:30 p.m.; su despertador está programado para las 6:30 a.m. Se queda dormido al menos una vez a la semana los días laborables y duerme desde las 10:30 p.m. hasta las 10:00 a.m. los fines de semana para «ponerse al día». Tiene dificultades para despertarse y se siente poco o levemente descansado. Beber de seis a ocho tazas de café por la mañana le ayuda a no quedarse dormido durante la mañana. Afortunadamente, trabaja de forma independiente y puede programar citas con los clientes durante el tiempo que está relativamente despierto. Después del almuerzo, suele quedarse dormido frente al ordenador mientras trabaja. Duerme de 20 a 60 min y, por lo general, su secretaria lo despierta. Luego bebe otras dos tazas de café y continúa con su trabajo. Las siestas inesperadas también pueden producirse al final de la tarde o por la noche, y ha «cabeceado» mientras conduce. Duerme solo; sin embargo, le han dicho que ronca fuerte. No se despierta jadeando ni ahogándose. Niega las alucinaciones hipnagógicas y la parálisis del sueño, pero cree que puede sentirse débil después de las raras ocasiones en las que participa en una discusión acalorada.

DISCUSIÓN

El Sr. J padece hipersomnia. Los más congruentes con su historia son el síndrome de apnea obstructiva del sueño, hipersomnia idiopática, privación del sueño en alguien que duerme mucho, disomnia asociada con trastorno del estado de ánimo y narcolepsia. Los síntomas auxiliares de la narcolepsia están ausentes, con la posible excepción de la cataplejía. Cuando la cataplejía es clara, el diagnóstico de narcolepsia está indicado. Sin embargo, la posible debilidad infrecuente del Sr. J durante las discusiones acaloradas es dudosa para cataplejía. Su deseo persistente de un período de sueño de 10 h sería inusual para un paciente con narcolepsia.

Una persona que duerme mucho o con hipersomnia idiopática requiere períodos prolongados de sueño y puede despertarse aturdida al igual que el Sr. J. La principal característica diferencial es que siempre que se le da la oportunidad de tener un período de sueño nocturno completo (generalmente de 10 a 12 h), aquel quien duerme mucho

Tabla 15-10
Trastornos del sueño relacionados con la respiración

	DSM-5	ICSD-3	CIE-10

Nombre	Trastornos del sueño relacionados con la respiración
	• **Apnea-hipopnea obstructiva del sueño**
	• **Apnea central del sueño**
	• **Hipoventilación relacionada con el sueño**
		Trastornos respiratorios relacionados con el sueño:
		• **Síndromes de apnea central del sueño**
		  • Apnea central del sueño con patrón de respiración de Cheyne-Stokes
		  • Apnea central del sueño debida a un trastorno médico sin patrón de respiración de Cheyne-Stokes
		  • Apnea central del sueño debida a la respiración periódica por altitud
		  • Apnea central del sueño primaria
		• **Trastornos de apnea obstructiva del sueño**
		• **Trastornos del sueño relacionados con hipoventilación**
		  • Síndrome de hipoventilación por obesidad
		  • Síndrome de hipoventilación alveolar central congénita
		  • Hipoventilación central de inicio tardío con disfunción hipotalámica
		  • Hipoventilación alveolar central idiopática
			Apnea del sueño
			Central
			Obstructiva

Síntomas	<u>**Apnea-hipopnea obstructiva del sueño:**</u> Evidencia de ≤ 5 apneas obstructivas o hipopneas por hora de sueño en la polisomnografía con: • Alteración de la respiración nocturna (es decir, ronquidos, pausas respiratorias) • Somnolencia diurna, fatiga Evidencia de más de 15 apneas obstructivas y/o hipopneas por hora de sueño en la polisomnografía <u>**Apnea central del sueño:**</u> 5+ apneas centrales por hora de sueño en la polisomnografía <u>**Hipoventilación relacionada con el sueño:**</u> Disminución de la respiración que causa un aumento de los niveles de CO_2, correlacionado en la polisomnografía	<u>**Apnea-hipopnea obstructiva del sueño:**</u> Más de 15 episodios por hora de sueño en la polisomnografía O 5 episodios obstructivos por hora en la polisomnografía con síntomas diurnos de fatiga o somnolencia <u>**Apnea central del sueño:**</u> Los síntomas anteriores que persisten a pesar de que la presión positiva de la vía aérea alivia una obstrucción <u>**Hipoventilación relacionada con el sueño:**</u> ↑ CO_2 alveolar (medición directa o medición de CO_2 al final de la espiración) *Para el síndrome de hipoventilación por obesidad:* ↑ $PaCO_2$ durante el día (> 45 mm Hg) en un paciente con un IMC > 30 kg/m²	
N.º de síntomas necesarios	**Apnea-hipopnea obstructiva del sueño:** debe cumplirse uno de los criterios anteriores **Apnea central del sueño:** se cumplen todos los criterios anteriores **Hipoventilación relacionada con el sueño:** se cumplen todos los criterios anteriores	**Apnea-hipopnea obstructiva del sueño:** debe cumplirse uno de los criterios anteriores **Apnea central del sueño:** se cumplen todos los criterios anteriores **Hipoventilación relacionada con el sueño:** se cumplen todos los criterios anteriores	
Exclusión (no es resultado de):	Otro trastorno del sueño-vigilia Consumo de una sustancia o medicamento	Otro trastorno del sueño Consumo de una sustancia o medicamento	Síndrome de Pickwick Apnea del sueño del recién nacido
Especificadores de los síntomas	<u>Apnea-hipopnea obstructiva del sueño:</u> no aplica <u>Apnea central del sueño:</u> • **Apnea central del sueño idiopática** • **Respiración de Cheyne-Stokes** • **Apnea central del sueño con consumo concurrente de opiáceos** <u>Hipoventilación relacionada con el sueño:</u> • **Hipoventilación idiopática** • **Hipoventilación alveolar central congénita** • **Hipoventilación concurrente relacionada con el sueño**		

Continúa

no experimenta somnolencia diurna excesiva. Además, puede haber disfunción del sistema nervioso autónomo asociada o evidencia polisomnográfica de un porcentaje elevado de ondas lentas de sueño en pacientes con hipersomnia idiopática.

La somnolencia asociada con trastorno depresivo persistente leve puede ser difícil de diferenciar de otras causas de hipersomnolencia. La polisomnografía, la entrevista psiquiátrica y las pruebas psicométricas pueden resultar útiles. El Sr. J relaciona su disforia con la

Tabla 15-10
Trastornos del sueño relacionados con la respiración *(cont.)*

	DSM-5	ICSD-3	CIE-10
Especificadores de la gravedad	Apnea-hipopnea obstructiva del sueño: **Leve:** índice de apnea hipopnea < 15 **Moderado:** índice de apnea hipopnea 15-30 **Grave:** índice de apnea hipopnea > 30 Apnea central del sueño: Gravedad basada en la frecuencia de las alteraciones respiratorias, así como en la gravedad de la desaturación de oxígeno/fragmentación del sueño Hipoventilación relacionada con el sueño: Gravedad basada en el grado de hipoxemia/hipercapnia, además de la presencia de deterioro de órganos diana. La anomalía de los gases sanguíneos durante la vigilia es indicador de una enfermedad más grave		

somnolencia y no al revés; no obstante, se debe considerar una disomnia asociada con un trastorno del estado de ánimo.

El síndrome de apnea obstructiva del sueño es una posibilidad importante. El Sr. J tiene sobrepeso (IMC = 29) y ronca fuerte. Muchos pacientes no se dan cuenta de que están jadeando o ahogándose para respirar. A menudo, los miembros de la familia presencian la interrupción de la respiración durante el sueño e instan a los pacientes a buscar tratamiento. Sin embargo, el Sr. J vive y duerme solo.

Se recomienda la polisomnografía en pacientes con sospecha de síndrome de apnea obstructiva del sueño, narcolepsia o hipersomnia idiopática. Estos trastornos suelen requerir tratamiento de por vida y tienen una morbilidad y mortalidad significativas si no se tratan.

Apnea central del sueño (ACS).

La apnea central del sueño es la disminución del esfuerzo respiratorio. Hay muchas causas posibles, el DSM define tres: ACS idiopática, respiración de Cheyne-Stokes y ACS con consumo concurrente de opiáceos. Otras causas incluyen insuficiencia cardíaca, gran altitud, lesiones del tronco encefálico, afecciones metabólicas, fármacos o sustancias específicas (depresores del SNC), anomalías congénitas y tratamiento con presión positiva de la vía aérea (PAP, *positive airway pressure*). La característica fundamental que une los diversos síndromes de la ACS es que la respiración disminuida no está causada por la obstrucción de las vías respiratorias. La ICSD-3 incluye varios subtipos de ACS además de los incluidos en el DSM-5, que se abordan a continuación, junto con los subtipos del DSM-5.

APNEA CENTRAL DEL SUEÑO IDIOPÁTICA. Los pacientes presentan típicamente una presión de dióxido de carbono arterial ($PaCO_2$) normal cuando están despiertos y tienen una respuesta ventilatoria alta al CO_2. Muestran somnolencia diurna, insomnio o despertares con falta de aliento. Los ceses de la respiración durante el sueño se producen independientemente del trabajo ventilatorio. La polisomnografía muestra cinco apneas centrales o más por hora de sueño.

RESPIRACIÓN DE CHEYNE-STOKES. Es un patrón respiratorio único que se caracteriza por hiperpneas prolongadas durante las cuales el volumen corriente crece y decrece gradualmente, en crescendo-decrescendo. Se alternan hiperpneas con episodios de apnea e hipopnea asociados a un trabajo ventilatorio reducido. Este patrón es más frecuente en adultos mayores hombres que padecen insuficiencia cardíaca congestiva o ictus. Como en el caso de la apnea central del sueño, el paciente presenta somnolencia diurna, insomnio y despertar con falta de aliento.

APNEA CENTRAL DEL SUEÑO CON CONSUMO CONCURRENTE DE OPIÁCEOS. Este es el tercer subtipo que se menciona en el DSM-5, en el que debe especificarse si existe un trastorno por consumo de opiáceos. Existe una asociación con el consumo crónico de opiáceos de acción prolongada y la afectación del control respiratorio neuromuscular que provoca la apnea central del sueño.

APNEA CENTRAL DEL SUEÑO DEBIDA A RESPIRACIÓN PERIÓDICA POR ALTITUD. La apnea central al inicio del sueño es universal en altitudes superiores a los 7 600 m, pero puede aparecer a los 1 500 m (especialmente si el ascenso es rápido). Este subtipo ya no se incluye en el DSM-5, si bien todavía tiene importancia clínica. Se alternan períodos de apnea central con otros de hiperpnea en un ciclo de 12 a 34 s. Esto es una extensión del control respiratorio normal al inicio del sueño, en el que los receptores medulares de pH elevan su umbral y precisan un pH más bajo para responder. En altitudes elevadas, la hiperventilación provoca una alcalosis por hipocapnia que disminuye la respiración durante el sueño. La arquitectura del sueño puede resultar alterada, con un aumento de la duración de las fases 1 y 2 y menos sueño de ondas lentas. El sueño REM puede no verse afectado.

APNEA CENTRAL DEL SUEÑO DEBIDA A UN TRASTORNO MÉDICO SIN PATRÓN DE RESPIRACIÓN DE CHEYNE-STOKES. Esta forma se debe a una lesión del tronco encefálico asociada a un amplio abanico de etiologías. Las enfermedades renales y cardíacas también pueden producir una apnea central. Los criterios diagnósticos requieren una tasa de 5 apneas e hipopneas centrales o más por hora de sueño comprobadas por polisomnografía.

APNEA CENTRAL DEL SUEÑO DEBIDA A CONSUMO DE SUSTANCIAS/MEDICAMENTOS. Los episodios de apnea central pueden ser provocados por numerosos fármacos o combinación de ellos, en especial los opiáceos de acción prolongada. Sin embargo, otras sustancias o medicamentos se han asociado también a alteraciones del control neuromuscular que conllevan una apnea central del sueño. El criterio diagnóstico es un índice de apnea central (número de episodios por hora) de 5 o más.

APNEA CENTRAL DEL SUEÑO PRIMARIA DE LA INFANCIA. Consiste en apneas e hipopneas prolongadas con hipoxemia concurrente, bradicardia o ambas. Esta entidad afecta a recién nacidos prematuros, presumiblemente por el desarrollo incompleto de su tronco encefálico. Esta situación puede agravarse por otras afecciones médicas que posteriormente puedan comprometer el desarrollo fisiológico y psicomotor del niño.

Hipoventilación relacionada con el sueño.

El DSM-5 incluye tres tipos de trastornos del sueño relacionados con la hipoventilación:

Tabla 15-11
Trastornos del ritmo circadiano del sueño

	DSM-5	ICSD-3	CIE-10
Nombre	Trastornos del ritmo circadiano de sueño-vigilia	Trastornos del ritmo circadiano de sueño-vigilia: • **Trastorno del trabajo por turnos** • **Trastorno de** *jet lag* • **Trastorno de la fase tardía del sueño-vigilia** • **Trastorno de la fase avanzada del sueño-vigilia** • **Trastorno del ritmo irregular del sueño-vigilia** • **Trastorno del ritmo sueño-vigilia no ajustado a las 24 h**	Trastornos del horario de sueño-vigilia **Síndrome de la fase de sueño retrasada** **Patrón de sueño-vigilia irregular**
Duración	**Episódico** (dura 1-3 meses) **Persistente** (dura ≥ 3 meses) **Recurrente** (dos o más episodios que ocurren dentro de 1 año)	Síntomas ≥ 3 meses (excepto por el trastorno de *jet lag*)	
Síntomas	• Interrupción del sueño debido a la alteración del ritmo circadiano • Somnolencia y/o insomnio excesivos durante el día	Patrón crónico de alteración del ritmo del sueño-vigilia debido a una anomalía en el horario/programa circadiano Presencia de insomnio y/o somnolencia excesiva	Alteración persistente del sueño (es decir, insomnio o somnolencia diurna excesiva) debido a la alteración del ritmo circadiano y las demandas ambientales Interrupción del ciclo circadiano normal de 24 h
N.º de síntomas necesarios	Todos los anteriores	Todos los anteriores	Uno de los anteriores
Exclusión (no es resultado de):	Consumo de sustancias Otra enfermedad		Pesadillas Trastornos del sueño no orgánicos Terrores nocturnos Sonambulismo
Impacto psicosocial	Malestar significativo y/o deterioro en el funcionamiento	Malestar o deterioro en el funcionamiento	

Especificadores de los síntomas	**Tipo de fase de sueño retrasada** (el inicio del sueño y el despertar son posteriores)
	  Especificar si es **familiar**
	  Especificar si **se superpone con el tipo de sueño-vigilia no ajustado a las 24 h**
	Tipo de fase de sueño avanzada (el inicio del sueño y los tiempos para despertar son más tempranos)
	  Especificar si es **familiar**
	Tipo de sueño-vigilia irregular (ciclo desorganizado)
	El tipo de sueño-vigilia no ajustado a las 24 h no sigue un patrón de 24 h, se asocia con la variación diaria del inicio de sueño/hora de despertar progresivamente tardíos
	Tipo asociado a trabajo por turnos
	Tipo no especificado		

Especificadores del curso	**Episódico** (dura 1-3 meses) **Persistente** (dura ≥ 3 meses) **Recurrente** (dos episodios o más en 1 año)		
Comentarios		Los trastornos del ritmo circadiano pueden ser el resultado de trastornos médicos, psiquiátricos o neurológicos subyacentes	

1) hipoventilación idiopática, *2)* hipoventilación alveolar central congénita y *3)* hipoventilación concurrente relacionada con el sueño (secundaria a una afección médica, por ejemplo una lesión en la médula espinal cervical, EPOC o un trastorno neuromuscular). La polisomnografía debe demostrar episodios con niveles elevados de CO_2 y disminución de la respiración o, si no se monitoriza el CO_2, episodios con niveles persistentemente bajos de oxihemoglobina que son causados por apnea o hipopnea.

Trastornos del ritmo circadiano de sueño-vigilia

El DSM-5 define seis tipos de trastornos del ritmo circadiano de sueño-vigilia: tipo de fase de sueño retrasada, tipo de fase de sueño avanzada, tipo de sueño-vigilia irregular, tipo de sueño-vigilia no ajustado a las 24 h, tipo asociado a trabajo por turnos y tipo no especificado. El tipo *jet lag* y el tipo asociado a afección médica no se incluyen en el DSM-5, pero sí en la ICSD2. En la tabla 15-11 se comparan los abordajes diagnósticos de los trastornos del ritmo circadiano de sueño-vigilia.

Tipo de fases de sueño retrasadas. El trastorno del ritmo circadiano de fases de sueño retrasadas se produce cuando el reloj biológico corre más lentamente de las 24 h o se cambia más tarde del horario deseado, lo que provoca una fase de retraso en el ciclo de sueño-vigilia. Los individuos afectos están más despiertos por la tarde y las primeras horas de la noche, se levantan más tarde y están más cansados por la mañana. Estos individuos a veces reciben el nombre de *búhos*.

Tipo de fases de sueño avanzadas. El trastorno de fases de sueño avanzadas se produce cuando el ritmo circadiano se activa antes, por lo que el ciclo de sueño está adelantado respecto al reloj. Los individuos afectados muestran sopor nocturno, desean acostarse más temprano, se despiertan antes y están más alerta a primera hora de la mañana. Las personas con este patrón de sueño se denominan a veces *alondra*.

Tipo de sueño-vigilia irregular. El patrón de sueño-vigilia irregular se produce cuando el ritmo circadiano de sueño-vigilia no existe o está patológicamente disminuido. El patrón de sueño-vigilia está desorganizado temporalmente, y el momento de sueño y el de despertar son impredecibles. Los individuos afectos muestran una cantidad de sueño normal en un período de 24 h, pero fragmentado en tres o más episodios que se producen de forma irregular. Se observan síntomas de insomnio por la noche y una somnolencia excesiva durante el día. Se realizan largas siestas diurnas con un despertar nocturno inadecuado, lo que generalmente altera las actividades de la vida diaria.

Tipo de sueño-vigilia no ajustado a las 24 h. Cuando el marcapasos del ritmo circadiano de sueño-vigilia tiene una longitud de ciclo mayor o menor de 24 h y no se reinicia cada mañana, puede presentarse este tipo de trastorno. En condiciones normales, la resincronización del ritmo circadiano se produce diariamente como respuesta al ciclo luz-oscuridad. Los problemas se van incrementando a medida que los relojes interno y ambiental van quedando cada vez más desfasados: si el período del reloj circadiano es más largo de 24 h y no se reinicia cada día, el paciente presenta un empeoramiento progresivo del insomnio de inicio del sueño y de la somnolencia diurna. Los problemas del sueño alcanzan un máximo cuando los relojes circadiano y ambiental tienen un desfase de 12 h, a partir del cual empiezan a disminuir, simulando la resolución progresiva de la fase de sueño avanzada. Finalmente, los relojes se sincronizan y el ciclo de sueño-vigilia es normal durante unos pocos días, tras los cuales reaparece el ciclo de insomnio-hipersomnia.

Por este motivo, el trastorno de sueño-vigilia no ajustado a las 24 h se ha denominado *insomnio periódico* o *somnolencia excesiva periódica*. El traumatismo craneoencefálico puede causar esto, al igual que la ceguera.

Tipo asociado a trabajo por turnos. Muchas industrias de servicios requieren estar en funcionamiento durante las 24 h (p. ej., los transportes o los servicios sanitarios). Asimismo, las culturas occidentales se han vuelto más capitalistas, y la minería y la fabricación se han convertido en empresas que funcionan las 24 h del día. El número de individuos que realizan cambios de turno se ha incrementado de forma constante durante décadas. Los trabajadores que tienen cambios de turno presentan habitualmente insomnio, somnolencia excesiva o ambas cosas. Algunas personas requieren un tiempo breve para acostumbrarse al cambio de turno, mientras que a otras les resulta muy difícil. La rotación frecuente de cambio de turno agrava el problema.

Además, para satisfacer los compromisos sociales, los trabajadores con cambio de turno suelen adoptar un esquema de sueño-vigilia que no cambia durante los fines de semana y las vacaciones; incluso aquellas personas que intentan mantener el cambio, generalmente retienen un ritmo circadiano sin cambios. El resultado puede ser un insomnio grave cuando intentan dormir y somnolencia excesiva cuando intentan

mantenerse despiertas. Como consecuencia, existe una profunda privación del sueño, en tanto que el ritmo circadiano sigue poco adaptado al esquema de sueño-vigilia. El punto bajo natural en el ritmo de sueño-vigilia normal se produce aproximadamente entre las 3 y las 5 de la mañana, marco temporal en que suelen producirse accidentes industriales y hechos de tránsito como consecuencia directa de la somnolencia.

Tipo *jet lag*. Eliminado del DSM-5, las otras clasificaciones aún reconocen el *jet lag*. La aparición de los vuelos ultrasónicos ha hecho posible una falta de sincronización inducida entre los relojes circadiano y ambiental, por lo que el término *jet lag* sigue siendo útil. Cuando un individuo viaja rápidamente a través de muchos husos horarios, se induce un avance o un retraso de la fase circadiana en función de la dirección del viaje. Típicamente, el cambio de ubicación de uno o dos husos horarios no va a provocar un problema constante; sin embargo, los viajes transatlánticos pueden venir marcados por una gran dificultad para ajustar la propia rutina de sueño-vigilia. Las personas que realizan frecuentes viajes de negocios pueden sentirse bastante afectadas en un momento en el que necesiten tomar decisiones importantes. Además, los «búhos» van a presentar una mayor dificultad de ajuste en viajes hacia el este, dado que la resincronización requiere un avance de fases. Del mismo modo, los madrugadores van a presentar teóricamente mayor dificultad en los viajes hacia el oeste. El número de zonas horarias cruzadas es un factor crítico. Normalmente, las personas sanas pueden adaptarse fácilmente a uno o dos cambios de huso horario al día, de modo que el ajuste natural a un cambio de ubicación de 8 h puede tardar 4 días o más.

Tipo no especificado. Durante las enfermedades que mantienen a los pacientes en estado de postración, en períodos de hospitalización y en algunas formas de trastorno neurocognitivo mayor, los individuos suelen dormir a voluntad. El caótico patrón de sueño-vigilia resultante afecta negativamente el ritmo circadiano. Los medicamentos también pueden exacerbar la alteración del patrón de sueño-vigilia. El sueño de los pacientes ingresados en una unidad de cuidados intensivos se ve alterado por el ruido, la luz y los procedimientos terapéuticos y de monitorización a que están sometidos, y el desorganizado patrón de sueño-vigilia resultante puede provocar un trastorno de sueño importante. Además, la adicción a drogas recreativas (p. ej., metanfetamina y «éxtasis») se ha visto asociada en algún momento a individuos que permanecen despiertos durante toda la noche o continuadamente durante varios días. Estos episodios de insomnio prolongado provocan finalmente períodos de profunda hipersomnia.

Parasomnias y trastornos del movimiento relacionados con el sueño

El DSM-5 incluye solo tres de las 10 parasomnias específicas a las que se hace referencia en la ICSD-3. Además, el DSM-5 incluye el síndrome de las piernas inquietas (SPI), que la ICSD-3 clasifica como uno de los siete trastornos del movimiento específicos relacionados con el sueño. Todos estos trastornos se comentarán juntos.

Trastornos del despertar del sueño no REM. En la tabla 15-12 se comparan los abordajes de diagnóstico con los trastornos del despertar del sueño no REM.

SONAMBULISMO. En el sonambulismo en su forma clásica, como su nombre indica, el individuo se levanta de la cama y deambula sin estar plenamente despierto, y lleva a cabo conductas complejas diversas sin ser consciente. El sonambulismo suele producirse en la fase de ondas lentas del sueño, y aparece típicamente hacia el final del primer o segundo episodio de sueño de ondas lentas. La privación del sueño y la interrupción del sueño de ondas lentas parecen exacerbar, o incluso provocar, el sonambulismo en individuos susceptibles. Los episodios de sonambulismo pueden manifestarse desde sentarse e intentar caminar hasta llevar a cabo

Tabla 15-12
Trastornos del despertar del sueño no REM

	DSM-5	ICSD-3	CIE-10
Nombre	Trastornos del despertar del sueño no REM	Parasomnias no REM	Trastornos no orgánicos del horario del sueño-vigilia Sonambulismo Terrores nocturnos (terrores del sueño) Pesadillas
Síntomas	Episodios recurrentes de despertar incompleto del sueño, acompañados de • Sonambulismo • Terrores nocturnos Recuerdo mínimo del sueño, si es que hay alguno Amnesia por episodios	Episodios recurrentes de despertar incompleto asociados con conductas o experiencias anómalas (excitación confusa, sonambulismo, terrores nocturnos, trastornos alimentarios relacionados con el sueño) Capacidad de respuesta ausente o inapropiada durante los episodios Informe sobre el sueño limitado o nulo Amnesia parcial o completa del evento	Sonambulismo: estado alterado de conciencia en el que se combinan el sueño y la vigilia; episodios asociados con bajos niveles de conciencia, sin recuerdo del evento al despertar Terrores nocturnos: episodios nocturnos de terror y pánico asociados con el movimiento motor y la vocalización, además del aumento del tono autonómico; asociado con poco o ningún recuerdo del evento Pesadillas: sueños asociados con miedo y emoción negativa, con presencia de recuerdo intacto del contenido del sueño al despertar. No asociado con la vocalización y el movimiento corporal
N.º de síntomas necesarios	Se cumplen todos los criterios anteriores		
Exclusión (no es resultado de):	Efectos de la sustancia o la medicación Otros trastornos mentales o afección médica		
Impacto psicosocial	Discapacidad y/o malestar significativos		
Especificadores de los síntomas	Tipo con terrores nocturnos Tipo con sonambulismo • Con ingestión de alimentos relacionada con el sueño • Con comportamiento sexual relacionado con el sueño (sexsomnia)		El DSM incluye el trastorno de pesadillas como una categoría separada

una complicada secuencia de acciones con cierto sentido. A menudo, el sonámbulo puede interactuar con el entorno con éxito (p. ej., evitando tropezar y caer sobre objetos). No obstante, también puede hacerlo de forma inadecuada en ocasiones, con las consiguientes lesiones (p. ej., salir por una ventana de un piso superior o caminar por la carretera). Se han dado casos en que la persona con sonambulismo ha llevado a cabo actos violentos. Un individuo sonámbulo es difícil de despertar. Una vez despierto, generalmente se va a sentir confundido. Lo mejor es intentar reconducir a las personas con sonambulismo amablemente a su cama más que despertarlos agarrándolos, sacudiéndolos o gritándoles. En su estado confusional, la persona con sonambulismo puede pensar que está siendo atacado y reaccionar violentamente para defenderse. El sonambulismo en adultos es poco frecuente, tiene un patrón familiar y puede aparecer como parasomnia primaria o secundaria a otro trastorno del sueño (p. ej., apnea del sueño). En cambio, en los niños es muy frecuente, con una prevalencia máxima entre los 4 y los 8 años. Suele desaparecer espontáneamente tras la adolescencia. Los episodios de sonambulismo que se presentan cada noche o semanalmente acompañados de lesiones en el propio paciente o a terceros se consideran graves. Existen formas «específicas» de sonambulismo, entre las que destacan los comportamientos de ingestión de alimentos durante el sueño y la sexsomnia.

DESCRIPCIÓN

Sra. R., mujer de caucásica de 20 años, fue derivada porque hablaba, susurraba y lloraba durante el sueño. Gritaba en sueños al menos dos veces por semana. Sentía pereza por una somnolencia excesiva y se

quedaba dormida en situaciones inadecuadas, por ejemplo durante una conversación. Cuando estaba inactiva, se sentía cansada y con sueño, incluso tras haber dormido 8 h seguidas por la noche, pero tenía energía cuando estaba motivada y llevaba una vida muy activa. En una ocasión, se despertó fuera de su apartamento y su compañero de habitación tuvo que dejarla entrar, puesto que ella misma se había quedado fuera. No recordaba el episodio de sonambulismo ni otros paseos nocturnos, pero a veces recordaba chillidos. Según la anamnesis, el llanto parecía presentarse durante el sueño ligero, pero raramente recordaba ningún sueño o pensamiento relacionado con él. No obstante, había antecedentes de pesadillas y bruxismo ocasional. La paciente utilizaba un aparato bucal para protegerse los dientes. Se observaron patadas y un ronquido leve sin sofocarse y sin faltarle el aire. La propia paciente manifestaba patadas durante el sueño. Su horario de sueño-vigilia era irregular, con un promedio de 5-7 h de sueño por noche. En ocasiones despertaba con dolor de cabeza por la mañana.

Entre los antecedentes clínicos destacaba un ingreso hospitalario por convulsiones febriles en la infancia, cirugía oftalmológica por un estrabismo también en la infancia y amigdalectomía en la adolescencia. Por lo demás, su salud era excelente. La paciente no fumaba ni consumía alcohol.

DISCUSIÓN

En la anamnesis se apreció que la Sra. R. tenía una o más parasomnias. El hablar dormido por sí solo no requiere estudio del sueño, pero esta paciente presentaba paseos nocturnos. La polisomnografía con un EEG clínico está indicado para descartar un trastorno convulsivo nocturno no diagnosticado u otros factores orgánicos, incluido el sonambulismo. Este último es frecuente y no debe considerarse anómalo en los niños pequeños, pero en el adulto es raro y merece una evaluación minuciosa. La excesiva somnolencia diurna de la Sra. R. probablemente era debida a un sueño insuficiente (5-7 h por noche) y posiblemente a una alteración relacionada con la parasomnia. Es interesante destacar que muchas parasomnias están exacerbadas por la privación del sueño, como las crisis epilépticas nocturnas.

Se realizaron estudios del sueño mediante una polisomnografía de laboratorio, completa y asistida. Antes del estudio a lo largo de la noche, se efectuó un EEG. El estudio del EEG clínico no reveló ninguna actividad anómala durante el estado inicial, la estimulación lumínica y la hiperventilación. Se utilizó un montaje electroencefalográfico ampliado durante el estudio del sueño. La calidad global del sueño estuvo dentro de la normalidad. La eficiencia del sueño fue del 96%, con una latencia de sueño de 1 min. El porcentaje de sueño REM estaba elevado (31%) y la latencia de sueño REM era inferior a la normal (57 min). El porcentaje de sueño de ondas lentas fue normal, pero la actividad d en el EEG era de una amplitud muy alta. El patrón global de macroarquitectura del sueño sugería un rebote por privación de sueño.

Por el contrario, la microarquitectura del sueño contenía numerosos hallazgos anómalos. Había descargas paroxísticas de gran amplitud en el EEG. Se observaban husos de sueño demasiado prolongados y complejos K rítmicos. Había un despertar fuera del sueño de ondas lentas con descargas rítmicas en el EEG que alternaban con ondas punta. Aparecieron varias ondas agudas y puntas varias veces; sin embargo, fue difícil localizar el foco (posiblemente el lóbulo temporal derecho). Se observaron frecuentes movimientos corporales y sacudidas de todo el cuerpo, la mayor parte durante el sueño no REM, así como episodios de gemidos durante la fase de ondas lentas y risas en la fase 2 del sueño, acompañadas por descargas θ de gran amplitud y sueño REM. Hubo movimientos y despertares frecuentes durante el sueño REM pero sin ondas agudas o puntas relacionadas con el sueño REM. Se detectó actividad de tipo convulsivo durante la noche, predominantemente en el sueño de ondas lentas; sin embargo, la paciente no intentó caminar dormida. La actividad de puntas y ondas agudas aumentó en los 45 min finales del estudio.

La paciente no presentó alteraciones de la respiración relacionadas con el sueño, y el nadir de la saturación de oxígeno fue del 90%. No mostró movimientos periódicos de las piernas durante el sueño y no se detectaron hallazgos poligráficos asociados al síndrome de las piernas inquietas.

TERRORES NOCTURNOS. Consisten en episodios de despertar súbito con pánico intenso. Por lo general empiezan con un chillido o grito desgarrador, junto con conductas de gran ansiedad similares al pánico. Típicamente, se presentan manifestaciones vegetativas y conductuales de miedo. Habitualmente, un individuo que presenta un terror nocturno se sienta en la cama, no responde a estímulos y, si se despierta, está confuso o desorientado. Puede presentar vocalizaciones, pero suelen ser incoherentes.

A pesar de la intensidad de estos hechos, generalmente existe amnesia del episodio. Como en el caso del sonambulismo, estos episodios suelen aparecer en el sueño de ondas lentas. La fiebre y la suspensión de depresores del sistema nervioso central potencian la aparición de episodios de terrores nocturnos. A diferencia de las pesadillas, en las que se desarrolla una secuencia de sueños elaborada, los terrores nocturnos pueden estar desprovistos de imágenes o contener solamente fragmentos de imágenes muy breves pero aterrorizantemente vívidas o a veces estáticas, lo que en ocasiones se denomina *pavor nocturno, incubus* o terror. Como en el caso de otras parasomnias del sueño de ondas lentas, la privación del sueño puede desencadenar o exacerbar los terrores nocturnos. En los niños, raramente se asocian a psicopatología, pero en los adultos suele existir el antecedente de una experiencia traumática o problemas psiquiátricos como comorbilidad. La gravedad oscila desde menos de un episodio al mes hasta uno casi cada noche (con lesiones al propio paciente o a terceros).

DESPERTARES CONFUSIONALES. La ICSD-3 define los despertares confusionales como una forma más leve de trastornos del despertar del sueño no REM. Es habitual en niños pequeños. Por lo general, el niño se despierta parcialmente del sueño y se sienta. El niño se muestra con-

Tabla 15-13
Trastornos del sueño REM

	DSM-5	ICSD-3	CIE-10
Nombre	Trastorno de comportamiento del sueño REM	Parasomnias relacionadas con el sueño REM	Trastorno de comportamiento del sueño REM

Síntomas	Excitación repetida durante el sueño
	Vocalización o comportamiento motor complejo
	Ocurre durante el sueño REM
	Sin confusión al despertar
	Cualquiera:
	    Sueño REM sin atonía en la polisomnografía
	    O antecedentes compatibles con conductas del sueño REM con diagnóstico establecido de sinucleinopatía (es decir, enfermedad de Parkinson)
		Vocalizaciones relacionadas con el sueño o conductas motoras complejas
		Ocurre durante el sueño REM según lo documentado por la polisomnografía (o se presume de acuerdo con los antecedentes)
		Sueño REM sin atonía en la polisomnografía
			Episodios recurrentes de comportamientos repentinos, a menudo violentos, durante el sueño REM
			Puede causar daño a sí mismo o a otros
			Dificultad para despertar
			Asociado con la representación del sueño

N.º de síntomas necesarios	Todos los anteriores	Todos los anteriores	
Exclusión (no es resultado de):	Medicamento Trastorno por consumo de sustancias Otra enfermedad Un trastorno mental	Otro trastorno del sueño Trastorno médico o neurológico Trastorno mental Medicamento Trastorno por consumo de sustancias Ausencia de actividad epileptiforme durante el sueño REM	
Impacto psicosocial	Malestar significativo y/o deterioro en el funcionamiento		

Tabla 15-14
Trastorno de pesadillas

	DSM-5	ICSD-3	CIE-10
Nombre	Trastorno de pesadillas	Trastorno de pesadillas (clasificado como parasomnia relacionada con el sueño REM; v. tabla 15-13)	Trastornos no orgánicos del horario del sueño-vigilia Terrores nocturnos Pesadillas
Síntomas	Patrón de sueños vívidos, prolongados, disfóricos y amenazantes Los sueños se recuerdan Al levantarse, se despierta y se pone alerta rápidamente	Pesadillas recurrentes, muy disfóricas o cargadas de ansiedad Los sueños se recuerdan al despertar	Terrores nocturnos: Episodios nocturnos de terror y pánico asociados con el movimiento motor y la vocalización Aumento del tono autonómico Poco o ningún recuerdo del episodio Pesadillas: Sueños asociados con el miedo y emociones negativas Recuerdo intacto del contenido del sueño
N.º de síntomas necesarios	Todos los anteriores		
Exclusión (no es resultado de):	Efectos de una sustancia o medicamento Trastorno médico o mental coexistente		No asociado con la vocalización y el movimiento corporal
Impacto psicosocial	Malestar y/o deterioro importantes en las áreas de funcionamiento	Malestar y/o deterioro significativo en las áreas de funcionamiento	
Especificadores de los síntomas	• **Durante el inicio del sueño** • **Con trastorno asociado al sueño** (incluido el trastorno por consumo de sustancias) • **Con otra afección médica** • **Con otros trastornos del sueño asociados**		
Especificadores de la gravedad	**Leve** (menos de un episodio por semana) **Moderado** (uno o más episodios por semana, pero menos que cada noche) **Grave** (episodios nocturnos)		
Especificadores del curso	**Agudo** (duración ≤ 1 mes) **Subagudo** (1-6 meses) **Persistente** (≥ 6 meses)		

fundido, pero se vuelve a acostar y a dormir. Es probable que los despertares confusionales, el sonambulismo y los terrores nocturnos son parte del mismo espectro.

TRASTORNO DE LA INGESTIÓN DE ALIMENTOS RELACIONADO CON EL SUEÑO. Este diagnóstico se incluye en la clasificación de trastornos del despertar del sueño no REM y se especifica como «sonambulismo con ingestión de alimentos relacionada con el sueño». El hecho de comer puede convertirse en una obsesión, y el paciente puede hacer diversas ingestas pequeñas a lo largo de una noche. El individuo puede no ser consciente de la actividad, y el aumento de peso puede convertirse en un problema. Durante los episodios recurrentes de ingestión de alimentos relacionada con el sueño, el individuo puede consumir alimentos o combinaciones de alimentos inusuales, puede lesionarse o ponerse en peligro mientras prepara la comida (p. ej., encender fuego en la estufa). También puede experimentar consecuencias para la salud a causa de estos episodios.

Parasomnias. En la tabla 15-13 se comparan los abordajes diagnósticos de las parasomnias relacionadas con el sueño REM.

TRASTORNO DE PESADILLAS. Las pesadillas son sueños que provocan miedo o terror. En ocasiones denominadas *ataques de pánico del sueño,* provocan una activación del sistema simpático y finalmente despiertan al soñador. Aparecen en la fase de sueño REM y generalmente son una evolución de un sueño largo y complicado que se vuelve pro-

gresivamente terrorífico. La persona acaba despertándose, y típicamente recuerda el sueño (a diferencia de lo que ocurre en los terrores nocturnos). Algunas pesadillas son recurrentes, y se ha referido que cuando aparecen asociadas a un trastorno de estrés postraumático pueden ser recopilaciones de hechos reales («pesadillas de réplica»). Aunque son frecuentes en niños entre los 3 y los 6 años, y las pesadillas son raras en los adultos. Las pesadillas frecuentes y estresantes son, a veces, causa de insomnio debido al temor a dormirse. La mayoría de las personas con pesadillas no padecen trastornos psiquiátricos. Se sabe que los episodios traumáticos provocan pesadillas, a veces de forma inmediata, pero en otras ocasiones de forma tardía. Las pesadillas pueden persistir durante años. Diversas medicaciones pueden provocar, a veces, pesadillas, como la L-DOPA y los bloqueadores β-adrenérgicos, así como la suspensión de fármacos supresores del sueño REM. Por último, el consumo de drogas o alcohol se asocia con la aparición de pesadillas.

La aparición frecuente de pesadillas provoca un «miedo a dormir» de tipo insomnio; a su vez, el insomnio puede provocar una privación de sueño, la cual exacerba las pesadillas, y de este modo, se establece un círculo vicioso.

La ICSD lo incluye entre los trastornos relacionados con el sueño REM, mientras que el DSM-5 lo clasifica como un trastorno separado. La CIE lo considera un «trastorno no orgánico» del ciclo de sueño-vigilia, junto con los terrores nocturnos. En la tabla 15-14 se comparan los abordajes de diagnóstico.

TRASTORNO DE COMPORTAMIENTO DEL SUEÑO REM.   El trastorno del comportamiento del sueño REM implica la incapacidad del paciente para conseguir la atonía (parálisis del sueño) durante la fase de sueño REM. Como consecuencia, el paciente literalmente representa sus sueños. En condiciones normales, el soñador queda inmovilizado por la hipopolarización de las neuronas motoras α y γ durante la fase REM. Sin esta parálisis o con una atonía intermitente, se producen puñetazos, patadas, giros y carreras desde la cama durante el intento de representación del sueño. La actividad se ha relacionado con la imaginería del sueño.

A diferencia del sonámbulo, el individuo parece no ser consciente del entorno real, sino que más bien está actuando en el entorno sensorial de los sueños. Por lo tanto, una persona con sonambulismo puede ir con tranquilidad hacia la ventana de la cama, abrirla y salir. Por el contrario, una persona con un trastorno del comportamiento del sueño REM probablemente se tiraría por la ventana pensando que se zambulle en un lago visualizado en su sueño. Los pacientes y los compañeros de cama suelen sufrir lesiones, en ocasiones graves (como laceraciones o fracturas). Numerosos fármacos o afecciones comórbidas pueden desencadenar o empeorar el trastorno del comportamiento del sueño REM.

PARÁLISIS DEL SUEÑO AISLADA RECURRENTE.   La parálisis de sueño es, como su nombre indica, una incapacidad para realizar movimientos voluntarios durante el sueño. Se convierte en parasomnia cuando se presenta en el inicio del sueño o al despertar, momento en que el individuo está parcialmente consciente y alerta de su entorno. Esta incapacidad para moverse puede resultar extremadamente estresante, sobre todo si se acompaña del sentimiento de que hay un intruso en la casa o cuando se producen alucinaciones hipnagógicas. La parálisis del sueño es uno de los síntomas de la tétrada asociada a narcolepsia; sin embargo, se sabe que se produce (con hipnagogia o sin ella) en individuos que no presentan ni cataplejía ni excesiva somnolencia diurna. Si bien en ocasiones es aterradora, la parálisis del sueño es un hallazgo normal cuando el sueño REM invade brevemente el despertar. La parálisis puede durar de uno a varios minutos.

Es interesante destacar que la presencia de parálisis del sueño con hipnagogia puede formar parte de diversas experiencias en las que el durmiente se ve enfrentado o atacado por alguna especie de «criatura». La descripción habitual consiste en una «presencia» que se siente cercana; el individuo queda paralizado y la criatura habla, ataca o se sienta en el pecho del durmiente y después se desvanece. Llámese *incubus,* *Old Hag,* vampiro, opresión fantasma (*kanashibari* en japonés), bruja a caballo o encuentro con un alienígena, se han observado elementos comunes a la parálisis del sueño.

Otras parasomnias

SÍNDROME DE LA CABEZA EXPLOSIVA.   Las personas con parasomnia «escuchan» un fuerte ruido imaginario o perciben la sensación de una explosión. Lo experimentan como si estuviera dentro de su cabeza cuando se duermen o se despiertan. La experiencia puede ocurrir solo una vez o de forma recurrente. No hay dolor asociado con el ruido, pero la persona puede estar preocupada de estar sufriendo un derrame cerebral o de que algo esté muy mal. Incluso un solo episodio puede desencadenar insomnio grave. No se conocen consecuencias neurológicas de este síndrome.

ALUCINACIONES RELACIONADAS CON EL SUEÑO.   Estas alucinaciones son visuales y aparecen típicamente durante el inicio del sueño (hipnagógicas) o al despertar (hipnopómpicas). En ocasiones son difíciles de diferenciar de los sueños; son frecuentes en los pacientes con narcolepsia. Las alucinaciones complejas son infrecuentes y suelen aparecer con un despertar brusco y sin recuerdo de lo soñado. Las imágenes acostumbran a ser vívidas e inmóviles, y persisten durante varios minutos (desaparecen por lo general al encender la luz). Las imágenes pueden ser terroríficas.

ENURESIS NOCTURNA.   Es un trastorno en el que el individuo se orina en la cama durante el sueño. El hecho de «mojar la cama», como se denomina comúnmente, puede ser primario o secundario. En los niños, la

Tabla 15-15
Fármacos y otras sustancias que causan o agravan ciertas parasomnias

Trastorno del comportamiento del sueño REM
Biperideno
Cafeína
Inhibidores de la monoaminooxidasa (IMAO)
Selegilina
Agonistas de la serotonina
Antidepresivos tricíclicos
Venlafaxina
Síndromes de abstinencia
   Alcohol
   Meprobamato
   Pentazocina
   Nitrazepam

Trastorno de pesadillas
Abuso o abstinencia de alcohol
Rebote del sueño REM inducido por fármacos (p. ej., abstinencia de fármacos supresores del sueño REM como la metanfetamina)
L-DOPA
β-bloqueantes

---

enuresis nocturna primaria es la persistencia de la incontinencia nocturna desde la infancia. La enuresis secundaria se refiere a la recaída una vez conseguido el control de esfínteres completo durante un tiempo en el cual la cama permanece seca. Habitualmente, después del aprendizaje del control de esfínteres la enuresis nocturna desaparece de forma espontánea antes de los 6 años.

La enuresis primaria en los padres aumenta la probabilidad de enuresis en los niños. Se sospecha la existencia de un gen único. La enuresis secundaria en la infancia puede aparecer con el nacimiento de un hermano y representa un modo de llamar la atención. También puede asociarse a convulsiones nocturnas, privación del sueño y enfermedades urológicas. En los adultos, en ocasiones se observa enuresis nocturna en pacientes con trastornos del sueño relacionados con la respiración. En la mayoría de los casos, la sensación embarazosa, de vergüenza y culpabilidad, es la consecuencia más grave. De todos modos, si no se trata, la enuresis nocturna puede dejar consecuencias psicológicas.

TRASTORNO DEL SUEÑO INDUCIDO POR SUSTANCIAS/MEDICAMENTOS Y PARASOMNIA DEBIDA A AFECCIÓN MÉDICA.   Numerosos fármacos o sustancias pueden desencadenar parasomnias, en especial los agentes que aligeran el sueño; en cambio, es notorio que el alcohol provoca sonambulismo (incluso en individuos que han tomado somníferos). En la tabla 15-15 se enumeran algunos medicamentos y fármacos que pueden empeorar las parasomnias.

Los trastornos convulsivos deberían estar en la cúspide de cualquier listado para el diagnóstico diferencial de la mayoría de las parasomnias. De hecho, las guías de práctica clínica de la American Academy of Sleep Medicine respecto a las indicaciones de la polisomnografía incluyen la prueba de sueño para descartar convulsiones en el diagnóstico de terrores nocturnos, el sonambulismo, el trastorno del comportamiento del sueño REM, trastorno de pesadillas y otras parasomnias. Los trastornos del sueño relacionados con la respiración pueden desencadenar sonambulismo, enuresis, terrores nocturnos, despertar confusional y pesadillas. Los trastornos del comportamiento del sueño REM se asocian a diversas afecciones neurológicas, entre las que se incluyen la enfermedad de Parkinson, el trastorno neurocognitivo mayor, la parálisis supranuclear progresiva, el síndrome de Shy-Drager (un trastorno del movimiento con síntomas vegetativos al despertar), la narcolepsia y otras.

Síndrome de las piernas inquietas (SPI).
El SPI consiste en una sensación subjetiva desagradable en las extremidades, habitualmente en las piernas, en ocasiones descrita como una sensación de «tener bichos»,

Tabla 15-16
Síndrome de las piernas inquietas

	DSM-5	ICSD-3	CIE-10
Nombre	Síndrome de las piernas inquietas	Síndrome de las piernas inquietas	Otros trastornos extrapiramidales y del movimiento especificados **Síndrome de las piernas inquietas**
Duración	≥ 3 por semana durante ≥ 3 meses		
Síntomas	Necesidad de mover las piernas Empeora por la noche Urgencia aliviada por el movimiento	Necesidad de mover las piernas Sensaciones incómodas durante el descanso/inactividad Al menos parcialmente aliviado por el movimiento Suelen tener un patrón circadiano (que ocurre principalmente por la noche)	Experimentar una fuerte necesidad de mover las piernas para aliviar la incomodidad mientras está acostado o sentado, tiende a empeorar por la noche
N.º de síntomas necesarios	Todos los anteriores	Todos los anteriores	
Exclusión (no es resultado de):	Acatisia Efectos de una sustancia o medicamento Otro trastorno mental o enfermedad Condición del comportamiento (es decir, movimientos habituales)		
Impacto psicosocial	Malestar y/o deterioro marcado en áreas de funcionamiento	Malestar y/o deterioro marcado en áreas de funcionamiento	

con la irresistible necesidad de mover las piernas durante el reposo o mientras se intenta dormir. Los pacientes suelen referir sensaciones de hormigueo en las piernas, como si hormigas estuvieran caminando por la piel. La sensación tiende a empeorar por la noche, y mover las piernas o caminar ayuda a aliviar las molestias. Así, cuando el individuo está recostado en la cama relajándose, se siente molesto por estas sensaciones; entonces mueve las piernas e intenta volver a dormir. Este ciclo continúa a veces durante horas, lo que da lugar a un profundo insomnio. En la tabla 15-16 se comparan los abordajes diagnósticos del SPI.

Varias afecciones médicas pueden causar SPI secundario, y se enumeran en la tabla 15-17. Una historia clínica y una exploración física detalladas son partes esenciales del estudio del SPI. Además, se debe controlar el nivel de ferritina en cada paciente con síntomas sospechosos de SPI.

Trastorno de movimiento periódico de las extremidades (TMPE).

El TMPE, anteriormente denominado *mioclonías nocturnas,* se caracteriza por movimientos breves, estereotipados, repetitivos y no epileptiformes de las extremidades, por lo general de las piernas. Se produce principalmente en el sueño no REM y consiste en una extensión del dedo gordo del pie. También puede aparecer una flexión de tobillo, rodilla y cadera. Su duración varía entre 0,5 y 5 s, y aparecen cada 20 a 40 s. Estos movimientos se asocian a menudo con breves despertares y, como consecuencia, pueden alterar la arquitectura del sueño (aunque no siempre lo hacen). La prevalencia del TMPE aumenta con la vejez y puede asociarse a déficit de ácido fólico, enfermedad renal, anemia y consumo de antidepresivos.

Calambres en las piernas relacionados con el sueño. Los calambres nocturnos en las piernas son iguales que los que aparecen durante la vigilia. Habitualmente afectan a la pantorrilla y son contracciones musculares dolorosas. Los factores desencadenantes conocidos son los trastornos metabólicos, las deficiencias de minerales, los trastornos hidroelectrolíticos, la diabetes y el embarazo. No se conoce el motivo de que algunos individuos presenten calambres repetidos durante la noche y no durante el día.

Bruxismo nocturno. El bruxismo relacionado con el sueño se diagnostica en individuos que aprietan o rechinan los dientes durante el sueño. Inicialmente clasificado como una parasomnia, el bruxismo nocturno puede provocar desgaste y lesiones dentales, dolor dental y mandibular, o ruidos desagradables fuertes que molestan al compañero de cama. A veces también puede aparecer un dolor facial atípico y cefalea. Más del 85% de la población puede presentar bruxismo en un momento dado, pero solamente es significativo en alrededor de un 5%. El rechinar de los dientes se produce en cualquier fase del sueño, pero es más frecuente en la transición al sueño, en la fase 2 y durante el sueño REM. Existen evidencias de que el rechinar de dientes durante

Tabla 15-17
Trastornos médicos que pueden causar el síndrome de las piernas inquietas secundario

EPOC
Diabetes
Fibromialgia
Anemias por falta de hierro y ácido fólico
Neuropatías
Artritis reumatoide
Enfermedades tiroideas
Uremia

Tabla 15-18
Medicamentos que causan trastornos del movimiento relacionados con el sueño

Antidepresivos (incluidos la mayoría de tricíclicos e ISRS)
Antieméticos
Antihistamínicos
Antipsicóticos (síntomas de piernas inquietas, trastorno de movimiento periódico de las extremidades)
Antagonistas del calcio
Litio
Estimulantes (trastornos del movimiento rítmico, bruxismo)

el sueño REM se asocia con más frecuencia a lesión o desgaste dental. El bruxismo no se exacerba por la maloclusión dental, pero empeora en los períodos de estrés. Los investigadores han observado que muchos pacientes presentan menos rechinar de dientes cuando duermen en el laboratorio, por lo que puede ser necesario un estudio repetido para documentar el trastorno. En cambio, es frecuente la aparición de bruxismo en los registros de polisomnografía realizados por otros motivos. El bruxismo nocturno puede ser secundario a trastornos del sueño relacionados con la respiración, el uso de psicoestimulantes (como anfetaminas o cocaína), la ingestión de alcohol y el tratamiento con inhibidores selectivos de la recaptación de serotonina (ISRS). El diagnóstico diferencial debe descartar las crisis epilépticas nocturnas. El bruxismo puede aparecer de forma rara (mensual), regular (semanal) o frecuente (cada noche). La gravedad depende del grado de alteración del sueño, el dolor consiguiente y la lesión dental.

Trastorno de movimiento rítmico relacionado con el sueño.
Este trastorno del sueño se caracteriza por movimientos rítmicos y repetitivos que, en general, afectan a la cabeza y el cuello. Habitualmente se producen en la transición de la vigilia al sueño, pero también puede seguir durante el sueño ligero. Anteriormente clasificado como parasomnia, el trastorno de movimiento rítmico relacionado con el sueño tiene muchas denominaciones, entre las que se incluyen *jactatio capitis nocturna,* cabeceo, balanceo de la cabeza, balanceo corporal y *ritmo del sueño.* Una gran parte del cuerpo del niño pequeño se mueve. Algunos clínicos consideran que el balanceo corporal se desarrolla a partir del efecto atenuante de la estimulación vestibular. Si el movimiento rítmico persiste en la infancia e incluye cabeceo, aumenta el riesgo de lesiones. La relación hombre-mujer es de 4 a 1. La gravedad varía entre menos de un episodio a la semana y episodios cada noche, causantes de lesión.

Mioclonías benignas del sueño de la infancia.
Previamente denominadas mioclonías del sueño neonatales, este trastorno se caracteriza por sacudidas asincrónicas de las extremidades y del tronco durante el sueño tranquilo en los recién nacidos. Esta parasomnia benigna, aparentemente infrecuente, suele empezar en la primera semana de vida y puede durar de pocos días a varios meses. No se recomienda tratamiento alguno.

Mioclonía proprioespinal del inicio del sueño.
Se trata de un trastorno del movimiento mediado por la médula espinal que en ocasiones se asocia a lesiones de esta última. Los movimientos aparecen en momentos de relajación durante la vigilia y pueden interferir con el inicio del sueño. Empiezan en los músculos abdominales y del tronco y progresan hacia el cuello y la musculatura proximal de las extremidades.

Trastorno del movimiento relacionado con el sueño debido a un medicamento o sustancia y trastorno del movimiento relacionado con el sueño debido a afección médica.
Diversos fármacos, sustancias y afecciones comórbidas pueden provocar o exacerbar trastornos del movimiento relacionados con el sueño. En la tabla 15-18 se enumeran algunos ejemplos de medicamentos. Las enfermedades neurológicas que se asocian a trastornos del movimiento durante el día también pueden asociarse a trastornos del movimiento relacionados con el sueño. El estrés, la ansiedad y la privación del sueño pueden favorecer el bruxismo.

Síntomas aislados y variantes de la normalidad

Somniloquia (hablar en sueños).
Como su nombre indica, la somniloquia, en su forma clásica, implica una charla inconsciente mientras se está dormido. Raramente se descubre en un individuo salvo que moleste al compañero de habitación. Puede estar inducida por fiebre, estrés o el hecho de conversar con el durmiente. La somniloquia puede acompañar a los terrores nocturnos, el sonambulismo, los despertares confusionales, las apneas obstructivas del sueño y el trastorno del comportamiento del sueño REM.

Sacudidas del sueño (sacudida hípnica).
Las sacudidas del sueño son contracciones súbitas y breves musculares que se producen en la transición de la vigilia al sueño en el 60-70 % de los adultos. Estas contracciones suelen afectar a las piernas, pero a veces se producen movimientos de los brazos y de la cabeza. Estas sacudidas hípnicas, como en ocasiones se denominan, suelen ser benignas, pero pueden interferir en la capacidad para conciliar el sueño y acompañarse de sensación de caída, una alucinación de centelleo o un sonido fuerte de chisporroteo. En casos graves, la sacudida del sueño conlleva insomnio profundo de inicio del sueño.

INSTRUMENTOS DE DIAGNÓSTICO EN MEDICINA DEL SUEÑO

Entrevista clínica

La entrevista clínica detallada y completa es una de las partes que aportan más información en el diagnóstico de un paciente con trastornos del sueño. El horario habitual de acostarse y levantarse tanto en los días laborables como en el fin de semana, la frecuencia, la duración y la capacidad reparadora de las siestas, así como el nivel global de somnolencia son buenos puntos para empezar. Los problemas específicos del sueño relativos a la dificultad para conciliar y para mantener el sueño son importantes; que incluyen la reflexión al acostarse, el miedo a no ser capaz de dormir o la excesiva preocupación al intentar dormir. Los movimientos, sensaciones y calambres de las piernas, el rechinar de los dientes, el trastorno del comportamiento del sueño (con lesiones o sin ellas) y otros movimientos deben ser investigados. Se debe indagar sobre cefaleas matutinas, boca seca al despertarse, reflujo nocturno, hiperhidrosis, nicturia, enuresis, morderse la lengua por la noche, pesadillas, terrores nocturnos y otros problemas relacionados con el sueño. En algunos casos puede ser importante preguntar sobre la presencia de mascotas en la familia y si duermen en la habitación (o en la cama). Un cuestionario sobre los antecedentes del sueño suele ser útil para diagnosticar el trastorno del sueño de un paciente (tabla 15-19).

Pruebas clínicas

Polisomnografía.
La polisomnografía es el registro continuo, atento y global de los cambios biofisiológicos que se producen durante el sueño. Comúnmente, la polisomnografía se registra durante la noche y dura entre 6 y 8 h. Se mide la actividad de las ondas cerebrales, los movimientos oculares, la actividad electromiográfica submentoniana, el flujo aéreo nasal-oral, el trabajo respiratorio, la saturación de la oxihemoglobina, el ritmo cardíaco y los movimientos de las piernas. Suele describirse la posición corporal y pueden registrarse los sonidos de ronquidos. La actividad de ondas cerebrales, los movimientos oculares y el electromiograma submentoniano son importantes para identificar los estadios del sueño y la excitación del SNC. La tensión muscular y los movimientos ceden con el sueño más profundo y también pueden ser de utilidad en el diagnóstico del trastorno de movimiento periódico de las extremidades y en el del síndrome de las piernas inquietas. El flujo aéreo nasal, el trabajo respiratorio y la saturación de la oxihemoglobina contribuyen considerablemente en el diagnóstico de la apnea del sueño y otros trastornos del sueño relacionados con la respiración.

En la tabla 15-20 se enumeran los motivos más comunes para solicitar una polisomnografía. No se necesita un estudio del sueño para diagnosticar el SPI. Y en la tabla 15-21 se enumeran las mediciones polisomnográficas estándar.

Test de sueño en el domicilio.
El test de sueño en el domicilio consiste en el registro de unos pocos parámetros cardiopulmonares para

Tabla 15-19
Cuestionario de antecedentes del sueño

Nombre del paciente _____

Fecha _____

Por favor, marque el recuadro apropiado, o responda brevemente a las siguientes cuestiones

	Sí	No
1. ¿Se siente somnoliento o tiene ataques de sueño durante el día?	☐	☐
2. ¿Duerme siestas durante el día?	☐	☐
3. ¿Tiene problemas de concentración durante el día?	☐	☐
4. ¿Le cuesta conciliar el sueño cuando se va a la cama?	☐	☐
5. ¿Se despierta durante la noche?	☐	☐
6. ¿Se despierta más de una vez?	☐	☐
7. ¿Se despierta demasiado temprano por la mañana?	☐	☐
8. ¿Durante cuánto tiempo ha tenido problemas para dormir?	☐	☐

¿Qué piensa que desencadenó el problema?

_____

_____

_____

9. ¿Cómo describiría su sueño nocturno habitual (horas de sueño, calidad del sueño, etc.)?

_____

_____

_____

	Sí	No
10. Su pauta de acostarse y levantarse, ¿es diferente durante el fin de semana?	☐	☐
11. ¿Vive con otras personas que interrumpan su sueño?	☐	☐
12. ¿Se despierta regularmente por la noche debido al dolor o a la necesidad de ir al baño?	☐	☐
13. ¿Su trabajo exige cambios de horario o la realización de viajes?	☐	☐
14. ¿Consume bebidas que lleven cafeína (café, té, refrescos)?	☐	☐

15. Al margen de sus problemas para dormir, ¿qué otros problemas médicos tiene, si es que padece alguno?

_____

_____

_____

16. ¿Qué fármacos, con receta o sin ella, toma regularmente para dormir? (Por favor, incluya la dosis, la frecuencia y la duración en su respuesta)

_____

_____

17. ¿Qué otros fármacos, con receta o sin ella, toma regularmente? (De nuevo, incluya la dosis, la frecuencia, y durante cuántos meses o años los ha tomado)

_____

_____

	Sí	No
18. ¿Ha sufrido alguna vez depresión, ansiedad o un problema similar?	☐	☐
19. ¿Usted ronca?	☐	☐

Preguntas para el compañero de cama

	Sí	No
1. ¿Su compañero ronca?	☐	☐
2. ¿Su compañero parece dejar de respirar repetidamente durante la noche?	☐	☐
3. ¿Su compañero sacude las piernas o le golpea mientras está dormido?	☐	☐
4. ¿Ha tenido usted problemas para dormir? Por favor, explíquelo	☐	☐

_____

_____

_____

Tabla 15-20
Indicaciones de polisomnografía

Indicaciones comunes
Diagnóstico de trastornos del sueño relacionados con la respiración
Titulación de la presión positiva de la vía aérea y evaluación de la eficacia del tratamiento
Evaluación de las conductas relacionadas con el sueño que son violentas o que pueden dañar al paciente o al compañero de cama
Diferenciar la narcolepsia de otros trastornos de hipersomnolencia
Diferenciar las parasomnias de convulsiones nocturnas

Otros usos posibles
Diagnosticar parasomnias atípicas
Problemas relacionados con el sueño secundarios a trastornos neuromusculares
Trastorno de movimiento periódico de las extremidades
Despertares secundarios a un trastorno convulsivo
Somnolencia diurna excesiva
Despertarse jadeando o ahogándose
Narcolepsia (para evaluar la calidad y cantidad del sueño antes de una prueba de latencia del sueño múltiple)

Tabla 15-21
Medidas polisomnográficas habituales

Latencia del sueño: período de tiempo desde el apagado de las luces hasta la aparición de la fase 2 del sueño
Despertar matutino prematuro: tiempo de estar despierto de modo continuo desde la última fase del sueño hasta el final del registro del sueño (normalmente a las 7 de la mañana)
Eficiencia del sueño: tiempo total de sueño o tiempo total del registro del sueño × 100
Índice de apnea: número de apneas de duración mayor de 10 s por hora de sueño
Índice de mioclonías nocturnas: número de movimientos periódicos de las extremidades inferiores por hora
Latencia REM: período de tiempo desde el inicio del sueño hasta el primer período REM de la noche
Período REM al inicio del sueño: sueño REM durante los primeros 10 min del sueño

evaluar a los pacientes con trastornos del sueño relacionados con la respiración. Este test es mucho menos caro que la polisomnografía. Habitualmente se registra el flujo aéreo, el trabajo respiratorio, el ritmo cardíaco, los ruidos de ronquidos y la oximetría. Se dispone de nume-

rosos dispositivos comercializados capaces de detectar apneas del sueño en pacientes con fisiopatología moderada a grave. Los estudios negativos son problemáticos, puesto que este test es menos sensible que la polisomnografía de laboratorio completa. Los pacientes que muestran resultados negativos a pesar de presentar síntomas y afecciones comórbidas evidentes deben ser programados para un estudio del sueño en el

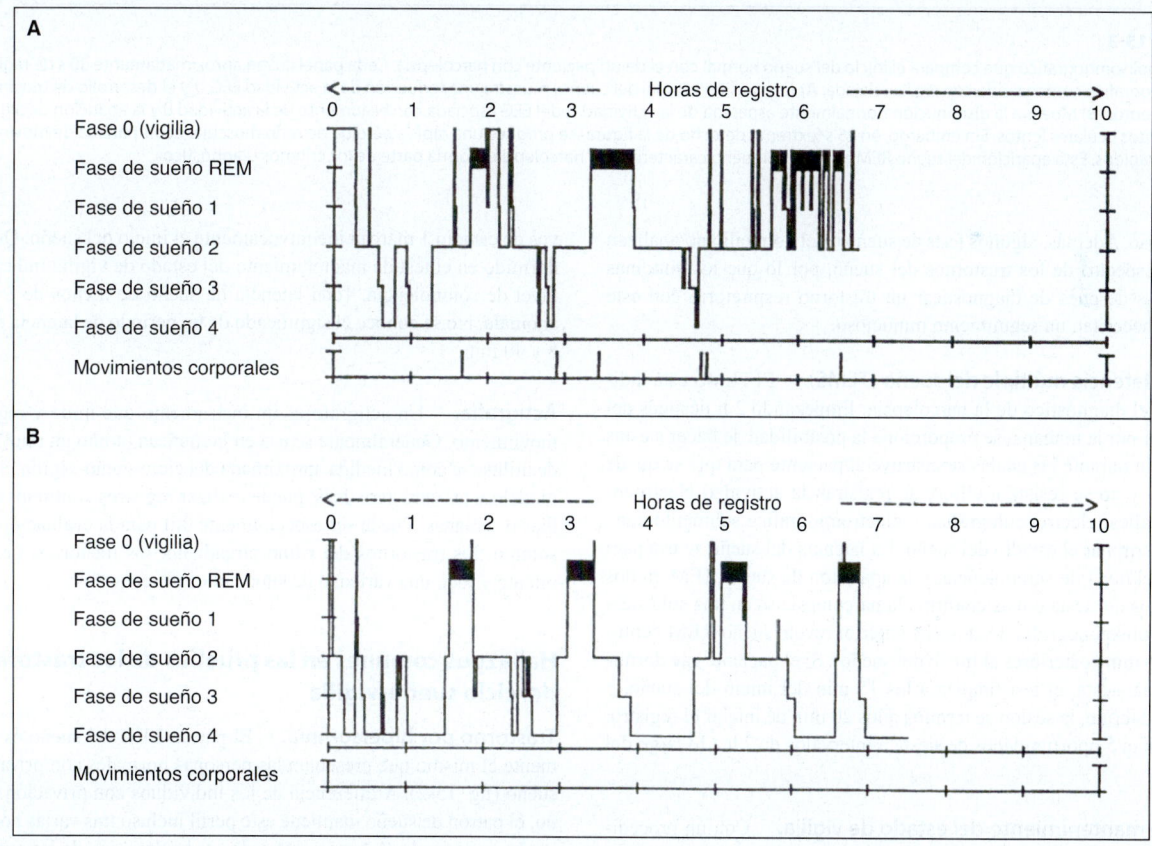

FIGURA 15-2

Histogramas de la etapa del sueño que comparan un perfil de sueño normal con el de un paciente con hipersomnolencia. **A)** Ilustra el patrón de sueño registrado en un adulto joven sano. Su sueño fue interrumpido varias veces por despertares asociados con otros procedimientos de laboratorio concurrentes; sin embargo, todos los parámetros estaban dentro de los límites normales. **B)** Muestra el patrón de sueño de un paciente con somnolencia diurna grave. El paciente no tenía narcolepsia ni apnea. En el laboratorio, el inicio del sueño fue rápido, el sueño continuó prácticamente sin interrupciones y fue extremadamente difícil despertarlo. Esta grabación se terminó después de 7,5 h para comenzar las pruebas diurnas; sin embargo, el sueño del paciente reveló pocos indicios de progresar hacia un estado más ligero. En contraste con el patrón de sueño normal, la duración del sueño de ondas lentas aumentó y continuó emergiendo en alternancia con el sueño REM durante toda la noche. El paciente se despertó sintiendo que no había descansado y no estaba satisfecho con su sueño.

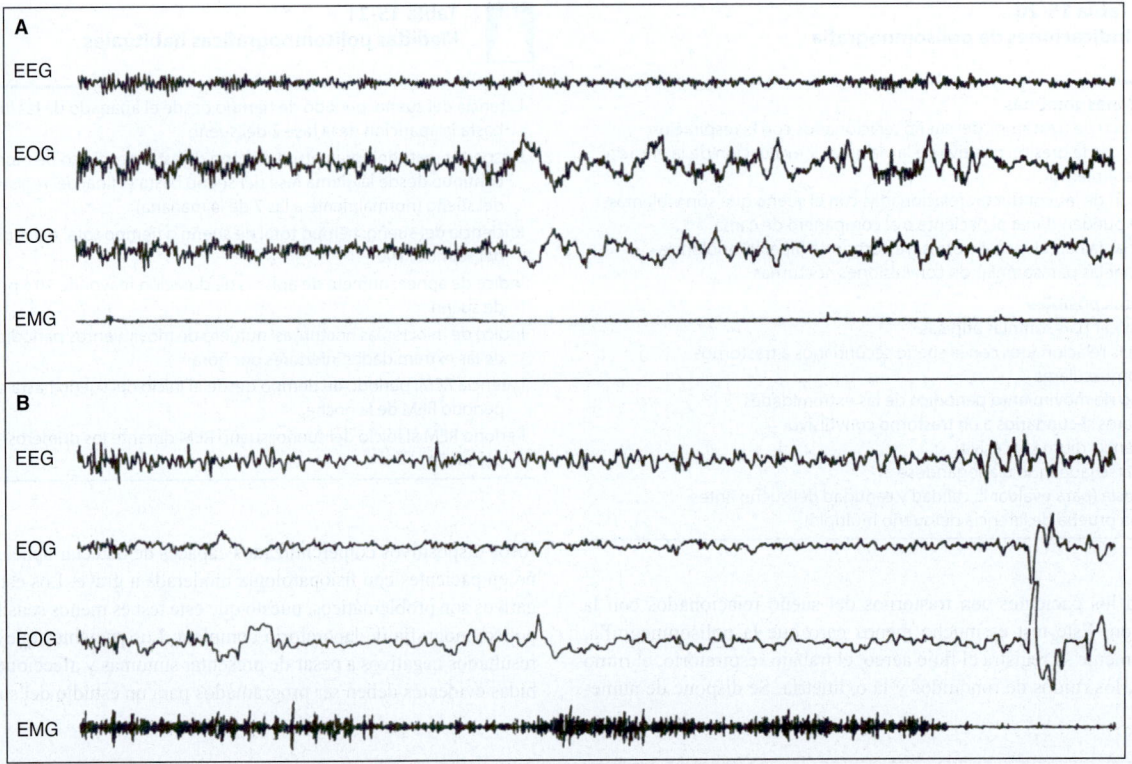

FIGURA 15-3

Trazado polisomnográfico que compara el inicio del sueño normal con el de un paciente con narcolepsia. Cada panel ilustra aproximadamente 30 s de registro polisomnográfico comenzando con vigilia relajada. **A)** (progresión normal del sueño) muestra una reducción de la actividad EEG α y el desarrollo de movimientos oculares lentos. **B)** Muestra la disminución normalmente esperada de la actividad α del EEG asociada con el aumento de la actividad θ y la aparición de algunos movimientos oculares lentos. Sin embargo, en 25 s (extremo derecho de la figura) se produce una rápida pérdida de tono muscular acompañada de movimientos oculares rápidos. Esta aparición del sueño REM al inicio del sueño caracteriza a la narcolepsia y forma parte de los criterios diagnósticos.

laboratorio. Además, algunos tests de sueño en el domicilio no analizan todo el espectro de los trastornos del sueño, por lo que los síntomas residuales después de diagnosticar un trastorno respiratorio con este método necesitan un seguimiento minucioso.

Test de latencia múltiple del sueño (TLMS).   El TLMS está indicado en el diagnóstico de la narcolepsia. Empezando 2 h después del despertar por la mañana, se proporciona la posibilidad de hacer siestas de 20 min durante las cuales se instruye al paciente para que se quede dormido y no se resista a ello, y se registran la actividad electroencefalográfica, electrooculográfica y electromiográfica submentoniana para determinar el estadio del sueño. La latencia del sueño se usa para evaluar el nivel de somnolencia, y la aparición de sueño REM en dos momentos de siesta o más confirma la narcolepsia (o en una sola siesta si la polisomnografía de la noche anterior reveló sueño REM dentro de los 15 min posteriores al inicio del sueño). Si el paciente cae dormido en una siesta, el test finaliza a los 15 min del inicio del sueño, y si no se duerme, la sesión se termina a los 20 min de iniciar el registro. Se facilitan 5 oportunidades de siesta a intervalos de 2 h a lo largo del día.

Test de mantenimiento del estado de vigilia.   Con un procedimiento similar al del TLMS, el test de mantenimiento de la vigilia proporciona sesiones de prueba de 40 min a intervalos de 2 h a lo largo del día, pero al paciente se le indica que permanezca despierto. Esta técnica se realiza para evaluar los resultados del tratamiento y a veces es requerida como parte de la prueba de «aptitud para el servicio». Los pacientes se sientan en una silla cómoda o en la cama con un almohadón en una habitación oscura mientras se lleva a cabo el registro. El primer *epoch* de estadio de sueño 2, 3, 4 o REM o bien 3 *epochs* consecuti-

vos de estadio 1 marcan inequívocamente el inicio del sueño. Quedarse dormido en el test de mantenimiento del estado de vigilia indica cierto nivel de somnolencia. Toda latencia de sueño de menos de 8 min es anómala. No se conoce el significado de un período de latencia de entre 8 y 40 min.

Actigrafía.   Un actígrafo es un instrumento que mide y registra el movimiento. Generalmente se usa en la muñeca (como un reloj) y puede utilizarse como medida aproximada del ciclo sueño-vigilia. Según el modelo y las características, puede realizar registros continuos durante días o semanas. Puede ser especialmente útil para la evaluación del insomnio, los trastornos del ritmo circadiano, los trastornos del movimiento y toda una variedad de situaciones infrecuentes.

Hallazgos comunes en las pruebas de los trastornos del ciclo sueño-vigilia

Trastorno por hipersomnia.   El patrón EEG del sueño es básicamente el mismo que presentan las personas normales con privación de sueño (fig. 15-2). A diferencia de los individuos con privación de sueño, el patrón de sueño mantiene este perfil incluso tras varias noches de sueño prolongado. Además, se puede ver la elevación de las ondas lentas del sueño.

Narcolepsia.   Cuando el diagnóstico clínico no está claro, un registro polisomnográfico nocturno revela un característico período REM al inicio del sueño (fig. 15-3). Un examen de la latencia múltiple del sueño durante el día muestra un inicio rápido del sueño y normalmente uno o más períodos REM al inicio del sueño.

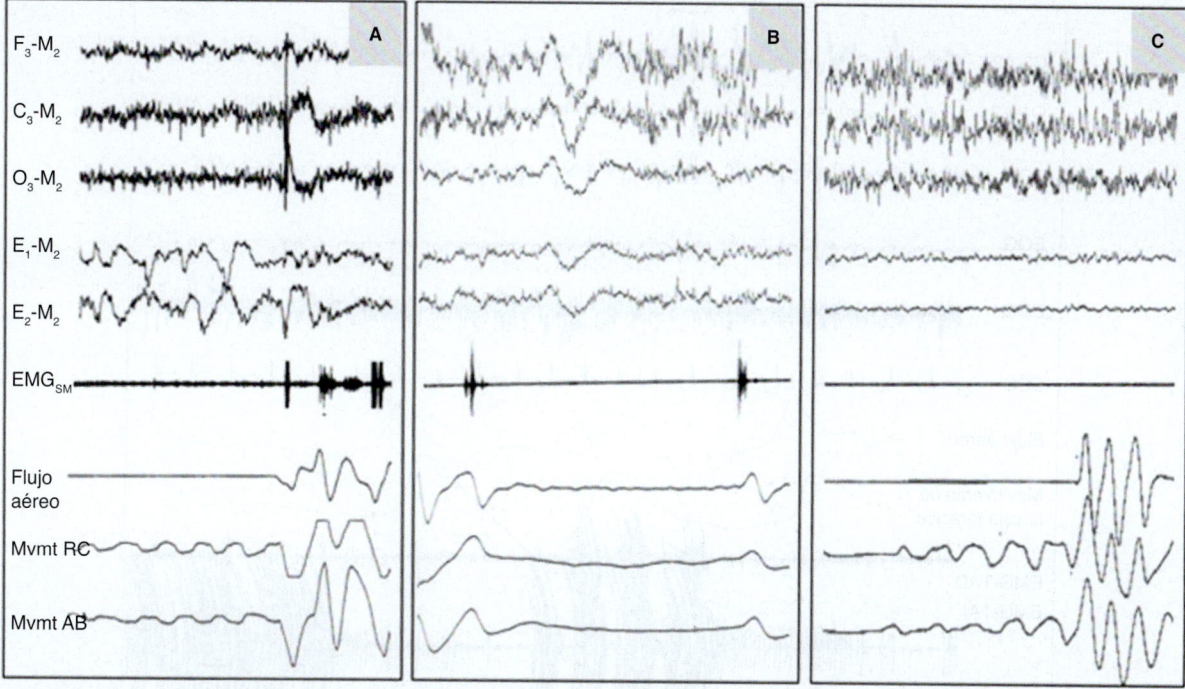

FIGURA 15-4

Trazados polisomnográficos que ilustran episodios de apnea del sueño. **A)** Ilustra una apnea obstructiva del sueño; **B)** muestra una apnea central del sueño, y **C)** muestra una apnea del sueño mixta. Nótese la presencia de esfuerzo respiratorio (caja torácica y movimiento abdominal), a pesar del cese del flujo aéreo, durante la apnea obstructiva y durante la última parte de la apnea mixta. Por el contrario, el esfuerzo respiratorio está ausente durante el cese del flujo en la apnea central y durante la primera parte de la apnea mixta. Nota: F_3 (derivación del cuero cabelludo frontal izquierdo); M_2 (ubicación del electrodo mastoideo derecho); C_3 (derivación del cuero cabelludo central izquierdo); O_3 (derivación del cuero cabelludo occipital izquierdo); E_1 (ubicación del electrodo del ojo del canto externo izquierdo); E_2 (ubicación del electrodo del ojo del canto externo derecho); EMG_{SM} (electromiografía del electrodo de superficie del músculo submentoniano); flujo (flujo de aire medido con termistores de colocación nasal-nasal-oral); Mvmt RC (movimiento de la caja torácica medido con pletismografía inductiva); Mvmt AB (movimiento abdominal medido con pletismografía inductiva). (De Hirshkowitz M, Sharafkhaneh A. Diagnostic assessment methods in adults. En: Kryger MH, Avidan AY, Berry RB, eds. *Atlas of Clinical Sleep Medicine*. 2.ª ed. Elsevier Saunders: Philadelphia, PA; 2014:378.)

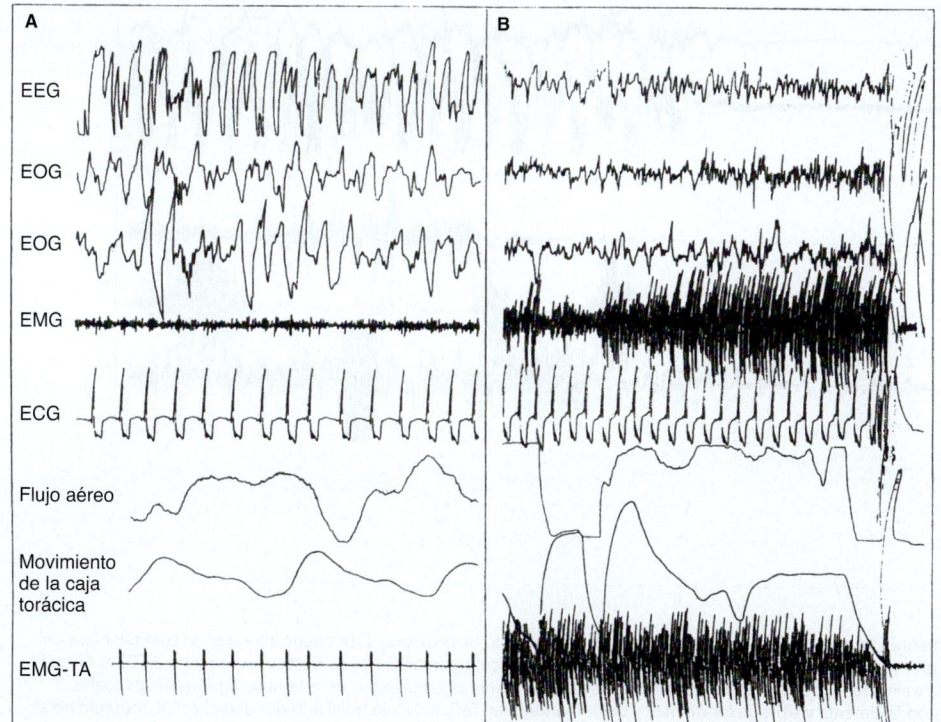

FIGURA 15-5

Trazado polisomnográfico que ilustra un terror nocturno. **A)** Muestra aproximadamente 14 s de trazo que ocurren justo antes del terror nocturno. Se observa una actividad de onda lenta EEG prominente y otras características de la etapa 4 del sueño. **B)** Muestra el despertar, acompañado de taquicardia y movimiento. La actividad del EEG es ambigua y el paciente finalmente desconectó sus electrodos mientras se agitaba en la cama (visible en el extremo derecho de la figura). Aunque el paciente estaba gritando y muy agitado, no hubo informes de sueños. Por la mañana tenía poco recuerdo de lo que había sucedido durante la noche.

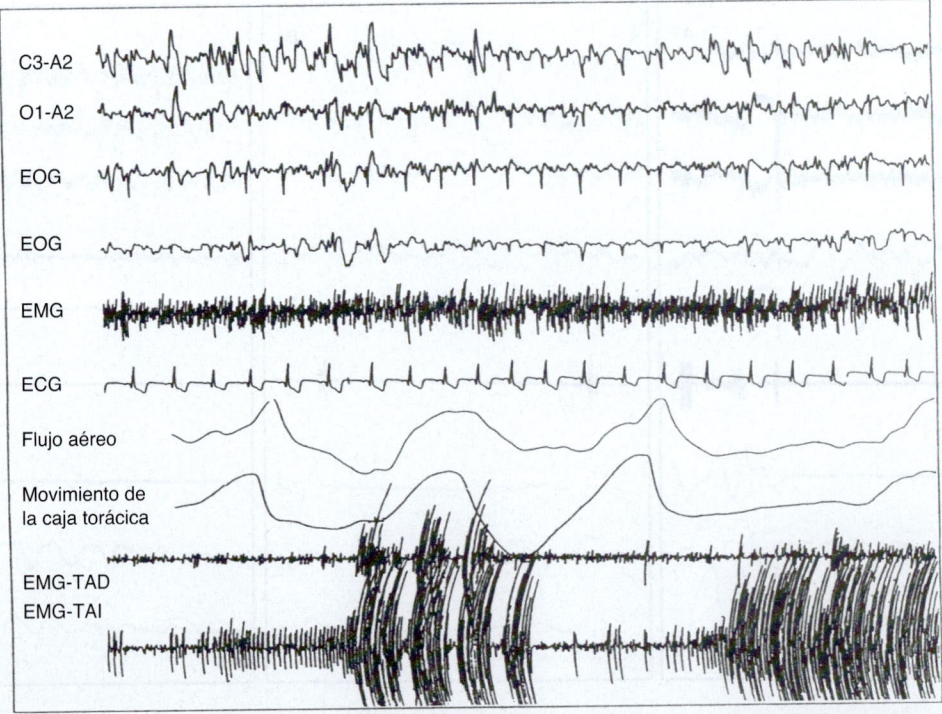

FIGURA 15-6

Síndrome de las piernas inquietas. Este paciente consultó por sensaciones de hormigueo desagradables en las piernas cuando intentaba dormir. Los pacientes suelen referir una necesidad urgente de mover las piernas para eliminar la sensación. Esta figura muestra un patrón bilateral de actividad electromiográfica (EMG) de las piernas; sin embargo, la descarga es más pronunciada en el músculo tibial anterior izquierdo (EMG-TAI) que en el derecho (EMG-TAD). Este patrón persistió durante más de 1 h mientras el paciente intentaba dormirse; obsérvese que la actividad de puntas en el electroencefalograma central y occipital (EEG) (C3-A2 y O1-A2, respectivamente) y el electrooculograma (EOG) es un artefacto electrocardiográfico (ECG) y no una anomalía del EEG.

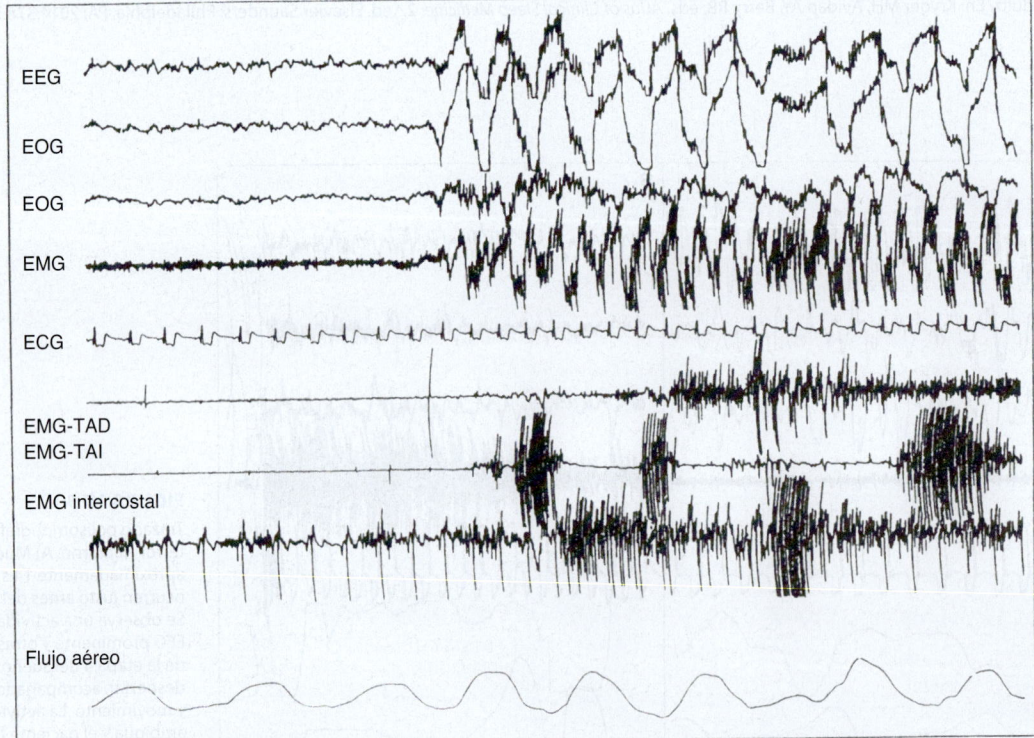

FIGURA 15-7

Bruxismo nocturno. Trazado de aproximadamente 25 s obtenido de un paciente durante un episodio de bruxismo. Este puede aparecer en cualquier fase del sueño o vigilia. El patrón de interferencia de los canales del electroencefalograma (EEG), el electrooculograma (EOG) y el electrocardiograma (ECG) es típico y refleja el movimiento rítmico de la mandíbula y el rechinar de dientes. Este paciente presentaba numerosos episodios de este tipo, algunos de los cuales provocaban un despertar. Se observó una lesión fácilmente visible de los dientes y dolor mandibular. TAD, músculo tibial anterior derecho; TAI, músculo tibial anterior izquierdo.

Tabla 15-22
Trastornos médicos que causan cataplejía

Trastornos que afectan al hipotálamo
   Tumores
   Sarcoidosis
   Placas de esclerosis múltiple
Síndrome paraneoplásico
Enfermedad de Neimann-Pick tipo C
Síndrome de Coffin-Lowry

Apnea obstructiva del sueño. En la polisomnografía, los episodios de apnea obstructiva del sueño en los adultos se caracterizan por múltiples períodos de al menos 10 s de duración en los que el flujo de aire nasal y bucal se interrumpe por completo o parcialmente, mientras los movimientos de expansión del abdomen y el tórax indican los esfuerzos continuados del diafragma y los músculos accesorios de la respiración por atravesar la obstrucción (fig. 15-4). La saturación arterial de oxígeno disminuye, y a menudo se observa una bradicardia que puede estar acompañada por otras arritmias, por ejemplo, extrasístoles ventriculares. Al final, se produce un reflejo de activación, que en los canales del EEG se observa como una señal de despertar y, posiblemente, como un artefacto motor. En ese momento, en ocasiones denominado *despertar,* puede observarse cómo el paciente realiza unos breves movimientos inquietos en la cama.

Apnea central del sueño. Las características polisomnográficas de la ACS son similares a las de la AOS. Sin embargo, durante los períodos de apnea, se observa la interrupción del esfuerzo respiratorio en los sensores de expansión abdominal y torácica. En la respiración de Cheyne-Stokes, la polisomnografía revela 5 o más episodios de apnea e hipopnea central por hora de sueño. En la ACS, secundaria a un trastorno médico sin patrón de respiración de Cheyne-Stokes, los criterios de diagnóstico requieren un patrón verificado en la polisomnografía de 5 o más apneas centrales e hipopneas por hora de sueño. Además, la ACS debida a medicamentos o sustancias requiere 5 o más apneas centrales por hora.

Hipoventilación relacionada con el sueño. La polisomnografía muestra episodios con niveles elevados de CO_2 y disminución de la respiración o, si no se monitoriza el CO_2, episodios de niveles de oxihemoglobina persistentemente bajos que no son causados por apnea o hipopnea.

Parasomnias. Los estudios del sueño ayudan a desarrollar un diagnóstico diferencial y descartan que el comportamiento inusual sea secundario a una convulsión, un trastorno del sueño relacionado con la respiración u otro trastorno del sueño. En las figuras 15-5 a 15-7 se muestran ejemplos de polisomnogramas para terrores nocturnos, el SPI y el bruxismo nocturno.

DIAGNÓSTICO DIFERENCIAL

En general, el diagnóstico diferencial de los trastornos del ciclo sueño-vigilia debe incluir otros trastornos individuales del sueño y la vigilia, trastornos psiquiátricos, afecciones médicas, consumo de medicamentos y sustancias, y variantes normales.

Trastorno de insomnio

Muchos trastornos mentales pueden hacer que una persona experimente insomnio. Por ejemplo, el TDM, el trastorno bipolar y el trastorno de estrés postraumático pueden presentarse con los trastornos del sueño. Muchos medicamentos y sustancias también afectan al sueño, algunos de los cuales se enumeran en la tabla 15-7. También se deben considerar otros trastornos del ciclo sueño-vigilia, incluidos el trastorno del ritmo circadiano de sueño-vigilia, el SPI, los trastornos respiratorios relacionados con el sueño, la narcolepsia y las parasomnias. Finalmen-

te, se debe considerar si el patrón de sueño es una variante normal en la población (p. ej., alguien que «duerme poco») o si ocurre en el contexto de un factor estresante agudo.

Trastorno por hipersomnia

Los trastornos psiquiátricos asociados con un aumento del sueño o la fatiga, como el TDM o el trastorno bipolar, deben considerarse parte del diagnóstico diferencial. Ciertos medicamentos o sustancias también pueden causar sedación, como los hipnóticos-sedantes y los opiáceos. Se deben considerar otros trastornos del sueño y la vigilia, incluidos el trastorno del ritmo circadiano de sueño-vigilia, los trastornos del sueño relacionados con la respiración y las parasomnias. Además, la mala calidad del sueño puede causar somnolencia diurna excesiva, y hay algunas personas para las que es una variante normal requerir más horas de sueño (p. ej., las personas que duermen mucho).

Narcolepsia

El diagnóstico diferencial de la narcolepsia incluye muchos de los mismos trastornos que el diagnóstico diferencial de hipersomnolencia. Además, la cataplejía puede confundirse con convulsiones o trastornos neurológicos del movimiento (p. ej., corea). Muchos trastornos pueden desencadenar cataplejía y se enumeran algunos de los más frecuentes en la tabla 15-22. Todos estos trastornos impedirían un diagnóstico de narcolepsia. La cataplejía suele estar ausente en la narcolepsia asociada con esclerosis múltiple, distrofia miotónica, síndrome de Prader-Willi, enfermedad de Parkinson y atrofia multisistémica.

Trastornos del sueño relacionados con la respiración

El diagnóstico diferencial de los trastornos del sueño relacionados con la respiración incluye muchos de los mismos trastornos que el diagnóstico diferencial del insomnio y los trastornos de hipersomnolencia, dada la presentación clínica de fatiga y somnolencia diurna. Otras posibles condiciones incluyen ataques de pánico y trastorno por déficit de atención con hiperactividad (ya que los episodios de apnea repetidos pueden provocar problemas de concentración, atención y rendimiento escolar o laboral).

Trastornos del ritmo circadiano de sueño-vigilia

El diagnóstico diferencial de los trastornos del ritmo circadiano de sueño-vigilia incluye el insomnio, otros trastornos del ciclo sueño-vigilia y los trastornos del estado de ánimo. También se debe considerar la posibilidad de que el patrón de sueño represente una variante normal.

Parasomnias y trastornos del movimiento relacionados con el sueño

El diagnóstico diferencial de las parasomnias puede ser complicado y debe incluir otras parasomnias individuales, trastornos del sueño relacionados con la respiración, convulsiones nocturnas, ataques de pánico, otros trastornos del ciclo sueño-vigilia, síndromes amnésicos y disociativos y numerosas afecciones médicas. El diagnóstico diferencial del SPI incluye múltiples condiciones médicas, como artritis, neuropatía, isquemia posicional y enfermedad arterial periférica, por nombrar algunas, mientras que el diagnóstico diferencial del bruxismo relacionado con el sueño debe incluir convulsiones nocturnas.

COMORBILIDAD
Trastorno de insomnio

Varios trastornos mentales suelen ser comórbidos con el insomnio. En la tabla 15-23 se enumeran algunos frecuentes. Casi el 90 % de los pacientes con TDM tienen insomnio. Una de las preocupaciones más impor-

Tabla 15-23
Trastornos que suelen ser comórbidos con varios trastornos del sueño

Trastorno de insomnio Trastorno bipolar Trastorno de ansiedad generalizada Trastorno depresivo mayor Trastorno de estrés postraumático Esquizofrenia	**Trastornos del ritmo circadiano de sueño-vigilia** Depresión Trastornos neurodegenerativos Trastornos del neurodesarrollo Trastorno de la personalidad Trastornos de los síntomas somáticos Ceguera Enfermedad cardiovascular Diabetes mellitus Enfermedad gastrointestinal Trastornos por consumo de sustancias
Trastorno por hipersomnia Trastorno bipolar Trastornos depresivos (particularmente depresión estacional) Trastornos neurodegenerativos Trastornos por consumo de sustancias (estimulantes)	

Narcolepsia
Ansiedad
Trastornos depresivos
Apnea obstructiva del sueño
Cefalea
Hiperlipidemia
Hipertensión
Obesidad
Neuropatía periférica
Enfermedad tiroidea, otras endocrinopatías
	Parasomnias y trastornos del movimiento relacionados con el sueño
	Somnambulismo
	   Trastorno obsesivo-compulsivo
	   Trastorno depresivo mayor
	Trastorno de pesadillas
	   Trastorno de estrés postraumático
	   Trastorno de estrés agudo
	   Esquizofrenia
	   Trastornos de ansiedad
	   Trastornos de la personalidad
	   Duelo
	   Dolor
	   Trastornos neurodegenerativos
	   Enfermedad cardiovascular
	Trastorno de comportamiento del sueño REM
	   Narcolepsia
	   Trastornos neurodegenerativos
	Síndrome de las piernas inquietas
	   Depresión
	   Ansiedad
	   Trastornos de la atención
	   Deficiencia de hierro

Trastornos del sueño relacionados con la respiración Trastornos de ansiedad Demencia Trastornos del estado de ánimo Trastorno de estrés postraumático Trastornos psicóticos Enfermedad cardiovascular Diabetes mellitus Insuficiencia cardíaca Hipertensión Obesidad	

tantes es que el insomnio es un factor de riesgo independiente de suicidio en pacientes con TDM. También predice quién desarrollará un trastorno de estrés postraumático después de un trauma. Para los pacientes con trastorno bipolar, la falta de sueño puede precipitar un episodio maníaco. Los pacientes con esquizofrenia pueden negar haber dormido a pesar de que las medidas objetivas muestran un sueño normal.

Trastorno por hipersomnolencia

Muchos trastornos también ocurren con el trastorno por hipersomnia y algunos de ellos se enumeran en la tabla 15-23. Los trastornos por consumo de medicamentos también son habituales, en particular los estimulantes, ya que el individuo intenta mantenerse despierto.

Narcolepsia

La narcolepsia se asocia con trastornos psiquiátricos en general, así como con muchos trastornos médicos. En la tabla 15-23 se enumeran algunos de estos.

Trastornos del sueño relacionados con la respiración

En la tabla 15-23 se enumeran varios trastornos asociados con los trastornos del sueño relacionados con la respiración. En la sección de diagnóstico se analizan las condiciones asociadas con la apnea central del sueño y la hipoventilación relacionada con el sueño.

Trastornos del ritmo circadiano de sueño-vigilia

Los trastornos del ritmo circadiano de sueño-vigilia pueden asociarse con comorbilidades psiquiátricas y médicas; en la tabla 15-23 se enu-

meran algunas de estas. El tipo asociado a trabajo por turnos está especialmente relacionado con muchos trastornos psiquiátricos y médicos.

Parasomnias y trastornos del movimiento relacionados con el sueño

Cada parasomnia tiene su propio conjunto de diagnósticos comórbidos comunes y se enumeran algunos ejemplos en la tabla 15-23. Muchas personas que presentan trastornos de la conducta del sueño desarrollarán un trastorno neurodegenerativo.

MANEJO TERAPÉUTICO

Insomnio

Tratamiento farmacológico. Durante muchos años, las benzodiazepinas fueron los medicamentos hipnótico-sedantes recetados con mayor frecuencia para el tratamiento del insomnio. Otros agonistas de los receptores de las benzodiazepinas (p. ej., zolpidem y fármacos similares) surgieron como una opción para tratar el insomnio. El desarrollo posterior de un antihistamínico en dosis bajas (doxepina), un agonista del receptor de melatonina (ramelteón) y un antagonista de la orexina (suvorexant) ha aumentado más recientemente el arsenal de medicamentos aprobados para tratar el insomnio. Sin embargo, es frecuente el uso no aprobado (y no recomendado) de antidepresivos sedantes. Además, se encuentra disponible una variedad de productos para el sueño de venta sin receta. Las formulaciones sin receta incluyen antihistamínicos, precursores de proteínas y otras sustancias. El L-triptófano estaba de moda y se podía conseguir fácilmente en las tiendas naturistas hasta que un brote de eosinofilia llevó a retirarlo del mercado. Sin embargo, fue de un solo fabricante y, posteriormente, el L-triptófano volvió a estar disponible sin receta. La melatonina es el líder entre los aditivos alimentarios autoadministrados que según algunos mejora el insomnio. La melatonina en dosis bajas puede mejorar el sueño cuando se usa para adaptar o reactivar el ritmo circadiano con el horario de sueño-vigilia deseado.

Los fabricantes de medicamentos deben probar rigurosamente los medicamentos recetados en ensayos clínicos; por lo tanto, tienen una ventaja sobre los medicamentos de venta sin receta virtualmente no probados. Se debe demostrar que los medicamentos son seguros y efectivos para que la FDA los apruebe.

La mayoría de los medicamentos hipnóticos están aprobados para su uso a corto plazo, no a largo plazo. Entre las excepciones se incluyen el zolpidem de liberación modificada, la eszopiclona y el ramelteón, todos ellos aprobados para el tratamiento a largo plazo. Si se utilizan correctamente, los hipnóticos pueden proporcionar un alivio inmediato y adecuado del insomnio, aunque este suele reaparecer al interrumpir la medicación.

La guía de práctica clínica de la American Academy of Sleep Medicine recomienda el uso de suvorexant, eszopiclona, zaleplón, zolpidem, triazolam, temazepam, ramelteón y doxepina para el tratamiento del insomnio (agentes específicos que tienen diferentes indicaciones para iniciar o mantener el sueño). No recomiendan el uso de trazodona, tiagabina, difenhidramina, melatonina, triptófano y valeriana para el tratamiento del insomnio.

Terapia cognitivo-conductual. La terapia cognitivo-conductual (TCC) como modalidad terapéutica utiliza una combinación de técnicas cognitivas y de conducta para superar las conductas de sueño disfuncionales, percepciones erróneas y pensamientos disruptivos y distorsionados respecto al sueño. Las técnicas de conducta incluyen higiene del sueño universal, terapia de control de estímulos, terapia de restricción del sueño, terapias de relajación y biorretroalimentación *(biofeedback).*

Los estudios muestran repetidamente una mejoría significativa y mantenida de los síntomas del sueño, incluidos el número y la duración de los despertares y el período de latencia del sueño mediante la TCC. Los beneficios a corto plazo son similares a los de la medicación, pero la TCC tiende a mantener beneficios incluso 36 meses después del tratamiento. Al suprimir la medicación, el insomnio suele reaparecer y a veces se acompaña de insomnio de rebote. No se han demostrado efectos secundarios con la TCC. No existen directrices «de buena praxis» establecidas en cuanto a la duración y la cantidad de las sesiones. La TCC, sin embargo, no carece de limitaciones. La mayor parte de los datos no comparan la eficacia de los componentes individuales de la terapia. De todos modos, la educación de la higiene del sueño por sí sola produce un efecto insignificante sobre él. Intuitivamente, parece que el abordaje multicompetencial actuaría sobre muchas de las variables implicadas en el insomnio. Otras limitaciones de la TCC incluyen la ausencia o la falta de disponibilidad de especialistas capacitados, el coste de las sesiones y la falta de cobertura de las aseguradoras.

Los efectos de la TCC tardan más tiempo en aparecer que los de la medicación. En general, cuando los pacientes finalmente acuden para el tratamiento de su insomnio, están desesperados. Esto dificulta el convencerlos de que intenten un tratamiento que puede tardar varias semanas antes de proporcionar un alivio. Además, los pacientes no tienen un papel pasivo en este tipo de terapia; deben ser participantes activos. Muchos individuos no solo quieren un «ajuste rápido», sino que también quieren realizar alguna técnica o tomarse algo, más que verse implicados en un proceso terapéutico. Para que la TCC sea eficaz, los pacientes deben comprometerse a realizar múltiples sesiones y también a estar abiertos a la idea de que la modificación de los pensamientos y las conductas respecto al sueño puede mejorar los síntomas del insomnio.

Aunque con un firme enfoque en los temas cognitivos y conductuales, es útil ampliar solo un poco la TCC hacia la esfera psicodinámica.

Tabla 15-24
«Qué hacer/qué no hacer» para una higiene del sueño correcta

	Qué hacer	Qué no hacer
Mantener horarios regulares de irse a dormir y despertar	✓	
Si se tiene hambre, tomar algo ligero antes de ir a dormir	✓	
Mantener un programa de ejercicio físico regular	✓	
Darse un tiempo de tranquilidad de 1 h aproximadamente antes de acostarse	✓	
Si se está preocupado por algo al ir a la cama, escribirlo; ya se ocupará de ello por la mañana	✓	
Mantener la habitación fresca	✓	
Mantener la habitación a oscuras	✓	
Mantener la habitación en silencio	✓	
Hacer siestas		✓
Mirar el reloj para saber lo malo que es el insomnio realmente		✓
Hacer ejercicio inmediatamente antes de ir a la cama para quedar exhausto		✓
Mirar la televisión en la cama cuando no se puede dormir		✓
Tomar una comida pesada antes de acostarse		✓
Beber café por la tarde y por la noche		✓
Fumar un cigarrillo si no se consigue el sueño		✓
Tomar alcohol para ayudarse a dormir		✓
Leer en la cama cuando no se pueda dormir		✓
Comer en la cama		✓
Hacer ejercicio en la cama		✓
Hablar por teléfono en la cama		✓

Para algunos pacientes con dificultades de larga evolución con respecto al sueño, padecer insomnio se convierte en una parte importante de su identidad. Puede existir un beneficio primario o secundario en esta identificación. Es la respuesta emocional negativa al insomnio (es decir, estar enfadado por la incapacidad de controlar el propio sueño, sentir como un fracaso el no poder dormir) lo que contribuye a su cronicidad. En general, estos individuos tienden a internalizar más que a exteriorizar emociones, sienten una necesidad de control incrementada, experimentan dificultades personales y sienten un importante descon-

Tabla 15-25
Instrucciones para controlar los estímulos

1. Ir a la cama solo cuando se tenga sueño para maximizar el éxito
2. Usar la cama solo para dormir. No mirar televisión en la cama, no leer, no comer y no hablar por teléfono mientras se está en la cama
3. No acostarse en la cama y no frustrarse si no puede dormir. Después de unos minutos (no mirar el reloj), levantarse, ir a otra habitación y hacer algo que no le despierte hasta que vuelva la somnolencia. Repetir tanto como se necesite
4. Despertarse a la misma hora todas las mañanas (con independencia de la hora de acostarse, el tiempo total de sueño o el día de la semana) y evitar por completo las siestas

Tabla 15-26
Respiración abdominal

1. En decúbito supino, el paciente debe respirar normalmente por la boca o la nariz, lo que le resulte más cómodo, y prestar atención a su patrón respiratorio
2. Mientras mantiene ese ritmo, el paciente debe comenzar a respirar más con el abdomen y menos con el pecho
3. El paciente debe hacer una pausa de medio segundo después de cada ciclo de respiración (inspiración y espiración) y evaluar la respiración. ¿Como se sintió? ¿Fue suave? Eventualmente, cada respiración se volverá uniforme y suave
4. El paciente debe encontrar un lugar donde pueda sentir mejor cómo entra y sale el aire. Concéntrese en ese lugar y en el aire que entra y sale
5. El paciente debe visualizar que los pensamientos intrusivos se alejan; si hay demasiados pensamientos, dejar de practicar y volver a intentarlo más tarde

tento con acontecimientos anteriores. Para este subgrupo de personas, descuidar la respuesta emocional puede limitar la respuesta al tratamiento y provocar una recaída. El clínico que está sensibilizado con la tendencia de un paciente a ver algo como un fracaso más que como un reto, será más capaz de vencer las barreras al tratamiento.

Higiene del sueño universal.   El estilo de vida de un paciente produce un trastorno del sueño. Este problema se denomina habitualmente *higiene inadecuada del sueño,* en referencia a la existencia de un problema en el seguimiento de los hábitos que se suele aceptar que ayudan al sueño. Estos hábitos incluyen, por ejemplo, el mantenimiento de un horario regular de sueño y vigilia, la evitación de un exceso de cafeína y de las comidas pesadas antes de irse a dormir, y la realización de una actividad física adecuada. Numerosas conductas pueden interferir con el sueño mediante el incremento de la activación del sistema nervioso hacia la hora de acostarse o mediante la alteración de los ritmos circadianos.

El centro de atención de la higiene del sueño universal son los componentes ambientales y el estilo de vida modificables que pueden interferir con el sueño, así como las conductas que pueden mejorarlo. Debido a que algunas de estas conductas son difíciles de cambiar, solamente se deben abordar uno o dos aspectos escogidos conjuntamente entre médico y paciente. Esto proporciona al enfermo la máxima probabilidad de una intervención satisfactoria. En la tabla 15-24 se enumeran algunas recomendaciones para mejorar el sueño. A menudo, son útiles unos pocos cambios simples en los hábitos del paciente o en el entorno del sueño. El médico, no obstante, tiene que dedicar tiempo a revisar tanto la rutina del paciente como su irregularidad. En cierto modo, la esencia del insomnio es su variabilidad. Los cambios día a día en las conductas y la gravedad variable del insomnio pueden enmascarar los factores responsables del problema. Un programa de higiene del sueño meticulosamente explicado y con un seguimiento representa una intervención bastante barata y eficaz. Además, el hecho de mejorar los hábitos de sueño puede mejorarlo incluso cuando la principal causa del insomnio es física. Sin embargo, la educación sobre la higiene del sueño no parece ser tan eficaz como la TCC.

Terapia de control de estímulos.   La terapia de control de estímulos es un paradigma de descondicionamiento que tiene como objetivo romper el ciclo de problemas habitualmente asociados con la dificultad para iniciar el sueño. Al intentar deshacer el condicionamiento que socaba el sueño, la terapia de control de estímulos ayuda a reducir tanto los factores primarios como los reactivos implicados en el insomnio. Las normas pretenden aumentar estímulos clave para dormir y disminuir las asociaciones con el insomnio. Las instrucciones son sencillas; sin embargo, el paciente debe seguirlas constantemente. En la tabla 15-25 se presenta un ejemplo de estas instrucciones. La terapia de control de estímulos funciona; sin embargo, es posible que no se vean resultados

durante semanas o incluso 1 mes. Si se practica continuamente, los episodios de insomnio disminuyen tanto en frecuencia como en gravedad.

Terapia de restricción del sueño.   Es una estrategia diseñada para incrementar la eficiencia del sueño mediante la reducción del tiempo que se permanece despierto en la cama. Esta terapia va dirigida específicamente a aquellos pacientes que permanecen despiertos acostados en la cama incapaces de dormirse. La restricción del tiempo que se está en cama puede ayudar a consolidar el sueño. Si el paciente refiere que solamente duerme 5 h de las 8 h que permanece acostado en la cama, se reduce el tiempo de estar acostado. Se aconseja, no obstante, no permanecer acostado menos de 4 h por noche y advertir al paciente de los riesgos de la somnolencia durante el día. Debe evitarse dormir en otros momentos del día, salvo los ancianos, quienes pueden hacer una siesta de 30 min. El médico controla la eficiencia del sueño (porcentaje de tiempo dormido respecto del tiempo en cama). Cuando la eficiencia del sueño alcanza el 85 % (en un promedio de 5 noches), se aumenta el tiempo de permanecer en la cama en 15 min. La terapia de restricción del sueño produce un descenso gradual y mantenido del estado de vigilia nocturno.

Terapia de relajación y retroalimentación *(biofeedback).*   El aspecto más importante de la terapia de relajación es que debe realizarse correctamente. Autohipnosis, relajación progresiva, imaginería guiada y ejercicios de respiración profunda son todos ellos eficaces si obtienen la relajación. El objetivo es encontrar la técnica óptima para cada paciente, pero no todos necesitan ayuda para relajarse. La *relajación muscular progresiva* es especialmente útil en pacientes que presentan tensión muscular. Los pacientes deben tensar a propósito grupos musculares (unos 5-6 s) y después relajarlos (20-30 s), empezando por la cabeza y acabando por los pies. El paciente tiene que notar la diferencia entre tensión y relajación. La *imaginería guiada* consiste en que el paciente visualice una escena agradable y tranquila que capte todos sus sentidos.

Los *ejercicios de respiración* se realizan por lo menos 20 min al día durante 2 semanas. Una vez dominada, la técnica debe utilizarse a la hora de acostarse durante 30 min; si no funciona, el paciente debe intentarlo de nuevo otra noche. Es importante que no se asocie la técnica con el fracaso en dormirse. En la tabla 15-26 se proporcionan ejemplos de instrucciones para la *respiración abdominal,* una técnica importante. El paciente debe sentirse cómodo con cada paso antes de pasar al siguiente.

El *biofeedback* proporciona estímulos clave para marcadores fisiológicos de relajación y puede aumentar la propia conciencia de ello. La temperatura del dedo aumenta cuando una persona está relajada. Los pacientes requieren un entrenamiento cuidadoso y adecuado; entregarles simplemente una cinta con instrucciones no resulta útil. De forma ideal, las técnicas deben dominarse durante el día durante varias semanas antes de aplicarlas al problema del sueño; se consigue mejor fuera de la cama. En el momento en que las técnicas se apliquen en la cama, las habilidades deberían estar automatizadas. Las técnicas de relajación se prestan fácilmente a combinarse con terapias de higiene del sueño y de control de estímulos. A veces, contribuyen a distraer los pensamientos sobre la incapacidad de dormir. Las reflexiones potencian el insomnio y si el paciente reflexivo puede distraerse, entonces es posible que duerma mejor.

Terapia cognitiva.   Este tratamiento, eficaz y validado para diversas afecciones psiquiátricas, incluido el TDM y el trastorno de ansiedad generalizada, ha sido adaptado para ser utilizado en el insomnio. El aspecto cognitivo del tratamiento del insomnio va dirigido a la respuesta emocional negativa frente una apreciación de la situación relacionada con el sueño. Parece que la respuesta emocional negativa produce un estímulo emocional que a su vez contribuye o tiende a perpetuar el insomnio. Las personas con funciones cognitivas inadaptadas tienden a exagerar las consecuencias negativas del insomnio: «tiene que haber

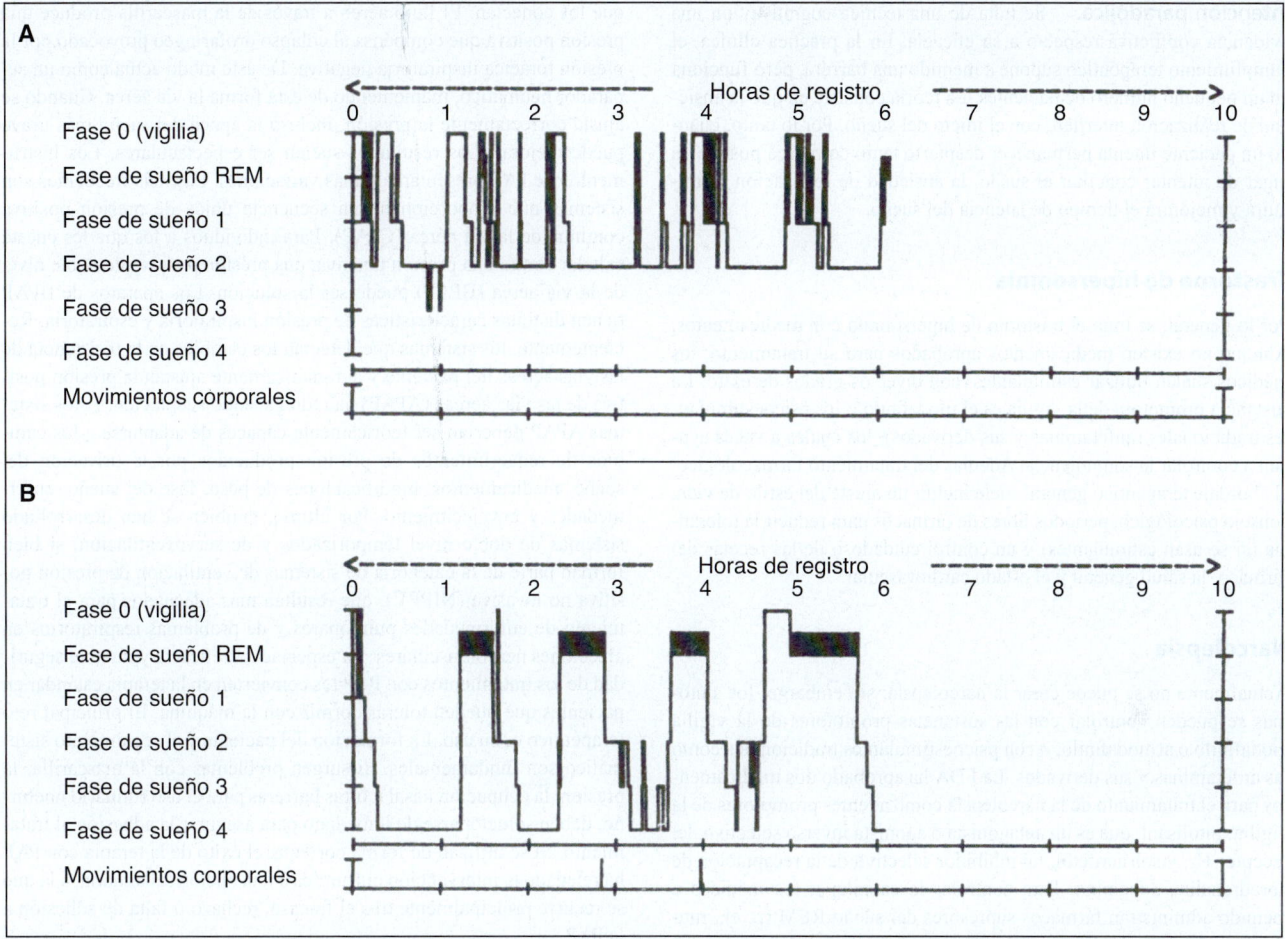

FIGURA 15-8

Histograma de las fases del sueño que ilustra la mejoría inmediata y espectacular en la arquitectura del sueño obtenida mediante el tratamiento de la apnea obstructiva del sueño con presión positiva continua de la vía aérea (CPAP). **A)** Patrón anómalo del sueño cuando el paciente tenía más de 200 episodios de apnea obstructiva del sueño. El sueño se ve alterado por frecuentes despertares, a la vez que los movimientos oculares rápidos (REM) y el sueño de ondas lentas (fases 3 y 4) prácticamente están ausentes. **B)** Resultados del mismo paciente tratado con CPAP durante la noche siguiente. Normalización de la continuidad del sueño con un rebote masivo de REM y el sueño de ondas lentas.

algo realmente malo en mí si soy incapaz de dormirme en 40 min». También tienden a presentar expectativas poco realistas respecto a sus necesidades de sueño: «Si no duermo 8 h por la noche, después mi jornada será un desastre». El primer paso consiste en identificar estas convicciones, luego comprobar su validez y, finalmente, sustituirlas por ideas más adaptadas.

D. H. era un hombre de 42 años con antecedente de insomnio de 5 años de evolución. Identificaba su despido laboral y el nacimiento de un bebé que padecía cólicos como factores desencadenantes de su incapacidad para dormir. Sin embargo, incluso después de haber encontrado un nuevo trabajo con mejor salario y horario, y con el bebé durmiendo toda la noche, D. H. siguió presentando dificultades para conciliar y mantener el sueño. Entre los factores que perpetuaban la situación destacaba un dolor lumbar y que su pareja tenía un trastorno de movimiento periódico de las piernas. El paciente refería que permanecía acostado 8-9 h por la noche y solo dormía unas 4-5 h de forma intermitente. Miraba la televisión 1 h en la cama antes de apagar la luz para dormir. Se pasaba horas viendo correr los minutos en el reloj. No se despertaba descansado y cuando sonaba el despertador, generalmente ya estaba despierto y tenía pensamientos del tipo «casi no he dormido esta noche; debería ser capaz de dormir más; algo tiene que estar

yendo mal en mí. Genial, hoy estaré demasiado cansado para concentrarme en nada».

Ejemplos de pensamientos inadecuados: «Debería ser capaz de dormir más». Esta es una apreciación imperfecta de la capacidad de dormir y puede estar relacionada con una necesidad de control sobre el sueño. Esta necesidad de control interfiere con una actitud más relajada respecto a unas pocas horas perdidas de descanso. Este tipo de pensamientos también puede conducir a sentimientos de frustración y de enfado. «Genial, hoy estaré demasiado cansado para concentrarme en nada». Esta es una atribución equivocada de la afectación de la jornada debida a dormir mal. D. H. también estaba magnificando lo negativo y no valorando lo positivo con este pensamiento de blanco o negro, o todo o nada. ¿Podría D. H. estar demasiado cansado para concentrarse en algunas cosas pero no en todas? ¿Pudiera deberse su incapacidad para concentrarse a otros innumerables factores? «Algo tiene que estar yendo mal en mí [si no puedo lograr dormir más]». Este es un razonamiento catastrófico y emocional: simplemente por el hecho de que alguien tenga un sentimiento no significa que el pensamiento o sentimiento sea cierto. Una creencia fuertemente arraigada de que el insomnio afecta negativamente a la salud física y mental puede resultar catastrófica. (Por cortesía de Max Hirshkowitz, PhD, Rhoda G. Seplowitz-Hafkin, MD, y Amir Sharafkhaneh, MD, PhD.)

Intención paradójica.   Se trata de una técnica cognitiva con una evidencia conflictiva respecto a su eficacia. En la práctica clínica, el cumplimiento terapéutico supone a menudo una barrera, pero funciona en un pequeño número de pacientes. La teoría consiste en que la ansiedad de realización interfiere con el inicio del sueño. Por lo tanto, cuando un paciente intenta permanecer despierto tanto como sea posible en lugar de intentar conciliar el sueño, la ansiedad de realización disminuirá y mejorará el tiempo de latencia del sueño.

Trastorno de hipersomnia

Por lo general, se trata el trastorno de hipersomnia con medicamentos. Aunque no existen medicamentos aprobados para su tratamiento, los médicos suelen utilizar estimulantes, con diversos grados de éxito. La sustancia promotora de la vigilia es el modafinilo o los psicoestimulantes tradicionales (anfetaminas y sus derivados), los cuales a veces ayudan a controlar la somnolencia. Además del tratamiento farmacológico, el abordaje terapéutico general suele incluir un ajuste del estilo de vida, consejo psicológico, períodos libres de fármacos para reducir la tolerancia (si se usan estimulantes) y un control cuidadoso de las recetas del fármaco, la salud general y el estado cardiovascular.

Narcolepsia

Actualmente no se puede curar la narcolepsia; sin embargo, los síntomas se pueden controlar con las sustancias promotoras de la vigilia modafinilo o armodafinilo, o con psicoestimulantes tradicionales como las anfetaminas y sus derivados. La FDA ha aprobado dos medicamentos para el tratamiento de la narcolepsia como agentes promotores de la vigilia: pitolisant, que es un antagonista o agonista inverso selectivo del receptor H_3, y solriamfetol, un inhibidor selectivo de la recaptación de noradrenalina-dopamina. Para controlar la cataplejía, los médicos a menudo administran fármacos supresores del sueño REM (p. ej., muchos antidepresivos). Este abordaje destaca las propiedades supresoras del sueño REM de estos fármacos. Dado que la cataplejía es posiblemente una intrusión de los fenómenos del sueño REM en el estado de vigilia, la justificación es clara. Muchos informes indican que la imipramina y la protriptilina son bastante eficaces para reducir o eliminar la cataplejía. Los inhibidores selectivos de la recaptación de serotonina han ganado popularidad porque están asociados con menos efectos secundarios que los antidepresivos tricíclicos. El oxibato de sodio ha demostrado ser extremadamente útil para reducir la cataplejía, incluso en los casos en que los médicos pensaban que era intratable. Los estudios también sugieren que el oxibato de sodio ayuda a mejorar el sueño y alivia parte de la somnolencia asociada con la narcolepsia. Aunque el tratamiento farmacológico es el de elección, el abordaje terapéutico general debe incluir siestas programadas, ajuste del estilo de vida, asesoramiento psicológico, períodos libres de fármacos para reducir la tolerancia y un control cuidadoso de las recetas de la medicación, la salud general y el estado cardiovascular.

Trastornos del sueño relacionados con la respiración

Apnea-hipopnea obstructiva del sueño.   Hay varios tratamientos disponibles para la AOS, que incluyen PAP, aparatos bucales, terapia posicional, intervención quirúrgica y pérdida de peso. Los medicamentos no han sido útiles para tratar la AOS. Los agentes promotores de la vigilia, como el modafinilo, el solriamfetol y el pitolisant, pueden ayudar con la somnolencia residual que puede persistir a pesar del uso de otros tratamientos para la AOS como la PAP. Sin embargo, estos medicamentos no abordan la fisiopatología de la oclusión de las vías respiratorias.

PRESIÓN POSITIVA DE LA VÍA AÉREA.   La PAP es el tratamiento de elección para la apnea obstructiva del sueño (fig. 15-8). El aparato de PAP consiste en un ventilador, una mascarilla nasal u oronasal y unos tubos que los conectan. El flujo aéreo a través de la mascarilla produce una presión positiva que compensa el colapso orofaríngeo provocado por la presión torácica inspiratoria negativa. De este modo actúa como un separador neumático, manteniendo de esta forma la vía aérea. Cuando se ajusta correctamente la presión, incluso la apnea del sueño más grave puede mejorar. Los resultados suelen ser espectaculares. Los instrumentos de PAP presentan algunas variaciones. Las más frecuentes son sistemas que proporcionan una secuencia única de presión positiva continua de la vía aérea (CPAP). Para individuos a los que les cuesta exhalar contra una presión positiva, una presión positiva de doble nivel de la vía aérea (BPAP) puede ser la solución. Los aparatos de BPAP tienen distintas características de presión inspiratoria y espiratoria. Recientemente, los sistemas que detectan los cambios en la resistencia de las vías aéreas del paciente y automáticamente ajustan la presión positiva de las vías aéreas (APAP) han ido ganando aceptación. Estos sistemas APAP deberían ser teóricamente capaces de adaptarse a los cambios de requerimientos de presión producidos por la privación del sueño, medicamentos, modificaciones de peso, fase del sueño, enfermedades y envejecimiento. Por último, también se han desarrollado sistemas de doble nivel temporizados y de servoventilación, si bien forman parte de la categoría de sistemas de ventilación de presión positiva no invasiva (NIPPV), que resultan más adecuados para el tratamiento de enfermedades pulmonares y de problemas respiratorios en afecciones neuromusculares. La espectacular eficacia y notable seguridad de los tratamientos con PAP los convierten en la terapia estándar en pacientes que pueden tolerar dormir con la máquina. El principal reto terapéutico es su uso. La formación del paciente y el seguimiento sistemático son fundamentales. Si surgen problemas con la mascarilla, la presión, la ocupación nasal u otras barreras para el uso rutinario nocturno, deben solucionarse de inmediato para asegurar la adhesión al tratamiento. Si se utilizan de forma correcta, el éxito de la terapia con PAP ha relegado la intervención quirúrgica a una opción secundaria, a la que se recurre principalmente tras el fracaso, rechazo o falta de adhesión a la PAP.

APARATOS ORALES.   Los aparatos orales representan otra opción terapéutica que está adquiriendo popularidad. Se han desarrollado diversos aparatos orales para tratar también los ronquidos, que parecen ser beneficiosos en casos de apnea obstructiva del sueño leve o moderada. El abordaje general consiste en manipular la posición de la mandíbula, levantar el paladar o retener la lengua. Ensayos aleatorizados demuestran que algunos aparatos aumentan la permeabilidad de la vía aérea lo suficiente para tratar pacientes con apneas del sueño. Sin embargo, en pacientes con apnea obstructiva del sueño grave no siempre se alcanzan niveles satisfactorios de mejoría, por lo que son necesarios controles de seguimiento.

TERAPIA POSICIONAL.   En algunos pacientes, los trastornos del sueño relacionados con la respiración solo se producen en posición supina. En estos casos, impedir que los pacientes duerman sobre su espalda puede producir resultados beneficiosos. Para conseguir este objetivo pueden utilizarse pelotas de tenis cosidas dentro de la parte posterior de la camisa de dormir o colocadas en los bolsillos, o cuñas de espuma. Si bien estas intervenciones son útiles en la clínica, se necesitan ensayos clínicos sistematizados a gran escala de este tipo de abordajes.

INTERVENCIÓN QUIRÚRGICA.   Los tratamientos quirúrgicos agresivos han evolucionado poco después del reconocimiento de las consecuencias fisiopatológicas y potencialmente letales de la apnea obstructiva del sueño. La primera intervención quirúrgica se diseñó para crear una vía aérea permeable; así pues, a finales de la década de 1970 se realizaban traqueotomías en individuos con apneas graves. Si bien ya no es el tratamiento de elección, sigue siendo el patrón frente al que se comparan las terapias nuevas y más refinadas. Los abordajes quirúrgicos de segunda generación intentan corregir las obstrucciones y malformaciones de las vías aéreas. Los primeros estudios sobre uvulopalatofaringoplastia (UPFP) sugerían que la modificación del paladar blando solucionaba la mayoría de las apneas del sueño, pero los resultados de seguimiento posteriores no fueron tan positivos. Aproximadamente un 30-50% de los pacientes con apnea del sueño mejoran con UPFP, en especial los que presentan una obstrucción orofaríngea. Así pues, la aplicación rigurosa de los criterios de selección presumiblemente mejora los resultados. No obstante, si la obstrucción se produce en el espacio de la vía aérea posterior, puede resultar adecuada la cirugía maxilomandibular. En pacientes con retrognatia o con una cefalometría que indica afectación del espacio de la vía aérea posterior, el desplazamiento hacia delante de la mandíbula puede lograr una sorprendente normalización de la respiración durante el sueño.

PÉRDIDA DE PESO. Se sabe que la pérdida de peso beneficia a muchos pacientes. Sin embargo, dado que la pérdida ponderal y su mantenimiento son difíciles y poco fiables de lograr, un clínico prudente debe recomendar la pérdida de peso, pero también utilizar otras terapias.

Apnea central del sueño debida a respiración periódica por altitud.
Se puede tratar la ACS debida a respiración periódica por altitud con acetazolamida, que reduce el pH sérico y aumenta el impulso respiratorio. Los efectos secundarios de la acetazolamida incluyen acidosis metabólica, trastorno hidroelectrolítico, anafilaxia, síndrome de Stevens-Johnson, necrólisis tóxica epidérmica y agranulocitosis. Las reacciones habituales incluyen la astenia, la anorexia, cambios de gusto, poliuria, diarrea, melena, acúfenos y fotosensibilidad.

Trastornos del ritmo circadiano de sueño-vigilia

Terapia con luz. Las investigaciones indican que exponer a una persona a luces brillantes puede restablecer el marcapasos circadiano. Este parece ser especialmente el caso cuando la luz es brillante (superior a 10 000 lux) o está dentro del espectro azul. Con un tiempo de exposición a la luz preciso, puede detenerse y reiniciarse el reloj biológico. La exposición a la luz modifica el punto fijo del reloj biológico. Utilizando la temperatura corporal central como marcador fisiológico, se puede emplear la luz brillante para provocar un retraso de fase cuando se aplica antes de la temperatura nadir. Por el contrario, la exposición a la luz después de la temperatura nadir provoca un avance de fase. Cuanto más cerca del punto de inflexión se aplique la luz (temperatura nadir), más intensa será la respuesta de alteración del ciclo. Así pues, puede utilizarse la terapia con luz brillante a primera hora de la mañana para avanzar la fase en individuos afectos de un síndrome de la fase de sueño retrasada.

Del mismo modo, la exposición a la luz brillante por la noche puede ayudar a los pacientes que presentan un síndrome de la fase de sueño avanzada. La parte azul del espectro lumínico es el factor crucial en el establecimiento y el cambio de fases. Por lo tanto, la exposición a la luz azul (o la limitación con gafas que bloquean el azul) en momentos específicos puede proporcionar un beneficio terapéutico. Los clínicos utilizan la terapia lumínica para restablecer el ritmo circadiano en trabajadores con cambios de turno laboral, astronautas e individuos que presentan *jet lag*.

Tratamiento farmacológico. Los investigadores postulan que la secreción de melatonina actúa como sustrato biológico para el oscilador circadiano interno. En circunstancias normales, los niveles de melatonina empiezan a aumentar en el crepúsculo y permanecen elevados hasta el amanecer. La luz brillante suprime la liberación de melatonina. En cierto modo, esta sustancia es la señal de la oscuridad en el cerebro. Como tal, puede utilizarse clínicamente para tratar a pacientes con vista normal con un trastorno de los ciclos de sueño-vigilia. En Estados Unidos, la melatonina está disponible sin prescripción médica. Existe un preparado de melatonina de prescripción médica disponible en Europa y un agonista sintético de la melatonina disponible en Estados

Unidos (ramelteón). El ramelteón está aprobado por la FDA para el tratamiento de pacientes con insomnio al inicio del sueño, pero se utiliza fuera de uso aprobado para todo el espectro de trastornos del ritmo circadiano del sueño. Es interesante destacar que la única medicación aprobada para el trastorno del sueño asociado a turnos laborales es el modafinilo, un compuesto facilitador del despertar. El modafinilo está aprobado para el tratamiento de la somnolencia que aparece durante el cambio de turnos de noche.

Cronoterapia. La cronoterapia es una técnica utilizada para reiniciar el reloj biológico. Consiste en aplicar al individuo un retraso de fase progresivo hasta que el oscilador circadiano quede sincronizado con el horario de sueño-vigilia deseado. De todos modos, la mayoría de los adultos jóvenes y de mediana edad tienen una tendencia a retrasar progresivamente el ciclo sueño-vigilia del ritmo circadiano. Por lo tanto, el retraso de fase en 2 o 3 h cada noche parece que es más fácil que el adelanto de fase puesto que se aprovecha de una tendencia natural. El parar el retraso de fase en el momento adecuado y mantener la sincronización deseada puede suponer un reto. El paciente también tiene que adaptarse a un horario diferente de sueño-vigilia durante la mayor parte de la semana durante la terapia (lo que puede interferir con la escuela o el trabajo). Por estas razones, el desarrollo de la terapia de luz ha ido ganando espacio a la cronoterapia en los últimos años.

Parasomnias y trastornos del movimiento relacionados con el sueño

Trastorno de pesadillas. El tratamiento con técnicas conductuales puede resultar útil. La terapia de desensibilización y exposición, la terapia de pruebas de imagen, la terapia de sueños lúcidos y la terapia cognitiva pueden ayudar a abordar el trastorno de pesadillas. Además, la evidencia del uso de prazosina, un antagonista de los receptores α_1 del sistema nervioso central, en las pesadillas relacionadas con el trastorno de estrés postraumático está creciendo. El nitrazepam y el triazolam también pueden ser útiles.

Parálisis del sueño aislada recurrente. Mejorar la higiene del sueño y asegurar un sueño suficiente son los tratamientos de primera línea. A veces, si el individuo realiza voluntariamente movimientos oculares muy rápidos o es tocado por otra persona, el episodio generalmente terminará.

Enuresis nocturna. El tratamiento de la enuresis nocturna requiere fármacos, intervenciones conductuales o ambos. Entre los medicamentos, el acetato de desmopresina es la opción preferida. Otros medicamentos que se usan para tratar la enuresis nocturna incluyen imipramina y cloruro de oxibutinina. Los tratamientos conductuales, incluido el entrenamiento vesical, el uso de dispositivos de acondicionamiento (alarmas), la modificación de la dieta y la restricción de líquidos, han tenido éxito cuando se administran correctamente. Otros tratamientos incluyen psicoterapia, estrategias motivacionales e hipnoterapia.

Síndrome de las piernas inquietas. Farmacológicamente, los agonistas dopaminérgicos pramipexol, rotigotina y ropinirol están aprobados por la FDA y representan el tratamiento de elección. Otros agentes utilizados para tratar el SPI incluyen precursores de dopamina (p. ej., levodopa), benzodiazepinas, opiáceos (incluida oxicodona-naloxona de liberación prolongada) y fármacos antiepilépticos (p. ej., gabapentina, pregabalina). Cuando hay deficiencia de hierro o cuando los niveles de ferritina son bajos, la suplementación con hierro también puede ser útil. El tratamiento no farmacológico incluye evitar el consumo de alcohol o nicotina cuando se acerca el momento de acostarse, masajear las partes afectadas de las piernas, tomar baños calientes, aplicar frío o calor en las áreas afectadas, terapia de estimulación magnética o eléctrica y ejercicio moderado.

Tratamiento del trastorno de movimiento periódico de las extremidades. El tratamiento farmacológico para el TMPE asociado con el SPI es el mismo que para el SPI. Faltan ensayos clínicos sobre el tratamiento farmacológico para otras formas de TMPE. Sin embargo, las benzodiazepinas, especialmente el clonazepam, supuestamente mejoran el sueño en pacientes con TMPE.

Bruxismo nocturno. El tratamiento habitual consiste en que el paciente utilice un aparato bucal para proteger los dientes durante el sueño. Hay dos tipos básicos de aparatos: el blando (protector bucal) se suele usar a corto plazo, mientras que el acrílico duro (férula de mordida) se usa a largo plazo y requiere un seguimiento regular. La relajación, la biorretroalimentación, la hipnosis, la fisioterapia y el manejo del estrés también pueden se parte del tratamiento del bruxismo nocturno. Se han probado diversas terapias farmacológicas (benzodiazepinas, relajantes musculares, agonistas dopaminérgicos y propranolol); sin embargo, no se dispone de datos fiables sobre los resultados. La toxina botulínica también puede mejorar la frecuencia de los episodios de bruxismo.

Mioclonías benignas del sueño de la infancia. Esta afección benigna suele durar de días a varios meses y no necesita tratamiento.

Mioclonía proprioespinal del inicio del sueño. El tratamiento con clonazepam o anticonvulsivos puede resultar eficaz.

Bibliografía

American Academy of Sleep Medicine. *International Classification of Sleep Disorders.* 3rd ed. Darien, IL: American Academy of Sleep Medicine; 2014.

American Psychiatric Association. *Diagnostic and Statistical Manual of Mental Disorders.* 5th ed. Arlington, VA: American Psychiatric Association; 2013.

Barateau L, Dauvillers Y. Recent advances in treatment for narcolepsy. *Ther Adv Neurol Disord.* 2019;12:1756286419875622.

Barclay NL, Gregory AM. Quantitative genetic research on sleep: a review of normal sleep, sleep disturbances and associated emotional, behavioural, and health-related difficulties. *Sleep Med Rev.* 2013;17(1):29–40.

Beddis H, Pemberton M, Davies S. Sleep bruxism: an overview for clinicians. *Br Dent J.* 2018;225(6):497–501.

Bianchi MT, Thomas RJ. Technical advances in the characterization of the complexity of sleep and sleep disorders. *Prog Neuropsychopharmacol Biol Psychiatry.* 2013;45:277–286.

Chung KF, Lee CT, Yeung WF, Chan MS, Chung EW, Lin WL. Sleep hygiene education as a treatment of insomnia: a systematic review and meta-analysis. *Fam Pract.* 2018;35(4):365–375.

Claassen DO, Josephs KA, Ahlskog JE, Silber MH, Tippmann-Peikert M, Boeve BF. REM sleep behavior disorder preceding other aspects of synucleinopathies by up to half a century. *Neurology.* 2010;75(6):494–499.

Costa G. Shift work and occupational medicine: an overview. *Occup Med (Lond).* 2003;53(2):83–88.

Dauvilliers Y, Verbraecken J, Partinen M, Hedner J, Saaresranta T, Georgiev O, Tiholov R, Lecomte I, Tamisier R, Levy P, Scart-Gres C, Lecomte JM, Schwarts JC, Pepin JL; HAROSA II Study Group collaborators. Pitolisant for daytime sleepiness in patients with obstructive sleep apnea who refuse continuous positive airway pressure treatment. A randomized trial. *Am J Respir Crit Care Med.* 2020;201(9):1135–1145.

Genderson MR, Rana BK, Panizzon MS, Grant MD, Toomey R, Jacobson KC, Xian H, Cronin-Golomb A, Franz CE, Kremen WS, Lyons MJ. Genetic and environmental influences on sleep quality in middle-aged men: a twin study. *J Sleep Res.* 2013;22(5):519–526.

Gieselmann A, Aoudia MA, Carr M, Germain A, Gorzka R, Holzinger B, Kleim B, Krakow B, Kunze AE, Lancee J, Nadorff MR, Nielsen T, Riemann D, Sandahl H, Schlarb AA, Schmid C, Schredl M, Spoormaker VI, Steil R, van Schagen AM, Wittmann L, Zschoche M, Pietrowsky R. Aetiology and treatment of nightmare disorder: state of the art and future perspectives. *J Sleep Res.* 2019;28(4):e12820.

Hirshkowitz M, Sharafkhaneh A. Chapter 23: Sleep disorders. In: Sadock BJ, Sadock VA, Ruiz P, eds. *Kaplan & Sadock's Comprehensive Textbook of Psychiatry.* 10th ed. Philadelphia, PA: Wolters Kluwer; 2017:2083–2109.

Iber C, Ancoli-Israel S, Chesson A; Quan SF for the American Academy of Sleep Medicine. *The AASM Manual for the Scoring of Sleep and Associated Events: Rules, Terminology and Technical Specifications.* Westchester, IL: American Academy of Sleep Medicine; 2007.

Jenni OG. How much sleep is "normal" in children and adolescents? *JAMA Pediatr.* 2013;167(1):91–92.

Manfredini D, Winocur E, Guarda-Nardini L, Paesani D, Lobbezoo F. Epidemiology of bruxism in adults: a systematic review of the literature. *J Orofac Pain.* 2013;27(2):99–110.

Ohayon MM, Dauvilliers Y, Reynolds CF III. Operational definitions and algorithms for excessive sleepiness in the general population: implications for DSM-5 nosology. *Arch Gen Psychiatry.* 2012;69(1):71–79.

Ohayon MM, Mahowald MW, Dauvilliers Y, Krystal AD, Léger D. Prevalence and comorbidity of nocturnal wandering in the U.S. adult general population. *Neurology.* 2012;78(20):1583–1589.

Ohayon MM, Reynolds CF III, Dauvilliers Y. Excessive sleep duration and quality of life. *Ann Neurol.* 2013;73(6):785–794.

Potts KJ, Butterfield DT, Sims P, Henderson M, Shames CB. Cost savings associated with an education campaign on the diagnosis and management of sleep-disordered breathing: a retrospective, claims-based U.S. study. *Popul Health Manag.* 2013;16(1):7–13.

Qaseem A, Holty JE, Owens DK, Dallas P, Starkey M, Shekelle P; Clinical Guidelines Committee of the American College of Physicians. Management of obstructive sleep apnea in adults: a clinical practice guideline from the American College of Physicians. *Ann Intern Med.* 2013;159(7):471–483.

Richard DM, Dawes MA, Mathias CW, Acheson A, Hill-Kapturczak N, Dougherty DM. L-tryptophan: basic metabolic functions, behavioral research, and therapeutic indications. *Int J Tryptophan Res.* 2009;2:45–60.

Richardson GS. The human circadian system in normal and disordered sleep. *J Clin Psychiatry.* 2005;66(Suppl 9):3–9; quiz 42–43.

Rosipal R, Lewandowski A, Dorffner G. In search of objective components for sleep quality indexing in normal sleep. *Biol Psychol.* 2013;94(1):210–220.

Saper CB, Scammell TE. Emerging therapeutics in sleep. *Ann Neurol.* 2013;74(3):435–440.

Sateia MJ. International classification of sleep disorders-third edition: highlights and modifications. *Chest.* 2014;146(5):1387–1394.

Sateia MJ, Buysse DJ, Krystal AD, Neubauer DN, Heald JL. Clinical practice guideline for the pharmacologic treatment of chronic insomnia in adults: an American Academy of Sleep Medicine clinical practice guideline. *J Clin Sleep Med.* 2017;13(2):307–349.

Scott AJ. Shift work and health. *Prim Care.* 2000;27(4):1057–1079.

Thomas SJ, Lichstein KL, Taylor DJ, Riedel BW, Bush AJ. Epidemiology of bedtime, arising time, and time in bed: analysis of age, gender, and ethnicity. *Behav Sleep Med.* 2014;12(3):169–182.

Trenkwalder C, Allen R, Högl B, Clemens S, Patton S, Schormair B, Winkelmann J. Comorbidities, treatment, and pathophysiology in restless legs syndrome. *Lancet Neurol.* 2018;17(11):994–1005.

Wright KP, Lowry CA, Lebourgeois MK. Circadian and wakefulness-sleep modulation of cognition in humans. *Front Mol Neurosci.* 2012;5:50.

Younes, MK, Ostrowski M, Hanly P, Raneri J. Agreement between manual and automatic scoring of polysomnograms in a broad spectrum of sleep disorders. *Am J Respir Crit Care Med.* 2014;189:A3593.

Zee PC, Vitiello MV. Circadian rhythm sleep disorder: irregular sleep wake rhythm type. *Sleep Med Clin.* 2009;4(2):213–218.

16

Sexualidad humana y disfunciones sexuales

La sexualidad es un tema amplio y ninguna sinopsis breve puede hacerle justicia. Para el psiquiatra, se divide arbitrariamente en los temas de sexualidad normal, disfunción sexual, parafilias y disforia de género. Al igual que en otros capítulos, los autores se centrarán en los trastornos que pueden llevar a un paciente al psiquiatra. Hay dos categorías amplias de trastornos que se agrupan de manera flexible en los trastornos sexuales: disfunción sexual y parafilias. Se consideran disfunciones sexuales a los trastornos del funcionamiento sexual normal. Las parafilias son expresiones inusuales de la sexualidad que se consideran aberrantes o incluso ilegales. Puesto que estos representan problemas fundamentalmente diferentes que requieren abordajes muy distintos, se separan en dos secciones. A continuación se tratará la sexualidad normal como parte de la reflexión de los autores de la patología y etiología de estos trastornos. En la siguiente sección se hablará de la disforia de género.

Para una discusión más completa, se remite al lector a la excelente revisión del tema de Virginia Sadock en el *Tratado de psiquiatría*.

DISFUNCIONES SEXUALES

Las características fundamentales de las disfunciones sexuales son la incapacidad de responder a la estimulación sexual, o experimentar dolor durante el acto sexual. La disfunción puede definirse por la alteración de la sensación subjetiva de placer o de deseo que suele relacionarse con el sexo, o por el rendimiento objetivo. Según la *Clasificación internacional de enfermedades,* 10.ª edición (CIE-10), la disfunción sexual hace referencia a la incapacidad de un individuo para «participar en una relación sexual deseada».

En el *Manual diagnóstico y estadístico de los trastornos mentales,* 5.ª edición (DSM-5), las disfunciones sexuales incluyen el trastorno de deseo sexual hipoactivo del hombre, el trastorno de interés/excitación sexual en la mujer, el trastorno eréctil, el trastorno orgásmico femenino, la eyaculación retardada, la eyaculación prematura (precoz), el trastorno de dolor genitopélvico/penetración, la disfunción sexual inducida por sustancias/medicamentos, otra disfunción sexual especificada y la disfunción sexual no especificada. Las disfunciones sexuales solo se diagnostican cuando son un componente mayor del cuadro clínico. Si hay más de una disfunción, deben diagnosticarse todas. Pueden durar toda la vida o ser adquiridas, generalizadas o situacionales, y ser consecuencia de factores psicológicos, fisiológicos, una combinación de ambos, y numerosos factores estresantes, incluidas las costumbres culturales, y temas de salud, la pareja y los conflictos de relación. Si pueden atribuirse por completo a una condición orgánica, al consumo de sustancias o a los efectos adversos de los fármacos, se diagnostica una disfunción sexual debida a una condición médica o una disfunción sexual inducida por sustancias. En el DSM-5, la gravedad de la disfunción se indica anotando si el malestar del paciente es leve, moderado o grave.

Las disfunciones sexuales se asocian frecuentemente con otros trastornos mentales, como los trastornos depresivos, de ansiedad o de la personalidad y la esquizofrenia. En muchos casos se puede diagnosticar una disfunción sexual junto con otro trastorno psiquiátrico. Si la disfunción es ampliamente atribuible a un trastorno psiquiátrico subyacente, solo debería diagnosticarse el trastorno psiquiátrico subyacente. Las dis-

funciones sexuales se suelen autoperpetuar, y los pacientes se hallan cada vez más sujetos a una continua ansiedad de rendimiento y a la inhabilidad concurrente para experimentar placer. En las relaciones, la pareja sexualmente funcional suele reaccionar con frecuencia con malestar o ira debido a los sentimientos de privación o a una sensación de no ser lo suficientemente atractiva o no ser la pareja adecuada. En estos casos, el médico debe considerar si el problema sexual precedió o surgió de las dificultades existentes en la relación, y valorar si es más apropiado el diagnóstico de disfunción sexual relativa a los aspectos de la relación.

La evaluación de los hábitos sexuales proporciona información importante acerca de los pacientes, independientemente de la presencia de un trastorno sexual o de si este es el motivo de consulta principal del paciente. La información puede obtenerse gradualmente, mediante preguntas abiertas. En la tabla 16-1 se proporciona un esquema de los aspectos que deben cubrirse.

Trastornos del deseo, el interés y la excitación

Trastorno del deseo sexual hipoactivo del hombre. Esta disfunción se caracteriza por la deficiencia o ausencia de fantasías sexuales y deseo de actividad sexual durante un mínimo de 6 meses (tabla 16-2). Los hombres en los que la disfunción muestra una duración larga nunca han experimentado muchos pensamientos eróticos/sexuales espontáneos. En las mujeres, la existencia de un escaso pensamiento sexual espontáneo o de un escaso deseo sexual antes de la experiencia sexual no constituye necesariamente un trastorno del deseo, en especial si durante el encuentro sexual se da el deseo. La prevalencia de la reducción del deseo registrada es superior en los extremos de menor y de mayor edad del espectro cronológico, con tan solo un 2 % de los hombres con edades comprendidas entre los 16 y los 44 años afectados por este trastorno. Se ha constatado que un 6 % de los hombres entre los 18 y los 24 años de edad, y un 40 % entre los 66 y los 74 años presentan problemas de deseo sexual. Algunos pueden llegar a confundir una disminución del deseo con una disminución de la actividad sexual. Sus pensamientos y fantasías eróticas no han disminuido, pero ya no reaccionan ante ellos debido a problemas de salud, a la falta de pareja o a otras disfunciones sexuales, como el trastorno eréctil.

Existen diversos factores causales asociados a los trastornos del deseo sexual. A menudo los pacientes con problemas del deseo ejercen una utilización defensiva de la inhibición del deseo para protegerse de miedos inconscientes relacionados con el sexo.

En ocasiones, la abstinencia sexual prolongada da lugar a la supresión de los impulsos sexuales. La pérdida del deseo también puede ser una expresión de hostilidad hacia un compañero, o el signo del deterioro de una relación. La presencia de deseo depende de varios factores: impulso biológico, autoestima adecuada, capacidad de aceptarse a uno mismo como una persona sexual, experiencias sexuales positivas anteriores, disponibilidad de un compañero adecuado y buena relación con un compañero en las áreas no sexuales. El deterioro o la ausencia de cualquiera de estos factores puede reducir el deseo.

Al establecer el diagnóstico, los clínicos deben evaluar la edad del paciente, la salud general y las fuentes de estrés, y tratar de establecer un

Tabla 16-1
Evaluación de los antecedentes sexuales

I. Información general
  A. Edad
  B. Sexo
  C. Ocupación
  D. Estado civil: soltero, casado, número de veces casado anteriormente, separado, divorciado, viviendo en pareja, relación seria, citas casuales (durante la entrevista deben evaluarse las dificultades para formar o conservar relaciones)
  E. Orientación sexual: heterosexual, homosexual o bisexual (esto puede comprobarse también en fases posteriores de la entrevista)

II. Actividad actual
  A. De insatisfactoria a muy satisfactoria
  B. En caso de ser insatisfactoria, ¿por qué?
  C. Sentimientos en torno a la satisfacción de la pareja
  D. ¿Disfunciones?: por ejemplo, falta de deseo, trastorno de la erección, inhibición de la excitación en la mujer, anorgasmia, eyaculación precoz, retraso de la eyaculación, dolor asociado con el coito (disfunción que se comenta a continuación)
    1. Inicio: de toda la vida o adquirida
      a. Si es adquirida, ¿cuándo?
      b. ¿Coincidió el inicio con el consumo de sustancias (fármacos o sustancias recreativas ilegales), situaciones vitales estresantes (p. ej., pérdida de empleo, nacimiento de un hijo), dificultades interpersonales?
    2. Generalizada: ocurre en la mayoría de las situaciones o con la mayoría de las parejas
    3. Situacional
      a. Solo con la pareja actual
      b. En cualquier relación seria
      c. Solo con la masturbación
      d. En circunstancias socialmente sancionadas (p. ej., adulterio)
      e. En circunstancias concretas (p. ej., a altas horas de la noche, en casa de los padres, cuando fue la pareja quien inició el juego sexual)
  E. Frecuencia: sexo con pareja (coito y juego sexual sin coito)
  F. Deseo/libido: ¿con qué frecuencia se experimentan sensaciones, pensamientos, fantasías, sueños, de naturaleza sexual? (al día, a la semana, etc.)
  G. Descripción de la interacción sexual típica
    1. Modo de inicio o de invitación (p. ej., ¿verbal o física? ¿Es siempre la misma persona quien comienza?)
    2. Existencia, tipo y duración del juego previo (p. ej., con besos, con caricias, con estimulación genital manual u oral)
    3. Coito? ¿En qué posturas?
    4. ¿Verbalización durante el sexo? Si es así, ¿de qué tipo?
    5. ¿Juego posterior? (si el acto sexual se completa o si es interrumpido por la disfunción); actividades típicas (p. ej., abrazarse, hablar, volver a las actividades cotidianas, dormir)
    6. Sensaciones después del sexo: relajación, tensión, enfado, amor
  H. ¿Compulsividad sexual?: pensamientos sexuales intrusivos o participación en actividades sexuales hasta el punto en que interfieren con las relaciones o con el trabajo, requieren recurrir al engaño y pueden poner en peligro al paciente

III. Antecedentes sexuales
  A. Sexualidad infantil
    1. Actitudes de los padres en torno al sexo: grado de franqueza o de reserva (evaluar el pudor o la seducción inusuales)
    2. Actitudes de los padres en torno a la desnudez y la modestia
    3. Aprendizaje acerca del sexo
      a. ¿De los padres? (¿iniciado por las preguntas del niño o información voluntaria de los padres? ¿Cuál de los padres? ¿Qué edad tenía el niño?) Temas tratados (p. ej., embarazo, nacimiento, acto sexual, menstruación, emisiones nocturnas, masturbación)
      b. ¿En libros, revistas o amigos de la escuela o a través de un grupo religioso?
      c. Desinformación significativa
      d. Sensaciones en torno a la información
    4. Observación o audición de una escena primaria. ¿Reacción?
    5. Observación de un juego sexual o un acto sexual de alguien que no son los padres
    6. Contemplación de sexo entre mascotas u otros animales
  B. Actividades sexuales durante la infancia
    1. Autoestimulación genital antes de la adolescencia; ¿edad?, ¿reacción si fue descubierto?
    2. Conciencia del yo como chico o chica; ¿actividades sensuales en el baño? (con relación a la orina, las heces, el olor, enemas)
    3. Juego o exploración sexual con otro niño (jugar a médicos): tipo de actividad (p. ej., mirar, tocar con las manos, tocar con los genitales); reacciones o consecuencias si fue descubierto (¿por quién?)

IV. Adolescencia
  A. Edad de inicio de la pubertad: desarrollo de las características sexuales secundarias, edad de la menarquia para las chicas, sueños húmedos o primera eyaculación para los chicos (preparación y reacción)
  B. Sentido del yo como femenino o masculino: imagen corporal, aceptación de los compañeros (del sexo opuesto y del mismo sexo), sentido de atracción sexual, inicio de fantasías coitales
  C. Actividades sexuales
    1. Masturbación: edad de inicio; ¿alguna vez hubo castigo o prohibición?; método empleado, fantasías acompañantes, frecuencia (las cuestiones sobre masturbación y fantasías se encuentran entre las más incómodas de responder por parte de los pacientes)
    2. Actividades homosexuales continuadas o episodios infrecuentes y experimentales, ¿propuestas por otros? Si es homosexual, ¿ha habido alguna experiencia heterosexual?
    3. Citas: casuales o estables, descripción del primer enamoramiento, encaprichamiento o primer amor
    4. Experiencias de besar, acariciar («ligar»), edad de inicio, frecuencia, número de parejas, circunstancias, tipos de actividad
    5. Orgasmo: ¿cuándo se experimentó por primera vez? (puede no haberlo experimentado durante la adolescencia), ¿con masturbación, durante el sueño o con pareja?, ¿con acto sexual u otro juego sexual?, ¿frecuencia?
    6. Primer coito: edad, circunstancias, pareja, reacciones (puede no haberlo experimentado durante la adolescencia); medidas anticonceptivas y/o de seguridad empleadas

Continúa

Tabla 16-1
Evaluación de los antecedentes sexuales *(cont.)*

V. Actividad sexual durante la vida adulta (algunos adolescentes pueden haberla experimentado)
   A. Sexo prematrimonial
      1. Tipos de experiencias de juego sexual: frecuencia de interacciones sexuales, tipos y número de parejas
      2. Medidas anticonceptivas y/o de seguridad empleadas
      3. Primer coito (si no lo experimentó durante la adolescencia): edad, circunstancias, pareja
      4. Concubinato: edad de inicio, duración, descripción de la pareja, fidelidad sexual, tipos de actividad sexual, frecuencia, satisfacción, número de relaciones con concubino, motivos de ruptura(s)
      5. Compromiso: edad, actividad durante el período de compromiso con el(la) prometido(a), con otros; duración del compromiso
   B. Matrimonio (si han existido varios matrimonios, explorar la actividad sexual, los motivos para casarse y los motivos para divorciarse de cada uno de ellos)
      1. Tipo y frecuencia de la interacción sexual: describir la interacción sexual típica (v. antes), ¿satisfacción con la vida sexual? Idea de los sentimientos de la pareja
      2. Primera experiencia sexual con el(la) esposo(a): ¿cuándo?, ¿cuáles fueron las circunstancias?, ¿fue satisfactoria?, ¿decepcionante?
      3. Luna de miel: entorno, duración, agradable o desagradable, sexualmente activa, ¿frecuencia?, ¿problemas?, ¿compatibilidad?
      4. Efecto de los embarazos y los hijos en las relaciones sexuales conyugales
      5. Sexo extramatrimonial: número de casos, pareja; ¿vínculo emocional con parejas extramatrimoniales? Sentimientos en torno al sexo extramatrimonial
      6. Masturbación tras el matrimonio: ¿frecuencia?, ¿efecto sobre las relaciones sexuales conyugales?
      7. Sexo extramatrimonial por parte de la pareja: efecto sobre el entrevistado
      8. *Ménage à trois* o sexo múltiple
      9. Áreas de conflicto conyugal (p. ej., paternidad, economía, división de las responsabilidades, prioridades)
VI. Sexo después de viudez, separación, divorcio: celibato, orgasmos durante el sueño, masturbación, juego sexual sin coito, acto sexual (número de parejas y relación con ellas), otros
VII. Temas especiales
   A. Antecedentes de violación, incesto, abusos sexuales o físicos
   B. Maltrato conyugal (en el presente)
   C. Enfermedad crónica (física o psiquiátrica)
   D. Antecedentes o presencia de enfermedades de transmisión sexual
   E. Problemas de fertilidad
   F. Abortos, abortos espontáneos, o embarazos no deseados o ilegítimos
   G. Conflicto de identidad de género (p. ej., transexualidad, travestismo)
   H. Parafilias (p. ej., fetichismo, voyeurismo, sadomasoquismo)

Tabla 16-2
Trastorno del deseo sexual hipoactivo masculino

	DSM-5	CIE-10
Nombre	Trastorno del deseo sexual hipoactivo masculino	Falta o pérdida del deseo sexual Aversión sexual y falta de deseo sexual
Duración	≥ 6 meses	
Síntomas	Disminución de pensamientos o interés en el sexo	Falta o pérdida del deseo sexual no atribuible a dificultades fisiológicas relacionadas con el coito Aversión sexual por ansiedad y posterior evitación de la actividad sexual, o falta de deseo porque el orgasmo no va acompañado del placer apropiado
N.º de síntomas necesarios	Los síntomas deben ser recurrentes	
Exclusiones (no resultado de):	Influencias socioculturales Edad Problemas en la relación Consumo de sustancias (incluidos medicamentos recetados) Otra condición médica Otro trastorno mental	
Impacto psicosocial	Malestar severo	
Especificadores de los síntomas	Generalizado frente a situacional	
Especificadores de la gravedad	**Leve:** causa malestar leve **Moderado:** causa malestar moderado **Grave:** causa malestar severo	
Especificadores del curso	De por vida frente a adquirido	*Nota:* en la CIE-10 se clasifica este diagnóstico incluyendo al trastorno del deseo sexual hipoactivo masculino y el trastorno de la excitación sexual femenina (tabla 16-3)

Tabla 16-3
Trastorno del interés/excitación sexual femenino

	DSM-5	CIE-10
Nombre	Trastorno del interés/excitación sexual femenina	Falta o pérdida del deseo sexual Aversión sexual y falta de deseo sexual
Duración	≥ 6 meses	
Síntomas	Disminución de la excitación o el interés por el sexo: 　Menor interés en el sexo 　Reducción de pensamientos/fantasías sexuales 　Menor iniciación/receptividad a la actividad sexual 　Disminución o ausencia del placer sexual 　Disminución o ausencia del placer derivado de las señales sexuales 　Disminución o ausencia de la sensación durante las relaciones sexuales	Falta o pérdida del deseo sexual no atribuible a dificultades fisiológicas relacionadas con el coito Aversión sexual debido a la ansiedad y posterior evitación de la actividad sexual, o falta de deseo dado que el orgasmo no va acompañado del placer apropiado
N.º de síntomas necesarios	≥ 3 durante la mayoría de las experiencias sexuales	
Exclusiones (no resultado de):	Problema de relación Consumo de sustancias (incluidos los medicamentos recetados) Otra condición médica Otro trastorno mental	
Impacto psicosocial	Malestar marcado	
Especificadores de los síntomas	Generalizado frente a situacional	
Especificadores de la gravedad	**Leve:** causa malestar leve **Moderado:** causa malestar moderado **Grave:** causa malestar severo	
Especificadores del curso	De por vida frente a adquirido	

nivel inicial de interés sexual previo al trastorno. La necesidad de contacto y satisfacción sexual varía entre las personas, así como a lo largo del tiempo en una misma persona. No debe establecerse el diagnóstico a menos que la falta de deseo sea una fuente de sufrimiento para el paciente.

Trastorno del interés/excitación sexual femenino. La combinación de interés (o deseo) y excitación y su inclusión en una categoría de disfunción demuestra que las mujeres no necesariamente se mueven gradualmente del deseo a la excitación, aunque a menudo experimentan deseo de forma sincronizada al iniciarse los sentimientos de excitación, o incluso después de iniciarse. Esto resulta particularmente cierto en las mujeres con relaciones de larga duración. Como corolario, las mujeres con disfunciones sexuales pueden experimentar incapacidad para sentir tanto interés como excitación, o ambos, y con frecuencia pueden tener dificultades para llegar al orgasmo, o incluso notar dolor. Algunas pueden experimentar disfunción a lo largo de todo el amplio abanico de respuesta/placer sexual. Los problemas que se plantean en esta categoría disfuncional abarcan una amplia variedad: disminución o empobrecimiento de los sentimientos eróticos, pensamientos o fantasías; disminución del impulso para iniciar una relación sexual; disminución o ausencia de receptividad hacia la apertura a la pareja, o incapacidad para responder a la estimulación de la pareja (tabla 16-3).

Un factor que complica el diagnóstico es que la sensación subjetiva de excitación se correlaciona escasamente con la lubricación genital, tanto en las mujeres disfuncionales como en las sanas. Sin embargo, las quejas de falta de placer son suficientes para establecer el diagnóstico incluso en presencia de lubricación y congestión vaginal. Una mujer que se queja de falta de excitación puede lubricar vaginalmente y no experimentar una sensación subjetiva de excitación. Las alteraciones de las concentraciones de estrógenos, prolactina y tiroxina se han relacionado con el trastorno de la excitación sexual en las mujeres. Además, los fármacos con propiedades antihistamínicas o anticolinérgicas pueden provocar una reducción de la lubricación vaginal.

Deben evaluarse factores como el estrés de la vida diaria, la edad, la menopausia, la estimulación sexual adecuada, la salud general y los regímenes de medicación antes de establecer el diagnóstico. Los problemas de relación tienen una importancia particularmente relevante en la aparición del trastorno del interés/excitación. En un estudio de parejas con un notable descenso de la interacción sexual, la causa más prevalente fueron los problemas conyugales.

Trastorno eréctil. El trastorno eréctil en el hombre también se ha denominado históricamente *impotencia*. El término fue sustituido por uno más acorde con la designación médica, pero también por considerarse despectivo y tener connotaciones negativas para el hombre que presenta este problema; sin embargo, describe con precisión los sentimientos de pérdida de potencia, desamparo y la resultante baja autoestima que sufren a menudo los hombres con esta disfunción (tabla 16-4). Un hombre con trastorno de la erección de por vida nunca ha conseguido obtener una erección suficiente como para conseguir la penetración vaginal. En el trastorno de la erección adquirido, el hombre ha conseguido una penetración vaginal exitosa en algún momento de su vida sexual, pero posteriormente es incapaz de conseguirla. En el trastorno de la erección situacional, es capaz de realizar un coito en determinadas circunstancias pero no en otras (p. ej., puede funcionar con efectividad con una prostituta pero ser incapaz de tener una erección cuando está con su pareja).

El trastorno eréctil adquirido se ha descrito en el 10 % al 20 % de los hombres. Freud declaró que era habitual entre sus pacientes. La impotencia es la queja principal de más del 50 % de los hombres tratados por algún trastorno sexual. El trastorno eréctil de por vida es raro; se produce en alrededor del 1 % de los hombres con edades inferiores a los 35 años, pero su incidencia aumenta con la edad. Se ha descrito en el 2 % al 8 % de la población joven adulta, y es mucho más frecuente en hombres mayores. El trastorno eréctil en hombres, sin embargo, no es universal entre los hombres de edad avanzada; la disponibilidad de compañía sexual está relacionada con el mantenimiento de la potencia, al igual que los antecedentes de una actividad sexual consistente y la ausencia de enfermedad vascular. El 20 % de los hombres temen tener una disfunción eréctil antes del primer coito; la incidencia informada de disfunción eréctil real durante el primer coito es del 8 %.

El trastorno eréctil puede ser de origen orgánico o psicológico, o una combinación de ambos, pero en hombres jóvenes y de mediana

Tabla 16-4
Trastorno eréctil o falta de respuesta genital

	DSM-5	CIE-10
Nombre	Trastorno eréctil	Fracaso de la respuesta genital
Duración	≥ 6 meses	
Síntomas	Dificultades con las erecciones: Lograrla Mantenerla Rigidez	**Hombre** Dificultad con las erecciones: Conseguir Mantener Rigidez **Mujer** Dificultad con: Sequedad vaginal Falta de lubricación adecuada
N.º de síntomas necesarios	≥ 1 durante la mayoría de los encuentros sexuales	
Exclusiones (no resultado de):	Problema en la relación Consumo de sustancias (incluidos los medicamentos recetados) Otra condición médica Otro trastorno mental	
Impacto psicosocial	Malestar grave	
Especificadores de los síntomas	Generalizado frente a situacional	
Especificadores de la gravedad	**Leve:** causa malestar leve **Moderado:** causa malestar moderado **Grave:** causa malestar grave	
Especificadores del curso	De por vida frente a adquirido	
Comentarios		*Nota:* en la CIE-10 se clasifica este diagnóstico incluyendo el trastorno eréctil masculino y el trastorno de la excitación sexual femenina

edad la causa suele ser psicológica. La existencia de buenos antecedentes tiene una importancia primordial para determinar la causa de la disfunción. Si un hombre declara tener erecciones espontáneas en ocasiones en las que no planea realizar el acto sexual, tener erecciones matutinas, o buenas erecciones cuando se masturba o con parejas diferentes de la habitual, las causas orgánicas de su impotencia pueden considerarse improbables, por lo que puede evitarse la realización de pruebas diagnósticas costosas. El trastorno eréctil causado por una condición médica o por una sustancia/medicamento se comenta más adelante en esta misma sección.

Un hombre puede ser incapaz de expresar un impulso sexual debido al temor, la ansiedad, la ira o una prohibición moral. En una relación en curso, el trastorno puede ser el reflejo de la existencia de dificultades entre la pareja, especialmente cuando un hombre no puede comunicar sus necesidades o su ira de modo directo y constructivo. Además, los episodios de trastorno eréctil son reforzadores, de modo que la ansiedad del hombre aumenta antes de cada encuentro sexual.

El Sr. Y. acudió a terapia después de que su esposa se quejara de su falta de interacción sexual. El paciente evitaba mantener relaciones sexuales debido a la disfunción eréctil recurrente que presentaba y a la terrible sensación que le causaba, después de sus «fracasos», de no ser el hombre adecuado. Cuando se presentó en la consulta se expresaba con respeto y amabilidad, y se autoinculpaba. Era fiel a su esposa pero se masturbaba con relativa frecuencia. Sus fantasías tenían componentes explícitamente sádicos, que incluían acciones como colgar o morder a las mujeres. El contraste entre sus fantasías violentas y agresivas y su comportamiento, que era considerado como afable con su esposa, reflejaba sus conflictos sobre su sexualidad, su masculinidad y sus sentimientos contradictorios hacia las mujeres. Se le diagnosticó trastorno eréctil de tipo situacional.

Trastornos del orgasmo

Trastorno orgásmico femenino. El trastorno orgásmico femenino, en ocasiones denominado *orgasmo femenino inhibido* o *anorgasmia,* se define como la inhibición recurrente o persistente del orgasmo femenino, manifestado por una ausencia o retraso persistente o recurrente del orgasmo en la mujer después de una fase de excitación sexual considerada por un médico como normal en términos de atención, intensidad y duración; en resumen, la incapacidad de una mujer de alcanzar el orgasmo mediante la masturbación o el coito (tabla 16-5). Las mujeres que pueden alcanzar el orgasmo mediante uno de estos métodos no se clasifican necesariamente con anorgasmia, aunque puede postularse algún tipo de inhibición sexual. Sin embargo, algunas mujeres con anorgasmia no muestran disfunción por la falta de clímax y obtienen placer de la actividad sexual. En última instancia, la mujer puede acudir con este problema debido a que su pareja está preocupada por su falta de orgasmo.

La investigación sobre la fisiología de la respuesta sexual femenina ha demostrado que los orgasmos obtenidos por la estimulación del clítoris y los causados mediante la estimulación vaginal son fisiológicamente idénticos. Muchas mujeres alcanzan el orgasmo durante el coito mediante una combinación de estimulación manual del clítoris y vaginal con el pene.

Una mujer con trastorno orgásmico de por vida nunca ha experimentado un orgasmo con ningún tipo de estimulación. Si el trastorno orgásmico es adquirido, la mujer ha experimentado anteriormente al menos un orgasmo, con independencia de las circunstancias o los medios de estimulación, ya sea mediante la masturbación o en sueños, mientras duerme. Los estudios han demostrado que las mujeres llegan al orgasmo de manera más habitual con la masturbación que con el sexo en pareja. El trastorno orgásmico femenino de por vida es más frecuente entre las mujeres solteras que entre las casadas. El mayor potencial orgásmico de las mujeres mayores de 35 años se ha explicado sobre la base de una menor inhibición psicológica, mayor experiencia sexual, o ambas.

Tabla 16-5
Trastorno orgásmico femenino

	DSM-5	CIE-10
Nombre	Trastorno orgásmico femenino	Disfunción orgásmica
Duración	≥ 6 meses	

Síntomas	Dificultades para tener orgasmos
	  Frecuencia retardada/reducida
	  Menor intensidad
		Retraso marcado o ausencia del orgasmo

N.º de síntomas necesarios	≥ 1 durante la mayoría de los encuentros sexuales	
Exclusiones (no resultado de):	Problema en la relación Consumo de sustancias (incluidos los medicamentos recetados) Otra condición médica Otro trastorno mental	Otra condición médica
Impacto psicosocial	Malestar grave	
Especificadores de los síntomas	Generalizado frente a situacional	
Especificadores de la gravedad	**Leve:** causa malestar leve **Moderado:** causa malestar moderado **Grave:** causa malestar grave	
Especificadores del curso	De por vida frente a adquirido Nunca haber experimentado un orgasmo bajo ninguna circunstancia	
Comentarios		*Nota:* en la CIE-10 se clasifica la disfunción orgásmica como la que ocurre en hombres y mujeres, incluida la eyaculación retardada en esta categoría según la tabla 16-6

El trastorno orgásmico femenino adquirido es un problema común en las poblaciones clínicas. Un centro clínico publicó tener casi cuatro veces más mujeres con anorgasmia en sus consultas que pacientes con cualquier otro trastorno sexual. En otro estudio, el 46 % de las mujeres presentaron dificultades para alcanzar el orgasmo. Se estima que la prevalencia global del trastorno orgásmico femenino debido a todas las causas es del 30 %. Un estudio reciente en gemelos sugiere una base genética de la disfunción orgásmica en algunas mujeres, y no puede atribuirse solo a las diferencias culturales. Ese estudio estimó una heredabilidad del 34 % para la dificultad de alcanzar el orgasmo mediante el acto sexual, y del 45 % en las mujeres que no conseguían alcanzarlo con la masturbación.

Existen numerosos factores psicológicos asociados al trastorno orgásmico femenino, que incluyen el temor al embarazo, al rechazo de la pareja sexual y a las lesiones vaginales, la hostilidad hacia los hombres, una pobre imagen corporal y los sentimientos de culpa generados por los impulsos sexuales. Algunas mujeres equiparan el orgasmo con la pérdida de control o con impulsos agresivos, destructivos o violentos; su temor hacia esos impulsos puede expresarse a través de la inhibición de la excitación o del orgasmo. Las expectativas culturales y las restricciones sociales sobre las mujeres también son relevantes. A pesar de la revolución sexual de la década de 1960, muchas mujeres en Estados Unidos todavía crecen creyendo que el placer sexual no es un derecho natural de las mujeres consideradas decentes. Las mujeres con anorgasmia pueden no tener otros síntomas o pueden experimentar diversas formas de frustración; pueden tener problemas pélvicos como dolor hipogástrico, prurito y flujo vaginal, así como un aumento de la tensión, irritabilidad y fatiga.

Eyaculación retardada. En la *eyaculación retardada,* el hombre tiene grandes dificultades para alcanzar la eyaculación durante el coito, si es que lo consigue (tabla 16-6). El problema raramente se presenta con la masturbación, sino cuando se practica el sexo en pareja. Un hombre con eyaculación retardada de por vida nunca ha conseguido eyacular durante la actividad sexual con la pareja. El problema suele ser

más pronunciado durante la actividad coital. El trastorno se diagnostica como adquirido si se desarrolla tras un período de funcionamiento normal. Algunos investigadores consideran que debería diferenciarse el orgasmo de la eyaculación, en especial en los hombres que eyaculan pero se quejan de una reducción o ausencia de la sensación subjetiva de placer durante la experiencia orgásmica (anhedonia orgásmica).

La incidencia del trastorno orgásmico masculino es mucho menor que la de la eyaculación prematura o de la disfunción eréctil. La prevalencia es de un 5 %. No obstante, se ha reportado un aumento en la aparición de este trastorno en los programas de terapia sexual, lo que se ha atribuido al aumento del uso de antidepresivos. Otro es el uso elevado de la pornografía en internet. En la red se ofrece un nivel de estimulación que abarca tal variedad de gente y acciones que pueden excitar al hombre más que las actividades de pareja comunes. Algunos estudios llevados a cabo en hombres adolescentes que utilizan internet con frecuencia, antes de mantener una interacción sexual en vivo, han constatado que estos adolescentes no llegarán a desarrollar sinapsis neuronales que les permitan responder a las interacciones de pareja habituales con el suficiente placer para alcanzar el clímax.

El trastorno orgásmico masculino de por vida indica la presencia de una psicopatología grave. Un hombre que proceda de un entorno rígido y puritano puede percibir el sexo como pecaminoso y los genitales como sucios, y puede tener deseos incestuosos, conscientes o inconscientes, y sentimientos de culpa. Normalmente tiene dificultades con la intimidad en áreas aparte de las relaciones sexuales. En unos pocos casos, esta disfunción se ve agravada por un trastorno por déficit de atención. En este caso, la distraibilidad del hombre previene la obtención de un grado de excitación suficiente para que se llegue a producir el clímax.

En una relación estable, el trastorno orgásmico masculino adquirido suele reflejar la existencia de problemas interpersonales. El trastorno puede ser el modo en que un hombre afronta cambios reales o imaginarios de una relación, como, por ejemplo, la planificación de un embarazo hacia el cual tiene sentimientos ambivalentes, la pérdida de atracción sexual por la pareja o la exigencia de un mayor compromiso de la pareja, expresados a través de la actividad sexual. En algunos hombres,

Tabla 16-6
Eyaculación retardada

	DSM-5	CIE-10
Nombre	Eyaculación retardada	Disfunción orgásmica
Duración	≥ 6 meses	

Síntomas	Dificultad con las eyaculaciones:
	  Retardada
	  Frecuencia ausente o reducida
		Retraso marcado o ausencia del orgasmo

N.º de síntomas necesarios	≥ 1	
Exclusiones (no resultado de):	Problema en la relación Consumo de sustancias (incluidos los medicamentos recetados) Otra condición médica Otro trastorno mental	Otra condición médica
Impacto psicosocial	Malestar grave	
Especificadores de los síntomas	Generalizado frente a situacional	
Especificadores de la gravedad	**Leve:** causa malestar leve **Moderado:** causa malestar moderado **Grave:** causa malestar grave	
Especificadores del curso	De por vida frente a adquirido	
Comentarios		*Nota:* en la CIE-10 se clasifica la disfunción orgásmica en hombres y mujeres, incluida la eyaculación retardada en esta categoría según la tabla 16-5

la incapacidad para eyacular refleja una hostilidad no expresada hacia una mujer. El problema es más frecuente entre los hombres con trastorno obsesivo-compulsivo que entre los demás.

> Una pareja acudió a la consulta, identificándose el hombre como paciente: no podía eyacular cuando mantenía relaciones sexuales. Desde siempre había tenido dificultades para alcanzar el clímax, excepto en muy raras circunstancias. Una vez eyaculó estando con dos mujeres a la vez, y otra vez cuando experimentaba con cocaína. En el momento de la consulta no tomaba ningún tipo de sustancias a excepción de alcohol, que consumía con moderación. Este paciente estaba comprometido con su matrimonio, a pesar de mantener relaciones sexuales extramatrimoniales. Tampoco en esas situaciones lograba eyacular al realizar el coito, a pesar de que alcanzara el clímax con el sexo oral. Argumentó que sentía más interés en «la conquista» que en el propio sexo. Podía alcanzar el clímax si se masturbaba, pero rara vez lo hacía él mismo, aunque acudía a centros de masajes. Tenía problemas de ira con las mujeres y consideraba que su esposa era excesivamente crítica.
>
> Tuvo dificultades para realizar cualquiera de las prácticas que ella le pedía para complacerla. Esta dificultad en proporcionarle placer les impedía disfrutar mutuamente de la relación. Le era más fácil ser él quien recibiera la estimulación. Debido a los problemas que presentaba el paciente, como impulsividad, narcisismo y dependencia, fue necesario combinar la psicoterapia introspectiva con una pauta que incluía ejercicios conductuales.
>
> El paciente recibió el diagnóstico de eyaculación retardada, de tipo de por vida.

Eyaculación prematura (precoz). En la eyaculación prematura (precoz), los hombres llegan de modo persistente o recurrente al orgasmo y eyaculan antes de desearlo. El diagnóstico se realiza cuando un hombre eyacula regularmente antes o en el primer minuto después de penetrar la vagina. El DSM-5, en sus criterios diagnósticos, se refiere únicamente a la «penetración vaginal», incluso siendo completamente posible que el trastorno se produzca en hombres homosexuales que no la practican. El DSM-5 define el trastorno como leve si la eyaculación se produce aproximadamente en los primeros 30 s o en el primer minuto de la penetración vaginal; moderada si se produce en los primeros 15 a 30 s, y grave si se produce al inicio de la actividad sexual o aproximadamente en los primeros 15 s de penetrar la vagina. La dificultad que presentan estos especificadores incluye algunas distorsiones temporales derivadas de los propios pacientes, en cuanto a que sobrestiman o infraestiman el tiempo transcurrido desde la penetración hasta alcanzar el clímax. Los clínicos deben tener en cuenta los factores que afectan a la duración de la fase de excitación, como la edad, el grado de novedad de la pareja sexual, o la frecuencia y la duración del coito (tabla 16-7). Al igual que sucede con el resto de disfunciones sexuales, no se diagnostica eyaculación prematura si está causada exclusivamente por factores orgánicos o si es sintomática de algún otro síndrome clínico psiquiátrico.

La eyaculación prematura se describe con mayor frecuencia entre hombres con formación universitaria que entre los de menos nivel educativo. Se cree que el problema está relacionado con su preocupación por la satisfacción de la pareja, aunque los datos son limitados y no se sabe con certeza. La eyaculación prematura es la queja principal de alrededor del 35 % al 40 % de los hombres en tratamiento por algún trastorno sexual. En el DSM-5 se establece que el trastorno, que ha recibido un parámetro temporal nuevo, podría actualmente aplicarse de forma apropiada solo en un 1 % a 3 % de los hombres. Algunos investigadores dividen a los hombres que presentan eyaculación prematura en dos grupos: los que están predispuestos fisiológicamente a alcanzar el clímax rápidamente debido a un menor tiempo de latencia neural y los que tienen una causa psicógena o conductual condicionada. Las dificultades para controlar la eyaculación pueden asociarse con la ansiedad relacionada con el acto sexual, con temores inconscientes hacia la vagina o con un condicionamiento cultural negativo. Los hombres cuyos primeros contactos sexuales se produjeron principalmente con prostitutas que exigían que el acto sexual fuese rápido, o aquellos cuyos primeros contactos sexuales se produjeron en situaciones en las que ser descubiertos hubiera resultado embarazoso (p. ej., en un dormitorio compartido o en el domicilio de los padres), podrían haber sido condicionados a alcanzar rápidamente el orgasmo. En el caso de hombres jóvenes, inexpertos, en los que es más probable este problema, puede resolverse por sí solo con el tiempo. En las relaciones estables, la pareja tiene una gran influencia

Tabla 16-7
Eyaculación prematura (precoz)

	DSM-5	CIE-10
Nombre	Eyaculación prematura (precoz)	Eyaculación precoz
Duración	≥ 6 meses	
Síntomas	La eyaculación se produce Dentro de 1 min de la penetración Antes de lo previsto	Dificultad para controlar la eyaculación
N.º de síntomas necesarios	Lo anterior ocurre en la mayoría de los encuentros sexuales	
Exclusiones (no resultado de):	Problema en la relación Consumo de sustancias (incluidos los medicamentos recetados) Otra condición médica Otro trastorno mental	
Impacto psicosocial	Malestar grave	Ninguno de los miembros de la pareja disfruta lo suficiente del encuentro sexual
Especificadores de los síntomas	Generalizado frente a situacional	
Especificadores de la gravedad	Definido por el tiempo desde la penetración hasta la eyaculación: **Leve:** 30 s-1 min **Moderado:** 15-30 s **Grave:** < 15 s	
Especificadores del curso	De por vida frente a adquirido	

en el eyaculador prematuro, y un matrimonio estresante agrava el problema. La trayectoria del desarrollo y la psicodinámica de la eyaculación prematura y de la disfunción eréctil son similares.

Este diagnóstico se focaliza en los hombres y faltan datos sobre el orgasmo femenino prematuro. Por ejemplo, hay algunos informes de casos de múltiples orgasmos espontáneos sin estimulación sexual. En algunos casos, la causa puede ser un foco epileptogénico. También hay informes de casos poco frecuentes de orgasmos espontáneos en mujeres que toman antidepresivos serotoninérgicos.

Anhedonia orgásmica.   La anhedonia orgásmica es una enfermedad en la que un individuo no tiene la sensación física del orgasmo, a pesar de que el componente fisiológico (p. ej., la eyaculación) permanece intacto. Deben descartarse las causas orgánicas, como las lesiones sacras o cefálicas que interfieren con las vías aferentes que van desde los genitales hasta la corteza. Las causas psiquiátricas están relacionadas con los sentimientos de culpa extrema provocados por la experimentación de placer sexual. Estos sentimientos provocan una respuesta disociativa que aísla el componente afectivo de la respuesta orgásmica de la conciencia. En el DSM-5, esto se diagnosticaría como «otra disfunción sexual especificada».

Trastornos sexuales por dolor

Trastorno de dolor genitopélvico/penetración.   En el DSM-5, este trastorno se refiere a uno o más de los siguientes criterios, uno o dos de los cuales pueden aparecer a la vez: dificultad para mantener una relación sexual; dolor genitopélvico; miedo al dolor o a la penetra-

ción, y tensión de los músculos del suelo pélvico (tabla 16-8). Antiguamente, estos trastornos que cursan con dolor se diagnosticaban como *dispareunia* o *vaginismo*. Estos diagnósticos anteriores pueden coexistir, o uno podría conllevar al otro y comprensiblemente provocar miedo o dolor al practicar el acto sexual. Por ello, es razonable recogerlos en una misma categoría diagnóstica. No obstante, y con objeto de facilitar los comentarios, las distintas categorías de dispareunia y vaginismo siguen siendo útiles desde el punto de vista clínico.

DISPAREUNIA.   La dispareunia es un dolor genital recurrente o persistente que se produce antes, durante o después del acto sexual. Está relacionada (y a menudo coincide) con el vaginismo. La repetición de episodios puede comportar dispareunia, y viceversa; en cualquier caso, se deben descartar causas somáticas o falta de lubricación. Quizás el 5 % de las mujeres en Norteamérica presentan dolor recurrente durante el coito.

En la mayoría de casos se considera que la causa depende de factores dinámicos. El dolor pélvico crónico es una queja común de las mujeres con antecedentes de violación o de abusos sexuales durante la infancia. El coito doloroso puede ser el resultado de la tensión y la ansiedad provocadas por el acto sexual, que hacen que la mujer contraiga involuntariamente los músculos vaginales. El dolor es real y hace que el acto sexual sea desagradable o insoportable. La anticipación de más dolor puede hacer que la mujer evite por completo el coito. Si el compañero sigue adelante con el acto sexual independientemente del estado de preparación de la mujer, la disfunción empeora. Se ha constatado un aumento de la dispareunia posmenopáusica debido a cambios fisiológicos en la vagina inducidos por las hormonas; no obstante, son las mujeres premenopáusicas las que presentan con mayor frecuencia problemas específicos de dificultad para mantener relaciones sexuales. Se produce un ligero aumento de la dispareunia en la población en la fase de posparto inmediato, pero suele ser temporal. La dispareunia puede ser una de las cuatro quejas que aparecen como trastorno de dolor genitopélvico/penetración, y como tal debería diagnosticarse.

VAGINISMO.   El vaginismo se define por la contracción muscular del tercio exterior de la vagina debido a la tensión involuntaria o espasmo de los músculos del suelo pélvico, que interfiere en la inserción del pene. Esta respuesta puede producirse durante una exploración ginecológica, cuando la contracción impide la introducción de un espéculo. No se establece el diagnóstico si la disfunción está causada exclusivamente por factores orgánicos o si es sintomática de otro trastorno mental.

El vaginismo puede ser completo, lo que significa que no es posible la penetración de la vagina de ningún modo, bien sea mediante el pene, los dedos, la introducción de un espéculo durante la exploración ginecológica, o tan siquiera cuando la mujer pretende aplicarse un pequeño tampón en la vagina. Son muchas las mujeres que descubren que sufren este problema cuando empiezan a ser sexualmente activas, y habían dejado con anterioridad de aplicarse tampones. En una forma menos grave de vaginismo, la contracción de los músculos del suelo pélvico debido al dolor o al miedo dificulta la penetración, pero no la hace imposible. Puede lograrse la penetración mediante un espéculo muy pequeño o unos dedos pequeños. En los casos leves, tras superar la dificultad inicial de la penetración, los músculos se relajan y la mujer puede continuar con el acto sexual, e incluso, en ocasiones, con el coito.

La Srta. B. era una joven de 27 años de edad, soltera, que acudió a la consulta debido a su incapacidad para mantener una relación sexual. Describió episodios con su reciente pareja, con el que habían intentado la penetración vaginal, pero él no fue capaz de penetrarla. El novio no sufría ninguna disfunción eréctil. La Srta. B. experimentó deseo y pudo llegar al orgasmo a través de la estimulación manual u oral. Durante casi 1 año, ella y su novio mantuvieron relaciones sexuales sin llegar al acto sexual. No obstante, las quejas de la pareja por su

Tabla 16-8
Trastorno de dolor genitopélvico/penetración

	DSM-5	CIE-10
Nombre	Trastorno de dolor genitopélvico/penetración	**Vaginismo no orgánico** **Dispareunia no orgánica**
Duración	≥ 6 meses	

Síntomas	Durante la penetración vaginal, la mujer experimenta
	    Dificultades con la penetración
	    Dolor
	Síntomas asociados durante o antes de la penetración:
	    Miedo o ansiedad
	    Tensión o endurecimiento de los músculos pélvicos
		Vaginismo: espasmo de los músculos del suelo pélvico
		    alrededor de la vagina que causa dolor y dificultades
		    para la penetración
		Dispareunia: dolor o malestar relacionado con
		    la penetración del pene o el coito

N.º de síntomas necesarios	Uno o más de los anteriores	
Exclusiones (no resultado de):	Problema en la relación Consumo de sustancias (incluidos los medicamentos recetados) Otra condición médica Otro trastorno mental	Otra condición médica
Impacto psicosocial	Malestar grave	
Especificadores de los síntomas		
Especificadores de la gravedad	**Leve:** causa malestar leve **Moderado** causa malestar moderado **Grave:** causa malestar grave	
Especificadores del curso	De por vida frente a adquirido	

frustración por la falta de coito iban en aumento, con el que había disfrutado en relaciones previas. La Srta. B. tenía un miedo consciente a la penetración y evitaba ir al ginecólogo, a pesar de ser capaz de ponerse tampones cuando tenía la menstruación. Se le diagnosticó un trastorno de dolor genitopélvico/penetración, de tipo de por vida.

El vaginismo es menos prevalente que el trastorno orgásmico femenino. Suele afectar a mujeres con un alto nivel educativo y de grupos socioeconómicos elevados. Las mujeres que sufren vaginismo pueden tener el deseo consciente de realizar el coito, pero inconscientemente quieren evitar la penetración. Un trauma sexual, como una violación, puede provocar vaginismo; las mujeres con conflictos psicosexuales pueden percibir el pene como un arma. En algunos casos, el dolor o la anticipación del dolor durante la primera experiencia coital causa vaginismo. Los médicos han señalado que en estas pacientes es habitual una educación religiosa estricta, en la que se asocie el sexo con el pecado. Otras mujeres tienen problemas en las relaciones diádicas; si sienten abuso emocional por parte de sus compañeros, pueden protestar de ese modo no verbal. Algunas mujeres que experimentaron dolor significativo en su infancia por operaciones quirúrgicas u odontológicas pueden quedar alerta a cualquier agresión a su integridad corporal y desarrollar vaginismo, que puede presentarse como cualquiera de las cuatro quejas que subyacen al trastorno de dolor genitopélvico/penetración y debería diagnosticarse como tal.

Cefalea poscoital. La cefalea poscoital, o aparición de cefalea inmediatamente tras el coito, puede durar varias horas. Se describe como pulsátil, y se localiza en el área occipital o frontal. Se desconoce su causa. Podrían existir causas vasculares, derivadas de la contracción muscular (tensional), o psicógenas. El coito puede precipitar migraña o cefaleas en racimo en personas predispuestas. En el DSM-5 este trastorno no se incluiría entre los trastornos de dolor anteriores, ya que el dolor no está directamente asociado con el acto sexual. Cuando es una fuente de malestar o disfunción, se enumera como «otra disfunción sexual especificada».

Disfunción sexual debida a una condición médica general

Trastorno eréctil debido a una condición médica. La incidencia del trastorno eréctil en el hombre de origen psicológico ha sido objeto de muchos estudios. Las estadísticas indican que en el 20 % a 50 % de los hombres con trastorno eréctil, este tiene una base orgánica. Es más probable una causa fisiológica en hombres mayores de 50 años, y la causa más probable en los mayores de 60 años. En la tabla 16-9 se enumeran las causas médicas de disfunción eréctil en el hombre. Los efectos secundarios de la medicación pueden deteriorar la actividad sexual masculina de diversos modos (tabla 16-10). La castración (eliminación de los testículos) no siempre da lugar a una disfunción sexual, ya que todavía puede existir la erección. Este fenómeno se explica a través de un arco reflejo, que atraviesa el centro de la erección de la médula sacra y se activa al estimular la parte interna del muslo.

Para diferenciar la disfunción eréctil de origen orgánico de la de origen funcional se utilizan diversos procedimientos, benignos e invasivos: el control de la tumescencia peneana nocturna (erecciones que se producen durante el sueño), que suele asociarse con la presencia de movimientos oculares rápidos (REM); el control de la tumescencia con determinación de la tensión; la determinación de la presión sanguínea en el pene utilizando un pletismógrafo peneano o un flujómetro de ultrasonidos (Doppler), que evalúan el flujo sanguíneo en la arteria pudenda interna, y la medición del tiempo de latencia del nervio pudendo. Otras pruebas diagnósticas que permiten identificar las bases orgánicas de la disfunción eréctil incluyen las pruebas de tolerancia a la glucosa, las determinaciones de hormonas plasmáticas, las pruebas de función hepática y tiroidea, las determinaciones de prolactina y hormona foliculoestimulante (FSH) y las exploraciones cistométricas. Los estudios diagnósticos invasivos incluyen la arteriografía peneana, la ecografía Doppler con infusión de los cuerpos cavernosos y la radiografía del pene con lavado de xenón radiactivo. Los estudios invasivos exigen la interpretación de un experto y solo se utilizan en pacientes que son candidatos a intervenciones de reconstrucción vascular.

Tabla 16-9
Enfermedades y otras causas médicas relacionadas con el trastorno eréctil

Enfermedades infecciosas y parasitarias
  Elefantiasis
  Parotiditis («paperas»)
 	
Enfermedades cardiovasculares[a]
  Ateroesclerosis
  Aneurisma aórtico
  Síndrome de Leriche
  Insuficiencia cardíaca
 	
Enfermedades renales y urológicas
  Enfermedad de Peyronie
  Insuficiencia renal crónica
  Hidrocele y varicocele
 	
Enfermedades hepáticas
  Cirrosis (normalmente asociada a dependencia alcohólica)
 	
Enfermedades pulmonares
  Insuficiencia respiratoria
 	
Alteraciones genéticas
  Síndrome de Klinefelter
  Alteraciones vasculares y estructurales congénitas del pene
 	
Enfermedades nutricionales
  Desnutrición
  Déficits vitamínicos
  Obesidad
 	
Enfermedades endocrinas[a]
  Diabetes mellitus
  Disfunción del eje hipofisario-suprarrenal-testicular
  Acromegalia
  Enfermedad de Addison
  Adenoma cromófobo
  Neoplasia suprarrenal
  Mixedema
  Hipertiroidismo
	Enfermedades neurocognitivas
	  Esclerosis múltiple
	  Mielitis transversa
	  Enfermedad de Parkinson
	  Epilepsia del lóbulo temporal
	  Enfermedades traumáticas y neoplásicas de la médula espinal[a]
	  Tumor del sistema nervioso central
	  Esclerosis lateral amiotrófica
	  Neuropatía periférica
	  Parálisis general
	  Tabes dorsal
	
	Factores farmacológicos
	  Alcohol y otras sustancias que causan dependencia (heroína, metadona, morfina, cocaína, anfetaminas y barbitúricos)
	  Fármacos prescritos (psicotrópicos, antihipertensivos, estrógenos y antiandrógenos)
	
	Intoxicación
	  Plomo (saturnismo)
	  Herbicidas
	
	Intervenciones quirúrgicas[a]
	  Prostatectomía perineal
	  Resección abdominal-perineal del colon
	  Simpatectomía (con frecuencia interfiere en la eyaculación)
	  Cirugía aortoilíaca
	  Cistectomía radical
	  Linfadenectomía retroperitoneal
	
	Otras
	  Radioterapia
	  Fractura pélvica
	  Cualquier enfermedad sistémica grave o condición debilitante

[a]Se ha estimado que, en Estados Unidos, 2 millones de hombres tienen impotencia debido a la diabetes mellitus; 300 000 más presentan impotencia debido a otras enfermedades endocrinas; 1,5 millones lo son por una enfermedad vascular; 180 000 debido a esclerosis múltiple; 400 000 debido a traumatismos y fracturas que dan lugar a fracturas pélvicas o a lesiones de la médula espinal, y otros 650 000 debido a una cirugía radical, incluida la prostatectomía, la colostomía y la cistectomía.

Dispareunia debida a una condición médica general. Se ha estimado que el 30% de todas las intervenciones quirúrgicas del área genital femenina dan lugar a una dispareunia temporal. Además, entre el 30% y el 40% de las mujeres con este problema que acuden a las clínicas de terapia sexual presentan alteraciones pélvicas. Las alteraciones orgánicas que dan lugar a dispareunia y a vaginismo incluyen los restos irritados o infectados del himen, cicatrices de la episiotomía, la infección de las glándulas de Bartolino, diversas formas de vaginitis o cervicitis, endometriosis y adenomiosis. Se ha descrito dolor poscoital en mujeres con mioma, endometriosis y adenomiosis, y se ha atribuido a las contracciones uterinas que se producen durante el orgasmo. Las mujeres posmenopáusicas pueden tener dispareunia como consecuencia del estrechamiento de la mucosa vaginal y la reducción de la lubricación.

Dos enfermedades que no son inmediatamente visibles durante la exploración física y dan lugar a dispareunia son la vestibulitis vulvar y la cistitis intersticial. La primera puede presentarse con dolor vulvar crónico y la última produce dolor más intenso después del orgasmo. La dispareunia también puede producirse en hombres, pero es poco frecuente y suele asociarse con una enfermedad orgánica, como la enfermedad de Peyronie, que consiste en la aparición de placas escleróticas en el pene que provocan su curvatura.

Trastorno de deseo sexual hipoactivo del hombre y trastorno de interés/excitación sexual en la mujer debidos a una condición médica general. El deseo sexual suele reducirse después de una enfermedad importante o de una operación de cirugía, especialmente cuando la imagen corporal se ve afectada tras intervenciones

como la mastectomía, la ileostomía, la histerectomía y la prostatectomía. Las enfermedades que reducen la energía personal, las crónicas, que exigen una adaptación física y psicológica, y las condiciones graves que pueden provocar depresión pueden reducir el deseo sexual.

En algunos casos existen alteraciones bioquímicas asociadas con el trastorno por deseo sexual hipoactivo (tabla 16-11). Un estudio reciente detectó concentraciones claramente reducidas de testosterona sérica en hombres que manifestaron una reducción del deseo en comparación con controles sanos evaluados en una clínica de sueño. Las sustancias que deprimen el sistema nervioso central o reducen la producción de testosterona pueden dar lugar a una reducción del deseo.

Otras disfunciones sexuales del hombre debidas a una condición médica general. La eyaculación retardada puede tener causas fisiológicas y producirse después de la cirugía del tracto genitourinario, como la prostatectomía. También puede asociarse con la enfermedad de Parkinson y otros trastornos neurocognitivos que afectan a las secciones lumbar o sacra de la médula espinal. El fármaco antihipertensivo monosulfato de guanetidina, la metildopa, las fenotiazinas, los fármacos tricíclicos y los inhibidores selectivos de la recaptación de serotonina (ISRS), entre otros, se han relacionado con el retraso de la eyaculación. La eyaculación retardada también debe diferenciarse de la retrógrada, en la que se produce la eyaculación pero el fluido seminal avanza en sentido inverso hasta alcanzar la vejiga. La eyaculación retrógrada siempre tiene una causa orgánica; puede desarrollarse después de la cirugía genitourinaria y también se asocia con fármacos que tienen efectos adversos anticolinérgicos, como las fenotiazinas.

Tabla 16-10
Algunos psicofármacos implicados en las disfunciones sexuales del hombre

Fármaco	Impide la erección	Impide la eyaculación
Fármacos psiquiátricos		
Fármacos cíclicos[a]		
Imipramina	+	+
Protriptilina	+	+
Desipramina	+	+
Clomipramina	+	+
Amitriptilina	+	+
Trazodona[b]	–	–
Inhibidores de la monoaminooxidasa		
Tranilcipromina	+	+
Fenelzina	+	+
Pargilina	–	+
Isocarboxazida	–	+
Otros eutimizantes		
Litio	+	+
Anfetaminas	+	+
Fluoxetina[c]	–	+
Antipsicóticos[d]		
Flufenazina	+	+
Tioridazina	+	+
Clorprotixeno	–	+
Mesoridazina	–	+
Perfenazina	–	+
Trifluoperazina	–	+
Reserpina	+	+
Haloperidol	–	+
Agente ansiolítico[e]		
Clordiazepóxido	–	+
Fármacos antihipertensores		
Clonidina	+	+
Metildopa	+	+
Espironolactona	+	–
Hidroclorotiazida	+	–
Guanetidina	+	+
Sustancias de abuso comunes		
Alcohol	+	+
Barbitúricos	+	+
Cannabis	+	–
Cocaína	+	+
Heroína	+	+
Metadona	+	–
Morfina	+	+
Otros		
Agentes antiparkinsonianos	+	+
Clofibrato	+	–
Digoxina	+	–
Glutetimida	+	+
Indometacina	+	–
Fentolamina	–	+
Propranolol	+	–

[a]La incidencia del trastorno de la erección en el hombre asociada con el uso de fármacos tricíclicos es baja.
[b]La trazodona ha sido el agente causal de algunos casos de priapismo.
[c]Todos los inhibidores selectivos de la recaptación de serotonina pueden provocar disfunción sexual (con más frecuencia en hombres).
[d]El deterioro de la función sexual no es una complicación habitual del uso de antipsicóticos. En ocasiones se ha producido priapismo asociado con el uso de antipsicóticos.
[e]Se ha señalado que las benzodiazepinas reducen la libido, pero en algunos pacientes la reducción de la ansiedad que proporcionan estos agentes mejora la actividad sexual.

Otras disfunciones sexuales femeninas debidas a una condición médica general. Algunas enfermedades médicas (en concreto, las enfermedades endocrinas como el hipotiroidismo, la diabetes mellitus y la hiperprolactinemia primaria) pueden afectar a la capacidad de la mujer para tener orgasmos, así como diversos fármacos (tabla 16-12). Los antihipertensivos, los estimulantes del sistema nervioso central, los tricíclicos, los ISRS y, a menudo, los inhibidores de la monoaminooxidasa (IMAO) han interferido en la capacidad orgásmica femenina. No obstante, un estudio de mujeres que recibieron IMAO descubrió que, tras 16-18 semanas de tratamiento, el efecto adverso de los fármacos desaparecía y que las mujeres eran capaces de volver a experimentar orgasmos, aunque siguieron recibiendo una dosis menor del fármaco.

Disfunción sexual inducida por sustancias/medicamentos.
El diagnóstico de disfunción sexual inducida por sustancias se emplea cuando la evidencia de intoxicación por sustancias o de su abstinencia es evidente en la historia clínica, la exploración física o en los análisis de laboratorio. La disfunción sexual preocupante suele presentarse pronto tras una intoxicación significativa por sustancias o la abstinencia, o tras la exposición a medicamentos o a cambios en el uso de medicación. Las sustancias que pueden provocarla incluyen el alcohol, las anfetaminas u otras relacionadas, la cocaína, los opiáceos, los sedantes, los hipnóticos y los ansiolíticos, así como otras sustancias aún desconocidas.

El abuso de drogas de uso recreativo afecta a la función sexual de diversos modos. En dosis reducidas, muchas sustancias aumentan la capacidad funcional a través de una reducción de la inhibición o de la ansiedad, o prolongado una euforia temporal del estado de ánimo. Pero con el uso prolongado se deterioran la congestión venosa que da lugar a la erección y las capacidades orgásmica y eyaculatoria. El abuso de sedantes, ansiolíticos, hipnóticos y, especialmente, opiáceos casi siempre reduce el deseo. El alcohol puede fomentar el comienzo de la actividad sexual a través de una eliminación de la inhibición, pero también deteriora la capacidad sexual. La cocaína y las anfetaminas provocan efectos similares. Aunque no existen pruebas directas de que el impulso sexual aumente, inicialmente los usuarios tienen sensaciones de un incremento de la energía y pueden volverse sexualmente activos. En última instancia aparece la disfunción. En general, los hombres cursan dos etapas: una experiencia de prolongación de la erección sin eyaculación, seguida de una pérdida gradual de la capacidad de erección.

Los pacientes que se están recuperando de una dependencia de sustancias pueden necesitar terapia para recobrar su función sexual debido, en parte, a la readaptación psicológica a un estado de no dependencia. Muchos individuos que abusan de sustancias siempre han tenido dificultades con las interacciones íntimas. Otros que desperdician sus años clave para el desarrollo bajo la influencia de las sustancias no han pasado por las experiencias que les habrían ayudado a aprender las habilidades sociales y sexuales.

Prácticamente todos los fármacos se han asociado con un efecto sobre la sexualidad, y en especial los empleados en psiquiatría. En los hombres, estos efectos incluyen la reducción del impulso sexual, no lograr la erección, la reducción del volumen de la eyaculación y el retraso de la eyaculación o la eyaculación retrógrada. En las mujeres puede producirse reducción del impulso sexual, reducción de la lubricación vaginal, inhibición o retraso del orgasmo y reducción o ausencia de contracciones vaginales. Los fármacos también pueden mejorar las respuestas sexuales y aumentar el impulso sexual, pero es menos habitual que los efectos adversos.

FÁRMACOS ANTIPSICÓTICOS. La mayoría de los fármacos antipsicóticos son antagonistas del receptor de la dopamina, que también bloquean los receptores adrenérgicos y colinérgicos, produciendo así efectos adversos sexuales (tabla 16-13). La clorpromazina y la trifluoperazina son anticolinérgicos potentes y deterioran la erección y la eyaculación. Con algunos fármacos, el fluido seminal retrocede hasta la vejiga en lugar de ser impulsado a través de la uretra. Los pacientes siguen teniendo

Tabla 16-11
Neurofisiología de la disfunción sexual

	DA	5-HT	NA	ACh	Correlación clínica
Erección	↑	°	α₁, β ↓↑	M	Los antipsicóticos pueden dar lugar a disfunción eréctil (bloqueo de DA): los agonistas de la DA pueden causar un aumento de la erección y de la libido; o priapismo con trazodona (α₁, bloqueo); los β-bloqueantes pueden provocar impotencia
Eyaculación y orgasmo	°	± ↓	α₁ ↑	M	Los α₁-bloqueantes (fármacos tricíclicos, IMAO, tioridazina) pueden dar lugar a un problema de eyaculación; los agentes 5-HT pueden inhibir el orgasmo

↑, facilita; ↓, inhibe o reduce; ±, un poco; °, mínimo; ACh, acetilcolina; DA, dopamina; IMAO, inhibidores de la monoaminooxidasa; 5-HT, serotonina; M, modula; NA, noradrenalina.
Reimpresa con permiso de Segraves R. *Psychiatric Times*, 1990.

una sensación agradable, pero el orgasmo es seco. Al orinar después del orgasmo, la orina puede ser lechosa porque contiene el eyaculado. La situación es alarmante pero inofensiva. Paradójicamente, los antipsicóticos en raras ocasiones pueden causar priapismo.

FÁRMACOS ANTIDEPRESIVOS.   Los antidepresivos tricíclicos y tetracíclicos tienen efectos anticolinérgicos que interfieren con la erección y retrasan la eyaculación. Como los efectos anticolinérgicos varían en función del antidepresivo cíclico, los que tienen menos efectos (p. ej., la desipramina) son también los que provocan menos efectos adversos sexuales.

Algunos hombres declaran un aumento de la sensibilidad del glande, que es agradable y que no interfiere con la erección, aunque retrasa la eyaculación. Sin embargo, en algunos casos el fármaco tricíclico provoca una eyaculación dolorosa, probablemente debido a una interferencia con la propulsión seminal provocada, a su vez, por la interferencia con las contracciones del músculo liso uretral prostático, el de los vasos deferentes y el epididimario. Se ha referido que en algunos individuos la clomipramina aumenta el impulso sexual, y también que la selegili-

na, un IMAO de tipo B (IMAO_B), y el bupropión aumentan el impulso sexual, posiblemente debido a su actividad dopaminérgica y al aumento de la producción de noradrenalina.

La venlafaxina y los ISRS a menudo provocan efectos adversos debido al aumento de las concentraciones de serotonina. Ambos sexos muestran una reducción del impulso sexual y dificultades para alcanzar el orgasmo. Se ha conseguido solucionar estos efectos negativos administrando ciproheptadina, un antihistamínico con efectos antiserotoninérgicos, y metilfenidato, que tiene efectos adrenérgicos. La trazodona se asocia a la aparición infrecuente de priapismo, un síntoma que consiste en la erección prolongada en ausencia de estímulos sexuales. Ese síntoma parece ser el resultado del antagonismo α₂-adrenérgico de la trazodona.

Los IMAO tienen un efecto amplio sobre las aminas biológicas. Debido a ello, provocan una pérdida o disminución de la erección, retraso de la eyaculación o eyaculación retrógrada, sequedad vaginal e inhibición del orgasmo. En algunos individuos, la tranilcipromina tiene un efecto paradójico de estimulación sexual, posiblemente como resultado de sus propiedades similares a las de las anfetaminas.

Tabla 16-12
Algunos fármacos psicotrópicos que pueden inhibir el orgasmo femenino[a]

Antidepresivos tricíclicos
  Imipramina
  Clomipramina
  Nortriptilina

Inhibidores de la monoaminooxidasa
  Tranilcipromina
  Fenelzina
  Isocarboxazida

Antagonistas del receptor de dopamina
  Tioridazina
  Trifluoperazina

Inhibidores selectivos de la recaptación de serotonina
  Fluoxetina
  Paroxetina
  Sertralina
  Fluvoxamina
  Citalopram

[a]La interrelación entre la disfunción sexual femenina y los agentes farmacológicos se ha estudiado menos exhaustivamente que las reacciones en los hombres. Se ha referido que los anticonceptivos orales reducen la libido en algunas mujeres, y algunos fármacos con efectos secundarios anticolinérgicos pueden alterar la excitación además del orgasmo. Las benzodiazepinas reducen la libido, pero en algunas pacientes la reducción de la ansiedad conseguida con estos agentes mejora la función sexual. Con los agentes psicoactivos se han descrito tanto incrementos como reducciones de la libido. Resulta difícil separar esos efectos de la enfermedad subyacente o de la mejoría de la enfermedad. La disfunción sexual asociada al uso de un fármaco desaparece al interrumpir su administración.

Tabla 16-13
Problemas diagnósticos de las disfunciones sexuales y algunos fármacos antipsicóticos

Diagnóstico diferencial de la disfunción sexual inducida por sustancias	Aparición del problema después de iniciar un tratamiento farmacológico o de una sobredosis
	Problema sin relación específica con la situación o la pareja
	Problema que no es de toda la vida ni recurrente
	Falta de un precipitante no farmacológico evidente
	Se resuelve con la retirada de la sustancia
Fármacos antipsicóticos y problemas con la eyaculación	Perfenazina
	Clorpromazina
	Trifluoperazina
	Haloperidol
	Mesoridazina
	Clorprotixeno
Fármacos antipsicóticos y priapismo	Perfenazina
	Mesoridazina
	Clorpromazina
	Tioridazina
	Flufenazina
	Molindona
	Risperidona
	Clozapina

Tabla realizada por R. T. Seagraves, MD.

El Sr. W. se presentó a consulta refiriendo incapacidad para alcanzar el orgasmo. Su malestar se inició 18 meses antes, en el momento en que se le pautó un tratamiento con fluoxetina. Hasta entonces, había podido llegar al orgasmo mediante la masturbación y realizando el coito con su mujer.

El Sr. W. probó otros ISRS, e incluso la venlafaxina, pero los efectos adversos de la eyaculación retardada persistieron. Ninguno de los fármacos habituales frente a la anorgasmia inducida por los ISRS demostró ser efectivo, por lo que el paciente probó antidepresivos de otras categorías. Respondió al bupropión y al clonazepam. Esta combinación controló su depresión y la ansiedad, y su eyaculación retardada remitió.

Se le diagnosticó eyaculación retardada inducida por fármacos.

La depresión se asocia con una reducción de la libido, por lo que la existencia de niveles variables de disfunción sexual y anhedonia forma parte del proceso de la enfermedad. Algunos pacientes presentan una mejoría de su actividad sexual a medida que su depresión mejora gracias al tratamiento antidepresivo. Este fenómeno complica la evaluación de los efectos secundarios sexuales de los fármacos; además, estos efectos pueden desaparecer con el tiempo, debido probablemente a la intervención de un mecanismo de homeostasis de las aminas biológicas.

LITIO. El litio regula el estado de ánimo, y en el estado maníaco puede reducir la hipersexualidad, debido posiblemente a su actividad antagonista de la dopamina. En algunos pacientes se ha descrito una disminución de la erección.

SIMPATICOMIMÉTICOS. Los psicoestimulantes, incluidas las anfetaminas, el metilfenidato y la pemolina, elevan los niveles plasmáticos de noradrenalina y dopamina. Pueden aumentar la libido. No obstante, si su uso es prolongado, los hombres pueden experimentar una pérdida del deseo y de las erecciones.

ANTAGONISTAS DE LOS RECEPTORES α-ADRENÉRGICOS Y β-ADRENÉRGICOS. Los antagonistas de los receptores α-adrenérgicos y β-adrenérgicos se emplean en el tratamiento de la hipertensión, la angina y determinadas arritmias cardíacas. Estos agentes reducen las eferencias nerviosas simpáticas tónicas procedentes de los centros vasomotores del cerebro. Como resultado de esta acción, pueden causar impotencia, reducir el volumen de la eyaculación y provocar eyaculación retrógrada. Se han descrito cambios en la libido en ambos sexos.

ANTICOLINÉRGICOS. Los anticolinérgicos bloquean los receptores colinérgicos, e incluyen fármacos como la amantadina y la benzatropina. Producen sequedad de las membranas mucosas (incluidas las de la vagina) e impotencia. No obstante, gracias a su efecto dopaminérgico, la amantadina puede revertir la disfunción orgásmica inducida por los ISRS.

ANTIHISTAMÍNICOS. Los fármacos como la difenhidramina tienen actividad anticolinérgica y son ligeramente hipnóticos, por lo que pueden inhibir la función sexual. La ciproheptadina, a pesar de ser un antihistamínico, tiene también una potente actividad antagonista de la serotonina. Se emplea para bloquear los efectos adversos sexuales serotoninérgicos provocados por los ISRS, como el retraso del orgasmo.

ANSIOLÍTICOS. La clase dominante de ansiolíticos son las benzodiazepinas. Actúan sobre los receptores del ácido γ-aminobutírico, a los que se atribuye un papel en la cognición, la memoria y el control motor. Dan lugar a una reducción de las concentraciones plasmáticas de la adrenalina, por lo que reducen también la ansiedad, y con ello, mejoran la función sexual de los individuos inhibidos por la ansiedad.

ALCOHOL. El alcohol tiene un efecto depresor general sobre la actividad del sistema nervioso central, por lo que puede producir trastornos de la erección en los hombres. Tiene un efecto directo sobre las gónadas que da lugar a reducciones de los valores de testosterona en los hombres; paradójicamente, en las mujeres puede provocar aumentos ligeros de los valores de la testosterona. Este último hallazgo puede explicar que las mujeres declaren sentir un aumento de la libido tras beber pequeñas cantidades de alcohol. A largo plazo, el consumo de alcohol reduce la capacidad del hígado para metabolizar compuestos estrogénicos. En los hombres, eso provoca signos de feminización (como la ginecomastia debida a la atrofia de los testículos).

OPIÁCEOS. Los opiáceos, como la heroína, tienen efectos adversos sexuales, como la imposibilidad de tener una erección y el descenso de la libido. La alteración de la conciencia puede potenciar la experiencia sexual en usuarios ocasionales.

ALUCINÓGENOS. Los alucinógenos incluyen la dietilamida del ácido lisérgico (LSD), la fenciclidina, la psilocibina (procedente de algunos hongos) y la mescalina (del cactus del peyote). Además de inducir alucinaciones, estas drogas provocan una pérdida de contacto con la realidad y una expansión y elevación de la conciencia. Algunos usuarios declaran que la experiencia sexual aumenta de modo similar, pero otros experimentan ansiedad, delírium o psicosis, que interfieren con la función sexual.

CANNABIS. La alteración del estado de la conciencia que produce el cannabis puede aumentar el placer sexual en algunas personas. Su consumo prolongado reduce las concentraciones de testosterona.

BARBITÚRICOS Y FÁRMACOS DE ACCIÓN SIMILAR. Los barbitúricos y los hipnótico-sedantes de acción similar pueden aumentar la respuesta sexual en individuos que son sexualmente incapaces debido a la ansiedad. Estas sustancias no tienen un efecto directo sobre los órganos sexuales, pero producen una alteración de la conciencia que algunas personas consideran placentera. Tienen potencial de abuso y pueden resultar fatales si se combinan con alcohol o con otros depresores del sistema nervioso central.

La metacualona adquirió una reputación como estimulante sexual que, en realidad, no tenía base biológica. En Estados Unidos ha dejado de comercializarse.

Tratamiento

Antes de 1970, el tratamiento más común de las disfunciones sexuales era la psicoterapia individual. La teoría psicodinámica clásica sostiene que la insuficiencia sexual tiene sus raíces en los conflictos que se producen durante las primeras fases del desarrollo, y el trastorno sexual se trata como parte de un trastorno emocional generalizado. Sin embargo, los síntomas de las disfunciones sexuales a menudo se vuelven secundariamente autónomos y persisten, incluso si se han resuelto otros problemas derivados de la condición del paciente. A menudo es necesario añadir técnicas conductuales para tratar el trastorno sexual. Según el trastorno, los medicamentos pueden ser un tratamiento de primera línea o un complemento de la terapia.

Tratamientos biológicos. Los tratamientos biológicos, incluido el farmacológico, la cirugía y los dispositivos mecánicos, se utilizan para tratar causas concretas de trastorno sexual. La mayoría de progresos recientes están relacionados con la disfunción sexual masculina.

TRATAMIENTO FARMACOLÓGICO. Los medicamentos para el trastorno eréctil incluyen el sildenafilo y sus semejantes (tabla 16-14), fentolamina oral, alprostadil y medicamentos inyectables. Otras opciones incluyen papaverina, prostaglandina E1, fentolamina o alguna combinación de estas, y alprostadil transuretral.

El sildenafilo es un potenciador del óxido nítrico que facilita el aporte sanguíneo hacia el pene necesario para que se produzca la erección. El fármaco hace su efecto cerca de 1 h después de su ingestión, el cual puede durar hasta 4 h. El sildenafilo no es efectivo en ausencia de estimulación sexual. Los efectos adversos asociados con mayor frecuencia a su utilización son las cefaleas, la rubor facial y la dispepsia. Su uso está contraindicado en las personas que toman nitratos orgáni-

Tabla 16-14
Farmacocinética de los inhibidores PDE-5

		Sildenafilo	Vardenafilo	Vardenafilo ODT	Tadalafilo	Avanafilo
Dosis recomendada (mg/día)		25-100	5-20	10	5-20	100-200
Tiempo para alcanzar la concentración máxima (h)		0,5-2	0,5-2	0,75-2,5	0,5-6	0,5-0,75
Vida media (h)		4	4-5	4-6	17,5	3-5
Duración habitual del efecto (h)		12		12	36	6
Retraso después de una comida rica en grasas (h)		I		1	0	1-1,25
Metabolismo	Enzima principal			CYP3A4		
	Enzimas adicionales	CYP2C9	CYP3A5, CYP2C		CYP3A5, CYP2C	CYP2C
Eliminación (%)	Heces	80		91-95	61	62
	Orina	13		2-6	36	21

De: Prescriber's Digital Reference, https://www.pdr.net/; Huang SA, Lie JD. Phosphodiesterase-5 (PDE5) Inhibitors in the management of erectile dysfunction. *P T.* 2013;38(7):407-419; Katz EG, Tan RB, Rittenberg D, Hellstrom WJ. Avanafil for erectile dysfunction in elderly and younger adults: differential pharmacology and clinical utility. *Ther Clin Risk Manag* 2014;10:701-711.

cos, ya que la actividad concurrente de los dos fármacos puede dar lugar a descensos grandes, súbitos y, en ocasiones, mortales de la presión sanguínea sistémica. El sildenafilo no es efectivo para todos los casos de disfunción eréctil: no consigue producir una erección suficientemente rígida como para que la penetración sea posible en alrededor del 50% de los hombres que se han sometido a cirugía prostática radical ni en los que sufren diabetes dependiente de insulina de larga duración. Tampoco es efectivo en algunos casos de lesión nerviosa.

Un reducido número de pacientes desarrolló neuropatía óptica isquémica no arterítica (NOINA) poco después de haber tomado sildenafilo. Este efecto secundario puede ser más frecuente en pacientes con factores de riesgo cardiovascular. A pesar de ser infrecuente, el sildenafilo puede provocar NOINA en los individuos con un perfil de riesgo arteriosclerótico. También pueden producirse casos extremadamente raros de pérdida auditiva.

En las mujeres, el sildenafilo provoca lubricación vaginal, pero no un aumento del deseo. No obstante, algunas publicaciones describen casos individuales de mujeres que han experimentado intensificaciones de la excitación con este fármaco.

Actualmente, ni la fentolamina ni la apomorfina orales han sido aprobadas por la Food and Drug Administration (FDA) estadounidense, pero ambas han demostrado ser efectivas para aumentar la potencia en los hombres con un grado mínimo de disfunción eréctil. La fentolamina reduce el tono simpático y relaja los músculos lisos del cuerpo. Sus efectos adversos incluyen hipotensión, taquicardia y vértigo. Los efectos de la apomorfina están mediados por el sistema nervioso autónomo y dan lugar a una vasodilatación que facilita el aporte sanguíneo hacia el pene. Sus efectos adversos incluyen náuseas y sudoración.

Comparado con los medicamentos orales, el alprostadil inyectable o transuretral actúa localmente sobre el pene y puede provocar erecciones en ausencia de estimulación sexual. Contiene una forma natural de prostaglandina E, un agente vasodilatador, y puede administrarse mediante inyección directa en los cuerpos cavernosos o mediante la inserción intrauretral de un comprimido con una cánula. La firme erección producida a los 2 o 3 min de la administración del fármaco puede durar hasta 1 h. Los efectos adversos de las inyecciones, infrecuentes y reversibles, incluyen los hematomas peneanos y la alteración de los resultados de las pruebas de la función hepática. Existe la posibilidad de que se produzcan secuelas peligrosas, incluidos el priapismo y la esclerosis de las pequeñas venas del pene. Los pacientes que reciben alprostadil transuretral en ocasiones se quejan de sensaciones de quemazón en el pene.

Dos ensayos con muestras de pequeño tamaño descubrieron que diferentes agentes tópicos eran efectivos para tratar el trastorno de la erección.

Una crema estaba compuesta por tres sustancias vasoactivas que se absorben a través de la piel: la aminofilina, el dinitrato de isosorbida y el mesilato de codergocrina, que es una combinación de alcaloides ergóticos. La otra es un gel que contiene alprostadil y un ingrediente adicional que hace que la capa externa de la piel sea más permeable temporalmente.

También se ha desarrollado una crema que contiene alprostadil para tratar el trastorno de la excitación sexual en la mujer. El mesilato de fentolamina de aplicación vaginal, un antagonista de los receptores α, aumentó significativamente la vasocongestión y la sensación subjetiva de excitación. La flibanserina también está aprobada por la FDA para aumentar el deseo en las mujeres.

Los tratamientos farmacológicos descritos tienen utilidad en el tratamiento del trastorno de la excitación de varias causas: neurógena, por insuficiencia arterial, pérdidas venosas, psicógena y mixta. Si se combina con terapia sexual orientada a la introspección o conductual, el uso de fármacos puede solucionar el trastorno de la excitación de origen psicógeno resistente a la psicoterapia como tratamiento único, y el objetivo último será conseguir una actividad sexual libre de apoyo farmacológico.

Otros fármacos. Se han utilizado muchos otros fármacos para tratar los diversos trastornos sexuales. El metohexital sódico intravenoso se ha empleado en la terapia de desensibilización. Los agentes ansiolíticos pueden tener algunas aplicaciones en los pacientes tensos. Los efectos secundarios de los antidepresivos, especialmente los ISRS y los tricíclicos, se han utilizado para prolongar la respuesta sexual en pacientes con eyaculación prematura. Este enfoque es especialmente útil en los pacientes resistentes a las técnicas conductuales que pueden entrar en la categoría de eyaculadores prematuros fisiológicamente predispuestos. También se ha publicado la utilidad de las cremas tópicas anestésicas para reducir el tiempo de latencia de eyaculación vaginal en casos de eyaculación prematura. Se ha defendido el empleo de antidepresivos como tratamiento de pacientes con fobia al sexo y de los que padecen trastorno de estrés postraumático después de sufrir una violación. La trazodona es un antidepresivo que mejora las erecciones nocturnas. Siempre se deben sopesar los riesgos de tomar tales medicamentos frente a sus posibles beneficios. La bromocriptina se emplea en el tratamiento de la hiperprolactinemia, que se asocia a menudo con hipogonadismo. En estos pacientes es necesario descartar la presencia de tumores hipofisarios.

Existen diversas sustancias que tienen cierta fama como afrodisíacas (p. ej., la raíz de ginseng y la yohimbina), pero los estudios no han confirmado estas propiedades. La yohimbina, un antagonista del receptor α, puede provocar dilatación de la arteria peneana; no obstante, la American Urologic Association no recomienda su uso como tratamiento de la disfunción eréctil de origen orgánico. Muchas drogas de uso recreativo, incluidas la cocaína, las anfetaminas, el alcohol y el cannabis, están consideradas como potenciadores del rendimiento sexual. A pesar de que pueden proporcionar un beneficio inicial debido a sus efectos calmantes, desinhibidores o elevadores del estado de ánimo, el consumo consistente o prolongado de cualquiera de estas sustancias afecta negativamente al funcionamiento sexual.

Se ha referido que los agentes dopaminérgicos aumentan la libido y mejoran la actividad sexual. Estos fármacos incluyen la levodopa, un precursor de la dopamina, y la bromocriptina, un agonista de la dopamina. El antidepresivo bupropión tiene efectos dopaminérgicos y en algunos pacientes ha aumentado el deseo sexual. La selegilina, un IMAO, es selectiva para la MAO$_B$ y es dopaminérgica. En las personas mayores mejora la actividad sexual.

Terapia hormonal. Los andrógenos aumentan el impulso sexual en las mujeres y en los hombres con concentraciones bajas de testosterona. Las mujeres pueden experimentar efectos virilizantes, algunos de los cuales son irreversibles (p. ej., voz más grave). En los hombres, el empleo prolongado de andrógenos provoca hipertensión y agrandamiento prostático. La testosterona es más efectiva cuando se administra por vía parenteral; no obstante, existen preparaciones orales y transdérmicas efectivas.

Las mujeres que emplean estrógenos como terapia sustitutiva o como anticonceptivos pueden referir una reducción de la libido; en tales casos se ha utilizado con efectividad una preparación combinada de estrógenos y testosterona. Los estrógenos por sí mismos previenen el adelgazamiento de la membrana de la mucosa vaginal y facilitan la lubricación. Varias formas de estrógenos locales, como los anillos, las cremas y los comprimidos vaginales, proporcionan vías de administración alternativas para tratar a las mujeres con problemas de la excitación o atrofia genital. Como los comprimidos, las cremas y los anillos no aumentan significativamente las concentraciones de estrógenos en sangre, puede considerarse la conveniencia de estos dispositivos en pacientes con cáncer de mama con problemas de excitación.

Antiandrógenos y antiestrógenos. Los estrógenos y la progesterona son antiandrógenos que se han utilizado para tratar la conducta sexual compulsiva en los hombres, normalmente en los agresores sexuales. Tanto el clomifeno como el tamoxifeno son antiestrogénicos, y ambos estimulan la secreción de hormona liberadora de gonadotropina (GnRH) y aumentan las concentraciones de testosterona, aumentando así la libido. Las mujeres que están recibiendo un tratamiento con tamoxifeno debido a un cáncer de mama refieren un aumento de la libido. No obstante, el tamoxifeno puede causar cáncer de útero.

Estrategias del tratamiento mecánico. En los pacientes hombres con arterioesclerosis (especialmente de la aorta distal, en lo que se conoce como síndrome de Leriche) puede perderse la erección durante el empuje pélvico activo. La necesidad de un mayor aporte sanguíneo en los músculos glúteos y otros músculos irrigados por las arterias ilíacas o hipogástricas disminuye la sangre (la roba) que circula por la arteria pudenda, y de ese modo interfiere con el flujo sanguíneo del pene. Esto puede aliviarse reduciendo el empuje pélvico, objetivo que también puede conseguirse mediante la posición coital superior de la mujer.

Bomba de vacío. Las bombas de vacío son dispositivos mecánicos que pueden utilizar los pacientes sin enfermedades vasculares para obtener erecciones. La sangre absorbida hacia el pene después de la creación del vacío es mantenida en él gracias a un anillo situado alrededor de la base del pene. Este dispositivo no tiene efectos adversos, pero es engorroso y la pareja debe estar dispuesta a aceptarlo. Algunas mujeres se quejan de que el pene adquiere un color más rojo y está más frío que cuando la erección se produce por circunstancias naturales o que el proceso es cuestionable.

Se ha desarrollado un dispositivo similar, denominado EROS, para crear erecciones del clítoris en las mujeres. El EROS es una pequeña copa de succión que encaja encima de la región del clítoris y hace que la sangre sea absorbida hacia el interior del clítoris. Diversos estudios han confirmado su éxito para tratar el trastorno de la excitación sexual femenina. Para tratar a mujeres con anorgasmia se han utilizado con éxito vibradores para estimular el área clitoriana.

OTROS TRATAMIENTOS SOMÁTICOS

Prótesis masculinas. En raras ocasiones se recomienda el tratamiento quirúrgico, pero existen prótesis peneanas para los hombres afectados por respuestas de erección inadecuadas resistentes a otros métodos de tratamiento o que tienen déficits de origen médico. Los dos tipos principales de prótesis son: *1)* una barra semirrígida que produce una erección permanente y que puede colocarse cerca del cuerpo para ocultarla, y *2)* una de tipo inflable que se implanta con su propia reserva y se bombea para inflarla y para desinflarla. Este último tipo ha sido diseñado para imitar el funcionamiento fisiológico normal.

Cirugía vascular. En caso de insuficiencia vascular debida a ateroesclerosis o a otro tipo de bloqueo, se ha realizado cirugía de derivación de las arterias peneanas en casos seleccionados, con cierto éxito.

Tratamientos psicosociales

TERAPIA SEXUAL DUAL. El fundamento teórico de la terapia sexual dual es el concepto de unidad conyugal o díada como objeto del tratamiento; este enfoque supone el mayor progreso realizado en el diagnóstico y el tratamiento de los trastornos sexuales en el siglo xx. La metodología fue ideada y desarrollada por Masters y Johnson. En la terapia sexual dual, el tratamiento se basa en la idea de que debe tratarse la pareja cuando la persona que sufre la disfunción forma parte de una relación. Dado que ambos forman parte de una situación sexualmente angustiosa, ambos deben participar en el programa terapéutico. El problema sexual suele ser el reflejo de otras áreas de discordia o diferencias en el matrimonio, de modo que se trata la relación conyugal completa, enfatizando la actividad sexual como parte de la relación.

La piedra angular del programa es la sesión de mesa redonda en la que un equipo terapéutico formado por un hombre y una mujer clarifica, discute y elabora los problemas con la pareja. Estas sesiones a cuatro bandas exigen la participación activa de los pacientes. Los terapeutas y los pacientes discuten los aspectos psicológicos y fisiológicos de la actividad sexual, y los terapeutas muestran una actitud educadora. Los terapeutas sugieren actividades sexuales concretas, que la pareja realiza en la intimidad de su hogar. El objetivo de la terapia es establecer o restablecer la comunicación en el marco de la unidad conyugal. Se enfatiza el sexo como una actividad natural que crece en el clima doméstico adecuado para fomentar, hacia el final del tratamiento, una mejoría de la comunicación. En una variante de este tratamiento que ha demostrado ser efectiva, la pareja puede ser tratada por un terapeuta. El tratamiento es de corta duración y de orientación conductual. Los terapeutas tratan de reflejar la situación tal y como ellos la ven, en lugar de interpretar la dinámica subyacente. A menudo, que el terapeuta haga una descripción libre de distorsiones de la relación contribuye a corregir la opinión miope y estrecha mantenida por cada uno de los dos componentes de la pareja. Este nuevo punto de vista puede interrumpir el patrón destructivo de relación de la pareja y fomentar una comunicación mejorada, más efectiva. Para tratar los problemas concretos de la pareja, se les recomienda que realicen ejercicios específicos. La inadecuación sexual implica con frecuencia una falta de información, información errónea y miedo a la realización del acto sexual. Por lo tanto, a la pareja se le prohíbe expresamente realizar cualquier juego sexual diferente al prescrito por los terapeutas. Los ejercicios de iniciación suelen centrarse en aumentar la sensibilidad al tacto, la vista, el sonido y el olfato. Inicialmente se prohíbe el coito y la pareja aprende a proporcionar y a recibir placer corporal sin la presión del acto o de la penetración. Al mismo tiempo, aprenden a comunicarse de un modo no verbal que resulta mutuamente satisfactorio, y que los juegos preliminares sexuales son una alternativa agradable al coito y al orgasmo.

Durante la realización de los ejercicios de focalización sensitiva, la pareja recibe mucho refuerzo para reducir su ansiedad. Se la insta a utilizar fantasías para distraerla de sus preocupaciones obsesivas con respecto a la ejecución del acto sexual (expectativas). Se tienen en cuenta tanto las necesidades del compañero disfuncional como las del no disfuncional. Si cualquiera de los componentes de la pareja se excita sexualmente durante la realización de los ejercicios, se alienta al otro a llevarle al orgasmo mediante estimulación manual u oral. Se fomenta la comunicación abierta entre los compañeros y la expresión de las necesidades mutuas. Las resistencias, como las quejas de fatiga o de falta de tiempo para completar los ejercicios, son comunes y el terapeuta debe hacerse cargo de ellas. Los aspectos relacionados con la imagen corporal, el temor a ser tocado y los problemas para tocarse uno mismo son problemas habituales. En un momento dado se añade la estimulación genital a la estimulación corporal general. A la pareja se le dan instrucciones de ensayar una secuencia de diversas posiciones para el coito, sin completar necesariamente el acto, y de utilizar diversas técnicas de estimulación antes de permitir que proceda al coito.

Después de cada período de nuevos ejercicios se realizan sesiones de psicoterapia en las que se discuten los problemas y satisfacciones, tanto sexuales como pertenecientes a otras áreas, de las vidas de los componentes de la pareja. En cada sesión se revisan instrucciones concretas y la introducción de nuevos ejercicios orientados al progreso de la pareja individual. Gradualmente, la pareja gana confianza y aprende cómo comunicarse, verbal y sexualmente. La terapia sexual dual es más efectiva cuando la disfunción sexual es independiente de otra psicopatología. Los casos de tratamiento más difíciles involucran a parejas con problemas matrimoniales graves. Los trastornos del deseo son particularmente difíciles de tratar, ya que requieren una terapia más prolongada e intensiva que algunos otros trastornos y sus resultados varían mucho.

TÉCNICAS Y EJERCICIOS CONCRETOS.   Para tratar las diferentes disfunciones sexuales se emplean diversas técnicas. En los casos de vaginismo, se aconseja a la mujer que dilate su orificio vaginal utilizando sus dedos o dilatadores de tamaño graduable. También se emplean dilatadores para tratar los casos de dispareunia. En ocasiones, el tratamiento se coordina con fisioterapeutas especializados que trabajan con las pacientes para ayudarles a relajar los músculos perineales.

En los casos de eyaculación prematura se utiliza el ejercicio conocido como técnica de compresión para elevar el umbral de excitabilidad del pene. En este ejercicio, el hombre o la mujer estimula el pene erecto hasta que se sienten las primeras sensaciones de eyaculación inminente. En ese punto, la mujer comprime fuertemente la cresta coronal del glande, la intensidad de la erección se reduce y se inhibe la eyaculación. El programa del ejercicio acaba por elevar el umbral de la sensación de inevitabilidad de la eyaculación y permite que el hombre se centre en las sensaciones de excitación sin sufrir ansiedad, y que desarrolle confianza en su rendimiento sexual. Una variante de este ejercicio es la técnica de comenzar-parar desarrollada por James H. Semans, en la que la mujer interrumpe cualquier estimulación del pene cuando el hombre comienza a sentir la inminencia de una eyaculación. No se aplica ninguna compresión. Las investigaciones han demostrado que la existencia o la ausencia de circuncisión no tiene relevancia para el control eyaculatorio del hombre; el glande es igualmente sensible en ambas situaciones. La terapia sexual ha tenido un nivel de éxito elevado en el tratamiento de la eyaculación prematura.

En ocasiones se pide a un hombre con un trastorno del deseo sexual o de la erección que se masturbe para demostrar que la erección completa y la eyaculación son posibles. El trastorno orgásmico masculino se trata inicialmente alcanzando la eyaculación extravaginal y, posteriormente, mediante la penetración gradual de la vagina después de haber estimulado el pene hasta alcanzar un punto cercano a la eyaculación. Más importante aún, los ejercicios iniciales prohíben la eyaculación para eliminar la presión del clímax y permitir que el hombre se sumerja en el placer sexual.

En los casos de trastorno orgásmico femenino de por vida se pide a la mujer que se masturbe, en ocasiones utilizando un vibrador. El tronco del clítoris es el foco de masturbación preferido por la mayoría de las mujeres, y el orgasmo depende de una estimulación adecuada del clítoris. En algunas mujeres se ha identificado un área de la pared anterior de la vagina que actúa como foco de excitación sexual, a la que se ha llamado *punto G;* sin embargo, las descripciones de un fenómeno eyaculatorio acompañando al orgasmo en mujeres después de estimular el *punto G* no se han verificado satisfactoriamente.

TERAPIA CONDUCTUAL.   En un principio, los enfoques conductuales se diseñaron como tratamiento de las fobias, pero actualmente también se emplean para tratar otros problemas. Los terapeutas de la conducta asumen que la disfunción sexual es una conducta desadaptativa aprendida, que hace que el paciente sienta temor frente a la interacción sexual. Empleando técnicas tradicionales, los terapeutas establecen una jerarquía de situaciones que provocan ansiedad, ordenadas desde la menos amenazadora (p. ej., el pensamiento de besarse) hasta la más amenazadora (p. ej., el pensamiento de la penetración). El terapeuta conductual capacita al paciente para dominar la ansiedad a través de un programa estándar de desensibilización sistemática, diseñado para inhibir la respuesta de ansiedad aprendida mediante el fomento de conductas opuestas a la ansiedad. El paciente empieza enfrentándose a la situación menos provocadora de ansiedad en el ámbito de la fantasía, y avanza paso a paso hasta la situación más provocadora de ansiedad. En ocasiones se utiliza tratamiento farmacológico, hipnosis y un entrenamiento especial en relajación muscular profunda para ayudar a obtener el dominio inicial sobre la ansiedad.

Los ejercicios de asertividad son útiles para enseñar a los pacientes a expresar sus necesidades sexuales abiertamente y sin temor. Estos ejercicios se realizan en combinación con la terapia sexual; se alienta a los pacientes a realizar peticiones sexuales y a rechazar las que perciban como poco razonables. Puede prescribirse la realización de ejercicios sexuales en el domicilio de los pacientes y establecerse una jerarquía, comenzando por las actividades que en el pasado han demostrado ser las más placenteras y exitosas.

Una variante del tratamiento implica la participación de la pareja sexual del paciente en el programa de desensibilización. Es la pareja, más que el terapeuta, quien muestra al paciente elementos con un valor de estimulación cada vez mayor. Es necesaria la cooperación de la pareja para que el paciente traslade los progresos realizados durante las sesiones de tratamiento a la actividad sexual de su domicilio.

Las parejas que practican con regularidad los ejercicios asignados parecen tener una probabilidad de éxito mucho más elevada que las que presentan más resistencias o aquellas cuya interacción incluye características masoquistas o depresivas, o mecanismos de culpabilización y proyección. La flexibilidad de la actitud también es un factor de pronóstico positivo. En conjunto, las parejas más jóvenes tienden a completar la terapia sexual más a menudo que las de mayor edad. Las parejas con dificultades de interacción centradas en sus problemas sexuales, como la inhibición, la frustración o el temor al fracaso durante la ejecución del acto sexual, también tienen una mayor probabilidad de responder bien al tratamiento.

ATENCIÓN PLENA (*MINDFULNESS*).   La atención o conciencia plena es una técnica cognitiva que ha resultado de ayuda en el tratamiento de las disfunciones sexuales. Se insta al paciente a que se centre en el momento y sea consciente de una serie de sensaciones (visuales, táctiles, auditivas y olfativas) que pueda experimentar en ese momento. El objetivo consiste en distraer al paciente de ser el propio espectador (de mirarse a sí mismo) y hacer que se centre en las sensaciones que provocan la excitación y/o el orgasmo. Cabe esperar que esta redirección del centro de atención permita a los pacientes quedar inmersos en los placeres de la experiencia y evitar que lleguen a emitir autojuicios y a desarrollar ansiedad.

TERAPIA DE GRUPO.   La terapia de grupo se ha utilizado para examinar tanto los problemas intrapsíquicos como los interpersonales de los pacientes con trastornos sexuales. Un grupo de terapia proporciona un sólido sistema de apoyo para un paciente que se siente avergonzado, ansioso o culpable acerca de un problema sexual concreto. Es un foro útil en el que contrarrestar mitos sexuales, corregir ideas equivocadas y proporcionar información precisa sobre la anatomía y la fisiología sexuales, así como sobre la diversidad de conductas.

Los grupos de tratamiento de los trastornos sexuales pueden organizarse de diversos modos. Los miembros pueden compartir un mismo problema, como la eyaculación prematura; pueden pertenecer al mismo sexo y tener problemas sexuales diferentes, o los grupos pueden estar compuestos tanto por hombres como por mujeres que experimentan diversos problemas sexuales. La terapia de grupo puede ser un complemento para otras formas de terapia o el principal modo de tratamiento. Los grupos organizados para tratar una disfunción concreta suelen tener un enfoque conductual.

Los grupos compuestos por parejas casadas con disfunciones sexuales también han sido efectivos. El grupo proporciona la oportunidad de reunir información precisa, ofrece una validación consensuada de las preferencias individuales y mejora la autoestima y la autoaceptación. En el tratamiento pueden utilizarse técnicas como la representación de roles y el psicodrama. Estos grupos no están indicados en parejas en las que uno de los miembros no es cooperativo, cuando un paciente tiene un trastorno depresivo o una psicosis graves, cuando considera que el material audiovisual sexual explícito es repugnante, o cuando siente temor o desagrado ante los grupos.

TRATAMIENTO MEDIANTE HIPNOSIS. Los hipnoterapeutas se centran específicamente en la situación que es la fuente del estrés (es decir, en la interacción sexual que da lugar a la disfunción). El éxito del empleo de la hipnosis permite que los pacientes obtengan control sobre el síntoma que ha estado reduciendo su autoestima e interfiriendo con su homeostasis psicológica. Al principio se obtiene y se fomenta la cooperación del paciente realizando una serie de sesiones sin hipnosis con el terapeuta. Estas discusiones permiten que se desarrolle una relación médico-paciente segura, la sensación de comodidad física y psicológica por parte del paciente, y que se establezcan objetivos terapéuticos mutuamente deseados. Durante ese período, el terapeuta evalúa la capacidad del paciente para someterse a la experiencia de trance. Las sesiones sin hipnosis también permiten que el clínico obtenga antecedentes psiquiátricos y realice una evaluación del estado mental antes de dar comienzo al tratamiento con hipnosis. El foco del tratamiento es la supresión de los síntomas y la modificación de las actitudes. Se enseña al paciente a desarrollar métodos alternativos para enfrentarse a la situación que es fuente de estrés: el encuentro sexual.

A los pacientes también se les enseñan técnicas de relajación para que las utilicen antes de las relaciones sexuales. Con estos métodos de alivio de la ansiedad, las respuestas fisiológicas a la estimulación sexual pueden dar lugar rápidamente a una excitación placentera y a la descarga. Se eliminan los obstáculos psicológicos a la lubricación vaginal, la erección y los orgasmos, y a ello le sigue una actividad sexual normal. Puede añadirse la hipnosis a un programa básico de psicoterapia individual para acelerar los efectos de la intervención psicoterapéutica.

TERAPIA SEXUAL DE ORIENTACIÓN ANALÍTICA. Algunos terapeutas combinan la terapia sexual con la psicoterapia psicodinámica. La terapia sexual se lleva a cabo a lo largo de un período más prolongado de lo habitual, que permite el aprendizaje o el reaprendizaje de la satisfacción sexual en el contexto de la realidad de las vidas cotidianas de los pacientes. Añadir conceptos psicodinámicos a las técnicas conductuales que se utilizan para tratar las disfunciones sexuales permite tratar a pacientes con trastornos sexuales asociados con otras psicopatologías.

El material y las dinámicas que emergen en los pacientes que participan en la terapia sexual de orientación analítica son los mismos que los de la terapia psicoanalítica, como, por ejemplo, sueños, temor al castigo, sentimientos agresivos, dificultades para confiar en un compañero, miedo a la intimidad, sentimientos edípicos y temor a la mutilación genital. El enfoque combinado de la terapia sexual de orientación analítica es utilizado por los psiquiatras generales que valoran cuida-

dosamente cuál es el ritmo óptimo de la terapia sexual y la capacidad de los pacientes para tolerar el enfoque directivo que se centra en sus problemas sexuales.

TRASTORNOS PARAFÍLICOS

Las parafilias son estímulos o actos sexuales que, a pesar de constituir desviaciones respecto a los comportamientos sexuales habituales, a algunas personas les resultan necesarias para experimentar excitación y llegar al orgasmo. En el DSM-5 solo se considera un trastorno cuando una persona ha actuado sobre la base de la fantasía o el impulso, o si las fantasías o los impulsos le provocan un malestar significativo. Los individuos con intereses parafílicos pueden experimentar placer sexual, pero sus respuestas frente a estímulos que suelen considerarse eróticos están inhibidas, su sexualidad está restringida a estímulos o actos desviados concretos. Los individuos que experimentan ocasionalmente conductas parafílicas (p. ej., episodios infrecuentes de *bondage* o de travestismo), pero que son capaces de responder a estímulos eróticos más típicos, no se considera que tengan un trastorno parafílico.

Los trastornos parafílicos pueden oscilar desde una conducta casi normal hasta una destructiva o dañina solo para la persona o para la persona y su pareja o, incluso, una conducta destructiva o amenazadora para la sociedad. El DSM-5 considera la pedofilia, el frotteurismo, el voyeurismo, el exhibicionismo, el sadismo sexual, el masoquismo sexual, el fetichismo y el travestismo con criterios diagnósticos específicos porque suponen una amenaza para otros y/o porque son parafilias relativamente comunes. Existen muchas otras parafilias.

La existencia de una fantasía especial con sus componentes inconscientes y conscientes es el elemento característico de la parafilia, y la excitación sexual y el orgasmo son fenómenos asociados que *refuerzan la fantasía o el impulso*. La influencia de estas fantasías y de sus manifestaciones conductuales a menudo se extiende más allá de la esfera sexual y domina las vidas de los individuos.

Las funciones principales de la conducta sexual humana son ayudar a establecer vínculos, proporcionar placer mutuo en colaboración con un compañero, expresar y potenciar el amor entre dos personas y procrear. Las parafilias constituyen conductas divergentes en las que esos actos implican agresión, victimización y una unilateralidad extrema. Las conductas excluyen o dañan a los demás e interfieren con el potencial de establecer vínculos entre las personas. Además, los argumentos o guiones sexuales parafílicos suelen servir a otras funciones psíquicas vitales: pueden aliviar la ansiedad, la agresividad o estabilizar la identidad.

Diagnóstico y cuadro clínico

En el DSM-5, los criterios diagnósticos de los trastornos parafílicos precisan que el paciente experimente una excitación intensa y recurrente con su fantasía desviada durante al menos 6 meses y actúe de acuerdo con el impulso parafílico o experimente malestar significativo como resultado del impulso. La fantasía que provoca sufrimiento contiene un material sexual inusual que está relativamente fijado y solo muestra variaciones menores. La excitación y el orgasmo dependen de la elaboración mental, si no de la representación conductual de la fantasía. La actividad sexual se ritualiza o se convierte en estereotipias, y hace uso de objetos degradados, rebajados o deshumanizados.

Trastorno de exhibicionismo

El exhibicionismo es el impulso recurrente de mostrar los genitales a un desconocido o a una persona que no se lo espera. La excitación sexual se produce al anticipar la exposición y se llega al orgasmo mediante masturbación durante o después del acontecimiento. En prácticamente el 100 % de los casos los exhibicionistas son hombres que se exponen ante mujeres. La dinámica de los hombres exhibicionistas es reafirmar su masculinidad mediante la exhibición de su pene y la con-

Tabla 16-15
Exhibicionismo

	DSM-5	CIE-10
Nombre	Trastorno de exhibicionismo	Exhibicionismo
Duración	≥ 6 meses	
Síntomas	Excitación/fantasías/impulsos/conductas sexuales provocadas por exponer los genitales a individuos desprevenidos	Exponer los genitales a extraños o en público, a menudo del sexo opuesto excitación sexual/excitación/masturbación asociada
Impacto psicosocial	Malestar grave y/o deterioro psicosocial	
Especificadores de los síntomas	Excitado sexualmente por: exponer los genitales a los niños prepúberes exponer los genitales a individuos físicamente maduros ambos	
Especificadores de la gravedad	**En un ambiente controlado:** vive en una institución/otro ambiente controlado	
Especificadores del curso	**En remisión completa:** sin síntomas o malestar durante ≥ 5 años	

templación de las reacciones de las víctimas (susto, sorpresa y disgusto). En otras parafilias relacionadas, los temas centrales implican derivaciones de mirar o mostrar.

Tabla 16-16
Fetichismo

	DSM-5	CIE-10
Nombre	Trastorno de fetichismo	F65.0 Fetichismo
Duración	≥ 6 meses	
Síntomas	Excitación/fantasías/impulsos/conductas sexuales causadas por objetos/partes del cuerpo distintas a los genitales	Excitación/satisfacción sexual de objetos inertes
Impacto psicosocial	Malestar grave y/o deterioro psicosocial	
Exclusiones (no resultado de):	Travestismo Usar dispositivos de estimulación genital	
Especificadores de los síntomas	Partes del cuerpo Objeto(s) inanimados Otros	
Especificadores de la gravedad	**En un ambiente controlado:** vive en una institución/otro ambiente controlado	
Especificadores del curso	**En remisión completa:** sin síntomas o malestar durante ≥ 5 años	

Un profesional que abusaba del consumo de sustancias logró finalmente mantenerse «limpio» a la edad de 33 años. Tras conseguirlo, conoció a una mujer, con quien contrajo matrimonio y empezó a trabajar de forma estable por primera vez en su vida, con lo que pudo construir una nueva. Su actividad sexual preferida había sido la masturbación en lugares semipúblicos. El paciente era absolutamente consciente de que su madre siempre había creído que él actuaba de forma inadecuada, no deseaba pasar el tiempo con él y constantemente hacía comparaciones negativas entre él y su hermano menor, «todo un hombre». Recordaba que en varias ocasiones su padre había intentado explicarle la aversión que su madre sentía por él: «Hijo mío, es una de esas cosas que pasan: parece que no le gustas a tu madre». Una vez abandonado el abuso de sustancias, dejó de ser exhibicionista, pero desarrolló con rapidez una disfunción sexual con su mujer y se volvió «adicto» al sexo telefónico. (Por cortesía de Stephen B. Levine, MD.)

Los especificadores añadidos al trastorno de exhibicionismo en el DSM-5 diferencian la excitación provocada por la exposición de los genitales a niños prepúberes, a individuos físicamente maduros, o a ambos (tabla 16-15).

Trastorno de fetichismo

En el fetichismo, el foco sexual se centra en objetos (p. ej., zapatos, guantes, medias y calcetines) que están asociados íntimamente al cuerpo humano, o en partes del cuerpo que excluyen los genitales. Este último foco se denomina en ocasiones *parcialismo*. En el DSM-5 se aplica el diagnóstico de trastorno de fetichismo al parcialismo y agrega los siguientes especificadores al trastorno de fetichismo: pares o partes del cuerpo; objeto u objetos inanimados, y otros (tabla 16-16). El fetiche concreto está vinculado con alguien que estuvo próximo al paciente durante su infancia y tiene alguna característica asociada con esa persona amada, necesitada o, incluso, traumática. Normalmente, el trastorno comienza en la adolescencia, aunque el fetiche puede haberse establecido durante la infancia. Una vez establecido, el trastorno tiende a cronificarse.

La actividad sexual puede estar dirigida hacia el propio fetiche (p. ej., masturbación con o en un zapato), o bien incorporarse el fetiche a la relación sexual (p. ej., exigir a la pareja que se ponga zapatos de tacón). El trastorno se da casi exclusivamente en hombres. Los teóricos del aprendizaje consideran que el objeto estuvo asociado con la estimulación sexual en una fase temprana.

Un hombre de 50 años de edad acudió para recibir tratamiento debido a una disfunción eréctil que fundamentalmente experimentaba con su mujer. Sufría una depresión moderada debido a cuestiones conyugales y problemas económicos. No sufría de disfunción eréctil con mujeres a las que conocía en los bares y con quienes concertaba citas en esos sitios. Los bares eran sus lugares escogidos, debido, en parte, a que se había prohibido fumar en otras zonas públicas de su ciudad, y contemplar a una mujer fumando un cigarrillo le era imprescindible para su excitación sexual. Sus antecedentes familiares incluían una madre con consumo excesivo de alcohol y un padre con conductas abusivas, que era un fumador habitual. Su padre fumaba en el coche cuando viajaban con toda la familia, con las ventanas del coche cerradas. Si el paciente se quejaba de sufrir náuseas el padre le ordenaba callar. Recuerda haberse sentido muy atraído por un maestro de escuela de fin de semana, que fumaba cuando él tenía 6 años de edad. Fumó por primera vez a los 13 años, a escondidas detrás de la casa. Su primer cigarrillo lo robó de un paquete de la mesita de noche de su madre.

Trastorno de frotteurismo

El frotteurismo suele caracterizarse por el frotamiento del pene contra las nalgas u otra parte del cuerpo de una mujer completamente vestida para

Tabla 16-17
Frotteurismo

	DSM-5	CIE-10
Nombre	Trastorno de frotteurismo	Otros trastornos de la preferencia sexual *Frotteurismo*
Duración	≥ 6 meses	
Síntomas	Excitación/fantasías/impulsos/conductas sexuales que resultan de tocar/frotar a una persona sin su consentimiento	Excitación sexual por frotarse contra personas en espacios públicos
Impacto psicosocial	Malestar grave y/o deterioro psicosocial	
Especificadores de la gravedad	**En un ambiente controlado:** vive en una institución/otro ambiente controlado	
Especificadores del curso	**En remisión completa:** sin síntomas o malestar durante ≥ 5 años	
Comentarios		Esta categoría también incluye *Necrofilia*, además de comportamientos como hacer llamadas telefónicas obscenas, participar en actividades sexuales con animales y el estrangulamiento para excitación sexual

alcanzar el orgasmo (tabla 16-17). En otros momentos, el hombre puede utilizar sus manos para frotar a una víctima. Estos actos suelen realizarse en lugares concurridos, como en metros y autobuses. Los individuos con frotteurismo son extremadamente pasivos y aislados, y a menudo el frotamiento *(frottage)* es su única fuente de satisfacción sexual. En esta parafilia, la manifestación de la agresión es fácilmente evidente.

Trastorno de pedofilia

La pedofilia consiste en la presencia de impulsos sexuales intensos o excitación por los niños. Según el DSM-5, el niño debe ser menor de 14 años y el paciente debe tener al menos 16 años y al menos 5 años más que las víctimas.

La mayoría de los acosos sexuales a niños implican las caricias genitales o el sexo oral. La penetración vaginal o anal en niños es poco frecuente, excepto en los casos de incesto. A pesar de que la mayoría de las víctimas infantiles que son reportadas son niñas, este hecho parece ser una consecuencia del proceso de derivación. Los delincuentes declaran que cuando tocan a un niño, la mayoría (60%) son chicos. Esta cifra contrasta llamativamente con las de victimización infantil sin contacto físico, como los casos de espiar por las ventanas o de exhibicionismo: en el 99% de estos casos el objetivo son niñas. En el DSM-5 se incluyen criterios para especificar los géneros del paciente y en la tabla 16-18 se comparan los criterios para este trastorno.

Entre los individuos con pedofilia, el 95% son heterosexuales y el 50% han consumido un exceso de alcohol en el momento de producirse el incidente. Muchos de los agresores cometen o han cometido previamente exhibicionismo, voyerismo o violación.

El incesto está relacionado con la pedofilia por la frecuencia con que el objeto sexual seleccionado es un niño inmaduro, el elemento sutil o manifiesto de coacción y, ocasionalmente, la naturaleza preferencial por una relación entre un adulto y un niño.

Un conserje de 62 años de edad, casado, había trabajado como profesor de 4.º grado de primaria durante 26 años antes de ser transferido a otros distritos escolares, hasta que finalmente, unos años más tarde,

Tabla 16-18
Pedofilia

	DSM-5	CIE-10
Nombre	Trastorno de pedofilia	Pedofilia
Duración	≥ 6 meses	
Síntomas	Excitación/fantasías/impulsos/conductas sexuales causadas por la actividad sexual con niños prepúberes La persona debe tener 16 años o más en el momento del diagnóstico y al menos 5 años más que el niño de interés sexual	Preferir sexualmente a niños y niñas jóvenes Prefieren a menudo la edad prepuberal o la pubertad temprana
N.º de síntomas necesarios	Los dos anteriores	
Exclusión	≤ 16 años Adolescente en relación con un niño de 12 o 13 años	
Impacto psicosocial	Malestar grave y/o deterioro psicosocial	
Especificadores de los síntomas	**Tipo exclusivo** (atracción solo hacia los niños) **Tipo no exclusivo** **Atraído sexualmente por los hombres** **Atraído sexualmente por las mujeres** **Atraído sexualmente tanto por hombres como por mujeres** **Limitado al incesto**	

Tabla 16-19
Masoquismo sexual

	DSM-5	CIE-10
Nombre	Trastorno de masoquismo sexual	Sadomasoquismo
Duración	≥ 6 meses	
Síntomas	Excitación/fantasías/impulsos/conductas sexuales provocadas al ser humillado/golpeado/atado/lesionado	Preferencia por la actividad sexual para incluir: *Bondage* Infligir dolor o humillación (como receptor)
Impacto psicosocial	Malestar grave y/o deterioro psicosocial	
Especificadores de los síntomas	**Con asfixiofilia:** excitación al impedir la respiración	
Especificadores de la gravedad	**En un ambiente controlado:** vive en una institución/otro ambiente controlado	
Especificadores del curso	**En remisión completa:** sin síntomas o malestar durante ≥ 5 años	
Comentarios		En la CIE se combina el masoquismo y el sadismo en un solo diagnóstico

perdió misteriosamente su segundo trabajo. Su familia lo remitió a consulta para pedir ayuda después de descubrir que había acariciado repetidamente los genitales de dos de sus nietas de 4 y 6 años, respectivamente. Era padre de cinco hijos, y no había tenido relaciones sexuales con su mujer desde hacía 30 años, tras oponerse a que ella fumara. Era generoso, servicial y cooperativo con sus hijos y nietos. Intelectualmente lento, prefería leer cómics y tenía una manera encantadora de jugar con los niños pequeños, «como si fuera uno de ellos». Según sus cálculos, había tocado el culo y los genitales de al menos 300 chicas estudiantes, y solo pensaba en que no sabían lo que les hacía, ya que siempre era cariñoso con ellas y eran demasiado jóvenes para darse cuenta de lo que ocurría. Le encantaba la anticipación y la excitación de su comportamiento. Su carrera como maestro terminó con numerosas quejas por parte de los padres a su superior. El director descubrió que el hombre había perdido su último trabajo por la misma razón. (Por cortesía de Stephen B. Levine, MD.)

Trastorno de masoquismo sexual

El masoquismo toma su nombre del novelista del siglo XIX Sacher-Masoch, cuyos personajes obtenían placer sexual al ser objeto de abusos y ser dominados por mujeres. Según el DSM-5, los individuos con trastorno de masoquismo sexual sienten una preocupación recurrente por impulsos y fantasías sexuales que implican el acto de ser humillados, golpeados, atados o se les haga sufrir de algún otro modo (tabla 16-19). Un especificador que se añade al diagnóstico del trastorno es el de asfixiofilia, también conocida como asfixia autoerótica, una práctica en la que se alcanza o aumenta la excitación sexual mediante la restricción de la respiración. Las prácticas sexuales masoquistas son más frecuentes entre los hombres que entre las mujeres. Los individuos con masoquismo sexual pueden haber vivido experiencias durante la infancia que les han convencido de que el dolor es un requisito previo para el placer sexual. Alrededor del 30 % de los individuos con masoquismo sexual también presentan fantasías sádicas. El masoquismo moral implica la necesidad de sufrir, pero no va acompañada de fantasías sexuales.

Una mujer de 27 años acudió a una entrevista. Acudió en compañía de un hombre que presentó al director como su amante. Cuando se le preguntó por su comportamiento inusual durante la entrevista, la solicitante explicó que su compañero le había ordenado que le llevara y lo presentara así. A continuación aclaró que formaba parte de un grupo que empleaba técnicas sadomasoquistas en sus juegos sexuales.

Tabla 16-20
Sadismo sexual

	DSM-5	CIE-10
Nombre	Trastorno de sadismo sexual	Sadomasoquismo
Duración	≥ 6 meses	
Síntomas	Excitación/fantasías/impulsos/conductas sexuales que resultan de infligir sufrimiento/humillación física o psicológica a otros	Preferencia por la actividad sexual para incluir: *Bondage* Causar dolor o humillación (como el proveedor)
Impacto psicosocial	Malestar grave y/o deterioro psicosocial o relación con una persona que no da su consentimiento	
Especificadores de la gravedad	**En un ambiente controlado:** vive en una institución/otro ambiente controlado	
Especificadores del curso	**En remisión completa:** sin síntomas o malestar durante ≥ 5 años	
Comentarios		En la CIE combina el masoquismo y el sadismo en un solo diagnóstico

**Tabla 16-21
Voyeurismo**

	DSM-5	CIE-10
Nombre	Trastorno de voyeurismo	Voyeurismo
Duración	≥ 6 meses	
Síntomas	Excitación/fantasías/impulsos/conductas sexuales causadas por observar a una persona inconsciente mientras se desviste/tiene relaciones sexuales	Experimentar placer sexual al ver a personas inconscientes participar en: sexo otras actividades íntimas (desvestirse)
N.º de síntomas necesarios		
Exclusión	≤ 18 años	
Impacto psicosocial	Malestar o discapacidad marcada	
Especificadores de los síntomas		
Especificadores de la gravedad	**En un ambiente controlado:** vive en una institución/otro ambiente controlado	
Especificadores del curso	**En remisión completa:** sin síntomas o malestar durante ≥ 5 años	

Trastorno de sadismo sexual

El sadismo sexual es la excitación sexual intensa y recurrente por el sufrimiento físico y psicológico de otra persona. El trastorno recibe su nombre del Marqués de Sade, autor y oficial del ejército francés del siglo XVIII que estuvo en prisión repetidamente debido a los actos sexuales que cometió contra mujeres, y fue encarcelado por tales actos. Una persona debe haber experimentado estos sentimientos durante al menos 6 meses y haber actuado con base en fantasías sádicas o haber experimentado un malestar significativo como resultado de estas fantasías para recibir un diagnóstico de trastorno de sadismo sexual (tabla 16-20).

El inicio del trastorno suele producirse antes de los 18 años de edad, y la mayoría son hombres. El sadismo sexual probablemente deriva de experiencias de vida abusivas tempranas. Sin embargo, hay pocos datos para explicar el desarrollo del trastorno. El sadismo sexual está relacionado con la violación, aunque es más apropiado considerar la violación como una expresión de poder. No obstante, algunas de las personas que cometen estos actos asesinan a sus víctimas después del sexo (los denominados homicidios sexuales). En muchos casos, estos individuos tienen esquizofrenia, y también pueden tener un trastorno disociativo o antecedentes de traumatismo craneoencefálico.

Trastorno de voyeurismo

El voyeurismo, también conocido como *escopofilia,* es la preocupación recurrente por fantasías y actos que implican la observación de personas desnudas o en medio de actividades de acicalamiento o sexuales (tabla 16-21). El evento a menudo se acompaña o sigue de masturbación hasta llegar al orgasmo. El primer acto de voyeurismo suele producirse durante la infancia y es una parafilia más frecuente entre los hombres. En Estados Unidos, cuando los *voyeurs* son detenidos, el cargo suele ser el de vagabundeo.

Trastorno de travestismo

El travestismo, antes conocido como fetichismo travestista, se caracteriza por fantasías o impulsos sexuales de vestirse con ropas del sexo opuesto como medio de excitación y como complemento para la masturbación y el coito. En el DSM también hay varios especificadores según la naturaleza exacta de la fantasía, y en la tabla 16-22 se comparan los criterios para este trastorno.

El travestismo se inicia en la infancia o en la adolescencia temprana. Con el tiempo, algunos hombres quieren vestir y vivir permanente-

**Tabla 16-22
Travestismo**

	DSM-5	CIE-10
Nombre	Trastorno de travestismo	Travestismo fetichista
Duración	≥ 6 meses	
Síntomas	Excitación/fantasías/impulsos/conductas sexuales que resultan del travestismo	Excitación sexual por usar ropa del sexo opuesto Deseo de retirarla después de que la excitación disminuye
Impacto psicosocial	Malestar y/o discapacidad marcada	
Especificadores de los síntomas	**Con fetichismo** (excitado sexualmente por telas o prendas específicas) **Con autoginefilia** (excitado sexualmente al imaginarse a sí mismo como mujer)	
Especificadores de la gravedad	**En un ambiente controlado:** vive en una institución/otro ambiente controlado	
Especificadores del curso	**En remisión completa:** sin síntomas o angustia durante ≥ 5 años	

mente como mujeres. En algunos casos raros son mujeres las que quieren vestir y vivir como hombres. El DSM-5 clasifica a estas personas como individuos con trastorno de travestismo y disforia de género. Normalmente, el individuo viste más de una pieza de ropa del sexo opuesto; a menudo dispone de un guardarropa entero. Cuando un hombre con trastorno de travestismo está vestido como el sexo opuesto, la apariencia de feminidad puede ser llamativa, aunque no suele alcanzar el grado observado en la transexualidad. Cuando no están vestidos con ropas de mujer, los hombres con travestismo pueden tener un aspecto y una ocupación hipermasculinizados. Los grados de travestismo pueden ir desde el uso de ropas femeninas en solitario, acompañado de depresión y sentimientos de culpa, hasta la participación plena en la subcultura travestista.

El trastorno de travestismo puede iniciarse en la infancia, pero se da más a menudo en la pubertad o durante la adolescencia. Habitualmente, la utilización en público de ropas del sexo opuesto no comienza hasta que la persona es relativamente independiente de sus padres.

Otros trastornos parafílicos especificados

En el DSM-5 se incluye una categoría generalizada de parafilias que causan malestar pero no encajan en ninguna de las categorías anteriores. A continuación se describen algunos ejemplos.

En algunos casos es posible que no se desee especificar la parafilia exacta, como cuando aún no se tiene suficiente información; en estos casos se diagnosticaría un trastorno parafílico no especificado.

Escatología telefónica e informática.
La escatología telefónica se caracteriza por la realización de llamadas telefónicas obscenas y requiere la participación de una persona desprevenida. La tensión y la excitación se producen en anticipación a la llamada; la receptora de la llamada escucha mientras el que la realiza (generalmente un hombre) expone verbalmente sus preocupaciones o la induce a hablar de su actividad sexual. La conversación se acompaña de masturbación.

Algunas personas también emplean redes informáticas, en ocasiones de modo compulsivo, para enviar mensajes obscenos a través del correo electrónico, o transmitir mensajes e imágenes de vídeo con un contenido sexual explícito. Gracias al anonimato que proporciona la utilización de seudónimos en las salas de chat, el sexo en línea o virtual (cibersexo) permite que algunos individuos representen el papel del sexo opuesto («distorsión del género»), proporcionando un método alternativo para expresar fantasías de travestismo o transexuales. Un peligro del cibersexo es que los pedófilos recurren a menudo a él para establecer contacto con niños o adolescentes, a quienes convencen para quedar y después abusar de ellos. Muchos contactos a través de la red dan lugar a relaciones fuera de ella. Aunque algunas personas explican que los encuentros fuera de la red evolucionan hasta convertirse en relaciones significativas, la mayoría dan lugar a decepciones y desilusiones, ya que la persona con la que se había fantaseado no está a la altura de las expectativas inconscientes de la pareja ideal. En otras ocasiones, cuando los que se encuentran son adultos, pueden producirse violaciones o incluso homicidios.

Necrofilia.
La necrofilia es una obsesión en la que se obtiene satisfacción sexual con cadáveres. La mayoría de los individuos que sufren este trastorno frecuentan los depósitos de cadáveres, pero algunos pueden asaltar tumbas o incluso han cometido homicidios para satisfacer los impulsos sexuales. En los pocos casos que se han estudiado, los individuos con necrofilia pensaban que estaban infligiendo la mayor humillación posible a sus víctimas sin vida. Algunos expertos consideran esto un tipo de psicosis.

Parcialismo.
Los individuos afectados por parcialismo concentran toda su actividad sexual en una parte del cuerpo, excluyendo todas las demás. El contacto entre la boca y los genitales (como el *cunnilingus* [contacto oral con los genitales externos de una mujer], la felación [contacto oral con el pene] y el *anilingus* [contacto oral con el ano]) se asocian normalmente con los juegos previos. Pero cuando una persona utiliza estas actividades como fuente única de satisfacción sexual y no puede o rechaza realizar el coito, se trata de una parafilia. También se conoce como *oralismo*. Como se describió anteriormente, el travestismo es un tipo de parcialismo, pero se diferencia en que no se centra en un órgano sexual.

Zoofilia.
En la zoofilia, los animales son incorporados preferentemente a las fantasías de excitación o a las actividades sexuales, incluyendo el coito, la masturbación y el contacto oral-genital. La zoofilia como parafilia organizada es poco frecuente. Para muchos individuos, los animales son la principal fuente de relación, de modo que no resulta sorprendente que una amplia variedad de animales domésticos sean utilizados con fines sexuales.

Las relaciones sexuales con animales en ocasiones pueden ser consecuencia de la disponibilidad o la conveniencia, especialmente en regiones del mundo en las que la rigidez de las costumbres sociales impiden la posibilidad de tener relaciones sexuales antes del matrimonio y en situaciones de aislamiento forzado. No obstante, dado que en estas situaciones la masturbación también está disponible, es probable que en la zoofilia ocasional exista una preferencia por el contacto con animales.

Coprofilia, urofilia y clismafilia.
La coprofilia es el placer sexual asociado con el deseo de defecar sobre la pareja, ser defecado o de ingerir heces (coprofagia). Una variante es la emisión compulsiva de palabras obscenas (coprolalia). La urofilia es una forma de erotismo uretral en la que el interés en el placer sexual se asocia con el deseo de orinar sobre la pareja o de ser orinado. El trastorno puede asociarse con técnicas de masturbación que implican la inserción de objetos extraños en la uretra para conseguir estimulación sexual. De modo similar, la clismafilia es el uso de enemas como parte de la estimulación sexual.

Hipoxifilia.
La hipoxifilia es el deseo de alcanzar una alteración de la conciencia secundaria a la hipoxia mientras se experimenta un orgasmo. Las personas pueden utilizar drogas (p. ej., un nitrito volátil u óxido nitroso) para provocarse hipoxia. La asfixia autoerótica está relacionada y es una forma de masoquismo sexual.

Diagnóstico diferencial

Los clínicos deben diferenciar entre una parafilia y un acto experimental que no es recurrente ni compulsivo y que se realiza por su novedad. La actividad parafílica suele iniciarse durante la adolescencia. Algunas parafilias, en especial los tipos extravagantes, se asocian con otros trastornos mentales, como la esquizofrenia. Los trastornos cerebrales también pueden estimular impulsos perversos.

Evolución y pronóstico

La dificultad del control o la cura de las parafilias radica en la dificultad de renunciar al placer sexual sin tener la seguridad de que existirán nuevas vías de satisfacción sexual. Un pronóstico poco favorable de las parafilias se asocia cuando el inicio es a una edad temprana, frecuencia de actos elevada, falta de sentimiento de culpa o de vergüenza por el acto y abuso de sustancias. La evolución y el pronóstico son mejores cuando los pacientes también participan en actividades sexuales regulares. Asimismo, puede ser mejor cuando los pacientes acuden por sí mismos que cuando se ven obligados a acudir por razones legales.

Tratamiento

Para tratar a los individuos con un trastorno parafílico se utilizan cinco tipos de intervención psiquiátrica: el control externo, la disminución de los impulsos sexuales, el tratamiento de trastornos comórbidos (p. ej., depresión o ansiedad), la terapia cognitivo-conductual y la terapia psicodinámica.

La prisión es un mecanismo de control externo para los delitos sexuales que no suele tener un componente terapéutico. Cuando en una familia, o en un entorno laboral, se produce la comisión del delito, el control externo se consigue informando a los supervisores, compañeros u otros miembros adultos de la familia de la existencia del problema y recomendándoles que eliminen las oportunidades para que el agresor actúe en función de sus impulsos.

El tratamiento farmacológico, que incluye los antipsicóticos y los antidepresivos, está indicado para el tratamiento de la esquizofrenia o de los trastornos depresivos si la parafilia está asociada con estos. Los antiandrógenos, como el acetato de ciproterona en Europa y el acetato de medroxiprogesterona en Estados Unidos, pueden reducir el impulso de un comportamiento sexual a través de una disminución de los valores plasmáticos de testosterona hasta alcanzar concentraciones más bajas de las normales. Los agentes serotoninérgicos, como la fluoxetina, se han utilizado con cierto grado de éxito para tratar a algunos pacientes con un trastorno parafílico.

Se ha empleado la terapia cognitivo-conductual para interrumpir los patrones parafílicos aprendidos y modificar la conducta para conseguir que sea socialmente aceptable. Las intervenciones incluyen el aprendizaje de habilidades sociales, la educación sexual, la reestructuración cognitiva (confrontación y destrucción de las racionalizaciones que se emplean para justificar la victimización de los demás) y el desarrollo de empatía hacia las víctimas. Otras técnicas son la desensibilización sistemática, técnicas de relajación, y el aprendizaje de los elementos que desencadenan el impulso parafílico de modo que puedan evitarse. En la exposición a conductas aversivas modificadas, se graba en vídeo a los pacientes representando su parafilia con un maniquí. Posteriormente, un terapeuta y otro grupo de pacientes con trastorno parafílico se enfrentan con el paciente con preguntas acerca de los sentimientos, pensamientos y motivos asociados con el acto, y tratan repetidamente de corregir las distorsiones cognitivas y hacer que el paciente se dé cuenta de la falta de empatía hacia la víctima.

La psicoterapia orientada a la introspección es un enfoque terapéutico de larga duración. Los pacientes tienen la oportunidad de comprender sus propias dinámicas y los acontecimientos que hicieron que se desarrollara la parafilia. Concretamente, toman conciencia de los acontecimientos cotidianos que hacen que actúen en función de sus impulsos (p. ej., un rechazo real o imaginario). El tratamiento les ayuda a enfrentarse mejor con el estrés cotidiano y mejora su capacidad de relacionarse con una pareja sentimental. La psicoterapia también permite que los pacientes recuperen su autoestima, lo que a su vez permite que

se aproximen a una pareja de una manera sexualmente más habitual. La terapia sexual representa un complemento adecuado al tratamiento de los pacientes que sufren disfunciones sexuales concretas cuando tratan de mantener actividades sexuales no desviadas.

Son indicadores de buen pronóstico la presencia de una sola parafilia, la inteligencia normal, la ausencia de abuso de sustancias, la ausencia de rasgos de personalidad antisocial no sexuales y la presencia de un vínculo adulto exitoso. No obstante, incluso bajo estas circunstancias, los trastornos parafílicos siguen siendo un desafío terapéutico importante.

Epidemiología

Las parafilias son poco frecuentes, pero la naturaleza insistente y repetitiva de los trastornos da como resultado una alta frecuencia de tales actos. Debido a ello, una gran proporción de la población ha sido víctima de individuos con trastornos parafílicos. Es posible que la prevalencia de las parafilias sea mucho mayor que la encontrada en la atención clínica, dado el gran mercado comercial de pornografía y parafernalia parafílica. Se desconoce cuántos de los consumidores de estos materiales actúan por fantasías parafílicas o porque no pueden responder a los estímulos eróticos típicos.

Entre los casos de trastornos parafílicos identificados por la legislación estadounidense, el más frecuente es la pedofilia. En el conjunto de la población infantil, a los 18 años, entre el 10 % y el 20 % ha sido objeto de acoso sexual. Debido a que el acto involucra a un niño, ha recibido más atención que otros trastornos parafílicos. Las personas con exhibicionismo que se muestran públicamente frente a niños pequeños también suelen ser detenidas. Los que practican voyeurismo pueden ser detenidos pero no presentan un gran riesgo. De un grupo de mujeres adultas, el 20 % ha sido objetivo de individuos exhibicionistas y *voyeurs*. El masoquismo y el sadismo sexuales están subestimados en cualquier estimación de la prevalencia. Habitualmente, el sadismo sexual solo llama la atención en los casos de violación, violencia y homicidio de naturaleza sexual que aparecen en los medios de comunicación. Raramente se informa de parafilias centradas en las funciones excretoras, porque la actividad suele tener lugar entre adultos que acceden voluntariamente o entre trabajadoras sexuales y sus clientes. Los individuos fetichistas no suelen verse involucrados con el sistema legal. Los que practican el travestismo pueden ser arrestados ocasionalmente por alterar el orden público o acusados de otros delitos menores si resulta muy evidente que son hombres vestidos con ropa de mujer, pero el arresto es más frecuente entre los que sufren trastornos de la identidad de género. La zoofilia como un auténtico trastorno parafílico es poco frecuente (tabla 16-23).

Tal como están definidas, las parafilias parecen ser enfermedades eminentemente masculinas. El fetichismo prácticamente siempre se da en hombres. Más del 50 % de las parafilias se inician antes de los 18 años de edad. A menudo los pacientes presentan de tres a cinco parafilias, ya sea de modo concurrente o en diferentes momentos de su vida. Este patrón de aparición es especialmente obvio en el exhibicionismo, el fetichismo, el masoquismo sexual, el sadismo sexual, el travestismo, el voyeurismo y la zoofilia (tabla 16-23). La manifestación de la conducta parafílica alcanza el máximo entre los 15 y los 25 años de edad, y declina gradualmente. El DSM-5 sugiere reservar la designación de parafilia para los individuos de 18 años o más para evitar considerar patológica la curiosidad sexual y la experimentación ocasional en la adolescencia. En los hombres de 50 años o más son poco frecuentes los actos delictivos relacionados con parafilias.

Etiología

Factores psicosociales. Muchas parafilias se remontan a la infancia, con experiencias que condicionan o socializan a los niños a cometer actos parafílicos. En ese sentido, la primera experiencia sexual compartida puede tener importancia. Ser objeto de acoso sexual durante la infancia puede predisponer al individuo a aceptar los abusos constantes de adulto o, en cambio, convertirse en agresor de otras personas. Asimismo, las experiencias tempranas de abusos de una naturaleza no es-

Tabla 16-23
Frecuencia de actos parafílicos cometidos por pacientes con trastornos parafílicos que buscaron tratamiento ambulatorio

Categoría diagnóstica	Pacientes que buscaron tratamiento ambulatorio (%)	Actos parafílicos cometidos[a]
Pedofilia	45	5
Exhibicionismo	25	50
Voyeurismo	12	17
Frotteurismo	6	30
Masoquismo sexual	3	36
Travestismo	3	25
Sadismo sexual	3	3
Fetichismo	2	3
Zoofilia	1	2

[a]Mediana.
Por cortesía de Gene G. Abel, MD.

pecíficamente sexual, como recibir azotes, enemas o humillaciones verbales, puede ser sexualizado por el niño y dar lugar al fundamento de una parafilia. Este tipo de experiencias puede comportar el desarrollo de un *niño erotizado*.

> Un hombre de 34 años de edad acudió a consulta para recibir tratamiento para controlar su principal problema: un trastorno eréctil. Con frecuencia era incapaz de tener una erección que fuera suficiente para realizar el coito con su mujer. El problema desaparecía siempre que ella simulaba que le esclavizaba y le ataba con cuerdas, un escenario que él deseaba intensamente. El joven contaba que cuando se hallaba atado se atrevía a tener una relación sexual, puesto que le tranquilizaba saber que así podía moverse vigorosamente sin hacer daño a su mujer. Además, tenía antecedentes de haber sido atado «por diversión» por su niñera, que le hacía cosquillas hasta que él le rogaba que parara.

El inicio de los actos parafílicos puede ser el resultado del modelado de la conducta del individuo en función de la conducta de otras personas que han realizado actos parafílicos, imitando conductas sexuales descritas en los medios de comunicación o recordando acontecimientos del pasado con gran carga emocional, como haber sido objeto de abusos sexuales. La teoría del aprendizaje indica que, dado que las fantasías en torno a intereses parafílicos empiezan a producirse a una edad temprana, y que las fantasías y los pensamientos personales no se comparten con los demás (que los bloquearían o desalentarían), el uso y el abuso de las fantasías y los impulsos parafílicos se mantienen, sin ser inhibidos, hasta etapas posteriores del desarrollo. Solo entonces los individuos empiezan a darse cuenta de que esos intereses e impulsos no son compatibles con las normas sociales. Pero para entonces, el uso repetitivo de este tipo de fantasías ha echado raíces, y los pensamientos y las conductas sexuales se han asociado con (o se han condicionado a) las fantasías parafílicas.

Según el modelo psicoanalítico clásico, los individuos con parafilia no han conseguido completar el proceso de desarrollo normal que da lugar a un ajuste sexual, pero este modelo ha sido modificado por los nuevos abordajes psicoanalíticos. Lo que distingue a una parafilia de otra es el método utilizado por el individuo (habitualmente un hombre) para enfrentarse con la ansiedad causada por la amenaza de castración que supone el padre o por la amenaza de separación de la madre. Independientemente del grado de extravagancia de su manifestación, la conducta resultante proporciona una vía de escape a los impulsos sexuales y agresivos, que, de otro modo, se hubieran canalizado hacia una conducta sexual habitual.

Factores biológicos.   Diversos estudios han identificado características orgánicas inusuales en los individuos con parafilias. Ninguno se ha basado en muestras aleatorias de estos individuos, sino que han investigado extensamente a pacientes con trastornos parafílicos que fueron derivados a grandes centros médicos. Entre estos pacientes, los hallazgos orgá-

nicos positivos incluyeron un 74% con valores hormonales anómalos, un 27% con signos neurocognitivos graves o leves, un 24% con anomalías cromosómicas, un 9% con convulsiones epilépticas, un 9% con dislexia, un 4% con anomalías electroencefalográficas, un 4% con trastornos mentales mayores y un 4% con alteraciones mentales. No está claro si estas anomalías se relacionan causalmente o son incidentales a la parafilia.

Se han desarrollado pruebas psicofisiológicas para medir el cambio del volumen del pene en respuesta a estímulos parafílicos y no parafílicos. Estos procedimientos pueden utilizarse durante el diagnóstico y el tratamiento, pero su validez diagnóstica es cuestionable, ya que algunos hombres son capaces de suprimir sus respuestas de erección.

ADICCIÓN AL SEXO Y COMPULSIONES SEXUALES

El concepto de adicción al sexo se ha desarrollado durante las últimas dos décadas para describir a las personas que buscan experiencias sexuales de modo compulsivo, y cuya conducta se deteriora si no consiguen satisfacer sus impulsos sexuales. El concepto deriva del modelo de adicción a drogas como la heroína o del modelo de adicción a patrones de conducta, como los juegos de azar. La adicción implica una dependencia psicológica, una dependencia física y la presencia de un síndrome de abstinencia si la sustancia (p. ej., la droga) no está disponible o la conducta (p. ej., apostar a juegos de azar) se frustra.

El DSM-5 no contiene el diagnóstico de adicción al sexo o sexualidad compulsiva, y el concepto sigue siendo controvertido. No obstante, que toda la vida de un individuo gire alrededor de un comportamiento y de actividades relacionadas con la obtención de sexo, con una dedicación excesiva a este comportamiento y con intentos repetidos de interrumpir esa conducta sin éxito, es un fenómeno que los médicos conocen bien. Estos individuos muestran intentos repetidos y cada vez más frecuentes de tener una experiencia sexual, que si no se produce da lugar a síntomas de malestar. Al encontrarse con antecedentes de este tipo, se debería alertar al clínico para que encuentre una causa subyacente del comportamiento.

Los adictos al sexo son incapaces de controlar sus impulsos sexuales, que pueden involucrar todo el espectro de la fantasía o la conducta sexual. Al final, la necesidad de actividad sexual aumenta y la única motivación de la conducta del individuo es el deseo persistente de experimentar el acto sexual. Los antecedentes suelen revelar un patrón de conducta de larga duración, que la persona ha tratado de interrumpir, sin éxito, repetidamente. A pesar de que un paciente puede experimentar sentimientos de culpa y remordimiento después del acto sexual, no son suficientes para prevenir su recurrencia. El paciente suele explicar que la necesidad de actuar es más intensa durante los períodos de estrés o cuando se siente enfadado, deprimido, ansioso o disfórico. La mayoría de los actos sexuales culminan en un orgasmo. Al final, la actividad sexual acaba por interferir con la vida social, laboral o marital del individuo, que empieza a deteriorarse. En la tabla 16-24 se muestran los signos de la adicción al sexo.

Algunos hombres que, a partir de su necesidad de encuentros sexuales o conquistas múltiples, parecen ser hipersexuales, utilizan sus actividades sexuales para enmascarar profundos sentimientos de inferioridad, lo que a veces se denomina *Don Juanismo*. Algunos tienen impulsos homosexuales inconscientes, que niegan a través de contactos compulsivos con mujeres. Después de haber realizado el acto sexual, la mayoría pierden el interés en la mujer, que se denomina *satiriasis*.

En una mujer, el trastorno similar se llama *ninfomanía*. En los pocos estudios científicos sobre esta enfermedad, las pacientes estudiadas solían tener uno o más trastornos sexuales, entre los que a menudo se incluía el trastorno orgásmico femenino. La mujer siente con frecuencia un gran temor a perder el amor, y mediante sus acciones trata de satisfacer sus necesidades de dependencia en lugar de sus impulsos sexuales.

Comorbilidad

Muchas personas con adicción al sexo tienen un trastorno mental asociado. El diagnóstico de comorbilidad puede ser difícil de reconocer,

Tabla 16-24
Signos de adicción al sexo

1. Conducta fuera de control
2. Graves consecuencias negativas (médicas, legales, interpersonales) debidas a la conducta sexual
3. Mantenimiento persistente de conductas sexuales autodestructivas o de alto riesgo
4. Intentos repetidos de limitar o interrumpir la conducta sexual
5. Obsesión sexual y fantasía como principales mecanismos de afrontamiento
6. Necesidad de aumentar la actividad sexual
7. Cambios intensos del estado de ánimo relacionados con la actividad sexual (p. ej., depresión, euforia)
8. Dedicación de una cantidad de tiempo inusual a la obtención de sexo, la actividad sexual o la recuperación de la experiencia sexual
9. Interferencia de la conducta sexual en las actividades sociales, laborales o de ocio

dado que el trastorno adictivo por sí solo produce estrés y ansiedad considerables. Los más frecuentes son los trastornos por consumo de sustancias (hasta el 80 % en algunos estudios), lo que no solo complica la tarea del diagnóstico, sino que también complica el tratamiento.

Tratamiento

Los grupos de autoayuda basados en los 12 pasos empleados por Alcohólicos Anónimos han tenido éxito con muchas personas con adicción al sexo. Estos incluyen grupos como Sexahólicos Anónimos, Adictos del Sexo y el Amor Anónimos, y Sexoadictos Anónimos. Estos grupos presentan diferencias, por cuanto algunos son para hombres o para mujeres, o para personas casadas o parejas. Todos ellos defienden cierto grado de abstinencia, ya sea de la conducta adictiva o del sexo en general. En caso de que también exista un trastorno por abuso de sustancias, a menudo es necesario derivar al paciente a Alcohólicos Anónimos o a Narcóticos Anónimos. Los pacientes pueden ingresar en una unidad de hospitalización terapéutica si no tienen la motivación suficiente para controlar su conducta bajo un tratamiento ambulatorio, o si pueden representar un peligro para sí mismos o para otras personas. Además, la presencia de síntomas médicos o psiquiátricos graves puede requerir una supervisión y un tratamiento cuidadosos, preferentemente en un hospital.

> Un hombre de negocios de 42 años, padre de dos hijos, estaba considerado como un modelo de virtud en su comunidad. Era un miembro activo de la Iglesia y en las juntas directivas de varias organizaciones de caridad. Sin embargo, llevaba una vida secreta. Le mentía a su esposa explicándole que estaba en una reunión de la junta cuando en realidad visitaba salas de masajes buscando sexo a cambio de dinero. Finalmente mantenía esta conducta entre cuatro y cinco veces al día, y aunque trató de dejarlo en numerosas ocasiones, era incapaz de conseguirlo. Sabía que se estaba perjudicando a sí mismo poniendo en peligro tanto su reputación como su matrimonio.
>
> El paciente acudió por voluntad propia al servicio de urgencias en un hospital de salud mental afirmando que prefería morir que seguir con la conducta descrita. Fue admitido con un diagnóstico de depresión mayor e inició un tratamiento de 20 mg/día de fluoxetina. Además, recibía 100 mg de medroxiprogesterona intramuscular una vez al día. Su necesidad de masturbarse se redujo notablemente y se interrumpió por completo al tercer día de su estancia en el hospital, al igual que sucedió con su preocupación mental por el sexo. Al 6.º día se interrumpió la administración de medroxiprogesterona y fue dado de alta. Siguió tomando fluoxetina, se apuntó a un grupo local de Sexahólicos Anónimos y comenzó a realizar sesiones de psicoterapia individual y de pareja. Al final su conducta adictiva remitió, mantenía relaciones sexuales satisfactorias con su esposa y dejó de tener ideación suicida y síntomas depresivos.

Tratamiento farmacológico. Ciertos medicamentos pueden ser útiles para tratar la adicción al sexo debido a sus efectos específicos sobre la reducción del deseo sexual. En algunas personas, los ISRS reducen la libido. La masturbación compulsiva es un ejemplo de patrón de conducta que puede beneficiarse de este tipo de medicación. El acetato de medroxiprogesterona reduce la libido en los hombres, facilitando el control del comportamiento sexual adictivo.

Existe poca información sobre el uso de antiandrógenos en mujeres para controlar la hipersexualidad; sin embargo, pueden resultar beneficiosos. Los agentes antiestrogénicos (acetato de ciproterona) no se comercializan en Estados Unidos, pero en Europa se utilizan con un grado de éxito variable. El uso de fármacos antiandrógenos es objeto de controversia y rechazo por los médicos que lo ven como una castración química.

Psicoterapia. La psicoterapia orientada a la introspección puede ayudar a los pacientes a comprender la dinámica de sus patrones de conducta. La psicoterapia de apoyo puede ayudarles a reparar el daño interpersonal, social o laboral que se produce. La terapia cognitivo-conductual ayuda al paciente a identificar los estados disfóricos que precipitan la exteriorización de sus impulsos sexuales. La terapia de pareja puede ayudar a recuperar la autoestima. También es útil para las parejas que necesitan asistencia para entender el trastorno y afrontar su propio complejo de reacciones a la situación. Finalmente, la psicoterapia puede resultar útil para tratar cualquiera de los trastornos mentales asociados.

SEXUALIDAD

La sexualidad está determinada por la anatomía, la fisiología, la cultura en la que vive una persona, las relaciones con los demás y las experiencias del desarrollo a lo largo del ciclo vital. Incluye la percepción de pertenecer al sexo masculino o al femenino, los pensamientos y fantasías privados, y el comportamiento. Para una persona media normal, la atracción sexual hacia otra persona y la pasión y el amor que le siguen se asocian estrechamente con sentimientos profundos de felicidad.

La conducta sexual normal proporciona placer al propio individuo y a su pareja; incluye la estimulación de los órganos sexuales primarios, así como el coito; está libre de sentimientos de culpa o de ansiedad, y no es compulsivo. La comprensión social de lo que define la conducta sexual habitual no es constante y varía con las épocas, como reflejo de las costumbres culturales de cada momento.

Terminología

La sexualidad y la personalidad no se pueden separar porque están relacionadas; de ahí el término *psicosexual,* para describir que el desarrollo y funcionamiento de la personalidad están influidos por la sexualidad. El término *psicosexual* se aplica a algo más que los sentimientos y conductas sexuales, y no es sinónimo de *libido* en el sentido freudiano.

Sexualidad infantil

Antes de que Freud describiera los efectos de las experiencias infantiles sobre las personalidades adultas no se admitía la universalidad de la actividad sexual y del aprendizaje sexual en los niños. Durante la infancia, la mayor parte del aprendizaje sexual tiene lugar sin el conocimiento de los padres, pero el conocimiento del sexo de un niño o una niña influye en la conducta de los padres. Los niños, por ejemplo, tienden a ser tratados de un modo más vigoroso y las niñas tienden a ser abrazadas más a menudo. Los padres pasan más tiempo con sus hijos que con sus hijas, y también tienden a ser más conscientes de las preocupaciones adolescentes de sus hijos que de las ansiedades de sus hijas. La disciplina física es más probable que se aplique en los niños que en las niñas. El sexo de un niño afecta a la tolerancia de los padres respecto a la violencia, así como al refuerzo o la extinción de la actividad y de los intereses intelectuales, estéticos y atléticos.

La observación de los niños revela que el juego con sus genitales de los bebés forma parte del desarrollo normal. Según Harry Harlow, para que se desarrolle una conducta sexual adulta habitual en monos es necesaria la interacción con las madres y con los compañeros, un dato que también es relevante en relación con la socialización de los niños. Durante un período crítico del desarrollo, los niños son especialmente susceptibles a determinados estímulos, a los que, más adelante, pueden ser inmunes. No se entiende del todo la relación detallada de los períodos críticos con el desarrollo psicosexual; las etapas del desarrollo psicosexual de Freud (oral, anal, fálica, latente y genital) proporcionan un marco amplio.

Factores psicosexuales

La sexualidad depende de cuatro factores sexuales interrelacionados: la identidad sexual, la identidad de género, la orientación sexual y la conducta sexual. Estos factores influyen en la personalidad, el crecimiento, el desarrollo y la actividad. La sexualidad es algo más que el sexo físico, ya sea coital o no coital, y menos que la suma de todas las conductas orientadas a obtener placer.

Tabla 16-25
Clasificación de los trastornos intersexuales[a]

Síndrome	Descripción
Hiperplasia suprarrenal virilizante (síndrome adrenogenital)	Es el resultado de un exceso de andrógenos en fetos con genotipo XX; es el trastorno intersexual femenino más frecuente; se asocia con agrandamiento del clítoris, fusión de los labios e hirsutismo durante la adolescencia
Síndrome de Turner	Es el resultado de la falta del segundo cromosoma sexual femenino (XO); se asocia con cuello arrugado, enanismo y cúbito valgo; no se producen hormonas sexuales; infertilidad
Síndrome de Klinefelter	El genotipo es XXY; hábito corporal masculino con pene pequeño y testículos rudimentarios debido a la escasa producción de andrógenos; libido débil; suele asignarse como hombre
Síndrome de insensibilidad a los andrógenos (síndrome de testículo feminizante)	Trastorno congénito recesivo ligado al cromosoma X que da lugar a la incapacidad de los tejidos de responder a los andrógenos; los genitales externos muestran un aspecto femenino, con criptorquidia testicular; en las formas extremas, los pacientes tienen pechos, genitales externos normales, vagina corta y ciega, y ausencia de vello púbico y axilar
Deficiencias enzimáticas en el genotipo XY (p. ej., déficit de 5α-reductasa, déficit de 17-hidroxiesteroides)	Interrupción congénita de la producción de testosterona que da lugar a genitales ambiguos y aspecto corporal femenino
Hermafroditismo	Las personas con hermafroditismo son poco frecuentes y se caracterizan por la presencia de testículos y ovarios en el mismo individuo (puede ser 46 XX o 46 XY)
Seudohermafroditismo	Suele ser el resultado de un defecto endocrino o enzimático (p. ej., hiperplasia suprarrenal) en individuos con cromosomas normales; en el seudohermafroditismo femenino (XX) se observan genitales de aspecto masculino, y en el seudohermafroditismo masculino (XY) testículos y genitales externos rudimentarios

[a] Los trastornos intersexuales incluyen diversos síndromes, en los que las personas afectadas muestran aspectos anatómicos o fisiológicos rudimentarios del sexo opuesto.

Identidad sexual, identidad de género y orientación sexual

La identidad sexual es el patrón de características sexuales biológicas de un individuo: cromosomas, genitales externos, genitales internos, composición hormonal, gónadas y características sexuales secundarias. Durante el desarrollo, estas características forman un patrón coherente que no deja lugar a dudas sobre el propio sexo. La identidad de género es el sentido de masculinidad o feminidad del individuo. Ambas identidades son interactivas. La genética y las hormonas influyen en la conducta, y el entorno afecta a la producción hormonal y a la expresión génica (tabla 16-25).

Identidad sexual.   Los estudios embriológicos modernos han demostrado que los embriones de todos los mamíferos, ya sean genéticamente masculinos (genotipo XY) o femeninos (genotipo XX), son anatómicamente femeninos durante los primeros estadios de la vida fetal. La diferenciación desde la forma femenina a la masculina es el resultado de la actividad de los andrógenos fetales, que se inicia alrededor de

la 6.ª semana de vida del embrión y se completa hacia el final del tercer mes. Investigaciones recientes se han centrado en la posible relación de genes clave en el desarrollo sexual del feto. La actividad de SRY y de SOX9 da lugar al desarrollo de un testículo, y su ausencia al desarrollo de un ovario. DAX1 interviene en el desarrollo fetal de ambos sexos, y la actividad de WNT4 es necesaria para el desarrollo de los conductos de Müller en el feto femenino. Otros estudios han explicado los efectos de las hormonas fetales en la masculinización o la feminización del cerebro. En los animales hace falta la estimulación hormonal prenatal para que se establezca la conducta reproductora y copuladora en los machos y en las hembras. Durante ese período, el feto también es vulnerable a la administración exógena de andrógenos. Por ejemplo, si una mujer embarazada recibe una cantidad suficiente de andrógenos exógenos, su feto femenino, poseedor de ovarios, puede desarrollar genitales externos parecidos a los de un feto varón.

Antiguamente, a los recién nacidos con genitales ambiguos se les asignaba su identidad sexual al nacer. La teoría que subyacía a esta acción era la de que padres e hijos experimentarían de este modo menos confusión, y que el niño aceptaría el sexo asignado y desarrollaría con mayor facilidad un sentido de identidad estable de ser hombre o mujer. Si bien funcionó con algunos niños, otros desarrollaron una identidad de género opuesta al sexo asignado. Por ejemplo, un recién nacido al que se le asignó ser mujer al nacer se sintió un hombre durante toda su infancia y con mayor énfasis durante la pubertad. En algunos casos, este conflicto provocó depresión e incluso suicidio. La práctica actual suele permitir al niño desarrollarse con esta ambigüedad, lo que permite a su vez que, a medida que crece, vaya adquiriendo y desarrollando un sentido de identidad de género. Así, la identidad de género es más congruente con el sentido emocional del niño de feminidad o masculinidad. Idealmente, la familia debería recibir el apoyo de un equipo médico formado por un pediatra, un endocrinólogo y un psiquiatra a lo largo de todo el proceso de desarrollo.

Identidad de género.   A los 2 o 3 años de edad, casi todos los niños con una identidad sexual ambigua muestran la firme convicción de que «soy un chico» o «soy una chica». Aun así, incluso si se ha desarrollado el sexo masculino y el femenino normalmente, los individuos todavía deben desarrollar un sentido de la masculinidad o de la feminidad.

Según Robert Stoller, la identidad de género «conlleva aspectos psicológicos de la conducta relacionados con la masculinidad y la feminidad». Este autor considera que el género es un constructo social y el sexo es biológico: «Normalmente los dos son relativamente congruentes, es decir, los machos tienden a comportarse como hombres y las hembras, como mujeres». Pero el sexo y el género pueden desarrollarse de modo conflictivo o incluso opuesto. La identidad de género es el resultado de una serie casi infinita de estímulos que se derivan de las experiencias con los familiares, los profesores, los amigos y los compañeros de trabajo, así como de fenómenos culturales. Las características físicas derivadas del sexo biológico de un individuo (como el físico, la silueta corporal y las dimensiones físicas) interaccionan con un complejo sistema de estímulos que incluyen recompensas y castigos y las etiquetas de género de los padres, para dar lugar a la identidad de género.

Por consiguiente, la formación de la identidad de género surge de las actitudes de los padres, y actitudes culturales, de los genitales externos del bebé y de una influencia genética, que es fisiológicamente activa a partir de la 6.ª semana de vida fetal. Aunque las influencias familiares, culturales y biológicas pueden complicar el establecimiento de un sentido de la masculinidad o de la feminidad, por lo general las personas desarrollan una identificación con su sexo biológico relativamente segura (una identidad de género estable).

PAPEL O ROL DE GÉNERO.   La conducta del papel o rol de género tiene relación con –y en parte deriva de– la identidad de género. John Money y Anke Ehrhardt describieron la conducta del rol de género como el conjunto de todo aquello que una persona dice o hace para revelar su condición de chico u hombre, o chica o mujer, respectivamente. El rol de género no se establece al nacer, sino que se construye de modo acumulativo a través de: *1)* las experiencias vividas y obtenidas a través del aprendizaje casual y no planificado; *2)* el aprendizaje explícito y la inculcación, y *3)* la suma espontánea de dos más dos para obtener en ocasiones resultados de cuatro y, en ocasiones, resultados de cinco. El resultado habitual es la congruencia entre la identidad de género y el rol de género. A pesar de que los atributos biológicos son significativos, el factor más importante para alcanzar el rol apropiado para el sexo del individuo es el aprendizaje.

Las investigaciones sobre las diferencias sexuales entre las conductas de los niños ponen de manifiesto más similitudes psicológicas que diferencias. No obstante, se ha observado que, a partir de los 18 meses, las niñas son menos propensas a discusiones que los niños, y a partir de los 2 años los niños suelen ser más agresivos, tanto física como verbalmente. Las niñas y niños pequeños tienen un grado de actividad similar, pero cuando están en grupo los niños se ven estimulados más fácilmente a mostrar máximos repentinos de actividad. Algunos investigadores han especulado con que, a pesar de que la violencia es una conducta aprendida, las hormonas masculinas pueden haber sensibilizado la organización neuronal de los niños para que se produzca un aprendizaje de este tipo con mayor facilidad en ellos que en las niñas.

Los roles de género de las personas pueden parecer opuestos a sus identidades de género. Los individuos pueden identificarse con su propio sexo, y a pesar de ello adoptar la vestimenta, el estilo de cabello u otras características del sexo opuesto. O pueden identificarse con el sexo opuesto y, por razones de conveniencia, adoptar muchas de las características conductuales de su propio sexo. En el capítulo 17 se comentan con más detalle los aspectos relacionados con el género.

Orientación sexual. La orientación sexual describe el objeto de los impulsos sexuales del individuo: heterosexual (sexo opuesto), homosexual (mismo sexo) o bisexual (ambos sexos). Un grupo de individuos se han definido a sí mismos como «asexuales» y afirman que constituye una identidad positiva. Algunos investigadores consideran que esta falta de atracción por cualquier objeto es la manifestación de un trastorno del deseo. Otras personas desean no definir su orientación sexual en absoluto y evitar etiquetas. Y aun otros se describen a sí mismos como polisexuales o pansexuales.

Biología de la conducta sexual

Cerebro

CORTEZA. La corteza cerebral está implicada tanto en el control de los impulsos sexuales como en el procesamiento de los estímulos sexuales que pueden dar lugar a la actividad sexual. En estudios de hombres jóvenes se ha observado que, durante la estimulación sexual, algunas áreas del cerebro son más activas que otras. Las primeras incluyen la corteza orbitofrontal, relacionada con las emociones; la corteza cingulada anterior izquierda, relacionada con el control hormonal y la excitación sexual, y el núcleo caudado derecho, cuya actividad es un factor que determina que la excitación sexual vaya seguida de la actividad sexual.

SISTEMA LÍMBICO. En todos los mamíferos, el sistema límbico está directamente relacionado con elementos de la actividad sexual. La estimulación química o eléctrica de la parte inferior del septo y del área preóptica contigua, la fimbria del hipocampo, los cuerpos mamilares y los núcleos talámicos anteriores ha dado lugar a erecciones del pene.

Los estudios del cerebro de mujeres han revelado que las áreas activadas por las emociones de miedo o ansiedad están notablemente inactivas cuando la mujer experimenta un orgasmo.

TRONCO CEREBRAL. Las áreas del tronco cerebral ejercen un control inhibidor y excitador sobre los reflejos sexuales medulares. El núcleo paragigantocelular envía proyecciones directamente hacia las neuronas pélvicas eferentes de la médula espinal lumbosacra, lo que provoca, al parecer, que estas liberen serotonina, un neurotransmisor que se sabe que inhibe los orgasmos. La médula espinal lumbosacra también recibe proyecciones de otros núcleos serotoninérgicos del tronco cerebral.

NEUROTRANSMISORES CEREBRALES. Muchos neurotransmisores, incluidos la dopamina, la adrenalina, la noradrenalina y la serotonina, se producen en el cerebro y afectan a la función sexual. Por ejemplo, se supone que un aumento de la dopamina aumenta la libido. La serotonina, producida en el puente troncoencefálico superior y en el mesencéfalo, ejerce un efecto inhibidor sobre la función sexual. La oxitocina se libera con el orgasmo y se cree que refuerza las actividades placenteras.

Médula espinal. En última instancia, la excitación sexual y el clímax se organizan a nivel medular. Los estímulos sensitivos relacionados con la función sexual se comunican por vía aferente a través de los nervios pudendos, pélvicos e hipogástricos. Diversos experimentos independientes sugieren que los reflejos sexuales están mediados por las neuronas medulares de la región central gris de los segmentos lumbosacros.

Respuestas fisiológicas. La respuesta sexual es una experiencia psicofisiológica. La excitación se desencadena por estímulos tanto psicológicos como físicos; la tensión se experimenta tanto a nivel fisiológico como emocional. Con el orgasmo suele producirse la percepción subjetiva de una reacción y liberación de tensión física máximas, junto a un sentimiento de bienestar. El desarrollo psicosexual, las actitudes psicológicas hacia la sexualidad y las actitudes hacia la pareja sexual del individuo tienen una relación directa y afectan a la fisiología de la respuesta sexual humana.

Normalmente, los hombres y las mujeres experimentan una secuencia de respuestas fisiológicas ante la estimulación sexual. En la primera descripción detallada de estas respuestas, Masters y Johnson observaron que el proceso fisiológico comporta un aumento del grado de vasoconstricción y miotonía (tumescencia), y la posterior relajación de la actividad vascular y del tono muscular como resultado del orgasmo (detumescencia). Las tablas 16-26 y 16-27 describen los ciclos de respuesta sexual masculinos y femeninos. Es importante recordar que la secuencia de respuestas puede solaparse y fluctuar. Las respuestas fisiológicas de excitación, orgasmo y resolución suelen ir precedidas de una fantasía sexual o del deseo de tener relaciones sexuales, en particular en personas de sexo masculino. Asimismo, las experiencias subjetivas de una persona son tan importantes para la satisfacción sexual como la respuesta fisiológica objetiva. Las figuras 16-1 y 16-2 ilustran varios patrones posibles en las fases de respuesta sexual masculina y femenina, respectivamente.

Hormonas y conducta sexual. En general, las sustancias que aumentan las concentraciones de dopamina en el cerebro provocan un aumento del deseo, mientras que las que aumentan las de serotonina provocan su reducción. La testosterona aumenta la libido tanto en los hombres como en las mujeres, aunque el estrógeno es un factor fundamental en la lubricación que interviene en la excitación femenina y puede aumentar la sensibilidad de las mujeres a la estimulación. La progesterona deprime levemente el deseo en los hombres y en las mujeres, al igual que los valores excesivos de prolactina y de cortisol. La oxitocina interviene en las sensaciones placenteras que se producen durante el sexo, y después del orgasmo se detectan valores más elevados tanto en los hombres como en las mujeres.

Diferencias de género en el deseo y estímulos eróticos

Los impulsos sexuales y el deseo existen tanto en los hombres como en las mujeres. Al medir el deseo a través de la frecuencia de pensamientos sexuales espontáneos, el interés por participar en actividades sexuales y la alerta ante los estímulos sexuales, los hombres suelen tener un nivel inicial de deseo más elevado que las mujeres, que podría estar determinado biológicamente. La motivación por practicar el sexo, además del deseo, existe tanto en los hombres como en las mujeres, pero parece ser más variada y frecuente en las mujeres. En ellas puede incluir el deseo de reforzar el vínculo de pareja, la necesidad de sentirse más cercana, una forma de impedir la pérdida de la pareja o de complacerla.

Tabla 16-26
Ciclo de respuesta sexual masculina[a]

Órgano	Fase de excitación	Fase orgásmica	Fase de resolución
	Dura entre varios minutos y varias horas; aumento de la excitación antes del orgasmo, 30 s a 3 min	3 a 5 s	10 a 15 min; si no hay orgasmo, de 12 h a 1 día
Piel	Justo antes del orgasmo: rubor sexual irregular; eritema maculopapular originado en el abdomen, que se extiende a la pared torácica anterior, el rostro y el cuello, y puede incluir los hombros y los antebrazos	Rubor bien desarrollado	El rubor desaparece en orden inverso a su aparición; película de sudoración inconsistente en las plantas de los pies y las palmas de las manos
Pene	Erección en 10 a 30 s provocada por la vasocongestión de los cuerpos venosos del tronco; puede producirse una pérdida de la erección debido a la introducción de un estímulo no sexual, un ruido intenso; con el aumento de la excitación, el tamaño del glande y el diámetro del tronco del pene aumentan todavía más	Eyaculación, fase de emisión marcada por tres a cuatro contracciones de 0,8 s de vasos deferentes, vesículas seminales, próstata; eyaculación señalada por contracciones de 0,8 s de la uretra y emisión eyaculadora de 30 a 50 cm a los 18 años, que va reduciéndose con la edad hasta los 70	Erección: involución parcial en 5 a 10 s con período refractario variable; detumescencia completa en 5 a 30 min
Escroto y testículos	Aumento de la tensión y elevación del saco escrotal y de los testículos; con el aumento de la excitación, aumento del 50 % en el tamaño de los testículos comparado con su estado sin estimulación y aplanamiento contra el periné, indicando la inminencia de la eyaculación	Sin cambios	Reducción del tamaño inicial debido a la pérdida de la congestión venosa; descenso testicular y escrotal a los 5 a 30 min del orgasmo; la involución puede tardar varias horas si no se ha producido la liberación orgásmica
Glándulas de Cowper	Durante el aumento de la excitación se segregan de 2 a 3 gotas de fluido mucoso que contiene espermatozoides	Sin cambios	Sin cambios
Otros	Pechos: erección inconsistente de los pezones con el aumento de la excitación antes del orgasmo Miotonía: contracciones semiespásticas de los músculos faciales, abdominales e intercostales Taquicardia: hasta 175 latidos/min Presión arterial: aumento de 20 a 80 mm Hg la sistólica y de 10 a 40 mm Hg la diastólica Respiración: aumento	Pérdida del control muscular voluntario Recto: contracciones rítmicas del esfínter Ritmo cardíaco: hasta 180 latidos/min Presión arterial: aumento de 40 a 100 mm Hg de la sistólica; de 20 a 50 mm Hg de la diastólica Respiración: hasta 40 respiraciones/min	Regreso al estado inicial en 5 a 10 min El orgasmo se sigue de un período refractario durante el cual el hombre no puede recuperar la erección y no responde a los estímulos. La duración de este período depende de la edad y de la circunstancia

[a]Una fase de deseo consistente en fantasías sexuales y el deseo de realizar el acto sexual precede a la fase de excitación.
De Virginia Sadock, MD.

A pesar de que las fantasías sexuales explícitas son comunes a ambos sexos, los estímulos externos que dan lugar a las fantasías con frecuencia difieren. Muchos hombres responden sexualmente a los estímulos visuales de mujeres desnudas o con poca ropa. Las mujeres declaran que responden sexualmente a historias románticas con un héroe tierno y atento cuya pasión por la heroína le empuja hacia un compromiso de por vida con ella. Otro dato de dificultad indica que la sensación subjetiva de excitación de las mujeres no siempre es congruente con su estado fisiológico de excitación. Concretamente, su sensación de excitación puede ser el reflejo de una buena disposición a ser excitada, más que de la lubricación fisiológica. A la inversa, una mujer puede experimentar signos físicos de excitación sin ser consciente de ellos. En los hombres raramente se produce esta situación.

Masturbación

La masturbación suele ser un precursor habitual de la conducta sexual orientada a objetos. Parafraseando a MS Patton, ninguna forma de actividad sexual ha sido debatida con más frecuencia, condenada más rotundamente, ni practicada más universalmente. Las investigaciones de Alfred Kinsey sobre su prevalencia indican que prácticamente todos los hombres y tres cuartas partes de las mujeres se masturban en algún momento de su vida.

Los estudios longitudinales del desarrollo demuestran que la autoestimulación es habitual durante la infancia y la niñez. Al igual que los niños pequeños aprenden a explorar la función de sus dedos y de su boca, también aprenden a hacerlo con sus genitales. Entre los 15 y los 19 meses de edad, ambos sexos inician la autoestimulación genital. Cualquier contacto suave de la región genital provoca sensaciones placenteras. En esos momentos, combinadas con el deseo ordinario de exploración del propio cuerpo, esas sensaciones provocan un interés normal en el placer masturbatorio. Los niños también muestran mayor interés por los genitales de los demás (padres, niños e incluso animales). Dado que los niños pequeños conocen a compañeros de juegos, la curiosidad por sus propios genitales y los de los demás motivan episodios de exhibicionismo o exploración genital. Estas experiencias, si no son bloqueadas por un temor culpable, contribuyen al placer que se obtiene a partir de la estimulación sexual.

Al acercarse la pubertad, con el aumento de las hormonas sexuales y el desarrollo de las características sexuales secundarias, la curiosidad sexual se intensifica y aumenta la frecuencia de la masturbación. Los adolescentes son físicamente capaces de realizar el coito y alcanzar el orgasmo, pero suelen estar inhibidos por las restricciones sociales. Las presiones duales y, a menudo, contradictorias asociadas al establecimiento de sus identidades sexuales y a la necesidad de controlar sus impulsos sexuales provocan una intensa tensión sexual fisiológica en los adolescentes que exige una liberación, y la masturbación es una manera normal de reducirla. En general, los chicos aprenden a masturbarse hasta el orgasmo antes que las chicas, y se masturban con mayor frecuencia. Una diferencia emocional importante entre los adolescentes y los niños pequeños, de ambos sexos, es la presencia en los primeros de fantasías coitales durante la masturbación. Estas fantasías son una ayuda importante para el desarrollo de la identidad sexual; en el territorio, comparativamente seguro, de la imaginación, el adolescente aprende el papel sexual del adulto. Esta actividad autoerótica suele mantenerse hasta los primeros años de la vida adulta, cuando suele ser sustituida por el coito.

Las parejas que mantienen relaciones sexuales no abandonan por completo la masturbación. Cuando el coito no es satisfactorio o no llega a realizarse por enfermedad o por la ausencia de la pareja, a menudo

Tabla 16-27
Ciclo de respuesta sexual femenina[a]

Órgano	Fase de excitación	Fase orgásmica	Fase de resolución
	Dura entre varios minutos y varias horas; aumento de la excitación antes del orgasmo, 30 s a 3 min	3 a 15 s	10 a 15 min; si no hay orgasmo, de 12 h a 1 día
Piel	Justo antes del orgasmo: rubor sexual irregular; eritema maculopapular originado en el abdomen que se extiende a la pared torácica anterior, el rostro y el cuello, y puede incluir los hombros y los antebrazos	Rubor bien desarrollado	El rubor desaparece en orden inverso a su aparición; película de sudoración inconsistente en las plantas de los pies y las palmas de las manos
Pechos	Erección de los pezones en dos tercios de las mujeres, congestión venosa y aumento de las areolas; aumento del tamaño hasta una cuarta parte más de lo normal	Los pechos pueden notarse temblorosos	Retorno a la normalidad en unos 30 min
Clítoris	Aumento del diámetro del glande y el tronco; justo antes del orgasmo, el tronco se retrae y muestra el prepucio	Sin cambios	El tronco vuelve a la posición normal en 5 a 10 s; detumescencia en 5 a 30 min; si no se produce el orgasmo, la detumescencia puede tardar varias horas
Labios mayores	Nulípara: elevación y aplanamiento contra el perineo Multípara: congestión y edema	Sin cambios	Nulípara: reducción hasta el tamaño normal en 1 a 2 min Multípara: reducción hasta el tamaño normal en 10 a 15 min
Labios menores	Aumento del tamaño de dos a tres veces respecto al normal; cambio a rosa, rojo, rojo intenso antes del orgasmo	Contracciones de los labios menores proximales	Retorno a la normalidad en 5 min
Vagina	Cambio de color a púrpura intenso; secreción vaginal 10 a 30 s después de la excitación; distensión y dilatación de la vagina; constricción del tercio inferior de la vagina antes del orgasmo	De 3 a 15 contracciones del tercio inferior de la vagina a intervalos de 0,8 s	La eyaculación se acumula en los dos tercios superiores de la vagina; la congestión desaparece en segundos, o bien, si no se produce el orgasmo, en 20 a 30 min
Útero	Asciende a la falsa pelvis; contracciones similares a las del parto a partir del aumento de la excitación inmediatamente anterior al orgasmo	Contracciones durante el orgasmo	Las contracciones cesan y el útero desciende hasta su posición normal
Otros	Miotonía Algunas gotas de secreción mucosa procedentes de las glándulas de Bartolino durante el aumento de la excitación El cuello uterino se hincha ligeramente y asciende pasivamente con el útero	Pérdida del control muscular voluntario Recto: contracciones rítmicas del esfínter Hiperventilación y taquicardia	Regreso al estado inicial en segundos o minutos El color y tamaño del cuello uterino regresan a la normalidad y el cuello desciende hasta la acumulación seminal

[a]Una fase de deseo consistente en fantasías sexuales y el deseo de realizar el acto sexual precede a la fase de excitación.
De Virginia Sadock, MD.

la autoestimulación tiene una función adaptativa, combinando el placer sensual y la liberación de la tensión.

Kinsey publicó que cuando las mujeres se masturban, la mayoría prefieren la estimulación del clítoris. Masters y Johnson afirmaron que las mujeres prefieren la estimulación del eje del clítoris a la del glande porque este último es hipersensible a la estimulación. La mayoría de los hombres se masturban tocando enérgicamente el cuerpo y el glande del pene.

Diversos estudios han observado que en los hombres el orgasmo derivado de la masturbación aumentaba significativamente los valores de antígeno prostático específico (PSA) plasmático. Debería aconsejarse a los pacientes hombres que tienen programada una prueba de PSA que no se masturben (ni efectúen un coito) durante al menos los 7 días anteriores a la prueba.

Los tabús morales contrarios a la masturbación han dado lugar a mitos que afirman que provoca trastornos mentales o reduce la potencia

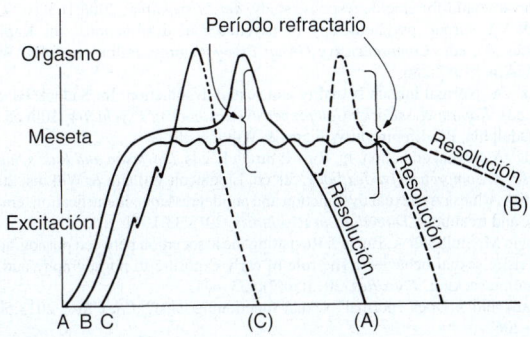

FIGURA 16-1
Respuesta sexual masculina. Un hombre puede experimentar cualquiera de estos tres patrones (**A**, **B** o **C**) durante una experiencia sexual concreta. (De Walker JI, ed. *Essentials of clinical psychiatry*. Philadelphia: JB Lippincott; 1985:276, con autorización.)

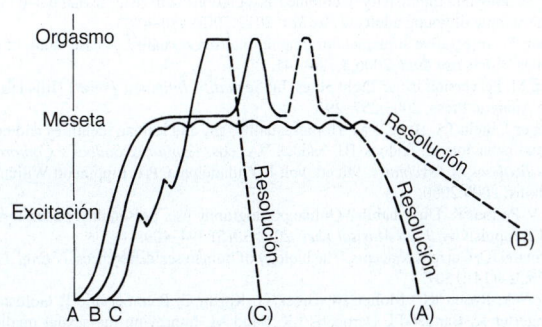

FIGURA 16-2
Respuesta sexual femenina. Una mujer puede experimentar cualquiera de estos tres patrones (**A**, **B** o **C**) durante una experiencia sexual concreta. (De Walker JI, ed. *Essentials of clinical psychiatry*. Philadelphia: JB Lippincott; 1985:276, con autorización.)

sexual. No existen pruebas científicas que respalden tales afirmaciones. La masturbación solo es un síntoma psicopatológico cuando se convierte en una compulsión que escapa al control del individuo, en cuyo caso es un síntoma de trastorno emocional, no por ser sexual, sino por ser compulsiva. Es probable que la masturbación sea un aspecto universal del desarrollo psicosexual, y en la mayoría de los casos es adaptativa.

Coito

El primer coito constituye un ritual iniciático tanto para los hombres como para las mujeres. En Estados Unidos, la mayoría de personas ha experimentado el coito en la fase temprana de la edad adulta. En un estudio llevado a cabo con personas de entre 18 y 59 años de edad, más del 95 % incluían el coito en su última interacción sexual.

El joven que mantiene una relación sexual por primera vez es vulnerable en su orgullo y su autoestima. Existen mitos culturales que siguen perpetuando la idea de que debería ser capaz de tener una erección sin, o con apenas estimulación, y que debería dominar la situación, aunque sea un acto del que no ha tenido experiencia alguna. La presión cultural sobre la mujer con su primer coito refleja la ambivalencia cultural persistente acerca de la pérdida de la virginidad, a pesar de la liberalidad sexual de la era actual. Así lo demuestran las estadísticas, en las que solo el 50 % de las mujeres jóvenes emplean anticonceptivos durante su primer coito, y de este 50 %, aun menos los emplea posteriormente de manera continuada. Es más probable que las mujeres jóvenes con antecedentes de masturbación mantengan relaciones con una anticipación y confianza más positivas.

En la última década, el coito también ha formado parte del repertorio sexual de los adultos de mayor edad, gracias al desarrollo, por un lado, del sildenafilo y otros fármacos afines, que facilitan las erecciones en los hombres, y, por otro, de cremas o pastillas hormonadas, que contrarrestan la atrofia vaginal en las mujeres con posmenopausia. Antes del desarrollo de estos fármacos, muchos adultos de mayor edad disfrutaban con gratificantes juegos sexuales que no incluían el coito.

Bibliografía

Arnold P, Agate RJ, Carruth LL. Hormonal and nonhormonal mechanisms of sexual differentiation of the brain. In: Legato M, ed. *Principles of Gender Specific Medicine*. San Diego: Elsevier Science; 2004:84.

Bancroft J. Alfred C. Kinsey and the politics of sex research. *Ann Rev Sex Res*. 2004;15: 1–39.

Basson R. Clinical practice. Sexual desire and arousal disorders in women. *N Engl J Med*. 2006;354(15):1497–1506.

Brotto LA. "Efficacy of psychological interventions for sexual dysfunction: A systematic review and meta-analysis": Comment. *J Sex Med*. 2013;10:1904–1906.

Carnes PJ, Murray R, Charpantier L. Addiction interaction disorder. In: Combs RH, ed. *Handbook of Addictive Disorders: A Practical Guide to Diagnosis and Treatment*. Hoboken, NJ: John Wiley & Sons; 2004:31.

Ceccarelli P. Perversion on the other side of the couch. *Int Forum Psychoanalysis*. 2005;14:176–182.

Charnigo R, Noar SM, Garnett C, Crosby R, Palmgreen P, Zimmerman RS. Sensation seeking and impulsivity: Combined associations with risky sexual behavior in a large sample of young adults. *J Sex Res*. 2013;50(5):480–488.

Chirban JT. Integrative strategies for treating internet sexuality: A case study of paraphilias. *Clin Case Stud*. 2006;5:126–141.

Dimen M. Perversion is us? Eight notes. In: *Sexuality, Intimacy, Power*. Hillsdale, NJ: The Analytic Press; 2003:257–291.

Drescher J, Stein TS, Byne WM. Homosexuality, gay and lesbian identities and homosexual behavior. In: Sadock BJ, Sadock VA, eds. *Kaplan & Sadock's Comprehensive Textbook of Psychiatry*. 9th ed. Vol. 1. Philadelphia, PA: Lippincott Williams & Wilkins; 2009:2060.

Egan V, Parmar R. Dirty habits? Online pornography use, personality, obsessionality, and compulsivity. *J Sex Marital Ther*. 2013;39(5):394–409.

Federman DD. Current concepts: The biology of human sex differences. *N Engl J Med*. 2006;354(14):1507.

Fisher WA, Rosen RC, Mollen M, Brock G, Karlin G, Pommerville P, Goldstein I, Bangerter K, Bandel TJ, Derogatis LR, Sand M. Improving the sexual quality of life of couples affected by erectile dysfunction: A double-blind, randomized, placebo-controlled trial of vardenafil. *J Sex Med*. 2005;2(5):699–708.

Freud S. General theory of the neuroses. In: Strachey J, Freud A, eds. *Standard Edition of the Complete Psychological Works of Sigmund Freud*. Vol. 16. London: Hogarth Press; 1966:241.

Freud S. Letter to an American mother. *Am J Psychiatry*. 1951;102:786.

Frohman EM. Sexual dysfunction in neurological disease. *Clin Neuropharmacol*. 2002;25(3):126–132.

Fugl-Meyer KS, Oberg K, Lundberg PO, Lewin B, Fugl-Meyer A. On orgasm, sexual techniques, and erotic perceptions in 18- to 74-year-old Swedish women. *J Sex Med*. 2006;3(1):56–68.

Gopalakrishnan R, Jacob KS, Kuruvilla A, Vasantharaj B, John JK. Sildenafil in the treatment of antipsychotic-induced erectile dysfunction: A randomized, double-blind, placebo-controlled, flexible-dose, two-way crossover trial. *Am J Psychiatry*. 2006;163(3):494–499.

Gross G, Blundo R. Viagra: Medical technology constructing aging masculinity. *J Sociol Soc Welf*. 2005;32(1):85–97.

Hines M. *Brain Gender*. New York: Oxford University Press; 2004.

Humphreys TP. Cognitive frameworks of virginity and first intercourse. *J Sex Res*. 2013;50(7):664–675.

Jacobson L. On the use of "sexual addiction": The case for "perversion." *Contemp Psychoanal*. 2003;39:107–113.

Kafka MP, Hennen J. Hypersexual desire in males: Are males with paraphilias different from males with paraphilia-related disorders? *Sex Abuse*. 2003;15(4):307–321.

Kafka MP. The monoamine hypothesis for the pathophysiology of paraphilic disorders: An update. *Ann N Y Acad Sci*. 2003;989:86–94.

Kristen PN, Kristen NJ. The mediating role of sexual and nonsexual communication between relationship and sexual satisfaction in a sample of college-age heterosexual couples. *J Sex Marital Ther*. 2013;39(5):410–427

Gutmann P. About confusions of the mind due to abnormal conditions of the sexual organs. In: Löwenstein HJ, ed. *History of Psychiatry*. SAGE Publications; 2006;17(1):107–133. ff10.1177/0957154X06061724ff.ffhal-00570853f.

Lowenstein L, Mustafa S, Burke Y. Pregnancy and normal sexual function. Are they compatible? *J Sex Med*. 2013;10(3):621–622.

Melby T. Asexuality: Is it a sexual orientation? *Contemporary Sexuality*. 2005;39(11):1.

Nestler EJ, Malenka RC. The addicted brain. *Sci Am*. 2004;290(3):78–85.

Oliviera C, Nobre PJ. The role of trait-affect, depression, and anxiety in women with sexual dysfunction: A pilot study. *J Sex Marital Ther*. 2013;39(5):436–452.

Patrick K, Heywood W, Simpson JM, Pitts MK, Richters J, Shelley JM, Smith AM. Demographic predictors of consistency and change in heterosexuals' attitudes toward homosexual behavior over a two-year period. *J Sex Res*. 2013;50(6):611–619.

Patton MS. Twentieth-century attitudes toward masturbation. *J Relig Health*. 1986;25: 291–302.

Pauls RN, Kleeman SD, Karram MM. Female sexual dysfunction: Principles of diagnosis and therapy. *Obstet Gynecol Surv*. 2005;60(3):196–205.

Person ES. As the wheel turns: A centennial reflection on Freud's three essays on the theory of sexuality. *J Am Psychoanal Assoc*. 2005;53(4):1257–1282.

Person ES. Paraphilias. In: Sadock BJ, Sadock VA, eds. *Kaplan & Sadock's Comprehensive Textbook of Psychiatry*. 9th ed. Vol. 1. Philadelphia, PA: Lippincott Williams & Wilkins; 2009:1965.

Puppo V. Comment on 'New findings and concepts about the G-spot in normal and absent vagina: Precautions possibly needed for preservation of the G-spot and sexuality during surgery'. *J Obstet Gynaecol Res*. 2014; 40(2):639–640.

Raymond NC, Coleman E, Miner MH. Psychiatric comorbidity and compulsive/impulsive traits in compulsive sexual behavior. *Compr Psychiatry*. 2003;44(5): 370–380.

Reichenpfader U, Gartlehner G, Morgan LC, Greenblatt A, Nussbaumer B, Hansen RA, Van Noord N, Lux L, Gaynes BN. Sexual dysfunction associated with second-generation antidepressants in patients with major depressive disorder: Results from a systematic review with network meta-analysis. *Drug Saf*. 2014;37(1):19–31.

Rhoden EL, Morgentaler A. Risks of testosterone-replacement therapy and recommendations deficiency. *N Engl J Med*. 2004;350(5):482–492.

Richards AK. A fresh look at perversion. *J Am Psychoanal Assoc*. 2003;51(4): 1199–1218.

Rosen R, Shabsigh R, Berber M, Assalian P, Menza M, Rodriguez-Vela L, Porto R, Bangerter K, Seger M, Montorsi F; Vardenafil Study Site Investigators. The Vardenafil Study Site Investigators. Efficacy and tolerability of vardenafil in men with mild depression and erectile dysfunction: The depression-related improvement with vardenafil for erectile response study. *Am J Psychiatry*. 2006;163(1):79–87.

Sadock VA. Group psychotherapy of psychosexual dysfunctions. In: Kaplan HI, Sadock BJ, eds. *Comprehensive Group Psychotherapy*. Baltimore, MD: Williams & Wilkins; 1983:286.

Sadock VA. Normal human sexuality and sexual dysfunction. In: Sadock BJ, Sadock VA, eds. *Kaplan & Sadock's Comprehensive Textbook of Psychiatry*. 10th ed. Vol. 1. Philadelphia, PA: Lippincott Williams & Wilkins; 2017.

Sadock VA. Sexual addiction. In: Ruiz P, Strain E, eds. *Lowinson and Ruiz's Substance Abuse: A Comprehensive Textbook*. 5th ed. Lippincott William & Wilkins; 2011.

Serretti A, Chiesa A. Sexual dysfunction and antidepressants: Identification, epidemiology, and treatment. *Directions in Psychiatry*. 2013;33:1–11.

Simkovic M, Stulhofer A, Bozic J. Revisiting the association between pornography use and risky sexual behaviors: The role of early exposure to pornography and sexual sensation seeking. *J Sex Res*. 2013;50(7):633–641.

van Lankveld J. Does "normal" sexual functioning exist? *J Sex Res*. 2013;50(3–4): 205–206.

Woodward TL, Nowak NT, Balon R, Tancer M, Diamond MP. Brain activation patterns in women with acquired hypoactive desire disorder and women with normal function: A cross-sectional pilot study. *Fertil Steril*. 2013;100(4):1068–1076.

Yakeley J, Wood H. Paraphilias and paraphilic disorders: Diagnosis, assessment and management. *Adv Psychiatr Treat*. 2014;20:202–213.

17

Disforia de género, identidad de género y trastornos relacionados

INTRODUCCIÓN

En este capítulo se abordarán la identidad de género y los trastornos asociados. Se empezará con la identidad de género y las condiciones relacionadas.

La identidad de género se refiere a la identificación del individuo como hombre o mujer, que la mayoría de las veces corresponde con el sexo anatómico. Las personas con disforia de género expresan su descontento con el sexo asignado como un deseo de tener el cuerpo del sexo opuesto, o de ser reconocidos socialmente como una persona del sexo opuesto.

El término de disforia de género aparece como diagnóstico por primera vez en la 5.ª edición del *Manual diagnóstico y estadístico de los trastornos mentales* (DSM-5) para referirse a la persona con una notable discordancia entre su género experimentado o expresado y el que le fue asignado al nacer. Se conocía como trastorno de identidad de género en la edición anterior del DSM.

En la *Clasificación internacional de enfermedades,* 10.ª edición (CIE-10), las cuestiones de identidad de género aparecen en trastornos de la personalidad y del comportamiento en adultos en la categoría de Trastornos de identidad de género e incluyen cinco diagnósticos: transexualismo, travestismo de rol dual, trastorno de identidad de género en la niñez, otros trastornos de identidad de género y trastorno de identidad de género no especificado.

El Grupo de Trabajo de la CIE sobre la Clasificación de trastornos sexuales y salud sexual recomienda que para la CIE-11 los temas sobre la identidad de género se retire de la sección de trastornos mentales y del comportamiento, y está considerando opciones que enumerarían estos temas en un capítulo separado, como diagnósticos médicos, o como parte de un nuevo capítulo sobre salud sexual y trastornos sexuales.

El término *transgénero* es un término general que alude a quienes se identifican con un género distinto al que tenían al nacer (o género asignado). El grupo de personas transgénero es diverso: están las que quisieran tener el cuerpo del otro sexo, conocidos como transexuales; las que se sienten entre los dos géneros, de ambos sexos o de ninguno, conocidos como género no binario *(genderqueer),* y quienes usan ropa tradicionalmente asociada con el otro género pero mantienen la identidad de género natal o asignada, conocidos como travestis. Contrariamente a la creencia popular, la mayoría de las personas transgénero no se someten a cirugía genital. Algunas no lo desean y otras no se lo pueden permitir. Las personas transgénero pueden ser de cualquier orientación sexual. Por ejemplo, un hombre transgénero, de asignación femenina al nacer, se puede identificar como gay u homosexual (con atracción por los hombres o androfilia), heterosexual (con atracción por las mujeres o ginecofilia) o bisexual (con atracción por ambos sexos, hombres y mujeres).

DIAGNÓSTICO Y CUADRO CLÍNICO
Niños

El DSM-5 define la disforia de género en los niños como una incongruencia entre el género asignado y el expresado, y el criterio más im-portante es el deseo de pertenecer al sexo opuesto o la insistencia en serlo. Al enfatizar la importancia de la autopercepción infantil, los autores del diagnóstico intentan limitar su uso exclusivamente a los niños y niñas que claramente expresan deseos de ser del otro género, más que referirse a un mayor grupo de chicos y chicas que a los ojos de los adultos podrían considerarse disconformes con su género. Un comportamiento en la infancia puede llevar también a este diagnóstico. En la tabla 17-1 se comparan los abordajes para diagnosticar la disforia de género o el trastorno de identidad de género.

Muchos niños y niñas con disforia de género prefieren la vestimenta típica del otro género, escogen preferentemente compañeros de juegos del otro género, disfrutan con juguetes asociados al otro género y adoptan roles del otro género cuando juegan. En la disforia de género estas características sociales acompañan a otros rasgos con menos probabilidades de ser influenciados socialmente, como un fuerte deseo de pertenecer al otro sexo, el rechazo de la propia anatomía sexual, o el deseo de tener alguna de las características sexuales primarias o secundarias del género deseado. Puede expresarse el deseo de tener genitales diferentes, explicar que sus genitales van a cambiar, u orinar en una posición típica del otro sexo (sentada o de pie). Además, aunque los cuidadores pueden estar angustiados, es el niño quien debe sentir malestar o deterioro clínicamente significativo sobre la condición para que haya un diagnóstico.

Adolescentes y adultos

Los adolescentes y adultos con diagnóstico de disforia de género deben expresar también una incongruencia entre el género expresado y el asignado. Además, deben cumplir al menos dos de los seis criterios de referencia, la mitad de los cuales están relacionados con sus características sexuales secundarias actuales (o en la adolescencia temprana, las características futuras) o el deseo de determinadas características sexuales secundarias. Otros criterios incluyen: un fuerte deseo de ser del otro género, de ser tratado como individuo del otro género, o expresar la creencia de tener los sentimientos y reacciones de los individuos del otro género (v. tabla 17-1).

En la práctica, muchos de los adultos que se presentan ante los profesionales de salud mental con informes médicos de preocupación por la pertenencia de género conocen el concepto de identidad transgénero. Pueden estar interesados por una terapia que explore cuestiones de género. También pueden ponerse en contacto con la intención de solicitar un informe que recomiende un tratamiento hormonal o cirugía. El referente cultural de «estar atrapado en el cuerpo equivocado» no se aplica a todos ellos, ni siquiera a la mayoría de los que se identifican como transgénero, por lo que el personal clínico es muy consciente de la importancia de utilizar metodologías abiertas y afirmativas, y recoger indicios en la expresión verbal de sus pacientes.

Los criterios del DSM-5 están notablemente abiertos a la idea de que algunas personas no encajan en el paradigma binario tradicional de géneros, y pueden desear ser de géneros alternativos, como el género no binario. Al igual que con los niños, los adolescentes y los adultos

**Tabla 17-1
Disforia de género**

Nombre	DSM-5 Disforia de género	CIE-10 Trastorno de identidad de género (varios trastornos)
Duración	≥ 6 meses	
Síntomas	Conflicto entre el género experimentado y el asignado: **Niños** • Deseo o insistencia de ser de otro género • Vestirse como el otro género • Preferencia por otros roles de género durante el juego • Preferencia por juguetes, juegos o estereotipos de otro género • Rechazo de juguetes, juegos o estereotipos del mismo género • Preferencias por compañeros de juegos de otro género • Disgusto con la anatomía propia • Deseo de características físicas de otro género **Adultos** • Conflicto entre el género experimentado y los caracteres sexuales propios primarios o secundarios • Deseo de eliminar los caracteres sexuales propios primarios o secundarios • Deseo por los caracteres sexuales propios primarios o secundarios del otro género • Deseo de ser de otro género • Sentir que se tienen las características psicológicas de otro género	**Transexualismo:** deseo de vivir como miembro del sexo opuesto **Travestismo de rol doble:** usar temporalmente ropa del sexo opuesto para experimentar el otro género, sin desear un cambio de sexo **Trastorno de identidad de género de la infancia:** • Malestar por el género asignado • Deseo de ser del otro género • Vestirse como personas del otro género • Disgusto por el género asignado
# Síntomas necesarios	Niños: ≥ 6 Adultos: ≥ 2	
Exclusiones (no es resultado de):		No motivado por la excitación sexual **En niños:** Variantes normales («marimacho» o conducta afeminada) Orientación sexual egodistónica Trastorno de maduración sexual
Impacto psicosocial	Malestar o deterioro del funcionamiento	Malestar
Especificadores de los síntomas	Con un trastorno del desarrollo sexual	
Especificadores del curso	Después de la transición: ≥ 1 procedimiento/tratamiento para el cambio de género y vivir como el otro género	

deben sentirse personalmente angustiados o afectados por sus sentimientos. Los criterios diagnósticos en adultos o adolescentes permiten un especificador postransición, que puede ser utilizado por quienes viven la afirmación de su género. Para poder aplicar este especificador deben haber tenido al menos un procedimiento médico o quirúrgico.

Otras disforia de género especificada

La categoría de *otra disforia de género especificada* es para casos con disfunciones clínicamente significativas o evidentes, pero que no llegan a cumplir los criterios de disforia de género. Al utilizar este diagnóstico, el médico debe especificar por qué no se cumplieron todos los criterios.

Disforia de género no especificada

La categoría de *disforia de género no especificada* se puede aplicar cuando los criterios no se cumplen en su totalidad y el médico elige no especificar la razón.

Una persona de 27 años asignada como mujer al nacer acudió a un centro especializado explicando que, desde que era pequeña, se había sentido distinta a las demás niñas, aunque no fue capaz de identificar la fuente de esta diferencia. De niña, disfrutaba haciendo deportes con niños y niñas, pero en general prefería la compañía de estos últimos. Prefería llevar ropa unisex o masculina y se resistía a utilizar faldas o

vestidos. Todo el mundo se refería a ella como un «marimacho». Trataba de ocultar el desarrollo de sus pechos utilizando ropa ancha y adoptando una postura inclinada hacia delante. Sus menstruaciones la avergonzaban y le recordaban su feminidad, que cada vez era más limitante. A medida que se desarrollaron la atracción y las preferencias sexuales, estas se dirigieron exclusivamente hacia otras chicas. Hacia el final de su adolescencia había tenido una experiencia sexual con un hombre, que le resultó aversiva. Comenzó a alternar en círculos de lesbianas, pero no se sentía cómoda en ellos y no se consideraba lesbiana, sino que tendía a pensar en sí misma como un hombre y deseaba que sus parejas sexuales fueran mujeres heterosexuales, y que la consideraran como un hombre. Como sus sensaciones de disforia de género se hicieron cada vez más pronunciadas, consultó sitios web de transexuales en internet y se puso en contacto con un grupo de apoyo de la comunidad de transexuales «mujer a hombre». Puso en marcha el proceso de obtención de ayuda médica. Hizo la transición a vivir como un hombre, se cambió el nombre y recibió inyecciones de andrógenos. Su voz se volvió más grave, desarrolló vello facial y corporal, cesaron sus menstruaciones y su deseo sexual aumentó, junto con una hipertrofia del clítoris. Dos años más tarde, la paciente se sometió a una mastectomía bilateral y actualmente está en lista de espera para realizarse una faloplastia y una histerectomía-ooforectomía. Conserva su empleo bajo un rol masculino y una relación de 3 años con una pareja femenina. La pareja tiene un hijo de un matrimonio anterior. (Adaptado de un caso de Richard Green, MD.)

DIAGNÓSTICO DIFERENCIAL

Diagnóstico diferencial en la infancia

Los menores que son diagnosticados con disforia de género son más proclives a identificarse como transgénero de adultos, y se diferencian de otros niños inconformes con su género por la expresión de deseos de cambios anatómicos, así como por la persistencia del diagnóstico en el tiempo. Los niños y niñas cuya disforia de género persiste en el tiempo pueden expresar repetidamente el deseo o la creencia de ser del otro género. Otros menores inconformes pueden expresar estas ideas por espacios cortos de tiempo, no repetidamente, o no expresarlas en absoluto, y pueden preferir vestimentas y comportamientos asociados con el otro género, pero mostrarse conformes con su género natal o asignado.

El diagnóstico de disforia de género ya no excluye a los individuos intersexuales, y se codifica en cambio como una especificidad en casos donde el individuo intersexual muestra disforia de género con su género natal o asignado. El historial médico es importante para distinguir entre niños con o sin condiciones intersexuales. Los estándares de tratamiento para los niños con intersexualidad han cambiado de manera importante en las últimas décadas debido al activismo de los adultos intersexuales y al apoyo de los profesionales de la salud física y mental. Históricamente, los bebés con intersexualidad se sometían a intervenciones quirúrgicas tempranas para crear una apariencia femenina o masculina más definida de acuerdo con los estándares habituales. Estos procedimientos tenían probabilidades de causar disfunciones sexuales, como incapacidad orgásmica y esterilidad permanente. En la actualidad estas prácticas han cambiado considerablemente, y un mayor número de individuos intersexuales tienen la oportunidad de decidir sobre su propio cuerpo a lo largo de su vida.

Diagnóstico diferencial en adolescentes y adultos

Los individuos que cumplen los criterios diagnósticos de disforia de género deben experimentar disfunción clínica o incongruencia con su identidad de género. Esto excluye a todos los transgénero o inconformes con su género cuando no están clínicamente afectados. Existen algunos trastornos mentales en las que la identidad transgénero puede constituir un componente del pensamiento delirante, como en la esquizofrenia. Sin embargo, esto es extremadamente raro y es diferente de la identidad transgénero o la disforia de género, ya que los problemas de identidad de género disminuyen con el tratamiento de la psicosis. El trastorno dismórfico corporal puede ser un diagnóstico diferencial en pacientes que muestran un deseo de cambiar de género únicamente en algunas partes del cuerpo. No obstante, con este trastorno, la atención se centra en la parte del cuerpo que se ve anormal, no en el género. El travestismo, que se discutió en el capítulo anterior, es una excitación sexual intensa y recurrente por el travestismo que causa malestar o deterioro clínicamente significativo. Este diagnóstico se diferencia de la disforia de género porque la identidad de género de los pacientes es coherente con el género asignado al nacer, y porque la excitación sexual vinculada al travestismo llega a interferir en la forma de vida del individuo.

EVOLUCIÓN Y PRONÓSTICO

Infancia

Los niños y niñas acostumbran a desarrollar un sentido de identidad de género hacia los 3 años. En esa edad pueden desarrollar deseos e intereses, y algunos empiezan a expresar el deseo de pertenecer al otro género. A menudo es en la edad escolar cuando los menores llegan a la consulta clínica por primera vez, cuando empiezan a interactuar intensamente con sus compañeros de clase y a ser observados con detalle por adultos distintos de sus cuidadores habituales. Algunos adultos que se identifican como transgénero recuerdan que cuando eran niños no mostraban conductas congruentes con el otro género. Otros explican más tarde que se esforzaban en comportarse de forma típica con su género asignado, mientras otros niegan haber tenido ninguna preocupación sobre su identidad. Cuando se acerca la pubertad, muchos menores diagnosticados con disforia de género empiezan a mostrar signos crecientes de ansiedad relacionada con la anticipación de los cambios corporales que se avecinan.

Los niños diagnosticados con disforia de género no muestran necesariamente una identidad transgénero en la edad adulta. Varios estudios han demostrado que más de la mitad de los niños y niñas con diagnóstico de trastorno de identidad de género, según el DMS-IV, se identificaron con su género natal en la edad adulta. Los niños que se identifican como transgénero cuando son adultos suelen tener una disforia de género más extrema al ser niños. Muchos estudios muestran tasas altas de identidades homosexual y bisexual entre los que ya habían mostrado inconformidad con su género en la infancia.

COMORBILIDAD

Comorbilidad en la infancia

Los menores diagnosticados de disforia de género reportan tasas más altas de trastorno depresivo, de ansiedad y del control de impulsos que otros niños y niñas, probablemente debido al estigma que deben afrontar en relación con su conducta e identidad de género. También hay registros que indican que los que han recibido el diagnóstico de disforia de género tienen mayor probabilidad de formar parte del espectro autista. Algunos investigadores defienden que podría deberse a la exposición hormonal intrauterina.

Comorbilidad en adultos

Las personas adultas diagnosticadas con disforia de género muestran tasas más altas de trastornos depresivos que otros adultos, así como ansiedad, suicidio, autolesiones y abuso de sustancias. Se cree que la tasa de pensamientos suicidas en las personas transgénero es de alrededor del 40%. El modelo de estrés de las minorías predice un incremento de trastornos mentales entre el grupo de personas estigmatizadas, discriminadas, perseguidas y acosadas, con respecto a las demás. El DMS-5 señala que las personas con trastorno de disforia de género tardío pueden mostrar una mayor fluctuación en la duración de su malestar, así como mayor ambivalencia y menor satisfacción después de la reasignación de género por cirugía.

TRATAMIENTO

Infancia

El tratamiento por cuestiones de identidad de género en los menores suele consistir en terapias individuales, familiares o de grupo que acompañan al individuo en la exploración de sus intereses de género y su identidad. Algunos profesionales practican la terapia reparativa o de conversión, que intentan cambiar la identidad de género de las personas o su orientación sexual. Este tipo de terapia es contraria a la postura que defiende la American Psychiatric Association y a las pautas clínicas de la American Academy of Child and Adolescent Psychiatry, y considerando este tratamiento como no ético.

Adolescencia

A medida que los niños y niñas inconformes con su género entran en la pubertad, algunos muestran un miedo intenso y una clara preocupación relacionados con los cambios físicos que anticipan o que empiezan a experimentar. Además de proporcionar psicoterapia, algunos clínicos utilizan las reacciones de los adolescentes en los primeros estadios de la pubertad para decidir si aconsejar el bloqueo de los cambios puberales con medicación. Los fármacos que inhiben la pubertad son los análogos de la hormona liberadora de gonadotropina (GnRH), agonistas que pueden bloquear temporalmente la liberación de hormonas que producen características sexuales secundarias, y dar así tiempo al adolescente y a su familia para reflexionar sobre las mejores opciones para el futuro. Los agonistas de la GnRH se utilizan en otras poblaciones (p. ej., niños con pubertad precoz) y se consideran seguros. Sin embargo, deben considerarse estos pasos con cuidado.

Adultos

El tratamiento de los adultos transgénero puede incluir psicoterapia para explorar temas de género, así como tratamiento hormonal y quirúrgico. Las intervenciones hormonales y quirúrgicas pueden reducir la depresión y mejorar la calidad de vida de estas personas.

Tratamiento de salud mental

La respuesta histórica de malos tratamientos y la medicalización de personas transgénero por parte de los profesionales de la salud mental ha reducido el interés de estas personas en la participación en el cuidado de su salud mental. Muchos cirujanos y algunos médicos que prescriben hormonas relacionadas con la transición requieren el informe de un profesional de salud mental, por lo que muchas personas transgénero se ven introducidas en un modelo de atención mental supervisado. Numerosas clínicas comunitarias en Estados Unidos utilizan actualmente modelos de consentimiento informado para el tratamiento hormonal, con lo que reducen la necesidad de que los profesionales de salud mental ostenten el papel de cuidadores en estos asuntos. Los estándares de cuidados de la Asociación Mundial de Profesionales para la Salud Transgénero (WPATH) para individuos transexuales, transgénero y personas inconformes con su género se muestran recientemente más flexibles y abiertos a los modelos de consentimiento informado. Algunos profesionales de la salud mental se han especializado en trabajar con poblaciones transgénero, lo que ha incrementado el porcentaje de personas transgénero que acuden a psicoterapia.

Hormonas

El tratamiento hormonal de hombres transgénero se realiza principalmente con testosterona, por lo general proporcionada con una inyección semanal o quincenal. Los cambios iniciales con la administración de tratamientos hormonales incluyen el aumento del acné, la masa muscular y la libido, así como el cese de la menstruación durante los primeros meses. Posteriormente y de forma permanente, los cambios incluyen una mayor profundidad de la voz, incremento del vello corporal y alargamiento del clítoris. Los controles periódicos incluyen la revisión de las concentraciones de hemoglobina y hematócrito, dado que la testosterona puede causar, en casos aislados, un incremento del recuento de hematíes, que pudiera desencadenar un accidente cerebrovascular. Como todas las hormonas esteroideas, la testosterona se metaboliza en el hígado, por lo que deben realizarse controles rutinarios de las funciones hepáticas. Los clínicos también deben controlar las concentraciones de colesterol y analizar una posible diabetes, dado que la testosterona suele incrementar las anomalías lipídicas y la diabetes. Los hombres que empiezan tratamientos hormonales por lo general reciben información sobre su fertilidad, ya que puede verse afectada por la testosterona.

Las mujeres transgénero pueden tomar estrógenos, inhibidores de la testosterona o bien progesterona, a menudo combinados. Estas hormonas pueden causar una mayor suavidad de la piel y una redistribución de la grasa corporal, así como crecimiento del pecho. El desarrollo mamario varía en cada individuo, pero por lo general no supera el tamaño de sujetador de copa B. Los expertos recomiendan a los pacientes seguir el tratamiento hormonal durante 18 o 24 meses antes de proceder a un aumento quirúrgico de pecho, para permitir el crecimiento de la mama hasta su tamaño máximo. El deseo sexual puede reducirse, así como la erección o la eyaculación. El vello corporal puede disminuir en cierta medida, aunque a menudo no tanto como se desea, lo que lleva a muchas mujeres a someterse a la electrólisis. No se producen cambios en la voz, ya que la testosterona ha alterado permanentemente las cuerdas vocales, así que muchas mujeres optan por el adiestramiento de la voz. Las que se someten a estrógenos deben evitar el tabaco, ya que la combinación podría producir coágulos sanguíneos. Se debe controlar la presión arterial, así como la función hepática y las concentraciones de colesterol. Además, los clínicos deben controlar la prolactina, puesto que las concentraciones de esta hormona pueden dispararse durante el tratamiento hormonal, y en algunos casos las mujeres transgénero pueden desarrollar prolactinomas. El asesoramiento sobre la reproducción es muy necesario antes de empezar los tratamientos con estrógenos, porque la esterilidad permanente es la consecuencia más habitual.

Cirugía

Son menos las personas que optan por las cirugías de género que las que optan por los tratamientos hormonales. Algunas no desean en absoluto intervenciones quirúrgicas relacionadas con el género; otras no pueden permitírselo por cuestiones económicas, o no están totalmente convencidas de que el resultado sea satisfactorio.

El tipo de cirugía más habitual, tanto en el transgénero masculino como en el femenino es la «cirugía superior» o de pecho. Los hombres transgénero pueden someterse a una intervención para reconstruir un torso masculino, y las mujeres transgénero solicitar un aumento de pecho.

La «cirugía inferior» es menos común. Los hombres transgénero pueden someterse a metoidioplastia, en la que el clítoris se libera del ligamento de sujeción al cuerpo, y se añade tejido para incrementar su longitud y perímetro. La escrotoplastia (implantes testiculares) es otra forma de crear genitales de apariencia masculina. La faloplastia (creación de pene) se realiza con menor frecuencia debido al coste quirúrgico, ya que requiere múltiples procesos, como injertos de piel desde otras partes el cuerpo, y el resultado aporta una funcionalidad limitada. La cirugía inferior para la mujer es típicamente la vaginoplastia o cirugía de reasignación de sexo. En este procedimiento se retiran los testículos, se reconstruye un clítoris a partir del pene existente y se crea una vagina. Las técnicas de vaginoplastia han mejorado, pero el proceso sigue siendo muy caro. Por ello, algunas mujeres, especialmente aquellas con menos dinero, optan por la orquiectomía, en la que únicamente se retiran los testículos. Esta puede realizarse con anestesia local, en consulta ambulatoria. El procedimiento es útil para reducir significativamente la producción corporal de andrógenos, como la testosterona. Menos abordada, pero igualmente importante para la mujer, es la cirugía facial feminizadora, que altera los pómulos, la frente, la nariz y los labios para crear una apariencia facial más femenina. La cara es identificada por las personas como un indicador de género, de modo que tener los rasgos faciales acordes con el género identitario personal puede facilitar la interacción social y previene el acoso y la violencia. Los hombres transgénero raramente se someten a cirugía facial, ya que la testosterona tiene como consecuencia típica un aspecto facial más masculino.

Dado que la cirugía es inaccesible a muchas personas, se han dado casos aislados de autocirugía, y algunas personas se someten a intervenciones quirúrgicas en condiciones insalubres. Las mujeres pueden llegar a inyectarse silicona industrial para producir curvas corporales. Las inyecciones de silicona que no se realizan bajo control médico pueden comportar una mutilación corporal, infección e incluso embolia y muerte.

EPIDEMIOLOGÍA

Niños

La mayoría de los niños con disforia de género son derivados a una evaluación clínica durante los primeros años de la escuela primaria. Sin embargo, los padres suelen explicar que los comportamientos propios del género opuesto ya habían aparecido antes de los 3 años de edad. Se observó el deseo de pertenecer al sexo opuesto en el 10% de una muestra de niños menores de 12 años derivados por diversos problemas clínicos. Este deseo se observó en el 5% de las niñas menores de 12 años derivadas a atención clínica. La proporción de menores derivados es de 4 a 5 niños por cada niña, lo que probablemente se deba, en parte, al estigma social que se dirige contra los niños feminizados. La tasa de disforia sexual es igual para ambos sexos en la adolescencia. Los investigadores han observado que muchos niños que se considera que muestran comportamientos de disconformidad con respecto a su género no se convierten en adultos transgénero; por el contrario, muchas personas que más tarde serán adultos transgénero informan de que no presentaron inconformidad con su género durante la niñez.

Adultos

La estimación de la disforia de género en adultos procede de Europa, con una prevalencia de 1 por cada 11 000 asignados como hombres y 1 por cada 30 000 asignados como mujeres. El DSM-5 reporta una prevalencia que van del 0,005% al 0,014% para los asignados como hombres y del 0,002% al 0,003% para los asignados como mujeres. La mayor parte de los centros clínicos informan de una proporción de 3 a 5 pacientes hombres por cada paciente mujer. La mayoría de los adultos con disforia de género declaran haberse sentido diferentes del resto de niños de su mismo sexo aunque, retrospectivamente, muchos no podían identificar el origen de esa distinción. Muchos declaran haber sentido una gran identificación con el género opuesto desde sus primeros años de vida, que se hizo más notable en la adolescencia y los primeros años de la vida adulta. En general, la prevalencia de la disforia de género de masculino a femenino es más alta que la de femenino a masculino. Un factor importante en el diagnóstico es una mayor aceptación social hacia las personas de género natal o asignado como mujer que se visten y comportan como hombres que hacia las de sexo natal o asignado como hombre que actúan como mujeres. Basándose más en la estadística poblacional que en la información clínica, algunos investigadores especulan que 1 de cada 500 adultos puede hallarse en el grupo transgénero.

ETIOLOGÍA

Factores biológicos

En los mamíferos, el estado inicial de los tejidos es femenino. Los varones solo se desarrollan si el cuerpo introduce andrógenos, que son activados por el cromosoma Y. El resultado es el desarrollo testicular. Sin la presencia de testículos y andrógenos se desarrollan genitales externos femeninos. Por lo tanto, la pertenencia al sexo masculino y la masculinidad dependen de los andrógenos fetales y perinatales. Los esteroides sexuales gobiernan el comportamiento sexual en animales inferiores, pero este efecto pierde importancia a medida que se asciende en el árbol filogenético. Estas hormonas influyen en la expresión de la conducta sexual en los hombres y mujeres maduros, es decir, la testosterona puede aumentar la libido y la agresividad en las mujeres, y los estrógenos pueden reducirlas en los hombres. Sin embargo, la masculinidad, la feminidad y la identidad de género son más un producto de los eventos de la vida posnatal que de la organización hormonal prenatal.

La teoría de la organización cerebral se refiere a la masculinización o feminización del cerebro en el útero materno. La testosterona afecta a las neuronas que contribuyen a la masculinización del cerebro en áreas como el hipotálamo; sin embargo, sigue siendo un tema controvertido si la testosterona contribuye a los llamados patrones de comportamiento masculinos y femeninos.

Actualmente se estudian posibles causas genéticas de la disforia de género, pero no se han identificado genes candidatos, y las alteraciones cromosómicas son poco comunes en las poblaciones transgénero. Los casos registrados de gemelos idénticos han mostrado algunas parejas de gemelos con concordancia en aspectos transgénero y otras no tan similares.

Algunos abordajes diferentes para entender la disforia de género en estudio incluyen estudios de imagen que han mostrado cambios en la materia blanca, el flujo sanguíneo y el patrón de activación cerebrales en pacientes con disforia de género, pero este es un trabajo preliminar. Los individuos transgénero acostumbran a ser zurdos, aunque se desconoce el significado de este hallazgo incidental.

Factores psicosociales

Los niños suelen desarrollar una identidad de género que concuerda con su sexo asignado. Muchos factores influyen en la formación de la identidad de género, incluido el temperamento de los niños y la interacción con las cualidades y actitudes de los padres. Existen papeles o roles sexuales culturalmente aceptables: no se espera que los niños sean afeminados ni que las niñas tengan un carácter masculino, y hay juegos de niños (p. ej., policías y ladrones) y juguetes de niñas (p. ej., muñecas y casitas). Estos roles se aprenden, aunque algunos investigadores opinan que hay niños con un temperamento delicado y sensible y niñas más agresivas (rasgos que la cultura contemporánea considera estereotipos femeninos y masculinos, respectivamente). Sin embargo, en la sociedad occidental, hay mayor tolerancia que antes ante los comportamientos de roles de género «no tradicionales».

Sigmund Freud creía que los problemas de identidad de género eran el resultado de conflictos experimentados por los niños en el marco del triángulo edípico. Estos problemas se alimentan tanto por acontecimientos familiares reales como por las fantasías del niño. Todo aquello que interfiere con el amor que siente un niño por el progenitor del sexo opuesto y con su identificación con el de su mismo sexo también interfiere con el desarrollo de la identidad de género normal.

Desde Freud, los psicoanalistas han postulado que la calidad de la relación entre la madre y el niño durante los primeros años de vida tiene una importancia primordial para el establecimiento de la identidad de género. Durante este período, las madres suelen facilitar la conciencia y el orgullo de sus hijos acerca de su género: valoran a sus hijos como niños y niñas. Los analistas argumentan que una actitud despreciativa y hostil de la madre puede dar lugar a problemas con la identidad de género. Al mismo tiempo, se despliega el proceso de separación-individuación; cuando los problemas de la identidad de género se asocian con conflictos en este proceso, el resultado puede ser el empleo de la sexualidad para conservar relaciones caracterizadas por las oscilaciones entre una desesperada proximidad infantil y una distancia hostil y despreciativa.

Algunos niños interpretan que serían mejor valorados si adoptaran la identidad de género del sexo opuesto. Los niños rechazados o que son objeto de abusos pueden actuar según esa creencia. La muerte, ausencia prolongada o la depresión de una madre pueden influir en el proceso, y un niño pequeño puede reaccionar identificándose totalmente con ella (es decir, convirtiéndose en madre para sustituirla).

El rol del padre también es importante durante los primeros años y su presencia suele contribuir al proceso de separación-individuación. Sin un padre, la madre y el niño tienen una proximidad excesiva. En las niñas, el padre suele ser el prototipo de los futuros objetos de su amor, y en los niños, un modelo de identificación masculina.

La teoría del aprendizaje postula que los padres y maestros pueden recompensar o castigar a los niños en función del comportamiento de género, lo que influye en la forma en que los niños expresan su identidad de género. Asimismo, los niños aprenden a etiquetar a las personas según su género. Con el tiempo, también aprenden que no se debe imponer el género en función de los aspectos superficiales, como la ropa o el peinado.

Bibliografía

Adelson SL; American Academy of Child and Adolescent Psychiatry (AACAP) Committee on Quality Issues (CQI). Practice parameter on gay, lesbian, or bisexual sexual orientation, gender nonconformity, and gender discordance in children and adolescents. *J Am Acad Child Adolesc Psychiatry*. 2011;51(9):957–974.

Carmel T, Hopwood R, Dickey L. Mental health concerns. In: Erickson-Schroth L, ed. *Trans Bodies, Trans Selves*. New York: Oxford University Press; 2014.

Devor AH. Witnessing and mirroring: a fourteen stage model of transsexual identity formation. *JGLP*. 2004;8(1/2):41–67.

Drescher J. Queer diagnoses: parallels and contrasts in the history of homosexuality, gender variance, and the Diagnostic and Statistical Manual. *Arch Sex Behav*. 2009;39:427–460.

Drescher J, Cohen-Kettenis P, Winter S. Minding the body: situating gender identity diagnoses in the ICD-11. *Int Rev Psychiatry*. 2012;24(6):568–577.

Erickson-Schroth L. Update on the biology of transgender identity. *J Gay Lesbian Ment Health*. 2013;17(2):150–174.

Erickson-Schroth L, Gilbert MA, Smith TE. Sex and gender development. In: Erickson-Schroth L, ed. *Trans Bodies, Trans Selves*. New York: Oxford University Press; 2014.

Grant JM, Mottet LA, Tanis J, Harrison J, Herman JL, Keisling M. Injustice at every turn: a report of the national transgender discrimination survey. Washington, DC: National Center for Transgender Equality and National Gay and Lesbian Task Force; 2011. Retrieved from http://www.thetaskforce.org/reports_and_research/ntds

Green R. Gender identity disorders. In: Sadock BJ, Sadock VA, Ruiz P, eds. *Kaplan & Sadock's Comprehensive Textbook of Psychiatry*. 9th ed. Philadelphia, PA: Lippincott Williams & Wilkins; 2009.

Lev AI. Transgender emergence: therapeutic guidelines for working with gender variant people and their families. Binghamton, New York: The Haworth Press; 2004.

Meier SC, Labuski CM. The demographics of the transgender population. In: Baumle AK, ed. *International Handbook on the Demography of Sexuality*. New York: Springer; 2013.

Spack NP, Edwards-Leeper L, Feldman HA, Leibowitz S, Mandel F, Diamond DA, Vance SR. Children and adolescents with gender identity disorder referred to a pediatric medical center. *Pediatrics*. 2012;129(3):418–425.

Wallien MSC, Cohen-Kettenis P. Psychosexual outcome of gender dysphoric children. *J Am Acad Child Adolesc Psychiatry*. 2008;47(12):1413–1423.

Wylie K, Barrett J, Besser M, Bouman WP, Bridgman M, Clayton A, Green R, et al. Good practice guidelines for the assessment and treatment of adults with gender dysphoria. *Sex Relatsh Ther*. 2014;29(2):154–214.

Trastornos disruptivos, del control de los impulsos y de la conducta

Son seis las enfermedades que conforman la categoría de *trastornos disruptivos, del control de los impulsos y de la conducta.* Dos de ellas se asocian con la infancia: el trastorno negativista desafiante y el trastorno de conducta, descritos en el capítulo 2. El *Manual diagnóstico y estadístico de los trastornos mentales* (DSM-5) incluye el trastorno de la personalidad antisocial tanto en esta sección como en la de trastornos de la personalidad; se incluirá con los trastornos de la personalidad (v. cap. 19). Los otros tres trastornos, esto es, el trastorno explosivo intermitente, la cleptomanía y la piromanía, se comentan a continuación en este capítulo, así como otros trastornos especificados y no especificados que se relacionan con esta categoría.

PRESENTACIÓN CLÍNICA

Las personas que padecen uno de estos trastornos son incapaces de resistir un impulso, un instinto o una tentación intensos de llevar a cabo una determinada acción que resulta evidentemente dañina para ellas mismas, para los demás o para ambos. Antes del hecho en sí, el individuo suele experimentar un aumento de la tensión y la excitación, a veces (no siempre) mezclado con un placer anticipatorio consciente. La realización de la acción aporta una gratificación y un alivio inmediatos. En un período de tiempo posterior variable, el individuo experimenta una mezcla de remordimientos, culpa, reproches y temor. Mantener en secreto, por vergüenza, la actividad impulsiva repetida suele terminar por acaparar toda la vida del individuo y, a menudo, retrasa el tratamiento de manera significativa.

Trastorno explosivo intermitente

Los pacientes con trastorno explosivo intermitente tienen episodios discretos de pérdida del control de sus impulsos agresivos, que pueden originar agresiones graves o la destrucción de la propiedad. La agresividad expresada es desproporcionada a cualquier factor de estrés que pueda haber provocado dichos episodios. Los episodios aparecen en cuestión de minutos o de horas y, con independencia de su duración, remiten rápida y espontáneamente. Tras cada episodio, los pacientes suelen mostrar un arrepentimiento o remordimiento auténticos, y los signos de impulsividad o agresividad generalizados desaparecen entre los episodios. Los médicos no deben diagnosticar un trastorno explosivo intermitente si pueden explicar mejor los síntomas con otro trastorno: se puede imaginar una larga lista de posibles trastornos y discutir algunos diferenciales en esa sección.

Un agente inmobiliario de 36 años buscó ayuda por sus problemas de ira. En su trabajo era bastante competente, aunque perdía clientes con frecuencia cuando se enfadaba ante la indecisión de estos. En varias

ocasiones llegó a la agresión verbal, con lo que los clientes buscaron cerrar la operación con terceras personas. Esta agresividad impulsiva también había llevado a la ruptura de varias relaciones, ya que sus repentinos ataques de ira contenían acusaciones humillantes hacia sus novias, algo que solía ocurrir sin que existiera ningún conflicto evidente. En muchas ocasiones, la ira del paciente se descontrolaba de tal modo que le llevaba a lanzar objetos como libros, su propia mesa o el contenido del refrigerador. En el tiempo que transcurría entre los episodios, era una persona simpática, agradable y con muchos amigos, que disfrutaba tomando copas durante el fin de semana y que había sido detenido en dos ocasiones por conducir ebrio. En una de esas ocasiones, se enzarzó en un altercado verbal con un agente de policía. Había experimentado con drogas como la cocaína y la marihuana en la universidad.

La exploración del estado mental reveló que, en general, se trataba de un paciente cooperativo. Sin embargo, se mostró bastante a la defensiva cuando se le preguntó sobre su ira, y se sintió acusado y culpado por el entrevistador en referencia a su comportamiento en el pasado. No se observó una historia médica significativa, ni signos de problemas neurológicos. Nunca, antes de la evaluación, se había sometido a tratamiento psiquiátrico ni tomaba medicación, y negaba cualquier síntoma de trastorno del estado de ánimo o cualquier otra actividad antisocial. El tratamiento incluyó la administración de carbamazepina y una combinación de psicoterapia cognitivo-conductual y de apoyo. Los ataques de ira del paciente mejoraron a medida que fue consciente de los signos previos que indicaban que estaba a punto de perder el control. Aprendió técnicas para evitar la confrontación cuando notaba los signos de aviso. (Por cortesía de Vivien K. Burt, MD, PhD, y Jeffrey William Katzman, MD.)

Cleptomanía

Los pacientes con cleptomanía (del griego *clepts,* «ladrón») describen un fracaso recurrente para resistir los impulsos de robar objetos innecesarios para su uso personal o por su valor monetario. Los objetos sustraídos a menudo se regalan, se devuelven clandestinamente o se guardan y se esconden.

Como con otros trastornos del control de los impulsos, la cleptomanía se caracteriza por un aumento de la tensión antes del acto, seguido de la gratificación y una disminución de la tensión con o sin sentimiento de culpa, remordimientos o depresión tras el acto. El robo no se planifica y no implica a otras personas y, aunque no se produce cuando existe la probabilidad de un arresto inmediato (p. ej., frente a un guardia de seguridad en una tienda), el cleptómano no siempre considera las posibilidades de que lo detengan, aunque los arrestos repetidos le llevan a sentirse dolido y humillado. Es posible que la persona sienta culpa y ansiedad tras el robo, pero no siente ni rabia ni deseos de venganza.

Jane era una ejecutiva soltera de 42 años, con éxito profesional y procedente de una familia acomodada. Se consideraba una «compradora infatigable» y siempre se había podido permitir la ropa cara del diseñador que le gustaba. Ya en la universidad, sus compras «legales» iban en paralelo con el robo de ropa interior barata en tiendas de saldos. Nunca se ponía las prendas que robaba, porque las consideraba «sórdidas», pero tampoco lograba desprenderse de ellas, y acumulaba cajas repletas de lencería hurtada en un trastero.

El verdadero problema para Jane empezó a los 30 años, cuando fue detenida mientras robaba unas medias en el mismo hipermercado por tercera vez en 3 meses. Como condición para lograr la libertad condicional se le obligó a visitar a un psiquiatra. Sus visitas fueron esporádicas y siguió robando en diversas ocasiones durante los 2 años siguientes. También sufrió una depresión importante, que intentaba aliviar bebiendo mucho.

Finalmente, Jane empezó a tomarse en serio su problema después de que otro arresto precipitara un intento de suicidio. Entonces empezó a acudir a la consulta del psiquiatra con regularidad y aceptó tomar citalopram y naltrexona. También consideró que participar en un grupo de Alcohólicos Anónimos para ejecutivos sometidos a mucha presión fue por lo menos igual de efectivo (si no más) para controlar sus robos. (Por cortesía de Harvey Roy Greenberg, MD.)

Piromanía

Los pacientes con piromanía provocan incendios de forma repetida y deliberada. Sienten la necesidad de hacerlo y alivio o placer después de hacerlo. Por lo general, están fascinados con todos los aspectos de los incendios y pueden desencadenar falsas alarmas. A menudo se sienten atraídos por la extinción de incendios, pueden pasar tiempo en el departamento de bomberos local, ser voluntarios o incluso convertirse en bomberos profesionales. Su curiosidad es evidente, pero no muestran remordimientos y pueden ser indiferentes a las consecuencias para la vida o la propiedad. Los incendiarios pueden sentirse satisfechos con la destrucción resultante; con frecuencia, dejan pistas aparentes.

DIAGNÓSTICO

Trastorno explosivo intermitente

En la tabla 18-1 se enumeran los criterios diagnósticos para el trastorno explosivo intermitente en el DSM-5 y la *Clasificación internacional de enfermedades,* 10.ª edición (CIE-10). La característica clave de este trastorno es un arrebato agresivo que tiene un inicio rápido, generalmente sin advertencia, que dura menos de 30 min. Suele haber alguna provocación, aunque la respuesta a esa provocación es desproporcionada. Puede ocurrir un episodio menos grave entre los más graves.

Como ocurre con la mayoría de los trastornos psiquiátricos, los trastornos causan angustia significativa o deterioro en el funcionamiento psicosocial y no se explican mejor por otro trastorno psiquiátrico, por consumo de sustancias u otro trastorno médico. La edad es un requisito relativamente único para este trastorno, en el que el individuo debe tener más de 6 años (o un nivel de desarrollo comparable).

El diagnóstico del trastorno explosivo intermitente debería ser el resultado de un estudio de la historia del paciente que revele varios episodios de pérdida de control asociados con ataques violentos. Un único episodio no justifica el diagnóstico. Las historias suelen describir una infancia en un ambiente de alcoholismo, violencia e inestabilidad emocional. Los historiales laborales de los pacientes son pobres, con pérdidas de trabajo, problemas matrimoniales y con la ley. La mayoría de los pacientes ha recurrido a ayuda psiquiátrica en el pasado, pero sin que haya sido útil. Por lo general, la ansiedad, el sentimiento de culpa y la depresión siguen a los ataques, aunque este hallazgo no es una constante.

Cleptomanía

En la tabla 18-2 se enumeran los métodos de diagnóstico de la cleptomanía del DSM-5 y la CIE-10. La característica esencial de la cleptomanía son los impulsos o deseos recurrentes, intrusivos e irresistibles de robar objetos innecesarios. El acto va acompañado de tensión antes de la acción, y placer, gratificación o alivio después de este. No está asociado con la ira o la venganza y no se explica mejor por algún otro trastorno, como se discutió en la sección de diagnóstico diferencial.

Tabla 18-1
Trastorno explosivo intermitente

	Trastorno explosivo intermitente	
Trastorno	**DSM-5**	**CIE-10**
Nombre del diagnóstico	Trastorno explosivo intermitente	Otros trastornos del hábito y de los impulsos (trastorno explosivo intermitente)
Duración	Si el síntoma 1, promedio de 2 × / semana durante 3 meses Si el síntoma 2, ocurre durante al menos 1 año	
Síntomas	Agresión verbal o física no premeditada, sin motivación, desproporcionada con la provocación 1. No causa daño 2. Causa daño	Comportamiento desadaptativo, repetido y persistente No resistir el impulso Precedido por un período de tensión Seguido de un período de liberación
Número requerido de síntomas	Ya sea 1 o 2 de los anteriores Si se presenta el síntoma 2, tiene que ocurrir al menos 3 veces al año	Todos los anteriores
Consecuencias psicosociales de los síntomas	Angustia o funcionamiento alterado (social, ocupacional u otras áreas importantes) O consecuencias financieras o legales	
Exclusiones (no es resultado de):	Enfermedad médica Sustancia Otro trastorno psiquiátrico Edad < 6	No es secundario a otro síndrome psiquiátrico
Comentarios		Este se diagnostica como un trastorno de hábitos e impulsos, «otro», y no definido específicamente

Tabla 18-2
Criterios diagnósticos de cleptomanía

Trastorno	Cleptomanía	
	DSM-5	**CIE-10**
Nombre del diagnóstico	Cleptomanía	Cleptomanía
Síntomas	Robo recurrente • No resistir el impulso de robar • Los artículos robados son innecesarios • Precedido por un período de tensión • Seguido de un período de gratificación o liberación	Comportamiento desadaptativo, repetido y persistente • No resistir el impulso • Precedido por un período de tensión • Seguido de un período de liberación
Número requerido de síntomas	Todos los anteriores	Todos los anteriores
Exclusiones (no es resultado de):	Ira Venganza Psicosis Trastorno de conducta Manía Trastorno de la personalidad antisocial	No es secundario a otro síndrome psiquiátrico
Comentarios		Incluido entre los trastornos de hábito e impulso

Piromanía

En la tabla 18-3 se enumeran los criterios diagnósticos de la piromanía del DSM-5 y la CIE-10. Para ser diagnosticado de piromanía, los pacientes deben provocar incendios, no solo desearlos o imaginarlos. Esta acción es repetitiva, deliberada y con un propósito. Sienten tensión o excitación antes de encender el fuego, así como fascinación y atracción por los incendios. Pueden hacer preparativos considerables antes de encender el fuego y después de prenderlo sienten placer, gratificación o alivio al presenciar o participar en las secuelas del incendio. Quizás relacionado con esa gratificación, también sienten una atracción e interés similares por la extinción de incendios, incluidas las actividades y equipos asociados con esa profesión. Al igual que la discusión sobre la cleptomanía, no obtienen beneficio personal, financiero ni de otro tipo por el incendio, de ahí la distinción entre piromanía e incendio provocado, y el trastorno no se explica mejor por otra causa (v. Diagnóstico diferencial).

Otros trastornos específicados o no específicados

El DSM incluye «otros trastornos específicados o no específicados» para la mayoría de las categorías de diagnóstico. Esta categoría suele ser residual para los trastornos que no cumplen con los criterios para los trastornos principales de la clase. En este caso, este grupo incluye trastornos únicos, y algunos se encuentran en la frontera entre trastornos impulsivos y compulsivos (v. sección sobre diagnóstico diferencial para una discusión de las diferencias). Muchos de estos, como el trastorno del juego por internet y los relacionados, se consideran mejor como trastornos adictivos y se incluyen en el capítulo de trastornos de consumo de sustancias. Esto es porque aunque no se deba a las sustancias, la fenomenología, la patología, el curso y el abordaje del tratamiento de los trastornos, como el trastorno del juego por internet, parece ser muy similar.

PRUEBAS OBJETIVAS PARA LOS TRASTORNOS

Hallazgos físicos y pruebas de laboratorio

Las analíticas sanguíneas (función hepática y tiroidea, glucosa, electrólitos), el análisis de orina (incluidos los tóxicos) y la serología de la sífilis pueden ayudar a buscar otras causas de agresión o conducta impulsiva.

DIAGNÓSTICO DIFERENCIAL DE LOS TRASTORNOS DISRUPTIVOS Y DE CONTROL DE IMPULSOS

Puede ser difícil distinguir entre los trastornos impulsivos y los compulsivos, y en la práctica los términos a veces son vagos y se superponen. Un *impulso* es un estado de tensión que puede existir sin una acción, mientras que una *compulsión* es un estado de tensión que siempre tiene un componente de acción. En el caso de trastornos compulsivos (como trastorno obsesivo-compulsivo [TOC] o tricotilomanía), los pacientes se sienten «obligados» a exteriorizar su comportamiento patológico y no pueden resistir el impulso de hacerlo. Los impulsos y compulsiones también se diferencian por el resultado esperado: las personas que actúan por impulso esperan recibir algún placer, mientras que las compulsiones suelen ser egodistónicas, lo que significa que una persona no desea ni disfruta el acto a pesar de sentirse obligada a hacerlo. Incluso esto es complicado, ya que en algunos casos los trastornos del control de los impulsos también provocan culpa, lo que perturba la sensación de placer. Del mismo modo, no todas las compulsiones son egodistónicas; por ejemplo, el juego compulsivo con videojuegos puede tener un componente de placer. Tanto el comportamiento compulsivo como el impulsivo se caracterizan por su naturaleza repetitiva, pero la exteriorización repetida de impulsos lleva a una discapacidad psicosocial, mientras que el comportamiento compulsivo no siempre conlleva ese riesgo.

Trastorno explosivo intermitente

Solo se debe diagnosticar un trastorno explosivo intermitente después de haber descartado otros trastornos asociados a la pérdida ocasional del control de impulsos agresivos como causa principal. Estos otros trastornos incluyen trastornos psicóticos, cambios de personalidad debidos a una enfermedad médica, trastorno de la personalidad límite o antisocial e intoxicación por sustancias (p. ej., alcohol, barbitúricos, alucinógenos y anfetaminas), epilepsia, tumores cerebrales, enfermedades degenerativas y trastornos endocrinos.

La naturaleza episódica y discontinua del trastorno explosivo intermitente lo diferencia de los trastornos de conducta y de personalidad

Tabla 18-3
Piromanía

Trastorno	Piromanía	
	DSM-5	CIE-10
Nombre del diagnóstico	Piromanía	Piromanía
Síntomas	Prender fuego • +1 incidente • Deliberado y determinado • Preocupado por incendios, quemaduras y fenómenos relacionados • Seguido de un período de gratificación o liberación	Prender fuego • Múltiples actos o intentos • Sin motivo aparente • Preocupado por incendios, quemaduras y fenómenos relacionados • Precedido por un período de tensión • Seguido de un período de emoción
Número requerido de síntomas	Todos los anteriores	Todos los anteriores
Exclusiones (no es resultado de):	• Trastorno de conducta • Manía • Trastorno de la personalidad antisocial • Psicosis • Deterioro de la cognición o el juicio Motivado por: • Deseo de un beneficio social o económico percibido • Ideología sociopolítica • Necesidad de ocultar la actividad delictiva • Ira • Venganza	• Trastorno de la personalidad disocial • Trastorno por alcohol o sustancias • Enfermedad fingida • Trastorno de conducta • Trastorno mental orgánico • Esquizofrenia
Comentarios		Incluido entre los trastornos de hábito e impulso

antisocial, que son patrones de comportamiento más generalizados en los que la agresión es una característica constante y no solo asociada con arrebatos discontinuos.

En la esquizofrenia, los pacientes pueden manifestar un comportamiento violento en respuesta a delirios y alucinaciones, y muestran grandes dificultades para confirmar la realidad. Los pacientes hostiles con manía pueden ser impulsivamente agresivos, pero el diagnóstico subyacente suele ser, por lo general, obvio tras las exploraciones del estado mental y por las manifestaciones clínicas.

Amok es un síndrome cultural generalmente asociado con el sureste de Asia (pero también observado en otros lugares) que consiste en episodios de comportamiento violento agudo en los que la persona refiere amnesia. El síndrome se diferencia del trastorno explosivo intermitente porque se asocia a un único episodio y a manifestaciones disociativas destacadas.

Entre los trastornos médicos, ciertos trastornos neurológicos pueden parecerse a los del control de impulsos. Los ejemplos mejor documentados son la enfermedad de Parkinson, que puede parecerse tanto a los trastornos del control de impulsos como a los trastornos adictivos.

Cleptomanía

El robo en comercios se ha convertido en una epidemia nacional. Son pocos los ladrones que sufren cleptomanía real; la mayoría son adolescentes o adultos jóvenes que hurtan de dos en dos o en pequeños grupos por «placer», además de por el factor material, y que no sufren ningún trastorno psiquiátrico importante.

Las personas con un trastorno de la personalidad antisocial roban por beneficio personal, con cierto grado de premeditación y planificación. A menudo convencen a otros de robar para ellos. El robo antisocial suele implicar una amenaza física o violencia, en particular para eludir el arresto. Se aprecia una falta de sentimiento de culpa y de remordimientos, o los pacientes mienten descaradamente.

Los episodios de robo ocurren en ocasiones durante una enfermedad psicótica, por ejemplo, manía aguda, depresión mayor con características psicóticas o esquizofrenia. El robo psicótico es producto de la

elevación o la depresión patológicas del estado de ánimo, o alucinaciones o delirios que obligan al sujeto a realizar el acto.

El consumo agudo de drogas o de alcohol puede precipitar al robo en individuos que padezcan otro trastorno psiquiátrico o que no sufran otro trastorno psiquiátrico significativo. Los enfermos de Alzheimer o con otras afecciones orgánicas con demencia pueden abandonar una tienda sin pagar, por un olvido, en lugar de por un intento de robo.

Algunas personas con un trastorno de la personalidad antisocial o sin ningún trastorno pueden robar y luego afirmar que padecen cleptomanía. Este sería un ejemplo de simulación, no de cleptomanía, aunque con perpetradores lo suficientemente inteligentes puede ser un desafío notar la diferencia.

Piromanía

Es posible que los clínicos tengan dificultades para distinguir entre la piromanía y la fascinación de muchos niños por las cerillas, los encendedores y el fuego en general como parte de la investigación normal de su entorno. También se debe separar la piromanía de los actos incendiarios de sabotaje llevados a cabo por extremistas políticos disidentes o por incendiarios.

Cuando se produce un acto incendiario en el marco de un trastorno de conducta o de la personalidad antisocial, se trata de un acto deliberado, no de un fracaso a la hora de resistir un impulso. Estas personas pueden provocar incendios con fines de lucro, sabotaje o represalias. Los pacientes con esquizofrenia o manía pueden provocar incendios movidos por delirios o alucinaciones. Los pacientes con trastornos cerebrales (p. ej., demencia), discapacidad intelectual o intoxicación con sustancias pueden provocar incendios por falta de apreciación de las consecuencias de sus actos.

COMORBILIDAD

Trastorno explosivo intermitente

Más del 80 % de las personas con trastorno explosivo intermitente cumplen criterios de otro trastorno psiquiátrico. Estos incluyen otros trastornos del control de los impulsos y del consumo de sustancias, del estado de ánimo, la ansiedad, la personalidad (antisocial y límite), el estrés postraumático y los trastornos alimentarios. Además, se sabe que las personas con trastorno explosivo intermitente tienen un mayor riesgo de autolesión.

Cleptomanía

Se considera que los pacientes con cleptomanía muestran una comorbilidad elevada con los trastornos afectivos mayores (por lo general, pero no siempre, depresivo) y varios trastornos de ansiedad durante su vida. Las enfermedades asociadas también incluyen otros trastornos como la ludopatía y la compra compulsiva, los trastornos alimentarios (especialmente bulimia nerviosa), trastornos de la personalidad, TOC y trastornos por consumo de sustancias, especialmente trastorno por consumo de alcohol. También se informa de que las personas con cleptomanía tienen tasas más altas de suicidio.

Piromanía

La piromanía se asocia de manera considerable con el trastorno por abuso de sustancias (en especial, el alcoholismo), los trastornos afectivos, depresivos o bipolares, y otros trastornos del control de los impulsos. Asimismo, se ha informado de un aumento de los pensamientos suicidas.

EVOLUCIÓN Y PRONÓSTICO

Trastorno explosivo intermitente

El trastorno explosivo intermitente puede iniciarse en cualquier etapa de la vida, pero suele aparecer entre el final de la adolescencia y el principio de la edad adulta. El inicio puede ser repentino o insidioso, y el transcurso episódico o crónico. En la mayoría de los casos, la gravedad del trastorno disminuye con el inicio de la edad adulta, pero una disfunción orgánica importante puede llevar a episodios graves y frecuentes. El trastorno explosivo intermitente es más frecuente en hombres que en mujeres.

Cleptomanía

La cleptomanía puede empezar en la infancia, aunque la mayoría de los niños y los adolescentes que roban no se convierten en adultos cleptómanos. El inicio del trastorno suele tener lugar en la adolescencia. En los períodos de inactividad, la pérdida o la decepción pueden precipitar nuevos episodios del trastorno.

La evolución del trastorno aumenta y disminuye, pero tiende a ser crónico; la frecuencia de los robos varía de menos de uno a varios episodios por mes. La mayoría de estos pacientes roban en tiendas minoristas, pero también lo hacen a miembros de la familia en sus hogares. Los individuos a veces tienen ataques durante los que son incapaces de resistir el impulso de robar, que van seguidos por períodos de tranquilidad durante semanas o meses. Se desconoce la tasa de recuperación espontánea de este trastorno.

Las discapacidades y las complicaciones graves suelen ser secundarias al hecho de ser atrapados durante el acto, especialmente a la detención. Parece que muchos individuos no han considerado a conciencia la posibilidad de hacer frente a las consecuencias de sus actos. A menudo, el trastorno no perjudica en modo alguno el desarrollo social o laboral del individuo.

El pronóstico con tratamiento puede ser bueno, pero son pocos los pacientes que buscan ayuda por decisión propia.

Piromanía

No hay que sorprenderse de que se sepa muy poco sobre el desarrollo y el curso de la piromanía. La mayoría de las personas que la presentan empiezan a provocar incendios en la adolescencia o en la edad adulta temprana. La frecuencia e intensidad del incendio puede aumentar con el tiempo o puede aumentar y disminuir. Se desconoce el curso de la piromanía, pero estudios con muestras pequeñas sugieren que puede ser crónica. Ocurre con más frecuencia en hombres con habilidades sociales más débiles y dificultades del aprendizaje.

ABORDAJE DEL TRATAMIENTO

Trastorno explosivo intermitente

Un enfoque combinado farmacológico y psicoterapéutico parece ser el que obtiene mayores éxitos. Sin embargo, la terapia psicológica con pacientes con trastorno explosivo intermitente es difícil debido a sus ataques de ira. Los terapeutas pueden tener problemas de contratransferencia y para marcar límites. La psicoterapia de grupo puede ser útil, y la de familia lo es, especialmente cuando el paciente es un adolescente o un adulto joven. Un objetivo de la psicoterapia es que el paciente reconozca y verbalice los pensamientos o los sentimientos que preceden a los ataques explosivos, en lugar de exteriorizarlos con actos. La terapia cognitivo-conductual (TCC) y el manejo de contingencias pueden ser útiles.

Durante mucho tiempo se han utilizado anticonvulsivantes para el tratamiento de pacientes explosivos, con resultados variados. Se ha publicado que el litio es útil en general para reducir el comportamiento agresivo, así como la carbamazepina, el valproato y la fenitoína. Algunos clínicos han utilizado otros anticonvulsivantes (p. ej., topiramato). En ocasiones, administran benzodiazepinas, pero pueden causar desinhibición, empeorando así los comportamientos.

Los fármacos antipsicóticos y tricíclicos son efectivos en algunos casos, pero los clínicos deben cuestionarse si la esquizofrenia o el trastorno del estado de ánimo es el diagnóstico correcto. Debido a la probabilidad de actividad seudoepiléptica subcortical, los fármacos que reducen el umbral convulsivo pueden agravar la situación. Los inhibidores selectivos de la recaptación de serotonina (ISRS), la trazodona y la buspirona logran reducir la impulsividad y la agresividad. El propranolol y otros antagonistas de los receptores β-adrenérgicos y antagonistas del calcio también resultan efectivos en determinados casos.

Algunos neurocirujanos han llevado a cabo intervenciones quirúrgicas en casos de violencia y agresividad intratables, sin que haya pruebas de su efectividad.

Cleptomanía

Debido a que la cleptomanía real es poco frecuente, los informes de tratamiento tienden a ser descripciones de casos individuales o series breves de casos. La psicoterapia orientada a la introspección y el psicoanálisis funcionan, pero dependen de la motivación del paciente. En los individuos que se sienten culpables y avergonzados, la psicoterapia orientada a la introspección puede ser de ayuda, dada la mayor motivación para cambiar su comportamiento.

Los informes de casos y las series de casos sugieren que la TCC puede ser útil. Las terapias conductuales específicas, con desensibilización sistemática, condicionamiento aversivo y una combinación de condicionamiento aversivo y contingencias sociales alteradas, funcionan incluso cuando falta la motivación. Por otra parte, los ISRS como la fluoxetina y la fluvoxamina parecen ser efectivos en algunos pacientes con cleptomanía; sin embargo, también hay informes de que la fluoxetina no tiene ningún beneficio en la cleptomanía. Los casos descritos indican buena respuesta terapéutica con fármacos tricíclicos, trazodona, litio, valproato, topiramato, naltrexona, metilfenidato y terapia electroconvulsiva. En un ensayo controlado de antidepresivos se encontró que escitalopram no tiene ningún beneficio en el tratamiento de la cleptomanía. Aunque limitado por el pequeño tamaño de la muestra y el diseño abierto, se indicó que la naltrexona en dosis altas es eficaz para reducir la necesidad de robar en pacientes con cleptomanía.

Piromanía

Se ha escrito poco acerca del tratamiento de la piromanía y resulta difícil tratar a los incendiarios debido a su falta de motivación. Ningún tratamiento aislado ha resultado efectivo, por lo que deben intentarse diversas modalidades que incluyan enfoques conductistas. Entre los tratamientos propuestos, la TCC parece ser el más prometedor.

Dada la naturaleza recurrente de la piromanía, cualquier programa de tratamiento debe incluir la supervisión de los pacientes a fin de prevenir la reincidencia en la provocación de incendios. El encarcelamiento puede ser el único método para evitar una recurrencia mientras el paciente empieza su terapia.

Los incendios provocados por niños deben tratarse con la mayor seriedad. Cuando sea posible, hay que considerar intervenciones intensivas, pero como medidas terapéuticas y preventivas, no como castigo. En niños y adolescentes, el tratamiento de la piromanía o de la provocación de incendios debería incluir también psicoterapia familiar.

Se han publicado varios informes de casos donde se administraba ISRS, litio, naltrexona, estimulantes, topiramato, valproato, carbamazepina, agentes antiandrógenos, clonazepam y olanzapina. Por desgracia, muchos no han presentado beneficio alguno con el tratamiento farmacológico.

EPIDEMIOLOGÍA

No se sabe mucho sobre la epidemiología de estos trastornos, ya que todos están infravalorados. Esto es comprensible por las posibles ramificaciones de la autoinformación de lo que suele ser un comportamiento ilegal.

Se estima que la tasa de prevalencia a lo largo de la vida para el trastorno explosivo intermitente es de alrededor del 5 % al 8 %, y parece ser más frecuente en hombres que en mujeres. Ellos son internados en instituciones penitenciarias, y ellas en instituciones psiquiátricas. En un estudio, el 2 % de todas las personas ingresadas en el servicio psiquiátrico de un hospital universitario sufrían trastorno explosivo intermitente, y el 80 % eran hombres.

La prevalencia de la cleptomanía se desconoce, pero se calcula que es aproximadamente del 0,6 %. El intervalo varía entre el 4 % y el 24 % de los arrestados por robo en las tiendas. El cociente hombre-mujer es de 1 a 3 en las muestras clínicas.

No se dispone de información sobre la prevalencia de la piromanía, pero solo un pequeño porcentaje de los adultos que provocan incendios la presentan. El trastorno es mucho más frecuente en hombres que en mujeres. En Estados Unidos, el 60 % de las personas que provocan incendios son adolescentes; la mayoría, sin embargo, no cumple los criterios de piromanía.

ETIOLOGÍA

Para todos estos trastornos se desconoce la causa. Indudablemente, los factores psicodinámicos, psicosociales y biológicos tienen un papel fundamental. Algunos trastornos del control de los impulsos pueden compartir mecanismos neurobiológicos subyacentes. El cansancio, la estimulación incesante y los traumas psíquicos pueden reducir la resistencia a controlar los impulsos de una persona.

Trastorno explosivo intermitente

Otros factores asociados con la agresión impulsiva incluyen la exposición infantil a la violencia, el maltrato y la negligencia. Un estudio encontró que existía una asociación significativa entre el trastorno explosivo intermitente y el entorno de crianza infantil aversivo comparable a otras psicopatologías. Otro estudio encontró que el abuso físico en la infancia se asoció de forma independiente con el trastorno explosivo intermitente, con la impulsividad y la agresión como mediadores de la relación entre el abuso físico y este trastorno. Otros han demostrado

que el trastorno explosivo intermitente está asociado con la exposición infantil a episodios traumáticos interpersonales.

La disfunción cortical prefrontal se ha asociado con agresión impulsiva. Algunos investigadores sugieren la implicación de un trastorno en la fisiología cerebral, en particular en el sistema límbico, en la mayoría de los casos de violencia episódica. Pruebas concluyentes indican que las neuronas serotoninérgicas median en la inhibición conductual. Una transmisión serotoninérgica disminuida, que puede estar inducida por inhibición de la síntesis de serotonina o por el efecto de un antagonista, disminuye el efecto del castigo como elemento disuasorio del comportamiento. La restauración de la actividad de la serotonina (p. ej., mediante la administración de L-triptófano, un precursor de la serotonina) restaura el efecto conductual del castigo y puede ayudar a controlar las tendencias violentas. Los niveles bajos de ácido 5-hidroxiindolacético (5-HIAA) en el líquido cefalorraquídeo (LCR) se correlacionan con intentos de suicidio violentos y agresión impulsiva en algunos estudios. Por su parte, las concentraciones elevadas de testosterona en el LCR están relacionadas con la agresividad y la violencia interpersonal en los hombres. También se ha demostrado que los agentes antiandrogénicos disminuyen la agresividad.

Las pruebas indican que el trastorno explosivo intermitente es más común entre los familiares biológicos de primer grado que en la población general. Esta asociación no implica una etiología genética, ya que seguramente influyen muchos otros factores familiares y sociales. Puede existir una interacción entre los genes y el ambiente donde los individuos con polimorfismos específicos del gen de la serotonina pueden ser más propensos a conductas de agresión impulsiva después de la exposición al maltrato infantil.

Cleptomanía

Se sabe poco sobre la etiología de la cleptomanía. Se han descrito casos de cleptomanía asociada a traumatismo craneoencefálico, lesiones del lóbulo frontal, atrofia cortical, demencia e hipoglucemia secundaria a insulinoma. Existen implicaciones sobre la patología sutil de la sustancia blanca de acuerdo con los resultados de las imágenes con tensor de difusión. Otro estudio encontró que, aunque, como grupo, los pacientes con cleptomanía no mostraron deficiencias en las pruebas neuropsicológicas, la gravedad de la enfermedad se asoció con un deterioro en el funcionamiento ejecutivo.

Los datos sobre la genética de la cleptomanía son limitados y escasos. Un estudio observó que las personas con cleptomanía tenían más familiares de primer grado con trastornos por consumo de alcohol en comparación con los controles. La serotonina y la dopamina, así como los sistemas neurotransmisores opioides y glutamatérgicos, pueden tener un papel en la cleptomanía. Además, hay tasas más altas de TOC en familiares de individuos con cleptomanía en comparación con la población general.

Piromanía

La etiología de la piromanía también se conoce poco. La literatura sobre los orígenes de la piromanía ha sugerido factores que van desde el temperamento hasta los factores ambientales y la psicopatología de los padres. Otros autores han sugerido que la piromanía y otros trastornos del control de los impulsos pueden compartir un vínculo neurobiológico con los trastornos por consumo de sustancias. Estudios limitados sugieren que la piromanía puede estar asociada con una menor concentración de metabolitos de noradrenalina y serotonina 3-metoxi-4-hidroxifenilglicol y ácido 5-hidroxiindolacético.

Bibliografía

American Psychiatric Association. *Diagnostic and Statistical Manual of Mental Disorders*. 5th ed. Arlington, VA: American Psychiatric Association; 2013.
Dannon PN. Topiramate for the treatment of kleptomania: a case series and review of the literature. *Clin Neuropharmacol*. 2003;26:1.

Grant JE, Kim SW. An open-label study of naltrexone in the treatment of kleptomania. *J Clin Psychiatry*. 2002;63:349–356.

Grant JE, Potenza MN. Impulse control disorders: clinical characteristics and pharmacological management. *Ann Clin Psychiatry*. 2004;16:27–34.

Greenberg HR. Impulse-control disorders not elsewhere classified. In: Sadock BJ, Sadock VA, eds. *Kaplan & Sadock's Comprehensive Textbook of Psychiatry*. 8th ed. Vol. 1. Philadelphia, PA: Lippincott Williams & Wilkins; 2005:2035.

Hassamal S, Ramesh D, Moeller FG. Chapter 24: Impulse control disorders: pyromania. In: Sadock BJ, Sadock VA, Ruiz P, eds. *Kaplan & Sadock's Comprehensive Textbook of Psychiatry*. 10th ed. Philadelphia, PA: Wolters Kluwer; 2017: 2113–2114.

Hassamal S, Ramesh D, Moeller FG. Chapter 24: Impulse control disorders: kleptomania. In: Sadock BJ, Sadock VA, Ruiz P, eds. *Kaplan & Sadock's Comprehensive Textbook of Psychiatry*. 10th ed. Philadelphia, PA: Wolters Kluwer; 2017: 2114–2115.

Hollander E, Baker BR, Kahn J, Stein DJ. Conceptualizing and assessing impulse-control disorders. In: Hollander E, Stein DJ, eds. *Clinical Manual of Impulse-Control Disorders*. Washington, DC: American Psychiatric Publishing; 2006:1–18.

Koran LM, Aboujaoude EN, Gamel NN. Escitalopram treatment of kleptomania: an open-label trial followed by double-blind discontinuation. *J Clin Psychiatry*. 2007;68:422–427.

Kuzma JM, Black DW. Disorders characterized by poor impulse control. *Ann Clin Psychiatry*. 2005;17:219–226.

Lyke J. A psychiatric perspective on the variety of impulsive behaviors. *PsycCRITIQUES*. 2006;51(12).

Mandy W, Skuse D, Steer C, St Pourcain B, Oliver BR. Oppositionality and socioemotional competence: interacting risk factors in the development of childhood conduct disorder symptoms. *J Am Acad Child Adolesc Psychiatry*. 2013;52(7):718–727.

Olson SL, Sameroff AJ, Lansford JE, Sexton H, Davis-Kean P, Bates JE, Pettit GS, Dodge KA. Deconstructing the externalizing spectrum: growth patterns of overt aggression, covert aggression, oppositional behavior, impulsivity/inattention, and emotion dysregulation between school entry and early adolescence. *Dev Psychopathol*. 2013;25(3):817–842.

Ramesh D, Hassamal S, Moeller FG. Chapter 24: Impulse control disorders: intermittent explosive disorder. In: Sadock BJ, Sadock VA, Ruiz P, eds. *Kaplan & Sadock's Comprehensive Textbook of Psychiatry*. 10th ed. Philadelphia, PA: Wolters Kluwer; 2017:2110–2113.

Reimherr FW, Marchant BK, Olsen JL, Wender PH, Robison RJ. Oppositional defiant disorder in adults with ADHD. *J Attent Dis*. 2013;17(2):102–113.

Reist C, Nakamura K, Sagart E, Sokolski KN, Fujimoto KA. Impulsive aggressive behavior: open-label treatment with citalopram. *J Clin Psychiatry*. 2003;64:81.

Stein DJ, Harvey B, Seedat S, Hollander E. Treatment of impulse-control disorders. In: Hollander E, Stein DJ, eds. *Clinical Manual of Impulse-Control Disorders*. Washington, DC: American Psychiatric Publishing; 2006:309–325.

Voon V, Rizos A, Chakravartty R, Mulholland N, Robinson S, Howell NA, Harrison N, Vivian G, Chaudhuri KR. Impulse control disorders in Parkinson's disease: decreased striatal dopamine transporter levels. *J Neurol Neurosurg Psychiatry*. 2014;85(2):148–152.

Zhang Z, Huang F, Liu D. Kleptomania: recent advances in symptoms, etiology and treatment. *Curr Med Sci*. 2018;38:937–940.

Trastornos de la personalidad

La psiquiatría se distingue de otras ramas de la medicina fundamentalmente por su aproximación centrada en la persona para entender la personalidad y sus trastornos. Una persona es un ser humano consciente de sí mismo, como dijo C. Robert Cloninger, no «un objeto, como una máquina, que carece de autoconciencia». La personalidad se refiere a todas las características que distinguen a un ser humano autoorganizado en continuo desarrollo de un objeto predecible similar a una máquina. En otras palabras, la personalidad se refiere a todas las maneras en que alguien se forma y adapta de forma única a los entornos interno y externo en constante cambio.

La probabilidad de que los individuos con trastornos de la personalidad rechacen la ayuda psiquiátrica y nieguen sus problemas es mucho mayor que en los que presentan trastornos de ansiedad, depresivos u obsesivo-compulsivos. En general, los síntomas de un trastorno de la personalidad son egosintónicos (es decir, aceptables para el yo, en oposición al síntoma egodistónico) y aloplásticos (capaces de intentar modificar el ambiente externo más que a sí mismos). Las personas con trastornos de la personalidad no experimentan ansiedad por su conducta inadaptada. Como habitualmente no reconocen el dolor que los demás perciben de sus síntomas, están poco motivadas para el tratamiento y no muestran interés por mejorar su situación.

PRESENTACIÓN CLÍNICA

Las personas que padecen uno de estos trastornos tienen rasgos de comportamiento desadaptativo de larga evolución que son generalizados y aparentes en una amplia gama de contextos personales y sociales.

Trastorno de la personalidad paranoide

Las personas con un trastorno de la personalidad paranoide se caracterizan por una suspicacia y desconfianza persistentes hacia los demás. Rechazan la responsabilidad de sus propios sentimientos y la asignan a otros. Suelen ser hostiles, irritables y coléricas.

Trastorno de la personalidad esquizoide

El trastorno de la personalidad esquizoide se caracteriza por un patrón de aislamiento social durante toda la vida. Las personas afectas suelen ser vistas por los demás como excéntricas, aisladas o solitarias. Su incomodidad en la relación con los demás, su introversión y su afectividad restringida y fría constituyen los rasgos más notorios.

Trastorno de la personalidad esquizotípica

Las personas que presentan un trastorno de la personalidad esquizotípica son muy extravagantes o raras, incluso para los profanos. El pensamiento mágico, la ideación extraña, las ideas de referencia, las ilusiones y la desrealización son comunes.

Trastorno de la personalidad antisocial

El trastorno de la personalidad antisocial consiste en la incapacidad para adaptarse a las normas sociales que rigen numerosos aspectos de la conducta de las personas en la adolescencia y la edad adulta. Este trastorno no es sinónimo de criminalidad, aunque se caracterice por continuos actos antisociales o delictivos.

Trastorno de la personalidad límite

Los pacientes con trastorno de la personalidad límite se sitúan en la frontera entre la neurosis y la psicosis, y se caracterizan por una extraordinaria inestabilidad afectiva, del estado de ánimo, conductual, de relaciones objetales y de su autoimagen.

Trastorno de la personalidad histriónica

Las personas con trastorno de la personalidad histriónica son excitables y emocionales, y se comportan de manera pintoresca, dramática y extrovertida. No obstante, se une a su aspecto llamativo una incapacidad para mantener vínculos profundos y duraderos.

Trastorno de la personalidad narcisista

Las personas con trastorno de la personalidad narcisista se caracterizan por un exagerado sentido de su propia importancia, falta de empatía y sentimientos grandiosos de singularidad. Sin embargo, por debajo, su autoestima es frágil y vulnerable incluso a la menor crítica.

Trastorno de la personalidad evitativa

Las personas con trastorno de la personalidad evitativa muestran una extremada sensibilidad al rechazo, lo que puede llevarles a una vida de aislamiento social. A pesar de ser tímidas, no son asociales y expresan grandes deseos de compañía, pero acostumbran a necesitar garantías sólidas de que serán aceptadas sin crítica alguna. Es frecuente referirse a ellas como individuos con complejo de inferioridad.

Trastorno de la personalidad dependiente

Las personas con trastorno de la personalidad dependiente subordinan sus propias necesidades a las de los demás, dejan que otros asuman su responsabilidad en las principales parcelas de su vida, carecen de confianza en sí mismos y pueden sentirse incómodas cuando están solas más allá de un período breve.

Trastorno de la personalidad obsesivo-compulsiva

El trastorno de la personalidad obsesivo-compulsiva se caracteriza por la restricción emocional, la conducta metódica, la perseverancia, la obstinación y la indecisión. La característica esencial es un patrón dominante de perfeccionismo e inflexibilidad.

Cambio de personalidad debido a una afección médica

El cambio de personalidad debido a una afección médica se da con una frecuencia significativa. La *Clasificación internacional de enfermeda-*

des, 10.ª edición (CIE-10) incluye la categoría de trastornos de la personalidad o de la conducta debidos a enfermedad, daño y disfunción cerebral, que incluye el trastorno de la personalidad orgánica, el síndrome postencefalítico y el síndrome posconmocional. El cambio de personalidad debido a una afección médica se caracteriza por un cambio marcado en el estilo y los rasgos de la personalidad, a partir del nivel previo de funcionamiento. Los pacientes deben mostrar evidencia de algún factor orgánico causal que precedió al inicio del cambio de personalidad.

DIAGNÓSTICO

La aproximación categórica del *Manual diagnóstico y estadístico de los trastornos mentales,* 5.ª edición (DSM-5) a los trastornos de la personalidad es problemático. Parece contradictorio pensar que se pueden reducir las alteraciones de la personalidad a unos pocos síntomas. Los expertos en el campo han abogado por un abordaje más dimensional que se basa en la investigación sobre el temperamento y la personalidad, algunos de los cuales se describirán más adelante. El grupo de trabajo sobre trastornos de la personalidad del DSM-5 actuó para que se produjera tal cambio, en el que el médico se centraría en las deficiencias en el funcionamiento de la personalidad de una persona, utilizando un abordaje basado en un modelo de personalidad ampliamente aceptado. Aunque los autores del DSM-5 sí consideraron tal cambio, lo consideraron demasiado radical para su uso clínico. En su lugar, incluyeron el abordaje que el grupo de trabajo recomendó en una sección posterior del libro, «Medidas y modelos emergentes». Por ahora, continúa el abordaje categórico. Sin embargo, esta sigue siendo un área controver-

tida de la psiquiatría y muchos cuestionan con razón la validez de este abordaje.

La CIE-10, con su abordaje más descriptivo, es un poco menos controvertida. Sin embargo, a pesar de algunas diferencias de redacción, es similar al abordaje del DSM-5, aunque enumera más trastornos que el DSM-5.

En la tabla 19-1 se comparan los abordajes generales para diagnosticar los trastornos de la personalidad.

El DSM-5 divide los trastornos en tres categorías o grupos: A, B y C. El grupo A incluye tres trastornos de la personalidad con rasgos extraños y distantes (paranoide, esquizoide y esquizotípico). El grupo B incluye cuatro trastornos de la personalidad con rasgos dramáticos, impulsivos, explotadores y erráticos (límite, antisocial, narcisista e histriónico). El grupo C incluye tres trastornos de la personalidad que comparten rasgos de ansiedad y temor. Las personas a menudo muestran rasgos que no se limitan a un único trastorno de la personalidad. Cuando un paciente cumple los criterios para más de uno, los médicos deberían diagnosticar cada uno por separado.

Muchas de las características de varios trastornos de la personalidad pueden presentarse durante un episodio de otro trastorno mental. Solo se debe utilizar un diagnóstico de trastorno de la personalidad cuando las características son típicas en el funcionamiento a largo plazo y no se limitan a un episodio distinto de otro trastorno mental. Del mismo modo, cuando las características de la conducta desadaptativa se deben a los efectos psicológicos directos de otro trastorno mental, incluido el consumo de sustancias, no se justifica un diagnóstico de trastorno de la personalidad. Sin embargo, es posible diagnosticar un cambio de personalidad debido a otra afección médica como la epilepsia del lóbulo

Tabla 19-1
Trastornos de la personalidad

	DSM-5	CIE-10
Nombre	**Trastornos de la personalidad**	**Trastornos de la personalidad y del comportamiento del adulto**
Duración	Persistente, de larga duración, generalmente desde la adolescencia o la edad adulta temprana	Persistente
Síntomas	Los síntomas comprenden un patrón fijo de comportamiento. Los dominios incluyen: • Cognitivo y perceptual • Estado de ánimo y afecto • Interpersonal • Conductual	Patrón de comportamiento consistente, fijo e inflexible, que involucre: • Relaciones disfuncionales • Visión distorsionada de uno mismo
N.º de síntomas necesarios	2/4 de los dominios anteriores	
Exclusiones (no son resultado de):	Otro trastorno mental Consumo de sustancias Otra afección médica	
Impacto psicosocial	Malestar, deterioro funcional	Suele causar malestar Dificultades con el rendimiento social
Trastornos específicos	• **Grupo A:** trastorno de la personalidad paranoide, trastorno de la personalidad esquizoide, trastorno de la personalidad esquizotípica • **Grupo B:** trastorno de la personalidad antisocial, trastorno de la personalidad límite, trastorno de la personalidad histriónica, trastorno de la personalidad narcisista • **Grupo C:** trastorno de la personalidad evitativa, trastorno de la personalidad dependiente, trastorno de la personalidad obsesivo-compulsiva	• **Trastorno de la personalidad específico:** trastorno de la personalidad paranoide, trastorno de la personalidad esquizoide, trastorno de la personalidad disocial, trastorno de la personalidad emocionalmente inestable, trastorno de la personalidad histriónica, trastorno de la personalidad anancástica, trastorno de la personalidad ansiosa [evitativa], trastorno de la personalidad dependiente, otro trastorno de la personalidad específico (excéntrico, paralizado, inmaduro, narcisista, pasivo-agresivo, psiconeurótico), trastorno de la personalidad no especificado • **Trastornos de la personalidad mixtos y de otro tipo** • **Cambios de personalidad duraderos:** causados por daño cerebral y enfermedad, después de una experiencia catastrófica, después de una enfermedad psiquiátrica, síndrome de dolor crónico con cambios en la personalidad, cambio de personalidad duradero no especificado

Esta tabla compara los criterios generales para todos los trastornos. Consúltense las tablas adicionales para conocer los trastornos de personalidad específicos

Tabla 19-2
Trastorno de la personalidad paranoide: síntomas específicos

DSM-5		CIE-10	
Trastorno de la personalidad paranoide		**Trastorno de la personalidad paranoide**	
Suspicacia, evidente por lo siguiente (≥ 4): • Desconfianza/pensamientos persecutorios • Duda de la lealtad de los demás • Desconfía, incapacidad para confiar en los demás • Interpreta experiencias como amenazantes u hostiles • Guarda rencor • Se siente atacado por otros • Desconfía de la fidelidad de la pareja	Exclusiones (no es resultado de): • Esquizofrenia • Depresión con características psicóticas • Otras psicosis • Consumo de sustancias • Una afección médica	• Excesiva sensibilidad a contratiempos o insultos • Suspicaz • Interpreta experiencias como amenazantes u hostiles • Desconfía de la fidelidad de la pareja • También puede ser engreído en general autorreferencial *(overall)*	Exclusiones (no es resultado de): • Psicosis • Esquizofrenia • Estado paranoico

temporal; en este caso, se debe especificar la afección médica junto con el diagnóstico asociado de cambio de personalidad.

Grupo A: Raro y excéntrico

Trastorno de la personalidad paranoide. La característica esencial de las personas con un trastorno de la personalidad paranoide es la desconfianza excesiva y suspicacia de los demás, que se expresa como una tendencia generalizada a interpretar las acciones ajenas como deliberadamente humillantes, malévolas, amenazantes o dirigidas a explotarlas o engañarlas. Esta tendencia se inicia a principios de la edad adulta y se manifiesta en diversos contextos. De forma casi invariable, estas personas creen que los demás van a explotarlas o perjudicarlas de algún modo; a menudo cuestionan, sin justificación, la lealtad o la confianza de amigos y colaboradores; suelen ser patológicamente celosas y dudan, sin motivo, de la fidelidad de sus cónyuges o parejas sexuales. Las personas con este trastorno exteriorizan sus emociones y utilizan la defensa de la proyección: atribuyen a los demás los impulsos y los pensamientos que son incapaces de aceptar en sí mismas. Son frecuentes las ideas de referencia y las ilusiones defendidas de un modo lógico. En la tabla 19-2 se comparan los diferentes abordajes para diagnosticar el trastorno de la personalidad paranoide.

Durante la exploración psiquiátrica, los pacientes con un trastorno de la personalidad paranoide pueden parecer muy correctos y mostrarse desconcertados por encontrarse en una consulta psiquiátrica. La tensión muscular, la incapacidad para relajarse y la necesidad de escudriñar continuamente el entorno pueden verse fácilmente, sus modales acostumbran a ser serios y parecen carentes de sentido del humor. Aunque algunas de las premisas de sus argumentos pueden ser falsas, su discurso es lógico y dirigido a un fin. El contenido del pensamiento muestra mecanismos de proyección, prejuicios e ideas ocasionales de referencia.

Trastorno de la personalidad esquizoide. Las personas con trastorno de la personalidad esquizoide dan la impresión de ser frías y distantes; se muestran reservadas y carentes de implicación con los acontecimientos cotidianos y con todo aquello que preocupa a los demás. Parecen silenciosas, retraídas, aisladas e insociables. Pueden vivir sin necesidad o deseo especial de mantener lazos emocionales con los demás, y son las últimas en enterarse de los cambios en las modas sociales. En la tabla 19-3 se comparan los diferentes abordajes para diagnosticar el trastorno esquizoide de la personalidad.

Sus biografías reflejan intereses solitarios y éxitos en trabajos aislados y no competitivos que otras personas encuentran difíciles de tolerar. Sus vidas sexuales pueden existir exclusivamente en forma de fantasías, y pueden retrasar indefinidamente la madurez sexual. Por lo general, las personas con trastorno de la personalidad esquizoide muestran durante toda la vida incapacidad para expresar su cólera de forma directa. A menudo carecen de amigos cercanos o confidentes y son indiferentes a los elogios y las críticas. Aunque las personas con trastorno de la personalidad esquizoide están centradas en sí mismas y absortas en sus sueños, tienen una capacidad normal para reconocer la realidad.

Tabla 19-3
Trastorno de la personalidad esquizoide: síntomas específicos

DSM-5		CIE-10	
Trastorno de la personalidad esquizoide		**Trastorno de la personalidad esquizoide**	
Desapego de las relaciones interpersonales (≥ 4): • No disfruta de las relaciones • Prefiere hacer cosas solo • No le interesan las relaciones sexuales • No disfruta de las actividades • Pocos o algunos amigos o conocidos • No le importa lo que los demás piensen de él • Emocionalmente restringido	Exclusiones (no es resultado de): • Esquizofrenia • Depresión con características psicóticas • Trastorno bipolar con características psicóticas • Trastorno del espectro autista • Otro trastorno psicótico • Otra afección médica	• Se aparta del contacto cercano o de los encuentros emocionales • Prefiere la fantasía, el aislamiento y la introspección • Tiene dificultad para expresar emociones • Tiene dificultad para experimentar placer	Exclusiones (no es resultado de): • Síndrome de Asperger • Trastorno delirante • Esquizofrenia • Trastorno esquizotípico

Tabla 19-4
Trastorno de la personalidad esquizotípica: síntomas específicos

DSM-5		CIE-10	
Trastorno de la personalidad esquizotípica		**Trastorno esquizotípico (clasificado como trastornos psicóticos en la CIE-10, no en trastornos de la personalidad)**	
Dificultades sociales y alteraciones de la percepción (≥ 5): • Ideas de referencia • Pensamiento mágico/extraño • Percepciones extrañas • Discursos/pensamientos extraños • Afecto extraño • Comportamiento extraño • Pensamientos suspicaces o persecutorios • Pocos o ningún amigo o conocido • Socialmente ansioso (debido a pensamientos)	Exclusiones (no es resultado de): • Esquizofrenia • Depresión con características psicóticas • Trastorno bipolar con características psicóticas • Trastorno del espectro autista • Otro trastorno psicótico	• Comportamiento excéntrico • Pensamiento extraño • Afecto frío • Comportamiento extraño • Aislamiento social • Alteraciones de la percepción: Episodios cuasi-psicóticos Ilusiones Ideas delirantes Alucinaciones • Comienza de repente, la evolución es más parecida a la de los trastornos de personalidad	Exclusiones (no es resultado de): • Esquizofrenia, otros trastornos psiquiátricos • Síndrome de Asperger • Trastorno de la personalidad esquizoide

En la evaluación psiquiátrica inicial, los pacientes con un trastorno de la personalidad esquizoide pueden parecer enfermos con facilidad. Raramente toleran el contacto visual, y los entrevistadores pueden suponer que están deseando que la entrevista termine lo antes posible. Sus afectos pueden ser restringidos, reservados o inadecuadamente serios; sin embargo, bajo ese distanciamiento, los médicos sensibles pueden reconocer el miedo. Estos pacientes tienen dificultad para estar alegres: cuando se esfuerzan por bromear, pueden parecer adolescentes y fuera de lugar. Su discurso está bien dirigido, pero es probable que respondan de manera escueta y eviten toda conversación espontánea. Ocasionalmente, pueden utilizar un lenguaje especial con metáforas extrañas y mostrarse fascinados con objetos inanimados o conceptos metafísicos. Su sensorio permanece intacto, su memoria funciona correctamente y su interpretación de los refranes resulta abstracta.

Trastorno de la personalidad esquizotípica. El trastorno de la personalidad esquizotípica se caracteriza por un malestar generalizado con incapacidad para mantener relaciones íntimas, así como un comportamiento excéntrico. Estos individuos demuestran peculiaridades del pensamiento, comportamiento y apariencia. Puede ser difícil recoger la historia clínica debido a la inusual forma de comunicarse de los pacientes.

Los pacientes con trastorno de la personalidad esquizotípica muestran alteraciones del pensamiento y la comunicación. Aunque no existe un trastorno del pensamiento evidente, su discurso puede ser peculiar o característico, tiene sentido únicamente para ellos y a menudo requiere interpretación. Pueden ser supersticiosos o pretender que poseen facultades de clarividencia, y creer que tienen poderes especiales de pensamiento e introspección. Su mundo interior puede contener relaciones imaginarias muy intensas y de miedos y fantasías infantiles, y también pueden experimentar ilusiones perceptivas. En la tabla 19-4 se comparan los diferentes abordajes para diagnosticar el trastorno de la personalidad esquizotípica.

Puesto que las personas con trastorno de la personalidad esquizotípica tienen unas relaciones interpersonales deficientes y pueden actuar de manera inapropiada, viven aisladas y tienen pocos amigos, si es que tienen alguno. En situaciones de estrés, los individuos con trastorno de la personalidad esquizotípica pueden descompensarse y presentar síntomas psicóticos, aunque suelen durar poco tiempo. En los casos graves pueden aparecer anhedonia y depresión grave.

Grupo B: Dramático

Trastorno de la personalidad antisocial. Las características distintivas del trastorno de la personalidad antisocial son la falta de respeto generalizada y la infracción de los derechos de los demás. Una persona debe tener 18 años de edad o más, haber demostrado este patrón de com-

Tabla 19-5
Trastorno de la personalidad antisocial: síntomas específicos

DSM-5		CIE-10	
Trastorno de la personalidad antisocial		**Trastorno de la personalidad disocial**	
≥ 18 años Comenzó a los 15 años Trastorno de la conducta antes de los 15 años (diagnosticado o evidencia de) (≥ 3): • Ignora las reglas o normas legales y sociales • Miente • Es impulsivo • Es irritable o agresivo • Descuida la seguridad (sobre sí mismo o hacia los demás) • Es irresponsable • Carece de remordimientos	Exclusiones (no es resultado de): • Esquizofrenia • Trastorno bipolar	• Ignora las normas sociales • Se despreocupa por los sentimientos de los demás • Fácilmente frustrado o angustiado • Se vuelve agresivo fácilmente • Culpa a los demás	Exclusiones (no es resultado de): • Trastornos de conducta • Trastorno de la personalidad emocionalmente inestable

portamiento desde los 15 años y haber demostrado evidencia de trastorno de conducta antes de los 15 años (el trastorno de conducta implica un patrón de comportamiento repetitivo y persistente donde se violan los derechos fundamentales de los demás o las principales normas sociales apropiadas para la edad). En la tabla 19-5 se compara los diferentes abordajes para diagnosticar el trastorno de la personalidad antisocial.

Los pacientes con trastorno de la personalidad antisocial a menudo parecen personas normales, incluso agradables y encantadoras. Sin embargo, su historia revela un funcionamiento alterado en numerosas áreas. La mentira, la delincuencia, las huidas del hogar, los robos, las peleas, el abuso de sustancias y las actividades delictivas son experiencias típicas que el paciente informa que comenzaron en su niñez. Con frecuencia, estas personas impresionan a los terapeutas del sexo contrario con los aspectos seductores y pintorescos de su personalidad, aunque los clínicos del mismo sexo pueden verlos como manipuladores y exigentes.

Las personas con trastorno de la personalidad antisocial son un excelente ejemplo de embaucador. Son extremadamente manipuladoras y, muy a menudo, capaces de involucrar a los demás en proyectos para obtener dinero con facilidad o para conseguir fama o notoriedad. A la larga, estos esquemas pueden conducir a los incautos a la ruina financiera, al rechazo social o a ambas situaciones. Los pacientes con este trastorno no dicen la verdad ni se puede confiar en ellos para llevar a cabo ninguna tarea o respetar las reglas morales convencionales. La promiscuidad, el maltrato del cónyuge, el maltrato de los hijos y la conducción bajo los efectos del alcohol son hechos frecuentes en sus vidas. Un dato importante es que no tienen remordimientos por estas acciones; se diría que carecen de conciencia.

Los pacientes con trastorno de la personalidad antisocial pueden confundir incluso a los terapeutas más experimentados. Durante la entrevista, los pacientes pueden mostrarse creíbles y tranquilos, pero detrás de esta apariencia se esconde tensión, hostilidad, irritabilidad y cólera. Para que el trastorno se manifieste, puede ser necesaria una entrevista no exenta de tensión, en la cual se confronte a los pacientes con la incongruencia de sus historias. Para establecer el diagnóstico es necesario llevar a cabo una exploración neurológica. Con frecuencia se observan alteraciones en el EEG y signos neurológicos leves que sugieren una lesión cerebral mínima, y estos datos pueden utilizarse para confirmar la impresión clínica.

Trastorno de la personalidad límite. Las personas con trastorno de la personalidad límite parecen hallarse casi siempre en estado de crisis. Los altibajos emocionales son muy frecuentes. Estos pacientes pueden discutir en un momento determinado, mostrarse deprimidos acto seguido y quejarse poco después de su falta de sentimientos. Los pacientes pueden tener episodios psicóticos de corta duración más que rupturas psicóticas completas, y los síntomas psicóticos están casi siempre circunscritos y son efímeros o dudosos. Su conducta es muy imprevisible, y rara vez los logros están a la altura de sus capacidades. La naturaleza dolorosa de sus vidas queda reflejada en las repetidas conductas autodestructivas. Pueden cortarse las venas y llevar a cabo otros actos de automutilación para llamar la atención de los demás, para expresar ira o para liberarse de los afectos que los desbordan. En la tabla 19-6 se comparan los diferentes abordajes para diagnosticar el trastorno de la personalidad límite.

Como se sienten a la vez personas dependientes y hostiles, mantienen relaciones interpersonales tumultuosas. Pueden mostrarse dependientes de quienes están cerca de ellos, y expresar una enorme ira hacia sus amigos íntimos cuando se sienten decepcionados. Los pacientes con trastorno de la personalidad límite no toleran la soledad y prefieren la búsqueda frenética de compañía, aunque sea insatisfactoria, a tener que soportarse a sí mismos. Para aliviar la soledad, aunque sea por un breve período de tiempo, pueden aceptar a un extraño por amigo o comportarse de manera promiscua. Se quejan de sentimientos crónicos de vacío y aburrimiento, y carecen de un sentido constante de la identidad (difusión de identidad); cuando están bajo presión, pueden quejarse sobre lo deprimidos que se sienten habitualmente, a pesar de la oleada de otros afectos.

Funcionalmente, los pacientes con trastorno de la personalidad límite distorsionan sus relaciones con los demás, considerando a las personas como absolutamente buenas o absolutamente malas. Contemplan a la gente como figuras que les dan afecto y cubren sus necesidades, o como sádicas y odiosas que los privan de su necesidad de seguridad y los amenazan con el abandono cuando se sienten dependientes. Como resultado de esta escisión, la persona buena es idealizada y la mala es devaluada. Los cambios de asignación de un grupo a otro son frecuentes. Algunos médicos utilizan los conceptos de panfobia, pansiedad, panambivalencia y sexualidad caótica para describir las características de estos pacientes.

La identificación proyectiva es un mecanismo de defensa que ocurre a menudo en pacientes con trastorno de la personalidad límite. En este mecanismo de defensa primitivo, el paciente proyecta los aspectos intolerables de sí mismo sobre otra persona, induciéndola a desempeñar el papel proyectado, y las dos personas actúan al unísono. Los terapeutas deben ser conscientes de este proceso para poder actuar de manera neutral con estos pacientes.

Trastorno de la personalidad histriónica. Los pacientes con trastorno de la personalidad histriónica muestran una conducta de búsqueda constante de atención. Tienden a exagerar sus pensamientos y sentimientos, haciendo que todo parezca mucho más importante de lo que es en realidad. Se encolerizan, lloran y recriminan si no son el centro de atención o no reciben aprecio o aprobación. En la tabla 19-7 se compa-

Tabla 19-6
Trastorno de la personalidad límite: síntomas específicos

DSM-5	CIE-10	
Trastorno de la personalidad límite	**Trastorno de la personalidad emocionalmente inestable**	
Conflicto/impulsividad (≥ 5): • Evita el abandono • Relaciones intensas e inestables marcadas por la escisión • Autoimagen inestable • Autolesiones, otras conductas impulsivas • Ideación o comportamiento suicida • Labilidad afectiva • Se siente vacío por dentro • Tiene un manejo deficiente de la ira • Paranoia/disociación, generalmente debido al estrés	• Impulsividad • Estado de ánimo lábil • Arrebatos • Conflicto interpersonal Dos subtipos: (1) Tipo impulsivo (labilidad emocional y falta de control de los impulsos) (2) Tipo límite (autoimagen deficiente, baja autoestima y malas relaciones, con autolesiones asociadas)	Exclusiones (no es resultado de): • Trastorno de la personalidad disocial

Tabla 19-7
Trastorno de la personalidad histriónica: síntomas específicos

DSM-5	CIE-10
Trastorno de la personalidad histriónica	**Trastorno de la personalidad histriónica**
Necesita atención, muy emocional (≥ 5): • Incómodo cuando no es el centro de atención • Presumido, provocativamente sexual • Emocionalmente lábil • Físicamente provocativo o extravagante • Habla vaga • Habla exagerada o dramática • Es sugestionable • Sobreestima la intimidad de las relaciones	• El afecto es superficial/lábil • Autodramatización • El habla y las emociones se exageran • Sugestionable • Egocéntrico • No se preocupa por los demás • Busca atención • Ofendido o dolido fácilmente

ran los diferentes abordajes para diagnosticar el trastorno de la personalidad histriónica.

La conducta seductora es típica en ambos sexos. Las fantasías sexuales sobre personas con las que tienen algún tipo de relación son habituales, aunque los pacientes son inconsistentes en el momento de verbalizar estas fantasías y se muestran coquetos o proclives al flirteo más que sexualmente agresivos. A pesar de estos comportamientos, pueden tener una disfunción psicosexual, como anorgasmia. Pueden actuar según sus impulsos sexuales para asegurarse a sí mismos que resultan atractivos para el otro sexo. Sus relaciones interpersonales tienden a ser superficiales y aun así pueden ser vanidosos, egocéntricos y volubles. Su profunda necesidad de dependencia los convierte en crédulos y confiados.

Las principales defensas de los pacientes con trastorno de la personalidad histriónica son la represión y la disociación, por lo que tienen muy poca conciencia de sus verdaderos sentimientos y son incapaces de explicar sus motivaciones. En situaciones de estrés, su evaluación de la realidad se deteriora fácilmente.

En las entrevistas, los pacientes con un trastorno de la personalidad histriónica se muestran cooperadores y dispuestos a contar su historia con detalle. La gesticulación y las puntualizaciones dramáticas son habituales en su discurso; incurren con frecuencia en lapsus, y su lenguaje es muy florido. La exhibición afectiva es típica, pero cuando se les presiona para que reconozcan ciertos sentimientos (p. ej., ira, tristeza o deseos sexuales), pueden responder con sorpresa, indignación o negación. Los resultados de la exploración cognitiva suelen ser normales, aunque se observa falta de perseverancia en tareas aritméticas o de concentración, y sorprende su facilidad para olvidar sucesos con una fuerte carga emocional.

Trastorno de la personalidad narcisista. Las personas con trastorno de la personalidad narcisista poseen un grandioso sentido de su propia importancia, se consideran especiales y esperan recibir un trato especial. Su convicción al creerse con derecho a todo resulta impresionante. Toleran muy poco las críticas y pueden encolerizarse o permanecer completamente indiferentes cuando alguien se atreve a criticarlas. Estas personas quieren hacer las cosas a su manera y con frecuencia son ambiciosos para conseguir fama y fortuna. Sus relaciones interpersonales son frágiles y pueden enfurecer a los demás al negarse a seguir las normas de conducta convencionales. Su explotación de las relaciones interpersonales es habitual. Son incapaces de mostrar empatía y fingen simpatía para conseguir sus fines egoístas. En la tabla 19-8 se comparan los diferentes abordajes para diagnosticar el trastorno de la personalidad narcisista.

Tabla 19-8
Trastorno de la personalidad narcisista: síntomas específicos

DSM-5	CIE-10
Trastorno de la personalidad narcisista	**Personalidad narcisista**
Vanidoso, sin empatía por los demás (≥ 5): • Grandioso • Preocupado por fantasías sobre el éxito • Se siente especial/único • Necesita que otros lo admiren para aprobación • Espera un trato especial • Explota a otros • Falta de empatía • Celoso del éxito de los demás, asume que los demás están celosos de él • Arrogancia	No descrito. Incluido como «otro trastorno específico de la personalidad»

Grupo C: Ansioso

Trastorno de la personalidad evitativa. La hipersensibilidad al rechazo por parte de los demás constituye el aspecto clínico fundamental del trastorno de la personalidad evitativa, y el rasgo más importante de la personalidad es la timidez. Las personas con este trastorno desean la seguridad y la calidez del compañerismo, pero justifican su evitación de las relaciones con un supuesto miedo al rechazo. Cuando hablan con alguien, se expresan con inseguridad, carecen de confianza en sí mismos y pueden expresarse de forma poco asertiva. Les asusta hablar en público o pedir algo a los demás, ya que se muestran hipervigilantes ante un posible rechazo. Son capaces de malinterpretar los comentarios de otras personas como si fuesen despectivos o ridiculizantes. El rechazo de cualquiera de sus peticiones les lleva al aislamiento social y a sentirse heridos. En la tabla 19-9 se comparan los diferentes abordajes para diagnosticar el trastorno de la personalidad evitativa.

En el ámbito profesional, los pacientes a menudo están pluriempleados. Rara vez progresan o llegan a ejercer alguna autoridad, pero parecen tímidos y deseosos de agradar. Por regla general, son incapaces de iniciar una relación, a menos que tengan casi la total certeza de que serán aceptados acríticamente, por lo que no suelen tener amigos íntimos o confidentes.

En las entrevistas clínicas, el aspecto más llamativo de estos pacientes es la ansiedad por tener que hablar con el entrevistador. Su estado de

Tabla 19-9
Trastorno de la personalidad evitativa: síntomas específicos

DSM-5	CIE-10
Trastorno de la personalidad evitativa	**Trastorno de la personalidad ansiosa [evitativa]**
Hipersensible, carece de confianza (≥ 4): • Evita a los demás • Miedo a no gustar a otros • Evita las relaciones por miedo a la vergüenza • Miedo al rechazo o a la crítica • Inhibido en las relaciones • Evita la novedad por miedo a la vergüenza	• Temeroso, inseguro, se siente inferior a los demás • Anhela la aceptación • Teme o es sensible al rechazo • Sus relaciones son superficiales • Evita actividades o situaciones percibidas como de riesgo

Tabla 19-10
Trastorno de la personalidad dependiente: síntomas específicos

DSM-5	CIE-10
Trastorno de la personalidad dependiente	**Trastorno de la personalidad dependiente**
Tiene miedo de la separación, necesita que otros lo cuiden (≥ 5):	• Depende de otros y los necesita para su validación
• No puede tomar decisiones solo	• No puede tomar decisiones sin la aprobación de otra persona
• Evita asumir la responsabilidad de cosas importantes	• Teme al abandono
• No puede estar en desacuerdo con los demás por temor a que lo desaprueben	• Teme a la impotencia o a la incompetencia
• Carece de confianza, no puede iniciar cosas nuevas	• Pasivo, permite que otro tome las decisiones
• Busca la aceptación de los demás	• Evita la responsabilidad
• Miedo a estar solo o a la independencia	
• Cuando termina una relación, busca rápidamente una nueva	
• Miedo a tener que cuidar de sí mismo	

nerviosismo y de tensión puede oscilar según lo que ellos creen que le gusta al entrevistador. Pueden parecer vulnerables a los comentarios y sugerencias del entrevistador, y pueden considerar una aclaración o una interpretación como si fuese una crítica.

Trastorno de la personalidad dependiente. El trastorno de la personalidad dependiente se caracteriza por un patrón generalizado de conducta dependiente y sumisa. Las personas con este trastorno son incapaces de tomar decisiones sin recabar un excesivo consejo y reafirmación por parte de los demás. Evitan los puestos de responsabilidad y responden con ansiedad a la petición de que asuman un rol de liderazgo. Prefieren la sumisión. Les resulta difícil perseverar en las tareas cuando son en interés propio, pero puede que les resulten más fáciles de realizar cuando las hacen para otros. En la tabla 19-10 se comparan los diferentes abordajes para diagnosticar el trastorno de la personalidad dependiente.

A las personas con este trastorno no les gusta estar solas, por lo que buscan a alguien de quien puedan depender, y sus relaciones están distorsionadas por su necesidad de permanecer unidas a otra persona. En la *folie à deux* (trastorno psicótico compartido), por lo general uno de los miembros de la pareja sufre un trastorno de la personalidad dependiente, y el miembro sumiso se integra en el sistema delirante del más agresivo y asertivo, del cual depende.

El pesimismo, la desconfianza en uno mismo, la pasividad y el miedo a expresar sentimientos agresivos o sexuales tipifican la conducta

del paciente con trastorno de la personalidad dependiente. Puede tolerar durante mucho tiempo un cónyuge maltratador, infiel o alcohólico para evitar alterar el vínculo.

En las entrevistas, los pacientes se muestran colaboradores. Intentan cooperar, acogen bien las preguntas específicas y buscan que el terapeuta los oriente.

Trastorno de la personalidad obsesivo-compulsiva. Las personas con trastorno de la personalidad obsesivo-compulsiva están preocupadas por las normas, las reglas, el orden, la limpieza, los detalles, y por conseguir la perfección. Estos rasgos explican la restricción global de su personalidad. Insisten en que las reglas deben seguirse de manera rígida y son incapaces de tolerar lo que consideran infracciones, por lo que carecen de flexibilidad y son intolerantes. Son capaces de realizar trabajos prolongados, sobre todo si son rutinarios y no requieren cambios, a los que no pueden adaptarse. En la tabla 19-11 se comparan los diferentes abordajes para diagnosticar el trastorno de la personalidad obsesivo-compulsiva.

Las personas con un trastorno de la personalidad obsesivo-compulsiva tienen habilidades interpersonales limitadas. Son formales y serias y, a menudo, carecen de sentido del humor. Se alejan de la gente, son incapaces de comprometerse, e insisten en que los demás se sometan a sus necesidades. Sin embargo, están dispuestas a complacer a quienes consideran más poderosos que ellos, sin embargo, pueden obedecer sus deseos de forma autoritaria. Debido a su miedo a cometer errores, son indecisas y reflexionan mucho tiempo antes de tomar una decisión. Aunque es frecuente que tengan un trabajo estable y estén casadas, tienen pocos amigos. Cualquier cosa que amenace con romper la rutina de sus vidas, o lo que consideran su estabilidad, puede desencadenar una fuerte ansiedad, estrechamente vinculada, por otra parte, a los rituales que imponen a sus vidas y que intentan imponer a los demás.

En las entrevistas, los pacientes con trastorno de la personalidad obsesivo-compulsiva pueden mostrar un comportamiento rígido, formal e inflexible. Su afecto no está embotado ni aplanado, aunque puede describirse como restringido. Carecen de espontaneidad y su estado de ánimo suele ser serio. Pueden mostrarse ansiosos cuando pierden el control de la entrevista. Sus respuestas a las preguntas son inusualmente detalladas. Los mecanismos de defensa que utilizan son la racionalización, el aislamiento, la intelectualización, la formación reactiva y la anulación.

Otros trastornos de la personalidad

Cambio de personalidad por otra afección médica. Este diagnóstico implica un cambio en la personalidad de los patrones de comportamiento anteriores o una exacerbación de las características de la personalidad previas. El síntoma esencial es la pérdida de control sobre la expresión de las emociones y de los impulsos. De manera típica, las emociones son lábiles y superficiales, aunque destacan la euforia o la apatía. La euforia puede parecer una hipomanía, pero no existe una ver-

Tabla 19-11
Trastorno de la personalidad obsesivo-compulsiva: síntomas específicos

Trastorno de la personalidad obsesivo-compulsiva		Trastorno de la personalidad anancástica	
Orden, perfeccionismo, autocontrol (≥ 4):	• No puede delegar	• Plagado de dudas	Exclusiones (no es resultado de):
• Atención a reglas/detalles/orden	• Tacaño	• Perfeccionismo, control, atención al detalle	• Trastorno obsesivo-compulsivo
• No puede completar las cosas porque necesita que sea perfecto	• Obstinado/rígido	• Obstinado o rígido	
• Relaciones desatendidas por devoción al trabajo		• Demasiado cauteloso	
• Pensamiento inflexible		• Pensamientos o impulsos no deseados, hasta el punto de convertirse en obsesiones o compulsiones	
• No puede separarse de las cosas			

dadera euforia maníaca, y el paciente puede admitir que no se siente verdaderamente feliz. Cuando está involucrado el lóbulo frontal, el paciente muestra una excitación y una risa fácil con un matiz pueril y vacío. También se asocia a lesiones de los lóbulos frontales, lo que ha dado en llamarse síndrome del lóbulo frontal, en el que destacan la indiferencia prominente y la apatía, caracterizado por la falta de preocupación por los sucesos de su entorno inmediato. Pueden aparecer explosiones de mal humor, exista o no una pequeña provocación, en especial tras la ingesta de alcohol, que pueden terminar en conductas violentas. La expresión de los impulsos puede incluir bromas inapropiadas, comportamiento grosero, proposiciones sexuales inadecuadas y conductas antisociales que provocan conflictos con la ley, como agresiones a otros, pequeños robos o abusos sexuales. La previsión y la capacidad de anticipar las consecuencias sociales o judiciales de las propias acciones están disminuidas. Las personas con epilepsia del lóbulo temporal muestran característicamente falta de sentido del humor, hiperfagia, hiperreligiosidad y una agresividad marcada durante las crisis.

Las personas con cambios de personalidad debidos a una afección médica conservan el sensorio intacto. A veces aparecen alteraciones leves de las funciones cognitivas, pero no son lo suficientemente importantes para producir deterioro intelectual. Los pacientes tienden a prestar poca atención, lo que podría explicar sus alteraciones de la memoria reciente, pero con ayuda es probable que recuerden lo que parecían haber olvidado. Debería sospecharse este diagnóstico en pacientes que muestran cambios conductuales o de personalidad que implican labilidad emocional y alteración del control de los impulsos, que, además, no tienen antecedentes de trastorno mental, y cuyos cambios de personalidad se producen de forma abrupta o en un período de tiempo relativamente breve.

Otro trastorno de la personalidad especificado.   El DSM-5 reserva la categoría de otro trastorno de la personalidad especificado para situaciones que cumplen con los criterios generales para un trastorno de la personalidad, pero cuya presentación no encaja en ninguna de las categorías de trastorno de la personalidad descritas anteriormente. La personalidad pasivo-agresiva y la depresiva se encuentran actualmente entre los ejemplos. Un espectro limitado de conductas o un rasgo particular (como el negativismo, el sadismo o el masoquismo) también pueden clasificarse en esta categoría. Un paciente con rasgos de más de un trastorno de la personalidad, pero que no cumple todos los criterios para ninguno de ellos, puede clasificarse en esta categoría.

Trastorno de la personalidad no especificado.   Este diagnóstico es como el anterior, otro trastorno de la personalidad especificado, pero se utiliza en situaciones en las que se puede elegir no indicar por qué el paciente no cumple los criterios para un trastorno de la personalidad específico. Un ejemplo típico es un caso en el que no hay suficiente información para realizar un diagnóstico de trastorno de la personalidad especificado.

DIAGNÓSTICO DIFERENCIAL

Muchas de las características de varios trastornos de la personalidad pueden ocurrir durante un episodio de otro trastorno mental. Algunos de los trastornos de la personalidad, particularmente dentro de un grupo determinado, también pueden compartir características.

Trastorno de la personalidad paranoide

El trastorno de la personalidad paranoide se diferencia del delirante por la ausencia de ideas delirantes fijas. Al contrario que las personas con esquizofrenia paranoide, las que presentan un trastorno de la personalidad no sufren alucinaciones ni trastornos formales del pensamiento. Sin embargo, cuando una breve psicosis reactiva con delirios complica el cuadro clínico del trastorno de la personalidad paranoide, esta distinción es mucho más complicada. El trastorno de la personalidad paranoide se distingue del trastorno de la personalidad límite en que los pacientes paranoides rara vez son capaces de implicarse excesivamente en relaciones apasionadas con otras personas. Los pacientes con paranoia carecen de la amplia historia de conductas antisociales que caracteriza a las personas con trastorno de la personalidad antisocial. Los individuos con un trastorno de la personalidad esquizoide son retraídos y se mantienen a distancia, pero no presentan ideación paranoide.

Trastorno de la personalidad esquizoide

El trastorno de la personalidad esquizoide se distingue de la esquizofrenia, del trastorno delirante y del trastorno afectivo con rasgos psicóticos en que, a diferencia de lo que ocurre durante los períodos con síntomas psicóticos positivos de estos trastornos, no presenta delirios ni alucinaciones. Aunque los pacientes con trastorno de la personalidad paranoide comparten muchos rasgos con los esquizoides, los anteriores muestran una mayor implicación social, una historia de conducta verbal agresiva y mayor tendencia a proyectar sus sentimientos sobre los demás. Aunque también son personas emocionalmente inhibidas, los pacientes con trastornos de la personalidad obsesivo-compulsiva o evitativa experimentan la soledad como algo desagradable, poseen una historia de relaciones objetales más rica y no se encierran tanto en ensoñaciones autistas. La diferencia principal entre un paciente con personalidad esquizoide y otro con personalidad esquizotípica es que este último tiene más similitudes con el paciente esquizofrénico en cuanto a alteraciones de la percepción, el pensamiento, la conducta y la comunicación. Los individuos con un trastorno de la personalidad evitativa están aislados, pero desean participar en actividades sociales de manera acusada, característica ausente en los afectados por un trastorno de la personalidad esquizoide. El trastorno esquizoide de la personalidad se diferencia del trastorno autista y del síndrome de Asperger en que las interacciones sociales están afectadas con mayor intensidad, así como por las conductas e intereses esterotipados con el autismo.

Trastorno de la personalidad esquizotípica

Las personas con trastorno de la personalidad esquizotípica pueden distinguirse de las esquizoides y de los pacientes con trastorno de la personalidad evitativa por las singularidades en su conducta, pensamiento, percepción y comunicación. El trastorno de la personalidad esquizotípica es difícil de distinguir del grupo heterogéneo de niños solitarios y raros cuyo comportamiento se caracteriza por el aislamiento social, la excentricidad y las peculiaridades del lenguaje que se observan en el trastorno del espectro autista y los trastornos de la comunicación. Se distingue este último por la importancia y la gravedad del trastorno del lenguaje y los esfuerzos compensatorios del paciente que lo acompañan. Además, las personas con autismo a menudo tienen interacciones sociales más gravemente deterioradas y comportamientos e intereses restringidos que aquellos con trastorno esquizotípico. Los pacientes con trastorno de la personalidad esquizotípica se pueden distinguir de aquellos con esquizofrenia por la ausencia de psicosis. Si aparecen síntomas psicóticos, son breves y fragmentarios. Los pacientes con trastorno de la personalidad paranoide se caracterizan por la suspicacia, pero su comportamiento no resulta extraño, como ocurre en los pacientes esquizotípicos.

Trastorno de la personalidad antisocial

El trastorno de la personalidad antisocial puede distinguirse de la conducta delictiva en que el trastorno de la personalidad antisocial afecta a numerosas áreas de la vida cotidiana del individuo. Cuando la conducta delictiva solo tiene como objetivo una ganancia y no se acompaña de rasgos de personalidad rígidos, desadaptativos y persistentes característicos de un trastorno de la personalidad, en el DSM-5 se clasifica como «comportamiento delictivo no asociado con un trastorno de la personalidad».

Muchas de estas personas tienen un trastorno mental o neurológico no diagnosticado. Más difícil resulta diferenciar el trastorno de la personalidad antisocial del abuso de drogas. Cuando ambos trastornos se inician en la niñez y continúan manifestándose en la vida adulta, deben diagnosticarse los dos. Sin embargo, cuando la conducta antisocial es claramente secundaria al abuso premórbido de alcohol u otras sustancias, el diagnóstico de trastorno de la personalidad antisocial no está justificado.

Al diagnosticar el trastorno de la personalidad antisocial, los médicos deben tener en cuenta los efectos distorsionadores del nivel socioeconómico, del contexto cultural y del sexo. Por otra parte, no debe efectuarse el diagnóstico si otras afecciones, como la discapacidad intelectual, la esquizofrenia o la manía, pueden explicar los síntomas. Otros trastornos de la personalidad, como el narcisista, histriónico y paranoico, pueden diferenciarse del trastorno de la personalidad antisocial, ya que los primeros trastornos de la personalidad rara vez incluyen agresividad y criminalidad graves. El trastorno de la personalidad límite a veces se puede asociar con delincuencia. Sin embargo, las personas con personalidad límite que cometen delitos tienden a exhibir conductas de alta búsqueda de novedad y alta evitación del daño, mientras que aquellas con personalidad antisocial tienden a exhibir conductas de búsqueda de novedades asociadas con menos conductas para la evitación de daños.

Trastorno de la personalidad límite

El trastorno de la personalidad límite difiere del trastorno depresivo mayor, el trastorno bipolar, el trastorno distímico y la ciclotimia en función de la presencia de síntomas centrales de la personalidad límite que no suelen estar presentes en los trastornos del estado de ánimo (p. ej., miedo al abandono, comportamiento altamente impredecible, relaciones interpersonales tumultuosas, ver a otros como completamente buenos o malos, quejas de estar entumecido o vacío, y la falta de un sentido de identidad consistente). Se diferencia de los problemas de identidad, que normalmente se limitan a una etapa de desarrollo.

El trastorno de la personalidad límite se diferencia de la esquizofrenia en que el paciente límite no presenta episodios psicóticos prolongados, trastornos del pensamiento u otros signos clásicos de esquizofrenia. Los pacientes con un trastorno de la personalidad esquizotípica muestran peculiaridades muy marcadas en su pensamiento, ideación extraña e ideas de referencia recurrentes. Los pacientes con trastorno de la personalidad paranoide son extremadamente suspicaces. En cambio, aquellos con personalidad límite manifiestan sentimientos crónicos de vacío y episodios psicóticos de corta duración cuando se presentan.

Trastorno de la personalidad histriónica

Distinguir el trastorno de la personalidad histriónica del trastorno límite es difícil, pero en este último se dan con mayor frecuencia los intentos de suicidio, la difusión de identidad y los episodios psicóticos breves. Aunque ambos pueden ser diagnosticados en la misma persona, los terapeutas deben separarlos. Puede aparecer un trastorno de síntomas somáticos conjuntamente con el trastorno histriónico, y se deben diagnosticar ambos. En los pacientes con un trastorno psicótico breve y trastornos disociativos también puede coexistir el diagnóstico de trastorno de la personalidad histriónica.

Trastorno de la personalidad narcisista

Los trastornos de la personalidad límite, histriónica y antisocial acompañan con frecuencia al trastorno narcisista, lo cual dificulta el diagnóstico diferencial. En el trastorno de la personalidad narcisista, la ansiedad es menor que en el trastorno límite; las vidas de los pacientes tienden a ser menos caóticas y es menos probable que intenten suicidar-

se. Los pacientes con un trastorno antisocial tienen una historia de conductas impulsivas, a menudo asociadas al abuso de alcohol o de otras sustancias, lo cual les crea con frecuencia problemas judiciales. Los pacientes con un trastorno de la personalidad histriónica se caracterizan por su exhibicionismo y su manipulación interpersonal, rasgos similares a los que presentan los pacientes narcisistas. El trastorno de la personalidad narcisista se puede distinguir de la grandiosidad de la manía por el curso episódico, la euforia asociada y la afectación funcional en un episodio maníaco o hipomaníaco.

Trastorno de la personalidad evitativa

El trastorno de la personalidad evitativa es complicado de distinguir del trastorno de ansiedad social. En el trastorno de ansiedad social se evitan situaciones específicas, más que el contacto interpersonal en general, aunque pueden coexistir. El trastorno de pánico con agorafobia también se manifiesta por evitación, pero generalmente después del inicio de los ataques de pánico.

Los pacientes con trastornos de personalidad esquizoide y esquizotípica pueden ser indistinguibles de aquellos con trastorno de la personalidad evitativa. Sin embargo, las personas con trastorno de la personalidad evitativa desean la interacción social, a diferencia de los pacientes con un trastorno de la personalidad esquizoide, que quieren estar solos. Estos pacientes no son tan exigentes, irritables o impredecibles como los pacientes límite o los histriónicos. Los trastornos de la personalidad evitativa y dependiente son similares. Los pacientes con un trastorno de la personalidad dependiente experimentan presumiblemente un mayor miedo a ser abandonados o a que no los quieran, que aquellos con personalidad evitativa, pero el cuadro clínico puede ser indistinguible.

Trastorno de la personalidad dependiente

Los rasgos de dependencia se encuentran en muchos trastornos psiquiátricos, lo cual dificulta el diagnóstico diferencial. La dependencia es un factor destacado en los pacientes con trastornos de la personalidad histriónica y límite, pero los pacientes con trastorno de la personalidad dependiente suelen tener relaciones de dependencia de larga duración con una sola persona y no con varias, y no tienden a ser tan abiertamente manipuladores. La conducta de dependencia puede aparecer en pacientes con agorafobia, trastorno de pánico y trastornos depresivos, pero tienden a tener un mayor grado de ansiedad manifiesta, pánico o depresión, respectivamente.

Trastorno de la personalidad obsesivo-compulsiva

Cuando se detectan obsesiones o compulsiones recurrentes, debe efectuarse el diagnóstico de trastorno obsesivo-compulsivo. Quizá la mayor dificultad radica en distinguir entre el paciente ambulatorio con algunos rasgos de tipo obsesivo-compulsivo y el trastorno de la personalidad obsesivo-compulsiva. El diagnóstico de trastorno de la personalidad se reserva para los pacientes con deterioro significativo de su rendimiento laboral o social. En algunos casos los trastornos delirantes coexisten con los trastornos de personalidad, y se deberían diagnosticar ambos.

Cambio de personalidad por otra condición médica

La demencia implica un deterioro global de las capacidades intelectuales y conductuales, en las cuales el cambio de personalidad es solo una categoría. Un cambio de personalidad puede anunciar un trastorno cognitivo que evolucionará hacia una demencia. En estos casos, como el deterioro empieza a alterar de forma significativa la memoria y otros procesos cognitivos, el diagnóstico se modifica desde el cambio de personalidad causado por una afección médica general a la demencia. Para diferenciar el síndrome específico de otros trastornos en los que se produce un cambio en la personalidad (como la esquizofrenia, el trastorno delirante, los trastornos del estado de ánimo y los trastornos del control de los impulsos), el médico debe considerar el factor más importante: la presencia de un factor orgánico específico como causa del cambio de personalidad.

COMORBILIDAD

Los trastornos de la personalidad ocurren en el 10% al 20% de la población general y aproximadamente en la mitad de los pacientes psiquiátricos hospitalizados o ambulatorios. Los trastornos de la personalidad con frecuencia son comórbidos con otros síndromes clínicos y son factores predisponentes para otros trastornos y síntomas psiquiátricos (p. ej., consumo de sustancias, suicidio, trastornos afectivos, trastornos del control de impulsos, trastornos alimentarios y trastornos de ansiedad).

Trastorno de la personalidad paranoide

Estas personas tienen mayor riesgo de depresión mayor, trastorno obsesivo-compulsivo, agorafobia y trastornos por consumo de sustancias. Los trastornos de la personalidad concurrentes más frecuentes son esquizotípico, esquizoide, narcisista, evitativo y límite. El trastorno de la personalidad paranoide puede ser un antecedente premórbido de trastorno delirante de tipo persecutorio.

Trastorno de la personalidad esquizoide

Este trastorno de la personalidad a veces aparece como el antecedente premórbido de trastorno delirante, esquizofrenia o, rara vez, depresión mayor. Los trastornos de personalidad concurrentes más frecuentes son el paranoico, esquizotípico y evitativo.

Trastorno de la personalidad esquizotípica

Más de la mitad de estos pacientes han tenido al menos un episodio de depresión mayor, y entre el 30% y el 50% tienen depresión mayor concurrente con este trastorno de la personalidad. Los trastornos de personalidad concurrentes más frecuentes son esquizoide, paranoide, evitativo y límite.

Trastorno de la personalidad antisocial

Estos pacientes tienen un mayor riesgo de trastornos del control de impulsos, depresión mayor, trastornos por consumo de sustancias, ludopatía, trastornos de ansiedad y trastornos de síntomas somáticos. Los trastornos de personalidad concurrentes más frecuentes son el narcisista, límite e histriónico.

Trastorno de la personalidad límite

Estos individuos tienen mayor riesgo de depresión mayor, trastornos por consumo de sustancias, trastornos alimentarios (en particular bulimia), trastorno por estrés postraumático, trastorno por déficit de atención con hiperactividad y trastorno de síntomas somáticos. El trastorno de la personalidad límite puede coexistir con la mayoría de los demás trastornos de la personalidad.

Trastorno de la personalidad histriónica

Los pacientes con trastorno histriónico de la personalidad tienen más riesgo de depresión mayor, trastorno de síntomas somáticos y trastorno de conversión. Los trastornos de personalidad concurrentes más frecuentes son el narcisista, límite, antisocial y dependiente.

Trastorno de la personalidad narcisista

Estos pacientes tienen mayor riesgo de depresión mayor y trastornos por consumo de sustancias (especialmente cocaína). Los trastornos de personalidad concurrentes más frecuentes son límite, antisocial, histriónico y paranoide.

Trastorno de la personalidad evitativa

Los pacientes con trastorno de la personalidad evitativa tienen mayor riesgo de presentar trastornos del estado de ánimo y de ansiedad (especialmente trastorno de ansiedad social). Los trastornos de personalidad concurrentes más frecuentes son esquizotípico, esquizoide, paranoide, dependiente y límite. El trastorno de síntomas somáticos puede ser comórbido.

Trastorno de la personalidad dependiente

Estos pacientes tienen mayor riesgo de depresión mayor, trastornos de ansiedad y trastornos adaptativos. El trastorno de síntomas somáticos puede ser comórbido. Los trastornos de personalidad concurrentes con mayor frecuencia son el histriónico, evitativo y límite.

Trastorno de la personalidad obsesivo-compulsiva

Estas personas tienen mayor riesgo de depresión mayor y trastorno de ansiedad. Existe evidencia equívoca de un mayor riesgo de trastorno obsesivo-compulsivo.

EVOLUCIÓN Y PRONÓSTICO

Los trastornos de la personalidad son crónicos y duran décadas. A menudo interfieren con los resultados del tratamiento de los trastornos psiquiátricos comórbidos y causan incapacidad personal, morbilidad y mortalidad en estos pacientes. Las personas con trastornos de la personalidad tienen deficiencias crónicas en su capacidad para trabajar y amar, tienden a tener menos educación, a ser dependientes de las drogas, a ser solteras, a estar desempleadas y a tener dificultades matrimoniales. Consumen gran parte de los servicios comunitarios, los beneficios de bienestar social, la salud pública y los recursos penitenciarios.

Trastorno de la personalidad paranoide

No se han realizado estudios sistemáticos y adecuados a largo plazo sobre el trastorno de la personalidad paranoide. En algunas personas, el trastorno permanece durante toda la vida; en otras, es un precursor de la esquizofrenia. A veces, a medida que maduran o disminuye el estrés, los rasgos paranoides se asemejan a una formación reactiva con preocupación por cuestiones morales y altruistas. No obstante, en general, los pacientes con trastorno de la personalidad paranoide muestran problemas crónicos de convivencia y de trabajo en equipo.

Los problemas laborales y matrimoniales son frecuentes. Las complicaciones pueden incluir psicosis reactiva breve, particularmente en respuesta al estrés.

Trastorno de la personalidad esquizoide

El trastorno de la personalidad esquizoide suele iniciarse en las primeras etapas de la infancia o la adolescencia. Como todos los trastornos de la personalidad, es de larga duración, aunque no necesariamente permanece a lo largo de toda la vida. Se desconoce la proporción de pacientes que evolucionan hacia la esquizofrenia. Estos individuos a menudo tienen graves problemas en las relaciones sociales y desarrollan problemas laborales cuando se requiere la implicación interpersonal. El trabajo solitario a veces afecta favorablemente el rendimiento general. Las complicaciones pueden incluir psicosis reactiva muy breve, sobre todo en respuesta al estrés.

Trastorno de la personalidad esquizotípica

Este trastorno puede ser la personalidad premórbida del paciente con esquizofrenia. Algunos, sin embargo, mantienen una personalidad esquizotípica estable a lo largo de sus vidas, y se casan y trabajan a pesar de sus excentricidades. Las complicaciones pueden incluir episodios psicóticos transitorios, particularmente en respuesta al estrés. Los síntomas a veces se vuelven tan importantes que los individuos cumplen los criterios de trastorno esquizofreniforme, trastorno delirante y trastorno psicótico breve. Según un estudio de seguimiento a largo plazo, el 10 % de las personas con trastorno de la personalidad esquizotípica acaban suicidándose.

Trastorno de la personalidad antisocial

Una vez que ha aparecido el trastorno de la personalidad antisocial, evoluciona siguiendo un curso sin remisiones, con un máximo de conductas antisociales que se dan por lo general al final de la adolescencia. El pronóstico es variable. Algunos trabajos indican que los síntomas disminuyen a medida que avanza la edad de los individuos. Incluso después de que el comportamiento antisocial severo «se agota», las personas diagnosticadas con trastorno de la personalidad antisocial suelen continuar siendo irritables, impulsivas y distantes. Las complicaciones pueden incluir disforia, tensión, baja tolerancia al aburrimiento, estado de ánimo deprimido y muerte prematura y violenta.

Trastorno de la personalidad límite

El curso del trastorno de la personalidad límite es variable y sigue más a menudo un patrón de inestabilidad crónica al inicio de la edad adulta, con episodios de descontrol afectivo e impulsivo severo. El deterioro y el riesgo de suicidio son más altos en la edad adulta joven y disminuyen gradualmente con la edad. En la cuarta y quinta décadas, estos individuos suelen lograr mayor estabilidad en sus relaciones y funcionamiento. La discapacidad suele implicar pérdidas de empleo frecuentes, interrupción de la educación y matrimonios rotos. Las complicaciones pueden incluir síntomas de tipo psicótico (alucinaciones, distorsiones de la imagen corporal, fenómenos hipnagógicos, ideas de referencia) en respuesta al estrés, así como muerte prematura o discapacidades físicas por suicidio y gestos suicidas, suicidio fallido y comportamiento autolesivo.

Trastorno de la personalidad histriónica

Con la edad, los pacientes con un trastorno de la personalidad histriónica tienden a presentar menos síntomas, aunque esta diferencia puede ser más aparente que real, ya que no disponen de la misma energía que años antes. Las personas con este trastorno son buscadores de sensaciones y pueden tener problemas con la ley, abusar de drogas y actuar de manera promiscua. Las complicaciones pueden incluir gestos suicidas frecuentes y amenazas para exigir una mejor atención; relaciones interpersonales inestables, superficiales y, en general, poco gratificantes; y problemas matrimoniales frecuentes secundarios a la tendencia a descuidar las relaciones a largo plazo por la emoción de nuevas relaciones.

Trastorno de la personalidad narcisista

El trastorno de la personalidad narcisista es crónico y difícil de tratar. Los pacientes deben afrontar constantemente agresiones a su narcisismo derivadas de su propia conducta o de sus experiencias vitales. Los pacientes gestionan mal el envejecimiento; valoran la belleza, la fuerza y los atributos juveniles, a los que se aferran de forma inapropiada. Por

eso pueden ser más vulnerables a las crisis de madurez que otros grupos. Sin embargo, los síntomas narcisistas tienden a disminuir después de los 40 años, cuando suele desarrollarse el pesimismo. La disfunción es con frecuencia grave e incluye problemas conyugales y en las relaciones interpersonales en general. Las complicaciones pueden incluir retraimiento social, estado de ánimo deprimido y trastorno distímico o depresivo mayor como reacción a la crítica o al fracaso.

Trastorno de la personalidad evitativa

El trastorno de la personalidad evitativa empieza a menudo en la infancia con timidez y miedo a los extraños y a situaciones nuevas. La discapacidad puede ser grave y típicamente incluye dificultades laborales y sociales. Sin embargo, muchas personas con trastorno de la personalidad evitativa son capaces de funcionar en ambientes protegidos. Algunas se casan, tienen hijos y viven rodeadas únicamente por los miembros de su familia. Si falla este sistema de apoyo, sin embargo, son propensas a la depresión, la ansiedad y a la ira. Es frecuente la evitación fóbica, y los pacientes con este trastorno pueden tener antecedentes de trastorno de ansiedad social o desarrollarla durante la evolución de la enfermedad.

Trastorno de la personalidad dependiente

Se conoce poco de la evolución del trastorno de la personalidad dependiente. Tiende a alterar el funcionamiento laboral de quienes lo padecen, ya que son incapaces de actuar independientemente y sin supervisión estricta. Sus relaciones sociales están limitadas a las personas de quienes dependen, y muchos sufren maltrato psíquico o físico porque no son asertivos. Cuando pierden a la persona de la que dependen, tienen riesgo de trastorno depresivo mayor, aunque su pronóstico es favorable si reciben tratamiento. Las complicaciones pueden incluir un nivel socioeconómico bajo y un funcionamiento familiar y conyugal inadecuado, así como trastornos del estado de ánimo, trastornos de ansiedad, trastorno de adaptación y trastorno de ansiedad social.

Trastorno de la personalidad obsesivo-compulsiva

La evolución del trastorno de la personalidad obsesivo-compulsiva es variable e impredecible. Las dificultades laborales y sociales son típicas. Los pacientes pueden desarrollar periódicamente obsesiones o compulsiones en la evolución de su trastorno. Algunos adolescentes con trastorno de la personalidad obsesivo-compulsiva se transforman en adultos cálidos, abiertos y cariñosos; en otros casos, el trastorno puede ser el precursor de la esquizofrenia o, décadas después y exacerbado por el proceso de envejecimiento, de un trastorno depresivo mayor.

Las personas con un trastorno de la personalidad obsesivo-compulsiva pueden prosperar en cargos que precisen un trabajo metódico, deductivo o detallado, pero son vulnerables a los cambios inesperados, y sus vidas personales permanecen vacías. Los trastornos depresivos son frecuentes, en especial los de inicio tardío. Las complicaciones pueden incluir angustia y dificultades al enfrentarse a nuevas situaciones que requieren flexibilidad y compromiso, así como infarto de miocardio secundario a características típicas de las personalidades de tipo A, como urgencia temporal, hostilidad y competitividad.

Cambio de personalidad debido a otra afección médica

Tanto la evolución como el pronóstico del trastorno de la personalidad debido a una afección médica dependen de su causa. Si el trastorno es el resultado de lesiones estructurales en el cerebro, tiende a persistir. Puede aparecer después de un período de coma y delírium en caso de traumatismo craneoencefálico o un accidente vascular, y ser permanente. El cambio de personalidad puede evolucionar hacia la demencia en casos de tumor cerebral, esclerosis múltiple y enfermedad de Huntington. Los cambios en la personalidad producidos por la intoxicación crónica, enfermedades médicas o tratamiento farmacológico (como la levodopa para el parkinsonismo) pueden ceder si se trata la causa subyacente. Algunos pacientes requieren cuidados asistenciales o, al menos, una supervisión estrecha para cubrir sus necesidades básicas, evitar conflictos recurrentes con la ley, y protegerlos a ellos y a sus familiares de la hostilidad de otros y de las consecuencias negativas de las acciones impulsivas e imprudentes o irreflexivas.

MANEJO TERAPÉUTICO

Las personas con trastornos de la personalidad no reconocen que están enfermas y rara vez buscan ayuda a menos que otros (como el cónyuge o los padres) insistan. Esto suele suceder cuando las conductas desadaptativas crean problemas conyugales, familiares y profesionales, o cuando otros trastornos (p. ej., ansiedad, depresión, consumo de sustancias) o síntomas somáticos (p. ej., obesidad, enfermedad cardíaca, EPOC) complican su cuadro clínico. En general, los pacientes con trastornos de la personalidad requieren un plan de tratamiento multidisciplinario que a menudo combina psicoterapia y farmacoterapia.

Combinación de psicoterapia y farmacoterapia

La mayoría de los pacientes con un trastorno de la personalidad requerirán una combinación de psicoterapia y farmacoterapia. La psicoterapia es el tratamiento principal, ya que promueve la maduración del carácter y, en última instancia, el estímulo de la capacidad del paciente para desarrollar mejores soluciones adaptativas. Sin embargo, la psicoterapia es muy difícil de implementar en situaciones de afecto inestable y conductas de riesgo o autodestructivas, todas muy habituales en las etapas iniciales del tratamiento. Durante estas primeras etapas, la farmacoterapia logra un control relativamente rápido del afecto y la conducta. Más importante aún, esta mejora inespecífica establece una plataforma más adecuada para el trabajo en psicoterapia.

Tratamiento farmacológico. En el tratamiento de pacientes con trastornos de la personalidad, los medicamentos pueden dirigirse a los síntomas específicos de sus trastornos con el objetivo de aliviar la angustia subjetiva, las conductas de riesgo o autodestructivas, o el conflicto con otros, preparándolos o permitiéndoles participar en abordajes psicoterapéuticos. Se deben identificar los síntomas objetivo para elegir agentes que afecten a esos síntomas. En la tabla 19-12 se resumen las opciones de fármacos para varios síntomas diana de los trastornos de la personalidad.

Trastorno de la personalidad paranoide

Psicoterapia. La psicoterapia es el tratamiento de elección para este trastorno. Los terapeutas deben mantenerse firmes en todos sus encuentros con estos pacienes. Si el paciente acusa al terapeuta de inconsistencia o de una falta, como de impuntualidad en una cita, ser honesto y disculparse es mejor que una explicación defensiva. Los terapeutas deben recordar que la confianza y la tolerancia a la intimidad son áreas problemáticas para estos pacientes, por lo que la psicoterapia individual requiere un tono profesional y no un estilo abiertamente cálido. La utilización excesivamente entusiasta de la interpretación (en especial, la referida a sentimientos profundos de dependencia, preocupaciones sexuales y deseos de intimidad) puede incrementar de forma significativa su desconfianza. Los pacientes paranoides no progresan mucho en las terapias de grupo, aunque podrían serles útiles para mejorar sus habilidades sociales y disminuir su suspicacia mediante *role-playing*. Muchos no pueden tolerar el carácter invasivo de la terapia conductual, que también se utiliza para el entrenamiento de habilidades sociales.

El comportamiento de las personas con un trastorno de la personalidad paranoide puede llegar a ser tan amenazador, que el terapeuta deba controlarlo o acotarlo. Las acusaciones delirantes deben manejarse de forma realista pero educadamente y sin humillar a los pacientes. Los pacientes paranoides se sienten profundamente asustados si perciben que quienes intentan ayudarlos se muestran débiles o incapaces; en consecuencia, los terapeutas no deberían ofrecerse a controlar la situación, a menos que estén dispuestos y sean capaces de hacerlo.

Tratamiento farmacológico. Hay poca evidencia para orientar el uso de la farmacoterapia en el trastorno de la personalidad paranoide. La selección del tratamiento debe adaptarse al paciente de forma individual y guiarse por los síntomas diana, como el uso de nuevos antipsicóticos en dosis bajas para los síntomas psicóticos o el uso de anticonvulsivantes para la irritabilidad.

Trastorno de la personalidad esquizoide

Psicoterapia. El tratamiento de los pacientes con trastorno de la personalidad esquizoide es similar al de aquellos con un trastorno de la personalidad paranoide. Sin embargo, las tendencias a la introspección de los esquizoides son acordes con las expectativas de los psicoterapeutas y pueden ser buenos pacientes, aunque se muestren distantes. A medida que se gana su confianza, los pacientes esquizoides pueden revelar, con gran inquietud, una plétora de fantasías, amigos imaginarios y miedo a una dependencia insoportable, incluso de fusionarse con el terapeuta.

En el marco de una terapia de grupo, los pacientes con trastorno de la personalidad esquizoide pueden permanecer callados durante largos períodos de tiempo, pero acaban implicándose. Deben ser protegidos de la agresividad de los otros miembros del grupo por su inclinación a estar callados. Con el tiempo, los miembros del grupo se convierten en personas importantes para el individuo esquizoide y pueden proporcionarle el único contacto social en su aislada existencia.

Tratamiento farmacológico. Existe evidencia limitada para orientar el tratamiento psicofarmacológico de pacientes con trastorno de la personalidad esquizoide. Puede ser adecuado el uso de psicotrópicos para tratar síntomas específicos, como el aislamiento social y emocional.

Trastorno de la personalidad esquizotípica

Psicoterapia. Los principios terapéuticos para el tratamiento del trastorno de la personalidad esquizotípica no son diferentes de los establecidos para los pacientes esquizoides, pero los clínicos deben atenderlos con mucho tacto, principalmente teniendo cuidado de evitar ridiculizar o juzgar las creencias extrañas de los pacientes. Los pacientes esquizotípicos tienen patrones de pensamiento peculiares y algunos están involucrados en cultos, en prácticas religiosas extrañas o en el ocultismo.

Tratamiento farmacológico. La medicación antipsicótica puede ser útil para tratar las ideas de referencia, las ilusiones y otros síntomas del trastorno, y puede utilizarse como adyuvante de la psicoterapia. Los antidepresivos son de utilidad cuando está presente un componente depresivo de la personalidad.

Trastorno de la personalidad antisocial

Psicoterapia. Existe evidencia limitada para orientar el uso de abordajes psicoterapéuticos en el trastorno de la personalidad antisocial. En general, la evidencia limitada sugiere que estos individuos parecen responder mejor al manejo de contingencias y otras intervenciones basadas en recompensas que a la terapia cognitivo-conductual.

Tabla 19-12
Tratamiento farmacológico de los dominios de los síntomas diana en los trastornos de la personalidad

Elección de los fármacos según los síntomas diana de los trastornos de la personalidad

Síntoma diana	Fármaco/tratamiento de elección	No recomendado
I. Desregulación del estado de ánimo y ansiedad		
Ansiedad		
Cognitiva crónica	Psicoterapia, ISRS, IRSN, IMAO, nuevos psicotrópicos en dosis baja (aripiprazol, quetiapina) Valproato y otros análogos de GABA (clonazepam y buspirona)	Benzodiazepinas
Somática crónica	IMAO, IRSN (duloxetina, milnaciprán) Pregabalina y otros análogos de GABA, ATC, β-bloqueantes	Si se utilizan benzodiazepinas, se prefieren aquellas con vida media prolongada por períodos cortos
Obsesiones	ISRS, antipsicóticos (quetiapina), ATC (clomipramina), antagonistas débiles de NMDA (riluzol, memantina)	
Aguda y severa	Mirtazapina, psicotrópicos nuevos (quetiapina, aripiprazol, clozapina), ATC, clonazepam, valproatos, litio	
Depresión		
Depresión atípica/disforia	IMAO, ISRS, IRSN, aripiprazol, lurasidona, ziprasidona, quetiapina, antipsicóticos atípicos (como monoterapia o aumento)	ATC
Depresión clásica		
Labilidad emocional/ciclación rápida	Litio, lamotrigina, valproato, antipsicóticos de dosis más baja (olanzapina, aripiprazol, clozapina, ziprasidona)	ATC («estrés por catecolaminas»), antidepresivos estándar (riesgo de cambio a manía)
II. Descontrol de la conducta		
Agresión/impulsividad		
Agresión afectiva «Temperamento irritable» con EEG normal	Litio, ISRS, anticonvulsivantes, antipsicóticos de dosis baja	Benzodiazepinas (desinhibición)
Agresión predatoria (venganza a sangre fría/crueldad)	Sin tratamiento farmacológico eficaz	Benzodiazepinas (desinhibición)
Agresión de tipo orgánico (lesión cerebral traumática)	Betabloqueantes, valproatos, quetiapina, carbamazepina (CBMZ), ATC, inhibidores de la colinesterasa (donepezilo)	Benzodiazepinas (desinhibición, delírium)
Agresión ictal (EEG anómalo)	CBMZ, difenilhidantoína, valproato, benzodiazepinas (clonazepam)	ATC, antipsicóticos típicos de baja potencia (ambos aumentan el riesgo de convulsiones)
III. Desapego social y emocional		
Falta de interacción social y desinterés crónicos		
Afecto aplanado	Antipsicóticos de dosis bajas (aripiprazol, olanzapina, clozapina en dosis bajas, sulpirida)	
IV. Distorsiones cognitivo perceptuales/síntomas psicóticos		
Episodios psicóticos agudos y breves	Nuevos antipsicóticos (risperidona, olanzapina) Neurolépticos típicos (mientras dure la psicosis)	
Síntomas de tipo psicótico crónicos y de bajo nivel	Nuevos antipsicóticos	

Adaptada con autorización de Center for Well-Being en la Universidad de Washington.

Tratamiento farmacológico. El tratamiento farmacológico sirve para tratar los síntomas incapacitantes como la ansiedad, la ira y la depresión, pero ya que los pacientes a menudo abusan de las sustancias, se deben administrar los medicamentos con prudencia. Pueden usarse anticonvulsivantes para tratar los comportamientos agresivos, especialmente si hay ondas anómalas en un EEG. Los antagonistas de los receptores β-adrenérgicos, el litio y los antipsicóticos también pueden reducir la agresión.

Trastorno de la personalidad límite

Psicoterapia. La psicoterapia para los pacientes con trastorno de la personalidad límite constituye un área de investigación intensiva y ha sido el tratamiento de elección. Parece ser más exitosa en combinación con el tratamiento farmacológico.

La psicoterapia es difícil tanto para el paciente como para el terapeuta. Los pacientes muestran una regresión en su estado, llevan a cabo sus impulsos y muestran transferencias positivas o negativas, lábiles o fijas, que son difíciles de analizar. La identificación proyectiva puede causar problemas de contratransferencia si los terapeutas no perciben que los pacientes están intentando inconscientemente que expresen una determinada conducta. La escisión como mecanismo de defensa causa en el paciente una alternancia del amor al odio respecto a los terapeutas y demás personas del entorno. Un tratamiento terapéutico orientado a la realidad es más efectivo que las interpretaciones profundas del inconsciente.

La terapia conductista se ha utilizado para ayudar a estos pacientes a controlar sus impulsos y ataques de ira, así como para reducir su sensibilidad a la crítica y al rechazo. El entrenamiento en habilidades sociales, en especial grabándolos en vídeo y mostrándoselo después, es útil para que vean cómo sus acciones afectan a los demás y, con ello, mejoren su conducta interpersonal.

Los pacientes con trastorno de la personalidad límite mejoran en un contexto hospitalario si reciben psicoterapia intensiva, tanto individual como de grupo. En un hospital pueden interactuar con miembros del equipo médico especialmente entrenados en diferentes disciplinas, y se les puede proporcionar terapia ocupacional, recreativa y profesional. Estos programas son muy útiles cuando el ambiente familiar es perjudicial para la rehabilitación del paciente, debido a la existencia de conflictos intrafamiliares u otros factores de estrés, como maltrato parental. En el ambiente protegido de un hospital se pueden poner límites a la conducta de los pacientes excesivamente impulsivos, autodestructivos o que se autolesionan, y sus acciones pueden ser observadas. En circunstancias ideales, los pacientes permanecen ingresados hasta que muestran una mejoría notable, en algunos casos tras períodos de hasta 1 año. En ese momento, los pacientes pueden ser dados de alta y remitidos a otros sistemas especiales de apoyo, como los hospitales de día, hospitales de noche o instituciones a medio camino entre ambas.

TERAPIA DIALÉCTICO CONDUCTUAL (TDC). La TDC es el tratamiento psicosocial que ha recibido más apoyo empírico para los pacientes con trastorno de la personalidad límite. El método es ecléctico y se basa en conceptos derivados de terapias de soporte, cognitivas y conductuales. Hay cuatro modos principales de tratamiento en TDC: entrenamiento de habilidades grupales, terapia individual, consulta telefónica y equipo de consulta. Los pacientes son atendidos semanalmente con el objetivo de mejorar las habilidades interpersonales y disminuir el comportamiento autodestructivo. Los pacientes con trastorno de la personalidad límite reciben ayuda para lidiar con los sentimientos ambivalentes que son característicos del trastorno. Al igual que con otros abordajes conductuales, la TDC asume que todos los comportamientos (incluidos los pensamientos y sentimientos) se aprenden y que los pacientes con trastorno de la personalidad límite refuerzan o incluso recompensan su comportamiento, con independencia de lo desadaptativo que sea. Consúltese el capítulo 23 para una descripción más detallada de la TDC.

TERAPIA BASADA EN LA MENTALIZACIÓN. La mentalización es un constructo social según el cual las personas pueden estar atentas a los estados mentales propios y ajenos; proviene de la conciencia de la persona hacia los procesos mentales y estados subjetivos que surgen en las relaciones interpersonales. La terapia basada en la mentalización se fundamenta en la teoría de que los síntomas de la personalidad límite, como la dificultad de controlar las emociones y la impulsividad, son el resultado de la reducida capacidad de los pacientes para mentalizar. Por consiguiente, se cree que la recuperación de la mentalización ayuda a que los pacientes desarrollen habilidades sociales mientras aprenden a regular mejor sus pensamientos y sentimientos. Este tipo de terapia ha resultado eficaz en el trastorno de la personalidad límite en varios estudios clínicos controlados y aleatorizados.

PSICOTERAPIA FOCALIZADA EN LA TRANSFERENCIA. Se trata de un tipo modificado de psicoterapia psicodinámica utilizada para el tratamiento del trastorno de la personalidad límite basada en la teoría de las relaciones objetales. El terapeuta se apoya en dos procesos principales al trabajar con el paciente: el primero es la clarificación, donde la transferencia se analiza más directamente que en la psicoterapia tradicional, de manera que el paciente toma conciencia rápidamente de sus distorsiones sobre el terapeuta; el segundo es la confrontación, en la que el terapeuta subraya el modo en que estas distorsiones transferenciales interfieren en las relaciones interpersonales hacia otros (objetos). El mecanismo de escisión utilizado por pacientes límite se caracteriza por tener un objeto bueno y uno malo, y se utiliza como defensa frente a la ansiedad. Si la terapia es satisfactoria, se reduce la necesidad de escisión, mejoran las relaciones objetales y se alcanza un nivel de funcionamiento más normal. Los estudios que han comparado la psicoterapia focalizada en la

transferencia, la terapia dialéctico conductual, la psicoterapia psicodinámica y la psicoterapia de apoyo muestran que todas son útiles y ofrecen diversos grados de éxito.

Tratamiento farmacológico. Es útil para controlar las manifestaciones específicas de la personalidad que interfieren en el funcionamiento global del individuo. Se han utilizado los antipsicóticos para controlar la ira, la hostilidad y los episodios psicóticos breves. Los antidepresivos mejoran el estado de ánimo deprimido que aparece a menudo en el trastorno de la personalidad límite. Las benzodiazepinas deben evitarse no solo por el riesgo de abuso, sino también porque los pacientes pueden desinhibirse con esta clase de fármacos. Los anticonvulsivantes, como la carbamazepina, pueden mejorar el funcionamiento global en algunos pacientes. Los fármacos serotoninérgicos, como los inhibidores selectivos de la recaptación de serotonina (ISRS), han demostrado su utilidad en algunos casos.

Trastorno de la personalidad histriónica

Psicoterapia. Los pacientes con trastorno de la personalidad histriónica a menudo no son conscientes de sus verdaderos sentimientos, por lo que su clarificación es parte importante del proceso terapéutico. La psicoterapia de orientación psicoanalítica es probablemente el tratamiento de elección para este trastorno.

Tratamiento farmacológico. La farmacoterapia puede ser adicional para los síntomas diana (p. ej., antidepresivos para la depresión y las dolencias somáticas, ansiolíticos para la ansiedad, y antipsicóticos para la desrealización y las ilusiones).

Trastorno de la personalidad narcisista

Psicoterapia. El tratamiento del trastorno de la personalidad narcisista es difícil, ya que los pacientes deben renunciar a su narcisismo si quieren progresar. Algunos expertos recomiendan las terapias psicoanalíticas para conseguir cambios, pero se necesitan nuevas investigaciones para validar el diagnóstico y determinar cuál es el mejor tratamiento. Algunos clínicos recomiendan la terapia de grupo para que los pacientes puedan aprender a compartir experiencias con otras personas y, bajo circunstancias ideales, desarrollar una respuesta empática hacia los demás.

Tratamiento farmacológico. El litio puede ayudar a pacientes cuyo cuadro clínico mostraba oscilaciones en el estado de ánimo. Dado que estos pacientes toleran mal el rechazo y son proclives a la depresión, pueden utilizarse también antidepresivos, en especial los serotoninérgicos.

Trastorno de la personalidad evitativa

Psicoterapia. El tratamiento psicoterapéutico depende de que el médico consiga una alianza sólida con los pacientes. A medida que logra la confianza, debe adoptar una actitud de aceptación de los miedos del paciente (en especial, el miedo al rechazo). El terapeuta incita al paciente a abrirse al mundo y asumir lo que percibe como grandes riesgos de humillación, rechazo y fracaso. Pero debe ser muy precavido cuando da instrucciones para ejercitar nuevas habilidades sociales fuera del marco terapéutico; un fracaso puede reforzar la siempre baja autoestima del paciente. La terapia de grupo puede ayudar a los pacientes a entender las consecuencias de su sensibilidad al rechazo sobre sí mismos y sobre los demás. El entrenamiento en asertividad es un procedimiento de terapia conductista que permite enseñar a los pacientes a expresar sus necesidades abiertamente y a mejorar su autoestima.

Tratamiento farmacológico.   Se ha usado para el control de la ansiedad y la depresión cuando se presentan asociadas al trastorno. En algunos pacientes se han utilizado los antagonistas del receptor β-adrenérgico, como el atenolol, para tratar la hiperactividad del sistema nervioso autónomo, que tiende a ser alta, en especial cuando se enfrentan a situaciones temidas. Los serotoninérgicos pueden disminuir la sensibilidad al rechazo. Teóricamente, los fármacos dopaminérgicos podrían favorecer un comportamiento de búsqueda de novedades en estos pacientes, pero el paciente debe estar preparado psicológicamente para cualquier nueva experiencia que pueda aparecer.

Trastorno de la personalidad dependiente

Psicoterapia.   El tratamiento de los pacientes con trastorno de la personalidad dependiente suele ser satisfactorio. Las terapias orientadas a la introspección permiten a estas personas comprender los antecedentes de su conducta y, con el apoyo del terapeuta, convertirse en más independientes, asertivas y adquirir mayor confianza. La terapia conductual, el entrenamiento en asertividad, la terapia familiar y la terapia de grupo también se han utilizado, en muchos casos con buenos resultados.

Puede aparecer un obstáculo en el tratamiento cuando el terapeuta anima al paciente a modificar la dinámica de una relación patológica (p. ej., que una esposa maltratada recurra a la policía). En ese momento, el paciente puede experimentar ansiedad y mostrarse incapaz de cooperar en la terapia; puede sentirse en la disyuntiva de elegir entre la obediencia al terapeuta y la pérdida de una relación externa patológica. Los terapeutas deben mostrar un gran respeto por los sentimientos de vinculación de estos pacientes, sin importar lo patológicos que puedan parecer.

Tratamiento farmacológico.   El tratamiento farmacológico puede ayudar a tratar síntomas específicos, como la ansiedad y la depresión, que son características habitualmente asociadas al trastorno de la personalidad dependiente. Los pacientes que experimentan ataques de pánico o que tienen altos niveles de ansiedad por separación pueden beneficiarse del tratamiento dirigido a los síntomas, como los agentes antidepresivos.

Trastorno de la personalidad obsesivo-compulsiva

Psicoterapia.   A diferencia de los pacientes con otros trastornos de la personalidad, los que tienen un trastorno obsesivo-compulsivo acostumbran a ser conscientes de su sufrimiento y buscan tratamiento por propia iniciativa. Aunque existe evidencia limitada para guiar el tratamiento, ha habido varios estudios que apoyan la terapia cognitiva o la terapia cognitiva conductual como un tratamiento eficaz para las personas con este trastorno, ya sea de forma individual o en grupo. Además, la psicoterapia interpersonal puede mejorar los síntomas depresivos en personas con trastorno de la personalidad obsesivo-compulsivo.

Tratamiento farmacológico.   Existe evidencia limitada para el tratamiento farmacológico del trastorno de la personalidad obsesivo-compulsivo. Algunos estudios han sugerido beneficios de la fluvoxamina y la carbamazepina, y en aquellos pacientes con depresión comórbida puede ser útil el citalopram. En un estudio que comparó citalopram y sertralina, ambos medicamentos redujeron el número de rasgos del trastorno de la personalidad obsesivo-compulsiva, aunque el citalopram funcionó mejor que la sertralina.

Cambio de personalidad debido a otra afección médica

La estrategia para tratar estos trastornos incluye el tratamiento de la enfermedad orgánica subyacente cuando sea posible. El tratamiento psicofarmacológico de los síntomas específicos puede estar indicado en algunos casos, como los antidepresivos para la depresión o los anticonvulsivantes para la irritabilidad, la agresividad o la impulsividad.

Los pacientes con alteraciones cognitivas graves, o con un control de su conducta muy debilitado, pueden requerir consejo para evitar los problemas en el trabajo o para prevenir dificultades sociales. Como norma, la familia del paciente necesita apoyo emocional y consejos concretos sobre cómo ayudar a minimizar la conducta indeseable del paciente. Es necesario evitar el alcohol, y los compromisos sociales deberían limitarse si el paciente tiende a actuar de forma grosera u ofensiva.

EPIDEMIOLOGÍA

Los trastornos de personalidad son frecuentes. Aparece en un 10% a un 20% de la población general, y aproximadamente en el 50% de todos los pacientes psiquiátricos.

Trastorno de la personalidad paranoide

Los datos sugieren que la prevalencia del trastorno de la personalidad paranoide oscila entre el 0,5% y el 4,4% de la población general. Las personas afectas raramente buscan tratamiento por sí mismas; cuando acuden a la consulta por indicación del cónyuge o de su jefe pueden sosegarse y aparentar que no experimentan malestar alguno. Los familiares de pacientes esquizofrénicos muestran una mayor incidencia de trastorno de la personalidad paranoide que los individuos control. Algunas evidencias sugieren una relación familiar más específica con el trastorno delirante de tipo persecutorio. El diagnóstico es más frecuente en hombres.

Trastorno de la personalidad esquizoide

Según el DSM-5, se estima que la prevalencia del trastorno de la personalidad esquizoide es del 3,1% al 4,9% de la población general. Este diagnóstico es más frecuente en los hombres. Las personas con este trastorno tienden a desempeñar trabajos solitarios que suponen poco o ningún contacto con los demás. Muchos prefieren trabajos nocturnos, y así no tienen que tratar con muchas personas. Parece haber mayor prevalencia entre los familiares de personas con esquizofrenia o trastorno de la personalidad esquizotípica.

Trastorno de la personalidad esquizotípica

El trastorno de la personalidad esquizotípica se presenta en 3,9% a 4,6% de la población, de acuerdo con el DSM-5. Se desconoce la distribución por sexos, aunque se diagnostica con frecuencia en mujeres con síndrome del cromosoma X frágil. Se observa un mayor número de casos entre los familiares biológicos de pacientes esquizofrénicos que en los grupos de control, y mayor incidencia en gemelos monocigóticos que en dicigóticos (en un estudio, el 33% frente al 4%).

Trastorno de la personalidad antisocial

Según el DSM-5, las tasas de prevalencia del trastorno de la personalidad antisocial son del 3% para los hombres y del 1% para las mujeres en la población general. Es frecuente entre los familiares biológicos de primer grado de las personas con este trastorno. Los familiares biológicos de mujeres con trastorno de la personalidad antisocial tienen mayor riesgo de padecer el mismo trastorno en comparación con los familiares de hombres con trastorno de la personalidad antisocial. Los estudios genéticos han sugerido la transmisión familiar del trastorno antisocial de la personalidad, el consumo de sustancias y el trastorno de síntomas somáticos (la mayoría de los estudios utilizaron los criterios anteriores para el trastorno de somatización relacionado), siendo los dos primeros característicos de los hombres y el último de las mujeres de la misma familia. Los estudios de adopción han demostrado que tanto factores genéticos como ambientales contribuyen al riesgo de este trastorno. Tanto los hijos adoptivos como los biológicos de padres con trastorno de la personalidad antisocial tienen mayor riesgo de padecer este trastorno. El trastorno de la conducta (antes de los 10 años) y acompañado por el trastorno por déficit de atención con hiperactividad aumentan la probabilidad de desarrollar personalidad antisocial en la vida adulta. Es más probable que el trastorno de la conducta se convierta en un trastorno de la personalidad antisocial con paternidad errática, negligencia o disciplina paterna inconsistente.

Trastorno de la personalidad límite

Se cree que el trastorno de la personalidad límite está presente en aproximadamente el 2 % de la población general y es más frecuente en mujeres que en hombres, y más habitual en los más jóvenes que en los mayores, lo que sugiere una tendencia natural hacia la maduración y la remisión. El abuso físico y sexual, la negligencia, la conducta hostil y la pérdida o separación temprana de los padres son habituales en las historias infantiles de los pacientes con este trastorno. El trastorno de la personalidad límite es cinco veces más común entre los familiares de personas con el mismo trastorno que entre la población general. En los familiares de primer grado de los pacientes con trastorno de la personalidad límite se ha observado una mayor prevalencia de trastornos afectivos, trastorno antisocial de la personalidad y trastornos por abuso de sustancias.

Trastorno de la personalidad histriónica

Los escasos datos procedentes de estudios en la población general sugieren una prevalencia del 2 %. Aunque se pensaba que se presentaba con mayor frecuencia en mujeres, hay alguna evidencia que sugiere que este trastorno podría ser igualmente frecuente entre hombres y mujeres. El trastorno de la personalidad histriónica tiende a ser hereditario. Algunos expertos sugieren que existe un vínculo genético entre el trastorno de la personalidad histriónico y antisocial y el trastorno por consumo de alcohol.

Trastorno de la personalidad narcisista

Según el DSM-5, se calcula que la prevalencia del trastorno de la personalidad narcisista oscila entre menos del 1 % en la población general al 2-16 % en la población clínica; este trastorno es más habitual en los hombres.

Trastorno de la personalidad evitativa

En el DSM-5 se sugiere una prevalencia del trastorno de la personalidad evitativa del 0,5 % al 2 % en la población general. Ocurre en hombres y mujeres por igual.

Trastorno de la personalidad dependiente

El trastorno de la personalidad dependiente es más frecuente en las mujeres que en los hombres. En el DSM-5 se estima su prevalencia en el 0,5 % al 0,6 %. Las personas con enfermedad física crónica en la infancia o trastorno de ansiedad por separación pueden ser más susceptibles al trastorno de la personalidad dependiente.

Trastorno de la personalidad obsesivo-compulsiva

En el DSM-5 se estima la prevalencia de este trastorno en el 2 % al 8 % de la población general. Es más frecuente en hombres que en mujeres. Algunos estudios han mostrado una agregación familiar del trastorno.

ETIOLOGÍA

Factores genéticos

La prueba más evidente de que los factores genéticos intervienen en los trastornos de la personalidad procede de las investigaciones realizadas en más de 15 000 parejas de gemelos en Estados Unidos. Entre los gemelos monocigóticos, la concordancia para estos trastornos fue varias veces más elevada que entre los dicigóticos. Además, según uno de los estudios, los gemelos monocigóticos criados por separado eran muy similares a los criados juntos. Las similitudes se encontraban en múltiples medidas de personalidad y de temperamento, en sus intereses profesionales y recreativos, así como en las actitudes sociales.

Los trastornos de la personalidad del grupo A son más frecuentes entre los familiares biológicos de las personas esquizofrénicas que entre los grupos de control. Los estudios sobre adopción, familia y gemelos demuestran una mayor prevalencia de características esquizotípicas en las familias de pacientes esquizofrénicos, principalmente cuando las características esquizotípicas no se asociaron con síntomas afectivos comórbidos. La correlación entre los trastornos de la personalidad paranoide o esquizoide y la esquizofrenia es menor.

Los trastornos de la personalidad del grupo B tienen una base genética. El trastorno de la personalidad antisocial se asocia con los trastornos por consumo de alcohol. La depresión es frecuente entre los antecedentes familiares de los pacientes con trastorno de la personalidad límite, que tienen más familiares con trastornos del estado de ánimo que los grupos de control, y el trastorno de la personalidad límite y los afectivos suelen coexistir con frecuencia. Se ha observado una relación sólida entre el trastorno de la personalidad histriónica y el trastorno por somatización, con solapamiento de síntomas.

Los trastornos de personalidad del grupo C también pueden tener una base genética. Los pacientes con trastorno de la personalidad evitativa a menudo tienen altos niveles de ansiedad. Los rasgos obsesivo-compulsivos son más habituales entre los gemelos monocigóticos que entre los dicigóticos, y los pacientes con un trastorno de la personalidad obsesivo-compulsiva muestran algunos signos asociados a la depresión, como acortamiento del período de latencia REM (movimientos oculares rápidos durante el sueño) y resultados anómalos en la prueba de supresión con dexametasona (PSD).

Factores biológicos

Hormonas. Las personas que presentan rasgos de impulsividad a menudo muestran concentraciones elevadas de testosterona, 17-estradiol y estrona. En primates no humanos, los andrógenos aumentan la probabilidad de agresividad y la conducta sexual, pero el papel de la testosterona en la agresividad humana no está muy claro. Los resultados de la PSD están alterados en algunos pacientes con trastorno de la personalidad límite y síntomas depresivos.

Monoaminooxidasa plaquetaria. Las concentraciones bajas de monoaminooxidasa (MAO) en las plaquetas se han relacionado con la actividad y la sociabilidad en los primates. Los estudiantes universitarios con concentraciones bajas de MAO plaquetaria dedican más tiempo a las actividades sociales que aquellos con concentraciones altas. Las concentraciones bajas de MAO plaquetaria se presentan en algunos pacientes con trastornos esquizotípicos.

Seguimiento ocular. Los movimientos de seguimiento ocular son sacádicos (en saltos) en personas introvertidas, con baja autoestima y tendencia al retraimiento, y en pacientes con un trastorno de la personalidad esquizotípica. Estas observaciones no tienen aplicación clínica, pero sugieren el papel de la herencia.

Neurotransmisores. Los estudios sobre rasgos de personalidad y los sistemas dopaminérgicos y serotoninérgicos indican una función activadora de estos neurotransmisores. Las concentraciones de ácido 5-hidroxiindolacético (5-HIAA), un metabolito de la serotonina, son bajas en personas que intentan suicidarse y en pacientes impulsivos y agresivos. Cuando aumentan las concentraciones de serotonina por la acción de fármacos serotoninérgicos, como la fluoxetina, pueden pro-

**Tabla 19-13
Afecciones médicas asociadas a cambios
de personalidad**

Traumatismo craneoencefálico
Enfermedades cerebrovasculares
Tumores cerebrales
Epilepsia (en particular, la epilepsia parcial compleja)
Enfermedad de Huntington
Esclerosis múltiple
Trastornos endocrinos
Intoxicación por metales pesados (manganeso, mercurio)
Neurosífilis
Síndrome de inmunodeficiencia adquirida (SIDA)

ducirse cambios espectaculares en algunos rasgos de la personalidad. En muchos individuos, la serotonina reduce la depresión, la impulsividad y la rumiación, y puede producir una sensación de bienestar general. El incremento de la concentración de dopamina en el sistema nervioso central (SNC) que producen algunos psicoestimulantes (p. ej., las anfetaminas) puede inducir euforia. Estos efectos de los neurotransmisores sobre los rasgos de personalidad han suscitado gran interés, y una controversia sobre si los rasgos de personalidad son innatos o adquiridos.

Electrofisiología.   En algunos pacientes con trastornos de la personalidad se observan cambios en la conductancia eléctrica en el electroencefalograma (EEG), en especial en los tipos antisocial y límite; estos cambios se manifiestan como actividad de ondas lentas en el EEG.

Otros factores biológicos.   En el caso de un cambio de personalidad por otra afección médica, el daño estructural cerebral suele ser la causa, y el traumatismo craneoencefálico es probablemente la causa más común. Las neoplasias cerebrales y los accidentes vasculares, en particular de los lóbulos temporal y frontal, también son causas frecuentes. En la tabla 19-13 se enumeran las afecciones asociadas con mayor frecuencia con el cambio de personalidad.

Factores psicoanalíticos

Sigmund Freud sugirió que los rasgos de la personalidad están relacionados con la fijación en una de las fases del desarrollo psicosexual. Por ejemplo, las personas con carácter oral son pasivas y dependientes debido a la fijación en la fase oral, en la que predomina la dependencia de los demás para alimentarse. Las personas con un carácter anal son testarudas, tacañas y muy concienzudas debido a la dificultad del aprendizaje de las conductas excretoras durante el período anal.

Posteriormente, Wilhelm Reich acuñó el término *coraza de carácter* para describir los estilos defensivos que utilizan las personas con la finalidad de protegerse de sus impulsos internos y de la ansiedad interpersonal que les producen las relaciones significativas. La teoría de Reich ha tenido una gran influencia sobre los conceptos contemporáneos de la personalidad y sus trastornos. Por ejemplo, se considera que la huella distintiva de la personalidad de cada uno está muy determinada por sus mecanismos de defensa característicos. Cada trastorno de la personalidad tiene un grupo de defensas que ayudan al clínico psicodinámico a reconocer los diferentes tipos de alteración del carácter. Las personas con un trastorno de la personalidad paranoide, por ejemplo, utilizan la proyección, mientras que el trastorno de la personalidad esquizoide se asocia al retraimiento.

Cuando los mecanismos defensivos actúan de manera eficaz, los pacientes con trastornos de la personalidad son capaces de controlar la ansiedad, la depresión, la cólera, la vergüenza, la culpa y otras emociones. Sus comportamientos son egosintónicos, es decir, no les producen malestar, incluso cuando pueden perjudicar a los demás. Es posible que también se muestren reacios a seguir un tratamiento, porque sus meca-

nismos defensivos son importantes para controlar los afectos desagradables, y no muestran interés por renunciar a ellos.

Además de los mecanismos de defensa característicos, otro aspecto fundamental de los trastornos de la personalidad son las relaciones objetales internas. Durante el desarrollo, una persona muestra patrones particulares de sí misma en relación con los demás. A través de la introyección, los niños incorporan a uno de los progenitores o a otra persona significativa en forma de presencia interna, que sienten como un objeto y no como uno mismo. Por medio de la identificación, los niños perciben a los padres y a otras personas de manera que los rasgos del objeto externo son incorporados al propio individuo, y así el niño «posee» dichas características. Estas autorrepresentaciones internas y las representaciones del objeto son cruciales para el desarrollo de la personalidad y, a través de la exteriorización e identificación proyectiva, se expresan en situaciones interpersonales en las que hay que representar un papel en la vida interna de la persona. Así, los individuos con trastornos de la personalidad también están identificados por patrones particulares de afinidad interpersonal que provienen de estos patrones de relaciones objetales internas.

Mecanismos de defensa.   Para ayudar a los pacientes con trastornos de la personalidad, el psiquiatra debe reconocer los mecanismos de defensa internos de cada uno, los procesos mentales inconscientes que el yo utiliza para resolver los conflictos entre los cuatro elementos principales de la vida interior: instinto (deseo o necesidad), realidad, personas importantes y conciencia. Cuando los mecanismos de defensa son plenamente efectivos, en particular si existen trastornos de la personalidad, pueden eliminar la ansiedad y la depresión a nivel consciente. Por tanto, ignorar los mecanismos de defensa supone incrementar la conciencia consciente de ansiedad y depresión, y es el motivo principal por el que los pacientes con un trastorno de la personalidad se muestran reacios a modificar su conducta.

Aunque se tiende a caracterizar a los pacientes con trastornos de la personalidad por sus mecanismos más dominantes o rígidos, cada paciente utiliza varias defensas. A continuación se analizará el manejo de los mecanismos de defensa utilizados por estos pacientes de modo general y no de forma específica para cada trastorno. Muchas de las formulaciones que se presentan en términos de psiquiatría psicoanalítica pueden aplicarse a los enfoques cognitivos y conductuales de tratamiento.

FANTASÍA.   Muchas personas que a menudo se etiquetan como esquizoides (excéntricas, solitarias y asustadizas) buscan consuelo y satisfacción en su propio interior creando vidas imaginarias, en especial amigos imaginarios. Debido a su gran dependencia de la fantasía, suelen parecer extraordinariamente reservadas. El terapeuta debe comprender que la falta de sociabilidad de estos pacientes radica en el miedo a su propia intimidad. El terapeuta, más que criticarlos o sentirse ofendido por su rechazo, debe mantener un discreto, tranquilizador y atento interés, sin insistir en las respuestas recíprocas. El reconocimiento del miedo del paciente a la intimidad y el respeto a su excentricidad son útiles y tienen valor terapéutico.

DISOCIACIÓN.   La disociación es un mecanismo de defensa inconsciente que implica separar un proceso mental o conductual (p. ej., pensamiento, sentimiento) del resto de la actividad psíquica de la persona. Los pacientes con trastorno de la personalidad límite pueden mostrar disociación durante momentos de mayor estrés, incluida la desrealización o despersonalización.

AISLAMIENTO.   El aislamiento implica la separación de una idea o recuerdo de la emoción que provoca. Es característico de personas controladas y ordenadas que a menudo se etiquetan con personalidades obsesivo-compulsivas. Estos individuos recuerdan la verdad con todo lujo de detalles pero sin afecto. En una situación de crisis, pueden presentar una intensificación de la autocontención, una conducta social extremadamente formal y obstinación. Esta necesidad de control por parte del paciente puede provocar irritación o ansiedad en los terapeutas. Por lo general estos pacientes responden bien a explicaciones precisas, sistemáticas y racionales, y valoran la eficiencia, la pulcritud y la puntualidad, así como la sensibilidad de los terapeutas. Siempre que sea posible, el terapeuta debe permitirles que asuman el control de su proceso y no desafiar su voluntad.

PROYECCIÓN.   En la proyección, los pacientes atribuyen sus propios sentimientos, que no reconocen, a los demás. La crítica excesiva hacia los demás y la sensibilidad a ser criticados los hace parecer personas con prejuicios e hipervigilantes coleccionando injusticias, pero el terapeuta no debe responder con actitud defensiva o discutiendo, sino que ha de reconocer con sinceridad incluso pequeños errores propios y plantear la posibilidad de dificultades futuras. Son de utilidad la honestidad estricta, el interés por los derechos de los pacientes y mantener la misma distancia formal y relativa que ante un paciente que usa la fantasía como defensa. La confrontación garantiza que el terapeuta sea considerado un enemigo y que la entrevista finalice antes de lo esperado. No es necesario que los terapeutas se muestren de acuerdo con la serie de agravios que relata el paciente; deberían preguntar si ambos pueden aceptar el desacuerdo.

La técnica de la contraproyección es especialmente útil. Los clínicos reconocen y dan crédito a los sentimientos y percepciones del paciente paranoide; no discuten ni refuerzan sus quejas, sino que aceptan que el mundo que describe es verosímil. A continuación, los entrevistadores pueden hablar de motivos y sentimientos reales, atribuidos erróneamente a otras personas, y empezar a construir así una alianza con los pacientes.

ESCISIÓN.   En la escisión, el paciente divide a las personas de forma ambivalente en buenas y malas, por lo que son o han sido. Por ejemplo, en un entorno hospitalario, el paciente puede idealizar a algunos miembros del equipo médico y menospreciar a otros. Esta conducta de defensa puede ser muy perjudicial en una sala hospitalaria, y con el tiempo provocar que el equipo médico se ponga en contra del paciente. Este mecanismo de defensa puede controlarse eficazmente si los miembros del equipo se anticipan al proceso, lo discuten en alguna sesión y enfrentan delicadamente al paciente con la idea de que nadie es completamente bueno ni malo.

SOBREACTUACIÓN (*ACTING OUT*).   En la sobreactuación, los pacientes expresan directamente deseos o conflictos inconscientes a través de la acción para evitar ser conscientes de cualquier idea o afecto que los acompañe. Las rabietas, las agresiones sin motivo aparente y la promiscuidad desprovista de placer son ejemplos comunes. Como la conducta se da al margen de cualquier acto reflexivo, para un observador la sobreactuación no suele acompañarse de sentimiento de culpa, pero cuando esta no es posible el conflicto detrás de la defensa puede ser accesible. Cuando un terapeuta se enfrenta en una entrevista a una sobreactuación, ya sea agresiva o sexual, debe reconocer que el paciente ha perdido el control, que cualquier cosa que diga probablemente será mal interpretada, y que es de la mayor importancia conseguir la atención del paciente. Según las circunstancias, la respuesta del terapeuta podría ser: «¿Cómo puedo ayudarlo si sigue gritando?»; o bien, si parece que la pérdida de control del paciente va en aumento: «Si continúa gritando, me iré». Un entrevistador que se sienta realmente asustado por el paciente puede retirarse, simplemente, y, si fuera necesario, llamar a un celador o a la policía.

IDENTIFICACIÓN PROYECTIVA.   Este mecanismo de defensa lo utilizan principalmente las personas que sufren un trastorno de la personalidad límite y consta de tres pasos: *1)* un aspecto de la propia persona es proyectado hacia otro; *2)* el que proyecta intenta forzar a la otra persona a identificarse con aquello que le ha proyectado, y *3)* el receptor de la proyección y el que proyecta comparten un sentimiento de identidad o de unión.

Temperamento

El temperamento se refiere a las preferencias del organismo en la modulación de respuestas conductuales condicionadas a estímulos físicos establecidos. El condicionamiento conductual (es decir, el aprendizaje procedimental) comprende las sensaciones presemánticas que provocan las emociones básicas, como el temor o la ira, independiente del reconocimiento consciente, la observación descriptiva, la reflexión o el razonamiento. El trabajo pionero de A. Thomas y S. Chess conceptualizó el temperamento como un componente estilístico («cómo») del comportamiento, a diferencia de la motivación («por qué») y el contenido del comportamiento («qué»). Los conceptos modernos de temperamento enfatizan sus aspectos emocionales, motivacionales y adaptativos. Concretamente, se han identificado cuatro rasgos temperamentales principales, que se han sometido a amplias investigaciones neurobiológicas, psicosociales y clínicas: la evitación del daño, la búsqueda de la novedad, la dependencia de la recompensa y la persistencia. No obstante, más que como categorías mutuamente excluyentes, los cuatro temperamentos se perciben en la actualidad como dimensiones genéticamente independientes que ocurren en todas las combinaciones posibles en un mismo individuo.

Psicobiología del temperamento.   Los rasgos temperamentales de la evitación del daño, la búsqueda de la novedad, la dependencia de la recompensa y la persistencia se definen como diferencias hereditarias subyacentes a las respuestas automáticas ante el peligro, la novedad, la aceptación social y la recompensa intermitente, respectivamente. Estos cuatro temperamentos están estrechamente asociados con las cuatro emociones básicas de miedo (evitación del daño), ira (búsqueda de novedades), apego (dependencia de la recompensa) y ambición (persistencia).

Las diferencias individuales del temperamento y las emociones básicas modifican el procesamiento de la información sensorial y modelan las características de los primeros aprendizajes, en especial el condicionamiento asociativo de las respuestas conductuales inconscientes y los componentes previos a la atención en la percepción. El temperamento se conceptualiza por predisposiciones hereditarias para la emotividad y el aprendizaje que subyacen a la adquisición de rasgos conductuales automáticos basados en las emociones y a los hábitos perceptibles en los primeros años de vida, y que permanecen relativamente estables a lo largo de la vida de un individuo.

Cada una de las cuatro dimensiones principales es un rasgo cuantitativo que se distribuye de forma normal, se hereda moderadamente, observable precozmente en la infancia, es relativamente estable en el tiempo y moderadamente predictivo de la conducta adolescente y del adulto. Las cuatro dimensiones son genéticamente homogéneas y se heredan de forma independiente entre sí, según varios estudios internacionales extensos sobre gemelos. Las diferencias temperamentales, que no son muy estables inicialmente, tienden a estabilizarse durante los 2 y los 3 años de edad. Por consiguiente, mediante las valoraciones de estos cuatro rasgos temperamentales a los 10 y los 11 años se pudieron predecir moderadamente los rasgos de la personalidad a los 15, 18 y 27 años de edad en una amplia muestra de niños suecos.

Las cuatro dimensiones son universales entre las diferentes culturas, grupos étnicos y sistemas políticos de todos los continentes habitados. Estos aspectos de la personalidad se denominan temperamento porque se heredan, se manifiestan a edad temprana, son estables desde el punto de vista del desarrollo y constantes en diferentes culturas. Los rasgos temperamentales se asemejan a la inteligencia cristalizada porque no muestran los cambios rápidos con el incremento de la edad ni entre cohortes de nacimientos observados en la inteligencia fluida y los rasgos del carácter. En la tabla 19-14 se resumen conjuntos de comportamientos contrastados que distinguen a los que obtienen puntuaciones extremas en las cuatro dimensiones del temperamento. Hay que tener en cuenta que cada extremo de estas dimensiones tiene ventajas y des-

Tabla 19-14
Descriptores de los individuos que puntúan alto y bajo en las cuatro dimensiones del temperamento

Descriptores de variantes extremas	Dimensión del temperamento	
	Alto	Bajo
Evitación del daño	Pesimista	Optimista
	Temeroso	Atrevido
	Tímido	Extrovertido
	Fatigable	Enérgico
Búsqueda de la novedad	Explorador	Reservado
	Impulsivo	Prudente
	Extravagante	Ahorrador
	Incontrolado	Controlado
Dependencia de la recompensa	Sentimental	Desapegado
	Abierto	Distante
	Cálido	Frío
	Cariñoso	Independiente
Persistencia	Trabajador	Perezoso
	Decidido	Consentido
	Entusiasta	Por debajo de su potencial
	Perfeccionista	Pragmático

ventajas de adaptación específicas, de modo que ni las puntuaciones altas ni las bajas significan inherentemente una mejor adaptación.

Cada una de las cuatro dimensiones del temperamento tiene determinantes genéticos únicos de acuerdo con estudios familiares y de gemelos, así como estudios de asociaciones genéticas con marcadores de ADN específicos.

EVITACIÓN DEL DAÑO.   La evitación del daño comprende una predisposición hereditaria hacia la inhibición de la conducta en respuesta a las señales de castigo y falta de recompensa. La alta evitación del daño es un miedo a la incertidumbre, la inhibición social, la timidez, la evita-

ción pasiva de problemas o peligros, la fatigabilidad rápida y la preocupación pesimista antes de que ocurran los problemas, incluso en situaciones que no preocupan a los demás. Los individuos con baja evitación del daño son despreocupados, valientes, enérgicos, extrovertidos y optimistas, incluso en situaciones que preocupan a muchas personas.

La psicobiología de la evitación del daño es compleja. Las benzodiazepinas desinhiben la evitación por inhibición del ácido γ-aminobutírico (GABA) de las neuronas serotoninérgicas que tienen su origen en los núcleos dorsales del rafe. Las células serotoninérgicas anteriores en el núcleo dorsal del rafe se entremezclan con las células dopaminérgicas del área tegmental ventral, y ambos grupos inervan las mismas estructuras (p. ej., ganglios basales, núcleo accumbens, amígdala), proporcionando influencias dopaminérgicas y serotoninérgicas opuestas en la modulación del abordaje y comportamiento de evitación. Las personas a las que se administran medicamentos con serotonina muestran una disminución en el comportamiento de evitación del daño.

BÚSQUEDA DE LA NOVEDAD.   La búsqueda de la novedad refleja una predisposición hereditaria para el inicio o la activación de un movimiento de atracción en respuesta a la novedad, acercamiento a señales de recompensa, evitación activa de señales condicionadas de castigo y huida del castigo incondicionado. La búsqueda de la novedad es una actividad exploratoria en respuesta a la novedad, impulsividad, extravagancia en la aproximación a señales de recompensa, así como una evitación activa de la frustración. Las personas con una alta búsqueda de la novedad tienen mucho genio, son curiosas, se aburren fácilmente, son impulsivas, extravagantes y desordenadas. Aquellas con una baja búsqueda de la novedad son apocadas, nada curiosas, estoicas, reflexivas, frugales, reservadas, tolerantes con la monotonía y ordenadas.

Las proyecciones dopaminérgicas desempeñan un papel crucial en la búsqueda de la novedad, que implica un aumento de la recaptación de la dopamina en los terminales presinápticos, que de ese modo requieren estimulación frecuente para mantener los niveles óptimos de estimulación dopaminérgica postsináptica. Los estudios de genes candidatos involucrados en la neurotransmisión de dopamina han proporcionado evidencia de asociación con la búsqueda de novedades pero con ninguna otra dimensión del temperamento.

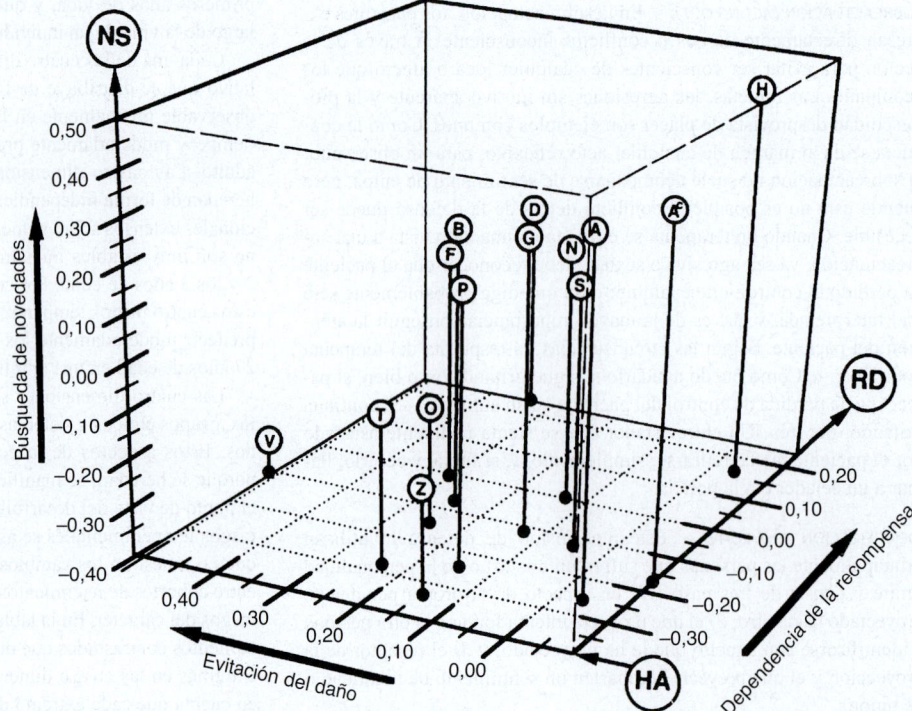

FIGURA 19-1

Correlaciones entre los subtipos individuales de los trastornos de la personalidad y los rasgos de temperamento de evitación del daño (HA), búsqueda de novedades (NS) y dependencia de la recompensa (RD). A, antisocial; Ac, niños antisociales; B, límite; D, dependiente; F, autodestructivo; G, pasivo agresivo; H, histriónico; N, narcisista; O, obsesivo; P, paranoico; S, sádico; GT, esquizotípico; V, evitativo; Z, esquizoide.

DEPENDENCIA DE LA RECOMPENSA. La dependencia de la recompensa refleja el mantenimiento de una conducta en respuesta a estímulos de recompensa social. Los individuos con elevada dependencia a la recompensa son bondadosos, sensibles, entregados, dependientes y francamente sociable. Aquellos con baja dependencia de la recompensa son prácticos, duros, fríos, socialmente insensibles, irresolutos e indiferentes si están solos.

Las proyecciones noradrenérgicas que proceden del *locus coeruleus* y las proyecciones serotoninérgicas procedentes del rafe medio se cree que influyen en este condicionamiento de la recompensa. El nivel plasmático de la «hormona del amor», la oxitocina, se correlaciona positivamente ($r = 0{,}5$) con las diferencias individuales en la dependencia de la recompensa, pero no con otras dimensiones de la personalidad.

PERSISTENCIA. La persistencia refleja el mantenimiento de una conducta, a pesar de la frustración, la fatiga y el refuerzo intermitente. Se manifiesta como laboriosidad, determinación, ambición y perfeccionismo. Las personas con elevada persistencia son triunfadores laboriosos, perseverantes y ambiciosos, con tendencia a intensificar su esfuerzo en respuesta a una recompensa anticipada, y viven la frustración y la fatiga como un reto personal. Las personas con persistencia baja son indolentes, inactivas, inestables y erráticas, tienden a darse por vencidas fácilmente cuando se enfrentan a la frustración, raras veces se esfuerzan por obtener grandes logros, y manifiestan poca perseverancia incluso como respuesta a recompensas intermitentes.

Las diferencias individuales en la persistencia se han relacionado fuertemente ($r = 0{,}8$) con las respuestas medidas en la RM funcional en un circuito que involucra el estriado ventral, la corteza orbitofrontal, la ínsula rostral y la corteza cingulada anterior dorsal.

En la figura 19-1 se ilustran las interrelaciones entre los trastornos de la personalidad y los rasgos de temperamento de evitación del daño, búsqueda de novedades y dependencia de la recompensa.

Bibliografía

American Psychiatric Association. *Diagnostic and Statistical Manual of Mental Disorders*. 5th ed. Arlington, VA: American Psychiatric Association; 2013.

Apt C, Hurlbert DF. The sexual attitudes, behavior, and relationships of women with histrionic personality disorder. *J Sex Marital Ther*. 1994;20(2):125–133.

Bateman A, Fonagy P. 8-year follow-up of patients treated for borderline personality disorder: mentalization-based treatment versus treatment as usual. *Focus*. 2013;11(2):261–268.

Bornstein RF, Gold SH. Comorbidity of personality disorders and somatization disorder: a meta-analytic review. *J Psychopathol Behav Assess*. 2008;30:154–161.

Boudreaux MJ. "Personality-related problems and the five-factor model of personality." *Personality Disord*. 2016;7(4):372–383.

Brazil IA, van Dongen JDM, Maes JHR, Mars RB, Baskin-Sommers AR. Classification and treatment of antisocial individuals: from behavior to biocognition. *Neurosci Biobehav Rev*. 2018;91:259–277.

Cloninger CR. *Feeling Good: The Science of Well Being*. New York: Oxford University Press; 2004.

Cloninger CR, Svrakic DM. Chapter 26: Personality disorders. In: Sadock BJ, Sadock VA, Ruiz P, eds. *Kaplan & Sadock's Comprehensive Textbook of Psychiatry*. 10th ed. Philadelphia, PA: Wolters Kluwer; 2017:2126–2176.

Crawford TN, Cohen P, Johnson JG, Sneed Joel R, Brook JS. The course and psychosocial correlates of personality disorder symptoms in adolescence: Erikson's developmental theory revisited. *J Youth Adolesc*. 2004;33:373–387.

Diedrich A, Voderholzer U. Obsessive-compulsive personality disorder: a current review. *Curr Psychiatry Rep*. 2015;17:2–10.

Forster C, Berthollier N, Rawlinson D. A systematic review of potential mechanisms of change in psychotherapeutic interventions for personality disorder. *J Psychol Psychother*. 2014;4(133):2161–0487.

Helgeland MI, Kjelsberg E, Torgersen S. Continuities between emotional and disruptive behavior disorders in adolescence and personality disorders in adulthood. *Am J Psychiatry*. 2005;162:1941–1947.

Johnson JG, First MB, Cohen P, Skodol AE, Kasen S, Brook JS. Adverse outcomes associated with personality disorder not otherwise specified in a community sample. *Am J Psychiatry*. 2005;162:1926–1932.

Koch J, Modesitt T, Palmer M, Ward S, Martin B, Wyatt R, Thomas C. Review of pharmacologic treatment in cluster a personality disorders. *Ment Health Clin*. 2016;6(2):75–81.

Linehan MM, Comtois KA, Murray AM, Brown MZ, Gallop RJ, Heard HL, Korslund KE, Tutek DA, Reynolds SK, Lindenboim N. Two-year randomized controlled trial and follow-up of dialectical behavior therapy vs therapy by experts for suicidal behaviors and borderline personality disorder. *Arch Gen Psychiatry*. 2006;63(7):757–766.

Nickel MK, Muehlbacher M, Nickel C, Kettler C, Pedrosa Gil F, Bachler E, Buschmann W, Rother N, Fartacek R, Egger C, Anvar J, Rother WK, Loew TH, Kaplan P. Aripiprazole in the treatment of patients with borderline personality disorder: a double-blind, placebo-controlled study. *Am J Psychiatry*. 2006;163(5):833–838.

Ozkan M, Altindag A. Comorbid personality disorders in subjects with panic disorder: do personality disorders increase clinical severity? *Compr Psychiatry*. 2005;46:20–26.

Pagan JL, Oltmanns TF, Whitmore MJ, Turkheimer E. Personality disorder not otherwise specified: searching for an empirically based diagnostic threshold. *J Pers Disord*. 2005;19:674–689.

Papaioannou D, Brazier J, Parry G. How to measure quality of life for cost effectiveness analyses of personality disorders: a systematic review. *J Pers Disord*. 2013;27(3):383–401.

Rosenthal MZ, Rodriguez MA. Chapter 33.9: Dialectical behavior therapy. In: Sadock BJ, Sadock VA, Ruiz P, eds. *Kaplan & Sadock's Comprehensive Textbook of Psychiatry*. 10th ed. Philadelphia, PA: Wolters Kluwer; 2017:2784–2795.

Schwarze C, Mobascher A, Pallasch B, Hoppe G, Kurz M, Hellhammer DH, Lieb K. Prenatal adversity: a risk factor in borderline personality disorder? *Psychol Med*. 2013;43(6):1279–1291.

Silk KR. "Caught in an unconscious split: commentary on 'the ironic fate of the personality disorders in DSM-5.'" *Personality Disord*. 2013;4(4): 350–351.

Skodol AE, Morey LC, Bender DS, Oldham JM. "The ironic fate of the personality disorders in DSM-5." *Personality Disord*. 2013;4(4): 342–349.

Sussman N. Borderline personality and bipolar disorders: Is there a connection? *Primary Psychiatry*. 2004;11:13.

Witkiewitz K, King K, McMahon RJ, Wu J, Luk J, Bierman KL, Coie JD, Dodge KA, Greenberg MT, Lochman JE, Pinderhughes EE, Conduct Problems Prevention Research Group. Evidence for a multi-dimensional latent structural model of externalizing disorders. *J Abnorm Child Psychol*. 2013;41(2):223–237.

Zimmerman M, Rothschild L, Chelminski I. The prevalence of DSM-IV personality disorders in psychiatric outpatients. *Am J Psychiatry*. 2005;162:1911–1918.

Otros problemas que pueden ser objeto de atención clínica

INTRODUCCIÓN

En la 5.ª edición del *Manual diagnóstico y estadístico de los trastornos mentales* (DSM-5) se incluye una sección denominada «Otros problemas que pueden ser objeto de atención clínica». La 10.ª edición de la *Clasificación internacional de enfermedades* (CIE-10) tiene una sección similar denominada «Factores que influyen en el estado de salud y el contacto con los servicios de salud». Estas secciones tratan afecciones que no son en sí mismas trastornos mentales, pero por las que los pacientes pueden solicitar ayuda en los servicios de salud mental. En algunos casos se advierte uno de estos problemas durante una evaluación psiquiátrica (p. ej., un divorcio), aunque no se haya encontrado un trastorno mental; en otros, la evaluación diagnóstica no pone de manifiesto un trastorno mental, pero considera necesario hacer constar el motivo principal que ha llevado a solicitar ayuda de los servicios de salud mental (p. ej., vivir como un «sin techo»).

En determinados casos puede acabar por encontrarse un trastorno mental, aunque el objetivo de la atención clínica o del tratamiento no estaba causado por él. Por ejemplo, un paciente con un trastorno de ansiedad puede recibir tratamiento por un problema conyugal que no está relacionado con el trastorno de ansiedad en sí.

En la tabla 20-1 se muestran las numerosas afecciones que enumera el DSM-5 y que pueden suponer un foco de atención clínica o influir en el diagnóstico, el tratamiento o la evolución de un trastorno mental ya recogido en el DSM-5. La lista de problemas que conforman esta categoría cubre el ciclo vital completo, desde la lactancia y la infancia, pasando por la adolescencia, la juventud y la edad adulta, hasta la vejez. Cubre casi todas las circunstancias de la vida que se puedan concebir, desde el divorcio hasta los problemas relacionados con el servicio militar. Cada uno de estos problemas o circunstancias pueden tener una profunda influencia sobre una enfermedad mental específica o sobre la experiencia humana en general.

SIMULACIÓN

La simulación es la falsificación deliberada de síntomas físicos o psicológicos en un intento de obtener una ganancia secundaria o incentivo externo, como eludir el servicio militar, evitar el trabajo, obtener una compensación económica, evadir una responsabilidad penal u obtener drogas. En algunas circunstancias, la simulación puede representar una conducta de adaptación (p. ej., como se ha comentado, fingir una enfermedad cuando se está prisionero por el enemigo en tiempo de guerra).

El clínico debe considerar la posibilidad de simulación cuando observa cualquier combinación de las siguientes circunstancias: *1)* presentación en un contexto médico-legal (p. ej., cuando la exploración médica viene solicitada por un abogado o la persona está encarcelada); *2)* cuando hay una discrepancia evidente entre las quejas de estrés o incapacidad que aduce el enfermo y los hallazgos objetivos; *3)* cuando existe falta de cooperación durante la evaluación diagnóstica e incum-

plimiento del tratamiento prescrito, y *4)* en caso de trastorno de la personalidad antisocial.

Diagnóstico y cuadro clínico

Evasión de la responsabilidad penal, del proceso judicial y de la condena. Los criminales pueden alegar incompetencia para evitar ser juzgados; pueden simular locura en el momento de perpetrar el crimen, fingir síntomas para atenuar la condena o intentar actuar como incapacitado (incompetente) para evitar el castigo.

Evasión del servicio militar o de servicios particularmente arriesgados. Las personas pueden simular una enfermedad para evitar el reclutamiento militar y, una vez reclutados, para eludir tareas particularmente pesadas o peligrosas.

Beneficio económico. Los simuladores pueden perseguir beneficios económicos en forma de subsidios de invalidez por parte de las aseguradoras o para veteranos del ejército, prestaciones de incapacidad laboral, o reclamación de daños y perjuicios por daño psicológico.

Evitación del trabajo, responsabilidad social y consecuencias sociales. Estos individuos pueden simular un trastorno para huir de circunstancias sociales o profesionales desagradables, o para evadirse de las consecuencias sociales o judiciales derivadas de negligencias profesionales o sociales.

El propietario de una empresa de material fotográfico, rentable hasta ese momento, se declaró en bancarrota de un modo que las autoridades consideraron ilegal. Como consecuencia, fue procesado por diversos fraudes. Su abogado sostenía que su defendido estaba demasiado deprimido para colaborar con él y que, a causa de esta depresión, tenía una pérdida de memoria que le hacía imposible entender lo que había sucedido, y por eso no podía actuar como defensa. El psiquiatra forense realizó una evaluación psiquiátrica del procesado para establecer la naturaleza de su depresión y determinar si estaba provocando problemas cognitivos.

Al comenzar la evaluación, se le preguntó por la fecha de su nacimiento y respondió: «Oh, ¿qué importancia tiene? Fue en la década de 1940 o 1950». De forma parecida, cuando se le interrogó sobre su lugar de nacimiento, respondió: «En algún lugar de Hungría». Cuando se solicitó que fuera más concreto, el procesado se negó a precisarlo. Pero según avanzaba la evaluación, contestaba aportando una información completa, a menudo detallada, sobre transacciones no relacionadas con aquellas por las que había sido acusado. La impresión del forense fue que el procesado estaba simulando de manera flagrante e incongruente, incompatible con la disminución de las habilidades cognitivas que en

**Tabla 20-1
Problemas que pueden representar un foco de atención clínica**

Problemas de relación
- Problemas relacionados con la educación familiar
  - Problema de relación entre padres e hijos
  - Problema de relación con los hermanos
  - Educación lejos de los padres
  - Niño afectado por relación parental conflictiva
- Otros problemas relacionados con el grupo de apoyo primario
  - Relación conflictiva con el cónyuge o la pareja
  - Ruptura familiar por separación o divorcio
  - Nivel elevado de emoción expresada en la familia
  - Duelo no complicado

Maltrato y negligencia
- Maltrato infantil y problemas de negligencia
  - Maltrato físico infantil
  - Abuso sexual infantil
  - Negligencia infantil
  - Maltrato psicológico infantil
- Maltrato del adulto y problemas de negligencia
  - Violencia física por parte del cónyuge o la pareja
  - Violencia sexual por parte del cónyuge o la pareja
  - Negligencia por parte del cónyuge o la pareja
  - Maltrato psicológico por parte del cónyuge o la pareja
  - Maltrato del adulto por parte de una persona distinta del cónyuge o la pareja (p. ej., físico, sexual o psicológico)

Problemas educativos y laborales
- Problemas educativos
- Problemas laborales
  - Problema relacionado con el estado actual de despliegue militar
  - Otro problema relacionado con el empleo (cambio de trabajo, pérdida de trabajo, estrés)

Problemas de vivienda y económicos
- Problemas de vivienda
  - Personas sin hogar
  - Alojamiento inadecuado (falta de calefacción o electricidad, infestación de insectos o roedores)
  - Desavenencias con vecino, inquilino o arrendador
  - Problema relacionado con la vida en una residencia institucional (no incluye la reacción psicológica al cambio en la situación de vida; v. también capítulo 10, «Trastornos de adaptación»)
- Problemas económicos
  - Falta de alimentos adecuados o de agua potable
  - Pobreza extrema
  - Ingresos bajos

Otros problemas relacionados con el entorno social
- Problema de fase de la vida
- Dificultad de aculturación
- Exclusión o rechazo social
- Blanco (percibido) de discriminación adversa o persecución

Problemas relacionados con delincuencia o interacción con el sistema legal (ser víctima de un crimen, encarcelamiento y salida de prisión)

Otros encuentros con los servicios sanitarios para asesoramiento y consejo médico (p. ej., asesoramiento sexual)

Problemas relacionados con otras circunstancias psicosociales, personales o ambientales
- Problema religioso o espiritual
- Víctima de terrorismo o tortura
- Exposición a catástrofe, guerra u otras hostilidades

Otras circunstancias de la historia personal
- Comportamiento antisocial del adulto
- Comportamiento antisocial infantil o adolescente
- Problemas relacionados con el acceso a las asistencia médica y otra asistencia sanitaria
- Incumplimiento de tratamiento médico (p. ej., sobrepeso u obesidad, simulación, vagabundeo asociado a un trastorno mental)
- Funcionamiento intelectual límite

Adaptada de *Diagnostic and Statistical Manual of Mental Disorders*. 5th ed., American Psychiatric Association; 2013.

ocasiones se dan en la depresión mayor. (Adaptado de un caso de Mark J. Mills, JD, MD, y Mark S. Lipian, MD, PhD.)

Facilitar el traslado de la prisión al hospital. Los presos pueden simular (fingir estar mal) con el objetivo de ser trasladados a un hospital psiquiátrico del que esperan escapar o, por lo menos, «pasarlo mejor». No obstante, el entorno de la cárcel también puede estimular el disimulo (fingir estar bien); la perspectiva de pasar un número indeterminado de días en una sala de salud mental puede provocar que un recluso con verdaderos síntomas psiquiátricos haga todos los esfuerzos por ocultarlos.

Ingresar en un hospital. En estos tiempos de desinstitucionalización e indigencia, algunas personas pueden simular un trastorno para lograr su ingreso en un hospital psiquiátrico. Ven en estas instituciones un proveedor de alojamiento y comida, un refugio frente a la policía, miembros de bandas rivales o problemas con colegas de droga que hacen la vida en la calle incluso más peligrosa e insoportable de lo que es habitualmente.

Un hombre robusto, muy bien vestido, se presentó en un servicio de urgencias de psiquiatría a primera hora de la madrugada. Declaró que «las voces» habían empeorado y que quería ser readmitido en el hospital. Cuando el psiquiatra le puso a prueba, tras ver que había sido dado de alta la tarde anterior, que solía abandonar el hospital por la mañana y pedía ser rehospitalizado por la noche, y que, a pesar de las múltiples veces que había sido hospitalizado, las alucinaciones que refería eran cada vez más dudosas, el hombre se volvió agresivo. Ante la negativa del psiquiatra a ingresarlo, el paciente le agarró por la ropa y le amenazó, aunque no le infligió daño alguno. El psiquiatra requirió la presencia del servicio de seguridad del hospital para que lo escoltaran hasta la calle. Dijeron al paciente que podía pedir la readmisión en la sala durante el día. El contacto posterior con el servicio encargado del paciente reveló que sus diagnósticos eran de abuso de sustancias y vagabundeo; su aparente esquizofrenia no había sido nunca un problema que considerar en su tratamiento. (Por cortesía de Mark J. Mills, JD, MD, y Mark S. Lipian, MD, PhD.)

Obtener fármacos. Los simuladores pueden fingir una enfermedad para obtener los fármacos deseados, bien para uso propio o, en el entorno penitenciario, como moneda de cambio por cigarrillos, protección u otros favores de los reclusos.

La demandante, una mujer de casi 30 años de edad, resultó herida mientras bailaba en un club. Aunque su reclamación parecía inicialmente de buena fe, las investigaciones posteriores ponían en duda el mecanismo de la herida objeto de su reclamación: un cable eléctrico incorrectamente colocado bajo una alfombra hizo que resbalara. Afirmaba que era cierto, aunque tendría que haber estado bailando de un modo especialmente desenfrenado, que fácilmente podría haber causado problemas sin necesidad de tropezar.

Posteriormente solicitó tratamiento médico y quirúrgico para el cartílago lesionado de su rodilla. A pesar de que la intervención quirúrgica inicial fue bien, volvía a lesionarse la rodilla con otros «resbalones». Como consecuencia, pidió analgésicos narcóticos. Una revisión cuidadosa de los registros médicos reveló que la mujer obtenía los fármacos de diversos médicos y que, al parecer, había falsificado por lo menos una prescripción.

En la revisión del caso antes del arbitraje vinculante, el psiquiatra y el traumatólogo consultados opinaron que, aunque la lesión inicial y el dolor referido eran reales, la demandante planificaba conscientemente sus lesiones para conseguir los analgésicos narcóticos que deseaba. (Por cortesía de Mark J. Mills, JD, MD, y Mark S. Lipian, MD, PhD.)

Custodia de los hijos.   Cuando una parte acusa con razón a la otra de ser un progenitor inepto debido a sus problemas psicológicos, la parte acusada puede minimizar los problemas o simular encontrarse bien para obtener la custodia del hijo. La parte acusada puede sentirse obligada a minimizar los síntomas o a retratarse a sí mismo de forma positiva para reducir el riesgo de ser considerado incapaz y perder la custodia.

Diagnóstico diferencial

Es preciso diferenciar la simulación de la enfermedad física o psiquiátrica real. Además, debe considerarse la posibilidad de simulación parcial, que es una exageración de los síntomas existentes. También es posible atribuir equivocadamente, por mecanismos dinámicos y de forma no intencionada, síntomas genuinos (p. ej., de depresión) a una causa ambiental incorrecta (p. ej., a acoso sexual y no a un perjuicio de tipo narcisista).

Debe recordarse que un trastorno psiquiátrico real y la simulación no son mutuamente excluyentes.

El trastorno facticio se diferencia de la simulación por la motivación (papel de enfermo frente a dolor tangible), mientras que los trastornos somatomorfos (o de síntomas somáticos) no implican una voluntad consciente. En el trastorno de conversión (o de síntomas neurológicos funcionales), como en la simulación, los signos objetivos no pueden explicar las experiencias subjetivas, y puede ser difícil diferenciar ambos trastornos. En la tabla 20-2 se enumeran algunas variables que pueden ayudar a distinguir entre estas dos condiciones.

Epidemiología

La prevalencia de la simulación se estima en un 1 % entre los pacientes de salud mental que se atienden en la práctica clínica civil, y asciende a un 5 % en el ámbito militar. En un contexto judicial y en el curso de los interrogatorios a los acusados, la prevalencia estimada es mucho mayor, del 10 % al 20 %. En un 50 % de los niños que presentan trastornos de la conducta se describen problemas graves relacionados con la mentira.

Aunque no se han publicado patrones familiares o genéticos ni se ha perfilado una preferencia clara de sexo o de edad de inicio, la simulación es un fenómeno que muestra una gran prevalencia en el ejército, las prisiones, los juzgados y, en la sociedad occidental, en hombres entre la juventud y la mediana edad. Pueden existir trastornos asociados, como trastornos de la conducta y de ansiedad en los niños, y trastornos de la personalidad antisocial, límite y narcisista en los adultos.

Etiología

Aunque no se han hallado factores biológicos causales relacionados con la simulación, su asociación frecuente con el trastorno de la perso-

Tabla 20-2
Factores que ayudan a diferenciar entre la simulación y el trastorno de conversión (o de síntomas neurológicos funcionales)

1. Es más probable que los simuladores sean suspicaces, no colaboradores, distantes y hostiles; los pacientes con trastornos de conversión por lo general se muestran amistosos, colaboradores, atractivos, dependientes y apegados
2. Los simuladores pueden tratar de eludir las evaluaciones diagnósticas y rechazar el tratamiento recomendado; los pacientes con trastorno de conversión tienen más probabilidad de agradecer la evaluación y el tratamiento, ya que «buscan una respuesta»
3. Es más probable que los simuladores rechacen ofertas de empleo diseñadas para soslayar su discapacidad, y que los pacientes con trastornos de conversión acepten estas ofertas
4. Es más probable que los simuladores den descripciones exactas y detalladas de las circunstancias que precipitaron su «enfermedad»; los pacientes con trastorno de conversión suelen mostrar lagunas, inexactitudes y vaguedades en su historia

nalidad antisocial aumenta la posibilidad de que la hipoexcitabilidad pueda ser un factor metabólico subyacente. Actualmente, no se conoce ningún factor predisponente genético, neurofisiológico, neuroquímico o neuroendocrinológico.

Evolución y pronóstico

La simulación persiste mientras el simulador cree en la probabilidad de que le permitirá obtener las recompensas deseadas. En ausencia de otro diagnóstico concurrente, y una vez conseguidas las recompensas, los síntomas simulados desaparecen. En algunos ámbitos estructurados, como cárceles o cuarteles, ignorar la conducta de simulación puede llevar a su desaparición, especialmente si se deja claro que, a pesar de las quejas, no se eximirá al sujeto de sus responsabilidades. En los niños es más probable que la simulación se asocie a una predisposición a la ansiedad o a un trastorno de conducta, mientras que una atención correcta a este problema del desarrollo puede mitigar la propensión del niño a la simulación.

Tratamiento

La postura adecuada del psiquiatra es la neutralidad clínica. Si se sospecha simulación, debe realizarse un meticuloso diagnóstico diferencial. Si, tras concluir la evaluación diagnóstica, la simulación parece lo más probable, es necesario confrontar al paciente, con tacto pero con firmeza, con el resultado aparente, aunque es preciso averiguar las razones subyacentes que le han llevado a la simulación, y explorar vías alternativas para la consecución del resultado deseado. Los trastornos psiquiátricos comórbidos deben evaluarse a fondo. La interacción terapéutica (o evolutiva) deberá abandonarse solo en el caso de que el paciente se muestre claramente reacio a relacionarse con el médico en términos distintos a la manipulación.

DUELO

El duelo normal se inicia inmediatamente después, o en los meses posteriores, a la muerte de un ser querido. Los signos y síntomas típicos son: tristeza, preocupación con pensamientos sobre el fallecido, llanto, irritabilidad, insomnio, y dificultad para concentrarse y llevar a cabo las labores cotidianas. Dependiendo del grupo cultural al que se pertenezca, el duelo tiene una duración variable, que no suele superar los 6 meses, aunque puede durar más. Sin embargo, un duelo normal puede acabar provocando un trastorno depresivo mayor que necesite tratamiento. Como parte de su reacción a la pérdida, algunas personas presentan síntomas característicos de un episodio depresivo mayor (p. ej., estado de ánimo deprimido, insomnio, pérdida de apetito y de peso). La duración y la expresión del duelo varían considerablemente entre los diferentes grupos culturales e incluso dentro del mismo grupo cultural. El diagnóstico de trastorno depresivo solo se establece cuando los síntomas prevalecen todavía 2 meses después de la pérdida; no obstante, la presencia de algunos síntomas que no son característicos de una reacción de duelo «normal» puede ayudar a diferenciar entre una depresión y una reacción de duelo. Entre ellos se pueden incluir: 1) sentimientos de culpabilidad sobre cosas distintas de lo que se hizo, o se dejó de hacer, en el momento de la muerte; 2) pensamientos sobre la muerte que van más allá de la sensación del que ha sobrevivido de que hubiera sido mejor morir él mismo en lugar (o al mismo tiempo) que el difunto; 3) preocupación mórbida respecto a la propia inutilidad; 4) retraso psicomotor marcado; 5) afectación funcional prolongada y marcada, y 6) experiencias alucinatorias distintas de la sensación de oír o ver ocasionalmente a la persona fallecida.

PROBLEMAS LABORALES

Los problemas laborales surgen a menudo en el curso de cambios estresantes en el trabajo, como el momento de incorporarse al mundo laboral o cuando, dentro de la misma empresa, se promociona a un puesto más alto por buen rendimiento o se desplaza a una posición paralela por necesidades de la empresa. A menudo se produce angustia cuando la persona no elige estos cambios o si no se siente preparada para el cambio, así como en el despido y la jubilación, especialmente si es obligatoria y la persona no está preparada para afrontar esta situación. También puede aparecer malestar laboral cuando se produce una sobrecarga de trabajo o, a la inversa, por pérdida de desafíos. Además, una persona puede sentirse incapaz de satisfacer expectativas laborales tal vez porque carece de la autoridad suficiente para realizar cualquier cambio o cumplir con expectativas contradictorias. Trabajar con superiores duros o irracionales puede ser otra causa habitual de sufrimiento laboral.

Elecciones y cambios de profesión

Los adultos jóvenes que carecen de modelos para imitar o no tienen una orientación familiar, de mentores o de otras personas de su comunidad a menudo infravaloran sus posibles habilidades para aprender un oficio o conseguir un título universitario o de posgrado. Además, las mujeres y los miembros que pertenecen a minorías sociales con frecuencia sienten que están menos preparados para aceptar retos laborales, temen el rechazo y no solicitan empleos para los que están capacitados.

Por otra parte, los hombres, en campos profesionales en los que son una minoría, a menudo son promovidos con mayor rapidez («ascensor de cristal»). En la entrevista inicial de evaluación de problemas profesionales debe animarse a los pacientes a considerar su talento, hasta ese momento no reconocido ni admitido; sus sueños y objetivos profesionales, no expresados a menudo durante mucho tiempo; el éxito en el trabajo y en la escuela, y la motivación para asumir el riesgo de aprender aquello que les va a producir satisfacción.

Las minorías y los que trabajan en empleos mal pagados y poco cualificados también tienen una estabilidad laboral menor. Les afectan con mayor frecuencia la reorganización de las empresas y su consiguiente reducción de plantilla, los cierres y los traslados de las empresas, que a menudo producen en estos trabajadores sentimientos de desesperación y desvalimiento sobre su futuro laboral, en manos de la asistencia pública, y están enfadados y deprimidos.

Con una reducción de plantilla en curso, a menudo producida de forma repentina, hombres y mujeres siguen luchando contra la pérdida inesperada del trabajo y una jubilación prematura, incluso cuando el aspecto económico no es un problema. Además, los hombres, en particular, se definen a sí mismos por su rol en el trabajo, y por eso sufren una angustia mayor cuando se producen estos cambios. Las mujeres pueden adaptarse de forma más rápida a la jubilación, pero a menudo tienen una menor seguridad económica que los hombres (las mujeres blancas ganan aproximadamente el 80% de lo que ganan los hombres por trabajos comparables, y las afroamericanas e hispanas incluso menos); por lo general, las mujeres tienen una posición profesional inferior, enviudan con mayor frecuencia que los hombres, y es más probable que tengan a su cargo niños, nietos y parientes ancianos. Las mujeres representan la mayoría de las familias monoparentales trabajadoras y de los trabajadores pobres.

Estrés en el lugar de trabajo

Más del 30% de los trabajadores manifiestan estar sometidos a estrés en el trabajo, que está implicado en al menos el 15% de reclamaciones de incapacidad laboral. Es previsible que se produzca malestar por cambios en el trabajo reconocidos e incontrolables, como reducciones de plantilla, fusiones y adquisiciones, sobrecarga de trabajo, estrés físico crónico, incluidos el ruido en el trabajo, la temperatura, heridas corporales, y tensión por trabajar con un ordenador.

La frustración laboral puede surgir también si un trabajador tiene problemas psicodinámicos no reconocidos (y, por lo tanto, no resueltos), como trabajar adecuadamente con los superiores y no relacionarse con el supervisor como con una figura paterna. Otros problemas del desarrollo incluyen problemas no resueltos de competitividad, asertividad, envidia, miedo al éxito e incapacidad para comunicarse verbalmente de una forma constructiva.

Después del 11 de septiembre de 2001, fecha de la tragedia de las Torres Gemelas (World Trade Center), un bombero de 32 años, casado, que ese día estaba de vacaciones con su mujer y sus hijos, empezó a mostrar cambios en su conducta en casa y en el trabajo. En su casa, centraba su atención en los programas deportivos de la televisión en lugar de escuchar a sus dos hijos. En el trabajo, parecía estar más concentrado en preparar las mismas cenas para sus compañeros y ver la televisión que en charlar con los demás bomberos y con su nuevo jefe. En un período de varios meses, un capellán visitó el cuartel de bomberos varias veces y les habló del sentimiento de culpa por sobrevivir a la tragedia del 11-S, y el bombero empezó a recuperar en cierta medida su conducta anterior más saludable. (Por cortesía de Leah J. Dickstein, MD.)

Los conflictos en el trabajo a menudo reflejan conflictos similares en la vida personal del trabajador, y es obligado sugerir su tratamiento salvo que los individuos sean conscientes del problema. Algunos estudios han encontrado que el tratamiento con masajes, meditación y yoga durante los descansos del horario laboral alivia el estrés cuando se utiliza de forma regular. La terapia cognitiva también ha demostrado su utilidad para reducir la presión laboral.

Riesgo de suicidio

Algunas profesiones, como los trabajadores de la salud, los empleados de servicios financieros y los policías (en el primer y el último grupo, por su acceso fácil a fármacos y a armas letales) atraen a personas con un alto riesgo de suicidio e implican un estrés elevado y crónico que puede derivar en mayores tasas de suicidio.

Problemas profesionales y laborales de la mujer

La mayoría de las mujeres trabajan fuera de casa para mantenerse a sí mismas o a personas que dependen de ellas (niños o adultos), o bien por formar parte de una pareja en la que ambos miembros trabajan. Con unas tasas de divorcio que se mantienen en el 50%, muchas mujeres se encuentran en una situación económica más delicada tras el divorcio de la que tenían cuando estaban casadas, mientras que los hombres divorciados suelen mejorar su situación económica. A pesar de que hace más de cuatro décadas que se conocen y que preocupan hechos como la posición de la mujer en el mundo laboral, los problemas de género, los prejuicios y la falta de atención a sus necesidades específicas en ciertas etapas de su vida (p. ej., embarazo y posparto, mayor responsabilidad en la salud y la enfermedad de los hijos) continúan sin solucionarse. Con todo, las mujeres eran el grupo más numeroso en crear pequeños negocios en la década de 1990. Muchas dejaron su empleo en grandes empresas porque no se reconocían sus esfuerzos debido a su género. La mujer tiene problemas cuando es el único miembro femenino en una esfera profesional masculina. A pesar de que se reconoce cada vez más la necesidad de que los hombres asuman mayores responsabilidades con la familia y en la casa, menos del 25% las comparten de forma equitativa.

Las mujeres en edad fértil y de criar hijos siguen teniendo un conflicto entre sus expectativas y oportunidades de trabajo y sus responsabilidades personales. No abundan las instalaciones de buena calidad y con un horario amplio para cuidar in situ a las personas dependientes, y económicamente pueden quedar fuera del alcance. Importantes aspectos laborales sin resolver, y que afectan específicamente a las mujeres en determinadas etapas de su vida, son la flexibilidad de horarios y la posibilidad de obtener permisos, pagados o no, para atender a familiares. Aparte de los problemas con el cuidado de personas dependientes, las mujeres trabajadoras siguen experimentando angustia por episodios repetidos de acoso sexual, a pesar de su ilegalidad y de la atención que les dedican los medios de comunicación. Cada vez hay más mujeres con responsabilidades que implican viajar, trabajar muchas horas o en horario nocturno, y sufren violencia personal en el lugar de trabajo.

Cuando en una pareja trabajan los dos, es más probable que la mujer se desplace cuando el hombre elige cambiar de ciudad para aprovechar una oportunidad de trabajo que a la inversa. Como consecuencia, la carrera profesional de la mujer se interrumpe más a menudo. Sin embargo, se observan menos reticencias que antes a que los dos miembros de una pareja trabajen en la misma empresa, aunque por lo general en distintos departamentos. La angustia en el trabajo también puede ser consecuencia de continuos problemas de comunicación, en especial los que se relacionan con el género.

Adolescentes trabajadores

Con el incremento del paro, muchos adolescentes trabajan a tiempo parcial durante su época escolar. En consecuencia, puede surgir estrés a causa de una menor interacción padres-adolescentes y de los problemas de control constructivo de los padres sobre el uso del dinero de sus hijos, el tiempo que pasan fuera de casa, y las conductas tanto dentro como fuera de ella. Cuando uno o ambos padres, así como el adolescente, trabajan fuera de casa, a menudo con horarios diferentes, la comunicación verbal padre-adolescente debe ser proactiva, clara y continuada.

Trabajar en casa

Aunque muchas mujeres con niños de todas las edades pueden trabajar fuera de casa, a veces permanecen en casa todo o parte del día, o trabajan en casa. Cuando sus maridos u otros familiares trabajan fuera de casa todo el día, pueden surgir problemas en relación con las expectativas que cada uno percibe del otro. Las mujeres que se dedican exclusivamente a cuidar de los niños y de su casa pueden ser consideradas por sus compañeros no solo económicamente dependientes e inferiores, sino también menos competentes e incapaces de entender las necesidades y los problemas del hombre. Debe promocionarse la escucha respetuosa y la comunicación verbal.

Cada vez son más las personas que, trabajando en una empresa, se llevan trabajo a casa a medida que crecen sus expectativas profesionales. Esta experiencia de trabajar en casa puede interferir, e interfiere, con la vida y la satisfacción personal, lo que puede tener repercusiones adicionales en el trabajo.

Enfermedad crónica

A medida que progresan los tratamientos médicos y psiquiátricos de las enfermedades crónicas, los empresarios están cada vez más preocupados por adaptar las condiciones laborales a los pacientes con sida, diabetes mellitus y otros trastornos. La cuestión de las pruebas obligatorias para el sida y el consumo de sustancias (alcohol y otras drogas) sigue suscitando debates. Los programas de asistencia al empleado que ofrecen educación sobre temas de salud general y mental han demostrado ser oportunos y coste-efectivos.

Violencia doméstica

Aunque tiene lugar en el hogar, los signos y síntomas de la violencia doméstica que interfieren con el trabajo a menudo desencadenan la identificación de las personas que la sufren. Profesionales entrenados deben preguntar a todos los empleados con problemas laborales si están sufriendo violencia doméstica y, cuando esté indicado, solicitar asistencia para ellos, incluida la seguridad en el puesto de trabajo.

Pérdida de empleo

Con independencia de la razón de la pérdida del empleo, muchas personas experimentan angustia, al menos temporalmente, con síntomas de pena normal, pérdida de la autoestima, ira, depresión reactiva y ansiedad, así como síntomas somáticos y, posiblemente, el inicio o la intensificación de conductas de consumo de sustancias o de violencia doméstica. Deben iniciarse acciones educativas, programas de apoyo y de orientación profesional y, cuando esté indicado, facilitar el acceso a tratamientos.

Rehabilitación vocacional

La rehabilitación es, a menudo, necesaria para quienes estén traumatizados por el estrés en el lugar de trabajo, quienes han solicitado una excedencia por motivos médicos o psiquiátricos, o que han sido despedidos. El asesoramiento individual o de grupo permite a las personas mejorar sus relaciones personales, aumentar su autoestima o aprender nuevas habilidades de trabajo. Los pacientes con esquizofrenia pueden beneficiarse de talleres protegidos en los cuales realizan un trabajo adaptado a su nivel funcional. Algunos pacientes con esquizofrenia o autismo realizan bien las tareas que son repetitivas o requieren una preocupación obsesiva por los detalles.

CONDUCTA ANTISOCIAL EN EL ADULTO

Se caracteriza por actividades ilegales, inmorales o ambas a la vez. Por lo general se inicia en la infancia y suele persistir durante toda la vida. El término *conducta antisocial* puede resultar confuso cuando se aplica tanto a actos humanos que no son consecuencia de un trastorno mental como para definir conductas de personas que nunca se han sometido a una revisión neuropsiquiátrica adecuada para determinar si presentan o no un trastorno mental. Como señaló Dorothy Lewis, el término puede aplicarse a conductas de personas normales que «se empeñan en llevar una vida deshonesta».

Diagnóstico y cuadro clínico

El diagnóstico de conducta antisocial del adulto se establece por exclusión. La dependencia de sustancias suele dificultar la distinción entre la conducta antisocial relacionada originariamente con la dependencia y los trastornos de conducta anteriores al uso de la sustancia o que se producen en períodos no relacionados con la dependencia.

También es esencial que se diferencie de un trastorno de la personalidad antisocial, y cuando un paciente cumple con los criterios para este trastorno, ese diagnóstico reemplazaría a este.

Durante las fases maníacas del trastorno bipolar I pueden aparecer elementos similares a los de la conducta antisocial del adulto, como fuerte tendencia al vagabundeo, promiscuidad sexual y problemas económicos. Los pacientes esquizofrénicos pueden presentar episodios de conducta antisocial del adulto, aunque cuando se procede a la exploración de su estado mental, los síntomas de la esquizofrenia suelen ser evidentes, sobre todo los relacionados con los trastornos del pensamiento, los delirios y las alucinaciones.

Las enfermedades neurológicas pueden asociarse con conductas antisociales, por lo que se recomienda realizar una exploración neurológica completa, incluyendo neuroimagen, puede ayudar a identificar la causa de esta conducta. Las crisis parciales complejas se deben considerar en el diagnóstico diferencial. Cuando se ha determinado un diagnóstico claro de epilepsia o de encefalitis, hay que tener en cuenta que puede contribuir a la conducta antisocial. Entre los delincuentes violentos es frecuente encontrar alteraciones en el EEG (se calcula que las presentan el 50 % de los criminales agresivos).

Las personas con conducta antisocial del adulto presentan problemas laborales, conyugales y económicos, además de conflictos con di-

Tabla 20-3
Síntomas de la conducta antisocial del adulto

Áreas vitales	Pacientes antisociales con problemas significativos en cada área (%)
Problemas laborales	85
Problemas conyugales	81
Dependencia económica	79
Detenciones	75
Abuso de alcohol	72
Problemas académicos	71
Impulsividad	67
Conducta sexual	64
Problemas en la adolescencia	62
Vagabundeo	60
Beligerancia	58
Aislamiento social	56
Servicio militar (cuando procede)	53
Falta de sentimiento de culpabilidad	40
Quejas somáticas	31
Utilización de motes (alias)	29
Mentira patológica	16
Abuso de drogas	15
Intentos de suicidio	11

Datos de Robins L. *Deviant Children Grown Up: A Sociological and Psychiatric Study of Sociopathic Personality*. Baltimore, MD: Williams & Wilkins; 1966.

versas autoridades. En la tabla 20-3 se ofrece un resumen de la conducta antisocial del adulto.

Epidemiología

En función de los criterios y de la muestra, la conducta antisocial oscila entre el 5% y el 15% de la población. Entre la población carcelaria, los investigadores han publicado cifras de prevalencia de entre el 20% y el 80%. La conducta antisocial adulta afecta a más hombres que mujeres.

Etiología

Las conductas antisociales del adulto son características de distintos tipos de personas, desde aquellas sin psicopatología demostrable, hasta las que sufren graves alteraciones y presentan trastornos psicóticos, cognitivos y discapacidad intelectual, entre otros. Es preciso llevar a cabo una evaluación neuropsiquiátrica completa del adulto con conducta antisocial, que puede sacar a la luz desajustes psiquiátricos y neurológicos potencialmente tratables que, de otro modo, pasarían desapercibidos. Solo si no se detecta ningún trastorno mental, puede aplicarse el diagnóstico de conducta antisocial del adulto, que puede estar influida por factores genéticos y sociales.

Factores genéticos. Algunos estudios hallaron una concordancia del 60% en gemelos monocigóticos y del 30% en gemelos dicigóticos. Los estudios en personas adoptadas muestran una alta incidencia de conducta antisocial entre los familiares biológicos de los adoptados que presentan el trastorno y en los hijos dados en adopción de individuos

con conducta antisocial. Las fases prenatal y perinatal de las personas que posteriormente exhiben una conducta antisocial suelen caracterizarse por bajo peso al nacer, discapacidad intelectual y exposición prenatal al alcohol y a otras sustancias de abuso.

Factores sociales. Los estudios demuestran que en los barrios en que predominan las familias de estrato socioeconómico bajo, los hijos de obreros no especializados tienen mayor riesgo de cometer delitos o crímenes que los de los obreros especializados de clase media, al menos durante la adolescencia o la primera fase de la edad adulta. Los datos no son tan claros en el caso de las mujeres, aunque los resultados de estudios similares en otros países son bastante parecidos. Cada estrato socioeconómico parece optar preferentemente por determinadas formas de educación familiar. Los padres de clase media utilizan técnicas de disciplina basadas en el cariño: en lugar de recurrir al castigo físico (como hacen en el estrado socioeconómico bajo), se castiga con el abandono afectivo. Las actitudes negativas hacia las conductas agresivas, el esfuerzo por controlar la conducta agresiva, así como la capacidad para comunicar los valores y las reglas de los padres, son más característicos de los grupos socioeconómicos medios y altos que de los bajos. La conducta antisocial del adulto se asocia con el consumo y abuso de alcohol o de otras sustancias, así como con la fácil disponibilidad de armas de fuego.

Tratamiento

Por lo general, los terapeutas son pesimistas en cuanto al tratamiento del adulto con conducta antisocial, porque es muy difícil modificar patrones conductuales que existen prácticamente desde el principio de la vida de una persona. La psicoterapia no es efectiva, y no se han producido grandes avances en el tratamiento biológico, incluida la medicación.

Aunque los datos existentes no son demasiado esperanzadores, las comunidades terapéuticas y otras formas de tratamiento en grupo despiertan un mayor optimismo entre los terapeutas. Muchos delincuentes adultos encarcelados parecen responder a enfoques terapéuticos de grupo. La historia de violencia, criminalidad y conducta antisocial muestra que estas conductas parecen disminuir a partir de los 40 años. La reincidencia, que llega al 90% según algunos estudios, también disminuye en la mediana edad.

Prevención. Como la conducta antisocial suele comenzar en la infancia, se debe poner el máximo interés en la prevención de la delincuencia. Cualquier tipo de medida que tienda a mejorar la salud mental y física de los niños socioeconómicamente desfavorecidos y sus familias es probable que disminuya la delincuencia y los delitos violentos. A menudo se ha observado que individuos reiteradamente violentos han sufrido lesiones del sistema nervioso central (SNC) prenatales o durante la infancia y la adolescencia; de ahí la conveniencia de desarrollar programas para enseñar a los padres los peligros que suponen para sus hijos los daños en el SNC debidos a malos tratos, incluida la exposición del cerebro del feto a sustancias psicoactivas. La educación pública sobre los efectos del alcohol en la liberación de la violencia (por no mencionar su contribución a las muertes por conducción temeraria) también podría ayudar a reducir la criminalidad.

En un taller de las autoridades sanitarias sobre violencia y salud pública (1985), el grupo de trabajo en la prevención de agresiones y homicidios destacó la importancia de eliminar los castigos corporales en casa, prohibirlos en las escuelas e incluso abolir la pena de muerte, considerando que todos ellos son modelos y avales de la violencia. No hay pruebas que indiquen que la pena capital reduce el crimen en los estados que la aplican. Los que se oponen a la pena capital la ven como una «venganza», no como un castigo.

Aunque existen discrepancias sobre la influencia de la violencia de los medios de comunicación en la criminalidad, su potencial propagandístico es un hecho reconocido. Todavía no se sabe hasta qué punto pueden los medios de comunicación, como la televisión, transmitir valores sociales positivos. Las directrices emitidas por la industria del sector sobre la cantidad de sexo y violencia que debe aparecer en la programación son un intento de abordar este tema; en cualquier caso, programas cuyos contenidos se adhieran a los valores cívicos tradicionales serían beneficiosos.

Las medidas preventivas más satisfactorias en el campo de la medicina provienen de los programas de salud comunitaria (p. ej., las campañas contra el tabaco) y para la detección de los problemas individuales (p. ej., el control de la presión arterial). Los estudios realizados sobre la conducta antisocial indican que existen muchos factores culturales e innumerables elementos biopsicosociales de carácter individual que determinan este fenómeno. Los programas de prevención deben reconocer y abordar ambos aspectos.

PROBLEMA RELIGIOSO O ESPIRITUAL

Un problema religioso o espiritual puede llevar a una persona a solicitar asesoramiento psiquiátrico por distintas circunstancias. Por ejemplo, un individuo puede empezar a cuestionar su fe y optar por no debatir el problema con un guía espiritual, o desear convertirse a una nueva creencia con el fin de casarse o crear armonía dentro de un matrimonio en el que los cónyuges participan de cultos religiosos diferentes.

Los psiquiatras deben ayudar a los pacientes a distinguir entre un pensamiento o experiencia religiosos y la psicopatología, y si supone un problema, animarles a abordar el tema independientemente o con ayuda. Puede encontrarse imaginería religiosa en la enfermedad mental cuando las personas declaran que Dios les ha ordenado realizar una acción peligrosa o grandiosa.

La experiencia religiosa puede darse en la vida de una persona de maneras inesperadas, como en el siguiente caso. Un cirujano en mitad de su carrera profesional, con mucho éxito pero que estaba volcado en su práctica privada y sus responsabilidades académicas, reveló a su mujer, a la que tenía muy descuidada, que a la edad de 9 años fue abordado por su líder religioso para mantener un contacto físico más cercano y finalmente llevar a cabo actos sexuales durante varios años. Creyendo que era culpa suya, no se lo dijo a nadie y decidió no tener hijos. Tras hablar con su mujer de la experiencia, iniciaron terapia de familia para trabajar sobre las tensiones que la confesión había producido en su matrimonio.

Sectas

Últimamente, las sectas parecen ser menos populares y menos atractivas para los adolescentes y adultos jóvenes ingenuos que buscan ayuda para encontrar su propia identidad mientras se esfuerzan por desarrollar relaciones más maduras con sus padres. Las sectas están dirigidas por líderes carismáticos, a menudo descontrolados, con valores inadecuados y, con frecuencia, poco éticos, pero que presuntamente ofrecen reconocimiento y guía a sus atribulados seguidores. Los miembros de la secta están rígidamente controlados, y obligados a abandonar la lealtad a su familia y a sus amigos para seguir las directrices y servir a las necesidades personales del líder. Los jóvenes miembros de las sectas a menudo provienen de familias cultas, que buscan ayuda profesional para convencer a sus hijos de que dejen la secta y sigan un tratamiento de desprogramación para restablecer su estabilidad psicológica. La desprogramación y la reinserción familiar y social, así como la vuelta a una vida independiente, requieren un trabajo continuado y a largo plazo, y debe identificarse y tratarse el consiguiente trastorno de estrés postraumático.

PROBLEMA DE ACULTURACIÓN

La aculturación es el proceso por el cual una persona de una cultura cambia los modos, costumbres y vestimenta para adaptarlos a una cultura diferente. Conduce a la asimilación por cuanto la persona se ha identificado con la nueva cultura, por lo general sin conflicto o ambivalencia. Sin embargo, en algunos casos, un cambio cultural importante puede producir un malestar grave, lo que se conoce como *choque cultural*, cuando las personas se encuentran inmersas bruscamente en una nueva cultura en la que se sienten completamente extrañas. Pueden sentir también un conflicto acerca del estilo de vida que deben mantener, cambiar o adoptar. Es más probable que los niños y los adultos jóvenes se adapten con mayor facilidad que los inmigrantes de mediana edad o los ancianos. Los más jóvenes aprenden más fácilmente el nuevo idioma, y siguen madurando en su nueva cultura, mientras que los de más edad, que han tenido una mayor estabilidad y unas rutinas invariables en su cultura de origen, deben esforzarse para adaptarse. El choque cultural de la inmigración se distingue de los constantes y continuos cambios de domicilio a los que empuja el trastorno mental en algunos pacientes psiquiátricos.

Puede producirse un choque cultural en personas dentro de su propio país ante cambios geográficos, de escuela o de trabajo, como al alistarse en el ejército, al utilizar por primera vez el transporte escolar, al desplazarse a través del país, o al mudarse a un vecindario completamente diferente o desde un área rural a una gran ciudad. Los síntomas reactivos, que son comprensibles, incluyen ansiedad, depresión, aislamiento, miedo y una sensación de pérdida de identidad mientras la persona se adapta. Si el individuo forma parte de una familia o de un grupo que experimentan juntos esa transición y el desplazamiento es positivo y planificado, la tensión puede ser menor. También se minimiza el estrés si estas personas pueden mantener por lo menos algunas tradiciones culturales mientras se integran en la nueva cultura.

Los cambios geográficos constantes debido a oportunidades de trabajo o por necesidad afectan a una gran proporción de trabajadores en Estados Unidos. Puede ayudar a disminuir el choque cultural compartir actividades en la nueva comunidad, y la búsqueda activa de relaciones con los nuevos vecinos y compañeros de trabajo.

Una estudiante universitaria de primer curso, de 18 años de edad, consiguió una beca de una pequeña universidad del sur para especializarse en una disciplina de su interés. Al volver a su casa en el Medio Oeste a pasar las vacaciones de invierno, se dio cuenta de que se sentía inadaptada entre sus compañeras de dormitorio. Eran amistosas, aunque mantenían distancias con ella después de clase. En su casa, comentó sus experiencias con amigos del instituto, que le contestaron que habían oído hablar sobre estas discordancias culturales con los compañeros en las universidades del Medio Oeste. La estudiante regresó a la universidad sintiendo que no era culpa o imaginación suyas, y poco a poco comenzó a acercarse más asertivamente a sus compañeras, de modo que pudieran llegar a conocerse más allá de los estereotipos.

Lavado de cerebro

Se practicó por primera vez en la China comunista con prisioneros de guerra estadounidenses durante la guerra de Corea, y consiste en la provocación deliberada de un choque cultural. Las personas son sometidas a situaciones de aislamiento, alienación e intimidación, que les hacen sentirse diferentes y fuera de lugar, con la finalidad de quebrar su carácter y destruir su capacidad de afrontamiento. Una vez la persona está mentalmente debilitada y desvalida, los agresores le imponen nuevas ideas que en situaciones normales no hubiese aceptado. Del mismo modo que sucede con las personas captadas por las sectas, al liberarse y regresar a casa, quienes han padecido un lavado de cerebro y sufren trastorno de estrés postraumático necesitan un tratamiento de desprogramación, que incluye reeducación y psicoterapia de apoyo continua, ya sea individual o en grupo. El tratamiento para recuperar la autoestima y las habilidades de afrontamiento suele ser largo.

Prisioneros de guerra y víctimas de tortura

Los prisioneros que sobreviven a la tortura y a la guerra lo hacen gracias a la fuerza interior que desarrollaron en su vida anterior, con principios adquiridos en familias emocionalmente fuertes y cariñosas; si proceden de familias problemáticas, es más probable que se suiciden al ser sometidos a prisión y tortura. Los prisioneros deben enfrentarse a una ansiedad continua, al miedo, al aislamiento y a la pérdida completa del control sobre sus vidas. Quienes parecen adaptarse mejor son los que creen que tienen un motivo para sobrevivir (p. ej., contarles su experiencia a los demás o volver a ver a sus seres queridos). Los prisioneros que mejor se adaptan explican que viven simultáneamente en dos niveles: afrontan la situación en la que se encuentran para sobrevivir mientras mantienen constantes conexiones mentales con sus valores y experiencias del pasado y con quienes son importantes para ellos.

Más allá de las dificultades personales que puede sufrir quien ha sobrevivido al cautiverio, como el trastorno de estrés postraumático, si su conducta de supervivencia se mantiene, su familia puede verse afectada por su miedo desmesurado a la policía o a los desconocidos, por la sobreprotección y la sobrecarga de los niños para reemplazar a las personas importantes que perdió, la falta de un pasado compartido, el aislamiento persistente de las comunidades donde viven en la actualidad, o ira expresada de forma inapropiada. Así, otra generación (es decir, los hijos de los supervivientes) puede quedar afectada en su desarrollo personal y en sus funciones psicológicas, y quizá necesite evaluación y tratamiento psiquiátrico (v. también capítulo 10, «Trastornos relacionados con traumas y factores de estrés», para un comentario más detallado sobre este tema).

> Una mujer católica de 75 años, superviviente de la prisión polaca de Pawiak, en Varsovia, y después de un campo de concentración tras su captura como miembro de la resistencia en la Segunda Guerra Mundial, declaró que hubiese querido ser pintora. En el campo, talló una Virgen con el Niño en su cepillo de dientes y lo envió a su madre. Realizó otras tallas clandestinas para que varias mujeres del campo las enviasen a sus familias, lo que complació a todas. Después de la guerra, se convirtió en una escultora reconocida con exposiciones en toda Europa. Muchas de sus esculturas muestran personas que sufren y un respeto por aquellas que pertenecen a culturas o religiones diferentes.

PROBLEMAS DE FASE DE LA VIDA

Pueden aparecer problemas en cualquier momento a lo largo del ciclo vital: el primer día de escuela para un niño, el divorcio de los padres para un adolescente, el inicio de la universidad para un joven, el matrimonio, la paternidad, una enfermedad, el cuidado de los padres ancianos, y muchos otros. Aunque los adultos reconozcan, en distinto grado, que los acontecimientos vitales que suceden durante su vida interferirán en sus planes, los sucesos inesperados, numerosos o muy negativos, en especial si son duraderos, pueden desbordar la capacidad de una persona para recuperarse y actuar de forma constructiva. Los problemas comunes de la fase de la vida incluyen cambios en las relaciones, como cambios o pérdida de las relaciones personales importantes, crisis laborales y la paternidad.

Debido a la socialización de los roles sexuales y sus consiguientes expectativas culturales, los hombres parecen ser más capaces, externamente, de manejar los problemas de las etapas de la vida, mientras que las mujeres, las personas de estrato socioeconómico bajo y los miembros de grupos minoritarios parecen más vulnerables a experiencias negativas, quizá debido a que se sienten menos fuertes psicológicamente. Los cambios importantes en la vida provocan un malestar en forma de ansiedad y depresión, incapacidad para expresar con franqueza las emociones reactivas y, a menudo, dificultades para hacer frente a las responsabilidades de la vida en desarrollo o cambiantes.

Las personas con actitudes positivas, con relaciones personales y familiares sólidas, mecanismos de defensa y estilos de afrontamiento maduros, que incluyen la confianza en uno mismo y en los demás, habilidades de comunicación verbal, capacidad para un pensamiento creativo y positivo, así como para ser flexibles, fiables y enérgicas, parecen poder enfrentarse mejor a los problemas de cada etapa vital. Además, la capacidad de sublimación, un estado económico y laboral adecuado, valores sólidos, y objetivos saludables y factibles pueden ayudar a las personas a enfrentarse, aceptar y tratar de manera realista los problemas y cambios de las etapas vitales, ya sean esperados o imprevistos.

INCUMPLIMIENTO TERAPÉUTICO

El cumplimiento o adhesión es el grado con el que el paciente obedece y aplica las recomendaciones del médico que le está tratando. Se fomenta cuando la relación médico-paciente es positiva, pero incluso en estas circunstancias, el paciente puede mostrarse reticente a cumplir los consejos del médico. En psiquiatría, uno de los grandes problemas es el incumplimiento terapéutico, que puede ser resultado de efectos secundarios molestos, costes del tratamiento, juicios de valor personales y negación de la enfermedad, entre muchas otras razones. Esta categoría debe usarse solo si el problema es lo suficientemente grave para merecer atención clínica independiente.

PROBLEMAS DE RELACIÓN

La salud psicológica y el sentimiento de bienestar de los adultos dependen significativamente de la calidad de sus relaciones, es decir, de los patrones de interacción con su pareja y sus hijos, sus padres y hermanos, y sus amigos y compañeros de trabajo. Los problemas en las interacciones con cualquiera de estas personas relevantes pueden provocar síntomas clínicos y afectar al funcionamiento de uno o más miembros de la unidad de relación. Los problemas de relación pueden merecer atención clínica: *1)* cuando una unidad relacional está angustiada y disfuncional o amenazada con la disolución, y *2)* cuando los problemas de relación preceden, acompañan o siguen a otros trastornos psiquiátricos o médicos. De hecho, el contexto relacional de un paciente puede influir en otros síntomas médicos o psiquiátricos y, a su vez, el funcionamiento de una unidad relacional se ve afectado por la enfermedad general, médica o psiquiátrica, de uno de sus miembros. Los trastornos de relación necesitan un enfoque clínico distinto al de otros trastornos. En lugar de centrarse principalmente en el vínculo entre signos, síntomas y procesos mentales del individuo, el clínico debe hacerlo también en las interacciones entre los individuos implicados y en cómo estas interacciones se relacionan con los síntomas generales y otros síntomas médicos y psiquiátricos de una forma significativa.

Definición

Los problemas de relación son patrones de interacción entre los miembros de una unidad relacional que se asocian con la aparición de síntomas o un funcionamiento significativamente alterado de uno o más miembros de la unidad relacional. Pueden ser problemas entre los padres y el hijo, problemas relacionados con los hermanos, u otras deficiencias diádicas o triádicas. En ocasiones toda la unidad, como la familia misma, puede ser disfuncional.

Epidemiología

No se dispone de datos fiables sobre la prevalencia de los problemas relacionales. Puede asumirse que se trata de problemas universales, y la mayoría se resuelven sin la intervención de un profesional. Se deben considerar la naturaleza, la frecuencia y los efectos del problema sobre quienes lo padecen antes de realizar este diagnóstico. Por ejemplo, el divorcio, que afecta a casi el 50 % de los matrimonios, es un problema de pareja que se resuelve mediante la figura del divorcio. No es necesario utilizar este diagnóstico para la mayoría de los divorcios. No obstante, si la pareja no puede resolver su disputa y sigue conviviendo en una relación patológica sadomasoquista o depresiva con infelicidad y malos tratos, entonces debe etiquetarse como un problema de relación. Estos problemas, que no pueden ser resueltos por amigos, familiares o religiosos conocidos por las personas implicadas, necesitarán de la intervención de psiquiatras, psicólogos clínicos, trabajadores sociales y otros profesionales de la salud mental.

Problema relacional asociado a un trastorno mental o a otra afección médica

Cuando un miembro de la familia presenta una enfermedad, sea psiquiátrica o médica, se producen reverberaciones en toda la unidad familiar. Los estudios señalan que las relaciones satisfactorias pueden tener un efecto protector sobre la salud, mientras que las conflictivas tienden a asociarse con una mayor incidencia de enfermedades. Los mecanismos psicofisiológicos ayudan a explicar cómo los sistemas de relaciones afectan a la salud física o mental —por ejemplo, las intensas emociones generadas en los sistemas de apego humanos pueden afectar a la reactividad vascular y a los procesos inmunitarios. Así, los síntomas psicológicos o físicos por estrés pueden ser la expresión de un problema familiar.

A menudo, los adultos deben asumir la responsabilidad de hacerse cargo de sus padres ya ancianos cuando aun están criando a sus propios hijos, y esta doble obligación puede originar estrés. Cuando los adultos se hacen cargo de sus padres, ambas partes deben adaptarse a la inversión de sus antiguos roles, y los cuidadores no solo se enfrentan a la pérdida potencial de sus padres, sino también a la evidencia de su propia mortalidad.

Algunos cuidadores maltratan a sus padres ancianos, lo que constituye un problema al que se está empezando a prestar atención. Es más probable que se produzca el maltrato cuando los hijos que se ocupan de sus padres tienen problemas de drogadicción, sufren dificultades económicas o no consiguen descargarse temporalmente de sus obligaciones como cuidadores, o bien cuando los padres deben permanecer encamados o sufren una enfermedad crónica que precisa cuidados constantes. Se maltrata más a las mujeres que a los hombres, y la mayoría de los abusos se producen en personas mayores de 75 años.

La aparición de una enfermedad crónica en un miembro de la familia supone un estrés para el sistema familiar y exige la adaptación tanto de la persona enferma como del resto de los miembros de la familia. El enfermo debe enfrentarse con frecuencia a una pérdida de autonomía, a un mayor sentimiento de vulnerabilidad y, en ocasiones, a un régimen terapéutico exigente. Los demás miembros de la familia experimentan la pérdida de la persona tal como era antes de caer enferma, y generalmente adquieren una responsabilidad sustancial en su cuidado, por ejemplo, en las enfermedades neurológicas debilitantes, como la demencia de tipo Alzheimer, y en enfermedades como el SIDA y el cáncer. En estos casos, toda la familia debe enfrentarse al estrés que generan tanto la perspectiva de la muerte como la enfermedad actual. Algunas familias canalizan la rabia que generan estas situaciones con la creación de organizaciones de apoyo, el aumento de la concienciación pública de la enfermedad y la ayuda al miembro enfermo. Pero la enfermedad crónica con frecuencia genera depresión en los miembros de la familia y puede provocar disputas o distanciamiento entre ellos. La carga que supone el cuidado de un miembro de la familia recae de manera desproporcionada sobre las mujeres de la familia (madres, hijas y nueras).

Las enfermedades crónicas emocionales también requieren adaptaciones importantes de las familias. Por ejemplo, los miembros de una familia pueden reaccionar de manera caótica o con miedo ante el brote psicótico de uno de ellos con esquizofrenia. La regresión, las emociones exageradas, las frecuentes hospitalizaciones y la dependencia económica y social de la persona esquizofrénica pueden someter a tensiones al sistema familiar. Los miembros de la familia pueden reaccionar con sentimientos hostiles (denominados *emoción expresada*) que se asocian con un pronóstico más desfavorable de la persona enferma. De manera parecida, los enfermos con un trastorno bipolar I pueden perturbar gravemente a su familia, en particular durante los episodios maníacos.

La familia puede entrar en crisis cuando la enfermedad: *1)* afecta de manera súbita a una persona previamente sana; *2)* aparece antes de lo que cabe esperar según el ciclo vital (algunos trastornos físicos son propios de la tercera edad, aunque muchas personas ancianas se mantienen saludables); *3)* afecta a la estabilidad económica de la familia, y *4)* cuando poco puede hacerse para mejorar o aliviar la situación del miembro de la familia enfermo.

Problema de relación entre padres e hijos

Los padres muestran amplias diferencias en la percepción de las necesidades de sus hijos. Algunos notan enseguida los estados de ánimo y las necesidades de sus hijos; otros tardan más en responder. La capacidad de respuesta de los padres interactúa con el temperamento del hijo, lo que afecta a la calidad del vínculo entre padre e hijo. El diagnóstico de problemas paternofiliales se aplica cuando el foco de atención clínica lo constituye un patrón de interacción entre padres e hijos que se asocia con una alteración clínicamente significativa del funcionamiento del individuo o de la familia, o con la aparición de síntomas clínicamente significativos. Los ejemplos incluyen los problemas de comunicación, la sobreprotección o la indisciplina.

Las investigaciones sobre las habilidades de crianza de los hijos han aislado dos dimensiones principales: *1)* una permisivo-restrictiva, y *2)* otra cálida y de aceptación frente a fría y hostil. La tipología que distingue a los progenitores según estas dimensiones separa los estilos *autoritario* (restrictivo y frío), *permisivo* (mínimamente restrictivo y acogedor) y *autoritativo* (restrictivo cuando es necesario, pero también cálido y acogedor). Los hijos de padres autoritarios tienden a ser retraídos o conflictivos; los de progenitores permisivos es probable que sean más agresivos, impulsivos y con un rendimiento académico bajo; por último, los hijos de padres autoritativos parecen alcanzar el mejor grado de funcionamiento, tanto social como cognitivo. Sin embargo, el cambio de un estilo autoritario a uno permisivo puede crear un patrón de refuerzo negativo.

Las dificultades en diversas situaciones pueden estresar la interacción habitual entre padres e hijos. Hay pruebas sólidas de que las disputas conyugales provocan problemas en los hijos, desde depresión y retraimiento hasta trastornos de conducta y bajo rendimiento escolar. Los padres pueden recurrir a la *triangulación,* donde tratan de ganarse la simpatía y el apoyo del hijo como aliado en la lucha con la pareja. Los divorcios y los nuevos matrimonios hacen hincapié en la relación entre padres e hijos y pueden crear dolorosos conflictos de lealtad. A menudo resulta difícil para los padrastros asumir el rol de padres, y pueden resentirse ante la relación especial que existe entre su nuevo cónyuge y los hijos que tenía de sus matrimonios anteriores. El resentimiento hacia el padrastro por parte del hijastro o el trato de favor hacia el hijo natural son reacciones comunes en las fases iniciales de ajuste en una familia nueva. El nacimiento de un segundo hijo puede originar tanto sentimientos de felicidad como de estrés en la familia, aunque la primera es la emoción dominante en la mayoría de las familias. El nacimiento de un hijo también puede ser problemático si los padres habían adoptado previamente a un hijo por problemas de fertilidad. Las familias monoparentales suelen consistir en una madre con hijos, y su relación se ve a menudo afectada por problemas económicos y emocionales.

Otras situaciones que pueden desencadenar un problema entre padres e hijos son las enfermedades crónicas, que produzcan invalidez o sean mortales, como la leucemia, la epilepsia, la anemia de células falciformes o las lesiones de la médula espinal, tanto en los padres como en los hijos, así como el nacimiento de un hijo con defectos congénitos, como parálisis cerebral, ceguera o sordera. Estas situaciones, que no son excepcionales, ponen a prueba los recursos emocionales de los individuos implicados: tanto los padres como los hijos deben hacer frente a la pérdida presente y futura, y ajustar sus vidas diarias física, económica y emocionalmente. Pueden afectar hasta a la familia más saludable y dar lugar a problemas entre padres e hijos no solo con la persona enferma, sino también con los miembros no afectados de la familia. En una familia con un hijo gravemente enfermo, los progenitores pueden estar resentidos, sentir preferencia o descuidar a los otros hijos, debido a que el enfermo requiere mucho tiempo y dedicación.

Los padres de hijos con trastornos emocionales se enfrentan a problemas específicos, que dependerán de la enfermedad que presente el hijo. En las familias con un hijo esquizofrénico, el tratamiento familiar es beneficioso y mejora la adaptación social del paciente. De manera parecida, la terapia familiar es útil para un hijo con trastorno del estado de ánimo. En las familias con niños o adolescentes con problemas de drogadicción, la implicación de la familia es crucial para ayudar a controlar la conducta de búsqueda de la droga, y permitir verbalizar los sentimientos de frustración o de enfado que están presentes de manera invariable en los miembros de la familia.

Las crisis normales del desarrollo también pueden relacionarse con problemas entre padres e hijos. Por ejemplo, la adolescencia es un período de frecuentes conflictos, ya que el adolescente se resiste a las reglas y exige cada vez más autonomía, y, al mismo tiempo, suscita la necesidad de control y protección en los padres, debido a su comportamiento inmaduro y peligroso.

> Los padres de tres hijos de 18, 15 y 11 años de edad, acudieron a la consulta preocupados por el comportamiento de su segundo hijo. La familia se había mantenido unida y con unas relaciones satisfactorias entre sus miembros hasta 6 meses antes de la consulta. En ese momento, el chico de 15 años comenzó a verse con una chica que procedía de un hogar menos controlado. Entonces comenzaron a aparecer frecuentes disputas entre los padres y el chico en relación con las salidas en días lectivos, los horarios de regreso a casa y el abandono de sus tareas escolares. La combatividad del chico y el descenso en su rendimiento académico preocuparon mucho a sus padres. No habían tenido conflictos de ese tipo con su hijo mayor. Sin embargo, el adolescente mantenía buenas relaciones con sus hermanos y amigos, no presentaba problemas de comportamiento en el colegio, seguía formando parte del equipo de baloncesto del colegio y no consumía drogas.

Guarderías. La calidad de la atención recibida durante los primeros 3 años de vida es crucial para el desarrollo neuropsicológico. El National Institute of Child Health and Human Development considera que las guarderías no son perjudiciales para los niños, siempre que los cuidadores y educadores ofrezcan una atención coherente, empática y cariñosa. Por desgracia, no todos estos lugares pueden proporcionar ese nivel de atención, en especial los que se localizan en áreas urbanas deprimidas. Los niños que recibieron una atención insuficiente muestran un desarrollo intelectual y unas habilidades verbales disminuidas, indicativas de un retraso en su desarrollo neurocognitivo. También suelen ser irritables, ansiosos o deprimidos, lo cual interfiere con el desarrollo de vínculos afectivos entre ellos y sus padres; además, a los 5 años de edad son más inseguros y muestran un peor control de esfínteres.

Actualmente, más del 55 % de las mujeres trabajan fuera de casa, y muchas no tienen otra opción que dejar a sus hijos en una guardería. Alrededor del 50 % de los estudiantes de primer curso de medicina son mujeres; por desgracia, muy pocos centros médicos disponen de guarderías propias para sus estudiantes o su personal. Del mismo modo, las empresas deberían contar con guarderías de calidad para los hijos de sus empleados. Esta medida no solo beneficiará a los niños, sino que también redundará en beneficios económicos para la empresa como resultado de la disminución del absentismo, el aumento de la productividad y la mayor satisfacción de las madres trabajadoras. Estos programas aportan el beneficio adicional de reducir el estrés en las parejas.

Problema de relación de pareja

Los problemas de relación de pareja o conyugal se caracterizan por una comunicación negativa (p. ej., críticas), distorsionada (p. ej., expectativas irreales) o ausente (p. ej., retraimiento), que se asocia con una alteración clínicamente significativa en el funcionamiento individual o familiar o con síntomas en uno o en ambos miembros de la pareja.

Cuando las personas tienen problemas conyugales, los psiquiatras deben evaluar si el malestar del paciente se debe a un problema de la propia relación o a un trastorno mental. Los trastornos mentales son más frecuentes en las personas solas (las que nunca se han casado o que son viudas, separadas o divorciadas) que entre las casadas. Para poder establecer el diagnóstico, los clínicos deben evaluar la historia de maduración sexual, laboral y de relaciones del paciente.

El matrimonio exige un nivel de adaptación continuada por parte de ambos cónyuges. En una relación problemática, el terapeuta puede animar a la pareja a explorar áreas concretas, como el grado de comunicación, la manera de solucionar las disputas, las actitudes respecto a la crianza y la educación de los hijos, las relaciones con las respectivas familias políticas, el manejo de las finanzas y la interacción sexual. El nacimiento de un hijo, el aborto o la muerte fetal intrauterino, las dificultades económicas, los cambios de residencia, las enfermedades, los cambios drásticos en la actividad profesional y cualquier situación que suponga una modificación significativa de los roles conyugales pueden desencadenar períodos estresantes para la relación. La enfermedad de un hijo produce el mayor grado de tensión sobre la pareja, y los matrimonios en los que ha fallecido un hijo debido a una enfermedad o un accidente tienen más posibilidades de acabar en divorcio que de seguir juntos. Las quejas por parte de la pareja sobre la anorgasmia o la impotencia prolongadas suelen señalar otros problemas intrapsíquicos, aunque la insatisfacción sexual está presente en muchos casos de desavenencias matrimoniales.

La adaptación a los roles conyugales puede ser un problema cuando los miembros de la pareja proceden de ambientes distintos y han crecido con diferentes escalas de valores. Por ejemplo, los miembros de estratos socioeconómicos bajos perciben que la esposa debe tomar la mayor parte de las decisiones en la familia, y aceptan el castigo físico como una forma de disciplina para los hijos. Las personas de clase media perciben que los procesos de toma de decisiones en la familia deben ser compartidos, aunque el marido actúa a menudo como árbitro final, y prefieren imponer la disciplina a sus hijos de manera verbal. Los problemas relacionados con los conflictos de valores, la adaptación a nuevos roles o una comunicación deficiente se manejan de manera más eficaz cuando el terapeuta y la pareja examinan la relación de la pareja, al igual que en la terapia conyugal.

Las encuestas epidemiológicas muestran que un matrimonio infeliz es un factor de riesgo para el trastorno depresivo mayor. Los problemas conyugales también afectan a la salud física. Por ejemplo, en un estudio con mujeres de entre 30 y 65 años de edad con cardiopatía coronaria, la tensión conyugal se asociaba con un pronóstico 2,9 veces peor en los episodios coronarios recurrentes. Los conflictos conyugales también se han asociado con un riesgo relativo de muerte un 46 % más elevado entre las pacientes sometidas a hemodiálisis, y con elevaciones de las concentraciones séricas de adrenalina, noradrenalina y corticotropina tanto en hombres como en mujeres. En un estudio, la intensidad de una conducta conyugal hostil se asociaba con una cicatrización más lenta de las heridas, y una producción menor de citocinas proinflamatorias, y mayor de citocinas en sangre periférica. Por lo general, las mujeres muestran una capacidad de respuesta física y psicológica mejor que los hombres ante los conflictos.

Matrimonios entre médicos. Los médicos presentan un riesgo de divorcio más elevado que otros grupos profesionales: la incidencia de divorcios es del 25 % al 30 %. La especialidad elegida influye en la frecuencia de divorcios. La tasa más alta se da entre los psiquiatras

(50 %), seguidos de los cirujanos (33 %), internistas, pediatras y patólogos (31 %). La edad media en el primer matrimonio fue de 26 años para todos los grupos.

No está claro por qué los médicos presentan un mayor riesgo de divorcio. Los factores implicados incluyen el estrés de enfrentarse a la muerte de sus pacientes, la toma de decisiones sobre la vida y la muerte, la gran carga de trabajo y el riesgo constante de enfrentarse a pleitos por mala praxis. Estos factores estresantes pueden predisponer a los médicos a diversas alteraciones emocionales, de las que las más frecuentes son la depresión y el consumo de sustancias, incluido el alcoholismo. Por lo general, estas personas son incapaces de asumir las complejas interacciones que se requieren para mantener con éxito relaciones a largo plazo de cualquier tipo, cuando precisamente el matrimonio necesita la mayor de las habilidades interpersonales.

Problema de relación entre hermanos

Las relaciones entre hermanos tienden a caracterizarse por la competición, la comparación y la cooperación. El nacimiento de un hijo puede provocar una intensa rivalidad entre hermanos, que puede persistir mientras los hijos crecen, compiten por la aprobación de sus padres y comparan sus logros entre sí. Las alianzas entre hermanos también son frecuentes: pueden aprender a protegerse mutuamente del control o la agresividad de sus progenitores. En hogares con tres hijos, dos de ellos tienden a establecer una relación más estrecha entre sí y dejan aislado al otro hermano.

Pueden producirse problemas de relación si los hermanos reciben un trato desigual; por ejemplo, cuando se idealiza a un hijo y a otro se le etiqueta como la oveja negra de la familia. La rivalidad entre hermanos puede deberse a diferencias en los roles sexuales o en las expectativas expresadas por los padres. Las relaciones paternofiliales también dependen de las interacciones entre personalidades. El resentimiento de un hijo dirigido hacia una figura parental o las propias emociones negativas y no reconocidas de un hijo puede proyectarse en un hermano y alimentar una relación de odio intenso.

Un niño enfermo genera tensiones entre hermanos. La preocupación y atención que prestan los padres al hijo enfermo pueden despertar envidias en sus hermanos. Asimismo, la incapacidad crónica puede hacer que el hijo enfermo se sienta devaluado y rechazado por sus hermanos, quienes pueden desarrollar una sensación de superioridad y sentirse avergonzados por tener un hermano discapacitado. Las relaciones entre hermanos gemelos se han convertido en un área cada vez más estudiada. Los datos preliminares muestran que los gemelos presentan una mayor probabilidad de ser cooperativos que competitivos. Si los gemelos idénticos deberían o no vestir con ropa distinta durante los primeros 2 años de vida, con el fin de intentar garantizar que desarrollen una identidad distinta, es un tema abierto a debate, como lo es si deberían o no estar en clases distintas cuando comienzan el colegio.

Otros problemas de relación

A lo largo de su vida, la gente puede verse implicada en problemas de relación con los líderes y otros miembros de su comunidad. En esas relaciones, los conflictos son comunes y pueden acarrear síntomas de estrés. Muchos de los problemas de relación infantiles tienen lugar en el entorno escolar y se dan con los compañeros. Las relaciones defectuosas con los iguales pueden ser el problema principal en los trastornos por déficit de atención o en los de conducta, así como en los trastornos depresivos y otros trastornos psiquiátricos de la infancia, la adolescencia y la edad adulta.

La ignorancia y los prejuicios raciales, étnicos y religiosos pueden ser causa de problemas en las relaciones interpersonales. En el lugar de trabajo y en las comunidades en general, el acoso sexual constituye a menudo una combinación de interacciones sexuales inapropiadas, exhibición inadecuada de abuso de poder y dominación, y expresiones de estereotipos negativos de género. Este acoso afecta sobre todo a las mujeres y a los hombres homosexuales, pero también puede afectar a niños y adolescentes de ambos sexos.

Bibliografía

Barzilai-Pesach V, Sheiner EK, Sheiner E, Potashnik G, Shoham-Vardi I. The effect of women's occupational psychologic stress on outcome of fertility treatments. *J Occup Environ Med*. 2006;48(1):56–62.

Bhugra D. Migration and depression. *Acta Psychiatr Scand Suppl*. 2003;418:67–72.

Bogduk N. Diagnostic blocks: A truth serum for malingering. *Clin J Pain*. 2004;20(6): 409–414.

Bosco SM, Harvey D. Effects of terror attacks on employment plans and anxiety levels of college students. *College Student J*. 2003;37:438–446.

Campagna AF. Sexual abuse of males: The SAM model of theory and practice. *J Am Acad Child Adolesc Psychiatry*. 2005;44(10):1064–1065.

Costigan CL, Cox MJ, Cauce AM. Work-parenting linkage among dual-earner couples at the transition to parenthood. *J Fam Psychol*. 2003;17:397–408.

Dagan E, Gil S. BRCA1/2 mutation carriers: Psychological distress and ways of coping. *J Psychol Oncol*. 2004;22(3):93–106.

Guriel J, Fremouw W. Assessing malingered posttraumatic disorder: A critical review. *Clin Psychol Rev*. 2003;23(7):881–904.

Johnston D. What makes a difference to patients? *Int Rev Psychiatry*. 2013;25(3): 319–328.

Langan J, Mercer SW, Smith DJ. Multimorbidity and mental health: Can psychiatry rise to the challenge? *Br J Psychiatry*. 2013;202(6):391–393.

Larrabee GJ. Detection of malingering using atypical performance patterns on standard neuropsychological tests. *Clin Neuropsychol*. 2003;17(3):410–425.

Mason AM, Cardell R, Armstrong M. Malingering psychosis: Guidelines for assessment and management. *Perspect Psychiatr Care*. 2014;50(1):51–57.

Mills MJ, Lipian MS. Malingering. In: Sadock BJ, Sadock VA, eds. *Kaplan & Sadock's Comprehensive Textbook of Psychiatry*. 8th ed. Vol. 2. Philadelphia, PA: Lippincott Williams & Wilkins; 2005:2247.

Ninivaggi FJ. Malingering. In: Sadock BJ, Sadock VA, Ruiz P, eds. *Kaplan & Sadock's Comprehensive Textbook of Psychiatry*. 10th ed. Philadelphia, PA. Wolters Kluwer; 2017.

O'Bryant SE, Hilsabeck RC, Fisher JM, McCaffrey RJ. Utility of the trail making test in the assessment of malingering in a sample of mild traumatic brain injury litigants. *Clin Neuropsychol*. 2003;17(1):69–74.

Stansfeld SA, Pike C, McManus S, Harris J, Bebbington P, Brugha T, Hassiotis A, Jenkins R, Meltzer H, Moran P, Clark C. Occupations, work characteristics and common mental disorder. *Psychol Med*. 2013;43(5):961–973.

Zierold KM, Anderson H. The relationship between work permits, injury, and safety training among working teenagers. *Am J Ind Med*. 2006;49(5):360–366.

Tratamiento psicofarmacológico

Los continuos progresos de la psicofarmacología están permitiendo ampliar enormemente la gama de tratamientos psiquiátricos. Gracias a la mejor comprensión del funcionamiento del cerebro, se están desarrollando fármacos más eficaces, menos tóxicos, mejor tolerados y con una acción más localizada. Sin embargo, el perfeccionamiento y la diversificación de las opciones terapéuticas no evitan que los tratamientos farmacológicos causen reacciones adversas ni las interacciones entre fármacos (y entre estos y los alimentos o los suplementos dietéticos), por lo que los médicos deben saber cómo actuar cuando un paciente presente efectos no esperados o no deseados. Los nuevos tratamientos pueden provocar efectos secundarios que quizá no se detecten al principio. Por ello, es fundamental que el médico actualice constantemente sus conocimientos con los datos más recientes y sepa cómo actuar en caso de que se presenten efectos secundarios de los fármacos (ya sea tratándolos con otros fármacos o sustituyendo el causante).

Los fármacos utilizados para tratar los trastornos psiquiátricos se denominan fármacos *psicotrópicos, psicoactivos* o *psicofármacos*. Su descripción suele basarse en su principal aplicación clínica, por lo que se clasifican en *antidepresivos, antipsicóticos, eutimizantes (estabilizadores del estado de ánimo), ansiolíticos, hipnóticos, nootrópicos* y *estimulantes*. No obstante, esta clasificación puede prestarse a confusión, puesto que muchos de ellos tienen varias aplicaciones. Por ejemplo, los inhibidores selectivos de la recaptación de serotonina (ISRS) son tanto antidepresivos como ansiolíticos, y los antagonistas serotoninérgicos-dopaminérgicos actúan como antipsicóticos y como eutimizantes. El término es ampliamente utilizado como sinónimo de "fármacos psiquiátricos" y en este libro se usan ambos términos.

Otros criterios permiten clasificar a los psicofármacos, como su estructura (p. ej., tricíclicos), su mecanismo (p. ej., inhibidores de la monoaminooxidasa, IMAO), el momento en que fueron desarrollados (p. ej., de primera generación, clásicos), sus características diferenciales (p. ej., atípicos) o su indicación (p. ej., antidepresivos). Otro problema adicional es que muchos fármacos empleados para el tratamiento de enfermedades neurológicas u orgánicas también se usan para los trastornos psiquiátricos.

Además, la terminología empleada en psicofarmacología puede resultar confusa. Así, los primeros principios activos utilizados para tratar la esquizofrenia se denominaron *tranquilizantes*. Cuando se desarrollaron nuevos tratamientos para la ansiedad, se estableció una diferenciación entre los *tranquilizantes mayores* y los *menores*. En cuanto a los antidepresivos, las primeras clases fueron los antidepresivos tricíclicos y los IMAO. En las décadas de 1970 y 1980 se diseñaron nuevos fármacos, los *antidepresivos de segunda* y *tercera generación*. Más recientemente, los primeros fármacos para tratar las psicosis se llamaron neurolépticos o antipsicóticos *típicos, convencionales* o *tradicionales*, o de primera generación, y los más recientes *antipsicóticos atípicos*, o *de segunda generación*.

En este capítulo se iniciará con una revisión general de la psicofarmacología, puesto que se aplica a los medicamentos psicotrópicos. Luego se revisarán las principales clases de medicamentos. Para los propósitos de este libro se utilizará el primer sistema de organización descrito arriba; es decir, se clasificarán por su aplicación principal.

ELECCIÓN DEL FÁRMACO

Aunque la eficacia global de todos los psicofármacos autorizados por la Food and Drug Administration (FDA) estadounidense como tratamiento de los trastornos para los que están indicados es similar, tanto su farmacología como su eficacia y sus efectos secundarios varían considerablemente según el paciente al que se prescriben. Por ello, no es posible predecir con seguridad si un fármaco será eficaz en todos los casos, puesto que depende de factores que no se conocen por completo. Con todo, es probable que algunos principios activos sean especialmente útiles para tratar a determinados subgrupos de pacientes, aunque no se haya demostrado que tengan una eficacia superior a otros fármacos. Ninguno es eficaz siempre, ni existen pruebas de que uno sea inequívocamente superior al resto como tratamiento de cualquiera de los principales trastornos psiquiátricos. Solamente existe una excepción a esta regla: el tratamiento con clozapina de la esquizofrenia que no responde a otros tratamientos, que ha sido autorizado por la FDA.

La decisión sobre el fármaco que debe prescribirse a cada paciente se toma individualmente y conforme a la experiencia clínica de cada médico. Otros factores que influyen en esta elección son las características del fármaco y de los trastornos que presenta el paciente. Es importante tener en cuenta todos estos aspectos, con el fin de aumentar la probabilidad de que el tratamiento sea satisfactorio.

CARACTERÍSTICAS DEL FÁRMACO

Farmacodinámica

La respuesta y la tolerabilidad de los psicofármacos dependen de factores genéticos y ambientales. Esto explica que un determinado fármaco no ejerza efecto alguno en muchos pacientes y en otros mejore los síntomas de forma considerable. En estos casos, es importante conocer las características de los pacientes más propicios para la acción del fármaco, aunque este aspecto se pase a menudo por alto.

Los fármacos, incluso los que pertenecen a una misma clase, muestran ligeras diferencias en su estructura molecular, el tipo de interacción con los sistemas de neurotransmisores, sus características farmacocinéticas, la presencia o ausencia de metabolitos activos, y la unión a proteínas. Estas diferencias, junto con los factores bioquímicos propios de cada paciente, determinan la eficacia, la tolerabilidad, los efectos secundarios y la relación entre el riesgo y el beneficio de cada fármaco. La existencia de todas estas variables y el hecho de que muchas de ellas no se conozcan con detalle impiden que pueda predecirse con total seguridad el efecto que ejercerá un determinado psicofármaco. Con todo, el conocimiento de todas sus propiedades puede ser importante para que el tratamiento sea satisfactorio. Los efectos clínicos de los fármacos se explican más fácilmente teniendo en cuenta su *farmacocinética* y *farmacodinámica*. La primera describe *los cambios que experimentan en el organismo*, y la segunda, *los cambios que experimenta el organismo por la acción del fármaco*.

Sin embargo, es preciso tener en cuenta que las características farmacocinéticas y farmacodinámicas de cada fármaco pueden variar en cada paciente, modificando sus efectos clínicamente observables. Esta variabilidad atañe tanto a la respuesta al tratamiento como a los efectos secundarios que puede causar. Cada vez parece más claro que estas diferencias tienen una importante base genética, que constituye el objeto de estudio de la investigación en farmacogenética.

Las consideraciones farmacodinámicas principales son los mecanismos por los que actúan sobre los receptores, la curva dosis-respuesta, el índice terapéutico, y la aparición de fenómenos de tolerancia, dependencia y abstinencia. También estudia los mecanismos de acción de los fármacos. La respuesta clínica, que incluye las reacciones adversas, es el resultado de la interacción entre el fármaco y la predisposición del paciente a sus efectos. Las investigaciones en farmacogenética están empezando a identificar polimorfismos genéticos que explican diferencias interindividuales en la respuesta al tratamiento y la incidencia de efectos secundarios.

Mecanismos

Los mecanismos mediante los cuales los psicofármacos ejercen sus efectos terapéuticos no se conocen con detalle. Las explicaciones habituales se centran en el modo en que los fármacos alteran las concentraciones sinápticas de dopamina, serotonina, noradrenalina, histamina, ácido γ-aminobutírico (GABA) o acetilcolina. Estos cambios son consecuencia de los efectos de los agonistas o antagonistas de los receptores, de la interferencia con la recaptación de neurotransmisores o la potenciación de su liberación, o de la inhibición de enzimas. Algunos actúan mediante varios de estos mecanismos; por ejemplo, un fármaco puede actuar como agonista en un receptor y, por tanto, estimular una determinada actividad biológica mediada por él, o bien como antagonista, inhibiendo dicha actividad biológica. Algunos son agonistas parciales porque no son capaces de activar por completo un determinado receptor. Otros también ejercen efectos clínicos a través de mecanismos distintos a la interacción con receptores, como el litio, que puede actuar inhibiendo directamente la enzima inositol-1-fosfatasa. Otros efectos farmacológicos están directamente relacionados con un efecto concreto en las sinapsis; por ejemplo, la mayor parte de los fármacos para el tratamiento de las psicosis comparten la capacidad de bloquear el receptor dopaminérgico de tipo 2 (D_2). Del mismo modo, los agonistas benzodiazepínicos se unen a un complejo que engloba receptores de GABA y de benzodiazepinas.

Otro de los factores que ilustran el hecho de que la acción de los fármacos psicotrópicos sigue siendo solo parcialmente conocida es la observación de que la medicación que no se dirige directamente a los transmisores monoaminérgicos puede ser notablemente eficaz en el tratamiento de algunos trastornos psiquiátricos. Así, por ejemplo, la ketamina, un agente anestésico que se dirige al glutamato, puede aliviar los síntomas de depresión de forma rápida e impresionante si se administra en perfusión lenta. Otro ejemplo es el del antibiótico minociclina, que ha demostrado efectos antidepresivos. Junto con otros hallazgos, esto sugiere que el sistema inmunitario y las respuestas inflamatorias pueden estar en la base de algunos trastornos del estado de ánimo.

Es preciso relativizar los mecanismos de acción asignados a cada fármaco. Las explicaciones del modo en que actúan los fármacos que se centran únicamente en elementos sinápticos son una simplificación de lo que, en realidad, es un proceso muy complejo. Si los efectos clínicos de un fármaco dependiesen únicamente de la elevación o la reducción del nivel de actividad de un determinado neurotransmisor, todos los que produjeran estos cambios proporcionarían los mismos beneficios, pero, en la práctica, este principio no se cumple. Es muy probable que los efectos terapéuticos de los psicofármacos se deban a numerosas acciones todavía no conocidas que no están relacionadas solamente con los efectos que producen en los receptores neuronales. Este conjunto de etapas podría, en realidad, ser la explicación de los beneficios clínicos que proporcionan. En la tabla 21-1 puede consultarse un glosario de términos relacionados con las interacciones entre fármaco y receptor.

EFECTOS SECUNDARIOS

Los efectos secundarios son inherentes al tratamiento farmacológico. Aunque no es posible conocer con detalle todos los que puede ocasionar un fármaco, el médico debería estar familiarizado con los más habituales y conocer las graves consecuencias clínicas que comportan. Ningún texto ni libro de consulta, ni siquiera la ficha técnica del medicamento, enumera todos los efectos secundarios que puede causar un determinado fármaco.

Su estudio comprende la probabilidad de que se produzcan, su efecto sobre la calidad de vida del paciente, su evolución en el tiempo y sus causas. Del mismo modo que se sabe que ningún fármaco aporta los mismos beneficios clínicos a todos los individuos, tampoco es posible conocer de antemano si el paciente presentará un efecto adverso concreto, por muy frecuente que sea. Cuando el paciente padece otro trastorno o ha sufrido anteriormente una determinada reacción adversa, el riesgo de que se repita es más elevado, y es lógico que se le prescriba un fármaco que no suela producirla.

Los efectos secundarios pueden ser consecuencia de la actividad terapéutica del fármaco, o bien de otra característica de este. Un ejemplo de este último caso son algunos de los efectos adversos más habituales de los antidepresivos tricíclicos, que se deben al bloqueo de los receptores muscarínicos de acetilcolina o de los receptores histamínicos H_2. Cuando un paciente muestra propensión a estos efectos, deben prescribirse otros fármacos que no los causen; en cambio, cuando los efectos secundarios son manifestaciones del mecanismo de acción del fármaco, pueden ser inevitables. Esto ocurre, por ejemplo, con la inhibición de la recaptación de serotonina; aun tratándose del mecanismo de acción de los ISRS, también da lugar a náuseas y disfunción sexual. Otras muestras son el bloqueo de los receptores D_2 que ejercen algunos antipsicóticos, que puede producir efectos adversos extrapiramidales, o la acción agonista sobre los receptores benzodiazepínicos, que puede causar ataxia y somnolencia diurna. En estos casos, suelen prescribirse otros fármacos que permitan que el paciente tolere mejor los efectos del tratamiento principal.

Tiempo de evolución

El inicio y la duración de los efectos adversos dependen de cada fármaco. Algunos aparecen al principio del tratamiento y se atenúan rápidamente. Las náuseas que causan los ISRS y la venlafaxina, o la sedación ocasionada por la mirtazapina, son buenos ejemplos de efectos iniciales que desaparecen con el tiempo; en cambio, otros se manifiestan en el inicio del tratamiento y persisten, como la sequedad de boca que se asocia con la inhibición de la recaptación noradrenérgica o la actividad antimuscarínica. Algunos efectos secundarios aparecen en fases más avanzadas del tratamiento (*efectos secundarios diferidos*); en ocasiones, pueden ser opuestos a las reacciones adversas que se presentan al inicio de la terapia. Por ejemplo, los ISRS suelen inducir una pérdida de peso al principio del tratamiento pero, a largo plazo, comportan un incremento ponderal.

Del mismo modo, a la agitación y la activación precoces pueden seguirles una apatía o un cansancio constantes. Debido a que la mayoría de los datos sobre nuevos fármacos proceden de estudios con un seguimiento breve, de alrededor de 8 semanas, es frecuente que los prospectos de los medicamentos y la información sobre fármacos recientemente comercializados hagan especial hincapié en los efectos secundarios que aparecen al principio del tratamiento. Por ello, es importante que el médico consulte las revistas científicas y otras fuentes de información para conocer el perfil real de efectos secundarios de cada fármaco.

La importancia de los efectos adversos sobre el cumplimiento terapéutico y sus consecuencias sobre la salud de los pacientes también son variables. En algunos casos, la intensidad de un efecto adverso supera el umbral de tolerabilidad del paciente y afecta de tal manera a su calidad de vida que puede conducir al abandono del tratamiento. Algunos de

Tabla 21-1
Glosario de interacciones fármaco-receptor

Interacción con el receptor	Definición	Ejemplos y comentarios
Agonista (agonista puro)	Un fármaco que se une a un receptor específico y produce un efecto idéntico al que suele inducir el neurotransmisor correspondiente. En muchos casos, se diseñan fármacos que actúan como agonistas de determinados receptores con el fin de tratar a pacientes con una enfermedad o un trastorno y que carecen del neurotransmisor original, o bien lo poseen en concentraciones más bajas de lo normal	Son agonistas puros los opiáceos como la morfina, la metadona, la oxicodona, la hidrocodona, la heroína, la codeína, la petidina, el propoxifeno y el fentanilo. Las benzodiazepinas son agonistas del receptor GABA-benzodiazepínico
Antagonista	Una molécula que se une a un receptor, inhibiendo o reduciendo la acción de otra molécula (agonista) en el lugar correspondiente de dicho receptor. Los antagonistas que compiten con un agonista por un receptor se denominan *antagonistas competitivos*. En cambio, los que ejercen su efecto antagonista por otro mecanismo se denominan *antagonistas no competitivos*	El flumazenilo es un antagonista competitivo de los receptores de benzodiazepinas que inhibe de forma competitiva la actividad en el lugar de reconocimiento de las benzodiazepinas en el complejo del receptor gabaérgico-benzodiazepínico. Se trata del antagonista sintético más puro. Los fármacos que se utilizan para tratar la esquizofrenia inhiben los receptores dopaminérgicos D_2. La naltrexona y la naloxona son ejemplos de antagonistas de los opiáceos
Agonista parcial (mixto)	Una sustancia que (incluso cuando ocupa por completo un receptor) tiene afinidad por un receptor pero genera en él una respuesta farmacológica parcial. Los agonistas parciales suelen ser análogos estructurales de las moléculas agonistas. Si las concentraciones de un neurotransmisor son bajas, sus agonistas parciales pueden comportarse como un agonista; esta es la razón por la que estos fármacos se denominan en ocasiones agonistas mixtos	La buprenorfina es un agonista parcial que ejerce efectos agonistas opioides y sus efectos secundarios típicos, como la euforia y la depresión respiratoria; no obstante, sus efectos máximos son menos intensos que los que originan los agonistas totales como la heroína o la metadona. Cuando se utiliza en dosis bajas, la buprenorfina da lugar a un efecto agonista suficiente para permitir la desintoxicación de los adictos a los opiáceos, sin que sufran síntomas de abstinencia
Agonista inverso	Una molécula que se une al mismo receptor que un agonista de dicho receptor pero da lugar a un efecto farmacológico opuesto	En la actualidad se están desarrollando diversos agonistas inversos. Un ejemplo es el R015-4513, un agonista inverso de las benzodiazepinas que actúa en el mismo sitio de unión de los receptores gabaérgicos en las neuronas que esta clase de fármacos. Sin embargo, ejerce un efecto opuesto a las benzodiazepinas, puesto que produce una intensa ansiedad en lugar de los efectos ansiolíticos y sedantes asociados a ellas. Se ha comprobado que los agonistas inversos de los canabinoides reducen el apetito, que es el efecto opuesto al que produce el cáñamo

GABA, ácido γ-aminobutírico.
De Norman Sussman, MD.

estos efectos secundarios graves son la agranulocitosis (clozapina), el síndrome de Stevens-Johnson (lamotrigina), la insuficiencia hepática (nefazodona), el accidente cerebrovascular (fenelzina) y el bloqueo auriculoventricular (tioridazina). Sin embargo, el riesgo de efectos secundarios potencialmente mortales de los psicofármacos es bajo. En cualquier caso, debe vigilarse más atentamente a los pacientes en tratamiento con los fármacos más peligrosos, y el médico debe valorar si los posibles beneficios clínicos que aporta el tratamiento superan los riesgos que conlleva. Por lo general, los fármacos que exponen a más riesgos, como los que la FDA obliga a advertir de este hecho en sus prospectos, se prescriben con menor frecuencia por este motivo.

En el caso del haloperidol y otros antagonistas de los receptores dopaminérgicos, se han demostrado algunas complicaciones a largo plazo como la discinesia tardía. Cada vez son más los datos que indican que el tratamiento con antagonistas dopaminérgicos aumenta el riesgo de cáncer de mama, y que este riesgo es mayor conforme se acumulan las dosis del fármaco con el tratamiento. Cuando se sabe que un fármaco puede exponer a un riesgo grave, es necesario realizar una vigilancia más atenta del paciente. Los psicofármacos más prescritos en la actualidad, como los ISRS y los antagonistas serotoninérgicos-dopaminérgicos, se empezaron a utilizar en las décadas de 1980 y 1990, por lo que no se conocen con detalle sus efectos a largo plazo, pero no se ha demostrado que estos efectos secundarios no puedan ser los mismos que se producen al principio del tratamiento. También hay que tener en cuenta que la mayoría de los fármacos utilizados para el tratamiento de las enfermedades crónicas no se han empleado durante períodos suficientemente prolongados como para descartar posibles efectos adversos a largo plazo.

Tratamiento antidepresivo e ideación suicida

El suicidio inducido por los tratamientos antidepresivos ha sido objeto de gran atención, después de que se publicaran los resultados de una revisión de ensayos controlados sobre nuevos antidepresivos en los que se hizo un seguimiento a corto plazo a los pacientes (entre 4 y 16 semanas), que indicaban que podría existir una relación entre la terapia con estos fármacos y la ideación suicida en niños, adolescentes y adultos de hasta 24 años. Los datos de estos ensayos, que incluyeron a más de 4 400 pacientes, indican que el riesgo medio de ideación o conducta suicida durante los primeros meses de tratamiento con antidepresivos es del 4 %, el doble del observado en los grupos de placebo (2 %). Sin embargo, no se registró ningún suicidio en estos ensayos y, tras otro análisis, no se observaron incrementos del riesgo de suicidio en los participantes de entre 25 y 65 años. Además, los antidepresivos redujeron la ideación y la conducta suicida en los pacientes mayores de 65 años.

Después del debate público generado sobre esta cuestión, la FDA obligó en octubre de 2004 a incluir en las fichas de todos los antidepresivos (tanto los antiguos como los nuevos) esta estricta advertencia. Esta decisión suscitó una considerable preocupación entre los padres y la comunidad médica, y generó una explosión de anuncios de abogados especializados en negligencias médicas. Pero la consecuencia más importante de la decisión de la FDA fue la reducción de la prescripción de antidepresivos a los adolescentes y la estabilización de su uso en los adultos, después de años de crecimiento continuo.

En un amplio estudio que incluyó a pacientes en tratamiento con antidepresivos, cuyos resultados se publicaron en enero de 2006 en la revista *American Journal of Psychiatry*, se cuestionaron seriamente el supuesto aumento de la ideación suicida causado por estos psicofármacos y la conveniencia de la advertencia emitida por la FDA. Este estudio analizó los casos de suicidio y hospitalizaciones motivadas por intentos de suicidio en las historias clínicas de 65 133 asegurados de una mutua de asistencia médica de la región del Pacífico noroeste de Estados Unidos, que dio cobertura a 500 000 personas que tomaron antidepresivos entre 1992 y 2003. De acuerdo con este análisis, *1)* los nuevos antidepresivos se asociaron con una reducción más rápida y marcada del riesgo que la de los antidepresivos más antiguos, y *2)* la probabilidad de que un paciente intentara suicidarse fue significativamente más elevada durante el mes previo al inicio del tratamiento que en los primeros meses de tratamiento farmacológico.

Este no es el primer estudio que pone en duda un vínculo claro entre los antidepresivos y el riesgo de suicidio. En el transcurso de las deliberaciones que desembocaron en la inclusión de la advertencia en los prospectos, el Dr. John Mann, de la University of Columbia, presentó una serie de datos demográficos que demostraban que, a partir de 1987, el año previo a la comercialización del primer ISRS (fluoxetina), las tasas de suicidio en Estados Unidos empezaron a descender, y que esta reducción fue más acusada en las regiones del país en las que se prescribieron más ISRS. Por cada incremento de un 10 % en la frecuencia de prescripción, las tasas de suicidio se redujeron un 3 % en Estados Unidos.

Otro estudio en el que se revisaron 588 casos de pacientes de entre 10 y 19 años reveló que un incremento de un 1 % en la prescripción de antidepresivos comportaba una reducción anual de 0,23 suicidios por cada 100 000 adolescentes.

En cualquier caso, lo realmente importante es saber si, a pesar de un incremento tan escaso y discutido del riesgo, la controvertida decisión de la FDA ha tenido como consecuencia que muchos pacientes con depresión se hayan visto privados de tratamientos que podrían haberles salvado la vida. Los datos epidemiológicos de numerosos países, entre ellos Estados Unidos, han mostrado que el descenso en la prescripción de antidepresivos en los niños y adolescentes con depresión comporta un aumento en las tasas de suicidio en estos grupos de población.

Trastornos motores inducidos por medicamentos

Los trastornos motores inducidos por medicamentos suelen asociarse con el uso de fármacos psicotrópicos. Si bien la asociación es más frecuente con los que bloquean los receptores dopaminérgicos de tipo 2 (D_2), también puede producirse con otros tipos de medicamentos. En ocasiones puede ser difícil determinar si las alteraciones de los movimientos motores son un efecto adverso o un síntoma de un trastorno subyacente. Por ejemplo, la ansiedad puede parecerse a la acatisia, y la abstinencia de alcohol o benzodiazepinas causa temblores. La American Psychiatric Association ha decidido conservar el término *neuroléptico* para referirse a los efectos secundarios asociados con los fármacos utilizados para tratar la psicosis, esto es, los antagonistas de los receptores dopaminérgicos y los antipsicóticos de segunda generación, ya que originariamente se utilizó para describir la tendencia de estos fármacos a provocar movimientos anómalos. Se debe considerar que los términos *antipsicóticos de segunda generación* y los *antagonistas de serotonina dopamina* a menudo se usan de forma indistinta al referirse a los antipsicóticos de segunda generación.

Los movimientos anormales más frecuentes relacionados con los neurolépticos son el parkinsonismo, la distonía aguda y la acatisia aguda. El síndrome neuroléptico maligno es un trastorno potencialmente mortal y, a menudo, subdiagnosticado. La discinesia tardía inducida por neurolépticos es un efecto adverso de estos fármacos que aparece de forma diferida y puede ser reversible; no obstante, los datos más recientes indi-

can que, pese a su gravedad y a que puede ser discapacitante, causa una morbilidad a los pacientes en tratamiento con antagonistas dopaminérgicos inferior a la que se creía. Los nuevos antipsicóticos (antagonistas serotoninérgicos-dopaminérgicos) inhiben la unión a los receptores dopaminérgicos en menor grado, por lo que causan movimientos anómalos con menor frecuencia. De todas formas el riesgo existe, por lo que es necesario mantener la vigilancia cuando se prescriben estos fármacos.

En la tabla 21-2 se recogen los fármacos que pueden ocasionar movimientos anómalos y su afinidad por los neurorreceptores.

Parkinsonismo inducido por neurolépticos y otros fármacos

DIAGNÓSTICO, SIGNOS Y SÍNTOMAS.   Los síntomas del parkinsonismo inducido por neurolépticos son: hipertonía (rigidez cérea), rigidez en rueda dentada, marcha a pequeños pasos, postura encorvada y babeo. El temblor consistente en la fricción entre el índice y el pulgar del parkinsonismo idiopático es poco frecuente, pero los pacientes pueden presentar un temblor regular menos fino, similar al esencial. El denominado *síndrome del conejo*, un temblor que afecta a los labios y los músculos periorales, es otro efecto parkinsoniano de los antipsicóticos, aunque se presenta de forma diferida con mayor frecuencia que otros tipos de temblor.

EPIDEMIOLOGÍA.   Alrededor del 15 % de los pacientes tratados con antipsicóticos presentan efectos adversos parkinsonianos, por lo general entre el quinto día y el tercer mes de tratamiento. En los adultos mayores y las mujeres el riesgo es mayor, aunque el parkinsonismo puede afectar a personas de todas las edades.

ETIOLOGÍA.   El parkinsonismo inducido por los neurolépticos se debe al bloqueo de los receptores D_2 en el núcleo caudado y las terminaciones de las neuronas dopaminérgicas de la vía nigroestriada. Estos síntomas pueden ser causados por cualquier antipsicótico, en especial los de mayor potencia y escasa actividad anticolinérgica, entre los que destaca el haloperidol.

DIAGNÓSTICO DIFERENCIAL.   En el diagnóstico diferencial de este efecto secundario se incluye el parkinsonismo idiopático, cualquier otra causa orgánica de parkinsonismo y la depresión, que también puede producir síntomas parkinsonianos. La reducción de la actividad psicomotora y la expresión facial embotada son síntomas de depresión y parkinsonismo idiopático.

TRATAMIENTO.   El parkinsonismo puede tratarse con fármacos anticolinérgicos, benzatropina, amantadina o difenhidramina (tabla 21-3). El tratamiento con anticolinérgicos debe suspenderse al cabo de 4 a 6 semanas para evaluar si el paciente ha desarrollado tolerancia a los efectos parkinsonianos; alrededor de la mitad de los pacientes que presentan parkinsonismo inducido por neurolépticos requieren un tratamiento continuo. Sin embargo, pese a la retirada de los antipsicóticos, los síntomas parkinsonianos pueden durar hasta pasadas 2 semanas, o incluso 3 meses en los adultos mayores. En estos casos, el médico debe mantener el tratamiento anticolinérgico después de retirar el antipsicótico, hasta la desaparición completa de los síntomas.

Síndrome neuroléptico maligno

DIAGNÓSTICO, SIGNOS Y SÍNTOMAS.   El *síndrome neuroléptico maligno* es una complicación potencialmente mortal que puede aparecer en cualquier momento durante el tratamiento con antipsicóticos. Presenta síntomas conductuales y motores, como rigidez muscular y distonía, acinesia, mutismo, obnubilación y agitación, y neurovegetativos, como fiebre elevada, sudoración y aumento de la presión arterial. En las pruebas analíticas se observan cifras elevadas en el recuento leucocitario y concentraciones altas de creatinina fosfocinasa, enzimas hepáticas y mioglobina plasmática, así como mioglobinuria, en ocasiones con insuficiencia renal.

EPIDEMIOLOGÍA.   Se ha calculado que la prevalencia del síndrome neuroléptico maligno es de entre el 0,01 % y el 0,02 % en pacientes en tratamien-

Tabla 21-2
Fármacos que pueden causar movimientos anómalos y su afinidad por los neurorreceptores

Tipo (subtipo)	Principio activo	Bloqueo D$_2$	Bloqueo 5-HT$_2$	Bloqueo AChM
Antipsicóticos				
Fenotiazinas (alifáticas)	Clorpromazina	Baja	Alta	Alta
Fenotiazinas (piperidinas)	Tioridazina	Baja	Media	Alta
	Mesoridazina	Baja	Media	Alta
Fenotiazinas (piperazinas)	Trifluoperazina	Media	Media	Media
	Flufenazina	Alta	Baja	Baja
	Perfenazina	Alta	Media	Baja
Tioxantenos	Tiotixeno	Alta	Media	Baja
	Clorprotixeno	Media	Alta	Media
Dibenzoxazepinas	Loxapina	Media	Alta	Baja
Butirofenonas	Haloperidol	Alta	Baja	Baja
	Droperidol	Alta	Media	—
Difenilbutilpiperidinas	Pimozida	Alta	Media	Baja
Dihidroindolonas	Molindona	Media	Baja	Baja
Dibenzodiazepinas	Clozapina	Baja	Alta	Alta
Benzisoxazol	Risperidona	Alta	Alta	Baja
Tienobenzodiazepinas	Olanzapina	Baja	Alta	Alta
Dibenzotiazepinas	Quetiapina	Baja/media	Baja/media	Baja
Benzotiazolilpiperazinas	Ziprasidona	Media	Alta	Baja
Quinolonas	Aripiprazol	Alta (como agonista parcial)	Alta	Baja
Psicofármacos no antipsicóticos	Litio	NC	NC	NC
Anticonvulsivos		Baja	Baja	Baja
Antidepresivos		Baja (excepto la amoxapina)	(Varía)	(Varía)
Fármacos no psicoactivos	Proclorperazina	Alta	Media	Baja
	Metoclopramida	Alta	Alta	—

AChM, colinérgicos muscarínicos; D$_2$, receptor dopaminérgico de tipo 2; 5-HT$_2$, receptor serotoninérgico de tipo 2; NC, no corresponde.
Adaptada de Jantcak PG, David JM, Preshorn SH, et al. *Principles and practice of psychopharmacotherapy* 3.ª ed. Philadelphia: Lippincott Williams & Wilkins; 2001.

to con un antipsicótico. Los hombres presentan el síndrome con mayor frecuencia que las mujeres, y la incidencia en los pacientes jóvenes es mayor que en los adultos mayores. La mortalidad puede ser del 10 % al 20 %, o incluso más elevada con las formulaciones de liberación retardada.

EVOLUCIÓN Y PRONÓSTICO. Los síntomas del síndrome suelen evolucionar en el transcurso de 24 a 72 h, y el síndrome no tratado dura entre 10 y 14 días. En algunos casos no se diagnostica correctamente en sus primeras etapas, y los síntomas o la agitación pueden considerarse, erróneamente, una exacerbación de las psicosis.

TRATAMIENTO. Además del tratamiento sintomático, los fármacos más utilizados son el dantroleno y la bromocriptina, aunque la amantadina también se emplea en algunos casos (tabla 21-4). La bromocriptina y la amantadina ejercen un antagonismo dopaminérgico directo y pueden emplearse para contrarrestar el bloqueo de los receptores dopaminérgicos inducido por los antipsicóticos. Es preciso utilizar la dosis eficaz más baja de antipsicótico con el fin de reducir la probabilidad de aparición del síndrome. Los fármacos con alta potencia, como el haloperidol, muestran el riesgo más elevado. En cualquier caso, la incidencia es más baja con los antipsicóticos que tienen efectos anticolinérgicos. También se ha descrito el empleo de terapia electroconvulsiva.

Distonía aguda inducida por medicamentos

DIAGNÓSTICO, SIGNOS Y SÍNTOMAS. Las distonías son contracciones musculares breves o prolongadas que dan lugar a unos movimientos o posturas anómalas muy evidentes, como crisis oculógiras, protrusión de la lengua, trismo, tortícolis, alteraciones faringolaríngeas, y posturas distónicas del tronco y las extremidades. Otras distonías son el blefaroespasmo y la distonía glosofaríngea, que ocasiona disartria, disfagia e, incluso, dificultad para respirar, que puede producir cianosis. Los niños tienen más probabilidad de presentar opistótonos, escoliosis, lordosis y movimientos serpenteantes. La distonía puede ser dolorosa, causa ansiedad y, a menudo, empeora el cumplimiento terapéutico del paciente.

EPIDEMIOLOGÍA. La aparición de los síntomas distónicos se caracteriza por su inicio al principio del tratamiento con neurolépticos y por su elevada incidencia en los hombres, en los pacientes menores de 30 años y en los que reciben dosis altas de fármacos de alta potencia.

ETIOLOGÍA. Aunque las distonías son más frecuentes con las dosis intramusculares de antipsicóticos de potencia elevada, cualquier antipsicótico puede producirlas. Se cree que el mecanismo de acción es la hiperactividad dopaminérgica en los ganglios basales cuando las concentraciones de antipsicótico en el sistema nervioso central (SNC) disminuyen en los intervalos entre tomas.

DIAGNÓSTICO DIFERENCIAL. En el diagnóstico diferencial deben considerarse la epilepsia y la discinesia tardía.

EVOLUCIÓN Y PRONÓSTICO. Las distonías pueden fluctuar de forma espontánea y responder a la tranquilización, por lo que el médico puede tener la falsa impresión de que el movimiento es psicógeno o está totalmente fuera del control consciente.

Tabla 21-3
Tratamiento farmacológico para los síntomas extrapiramidales

Principio activo	Dosis diaria habitual	Indicaciones
Anticolinérgicos		
Benzatropina	0,5-2 mg, 3 veces al día, v.o.; 1-2 mg, i.m. o i.v.	Distonía aguda, parkinsonismo, acinesia, acatisia
Biperideno	2-6 mg, 3 veces al día, v.o.; 2 mg, i.m. o i.v.	
Prociclidina	2,5-5 mg, v.o., 2-4 veces al día	
Trihexifenidilo	2-5 mg, 3 veces al día, v.o.	
Orfenadrina	50-100 mg, v.o., 2-4 veces al día; 60 mg i.v.	Síndrome del conejo
Antihistamínicos		
Difenhidramina	25 mg, 4 veces al día, v.o.; 25 mg, i.m. o i.v.	Distonía aguda, parkinsonismo, acinesia, síndrome del conejo
Amantadina	100-200 mg, 2 veces al día, v.o.	Parkinsonismo, acinesia, síndrome del conejo
Antagonistas β-adrenérgicos		
Propranolol	20-40 mg, 3 veces al día, v.o.	Acatisia, temblor
Antagonistas α-adrenérgicos		
Clonidina	0,1 mg, 3 veces al día, v.o.	Acatisia
Benzodiazepinas		
Clonazepam	1 mg, 2 veces al día, v.o.	Acatisia, distonía aguda
Lorazepam	1 mg, 3 veces al día, v.o.	
Buspirona	20-40 mg, 4 veces al día, v.o.	Discinesia tardía
Vitamina E	1 200-1 600 UI/día, v.o.	Discinesia tardía

i.m., vía intramuscular; i.v., vía intravenosa; v.o., vía oral.

TRATAMIENTO.   La profilaxis con anticolinérgicos o fármacos similares (resumida en la tabla 21-3) suele evitar las distonías, aunque deben sopesarse los riesgos del tratamiento preventivo frente a los beneficios que puede proporcionar. Los síntomas desaparecen en la mayoría de los casos con la administración intramuscular de anticolinérgicos, o intravenosa o intramuscular de difenhidramina (50 mg). También se ha demostrado la eficacia del diazepam (10 mg por vía intravenosa), el amobarbital, el benzoato sódico de cafeína y la hipnosis. Aunque los pacientes suelen desarrollar tolerancia a los efectos adversos, puede cambiarse de antipsicótico si les preocupa que reaparezcan.

Acatisia aguda inducida por medicamentos

DIAGNÓSTICO, SIGNOS Y SÍNTOMAS.   La *acatisia* consiste en la sensación subjetiva o la presencia de signos objetivos de agitación, o ambas; algunos ejemplos son la sensación de ansiedad, la incapacidad para relajarse, la agitación, caminar sin cesar de un lado a otro, los movimientos de

Tabla 21-4
Tratamiento del síndrome neuroléptico maligno

Intervención	Dosis	Eficacia
Amantadina	200-400 mg/día v.o., en varias tomas	Beneficioso como monoterapia o en combinación; reducción de la frecuencia cardíaca
Bromocriptina	2,5 mg v.o., 2 o 3 veces al día, que pueden incrementarse hasta un total de 45 mg/día	Reducción de la mortalidad en monoterapia o como tratamiento combinado
Levodopa/carbidopa	Levodopa: 50-100 mg/día i.v., en infusión continua	Informes de casos de mejoras inmediatas
Terapia electroconvulsiva	Informes de buenos resultados con tratamientos unilateral y bilateral; puede observarse una respuesta en tan solo tres tandas de tratamiento	Eficaz cuando el tratamiento farmacológico no lo ha sido; también puede tratar trastornos psiquiátricos subyacentes
Dantroleno	1 mg/kg/día durante 8 días; posteriormente, continuar durante 7 días más v.o.	Los beneficios pueden observarse al cabo de minutos o de horas con un solo fármaco o con tratamientos combinados
Benzodiazepinas	1-2 mg i.m. como dosis de prueba; si es eficaz, cambiar a v.o.; considerar ese tratamiento si el trastorno subyacente causa síntomas catatónicos	Se ha informado de que puede resultar eficaz cuando otros tratamientos no lo han sido
Tratamientos complementarios	Hidratación i.v., compresas frías, bolsas de hielo, enema de agua fría, oxígeno, antipiréticos	A menudo eficaz como intervención inicial al principio del episodio

i.m., vía intramuscular; i.v., vía intravenosa; v.o., vía oral.
Adaptada de Davis JM, Caroif SN, Mann SC. Tratamiento del síndrome neuroléptico maligno. *Psychiatr Ann* 2000;30:325-331.

balanceo en posición sedente, y sentarse y levantarse continuamente. Puede aparecer durante el tratamiento con numerosos psicofármacos, entre ellos los antipsicóticos, los antidepresivos y los simpaticomiméticos. Cuando se reconoce y se diagnostica, debe reducirse la dosis de antipsicótico hasta la mínima eficaz. También hay que tener en cuenta que la acatisia puede empeorar el pronóstico de algunos pacientes.

EPIDEMIOLOGÍA. Las mujeres de mediana edad tienen un riesgo más elevado de presentar acatisia, y la evolución del trastorno es similar a la del parkinsonismo inducido por neurolépticos.

TRATAMIENTO. Los tres pasos básicos para el tratamiento de la acatisia son: reducir la dosis, intentar el tratamiento con los fármacos adecuados y considerar el cambio de neuroléptico. Los fármacos más eficaces son los antagonistas β-adrenérgicos, aunque los anticolinérgicos, las benzodiazepinas y la ciproheptadina pueden ser beneficiosos. Con todo, en algunos casos no se encuentra un tratamiento eficaz.

Discinesia tardía

DIAGNÓSTICO, SIGNOS Y SÍNTOMAS. La *discinesia tardía* es un efecto diferido de los antipsicóticos que no suele aparecer hasta pasados 6 meses de tratamiento. Consiste en movimientos coreoatetósicos irregulares, involuntarios y anómalos de los músculos de la cabeza, las extremidades y el tronco, que pueden ser prácticamente imperceptibles (con frecuencia, ni los pacientes ni sus familias se percatan de ellos) o llegar a ser incapacitantes. Los movimientos periorales son los más frecuentes: movimientos de la lengua (agitación, retorcimiento y protrusión), masticación y movimientos laterales de la mandíbula, y fruncimiento de labios y muecas. También es habitual el movimiento constante de los dedos y el de apretar los puños. En los casos graves, la discinesia tardía se manifiesta con tortícolis, retrocolis, retorcimiento del tronco y movimientos de tipo coital, y en los más graves alteraciones de la respiración y la deglución que causan aerofagia, eructos y gruñidos. También se han notificado casos de discinesia respiratoria. La discinesia se exacerba con el estrés y desaparece durante el sueño.

EPIDEMIOLOGÍA. La incidencia de discinesia tardía entre los pacientes tratados durante más de 1 año es del 10% al 20%, y del 20% al 40% entre los que están hospitalizados durante períodos prolongados. Además, es más frecuente en las mujeres que en los hombres, así como en los niños, los pacientes mayores de 50 años y los que sufren trastornos del estado de ánimo o lesiones cerebrales.

EVOLUCIÓN Y PRONÓSTICO. Entre el 5% y el 40% del total de casos de discinesia tardía remiten, pero cuando la gravedad es menor, las cifras son del 50% al 90%. La posibilidad de remisión es mayor en los pacientes más jóvenes que en los adultos mayores.

TRATAMIENTO. Son importantes tanto la prevención como el diagnóstico y el tratamiento. La discinesia tardía puede prevenirse mediante antipsicóticos únicamente en los casos en que estén claramente indicados y, aun así, con las dosis eficaces más bajas. La probabilidad de aparición de discinesia tardía es menor con los antipsicóticos atípicos que con los convencionales. El único antipsicótico con el que el riesgo es mínimo es la clozapina, que además puede ayudar a aliviar los síntomas cuando ya han aparecido. Este efecto se ha atribuido a su baja afinidad por los receptores D_2 y a su marcada acción antagonista de los receptores serotoninérgicos. Es necesario evaluar regularmente a los pacientes en tratamiento con antipsicóticos para detectar movimientos anómalos, a ser posible mediante una escala de puntuación estandarizada (tabla 21-5). Cuando se retira un antipsicótico dopaminérgico, los síntomas pueden exacerbarse, mientras que su sustitución por uno serotoninérgico-dopaminérgico puede limitar estos movimientos alterados sin empeorar la evolución de la discinesia. Cuando un médico detecte la aparición de discinesia en un paciente, debe considerar la conveniencia de reducir la dosis del antipsicótico o, incluso, de suspender por completo el tratamiento. Otra opción sería sustituir el antipsicótico por clozapina o por uno de los nuevos antipsicóticos serotoninérgicos-dopaminérgicos. Cuando el paciente no pueda continuar tomando un antipsicótico, el litio, la carbamazepina o las benzodiazepinas pueden reducir eficazmente los síntomas de los movimientos anómalos y la

Tabla 21-5
Procedimiento para la determinación de la puntuación en la Escala de movimientos involuntarios anómalos
(*Abnormal Involuntary Movement Scale*, AIMS)

Datos del paciente: **Fecha:**
Puntuado por:
Antes o después de realizar la exploración, observe directamente al paciente en reposo (p. ej., en la sala de espera)
La silla en que se siente el paciente debe ser dura, firme y sin brazos
Tras observar al paciente, puntúe la gravedad de sus síntomas en una escala de 0 (ninguno), 1 (mínimos), 2 (leves), 3 (moderados) y 4 (graves)
Pregunte al paciente si tiene algo en la boca (p. ej., un chicle o un caramelo); en caso afirmativo, retirarlo
Pregúntele sobre el estado de sus dientes y si utiliza dentadura postiza. ¿Le molestan los dientes o la dentadura en ese momento?
Pregunte si ha notado movimientos en la boca, la cara, las manos o los pies. Si responde afirmativamente, ¿hasta qué punto dichos movimientos le molestan o interfieren con sus actividades?
0 1 2 3 4 Diga al paciente que se siente en una silla con las manos en las rodillas, las piernas ligeramente separadas y los pies planos en el suelo (observe los posibles movimientos en todo su cuerpo mientras se encuentra en esta posición)
0 1 2 3 4 Diga al paciente que se siente con las manos colgando, sin apoyarse en los brazos de la silla. Si es un hombre, debe colocarlas entre las piernas, y si es una mujer y lleva vestido, sobre las rodillas. (Observe sus manos y el resto del cuerpo)
0 1 2 3 4 Diga al paciente que abra la boca. (Observe la lengua en reposo dentro de la boca.) Haga esto dos veces
0 1 2 3 4 Diga al paciente que saque la lengua. (Observe las posibles anomalías en el movimiento de la lengua.) Haga esto dos veces
0 1 2 3 4 Diga al paciente que una los dedos gordos de las manos con el resto de los dedos de la misma mano, tan rápido como le sea posible durante 10 a 15 s; primero con la mano derecha y, después, con la izquierda. (Observe los movimientos faciales y de las piernas)
0 1 2 3 4 Flexione y extienda los brazos derecho e izquierdo del paciente (sucesivamente)
0 1 2 3 4 Diga al paciente que se ponga de pie. (Obsérvele de perfil. Observe de nuevo todas las partes de su cuerpo, incluidas las caderas)
0 1 2 3 4 Diga al paciente que extienda los brazos hacia delante, con las palmas de las manos hacia abajo. (Observe los movimientos del tronco, las piernas y la boca)[a]
0 1 2 3 4 Diga al paciente que camine unos pasos, se dé la vuelta y regrese a la silla. (Observe sus manos y su forma de caminar)[a]
Haga esto dos veces

[a]Movimientos activados.

psicosis. En 2017, la valbenazina fue aprobada por la FDA para el tratamiento de los adultos con discinesia tardía, lo que lo convierte en el primer medicamento aprobado para este fin.

Distonía y discinesia tardías.
En ocasiones, la distonía y la discinesia aparecen más tarde durante el tratamiento. Los síntomas pueden persistir durante meses o años, incluso tras haber retirado el tratamiento o disminuido la dosis.

Temblor ortostático iatrogénico

DIAGNÓSTICO, SIGNOS Y SÍNTOMAS. El *temblor* es una alteración rítmica del movimiento, por lo general con una frecuencia superior a un movimiento por segundo. El más común es el temblor fino (8 a 12 Hz).

EPIDEMIOLOGÍA. De forma característica, el temblor disminuye durante los períodos de relajación y sueño, y aumenta con el estrés o la ansiedad.

ETIOLOGÍA. Mientras que los diagnósticos hasta ahora mencionados se asocian específicamente con los neurolépticos, el temblor puede ser producido por distintos psicofármacos, en particular el litio, los antidepresivos y el ácido valproico.

TRATAMIENTO. En el tratamiento deben contemplarse cuatro principios:

1. Prescribir la dosis más baja posible de psicofármaco.
2. Reducir el consumo de cafeína.
3. Tomar el psicofármaco antes de acostarse con el fin de minimizar el temblor diurno.
4. El temblor iatrogénico puede tratarse con antagonistas β-adrenérgicos (p. ej., propranolol).

Otros trastornos motores inducidos por medicamentos

MIOCLONÍA NOCTURNA. La *mioclonía nocturna* consiste en la contracción brusca y estereotipada de determinados músculos de las piernas durante el sueño, de la que el paciente no es consciente. Cerca del 40 % de las personas mayores de 65 años presentan este trastorno. Aunque su causa es desconocida, es también un efecto secundario poco frecuente de los ISRS.

Los movimientos repetitivos de las piernas se producen cada 20 a 60 s, y consisten en la extensión del pulgar y la flexión de los tobillos, las rodillas y las caderas. Los síntomas principales son el despertar frecuente, el sueño no reparador y la somnolencia diurna. No existe un tratamiento contra la mioclonía nocturna que sea eficaz en todos los casos. Se han empleado, entre otros, las benzodiazepinas, la levodopa, la quinina y, con menor frecuencia, los opiáceos.

SÍNDROME DE LAS PIERNAS INQUIETAS. Las personas que padecen el *síndrome de las piernas inquietas* experimentan una intensa sensación de hormigueo en las pantorrillas cuando están sentadas o tumbadas. Las disestesias no suelen ocasionar dolor, pero son agonizantemente implacables y provocan un impulso casi irresistible de mover las piernas; por esta razón, el síndrome afecta al sueño y dificulta su conciliación. Se presenta con mayor frecuencia en los pacientes de mediana edad, y su incidencia es de alrededor del 5 % de la población. Aunque su causa es desconocida, es también un efecto secundario poco frecuente de los ISRS.

El movimiento y el masaje de las piernas alivian los síntomas, y los agonistas dopaminérgicos ropinirol y pramipexol también son eficaces. Otros posibles tratamientos son las benzodiazepinas, la levodopa, la quinina, los opiáceos, el propranolol, el ácido valproico y la carbamazepina.

Síndromes hipertérmicos.
Todos los trastornos motores inducidos por medicamentos pueden asociarse a hipertermia (tabla 21-6).

Efectos secundarios de los nuevos fármacos

Cualquier fármaco puede causar efectos secundarios. El médico debe conocerlos, ser capaz de detectarlos y tomar las decisiones adecuadas con el fin de tratarlos.

Somnolencia.
La sedación es, con frecuencia, un efecto de muchos psicofármacos que puede ser beneficioso, en especial cuando se utilizan para tratar el insomnio, la ansiedad o la agitación. Sin embargo, la somnolencia diurna es un efecto adverso no deseado. Es importante que el médico advierta a sus pacientes de la posibilidad de que el medicamento que les prescribe pueda causarles sedación, y que quede constancia de que les ha recomendado especial cautela cuando deban conducir algún vehículo o manejar maquinaria. Algunos casos de somnolencia son una prolongación de los efectos de los fármacos que se utilizan como hipnóticos para permitir el sueño nocturno. Incluso con los que aumentan la activación de muchos pacientes, como los ISRS, la somnolencia puede constituir un problema. En algunos casos, es consecuencia de la reducción de la calidad del sueño. Algunas personas que toman un ISRS durante períodos prolongados experimentan una sensación subjetiva de cansancio o agotamiento y bostezan con frecuencia, incluso cuando duermen las horas necesarias. Para contrarrestar este efecto adverso, puede recurrirse a cambios en las dosis o las pautas de administración, cambios de tratamiento, y la adición de dosis bajas de estimulantes o de un tratamiento con modafinilo.

Molestias gastrointestinales.
Los principales efectos secundarios gastrointestinales de los antiguos antidepresivos y antipsicóticos consistían, fundamentalmente, en el estreñimiento y la sequedad de boca, que eran consecuencia de su acción antimuscarínica. La mayoría de los nuevos fármacos tienen una escasa actividad antimuscarínica, pero actúan sobre el sistema serotoninérgico. La mayor parte de la serotonina del organismo se encuentra en el tubo digestivo, por lo que los fármacos serotoninérgicos pueden causar diversos grados de gastralgia, náuseas, meteorismo y diarrea. Con frecuencia estos efectos son transitorios, pero algunos pacientes no logran acostumbrarse a ellos y se ven obligados a cambiar de fármaco. Los métodos más eficaces para minimizar los efectos secundarios gastrointestinales de los psicofármacos son la prescripción inicial de dosis bajas y el uso de formulaciones de liberación retardada.

Trastornos motores.
La comercialización de los antagonistas serotoninérgicos-dopaminérgicos se ha traducido en una reducción considerable de la incidencia de trastornos motores inducidos por medicamentos, pero siguen registrándose casos de distonía, acatisia y parkinsonismo relacionados con la dosis, en grados diversos. Entre los nuevos antipsicóticos, la risperidona es el fármaco que más se asemeja a los convencionales en cuanto al perfil de efectos adversos, y la olanzapina también causa más efectos extrapiramidales que los observados en los ensayos clínicos. El aripiprazol causa acatisia grave. También se han registrado casos aislados de trastornos motores inducidos por ISRS, que van desde la acatisia hasta la discinesia tardía.

Disfunción sexual.
Los psicofármacos pueden causar disfunción sexual: reducción de la libido, problemas de erección y de eyaculación, e inhibición del orgasmo femenino. Los resultados de los ensayos clínicos que evaluaron los ISRS no reflejaron la incidencia real de los efectos secundarios sexuales de estos fármacos, debido a que los datos se basaron en su comunicación por parte de los pacientes. En el prospecto inicial de la fluoxetina, se afirmaba que la incidencia de disfunción sexual causada por el tratamiento era inferior al 5 %, pero en estudios posteriores, en los que se contabilizaron los efectos secundarios sexuales a partir de preguntas concretas a los pacientes, se comprobó que la incidencia de disfunción sexual asociada con el tratamiento con ISRS era de entre un 35 % y un 75 %. En la práctica clínica, muchos pacientes prefieren no hablar con su médico de la disfunción sexual que les ocasiona el tratamiento, por lo que es importante preguntarles a este respecto.

Además, las disfunciones sexuales se deben, en algunos casos, al trastorno psiquiátrico que sufre el paciente. En cualquier caso, si la disfunción aparece después de iniciado el tratamiento y los principales síntomas de la enfermedad se han reducido, es recomendable intentar

Tabla 21-6
Síndromes hipertérmicos centrales inducidos por medicamentos[a]

Trastorno (y mecanismo)	Medicamentos causales habituales	Síntomas frecuentes	Posible tratamiento[b]	Evolución clínica
Hipertermia (↓ disipación de calor) (↑ producción de calor)	Atropina, lidocaína, petidina Toxicidad por AINE, feocromocitoma, tirotoxicosis	Hipertermia, diaforesis, decaimiento	Paracetamol por vía rectal (325 mg cada 4 h), diazepam v.o. o rectal (5 mg cada 8 h) para las convulsiones febriles	Benigna, convulsiones febriles en los niños
Hipertermia maligna (↑ producción de calor)	Bloqueantes neuromusculares (succinilcolina), halotano	Hipertermia, rigidez muscular, arritmias, isquemia[c], hipotensión, rabdomiólisis; coagulación intravascular diseminada	Dantroleno sódico (1-2 mg/kg/min en infusión i.v.)[d]	Familiar, 10 % de mortalidad si no se trata
Sobredosis de tricíclicos (↑ producción de calor)	Antidepresivos tricíclicos, cocaína	Hipertermia, confusión, alucinaciones visuales, agitación, hiperreflexia, relajación muscular, efectos anticolinérgicos (sequedad bucal, midriasis), arritmias	Bicarbonato sódico (1 mEq/kg i.v. embolada) en caso de arritmias, fisostigmina (1-3 mg i.v.) con monitorización cardíaca	Si no se trata, puede ser mortal
Hiperreflexia autónoma (↑ producción de calor)	Estimulantes del SNC (anfetaminas)	Hipertermia, excitación, hiperreflexia	Trimetafán (0,3-7 mg/min en infusión i.v.)	Reversible
Catatonía mortal (↓ disipación de calor)	Intoxicación por plomo	Hipertermia, ansiedad intensa, conducta destructiva, psicosis	Lorazepam (1-2 mg cada 4 h i.v.), los antipsicóticos pueden estar contraindicados	Mortalidad elevada si no se trata
Síndrome neuroléptico maligno (mixto; hipotalámico, ↓ disipación de calor, ↑ producción de calor)	Antipsicóticos (neurolépticos), metildopa, reserpina	Hipertermia, rigidez muscular, diaforesis (60 %), leucocitosis, delírium, rabdomiólisis, CPK elevada, desregulación autónoma, síntomas extrapiramidales	Bromocriptina (2-10 mg cada 8 h v.o. o con sonda nasogástrica), lisurida (0,02-0,1 mg/h en infusión i.v.), carbidopa-levodopa (25/100 mg cada 8 h v.o.), dantroleno sódico (0,3-1 mg/kg cada 6 h i.v.)	Inicio rápido, 20 % de mortalidad si no se trata

AINE, antiinflamatorio no esteroideo; CPK, creatina fosfocinasa; i.v., vía intravenosa; SNC, sistema nervioso central; v.o., vía oral.
[a] Se indican características que pueden utilizarse para distinguir un síndrome de otro.
[b] En la mayor parte de los casos, se requieren lavado gástrico y otras medidas complementarias, entre ellas el enfriamiento.
[c] El consumo de oxígeno aumenta un 7 % por cada incremento de 17 °C de la temperatura corporal.
[d] Se ha asociado a lesiones hepatocelulares idiosincrásicas, así como a hipotensión grave en un caso.
De Theoharides TC, Harris RS, Weckstein D. Neuroleptic malignant-like syndrome due to cyclobenzaprine? [carta]. *J Clin Psychopharmacol* 1995;15:80.

tratar este efecto adverso. Se han publicado numerosas listas de posibles antídotos contra estos efectos adversos, pero se ha demostrado de forma concluyente la eficacia de pocos de ellos y, en muchos casos, solo se han aportado pruebas aisladas. El médico y el paciente deben considerar conjuntamente la posibilidad de que un determinado tratamiento pueda causar efectos secundarios sexuales y, cuando el paciente refiera que la disfunción sexual le resulta muy molesta, debe cambiar de fármaco si se dispone de una alternativa terapéutica que no la cause.

Aumento de peso. Muchos psicofármacos causan un aumento de peso debido a la retención de líquidos y al aumento del contenido calórico de la dieta, la reducción del ejercicio físico o la alteración del metabolismo. Sin embargo, también puede ser una consecuencia del trastorno psiquiátrico del paciente, como ocurre con la bulimia o la depresión atípica, o ser un signo de que el paciente se está recuperando de un episodio. El aumento del peso corporal que se produce durante el tratamiento es una de las razones más habituales de incumplimiento de las pautas posológicas. No se ha identificado ningún mecanismo concreto de este incremento ponderal, si bien se cree que los sistemas de la histamina y la serotonina podrían estar implicados en las alteraciones del peso que ocasionan numerosos fármacos que se emplean para tratar la depresión y las psicosis. Se ha notificado que la metformina puede ayudar a que pierdan peso los pacientes que han engordado como consecuencia del tratamiento con ácido valproico o inhibidores de la recaptación de la serotonina y la dopamina. Tanto el ácido valproico como la olanzapina pueden inducir resistencia a la insulina, que puede dar lugar

a un aumento del apetito, con la consiguiente ganancia ponderal. El aumento de peso también es un efecto secundario importante de la clozapina y la olanzapina. Los factores genéticos que regulan el peso corporal, así como el problema relacionado de la diabetes, podrían estar asociados al receptor 2C de la 5-hidroxitriptamina (5-HT_{2C}). Existe un polimorfismo genético de la región promotora de este receptor que hace que los pacientes que poseen una variable concreta de este alelo ganen menos peso que los que no la tienen. Cabe esperar que las alteraciones del peso corporal que causan los fármacos con gran afinidad por el receptor 5-HT_{2C} sean más acusadas en los pacientes que presentan el polimorfismo en la región promotora del receptor 5-HT_{2C}.

Pérdida de peso. La pérdida de peso que se produce en el inicio del tratamiento con un ISRS suele ser transitoria, y tras pocos meses se recupera el peso perdido. El bupropión puede causar una ligera pérdida de peso que se mantiene durante el tratamiento. Cuando, además del tratamiento con bupropión, el paciente introduce modificaciones en la dieta y sus hábitos de vida, la reducción de peso puede ser más marcada. El topiramato y la zonisamida, administrados para el tratamiento de la epilepsia, también pueden inducir pérdidas de peso permanentes en algunos pacientes.

Alteraciones de la glucemia. El aumento de peso que ocasionan algunos psicofármacos se acompaña de un aumento del riesgo de alteraciones de la glucemia, como la diabetes mellitus. La clozapina y la olanzapina presentan un riesgo mayor que otros antagonistas serotoninérgicos-dopaminérgicos de causar alteraciones de la glucemia en ayunas, así como de diabetes hiperosmolar y cetoacidosis. Esta falta de regulación de la homeostasis de la glucosa parece ser inducida por los fármacos y aumenta la concentración de glucagón.

Hiponatremia.   El tratamiento con oxcarbazepina y con ISRS puede causar hiponatremia, en especial en los adultos mayores. Los síntomas más habituales son la confusión, la agitación y el letargo.

Alteraciones cognitivas.   Una alteración cognitiva afecta a la capacidad para pensar. Algunos fármacos, como los agonistas benzodiazepínicos, pueden causarlas. Otros ampliamente utilizados, como los ISRS, la lamotrigina, la gabapentina, el litio, los antidepresivos tricíclicos y el bupropión, se han asociado con distintos grados de alteraciones de la memoria y dificultades en la fluidez verbal. A diferencia de la amnesia anterógrada inducida por las benzodiazepinas, estos fármacos causan unas dificultades de memoria más leves. Los que poseen propiedades anticolinérgicas también pueden afectar a la memoria.

Sudoración.   Los antidepresivos tricíclicos, los ISRS y la venlafaxina pueden causar una sudoración copiosa no relacionada con la temperatura ambiental, un efecto secundario que puede ocasionar problemas de sociabilidad. Se ha intentado tratar este efecto secundario con bloqueantes α-adrenérgicos como la terazosina y la oxibutinina.

Alteraciones cardiovasculares.   Los fármacos de comercialización más reciente tienen menos probabilidad de causar efectos cardíacos. Sin embargo, otros más antiguos, como los antidepresivos tricíclicos y las fenotiazinas, alteran la presión arterial y la conducción cardíaca. Asimismo, la tioridazina, que se ha utilizado durante décadas, prolonga el intervalo QTc proporcionalmente a la dosis empleada y puede aumentar el riesgo de muerte súbita al retrasar la repolarización ventricular y causar *torsades de pointes*. En la actualidad, los efectos cardíacos de los nuevos fármacos siempre se evalúan atentamente. Por ejemplo, el sertindol, un prometedor tratamiento de la psicosis, no se comercializó en Estados Unidos porque la FDA habría obligado a incluir en la ficha del producto una advertencia, y los ligeros efectos sobre el intervalo QTc que ejerce la ziprasidona retrasaron su comercialización. Además, los médicos deberían saber que la clozapina puede causar miocarditis (en raras ocasiones).

Eritemas.   Todos los fármacos pueden causar eritemas inducidos por medicamentos. Se ha notificado un incremento del riesgo de dermatitis exfoliativa grave asociado con algunos psicofármacos, como la carbamazepina y la lamotrigina. Este trastorno, que se conoce como síndrome de Stevens-Johnson, es una reacción sistémica de origen inmunitario que puede causar cicatrices permanentes, ceguera o incluso la muerte. Todos los pacientes deberían ser conscientes de la posible gravedad de estas lesiones, que pueden ser generalizadas, se producen en áreas por encima del cuello, afectan a las mucosas y pueden acompañarse de fiebre y linfadenopatía. Por tanto, es importante informar al paciente en el momento en que se prescriba la medicación de que acuda de inmediato a un servicio de urgencias si experimenta dichos síntomas.

Respuestas idiosincrásicas y paradójicas a los psicofármacos

Las reacciones idiosincrásicas afectan a una proporción muy pequeña de los pacientes en tratamiento farmacológico. No están relacionadas con las propiedades conocidas de los fármacos, y muy probablemente representan un carácter genético de sensibilidad anómala a un fármaco. La respuesta paradójica consiste en la manifestación del efecto clínico opuesto al esperado. En marzo de 2007, la FDA describió estados disociativos asociados con determinados hipnótico-sedantes. Algunos eran el sonambulismo, los atracones, los arrebatos de agresividad y la con-

ducción nocturna que, posteriormente, el paciente no recordaba. En la tabla 21-7 se muestra una lista de los fármacos cuyos fabricantes están obligados a advertir de esta posibilidad.

Índice terapéutico

El índice terapéutico es una medida relativa de la toxicidad o la inocuidad de un fármaco, y se define como el cociente entre la dosis tóxica media y la dosis eficaz media. La dosis letal media es aquella con la cual el 50% de los pacientes presenta un determinado efecto tóxico, y la dosis efectiva media es la que ejerce un determinado efecto terapéutico en el 50% de los pacientes. Un índice terapéutico elevado, como el del haloperidol, permite la prescripción de dosis muy variables del fármaco. Por el contrario, cuando el índice terapéutico es bajo, como ocurre con el litio, es necesario controlar atentamente las concentraciones séricas del fármaco.

Sobredosis

En el momento de seleccionar el tratamiento debe considerarse la posible toxicidad asociada a la sobredosis, si bien prácticamente todos los nuevos fármacos tienen un amplio margen de seguridad en caso de sobredosis. Sin embargo, la ingestión de una dosis de un antidepresivo tricíclico correspondiente a un mes puede causar la muerte. Los pacientes con depresión a quienes se solía prescribir estos fármacos eran el grupo que presentaba un mayor riesgo de suicidio. En ocasiones, incluso los fármacos más inocuos pueden causar complicaciones graves, en especial cuando se combinan con otros, por lo que los médicos deben ser conscientes de que el tratamiento prescrito puede utilizarse con fines suicidas. Aunque es recomendable expedir recetas no modificables con pequeñas cantidades del medicamento, esta práctica conlleva en Estados Unidos un mayor copago para el paciente. De hecho, numerosos programas de gestión rentable de medicamentos recomiendan la prescripción de la cantidad de medicamento necesaria para 3 meses de tratamiento.

En los casos en que se sospeche que pueden utilizarse los medicamentos con intenciones autolíticas, debe intentarse verificar que no se están acumulando con el fin de tomar una sobredosis posteriormente. Para ello, pueden ser útiles los recuentos aleatorios del número de comprimidos o la administración de las dosis diarias por parte de un familiar. Además, algunas personas intentan suicidarse justo cuando empiezan a encontrarse mejor, por lo que es recomendable valorar la conveniencia de prescribir cantidades elevadas de fármacos con un índice terapéutico

Tabla 21-7
Hipnóticos sedantes citados por la Food and Drug Administration

Butabarbital

Estazolam

Eszopiclona

Etclorvinol

Flurazepam

Pentobarbital y carbromal

Quazepam

Ramelteón

Secobarbital

Temazepam

Triazolam

Zaleplón

Zolpidem

bajo. Otra razón para limitar el número de comprimidos prescritos es la posibilidad de que sean ingeridos accidentalmente por niños; una medida básica consiste en conservar los psicofármacos en un lugar seguro al que no puedan acceder.

Los médicos que trabajan en servicios de urgencias deberían saber qué fármacos son hemodializables. Esta cuestión es compleja y no puede abordarse teniendo en cuenta una única propiedad química del fármaco. Por ejemplo, suele considerarse que los que se unen escasamente a las proteínas pueden ser más hemodializables, pero aunque la venlafaxina solo se une en un 27% a las proteínas plasmáticas, su molécula es demasiado grande para la diálisis. La hemodiálisis es eficaz para tratar la sobredosis de ácido valproico.

Farmacocinética

Las *interacciones farmacocinéticas* son los efectos de un fármaco sobre las concentraciones plasmáticas de otro, y las *interacciones farmacodinámicas* consisten en los efectos que ejercen los fármacos sobre las acciones biológicas de otros. En farmacocinética, se emplean variables para describir y predecir la evolución de las concentraciones de un fármaco en diferentes partes del organismo, como el plasma, el tejido adiposo o el SNC. Desde un punto de vista clínico, los métodos farmacocinéticos ayudan a explicar y predecir la aparición y la duración de la acción de un principio activo, así como las interacciones con otros fármacos que alteran su metabolismo o su excreción.

La investigación en farmacogenética se centra en la búsqueda de alelos que modifiquen la farmacodinámica y la farmacocinética de un medicamento. Los investigadores intentan detectar diferencias genéticas en el modo en que las enzimas metabolizan los psicofármacos, así como las proteínas del SNC implicadas directamente en su acción. Es muy probable que la identificación de los genotipos de los pacientes facilite la predicción de la respuesta clínica a distintos tipos de fármacos.

La mayoría de los médicos necesitan consultar tablas o programas informáticos para determinar las posibles interacciones farmacológicas de los tratamientos y su importancia clínica. Siempre que sea posible, es preferible seleccionar un fármaco con un riesgo bajo de interacciones. Además, es recomendable que el facultativo conozca las interacciones de los fármacos que prescribe con más frecuencia.

Algunos ejemplos de interacciones farmacocinéticas son los incrementos o las reducciones de las concentraciones de un fármaco durante el tratamiento concurrente con otro. Estos tipos de interacciones también pueden modificar las concentraciones de los metabolitos; en algunos casos, pueden consistir en la acción sobre la conversión de un fármaco en su metabolito activo. Existe una amplia variabilidad interindividual con respecto a los parámetros cinéticos, la absorción y el metabolismo de los fármacos. Otro tipo de interacción es la que se produce en los riñones. Fármacos muy prescritos, como los inhibidores de la enzima convertidora de angiotensina (IECA), los antiinflamatorios no esteroideos (AINE) y las tiazidas, reducen el aclaramiento renal de litio, con lo que aumentan las probabilidades de que se produzcan elevaciones acusadas de sus concentraciones. Las interacciones farmacológicas pueden producirse por vía farmacocinética o farmacodinámica.

Otro de los objetivos de la farmacogenética es explicar las diferencias en la metabolización de los fármacos en los pacientes. Los metabolizadores ultrarrápidos o generales pueden tener unas concentraciones de un fármaco más bajas de las que cabría esperar.

FACTORES RELACIONADOS CON EL PACIENTE

La respuesta a un tratamiento farmacológico y la propensión a sufrir efectos adversos dependen de factores inherentes a cada individuo, y por ello los efectos de los fármacos son distintos en cada paciente. Las variables que dependen del paciente son el diagnóstico, los factores genéticos, los hábitos de vida, el estado de salud general, las enfermedades concurrentes y los antecedentes de respuesta al fármaco. Tam-

bién deben tenerse en cuenta la actitud del paciente frente a los tratamientos farmacológicos en general, su aversión a determinados tipos de efectos secundarios y su preferencia por un fármaco determinado.

Diagnóstico

Un diagnóstico incorrecto puede conllevar la selección de un tratamiento equivocado. Los errores diagnósticos no son solamente una oportunidad perdida, sino que, en ocasiones, también pueden agravar los síntomas. Por ejemplo, si se diagnostica una depresión unipolar durante un episodio de depresión a un paciente que, en realidad, presenta un trastorno bipolar, puede inducirse un episodio maníaco o con ciclos rápidos. Ante la ineficacia del tratamiento o la exacerbación de los síntomas, es preciso reevaluar al paciente para verificar el diagnóstico.

Antecedentes de respuesta a los fármacos

En la selección de un determinado fármaco deben tenerse en cuenta los antecedentes de respuesta al tratamiento (cumplimiento terapéutico, respuesta y efectos secundarios), la respuesta de los familiares del paciente al mismo tratamiento, la importancia para el paciente de los posibles efectos adversos del fármaco, y la experiencia clínica del médico. Si se constata que el tratamiento con un fármaco ha resultado eficaz en el paciente o en uno de sus familiares, debe prescribirse de nuevo. Sin embargo, por razones que todavía no se conocen con detalle, un tratamiento que, anteriormente, ha sido eficaz puede no serlo después. Si un paciente ha sufrido efectos adversos graves con un fármaco determinado, es muy probable que se muestre reticente a tomarlo de nuevo.

Puede ser muy útil la información que proporcione el paciente sobre los tratamientos previos con psicofármacos: los fármacos prescritos, sus dosis, la duración del tratamiento y las posibles combinaciones farmacológicas. Sin embargo, algunos pacientes no recuerdan estos detalles debido a los trastornos mentales que sufren. Siempre que sea posible, debe obtenerse la historia clínica del paciente para confirmar los datos que refiera, y los familiares también pueden aportar información relevante.

Respuesta anterior de los familiares

Se sostiene ampliamente que las respuestas a los fármacos se agrupan por familias. La respuesta a un fármaco en un familiar puede predecir la respuesta del paciente. Aunque esto no se haya probado de forma concluyente, en algunos estudios se ha confirmado que los antecedentes de respuesta positiva a un fármaco deben tenerse en cuenta en las decisiones sobre el tratamiento. Por supuesto, es posible que ciertos medicamentos no estuvieran disponibles según la época en que fue tratado un miembro de la familia.

Enfermedades médicas o psiquiátricas concurrentes

En la evaluación inicial debe obtenerse información sobre las enfermedades concurrentes del paciente. En algunos casos, los síntomas pueden deberse a una condición médica. Así, un trastorno tiroideo que no se trata adecuadamente puede causar síntomas depresivos, y la apnea del sueño puede producir depresión y alteraciones cognitivas. Algunas enfermedades poco frecuentes, como el síndrome de Kleine-Levin, pueden confundirse con un trastorno bipolar. Es importante seleccionar un fármaco que no exacerbe los problemas médicos preexistentes que pueda tener el paciente.

El consumo de drogas o de cantidades excesivas de alcohol, o la ingestión frecuente de bebidas que contienen cafeína, pueden complicar e, incluso, entorpecer un tratamiento psicofarmacológico, ya que estas sustancias poseen propiedades psicoactivas y, en algunos casos, pueden ser la causa de los síntomas. Es conveniente explicar al paciente que no debe consumirlas, como mínimo hasta que se haya comprobado inequívocamente que el tratamiento es eficaz. Posteriormente pueden volver a tomarse, de forma gradual, cantidades moderadas de alcohol, té o café, y el paciente puede comprobar por sí mismo si estas sustancias perjudican su salud.

CONSENTIMIENTO INFORMADO Y EDUCACIÓN DEL PACIENTE

La confianza del médico y la motivación del paciente son fundamentales para que se respeten las pautas posológicas y el tratamiento sea eficaz. Debe informarse al paciente de las distintas opciones de tratamiento y de los posibles efectos secundarios y beneficios específicos de cada uno de ellos. Además, es importante respetar su opinión, salvo cuando exista otro fármaco con unas características de eficacia, tolerabilidad y seguridad claramente más favorables. En cualquier caso, debe justificarse la selección del fármaco, puesto que es más probable que el paciente continúe tomándolo si conoce con detalle las razones por las que se le ha prescrito.

La existencia de una alianza terapéutica fuerte entre el médico y su paciente siempre es beneficiosa. Habida cuenta de la incapacidad de predecir la respuesta a un tratamiento, la incidencia de efectos secundarios y la ambivalencia subyacente sobre la medicación (o, incluso, el miedo ante sus posibles efectos), una relación de confianza con el paciente puede mejorar enormemente el cumplimiento terapéutico. En algunos casos, puede ser necesario probar más de un tratamiento antes de obtener una respuesta. La confianza del paciente en los conocimientos y la experiencia de su médico facilita este proceso y permite, en muchos casos, implantar pautas terapéuticas más complejas, como la asociación de fármacos.

Aunque es necesario guardar constancia por escrito de las visitas en las que se han decidido los tratamientos, no es preciso que el paciente dé su consentimiento informado por escrito. Sorprendentemente, los pacientes a quienes se han explicado los posibles efectos adversos de un fármaco refieren frecuencias más altas de ellos, pero el índice de abandonos en las etapas iniciales del tratamiento no es más elevado.

La implicación del paciente y sus familiares en el plan de tratamiento puede ser crucial para su eficacia. Por consiguiente, es importante analizar el significado psicodinámico del tratamiento farmacológico para el paciente y su familia, así como los posibles factores psicosociales que puedan influir favorable o desfavorablemente. Mientras que algunos pacientes consideran el tratamiento farmacológico como una panacea, otros pueden verlo como una amenaza. Con el consentimiento debido del paciente, deben explicarse a sus familiares y a otros médicos las razones por las que se ha seleccionado un tratamiento, así como los posibles riesgos que conlleva y los beneficios esperados.

DOSIFICACIÓN, DURACIÓN Y CONTROL DEL TRATAMIENTO

Dosificación

La dosis clínicamente eficaz de un fármaco depende de sus características y de factores relacionados con el paciente, como los hereditarios y la capacidad de metabolizarlo, las enfermedades concurrentes y los fármacos que esté tomando o haya tomado.

Existe una gran variabilidad interindividual en las concentraciones plasmáticas de muchos psicofármacos. En cierta medida, la dosis óptima de un fármaco para cada paciente se obtiene por ensayo y error, orientándose con las pruebas empíricas referentes al intervalo habitual de dosis utilizadas. En algunos casos puede ser de ayuda realizar prueba de polimorfismo genético al paciente en relación con las enzimas hepáticas.

Los pacientes metabolizadores ultrarrápidos de determinados fármacos pueden necesitar dosis más elevadas de lo habitual, y los metabolizadores lentos pueden mostrar efectos secundarios e incluso toxicidad con dosis muy pequeñas.

Algunos fármacos muestran una clara relación entre el aumento de la dosis y la respuesta clínica. La curva dosis-respuesta refleja los efectos que produce un fármaco en cada concentración.

La *potencia* de un fármaco hace referencia a la dosis relativa requerida para obtener unos efectos concretos, no a su eficacia. Por ejemplo, el haloperidol es más potente que la clorpromazina porque con 5 mg de haloperidol se obtienen los mismos efectos terapéuticos que con 100 mg de clorpromazina. Sin embargo, ambos fármacos tienen la misma eficacia, puesto que con ambos se obtiene la misma respuesta clínica máxima.

Los tratamientos farmacológicos deben mantenerse durante períodos suficientes y con dosis eficaces. Aunque la tolerabilidad y el perfil de efectos secundarios siempre deben tenerse en cuenta, deberían evitarse la prescripción de dosis subterapéuticas y la duración demasiado corta del tratamiento. El uso de dosis inadecuadas sirve únicamente para exponer al paciente a los riesgos de los efectos secundarios, sin la misma probabilidad de obtener beneficios terapéuticos. Si se considera el amplio margen de seguridad de la mayoría de los fármacos más empleados en la actualidad, el riesgo es mayor si se prescriben dosis demasiado bajas que si se supera el intervalo terapéutico normal de un fármaco.

La posología suele establecerse teniendo en cuenta la vida media del fármaco y su perfil de efectos secundarios. Los sedantes se toman siempre o preferentemente por la noche, al contrario que los estimulantes. En cambio, la frecuencia de dosificación depende de más factores. La mayor parte de las pautas terapéuticas de los psicofármacos, como la administración una vez al día o en varias tomas diarias, se basan en las determinaciones de las concentraciones plasmáticas en lugar de en la ocupación de receptores cerebrales. Sin embargo, se ha comprobado que la farmacocinética en el cerebro no siempre coincide con los niveles plasmáticos del fármaco, por lo que si se confía únicamente en la cinética plasmática para establecer la posología puede prescribirse una frecuencia de dosificación inadecuada.

Por lo general, el tratamiento con psicofármacos debe ser continuo, salvo con los utilizados para tratar el insomnio, la agitación aguda o la ansiedad reactiva grave. Un error habitual es el empleo de benzodiazepinas de potencia elevada, como el alprazolam y el clonazepam, solo cuando se ha iniciado el episodio de ansiedad; estos fármacos deben emplearse en el contexto de una pauta terapéutica regular para prevenir estos episodios.

Algunos pacientes que sufren una disfunción sexual debida al tratamiento con un ISRS dejan de tomarlo en días concretos para facilitar su actividad sexual.

Se ha comprobado que las pautas de dosificación intermitentes de estos fármacos son eficaces en el trastorno disfórico premenstrual, cuando se toman diariamente durante las dos semanas de la fase luteínica del ciclo menstrual.

Duración del tratamiento

Es habitual que los pacientes pregunten: «¿Durante cuánto tiempo tengo que tomar la medicación?». La respuesta depende de diversos factores. Estos incluyen el trastorno específico, la duración de los síntomas y los antecedentes familiares. También se deben considerar la tolerancia del paciente y los beneficios del medicamento. Puede darse a los pacientes una explicación razonable de las distintas posibilidades pero, al mismo tiempo, se les debe explicar que lo más conveniente es esperar para comprobar si el medicamento resulta eficaz en su caso y si toleran sus efectos secundarios. La decisión definitiva respecto a la duración del tratamiento puede tomarse cuando se conozca el grado de eficacia del tratamiento. Incluso los pacientes que afirman estar en contra de los psicofármacos pueden acceder al tratamiento indefinido si comprueban que su grado de eficacia es elevado. Por otra parte, es preciso tener en cuenta que los índices de cronicidad y de recidivas de la mayoría de los trastornos psiquiátricos son elevados, por lo que con frecuencia se requiere un tratamiento prolongado que prevenga las recaídas. No obstante, no debe olvidarse que los psicofármacos no curan los trastornos para los que se prescriben, sino que ayudan a controlar sus síntomas.

Puede dividirse el tratamiento en tres fases diferenciadas: el tratamiento inicial, su continuación y la fase de mantenimiento. El período inicial debe durar, como mínimo, varias semanas, habida cuenta de que los efectos terapéuticos de la mayor parte de los psicofármacos no son inmediatos. El tiempo que debe prolongarse el *tratamiento inicial* con un fármaco debe establecerse cuando se inicia la terapia, de forma que el paciente tenga unas expectativas realistas y sea consciente de que sus síntomas pueden no mejorar hasta pasado un tiempo. De hecho, en esta fase inicial es más probable que el paciente experimente los efectos secundarios del fármaco que una mejora de su trastorno. Además, en algunos casos el tratamiento puede incluso exacerbar los síntomas. Es importante explicar al paciente que una respuesta inicial leve al fármaco no significa que el tratamiento no vaya a ser eficaz; muchos pacientes con un trastorno de pánico presentan nerviosismo y agitación o una mayor frecuencia de ataques de pánico al principio de un tratamiento con un antidepresivo tricíclico o un ISRS. En cambio, los agonistas benzodiazepínicos son una de las excepciones a la regla según la cual el efecto terapéutico tarda un tiempo en observarse, puesto que, en la mayor parte de los casos, sus efectos ansiolíticos e hipnóticos son evidentes de inmediato.

Por otra parte, debe tenerse en cuenta que el mantenimiento de un tratamiento no siempre evita las recaídas, aunque proporciona importantes efectos protectores que se han demostrado clínica y estadísticamente. La duración óptima del tratamiento de mantenimiento es variable y depende de los antecedentes del paciente. Por ejemplo, la depresión mayor crónica de inicio precoz da lugar a unos síntomas más graves y a una mayor comorbilidad que la de inicio tardío. Además del inicio precoz, los antecedentes de episodios y la gravedad y la duración del episodio que presenta en ese momento el paciente pueden hacer que sea conveniente prolongar el tratamiento e, incluso, mantenerlo indefinidamente.

Frecuencia de las visitas

Hasta que no se haga evidente una respuesta inequívoca al tratamiento, el médico debe visitar a su paciente con la regularidad que requieran las circunstancias. La frecuencia de las visitas de control o de seguimiento debe determinarse de acuerdo con el criterio clínico del médico. Con los pacientes más graves, pueden ser necesarias varias visitas por semana; con respecto a los pacientes que toman un tratamiento de mantenimiento, aunque permanezcan estables es preciso mantener la vigilancia, si bien no se ha llegado a un consenso sobre la frecuencia de las visitas de seguimiento. Un intervalo de 3 meses entre visitas puede ser razonable, aunque en los tratamientos muy prolongados puede ampliarse a los 6 meses.

PRUEBAS DE LABORATORIO Y MONITORIZACIÓN TERAPÉUTICA

La realización de pruebas de laboratorio y de control de las concentraciones del fármaco en sangre depende de las circunstancias clínicas y del fármaco en cuestión. En la mayoría de los casos no es necesario someter sistemáticamente al paciente a estas pruebas.

Las pruebas previas al inicio del tratamiento son habituales, y se llevan a cabo para conocer los valores iniciales y descartar otras enfermedades que puedan estar causando los síntomas psiquiátricos o complicar el tratamiento con los fármacos prescritos. Además, es preciso obtener los resultados de las pruebas realizadas recientemente al paciente. Cuando se sepa que el fármaco prescrito puede alterar la conducción cardíaca, debe realizarse un electrocardiograma (ECG) antes de empezar el tratamiento. Con el litio y la clozapina, la posibilidad de que ocasionen alteraciones acusadas en las funciones tiroidea, renal, hepática o hematológica obliga a realizar un control antes y durante el tratamiento mediante las pruebas de laboratorio correspondientes.

Otro ejemplo son los datos procedentes de informes de casos y de ensayos clínicos que indican que los antagonistas de serotonina-dopamina pueden alterar gravemente el control de la glucemia; por esta razón, la FDA ha recomendado el seguimiento de todos los pacientes en tratamiento con antipsicóticos atípicos con el fin de detectar una posible diabetes.

Se presentan ciertas circunstancias en las que es útil o necesario conocer las concentraciones plasmáticas del fármaco para controlar el estado de un paciente. La más habitual es el seguimiento de fármacos con índices terapéuticos estrechos, como el litio. Además, los fármacos se pueden monitorizar de acuerdo con la ventana terapéutica, que es el intervalo de dosis óptimo para obtener una respuesta terapéutica; según las combinaciones de fármacos, que pueden dar lugar a interacciones que aumenten las concentraciones de alguno de ellos o de sus metabolitos, lo que puede provocar toxicidad; la aparición de efectos secundarios con dosis terapéuticas no explicables por otra causa, y ante la falta de respuesta de un paciente que puede no siga el tratamiento. Además, ningún médico debería dudar en solicitar un análisis de orina con periodicidad aleatoria para detectar la presencia de drogas cuando uno de sus pacientes las pueda estar consumiendo.

RESULTADOS DEL TRATAMIENTO

El objetivo del tratamiento psicofarmacológico es eliminar todas las manifestaciones del trastorno y permitir, con ello, que el paciente lleve una vida normal, como lo hacía antes de enfermar. Este grado de mejoría clínica hasta un nivel inferior al del umbral sintomatológico se denomina *remisión*.

Respuesta y remisión

La remisión es el principal objetivo del tratamiento, no solo por sus consecuencias inmediatas sobre el estado mental y el bienestar del paciente, sino porque cada vez son más las pruebas que demuestran que, una vez conseguida, las recurrencias y recaídas del trastorno son menos frecuentes.

Puede considerarse que un paciente ha respondido a un tratamiento cuando sus síntomas se han aliviado pero no ha alcanzado la remisión completa. En estos casos, su estado puede haber mejorado notablemente, pero los síntomas no han desaparecido por completo. En los estudios sobre la depresión, se define la respuesta al tratamiento como un aumento de un 50 % o más con respecto a los valores iniciales en una de las escalas de puntuación que suelen utilizarse, como la Escala de Hamilton para la depresión (*Hamilton Depression Scale,* HAM-D) o la Escala de Montgomery-Asberg para la depresión (*Montgomery-Asberg Depression Rating Scale,* MADRS). La remisión se define como una puntuación total de 7 o menos en la HAM-D, o de 10 o menos en la MADRS.

Las expectativas en torno a la mejora se derivan de lo que se conoce sobre el trastorno y su respuesta al tratamiento. Por ejemplo, el trastorno obsesivo-compulsivo y la esquizofrenia pueden dar lugar a manifestaciones residuales de la enfermedad con mayor frecuencia que la depresión mayor o el trastorno de pánico. La probabilidad de lograr una remisión completa del trastorno obsesivo-compulsivo solamente con un ISRS durante un período de 2 años es inferior al 12 %, pero la de obtener una remisión parcial es de alrededor del 47 %.

Ineficacia del tratamiento

Cuando se planifica el tratamiento inicial, debe preverse la posibilidad de que resulte ineficaz, y establecer una alternativa terapéutica. Cuando se han probado varios fármacos sin éxito, debe realizarse una nueva evaluación del paciente. En primer lugar, ¿era correcto el diagnóstico inicial? Para responder a esta pregunta, el médico debe tener en cuenta la posibilidad de que el paciente padezca una afección médica no diagnosticada, o que los síntomas psiquiátricos que presente se deban al abuso de sustancias.

En segundo lugar, ¿están los síntomas que se observan relacionados con el trastorno original, o son efectos secundarios del tratamiento farmacológico? Por ejemplo, algunos antipsicóticos pueden causar acinesia, que podría confundirse con el aislamiento social de la psicosis, o acatisia y síndrome neuroléptico maligno, que pueden asemejarse a un aumento de la agitación por la psicosis. En cuanto a los ISRS, el tratamiento prolongado puede originar embotamiento afectivo, que podría confundirse con una depresión.

La incapacidad para tolerar los efectos secundarios de un fármaco es, en muchos casos, la causa de su ineficacia. En tercer lugar, ¿se ha administrado el fármaco en la dosis adecuada y durante el tiempo necesario? Debido a que la absorción y el metabolismo de los fármacos varían enormemente entre los pacientes, puede ser necesario determinar las concentraciones plasmáticas con el fin de garantizar que la dosis prescrita es suficiente.

En cuarto lugar, ¿se ha reducido la eficacia de un fármaco debido a una interacción farmacocinética o farmacodinámica con otro tratamiento que ya tomaba el paciente?

En quinto lugar, ¿se sabe con seguridad que el paciente ha estado tomando el fármaco tal y como se le ha prescrito? El incumplimiento terapéutico es un problema clínico habitual propio de las pautas posológicas complejas (p. ej., un tratamiento con varios fármacos que se toman con pautas diferentes), los fármacos que causan efectos adversos (en especial si el médico no los detecta) y los casos en que no se ha informado suficientemente al paciente sobre el plan de tratamiento. En ocasiones, los pacientes deciden dejar de tomar el tratamiento cuando se recuperan, considerando que ya están curados y no necesitan mantenerlo.

Resistencia al tratamiento

Algunos pacientes no responden a varios intentos de tratamiento con fármacos distintos. No existe un único factor que permita explicar la ineficacia de todas estas intervenciones, pero, en estos casos, puede probarse a utilizar combinaciones de fármacos, terapias con dosis elevadas o fármacos poco habituales. En cualquier caso, se dispone de pocos datos acerca de los distintos índices de eficacia de estas estrategias.

Tolerancia

La tolerancia consiste en la aparición, durante el tratamiento, de la necesidad de incrementar las dosis del fármaco para mantener su efecto clínico. Esta disminución de la respuesta se produce después de haber administrado varias dosis. Este concepto hace referencia a la disminución de la sensibilidad a los efectos adversos del fármaco, como las náuseas. Debido a este fenómeno, el tratamiento con determinados fármacos se inicia con dosis subterapéuticas, que se aumentan cuando el paciente puede tolerar dosis más elevadas. La tolerancia clínica refleja cambios en el SNC como una variación de la densidad o la configuración de los receptores del fármaco. Los medicamentos que ejercen acciones farmacológicas similares pueden presentar tolerancia cruzada.

Sensibilización

La sensibilización, que se manifiesta clínicamente como el fenómeno inverso a la tolerancia, se produce cuando la sensibilidad al fármaco aumenta con el tiempo. En estos casos, una misma dosis ocasiona unos efectos progresivamente más intensos conforme se prolonga el tratamiento.

Síndrome de abstinencia

La adaptación fisiológica a un fármaco, con el consiguiente riesgo de que aparezcan síntomas de abstinencia, se ha descrito con numerosos tipos de psicofármacos. Técnicamente, el síndrome de abstinencia debería considerarse un efecto secundario. Estas reacciones son muy in-

frecuentes y poco probables con algunos fármacos, y más habituales con otros. Como regla general, la probabilidad de que aparezcan síntomas de abstinencia es mayor cuando se suspende la administración de un fármaco de forma brusca o cuando su vida media es corta. De hecho, algunos pacientes pueden presentar estos síntomas cuando olvidan una toma de un fármaco de acción corta o, incluso, en los intervalos entre tomas. Por tanto, cuando se desee suspender un tratamiento, es conveniente ir reduciendo las dosis de forma progresiva, siempre que sea posible. No obstante, aunque este procedimiento puede reducir las probabilidades de que el paciente presente síntomas de abstinencia, no garantiza que no se produzcan. Los hipnóticos sedantes y los opiáceos son los fármacos que más se asocian con síntomas de abstinencia, que causan malestar físico y psíquico. En algunos casos, como con los barbitúricos, la abstinencia puede causar la muerte.

De todos modos, existen grandes diferencias en cuanto a la probabilidad y la gravedad de estos efectos entre los psicofármacos, incluso entre los de una misma clase. Por ejemplo, de las benzodiazepinas, el alprazolam y el triazolam son las que ocasionan síntomas de abstinencia más inmediatos e intensos, y de los ISRS, se ha descrito en varias ocasiones un síndrome de abstinencia que puede ser más frecuente e intenso con la paroxetina, pero puede ocurrir con cualquier ISRS. Incluso la fluoxetina puede causar síntomas de abstinencia que, en este caso, pueden aparecer más tardíamente y ser menos intensos, debido a la larga vida media de eliminación de su metabolito activo. Estas manifestaciones pueden ser poco evidentes y aparecer semanas después de la última toma. La venlafaxina también causa un síndrome de abstinencia grave similar al de los ISRS.

Además de la vida media del fármaco, otros factores pueden afectar a la probabilidad y el grado en que aparecen síntomas de abstinencia, como las variaciones en la velocidad de metabolización. La paroxetina es metabolizada principalmente por la isoenzima 2D6 del citocromo P450 (CYP); sin embargo, es un potente inhibidor de dicha isoenzima y causa una autoinhibición, que consiste en la inhibición de su propio metabolismo dependiente de la dosis, con el consiguiente aumento de sus concentraciones en sangre. Si la dosis de paroxetina se reduce o el tratamiento se interrumpe, la disminución de sus concentraciones plasmáticas puede ser muy rápida, lo que causaría síntomas de abstinencia. Otro mecanismo causante de estos síntomas se produce cuando, a pesar de no reducir las dosis de un determinado fármaco, se suspende el tratamiento con un segundo fármaco que ha estado inhibiendo su metabolismo. Se trata de un fenómeno poco frecuente. Un ejemplo sería el caso del alprazolam, que es metabolizado por el sistema enzimático CYP3A3/4, y la nefazodona, que inhibe esta enzima. Un paciente que haya estado en tratamiento con ambos fármacos durante varias semanas y deje de tomar nefazodona puede presentar una aceleración rápida del metabolismo del alprazolam que causaría una reducción de sus concentraciones plasmáticas.

La comercialización de especialidades de liberación sostenida de algunos fármacos, como el alprazolam, la paroxetina y la venlafaxina, no ha permitido reducir la gravedad de los síntomas de abstinencia. La larga vida media de estos fármacos no se debe a una fase de eliminación prolongada, sino a su absorción retardada. La frecuencia de administración del fármaco disminuye, pero no así la velocidad con que se reducen sus concentraciones plasmáticas. Por otra parte, la escasa biodisponibilidad de un medicamento genérico puede explicar una pérdida no esperada de su efecto clínico ante la aparición de síntomas de abstinencia. Cuando se produce este fenómeno poco después de haber renovado una prescripción, debe evaluarse de inmediato la nueva medicación y confirmar si el medicamento y la dosis dispensados son correctos. Es difícil determinar si los medicamentos genéricos son realmente bioequivalentes, por lo que existe la posibilidad de que los cambios no deseados en el estado clínico del paciente se deban a diferencias de potencia.

Los síntomas de abstinencia aparecen horas o días después de la reducción de la dosis o de la suspensión total del tratamiento. Desaparecen al cabo de unas semanas, por lo que, de persistir, quizá no se deban a un

Tabla 21-8
Combinaciones de fármacos utilizados en psiquiatría

Principios activos	Dosis	Dosis recomendada	Indicaciones
Perfenazina y amitriptilina	Comprimidos: 2:25, 4:25, 4:50, 2:10, 4:10	Tratamiento inicial: un comprimido de 2/25 o 4/25 cuatro veces al día Tratamiento de mantenimiento: un comprimido de 2/25 o 4/25 dos o cuatro veces al día	Depresión y ansiedad asociada
Dextroanfetamina y anfetamina	Comprimidos: 5, 7,5, 10, 12,5, 15, 20, 30 mg Cápsulas: 5, 10, 15, 20, 25, 30 mg	De 3 a 5 años: 2,5 mg/día; 6 años o más: 5 mg/día —	Trastorno por déficit de atención/hiperactividad —
Clordiazepóxido y bromuro de clidinio	Cápsulas: 5/25	Una o dos cápsulas tres o cuatro veces al día antes de las comidas o al acostarse	Úlcera péptica, gastritis, duodenitis, síndrome del colon irritable, colitis espástica y colitis ulcerosa leve
Clordiazepóxido y amitriptilina	Comprimidos: 5,0:12,5, 10:25	Un comprimido de 5/12,5 tres o cuatro veces al día; un comprimido de 10/25 tres o cuatro veces al día, inicialmente; después, puede aumentarse hasta 6 comprimidos/día, si es necesario	Depresión y ansiedad asociada
Olanzapina y fluoxetina	Cápsulas: 6:25, 6:50, 12:25, 12:50	Una vez al día, por la noche, en intervalos de dosis de 6-12 mg de olanzapina y 25-50 mg de fluoxetina	Episodios depresivos del trastorno bipolar I

síndrome de abstinencia. Aunque se ha demostrado en ensayos de reducción de dosis que esta provoca una reaparición rápida de los síntomas, en la práctica clínica los síntomas psicóticos y del estado de ánimo no se presentan de nuevo de forma brusca tras un tratamiento prolongado.

COMBINACIONES DE FÁRMACOS

De acuerdo con las *Guías clínicas para el tratamiento de los trastornos psiquiátricos* de la American Psychiatric Association, «debe evitarse la combinación de fármacos, siempre que sea posible» para tratar un trastorno psiquiátrico. Aunque la *monoterapia* es el tratamiento idóneo, la *polifarmacia*, o empleo simultáneo de varios psicofármacos, es habitual desde que, a principios de la década de 1950, se asociaron la clorpromazina y la reserpina. En las publicaciones médicas y los congresos científicos se debate a menudo la conveniencia de los tratamientos simultáneos con distintos fármacos y los beneficios que pueden proporcionar las estrategias de *potenciación* o de *combinación*. Las combinaciones de fármacos se han prescrito con una frecuencia creciente en las últimas décadas. Los pacientes ingresados en servicios de salud mental reciben un promedio de tres psicofármacos. Además, se han comercializado con éxito combinaciones fijas con más de un principio activo, y se siguen investigando nuevas asociaciones; por ejemplo, se ha autorizado el tratamiento del trastorno bipolar con fluoxetina y olanzapina conjuntas. Estas combinaciones simplifican la posología y pueden servir para mejorar el cumplimiento terapéutico, pero presentan el inconveniente de que el médico tiene menos flexibilidad para ajustar las dosis de cada uno de sus componentes; en algunos casos, la utilización de combinaciones de fármacos puede hacer que se sigan tomando ambos cuando solo se precisa uno de ellos para obtener un efecto terapéutico (tabla 21-8).

En ocasiones, es preciso distinguir entre la potenciación y la combinación de fármacos. Cuando los psicofármacos tienen las mismas indicaciones autorizadas y se prescriben de forma simultánea, se habla de *terapia de combinación*. Esta estrategia es distinta, por tanto, a la *potenciación* de un tratamiento preestablecido con un fármaco con otra indicación. Con frecuencia, la potenciación implica la inclusión en el tratamiento de un fármaco que no se considera principalmente un psicofármaco; por ejemplo, a veces se complementa con hormonas tiroideas el tratamiento con un psicofármaco para la depresión.

Prácticamente todos los pacientes con un trastorno bipolar toman más de un fármaco psicoactivo. Otro ejemplo es la terapia de combinación con un psicofármaco para la depresión y un antagonista de los receptores dopaminérgicos o dopaminérgicos-serotoninérgicos para el trastorno depresivo con características psicóticas. Del mismo modo, los ISRS suelen ser parcialmente beneficiosos en el trastorno obsesivo-compulsivo, por lo que la adición de un antagonista serotoninérgico-dopaminérgico puede ser útil.

Otro motivo para prescribir la combinación de más de un fármaco puede ser evitar sus efectos secundarios, tratar síntomas específicos o utilizarla como medida transitoria para cambiar de tratamiento. La potenciación con un nuevo fármaco sin retirar el preexistente es habitual, en especial cuando el primero ha proporcionado un beneficio parcial. Puede realizarse para la sustitución de un fármaco con el que no se consigue una respuesta satisfactoria, o con el fin de mantener la terapia combinada.

Con la combinación de fármacos puede obtenerse una mayor respuesta terapéutica, con la que se puede motivar mejor al paciente, y que la asociación de fármacos dé lugar a mecanismos que no pueden lograrse con un solo tratamiento. En cambio, algunas limitaciones de estas estrategias son un peor cumplimiento terapéutico, un aumento de los efectos adversos y la imposibilidad, por parte del médico, de determinar si los efectos terapéuticos o secundarios se deben solamente al segundo fármaco añadido o a la combinación de ellos. Además, la combinación de fármacos puede generar un efecto más amplio que también modifique las proporciones de sus metabolitos.

COMBINACIÓN DE PSICOTERAPIA Y TRATAMIENTO FARMACOLÓGICO

Muchos psiquiatras creen que el tratamiento idóneo es la combinación de psicoterapia y medicación. Se ha demostrado en varios estudios que los resultados de esta terapia combinada son superiores a los de cada uno por separado. La prescripción conjunta de psicoterapia y tratamiento farmacológico debe basarse en una intervención coordinada, integrada y sinérgica. Si dos médicos independientes dirigen la psicoterapia y la farmacoterapia, estos deben comunicarse entre sí de forma clara y frecuente.

GRUPOS ESPECIALES DE PACIENTES

Aunque cada paciente posee unas características demográficas y clínicas distintivas, algunos grupos requieren una consideración especial. Cuando se trata a un niño, un adulto mayor, una persona con una afección médica o una mujer que va a quedarse o está embarazada, o acaba de dar a luz, es fundamental tener en cuenta los riesgos inherentes a la medicación. En estos casos, los datos procedentes de ensayos clínicos tienen escaso valor para orientar las decisiones terapéuticas, puesto que la mayoría de los estudios se realizan en adultos jóvenes y sanos y, hasta no hace mucho, excluían a muchas mujeres en edad fértil. Los estudios con niños y adolescentes son cada vez más frecuentes, por lo que, en la actualidad, se conocen mejor los efectos de los tratamientos en estos subgrupos de pacientes.

Niños

La comprensión de la toxicidad y la eficacia de la mayoría de los psicofármacos que se prescriben a niños se basa más cn la cxperiencia clínica que en las pruebas procedentes de ensayos clínicos a gran escala. A menudo, los resultados de los estudios en adultos se extrapolan a los niños. Sin embargo, esto no es siempre lo adecuado debido a las diferencias farmacocinéticas y farmacodinámicas durante el desarrollo. Otro aspecto que debe tenerse en cuenta con los niños es la dosificación. Aunque el menor volumen de distribución en los niños podría obligar a utilizar dosis más bajas que en los adultos, los primeros tienen un metabolismo más rápido, por lo que es necesario prescribir una proporción de miligramos de fármaco/masa corporal (kg) más elevada que a los adultos. En la práctica, es preferible empezar con una dosis baja e irla incrementando hasta que se observen sus efectos clínicos. No obstante, el médico no debería dudar en prescribir dosis de adultos a un niño si resultan eficaces y tolera sus efectos secundarios.

La escasez de datos procedentes de ensayos clínicos es un problema que viene de lejos y se debe a la negativa de los laboratorios farmacéuticos a llevar a cabo ensayos con niños, debido a cuestiones relacionadas con la responsabilidad civil o la proporción relativamente baja de este subgrupo en el total de la población de posibles pacientes (y, por tanto, las menores expectativas de beneficios económicos). Con el fin de solventar este problema, la FDA promulgó en 1997 la *FDA Modernization Act* (FDAMA), en la que establecía recomendaciones y ofrecía incentivos a los laboratorios que incluían a los niños en los ensayos clínicos.

Embarazo y lactancia

Aunque no hay ningún fármaco que ofrezca la seguridad de que no supone ningún riesgo durante el embarazo y la lactancia, tampoco ninguno está totalmente contraindicado durante el embarazo, si bien debería evitarse el uso de aquellos asociados con riesgo de causar malformaciones fetales, parto prematuro o complicaciones en el neonato, si existen alternativas terapéuticas.

Los ensayos clínicos no suelen incluir a mujeres gestantes o lactantes, y hasta hace poco tampoco a las mujeres en edad fértil. Como consecuencia, existen amplias lagunas en el conocimiento de los efectos de los psicofármacos sobre el feto en desarrollo o el neonato. La mayor parte de los datos disponibles proceden de informes aislados o de registros. La regla básica que debe seguirse es evitar la administración de cualquier fármaco a las embarazadas (en especial durante el primer trimestre) o durante la lactancia materna, salvo que el trastorno que sufra la madre sea grave y se haya considerado que el valor terapéutico que puede ofrecer el fármaco supera los posibles efectos adversos sobre el feto o el neonato. En otros casos, la paciente prefiere mantener el tratamiento debido a que no quiere presentar una recaída de unos síntomas que han sido discapacitantes o dolorosos.

Entre los antidepresivos más recientes, la paroxetina es la única que incluye en su ficha técnica una advertencia de la FDA, ya que puede aumentar el riesgo de malformaciones cardíacas. Los fármacos con los que se han documentado más casos de malformaciones fetales específicas son el litio, la carbamazepina y el ácido valproico. La administración de litio durante el embarazo puede ocasionar una malformación grave del desarrollo del corazón, la anomalía de Ebstein, pese a que los datos más recientes indican que este riesgo no es tan elevado como se creía. La carbamazepina y el ácido valproico podrían causar alteraciones del tubo

neural, que pueden prevenirse mediante la administración de ácido fólico durante la gestación. La toma de lamotrigina durante el primer trimestre puede originar labio leporino o fisura palatina en el feto. De hecho, algunos especialistas recomiendan añadir complementos de ácido fólico al tratamiento con psicofármacos en cualquier mujer en edad fértil.

La administración de psicofármacos en fechas próximas al parto puede hacer que el neonato presente una marcada sedación, que haría necesario el uso de un respirador, o bien causarle una dependencia del fármaco, que obligaría a la desintoxicación y a tratar los síntomas de abstinencia. Se han publicado informes de síndrome de abstinencia neonatal asociados con el tratamiento con ISRS durante el tercer trimestre del embarazo; además, estos fármacos también pueden ocasionar hipertensión pulmonar en el neonato.

Prácticamente todos los psicofármacos se secretan en la leche materna, por lo que debe alertarse a las madres para que no amamanten a sus hijos.

Adultos mayores

Los dos principales problemas del tratamiento con psicofármacos en los adultos mayores consisten en que este subgrupo de población es más sensible a sus efectos adversos (en especial, los cardíacos) y puede metabolizar y excretar los fármacos más lentamente, por lo que sería necesario reducir las dosis. En la práctica, debe empezar a tratarse a un paciente de edad avanzada con una dosis baja, de aproximadamente la mitad de la dosis habitual de inicio, que puede aumentarse con pequeños incrementos (más progresivamente que en los adultos de mediana edad), hasta que se obtenga un beneficio clínico o el paciente presente unos efectos secundarios que no pueda tolerar. Aunque la mayoría de los adultos mayores pueden tratarse con dosis bajas, en algunos casos se requiere una dosificación completa.

Debe tenerse en cuenta que a los adultos mayores se les prescribe la tercera parte de los fármacos de venta con receta, a los que se suma un porcentaje elevado de medicamentos de venta libre. Por otra parte, la frecuencia de los que toman varios fármacos es elevada. En estudios recientes se ha comprobado que los adultos mayores no hospitalizados toman entre 3 y 5 fármacos, y que los que están ingresados en centros médicos reciben un promedio de 10 fármacos. Cerca de la mitad de los pacientes ingresados en centros de tratamiento crónico toman, como mínimo, un psicofármaco. A la vista de estas estadísticas, los médicos deben considerar las posibles interacciones de los fármacos que vayan a prescribir y la probabilidad de que se produzcan.

Otro problema adicional es que se ha demostrado que algunos psicofármacos pueden aumentar la frecuencia de caídas. La retirada de un tratamiento psicofarmacológico da lugar a una disminución de un 40 % del riesgo de caídas. Con todo, el vínculo entre los psicofármacos y las caídas y fracturas de cadera podría reducirse a medida que el uso de los nuevos fármacos se vaya generalizando; en la mayoría de los casos, los principios activos de desarrollo más reciente ocasionan menos sedación, mareos, parkinsonismo e hipotensión postural.

Las variaciones en el aclaramiento renal y el metabolismo hepático que se producen con la edad obligan a actuar con más cautela cuando se prescriben las dosis iniciales del tratamiento o se establece una pauta para ir ajustándola. En todas las clases de psicofármacos, deberían evitarse los que puedan causar complicaciones graves, como hipotensión, alteraciones de la conducción cardíaca, actividad anticolinérgica y depresión respiratoria. Los que causan alteraciones cognitivas, como las benzodiazepinas y los anticolinérgicos, pueden reproducir o exacerbar los síntomas de la demencia. Del mismo modo, los antagonistas de los receptores dopaminérgicos pueden agravar o inducir la enfermedad de Parkinson, otro trastorno cuya frecuencia aumenta con la edad. Algunos efectos secundarios, como el síndrome de secreción inadecuada de hormona antidiurética (SIADH) asociado con los ISRS y la hiponatremia asociada al tratamiento con oxcarbazepina, también son más habituales en los adultos mayores.

El médico puede encontrarse con el dilema ético derivado de la incapacidad de algunos adultos mayores con enfermedades orgánicas o demencia de dar su consentimiento informado antes de iniciar un tratamiento con psicofármacos o una terapia electroconvulsiva.

Pacientes con afecciones médicas

Antes de prescribir un psicofármaco a un paciente con una afección médica deben tenerse en cuenta consideraciones diagnósticas y terapéuticas específicas. En primer lugar, hay que descartar que el trastorno orgánico sea el causante de los síntomas psiquiátricos. Por ejemplo, los pacientes con trastornos endocrinos o neurológicos o los seropositivos al virus de la inmunodeficiencia humana (VIH) pueden presentar alteraciones cognitivas o del estado de ánimo, y algunos fármacos muy prescritos, como los corticoesteroides o la levodopa, pueden causar manía.

Otro ejemplo es el de los pacientes con diabetes, que deben ser tratados con un fármaco que no conlleve riesgo de aumento de peso o de pérdida del control glucémico. En algunos casos, los fármacos prescritos para tratar el principal trastorno psiquiátrico (p. ej., el bupropión, el topiramato o la zonisamida) pueden dar lugar a un incremento ponderal, por lo que deben utilizarse en pacientes en los que este efecto se considere beneficioso. Los que presentan una enfermedad pulmonar obstructiva no deben tomar sedantes, puesto que aumentan el umbral de reactividad e inhiben la respiración. También debe tenerse en cuenta que un paciente con una afección médica está en tratamiento con otros fármacos, y es necesario considerar las posibles interacciones farmacocinéticas y farmacodinámicas. El tratamiento combinado con un fármaco inductor de distintas isoenzimas CYP y uno que sea metabolizado por ellas puede comportar unas concentraciones subterapéuticas de este último, lo que dificultará el control de los síntomas (la administración del antituberculoso rifampicina junto con carbamazepina es un ejemplo de esta interacción). Por otra parte, los fármacos que inhiben la isoenzima CYP2D6, como la paroxetina y la fluoxetina, pueden inhibir la conversión de la hidrocodona y otros opiáceos a su forma activa analgésica. Los AINE pueden causar alteraciones de la percepción y síntomas psicóticos, aunque en casos muy aislados.

Otros problemas relacionados con las afecciones médicas concurrentes son el posible aumento de la sensibilidad a los efectos adversos de los psicofármacos (debido a una inhibición o una potenciación de su metabolismo y su excreción) y las interacciones con otros fármacos. Las interacciones farmacológicas son especialmente importantes cuando el tratamiento incluye agentes con un margen terapéutico estrecho. Las variaciones en la velocidad con que se metabolizan estos fármacos o las interferencias en la formación y la eliminación de sus metabolitos pueden afectar considerablemente a su actividad. Del mismo modo, las interacciones que interfieren con el metabolismo de los fármacos pueden ocasionar un aumento de su toxicidad y sus efectos secundarios.

Lo más conveniente desde un punto de vista clínico es empezar el tratamiento con una dosis baja e incrementarla lentamente, evaluando sus beneficios clínicos y sus efectos adversos. La determinación de las concentraciones plasmáticas del fármaco puede ser de utilidad en estos pacientes, pero, por lo general, no es necesario controlar las concentraciones sanguíneas terapéuticas de los psicofármacos, ni se dispone fácilmente de las pruebas de laboratorio correspondientes en la mayoría de los casos.

Abuso de sustancias

Muchos pacientes que solicitan o necesitan un tratamiento para un trastorno psiquiátrico consumen de forma crónica drogas o cantidades excesivas de alcohol. La suspensión del consumo de alcohol o de una sustancia que se ha tomado durante un período prolongado no solo puede causar una necesidad imperiosa de volver a tomarla (ansia o *craving*), sino también importantes síntomas de abstinencia psíquicos y físicos. En muchos casos, no podrá tratarse satisfactoriamente el trastorno psiquiátrico si no se elimina el consumo de marihuana, cocaína o alcohol. Cuando no se logra tratar los síntomas eficazmente tras varios intentos con fármacos distintos, puede ser necesario hospitalizar al paciente para proceder a su desintoxicación. A pesar de estos problemas, se han llevado a cabo pocos estudios clínicos y no existe un consenso sobre cómo administrar fármacos psicotrópicos a un paciente que consume de forma habitual cocaína, marihuana u otras drogas recreativas.

CUESTIONES LEGALES

La FDA es el organismo regulador gubernamental que autoriza el uso clínico de los medicamentos en Estados Unidos y garantiza que sus prospectos no contengan informaciones falsas e incluyan todos los datos pertinentes para que su uso sea eficaz y seguro. La información sobre fármacos comercializados autorizados por la FDA aparece en el prospecto del medicamento, en el que se exponen sus posibles efectos secundarios, sus interacciones, la necesidad de vigilar la evolución del paciente y sus restricciones de uso. En algunos casos, estas reacciones adversas y los posibles problemas de toxicidad obligan a incluir una advertencia especial, denominada «advertencia de caja negra». El procedimiento habitual es que la FDA consensúe el texto que debe incluirse con el laboratorio fabricante; sin embargo, cuando este se niega a acatar la decisión de la FDA, esta evita la comercialización del medicamento. En los últimos años, este tipo de advertencias se han aplicado a algunas clases de psicofármacos, como los antagonistas serotoninérgicos-dopaminérgicos y algunos antidepresivos, como los ISRS.

Además, el prospecto del medicamento también puede incluir un apartado de «contraindicaciones», en el que se mencionan los casos en los que no debe prescribirse porque el riesgo que conllevaría el tratamiento supera a los beneficios que podría proporcionar. Cuando no se conocen contraindicaciones específicas, se indica simplemente: «No se conocen».

Otro de los apartados del prospecto del medicamento es el de precauciones para la mayoría de los pacientes en tratamiento y para grupos específicos, como las embarazadas, las madres lactantes o los niños. También se exponen recomendaciones a los pacientes con el fin de garantizar que hagan un uso eficaz y seguro del fármaco. Por ejemplo, algunas de estas precauciones hacen referencia a la conducción de vehículos durante el tratamiento o a los posibles efectos perjudiciales que podría suponer el consumo de sustancias, otros fármacos, determinados alimentos o alcohol, en combinación con el fármaco. El apartado de precauciones también proporciona información sobre las pruebas de laboratorio necesarias para el seguimiento de la respuesta terapéutica o identifica las reacciones adversas al medicamento, así como datos sobre interacciones conocidas con otros fármacos, alimentos u otras sustancias.

Todos los prospectos contienen un apartado de reacciones adversas, en el que se clasifican los efectos secundarios que puede causar el fármaco por orden de frecuencia. Estas reacciones pueden deberse a errores en la toma del tratamiento, como la sobredosis, o a interacciones con otros fármacos o con alimentos.

DOSIS Y USOS NO AUTORIZADOS

Actualmente, es habitual tratar a pacientes que sufren un trastorno mental con fármacos que han sido autorizados como tratamiento de enfermedades no psiquiátricas. Algunos ejemplos son el propranolol para la ansiedad social y el temblor inducido por litio; el verapamilo para la manía y las crisis hipertensivas inducidas por los IMAO; la levotiroxina como coadyuvante de los antidepresivos; la clonidina y la guanfacina para el trastorno por déficit de atención e hiperactividad (TDAH) y el trastorno de estrés postraumático (TEPT); la dextroanfetamina como coadyuvante de los antidepresivos, o el riluzol para las conductas autolesivas. El uso de un medicamento para indicaciones no autorizadas no constituye objeto de delito ni de desviación de las buenas prácticas clínicas. La FDA no establece restricciones a los usos que pueda dar un médico a un fármaco autorizado. De hecho, puede ser lícito prescribir un determinado fármaco por cualquier motivo que esté clínicamente indicado y beneficie al paciente. Una vez que se ha autorizado la comercialización de un medicamento, cualquier médico puede prescribir una dosis distinta para un paciente específico o modificar las condiciones de tratamiento que se mencionan en su prospecto sin necesidad de notificarlo a la FDA ni de solicitar su aprobación.

Los usos de un medicamento que no contemplan estrictamente las especificaciones del prospecto no pueden considerarse ilícitos ni constituir objeto de demandas; tampoco deberían impedir a ningún médico recurrir a su criterio clínico por el bien del paciente. Por consiguiente, los médicos pueden prescribir medicamentos para indicaciones que no se incluyen en los usos autorizados sin violar las normativas de la FDA. En cualquier caso, ello no exime al médico de la responsabilidad derivada de los posibles efectos no deseados del tratamiento, y cualquier paciente puede demandar a un médico por negligencia aduciendo que la prescripción de un medicamento bajo condiciones no autorizadas por la FDA puede interpretarse como una desviación de sus usos habituales.

Cuando se prescribe un fármaco para una indicación no autorizada o en una dosis que no está incluida en el intervalo normal, el médico debería explicarlo a su paciente y anotarlo en la historia clínica. Del mismo modo, cuando un médico dude de la conveniencia de prescribir un fármaco para un uso no autorizado, debería consultar el caso con un colega.

En algunas situaciones, se ha concedido una autorización limitada para prescribir un fármaco con una determinada indicación. El valproato semisódico y la risperidona, por ejemplo, están aprobados por la FDA para el tratamiento agudo de la manía, pero no es un tratamiento a largo plazo. A pesar de ello, estos fármacos son prescritos de forma generalizada para la prevención de las recaídas de la manía y el trastorno bipolar a largo plazo. Otro ejemplo es el de la lamotrigina, que empezó a considerarse un tratamiento de elección del trastorno bipolar mucho antes de que la FDA autorizase su uso con esta indicación.

PLACEBOS

Desde hace tiempo, se sabe que las sustancias inactivas pueden proporcionar beneficios clínicos significativos. Si un paciente cree que un determinado compuesto puede serle útil, a menudo el tratamiento acaba siendo eficaz, con independencia de si es o no farmacológicamente activo. En muchos trastornos mentales, entre ellos la depresión leve a moderada y algunos trastornos de ansiedad, más del 30 % de los pacientes puede mejorar significativamente o mostrar una remisión de los síntomas con un placebo. En cambio, otros trastornos, como la esquizofrenia, los episodios de manía y la trastorno depresivo con características psicóticas, presentan un índice de respuesta a los placebos muy bajo. Buena parte de la eficacia de los placebos (y de los fármacos activos) se debe a la sugestión, pero también debe tenerse en cuenta que pueden ejercer efectos biológicos. Por ejemplo, la analgesia inducida por el placebo puede ser inhibida, en ocasiones, por la naloxona, lo que indica que las endorfinas pueden regular la analgesia que produce un placebo. Es probable que los placebos estimulen factores ansiolíticos y antidepresivos endógenos, con la consiguiente mejoría clínica de los pacientes con depresión o trastornos de ansiedad.

Sin embargo, del mismo modo que los placebos pueden proporcionar beneficios, también pueden causar efectos adversos. En numerosos estudios se ha comprobado que los efectos adversos son más frecuentes con los placebos que con los fármacos activos. Además, algunos pacientes no toleran los placebos y presentan efectos adversos (que se denominan *efecto nocebo*) pese a que, en principio, son inocuos. Sería fácil descartar a dichos pacientes por considerarlos excesivamente sugestionables, pero si los placebos pueden estimular factores endógenos beneficiosos, también es probable que lo hagan con factores endógenos tóxicos. Por tanto, el uso de un placebo en la práctica clínica debe decidirse con cautela. Tratar a un paciente con un placebo sin su consentimiento puede causar, si lo descubre, la pérdida de su confianza en el médico.

▲ 21.1 Antipsicóticos

ANTAGONISTAS SEROTONINÉRGICOS-DOPAMINÉRGICOS Y PRINCIPIOS ACTIVOS AFINES (ANTIPSICÓTICOS ATÍPICOS O DE SEGUNDA GENERACIÓN)

Los antagonistas serotoninérgicos-dopaminérgicos, que también se conocen como antipsicóticos atípicos o de segunda generación, son un grupo de fármacos diversos que han sustituido ampliamente a los antiguos receptores antagonistas dopaminérgicos. Se utiliza el término *atípico* porque difieren en lo que respecta al patrón de efectos secundarios, mayormente un menor riesgo de efectos secundarios extrapiramidales, y tienen un espectro de acción más amplio que los antagonistas del receptor de la dopamina. Sin embargo, este término se está convirtiendo en un nombre poco apropiado, ya que los fármacos actualmente se utilizan con más frecuencia que los antipsicóticos «típicos». Los antagonistas de la dopamina y la serotonina tienen efectos considerables tanto sobre el sistema de la dopamina como sobre el de la serotonina. Su farmacología es compleja, y algunos tienen múltiples efectos sobre los neurotransmisores. Todos están indicados para el tratamiento de la esquizofrenia. La mayor parte también han sido aprobados como tratamiento único o complementario en el trastorno bipolar. Algunos han sido aprobados como complemento en el tratamiento del trastorno depresivo mayor.

A partir de 2013, la FDA aprobó 13 fármacos antipsicóticos de segunda generación:

- Aripiprazol.
- Maleato de asenapina.
- Brexpiprazol.
- Cariprazina.
- Clozapina.
- Iloperidona.
- Lumateperona.
- Lurasidona.
- Olanzapina.
- Paliperidona.
- Quetiapina.
- Risperidona.
- Ziprasidona.

Se discute si los antagonistas serotoninérgicos-dopaminérgicos suponen una mejora en la tolerabilidad general con respecto a los antagonistas dopaminérgicos. Si bien se observa que el riesgo de efectos secundarios extrapiramidales de los primeros es menor que con los convencionales, no están exentos, y muchos pueden dar lugar a incrementos de peso importantes, lo que aumenta el riesgo de presentar diabetes durante el tratamiento. La olanzapina y la clozapina dan cuenta de la mayoría de los casos de ganancia de peso y diabetes inducida por fármacos; el resto muestra menor riesgo de estos efectos, pero la FDA ha obligado a incluir en los prospectos una advertencia que indica que deben controlarse atentamente las siguientes situaciones:

1. Antecedentes familiares y personales de obesidad, diabetes, dislipidemia, hipertensión y enfermedad cardiovascular.
2. Peso y altura (para calcular el índice de masa corporal).
3. Circunferencia de la cintura (a la altura del ombligo).
4. Presión arterial.
5. Concentraciones plasmáticas de glucosa en ayunas.
6. Perfil lipídico en ayunas.

Los pacientes con diabetes previa deberían seguir un control regular que incluya las concentraciones de hemoglobina A_{1C} (HgA_{1C}) y, en algunos casos, las de insulina. De los antagonistas serotoninérgicos-dopaminérgicos, la clozapina presenta unas características distintivas: no se considera de elección debido a sus efectos secundarios (hematológicos) y a la necesidad de realizar análisis de sangre semanalmente, y aunque es muy eficaz en la manía y la depresión, no ha sido autorizada por la FDA con estas indicaciones.

Mecanismos de acción

Los supuestos efectos antipsicóticos de los antagonistas serotoninérgicos-dopaminérgicos son el bloqueo de los receptores D_2 de la dopamina. Difieren de antipsicóticos más antiguos en que interaccionan en mayor proporción con los subtipos de receptores de la serotonina, en concreto el $5-HT_{2A}$, y con otros sistemas de neurotransmisores. Se cree que estas propiedades explican el distinto patrón de tolerabilidad asociado con cada uno de ellos.

Todos los antagonistas serotoninérgicos-dopaminérgicos tienen distinta estructura química, afinidad de los receptores y patrón de efectos secundarios. Ninguno es idéntico en cuanto a su combinación de afinidades del receptor, y se desconoce la contribución relativa de cada una de las interacciones con el receptor en los efectos clínicos.

Indicaciones terapéuticas

Aunque fueron inicialmente autorizados para el tratamiento de la esquizofrenia y la manía aguda, algunos antagonistas serotoninérgicos-dopaminérgicos se han aprobado como tratamiento de apoyo en la depresión que no responde a otros fármacos y en el trastorno depresivo mayor. También son útiles en el TEPT y los trastornos de ansiedad, y aunque los clínicos tienden a emplearlos en las alteraciones conductuales características de la demencia, todos incluyen la advertencia de la FDA sobre los efectos adversos de su uso en adultos mayores con psicosis relacionada con la demencia, que muestran un mayor riesgo de muerte (de 1,6 a 1,7 veces) en comparación con las que reciben placebo. Salvo la clozapina, que puede causar efectos adversos hematológicos que requieren análisis de sangre semanales, todos estos fármacos se consideran de elección en la esquizofrenia.

Esquizofrenia y trastorno esquizoafectivo.
Los antagonistas serotoninérgicos-dopaminérgicos son eficaces en las psicosis agudas y crónicas, como la esquizofrenia y el trastorno esquizoafectivo, tanto en adultos como en adolescentes. Con esta indicación, son como mínimo tan eficaces como los antipsicóticos típicos, o incluso más, para los síntomas positivos de la esquizofrenia, y claramente superiores para los síntomas negativos.

Con respecto a los antagonistas dopaminérgicos, los antagonistas serotoninérgicos-dopaminérgicos se acompañan de tasas más bajas de recaídas y hospitalizaciones, menos visitas a servicios de urgencias, menor número de consultas telefónicas a profesionales de la salud mental y menos tratamientos ambulatorios.

La clozapina puede causar efectos adversos potencialmente mortales, por lo que solo se administra a pacientes con esquizofrenia que no respondan al resto de los antipsicóticos. Otras indicaciones son el tratamiento de la discinesia tardía grave (que, en algunos casos, revierte con dosis elevadas) y el de pacientes especialmente proclives a presentar síntomas extrapiramidales. Las personas que toleran bien la clozapina mejoran con el uso prolongado. El tratamiento puede potenciarse con risperidona, con lo que aumentan sus concentraciones y, en ocasiones, se observan mejoras clínicas espectaculares.

Trastornos del estado de ánimo.
La mayoría de los antagonistas de serotonina y dopamina (la clozapina es una excepción notable) han sido aprobados por la FDA como tratamiento de la manía aguda. Algunos, incluidos el aripiprazol, la olanzapina y la quetiapina, esta última también en liberación extendida, están aprobados como tratamiento de mantenimiento del trastorno bipolar, tanto en monoterapia como coadyuvante. Esta clase de fármacos mejora los síntomas de depresión de la

esquizofrenia, y tanto los ensayos clínicos como la experiencia práctica indican que potencian los efectos de los antidepresivos en el tratamiento agudo del trastorno depresivo mayor.

Por ahora, se ha aprobado la combinación de olanzapina y fluoxetina en la depresión resistente al tratamiento, y el aripiprazol y la quetiapina de liberación prolongada están indicados como tratamiento complementario de los antidepresivos en el trastorno depresivo mayor. La quetiapina (y también la de liberación prolongada) se han aprobado en el trastorno bipolar. Se ha aprobado la asociación de olanzapina y fluoxetina para el tratamiento del trastorno bipolar.

Otras indicaciones terapéuticas.
Cerca del 10% de los pacientes con esquizofrenia muestran una marcada conducta agresiva o violenta, que puede tratarse eficazmente con antagonistas serotoninérgicos-dopaminérgicos. Otras indicaciones sin receta de esta clase de fármacos son el trastorno neurocognitivo mayor debido a infección por VIH, trastornos del espectro del autismo, el trastorno de la Tourette, la enfermedad de Huntington y el síndrome de Lesch-Nyhan. La risperidona y la olanzapina se han utilizado para controlar la agresividad de los niños con conductas autolesivas. A veces, estos fármacos se administran conjuntamente con estimulantes a niños con TDAH que padecen un trastorno negativista desafiante o un trastorno de la conducta. Los antagonistas serotoninérgicos-dopaminérgicos (en particular la olanzapina, la quetiapina y la clozapina) pueden ser útiles para tratar la discinesia tardía grave. También son eficaces contra la trastorno depresivo con características psicóticas y el trastorno psicótico debido a traumatismos craneoencefálicos, trastorno neurocognitivo mayor o inducido por medicamentos.

Los antagonistas serotoninérgicos-dopaminérgicos reducen el riesgo de suicidio y de hiperhidratación hipotónica de los pacientes con esquizofrenia. Algunos pacientes con trastorno obsesivo-compulsivo que no responden a otros tratamientos han mejorado con ellos, pero algunos han referido un aumento de los síntomas. Por último, esta clase de fármacos puede ser de utilidad en algunos casos de trastorno de la personalidad límite.

Algunos datos sugieren que el tratamiento con antagonistas dopaminérgicos convencionales tiene efectos protectores ante la evolución de la esquizofrenia cuando se administran durante el primer episodio de psicosis. Los estudios en curso analizan si el uso de antagonistas serotoninérgicos-dopaminérgicos en pacientes con indicios precoces de enfermedad evita el deterioro y mejora el resultado a largo plazo.

Efectos adversos

Todos los antagonistas serotoninérgicos-dopaminérgicos pueden causar el mismo tipo de reacciones adversas, si bien con una frecuencia y gravedad distintas. Los efectos adversos más frecuentes con cada uno de ellos se explican en sus apartados correspondientes.

Risperidona

Indicaciones. La risperidona está indicada en el tratamiento intensivo y de mantenimiento de la esquizofrenia en adultos y en el de la esquizofrenia en adolescentes de 13 a 17 años, así como en el tratamiento a corto plazo de los episodios de manía agudos o episodios mixtos asociados al trastorno bipolar I en adultos y en niños y adolescentes de 10 a 17 años. La combinación de risperidona con litio o ácido valproico está indicada en el tratamiento a corto plazo de los episodios de manía agudos o mixtos asociados a trastorno bipolar I.

La risperidona también está indicada en la irritabilidad asociada con el trastorno del espectro autista en niños y adolescentes de 5 a 16 años, como en los síntomas de agresividad hacia los demás, las autolesiones intencionadas, las rabietas y los cambios rápidos en el estado de ánimo.

Farmacología. La risperidona es un benzisoxazol. En el primer paso por el hígado, se metaboliza a 9-hidroxi-risperidona, un metabolito con la misma actividad antipsicótica. Sus concentraciones plasmáticas se alcanzan al cabo de 1 h, y las de la 9-hidroxirrisperidona, a las 3 h. La bioactividad de la risperidona es del 70%. El promedio de vida media de la risperidona y su metabolito es de 20 h, por lo que es eficaz si se administra en una única toma diaria. Ejerce efectos antagonistas sobre los receptores serotoninérgicos 5-HT$_{2A}$, dopaminérgicos D$_2$, α_1 y α_2-adrenérgicos y antihistamínicos H$_1$. En cambio, su afinidad por los receptores α-adrenérgicos y receptores muscarínicos es baja. Aunque ejerce antagonismo sobre los receptores D$_2$ tan potente como el haloperidol, sin embargo, a diferencia del haloperidol, causa menos síntomas extrapiramidales.

Posología.   La frecuencia y el intervalo de dosis recomendados de la risperidona se han modificado desde que empezó a utilizarse en la práctica clínica. En Estados Unidos, se comercializa en comprimidos de 0,25, 0,50, 1, 2, 3 y 4 mg, en solución oral de 1 mg/ml y en comprimidos bucodispersables. La dosis inicial suele ser de 1 a 2 mg, tomados por la noche, que pueden incrementarse hasta 4 mg/día. Los estudios con tomografía por emisión de positrones (PET) muestran que con dosis de 1 a 4 mg/día se logra el bloqueo D$_2$ necesario para obtener un efecto terapéutico. Inicialmente, se creía que, debido a la vida media corta de eliminación de la risperidona, podía administrarse dos veces al día, pero los estudios indican que las dosis únicas son igualmente eficaces. Dosis superiores a 6 mg/día aumentan el riesgo de efectos adversos, en particular síntomas extrapiramidales. No hay relación alguna entre las concentraciones plasmáticas y el efecto terapéutico. Las pautas de dosificación en niños y adolescentes son diferentes a las de los adultos, ya que requieren empezar con dosis más bajas; dosis más altas se asocian con un mayor número de efectos adversos.

Efectos secundarios.   Los efectos extrapiramidales de la risperidona dependen en gran medida de la dosis administrada, por lo que se tiende a prescribir dosis inferiores a las recomendadas inicialmente. Algunos de ellos son: aumento de peso, ansiedad, náuseas y vómitos, rinitis, disfunción eréctil, disfunción orgásmica y aumento de la pigmentación. Los principales motivos iatrogénicos de abandono del tratamiento son los síntomas extrapiramidales, los mareos, la hipercinesia, la somnolencia y las náuseas. La risperidona también puede comportar elevaciones acusadas de la prolactina. El aumento de peso que puede inducir este fármaco es más frecuente en los niños que en los adultos.

Interacciones farmacológicas.   La inhibición de la isoenzima CYP2D6 que ejercen fármacos como la paroxetina o la fluoxetina puede inhibir la formación del metabolito activo de la risperidona. Por otra parte, es un inhibidor débil de esta misma isoenzima y puede afectar levemente a las concentraciones de estos fármacos. El tratamiento concurrente con risperidona y un ISRS puede comportar elevaciones importantes de la prolactina, que pueden causar galactorrea e hipertrofia mamaria.

Paliperidona

Indicaciones.   La paliperidona está indicada para el tratamiento intensivo y de mantenimiento de la esquizofrenia, así como en el tratamiento intensivo del trastorno esquizoafectivo en monoterapia o como adyuvante de los antidepresivos o eutimizantes.

Farmacología.   La paliperidona es un derivado del benzisoxazol y es el principal metabolito de la risperidona. La concentración plasmática máxima (C$_{máx}$) se alcanza aproximadamente al cabo de 24 h de su administración, y la concentración en equilibrio a los 4 o 5 días. Las isoenzimas hepáticas CYP2D6 y 3A4 desempeñan un escaso papel en su metabolismo y eliminación, por lo que no es necesario realizar ajustes de la dosis en pacientes con alteración hepática leve o moderada.

Dosificación.   La paliperidona se encuentra en comprimidos de 3, 6 y 9 mg. La dosificación recomendada es de 6 mg una vez al día admi-

nistrados por la mañana. Puede tomarse junto con algún alimento o sin él. También existe en comprimidos de liberación prolongada, de 3, 6 y 9 mg, y se administran una vez al día. Se recomienda no tomar más de 12 mg/día. Existe una forma farmacéutica de acción prolongada que se administra en inyección una vez al mes. Se trata de una suspensión acuosa y estéril, de un color entre blanco y beis y de liberación prolongada, que se inyecta por vía intramuscular en dosis de 39, 78, 117, 156 y 234 mg de palmitato de paliperidona. El producto farmacéutico se hidroliza hasta la porción activa, la paliperidona, por lo que las dosis resultantes son de 25, 50, 75, 100 y 150 mg, respectivamente.

Esta forma farmacéutica se proporciona dentro de una jeringa precargada con una válvula de seguridad y un capuchón en el extremo. También consta de dos agujas con protector de seguridad (de 0,6 y 0,7 mm). Tiene una vida media de 25 a 49 días. Se recomiendan inyecciones mensuales de 117 mg, aunque pueden administrarse dosis mayores o menores dependiendo de la situación clínica. Las primeras dos inyecciones deberían administrarse en el músculo deltoides, porque las concentraciones plasmáticas son un 28% más altas que si se administran en el glúteo. Las siguientes inyecciones pueden alternarse entre el glúteo y el deltoides.

Efectos secundarios.   La dosis de paliperidona debería reducirse en pacientes con alteración renal. Puede aumentar la sensibilidad a temperaturas extremas, como mucho calor o frío. También puede provocar un aumento del intervalo QT (QTc) y debería evitarse combinada con otros fármacos que causen prolongación del intervalo QT. Puede causar hipotensión ortostática, taquicardia, somnolencia, acatisia, distonía, efectos secundarios extrapiramidales y parkinsonismo.

Olanzapina

Indicaciones.   La olanzapina está indicada en el tratamiento de la esquizofrenia. Se administra oralmente en monoterapia intensiva de los episodios de manía o mixtos asociados a trastorno bipolar I y en el tratamiento de mantenimiento del trastorno bipolar I, así como en los episodios de manía o mixtos asociados al trastorno bipolar I como complemento al litio o al ácido valproico, y puede administrarse junto con fluoxetina para tratar los episodios depresivos asociados con el trastorno bipolar I.

El compuesto formado por olanzapina oral y fluoxetina está indicado para tratar la depresión resistente al tratamiento. La monoterapia con olanzapina no está indicada en la depresión resistente al tratamiento.

Farmacología.   Alrededor del 85% de la dosis de olanzapina administrada se absorbe en el tubo digestivo, y cerca del 40% se inactiva debido al efecto de primer paso. La concentración máxima se alcanza al cabo de 5 h, y su vida media es, en promedio, de 31 h (con un intervalo de entre 21 y 54 h). Se administra en una sola toma diaria. Además del antagonismo 5-HT$_{2A}$ y D$_2$, este fármaco también es antagonista de los receptores D$_1$, D$_4$, α_1, 5-HT$_{1A}$, M$_1$ a M$_5$ y H$_1$.

Posología.   La olanzapina está disponible en comprimidos orales de 2,5, 5, 7,5, 10, 15 y 20 mg y en comprimidos bucodispersables. La dosis inicial para el tratamiento de la psicosis suele ser de 5 o 10 mg, y para la manía aguda de 10 o 15 mg, en una única toma diaria. También se comercializan comprimidos bucodispersables de 5, 10, 15 y 20 mg, que pueden ser adecuados para las personas con dificultades para tragar comprimidos o que prefieren masticarlos.

La dosis inicial recomendada es de 5 a 10 mg. Pasada una semana, puede aumentarse hasta 10 mg/día. Debido a la larga vida media de este fármaco, las concentraciones estables no se alcanzan hasta después de 1 semana de tratamiento. En función de la indicación clínica, pueden administrarse entre 5 y 20 mg/día, que es el intervalo de dosis más habitual, aunque también se han empleado 30 o 40 mg/día para tratar a pacientes que no responden tan bien al fármaco. A este respecto, no debe olvidarse que las dosis elevadas pueden causar más efectos adversos extrapiramidales y de otro tipo, y que en los ensayos clínicos previos a la comercialización no se utilizaron dosis superiores a 20 mg/día. Las formulaciones parenterales están indicadas para el tratamiento de la agitación aguda que se asocia con la esquizofrenia y el trastorno bipolar, y la dosis intramuscular es de 10 mg. La coadministración con benzodiazepinas no está aprobada.

Otras formulaciones. La olanzapina existe en suspensión inyectable de liberación prolongada, una inyección intramuscular atípica de acción prolongada indicada en el tratamiento de la esquizofrenia. Se inyecta en profundidad en la región glútea y debería administrarse por vía intravenosa o subcutánea (no está aprobada su administración en el deltoides). Antes de administrar la inyección, hay que aspirar durante varios segundos para asegurar que no se inyecta directamente en la sangre. El prospecto advierte del posible síndrome de delirium/sedación post-inyección posterior a la inyección. Los pacientes corren el riesgo de presentar sedación grave (incluso coma), y después de cada inyección deben estar en observación durante 3 h en un centro clínico autorizado. En estudios controlados, todos los pacientes con síndrome de delirio por sedación posterior a la inyección se recuperaron, y no se informó de mortalidad. Se cree que este síndrome se debe a un aumento de la concentración de olanzapina debido a la rotura accidental de un vaso sanguíneo, lo que produce sedación o delirio extremos. Los pacientes deberían tratarse de forma clínicamente apropiada y, si fuera necesario, someterse a control en un centro con técnicas de reanimación. La inyección puede administrarse cada 2 o 4 semanas, dependiendo de las guías de práctica clínica.

Interacciones farmacológicas. La fluvoxamina y la cimetidina aumentan las concentraciones séricas de olanzapina, mientras que la carbamazepina y la fenitoína las reducen. El alcohol aumenta en más de un 25 % la absorción de la olanzapina, por lo que su consumo puede causar una mayor sedación. La olanzapina afecta escasamente al metabolismo de otros fármacos.

Efectos secundarios. Con excepción de la clozapina, la olanzapina da lugar a incrementos de peso más frecuentes y marcados que el resto de los antipsicóticos atípicos, que se estabilizan pasados 10 meses de tratamiento. Este efecto secundario no depende de la dosis y se mantiene durante todo el tratamiento. Los datos procedentes de ensayos clínicos indican que el aumento de peso es máximo a los 9 meses, tras los cuales es más lento. Otros efectos secundarios pueden ser: somnolencia, sequedad bucal, mareos, estreñimiento, dispepsia, aumento del apetito, acatisia y temblor. Algunos pacientes (2 %) abandonan el tratamiento por la elevación de las transaminasas. También existe riesgo de efectos extrapiramidales, en función de la dosis administrada. El laboratorio fabricante recomienda la evaluación «periódica» de la glucosa y las concentraciones de transaminasas durante el tratamiento. La FDA obliga a advertir del mayor riesgo de accidente cerebrovascular para los pacientes con trastorno neurocognitivo mayor tratados con olanzapina y otros antagonistas dopaminérgicos-serotoninérgicos; en cualquier caso, este riesgo es pequeño si se tiene en cuenta la mejora del control conductual que puede proporcionar el tratamiento.

Quetiapina

Indicaciones. La quetiapina está indicada para el tratamiento de la esquizofrenia y para el tratamiento agudo de episodios de manía asociados con el trastorno bipolar I, tanto en monoterapia como coadyuvante del litio o el divalproato sódico. También se indica como monoterapia en el tratamiento agudo de los episodios depresivos asociados con el trastorno bipolar, y en el de mantenimiento del trastorno bipolar I como adyuvante del litio y el divalproato sódico. También está indicada como terapia adyuvante con los antidepresivos para el tratamiento del trastorno depresivo mayor.

Farmacología. La quetiapina es una dibenzotiazepina de estructura similar a la clozapina, pero sus efectos bioquímicos son muy distintos. Tras la absorción oral, se absorbe rápidamente en el tubo digestivo y las concentraciones plasmáticas máximas se alcanzan al cabo de 1 a 2 h. La vida media con concentraciones estables es de alrededor de 7 h, y la pauta de dosificación óptima es de dos o tres veces al día. Además del antagonismo $5-HT_{2A}$ y D_2, también bloquea los receptores $5-HT_6$, D_1, H_1, α_1 y α_2, pero no bloquea los receptores muscarínicos ni benzodiazepínicos. La quetiapina no suele causar síntomas extrapiramidales y, en general, el antagonismo que ejerce sobre los receptores es inferior al de otros antipsicóticos.

Posología. La quetiapina se comercializa en comprimidos de 25, 100, 200, 300 y 400 mg. La dosificación debe iniciarse con 25 mg dos veces al día, que se incrementan en 25-50 mg por dosis cada 2 o 3 días, hasta alcanzar los 300-400 mg/día. Los estudios han demostrado la eficacia de dosis de entre 300 y 800 mg/día. En realidad, una dosificación más agresiva es más efectiva y bien tolerada. Se ha comprobado que estas cantidades pueden alcanzarse rápidamente y que algunos pacientes pueden beneficiarse de dosis de incluso 1 200 a 1 600 mg/día. Cuando se emplean dosis altas, deben realizarse ECG seriados. A pesar de su corta vida media de eliminación, la quetiapina puede administrarse en una sola toma diaria en la mayoría de los casos, ya que se ha observado que la ocupación de receptores que ejerce se mantiene incluso cuando sus concentraciones sanguíneas se han reducido considerablemente. Como tratamiento del insomnio, se han empleado dosis de entre 25 y 300 mg, tomadas por la noche.

Otras formulaciones. La quetiapina de liberación prolongada tiene una biodisponibilidad comparable a una dosis equivalente del fármaco administrada dos o tres veces al día. La primera se administra una vez al día, preferiblemente por la tarde, 3 o 4 h antes de acostarse, sin alimentos o con una comida ligera para evitar un aumento de la $C_{máx}$. La dosis inicial habitual es de 300 mg, y puede aumentarse a 400 mg y hasta 800 mg.

Interacciones farmacológicas. Se han realizado varios estudios sobre las posibles interacciones entre la quetiapina y otros fármacos. Salvo la fenitoína, que da lugar a concentraciones de quetiapina cinco veces superiores a las normales, no se han observado otras interacciones farmacocinéticas. Es conveniente evitar su uso junto con fármacos que aumenten el intervalo QT, así como en pacientes con factores de riesgo de prolongación de este intervalo. La FDA ha añadido una nueva advertencia sobre la quetiapina en la que previene a quienes la prescriben acerca de la posible prolongación del interva lo QT cuando se combinan las cantidades recomendadas de quetiapina con fármacos concretos. Debería evitarse su administración junto con otros fármacos de los que ya se sabe que prolongan el intervalo QTc, como los antiarrítmicos de clase 1A (p. ej., quinidina, procainamida) o de clase III (p. ej., amiodarona, sotalol), los antipsicóticos (p. ej., ziprasidona, clorpromazina, tioridazina), los antibióticos (p. ej., gatifloxacino, moxifloxacino), u otros (p. ej., pentamidina, levometadil acetato, metadona). También debería evitarse en circunstancias que aumentan el riesgo de *torsades de pointes* y/o muerte súbita, como: *1)* antecedentes de arritmia cardíaca, como bradicardia; *2)* hipopotasemia o hipomagnesemia; *3)* administración simultánea de otros fármacos que prolonguen el intervalo QTc, y *4)* prolongación congénita del intervalo QT. En los estudios realizados tras su comercialización se ha observado un aumento del intervalo QT en pacientes que tomaron sobredosis de quetiapina.

Efectos secundarios. Los efectos adversos más habituales de la quetiapina son la somnolencia, la hipotensión postural y los mareos. Suelen ser transitorios y pueden evitarse con el aumento gradual de la dosis al principio del tratamiento. La quetiapina es el antagonista dopaminérgico-serotoninérgico que causa efectos extrapiramidales con menor frecuencia, con independencia de la dosis administrada, lo que la hace particularmente útil en enfermos de Parkinson con psicosis inducidas por agonistas dopaminérgicos. Otro efecto adverso raro es la elevación de la prolactina, que es transitoria y leve. Puede producir aumentos moderados del peso en algunos pacientes, si bien en ocasiones son más acusados. La relación entre la quetiapina y el desarrollo de diabetes no se ha establecido con tanta claridad como con la olanzapina. También se han comunicado incrementos leves de la frecuencia cardíaca, estreñimiento y aumentos temporales de las transaminasas hepáticas. Cuando se comercializó el fármaco, los datos procedentes de estudios con animales indicaban que podría inducir la formación de cataratas, pero su uso clínico posterior ha demostrado que esta preocupación era infundada. En cualquier caso, puede ser conveniente evaluar posibles anomalías del cristalino al principio del tratamiento y, posteriormente, en períodos regulares.

Ziprasidona

Indicaciones. La ziprasidona está indicada en el tratamiento de la esquizofrenia, así como en monoterapia para los episodios maníacos o mixtos asociados con el trastorno bipolar I y como coadyuvante del litio o el ácido valproico en el tratamiento de mantenimiento del trastorno bipolar I.

Farmacología. La ziprasidona es una benzisotiazol piperazina. Al cabo de 2 a 6 h de su administración, sus concentraciones plasmáticas son máximas, y entre los días 3 y 6 de tratamiento se alcanzan concentraciones estables, con una vida media de eliminación de 5 a 10 h, lo cual explica que se recomiende dividir la dosis diaria en dos tomas. La biodisponibilidad se duplica con los alimentos, por lo que debe tomarse con ellos.

Cuando se administra por vía intravenosa, las concentraciones plasmáticas máximas se obtienen en, aproximadamente, 1 h, con una vida media de entre 2 y 5 h.

Al igual que el resto de los antagonistas dopaminérgicos-serotoninérgicos, la ziprasidona inhibe los receptores 5-HT$_{2A}$ y D$_2$, pero también tiene efectos antagonistas sobre los receptores 5-HT$_{1D}$, 5-HT$_{2C}$, D$_3$, D$_4$, α_1 y H$_1$, pero su afinidad por los receptores D$_1$, M$_1$ y α_2 es muy baja. Ejerce una actividad agonista sobre los receptores 5-HT$_{1A}$ de la serotonina e inhibe la recaptación de serotonina y de noradrenalina, lo que explica que informes clínicos hayan notificado que produce efectos similares a las de los antidepresivos en pacientes sin esquizofrenia.

Posología. La ziprasidona está disponible en cápsulas de 20, 40, 60 y 80 mg, y viales para inyección intramuscular de una dosis única de 20 mg/ml. El tratamiento oral debe iniciarse con 40 mg/día, divididos en dos tomas diarias. Los estudios indican que el intervalo terapéutico eficaz es de 80 a 160 mg/día, divididos en dos tomas, aunque en la práctica clínica se prescriben hasta 240 mg/día. La dosis intramuscular recomendada es de 10 a 20 mg cada 2 h con la dosis de 10 mg, y cada 4 h con la de 20 mg. La dosis diaria total máxima por vía intramuscular es de 40 mg.

Salvo las interacciones con otros fármacos que prolongan el intervalo QTc, la ziprasidona no presenta interacciones farmacológicas clínicamente significativas.

Efectos secundarios. Los efectos adversos más habituales de la ziprasidona son la somnolencia, la cefalea, los mareos, las náuseas y el aturdimiento. Sin embargo, prácticamente no causa efectos fuera del SNC, no se asocia con aumento de peso, ni da lugar a elevaciones mantenidas de las concentraciones de prolactina. La preocupación por una posible prolongación del intervalo QTc ha llevado a algunos médicos a no utilizarla como fármaco de elección. Los estudios indican que el intervalo QTc aumenta en los pacientes tratados con 40 y 120 mg/día, por lo que las combinaciones de ziprasidona y otros fármacos que puedan pro-

longar este intervalo están contraindicadas, entre ellas las de la dofetilida, el sotalol, la quinidina, otros antiarrítmicos de las clases IA y III, la mesoridazina, la tioridazina, la clorpromazina, el droperidol, la pimozida, el esparfloxacino, el gatifloxacino, el moxifloxacino, la halofantrina, la mefloquina, la pentamidina, el trióxido de arsénico, el acetato de levometadil, el mesilato de dolasetrón, el probucol y el tacrolimús. La ziprasidona también está contraindicada en pacientes con síndrome congénito de intervalo QT prolongado o antecedentes de arritmias cardíacas.

Aripiprazol

El aripiprazol es un potente antagonista de los receptores 5-HT$_{2A}$ y está indicado para el tratamiento de la esquizofrenia y la manía aguda, así como para aumentar la potencia de los antidepresivos en el trastorno depresivo mayor. Es un antagonista de los receptores D$_2$, pero también puede actuar como agonista parcial de los receptores D$_2$. Los agonistas parciales D$_2$ compiten por los receptores de dopamina endógena y, por tanto, dan lugar a una reducción funcional de la actividad dopaminérgica.

Indicaciones. El aripiprazol está indicado en el tratamiento de la esquizofrenia. Los estudios con un seguimiento corto (de 4 a 6 semanas) que han comparado el aripiprazol con el haloperidol o la risperidona en pacientes con esquizofrenia o trastorno esquizoafectivo muestran que la eficacia es similar. Se ha comprobado que dosis de 15, 20 y 30 mg/día de aripiprazol son eficaces, como las de 15 a 30 mg/día como tratamiento de mantenimiento en los ensayos con seguimientos prolongados.

El aripiprazol también está indicado para la manía aguda y en el tratamiento de mantenimiento de episodios de manía o mixtos asociados con trastorno bipolar I. Se utiliza como coadyuvante del litio o el ácido valproico en el tratamiento agudo de episodios de manía o mixtos asociados con el trastorno bipolar I, y está indicado como coadyuvante de los antidepresivos en el trastorno depresivo mayor, así como en el tratamiento de la irritabilidad asociada a los trastornos del espectro del autismo.

En un ensayo que incluyó a niños y adolescentes agresivos con trastorno negativista desafiante o un trastorno de la conducta, se observó una respuesta positiva en el 60 % de los pacientes. En este estudio, los vómitos y la somnolencia obligaron a reducir la dosis inicial del fármaco.

Farmacología. El aripiprazol se absorbe bien en el tubo digestivo, y las concentraciones plasmáticas máximas se alcanzan al cabo de 3 a 5 h. Esta absorción no varía con los alimentos. Su vida media de eliminación es de alrededor de 75 h. Tiene un metabolito que ejerce un efecto débil, con una vida media de 96 h. Las vidas medias relativamente prolongadas hacen que el fármaco pueda administrarse una sola vez al día. Su aclaramiento es menor en los adultos mayores. Tiene una farmacocinética lineal, y es metabolizado, principalmente, por las isoenzimas CYP3A4 y 2D6. Su unión a las proteínas plasmáticas es del 99 %. En los estudios con ratas se ha comprobado que se secreta en la leche materna.

El mecanismo de acción del aripiprazol no es exactamente el bloqueo de los receptores D$_2$, sino la regulación de los autorreceptores D$_2$ presinápticos y postsinápticos. Teóricamente, mediante este mecanismo actúa sobre el exceso de actividad dopaminérgica límbica y en áreas frontales y prefrontales (actividades hiperdopaminérgica e hipodopaminérgica, respectivamente), unas alteraciones que, en principio, son características de la esquizofrenia. Debido a que no produce un bloqueo completo de estos receptores en el estriado, este fármaco no debería causar excesivos efectos secundarios extrapiramidales. El aripiprazol también es antagonista de los receptores α_1-adrenérgicos, un efecto que puede producir hipotensión ortostática a algunos pacientes. Además, al igual que los antipsicóticos atípicos, es un antagonista de los receptores 5-HT$_{2A}$.

Otros usos. En un estudio sobre niños y adolescentes con conducta agresiva y trastorno negativista desafiante o trastornos de la conducta se observó una respuesta positiva en un 60 % de los individuos. En este estudio, los vómitos y la somnolencia comportaron una reducción de la dosificación inicial del fármaco.

Interacciones farmacológicas. La carbamazepina y el ácido valproico reducen las concentraciones séricas de aripiprazol, mientras que el ketoconazol, la fluoxetina, la paroxetina y la quinidina las incrementan. El litio y el ácido valproico, que pueden prescribirse con el aripiprazol para tratar el trastorno bipolar, no alteran las concentraciones estables de este último. El tratamiento concurrente con antihipertensivos puede producir hipotensión, y los fármacos que inhiben la actividad de la CYP2D6 disminuyen la eliminación de aripiprazol.

Dosificación y pautas clínicas. El aripiprazol está disponible en Estados Unidos en comprimidos de 5, 10, 15, 20 y 30 mg. El intervalo de dosis eficaces es de 10 a 30 mg/día. Aunque la dosis de inicio es de 10 a 15 mg/día, las náuseas, el insomnio y la acatisia que puede producir han hecho que se empiece con dosis más bajas de las recomendadas. Muchos médicos opinan que las dosis iniciales de 5 mg mejoran la tolerabilidad.

Efectos adversos. Los efectos adversos más habituales del aripiprazol son la cefalea, la somnolencia, la agitación, la dispepsia, la ansiedad y las náuseas. Aunque no es una causa frecuente de efectos adversos extrapiramidales, el aripiprazol produce una activación similar a la acatisia. Esta reacción adversa, que se manifiesta con inquietud o agitación, puede ser muy molesta y a menudo obliga a interrumpir el tratamiento. Otra de las quejas frecuentes de los pacientes es el insomnio. De acuerdo con los datos disponibles, el aripiprazol no causa aumento de peso ni diabetes, no da lugar a elevaciones de la prolactina ni produce cambios significativos en el intervalo QTc. Se han notificado casos de convulsiones durante el tratamiento.

Asenapina

Indicaciones. La asenapina está aprobada para el tratamiento intensivo de los adultos con esquizofrenia y de los episodios de manía o mixtos asociados al trastorno bipolar I con síntomas psicóticos o sin ellos en adultos.

Farmacología. La asenapina muestra afinidad por varios receptores, como los serotoninérgicos (5-HT_{2A} y 5-HT_{2C}), noradrenérgicos (α_2 y α_1), dopaminérgicos (la afinidad por los receptores D_3 y D_4 es mayor que por los D_2) e histaminérgicos (H_1). La afinidad por el receptor colinérgico muscarínico M_1 es insignificante, y de ahí la menor incidencia de sequedad de boca, visión borrosa, estreñimiento o retención urinaria. La biodisponibilidad es del 35% por vía sublingual (preferida), y alcanza la concentración plasmática máxima al cabo de 1 h. Es metabolizada a través de la glucuronidación y el metabolismo oxidativo por la CYP1A2, de modo que conviene tener prudencia a la hora de administrarla junto con fluvoxamina y otros inhibidores de la CYP1A2.

Dosificación. La asenapina se comercializa en comprimidos sublinguales de 5 y 10 mg, porque su biodisponibilidad es inferior al 2% cuando se traga, pero es del 35% cuando se absorbe por vía sublingual. La sustancia se disuelve en la saliva al cabo de pocos segundos y se absorbe a través de la mucosa oral. La administración sublingual evita el metabolismo hepático de primer paso. Debería advertirse a los pacientes de que eviten beber o comer durante 10 min después de tomar el fármaco, porque reduce su concentración en sangre. La dosis inicial y final recomendadas en la esquizofrenia es de 5 mg dos veces al día. En el trastorno bipolar, el paciente puede empezar con 10 mg dos veces al día, y si fuera necesario, reducir la dosis hasta 5 mg dos veces al día, dependiendo de su tolerabilidad. En el tratamiento de la esquizofrenia aguda no está probado que los resultados sean mejores con una dosis de 10 mg dos veces al día, pero se constata un claro aumento de algunas reacciones adversas. Tanto en el trastorno bipolar I como en la esquizo-

frenia, la dosis máxima no debe superar los 10 mg dos veces al día. No se ha evaluado en estudios clínicos que dosis superiores a 10 mg dos veces al día sean inocuas.

Efectos secundarios. Los efectos secundarios observados con más frecuencia en la esquizofrenia y el trastorno son la somnolencia, los mareos, los efectos secundarios extrapiramidales distintos a la acatisia y el aumento de peso. Según ensayos clínicos, el aumento promedio de peso al cabo de 52 semanas es de 0,9 kg, y no se observaron diferencias clínicamente relevantes en el lipidograma y la glucemia al cabo de 52 semanas. En ensayos clínicos se constató que la asenapina aumenta el intervalo QTc en un intervalo de 2 a 5 ms en comparación con el placebo. Ninguno de los pacientes tratados con asenapina experimentó aumentos de 60 ms o más en el intervalo QTc a partir de las medidas iniciales, ni un QTc de 500 ms o más. Sin embargo, debería evitarse la administración conjunta de asenapina con otros fármacos que se sabe que prolongan el intervalo QTc, en pacientes con prolongación congénita del intervalo QT o con antecedentes de arritmias cardíacas, o en circunstancias que puedan aumentar la aparición de *torsades de pointes*. La asenapina puede aumentar la concentración de prolactina, elevación que puede persistir con la administración crónica. Puede aparecer galactorrea, amenorrea, ginecomastia e impotencia.

Clozapina

Indicaciones. Además de ser el tratamiento farmacológico más eficaz en los pacientes que no han respondido a los tratamientos convencionales, la clozapina también puede ser útil en la discinesia tardía grave. Se ha demostrado que elimina estas discinesias, aunque los movimientos anómalos pueden volver a aparecer cuando se retira el fármaco. A pesar de este efecto beneficioso, la clozapina también puede producir, en casos raros, discinesia tardía. También puede emplearse en pacientes con trastornos psicóticos que no toleran los efectos extrapiramidales que ocasionan otros fármacos, la manía que no mejora con otros tratamientos, el trastorno depresivo grave con características psicóticas, la enfermedad de Parkinson idiopática, la enfermedad de Huntington, y en los pacientes con ideación suicida y esquizofrenia o trastorno esquizoafectivo. Asimismo, se ha informado de otros trastornos que no responden al tratamiento y que mejoran tras la administración de clozapina, como el trastorno global del desarrollo, el trastorno del espectro del autismo o el trastorno obsesivo-compulsivo (en monoterapia o en combinación con un ISRS). En casos muy raros, la clozapina puede inducir síntomas obsesivo-compulsivos.

Farmacología. La clozapina es una dibenzodiazepina de absorción oral rápida. Las concentraciones plasmáticas máximas se alcanzan en, aproximadamente, 2 h, y después de una semana de tratamiento con dos tomas diarias, se estabilizan. La vida media de eliminación es de alrededor de 12 h. Existen dos metabolitos importantes, uno de los cuales, la *N*-dimetilclozapina, podría tener cierta actividad farmacológica. La clozapina ejerce efectos antagonistas sobre los receptores 5-HT_{2A}, D_1, D_3, D_4 y α-adrenérgicos (sobre todo, los α_1), así como un antagonismo relativamente débil de los receptores D_2. De acuerdo con los datos procedentes de estudios con PET, la administración de 10 mg de haloperidol da lugar a ocupación del 80% de los receptores D_2 en el estriado, mientras que las dosis clínicamente eficaces de clozapina ocupan entre un 40% y un 50% de estos receptores. Estas diferencias podrían explicar la ausencia de efectos adversos extrapiramidales del fármaco. Se ha postulado que tanto la clozapina como el resto de los antagonistas dopaminérgicos-serotoninérgicos se unen más débilmente a los receptores D_2 y, como consecuencia de esta «disociación rápida», pueden permitir una mayor neurotransmisión dopaminérgica normal.

Posología. La clozapina se comercializa en Estados Unidos en comprimidos de 25 y 100 mg. La dosis inicial suele ser de 25 mg una o dos veces al día, aunque si se desea actuar con mayor precaución, puede empezarse con 12,5 mg dos veces al día. Posteriormente, la dosis puede incrementarse de forma gradual (añadiendo 25 mg/día cada 2 o 3 días) hasta alcanzar los 300 mg/día que, por lo general, se dividen en dos o tres tomas diarias, aunque pueden utilizarse hasta 900 mg/día. La determinación de las concentraciones plasmáticas del fármaco puede ser de utilidad cuando se considere que no ejerce un efecto terapéutico suficiente. Los estudios demuestran que, con unas concentraciones plasmáticas superiores a 350 µg/ml, la probabilidad de que se produzcan mejorías clínicas es más elevada.

Interacciones farmacológicas.

La clozapina no debe prescribirse junto con ningún fármaco que pueda causar agranulocitosis o depresión de la médula ósea, como la carbamazepina, la fenitoína, el propiltiouracilo, las sulfamidas y el captopril. La combinación de litio y clozapina puede aumentar el riesgo de convulsiones, confusión y movimientos anómalos, y no debe prescribirse a los individuos que han presentado episodios de síndrome neuroléptico maligno. La clomipramina puede aumentar el riesgo de convulsiones mediante la reducción del umbral convulsivo y el incremento de las concentraciones plasmáticas de clozapina. La risperidona, la fluoxetina, la paroxetina y la fluvoxamina también aumentan las concentraciones plasmáticas de clozapina. La adición de paroxetina a un tratamiento con clozapina puede aumentar el riesgo de neutropenia que conlleva esta última.

Efectos secundarios.

Los efectos adversos más habituales de la clozapina son: sedación, mareos, síncope, taquicardia, hipotensión, alteraciones del ECG, náuseas y vómitos, aunque también puede causar cansancio, aumento de peso, diversos síntomas digestivos (por lo general, estreñimiento), efectos anticolinérgicos y debilidad muscular subjetiva. Otro efecto secundario es la sialorrea o hipersalivación, que aparece al principio del tratamiento y es más marcada por la noche. Los pacientes refieren que empapan de saliva la almohada. Probablemente este efecto secundario se deba a la dificultad para deglutir que ocasiona el fármaco. Aunque algunos informes indican que la clonidina o la amitriptilina pueden ayudar a reducir la hipersalivación, la solución más práctica es colocar una toalla sobre la almohada.

El riesgo de convulsiones es de alrededor del 4 % en los pacientes que reciben más de 600 mg/día. Un 1 % presenta leucopenia, granulocitopenia, agranulocitosis y fiebre. Durante el primer año del tratamiento, el riesgo de agranulocitosis es del 0,73 %, y se reduce al segundo año hasta el 0,07 %. El riesgo de neutropenia es del 2,32 % y el 0,69 % durante el primer y segundo año de tratamiento, respectivamente. Las únicas contraindicaciones de la clozapina son un recuento leucocitario inferior a 3 500 células/µl, un trastorno previo de la médula ósea, los antecedentes de agranulocitosis o los tratamientos con otros fármacos que causan depresión de la médula ósea, como la carbamazepina.

Durante los primeros 6 meses de tratamiento, debe realizarse un recuento leucocitario semanal para controlar la posible aparición de agranulocitosis. Si esta cifra se mantiene dentro de la normalidad, las determinaciones pueden realizarse quincenalmente. A pesar de que estas pruebas son caras, la detección temprana de una agranulocitosis puede evitar la muerte. Ante cualquier descenso por debajo de 3 000 células/µl en el recuento leucocitario o de 1 500 células/µl de la cifra de granulocitos, debe suspenderse el tratamiento. Además, debe consultarse a un hematólogo y considerar la conveniencia de obtener una muestra de la médula ósea. La clozapina no se puede administrar sin una prueba de control.

Los pacientes que muestran síntomas de dolor torácico, disnea, fiebre o taquipnea deberían someterse de inmediato a evaluación de una posible miocarditis o miocardiopatía, un efecto adverso poco frecuente pero grave que puede causar la muerte. Se recomiendan la determinación seriada de la fracción MB de la creatina fosfocinasa (CPK-MB), la concentración de troponina y estudios con ECG, e interrumpir de inmediato la administración de la clozapina.

Iloperidona

Indicaciones.

La iloperidona está indicada en el tratamiento intensivo de la esquizofrenia en adultos. No se han determinado su inocuidad ni su eficacia en niños y adolescentes.

Farmacología.

La iloperidona no es un derivado de otra fármaco antipsicótico. Tiene múltiples y complejos efectos antagonistas sobre varios sistemas de neurotransmisores, y gran afinidad por los receptores D_3 de la dopamina, seguida de una afinidad decreciente por los receptores α_{2c}-noradrenérgicos, los 5-HT$_{1a}$, los D_{2a} y 5-HT$_6$. En cambio, tiene poca afinidad por los receptores histaminérgicos. Al igual que con otros antipsicóticos, se desconoce la significación clínica de esta afinidad de unión al receptor.

La iloperidona alcanza su concentración máxima al cabo de 2 a 4 h, y su vida media depende del metabolismo hepático de la isoenzima. Se metaboliza principalmente a través de las CYP2D6 y 3A4, y la dosificación debería reducirse a la mitad cuando se administre junto con fuertes inhibidores de estas dos isoenzimas. La vida media es de 18 a 26 h en los metabolizadores rápidos de la CYP2D6, y de 31 a 37 h en los metabolizadores lentos. Destaca el hecho de que entre el 7 % y el 10 % de los caucásicos y entre el 3 % y el 8 % de los afroamericanos carecen de la capacidad para metabolizar sustratos de CYP2D6, por lo que las dosis deberían determinarse teniendo este hecho en cuenta. La iloperidona debe administrarse con cuidado en personas con una hepatopatía grave.

Efectos secundarios.

La iloperidona prolonga el intervalo QT y puede asociarse a arritmia y muerte súbita. Dosis de 12 mg dos veces al día lo prolongan en 9 ms. Su administración simultánea con otras sustancias que prolongan el intervalo QTc puede producir efectos aditivos sobre este y arritmias cardíacas potencialmente mortales, como *torsades de pointes*. Debería evitarse la administración simultánea de otros fármacos que se sabe que prolongan el intervalo QTc. La enfermedad cardiovascular, la hipopotasemia, la hipomagnesemia, la bradicardia, la prolongación congénita del intervalo QT y la administración simultánea de inhibidores de la CYP3A4 o la CYP2D6, que metabolizan la iloperidona, pueden aumentar el riesgo de prolongación del intervalo QT.

Los efectos adversos comunicados con mayor frecuencia son los mareos, la sequedad de boca, la fatiga, la sedación, la taquicardia y la hipotensión ortostática (dependiendo de la dosis y la valoración). A pesar de ser un potente antagonista D_2, la incidencia de efectos secundarios extrapiramidales y acatisia es parecida a la del placebo. El aumento de peso promedio en ensayos a corto y largo plazo es de 2,1 kg. Debido a que su administración está relativamente limitada, no se conocen de forma precisa los efectos en el peso y los lípidos. En algunos pacientes se observa una concentración elevada de prolactina. Se han comunicado tres casos de priapismo en la fase previa a su comercialización.

Dosificación.

La iloperidona tiene que valorarse lentamente para evitar la hipotensión ortostática. Existe un equipo de valoración, y la dosis efectiva (12 mg) debería alcanzarse aproximadamente a los 4 días si se sigue una pauta posológica de dos veces al día. Habitualmente se empieza el primer día con 1 mg dos veces al día, y se aumentan las dosis dos veces al día hasta alcanzar los 12 mg el día 4. La dosis máxima recomendada es de 12 mg dos veces al día (24 mg/día) y no importa si se administra sola o con alimentos.

Hidrocloruro de lurasidona

Indicaciones.

El hidrocloruro de lurasidona es un antipsicótico atípico oral que se toma una vez al día y está indicado en los pacientes con esquizofrenia. Hasta la fecha se carece de experiencia clínica suficiente con este fármaco.

Efectos secundarios.

Las reacciones adversas observadas con mayor frecuencia y asociadas a la administración de lurasidona son parecidas a las de otros antipsicóticos de nueva generación, como la somnolencia, la acatisia, las náuseas, el parkinsonismo y la agitación. Según datos de ensayos clínicos, la lurasidona causaría menos aumento de peso y menos cambios metabólicos que la asenapina y la iloperidona, otros dos antagonistas de la serotonina y la dopamina aprobados más recientemente. Se requiere más experiencia clínica con el fármaco para determinar si esto es realmente así.

Interacciones farmacológicas. Cuando se considere la administración simultánea de lurasidona y un inhibidor moderado de la CYP3A4 como el diltiazem, la dosis no debería superar los 40 mg/día. No debería administrarse lurasidona con un inhibidor potente de la CYP3A4 (p. ej., ketoconazol) ni con un inductor potente de la CYP3A4 (p. ej., rifampicina).

Dosificación. La lurasidona se presenta en comprimidos de 20, 40, 80 y 120 mg. No se requiere valoración inicial de la dosis. La dosis inicial recomendada es de 40 mg una vez al día, y debería tomarse junto con alimento sólido. Se ha observado su eficacia en un intervalo de dosis de 40 a 120 mg/día. Aunque no se ha demostrado un mayor beneficio con la dosis de 120 mg/día, se observa un aumento de las reacciones adversas relacionado con la dosis. Aun así, en algunos pacientes es positiva la dosis máxima recomendada de 160 mg/día. Se recomienda ajustar la dosis en pacientes con alteración renal. En los casos de alteración renal moderada a grave, la dosis no debería superar los 80 mg/día. En los pacientes con alteración hepática grave no debería superar los 40 mg/día.

Lumateperona

La lumateperona fue aprobada por la FDA para el tratamiento de la esquizofrenia en adultos en diciembre de 2019 y estuvo disponible en febrero de 2020. Es antagonista de varios receptores, incluidos el receptor 5-HT$_{2A}$, D$_1$, D$_2$ y D$_4$. Aunque es eficaz para la esquizofrenia, varios estudios sobre su eficacia en el trastorno bipolar arrojaron resultados decepcionantes. Está disponible en varias dosis, aunque la dosis más alta aprobada por la FDA es de 42 mg. Como se trata de un fármaco nuevo, la experiencia en muestras clínicas posteriores al estudio es muy limitada.

Pautas clínicas de los antagonistas serotoninérgicos-dopaminérgicos

Todos los antagonistas dopaminérgicos-serotoninérgicos pueden utilizarse para el tratamiento de un primer episodio psicótico, pero la clozapina se reserva para los casos en que otros fármacos no han resultado eficaces. Si un determinado paciente no responde a un antagonista dopaminérgico-serotoninérgico, debe intentarse el tratamiento con otro fármaco de la misma clase. La elección debe basarse en el estado de salud del paciente y en su respuesta a otros tratamientos previos. Los antagonistas dopaminérgicos-serotoninérgicos tardan entre 4 y 6 semanas en alcanzar una eficacia clínica completa, y pueden no observarse efectos clínicos completos hasta pasadas 8 semanas. Los metaanálisis más recientes sugieren que los beneficios podrían apreciarse ya a las 2-3 semanas, y una respuesta temprana o la falta de esta es indicativa de la respuesta posterior o su ausencia. En cualquier caso, la práctica clínica de potenciar un antagonista dopaminérgico-serotoninérgico con un antagonista dopaminérgico de potencia elevada o una benzodiazepina durante las primeras semanas parece razonable. Para tratar la agitación aguda, puede ser necesario administrar de 1 a 2 mg de lorazepam por vía oral o intramuscular. Una vez que se observa su eficacia, pueden reducirse las dosis según la tolerabilidad del paciente. Algunos pacientes que presentan gran resistencia al tratamiento pueden no mejorar hasta pasados 6 meses de tratamiento con un antagonista dopaminérgico-serotoninérgico.

El tratamiento con esta clase de fármacos debe iniciarse con dosis bajas, que se incrementan gradualmente hasta alcanzar la dosis terapéutica, para minimizar el riesgo de efectos adversos. El desarrollo potencial de efectos adversos requiere el aumento gradual de la dosis. Cuando un paciente deje de tomar el fármaco durante más de 36 h, debe reanudarse su administración con la dosis inicial. Si se decide finalizar un tratamiento con olanzapina o clozapina, siempre que sea posible deben reducirse poco a poco sus dosis para evitar síntomas colinérgicos de rebote, como diaforesis, rubefacción, diarrea e hiperactividad.

Después de asegurarse de la idoneidad del tratamiento con antagonistas de serotonina y dopamina, el médico debe explicar los riesgos y beneficios del tratamiento a la persona y a la familia. En el caso de la clozapina, debe registrarse en la historia clínica del paciente la obtención de su consentimiento informado. La historia clínica del paciente debe incluir información sobre trastornos hematológicos, epilepsia, enfermedades cardiovasculares, hepáticas y renales, y abuso de sustancias. La insuficiencia renal o hepática obliga a empezar el tratamiento con dosis bajas. La exploración física debe incluir determinaciones de la presión arterial en decúbito supino y en bipedestación, para detectar una posible hipotensión ortostática. En cuanto a las pruebas de laboratorio, deben realizarse un ECG y varios hemogramas completos con fórmula leucocitaria, tras los cuales se obtienen los valores medios, y pruebas funcionales hepáticas y renales. Se recomienda controlar periódicamente la glucemia, los lípidos en sangre y el peso corporal.

Aunque la sustitución de un antagonista dopaminérgico por uno dopaminérgico-serotoninérgico puede realizarse de forma rápida, es conveniente retirar gradualmente el primero mientras se incrementan las dosis del segundo. La clozapina y la olanzapina tienen efectos anticolinérgicos, y la sustitución de una por otra puede realizarse con un escaso riesgo de rebote colinérgico. Cuando se vaya a sustituir la risperidona por olanzapina, lo más conveniente es retirar gradualmente la primera en el transcurso de 3 semanas y, simultáneamente, empezar el tratamiento con 10 mg/día de olanzapina. La risperidona, la quetiapina y la ziprasidona no ejercen efectos anticolinérgicos, y la transición brusca de un antagonista dopaminérgico, olanzapina o clozapina a uno de estos fármacos puede causar un síndrome colinérgico, con sialorrea, náuseas, vómitos y diarrea. Este riesgo puede reducirse mediante la potenciación de la risperidona, la quetiapina o la ziprasidona con un fármaco anticolinérgico que, posteriormente, se retira de forma gradual. En definitiva, el inicio o la finalización de cualquier tratamiento con un antagonista dopaminérgico-serotoninérgico deben realizarse gradualmente.

Asimismo, es conveniente superponer la administración del fármaco que se va a sustituir con la del nuevo. Un dato interesante es que algunos pacientes muestran una respuesta clínica más marcada durante el tratamiento concurrente y, cuando son tratados con la monoterapia, disminuye. Se sabe poco sobre la seguridad del tratamiento antipsicótico combinado.

A las personas que reciben regularmente inyecciones *de liberación retardada* de antagonistas dopaminérgicos que vayan a sustituirse por un antagonista dopaminérgico-serotoninérgico, se les da la primera dosis de este un día más tarde que cuando se les debería administrar la siguiente inyección.

Cuando la clozapina causa agranulocitosis, puede sustituirse sin problemas por olanzapina, aunque el inicio de este tratamiento durante una agranulocitosis causada por clozapina puede retrasar la recuperación (de los 3 o 4 días habituales, a 11 o 12). Por ello, es conveniente esperar a la remisión de este efecto secundario antes de empezar a administrar la olanzapina.

No se han comunicado casos iniciales o recaídas de agranulocitosis con este fármaco, ni siquiera cuando se ha administrado previamente clozapina. No se ha estudiado el tratamiento con antagonistas dopaminérgicos-serotoninérgicos durante el embarazo, pero debe tenerse en cuenta que la risperidona puede elevar las concentraciones de prolactina hasta niveles tres o cuatro veces superiores al límite superior de la normalidad. Estos fármacos pueden excretarse en la leche materna, por lo

Tabla 21-9
Comparación de la dosis^a habitual de algunos de los antipsicóticos de segunda generación disponibles para el tratamiento de esquizofrenia en Estados Unidos

Antipsicótico	Dosis inicial habitual	Margen terapéutico de mantenimiento	Ajuste de dosis	Dosis máxima recomendada
Aripiprazol	Comprimidos de 10-15 mg una vez al día	10-30 mg/día	No debería aumentarse la dosis antes de 2 semanas	30 mg/día
Asenapina	5 mg dos veces al día	10 mg dos veces al día	El incremento de dosis no es necesario	20 mg/día
Clozapina	Comprimidos de 12,5 mg una o dos veces al día	150-300 mg/día en dosis separadas, o 200 mg por la tarde en dosis única	La dosis debería aumentarse en 25-50 mg el día 2. Los siguientes incrementos serán de 25-50 mg/día hasta alcanzar la dosis seleccionada de 300-450 mg/día. Posteriormente no debería aumentarse la dosis más de una o dos veces a la semana en incrementos de no más de 100 mg	900 mg/día
Iloperidona	1 mg dos veces al día	12-24 mg/día en dosis separadas	Empezar con 1 mg dos veces al día y pasar a 2, 4, 6, 8 y 12 mg dos veces al día. Seguir esta pauta a lo largo de 7 días	24 mg/día
Lurasidona	40 mg/día	40-80 mg/día	El incremento de dosis no es necesario	120 mg/día
Olanzapina	Comprimidos o comprimidos bucodispersables de 5-10 mg/día	10-20 mg/día	Se recomiendan incrementos de la dosis de 5 mg una vez al día cuando se requiere a intervalos de no menos de 1 semana	20 mg/día
Paliperidona	Comprimidos de 3-9 mg de liberación retardada una vez al día	3-6 mg/día	La concentración plasmática alcanza el máximo aproximadamente al cabo de 24 h	12 mg/día
Quetiapina	Comprimidos de 25 mg dos veces al día	Dosis mínima necesaria para mantener la remisión	Aumentar en dosis de 25-50 mg dos o tres veces al día los días 2 y 3, mientras se tolere, hasta una dosis seleccionada de 500 mg/día el día 4 (administrada en dos o tres dosis diarias). Los posteriores ajustes de la dosis, si son necesarios, deberían ser de 25-50 mg dos veces al día y administrarse a intervalos de no menos de 2 días	800 mg/día
Risperidona	1 comprimido de 1 mg por vía oral	2-6 mg una vez al día	Dosis inicial: 25 mg cada 2 semanas	1-6 mg/día
Risperidona de acción prolongada intramuscular	Inyecciones intramusculares de 25-50 mg cada 2 semanas	Empezar con risperidona oral durante 3 semanas	Aumentar hasta 2 mg una vez al día a partir del día 2 y hasta 4 mg/día el día 3. En algunos pacientes puede que sea apropiado un incremento más lento. Cuando se requiere ajustar la dosis, se recomienda incrementarla en 1-2 mg/día en intervalos no inferiores a 1 semana	50 mg cada dos semanas
Ziprasidona	Cápsulas de 20 mg dos veces al día con las comidas	20-80 mg dos veces al día	Puede ajustarse la dosis en función del estado clínico del individuo a intervalos de no menos de 2 días	80 mg dos veces al día
Ziprasidona por vía intramuscular	En la agitación intensa: 10-20 mg, según sea necesario, hasta un máximo de 40 mg/día	No aplicable	Para la agitación intensa pueden administrarse dosis de 10 mg cada 2 h, y de 20 mg cada 4 h hasta un máximo de 40 mg/día	En la agitación intensa: 40 mg/día durante no más de 3 días consecutivos

^{a}Puede que en determinadas poblaciones sea necesario ajustar la dosis.
Información obtenida de U.S. Prescribing Information para cada una de las sustancias.

que están contraindicados durante la lactancia. Las dosis de antagonistas selectivos serotoninérgicos-dopaminérgicos se detallan en la tabla 21-9.

ANTAGONISTAS DOPAMINÉRGICOS (ANTIPSICÓTICOS DE PRIMERA GENERACIÓN)

Los antagonistas de los receptores dopaminérgicos constituyen el primer grupo de fármacos eficaces frente a la esquizofrenia y otros trastornos psiquiátricos. El primero de estos fármacos, la fenotiazina clorpromazina, fue introducido al inicio de la década de 1950. Destacan, entre

otros, los antipsicóticos de los siguientes grupos: fenotiazinas, butirofenonas, tioxantenos, dibenzoxazepinas, dihidroindoles y difenilbutilpiperidinas. Dado que estos fármacos se asocian con síndromes extrapiramidales en dosis clínicamente eficaces, nuevos fármacos antipsicóticos, como los antagonistas dopaminérgicos-serotoninérgicos, han ido sustituyendo a los antiguos. Estos se diferencian de los anteriores por su baja capacidad para provocar efectos secundarios extrapiramidales, pero tienen otros inconvenientes, entre los que destaca su tendencia a provocar aumento de peso, incremento de los lípidos y diabetes. Por tanto, un motivo para seguir considerando el uso de los antagonistas dopaminér-

Tabla 21-10
Factores que influyen en la farmacocinética de los antipsicóticos

Edad	El aclaramiento puede ser más lento en los adultos mayores
Enfermedades	La reducción de flujo sanguíneo hepático puede disminuir el aclaramiento
	Las hepatopatías pueden disminuir el aclaramiento
Inductores enzimáticos	Carbamazepina, fenitoína, etambutol, barbitúricos
Inhibidores del aclaramiento	Inhibidores selectivos de la recaptación de serotonina, antidepresivos tricíclicos, cimetidina, β-bloqueantes, isoniazida, metilfenidato, eritromicina, triazolobenzodiazepinas, ciprofloxacino, ketoconazol
Cambios en la unión a proteínas	Puede aparecer hipoalbuminemia con malnutrición o insuficiencia hepática

Adaptada de Ereshefsky L. Pharmacokinetics and drug interactions: Update for new antipsychotics. *J Clin Psychiatry* 1996;57(Supl. 1)1:12-25.

gicos es su menor riesgo de provocar alteraciones metabólicas significativas. Los de potencia intermedia, como la perfenazina, han demostrado ser tan eficaces y bien tolerados como los antagonistas dopaminérgicos-serotoninérgicos. En Estados Unidos se ha suspendido la comercialización de molindona, el antagonista dopaminérgico con el menor riesgo de aumento de peso y efectos secundarios metabólicos.

Acciones farmacológicas

Todos los antagonistas dopaminérgicos se absorben bien tras su administración oral, pero las formulaciones líquidas se absorben mejor que los comprimidos o las cápsulas. Las concentraciones plasmáticas máximas suelen alcanzarse al cabo de 1 a 4 h de la administración oral, y entre 30 y 60 min tras la parenteral. El humo del tabaco, el café, los antiácidos y los alimentos interfieren con la absorción de estos fármacos. Las concentraciones se estabilizan aproximadamente en 3 a 5 días. La vida media de esta clase de fármacos es de alrededor de 24 h. Todos ellos pueden administrarse en una sola toma diaria, una vez que se estabiliza el trastorno para el que se han prescrito. La mayor parte de los antagonistas dopaminérgicos se unen en gran medida a las proteínas. Las formulaciones parenterales permiten obtener un inicio de la acción más rápido y fiable, y aumentar hasta 10 veces la biodisponibilidad del fármaco. La mayor parte de esta clase de fármacos es metabolizada por el citocromo P450 (CYP) y las isoenzimas CYP2D6 y 3A, pero presentan diferencias entre ellos.

En Estados Unidos se comercializan preparaciones parenterales de haloperidol y flufenazina de liberación retardada con acción prolongada. Suelen administrarse por vía oral una vez cada 1 a 4 semanas, dependiendo de la dosis y del paciente. Con estas especialidades, las concentraciones plasmáticas estables pueden no alcanzarse hasta pasados 6 meses de tratamiento, que debe mantenerse durante el primer mes, aproximadamente.

La acción antipsicótica de estos fármacos se debe a la inhibición de la neurotransmisión dopaminérgica. Los antagonistas dopaminérgicos son eficaces cuando están ocupados alrededor del 72% de los receptores D_2 del cerebro. Esta clase de fármacos también bloquea receptores noradrenérgicos, colinérgicos e histamínicos, aunque cada fármaco ejerce efectos distintos sobre estos sistemas de receptores.

Los antagonistas dopaminérgicos presentan diferencias generales en cuanto a su potencia, es decir, a la cantidad de fármaco necesaria para lograr efectos terapéuticos. Los de baja potencia, como la clorpromazina y la tioridazina, de los que se administran varios cientos de miligramos por día, suelen producir un mayor aumento de peso y más

Tabla 21-11
Indicaciones de los antagonistas dopaminérgicos

Episodios psicóticos agudos de pacientes con esquizofrenia o trastorno esquizoafectivo
Tratamiento de mantenimiento de pacientes con esquizofrenia o trastorno esquizoafectivo
Episodio maníaco
Trastorno depresivo con características psicóticas
Trastorno delirante
Trastorno de la personalidad límite
Trastornos psicóticos inducidos por sustancias
Delírium y trastorno neurocognitivo mayor
Trastornos mentales debidos a una afección médica
Esquizofrenia de inicio en la infancia
Trastorno del espectro del autismo
Trastorno de la Tourette
Enfermedad de Huntington

sedación que los de potencia elevada, como el haloperidol y la flufenazina, de los que se suelen tomar menos de 10 mg/día. Por otra parte, los de alta potencia causan efectos extrapiramidales con mayor frecuencia. En la tabla 21-10 se muestran algunos factores que influyen en las acciones farmacológicas de los antagonistas dopaminérgicos.

Indicaciones terapéuticas

Los antagonistas dopaminérgicos pueden ser de utilidad en numerosos trastornos psiquiátricos y neurológicos. En la tabla 21-11 se muestran algunas de estas indicaciones.

Esquizofrenia y trastorno esquizoafectivo. Los antagonistas dopaminérgicos son eficaces como tratamiento a corto y largo plazo de la esquizofrenia y el trastorno esquizoafectivo, pues alivian los síntomas agudos y previenen las exacerbaciones posteriores. Son más eficaces contra los síntomas positivos de la esquizofrenia (p. ej., alucinaciones, delirios y agitación), pero la probabilidad de que los síntomas negativos (expresión emotiva disminuida y ambivalencia) mejoren de forma significativa es más baja e, incluso, pueden empeorar como consecuencia de la restricción de la expresión facial y la acinesia que ocasionan estos fármacos.

La esquizofrenia y el trastorno esquizoafectivo se caracterizan por ciclos de remisiones y recaídas. Los antagonistas dopaminérgicos reducen el riesgo de reaparición de la psicosis en los pacientes que se han recuperado mientras están en tratamiento. Después de un episodio de psicosis, el tratamiento debe mantenerse durante 1 o 2 años, y tras varios episodios, durante 2 a 5 años.

Episodio maníaco. Los antagonistas dopaminérgicos son eficaces como tratamiento de los síntomas psicóticos de la manía aguda. El inicio de la acción de los antimaníacos (p. ej., el litio) suele ser más lento que con los antipsicóticos sobre los síntomas agudos, por lo que es habitual combinar inicialmente un antagonista dopaminérgico o uno dopaminérgico-serotoninérgico con litio, divalproato sódico, lamotrigina o carbamazepina, y retirar gradualmente el antipsicótico.

Trastorno depresivo con características psicóticas. El tratamiento combinado con un antipsicótico y un antidepresivo es uno de los de elección en el trastorno depresivo mayor con características psicóticas; el otro es la terapia electroconvulsiva.

Trastorno delirante. Los pacientes con trastorno delirante suelen responder favorablemente a estos fármacos. Algunos individuos con trastorno de la personalidad límite que pueden desarrollar pensamientos paranoicos durante la evolución de su enfermedad pueden responder a los antipsicóticos.

Conducta agresiva y agitación acusadas.   Los pacientes que muestran agitación y conducta agresiva marcadas, con independencia de su diagnóstico, pueden ser tratados con antagonistas dopaminérgicos-serotoninérgicos. Síntomas como la irritabilidad marcada, la falta de control de los impulsos, la hostilidad acusada, la hiperactividad evidente y la agitación responden al tratamiento a corto plazo con estos fármacos. Los niños con trastornos del desarrollo neurológico, en especial si tienen una discapacidad intelectual profunda o trastorno del espectro del autismo, suelen presentar episodios de violencia, agresividad y agitación que responden al tratamiento con antipsicóticos, pero su administración continuada para controlar la conducta alterada en los niños es controvertida.

Trastorno de la Tourette.   El trastorno de la Tourette, una alteración neuroconductual caracterizada por la presencia de tics motores y bucales, puede tratarse con antagonistas dopaminérgicos. El haloperidol y la pimozida son los fármacos más utilizados, pero no son los únicos eficaces. Algunos médicos prefieren la clonidina, por su menor riesgo de efectos secundarios neurológicos.

Trastorno de la personalidad límite.   Los pacientes con trastorno de la personalidad límite que experimentan síntomas psicóticos transitorios, como alteraciones de la percepción, desconfianza, ideas de referencia y agresividad, pueden ser tratados con un antagonista dopaminérgico. Este trastorno también causa inestabilidad del estado de ánimo, por lo que debe evaluarse al paciente para comprobar la conveniencia de prescribir un eutimizante.

Delírium y trastorno neurocognitivo mayor.   Alrededor de dos terceras partes de los pacientes adultos mayores con agitación que muestran distintos tipos de trastorno neurocognitivo mayor mejoran cuando se les prescribe un antagonista dopaminérgico. Se recomiendan dosis bajas de los de mayor potencia (p. ej., 0,5 a 1 mg/día de haloperidol). Estos fármacos se utilizan también para tratar los síntomas psicóticos y la agitación característicos del delírium. Es preciso determinar la causa de este síntoma, puesto que el delírium inducido por anticolinérgicos puede ser exacerbado por antagonistas dopaminérgicos de baja potencia que, con frecuencia, poseen una marcada actividad muscarínica. Los efectos secundarios más problemáticos en la población geriátrica son la hipotensión ortostática, el parkinsonismo y un empeoramiento de la cognición.

Trastorno psicótico inducido por sustancias.   La intoxicación por cocaína, anfetaminas, alcohol, fenciclidina u otras sustancias puede ocasionar síntomas psicóticos. Puesto que suelen desaparecer espontáneamente, es preferible evitar administrar un antagonista dopaminérgico, salvo que el paciente presente una agresividad y una agitación muy evidentes. Por lo general, suelen utilizarse benzodiazepinas. Para la intoxicación por fenciclidina, deben emplearse benzodiazepinas en lugar de antagonistas dopaminérgicos. En pacientes con alucinaciones o delirios como consecuencia de la abstinencia del alcohol, los antagonistas dopaminérgicos pueden aumentar el riesgo de convulsiones.

Esquizofrenia de inicio en la infancia.   Los antipsicóticos pueden ser útiles para tratar a niños con esquizofrenia, aunque se han realizado pocos estudios que hayan incluido a este subgrupo poblacional. Se están llevando a cabo ensayos con el fin de determinar si el tratamiento farmacológico ante los signos incipientes de alteración en los niños con riesgo genético de presentar esquizofrenia puede prevenir la aparición de síntomas más floridos. En cualquier caso, es preciso valorar adecuadamente la aparición de efectos secundarios, en especial los que afectan a las funciones mentales y la capacidad de alerta.

Otras indicaciones psiquiátricas y no psiquiátricas.   Los antagonistas dopaminérgicos reducen la corea en las primeras etapas de la enfermedad de Huntington. Estos pacientes pueden presentar alucina-

Tabla 21-12
Antagonistas dopaminérgicos: potencia y efectos adversos

Fármaco	Estructura química	Dosis terapéutica equivalente (vía oral) (mg)	Sedación	Neurovegetativos[a]	Extrapiramidales[b]
Pimozida[c]	Difenilbutilpiperidina	1,5	+	+	+++
Flufenazina	Fenotiazina: derivado piperazínico	2	+	+	+++
Haloperidol	Butirofenona	2	+	+	+++
Tiotixeno	Tioxanteno	4	+	+	+++
Trifluoperazina	Fenotiazina: derivado piperazínico	5	++	+	+++
Perfenazina	Fenotiazina: derivado piperazínico	8	++	+	++/+++
Molindona	Dihidroindolona	10	++	+	+
Loxapina	Dibenzoxazepina	10	++	+/++	++/+++
Proclorperazina[c]	Fenotiazina: derivado piperazínico	15	++	+	+++
Acetofenazina	Fenotiazina: derivado piperazínico	20	++	+	++/+++
Trifluopromazina	Fenotiazina: compuesto alifático	25	+++	++/+++	++
Mesoridazina	Fenotiazina: derivado piperidínico	50	+++	++	+
Clorpromazina	Fenotiazina: compuesto alifático	100	+++	+++	++
Clorprotixeno	Tioxanteno	100	+++	+++	+/++
Tioridazina	Fenotiazina: derivado piperidínico	100	+++	+++	+

[a]Efectos antiadrenérgicos α y anticolinérgicos.
[b]Excepto la discinesia tardía, que aparece con la misma frecuencia e intensidad por todos los fármacos con dosis antipsicóticas de la misma eficacia.
[c]La pimozida se emplea principalmente para el tratamiento del trastorno de la Tourette; la proclorperazina ya no se prescribe o se hace en muy pocas ocasiones como antipsicótico.
Adaptada de la American Medical Association. *AMA drug evaluations: annual 1992.* Chicago: American Medical Association; 1992.

ciones, delirios, manía o hipomanía. Estos y otros síntomas mejoran con el tratamiento con antagonistas dopaminérgicos, de los que deben emplearse los de mayor potencia. No obstante, los médicos deben ser conscientes de que los pacientes con la variante rígida del trastorno pueden presentar síntomas extrapiramidales agudos. El uso de antagonistas dopaminérgicos para tratar los trastornos del control de impulsos debe reservarse para los pacientes en los que otros fármacos hayan resultado ineficaces. Los pacientes con trastorno del espectro del autismo pueden presentar hiperactividad, gritos y agitación con agresividad; algunos de estos síntomas mejoran con los antagonistas dopaminérgicos de alta potencia, pero existen pocos datos clínicos que confirmen su eficacia en estos pacientes.

El balismo y el hemibalismo (que afecta solamente a una mitad del cuerpo) son trastornos neurológicos poco frecuentes, caracterizados por movimientos propulsivos de las piernas hacia fuera del cuerpo, que también responden al tratamiento con antipsicóticos. Otras indicaciones de los antagonistas dopaminérgicos son las náuseas, los vómitos, el hipo persistente y el prurito, así como los trastornos endocrinos y la epilepsia del lóbulo temporal que pueden estar asociados a las psicosis que responden al tratamiento con antipsicóticos.

Los efectos secundarios más habituales de los antagonistas dopaminérgicos son de tipo neurológico. Como regla general, los fármacos de baja potencia suelen ocasionar efectos adversos no neurológicos, mientras que los de potencia elevada producen la mayoría de los efectos adversos neurológicos.

Precauciones y reacciones adversas

En la tabla 21-12 se muestran los efectos adversos más frecuentes de los antagonistas dopaminérgicos.

Síndrome neuroléptico maligno.   El síndrome neuroléptico maligno es un efecto secundario potencialmente mortal de los antagonistas dopaminérgicos que puede presentarse en cualquier momento del tratamiento. Sus síntomas son: hipertermia extrema, distonía y rigidez muscular acusadas, acinesia, mutismo, confusión, agitación y aumentos del ritmo cardíaco y la presión arterial. Los resultados alterados de las pruebas de laboratorio incluyen elevaciones del recuento leucocitario, la creatinina fosfocinasa, las enzimas hepáticas, la mioglobina plasmática y mioglobinuria, asociadas en algunos casos a insuficiencia renal. El síndrome suele durar entre 24 y 72 h pero, si no se trata, puede persistir entre 10 y 14 días. A menudo, el diagnóstico no se establece en las primeras etapas, y los síntomas de retraimiento o la agitación pueden confundirse con un aumento de la psicosis. Este síndrome es más frecuente en hombres que en mujeres, y es más habitual en los jóvenes que en los adultos mayores. La mortalidad por el síndrome puede ser de entre el 20 % y el 30 %, o incluso superior con las formulaciones de liberación retardada y los fármacos de potencia elevada.

Ante la sospecha de un síndrome neuroléptico maligno, debe interrumpirse de inmediato el tratamiento y seguir las siguientes pautas: medidas de enfriamiento del paciente; control de las constantes vitales, el equilibrio hidroelectrolítico y la diuresis, y tratamiento sintomático de la fiebre. Los antiparkinsonianos pueden reducir, en cierta medida, la rigidez muscular. El dantroleno, un relajante musculoesquelético, puede ser de utilidad en este trastorno, con una pauta de 0,8 a 2,5 mg/kg cada 6 h, hasta una dosis total de 10 mg/día. Si el paciente puede tomar medicación por vía oral, pueden administrarse entre 100 y 200 mg/día. Además, también puede añadirse bromocriptina (de 20 a 30 mg/día, divididos en cuatro tomas), o bien amantadina. Este tratamiento debe mantenerse durante 5 a 10 días. Cuando se pueda reiniciar la terapia con el fármaco que haya causado el síndrome, el médico debe valorar la conveniencia de sustituirlo por uno de menor potencia o un antagonista dopaminérgico-serotoninérgico, teniendo en cuenta que estos fármacos, incluso la clozapina, también pueden causar un síndrome neuroléptico maligno.

Umbral convulsivo.   Los antagonistas dopaminérgicos pueden disminuir el umbral convulsivo. Se cree que la clorpromazina, la tioridazina y otros fármacos de potencia baja pueden ser más epileptógenos que los de potencia elevada. El riesgo de crisis epilépticas obliga a valorar la conveniencia de prescribirlos a cualquier paciente que presente epilepsia o una lesión cerebral.

Sedación.   La causa habitual de la sedación asociada con los antagonistas dopaminérgicos es el bloqueo de los receptores histamínicos H_1. La clorpromazina es el antipsicótico atípico más sedante. Las propiedades relativamente sedantes de estos fármacos se resumen en la tabla 21-12. La administración de la dosis diaria total a la hora de acostarse suele eliminar los problemas causados por la sedación y, a menudo, se desarrolla tolerancia a este efecto adverso.

Efectos anticolinérgicos centrales.   Los síntomas de actividad anticolinérgica central son: agitación marcada, desorientación temporoespacial y de las personas, alucinaciones, convulsiones, fiebre elevada y midriasis, y pueden evolucionar a estupor y coma. El tratamiento de la toxicidad anticolinérgica consiste en la suspensión del fármaco o los fármacos causantes, la vigilancia médica atenta y la administración de 2 mg de fisostigmina en infusión intravenosa lenta, que puede repetirse al cabo de 1 h, si es necesario. Las dosis excesivas de fisostigmina pueden ser peligrosas: son síntomas de toxicidad la hipersalivación y la sudoración. El sulfato de atropina (0,5 mg) puede revertirlos.

Efectos cardíacos.   Los antagonistas dopaminérgicos reducen la contractilidad cardíaca, alteran la contractilidad mediada por enzimas en los miocardiocitos, incrementan las concentraciones sanguíneas de catecolaminas y prolongan el tipo de conducción auricular y ventricular, y los períodos refractarios.

Los antagonistas dopaminérgicos de baja potencia, en particular las fenotiazinas, son más cardiotóxicos que los de potencia elevada. Una excepción es el haloperidol, que se ha relacionado con un ritmo cardíaco anómalo, arritmias ventriculares, *torsades de pointes* y muerte súbita en inyección intravenosa. La pimozida, la sulpirida y el droperidol (una butirofenona) también prolongan el intervalo QTc y han mostrado una asociación clara con las *torsades de pointes* y la muerte súbita. En un estudio, la tioridazina causó 28 de los 46 casos de muerte súbita por antipsicóticos (61 %), y en 15 de estos casos fue el único fármaco ingerido. La clorpromazina también puede dar lugar a prolongaciones de los intervalos QT y PR, aplanamiento de las ondas T y depresión del segmento ST. Estos fármacos solo están indicados cuando el tratamiento con otros haya resultado ineficaz.

Muerte súbita.   Se han comunicado informes aislados de muerte súbita de causa cardíaca durante el tratamiento con antagonistas dopaminérgicos, que pueden haber sido consecuencia de arritmias. Otras posibles causas son las convulsiones, la asfixia, la hipertermia maligna, los golpes de calor y el síndrome neuroléptico maligno. En cualquier caso, no se ha demostrado que el tratamiento con antipsicóticos pueda dar lugar a un aumento global de la incidencia de muerte súbita.

Hipotensión ortostática (postural).   La hipotensión ortostática (postural) es más frecuente con los fármacos de potencia baja, en especial con la clorpromazina, la tioridazina y el clorprotixeno. Cuando se administran antagonistas dopaminérgicos de baja potencia por vía intramuscular, el médico debe determinar la presión arterial del paciente (en decúbito y en bipedestación), antes y después de la primera dosis y durante los primeros días de tratamiento.

El mecanismo de la hipotensión ortostática es el bloqueo adrenérgico, que es más frecuente durante los primeros días de tratamiento. Los pacientes suelen desarrollar tolerancia a este efecto adverso, fenómeno que explica por qué las dosis iniciales de estos fármacos son más bajas que las dosis terapéuticas habituales. Los desmayos o las caídas, pese a ser infrecuentes, pueden causar lesiones, por lo que es importante advertir a los pacientes de este efecto secundario y explicarles que deben incorporarse lentamente después de haber estado sentados o tumbados. También deben evitar la cafeína y el alcohol, y es preciso beber como mínimo 2 l de agua al día y, si no se está siguiendo un tratamiento para la hipertensión, añadir cantidades generosas de sal a la dieta. Algunos pacientes pueden beneficiarse del uso de medias de compresión.

Ese tipo de hipotensión puede tratarse tumbando al paciente con los pies más elevados que la cabeza y moviéndole las piernas como si pedaleara. En algunos casos, puede estar indicada la administración de fármacos vasopresores o de reposición de la volemia, como la noradrenalina. La hipotensión se produce por bloqueo α-adrenérgico, por lo que estos fármacos también inhiben las propiedades estimulantes α-adrenérgicas de la adrenalina, sin afectar a sus efectos estimulantes β-adrenérgicos. Así pues, la administración de adrenalina causa un agravamiento paradójico de la hipotensión, por lo que está contraindicada en los casos de hipotensión inducida por antipsicóticos. El tratamiento de elección de este trastorno son los fármacos vasopresores α-adrenégicos, como el metaraminol y la noradrenalina.

Efectos hematológicos.

La leucocitopenia transitoria, con un recuento leucocitario de alrededor de 3 500/µl, puede ser habitual, pero no reviste gravedad clínica. La agranulocitosis es otro efecto hematológico, en este caso potencialmente mortal, que afecta a 1 de cada 10 000 pacientes tratados con antagonistas dopaminérgicos. Otros efectos poco frecuentes son la púrpura trombocitopénica y no trombocitopénica, las anemias hemolíticas y la pancitopenia. Aunque no está indicado realizar un hemograma completo de forma regular, cuando un paciente presenta dolor de garganta y fiebre debe realizarse de inmediato, por la posibilidad de una discrasia sanguínea grave. Si los parámetros sanguíneos son bajos, es necesario suspender el tratamiento con el antagonista dopaminérgico y trasladar al paciente a un centro de salud. La tasa de mortalidad por esta complicación puede ser de hasta un 30%.

Efectos anticolinérgicos periféricos.

Los efectos anticolinérgicos periféricos, que incluyen sequedad bucal y nasal, visión borrosa, estreñimiento, retención urinaria y midriasis, son habituales, en especial con antagonistas dopaminérgicos de baja potencia como la clorpromazina, la tioridazina y la mesoridazina. Algunos pacientes también presentan náuseas y vómitos.

El estreñimiento debe tratarse con uno de los laxantes prescritos habitualmente, pero cuando reviste mayor gravedad, puede ocasionar íleo paralítico. En estos casos, es preciso reducir la dosis del antagonista dopaminérgico o sustituirlo por un fármaco con menos efectos anticolinérgicos. Para tratar el íleo paralítico puede administrarse pilocarpina, aunque proporciona un alivio transitorio. En cuanto a la retención urinaria, en algunos casos puede ser de utilidad el betanecol, en dosis de 20 a 40 mg/día.

El aumento de peso incrementa la morbimortalidad y el incumplimiento terapéutico. Los antagonistas dopaminérgicos de baja potencia pueden dar lugar a un incremento ponderal significativo, pero inferior al que ocasionan los antagonistas dopaminérgicos-serotoninérgicos como la olanzapina y la clozapina. Con la molindona y, tal vez, la loxapina el aumento de peso no es tan marcado.

Efectos endocrinos.

El bloqueo de los receptores dopaminérgicos en el sistema tuberoinfundibular hipotalámico desencadena una mayor secreción de prolactina, que puede comportar hipertrofia mamaria, galactorrea, amenorrea e inhibición del orgasmo en la mujer o impotencia en el hombre. Con excepción de la risperidona, los antagonistas dopaminérgicos-serotoninérgicos no suelen ocasionar aumentos de las concentraciones de prolactina, por lo que pueden ser de elección para los pacientes que experimenten efectos secundarios molestos por esta causa.

Efectos sexuales adversos.

Tanto los hombres como las mujeres en tratamiento con antagonistas dopaminérgicos pueden experimentar anorgasmia y disminución de la libido. Hasta un 50% de los hombres que toman antipsicóticos refieren problemas de erección y eyaculación. La disfunción orgásmica inducida por fármacos psicoactivos se trata a menudo con sildenafilo, vardenafilo o tadalafilo, pero no se ha estudiado su combinación con antagonistas dopaminérgicos. La tioridazina se asocia en particular con la reducción de la libido y la eyaculación retrógrada en el hombre. También se han comunicado informes de priapismo y dolor en el orgasmo, que pueden ser consecuencia de la actividad antagonista α₁-adrenérgica de estos fármacos.

Efectos cutáneos y oculares.

Estos fármacos pueden causar fotosensibilidad y dermatitis alérgica, que son más habituales con los de baja potencia. Al principio del tratamiento (por lo general, durante las primeras semanas) pueden aparecer exantemas urticantes, maculopapulares, petequiales o edematosos, que remiten espontáneamente. Algunos pacientes en tratamiento con clorpromazina presentan una reacción de fotosensibilidad de aspecto semejante a una quemadura solar. Es preciso alertar a los pacientes de la posibilidad de este efecto adverso y recomendarles que no tomen el sol más de 30 o 60 min y se apliquen filtros solares. El tratamiento crónico con clorpromazina puede dar lugar a una coloración azul grisácea en las áreas expuestas al sol. Inicialmente, la piel puede adquirir un color marrón dorado o bronceado y, después, colores como el gris pizarra, el azul metálico o el violeta. Estos cambios desaparecen con la sustitución de la clorpromazina por otro fármaco.

El tratamiento con tioridazina en dosis > 1 000 mg/día puede ocasionar una pigmentación irreversible de la retina. En ocasiones, este efecto adverso viene precedido por una alteración nocturna que dificulta la visión de noche. Esta pigmentación puede agravarse incluso después de haber retirado el tratamiento con tioridazina y llegar a causar ceguera. Por esta razón, la dosis máxima recomendada de este fármaco es de 800 mg/día.

Los pacientes en tratamiento con clorpromazina pueden presentar una pigmentación relativamente benigna en los ojos caracterizada por depósitos de color marrón claro o blanquecino concentrados en la cara anterior del cristalino y la posterior de la córnea, que solo son visibles mediante examen con lámpara de hendidura. Estos depósitos granulares pueden cambiar y adquirir un color marrón amarillento o blanco opaco, a menudo con aspecto estrellado. En algunos casos, la conjuntiva adquiere un color marrón. Sin embargo, estos efectos no causan lesiones retinianas ni afectan a la vista, y desaparecen gradualmente cuando se retira la clorpromazina.

Ictericia.

Las elevaciones de las enzimas hepáticas durante el tratamiento con antagonistas dopaminérgicos suelen ser transitorias y no revisten importancia clínica. Cuando empezó a prescribirse clorpromazina, se comunicaron varios casos de ictericia obstructiva o colestásica, que solía aparecer durante el primer mes de tratamiento precedida por síntomas como dolor epigástrico, náuseas o vómitos. Luego, los pacientes presentaban fiebre, exantemas, eosinofilia, bilirrubina en la orina y aumentos de las concentraciones séricas de bilirrubina, fosfatasa alcalina y transaminasas hepáticas. En la actualidad, se dan muy pocos casos de ictericia, pero cuando se detecta debe interrumpirse el tratamiento.

Sobredosis.

Las sobredosis de antagonistas dopaminérgicos suelen causar efectos secundarios marcados. Algunos de sus síntomas y signos característicos son la depresión del SNC, los síntomas extrapiramidales, la midriasis, la rigidez, la inquietud, la disminución de los reflejos osteotendinosos, la taquicardia y la hipotensión. Los síntomas más graves son el delírium, el coma, la depresión respiratoria y las convulsiones. El haloperidol es uno de los antipsicóticos típicos más seguros en caso de sobredosis. Tras una sobredosis, se observan un enlentecimiento difuso y una disminución del voltaje en el electroencefalograma (EEG). Una sobredosis extrema puede ocasionar delírium y coma, con depresión respiratoria e hipotensión. Las sobredosis potencialmente mortales son las que incluyen otros depresores del SNC, como el alcohol o las benzodiazepinas.

Tabla 21-13
Interacciones de los antipsicóticos

Fármaco que interactúa	Mecanismo	Efecto clínico
Interacciones farmacológicas de gravedad		
Adrenalina, noradrenalina	Los antipsicóticos contrarrestan su efecto hipertensor	Hipotensión
Antagonistas β-adrenérgicos	Efecto farmacológico sinérgico; los antipsicóticos inhiben el metabolismo del propranolol; aumentan las concentraciones plasmáticas del antipsicótico	Hipotensión grave
Anticolinérgicos	Efectos farmacodinámicos	Efecto anticolinérgico aditivo
	Disminución del efecto antipsicótico	Toxicidad anticolinérgica
Barbitúricos	El fenobarbital induce el metabolismo de los antipsicóticos	Disminución de las concentraciones de antipsicótico
Carbamazepina	Induce el metabolismo de los antipsicóticos	Hasta un 50 % de reducción en las concentraciones de antipsicóticos
Carbón	Reducción de la absorción GI de antipsicóticos y adsorción del fármaco durante la circulación enterohepática	Puede reducir el efecto antipsicótico o causar toxicidad en caso de sobredosis o alteraciones GI
Etanol	Depresión aditiva del SNC	Alteraciones psicomotoras
Fluvoxamina	La fluvoxamina inhibe el metabolismo del haloperidol y la clozapina	Aumento de las concentraciones de haloperidol y clozapina
Guanetidina	Los antipsicóticos inhiben la recaptación de guanetidina	Reducción del efecto antihipertensivo
Humo del tabaco	Inducción de enzimas microsómicas	Reducción de las concentraciones plasmáticas de antipsicóticos
Litio	Desconocido	Casos aislados de neurotoxicidad
Meperidina	Depresión aditiva del SNC	Hipotensión y sedación
Interacciones farmacológicas de gravedad leve o moderada		
Ácido valproico	Los antipsicóticos inhiben el metabolismo del ácido valproico	Incremento de la vida media y las concentraciones de ácido valproico
Anfetaminas anorexígenas	Reducción del efecto farmacológico de la anfetamina	Reducción de la pérdida de peso; las anfetaminas pueden exacerbar las psicosis; los pacientes con esquizofrenia que no responden al tratamiento pueden mejorar
Antidepresivos inespecíficos	Reducción del metabolismo del antidepresivo mediante inhibición competitiva	Incremento de la concentración del antidepresivo
Antiácidos que contienen aluminio	Formación de un complejo insoluble en el tubo digestivo	Posible reducción del efecto antipsicótico
Benzodiazepinas	Incremento del efecto farmacológico de la benzodiazepina	Depresión respiratoria, estupor, hipotensión
Bromocriptina	Los antipsicóticos inhiben la estimulación de los receptores dopaminérgicos	Incremento de prolactina
Bebidas que contienen cafeína	Formación de un precipitado con las soluciones de antipsicóticos	Posible reducción del efecto antipsicótico
Cimetidina	Reducción de la absorción y el aclaramiento del antipsicótico	Disminución del efecto antipsicótico
Clonidina	Los antipsicóticos potencian el efecto hipotensor α-adrenérgico	Hipotensión o hipertensión
Disulfiram	Alteración del metabolismo de los antipsicóticos	Incremento de las concentraciones de antipsicótico
Fenitoína	Inducción del metabolismo de los antipsicóticos; reducción del metabolismo de la fenitoína	Reducción de las concentraciones de antipsicóticos; incremento de las concentraciones de fenitoína
Inhibidores de la enzima convertidora de angiotensina	Crisis hipotensiva aditiva	Hipotensión, intolerancia postural
Inhibidores selectivos de la recaptación de serotonina	Alteración del metabolismo de los antipsicóticos; interacción farmacodinámica	Inicio brusco de síntomas extrapiramidales
Metildopa	Desconocido	Elevaciones de la presión arterial

GI, gastrointestinal; SNC, sistema nervioso central.
De Ereshosky L, Overman GP, Karp JK. Current psychotropic dosing and monitoring guidelines. *Prim Psychiatry* 1996;3:21, con autorización.

Si la sobredosis es reciente, puede administrarse carbón activado y, siempre que sea posible, efectuar un lavado gástrico. Los eméticos no están indicados, puesto que los efectos antieméticos de los antagonistas do-paminérgicos inhiben su acción. Las convulsiones pueden tratarse con fenitoína o diazepam por vía intravenosa. Para contrarrestar la hipotensión, puede administrarse noradrenalina o dopamina, pero no adrenalina.

Embarazo y lactancia.   Se ha encontrado una relación débil entre el tratamiento con antipsicóticos durante el embarazo y el riesgo de malformaciones congénitas. En cualquier caso, estos fármacos no deberían tomarse durante la gestación, en especial en el primer trimestre, salvo que los beneficios del tratamiento primen sobre el riesgo de teratogenia. En estos casos, los fármacos de potencia elevada, como la flufenazina, son preferibles a los de baja potencia, ya que estos últimos pueden causar hipotensión.

Los antagonistas dopaminérgicos se secretan en la leche materna, aunque en concentraciones bajas, por lo que se desaconseja la lactancia materna si se toma uno de estos fármacos.

Interacciones farmacológicas

Las interacciones farmacocinéticas y farmacodinámicas de los antagonistas dopaminérgicos son numerosas (tabla 21-13). La isoenzima hepática CYP2D6 es la que se ve afectada con más frecuencia en las interacciones farmacocinéticas de esta clase de fármacos. Otras interacciones habituales son las relacionadas con la absorción.

Los antiácidos, el carbón activado, la colestiramina, el kaolín, la pectina y la cimetidina, cuando se toman con una separación de 2 h tras la administración de un antipsicótico, pueden reducir su absorción, y los anticolinérgicos pueden incrementarla. La suma de los efectos anticolinérgicos de los antagonistas dopaminérgicos, los tricíclicos y los fármacos anticolinérgicos puede dar lugar a toxicidad anticolinérgica. La digoxina y los corticoesteroides, que reducen la motilidad gastrointestinal, pueden aumentar la absorción de los antagonistas dopaminérgicos.

Las fenotiazinas (en especial, la tioridazina) pueden reducir el metabolismo de la fenitoína, por lo que pueden acumularse concentraciones tóxicas de este fármaco. Los barbitúricos pueden aumentar el metabolismo de los antagonistas dopaminérgicos.

Los antidepresivos tricíclicos y los ISRS que inhiben la isoenzima CYP2D6 (paroxetina, fluoxetina y fluvoxamina) interactúan con los antagonistas dopaminérgicos, de forma que se aumentan las concentraciones plasmáticas de ambos fármacos. Además, sus efectos anticolinérgicos, sedantes e hipotensores pueden sumarse.

Los antipsicóticos típicos inhiben a veces los efectos hipotensores de la α-metildopa. En cambio, pueden tener un efecto aditivo cuando se administran con fármacos hipotensores. La influencia de los antipsicóticos sobre los efectos hipotensores de la clonidina puede ser variable; la administración conjunta de propranolol aumenta las concentraciones sanguíneas de ambos fármacos.

Los antagonistas dopaminérgicos potencian los efectos depresores centrales de los sedantes, los antihistamínicos, los opiáceos y el alcohol, en especial en las personas con problemas de permeabilidad de las vías respiratorias. Cuando se toma uno de estos fármacos junto con alcohol, puede aumentar el riesgo de infarto de miocardio.

El humo del tabaco podría reducir las concentraciones plasmáticas de los antipsicóticos típicos, y la adrenalina produce un efecto hipotensor paradójico en los pacientes en tratamiento con uno de estos fármacos. Los antipsicóticos típicos pueden causar disminuciones de las concentraciones sanguíneas de warfarina, acortando el tiempo de hemorragia. Las fenotiazinas, la tioridazina y la pimozida no deben administrarse conjuntamente con otros fármacos que prolonguen el intervalo QT. La tioridazina está contraindicada en los pacientes en tratamiento con fármacos que inhiban la isoenzima CYP2D6 y en aquellos con concentraciones reducidas de esta isoenzima.

Interferencias con pruebas de laboratorio

La clorpromazina y la perfenazina pueden dar lugar a resultados falsamente positivos o negativos en las pruebas inmunológicas de embarazo, y unos valores falsamente elevados de bilirrubina y urobilinógeno determinados mediante tira reactiva y el reactivo de Ehrlich, respectivamente. También se han asociado con una variación anómala en los resultados de la tolerancia a la glucosa, si bien este cambio podría reflejar los efectos del tratamiento sobre el sistema de regulación de la glucosa. Las fenotiazinas interfieren con la determinación de 17-cetoesteroides y 17-hidroxicorticoesteroides, y dan lugar a falsos positivos en las pruebas de fenilcetonuria.

Dosificación y pautas clínicas

Las contraindicaciones de los antagonistas dopaminérgicos son: *1)* antecedentes de reacción alérgica grave; *2)* ingestión de cualquier sustancia que pudiese interactuar con los antipsicóticos y producir depresión central (p. ej., alcohol, opiáceos, barbitúricos o benzodiazepinas) o delírium inducido por anticolinérgico (p. ej., escopolamina y, posiblemente, fenciclidina); *3)* anomalías cardíacas graves; *4)* riesgo elevado de convulsiones; *5)* glaucoma de ángulo estrecho o hipertrofia prostática si el fármaco prescrito tiene una marcada actividad anticolinérgica, y *6)* antecedentes de discinesia tardía. Los antipsicóticos también deben administrarse con precaución a los pacientes con insuficiencia hepática, puesto que la alteración del metabolismo hepático puede elevar sus concentraciones plasmáticas. La evaluación más usual incluye un hemograma completo con recuento leucocitario, pruebas de función hepática y un ECG, en especial en las mujeres mayores de 40 años y los hombres mayores de 30 años. Los adultos mayores y los niños tienen más tendencia a presentar los efectos secundarios de estos fármacos que los adultos jóvenes; las dosis deben ajustarse teniendo en cuenta este factor.

Cada paciente puede responder a dosis distintas de antipsicóticos, por lo que no se han establecido posologías fijas. Puesto que suele desarrollarse tolerancia a muchos de los efectos adversos, puede ser conveniente desde el punto de vista clínico empezar el tratamiento con una dosis baja e incrementarla si es necesario. Es importante recordar que los efectos máximos de una dosis pueden no producirse hasta las 4 a 6 semanas de tratamiento. En la tabla 21-14 se indican las dosis de los antagonistas dopaminérgicos y las especialidades comercializadas en Estados Unidos.

Tratamiento a corto plazo.   Para un adulto en estado agudo, una dosis adecuada puede ser la equivalente a 5-20 mg de haloperidol, si bien los adultos mayores suelen responder satisfactoriamente a dosis más bajas, de hasta 1 mg. La administración de más de 25 mg de clorpromazina en una sola inyección puede causar hipotensión grave. Tras la administración por vía intramuscular, pueden alcanzarse concentraciones máximas de antipsicótico en aproximadamente 30 min; por vía oral, se obtienen al cabo de 90 min. Las dosis que se administran por vía intramuscular son de alrededor de la mitad de las de la vía oral. En los tratamientos cortos debe observarse al paciente durante 1 h antes de administrar la primera dosis; posteriormente, la mayoría de los médicos administran una segunda dosis o un sedante (p. ej., una benzodiazepina) para lograr un control conductual eficaz. Otros sedantes utilizados son el lorazepam (2 mg por vía intramuscular) y el amobarbital (de 50 a 250 mg por vía intramuscular).

Neuroleptización rápida.   La neuroleptización rápida (también denominada psicotólisis) consiste en la administración intramuscular de varias dosis de un antipsicótico separadas por 1 h, hasta lograr una sedación franca. Sin embargo, en varios estudios de investigación se ha comprobado que, si se espera más tiempo tras administrar una sola dosis, se obtiene la misma mejoría clínica que con varias dosis repetidas. En cualquier caso, el médico debería procurar impedir las conductas agresivas de los pacientes psicóticos. Los episodios de agresividad pueden evitarse administrando conjuntamente un sedante o utilizando temporalmente medidas de contención física, hasta que se pueda controlar la conducta del paciente.

Inicio del tratamiento.   Para evaluar el grado de mejoría de los síntomas psicóticos es preciso esperar hasta las 6 semanas de tratamiento, si bien la agitación y la excitación suelen mejorar con rapidez. Alrede-

Tabla 21-14
Antagonistas dopaminérgicos

Principio activo	Comprimidos (mg)	Cápsulas (mg)	Solución	Supositorios (mg)	Parenteral (mg/ml)	Intervalo de dosis en el adulto (mg/día)	
						Aguda	Mantenimiento
Clorpromazina	10, 25, 50, 100, 200	30, 75, 150, 200, 300	10 mg/5 ml, 30 mg/ml, 100 mg/ml	25, 100	25	100-1 600, v.o., 25-400, i.m.	50-400, v.o.
Proclorperazina	5, 10, 25	10, 15, 30	5 mg/5 ml	2,5, 5, 25	5	15-200, v.o. 40-80, i.m.	15-60, v.o.
Perfenazina	2, 4, 8, 16	—	16 mg/5 ml	—	5	12-64, v.o. 15-30, i.m.	8-24, v.o.
Trifluoperazina	1, 2, 5, 10	—	10 mg/ml	—	2	4-40, v.o. 4-10, i.m.	5-20, v.o.
Flufenazina	1, 2,5, 5, 10	—	2,5 mg/5 ml, 5 mg/ml	—	2,5 (solo i.m.)	2,5-40, v.o. 5-20, i.m.	1-15, v.o. 12,5-50, i.m. (decanoato o enantato, semanal o quincenal)
Decanoato de flufenazina	—	—	—	—	2,5	—	—
Enantato de flufenazina	—	—	2,5 mg/ml	—	25	—	—
Tioridazina	10, 15, 25, 50, 100, 150, 200	—	25 mg/5 ml, 100 mg/5 ml, 30 mg/ml, 100 mg/ml	—	—	200-800, v.o.	100-300, v.o.
Mesoridazina	10, 25, 50, 100	—	25 mg/ml	—	25	100-400, v.o. 25-200, i.m.	30-150, v.o.
Haloperidol	0,5, 1, 2, 5, 10, 20	—	2 mg/5 ml	—	5 (solo i.m.)	5-20, v.o. 12,5-25, i.m.	1-10, v.o.
Decanoato de haloperidol	—	—	—	—	50, 100 (solo i.m.)	—	25-200, i.m. (decanoato, mensualmente)
Clorprotixeno	10, 25, 50, 100	—	100 mg/5 ml (suspensión)	—	12,5	75-600, v.o. 75-200, i.m.	50-400, v.o.
Tiotixeno	—	1, 2, 5, 10, 20	5 mg/ml	—	5 (solo i.m.), 20 (solo i.m.)	6-100, v.o. 8-30, i.m.	6-30, v.o.
Loxapina	—	5, 10, 25, 50	25 mg/5 ml	—	50	20-250, v.o. 20-75, i.m.	20-100, v.o.
Molindona	5, 10, 25, 50, 100	—	20 mg/ml	—	—	50-225, v.o.	5-150, v.o.
Pimozida	2	—	—	—	—	0,5-20, v.o.	0,5-5, v.o.

i.m., vía intramuscular; v.o., vía oral.

dor del 75% de los pacientes con psicosis reciente muestra mejorías significativas. Los síntomas psicóticos, tanto los positivos como los negativos, continúan mejorando entre los 3 y los 12 meses tras el inicio del tratamiento.

Las dosis diarias eficaces suelen ser de alrededor de 5 mg de haloperidol o de 2 mg de clorpromazina. Desde que empezaron a prescribirse, se han utilizado dosis mucho mayores de antipsicóticos, pero se ha demostrado que producen más efectos secundarios y no aportan más beneficios clínicos. Cuando se administra una sola dosis diaria, suele ser antes de acostarse para inducir el sueño y reducir la incidencia de efectos adversos. Sin embargo, la dosificación nocturna en los adultos mayores puede aumentar el riesgo de caídas en caso de que se levanten durante la noche. A diferencia de los efectos antipsicóticos, que duran entre 1 y 3 días, los efectos sedantes de los antipsicóticos típicos duran solo unas horas.

Tratamientos intermitentes.   La prescripción de tratamientos farmacológicos a demanda es una práctica clínica habitual en Estados Unidos. Aunque puede ser adecuada durante los primeros días de hospitalización de un paciente, la mejoría terapéutica se correlaciona con el tiempo durante el que el paciente toma un antipsicótico, y no sin los aumentos de dosis. Los médicos que trabajan en las salas de los hospitales pueden verse presionados por el personal sanitario para que prescriban antipsicóticos a demanda; las prescripciones deben incluir los síntomas específicos del paciente y la posología detallada. En algunos casos, el médico prefiere prescribir dosis bajas en las recetas a demanda (p. ej., 2 mg de haloperidol) o, en su lugar, una benzodiazepina (2 mg de lorazepam por vía intramuscular). Si después de la primera semana de tratamiento es necesario administrar dosis a demanda de un antipsicótico, el médico podría considerar la conveniencia de incrementar las dosis diarias del fármaco.

Tratamiento de mantenimiento.   Los primeros 3 a 6 meses tras un episodio psicótico suelen considerarse un período de estabilización. Posteriormente, puede reducirse la dosis del antipsicótico un 20% cada 6 meses, hasta que se alcance la dosis mínima eficaz. Después de un primer episodio psicótico, el tratamiento de mantenimiento suele ser de entre 1 y 2 años, pero tras un segundo episodio se prolonga hasta 5 años. Si el paciente presenta un tercer episodio, se plantea un tratamiento de mantenimiento de por vida, aunque sigue siendo conveniente intentar reducir la dosis diaria cada 6 a 12 meses.

Los antipsicóticos controlan eficazmente los síntomas psicóticos, pero algunos pacientes pueden preferir no tomarlos si se sienten mejor sin ellos. El médico debe comentar con el paciente aspectos relacionados con el tratamiento de mantenimiento y tener en cuenta sus preferencias, la gravedad de los síntomas y su entorno sociofamiliar. Es fundamental que conozca detalles de la vida del paciente con el fin de prevenir posibles factores estresantes que puedan requerir incrementos de dosis o una supervisión del cumplimiento terapéutico más estricta.

Formulaciones de liberación retardada de acción prolongada.   Ante un problema de incumplimiento terapéutico, puede ser necesario utilizar formulaciones de liberación retardada de acción prolongada. Las formulaciones intramusculares suelen administrarse cada 1 a 4 semanas.

En el mercado estadounidense existen dos formulaciones de acción retardada de flufenazina (decanoato y enantato) y una de haloperidol (decanoato). Estas inyecciones se administran por vía intramuscular en un músculo grande, desde donde son absorbidas lentamente y pasan a la circulación general. Los decanoatos se prescriben con menor frecuencia que los enantatos, ya que se absorben más lentamente. A pesar de que no es necesario estabilizar al paciente mediante una formulación oral de un fármaco antes de iniciar la inyección de acción retardada, es conveniente administrar, como mínimo, una dosis oral del fármaco y observar si causa efectos adversos, como síntomas extrapiramidales o reacciones alérgicas.

Puede empezarse con 12,5 mg (0,5 ml) de flufenazina o 25 mg (0,5 ml) de decanoato de haloperidol. Si aparecen síntomas durante las

2 a las 4 semanas posteriores, puede añadirse temporalmente al tratamiento otro fármaco de administración oral o inyecciones adicionales de acción retardada en dosis bajas. Al cabo de 3 a 4 semanas, pueden aumentarse las dosis de la inyección de acción retardada, de forma que cada dosis equivalga al total de las dosis administradas durante el período inicial.

Una ventaja de iniciar el tratamiento de acción retardada con dosis bajas es que la absorción del fármaco puede ser más rápida que la habitual al principio, con lo que se evitan los episodios de distonía que pueden asustar al paciente y disuadirle de tomar el fármaco como se le ha prescrito. Algunos médicos establecen un período de reposo farmacológico de 3 a 7 días antes de iniciar un tratamiento con una formulación de acción retardada, de la que empiezan administrando dosis bajas (3,125 mg de flufenazina o 6,25 mg de haloperidol) separadas por varios días a fin de evitar estos problemas iniciales.

Concentraciones plasmáticas

Las diferencias genéticas entre individuos y las interacciones farmacocinéticas influyen en el metabolismo de los antipsicóticos. Si el paciente no ha mejorado después de 4 a 6 semanas de tratamiento, deben determinarse las concentraciones plasmáticas del fármaco, siempre que sea posible. Cuando se ha mantenido una dosis concreta durante un período superior a cinco veces la vida media del fármaco y, por consiguiente, se han estabilizado las concentraciones, puede ser útil determinar las concentraciones en sangre. Es habitual tomar muestras de sangre cuando las concentraciones del fármaco son mínimas (antes de administrar la dosis diaria; normalmente, al menos 12 h después de la dosis anterior y, en la mayoría de los casos, entre 20 y 24 h después). De hecho, casi ningún antipsicótico tiene una curva dosis-respuesta definida. El fármaco más estudiado es el haloperidol, cuyo intervalo terapéutico es de 2 a 15 ng/ml. Otros intervalos que se han documentado suficientemente son el de la clorpromazina (de 30 a 100 ng/ml) y el de la perfenazina (de 0,8 a 2,4 ng/ml).

Pacientes resistentes al tratamiento.   Entre el 10% y el 35% de las personas con esquizofrenia no mejoran con antipsicóticos. La resistencia al tratamiento se define como la ineficacia de, como mínimo, dos intentos de tratamiento con dos fármacos pertenecientes a clases distintas. En estos casos, puede ser conveniente determinar las concentraciones plasmáticas de los fármacos, puesto que el paciente puede ser un metabolizador lento o rápido, o no estar siguiendo el tratamiento. Se ha comprobado de forma concluyente que la clozapina es eficaz en los casos en que se han administrado varios de antagonistas dopaminérgicos sin éxito.

Tratamientos complementarios.   El tratamiento con antagonistas dopaminérgicos se complementa en muchos casos con otros fármacos psicoactivos, ya sea para tratar los efectos secundarios o para aliviar en mayor grado los síntomas de la enfermedad. Por lo general, los antagonistas dopaminérgicos suelen asociarse con litio u otro eutimizante, un ISRS o una benzodiazepina. Antiguamente se creía que los antidepresivos exacerbaban la psicosis de los pacientes con esquizofrenia; muy probablemente se trataba de pacientes con trastorno bipolar en los que se diagnosticaba erróneamente este trastorno. Sin embargo, se ha demostrado suficientemente que los antidepresivos alivian los síntomas de depresión en los pacientes con esquizofrenia. En algunos casos, puede añadirse una anfetamina a un tratamiento con un antagonista dopaminérgico si el paciente muestra aislamiento emocional y apatía.

Selección del fármaco

Teniendo en cuenta que se ha probado su eficacia en los síntomas psicóticos agudos, y que la administración profiláctica de antiparkinsonianos previene o reduce las alteraciones motoras agudas, los antagonistas dopa-

Tabla 21-15
Indicaciones actualmente autorizadas de los inhibidores selectivos de la recaptación de serotonina en Estados Unidos para los adultos y los niños

	Citalopram	Escitalopram	Fluoxetina	Fluvoxamina	Paroxetina	Sertralina	Vilazodona
Trastorno depresivo mayor	Adultos	Adultos	Adultos[a] y niños	—	Adultos[b]	Adultos	Adultos
Trastorno de ansiedad generalizada	—	Adultos	—	—	Adultos	—	—
Trastorno obsesivo-compulsivo	—	—	Adultos y niños	Adultos y niños	Adultos	Adultos y niños	—
Trastorno de pánico	—	—	Adultos	—	Adultos[b]	Adultos	—
Trastorno de estrés postraumático	—	—	—	—	Adultos	Adultos	—
Trastorno de ansiedad social	—	—	—	—	Adultos[b]	Adultos	—
Bulimia nerviosa	—	—	Adultos	—	—	—	—
Trastorno disfórico premenstrual	—	—	Adultos	—	Adultos[c]	Adultos	—

[a]La fluoxetina semanal está autorizada para el tratamiento de continuación y de mantenimiento en el adulto.
[b]Paroxetina y paroxetina de liberación controlada.
[c]La paroxetina de liberación controlada está autorizada para el tratamiento del trastorno disfórico premenstrual.

minérgicos siguen siendo de utilidad, en especial para el tratamiento a corto plazo. Por otra parte, la combinación de un antagonista dopaminérgico y un antiparkinsoniano tiene un coste mucho menor que la monoterapia con un antipsicótico de desarrollo más reciente. El principal inconveniente del tratamiento prolongado con estos fármacos es la discinesia tardía que pueden producir, pero es preciso recordar que todavía no está claro que los antagonistas dopaminérgicos-serotoninérgicos no puedan causarla. Por tanto, esta clase de fármacos sigue siendo importante en psiquiatría. Los antagonistas dopaminérgicos no pueden intercambiarse unos con otros de forma predecible. Por motivos que se desconocen, algunos pacientes responden mejor a un fármaco que a otro, y la elección de uno en particular debe basarse en el perfil de efectos secundarios de cada uno de ellos. Salvo que exista una ventaja significativa en su coste económico, en la actualidad se suelen prescribir antagonistas dopaminérgicos-serotoninérgicos en lugar de dopaminérgicos. En los casos en que se considere que es más adecuado un antagonista dopaminérgico, debe darse preferencia a un antipsicótico de alta potencia incluso cuando pueda causar más efectos adversos neurológicos, puesto que la incidencia de otros efectos adversos (p. ej., cardíacos, hipotensores, epileptógenos, sexuales y alérgicos) es más alta con los de baja potencia. Si se desea inducir sedación, puede prescribirse un antipsicótico de baja potencia dividido en varias tomas o añadir una benzodiazepina al tratamiento.

Cualquier reacción desagradable o disfórica (sensación de inquietud, exceso de sedación y distonía aguda) tras una primera dosis de un antipsicótico es indicativa de una mala respuesta en el futuro y de un mal cumplimiento del tratamiento. El uso profiláctico de antiparkinsonianos puede evitarla. En general, los clínicos deberían estar atentos ante cualquier posible efecto adverso grave (descritos con anterioridad), independientemente del fármaco que se haya prescrito.

▲ 21.2 Antidepresivos

INHIBIDORES SELECTIVOS DE LA RECAPTACIÓN DE SEROTONINA

La fluoxetina, primer ISRS comercializado en Estados Unidos, obtuvo la aprobación de médicos y el público en general cuando aparecieron informes sobre las impresionantes respuestas de los pacientes al tratamiento de la depresión. Ya no experimentaban efectos secundarios, como sequedad bucal, estreñimiento, sedación, hipotensión ortostática y taquicardia, tan habituales con los antidepresivos anteriores (antidepresivos tricíclicos e IMAO). También resultó ser más segura que los anteriores en casos de sobredosis. Un efecto importante de la popularidad de la fluoxetina fue que ayudó a mejorar el persistente estigma de la depresión y su tratamiento.

A la fluoxetina le siguieron otros ISRS, como la sertralina, la paroxetina, la fluvoxamina, el citalopram, el escitalopram y la vilazodona, todos con efecto similar en el tratamiento de la depresión, aunque algunos están aprobados por la FDA estadounidense con numerosas indicaciones, como el trastorno depresivo mayor, el trastorno obsesivo-compulsivo, el TEPT, el trastorno disfórico premenstrual, el trastorno de pánico y la fobia social (trastorno de ansiedad social) (tabla 21-15). Hay que tener en cuenta que la fluvoxamina no está aprobada como antidepresivo por la FDA por decisión comercial, sin embargo en otros países sí lo está.

A pesar de que los ISRS presentan la misma eficacia, existen diferencias significativas en cuanto a su farmacodinámica, farmacocinética y efectos secundarios, que pueden afectar a las respuestas clínicas de cada individuo. Esto podría explicar el motivo por el que algunos pacientes responden mejor clínicamente a un ISRS que a otro. Los ISRS han resultado ser más problemáticos con respecto a algunos efectos secundarios de lo que indicaban los ensayos clínicos originales. Los efectos relacionados con la calidad de vida, como las náuseas, la disfunción sexual y el aumento de peso, mitigan en ocasiones sus beneficios terapéuticos. Pueden aparecer síntomas de abstinencia cuando se interrumpe la administración de ISRS de manera repentina, sobre todo con la paroxetina, aunque también sucede cuando se suspenden otros ISRS de vida media corta.

Acciones farmacológicas

Farmacocinética. Una diferencia principal entre los ISRS hace referencia a su vida media sérica. La más prolongada es la de la fluoxetina, que puede ser de entre 4 y 6 días; la vida media de su metabolito activo es de 7 a 9 días. La vida media de la sertralina es de 26 h, y la de su metabolito, menos activo, de 3 a 5 días. En cuanto a la vida media de los fármacos restantes, que no poseen metabolitos con actividad farmacológica importante, es de 35 h para el citalopram, de 27 a 32 h para el escitalopram, de 21 h para la paroxetina y de 15 h para la fluvoxamina. Como regla general, los ISRS se absorben bien tras su administración oral, y sus efectos máximos se producen entre 3 y 8 h después de su administración. La absorción de la sertralina puede ser ligeramente mayor si se administra con alimentos.

También existen diferencias entre los ISRS en cuanto a su unión a las proteínas plasmáticas; la sertralina, la fluoxetina y la paroxetina son

Tabla 21-16
Potencial inhibidor del citocromo P450 de antidepresivos prescritos habitualmente

Intervalo relativo	CYP1A2	CYP2C	CYP2D6	CYP3A
Elevado	Fluvoxamina	Fluoxetina Fluvoxamina	Bupropión Fluoxetina Paroxetina	Fluvoxamina Nefazodona Tricíclicos
Moderado	Tricíclicos con amina terciaria Fluoxetina	Sertralina	Tricíclicos con amina secundaria Citalopram Escitalopram Sertralina	Fluoxetina Sertralina
Bajo o mínimo	Bupropión Mirtazapina Nefazodona Paroxetina Sertralina Venlafaxina	Paroxetina Venlafaxina	Fluvoxamina Mirtazapina Nefazodona Venlafaxina	Citalopram Escitalopram Mirtazapina Paroxetina Venlafaxina

CYP, citocromo P450.

los fármacos con mayor porcentaje de unión, y el escitalopram, el de menor porcentaje.

Todos los ISRS son metabolizados en el hígado por las enzimas CYP450. Debido al amplio índice terapéutico de estos fármacos, no es habitual que los tratamientos concurrentes den lugar a incrementos peligrosos de sus concentraciones. Las interacciones farmacológicas más importantes de los ISRS se producen como consecuencia de la inhibición que ejercen del metabolismo de otros fármacos. Todos los ISRS pueden inhibir el metabolismo de varios fármacos o hacer que sea más lento (tabla 21-16); a este respecto, el ISRS más problemático es la fluvoxamina, que ejerce un efecto marcado sobre varias isoenzimas CYP. Algunos ejemplos de interacciones clínicamente significativas son las que se producen entre la fluvoxamina y la teofilina; a través de la interacción con CYP1A2, entre la fluvoxamina y la clozapina debida a la inhibición de esta misma isoenzima, y entre la fluvoxamina y el alprazolam o el clonazepam a través de la inhibición de la CYP3A4. La fluoxetina y la paroxetina también interactúan en grado importante con la isoenzima CYP2D6, por lo que podrían reducir la eficacia de los análogos opiáceos, como la codeína y la hidrocodona, a través de la inhibición de la conversión de estos fármacos a su forma activa. Por ello, la administración simultánea de fluoxetina o paroxetina con un opiáceo interfiere con los efectos analgésicos de este último. Los que parecen presentar menos problemas terapéuticos son la sertralina, el citalopram y el escitalopram.

La farmacocinética de la vilazodona (de 5 a 80 mg) es proporcional a la dosis. Se consiguen concentraciones en plasma estables a los 3 días. Se metaboliza principalmente en el hígado, con una vida media terminal de unas 25 h.

Farmacodinámica. Los ISRS ejercen sus efectos terapéuticos a través de la inhibición de la recaptación de serotonina (5-HT); de hecho, su nombre se debe a que su efecto sobre la recaptación de noradrenalina o dopamina es muy escaso. A menudo, con las dosis iniciales se obtiene una actividad clínica adecuada y la saturación de los transportadores de 5-HT. Como regla general, las dosis más elevadas no aumentan la eficacia de los antidepresivos, pero sí el riesgo de efectos adversos.

El citalopram y el escitalopram son los fármacos de esta clase que inhiben más selectivamente la recaptación de serotonina. Ambos inhiben también, aunque muy débilmente, la recaptación de noradrenalina y dopamina, y su afinidad por los receptores histamínicos H_1, gabaérgicos o benzodiazepínicos es muy baja. El resto de los ISRS tienen un perfil similar, salvo la fluoxetina, que es un inhibidor débil de la recaptación de noradrenalina y se une a los receptores 5-HT_{2C}; la sertralina

inhibe débilmente la recaptación de noradrenalina y dopamina, y la paroxetina tiene unas propiedades anticolinérgicas importantes en dosis elevadas y se une a la óxido nítrico sintasa. El ISRS vilazodona tiene propiedades agonistas del receptor 5-HT_{1A}, pero sus implicaciones clínicas aún no son evidentes.

Los efectos antidepresivos de la combinación de fluoxetina y olanzapina se deben a una interacción farmacodinámica, ya que, cuando se toman conjuntamente, aumentan las concentraciones de noradrenalina en el cerebro. El tratamiento concurrente con un ISRS y un triptano (sumatriptán, naratriptán, rizatriptán o zolmitriptán) puede dar lugar a grave interacción farmacodinámica: un síndrome serotoninérgico (v. «Precauciones y reacciones adversas»). A pesar de ello, muchas personas en tratamiento con dosis bajas de un ISRS utilizan triptanos como prevención de la cefalea sin presentar esta reacción adversa. La combinación de un ISRS con tramadol puede producir una reacción similar.

Indicaciones terapéuticas

Depresión. En Estados Unidos, la FDA ha autorizado el tratamiento de la depresión con todos los ISRS, excepto la fluvoxamina. Varios estudios han demostrado que los antidepresivos que poseen actividad sobre la serotonina y la noradrenalina, como los IMAO, los tricíclicos, la venlafaxina o la mirtazapina, pueden obtener tasas de remisión superiores a los ISRS en las comparaciones directas. Por ello, el empleo habitual de ISRS como tratamientos de elección podría reflejar su facilidad de uso, su relativa inocuidad y su amplio espectro de acción.

En las comparaciones directas entre ISRS no se han encontrado diferencias claras entre ninguno de ellos, pero la variabilidad con respecto a la respuesta es considerable entre los pacientes. Por ejemplo, más del 50 % de las personas que responden escasamente a un ISRS muestran mejorías importantes con otro fármaco de la misma clase. Por tanto, cuando un paciente no responda al tratamiento con un ISRS, es conveniente probar otros de la misma clase antes de cambiar a otro tipo de antidepresivo.

Algunos clínicos han intentado seleccionar un determinado ISRS para un paciente concreto basándose en los posibles efectos adversos. Por ejemplo, dado que la fluoxetina es un activador y estimulante, algunos autores creen que puede ser una elección más adecuada que la paroxetina para un paciente con abulia, ya que, en principio, esta última es más sedante. No obstante, cada paciente responde de forma distinta a estos fármacos. El análisis de los datos aportados por los estudios clínicos muestra que los ISRS son más efectivos en pacientes con síntomas más graves de depresión mayor que en aquellos con síntomas más leves.

SUICIDIO. La FDA ha publicado una advertencia sobre los antidepresivos en cuanto a ideación y conducta suicida en niños y adultos jóvenes. Esta advertencia se fundamenta en un análisis de hace una década sobre los datos de ensayos clínicos. Un análisis más reciente y amplio ha demostrado que la ideación y la conducta suicida disminuyen con el tiempo en pacientes adultos y geriátricos tratados con antidepresivos en comparación con el placebo, sin encontrar diferencias en los jóvenes. En los adultos, la reducción de la ideación y los intentos suicidas se produjo a través de la disminución de los síntomas depresivos. En todos los grupos de edad, la gravedad de la depresión mejoró con el tratamiento y se relacionó de manera significativa con la ideación o conducta suicida. Parece que los ISRS, así como los inhibidores de la recaptación de serotonina-noradrenalina (IRSN), ofrecen un efecto protector ante el suicidio mediado por la disminución de los síntomas depresivos. En los jóvenes, no se hallaron efectos significativos del tratamiento sobre la ideación y la conducta suicida, aunque la depresión respondió al tratamiento. No se observaron indicios de un aumento del riesgo de suicidio en los jóvenes tratados con el principio activo. Es importante tener presente que los ISRS, al igual que el resto de los antidepresivos, evitan los posibles suicidios por su acción principal, la disminución y la prevención de episodios depresivos.

En la práctica clínica, algunos pacientes se muestran ansiosos y agitados al principio del tratamiento con ISRS. Es posible que sean estos los síntomas que induzcan o agraven la ideación suicida. Es necesario controlar atentamente a todas las personas con depresión durante los primeros días o semanas del tratamiento con un ISRS.

DEPRESIÓN DURANTE EL EMBARAZO Y EL POSPARTO. Las tasas de recaída de la depresión mayor durante el embarazo entre las mujeres que modifican, interrumpen o intentan abandonar el tratamiento con antidepresivos son muy elevadas (entre un 68 % y un 100 %), por lo que muchas necesitan seguir tomando la medicación durante el embarazo y el posparto. No se conoce el impacto de la depresión de la madre sobre el desarrollo fetal, pero se ha comprobado que el riesgo de malformaciones congénitas no aumenta con el tratamiento de ISRS durante el embarazo (con excepción de paroxetina, v. más adelante). Por lo tanto, el riesgo de recaída de la depresión en mujeres embarazadas que les retiran el tratamiento con un ISRS es mayor al riesgo que puede suponer para el feto la exposición al fármaco.

Algunos datos indican que las tasas de ingreso en salas de cuidados intensivos de los neonatos cuyas madres han estado en tratamiento con un ISRS son más elevadas. Asimismo, el tratamiento materno con paroxetina puede dar lugar a un síndrome de abstinencia en el neonato. En conjunto, no se han observado complicaciones importantes en el neonato asociadas al tratamiento con ISRS.

En estudios de seguimientos de estos niños durante los primeros años de la escolaridad no se han encontrado complicaciones perinatales, anomalías fetales congénitas, disminuciones del coeficiente intelectual (CI) global, trastorno del lenguaje o problemas de conducta atribuibles al uso de la fluoxetina durante el embarazo.

Un pequeño porcentaje de las mujeres sufren una depresión posparto, con o sin síntomas psicóticos. Algunos clínicos prescriben un tratamiento con ISRS de varias semanas en estos casos; también suelen prescribirse cuando una mujer presenta depresión durante el embarazo. El tiempo que se gana al iniciar el tratamiento con un ISRS durante la gestación cuando una mujer tiene un mayor riesgo de presentar una depresión posparto también protege al neonato, ya que, después del parto, la madre podría tener ideas de rechazo hacia él.

Los bebés cuyas madres están tomando un ISRS en la última etapa del embarazo pueden correr un leve riesgo de desarrollar hipertensión pulmonar. Los datos sobre el riesgo de este efecto secundario no son concluyentes, pero se calcula que afecta a 1 o 2 bebés por cada 1 000 nacimientos. La paroxetina, clasificada por la FDA como medicamento de categoría D para el embarazo, debe evitarse durante la gestación. En 2005, la FDA publicó una alerta indicando que aumenta el riesgo de anomalías congénitas, sobre todo defectos cardíacos, cuando las mujeres la toman durante los primeros 3 meses de embarazo. En general, el fármaco no debería administrarse durante la gestación, aunque para algunas que ya lo han estado tomando, los beneficios de seguir con el medicamento pueden ser mayores que los posibles riesgos para el bebé. Las mujeres tratadas con paroxetina que se encuentren embarazadas, crean estarlo o planeen quedar embarazadas deben hablar con sus médicos sobre los posibles riesgos de tomar el fármaco durante la gestación.

La alerta de la FDA se fundamentó en los hallazgos de estudios que demostraron que las mujeres que tomaron paroxetina durante los primeros 3 meses de embarazo presentaban alrededor de 1,5 y 2 veces más de probabilidades de tener un bebé con una cardiopatía congénita que las mujeres que recibieron otros antidepresivos o las de la población general. La mayoría de las cardiopatías congénitas en estos estudios no fueron potencialmente mortales, y se produjeron principalmente en los tabiques internos del miocardio, que pueden operarse de ser necesario (comunicaciones interauriculares e interventriculares). En ocasiones estas comunicaciones remiten sin tratamiento. En uno de los estudios, el riesgo de padecer cardiopatías congénitas de los bebés cuyas madres habían recibido paroxetina durante las primeras etapas del embarazo fue del 2 %, en comparación con el riesgo del 1 % en el conjunto de la población. En el otro estudio, el riesgo de cardiopatías congénitas en bebés cuyas madres habían tomado paroxetina durante los primeros 3 meses de embarazo fue del 1,5 %, en comparación con el 1 % de los bebés cuyas madres habían tomado otros antidepresivos durante este período. Este estudio también demostró que las mujeres que tomaron paroxetina durante los primeros 3 meses de embarazo mostraron cerca del doble de probabilidades de tener un bebé con una anomalía congénita que las mujeres que tomaron otros antidepresivos.

Se han encontrado cantidades muy pequeñas de ISRS en la leche materna, y no se han hallado efectos dañinos en los bebés que reciben lactancia materna. Las concentraciones de sertralina y escitalopram son particularmente bajas. De todos modos, en algunos casos se han reportado concentraciones medias más elevadas. Cualquier decisión relativa al uso de un ISRS puede suponer cierto riesgo, por lo que es importante garantizar que se ha informado adecuadamente a la paciente de los posibles riesgos en cada caso.

DEPRESIÓN EN ADULTOS MAYORES Y PERSONAS CON AFECCIONES MÉDICAS. Los ISRS suelen ser seguros y bien tolerados cuando se prescriben a adultos mayores y a personas con afecciones médicas. En conjunto, causan pocos efectos adversos cardiotóxicos, anticolinérgicos, antihistamínicos o α-adrenérgicos. La paroxetina tiene cierta actividad anticolinérgica, por lo que podría producir estreñimiento y deterioro cognitivo. Los ISRS también pueden producir ligeros déficits cognitivos, prolongación del tiempo de hemorragia e hiponatremia, efectos que pueden afectar a la salud de estos grupos de población. Los ISRS son eficaces como tratamiento de la depresión posterior a un accidente cerebrovascular y reducen considerablemente el llanto.

DEPRESIÓN INFANTIL. El uso de antidepresivos ISRS en la infancia y la adolescencia ha sido un tema controvertido. Existen pocos estudios que demuestren beneficios evidentes de su administración, e indican que los impulsos suicidas y agresivos pueden aumentar. No obstante, algunos niños y adolescentes muestran respuestas favorables a estos fármacos en la depresión y la ansiedad. Se ha confirmado sistemáticamente la eficacia de la fluoxetina para reducir los síntomas del trastorno depresivo tanto en niños como en adolescentes, pero esta conclusión puede estar condicionada por la calidad de los ensayos clínicos realizados. La sertralina ha demostrado ser eficaz en el tratamiento del trastorno de ansiedad social en esta población, sobre todo cuando se combina con terapia cognitivo-conductual. Dado el posible efecto negativo de la falta de tratamiento de la depresión y la ansiedad en la población joven, y la incertidumbre sobre muchos aspectos del modo en que los niños y los adolescentes pueden reaccionar al tratamiento, los ISRS deben administrarse solamente en un contexto de tratamiento integral del paciente.

Trastornos de ansiedad

TRASTORNO OBSESIVO-COMPULSIVO. La fluvoxamina, la paroxetina, la sertralina y la fluoxetina están indicadas para el tratamiento del trastorno obsesivo-compulsivo de individuos de más de 18 años. La fluvoxamina y la sertralina también han sido aprobadas como tratamiento de este trastorno en la infancia (para niños de entre 6 y 17 años). Alrededor del 50% de las personas con trastorno obsesivo-compulsivo empiezan a presentar síntomas durante la infancia o la adolescencia, y más de la mitad responde favorablemente al tratamiento. Estas respuestas pueden ser muy beneficiosas. En estudios con seguimientos prolongados se ha comprobado que el trastorno obsesivo-compulsivo es hereditario y dura toda la vida, y que el tratamiento más eficaz es la combinación de terapia farmacológica y cognitivo-conductual, que debe instaurarse desde que se detecten síntomas en la infancia y mantenerse a lo largo de la vida.

Las dosis de ISRS que se utilizan en este trastorno pueden ser superiores a las que se emplean para la depresión. Aunque durante las primeras semanas de tratamiento puedan observarse algunas mejorías, los efectos máximos no se producen, en muchos casos, hasta pasados varios meses. Cuando un paciente no obtiene un alivio suficiente de los síntomas del trastorno obsesivo-compulsivo con un ISRS, a menudo puede mejorar tras la adición de dosis bajas de risperidona. Además de controlar los efectos extrapiramidales de la risperidona, también deben vigilarse los posibles aumentos de la prolactina cuando se emplee esta combinación de fármacos. Las manifestaciones clínicas de la hiperprolactinemia son la ginecomastia y la galactorrea (tanto en las mujeres como en los hombres), así como la pérdida de la menstruación.

En la actualidad existen varios trastornos que se clasifican dentro del espectro del trastorno obsesivo-compulsivo, como algunos síntomas y trastornos caracterizados por conductas autolesivas no suicidas (tricotilomanía, arrancarse las cejas, hurgarse la nariz, morderse las uñas, arrancarse compulsivamente las imperfecciones de la piel o cortarse). Los pacientes con estos síntomas pueden beneficiarse del tratamiento con un ISRS. Otros trastornos del mismo espectro son las compras o el juego compulsivos, la hipocondría y el trastorno dismórfico corporal.

TRASTORNO DE PÁNICO. La paroxetina y la sertralina están indicadas para el trastorno de pánico, con o sin agorafobia. Estos agentes actúan con menor rapidez que las benzodiazepinas, pero son muy superiores para el tratamiento del trastorno de pánico con depresión comórbida. El citalopram, la fluvoxamina y la fluoxetina también pueden reducir los ataques de pánico espontáneos o inducidos. Inicialmente, la fluoxetina puede aumentar la ansiedad, por lo que las personas con trastorno de pánico deben empezar el tratamiento con dosis bajas (5 mg/día) y aumentarlas lentamente. Para evitar este efecto adverso pueden administrarse dosis bajas de benzodiazepinas.

TRASTORNO DE ANSIEDAD SOCIAL. Los ISRS son eficaces como tratamiento de la fobia social, ya que reducen tanto los síntomas como la discapacidad característica de este trastorno. Las tasas de respuesta son equiparables a las del IMAO fenelzina, que era el fármaco de elección anteriormente. Además, los ISRS son más fáciles de utilizar que los IMAO o las benzodiazepinas.

TRASTORNO DE ESTRÉS POSTRAUMÁTICO. El tratamiento farmacológico del TEPT debe centrarse en tres tipos de síntomas: reexperimentación, evitación, cambios negativos en el estado de ánimo y el pensamiento, y excitación. Como tratamiento prolongado, los ISRS tienen unos efectos terapéuticos más amplios sobre estos síntomas que los antidepresivos tricíclicos o los IMAO. La potenciación con benzodiazepinas puede ser de utilidad durante la fase aguda. Los ISRS proporcionan una mejoría considerable de síntomas intrusivos y de evitación.

TRASTORNO DE ANSIEDAD GENERALIZADA. Los ISRS pueden ser de utilidad para tratar determinadas fobias, el trastorno de ansiedad generalizada y el trastorno de ansiedad por separación. Inicialmente, debe realizarse una evaluación individual exhaustiva, con especial atención a los trastornos que puedan tratarse farmacológicamente. Además, la combinación con terapia cognitivo-conductual u otra psicoterapia mejora la eficacia del tratamiento.

Bulimia nerviosa y otros trastornos alimentarios. La fluoxetina está indicada para el tratamiento de la bulimia nerviosa, combinada con psicoterapia. Las dosis de 60 mg/día son considerablemente más eficaces que las de 20 mg/día. En varios estudios bien controlados, la administración de 60 mg/día de fluoxetina fue superior al placebo para reducir los atracones y del vómito inducido. Algunos expertos recomiendan empezar el tratamiento solamente con terapia cognitivo-conductual y, si no se observa respuesta en 3-6 semanas, añadir fluoxetina. No se ha determinado la duración adecuada del tratamiento con fluoxetina y psicoterapia.

En un ensayo doble ciego y controlado con placebo que incluyó a pacientes hospitalizados con bulimia nerviosa, se comprobó que la fluvoxamina no era eficaz para tratar este trastorno con un resultado estadísticamente significativo.

ANOREXIA NERVIOSA. La fluoxetina se ha utilizado en pacientes hospitalizados con anorexia nerviosa para controlar las alteraciones comórbidas del estado de ánimo y los síntomas obsesivo-compulsivos. Sin embargo, en al menos dos estudios de calidad (uno de 7 meses y otro de 24 meses de duración), no se observaron mejorías globales ni en el mantenimiento del peso con el tratamiento. En la anorexia nerviosa son eficaces las terapias cognitivo-conductual, interpersonal, psicodinámica y familiar, añadidas a un tratamiento con un ISRS.

OBESIDAD. Se ha comprobado que la fluoxetina, combinada con psicoterapia conductual, da lugar a una pérdida de peso moderada. Un porcentaje significativo de los pacientes que toman ISRS, entre ellos la fluoxetina, pierden peso inicialmente, pero lo recuperan con posterioridad. En cualquier caso, todos los ISRS pueden producir aumentos de peso al principio del tratamiento.

TRASTORNO DISFÓRICO PREMENSTRUAL. El trastorno disfórico premenstrual se caracteriza por un bajo estado de ánimo y cambios en el comportamiento durante la semana previa a la menstruación, que interfieren con las actividades normales. Se ha comunicado que la sertralina, la paroxetina, la fluoxetina y la fluvoxamina reducen los síntomas. En ensayos controlados en los que se administró fluoxetina y sertralina durante todo el ciclo menstrual o solamente durante la fase lútea (el período de 2 semanas entre la ovulación y la menstruación), se comprobó que ambos fármacos tenían la misma eficacia.

Otra observación cuya importancia clínica se desconoce mostró que la fluoxetina produjo variaciones de más de 4 días en la duración del período menstrual, tanto acortándolo como prolongándolo. Los efectos de los ISRS sobre la duración del ciclo menstrual no se conocen bien, por lo que es conveniente realizar un seguimiento en las mujeres en edad reproductiva.

Usos no autorizados

EYACULACIÓN PRECOZ. Los efectos anorgásmicos de los ISRS hacen que sean de utilidad para tratar la eyaculación precoz masculina. Los ISRS permiten mantener relaciones sexuales durante un período significativamente más prolongado y mejoran la satisfacción de las parejas en las que el varón presenta eyaculación precoz. Se ha demostrado que tanto la fluoxetina como la sertralina son eficaces con esta indicación.

TRASTORNOS PARAFÍLICOS. Los ISRS pueden reducir la conducta obsesivo-compulsiva de las personas con parafilias. Estos fármacos reducen el promedio de tiempo diario que se emplea en fantasías, deseos o práctica de actividades sexuales no convencionales. Se ha demostrado que la respuesta es mejor por lo que respecta a los deseos sexuales irrefrenables que a los comportamientos sexuales.

TRASTORNO DEL ESPECTRO DEL AUTISMO. La conducta obsesivo-compulsiva, los problemas en la interacción social y la agresividad son las principales manifestaciones del autismo que pueden mejorar con el tratamiento con fármacos serotoninérgicos como los ISRS o la clomipramina. En ensayos abiertos controlados se ha comprobado que la sertralina y la fluvoxamina reducen la agresividad, las conductas autolesivas, los comportamientos repetitivos y, en cierta medida, las deficiencias en la comunicación; en algunos casos (raros) también pueden mejorar la socialización de los adultos con trastornos del espectro del autismo. Asimismo, se ha comunicado que la fluoxetina es eficaz contra algunas manifestaciones del autismo en niños, adolescentes y adultos.

Precauciones y reacciones adversas.
Por lo que respecta a los efectos secundarios de los ISRS, deben tenerse en cuenta el momento en que se inicia su administración, su duración y su gravedad. Por ejemplo, las náuseas y el nerviosismo aparecen al principio del tratamiento, pero son relativamente leves y desaparecen por sí solos. Aunque los ISRS comparten un perfil de efectos adversos similares, cada fármaco puede causar un índice mayor o conllevar un riesgo más grave de un determinado efecto adverso en un paciente concreto.

Disfunción sexual.
Los ISRS pueden causar disfunción sexual, que es su principal efecto adverso a largo plazo. Se ha calculado que su incidencia es de entre el 50 % y el 80 % de los casos. Las principales molestias que refieren los pacientes son: anorgasmia, reducción de la intensidad de las sensaciones orgásmicas y disminución de la libido. Algunos estudios indican que la disfunción sexual depende de la dosis, aunque no se ha demostrado de forma concluyente. A diferencia de la mayoría de los efectos adversos de los ISRS, la inhibición sexual no suele desaparecer tras las primeras semanas de tratamiento, sino que se mantiene mientras dure este. En algunos casos, se observan mejorías con el tiempo.

Las medidas que pueden utilizarse para contrarrestar la disfunción sexual inducida por los ISRS son numerosas y no se ha demostrado que alguna sea particularmente eficaz. Algunos informes recomiendan la disminución de la dosis o la adición de bupropión o anfetamina. También hay informes sobre el tratamiento satisfactorio de la disfunción sexual inducida por ISRS con fármacos como el sildenafilo, que se emplean en la disfunción eréctil. En último término, puede sustituirse el ISRS por un antidepresivo que no interfiera con la actividad sexual, como la mirtazapina o el bupropión.

Efectos adversos gastrointestinales.
Los efectos adversos gastrointestinales de los ISRS son muy habituales y se deben, fundamentalmente, a sus efectos sobre los receptores serotoninérgicos 5-HT$_3$. Los más frecuentes son náuseas, diarrea, anorexia, vómitos, meteorismo y dispepsia. Los ISRS que producen los síntomas más intensos son la sertralina y la fluvoxamina. La paroxetina de liberación retardada ocasiona efectos secundarios gastrointestinales menos intensos durante la primera semana de tratamiento que la formulación de liberación rápida. Sin embargo, este fármaco suele causar estreñimiento como consecuencia de su actividad anticolinérgica. Las náuseas y la diarrea suelen estar relacionadas con la dosis; además, estos efectos secundarios son temporales y desaparecen al cabo de varias semanas. En algunos casos, el meteorismo y la diarrea persisten, en especial con la sertralina. Otro efecto inicial de los ISRS puede ser la anorexia, que es más frecuente con la fluoxetina. La pérdida del apetito y del peso que pueden causar aparecen con la primera dosis y alcanzan la intensidad máxima al cabo de 20 semanas, después de las cuales se recupera el peso. Hasta una tercera parte de los pacientes en tratamiento con ISRS ganan peso, en ocasiones más de 9 kg. Este efecto se debe a un mecanismo metabólico, al aumento del apetito o a ambos, aparece de forma gradual y no acostumbra a mejorar con dietas especiales o el ejercicio físico. La paroxetina suele causar aumentos de peso más frecuentes y pronunciados que el resto de los ISRS, en especial en las mujeres jóvenes.

Efectos cardiovasculares.
Todos los ISRS pueden prolongar el intervalo QT en poblaciones sanas y causar síndrome de QT largo inducido por fármacos, sobre todo en casos de sobredosis. El riesgo de prolongación del intervalo QTc aumenta cuando el antidepresivo y el antipsicótico se administran juntos, una práctica cada vez más habitual. El citalopram destaca por ser el ISRS de efecto más pronunciado sobre el intervalo QT. En un estudio sobre el intervalo QT para evaluar los efectos de las dosis de 20 y 60 mg de citalopram en adultos, en comparación con placebo, se observó que la prolongación media máxima de los intervalos QT corregidos individualmente fue de 8,5 ms con 20 mg, y de 18,5 ms con 60 mg; con 40 mg, se estimó en 12,6 ms. Según estos hallazgos, la FDA ha publicado la siguiente recomendación sobre la administración de citalopram:

- 20 mg/día es la dosis máxima recomendada para pacientes mayores de 60 años con insuficiencia hepática que metabolizan lentamente la CYP2C19 o que reciben de manera simultánea cimetidina.
- Dejar de recetar dosis superiores a 40 mg/día.
- No administrar en pacientes con síndrome de QT largo congénito.
- Corregir la hipopotasemia y la hipomagnesemia antes de administrar citalopram.
- Controlar los electrólitos según se indique clínicamente.
- Valorar si se aumenta la frecuencia del control electrocardiográfico en pacientes con insuficiencia cardíaca congestiva, bradiarritmias o pacientes tratados con fármacos concurrentes que prolongan el intervalo QT.

En una revisión de 469 hospitalizaciones debidas a intoxicación por ISRS se confirmó que el citalopram conlleva un mayor riesgo de mortalidad por alteraciones en el ritmo cardíaco. En consecuencia, debe advertirse a los pacientes que se pongan en contacto con su médico de inmediato si experimentan signos y síntomas de alteraciones en la frecuencia o el ritmo cardíaco mientras toman citalopram.

Tras la evaluación del efecto de la vilazodona (20, 40, 60 y 80 mg) sobre el intervalo QTc se observó un pequeño efecto. El límite superior del intervalo de confianza del 90 % para el intervalo QTc más grande ajustado al placebo y corregido con el valor inicial en función del método de corrección individual (QTcI) fue inferior a 10 ms, por debajo del umbral de relevancia clínica. Sin embargo, se desconoce si 80 mg resultan adecuados para suponer una exposición clínica elevada.

Los clínicos deben valorar si los beneficios del tratamiento de privación de andrógenos compensan los riesgos en pacientes tratados con ISRS con cáncer de próstata, pues la disminución de las concentraciones de andrógenos pueden prolongar el intervalo QTc.

La combinación de dextrometorfano y quinidina está disponible como tratamiento para el síndrome seudobulbar, que se define por episodios involuntarios, repentinos y frecuentes de risa y llanto, por lo general desproporcionados o inadecuados a la situación. La quinidina, que puede prolongar el intervalo QT, es un inhibidor potente de la isoenzima CYP2D6, por lo que no debe utilizar con otros fármacos que prolonguen el intervalo QT y que son metabolizados por la isoenzima CYP2D6. Además, debe utilizarse con precaución junto con otros fármacos que prolongan el intervalo QT e inhiben la isoenzima CYP3A4, en especial en individuos con cardiopatías.

En ocasiones, la exposición prenatal a ISRS se asocia con una prolongación del intervalo QTc en los neonatos. En una revisión de 52 neonatos expuestos a ISRS en el período inmediato al parto y 52 del grupo de control emparejado, el promedio del intervalo QTc fue significativamente más largo en el grupo de neonatos expuestos a antidepresivos que en los del grupo control. De los neonatos expuestos a ISRS, 5 (10 %) presentaron un intervalo QTc marcadamente prolongado (superior a 460 ms), que no se observó en ninguno de los no expuestos. El intervalo QTc más prolongado apreciado entre los neonatos expuestos fue de 543 ms. Todas las anomalías de repolarización relacionadas con un fármaco se normalizaron en trazados electrocardiográficos posteriores.

Cefaleas.   La incidencia de la cefalea en ensayos clínicos con ISRS fue del 18 % al 20 %, unas cifras superiores en un solo punto porcentual a las que causó el placebo. La fluoxetina es el ISRS que causa cefalea con mayor frecuencia. Sin embargo, los ISRS son eficaces como prevención de la migraña y la cefalea tensional en muchos pacientes.

Efectos adversos sobre el sistema nervioso central

TRASTORNOS DE ANSIEDAD.   La fluoxetina puede causar ansiedad, en especial durante las primeras semanas de tratamiento. Estos efectos iniciales desaparecen tras varias semanas. El aumento de la ansiedad es mucho menos frecuente con la paroxetina o el escitalopram, que pueden ser opciones terapéuticas más adecuadas si se desea obtener un efecto sedante, así como en los trastornos depresivos con ansiedad.

INSOMNIO Y SEDACIÓN.   El principal efecto de los ISRS en cuanto al insomnio y la sedación es la mejoría del sueño, que es resultado del tratamiento de la depresión y la ansiedad. Sin embargo, hasta un 25 % de las personas experimenta problemas de sueño, somnolencia o cansancio excesivo. La fluoxetina es la que causa insomnio con mayor frecuencia, por lo que suele tomarse por la mañana. La frecuencia de trastorno de insomnio e hipersomnia con la sertralina y la fluvoxamina son similares, pero el citalopram y, en especial, la paroxetina suelen causar somnolencia. El escitalopram interfiere con el sueño más a menudo que su isómero, el citalopram. En algunos casos, es conveniente tomarlo por la noche, mientras que otros pacientes prefieren tomarlo por la mañana. El insomnio ocasionado por los ISRS puede tratarse con benzodiazepinas, trazodona (el médico debe explicar al paciente el riesgo de priapismo) u otros sedantes. Cuando un ISRS produce somnolencia intensa, está indicada su sustitución por otro fármaco de la misma clase o por bupropión.

OTROS TRASTORNOS DEL SUEÑO-VIGILIA.   Muchas personas en tratamiento con ISRS recuerdan pesadillas o sueños muy intensos, y suelen referir que tienen un sueño «agitado». Otros efectos de los ISRS son el bruxismo, los movimientos de las piernas, la mioclonía nocturna y la sudoración.

EMBOTAMIENTO AFECTIVO.   Es un efecto secundario frecuente del tratamiento crónico con ISRS, que en muchos casos no se tiene en cuenta. Los pacientes refieren incapacidad para llorar ante situaciones en las que anteriormente lo hacían, sensación de apatía o indiferencia, y disminución de la intensidad de las emociones. Este efecto secundario hace que, en muchos casos, el paciente decida abandonar el tratamiento incluso cuando es eficaz contra la depresión o la ansiedad.

BOSTEZOS.   La observación clínica minuciosa de los pacientes en tratamiento con ISRS revela un aumento de los bostezos. Este efecto secundario no es consecuencia del cansancio ni de una alteración del sueño, sino de los efectos de los fármacos en el hipotálamo.

CONVULSIONES.   Entre un 0,1 % y un 0,2 % de los pacientes que toman ISRS muestran convulsiones, una incidencia similar a la de otros antidepresivos y no muy distinta a la que produce un placebo. Este efecto secundario es más frecuente con dosis elevadas (p. ej., 100 mg/día de fluoxetina o más).

SÍNTOMAS EXTRAPIRAMIDALES.   Rara vez, los ISRS pueden causar acatisia, distonía, temblor, rigidez en rueda dentada, tortícolis, opistótonos, alteraciones de la marcha y bradicinesia. También se han notificado casos aislados de discinesia tardía. Algunas personas con enfermedad de Parkinson pueden experimentar un agravamiento agudo de los síntomas motores durante el tratamiento con un ISRS.

Efectos anticolinérgicos.
La paroxetina tiene una ligera actividad anticolinérgica y puede producir sequedad bucal, estreñimiento y sedación, síntomas que dependen de la dosis. En cualquier caso, la mayoría de los pacientes no presentan efectos anticolinérgicos adversos. Otros ISRS se han asociado con sequedad bucal, pero no se debe a la actividad muscarínica.

Efectos adversos hematológicos.
Los ISRS pueden dar lugar a una disfunción de la agregación plaquetaria, pero no causan disminución en el número de trombocitos. Este efecto se manifiesta con la formación más fácil de moratones, o con hemorragias excesivas o prolongadas. Cuando aparezcan estos signos, debe determinarse el tiempo de hemorragia. También es conveniente vigilar atentamente a los pacientes en tratamiento con ISRS que tomen anticoagulantes o ácido acetilsalicílico. La administración simultánea de ISRS y AINE se relaciona con un aumento significativo del riesgo de hemorragia gástrica. En los casos en que esta combinación sea necesaria, debe considerarse la administración de inhibidores de la bomba de protones.

Alteraciones de la glucosa y los electrólitos.
Los ISRS pueden causar reducciones agudas de la glucemia, por lo que es preciso controlar atentamente los efectos del tratamiento en pacientes con diabetes. La administración prolongada puede relacionarse con un aumento de la glucemia, aunque todavía debe probarse que sea consecuencia de un efecto farmacológico. Quienes toman antidepresivos quizá presenten otras características que aumenten su riesgo de desarrollar diabetes, o se les puede diagnosticar diabetes u otras enfermedades por el hecho de seguir un tratamiento por depresión.

Asimismo, se han comunicado casos de hiponatremia y SIADH en algunos pacientes, en especial adultos mayores o en tratamiento con diuréticos.

Reacciones alérgicas y endocrinas.
Los ISRS pueden reducir las concentraciones de prolactina y causar mamoplasia y galactorrea, tanto en mujeres como en hombres. Estos efectos son reversibles si se interrumpe el tratamiento, sin embargo pueden tardar meses en desaparecer.

Cerca del 4 % de los pacientes presentan distintos tipos de exantemas; en un pequeño subgrupo, pueden ser generalizados y afectar al sistema pulmonar, por lo que, en casos raros, ocasionan lesiones fibróticas y disnea. De aparecer, debe suspenderse el tratamiento.

Síndrome serotoninérgico.
La administración simultánea de un ISRS y un IMAO, l-triptófano o litio puede causar elevaciones de las concentraciones plasmáticas de serotonina hasta niveles tóxicos, lo cual podría desencadenar una serie de síntomas que se conocen como *síndrome serotoninérgico*, grave y potencialmente mortal, que a medida que se agrava presenta: *1)* diarrea; *2)* inquietud; *3)* agitación, hiperreflexia e insuficiencia neurovegetativa, con posibles fluctuaciones rápidas de las constantes vitales; *4)* mioclonías, confusiones, hipertermia, escalofríos incontrolables y rigidez, y *5)* delírium, coma, estado epiléptico, paro cardiovascular y la muerte.

Para actuar sobre el síndrome serotoninérgico debe suspenderse la administración de los fármacos que lo hayan causado e iniciar el tratamiento sintomático inmediato con nitroglicerina, ciproheptadina, metisergida, compresas frías, clorpromazina, dantroleno, benzodiazepinas, anticonvulsivos, ventilación mecánica y relajantes musculares.

Sudoración.
Algunos pacientes en tratamiento con un ISRS presentan un aumento de la sudoración, que no está relacionado con la temperatura ambiente. La sudoración nocturna puede empapar las sábanas y requerir la sustitución del pijama. En muchos casos, la administración de 1 o 2 mg/día de terazosina alivia considerablemente este síntoma.

Tabla 21-17
Síntomas del síndrome serotoninérgico

Diarrea	Mioclonía
Diaforesis	Reflejos hiperactivos
Temblor	Desorientación
Ataxia	Labilidad emocional

Sobredosis.   En ensayos clínicos se han observado reacciones adversas relacionadas con sobredosis de vilazodona (200 a 280 mg), que incluían síndrome serotoninérgico, letargia, inquietud, alucinaciones y desorientación.

Suspensión de los inhibidores selectivos de la recaptación de serotonina.   La suspensión brusca de un tratamiento con un ISRS, en especial los de vida media corta (p. ej., paroxetina o fluvoxamina), puede causar un síndrome de abstinencia que se manifiesta con mareos, debilidad, náuseas, cefalea, depresión, ansiedad, insomnio, problemas de concentración, síntomas de las vías respiratorias altas, parestesias y síntomas seudomigrañosos. Normalmente, este síndrome no suele producirse si no se ha llegado a las 6 semanas de tratamiento, y suele remitir por completo en 3 semanas. Los pacientes con efectos adversos temporales durante las primeras semanas de tratamiento muestran una tendencia mayor a presentar estos síntomas de abstinencia.

El ISRS que causa este síndrome con menos frecuencia es la fluoxetina, debido a que la vida media de su metabolito es superior a una semana, por lo que sus concentraciones sanguíneas se reducen de forma gradual. Por ello, la fluoxetina se ha utilizado en algunos casos para tratar los síndromes de abstinencia de otros ISRS, aunque también puede producir un síndrome de abstinencia más tardío y leve.

Interacciones farmacológicas

Los ISRS no interfieren con la mayoría de los fármacos. Si se administran junto con un IMAO, l-triptófano, litio u otros antidepresivos que inhiben la recaptación de serotonina, puede aparecer un síndrome serotoninérgico (tabla 21-17). La fluoxetina, la sertralina y la paroxetina pueden elevar las concentraciones plasmáticas de antidepresivos tricíclicos, lo que puede dar lugar a toxicidad clínica. Se han descrito posibles interacciones farmacocinéticas basadas en análisis *in vitro* de las enzimas del citocromo P450, pero las interacciones clínicamente importantes son poco frecuentes. Los ISRS que inhiben la isoenzima CYP2D6 pueden interferir con los efectos analgésicos de la hidrocodona y la oxicodona, fármacos que también pueden reducir la eficacia del tamoxifeno. La administración simultánea de ISRS y AINE aumenta el riesgo de hemorragia gástrica.

Tampoco debe prescribirse un ISRS (en especial, la fluvoxamina) junto con clozapina, porque aumentarían las concentraciones de clozapina y el riesgo de convulsiones. Los ISRS pueden incrementar la duración y la gravedad de los efectos secundarios, incluidas las alucinaciones causadas por el zolpidem.

Fluoxetina.   La fluoxetina puede administrarse junto con un tricíclico, pero el clínico debe reducir las dosis de este último. Debido a que es metabolizada por la isoenzima hepática CYP2D6, la fluoxetina puede interferir con el metabolismo de otros fármacos en el 7% de los pacientes que tienen una isoforma ineficaz de esta enzima *(metabolizadores lentos)*. Además, puede ralentizar el metabolismo de la carbamazepina, algunos antineoplásicos, el diazepam y la fenitoína, y se han descrito interacciones farmacológicas que pueden afectar a las concentraciones plasmáticas de las benzodiazepinas, los antipsicóticos y el litio. La fluoxetina y otros ISRS pueden interactuar con la warfarina y aumentar el riesgo de sangrado y hematomas.

Sertralina.   La sertralina puede desplazar a la warfarina de su lugar de unión a las proteínas plasmáticas y aumentar el tiempo de protrombina. Los datos sobre las interacciones farmacológicas de la sertralina indican que son similares a las de la fluoxetina, aunque la interacción de la primera con la isoenzima CYP2D6 es menos fuerte.

Paroxetina.   El riesgo de interacciones farmacológicas de la paroxetina es superior al de la fluoxetina o la sertralina, debido a que es un potente inhibidor de la isoenzima CYP2D6. La cimetidina puede incrementar las concentraciones de sertralina y paroxetina, y el fenobarbital y la fenitoína reducirlas. Debido a una posible interferencia con la isoenzima CYP2D6, los tratamientos con paroxetina junto con otros antidepresivos, fenotiazinas o antiarrítmicos deben prescribirse con precaución. La paroxetina puede aumentar los efectos anticoagulantes de la warfarina, y su administración simultánea con tramadol puede desencadenar un síndrome serotoninérgico en adultos mayores.

Fluvoxamina.   De entre los ISRS, la fluvoxamina es la que tiene un mayor riesgo de interacciones farmacológicas. Es metabolizada por la isoenzima CYP3A4, que puede ser inhibida por el ketoconazol. Además, este fármaco puede incrementar la vida media del alprazolam, el triazolam y el diazepam, y no debe administrarse con estos fármacos. La fluvoxamina puede duplicar las concentraciones de warfarina y triplicar las de teofilina, con consecuencias clínicas importantes, por lo que se deben controlar atentamente las concentraciones séricas de estos fármacos y ajustar sus dosis si es necesario. La fluvoxamina también incrementa las concentraciones y, en algunos casos, la actividad de la clozapina, la carbamazepina, la metadona, el propranolol y el diltiazem, pero no interactúa de forma significativa con el lorazepam ni la digoxina.

Citalopram.   El citalopram no es un inhibidor potente de ninguna de las isoenzimas del citocromo P450. Sus concentraciones plasmáticas aumentan en un 40% si es administrado de forma simultánea con cimetidina, pero no afecta significativamente al metabolismo de la digoxina, el litio, la warfarina, la carbamazepina ni la imipramina, ni su metabolismo se ve alterado por estos fármacos. En cambio, puede duplicar las concentraciones plasmáticas de metoprolol, pero sin causar variaciones de la presión arterial ni la frecuencia cardíaca. No se dispone de datos sobre la administración simultánea de citalopram e inhibidores potentes de las isoenzimas CYP3A4 o 2D6.

Escitalopram.   El escitalopram es un inhibidor moderado de la isoenzima CYP2D6 y puede incrementar considerablemente las concentraciones de desipramina y metoprolol.

Vilazodona.   La dosis de vilazodona debe reducirse a 20 mg cuando se administra junto con inhibidores potentes de la isoenzima CYP3A4. Su administración simultánea con inductores de la isoenzima CYP3A4 puede producir concentraciones inadecuadas y reducir su eficacia. No se ha evaluado el efecto de los inductores de la isoenzima CYP3A4 en la exposición sistémica a la vilazodona.

Interferencias con pruebas de laboratorio

En general, los ISRS no interfieren con ninguna prueba de laboratorio. Se han notificado algunos casos de toxicología en orina falsos positivos para las benzodiazepinas en pacientes que toman sertralina; si se sospecha esto, se puede buscar una confirmación adicional mediante cromatografía de gases y espectrometría de masas.

Dosificación y pautas clínicas

Fluoxetina.   La fluoxetina está disponible en Estados Unidos en cápsulas de 10 y 20 mg, comprimidos ranurados de 10 mg y cápsulas con recubrimiento entérico de 90 mg, que se administran una vez por semana, así como en concentrados de administración oral de 20 mg/5 ml. También se comercializa como tratamiento del trastorno disfórico premenstrual. Para tratar la depresión, la dosis habitual suele ser de 10 o 20 mg/día por vía oral, que suelen tomarse por la mañana por el riesgo de insomnio. Debe tomarse con alimentos para evitar que produzca náuseas. La vida media prolongada de este fármaco y su metabolito hace que no se establezcan las concentraciones hasta pasadas 4 semanas de tratamiento. Por lo general, las dosis máximas de 20 mg son eficaces para tratar la depresión, si bien el laboratorio fabricante recomienda una dosis máxima de 80 mg/día. Para minimizar los posibles efectos secundarios (ansiedad e inquietud) al principio del tratamiento, algunos clínicos prefieren empezarlo con 5 a 10 mg/día, comprimidos ranurados de 10 mg o la preparación líquida. Otra opción que facilita la larga vida media de la fluoxetina es empezar el tratamiento tomándola a días alternos. Como con el resto de los ISRS, las dosis de fluoxetina que son eficaces para otras indicaciones pueden ser diferentes de las empleadas para la depresión.

Sertralina. La sertralina está disponible en comprimidos de 25, 50 y 100 mg. Para el tratamiento inicial de la depresión, deben administrarse 50 mg/día. A fin de limitar sus efectos gastrointestinales, algunos clínicos empiezan el tratamiento con 25 mg/día y no prescriben 50 mg/día hasta pasadas 3 semanas. Cuando un paciente no responde tras 1 a 3 semanas de tratamiento, pueden añadirse 50 mg cada semana hasta un máximo de 200 mg/día, en una sola toma. La sertralina puede tomarse por la mañana o por la noche. La administración después de las comidas puede reducir los efectos adversos gastrointestinales. El concentrado oral (1 ml = 20 mg) contiene un 12 % de alcohol y debe diluirse antes de su uso. El tratamiento del trastorno de pánico debe iniciarse con 25 mg de sertralina para reducir la posibilidad de un ataque de pánico.

Paroxetina. La paroxetina de liberación rápida se comercializa en Estados Unidos en comprimidos ranurados de 20 mg; no ranurados de 10, 30 y 40 mg, y suspensión oral con sabor a naranja de 10 mg/5 ml. El tratamiento de la depresión suele iniciarse con 10 o 20 mg/día. Cuando no se observa una respuesta adecuada tras 1 a 3 semanas, puede considerarse incrementar la dosis. Para ello, el médico puede empezar el ajuste posológico añadiendo 10 mg a intervalos semanales, hasta un máximo de 50 mg/día. Los pacientes que refieran molestias gastrointestinales pueden beneficiarse de la administración del fármaco con las comidas. Inicialmente, la paroxetina puede administrarse en una sola toma diaria por la noche, pero las dosis más elevadas deben fraccionarse en dos tomas diarias.

En el mercado estadounidense existen también comprimidos de liberación retardada de 12,5, 25 y 37,5 mg. La dosis inicial es de 25 mg/día, para el tratamiento de la depresión, y de 12,5 mg/día para el trastorno de pánico.

La paroxetina es el ISRS que con mayor frecuencia produce un síndrome de abstinencia, debido a que sus concentraciones plasmáticas se reducen rápidamente cuando se deja de tomar de forma regular. Para evitar estos síntomas, la suspensión del tratamiento no debe ser inmediata, sino que se deben reducir gradualmente las dosis cada 2 a 3 semanas.

Fluvoxamina. La fluvoxamina es el único ISRS no aprobado por la FDA como antidepresivo. Está indicada para el trastorno obsesivo-compulsivo (TOC). Está disponible en comprimidos no ranurados de 25 mg y ranurados de 50 y 100 mg. El intervalo de dosis diarias eficaces se sitúa entre 50 y 300 mg/día. Habitualmente, se inicia el tratamiento con 50 mg/día, tomados por la noche durante la primera semana, que pueden modificarse en función de los efectos adversos y la respuesta clínica. Las dosis superiores a 100 mg/día pueden dividirse en dos tomas diarias. Si durante las primeras 2 semanas de tratamiento el paciente presenta náuseas, puede ser necesario reducir temporalmente la dosis o incrementarla de forma más gradual. La fluvoxamina puede administrarse en una única toma nocturna para reducir sus efectos adversos, pero su corta vida media puede comportar síntomas de abstinencia entre las tomas. Se dispone de una formulación de liberación prolongada en dosis de 100 y 150 mg. Los comprimidos deben tragarse sin masticar y con alimentos. La suspensión brusca del tratamiento puede dar lugar a un síndrome de abstinencia por su corta vida media.

Citalopram. El citalopram se comercializa en Estados Unidos en comprimidos ranurados de 20 y 40 mg, y en solución líquida (10 mg/5 ml). La dosis inicial habitual es de 20 mg/día durante la primera semana, que

suele incrementarse hasta los 40 mg/día. En los adultos mayores y las personas con insuficiencia hepática se recomiendan 20 mg/día. La dosis diaria puede tomarse con o sin alimentos, pero en una sola toma por la mañana o por la noche.

Escitalopram. El escitalopram se comercializa en comprimidos ranurados de 10 y 20 mg, y en una solución oral con 5 mg/ml del principio activo. La dosis recomendada es de 10 mg/día. En los ensayos clínicos, la administración de 20 mg/día no conllevó beneficios terapéuticos adicionales.

Vilazodona. La vilazodona se comercializa en comprimidos de 10, 20 y 40 mg. La dosis terapéutica recomendada es de 40 mg en una sola toma. El tratamiento debe ajustarse empezando con una dosis de 10 mg/día durante 7 días, seguir con 20 mg/día otros 7 días, y posteriormente incrementarla a 40 mg/día. La vilazodona debe ingerirse con alimentos, para que no aparezcan concentraciones inadecuadas y se reduzca su eficacia. No está aprobado su uso pediátrico, ya que su seguridad y eficacia en niños no se han estudiado. No se recomiendan ajustes posológicos en función de la edad ni en pacientes con insuficiencia hepática leve o moderada. El fármaco no se ha estudiado en pacientes con insuficiencia hepática grave. No se recomiendan ajustes posológicos en pacientes con insuficiencia renal leve, moderada o grave.

Embarazo y lactancia. A excepción de la paroxetina, los ISRS son seguros durante el embarazo cuando su uso se considera necesario para tratar a la madre. No existen datos controlados en seres humanos en relación con la administración de vilazodona durante el embarazo o con sus concentraciones en la leche materna. Se ha observado una prolongación transitoria del intervalo QTc en neonatos cuyas madres habían sido tratadas con un ISRS durante la gestación.

Pérdida de eficacia. En algunos casos, la respuesta del paciente a los ISRS puede disminuir hasta desaparecer, con la reaparición de los síntomas depresivos a pesar de mantener la dosis del tratamiento. No se conoce el mecanismo de esta pérdida de eficacia, pero este hecho se produce. Algunas de las medidas que pueden tomarse para contrarrestarla son aumentar o reducir la dosis, retirar gradualmente el tratamiento y reiniciarlo con el mismo fármaco, cambiar a otro ISRS o a otro tipo de antidepresivo y potenciar el tratamiento con otro fármaco, como el bupropión.

Vortioxetina. La vortioxetina funciona principalmente como inhibidor de la recaptación de serotonina (5-HT) pero presenta un perfil farmacológico más complejo que otros ISRS. También actúa como agonista de los receptores 5-HT$_{1A}$, agonista parcial de los receptores de 5-HT$_{1B}$ y antagonista de los receptores 5-HT$_3$, 5-HT$_{1D}$ y 5-HT$_7$. No se ha establecido la contribución de cada una de estas actividades al efecto antidepresivo del fármaco, pero es el único compuesto con esta combinación de acciones farmacodinámicas.

Los efectos adversos observados durante los ensayos son, entre otros, náuseas, estreñimiento y vómitos.

La dosis inicial recomendada es de 10 mg/día, administrada por vía oral independientemente de las comidas, y debe incrementarse posteriormente a 20 mg/día, según la tolerancia. La dosis de 5 mg/día puede estar indicada en pacientes que no toleran dosis más elevadas.

La dosis máxima recomendada de vortioxetina es de 10 mg/día en metabolizadores lentos de la CYP2D6 conocidos. Se recomienda reducir a la mitad la dosis cuando los pacientes reciben de manera simultánea un inhibidor potente de la isoenzima CYP (p. ej., bupropión, fluoxetina, paroxetina o quinidina). La dosis inicial debe incrementarse en pacientes que dejan de tomar inductores de la CYP (p. ej., rifampicina, carbamazepina o fenitoína), y se valorarse el incremento, lo que es especialmente importante cuando un inductor potente de CYP se administra de forma simultánea durante más de 14 días. La dosis máxima recomendada no debe superar el triple de la dosis original, y reducirse al nivel original en un plazo de 14 días cuando se ha suspendido el inductor.

A pesar de que la vortioxetina puede suspenderse de forma repentina, en los ensayos controlados con placebo los pacientes experimentaron reacciones adversas transitorias, como cefalea y tensión muscular tras la interrupción abrupta de dosis de 15 o 20 mg/día. Para evitar estas reacciones adversas, se recomienda reducir la dosis a 10 mg/día durante una semana antes de la suspensión completa de las dosis de 15 o 20 mg/día.

La vortioxetina se comercializa en Estados Unidos en comprimidos de 5, 10, 15 y 20 mg.

INHIBIDORES DE LA RECAPTACIÓN DE SEROTONINA-NORADRENALINA

Actualmente se dispone de 4 IRSN aprobados para su uso en Estados Unidos: la venlafaxina, el succinato de desvenlafaxina, la duloxetina y el levomilnaciprán. Un quinto IRSN, el milnaciprán, se comercializa en otros países como antidepresivo, y la FDA norteamericana ha aprobado su uso en el tratamiento de la fibromialgia.

El término IRSN refleja la creencia de que en los efectos terapéuticos de estos medicamentos interviene el bloqueo simultáneo de los transportadores neuronales de la recaptación de serotonina (5-HT) y noradrenalina. A veces también se habla de inhibidores duales de la recaptación, una clase funcional más amplia de fármacos antidepresivos que incluye los tricíclicos, como la clomipramina y, en menor grado, la imipramina y la amitriptilina. Lo que diferencia los IRSN de los antidepresivos tricíclicos es la ausencia relativa de afinidad por otros receptores, en especial muscarínicos, histaminérgicos y las familias de los receptores adrenérgicos α y β. Esta distinción es importante porque los IRSN tienen un perfil de tolerabilidad más favorable que los antiguos inhibidores duales de la recaptación.

Venlafaxina y desvenlafaxina

Indicaciones terapéuticas. La venlafaxina está aprobada para el tratamiento de cuatro trastornos: trastorno depresivo mayor, trastorno de ansiedad generalizada, trastorno de ansiedad social y trastorno de pánico. El trastorno depresivo mayor es, actualmente, la única indicación aprobada por la FDA del succinato de desvenlafaxina.

TRASTORNOS DEPRESIVOS. De acuerdo con la FDA estadounidense, ningún antidepresivo es más eficaz que el resto. Esta aseveración no significa que no existan diferencias entre estos fármacos pero, hasta la fecha, ningún estudio ha demostrado de forma concluyente la superioridad de ninguno. Se ha argumentado que la modulación directa de serotonina y noradrenalina puede transmitir mayores efectos antidepresivos que los fármacos que solo aumentan de forma selectiva la neurotransmisión noradrenérgica o serotoninérgica. Esta mayor ventaja terapéutica podría deberse a una aceleración de la adaptación postsináptica ante el aumento de la señalización neuronal; la activación simultánea de dos vías para la transducción de señal intracelular; los efectos aditivos sobre la actividad de genes relevantes, como el factor neurotrófico derivado del cerebro o, sencillamente, una mayor cobertura de los síntomas depresivos. Las pruebas clínicas que respaldan esta hipótesis proceden de dos estudios realizados por el Danish University Antidepressant Group, que observó la superioridad de la clomipramina, un inhibidor dual de la recaptación, en comparación con el citalopram y la paroxetina, ISRS. Otro informe, que comparaba los resultados de un grupo de pacientes tratados posiblemente con la combinación de los antidepresivos tricíclicos desipramina y fluoxetina con un grupo comparativo tratado únicamente con desipramina, también respaldaba esta hipótesis. Un metaanálisis de 25 estudios hospitalarios que comparaban la eficacia de los antidepresivos tricíclicos y los ISRS proporcionó pruebas más convincentes. Concretamente, aunque se observó que los antidepresivos tricíclicos eran, en general, moderadamente mejores, la superioridad frente a los ISRS podía explicarse casi por completo a partir de estudios que empleaban tricíclicos que se consideraban inhibidores duales de la recaptación: clomipramina, amitriptilina e imipramina. Los metaanálisis de estudios comparativos sugieren que la venlafaxina puede inducir una mayor tasa de remisión que los ISRS en los pacientes con depresión. Esta diferencia en la superioridad de la venlafaxina es de aproximadamente el 6 %. La eficacia del succinato de desvenlafaxina no se ha comparado del mismo modo con la de otras clases de antidepresivos.

TRASTORNO DE ANSIEDAD GENERALIZADA. La formulación de liberación prolongada de venlafaxina está autorizada en Estados Unidos para el tratamiento del trastorno de ansiedad generalizada. En ensayos clínicos de 6 meses de duración, se comprobó que las dosis de 75 a 225 mg/día eran eficaces contra el insomnio, la falta de concentración, la inquietud, la irritabilidad y la excesiva tensión muscular características de este trastorno.

TRASTORNO DE ANSIEDAD SOCIAL. La formulación de liberación prolongada de venlafaxina está autorizada para el tratamiento del trastorno de ansiedad social. Su eficacia se ha demostrado en estudios de 12 semanas de duración.

OTRAS INDICACIONES. Varios informes de casos y estudios no controlados han comunicado que la venlafaxina puede ser beneficiosa como tratamiento del trastorno obsesivo-compulsivo, el trastorno de pánico, la agorafobia, el trastorno de ansiedad social y el TDAH, así como en pacientes con diagnóstico dual de depresión y dependencia de cocaína. También se ha utilizado, con buenos resultados, como tratamiento de síndromes de dolor crónico.

Precauciones y reacciones adversas. La venlafaxina tiene un perfil de seguridad y tolerabilidad parecido al de los ampliamente prescritos ISRS. Las náuseas son el efecto adverso con mayor frecuencia asociado al tratamiento con venlafaxina y succinato de desvenlafaxina. Iniciar el tratamiento con dosis más pequeñas también puede atenuarlas. Cuando son muy problemáticas, pueden controlarse con un antagonista selectivo de la 5-HT$_3$ o mirtazapina.

El tratamiento con venlafaxina y succinato de desvenlafaxina se asocia con efectos secundarios sexuales, principalmente disminución de la libido y retraso del orgasmo o la eyaculación, cuya incidencia puede superar el 30 % o 40 % si se realiza una evaluación detallada y directa de la función sexual.

Otros efectos secundarios frecuentes son la cefalea, el insomnio, la somnolencia, la sequedad de boca, los mareos, el estreñimiento, la astenia, la sudoración y el nerviosismo. Aunque varios efectos secundarios son indicativos de efectos anticolinérgicos, estos fármacos no tienen afinidad por los receptores muscarínicos o nicotínicos, por lo que probablemente sea el agonismo noradrenérgico el responsable.

El tratamiento con dosis más altas de venlafaxina se relaciona con un mayor riesgo de elevación sostenida de la presión arterial. La experiencia con formas de liberación inmediata en estudios con pacientes con depresión indicó que la hipertensión sostenida estaba relacionada con la dosis, ya que aumentaba del 3 % al 7 % con dosis de 100-300 mg/día, y al 13 % con dosis superiores a 300 mg/día. En este conjunto de datos, el tratamiento con venlafaxina no afectó de manera adversa al control de la presión arterial de los pacientes que tomaban antihipertensivos y en realidad disminuyó los valores medios de los pacientes con valores elevados de presión arterial antes del tratamiento. En estudios controlados sobre formas de liberación prolongada, el tratamiento con venlafaxina representó aproximadamente un 1 % más de riesgo de hipertensión arterial en comparación con el placebo. Seleccionando arbitrariamente la dosis superior de venlafaxina utilizada en estos estudios se atenuaron en gran parte los problemas de hipertensión arterial. No obstante, cuando se utilizan dosis más altas de formas de liberación prolongada, se recomienda monitorizar la presión arterial.

La venlafaxina y el succinato de desvenlafaxina suelen relacionarse con un síndrome de interrupción del tratamiento, que se caracteriza por la aparición de una serie de efectos adversos durante la disminución rápida o la interrupción repentina, como mareos, sequedad de boca, insomnio, náuseas, nerviosismo, sudoración, anorexia, diarrea, somnolencia y alteraciones sensoriales. Si es necesario suspender un tratamiento prolongado, se recomienda, siempre que sea posible, programar una disminución progresiva. En ocasiones, sustituir unas pocas dosis de la forma de liberación prolongada de fluoxetina puede ayudar a superar este período transitorio.

En los ensayos previos a la comercialización de la venlafaxina no se produjo ninguna defunción por sobredosis, aunque se observaron cambios electrocardiográficos (p. ej., prolongación del intervalo QT, bloqueo de rama, prolongación del intervalo QRS), taquicardia, bradicardia, hipotensión, hipertensión, coma, síndrome serotoninérgico y convulsiones. Posteriormente se han documentado casos de sobredosis mortales, generalmente por ingestión de venlafaxina junto con otros fármacos, alcohol, o ambos.

En la actualidad, no se dispone de información relativa al tratamiento con venlafaxina durante el embarazo y la lactancia materna. La venlafaxina y el succinato de desvenlafaxina se excretan en la leche materna, por lo que el médico debe valorar los posibles riesgos y beneficios del tratamiento durante el embarazo y la lactancia.

Interacciones farmacológicas.   La venlafaxina se metaboliza en el hígado, principalmente por medio de la isoenzima CYP2D6. Puesto que el fármaco original y el metabolito principal son fundamentalmente equipotentes, los fármacos que inhiben esta isoenzima no suelen influir de forma adversa sobre el tratamiento. La venlafaxina es, en sí misma, un inhibidor relativamente débil de la CYP2D6, aunque puede aumentar la concentración del sustrato, como la desipramina o la risperidona. Los estudios *in vitro* e *in vivo* han mostrado que produce poca o ninguna inhibición de las CYP1A2, CYP2C9, CYP2C19 y CYP3A4.

La venlafaxina está contraindicada en pacientes que toman IMAO, por el riesgo de interacción farmacodinámica (síndrome serotoninérgico). No debería iniciarse un tratamiento con IMAO hasta que hayan pasado como mínimo 7 días de la suspensión de la venlafaxina. Se dispone de pocos datos sobre la combinación de la venlafaxina con neurolépticos atípicos, benzodiazepinas, litio y anticonvulsivos, por lo que se debe aplicar el criterio clínico cuando se combinen fármacos.

Interferencias con pruebas de laboratorio.   No se dispone de datos sobre posibles interferencias de la venlafaxina con pruebas de laboratorio. Se han presentado casos de pacientes que toman venlafaxina con resultados falsos positivos en las pruebas de cromatografía líquida para tramadol.

Dosificación y administración.   La venlafaxina se comercializa en Estados Unidos en comprimidos de 25, 37,5, 50, 75 y 100, y en cápsulas de liberación prolongada de 37,5, 75 y 150 mg. Ambas formulaciones tienen la misma potencia, y las que comportan la misma dosis pueden sustituirse. Los comprimidos de liberación rápida no suelen prescribirse, ya que pueden causar náuseas y por la necesidad de administrar varias tomas diarias, por lo que las siguientes recomendaciones posológicas se aplican únicamente a las cápsulas de liberación prolongada.

En las personas con depresión, la venlafaxina sigue una curva de dosis-respuesta. La dosis terapéutica inicial es de 75 mg/día, que se toma una vez al día. Sin embargo, en la mayoría de los casos, el tratamiento se inicia con 37,5 mg durante 4 a 7 días para reducir los posibles efectos adversos, en especial las náuseas. Una pauta inicial adecuada puede consistir en dosis de 37,5 y 75 mg para una semana. Si se desea efectuar un ajuste posológico rápido, pueden alcanzarse los 150 mg/día después del cuarto día de tratamiento. Como norma general, se pueden añadir incrementos de 75 mg/día cada 4 días o más. Aunque la dosis superior recomendada de las especialidades de liberación prolongada es de 225 mg/día, la FDA ha autorizado el tratamiento con dosis de hasta 375 mg/día. Las

dosis de venlafaxina deben reducirse a la mitad en los pacientes con insuficiencia renal o hepática significativas. Cuando vaya a retirarse el tratamiento, hay que reducir las dosis gradualmente, en el transcurso de 2 a 4 semanas, para evitar posibles síntomas de abstinencia.

Las dosis utilizadas para tratar la depresión mayor, el trastorno de ansiedad generalizada y el trastorno de ansiedad social son ligeramente distintas. De hecho, no se han observado curvas dosis-respuesta en ninguno de estos trastornos. Además, suelen prescribirse dosis más bajas (por lo general, de 75 a 150 mg/día).

El succinato de desvenlafaxina se comercializa como comprimidos de liberación prolongada de 50 y 100 mg. La dosis terapéutica para la mayoría de los pacientes es de 50 mg/día. Aunque es posible que algunos pacientes requieran dosis más altas, en los ensayos clínicos no se ha observado un efecto más favorable por aumentar la dosis. Con dosis más altas, aumentaron los efectos adversos y el índice de interrupciones del tratamiento.

Duloxetina

Acciones farmacológicas.   La duloxetina se comercializa en Estados Unidos en cápsulas de liberación retardada para reducir el riesgo de náuseas intensas. La absorción gastrointestinal es buena, si bien se produce 2 h después de su administración. Las concentraciones plasmáticas máximas se alcanzan al cabo de 6 h de su administración. Los alimentos retrasan el período que se tarda en obtener las concentraciones máximas de 6 a 10 h, y reducen un 10 % la cantidad de fármaco absorbida. La vida media de eliminación de la duloxetina es de alrededor de 12 h (con un intervalo de entre 8 y 17 h). Las concentraciones plasmáticas estables se alcanzan al cabo de 3 días. La duloxetina es metabolizada principalmente por las isoenzimas CYP2D6 y CYP1A2. El metabolismo hepático es importante y da lugar a numerosos metabolitos. Cerca del 70 % de la dosis se excreta en la orina en forma de estos metabolitos, y alrededor de un 20 % se elimina con las heces. La duloxetina se une en un 90 % a las proteínas plasmáticas.

Indicaciones terapéuticas

DEPRESIÓN.   A diferencia de la venlafaxina, se han llevado a cabo algunos estudios que han comparado el tratamiento de la depresión con duloxetina e ISRS.

Aunque estos estudios son indicativos de cierta superioridad en lo que respecta a la eficacia, sus observaciones se limitan al uso de dosis fijas, inicialmente bajas, de paroxetina y fluoxetina, aunque las de duloxetina de algunos estudios eran de hasta 120 mg/día. Cualquier inferencia sobre la superioridad de la duloxetina con respecto a los ISRS en algún aspecto del tratamiento de la depresión requiere más pruebas de ensayos bien diseñados.

DOLOR NEUROPÁTICO ASOCIADO A DIABETES E INCONTINENCIA URINARIA DE ESFUERZO.   La duloxetina es el primer fármaco autorizado por la FDA como tratamiento del dolor neuropático asociado a la diabetes. Sus efectos sobre el dolor no se han comparado con otros agentes, como la venlafaxina y los antidepresivos tricíclicos (ATC). En la actualidad, la FDA está valorando autorizar la duloxetina como tratamiento de la incontinencia urinaria de esfuerzo (incapacidad para controlar voluntariamente la micción), que es el principal tipo de incontinencia en la mujer. La acción de la duloxetina en el tratamiento de la incontinencia urinaria de esfuerzo está asociada a sus efectos en la médula espinal sacra, que a su vez aumenta la actividad del esfínter externo de la uretra.

PRECAUCIONES Y REACCIONES ADVERSAS.   Las reacciones adversas más habituales de la duloxetina son las náuseas, la sequedad bucal, los mareos, el estreñimiento, el cansancio, la reducción del apetito, la anorexia, la somnolencia y el aumento de la sudoración. El efecto adverso que motivó más interrupciones del tratamiento en los ensayos clínicos fueron las náuseas. Se desconoce la incidencia real de disfunción sexual y de los efectos a largo plazo sobre el peso corporal. En los ensayos clínicos, el tratamiento con duloxetina dio lugar a incrementos de la presión arterial sistólica con un promedio de 2 mm Hg, y de la diastólica de 0,5 mm Hg, con respecto a un placebo. No se han llevado a cabo estudios que comparen los efectos sobre la presión arterial de dosis terapéuticas equivalentes de venlafaxina y duloxetina.

Es conveniente controlar a los pacientes que utilizan duloxetina y corren el riesgo o presentan diabetes. En estudios sobre tratamiento a largo plazo se ha observado que el fármaco aumenta las concentraciones en sangre de azúcar y hemoglobina A1C.

Los pacientes que consumen cantidades importantes de alcohol no deben ser tratados con duloxetina debido a los posibles efectos hepáticos del fármaco. También está contraindicada en pacientes con insuficiencia hepática o insuficiencia renal terminal, así como en los que presentan glaucoma de ángulo estrecho no tratado.

No debe interrumpirse bruscamente un tratamiento con duloxetina, ya que puede ocasionarse un síndrome de abstinencia similar al de la venlafaxina. Es recomendable reducir las dosis gradualmente.

Debe evitarse el uso de duloxetina durante el embarazo y la lactancia materna, salvo que los beneficios que pueda proporcionar el tratamiento justifiquen los posibles riesgos.

Interacciones farmacológicas. La duloxetina ejerce un efecto inhibidor moderado sobre las enzimas del citocromo P450.

Interferencias con pruebas de laboratorio. No se dispone de datos sobre posibles interferencias de la duloxetina con pruebas de laboratorio.

Dosificación y administración. La duloxetina está disponible en Estados Unidos en comprimidos de 20 mg, 30 mg y 60 mg. La dosis terapéutica recomendada es de 60 mg/día (también es la dosis máxima recomendada). Al principio del tratamiento o para reducir sus efectos adversos, pueden utilizarse 20 o 30 mg/día. En los ensayos clínicos previos a la comercialización, se administraron dosis de hasta 120 mg/día, pero no se observaron ventajas concluyentes de eficacia a partir de 60 mg/día, por lo que el tratamiento con duloxetina no sigue una curva de dosis-respuesta. A pesar de ello, se han observado problemas de tolerabilidad con dosis únicas superiores a 60 mg, por lo que, cuando se prescriban dosis de 80 y 120 mg/día, deben fraccionarse en dos tomas de 40 y 60 mg/día, respectivamente. La experiencia clínica con duloxetina es limitada, por lo que se desconoce si puede ser necesario prescribir dosis superiores a 60 mg/día en algunos casos y, de ser así, si deben fraccionarse en varias tomas para reducir sus efectos adversos.

Milnaciprán y levomilnaciprán

El milnaciprán cuenta con la aprobación de la FDA solo para el tratamiento de la fibromialgia. Aunque en algunos países ha sido aprobado para uso general como antidepresivo, su eficacia no se encuentra bien establecida. Comparado con la venlafaxina, es aproximadamente 5 veces más potente para inhibir la recaptación de noradrenalina que para la de serotonina. Tiene una vida media de aproximadamente 8 h y muestra una farmacocinética lineal entre dosis de 50 y 250 mg/día. Se metaboliza en el hígado y carece de metabolitos activos, y se excreta principalmente por los riñones.

El milnaciprán se comercializa en comprimidos de 12,5, 25, 50 y 100 mg. La dosis habitual recomendada es la siguiente: día 1, 12,5 mg una vez al día; días 2 y 3, 12,5 mg dos veces al día; días 4 a 7, 25 mg dos veces al día, y días 8 y siguientes, 50 mg dos veces al día.

El levomilnaciprán fue aprobado en 2013 por la FDA como tratamiento del trastorno depresivo mayor en adultos. Es un enantiómero activo del fármaco racémico milnaciprán. Los estudios *in vitro* han mostrado que tiene mayor potencia para la inhibición de la recaptación de noradrenalina que para la de serotonina, y que no afecta directamente a la recaptación de dopamina o de otros neurotransmisores. Se administra una vez al día en una forma farmacéutica de liberación prolonga-

da. En los ensayos clínicos, las dosis de 40, 80 o 120 mg mejoraron los síntomas en comparación con el placebo.

Las reacciones adversas más frecuentes en los ensayos controlados con placebo fueron las náuseas, el estreñimiento, la hiperhidrosis, el aumento de la frecuencia cardíaca, el trastorno eréctil, la taquicardia, los vómitos y las palpitaciones. La tasa de acontecimientos adversos fue, en general, coherente con el intervalo de dosis de 40 a 120 mg. Los acontecimientos adversos relacionados únicamente con la dosis fueron las dificultades para iniciar la micción y el trastorno eréctil.

BUPROPIÓN

El bupropión es un antidepresivo que inhibe la recaptación de la noradrenalina y, posiblemente, la dopamina. Pero lo más importante es que no actúa sobre el sistema serotoninérgico como los antidepresivos ISRS. Esta acción comporta que sus efectos secundarios sean un riesgo bajo de sedación o de disfunción sexual, e incrementos de peso moderados durante el tratamiento agudo o prolongado, y no se han notificado síndromes de abstinencia tras la suspensión del fármaco. Aunque se usa cada vez más como monoterapia de elección, una proporción significativa de las prescripciones de bupropión corresponden a terapias complementarias de otros antidepresivos, con frecuencia un ISRS. El bupropión se comercializa para el cese tabáquico.

Acciones farmacológicas

Existen tres formulaciones de bupropión comercializadas en Estados Unidos: de liberación rápida (se toma tres veces al día), de liberación sostenida (dos veces al día) y de liberación prolongada o extendida (una toma diaria). Todas ellas contienen el mismo principio activo, pero difieren en su farmacocinética y su posología. Se han publicado informes sobre inconsistencias en las bioequivalencias entre los productos genéricos y las marcas comerciales. Si un paciente experimenta cambios en los efectos adversos o la eficacia, el clínico debe preguntar si ha habido un cambio en la formulación.

El bupropión de liberación inmediata se absorbe bien en el tubo digestivo. Las concentraciones plasmáticas máximas suelen alcanzarse a las 2 h de la administración oral, y en el bupropión de liberación sostenida, a las 3 h. Su vida media es de 12 h, con un intervalo de 8 a 40 h. Las concentraciones máximas ($t_{máx}$) del bupropión de liberación prolongada se registran al cabo de 5 h de su administración; aunque tardan más tiempo en alcanzarse, tanto estas como las concentraciones mínimas y estables son similares. La exposición durante 24 h tras una dosis diaria de 300 mg de bupropión de liberación prolongada es equivalente a la que se consigue con dos dosis diarias de 150 mg de la formulación de liberación sostenida. Desde el punto de vista clínico, ello permite tomar una única dosis diaria, por la mañana. Las concentraciones plasmáticas también son más bajas por la noche, lo cual reduce el riesgo de insomnio debido al tratamiento.

El mecanismo de acción de los efectos antidepresivos del bupropión no es bien conocido, aunque se cree relacionado con la inhibición de la recaptación de dopamina y noradrenalina. El fármaco se une al transportador de dopamina en el cerebro. Sus efectos, cuando se emplea como ayuda al cese tabáquico, pueden estar relacionados con su acción sobre las vías de recompensa de la dopamina o la inhibición de los receptores nicotínicos.

Indicaciones terapéuticas

Trastornos depresivos. Aunque no es muy utilizado, por el uso generalizado de los ISRS como tratamiento de elección para el trastorno depresivo mayor, se ha demostrado suficientemente la eficacia terapéutica del bupropión en pacientes tanto ambulatorios como hospitalizados. Las tasas de respuesta y de remisión son equiparables a las de los ISRS. Este fármaco también previene los episodios de depresión mayor estacionales en pacientes con antecedentes de trastornos afectivos con patrón estacional.

Cese tabáquico.   El bupropión está indicado para el cese tabáquico, combinado con programas de modificación de la conducta. Debe prescribirse a pacientes muy motivados y que reciban algún tipo de terapia conductual estructurada. Es más eficaz cuando se combina con sustitutos de la nicotina.

Trastornos bipolares.   El bupropión desencadena menos episodios maníacos en individuos con trastorno bipolar I que los antidepresivos tricíclicos, y exacerba o induce los ciclos rápidos en el trastorno bipolar II con menos frecuencia que otros antidepresivos; aun así, los datos sobre el tratamiento del trastorno bipolar con este fármaco son escasos.

Trastorno por déficit de atención e hiperactividad.   El bupropión se utiliza como segunda opción terapéutica, después de los simpaticomiméticos, para el tratamiento del TDAH. Sin embargo, no se ha comparado con fármacos autorizados para tratar este trastorno, como el metilfenidato o la atomoxetina, en adultos o niños. El bupropión puede ser el fármaco adecuado para los pacientes con TDAH y trastornos comórbidos como trastorno depresivo, trastornos de la conducta o abuso de sustancias, así como para pacientes que presentan tics durante el tratamiento con psicoestimulantes.

Desintoxicación de cocaína.   El bupropión puede causar euforia, por lo que puede estar contraindicado en pacientes con antecedentes de abuso de sustancias. Sin embargo, debido a sus efectos dopaminérgicos, el bupropión se ha explorado como tratamiento para el deseo o necesidad de consumo de cocaína. Los resultados de los estudios no son concluyentes, puesto que algunos pacientes refirieron una reducción del deseo de consumir la sustancia, pero otros refirieron aumentos.

Trastorno de deseo sexual hipoactivo.   El bupropión se añade a menudo a tratamientos con otros fármacos, como los ISRS, para contrarrestar sus efectos adversos sexuales, y puede ser de utilidad en individuos sin depresión con un trastorno de deseo sexual hipoactivo. El bupropión puede mejorar la excitación sexual, la consecución del orgasmo y la satisfacción sexual.

Precauciones y reacciones adversas

Los efectos secundarios más habituales del bupropión son la cefalea, el insomnio, la sequedad bucal, los temblores y las náuseas; algunos pacientes también presentan inquietud, agitación e irritabilidad. No debe prescribirse a pacientes con trastorno de pánico o ansiedad grave. Debido, muy probablemente, a la potenciación de la neurotransmisión dopaminérgica que ejerce, puede causar síntomas psicóticos, como alucinaciones, delirios y catatonía, así como delírium. Un dato importante es la ausencia de hipotensión ortostática iatrogénica, aumento de peso, somnolencia diurna y efectos anticolinérgicos importantes; no obstante, algunos pacientes pueden presentar sequedad bucal o estreñimiento y pérdida de peso. Asimismo, se han comunicado algunos casos de hipertensión durante el tratamiento con bupropión, aunque no causa otras alteraciones cardiovasculares ni cambios en el resultado del laboratorio significativos. Tiene una actividad simpaticomimética indirecta y ejerce efectos inotrópicos positivos en el miocardio humano, un fenómeno que podría reflejar la liberación de catecolaminas. Algunos pacientes refieren alteraciones cognitivas y dificultades para encontrar las palabras (fluidez verbal).

La preocupación por que el bupropión pueda desencadenar convulsiones ha provocado que algunos clínicos prefieran no prescribirlo. El riesgo de crisis convulsivas es dependiente de la dosis. Los estudios muestran que, con dosis de 300 mg/día o menos de bupropión de liberación sostenida, la incidencia de convulsiones es del 0,05 %, cifra no superior a la de otros antidepresivos. Con dosis de 400 mg/día, el riesgo aumenta hasta un 0,1 %.

Se ha informado de cambios en las ondas electroencefalográficas asociados con el uso de bupropión. Aproximadamente un 20 % de las personas tratadas con este fármaco muestran punta-onda, ondas agudas y enlentecimiento focal. La posibilidad de presentar ondas agudas es mayor para las mujeres que para los hombres. Este tipo de ondas en pacientes con un umbral bajo para las crisis epilépticas que toman bupropión puede suponer un factor de riesgo para desarrollarlas. Otros factores son los antecedentes de crisis convulsivas, el consumo de alcohol, la retirada reciente de un tratamiento con benzodiazepinas, las enfermedades orgánicas cerebrales, los traumatismos craneales y las descargas epileptiformes en el EEG.

El tratamiento con bupropión durante el embarazo no aumenta el riesgo de malformaciones congénitas específicas, pero este fármaco se secreta en la leche materna, por lo que el tratamiento durante la lactancia materna debe valorarse adecuadamente, y basarse en las circunstancias clínicas de la paciente y la experiencia del clínico.

Se han comunicado casos aislados de muerte por sobredosis de bupropión, en especial cuando se han tomado dosis muy elevadas o se han mezclado con otros fármacos. Alrededor de una tercera parte de los casos de sobredosis causan convulsiones, un efecto que depende de la dosis; los casos registrados se han producido con una dosis media significativamente elevada. Son causa de la muerte por sobredosis las convulsiones incontrolables, la bradicardia sinusal y el paro cardiorrespiratorio. Los síntomas de intoxicación suelen consistir en convulsiones, taquicardia sinusal, hipertensión, síntomas gastrointestinales, alucinaciones y agitación. Por lo general, las crisis convulsivas son breves y desaparecen por sí solas. En general, la sobredosis por bupropión suele ser menos peligrosa que la de otros antidepresivos excepto, tal vez, los ISRS.

Interacciones farmacológicas

Dado que la combinación de bupropión con un ISRS o venlafaxina es bastante habitual, deben considerarse algunas interacciones. El bupropión modifica la farmacocinética de la venlafaxina. En un estudio, se comprobó que la administración de bupropión de liberación sostenida daba lugar a incrementos significativos de las concentraciones de venlafaxina y, como consecuencia, una disminución de las de *O*-desmetilvenlafaxina, su principal metabolito. Asimismo, la venlafaxina inhibe débilmente la hidroxilación del bupropión. No se han comunicado alteraciones significativas de las concentraciones plasmáticas de los ISRS paroxetina y fluoxetina. No obstante, informes de casos indican que la combinación de bupropión y fluoxetina puede causar pánico, delírium o convulsiones. La combinación de bupropión con litio puede producir efectos secundarios centrales, entre ellos convulsiones, aunque con muy poca frecuencia.

Debido a la posibilidad de inducción de una crisis hipertensiva, no debe prescribirse bupropión a un paciente que esté en tratamiento con un IMAO. Del mismo modo, debe establecerse un período de reposo farmacológico de 14 días entre la retirada de un IMAO y el inicio del tratamiento con bupropión. En algunos casos, su adición permite reducir las dosis de los fármacos dopaminérgicos antiparkinsonianos. Sin embargo, pueden presentarse delirio, síntomas psicóticos y trastornos motores con la coadministración de bupropión y los agentes dopaminérgicos, como los medicamentos antiparkinsonianos. El tratamiento concurrente de metoprolol y bupropión puede ocasionar bradicardia sinusal.

La carbamazepina puede reducir las concentraciones plasmáticas de bupropión, y este incrementar las de ácido valproico.

En estudios de biotransformación *in vitro* con bupropión, se ha comprobado que la formación de hidroxibupropión, su principal metabolito, es catabolizada por la isoenzima CYP2B6. El bupropión ejerce cierta inhibición de la isoenzima CYP2D6.

Interferencias con pruebas de laboratorio

Se ha publicado un informe que indica que el bupropión puede dar lugar a falsos positivos en pruebas de cribado de anfetaminas. No se han comunicado más datos que hayan asociado claramente el fármaco con alteraciones en las pruebas de laboratorio. En casos aislados, se han notificado alteraciones clínicamente no significativas en el electrocardiograma (extrasístoles y cambios inespecíficos del segmento ST-T) y disminución en el recuento leucocitario (de alrededor de un 10%).

Dosificación y pautas clínicas

El bupropión de liberación rápida se comercializa en Estados Unidos en comprimidos de 75, 100 y 150 mg; el de liberación sostenida, en cápsulas de 100, 150, 200 y 300 mg; y el de liberación prolongada, en dosis de 150 y 300 mg. Aparecieron problemas con una formulación genérica de comprimidos de 300 mg de liberación prolongada, que no mostraba equivalencia terapéutica con otros preparados, por lo que fue retirada del mercado.

La dosis de inicio del bupropión de liberación rápida en un adulto normal debe ser de 75 mg por vía oral dos veces al día. En el cuarto día de tratamiento puede aumentarse hasta 100 mg tres veces al día. Puesto que la dosis recomendada es de 300 mg, puede mantenerse durante varias semanas antes de incrementarla. La dosis máxima, de 450 mg/día, debe dividirse en tres tomas de 150 mg. Debido al riesgo de convulsiones, los aumentos de dosis no deben superar los 100 mg cada 3 días; las dosis únicas de bupropión de liberación rápida no deben ser superiores a 150 mg, y la dosis total no debe superar los 450 mg/día. La formulación de liberación sostenida que contiene la dosis más elevada (400 mg) debe dividirse en dos tomas diarias (200 mg, dos veces al día o 300 mg por la mañana y 100 mg por la tarde). La dosis inicial de la formulación de liberación sostenida, de 100 mg/día, puede aumentarse hasta 100 mg dos veces al día al cabo de 4 días. A continuación, pueden tomarse 150 mg dos veces al día. Las dosis únicas de bupropión de liberación sostenida no deben superar los 300 mg. La dosis máxima de las formulaciones de liberación rápida y prolongada es de 200 mg dos veces al día. Una ventaja de la liberación prolongada es que, después del ajuste posológico, pueden tomarse 450 mg en una única dosis, por la mañana.

Para el cese tabáquico debe iniciarse el tratamiento con 150 mg/día de bupropión de liberación sostenida entre 10 y 14 días antes de dejar de fumar. Al cabo de 4 días, las dosis pueden aumentarse hasta 150 mg dos veces al día. Este tratamiento suele aplicarse entre 7 y 12 semanas.

MIRTAZAPINA

La mirtazapina es el único de los fármacos utilizados para tratar la depresión mayor que incrementa los niveles de noradrenalina y serotonina, a través de un mecanismo distinto del bloqueo de su recaptación (como hacen los tricíclicos e ISRS) y de la inhibición de la monoaminooxidasa (el mecanismo de acción de la fenelzina o tranilcipromina). En lugar de causar náuseas y diarrea, la mirtazapina puede reducirlas como resultado de su acción sobre los receptores serotoninérgicos $5\text{-}HT_3$. Sus efectos secundarios característicos son el aumento del apetito y la sedación.

Acciones farmacológicas

La mirtazapina se administra por vía oral y se absorbe rápidamente y por completo. Su vida media es de 30 h, y sus concentraciones máximas se obtienen 2 h después de su administración y se estabilizan al cabo de 6 días. El aclaramiento plasmático puede reducirse hasta en un 30% en las personas con insuficiencia hepática, hasta en un 50% en aquellas con insuficiencia renal, hasta en un 40% en los varones de edad avanzada y hasta en un 10% en las mujeres de edad avanzada.

El mecanismo de acción de la mirtazapina es el antagonismo de los receptores α_2-adrenérgicos presinápticos y el bloqueo de receptores $5\text{-}HT_2$ y $5\text{-}HT_3$ postsinápticos en el SNC. El antagonismo α_2-adrenérgico produce descargas en las neuronas de noradrenalina y serotonina, y el potente antagonismo de los receptores $5\text{-}HT_2$ y $5\text{-}HT_3$ reduce la ansiedad,

alivia el insomnio y estimula el apetito. La mirtazapina es también un potente antagonista de los receptores histamínicos H_1 y un antagonista de potencia media de los receptores α_1-adrenérgicos y muscarínicos.

Indicaciones terapéuticas

La mirtazapina es eficaz como tratamiento para la depresión. Presenta una fuerte acción sedante, por lo que es una buena opción terapéutica para los pacientes con trastorno depresivo con insomnio grave o persistente. Algunos refieren que la sedación residual al principio del tratamiento es bastante marcada. Por lo general, estas propiedades sedantes más marcadas suelen disminuir en el transcurso de la primera semana de tratamiento. Teniendo en cuenta que el fármaco induce, en ocasiones, un marcado aumento del apetito, está especialmente indicado en pacientes con depresión con características melancólicas como insomnio, pérdida de peso y agitación. En particular, los adultos mayores con depresión son buenos candidatos al tratamiento con mirtazapina, mientras que los adultos jóvenes pueden referir más problemas para tolerar sus efectos secundarios.

La inhibición de los receptores $5\text{-}HT_3$ que ejerce la mirtazapina, un mecanismo asociado con fármacos utilizados para tratar los efectos secundarios gastrointestinales graves de la quimioterapia contra el cáncer, ha hecho que se emplee con esta misma indicación. En este subgrupo de pacientes, la sedación y la estimulación del apetito son claramente beneficiosas, en lugar de considerarse efectos secundarios no deseables.

La mirtazapina se combina a menudo con los ISRS o la venlafaxina para potenciar la respuesta a los antidepresivos y contrarrestar los efectos secundarios serotoninérgicos de estos fármacos, como las náuseas, la agitación y el insomnio. La mirtazapina no muestra interacciones farmacocinéticas importantes con otros antidepresivos.

Precauciones y reacciones adversas

Más del 50% de los pacientes presenta somnolencia, que es el efecto adverso más frecuente de la mirtazapina (tabla 21-18). Por tanto, al principio del tratamiento hay que mostrar precaución al conducir o manejar maquinaria e, incluso, al levantarse de la cama durante la noche. Este efecto adverso obliga a administrar el fármaco antes de dormir en la mayoría de los casos. La mirtazapina potencia los efectos sedantes de otros depresores del SNC, por lo que durante su uso deben evitarse los medicamentos de venta libre o con receta que puedan ejercer este efecto y el alcohol. Además, produce mareos en el 7% de los pacientes, pero no incrementa el riesgo de convulsiones. En los ensayos clínicos, se ha comprobado que la frecuencia de manía o hipomanía inducida por la mirtazapina es similar a la de otros antidepresivos.

Tabla 21-18
Reacciones adversas reportadas del uso de mirtazapina

Efecto	Pacientes (%)
Somnolencia	54
Sequedad bucal	25
Aumento del apetito	17
Estreñimiento	13
Aumento de peso	12
Mareos	7
Mialgias	5
Sueños desagradables	4

La mirtazapina aumenta el apetito en alrededor de la tercera parte de los pacientes. También puede incrementar las concentraciones séricas de colesterol un 20% o más por encima del límite superior del intervalo normal en el 15% de los pacientes, e incrementar los triglicéridos hasta 500 mg/dl o más en el 6% de los pacientes. En un ensayo, se comprobó que hasta un 2% de los pacientes en tratamiento con mirtazapina pueden presentar incremento en las concentraciones de alanina aminotransferasa (ALT) tres veces superiores al límite superior de la normalidad, frente a un 0,3% en los controles que tomaron placebo.

En las limitadas pruebas previas a la comercialización del fármaco, el recuento de neutrófilos totales se redujo hasta 500/µl al cabo de 2 meses de tratamiento en el 0,3% de los pacientes, algunos de los cuales desarrollaron infecciones sintomáticas. Esta condición, que desapareció espontáneamente en todos los casos, fue más frecuente cuando existían otros factores de riesgo de neutropenia. No obstante, no se han notificado incrementos de la frecuencia de neutropenia durante el prolongado período posterior a la comercialización del fármaco. No obstante, cualquier paciente que presente fiebre, escalofríos, dolor de garganta, ulceración de las membranas u otros signos de infección debe ser evaluado por un médico. Si se detecta un recuento leucocitario bajo, debe suspenderse de inmediato el tratamiento con mirtazapina y realizar un seguimiento por la posible aparición de infecciones.

Un porcentaje reducido de pacientes presenta hipotensión ortostática durante el tratamiento con mirtazapina. Aunque no existen datos relativos a sus posibles efectos sobre el desarrollo fetal, debe prescribirse con precaución durante el embarazo.

No se ha estudiado el tratamiento con mirtazapina en mujeres embarazadas, pero dado que el fármaco puede excretarse en la leche materna, no debe ser administrado durante la lactancia. Asimismo, debido al riesgo de agranulocitosis asociado a su uso, debe explicarse a los pacientes cuáles son sus signos. La mirtazapina tiene efectos sedantes, por lo que los pacientes deben determinar el grado en que se ven afectados por este efecto secundario antes de conducir un vehículo o realizar actividades que puedan ser peligrosas.

Interacciones farmacológicas

La mirtazapina puede potenciar la sedación producida por el alcohol y las benzodiazepinas. El inicio del tratamiento debe realizarse 14 días después de la suspensión de un IMAO.

Interferencias con pruebas de laboratorio

No se han notificado interferencias de la mirtazapina con pruebas de laboratorio.

Dosificación y administración

La mirtazapina se encuentra disponible en Estados Unidos en comprimidos ranurados de 15, 30 y 45 mg, así como en comprimidos bucodispersables de 15, 30 y 45 mg para las personas que tienen dificultades para tragar. Cuando un paciente no responde a una dosis inicial de 15 mg antes de acostarse, pueden añadirse 15 mg cada 5 días, hasta un máximo de 45 mg, tomados antes de acostarse. En algunos casos, es necesario reducir las dosis prescritas a los adultos mayores o a las personas con insuficiencia renal o hepática.

NEFAZODONA Y TRAZODONA

La nefazodona y la trazodona son fármacos mecánica y estructuralmente afines aprobados como tratamientos para la depresión. La nefazodona es un análogo de la trazodona. Cuando se introdujo en el mercado en 1995, se esperaba que su uso se generalizara, ya que no producía los efectos secundarios sexuales ni las alteraciones del sueño que causan los ISRS. Si bien es cierto que no ocasiona estos efectos secundarios, se comprobó que producía sedación, náuseas, mareos y alteraciones visuales, por lo que no se prescribe de forma generalizada en la práctica clínica. Este hecho, unido a los informes aislados de hepatotoxicidad mortal, obligó al laboratorio fabricante en Estados Unidos a suspender su comercialización en 2004, pero la formulación genérica sigue disponible en el mercado estadounidense.

La trazodona recibió la aprobación de la FDA en 1981 como tratamiento del trastorno depresivo mayor. La innovadora estructura química de la triazolopiridina la diferenciaba de los antidepresivos tricíclicos y los ensayos clínicos indicaban una mejoría en la seguridad y la tolerabilidad en comparación con los antidepresivos tricíclicos. Había grandes expectativas de que sustituyera a los antiguos fármacos como referente del tratamiento de la depresión, pero la extrema sedación asociada a la trazodona, incluso a dosis inferiores a las terapéuticas, limitó su eficacia clínica, si bien sus propiedades soporíferas la convierten en una de las alternativas preferidas a los hipnóticos ordinarios como sustancia inductora de sueño. A diferencia de los somníferos convencionales, la trazodona no es una sustancia controlada.

Nefazodona

Acciones farmacológicas. La nefazodona se absorbe rápidamente y por completo tras su administración oral, pero es ampliamente metabolizada, por lo que la biodisponibilidad del principio activo es de alrededor de un 20% de la dosis oral. Su vida media es de 2 a 4 h. Las concentraciones de nefazodona e hidroxinefazodona, su principal metabolito activo, se estabilizan al cabo de 4 a 5 días. El metabolismo de la nefazodona en los adultos mayores, en especial en las mujeres, es de alrededor de la mitad del de las personas jóvenes, por lo que se recomienda reducir las dosis en este subgrupo de pacientes. Un importante metabolito de la nefazodona es la meta-clorfenilpiperazina, que ejerce cierto efecto serotoninérgico y puede causar migraña, ansiedad y pérdida de peso.

Aunque la nefazodona inhibe la recaptación de serotonina y, más débilmente, la de noradrenalina, se cree que sus efectos ansiolíticos y antidepresivos se producen como consecuencia del antagonismo de los receptores serotoninérgicos 5-HT$_{2A}$. Además, es un antagonista débil de los receptores α_1-adrenérgicos, lo que podría predisponer a presentar hipotensión ortostática, pero no lo suficientemente fuerte para producir priapismo.

Indicaciones terapéuticas. La nefazodona es eficaz en el tratamiento del trastorno depresivo mayor. La dosis eficaz habitual es de 300 a 600 mg/día. Cuando se ha comparado directamente con los ISRS, se ha comprobado que el riesgo de inhibición del orgasmo o disminución de la libido es más bajo. También es eficaz contra el trastorno de pánico y el trastorno de pánico comórbido con trastorno depresivo o síntomas depresivos, el trastorno de ansiedad generalizada y el trastorno disfórico premenstrual, así como contra el dolor crónico. Sin embargo, no es eficaz como tratamiento del trastorno obsesivo-compulsivo. La nefazodona incrementa el sueño paradójico (REM) y la continuidad del sueño. Es útil en el TEPT y el síndrome de fatiga crónica, y puede ser eficaz en los pacientes que no han respondido a otros tratamientos antidepresivos.

Precauciones y reacciones adversas. Los efectos adversos que suelen motivar la suspensión del tratamiento con nefazodona son la sedación, las náuseas, los mareos, el insomnio, la debilidad y la agitación (tabla 21-19). Sin embargo, muchos pacientes no refieren ningún efecto secundario concreto, sino, simplemente, una sensación vaga de estar en tratamiento farmacológico. La nefazodona puede producir también la aparición de imágenes consecutivas tras observar un objeto en movimiento o cuando realizan movimientos rápidos de la cabeza.

Una preocupación importante sobre la seguridad de la administración de trazodona se relaciona con un elevado incremento de las concen-

Tabla 21-19
Reacciones adversas reportadas con nefazodona (300-600 mg/día)

Reacción	Pacientes (%)
Cefalea	36
Sequedad bucal	25
Somnolencia	25
Náuseas	22
Mareos	17
Estreñimiento	14
Insomnio	11
Debilidad	11
Aturdimiento	10
Visión borrosa	9
Dispepsia	9
Infección	8
Confusión	7
Escotomas	7

traciones de las enzimas hepáticas y, en algunos casos, la insuficiencia hepática, por lo que es necesario realizar pruebas de función hepática a los pacientes en tratamiento. Los efectos hepáticos pueden observarse al principio de la administración, y es más probable que aparezcan cuando la nefazodona se combina con otros fármacos que se metabolizan en el hígado.

Algunos pacientes muestran una disminución de la presión arterial que pueden producir episodios de hipotensión ortostática. Por consiguiente, este fármaco debe prescribirse con precaución a las personas con cardiopatías, antecedentes de infarto de miocardio o accidente cerebrovascular, deshidratación o hipovolemia, así como a las que estén en tratamiento con antihipertensivos. Cuando se sustituye un ISRS por nefazodona, pueden incrementarse los efectos secundarios debido, posiblemente, a que la nefazodona no protege contra los síntomas de abstinencia de los ISRS. La mCPP, uno de los metabolitos de la nefazodona, podría incluso intensificar estos síntomas. Algunos pacientes han sobrevivido a sobredosis de nefazodona de 10 g, pero se han reportado muertes cuando se ha combinado con alcohol. Las náuseas, los vómitos y la somnolencia son los signos más frecuentes de toxicidad.

Hay pocos estudios o informes clínicos de nefazodona durante el embarazo. Por tanto, debe utilizarse nefazodona durante el embarazo solo si se considera que los beneficios que pueda proporcionar a la madre son superiores a los posibles riesgos para el feto. Se desconoce si se excreta en la leche materna, por lo que debe usarse con precaución durante la lactancia. Las dosis de nefazodona deben reducirse cuando el paciente presenta insuficiencia hepática grave, pero no es necesario realizar ajustes posológicos en caso de insuficiencia renal.

Interacciones farmacológicas y pruebas de laboratorio. No debe administrarse nefazodona junto con un IMAO. Además, las interacciones de la nefazodona con las triazolobenzodiazepinas triazolam y alprazolam son importantes debido a la inhibición de la isoenzima CYP3A4. La administración de nefazodona podría elevar las concentraciones de estos fármacos, pero los niveles de nefazodona por lo general no resultan afectados. Cuando se deban administrar de forma simultánea a la nefazodona, deben reducirse un 75% las dosis de triazolam y un 50% las de alprazolam.

La nefazodona puede hacer que el metabolismo de la digoxina sea más lento, por lo que las concentraciones de este fármaco deben controlarse cuidadosamente durante el tratamiento concurrente. Esto también puede ocurrir con el haloperidol, lo que obliga a reducir las dosis de este fármaco. La adición de nefazodona puede exacerbar los efectos secundarios del litio.

No se han comunicado interferencias de la nefazodona con pruebas de laboratorio.

Dosificación y pautas clínicas. La nefazodona está disponible en Estados Unidos en comprimidos no ranurados de 50, 200 y 250 mg, y en comprimidos ranurados de 100 y 150 mg. La dosis inicial recomendada es de 100 mg dos veces al día, pero el tratamiento puede tener mejor tolerancia si se empieza con 50 mg dos veces al día, en especial en los adultos mayores. Para reducir los efectos secundarios, debe aumentarse progresivamente la dosis con incrementos de 100 o 200 mg/día en intervalos no inferiores a una semana. La dosis óptima es de 300 a 600 mg/día, separados en dos tomas, aunque algunos estudios indican que la administración de una sola toma diaria, antes de acostarse, también es eficaz. En los adultos mayores las dosis deben ser dos terceras partes de las utilizadas para el resto de los pacientes, con un máximo de 400 mg/día. Como ocurre con otros antidepresivos, los beneficios clínicos de la nefazodona no suelen producirse hasta pasadas 2 a 4 semanas de tratamiento. Se deben prescribir dosis flexibles, de una media de 250 mg/día, a pacientes con síndrome premenstrual.

Trazodona

Acciones farmacológicas. La trazodona se absorbe rápidamente en tracto gastrointestinal, y sus concentraciones plasmáticas máximas se alcanzan al cabo de 1 h. La vida media es de 5 a 9 h. La trazodona se metaboliza en el hígado, y el 75% de sus metabolitos se excretan en la orina.

Este fármaco es un inhibidor débil de la recaptación de serotonina y un potente antagonista de los receptores serotoninérgicos $5-HT_{2A}$ y $5-HT_{2C}$. El metabolito activo de la trazodona es la mCPP, que ejerce efectos antagonistas de los receptores $5-HT_{2C}$ y tiene una vida media de 14 h. La mCPP puede causar migraña, ansiedad y pérdida de peso. Los efectos adversos de la trazodona están parcialmente mediados por antagonistas de los receptores adrenérgicos α_1.

Indicaciones terapéuticas

TRASTORNOS DEPRESIVOS. La principal indicación para el uso de la trazodona es el trastorno depresivo mayor. Los estudios indican una clara relación dosis-respuesta; para obtener beneficios terapéuticos, deben administrarse entre 250 y 600 mg/día. La trazodona aumenta el tiempo total de sueño, reduce la cantidad y la duración de los despertares nocturnos, y disminuye la cantidad de sueño REM. A diferencia de los tricíclicos, la trazodona no reduce la fase 4 del sueño, por lo que es útil para tratar a las personas que presentan depresión con ansiedad e insomnio.

TRASTORNO DE INSOMNIO. La trazodona es uno de los fármacos de elección para tratamiento del insomnio, gracias a sus marcadas propiedades sedantes, su efecto favorable en las distintas etapas del sueño y su ausencia de efectos anticolinérgicos. Es un tratamiento eficaz para el insomnio iatrogénico o el asociado a la depresión. Cuando se usa como hipnótico, la dosis inicial habitual es de 25 a 100 mg, que se toman por la noche.

TRASTORNO ERÉCTIL. La trazodona puede aumentar el riesgo de priapismo. Debido que puede potenciar las erecciones que se logran mediante la estimulación sexual, se ha utilizado para prolongar la erección y la turgencia del pene erecto en algunos pacientes con trastorno eréctil. Las dosis utilizadas con esta indicación son de 150 a 200 mg/día. El priapismo inducido por la trazodona (una erección dolorosa de más de 3 h de duración) constituye una emergencia médica. El uso de este fármaco para tratar el trastorno eréctil masculino ha disminuido considerablemente desde la aparición de los inhibidores de la fosfodiesterasa 5 (PDE).

OTRAS INDICACIONES. Las dosis bajas de trazodona (50 mg/día) pueden ser útiles para controlar la agitación grave de los niños con trastornos del neurodesarrollo y los adultos mayores con demencia. A partir de 250 mg/día, reduce la tensión y la inquietud asociadas al trastorno de ansiedad generalizada. También se ha empleado para tratar la depresión en los pacientes con esquizofrenia, y puede aliviar el insomnio y las pesadillas en pacientes con TEPT.

Precauciones y reacciones adversas. Los efectos adversos más habituales de la trazodona son la sedación, hipotensión ortostática, mareos, cefaleas y áuseas. Algunos pacientes también pueden experimentar sequedad bucal o irritación gástrica. Sin embargo, no produce efectos adversos anticolinérgicos, como retención urinaria, aumento de peso o estreñimiento. Se han comunicado algunos casos aislados de arritmias en pacientes con contracciones ventriculares prematuras o prolapso de la válvula mitral. La trazodona también puede causar neutropenia, lo que debe considerarse siempre que un paciente presente fiebre o dolor de garganta, a pesar de que este efecto secundario no tiene consecuencias clínicas.

La trazodona puede inducir una hipotensión ortostática importante al cabo de 4 a 6 h, en especial con el tratamiento concurrente con antihipertensivos o si se ha tomado una dosis elevada sin alimentos, pues estos retrasan la absorción del fármaco y reducen sus concentraciones plasmáticas máximas, por lo que pueden disminuir el riesgo de hipotensión ortostática.

Puesto que en los intentos de suicidio a menudo interviene la ingestión de somníferos, es importante estar familiarizado con los síntomas y el tratamiento de una sobredosis de trazodona. Hay pacientes que han sobrevivido tras sobredosis de más de 9 g. Los síntomas por sobredosis son: letargo, vómitos, somnolencia, cefalea, hipotensión ortostática, mareos, disnea, mialgias, taquicardia, incontinencia, temblores y coma. El tratamiento consiste en emesis o lavado gástrico y la atención a los síntomas. La diuresis forzada puede aumentar la eliminación del fármaco. Hay que tratar la hipotensión y la sedación, si es apropiado.

La trazodona causa priapismo y prolongación de la erección en ausencia de estímulos sexuales en 1 de cada 10 000 varones. El priapismo inducido por el fármaco suele aparecer en las primeras 4 semanas, pero puede producirse hasta 18 semanas después del inicio del tratamiento. Este efecto secundario no es exclusivo de ninguna dosis concreta y, cuando aparece, debe suspenderse el tratamiento y probar con otro antidepresivo. Las erecciones dolorosas o las que duran más de 1 h obligan a interrumpir de inmediato el tratamiento y evaluar al paciente. Inicialmente, el tratamiento de urgencia del priapismo es la inyección intracavernosa de un agonista α_1-adrenérgico vasopresor, como el metaraminol o la adrenalina. En aproximadamente una tercera parte de los casos publicados ha sido necesaria la cirugía. En algunos casos el resultado ha sido un deterioro permanente de la función eréctil o impotencia.

El uso de trazodona está contraindicado durante el embarazo y la lactancia materna, y debe prescribirse con precaución a las personas con insuficiencia renal o hepática.

Interacciones farmacológicas. La trazodona potencia los efectos depresores del SNC producidos por el alcohol y otros fármacos. El uso simultáneo de trazodona y antidepresivos puede causar hipotensión. No se han notificado crisis hipertensivas de pacientes en tratamiento con trazodona para el insomnio asociado a IMAO. La trazodona puede incrementar las concentraciones de digoxina y fenitoína, y debe prescribirse con precaución a los pacientes en tratamiento con warfarina. Los fármacos que inhiben la isoenzima CYP3A4 pueden aumentar las concentraciones de la m-CPP, el principal metabolito de la trazodona, con el consiguiente aumento de sus efectos secundarios.

Interferencias con pruebas de laboratorio. La trazodona no interfiere con ninguna prueba de laboratorio.

Dosificación y pautas clínicas. La trazodona se comercializa en Estados Unidos en comprimidos de 50, 100, 150 y 300 mg. La administración de una toma diaria es tan eficaz como la dosis en dos tomas diarias, y reduce la sedación diurna. La dosis inicial habitual es de 50 mg, antes de acostarse, que puede incrementarse a razón de 50 mg cada 3 días si el paciente no presenta sedación ni hipertensión ortostática importantes. El rango terapéutico de la trazodona es de 200 a 600 mg/día, divididos en varias tomas. Algunos informes indican que los efectos terapéuticos máximos solo se logran con 400 a 600 mg/día, pero otros estudios indican que se obtienen con 250 a 400 mg/día. Las dosis pueden aumentarse hasta 300 mg/día, y se debe evaluar posteriormente al paciente para comprobar si necesita tomar una dosis más elevada, de acuerdo con la presencia o la ausencia de signos de mejoría clínica.

TRICÍCLICOS Y TETRACÍCLICOS

La observación realizada en 1957 de que la imipramina tenía efectos antidepresivos condujo al desarrollo de una nueva clase de sustancias antidepresivas, los tricíclicos. Además, el hallazgo de que bloqueaba la recaptación de la noradrenalina propició la investigación del papel de las catecolaminas en la depresión. Se desarrollaron otras sustancias antidepresivas que compartían la estructura tricíclica básica y tenían efectos relativamente similares, y se comercializaron otras sustancias heterocíclicas, en cierto modo similares en cuanto a estructura y que tenían propiedades secundarias relativamente comparables. En un momento dado, la amitriptilina y la imipramina fueron los antidepresivos recetados con más frecuencia en Estados Unidos, pero debido a sus efectos secundarios anticolinérgicos y antihistamínicos, su uso disminuyó y la nortriptilina y la desipramina gozaron de más popularidad. La nortriptilina es la que provoca menos hipotensión postural, y la desipramina la que tiene menos efectos anticolinérgicos. Aunque inicialmente se utilizaron como antidepresivos, las indicaciones terapéuticas actuales abarcan el trastorno de pánico, el trastorno de ansiedad generalizada, el TEPT, el TOC y los trastornos de síntomas somáticos con predominio de dolor. La introducción de nuevos antidepresivos con acciones más selectivas sobre los neurotransmisores o con un único mecanismo de acción ha reducido drásticamente la prescripción de fármacos tricíclicos y tetracíclicos. Los mejores perfiles de seguridad de los nuevos fármacos, en particular si se toma una sobredosis, también han contribuido al declive del uso de los más antiguos. Aun así, los fármacos tricíclicos y tetracíclicos mantienen su eficacia como antidepresivos (tabla 21-20).

Acciones farmacológicas

La absorción de la mayoría de los antidepresivos tricíclicos es completa tras la administración oral, y buena parte de su metabolismo se produce por el efecto de primer paso. Sus concentraciones plasmáticas máximas se alcanzan al cabo de 2 a 8 h, y su vida media varía entre 10 y 70 h; la nortriptilina, la maprotilina y, en especial, la protriptilina pueden tener una vida media más larga. Esta vida media prolongada permite la administración de una sola dosis diaria. Para la estabilización de las concentraciones plasmáticas, se requieren entre 5 y 7 días. El pamoato de imipramina es una formulación de liberación retardada de administración intramuscular, con escasas indicaciones.

Los antidepresivos tricíclicos se metabolizan en el hígado por el sistema del citocromo P450. Pueden producirse interacciones clínicamente importantes con la quinidina, la cimetidina, la fluoxetina, la sertralina, la paroxetina, las fenotiazinas, la carbamazepina y los antiarrítmicos de tipo IC propafenona y flecainida, que ya compiten por la isoenzima CYP2D6. La administración simultánea de un tricíclico y estos inhibidores puede reducir el metabolismo y aumentar las concentraciones plasmáticas del primero. Además, existen variaciones genéticas en la actividad de la isoenzima CYP2D6 que pueden hacer que las concentraciones plasmáticas de los tricíclicos sean 40 veces mayores en

Tabla 21-20
Formulaciones de los tricíclicos y tetracíclicos comercializadas en Estados Unidos

Fármaco	Comprimidos (mg)	Cápsulas (mg)	Parenteral (mg/ml)	Solución (mg/ml)
Imipramina	10, 25 y 50	75, 100, 125 y 150	12,5	—
Desipramina	10, 25, 50, 75, 100 y 150	—	—	—
Trimipramina	—	25, 50 y 100	—	—
Amitriptilina	10, 25, 50, 75, 100 y 150	—	10	—
Nortriptilina	—	10, 25, 50 y 75	—	10/5
Protriptilina	5 y 10	—	—	—
Amoxapina	25, 50, 100 y 150	—	—	—
Doxepina	—	10, 25, 50, 75, 100 y 150	—	10
Maprotilina	25, 50 y 75	—	—	—
Clomipramina	—	25, 50 y 75	—	—

un paciente que en otro. En ocasiones, es necesario ajustar las dosis para corregir los cambios en la velocidad de su metabolismo hepático.

Los antidepresivos tricíclicos bloquean el transportador de noradrenalina y serotonina, por lo que aumentan las concentraciones sinápticas de estos neurotransmisores, con diferencias de afinidad: clomipramina es el que presenta mayor selectividad por la serotonina, y la desipramina, por la noradrenalina. Esta clase de fármacos pueden causar efectos secundarios por el antagonismo de los receptores muscarínicos, histamina H_1 y adrenérgicos α_1 y α_2. La potencia de estos sobre otros receptores es la que determina, en gran medida, el perfil de efectos secundarios de cada fármaco. La amoxapina, la nortriptilina, la desipramina y la maprotilina son los tricíclicos con menor actividad anticolinérgica, y la doxepina es la que muestra mayor actividad antihistamínica. Aunque los fármacos tricíclicos provocan estreñimiento, sedación, sequedad bucal y aturdimiento con mayor frecuencia que los ISRS, causan menos disfunción sexual, pérdida de peso significativa a largo plazo y alteraciones del sueño. La vida media y el aclaramiento plasmático de la mayoría de ellos son muy similares.

Indicaciones terapéuticas

Las indicaciones de los antidepresivos tricíclicos lo son también de los ISRS, que han desplazado en gran medida a los primeros en la práctica clínica. Sin embargo, los tricíclicos son una alternativa adecuada para los pacientes que no toleran los efectos adversos de los ISRS.

Trastorno depresivo mayor. El tratamiento y la prevención del trastorno depresivo mayor son las principales indicaciones de los fármacos tricíclicos. Si bien son eficaces para tratar la depresión en los pacientes con trastorno bipolar I, pueden inducir episodios maníacos, hipomanía o ciclos con mayor frecuencia que los nuevos antidepresivos, en especial los ISRS y el bupropión, por lo que no se recomienda su uso sistemático para tratar el episodio depresivo asociado a los trastornos bipolares I o II.

Las características melancólicas, los episodios depresivos mayores previos y los antecedentes familiares de trastornos depresivos aumentan la probabilidad de que el paciente responda a los efectos terapéuticos. Todos los tricíclicos del mercado muestran la misma eficacia como tratamiento de los trastornos depresivos, pero la respuesta de cada paciente a un tetracíclico o tricíclico puede variar. El tratamiento de los episodios depresivos mayores con síntomas psicóticos requiere, en la mayoría de los casos, la administración simultánea de un antipsicótico y un antidepresivo.

Aunque se utiliza en varios países como antidepresivo, la clomipramina solo está autorizada en Estados Unidos para el tratamiento del TOC.

Trastorno de pánico con agorafobia. La imipramina es el tricíclico más estudiado como tratamiento del trastorno de pánico con agorafobia, pero otros también pueden ser eficaces en las dosis prescritas habitualmente para tratar la depresión. Debido a que pueden ejercer inicialmente cierto efecto ansiógeno, es preciso empezar el tratamiento con dosis bajas, que se incrementan lentamente con posterioridad. Además, pueden prescribirse dosis bajas de benzodiazepinas al principio del tratamiento para contrarrestar este efecto secundario.

Trastorno de ansiedad generalizada. La FDA estadounidense ha autorizado el uso de la doxepina como tratamiento de los trastornos de ansiedad. Algunos estudios indican que la imipramina también puede ser útil con esta indicación. Aunque, en la actualidad, se prescribe con muy poca frecuencia, está comerciada una combinación de clordiazepóxido y amitriptilina para el tratamiento del trastorno depresivo con ansiedad.

Trastorno obsesivo-compulsivo. Los pacientes con TOC responden específicamente a la clomipramina y a los ISRS. Suelen observarse mejorías clínicas después de 2 a 4 semanas de tratamiento, pero en los 4 a 5 meses siguientes pueden continuar reduciéndose los síntomas. Ninguno de los otros tricíclicos muestra la misma eficacia en este trastorno. La clomipramina también puede ser de elección en pacientes con depresión con características obsesivas significativas.

Dolor. Los antidepresivos tricíclicos se emplean de forma generalizada para el dolor neuropático crónico y como prevención de la migraña, cuadros para los que la amitriptilina es el fármaco de esta clase más utilizado. Para el tratamiento del dolor, las dosis suelen ser menores a las empleadas para la depresión; por ejemplo, 75 mg de amitriptilina pueden ser eficaces. Además, los efectos pueden aparecer más rápidamente.

Otros trastornos. La enuresis infantil se trata a menudo con imipramina. La úlcera péptica puede tratarse con doxepina, que tiene un marcado efecto antihistamínico. Otras indicaciones de los tricíclicos son la narcolepsia, el trastorno de pesadillas y el TEPT. También se emplean a veces en niños y adolescentes con TDAH, sonambulismo, trastorno de ansiedad por separación o terrores nocturnos. La clomipramina se ha empleado para el tratamiento de la eyaculación precoz, las alteraciones del movimiento y la conducta compulsiva de los niños con trastorno del espectro del autismo; sin embargo, se han comunicado casos de muerte súbita de niños y adolescentes en tratamiento con tricíclicos, por lo que no deben administrarse a niños.

Precauciones y reacciones adversas

Los antidepresivos tricíclicos pueden causar numerosos efectos secundarios problemáticos, y la sobredosis puede ser mortal.

Efectos psiquiátricos.   Los antidepresivos tricíclicos pueden inducir un cambio a un episodio maníaco o hipomaníaco en los individuos con especial predisposición, y exacerbar los trastornos psicóticos en pacientes susceptibles. A concentraciones plasmáticas (superiores a 300 ng/ml), los efectos anticolinérgicos pueden causar confusión y delirio. Los pacientes con demencia tienen una mayor tendencia a sufrir estos efectos adversos.

Efectos anticolinérgicos.   Los efectos anticolinérgicos limitan en muchos casos la dosis que puede tolerar el paciente hasta concentraciones relativamente bajas. Algunos pacientes pueden desarrollar tolerancia a los efectos anticolinérgicos tras el tratamiento continuado, que pueden consistir en sequedad bucal, estreñimiento, visión borrosa, delírium y retención urinaria. Los chicles sin azúcar, los caramelos y las pastillas de flúor pueden aliviar la sequedad bucal. La administración de 25 a 50 mg de betanecol tres o cuatro veces al día puede reducir la disuria inicial y el trastorno eréctil (tomados 30 min antes de las relaciones sexuales). Los fármacos anticolinérgicos también pueden agravar el glaucoma de ángulo estrecho, en cuyo caso debe iniciarse de inmediato tratamiento con un fármaco miótico. Los antidepresivos tricíclicos están contraindicados en las personas con glaucoma de ángulo estrecho a las que debe prescribirse un ISRS. Los efectos anticolinérgicos graves pueden desencadenar un síndrome anticolinérgico central caracterizado por confusión y delírium, más frecuente cuando se administra un tricíclico junto con un antagonista dopaminérgico o un fármaco anticolinérgico. Para diagnosticar y tratar el delírium anticolinérgico se emplea la fisostigmina, administrada por vía intramuscular o intravenosa.

Efectos cardíacos.   Cuando se administran en las dosis terapéuticas habituales, los tricíclicos pueden causar taquicardia, ondas T aplanadas, prolongación del intervalo QT y descenso del segmento ST en el ECG. La imipramina tiene unos efectos similares a la quinidina a concentraciones plasmáticas terapéuticas, y puede reducir la cantidad de extrasístoles ventriculares. Debido a que prolongan el tiempo de conducción, su uso está contraindicado en las personas con alteraciones de la conducción. Cuando el individuo padezca o haya padecido cualquier tipo de cardiopatía, únicamente debe prescribirse un antidepresivo tricíclico después de haber comprobado que los ISRS u otro de los nuevos antidepresivos no han resultado eficaces; además, las dosis iniciales del fármaco deben ser bajas e incrementarse de forma gradual y controlando las funciones cardíacas. Todos los antidepresivos tricíclicos pueden causar taquicardia, que puede persistir durante meses, y es una de las principales razones de abandono del tratamiento, en especial entre los más jóvenes. En concentraciones plasmáticas elevadas, como las que se alcanzan tras una sobredosis, estos fármacos son arritmogénicos.

Otros efectos neurovegetativos.   La hipotensión ortostática es el efecto adverso neurovegetativo cardiovascular de los antidepresivos tricíclicos más frecuente y la principal razón de abandono del tratamiento. Puede dar lugar a caídas y lesiones. La nortriptilina es, probablemente, el que provoca este efecto con menos frecuencia, que puede tratarse evitando el consumo de cafeína, con la ingesta de un mínimo de 2 l de líquidos al día y la adición de sal a la dieta (salvo que la persona siga tratamiento para la hipertensión). En pacientes que reciben antihipertensivos, las reducciones de la dosis pueden ayudar a disminuir el riesgo de hipotensión ortostática. Otros posibles efectos neurovegetativos son la sudoración excesiva, las palpitaciones y el aumento de la presión arterial. Aunque algunas personas responden a la fludrocortisona (de 0,02 a 0,05 mg/día), la sustitución del tricíclico por un ISRS es preferible a la adición de un mineralocorticoide, que puede causar efectos tóxicos, como la fludrocortisona. Cuando el paciente vaya a someterse a una intervención quirúrgica programada, debe interrumpirse el tratamiento con el antidepresivo tricíclico varios días antes para evitar episodios de hipertensión durante la operación.

Sedación.   La sedación es un efecto habitual de los antidepresivos tricíclicos y puede resultar beneficiosa cuando se presentan problemas de sueño. El efecto sedante es consecuencia de la actividad anticolinérgica y antihistamínica de los fármacos. La amitriptilina, la trimipramina y la doxepina son los más sedantes de este grupo; la imipramina, la amoxapina, la nortriptilina y la maprotilina son menos sedantes, y la desipramina y la protriptilina son los que causan menos sedación.

Efectos neurológicos.   Los antidepresivos tricíclicos pueden producir un temblor fino, en especial fasciculaciones y temblores de la lengua y las extremidades superiores. Otros efectos secundarios poco frecuentes son el bloqueo del habla, parestesias, parálisis del nervio peroneo y ataxia.

La amoxapina es el único fármaco de este grupo que causa síntomas parkinsonianos, acatisia e, incluso, discinesia, debido al bloqueo dopaminérgico que ejerce uno de sus metabolitos, y se han comunicado casos aislados de síndrome neuroléptico maligno. La maprotilina puede producir convulsiones cuando las dosis se incrementan demasiado rápido o se mantienen elevadas durante períodos prolongados. La clomipramina y la amoxapina podrían reducir el umbral convulsivo en mayor medida que otros fármacos de su misma clase, pero el riesgo de convulsiones con los tricíclicos es, en conjunto, relativamente bajo, salvo en las personas con predisposición (p. ej., aquellas con epilepsia o lesiones cerebrales). Aunque pueden prescribirse a estas personas, las dosis iniciales deben ser inferiores a las habituales, y los incrementos deben realizarse gradualmente.

Alergias y efectos hematológicos.   Entre el 4 % y el 5 % de los pacientes tratados con maprotilina presenta exantemas. Otros efectos secundarios poco frecuentes son la ictericia, la agranulocitosis, la leucocitosis, la leucocitopenia y la eosinofilia. En cualquier caso, debe realizarse de inmediato un hemograma completo a cualquier paciente que presente dolor de garganta o fiebre durante los primeros meses de tratamiento.

Efectos hepáticos.   Deben controlarse las elevaciones ligeras y autolimitadas de las transaminasas séricas que puedan producirse. Los antidepresivos tricíclicos también pueden producir hepatitis aguda fulminante en un 0,1 % a 1 % de los pacientes, que puede suponer un riesgo mortal y obliga a interrumpir el tratamiento.

Otros efectos adversos.   Un ligero aumento de peso es habitual durante el tratamiento con antidepresivos tricíclicos. La amoxapina ejerce un efecto antagonista dopaminérgico y puede causar hiperprolactinemia, impotencia, galactorrea, anorgasmia y problemas de eyaculación. Otros agentes tricíclicos también se han asociado con ginecomastia, amenorrea y secreción inadecuada de hormona antidiurética. Otros efectos secundarios pueden ser las náuseas, los vómitos y la hepatitis.

TERATOGENIA Y RIESGOS RELACIONADOS CON EL EMBARAZO.   No se ha establecido una asociación definitiva entre los tricíclicos y los efectos teratogénicos, pero se han descrito casos aislados de morfogénesis. Los tricíclicos atraviesan la barrera placentaria y pueden producir un síndrome de abstinencia neonatal, con taquipnea, cianosis, irritabilidad y disminución del reflejo de succión. Si es posible deben suspenderse los tricíclicos y tetracíclicos una semana antes del parto. Recientemente se han identificado transportadores noradrenérgicos y serotoninérgicos en la placenta, al parecer con un papel importante en la eliminación de estas aminas en el feto. El conocimiento de los efectos de los inhibidores de la recaptación en estos transportadores durante el embarazo es escaso, pero un estudio que comparó el desarrollo de la inteligencia y el lenguaje en 80 niños expuestos a fármacos tricíclicos durante el embarazo con 84 niños expuestos a otras sustancias no teratogénicas no encontró efectos perjudiciales de los primeros. Los antidepresivos tricíclicos se excretan en la leche materna en concentraciones similares a las del plasma. Sin embargo, la cantidad real detectada es pequeña, de modo que las concentraciones del fármaco en los lactantes suelen ser indetectables o muy bajas. Dado que el riesgo de recaída es una preocupación seria en pacientes con trastorno depresivo persistente, y que estos riesgos pueden aumentar durante el embarazo y el período posparto, los riesgos y los beneficios de continuar o retirar el tratamiento deben comentarse con la paciente y examinarse cuidadosamente.

Precauciones. Los antidepresivos tricíclicos pueden causar síndromes de abstinencia en los neonatos, con taquipnea, cianosis, irritabilidad y disminución del reflejo de succión. Estos fármacos se secretan en la leche materna, pero en concentraciones por lo general indetectables en el plasma del niño. Deben prescribirse con precaución a las personas con insuficiencia renal o hepática y no deben administrarse durante la terapia electroconvulsiva debido, principalmente, al riesgo de efectos adversos cardíacos graves.

Interacciones farmacológicas

Inhibidores de la monoaminooxidasa. El inicio de un tratamiento con un antidepresivo tricíclico debe realizarse 14 días después de la suspensión de un IMAO.

Antihipertensivos. Los antidepresivos tricíclicos bloquean la recaptación neuronal de guanetidina, un fenómeno necesario para que este fármaco ejerza su acción antihipertensiva. También pueden bloquear los efectos antihipertensivos de los antagonistas de los receptores β-adrenérgicos (p. ej., propranolol y clonidina). La administración simultánea de un tricíclico y α-metildopa puede causar agitación psicomotora.

Antiarrítmicos. Las propiedades antiarrítmicas de los antidepresivos tricíclicos pueden sumarse a las de la quinidina, un efecto que se ve exacerbado por la inhibición del metabolismo de los antidepresivos tricíclicos a causa de la quinidina.

Antagonistas dopaminérgicos. La administración conjunta de un tricíclico y un antagonista dopaminérgico aumenta las concentraciones plasmáticas de ambos. Las concentraciones plasmáticas de desipramina pueden duplicarse durante el tratamiento concurrente con perfenazina. Además, los efectos anticolinérgicos y sedantes de los antagonistas dopaminérgicos pueden sumarse a los de los tricíclicos. El uso simultáneo de antagonistas de serotonina y dopamina también aumenta estos efectos.

Depresores del sistema nervioso central. Los opiáceos, el alcohol, los ansiolíticos, los hipnóticos y los antigripales de venta sin receta ejercen efectos depresores centrales que pueden sumarse a los de los antidepresivos tricíclicos. Debe advertirse a las personas que presenten sedación durante el tratamiento con un tricíclico que eviten conducir y manejar maquinaria peligrosa.

Simpaticomiméticos. El uso simultáneo de un tricíclico y un simpaticomimético puede producir efectos cardiovasculares graves.

Anticonceptivos orales. Los anticonceptivos orales pueden reducir las concentraciones plasmáticas de los antidepresivos tricíclicos a través de la inducción de enzimas hepáticas.

Otras interacciones farmacológicas. La nicotina puede disminuir las concentraciones de los tricíclicos, cuyas concentraciones plasmáticas pueden reducirse también con la administración de ácido ascórbico, cloruro de amonio, barbitúricos, carbamazepina, hidrato de cloral, litio, primidona y el humo del tabaco, y aumentar con el uso simultáneo de acetazolamida, bicarbonato de sodio, ácido acetilsalicílico, cimetidina, diuréticos tiazídicos, fluoxetina, paroxetina y fluvoxamina. Las concentraciones plasmáticas pueden aumentar tres o cuatro veces si se administran junto con fluoxetina, fluvoxamina o paroxetina.

Interferencias con pruebas de laboratorio

Los compuestos tricíclicos se presentan en concentraciones bajas y no es probable que interfieran en otras pruebas de laboratorio. Existe la posibilidad de que interfieran en la determinación de las concentraciones en sangre de neurolépticos convencionales, por su similitud estructural y las bajas concentraciones de algunos neurolépticos.

Dosificación y pautas clínicas

Antes de iniciar un tratamiento con un tricíclico, debe realizarse una exploración física y pruebas de laboratorio que incluyan un hemograma completo, un recuento y fórmula leucocitarios y electrólitos en suero y pruebas de función hepática, así como un ECG, en especial a las mujeres mayores de 40 años y a los hombres de más de 30 años. Los antidepresivos tricíclicos están contraindicados en los individuos con un intervalo QTc superior a 450 ms. La dosis inicial debe ser baja e incrementarse gradualmente. Se dispone de alternativas terapéuticas muy eficaces a los tricíclicos, que deben emplearse cuando el paciente presenta cualquier enfermedad que pueda verse perjudicada por el tratamiento.

Los adultos mayores y los niños suelen mostrar una tendencia mayor a los efectos secundarios de esta clase de fármacos que los adultos jóvenes. Durante el tratamiento deben realizarse ECG de forma regular a los niños.

En la tabla 21-20 se muestran las formulaciones de antidepresivos tricíclicos disponibles en Estados Unidos. Las dosis y las concentraciones sanguíneas terapéuticas varían según el fármaco (tabla 21-21). Con excepción de la protriptilina, el tratamiento puede iniciarse con 25 mg/día, y puede incrementarse si el paciente lo tolera. Si se divide inicialmente la dosis en varias tomas, puede reducirse la gravedad de los posibles efectos adversos, aunque, con los fármacos sedantes como la amitriptilina, debe administrarse la mayor parte de la dosis por la noche para inducir el sueño. En algunos casos, puede tomarse la dosis diaria entera antes de acostarse. Uno de los errores clínicos frecuentes es dejar de aumentar la dosis cuando el paciente tolera el fármaco pero todavía no toma la dosis terapéutica máxima ni se ha obtenido una mejoría clínica. Conforme se vaya incrementando la dosis, el médico debe controlar el ritmo cardíaco y la posible hipotensión ortostática del paciente.

El tratamiento con nortriptilina se empieza con 25 mg/día. La mayoría de los pacientes necesita solo 75 mg/día para lograr concentraciones sanguíneas de 100 mg/ml, pero pueden aumentarse hasta 150 mg/día, si es necesario. La amoxapina puede iniciarse con dosis de 150 mg/día e incrementarse hasta los 400 mg/día. El tratamiento con protriptilina puede iniciarse con 15 mg/día e incrementarse hasta 60 mg/día. La maprotilina puede aumentar la incidencia de convulsiones si las dosis se incrementan demasiado rápido o se mantienen demasiado elevadas; el tratamiento puede iniciarse con 25 mg/día e incrementarse hasta 225 mg/día, dosis que se mantendrá solo 6 semanas, y posteriormente se reduce hasta 175-200 mg/día.

Las personas con dolor crónico pueden mostrar especial tendencia a los efectos adversos de los antidepresivos tricíclicos al principio del tratamiento, por lo que deben administrarse inicialmente dosis bajas, a las que pueden añadirse pequeños incrementos graduales. Sin embargo, el dolor crónico podría aliviarse tras el tratamiento prolongado con dosis bajas (de 10 a 75 mg/día de amitriptilina o nortriptilina).

Tabla 21-21
Información general sobre los antidepresivos tricíclicos y tetracíclicos

Fármaco	Rango de dosis habituales en el adulto (mg/día)	Concentraciones plasmáticas terapéuticas (µg/ml)
Imipramina	150-300	150-300[a]
Desipramina	150-300	150-300[a]
Trimipramina	150-300	150-300
Amitriptilina	150-300	100-250[b]
Nortriptilina	50-150	50-150[a] (máximo)
Protriptilina	15-60	75-250
Amoxapina	150-400	200-500[c]
Doxepina	150-300	100-250[a]
Maprotilina	150-230	150-300[a]
Clomipramina	130-250	50 a 250[c]

[a]El rango exacto puede variar según el laboratorio.
[b]Incluye el fármaco original y el metabolito desmetilado.
[c]Estimación a partir de estudios limitados.

Los antidepresivos tricíclicos están contraindicados en los niños, excepto como último recurso. En los niños se recomienda iniciar el tratamiento con imipramina en dosis de 1,5 mg/kg/día, e incrementarlas hasta un máximo de 5 mg/kg/día. Para el tratamiento de la enuresis, la dosis suele ser de 50 a 100 mg/día, a la hora de acostarse. El tratamiento con clomipramina puede iniciarse con 50 mg/día e incrementarse, como máximo, a razón de 3 mg/kg/día o hasta 200 mg/día.

Cuando se suspende el tratamiento con un antidepresivo tricíclico, debe reducirse la dosis hasta tres cuartas partes de la dosis máxima durante 1 mes. Si, en el transcurso de este período, no aparecen síntomas, pueden reducirse 25 mg (5 mg en el caso de la protriptilina) cada 4 a 7 días. La suspensión gradual del tratamiento evita la aparición de un síndrome colinérgico de rebote, consistente en náuseas, malestar gástrico, sudoración, cefaleas, dolor en la nuca y vómitos, que puede tratarse reiniciando el tratamiento con una dosis baja y aumentándola más paulatinamente. Se han notificado algunos informes de casos de episodios maníacos o hipomaníacos de rebote tras la suspensión brusca de un antidepresivo tricíclico.

Concentraciones plasmáticas y monitorización del tratamiento. Deben realizarse determinaciones de las concentraciones plasmáticas después de 5 a 7 días de mantener la misma dosis, y de 8 a 12 h después de la última dosis administrada. Debido a las variaciones en la absorción y el metabolismo de los tricíclicos, algunos pacientes pueden mostrar concentraciones plasmáticas entre 30 y 50 veces superiores a otros. El único en el que puede establecerse claramente un intervalo terapéutico es la nortriptilina, ya que con concentraciones plasmáticas inferiores a 50 ng/ml o superiores a 150 ng/ml, su eficacia disminuye.

Las concentraciones plasmáticas pueden ayudar a confirmar que el paciente está tomando el fármaco, evaluar las posibles razones de su ineficacia y conocer las concentraciones plasmáticas eficaces para tratamientos futuros. El tratamiento debe centrarse en la enfermedad del paciente, y no en las concentraciones plasmáticas del fármaco. Algunos pacientes muestran respuestas clínicas adecuadas a concentraciones plasmáticas que podrían considerarse subterapéuticas, mientras que otros solo responden a concentraciones superiores a las terapéuticas, sin mostrar efectos secundarios. Sin embargo, en este último caso, el clínico debe evaluar de nuevo el estado del paciente, por ejemplo con un ECG.

Intentos de sobredosis. La toma de sobredosis de un antidepresivo tricíclico puede ser grave y, en ocasiones, supone un riesgo letal. Por ello, cuando se sospeche que el paciente puede intentar ingerir una so-bredosis, deben expedirse recetas para cantidades del medicamento que supongan las dosis necesarias para una semana del tratamiento, como máximo. La amoxapina es el tricíclico más peligroso en caso de sobredosis. Comparativamente, los nuevos antidepresivos son más seguros en este sentido.

Los síntomas de sobredosis consisten en agitación, delírium, convulsiones, reflejos osteotendinosos hiperactivos, parálisis intestinal y vesical, alteraciones de la presión arterial y la temperatura, y midriasis, que evolucionan hasta el coma y, en ocasiones, la depresión respiratoria. Las arritmias cardíacas pueden no responder a ningún tratamiento, y dada la vida media prolongada de los tricíclicos, pueden producirse incluso 3 a 4 días después de la sobredosis, por lo que debe vigilarse al paciente en una unidad de cuidados intensivos.

INHIBIDORES DE LA MONOAMINOOXIDASA

Los IMAO empezaron a utilizarse a finales de la década de 1950 y fueron los primeros fármacos aprobados como antidepresivos. El primero de ellos, la isoniazida, se usaba para tratar la tuberculosis, y sus propiedades antidepresivas fueron descubiertas de forma fortuita, al observar mejoras en el estado de ánimo de algunos de los pacientes a los que se administraba. A pesar de su eficacia, la prescripción de IMAO como fármacos de elección siempre ha estado limitada por la posibilidad de que causen hipertensión que, en algunos casos, puede ser mortal, y por la necesidad consiguiente de establecer restricciones a la dieta. Desde que se comercializaron los ISRS y otros antidepresivos, el uso de los IMAO se ha reducido más si cabe y, en la actualidad, solo se prescriben a pacientes que no han respondido a otros tratamientos. Esta consideración de los IMAO como segunda opción terapéutica no se debe a problemas de eficacia, sino de efectos secundarios. Los IMAO que se comercializan actualmente en Estados Unidos son la fenelzina, la isocarboxazida, la tranilcipromina, la rasagilina, la moclobemida y la selegilina.

Entre los avances en el campo de los antidepresivos IMAO destacan la introducción de un inhibidor reversible selectivo de la MAO_A (RIMA, *reversible inhibitor of MAO_A*), la moclobemida, a principios de la década de 1990 en la mayoría de los países, excepto en Estados Unidos y, en el 2005, la introducción en Estados Unidos de una forma de liberación transdérmica de la selegilina que se utiliza en el tratamiento del parkinsonismo. De otros RIMA, como la brofaromina y la befloxatona, no se ha solicitado su registro a pesar de los resultados favorables en ensayos clínicos.

Acciones farmacológicas

La fenelzina, la tranilcipromina y la isocarboxazida se absorben rápidamente tras su administración oral y alcanzan concentraciones plasmáticas máximas al cabo de 2 h. Tienen una vida media plasmática de entre 2 y 3 h, pero sus vidas medias tisulares son considerablemente más prolongadas. Debido a que inactivan de forma irreversible la monoaminooxidasa (MAO), los efectos terapéuticos de una sola dosis de un IMAO irreversible pueden persistir durante 2 semanas. El RIMA moclobemida se absorbe rápidamente y tiene una vida media de entre 0,5 y 3,5 h. Como es un inhibidor reversible, tiene un efecto clínico mucho más corto tras la administración de una sola dosis que los IMAO irreversibles.

La MAO se encuentra en las membranas externas de las mitocondrias, donde degrada monoaminas que actúan como neurotransmisores citoplasmáticos y extraneuronales, como la noradrenalina, la serotonina, la dopamina, la adrenalina y la tiramina. Los IMAO ejercen sus acciones en el SNC, el sistema nervioso simpático, el hígado y el tracto gastrointestinal. Existen dos tipos de MAO: A y B. La MAO_A metaboliza fundamentalmente la noradrenalina, la serotonina y la adrenalina, y ambas, la MAO_A y la MAO_B, metabolizan la dopamina y la tiramina.

Las estructuras de la fenelzina y la tranilcipromina son parecidas a las de la anfetamina y muestran efectos farmacológicos parecidos, por cuanto aumentan la liberación de dopamina y noradrenalina, con efectos estimulantes concurrentes en el cerebro.

Indicaciones terapéuticas

Los IMAO se utilizan para tratar la depresión. Algunos estudios indican que la fenelzina es más eficaz que los antidepresivos tricíclicos en los pacientes con depresión con reactividad emocional, sensibilidad extrema al rechazo o a la pérdida de un ser querido, anergia importante, hiperfagia e hipersomnia, el conjunto de síntomas que definen el diagnóstico de depresión atípica. Se ha comprobado que los IMAO son más eficaces que los antidepresivos tricíclicos en el trastorno bipolar.

Los pacientes con trastorno de pánico y fobia social responden bien a los IMAO, que también se han empleado en la bulimia nerviosa, el TEPT, el dolor anginoso, el dolor facial atípico, la migraña, el TDAH, la hipotensión ortostática idiopática y la depresión asociada con traumatismos craneoencefálicos.

Precauciones y reacciones adversas

Los efectos adversos más habituales de los IMAO son la hipotensión ortostática, el insomnio, el aumento de peso, el edema y la disfunción sexual. La hipotensión ortostática puede producir mareos y caídas, por lo que las dosis deben aumentarse lenta y progresivamente, a fin de determinar la dosis máxima que el paciente puede tolerar. El tratamiento de la hipotensión ortostática consiste en evitar la cafeína, ingerir 2 l de líquidos al día, consumir sal dietética, un ajuste posológico de los antihipertensivos (cuando el paciente los tome), el uso de medias de compresión y, en los casos más graves, el tratamiento con 0,1 a 0,2 mg/día del mineralocorticoide fludrocortisona. La hipotensión ortostática asociada al tratamiento con tranilcipromina suele aliviarse fraccionando la dosis diaria en varias tomas.

El insomnio también puede tratarse dividiendo en varias tomas la dosis diaria, evitando pautarlas para después de cenar, y mediante la administración de trazodona o un hipnótico benzodiazepínico, si es necesario. El aumento de peso, los edemas y la disfunción sexual no suelen responder a ningún tratamiento y pueden motivar un cambio a otro fármaco. Cuando se sustituya un IMAO por otro fármaco de su misma clase, el médico debe reducir gradualmente las dosis del primero en el transcurso de 10 a 14 días antes de empezar la administración del segundo fármaco.

Algunos pacientes tratados con IMAO presentan parestesias, mioclonía y dolor muscular. Las parestesias pueden deberse a la deficiencia de piridoxina inducida por estos fármacos, un efecto secundario que puede desaparecer mediante la complementación con 50 a 150 mg/día de piridoxina, por vía oral. Ocasionalmente, algunos pacientes refieren sentirse borrachos o confusos, lo cual podría indicar que es necesario reducir las dosis y, luego, incrementarlas gradualmente. También se han notificado casos relativamente infrecuentes de efectos hepatotóxicos de los IMAO hidrazínicos. Los IMAO son menos cardiotóxicos y menos epileptógenos que los tricíclicos y los tetracíclicos.

Los efectos adversos más habituales del RIMA moclobemida son los mareos, las náuseas, el insomnio y las alteraciones del sueño. Los RIMA causan menos efectos adversos gastrointestinales que los ISRS. La moclobemida no produce efectos adversos anticolinérgicos ni cardiovasculares, ni se han notificado casos de disfunción sexual.

Los IMAO deben prescribirse con precaución a las personas con insuficiencia renal, enfermedades cardiovasculares o hipertiroidismo, y pueden alterar la dosis de hipoglucemiante requerida por los pacientes con diabetes. Se han asociado especialmente con la inducción de manía en pacientes con trastorno bipolar I que presentan un episodio depresivo, así como con las descompensaciones psicóticas en personas con esquizofrenia. Están contraindicados durante el embarazo, pese a que se dispone de pocos datos sobre su riesgo teratogénico. No deben tomarlo las mujeres lactantes, puesto que pueden secretarse en la leche materna.

Crisis hipertensiva inducida por tiramina. El efecto secundario más preocupante de los IMAO es la crisis hipertensiva inducida por tiramina. Normalmente, el aminoácido tiramina, tiene un potente efecto vasopresor que puede causar una crisis hipertensiva, ya que es metabolizado en el tubo digestivo, pero los IMAO inactivan esta reacción y permiten su llegada a la circulación general. Esta es la razón por la que deben evitarse los alimentos que contengan tiramina hasta pasadas 2 semanas de la última dosis administrada de un IMAO irreversible; de este modo, se permite la síntesis de concentraciones adecuadas de enzimas MAO.

Tabla 21-22
Alimentos ricos en tiramina que deben evitarse durante el tratamiento con un IMAO

Alto contenido en tiramina[a] (≥ 2 mg por porción)
Quesos: Stilton, azul, blanco (3 años), extra añejo, cheddar añejo, danablu, mozzarella, queso para untar
Pescado, carnes curadas, salchichas, patés y vísceras: embutidos, salchichón
Bebidas alcohólicas[b]: licores y bebidas destiladas con alto contenido en alcohol
Marmite (extracto de levadura alimentaria)
Chucrut
Contenido moderado en tiramina[a] (0,5-1,99 mg por porción)
Quesos: gruyer, muenster, feta, parmesano, gorgonzola, derivados del queso azul
Pescado, carnes curadas, salchichas, patés y vísceras: hígado de pollo (de 5 días), mortadela, salchichas ahumadas, mousse de salmón
Bebidas alcohólicas: cerveza y ale (cerveza de fermentación alta), vino tinto
Bajo contenido en tiramina[a] (de 0,01 a más de 0,49 mg por porción)
Quesos: brie, camembert, cambozola con o sin corteza
Pescado, carnes curadas, salchichas, patés y vísceras, arenques en vinagre, pescado ahumado: *kiebalsa* (salchichón ahumado), hígado de pollo, salchicha de hígado (de menos de 2 días)
Bebidas alcohólicas: vino tinto, jerez, whisky escocés[c]
Otros: plátano y aguacate (maduro o no); cáscara de plátano

---

[a] Cualquier alimento que se deje madurar o pudrir puede contener tiramina por un proceso de fermentación.
[b] El alcohol puede producir hipotensión ortostática profunda que interactúa con inhibidores de la monoaminooxidasa (IMAO), pero no puede producir reacciones hipotensivas directas cuando interactúa con los IMAO pero, por sí solo, no causa hipotensión.
[c] El vino blanco, la ginebra y el vodka no contienen tiramina.
IMAO, inhibidor de la monoaminooxidasa.
De Jonathan M. Himmelhoch, MD.

En la tabla 21-22 se muestran los alimentos ricos en tiramina que deben evitarse durante el tratamiento con IMAO irreversibles; tampoco deben tomarse otras aminas simpaticomiméticas, como la efedrina, la pseudoefedrina o el dextrometorfano. Es importante explicar al paciente que debe mantener estas restricciones dietéticas durante 2 semanas después de suspender el tratamiento con un IMAO para que el organismo sintetice de nuevo la enzima. Las picaduras de abeja también pueden causar crisis hipertensivas. Además de esta hipertensión grave, los IMAO pueden ocasionar síntomas como cefalea, rigidez de nuca, diaforesis, náuseas y vómitos. Cualquier paciente que presente estos síntomas debe acudir a un médico de inmediato.

La crisis hipertensiva inducida por IMAO puede tratarse con antagonistas α-adrenérgicos como la fentolamina o la clorpromazina, que pueden reducir la presión arterial en 5 min. Además, puede administrarse furosemida por vía intravenosa para reducir la volemia, y un antagonista β-adrenérgico para controlar la taquicardia, así como una dosis sublingual de 10 mg de nifedipino, que puede volver a administrarse cada 20 min. No deben prescribirse IMAO a las personas con hipertiroidismo o feocromocitoma.

El riesgo de sufrir una reacción tiramínica es relativamente bajo con RIMA como la moclobemida y la befloxatona. Estos fármacos ejercen una inhibición muy leve de la MAO$_B$ y, gracias a que este efecto es reversible, al cabo de 16 a 48 h de la última dosis administrada se restablece la actividad normal de la MAO$_A$ del organismo. Por consiguiente, las restricciones de la dieta son menos estrictas durante el tratamiento con un RIMA, y se limitan a los alimentos que contienen concentraciones elevadas de tiramina, que deben evitarse durante solamente 3 días después de la última dosis administrada. Una recomendación razonable para los pacientes que tomen uno de estos fármacos es no consumir alimentos que contengan tiramina desde 1 h antes y hasta 2 h después de cada toma.

Las crisis hipertensivas espontáneas y no inducidas por tiramina son infrecuentes; cuando aparecen, suelen producirse tras la primera dosis de IMAO. Cualquier persona que presente una de estas crisis debe evitar todos los IMAO.

Abstinencia.   La interrupción brusca del tratamiento con un IMAO puede producir un síndrome de abstinencia, que remite espontáneamente, caracterizado por excitación, alteraciones del estado de ánimo y síntomas somáticos. Para evitarlo, deben reducirse gradualmente las dosis del fármaco durante varias semanas.

Sobredosis.   A menudo, los síntomas tóxicos tardan entre 1 y 6 h después de una sobredosis. La sobredosis de IMAO se caracteriza por una agitación que puede progresar hasta el coma, hipertermia, hipertensión, taquiarritmia, taquicardia, midriasis e hiperreflexia. También pueden aparecer movimientos involuntarios, en especial en el rostro y la mandíbula. La acidificación de la orina acelera considerablemente la excreción de los IMAO, y la diálisis puede ser de utilidad. Cuando la hipertensión es grave, puede administrarse fentolamina o clorpromazina. La sobredosis de moclobemida da lugar a síntomas relativamente leves y reversibles.

Interacciones farmacológicas

En la tabla 21-23 se muestran las principales interacciones de los IMAO con otros fármacos. Debe evitarse la mayoría de los antidepresivos y sus precursores. Además, es preciso recomendar al paciente que informe a otros médicos u odontólogos que vayan a tratarle de que toma un IMAO. Estos fármacos potencian la acción de los depresores del SNC, como el alcohol o los barbitúricos. No deben administrarse IMAO de forma simultánea con serotoninérgicos como los ISRS o la clomipramina, puesto que esta combinación puede desencadenar un síndrome serotoninérgico. La administración de litio o triptófano junto con un IMAO irreversible también puede inducir un síndrome serotoninérgico,

Tabla 21-23
Fármacos que deben evitarse durante el tratamiento con IMAO

No usar nunca
Antiasmáticos
Antihipertensivos (metildopa, guanetidina, reserpina)
Buspirona
ISRS, clomipramina, venlafaxina, sibutramina
Levodopa
Medicamentos antigripales, antialérgicos o descongestionantes que contengan dextrometorfano o simpaticomiméticos
Opiáceos (en especial: petidina, dextrometorfano, propoxifeno y tramadol; la morfina y la codeína pueden ser menos peligrosas)
Simpaticomiméticos (anfetaminas, cocaína, metilfenidato, dopamina, adrenalina, noradrenalina, isoproterenol, efedrina, pseudoefedrina, fenilpropanolamina)
L-triptófano

Prescribir con precaución
Anticolinérgicos
Antihistamínicos
Bromocriptina
Disulfiram
Hidralazina
Hidrato de terpina con codeína
Hipnótico-sedantes
Tricíclicos y tetracíclicos (evitar la clomipramina)

ISRS, inhibidor selectivo de la recaptación de serotonina.

cuyos síntomas iniciales pueden consistir en temblor, hipertonía, mioclonía y signos neurovegetativos, que pueden evolucionar a alucinosis, hipertermia e, incluso, la muerte. La combinación de IMAO y petidina o fentanilo ha causado la muerte a algunos pacientes.

Cuando se sustituya un IMAO irreversible por cualquier otro tipo de antidepresivo, debe establecerse un período de reposo farmacológico de un mínimo de 14 días desde la última dosis administrada del IMAO hasta el inicio del nuevo tratamiento, a fin de que el organismo sintetice nuevas moléculas de MAO. Asimismo, si se va a reemplazar un antidepresivo por un IMAO irreversible, es necesario esperar entre 10 y 14 días (o 5 semanas en el caso de la fluoxetina) antes de empezar el tratamiento con el IMAO, con objeto de evitar las interacciones farmacológicas. En cambio, la actividad de la MAO se restablece por completo entre 24 y 48 h después de la última dosis de un RIMA.

No se han estudiado con detalle los efectos de los IMAO sobre las enzimas hepáticas. La tranilcipromina inhibe la isoenzima CYP2C19, y la moclobemida inhibe las CYP2D6, 2C19 y 1A2, y es sustrato de la CYP2C19.

La cimetidina y la fluoxetina reducen considerablemente la eliminación de moclobemida. Las dosis moderadas de fluoxetina y moclobemida, administradas conjuntamente, pueden tolerarse bien sin que se produzcan interacciones farmacocinéticas ni farmacodinámicas significativas.

Interferencias con pruebas de laboratorio

Los IMAO pueden reducir la glucemia y dar lugar a resultados falsamente elevados de las concentraciones de metanefrina en orina; también pueden producir falsos positivos en las pruebas de feocromocitoma o neuroblastoma. Asimismo, se ha comunicado que pueden ocasionar ligeras elevaciones en los resultados de las pruebas de función tiroidea, que no se corresponderían con los valores reales.

Dosificación y pautas clínicas

No existe ninguna base teórica que permita elegir un IMAO irreversible del resto de fármacos de su misma clase. En la tabla 21-24 se muestran las distintas formulaciones y dosis habituales de los IMAO. El

Tabla 21-24
Dosis habituales y recomendadas de los inhibidores de la monoaminooxidasa

Fármaco	Dosis diaria (mg/día)	Dosis máxima (mg/día)	Dosis y formulación (vía oral)
Fenelzina	30-60	90	Comprimidos de 15 mg
Isocarboxazida	20-40	60	Comprimidos de 10 mg
Moclobemida	300-600	600	Comprimidos de 100 o 150 mg
Rasagilina	0,5-1	1	Comprimidos de 0,5 o 1 mg
Selegilina	10	30	Comprimidos de 5 mg
Tranilcipromina	20-60	60	Comprimidos de 10 mg

tratamiento con fenelzina debe iniciarse con una dosis de prueba de 15 mg en el primer día, que puede incrementarse hasta 15 mg tres veces al día durante la primera semana y, posteriormente, a razón de 15 mg/día por semana hasta alcanzar una dosis máxima de 90 mg/día, fraccionados en varias tomas, al final de la cuarta semana de tratamiento. La administración de tranilcipromina e isocarboxazida debe iniciarse con una dosis de prueba de 10 mg, que puede incrementarse hasta 10 mg, tres veces al día, al final de la primera semana. Muchos médicos e investigadores recomiendan una dosis máxima de 50 mg/día de isocarboxazida y 40 mg/día de tranilcipromina. Si se divide la dosis diaria de tranilcipromina en varias tomas, pueden reducirse sus efectos hipotensivos en algunos casos.

A pesar de que la administración conjunta de los IMAO con antidepresivos tricíclicos, ISRS o litio está, en general, contraindicada, estas combinaciones han resultado eficaces y seguras para tratar a pacientes con depresión que no respondían a un solo fármaco. Sin embargo, dichas asociaciones deben prescribirse con extrema precaución.

Durante el tratamiento, es preciso determinar periódicamente las concentraciones séricas de transaminasas hepáticas debido a la posible hepatotoxicidad de los IMAO, en especial con la fenilefrina y la isocarboxazida. Los adultos mayores pueden mostrar mayor tendencia a experimentar los efectos adversos de los IMAO que los adultos jóvenes. La actividad de la MAO aumenta con la edad, por lo que las dosis de IMAO en los adultos mayores son las mismas que requieren los adultos jóvenes. No se ha estudiado suficientemente el tratamiento de niños con IMAO.

Los estudios han sugerido que la selegilina por vía transdérmica muestra propiedades antidepresivas. Si bien este fármaco es un inhibidor de tipo B, se hace menos selectivo al aumentar la dosis.

HORMONAS TIROIDEAS

Las hormonas tiroideas, levotiroxina y liotironina, se emplean en psiquiatría como monoterapia o para potenciar el tratamiento de la depresión o del trastorno bipolar I de ciclación rápida, ya que pueden hacer que una persona que no responde a los antidepresivos muestre mejorías. También se emplean como tratamiento de sustitución del litio en los pacientes con hipotiroidismo. El éxito del uso de la hormona tiroidea en pacientes resistentes al tratamiento se describió por primera vez al inicio de la década de 1970. Los resultados de los estudios realizados desde entonces son variables, pero la mayoría muestra que los pacientes que reciben triyodotironina (T_3) tienen el doble de probabilidades de responder al tratamiento antidepresivo que los tratados con placebo. Estos estudios han demostrado que la potenciación con T_3 es eficaz junto con antidepresivos tricíclicos e ISRS. No obstante, muchos endocrinólogos rechazan el uso de hormonas tiroideas como potenciadores de los antidepresivos, argumentando riesgos de osteoporosis y arritmias cardíacas.

Acciones farmacológicas

Las hormonas tiroideas se administran por vía oral y su absorción en el tracto digestivo es variable; además, esta absorción es mayor si se administra el fármaco con el estómago vacío. En el cerebro, la tiroxina (T_4) atraviesa la barrera hematoencefálica y alcanza las neuronas, donde se convierte en T_3, que es la forma fisiológicamente activa. La vida media de la T_4 es de 6 a 7 días, y la de la T_3, de 1 a 2 días. No se conoce el mecanismo de acción antidepresiva de las hormonas tiroideas. Se unen a receptores intracelulares que regulan la transcripción de numerosos genes, entre ellos varios receptores de neurotransmisores.

Indicaciones terapéuticas

La principal indicación de las hormonas tiroideas en psiquiatría es como tratamiento complementario de los antidepresivos. En las pruebas de laboratorio no se han hallado relaciones claras entre la función tiroidea y la respuesta a la complementación de los antidepresivos con hormonas tiroideas. Cuando un paciente no ha respondido a un tratamiento de 6 semanas con un antidepresivo en dosis adecuadas, puede añadirse litio o una hormona tiroidea, si bien muchos médicos prefieren utilizar litio antes que hormonas tiroideas. En varios ensayos controlados, se ha comprobado que el 50 % de los pacientes que no responden a los antidepresivos muestra respuesta tras añadir liotironina.

La dosis de liotironina que se suma al tratamiento antidepresivo es de 25 o 50 μg/día. Fundamentalmente, esta hormona se ha empleado como adyuvante de los tricíclicos, pero se ha demostrado que potencia los efectos de todos los antidepresivos.

Las hormonas tiroideas no causan problemas particulares en los niños ni en los adultos mayores, pero deben prescribirse con precaución a estos últimos por si tuvieran una cardiopatía aún no detectada.

Precauciones y reacciones adversas

A las dosis utilizadas habitualmente para potenciar otros tratamientos (de 25 a 50 μg/día), las hormonas tiroideas no suelen causar efectos adversos. Los principales son: cefalea transitoria, pérdida de peso, palpitaciones, nerviosismo, diarrea, cólicos, sudoración, taquicardia, aumento de la presión arterial, temblores e insomnio. Con el tratamiento prolongado puede aparecer osteoporosis, pero los estudios indican que esto no ocurre con la potenciación con liotironina. La sobredosis de hormonas tiroideas puede producir paro cardíaco y la muerte.

No deben prescribirse estos fármacos a personas con cardiopatías, angina de pecho o hipertensión, y están contraindicados en las que presentan hipertiroidismo o una insuficiencia suprarrenal no controlada, así como en las que han sufrido un infarto agudo de miocardio. Las hormonas tiroideas pueden administrarse sin problemas a mujeres embarazadas, siempre que se controlen sus concentraciones mediante pruebas de laboratorio. Estas hormonas se excretan en cantidades muy pequeñas en la leche materna, y no se ha comunicado ningún caso de efecto adverso en los neonatos durante la lactancia.

Interacciones farmacológicas

Las hormonas tiroideas aumentan el catabolismo de los factores de la coagulación, por lo que pueden potenciar los efectos de la warfarina y otros anticoagulantes. También pueden incrementar las necesidades de insulina de los pacientes con diabetes y las de digitálicos de los pacientes con cardiopatías. No deben administrarse junto con simpaticomiméticos, ketamina ni maprotilina por el riesgo de insuficiencia cardíaca. La administración de ISRS, tricíclicos y tetracíclicos, litio o carbamazepina puede reducir ligeramente las concentraciones séricas de T_4 y aumentar las de tirotropina (TSH) en las personas eutiroideas y en las que estén recibiendo terapia sustitutiva con estas hormonas. Esta interacción obliga a controlar atentamente las concentraciones séricas, y en algunos casos puede ser necesario incrementar la dosis o prescribir complementos de hormonas tiroideas.

Interferencias con pruebas de laboratorio

La levotiroxina no interfiere con ninguna prueba de laboratorio, salvo con los resultados de la función tiroidea. Sin embargo, la liotironina inhibe la liberación de la T_4 endógena y, por consiguiente, causa reducciones en los resultados de cualquier prueba de la función tiroidea que dependa de la determinación de esta hormona.

Pruebas de función tiroidea

Existen distintas pruebas de la función tiroidea, como la determinación de T_4 por la unión competitiva a proteínas (T_4 [D]) y el radioinmunoanálisis (RIA de T_4) mediante una reacción específica antígeno-anticuerpo. Más del 90% de la T_4 se encuentra unida a proteínas, y es responsable de la secreción y el metabolismo celular de TSH. Otras pruebas son el valor de T_4 libre (FT$_4$I), la captación de T_3 y las concentraciones totales de T_3 en suero determinadas con radioinmunoanálisis (RIA de T_3). Todas estas pruebas se emplean para descartar un hipotiroidismo, que puede estar asociado con los síntomas de la depresión. Algunos estudios indican que hasta un 10% de los pacientes que refieren sentirse deprimidos y cansados presentan un hipotiroidismo incipiente. Además, el litio puede causar hipotiroidismo y, con menor frecuencia, hipertiroidismo. El hipotiroidismo del neonato produce discapacidad intelectual, pero puede prevenirse si se diagnostica tras el parto.

Prueba de estimulación con hormona liberadora de tirotropina. La prueba de estimulación con la hormona liberadora de tirotropina (TRH), está indicada en los pacientes con resultados ligeramente anómalos en las pruebas de función tiroidea y en los que se sospecha un hipotiroidismo subclínico que podría ser indicativo de una depresión clínica. También se realiza a los pacientes con posible hipotiroidismo inducido por litio. La prueba se lleva a cabo mediante la inyección intravenosa de 500 mg de TRH, que produce un incremento brusco de las concentraciones séricas de TSH, las cuales se determinan al cabo de 15, 30, 60 y 90 min. Incrementos de TSH sérica de 5 a 25 mUI/ml por encima de los valores iniciales se consideran normales, pero aumentos inferiores a 7 mUI/ml indican que la respuesta del paciente es escasa, lo que sugiere el diagnóstico de depresión. Se ha comprobado que el 8% de los pacientes con depresión muestra cierto grado de hipotiroidismo.

Dosificación y pautas clínicas

La liotironina está disponible en Estados Unidos en comprimidos de 5, 25 y 50 µg, y la levotiroxina, en comprimidos de 12,5, 25, 50, 75, 88, 100, 112, 125, 150, 175, 200 y 300 µg, así como en inyecciones parenterales de 200 y 500 µg. La dosis de liotironina que se añade al tratamiento antidepresivo es de 25 a 50 µg/día. La liotironina se ha empleado como tratamiento complementario de todos los antidepresivos comercializados. Para comprobar si este tratamiento resulta eficaz, debe esperarse 2 a 3 semanas. Cuando la respuesta del paciente es satisfactoria, el tratamiento debe mantenerse durante 2 meses, y retirarse, posteriormente, a razón de 12,5 µg/día cada 3 a 7 días.

FÁRMACOS NUEVOS

Actualmente están aprobados para su uso varios fármacos con mecanismos novedosos. Suelen administrarse en centros especializados y los médicos solo deben administrarlos después de haber recibido una formación especial para gestionar su importante perfil de seguridad.

Antagonistas del receptor NMDA

La ketamina, un agente anestésico, se usa en centros especializados para la depresión. Tiene una acción única, ya que después de una sola dosis baja, más baja que la anestésica habitual, puede producir un rápido alivio de la depresión. Este efecto a menudo ocurre dentro de las 4 h posteriores a la administración intravenosa. Los efectos persisten durante varias semanas, pero sin una intervención adicional, la depresión suele recaer. Este fármaco tiene varios efectos secundarios importantes, incluido su efecto anestésico general y su efecto psicotomimético. La mayoría de los expertos lo consideran seguro en dosis más bajas; sin embargo, el equipo clínico debe estar preparado para proporcionar tratamiento médico en caso de que el fármaco tenga un efecto profundo en la respiración del paciente o provoque bradicardia significativa.

El enantiómero de la ketamina, esketamina, fue aprobado por la FDA para el tratamiento de la depresión en adultos en 2019. Tiene la ventaja sobre la ketamina de que, además de la forma inyectable, está disponible en forma de aerosol nasal. El mecanismo de acción de la esketamina es similar al de la ketamina, aunque no idéntico; por ejemplo, ambos son antagonistas del receptor de NMDA no competitivos e inhiben los transportadores de dopamina. Sin embargo, la esketamina no actúa sobre los receptores sigma, lo que puede explicar parte del efecto antidepresivo de la ketamina. Se cree que esta falta de efecto sobre los receptores sigma reduce las propiedades psicotomiméticas del fármaco. Debe administrarse en un entorno clínico que tenga el personal y las instalaciones para observar al paciente durante al menos 2 h después de la administración. Los principales efectos secundarios son sedación, dificultades con la visión y el habla y efectos cognitivos, que incluyen confusión, disociación y potencialmente delirio. También puede causar ansiedad y aumento de la presión arterial en algunos pacientes.

Moduladores alostéricos GABA$_A$

La brexanolona, también denominada alopregnanolona, fue aprobada en Estados Unidos en 2019 con una revisión prioritaria como una terapia revolucionaria para el tratamiento de la depresión posparto. Es un neuroesteroide que modula positivamente el receptor GABA$_A$. Asimismo, es un modulador alostérico negativo del receptor nicotínico de acetilcolina y también puede tener acción sobre la serotonina HT$_3$. El mecanismo de su efecto antidepresivo no está claro, ya que otros moduladores alostéricos positivos de GABA$_A$, como las benzodiazepinas, no tienen un efecto antidepresivo significativo. Sin embargo, al igual que la ketamina, proporciona una respuesta rápida en pacientes que responden al fármaco, por lo general en 2 a 3 días. Se sabe poco sobre la eficacia del fármaco a largo plazo.

El medicamento es una sustancia controlada de la lista IV del catálogo de sustancias de la DEA. Solo está disponible a través de un registro nacional y tiene otros inconvenientes que limitan su amplia aceptación. Uno es su largo tiempo de administración, ya que el fármaco debe administrarse mediante infusión intravenosa continua durante 60 h, durante las cuales se aumentan lentamente las dosis. Esta hospitalización prolongada es para prevenir un exceso de sedación o síncope.

Quizás el inconveniente más importante del medicamento es su coste. Actualmente cuesta alrededor de 34 000 dólares una sola dosis, además del coste de permanecer en un centro médico durante 60 h, y actualmente no está cubierto por la mayoría de las compañías de seguros.

▲ 21.3 Estabilizadores del estado de ánimo

LITIO

La eficacia del litio en casos de manía y en el tratamiento preventivo del trastorno bipolar fue establecida al inicio de la década de 1950 como resultado de las investigaciones realizadas por John F. J. Cade, un psiquiatra australiano. Las preocupaciones sobre su toxicidad limitaron la aceptación inicial de su uso en Estados Unidos, pero se incrementó gradualmente a finales de la década de 1960. En 1970, la FDA autorizó su indicación para el tratamiento de la manía, y en 1974 como tratamiento de mantenimiento en pacientes con antecedentes de manía. Durante varias décadas, el litio fue el único fármaco aprobado para el tratamiento de la manía tanto en las fases agudas como de mantenimiento. También se prescribe como tratamiento complementario del trastorno depresivo mayor.

El litio (Li) es un ion monovalente que forma parte del grupo IA (metales alcalinos) de la tabla periódica junto con el sodio, el potasio, el rubidio, el cesio y el francio. En la naturaleza se encuentra en forma de ^{6}Li (7,42 %) o de ^{7}Li (92,52 %). Este último isótopo permite visualizarlo mediante resonancia magnética espectroscópica. Para obtener 300 mg de litio se necesitan 1 597 mg de carbonato de litio (Li_2CO_3). La mayor parte del litio que se utiliza en Estados Unidos procede de minas situadas en lagos secos de Chile y Argentina.

Acciones farmacológicas

El litio se absorbe rápidamente y por completo tras su administración oral, y las concentraciones séricas máximas se obtienen al cabo de 1 a 1,5 h con las especialidades normales, y de 4 a 4,5 h con las de liberación lenta o controlada. No se une a las proteínas plasmáticas ni se metaboliza, por lo que es excretado por vía renal. Su vida media plasmática es, inicialmente, de 1,3 días, pero cuando se administra durante más de 1 año, es de 2,4 días. Atraviesa lentamente la barrera hematoencefálica, lo cual explica que una sola sobredosis no siempre cause toxicidad, y que la intoxicación a largo plazo sea difícil de tratar. Su vida media de eliminación es de 18 a 24 h en los adultos jóvenes, y más corta en niños y adultos mayores. En los pacientes con insuficiencia renal, el aclaramiento renal del litio es menor. Tras 5-7 días de administración regular, se estabilizan sus concentraciones. Los pacientes obesos presentan un mayor aclaramiento de litio. Su excreción durante el embarazo es compleja: se incrementa durante el embarazo, pero se reduce tras el parto. El litio se excreta en la leche materna y en cantidades considerables en las heces y el sudor. Las concentraciones renales y en la glándula tiroides son más elevadas que las séricas.

Por el momento, no existe una explicación clara de los efectos estabilizadores del litio, aunque se ha propuesto que puede alterar el transporte de iones o actuar sobre neurotransmisores o neuropéptidos, la transducción de señales o los sistemas de segundos mensajeros.

Indicaciones terapéuticas

Trastorno bipolar I

EPISODIOS MANÍACOS. El litio controla la manía aguda y previene las recaídas en alrededor del 80 % de las personas con trastorno bipolar I, así como en un porcentaje inferior de personas con episodios mixtos (manía y depresión), trastorno bipolar con ciclos rápidos o alteraciones del estado de ánimo debidas a una encefalopatía. El litio tiene un inicio de acción lento; sus efectos antimaníacos empiezan a producirse al cabo de 1 a 3 semanas. Por esta razón, durante las primeras semanas suele prescribirse una benzodiazepina, un antagonista dopaminérgico, un antagonista serotoninérgico-dopaminérgico o ácido valproico. Los pacientes con manía mixta o disfórica, ciclos rápidos, abuso de sustancias comórbido u organicidad no responden tan bien como los que presentan una manía clásica.

TRASTORNO BIPOLAR. El litio es eficaz como tratamiento de la depresión bipolar asociada con trastorno bipolar I y como coadyuvante en los pacientes con trastorno depresivo mayor grave. La potenciación del litio con ácido valproico o carbamazepina suele ser bien tolerada, y el riesgo de que desencadene un episodio de manía es bajo.

Cuando un paciente en tratamiento de mantenimiento con litio sufre un episodio depresivo, el diagnóstico diferencial debe incluir el hipotiroidismo inducido por litio, el abuso de sustancias y el incumplimiento

terapéutico. Un abordaje es aumentar la concentración de litio (hasta 1 a 1,2 mEq/l). Alternativamente, se puede aumentar el valproato o carbamazepina. También puede ser útil agregar hormona tiroidea suplementaria (p. ej., 25 µg al día de liotironina), incluso en presencia de hallazgos normales en las pruebas de función tiroidea. A veces se añaden con prudencia antidepresivos o terapia electroconvulsiva (TEC). Cuando se ha logrado la remisión del episodio depresivo agudo, estos tratamientos deben retirarse gradualmente a fin de mantener el litio, si el paciente lo tolera.

MANTENIMIENTO. El tratamiento de mantenimiento con litio reduce considerablemente la frecuencia, la gravedad y la duración de los episodios maníacos y depresivos de las personas con trastorno bipolar I. La profilaxis que proporciona es más eficaz contra la manía que contra la depresión, y puede ser necesario añadir otras terapias antidepresivas, de forma intermitente o continua. El tratamiento de mantenimiento con litio está indicado en casi todos los pacientes con trastorno bipolar I tras un segundo episodio de depresión o manía, y debe considerarse después de un primer episodio en los adolescentes o en personas con antecedentes familiares de este trastorno. Otros pacientes que pueden beneficiarse del mantenimiento con litio son los que no cuentan con un apoyo familiar o psicosocial adecuado, han presentado un primer episodio sin factores desencadenantes, corren un riesgo elevado de suicidio, han sufrido un primer episodio súbito, o han presentado un primer episodio de manía. Los ensayos clínicos han demostrado que el litio reduce entre 6 y 7 veces la incidencia de suicidio en los pacientes con trastorno bipolar I, y es eficaz como tratamiento del trastorno ciclotímico grave.

Se considera que, tras un primer episodio maníaco, es adecuado iniciar un tratamiento de mantenimiento de acuerdo con varias observaciones: *1)* cada episodio de manía aumenta el riesgo de sufrir nuevos episodios; *2)* entre los pacientes que responden favorablemente al litio, las recaídas son 28 veces más frecuentes cuando se retira el tratamiento; *3)* se han comunicado casos de pacientes que responden inicialmente al litio y, cuando dejan de tomarlo, experimentan una recaída y no vuelven a responder suficientemente al fármaco, y *4)* el tratamiento de mantenimiento continuado con litio se asocia a menudo con la reducción de la mortalidad. Por consiguiente, cualquier episodio de depresión o de manía después de un período relativamente breve de tratamiento de mantenimiento con litio no siempre debe considerarse consecuencia de la ineficacia del fármaco. No obstante, la monoterapia con litio puede perder eficacia tras varios años de tratamiento satisfactorio, y cuando ocurre, puede ser útil potenciar el tratamiento con carbamazepina o ácido valproico.

En muchos casos, las dosis de mantenimiento de litio pueden ajustarse, a fin de obtener concentraciones plasmáticas inferiores a las necesarias para tratar la manía aguda. Por otra parte, si se decide retirar el tratamiento, debe reducirse paulatinamente, ya que la suspensión brusca se asocia con un mayor riesgo de recaídas de episodios maníacos o depresivos.

Trastorno depresivo mayor. El litio es eficaz para el tratamiento prolongado de la depresión mayor, pero en menor medida que los antidepresivos. Su uso principal en la depresión mayor es como coadyuvante de los antidepresivos en los pacientes que no han respondido suficientemente a ellos. Entre el 50 % y el 60 % de los que no mejoran con antidepresivos responden favorablemente a la adición de 300 mg de litio, tres veces al día. En algunos casos, puede observarse una respuesta en pocos días pero es frecuente que pasen varias semanas antes de que el paciente responda a la pauta terapéutica. Además, la monoterapia con litio puede ser eficaz en los individuos con depresión con trastorno bipolar I que no han presentado todavía ningún episodio maníaco. También se han comunicado informes sobre su eficacia en el trastorno depresivo mayor en pacientes con ciclación marcada.

Trastorno esquizoafectivo y esquizofrenia. Los pacientes con trastorno esquizoafectivo que presenten síntomas importantes relacionados con el estado de ánimo, de tipos bipolar o depresivo, pueden responder mejor al litio que aquellos en los que predominan los síntomas psicóticos. Los fármacos de elección en el trastorno esquizoafectivo son los antagonistas serotoninérgicos-dopaminérgicos y los antagonistas dopaminérgicos, pero el litio puede ser de utilidad para potenciar su efecto terapéutico, en especial cuando los síntomas del paciente no mejoran con los antagonistas serotoninérgicos-dopaminérgicos o los antagonistas dopaminérgicos. La potenciación con litio de un tratamiento con un antagonista serotoninérgico-dopaminérgico o un antagonista dopaminérgico puede resultar eficaz en cualquier paciente con trastorno esquizoafectivo, aunque no presente síntomas importantes relacionados con el estado de ánimo. Algunas personas con esquizofrenia que no pueden tomar antipsicóticos pueden mejorar con monoterapia con litio.

Otras indicaciones.   Durante los años en que se ha utilizado el litio, se han comunicado informes sobre una amplia gama de condiciones tanto psiquiátricas como no psiquiátricas (tablas 21-25 y 21-26), pero

Tabla 21-25
Indicaciones psiquiátricas del litio

Bien establecidas (autorizadas por la FDA)
  Trastorno bipolar
    Episodios maníacos
    Tratamiento de mantenimiento

Razonablemente bien establecidas
  Trastorno bipolar I, episodios depresivos
  Trastorno bipolar II
  Trastorno bipolar I con ciclos rápidos
  Trastorno ciclotímico
  Trastorno depresivo mayor
    Depresión aguda (como potenciación del tratamiento principal)
    Tratamiento de mantenimiento
  Trastorno esquizoafectivo

Evidencia de eficacia en determinados grupos
  Esquizofrenia
  Agresividad (episódica), arrebatos de ira y conductas autolesivas
  Trastornos de la conducta en niños y adolescentes
  Discapacidad intelectual
  Trastornos neurocognitivos
  Personas privadas de la libertad con comportamientos agresivos

Usos anecdóticos, controvertidos, no establecidos o dudosos
  Trastornos relacionados con el alcohol u otras sustancias
  Adicción a la cocaína
  Trastornos del estado de ánimo inducidos por sustancias con características maníacas
  Trastorno obsesivo-compulsivo
  Fobias
  Trastorno de estrés postraumático
  Trastorno de déficit de atención/hiperactividad (TDAH)
  Trastornos alimentarios
    Anorexia nerviosa
    Bulimia nerviosa
  Trastornos del control de los impulsos
  Síndrome de Kleine-Levin
  Trastornos mentales debidos a una afección médica (p. ej., un trastorno del estado de ánimo debido a una afección médica con características maníacas)
  Catatonía periódica
  Hipersomnia periódica
  Trastornos de la personalidad (p. ej., antisocial, límite, esquizotípica, inestabilidad emocional)
  Trastorno disfórico premenstrual
  Trastornos sexuales
    Fetichismo travestista
    Exhibicionismo
    Hipersexualidad patológica

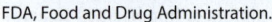
FDA, Food and Drug Administration.

Tabla 21-26
Usos no psiquiátricos del litio[a]

Neurológicos
  Epilepsia
  Cefalea (crónica en racimos, hípnica, migraña, en particular cíclica)
  Enfermedad de Ménière (no demostrado en estudios controlados)
  Trastornos motores
  Enfermedad de Huntington
  Hipercinesia inducida por levodopa
  Fluctuaciones en el estado del enfermo de Parkinson (fenómeno de *on-off*) (un estudio controlado indicó que el litio reducía la discinesia pero que, en algunos casos, la desencadenaba)
  Tortícolis espasmódico
  Discinesia tardía (no demostrado en estudios controlados; se han notificado casos de seudoparkinsonismo)
  Trastorno de la Tourette
  Dolor (síndromes asociados a dolor facial, síndrome del hombro doloroso, fibromialgia)
  Parálisis periódica (hipopotasémica e hipermagnesémica, pero no hiperpotasémica)
Hematológicos
  Anemia aplásica
  Cáncer (por la quimioterapia o la radioterapia)
  Neutropenia (en un estudio se registró un incremento del riesgo de muerte súbita en los pacientes con trastornos cardiovasculares previos)
  Neutropenia iatrogénica (p. ej., causada por carbamazepina, antipsicóticos, inmunodepresores o zidovudina)
  Síndrome de Felty
  Leucemia
Endocrinos
  Cáncer de tiroides, como tratamiento complementario del yodo radiactivo
  Hipertiroidismo
  Síndrome de secreción inadecuada de hormona antidiurética (SIADH)
Cardiovasculares
  Antiarrítmico (solo se dispone de datos obtenidos en estudios con animales)
Dermatológicos
  Herpes genital (los estudios controlados demuestran la eficacia del uso tópico y oral)
  Dermatitis eccematoide
  Dermatitis seborreica (eficacia demostrada en un estudio controlado)
Gastrointestinales
  Vómitos cíclicos
  Úlceras gástricas
  Cólera pancreático
  Colitis ulcerosa
Respiratorios
  Asma (un estudio controlado indicó falta de eficacia)
  Fibrosis quística
Otros
  Paresia espástica bovina

[a]Todos estos usos son experimentales y no han sido autorizados por la Food and Drug Administration (FDA) norteamericana. Los informes sobre muchos de ellos son contradictorios, puesto que, en algunos casos, los estudios controlados no han demostrado la eficacia del tratamiento y se han notificado posibles efectos adversos.

no se ha confirmado su eficacia ni su seguridad de la mayoría de ellas. El litio puede disminuir la agresividad, un efecto que es independiente de sus efectos estabilizadores. En ocasiones puede controlar los arrebatos de ira de las personas con esquizofrenia, personas privadas de la libertad que presentan conductas violentas y los trastornos de conducta en niños, así como la agresividad y las conductas autolesivas en personas con discapacidad intelectual.

Precauciones y efectos adversos

Más del 80 % de las personas que toman litio presentan efectos secundarios; es importante intentar minimizarlos mediante el control de las concentraciones sanguíneas del fármaco y la prescripción de tratamien-

Tabla 21-27
Efectos adversos del litio

Neurológicos
  Benignos y no tóxicos: disforia, falta de espontaneidad, enlentecimiento
    en tiempo de reacción, problemas de memoria
  Temblor: postural y, ocasionalmente, extrapiramidal
  Tóxicos: temblor tosco, disartria, ataxia, irritabilidad neuromuscular,
    convulsiones, coma, muerte
  Otros: neuropatía periférica, hipertensión intracraneal benigna,
    síndromes miasténicos, alteración de la creatividad, disminución
    del umbral convulsivo
Endocrinos
  Tiroideos: gota, hipotiroidismo, exoftalmos, hipertiroidismo (raro)
  Paratiroideos: hiperparatiroidismo, adenoma
Cardiovasculares
  Cambios benignos de la onda T, disfunción del nodo sinusal
Renales
  Problemas de concentración, alteraciones morfológicas, poliuria
    (diabetes insípida nefrogénica), reducción del filtrado glomerular,
    síndrome nefrítico, acidosis tubular renal
Dermatológicos
  Acné, pérdida de cabello, psoriasis, exantemas
Gastrointestinales
  Pérdida del apetito, náuseas, vómitos, diarrea
Otros
  Alteración del metabolismo de los hidratos de carbono, aumento
    de peso, retención hídrica

---

tos para contrarrestarlos. En la tabla 21-27 se resume los principales efectos adversos del litio. Otra medida que puede aplicarse es instruir a los pacientes sobre cómo reducir la incidencia y la gravedad de los efectos secundarios. Por ejemplo, se les debe explicar que las variaciones en el contenido de agua y sal del organismo pueden afectar a la cantidad de litio excretado, con lo que podrían variar sus concentraciones sanguíneas. El consumo excesivo de sodio (p. ej., tras una modificación drástica de la dieta) reduce las concentraciones de litio, y un consumo demasiado bajo de sodio (como ocurre en las dietas de adelgazamiento) puede dar lugar a elevaciones que pueden ser tóxicas. Las reducciones del contenido hídrico (p. ej., por una sudoración excesiva) pueden producir deshidratación e intoxicación por litio. Asimismo, el paciente debe informar a su médico de cualquier medicamento que le haya recetado otro facultativo, puesto que numerosos fármacos ampliamente prescritos pueden modificar las concentraciones de litio.

Efectos cardíacos.   El litio puede provocar un enlentecimiento difuso, ampliación del espectro de frecuencia, y potenciación y desorganización del ritmo basal en el ECG. También puede producir bradicardia y arritmias cardíacas, especialmente en personas con enfermedad cardiovascular. En muy pocas ocasiones puede provocar síndrome de Brugada, una alteración cardíaca hereditaria y potencialmente mortal que pueden tener algunas personas sin saberlo. Puede provocar graves anomalías en el latido cardíaco y otros síntomas (como mareos graves, desmayos, disnea) que requieren atención médica inmediata.

Antes de iniciar el tratamiento con litio, los clínicos deben preguntar sobre la existencia de problemas cardíacos conocidos, desmayos inexplicados, y antecedentes familiares de problemas o de muerte súbita sin explicación antes de los 45 años de edad.

Efectos gastrointestinales.   Los síntomas gastrointestinales del litio (náuseas, disminución del apetito, vómitos y diarrea) pueden reducirse repartiendo las dosis, tomando el fármaco junto con alimentos o cambiando a otra formulación. La formulación que causa diarrea con menor frecuencia es el citrato de litio. Algunas especialidades contienen lactosa, que puede causar diarrea a los pacientes intolerantes. Cuando una especialidad de litio de liberación lenta produce diarrea porque no se ha absorbido en el tracto inferior, puede cambiarse a una

especialidad convencional para reducir este síntoma. La diarrea también puede tratarse con fármacos como la loperamida, el subsalicilato de bismuto o el difenoxilato con atropina.

Aumento de peso.   El aumento de peso que causa el litio es consecuencia de su efecto poco conocido sobre el metabolismo de los hidratos de carbono. También pueden producir incrementos ponderales el hipotiroidismo inducido por litio, los edemas inducidos por el litio o el consumo excesivo de refrescos o zumos para saciar la sed que causa el tratamiento.

Efectos neurológicos

TEMBLOR.   El litio puede producir un temblor postural de entre 8 y 12 Hz que es más apreciable al extender las manos (sobre todo en los dedos) y cuando se llevan a cabo tareas que requieren una manipulación fina. Ese temblor puede reducirse fraccionando la dosis diaria en más de una toma, utilizando una especialidad de liberación sostenida, reduciendo el consumo de cafeína, reevaluando el uso simultáneo de otros fármacos y tratando la posible ansiedad comórbida. Los antagonistas β-adrenérgicos como el propranolol (de 30 a 120 mg/día, en varias tomas) o la primidona (de 50 a 250 mg/día) suelen ser eficaces como tratamiento de este temblor, así como la administración de suplementos de potasio en los pacientes con hipopotasemia. Cuando un paciente en tratamiento con litio presenta un temblor intenso, debe sospecharse y evaluarse una posible intoxicación por el fármaco.

EFECTOS COGNITIVOS.   El tratamiento con litio se ha asociado con disforia, falta de espontaneidad, acortamiento del tiempo de reacción y problemas de memoria. Hay que estar atentos a estos síntomas, puesto que, con frecuencia, inducen a los pacientes a abandonar el tratamiento. El diagnóstico diferencial de estos síntomas debe incluir los trastornos depresivos, el hipotiroidismo, la hipercalcemia y otras enfermedades y tratamientos farmacológicos. Algunos pacientes (pero no todos) han referido que el cansancio y la ligera alteración cognitiva que ocasiona el tratamiento disminuyen con el tiempo.

OTROS EFECTOS NEUROLÓGICOS.   El litio puede causar efectos adversos neurológicos menos frecuentes, como parkinsonismo, ataxia y disartria leves, aunque estos dos últimos también pueden ser consecuencia de una intoxicación por el fármaco. Además, el litio se asocia raramente al desarrollo de neuropatía periférica, hipertensión intracraneal benigna (seudotumor cerebral), manifestaciones similares a la miastenia grave y un aumento del riesgo de convulsiones.

Efectos renales.   El efecto adverso renal más frecuente del litio es la poliuria con polidipsia secundaria, particularmente problemática en el 25 % a 35 % de los pacientes en tratamiento, que pueden tener una diuresis de unos 3 l/día (el valor normal es de 1 a 2 l/día). La poliuria se debe, principalmente, a que el litio antagoniza los efectos de la hormona antidiurética, por lo que aumenta la diuresis. Si la poliuria constituye un problema importante, debe evaluarse la función renal del paciente y recoger la orina de 24 h para determinar el aclaramiento de creatinina. Cuando aparecen estos efectos adversos, debe instaurarse un tratamiento hidroelectrolítico, cambiar la dosis de litio por la mínima eficaz y pautar una única toma diaria. El tratamiento también puede incluir una tiazida o un diurético ahorrador de potasio, como la amilorida, la espironolactona, el triamtereno, o la amilorida-hidroclorotiazida. Si se prescribe un tratamiento con un diurético, debe reducirse la dosis de litio a la mitad y esperar 5 días antes de iniciar la administración del diurético, ya que podría aumentar la retención de litio.

Los efectos adversos renales más graves del litio, que son infrecuentes y se producen después de la administración continua del fármaco durante 10 años o más, consisten en fibrosis intersticial inespecífica asociada con reducciones graduales de la filtración glomerular, incrementos de las concentraciones séricas de creatinina y, en casos raros, insuficiencia renal. Se han notificado casos de síndrome necrótico y de acidosis tubular renal distal. Otro hallazgo patológico en pacientes con nefropatía por litio es la presencia de microquistes. La resonancia magnética (RM) puede emplearse para demostrar los microquistes renales secundarios a nefropatía por uso crónico de litio y evitar la biopsia renal. Es conveniente determinar las concentraciones séricas de creatinina, realizar análisis bioquímicos de orina y determinar el volumen de orina de 24 h en los pacientes en tratamiento con litio cada 6 meses. Si aumentan las concentraciones de creatinina debe considerarse la monitorización y la realización de RM más frecuentes.

Efectos tiroideos.   El litio da lugar a una disminución temporal y, por lo general, benigna de las concentraciones sanguíneas de hormonas tiroideas. Se han comunicado también casos de gota (5% de los pacientes), exoftalmía reversible benigna, hipertiroidismo e hipotiroidismo (entre un 7% y un 10% de los pacientes). El hipotiroidismo inducido por litio es más frecuente en las mujeres (14%) que en los hombres (4,5%). En las mujeres, el riesgo es más elevado durante los primeros 2 años de tratamiento. Los pacientes que toman litio para tratar un trastorno bipolar corren el doble de riesgo de sufrir hipotiroidismo si presentan ciclos rápidos. En alrededor del 50% de los pacientes en tratamiento crónico con litio se detectan alteraciones en las pruebas de laboratorio, como una respuesta anómala a la hormona liberadora de tirotropina (TRH), y alrededor del 30% presenta concentraciones elevadas de tirotropina (TSH). Para los síntomas de hipotiroidismo está indicada la levotiroxina. Incluso cuando no se detectan síntomas de hipotiroidismo, algunos médicos la prescriben a pacientes con concentraciones elevadas de TSH. Las concentraciones de TSH deben determinarse cada 6 a 12 meses en todos los pacientes. Cuando se evalúen los episodios depresivos de un paciente en tratamiento con litio, debe tenerse en cuenta un posible hipertiroidismo inducido por el tratamiento.

Efectos cardíacos.   Los efectos cardíacos del litio se parecen a los de la hipopotasemia en el ECG, causados por el desplazamiento del potasio intracelular por el ión litio. Los cambios más habituales en el ECG son el aplanamiento o la inversión de la onda T; suelen ser benignos y desaparecen después de que el litio se excreta del cuerpo. El litio deprime la actividad de marcapasos del nódulo sinusal, lo que a veces causa arritmias sinusales, bloqueo cardíaco y episodios de síncope. El tratamiento con litio, por lo tanto, está contraindicado en personas con síndrome del seno paciente. En casos poco frecuentes, las arritmias ventriculares y la insuficiencia cardíaca congestiva se han asociado con la terapia con litio. La cardiotoxicidad por litio prevalece en personas que siguen una dieta baja en sal, quienes toman ciertos diuréticos o IECA o los que tienen desequilibrios hidroelectrolíticos o insuficiencia renal.

Efectos dermatológicos.   Los efectos dermatológicos del litio, que pueden depender de la dosis administrada, consisten en erupciones acneiformes, foliculares y maculopapulares, úlceras en la región pretibial y agravamiento de la psoriasis. En algunos casos, la gravedad de la psoriasis o las erupciones acneiformes puede obligar a retirar el tratamiento. También se han comunicado casos de alopecia. La mayor parte de estos efectos adversos disminuye cuando se cambia de formulación y se toman las medidas dermatológicas habituales. Es preciso controlar las concentraciones de litio cuando se administra de forma simultánea tetraciclina como tratamiento del acné, puesto que puede causar retención de litio.

Toxicidad y sobredosis por litio.   Los signos y síntomas agudos de intoxicación por litio consisten en alteraciones neurológicas (temblor grueso, disartria y ataxia), gastrointestinales, cardiovasculares y renales (tabla 21-28). Los tardíos pueden consistir en alteración de la conciencia, fasciculaciones, mioclonía, convulsiones y coma. Son factores de riesgo la toma de una dosis superior a la recomendada, la insuficien-

Tabla 21-28
Signos y síntomas de la intoxicación por litio

1. Intoxicación leve a moderada (concentraciones de litio = 1,5 a 2 mEq/l)	
Gastrointestinales	Vómitos
	Cólicos abdominales
	Sequedad bucal
Neurológicos	Ataxia
	Mareos
	Habla farfullante
	Nistagmo
	Letargia o excitación
	Debilidad muscular
2. Intoxicación moderada a grave (concentraciones de litio = 2-2,5 mEq/l)	
Gastrointestinales	Anorexia
	Náuseas y vómitos persistentes
Neurológicos	Visión borrosa
	Fasciculaciones
	Movimientos clónicos de las extremidades inferiores
	Hiperreflexia
	Movimientos coreoatetósicos
	Convulsiones
	Delírium
	Síncope
	Alteraciones del electroencefalograma
	Estupor
	Coma
	Insuficiencia circulatoria (reducción de la presión arterial, arritmias y alteraciones de la conducción)
3. Intoxicación grave (concentraciones de litio > 2,5 mEq/l)	
	Convulsiones generalizadas
	Oliguria e insuficiencia renal
	Muerte

De Marangell LB, Silver JM, Yudofsky SC. Psychopharmacology and electroconvulsive therapy. En: *The american psychiatric press textbook of psychiatry.* 3.ª ed. Washington: American Psychiatric Press; 1999, con autorización.

cia renal, la dieta baja en sodio, las interacciones farmacológicas y la deshidratación. Los adultos mayores son más vulnerables a los efectos de las concentraciones séricas elevadas del fármaco. Cuanto mayor sea la elevación de estas concentraciones y cuanto más tiempo persistan, más graves serán los síntomas de la toxicidad.

La intoxicación por litio es una emergencia médica y puede causar lesiones neuronales permanentes e, incluso, la muerte. Ante un caso de intoxicación (tabla 21-29), debe interrumpirse el tratamiento y tratar la deshidratación. Puede eliminarse el litio no absorbido en el tubo digestivo mediante la ingestión de sulfonato de poliestireno o de una solución de polietilenglicol, pero no de carbón activado. La ingestión de una sola dosis, cuando es elevada, puede producir grumos de medicación en el

Tabla 21-29
Tratamiento para la intoxicación por litio

1. Contactar con personal médico o acudir al servicio de urgencias de un hospital
2. Interrumpir la administración de litio
3. Determinar los signos vitales y realizar una exploración neurológica completa con evaluación formal del estado mental
4. Determinar las concentraciones de litio, electrólitos séricos, pruebas de funcionalidad renal y electrocardiograma (ECG)
5. Provocar emesis, lavado gástrico y absorción mediante la administración de sulfonato de poliestireno sódico o solución de polietilenglicol
6. Realizar hemodiálisis en todo paciente con concentraciones de litio superiores a 4 mEq/l

estómago, que pueden eliminarse mediante un lavado gástrico con una sonda de calibre ancho. Continúa debatiéndose la utilidad de la diuresis forzada. En los casos más graves, la hemodiálisis elimina rápidamente las cantidades séricas excesivas de litio. Las concentraciones séricas de litio después de la diálisis pueden aumentar debido a que el fármaco se redistribuye de los tejidos a la sangre, por lo que puede ser necesario repetir la diálisis. Después de la eliminación del exceso de litio en suero, pueden no observarse mejorías neurológicas hasta al cabo de varios días, ya que el fármaco atraviesa lentamente la barrera hematoencefálica.

Adolescentes. Las concentraciones séricas de litio en los adolescentes son similares a las de los adultos, pero el aumento de peso y el acné que puede causar el tratamiento quizá sea especialmente problemático en esta edad.

Adultos mayores. El litio es un fármaco eficaz y seguro en los pacientes adultos mayores. No obstante, el tratamiento puede complicarse por la existencia de otras enfermedades, una insuficiencia renal, las dietas especiales que modifican el aclaramiento de litio y la sensibilidad general aumentada a este fármaco característica de esta edad. En el adulto mayor, el tratamiento debe iniciarse con dosis más bajas, y los ajustes posológicos deben ser menos frecuentes que con los pacientes más jóvenes. Además, debe esperarse más tiempo para que la excreción renal contrarreste la absorción del fármaco antes de considerar que se han estabilizado las concentraciones.

Embarazo. El litio está contraindicado durante el primer trimestre de embarazo debido al riesgo de anomalías congénitas. Las malformaciones más habituales son las que afectan al sistema cardiovascular (la más frecuente es la anomalía de Ebstein de la válvula tricúspide, con una incidencia de 1/1 000 fetos expuestos al litio, una proporción 20 veces superior a la de la población general), por lo que es preciso llevar a cabo ecocardiografías fetales para detectar posibles anomalías cardíacas. El riesgo teratogénico del litio (4 % a 12 %) es más elevado que el de la población general (2 % a 13 %), pero inferior al asociado a los tratamientos con ácido valproico o carbamazepina. Si se decide mantener el tratamiento con litio durante el embarazo, debe tomarse la dosis mínima eficaz. En el transcurso del embarazo han de controlarse atentamente las concentraciones maternas de litio, una precaución que es especialmente importante después del parto debido a que, a medida que se restablece la normalidad en la función renal durante los primeros días del puerperio, se produce una disminución significativa de la excreción renal del fármaco. Las medidas de hidratación pueden reducir el riesgo de intoxicación por litio durante el embarazo. La profilaxis con litio después del parto está recomendada para todas las mujeres con trastorno bipolar. Este fármaco se excreta en la leche materna, por lo que optar por la lactancia materna debe contemplar la evaluación detenida de los posibles riesgos y beneficios. Los signos de intoxicación por litio en los niños durante la lactancia materna son: letargo, cianosis, reflejos anómalos y, en ocasiones, hepatomegalia.

Otros efectos adversos. Debe tenerse especial precaución con los tratamientos con litio en los pacientes con diabetes, y determinar su glucemia cuando sea necesario con el fin de evitar una cetoacidosis diabética. El tratamiento con litio puede causar una leucocitosis reversible y benigna. Los pacientes deshidratados, debilitados o con otras enfermedades tienen más tendencia a sufrir los efectos adversos e intoxicación por litio.

Interacciones farmacológicas

En la tabla 21-30 se resumen las interacciones farmacológicas del litio.

El litio se prescribe a menudo junto con un antagonista dopaminérgico, una combinación que suele ser eficaz y segura, pero en dosis elevadas podría desencadenar un efecto sinérgico que aumente los efectos neurolépticos extrapiramidales y los efectos secundarios neurológicos causados por el litio. En casos aislados, se han comunicado encefalopatías en pacientes tratados con estas combinaciones.

La administración simultánea de litio y carbamazepina, lamotrigina, ácido valproico o clonazepam puede aumentar las concentraciones de litio y agravar sus efectos neurológicos adversos. El tratamiento con estas combinaciones debe iniciarse con dosis ligeramente inferiores a las habituales, que se incrementan gradualmente con posterioridad. En los casos de episodios maníacos el tratamiento farmacológico debe cambiarse con precaución, intentando reducir el tiempo que se tomen ambos fármacos simultáneamente.

La mayoría de los diuréticos (las tiazidas y los ahorradores de potasio) pueden aumentar las concentraciones de litio; cuando se interrumpa el tratamiento con uno de ellos, el clínico debe valorar la conveniencia de aumentar la dosis diaria de litio. Los diuréticos osmóticos y los del asa, los inhibidores de la anhidrasa carbónica y las xantinas (entre ellas, la cafeína) pueden reducir las concentraciones de litio hasta valores inferiores a los terapéuticos. Los IECA pueden dar lugar a incrementos de las concentraciones de litio, mientras que los inhibidores de los receptores AT1 de angiotensina II losartán e irbesartán no influyen en ellas. Varios AINE, como la indometacina, la fenilbutazona, el diclofenaco, el ketoprofeno, la oxibutazona, el ibuprofeno, el piroxicam y el naproxeno, pueden reducir el aclaramiento del litio y producir elevaciones de sus concentraciones. En cambio, el ácido acetilsalicílico y el sulindaco no modifican las concentraciones de litio.

La administración simultánea de litio y quetiapina puede causar somnolencia, pero este efecto secundario es bien tolerado. Los pacientes en tratamiento con litio y ziprasidona muestran una tendencia mayor a presentar temblor. Debe evitarse la administración conjunta de litio y un antagonista del calcio debido a la posibilidad de que aparezca neurotoxicidad potencialmente mortal.

Cuando un paciente en tratamiento con litio vaya a someterse a terapia electroconvulsiva, debe dejar de tomar el fármaco dos días antes de iniciarla a fin de reducir el riesgo de delírium.

Interferencias con pruebas de laboratorio

El litio no interfiere con ninguna prueba de laboratorio, pero puede causar algunas alteraciones, como un aumento del recuento leucocitario, una reducción de las concentraciones séricas de tiroxina y un aumento de las concentraciones séricas de calcio. Cuando se toman muestras de sangre con litio en un tubo con heparina, pueden producirse falsas elevaciones de las concentraciones de este fármaco.

Dosificación y pautas clínicas

Evaluación médica inicial. Antes de iniciar el tratamiento con litio deben realizarse una exploración física y pruebas de laboratorio al paciente, que han de incluir la concentración sérica de creatinina (o la concentración de creatinina en la orina de 24 h si el médico cree que la función renal puede estar afectada), los electrólitos, la función tiroidea (TSH, triyodotironina [T_3] y tiroxina [T_4]), un hemograma completo, un ECG y una prueba de embarazo a las mujeres en edad de procrear.

Dosis recomendadas. En Estados Unidos se dispone de formulaciones en cápsulas de 150, 300 y 600 mg de carbonato de litio de liberación rápida; cápsulas de 300 mg de carbonato de litio; cápsulas de 450 mg de carbonato de litio de liberación controlada, y jarabe de citrato de litio (8 mEq/5 ml).

La dosis inicial para la mayoría de los adultos es de 300 mg de la formulación convencional, tres veces al día. En los adultos mayores y las personas con insuficiencia renal, esta dosis inicial debe ser de 300 mg, una o dos veces al día. Tras la estabilización, las dosis de entre 900 y 1 200 mg/día dan lugar a concentraciones plasmáticas terapéuticas de entre 0,6 y 1 mEq/l, y una dosis diaria de entre 1 200 y 1 800 mg

Tabla 21-30
Interacciones farmacológicas con litio

Clase de fármacos	Reacción
Antipsicóticos	Informes de casos de encefalopatía, agravamiento de los efectos adversos extrapiramidales y síndrome neuroléptico maligno; también se han notificado informes contradictorios sobre alteraciones de los hematíes y de las concentraciones plasmáticas de litio o del antipsicótico, o ambos
Antidepresivos	Informes ocasionales de síndromes con manifestaciones serotoninérgicas con los inhibidores de la recaptación de serotonina
Anticonvulsivos	No se producen interacciones farmacocinéticas significativas con la carbamazepina o el ácido valproico; se han comunicado casos de neurotoxicidad con la carbamazepina; las combinaciones pueden ser útiles en caso de falta de respuesta al tratamiento
Antiinflamatorios no esteroideos (AINE)	Pueden reducir el aclaramiento renal y aumentar las concentraciones séricas de litio; se han notificado casos de intoxicación (salvo con el ácido acetilsalicílico)
Diuréticos	
Tiazidas	Reducción del aclaramiento renal de litio y aumento de las concentraciones séricas del fármaco bien documentados; se han notificado casos de intoxicación
Ahorradores de potasio	Datos limitados, pueden aumentar la concentración de litio
Del asa	No afectan al aclaramiento de litio (se han notificado algunos casos de incremento de las concentraciones de litio)
Osmóticos (manitol, urea)	Incrementan el aclaramiento renal de litio y reducen sus concentraciones
Xantinas (aminofilina, cafeína, teofilina)	Incrementan el aclaramiento renal de litio y reducen sus concentraciones
Inhibidores de la anhidrasa carbónica (acetazolamida)	Aumentan el aclaramiento renal de litio
Inhibidores de la enzima convertidora de angiotensina (IECA)	Se han reportado casos de reducción del aclaramiento de litio, de incremento de sus concentraciones y de toxicidad
Antagonistas del calcio	Se han comunicado casos de neurotoxicidad; no existen datos claros sobre posibles interacciones farmacocinéticas
Otros	
Succinilcolina, bromuro de pancuronio	Informes de bloqueo neuromuscular prolongado
Metronidazol	Incremento de las concentraciones de litio
Metildopa	Casos aislados de neurotoxicidad
Bicarbonato sódico	Aumenta el aclaramiento renal de litio
Yoduros	Efectos antitiroideos aditivos
Propranolol	Se emplea para tratar el temblor inducido por litio; podría aumentar ligeramente sus concentraciones

proporciona unas concentraciones terapéuticas de 0,8 a 1,2 mEq/l. Las dosis de mantenimiento pueden fraccionarse en dos o tres tomas diarias con las formulaciones convencionales, o consistir en una sola dosis de una formulación de liberación sostenida equivalente a la dosis diaria conjunta de la formulación convencional. Si se divide la dosis diaria en varias tomas, pueden reducirse las molestias gástricas y evitar que las concentraciones del fármaco se incrementen momentáneamente hasta niveles elevados. La suspensión de un tratamiento con litio debe ser gradual, a fin de minimizar el riesgo de una recaída temprana de episodios maníacos y de permitir el reconocimiento de los primeros signos de posibles recaídas.

Pruebas de laboratorio.   La determinación periódica de las concentraciones séricas de litio es un aspecto esencial de la atención al paciente, pero siempre debe combinarse con un criterio clínico juicioso. Un informe de laboratorio que sitúe el rango terapéutico entre 0,5 y 1,5 mEq/l puede inducir a pensar a un clínico que no hay por qué preocuparse en pacientes con valores inferiores a 1,5 mEq/l. No obstante, la toxicidad clínica, en especial en adultos mayores, está bien documentada dentro del rango terapéutico mencionado.

El control regular de las concentraciones séricas de litio es fundamental; deben determinarse cada 2 a 6 meses y cuando se observen signos de intoxicación, durante los ajustes de dosis y en caso de que se

sospeche que el paciente no está tomando las dosis prescritas. En estos casos las concentraciones deben comprobarse semanalmente. Además, es necesario realizar un ECG al paciente al principio del tratamiento, que debe repetirse anualmente.

Cuando se toma una muestra de sangre para determinar las concentraciones de litio, las dosis administradas deben ser estables (habitualmente, 5 días después de haber administrado la misma dosis). Esta muestra debe tomarse, preferentemente, durante un período en el que la dosis diaria se fraccione en dos o tres tomas, y al cabo de 12 h ($\pm$ 30 min) de una de estas tomas. Las concentraciones al cabo de 12 h de la toma de una dosis en los pacientes en tratamiento con una especialidad de liberación sostenida suelen ser un 30 % más elevadas que las correspondientes en pacientes que toman una especialidad convencional. Debido a que los datos disponibles proceden de una muestra de la población en tratamiento con diversas dosis, para la determinación inicial de las dosis adecuadas deben emplearse las formulaciones convencionales fraccionadas en dos tomas diarias, como mínimo. Algunos de los factores que pueden producir fluctuaciones en las determinaciones de las concentraciones del fármaco son el consumo de sodio en la dieta, el estado de ánimo, el nivel de actividad, la posición corporal y el uso de un tubo inapropiado para la muestra de sangre.

Los valores obtenidos de pruebas de laboratorio que no se corresponden con el estado clínico del paciente pueden ser consecuencia de la recolección de la muestra de sangre con litio en un tubo con heparina (que puede dar lugar a falsas elevaciones de hasta 1 mEq/l) o al deterioro del electrodo selectivo del ion litio (que puede comportar imprecisiones de hasta 0,5 mEq/l). Los cambios a una formulación de liberación sostenida que se tome una sola vez al día solo deben efectuarse cuando se haya establecido la dosis diaria del paciente.

Las concentraciones séricas eficaces como tratamiento de la manía son de 1,0 a 1,2 mEq/l, que se logran con la administración de 1 800 mg/día. El intervalo recomendado durante el tratamiento de mantenimiento es de 0,4 a 0,8 mEq/l, y suele obtenerse con una dosis diaria de 900 a 1 200 mg. En algunos casos, las concentraciones de hasta 1,2 mEq/l no proporcionan beneficios terapéuticos, pero tampoco dan lugar a signos de intoxicación. En estos pacientes, es necesario ajustar la dosis del fármaco con el fin de lograr concentraciones superiores a 1,2 mEq/l. Algunos pueden permanecer estables con concentraciones inferiores a 0,4 mEq/l. Existe una considerable variabilidad interindividual, por lo que lo más conveniente es aplicar el principio de «tratar al paciente, no los resultados de laboratorio». El único modo de establecer la dosis diaria óptima en cada paciente es mediante ensayo y error.

Los prospectos de los productos de litio de venta en Estados Unidos establecen las concentraciones séricas eficaces para casos de episodios maníacos entre 1,0 y 1,2 mEq/l (que suelen alcanzarse con dosis de 1 800 mg/día de carbonato de litio), y para el mantenimiento a largo plazo entre 0,6 y 1,2 mEq/l (que suelen alcanzarse con dosis de 900 a 1 200 mg/día de carbonato de litio). La relación entre la concentración sanguínea y la dosis puede variar considerablemente de un paciente a otro. La probabilidad de obtener una respuesta con concentraciones superiores a 1,2 mEq/l suele comportar un gran aumento del riesgo de intoxicación, aunque raramente un paciente puede requerir y tolerar a la vez una concentración sanguínea más elevada de lo habitual.

Dónde se sitúa el límite inferior del rango terapéutico sigue siendo motivo de debate. Un estudio prospectivo de 3 años halló que los pacientes que mantenían concentraciones de 0,4 a 0,6 mEq/l (media: 0,54 mEq/l) tenían una probabilidad 2,6 veces mayor de recaer que los que mantenían la concentración de 0,8 a 1,0 mEq/l (media: 0,83 mEq/l). Sin embargo, cuanto más elevadas fueron las concentraciones sanguíneas, más frecuentes fueron los efectos adversos y peor tolerados.

Si no se observa respuesta al cabo de 2 semanas de haberse mantenido una determinada concentración o empiezan a aparecer efectos adversos, debe reducirse la dosis en el transcurso de 1 a 2 semanas y probar el tratamiento con otros estabilizadores.

Educación del paciente. El litio tiene un índice terapéutico estrecho, y existen numerosos factores que pueden alterar el equilibrio entre las concentraciones del fármaco bien toleradas y que proporcionan un beneficio terapéutico y las que causan efectos secundarios o intoxicación. Por consiguiente, es fundamental educar a los pacientes para que reconozcan cuáles son los signos y los síntomas de la intoxicación, los factores que pueden afectar a las concentraciones del fármaco, y cómo y cuándo deben determinarse dichas concentraciones, así como hacer hincapié en la importancia de mantener una comunicación regular con su clínico. Algunos factores que pueden ser habituales, como una sudoración excesiva causada por el calor ambiental o el ejercicio, o el uso de fármacos de prescripción generalizada como los IECA o los AINE, pueden modificar considerablemente las concentraciones de litio. Por otra parte, algunos pacientes pueden dejar de tomar el tratamiento porque se sienten bien o porque presentan efectos secundarios. Por ello, es importante insistir en que no interrumpan el tratamiento o modifiquen las dosis prescritas por su médico. En la tabla 21-31 se muestran algunas de las recomendaciones importantes para los pacientes.

ÁCIDO VALPROICO

El ácido valproico, o valproato sódico, está aprobado en Estados Unidos para el tratamiento de episodios maníacos o los episodios mixtos

Tabla 21-31
Recomendaciones para los pacientes en tratamiento con litio

El litio puede ser muy eficaz como tratamiento de su trastorno. Sin embargo, si no se usa de forma adecuada ni se controla con atención, el tratamiento puede ser ineficaz y podría, incluso, ser perjudicial. Es importante recordar las siguientes instrucciones

Dosificación

Tome el litio exactamente como se lo ha prescrito su médico; no tome nunca más o menos dosis de las prescritas

No interrumpa el tratamiento sin consultarlo con su médico

Si se olvida de tomar una dosis, tómela lo antes posible. Si faltan menos de 4 h hasta la próxima toma (o menos de 6 h con las especialidades de liberación retardada o prolongada), no tome la dosis que ha olvidado. Nunca duplicar dosis

Análisis de sangre

Acuda al médico en las fechas previstas para que se le realicen las pruebas sanguíneas que se le hayan recomendado

A pesar de las molestias e incomodidades, es importante controlar las concentraciones sanguíneas de litio, la función tiroidea y la actividad renal durante el tratamiento

Cuando tenga programada una visita para determinar sus concentración de litio, debe haber tomado la última dosis 12 h antes

Uso de otros medicamentos

No empiece a tomar ningún medicamento de venta libre ni con receta sin comunicarlo antes a su médico

Incluso los fármacos como el ibuprofeno o el naproxeno pueden aumentar significativamente las concentraciones de litio

Dieta y aporte hídrico

No introduzca cambios bruscos en su dieta ni en el aporte hídrico.

Si decide ponerse a dieta, es probable que el médico deba incrementar la frecuencia con que se le realizan los análisis de sangre

La cafeína y el alcohol son diuréticos y pueden reducir las concentraciones de litio

Durante el tratamiento, se recomienda beber diariamente entre 1,5 y 3 l de agua, y consumir cantidades normales de sal

Si decide iniciar o interrumpir una dieta baja en sal, debe comunicarlo a su médico

Cómo reconocer posibles problemas

Si realiza un ejercicio físico enérgico o padece una enfermedad que causa sudoración, vómitos o diarrea, debe comunicarlo a su médico, debido a que estas situaciones pueden modificar las concentraciones de litio

Debe informar a su médico si presenta náuseas, estreñimiento, agitación, incrementos de la sed, cambios en la frecuencia de la micción, aumento de peso o edemas en las extremidades

Si presenta síntomas como visión borrosa, confusión, pérdida del apetito, diarrea, vómitos, debilidad muscular, letargia, agitación, habla farfullante, mareos, pérdida del equilibrio, incapacidad para orinar o convulsiones, puede haber sufrido una intoxicación grave y debe acudir de inmediato al médico

del trastorno bipolar I, y es uno de los estabilizadores más prescritos en psiquiatría. Muestra un rápido inicio de acción y es bien tolerado, y numerosos estudios sugieren que reduce la frecuencia e intensidad de los episodios de manía recurrentes durante amplios períodos de tiempo.

Estructura química

El valproato sódico es un ácido carboxílico de cadena simple, y su nombre se debe a que se convierte rápidamente a la forma ácida en el estómago. Existen varias formulaciones comercializadas en Estados Unidos, como el ácido valproico, el valproato semisódico (una mezcla de ácido valproico y valproato sódico en una proporción 1:1 en un preparado gastrorresistente) y la inyección de valproato sódico. También existe una especialidad de liberación retardada. Todas son terapéuticamente equivalentes puesto que, a pH fisiológico, el ácido valproico se disocia en su ion valproato.

Acciones farmacológicas

Con independencia de la formulación, el ácido valproico se absorbe rápidamente por completo en 1 a 2 h, y las concentraciones máximas se alcanzan al cabo de 4 a 5 h de su administración oral. Su vida media plasmática es de 10 a 16 h. Se une ampliamente a las proteínas plasmáticas; los lugares de unión se saturan, y las concentraciones de ácido valproico libre y terapéuticamente eficaz aumentan a partir de unas concentraciones séricas de entre 50 y 100 µg/ml. La proporción de valproato que no se une se considera farmacológicamente activa y puede atravesar la barrera hematoencefálica. Con la formulación de liberación retardada, se obtienen unas concentraciones máximas más bajas y unas mínimas más elevadas, por lo que puede administrarse una vez al día. El ácido valproico es metabolizado principalmente por glucuronidación y β-oxidación mitocondrial.

No se conoce con detalle la base bioquímica de los efectos terapéuticos del ácido valproico, aunque se han propuesto mecanismos como la potenciación de la actividad del GABA, la regulación de los canales de sodio dependientes de voltaje y la acción sobre neuropéptidos extrahipotalámicos.

Indicaciones terapéuticas

El ácido valproico está aprobado en monoterapia y como terapia coadyuvante de las crisis parciales complejas y en las crisis de ausencia simples y complejas, y también como tratamiento en las crisis múltiples que incluyen las crisis de ausencia. El valproato semisódico está también indicado en la profilaxis de la migraña.

Trastorno bipolar I

EPISODIOS MANÍACOS AGUDOS.   Alrededor de dos terceras partes de los pacientes con manía aguda responden al ácido valproico. En su mayoría, la respuesta aparece entre 1 y 4 días después de alcanzar concentraciones séricas del fármaco superiores a 50 µg/ml. La respuesta antimaníaca suele obtenerse con concentraciones superiores a 50 µg/ml, en intervalos de 50 a 150 µg/ml. Si se incrementan gradualmente las dosis, pueden alcanzarse en una semana, pero los métodos más recientes en los que se administran dosis elevadas por vía oral permiten alcanzar unas concentraciones séricas terapéuticas en un solo día y controlar los síntomas maníacos en 5 días. Los efectos antimaníacos a corto plazo del ácido valproico pueden potenciarse mediante la adición de litio, carbamazepina, un antagonista serotoninérgico-dopaminérgico o un antagonista dopaminérgico. Numerosos estudios han sugerido que el subtipo de manía irritable responde de un modo significativamente mejor al valproato semisódico que al litio o al placebo. Causa menos efectos adversos cognitivos, dermatológicos, tiroideos y renales, por lo que el ácido valproico es preferible al litio como tratamiento de la manía aguda en niños y adultos mayores.

EPISODIO DEPRESIVO AGUDO EN EL TRASTORNO BIPOLAR.   El ácido valproico es moderadamente eficaz como tratamiento a corto plazo de los episodios depresivos que pueden presentar los pacientes con trastorno bipolar I, pero este efecto es mucho menos pronunciado que el que se observa en los episodios maníacos. De los síntomas depresivos, es más eficaz para aliviar la agitación que la disforia. En la práctica clínica, el ácido valproico se utiliza más a menudo como potenciación del tratamiento con un antidepresivo para evitar la aparición de manía o de ciclos rápidos.

PROFILAXIS.   Algunos estudios indican que el ácido valproico es eficaz como profilaxis del trastorno bipolar I, porque reduce la frecuencia, la gravedad y la duración de los episodios maníacos. Con esta indicación es, como mínimo, tan eficaz y mejor tolerado que el litio. Puede ser especialmente eficaz en los individuos con trastorno bipolar con ciclos

rápidos o ultrarrápidos, manía mixta o disfórica y manía debida a otra afección médica, así como en aquellos con abuso de sustancias comórbido o ataques de pánico y en los que no han respondido suficientemente al tratamiento con litio.

Esquizofrenia y trastorno esquizoafectivo.   El ácido valproico puede acelerar la respuesta al tratamiento antipsicótico en los pacientes con esquizofrenia o trastorno esquizoafectivo. Por lo general, es menos eficaz en el trastorno esquizoafectivo que en el trastorno bipolar I. Como monoterapia no es eficaz para los síntomas psicóticos, y suele prescribirse junto con otro fármaco para tratarlos.

Otros trastornos mentales.   Se ha estudiado la posible eficacia del ácido valproico como tratamiento de numerosos trastornos psiquiátricos: la abstinencia y la prevención de las recaídas del consumo de alcohol, el TEPT, el trastorno del control de los impulsos, el trastorno de la personalidad límite, el trastorno neurocognitivo mayor y la agitación psicomotora. Las pruebas sobre sus beneficios terapéuticos con estas indicaciones son débiles, y cualquier mejoría observada podría deberse al tratamiento del trastorno bipolar comórbido.

Tabla 21-32
Advertencias de recuadro negro y otro tipo de advertencias sobre el ácido valproico

Efecto secundario más grave	Control y consideraciones
Hepatotoxicidad	Reacción idiosincrásica e infrecuente Riesgo estimado: 1:118 000 (adultos) Riesgo más elevado (polifarmacia, menos de 2 años de edad, discapacidad intelectual) → 1:800
Pancreatitis	Reacción poco frecuente, con un patrón similar a la hepatotoxicidad La incidencia en los ensayos clínicos es de 2 por cada 2 406 pacientes (0,0008 %) En los estudios posteriores a la comercialización no se han observado incidencias más elevadas Recaídas cuando se reinicia el tratamiento La hiperamilasemia asintomática no es predictiva
Hiperamonemia	Poco frecuente; más habitual con la combinación con carbamazepina Asociada a temblor tosco; puede responder a la administración de L-carnitina
Asociado a trastornos del ciclo de la urea	Suspender el valproato y la ingesta de vitaminas Evaluar el trastorno subyacente del ciclo de la urea El valproato semisódico está contraindicado en los pacientes con trastornos del ciclo de la urea
Teratogenia	Anomalías del tubo neural: entre un 1 % y un 4 % con el ácido valproico Educación previa al embarazo y suplementación con ácido fólico y vitaminas del complejo B a todas las mujeres jóvenes que puedan quedar embarazadas
Somnolencia en los adultos mayores	Los aumentos de dosis deben ser más lentos Controles regulares del aporte nutricional e hídrico
Trombocitopenia	Reducir la dosis si aparecen síntomas (p. ej., hematomas, gingivorragia) La trombocitopenia es más frecuente con concentraciones de ácido valproico ≥ 110 µg/ml en las mujeres y ≥ 135 µg/ml en los hombres

Precauciones y reacciones adversas

Aunque el tratamiento con ácido valproico suele ser bien tolerado y seguro, su ficha técnica en Estados Unidos incluye algunas advertencias emitidas por la FDA (tabla 21-32). Sus efectos secundarios más graves afectan al páncreas y al hígado. Son factores de riesgo de hepatotoxicidad potencialmente mortal los primeros años de vida (menores de 3 años), el tratamiento concurrente con fenobarbital y la presencia de trastornos neurológicos, en particular alteraciones congénitas del metabolismo. La tasa de hepatotoxicidad mortal en las personas que han sido tratadas solamente con ácido valproico es de 0,85/100 000 personas; no se han notificado fallecimientos de pacientes de más de 10 años de edad, por lo que el riesgo de esta reacción adversa en los pacientes psiquiátricos adultos es bajo. En cualquier caso, ante síntomas como letargia, mareos, anorexia, náuseas y vómitos, edema y dolor abdominal, el médico debe considerar la posibilidad de hepatotoxicidad. Las elevaciones moderadas en las pruebas de función hepática no se correlacionan con hepatotoxicidad grave. También se han notificado casos de pancreatitis, más frecuentes durante los primeros 6 meses de tratamiento, que pueden causar la muerte. Por ello, puede evaluarse la función pancreática y determinar las concentraciones séricas de amilasa. Otras posibles consecuencias graves del tratamiento son la encefalopatía debida a hiperamonemia y la trombocitopenia. Esta última y la disfunción plaquetaria son más frecuentes con dosis elevadas y comportan la prolongación de los tiempos de sangrado.

Son numerosas las preocupaciones relativas al uso de ácido valproico durante el embarazo. Las mujeres que lo estén tomando deben informar a su médico cuando deseen quedar embarazadas. El uso de valproato durante el primer trimestre de embarazo se ha asociado con un 3 a 5 % de riesgo de defectos del tubo neural, así como a un aumento del riesgo de otras malformaciones que afectan al corazón y a otros sistemas orgánicos. Múltiples notificaciones han indicado que la exposición intrauterina al valproato puede afectar de forma negativa al desarrollo cognitivo en niños de madres que lo tomaron durante el embarazo, con puntuaciones más bajas del coeficiente intelectual a los 6 años de edad, en comparación con niños expuestos a otros fármacos antiepilépticos. La exposición fetal al valproato se asocia de forma dependiente de la dosis con una reducción de las habilidades cognitivas en diferentes dominios a los 6 años de edad, y aumenta el riesgo de trastornos del espectro del autismo.

El ácido valproico se asocia con teratogenia, en especial con anomalías del tubo neural (p. ej., espina bífida), en el 1 % al 4 % de los fetos de mujeres que lo tomaron durante el primer trimestre de gestación. Este riesgo puede reducirse mediante la administración diaria de complementos de ácido fólico (entre 1 y 4 mg/día), que deberían tomar todas las mujeres en edad fértil. Durante la lactancia materna, las concentraciones séricas de ácido valproico del recién nacido pueden ser del 1 % al 10 % de las maternas, pero no hay datos que indiquen que supongan un riesgo. El valproato no está contraindicado en madres lactantes. Se debe evitar este fármaco en pacientes con enfermedades hepáticas. Este fármaco puede ser especialmente problemático para las mujeres adolescentes y en los primeros años de la edad adulta. Se han comunicado casos de síndrome de ovario poliquístico; e incluso cuando no se cumplen todos los criterios para diagnosticar el síndrome, muchas de estas mujeres presentan alteraciones menstruales, alopecia e hirsutismo, se cree que como resultado de un síndrome metabólico producido por resistencia a la insulina e hiperinsulinemia.

Los efectos adversos más habituales del ácido valproico (tabla 21-33) son los que afectan al tubo digestivo, como náuseas, vómitos, dispepsia y diarrea, que suele ser más frecuentes durante el primer mes de tratamiento, en especial si la dosis se incrementa rápidamente, y también son más usuales con el ácido valproico que con las formulaciones de valproato semisódico gastrorresistente dispersable o las de liberación retardada. Otros efectos adversos habituales son los que afectan al sistema nervioso, como sedación, ataxia, disartria y temblor. El temblor puede aliviarse considerablemente con la administración de un antagonista β-adrenérgi-

Tabla 21-33
Efectos adversos del ácido valproico

Frecuentes
Irritación gastrointestinal
Náuseas
Sedación
Temblor
Aumento de peso
Pérdida de cabello

Poco frecuentes
Vómitos
Diarrea
Ataxia
Disartria
Elevación persistente de las transaminasas hepáticas

Raros
Hepatotoxicidad mortal (en especial en los niños)
Trombocitopenia reversible
Disfunción plaquetaria
Alteraciones de la coagulación
Edema
Pancreatitis hemorrágica
Agranulocitosis
Encefalopatía y coma
Pérdida de fuerza muscular respiratoria e insuficiencia respiratoria

co o gabapentina. El resto de los efectos adversos neurológicos suele requerir la reducción de la dosis de ácido valproico.

Otro efecto adverso frecuente es el aumento de peso, en especial durante los tratamientos prolongados, que puede limitarse con la reducción estricta de la ingesta calórica. Un 5 % a 10 % de los pacientes tiene pérdida de cabello, y se han comunicado casos aislados que han perdido todo el vello corporal. Algunos clínicos recomiendan tratar este efecto secundario con complementos vitamínicos que contengan cinc y selenio. Además, un 5 % a 40 % de los pacientes muestra elevaciones persistentes de las transaminasas hepáticas, que pueden llegar a ser tres veces más elevadas que el límite superior de la normalidad; sin embargo, este efecto adverso no tiene importancia clínica ni causa síntomas, y suele desaparecer cuando se suspende el tratamiento. En casos poco frecuentes, las dosis elevadas de ácido valproico (por encima de 1 000 mg/día) pueden producir una hiponatremia leve a moderada, muy probablemente debido a un síndrome de secreción inadecuada de hormona antidiurética (SIADH), que puede revertirse con la reducción de la dosis de ácido valproico. La sobredosis puede producir coma y la muerte.

Interacciones farmacológicas

El ácido valproico se prescribe a menudo como parte de una pauta terapéutica que incluye otros fármacos psicoactivos. La única interacción importante con el litio, siempre que las dosis de ambos fármacos se mantengan dentro de los intervalos terapéuticos correspondientes, es la exacerbación del temblor iatrogénico, que suele tratarse con antagonistas β-adrenérgicos. La combinación de ácido valproico y un antagonista dopaminérgico puede producir un aumento de la sedación, como ocurre cuando se añade ácido valproico a cualquier depresor del SNC (p. ej., alcohol), así como un incremento de la gravedad de los síntomas extrapiramidales que, por lo general, pueden aliviarse con fármacos antiparkinsonianos. La combinación de ácido valproico y carbamazepina o antagonistas serotoninérgicos-dopaminérgicos no suele ser problemática. Probablemente, la interacción más peligrosa con un fármaco psicoactivo es la que se da con la lamotrigina. Desde que se aprobó el tratamiento con lamotrigina para el trastorno bipolar, muchos pacientes han sido tratados con ambos fármacos. Es preciso tener en cuenta que el ácido valproico puede incrementar las concentraciones de este fár-

Tabla 21-34
Interacciones farmacológicas del ácido valproico

Fármaco	Interacciones farmacológicas reportadas con el ácido valproico
Litio	Aumento de temblor
Antipsicóticos	Aumento de la sedación y los efectos extrapiramidales; delírium y estupor (solo un informe)
Clozapina	Aumento de la sedación; síndrome confusional (solo un informe)
Carbamazepina	Psicosis aguda (solo un informe); ataxia, náuseas, letargia (solo un informe); posible reducción de las concentraciones séricas de ácido valproico
Antidepresivos	La amitriptilina y la fluoxetina pueden elevar las concentraciones séricas de ácido valproico
Diazepam	El ácido valproico puede incrementar sus concentraciones séricas
Clonazepam	Crisis de ausencia (raras; solo se han notificado casos de pacientes ya epilépticos)
Fenitoína	El ácido valproico puede disminuir sus concentraciones séricas
Fenobarbital	El ácido valproico incrementa sus concentraciones séricas; aumento de la sedación
Otros depresores del SNC	Aumento de la sedación
Anticoagulantes	Posible potenciación de su efecto

SNC, sistema nervioso central.

maco a más del doble de las normales, lo que aumenta el riesgo de exantemas graves (síndrome de Stevens-Johnson y necrólisis epidérmica tóxica).

Además, el ácido valproico puede aumentar las concentraciones plasmáticas de carbamazepina, diazepam, amitriptilina, nortriptilina y fenobarbital, y reducir las de fenitoína y desipramina. Por otra parte, las concentraciones plasmáticas de ácido valproico pueden reducirse durante el tratamiento concurrente con carbamazepina y aumentar con guanfacina, amitriptilina y fluoxetina. La carbamazepina, el diazepam y el ácido acetilsalicílico pueden desplazar al ácido valproico de las proteínas plasmáticas. Los pacientes en tratamiento con anticoagulantes (p. ej., ácido acetilsalicílico y warfarina) deben ser vigilados atentamente cuando se prescriba ácido valproico, a fin de detectar posibles aumentos no deseados de sus efectos anticoagulantes. En la tabla 21-34 se muestran las interacciones farmacológicas del ácido valproico.

Tabla 21-35
Pruebas de laboratorio recomendadas durante el tratamiento con ácido valproico

Antes del tratamiento
Análisis bioquímico de sangre, con especial atención a las pruebas de función hepática
Hemograma completo que incluya un recuento leucocitario y de plaquetas

Durante el tratamiento
Pruebas de función hepática al cabo de un mes y, posteriormente, cada 6 a 24 meses si no se detectan anomalías
Hemograma completo con niveles de trombocitos al cabo de 1 mes y, posteriormente, cada 6 a 24 meses si los resultados son normales

Si los resultados de las pruebas de función hepática son anómalos
Ligeras elevaciones de las transaminasas (menos del triple de los valores normales): controles cada 1 a 2 semanas; si los resultados son estables y el paciente responde bien al ácido valproico, deben realizarse cada 1 a 3 meses
Elevaciones pronunciadas de las transaminasas (más del triple de los valores normales): reducir la dosis o suspender el tratamiento con ácido valproico; si las transaminasas se normalizan, aumentar la dosis y probar de nuevo el tratamiento si el paciente ha respondido anteriormente a él

Interferencias con pruebas de laboratorio

El ácido valproico puede producir elevaciones en los resultados de las pruebas de laboratorio de ácidos grasos libres en suero. Además, sus metabolitos pueden provocar falsos positivos de cetonas en orina y resultados anormales en las pruebas de función tiroidea.

Dosificación y pautas clínicas

Antes de iniciar un tratamiento con ácido valproico deben realizarse pruebas de función hepática, un hemograma completo, un recuento plaquetar y una prueba de embarazo. Cuando se sospecha una coagulopatía o enfermedades pancreáticas pueden llevarse a cabo pruebas de coagulación y de la amilasa. Además de estas pruebas de laboratorio iniciales, deben determinarse las concentraciones de transaminasas hepáticas un mes después de iniciar el tratamiento, y repetirlas cada 6 a 24 meses. En cualquier caso, incluso con controles frecuentes al paciente quizá no se detecte toxicidad en algún órgano, por lo que es conveniente hacer hincapié en la necesidad de evaluar cualquier posible enfermedad cuando se expliquen las pautas del tratamiento al paciente. Las elevaciones asintomáticas de las concentraciones de transaminasas hasta niveles tres veces más elevados de los límites superiores de la normalidad son habituales y no requieren cambios de dosis. En la ta-

Tabla 21-36
Formulaciones que contienen ácido valproico disponibles en Estados Unidos

Principio activo	Formulación (dosis)	Tiempo para alcanzar concentraciones máximas
Inyectable de valproato sódico	Inyectable (100 mg/ml)	1 h
Ácido valproico	Jarabe (250 mg/5 ml)	Entre 1 y 2 h
	Cápsulas (250 mg)	Entre 1 y 2 h
Valproato semisódico	Comprimidos de liberación retardada (125, 250 y 500 mg)	Entre 3 y 8 h
Partículas gastrorresistentes de valproato semisódico, incluidas en cápsulas	Cápsulas dispersables (125 mg)	La formulación dispersable se absorbe y actúa más rápido que los comprimidos, aunque las concentraciones plasmáticas son ligeramente inferiores
Divalproato de sodio de liberación prolongada	Cápsulas (250, 500 mg)	4-17 h

bla 21-35 se muestran las pruebas de laboratorio recomendadas para el tratamiento con ácido valproico.

El ácido valproico está comercializado en Estados Unidos en distintas formulaciones (tabla 21-36). Como tratamiento de la manía aguda, puede empezarse con dosis elevadas (de 20 a 30 mg/kg/día) para controlar los síntomas más rápidamente. Estas dosis suelen presentar tolerancia adecuada, pero pueden causar temblor y un exceso de sedación en adultos mayores. La agitación puede controlarse rápidamente con la infusión intravenosa del fármaco. Si el paciente no presenta manía aguda, puede ser más conveniente empezar el tratamiento de forma gradual a fin de minimizar sus efectos adversos habituales (náuseas, vómitos y sedación). La dosis en los primeros días debe ser de 250 mg, tomados con alimentos, que puede aumentarse hasta 250 mg tres veces al día, por vía oral, en 3 a 6 días. Pueden determinarse las concentraciones plasmáticas del fármaco la mañana anterior a la administración de la primera dosis diaria. Las concentraciones plasmáticas terapéuticas para controlar las convulsiones son de 50 a 150 µg/ml. Este mismo intervalo terapéutico puede utilizarse para tratar los trastornos mentales: en la mayoría de los estudios controlados se han empleado entre 50 y 125 µg/ml. En la mayoría de los pacientes, las concentraciones plasmáticas terapéuticas se logran con dosis de 1 200 a 1 500 mg/día, divididos en varias tomas. Después de haberse controlado bien los síntomas, puede administrarse toda la dosis diaria en una sola toma, antes de acostarse.

LAMOTRIGINA

La lamotrigina se desarrolló tras investigar los antagonistas del ácido fólico como anticonvulsivos, y demostró su eficacia en varios modelos animales de epilepsia, por lo que fue desarrollada como fármaco antiepiléptico, y se comercializó en Estados Unidos en 1995 para el tratamiento coadyuvante de las crisis parciales. La experiencia inicial, clínica y en estudios abiertos sugirió su eficacia en una variedad de procesos neurológicos y psiquiátricos, junto con su buena tolerabilidad (aparte del riesgo de eritema cutáneo). Posteriormente, estudios doble ciego y controlados con placebo revelaron que era útil en algunos, pero no en todos, los procesos neurológicos y psiquiátricos descritos en los estudios abiertos. También resultó ser eficaz como tratamiento de mantenimiento en el trastorno bipolar I (indicación para la que fue autorizada en 2003) y en el tratamiento del trastorno bipolar agudo, pero la magnitud del efecto fue demasiado modesta para mostrar un rendimiento superior constante en comparación con el placebo (por lo que no recibió la autorización para su uso con esta indicación). Algunos datos sugirieron que podía ser útil en el trastorno bipolar de ciclación rápida, pero no pareció eficaz como principal intervención en la manía aguda. Así pues, la lamotrigina ha surgido como fármaco que parece «estabilizar el estado de ánimo desde abajo», en el sentido de que puede tener un gran impacto en el componente depresivo de los trastornos bipolares.

Acciones farmacológicas

La lamotrigina se absorbe por completo, tiene una biodisponibilidad del 98 % y su vida media en concentraciones plasmáticas estables es de 25 h. No obstante, la velocidad con que se metaboliza varía considerablemente (puede ser hasta seis veces superior a la normal) en función de los fármacos administrados de forma simultánea. Las dosis se incrementan lentamente hasta llegar a una dosis de mantenimiento de dos tomas diarias. Los alimentos no afectan a su absorción, que se une en un 55 % a las proteínas plasmáticas. El 94 % de la dosis administrada de lamotrigina y de sus metabolitos inactivos se eliminan en la orina. Entre las acciones bioquímicas mejor definidas de este fármaco se encuentran el bloqueo de los canales de sodio dependientes de voltaje y, como consecuencia, la regulación de la liberación del glutamato y aspartato, y un efecto débil sobre los canales del calcio. La lamotrigina aumenta ligeramente las concentraciones plasmáticas de serotonina, posible-

mente mediante la inhibición de su recaptación, y es un inhibidor débil de los receptores serotoninérgicos 5-HT$_3$.

Indicaciones terapéuticas

Trastorno bipolar. La lamotrigina está indicada para el tratamiento de mantenimiento del trastorno bipolar, y puede prolongar los períodos entre los episodios depresivos y maníacos, si bien es más eficaz prolongando los intervalos entre los episodios depresivos que entre los de manía. También es eficaz en el trastorno bipolar con ciclos rápidos.

Otras indicaciones. Se ha comunicado que la lamotrigina proporciona beneficios terapéuticos en el trastorno de la personalidad límite y varios trastornos de síntomas somáticos con predominio de dolor.

Precauciones y reacciones adversas

La lamotrigina se tolera muy bien; cabe destacar la ausencia de sedación, aumento de peso u otros efectos sobre el metabolismo. Sus efectos secundarios más habituales (mareos, ataxia, somnolencia, cefalea, diplopía, visión borrosa y náuseas) suelen ser leves. Son comunes los informes anecdóticos de déficits cognitivos y dolor articular o dorsal.

La aparición de exantemas, que es habitual y, en ocasiones, reviste gravedad, es un efecto secundario importante. Alrededor del 8 % de los pacientes en tratamiento presenta un exantema maculopapular benigno durante los primeros 4 meses de tratamiento, lo que obliga a suspenderlo. Aunque estos exantemas son benignos, pueden constituir manifestaciones precoces de un síndrome de Stevens-Johnson o una necrólisis epidérmica tóxica. Incluso cuando se suspende de inmediato el tratamiento ante la aparición de exantemas u otros signos de reacción alérgica, como fiebre o linfadenopatía, puede no evitarse el desarrollo posterior de exantemas potencialmente mortales o deformidades permanentes.

Los cálculos de la frecuencia de exantemas graves varían en función de los datos empleados. En algunos estudios, se indica una incidencia de exantemas graves del 0,08 % en pacientes adultos en tratamiento con lamotrigina como terapia inicial, y del 0,13 % en los pacientes adultos a los que se prescribe como terapia complementaria. El registro alemán de casos clínicos indica que el riesgo de exantemas puede ser de 1/5 000 pacientes. Ante cualquier tipo de exantema, hay que interrumpir el tratamiento de inmediato.

Se sabe que la probabilidad de aparición de exantemas es mayor si la dosis inicial recomendada y la frecuencia con que se incrementa son superiores a las debidas. Además, la administración simultánea de ácido valproico también aumenta el riesgo, por lo que debe evitarse.

Si es posible, debe seguirse una pauta posológica más conservadora. Los niños y los adolescentes de menos de 16 años muestran una mayor tendencia a este efecto secundario de la lamotrigina. Si el paciente deja de tomar el tratamiento durante más de 4 días consecutivos, es preciso reiniciarlo con la dosis prescrita inicialmente e irla aumentando como si nunca se hubiera tomado el fármaco.

Pruebas de laboratorio

No se ha demostrado que las concentraciones sanguíneas de lamotrigina estén relacionadas con su efecto anticonvulsivo o su eficacia en el trastorno bipolar. No existen pruebas de laboratorio que ayuden a predecir la aparición de efectos adversos.

Interacciones farmacológicas

Las interacciones entre la lamotrigina y otros anticonvulsivos son importantes y están bien descritas. La que a veces tiene consecuencias más graves se produce con el ácido valproico, que puede duplicar las concentraciones séricas de lamotrigina. Esta reduce en un 25 % las concentraciones plasmáticas de ácido valproico. La sertralina también incrementa las concentraciones plasmáticas de lamotrigina, pero en menor grado que el ácido valproico. Además, las concentraciones de lamotrigina disminuyen entre un 40 % y un 50 % con la administración simultánea de carbamazepina, fenitoína o fenobarbital. La combinación de lamotrigina con otros anticonvulsivos produce efectos complejos sobre el tiempo que tardan en alcanzarse las concentraciones máximas y sobre la vida media plasmática de esta.

Interferencias con pruebas de laboratorio

La lamotrigina no interfieren con ninguna prueba de laboratorio.

Dosificación y administración

En los ensayos clínicos previos a la autorización del uso de lamotrigina como tratamiento del trastorno bipolar, no se observó ningún aumento claro de la eficacia con dosis superiores a 200 mg/día. La mayoría de los pacientes debería tomar entre 100 y 200 mg/día. Para la epilepsia, el fármaco se toma dos veces al día, pero para tratar el trastorno bipolar, puede tomarse la dosis diaria en una sola toma por la mañana o por la noche, en función de si causa activación o sedación.

La lamotrigina se encuentra disponible en Estados Unidos en comprimidos no ranurados de 25, 100, 150 y 200 mg. El principal factor que determina la dosis es la minimización del riesgo de exantemas. No debe prescribirse a ningún paciente menor de 16 años. Debido a que el ácido valproico retrasa considerablemente la eliminación de lamotrigina, el ajuste de dosis cuando se administran conjuntamente debe ser muy lento (tabla 21-37). La dosis de mantenimiento en los pacientes con insuficiencia renal debe ser más baja de la habitual. Ante la aparición de cualquier tipo de exantema, debe suspenderse de inmediato el tratamiento. Para la suspensión de la lamotrigina, se disminuyen gradualmente las dosis en el transcurso de 2 semanas, salvo que el paciente presente exantemas, en cuyo caso debe suspenderse en 1 o 2 días.

La lamotrigina en comprimidos bucodispersables está disponible para pacientes con dificultades de deglución, en comprimidos de 25, 50, 100 y 200 mg. Es el único tratamiento antiepiléptico disponible en formulación bucodispersable. También se comercializan comprimidos dispersables masticables de 2, 5 y 25 mg.

CARBAMAZEPINA Y OXCARBAZEPINA

La carbamazepina tiene ciertas similitudes estructurales con el antidepresivo tricíclico imipramina. Su uso fue autorizado en Estados Unidos para el tratamiento de la neuralgia del trigémino en 1968 y para la epilepsia del lóbulo temporal (convulsiones parciales complejas) en 1974. Es interesante destacar que fue sintetizada por primera vez como posible antidepresivo, pero a causa de su perfil atípico en diferentes modelos animales, se desarrolló inicialmente para su administración en casos de dolor y trastornos convulsivos. En la actualidad, la mayoría de las guías la reconocen como estabilizador de segunda elección, útil en el tratamiento y prevención de ambas fases del trastorno bipolar. En 2002 la FDA estadounidense autorizó una formulación de liberación prolongada para el tratamiento de la manía aguda.

En 2000, se comercializó en Estados Unidos como fármaco anticonvulsivo la oxcarbazepina, un análogo de la carbamazepina, después de haber sido utilizado en Europa como tratamiento de la epilepsia infantil desde 1990. Por su semejanza con la carbamazepina, muchos clínicos empezaron a utilizarlo en el tratamiento de pacientes con trastorno bipolar. A pesar de algunos informes que afirman que tiene propiedades eutimizantes, no se han confirmado en ensayos más amplios y controlados con placebo.

Carbamazepina

Acciones farmacológicas.   La absorción de la carbamazepina es lenta e impredecible, aunque aumenta si se toma junto con alimentos. Las concentraciones plasmáticas máximas se alcanzan al cabo de 2 a 8 h después de la administración de una única dosis, y las concentraciones estables, al cabo de 2 a 4 días de haberse instaurado la dosis terapéutica. La carbamazepina se une en un 70 % a 80 % a las proteínas plasmáticas. Su vida media varía entre 18 y 54 h, con un promedio de 26 h, pero durante la administración crónica, se reduce hasta una media de 12 h, debido a la inducción de las enzimas hepáticas del citocromo P450 que ejerce el propio fármaco y, en concreto, a la autoinducción de su metabolismo. Esta inducción de las enzimas hepáticas es máxima al cabo de 3 a 5 semanas de tratamiento.

La farmacocinética de la carbamazepina depende de su formulación, puesto que las formulaciones de acción prolongada comercializadas en Estados Unidos muestran fórmulas distintas. Una de ellas debe tomarse junto con alimentos para que el tránsito gastrointestinal sea el adecuado, y otra contiene microesferas de liberación intermedia, prolongada y muy lenta, lo cual permite su administración a la hora de acostarse.

La carbamazepina se metaboliza en el hígado, y su metabolito 10,11-epóxido tiene propiedades anticonvulsivas, aunque se desconoce si puede ser de utilidad en los trastornos bipolares. El tratamiento crónico con carbamazepina se asocia con un aumento del cociente epóxido/carbamazepina.

Se cree que los efectos anticonvulsivos de la carbamazepina se deben, principalmente, a su unión a los canales de sodio dependientes de voltaje en estado inactivo y a la prolongación de dicha inactivación. Este efecto reduce indirectamente la activación de los canales del calcio dependientes de voltaje y, por consiguiente, la transmisión sináptica. Otros de sus efectos son la reducción del flujo en los canales asociados al receptor glutamato/NMDA, el antagonismo competitivo de los receptores adenosínicos A1 y la potenciación de la neurotransmisión catecolaminérgica en el SNC. Se desconoce si alguno de estos mecanismos contribuye a la estabilización del estado de ánimo.

Indicaciones terapéuticas

Trastorno bipolar

EPISODIO MANÍACO AGUDO.   Los efectos antimaníacos agudos de la carbamazepina suelen observarse en los primeros días de tratamiento. El 50 % a 70 % de los pacientes responden a las 2 a 3 semanas. Los estudios indican que puede ser especialmente eficaz en los pacientes que no responden al litio y los que presentan manía disfórica, ciclos rápidos o antecedentes familiares negativos de trastornos del estado de ánimo. Los efectos antimaníacos de la carbamazepina pueden ser potenciados por la administración simultánea de litio, ácido valproico, hormonas tiroideas, antagonistas dopaminérgicos o antagonistas serotoninérgicos-dopaminérgicos, una pauta que se prescribe con frecuencia. Algunos pacientes pueden responder a la carbamazepina pero no al litio o al ácido valproico, y a la inversa.

Tabla 21-37
Dosis de lamotrigina (mg/día)

Tratamiento	Semanas 1-2	Semanas 3-4	Semanas 4-5
Monoterapia con lamotrigina	25	50	100-200 (máximo: 200)
Lamotrigina más carbamazepina	50	100	200-400 (máximo: 400)
Lamotrigina más ácido valproico	25 mg en días alternos	25	50-100 (máximo: 100)

PROFILAXIS. La carbamazepina previene eficazmente las recaídas, en especial en los pacientes con trastorno bipolar II, trastorno esquizoafectivo y manía disfórica.

TRASTORNO DEPRESIVO AGUDO. Algunos pacientes con depresión aguda que no mejoran con otros tratamientos responden bien a la carbamazepina. Los pacientes que mejor responden a este fármaco son los individuos con episodios depresivos más graves y menos crónicos. En cualquier caso, este fármaco es una opción terapéutica que puede ser útil para la depresión que no ha mejorado con tratamientos convencionales, como la terapia electroconvulsiva.

OTROS TRASTORNOS. La carbamazepina ayuda a controlar los síntomas de abstinencia del alcohol, si bien las benzodiazepinas son más efectivas en esta población. Se ha propuesto su prescripción para tratar el componente paroxístico recurrente del TEPT. En estudios no controlados, se ha indicado que puede ser eficaz para controlar el comportamiento impulsivo y agresivo en pacientes sin trastornos psicóticos de todas las edades, entre ellos los niños y los adultos mayores. También es eficaz para controlar la conducta agresiva y la agitación no agudas de los pacientes con esquizofrenia y trastorno esquizoafectivo. Los individuos con síntomas positivos marcados (p. ej., alucinaciones) responden con más frecuencia a este fármaco, así como los que muestran episodios impulsivos de agresividad.

Precauciones y reacciones adversas.

La carbamazepina es relativamente bien tolerada. Sus efectos secundarios más habituales son una ligera toxicidad gastrointestinal (náuseas, vómitos, malestar gástrico, estreñimiento, diarrea y anorexia) y en el SNC (ataxia, somnolencia). La gravedad de estos efectos es menor si las dosis del fármaco se incrementan lentamente y se mantiene una concentración plasmática mínima eficaz. A diferencia del litio y el ácido valproico, utilizados para tratar el trastorno bipolar, la carbamazepina no produce aumento de peso. Debido al fenómeno de autoinducción de la carbamazepina, que da lugar a reducciones de sus concentraciones sanguíneas, la tolerancia a sus efectos secundarios puede mejorar con el tiempo. La mayoría de estos efectos secundarios aparecen a partir de concentraciones plasmáticas superiores a 9 µg/ml. Los efectos poco frecuentes, pero más graves, son las discrasias sanguíneas, la hepatitis y las reacciones cutáneas graves (tabla 21-38).

DISCRASIAS SANGUÍNEAS. Los efectos hematológicos de la carbamazepina no dependen de la dosis administrada. Uno de cada 125 000 pacientes tratados sufre discrasias sanguíneas graves (anemia aplásica y agranulocitosis). Sin embargo, no se ha hallado ningún vínculo entre el grado de reducción benigna del número de leucocitos (leucocitopenia), que presentan el 1 % a 2 % de los pacientes, y las discrasias sanguíneas potencialmente mortales. Es preciso advertir a los pacientes de que pueden presentar síntomas como fiebre, dolor de garganta, exantemas, petequias y hematomas, y pueden sufrir hemorragias con facilidad; estos síntomas pueden ser indicativos de que, de mantenerse el tratamiento, pueden sufrir una discrasia grave, por lo que deben acudir de inmediato a su médico. Se recomienda realizar controles hematológicos sistemáticos a los 3, 6, 9 y 12 meses de tratamiento. Si no hay supresión significativa de la médula ósea en este período, muchos expertos recomiendan reducir el intervalo de monitorización. No obstante, incluso un control más frecuente puede ser insuficiente para detectar una discrasia sanguínea grave antes de que cause síntomas.

HEPATITIS. Durante las primeras semanas de tratamiento, la carbamazepina puede ocasionar hepatitis, con elevaciones de las enzimas hepáticas (en particular, de las transaminasas) y colestasis asociada a un incremento de la bilirrubina y la fosfatasa alcalina. Las elevaciones leves de las concentraciones de transaminasas obligan a una vigilancia atenta del paciente, pero si se mantienen de forma persistente a niveles tres veces superiores a los normales, es preciso suspender el tratamiento. De reanudarse, la hepatitis puede reaparecer y causar la muerte.

EFECTOS DERMATOLÓGICOS. Entre el 10 % y el 15 % de los pacientes que reciben carbamazepina presentan exantemas maculopapulares benignos durante las primeras 3 semanas de tratamiento; si se suspende, los exantemas suelen desaparecer, pero algunos pacientes pueden presentar síndromes dermatológicos potencialmente mortales, como dermatitis exfoliativa, eritema multiforme, síndrome de Stevens-Johnson y necrólisis epidérmica tóxica. Ante la posible aparición de toxicidad dermatológica grave, la mayoría de los clínicos suspenden el tratamiento cuando el paciente presenta cualquier tipo de exantema. El riesgo de exantemas iatrogénicos con el tratamiento con ácido valproico o carbamazepina es similar durante los primeros 2 meses, pero, posteriormente, es mucho más elevado con la carbamazepina. Si se comprueba que, a pesar de la aparición de exantemas benignos, la carbamazepina es el único fármaco eficaz en un paciente, puede optarse por reiniciar el tratamiento. En muchos casos, estos efectos secundarios no reaparecen. El tratamiento previo con prednisona (40 mg/día) puede evitar la aparición de exantemas, aunque pueden presentarse otros síntomas alérgicos (p. ej., fiebre y neumonitis), incluso tras un pretratamiento con corticoesteroides.

EFECTOS RENALES. La carbamazepina se utiliza en ocasiones en la diabetes insípida no asociada al tratamiento con litio. Esta actividad se debe a sus efectos directos e indirectos sobre los receptores de la vasopresina, por lo que puede causar hiponatremia e hiperhidratación hipotónica en algunos pacientes, en especial los adultos mayores, y con dosis elevadas.

OTROS EFECTOS ADVERSOS. La carbamazepina reduce la conducción cardíaca (aunque en menor grado que los tricíclicos), por lo que puede exacerbar las cardiopatías. También debe prescribirse con precaución a los pacientes con glaucoma, hipertrofia prostática, diabetes o antecedentes de abuso de alcohol. En ocasiones aumenta la actividad de los receptores de la vasopresina, por lo que puede dar lugar a un cuadro similar al síndrome de secreción inadecuada de hormona antidiurética (SIADH), caracterizado por hiponatremia y, en casos raros, hiperhidratación hipotónica. Este fenómeno es el opuesto al que ocasiona el litio en el riñón (diabetes insípida nefrógena). No obstante, la potenciación con carbamazepina de un tratamiento con litio no revierte los efectos renales de este último. Si aparece confusión, debilidad grave o cefaleas en un paciente en tratamiento con carbamazepina, debe procederse de inmediato a una determinación sérica de electrólitos.

En casos poco frecuentes, el tratamiento con carbamazepina puede causar una reacción alérgica consistente en fiebre, exantemas, eosinofilia y, eventualmente, miocarditis mortal.

La administración de carbamazepina durante el embarazo puede dar lugar a fisura palatina, hipoplasia ungueal, microcefalia y espina bífida en el neonato, por lo que está contraindicada en mujeres embarazadas, salvo que sea absolutamente necesario. Incluso cuando no desee quedarse embarazada, cualquier mujer en edad de procrear debería tomar entre 1 y 4 mg/día de ácido fólico. La carbamazepina se secreta en la leche materna.

Tabla 21-38
Efectos adversos de la carbamazepina

Efectos adversos relacionados con la dosis	Efectos adversos idiosincrásicos
Visión doble o borrosa	Agranulocitosis
Vértigo	Síndrome de Stevens-Johnson
Enfermedades gastrointestinales	Anemia aplásica
Alteraciones del desempeño de actividades	Insuficiencia hepática
Efectos hematológicos	Exantemas
	Pancreatitis

Interacciones farmacológicas.   La carbamazepina reduce las concentraciones séricas de numerosos fármacos, como consecuencia de su marcada inducción de la isoenzima CYP3A4 hepática (tabla 21-39). A menudo, debe vigilarse atentamente la posible disminución de sus efectos clínicos. El fármaco puede reducir las concentraciones sanguíneas de los anticonceptivos orales, y dar lugar a metrorragia intermenstrual y a la posible ineficacia de la prevención del embarazo. La administración simultánea de carbamazepina e IMAO está contraindicada, y su administración debe suspenderse como mínimo 2 semanas antes de iniciar un tratamiento con carbamazepina. El zumo de pomelo inhibe el metabolismo hepático de la carbamazepina. Cuando se prescriben tratamientos con carbamazepina y ácido valproico, deben disminuirse las concentraciones de carbamazepina, puesto que el ácido valproico la desplaza de su unión a las proteínas; en cambio, no suele ser necesario aumentar la dosis de ácido valproico.

Interferencias con pruebas de laboratorio.   Los incrementos de los niveles sanguíneos de tiroxina (T_4) y triyodotironina (T_3) en un paciente en tratamiento con carbamazepina, si no se detectan elevaciones de la tirotropina (TSH), pueden deberse al fármaco. La carbamazepina también puede causar elevaciones del colesterol total sérico, fundamentalmente mediante la reducción de las lipoproteínas de alta densidad (HDL). En cualquier caso, estos efectos sobre las hormonas tiroideas y el colesterol no son clínicamente significativos. La carbamazepina puede modificar los resultados de la prueba de inhibición con dexametasona y dar lugar a falsos positivos en las pruebas de embarazo.

Dosificación y administración.   A pesar de que puede variar considerablemente, la dosis utilizada como tratamiento de la manía es de 1 200 mg/día. La carbamazepina de liberación rápida debe tomarse tres o cuatro veces al día, por lo que algunos pacientes pueden presentar problemas de incumplimiento terapéutico. Es preferible prescribir las formulaciones de liberación prolongada, ya que pueden tomarse una o dos veces al día. Una de las formulaciones de carbamazepina de liberación prolongada está comercializada en cápsulas de 100, 200 y 300 mg. Otra especialidad idéntica se comercializa para el tratamiento del trastorno bipolar. Estas cápsulas contienen microesferas con tres tipos diferentes de recubrimiento, lo que permite que se disuelvan en momentos distintos. No deben masticarse ni aplastarse. Su contenido puede espolvorearse sobre los alimentos, sin que ello afecte a la liberación prolongada. Esta especialidad puede tomarse con o sin alimentos. La dosis diaria total puede administrarse a la hora de acostarse. La absorción del fármaco es más rápida cuando se toma junto con una comida rica en grasas. Otra especialidad de liberación prolongada, pero con un sistema de liberación del fármaco distinto, está disponible en comprimidos de 100, 200 y 300 mg.

La carbamazepina está relativamente contraindicada en los pacientes con trastornos hematológicos, hepáticos o cardíacos previos. En los individuos con insuficiencia hepática, la dosis habitual debe reducirse a la mitad o a una tercera parte; el clínico debe valorar detenidamente los posibles aumentos de la dosis en estos pacientes y, cuando se lleven a cabo, incorporarlos a un ritmo lento y gradual. Los pacientes mayores de 40 años o con cardiopatías deben someterse a pruebas de laboratorio (hemograma completo, pruebas de función hepática, electrólitos séricos y ECG). No es necesario hacer electroencefalogramas (EEG), si bien pueden ser de utilidad en algunos casos para detectar de forma objetiva cambios relacionados con la mejoría clínica del paciente. En la tabla 21-40 se presenta una breve guía de uso de la carbamazepina en el trastorno bipolar.

Pruebas de laboratorio de control.   No se ha determinado cuál es la concentración sérica de carbamazepina eficaz como tratamiento de la manía. El intervalo de concentraciones sanguíneas, cuando se prescribe como anticonvulsivo, es de 4 a 12 µg/ml; es preciso alcanzarlo antes de determinar que el tratamiento no es eficaz en el trastorno del estado de ánimo que padezca el paciente. Durante el tratamiento con carbamazepina, suele producirse una disminución clínicamente no significativa del recuento leucocitario, que puede revertirse añadiendo litio, que potencia el factor estimulante de colonias. Alrededor de 1 de cada 125 000 pacientes presenta efectos hematológicos graves durante el tratamiento, como pancitopenia, agranulocitosis y anemia aplásica, por lo que deben realizarse análisis sanguíneos completos cada 2 semanas durante los primeros 2 meses de tratamiento y, posteriormente, cada trimestre; sin embargo, la FDA, tras revisar el prospecto del medicamento, deja a criterio del médico la conveniencia de dichas pruebas. Es preciso explicar al paciente que la aparición de fiebre, dolor de garganta, exantemas, petequias, hematomas o hemorragias inusuales podría ser indicativa de un problema hematológico y que, en tal caso, debe acudir de inmediato a un médico. Es probable que esta recomendación resulte más efectiva que la realización frecuente de análisis sanguíneos durante el tratamiento crónico. También se ha propuesto realizar pruebas de función hepática y renal cada trimestre, aunque muchos autores han cuestionado que esta precaución sea de utilidad. No obstante, es conveniente valorar el estado hematológico y las funciones hepática y renal cuando se lleve a cabo la evaluación habitual del paciente. En la tabla 21-41 se muestra un protocolo de evaluación del paciente.

Tabla 21-39
Interacciones farmacológicas de la carbamazepina

Efecto de la carbamazepina sobre las concentraciones plasmáticas de fármacos concurrentes	Fármacos que pueden afectar a las concentraciones plasmáticas de carbamazepina
La carbamazepina puede reducir las concentraciones plasmáticas de:	*Fármacos que pueden incrementar las concentraciones plasmáticas de carbamazepina:*
Ácido valproico	Ácido valproico[a]
Alprazolam	Alopurinol
Amitriptilina	Cimetidina
Anticonceptivos hormonales	Claritromicina
Bromuro de pancuronio	Danazol
Bupropión	Diltiazem
Clomipramina	Eritromicina
Clonazepam	Fluoxetina
Clozapina	Fluvoxamina
Ciclosporina	Gemfibrozilo
Desipramina	Isoniazida[a]
Dicumarol	Itraconazol
Doxepina	Ketoconazol
Doxiciclina	Lamotrigina
Etosuximida	Loratadina
Felbamato	Macrólidos
Fenitoína	Nefazodona
Fensuximida	Nicotinamida
Fentanilo	Propoxifeno
Flufenazina	Terfenadina
Haloperidol	Troleandomicina
Imipramina	Verapamilo
Lamotrigina	Viloxazina
Metadona	
Metosuximida	*Fármacos que pueden reducir las concentraciones plasmáticas de carbamazepina:*
Metilprednisolona	
Nimodipino	
Paracetamol	Ácido valproico
Primidona	Carbamazepina (autoinducción)
Teofilina	Cisplatino
Warfarina	Felbamato
La carbamazepina puede incrementar las concentraciones plasmáticas de:	Fenobarbital
	Fenitoína
Clomipramina	Clorhidrato de doxorrubicina
Fenitoína	Primidona
Primidona	Rifampicina[b]
	Teofilina

[a] Aumenta las concentraciones del metabolito 10,11-epóxido activo.
[b] Reduce las concentraciones de carbamazepina y aumenta las de su metabolito 10,11-epóxido.
Adaptada de Carlos A. Zarate, Jr., MD, y Mauricio Tohen, MD.

Tabla 21-40
Carbamazepina en el trastorno bipolar: breve guía del usuario

1. En casos de depresión o eutimia, empezar con una dosis baja (200 mg) a la hora de acostarse; en pacientes con manía utilizar dosis más altas (600-800 mg en tomas fraccionadas)
2. Es razonable administrar las formulaciones de liberación prolongada a la hora de acostarse
3. Aumentar la dosis de forma gradual hasta alcanzar la respuesta individual o el umbral de efectos secundarios
4. La inducción y autoinducción de la enzima hepática CYP450 (3A4) se produce en 2 a 3 semanas; dosis ligeramente más altas pueden ser necesarias o toleradas en ese momento
5. Alertar sobre la aparición de eritema cutáneo benigno, que se produce en el 5-10 % de los pacientes; la progresión a un eritema más grave y raro es impredecible, por lo que debe suspenderse la administración si aparece cualquier tipo de eritema
6. El recuento leucocitario suele disminuir (por lo general sin consecuencias)
7. Raramente pueden aparecer agranulocitosis y anemia aplásica (varios casos por millones de nuevas exposiciones); alertar ante la presencia de fiebre, dolor de garganta, petequias y encías hemorrágicas, y acudir al médico para que realice un hemograma completo de inmediato
8. Utilizar los métodos de control de natalidad adecuados, incluida la administración de dosis más altas de estrógenos (ya que la carbamazepina disminuye las concentraciones de estrógenos)
9. Evitar la administración de carbamazepina durante el embarazo (en el 0,5 % de los pacientes se produce espina bífida; otros problemas graves aparecen aproximadamente en un 8 %)
10. Algunas personas responden bien a la carbamazepina y no a otros estabilizadores (litio) o anticonvulsivos (ácido valproico)
11. A menudo es necesario el tratamiento combinado para mantener la remisión y evitar la pérdida del efecto por la tolerancia
12. Las principales interacciones farmacológicas relacionadas con aumentos de las dosis de carbamazepina y la toxicidad potencial por la inhibición de la enzima 3A4 se producen con los antagonistas del calcio (isradipino y verapamilo), la eritromicina y antibióticos macrólidos relacionados, y el valproato

El tratamiento con carbamazepina debe suspenderse y consultar con un hematólogo cuando se detecten los siguientes valores en las pruebas de laboratorio: recuento leucocitario total inferior a 3 000/µl, niveles de eritrocitos inferiores a $4,0 \times 10^6$/µl, niveles de neutrófilos inferiores a 1 500/µl, hematócrito inferior al 32 %, hemoglobina inferior a 11 g/dl, niveles de trombocitos inferior a 100 000/µl, recuento de reticulocitos inferior a 0,3 % y concentración sérica de hierro inferior a 150 mg/dl.

Oxcarbazepina

A pesar de su similitud estructural con la carbamazepina, no se ha determinado la utilidad de la oxcarbazepina como tratamiento de la manía en estudios controlados.

Farmacocinética. La absorción de este fármaco es rápida y no se ve afectada por los alimentos. Las concentraciones máximas se obtienen al cabo de 45 min. La vida media de eliminación del compuesto original es de 2 h, y se mantiene estable durante el tratamiento crónico, si bien el monohidróxido tiene una vida media de 9 h. Se cree que la mayor parte de la actividad anticonvulsiva de la oxcarbazepina se debe a su derivado monohidróxido.

Efectos secundarios. La sedación y las náuseas son los efectos adversos más habituales, pero también pueden aparecer, con menor frecuencia, alteraciones cognitivas, ataxia, diplopía, nistagmo, mareos y temblores. A diferencia de la carbamazepina, la oxcarbazepina no aumenta el riesgo de discrasias sanguíneas graves, por lo que no es necesario realizar controles hematológicos rutinarios. La frecuencia de exantemas benignos es más baja que con la carbamazepina, y los exantemas graves son muy infrecuentes. No obstante, entre un 25 % y un 30 % de los pacientes con reacciones cutáneas alérgicas a la carbamazepina también las presentan a la oxcarbazepina. La hiponatremia es más frecuente con la oxcarbazepina que con la carbamazepina (la presentan un 3 % a 5 % de los pacientes). Es conveniente determinar las concentraciones séricas de sodio en las primeras etapas del tratamiento, puesto que la hiponatremia puede no causar síntomas. En los casos más graves, pueden aparecer confusión y convulsiones.

Dosificación y administración. No se ha determinado la dosis adecuada de oxcarbazepina para el tratamiento de trastornos mentales. En Estados Unidos, se comercializa en comprimidos de 150, 300 y 600 mg. Las dosis prescritas suelen variar entre 150 y 2 400 mg/día, que se dividen en dos tomas diarias. En los ensayos clínicos sobre el tratamiento de la manía se emplearon dosis de 900 a 1 200 mg/día, con una dosis inicial de 150 o 300 mg, administrada por la noche.

Interacciones farmacológicas. El alcohol y los fármacos que inducen la isoenzima CYP3A4, como el fenobarbital, aumentan el aclaramiento y reducen las concentraciones de oxcarbazepina. Además, esta induce la isoenzima CYP3A4/5 e inhibe la CYP2C19, por lo que puede afectar al metabolismo de los fármacos metabolizados por estas enzimas. Las mujeres que tomen anticonceptivos orales deben consultar con su ginecólogo ante la posibilidad de que la oxcarbazepina pueda reducir las concentraciones de estos fármacos y, por consiguiente, su eficacia.

OTROS ANTICONVULSIVOS

Los nuevos anticonvulsivos que se describen en esta sección fueron desarrollados para el tratamiento de la epilepsia, pero también se observaron efectos beneficiosos en los trastornos mentales. Además, se utilizan como relajantes musculares y en el dolor neuropático. Sus mecanismos son muy diferentes e incluyen el aumento de la función gabaérgica del

Tabla 21-41
Pruebas de laboratorio durante el tratamiento con carbamazepina para adultos con trastornos mentales

	Inicio del tratamiento	Semanalmente, hasta la estabilidad	Mensualmente, durante 6 meses	De 6 a 12 meses
Hemograma completo	+	+	+	+
Bilirrubina	+		+	+
Alanina aminotransferasa	+		+	+
Aspartato aminotransferasa	+		+	+
Fosfatasa alcalina	+		+	+
Concentraciones de carbamazepina	+	+		+

ácido γ-aminobutírico o la disminución de la función glutamatérgica. Esta sección incluye siete de los anticonvulsivos: la gabapentina, el levetiracetam, la pregabalina, la tiagabina, el topiramato y la zonisamida, así como uno de los primeros anticonvulsivos utilizados, la fenitoína. La carbamazepina, el valproato, la lamotrigina y la oxcarbazepina se comentan en otras secciones.

En 2008, la FDA de Estados Unidos notificó que estos fármacos podían incrementar el riesgo de ideación suicida y suicidio en algunas personas si se comparaban con el placebo, pero el riesgo relativo de suicidio fue más alto en pacientes con epilepsia en comparación con los que presentaban trastornos mentales. No obstante, algunos datos publicados contradicen el aviso. Estos estudios sugieren que los anticonvulsivantes pueden tener un efecto protector sobre los pensamientos suicidas en el trastorno bipolar. Teniendo en cuenta el riesgo de suicidio inherente a las personas con trastorno bipolar, los clínicos deben conocer estas advertencias.

Gabapentina

La gabapentina fue introducida por primera vez como fármaco antiepiléptico y se observaron efectos sedantes útiles en algunos trastornos mentales, en particular en el insomnio. También era beneficiosa para reducir el dolor neuropático, incluida la neuralgia postherpética. Se utiliza en trastornos de ansiedad (fobia social y trastorno de pánico), pero no como tratamiento principal en la manía o en los trastornos del estado de ánimo resistentes al tratamiento.

Acciones farmacológicas.   La gabapentina circula por la sangre, en su mayor parte sin unirse a las proteínas plasmáticas, y no se metaboliza de forma apreciable en los seres humanos. Se elimina por excreción renal sin modificar y puede ser eliminada mediante hemodiálisis. El alimento solamente afecta de forma moderada a su velocidad y grado de absorción. El aclaramiento está disminuido en pacientes geriátricos, que requieren un ajuste de la dosis. Parece aumentar las concentraciones de GABA cerebral y puede inhibir la síntesis del glutamato. Aumenta las concentraciones sanguíneas de serotonina en los seres humanos y modula los canales del calcio para reducir la liberación de monoamina. Tiene actividad anticonvulsiva y antiespástica, y efectos antinociceptivos en el dolor.

Indicaciones terapéuticas.   La gabapentina se utiliza en neurología para el tratamiento de las convulsiones generales y parciales. Es eficaz para reducir el dolor de la neuralgia postherpética y otros síndromes dolorosos asociados con la neuropatía diabética, el dolor neuropático del cáncer, la fibromialgia, la meralgia parestésica, el dolor por amputación y la cefalea. Se ha observado su eficacia en algunos casos de prurito crónico.

En psiquiatría, la gabapentina se utiliza como hipnótico por sus efectos sedantes. También posee propiedades ansiolíticas, por lo que puede ser adecuada para los pacientes con trastorno de pánico o de ansiedad social. Puede reducir la necesidad de consumir alcohol y mejorar el estado de ánimo en algunos pacientes, por lo que puede ser de utilidad en la depresión. Algunos pacientes se han beneficiado del tratamiento concurrente de gabapentina y estabilizadores del estado del ánimo.

Precauciones y reacciones adversas.   Los efectos adversos son leves, siendo los más habituales la somnolencia diurna, la ataxia y la fatiga, y suelen estar relacionados con la dosis. Una sobredosis (más de 45 g) se ha asociado con diplopía, mala articulación del lenguaje, letargia y diarrea, pero todos los pacientes se recuperaron. El fármaco se clasifica como categoría C en el embarazo y se excreta por la leche materna, de modo que es mejor evitarlo en mujeres embarazadas y lactantes.

Interacciones farmacológicas.   La biodisponibilidad de la gabapentina puede disminuir hasta el 20 % cuando se administra con an-

tiácidos. En general no se producen interacciones farmacológicas. La administración crónica no interfiere en la administración de litio.

Interferencias con pruebas de laboratorio.   La gabapentina no interfiere en ninguna prueba de laboratorio, aunque se han descrito informes ocasionales de falsos positivos en pruebas toxicológicas de cribado de anfetaminas, barbitúricos, benzodiazepinas y marihuana.

Dosificación y pautas clínicas.   La gabapentina es bien tolerada, y la dosis puede incrementarse hasta el rango de mantenimiento en unos pocos días. En general suele empezarse con 300 mg el día 1, aumentar hasta 600 mg el día 2, 900 mg el día 3, e ir aumentándolas hasta 1 800 mg/día en dosis fraccionadas en función del alivio de los síntomas. Las dosis diarias totales tienden a situarse entre 1 200 y 2 400 mg/día, pero ocasionalmente pueden obtenerse resultados con dosis de solo 200 a 300 mg/día, en especial en adultos mayores. La sedación suele ser el factor limitante a la hora de determinar la dosificación. Algunos pacientes han tomado dosis de hasta 4 800 mg/día.

La gabapentina está comercializada en Estados Unidos en cápsulas de 100, 300 y 400 mg, y en comprimidos de 600 y 800 mg. También está disponible una solución oral de 250 mg/5 ml. Aunque la interrupción brusca del tratamiento con gabapentina no causa síntomas de abstinencia, todos los anticonvulsivos deben retirarse de forma gradual.

Topiramato

El topiramato se ha desarrollado como anticonvulsivo y se ha demostrado eficaz en diversos trastornos mentales y neurológicos, como la prevención de la migraña y el tratamiento de la obesidad, la bulimia, el trastorno por atracón y la dependencia de alcohol.

Acciones farmacológicas.   El topiramato tiene efectos gabaérgicos y aumenta las concentraciones de GABA cerebral en los seres humanos. Tiene una biodisponibilidad oral del 80 % y no se ve alterado de forma significativa por los alimentos. Se une a las proteínas plasmáticas en un 15 %, y aproximadamente el 70 % se elimina por el riñón. En casos de insuficiencia renal el aclaramiento disminuye un 50 %, por lo que es necesario reducir la dosis. Tiene una vida media de unas 24 h.

Indicaciones terapéuticas.   El topiramato se utiliza principalmente como antiepiléptico y se ha mostrado superior al placebo como monoterapia en pacientes con trastornos convulsivos. También se emplea en la prevención de la migraña, el cese tabáquico, los síndromes dolorosos (p. ej., lumbalgias), el TEPT y los temblores esenciales. Se ha asociado con pérdida de peso, lo que se ha aprovechado para contrarrestar el aumento de peso que provocan numerosos fármacos psicotrópicos. También se ha utilizado en la obesidad general y en el tratamiento de la bulimia y el trastorno por atracón. La conducta autolesiva también puede verse reducida en el trastorno de la personalidad límite. Apenas tiene efectos beneficiosos (o ninguno) en los trastornos psicóticos. En un estudio, la combinación de topiramato y bupropión demostró cierta eficacia en el trastorno bipolar, pero ensayos doble ciego y controlados con placebo no lograron demostrar su eficacia como monoterapia en la manía aguda en adultos.

Precauciones y reacciones adversas.   Los efectos adversos más frecuentes del topiramato son las parestesias, la pérdida de peso, la somnolencia, la anorexia, los mareos y los problemas de memoria. En ocasiones pueden producirse alteraciones en el sentido del gusto. En muchos casos los efectos adversos son leves o moderados y pueden atenuarse al disminuir la dosis. No se han comunicado muertes por sobredosis. El fármaco afecta al equilibrio ácido-básico (concentración sérica de bicarbonato baja), lo que puede asociarse con arritmias cardíacas y la formación de cálculos renales en el 1,5 % de los casos. Debe animarse a los pacientes en tratamiento a que beban líquidos. Se desconoce si el fármaco atraviesa la barrera placentaria o si está presente en la leche materna, por lo que debe evitarse en mujeres embarazadas o lactantes.

Interacciones farmacológicas.   El topiramato tiene pocas interacciones con otros anticonvulsivos. Puede incrementar las concentraciones de fenitoína hasta en un 25 %, y las de ácido valproico en un 11 %, pero no afecta a las de carbamazepina, fenobarbital o primidona. Sus concentraciones se reducen entre un 40 % y un 48 % con la administración simultánea de carbamazepina o fenitoína. No debería combinarse con otros inhibidores de la anhidrasa carbónica, ya que aumenta el riesgo de nefrolitiasis o problemas relacionados con el calor (oligohidrosis e hipertermia). Estos incluyen acetazolamida o diclorfenamida.

Interferencias con pruebas de laboratorio.   El topiramato no interfiere con las pruebas de laboratorio.

Dosificación y pautas clínicas.   El topiramato está comercializado en Estados Unidos en comprimidos de 25, 100 y 200 mg. Con el fin de reducir el riesgo de efectos adversos cognitivos y sedantes, la dosis se incrementa gradualmente en el transcurso de 8 semanas, hasta un máximo de 200 mg, dos veces al día. Suele administrarse como coadyuvante, aunque no está aprobado su uso con esta finalidad, en dosis iniciales de 25 mg al acostarse y con incrementos de 25 mg semanales según necesidades y tolerancia. Las dosis finales para obtener una pérdida de peso a menudo son de 75 a 150 mg/día al acostarse; dosis superiores a 400 mg no mejoran la eficacia del tratamiento. La dosis completa debe administrarse al acostarse, para aprovechar sus efectos sedantes. En los pacientes con insuficiencia renal deben reducirse las dosis a la mitad.

Tiagabina

La tiagabina fue introducida como tratamiento de la epilepsia en 1997 y se apreció su eficacia en algunos trastornos mentales, incluida la manía aguda. Sin embargo, preocupaciones acerca de su seguridad (v. más adelante) junto con la ausencia de datos controlados han limitado su uso en trastornos diferentes de la epilepsia.

Acciones farmacológicas.   La tiagabina se absorbe bien, con una biodisponibilidad de aproximadamente el 90 % y se une a las proteínas plasmáticas con mucha afinidad (96 %). Es un sustrato del citocromo P450 (CYP) 3A y se transforma ampliamente en los metabolitos 5-oxotiagabina, inactivo, y glucurónido, y se excreta solamente un 2 % por la orina sin modificar. El resto se excreta como metabolitos por las heces (65 %) y la orina (25 %). La tiagabina bloquea la recaptación del neurotransmisor inhibidor aminoácido GABA en las neuronas y la glía, potenciando el efecto inhibidor del GABA en los receptores $GABA_A$ y $GABA_B$, que presuntamente tienen efectos anticonvulsivos y antinociceptivos, respectivamente. Tiene efectos bloqueantes leves sobre los receptores de la histamina 1 (H_1), de la serotonina de tipo 1B (5-HT_{1B}), de la benzodiazepina y de los canales del cloro.

Indicaciones terapéuticas.   La tiagabina raramente se utiliza para trastornos mentales, y solo se emplea en el trastorno de ansiedad generalizada y el trastorno de insomnio. Su principal indicación es en la epilepsia generalizada.

Precauciones y reacciones adversas.   La tiagabina puede provocar convulsiones por abstinencia, problemas cognitivos o neuropsiquiátricos (alteración de la concentración, problemas del habla o el lenguaje, somnolencia y fatiga), estado epiléptico y muerte súbita en la epilepsia. La sobredosis oral aguda se ha asociado con convulsiones, estado epiléptico, coma, ataxia, confusión, somnolencia, modorra, alteraciones del habla, agitación, letargia, mioclonos, estupor, temblores, desorientación, vómitos, hostilidad, parálisis temporal y depresión respiratoria. Se han descrito fallecimientos por sobredosis de muchos fármacos entre los que estaba incluida la tiagabina. Pueden producirse casos graves de eritema cutáneo, como el síndrome de Stevens-Johnson.

La tiagabina se clasifica como fármaco de categoría C en el embarazo porque se han demostrado pérdida fetal y teratogenia en animales. Se desconoce si se excreta por la leche materna. No debe administrarse a mujeres embarazadas ni lactantes.

Interferencias con pruebas de laboratorio.   La tiagabina no interfiere en ninguna prueba de laboratorio.

Dosificación y pautas clínicas.   La tiagabina no debe iniciarse de forma rápida ni administrar dosis de carga por el riesgo de efectos adversos graves. En adultos o adolescentes mayores de 12 años con epilepsia que también están tomando inductores enzimáticos, la administración de tiagabina debe iniciarse con una dosis de 4 mg/día y aumentar 4 mg/día semanalmente durante el primer mes. Posteriormente, la dosis debe aumentarse semanalmente en 4 a 8 mg/día durante las semanas 5 y 6, lo que arroja un total de 24 a 32 mg/día administrados en dos a cuatro dosis fraccionadas hacia la semana 6. En adultos (pero no en adolescentes), las dosis pueden incrementarse semanalmente aún más, en 4 a 8 mg/día, hasta un máximo de 56 mg/día. Las concentraciones plasmáticas en pacientes con epilepsia suelen situarse entre los 20 y los 100 ng/ml, pero no parecen estar relacionadas sistemáticamente con los efectos anticonvulsivos, por lo que no se controlan de forma rutinaria.

Levetiracetam

Inicialmente desarrollado como fármaco nootrópico (potenciador de la memoria), el levetiracetam demostró ser un potente anticonvulsivo y se comercializó como tratamiento de las convulsiones parciales. Se ha utilizado en el tratamiento de la manía y la ansiedad agudas y para potenciar la terapia farmacológica con antidepresivos.

Acciones farmacológicas.   Sus efectos sobre el SNC no se conocen con detalle, pero se cree que potencia la inhibición gabaérgica por vía indirecta. El levetiracetam se absorbe rápidamente y por completo, y las concentraciones máximas se alcanzan en 1 h. Los alimentos retrasan su absorción y reducen la cantidad de fármaco absorbido. El levetiracetam no se une a las proteínas plasmáticas en grado significativo ni es metabolizado por el sistema CYP hepático, sino que se metaboliza mediante hidrólisis del grupo acetamida. Sus concentraciones séricas no están relacionadas con ninguno de sus efectos terapéuticos.

Indicaciones terapéuticas.   La principal indicación del levetiracetam es el tratamiento de los trastornos convulsivos, incluidas las convulsiones parciales, las mioclónicas y la epilepsia generalizada idiopática. En psiquiatría, se ha utilizado fuera de indicación para tratar la manía aguda, como coadyuvante en el trastorno depresivo mayor y como ansiolítico.

Precauciones y reacciones adversas.   Los efectos secundarios más habituales del levetiracetam son la somnolencia, los mareos, la ataxia, la diplopía, las alteraciones de la memoria, la apatía y las parestesias. Algunos pacientes presentan alteraciones de la conducta y alucinaciones durante el tratamiento. Los pacientes con ideación suicida pueden mostrarse agitados. No debe administrarse durante el embarazo o la lactancia.

Interacciones farmacológicas.   Son pocas las interacciones con otros fármacos, incluidos otros anticonvulsivos. No interacciona con el litio.

Interferencias con pruebas de laboratorio.   No se han publicado interferencias en los resultados de laboratorio.

Dosificación y pautas clínicas.   El levetiracetam se comercializa en Estados Unidos en comprimidos de 250, 500, 750 y 1 000 mg, en comprimidos de liberación prolongada de 500 mg, en solución oral de 100 mg/ml y en solución intravenosa de 100 mg/ml. Como tratamiento de la epilepsia, la dosis diaria para un adulto es de 1 000 mg.

Por su aclaramiento renal, deben reducirse las dosis en los pacientes con disfunción renal.

Zonisamida

La zonisamida, otro anticonvulsivante, también resultó útil en el trastorno bipolar, la obesidad y el trastorno por atracón.

Acciones farmacológicas.   La zonisamida bloquea los canales de sodio, y podría potenciar débilmente la actividad dopaminérgica y serotoninérgica. Además, inhibe la anhidrasa carbónica, y algunas pruebas indican que podría bloquear los canales de calcio. No altera el metabolismo de otros fármacos, pero es metabolizada por la isoenzima CYP3A hepática, por lo que los fármacos y sustancias que inducen esta enzima, como la carbamazepina, el alcohol o el fenobarbital, aumentan su aclaramiento y reducen su biodisponibilidad.

No afecta al metabolismo de otros fármacos y tiene una vida media de 60 h, por lo que puede administrarse una vez al día, preferiblemente por la noche.

Indicaciones terapéuticas.   Su principal indicación son los trastornos convulsivos generalizados y las convulsiones parciales resistentes al tratamiento. En psiquiatría, estudios controlados han demostrado su utilidad en la obesidad y el trastorno por atracón. Ensayos no controlados han demostrado que es útil en el trastorno bipolar, particularmente en la manía, pero se necesitan más estudios sobre esta indicación.

Precauciones y reacciones adversas.   Debido a que se trata de una sulfamida, la zonisamida puede causar exantemas y discrasia sanguínea potencialmente mortal, aunque estos efectos secundarios son raros. Alrededor del 4 % de los pacientes presentan cálculos renales. Los efectos secundarios más frecuentes son la somnolencia, alteraciones cognitivas, el insomnio, la ataxia, el nistagmo, las parestesias, alteraciones del lenguaje, el estreñimiento, las diarreas, las náuseas y la sequedad bucal.

La pérdida de peso también es un efecto secundario habitual, y se ha utilizado con fines terapéuticos en pacientes con ganancias ponderales durante el tratamiento con psicofármacos y en los que tienen dificultades persistentes para controlar la ingesta de alimentos. No debe emplearse durante el embarazo o la lactancia.

Interacciones farmacológicas.   La zonisamida no inhibe las isoenzimas CYP ni provoca interacciones farmacológicas. Es importante no combinarla con inhibidores de la anhidrasa carbónica, por el riesgo de nefrolitiasis que se asocia al incremento de las concentraciones de urea en sangre.

Interferencias con pruebas de laboratorio.   La zonisamida puede causar incrementos de las cifras de fosfatasa alcalina hepática y nitrógeno ureico y creatinina en sangre.

Dosificación y pautas clínicas.   La zonisamida está disponible en Estados Unidos en comprimidos de 100 y 200 mg. Como tratamiento de la epilepsia, el intervalo de dosis es de 100 a 400 mg/día; los efectos secundarios son más intensos con dosis superiores a 300 mg. Gracias a su vida media larga, puede administrarse una vez al día.

Pregabalina

Desde el punto de vista farmacológico, la pregabalina es similar a la gabapentina. Se cree que actúa inhibiendo la liberación de un exceso de neurotransmisores excitadores. Aumenta las concentraciones neuronales de GABA. La afinidad de su unión es 6 veces mayor a la de la gabapentina, y tiene una vida media más larga.

Acciones farmacológicas.   La pregabalina tiene una farmacocinética lineal. Se absorbe muy rápidamente, y en una proporción muy elevada de la dosis administrada. El tiempo que se tarda en alcanzar la concentración plasmática máxima es de alrededor de 1 h, y las concentraciones se estabilizan en 24 a 48 h. La pregabalina tiene una biodisponibilidad elevada y una vida media de eliminación de alrededor de 6,5 h. Los alimentos no afectan a su absorción, no se une a las proteínas plasmáticas y se excreta prácticamente sin metabolizar (se cataboliza menos de un 2 %) por vía renal. No sufre metabolismo hepático ni induce o inhibe las enzimas hepáticas como el sistema del citocromo P450. Puede ser necesario reducir la dosis en los pacientes con un aclaramiento de creatinina superior a 60 ml/min, y deben reducirse las dosis diarias aproximadamente en un 50 % por cada disminución del 50 % del aclaramiento de creatinina. La pregabalina se elimina en gran medida con la hemodiálisis, por lo que puede ser necesario administrar dosis adicionales a los pacientes en hemodiálisis crónica tras cada sesión.

Indicaciones terapéuticas.   La pregabalina está autorizada para el tratamiento de la neuropatía diabética periférica y la neuralgia postherpética, y como terapia complementaria en las convulsiones parciales. Se ha informado de su eficacia en pacientes con trastorno de ansiedad generalizada. En los estudios realizados, no se ha encontrado una relación clara entre dosis-respuesta, aunque la administración de 300 mg/día fue más eficaz que la de 150 mg/día o la de 450 mg/día. Este fármaco puede ser útil en pacientes con trastorno de pánico o de ansiedad social, pero se dispone de pocas pruebas que justifiquen su prescripción sistemática en ellos. Recientemente se ha aprobado su uso como tratamiento de la fibromialgia.

Precauciones y reacciones adversas.   Los efectos adversos más habituales en la pregabalina son los mareos, la somnolencia, la visión borrosa, el edema periférico, la amnesia o la pérdida de memoria y los temblores. Potencia los efectos sedantes del alcohol, los antihistamínicos, las benzodiazepinas y otros depresores del SNC. No se ha determinado si puede causar síntomas de abstinencia de tipo benzodiazepínico. Son escasos los datos sobre su uso durante el embarazo o la lactancia, por lo que es mejor evitarlo en estas pacientes.

Interacciones farmacológicas.   La pregabalina no se metaboliza en el hígado, por lo que carece de interacciones metabólicas con otros fármacos.

Interferencias con pruebas de laboratorio.   No se observan interferencias en los resultados de laboratorio.

Dosificación y pautas clínicas.   La dosis recomendada para tratar la neuralgia postherpética es de 50 o 100 mg por vía oral, tres al día, y la recomendada para la neuropatía periférica diabética es de 100 o 200 mg por vía oral, tres veces al día. Los pacientes con fibromialgia pueden necesitar hasta 450-600 mg/día en dosis fraccionadas. La pregabalina se comercializa en Estados Unidos en cápsulas de 25, 50, 75, 100, 150, 200, 225 y 300 mg.

Fenitoína

La fenitoína sódica es un fármaco antiepiléptico y su estructura química está relacionada con los barbitúricos. Está indicada en el control de las convulsiones tónico-clónicas generalizadas (gran mal) y las convulsiones parciales complejas (psicomotoras, del lóbulo temporal) y la prevención y el tratamiento de las convulsiones que se producen durante o tras una neurocirugía. Los estudios han demostrado que la eficacia de la fenitoína es comparable a la de otros anticonvulsivos en el trastorno bipolar, pero los clínicos deben tener en cuenta el riesgo de hiperplasia gingival, leucocitopenia o anemia, así como el de toxicidad debido a su farmacocinética no lineal.

Acciones farmacológicas. De forma similar a otros anticonvulsivos, la fenitoína provoca el bloqueo de los canales de sodio activados por voltaje, por lo que es eficaz como fármaco antimaníaco. La vida media plasmática tras su administración oral es de 22 h como promedio, con un rango de entre 7 y 42 h. Las concentraciones terapéuticas en equilibrio estacionario se alcanzan como mínimo a los 7 o 10 días (5 a 7 vidas medias) tras el inicio del tratamiento, con dosis recomendadas de 300 mg/día. Deben obtenerse concentraciones séricas como mínimo a las 5 a 7 vidas medias tras el inicio del tratamiento. La fenitoína se excreta por la bilis, y es reabsorbida desde el tubo digestivo y excretada por la orina. La excreción urinaria se produce parcialmente por filtración glomerular y secreción tubular. Pequeñas dosis incrementales pueden aumentar la vida media y producir aumentos muy sustanciales en las concentraciones séricas. Los pacientes deben atenerse de forma estricta a la dosis prescrita, y se recomienda realizar controles seriados de las concentraciones de fenitoína.

Indicaciones terapéuticas. Además de su indicación en las convulsiones tónico-clónicas generalizadas (gran mal) y en las convulsiones parciales complejas (psicomotoras, del lóbulo temporal), la fenitoína también se utiliza para el tratamiento de la manía aguda en el trastorno bipolar.

Precauciones y reacciones adversas. Los efectos adversos más frecuentes del tratamiento con fenitoína suelen estar relacionados con la dosis e incluyen nistagmos, ataxia, mala articulación del lenguaje, disminución de la coordinación y confusión mental. Entre los efectos secundarios destacan los mareos, el insomnio, el nerviosismo transitorio, las fasciculaciones motoras y las cefaleas. Existen varios informes de discinesias inducidas por la fenitoína y otros fármacos neurolépticos. Efectos adversos más graves son la trombocitopenia, la leucocitopenia, la agranulocitosis y la pancitopenia, con supresión de la médula ósea o sin ella.

Varios informes han sugerido la aparición de linfadenopatía (local o generalizada), como hiperplasia benigna de los ganglios linfáticos, seudolinfoma, linfoma y enfermedad de Hodgkin. La exposición prenatal a la fenitoína puede aumentar los riesgos de malformaciones congénitas, y pueden producirse trastornos hemorrágicos potencialmente mortales relacionados con la disminución de las concentraciones de factores de la coagulación dependientes de la vitamina K en recién nacidos expuestos a la fenitoína dentro del útero. Se ha descrito hiperglucemia con la administración de este fármaco, que puede aumentar las concentraciones de glucosa sérica en pacientes con diabetes.

Interacciones farmacológicas. Las concentraciones séricas de fenitoína pueden aumentar con la ingestión aguda de alcohol y con la administración de amiodarona, antagonistas H_2, clordiazepóxido, cimetidina, diazepam, disulfiram, estrógenos, fenotiazinas, fluoxetina, isoniazida, metilfenidato, salicilatos y trazodona. Los fármacos que pueden reducir las concentraciones de fenitoína son carbamazepina y reserpina, así como el abuso crónico de alcohol.

Interferencias con pruebas de laboratorio. La fenitoína puede disminuir las concentraciones séricas de tirosina y aumentar las de glucosa, fosfatasa alcalina y γ-glutamiltranspeptidasa.

Dosificación y pautas clínicas. Los pacientes pueden comenzar tomando una cápsula de liberación prolongada de 100 mg tres veces al día, y posteriormente ajustar la dosis a los requerimientos individuales. Los pacientes pueden pasar entonces a una única administración al día, que es más cómodo. En este caso pueden utilizarse cápsulas de liberación prolongada. Se recomienda hacer controles periódicos de las concentraciones de fenitoína, y el rango normal suele situarse entre 10 y 20 μg/ml.

ANTAGONISTAS DEL CALCIO

El ion calcio intracelular regula la actividad de numerosos neurotransmisores, como la serotonina y la dopamina, lo que puede contribuir a su acción en el tratamiento de los trastornos del estado de ánimo. Los antagonistas del calcio se utilizan en psiquiatría por sus propiedades antimaníacas, y se prescriben a pacientes que no responden bien o no toleran el tratamiento con los eutimizantes de elección, como el litio, la carbamazepina y el divalproato sódico. Algunos de los antagonistas del calcio empleados con esta indicación son el nifedipino, el nimodipino, el isradipino, el amlodipino, el nicardipino, el nisoldipino y el verapamilo. Se utilizan para controlar la manía y el trastorno bipolar ultradiano (cambios del estado de ánimo en menos de 24 h).

Los resultados de un amplio estudio genético han reavivado el interés por el posible uso clínico de los antagonistas del calcio. Dos hallazgos en el genoma completo implican a genes que codifican subunidades de antagonistas del calcio dependientes de voltaje de tipo L como genes de susceptibilidad para el trastorno bipolar, la esquizofrenia, el trastorno depresivo mayor, el TDAH y el trastorno del espectro del autismo.

Acciones farmacológicas

Los antagonistas del calcio se absorben casi por completo tras su administración oral, y experimentan un importante metabolismo de primer paso. Existen considerables variaciones intraindividuales e interindividuales en sus concentraciones plasmáticas tras administrar una única dosis. La mayoría alcanzan concentraciones plasmáticas máximas en 30 min, pero el amlodipino lo hace en unas 6 h. La vida media del verapamilo tras una primera dosis es de 2 a 8 h, pero aumenta hasta 5 a 12 h tras varios días de tratamiento. Las vidas medias del resto de los antagonistas del calcio fluctúan entre 1 y 2 h para el nimodipino y el isradipino, y entre 30 y 50 h para el amlodipino (tabla 21-42).

El principal mecanismo de acción de los antagonistas del calcio en el trastorno bipolar no es bien conocido; los fármacos que se comentan en esta sección inhiben la entrada del calcio en las neuronas actuando sobre los canales del calcio de tipo L (lentos) dependientes de voltaje.

Indicaciones terapéuticas

Trastorno bipolar. Se ha demostrado que el nimodipino y el verapamilo son eficaces como tratamiento de mantenimiento del trastorno bipolar. Los pacientes que responden al litio también se benefician del tratamiento con verapamilo. El nimodipino puede ser útil en los casos de ciclación ultradiana y depresiones breves recurrentes. El médico debe iniciar el tratamiento con un fármaco de acción corta, como el nimodipino o el isradipino, y con una dosis baja que puede incrementarse cada 4 o 5 días, hasta que se observe una respuesta clínica o el paciente presente efectos secundarios. Una vez que se hayan controlado los síntomas, puede reemplazarse este tratamiento por un fármaco de acción más larga, como el amlodipino, como terapia de mantenimiento. La falta de respuesta al verapamilo no excluye que el paciente pueda responder al resto de fármacos de esta clase. Se ha comprobado

Tabla 21-42
Vida media, posología y eficacia de los antagonistas del calcio más utilizados en psiquiatría

	Verapamilo	Nimodipino	Isradipino	Amlodipino
Vida media	Corta (5-12 h)	Corta (1-2 h)	Corta (1-2 h)	Larga (30-50 h)
Dosis inicial	30 mg, tres veces al día	30 mg, tres veces al día	2,5 mg, dos veces al día	5 mg diluido al 50 %
Dosis diaria máxima	480 mg	240-450 mg	20 mg	10-15 mg
Efecto antimaníaco	++	++	++	a
Efecto antidepresivo	±	+	+	a
Antiultradianob	±	++	(++)	a

aNo se dispone de revisiones sistemáticas, solo de informes de casos.
bTrastorno bipolar con ciclos rápidos.
Adaptada de Robert M. Post, MD.

que el verapamilo previene la manía inducida por antidepresivos. Los antagonistas del calcio pueden combinarse con otros fármacos, como la carbamazepina, en los pacientes que no responden por completo a la monoterapia.

Trastorno depresivo.   Ninguno de los antagonistas del calcio es eficaz como tratamiento de la depresión y, de hecho, pueden evitar la respuesta a los antidepresivos.

Otras indicaciones psiquiátricas.   El nifedipino se emplea para tratar las crisis hipertensivas ocasionadas por los IMAO, y el isradipino puede reducir la respuesta subjetiva a la metanfetamina. Los antagonistas del calcio pueden ser beneficiosos en el trastorno de la Tourette, la enfermedad de Huntington, el trastorno de pánico, el trastorno explosivo intermitente y la discinesia tardía.

Otros usos médicos.   Estos fármacos se han utilizado en el tratamiento de condiciones como la angina de pecho, la hipertensión, la migraña, el fenómeno de Raynaud, el espasmo esofágico, el parto prematuro y la cefalea. El verapamilo muestra actividad antiarrítmica y se ha empleado en el tratamiento de las arritmias supraventriculares.

Precauciones y reacciones adversas

Los principales efectos adversos de los antagonistas del calcio se deben a la vasodilatación que ocasionan, y consisten en mareos, cefalea, taquicardia, náuseas, disestesias y edema periférico. En concreto, el verapamilo y el diltiazem pueden causar hipotensión, bradicardia y bloqueo auriculoventricular, que requieren una vigilancia atenta y, en ocasiones, la suspensión del tratamiento. La prescripción de estos fármacos a los pacientes con cardiopatías debe valorarse detenidamente. Otros efectos adversos incluyen el estreñimiento, el cansancio, los exantemas, la tos y las sibilancias. Asimismo, el diltiazem puede causar hiperactividad, acatisia y parkinsonismo; el verapamilo, delírium, hiperprolactinemia y galactorrea; el nimodipino, una sensación subjetiva de opresión en el pecho y rubor, y el nifedipino, depresión. No se ha evaluado la posibilidad de que los antagonistas del calcio sean perjudiciales durante el embarazo, por lo que deben evitarse durante este período. Debido a que se secretan en la leche materna, también están contraindicados durante la lactancia materna.

Interacciones farmacológicas

Todos los antagonistas del calcio pueden mostrar interacciones con otros fármacos, cuyo tipo y el riesgo que comportan varían según el compuesto. El verapamilo incrementa las concentraciones séricas de carbamazepina, digoxina y otros fármacos que son sustratos de la isoenzima CYP34A. Se han notificado casos de neurotoxicidad inducida por carbamazepina durante el tratamiento con verapamilo o diltiazem, pero no con nifedipino. No se deben prescribir antagonistas del calcio a individuos en tratamiento con antagonistas β-adrenérgicos, antihipertensivos (p. ej., diuréticos, vasodilatadores e inhibidores de la enzima conversora de angiotensina) o antiarrítmicos (p. ej., quinidina y digoxina) sin consultar antes a un internista o un cardiólogo. La cimetidina puede aumentar las concentraciones plasmáticas de nifedipino y diltiazem. Algunos pacientes en tratamiento con litio y un antagonista del calcio pueden mostrar un mayor riesgo de presentar signos y síntomas de neurotoxicidad, y se han notificado algunas muertes por este motivo.

Interferencias con pruebas de laboratorio

No se han descrito efectos de los antagonistas del calcio sobre ninguna prueba de laboratorio.

Dosificación y pautas clínicas

El verapamilo se comercializa en Estados Unidos en comprimidos de 40, 80 y 120 mg; comprimidos de liberación sostenida de 120, 180 y 240 mg, y cápsulas de liberación sostenida de 100, 120, 180, 200, 240, 300 y 360 mg. La dosis inicial es de 40 mg tres veces al día, por vía oral, que puede incrementarse cada 4 o 5 días hasta 80-120 mg, tres veces al día. Es necesario efectuar revisiones periódicas de la presión arterial, la frecuencia cardíaca y el ECG (en pacientes mayores de 40 años o con antecedentes de cardiopatías).

El nifedipino está disponible en cápsulas de 10 y 20 mg, y en comprimidos de liberación prolongada de 30, 60 y 90 mg; el tratamiento debe iniciarse con 10 mg tres o cuatro veces al día, por vía oral, y aumentarse hasta un máximo de 120 mg/día.

El nimodipino se comercializa en cápsulas de 30 mg. Se ha prescrito con una pauta de 60 mg cada 4 h para el trastorno bipolar con ciclos ultrarrápidos y, en ocasiones, hasta 630 mg/día durante períodos cortos.

El isradipino está disponible en cápsulas de 2,5 y 5 mg, hasta un máximo de 20 mg/día. Una formulación de liberación extendida ya no se comercializa.

El amlodipino se comercializa en comprimidos de 2,5, 5 y 10 mg. El tratamiento debe empezarse con una dosis única de 5 mg por la noche, y puede aumentarse hasta una dosis máxima de 10 a 15 mg/día.

El diltiazem está disponible en comprimidos de 30, 60, 90 y 120 mg; cápsulas de liberación prolongada de 60, 90, 120, 180, 240, 300 y 360 mg, y comprimidos de liberación prolongada de 60, 90, 120, 180, 240, 300 y 360 mg. El tratamiento debe iniciarse con 30 mg cuatro veces al día, y puede aumentarse hasta un máximo de 360 mg/día.

Los adultos mayores muestran mayor tendencia a sufrir los efectos de los antagonistas del calcio que los pacientes más jóvenes. No se dispone de información sobre el uso de estos fármacos en la infancia.

▲ 21.4 Ansiolíticos

BENZODIAZEPINAS Y FÁRMACOS QUE ACTÚAN SOBRE LOS RECEPTORES GABAÉRGICOS

La primera benzodiazepina que se introdujo en el mercado fue el clordiazepóxido, en 1959. En 1963 se comercializó el diazepam. Durante las tres décadas siguientes, su mayor seguridad y tolerabilidad hizo que las benzodiazepinas sustituyeran a los antiguos fármacos ansiolíticos e hipnóticos, como los barbitúricos y el meprobamato. En todo el mundo se han sintetizado y comercializado docenas de benzodiazepinas y fármacos que actúan sobre los receptores benzodiazepínicos, pero muchos no se comercializan en Estados Unidos, y algunas benzodiazepinas se han dejado de fabricar por falta de uso. En la tabla 21-43 se presentan los fármacos que se comercializan actualmente en Estados Unidos.

El nombre de las benzodiazepinas deriva de su estructura molecular. Todas actúan sobre un tipo de receptores que se han denominado benzodiazepínicos y regulan la actividad del ácido γ-aminobutírico (GABA). Los agonistas no benzodiazepínicos, como el zolpidem, el zaleplón o la eszopiclona, son similares a estos fármacos, ya que se unen en un lugar cercano al receptor de benzodiazepinas. Sin embargo, se analizan con los medicamentos para el insomnio. Se abordará asimismo el flumazenilo, un antagonista de los receptores benzodiazepínicos utilizado para revertir la sedación y la sobredosis por benzodiazepinas.

Las benzodiazepinas ejercen un efecto ansiolítico y sedante de forma rápida, por lo que se suelen utilizar para el tratamiento inmediato del insomnio, la ansiedad aguda, y la agitación o la ansiedad asociadas a cualquier tipo de trastorno mental. También se emplean como anestésicos, anticonvulsivos y miorrelajantes, y son el tratamiento de elección de la catatonía. Sin embargo, debido al riesgo de desarrollar dependencia física y psicológica, debe mantenerse la valoración mientras continúa la necesidad de un tratamiento clínico. En la mayoría de los pacientes, por la naturaleza de sus trastornos, suele ser mejor utilizar las benzodiazepinas junto con psicoterapia y cuando ya se han utilizado fármacos alternativos que se han demostrado ineficaces o mal tolerados. En muchas formas de trastornos de ansiedad crónica, antidepresivos como los ISRS y los inhibidores de la recaptación de serotonina-noradrenalina (IRSN) se utilizan actualmente como tratamiento principal, y las benzodiazepinas como coadyuvantes. El abuso de benzodiazepinas es raro, y suele observarse en pacientes que abusan de múltiples fármacos de prescripción y de drogas recreativas.

Acciones farmacológicas

Con excepción del clorazepato, todas las benzodiazepinas se absorben completamente tras su administración oral y alcanzan su concentración máxima en suero entre los 30 min y las 2 h. El clorazepato se metaboliza en el estómago y se convierte en desmetildiazepam, que es absorbido en su totalidad. Tanto la absorción como la consecución de las concentraciones máximas y el inicio de la acción son más rápidos con el diazepam, el lorazepam, el alprazolam, el triazolam y el estazolam. Este inicio rápido de los efectos de las benzodiazepinas es importante cuando un individuo toma una única dosis para tratar un ataque de pánico o conciliar el sueño en poco tiempo. Varias benzodiazepinas son eficaces tras la inyección intraveno sa, pero solo el lorazepam y el midazolam se absorben de forma rápida y fiable tras la inyección intramuscular.

El diazepam, el clordiazepóxido, el clonazepam, el clorazepato, el flurazepam y el quazepam tienen una vida media plasmática de 30 h a

Tabla 21-43
Formulaciones y dosis de los fármacos que actúan sobre los receptores benzodiazepínicos

Fármaco	Dosis equivalente	Dosis habitual en adultos	Formulaciones
Diazepam	5 mg	2,5-40 mg	Comprimidos de 2, 5 y 10 mg; comprimidos de liberación lenta de 15 mg
Clonazepam	0,25 mg	0,5-4 mg	Comprimidos de 0,5, 1 y 2 mg
Alprazolam	0,5 mg	0,5-6 mg	Comprimidos de 0,125, 0,25, 0,5 y 1 mg; y comprimidos dispersables de 2 mg; comprimidos de liberación sostenida de 1,5 mg
Lorazepam	1 mg	0,5-6 mg	Comprimidos de 0,5, 1, 2 mg; 4 mg/ml por vía parenteral
Oxazepam	10 mg	15-120 mg	Cápsulas de 7,5, 10, 15 y 30 mg; comprimidos de 15 mg
Clordiazepóxido	25 mg	10-100 mg	Comprimidos y cápsulas de 5, 10 y 25 mg
Clorazepato	7,5 mg	15-60 mg	Comprimidos de 3,75, 7,50 y 15 mg; comprimidos de liberación retardada de 11,25 o 22,50 mg
Midazolam	0,25 mg	1-50 mg	5 mg/ml por vía parenteral; viales de 1, 2, 5 y 10 ml
Flurazepam	15 mg	15-30 mg	Cápsulas de 15 y 30 mg
Temazepam	15 mg	7,5-30 mg	Cápsulas de 7,5, 15 y 30,0 mg
Triazolam	0,125 mg	0,125 0,250 mg	Cápsulas de 0,125 y 0,250 mg
Estazolam	1 mg	1-2 mg	Comprimidos de 1 y 2 mg
Quazepam	5 mg	7,5-15 mg	Comprimidos de 7,5 y 15,0 mg
Zolpidem (liberación extendida)	5 mg	6,25-12,5 mg	Comprimidos de 6,25 y 12,5 mg
Zaleplón	10 mg	5-20 mg	Cápsulas de 5 y 10 mg
Eszoplicona	1 mg	1-3 mg	Comprimidos de 1, 2 y 3 mg
Flumazenil	0,05 mg	0,2-0,5 mg/min	0,1 mg/ml; viales de 5 y 10 ml

más de 100 h y se describen técnicamente como benzodiazepinas de acción prolongada. La vida media plasmática de estas moléculas puede ser de hasta 200 h en los pacientes con un metabolismo lento. La consecución de concentraciones plasmáticas estables de estos fármacos puede tardar hasta 2 semanas en lograrse, por lo que pueden aparecer signos y síntomas de toxicidad al cabo de solo 7 a 10 días de tratamiento con una dosis que, inicialmente, se encontraba en el intervalo terapéutico.

Clínicamente, la vida media por sí sola no determina necesariamente la duración del efecto terapéutico de la mayoría de las benzodiazepinas. El hecho de que todas sean liposolubles en diferente grado significa que estas y sus metabolitos activos se unen a las proteínas plasmáticas. El alcance de esta unión es proporcional a su liposolubilidad. La unión a proteínas varía del 70 % al 99 %. La distribución, el inicio y la finalización de su acción tras la administración de una dosis única están determinados, en gran parte, por la liposolubilidad de la benzodiazepina, y no por su vida media de eliminación. Las preparaciones con una elevada liposolubilidad, como el diazepam y el alprazolam, se absorben rápidamente en el tubo digestivo y se distribuyen al cerebro mediante difusión pasiva según un gradiente de concentración, lo que provoca un rápido inicio de acción. No obstante, dado que la concentración de la medicación aumenta en el cerebro y disminuye en el torrente sanguíneo, el gradiente de concentración se revierte, y estos fármacos abandonan el cerebro rápidamente, lo que provoca el cese brusco de su efecto. Los fármacos con vidas medias de eliminación más largas, como el diazepam, pueden permanecer en el torrente sanguíneo por un período de tiempo sustancialmente más largo que su acción farmacológica real en los receptores benzodiazepínicos, debido a que la concentración en el cerebro disminuye rápidamente por debajo del nivel necesario para que se produzca un efecto destacado. Por el contrario, el lorazepam, que tiene una vida media de eliminación más corta que el diazepam, pero es menos liposoluble, tiene un inicio de acción más lento tras la administración de una dosis única porque se absorbe y entra en el cerebro más lentamente. Sin embargo, la duración de la acción tras la administración de una dosis única es mayor porque el lorazepam tarda más en abandonar el cerebro y sus concentraciones cerebrales en disminuir por debajo del nivel que produce un efecto. En la dosificación a largo plazo, algunas de estas diferencias no son tan aparentes porque las concentraciones cerebrales están en equilibrio con concentraciones sanguíneas más elevadas y en estado estacionario más constante, aunque dosis adicionales de diazepam siguen produciendo una acción más rápida pero más breve que las de lorazepam. Las benzodiazepinas se distribuyen ampliamente en el tejido adiposo, y como consecuencia, pueden permanecer en el organismo tras el cese de su administración más tiempo de lo que cabría esperar por su vida media de eliminación. Además, la vida media dinámica (es decir, la duración de acción en el receptor) puede ser mayor que la vida media de eliminación.

Las ventajas de las benzodiazepinas con una vida media larga con respecto a las de vida media más corta son una mejor frecuencia de administración, menor variación de las concentraciones plasmáticas y síntomas de abstinencia menos intensos. Sus inconvenientes son la acumulación del fármaco en el organismo, mayor riesgo de alteraciones psicomotoras durante el día y mayor sedación diurna.

Las vidas medias del lorazepam, el oxazepam, el temazepam y el estazolam son de entre 8 y 30 h; la del alprazolam es de 10 a 15 h, y la benzodiazepina de administración oral con una vida media más corta (de 2 a 3 h) es el triazolam. Se cree que el riesgo de insomnio de rebote y amnesia anterógrada es más elevado con las benzodiazepinas de vida media corta que con las de vida media larga.

Dado que la administración de fármacos con una frecuencia mayor que la de su eliminación comporta su acumulación, el diazepam y el flurazepam se acumulan con dosis diarias y pueden comportar, finalmente, un aumento de la sedación diurna.

Algunas benzodiazepinas (p. ej., oxazepam) se conjugan directamente por glucuronidación y se excretan. La mayoría son oxidadas primero por las isoenzimas CYP3A4 y CYP2C19, a menudo en metabolitos activos, que pueden hidroxilarse entonces a otros metabolitos activos. Por ejemplo, el diazepam se oxida a desmetildiazepam que, a su vez, se hidroxila para producir oxazepam. Estos productos experimentan una glucuronidación a metabolitos inactivos. Diferentes benzodiazepinas (p. ej., diazepam, clordiazepóxido) tienen el mismo metabolito activo (desmetildiazepam), cuya vida media de eliminación es de más de 120 h. El flurazepam, una benzodiazepina liposoluble utilizada como hipnótico con una vida media de eliminación corta, tiene un metabolito activo (desalquilflurazepam) con una vida media superior a 100 h. Este es otro motivo por el que la duración de la acción de una benzodiazepina puede no corresponderse con la vida media del fármaco del que se ha derivado.

Indicaciones terapéuticas

Trastorno de insomnio.   El insomnio puede ser un síntoma de trastornos físicos o mentales, por lo que el tratamiento con un hipnótico no debe prolongarse más de 7 a 10 días sin un estudio detallado de la causa. En cualquier caso, en la práctica, son muchos los pacientes que, tras sufrir problemas para dormir durante períodos prolongados, se benefician considerablemente del tratamiento crónico con hipnóticos. El temazepam, el flurazepam y el triazolam son las benzodiazepinas cuya única indicación es el tratamiento del insomnio.

Las benzodiazepinas que han sido autorizadas en Estados Unidos como hipnóticos son el flurazepam, el temazepam, el quazepam, el estazolam y el triazolam. Su diferente vida media es la principal característica que las distingue: el flurazepam tiene la vida media más larga, y el triazolam, la más corta. El flurazepam puede estar asociado a un deterioro cognitivo al día siguiente de su administración, y el triazolam ocasionar cierto grado de ansiedad y amnesia anterógrada de rebote. En cuanto al quazepam, puede producir alteraciones diurnas con el uso prolongado, y el temazepam y el estazolam pueden ser una opción adecuada para la mayoría de los adultos. El estazolam permite conciliar el sueño con rapidez y proporciona un efecto hipnótico de 6 a 8 h.

Trastornos de ansiedad

TRASTORNO DE ANSIEDAD GENERALIZADA.   Las benzodiazepinas son muy eficaces para aliviar la ansiedad característica del trastorno de ansiedad generalizada. La mayoría de los pacientes deben ser tratados durante un período relativamente breve, predeterminado y específico. El trastorno de ansiedad generalizada es una condición crónica con una alta tasa de recurrencia, por lo que en algunos casos es necesario un tratamiento a largo plazo de mantenimiento con benzodiazepinas.

TRASTORNO DE PÁNICO.   Como tratamiento del trastorno de pánico suelen utilizarse benzodiazepinas de alta potencia, como el alprazolam o el clonazepam. A pesar de que los ISRS también están indicados para este trastorno, las benzodiazepinas presentan las ventajas de que su acción es más rápida y no causan disfunciones sexuales ni aumento de peso. No obstante, en muchos casos suele preferirse un ISRS, ya que permite tratar otros trastornos comórbidos, como la depresión o el trastorno obsesivo-compulsivo. Para tratar los síntomas de pánico agudos pueden utilizarse conjuntamente una benzodiazepina y un ISRS; una vez que se observan los efectos terapéuticos del ISRS, puede suspenderse progresivamente el tratamiento con la benzodiazepina en un plazo de 3 a 4 semanas.

OTROS TRASTORNOS DE ANSIEDAD.   Las benzodiazepinas se usan como complemento para el tratamiento del trastorno de adaptación con ansiedad, ansiedad patológica asociada con eventos de la vida (p. ej., después de un accidente), TOC y TEPT.

ANSIEDAD ASOCIADA CON DEPRESIÓN.   Los pacientes con depresión a menudo experimentan una ansiedad significativa, y los fármacos antidepresivos pueden causar, al principio, una exacerbación de los síntomas.

En consecuencia, las benzodiazepinas están indicadas para el tratamiento de la ansiedad asociada con depresión.

Trastornos bipolares I y II

El clonazepam, el lorazepam y el alprazolam son tratamientos eficaces de los episodios maníacos agudos característicos del trastorno bipolar, y se emplean como adyuvantes en el tratamiento de mantenimiento, en lugar de los antipsicóticos. Como terapia complementaria del litio o la lamotrigina, el clonazepam puede reducir la frecuencia de los ciclos y los episodios depresivos. Las benzodiazepinas pueden ayudar a los pacientes con trastorno bipolar a dormir mejor.

Catatonía. El lorazepam, en ocasiones en dosis bajas (menos de 5 mg/día) y a veces en dosis muy altas (12 mg/día o más), se utiliza regularmente para tratar la catatonía aguda, que se asocia con mucha más frecuencia al trastorno bipolar que a la esquizofrenia. Otras benzodiazepinas también se han mostrado útiles, si bien no se han realizado ensayos clínicos controlados válidos sobre las benzodiazepinas en la catatonía. La catatonía crónica no responde tan bien a las benzodiazepinas; el tratamiento definitivo es la terapia electroconvulsiva.

Acatisia. El tratamiento de elección de la acatisia suele ser un antagonista β-adrenérgico, pero las benzodiazepinas también son eficaces en algunos pacientes.

Otras indicaciones psiquiátricas. El clordiazepóxido y el clorazepato se emplean para tratar los síntomas de la abstinencia del alcohol, y las benzodiazepinas (en especial, el lorazepam por vía intramuscular) para tratar la agitación iatrogénica (excepto la causada por anfetaminas) y psicótica en los servicios de urgencias. También se han usado benzodiazepinas para llevar a cabo entrevistas con fármacos, en lugar del amobarbital.

Flumazenilo para la sobredosis de benzodiazepinas. El flumazenilo se emplea para contrarrestar los efectos adversos psicomotores, amnésicos y sedantes de los agonistas benzodiazepínicos como las benzodiazepinas, el zolpidem y el zaleplón. Se administra por vía intravenosa y tiene una vida media de 7 a 15 min. Sus principales efectos adversos son las náuseas, los vómitos, los mareos, la agitación, la labilidad emocional, la vasodilatación cutánea, el dolor en el sitio de inyección, el cansancio, las alteraciones visuales y la cefalea. Los efectos adversos más graves asociados con el tratamiento con flumazenilo son las convulsiones, cuyo riesgo es más elevado en las personas con trastornos convulsivos, dependencia física de benzodiazepinas o que han ingerido dosis elevadas de estas. La administración de flumazenilo en monoterapia puede dificultar la recuperación de la memoria.

En la sobredosis de varios fármacos, la reducción de los efectos de las benzodiazepinas que induce el flumazenilo puede hacer que aparezcan los efectos tóxicos (p. ej., convulsiones y arritmias cardíacas) causados por los otros fármacos (p. ej., antidepresivos tricíclicos). Por ejemplo, las convulsiones que pudiese sufrir una persona tras tomar una sobredosis de antidepresivos tricíclicos podrían haber sido tratadas en cierta medida con una sobredosis de benzodiazepinas. Sin embargo, tras la administración de flumazenilo pueden aparecer convulsiones y arritmias cardíacas inducidas por los tricíclicos, lo que puede causar la muerte del paciente. El flumazenilo no revierte los efectos del alcohol, los barbitúricos o los opiáceos.

Para el tratamiento inicial de una sobredosis o en caso de sospecha de sobredosis de benzodiazepinas, la dosis inicial de flumazenilo recomendada es de 0,2 mg (2 ml), administrados por vía intravenosa durante 30 s. Si, al cabo de este tiempo, el paciente recobra la conciencia, pueden administrarse otros 0,3 mg (3 ml), durante otros 30 s. Posteriormente pueden administrarse más dosis de 0,5 mg (5 ml) durante 30 s a intervalos de 1 min, hasta alcanzar una dosis total de 3 mg. Es importante no administrar flumazenilo con una frecuencia excesiva.

Además, antes de iniciar el tratamiento debe garantizarse la permeabilidad de las vías respiratorias y el acceso intravenoso, y el despertar debe ser gradual.

La mayoría de las personas que han tomado una sobredosis de benzodiazepinas responden bien a una dosis acumulada de 1 a 3 mg de flumazenilo; no se ha demostrado que dosis superiores proporcionen efectos adicionales de forma fiable. Cuando un paciente no ha respondido 5 min después de recibir una dosis acumulada de 5 mg de flumazenilo, puede concluirse que la principal causa de la sedación no son los agonistas benzodiazepínicos, por lo que es poco probable que cantidades mayores del fármaco aumenten sus efectos.

La sedación puede reaparecer en un 1 % a 3 % de los casos, si bien puede evitarse o tratarse con dosis repetidas de flumazenilo separadas por intervalos de 20 min. En cualquier caso, no debe administrarse más de 1 mg (en una pauta de 0,5 mg/min) de golpe, ni más de 3 mg en el transcurso de 1 h.

Precauciones y reacciones adversas

El principal efecto adverso de las benzodiazepinas es la somnolencia, que presenta alrededor de un 10 % de los pacientes, por lo que hay que recomendar al paciente que extreme la precaución si debe conducir un vehículo o utilizar maquinaria durante el tratamiento. La somnolencia también puede aparecer durante el día tras la administración de una benzodiazepina para tratar el insomnio la noche anterior (sedación diurna residual). Algunos pacientes presentan ataxia (menos del 2 %) y mareos (menos del 1 %), que pueden dar lugar a caídas y fracturas de cadera, en especial en los adultos mayores. Los efectos adversos más graves de las benzodiazepinas se producen cuando se toman al mismo tiempo otras sustancias sedantes, como el alcohol. Estas combinaciones ocasionan somnolencia y desinhibición acusadas e, incluso, depresión respiratoria. Otro efecto adverso menos frecuente de los agonistas benzodiazepínicos es el deterioro cognitivo leve, que puede afectar al rendimiento en el puesto de trabajo. Las personas que toman agonistas de los receptores benzodiazepínicos deben ser advertidas de la necesidad de una mayor precaución al conducir o al operar con maquinaria.

Las benzodiazepinas de potencia elevada (en particular, el triazolam) pueden causar amnesia anterógrada. Se ha notificado un aumento paradójico y poco frecuente de la conducta agresiva en individuos en tratamiento con benzodiazepinas, aunque este efecto secundario lo presentan predominantemente personas con lesiones cerebrales. Las reacciones alérgicas a estos fármacos son infrecuentes, pero en algunos informes se han comunicado exantemas maculopapulares y prurito generalizado. Los síntomas de la intoxicación por benzodiazepinas consisten en confusión, habla farfullante, ataxia, somnolencia, disnea e hiporreflexia.

El triazolam ha motivado cierta alerta en los medios de comunicación debido a una supuesta asociación con conductas agresivas graves. Por esta razón, el laboratorio fabricante recomienda no tomarlo más de 10 días como tratamiento del insomnio, y aconseja a los clínicos que evalúen atentamente la posible aparición de cualquier pensamiento anómalo o cambios en la conducta en los pacientes a los que hayan prescrito el fármaco, valorando adecuadamente todas sus posibles causas. El triazolam fue retirado del mercado británico en 1991.

Las personas con hepatopatías y los adultos mayores muestran una tendencia mayor a sufrir la toxicidad y los efectos adversos de las benzodiazepinas, entre ellos el coma hepático, en especial cuando se administran repetidamente o en dosis elevadas. Estos fármacos pueden dificultar la respiración en un grado clínicamente significativo en las personas con enfermedad pulmonar obstructiva crónica y apnea del sueño. El alprazolam puede estimular el apetito de forma directa y comportar aumento de peso. Las benzodiazepinas deben prescribirse con precaución a los pacientes con antecedentes de abuso de sustancias, trastornos neurocognitivos, insuficiencia renal o hepática, depresión del SNC o miastenia grave.

Algunos datos indican que las benzodiazepinas pueden ser teratógenas, por lo que no está indicado su uso durante el embarazo. Además, su administración durante el tercer trimestre de embarazo puede causar un síndrome de abstinencia en el neonato. Estos fármacos se secretan en la leche materna a concentraciones suficientes como para afectar al recién nacido: pueden causar disnea, bradicardia y somnolencia a los bebés durante el período de lactancia materna.

Tolerancia, dependencia y abstinencia.   Cuando el tratamiento con benzodiazepinas es corto (de 1 a 2 semanas) y en dosis moderadas, los pacientes no suelen desarrollar tolerancia, dependencia ni abstinencia, salvo en el caso de las benzodiazepinas de acción corta (p. ej., el triazolam), ya que algunos pacientes han referido un aumento de la ansiedad el día después de tomar una sola dosis y detener su consumo.

Algunas personas desarrollan tolerancia a los efectos ansiolíticos de las benzodiazepinas y requieren aumentos de dosis para mantener la remisión clínica de los síntomas.

La aparición de un síndrome de abstinencia, también denominado *síndrome de retirada,* depende de la duración del tratamiento, la dosis administrada, el período de reducción paulatina y la vida media del fármaco. Los síntomas de abstinencia pueden consistir en ansiedad, nerviosismo, diaforesis, inquietud, irritabilidad, cansancio, aturdimiento, temblor, insomnio y debilidad (tabla 21-44). La interrupción brusca de un tratamiento con benzodiazepinas, en especial con las de acción corta, da lugar a síntomas de abstinencia graves como depresión, paranoia, delírium y convulsiones, que aparecen con mayor frecuencia cuando se emplea flumazenilo para revertir de forma rápida los efectos de los agonistas benzodiazepínicos. Algunas de las características de este síndrome pueden aparecer hasta en el 90 % de las personas tratadas, pero solo los pacientes que han tomado dosis elevadas durante períodos prolongados presentan un síndrome de abstinencia grave. Su aparición puede retrasarse entre 1 y 2 semanas cuando la benzodiazepina tiene una vida media larga. El alprazolam suele causar un síndrome de abstinencia intenso e inmediato, por lo que debería retirarse reduciendo las dosis de forma gradual.

Cuando se debe retirar el tratamiento, la disminución de las dosis debe ser muy paulatina (un 25 % cada semana); de otro modo, es probable que aparezcan síntomas de rebote o recaídas. La vigilancia ante cualquier síntoma de abstinencia (puede efectuarse mediante una escala de puntuación estandarizada) y el apoyo psicológico al paciente son de utilidad para lograr una suspensión satisfactoria del tratamiento con benzodiazepinas. Se ha informado de que la administración simultánea de carbamazepina durante la suspensión de una benzodiazepina permite efectuarla en menor tiempo y con menos efectos secundarios que la simple reducción gradual de las dosis. El intervalo de dosis de carbamazepina utilizado con este fin es de 400 a 500 mg/día. Algunos médicos han referido dificultades para retirar los tratamientos con alprazolam de forma gradual, en especial con las terapias prolongadas y con dosis elevadas. Se han comunicado algunos casos de suspensión satisfactoria de alprazolam mediante su sustitución por clonazepam, que, a continuación, se retira gradualmente.

Tabla 21-44
Signos y síntomas de abstinencia de las benzodiazepinas

Ansiedad	Temblor
Irritabilidad	Despersonalización
Insomnio	Hiperestesia
Hiperacusia	Mioclonía
Náuseas	Delírium
Dificultad para concentrarse	Convulsiones

Interacciones farmacológicas

La interacción de un agonista con el receptor de benzodiazepinas más común y potencialmente grave es la sedación excesiva y la depresión respiratoria que se produce cuando las benzodiazepinas se administran simultáneamente con otros depresores del SNC, como alcohol, barbitúricos, fármacos tricíclicos y tetracíclicos, liberadores de dopamina, opiáceos y antihistamínicos. Asimismo, cuando se combina clonazepam con litio o un antipsicótico puede aparecer ataxia y disartria. Se han comunicado casos de delírium con la combinación de benzodiazepinas y clozapina, por lo que debe evitarse. La cimetidina, el disulfiram, la isoniazida, los estrógenos y los anticonceptivos orales aumentan las concentraciones plasmáticas de diazepam, clordiazepóxido, clorazepato y flurazepam. Sin embargo, los antiácidos pueden reducir la absorción gastrointestinal de las benzodiazepinas. Las concentraciones plasmáticas de triazolam y alprazolam pueden verse aumentadas hasta niveles tóxicos con la administración simultánea de nefazodona o fluvoxamina.

El fabricante de nefazodona recomienda reducir un 75 % la dosis de triazolam y un 50 % la de alprazolam durante el tratamiento concurrente. Los preparados fitoterapéuticos de venta libre de kava kava, que se publicita como «tranquilizante natural», pueden potenciar la acción de los agonistas benzodiazepínicos por un exceso de activación sinérgica de los receptores gabaérgicos. La carbamazepina puede reducir las concentraciones plasmáticas de alprazolam. Los antiácidos y los alimentos pueden disminuir las concentraciones plasmáticas de las benzodiazepinas, y el humo del tabaco puede aumentar su metabolismo. Las benzodiazepinas pueden aumentar las concentraciones plasmáticas de fenitoína y digoxina, y los ISRS pueden prolongar y exacerbar la gravedad de las alucinaciones inducidas por el zolpidem. Se han publicado casos de muerte con la administración parenteral de lorazepam y olanzapina combinados.

Dosificación y pautas clínicas

La decisión clínica de tratar con benzodiazepinas a una persona con ansiedad debe considerarse detenidamente, y es preciso descartar las posibles causas médicas de la ansiedad (p. ej., disfunción tiroidea, abuso de café o sustancias). El tratamiento con benzodiazepinas debe iniciarse con dosis bajas, y es preciso informar al paciente de la sedación que ocasionan y del potencial de abuso. Al principio del tratamiento debe establecerse su duración aproximada, y es necesario reevaluar la necesidad de mantenerlo como mínimo una vez al mes, debido a los problemas que se asocian con el uso prolongado. No obstante, algunos pacientes con trastornos de ansiedad no responden a otros tratamientos distintos de las benzodiazepinas administradas de forma crónica.

Las benzodiazepinas se comercializan en Estados Unidos en numerosas formulaciones, como los comprimidos bucodispersables de clonazepam, que facilitan su uso por pacientes con dificultades para tragar, y especialidades de liberación prolongada de alprazolam, que reducen la frecuencia de dosificación. Algunas benzodiazepinas son más potentes que otras, por lo que se requieren dosis relativamente menores para lograr el mismo efecto: 0,25 mg de clonazepam ejercen los mismos efectos que 5 mg de diazepam, por lo que se considera que el clonazepam tiene una potencia elevada; en cambio, la dosis equivalente de oxazepam sería de 15 mg, lo que lo define como un fármaco de baja potencia.

En la tabla 21-43 se enumeran las preparaciones y las dosis de los medicamentos que se analizan en este capítulo.

BUSPIRONA

El clorhidrato de buspirona se clasifica como una azatioprina y es químicamente distinto de otros fármacos psicotrópicos. Actúa sobre dos tipos de receptores, la serotonina (5-HT) y la dopamina (D). Muestra una alta afinidad por el receptor 5-HT_{1A} de la serotonina, que actúa como un agonista o agonista parcial, y afinidad moderada por el receptor D_2 de la dopamina, actuando ambos como agonista y antagonista. Se ha aprobado su indicación como tratamiento psicotrópico del trastorno de ansiedad generalizada. Al principio se creía que era una alternativa mejor que las benzodiazepinas porque carece de efectos anticonvulsivos miorrelajantes. Siguen apareciendo informes del beneficio de su uso como adyuvante al régimen farmacológico antidepresivo, que es más común que como ansiolítico. Es de destacar que el antidepresivo vilazodona inhibe la recaptación de 5-HT y actúa como un agonista parcial del receptor 5-HT_{1A}.

Acciones farmacológicas

La buspirona se absorbe bien en el tubo digestivo, pero los alimentos retrasan su absorción. Las concentraciones plasmáticas máximas se alcanzan al cabo de 40 a 90 min de su administración oral. Su farmacocinética es lineal en dosis de 10 a 40 mg, pero tras varias dosis, deja de serlo. Debido a su corta vida media (entre 2 y 11 h), debe tomarse tres veces al día. La 1-pirimidinilpiperazina (1-PP), un metabolito activo de la buspirona, es un 20 % menos potente que el fármaco original, pero sus concentraciones en el cerebro son cerca del 30 % más elevadas. La vida media de eliminación de la 1-PP es de 6 h.

La buspirona no ejerce ningún efecto sobre el canal de cloruro asociado al ácido γ-aminobutírico (GABA), ni sobre el mecanismo de este receptor ni sobre el transportador de recaptación de la serotonina, que son sitios de acción de otros fármacos eficaces para tratar el trastorno de ansiedad generalizada. Además, actúa sobre los receptores 5-HT_2 y los receptores dopaminérgicos de tipo 2 (D_2), aunque se desconoce la importancia de estos efectos. Sobre los receptores D_2 tiene propiedades tanto agonistas como antagonistas.

Indicaciones terapéuticas

Trastorno de ansiedad generalizada. La buspirona es un ansiolítico con pocas aplicaciones; solo se ha demostrado eficaz en el trastorno de ansiedad generalizada. A diferencia de los ISRS o de la venlafaxina, no es eficaz contra el trastorno de pánico, el trastorno obsesivo-compulsivo ni el trastorno de ansiedad social. No obstante, presenta la ventaja, con respecto a otros fármacos, de que no suele causar disfunción sexual ni aumento de peso.

Algunos datos indican que, en comparación con las benzodiazepinas, la buspirona suele ser más eficaz para tratar los síntomas de ira y hostilidad, mostrar la misma eficacia en los síntomas psíquicos de la ansiedad, y ser menos eficaz para los síntomas somáticos. Los beneficios terapéuticos solo se observan con dosis superiores a 30 mg/día. A diferencia de lo que ocurre con las benzodiazepinas, su inicio de acción es diferido, y no se experimentan efectos euforizantes. Asimismo, se diferencia de las benzodiazepinas en que no ejerce efectos inmediatos, por lo que debe explicarse al paciente que la respuesta clínica completa puede tardar entre 2 y 4 semanas en producirse. Cuando se necesite una respuesta inmediata, puede iniciarse un tratamiento con una benzodiazepina y, posteriormente, retirarlo cuando la buspirona empiece a hacer efecto. En algunos casos, los efectos sedantes de las primeras, que no ejerce la buspirona, pueden ser adecuados para el tratamiento, pero pueden causar déficits cognitivos y afectar a la motricidad.

Otros trastornos. Se han comunicado otros usos clínicos de la buspirona, pero la mayoría no han sido confirmados en ensayos controlados. Los datos sobre la eficacia de las dosis elevadas (de 30 a 90 mg/día) como tratamiento de los trastornos depresivos son contradictorios. En cualquier caso, se trata de un fármaco con una actividad antidepresiva

débil, por lo que se ha empleado como terapia complementaria para potenciar los efectos de los antidepresivos convencionales, cuando estos no son suficientes. También se ha añadido a tratamientos del trastorno obsesivo-compulsivo con un ISRS, y algunos informes indican que puede ser beneficiosa para prevenir el aumento de actividad y la reviviscencia característicos del TEPT.

Debido a que la buspirona no actúa sobre el complejo GABA-canales del cloro, no está recomendada para el tratamiento de la abstinencia de benzodiazepinas, alcohol o fármacos hipnótico-sedantes, salvo para los síntomas de ansiedad comórbidos.

En algunos ensayos aislados, se ha comunicado que la buspirona reduce la agresividad y la ansiedad de los individuos con lesiones cerebrales orgánicas o traumatismos cerebrales, el bruxismo y la disfunción sexual causados por los ISRS, y el ansia de nicotina, y que puede ser útil en el TDAH.

Precauciones y reacciones adversas

La buspirona no causa aumentos de peso, disfunción sexual, síntomas de abstinencia ni alteraciones significativas del sueño. Tampoco produce sedación ni déficits cognitivos o psicomotores. Sus principales efectos adversos son las cefaleas, las náuseas, los mareos y, en casos raros, el insomnio, pero no es sedante. Algunos pacientes pueden experimentar una ligera sensación de nerviosismo, aunque este síntoma podría reflejar un tratamiento incompleto de un trastorno de ansiedad. No se han notificado muertes por sobredosis de buspirona, y la dosis letal media es de 160 a 550 veces la dosis diaria recomendada. Debe prescribirse con precaución a pacientes con insuficiencia renal o hepática, y a las mujeres embarazadas y lactantes, pero es seguro en los adultos mayores.

Interacciones farmacológicas

La administración simultánea de buspirona y haloperidol aumenta las concentraciones de este último. No debe prescribirse buspirona junto con IMAO para evitar episodios de hipertensión, y debe establecerse un período de reposo farmacológico de 2 semanas entre la suspensión de un IMAO y el inicio de la administración de buspirona. Los fármacos y los alimentos que inhiben la isoenzima CYP3A4, como la eritromicina, el itraconazol y la nefazodona, así como el zumo de pomelo, aumentan las concentraciones plasmáticas de buspirona.

Interferencias con pruebas de laboratorio

Las dosis únicas de buspirona pueden aumentar temporalmente las concentraciones de hormona del crecimiento, prolactina y cortisol, aunque estos efectos no son clínicamente significativos.

Dosificación y pautas clínicas

La buspirona se comercializa en Estados Unidos en comprimidos ranurados de 5 y 10 mg, y en comprimidos birranurados de 15 y 30 mg; el tratamiento suele iniciarse con 5 mg tres veces al día, por vía oral, o 7,5 mg dos veces al día. Posteriormente, pueden añadirse incrementos diarios de 5 mg cada 2 a 4 días, hasta alcanzar el intervalo de dosis habitual, de 15 a 60 mg/día.

La buspirona no debe utilizarse en pacientes que hayan presentado hipersensibilidad al fármaco en el pasado, en casos de acidosis metabólica asociada a diabetes o en pacientes con función hepática o renal gravemente afectada.

Cambio de una benzodiazepina a buspirona. La buspirona no presenta tolerancia cruzada con las benzodiazepinas, los barbitúricos o el alcohol. Por consiguiente, el inicio de un tratamiento con buspirona en un paciente que ya lo está con una benzodiazepina constituye un problema clínico habitual. Existen dos opciones en estos casos: o se empieza a administrar buspirona de forma gradual mientras se va retirando la benzodiazepina, o se inicia el tratamiento con buspirona hasta alcanzar una dosis terapéutica durante 2 a 3 semanas, manteniendo las dosis habituales de la benzodiazepina y, posteriormente, se retira de forma gradual esta última. Los pacientes en tratamiento con benzodiazepinas, en especial durante los meses previos, pueden referir que la buspirona no es tan eficaz sobre los síntomas de ansiedad. Esto puede deberse a la ausencia del efecto ligeramente euforizante y sedante que proporcionan de forma inmediata las benzodiazepinas. La administración conjunta de buspirona y una benzodiazepina puede ser eficaz en los trastornos de ansiedad que no han respondido a uno de estos fármacos en monoterapia.

ANTAGONISTAS β-ADRENÉRGICOS

La inervación de muchos, si no la mayoría, de los órganos periféricos y el sistema vascular por la división simpática del sistema nervioso autónomo indica que sus funciones están controladas en última instancia, en parte, por una de las dos principales clases de receptores adrenérgicos: α (v. tabla 33-2) y β. Estos receptores se clasifican, a su vez, por sus efectos y localización, y se hallan tanto en el SNC como en el periférico. Poco después de su comercialización para las indicaciones cardíacas, se notificó que el propranolol era útil en casos de agitación, y su uso se extendió rápidamente en psiquiatría.

Los cinco antagonistas de los receptores β-adrenérgicos más utilizados en psiquiatría son el propranolol, el nadolol, el metoprolol, el pindolol y el atenolol (tabla 21-45).

Acciones farmacológicas

Los antagonistas de los receptores β-adrenérgicos presentan diferencias en cuanto a lipofilia (solubilidad en lípidos), rutas metabólicas, selectividad por los receptores y vida media de eliminación. Su absorción en el tubo digestivo es variable. La probabilidad de que atraviesen la barrera hematoencefálica y penetren en el cerebro es más elevada para los más lipofílicos; los menos lipofílicos llegan en menor grado al cerebro. Así, cuando se desea ejercer una acción sobre el SNC, es conveniente prescribir un fármaco lipofílico, pero si los

efectos deben ser periféricos, está indicado uno que sea menos lipofílico.

La potencia del antagonismo sobre los receptores β₁-adrenérgicos y β₂-adrenérgicos del propranolol, el nadolol, el pindolol y el labetalol es muy similar, mientras que el metoprolol, el atenolol y el acebutolol tienen una mayor afinidad por los receptores α_1 que por los β_2. La relativa selectividad por los receptores α_1 de este último grupo supone menos efectos pulmonares y vasculares, aunque deben prescribirse con cautela a los pacientes con asma, porque siguen presentando cierta actividad sobre los receptores β_2.

Además de su acción antagonista β-adrenérgica, el pindolol también ejerce efectos simpaticomiméticos, por lo que se ha utilizado para la potenciación de antidepresivos. El pindolol, el propranolol y el nadolol ejercen cierta actividad antagonista sobre los receptores serotoninérgicos 5-HT_{1A}.

Indicaciones terapéuticas

Trastornos de ansiedad.   El propranolol es útil para el tratamiento de la fobia social, en especial de la ansiedad escénica (p. ej., la ansiedad discapacitante antes de dar un concierto). Se han publicado datos sobre su uso en el trastorno de pánico, el TEPT y el trastorno de ansiedad generalizada. Para la fobia social, las dosis habituales son de 10-40 mg de propranolol 20 a 30 min antes de la situación causante de ansiedad. Para el trastorno de pánico, los antagonistas β-adrenérgicos son menos eficaces que las benzodiazepinas o los ISRS.

Temblor postural inducido por litio.   Los antagonistas β-adrenérgicos pueden ser de utilidad para tratar el temblor postural inducido por litio y otros fármacos, como los antidepresivos tricíclicos y el ácido valproico. El tratamiento inicial de este trastorno motor consiste en la reducción de la dosis de litio, la eliminación de los factores que puedan potenciarlo, como la cafeína, y la toma del litio antes de acostarse. Si estas intervenciones no bastan, la administración de 20 a 160 mg/día de propranolol, fraccionadas en dos o tres tomas, suele ser eficaz.

Acatisia aguda inducida por neurolépticos.   Se ha demostrado en numerosos estudios que los antagonistas β-adrenérgicos pueden ser eficaces en la acatisia aguda inducida por neurolépticos. La mayoría de

Tabla 21-45
Fármacos β-adrenérgicos utilizados en psiquiatría

Fármaco	Categoría en el embarazo (antiguo sistema de clasificación de la FDA)	Unión a proteínas (%)	Lipofílico	ASI	Metabolismo	Selectividad del receptor	Vida media (h)	Dosis inicial habitual (mg)	Dosis máxima habitual (mg)
Atenolol	D	6-16	No		Renal	$\beta_1 > \beta_2$	6-9	50, 1 vez al día	50-100, 1 vez al día
Metoprolol	C	5-10	Sí		Hepático	$\beta_1 > \beta_2$	3-4	50, 2 veces al día	75-150, 2 veces al día
Nadolol	C	30	No		Renal	$\beta_1 = \beta_2$	14-24	40, 1 vez al día	80-240, 1 vez al día
Pindolol	B	40	Sí	Mínima	Hepático	$\beta_1 > \beta_2$	3-4	3, 3 o 4 veces al día	60, 2 o 3 veces al día
Propranolol	C	>90	Sí		Hepático	$\beta_1 = \beta_2$	3-6	10-20, 2 o 3 veces al día	80-140, 3 veces al día

Nota: en 2015, la FDA cambió el sistema de clasificación en el embarazo de un sistema basado en letras a un sistema descriptivo. Aquí nos referimos al sistema basado en letras para simplificar el resumen de datos en una tabla. ASI, actividad simpaticomimética intrínseca.

los clínicos consideran que son más eficaces con esta indicación que los anticolinérgicos o las benzodiazepinas. En cambio, no son eficaces como tratamiento de los trastornos motores inducidos por neurolépticos, como la distonía aguda y el parkinsonismo.

Agresividad y conducta violenta. Los antagonistas β-adrenérgicos pueden ser eficaces para reducir la frecuencia de los arrebatos de ira y violencia de las personas con trastornos del control de los impulsos, esquizofrenia y agresividad asociada a lesiones cerebrales, traumatismos, tumores, lesiones por anoxia, dependencia del alcohol y trastornos neurodegenerativos (p. ej., la enfermedad de Huntington).

Abstinencia del alcohol. Se han publicado estudios sobre la eficacia del propranolol como adyuvante de las benzodiazepinas para el tratamiento de los síntomas de abstinencia del alcohol, pero no en monoterapia. Se ha propuesto la siguiente pauta de dosificación: no debe administrarse si la frecuencia cardíaca es inferior a 50 latidos/min; entre 50 y 79 latidos/min, se administran 50 mg, y a partir de 80 latidos/min, 100 mg.

Potenciación de antidepresivos. El pindolol se ha empleado para potenciar y acelerar los efectos antidepresivos de los ISRS, los antidepresivos tricíclicos y la terapia electroconvulsiva. En estudios con pocos pacientes se ha demostrado que, añadido al inicio de un tratamiento antidepresivo, puede acortar en varios días la latencia de 2 a 4 semanas necesaria para que se observen los efectos antidepresivos. Puesto que los antagonistas β-adrenérgicos pueden causar depresión en algunas personas, deberían realizarse más ensayos controlados sobre la potenciación con estos fármacos.

Otros trastornos. Se ha publicado un número reducido de informes de casos y ensayos controlados cuyos resultados indican que los antagonistas β-adrenérgicos pueden ser moderadamente beneficiosos para tratar a personas con esquizofrenia o síntomas maníacos. También se han empleado en algunos casos de tartamudeo (tabla 21-46).

Precauciones y reacciones adversas

Los antagonistas β-adrenérgicos están contraindicados en los pacientes con asma, diabetes insulinodependiente, insuficiencia cardíaca congestiva, vasculopatías graves, angina persistente o hipertiroidismo. La contraindicación en los pacientes con diabetes se debe a que antagonizan la respuesta fisiológica normal a la hipoglucemia. Estos fármacos también pueden agravar las alteraciones de la conducción auriculoventricular y causar un bloqueo auriculoventricular total y la muerte. Si el médico decide que la relación entre el riesgo y el beneficio es aceptable y

Tabla 21-46
Indicaciones psiquiátricas de los antagonistas β-adrenérgicos

Eficacia segura
Ansiedad por actuación
Temblor inducido por litio
Acatisia aguda inducida por neurolépticos

Probablemente eficaz
Tratamiento adyuvante para la abstinencia de alcohol y otros trastornos relacionados con sustancias
Tratamiento adyuvante de la conducta agresiva o violenta

Posiblemente eficaz
Potenciación de antipsicóticos
Potenciación de antidepresivos

Tabla 21-47
Efectos adversos y toxicidad de los antagonistas β-adrenérgicos

Cardiovasculares
  Hipotensión
  Bradicardia
  Insuficiencia cardíaca congestiva (en los pacientes con afectación del miocardio)
Respiratorios
  Asma (riesgo menor con los fármacos selectivos β₁)
Metabólicos
  Agravamiento de la hipoglucemia en los pacientes con diabetes en tratamiento con insulina o antidiabéticos orales
Gastrointestinales
  Náuseas
  Diarrea
  Dolor abdominal
Actividad sexual
  Impotencia
Neuropsiquiátricos
  Astenia
  Cansancio
  Disforia
  Insomnio
  Pesadillas vívidas
  Depresión (raro)
  Psicosis (raro)
Otros (raros)
  Fenómeno de Raynaud
  Enfermedad de Peyronie
Síndrome de abstinencia
  Agravamiento de rebote de la angina de pecho preexistente cuando se suspende el tratamiento con un antagonista β-adrenérgico

puede llevarse a cabo una prueba en un paciente que presente una de estas enfermedades, el fármaco de elección debe ser un antagonista selectivo β₁. Todos los antagonistas β-adrenérgicos disponibles en la actualidad se excretan en la leche materna y deben administrarse con precaución durante la lactancia.

Los efectos adversos más frecuentes de los antagonistas β-adrenérgicos son la hipotensión y la bradicardia. Los pacientes con riesgo de sufrir estos efectos adversos pueden recibir una dosis de prueba de 20 mg/día de propranolol para evaluar su respuesta al fármaco. Se han publicado casos de pacientes que han presentado síntomas depresivos durante el tratamiento con antagonistas β-adrenérgicos, como el propranolol, pero, probablemente, este efecto adverso es infrecuente. Esta clase de fármacos también puede causar náuseas, vómitos, diarrea y estreñimiento. Los efectos adversos graves sobre el SNC (como agitación, confusión y alucinaciones) también son infrecuentes. En la tabla 21-47 se muestran los posibles efectos adversos de los antagonistas β-adrenérgicos.

Interacciones farmacológicas

La administración simultánea de propranolol incrementa las concentraciones plasmáticas de los antipsicóticos, los anticonvulsivos, la teofilina y la levotiroxina. Otros antagonistas β-adrenérgicos podrían causar efectos similares. Los antagonistas β-adrenérgicos que son eliminados por el riñón podrían tener efectos parecidos sobre los fármacos que también se eliminan por vía renal. Los barbitúricos, la fenitoína y el tabaco aumentan la eliminación de los antagonistas β-adrenérgicos metabolizados en el hígado. Se han publicado varios informes de pacientes que han sufrido crisis hipertensivas y bradicardia con el tratamiento concurrente con un fármaco de esta clase junto con un IMAO. La administración simultánea de un antagonista β-adrenérgico y un antagonista del calcio puede causar una disminución de la contractilidad del miocardio y de la conducción del nodo auriculoventricular.

Interferencias con pruebas de laboratorio

Los antagonistas β-adrenérgicos no interfieren con las pruebas de laboratorio habituales.

Dosificación y pautas clínicas

Las especialidades estadounidenses que contienen propranolol presentan las siguientes formulaciones: comprimidos de 10, 20, 40, 60, 80 y 90 mg; soluciones de 4, 8 y 80 mg/ml, y cápsulas de liberación sostenida de 60, 80, 120 y 160 mg. El nadolol está comercializado en comprimidos de 20, 40, 80, 120 y 160 mg; el pindolol, en comprimidos de 5 y 10 mg; el metoprolol, en comprimidos de 50 y 100 mg y en comprimidos de liberación sostenida de 50, 100 y 200 mg; el atenolol, en comprimidos de 25, 50 y 100 mg, y el acebutolol, en cápsulas de 200 y 400 mg.

Para el tratamiento de los trastornos crónicos, la administración de propranolol suele iniciarse con 10 mg tres veces al día, o 20 mg dos veces al día, por vía oral. Estas cantidades pueden aumentarse en 20 o 30 mg/ día hasta que empiecen a ejercer un efecto terapéutico. La dosis definitiva debe ajustarse en el intervalo adecuado para cada trastorno. El tratamiento de la conducta agresiva puede requerir dosis de hasta 800 mg/día, y los efectos terapéuticos quizá no se observen hasta que el paciente haya estado tomando la dosis máxima durante 4 a 8 semanas. Para el tratamiento de la fobia social, principalmente la de actuación, el paciente debe tomar entre 10 y 40 mg de propranolol 10 a 30 min antes de la actuación.

La presión arterial y la frecuencia cardíaca deben determinarse regularmente, y el tratamiento debe interrumpirse cuando la frecuencia cardíaca sea inferior a 50 latidos/min o la presión sistólica esté por debajo de 90 mm Hg. También es preciso suspender el tratamiento si causa sibilancias, ataxia o mareos intensos. En cualquier caso, el tratamiento con antagonistas β-adrenérgicos nunca debe interrumpirse

bruscamente. Las dosis de propranolol deben reducirse a razón de 60 mg/día, hasta alcanzar la dosis de 60 mg/día; posteriormente, las reducciones deben ser de 10-20 mg/día cada 3 o 4 días.

Las guías de práctica clínica que se presentan en este capítulo para otros fármacos son similares a las del propranolol, si bien hay que tener en cuenta las diferencias en las dosis. Por ejemplo, si se prescribe inicialmente propranolol en la dosis más baja disponible (10 mg), el metoprolol deberá prescribirse a su dosis más baja disponible (50 mg).

BARBITÚRICOS Y FÁRMACOS DE ACCIÓN SIMILAR

El primer barbitúrico que se utilizó en medicina fue el barbital, introducido en 1903. Se siguió del fenobarbital, el amobarbital, el pentobarbital, el secobarbital y el tiopental. Se han sintetizado muchos otros, pero solo unos pocos han tenido un uso clínico (tabla 21-48). Estos fármacos son problemáticos por varias razones, entre ellas su elevado potencial adictivo y de abuso, su estrecho margen terapéutico y su bajo índice terapéutico, así como sus efectos adversos no deseados. Por esta razón, tanto los barbitúricos como los compuestos similares, como el meprobamato, han sido sustituidos casi por completo por las benzodiazepinas y los hipnóticos, como el zolpidem, la eszopiclona y el zaleplón, que tienen un menor potencial de abuso y un índice terapéutico más alto. De cualquier modo, los barbitúricos todavía pueden utilizarse para tratar determinados trastornos mentales y convulsivos.

Acciones farmacológicas

Los barbitúricos se absorben bien tras su administración oral. Se unen ampliamente a las proteínas plasmáticas, pero su lipofilia es variable. Son metabolizados en el hígado y se excretan por vía renal. Su vida media varía entre 1 y 120 h. Además, pueden inducir enzimas hepáticas (citocromo P450), por lo que pueden reducir las concentraciones tanto de los propios barbitúricos como de cualquier otro fármaco metabolizado en el hígado. En su mecanismo de acción está implicado el complejo receptor GABA-receptor benzodiazepínico-canales del cloro.

Tabla 21-48
Dosis de los barbitúricos (adultos)

Fármaco	Formulaciones	Intervalo de dosis para efecto hipnótico	Intervalo de dosis para efecto anticonvulsivo
Amobarbital	200 mg	50-300 mg	65-500 mg i.v.
Aprobarbital	Jarabe de 40 mg/5 ml	40-120 mg	No determinado
Butabarbital	Comprimidos de 15, 30 y 50 mg Jarabe de 30 mg/5 ml	45-120 mg	No determinado
Fenobarbital	Comprimidos de entre 15 y 100 mg Jarabe de 20 mg/5 ml Inyectables de 30-130 mg/ml	30-150 mg	100-300 mg i.v., hasta 600 mg/día
Metilfenobarbital	Comprimidos de 32, 50 y 100 mg	100-200 mg	200-600 mg
Metohexital	500 mg/50 ml	1 mg/kg para TEC	No determinado
Pentobarbital	Cápsulas de 50 y 100 mg Inyectables o jarabe de 50 mg/ml Supositorios de 30, 60, 120 y 200 mg	100-200 mg	100 mg i.v. cada minuto, hasta 500 mg
Secobarbital	Cápsulas de 100 mg Inyectables de 50 mg/ml	100 mg	5,5 mg/kg i.v.

i.v., vía intravenosa; TEC, terapia electroconvulsiva.

Indicaciones terapéuticas

Terapia electroconvulsiva. El metohexital se usa habitualmente como anestésico para la TEC. El riesgo de que cause efectos cardíacos es más bajo que el que se asocia con el resto de barbitúricos. Administrado por vía intravenosa, induce una anestesia rápida y, gracias a su rápida redistribución, la duración de su acción es corta (de 5 a 7 min). Las dosis habituales para la TEC son de 0,7 a 1,2 mg/kg. También puede utilizarse para contrarrestar las convulsiones prolongadas causadas por la TEC o limitar el agitación postictal.

Crisis epilépticas. El fenobarbital, que es el barbitúrico más utilizado para tratar las crisis epilépticas, está indicado para el tratamiento de las convulsiones tónico-clónicas generalizadas y las crisis parciales simples. Además, en el tratamiento de urgencia de las convulsiones (con independencia de su causa) también se emplean barbitúricos por vía parenteral. La administración de fenobarbital por vía intravenosa para el estado epiléptico debe ser lenta (10 a 20 mg/kg).

Análisis con narcóticos. El amobarbital se ha empleado desde hace tiempo como ayuda para el diagnóstico de numerosas enfermedades y condiciones como la neurosis histérica, la catatonía, el estupor histérico y el mutismo no explicable por ninguna causa concreta, así como para diferenciar el estupor característico de la depresión, la esquizofrenia y las lesiones cerebrales estructurales.

En la *entrevista con amobarbital* el paciente se coloca en decúbito y se administran 50 mg/min de amobarbital por vía intravenosa. Esta infusión debe mantenerse hasta que el nistagmo lateral se mantenga o hasta que el paciente experimente somnolencia, lo cual suele ocurrir cuando se han administrado entre 75 y 150 mg. A continuación pueden administrarse de 25 a 50 mg cada 5 min para mantener la narcosis. El paciente debe descansar durante 15 a 30 min después de la entrevista antes de intentar empezar a caminar.

Para el análisis con narcóticos el fármaco de elección es el diazepam, por el riesgo de laringoespasmo que se asocia con el uso intravenoso de amobarbital.

Sueño. Los barbitúricos reducen la latencia del sueño y el número de despertares, aunque, por lo general, los pacientes suelen presentar tolerancia a estos efectos al cabo de 2 semanas. Con frecuencia, la suspensión de un tratamiento con barbitúricos da lugar a incrementos de rebote en las determinaciones de los patrones del sueño mediante electroencefalograma (EEG), así como a un agravamiento del insomnio.

Suspensión de los hipnótico-sedantes

En algunos casos, los barbitúricos se utilizan para determinar el grado de tolerancia a estos o a otros hipnóticos con el fin de orientar la desintoxicación. Cuando se ha logrado la desintoxicación, se administra una dosis de prueba de pentobarbital (200 mg) por vía oral, y 1 h más tarde se examina al paciente. La tolerancia y la dosis requerida se determinan de acuerdo con el grado de afectación del paciente. Si no está sedado, pueden administrarse hasta tres dosis de 100 mg de pentobarbital cada 2 h (máximo: 500 mg en 6 h). La cantidad de fármaco que causa una intoxicación leve es de aproximadamente la mitad de la dosis diaria de barbitúrico utilizada. En adelante, pueden sustituirse cada 100 mg de pentobarbital por 30 mg de fenobarbital. Esa dosis diaria puede administrarse en varias tomas e irla reduciendo gradualmente a razón de un 10 % al día, ajustando la dosis de acuerdo con los signos de abstinencia.

Precauciones y reacciones adversas

Algunos de los efectos adversos de los barbitúricos son similares a los de las benzodiazepinas, como la disforia paradójica, la hiperactividad y la desorganización cognitiva. Otros efectos adversos raros asociados al tratamiento con esta clase de fármacos son el síndrome de Stevens-Johnson, la anemia megaloblástica y la neutropenia.

Antes del advenimiento de las benzodiazepinas, el uso generalizado de los barbitúricos como hipnóticos y ansiolíticos los convirtió en la causa más frecuente de reacciones de porfiria aguda. Las crisis agudas de porfiria han disminuido de manera importante, porque actualmente rara vez se utilizan y están contraindicados en pacientes con esta enfermedad.

Una importante diferencia entre los barbitúricos y las benzodiazepinas es el bajo índice terapéutico de los primeros: una sobredosis de barbitúricos puede, fácilmente, causar la muerte. Además, se asocian con un riesgo elevado de abuso y de aparición de tolerancia y dependencia. La intoxicación se manifiesta con confusión, somnolencia, irritabilidad, hiporreflexia o arreflexia, ataxia y nistagmo. Los síntomas de abstinencia son similares a los de las benzodiazepinas, pero más intensos.

Un aumento de 10 veces la dosis diaria o 1 g de la mayoría de los barbitúricos causa toxicidad grave; dosis de 2-10 g por lo general son mortales. Las manifestaciones de la intoxicación pueden incluir delírium, confusión, excitación, cefaleas y depresión del SNC y respiratoria, que puede ir de la somnolencia al coma. Otras reacciones adversas incluyen respiración de Cheyne-Stokes, shock, miosis, oliguria, taquicardia, hipotensión, hipotermia, irritabilidad, hiporreflexia o arreflexia, ataxia y nistagmo. El tratamiento de la sobredosis incluye la inducción del vómito o lavado gástrico, carbón activado y catárticos salinos; terapia de apoyo, con mantenimiento de la vía aérea y la respiración, y el tratamiento del shock si es necesario; mantenimiento de los signos vitales y el equilibrio hídrico; alcalinización de la orina, aumentando su excreción; diuresis forzada si la función renal es normal, y hemodiálisis en los casos graves.

Debido a que algunos datos indican que pueden ser teratógenos, no deben prescribirse barbitúricos a las mujeres embarazadas ni a las lactantes. Asimismo, deben prescribirse con precaución a los pacientes con antecedentes de abuso de sustancias, depresión, diabetes, alteraciones hepáticas, nefropatías, anemia grave, dolor, hipertiroidismo o insuficiencia suprarrenal. También están contraindicados en los pacientes con porfiria intermitente aguda, requerimientos respiratorios elevados o reserva respiratoria limitada.

Interacciones farmacológicas

El principal motivo de preocupación con respecto a las interacciones farmacológicas de los barbitúricos es que la depresión respiratoria que puedan causar se añada a la de otros fármacos. Por ello, es necesario tener mucha precaución si se desea administrar barbitúricos junto con otros fármacos que actúen en el SNC, como los antipsicóticos y los antidepresivos, o bien con otras sustancias que puedan ejercer efectos a este nivel (p. ej., el alcohol). Del mismo modo, la prescripción de barbitúricos a pacientes en tratamiento con otros fármacos que se metabolizan en el hígado (en especial, los anticonvulsivos y los que actúan sobre el corazón) debe realizarse con especial cautela. Cada paciente presenta una sensibilidad distinta a la inducción enzimática que ejercen los barbitúricos, por lo que no es posible predecir el grado en que se verá afectado el metabolismo de los fármacos que ya se estén tomando. Algunos de los agentes que pueden ver potenciado su metabolismo por los barbitúricos son los opiáceos, los antiarrítmicos, los antibióticos, los anticoagulantes, los anticonvulsivos, los antidepresivos, los antagonistas β-adrenérgicos, los antagonistas dopaminérgicos, los anticonceptivos y los inmunodepresores.

Interferencias con pruebas de laboratorio

No se ha descrito ningún efecto de los barbitúricos sobre alguna prueba de laboratorio.

Dosificación y pautas clínicas

Los barbitúricos y los fármacos que se describen a continuación empiezan a ejercer su acción al cabo de 1 a 2 h de su administración. Las dosis de los barbitúricos son variables, pero el tratamiento debe iniciarse siempre con dosis bajas, que se incrementan hasta lograr un efecto terapéutico. Los niños y los adultos mayores son más sensibles a los efectos de esta clase de fármacos que los adultos jóvenes. Los barbitúricos más utilizados están comercializados en distintas formulaciones. Siempre es preferible recurrir a aquellos con una vida media de 15 a 40 h, ya que los que tienen una acción más prolongada pueden acumularse en el organismo. Es necesario que el médico explique claramente al paciente los efectos adversos y la posibilidad de dependencia asociada al tratamiento.

Aunque la determinación de las concentraciones plasmáticas de barbitúricos no acostumbra a ser necesaria en psiquiatría, es habitual controlar las de fenobarbital cuando se prescribe como anticonvulsivo. Las concentraciones sanguíneas terapéuticas del fenobarbital, cuando se emplea con esta indicación, varían entre 15 y 40 mg/l, si bien algunos pacientes pueden presentar efectos adversos importantes con estas dosis.

Existen especialidades farmacéuticas que también contienen barbitúricos en su composición, y que el médico debería conocer.

Fármacos de acción similar

Existen distintos fármacos que ejercen acciones similares a los barbitúricos y se emplean para el tratamiento de la ansiedad y el insomnio, como el paraldehído, el meprobamato y el hidrato de cloral. Sin embargo, se usan en contadas ocasiones debido a su potencial de abuso y sus posibles efectos tóxicos y algunos de ellos ahora están prohibidos en otros países como la Unión Europea y Canadá.

Paraldehído. El paraldehído es un éter cíclico que se utilizó por primera vez como hipnótico en 1882. También se ha empleado para tratar la epilepsia, los síntomas de abstinencia de alcohol y el *delirium tremens*. Debido a su bajo índice terapéutico, ha sido reemplazado por las benzodiazepinas y otros anticonvulsivos.

INDICACIONES TERAPÉUTICAS. El paraldehído no está indicado como ansiolítico ni como hipnótico, y actualmente se emplea poco en psicofarmacología.

PRECAUCIONES Y REACCIONES ADVERSAS. El paraldehído causa halitosis con frecuencia debido a que se elimina no metabolizado por vía pulmonar. Puede inflamar los capilares pulmonares y causar tos. También puede ocasionar tromboflebitis si se administra por vía intravenosa, y la administración oral provocar náuseas y vómitos. La sobredosis da lugar a acidosis metabólica y a una disminución de la diuresis. El paraldehído puede utilizarse como droga de abuso.

INTERACCIONES FARMACOLÓGICAS. El disulfiram inhibe la acetaldehído deshidrogenasa y reduce el metabolismo del paraldehído, lo que da lugar a unas concentraciones del fármaco que pueden ser tóxicas. El paraldehído tiene propiedades sedantes adictivas cuando se combina con otros depresores del SNC, como el alcohol o las benzodiazepinas.

INTERFERENCIAS CON PRUEBAS DE LABORATORIO. El paraldehído puede interferir con los niveles de metirapona y fentolamina, así como en las pruebas de orina de 17-hidroxicorticoesteroides.

DOSIFICACIÓN Y PAUTAS CLÍNICAS. El paraldehído está comercializado en Estados Unidos en viales de 30 ml para su administración oral, intravenosa o rectal. Para las crisis epilépticas del adulto pueden administrarse hasta 12 ml (diluidos en una solución al 10 %) mediante una sonda gástrica cada 4 h. La dosis oral infantil es de 0,3 mg/kg.

Meprobamato. El meprobamato es un carbamato que empezó a utilizarse poco después de las benzodiazepinas, para tratar específicamente la ansiedad. También se emplea como relajante muscular.

ACCIONES FARMACOLÓGICAS. El meprobamato se absorbe rápidamente en el tubo digestivo y tras la inyección intramuscular. Se metaboliza principalmente en el hígado, y una pequeña proporción se elimina sin metabolizar por la orina. La vida media plasmática es de aproximadamente 10 h.

INDICACIONES TERAPÉUTICAS. El meprobamato está indicado como tratamiento a corto plazo de los trastornos de ansiedad, aunque también se ha empleado como hipnótico y se prescribe como relajante muscular.

PRECAUCIONES Y REACCIONES ADVERSAS. El meprobamato puede causar depresión del SNC y la muerte en casos de sobredosis, y puede ser objeto de abuso por parte de los pacientes con dependencia del alcohol u otras sustancias. La interrupción brusca después de un tratamiento prolongado puede dar lugar a un síndrome de abstinencia, que se manifiesta con síntomas como convulsiones y alucinaciones. Además, puede exacerbar la porfiria aguda intermitente. Otros efectos secundarios son las reacciones alérgicas, las sibilancias, la urticaria, la excitación paradójica y la leucocitopenia. No debe prescribirse a pacientes con insuficiencia hepática.

INTERACCIONES FARMACOLÓGICAS. Los efectos sedantes del meprobamato pueden potenciar los de otros depresores del SNC, como el alcohol, los barbitúricos y las benzodiazepinas.

INTERFERENCIAS CON PRUEBAS DE LABORATORIO. El meprobamato puede interferir con las cifras de metirapona y fentolamina, así como en las pruebas de orina de 17-hidroxicorticoesteroides.

DOSIFICACIÓN Y PAUTAS CLÍNICAS. El meprobamato se comercializa en Estados Unidos en comprimidos de 200, 400 y 600, y en cápsulas de liberación prolongada de 200 y 400 mg, así como en especialidades que contienen otros principios activos (325 mg de ácido acetilsalicílico y 200 mg de meprobamato, de administración oral). La dosis habitual para los adultos es de 400 a 800 mg, dos veces al día; en los adultos mayores y los niños de 6 a 12 años, la dosis debe reducirse a la mitad.

Hidrato de cloral. El hidrato de cloral es un hipnótico muy poco utilizado en psiquiatría debido a la existencia de alternativas terapéuticas más seguras, como las benzodiazepinas.

ACCIONES FARMACOLÓGICAS. El hidrato de cloral se absorbe bien en el tubo digestivo. Es metabolizado en el hígado en pocos minutos a su metabolito activo tricloroetanol, que tiene una vida media de 8 a 11 h. Una dosis de hidrato de cloral induce el sueño al cabo de 30 a 60 min y lo mantiene durante 4 a 8 h. Probablemente, potencia la neurotransmisión gabaérgica, que inhibe la excitabilidad neuronal.

INDICACIONES TERAPÉUTICAS. La FDA enumera el hidrato de cloral como un medicamento no aprobado que todavía es recetado por los médicos; sin embargo, no tiene una indicación aprobada por la FDA. La principal indicación del hidrato de cloral es la inducción del sueño. En cualquier caso, no debe tomarse durante más de 2 o 3 días, puesto que, con el tratamiento prolongado, aumentan la incidencia y la gravedad de sus efectos secundarios. A las semanas de tratamiento, se desarrolla tolerancia a los efectos hipnóticos del fármaco. Las benzodiazepinas son una opción mejor que el hidrato de cloral para cualquier indicación psiquiátrica.

PRECAUCIONES Y REACCIONES ADVERSA. El hidrato de cloral causa efectos adversos sobre el SNC, el aparato digestivo y la piel. Las dosis elevadas (más de 4 g) pueden ocasionar estupor, confusión, ataxia, caídas y coma. También puede causar efectos gastrointestinales, como irritación inespecífica, náuseas, vómitos, meteorismo y un sabor desagradable. Con el uso prolongado y la sobredosis pueden producirse gastritis y ulceración gástrica. Además de tolerancia, puede aparecer dependencia, con síntomas similares a los de la dependencia del alcohol. La dosis letal de hidrato de cloral es de 5 a 10 g, por lo que no sería un fármaco adecuado para pacientes con posible ideación suicida.

INTERACCIONES FARMACOLÓGICAS. Debido a la interferencia en su metabolismo, el hidrato de cloral está totalmente contraindicado si se consume alcohol (esta combinación se conoce como *Mickey Finn*). Además, puede desplazar a la warfarina de las proteínas plasmáticas y potenciar su acción anticoagulante, por lo que esta combinación también está contraindicada.

INTERFERENCIAS CON PRUEBAS DE LABORATORIO. La administración de hidrato de cloral puede dar lugar a falsos positivos en las pruebas de orina que usan sulfato de cobre, pero no en las que utilizan glucosa oxidasa. También puede interferir en la determinación de las catecolaminas y los 17-hidroxicorticoesteroides en la orina.

DOSIFICACIÓN Y PAUTAS CLÍNICAS. El hidrato de cloral se comercializa en Estados Unidos en cápsulas de 500 mg, solución de 500 mg/5 ml y supositorios rectales de 324, 500 y 648 mg. La dosis estándar es de 500 a 2 000 mg, tomada a la hora de acostarse. Debe administrarse con suficiente agua, leche, otros líquidos o antiácidos, con el fin de reducir la irritación gástrica que provoca.

Propofol. El propofol es un agonista $GABA_A$ que se usa como anestésico. Induce la liberación presináptica de GABA y dopamina (esta última posiblemente a través de un efecto sobre los receptores $GABA_B$) y es un agonista parcial de los receptores de dopamina D_2 y de *N*-metil-D-aspartato (NMDA). Es muy liposoluble, por lo que atraviesa la barrera hematoencefálica rápidamente e induce la anestesia en menos de 1 min. Su redistribución rápida desde el SNC provoca el cese de la acción entre 3 y 8 min después de suspender la infusión. Tiene buena tolerancia cuando se utiliza como sedante, pero tiene posibles efectos adversos agudos, como depresión respiratoria, apnea y bradiarritmias, y su infusión prolongada puede provocar acidosis y miopatía mitocondrial. El vehículo utilizado para la infusión es una emulsión de soja, que puede ser un medio de cultivo para diferentes organismos, alterar la función de los macrófagos y provocar anomalías hematológicas y lipídicas, así como reacciones anafilácticas.

Etomidato. El etomidato es un imidazol carboxilado que actúa en las subunidades β_2 y β_3 del receptor $GABA_A$. Su inicio de acción es rápido (1 min) y su duración es corta (menos de 5 min). El vehículo propilenglicol se ha asociado con la acidosis metabólica hiperosmolar. Tiene propiedades tanto proconvulsivas como anticonvulsivas, e inhibe la liberación de cortisol, con posibles consecuencias adversas tras su administración a largo plazo. Se ha utilizado para anestesia, ya que es poco probable que afecte a la presión arterial; sin embargo, se ha reemplazado en gran medida por medicamentos más nuevos.

▲ 21.5 Fármacos para tratar los trastornos del sueño-vigilia

AGONISTAS GABA NO BENZODIAZEPÍNICOS

Varias de las benzodiazepinas se suelen usar para dormir, como flurazepam, temazepam, quazepam, estazolam y triazolam. Temazepam, flurazepam y triazolam son benzodiazepinas que se utilizan para el insom-

nio; estos se analizan con las otras benzodiazepinas de la sección de ansiolíticos. Los agonistas no benzodiazepínicos, como zolpidem, zaleplón y eszopiclona, los llamados «medicamentos Z», son similares a estos medicamentos, ya que se unen en un lugar cercano al receptor de benzodiazepinas.

Efecto farmacológico

El zaleplón, el zolpidem y la eszopiclona poseen una estructura molecular distinta y se unen en diferentes grados a las subunidades de receptores gabaérgicos. Las benzodiazepinas activan los tres sitios de fijación GABA-benzodiazepina específicos del receptor gabaérgico de tipo A ($GABA_A$), que abre los canales de cloruro y reduce la frecuencia de impulsos neuronales y musculares. El zaleplón, el zolpidem y la eszopiclona poseen cierta selectividad por algunas unidades del receptor gabaérgico, un fenómeno que podría explicar sus efectos sedantes selectivos y la relativa ausencia de efectos miorrelajantes y anticonvulsivos.

Estos tres fármacos se absorben rápidamente y en una proporción alta tras la administración oral, si bien dicha absorción puede retrasarse hasta 1 h si se toman junto con alimentos. Las concentraciones plasmáticas máximas de zolpidem se alcanzan al cabo de 1,6 h, y su vida media es de 2,6 h; en cuanto al zaleplón, sus concentraciones plasmáticas máximas se alcanzan al cabo de 1 h, y su vida media también es de 1 h. Sin embargo, si se toma junto con una comida copiosa o rica en grasas, las concentraciones máximas se alcanzan, aproximadamente, 1 h más tarde, por lo que se reducen los efectos inductores del sueño de la eszopiclona. La vida media de eliminación terminal en un adulto sano es de alrededor de 6 h. La eszopiclona se une débilmente a las proteínas plasmáticas (de un 52 % a un 59 %).

El metabolismo rápido y la ausencia de metabolitos activos del zolpidem, el zaleplón y la eszopiclona evitan la acumulación de sus concentraciones plasmáticas, en comparación con lo que ocurre con el tratamiento prolongado con benzodiazepinas.

Flumazenilo para la sobredosis por benzodiazepinas. Al igual que las benzodiazepinas, el flumazenilo puede revertir los efectos psicomotores, amnésicos y sedantes adversos del zolpidem y el zaleplón.

Indicaciones terapéuticas

Insomnio. Zolpidem, zaleplón y eszopiclona también están indicados solo para el insomnio. Aunque estos «medicamentos Z» no suelen estar asociados con el insomnio de rebote después de la interrupción durante períodos cortos, algunos pacientes experimentan un aumento de las dificultades para dormir las primeras noches después de suspender su administración. El uso de zolpidem, zaleplón y eszopiclona durante períodos de más de 1 mes no se asocia con la aparición tardía de efectos adversos. No se observó el desarrollo de tolerancia a ningún parámetro de la medición del sueño durante 6 meses en los ensayos clínicos de eszopiclona.

El γ-hidroxibutirato, que está autorizado para el tratamiento de la narcolepsia y mejora el sueño de ondas lentas, es también un agonista del receptor $GABA_A$, donde se une a receptores específicos. El γ-hidroxibutirato tiene la capacidad tanto de reducir el deseo apremiante de fármacos como de inducir dependencia, abuso y crisis de ausencias como resultado de sus acciones complejas sobre los sistemas dopaminérgicos tegmentarios.

Enfermedad de Parkinson. Algunos pacientes con enfermedad de Parkinson idiopática responden al tratamiento prolongado con zolpidem, que alivia la bradicinesia y la rigidez. La posología es de 10 mg cuatro veces al día, una pauta que puede tolerarse durante varios años sin que ocasione sedación.

Precauciones y reacciones adversas

El zolpidem y el zaleplón suelen ser bien tolerados. Cuando se administran dosis de 10 mg/día de zolpidem y en menos cantidad en el caso del zaleplón, muy pocos pacientes presentan mareos, somnolencia, dispepsia o diarrea. Ambos fármacos se secretan en la leche materna, por lo que están contraindicados en mujeres lactantes. Las dosis de zolpidem y zaleplón pueden reducirse en los adultos mayores y las personas con insuficiencia hepática.

El zolpidem también se ha asociado con conductas automáticas y amnesia. En casos muy infrecuentes, el zolpidem puede causar alucinaciones y alteraciones de la conducta. La administración conjunta de zolpidem y un ISRS puede prolongar la duración de las alucinaciones en algunos pacientes. En los adultos mayores, la eszopiclona muestra efectos adversos, como dolor, sequedad de boca y sabor desagradable, que dependen de la dosis administrada.

Cuando se han tomado durante períodos prolongados y en dosis terapéuticas elevadas, el zolpidem y el zaleplón pueden causar un síndrome de abstinencia leve que dura un día. En ocasiones, los pacientes en tratamiento con zolpidem han incrementado la dosis diaria a 30 o 40 mg/día sin consultarlo con su médico; la interrupción brusca del tratamiento con estas cantidades puede dar lugar a síntomas de abstinencia de 4 días o más. No suele desarrollarse tolerancia a los efectos sedantes de estos dos fármacos.

Interacciones farmacológicas

Estos fármacos son más peligrosos cuando se usan con otros depresores del SNC, como alcohol, barbitúricos, opiáceos y drogas similares. La cimetidina aumenta las concentraciones plasmáticas de zaleplón.

La rifampicina, la fenitoína, la carbamazepina y el fenobarbital aumentan significativamente el metabolismo del zaleplón.

Las enzimas CYP3A4 y CYP2E1 están involucradas en el metabolismo de la eszopiclona. La eszopiclona no mostró ningún potencial inhibidor sobre CYP450 1A2, 2A6, 2C9, 2C19, 2D6, 2E1 y 3A4 en hepatocitos humanos criopreservados.

Interferencias con pruebas de laboratorio

No se han descrito efectos de las benzodiazepinas, el zolpidem o el zaleplón sobre ninguna prueba analítica.

Dosificación y pautas clínicas

El zaleplón se comercializa en Estados Unidos en cápsulas de 5 y 10 mg. La dosis habitual en el adulto es de 10 mg, que puede incrementarse hasta un máximo de 20 mg si se desarrolla tolerancia. Una dosis puede proporcionar 4 h de sueño con escasa somnolencia residual. En los pacientes mayores de 65 años o con insuficiencia hepática, se recomienda una dosis inicial de 5 mg.

La eszopiclona se comercializa en Estados Unidos en comprimidos de 1, 2 y 3 mg. La dosis inicial no debe superar 1 mg en los pacientes con insuficiencia hepática grave o que tomen inhibidores potentes de la isoenzima CYP3A4. La dosis recomendada para mejorar la conciliación o el mantenimiento del sueño en el adulto (de 18 y 64 años de edad) es de 2 o 3 mg, y de 2 mg para las personas de mayor edad (65 años o más). Para los pacientes que refieren principalmente dificultades para conciliar el sueño, la dosis adecuada es de 1 mg.

Zolpidem está disponible en cápsulas de 5 y 10 mg, y de 6,25 y 12,5 mg en cápsulas de liberación controlada. También hay un comprimido sublingual y un aerosol orofaríngeo. La forma de liberación controlada suele administrarse para problemas con el mantenimiento del sueño. Las formas sublingual y orofaríngea se administran en los que tienen dificultades para tomar la píldora o en circunstancias particula-

res. Por ejemplo, la vía sublingual se puede utilizar para quienes se despiertan en mitad de la noche. Con la cápsula oral, la dosis inicial es de 5 mg para las mujeres y de 5 a 10 mg para los hombres antes de acostarse. Una dosis única de 10 mg es la dosis habitual para adultos (6,25 o 12,5 mg de liberación controlada). La cápsula solo debe tomarse al comienzo de la noche, ya que el medicamento puede alterar la actividad de una persona si intenta realizarla dentro de las 7 a 8 h posteriores a su administración. Para personas mayores de 65 años o médicamente frágiles, la dosis recomendada es de 5 mg.

AGONISTAS DE LA MELATONINA: RAMELTEÓN Y MELATONINA

En Estados Unidos se comercializan dos agonistas de los receptores de la melatonina: la melatonina, un suplemento dietético disponible en distintos preparados que no está bajo las regulaciones de la FDA, y el ramelteón, un fármaco aprobado por la FDA para el tratamiento del insomnio caracterizado por dificultades para conciliar el sueño. Se cree que ambos ejercen sus efectos por su interacción con los receptores centrales de la melatonina.

Ramelteón

El ramelteón es un agonista de los receptores de melatonina que se emplea para tratar el insomnio preconciliación. A diferencia de las benzodiazepinas, no posee afinidad por los receptores gabaérgicos.

Acciones farmacológicas. El ramelteón posee, básicamente, las mismas propiedades inductoras del sueño que la melatonina, con una alta afinidad por los receptores de melatonina MT1 y MT2 en el cerebro. Se cree que estos receptores son fundamentales para regular el ciclo sueño-vigilia del organismo.

El ramelteón se absorbe rápidamente y se elimina por encima de un intervalo de dosis de 4 a 64 mg. La concentración plasmática máxima ($C_{máx}$) se alcanza aproximadamente al cabo de 45 min de su administración, y su vida media de eliminación es de 1 a 2,6 h. La absorción total es de por lo menos el 84%, pero el amplio metabolismo de primer paso resulta en una biodisponibilidad de aproximadamente el 2%. El ramelteón se metaboliza principalmente a través de la vía del citocromo CYP1A2 y se elimina principalmente en la orina. La administración repetida una vez al día no produce acumulación, probablemente por la corta vida media del compuesto.

Indicaciones terapéuticas. El ramelteón fue aprobado por la FDA para tratar el insomnio caracterizado por dificultades para conciliar el sueño. Un posible uso extraoficial serían los trastornos del ritmo circadiano de sueño-vigilia, en particular el *jet lag,* el tipo de fases de sueño retardadas y el tipo asociado a turnos laborales.

En ensayos clínicos y estudios con animales no se han detectado insomnio de rebote ni síntomas de abstinencia.

Precauciones y reacciones adversas. El principal efecto secundario del ramelteón es la cefalea. Otros efectos adversos pueden ser: somnolencia, cansancio, mareos, agravamiento del insomnio, depresión, náuseas y diarrea. No debe prescribirse este fármaco a pacientes con insuficiencia hepática avanzada, ni se recomienda en los pacientes con apnea del sueño grave o con enfermedad pulmonar obstructiva crónica. Los valores de prolactina pueden estar aumentados en las mujeres. El fármaco debe utilizarse con precaución, si es necesario, en mujeres embarazadas y lactantes.

En algunos casos, el ramelteón puede reducir las concentraciones de testosterona y cortisol, y aumentar las de prolactina. Cuando se prescriba a una mujer, deben vigilarse el posible cese de las menstruaciones y la aparición de galactorrea, la disminución de la libido y los problemas de fecundidad. No se han establecido su eficacia ni su efectividad en los niños.

Interacciones farmacológicas. La principal isoenzima que metaboliza el ramelteón en el hígado es la CYP1A2, por lo que la fluvoxamina y otros inhibidores de esta enzima pueden aumentar sus efectos secundarios.

El ramelteón debe administrarse con precaución en los pacientes en tratamiento con otros inhibidores de la CYP1A2, inhibidores potentes de la CYP3A4 como el ketoconazol, e inhibidores potentes de la CYP2C como el fluconazol. No se han notificado interacciones clínicamente importantes entre el ramelteón y el omeprazol, la teofilina, el dextrometorfano, el midazolam, la digoxina o la warfarina.

Dosificación y pautas clínicas. La dosis habitual de ramelteón es de 8 mg, tomados 30 min antes de acostarse. No debe tomarse junto con grasas ni inmediatamente después de las comidas.

Melatonina

La melatonina (N-acetil-5-metoxitriptamina) es una hormona producida principalmente por la noche en la glándula pineal. Su administración por vía oral permite que alcance y se una a sus lugares de unión en el cerebro de los mamíferos, produciendo somnolencia cuando se toman dosis elevadas. La melatonina se comercializa en Estados Unidos como suplemento dietético y no como fármaco. Se han llevado a cabo pocos ensayos de calidad controlados para determinar su eficacia como tratamiento de trastornos como el insomnio, el *jet lag* y las alteraciones del sueño relacionadas con los cambios de turno en el trabajo.

Acciones farmacológicas. La secreción de melatonina es estimulada por la oscuridad e inhibida por la luz. Se sintetiza de forma natural a partir del aminoácido triptófano, que se transforma en serotonina y, finalmente, en melatonina. El núcleo supraquiasmático del hipotálamo tiene receptores de melatonina, por lo que esta sustancia puede actuar directamente sobre él y modificar los ritmos circadianos, lo que resulta relevante como causa de *jet lag* y alteraciones del sueño. Además de secretarse en la glándula pineal, la melatonina también se produce en la retina y el tubo digestivo.

La melatonina tiene una vida media muy corta, de 0,5 a 6 min. Las concentraciones plasmáticas dependen de la dosis administrada y del ritmo endógeno. Aproximadamente el 90 % se elimina por el metabolismo de primer paso en las vías CYP1A1 y CYP1A2, principalmente en la orina.

La melatonina exógena interactúa con los receptores de la melatonina que inhiben la activación neuronal y favorecen el sueño. No parece haber una relación dosis-respuesta entre la administración de melatonina exógena y sus efectos sobre el sueño.

Indicaciones terapéuticas. La melatonina está aprobada para el insomnio en la Unión Europea y muchos otros países; sin embargo, la FDA no la aprueba para ningún uso médico. Se vende sin receta en Estados Unidos y Canadá, pero requiere receta médica en algunos otros países, como el Reino Unido. Se ha administrado de forma exógena para tratar los problemas relacionados con el sueño (insomnio, trastornos del ritmo circadiano), el cáncer (de mama, próstata y colorrectal), las convulsiones, la depresión, la ansiedad y el trastorno afectivo con patrón estacional. Algunos estudios sugieren que la melatonina exógena puede tener efectos antioxidantes y propiedades antienvejecimiento.

Precauciones y reacciones adversas. Los acontecimientos adversos asociados con la melatonina son la fatiga, el mareo, la cefalea, la irritabilidad y la somnolencia. También se han observado desorientación, confusión, sonambulismo, sueños vívidos y pesadillas, que a menudo se resuelven tras interrumpir su administración.

La melatonina puede reducir la fertilidad tanto en hombres como en mujeres. En hombres, su administración exógena reduce la movilidad de los espermatozoides, y se ha observado que la administración prolongada inhibe la concentración testicular de aromatasa. En mujeres, puede inhibir la función ovárica y se ha evaluado como anticonceptivo, pero con resultados poco concluyentes.

Interacciones farmacológicas. Como preparado complementario de la dieta, la melatonina exógena no está regulada por la FDA ni se ha sometido al mismo tipo de estudios de interacciones farmacológicas que se realizaron con el ramelteón. Se sugiere prudencia al administrar simultáneamente melatonina con anticoagulantes (p. ej., warfarina, ácido acetilsalicílico y heparina), fármacos anticonvulsivos y agentes que disminuyan la presión arterial.

Interferencias con pruebas de laboratorio. No se han notificado interferencias de la melatonina en las pruebas de laboratorio habituales.

Dosificación y administración. En Estados Unidos se comercializa la melatonina sin receta en las siguientes formulaciones: cápsulas de 1, 2,5, 3 y 5 mg; solución de 1 mg/4 ml; pastillas de 0,5 y 3 mg; comprimidos sublinguales de 2,5 mg, y comprimidos de liberación controlada de 1, 2 y 3 mg.

Las recomendaciones habituales indican tomar la dosis de melatonina al acostarse, aunque pruebas procedentes de ensayos clínicos sugieren que la administración hasta 2 h antes de la hora habitual de acostarse puede obtener una mejoría mayor de la conciliación del sueño.

Agomelatina. La agomelatina tiene una estructura similar a la melatonina y se está investigando en Europa como tratamiento del trastorno depresivo mayor. Actúa como agonista de los receptores de melatonina (MT_1 y MT_2) y como antagonista de la serotonina. El análisis de los estudios clínicos con agomelatina despierta importantes interrogantes sobre la eficacia y seguridad del fármaco, que no se comercializa en Estados Unidos.

PRAZOSINA

La prazosina es un derivado quinazolínico y una de las nuevas clases químicas de antihipertensivos. Es un antagonista α_1-adrenérgico en oposición a los fármacos ya mencionados, que son α_2-bloqueantes.

Acciones farmacológicas

Se desconoce el mecanismo exacto de la acción hipotensora de la prazosina y cómo suprime las pesadillas. Este fármaco provoca una disminución de la resistencia periférica total que se relaciona con su efecto como antagonista α_1-adrenérgico. La presión arterial disminuye tanto en posición supina como de pie, un efecto más destacado en la presión sistólica. Después de su administración oral, las concentraciones plasmáticas en humanos alcanzan un máximo en unas 3 h, con una vida media plasmática de 2 a 3 h. El fármaco se une a las proteínas plasmáticas con mucha afinidad. No se ha observado desarrollo de tolerancia con el tratamiento a largo plazo.

Indicaciones terapéuticas

La prazosina se utiliza en psiquiatría para reducir las pesadillas, en particular las asociadas con el TEPT.

Precauciones y reacciones adversas

Durante los ensayos clínicos y la fase posterior de comercialización, las reacciones más frecuentes fueron los mareos (10,3 %), la cefalea (7,8 %), la sedación (7,6 %), la falta de energía (6,9 %), la debilidad (6,5 %), las palpitaciones (5,3 %) y las náuseas (4,9 %). En la mayoría de los casos, los efectos secundarios desaparecen con el tratamiento continuado o se toleran sin disminuir la dosis del fármaco. La prazosina no debe administrarse en madres lactantes ni durante el embarazo.

Interacciones farmacológicas

No se han comunicado interacciones farmacológicas.

Interferencias con pruebas de laboratorio

No se han comunicado interferencias con las pruebas de laboratorio.

Dosificación y pautas clínicas

El fármaco se suministra en cápsulas de 1, 2 y 5 mg y en aerosol nasal. Las dosis terapéuticas más habituales oscilan entre 6 y 15 mg/día administrados en tomas fraccionadas. Dosis mayores de 20 mg no aumentan la eficacia. Cuando se añade un diurético u otro fármaco antihipertensivo, la dosis debe reducirse a 1 o 2 mg tres veces al día y aumentarse posteriormente de forma gradual. La administración simultánea con un inhibidor de la PDE-5 puede provocar efectos aditivos en la reducción de la presión arterial e hipotensión sintomática, por lo que el tratamiento con inhibidores de la PDE-5 debe iniciarse con la menor dosis posible en los pacientes que toman prazosina.

▲ 21.6 Estimulantes

FÁRMACOS ESTIMULANTES Y ATOMOXETINA

Los fármacos estimulantes aumentan la motivación, el estado de ánimo, la energía y la capacidad de alerta. También se conocen como simpaticomiméticos, porque mimetizan los efectos fisiológicos del neurotransmisor adrenalina. Este grupo incluye varias clases químicas.

En la actualidad suelen utilizarse para tratar síntomas como falta de concentración e hiperactividad en niños y adultos con TDAH. Paradójicamente, muchos pacientes con TDAH encuentran que pueden tener un efecto calmante. Los simpaticomiméticos también están autorizados para aumentar la alerta en casos de narcolepsia.

Las anfetaminas fueron los primeros estimulantes sintetizados. Se crearon a finales del siglo XIX y las utilizaron los soldados bávaros a mediados de la década de 1880 para mantenerse despiertos, en alerta y con energía y confianza durante el combate. Desde entonces se han empleado de forma similar en la mayoría de las guerras. Su uso clínico no fue muy extenso hasta que en la década de 1930 se comercializaron como inhaladores para el alivio de la congestión nasal. Cuando se observaron sus efectos psicoestimulantes, se utilizaron para tratar la somnolencia asociada a la narcolepsia. Se han clasificado como fármacos controlados debido a su rápido inicio de acción, sus efectos conductuales inmediatos y su tendencia a desarrollar tolerancia, lo que puede comportar un riesgo de abuso y dependencia en individuos sensibles. Su fabricación, distribución y uso están regulados por el Estado norteamericano y las agencias federales. En 2005 la pemolina se retiró del mercado por el riesgo significativo de hepatotoxicidad derivado del tratamiento.

Los simpaticomiméticos se han utilizado ampliamente en personas con TDAH y narcolepsia porque no se dispone de otros fármacos con la misma eficacia. También son eficaces en el tratamiento de trastornos cognitivos que provocan depresión secundaria o profunda apatía (p. ej., el SIDA, la esclerosis múltiple, la depresión postictus, la demencia, el traumatismo craneoencefálico cerrado), así como para potenciar la medicación antidepresiva en depresiones específicas resistentes al tratamiento.

La atomoxetina, aunque no es un psicoestimulante, también está indicada para el tratamiento del TDAH y se incluye en esta sección.

Acciones farmacológicas

Todos estos fármacos se absorben bien en el tubo digestivo. Las concentraciones plasmáticas máximas de anfetamina y dextroanfetamina se alcanzan al cabo de 2 a 3 h de su administración, y ambas tienen una vida media de alrededor de 6 h, por lo que se administran una o dos veces al día. El metilfenidato se comercializa en formulaciones de liberación rápida, liberación sostenida y liberación retardada. Con la formulación de liberación rápida, las concentraciones plasmáticas máximas se obtienen al cabo de 1 a 2 h, con una vida media de 2 a 3 h, por lo que la dosis diaria debe repartirse en varias tomas. Con la formulación de liberación sostenida se alcanzan las concentraciones plasmáticas máximas a las 4-5 h de la administración, y la vida media es el doble de la normal. Las concentraciones plasmáticas máximas con la formulación de liberación retardada se obtienen al cabo de 6 a 8 h; estas especialidades son eficaces durante 12 h y se administran una vez al día. Las concentraciones plasmáticas máximas de dexmetilfenidato se obtienen a las 3 h, y se toma dos veces al día.

El dimesilato de lisdexanfetamina, también conocido como L-lisina-D-anfetamina, es un profármaco anfetaminérgico. En esta formulación, la dextroanfetamina se une al aminoácido L-lisina. La lisdexanfetamina se activa al escindirse la porción lisina de la molécula gracias a las enzimas de los eritrocitos, lo que provoca la liberación gradual de dextroanfetamina en el torrente circulatorio. Además de ampliar la duración de su acción, esta formulación reduce su potencial de abuso; es el único profármaco de este tipo. La lisdexanfetamina está indicada en el tratamiento del TDAH en niños de 6 a 12 años, y en adultos como parte integral de un programa terapéutico que puede incluir otras medidas (psicológicas, educacionales o sociales). No se han establecido la seguridad ni la eficacia del dimesilato de lisdexanfetamina en pacientes de 3 a 5 años de edad. A diferencia de la anfetamina, que contiene aproximadamente el 75 % de dextroanfetamina y el 25 % de levoanfetamina, la lisdexanfetamina es una molécula con un único enantiómero dextrógiro. En la mayoría de los casos esto mejora la tolerancia del fármaco, pero algunos pacientes se benefician más del preparado con la mezcla isomérica.

El metilfenidato, la dextroanfetamina y la anfetamina son simpaticomiméticos de acción indirecta, y su efecto principal es producir la liberación de catecolaminas en las neuronas presinápticas. Su eficacia clínica se asocia con el aumento de la liberación de dopamina y noradrenalina. La dextroanfetamina y el metilfenidato también son inhibidores débiles de la recaptación de catecolaminas, así como de la monoaminooxidasa.

Respecto al modafinilo, no se conoce con detalle su mecanismo de acción. La narcolepsia-cataplejía se debe a una deficiencia de hipocretina, un neuroléptico hipotalámico. Las neuronas que secretan hipocretina son estimuladas por el modafinilo, que no parece actuar a través de un mecanismo dopaminérgico. Se trata de un fármaco con propiedades agonistas α_1-adrenérgicas, lo que podría explicar la potenciación de la vigilia que produce, ya que esta se atenúa tras la administración de terazosina, un antagonista α_1-adrenérgico. Algunos datos indican que el modafinilo posee cierta actividad bloqueante de la recaptación de noradrenalina. El armodafinilo es el enantiómero dextrógiro del modafinilo. Ambos muestran un perfil de efectos clínicos y adversos similar.

Indicaciones terapéuticas

Trastorno de déficit de atención/hiperactividad. Los simpaticomiméticos son los fármacos de elección para el tratamiento del TDAH infantil, con eficacia en el 75 % de los casos. El metilfenidato y la dextroanfetamina tienen la misma eficacia y empiezan a ejercer su acción al cabo de 15 a 30 min de su administración. Los simpaticomiméticos pueden reducir la hiperactividad y la impulsividad, y mejorar la atención. También pueden actuar sobre las actitudes desafiantes comórbidas asociadas al TDAH. En muchos casos, el tratamiento dura toda la etapa escolar y se prolonga posteriormente. En los pacientes que responden satisfactoriamente a los simpaticomiméticos, el fármaco puede ser imprescindible para evitar el fracaso escolar.

Los simpaticomiméticos actúan sobre los síntomas básicos del TDAH (hiperactividad, impulsividad e inatención) y mejoran las interacciones sociales con los profesores, los familiares, otros adultos y el resto de los alumnos. El tratamiento prolongado satisfactorio del TDAH con simpaticomiméticos, que son eficaces en la mayoría de los conjuntos de síntomas característicos del trastorno presentes desde la infancia hasta la edad adulta, parece indicar que el TDAH es consecuencia de un desequilibrio neuroquímico hereditario que requiere un tratamiento farmacológico de por vida.

El metilfenidato es el fármaco más utilizado inicialmente, en dosis de 5 a 10 mg, y se administran cada 3-4 h. Estas cantidades pueden aumentarse hasta un máximo de 20 mg cuatro veces al día o 1 mg/kg de peso/día. Numerosos expertos recomiendan el uso de las especialidades de liberación sostenida con 20 mg a fin de obtener unos efectos terapéuticos durante 6 h y evitar la necesidad de administrar el fármaco durante el horario escolar, aunque otros opinan que esta pauta posológica es menos eficaz que el uso de la formulación de liberación rápida. La dextroanfetamina tiene una potencia de alrededor del doble del metilfenidato, en cuanto a miligramos, y proporciona beneficios terapéuticos durante al menos 6 a 8 h. Alrededor del 70 % de los pacientes que no responden a un simpaticomimético puede hacerlo a otro fármaco de la misma clase. Antes de cambiar a otra clase, debe intentarse el tratamiento con todos los simpaticomiméticos. La creencia que se tenía de que los simpaticomiméticos podrían agravar los tics y, por consiguiente, debían evitarse en las personas con TDAH y trastornos de tics, ha sido cuestionada. Las dosis bajas de simpaticomiméticos no producen incrementos de la frecuencia ni de la gravedad de los tics. Algunos fármacos alternativos a los simpaticomiméticos como tratamiento del TDAH son el bupropión, la venlafaxina, la guanfacina, la clonidina y los tricíclicos. Son necesarios más estudios para determinar si el modafinilo reduce los síntomas del TDAH.

El tratamiento con simpaticomiméticos induce una sensación de euforia a corto plazo, pero los pacientes suelen desarrollar tolerancia tanto a esta euforia como a la actividad simpaticomimética.

Narcolepsia e hipersomnia. Lo que se conoce generalmente como narcolepsia consiste en accesos incontrolables de sueño *(narcolepsia)*, pérdida súbita del tono muscular *(cataplejía)*, pérdida del control voluntario de la inducción (estado hipnagógico) o de la finalización (estado hipnopómpico) del sueño *(parálisis del sueño)*, y presencia de alucinaciones hipnagógicas o hipnopómpicas. Los simpaticomiméticos reducen los accesos de sueño y mejoran el estado de la vigilia en otros tipos de estados de hipersomnia. El modafinilo está autorizado para el tratamiento de la somnolencia característica de la narcolepsia en las personas que no logran adaptarse a los cambios en los turnos de trabajo nocturno y diurno y las que no pueden dormir por presentar apnea obstructiva del sueño.

También se emplean otros simpaticomiméticos para mantener la atención y la precisión de las habilidades motoras en personas con privación del sueño, como los pilotos y el personal militar. A diferencia de los individuos que padecen TDAH, los que presentan narcolep-

sia pueden desarrollar tolerancia a los efectos terapéuticos de los simpaticomiméticos.

Si se compara directamente con los fármacos anfetamínicos, el modafinilo tiene la misma eficacia como mantenimiento de la vigilia, pero el riesgo de producir una activación excesiva es más bajo.

Trastornos depresivos. Los simpaticomiméticos pueden utilizarse en los trastornos depresivos que no responden a otros tratamientos, por lo general como potenciadores de los antidepresivos convencionales. Otras posibles indicaciones en monoterapia son la depresión en los adultos mayores (un subgrupo poblacional en el que el riesgo de presentar efectos adversos de los antidepresivos es más elevado), la depresión en pacientes con una afección médica (en especial, el SIDA), obnubilación debida al uso crónico de opiáceos, y situaciones clínicas en las que se necesite una respuesta rápida pero esté contraindicada la terapia electroconvulsiva. También pueden ser beneficiosos en pacientes deprimidos con abulia y anergia.

La dextroanfetamina puede ayudar a diferenciar entre la demencia y la seudodemencia característica de la depresión. Por lo general, una persona con depresión responde a una dosis de 5 mg con un aumento de la alerta y de las funciones intelectuales. Se cree que los simpaticomiméticos son eficaces contra la depresión solo a corto plazo (2 a 4 semanas), debido a que la mayoría de los pacientes desarrollan tolerancia a sus efectos antidepresivos con rapidez. No obstante, algunos médicos han comunicado que el tratamiento prolongado con simpaticomiméticos puede ser beneficioso en algunos casos.

Encefalopatía causada por lesiones cerebrales. Los simpaticomiméticos aumentan el estado de alerta, las funciones intelectuales, la motivación y el desempeño motor de las personas con déficits neurológicos debidos a accidentes cerebrovasculares, traumatismos, tumores o infecciones crónicas. El tratamiento puede permitir que el paciente se incorpore antes a programas de rehabilitación y se beneficie más de ellos. También la apatía y la letargia que siguen a un accidente cerebrovascular pueden remitir con el tratamiento prolongado con simpaticomiméticos.

Obesidad. Gracias a sus efectos anorexígenos, los simpaticomiméticos se emplean para tratar la obesidad, pero su uso con esta indicación es limitado debido a su alto potencial de abuso y a que los pacientes desarrollan tolerancia a su acción anorexígena. De los fármacos de esta clase, el que se utiliza con más frecuencia para la supresión del apetito es la fentermina. Esta formaba parte del tratamiento «fenphen» (una combinación de fenfluramina y fentermina que se empleaba como adelgazante) hasta que la fenfluramina y la dexfenfluramina fueron retiradas del mercado estadounidense porque causaban valvulopatía, hipertensión pulmonar primaria y pérdida irreversible de fibras neuronales serotoninérgicas en el cerebro. La toxicidad de la fenfluramina puede deberse a que estimula la liberación de cantidades elevadas de serotonina de las terminales nerviosas; en cambio, la fentermina no tiene este mecanismo de acción. No se han comunicado casos de efectos adversos similares a los de la fenfluramina y la dexfenfluramina causados por la fentermina.

En cualquier caso, los programas de adelgazamiento deben basarse en una limitación controlada de la ingesta calórica y en la práctica de niveles adecuados de ejercicio. Los simpaticomiméticos pueden producir pérdidas de peso adicionales inferiores a 0,5 kg a la semana. Además, suprimen el apetito eficazmente solo durante las primeras semanas de uso, después de las cuales sus efectos anorexígenos disminuyen.

Cansancio. Entre el 70 % y el 90 % de las personas que padecen esclerosis múltiple tienen sensación de cansancio. El modafinilo, las anfetaminas, el metilfenidato y el agonista dopaminérgico amantadina pueden ser eficaces como tratamiento de este síntoma. Otras causas de

Tabla 21-49
Tratamientos y medidas para contrarrestar los efectos adversos habituales inducidos por los estimulantes en pacientes con trastorno por déficit de atención/hiperactividad

Efecto adverso	Tratamiento
Anorexia, náuseas, pérdida de peso	• Administrar el estimulante junto con las comidas • Usar complementos calóricos. Desalentar a comer por imposición
Insomnio, pesadillas	• Administrar el estimulante más temprano • Cambiar a una especialidad de acción corta • Eliminar la dosis de la tarde o la noche • Considerar la posibilidad de añadir un tratamiento complementario (p. ej., antihistamínicos, clonidina, antidepresivos)
Mareos	• Controlar la presión arterial • Recomendar la ingesta de líquidos • Cambiar a una especialidad de acción prolongada
Fenómenos de rebote	• Superponer las dosis de estimulante • Cambiar a una especialidad de acción prolongada o combinar especialidades de acciones corta y prolongada • Considerar la posibilidad de añadir un tratamiento complementario o cambiar a uno alternativo (p. ej., clonidina, antidepresivos)
Irritabilidad	• Comprobar en qué momento se produce el fenómeno (durante la fase máxima o la de retirada) • Evaluar los posibles síntomas comórbidos • Reducir la dosis • Considerar la posibilidad de añadir un tratamiento complementario o cambiar a uno alternativo (p. ej., litio, antidepresivos, anticonvulsivos)
Disforia, irritación, agitación	• Considerar un posible diagnóstico comórbido (p. ej., un trastorno del estado de ánimo) • Reducir la dosis o cambiar a una especialidad de acción prolongada • Considerar la posibilidad de añadir un tratamiento complementario o cambiar a uno alternativo (p. ej., litio, antidepresivos, anticonvulsivos)

De Wilens TE, Blederman J. The stimulants. En: Shaffer D, ed. *The psychiatric clinics of North America: pediatric psychopharmacology.* Philadelphia: WB Saunders; 1992.

cansancio, como el síndrome de fatiga crónica, responden a veces a los estimulantes.

Precauciones y reacciones adversas

Los efectos adversos más habituales de los fármacos anfetamínicos son la gastralgia, la ansiedad, la irritabilidad, el insomnio, la taquicardia, las arritmias cardíacas y la disforia. Los simpaticomiméticos reducen el apetito, aunque suele desarrollarse tolerancia a este efecto. El tratamiento de los efectos adversos más habituales que padecen los niños con TDAH suele ser sencillo (tabla 21-49). Los simpaticomiméticos también pueden causar incrementos de la frecuencia cardíaca y la presión arterial, así como palpitaciones. Otros efectos adversos menos frecuentes son la posible inducción de trastornos motores, como tics, síntomas similares a los del trastorno de la Tourette y discinesias que, a menudo, desaparecen en 7 a 10 días. Cuando un paciente en tratamiento con un simpaticomimético presenta uno de estos

movimientos anómalos, debe establecerse claramente cuál es la relación entre la dosis del fármaco y la gravedad del trastorno antes de ajustar las dosis. En los casos más graves, es necesario potenciar el tratamiento con risperidona, clonidina o guanfacina. El metilfenidato puede agravar los tics en una tercera parte de los pacientes, que pueden clasificarse en dos grupos: aquellos en los que los tics iatrogénicos desaparecen inmediatamente cuando se metaboliza el fármaco, y un grupo más reducido en los que el metilfenidato desencadena tics que persisten durante varios meses y, al final, desaparecen espontáneamente.

De acuerdo con los datos procedentes de estudios longitudinales, los simpaticomiméticos no afectan al crecimiento, pero pueden exacerbar el glaucoma, la hipertensión, los trastornos cardiovasculares, el hipertiroidismo, y los trastornos de ansiedad, psicóticos y convulsivos.

Las dosis elevadas de simpaticomiméticos pueden producir sequedad bucal, midriasis, bruxismo, hormigueo, exceso de energía, inquietud, labilidad emocional y, en ocasiones, convulsiones. El tratamiento prolongado con cantidades elevadas también puede dar lugar a un trastorno delirante similar a la esquizofrenia paranoide. Las convulsiones pueden tratarse con benzodiazepinas; los efectos cardíacos con antagonistas β-adrenérgicos, la fiebre con compresas frías, y el delírium, con antagonistas dopaminérgicos. La sobredosis de simpaticomiméticos produce hipertensión, taquicardia, hipertermia, psicosis tóxica, delírium, hiperpirexia, convulsiones, coma, dolor torácico, arritmias, bloqueo cardíaco, hipertensión o hipotensión, shock y náuseas. Los efectos tóxicos de las anfetaminas pueden observarse con dosis de 30 mg, pero la toxicidad idiosincrásica puede aparecer con dosis de solo 2 mg. En contraposición, se han documentado casos que sobrevivieron a dosis de hasta 500 mg.

Interacciones farmacológicas

Los simpaticomiméticos disminuyen el metabolismo de varios fármacos, aumentando así sus niveles plasmáticos. Estos medicamentos incluyen antidepresivos tricíclicos o tetracíclicos, warfarina, primidona, fenobarbital, fenitoína o fenilbutazona. Además, los simpaticomiméticos disminuyen la eficacia terapéutica de numerosos antihipertensivos, en especial de la guanetidina. Deben prescribirse con extrema precaución junto con los IMAO.

Interferencias con pruebas de laboratorio

La dextroanfetamina puede elevar las concentraciones plasmáticas de corticoesteroides e interferir con algunas pruebas analíticas de estos en orina.

Dosificación y administración

Muchos psiquiatras creen que las autoridades gubernamentales han regulado excesivamente el uso de anfetaminas. Las anfetaminas están incluidas en la lista II de la Drug Enforcement Agency (DEA), la agencia estadounidense de lucha contra el narcotráfico. En algunos estados, los médicos deben prescribir recetas por triplicado de estos fármacos, y entregar una de las copias a la agencia reguladora correspondiente. Estas restricciones generan problemas, tanto a los pacientes como a los médicos, relativos a cuestiones de confidencialidad, y muchos facultativos piensan que las administraciones sanitarias pueden malinterpretar sus prescripciones. Todo ello hace que algunos médicos eviten prescribir simpaticomiméticos, incluso a pacientes que podrían beneficiarse de ellos.

En la tabla 21-50 se muestran los intervalos de dosis y las formulaciones comercializadas en Estados Unidos que contienen simpaticomiméticos. La dosificación de la lisdexanfetamina es especial, por cuanto en muchos pacientes se inicia su administración tras haber sido

Tabla 21-50
Simpaticomiméticos utilizados habitualmente en psiquiatría

Fármaco	Formulaciones	Dosis inicial habitual	Dosis diaria habitual para el TDAH[a]	Dosis diaria habitual para los trastornos relacionados con somnolencia diurna excesiva[b]	Dosis diaria máxima
Anfetamina/dextroanfetamina	Comprimidos de 5, 10, 20 y 30 mg	5-10 mg	20-30 mg	5-60 mg	Niños: 40 mg Adultos: 60 mg
Armodafinilo	Comprimidos de 50, 150 y 250 mg	50-150 mg	150-250 mg	250 mg	
Atomoxetina	Comprimidos de 10, 18, 25, 40 y 60 mg	20 mg	40-80 mg	No se utiliza	Niños: 80 mg Adultos: 100 mg
Dexmetilfenidato	Cápsulas de 2,5, 5 y 10 mg	5 mg	5-20 mg	No se utiliza	20 mg
Dextroanfetamina	Cápsulas LP de 5, 10 y 15 mg; comprimidos de 5 y 10 mg	5-10 mg	20-30 mg	5-60 mg	Niños: 40 mg Adultos: 60 mg
Lisdexanfetamina	Cápsulas de 20, 30, 40, 50, 60 y 70 mg	20-30 mg		70 mg	70 mg
Metanfetamina	Comprimidos de 5 mg; comprimidos LP de 5, 10 y 15 mg	5-10 mg	20-25 mg	No se utiliza de forma generalizada	45 mg
Metilfenidato	Comprimidos de 5, 10 y 20 mg; comprimidos LS de 10 y 20 mg	5-10 mg	5-60 mg	20-30 mg	Niños: 80 mg Adultos: 90 mg
	Comprimidos LP de 18 y 36 mg	18 mg	18-54 mg	Aún no establecida	54 mg
Modafinilo	Comprimidos de 100 y 200 mg	100 mg	No se utiliza	400 mg	400 mg

LP, liberación prolongada; LS, liberación sostenida; TDAH, síndrome por déficit de atención/hiperactividad.
[a]Para niños de 6 años o más.
[b]Apnea obstructiva del sueño, narcolepsia y trastornos del ritmo circadiano de sueño-vigilia tipo asociado a turnos laborales.

tratados con otros estimulantes. En la tabla 21-51 se ofrece una tabla de conversión. En Estados Unidos está disponible en cápsulas de 20, 30, 40, 50, 60 y 70 mg. La dosis debe individualizarse según las necesidades terapéuticas y la respuesta del paciente. La lisdexanfetamina debe administrarse a la mínima dosis efectiva. La dosis recomendada en los pacientes que están empezando el tratamiento por primera vez o que están cambiando a otra medicación es de 30 mg una vez al día por la mañana. Las dosis pueden aumentarse o disminuirse en intervalos

Tabla 21-51
Equivalencias en la posología de la lisdexanfetamina

Lisdexanfetamina y anfetamina LP (mg)	
Lisdexanfetamina	**Anfetamina LP**
20 mg	5 mg
30 mg	10 mg
40 mg	15 mg
50 mg	20 mg
60 mg	25 mg
70 mg	30 mg

Lisdexanfetamina, anfetamina LR y dexedrina (mg)		
Lisdexanfetamina	**Anfetamina LR**	**Dexedrina**
70 mg	30 mg	22,5 mg
50 mg	20 mg	15 mg
30 mg	10 mg	7,5 mg

LP, liberación prolongada; LR, liberación rápida.

de 10 o 20 mg aproximadamente cada semana. Debe evitarse la administración vespertina, ya que puede provocar insomnio. El fármaco puede tomarse con o sin alimento.

La dextroanfetamina, el metilfenidato, la anfetamina, la benzfetamina y la metanfetamina están incluidos en la lista II de la DEA, y en algunos estados la prescripción debe presentarse por triplicado.

La fendimetrazina y la fenmetrazina se incluyen en la III, y el modafinilo, la fentermina, el metilpropión y el mazindol, en la lista IV.

La evaluación del paciente antes del tratamiento debe incluir una valoración de la actividad cardíaca, con especial atención a una posible hipertensión o taquiarritmias. Además, el médico debe examinar posibles trastornos motores como tics o discinesia, puesto que estos trastornos pueden verse exacerbados por los simpaticomiméticos. Muchos expertos desaconsejan prescribir simpaticomiméticos a las personas con tics, y seleccionar en su lugar un antidepresivo o clonidina. No obstante, los datos más recientes indican que los simpaticomiméticos solo ocasionan ligeros incrementos de los tics motores y que, de hecho, pueden eliminar los tics vocales. También deben evaluarse las funciones renal y hepática, y es preciso reducir la dosis del fármaco en los pacientes con alteraciones del metabolismo.

Los pacientes con TDAH pueden tomar metilfenidato de liberación rápida a las 8:00, las 12:00 y las 16:00. La dextroanfetamina, el metilfenidato de liberación sostenida y el de liberación retardada (18 mg) pueden administrarse en una sola toma a las 8:00. La dosis inicial de metilfenidato varía entre 2,5 mg de la especialidad de liberación inmediata y 20 mg de la de liberación sostenida en los niños, y hasta 90 mg/día en el adulto. Si estas dosis son insuficientes, pueden incrementarse hasta un máximo de 80 mg. Las dosis de dextroanfetamina son de 2,5 a 40 mg/día, hasta 0,5 mg/kg de peso/día.

La dosis inicial de modafinilo en los pacientes sin otras enfermedades es de 200 mg tomados por la mañana, pero en las personas con insuficiencia hepática debe ser de 100 mg. Algunos pacientes toman una segunda dosis de 100 o 200 mg por la tarde. La dosis diaria máxima recomendada es de 400 mg, aunque se han prescrito entre 600 y

1 200 mg/día de forma segura. Los efectos adversos suelen ser más acusados a partir de los 400 mg/día. El modafinilo mejora la vigilia en mayor medida que los fármacos anfetamínicos, pero menos los problemas de atención y la irritabilidad. Algunas personas con somnolencia diurna excesiva complementan la dosis matinal de modafinilo con otra toma por la tarde. El armodafinilo es prácticamente idéntico al modafinilo, pero difiere en su posología, con rangos de dosis de 50-250 mg/día.

ATOMOXETINA

La atomoxetina es el primer fármaco no estimulante autorizado por la FDA como tratamiento del TDAH en los niños, los adolescentes y los adultos. Se incluye en esta sección porque se utiliza con la misma indicación que los estimulantes descritos.

Acciones farmacológicas

Se cree que la atomoxetina ejerce sus efectos terapéuticos a través de la inhibición selectiva del transportador presináptico de noradrenalina. La absorción tras su administración oral es buena y no se ve afectada por los alimentos, pero las comidas ricas en grasas pueden reducir la velocidad de absorción, aunque no la cantidad de fármaco absorbido. Las concentraciones plasmáticas máximas se alcanzan después de 1 a 2 h. En concentraciones terapéuticas, el 98 % del fármaco en plasma se une a las proteínas, sobre todo a la albúmina. Tiene una vida media de unas 5 h y es metabolizada principalmente por la isoenzima CYP2D6. Los metabolizadores lentos pueden llegar a tener áreas bajo la curva y concentraciones plasmáticas máximas cinco veces superiores a las de los metabolizadores rápidos o normales. Este factor es importante cuando el paciente esté tomando fármacos que inhiban dicha isoenzima; por ejemplo, por su farmacología similar a los antidepresivos, la atomoxetina se ha utilizado para potenciar el tratamiento con ISRS u otros antidepresivos. Algunos fármacos, como la fluoxetina, la paroxetina o el bupropión, inhiben la isoenzima CYP2D6 y pueden causar incrementos de las concentraciones de atomoxetina.

Indicaciones terapéuticas

La atomoxetina se utiliza también para tratar el TDAH. Además, debe considerarse su uso cuando los estimulantes activen demasiado al paciente o causen efectos secundarios que no pueda tolerar. La atomoxetina no tiene potencial de abuso, por lo que es adecuada para tratar a pacientes con TDAH y abuso de sustancias, si se sospecha que refieren síntomas característicos del TDAH para que se le prescriban estimulantes, y a los pacientes en recuperación.

La atomoxetina puede mejorar las facultades intelectuales en pacientes con esquizofrenia. También puede usarse para potenciar un tratamiento antidepresivo cuando no ha resultado suficientemente eficaz, y para sustituirlo.

Precauciones y reacciones adversas

Los efectos adversos más habituales de la atomoxetina son: malestar abdominal, reducción del apetito con pérdida de peso, disfunción sexual, mareos, vértigo, irritabilidad y alteraciones del estado de ánimo. También se han comunicado incrementos leves de la presión arterial y la frecuencia cardíaca, así como lesiones hepáticas graves en unos pocos pacientes. Debe retirarse el tratamiento en todos los pacientes que presenten ictericia (coloración amarilla de la piel o la esclerótica y prurito) o resultados en las pruebas analíticas indicativos de toxicidad hepática. La atomoxetina está contraindicada en los pacientes con glaucoma de ángulo estrecho, y deben dejarse 2 semanas de reposo

farmacológico entre un tratamiento con un IMAO y el inicio de uno con atomoxetina.

No se conocen los efectos en el ser humano de sobredosis superiores al doble de la dosis diaria máxima recomendada. Tampoco se dispone de información sobre el tratamiento de la sobredosis de atomoxetina.

Dosificación y pautas clínicas

La atomoxetina está disponible en Estados Unidos en cápsulas de 10, 18, 25, 40 y 60 mg. En los niños y los adolescentes con un peso corporal de hasta 70 kg, el tratamiento debe iniciarse con una dosis diaria total de aproximadamente 0,5 mg/kg de peso, que puede aumentarse tras un mínimo de 3 días hasta la dosis diaria total terapéutica, de alrededor de 1,2 mg/kg, tomados como una dosis única por la mañana o divididos en dos partes iguales, que se toman por la mañana y al final de la tarde. La dosis diaria total en los niños pequeños y los adolescentes no debe superar los 1,4 mg/kg ni los 100 mg. En los niños y los adolescentes con un peso corporal superior a 70 kg y en los adultos, debe iniciarse el tratamiento con una dosis total de 40 mg/día, que se incrementa tras un mínimo de 3 días hasta la dosis total terapéutica de alrededor de 80 mg/día. Estas dosis pueden administrarse en una sola toma matinal o en dos partes iguales (que se toman por la mañana y al final de la tarde). Tras 2 a 4 semanas más, pueden aumentarse hasta un máximo de 100 mg en los pacientes que no hayan respondido suficientemente al tratamiento. La dosis máxima recomendada en los niños y los adolescentes de más de 70 kg de peso y en los adultos es de 100 mg/día.

▲ 21.7 Fármacos para tratar el trastorno relacionado con sustancias

AGONISTAS DE LOS RECEPTORES OPIOIDES

Los agonistas de los receptores opioides son un grupo de compuestos estructuralmente diverso que se utilizan para tratar el dolor. Estos fármacos también se denominan narcóticos. Aunque son sumamente efectivos como los analgésicos, a menudo causan dependencia y con frecuencia se utilizan de forma recreativa. Los que se emplean con más frecuencia para aliviar el dolor son la morfina, la hidromorfona, la codeína, la meperidina, la oxicodona, la buprenorfina, la hidrocodona, el tramadol y el fentanilo. La heroína es una droga ilegal. La metadona se utiliza tanto para tratar el dolor como en la adicción a opiáceos. Esta sección se centra la atención en los agonistas de los receptores

Tabla 21-52
Receptores opioides μ y κ

Receptor	Efectos agonistas	Efectos antagonistas
Mu (μ)	Analgesia Euforia Antidepresivo Ansiedad	Ansiedad Hostilidad
Kappa (κ)	Analgesia Disforia Depresión Ansiedad inducida por estrés	Antidepresivo

opioides μ, que suelen utilizarse más para el tratamiento de trastornos psiquiátricos que para el dolor.

Actualmente se acepta que la farmacología del sistema opiáceo es compleja. Hay múltiples tipos de receptores opioides, y los receptores μ y κ representan sistemas endógenos funcionalmente opuestos (tabla 21-52). Todos los compuestos mencionados, que son los analgésicos narcóticos más utilizados, son agonistas de los receptores opioides μ. No obstante, sus efectos analgésicos también se deben a efectos antagonistas sobre el receptor κ. La buprenorfina tiene efectos mixtos sobre los receptores, principalmente el receptor μ, pero también es un antagonista opioide κ.

Ha aumentado el interés por el uso de algunos fármacos que actúan sobre los receptores opioides como tratamiento alternativo en una subpoblación de pacientes con depresión resistente al tratamiento, así como en la conducta autolesiva en pacientes con trastorno de la personalidad límite.

La consideración de este uso experimental es moderada, ya que se sabe bien que el empleo regular y continuado de opiáceos produce dependencia y tolerancia y puede ser causa de un mal uso, de alteración funcional y de síntomas de abstinencia. La prevalencia del consumo, abuso y dependencia de opiáceos, en particular en lo que respecta a su prescripción, ha aumentado en los últimos años.

Antes de recurrir a los agonistas opioides para pacientes que no han respondido favorablemente a múltiples agentes convencionales, es necesario realizar una exploración minuciosa de posibles antecedentes de abuso de sustancias, documentar las razones fundamentales para el uso, establecer las normas básicas del tratamiento, obtener el consentimiento por escrito, consultar con el médico de atención primaria, y llevar a cabo un control riguroso. No hay que duplicar las recetas «perdidas» ni firmar las prescripciones con antelación.

Acciones farmacológicas

La metadona y la buprenorfina se absorben rápidamente en el tubo digestivo. El efecto de primer paso afecta de forma considerable a su biodisponibilidad, pero en diferente grado. Las enzimas hepáticas reducen a la mitad la biodisponibilidad de las dosis orales de metadona, un efecto que puede evitarse fácilmente mediante ajustes posológicos.

El efecto de primer paso elimina casi por completo la biodisponibilidad de las dosis orales de buprenorfina. Por ello, cuando se emplea para la desintoxicación de opiáceos, se administra por vía sublingual en comprimidos o en jarabe.

Las concentraciones plasmáticas máximas de metadona tras su administración oral se alcanzan al cabo de 2 a 6 h, y su vida media plasmática es, inicialmente, de 4 a 6 h en las personas que nunca han tomado opiáceos y de 24 a 36 h tras la administración constante de cualquier tipo de ellos. Gran parte de la dosis de metadona se une a las proteínas plasmáticas y se difunde ampliamente a los tejidos, por lo que la variación de las concentraciones plasmáticas estables después de su administración es escasa.

La eliminación de las dosis sublinguales de buprenorfina se produce en dos fases: en fase inicial, su vida media es de 3 a 5 h, y en fase terminal, superior a las 24 h. Este fármaco se libera lentamente de su lugar de unión a los receptores, lo que permite administrarlo a días alternos.

La metadona es un agonista puro de los receptores opioides μ, y su efecto agonista o antagonista sobre los receptores κ y δ es casi inexistente. En cambio, la buprenorfina es un agonista parcial de los receptores μ y un potente antagonista de los receptores κ, pero no ejerce ninguna acción sobre los receptores δ.

Indicaciones terapéuticas

Metadona. La metadona se emplea para la desintoxicación de opiáceos a corto plazo (de 7 a 30 días) y a largo plazo (más de 180 días), así como en el tratamiento de mantenimiento (más de 180 días). En Estados Unidos, se dispensa con esta indicación solamente en clínicas adscritas a programas de tratamiento de mantenimiento con metadona, hospitales y prisiones. La metadona está incluida en la lista II de sustancias controladas, lo cual significa que su administración está regulada por leyes y normativas federales muy estrictas.

La participación en programas de metadona disminuye el riesgo de mortalidad en un 70%, y reduce: *1)* el uso ilegal de opiáceos y otras sustancias de abuso; *2)* las conductas delictivas; *3)* el riesgo de infecciones de cualquier tipo, en especial por VIH y por hepatitis B y C, y *4)* el riesgo de morbimortalidad fetal y neonatal. A menudo, el tratamiento de mantenimiento debe mantenerse de por vida.

Algunos programas para personas con dependencia de opiáceos se basan en un protocolo de desintoxicación por etapas que consiste en la sustitución inicial de la heroína por metadona, que es un potente antagonista opioide; después se sustituye la metadona por buprenorfina y, por último, se retira esta y se instaura un tratamiento de mantenimiento con un antagonista opioide, como la naltrexona. Así, la posibilidad de que aparezcan síntomas de abstinencia es menor, y pueden aliviarse con la administración de clonidina. Sin embargo, el cumplimiento terapéutico de la desintoxicación con antagonistas opioides es bajo, salvo en los programas que utilizan técnicas intensivas cognitivo-conductuales.

Si no se toman las dosis de metadona como se han prescrito pueden aparecer síntomas de abstinencia, lo que puede mejorar el cumplimiento estricto de las pautas posológicas por parte del paciente y hacer que la terapia cognitivo-conductual sea menos importante. Esto explica que muchas personas con adicción a la heroína y están bien integradas en la sociedad puedan seguir un tratamiento con metadona sin participar en programas de apoyo psicosocial.

El análisis de los datos procedentes de varios informes indica que la metadona es más eficaz en dosis superiores a 60 mg/día. En ocasiones, sus efectos analgésicos se emplean para tratar el dolor crónico cuando se ha probado a aliviarlo sin éxito con otros fármacos menos adictivos.

EMBARAZO. El tratamiento de mantenimiento con metadona, combinado con medidas psicosociales eficaces y evaluaciones obstétricas regulares, mejora significativamente los resultados obstétricos de las mujeres adictas a la heroína y la salud de los neonatos. La participación de estas mujeres en los programas de mantenimiento reduce el riesgo de malnutrición, infecciones, parto prematuro, parto espontáneo, preeclampsia, cáncer, desprendimiento de placenta y tromboflebitis séptica. La dosis de metadona en el embarazo debe ser la mínima eficaz, y no debe intentarse la suspensión del tratamiento para lograr la abstinencia durante este período. El fármaco se metaboliza más rápido durante el tercer trimestre de la gestación, por lo que puede ser necesario incrementar las dosis. La dosis diaria se puede administrar en dos dosis divididas durante el tercer trimestre para evitar las concentraciones plasmáticas máximas potencialmente sedantes. No se han notificado efectos teratogénicos.

SÍNTOMAS DE ABSTINENCIA DE METADONA EN EL NEONATO. Suelen consistir en temblor, llanto agudo, aumento del tono y la actividad muscular, reducción del sueño y la ingesta, manchas en la piel, bostezos, sudoración y excoriaciones. También pueden aparecer convulsiones que requieran un tratamiento anticonvulsivo intensivo. Estos síntomas pueden ser tardíos y prolongados, debido a la falta de maduración del metabolismo hepático del neonato. En ocasiones, se recomienda a las mujeres en tratamiento con metadona que inicien la lactancia materna para que el neonato pueda deshabituarse mejor, si bien deben abandonar el tratamiento durante la lactancia.

Buprenorfina. En ocasiones, los efectos analgésicos de la buprenorfina se emplean para tratar el dolor crónico cuando se ha probado a aliviarlo sin éxito con otros fármacos menos adictivos. Puesto que este fármaco es un agonista parcial, no un agonista completo, del receptor μ y es un antagonista débil del receptor κ, produce un síndrome de abstinencia más leve y tiene un margen de seguridad más amplio que los compuestos agonistas completos μ que se suelen utilizarse. Tiene un efecto techo, por encima del cual los aumentos de dosis prolongan su acción sin aumentar sus efectos agonistas. Por esta razón, la tolerabilidad clínica es alta, con escasa depresión respiratoria, lo que disminuye la probabilidad de una sobredosis letal. Los efectos secundarios de la buprenorfina son los que se asocian de forma característica con los opiáceos, como sedación, náuseas y vómitos, estreñimiento, mareos, cefalea y sudoración. Una consideración farmacocinética importante es que requiere metabolización hepática para convertirse en analgésico (N-desalquilación catalizada por la enzima CYP3A4). Esto puede explicar por qué en algunos pacientes no muestra efectos favorables. La genética, el zumo de pomelo y muchos fármacos (como la fluoxetina y la fluvoxamina) pueden reducir la capacidad de una persona para metabolizarla en su forma bioactiva.

Para reducir la probabilidad de abusar de la buprenorfina por la vía intravenosa, se ha combinado con el antagonista narcótico naloxona en la administración sublingual. Puesto que la naloxona se absorbe mal por vía sublingual, cuando se administra la combinación de medicamentos por esta vía, la naloxona no influye en la eficacia de la buprenorfina. Si un individuo con adicción a opiáceos recibe una inyección de esta combinación, la naloxona precipita una reacción de abstinencia, por lo que se reducen las probabilidades de utilizar ilegalmente inyecciones del preparado sublingual.

Iniciar el tratamiento y estabilizar a un paciente con buprenorfina es análogo a iniciarlo y estabilizarlo con metadona excepto en que, como agonista parcial, la buprenorfina puede precipitar abstinencia en pacientes que han tomado recientemente agonistas opioides completos. Por ello, el paciente debe abstenerse de tomar opiáceos de acción corta durante un período de 12 a 24 h antes de empezar a tomar buprenorfina, y de opiáceos de acción más prolongada, como la metadona, durante 24 a 48 h o más. El médico debe evaluar al paciente clínicamente y determinar una abstinencia de opiáceos leve a moderada con signos observables objetivamente antes de iniciar un tratamiento con buprenorfina.

En la mayoría de los casos, puede administrarse entonces una dosis relativamente baja de buprenorfina (2 a 4 mg), con dosis adicionales tras un período de 1 a 2 h si persisten los signos de abstinencia. El objetivo, en las primeras 24 h, es eliminar los signos y síntomas de abstinencia, para lo que la dosis total puede oscilar entre 2 y 16 mg el primer día. En los días siguientes puede ajustarse la dosis aumentándola o reduciéndola para resolver la abstinencia por completo y, al igual que con la metadona, para conseguir revertir deseo de consumo (craving), tolerancia suficiente para evitar el refuerzo debido a la administración de otros opiáceos y, por último, la abstinencia de otros opiáceos mientras se minimizan los efectos secundarios. Los estudios sobre intervalos de dosis han demostrado que 6 a 16 mg/día se asocian con mejor resultado del tratamiento en comparación con dosis menores de buprenorfina (1 a 4 mg). A veces parece que los pacientes requieran dosis superiores a 16 mg/día, aunque no hay pruebas de que se consigan efectos favorables con dosis superiores a 32 mg/día. En el tratamiento de la dependencia de opiáceos, una dosis de unos 4 mg de buprenorfina sublingual equivale a una de 40 mg/día de metadona oral. También se han demostrado efectos equivalentes de la administración diaria, en días alternos, o tres veces por semana para inhibir los síntomas de la abstinencia de opiáceos en individuos con dependencia. El comprimido con la combinación de medicamentos se recomienda para la mayor parte de las situaciones clínicas, como la iniciación y el mantenimiento del tratamiento. La monoterapia con buprenorfina solo debería utilizarse en mujeres embarazadas o en pacientes con reacción anafiláctica documentada a la naloxona.

Las formas más nuevas de administración de buprenorfina, como el parche cutáneo transdérmico, una inyección intramuscular de depósito de acción prolongada que garantiza niveles plasmáticos terapéuticos durante varias semanas e implantes subcutáneos de buprenorfina que pueden proporcionar niveles plasmáticos terapéuticos durante 6 meses, han sido aprobadas por la FDA, aunque este último tratamiento requiere una formación especial para su administración.

Tramadol. Hay múltiples informes sobre los efectos antidepresivos del tramadol, en monoterapia y como refuerzo en la depresión resistente al tratamiento. Los datos clínicos y experimentales sugieren que tiene una actividad antidepresiva inherente. Este fármaco muestra una farmacología compleja: es un agonista débil de los receptores opioides μ, una sustancia liberadora de 5-HT, una sustancia liberadora de dopamina, un antagonista del receptor 5-HT$_{2C}$, un inhibidor de la recaptación de noradrenalina, un antagonista del receptor NMDA, un antagonista del receptor nicotínico de la acetilcolina, un agonista del receptor TRPV$_1$ y un antagonista de los receptores muscarínicos M$_1$ y M$_3$ de la acetilcolina. Como apoyo a las evidencias de sus efectos antidepresivos destaca su semejanza estructural con el antidepresivo venlafaxina.

Tanto la venlafaxina como el tramadol inhiben la recaptación de noradrenalina-serotonina, y completamente el síndrome inducido por la reserpina. Ambos tienen también un efecto analgésico sobre el dolor crónico. La venlafaxina puede tener un componente opiáceo, y la naloxona inhibe el efecto analgésico de la venlafaxina. La actividad no opiácea se demuestra por el hecho de que su efecto analgésico no es antagonizado por completo por la naloxona, un antagonista de los receptores opioides μ. En consonancia con sus semejanzas estructurales, la venlafaxina puede producir resultados falsos positivos en las pruebas de cromatografía líquida para detectar la concentración en orina de tramadol.

Otra propiedad importante del tramadol es su vida media relativamente larga, lo que reduce el potencial de abuso. Sus efectos adictivos son mucho menores que los de otros agonistas opiáceos, pero presenta riesgo de abuso, abstinencia y dependencia. El tramadol requiere del metabolismo para convertirse en un analgésico: en los individuos que «metabolizan mal» la CYP2D6 o consumen fármacos inhibidores de la CYP2D6 su eficacia es menor (lo mismo ocurre con la codeína).

Precauciones y reacciones adversas

Los efectos adversos más habituales de los agonistas opioides son el aturdimiento, mareos, la sedación, las náuseas, el estreñimiento, los vómitos, la sudoración, el aumento de peso, la reducción de la libido, inhibición del orgasmo, e insomnio y alteraciones del sueño. También pueden producir tolerancia y dependencia fisiológica y psicológica. Otros efectos adversos sobre el SNC pueden incluir depresión, sedación, euforia, disuria, agitación y convulsiones; en informes aislados, se han comunicado casos de delírium. En ocasiones, estos fármacos pueden dar lugar a efectos adversos no centrales, como edema periférico, retención urinaria, exantemas, artralgia, sequedad bucal, anorexia, espasmos de las vías biliares, bradicardia, hipotensión, hipoventilación, síncope, efectos similares a los que produce la hormona antidiurética, prurito, urticaria y alteraciones visuales. La alteración del ciclo menstrual es frecuente, sobre todo durante los primeros 6 meses de tratamiento. También se han comunicado alteraciones en algunas pruebas endocrinas, de escasa relevancia clínica.

La mayoría de los pacientes desarrollan tolerancia a los efectos adversos farmacológicos de los agonistas opioides durante el tratamiento de mantenimiento prolongado; tras el período de inducción, son escasos.

Sobredosis. Como efectos agudos de la sobredosis de agonistas opioides pueden aparecer sedación, hipotensión, bradicardia, hipotermia, depresión respiratoria, miosis y reducción de la motilidad gastrointestinal. Los efectos adversos más graves son el coma, el paro cardíaco y el shock, que suponen un riesgo vital. El riesgo de sobredosis es mayor durante la etapa de inducción y en las personas con un metabolismo lento debido a una insuficiencia hepática. Se han comunicado fallecimientos durante la primera semana de inducción con dosis de metadona de solo 50 a 60 mg/día. El riesgo de sobredosis con la buprenorfina es inferior que con la metadona. No obstante, se han notificado muertes por la combinación de buprenorfina y benzodiazepinas.

Síntomas de abstinencia.   La interrupción brusca de un tratamiento con metadona desencadena síntomas de abstinencia al cabo de 3 a 4 días, que acostumbran a alcanzar su máxima intensidad en el sexto día. Estos síntomas pueden ser: debilidad, ansiedad, anorexia, insomnio, malestar gástrico, cefalea, sudoración y escalofríos, y suelen desaparecer al cabo de 2 semanas. Con todo, puede aparecer un síndrome de abstinencia de metadona prolongado, caracterizado por inquietud e insomnio.

Los síntomas de abstinencia de buprenorfina son similares a los de la metadona, pero menos graves. De hecho, este fármaco se emplea en ocasiones para facilitar la transición de un tratamiento con metadona a otro con antagonistas opioides o a la abstinencia, debido a que los síntomas tras su suspensión son relativamente leves.

Interacciones farmacológicas

Los agonistas opioides pueden potenciar los efectos depresores centrales del alcohol, los barbitúricos, las benzodiazepinas, otros opiáceos, los antagonistas dopaminérgicos de potencia baja, los tricíclicos y los tetracíclicos, y los IMAO. La carbamazepina, la fenitoína, los barbitúricos, la rifampicina y el consumo prolongado de cantidades elevadas de alcohol pueden inducir las enzimas hepáticas, con lo que se reducirían las concentraciones plasmáticas de metadona o de buprenorfina, y desencadenar síntomas de abstinencia. Sin embargo, la inducción de enzimas hepáticas puede producir elevaciones de las concentraciones plasmáticas de los metabolitos activos del levometadil y dar lugar a toxicidad.

Las personas en tratamiento de mantenimiento con metadona pueden presentar síntomas agudos de abstinencia de opiáceos tras la administración de antagonistas opioides como la naltrexona, el nalmefeno o la naloxona; agonistas parciales, como la buprenorfina, o fármacos con efectos mixtos agonista-antagonista, como la pentazocina. Estos síntomas pueden aliviarse mediante la administración de clonidina, una benzodiazepina o ambos fármacos.

La inhibición competitiva del metabolismo de la metadona o la buprenorfina después del consumo de alcohol durante un período breve o de la administración de cimetidina, eritromicina, ketoconazol, fluoxetina, fluvoxamina, loratadina, quinidina o alprazolam puede elevar sus concentraciones plasmáticas y prolongar su acción. Los fármacos que alcalinizan la orina pueden reducir la excreción de metadona.

El tratamiento de mantenimiento con metadona puede dar lugar a elevaciones de las concentraciones plasmáticas de desipramina y fluvoxamina. La metadona también puede incrementar las concentraciones de zidovudina, con lo que aumenta la posibilidad de que produzca toxicidad en dosis habituales. En estudios *in vitro* con microsomas hepáticos humanos se ha confirmado la inhibición competitiva de la desmetilación de metadona que ejercen varios inhibidores de proteasas, como el ritonavir, el indinavir y el saquinavir, si bien se desconoce la importancia clínica de este efecto.

La interacción de los IMAO con los opiáceos fentanilo y petidina puede ser mortal. Esta interacción no se produce con la metadona, el levometadil ni la buprenorfina.

El tramadol puede interaccionar con fármacos que inhiben la recaptación de serotonina. Estas combinaciones pueden desencadenar convulsiones y síndrome serotoninérgico, que también pueden darse con la monoterapia con tramadol, tanto con dosis ordinarias como excesivas. El riesgo de interacciones aumenta cuando el tramadol se combina con prácticamente todas las clases de antidepresivos y con fármacos que reducen el umbral de convulsiones, sobre todo el antidepresivo bupropión.

Interferencias con pruebas de laboratorio

La metadona y la buprenorfina pueden analizarse por separado mediante análisis toxicológicos de orina, a fin de distinguirlos de otros opiáceos. La metadona y la buprenorfina no interfieren con ninguna prueba de laboratorio.

Dosificación y pautas clínicas

Metadona.   La metadona está comercializada en Estados Unidos en comprimidos ranurados dispersables de 5, 10 y 40 mg; pastillas ranuradas de 40 mg; soluciones de 5 mg/5 ml, 10 mg/5 ml y 10 mg/ml, e inyectables con 10 mg/ml. En los programas de mantenimiento, la metadona suele disolverse en agua o zumo, y la administración oral se lleva a cabo ante un profesional sanitario para verificar el cumplimiento terapéutico. Cuando se prescribe para la desintoxicación de opiáceos, la dosis inicial de metadona es de 15 a 20 mg, con lo que se logran evitar el ansia de consumo de la sustancia y los síntomas de abstinencia. Sin embargo, en algunos casos pueden necesitarse hasta 40 mg/día en una o varias tomas. Deben evitarse las dosis más elevadas durante la inducción del tratamiento para disminuir la intoxicación aguda que causan las sobredosis.

Después de varias semanas de tratamiento, debe aumentarse la dosis hasta un mínimo de 70 mg/día. La dosis máxima suele ser de 120 mg/día; la prescripción de cantidades más elevadas solo puede realizarse si ha sido autorizada por las autoridades sanitarias. Dosis superiores a 60 mg/día permiten mantener mejor la abstinencia de los opiáceos ilegales que dosis más bajas.

La duración del tratamiento no debe establecerse de antemano, sino basarse en la respuesta del paciente y la evaluación de los factores psicosociales de su entorno. Todos los estudios sobre los programas de mantenimiento con metadona refieren que los tratamientos prolongados (p. ej., durante varios años) son más eficaces que los cortos (p. ej., menos de 1 año) como prevención de las recidivas del abuso. Sin embargo, en la práctica actual en Estados Unidos, las normativas sanitarias y los seguros de enfermedad impiden en muchos casos que el tratamiento de mantenimiento sea superior a 6 meses. Además, algunos de estos programas recomiendan la suspensión de la metadona menos de 6 meses después de la inducción, un procedimiento totalmente contraproducente, puesto que el 80 % de los individuos que suspenden el tratamiento de mantenimiento con metadona reinciden en los 2 años siguientes. En los programas que ofrecen tratamientos de mantenimiento y de retirada, la gran mayoría de los participantes prefieren la terapia de mantenimiento.

Buprenorfina.   La buprenorfina se comercializa en una solución de 0,3 mg/ml y en ampollas inyectables de 1 ml. Para el tratamiento de mantenimiento de la adicción a los opiáceos también se emplean comprimidos sublinguales con buprenorfina o una mezcla de buprenorfina y naloxona en una proporción de 4 a 1. Los médicos deben estar capacitados y certificados para realizar esta terapia en sus consultas privadas. Hay varios programas de formación aprobados en Estados Unidos. Como se señaló antes, también se encuentran disponibles una formulación de liberación prolongada y una formulación subcutánea extendida, pero requieren cierta habilidad y entrenamiento especiales.

Tramadol.   No hay ensayos controlados que establezcan el horario apropiado de administración del tramadol cuando no se utiliza como analgésico. Se presenta en muchas formas farmacéuticas, como cápsulas (de liberación regular y prolongada) o comprimidos (normales, de liberación prolongada, masticables) que pueden administrarse por vía sublingual, en supositorios y como inyectables. También se encuentra en comprimidos y cápsulas que contienen paracetamol o ácido acetilsalicílico. En las observaciones clínicas relativas al tratamiento de la depresión o del trastorno obsesivo-compulsivo, las dosis oscilan entre 50 y 200 mg/día y se administran a corto plazo. No se ha estudiado su administración prolongada en los trastornos psiquiátricos.

ANTAGONISTAS OPIOIDES: NALTREXONA, NALMEFENO Y NALOXONA

La naltrexona y la naloxona son antagonistas competitivos de los opioides; se unen a los receptores opioides sin activarlos. Puesto que inducen efectos de abstinencia en personas que toman agonistas completos de opiáceos, se clasifican como antagonistas opioides.

La naltrexona es el más utilizado de estos fármacos. Tiene una vida media relativamente larga, es eficaz por vía oral, no se asocia con disforia y se administra una vez al día. La naloxona, cuyo uso es anterior al de la naltrexona en el tratamiento de la sobredosis de narcóticos, pasó a utilizarse menos para prevenir la recaída del consumo de opiáceos en personas con adicción desintoxicadas. Desde su introducción, la naltrexona se ha empleado para tratar una amplia variedad de trastornos psiquiátricos, como los trastornos alimentarios, el trastorno del espectro del autismo, la conducta autolesiva, la dependencia de cocaína, el juego patológico y el trastorno relacionado con el alcohol. Se aprobó en Estados Unidos como tratamiento del trastorno relacionado con el alcohol en 1994. También se dispone de formas farmacéuticas genéricas, y en 2006 se aprobó una suspensión inyectable de liberación prolongada que se administra una vez al mes. El nalmefeno está indicado para la inhibición parcial o completa de los efectos de los opiáceos y para tratar los casos de sobredosis o de sospecha de consumo de opiáceos. En algunos países se comercializa una forma oral de nalmefeno, pero no en Estados Unidos. El nalmefeno es un antagonista de los receptores opioides que a veces se emplea para el tratamiento de la dependencia de alcohol.

Acciones farmacológicas

Los antagonistas opioides se absorben rápidamente en el tubo digestivo tras su administración oral pero, debido al efecto de primer paso, solo el 60 % de la dosis de naltrexona y entre el 40 % y el 50 % de la de nalmefeno llegan a la circulación general sin metabolizar. Las concentraciones máximas de naltrexona y de su metabolito activo 6β-naltrexol se alcanzan al cabo de 1 h de su administración. La vida media de la naltrexona es de 1 a 3 h, y la del 6β-naltrexol, de 13 h. Las concentraciones máximas de nalmefeno se alcanzan al cabo de 1 a 2 h, con una vida media de entre 8 y 10 h. Una única dosis de naltrexona inhibe eficazmente los efectos euforizantes de los opiáceos durante 72 h. Tras una sola dosis, pueden detectarse concentraciones de 6β-naltrexol durante 125 h.

La naltrexona y el nalmefeno son antagonistas competitivos de los receptores opioides. El conocimiento de la farmacología de estos receptores permite entender las diferencias entre ambos fármacos en cuanto a sus efectos secundarios. Los receptores opioides del organismo se dividen, desde un punto de vista farmacológico, en tres tipos: μ, κ y δ. Se cree que la activación de los receptores κ y δ refuerza el consumo de opiáceos y alcohol a nivel central, mientras que la de los receptores μ está más ligada a los efectos antieméticos periféricos. Como la naltrexona es un antagonista relativamente débil de los receptores κ y δ y un antagonista potente de los μ, las dosis que reduce eficazmente el consumo de opiáceos y alcohol también bloquean potentemente los receptores μ, por lo que pueden causar náuseas. En cambio, el nalmefe-

Tabla 21-53
Prueba de provocación con naloxona

No debe realizarse la prueba de provocación con naloxona a ningún individuo con signos o síntomas clínicos de abstinencia de opiáceos o presencia de estos en la orina. La prueba puede realizarse por vía intravenosa o subcutánea:

Vía intravenosa: tras haber seleccionado adecuadamente al paciente, se prepara una jeringa estéril con 0,8 mg de naloxona. Si se elige la vía intravenosa, se inyectan 0,2 mg del fármaco y, manteniendo la aguja en la vena, se observa al paciente durante 30 s para detectar posibles síntomas o signos de abstinencia. Si no aparecen, pueden inyectarse los 0,6 mg restantes, y observar al paciente durante 20 min para detectar estos signos y síntomas

Vía subcutánea: se administran 0,8 mg de naloxona y se observa al paciente durante 20 min para detectar posibles signos y síntomas de abstinencia

Condiciones y técnica de observación del paciente: durante el tiempo de observación necesario, deben controlarse las constantes vitales del paciente y estar atentos a posibles signos de abstinencia. También es importante preguntar con cautela al paciente cómo se siente. Los signos y síntomas de la abstinencia de opiáceos incluyen, entre otros, los siguientes:

Signos de abstinencia: congestión nasal o rinorrea, lagrimeo, bostezos, sudoración, temblor, vómitos o piloerección

Síntomas de abstinencia: oleadas de frío y calor, dolor muscular, óseo o articular, calambres musculares y hormigueo (sensación de insectos que se mueven bajo la piel)

Interpretación de la prueba. *Advertencia:* la detección de los signos y síntomas mencionados supone un riesgo para el paciente, por lo que no debe administrarse naltrexona. Si no se observan ni detectan signos o síntomas de abstinencia y el paciente tampoco los refiere, puede administrarse. Ante cualquier duda por parte del observador de que el paciente pueda seguir teniendo opiáceos en el organismo o no ha mantenido la abstinencia, no debe administrarse naltrexona durante 24 h, después de las cuales debe repetirse la prueba

no es un antagonista igualmente potente de los tres tipos de receptores opioides, y las dosis necesarias para reducir eficazmente el consumo de opiáceos y de alcohol no actúan de forma acusada sobre los receptores μ, por lo que no causa efectos adversos gastrointestinales.

La naloxona tiene una afinidad elevada por los receptores μ, pero también es antagonista competitivo de los tres tipos de receptores opioides: μ, κ y δ.

El mecanismo por el que estos fármacos actúan sobre el consumo de opiáceos es fácil de comprender (la inhibición competitiva de los receptores opioides), pero sus efectos sobre la dependencia del alcohol son más complejos y, probablemente, están relacionados con el hecho de que el deseo de consumir alcohol y sus efectos están regulados por distintos sistemas de neurotransmisores, tanto opioides como no opioides.

Indicaciones terapéuticas

La combinación de terapias cognitivo-conductuales y antagonistas opioides es más eficaz que ambos tratamientos por separado. La naloxona se utiliza en pruebas de cribado para verificar que el paciente no ha tomado opiáceos antes de la inducción de la terapia con naltrexona (tabla 21-53).

Dependencia de opiáceos. La desintoxicación de los pacientes que consumen agonistas opioides potentes como la heroína se lleva a cabo durante varios días o semanas, en el transcurso de los cuales se tratan los posibles síntomas adrenérgicos de abstinencia con clonidina.

En ocasiones, en esta desintoxicación se cambia tres veces de sustancia, pasando de un agonista potente a uno débil; de este a uno mixto agonista-antagonista y, finalmente, a un antagonista puro. Por ejemplo, el consumo de heroína se reemplaza por la administración de metadona, un agonista más débil; después se sustituye por un agonista parcial como la buprenorfina o el acetato de levometadil (LAAM) y, por último, tras un período de reposo farmacológico de 7 a 10 días, se inicia tratamiento con un antagonista puro, como la naltrexona o el nalmefeno. Sin embargo, por muy lenta que sea la desintoxicación, algunos individuos continúan experimentando efectos adversos leves o síntomas de abstinencia de los opiáceos durante las primeras semanas de tratamiento con naltrexona.

Cuanto más baja es la potencia del agonista opioide, menores son las consecuencias adversas de la suspensión de su consumo. Por esta razón, debido a que no existen barreras farmacológicas para la suspensión de un tratamiento con un antagonista opioide puro, el entorno social y las intervenciones cognitivo-conductuales frecuentes son sumamente importantes para mantener la abstinencia. En muchos casos, los pacientes no toleran bien los efectos adversos de los antagonistas opioides y, si no participan en una terapia cognitivo-conductual, pueden abandonar el tratamiento durante los primeros 3 meses. Otra forma de lograr que se completen las pautas posológicas es la participación del paciente en un programa bien estructurado de vales canjeables por dosis de antagonista opioide.

El cumplimiento terapéutico es uno de los requisitos básicos del tratamiento. Cuando un individuo que ha sido adicto a un opiáceo deja de tomar un antagonista opioide puro, el riesgo de que vuelva a consumir es extremadamente elevado, ya que un agonista opioide potente le proporcionaría un efecto euforizante muy gratificante. En cambio, los pacientes que toman naltrexona, tal y como se les ha prescrito, no desarrollan tolerancia al fármaco, incluso después de un tratamiento continuado durante 1 año o más. En algunos casos, pueden producirse recaídas y remisiones antes de lograr una abstinencia prolongada.

Otro aspecto que es preciso recalcar a los pacientes en tratamiento con antagonistas opioides es que las dosis suficientemente elevadas de agonistas opioides pueden contrarrestar el antagonismo de los receptores que ejercen la naltrexona o nalmefeno, en cuyo caso la activación de dichos receptores podría ser muy peligrosa (v. «Precauciones y reacciones adversas»).

Desintoxicación rápida. Se han desarrollado protocolos de desintoxicación rápida para evitar el período de 7 a 10 días de abstinencia de opiáceos que, por lo general, se recomienda antes de empezar a administrar un antagonista. La administración continua de clonidina (para reducir los síntomas adrenérgicos de abstinencia) y la adición de benzodiazepinas como oxazepam (para reducir los espasmos musculares y el insomnio) pueden permitir el inicio del tratamiento con estos antagonistas un día después de la última dosis de agonista opioide administrada. De este modo, puede completarse la deshabituación en 48 a 72 h, tras las que se inicia un tratamiento de mantenimiento con el antagonista opioide. Aunque se han comunicado síntomas de abstinencia relativamente graves en el primer día, remiten rápidamente con posterioridad.

Debido a los posibles efectos hipotensivos de la clonidina, durante las primeras 8 h de la desintoxicación rápida debe controlarse atentamente la presión arterial del paciente. Los servicios ambulatorios de deshabituación rápida deben estar preparados para proporcionar cuidados de urgencia.

La principal ventaja de la deshabituación rápida es que la transición desde el abuso de opiáceos hasta el tratamiento de mantenimiento se produce en solo 2 a 3 días, lo que minimiza el riesgo de que el paciente vuelva a consumir opiáceos durante el protocolo de deshabituación.

Dependencia del alcohol. Los antagonistas de los receptores opioides también se emplean para potenciar las terapias cognitivo-conductuales de tratamiento de la dependencia del alcohol. Estos fármacos reducen el ansia y el consumo de alcohol, y mejoran la gravedad de las recaídas. El tratamiento simultáneo con antagonistas de los receptores opioides combinado con una terapia cognitivo-conductual eficaz puede reducir a la mitad el riesgo de recaída en el consumo excesivo de alcohol.

El nalmefeno, un fármaco más reciente que la naltrexona, presenta varias ventajas farmacológicas y clínicas como tratamiento de la dependencia del alcohol. La naltrexona puede causar elevaciones reversibles de las transaminasas en los individuos que toman 300 mg/día (una dosis 6 veces superior a la recomendada para tratar la dependencia del alcohol o de opiáceos, que es de 50 mg/día), pero el nalmefeno no causa ningún tipo de hepatotoxicidad. Entre un 10 % y un 15 % de los pacientes abandonan los tratamientos con dosis clínicamente eficaces de naltrexona debido a sus efectos adversos; en cambio, muy pocos pacientes interrumpen el tratamiento con una dosis clínicamente eficaz de nalmefeno (20 mg/día), y solo el 10 % lo hacen cuando toman dosis elevadas (80 mg/día). Además, gracias a sus características farmacocinéticas, el nalmefeno ejerce un efecto antagonista opioide más prolongado que la naltrexona.

La eficacia de los antagonistas opioides para la reducción del ansia de consumir alcohol puede potenciarse con un ISRS, aunque es preciso realizar ensayos con un número suficiente de pacientes para confirmar este efecto sinérgico.

Precauciones y reacciones adversas

Los antagonistas opioides se emplean para mantener la abstinencia después de la deshabituación de opiáceos, por lo que es fundamental asegurar un período de eliminación adecuado. Esta desintoxicación requiere al menos 5 días para un opiáceo de acción corta como la heroína y al menos 10 días para los opiáceos de acción más prolongada como la metadona (después de la última dosis de opiáceos y antes de tomar la primera dosis de un antagonista de los receptores opiáceos). Los autoinformes y las pruebas de toxicología en orina ayudan a determinar un estado libre de opiáceos. Si, a pesar de que los resultados del análisis sean negativos, se sigue dudando de la presencia de opiáceos en el organismo, debe realizarse una *prueba de provocación con naloxona*. Se emplea este fármaco porque ejerce un antagonismo de menos de 1 h, mientras que el de la naltrexona y el nalmefeno puede durar más de 24 h. Por lo tanto, los posibles síntomas de abstinencia de la naloxona son relativamente cortos (v. «Dosificación y pautas clínicas»). Los síntomas agudos de abstinencia de opiáceos son la necesidad de consumir la sustancia, oleadas de calor y frío, dolor osteomuscular y malestar gástrico, y sus signos pueden incluir confusión, mareos, vómitos y diarreas. No deben administrarse naltrexona ni nalmefeno si la infusión de naloxona causa cualquier signo de abstinencia de opiáceos, excepto como parte de un protocolo supervisado de desintoxicación rápida.

Alrededor del 10 % de las personas que toman antagonistas opioides presentan un conjunto de efectos adversos similares a un síndrome de abstinencia residual, y hasta un 15 % de los individuos en tratamiento con naltrexona pueden presentar dolor abdominal, calambres, náuseas y vómitos, que pueden limitarse mediante la reducción temporal de la dosis a la mitad o la modificación del momento en que se administra. Los efectos adversos sobre el SNC de la naltrexona, que experimentan en torno a un 10 % de los pacientes, consisten en cefalea, falta de energía, insomnio, ansiedad e inquietud. Asimismo, hasta un 10 % de los individuos presentan dolor muscular y articular o exantemas.

La naltrexona puede causar hepatotoxicidad en función de la dosis administrada a partir de cantidades muy superiores a 50 mg/día; el 20 % de las personas en tratamiento con 300 mg/día puede presentar unas concentraciones séricas de aminotransferasas entre 3 y 19 veces más elevadas al límite superior de la normalidad. Las lesiones hepatocelulares que puede causar el tratamiento no son una reacción idiosincrásica, sino que están relacionadas con la dosis. Con las dosis más bajas del fármaco requeridas para obtener un efecto antagonista opioide no suelen producirse, pero dosis de solo 50 mg/día pueden provocar hepatotoxicidad a los pacientes que presenten hepatopatías, como una cirrosis hepática debida al consumo crónico de alcohol. Durante los primeros 6 meses de tratamiento deben controlarse las concentraciones séricas de aminotransferasas, y estas pruebas deben realizarse con una periodicidad basada en la sospecha clínica. Las concentraciones de enzimas hepáticas suelen restablecerse hasta niveles normales tras la suspensión del fármaco.

Si se necesita administrar un analgésico en un momento en el que un individuo tenga en el organismo cantidades farmacológicamente activas de un antagonista opioide, deben evitarse los agonistas opioides y optar por una benzodiazepina o un analgésico no opioide. También es necesario explicar a las personas en tratamiento con antagonistas opioides que las dosis bajas de opioides pueden no tener ningún efecto, pero que si toman una dosis elevada pueden producirse un bloqueo de receptores y la aparición brusca de síntomas marcados de sobredosis, en especial de sedación, que puede evolucionar a coma e, incluso, la muerte. Los antagonistas opioides están contraindicados en las personas que estén tomando agonistas opioides o cualquier medicamento antiemético o antitusivo que puedan contenerlos, en las que tengan hepatitis o insuficiencia hepática agudas, y en las que muestren especial sensibilidad a estos fármacos.

La naltrexona atraviesa la barrera fetoplacentaria, por lo que solo deben tomarse antagonistas opioides durante el embarazo si se considera que los beneficios para la madre superan los riesgos para el feto. Se desconoce si los antagonistas opioides se secretan en la leche materna.

Los antagonistas opioides son fármacos relativamente inocuos; ante la ingestión de dosis elevadas, deben instaurarse tratamientos sintomáticos y medidas para reducir la absorción gastrointestinal.

La buprenorfina muestra una alta afinidad y bajo desplazamiento por los antagonistas de los receptores opioides, por lo que el nalmefeno puede no revertir completamente la depresión respiratoria inducida por buprenorfina.

Interacciones farmacológicas

Ya se han comentado numerosas interacciones farmacológicas en las que intervienen antagonistas de los receptores opioides, como las que se establecen con agonistas opioides asociados con el abuso de sustancias, así como aquellas en las que intervienen antieméticos y antitusígenos. Debido a que se metaboliza ampliamente en el hígado, la naltrexona puede afectar a las concentraciones de fármacos que modifiquen las concentraciones de enzimas hepáticas, y a la inversa, aunque se desconoce la importancia clínica de estas interacciones.

Otro fármaco que puede ser hepatotóxico y que se ha prescrito en algunos casos junto con un antagonista opioide es el disulfiram. Aunque no se le conocen efectos adversos, conviene realizar pruebas de laboratorio frecuentes durante el tratamiento concurrente. Se ha informado de que los antagonistas opioides potencian la sedación producida por la tioridazina, una interacción que, probablemente, también se dé con los antagonistas dopaminérgicos de potencia baja.

Se ha administrado nalmefeno intravenoso después de benzodiazepinas, anestesia inhalatoria, relajantes musculares y antagonistas de los relajantes musculares junto con anestésicos generales, sin que se hayan producido reacciones adversas. Hay que ser prudente al utilizar flumazenilo y nalmefeno juntos, porque en estudios preclínicos se ha observado que ambos inducen convulsiones.

Interferencias con pruebas de laboratorio

Existe la posibilidad de que se den resultados falsos positivos cuando se pretende detectar opiáceos en orina utilizando técnicas menos especí-

cas, como el inmunoanálisis múltiple enzimático, dado que la naltrexona y el nalmefeno son derivados de la oximorfona. Los métodos de cromatografía líquida de capa fina, de gas-líquido y de alta presión utilizados para la detección de opiáceos en orina no se ven afectados por la naltrexona.

Dosificación y pautas clínicas

Se pueden tomar varias medidas para asegurarse de que la persona esté libre de opiáceos. Estos pasos están destinados a evitar la posibilidad de precipitar un síndrome de abstinencia aguda de opiáceos. Cuando vaya a someterse a un individuo a una desintoxicación supervisada, antes de iniciar el tratamiento con un antagonista opioide debe esperarse como mínimo 5 días entre la última dosis administrada de un opiáceo de acción corta como la heroína, la hidromorfona, la meperidina o la morfina, y un mínimo de 10 días entre la última dosis de uno de acción prolongada, como la metadona. Algunos protocolos de desintoxicación rápida utilizan períodos de abstinencia más cortos, sin embargo estos requieren experiencia especial para hacerlo de manera segura. Las pruebas toxicológicas en orina deben demostrar que no hay metabolitos de opiáceos y la desintoxicación debe ser completa. A pesar de ello, en algunos casos los resultados de estas pruebas son negativos pero el paciente sigue con dependencia física, por lo que puede experimentar síntomas de abstinencia de los antagonistas. Por ello, cuando los resultados de los análisis de orina son negativos, se recomienda realizar una prueba de provocación con naloxona, salvo que alguien pueda confirmar inequívocamente que el paciente ha mantenido la abstinencia durante el período necesario (tabla 21-53).

La dosis inicial de naltrexona para el tratamiento de la dependencia de opiáceos o del alcohol es de 50 mg/día, que debe alcanzarse de forma gradual incluso cuando los resultados de la prueba de provocación con naloxona hayan sido negativos. Algunos médicos empiezan con 5, 10, 12,5 o 25 mg y ajustan la posología hasta los 50 mg durante períodos de entre 1 h y 2 semanas, en el transcurso de las cuales evalúan la posible aparición de síntomas de abstinencia. Cuando el paciente tolera bien las dosis de 50 mg, pueden administrarse 100 mg a días alternos o 150 mg cada tres días, pautas que mejoran el cumplimiento terapéutico. La dosis terapéutica correspondiente de nalmefeno es de 20 mg/día, dividida en dos tomas. Probablemente, es conveniente introducir de forma gradual la dosis diaria de nalmefeno, a pesar de que no se dispone de datos clínicos sobre ajustes posológicos de este fármaco.

Para mejorar el cumplimiento terapéutico, se recomienda observar directamente cada toma (por parte de un familiar o un profesional sanitario), así como efectuar análisis de orina sin avisar al paciente para detectar posibles antagonistas opioides o alcohol y sus correspondientes metabolitos. El tratamiento con un antagonista opioide debe mantenerse hasta que se considere que el paciente está psicológicamente preparado y libre de riesgo de recaída del consumo de opiáceos o de alcohol. Por lo general, esto no se consigue hasta pasados 6 meses e, incluso, más tiempo si existen factores externos que lo dificulten.

El nalmefeno está disponible en solución estéril de administración intravenosa, intramuscular y subcutánea a dos concentraciones: 100 µg/ml o 1 mg/ml de base libre de nalmefeno. La concentración de 100 µg/ml contiene 110,8 µg de hidrocloruro de nalmefeno, y la de 10 mg/ml, 1 108 mg/ml. Ambas concentraciones contienen 9,0 mg/ml de cloruro de sodio y el pH está ajustado a 3,9 con ácido clorhídrico. Los estudios farmacodinámicos han mostrado que la acción del nalmefeno es más larga que la de la naloxona en lo que respecta a inhibir por completo la actividad opiácea.

Desintoxicación rápida. La desintoxicación rápida se ha estandarizado mediante el uso de naltrexona, aunque el nalmefeno puede ser igual de eficaz y causar menos efectos adversos. En los protocolos de desintoxicación rápida, la persona adicta interrumpe bruscamente el consumo y, al día siguiente, empieza a tomar 0,2 mg de clonidina por vía oral cada 2 h (9 dosis diarias, hasta una dosis máxima de 1,8 mg); durante las primeras 8 h del tratamiento, se controla su presión arterial cada 30 a 60 min. Entre 1 y 3 h después de la primera dosis de clonidina, se administran 12,5 mg de naltrexona. Con el fin de reducir los calambres musculares y el insomnio tardío, junto con la primera dosis de clonidina, se administra una benzodiazepina de acción corta (p. ej., 30 a 60 mg de oxazepam), y se repite la mitad de esta dosis inicial cada 4 a 6 h, si es necesario. La dosis máxima diaria de oxazepam no debe superar los 180 mg. Después de este primer día, el paciente puede regresar a su domicilio acompañado de una persona responsable.

Durante el segundo día, se administran dosis similares de clonidina y de benzodiazepinas, así como una sola dosis de 25 mg de naltrexona, por la mañana. Los pacientes relativamente asintomáticos pueden regresar a su domicilio al cabo de 3 a 4 h. A partir del tercer día, se empieza a administrar una dosis de mantenimiento de 50 mg de naltrexona, y se reducen gradualmente las dosis de clonidina y de la benzodiazepina en el transcurso de 5 a 10 días.

DISULFIRAM Y ACAMPROSATO

El disulfiram y el acamprosato se emplean para tratar la dependencia del alcohol. El primero es considerado como un fármaco peligroso, solamente adecuado para personas con adicción al alcohol muy motivados y supervisados de forma estricta, por las graves reacciones físicas que provoca después de haber consumido alcohol. No obstante, la experiencia ha demostrado que, en las dosis recomendadas, es una medicación aceptable y segura para los individuos con dependencia del alcohol que buscan una abstinencia sostenida. Las propiedades que conforman el principal efecto terapéutico del disulfiram, esto es, su capacidad para producir síntomas indeseables tras el consumo de alcohol, también conocida como reacción disulfiram-alcohol, han generado esa percepción de peligrosidad.

En los casos más graves, cuando el disulfiram se combina con el alcohol, pueden aparecer problemas clínicos graves. Destacan la depresión respiratoria, el colapso cardiovascular, la insuficiencia cardíaca aguda, las convulsiones, la pérdida de la conciencia, y la muerte en casos excepcionales. Estas posibles complicaciones, así como la aparición de fármacos alternativos, han sido factores limitantes para el uso amplio del disulfiram.

A diferencia del disulfiram, el acamprosato, que también se comenta en esta sección, no provoca efectos secundarios aversivos. En la actualidad, el acamprosato se receta con más frecuencia que el disulfiram en un contexto ambulatorio, y el disulfiram más en contextos hospitalarios porque facilita la abstinencia inicial.

Otros fármacos útiles para reducir el consumo de alcohol son la naltrexona, el nalmefeno, el topiramato y la gabapentina, que se comentan en otras secciones de esta obra.

Disulfiram

Acciones farmacológicas. El disulfiram se absorbe por completo en el tubo digestivo tras la administración oral, y tiene una vida media de 60 a 120 h, por lo que pueden ser necesarias 1 o 2 semanas, a partir de la última dosis, antes de que se elimine por completo del organismo.

El metabolismo del etanol consiste en su oxidación por parte de la alcohol-deshidrogenasa a acetaldehído, que es metabolizado a acetilcoenzima A (acetil-CoA) por la aldehído-deshidrogenasa.

El disulfiram es un inhibidor de la aldehído-deshidrogenasa que interfiere en el metabolismo del alcohol, produciendo un incremento significativo de la concentración sanguínea de acetaldehído. Esta acumulación (hasta niveles 10 veces superiores a los del metabolismo normal del alcohol) da lugar a diversas reacciones desagradables *(reacción disulfiram-alcohol),* como náuseas, cefalea pulsátil, vómitos, hipertensión, rubefacción, sudoración, scd, disnea, taquicardia, dolor torácico, vértigo y visión borrosa. Esta reacción se produce inmediatamente después de la ingestión de cualquier bebida alcohólica y puede durar entre 30 min y 2 h.

CONCENTRACIONES SANGUÍNEAS Y SU RELACIÓN CON LA ACCIÓN FARMACOLÓGICA. Las concentraciones plasmáticas de disulfiram varían en los individuos a causa de varios factores, en especial la edad y la función hepática. En general, se ha demostrado que la gravedad de la reacción disulfiram-alcohol es proporcional a la cantidad de alcohol y disulfiram consumidos. No obstante, las concentraciones plasmáticas de disulfiram raramente se obtienen en la práctica clínica. La correlación positiva entre las concentraciones plasmáticas de alcohol y la intensidad de la reacción se describe del siguiente modo: en pacientes sensibles, un aumento de solo 5 a 10 mg/dl puede producir síntomas leves; todos los síntomas se presentan con concentraciones de 50 mg/dl, y si estas son de 125 a 150 mg/dl provocan pérdida de la conciencia y coma.

Indicaciones terapéuticas. La principal indicación del disulfiram es el tratamiento de la dependencia del alcohol mediante condicionamiento aversivo. Tanto el miedo a sufrir la reacción disulfiram-alcohol como el recuerdo de haberla presentado disuaden al paciente de consumir la sustancia. Por lo general, la simple descripción de la gravedad y el malestar que produce la reacción es suficientemente gráfica para evitar que el paciente consuma alcohol. El tratamiento con disulfiram debe combinarse con otras medidas, como psicoterapia, terapia de grupo y grupos de apoyo como Alcohólicos Anónimos (AA). Durante el tratamiento, es preciso hacer un seguimiento atento del paciente para evitar que deje de tomar el fármaco.

Precauciones y reacciones adversas

CON CONSUMO DE ALCOHOL. La intensidad de la reacción disulfiram-alcohol es distinta en cada paciente. En los casos más graves, produce depresión respiratoria, colapso cardiovascular, infarto de miocardio, convulsiones y la muerte, por lo que el tratamiento está contraindicado en personas con cardiopatías o neuropatías graves. Tampoco debe usarse disulfiram o debe prescribirse con extrema cautela a pacientes con nefritis, lesiones cerebrales, hipotiroidismo, diabetes, insuficiencia hepática, convulsiones, dependencia de múltiples sustancias o un electroencefalograma (EEG) anómalo. La mayoría de las reacciones letales se presentan con dosis superiores a 500 mg/día de disulfiram o más de 90 ml de alcohol. El tratamiento de los casos graves de reacción disulfiram-alcohol es, fundamentalmente, sintomático y está dirigido a evitar el shock. Se ha informado de que el oxígeno, la vitamina C intravenosa, la efedrina y los antihistamínicos han sido de ayuda para la recuperación.

SIN CONSUMO DE ALCOHOL. Los efectos adversos del disulfiram en ausencia de consumo de alcohol consisten en cansancio, dermatitis, impotencia, neuritis óptica, diversas repercusiones a la salud mental y lesiones hepáticas. Un metabolito del disulfiram inhibe la dopamina β-hidroxilasa, enzima que metaboliza la dopamina a noradrenalina y adrenalina; por tanto, el tratamiento puede exacerbar una psicosis en individuos con trastornos psicóticos. El disulfiram también puede ocasionar reacciones catatónicas.

Interacciones farmacológicas. El disulfiram aumenta las concentraciones sanguíneas de diazepam, paraldehído, fenitoína, cafeína, tetrahidrocanabinol (la sustancia activa de la marihuana), los barbitúricos, los anticoagulantes, la isoniazida y los antidepresivos tricíclicos. No debe administrarse junto con paraldehído, ya que este último es metabolizado a acetaldehído en el hígado.

Interferencias con pruebas de laboratorio. En casos muy infrecuentes, el disulfiram puede interferir en la incorporación de yodo-131 a las proteínas. También puede reducir las concentraciones en la orina de ácido homovanílico, el principal metabolito de la dopamina, a través de la inhibición de la dopamina hidroxilasa.

Dosificación y pautas clínicas.   El disulfiram está disponible en Estados Unidos en comprimidos de 250 y 500 mg. La dosis inicial habitual es de 500 mg/día por vía oral durante 1 o 2 semanas, y la de mantenimiento, de 200 mg/día. Las dosis diarias no deben superar los 500 mg, y las de mantenimiento son de 125 a 500 mg/día.

Es preciso explicar a los pacientes que el consumo de alcohol, por pequeña que sea la cantidad ingerida, da lugar a la reacción disulfiram-alcohol, y hacer hincapié en el malestar que produce. Además, es preciso advertirlos para que eviten cualquier sustancia que pueda contenerlo, como los jarabes antitusivos, los tónicos de cualquier tipo y algunas salsas y alimentos. Se han comunicado algunos casos tras la inhalación de líquidos con base alcohólica, como lociones para después del afeitado, agua de colonia o perfumes; por consiguiente, es preciso recalcar que no debe aplicarse tópicamente ninguna sustancia que contenga alcohol, como los perfumes.

El disulfiram no debe administrarse hasta 12 h después de la última vez que se haya consumido alcohol. Asimismo, es preciso informar a los pacientes de que la reacción disulfiram-alcohol puede producirse hasta 1 a 2 semanas después de la última dosis del fármaco. Los pacientes en tratamiento con disulfiram deben llevar consigo tarjetas identificativas que describan la reacción disulfiram-alcohol e incluyan el nombre y el número de teléfono del médico al que se debe llamar, en caso necesario.

Acamprosato

Acciones farmacológicas.   El mecanismo de acción del acamprosato no se conoce con detalle, pero se cree que antagoniza el exceso de actividad neuronal relacionado con los efectos del neurotransmisor excitador glutamato. En parte, este fenómeno es consecuencia del antagonismo de los receptores NMDA.

Indicaciones.   El acamprosato se utiliza para tratar la dependencia del alcohol en individuos que deseen mantener la abstinencia después de la deshabituación. Su eficacia para facilitar la abstinencia no se ha demostrado en pacientes que no se hayan sometido a desintoxicación y que no hayan logrado la abstinencia alcohólica antes del tratamiento.

Precauciones y efectos adversos.   Los efectos adversos del acamprosato, que pueden aparecer al principio del tratamiento, suelen ser transitorios y leves. Los principales son la cefalea, la diarrea, el meteorismo, dolor abdominal, parestesias y diversas reacciones cutáneas. Tras la suspensión del tratamiento no se observan reacciones adversas, ni siquiera con el uso crónico. Tampoco hay datos que indiquen que el acamprosato pueda causar adicción. Este fármaco está contraindicado en personas con insuficiencia renal grave (aclaramiento de creatinina inferior a 30 ml/min).

Interacciones farmacológicas.   El alcohol y el acamprosato no afectan a la farmacocinética del otro. Lo mismo ocurre cuando se añade disulfiram o diazepam al acamprosato. La administración conjunta de naltrexona y acamprosato puede producir un aumento de las concentraciones de este último, pero no está recomendado el ajuste de la dosis en estos pacientes. La farmacocinética de la naltrexona y de su principal metabolito, 6β-naltrexol, no varía tras la administración simultánea de acamprosato. Durante los ensayos clínicos, los pacientes que tomaron acamprosato y estaban en tratamiento con antidepresivos presentaron aumento o reducción del peso con mayor frecuencia que los que tomaron solo uno de estos fármacos.

Interferencias con pruebas de laboratorio.   No se han comunicado interferencias del acamprosato con pruebas de laboratorio.

Dosificación y pautas clínicas.   Es importante recordar que el acamprosato debe utilizarse para tratar los síntomas de abstinencia del alcohol. El tratamiento solo debe iniciarse cuando el paciente ha logrado la abstinencia y se compromete a mantenerla; además, debe inscribirse en un programa terapéutico que incluya la asistencia a grupos de apoyo o asistencia psicológica.

Los comprimidos comercializados en Estados Unidos contienen 333 mg de acamprosato cálcico, que equivalen a 300 mg de acamprosato. La dosis del fármaco difiere según el paciente, si bien la posología recomendada es de dos comprimidos de 333 mg, 3 veces al día (es decir, dosis de 666 mg). Aunque este fármaco puede tomarse con o sin alimentos, en los ensayos clínicos previos a su comercialización los participantes lo tomaron junto con las comidas, una pauta recomendada para mejorar el cumplimiento terapéutico en los pacientes que suelan tomar tres comidas diarias. En algunos pacientes pueden ser eficaces dosis más bajas. En caso de olvido de la toma de una dosis, debe administrarse lo antes posible, salvo si falta poco para la hora en que se debe tomar la dosis siguiente, en cuyo caso no se toman los comprimidos que se han olvidado y se reanuda la pauta de administración con la siguiente dosis. No deben duplicarse las dosis. En los pacientes con insuficiencia renal moderada (aclaramiento de creatinina entre 30 y 50 ml/min), la dosis recomendada es de un comprimido de 333 mg, tres veces al día. Las personas con insuficiencia renal grave no deberían tomar acamprosato.

CLONIDINA Y GUANFACINA

La clonidina y la guanfacina se comercializan como tratamientos para la hipertensión. La guanfacina es más selectiva y menos potente que la clonidina, pero la clonidina es el agonista α_2 más utilizado.

Acciones farmacológicas

La clonidina y la guanfacina son agonistas de los receptores α_2 presinápticos. Inhiben el flujo de salida simpático y causan vasodilatación de los vasos sanguíneos. La clonidina y la guanfacina se absorben bien en el tubo digestivo, y sus concentraciones plasmáticas máximas se alcanzan entre 1 y 3 h después de su administración. La vida media de la clonidina es de 6 a 20 h, y la de la guanfacina, de 10 a 30 h.

Los efectos agonistas de estos fármacos sobre los receptores α_2-adrenérgicos presinápticos en los núcleos simpáticos del cerebro dan lugar a una reducción de la cantidad de noradrenalina liberada en las terminaciones nerviosas presinápticas. Esta disminución sirve para restablecer el tono simpático del cuerpo a un nivel más bajo y disminuir la excitación. En la tabla 21-54 se proporciona un resumen de los agonistas de los receptores adrenérgicos α_2 que se usan en psiquiatría.

Indicaciones terapéuticas

La experiencia clínica en psiquiatría con la clonidina es muy superior a la de la guanfacina. El interés por el uso de esta última con las mismas indicaciones que responden a la clonidina ha aumentado, debido a su vida media más prolongada y a su relativa ausencia de efectos secundarios.

Abstinencia de opiáceos, alcohol, benzodiazepinas o nicotina.
La clonidina y la guanfacina son eficaces en la reducción de los síntomas neurovegetativos de la retirada rápida de opiáceos (p. ej., hipertensión, taquicardia, midriasis, sudoración, lagrimeo y rinorrea), pero no de las sensaciones subjetivas asociadas. La administración de clonidina (0,1 a 0,2 mg, de 2 a 4 veces al día) se inicia después de la desintoxica-

Tabla 21-54
Agonistas α_2-adrenérgicos usados en psiquiatría[a]

Fármaco	Formulaciones	Dosis infantil inicial	Intervalo de dosis infantiles habituales	Dosis inicial habitual en el adulto	Dosis habitual en el adulto
Comprimidos de clonidina	0,1, 0,2 o 0,3 mg	0,05 mg/día	Hasta 0,3 mg/día, en varias tomas	0,1-0,2 mg, de dos a cuatro veces al día (0,2-0,8 mg/día)	0,3-1,2 mg, dos o tres veces al día (dosis máxima: 1,2 mg/día)
Parche transdérmico de clonidina	0,1, 0,2 o 0,3 mg	0,05 mg/día	Parche de hasta 0,3 mg/día cada 5 días (dosis máxima: 0,5 mg/día cada 5 días)	0,1 mg/día cada 7 días	Un parche de 0,1 mg/día por semana (0,6 mg/día cada 7 días)
Guanfacina	Comprimidos de 1 y 2 mg	1 mg/día, al acostarse	1-2 mg/día, al acostarse (dosis máxima: 3 mg/día)	1 mg/día, al acostarse	1-2 mg, al acostarse (dosis máxima: 3 mg/día)

[a]En caso de enfermedad orgánica, como hipertensión, estas dosis varían.

ción, y se van reduciendo las dosis de forma progresiva en el transcurso de 1 a 2 semanas (tabla 21-55).

Tanto la clonidina como la guanfacina pueden aliviar los síntomas de la abstinencia de alcohol y benzodiazepinas, como la ansiedad, la

Tabla 21-55
Protocolos de administración oral de clonidina para la deshabituación de opiáceos

De 0,1 a 0,2 mg de clonidina por vía oral, dos veces al día; mantener hasta una presión arterial sistólica < 90 mm Hg o bradicardia; estabilizar durante 2 a 3 días y, posteriormente, ir reduciendo la dosis durante 5 a 10 días, hasta la suspensión

O bien

De 0,1 a 0,2 mg de clonidina por vía oral cada 4 h o 6 h, para tratar los signos y los síntomas de abstinencia; estabilizar durante 2 a 3 días y, posteriormente, ir reduciendo la dosis durante 5 a 10 días, hasta la suspensión

O bien

Dosis de prueba con 0,1 a 0,2 mg de clonidina por vía oral o sublingual (para los pacientes de más de 90 kg de peso); comprobar la presión arterial al cabo de 1 h. Si la presión arterial diastólica es > 70 mm Hg y no hay signos de hipotensión, iniciar el siguiente tratamiento:

Peso (kg)	Parches de clonidina (n.º)
< 110	1
110-160	2
160-200	2
> 200	2

O bien

Dosis de prueba de 0,1 mg de clonidina por vía oral; comprobar la presión arterial al cabo de 1 h (si la presión arterial diastólica es < 90 mm Hg, no colocar el parche)

Colocar dos parches de clonidina a través de la piel (o tres si el paciente pesa más de 67,5 kg) en una zona sin pelo de la parte superior del cuerpo; después:

Durante las primeras 23 h posteriores a la aplicación del parche, administrar 0,2 mg de clonidina por vía oral cada 6 h; después:

Durante las 24 h siguientes, administrar 0,1 mg de clonidina cada 6 h

Cambiar semanalmente los parches

Tras dos semanas con dos parches, cambiar a un parche (o a dos si el paciente pesa más de 67,5 kg)

Tras una semana con un parche, suspender el tratamiento

De American Society of Addiction Medicine. Detoxification: Principle and Protocols. En: *The principles update series: topics in addiction medicine*, section 11. American Society of Addiction, 1997, con autorización.

diarrea y la taquicardia. Ambas reducen la necesidad de fumar, y la ansiedad e irritabilidad que causa la abstinencia de la nicotina. En la desintoxicación, el cumplimiento terapéutico a largo plazo es mejor con el parche transdérmico de clonidina que con la formulación en comprimidos.

Trastorno de la Tourette. La clonidina y la guanfacina son un tratamiento eficaz del trastorno de la Tourette. La mayoría de los médicos inician el tratamiento del trastorno con los antagonistas dopaminérgicos estándar haloperidol y pimozida, o bien con los antagonistas serotoninérgicos-dopaminérgicos risperidona y olanzapina. No obstante, cuando existen dudas sobre los posibles efectos secundarios de estos fármacos, en algunos casos se empieza el tratamiento con clonidina o guanfacina. La dosis inicial de clonidina en niños es de 0,05 mg/día, que puede aumentarse hasta 0,3 mg/día, repartidos en varias tomas. La clonidina puede tardar períodos prolongados (p. ej., de 4 a 6 meses) para afectar positivamente a los síntomas del trastorno. Se ha informado de que la tasa de respuesta es de hasta el 70 %.

Otros tics nerviosos. La clonidina y la guanfacina reducen la frecuencia y la gravedad de los tics nerviosos, con o sin síntomas comórbidos de TDAH.

Hiperactividad y agresividad infantil. La clonidina y la guanfacina pueden ser alternativas útiles para el tratamiento del TDAH. Se emplean en lugar de los simpaticomiméticos y los antidepresivos, que pueden causar un agravamiento paradójico de la hiperactividad en algunos niños con discapacidad intelectual, agresividad o características propias del trastorno del espectro del autismo. Ambas pueden mejorar el estado de ánimo, reducir el nivel de actividad y mejorar la adaptación social. Algunos niños que padecen varias discapacidades pueden responder favorablemente al tratamiento con clonidina, mientras que otros solo experimentan sedación. La dosis inicial infantil de clonidina es 0,05 mg/día, que puede aumentarse hasta 0,3 mg/día, divididos en varias tomas. La eficacia de la clonidina y la guanfacina para el control de la hiperactividad y la agresividad suele disminuir tras varios meses de uso.

La clonidina y la guanfacina pueden combinarse con metilfenidato o dextroanfetamina para tratar la hiperactividad e inatención, respectivamente. Se ha notificado un número reducido de casos de muerte súbita de niños que estaban en tratamiento con clonidina y metilfenidato, pero no se ha demostrado de forma concluyente que los fármacos fueran la causa del fallecimiento. El médico debería explicar a los familiares que no se han evaluado la eficacia ni la posible toxicidad de esta combinación en ensayos controlados, por lo que es necesario realizar periódicamente evaluaciones cardiovasculares que incluyan las constantes vitales y electrocardiogramas.

Trastorno de estrés postraumático. Las exacerbaciones agudas del TEPT pueden estar asociadas a síntomas hiperadrenérgicos, como hiperactivación, reflejo de sobresalto exagerado, insomnio, pesadillas, taquicardia, agitación, hipertensión y sudoración. Las publicaciones preliminares sugieren que estos síntomas pueden responder al tratamiento con clonidina o, si se desea que el efecto persista al día siguiente, con guanfacina. Estudios más recientes no han podido demostrar que la guanfacina mejore los síntomas del TEPT.

Otros trastornos. Otras posibles indicaciones de la clonidina son otros trastornos de ansiedad (trastorno de pánico, fobias, trastorno obscsivo-compulsivo y trastorno de ansiedad generalizada) y la manía; en este último caso, puede prescribirse junto con litio o carbamazepina, para que ejerzan una acción sinérgica. Se han notificado casos anecdóticos de la eficacia de la clonidina como tratamiento de la esquizofrenia y la discinesia tardía. Los parches de clonidina pueden reducir la hipersalivación y la disfagia causada por la clozapina. Se ha informado de la efectividad de dosis bajas en los trastornos de la percepción persistentes debidos al consumo de alucinógenos.

Precauciones y reacciones adversas

Los principales efectos adversos asociados a la clonidina son la sequedad bucal y ocular, el cansancio, la sedación, los mareos, las náuseas, la hipotensión y el estreñimiento, que hacen que el 10 % de los pacientes abandonen el tratamiento. Algunos pacientes presentan una disfunción sexual. Sin embargo, puede desarrollarse tolerancia a estos efectos adversos. La guanfacina causa unos efectos adversos similares pero más leves, que son más frecuentes con 3 mg/día o más. Los adultos no deben tomar clonidina y guanfacina si su presión arterial está por debajo de 90/60 mm Hg o si tienen arritmias cardíacas, especialmente bradicardia. Para evitar una posible bradicardia, la suspensión del tratamiento debe ser gradual. Además, la clonidina puede causar sedación, un efecto adverso para el que no suele desarrollarse tolerancia. Otros efectos adversos de la clonidina sobre el SNC, menos frecuentes, son el insomnio, la ansiedad y la depresión; entre los más graves se incluyen las alucinaciones, los sueños vívidos y las pesadillas. La retención de líquidos que ocasiona puede tratarse con diuréticos.

El parche transdérmico de clonidina puede causar irritación cutánea local, que puede evitarse cambiando la zona de aplicación.

Sobredosis. Una persona que tome una sobredosis de clonidina puede sufrir midriasis y entrar en coma, unos síntomas similares a los de la sobredosis de opiáceos, así como presentar reducción de la presión arterial, el pulso y la frecuencia respiratoria. La sobredosis de guanfacina es similar a la de la clonidina, pero con síntomas más leves. Durante el embarazo y la lactancia materna no deben tomarse estos fármacos. Los adultos mayores son más sensibles a ellos que los pacientes más jóvenes, y los niños pueden presentar los mismos efectos adversos que los adultos.

Síndrome de abstinencia. La suspensión brusca del tratamiento con clonidina puede causar ansiedad, inquietud, sudoración, temblores, dolor abdominal, palpitaciones, cefaleas y un incremento marcado de la presión arterial alrededor de 20 h después de la última dosis, por lo que también pueden presentarse cuando se dejan de tomar una o dos dosis. Entre los 2 y los 4 días posteriores a la suspensión de la guanfacina, los pacientes pueden presentar los mismos síntomas, pero por lo general se restablece la presión arterial normal en 2-4 días. Debido a la posibilidad de que aparezcan síntomas tras la suspensión del tratamiento con guanfacina o clonidina, es preciso reducir las dosis de forma progresiva.

Interacciones farmacológicas

La clonidina y la guanfacina provocan sedación, especialmente al comienzo de la terapia, y debe tenerse en cuenta la posibilidad de que presenten efectos sedantes aditivos cuando se administran con otros depresores activos a nivel central, como los barbitúricos, el alcohol y las benzodiazepinas. Puede ser necesario reducir la dosis en pacientes tratados con fármacos que interfieren en la conducción del nodo auriculoventricular y sinusal, como los β-bloqueantes, los antagonistas del calcio y la digital. Esta combinación aumenta el riesgo de bloqueo auriculoventricular y bradicardia. La administración conjunta de clonidina y antidepresivos tricíclicos puede reducir los efectos hipotensivos de la primera.

Interferencias con pruebas de laboratorio

No se han descrito efectos de la clonidina o la guanfacina sobre ninguna prueba de laboratorio.

Dosificación y pautas clínicas

La clonidina se comercializa en Estados Unidos en comprimidos de 0,1, 0,2 y 0,3 mg. La dosis inicial habitual es de 0,1 mg, 2 veces al día, por vía oral, que puede incrementarse en 0,1 mg/día, hasta alcanzar la dosis adecuada (hasta 1,2 mg/día). La suspensión del tratamiento debe efectuarse siempre de forma progresiva para evitar la hipertensión de rebote, que puede producirse alrededor de 20 h después de la última dosis. También existe una formulación transdérmica de aplicación semanal, en dosis de 0,1, 0,2 y 0,3 mg/día. Inicialmente, suele prescribirse el parche de 0,1 mg/día, que los adultos deben cambiar semanalmente y los niños cada 5 días; esta dosis puede incrementarse, si es necesario, cada 1 o 2 semanas. La sustitución de una especialidad oral por un parche transdérmico debe realizarse de forma gradual, superponiéndolos durante 3 a 4 días.

La guanfacina se comercializa en Estados Unidos en comprimidos de 1 y 2 mg. La dosis inicial habitual es de 1 mg antes de acostarse, que puede aumentarse hasta 2 mg antes de acostarse al cabo de 3 a 4 semanas, si es necesario. Con independencia de la indicación para la que se han prescrito la clonidina o la guanfacina, debe suspenderse el tratamiento si el paciente presenta hipotensión (presión arterial inferior a 90/60 mm Hg).

También se comercializa una preparación de guanfacina de liberación prolongada, que debe administrarse una vez al día. Los comprimidos no deben triturarse, masticarse o romperse antes de tragarlos, porque aumentaría la velocidad de liberación. No debe administrarse con alimentos ricos en grasas por el aumento de la exposición, ni sustituir los comprimidos de liberación inmediata por la formulación de liberación prolongada manteniendo la dosis de miligramos, debido a sus diferentes perfiles farmacocinéticos. Si se cambia de la guanfacina de liberación inmediata hay que suspender el tratamiento y administrar dosis bajas de la formulación de liberación prolongada, que se aumentarán de forma gradual según la pauta recomendada:

1. Empezar con una dosis de 1 mg/día y ajustar en incrementos no superiores a 1 mg/semana, tanto en monoterapia como si se administra como coadyuvante con otro psicoestimulante.
2. Mantener la dosis en el rango de 1 a 4 mg una vez al día, dependiendo de la respuesta clínica y la tolerabilidad, tanto en monoterapia como si se administra como coadyuvante con otro psicoestimulante. En los ensayos clínicos, los pacientes se distribuyeron aleatoriamente a seguir la dosis optimizada en grupos con dosis de 1, 2, 3 o 4 mg y guanfacina de liberación prolongada una vez al día por la mañana en los ensayos con monoterapia, y una vez al día por la mañana o por la tarde en los ensayos con terapia coadyuvante.

3. En los ensayos con monoterapia se observaron mejorías clínicamente relevantes al empezar con dosis en el rango de 0,05 a 0,08 mg/kg una vez al día. La eficacia aumentó al aumentar la dosis ajustada según el peso (mg/kg). Si se toleran bien, dosis de hasta 0,12 mg/kg una vez al día pueden proporcionar efectos beneficiosos adicionales. Dosis superiores a 4 mg/día no se han estudiado de forma sistemática en ensayos clínicos.

4. En los ensayos como coadyuvante, la mayoría de los individuos lograron dosis óptimas en el rango de 0,05 a 0,12 mg/kg/día.

En los ensayos clínicos hubo riesgo de reacciones adversas clínicamente significativas relacionadas con la dosis y la exposición (p. ej., hipotensión, bradicardia, sedación). Así pues, hay que ir con cuidado a la hora de administrar una preparación de liberación prolongada de guanfacina atendiendo a la dosis (mg/kg) para sopesar los efectos beneficiosos potenciales relacionados con la exposición y los riesgos del tratamiento.

▲ 21.8 Fármacos para mejorar la capacidad cognitiva

INHIBIDORES DE LA COLINESTERASA

El donepezilo, la rivastigmina y la galantamina son inhibidores de la colinesterasa que se emplean para tratar los déficits cognitivos leves o moderados característicos de la demencia de tipo Alzheimer. Actúan reduciendo la inactivación del neurotransmisor acetilcolina, potenciando así la neurotransmisión colinérgica que, a su vez, da lugar a ligeras mejorías de la memoria y el pensamiento dirigido. La memantina no es un inhibidor de la colinesterasa y sus efectos se producen a través del bloqueo de los receptores del NMDA. A diferencia de los inhibidores de la colinesterasa, que se emplean para las fases leve a moderada de la enfermedad de Alzheimer, la memantina está indicada para el tratamiento de las fases moderada a grave de esta enfermedad. La tacrina, que fue el primer inhibidor de la colinesterasa utilizado, ya no se prescribe en Estados Unidos desde 2013 porque son necesarias pautas posológicas de varias tomas diarias, por el riesgo de hepatotoxicidad y por la necesidad de realizar pruebas de laboratorio a menudo. La práctica clínica habitual combina un inhibidor de la colinesterasa con memantina, y estudios recientes han demostrado que esta combinación puede proporcionar una respuesta beneficiosa en comparación con el tratamiento farmacológico con un inhibidor de la colinesterasa en monoterapia.

Acciones farmacológicas

El donepezilo se absorbe por completo en el tubo digestivo, y las concentraciones plasmáticas se alcanzan al cabo de 3 a 4 h de su administración oral. La vida media del donepezilo es de 70 h en los adultos mayores, y se toma una vez al día. Hasta las 2 semanas de tratamiento no se estabilizan las concentraciones. Si el paciente presenta cirrosis alcohólica estable, el aclaramiento de donepezilo se reduce un 20%. La rivastigmina se absorbe rápidamente y por completo en el tubo digestivo, y sus concentraciones plasmáticas máximas se alcanzan al cabo de 1 h, aunque pueden tardar más de 90 min si se toma con alimentos; su vida media es de 1 h, pero como se mantiene unida a las colinesterasas, una sola dosis es terapéuticamente activa durante 10 h, y se toma dos veces al día. La galantamina es un alcaloide similar a la codeína que se extrae del narciso (*Galanthus nivalis*); se absorbe rápidamente, sus concentraciones máximas se alcanzan entre los 30 min y las 2 h, y los alimentos las reducen un 25%. Su vida media de eliminación es de 6 h.

El principal mecanismo de acción de los inhibidores de la colinesterasa es la inhibición reversible y desacilante de la acetilcolinesterasa y la butirilcolinesterasa, enzimas que catabolizan la acetilcolina del SNC. Esta inhibición enzimática aumenta las concentraciones sinápticas de acetilcolina, en especial en el hipocampo y en la corteza cerebral. El donepezilo ejerce una actividad selectiva en el SNC y muestra escasa actividad periférica. Su mejor perfil de efectos secundarios puede deberse a que no inhibe las colinesterasas en el tubo digestivo. La rivastigmina posee una actividad periférica mayor que el donepezilo y, por consiguiente, es más probable que cause efectos secundarios gastrointestinales.

Indicaciones terapéuticas

Los inhibidores de la colinesterasa son eficaces para el tratamiento de los déficits cognitivos leves a moderados característicos del trastorno neurocognitivo debido a la enfermedad de Alzheimer. Con el uso prolongado, reducen la evolución de la pérdida de la memoria y disminuyen la apatía, la depresión, las alucinaciones, la ansiedad, la euforia y las conductas motoras sin propósito, pero son menos eficaces para preservar la autonomía funcional. Algunos pacientes refieren mejoras inmediatas en la memoria, el estado de ánimo, los síntomas psicóticos y las habilidades interpersonales; otros experimentan un beneficio inicial muy leve, pero son capaces de conservar sus facultades cognitivas y adaptativas a un nivel relativamente estable durante varios meses. Un beneficio práctico de estos fármacos es que retrasan o reducen la necesidad de ingresar a los pacientes en residencias.

El donepezilo y la rivastigmina pueden ser beneficiosos para los pacientes con enfermedad de Parkinson y trastorno neurocognitvo debido a la enfermedad por cuerpos de Lewy, así como con déficits cognitivos causados por traumatismos craneoencefálicos. En la actualidad, se está estudiando el tratamiento con donepezilo de los déficits cognitivos menos graves que los característicos de la enfermedad de Alzheimer. Además, las personas con demencia vascular pueden responder a los inhibidores de la acetilcolinesterasa. En algunos casos, estos fármacos generan una reacción idiosincrásica grave, con signos de tristeza y agitación, que desaparecen si se suspende el tratamiento. Su uso para mejorar el funcionamiento cognitivo de personas que no padecen trastorno neurocognitivo mayor no está recomendado.

Precauciones y reacciones adversas

Donepezilo. El donepezilo suele tolerarse bien en las dosis recomendadas; menos de un 3% de los pacientes presenta náuseas, diarreas y vómitos. Estos síntomas leves son más frecuentes con 10 mg que con 5 mg y, cuando se presentan, suelen desaparecer a cabo de 3 semanas de uso continuado. El donepezilo puede, además, reducir el peso. En casos menos frecuentes, el tratamiento ha producido bradiarritmias, en particular en personas con cardiopatías. Un número reducido de pacientes ha presentado síncopes.

Rivastigmina. La rivastigmina suele tolerarse bien, pero puede ser necesario reducir las dosis recomendadas durante el período inicial del tratamiento para limitar los efectos adversos gastrointestinales y centrales. Estos síntomas leves son más frecuentes con dosis de 6 mg/día y, cuando ocurren, suelen desaparecer al reducirlas. Los efectos adversos más habituales son las náuseas, los vómitos, los mareos, la cefalea, la diarrea, el dolor abdominal, la anorexia, el cansancio y la somnolencia. Además, el fármaco puede causar pérdida de peso, pero no ocasiona alteraciones hepáticas, renales, hematológicas ni electrolíticas.

Galantamina. Los principales efectos adversos de la galantamina son los mareos, las cefaleas, las náuseas, los vómitos, la diarrea y la anorexia, que suelen ser poco importantes y transitorios.

Tabla 21-56
Incidencia (%) de los principales efectos adversos de los inhibidores de la colinesterasa

Fármaco	Dosis (mg/día)	Náuseas	Vómitos	Diarrea	Mareos	Calambres musculares	Insomnio
Donepezilo	5	4	3	9	15	9	7
Donepezilo	10	17	10	17	13	12	8
Rivastigmina	1-4	14	7	10	15	NC	NC
Rivastigmina	6-12	48	27	17	24	NC	NC
Galantamina	8	5,7	3,6	5	NC	NC	NC
Galantamina	16	13,3	6,1	12,2	NC	NC	NC
Galantamina	24	16,5	9,9	5,5	NC	NC	NC

NC, no comunicado con datos de ensayos clínicos; incidencia < 5,0 %.

Tacrina. La tacrina ya no se prescribe en Estados Unidos por la mayor dificultad para ajustar las dosis y el riesgo de elevación de las concentraciones de transaminasas hepáticas a niveles potencialmente peligrosos, junto con sus efectos adversos, como náuseas, vómitos, mialgia, anorexia y exantemas. Los efectos adversos colinérgicos dependen de la dosis administrada.

HEPATOTOXICIDAD. La tacrina puede aumentar la actividad plasmática de la alanina aminotransferasa (ALT) y la aspartato aminotransferasa (AST). Alrededor del 95 % de los pacientes que presentan concentraciones séricas elevadas de ALT continúa manteniéndolas tras 18 semanas de tratamiento. Tras su interrupción, las concentraciones normales se recuperan en unas 4 semanas.

Para el control sistemático de las enzimas hepáticas debe determinarse la actividad de AST y ALT semanalmente durante las primeras 18 semanas, mensualmente durante los segundos 4 meses y trimestralmente en adelante, y siempre que se incrementen las dosis deben realizarse determinaciones semanales. En cualquier paciente con actividad ALT elevada e ictericia, debe suspenderse el tratamiento con tacrina y no reanudarse de nuevo.

En la tabla 21-56 se resume la incidencia de los efectos adversos más importantes asociados con cada uno de los inhibidores de la colinesterasa.

Interacciones farmacológicas. Todos los inhibidores de la colinesterasa deben tomarse con precaución junto con cualquier fármaco que posea propiedades colinomiméticas, como la succinilcolina o el betanecol. Además, la administración simultánea de inhibidores de la colinesterasa y un fármaco con acción colinérgica antagonista (p. ej., los antidepresivos tricíclicos) puede ser contraproducente. La paroxetina es el más anticolinérgico de los ISRS y se evita en pacientes que toman inhibidores de la colinesterasa.

El donepezilo es ampliamente metabolizado por las isoenzimas CYP2D6 y 3A4, por lo que puede ser potenciado por la fenitoína, la carbamazepina, la dexametasona, la rifampicina o el fenobarbital. Otros fármacos muy prescritos, como la paroxetina, el ketoconazol y la eritromicina, pueden incrementar significativamente las concentraciones de donepezilo. Este se une en una proporción elevada a las proteínas, pero no desplaza a otros fármacos que se unen a ellas, como la furosemida, la digoxina o la cumarina. La rivastigmina se encuentra en la sangre muy poco unida a proteínas, pero no presenta interacciones farmacológicas significativas.

Al igual que el donepezilo, la galantamina es metabolizada por las isoenzimas CYP2D6 y 3A4, por lo que puede interactuar con los fármacos que inhiben estas vías. La administración conjunta de paroxetina y ketoconazol debe valorarse con extrema cautela.

Interferencias con pruebas de laboratorio. No se han comunicado interferencias de los inhibidores de la colinesterasa con pruebas de laboratorio.

Dosificación y pautas clínicas. Antes de iniciar un tratamiento con un inhibidor de la colinesterasa, deben descartarse otras posibles causas del trastorno neurocognitivo mayor y establecerse el tipo de enfermedad de Alzheimer del paciente.

El donepezilo se comercializa en Estados Unidos en comprimidos de 5 y 10 mg; el tratamiento debe iniciarse con 5 mg/día, tomados por la noche. Si esta dosis se tolera y se observa cierto efecto terapéutico al cabo de 4 semanas, puede incrementarse hasta una dosis de mantenimiento de 10 mg/día, tomados también por la noche. Los alimentos no interfieren en la absorción del fármaco.

La rivastigmina se comercializa en cápsulas de 1,5, 3, 4,5 y 6 mg. La dosis inicial recomendada es de 1,5 mg, dos veces al día, durante un mínimo de 2 semanas, tras las que se pueden realizar incrementos de 1,5 mg/día cada 2 semanas, hasta alcanzar una dosis de 6 mg/día, dividida en dos tomas iguales. Si el paciente tolera estas cantidades, pueden incrementarse para ajustarlas hasta un máximo de 6 mg dos veces al día. El riesgo de efectos adversos gastrointestinales puede reducirse si se administra el fármaco con alimentos.

La galantamina está disponible en comprimidos de 4, 8 y 16 mg. El intervalo de dosis recomendado es de 16 a 32 mg/día, repartidas en dos tomas diarias; curiosamente, las dosis más elevadas se toleran mejor que las más bajas. La dosis inicial es de 8 mg/día, que puede aumentarse tras un mínimo de 4 semanas, en incrementos cada 4 semanas, basados en la tolerancia del paciente.

MEMANTINA

Acciones farmacológicas

La memantina se absorbe bien tras la administración oral, y las concentraciones plasmáticas máximas se alcanzan al cabo de 3 a 7 h. Los alimentos no interfieren en la absorción, y la farmacocinética es lineal con las dosis del intervalo terapéutico. La vida media de eliminación terminal es de entre 60 y 80 h, y la unión a proteínas, del 45 %.

La memantina es escasamente metabolizada, y la mayor parte de la dosis administrada (de un 57 % a un 82 %) se excreta sin cambios por la orina; gran parte del resto de la dosis administrada es convertida a tres metabolitos polares: el conjugado N-gludantano, la 6-hidroximemantina y la 1-nitroso-memantina deaminada, que tienen escasas propiedades antagonistas del receptor NMDA. La memantina es un antagonista del receptor NMDA con una afinidad baja a moderada. Se cree que la sobreexcitación de estos receptores ejercida por el neurotransmisor glutamato puede ser parte del mecanismo de la enfermedad de Alzheimer, ya que desempeña una función importante en las vías neuronales asociadas al aprendizaje y la memoria.

Un exceso de glutamato produce una sobreestimulación de los receptores NMDA que da lugar a la entrada de un exceso de calcio en las neuronas y puede causar, como consecuencia, la muerte celular característica de la enfermedad de Alzheimer. La memantina podría proteger estas células del exceso de glutamato mediante el bloqueo parcial de los receptores NMDA asociados a la transmisión anómala de glutamato, permitiendo al mismo tiempo la transmisión fisiológica propia del funcionamiento neuronal normal.

Indicaciones terapéuticas

La memantina es el único fármaco autorizado en Estados Unidos para el tratamiento de la enfermedad de Alzheimer moderada a grave.

Precauciones y reacciones adversas

La memantina es relativamente inocua y bien tolerada. Sus principales efectos adversos son los mareos, las cefaleas, el estreñimiento y la confusión. No se recomienda prescribirla a pacientes con insuficiencia renal grave. En un caso documentado de sobredosis con 400 mg, el paciente presentó inquietud, psicosis, alucinaciones visuales, somnolencia, estupor y pérdida de la conciencia. Sin embargo, se recuperó y no sufrió secuelas permanentes.

Interacciones farmacológicas

En estudios *in vitro* se ha comprobado que la memantina ejerce una inhibición mínima sobre marcadores biológicos que son sustratos de las isoenzimas del citocromo P450 (CYP1A2, 2A6, 2C9, 2D6, 2E1 y 3A4); por consiguiente, no deberían producirse interacciones farmacocinéticas entre este fármaco y otros metabolizados por estas enzimas.

Debido a que la memantina se elimina parcialmente mediante secreción tubular, la administración simultánea de fármacos o sustancias que utilicen el mismo sistema catiónico renal, como la hidroclorotiazida, el triamtereno, la cimetidina, la ranitidina, la quinidina o la nicotina, puede alterar las concentraciones de memantina y de estos fármacos. En un estudio, la administración conjunta de memantina y la combinación de hidroclorotiazida y triamtereno no modificó la biodisponibilidad de la memantina y el triamtereno, si bien la de la hidroclorotiazida se redujo un 20%.

El pH de la orina puede variar con la dieta, algunos fármacos (como los inhibidores de la anhidrasa carbónica, el topiramato o el bicarbonato de sodio) y el estado clínico del paciente (p. ej., acidosis tubular renal o infecciones graves de las vías urinarias). El aclaramiento de memantina se reduce un 80% a un pH urinario de 8. Así pues, la alcalinización de la orina puede dar lugar a la acumulación del fármaco, con el posible aumento de sus efectos adversos, por lo que debe tenerse especial cautela en estos casos.

Interferencias con pruebas de laboratorio

No se han comunicado interferencias de la memantina con pruebas de laboratorio.

Dosificación y pautas clínicas

La memantina se comercializa en Estados Unidos en comprimidos de 5 y 10 mg, y se recomienda empezar con una dosis de 5 mg/día. El objetivo de dosificación son los 20 mg/día. El fármaco se administra dos veces al día en dosis separadas, con incrementos de 5 mg semanales

dependiendo de la tolerancia. No se ha apreciado que los pacientes con enfermedad de Parkinson leve a moderada en tratamiento con memantina y un inhibidor de la colinesterasa presenten mejorías más significativas de la cognición o funcionamiento general que los que toman solamente un inhibidor de la colinesterasa.

▲ 21.9 Fármacos para tratar las disfunciones sexuales

INHIBIDORES DE LA 5-FOSFODIESTERASA

La introducción del sildenafilo, el primer inhibidor de la 5-fosfodiesterasa (PDE), en 1998, revolucionó el tratamiento del trastorno eréctil. Desde entonces, se han comercializado otros dos fármacos de la misma clase: el vardenafilo y el tadalafilo. Todos tienen un mecanismo de acción similar y han cambiado las expectativas de los hombres sobre las relaciones sexuales. Aunque solo están indicados para el tratamiento del trastorno eréctil en el varón, existen evidencias anecdóticas de que pueden ser eficaces en mujeres. También se consumen para obtener una supuesta mejora de la actividad sexual. Más de 20 millones de hombres, como mínimo, en todo el mundo han tomado estos fármacos.

El desarrollo del sildenafilo proporcionó datos relevantes sobre la fisiología de la erección. La estimulación sexual produce la liberación del neurotransmisor óxido nítrico (NO), que da lugar a un aumento de la síntesis de monofosfato de guanosina cíclico (GMPc), que induce la relajación de la musculatura lisa del cuerpo cavernoso, lo que permite que la sangre fluya al pene y aumente su tamaño y su turgencia. La concentración de GMPc es regulada por la enzima PDE-5, que, cuando es inhibida, hace que aumenten las concentraciones de GMPc y mejore la erección. Puesto que, para que pueda liberarse NO, es necesaria la estimulación sexual, los inhibidores de la PDE-5 precisan de ella para ejercer su efecto; esta condición debe explicarse claramente al paciente cuando se prescriba sildenafilo. El vardenafilo y el tadalafilo también actúan inhibiendo la PDE-5 y, mediante este mecanismo, dan lugar a incrementos de GMPc y a una potenciación de los efectos vasodilatadores del NO, por lo que se conocen también como potenciadores del NO.

Acciones farmacológicas

Estos tres fármacos se absorben con relativa rapidez en el tubo digestivo, y alcanzan sus concentraciones plasmáticas máximas entre 30 y 120 min (promedio: 60 min) después de su administración oral en ayunas. Son lipofílicos, por lo que, si se toman junto con alimentos que contienen grasas, su absorción puede retrasarse hasta 60 min, y su concentración máxima puede disminuir un 25%. Los inhibidores de la PDE-5 son metabolizados fundamentalmente por la isoenzima CYP3A4, por lo que pueden experimentar interacciones metabólicas clínicamente significativas, muchas de las cuales no han sido documentadas. El 80% de la dosis se excreta en las heces, y otro 13%, por la orina. La eliminación es menor en los pacientes mayores de 65 años, lo que da lugar a concentraciones plasmáticas un 40% más elevadas que en los de edades comprendidas entre los 18 y los 45 años. También se reduce su eliminación en caso de insuficiencia renal o hepática avanzadas.

La vida media del sildenafilo y el vardenafilo es de 3 a 4 h, y la del tadalafilo, de alrededor de 18 h. Al cabo de 5 días de su administración, puede detectarse tadalafilo en sangre y, por su vida media larga, se ha comercializado como fármaco eficaz durante 36 h (la denominada «píldora del fin de semana»). El inicio de la acción de sildenafilo se observa a los 30 min de su ingestión con el estómago vacío; el tadalafilo y el vardenafilo actúan un poco antes.

El médico debe tener siempre presente que, por sí solos, estos fármacos no provocan una erección, sino que es el estado mental de excitación sexual producido por estimulación el que, inicialmente, aumenta la actividad en los nervios del pene que, a su vez, liberan NO al cuerpo cavernoso. Se inicia la cascada de la erección, que es prolongada por los potenciadores del NO. Por consiguiente, debe obtenerse el máximo provecho de los estímulos excitadores, puesto que el fármaco no puede sustituir los juegos preliminares ni la activación emocional.

Indicaciones terapéuticas

Los trastornos eréctiles se han clasificado, tradicionalmente, en orgánicas, psicógenas o mixtas. Durante los últimos 20 años se ha producido un cambio en la consideración de las causas de esta disfunción desde los aspectos psicológicos a los orgánicos. Entre estos últimos se incluyen la diabetes, la hipercolesterolemia, el hábito tabáquico, la vasculopatía periférica, las lesiones pélvicas o de la médula espinal, la cirugía pélvica o abdominal (en especial, la de próstata), la esclerosis múltiple, las neuropatías periféricas y la enfermedad de Parkinson. El alcohol, la nicotina y otras sustancias de abuso, así como algunos fármacos, también pueden causar trastorno eréctil.

Los inhibidores de la PDE-5 son eficaces con independencia de la gravedad inicial de la disfunción eréctil, la raza o la edad. Responden al sildenafilo pacientes con arteriopatía coronaria, hipertensión, otras cardiopatías, vasculopatía periférica, diabetes y depresión; los que se han sometido a revascularización coronaria, prostatectomía radical o resección transuretral de la próstata; los que presentan espina bífida o lesiones de la médula espinal, así como los que están en tratamiento con antidepresivos, antipsicóticos, antihipertensivos o diuréticos. Sin embargo, la tasa de respuesta es variable.

Se ha comunicado, asimismo, que el sildenafilo puede revertir la anorgasmia causada por los ISRS en los hombres, y en informes aislados se afirma que puede ejercer efectos terapéuticos sobre la inhibición sexual en las mujeres.

Precauciones y reacciones adversas

El efecto secundario más importante de estos fármacos es el infarto de miocardio. La FDA estadounidense distingue entre el riesgo de infarto de miocardio causado directamente por estos fármacos y el ocasionado por otras enfermedades que pueda presentar el paciente, como hipertensión, aterosclerosis coronaria, diabetes u otras enfermedades aterogénicas. La FDA concluyó que, cuando su uso se restringe a la indicación autorizada, estos fármacos no aumentan el riesgo de mortalidad. No obstante, es preciso tener en cuenta que, durante las relaciones sexuales, aumenta la demanda de oxígeno y la actividad del miocardio, por lo que la perfusión coronaria puede estar gravemente comprometida y conducir a una insuficiencia cardíaca. Por esta razón, cualquier persona con antecedentes de infarto de miocardio, accidente cerebrovascular, insuficiencia renal, hipertensión o diabetes, así como los individuos mayores de 70 años, deben consultar a su médico internista o a su cardiólogo la conveniencia de tomar esta medicación. En la evaluación cardíaca de estos pacientes debe hacerse hincapié en la tolerancia al ejercicio y el uso de nitratos.

Los inhibidores de la PDE-5 están contraindicados en las personas que tomen cualquier tipo de nitratos orgánicos. Tampoco deben tomarse junto con nitrato de amilo (popper), que utilizan como sustancia de abuso los hombres homosexuales para incrementar la intensidad del orgasmo. La combinación de un nitrato orgánico y un inhibidor de la PDE puede producir un descenso brusco de la presión arterial, reducir el riesgo coronario y, por último, causar un infarto de miocardio y la muerte.

Los efectos adversos de estos fármacos dependen de la dosis, y su frecuencia es más elevada con las dosis más altas. Los principales son las cefaleas, la rubefacción y el dolor gástrico. Son menos habituales la congestión nasal, la infección urinaria, las alteraciones oculares como coloraciones (con frecuencia, azules, aumento de la sensibilidad a la luz o visión borrosa), la diarrea, los mareos y los eritemas. En los ensayos previos a su comercialización no se registró ningún caso de priapismo. Ante una sobredosis debe instaurarse un tratamiento sintomático. El tadalafilo se ha asociado con una frecuencia de un 10 % de dolor muscular y lumbar.

Recientemente se han comunicado 50 informes y se han confirmado 14 casos de un síndrome grave en hombres en tratamiento con sildenafilo denominado neuropatía óptica isquémica anterior no arterítica (NOINA). Se trata de una enfermedad ocular producida por una restricción del riego sanguíneo en el nervio óptico que puede causar una pérdida permanente de la vista. Los primeros síntomas aparecen 24 h después de la administración del fármaco, y consisten en visión borrosa y cierto grado de pérdida de la vista. La incidencia de este efecto secundario es muy baja (1 por cada millón de pacientes). De los casos comunicados, muchos presentaban problemas oculares previos que podrían haber incrementado el riesgo de presentar este efecto secundario; por otra parte, varios eran diabéticos y cardiópatas, lo cual sugiere una mayor vulnerabilidad a las lesiones endoteliales.

Además de los problemas visuales, en 2010 se advirtió de posible hipoacusia sobre la base de 29 casos desde la introducción de estos fármacos. Por lo general, la hipoacusia aparece unas horas o días tras haber empezado a tomar el fármaco, y en algunos casos es tanto unilateral como temporal.

No se dispone de datos sobre los efectos de estos fármacos en el crecimiento del feto ni sobre posibles alteraciones funcionales o morfológicas de los testículos en el ser humano. No se consideran un tratamiento esencial, por lo que no deben utilizarse durante el embarazo.

Tratamiento del priapismo

La fenilefrina es el fármaco de elección y el tratamiento de primera línea del priapismo porque tiene efectos agonistas α casi puros y una mínima actividad β. En el priapismo a corto plazo (menos de 6 h), sobre todo el inducido por fármacos, puede administrarse una inyección intracavernosa de fenilefrina para provocar la detumescencia. Debería diluirse 1 ampolla de fenilefrina (1 ml/1 000 μg) con otros 9 ml de solución salina. Con una aguja de 0,3 mm de diámetro se inyectan 0,3-0,5 ml de la disolución en los cuerpos cavernosos, con intervalos de 10 a 15 min entre inyecciones. Deben controlarse las constantes vitales y aplicar compresión en la zona de la inyección para prevenir la formación de hematomas. La fenilefrina también puede administrarse por vía oral, 10 a 20 mg cada 4 h mientras se requiera, pero quizá no sea tan eficaz o no actúe tan rápidamente como una inyección.

Interacciones farmacológicas

La PDE-5 es metabolizada principalmente por la isoenzima CYP3A4 y, en menor grado, por la CYP2C9. Los inductores o los inhibidores de estas enzimas pueden afectar a las concentraciones plasmáticas y la vida media del sildenafilo. Por ejemplo, la administración de 800 mg de cimetidina, un inhibidor no selectivo de las isoenzimas del citocromo P450, da lugar a una elevación de un 56 % de las concentraciones plasmáticas de este fármaco, y la eritromicina las incrementa en un 182 %. Otros inhibidores potentes de la CYP3A4 son el ketoconazol, el itraconazol y el mibefradil. En cambio, la rifampicina, un inductor de la CYP3A4, reduce las concentraciones plasmáticas del sildenafilo.

Interferencias con pruebas de laboratorio

No se han descrito interferencias de estos fármacos con pruebas de laboratorio.

Dosificación y pautas clínicas

El sildenafilo se comercializa en Estados Unidos en comprimidos de 25, 50 y 100 mg. La dosis recomendada es de 50 mg por vía oral, que debe tomarse 1 h antes de la relación sexual. Los efectos pueden empezar a producirse al cabo de 30 min, con una duración que suele ser de 4 h, pero en los adultos jóvenes y sanos puede persistir entre 8 y 12 h. En función de la eficacia y los efectos adversos que cause el tratamiento, puede ajustarse la dosis a 25-100 mg. No se recomienda tomar más de una dosis diaria de sildenafilo. Las pautas posológicas para la mujer cuando se emplea con una indicación no autorizada son las mismas que en los hombres.

En las personas de más de 65 años, las concentraciones plasmáticas de sildenafilo pueden ser más elevadas, como en pacientes con cirrosis o insuficiencia renal avanzada, o que tomen inhibidores de la isoenzima CYP3A4. En estos casos, la dosis inicial debe ser de 25 mg.

Se ha desarrollado un nebulizador nasal experimental de sildenafilo que actúa de 5 a 15 min después de su administración. Se trata de una formulación muy soluble en agua que pasa directamente a la circulación general. Cuando se comercialice, facilitará el uso de este fármaco.

El vardenafilo se comercializa en cápsulas de 2,5, 5, 10 y 20 mg. La dosis inicial suele ser de 10 mg, que se toman, con o sin alimentos, aproximadamente 1 h antes de la relación sexual. Esta dosis puede incrementarse hasta un máximo de 20 mg o reducirse hasta 5 mg en función de su eficacia y de los efectos adversos que ocasione. No debe tomarse más de una dosis diaria. Como con el sildenafilo, es necesario ajustar las dosis en personas que padezcan insuficiencia hepática o tomen determinados inhibidores de la isoenzima CYP3A4. Está disponible una fórmula bucodispersable de 10 mg de vardenafilo, que se deja en la lengua unos 60 min antes de la actividad sexual y no debería usarse más de una vez al día.

El tadalafilo se comercializa en cápsulas de 2,5, 5 y 20 mg. La dosis recomendada es de 10 mg tomados antes de la relación sexual, que pueden incrementarse hasta 20 mg o reducirse hasta 5 mg, en función de su eficacia y de los efectos adversos que ocasione. Un comprimido de 2,5 o 5 mg/día es adecuado para la mayoría de los pacientes. Con este fármaco, deben contemplarse las mismas precauciones que para los pacientes con insuficiencia hepática o los que estén en tratamiento con inhibidores potentes de la isoenzima CYP3A4. Al igual que con el resto de los inhibidores de la PDE-5, el tratamiento concurrente con cualquier tipo de nitrato está contraindicado.

YOHIMBINA

La yohimbina es un antagonista de los receptores α_2-adrenérgicos que se emplea en ocasiones como tratamiento del trastorno eréctil idiopática o iatrogénica. En la actualidad, se considera que el sildenafilo y los fármacos de su misma clase, así como el alprostadil, son más eficaces con esta indicación que la yohimbina. Esta se obtiene de un alcaloide extraído de la familia *Rubaceae* y de árboles similares, así como de la planta *Rauvolfia serpentina*.

Acciones farmacológicas

La absorción de la yohimbina tras su administración oral es imprevisible, y su biodisponibilidad es de un 7 % a un 87 %. Gran parte de la dosis absorbida es metabolizada debido al efecto de primer paso. La yohimbina actúa sobre el sistema nervioso autónomo simpático, incrementando las concentraciones plasmáticas de noradrenalina. La vida media plasmática de este fármaco es de 0,5 a 2 h. Desde un punto de vista clínico, la yohimbina aumenta el tono parasimpático (colinérgico).

Indicaciones terapéuticas

La yohimbina se ha empleado para tratar el trastorno eréctil. Para la erección del pene son necesarios el bloqueo de los receptores α_2-adre-

nérgicos y la actividad colinérgica; teóricamente, por este mecanismo aumenta la llegada de sangre al pene o disminuye su salida, o bien se producen ambos fenómenos. La yohimbina puede ayudar a contrarrestar la pérdida del deseo sexual y la inhibición del orgasmo que causan algunos antidepresivos serotoninérgicos (p. ej., los ISRS). Sin embargo, no es eficaz en las mujeres con estas indicaciones.

Precauciones

Los efectos secundarios de la yohimbina pueden consistir en ansiedad, elevación de la presión arterial y la frecuencia cardíaca, aumento de la actividad psicomotora, irritabilidad, temblor, cefalea, rubefacción, mareos, polaquiuria, náuseas, vómitos y sudoración. Los pacientes con trastorno de pánico responden con mayor sensibilidad a este fármaco y pueden presentar un aumento de la ansiedad, la presión arterial y las concentraciones plasmáticas de 3-metoxi-4-hidroxifenilglicol (MHPG).

La yohimbina debe prescribirse con precaución a las mujeres, y está contraindicada en las personas con insuficiencia renal, cardiopatías, glaucoma o antecedentes de úlcera gástrica o duodenal.

Interacciones farmacológicas

La yohimbina inhibe los efectos de la clonidina, la guanfacina y otros agonistas de los receptores α_2-adrenérgicos.

Interferencias con pruebas de laboratorio

No se han comunicado interferencias de la yohimbina con pruebas de laboratorio.

Dosificación y pautas clínicas

La yohimbina se comercializa en Estados Unidos en comprimidos de 5,4 mg. Como tratamiento del trastorno eréctil, se administran aproximadamente 18 mg/día divididos en tres dosis diarias de entre 2,7 y 5,4 mg. Si el tratamiento causa efectos adversos importantes, deben reducirse las dosis y, posteriormente, aumentarlas de nuevo de forma progresiva. La prescripción a los pacientes psiquiátricos debe ser cautelosa, puesto que podría afectar a su estado mental. En definitiva, debido a que no se ha demostrado de forma concluyente su eficacia contra el trastorno eréctil, su uso sigue siendo controvertido. Como tratamiento de este trastorno son preferibles los inhibidores de la fosfodiesterasa 5 (PDE-5).

▲ 21.10 Fármacos para tratar los efectos adversos de los psicotrópicos

ANTICOLINÉRGICOS

Los fármacos anticolinérgicos inhiben la acción de la atropina. En la práctica clínica de la psiquiatría, se emplean fundamentalmente para tratar los trastornos motores inducidos por medicamentos, en particular el parkinsonismo y la distonía aguda inducidos por neurolépticos, así como el temblor postural.

Acciones farmacológicas

Los anticolinérgicos se absorben bien en el tubo digestivo tras su administración oral, y todos ellos son lo suficientemente lipofílicos para pene-

Tabla 21-57
Fármacos anticolinérgicos

Principio activo	Comprimidos	Inyectable	Dosis oral diaria habitual	Dosis intramuscular o intravenosa a corto plazo
Benzatropina	0,5, 1, 2 mg	1 mg/ml	1-4 mg, una a tres veces	1-2 mg
Biperideno	2 mg	5 mg/ml	2 mg, una a tres veces	2 mg
Orfenadrina	100 mg	30 mg/ml	50-100 mg, tres veces	60 mg i.v. en 5 min
Prociclidina	5 mg	—	2,5-5 mg, tres veces	—
Profenamina	10, 50 mg	—	50-100 mg, una a tres veces	—
Trihexifenidilo	2, 5 mg, jarabe 2 mg/5 ml	—	2-5 mg, dos a cuatro veces	—

i.v., vía intravenosa.

trar en el SNC. Las concentraciones plasmáticas máximas de trihexifenidilo y benzatropina se alcanzan al cabo de 2 a 3 h de su administración oral, y su acción es de 1 a 12 h. La absorción de benzatropina tras su administración intramuscular e intravenosa es muy similar, pero se prefiere la vía intramuscular porque conlleva un riesgo menor de efectos adversos.

Los seis fármacos anticolinérgicos que se tratan en esta sección (tabla 21-57) inhiben los receptores colinérgicos muscarínicos, pero la benzatropina tiene, además, efectos antihistamínicos. Ninguno de los anticolinérgicos disponibles actualmente actúa solo sobre receptores colinérgicos nicotínicos. De estos cinco fármacos, el más estimulante es el trihexifenidilo, que, probablemente, actúa sobre las neuronas dopaminérgicas. La benzatropina es la que tiene menos propiedades estimulantes y, por consiguiente, un menor potencial de abuso.

Indicaciones terapéuticas. La principal indicación de los anticolinérgicos en la práctica psiquiátrica es el tratamiento del *parkinsonismo inducido por neurolépticos,* que se caracteriza por temblores, rigidez, rigidez en rueda dentada, bradicinesia, sialorrea, encorvamiento y marcha festinante. Todos los disponibles son igualmente eficaces sobre los síntomas parkinsonianos. El parkinsonismo inducido por neurolépticos es más habitual en los adultos mayores y se presenta con mayor frecuencia con los antagonistas dopaminérgicos más potentes, como el haloperidol. Los síntomas suelen iniciarse al cabo de 2 a 3 semanas de tratamiento. La incidencia del parkinsonismo inducido por neurolépticos es más baja con los nuevos antipsicóticos pertenecientes a la clase de los antagonistas serotoninérgicos-dopaminérgicos.

Otra indicación de los anticolinérgicos es el tratamiento de la *distonía aguda inducida por neurolépticos,* más habitual en los adultos jóvenes, que suele aparecer en las primeras etapas del tratamiento, es más frecuente con los antagonistas dopaminérgicos de mayor potencia (p. ej., el haloperidol) y afecta a los músculos del cuello, la lengua, el rostro y la espalda. Los anticolinérgicos son eficaces tanto para el tratamiento a corto plazo de las distonías como para la prevención de las distonías agudas inducidas por neurolépticos.

La *acatisia* se caracteriza por las sensaciones objetiva y subjetiva de inquietud, ansiedad y excitación. Aunque puede ser conveniente llevar a cabo una prueba terapéutica inicial con un anticolinérgico para el tratamiento de la acatisia aguda inducida por neurolépticos, estos fármacos suelen considerarse menos eficaces que los antagonistas β-adrenérgicos, las benzodiazepinas o la clonidina.

Precauciones y reacciones adversas. Los efectos adversos de los anticolinérgicos son consecuencia del bloqueo que ejercen sobre los receptores colinérgicos muscarínicos. Deben prescribirse con precaución o, incluso, evitarse en pacientes con hipertrofia prostática, retención urinaria o glaucoma de ángulo estrecho. Pueden ser utilizados como fármacos de abuso, ya que elevan ligeramente el ánimo, en particular el trihexifenidilo.

Los efectos adversos más graves asociados a los anticolinérgicos son la intoxicación, que puede caracterizarse por delírium, coma, convulsiones, agitación, alucinaciones, hipertensión grave, taquicardia supraventricular y manifestaciones periféricas como rubefacción, midriasis, sequedad cutánea, hipertermia y disminución de borborigmos. El tratamiento debe iniciarse con la suspensión inmediata de los fármacos. El síndrome de intoxicación por anticolinérgicos puede diagnosticarse y tratarse con fisostigmina, un inhibidor de la anticolinesterasa, en dosis de 1 a 2 mg por vía intravenosa (1 mg cada 2 min), o por vía intramuscular, cada 30 a 60 min, que solo debe prescribirse en los casos más graves y cuando se disponga de equipos para la monitorización cardíaca de urgencia y la reanimación cardiopulmonar, puesto que la fisostigmina puede causar constricción bronquial e hipotensión grave.

Interacciones farmacológicas. Las principales interacciones farmacológicas de los anticolinérgicos se producen cuando se administran simultáneamente con psicofármacos que también tienen propiedades anticolinérgicas, como los antagonistas dopaminérgicos, los antidepresivos tricíclicos y tetracíclicos y los IMAO. Sin embargo, numerosos fármacos de venta libre o con receta pueden tener una importante actividad anticolinérgica. Su administración conjunta puede dar lugar a un síndrome de intoxicación anticolinérgica potencialmente mortal. Los anticolinérgicos también pueden retrasar el vaciamiento gástrico, y reducir la absorción de los que son parcialmente metabolizados en el estómago y se absorben normalmente en el duodeno (p. ej., la levodopa y los antagonistas dopaminérgicos).

Interferencias con pruebas de laboratorio. No se han descrito interferencias de los anticolinérgicos con pruebas de laboratorio.

Dosificación y pautas clínicas. Los cinco fármacos anticolinérgicos que se abordan en este capítulo están comercializados en distintas especialidades (tabla 21-57).

PARKINSONISMO INDUCIDO POR NEUROLÉPTICOS. Para el tratamiento del parkinsonismo inducido por neurolépticos, debe administrarse una dosis equivalente a 1-3 mg de benzatropina, una o dos veces al día. El tratamiento con el anticolinérgico seleccionado debe mantenerse entre 4 y 8 semanas, e interrumpirse para evaluar si el paciente sigue necesitándolo. La suspensión de los anticolinérgicos debe realizarse de forma progresiva, en un período de 1 a 2 semanas.

El uso de anticolinérgicos como profilaxis del parkinsonismo inducido por neurolépticos no está indicado en la actualidad, puesto que el inicio de los síntomas acostumbra a ser suficientemente leve y gradual como para permitir al médico prescribir el tratamiento solo cuando está claramente indicado. No obstante, en los adultos jóvenes, la profilaxis puede ser conveniente, sobre todo cuando están en tratamiento con un antagonista dopaminérgico de alta potencia. El médico puede intentar suspender el fármaco antiparkinsoniano entre 4 y 6 semanas después de haberlo iniciado, a fin de verificar si debe mantenerse.

DISTONÍA AGUDA INDUCIDA POR NEUROLÉPTICOS. Para el tratamiento a corto plazo y la profilaxis de la distonía aguda inducida por neurolépticos, se administran por vía intramuscular 1 o 2 mg de benzatropina o una dosis equivalente de otro fármaco. Esta dosis puede repetirse al cabo de 20 a 30 min, si es necesario.

Si el paciente no mejora en otros 20 a 30 min, debe administrarse una benzodiazepina (p. ej., 1 mg por vía intramuscular o intravenosa de lorazepam). La distonía laríngea es una urgencia médica que debe tratarse con benzatropina, administrando hasta 4 mg en un período de 10 min, seguidos de 1 a 2 mg de lorazepam, por vía intravenosa lenta.

En los pacientes que han sufrido un episodio de distonía y en los de alto riesgo (adultos jóvenes en tratamiento con antagonistas dopaminérgicos de alta potencia) debe realizarse profilaxis, con una duración de 4 a 8 semanas; posteriormente, se reducen las dosis en 1 a 2 semanas, con el fin de verificar si sigue siendo necesaria. El uso de anticolinérgicos como profilaxis en los pacientes que deben tomar antipsicóticos se ha convertido en una práctica muy cuestionada debido a la disponibilidad actual de antagonistas dopaminérgicos-serotoninérgicos, que causan muy pocos efectos antiparkinsonianos.

ACATISIA. Como se ha mencionado, los anticolinérgicos no son el tratamiento de elección de este síndrome. Es preferible iniciar un tratamiento con un antagonista β-adrenérgico y, tal vez, una benzodiazepina o clonidina.

ANTIHISTAMÍNICOS

Los antihistamínicos se utilizan con frecuencia en el tratamiento de diversos trastornos psiquiátricos por su acción sedante y anticolinérgica. Algunos (los antagonistas de los receptores histamínicos H_1) se emplean para tratar el parkinsonismo y la distonía aguda inducidos por neurolépticos, así como por sus propiedades ansiolíticas e hipnóticas. La difenhidramina se utiliza para la distonía aguda y el parkinsonismo inducidos por neurolépticos y, en ocasiones, como hipnótico. El hidrocloruro y el pamoato de hidroxizina se usan como ansiolíticos. La pro-

Tabla 21-58
Antihistamínicos utilizados habitualmente en psiquiatría

Principio activo	Duración del efecto
Difenhidramina	4-6 h
Hidroxizina	6-24 h
Prometazina	4-6 h
Ciproheptadina	4-6 h

Tabla 21-59
Otros antihistamínicos prescritos frecuentemente

Clase	Principio activo
Antagonistas del receptor H_1 de segunda generación	Cetirizina Loratadina Fexofenadina
Antagonistas del receptor H_2	Nizatidina Famotidina Ranitidina Cimetidina

metazina se utiliza por sus efectos sedantes y ansiolíticos. La ciproheptadina se ha empleado como tratamiento de la anorexia nerviosa y la inhibición del orgasmo masculino y femenino causada por serotoninérgicos. En la tabla 21-58 se exponen los antihistamínicos más utilizados en psiquiatría. Los antagonistas H_1 de segunda generación, «no sedantes», como la fexofenadina, la loratadina y la cetirizina se emplean menos en psiquiatría. Los antagonistas de los receptores H_2 más recientes, como la cimetidina, actúan principalmente sobre la mucosa gástrica, inhibiendo la secreción gástrica.

En la tabla 21-59 se muestra una lista de antihistamínicos no utilizados en psiquiatría pero que pueden causar efectos adversos psiquiátricos o estar implicados en interacciones farmacológicas.

Acciones farmacológicas

Los antagonistas H_1 utilizados en psiquiatría se absorben bien en el tubo digestivo. Los efectos antiparkinsonianos de la difenhidramina se inician entre 15 y 30 min después de su administración intramuscular, y el máximo efecto sedante se obtiene en 1 a 3 h. Los efectos sedantes de la hidroxizina y la prometazina empiezan a experimentarse después de 20 a 60 min y duran entre 4 y 6 h. Estos tres fármacos son metabolizados en el hígado, por lo que en las personas con hepatopatías, como la cirrosis, pueden alcanzar concentraciones plasmáticas más elevadas con la administración crónica. La ciproheptadina se absorbe bien tras su administración oral, y sus metabolitos se excretan por la orina.

La activación de los receptores H_1 estimula el estado de vigilia, y su antagonismo causa sedación. Los cuatro fármacos mencionados ejercen también cierta actividad antimuscarínica. De ellos, la ciproheptadina es la única con propiedades antagonistas marcadas sobre los receptores antihistamínicos y serotoninérgicos $5\text{-}HT_2$.

Indicaciones terapéuticas

Los antihistamínicos son útiles para tratar el parkinsonismo, la distonía aguda y la acatisia inducidos por neurolépticos. Con estas indicaciones, pueden ser una opción alternativa a los anticolinérgicos y la amantadina. Además, son hipnóticos relativamente inocuos, aunque sus efectos son inferiores a los de las benzodiazepinas, cuya eficacia y perfil de efectos secundarios han sido más estudiados. Se ha demostrado que los antihistamínicos no son eficaces para tratar la ansiedad a largo plazo; para esta indicación son preferibles las benzodiazepinas, la buspirona o los ISRS. En ocasiones, la ciproheptadina se emplea para tratar las alteraciones del orgasmo, en especial su retraso debido al tratamiento con fármacos serotoninérgicos.

Por otra parte, gracias a que da lugar a un aumento de peso, la ciproheptadina puede ser de cierta utilidad para tratar trastornos alimentarios, como la anorexia nerviosa. Además, puede reducir las pesadillas recurrentes características del estrés postraumático. Su actividad antiserotoninérgica puede utilizarse para contrarrestar el síndrome serotoninérgico causado por el uso simultáneo de varios fármacos serotoninérgicos, como los ISRS y los IMAO.

Precauciones y reacciones adversas

Los antihistamínicos suelen causar sedación, mareos e hipotensión; estos tres efectos adversos pueden ser marcados en los adultos mayores, que también muestran un riesgo mayor de presentar los efectos anticolinérgicos de estos fármacos. En un número reducido de pacientes, pueden ocasionar agitación y excitación paradójicas. La disminución de la coordinación motora puede causar accidentes, por lo que hay que advertir al paciente de que el tratamiento puede afectar a la conducción y al manejo de maquinaria. Otros efectos secundarios habituales son la epigastralgia, las náuseas, los vómitos, la diarrea y el estreñimiento.

Debido a que los antihistamínicos ejercen una ligera acción anticolinérgica, algunos enfermos presentan sequedad bucal, retención urinaria, visión borrosa y estreñimiento. También por esta razón, las dosis de antihistamínicos deben ser muy bajas, si es que se prescriben, en los individuos con glaucoma de ángulo estrecho o enfermedades prostáticas, vesicales o relacionadas con la obstrucción intestinal. Tanto la ciproheptadina como la difenhidramina pueden causar un síndrome anticolinérgico central con psicosis.

Además de los efectos adversos mencionados, los antihistamínicos pueden ser objeto de abuso. La administración simultánea de opiáceos puede inducir euforia a los individuos con adicción a estas sustancias. Además, la sobredosis de antihistamínicos puede causar la muerte. Estos fármacos se excretan por la leche, por lo que no deberían tomarse durante la lactancia materna, y muestran cierto riesgo de teratogenia, por lo que también deberían evitarse en las embarazadas.

Interacciones farmacológicas

Las propiedades sedantes de los antihistamínicos pueden sumarse a las de otros depresores del SNC, como el alcohol, otros hipnótico-sedantes, y numerosos psicofármacos como los antidepresivos tricíclicos y los antagonistas dopaminérgicos. Además, su actividad anticolinérgica puede sumarse a la de otros fármacos anticolinérgicos y, en ocasiones, causar síntomas o intoxicación anticolinérgica grave.

Interferencias con pruebas de laboratorio

Los antagonistas H_1 pueden eliminar los habones y la induración de las pruebas cutáneas de alergia. La prometazina puede interferir con las pruebas de embarazo y aumentar la glucemia. La difenhidramina puede dar lugar a falsos positivos en las pruebas de fenciclidina en la orina, y la hidroxizina puede causar elevaciones de los 17-hidroxicorticoesteroides en algunas pruebas de orina.

Dosificación y pautas clínicas

En Estados Unidos se comercializan numerosas especialidades que contienen antihistamínicos (tabla 21-60). Las inyecciones intramuscu-lares deben ser profundas, ya que la administración superficial puede causar irritación local.

La administración intravenosa de entre 25 y 50 mg de difenhidramina es un tratamiento eficaz de la distonía aguda inducida por neurolépticos, que puede desaparecer de inmediato. Además, pueden administrarse 25 mg tres veces al día (o hasta 50 mg cuatro veces al día, si es necesario) para tratar el parkinsonismo, la acinesia y los movimientos bucales inducidos por neurolépticos. Este fármaco puede usarse como hipnótico para tratar el insomnio leve y transitorio en dosis de 50 mg. Se ha comprobado que las dosis de 100 mg no son más eficaces que las de 50 mg, pero producen más efectos anticolinérgicos.

La hidroxizina se utiliza habitualmente como ansiolítico de forma crónica. No debe administrarse por vía intravenosa, porque irrita los vasos sanguíneos. Para el tratamiento crónico, entre 50 y 100 mg por vía oral suelen ser eficaces; en cuanto al tratamiento a corto plazo, suelen administrarse entre 50 y 100 mg por vía intramuscular cada 4 a 6 h.

La anorgasmia inducida por los ISRS puede evitarse en algunos casos mediante la administración de 4 a 6 mg/día de ciproheptadina por vía oral, 1 o 2 h antes de la actividad sexual. Se han publicado varios informes de casos y estudios con un número reducido de pacientes en los que este fármaco ha sido útil en trastornos alimentarios como la anorexia nerviosa. La ciproheptadina se comercializa en Estados Unidos en comprimidos de 4 mg y en una solución que contiene 2 mg/5 ml. Los niños y los adultos mayores son más sensibles a los efectos de los antihistamínicos que los adultos jóvenes.

AGONISTAS Y PRECURSORES DE LA DOPAMINA

Los agonistas de la dopamina activan los receptores dopaminérgicos en ausencia de dopamina endógena y se han utilizado ampliamente para tratar la enfermedad de Parkinson idiopática, la hiperprolactinemia y determinados tumores hipofisarios (prolactinoma). La dopamina estimula el corazón y aumenta el flujo sanguíneo al hígado, los riñones y otros órganos, por lo que concentraciones bajas se asocian con una presión arterial y un gasto cardíaco bajos. Los fármacos agonistas de la dopamina también se administran para tratar el shock y la insuficiencia cardíaca congestiva.

Tabla 21-60
Dosis y vía de administración de los principales antihistamínicos

Fármaco	Vía	Formulaciones	Dosis habituales
Difenhidramina	Oral	Cápsulas y comprimidos: 25 y 50 mg Solución: 12,5 mg/5 ml	Adultos: 25-50 mg, tres o cuatro veces al día Niños: 5 mg/kg tres o cuatro veces al día; no superar los 300 mg/día
	Intravenosa o intramuscular profunda	Solución: 10 o 50 mg/ml	Igual que la vía oral
Hidroxizina	Oral	Comprimidos: 10, 25, 50 y 100 mg Jarabe: 10 mg/5 ml	Adultos: 50-100 mg, tres o cuatro veces al día Niños menores de 6 años: 2 mg/kg/día, en varias tomas Niños mayores de 6 años: de 12,5 a 25 mg, tres o cuatro veces al día
	Intramuscular	Solución: 25 o 50 mg/ml	Igual que la vía oral
Pamoato	Oral	Suspensión: 25 mg/ml Cápsulas: 25, 50 y 100 mg	Las mismas dosis que la hidroxizina
Prometazina	Oral	Comprimidos: 15,2, 25 y 50 mg Jarabe: 3,25 mg/5 ml	Adultos: 50-100 mg, tres o cuatro veces al día para la sedación Niños: 12,5-25 mg por la noche, para la sedación
	Rectal	Supositorios: 12,5, 25 o 50 mg	
	Intramuscular	Solución: 25 y 50 mg/ml	
Ciproheptadina	Oral	Comprimidos: 4 mg Jarabe: 2 mg/5 ml	Adultos: 4-20 mg/día Niños de 2 a 7 años: 2 mg dos o tres veces al día (máximo: 12 mg/día) Niños de 7 a 14 años: 4 mg dos o tres veces al día (máximo: 16 mg/día)

Su uso en psiquiatría se ha limitado al tratamiento de los efectos adversos de los fármacos antipsicóticos como el parkinsonismo, los síntomas extrapiramidales, la acinesia, los temblores periorales focales, la hiperprolactinemia, la galactorrea y el síndrome neuroléptico maligno. Los prescritos con más frecuencia son la bromocriptina, la levodopa (L-dopa), la carbidopa, la carbidopa-levodopa y la amantadina. Esta última se utiliza principalmente para el tratamiento de los trastornos motores inducidos por medicamentos, como el parkinsonismo inducido por neurolépticos, y como antiviral para la prevención y el tratamiento de la gripe A y el síndrome de Cotard, un trastorno neuropsiquiátrico raro en el que la persona sostiene la creencia delirante de que está muerta. Existen algunos informes sobre el papel de la amantadina en la potenciación de la medicación antidepresiva en pacientes con depresión resistente al tratamiento.

Entre los nuevos agonistas de los receptores dopaminérgicos destacan el ropinirol, el pramipexol, la apomorfina y la pergolida. De estos, el pramipexol es el que se prescribe con más frecuencia en psiquiatría como potenciador de los antidepresivos. En el año 2007, la pergolida se retiró del mercado debido a las graves lesiones en las válvulas cardíacas de los pacientes. En 2012, sobre la base de algunos estudios, la FDA estadounidense notificó a los profesionales de la salud un posible aumento del riesgo de insuficiencia cardíaca con el pramipexol, pero son necesarias más revisiones al respecto.

Acciones farmacológicas

La levodopa se absorbe rápidamente tras su administración oral, y los máximos plasmáticos se alcanzan al cabo de 30 a 120 min. La vida media de la levodopa es de 90 min, y su absorción se reduce considerablemente con los cambios en el pH gástrico y si se toma junto con alimentos. La bromocriptina y el ropinirol se absorben rápidamente, pero experimentan un metabolismo de primer paso que hace que solo el 30 % al 55 % de la dosis administrada sea biodisponible. Las concentraciones plasmáticas máximas se alcanzan al cabo de 1,5 a 3 h de la administración oral. La vida media del ropinirol es de 6 h. El pramipexol se absorbe rápidamente y su metabolismo de primer paso es escaso; las concentraciones máximas se alcanzan al cabo de 2 h y tiene una vida media de 8 h. Se han estudiado algunas formulaciones orales de apomorfina, pero no están comercializadas en Estados Unidos. La inyección subcutánea de apomorfina permite una administración sistémica rápida y controlada, con una farmacocinética lineal con dosis de 2 a 8 mg.

Cuando la levodopa penetra en las neuronas dopaminérgicas del SNC, se convierte en el neurotransmisor dopamina. La apomorfina, la bromocriptina, el ropinirol y el pramipexol actúan directamente sobre receptores dopaminérgicos. La dopamina, el pramipexol y el ropinirol se unen con una selectividad 20 veces superior a los receptores dopaminérgicos D_3 que a los D_2; la proporción correspondiente para la bromocriptina es de menos de 2 a 1. La apomorfina se une selectivamente a los receptores D_1 y D_2 y tiene escasa afinidad por los D_3 y D_4. La levodopa, el pramipexol y ropinirol no tienen efectos significativos sobre receptores no dopaminérgicos, pero la bromocriptina se une a los receptores serotoninérgicos $5-HT_1$ y $5-HT_2$ y a los receptores adrenérgicos α_1, α_2 y β.

Indicaciones terapéuticas

Trastornos motores inducidos por medicamentos.
En la psiquiatría clínica actual, los agonistas dopaminérgicos se emplean para tratar los síntomas extrapiramidales, la acinesia, el temblor peribucal focalizado y el parkinsonismo de origen iatrogénico. Con todo, su uso ha disminuido debido a que la incidencia de los trastornos motores causados por los tratamientos farmacológicos es mucho menor tras la aparición de los antipsicóticos atípicos (antagonistas serotoninérgicos-dopaminérgicos). Los agonistas dopaminérgicos son eficaces como tratamiento del síndrome de las piernas inquietas idiopático y pueden ser de utilidad cuando el trastorno es un efecto secundario de un tratamiento. El ropinirol también se ha indicado en el síndrome de las piernas inquietas.

Para el tratamiento de los trastornos motores inducidos por medicamentos, la mayoría de los médicos prescriben anticolinérgicos, amantadina y antihistamínicos, puesto que son igualmente eficaces y causan menos efectos adversos. La bromocriptina continúa utilizándose para tratar el síndrome neuroléptico maligno, pero la incidencia de este trastorno está disminuyendo debido al uso cada vez menos frecuente de antagonistas dopaminérgicos.

Los agonistas dopaminérgicos también se emplean para contrarrestar los efectos hiperprolactinémicos de los antagonistas dopaminérgicos, como la amenorrea y la galactorrea.

Trastornos del estado de ánimo.
La bromocriptina se utiliza desde hace tiempo para potenciar la respuesta a los antidepresivos en pacientes que no responden lo suficiente a ellos. Se han comunicado numerosos casos de adición de ropinirol a un tratamiento antidepresivo para potenciar su eficacia y para tratar el trastorno bipolar tipo II resistente al tratamiento. También puede ser útil para tratar la disfunción sexual causada por los antidepresivos. El pramipexol se usa a menudo para aumentar el efecto de los antidepresivos en la depresión resistente al tratamiento. Algunos estudios afirman que es superior a la sertralina en el tratamiento de la depresión y para reducir la anhedonia en pacientes con enfermedad de Parkinson.

Disfunción sexual.
Todos los agonistas dopaminérgicos pueden mejorar el trastorno eréctil, pero se utilizan poco con este fin porque, en dosis terapéuticas, suelen causar efectos adversos. Los inhibidores de la fosfodiesterasa 5 (PDE-5) tienen mejor tolerancia y eficacia (v. cap. 16).

Precauciones y reacciones adversas

Los agonistas dopaminérgicos suelen causar efectos adversos que limitan su utilidad. Algunos dependen de la dosis administrada, como las náuseas, los vómitos, la hipotensión ortostática, las cefaleas, los mareos y las arritmias cardíacas. Para reducir la hipotensión ortostática, la dosis inicial de cualquier agonista dopaminérgico debe ser muy baja e incrementarse a intervalos de, como mínimo, una semana. Estos fármacos deben prescribirse con precaución a las personas con hipertensión, enfermedades cardiovasculares y hepatopatías. Tras el uso prolongado, pueden aparecer movimientos coreiformes y distónicos, y síntomas psiquiátricos como alucinaciones, delirios, confusión, depresión, manía y alteraciones de la conducta. Estos efectos adversos son más frecuentes en los adultos mayores.

El uso crónico de bromocriptina puede causar fibrosis pulmonar y retroperitoneal, derrames y engrosamiento pleural.

En general, el ropinirol y el pramipexol ocasionan los mismos efectos adversos que la levodopa y la bromocriptina, pero con una intensidad mucho más leve. El pramipexol y el ropinirol pueden causar episodios de sueño incontrolable que se producen súbitamente y han provocado accidentes de tráfico.

Los efectos adversos más frecuentes de la apomorfina son los bostezos, los mareos, las náuseas, los vómitos, la somnolencia, la bradicardia, el síncope y la sudoración. También se han comunicado casos de alucinaciones. Los efectos sedantes de la apomorfina se exacerban con la administración de alcohol u otros depresores del SNC.

Los agonistas dopaminérgicos están contraindicados durante el embarazo y, especialmente, la lactancia materna, puesto que inhiben la lactación.

Interacciones farmacológicas

Los antagonistas dopaminérgicos pueden revertir los efectos de los agonistas dopaminérgicos, pero esta propiedad no es clínicamente útil.

El tratamiento concurrente con antidepresivos tricíclicos y agonistas dopaminérgicos puede causar síntomas de neurotoxicidad, como rigidez, agitación y temblores. Además, los agonistas dopaminérgicos pueden potenciar los efectos hipotensores de los diuréticos y otros fármacos antihipertensivos, y no deben prescribirse junto con IMAO como la selegilina. Cualquier tratamiento con un IMAO debe suspenderse como mínimo 2 semanas antes de iniciar la administración de un agonista dopaminérgico.

Las benzodiazepinas, la fenitoína y la piridoxina pueden interferir con los efectos terapéuticos de los agonistas dopaminérgicos. No se debe combinar alcaloides del cornezuelo de centeno y bromocriptina porque pueden causar hipertensión e infarto de miocardio. Los progestágenos, los estrógenos y los anticonceptivos orales pueden modificar los efectos de la bromocriptina y elevar las concentraciones plasmáticas de ropinirol. El ciprofloxacino puede incrementar las concentraciones de ropinirol, y la cimetidina, las de pramipexol.

Interferencias con pruebas de laboratorio

La administración de levodopa se ha asociado con informes erróneos de concentraciones elevadas de ácido úrico en el suero y la orina y de catecolaminas en la orina, así como de variaciones en los resultados de pruebas de glucosa y cetona en la orina. No se ha comunicado ninguna interferencia de otros agonistas dopaminérgicos en pruebas de laboratorio.

Dosificación y pautas clínicas

En la tabla 21-61 se muestra una lista de varios agonistas dopaminérgicos y sus formulaciones. Para el tratamiento del parkinsonismo inducido por antipsicóticos, el médico debe iniciar el tratamiento con 100 mg de levodopa tres veces al día, que pueden incrementarse hasta que se observen mejoras funcionales en el paciente. La dosis máxima de levodopa es de 2 000 mg/día, pero la mayoría responde con dosis inferiores a 1 000 mg/día. La dosis de carbidopa en la formulación en que se combina con levodopa debe ser de un mínimo de 75 mg/día.

No se ha determinado la dosis de bromocriptina que debe emplearse como tratamiento de los trastornos mentales, aunque parece conveniente empezar con dosis bajas (1,25 mg, dos veces al día), que pueden aumentarse de forma gradual. La bromocriptina suele tomarse con las comidas para reducir la posibilidad de que cause náuseas.

La dosis inicial de pramipexol es de 0,125 mg tres veces al día, y puede aumentarse hasta 0,25 mg tres veces al día durante la segunda semana. Posteriormente, pueden añadirse 0,25 mg a cada dosis cada semana, hasta que aparezcan los efectos terapéuticos o los adversos. Los individuos con enfermedad de Parkinson suelen obtener beneficios terapéuticos con dosis diarias totales de 1,5 mg, y la dosis diaria máxima es de 4,5 mg.

La dosis inicial de ropinirol es de 0,25 mg tres veces al día, que se aumenta en 0,25 mg por dosis cada semana, hasta alcanzar una dosis diaria total de 3 mg. A continuación, se añaden 0,5 mg por dosis cada semana, hasta alcanzar una dosis diaria total de 9 mg; después, se añade 1 mg por dosis semanalmente, hasta alcanzar una dosis máxima de 24 mg/día o hasta que aparezcan efectos terapéuticos o adversos. La dosis diaria media utilizada como tratamiento de la enfermedad de Parkinson idiopática es de alrededor de 16 mg.

La dosis subcutánea recomendada de apomorfina como tratamiento de los episodios de hipocinesia característicos de la enfermedad de Parkinson es de 0,2 a 0,6 ml. La apomorfina puede administrarse tres veces al día, y la dosis máxima es de 0,6 ml, cinco veces al día.

Amantadina

La amantadina es un antiviral que se utiliza en la profilaxis y el tratamiento de la gripe. Ha demostrado tener efectos antiparkinsonianos,

Tabla 21-61
Formulaciones de agonistas dopaminérgicos y carbidopa comercializadas en Estados Unidos

Principio activo	Formulaciones
Amantadina	Cápsulas de 100 mg; jarabe: 50 mg/5 ml (cucharadita)
Bromocriptina	Comprimidos de 2,5 y 5 mg
Carbidopa	25 mg[a]
Levodopa (L-dopa)	Comprimidos de 100, 250 y 500 mg
Levodopa-carbidopa	Comprimidos de 100/10, 100/25, 250/25 mg; comprimidos de liberación prolongada de 100/25 y 200/50 mg
Pramipexol	Comprimidos de liberación prolongada de 0,125, 0,375, 0,75, 1,5, 3 y 4 mg
Ropinirol	Comprimidos de 0,25, 0,5, 1, 2 y 5 mg

[a] Esta especialidad solo puede obtenerse directamente del laboratorio fabricante.

por lo que en la actualidad se utiliza para tratar esta enfermedad y las acinesias y otros signos extrapiramidales, incluidos los temblores periorales focales (síndrome del conejo).

Acciones farmacológicas. La amantadina se absorbe bien en el tubo digestivo tras su administración oral; las concentraciones plasmáticas máximas se alcanzan en unas 2 a 3 h, su vida media es de 12 a 18 h y, tras 4 a 5 días de tratamiento, se estabilizan las concentraciones. Se excreta en la orina sin metabolizar. Sus concentraciones plasmáticas pueden ser el doble de las habituales en los adultos mayores y los adultos jóvenes. Los pacientes con insuficiencia renal acumulan el fármaco en su organismo.

La amantadina potencia la neurotransmisión dopaminérgica en el SNC, pero no se conoce con detalle su mecanismo de acción. En cualquier caso, se sabe que participan la liberación de dopamina de vesículas sinápticas, la inhibición de la recaptación de dopamina en las terminales nerviosas sinápticas, y la acción antagonista sobre los receptores dopaminérgicos postsinápticos.

Indicaciones terapéuticas. La principal indicación psiquiátrica de la amantadina es el tratamiento de signos y síntomas extrapiramidales como el parkinsonismo, la acinesia y el síndrome del conejo (temblor peribucal focalizado de tipo coreoatetósico) causado por la administración de antagonistas dopaminérgicos o dopaminérgicos-serotoninérgicos. La amantadina es tan eficaz como los anticolinérgicos (p. ej., la benzatropina) para estas indicaciones e induce mejoras en cerca de la mitad de los pacientes. Sin embargo, se considera que no es tan eficaz como los anticolinérgicos para el tratamiento de las reacciones distónicas agudas, y que no es de utilidad contra la discinesia tardía y la acatisia.

En cualquier caso, puede ser un fármaco adecuado para los pacientes que experimentan síntomas extrapiramidales y podrían tener una mayor sensibilidad a nuevos efectos anticolinérgicos; en este grupo cabría incluir a los adultos mayores y los pacientes en tratamiento con antagonistas dopaminérgicos de baja potencia. Los adultos mayores muestran mayor tendencia a presentar efectos adversos anticolinérgicos, tanto en el SNC (como el delirio anticolinérgico) como en el sistema nervioso periférico (p. ej., retención urinaria). La amantadina causa menos alteraciones de la memoria que los anticolinérgicos.

Se han publicado informes sobre el tratamiento eficaz con amantadina de efectos adversos de los ISRS como la letargia, el cansancio, la anorgasmia y la inhibición de la eyaculación. La amantadina se utiliza en la práctica médica general para el tratamiento del parkinsonismo debido a cualquier causa, entre ellas la idiopática.

Precauciones y efectos adversos. Los principales efectos centrales de la amantadina son un ligero mareo, insomnio y dificultades para concentrarse (en función de la dosis), y se presentan en el 5 % a 10 % de los pacientes. Entre el 1 % y el 5 % presentan irritabilidad, depresión, ansiedad, disartria y ataxia. También se han notificado efectos adversos en el SNC más graves, como crisis convulsivas o síntomas psicóticos. En cuanto a los efectos adversos periféricos, el más frecuente son las náuseas, aunque también se ha informado de cefaleas, pérdida del apetito y manchas rojizas en la piel.

Hasta el 5 % de los pacientes que toman el fármaco durante más de un mes presentan livedo reticularis en las piernas (coloración morada de las piernas debida a la dilatación de la vasculatura). Este efecto adverso suele aliviarse elevando las piernas y desaparece en la mayoría de los casos cuando se interrumpe el tratamiento.

La amantadina está relativamente contraindicada en los pacientes con insuficiencia renal o epilepsia. Además, debe prescribirse con precaución a las personas con edemas o enfermedades cardiovasculares. Se han publicado algunos datos sobre los efectos teratógenos de este fármaco, por lo que está contraindicado en las embarazadas, y se excreta en la leche materna, por lo que tampoco debe administrarse durante la lactancia.

Los intentos de suicidio con amantadina pueden causar la muerte; los síntomas de la sobredosis incluyen las psicosis tóxicas (confusión, alucinaciones, agresividad) y el paro cardiorrespiratorio. El tratamiento debe instaurarse de inmediato, empezando con un lavado gástrico.

Interacciones farmacológicas. La administración simultánea de amantadina y fenelzina u otros IMAO puede dar lugar a un incremento significativo de la presión arterial en reposo. Cuando la amantadina se administra junto con estimulantes del SNC, el paciente puede presentar insomnio, irritabilidad, nerviosismo y, en algunos casos, convulsiones o alteraciones de la frecuencia cardíaca. No debe administrarse con anticolinérgicos, ya que pueden exacerbarse sus efectos adversos, como confusión, alucinaciones, pesadillas, sequedad bucal y visión borrosa.

Dosificación y pautas clínicas. La amantadina está disponible en Estados Unidos en cápsulas de 100 mg y en jarabe de 50 mg/5 ml. La dosis inicial habitual es de 100 mg dos veces al día, por vía oral, si bien puede incrementarse, si está indicado y con cautela, hasta 200 mg dos veces al día, por vía oral. La administración de amantadina a individuos con insuficiencia renal *solo* debe realizarse tras consultar con el médico especialista que les trate. En caso de que resulte eficaz como tratamiento de los síntomas extrapiramidales iatrogénicos, debe mantenerse su administración entre 4 y 6 semanas y, posteriormente, retirarla para comprobar si se ha desarrollado tolerancia a los efectos adversos neurológicos causados por los fármacos antipsicóticos. La suspensión debe realizarse en 1 a 2 semanas. Durante el tratamiento no deben consumirse bebidas alcohólicas.

FÁRMACOS PARA TRATAR EL AUMENTO DE PESO INDUCIDA POR PSICOTRÓPICOS

El control del peso es un elemento importante durante el tratamiento con fármacos psicotrópicos, porque la obesidad es frecuente entre las personas con trastornos mentales. Por ello, deben tenerse en cuenta condiciones como la hipertensión, la diabetes mellitus y la hiperlipidemia al seleccionar la medicación. Con pocas excepciones, la mayoría de los fármacos psicotrópicos utilizados para tratar los trastornos del estado de ánimo, los trastornos de ansiedad y los trastornos

psicóticos se asocian con un riesgo significativo de aumento de peso como efecto secundario. Muchos pacientes pueden rechazar o suspender el tratamiento si este se produce, aunque el fármaco sea eficaz en el tratamiento de sus síntomas. Por ese y otros motivos, es importante que los clínicos estén bien informados sobre las estrategias terapéuticas para mitigar el aumento de peso y la obesidad inducidas por los fármacos.

La recomendación estándar para los regímenes de reducción de peso consiste en tratar de controlar el peso corporal mediante modificaciones dietéticas constantes y ejercicio físico regular. Esto puede ser difícil en pacientes que están batallando con síntomas psiquiátricos porque su capacidad de ser disciplinados puede verse comprometida por su trastorno mental. Del mismo modo, muchas veces es difícil, si no imposible, conseguir solamente con dieta y ejercicio superar los efectos fisiológicos de algunos fármacos psicotrópicos sobre la regulación de la saciedad y el metabolismo corporal. Estos motivos quizá hagan necesaria la prescripción de fármacos que faciliten la pérdida de peso.

En esta sección, los fármacos utilizados para tratar la obesidad se clasifican en dos grupos: *1)* fármacos autorizados por la FDA como adelgazantes, y *2)* fármacos con indicaciones primarias diferentes de la pérdida de peso, pero que la provocan como efecto secundario.

Fármacos autorizados por la FDA para reducir peso

Todos los fármacos autorizados por la FDA para la reducción de peso están indicados de forma específica como coadyuvantes de una dieta reducida en calorías junto con el aumento de la actividad física para controlar el peso a largo plazo, en pacientes adultos con un índice de masa corporal (IMC) inicial de 30 kg/m^2 o mayor (obesidad), o de 27 kg/m^2 o mayor (sobrepeso), en presencia de, como mínimo, un proceso comórbido asociado al peso, como hipertensión, diabetes mellitus de tipo 2 o dislipidemia.

Fentermina. El hidrocloruro de fentermina es una amina simpaticomimética con actividad farmacológica similar a la de las anfetaminas. Está indicado como coadyuvante a corto plazo en un régimen de reducción de peso, pero, de hecho, muchos pacientes lo utilizan durante largos períodos de tiempo. Como sucede con todos los simpaticomiméticos, entre sus contraindicaciones destacan la arteriosclerosis avanzada, la enfermedad cardiovascular, la hipertensión moderada o grave, el hipertiroidismo, la sensibilidad conocida o la idiosincrasia a las aminas simpaticomiméticas, los estados de agitación y el glaucoma.

Debe recetarse hidrocloruro de fentermina con precaución en pacientes con antecedentes de abuso de sustancias. Pueden producirse crisis hipertensivas si se administra durante el tratamiento con IMAO o en los 14 días siguientes a su administración. Los requerimientos de insulina en los pacientes con diabetes mellitus pueden verse alterados si se administra con el régimen dietético. También puede disminuir el efecto hipotensor de la guanetidina. La fentermina está contraindicada en el embarazo (categoría X). No se han realizado estudios con el hidrocloruro de fentermina para determinar su potencial de carcinogénesis, mutagénesis o alteraciones de la fertilidad.

La fentermina debe tomarse con el estómago vacío, una vez al día, antes del desayuno. Los comprimidos pueden partirse por la mitad, pero no deben triturarse. Para evitar que se interrumpan los patrones habituales de sueño, debe administrarse por la mañana temprano. Si se toma más de una dosis al día, la última debe administrarse de 4 a 6 h antes de acostarse. La dosis recomendada de fentermina puede variar según los pacientes: para adultos menores de 60 años se recomiendan cápsulas de 15 a 37,5 mg una vez al día antes del desayuno o 1 a 2 h después, o bien comprimidos de 15 a 37,5 mg una vez al día antes del desayuno o 1 a 2 h después. En lugar de tomar la medicación una vez al día, algunos pacientes pueden tomar 15 a 37,5 mg en dosis fraccionadas media hora antes de las comidas. Existe una formulación oral a base de resina en cápsulas de 15 y 30 mg, que deben tomarse una vez al día antes del desayuno.

Fentermina/topiramato de liberación prolongada.

La combinación de fentermina y topiramato fue autorizada por la FDA en 2012 como formulación de liberación prolongada. Los dos ingredientes activos se asocian con la pérdida de peso por mecanismos diferentes.

Entre los efectos adversos asociados a su administración destacan los siguientes síntomas: parestesia, mareo, disgeusia, insomnio, estreñimiento, sequedad de boca, cálculos renales, acidosis metabólica y glaucoma de ángulo cerrado secundario. Su uso durante el embarazo multiplica por cinco el riesgo de fisura palatina en los recién nacidos, y se clasifica como categoría X en el embarazo. Solamente puede ser recetado por clínicos titulados.

Se comercializa en comprimidos y debe administrarse una vez al día por la mañana, con o sin alimentos. Debe evitarse su toma por la noche debido a la posibilidad de insomnio. La dosis recomendada es la siguiente: se empieza el tratamiento con 3,75/23 mg (fentermina/topiramato de liberación prolongada) al día durante 14 días; transcurridos 14 días, se incrementa la dosis hasta 7,5/46 mg una vez al día y se evalúa la pérdida de peso después de 12 semanas de tratamiento con 7,5/46 mg. Si no se ha perdido como mínimo un 3 % del peso corporal inicial con 7,5/46 mg, se suspende el tratamiento o se incrementa la dosis. Para aumentarla, se incrementa hasta 11,25/69 mg al día durante 14 días, seguidos de 15/92 mg al día, y se evalúa la pérdida de peso tras el incremento de la dosis a 15/92 mg tras 12 semanas adicionales de tratamiento. Si no se ha reducido como mínimo un 5 % del peso corporal inicial con dosis de 15/92 mg, se suspende la medicación de forma gradual.

Fendimetrazina.

La fendimetrazina es una amina simpaticomimética estrechamente relacionada con las anfetaminas. La Drug Enforcement Agency (DEA) la clasifica en la lista III de sustancias controladas. En general, este fármaco se prescribe poco. La formulación más utilizada son las cápsulas de liberación prolongada de 105 mg, que se aproximan al efecto de tres dosis de 35 mg de liberación inmediata tomadas en intervalos de 4 h. La vida media de eliminación de ambas formas, de liberación prolongada e inmediata, cuando se estudian en condiciones controladas es de unas 3,7 h. La vida media de absorción de la cápsula de 35 mg de liberación inmediata es apreciablemente más rápida que la de liberación prolongada. La principal vía de eliminación es renal, por donde se excreta la mayor parte del fármaco y sus metabolitos.

Las contraindicaciones de la fendimetrazina son similares a las de la fentermina. Destacan los antecedentes de enfermedad cardiovascular (p. ej., arteriopatía coronaria, ictus, arritmias, insuficiencia cardíaca congestiva, hipertensión no controlada e hipertensión pulmonar), la administración durante o en los 14 días siguientes al tratamiento con IMAO, el hipertiroidismo, el glaucoma, los estados de agitación, los antecedentes de abuso de sustancias, el embarazo, la lactancia, la administración en combinación con otros fármacos anorexígenos o estimulantes del SNC y la hipersensibilidad conocida o reacciones idiosincrásicas a los simpaticomiméticos. Dada la ausencia de investigaciones sistemáticas, no debe administrarse en combinación con preparados de venta sin receta o productos herbarios que afirman favorecer la reducción de peso.

El tartrato de fendimetrazina se consideraba dentro de la categoría X para el embarazo en el antiguo sistema de clasificación de la FDA y está contraindicado durante el embarazo porque la pérdida de peso no ofrece ningún beneficio potencial para una mujer embarazada y puede causar daño fetal. No se han realizado estudios con tartrato de fendimetrazina de liberación prolongada para evaluar su potencial carcinogénico o mutagénico, ni los efectos sobre la fertilidad.

Pueden producirse interacciones con los IMAO, el alcohol, la insulina y los hipoglucemiantes orales. La fendimetrazina puede disminuir el efecto hipotensor de los fármacos que bloquean las neuronas adrenérgicas. No se han establecido su eficacia ni su seguridad en pacientes pediátricos, por lo que no se recomienda en menores de 17 años.

Entre las reacciones adversas descritas destacan la sudoración, los sofocos, los temblores, el insomnio, la agitación, el mareo, la cefalea, la psicosis y la visión borrosa. Son frecuentes el aumento de la presión arterial, las palpitaciones y la taquicardia. Entre los efectos secundarios gastrointestinales destacan la sequedad de boca, las náuseas, la gastralgia, la diarrea y el estreñimiento. Son efectos secundarios genitourinarios la micción frecuente, la disuria y cambios en la libido.

El tartrato de fendimetrazina está relacionado química y farmacológicamente con las anfetaminas. Tanto las anfetaminas como otros fármacos estimulantes han sido objeto de un amplio abuso, y debe tenerse en cuenta la posibilidad de abuso de la fendimetrazina cuando se evalúa la idoneidad de incluirla como parte de un programa de reducción de peso.

Una sobredosis aguda de fendimetrazina puede manifestarse con inquietud, confusión, beligerancia, alucinaciones y estados de pánico. La fatiga y la depresión suelen seguir a la estimulación central. Entre los efectos cardiovasculares destacan la taquicardia, las arritmias, la hipertensión y la hipotensión, y el colapso circulatorio. Los síntomas gastrointestinales incluyen las náuseas, los vómitos, la diarrea y los calambres abdominales. La intoxicación puede provocar convulsiones, coma y la muerte. El tratamiento de una sobredosis aguda es principalmente sintomático, con lavado de estómago y sedación con un barbitúrico. Si la hipertensión es notable debe considerarse la administración de un nitrato o un α-bloqueante de acción rápida.

Dietilpropión.

El dietilpropión precedió a su análogo, el antidepresivo bupropión. Se presenta en dos formulaciones: como comprimido de 25 mg y como comprimido de liberación prolongada de 75 mg. Suele tomarse tres veces al día, 1 h antes de las comidas (comprimidos de liberación inmediata), o una vez al día a media mañana (comprimidos de liberación prolongada). Los comprimidos de liberación prolongada deben tragarse enteros; nunca se deben triturar, masticar o cortar. La dosis diaria máxima es de 75 mg.

Entre los efectos secundarios destacan la sequedad bucal, el sabor desagradable, la inquietud, la ansiedad, los mareos, la depresión, los temblores, las molestias gástricas, los vómitos y el aumento de la micción. Como efectos secundarios que necesitan atención médica pueden presentarse taquicardia, palpitaciones, visión borrosa, erupción cutánea, prurito, respiración dificultosa, dolor anginoso, desmayos, hinchazón de tobillos y pies, fiebre, dolor de garganta, escalofríos y micción dolorosa. El dietilpropión se clasifica como categoría B en el embarazo y tiene un bajo potencial de abuso. La DEA lo clasifica como fármaco de la lista IV.

Orlistat.

El orlistat interfiere en la absorción de las grasas de la dieta, provocando una reducción de la ingesta calórica. Funciona inhibiendo las lipasas gástrica y pancreática, enzimas que degradan los triglicéridos en el intestino. Cuando la actividad de la lipasa está bloqueada, los triglicéridos procedentes de la dieta no se hidrolizan en ácidos grasos libres absorbibles, por lo que se excretan sin digerir. Solamente se absorben cantidades ínfimas de orlistat por vía sistémica; se elimina casi en su totalidad por las heces.

La eficacia del orlistat a la hora de facilitar la pérdida de peso es definitiva, aunque modesta. Cuando se utiliza como parte de un programa de pérdida de peso, cabe esperar que entre el 30 % y el 50 % de los pacientes logren una reducción de su masa corporal del 5 % o más; un 20 % logra como mínimo una reducción del 10 %. Tras suspender la administración de orlistat, hasta una tercera parte de las personas vuelven a recuperar el peso que perdieron.

Entre los efectos beneficiosos del tratamiento destacan la reducción de la presión arterial y la disminución del riesgo de desarrollar diabetes mellitus de tipo 2.

Los efectos secundarios subjetivos más habituales del orlistat están relacionados con el tubo digestivo e incluyen esteatorrea, flatulencia, incontinencia fecal y evacuaciones intestinales frecuentes o urgentes. Los pacientes deben evitar los alimentos con alto contenido de grasa para minimizar estos efectos. Además, deben seguir una dieta baja en calorías. Debido a este efecto secundario, el orlistat se puede combinar con las dietas con alto contenido en grasa para tratar el estreñimiento causado por el tratamiento con algunos fármacos psicotrópicos, como los ATC. Los efectos secundarios son más graves cuando se inicia el tratamiento, y su frecuencia puede disminuir con el paso del tiempo. La insuficiencia hepática y renal son un efecto secundario potencialmente grave de la administración de orlistat. En 2010 se añadió nueva información de seguridad al prospecto del producto sobre casos excepcionales de insuficiencia hepática grave. La insuficiencia renal aguda también es más frecuente con el consumo de orlistat. Debe utilizarse con precaución en pacientes con insuficiencia renal y hepática, así como en los que presentan obstrucción del conducto biliar y enfermedad pancreática. Está contraindicado en los síndromes de malabsorción, hipersensibilidad al fármaco, disminución de la funcionalidad de la vesícula biliar, el embarazo y la lactancia. El orlistat fue clasificado dentro de la categoría X en el embarazo en el antiguo sistema de clasificación de la FDA.

La administración de orlistat inhibe la absorción de las vitaminas y otros nutrientes liposolubles. Deben tomarse suplementos que contengan vitaminas A, D, E y K, así como β-caroteno una vez al día, preferiblemente a la hora de acostarse.

El orlistat disminuye las concentraciones plasmáticas del inmunosupresor ciclosporina, por lo que no deben administrarse ambos fármacos de forma simultánea. También puede alterar la absorción del antiarrítmico amiodarona.

Con la dosis estándar prescrita de 120 mg tres veces al día antes de las comidas, el orlistat previene la absorción de aproximadamente el 30 % de la grasa de la dieta. No se ha demostrado que con dosis mayores se obtengan efectos más pronunciados.

Existe una formulación de orlistat de venta sin receta: cápsulas de 60 mg (la mitad de la dosis de prescripción médica).

Fármacos sin autorización de la FDA para la reducción de peso

Topiramato. El topiramato y la zonisamida se analizan con más detalle entre los estabilizadores del estado de ánimo comentados antes en este capítulo, pero se mencionan aquí porque ambos pueden tener un efecto sustancial sobre la pérdida de peso.

El topiramato está autorizado como antiepiléptico y para prevenir las cefaleas migrañosas en adultos. El alcance de la reducción de peso asociada puede ser comparable a la pérdida de peso inducida por otros fármacos autorizados por la FDA. Estudios a pequeña escala y amplios informes esporádicos indican que puede ayudar a compensar la ganancia de peso asociada a los ISRS y los antipsicóticos de segunda generación. Su impacto en el peso corporal puede deberse a sus efectos en la inhibición del apetito o en la potenciación de la saciedad, que pueden ser consecuencia de una combinación de efectos farmacológicos como el aumento de la actividad del ácido γ-aminobutírico (GABA), la modulación de los canales iónicos regulados por voltaje, la inhibición de los receptores excitadores del glutamato o la inhibición de la anhidrasa carbónica.

La duración y la dosificación del tratamiento influyen en los efectos beneficiosos de la reducción de peso con el topiramato. La pérdida de peso es más elevada cuando se prescribe a dosis de 100 a 200 mg/día durante más de un mes en comparación con la prescripción de menos

de un mes. En un estudio a gran escala se demostró que la probabilidad de que los pacientes perdieran más del 10 % de su peso corporal fue siete veces mayor que la de los tratados con placebo. En la práctica clínica, muchos pacientes experimentan una reducción de peso con la dosis inicial de 25 mg/día.

Los efectos secundarios más habituales del topiramato son las parestesias (típicamente alrededor de la boca), las alteraciones del gusto (distorsión del sabor) y las psicomotoras, como retraso cognitivo y movimientos físicos reducidos. Con frecuencia se describen alteraciones de la memoria y la concentración, caracterizadas por problemas a la hora de encontrar las palabras y recordar nombres. Algunos pacientes pueden experimentar labilidad emocional y cambios en el estado de ánimo. Los efectos secundarios incluyen un aumento del riesgo de cálculos renales y de glaucoma de ángulo estrecho. Los pacientes deben informar de cualquier cambio en su agudeza visual, y aquellos con antecedentes de cálculos renales deben beber cantidades de líquido adecuadas.

El topiramato se comercializa en comprimidos de 25, 50, 100 y 200 mg y en cápsulas de 15, 25 y 50 mg.

Zonisamida. La zonisamida es un fármaco relacionado con las sulfonamidas, similar en muchos aspectos al topiramato. Se desconoce su mecanismo exacto de acción. Como el topiramato, puede provocar problemas cognitivos, pero con una incidencia menor.

La zonisamida se asignó dentro de la categoría C en el embarazo en el antiguo sistema de clasificación de la FDA. Los estudios realizados en animales han revelado teratogenicidad. Se han descrito anomalía o muertes embriofetales en pruebas realizadas en animales con dosis de zonisamida y concentraciones plasmáticas maternas similares o menores que las concentraciones terapéuticas humanas, por lo que su uso durante el embarazo humano puede exponer al feto a un riesgo significativo.

Los efectos secundarios más habituales son: sopor, pérdida del apetito, mareo, cefaleas, náuseas y agitación o irritabilidad. También se ha asociado con hipohidrosis. El riesgo de desarrollar cálculos renales es del 2 % al 4 %, por lo que no debería combinarse con otros fármacos que también provocan cálculos, como el topiramato o la acetazolamida. Entre las reacciones adversas, poco frecuentes pero graves, destacan el síndrome de Stevens-Johnson, la necrólisis epidérmica tóxica y la acidosis metabólica.

No se ha establecido la dosis típica para la reducción de peso. En general, la dosis inicial de zonisamida es de 100 mg por la noche durante 2 semanas, que se incrementa en 100 mg/día cada 2 semanas hasta llegar a dosis de 200 a 600 mg/día en una o dos tomas diarias.

Metformina. La metformina es un medicamento para tratar la diabetes mellitus de tipo 2. Entre sus efectos destacan la reducción de la producción de glucosa hepática, la reducción de la absorción de la glucosa intestinal, el aumento de la sensibilidad a la insulina, y la mejoría de la recaptación y regulación de la glucosa periférica. No aumenta la secreción de insulina.

Cuando se utiliza como coadyuvante de los antipsicóticos de segunda generación, ha demostrado que reduce el peso corporal y el diámetro de la cintura. Probablemente tenga la mayor evidencia de efectos terapéuticos en el tratamiento del síndrome metabólico inducido por fármacos antipsicóticos. En varios estudios ha demostrado atenuar o revertir la ganancia de peso inducida por los antipsicóticos. El grado de su efecto en el peso corporal se compara favorablemente con el efecto de otras opciones terapéuticas autorizadas para la reducción de peso. El efecto de la reducción de peso obtenido con la administración coadyuvante de metformina parece ser mayor en pacientes que no han sido tratados nunca y que reciben por primera vez fármacos antipsicóticos de segunda generación, y es más evidente en los tratados con clozapina y olanzapina. Atendiendo a los datos existentes, si se produce una ganancia de peso tras iniciar la administración

Tabla 21-62
Suplementos dietéticos utilizados en psiquiatría

Nombre	Ingredientes	Usos	Efectos adversos	Interacciones	Posología	Comentarios
Ácido docosahexaenoico (DHA)	Ácido graso poliinsaturado ω3	Trastorno por déficit de atención, dislexia, disfunción cognitiva, demencia	Propiedades anticoagulantes, molestias digestivas leves	Warfarina	Varía según la indicación	Suspender su administración antes de una operación quirúrgica
Colina	Colina	Desarrollo cerebral fetal, trastornos maníacos, trastornos cognitivos, discinesia tardía, cáncer	Restringir en pacientes con trimetiluria genética primaria, sudoración, hipotensión, depresión	Metotrexato, actúa con las vitaminas B₆, B₁₂ y el ácido fólico en el metabolismo de la homocisteína	300-1 200 mg, dosis > 3 g se asocian con olor corporal a pescado	Necesaria para la estructura y función de todas las células
L-α-gliceriofosforilcolina (α-GPC)	Procedente de la lecitina de soja	Aumento de la secreción de hormona del crecimiento, trastornos cognitivos	Ninguno conocido	Ninguna conocida	0,5-1 g/día	Todavía poco conocida
Fosfatidilcolina	Fosfolípido que forma parte de las membranas celulares	Trastornos maníacos, enfermedad de Alzheimer y trastornos cognitivos, discinesia tardía	Diarrea, esteatorrea en pacientes con malabsorción, evitar en el síndrome de anticuerpos antifosfolípidos	Ninguna conocida	3-9 g/día en dosis fraccionadas	Las principales fuentes son la soja, el girasol y la colza
Fosfatidilserina	Fosfolípido aislado de la yema de huevo y la soja	Deterioro cognitivo como en la enfermedad de Alzheimer, puede revertir problemas de memoria	Evitar en el síndrome de anticuerpos antifosfolípidos, efectos gastrointestinales secundarios	Ninguna conocida	Para la variedad derivada de la soja, 100 mg tres veces al día	La variedad derivada del cerebro bovino conlleva un riesgo hipotético de encefalopatía espongiforme bovina
Cinc	Elemento metálico	Trastornos inmunitarios, cicatrización de heridas, trastornos cognitivos, prevención de defectos del tubo neural	Molestias digestivas, dosis elevadas pueden provocar deficiencia de cobre, inmunosupresión	Bifosfonatos, quinolonas, tetraciclina, penicilamina, cobre, alimentos con cisteína, cafeína, hierro	Dosis típica de 15 mg/día, efectos adversos con > 30 mg	Algunos estudios apoyan que el cinc puede prevenir y tratar el resfriado común, pero otros no; son necesarias más investigaciones
Acetil-L-carnitina	Acetiléster de la L-carnitina	Neuroprotección, enfermedad de Alzheimer, síndrome de Down, ictus, antienvejecimiento, depresión en paciente geriátricos	Molestias digestivas leves, convulsiones, aumento de la agitación en algunas personas con enfermedad de Alzheimer	Análogos nucleósidos, ácido valproico y antibióticos con ácido piválico	0,5-2 g/día en dosis fraccionadas	Detectado en pequeñas cantidades en la leche y la carne
Huperzina A	Alcaloide vegetal obtenido del licopodio chino	Enfermedad de Alzheimer, pérdida de memoria asociada con la edad, trastornos inflamatorios	Convulsiones, arritmia, asma, síndrome del colon irritable	Inhibidores de la acetilcolinesterasa y fármacos colinérgicos	60-200 μg/día	*Huperzia serrata* se emplea en la medicina tradicional china para la fiebre y la inflamación
Nicotinamida adenina dinucleótido (NADH)	Dinucleótido localizado en la mitocondria y el citosol celular	Enfermedad de Parkinson, enfermedad de Alzheimer, fatiga crónica, enfermedad cerebrovascular	Molestias digestivas	Ninguna conocida	5 mg/día o 5 mg dos veces al día	El ácido nicotínico es el precursor del NADH
S-adenosil-L-metionina (SAMe)	Metabolito del aminoácido esencial L-metionina	Mejora del estado de ánimo, artrosis	Hipomanía, hiperactividad muscular, precaución en pacientes con cáncer	Ninguna conocida	200-1 600 mg/día en dosis fraccionadas	Varios ensayos han demostrado cierta eficacia en la depresión

Continúa

Tabla 21-62
Suplementos dietéticos utilizados en psiquiatría (cont.)

Nombre	Ingredientes	Usos	Efectos adversos	Interacciones	Posología	Comentarios
5-hidroxitriptófano (5-HTP)	Precursor inmediato de la serotonina	Depresión, obesidad, insomnio, fibromialgia, cefaleas	Riesgo de síndrome serotoninérgico en pacientes con tumores carcinoides o en tratamiento con IMAO	ISRS, IMAO, metildopa, hipérico, fenoxibenzamina, antagonistas del 5-HT, agonistas del receptor de 5-HT	0,1-2 g/día, más seguro con carbidopa	En Europa se administra junto con carbidopa para el tratamiento de la depresión
Fenilalanina	Aminoácido esencial	Depresión, analgesia, vitíligo	Contraindicado en pacientes con fenilcetonuria; puede agravar la discinesia tardía o la hipertensión	IMAO y neurolépticos	0,5-1,5 o 0,375-2,25 g/día de dl-fenilalanina	Presente en verduras, zumos, yogur y miso
Mioinositol	Principal forma nutricionalmente activa del inositol	Depresión, ataques de pánico, TOC	Precaución en pacientes con trastorno bipolar, molestias digestivas	Posibles efectos aditivos con ISRS y agonistas del receptor 5-HT (sumatriptán)	12 g en dosis fraccionadas para la depresión y los ataques de pánico	Los estudios no han demostrado su eficacia en el tratamiento de la enfermedad de Alzheimer, el autismo o la esquizofrenia
Vinpocetina	Derivado semisintético de la vincamina (derivado herbal)	Ictus isquémico cerebral, demencias	Molestias digestivas, mareo, insomnio, sequedad bucal, taquicardia, hipotensión, sofocos	Warfarina	5-10 mg/día con la comida; no más de 20 mg/día	Se administra en Europa, México y Japón para los trastornos cerebrovasculares y cognitivos
Vitaminas E	Vitaminas liposolubles esenciales compuestas por tocoferoles y tocotrienoles	Antioxidante estimulante del sistema inmunitario, algunos tipos de cáncer, protección en la enfermedad cerebrovascular, trastornos neurológicos, diabetes, síndrome premenstrual	Puede aumentar las hemorragias en las personas propensas al sangrado, posible aumento del riesgo de ictus hemorrágico, tromboflebitis	Warfarina, antiagregantes plaquetarios, neomicina, puede tener efecto aditivo con las estatinas	Depende de la forma: tocotrienoles, 200-300 mg/día con la comida; tocoferoles, 200 mg/día	Suspender la administración un mes antes de intervenciones quirúrgicas
Glicina	Aminoácido	Esquizofrenia, alivio de la espasticidad, convulsiones	Evitar en caso de anuria o insuficiencia hepática	Aditivo con antiespasmódicos	1 g/día en dosis fraccionadas como suplemento; 40-90 g/día en casos de esquizofrenia	
Melatonina	Hormona de la glándula pineal	Insomnio, trastornos del sueño, jet lag, cáncer	Puede inhibir la ovulación con dosis de 1 g, convulsiones, aturdimiento, depresión, cefalea, amnesia	Ácido acetilsalicílico, AINE, β-bloqueantes, isoniazida, sedantes, corticoesteroides, valeriana, kava, 5-HTP, alcohol	0,3-3 mg por la noche durante cortos períodos	Establece el ciclo circadiano y regula las respuestas estacionales
Aceite de pescado	Lípidos propios del pescado	Trastorno bipolar, reducción de triglicéridos, hipertensión, disminución de la coagulación sanguínea	Precaución en hemofílicos, molestias digestivas leves, excreciones con olor a pescado	Cumadina, ácido acetilsalicílico, AINE, ajo, ginkgo	Varía según la forma y la indicación; suelen ser unos 3-5 g/día	Suspender antes de cualquier intervención quirúrgica

AINE, antiinflamatorios no esteroideos; 5-HT, serotonina; IMAO, inhibidores de la monoaminooxidasa; ISRS, inhibidores selectivos de la recaptación de serotonina; TOC, trastorno obsesivo-compulsivo.
De Mercedes Blackstone, MD.

de fármacos antipsicóticos de segunda generación a pesar de las intervenciones en el estilo de vida, debe considerarse la administración de metformina.

Entre los efectos secundarios habituales destacan las náuseas, los vómitos, el dolor abdominal y la pérdida del apetito. Los efectos secundarios gastrointestinales pueden mitigarse fraccionando la dosis, tomándola después de las comidas o con formulaciones de liberación prolongada.

Un riesgo grave del tratamiento es la acidosis láctica. Este efecto secundario es más frecuente en los pacientes con insuficiencia renal. A pesar de que es muy poco habitual (aproximadamente 9/100 000 personas/año), tiene una tasa de mortalidad del 50%. El consumo de alcohol junto con la metformina puede incrementar el riesgo de acidosis. Es importante monitorizar la función renal y evitar el consumo de alcohol.

El efecto de la pérdida de peso también es evidente en los pacientes con esquizofrenia crónica. La administración crónica de metformina parece ser segura y eficaz.

No se ha definido claramente un rango de dosificación para la metformina cuando se utiliza como coadyuvante para la pérdida de peso. En la mayoría de los informes, la dosis habitual osciló entre los 500 y los 2 000 mg/día. La dosis máxima para el tratamiento de la diabetes es de 850 mg, tres veces al día. Los pacientes suelen comenzar con una dosis baja para ver cómo les afecta el fármaco.

La metformina se comercializa en comprimidos de 500, 85 y 1 000 mg, en la actualidad todos genéricos. Las formulaciones de liberación lenta y prolongada se comercializan en dosis de 500 y 750 mg y están destinadas a reducir los efectos secundarios gastrointestinales y aumentar el cumplimiento del paciente, al reducir el número de comprimidos.

Anfetamina. La anfetamina es un psicoestimulante autorizado para el tratamiento del TDAH y la narcolepsia. Tiene como efecto la reducción del apetito, y se ha utilizado fuera de la indicación autorizada con este propósito durante muchos años. Algunos de los fármacos comentados tienen propiedades similares a las de la anfetamina, que explican su eficacia. Las anfetaminas y otros psicoestimulantes se comentan más ampliamente en la sección previa de este capítulo sobre estimulantes.

▲ 21.11 Suplementos nutricionales y productos relacionados

SUPLEMENTOS NUTRICIONALES Y ALIMENTOS MÉDICOS

Actualmente se comercializan miles de suplementos herbarios y dietéticos. Algunos afirman que tienen propiedades psicoactivas, y muchos incluso se han mostrado prometedores en el tratamiento de síntomas psiquiátricos. Si bien determinadas sustancias pueden ser beneficiosas, en muchos casos la cantidad y la calidad de los datos no han sido suficientes para establecer conclusiones definitivas. No obstante, algunos pacientes prefieren utilizar estas sustancias en lugar de, o junto con, los tratamientos farmacológicos estándar. En caso de decidir tomar sustancias fitoterapéuticas o suplementos nutricionales, hay que tener en cuenta que su uso se realiza a expensas de intervenciones demostradas, y que es posible que se produzcan efectos adversos. Si bien son necesarias más investigaciones, la información publicada sigue siendo de interés clínico para el diagnóstico y el tratamiento de pacientes que pueden estar tomando suplementos dietéticos.

Además, los suplementos herbarios y no herbarios pueden aumentar o antagonizar los efectos de los fármacos, ya sean prescritos o de venta sin receta. Por ello, es importante que los clínicos estén informados de las últimas investigaciones sobre estas sustancias. Dada la escasez de ensayos clínicos, el médico debe estar especialmente alerta ante la posibilidad de efectos adversos por interacciones, en especial si se recetan fármacos psicotrópicos, ya que muchos productos fitoterapéuticos tienen ingredientes que provocan cambios fisiológicos en el organismo.

Suplementos nutricionales

Los términos *suplemento nutricional* y *suplemento dietético* a menudo se utilizan como sinónimos. La Dietary Supplement Health and Education Act (DSHEA) de 1994 definió los suplementos nutricionales como productos ingeridos por vía oral que contienen un «ingrediente dietético» destinado a suplementar la dieta. Estos ingredientes pueden ser vitaminas, minerales, hierbas, plantas, aminoácidos y sustancias como enzimas, tejidos, glándulas y metabolitos. Por ley, dichos productos deben etiquetarse como suplementos y no pueden comercializarse como alimentos convencionales. La DSHEA sitúa los suplementos dietéticos en una categoría especial, por lo que se rigen por regulaciones más laxas que los fármacos de prescripción y de venta sin receta. A diferencia de los fármacos, los suplementos nutricionales no necesitan la autorización de la FDA, que no evalúa su eficacia. Por ello, el contenido y la calidad de los diferentes productos a la venta varían considerablemente. La contaminación, errores en el etiquetado y la identificación de las plantas y suplementos son problemas importantes. En la tabla 21-62 se proporciona un listado de los suplementos dietéticos utilizados en psiquiatría.

Alimentos medicinales

Durante los últimos años, la FDA ha introducido una nueva categoría de suplementos nutricionales denominados *alimentos medicinales,* que la *Orphan Drug Act* define como «un alimento que se formula para ser consumido o administrado por vía enteral bajo la supervisión de un médico y que se destina al tratamiento dietético específico de una enfermedad o trastorno para el cual se han establecido, mediante evaluación médica, requerimientos nutricionales distintivos sobre la base de principios científicos reconocidos».

Puede diferenciarse claramente entre las clasificaciones reguladoras de los alimentos medicinales y los suplementos dietéticos. Los primeros deben demostrar, mediante evaluación médica, que satisfacen las necesidades nutricionales características de una población específica de pacientes con una enfermedad concreta para la que se destinan; por su parte, los suplementos dietéticos están destinados a adultos sanos, normales y no necesita demostrarse la eficacia del producto acabado. Los alimentos medicinales se diferencian de la amplia categoría de alimentos para usos dietéticos especiales y de los que se declaran saludables en que deben administrarse bajo supervisión médica. No necesitan la autorización precomercialización de la FDA, pero las empresas fabricantes deben satisfacer otros requerimientos, como buenas prácticas de fabricación y registro de las instalaciones alimentarias. Los alimentos medicinales están sometidos a regulaciones adicionales a las que no se someten los suplementos dietéticos porque están destinados a tratar enfermedades. Por ejemplo, un programa de conformidad requiere inspecciones anuales de todos los fabricantes de alimentos medicinales. En resumen, para que un alimento medicinal se considere como tal debe, como mínimo, satisfacer los siguientes criterios: *1)* debe ser un alimento para su administración oral o mediante sonda; *2)* debe estar etiquetado para el tratamiento dietético de una condición médica, afección o enfermedad específicos con requerimientos nutricionales diferenciados, y *3)* debe ser utilizado bajo supervisión médica. Los alimentos medicinales más habituales con propiedades psicoactivas se enumeran en la tabla 21-63.

Tabla 21-63
Algunos alimentos medicinales habituales

Alimento medicinal	Indicaciones	Mecanismo de acción
Triglicérido caprílico	Enfermedad de Alzheimer	Aumenta la concentración plasmática de cetonas como fuente de energía alternativa en el cerebro; se metaboliza en el hígado
L-metilfolato	Depresión	Regula la síntesis de serotonina, noradrenalina y dopamina; adyuvante de los inhibidores selectivos de la recaptación de serotonina (ISRS); 15 mg/día
S-adenosil-L-metionina (SAMe)	Depresión	Molécula que se produce de forma natural, implicada en la síntesis de hormonas y neurotransmisores como la serotonina y la noradrenalina
L-triptófano	Trastornos del sueño Depresión	Aminoácido esencial precursor de la serotonina, reduce la latencia del sueño, dosis habitual: 4-5 g/día
Ácidos grasos ω3	Depresión Cognición	Ácidos eicosapentaenoico (EPA) y docosahexaenoico (DHA); tiene efectos directos sobre el metabolismo de los lípidos; utilizados para potenciar los fármacos antidepresivos
Tiramina	Trastornos del sueño Potenciador de la cognición	Modulador colinérgico; aumenta la acetilcolina y el glutamato
N-acetilcisteína	Depresión Trastorno obsesivo-compulsivo	Aminoácido que atenúa la neurotransmisión glutamatérgica; utilizado para potenciar los ISRS
L-tirosina	Depresión	Aminoácido precursor de las aminas biógenas adrenalina y noradrenalina
Glicina	Depresión	Aminoácido que activa los receptores del N-metil-D-aspartato (NMDA); facilita la transmisión excitadora en el cerebro
Citicolina	Enfermedad de Alzheimer Lesiones cerebrales isquémicas	Donante de colina que interviene en la síntesis de fosfolípidos y acetilcolina cerebrales; 300-1 000 mg/día; puede mejorar la memoria
Acetil-L-carnitina	Enfermedad de Alzheimer Pérdida de memoria	Antioxidante que previene la lesión oxidativa en el cerebro

Fitomedicamentos

El término *fitomedicamentos* (del griego *phyto,* que significa «planta») hace referencia a los preparados de hierbas y plantas que se utilizan o se han utilizado durante siglos para el tratamiento de diferentes condiciones. Se clasifican como suplementos dietéticos, no como productos farmacológicos, y están exentos de las regulaciones que afectan a los medicamentos de venta con receta y sin ella. La FDA no requiere a los fabricantes que proporcionen información sobre seguridad antes de comercializar un producto ni que faciliten los informes de seguridad poscomercialización. En la actualidad, se comercializan miles de medicamentos a base de plantas, de los que los más habituales con propiedades psicoactivas se enumeran en la tabla 21-64. Los ingredientes, en la medida en que han sido identificados, se presentan con sus indicaciones, efectos adversos, dosificación y comentarios, en particular las interacciones con los fármacos recetados con más frecuencia en psiquiatría. Por ejemplo, el mosto o hierba de San Juan (*mosto* es una palabra inglesa antigua que significa «raíz o hierba» y un término familiar para los cerveceros caseros), que se utiliza para tratar la depresión, disminuye la eficacia de algunos fármacos psicotrópicos, como la amitriptilina, el alprazolam, la paroxetina y la sertralina. El kava, que se utiliza para tratar los estados de ansiedad, se ha asociado con toxicidad hepática.

Efectos adversos

Pueden aparecer efectos adversos e interacciones tóxicas entre fitomedicamentos y otros fármacos, suplementos dietéticos y alimentos medicinales. La adulteración es posible, en especial con los fitomedicamentos. Apenas existen preparaciones estándar disponibles para la mayoría de las plantas. Los alimentos medicinales no están comprobados por la FDA, pero es necesario un cumplimiento voluntario. No obstante, los perfiles de seguridad y el conocimiento de los efectos adversos de la mayoría de estas sustancias no han sido estudiados de forma rigurosa, por lo que, dada la escasez de ensayos clínicos, deben evitarse durante el embarazo (p. ej., algunas plantas pueden actuar como abortivas). Puesto que muchas de estas sustancias o sus metabolitos se segregan en la leche materna, están contraindicadas durante la lactancia.

Durante la evaluación psiquiátrica, los clínicos deben tratar de obtener los antecedentes sobre uso de plantas o alimentos medicinales o suplementos nutricionales.

Es importante no juzgar a la hora de tratar a pacientes que consumen estas sustancias. Muchos lo hacen por diferentes motivos: *1)* como parte de su tradición cultural; *2)* porque no se fían de los médicos o no están satisfechos con la medicina convencional, o *3)* porque experimentan alivio de los síntomas con una sustancia determinada. Dado que los pacientes serán más colaboradores con los tratamientos psiquiátricos convencionales si se les permite seguir utilizando sus preparados, los psiquiatras deben tener la mente abierta y no atribuir todos los efectos a la sugestión. Si se recetan fármacos psicotrópicos, el clínico debe estar extraordinariamente alerta ante la posibilidad de efectos adversos como consecuencia de interacciones farmacológicas, porque muchas de estas sustancias tienen ingredientes que provocan cambios fisiológicos reales en el organismo.

Tabla 21-64
Fitomedicamentos con efectos psicoactivos

Nombre	Ingredientes	Uso	Efectos adversos[a]	Interacciones	Posología[a]	Comentarios
Ácidos grasos ω3	Se presenta en tres formas: ácido eicosapentaenoico (EPA), ácido docosahexaenoico (DHA) y ácido α-linolénico (ALN)	Como suplemento en la cardiopatía, la hipercolesterolemia y la hipertensión. Puede ser útil en la depresión, el trastorno bipolar, la esquizofrenia y el TDAH. Puede reducir el riesgo de úlceras cuando se administra con AINE como antiálgico	Puede provocar gases, timpanismo abdominal, eructos y diarrea	Puede aumentar la eficacia de los anticoagulantes, puede aumentar las concentraciones de azúcar en sangre en ayunas cuando se administra con medicación para la diabetes como insulina y metformina	De 1 a 4 g/día	Pueden estar contaminados por mercurio y PCB
Albahaca sagrada, *Ocimum tenuiflorum*, planta aromática originaria del trópico, de la familia *Lamiaceae*	Flavonoides	Antiestresante; para el resfriado común, la cefalea, las molestias digestivas, la inflamación y la cardiopatía	No existen datos de sus efectos a largo plazo. Puede prolongar el tiempo de coagulación, aumentar el riesgo de hemorragia durante la cirugía y disminuir el azúcar en sangre	Ninguna	La dosis depende de la formulación. Dosis recomendada: 2 cápsulas de gel blando con 250 ml de agua al día	Ninguno
Amapola de California, *Eschscholzia californica*	Alcaloides de la isoquinolina, glucósidos cianogénicos	Sedante, hipnótico, ansiolítico; para la depresión	Letargia	La combinación de amapola de California, valeriana, hipérico y pasiflora puede provocar agitación	2 g/día	No se dispone de documentación clínica o experimental
Areca, nuez de areca, *Areca catechu*	Arecolina, guvacolina	Alteración de la conciencia para reducir el dolor y mejorar el estado de ánimo	Sobrecarga parasimpaticomimética: aumento de la salivación, temblores, bradicardia, espasmos, molestias digestivas, úlceras bucales	Evitar con parasimpaticomiméticos; sustancias similares a la atropina reducen los efectos	Sin determinar; dosis de 8-10 g son tóxicas en humanos	Se utiliza mascando la nuez; en el pasado se utilizaba como bálsamo masticable para las encías y como vermífugo; su administración crónica puede provocar tumores malignos en la cavidad oral
Artemisa, *Artemisia vulgaris*	Sesquitemeno, lactonas, flavonoides	Sedante, antidepresivo, ansiolítico	Anafilaxia, dermatitis de contacto; puede provocar alucinaciones	Potencia los anticoagulantes	5-15 g/día	Puede estimular las contracciones uterinas, puede provocar abortos
Ashwaganda, también llamada ginseng indio	Flavonoides	Antioxidante, puede disminuir los niveles de ansiedad. Mejora la libido en hombres y mujeres. Puede disminuir las concentraciones de la hormona del estrés cortisol	Sopor y somnolencia	Ninguna	Un comprimido dos veces al día antes de las comidas, con aumentos graduales hasta 4 comprimidos/día	Ninguno
Avena, *Avena sativa*	Flavonoides, oligosacáridos, polisacáridos	Ansiolítico, hipnótico; para el estrés, el insomnio y la abstinencia del opio y el tabaco	Obstrucción intestinal u otros síndromes de dismotilidad intestinal, flatulencia	Sin determinar	3 g/día	En ocasiones contaminada por aflatoxinas, toxinas fúngicas asociadas a algunos cánceres

Continúa

Bacopa		Ansiolítico, sedante, epilepsia, asma	Molestias digestivas leves	Puede estimular	300-450 mg tres veces al día	Datos insuficientes
Belladona, *Atropa belladonna*	Atropina, escopolamina, flavonoides[b]	Ansiolítico	Taquicardia, arritmias, xerostomía. Midriasis, dificultad de micción y estreñimiento	Sinérgico con fármacos anticolinérgicos; evitar con ATC, amantadina y quinidina	0,05-0,1 mg/día; dosis máxima única de 0,2 mg	Fuerte olor, sabor amargo y penetrante; es venenosa
Biota, *Platycladus orientalis*	Derivado herbario	Sedante. También para las palpitaciones cardíacas, el pánico, la sudoración nocturna y el estreñimiento. Puede ser útil en el TDAH	No se conocen efectos adversos	Ninguna	No hay dosis claramente establecidas	Ninguno
Brezo, *Calluna vulgaris*	Flavonoides, triterpenos	Ansiolítico, hipnótico	Sin determinar	Sin determinar	Sin determinar	No se ha documentado su eficacia
Caseína	Péptidos de la caseína	Antiestresante. Puede mejorar el sueño	Suele consumirse a través de los derivados lácteos. Puede interactuar con medicación antihipertensiva y reducir la presión arterial. Puede provocar somnolencia y debe evitarse si se toma alcohol o benzodiazepinas	Ninguna	Uno o dos comprimidos una o dos veces al día	
Cereza de invierno, *Withania somnifera*	Alcaloides, lactonas esteroideas	Sedante, tratamiento de la artritis, posible anticarcinogénico	Tirotoxicosis, efectos desfavorables sobre el corazón y las glándulas suprarrenales		Sin determinar	Se inhala el humo
Ciclamen, *Cyclamen europaeum*	Triterpenos	Ansiolítico; para molestias menstruales	Dosis bajas (p. ej., 300 mg) pueden provocar náuseas, vómitos y diarrea	Sin determinar	Sin determinar	Dosis altas pueden provocar colapso respiratorio
Cimicífuga, *Cimicifuga racemosa*	Triterpenos, ácido isoferúlico	Síndrome premenstrual, síntomas menopáusicos, dismenorrea	Aumento de peso, molestias digestivas	Posible interacción adversa con hormonas masculinas o femeninas	1-2 g/día; más de 5 g pueden provocar vómitos, cefalea, mareo y colapso cardiovascular	Efectos estrogenoides cuestionables porque la raíz puede actuar como bloqueante del receptor estrogénico
Cordyceps sinensis, género de hongos que incluye unas 400 especies descritas, encontradas principalmente en altitudes elevadas de la meseta tibetana	Antioxidante	Para la debilidad y la fatiga; mejora la actividad sexual en adultos mayores	Molestias digestivas, sequedad bucal, náuseas	Ninguna	Dosis de 3-6 g/día	Ninguno
Corydalis, *Corydalis cava*	Alcaloides de la isoquinolina	Sedante, antidepresivo; para la depresión leve	Alucinación, letargia	Sin determinar	Sin determinar	Espasmos clónicos y temblor muscular con sobredosis

Continúa

Tabla 21-64
Fitomedicamentos con efectos psicoactivos (cont.)

Nombre	Ingredientes	Uso	Efectos adversos[a]	Interacciones	Posología[a]	Comentarios
Efedra, ma-huang, *Ephedra sinica*	Efedrina, pseudoefedrina	Estimulante; para la letargia, el malestar y las enfermedades respiratorias	Sobrecarga simpaticomimética; arritmias, aumento de la presión arterial, cefalea, irritabilidad, náuseas, vómitos	Sinérgico con simpaticomiméticos y serotoninérgicos; evitar con IMAO	1-2 g/día	Puede producir taquifilaxia y dependencia (no se comercializa)
Equinácea, *Echinacea purpurea*	Flavonoides, polisacáridos, derivados del ácido cafeico, alcamidas	Estimula el sistema inmunitario; para la letargia, el malestar y las infecciones respiratorias y urinarias bajas	Reacción alérgica, fiebre, náuseas, vómitos	Sin determinar	1-3 g/día	Su administración en pacientes con VIH y SIDA es controvertida; puede no ser eficaz en la coriza
Escutelaria de Virginia, *Scutellaria lateriflora*	Flavonoide, monoterpenos	Ansiolítico, sedante, hipnótico	Trastornos cognitivos, hepatotoxicidad	Puede producirse una reacción de tipo disulfiram si se administra con alcohol	1-2 g/día	Apenas existe información que apoye su uso en humanos
Espliego, *Lavandula angustifolia*	Hidroxicumarina, taninos, ácido cafeico	Sedante, hipnótico	Cefaleas, náuseas, confusión	Sinergia con otros sedantes	3-5 g/día	Puede producirse la muerte en casos de sobredosis
Estragón, *Artemisia dracunculus*	Flavonoides, hidroxicumarinas	Hipnótico, estimulante del apetito	Sin determinar	Sin determinar	Sin determinar	Apenas existe información que apoye su uso en humanos
Flor de naranja amarga, *Citrus aurantium*	Flavonoides, limoneno	Sedante, ansiolítico, hipnótico	Fotosensibilización	Sin determinar	Tintura, 2-3 g/día Fármaco: 4-6 g/día Extracto: 1-2 g/día	Evidencias contradictorias; algunos autores refieren que es estimulante gástrico
Fosfatidilserina y fosfatidilcolina	Fosfolípidos	Para la enfermedad de Alzheimer y la disminución de la función mental asociada a la edad; mejora de las habilidades de razonamiento en jóvenes, el TDAH y la depresión; prevención del estrés inducido por el ejercicio y mejora del rendimiento de los deportistas	Insomnio y molestias estomacales	Ninguna	100 mg tres veces al día	Ninguno
Ginkgo, *Ginkgo biloba*	Flavonoides, ginkólido A, B	Alivio sintomático del delírium y la demencia; mejora la concentración y los déficits de memoria; posible antídoto para la disfunción sexual inducida por ISRS	Reacciones alérgicas cutáneas, molestias digestivas, espasmos musculares, cefalea	Anticoagulante: utilizar con precaución por su efecto inhibidor del PAF; es posible que aumente las hemorragias	120-240 mg/día	Los estudios indican una mejora de la cognición en la enfermedad de Alzheimer tras 4 a 5 semanas de administración, posiblemente debido al aumento del flujo sanguíneo

Continúa

Planta	Componentes activos	Acción/uso	Efectos adversos	Interacciones	Dosis	Comentarios
Ginseng, *Panax ginseng*	Triterpenos, ginsenósidos	Estimulante; para la fatiga; mejora del estado de ánimo y el sistema inmunitario	Insomnio, hipotonía, edema (llamado síndrome de abuso del ginseng)	No administrar con sedantes, hipnóticos, IMAO, antidiabéticos o esteroides	1-2 g/día	Diferentes variedades: coreano (el más apreciado), chino, japonés, americano (*Panax quinquefolius*)
Hierba gatera, *Nepeta cataria*	Ácido valérico	Sedante, antiespasmódico; antimigrañoso	Cefalea, malestar, náuseas, efectos alucinógenos	Sin determinar	Sin determinar	Delirium en niños
Hipérico, hierba de San Juan, *Hypericum perforatum*	Hipericina, flavonoides, xantonas	Antidepresivo, sedante, ansiolítico	Cefalea, fotosensibilidad (puede ser grave), estreñimiento	Notificación de reacción maníaca administrado con sertralina; no combinar con ISRS o IMAO; posible síndrome serotoninérgico; no administrar con alcohol u opiáceos	100-950 mg/día	En investigación por el NIH puede actuar como IMAO o ISRS; probar 4 a 6 semanas para estados depresivos leves, si no hay mejoría aparente debe probarse otra terapia
Hoja de fresa, *Fragaria vesca*	Flavonoides, taninos	Ansiolítico	Contraindicado en caso de alergia a las fresas	Sin determinar	1 g/día	Apenas existe información que apoye su uso en humanos
Jambolán, *Syzygium cumini*	Ácido oleico, mirístico, palmítico y linoleico, taninos	Ansiolítico, antidepresivo	Sin determinar	Sin determinar	1-2 g/día	En medicina tradicional, una dosis única son 30 semillas de polvo (0,9 g)
Kanna, *Sceletium tortuosum*	Alcaloide, mesembrina	Ansiolítico, mejora el estado de ánimo, empatógeno, tratamiento de la EPOC	Sedación, sueños vívidos, cefalea	Potencia el cannabis, inhibidor de la fosfodiesterasa	50-100 mg	Datos insuficientes
Kava, *Piper methysticum*	Lactonas del kava, pironas del kava	Sedante, hipnótico, antiespasmódico	Letargia, cognición alterada, dermatitis con la administración a largo plazo, toxicidad hepática	Sinergia con ansiolíticos y alcohol; evitar con levodopa y dopaminérgicos	600-800 mg/día	Puede ser gabaérgico; contraindicado en la depresión endógena, puede aumentar el riesgo de suicidio
Kratom, *Mitragyna speciosa*	Alcaloide	Estimulante y depresor	Priapismo, inflamación testicular, síndrome de abstinencia, depresión, fatiga, insomnio	Estructuralmente similar a la yohimbina	Sin determinar	Masticable, extracción en agua, formulaciones con brea
Viburnum prunifolium	Escopoletina, flavonoides, ácido cafeico, triterpenos	Sedante, acción antiespasmódica en el útero; para la dismenorrea	No determinados	Efectos potenciadores de los anticoagulantes	1-3 g/día	Datos insuficientes
L-metilfolato	El folato es una vitamina B que se encuentra en algunos alimentos, necesaria para la formación de células sanas, en especial eritrocitos. Este y el levomefolato son formas activas del ácido fólico	Como coadyuvante en la depresión mayor, no actúa como antidepresivo cuando se administra solo. El folato y el L-metilfolato también se usan en la deficiencia de ácido fólico durante el embarazo, para prevenir defectos del tubo neural	Se han notificado efectos secundarios gastrointestinales	Ninguna	15 mg una vez al día por vía oral con o sin alimentos	Considerado un alimento medicinal por la FDA; precisa prescripción médica. Seguro durante el embarazo si se toma de la forma prescrita
Lechuga silvestre, *Lactuca virosa*	Flavonoides, cumarinas, lactonas	Sedante, anestésico, galactogogo	Taquicardia, taquipnea, alteraciones de la visión, diaforesis	Sin determinar	Sin determinar	Sabor amargo, añadir a ensaladas o bebidas; la sustancia activa se asemeja mucho al opio

Continúa

Tabla 21-64
Fitomedicamentos con efectos psicoactivos *(cont.)*

Nombre	Ingredientes	Uso	Efectos adversos[a]	Interacciones	Posología[a]	Comentarios
Lúpulo, *Humulus lupulus*	Humulona, lupulona, flavonoides	Sedante, ansiolítico, hipnótico; para alteraciones del estado de ánimo e inquietud	Contraindicado en pacientes con tumores dependientes de estrógenos (mama, útero, cuello uterino)	Hipertermia con antipsicóticos fenotiazínicos y depresores del SNC	0,5 g/día	Puede reducir las concentraciones plasmáticas de fármacos metabolizados por el sistema CYP450
Manzanilla, *Matricaria chamomilla*	Flavonoides	Sedante, ansiolítico	Reacción alérgica	Sin determinar	2-4 g/día	Puede ser gabaérgica
Marrubio, *Ballota nigra*	Diterpenos, taninos	Sedante	Arritmias, diarrea, hipoglucemia, posibles abortos espontáneos	Puede potenciar los efectos de los serotoninérgicos y aumentar los efectos hipoglucemiantes de los fármacos	1-4 g/día	Puede provocar abortos
Melisa, bálsamo de limón, *Melissa officinalis*	Flavonoides, ácido cafeico, triterpenos	Hipnótico, ansiolítico, sedante	No determinados	Potencia la depresión del SNC; reacción adversa con la hormona tiroidea	8-10 g/día	Datos insuficientes
Muérdago, *Viscum album*	Flavonoides, triterpenos, lectinas, polipéptidos	Ansiolítico; para el cansancio físico y mental	Se dice que las bayas tienen propiedades eméticas y laxantes	Contraindicado en pacientes con infecciones crónicas (p. ej., tuberculosis)	10 g/día	Las bayas han provocado la muerte en niños
N-acetilcisteína (NAC)	Aminoácido	Como antídoto en la sobredosis de paracetamol; potencia los ISRS en la tricotilomanía	Pueden producirse urticaria, calambres y angioedema	Carbón activado, ampicilina, carbamazepina, cloxacilina, oxacilina, nitroglicerina y penicilina G	1,2-2,4 g/día	Actúa como antioxidante y modulador del glutamato. Como antídoto en la sobredosis de paracetamol, en dosis son 20-40 veces más altas que en los ensayos del TOC. No se ha demostrado su eficacia en la esquizofrenia
Nuez vómica, nuez venenosa, *Strichnos nux vomica*	Alcaloides indólicos; estricnina y brucina, polisacáridos	Antidepresivo; para la migraña y síntomas menopáusicos	Convulsiones, lesión hepática, muerte; toxicidad grave por la estricnina	Sin determinar	0,02-0,05 g/día	Pueden aparecer síntomas de intoxicación tras la ingestión de una nuez; dosis letal: 1-2 g
Pasiflora, *Passiflora incarnata*	Flavonoides, glucósidos cianógenos	Ansiolítico, sedante, hipnótico	Alteraciones cognitivas	Sin determinar	4-8 g/día	La sobredosis provoca depresión
Pimpinela escarlata, *Anagallis arvensis*	Flavonoides, triterpenos, cucurbitacinas, ácidos cafeicos	Antidepresivo	La sobredosis o la administración prolongada pueden provocar gastroenteritis y nefritis	Sin determinar	1,8 g en polvo cuatro veces al día	Las flores son tóxicas

Continúa

Poligala	Poligala es un género de unas 500 especies de plantas florecientes que pertenece a la familia *Polygalaceae*, comúnmente conocida como senega	Para el insomnio, la falta de memoria, la confusión mental, las palpitaciones, las convulsiones, la ansiedad y la apatía	Contraindicada en pacientes con úlceras o gastritis, no debe utilizarse durante un tiempo prolongado	Ninguna	La dosis de poligala es 1,5-3 g de la raíz desecada, 1,5-3 g del extracto líquido, o 2,5-7,5 g de la tintura. También puede hacerse una infusión de poligala, con un máximo de tres tazas al día	Ninguno
Raíz del Ártico, raíz de oro, *Rhodiola rosea*	IMAO y β-endorfinas	Ansiolítico, mejora el estado de ánimo, antidepresivo	Ningún efecto adverso documentado en los ensayos	Ninguna	De 100 mg dos veces al día a 200 mg tres veces al día	Utilizar con precaución con fármacos que imitan a los IMAO
Rehmannia	Glucósidos iridoides	Estimula la liberación de cortisol. Para el lupus, la artritis reumatoide, la fibromialgia y la esclerosis múltiple. Puede mejorar el asma y la urticaria. Para la menopausia, la pérdida de cabello y la impotencia	Evacuaciones sueltas, timpanismo, náuseas y calambres abdominales	Ninguna	Se desconoce la dosis exacta	Ninguno
Rhodiola rosea	Potenciador, alcoholes monoterpénicos, flavonoides					
S-adenosil-L-metionina (SAMe)	S-adenosil-L-metionina	Para la artritis y la fibromialgia; puede ser eficaz para potenciar los ISRS en la depresión	Síntomas digestivos, ansiedad, pesadillas, insomnio y empeoramiento de los síntomas del Parkinson	Administrada con ISRS o IRSN puede provocar un síndrome serotoninérgico. Interacciona con levodopa, meperidina, pentazocina y tramadol	400-1 600 mg/día	Molécula que se produce de forma natural a partir del aminoácido metionina y el ATP; actúa como donante de grupo metilo en el metabolismo celular humano
Valeriana, *Valeriana officinalis*	Valepotriatos, ácido valerénico, ácido cafeico	Sedante, relajante muscular, hipnótico	Trastornos cognitivos y motores, molestias digestivas, hepatotoxicidad; en administración crónica: alergia de contacto, cefaleas, inquietud, insomnio, midriasis, disfunción cardíaca	Evitar la administración junto con alcohol o depresores del SNC	1-2 g/día	Puede ser químicamente inestable

[a] No existen datos fiables, consistentes o válidos sobre la dosificación o los efectos adversos de la mayoría de los fitomedicamentos.

[b] Los flavonoides son comunes a muchas plantas. Son metabolitos vegetales que actúan como antioxidantes (sustancias que evitan el deterioro de material como el ácido desoxirribonucleico [ADN] mediante la oxidación). AINE, antiinflamatorios no esteroideos; ATC, antidepresivos tricíclicos; ATP, trifosfato de adenosina; EPOC, enfermedad pulmonar obstructiva crónica; FDA, Food and Drug Administration estadounidense; IMAO, inhibidores de la monoaminooxidasa; IRSN, inhibidor de la recaptación de serotonina y noradrenalina; ISRS, inhibidor selectivo de la recaptación de serotonina; NIH, National Institute of Health; PAF, factor activador plaquetario; PCB, bifenilo policlorado; SNC, sistema nervioso central; TDAH, trastorno por déficit de atención/hiperactividad; TOC, trastorno obsesivo-compulsivo.

Bibliografía

Introducción

Ananth J, Parameswaran S, Gunatilake S, Burgoyne K, Sidhom T. Neuroleptic malignant syndrome and atypical antipsychotic drugs. *J Clin Psychiatry*. 2004;65(4):464–470.

Bai YM, Yu SC, Chen JY, Lin CY, Chou P. Risperidone for pre-existing severe tardive dyskinesia: a 48-week prospective follow-up study. *Int Clin Psychopharmacol*. 2005;20:79–85.

Balk EM, Bonis PA, Moskowitz H, Schmid CH, Ioannidis JP. Correlation of quality measures with estimates of treatment effect in meta-analyses of randomized controlled trials. *JAMA*. 2002;287:2973.

Bratti IM, Kane JM, Marder SR. Chronic restlessness with antipsychotics. *Am J Psychiatry*. 2007;164(11):1648–1654.

Caroff SN, Mann SC, Campbell EC, Sullivan KA. Movement disorders associated with atypical antipsychotic drugs. *J Clin Psychiatry*. 2002;63(Suppl 4):12–19.

Chuang DM. The antiapoptotic actions of mood stabilizers: molecular mechanisms and therapeutic potentials. *Ann N Y Acad Sci*. 2005;1053:195–204.

Damier P, Thobois S, Witjas T, Cuny E, Derost P. Bilateral deep brain stimulation of the globus pallidus to treat tardive dyskinesia. *Arch Gen Psychiatry*. 2007;64:170–176.

Dayalu P, Chou KL. Antipsychotic-induced extrapyramidal symptoms and their management. *Expert Opin Pharmacother*. 2008;9:1451–1462.

DeVeaugh-Geiss J, March J, Shapiro M, Andreason PJ, Emslie G, Ford LM, Greenhill L, Murphy D, Prentice E, Roberts R, Silva S, Swanson JM, van Zwieten-Boot B, Vitiello B, Wagner KD, Mangum B. Child and adolescent psychopharmacology in the new millennium: A workshop for academia, industry, and government. *J Am Acad Child Adolesc Psychiatry*. 2006;45(3):261–270.

Factor SA, Lang AE, Weiner WJ, eds. *Drug Induced Movement Disorders*. 2nd ed. Malden, MA: Blackwell Futura; 2005.

Fava GA, Tomba E, Tossani E. Innovative trends in the design of therapeutic trials in psychopharmacology and psychotherapy. *Prog Neuropsychopharmacol Biol Psychiatry*. 2013;40:306–311.

Gunes A, Dahl ML, Spina E, Scordo MG. Further evidence for the association between 5-HT2C receptor gene polymorphisms and extrapyramidal side effects in male schizophrenic patients. *Eur J Clin Pharmacol*. 2008;64:477–482.

Gunes A, Scordo MG, Jaanson P, Dahl ML. Serotonin and dopamine receptor gene polymorphisms and the risk of extrapyramidal side effects in perphenazine-treated schizophrenic patients. *Psychopharmacology*. 2007;190:479–484.

Guzey C, Scordo MG, Spina E, Landsem VM, Spigset O. Antipsychotic-induced extrapyramidal symptoms in patients with schizophrenia: associations with dopamine and serotonin receptor and transporter polymorphisms. *Eur J Clin Pharmacol*. 2007;63:233–241.

Janicak PG, Beedle D. Medication-induced movement disorders. In: Sadock BJ, Sadock VA, Ruiz P, eds. *Kaplan & Sadock's Comprehensive Textbook of Psychiatry*. 9th ed. Vol. 2. Philadelphia, PA: Lippincott Williams & Wilkins; 2009:2996.

Janno S, Holi M, Tuisku K, Wahlbeck K. Prevalence of neuroleptic-induced movement disorders in chronic schizophrenic inpatients. *Am J Psychiatry*. 2004;161:160–163.

Koning JP, Tenback DE, van Os J, Aleman A, Kahn RS, van Harten PN. Dyskinesia and parkinsonism in antipsychotic-naive patients with schizophrenia, first-degree relatives and healthy controls: a meta-analysis. *Schizophr Bull*. 2010:36(4):723–731.

Kosky N. A possible association between high normal and high dose olanzapine and prolongation of the PR interval. *J Psychopharmacol*. 2002;16:181–182.

Lam RW, Wan DDC, Cohen NL, Kennedy SH. Combining antidepressants for treatment-resistant depression: a review. *J Clin Psychiatry*. 2002;63:685–693.

Lee PE, Sykora K, Gill SS, Mamdani M, Marras C, Anderson G, Shulman KI, Stukel T, Normand SL, Rochon PA. Antipsychotic medications and drug-induced movement disorders other than parkinsonism: a population-based cohort study in older adults. *J Am Geriatr Soc*. 2005;53(8):1374–1379.

Lencer R, Eismann G, Kasten M, Kabakci K, Geithe V. Family history of movement disorders as a predictor for neuroleptic-induced extrapyramidal symptoms. *Br J Psychiatry*. 2004;185:465–471.

Lieberman JA, Stroup TS, McEvoy JP, Swartz MS, Rosenheck RA. Clinical Antipsychotic Trials of Intervention Effectiveness (CATIE) investigators. *N Engl J Med*. 2005;353:1209–1223.

Liguori A. Psychopharmacology of attention: the impact of drugs in an age of increased distractions. *Exp Clin Psychopharmacol*. 2013;21(5):343–344.

Lyons KE, Pahwa R. Efficacy and tolerability of levetiracetam in Parkinson disease patients with levodopa-induced dyskinesia. *Clin Neuropharmacol*. 2006;29(3):148–153.

Malizia AL. The role of emission tomography in pharmacokinetic and pharmacodynamic studies in clinical psychopharmacology. *J Psychopharmacol*. 2006;20(Suppl 4):100–107.

McGrath PJ, Stewart JW, Quitkin FM, Chen Y, Alpert JE. Predictors of relapse in a prospective study of fluoxetine treatment of major depression. *Am J Psychiatry*. 2006;163(9):1542–1548.

Meco G, Fabrizio E, Epifanio A, Morgante F, Valente M. Levetiracetam in tardive dyskinesia. *Clin Neuropharmacol*. 2006;29:265.

Meyer JH, Ginovart N, Boovariwala A, Sagrati S, Hussey D. Elevated monoamine oxidase a levels in the brain: an explanation for the monoamine imbalance of major depression. *Arch Gen Psychiatry*. 2006;63:1209–1216.

Miller del D, Caroff SN, Davis SM, Rosenheck RA, McEvoy JP. Clinical Antipsychotic Trials of Intervention Effectiveness (CATIE) investigators: extrapyramidal side-effects of antipsychotics in a randomised trial. *Br J Psychiatry*. 2008;193:279.

Moncrieff J. Magic bullets for mental disorders: the emergence of the concept of an "antipsychotic" drug. *J Hist Neurosci*. 2013;22(1):30–46.

Pappa S, Dazzan P. Spontaneous movement disorders in antipsychotic-naive patients with first-episode psychoses: a systematic review. *Psychol Med*. 2009;39:1065–1076.

Poyurovsky M, Pashinian A, Weizman R, Fuchs C, Weizman A. Low-dose mirtazapine: a new option in the treatment of antipsychotic-induced akathisia. A randomized, double-blind, placebo- and propranolol-controlled trial. *Biol Psychiatry*. 2006;59:1071–1077.

Preskorn SH. Pharmacogenomics, informatics, and individual drug therapy in psychiatry: past, present and future. *J Psychopharmacol*. 2006;20(Suppl 4):85–94.

Soares-Weiser K, Fernandez HH. Tardive dyskinesia. *Semin Neurol*. 2007;27:159–169.

Strous RD, Stryjer R, Maayan R, Gal G, Viglin D. Analysis of clinical symptomatology, extrapyramidal symptoms and neurocognitive dysfunction following dehydroepiandrosterone (DHEA) administration in olanzapine treated schizophrenia patients: a randomized, double-blind placebo controlled trial. *Psychoneuroendocrinology*. 2007;32:96–105.

Sussman N. General principles of psychopharmacology. In: Sadock BJ, Sadock VA, Ruiz P, eds. *Kaplan & Sadock's Comprehensive Textbook of Psychiatry*. 9th ed. Vol. 2. Philadelphia, PA: Lippincott Williams & Wilkins; 2009:2965.

Wadsworth EJK, Moss SC, Simpson SA, Smith AP. Psychotropic medication use and accidents, injuries, and cognitive failures. *Hum Psychopharmacol*. 2005;20(6):391–400.

Zajecka J, Goldstein C. Combining and augmenting: choosing the right therapies for treatment-resistant depression. *Psychiatr Ann*. 2005;35(12):994–1000.

Zarrouf FA, Bhanot V. Neuroleptic malignant syndrome: don't let your guard down yet. *Curr Psychiatry*. 2007;6(8):89.

Antipsicóticos

Cameron K, Kolanos R, Vekariya R, De Felice L, Glennon RA. "Mephedrone and methylenedioxypyrovalerone (MDPV), major constituents of "bath salts," produce opposite effects at the human dopamine transporter": erratum. *Psychopharmacology*. 2013;227(3):501.

Davidson M, Emsley R, Kramer M, Ford L, Pan G, Lim P, Eerdekens M. Efficacy, safety and early response of paliperidone extended-release tablets (paliperidone ER): Results of a 6-week, randomized, placebo-controlled study. *Schizophr Res*. 2007;93(1–3):117–130.

Dean AC, Groman SM, Morales AM, London ED. An evaluation of the evidence that methamphetamine abuse causes cognitive decline in humans. *Neuropsychopharmacology*. 2013;38(2):259–274.

Frieling H, Hillemacher T, Ziegenbein M, Neundorfer B, Bleich S. Treating dopaminergic psychosis in Parkinson's disease: structured review and meta-analysis. *Eur Neuropsychopharmacol*. 2007;17(3):165–171.

Isom AM, Gudelsky GA, Benoit SC, Richtand NM. Antipsychotic medications, glutamate, and cell death: a hidden, but common medication side effect? *Med Hypotheses*. 2013;80(3):252–258.

Jones PB, Barnes TR, Davies L, Dunn G; Lloyd H. Randomized controlled trial of the effect on quality of life of second- vs first-generation antipsychotic drugs in schizophrenia: Cost Utility of the Latest Antipsychotic Drugs in Schizophrenia Study (CUtLASS 1). *Arch Gen Psychiatry*. 2006;63:1079–1087.

Kahn RS, Fleischhacker WW, Boter H, Davidson M, Vergouwe Y, Keet IP, Gheorghe MD, Rybakowski JK, Galderisi S, Libiger J, Hummer M, Dollfus S, Lopez-Ibor JJ, Hranov LG, Gaebel W, Peuskens J, Lindefors N, Riecher-Rossler A, Grobbee DE. Effectiveness of antipsychotic drugs in first-episode schizophrenia and schizophreniform disorder: an open randomised clinical trial. *Lancet*. 2008;371(9618):1085–1097.

Kane J, Canas F, Kramer M, Ford L, Gassmann-Mayer C, Lim P, Eerdekens M. Treatment of schizophrenia with paliperidone extended-release tablets: a 6-week placebo-controlled trial. *Schizophr Res*. 2007;90(1–3):147–161.

Kane JM, Meltzer HY, Carson WH Jr, McQuade RD, Marcus RN. Aripiprazole for treatment-resistant schizophrenia: results of a multicenter, randomized, double-blind, comparison study versus perphenazine. *J Clin Psychiatry*. 2007;68(2):213–223.

Keefe RS, Bilder RM, Davis SM. Neurocognitive effects of antipsychotic medications in patients with chronic schizophrenia in the CATIE Trial. *Arch Gen Psychiatry*. 2007;64(6):633–647.

Kumra S, Kranzler H, Gerbino-Rosen G, Kester HM, De Thomas C, Kafantaris V, Correll CU, Kane JM. Clozapine and "high-dose" olanzapine in refractory early-onset schizophrenia: a 12-week randomized and double-blind comparison. *Biol Psychiatry*. 2008;63(5):524–529.

Kumra S, Oberstar JV, Sikich L, Findling RL, McClellan JM. Efficacy and tolerability of second-generation antipsychotics in children and adolescents with schizophrenia. *Schizophr Bull*. 2008;34(1):60–71.

Leucht S, Cores C, Arbter D, Engel R, Li C, Davis J. Second-generation versus first-generation antipsychotic drugs for schizophrenia: a meta-analysis. *Lancet*. 2009;373:31–41.

Leucht S, Komossa K, Rummel-Kluge C, Corves C, Hunger H, Schmid F, Lobos CA, Schwartz S, Davis JM. A meta-analysis of head-to-head comparisons of second-generation antipsychotics in the treatment of schizophrenia. *Am J Psychiatry*. 2009;166(2):152–163.

Leucht S, Pitschel-Walz G, Abraham D, Kissling W. Efficacy and extrapyramidal side-effects of the new antipsychotics olanzapine, quetiapine, risperidone, and sertindole compared to conventional antipsychotics and placebo. A meta-analysis of randomized controlled trials. *Schizophr Res*. 1999;35(1):51–68.

Lieberman JA, Stroup TS, McEvoy JP, Swartz MS, Rosenheck RA. Clinical Antipsychotic Trials of Intervention Effectiveness (CATIE) investigators. *N Engl J Med*. 2005;353:1209.

Mamo D, Graff A, Mizrahi R, Shammi CM, Romeyer F. Differential effects of aripiprazole on D(2), 5-HT(2), and 5-HT(1A) receptor occupancy in patients with schizophrenia: a triple tracer PET study. *Am J Psychiatry*. 2007;164(9):1411–1417.

Marder SR, Essock SM, Miller AL, Buchanan RW, Davis JM. The Mount Sinai conference on the pharmacotherapy of schizophrenia. *Schizophr Bull*. 2002;28(1):5.

Marder SR, Hurford IM, van Kammen DP. Second-generation antipsychotics. In: Sadock BJ, Sadock VA, Ruiz P, eds. *Kaplan & Sadock's Comprehensive Textbook of Psychiatry*. 9th ed. Vol. 2. Philadelphia, PA: Lippincott Williams & Wilkins; 2009:3206.

McEvoy JP, Lieberman JA, Perkins DO, Hamer RM, Gu H. Efficacy and tolerability of olanzapine, quetiapine, and risperidone in the treatment of early psychosis: a randomized, double-blind 52-week comparison. *Am J Psychiatry*. 2007;164(7):1050–1060.

McEvoy JP, Lieberman JA, Stroup TS. Effectiveness of clozapine versus olanzapine, quetiapine, and risperidone in patients with chronic schizophrenia who did not respond to prior atypical antipsychotic treatment. *Am J Psychiatry*. 2006;163(4):600–610.

Novick D, Haro JM, Suarez D, Vieta E, Naber D. Recovery in the outpatient setting: 36-month results from the Schizophrenia Outpatients Health Outcomes (SOHO) study. *Schizophr Res*. 2009;108(1–3):223–230.

Owen RT. Inhaled loxapine: a new treatment for agitation in schizophrenia or bipolar disorder. *Drugs Today*. 2013;49(3):195–201.

Pacciardi B, Mauri M, Cargioli C, Belli S, Cotugno B, Di Paolo L, Pini S. Issues in the management of acute agitation: how much current guidelines consider safety? *Front Psychiatry*. 2013;4:26.

Patil ST, Zhang L, Martenyi F, Lowe SL, Jackson KA. Activation of mGlu2/3 receptors as a new approach to treat schizophrenia: a randomized phase 2 clinical trial. *Nat Med*. 2007;13(9):1102–1107.

Ray WA, Chung CP, Murray KT, Hall K, Stein CM. Atypical antipsychotic drugs and the risk of sudden cardiac death. *N Engl J Med*. 2009;360(3):225–235.

Sikich L, Frazier JA, McClellan J, Findling RL, Vitiello B, Ritz L, Ambler D, Puglia M, Maloney AE, Michael E, De Jong S, Slifka K, Noyes N, Hlastala S, Pierson L, McNamara NK, Delporto-Bedoya D, Anderson R, Hamer RM, Lieberman JA. Double-blind comparison of first- and second-generation antipsychotics in early-onset schizophrenia and schizoaffective disorder: findings from the treatment of early-onset schizophrenia spectrum disorders (TEOSS) study. *Am J Psychiatry*. 2008;165(11):1420.

Smith RC, Segman RH, Golcer-Dubner T, Pavlov V, Lerer B. Allelic variation in ApoC3, ApoA5 and LPL genes and first and second generation antipsychotic effects on serum lipids in patients with schizophrenia. *Pharmacogenomics J*. 2008;8:228–236.

Stroup TS, Lieberman JA, McEvoy JP. Results of phase 3 of the CATIE schizophrenia trial. *Schizophr Res*. 2009;107(1):1–12.

Suzuki H, Gen K, Inoue Y. Comparison of the anti-dopamine D(2) and anti-serotonin 5-HT(2A) activities of chlorpromazine, bromperidol, haloperidol and second-generation antipsychotics parent compounds and metabolites thereof. *J Psychopharmacol*. 2013;27(4):396–400.

Tandon R, Belmaker RH, Gattaz WF, Lopez-Ibor JJ Jr, Okasha A, Singh B, Stein DJ, Olie JP, Fleischhacker WW, Moeller HJ. World Psychiatric Association Pharmacopsychiatry Section statement on comparative effectiveness of antipsychotics in the treatment of schizophrenia. *Schizophr Res*. 2008;100(1–3):20–38.

van Kammen DP, Hurford I, Marder SR. First-generation antipsychotics. In: Sadock BJ, Sadock VA, Ruiz P, eds. *Kaplan & Sadock's Comprehensive Textbook of Psychiatry*. 9th ed. Vol. 2. Philadelphia, PA: Lippincott Williams & Wilkins; 2009:3105.

Wu B-J, Chen H-K, Lee S-M. Do atypical antipsychotics really enhance smoking reduction more than typical ones? The effects of antipsychotics on smoking reduction in patients with schizophrenia. *J Clin Psychopharmacol*. 2013;33(3):319–328.

Antidepresivos

Adli M, Pilhatsch M, Bauer M, Köberle U, Ricken R, Janssen G, Ulrich S, Bschor T. Safety of high-intensity treatment with the irreversible monoamine oxidase inhibitor tranylcypromine in patients with treatment-resistant depression. *Pharmacopsychiatry*. 2008;41:252–257.

Altshuler LL, Bauer M, Frye MA, Gitlin MJ, Mintz J. Does thyroid supplementation accelerate tricyclic antidepressant response? A review in meta-analysis of the literature. *Am J Psychiatry*. 2001;158:1617–1622.

Amsterdam JD, Bodkin JA. Selegiline transdermal system in the prevention of relapse of major depressive disorder: a 52-week, double-blind, placebo-substitution, parallel-group clinical trial. *J Clin Psychopharmacol*. 2006;26:579–586.

Amsterdam JD, Wang CH, Shwarz M, Shults J. Venlafaxine versus lithium monotherapy of rapid and non-rapid cycling patients with bipolar II major depressive episode: a randomized, parallel group, open-label trial. *J Affect Disord*. 2009;112(1–3):219–230.

Anderson I. Selective serotonin reuptake inhibitors versus tricyclics antidepressant: a meta-analysis of efficacy and tolerability. *J Affect Disord*. 2000;58:19.

Andrisano C, Chiesa A, Serretti A. Newer antidepressants and panic disorder: a meta-analysis. *Int Clin Psychopharmacol*. 2013;28(1):33–45.

Anton RF, Burch EA. Amoxapine versus amitriptyline combined with perphenazine in the treatment of psychotic depression. *Am J Psychiatry*. 1990;147:1203–1208.

Appelhof BC, Brouwer JP, van Dyck R, Fliers E, Hoogendijk WJ. Triiodothyronine addition to paroxetine in the treatment of major depressive disorder. *J Clin Endocrinol Metab*. 2004;89:6271–6276.

Aronson R, Offman HJ, Joffe RT, Naylor CD. Triiodothyronine augmentation and the treatment of refractory depression: a meta-analysis. *Arch Gen Psychiatry*. 1996;35:842–848.

Ashton AK, Longdon MC. SSNRI-induced, dose dependent, nonmenstrual, vaginal spotting and galactorrhea accompanied by prolactin elevation (Letter). *Am J Psychiatry*. 2007;164:1121.

Baker GB, Sowa S, Todd KG. Amine oxidases and their inhibitors: what can they tell us about neuroprotection and the development of drugs for neuropsychiatric disorders? *J Psychiatr Neurosci*. 2007;32:313–315.

Baldessarini RJ, Pompili M, Tondo L. Suicidal risk in antidepressant drug trials. *Arch Gen Psychiatry*. 2006;63:246–248.

Balu DT, Hoshaw BA, Malberg JE. Differential regulation of central BDNF protein levels by antidepressant and non-antidepressant drug treatments. *Brain Res*. 2008;1211:37–43.

Banerjee S, Hellier J, Romeo R, Dewey M, Knapp M, Ballard C, Baldwin R, Bentham P, Fox C, Holmes C, Katona C, Lawton C, Lindesay J, Livingston G, McCrae N, Moniz-Cook E, Murray J, Nurock S, Orrell M, O'Brien J, Poppe M, Thomas A, Walwyn R, Wilson K, Burns A. Study of the use of antidepressants for depression in dementia: the HTA-SADD trial—a multicentre, randomised, double- blind, placebo-controlled trial of the clinical effectiveness and cost-effectiveness of sertraline and mirtazapine. *Health Technol Assess*. 2013;17(7):1–166.

Barbui C, Esposito E, Cipriani A. Selective serotonin reuptake inhibitors and risk of suicide: a systematic review of observational studies. *CMAJ*. 2009;180:291–297.

Bauer M, Baur H, Bergebifer A, Strohle A, Hellweg R. Effects of supraphysiological thyroxine administration in healthy controls in patients with depressive disorders. *J Affect Dis*. 2002;68:285–294.

Baungartner A. Thyroxine and the treatment of affective disorders: an overview of the results of basic and clinical research. *Int J Neuropsychopharmacol*. 2000;3:149–165.

Bech P, Allerup P, Larsen E, Csillag C, Licht R. Escitalopram versus nortriptyline: how to let the clinical GENDEP data tell us what they contained. *Acta Psychiatr Scand*. 2013;127(4):328–329.

Cettomai D, McArthur JC. Mirtazapine use in human immunodeficiency virus-infected patients with progressive multifocal leukoencephalopathy. *Arch Neurol*. 2009;66(2):255–258.

Chambers CD, Hernandez-Diaz S, Van Marter LJ, Werler MM, Louik C. Selective serotonin-reuptake inhibitors and risk of persistent pulmonary hypertension of the newborn. *N Engl J Med*. 2006;354:579–587.

Charney DS, Delgado PL, Price LH, Heninger GR. The receptor sensitivity hypothesis of antidepressant action: a review of antidepressant effects on serotonin function. In: Brown SL, van Praag HM, eds. *The Role of Serotonin in Psychiatric Disorders*. New York: Brunner/Mazel; 1991:29.

Choung RS, Cremonini F, Thapa P, Zinsmeister AR, Talley NJ. The effect of short-term, low-dose tricyclic and tetracyclic antidepressant treatment on satiation, postnutrient load gastrointestinal symptoms and gastric emptying: a double-blind, randomized, placebo-controlled trial. *Neurogastroenterol Motil*. 2008;20:220–227.

Cipriani A, Barbui C, Brambilla P, Furukawa TA, Hotopf M. Are all antidepressants really the same? The case of fluoxetine: a systematic review. *J Clin Psychiatry*. 2006;67:850–864.

Cipriani A, Furukawa TA, Salanti G, Geddes JR, Higgins JPT. Comparative efficacy and acceptability of 12 new-generation antidepressants: a multiple-treatments meta-analysis. *Lancet*. 2009;373:746–758.

Ciraulo DA, Knapp C, Rotrosen J, Sarid-Segal O, Seliger C. Nefazodone treatment of cocaine dependence with comorbid depressive symptoms. *Addiction*. 2005; 100(Suppl 1):23–31.

Clayton A, Kornstein S, Prakash A, Mallinckrodt C, Wohlreich M. Changes in sexual functioning associated with duloxetine, escitalopram, and placebo in the treatment of patients with major depressive disorder. *J Sex Med*. 2007;4:917–929.

Clayton AH, Montejo AL. Major depressive disorder, antidepressants, and sexual dysfunction. *J Clin Psychiatry*. 2006;67(Suppl 6):33.

Cohen LS, Altshuler LL, Harlow BL, Nonacs R, Newport DJ. Relapse of major depression during pregnancy in women who maintain or discontinue antidepressant treatment. *JAMA*. 2006;295:499.

Cooper-Kazaz A, Apter JT, Cohen R, Karapichev L, Mohammed-Moussa S. Combined treatment with sertraline and liothyronine in major depression: a randomized, double-blind, placebo-controlled trial. *Arch Gen Psychiatry*. 2007;64:679–688.

Couturier J, Sy A, Johnson N, Findlay S. Bone mineral density in adolescents with eating disorders exposed to selective serotonin reuptake inhibitors. *Eat Disord*. 2013;21(3):238–248.

Cowen P, Sherwood AC. The role of serotonin in cognitive function: evidence from recent studies and implications for understanding depression. *J Psychopharmacol*. 2013;27(7):575–583.

Danish University Antidepressant Group. Paroxetine: a selective serotonin reuptake inhibitor showing better tolerance, but weaker antidepressant effect than clomipramine in a controlled multicenter study. *J Affect Dis*. 1990;18:289.

DeBattista C, Schatzberg AF. Bupropion. In: Sadock BJ, Sadock VA, Ruiz P, eds. *Kaplan & Sadock's Comprehensive Textbook of Psychiatry*. 9th ed. Vol. 2. Philadelphia, PA: Lippincott Williams & Wilkins; 2009:3056.

DeBattista C, Solvason B, Poirier J, Kendrick E, Loraas E. A placebo-controlled, randomized, double-blind study of adjunctive bupropion sustained release in the treatment of SSRI-induced sexual dysfunction. *J Clin Psychiatry*. 2005; 66(7):844–848.

DeBattista C, Solvason HB, Poirier J, Kendrick E, Schatzberg AF. A prospective trial of bupropion SR augmentation of partial and non-responders to serotonergic antidepressants. *J Clin Psychopharmacol*. 2003;23(1):27–30.

DeBattista C. Augmentation and combination strategies for depression. *J Psychopharmacol*. 2006;20(3 Suppl):11–18.

DellaGioia N, Devine L, Pittman B, Hannestad J. Bupropion pretreatment of endotoxin- induced depressive symptoms. *Brain Behav Immun*. 2013;31:197–204.

DeSanty KP, Amabile CM. Antidepressant-induced liver injury. *Ann Pharmacother*. 2007;41(7):1201.

Diem SJ, Blackwell TL, Stone KL, Yaffe K, Haney EM. Use of antidepressants and rates of hip bone loss in older women: the study of osteoporotic fractures. *Arch Intern Med*. 2007;167:1240–1245.

Duman RS, Heninger GR, Nestler EJ. A molecular and cellular theory of depression. *Arch Gen Psychiatry*. 1997;54:597–606.

Dykens JA, Jamieson JD, Marroquin LD, Nadanaciva S, Xu JJ, Dunn MC, Smith AR, Will Y. In vitro assessment of mitochondrial dysfunction and cytotoxicity of nefazodone, trazodone, and buspirone. *Toxicol Sci.* 2008;103(2):335–345.

Elkin I, Shea T, Watkins JT. NIMH treatment of depression collaborative research program: general effectiveness of treatments. *Arch Gen Psychiatry.* 1989;46:971.

Elmer LW, Bertoni JM. The increasing role of monoamine oxidase type B inhibitors in Parkinson's disease therapy. *Expert Opin Pharmacother.* 2008;9:2759–2772.

Fava M, Rush AJ, Wisniewski SR, Nierenberg AA, Alpert JE. A comparison of mirtazapine and nortriptyline following two consecutive failed medication treatments for depressed outpatients: a STAR*D report. *Am J Psychiatry.* 2006;163(7):1161–1172.

Foley KF, DeSanty KP, Kast RE. Bupropion: pharmacology and therapeutic applications. *Expert Rev Neurother.* 2006;6(9):1249–1265.

Frampton JE, Plosker GL. Duloxetine: a review of its use in the treatment of major depressive disorder. *CNS Drugs.* 2007;21:581–609.

Frampton JE, Plosker GL, Masand PS. Selegiline transdermal system in the treatment of major depressive disorder. *Drugs.* 2007;67:257.

Frank E, Kupfer DJ, Perel JM. Three-year outcomes for maintenance therapies in recurrent depression. *Arch Gen Psychiatry.* 1990;47:1093.

Glassman AH, O'Connor CM, Califf RM, Swedberg K, Schwartz P. Association of low bone mineral density with selective serotonin reuptake inhibitor use by older men. *Arch Intern Med.* 2007;167(12):1246–1251.

Goldberg JF. A preliminary open trial of nefazodone added to mood stabilizers for bipolar depression. *J Affect Disord.* 2013;144(1–2):176–178.

Goldberg JF, Thase ME. Monoamine oxidase inhibitors revisited: what you should know. *J Clin Psychiatry.* 2013;74(2):189–191.

Hettema JM, Kornstein SG. Trazodone. In: Sadock BJ, Sadock VA, Ruiz P, eds. *Kaplan & Sadock's Comprehensive Textbook of Psychiatry.* 9th ed. Vol. 2. Philadelphia, PA: Lippincott Williams & Wilkins; 2009:3253.

Holt A, Berry MD, Boulton AA. On the binding of monoamine oxidase inhibitors to some sites distinct from the MAO active site, and effects thereby elicited. *Neurotoxicology.* 2004;25:251–266.

Hu X-Z, Rush AJ, Charney D, Wilson AF, Sorant AJM. Association between a functional serotonin transporter promoter polymorphism and citalopram treatment in adult outpatients with major depression. *Arch Gen Psychiatry.* 2007;64:783–792.

Joffe RT. Thyroid hormones. In: Sadock BJ, Sadock VA, Ruiz P, eds. *Kaplan & Sadock's Comprehensive Textbook of Psychiatry.* 9th ed. Vol. 2. Philadelphia, PA: Lippincott Williams & Wilkins; 2009:3248.

Joffe RT, Sokolov ST, Levitt AJ. Lithium and triiodothyronine augmentation of antidepressants. *Can J Psychiatry.* 2006;51:791–793.

Johansson P, Almqvist EG, Johansson J-O, Mattsson N, Hansson O, Wallin A, Blennow K, Zetterberg H, Svensson J. Reduced cerebrospinal fluid level of thyroxine in patients with Alzheimer's disease. *Psychoneuroendocrinology.* 2013;38(7):1058–1066.

Kasper S, Corruble E, Hale A, Lemoine P, Montgomery SA, Quera-Salva M-A. Antidepressant efficacy of agomelatine versus SSRI/SNRI: results from a pooled analysis of head-to-head studies without a placebo control. *Int Clin Psychopharmacol.* 2013;28(1):12–19.

Keller MB, Trivedi MH, Thase ME, Shelton RC, Kornstein SG, Nemeroff CB, Friedman ES, Gelenberg AJ, Kocsis JH, Dunner DL, Hirschfeld RMA, Rothschild AJ, Ferguson JM, Schatzberg AF, Zajecka JM, Pedersen RD, Yan B, Ahmed S, Musgnung J, Ninan PT. The Prevention of Recurrent Episodes of Depression with Venlafaxine for Two Years (PREVENT) Study: outcomes from the 2-year and combined maintenance phases. *J Clin Psychiatry.* 2007;68:1246–1256.

Kennedy SH, Holt A, Baker GB. Monoamine oxidase inhibitors. In: Sadock BJ, Sadock VA, Ruiz P, eds. *Kaplan & Sadock's Comprehensive Textbook of Psychiatry.* 9th ed. Vol. 2. Philadelphia, PA: Lippincott Williams & Wilkins; 2009:3154.

Khan AA, Kornstein SG. Nefazodone. In: Sadock BJ, Sadock VA, Ruiz P, eds. *Kaplan & Sadock's Comprehensive Textbook of Psychiatry.* 9th ed. Vol. 2. Philadelphia, PA: Lippincott Williams & Wilkins; 2009:3164.

Kim SW, Shin IS, Kim JM, Park KH, Youn T, Yoon JS. Factors potentiating the risk of mirtazapine-associated restless legs syndrome. *Hum Psychopharmacol.* 2008;(7):615–620.

Kocsis JH, Leon AC, Markowitz JC, Manber R, Arnow B, Klein DN, Thase ME. Patient preference as a moderator of outcome for chronic forms of major depressive disorder treated with nefazodone, cognitive behavioral analysis system of psychotherapy, or their combination. *J Clin Psychiatry.* 2009;70(3):354–361.

Koibuchi N. The role of thyroid hormone on functional organization in the cerebellum. *Cerebellum.* 2013;12(3):304–306.

Kostrubsky SE, Strom SC, Kalgutkar AS, Kulkarni S, Atherton J. Inhibition of hepatobiliary transport as a predictive method for clinical hepatotoxicity of nefazodone. *Toxicol Sci.* 2006;90(2):451–459.

Lai MW, Klein-Schwartz W, Rodgers GC, Abrams JY, Haber DA. 2005 Annual report of the American Association of Poison Control Centers' national poisoning and exposure database. *Clin Toxicol.* 2006;44:803–932.

Lam RW, Andersen HF, Wade AG. Escitalopram and duloxetine in the treatment of major depressive disorder: a pooled analysis of two trials. *Int Clin Psychopharmacol.* 2008;23(4):181.

Lapierre YD. A review of trimipramine: 30 years of clinical use. *Drugs.* 1989;38(Suppl 1):17–24.

Lieberman DZ, Montgomery SA, Tourian KA, Brisard C, Rosas G. A pooled analysis of two placebo-controlled trials of desvenlafaxine in major depressive disorder. *Int Clin Psychopharmacol.* 2008;23:188–197.

Liebowitz MR, Manley AL, Padmanabhan SK, Ganguly R, Tummala R. Efficacy, safety, and tolerability of desvenlafaxine 50 mg/day and 100 mg/day in outpatients with major depressive disorder. *Curr Med Res Opin.* 2008;24:1877–1890.

Liebowitz MR, Quitkin FM, Stewart JW. Antidepressant specificity in atypical depression. *Arch Gen Psychiatry.* 1988;45:129–137.

Lojko D, Rybakowski JK. L-Thyroxine augmentation of serotonergic antidepressants in female patients with refractory depression. *J Affect Disord.* 2007;103(1–3):253–256.

Looper KL. Potential medical and surgical complications of serotonergic antidepressant medications. *Psychosomatics.* 2007;48:1–9.

Maruyama W, Naoi M. "70th birthday professor rieder" induction of glial cell line-derived and brain-derived neurotrophic factors by rasagiline and (-)deprenyl: a way to a disease-modifying therapy? *J Neural Transm.* 2013;120(1):83–89.

McGrath PJ, Stewart JW, Fava M, Trivedi MH, Wisniewski SR. Tranylcypromine versus venlafaxine plus mirtazapine following three failed antidepressant medication trials for depression: a STAR*D report. *Am J Psychiatry.* 2006;163(9):1531–1541.

McIntyre RS, Panjwani ZD, Nguyen HT, Woldeyohannes HO, Alsuwaidan M. The hepatic safety profile of duloxetine: a review. *Expert Opin Drug Metab Toxicol.* 2008;4:281–285.

Montgomery SA, Baldwin DS, Blier P, Fineberg NA, Kasper S. Which antidepressants have demonstrated superior efficacy? A review of the evidence. *Int Clin Psychopharmacol.* 2007;22:323–329.

Nasky KM, Cowan GL, Knittel DR. False-positive urine screening for benzodiazepines: an association with sertraline? A two-year retrospective analysis. *Psychiatry (Edgemont).* 2009;6(7):36–39.

Nelson JC. Tricyclics and tetracyclics. In: Sadock BJ, Sadock VA, Ruiz P, eds. *Kaplan & Sadock's Comprehensive Textbook of Psychiatry.* 9th ed. Vol. 2. Philadelphia, PA: Lippincott Williams & Wilkins; 2009:3259.

Nelson JC, Mazure C, Jatlow PI. Antidepressant activity of 2-hydroxy-desipramine. *Clin Pharmacol Ther.* 1988;44:283.

Nemeroff CB, Entsuah R, Benattia I, Demitrack M, Sloan DM. Comprehensive analysis of remission (COMPARE) with venlafaxine versus SSRIs. *Biol Psychiatry.* 2008;63:424–434.

Nierenberg AA, Fava M, Trivedi MH, Wisniewski SR, Thase ME, McGrath PJ, Alpert JE, Warden D, Luther JF, Niederehe G, Lebowitz B, Shores-Wilson K, Rush AJ. A comparison of lithium and T(3) augmentation following two failed medication treatments for depression: a STAR*D report. *Am J Psychiatry.* 2006;163:1519–1530.

Nolen WA, Kupka RW, Hellemann G, Frye MA, Altshuler LL. Tranylcypromine vs. lamotrigine in the treatment of refractory bipolar depression: a failed but clinically useful study. *Acta Psychiatr Scand.* 2007;115:360–365.

Nurnberg HG, Hensley PL, Heiman JR, Croft HA, Debattista C. Sildenafil treatment of women with antidepressant-associated sexual dysfunction: a randomized controlled trial. *JAMA.* 2008;300:395–404.

O'Malley PG, Jackson JL, Santoro J, Tomkins G, Balden E. Antidepressant therapy for unexplained symptoms and symptom syndromes. *J Fam Pract.* 1999;48:980.

Owens MJ, Dole KC, Knight DL, Nemeroff CB. Preclinical evaluation of the putative antidepressant nefazodone. *Depression.* 2008;1(6):315.

Owens MJ, Krulewicz S, Simon JS, Sheehan DV, Thase ME. Estimates of serotonin and norepinephrine transporter inhibition in depressed patients treated with paroxetine or venlafaxine. *Neuropsychopharmacology.* 2008;33:3201–3212.

Pae CU, Lim HK, Ajwani N, Lee C, Patkar AA. Extended-release formulation of venlafaxine in the treatment of posttraumatic stress disorder. *Expert Rev Neurother.* 2007;7:603–615.

Papakostas GI, Fava M. A meta-analysis of clinical trials comparing milnacipran, a serotonin–norepinephrine reuptake inhibitor, with a selective serotonin reuptake inhibitor for the treatment of major depressive disorder. *Eur Neuropsychopharmacol.* 2007;17:32.

Papakostas GI, Fava M. A meta-analysis of clinical trials comparing the serotonin (5HT)-2 receptor antagonists trazodone and nefazodone with selective serotonin reuptake inhibitors for the treatment of major depressive disorder. *Eur Psychiatry.* 2007;22(7):444–447.

Papakostas GI, Homberger CH, Fava M. A meta-analysis of clinical trials comparing mirtazapine with selective serotonin reuptake inhibitors for the treatment of major depressive disorder. *J Psychopharmacol.* 2008;22(8):843–848.

Papakostas GI, Thase ME, Fava M, Nelson JC, Shelton RC. Are antidepressant drugs that combine serotonergic and noradrenergic mechanisms of action more effective than the selective serotonin reuptake inhibitors in treating major depressive disorder? A meta-analysis of studies of newer agents. *Biol Psychiatry.* 2007;62:1217–1227.

Passos SR, Camacho LA, Lopes CS, dos Santos MAB. Nefazodone in out-patient treatment of inhaled cocaine dependence: a randomized double-blind placebo-controlled trial. *Addiction.* 2005;100(4):489–494.

Perahia DG, Pritchett YL, Kajdasz DK, Bauer M, Jain R. A randomized, double-blind comparison of duloxetine and venlafaxine in the treatment of patients with major depressive disorder. *J Psychiatr Res.* 2008;42:22–34.

Perkins KA, Karelitz JL, Jao NC, Stratton E. Possible reinforcement enhancing effects of bupropion during initial smoking abstinence. *Nicotine Tob Res.* 2013;15(6):1141–1145.

Posternak M, Novak S, Stern A, Hennessey J, Joffe A. A pilot effectiveness study: placebo-controlled trial of adjunctive L-triiodothyronine (T3) used to accelerate and potentiate the antidepressant response. *Int J Neuropsychopharmacol.* 2008;11(1):15–25.

Reeves RR, Ladner ME. Additional evidence of the abuse potential of bupropion. *J Clin Pharmacol.* 2013;33(4):584–585.

Roose S, Laghrissi-Thode F, Kennedy JS, Nelson JC, Bigger JT. A comparison of paroxetine and nortriptyline in depressed patients with ischemic heart disease. *JAMA.* 1998;279:287–91.

Rynn M, Russell J, Erickson J, Detke MJ, Ball S. Efficacy and safety of duloxetine in the treatment of generalized anxiety disorder: a flexible-dose, progressive-titration, placebo-controlled trial. *Depress Anxiety.* 2008;25:182–189.

Salahudeen MS, Wright C M, Peterson GM. "Esketamine: new hope for the treatment of treatment-resistant depression? A narrative review." *Ther Adv Drug Saf*. 2020;11: 2042098620937899. https://doi.org/10.1177/2042098620937899.

Salsali M, Holt A, Baker GB. Inhibitory effects of the monoamine oxidase inhibitor tranylcypromine on the cytochrome P450 enzymes CYP2C19, CYP2C6, and CYP2D6. *Cell Mol Neurobiol*. 2004;24:63–76.

Sasada K, Iwamoto K, Kawano N, Kohmura K, Yamamoto M, Aleksic B, Ebe K, Noda Y, Ozaki N. Effects of repeated dosing with mirtazapine, trazodone, or placebo on driving performance and cognitive function in healthy volunteers. *Hum Psychopharmacol*. 2013;28(3):281–286.

Scarff JR. "Use of Brexanolone for Postpartum Depression." *Innov Clin Neurosci*. 2019;16(11–12):32–35.

Schatzberg AF, Kremer C, Rodrigues HE, Murphy GM Jr. Double-blind, randomized comparison of mirtazapine and paroxetine in elderly depressed patients. *Am J Geriatr Psychiatry*. 2002;10:541–550.

Schatzberg AF, Prather MR, Keller MB, Rush AJ, Laird LK. Clinical use of nefazodone in major depression: a 6-year perspective. *J Clin Psychiatry*. 2002;63(1):18–31.

Schatzberg AF, Rush AJ, Arnow BA, Banks PL, Blalock JA. Chronic depression: medication (nefazodone) or psychotherapy (CBASP) is effective when the other is not. *Arch Gen Psychiatry*. 2005;62(5):513–520.

Schittecatte M, Dumont F, Machowski R, Fontaine E, Cornil C, Mendlewicz J, Wilmotte J. Mirtazapine, but not fluvoxamine, normalizes the blunted REM sleep response to clonidine in depressed patients: implications for subsensitivity of alpha(2)-adrenergic receptors in depression. *Psychiatry Res*. 2002;109:1–8.

Shenouda R, Desan PH. Abuse of tricyclic antidepressant drugs: a case series. *J Clin Psychopharmcol*. 2013;33(3):440–442.

Smith T, Nicholson RA. Review of duloxetine in the management of diabetic peripheral neuropathic pain. *Vasc Health Risk Manag*. 2007;3:833–844.

Stahl SM, Felker A. Monoamine oxidase inhibitors: a modern guide to an unrequited class of antidepressants. *CNS Spectr*. 2008;13:855–870.

Stenberg JH, Terevnikov V, Joffe M, Tiihonen J, Chukhin E, Burkin M, Joffe G. Predictors and mediators of add-on mirtazapine-induced cognitive enhancement in schizophrenia—a path model investigation. *Neuropharmacology*. 2013;64: 248–253.

Sussman N. Selective serotonin reuptake inhibitors. In: Sadock BJ, Sadock VA, Ruiz P, eds. *Kaplan & Sadock's Comprehensive Textbook of Psychiatry*. 9th ed. Vol. 2. Philadelphia, PA: Lippincott Williams & Wilkins; 2009:3190.

Sylven SM, Elenis E, Michelakos T, Larsson A, Olovsson M, Poromaa IS, Skalkidou A. Thyroid function tests at delivery and risk for postpartum depressive symptoms. *Psychoneuroendocrinology*. 2013;38(7):1007–1013.

Tanimukai H, Murai T, Okazaki N, Matsuda Y, Okamoto Y, Kabeshita Y, Ohno Y, Tsuneto S. An observational study of insomnia and nightmare treated with trazodone in patients with advanced cancer. *Am J Hosp Palliat Care*. 2013;30(4):359–362.

Thase ME. Mirtazapine. In: Sadock BJ, Sadock VA, Ruiz P, eds. *Kaplan & Sadock's Comprehensive Textbook of Psychiatry*. 9th ed. Vol. 2. Philadelphia, PA: Lippincott Williams & Wilkins;2009:3152.

Thase ME. Selective serotonin-norepinephrine reuptake inhibitors. In: Sadock BJ, Sadock VA, Ruiz P, eds. *Kaplan & Sadock's Comprehensive Textbook of Psychiatry*. 9th ed. Vol. 2. Philadelphia, PA: Lippincott Williams & Wilkins; 2009:3184.

Thase ME, Haight BR, Richard N, Rockett CB, Mitton M. Remission rates following antidepressant therapy with bupropion or selective reuptake inhibitors: a meta-analysis of original data from 7 randomized controlled trials. *J Clin Psychiatry*. 2005;66: 974–981.

Thase ME, Pritchett YL, Ossanna MJ, Swindle RW, Xu J. Efficacy of duloxetine and selective serotonin reuptake inhibitors: comparisons as assessed by remission rates in patients with major depressive disorder. *J Clin Psychopharmacol*. 2007;27:672–676.

Tremblay P, Blier P. Catecholaminergic strategies for the treatment of major depression. *Curr Drug Targets*. 2006;7:149.

Trivedi MH, Rush AJ, Wisniewski SR, Nierenberg AA, Warden D, Ritz L, Norquist G, Howland RH, Lebowitz B, McGrath PJ, Shores-Wilson K, Biggs MM, Balasubramani GK, Fava M, STAR*D Study Team. Evaluation of outcomes with citalopram for depression using measurement-based care in STAR*D: implications for clinical practice. *Am J Psychiatry*. 2006;163:28–40.

Tulen JH, Volkers AC, van den Broek WW, Bruijn JA. Sustained effects of phenelzine and tranylcypromine on orthostatic challenge in antidepressant-refractory depression. *J Clin Psychopharmacol*. 2006;26:542–544.

Van Ameringen M, Mancini C, Oakman J. Nefazodone in the treatment of generalized social phobia: a randomized, placebo-controlled trial. *J Clin Psychiatry*. 2007; 68(2):288–295.

Verena H, Mergl R, Allgaier AK, Kohnen R, Möller HJ. Treatment of depression with atypical features: a meta-analytic approach. *Psychiatry Res*. 2006;141:89–101.

Weissman AM, Levy BT, Hartz, AJ, Bentler S, Donohue M. Pooled analysis of antidepressant levels in lactating mothers, breast milk, and nursing infants. *Am J Psychiatry*. 2004;161:1066.

Whitmyer VG, Dunner DL, Kornstein SG, Meyers AL, Mallinckrodt CH. A comparison of initial duloxetine dosing strategies in patients with major depressive disorder. *J Clin Psychiatry*. 2007;68:1921.

Wilens TE, Spencer TJ, Biederman J, Girard K, Doyle R. A controlled clinical trial of bupropion for attention deficit hyperactivity disorder in adults. *Am J Psychiatry*. 2001;158(2):282.

Wood PL, Khan MA, Moskal JR, Todd KG, Tanay VAMI. Aldehyde load in ischemia-reperfusion injury: neuroprotection by neutralization of reactive aldehydes with phenelzine. *Brain Res*. 2006;184–190.

Xu JJ, Henstock PV, Dunn MC, Smith AR, Chabot JR, de Graaf D. Cellular imaging predictions of clinical drug-induced liver injury. *Toxicol Sci*. 2008;105(1):97–105.

Yoshimura M, Furue H. Mechanisms for the anti-nociceptive actions of the descending noradrenergic and serotonergic systems in the spinal cord. *J Pharmacol Sci*. 2006;101:107–117.

Zanos P, Gould T D. "Mechanisms of ketamine action as an antidepressant." *Mol Psychiatry*. 2018;23(4):801–811. https://doi.org/10.1038/mp.2017.255.

Zisook S, Rush AJ, Haight BR, Clines DC, Rockett CB. Use of bupropion in combination with serotonin reuptake inhibitors. *Biol Psychiatry*. 2006;59(3):203–210.

Estabilizadores del estado de ánimo

Alvarez G, Marsh W, Camacho IA, Gracia SL. Effectiveness and tolerability of carbamazepine vs. oxcarbazepine as mood stabilizers. *Clin Res Reg Affairs*. 2003;20:365.

Atmaca M, Ozdemir H, Cetinkaya S, Parmaksiz S, Poyraz AK. Cingulate gyrus volumetry in drug free bipolar patients and patients treated with valproate or valproate and quetiapine. *J Psychiatr Res*. 2007;41:821–827.

Atmaca M, Yildirim H, Ozdemir H, Ogur E, Tezcan E. Hippocampal 1H MRS in patients with bipolar disorder taking valproate versus valproate plus quetiapine. *Psychol Med*. 2007;37:121–129.

Bachmann RF, Schloesser RJ, Gould TD, Manji HK. Mood stabilizers target cellular plasticity and resilience cascades. *Mol Neurobiol*. 2005;32:173–202.

Bauer M, Grof P, Müller-Oerlinghausen B. *Lithium in Neuropsychiatry: The Comprehensive Guide*. Oxon, UK: Informa UK; 2006.

Bearden CE, Thompson PM, Dalwani M, Hayashi KM, Lee AD. Greater cortical gray matter density in lithium-treated patients with bipolar disorder. *Biol Psychiatry*. 2007;62:7–16.

Benedetti A, Lattanzi L, Pini S, Musetti L, Dell'Osso L. Oxcarbazepine as add-on treatment in patients with bipolar manic, mixed, or depressive episode. *J Affect Disord*. 2004;79:273–277.

Bialer M. Extended-release formulations for the treatment of epilepsy. *CNS Drugs*. 2007;21:765–774.

Bowden CL, Swann AC, Calabrese JR, Rubenfaer LM, Wozniak PJ. Depakote ER Mania Study Group. A randomized, placebo-controlled, multicenter study of divalproex sodium extended release in the treatment of acute mania. *J Clin Psychiatry*. 2006;67:1501.

Bray GA, Hollander P, Klein S, Kushner R, Levy B. A 6-month randomized, placebo-controlled, dose-ranging trial of topiramate for weight loss in obesity. *Obes Res*. 2003;11(6):722–733.

Calabrese JR, Huffman RF, White RL. Lamotrigine in the acute treatment of bipolar depression: results of five double-blind, placebo-controlled clinical trials. *Bipolar Disord*. 2008;10:323–333.

Chen PS, Wang CC, Bortner CD, Peng GS, Wu X, Pang H. Valproic acid and other histone deacetylase inhibitors induce microglial apoptosis and attenuate lipopolysaccharide-induced dopaminergic neurotoxicity. *Neuroscience*. 2007;149:203–212.

Chustecka Z. Hydralazine and valproate appear to overcome resistance to chemotherapy. *Am J Oncol*. 2007;18:1529.

Cipriani A, Hawton K, Stockton S, Geddes JR. Lithium in the prevention of suicide in mood disorders: updated systematic review and meta-analysis. *BMJ*. 2013;346: f3646.

Cohen LS, Friedman JM, Jefferson JW, Johnson EM, Weiner ML. A reevaluation of risk of in utero exposure to lithium. *JAMA*. 1994;271:146–150.

Collins J, McFarland B. Divalproex, lithium and suicide among medicaid patients with bipolar disorder. *J Affect Dis*. 2008;107:23–28.

Cousins DA, Aribisala B, Ferrier I, Blamire AM. Lithium, gray matter, and magnetic resonance imaging signal. *Biol Psychiatry*. 2013;73(7):652–657.

Crofford LJ, Rowbotham MC, Mease PJ, Russell IJ, Dworkin RH. Pregabalin for the treatment of fibromyalgia syndrome: results of a randomized, double-blind, placebo-controlled trial. *Arthritis Rheum*. 2005;52(4):1264.

Delvendahl I, Lindemann H, Heidegger T, Normann C, Ziemann U, Mall V. Effects of lamotrigine on human motor cortex plasticity. *Clin Neurophysiol*. 2013;124(1):148–153.

Du J, Suzuki K, Wei Y, Wang Y, Blumenthal R. The anticonvulsants lamotrigine, riluzole, and valproate differentially regulate AMPA receptor membrane localization: Relationship to clinical effects in mood disorders. *Neuropsychopharmacology*. 2007;32:793–802.

Dubovsky SL. Calcium channel inhibitors. In: Sadock BJ, Sadock VA, Ruiz P, eds. *Kaplan & Sadock's Comprehensive Textbook of Psychiatry*. 9th ed. Vol. 2. Philadelphia, PA: Lippincott Williams & Wilkins; 2009:3065.

Dubovsky SL, Buzan RD, Thomas M, Kassner C, Cullum CM. Nicardipine improves the antidepressant action of ECT but does not improve cognition. *J ECT*. 2001;17:3–10.

Einat H, Manji HK. Cellular plasticity cascades: genes-to-behavior pathways in animal models of bipolar disorder. *Biol Psychiatry*. 2006;59:1160–1171.

Findling RL, Frazier TW, Youngstrom EA, McNamara NK, Stansbrey RJ. Double-blind, placebo-controlled trial of divalproex monotherapy in the treatment of symptomatic youth at high risk for developing bipolar disorder. *J Clin Psychiatry*. 2007;68:781–788.

Freeman R, Durso-Decruz E, Emir B. Efficacy, safety, and tolerability of pregabalin treatment for painful diabetic peripheral neuropathy: findings from seven randomized, controlled trials across a range of doses. *Diabetes Care*. 2008;31:1448–1454.

Frye MA, Ketter TA, Kimbrell TA, Dunn RT, Speer AM. A placebo-controlled study of lamotrigine and gabapentin monotherapy in refractory mood disorders. *J Clin Psychopharmacol*. 2000;20(6):607–614.

Gadde KM, Franciscy DM, Wagner HR 2nd, Krishnan KR. Zonisamide for weight loss in obese adults: a randomized controlled trial. *JAMA*. 2003;289(14):1820–1825.

Geddes JR, Burgess S, Hawton K, Jamison K, Goodwin GM. Long-term lithium therapy for bipolar disorder: systematic review and meta-analysis of randomized controlled trials. *Am J Psychiatry*. 2004;161:217–222.

Geddes JR, Calabrese JR, Goodwin GM. Lamotrigine for treatment of bipolar depression: Independent meta-analysis and meta-regression of individual patient data from five randomised trials. *Br J Psychiatry*. 2009;194:4.

Ghaemi NS, Ko JY, Katzow JJ. Oxcarbazepine treatment of refractory bipolar disorder: a retrospective chart review. *Bipolar Disord*. 2002;4(1):70–74.

Goldberg JF, Bowden CL, Calabrese JR. Six-month prospective life charting of mood symptoms with lamotrigine monotherapy versus placebo in rapid cycling bipolar disorder. *Biol Psychiatry*. 2008;63:125.

Goodwin FK, Jamison KR. *Manic-Depressive Illness*. 2nd ed. New York: Oxford University Press; 2007.

Goodwin GM, Bowden CL, Calabrese JR, Grunze H, Kasper S. A pooled analysis of 2 placebo-controlled 18-month trials of lamotrigine and lithium maintenance in bipolar I disorder. *J Clin Psychiatry*. 2004;65:432–441.

Grunze H, Erfurth A, Marcuse A, Amann B, Normann C. Tiagabine appears not to be efficacious in the treatment of acute mania. *J Clin Psychiatry*. 1999;60(11): 759–762.

Hartong EG, Moleman P, Hoogduin CA, Broekman TG, Nolen WA. Prophylactic efficacy of lithium versus carbamazepine in treatment-naive bipolar patients. *J Clin Psychiatry*. 2003;64:144–151.

Harwood AJ. Lithium and bipolar mood disorder: the inositol-depletion hypothesis revisited. *Mol Psychiatry*. 2005;10:117.

Hasan M, Pulman J, Marson AG. Calcium antagonists as an add-on therapy for drug-resistant epilepsy. *Cochrane Database Syst Rev*. 2013;3:CD002750.

Hoopes SP, Reimherr FW, Hedges DW, Rosenthal NR, Kamin M. Treatment of bulimia nervosa with topiramate in a randomized, double-blind, placebo-controlled trial, part 1: improvement in binge and purge measures. *J Clin Psychiatry*. 2003;64(11): 1335–1341.

Ikeda A, Kato T. Biological predictors of lithium response in bipolar disorder. *Psychiatry Clin Neurosci*. 2003;57:243–250.

Ishioka M, Yasui-Furukori N, Hashimoto K, Sugawara N. Neuroleptic malignant syndrome induced by lamotrigine. *Clin Neuropharmacol*. 2013;36(4):131–132.

Isojarvi JI, Huuskonen UE, Pakarinen AJ, Vuolteenaho O, Myllyla VV. The regulation of serum sodium after replacing carbamazepine with oxcarbazepine. *Epilepsia*. 2001;42(6):741–745.

Jefferson JW, Greist JH. Lithium. In: Sadock BJ, Sadock VA, Ruiz P, eds. *Kaplan & Sadock's Comprehensive Textbook of Psychiatry*. 9th ed. Vol. 2. Philadelphia, PA: Lippincott Williams & Wilkins; 2009:3132

Johnson BA, Rosenthal N, Capece JA. Improvement of physical health and quality of life of alcohol-dependent individuals with topiramate treatment: US multisite randomized controlled trial. *Arch Intern Med*. 2008;168:1188–1199.

Johnson BA, Rosenthal N, Capece JA, Wiegand F, Mao L. Topiramate for treating alcohol dependence: a randomized controlled trial. *JAMA*. 2007;298(14):1641.

Kamalinia G, Brand S, Ghaeli P, Abedi N, Bajoghli H, Sharifi V, Zahiroddin A, Amini M, Rouini MR, Holsboer-Trachsler E, Mohammadpoor AH. Serum levels of sodium valproate in patients suffering from bipolar disorders: comparing acute and maintenance phases of mania. *Pharmacopsychiatry*. 2013;46(3):83–87.

Kato T, Ishiwata M, Mori K, Washizuka S, Tajima O. Mechanisms of altered Ca^{2+} signaling in transformed lymphoblastoid cells from patients with bipolar disorder. *Int J Neuropsychopharmacol*. 2003;6:379–389.

Ketter TA, Brooks JO, Hoblyn JC. Effectiveness of lamotrigine in bipolar disorder in a clinical setting. *J Psychiatr Res*. 2008;43:13–23.

Ketter TA, Greist JH, Graham JA, Roberts JN, Thompson TR. The effect of dermatologic precautions on the incidence of rash with addition of lamotrigine in the treatment of bipolar I disorder: a randomized trial. *J Clin Psychiatry*. 2006;67(3):400–406.

Ketter TA, Wang PW. Anticonvulsants: Gabapentin, levetiracetam, pregabalin, tiagabine, topiramate, zonisamide. In: Sadock BJ, Sadock VA, Ruiz P, eds. *Kaplan & Sadock's Comprehensive Textbook of Psychiatry*. 9th ed. Vol. 2. Philadelphia, PA: Lippincott Williams & Wilkins; 2009:3021.

Ketter TA, Wang PW. Lamotrigine. In: Sadock BJ, Sadock VA, Ruiz P, eds. *Kaplan & Sadock's Comprehensive Textbook of Psychiatry*. 9th ed. Vol. 2. Philadelphia, PA: Lippincott Williams & Wilkins; 2009:3127.

Ketter TA, Wang PW, Becker OV, Nowakowska C, Yang YS. The diverse roles of anticonvulsants in bipolar disorders. *Ann Clin Psychiatry*. 2003;15:95–108.

Klitgaard H. Epilepsy therapy: anticonvulsants, lessons learned and unmet medical needs. *Expert Rev Neurother*. 2013;13(1):13–14.

Kozaric-Kovacic D, Eterovic M. Lamotrigine abolished aggression in a patient with treatment-resistant posttraumatic stress disorder. *Clin Neuropharmacol*. 2013;36(3): 94–95.

Kremer I, Vass A, Gorelik I, Bar G, Blanaru M, Javitt DC. Placebo-controlled trial of lamotrigine added to conventional and atypical antipsychotics in schizophrenia. *Biol Psychiatry*. 2004;56(6):441–446.

Kushner SF, Khan A, Lane R, Olson WH. Topiramate monotherapy in the management of acute mania: results of four double-blind placebo-controlled trials. *Bipolar Disord*. 2006;8(1):15–27.

Livingston C, Rampes H. Lithium: a review of its metabolic adverse effects. *J Psychopharmacol*. 2006;20:347–355.

McClellan J, Kowatch R, Findling RL, Work Group on Quality Issues. Practice parameter for the assessment and treatment of children and adolescents with bipolar disorder. *J Am Acad Child Adolesc Psychiatry*. 2007;46:107–125.

McElroy SL, Hudson JI, Capece JA, Beyers K, Fisher AC. Topiramate for the treatment of binge eating disorder associated with obesity: a placebo-controlled study. *Biol Psychiatry*. 2007;61(9):1039–1048.

McElroy SL, Kotwal R, Guerdjikova AI, Welge JA, Nelson EB. Zonisamide in the treatment of binge eating disorder with obesity: a randomized controlled trial. *J Clin Psychiatry*. 2006;67(12):1897–906.

Mease PJ, Russell IJ, Arnold LM. A randomized, double-blind, placebo-controlled, phase III trial of pregabalin in the treatment of patients with fibromyalgia. *J Rheumatol*. 2008;35:502–514.

Merideth CH. A single-center, double-blind, placebo-controlled evaluation of lamotrigine in the treatment of obesity in adults. *J Clin Psychiatry*. 2006;67(2):258–262.

Nahorski SR. Pharmacology of intracellular signaling pathways. *Br J Pharmacol*. 2006;147:S38.

Perucca P, Mula M. Antiepileptic drug effects on mood and behavior: molecular targets. *Epilepsy Behav*. 2013;26(3):440–449.

Post RM, Frye MA. Carbamazepine. In: Sadock BJ, Sadock VA, Ruiz P, eds. *Kaplan & Sadock's Comprehensive Textbook of Psychiatry*. 9th ed. Vol. 2. Philadelphia, PA: Lippincott Williams & Wilkins; 2009.

Post RM, Frye MA. Valproate. In: Sadock BJ, Sadock VA, Ruiz P, eds. *Kaplan & Sadock's Comprehensive Textbook of Psychiatry*. 9th ed. Vol. 2. Philadelphia, PA: Lippincott Williams & Wilkins; 2009.3271.

Raedler TJ, Wiedemann K. Lithium-induced nephropathies. *Psychopharmacol Bull*. 2007;40:134.

Rao JS, Bazinet RP, Rapoport SL, Lee HJ. Chronic treatment of rats with sodium valproate downregulates frontal cortex NF-kappaB DNA binding activity and COX-2 mRNA *Bipolar Disord*. 2007;9:513–520.

Redmond JR, Jamison KL, Bowden CL. Lamotrigine combined with divalproex or lithium for bipolar disorder: a case series. *CNS Spectr*. 2006;11:12.

Rosenberg G. The mechanisms of action of valproate in neuropsychiatric disorders: can we see the forest for the trees? *Cell Mol Life Sci*. 2007;64:2090.

Rowe MK, Wiest C, Chuang D-M. GSK-3 is a viable potential target for therapeutic intervention in bipolar disorder. *Neurosci Biobehav Rev*. 2007;31:920.

Shaltiel G, Chen G, Manji HK. Neurotrophic signaling cascades in the pathophysiology and treatment of bipolar disorder. *Curr Opin Pharmacol*. 2007;7:22.

Sienaert P, Geeraerts I, Wyckaert S. How to initiate lithium therapy: a systematic review of dose estimation and level prediction methods. *J Affect Dis*. 2013;146(1):15–33.

Simeon D, Baker B, Chaplin W, Braun A, Hollander E. An open-label trial of divalproex extended-release in the treatment of borderline personality disorder. *CNS Spectr*. 2007;12:6.

Suppes T, Marangell LB, Bernstein IH. A single blind comparison of lithium and lamotrigine for the treatment of bipolar II depression. *J Affect Disord*. 2008;111:334–343.

Suzuki K, Kusumi I, Sasaki A, Koyama T. Serotonin-induced platelet intracellular calcium mobilization in various psychiatric disorders: is it specific to bipolar disorder? *J Affect Disord*. 2001;64:291–296.

Thomas SV, Ajaykumar B, Sindhu K, Nair MK, George B, Sarma PS. Motor and mental development of infants exposed to antiepileptic drugs in utero. *Epilepsy Behav*. 2008;13:229.

Tiihonen J, Hallikainen T, Ryynanen OP, Repo-Tiihonen E, Kotilainen I. Lamotrigine in treatment-resistant schizophrenia: a randomized placebo-controlled crossover trial. *Biol Psychiatry*. 2003;54(11):1241–1248.

Trankner A, Sander C, Schonknecht P. A critical review of the recent literature and selected therapy guidelines since 2006 on the use of lamotrigine in bipolar disorder. *Neuropsychiatr Dis Treat*. 2013;9:101–111.

Triggle DJ. Calcium channel antagonists: clinical uses—past, present and future. *Biochem Pharmacol*. 2007;74:1–9.

Trinka E, Marson AG, Paesschen WV, Kälviäinen R, Marovac J, Duncan B, Buyle S, Hallström Y, Hon P, Muscas GC, Newton M, Meencke HJ, Smith PE, Pohlmann-Eden B, KOMET Study Group. KOMET: an unblinded, randomised, two parallel group, stratified trial comparing the effectiveness of levetiracetam with controlled-release carbamazepine and extended-release sodium valproate as monotherapy in patients with newly diagnosed epilepsy. *J Neurol Neurosurg Psychiatry*. 2013;84(10):1138–1147.

Tritt K, Nickel C, Lahmann C, Leiberich PK, Rother WK. Lamotrigine treatment of aggression in female borderline-patients: a randomized, double-blind, placebo- controlled study. *J Psychopharmacol*. 2005;19(3):287–291.

Viguera AC, Newport DJ, Ritchie J, Stowe Z, Whitfield T. Lithium in breast milk and nursing infants: clinical implications. *Am J Psychiatry*. 2007;164:342–345.

Vrielynck P. Current and emerging treatments for absence seizures in young patients. *Neuropsychiatr Dis Treat*. 2013;9:963–975.

Wagner KD, Kowatch RA, Emslie GJ, Findling RL, Wilens TE, McCague K. A double-blind, randomized, placebo-controlled trial of oxcarbazepine in the treatment of bipolar disorder in children and adolescents. *Am J Psychiatry*. 2006;163(7):1179–1186.

Walz JC, Frey BN, Andreazza AC, Cereser KM, Cacilhas AA. Effects of lithium and valproate on serum and hippocampal neurotrophin-3 levels in an animal model of mania. *J Psychiatr Res*. 2008;42(5):416–421.

Wang HY, Friedman E. Increased association of brain protein kinase C with the receptor for activated C kinase-1 (RACK1) in bipolar affective disorder. *Biol Psychiatry*. 2001;50:364.

Waring WS. Management of lithium toxicity. *Toxicol Rev*. 2006;25:221.

Weisler RH, Kalai AK, Ketter TA. A multicenter, randomized, placebo-controlled trial of extended-release carbamazepine capsules as monotherapy for bipolar disorder patients with manic or mixed episodes. *J Clin Psychiatry*. 2004;65(4):478–484.

Wisner KL, Peindl KS, Perel JM, Hanusa BH, Piontek CM. Verapamil treatment for women with bipolar disorder. *Biol Psychiatry*. 2002;51:745–752.

Yatham LN, Kennedy SH, O'Donovan C, Parikh S, MacQueen G. Canadian network for mood and anxiety treatments (CANMAT) guidelines for the management of patients with bipolar disorder; consensus and controversies. *Bipolar Disord*. 2005;7(Suppl 3):5–69.

Yatham LN, Vieta E, Young AH, Moller HJ, Paulsson B. A double-blind, randomized, placebo-controlled trial of quetiapine as an add-on therapy to lithium or divalproex for the treatment of bipolar mania. *Int Clin Psychopharmacol*. 2007;22:212–220.

Yingling DR, Utter G, Vengalil S, Mason B. Calcium channel blocker, nimodipine, for the treatment of bipolar disorder during pregnancy. *Am J Obstet Gynecol.* 2002;187:1711–1712.

Zhang ZJ, Kang WH, Tan QR, Li Q, Gao CG, Zhang FG. Adjunctive herbal medicine with carbamazepine for bipolar disorders: a double-blind, randomized, placebo-controlled study. *J Psychiatr Res.* 2007;41(3–4):360–369.

Zoccali R, Muscatello MR, Bruno A, Cambria R, Mico U. The effect of lamotrigine augmentation of clozapine in a sample of treatment-resistant schizophrenic patients: a double-blind, placebo-controlled study. *Schizophr Res.* 2007;93(1–3):109–116.

Ansiolíticos

Antonelli-Incalzi R, Pedone C. Respiratory effects of beta-adrenergic receptor blockers. *Curr Med Chem.* 2007;14(10):1121–1128.

Appelberg BG, Syvalahti EK, Koskinen TE, Mehtonen OP, Muhonen TT, Naukkarinen HH. Patients with severe depression may benefit from buspirone augmentation of selective serotonin reuptake inhibitors: results from a placebo-controlled, randomized, double-blind, placebo wash-in study. *J Clin Psychiatry.* 2001;62:448.

Bahmad FM Jr, Venosa AR, Oliveira CA. Benzodiazepines and GABAergics in treating severe disabling tinnitus of predominantly cochlear origin. *Int Tinnitus J.* 2006;12:140–144.

Baker JG. The selectivity of beta-adrenoceptor antagonists at the human beta1, beta2 and beta3 adrenoceptors. *Br J Pharmacol.* 2005;144(3):317–322.

Ballesteros J, Callado LF. Effectiveness of pindolol plus serotonin uptake inhibitors in depression: a meta-analysis of early and late outcomes from randomised controlled trials. *J Affect Disord.* 2004;79(1–3):137.

Benyamina A, Lecacheux M, Blecha L, Reynaud M, Lukasiewcz M. Pharmacotherapy and psychotherapy in cannabis withdrawal and dependence. *Expert Rev Neurother.* 2008;8:479–491.

Bigal ME, Lipton RB. Excessive acute migraine medication use and migraine progression. *Neurology.* 2008;71:1821.

Brands B, Blake J, Marsh DC, Sproule B, Jeypalan R, Li S. The impact of benzodiazepine use on methadone maintenance treatment outcomes. *J Addictive Disease.* 2008; 27:37–48.

Chen HI, Malhotra NR, Oddo M, Heuer GG, Levine JM, Le Roux PD. Barbiturate infusion for intractable intracranial hypertension and its effect on brain oxygenation. *Neurosurgery.* 2008;63:880–886.

Das RK, Freeman TP, Kamboj SK. The effects of N-methyl D-aspartate and β-adrenergic receptor antagonists on the reconsolidation of reward memory: a meta-analysis. *Neurosci Biobehav Rev.* 2013;37(3):240–255.

de Quervain DJ, Aerni A, Roozendaal B. Preventive effect of beta-adrenoceptor blockade on glucocorticoid-induced memory retrieval deficits. *Am J Psychiatry.* 2007;164(6):967–969.

Dell' osso B, Lader M. Do benzodiazepines still deserve a major role in the treatment of psychiatric disorders? A critical reappraisal. *Eur Psychiatry.* 2013;28(1):7–20.

Dubovsky SL. Barbiturates and similarly acting substances. In: Sadock BJ, Sadock VA, Ruiz P, eds. *Kaplan & Sadock's Comprehensive Textbook of Psychiatry.* 9th ed. Vol. 2. Philadelphia, PA: Lippincott Williams & Wilkins; 2009:3038.

Dubovsky SL. Benzodiazepine receptor agonists and antagonists. In: Sadock BJ, Sadock VA, Ruiz P, eds. *Kaplan & Sadock's Comprehensive Textbook of Psychiatry.* 9th ed. Vol. 2. Philadelphia, PA: Lippincott Williams & Wilkins; 2009:3044.

Faber J, Sansone RA. Buspirone: a possible cause of alopecia. *Innov Clin Neurosci.* 2013;10(1):12–13.

Flomenbaum NE, Goldfrank LR, Hoffman RS, Howland MA, Lewin NA. *Goldfrank's Toxicologic Emergencies.* 8th ed. New York: McGraw-Hill; 2006.

Hutto B, Fairchild A, Bright R. γ-Hydroxybutyrate withdrawal and chloral hydrate. *Am J Psychiatry.* 2000;157:1706.

Jovaisas B; and Canadian Pharmacists Association. *CPS 2020: Compendium of Pharmaceuticals and Specialities: Canada's Trusted Drug Reference.* Canadian Pharmacists Association, 2020.

Kaplan GB, Greenblatt DJ, Ehrenberg BL, Goddard JE, Harmatz JS. Differences in pharmacodynamics but not pharmacokinetics between subjects with panic disorder and healthy subjects after treatment with a single dose of alprazolam. *J Clin Psychopharmacol.* 2000;20:338–346.

Katsura M. Functional involvement of cerebral diazepam binding inhibitor (DBI) in the establishment of drug dependence. *Nippon Yakurigaku Zasshi.* 2001;117:159–168.

Koerner IK, Brambrink AM. Brain protection by anesthetic agents. *Curr Opin Anaesthesiol.* 2006;19:481.

Korpi ER, Matilla MJ, Wisden W, Luddens H. GABA(A)-receptor subtypes: clinical efficacy and selectivity of benzodiazepine site ligands. *Ann Med.* 1997;29:275–282.

Le Foll B, Boileau I. Repurposing buspirone for drug addiction treatment. *Int J Neuropsychopharmacol.* 2013;16(2):251–253.

Levitt AJ, Schaffer A, Lanctôt KL. Buspirone. In: Sadock BJ, Sadock VA, Ruiz P, eds. *Kaplan & Sadock's Comprehensive Textbook of Psychiatry.* 9th ed. Vol. 2. Philadelphia, PA: Lippincott Williams & Wilkins:2009:3060.

McAinsh J, Cruickshank JM. Beta-blockers and central nervous system side effects. *Pharmacol Ther.* 1990;46(2):163–197.

McCarron MM, Schulze BW, Walberg CB, Thompson GA, Ansari A. Short acting barbiturate overdosage: correlation of intoxication score with serum barbiturate concentration. *JAMA.* 1982;248:55.

McIntyre RS. β-Adrenergic receptor antagonists. In: Sadock BJ, Sadock VA, Ruiz P, eds. *Kaplan & Sadock's Comprehensive Textbook of Psychiatry.* 9th ed. Vol. 2. Philadelphia, PA: Lippincott Williams & Wilkins; 2009:3009.

Myers RA, Plym MJ, Signor LJ, Lodge NJ. 1-(2-pyrimidinyl)-piperazine, a buspirone metabolite, modulates bladder function in the anesthetized rat. *Neurourol Urodyn.* 2004;23(7):709–115.

Navines R, Martin-Santos R, Gomez-Gil E, Martinez De Osaba MJ, Gasto C. Interaction between serotonin 5-Htla receptors and beta-endorphins modulates antidepressant response. *Prog Neuropsychopharmacol Biol Psychiatry.* 2008;32:1804–1809.

Peskind ER, Tsuang DW, Bonner LT, Pascualy M, Riekse RG. Propranolol for disruptive behaviors in nursing home residents with probable or possible Alzheimer disease: a placebo-controlled study. *Alzheimer Dis Assoc Disord.* 2005;19(1):23–28.

Rosa MA, Rosa MO, Marcolin MA, Fregni F. Cardiovascular effects of anesthesia in ECT: a randomized, double-blind comparison of etomidate, propofol and thiopental. *J ECT.* 2007;23:6–8.

Sempere T, Urbina M, Lima L. 5-HT1A and beta-adrenergic receptors regulate proliferation of rat blood lymphocytes. *Neuroimmunomodulation.* 2004;11(5):307.

Silberstein SD, McCrory DC. Butalbital in the treatment of headache: history, pharmacology, and efficacy. *Headache.* 2001;41:953–967.

Smith MC, Riskin BJ. The clinical use of barbiturates in neurological disorders. *Drugs.* 1991;42:365–378.

Syvalahti E, Penttila J, Majasuo H, Palvimaki EP, Laakso A. Combined treatment with citalopram and buspirone: effects on serotonin 5-HT2A and 5-HT2C receptors in the rat brain. *Pharmacopsychiatry.* 2006;39(1):1–8.

Van Oudenhove L, Kindt S, Vos R, Coulie B, Tack J. Influence of buspirone on gastric sensorimotor function in man. *Aliment Pharmacol Ther.* 2008;28:1326–1333.

Wheeler DS, Jensen RA, Poss WB. A randomized, blinded comparison of chloral hydrate and midazolam sedation in children undergoing echocardiography. *Clin Pediatr.* 2001;40:381–387.

Wong H, Dockens RC, Pajor L, Yeola S, Grace JE Jr. 6-Hydroxybuspirone is a major active metabolite of buspirone: assessment of pharmacokinetics and 5-hydroxytryptamine 1A receptor occupancy in rats. *Drug Metab Dispos.* 2007;35(8):1387–1392.

Fármacos para tratar los trastornos del sueño

Bannan N, Rooney S, O'Connor J. Zopiclone misuse: an update from Dublin. *Drug Alcohol Rev.* 2007;26:83–85.

Boehlein JK, Kinzie JD. Pharmacologic reduction of CNS noradrenergic activity in PTSD: the case for clonidine and prazosin. *J Psychiatr Pract.* 2007;13:72–78.

Calvo JR, Gonzalez-Yanes C, Maldonado M. The role of melatonin in the cells of the innate immunity: a review. *J Pineal Res.* 2013;55(2):103–120.

DeMicco M, Wang-Weigand S, Zhang J. Long-term therapeutic effects of ramelteon treatment in adults with chronic insomnia: a 1-year study. *Sleep.* 2006; 29(Suppl):A234.

Doghramji K. Melatonin and its receptors: a new class of sleep-promoting agents. *J Clin Sleep Med.* 2007;3(5 Suppl):S17.

Erman M, Seiden D, Zammit G, Sainati S, Zhang J. An efficacy, safety, and dose-response study of ramelteon in patients with chronic primary insomnia. *Sleep Med.* 2006;7(1):17–24.

Johnson MW, Suess PE, Griffiths RR. Ramelteon: a novel hypnotic lacking abuse liability and sedative adverse effects. *Arch Gen Psychiatry.* 2006;63(10):1149–1157.

Karim A, Bradford D, Siebert F, Zhao Z. Pharmacokinetic effect of multiple oral doses of donepezil on ramelteon, and vice versa, in healthy adults. *Sleep.* 2007; 30(Suppl):A244.

Kato K, Hirai K, Nishiyama K, Uchikawa O, Fukatsu K. Neurochemical properties of ramelteon (TAK-375), a selective MT1/MT2 receptor agonist. *Neuropharmacology.* 2005;48(2):301–310.

Lemmer B. The sleep–wake cycle and sleeping pills. *Physiol Behav.* 2009;90:285.

Lieberman JA. Update on the safety considerations in the management of insomnia with hypnotics: incorporating modified-release formulations into primary care. *Prim Care Companion J Clin Psychiatry.* 2007;9(1):25–31.

Mahajan B, Kaushal S, Chopra SC. Ramelteon: a new melatonin receptor agonist. *J Anaesth Clin Pharmacol.* 2008;24(4):463.

Mundey K, Benloucif S, Harsanyi K, Dubocovich ML, Zee PC. Phase-dependent treatment of delayed sleep phase syndrome with melatonin. *Sleep.* 2005;28(10):1271–1278.

Najib J. Eszopiclone, a nonbenzodiazepine sedative-hypnotic agent for the treatment of transient and chronic insomnia. *Clin Ther.* 2006;28:490–516.

Natural Standard Research Collaboration. Melatonin. *Medline Plus—Herbs and Supplements.* 2007. Available at http://www.nlm.nih.gov/medlineplus/druginfo/natural/patient-melatonin.html.

Norris ER, Karen B, Correll JR, Zemanek KJ, Lerman J, Primelo RA, Kaufmann MW. A double-blind, randomized, placebo-controlled trial of adjunctive ramelteon for the treatment of insomnia and mood stability in patients with euthymic bipolar disorder. *J Affect Disord.*2013;144(1–2):141–147.

Roth T, Seiden D, Sainati S, Wang-Weigand S, Zhang J. Effects of ramelteon on patient-reported sleep latency in older adults with chronic insomnia. *Sleep Med.* 2006;7(4):312–318.

Roth T, Stubbs C, Walsh JK. Ramelteon (TAK-375), a selective MT1/MT2-receptor agonist, reduces latency to persistent sleep in a model of transient insomnia related to a novel sleep environment. *Sleep.* 2005;28(3):303–307.

Scharf MB, Lankford A. Melatonin receptor agonists: ramelteon and melatonin. In: Sadock BJ, Sadock VA, Ruiz P, eds. *Kaplan & Sadock's Comprehensive Textbook of Psychiatry.* 9th ed. Vol. 2. Philadelphia, PA: Lippincott Williams & Wilkins; 2009:3145.

Srinivasan V, Ohta Y, Espino J, Pariente JA, Rodriguez AB, Mohamed M, Zakaria R. Metabolic syndrome, its pathophysiology and the role of melatonin. *Recent Pat Endocr Metab Immune Drug Discov.* 2013;7(1):11–25.

Turek FW, Gillette MU. Melatonin, sleep, and circadian rhythms: rationale for development of specific melatonin agonists. *Sleep Med.* 2004;5(6):523.

Zammit G, Erman M, Wang-Weigand S, Sainati S, Zhang J. Evaluation of the efficacy and safety of ramelteon in subjects with chronic insomnia. *J Clin Sleep Med.* 2007;3(5):495.

Estimulantes

Adler LA, Sutton VK, Moore RJ, Dietrich AP, Reimherr FW. Quality of life assessment in adult patients with attention-deficit/hyperactivity disorder treated with atomoxetine. *J Clin Psychopharmacol.* 2006;26(6):648–652.

Aiken CB. Pramipexole in psychiatry: a systematic review of the literature. *J Clin Psychiatry.* 2007;68(8):1230–1236.

Amiri S, Mohammadi MR, Mohammadi M, Nouroozinejad GH, Kahbazi M. Modafinil as a treatment for attention-deficit/hyperactivity disorder in children and adolescents: a double-blind, randomized clinical trial. *Prog Neuropsychopharmacol Biol Psychiatry.* 2008;32(1):145–149.

Bangs ME, Emsile GJ, Spencer TJ, Ramsey JL, Carlson C. Efficacy and safety of atomoxetine in adolescents with attention-deficit/hyperactivity disorder and major depression. *J Child Adolesc Psychopharmacol.* 2007;17(4):407–420.

Barone P, Scazella L, Marconi R, Antonini A, Morgante L. Pramipexole versus sertraline in the treatment of depression in Parkinson's disease: a national multicenter parallel-group randomized study. *J Neuro.* 2006;253(5):601–607.

Cheng JY, Chen RY, Ko JS, Ng EM. Efficacy and safety of atomoxetine for attention-deficit/hyperactivity disorder in children and adolescents-meta-analysis and meta-regression analysis. *Psychopharmacology (Berl).* 2007;194(2):197.

Eliyahu U, Berlin S, Hadad E, Heled Y, Moran DS. Psychostimulants and military operations. *Mil Med.* 2007;172(4):383.

Fava M, Thase ME, DeBattista C, Doghramji K, Arora S. Modafinil augmentation of selective serotonin reuptake inhibitor therapy in MDD partial responders with persistent fatigue and sleepiness. *Ann Clin Psychiatry.* 2007;19(3):153.

Fawcett J. Sympathomimetics and dopamine receptor agonists. In: Sadock BJ, Sadock VA, Ruiz P, eds. *Kaplan & Sadock's Comprehensive Textbook of Psychiatry.* 9th ed. Vol. 2. Philadelphia, PA: Lippincott Williams & Wilkins; 2009:3241.

Fleckenstein AE, Volz TJ, Riddle EL, Gibb JW, Hanson GR. New insights into the mechanism of action of amphetamines. *Annu Rev Pharmacol Toxicol.* 2007;47:681–698.

Frye MA, Grunze H, Suppes T, McElroy SL, Keck PE Jr. A placebo-controlled evaluation of adjunctive modafinil in the treatment of bipolar depression. *Am J Psychiatry.* 2007;164(8):1242–1249.

Geller D, Donnelly C, Lopez F, Rubin R, Newcorn J. Atomoxetine treatment for pediatric patients with attention-deficit/hyperactivity disorder with comorbid anxiety disorder. *J Am Acad Child Adolesc Psychiatry.* 2007;46(9):1119–1127.

Hirshkowitz M, Black J. Effect of adjunctive modafinil on wakefulness and quality of life in patients with excessive sleepiness-associated obstructive sleep apnoea/hypopnoea syndrome: a 12-month, open-label extensions study. *CNS Drugs.* 2007;21(5):407–416.

Makris AP, Rush CR, Frederich RC, Taylor AC, Kelly TH. Behavioral and subjective effects of d-amphetamine and modafinil in healthy adults. *Exp Clin Psychopharmacol.* 2007;15(2):123–133.

McElroy SL, Guerdjikova A, Kotwal R, Weige JA, Nelson EB. Atomoxetine in the treatment of binge-eating disorder: a randomized placebo-controlled trial. *J Clin Psychiatry.* 2007;68(3):390–398.

Minzenberg MJ, Carter CS. Modafinil: a review of neurochemical actions and effects on cognition. *Neuropsychopharmacology.* 2008;97(7):1477.

Pivonello R, De Martino MC, Cappabianca P, De Leo M, Faggiano A, Lombardi G, Hofland LJ, Lamberts SWJ, Colao A. The medical treatment of Cushing's disease: effectiveness of chronic treatment with the dopamine agonist cabergoline in patients unsuccessfully treated by surgery. *J Clin Endocrinology Metabolism.* 2009;94(1):223–230.

Pizzagalli DA, Evins AE, Schetter EC, Frank MJ, Pajtas PE, Santesso DL, Culhane M. Single dose of a dopamine agonist impairs reinforcement learning in humans: behavioral evidence from a laboratory-based measure of reward responsiveness. *Psychopharmacology.* 2008;196(2):221–232.

Quintana H, Cherlin EA, Duesenberg DA, Bangs ME, Ramsey JL. Transition from methylphenidate or amphetamine to atomoxetine in children and adolescents with attention-deficit/hyperactivity disorder: a preliminary tolerability and efficacy study. *Clin Ther.* 2007;29(6):1168–1177.

Rothenhausler HB, Ehrentraut S, von Degenfeld G, Weis M, Tichy M. Treatment of depression with methylphenidate in patients difficult to wean from mechanical ventilation in the intensive care unit. *J Clin Psychiatry.* 2007;61(10):750.

Scott JC, Woods SP, Matt GE, Meyer RA, Heaton RK. Neurocognitive effects of methamphetamine: a critical review with meta-analysis. *Neuropsychol Rev.* 2007;17(3):275–297.

Weisler RH. Review of long-acting stimulants in the treatment of attention deficit hyperactivity disorder. *Exper Opin Pharmacother.* 2007;8(6):745–758.

Wernicke JF, Holdridge KC, Jin L, Edison T, Zhang S. Seizure risk in patients with attention-deficit-hyperactivity disorder treated with atomoxetine. *Dev Med Child Neurol.* 2007;49(7):498–502.

Fármacos para tratar los trastornos por consumo de sustancias

Anton RF, O'Malley SS, Ciraulo DA, Cisler RA, Couper D. Combined pharmacotherapies and behavioral interventions for alcohol dependence:the COMBINE study: a randomized controlled trial. *JAMA.* 2006;295(17):2003–2017.

Arnsten AFT, Li B. Neurobiology of executive functions: catecholamine influences on prefrontal cortical functions. *Biol Psychiatry.* 2005;57:1377.

Biederman J, Melmed RD, Patel A, McBurnett K, Konow J, Lyne A, Scherer N. A randomized, double blind, placebo-controlled study of guanfacine extended release in children and adolescents with attention-deficit/hyperactivity disorder. *Pediatrics.* 2008;121(1):e73–e84.

Carroll KM, Ball SA, Nich C, O'Connor PG, Eagan D. Targeting behavioral therapies to enhance naltrexone treatment of opioid dependence: efficacy of contingency management and significant other involvement. *Arch Gen Psychiatry.* 2001;58:755–761.

Center for Substance Abuse Treatment. Medication-Assisted Treatment for Opioid Addiction in Opioid Treatment Programs. *Treatment Improvement Protocol (TIP) Series 43.* DHHS Publication No. (SMA) 05–4048. Rockville, MD: Substance Abuse and Mental Health Services Administration; 2005.

Collins ED, Kleber HD, Whittington RA, Heitler NE. Anesthesia-assisted vs. buprenorphine- or clonidine-assisted heroin detoxification and naltrexone induction: a randomized trial. *JAMA.* 2005;294(8):903–913.

Ducharme LJ, Knudsen HK, Roman PM. Trends in the adoption of medications for alcohol dependence. *J Clin Psychopharmacol.* 2006;26(Suppl 1):S13.

Ehret GB, Voide C, Gex-Fabry M, Chabert J, Shah D. Drug-induced long QT syndrome in injection drug users receiving methadone: high frequency in hospitalized patients and risk factors. *Arch Intern Med.* 2006;166(12):1280–1287.

Fiellin DA, Moore BA, Sullivan LE, Becker WC, Pantalon MV, Chawarski MC, Barry DT, O'Connor PG, Schottenfeld RS. Long-term treatment with buprenorphine/naloxone in primary care: results at 2–5 years. *Am J Addict.* 2008;17:116.

Fuehrlein BS, Gold MS. Medication-assisted recovery in alcohol and opioid dependence. *Dir Psychiatry.* 2013;33(1):15–27.

Gibson A, Degenhardt L, Mattick RP, Ali R, White J, O'Brien S. Exposure to opioid maintenance treatment reduces long-term mortality. *Addiction.* 2008;103:462.

Grant JE, Kim SW, Potenza MN. Advances in the pharmacological treatment of pathological gambling. *J Gambling Stud.* 2003;19:85.

Grant JE, Kim SW. An open-label study of naltrexone in the treatment of kleptomania. *J Clin Psychiatry.* 2002;63(4):349.

Gryczynski J, Jaffe JH, Schwartz RP, Dušek KA, Gugsa N, Monroe CL, O'Grady KE, Olsen YK, Mitchell SG. Patient perspectives on choosing buprenorphine over methadone in an urban, equal-access system. *Am J Addict.* 2013;22(3):285–291.

Gueorguieva R, Wu R, Pittman B, O'Malley S, Krystal JH. New insights into the efficacy of naltrexone for alcohol dependence from the trajectory-based analyses. *Biol Psychiatry.* 2007;61(11):1290–1295.

Heit HA, Gourlay DL. Buprenorphine: new tricks with an old molecule for pain management. *Clin J Pain.* 2008;24:93–97.

Helm SI, Trescot AM, Colson J, Sehgal N, Silverman S. Opioid antagonists, partial agonists, and agonists/antagonists: the role of office-based detoxification. *Pain Physician* 2008;11:225.

Hollander E, Petras JN. α2-Adrenergic receptor agonists: clonidine and guanfacine. In: Sadock BJ, Sadock VA, Ruiz P, eds. *Kaplan & Sadock's Comprehensive Textbook of Psychiatry.* 9th ed. Vol. 2. Philadelphia, PA: Lippincott Williams & Wilkins; 2009:3004.

Hser YI, Hoffman V, Grella CE, Anglin MD. A 33-year follow-up of narcotics addicts. *Arch Gen Psychiatry.* 2001;58:503–508.

Ivanov I. Disulfiram and acamprosate. In: Sadock BJ, Sadock VA, Ruiz P, eds. *Kaplan & Sadock's Comprehensive Textbook of Psychiatry.* 9th ed. Vol. 2. Philadelphia, PA: Lippincott Williams & Wilkins; 2009:3099.

Johnson BA. Update on neuropharmacological treatments for alcoholism: scientific basis and clinical findings. *Biochem Pharmacol.* 2008;75(1):34.

Johnson BA, Ait-Daoud N, Prihoda TJ. Combining ondansetron and naltrexone effectively treats biologically predisposed alcoholics: from hypotheses to preliminary clinical evidence. *Alcoholism Clin Exp Res.* 2000;24(5):737–742.

Karachalios GN, Charalabopoulos A, Papalimneou V, Kiortsis D, Dimicco P. Withdrawal syndrome following cessation of antihypertensive drug therapy. *Int J Clin Pract.* 2005;5:562.

King A, De Wit H, Riley RC, Cao D, Niaura R. Efficacy of naltrexone in smoking cessation: a preliminary study and an examination of sex differences. *Nicotine Tobacco Res.* 2006;8(5):671–682.

Kleber HD. Methadone maintenance 4 decades later: thousands of lives saved but still controversial. *JAMA.* 2008;300:2303.

Kornfield R, Watson S, Higashi AS, Conti RM, Dusetzina SB, Garfield CF, Dorsey ER, Huskamp HA, Alexander GC. Effects of FDA advisories on the pharmacologic treatment of ADHD, 2004–2008. *Psychiatr Serv.* 2013;64(4):339–346.

Krishnan-Sarin S, Rounsaville BJ, O'Malley SS. Opioid receptor antagonists: naltrexone and nalmefene. In: Sadock BJ, Sadock VA, Ruiz P, eds. *Kaplan & Sadock's Comprehensive Textbook of Psychiatry.* 9th ed. Vol. 2. Philadelphia, PA: Lippincott Williams & Wilkins; 2009:3171.

Krystal JH, Cramer JA, Kroll WF, Kirk GF, Rosenheck RA. Naltrexone in the treatment of alcohol dependence. *N Engl J Med.* 2001;345(24):1734.

Laaksonen E, Koski-Jännes A, Salaspuro M, Ahtinen H, Alho H. A randomized, multicentre, open-label, comparative trial of disulfiram, naltrexone and acamprosate in the treatment of alcohol dependence. *Alcohol.* 2008;43(1):53–61.

Likar R, Kayser H, Sittl R. Long-term management of chronic pain with transdermal buprenorphine: a multicenter, open-label, follow-up study in patients from three short-term clinical trials. *Clin Ther.* 2006;28(6):943–952.

Mann K, Kiefer F, Spanagel R, Littleton J. Acamprosate: recent findings and future research directions. *Alcohol Clin Exp Res.* 2008;32(7):1105–1110.

Marsch LA, Bickel WK, Badger GJ, Stothart ME, Quesnel KJ. Comparison on pharmacological treatments for opioid-dependent adolescents: a randomized controlled trial. *Arch Gen Psychiatry.* 2005;62:1157.

Mattick RP, Kimber J, Breen C, Davoli M. Buprenorphine maintenance versus placebo or methadone maintenance for opioid dependence. *Cochrane Database Syst Rev.* 2008:CD002207.

Ming X, Gordon E, Kang N, Wagner GC. Use of clonidine in children with autism spectrum disorders. *Brain Dev.* 2008;30(7):454–760.

Monterosso JR, Flannery BA, Pettinati HM, Oslin DW, Rukstalis M. Predicting treatment response to naltrexone: the influence of craving and family history. *Am J Addict.* 2001;10(3):258–268.

Myers SM. The status of pharmacotherapy for autism spectrum disorders. *Expert Opin Pharmacother*. 2007;8(11):1579.

Neumann AM, Blondell RD, Jaanimagi U, Giambrone AK, Homish GG, Lozano JR, Kowalik U, Azadfard M. A preliminary study comparing methadone and buprenorphine in patients with chronic pain and coexistent opioid addiction. *J Addict Dis*. 2013;32(1):68–78.

Niederhofer H, Staffen W. Naltrexone and disulfiram in patients with alcohol dependence and comorbid psychiatric disorders. *Biol Psychiatry*. 2005;57(10):1128.

Oliva EM, Trafton JA, Harris AH, Gordon AJ. Trends in opioid agonist therapy in the Veterans Health Administration: is supply keeping up with demand? *Am J Drug Alcohol Abuse*. 2013;39(2):103–107.

O'Malley SS, Cooney JL, Krishnan-Sarin S, Dubin J, McKee SA. A controlled trial of naltrexone augmentation of nicotine replacement for smoking cessation. *Arch Intern Med*. 2006;166:667.

Raymond NC, Grant JE, Kim SW, Coleman E. Treatment of compulsive sexual behavior with naltrexone and serotonin reuptake inhibitors: two case studies. *Int Clin Psychopharmacol*. 2002;17(4):201.

Ritvo JI, Park C. The psychiatric management of patients with alcohol dependence. *Curr Treat Options Neurol*. 2007;9(5):381.

Sallee F, Connor DF, Newcorn JH. A review of the rationale and clinical utilization of 2-adrenoceptor agonists for the treatment of attention-deficit/hyperactivity and related disorders. *J Child Adolesc Psychopharmacol*. 2013;23(5):308–319.

Savage SR. Principles of pain treatment in the addicted patient. In: Graham AW, Schultz TK, eds. *Principles of Addiction Medicine*. 2nd ed. Chevy Chase, MD: American Society of Addiction Medicine; 1998:919.

Saxon AJ, McRae-Clark AL, Brady KT. Opioid receptor agonists: methadone and buprenorphine. In: Sadock BJ, Sadock VA, Ruiz P, eds. *Kaplan & Sadock's Comprehensive Textbook of Psychiatry*. 9th ed. Vol. 2. Philadelphia, PA: Lippincott Williams & Wilkins; 2009:3171.

Schmitz JM, Stotts AL, Rhoades HM, Grabowski J. Naltrexone and relapse prevention treatment for cocaine-dependent patients. *Addict Behav*. 2001;26(2):167.

Sigmon SC, Moody DE, Nuwayser ES, Bigelow GE. An injection depot formulation of buprenorphine: extended bio-delivery and effects. *Addiction*. 2006;101(3):420.

Srisurapanont M, Jarusuraisin N. Opioid antagonists for alcohol dependence. *Cochrane Database Syst Rev*. 2002(2):CD001867.

Strain EC, Moody DE, Stoller KB, Walsh SL, Bigelow GE. Relative bioavailability of different buprenorphine formulations under chronic dosing conditions. *Drug Alcohol Depend*. 2004;74:37.

Substance Abuse and Mental Health Services Administration. Results from the 2005 National Survey on Drug Use and Health: National Findings (Office of Applied Studies, NSDUH Series H-30, DHHS Publication No. SMA 06–4194). Rockville, MD: Department of Health and Human Services; 2006.

Swift RM. Naltrexone and nalmefene: any meaningful difference? *Biol Psychiatry*. 2013;73(8):700–701.

Tetrault JM, Kozal MJ, Chiarella J, Sullivan LE, Dinh AT, Fiellin DA. Association between risk behaviors and antiretroviral resistance in HIV-infected patients receiving opioid agonist treatment. *J Addict Med*. 2013;7(2):102–107.

Vaglini F, Viaggi C, Piro V, Pardini C, Gerace C, Scarselli M. Acetaldehyde and parkinsonism: role of CYP450 2E1. *Front Behav Neurosci*. 2013;7:71.

Weiss RD, Kueppenbender KD. Combining psychosocial treatment with pharmacotherapy for alcohol dependence. *J Clin Psychopharmacol*. 2006;26(Suppl 1):S37.

Weiss RD, O'malley SS, Hosking JD, Locastro JS, Swift R, COMBINE Study Research Group. Do patients with alcohol dependence respond to placebo? Results from the COMBINE Study. *J Stud Alcohol Drugs*. 2008;69(6):878.

Zarkin GA, Bray JW, Aldridge A, Mitra D, Mills MJ, Couper DJ, Cisler RA, COMBINE Cost-Effectiveness Research Group. Cost and cost-effectiveness of the COMBINE study in alcohol-dependent patients. *Arch Gen Psychiatry*. 2008;65(10):1214–1221.

Fármacos para mejorar la cognición

Auchus AP, Brasher HR, Salloway S, Korczyn AD, DeDeyn PP. Galantamine treatment of vascular dementia: a randomized trial. *Neurology*. 2007;69:448.

Black SE, Doody R, Li H, McRae T, Jambor KM. Donepezil preserves cognition and global function in patients with severe Alzheimer's disease. *Neurology*. 2007; 69:459.

Cummings J, Lefevre G, Small G, Appel-Dingemanse S. Pharmacokinetic rationale for rivastigmine patch. *Neurology*. 2007;69(4 Suppl 1):S10.

Droogsma E, Veeger N, van Walderveen P, Niemarkt S, van Asselt D. Effect of treatment gaps in elderly patients with dementia treated with cholinesterase inhibitors. *Neurology*. 2013;80(17):1622.

Edwards K, Royall D, Hershey L, Lichter D, Ake A. Efficacy and safety of galantamine in patients with dementia with Lewy body: a 24-week open-label study. *Dement Geriatr Cogn Disord*. 2007;23:401.

Jann MW, Small GW. Cholinesterase inhibitors. In: Sadock BJ, Sadock VA, Ruiz P, eds. *Kaplan & Sadock's Comprehensive Textbook of Psychiatry*. 9th ed. Vol. 2. Philadelphia, PA: Lippincott Williams & Wilkins; 2009:3089.

Porsteinsson AP, Grossberg GT, Mintzer J, Memantine MEM MD 12 Study Group. Memantine treatment in patients with mild to moderate Alzheimer's disease already receiving a cholinesterase inhibitor: a randomized, double-blind, placebo-controlled trial. *Curr Alzheimer Res*. 2008;5:83–89.

Qassem A, Snow V, Cross JT Jr, Forcicea MA, Hopkins R Jr, Shekelle P, Adelman A, Mehr D, Schellhase K, Campos-Outcalt D, Santagoida P, Owens DK. Current pharmacologic treatment of dementia: a clinical practice guideline from the American College of Physicians and the American Academy of Family Physicians. *Ann Intern Med*. 2008;148:370–378.

Reisberg B, Doody R, Stoffer A, Schmidt F, Ferris S. A 24-week open label extension study on memantine in moderate to severe Alzheimer's disease. *Arch Neurol*. 2006;63:49.

Ritchie C, Zhinchin G. Low dose, high dose, or no dose: better prescribing of cholinesterase inhibitors for Alzheimer's disease. *Int Psychogeriatr*. 2013;25(4):511–515.

Seltzer B. Donepezil: an update. *Expert Opin Pharmacother*. 2007;8:1011–1023.

Wagle KC, Rowan PJ, Poon O-YI, Kunik ME, Taffet GE, Braun UK. Initiation of cholinesterase inhibitors in an inpatient setting. *Am J Alzheimer Dis Other Demen*. 2013;28(4):377–383.

Fármacos para tratar los trastornos sexuales

Chivers ML, Rosen RC. Phosphodiesterase type 5 inhibitors and female sexual response: faulty protocols or paradigms? *J Sex Med*. 2010;7(2 Pt 2):858–872.

Claes HI, Goldstein I, Althof SE, Berner MM, Cappelleri JC, Bushmakin AG, Symonds T, Schnetzler G. Understanding the effects of sildenafil treatment on erection maintenance and erection hardness. *J Sex Med*. 2010;7(6):2184–2191.

Hatzimouratidis K, Burnett AL, Hatzichristou D, McCullough AR, Montorsi F, Mulhall JP. Phosphodiesterase type 5 inhibitors in postprostatectomy erectile dysfunction: a critical analysis of the basic science rationale and clinical application. *Eur Urol*. 2009;55(2):334–347.

Hosain G, Latini DM, Kauth M, Goltz HH, Helmer DA. Sexual dysfunction among male veterans returning from Iraq and Afghanistan: prevalence and correlates. *J Sex Med*. 2013;10(2):516–523.

Khan AS, Sheikh Z, Khan S, Dwivedi R, Benjamin E. Viagra deafness—Sensorineural hearing loss and phosphodiesterase-5 inhibitors. *Laryngoscope*. 2011;121(5): 1049–1054.

Kotera J, Mochida H, Inoue H, Noto T, Fujishige K, Sasaki T, Kobayashi T, Kojima K, Yee S, Yamada Y, Kikkawa K, Omori K. Avanafil, a potent and highly selective phosphodiesterase-5 inhibitor for erectile dysfunction. *J Urol*. 2012;188(2):668–674.

McCullough AR, Hellstrom WG, Wang R, Lepor H, Wagner KR, Engel JD. Recovery of erectile function after nerve sparing radical prostatectomy and penile rehabilitation with nightly intraurethral alprostadil versus sildenafil citrate. *J Urol*. 2010;183(6):2451–2456.

Reffelmann T, Kloner RA. Phosphodiesterase 5 inhibitors: are they cardioprotective? *Cardiovasc Res*. 2009;83(2):204–212.

Roberson DW, Kosko DA. Men living with HIV and experiencing sexual dysfunction: an analysis of treatment options. *J Assoc Nurses AIDS Care*. 2013;24(1 Suppl): S135–S145.

Roustit M, Blaise S, Allanore Y, Carpentier PH, Caglayan E, Cracowski JL. Phosphodiesterase-5 inhibitors for the treatment of secondary Raynaud's phenomenon: systematic review and meta-analysis of randomised trials. *Ann Rheum Dis*. 2013; 72(10):1696–1699.

Schwartz BG, Kloner RA. Drug interactions with phosphodiesterase-5 inhibitors used for the treatment of erectile dysfunction or pulmonary hypertension. *Circulation*. 2010;122(1):88–95.

Tuncel A, Nalcacioglu V, Ener K, Aslan Y, Aydin O, Atan A. Sildenafil citrate and tamsulosin combination is not superior to monotherapy in treating lower urinary tract symptoms and erectile dysfunction. *World J Urol*. 2010;28(1):17–22.

Fármacos para tratar los efectos secundarios de los psicotrópicos

Adan RA. Mechanisms underlying current and future antiobesity drugs. *Trend Neurosci*. 2013;36(2):133–140.

Ahmad S. Anticholinergics and amantadine. In: Sadock BJ, Sadock VA, Ruiz P, eds. *Kaplan & Sadock's Comprehensive Textbook of Psychiatry*. 9th ed. Vol. 2. Philadelphia, PA: Lippincott Williams & Wilkins; 2009:3009.

Armstrong SC, Cozza KL. Antihistamines. *Psychosomatics*. 2003;44(5):430.

Astrup A, Carraro R, Finer N, Harper A, Kunesova M, Lean MEJ, Niskanen L, Rasmussen MF, Rissanen A, Rössner S, Savolainen MJ, Van Gaal L, NN8022-1807 Investigators. Safety, tolerability and sustained weight loss over 2 years with the once-daily human GLP-1 analog, liraglutide. *Int J Obes*. 2012;36(6):843–854.

Brown RE, Stevens DR, Haas HL. The physiology of brain histamine. *Prog Neurobiol*. 2001;63(6):637.

Buhrich N, Weller A, Kevans P. Misuse of anticholinergic drugs by people with serious mental illness. *Psychiatr Serv*. 2000;51:928.

Caligiuri MR, Jeste DV, Lacro JP. Antipsychotic-induced movement disorders in the elderly: epidemiology and treatment recommendations. *Drugs Aging*. 2000; 17:363.

Camelo-Nunes IC. New antihistamines: a critical view. *J Pediatr (Rio J)*. 2006;82(5 Suppl):S173.

Colman E, Golden J, Roberts M, Egan A, Weaver J, Rosebraugh C. The FDA's assessment of two drugs for chronic weight management. *N Engl J Med*. 2012; 367(17): 1577–1579.

Davies AJ, Harindra V, McEwan A. Cardiotoxic effect with convulsions in terfenadine overdose. *BMJ*. 1989;298(6669):325.

Dose M. Tempel HD: abuse potential of anticholinergics. *Pharmacopsychiatry*. 2000; 33:43.

Drimer T, Shahal B, Barak Y. Effects of discontinuation of long-term anticholinergic treatment in elderly schizophrenia patients. *Int Clin Pharmacol*. 2004;19(1):27.

Finnema SJ, Bang-Andersen B, Jørgensen M, Christoffersen CT, Gulyás B, Wikström HV, Farde L, Halldin C. The dopamine D1 receptor agonist (S)-[11C] N-methyl-NNC 01-0259 is not sensitive to changes in dopamine concentration—a positron emission tomography examination in the monkey brain. *Synapse*. 2013;67(9):586–595.

Garvey WT. New tools for weight-loss therapy enable a more robust medical model for obesity treatment: rationale for a complications-centric approach. *Endocr Pract*. 2013;19(5):864–874.

Haas H, Panula P. The role of histamine and the tuberomammillary nucleus in the nervous system. *Nat Rev Neurosci*. 2003;4(2):121.

Hampl JS, Lehmann J, Fielder EG. How United States newspapers framed weight-loss drugs. *J Acad Nutr Diet*. 2013;113(9):A20.

Javitt DC, Zukin SR, Heresco-Levy U, Umbricht D. Has an angel shown the way? Etiological and therapeutic implications of the PCP/NMDA model of schizophrenia. *Schizophr Bull*. 2012;38(5):958–966.

Kelly AS, Metzig AM, Rudser KD, Fitch AK, Fox CK, Nathan BM, Deering MM, Schwartz BL, Abuzzahab MJ, Gandrud LM, Moran A, Billington CJ, Schwarzenberg SJ. Exenatide as a weight-loss therapy in extreme pediatric obesity: a randomized, controlled pilot study. *Obesity*. 2012;20(2):364–370.

Linnet K, Ejsing TB. A review on the impact of P-glycoprotein on the penetration of drugs into the brain. Focus on psychotropic drugs. *Eur Neuropsychopharmacol*. 2008;18(3):157.

McIntyre RS. Antihistamines. In: Sadock BJ, Sadock VA, Ruiz P, eds. *Kaplan & Sadock's Comprehensive Textbook of Psychiatry*. 9th ed. Vol. 2. Philadelphia, PA: Lippincott Williams & Wilkins; 2009:3033.

Melis M, Scheggi S, Carta G, Madeddu C, Lecca S, Luchicchi A, Cadeddu F, Frau R, Fattore L, Fadda P, Ennas MG, Castelli MP, Fratta W, Schilstrom B, Banni S, De Montis MG, Pistis M. PPARα regulates cholinergic-driven activity of midbrain dopamine neurons via a novel mechanism involving α7 nicotinic acetylcholine receptors. *J Neurosci*. 2013;33(14):6203–6211.

Miller CH, Fleischhacker WW. Managing antipsychotic-induced acute and chronic akathisia. *Drug Saf*. 2000;22:73.

Monn JA, Valli MJ, Massey SM, Hao J, Reinhard MR, Bures MG, Heinz BA, Wang X, Carter JH, Getman BG, Stephenson GA, Herin M, Catlow JT, Swanson S, Johnson BG, McKinzie DL, Henry SS. Synthesis and pharmacological characterization of 4-substituted-2-aminobicyclo [3.1. 0] hexane-2, 6-dicarboxylates: Identification of new potent and selective metabotropic glutamate 2/3 receptor agonists. *J Med Chem*. 2013;56(11):4442–4555.

Montoro J, Sastre J, Bartra J, del Cuvillo A, Davila I. Effect of H1 antihistamines upon the central nervous system. *J Investig Allergol Clin Immunol*. 2006;16(Suppl 1):24.

Naicker P, Anoopkumar-Dukie S, Grant GD, Kavanagh JJ. The effects of antihistamines with varying anticholinergic properties on voluntary and involuntary movement. *Clin Neurophysiol*. 2013;124(9):1840–1845.

O'Neil PM, Smith SR, Weissman NJ, Fidler MC, Sanchez M, Zhang J, Brian Raether, Anderson CM, Shanahan WR. Randomized placebo-controlled clinical trial of lorcaserin for weight loss in type 2 diabetes mellitus: the BLOOM-DM study. *Obesity*. 2012;20(7):1426–1436.

Papanastasiou E, Stone JM, Shergill S. When the drugs don't work: the potential of glutamatergic antipsychotics in schizophrenia. *Br J Psychiatry*. 2013;202(2):91–93.

Shapiro BJ, Lynch KL, Toochinda T, Lutnick A, Cheng HY, Kral AH. Promethazine misuse among methadone maintenance patients and community-based injection drug users. *J Addict Med*. 2013;7(2):96–101.

Simons FE. Advances in H1-antihistamines. *N Engl J Med*. 2004;351(21):2203.

Suplicy H, Boguszewski CL, dos Santos CMC, de Figueiredo MD, Cunha DR, Radominski R. A comparative study of five centrally acting drugs on the pharmacological treatment of obesity. *Int J Obes*. 2014:1–7.

Tejeda HA, Shippenberg TS, Henriksson R. The dynorphin/κ-opioid receptor system and its role in psychiatric disorders. *Cell Mol Life Sci*. 2012;69(6):857–896.

Theunissen EL, Vermeeren A, Vuurman EF, Ramaekers JG. Stimulating effects of H1-antagonists. *Curr Pharm Des*. 2006;12(20):2501.

Vilsbøll T, Christensen M, Junker AE, Knop FK, Gluud LL. Effects of glucagon-like peptide-1 receptor agonists on weight loss: systematic review and meta-analyses of randomised controlled trials. *BMJ*. 2012;344.

Welch MJ, Meltzer EO, Simons FE. H1-antihistamines and the central nervous system. *Clin Allergy Immunol*. 2002;17:337.

Wright JM, Dobosiewicz MR, Clarke PB. The role of dopaminergic transmission through D1-like and D2-like receptors in amphetamine-induced rat ultrasonic vocalizations. *Psychopharmacology*. 2013;225(4):853–868.

Yanai K, Tashiro M. The physiological and pathophysiological roles of neuronal histamine: an insight from human positron emission tomography studies. *Pharmacol Ther*. 2007;113(1):1.

Suplementos nutricionales y productos relacionados

Camp KM, Lloyd-Puryear MA, Huntington KL. Nutritional treatment for inborn errors of metabolism: Indications, regulations, and availability of medical foods and dietary supplements using phenylketonuria as an example. *Mol Gen Metab*. 2012;107(1–2):3–9.

Long SJ, Benton D. Effects of vitamin and mineral supplementation on stress, mild psychiatric symptoms, and mood in nonclinical samples: a meta-analysis. *Psychosom Med*. 2013;75(2):144–153.

Nelson JC. The evolving story of folate in depression and the therapeutic potential of l-methylfolate. *Am J Psychiatry*. 2012;169(12):1223–1225.

Reichenbach S, Jüni P. Medical food and food supplements: not always as safe as generally assumed. *Ann Intern Med*. 2012;156(12):894–895.

Shah R. The role of nutrition and diet in Alzheimer disease: a systematic review. *J Am Med Dir Assoc*. 2013;14(6):398–402.

Sonuga-Barke EJS, Brandeis D, Cortese S, Daley D, Ferrin M, Holtmann M, Stevenson S, Danckaerts M, van der Oord S, Döpfner M, Dittmann RW, Simonoff E, Zuddas A, Banaschewski T, Buitelaar J, Coghill D, Hollis C, Konofal E, Lecendreux M, Wong IC, Sergeant J, European ADHD Guidelines Group. Nonpharmacological interventions for ADHD: systematic review and meta-analyses of randomized controlled trials of dietary and psychological treatments. *Am J Psychiatry*. 2013;170(3):275–289.

Thaipisuttikul P, Galvin JE. Use of medical foods and nutritional approaches in the treatment of Alzheimer's disease. *Clin Pract*. 2012;9(2):199–209.

Umhau JC, Garg K, Woodward AM. Dietary supplements and their future in health care: commentary on draft guidelines proposed by the Food and Drug Administration. *Antioxid Redox Signal*. 2012;16(5):461–462.

Otras terapias somáticas

TERAPIA ELECTROCONVULSIVA

Las terapias convulsivas para trastornos mentales graves son anteriores a la era terapéutica moderna, con el uso del alcanfor durante el siglo XVI y la existencia de varios relatos de terapias convulsivas con alcanfor desde finales del siglo XVIII hasta mediados del siglo XIX.

Sin conocer la historia de la terapia convulsiva con alcanfor, el neuropsiquiatra húngaro Ladislas von Meduna observó que los cerebros de las personas con epilepsia tenían más células gliales que otros cerebros. Por el contrario, los cerebros de los pacientes con esquizofrenia tenían menos células gliales y von Meduna planteó la hipótesis de que podría haber un antagonismo biológico entre las convulsiones y la esquizofrenia. Después de la experimentación con animales, se seleccionó (de nuevo) el alcanfor como el agente apropiado para la inducción terapéutica de convulsiones. En 1934, el primer paciente con psicosis catatónica fue tratado con éxito mediante inyecciones intramusculares de alcanfor en aceite para producir convulsiones terapéuticas. Más tarde se utilizaron otras sustancias químicas, incluido el pentilenotetrazol. El coma insulínico también se utilizó en las décadas de 1940 y 1950, que también inducía convulsiones. Lucio Bini y Ugo Cerletti estaban interesados en el uso de la electricidad para inducir convulsiones y, después de una serie de experimentos con animales y la observación del uso comercial de la electricidad, pudieron aplicar corriente de manera segura a través de la cabeza de los animales para este propósito. En 1938 se administró el primer tratamiento electroconvulsivo a un paciente con ideas delirantes y discurso desorganizado, que mejoró con un tratamiento y remitió después de 11 tratamientos. La inducción eléctrica de la terapia convulsiva podría hacerse más fiable y de acción más corta que las terapias convulsivas inducidas químicamente y, a principios de la década de 1940, terminaron siendo reemplazadas. En 1940 se llevó a cabo el primer uso de la terapia electroconvulsiva (TEC) en Estados Unidos.

Posteriormente se llevaron a cabo exploraciones sobre la colocación de electrodos no dominantes y formas de onda alternativas y más eficientes para reducir los problemas de amnesia retrógrada que persistían en algunos pacientes después del período de recuperación inicial posterior a la TEC. La práctica de la TEC también se benefició al introducir la metodología de ensayos controlados, que demostró su seguridad y eficacia, y de los perfeccionamientos de los sistemas de diagnóstico y el proceso de consentimiento informado. En las décadas de 1980 y 1990 se hicieron esfuerzos para garantizar estándares de calidad altos y uniformes con la publicación de recomendaciones para la administración de tratamientos, la educación y la formación por parte de organizaciones profesionales en Estados Unidos, Inglaterra, Escandinavia y Canadá, entre otros.

Con el uso generalizado de agentes farmacológicos como tratamientos de primera línea para los trastornos mentales importantes, en la actualidad la TEC se usa con más frecuencia en pacientes con resistencia a esos tratamientos, excepto en el caso de enfermedades que pongan en peligro la vida debido a inanición, ideación suicida o catatonía. Aunque la estimulación subconvulsiva fue ineficaz y es necesaria una convulsión, ahora se sabe que existe una relación dosis-respuesta con la TEC unilateral derecha y que es probable que la TEC bilateral sea ineficaz con amplitudes de pulso ultracortos.

El trabajo continúa explorando los mecanismos subyacentes y las características biológicas de los tratamientos efectivos de TEC, con interés en el tratamiento enfocado en las redes neuronales apropiadas con un estímulo más eficiente como método para reducir los efectos secundarios cognitivos. Puesto que se comprende cada vez más que la depresión es una enfermedad crónica para muchos pacientes, se ha puesto más énfasis en los tratamientos de continuación y mantenimiento después de un curso agudo de TEC. El uso de TEC ha disminuido desde mediados del siglo XX, pero debido a que sigue siendo el tratamiento más eficaz para el trastorno depresivo mayor y es rápidamente eficaz para trastornos mentales que ponen en riesgo la vida, la TEC, a diferencia de sus terapias somáticas contemporáneas, como el coma insulínico, permanece en la lista de tratamientos activos en la terapéutica moderna. Su uso se ha desplazado de las instituciones públicas a privadas y se estima que unos 100 000 pacientes han recibido TEC anualmente durante las últimas décadas en Estados Unidos (tabla 22-1).

El galardonado con el Premio Nobel, Paul Greengard ha sugerido que el término *terapia electrocortical* podría usarse para reemplazar el término actual TEC. Greengard ha reconocido que si el mecanismo de acción de la TEC, aún desconocido, resulta ser subcortical, entonces el término podría tener un uso limitado. Sin embargo, hasta ese momento los autores de este texto creen que la sugerencia de Greengard merece consideración. Ayudaría a disminuir el miedo asociado con la palabra *convulsión* y a desestigmatizar un método de tratamiento muy eficaz.

Electrofisiología en terapia electroconvulsiva

Las neuronas mantienen un potencial de reposo a través de la membrana plasmática y pueden propagar un potencial de acción, que es una inversión transitoria del potencial de membrana. La actividad cerebral regular está desincronizada; es decir, las neuronas disparan potenciales de acción de forma asincrónica. Se produce una convulsión o ataque cuando un gran porcentaje de neuronas se activan al unísono. Tales cambios rítmicos en el potencial extracelular se transmiten a las neuronas vecinas, propagan la actividad convulsiva a través de la corteza y hacia estructuras más profundas y, finalmente, envuelven todo el cerebro en descargas neuronales sincrónicas de alto voltaje. Los mecanismos celulares actúan para contener la actividad convulsiva y mantener la homeostasis celular, y la convulsión finalmente termina. En la epilepsia, cualquiera de los posibles defectos genéticos puede alterar el equilibrio a favor de una actividad no controlada. En la TEC, las convulsiones se desencadenan en las neuronas normales mediante la aplicación de pulsos de corriente a través del cuero cabelludo, en condiciones cuidadosamente controladas para crear una convulsión de una duración determinada en todo el cerebro.

La ley de Ohm puede describir las cualidades de la electricidad utilizada en la TEC: $E = IR$, o $I = E/R$, en la que E es voltaje, I es corriente y R es resistencia. La intensidad o dosis de electricidad en la TEC se mide en términos de carga (miliamperios-segundos o miliculombios) o energía (vatios-segundos o julios). La resistencia es sinónimo de impedancia y, en el caso de la TEC, tanto el electrodo en contacto con el cuerpo como la naturaleza de los tejidos corporales son los determinan-

Tabla 22-1
Acontecimientos importantes en la historia de la terapia convulsiva

Década de 1500	Paracelso induce convulsiones mediante la administración de alcanfor (por vía oral) para tratar trastornos mentales
1785	Se publica el primer informe sobre el uso de la inducción de convulsiones para tratar la manía, nuevamente usando alcanfor
1934	Ladislas von Meduna inicia la era moderna de la terapia convulsiva con la inyección intramuscular de alcanfor para la esquizofrenia catatónica. El alcanfor pronto se reemplaza con pentilenotetrazol
1938	Ugo Cerletti y Lucio Bini efectúan la primera inducción eléctrica de una serie de convulsiones en un paciente con catatonía y producen una respuesta exitosa al tratamiento
Década de 1940	Se introduce la terapia electroconvulsiva (TEC) en Estados Unidos
	Se desarrolla el curare para su uso como relajante muscular en la TEC
1951	Se introduce la succinilcolina
1958	Se realiza el primer estudio controlado de TEC unilateral
1960	La atenuación de la expresión de las convulsiones con un agente anticonvulsivo (lidocaína) reduce la eficacia de la TEC. El tratamiento subconvulsivo produce solo respuestas clínicas débiles; se mantiene la hipótesis de que la actividad convulsiva es necesaria y suficiente para la eficacia
Década de 1960	Los ensayos clínicos aleatorizados de la eficacia de la TEC frente a los medicamentos en el tratamiento de la depresión producen tasas de respuesta significativamente más altas con la TEC
	Las comparaciones de neurolépticos y TEC muestran que la medicación neuroléptica es superior para el tratamiento agudo, aunque la TEC puede ser más eficaz a largo plazo
1970	Se desarrolla la colocación de electrodos más habitual para la TEC unilateral derecha
1976	Se desarrolla un dispositivo de TEC de pulso breve y corriente constante, el prototipo para dispositivos modernos
1978	La American Psychiatric Association publica el primer informe del grupo de trabajo sobre TEC con el objetivo de establecer estándares para el consentimiento y los aspectos técnicos y clínicos al realizar la TEC
A finales de la década de 1970 y principios de la de 1980	Los ensayos controlados aleatorios demuestran que la TEC es más eficaz que el tratamiento simulado para la depresión mayor
1985	Los National Institutes of Health y la National Institute of Mental Health Consensus Conference sobre la TEC respaldan un papel para su uso y promueven la investigación y los estándares de práctica nacional
1987	H. A. Sackheim y cols. cuestionan la creencia de que la propia convulsión es suficiente para obtener una respuesta clínica e informan de que la combinación de dosis justo por encima del umbral convulsivo y la colocación unilateral derecha de electrodos son ineficaces, aunque producen una convulsión de suficiente duración
1988	Los ensayos clínicos controlados y aleatorizados de TEC frente al litio demuestran que son igual de efectivos en la manía
2000	En ensayos controlados, se valida la relación dosis-respuesta para la TEC unilateral derecha; la TEC unilateral derecha y bilateral de dosis alta muestran tasas de respuesta similares en el trastorno depresivo mayor, pero la colocación del electrodo unilateral derecho se asocia con menos efectos cognitivos adversos
	S. H. Lisanby y cols. inducen el tratamiento convulsivo con estimulación magnética
2001	El mayor ensayo controlado para la prevención de recaídas posteriores a la TEC con farmacoterapia de continuación demuestra un resultado significativamente mejor para el tratamiento combinado con un antidepresivo tricíclico (nortriptilina) más litio en comparación con nortriptilina sola o placebo durante los primeros 6 meses después de la TEC

tes importantes de la resistencia. El cráneo tiene una alta impedancia; el cerebro tiene una baja impedancia. Debido a que los tejidos del cuero cabelludo son mejores conductores de electricidad que los huesos, solo alrededor del 20 % de la carga aplicada entra en el cráneo para excitar a las neuronas. Las máquinas de TEC que ahora se utilizan ampliamente se pueden ajustar para administrar la electricidad en condiciones de corriente, voltaje o energía constantes.

Mecanismo de acción

La inducción de una convulsión generalizada bilateral es necesaria para obtener los efectos beneficiosos y adversos de la TEC. Aunque superficialmente una convulsión parece un episodio de todo o nada, algunos datos indican que no todas las convulsiones generalizadas afectan a todas las neuronas de las estructuras cerebrales profundas (p. ej., los ganglios basales y el tálamo); el reclutamiento de estas neuronas pro-

fundas puede ser necesario para obtener un beneficio terapéutico completo. Después de la convulsión generalizada, el electroencefalograma (EEG) muestra alrededor de 60 a 90 s de supresión postictal. Este período es seguido por ondas delta y theta de alto voltaje, con un retorno a la actividad previa a la convulsión de unos 30 min. Durante una serie de tratamientos con TEC, el EEG interictal suele ser más lento y de mayor amplitud de lo habitual, pero el EEG vuelve al aspecto anterior al tratamiento entre 1 mes y 1 año después de finalizar el ciclo de tratamiento.

Los estudios de tomografía por emisión de positrones (PET) tanto del flujo sanguíneo cerebral como del uso de glucosa han demostrado que durante las convulsiones, el flujo sanguíneo cerebral, el uso de glucosa y oxígeno y la permeabilidad de la barrera hematoencefálica aumentan. Después de la convulsión, el flujo sanguíneo y el metabolismo de la glucosa disminuyen, quizás de manera más marcada en los lóbulos frontales. Algunas investigaciones indican que el grado de disminución del metabolismo cerebral se correlaciona con la respuesta terapéutica.

Los focos convulsivos en la epilepsia idiopática son hipometabólicos durante los períodos interictales; la TEC en sí misma actúa como anticonvulsivante porque su administración se asocia con un aumento del umbral convulsivo a medida que avanza el tratamiento. Los datos recientes sugieren que durante 1 a 2 meses después de una sesión de TEC, los EEG registran un aumento masivo de la actividad de onda lenta ubicada sobre la corteza prefrontal en pacientes que respondieron bien a la TEC. La estimulación bilateral de alta intensidad produjo la mejor respuesta; la estimulación unilateral de baja intensidad, la más débil. Sin embargo, estos datos no tienen un significado claro porque la correlación EEG específica desaparece 2 meses después de la TEC, mientras que el beneficio clínico persiste.

La TEC afecta a los mecanismos celulares de regulación de la memoria y el estado de ánimo y aumenta el umbral convulsivo. El último efecto puede ser bloqueado por el antagonista opioide naloxona.

La investigación neuroquímica sobre los mecanismos de acción de la TEC se ha centrado en los cambios en los receptores de neurotransmisores y, recientemente, en los cambios en los sistemas de segundos mensajeros. Prácticamente todos los sistemas de neurotransmisores se ven afectados por la TEC, pero una serie de sesiones de TEC da como resultado la regulación negativa de los receptores β-adrenérgicos postsinápticos, el mismo cambio de receptor observado con prácticamente todos los tratamientos con antidepresivos. Los efectos de la TEC sobre las neuronas serotoninérgicas siguen siendo controvertidos. Varios estudios de investigación han informado de un aumento en los receptores de serotonina postsinápticos, ningún cambio en los receptores de serotonina y un cambio en la regulación presináptica de la liberación de serotonina. También se ha comunicado que la TEC produce cambios en los sistemas neuronales muscarínico, colinérgico y dopaminérgico. En los sistemas de segundos mensajeros la TEC afecta al enlace de las proteínas G a los receptores, la actividad de la adenilato ciclasa y fosfolipasa C y la regulación de la entrada de calcio en las neuronas.

Recientemente ha aumentado el interés por los cambios estructurales en el cerebro asociados con los trastornos mentales y la respuesta al tratamiento. Este interés ha sido particularmente cierto para los cambios microscópicos asociados con la estimulación electroconvulsiva, así como para los antidepresivos y otros medicamentos. En los animales, sobre todo roedores, se ha observado plasticidad sináptica en el hipocampo, incluida la formación de fibras musgosas, alteraciones en la estructura citoesquelética, aumento de la conectividad en las vías perforantes, promoción de la neurogénesis y supresión de la apoptosis. También se observan muchos de estos eventos estructurales, aunque con menos frecuencia, con medicamentos antidepresivos como la fluoxetina. Estos informes también han generado controversias sobre varios aspectos de la validez técnica de las observaciones. Se desconoce si tales cambios ocurren clínicamente y, si lo hacen, qué importancia podrían tener para la eficacia y los efectos secundarios cognitivos.

Indicaciones

Trastorno depresivo mayor.   La indicación más frecuente de la TEC es el trastorno depresivo mayor, que es la terapia disponible más rápida y eficaz. Se debe considerar el uso de la TEC en pacientes que no han tenido éxito en las pruebas con medicamentos, en quienes no han tolerado medicamentos, tienen síntomas graves o psicóticos, tienen ideación suicida y homicida o síntomas graves de agitación o estupor. Los estudios controlados han demostrado que hasta el 70 % de los pacientes que no responden a los medicamentos antidepresivos pueden responder positivamente a la TEC. En la tabla 22-2 se presentan las indicaciones para el uso de la TEC.

La TEC es eficaz para la depresión tanto en el trastorno depresivo mayor como en el trastorno bipolar I. Durante mucho tiempo se ha considerado que la depresión delirante o psicótica es excepcionalmente

Tabla 22-2
Indicaciones para el uso de terapia electroconvulsiva

Indicaciones diagnósticas principales
Trastorno depresivo mayor
Manía, incluidos episodios mixtos
Esquizofrenia con exacerbación aguda o subtipo catatónico
Trastorno esquizoafectivo

Otras indicaciones diagnósticas
Enfermedad de Parkinson
Síndrome neuroléptico maligno

Indicaciones clínicas
Uso primario
Se requiere una respuesta rápida y definitiva por motivos médicos o psiquiátricos
Los riesgos de los tratamientos alternativos superan a los beneficios
Antecedentes de mala respuesta a los medicamentos o buena respuesta a la terapia electroconvulsiva
Preferencia del paciente

Uso secundario
Falta de respuesta a la farmacoterapia en el episodio actual
Intolerancia a la farmacoterapia en el episodio actual
Respuesta rápida y definitiva necesaria por el deterioro de la condición del paciente

sensible a la TEC, pero estudios recientes han indicado que los episodios depresivos mayores con características psicóticas no responden mejor a la TEC que los trastornos depresivos no psicóticos. Sin embargo, debido a que los episodios depresivos mayores con características psicóticas responden mal a la farmacoterapia antidepresiva sola, la TEC debe considerarse con más frecuencia como el tratamiento de primera línea para los pacientes con el trastorno. Se considera que es probable que el trastorno depresivo mayor con características melancólicas (p. ej., síntomas sumamente graves, retraso psicomotor, despertar temprano por la mañana, variación diurna, disminución del apetito y del peso y agitación) responda a la TEC. Este tratamiento está indicado sobre todo para personas con trastorno depresivo grave, que presentan síntomas psicóticos, que muestran ideación suicida o que se niegan a comer. Los pacientes con depresión con menos probabilidades de responder a la TEC son aquellos con trastorno de síntomas somáticos. Los pacientes de edad avanzada tienden a responder a la TEC más lentamente que los pacientes jóvenes. La TEC es un tratamiento para el episodio depresivo mayor y no proporciona profilaxis a menos que se administre como mantenimiento a largo plazo.

Episodios maníacos.   La TEC es al menos similar al litio para el tratamiento de episodios maníacos agudos. Sin embargo, el tratamiento farmacológico de estos episodios es tan eficaz tanto a corto plazo como para la profilaxis que su uso suele limitarse a situaciones con contraindicaciones específicas para todos los abordajes farmacológicos disponibles. La relativa rapidez de la respuesta de la TEC indica su utilidad para los pacientes cuyo comportamiento maníaco ha producido niveles peligrosos de agotamiento. Sin embargo, no debe usarse en un paciente que está recibiendo litio porque el litio puede reducir el umbral de convulsiones y es más probable que predisponga al paciente al delírium.

Esquizofrenia.   Aunque es un tratamiento eficaz para los síntomas de la esquizofrenia, la TEC no está indicada para la esquizofrenia crónica. Los pacientes con esquizofrenia que tienen síntomas positivos marcados, catatonía o síntomas afectivos se consideran más propensos a responder a la TEC. En tales pacientes, la eficacia de la TEC es aproximadamente igual a la de los antipsicóticos, pero la mejoría puede ser más rápida.

Otras indicaciones. Pequeños estudios han encontrado que la TEC es eficaz en el tratamiento de la catatonía, un síntoma asociado con los trastornos del estado de ánimo, la esquizofrenia y los trastornos médicos y neurológicos. Según se informa, la TEC también es útil para tratar episodios de psicosis, psicosis atípicas, trastorno obsesivo-compulsivo (TOC) y delírium, y condiciones médicas como síndrome neuroléptico maligno, hipopituitarismo, trastornos convulsivos intratables y el fenómeno intermitente de la enfermedad de Parkinson. La TEC también puede ser el tratamiento de elección para las mujeres embarazadas con depresión e ideación suicida que no pueden tomar medicamentos. También puede ser el tratamiento de elección para pacientes geriátricos y con enfermedades médicas que no pueden tomar medicamentos antidepresivos de forma segura. Asimismo, puede ser apropiada para niños y adolescentes con trastorno depresivo mayor e ideación suicida que pueden tener menos probabilidades de responder a los medicamentos antidepresivos a diferencia de los adultos. La TEC no es eficaz en el trastorno de síntomas somáticos (a menos que se acompañe de depresión), trastornos de la personalidad o trastornos de ansiedad.

Guías clínicas

Los pacientes y sus familiares a menudo sienten aprensión por la TEC; por lo tanto, los médicos deben explicar los beneficios y efectos adversos y los abordajes de tratamiento alternativos. El proceso de consentimiento informado debe documentarse en los registros médicos de los pacientes y debe incluir una discusión sobre el trastorno, su evolución natural y la opción de no recibir el tratamiento. La literatura impresa y las cintas de vídeo sobre la TEC pueden ser útiles para intentar obtener un consentimiento debidamente informado. El uso involuntario de la TEC es poco habitual en la actualidad y debe reservarse para pacientes que necesitan tratamiento urgente y que tienen un tutor legal designado que ha aceptado su uso. Los médicos deben conocer las leyes locales, estatales y federales sobre el uso de la TEC.

Evaluación previa al tratamiento. La evaluación previa al tratamiento debe incluir exámenes físicos, neurológicos y preanestésicos estándar y un historial médico completo. Las evaluaciones de laboratorio deben incluir análisis de sangre y orina, una radiografía de tórax y un electrocardiograma (ECG). Se recomienda un examen dental para evaluar el estado de la dentición de los pacientes adultos mayores y los que han tenido una atención dental inadecuada. Se necesita una radiografía de la columna si se observa otra evidencia de un trastorno espinal. Se debe realizar una tomografía computarizada (TC) o resonancia magnética (RM) si el médico sospecha la presencia de un trastorno convulsivo o una lesión ocupante de espacio. Los profesionales de la TEC ya no consideran que una lesión ocupante de espacio sea una contraindicación absoluta para la TEC, pero en estos pacientes el procedimiento debe efectuarse solo por expertos.

MEDICAMENTOS SIMULTÁNEOS. Se debe evaluar la medicación actual de los pacientes para detectar posibles interacciones con la inducción de una convulsión, efectos (tanto positivos como negativos) sobre el umbral convulsivo, e interacciones farmacológicas con los medicamentos utilizados durante la TEC. La mayoría de los antidepresivos, excepto el bupropión, los inhibidores de la monoaminooxidasa y los antipsicóticos, son generalmente aceptables. Las benzodiazepinas deben suspenderse debido a su actividad anticonvulsivante; debe retirarse el litio porque puede provocar un aumento del estado postictal y prolongar la actividad convulsiva; la clozapina y el bupropión deben suspenderse porque se asocian con el desarrollo de convulsiones de aparición tardía. La lidocaína no debe administrarse durante la TEC porque aumenta notablemente el umbral convulsivo; la teofilina está contraindicada porque aumenta la duración de las convulsiones. La reserpina también está contraindicada porque se asocia con un mayor compromiso de los sistemas respiratorio y cardiovascular durante la TEC.

Premedicaciones, anestésicos y relajantes musculares. Los pacientes no deben tomar nada por vía oral 6 h antes del tratamiento. Justo antes del procedimiento se debe revisar la boca del paciente en busca de dentaduras postizas y otros objetos extraños, y se debe establecer una vía intravenosa. Se inserta un bloque de mordida en la boca justo antes de administrar el tratamiento para proteger los dientes y la lengua del paciente durante la convulsión. Excepto por el breve intervalo de estimulación eléctrica, se administra oxígeno al 100 % a una velocidad de 5 l por minuto durante el procedimiento hasta que regrese la respiración espontánea. Debe estar disponible de inmediato el equipo de urgencias para establecer una vía aérea en caso de que sea necesario.

FÁRMACOS ANTICOLINÉRGICOS MUSCARÍNICOS. Estos fármacos se administran antes de la TEC para minimizar las secreciones orales y respiratorias y para bloquear las bradicardias y asistolia, a menos que la frecuencia cardíaca en reposo sea superior a 90 latidos por minuto. Algunos centros de TEC han suspendido el uso rutinario de anticolinérgicos como premedicación, aunque su uso todavía está indicado para pacientes que toman antagonistas de los receptores β-adrenérgicos y aquellos con latidos ventriculares ectópicos. El fármaco más utilizado es la atropina, que puede administrarse de 0,3 a 0,6 mg por vía intramuscular (i.m.) o subcutánea (s.c.) de 30 a 60 min antes de la anestesia o de 0,4 a 1,0 mg por vía intravenosa (i.v.) 2 o 3 min antes de la anestesia. Una opción es usar glicopirrolato (0,2 a 0,4 mg i.m., i.v. o s.c.), que es menos probable que cruce la barrera hematoencefálica y menos probable que cause disfunción cognitiva y náuseas, aunque se cree que tiene menos actividad protectora cardiovascular que la atropina.

ANESTESIA. La administración de TEC requiere anestesia general y oxigenación. La profundidad de la anestesia debe ser lo más ligera posible, no solo para minimizar los efectos adversos, sino también para evitar elevar el umbral convulsivo asociado con muchos anestésicos. El metohexital (0,75 a 1,0 mg/kg en bolo i.v.) es el anestésico más utilizado por su acción más corta y menor asociación con arritmias postictales que el tiopental (dosis habitual de 2 a 3 mg/kg i.v.). Sin embargo, esta diferencia en los efectos cardíacos no se acepta universalmente. Otras cuatro alternativas anestésicas son etomidato, ketamina, alfentanilo y propofol. A veces se utiliza etomidato (0,15 a 0,3 mg/kg i.v.) porque no aumenta el umbral convulsivo; este efecto es particularmente útil para los pacientes de edad avanzada porque el umbral convulsivo aumenta con la edad. A veces se administra ketamina (6 a 10 mg/kg i.m.) porque no aumenta el umbral convulsivo, aunque su uso está limitado por la asociación de síntomas psicóticos al salir de la anestesia con este fármaco. El alfentanilo (2 a 9 mg/kg i.v.) a veces se coadministra con barbitúricos para permitir que se usen dosis bajas de anestésicos barbitúricos y, por lo tanto, reducir el umbral convulsivo menos de lo habitual, aunque su uso puede asociarse con mayor incidencia de náuseas. El propofol (0,5 a 3,5 mg/kg i.v.) tiene propiedades anticonvulsivantes.

RELAJANTES MUSCULARES. Después del inicio del efecto anestésico, generalmente en 1 min, se administra un relajante muscular para minimizar el riesgo de fracturas óseas y otras lesiones resultantes de la actividad motora durante la convulsión. El objetivo es producir una relajación profunda de los músculos, no necesariamente paralizarlos, a menos que el paciente tenga antecedentes de osteoporosis, lesión en la columna o un marcapasos y, por lo tanto, riesgo de sufrir una lesión relacionada con la actividad motora durante la convulsión. La succinilcolina, un agente bloqueante despolarizante de acción ultrarrápida, ha ganado aceptación prácticamente universal para este propósito. Suele administrarse en una dosis de 0,5 a 1 mg/kg en forma de bolo o goteo intravenoso. Debido a que es un agente despolarizante, su acción está marcada por la presencia de fasciculaciones musculares, que muestran una progresión rostrocaudal. La desaparición de estos movimientos en los pies o la ausencia de contracciones musculares después de la estimulación del nervio periférico indica una relajación muscular máxima. En algunos pacientes se administra tubocurarina (3 mg i.v.) para prevenir mioclonías y elevación del potasio y las enzimas musculares; estas reacciones pueden ser un problema en pacientes con enfermedad musculoesquelética o cardíaca. Se puede inflar un manguito de presión arterial en el tobillo para aplicar fuerza sobre la presión sistólica antes de la infusión del relajante muscular, lo que permite la actividad convulsiva relativamente inocua en los músculos del pie para controlar la duración de la convulsión.

Si un paciente tiene antecedentes conocidos de deficiencia de seudocolinesterasa, se puede usar atracurio (0,5 a 1 mg/kg i.v.) o curare en lugar de succinilcolina. En tal paciente, el metabolismo de la succinilcolina se altera y la apnea prolongada puede requerir el manejo urgente de las vías respiratorias. Sin embargo, en general, debido a la vida media breve de la succinilcolina, la duración de la apnea después de su administración suele ser más corta que el tiempo de recuperación de la conciencia causado por el anestésico y el estado postictal.

COLOCACIÓN DE ELECTRODOS. Históricamente, la mayoría de los médicos han utilizado la colocación de electrodos bifrontotemporales debido a su fiabilidad en la eficacia y su facilidad de uso. Esta colocación de electrodos también se asocia con más efectos cognitivos adversos a corto y largo plazo y es más probable que produzca delírium, lo que puede requerir la interrupción de un ciclo de TEC y quizás incluso terminarlo antes de que se hayan obtenido los efectos terapéuticos óptimos. Por lo tanto, cuando se usa TEC bifrontotemporal, se debe prestar atención a restringir la dosis a un nivel moderadamente superior al umbral para atenuar los efectos cognitivos adversos tanto como sea posible. Debe enfatizarse que la combinación de pulso ultrabreve con la colocación de electrodos bifrontotemporales no ha demostrado ser efectiva. El tratamiento con colocación de electrodos bilaterales, en particular con una configuración bifrontal, tiene más probabilidades de manifestar una convulsión de EEG sin convulsiones motoras, de modo que la monitorización EEG puede ser particularmente útil para detectar su aparición.

Las nuevas colocaciones de electrodos incluyen la configuración bifrontal y las colocaciones asimétricas. Existen limitaciones a estas estrategias impuestas por el hecho de que la alta impedancia del cráneo y el cuero cabelludo provoca la propagación del estímulo eléctrico y restringe las posibilidades de localizar el estímulo. Se ha investigado la colocación de electrodos bifrontales, con una ubicación lo suficientemente lateral para minimizar la interferencia con las relaciones de impedancia. Se ha demostrado que las colocaciones de electrodos bifrontales son igual de efectivas que las configuraciones de electrodos unilaterales derechos bifrontotemporales y adecuadamente dosificados. La evidencia de las ventajas de preservar los efectos cognitivos es bastante preliminar, y se necesitan investigaciones con una potencia adecuada con baterías cognitivas más extensas y precisas. Es probable que el umbral convulsivo sea relativamente más alto con la TEC bifrontal.

Un perfil de efectos secundarios cognitivos relativamente mejor con la TEC unilateral derecha (también llamada colocación de d'Elia) debería fomentar el uso más amplio ahora que la eficacia de esta colocación de electrodos puede garantizarse con estrategias de dosificación adecuadas. A diferencia de la TEC bilateral, es más probable que una dosis cercana al 500% por encima del umbral convulsivo garantice la eficacia. Los dispositivos de TEC en Estados Unidos están restringidos a una salida en el rango de 504 a 576 mCi. Un 90% de los pacientes tienen umbrales convulsivos que pueden adaptarse a la dosificación óptima con TEC unilateral derecha de pulso breve, y la combinación de la colocación del electrodo unilateral derecho con un pulso ultrabreve extiende la gama de dispositivos estadounidenses, por lo que la mayoría de los pacientes pueden ser tratados dentro de estas limitaciones. Las personas con un umbral convulsivo excepcionalmente alto pueden requerir la colocación de electrodos bilaterales para permanecer dentro de las restricciones del dispositivo. Maximizar la distancia entre los electrodos usando la colocación de d'Elia también puede ser óptimo.

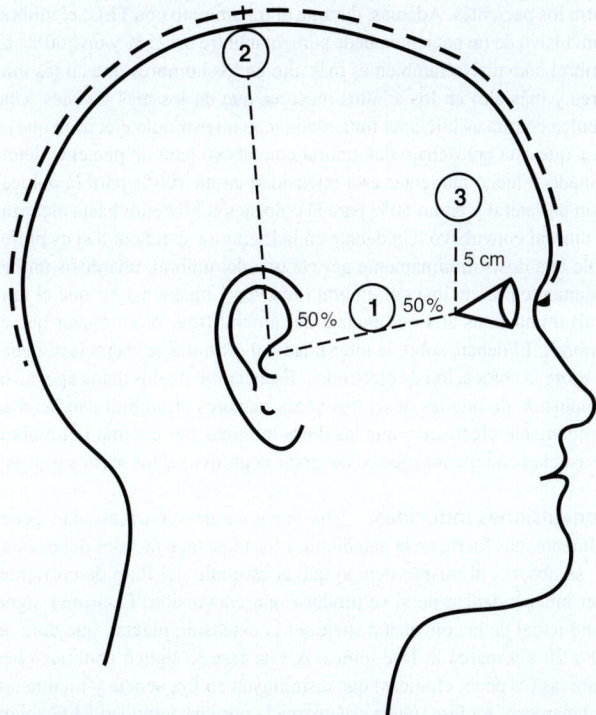

FIGURA 22-1

Colocación de los electrodos. La posición 1 representa la posición frontotemporal, utilizada para ambos electrodos, uno a cada lado de la cabeza, para realizar la terapia electroconvulsiva bilateral (TEC). Para la TEC unilateral derecha, un electrodo está en la posición frontotemporal derecha y el otro está justo a la derecha del vértice en la posición 2. (Cortesía de la American Psychiatric Association, con autorización).

Se han descrito muchas otras colocaciones unilaterales derechas, pero hay pocos trabajos que respalden su uso (fig. 22-1).

Ha habido cierta preocupación acerca de que los pacientes zurdos puedan requerir una colocación de electrodos diferente a la de los diestros, especialmente si se desea una colocación unilateral. Incluso cuando la mano dominante es la izquierda, la localización anatómica de la función del lenguaje en el 70% de los zurdos es la misma que en los diestros. Además, existe evidencia de lateralización independiente del afecto, pues el hemisferio derecho está involucrado en mantener el estado de ánimo depresivo con independencia de la lateralidad. Debido a las indicaciones limitadas de que la función afectiva y la eficacia de la TEC están asociadas con lateralidad, generalmente no se considera la mano dominante para guiar la elección de la colocación de los electrodos.

Estímulo eléctrico. El estímulo eléctrico debe ser lo suficientemente fuerte para alcanzar el umbral convulsivo (el nivel de intensidad necesario para producir una convulsión). El estímulo eléctrico se da en ciclos y cada ciclo contiene una onda positiva y una negativa. Las máquinas antiguas utilizan una onda sinusoidal; sin embargo, este tipo de máquina ahora se considera en desuso debido a la ineficiencia de esa forma de onda. Cuando se administra una onda sinusoidal, el estímulo eléctrico en la onda sinusoidal antes de que se alcance el umbral convulsivo y después de que se active la convulsión es innecesario y excesivo. Las máquinas de TEC modernas utilizan una forma de onda de pulso breve que administra el estímulo eléctrico, generalmente en 1 a 2 ms, a una velocidad de 30 a 100 pulsos por segundo. Las máquinas que utilizan un pulso ultrabreve (0,5 ms) no son tan efectivas como las máquinas de pulso breve.

Establecer el umbral de convulsiones de un paciente no es sencillo. Se produce una variabilidad de 40 veces en los umbrales convulsivos entre los pacientes. Además, durante el tratamiento con TEC, el umbral convulsivo de un paciente puede aumentar entre un 25 % y un 200 %. El umbral convulsivo también es más alto en los hombres que en las mujeres y más alto en los adultos mayores que en los más jóvenes. Una técnica común es iniciar el tratamiento con un estímulo eléctrico que se cree que está por debajo del umbral convulsivo para un paciente determinado y luego aumentar esta intensidad en un 100 % para la colocación unilateral y en un 50 % para la colocación bilateral, hasta alcanzar el umbral convulsivo. Un debate en la literatura se refiere a si es preferible una dosis mínimamente por encima del umbral, una dosis moderadamente por encima del umbral (una vez y media mayor que el umbral) o una dosis alta por encima del umbral (tres veces mayor que el umbral). El debate sobre la intensidad del estímulo se asemeja al debate sobre la colocación de electrodos. Esencialmente, los datos apoyan la conclusión de que las dosis tres veces mayores al umbral son las más rápidamente efectivas y que las dosis mínimas por encima del umbral se asocian con menos efectos adversos cognitivos y los menos graves.

Convulsiones inducidas.

Una breve contracción muscular, generalmente más fuerte en la mandíbula y los músculos faciales del paciente, se observa al mismo tiempo que el estímulo del flujo de corriente, con independencia de si se produce una convulsión. El primer signo conductual de la convulsión suele ser la extensión plantar, que dura de 10 a 20 s y marca la fase tónica. A esta fase le siguen contracciones rítmicas (es decir, clónicas) que disminuyen en frecuencia y finalmente desaparecen. La fase tónica está marcada por una actividad EEG aguda de alta frecuencia sobre la que puede superponerse un artefacto muscular de mayor frecuencia. Durante la fase clónica, las explosiones de actividad poliespigas coinciden con las contracciones musculares, pero suelen persistir al menos durante unos segundos después de que cesen los movimientos clónicos.

MONITORIZACIÓN DE LAS CONVULSIONES. Un médico debe tener una medida objetiva de que se ha producido una convulsión generalizada bilateral después de la estimulación. Debe poder observar alguna evidencia de movimientos tónico-clónicos o evidencia electrofisiológica de actividad convulsiva en el EEG o el electromiograma (EMG). Las convulsiones con TEC unilateral son asimétricas y en el EEG ictal se observan amplitudes más altas en el hemisferio estimulado que en el hemisferio no estimulado. En ocasiones, se inducen convulsiones unilaterales; por esta razón se debe colocar al menos un par de electrodos de EEG sobre el hemisferio contralateral cuando se usa la TEC unilateral. Para que una convulsión sea eficaz durante el curso de la TEC, debe durar al menos 25 s.

FALLO EN LA INDUCCIÓN DE CONVULSIONES. Si un determinado estímulo no produce una convulsión de duración suficiente, se pueden hacer hasta cuatro intentos de inducción de convulsiones durante un curso de tratamiento. El inicio de la actividad convulsiva a veces se retrasa hasta 20 a 40 s después de la administración del estímulo. Si un estímulo no provoca una convulsión, se debe verificar el contacto entre los electrodos y la piel, y la intensidad del estímulo debe aumentarse entre un 25 % y un 100 %. El médico también puede cambiar el agente anestésico para reducir los aumentos en el umbral convulsivo causado por el anestésico. Los procedimientos adicionales para reducir el umbral convulsivo incluyen la hiperventilación y la administración de 500 a 2 000 mg i.v. de benzoato de sodio con cafeína 5 a 10 min antes del estímulo.

CONVULSIONES PROLONGADAS Y TARDÍAS. Las convulsiones prolongadas (convulsiones que duran más de 180 s) y el estado epiléptico se pueden terminar con dosis adicionales del agente anestésico barbitúrico o con diazepam i.v. (5 a 10 mg). El manejo de tales complicaciones debe ir acompañado de intubación porque la vía aérea oral es insuficiente para mantener una ventilación adecuada durante un período de apnea extendida. Las convulsiones tardías, es decir, convulsiones adicionales que aparecen en algún momento después del tratamiento con TEC, pueden

desarrollarse en pacientes con trastornos convulsivos preexistentes. En raras ocasiones, la TEC precipita el desarrollo de un trastorno epiléptico en los pacientes. Estas situaciones deben tratarse clínicamente como si fueran trastornos epilépticos puros.

Número y frecuencia de los tratamientos.

Los tratamientos de TEC generalmente se administran de dos a tres veces por semana; los administrados dos veces por semana se asocian con un menor deterioro de la memoria que los tratamientos tres veces por semana. En general, el transcurso del tratamiento del trastorno depresivo mayor puede requerir de 6 a 12 sesiones (aunque son posibles hasta 20); el tratamiento de los episodios maníacos de 8 a 20 sesiones; el tratamiento de la esquizofrenia más de 15 sesiones, y el tratamiento de la catatonia y el delírium tan solo de 1 a 4 sesiones. El tratamiento debe continuar hasta que el paciente logre lo que se considera la respuesta terapéutica máxima. El tratamiento adicional no produce ningún beneficio terapéutico, pero aumenta la gravedad y la duración de los efectos adversos. Por lo general, se cree que el punto de máxima mejoría ocurre cuando un paciente no continúa mejorando después de dos tratamientos consecutivos. Si un paciente no mejora después de 6 a 10 sesiones, se deben intentar la colocación bilateral y el tratamiento de alta densidad (tres veces mayor al umbral convulsivo) antes de que se abandone la TEC.

TERAPIA ELECTROCONVULSIVA CON MONITORIZACIÓN MÚLTIPLE. La TEC con monitorización múltiple (TECMM) implica administrar varios estímulos de TEC durante una sola sesión, más a menudo dos estímulos bilaterales en 2 min. Este abordaje puede estar justificado en pacientes graves y en aquellos con un riesgo excepcionalmente alto para los procedimientos anestésicos. La TECMM se asocia con la aparición más frecuente de efectos adversos cognitivos graves.

Tratamiento de mantenimiento.

Un curso de TEC a corto plazo induce la remisión de los síntomas pero, por sí mismo, no previene una recaída. Siempre se debe considerar el tratamiento de mantenimiento posterior a la TEC. La terapia de mantenimiento es generalmente farmacológica, pero se ha informado de que los tratamientos con TEC de mantenimiento (semanal, quincenal o mensual) son eficaces para la prevención de recaídas, aunque no hay datos de estudios exhaustivos. Las indicaciones para los tratamientos de TEC de mantenimiento pueden incluir una recaída rápida después de la TEC inicial, síntomas graves, síntomas psicóticos e incapacidad para tolerar los medicamentos. Si se utilizó la TEC porque un paciente no respondió a un medicamento específico, entonces, después de esta, se le debe administrar una prueba con diferentes medicamentos.

Fallo de la prueba con terapia electroconvulsiva.

Los pacientes que no mejoran después de una prueba de TEC deben someterse a otra prueba con fármacos, incluso si ese agente no ha funcionado antes. Aunque los datos son principalmente anecdóticos, muchos informes indican que los pacientes que anteriormente no habían mejorado mientras tomaban un fármaco antidepresivo, mejoran mientras toman el mismo fármaco después de recibir un ciclo de tratamientos de TEC, incluso si la TEC parecía ser un fallo terapéutico. No obstante, con la mayor disponibilidad de fármacos que actúan en diversos sitios receptores, actualmente es menos necesario volver a probar con un fármaco que ha fallado.

Efectos adversos

Contraindicaciones.

La TEC no tiene contraindicaciones absolutas, solo situaciones en las que un paciente presenta mayor riesgo y tiene mayor necesidad de una monitorización estrecha. El embarazo no es una contraindicación para la TEC, y la monitorización fetal generalmente se considera innecesaria a menos que el embarazo sea de alto riesgo o complicado. Los pacientes con lesiones ocupantes de espacio del sistema nervioso central tienen mayor riesgo de edema y hernia cerebral después de la TEC. Sin embargo, si la lesión es pequeña, se administra una premedicación con dexametasona, se controla la hipertensión durante la convulsión y se minimiza el riesgo de complicaciones graves para estos pacientes. Los pacientes con un aumento de la presión intracerebral o peligro de sufrir una hemorragia cerebral (p. ej., aquellos con enfermedades cerebrovasculares y aneurismas) se encuentran en situación de riesgo durante la TEC debido al aumento del flujo sanguíneo cerebral durante la convulsión. Este riesgo puede reducirse, aunque no eliminarse, controlando la presión arterial del paciente durante el tratamiento. Los pacientes con infartos de miocardio recientes son otro grupo de riesgo elevado, aunque el riesgo disminuye mucho 2 semanas después del infarto de miocardio y aún más 3 meses después. Los pacientes con hipertensión deben estabilizarse con sus medicamentos antihipertensivos antes de administrar la TEC. El propranolol y la nitroglicerina sublingual también se pueden usar para proteger a estos pacientes durante el tratamiento.

Mortalidad. La tasa de mortalidad con la TEC es de un 0,002 % por tratamiento y del 0,01 % para cada paciente. Estos números se comparan favorablemente con los riesgos asociados con la anestesia general y el parto. La muerte por TEC suele deberse a complicaciones cardiovasculares y es más probable que ocurra en pacientes con un estado cardíaco comprometido.

Efectos sobre el sistema nervioso central. Los efectos adversos comunes asociados con la TEC son cefalea, confusión y delirio poco después de la convulsión, mientras el paciente está saliendo de la anestesia. Hasta en el 10 % de los pacientes se puede producir confusión marcada en los 30 min posteriores a la convulsión y se puede tratar con barbitúricos y benzodiazepinas. El delirio suele ser más pronunciado después de los primeros tratamientos y en pacientes que reciben TEC bilateral o que tienen trastornos neurocognitivos coexistentes y desaparece de forma característica en unos días o, como mucho, en unas semanas.

MEMORIA. La preocupación más importante sobre la TEC es la asociación entre la TEC y la pérdida de memoria. Alrededor del 75 % de todos los pacientes que reciben TEC dicen que el deterioro de la memoria es el peor efecto adverso. Aunque el deterioro de la memoria durante un curso de tratamiento es casi la regla, los datos de seguimiento indican que casi todos los pacientes vuelven a sus valores de referencia cognitivos después de 6 meses. Sin embargo, algunos pacientes se quejan de dificultades de memoria persistente. Por ejemplo, es posible que un paciente no recuerde los acontecimientos que lo llevaron a la hospitalización y la TEC, y es posible que esos recuerdos autobiográficos nunca se recuerden. El grado de deterioro cognitivo durante el tratamiento y el tiempo que se tarda en volver a los valores iniciales están relacionados, en parte, con la cantidad de estimulación eléctrica utilizada durante el tratamiento. El deterioro de la memoria es informado con mayor frecuencia por pacientes que experimentan poca mejoría con la TEC. A pesar del deterioro de la memoria, que suele resolverse, no hay evidencia que indique daño cerebral causado por la TEC. Este tema ha sido el foco de varias pruebas de imagen cerebrales, utilizando una variedad de modalidades; casi todas concluyeron que el daño cerebral permanente no es un efecto adverso de la TEC. En general, los neurólogos y epileptólogos están de acuerdo en que las convulsiones que duran menos de 30 min no causan daño neuronal permanente.

Otros efectos adversos de la terapia electroconvulsiva. Las fracturas a menudo acompañaban a los tratamientos cuando comenzó la TEC. Con el uso rutinario de relajantes musculares no deben producirse fracturas de huesos largos o vértebras. Sin embargo, algunos pacientes pueden romperse los dientes o experimentar dolor de espalda debido a las contracciones durante el procedimiento. El dolor muscular puede ocurrir en algunas personas, pero a menudo es el resultado de los efectos de la despolarización muscular por la succinilcolina y es más

probable que sea particularmente molesto después de la primera sesión de una serie. Este dolor se puede tratar con analgésicos suaves, incluidos medicamentos antiinflamatorios no esteroideos (AINE). Una minoría significativa de pacientes experimenta náuseas, vómitos y cefalea después de un tratamiento con TEC. Las náuseas y los vómitos se pueden prevenir con antieméticos en el momento de la TEC (p. ej., metoclopramida, 10 mg i.v. o proclorperazina, 10 mg i.v.; el ondansetrón es una alternativa aceptable si los efectos adversos impiden el uso de antagonistas del receptor de dopamina).

La TEC se puede asociar con cefalea, aunque este efecto suele ser fácilmente manejable. La cefalea a menudo responde a los AINE administrados en el período de recuperación de la TEC. En pacientes con cefalea intensa puede ser útil el tratamiento previo con ketorolaco (30 a 60 mg i.v.), un AINE aprobado para uso parenteral breve. El paracetamol, el tramadol y una analgesia más potente con opioides se pueden administrar individualmente o en varias combinaciones para controlar la cefalea intratable. La TEC puede inducir cefalea migrañosa y síntomas relacionados; el sumatriptán (6 mg s.c. o 25 mg por vía oral) puede ser un complemento útil a los agentes descritos anteriormente. Los compuestos del cornezuelo del centeno pueden exacerbar los cambios cardiovasculares observados durante la TEC y probablemente no deberían ser un componente de la premedicación en la TEC.

Investigaciones en el tratamiento de estimulación eléctrica cerebral

Existe interés en el perfeccionamiento continuo de las técnicas de TEC. Los temas habituales en estos abordajes son la focalización del tratamiento para optimizar la dosificación en áreas del cerebro asociadas con supuestas redes neuronales implicadas en la depresión y otras psicopatologías donde está indicada la TEC, disminuyendo la dosificación en áreas asociadas a efectos cognitivos adversos y mejorando la eficacia de un estímulo eléctrico no invasivo en dirección y amplitud, incluso a nivel subconvulsivo. Esta investigación es paralela a las investigaciones en estimulación magnética (p. ej., estimulación magnética transcraneal repetitiva [EMT]) y el renacimiento de técnicas eléctricas invasivas (p. ej., estimulación del nervio vago y estimulación cerebral profunda [ECP]).

OTROS MÉTODOS DE ESTIMULACIÓN CEREBRAL

La estimulación cerebral en la práctica y la investigación psiquiátricas utiliza corrientes de electricidad o campos magnéticos para alterar el disparo neuronal. Existe una lista creciente de herramientas capaces de provocar dicha neuromodulación, cada una con un espectro de acción diferente. Estas herramientas aplican campos eléctricos o magnéticos de forma transcraneal o implican la implantación quirúrgica de electrodos para suministrar corrientes eléctricas a un nervio craneal o directamente al cerebro. Las técnicas transcraneales incluyen estimulación eléctrica craneal (EEC), TEC, estimulación de corriente directa transcraneal (ECDt, también llamada polarización de corriente continua), EMT y terapia magnética convulsiva (TMC). Las técnicas quirúrgicas incluyen estimulación cerebral cortical (ECC), ECP y estimulación del nervio vago (ENV).

En 1985, casi 50 años después del primer uso de la TEC, Anthony Barker y cols. publicaron sobre el primer uso de campos magnéticos pulsados para estimular el cerebro con un procedimiento llamado *estimulación magnética transcraneal*. La EMT se utilizó al principio en neurología para estudios de conducción nerviosa, pero rápidamente llamó la atención de los psiquiatras ansiosos por explorar otras alternativas menos invasivas que la TEC. Este método de estimulación no convulsiva mediante EMT se encuentra en estudio activo, con algunos resultados prometedores en el tratamiento de diversos trastornos mentales, que incluyen depresión, ansiedad y esquizofrenia. Un tratamiento convulsivo derivado de la aplicación de estimulación magnética más potente ha sido objeto de investigación en primates no humanos y en estudios en humanos tanto en Estados Unidos como en Europa. En 1998 se realizó el primer procedimiento de EMT en un animal y en 2000, en un ser humano. La EMT está en desarrollo como un medio más focal de inducir convulsiones en un intento por mantener la eficacia sin precedentes de la TEC con menos efectos secundarios cognitivos.

Dos adiciones más a los métodos de estimulación cerebral, la ECP y la ENV, se introdujeron aproximadamente una década después de los primeros ensayos de EMT. Ambas fueron aprobadas por primera vez por la Food and Drug Administration (FDA) de Estados Unidos en 1997 para el tratamiento de las secuelas de síndromes neurológicos. La ECP se aprobó inicialmente para el tratamiento del temblor esencial y los temblores de Parkinson, mientras que la ENV se aprobó para el tratamiento de la epilepsia. Cinco años más tarde, en 2002, las indicaciones de la ECP se ampliaron para incluir el tratamiento de todos los síntomas de la enfermedad de Parkinson, incluidos temblores, lentitud y rigidez, así como movimientos involuntarios inducidos por medicamentos. La EMT, ECP y ENV se originaron en el campo de la neurología. Sin embargo, los psiquiatras rápidamente vieron el potencial de esas herramientas en el tratamiento de trastornos mentales y, como resultado de los ensayos clínicos en la depresión, la ENV posteriormente recibió la aprobación de la FDA para el tratamiento adyuvante a largo plazo de la depresión crónica o recurrente en adultos. Además, se están realizando estudios en humanos para validar la eficacia de la ECP en el tratamiento de la depresión y el TOC.

Neuromodulación terapéutica: tratamiento de trastornos mentales mediante estimulación cerebral

Mecanismo de acción

ESTIMULACIÓN ELÉCTRICA: VÍA COMÚN. Las modalidades de estimulación cerebral que se acaban de revisar generan pulsos eléctricos o magnéticos. Sin embargo, ambos comparten una vía final: afectan eléctricamente a las neuronas. Ese efecto eléctrico puede producirse mediante la aplicación directa de electricidad o la inducción indirecta de electricidad mediante estimulación magnética. Las formas directas de estimulación eléctrica se ejemplifican con la administración *transcraneal*, como en la TEC, EEC y ECDt, o en la administración *intracerebral*, como en el caso de ECP o estimulación cortical directa (epidural o subdural). Las formas indirectas de estimulación eléctrica incluyen EMT y TMC, que inducen campos eléctricos en el cerebro mediante la aplicación de campos magnéticos alternos. Es de destacar que tanto la modalidad epidural como la intracerebral son más focales que la aplicación transcraneal de electricidad porque los electrodos se colocan directamente en el tejido neuronal, sin pasar por la impedancia del cuero cabelludo y el cráneo. Los métodos de estimulación magnética relativamente más contemporáneos (EMT y TMC) también evitan la impedancia del cuero cabelludo y el cráneo y, por lo tanto, son igualmente más focales. Sin embargo, la estimulación magnética es, de hecho, un ejemplo de un método indirecto de estimulación eléctrica cerebral, porque los campos magnéticos cambiantes de estos dispositivos inducen electricidad en el cerebro que actúa como un conductor, de acuerdo con el principio descrito por primera vez por Michael Faraday en una ley que lleva su nombre y que posteriormente se incorporó a las ecuaciones de James Clerk Maxwell, que unifican todo el electromagnetismo. Las modalidades magnéticas logran su focalidad aumentada de forma no invasiva, en contraste con los métodos intracerebral y epidural, y por lo tanto están en el centro de una investigación intensiva, ya que ofrecen la promesa de un grado incomparable de especificidad espacial sin la necesidad de cirugía.

Todas menos una de las modalidades de estimulación cerebral descritas aquí actúan estimulando las neuronas. La única excepción es la ECDt, que no estimula, sino que polariza. En este sentido, la «E» de ECDt es inapropiada. Es más exacto conceptualizar la ECDt como una fuerza que ejerce un efecto polarizante que puede alterar la probabilidad de disparo neuronal.

La acción de las modalidades de estimulación subconvulsiva se basa en los efectos de la estimulación repetida de los circuitos nerviosos objetivo. Sin embargo, en el caso de las modalidades convulsivas (TEC y EMT), la acción depende de la convulsión inducida por la estimulación y los efectos de la inducción de convulsiones repetidas en los procesos cerebrales. Esto no quiere decir que la forma de estimulación que desencadena la convulsión no afecte al resultado. De hecho, está bien replicado que la colocación de electrodos y los parámetros del estímulo eléctrico tienen un efecto profundo sobre la eficacia y los efectos secundarios de la TEC. Se está investigando activamente si lo mismo es válido para la EMT.

EFECTOS AGUDOS FRENTE A PROLONGADOS. La estimulación cerebral puede tener efectos inmediatos o duraderos. Un solo pulso eléctrico administrado con suficiente intensidad puede inducir la despolarización, desencadenar un potencial de acción, liberar neurotransmisores en la sinapsis y provocar la propagación transináptica con posterior activación de un circuito funcional. Por ejemplo, la estimulación cerebral aplicada al área de la mano de la corteza motora primaria puede activar el tracto corticoespinal e inducir una contracción muscular en la mano contralateral. Tal estimulación puede dar lugar a una forma aguda en la inducción de un efecto positivo, como el caso de una contracción muscular o visualización de fosfenos, o un efecto disruptivo, como en el caso del bloqueo visual.

Los pulsos repetitivos administrados a frecuencias fijas pueden ejercer efectos aún más potentes. Epstein y cols. describieron en 1999 cómo la EMT repetitiva (EMTr) aplicada al hemisferio dominante en el lenguaje inducía una detención del habla. Una vez finalizada la estimulación, el habla volvió a la normalidad.

Algunas modalidades de estimulación cerebral más invasivas, como ECP o ENV, están programadas para operar de forma crónica, prolongando así la acción aguda mientras la estimulación esté activada. En el caso de ECP, los pulsos se administran típicamente de forma continua a una frecuencia elevada, mientras que en el caso de la ENV, los pulsos se administran en series que duran hasta 30 s y normalmente se repiten cada 5 min. Las modalidades menos invasivas, como EMTr, ECDt, EEC e incluso TEC, posiblemente requieren la inducción de alguna forma de neuroplasticidad para que su efecto sea duradero.

Estimulación magnética transcraneal

Definición. La EMT es la aplicación de un campo magnético que cambia con rapidez a las capas superficiales de la corteza cerebral, que localmente induce pequeñas corrientes eléctricas, también conocidas como corrientes *parásitas* (de Foucault). Esta inducción fue descubierta inicialmente por Faraday a través de sus experimentos en 1831 y luego cuantificada en las ecuaciones de electromagnetismo de Maxwell. Por tanto, la EMT puede denominarse estimulación eléctrica sin electrodo, ya que utiliza campos magnéticos para inducir pulsos eléctricos de forma indirecta. Los dispositivos EMT administran pulsos magnéticos intensos a través de una bobina que se sostiene en el cuero cabelludo. Debido a que los campos magnéticos no se ven afectados por la impedancia eléctrica del cuero cabelludo y el cráneo, este método de estimulación permite la estimulación focal de áreas más pequeñas del cerebro de lo que es posible con otros dispositivos no invasivos que utilizan alternancia (TEC, EEC) o corriente eléctrica directa (ECDt) para la estimulación primaria. La EMT es un ejemplo de estimulación no invasiva de las regiones focales del cerebro y, como tal, se puede utilizar para investigación o con fines terapéuticos sin necesidad de anestesia.

Mecanismos de acción. A una intensidad suficiente, las corrientes eléctricas estimularán la despolarización neuronal, lo que puede causar un potencial de acción. Por ejemplo, cuando la bobina de EMT se coloca sobre el área de la mano de la banda motora de la corteza cerebral, el campo magnético cambiante generado por los pulsos repetitivos induce corrientes locales inmediatamente debajo del sitio de estimulación que hacen que se disparen las neuronas en el área M1. A su vez, este potencial de acción se propaga a través del tracto corticoespinal polisináptico y produce una contracción en el músculo de la mano contralateral. En esencia, la EMT utiliza campos magnéticos para inducir corrientes eléctricas focales en el cerebro de forma indirecta, lo que desencadena la activación de circuitos neuronales funcionales que pueden producir efectos conductuales observables. Este efecto puede demostrarse fácilmente mediante pulsos de EMT individuales que se pueden utilizar para mapear el homúnculo simplemente moviendo la bobina de EMT a través de la representación cortical de los grupos musculares vecinos y estudiar simultáneamente la excitabilidad del sistema corticoespinal.

Los pulsos individuales de EMT pueden ejercer otros efectos cuando se mueven a diferentes áreas corticales. Cuando se coloca sobre la corteza visual primaria (V1), a menudo se provocan escotomas o «puntos ciegos». Esto evidencia que la EMT puede interrumpir las funciones transitoriamente.

La activación de las neuronas motoras que produce una contracción muscular y la alteración de la percepción visual con un pulso único de EMT son ejemplos de los efectos agudos de la despolarización neuronal inducida por la EMT, como se muestra en la tabla 22-3. Se cree que los efectos de los pulsos únicos de EMT son inmediatos y de corta duración. La contracción muscular, inducida por la EMT en el área M1, es casi instantánea, y el movimiento de la mano ocurre aproximadamente 20 ms después de aplicar el pulso de EMT. El enmascaramiento visual también opera en una escala de tiempo similar medida en milisegundos. Sin embargo, la EMT puede ejercer efectos más duraderos cuando los pulsos se repiten a intervalos regulares en el proceso de EMTr. También ocurre cuando se combinan con otras formas de estimulación, como la combinación de los pulsos de EMT con la estimulación eléctrica de un nervio periférico (como en la estimulación asociativa pareada) o cuando la EMT se combina con estímulos audiovisuales, como en el ejemplo del condicionamiento clásico de la respuesta cerebral a la EMT. Varios investigadores han descrito los mecanismos subyacentes a los efectos duraderos de la EMT y se cree que están relacionados con la neuroplasticidad y alteraciones en la eficacia sináptica.

El tratamiento de los trastornos mentales con EMTr se ha basado en los intentos de alterar focalmente la excitabilidad cortical patológica, que se cree que está relacionada con una enfermedad específica. La disminución de la actividad en la corteza prefrontal dorsolateral izquierda se ha implicado en varios estudios como un correlato fisiológico de los trastornos afectivos. Numerosos estudios han aplicado la EMTr de alta frecuencia, en los que se ha informado de que esta aumenta la excitabilidad en la corteza prefrontal dorsolateral (CPFDL) izquierda en un intento por normalizar la actividad en esta región. En un abordaje relacionado, algunos investigadores que abogaron por el equilibrio interhemisférico anómalo en la activación entre la CPFDL derecha e izquierda aplicaron la EMTr de baja frecuencia, cuyo efecto es inhibitorio, a la CPFDL derecha en un intento por normalizar este equilibrio.

Efectos secundarios, interacciones con medicamentos y otros riesgos. La administración de EMT es un procedimiento relativamente benigno y no invasivo cuando lo aplica un profesional a un sujeto que ha sido evaluado de forma adecuada. Sin embargo, no está del todo exento de riesgos. El riesgo conocido más grave de la EMT es una convulsión involuntaria. Varios factores pueden contribuir al riesgo de convulsiones, principalmente la forma de EMT, pues la estimulación de un solo pulso tiene menos probabilidad de causar una convulsión que la EMTr y, de una manera igual de importante, la dosis, es decir, la combinación de parámetros de tratamiento que incluyen frecuencia, potencia, duración de la serie e intervalo entre las series. Además, los factores del sujeto pueden ser importantes, como la presencia de un trastorno neurocognitivo (epilepsia o una lesión cerebral focal) o el uso de medicamentos para reducir las convulsiones.

En general, se considera que la EMT de pulso único tiene un riesgo mínimo cuando se administra a adultos debidamente evaluados sin factores de riesgo de convulsiones. Por otro lado, la EMTr puede inducir convulsiones en individuos sin condiciones predisponentes cuando se administra en dosis suficientemente altas.

Selección de pacientes. Los pacientes a los que les ha fallado uno o más medicamentos antidepresivos o que tienen efectos secundarios adversos a los medicamentos pueden ser buenos candidatos para la EMT. Sin embargo, dado el tamaño del efecto más bajo de la EMT, para casos urgentes o severamente refractarios, la TEC seguiría siendo el tratamiento estándar de referencia.

Tendencias futuras y EMT con pulsos de formas controlables. La EMT y otras formas de estimulación magnética son muy prometedoras en el tratamiento psiquiátrico debido a su focalidad y al ser un tratamiento no invasivo. Sin embargo, se necesita mucha investigación para replicar los hallazgos preliminares, mejorar la dosificación óptima, establecer las características del paciente que predicen la respuesta y examinar la influencia de los medicamentos concurrentes en el efecto de la EMT. La prevención de recaídas después del tratamiento es una de las muchas áreas que deben explorarse adecuadamente. Otras tendencias que se siguen enérgicamente son los intentos de desarrollar espirales de estimulación que permitan una penetración más profunda del cerebro y trabajen en formas de pulsos que pueden ser fisiológicamente más óptimas para la estimulación humana.

Estimulación de corriente directa transcraneal

Definición. La ECDt es una forma de tratamiento no invasivo que utiliza una corriente eléctrica directa muy débil (1 a 3 mA) aplicada al cuero cabelludo. Debido a que la corriente directa (CD) polariza en lugar de estimular con pulsos discretos, su acción no parece provocar directamente la activación del potencial de acción en las neuronas corticales. También es esta forma de CD de estimulación eléctrica lo que la distingue de los dispositivos que utilizan corrientes alternas (CA) como en la EEC, TEC, ENV y ECP, que producen estimulación de pulsos discretos. Además, debido a que la ECDt funciona a través de la polarización y no afecta a la activación del potencial de acción en las neuronas corticales, algunos investigadores modernos prefieren el término *polarización de corriente directa transcraneal,* y ambos términos aparecen indistintamente en la literatura actual. El pequeño dispositivo es muy portátil y en general funciona con baterías de CD fácilmente disponibles.

Tabla 22-3
Mecanismos de acción agudos y prolongados

Efectos agudos
Activación física de circuitos neuronales
Respuestas motoras observables (p. ej., contracción)
Interrupción temporal (p. ej., cese del habla) o facilitación del procesamiento (p. ej., acelera el tiempo de reacción)

Efectos prolongados
Neuroplasticidad
- Cambio en la eficacia sináptica, similar a la potenciación a largo plazo o a la depresión
- Alteraciones en factores neurotróficos
- Modulación de la excitabilidad cortical
- Modulación de la conectividad funcional

Efectos secundarios.   No se conocen efectos adversos graves de la ECDt. Se tolera bien, y los efectos secundarios comunes presentados en la literatura son, en su mayoría, hormigueo mínimo en el lugar de estimulación, con algunos casos de irritación cutánea.

Mecanismo de acción.   Se cree que la ECDt actúa alterando la polarización de la membrana neuronal, pero se sabe poco sobre su mecanismo de acción real. La polarización puede afectar al disparo y la conductancia de las neuronas al disminuir o aumentar el umbral de activación. Debido a que la ECDt implica la aplicación de corrientes bajas en el cuero cabelludo a través de electrodos catódicos y anódicos, dependiendo de la dirección del flujo de corriente, la polarización puede inhibir (catódica) o facilitar (anódica) la función.

Estudios clínicos.   La investigación preliminar sugiere que la ECDt puede mejorar ciertas funciones cerebrales independientemente del estado de ánimo; sin embargo, la tecnología de la ECDt y su uso en psiquiatría se encuentran en las primeras etapas de exploración. La investigación se centra en su posible eficacia para facilitar la recuperación de un accidente cerebrovascular y ciertos tipos de demencia.

Tendencias futuras.   La mayoría de los dispositivos de ECDt actuales utilizan electrodos grandes empapados en solución salina. En el futuro, el desarrollo de dispositivos investigará la forma del electrodo y el material de contacto para optimizar los efectos clínicos previstos y mejorar aún más la facilidad de uso. Sin embargo, primero deberán explorarse cuestiones fundamentales de eficacia, indicaciones y relaciones dosis-respuesta, así como predictores de respuesta.

Estimulación eléctrica craneal

Definición.   La EEC, como la ECDt, usa una corriente débil (de 1 a 4 mA). Sin embargo, en la EEC, la corriente es alterna. Se aplica tradicionalmente a través de electrodos cubiertos de fieltro sumergidos previamente en solución salina que se colocan en los lóbulos de las orejas. También se están investigando otras estrategias de colocación.

Mecanismo de acción.   No se conoce el mecanismo de acción exacto ni hay acuerdo entre los investigadores sobre el modo de acción predominante. Las hipótesis anteriores proponían que la estimulación con la microcorriente alterna afecta al tejido cerebral talámico e hipotalámico y facilita la liberación de neurotransmisores. Se ha afirmado que a través de la interacción con las membranas celulares, la estimulación produce cambios en la transducción de señales asociadas con las vías clásicas del segundo mensajero, incluidos los canales de calcio y el monofosfato de adenosina cíclico (AMPc). Hay informes resumidos de que la EEC provoca aumentos en la serotonina, norepinefrina, dopamina y monoaminooxidasa tipo B (MAO_B) plasmáticas en las plaquetas y el líquido cefalorraquídeo (LCR), así como la liberación de ácido 5-hidroxiindolacético, dehidroepiandrosterona (DHEA), y encefalinas, y reducción de cortisol y triptófano. Sin embargo, la mayoría de estos informes no se han validado con investigaciones actuales.

Efectos secundarios.   Se cree que la EEC no es dañina, principalmente debido a su fuente de alimentación de bajo voltaje (batería de 9 V) y a la falta de cualquier evento adverso informado por la FDA. Sin embargo, se han presentado efectos cutáneos locales, así como una sensación general de mareo, y los fabricantes de dispositivos no recomiendan usar el dispositivo durante el embarazo, en personas con hipotensión o las que presentan arritmias o marcapasos.

Estudios clínicos.   En un metaanálisis realizado por Harvard School of Public Health se examinaron 18 ensayos clínicos en humanos que utilizaron EEC para tratar la depresión, la ansiedad, la adicción a drogas, el insomnio, la cefalea y el dolor. El resultado global combinado mostró que la EEC es mejor que el tratamiento simulado para la ansiedad con un nivel estadísticamente significativo.

Estado actual de los algoritmos de tratamiento, selección de pacientes y dosificación.   El uso de EEC no se ha estudiado lo suficiente en Estados Unidos ni tiene un lugar específico en ningún algoritmo de la práctica psiquiátrica estándar en ese país.

Tendencias futuras.   Al igual que con la ECDt, las cuestiones fundamentales de las indicaciones, la selección de pacientes, la relación dosis-respuesta y la eficacia se encuentran en investigación activa y aún no se han optimizado.

Terapia magnética convulsiva

Definición.   La TMC es una forma novedosa de tratamiento convulsivo que está en desarrollo en varias instituciones de investigación en Estados Unidos y Europa. El tratamiento utiliza un campo magnético alterno que atraviesa el cuero cabelludo y la calota ósea sin verse afectado por su alta impedancia eléctrica, para inducir a su vez una corriente eléctrica más localizada que la TEC en las regiones deseadas de la corteza cerebral. El objetivo es producir una convulsión cuyo foco y patrones de propagación puedan controlarse.

La TMC es un tratamiento convulsivo similar a la TEC. Se realiza con anestesia general y requiere aproximadamente la misma preparación e infraestructura que la TEC. Sin embargo, la TMC se administra utilizando un dispositivo modificado de EMT, uno que puede administrar una salida más alta que los dispositivos de EMT convencionales y, por lo tanto, se basa en la estimulación magnética, a diferencia de la estimulación eléctrica en la TEC. El procedimiento de TMC se efectúa bajo anestesia general con un relajante muscular. La TMC se encuentra en investigación y no está aprobada por la FDA.

Mecanismo de acción.   Se ha propuesto que la inducción de una convulsión es el episodio subyacente responsable de los probables mecanismos de acción específicos múltiples del tratamiento con TMC. Al igual que en la TEC, estos no se entienden por completo. Sin embargo, debido a su focalidad, la TMC parece representar una herramienta más adecuada que la TEC para estudiar los mecanismos de acción de la terapia convulsiva por su potencial para inducir convulsiones iniciadas en diferentes regiones del cerebro.

Efectos adversos.   Los efectos adversos de la TMC, como los de la TEC, están relacionados principalmente con los riesgos asociados a la anestesia y las convulsiones generalizadas. Además, la bobina magnética de la TMC produce un ruido que puede afectar potencialmente a la audición. Tanto el paciente como los miembros del equipo deben usar tapones para los oídos para mitigar ese riesgo y prevenir cualquier daño acumulativo. Los estudios sugieren que la TMC produce amnesia retrógrada y anterógrada que la TEC, aunque este resultado debería replicarse en un ensayo más amplio.

Estado actual de los algoritmos de tratamiento.   No existen algoritmos clínicos para la TMC, dado que todavía es un protocolo de investigación y los tratamientos fuera de la investigación no están aprobados por la FDA. Suponiendo que la hipótesis de que la TMC puede acercarse a la eficacia de la TEC (pero con menos efectos secundarios), este tratamiento convulsivo inducido magnéticamente tendrá un papel esencial antes de la derivación para la TEC.

Tendencias futuras.   La TMC es un tratamiento novedoso en las primeras fases de las pruebas clínicas. Las variables del tratamiento clínico, incluidos la dosificación, la colocación óptima de la bobina, la selección del paciente y los mecanismos de acción, son temas de estudios en curso y futuros.

Estimulación del nervio vago

Definición.   La ENV es la estimulación eléctrica intermitente directa del nervio vago cervical izquierdo a través de un generador de impulsos implantado, generalmente en la pared torácica izquierda. El electrodo se envuelve alrededor del nervio vago izquierdo en el cuello y se conecta al generador por vía subcutánea.

Mecanismos de acción.   La mayoría de las fibras contenidas en el vago izquierdo son aferentes. Se estima que hasta el 80 % de estas fibras son aferentes ascendentes. Por tanto, la estimulación crónica de estas fibras nerviosas cambia predominantemente la actividad en los núcleos del tronco encefálico, como el núcleo del tracto solitario y otros núcleos vecinos (p. ej., el rafe) que alteran la actividad serotoninérgica en las estructuras corticales y límbicas. Además, la estimulación persistente de las aferencias vagales es anticonvulsiva, un efecto que parece depender del *locus coeruleus* productor de norepinefrina.

Efectos secundarios y contraindicaciones.   Hasta la fecha, la literatura más completa confirma que la ENV es generalmente bien tolerada. Los efectos adversos que se presentan con mayor frecuencia son alteración de la voz, disnea y dolor cervical. Además del riesgo de infección perioperatoria, la implantación quirúrgica conlleva un pequeño riesgo de parálisis de las cuerdas vocales, bradicardia o asistolia.

Estado actual de los algoritmos de tratamiento.   La FDA indicó la ENV para el tratamiento complementario a largo plazo de la depresión crónica o recurrente en pacientes de 18 años o más que experimentan un episodio depresivo mayor en el contexto de un trastorno bipolar que no han tenido una respuesta adecuada a cuatro o más tratamientos antidepresivos adecuados. Se recomienda consultar con otro médico con experiencia en depresión resistente al tratamiento y ENV.

Las tasas de éxito del tratamiento con ENV son más bajas que con la TEC. Su inicio de acción también es comparativamente lento; por lo general, se observa una tasa de respuesta de un 30 % después de 1 año. Vale la pena considerar la ENV cuando los pacientes no han respondido a tratamientos menos invasivos, si la TEC fue ineficaz o cuando no se puede prevenir una recaída después de la TEC con medios menos invasivos. La ENV podría ser útil para la prevención de recaídas a más largo plazo, pero los resultados de los ensayos controlados podrían ser útiles para guiar la práctica.

Selección de pacientes.   La ENV está aprobada como tratamiento complementario a largo plazo para episodios depresivos crónicos o recurrentes en adultos con un episodio depresivo mayor que no han tenido una respuesta satisfactoria a cuatro o más ensayos con los antidepresivos adecuados. Se desconoce la eficacia de la ENV en otros trastornos.

La TEC se puede utilizar de forma segura en pacientes con un implante siempre que el generador de ENV esté apagado durante el tratamiento convulsivo. Esta precaución es necesaria debido a los efectos anticonvulsivos de la ENV. Queda por estudiar si la ENV podría ser útil en la prevención de recaídas después de la TEC.

Dosificación.   La dosificación óptima para aplicaciones psiquiátricas de la ENV sigue siendo principalmente un área de investigación. Los estudios publicados no identifican parámetros de dosificación óptimos como el tiempo de encendido, el tiempo de apagado, la frecuencia, corriente o ancho de pulso. Sin embargo, la literatura sobre epilepsia sugiere que existe un umbral actual de eficacia. Dado el conocimiento actual de la dosificación de la ENV, la corriente eléctrica generalmente aumenta hasta más de 1 mA y el beneficio clínico se evalúa durante varios meses. Puesto que se sabe que los efectos adversos de la ENV dependen de la dosis, a menudo se eligen parámetros de tratamiento para mitigar los efectos adversos específicos. Por ejemplo, disminuir el ancho del pulso reduce el dolor cervical y permite que los pacientes toleren corrientes más altas.

Tendencias futuras.   Se requiere más investigación para establecer relaciones dosis-respuesta para la ENV. Los estudios futuros pueden explorar estrategias de medicación óptimas para aumentar las respuestas, probar el papel potencial de la ENV para la prevención de recaídas a largo plazo (p. ej., después de la TEC) y estudiar su mecanismo de acción.

Estimulación cortical implantada

Definición.   La ECC es un nuevo abordaje neuroquirúrgico en el que se implantan electrodos sobre la superficie de la corteza para proporcionar estimulación eléctrica del cerebro en una región superficial específica. Este abordaje se está estudiando para el tratamiento de condiciones como accidente cerebrovascular, acúfenos y depresión resistente al tratamiento.

TRATAMIENTOS NEUROQUIRÚRGICOS Y ESTIMULACIÓN CEREBRAL PROFUNDA

Después de una larga y accidentada historia, los tratamientos neuroquirúrgicos para trastornos mentales han resurgido como un foco de gran interés. Muchos todavía asocian la neurocirugía psiquiátrica con la era pasada de la «psicocirugía» a mano alzada, cuando la lobotomía prefrontal tuvo un uso amplio e indiscriminado. Esas operaciones primitivas, que precedieron a la psicofarmacología moderna, produjeron reducciones modestas de los síntomas, pero estuvieron acompañadas de efectos adversos inaceptables. Durante casi cinco décadas, las técnicas y, de manera significativa, los procedimientos y prácticas han evolucionado enormemente. Primero, las lesiones ablativas ahora se administran de manera seleccionada, precisa y reproducible en sitios cerebrales específicos guiados estereotácticamente por resonancia magnética y software especializado. Los métodos alternativos incluyen la radiocirugía, que permite la colocación de lesiones estereotácticas sin craneotomía. La ECP, aunque requiere craneotomía para implantar electrodos estimulantes en sitios cerebrales específicos, es intencionalmente no ablativa y permite una modulación flexible y reversible de la función cerebral. En segundo lugar, se observan criterios estrictos para la selección de pacientes y se ha formalizado el proceso para determinar a los candidatos adecuados.

Actualmente, la intervención quirúrgica se reserva sobre todo para pacientes con trastorno depresivo mayor o TOC que no han respondido a una serie exhaustiva de tratamientos estándar. La cirugía no se aprueba a menos que un comité multidisciplinario llegue a un consenso sobre su idoneidad para un candidato determinado y el paciente exprese su consentimiento debidamente informado. Aunque ya se cuenta con una gran cantidad de datos clínicos que indican la efectividad y seguridad de las intervenciones neuroquirúrgicas modernas, los principales centros que proporcionan estos tratamientos continúan recopilando información de manera prospectiva y se están realizando o planificando ensayos controlados. Con estos avances en las técnicas neuroquirúrgicas, los criterios de selección mejor establecidos y los procedimientos de seguimiento a largo plazo, los datos disponibles sugieren que la neurocirugía psiquiátrica produce una mejora sustancial de los síntomas y el funcionamiento en un 40 % a 70 % de los casos, con una morbilidad y mortalidad drásticamente más bajas que para los procedimientos anteriores.

Aunque los procedimientos de lesión se han visto influenciados por teorías que implican a los sistemas corticolímbicos en el comportamiento desordenado, al inicio se desarrollaron principalmente de manera empírica. Aunque la neurocirugía psiquiátrica a veces es criticada por esta razón, como en cualquier terapia clínica, los temas relevantes son la seguridad y la eficacia, no la corrección de procesos fisiopatológicos que aún no se comprenden por completo. Sin embargo, la neurocirugía psiquiátrica se está desarrollando ahora en un contexto científico donde la traducción de datos entre resultados clínicos a estudios anatómicos, de neuroimagen y fisiológicos de redes neuronales entre las especies prometía iluminar los mecanismos de acción terapéutica.

Historia

La trepanación realizada por civilizaciones antiguas probablemente representa la forma más temprana de intervención quirúrgica para la psicopatología. En 1891, se publicó el primer informe formal de tratamiento neuroquirúrgico en psiquiatría, que describía escisiones corticales bilaterales en pacientes con demencia y depresión, que dio resultados diversos. Después de cuatro décadas en las que se avanzó poco, en 1935, John Fulton y Charles Jacobsen presentaron su investigación sobre el comportamiento de los primates después de la ablación cortical frontal. Observaron que los chimpancés sometidos a lobotomías mostraban una reducción de la «neurosis experimental» y tenían menos miedo, al tiempo que conservaban la capacidad para realizar tareas complejas. António Egas Moniz, un neurólogo portugués renombrado, fue pionero en la leucotomía prefrontal en colaboración con su colega neuroquirúrgico, Almeida Lima. Primero, mediante el uso de inyecciones de alcohol absoluto y posteriormente por medios mecánicos con un leucotoma, Moniz y Lima realizaron una «psicocirugía» a 20 pacientes institucionalizados gravemente enfermos; se dijo que 14 habían mostrado gran mejoría. En una era de asilos saturados y pocos tratamientos efectivos para trastornos mentales debilitantes crónicas, este modo de terapia fue inicialmente adoptado con entusiasmo, y Moniz ganó el Premio Nobel de Fisiología o Medicina de 1949 por esta contribución.

Desde mediados de la década de 1930 hasta la aparición de las fenotiazinas a mediados de la década de 1950, estas técnicas proliferaron a nivel mundial. El neuropsiquiatra Walter Freeman fue quizás el promotor más entusiasta de la psicocirugía en Estados Unidos. Pionero en una serie de procedimientos a mano alzada para lograr la lobotomía prefrontal (es decir, cortar las conexiones de la sustancia blanca entre la corteza prefrontal y el resto del cerebro), Freeman, junto con el neurocirujano James Watts, informaron sobre sus primeros 200 casos en 1942. Aunque se destacaron los beneficios de la cirugía, otros reconocieron una tasa de complicaciones significativa, incluido el síndrome del lóbulo frontal, convulsiones e incluso muertes. En su punto máximo, la lobotomía se realizaba en unos 5 000 pacientes por año solo en Estados Unidos. Una revisión de los resultados de 10 365 lobotomías prefrontales realizadas entre 1942 y 1954 en Inglaterra concluyó que, si bien el 70 % mostró una mejora, los efectos adversos incluyeron una mortalidad del 6 %, convulsiones en un 1 % y síndromes de desinhibición en un 1,5 %. Hubo informes generalizados de personalidad brusca y comportamiento socialmente inapropiado. A finales de la década de 1940 y principios de la de 1950, el reconocimiento de estos riesgos impulsó los intentos de desarrollar procedimientos quirúrgicos estereotácticos modificados que pudieran producir mejores resultados. Por ejemplo, Ernest Spiegel y Henry Wycis, quienes comenzaron la neurocirugía estereotáctica en humanos, informaron en la década de 1940 que las talamotomías dorsomediales mejoraron los síntomas obsesivo-compulsivos. Sin embargo, con la introducción de la clorpromazina en 1954, se hizo posible el tratamiento médico de trastornos mentales. Después de esto, la neurocirugía psiquiátrica fue prácticamente abandonada en favor de las terapias no quirúrgicas.

Selección de pacientes: indicaciones y contraindicaciones

Aunque los informes limitados han sugerido la eficacia en una amplia gama de trastornos mentales y la investigación se está expandiendo rápidamente, en el momento de escribir este artículo las indicaciones mejor establecidas para la neurocirugía psiquiátrica siguen siendo el trastorno depresivo mayor y el TOC. Al evaluar a los candidatos, se consideran varios factores:

1. *Diagnóstico primario:* el paciente debe cumplir con los criterios clínicos para la indicación diagnóstica, y este trastorno debe ser una de las causas principales del malestar del paciente.
2. *Gravedad:* el paciente debe tener un trastorno crónico, grave y debilitante; la duración del trastorno primario debe exceder 1 año y típicamente excede los 5 años. La gravedad se mide con instrumentos estandarizados (p. ej., los pacientes con TOC suelen tener puntuaciones de 25 a 30 en la escala obsesivo-compulsiva de Yale-Brown; los pacientes con trastorno depresivo mayor suelen tener puntuaciones de 30 o más en el inventario de depresión de Beck), mientras que un nivel bajo de funcionamiento debe indicar debilidad (p. ej., una puntuación en la Evaluación del Funcionamiento Global de 50 o menos) y una baja calidad de vida.
3. *Adecuación del tratamiento previo:* los pacientes ya deben haberse sometido a una serie exhaustiva de otros tratamientos establecidos disponibles, que se documentan detalladamente.
4. *Comorbilidad psiquiátrica:* se debe haber brindado el tratamiento adecuado para cualquier trastorno mental comórbido; el uso de sustancias psicoactivas o trastornos graves de la personalidad se consideran contraindicaciones relativas fuertes.
5. *Comorbilidad médica y condición quirúrgica:* las lesiones cerebrales estructurales o las lesiones importantes del sistema nervioso central son fuertes contraindicaciones. Las condiciones médicas que aumentan los riesgos neuroquirúrgicos (p. ej., enfermedad cardiopulmonar) y una edad mayor de 65 años son contraindicaciones relativas para los procedimientos de lesión, mientras que para la ECP, la restricción relativa podría ser mayor respecto a la edad. El antecedente de convulsiones es un factor de riesgo para presentar convulsiones perioperatorias después de procedimientos de lesión y debe sopesarse en la evaluación general del riesgo-beneficio (de nuevo, los datos actualmente son menos claros a este respecto para la ECP psiquiátrica).
6. *Acceso a cuidados postoperatorios:* los propios procedimientos de neurocirugía psiquiátrica representan el inicio de un nuevo episodio de atención. Los pacientes deben tener acceso a un tratamiento postoperatorio adecuado, incluido un psiquiatra (generalmente el médico remitente) que aceptará la responsabilidad de manejar el caso después del alta. Los arreglos para el cuidado postoperatorio (p. ej., terapia conductual intensiva) deben confirmarse con anticipación. En particular, después de los procedimientos de lesión, la atención generalmente se puede proporcionar en entornos de tratamiento estándar sin la necesidad de equipos de neurocirugía psiquiátrica altamente especializados. Para la ECP, el acceso a dichos equipos es fundamental a largo plazo. Una vez implantados, los pacientes requieren monitorización clínica y ajuste del dispositivo, que pueden ser intensivos y llevar mucho tiempo, sobre todo al principio del tratamiento. Es posible que la supervisión y el reemplazo de los dispositivos deban realizarse con relativa urgencia. Los costes continuos en los que se incurre pueden ser sustanciales, y es necesario garantizar con anticipación la idoneidad del reembolso de terceros en la medida de lo posible. Después de los procedimientos de lesión o ECP, es posible que se necesite a un familiar u otras personas cercanas para apoyar y acompañar a los pacientes en los cuidados de seguimiento, similar al nivel de apoyo que suele ser necesario durante el proceso de evaluación intensiva.

7. *Consentimiento informado:* bajo ninguna circunstancia se debe realizar neurocirugía psiquiátrica contra la voluntad de los pacientes. El paciente debe poder y querer dar su consentimiento informado. La supervisión formal del consentimiento debidamente informado se puede utilizar para garantizar que el proceso de consentimiento sea adecuado. En raras ocasiones, estos procedimientos se realizan con el consentimiento del paciente y el consentimiento formal de un tutor legal. En este contexto, la edad menor de 18 años también representa una contraindicación importante.

Cuidado postoperatorio

El cuidado postoperatorio inmediato incluye las consideraciones médicas y quirúrgicas estándar después de cualquier procedimiento de neurocirugía estereotáctica. Se presta especial atención a los signos o síntomas de posibles complicaciones quirúrgicas, como infección, hemorragia, convulsiones o estado mental alterado. Debe obtenerse una RM postoperatoria para documentar la ubicación y extensión de las lesiones. Se recomienda tratamiento psiquiátrico postoperatorio intensivo, ya que la eficacia de la cirugía puede depender de alguna sinergia entre la propia intervención neuroquirúrgica y la respuesta mejorada a terapias farmacológicas o conductuales. Aunque las dosis de medicamentos psicotrópicos pueden reducirse durante el período perioperatorio inmediato, el régimen de medicación debe reajustarse según la tolerancia postoperatoria. Además, en el caso del TOC, la terapia conductual intensiva debe iniciarse lo antes posible, preferiblemente dentro del primer mes postoperatorio.

Para la ECP, la implantación de electrodos suele ir seguida de un retraso de varias semanas para permitir la recuperación del edema local y la estabilización de otros factores que podrían influir en la respuesta a la estimulación. Luego, se realiza un ajuste ambulatorio sistemático de los parámetros de estimulación antes de que se determinen los ajustes iniciales. A menudo este ajuste es un proceso que requiere mucho tiempo, que dura horas durante uno o más días. Los protocolos en curso para ECP implican seguimiento frecuente, especialmente durante los 6 meses siguientes a la implantación, para permitir la optimización de los parámetros de estimulación, la monitorización del paciente y la coordinación de otras terapias farmacológicas y conductuales.

Procedimientos de lesiones

Aunque se han probado numerosos abordajes, cuatro procedimientos de lesión se han convertido en los más seguros y efectivos para el tratamiento de trastornos mentales. Los cuatro implican lesiones bilaterales y se realizan con métodos estereotácticos actuales.

Tractotomía subcaudada.
Geoffrey Knight introdujo la tractotomía subcaudada en Inglaterra en 1964 como uno de los primeros intentos de limitar los efectos adversos restringiendo el tamaño de la lesión. Dirigido a la sustancia innominada (justo debajo de la cabeza del núcleo caudado), el objetivo era interrumpir los tractos de la sustancia blanca que conectan la corteza orbitofrontal y las estructuras subcorticales. La cirugía implicó la colocación de semillas radiactivas de itrio-90 en el centroide deseado, produciendo volúmenes de lesión de unos 2 cc en cada lado. Las indicaciones para la tractotomía subcaudada son el trastorno depresivo mayor, TOC y otros trastornos de ansiedad graves.

Cingulotomía anterior.
La cingulotomía anterior sigue siendo el tratamiento neuroquirúrgico más empleado para los trastornos mentales en Norteamérica. La cirugía se efectúa con anestesia local y se realizan dos o tres lesiones de aproximadamente 1 cc en cada lado mediante termocoagulación a través de orificios de trépano bilaterales. El objetivo está dentro de la corteza cingulada anterior (áreas de Brodmann 24 y 32), en el margen del haz de sustancia blanca conocido

como cíngulo. Inicialmente, la ubicación de las lesiones se determinó mediante ventriculografía; sin embargo, desde 1991, la cingulotomía anterior se ha realizado con la guía de RM. Alrededor del 40 % de los pacientes regresan varios meses después de la primera operación para una segunda intervención para extender el primer conjunto de lesiones. Las indicaciones de la cingulotomía anterior incluyen el trastorno depresivo mayor y TOC.

Leucotomía límbica.
Desmond Kelly y cols. introdujeron la leucotomía límbica en Inglaterra en 1973. El procedimiento combina los objetivos de la tractotomía subcaudada y la cingulotomía anterior. Por lo general, las lesiones se han realizado mediante termocoagulación o con una criosonda. Históricamente, la ubicación precisa de las lesiones se guiaba por estimulación intraoperatoria; se creía que las respuestas autónomas pronunciadas designaban el sitio óptimo de lesión. Las indicaciones para la leucotomía límbica incluyen el trastorno depresivo mayor, TOC y otros trastornos de ansiedad graves. Más recientemente, también hay alguna evidencia de que este procedimiento podría ser beneficioso para conductas autolesivas repetitivas o en el contexto de trastornos de tics graves.

Capsulotomía anterior.
La capsulotomía anterior o su variante más reciente, la capsulotomía con bisturí de rayos gamma (Elekta, Estocolmo), se utilizan en Escandinavia, Estados Unidos, Bélgica, Brasil y otros lugares. El procedimiento sitúa las lesiones dentro de la rama anterior de la cápsula interna, que incide en el estriado ventral adyacente, interrumpiendo así las fibras que pasan entre la corteza prefrontal y los núcleos subcorticales, incluido el tálamo dorsomedial. Aunque el procedimiento de capsulotomía anterior original se realiza mediante termocoagulación a través de orificios en el cráneo, durante los últimos 15 años, se ha utilizado la capsulotomía con bisturí de rayos gamma (Gamma Knife) como alternativa. Este instrumento radioquirúrgico hace innecesaria la craneotomía. Por lo general, las lesiones de capsulotomía gamma son más pequeñas que las inducidas por termocapsulotomía y permanecen dentro de la porción ventral de la cápsula anterior. Por lo tanto, el término *capsulotomía ventral gamma* se está utilizando para describir este procedimiento.

A diferencia de la termocapsulotomía, la capsulotomía ventral gamma se puede realizar como un procedimiento ambulatorio y, como máximo, el paciente puede requerir una noche de hospitalización. Las ventajas y desventajas relativas de este abordaje radioquirúrgico son objeto de investigación en curso. Algunos datos sugieren, como era de esperar, que las tasas de efectos adversos neuropsiquiátricos pueden ser considerablemente más bajas para la capsulotomía ventral gamma que para los procedimientos anteriores en los que se lesionaron volúmenes de tejido mucho mayores. Las indicaciones para la capsulotomía anterior incluyen trastorno depresivo mayor, TOC y otros trastornos de ansiedad graves.

Estimulación cerebral profunda

La ECP para trastornos mentales no es una idea nueva, aunque los dispositivos, las técnicas quirúrgicas y los modelos teóricos de neurocircuitos relevantes han avanzado. El procedimiento implica la colocación de «cables» cerebrales pequeños (p. ej., aproximadamente 1,3 mm) con múltiples contactos de electrodos en núcleos subcorticales o tractos específicos de sustancia blanca. El cirujano hace agujeros en el hueso del cráneo con anestesia local y luego coloca los cables, guiado por imágenes multimodales y marcas estereotácticas precisas, por lo general de forma bilateral. El paciente suele estar sedado pero despierto durante la cirugía. Más tarde, el «marcapasos» (también conocido como neuroestimulador implantable o generador de pulsos) se implanta subdérmicamente (p. ej., en la pared superior del tórax) y se conecta mediante cables de extensión tunelizados debajo de la piel a los cables cerebrales. Los objetivos de la ECP son lograr una mayor eficacia y perfiles de efectos adversos más favorables en comparación con la ablación. Debido a que se pueden activar varias combinaciones de electrodos, ajustando la polaridad, intensidad y frecuencia, la ECP permite una modulación más flexible de la función cerebral, lo que se conoce como *neuromodulación*. Por lo tanto, los parámetros pueden optimizarse para pacientes individuales, pero el proceso, normalmente realizado por un psiquiatra especialmente capacitado en el ámbito ambulatorio, puede llevar bastante tiempo y requiere un seguimiento atento a largo plazo. En los casos en que no se puedan identificar entornos beneficiosos a pesar de grandes esfuerzos, los electrodos pueden desactivarse y los dispositivos pueden retirarse. En ese caso, los dispositivos en general solo se explantan parcialmente, y los electrodos cerebrales se dejan en su lugar debido al pequeño riesgo de hemorragia al retirarlos. Las ventajas y desventajas relativas de la ECP son el foco de una investigación muy activa.

Resultado del tratamiento

Para los cuatro procedimientos ablativos contemporáneos, los resultados no pueden evaluarse de manera justa durante un período postoperatorio considerable, que podría extenderse de 6 meses a 2 años. En las dos o tres primeras décadas de este trabajo, los informes clínicos generalmente empleaban medidas de mejoría global, como la escala de calificación postoperatoria de Pippard, que califica los resultados de la siguiente manera: *1)* sin síntomas, *2)* mucho mejor, *3)* ligeramente mejor, *4)* sin cambios y *5)* mal. La mayoría de los estudios han considerado una mejora significativa en las categorías 1 y 2. Además, muchos de los informes emplean una medida de gravedad de los síntomas específica para la indicación del procedimiento (p. ej., la escala obsesivo-compulsiva de Yale-Brown para el TOC y el inventario de depresión de Beck). La mayoría de los estudios se centran en uno u otro de los procedimientos y es mejor revisarlos de acuerdo con el abordaje quirúrgico.

Resultado con tractotomía subcaudada.   Se observó una mejoría significativa en el 68 % de los pacientes con trastorno depresivo mayor, el 50 % de los pacientes con TOC y el 62,5 % de los pacientes con otros trastornos de ansiedad. Los pacientes con esquizofrenia, abuso de sustancias o trastornos de la personalidad tuvieron malos resultados. Los efectos secundarios a corto plazo incluyen cefalea transitoria y confusión o somnolencia, que generalmente se resuelven en menos de 1 semana. Los pacientes suelen ser ambulatorios al tercer día postoperatorio. Los síndromes transitorios de desinhibición eran frecuentes. En 1994 se llevó a cabo una revisión a gran escala de 1 300 casos y se llegó a la conclusión de que el procedimiento permite que entre el 40 % y el 60 % de los pacientes lleven una vida normal o casi normal, con una reducción de la tasa de suicidio al 1 % frente al 15 % en un grupo control afectado de manera similar con trastornos del estado del ánimo.

Resultado con la cingulotomía anterior.   Se produjo una mejora significativa en el 62 % de los pacientes con trastornos del estado de ánimo, el 56 % con TOC y el 79 % con otros trastornos de ansiedad. Entre los pacientes con trastorno depresivo mayor, el 60 % respondió favorablemente; entre los pacientes con trastorno bipolar, el 40 % respondió favorablemente y entre los que presentaban TOC, el 27 % fueron clasificados como respondedores y otro 27 % fueron categorizados como posibles respondedores. Los efectos secundarios a corto plazo incluyen cefalea, náuseas o dificultad para orinar; sin embargo, suelen resolverse en pocos días. Los pacientes suelen ser ambulatorios en las 12 h siguientes a la operación y son dados de alta entre el tercer y el quinto día postoperatorio. Durante los últimos 10 años se ha interrumpido la práctica de tratar a los pacientes que experimentan convulsiones perioperatorias con tratamiento anticonvulsivo crónico y no se han observado casos de convulsiones recurrentes de nueva aparición. Aunque los pacientes han notado en ocasiones problemas transitorios de memo-

ria (5 % o menos), se realizó un análisis independiente de 34 pacientes. No se demostraron deficiencias intelectuales o conductuales significativas atribuibles a la cingulotomía anterior; un estudio posterior de 57 pacientes tampoco encontró evidencia de efectos adversos neurológicos o conductuales duraderos.

Resultado con la leucotomía límbica.   Se produjo una mejora significativa en el 89 % de los pacientes con TOC, el 78 % con trastorno depresivo mayor y el 66 % con otras condiciones de ansiedad. Los efectos secundarios a corto plazo incluyen cefalea, letargo o apatía, confusión y falta de control del esfínter, que pueden durar desde unos pocos días hasta algunas semanas. En particular, es habitual que la confusión postoperatoria dure al menos varios días, y los pacientes a menudo no son dados de alta en menos de 1 semana. No hubo convulsiones ni muertes; sin embargo, un paciente sufrió una grave pérdida de memoria por la colocación incorrecta de la lesión, y hubo letargo duradero en el 12 % de los casos.

Resultado con la capsulotomía anterior

TERMOCAPSULOTOMÍA.   Se produjo una respuesta favorable en el 50 % de las personas con TOC y en el 48 % de las personas con trastorno depresivo mayor. Los efectos secundarios a corto plazo pueden incluir cefalea transitoria o incontinencia. La confusión postoperatoria suele durar hasta 1 semana. La recuperación de la capsulotomía gamma es más rápida y se caracteriza por menos molestias y prácticamente ausencia de confusión, pero los efectos secundarios de la exposición a la radiación, principalmente el edema cerebral, pueden demorarse hasta por 8 a 12 meses. En la capsulotomía abierta, los pacientes suelen ser ambulatorios en cuestión de horas a días después de la operación, aunque la duración de la confusión puede influir en la duración de la estancia hospitalaria. Se ha observado que el aumento de peso es un efecto secundario común con un aumento medio en la masa del 10 %.

CAPSULOTOMÍA VENTRAL GAMMA.   En general, la capsulotomía gamma es generalmente bien tolerada y eficaz para los pacientes con TOC que de otro modo serían intratables. Los efectos adversos incluyeron edema cerebral y cefalea, pequeños infartos caudados asintomáticos y posible exacerbación del trastorno bipolar preexistente. Se observó una respuesta terapéutica, definida de manera conservadora, en el 60 % de más de 50 pacientes sometidos a un procedimiento de capsulotomía gamma, donde se realizan lesiones pares en la cápsula ventral de forma bilateral, incidiendo en el estriado ventral. El beneficio terapéutico se logró en 1 a 2 años y se mantuvo esencialmente estable a los 3 años. Los efectos adversos de la capsulotomía ventral gamma incluyen edema significativo inducido por radiación, que aparece meses después del procedimiento, aparentemente debido a la sensibilidad diferencial a la radiación que aún no se conoce bien. Será necesario un seguimiento a largo plazo para aclarar los riesgos y beneficios de la capsulotomía ventral gamma. Lo mismo se aplica a cualquier neurocirugía, incluidos los procedimientos de lesiones y la ECP.

Resultados con la ECP

TRASTORNO OBSESIVO-COMPULSIVO.   Los resultados a largo plazo de la estimulación abierta en 26 pacientes mostraron reducciones de síntomas clínicamente significativos y mejoría funcional en aproximadamente dos tercios de los pacientes en general. Se observaron respuestas definidas de manera conservadora (35 % o más reducciones significativas en la escala obsesivo-compulsiva de Yale-Brown) en un tercio de los pacientes en el grupo inicial, independientemente del centro donde se realizó el estudio, mientras que la tasa de respuesta fue superior al 70 % en la segunda y tercera cohortes de pacientes tratados. El desarrollo de la ECP psiquiátrica está siguiendo el camino de la estimulación para los trastornos del movimiento, donde se han perseguido varios objetivos con beneficio terapéutico. Al igual que en los trastornos del movimiento, los efectos superpuestos o convergentes de la ECP en diferentes sitios anatómicos de los neurocircuitos involucrados son probables y constituyen un foco de investigación activa. El mismo razonamiento se aplica con la ECP para la depresión.

TRASTORNO DEPRESIVO MAYOR. La investigación derivada de las pruebas de neuroimagen funcional implica a la corteza cingulada subgenual como un nodo en los circuitos involucrados en la experiencia normal de la tristeza, los síntomas del trastorno depresivo y las respuestas a los tratamientos de la depresión. La estimulación cerebral profunda crónica de hasta 6 meses se asoció con una remisión sostenida de la depresión en cuatro de los seis pacientes estudiados. Otra línea de investigación sobre la ECP para la depresión fue impulsada por la investigación del TOC discutida anteriormente y también por los efectos antidepresivos presentados de la capsulotomía anterior en los que originalmente se basó la estimulación en la cápsula ventral/estriado ventral (CV/EV). Los pacientes con TOC, que tenían tasas muy altas de depresión comórbida, respondieron característicamente al inicio de la estimulación con mejora del estado de ánimo y reducciones en la ansiedad no específica y relacionada con el TOC. Tales efectos se acompañaron de, o incluso antecedieron a, las mejoras en la interacción social y el funcionamiento diario. Se observó un empeoramiento en estos mismos dominios clínicos en algunos pacientes con el cese del estímulo de CV/EV. Además, los cambios en el estado de ánimo inducidos por la ECP y la ansiedad inespecífica a menudo parecían preceder a las reducciones en los síntomas centrales del TOC.

Resultado de los procedimientos neuroquirúrgicos contemporáneos.

Aunque este campo se está desarrollando con rapidez, la conclusión a la que se llegó es que entre el 40 % y el 70 % de los pacientes psiquiátricos cuidadosamente seleccionados deberían beneficiarse de forma significativa del tratamiento neuroquirúrgico contemporáneo. Se puede esperar que el 25 % o más muestre mejoría notable. En general, las respuestas a los procedimientos ablativos han parecido marginalmente superiores para el trastorno depresivo mayor que para el TOC. Los perfiles de efectos adversos de este grupo de procedimientos están influenciados por el tamaño de la lesión, el abordaje quirúrgico y el uso de métodos radioquirúrgicos (en los que el ritmo de desarrollo de la lesión es muy lento en comparación con la termocoagulación). Sin embargo, los efectos adversos se minimizan en gran medida en comparación con los procedimientos del pasado. Aunque se pueden esperar efectos secundarios menores a corto plazo después de algunos procedimientos ablativos actuales, las consecuencias adversas graves o duraderas son relativamente raras. Estas pueden incluir convulsiones en alrededor del 1 % al 5 % de los casos. Aunque todavía se pueden ver síndromes frontales, confusión o deficiencias cognitivas sutiles, la función cognitiva general, como lo indica el coeficiente de inteligencia estándar, suele mejorar, un hallazgo que se ha atribuido a los efectos beneficiosos primordiales de la mejoría sintomática. La neurocirugía psiquiátrica probablemente reduce la mortalidad, como lo demuestran los datos sobre las tasas comparativas de suicidio. No obstante, los pacientes que se someten a estos procedimientos y no se benefician tienen un riesgo alto de suicidio consumado. Por lo tanto, como con cualquier terapia, los riesgos y beneficios potenciales de la neurocirugía psiquiátrica deben sopesarse con los riesgos y beneficios potenciales de someterse a este tipo de tratamiento.

La llegada de la ECP en psiquiatría ha creado un gran interés y una considerable actividad de investigación. Esta terapia es intencionalmente no ablativa, se puede optimizar para pacientes individuales, es reversible y se basa en dispositivos que son (en diversos grados) extraíbles. Por lo tanto, la ECP puede ser aceptada por pacientes que optarían por no someterse a procedimientos de lesión (aunque lo contrario también es cierto). Con todas sus ventajas, la ECP requiere que los pacientes sean tratados por equipos altamente especializados que estén dispuestos y sean capaces de proporcionar atención a largo plazo. La logística y los gastos involucrados pueden representar barreras importantes.

Por el contrario, la atención psiquiátrica se puede ofrecer en entornos de tratamiento estándar después de los procedimientos de lesión. Sin embargo, aunque aún no se han establecido los riesgos relativos de sufrir efectos adversos después de la ECP psiquiátrica, en esta etapa, los métodos ablativos parecen conllevar un riesgo más significativo. Debido a que las tasas de resultados adversos son bajas cuando los procedimientos de lesiones actuales se realizan en centros altamente experimentados, puede haber una justificación particularmente sólida para la derivación de pacientes apropiados a dichos centros especializados.

Bibliografía

Belmaker R, Agam G. Deep brain drug delivery. *Brain Stimulation*. 2012;6(3):455–456.

Boggio PS, Rigonatti SP, Ribeiro RB, Myczkowski ML, Nitsche MA, Pascual-Leone A, Fregni F. A randomized, double-blind clinical trial on the efficacy of cortical direct current stimulation for the treatment of major depression. *Int J Neuropsychopharmacol*. 2008;11(2):249–254.

Byrne P, Cassidy B, Higgins P. Knowledge and attitudes towards electroconvulsive therapy among health care professionals and students. *J ECT*. 2006;22(2):133–138.

Cristancho MA, Alici Y, Augoustides JG, O'Reardon JP. Uncommon but serious complications associated with electroconvulsive therapy: Recognition and management for the clinician. *Curr Psychiatry Rep*. 2008;10(6):474–480.

deSouza RM, Moro E, Lang AE, Schapira AH. Timing of deep brain stimulation in Parkinson disease: a need for reappraisal. *Ann Neurol*. 2013;73(5):565–575.

Dougherty DD, Baer L, Cosgrove GR, Cassem EH, Price BH, Nierenberg AA, Jenike MA, Rauch SL. Prospective long-term follow-up of 44 patients who received cingulotomy for treatment-refractory obsessive-compulsive disorder. *Am J Psychiatry*. 2002;159(2):269–275.

Englot DJ. Vagus nerve stimulation versus "best drug therapy" in epilepsy patients who have failed best drug therapy. *Seizure*. 2013;22(5):409–410.

Esser SK, Huber R, Massimini M, Peterson MJ, Ferrarelli F, Tononi G. A direct demonstration of cortical LTP in humans: a combined TMS/EEG study. *Brain Res Bull*. 2006;69(1):86–94.

Fins JJ, Rezai AR, Greenberg BD. Psychosurgery: Avoiding an ethical redux while advancing a therapeutic future. *Neurosurgery*. 2006;59(4):713–716.

Fitzgerald PB, Brown TL, Marston NAU, Oxley T, de Castella A, Daskalakis ZJ, Kulkarni J. Reduced plastic brain responses in schizophrenia: a transcranial magnetic stimulation study. *Schizophren Res*. 2004;71(1):17–26.

Fregni F, Boggio PS, Nitsche M, Pascual-Leone A. Transcranial direct current stimulation. *Br J Psychiatry*. 2005;186(5):446–467.

Gabriels L, Nuttin B, Cosyns P. Applicants for stereotactic neurosurgery for psychiatric disorders: the role of the Flemish advisory board. *Acta Psychiatr Scand*. 2008;17(5):381–389.

Greenberg BD, Gabriels LA, Malone DA Jr, Rezai AR, Friehs GM, Okun MS, Shapira NA, Foote KD, Cosyns PR, Kubu CS, Malloy PF, Salloway SP, Giftakis JE, Rise MT, Machado AG, Baker KB, Stypulkowski PH, Goodman WK, Rasmussen SA, Nuttin BJ. Deep brain stimulation of the ventral internal capsule/ventral striatum for obsessive-compulsive disorder: worldwide experience. *Mol Psychiatry*. 2010;15(1):64–79.

Greenberg BD, Price LH, Rauch SL, Friehs G, Noren G, Malone D, Carpenter LL, Rezai AR, Rasmussen SA. Neurosurgery for intractable obsessive-compulsive disorder and depression: critical issues. *Neurosurg Clin North Am*. 2003;14(2):199–212.

Heeramun-Aubeeluck A, Lu Z. Neurosurgery for mental disorders: a review. *Afr J Psychiatry*. 2013;16(3):177–181.

Hooten WM, Rasmussen KG Jr. Effects of general anesthetic agents in adults receiving electroconvulsive therapy: a systematic review. *J ECT*. 2008;24(3):208–223.

Ingram A, Saling MM, Schweitzer I. Cognitive side effects of brief pulse electroconvulsive therapy: a review. *J ECT*. 2008;24(1):3–9.

Kellner CH, Knapp RG, Petrides G, Rummans TA, Husain MM, Rasmussen K, Mueller M, Bernstein HJ, O'Connor K, Smith G, Biggs M, Bailine SH, Malur C, Yim E, McClintock S, Sampson S, Fink M. Continuation electroconvulsive therapy vs pharmacotherapy for relapse prevention in major depression: a multisite study from the Consortium for Research in Electroconvulsive Therapy (CORE). *Arch Gen Psychiatry*. 2006;63(12):1337–1344.

Lapidus KA, Shin JS, Pasculli RM, Briggs MC, Popeo DM, Kellner CH. Low-dose right unilateral electroconvulsive therapy (ECT): effectiveness of the first treatment. *J ECT*. 2013;29(2):83–85.

Lisanby SH, Kinnunen LH, Crupain MJ. Applications of TMS to therapy in psychiatry. *J Clin Neurophysiol*. 2002;19(4):344–360.

Lisanby SH, Luber B, Schlaepfer TE, Sackeim HA. Safety and feasibility of magnetic seizure therapy (MST) in major depression: randomized within-subject comparison with electroconvulsive therapy. *Neuropsychopharmacology*. 2003;28(10):1852–1865.

Luber B, Kinnunen LH, Rakitin BC, Ellsasser R, Stern Y, Lisanby SH. Facilitation of performance in a working memory task with rTMS stimulation of the precuneus: frequency- and time-dependent effects. *Brain Res*. 2007;1128(1):120–129.

Luber B, Stanford AD, Malaspina D, Lisanby SH. Revisiting the backward masking deficit in schizophrenia: individual differences in performance and modeling with transcranial magnetic stimulation. *Biol Psychiatry*. 2007;62(7):793–799.

Mall V, Berweck S, Fietzek UM, Glocker FX, Oberhuber U, Walther M, Schessl J, Schulte-Mönting J, Korinthenberg R, Heinen F. Low level of intracortical inhibition in children shown by transcranial magnetic stimulation. *Neuropediatrics.* 2004;35(2):120–125.

Mayberg HS, Lozano AM, Voon V, McNeely HE, Seminowicz D, Hamani C, Schwalb JM, Kennedy SH. Deep brain stimulation for treatment-resistant depression. *Neuron.* 2005;45(5):651–650.

Montoya A, Weiss AP, Price BH, Cassem EH, Dougherty DD, Nierenberg AA, Rauch SL, Cosgrove GR. Magnetic resonance imaging-guided stereotactic limbic leukotomy for treatment of intractable psychiatric disease. *Neurosurgery.* 2002;50(5):1043–1049; discussion 1049–1052.

Munk-Olsen T, Laursen TM, Videbech P, Rosenberg R, Mortensen PB. Electroconvulsive therapy: predictors and trends in utilization from 1976 to 2000. *J ECT.* 2006;22(2):127–132.

OCD-DBS Collaborative Group. Deep brain stimulation for psychiatric disorders. *Neurosurgery.* 2002;51(2):519.

Painuly N, Chakrabarti S. Combined use of electroconvulsive therapy and antipsychotics in schizophrenia: the Indian evidence. a review and a meta-analysis. *J ECT.* 2006;22(1):59–66.

Peterchev AV, Kirov G, Ebmeier K, Scott A, Husain M, Lisanby SH. Frontiers in TMS technology development: controllable pulse shape TMS (cTMS) and magnetic seizure therapy (MST) at 100 Hz. *Biol Psychiatry.* 2007;61(8):107S.

Prudic J. Electroconvulsive therapy. In: Sadock BJ, Sadock VA, Ruiz P, eds. *Kaplan & Sadock's Comprehensive Textbook of Psychiatry.* 9th ed. Vol. 2. Philadelphia, PA: Lippincott Williams & Wilkins; 2009:3285.

Prudic J. Strategies to minimize cognitive side effects with ECT: aspects of ECT technique. *J ECT.* 2008;24(1):46–51.

Rapinesi C, Serata D, Casale AD, Carbonetti P, Fensore C, Scatena P, Caccia F, Di Pietro S, Angeletti G, Tatarelli R, Kotzalidis GD, Giradi P. Effectiveness of electroconvulsive therapy in a patient with a treatment-resistant major depressive episode and comorbid body dysmorphic disorder. *J ECT.* 2013;29(2):145–146.

Rauch SL, Dougherty DD, Malone D, Rezai A, Friehs G, Fischman AJ, Alpert NM, Haber SN, Stypulkowski PH, Rise MT, Rasmussen SA, Greenberg BD. A functional neuroimaging investigation of deep brain stimulation in patients with obsessive-compulsive disorder. *J Neurosurg.* 2006;104(4):558–565.

Rauch SL. Neuroimaging and neurocircuitry models pertaining to the neurosurgical treatment of psychiatric disorders. *Neurosurg Clin N Am.* 2003;14(2):213–223, vii–viii.

Rush AJ, Marangell LB, Sackeim HA, George MS, Brannan SK, Davis SM, Howland R, Kling MA, Rittberg BR, Burke WJ, Rapaport MH, Zajecka J, Nierenberg AA, Husain MM, Ginsberg D, Cooke RG. Vagus nerve stimulation for treatment-resistant depression: A randomized, controlled acute phase trial. *Biol Psychiatry.* 2005;58(5): 347–354.

Sackeim HA, Prudic J, Nobler MS, Fitzsimons L, Lisanby SH, Payne N, Berman RM, Brakemeier EL, Perera T, Devanand DP. Effects of pulse width and electrode placement on the efficacy and cognitive effects of electroconvulsive therapy. *Brain Stimul.* 2008;1(2):71–83.

Schestatsky P, Simis M, Freeman R, Pascual-Leone A, Fregni F. Non-invasive brain stimulation and the autonomic nervous system. *Clin Neurophysiol.* 2013;124(9): 1716–1728.

Schlaepfer TE, Lancaster E, Heidbreder R, Strain EC, Kosel M, Fisch HU, Pearlson GD. Decreased frontal white-matter volume in chronic substance abuse. *Int J Neuropsychopharmacol.* 2006;9(2):147–153.

Schmidt EZ, Reininghaus B, Enzinger C, Ebner C, Hofmann P, Kapfhammer HP. Changes in brain metabolism after ECT-positron emission tomography in the assessment of changes in glucose metabolism subsequent to electroconvulsive therapy–lessons, limitations and future applications. *J Affect Disord.* 2008;106(1–2):203–208.

Shorter E, Healy D. *Shock Therapy: The History of Electroconvulsive Therapy in Mental Illness.* Piscataway, NJ: Rutgers University Press; 2007.

Tomlinson SP, Davis NJ, Bracewell R. Brain stimulation studies of non-motor cerebellar function: a systematic review. *Neurosci Biobehav Rev.* 2013;37(5):766–789.

Van Laere K, Nuttin B, Gabriels L, Dupont P, Rasmussen S, Greenberg BD, Cosyns P. Metabolic imaging of anterior capsular stimulation in refractory obsessive-compulsive disorder: a key role for the subgenual anterior cingulate and ventral striatum. *J Nucl Med.* 2006;47(5):740–747.

Weiner R, Lisanby SH, Husain MM, Morales OG, Maixner DF, Hall SE, Beeghly J, Greden JF, National Network of Depression Centers. Electroconvulsive therapy device classification: response to FDA advisory panel hearing and recommendations. *J Clin Psychiatry.* 2013;74(1):38–42.

23 ▲

Psicoterapia

Este capítulo proporciona una descripción general de los abordajes psicoterapéuticos comunes, que cubre un amplio espectro de modalidades de terapia.

PSICOANÁLISIS Y PSICOTERAPIA PSICOANALÍTICA

Tal como se practica mayoritariamente hoy día, el tratamiento psicoanalítico abarca un amplio rango de estrategias, que se emplean en diferentes grados y combinaciones. A pesar del inevitable difuminado de los límites de su aplicación real, la modalidad original del psicoanálisis clásico y las principales variantes de la psicoterapia psicoanalítica (expresiva y de apoyo) se abordan por separado en esta sección (tabla 23-1). La práctica analítica en toda su complejidad reside en un continuo. Siempre hay que hacer hincapié en la técnica individual, ya que el terapeuta dosifica el tratamiento de acuerdo con las necesidades y capacidades del paciente en cada momento.

El psicoanálisis es prácticamente sinónimo de su renombrado padre fundador, Sigmund Freud. También se conoce como psicoanálisis «clásico» u «ortodoxo», para distinguirlo de otras variantes más recientes, conocida como *psicoterapia psicoanalítica.*

El psicoanálisis se basa en la teoría de la represión sexual y rastrea los deseos libidinosos infantiles no satisfechos en la memoria subconsciente del individuo. Se mantiene como un método insuperable para descubrir el significado y la motivación del comportamiento, especialmente de los elementos inconscientes que conforman los pensamientos y sentimientos.

Psicoanálisis

Proceso psicoanalítico. El proceso psicoanalítico implica hacer que emerjan recuerdos y sentimientos reprimidos, mediante un escrupuloso desenmarañamiento de significados ocultos dentro de un material verbalizado y en las maneras involuntarias en las que el paciente se protege de conflictos subyacentes mediante el olvido defensivo y la repetición del pasado.

El proceso global de análisis es en el que los conflictos neuróticos subconscientes son recuperados de la memoria y expresados verbalmente, reexperimentados durante la transferencia, reconstruidos por el analista y, finalmente, resueltos mediante su entendimiento. Freud se refería a estos procesos como *rememoración, repetición* y *elaboración,* que constituyen la totalidad del proceso de recordar, revivir y llegar a la introspección. La *rememoración* implica la extensión de la memoria hacia atrás, a los primeros acontecimientos de la infancia, un punto en el pasado distante en el que se originó el núcleo de la neurosis. La reconstrucción real de estos acontecimientos se produce a través de la reminiscencia, las asociaciones y la conexión autobiográfica de sucesos del desarrollo. La *repetición* implica algo más que la simple evocación mental; se trata de una repetición emocional de antiguas interacciones con individuos significativos de la vida del paciente. La repetición ocurre en un contexto especial en el que el analista se proyecta como un padre, un objeto fantaseado del pasado del paciente, con el que este reproduce de manera involuntaria sentimientos y experiencias olvidados y no resueltos de su infancia. Finalmente, la *elaboración* es, a un

tiempo, una integración afectiva y cognitiva de los recuerdos previamente reprimidos, que son traídos al nivel consciente y de los cuales el paciente se libra gradualmente (curación de la neurosis). La trayectoria analítica puede subdividirse en tres estadios principales (tabla 23-2).

Indicaciones y contraindicaciones. En general, todas las denominadas *psiconeurosis* pueden someterse a psicoanálisis. Entre estas se incluyen los trastornos de ansiedad, los pensamientos obsesivos, las conductas compulsivas, los trastornos de conversión, la disfunción sexual, los estados depresivos y muchos otros cuadros no psicóticos, como los trastornos de personalidad. Debe haber un sufrimiento lo suficientemente importante para que el paciente esté motivado para llevar a cabo el sacrificio de tiempo y recursos económicos que son necesarios para el psicoanálisis. Los pacientes que se someten al análisis deben tener un genuino deseo de entenderse a sí mismos, más que un ansia desesperada por aliviar sus síntomas. Deben ser capaces de resistir la frustración, la ansiedad y otros estados afectivos intensos que surgen durante el análisis, sin esquivarlos ni ponerlos en práctica de manera autodestructiva. También deben tener un superyó razonable y maduro, que les permita ser honestos con el analista. El nivel de inteligencia debe estar como mínimo dentro de la media y, por encima de todo, los pacientes deben tener una mentalidad psicológica, en el sentido de que deben ser capaces de pensar de manera abstracta y simbólica acerca de los significados inconscientes de su comportamiento.

Muchas contraindicaciones del psicoanálisis constituyen la cara opuesta de sus indicaciones. La ausencia de sufrimiento, el mal control de los impulsos, la incapacidad para tolerar la frustración y la ansiedad, así como la baja motivación para llegar a comprender son, todas ellas, contraindicaciones. Una falta extrema de honestidad o el trastorno de la personalidad antisocial contraindican el tratamiento psicoanalítico, así como el pensamiento concreto o la falta de predisposición psicológica. Algunos pacientes que en condiciones ordinarias mantendrían una mentalidad psicológica, no resultan aptos para el análisis cuando atraviesan una situación convulsa o una crisis vital, como la pérdida del empleo o un divorcio. Las enfermedades físicas graves pueden interferir en la capacidad de la persona para implicarse en un proceso de tratamiento a largo plazo. Los pacientes con un bajo nivel de inteligencia generalmente no comprenden el procedimiento ni pueden cooperar en él. La edad superior a los 40 años anteriormente se consideraba una contraindicación, pero hoy día los analistas reconocen que los pacientes son maleables y analizables incluso a los 60 o 70 años. Una contraindicación final es la relación personal estrecha con el analista. Los analistas deben evitar analizar a amistades, familiares o personas con las que tengan algún tipo de implicación.

Requisitos de los pacientes. Los requisitos más importantes por parte de los pacientes para someterse al psicoanálisis se enumeran en la tabla 23-2.

La Sra. M., una mujer soltera de 29 años de edad que trabajaba en una editorial, en un nivel más bajo que el de su capacidad, se presentó en consulta con la queja principal de sentir considerable tristeza y angustia

Tabla 23-1
Alcance de la práctica psicoanalítica: un continuo clínico[a]

Característica	Análisis «clásico»	Modo expresivo (exploratorio)	Modo de apoyo
Frecuencia	Regular, 4 a 5 veces a la semana; «hora de 50 min»	Regular, 1 a 3 veces a la semana; de 30 min a 1 h completa	Flexible, una vez a la semana o menos; o según se necesite, de 30 min a 1 h completa
Duración	A largo plazo; generalmente de 3 a 5 años o más	A corto o largo plazo; desde varias sesiones hasta meses o años	A corto o a largo plazo intermitentemente; desde una sola sesión hasta toda la vida
Situación	Paciente fundamentalmente en el diván, con el analista fuera de su campo visual	El paciente y el terapeuta cara a cara; empleo ocasional del diván	El paciente y el terapeuta cara a cara; el diván está contraindicado
Modus operandi	Análisis sistemático de todas las transferencias y resistencias positivas y negativas; el foco se centra inicialmente en el analista y en los acontecimientos de cada sesión; se facilita la transferencia de la neurosis; se favorece la regresión	Análisis parcial de las dinámicas y las defensas; se centra en los acontecimientos interpersonales actuales y en la transferencia hacia otros fuera de las sesiones; análisis de la transferencia negativa; la transferencia positiva se deja sin explorar, salvo que esto impida el progreso; se favorece una regresión limitada	Formación de una alianza terapéutica y relación objetal real; el análisis de la transferencia está contraindicado salvo en raras excepciones; se centra en los acontecimientos externos conscientes; se desaconseja la regresión
Papel del analista/ terapeuta	Neutralidad absoluta; frustración del paciente; papel de reflector/espejo	Neutralidad modificada; gratificación implícita del paciente y mayor actividad del terapeuta	Neutralidad suspendida; gratificación explícita limitada, dirección y revelación
Agentes de cambio potenciales	Predomina la introspección en un entorno relativamente desamparado	Introspección en un entorno más empático; identificación con un objeto benevolente	Yo auxiliar o suplente como sustituto temporal; ambiente de apoyo; introspección hasta el grado que sea posible
Población de pacientes	Neurosis; psicopatología leve del carácter	Neurosis; psicopatología del carácter leves o moderadas, en especial los trastornos de la personalidad narcisista y límite	Trastornos graves del carácter, psicosis latentes o manifiestas, crisis agudas, enfermedad física
Requisitos del paciente	Elevada motivación, predisposición psicológica; buenas relaciones objetales previas; capacidad para mantener la neurosis de transferencia; buena tolerancia a la frustración	Motivación alta a moderada y mentalidad psicológica; capacidad de establecer una alianza con el terapeuta; cierta tolerancia a la frustración	Cierto grado de motivación y capacidad para establecer una alianza terapéutica
Objetivos básicos	Reorganización estructural de la personalidad; resolución de conflictos inconscientes; introspección dentro de acontecimientos intrapsíquicos; el alivio de los síntomas es un resultado indirecto	Reorganización parcial de la personalidad y las defensas; resolución de los derivados preconscientes o conscientes de los conflictos; introspección de acontecimientos interpersonales actuales; mejoría de las relaciones objetales; la mejoría de los síntomas es un objetivo o el preludio de una mayor exploración	Reintegración de sí mismo y capacidad de afrontamiento; estabilización o restauración del equilibrio preexistente; fortalecimiento de las defensas; mejor adaptación o aceptación de la patología; alivio de los síntomas y reestructuración del entorno como objetivos primarios
Técnicas principales	Predomina el método de asociación libre; interpretación dinámica completa (incluye confrontación, clarificación y elaboración), con énfasis en la reconstrucción genética	Asociación libre limitada; predominan la confrontación, la clarificación y la interpretación parcial, con énfasis en la interpretación del aquí y ahora, así como una limitada interpretación genética	Contraindicado el método de asociación libre; predomina la sugestión (consejo); la abreacción resulta útil; la confrontación, la clarificación y la interpretación en el aquí y ahora son secundarias; la interpretación genética está contraindicada
Tratamiento auxiliar	Inicialmente se evita; si se aplica, todos los significados e implicaciones positivos y negativos deben analizarse con detalle, medicación auxiliar	Pueden ser necesarios, por ejemplo, psicofármacos como medida temporal; si se aplica, deben explorarse y advertirse sus implicaciones negativas	A menudo es necesario (p. ej., psicofármacos, terapia de rehabilitación familiar u hospitalización); si se aplica, se enfatizan las implicaciones positivas

[a]Esta división no es categórica; toda la práctica se sitúa en un continuo clínico.

sobre la reacción de sus padres cuando se enteraron de que había tenido una relación homosexual. También se dio cuenta de que había estado trabajando muy por debajo de su potencial. Nunca se había sometido a tratamiento con anterioridad. Era claramente una persona inteligente, sensible, autorreflexiva y perspicaz. Cuando se le sugirió la posibilidad del psicoanálisis como opción terapéutica, le preocupó pensar que eso significaba que estaba «enferma». Sin embargo, comenzó a leer a Freud, se dio cuenta de que el análisis era realmente recomendable para aquellas personas altamente funcionales, y se sintió intrigada por la idea. Accedió a acudir 4 días a la semana para someterse a sesiones de 50 min.

Ella era la mayor de tres hermanos y la única chica. Describió a su padre, un profesional de éxito, como muy exigente e intrusivo, que nunca apreciaba nada como suficientemente bueno. Siempre había esperado que sus hijos acudieran a actividades complementarias o se apuntaran a créditos adicionales como parte de su trabajo habitual. Aún así, la Sra. M. estaba muy orgullosa de los logros de su padre. Hablaba también de su madre en términos conflictivos: era ama de casa, débil, y a veces condescendiente con el poderoso padre, pero también una mujer por derecho propio, involucrada en el trabajo voluntario en la comunidad y que podría ser una convincente oradora en público.

Justo antes de comenzar su análisis, a la Sra. M. le robaron la cartera. En su primera sesión analítica, habló de la pérdida de todas sus tarjetas de identificación, y mencionó que le parecía como si estuviera empezando el análisis «con una identidad completamente nueva». Al principio era un tanto reticente a utilizar el diván, porque quería ver las reacciones de su analista, pero rápidamente descubrió que podía asociar ideas con más facilidad sin verlo.

A medida que se procedía a su análisis a través de los sueños y las asociaciones libres, la Sra. M. empezó a mostrarse muy centrada en el analista. Se volvió muy curiosa con respecto a la vida del analista. La asociación de ideas que le sugirió ver el libro de citas del analista en el escritorio, fue que se sentía «que encajaba muy bien». Cuando la Sra. M. veía a otros pacientes, sentía que la oficina era «como una cadena de montaje». Otras asociaciones la llevaron de nuevo a su sensación de «estar encajada» con sus padres mientras ellos corrían de una actividad a otra. Su resistencia se manifestó en el retraso, que a menudo la llevaba a llegar unos 15 min tarde a sus sesiones de terapia. La asociación de ideas la llevó a admitir que no quería que su analista pensara que estaba «demasiado impaciente». La Sra. M. fue capaz de ver que necesitaba devaluar la idealización de su analista y lo mucho que le importaba como medida de defensa contra una transferencia positiva e incluso erótica abrumadora por su parte.

Por ejemplo, la Sra. M. quería mejorar su apariencia de manera que el terapeuta, que ella decía que era un «modelo a seguir», la encontrase más atractiva. Su transferencia negativa, sin embargo, nunca estaba lejos de la superficie, y llegaba a denigrar al analista al preguntarse si era un «figurín» que financiaba su vestuario con los pagos de los pacientes.

Sus conflictos sobre su orientación sexual eran una preocupación central en el curso de su análisis, sobre todo por la homofobia de su padre. Desde el principio, la Sra. M. se sentía torpe e incómoda. Una vez fue a un bar lésbico, y cuando le preguntaron si cumplía los requisitos para el «descuento a lesbianas», dijo que no y no quiso aceptarlo. En un momento dado, la Sra. M. comenzó a ver a varios hombres, entre ellos un psicólogo. Su analista hizo la interpretación de la transferencia, que la Sra. M. aceptaba, y consideró que un día con este hombre parecía como si se tratara de una cita con el analista, y pasar una noche con él, equivaldría a dormir con el analista. La Sra. M. también fue capaz de ver que su elección transitoria de mantener las citas terapéuticas con un profesional masculino era un compromiso defensivo. Aunque su elección del objeto homosexual era multideterminada, la Sra. M. llegó a apreciar, a través de su trabajo en el análisis, que al menos una parte de sus conflictos sobre la homosexualidad se derivaban de su relación con su padre. Era una forma de asegurar su atención, así como de enfadarlo.

A lo largo de 4 años, la Sra. M. comenzó a hacer mucho mejor su trabajo y fue promovida a una posición acorde con su potencial. También fue capaz de lidiar mejor con sus progenitores y en particular con su padre, con respecto a su orientación sexual. Ella se sintió mucho más cómoda con su «nueva identidad» e inició una relación con una mujer profesional. Al final de la terapia, la Sra. M. y esta mujer se habían comprometido y estaban pensando en adoptar a un niño. (Por Cortesía de T. Byram Karasu, MD, y S. R. Karasu, MD.)

Objetivos. Dicho en términos evolutivos, el psicoanálisis pretende la eliminación gradual de amnesias ancladas en la infancia temprana, basándose en la suposición de que cuando todos los huecos de la memoria se hayan llenado, el estado mórbido cesará, dado que el paciente ya no necesitará repetir o permanecer anclado en el pasado. El paciente debería ser más capaz de renunciar a patrones regresivos formados y desarrollar otros nuevos y más adaptativos, en especial a medida que va conociendo las razones de su comportamiento. Un objetivo relacionado del psicoanálisis consiste en que el paciente sea capaz de alcanzar algún grado de autoconocimiento o de introspección.

Los objetivos psicoanalíticos a menudo se consideran de enorme magnitud (p. ej., un cambio de personalidad total), lo que lleva consigo una reorganización radical de los viejos patrones evolutivos basados en afectos anteriores y las enraizadas defensas construidas contra ellos.

Tabla 23-2
Estadios del psicoanálisis

Primer estadio. El paciente se familiariza con los métodos, rutinas y requisitos del análisis, y se establece una alianza terapéutica realista entre el paciente y el analista. Se establecen las reglas básicas; el paciente describe sus problemas; se realiza una revisión de su historia clínica, y el paciente obtiene una mejoría inicial a través de la catarsis y una sensación de seguridad antes de introducirse, con mayor profundidad, en el origen de su enfermedad. La motivación primaria del paciente es el deseo de curarse

Segundo estadio. Aparece la neurosis de transferencia, que sustituye a la neurosis actual del paciente y en la que el deseo de sanar entra en conflicto directo con el deseo simultáneo de recibir una gratificación emocional del analista. Aparecen de manera gradual en la superficie los conflictos inconscientes; un apego irracional creciente hacia el analista, con corolarios regresivos y dependientes de esa unión; un retorno evolutivo a formas de relación más tempranas (a veces comparado con la relación madre e hijo), y una repetición de los patrones infantiles y la evocación de recuerdos traumáticos mediante la transferencia al analista de los deseos libidinosos no resueltos

Tercer estadio. La fase de terminación viene marcada por la disolución de la unión analítica a medida que el paciente se prepara para la despedida. La unión irracional hacia el analista en la neurosis de transferencia ha remitido porque ha sido elaborada, y prevalecen aspectos más racionales de la psique, que ofrecen un mayor control y una adaptación más madura a los problemas del paciente. La finalización no es un acontecimiento drástico, y el paciente debe continuar elaborando invariablemente cualquier problema fuera del entorno de la psicoterapia sin la presencia del analista, aunque puede necesitar asistencia intermitente una vez que el análisis se da técnicamente por finalizado

Por cortesía de T. Byram Karasu, MD.

Tabla 23-3
Prerrequisitos de los pacientes para el psicoanálisis

Elevada motivación. El paciente necesita una fuerte motivación para perseverar, a la vista del rigor, la intensidad y la duración del tratamiento. El deseo de sanar y llegar a comprenderse debe superar la necesidad neurótica de infelicidad. El paciente debe aceptar aspectos económicos y de tiempo, y soportar la frustración y el dolor asociados al hecho de renunciar a un alivio rápido de los síntomas en favor de una curación futura, evitando las ganancias secundarias de la enfermedad

Capacidad para formar una relación. Resulta esencial la capacidad de formar y mantener una relación objetal fiable, al igual que ser capaz de desprenderse de ella. El paciente también debe ser capaz de soportar una transferencia frustrante y regresiva sin recibir recompensa alguna y sin llegar a sentirse excesivamente ligado. Los pacientes con antecedentes de relaciones interpersonales truncadas o transitorias que no pueden establecer una conexión viable con otro ser humano son malos candidatos para el psicoanálisis

Predisposición psicológica y capacidad de introspección. Como proceso introspectivo que es, el psicoanálisis requiere de la curiosidad por uno mismo y de la capacidad de autoescrutinio. Los individuos incapaces de articular y comprender sus pensamientos y sentimientos más íntimos no pueden negociar con las palabras-moneda fundamentales en el análisis ni con sus significados. La incapacidad para examinar las propias motivaciones y conductas limita los beneficios del método analítico

Fortaleza del yo. Es la capacidad integradora de oscilar de manera apropiada entre dos modos opuestos de funcionamiento del yo: por un lado, el paciente debe ser capaz de reflexionar temporalmente, de separar la realidad de la fantasía, y de ser dependiente y pasivo; por otro, debe aceptar las reglas analíticas, integrar las interpretaciones, aplazar decisiones importantes, cambiar perspectivas para llegar a ser observador de su propio proceso intrapsíquico, y funcionar dentro de una relación interpersonal sostenida como un adulto responsable

Por cortesía de T. Byram Karasu, MD.

Los objetivos también pueden ser elusivos, al estar encuadrados en términos intrapsíquicos teóricos (p. ej., una mayor fortaleza del yo) o resultar conceptualmente ambiguos (resolución de una neurosis de transferencia). Los criterios de éxito de un psicoanálisis pueden resultar en gran medida intangibles y subjetivos, y se identifican mejor como objetivos de tratamiento conceptuales, que el terapeuta debe trasladar a unos términos más realistas y prácticos.

En la práctica, los objetivos del psicoanálisis para los distintos pacientes varían naturalmente, al igual que las múltiples manifestaciones de las neurosis. La forma en que toma cuerpo la neurosis (relaciones sexuales u objetales insatisfactorias, incapacidad para disfrutar de la vida, bajo rendimiento y miedo al éxito laboral o académico, o excesiva ansiedad, sentimiento de culpa o ideación depresiva) determina el foco de atención y la dirección general del tratamiento, así como los objetivos específicos, que pueden cambiar en cualquier momento durante el curso del psicoanálisis, en especial cuando se llevan muchos años de tratamiento.

Enfoques y técnicas principales. Estructuralmente, el *psicoanálisis* suele hacer referencia a un tratamiento individual (diádico) que se desarrolla con frecuencia (cuatro o cinco veces a la semana) y a largo plazo (varios años). Las tres características tienen como precedente al propio Freud.

El contexto diádico es una función directa de la teoría freudiana de las neurosis como un fenómeno intrapsíquico, que tiene lugar dentro de la persona a medida que impulsos instintivos tratan de deshacerse de él. Como debe producirse una reorganización estructural de la personalidad, los conflictos dinámicos deberán resolverse internamente, por lo que resultarán fundamentales la memoria y las percepciones del pasado reprimido del individuo.

Freud inicialmente veía a sus pacientes 6 días a la semana durante 1 h cada día, una rutina que ahora se ha reducido a 4 o 5 sesiones de la clásica hora de 50 min, que da tiempo al analista para recibir al próximo paciente. Se evita que se produzcan grandes intervalos entre sesiones, de manera que no se pierda el impulso alcanzado en el afloramiento del material conflictivo y no se dé tiempo a las defensas afrontadas para fortalecerse.

Hoy día sigue vigente la opinión de Freud de que un psicoanálisis finalizado con éxito conlleva un largo período de tiempo, debido a que los cambios profundos que tienen lugar en la mente se producen lentamente. El proceso es similar a nuestro sentido del fluir del tiempo, característico de nuestro proceso insconsciente. Además, ya que el psicoanálisis implica una detallada recapitulación de acontecimientos presentes y pasados, cualquier compromiso a la larga presenta el riesgo de perder el ritmo de la vida mental del paciente.

ENTORNO PSICOANALÍTICO. Como en muchas otras formas de psicoterapia, el psicoanálisis tiene lugar en un entorno profesional, apartado de las realidades cotidianas del día a día, en el cual el terapeuta ofrece al paciente un santuario temporal en el que aliviar su dolor psíquico y revelar sus más íntimos pensamientos a un interlocutor experto. El ambiente psicoanalítico se diseña para facilitar la relajación y la regresión. El entorno resulta generalmente espartano y sensorialmente neutro, en un intento por minimizar los estímulos externos.

Uso del diván. El diván tiene varias ventajas clínicas, a la vez reales y simbólicas: *1)* la posición reclinada resulta relajante, ya que se asocia con el sueño y disminuye el control consciente por parte del paciente de sus pensamientos; *2)* minimiza la influencia intrusiva del analista, evitando señales innecesarias; *3)* permite al analista hacer observaciones del paciente sin interrupciones, y *4)* tiene un valor simbólico para ambas partes, un recuerdo tangible del legado freudiano que da credibilidad a la identidad profesional, fidelidad y experiencia del analista. No obstante, la posición reclinada del paciente con el analista a su lado también puede generar amenaza e incomodidad, ya que evoca las ansiedades derivadas de la anterior configuración padre-hijo a la que se asemeja físicamente. También puede tener significados personales: para algunos, un presagio

de impulsos peligrosos o de sumisión a una figura autoritaria; para otros, una ayuda ante la confrontación con el analista (p. ej., el miedo a usar el diván y el rechazo a reclinarse pueden reflejar resistencia y, por lo tanto, necesitar someterse a análisis). A pesar de que el uso del diván es un requisito de la técnica analítica, no se aplica automáticamente; se introduce de manera gradual y puede suspenderse cuando deja de ser necesaria la regresión adicional o si es contraterapéutica.

Regla fundamental. La regla fundamental de la asociación libre exige que los pacientes cuenten al analista cuanto les pase por la mente (sin importar lo de acuerdo que puedan estar, lo poco importante o carente de sentido que les pueda parecer), y que se dejen ir, como lo harían en una conversación sin rumbo fijo. Está claro que se diferencia de una conversación ordinaria: en lugar de conectar comentarios personales con un argumento racional, se pide al paciente que revele aquellos pensamientos y acontecimientos que son inaceptables precisamente porque es reacio a hacerlo.

Esta directriz representa un ideal, ya que la asociación libre no surge libremente, sino que está guiada e inhibida por una gama de fuerzas conscientes e inconscientes. El analista no solo debe animar a que se produzca esa asociación libre a través del contexto físico y de una actitud acrítica hacia las verbalizaciones del paciente, sino que debe examinar también todos aquellos momentos en los que el flujo de asociaciones disminuye o incluso se detiene (son tan importantes desde el punto de vista analítico como el propio contenido de las asociaciones). El analista debe estar alerta sobre el modo en que cada paciente utiliza de manera adecuada o inadecuada la regla fundamental.

Aparte de su propósito principal de traer a la memoria recuerdos tempranos profundamente escondidos, la regla fundamental refleja la prioridad analítica focalizada en la verbalización, mediante la que se traducen los pensamientos del paciente en palabras que no pueden canalizarse de manera física o conductual. Como consecuencia directa de la regla fundamental, que prohíbe cualquier acción a favor de la expresión verbal, se espera de los pacientes que pospongan realizar grandes cambios en sus vidas, como contraer matrimonio o cambiar su carrera profesional, hasta que las discutan y analicen en el contexto del tratamiento.

Principio de la atención suspendida. Como contrapartida de la regla que obliga a los pacientes a comunicar cualquier cosa que se les ocurra sin someterla a crítica o selección previa, el principio de la suspensión de la atención requiere que el analista suspenda su enjuiciamiento y ofrezca una atención imparcial a cada detalle por igual. El método consiste simplemente en tratar de no hacer el esfuerzo de concentrarse en algo específico, a la vez que se mantiene una atención tranquila y neutra sobre todo lo que el paciente dice.

El analista como espejo. Un segundo principio consiste en la recomendación de que el analista resulte impenetrable a ojos del paciente, como un espejo que solo refleje lo que el paciente muestra. Se recomienda a los analistas que se comporten como una pantalla neutral en blanco y que no introduzcan su propia personalidad en el tratamiento. Esto significa que no deben aportar sus propios valores o actitudes a la discusión, o que no deben compartir reacciones personales o conflictos mutuos con sus pacientes, aunque puedan sentirse tentados a hacerlo. Traer a colación la realidad y las influencias externas puede interrumpir o sesgar las proyecciones inconscientes del paciente. La neutralidad también permite al analista aceptar sin censura todas las respuestas prohibidas o inaceptables.

Regla de la abstinencia. La regla fundamental de la abstinencia no se refiere a una forma de abstinencia corporal o sexual, sino a la frustración de las necesidades emocionales y los deseos que el paciente puede experimentar hacia el analista o hacia una parte de la transferencia. Permite que el sentimiento de deseo del paciente sirva como fuerza impulsora para el trabajo analítico y la motivación para el cambio. Freud aconsejaba que el analista llevase a cabo el tratamiento analítico en un estado de renuncia. El analista debe negarse a satisfacer los impulsos amorosos de deseo del paciente.

LIMITACIONES. En la actualidad, las limitaciones más frecuentes al tratamiento son de tipo económico, en relación con el elevado coste en tiempo y dinero, tanto para los pacientes como en el proceso de aprendizaje de los futuros terapeutas. Además, debido a que los requisitos clínicos enfatizan la necesidad de una mentalidad psicológica, ciertas habilidades verbales y cognitivas, así como una situación vital estable, el psicoanálisis puede quedar restringido erróneamente a un grupo poblacional con un diagnóstico o un nivel socioeconómico o intelectual aventajado. Otros aspectos intrínsecos hacen referencia al uso o mal uso de sus estrictas reglas, por lo que un exceso de énfasis en la técnica puede interferir con un auténtico encuentro humano entre el analista y el paciente, o comportar el riesgo a largo plazo de no poner fin al tratamiento, que se prolonga y acaba por convertirse en un sustituto de la vida. Mantener de manera rígida la tradición analítica clásica puede interferir con una aplicación más abierta y flexible de sus principios con vistas a amoldarse a las necesidades cambiantes. También puede obstaculizar una visión completa del cuidado del paciente, que incluye una mayor consideración hacia otras modalidades en conjunción con el psicoanálisis, o bien como alternativa a este.

La Srta. A., una estudiante de medicina de 25 años elocuente e introspectiva, comenzó a analizarse a causa de un estado leve, crónico de ansiedad, disforia y un sentimiento de incapacidad, a pesar de tener una inteligencia y un rendimiento superiores a la media. También expresaba dificultades en las relaciones a largo plazo con sus compañeros masculinos.

Empezó la fase inicial del análisis mostrando sus pensamientos de forma entusiasta, comunicando muchos sueños y fantasías, e idealizando sobremanera al analista; trataba de complacerle siendo una paciente buena y cumplidora, al igual que había sido una buena hija con su padre (un profesor de medicina) al matricularse en la facultad de medicina.

Durante los meses siguientes, desarrolló gradualmente una fuerte dependencia del analista, y entró en una fase de excesiva preocupación por él. Simultáneamente, comenzó a verse con otro psiquiatra de mayor edad, y empezó a quejarse de la frialdad y la falta de respuesta de su analista, e incluso llegó a plantearse abandonar el análisis, ya que él no estaba respondiendo a sus demandas.

En el curso del análisis, a través de sueños y asociaciones, la Srta. A. rememoró recuerdos tempranos sobre su continua competición con su madre por obtener la atención de su padre, y llegó a darse cuenta de que, al fracasar en obtener su amor en exclusiva, había llegado a intentar ser como él. También fue capaz de ver que su interés creciente por convertirse en psiquiatra (en lugar de su idea original de ser pediatra), así como su reciente elección del hombre con el que salía, eran en realidad recapitulaciones del pasado *vis-à-vis* con el analista. A medida que fue reconociendo este patrón repetido, la paciente comenzó a abandonar su intensa atracción erótica y su dependencia del analista, pasó a considerarlo de una forma más realista y comenzó a apreciar la manera en que su tranquila presencia le recordaba a la de su madre. También comenzó a sentirse menos turbada por las similitudes que compartía con su madre, y fue capaz de llegar a desapegarse de su padre de manera más cómoda. Hacia el quinto año de análisis, estaba felizmente casada con un compañero de clase, se quedó embarazada y se convirtió en jefa de residentes de pediatría. Su ansiedad se había atenuado y se centraba en situaciones específicas (es decir, en ese momento se sentía preocupada por su futura maternidad y por la finalización del análisis). (Por cortesía de T. Byram Karasu, MD.)

Psicoterapia psicoanalítica

La psicoterapia psicoanalítica, que se basa en las formulaciones dinámicas fundamentales y en las técnicas que derivan del psicoanálisis, está diseñada para ampliar su campo de acción. En su sentido más estricto, la psicoterapia psicoanalítica consiste en el empleo de métodos orientados exclusivamente hacia la introspección. Tal y como se aplica hoy día a un abanico clínico más amplio, incorpora una combinación de medidas para hacer aflorar y suprimir pensamientos.

Las estrategias actuales de la psicoterapia psicoanalítica oscilan desde las técnicas expresivas (orientadas a la introspección, de descubrimiento, evocativas o interpretativas) hasta las de apoyo (orientadas a la relación, sugerentes, supresivas o represivas). Aunque ambos grupos de métodos pueden parecer opuestos, sus definiciones precisas y las diferencias entre ellos no son absolutas.

La duración de la psicoterapia psicoanalítica suele ser más corta y más variable que la del psicoanálisis. El tratamiento puede ser breve, incluso con un acuerdo inicial o un límite sobre el tiempo, o extenderse a lo largo de un período menos definido, de meses o años. El tratamiento breve se utiliza fundamentalmente para problemas seleccionados o conflictos muy concretos, mientras que el más prolongado puede aplicarse a situaciones más crónicas o episodios intermitentes que requieren una atención continua para tratar un conflicto generalizado o una descompensación recurrente. Al contrario que en el psicoanálisis, la psicoterapia psicoanalítica rara vez emplea el diván; el paciente y el terapeuta se sitúan cara a cara, y esta postura ayuda a prevenir la regresión, ya que anima al paciente a mirar al terapeuta como una persona real de la que recibe señales directas, a pesar de que la transferencia y la fantasía se mantienen. El diván se considera innecesario, ya que rara vez se emplea el método de la asociación libre, excepto cuando el terapeuta desea acceder a material proveniente de fantasías o sueños para iluminar una cuestión concreta.

Psicoterapia expresiva
INDICACIONES Y CONTRAINDICACIONES. En términos diagnósticos, la psicoterapia psicoanalítica en su vertiente expresiva es adecuada a un rango de psicopatología en la que aparece una debilidad leve a moderada del yo, incluyendo conflictos neuróticos, síntomas complejos, cuadros reactivos y todo el espectro de trastornos del carácter no psicóticos, incluidas aquellas alteraciones del yo que están entre las más transitorias y menos profundas en cuanto al espectro de gravedad de la enfermedad, como los trastornos de la personalidad narcisista. También es uno de los tratamientos recomendados para los pacientes con trastorno de la personalidad límite, aunque puede ser necesario emplear variantes especiales para tratar con las características asociadas de la personalidad desordenada, los mecanismos de defensa primitivos, las tendencias hacia los episodios regresivos y los apegos irracionales al analista.

La Sra. B., una mujer divorciada de 34 años, inteligente y con una adecuada capacidad verbal, acudió a la consulta quejándose de no sentirse apreciada en su trabajo. Siempre enfadada e irritable, había considerado la posibilidad de dejarlo e incluso abandonar la ciudad. Su vida social también se estaba viendo afectada de manera negativa; su novio había amenazado con abandonarla debido a su conducta extremadamente hostil y dependiente (la misma razón que dio su exmarido cuando la abandonó 9 años antes, solo 16 meses después de casarse). Su pasado incluía promiscuidad y experimentación con diversas sustancias, y actualmente bebía mucho los fines de semana y, ocasionalmente, fumaba marihuana. Había tenido muchos trabajos y había vivido en varias ciudades.

Hija mayor de una familia de tres hermanos de clase media, venía de un hogar infeliz e inestable: su hermano había estado entrando y saliendo de hospitales psiquiátricos; su hermana se había marchado de casa a los 16 años tras quedar embarazada y verse forzada a casarse, y sus padres, extremadamente controladores, habían sometido a sus hijos a abusos psicológicos (y a veces físicos), alternando entre acaloradas discusiones y apasionadas reconciliaciones.

Inicialmente, la Sra. B. intentó contener su ira durante el tratamiento, pero con frecuencia afloraba y alternaba con un sentimiento infantil de impotencia; la paciente interrogaba al psiquiatra sobre sus credenciales, ridiculizaba los conceptos psicodinámicos, rebatía constantemente cualquier afirmación, solicitaba consejos prácticos que luego rechazaba, o no ponía en práctica la orientación recibida. El psiquiatra no cayó en la provocación de su comportamiento agresivo durante las sesiones, y decidió explorar con ella la necesidad que tenía de relacionarse con él de manera negativa. Su respuesta consistió en cuestionar y poner a prueba su preocupación continua al respecto.

Cuando su novio finalmente la abandonó, ella intentó suicidarse (se cortó las muñecas superficialmente), fue hospitalizada durante un breve período de tiempo y, al alta, inició un tratamiento con inhibidores selectivos de la recaptación de serotonina (ISRS) durante 6 meses, debido a su depresión menor aunque prolongada. El psiquiatra mantuvo la frecuencia regular de sus sesiones a pesar de que la paciente exigía cada vez más. Aun mostrándose confundida por el sostenido interés de su terapeuta, poco a poco comenzó a sentirse más segura y pudo expresar sus vulnerabilidades. A medida que fueron explorando su falta de compromiso con su trabajo, con los amigos y con la psicoterapia, comenzó a comprender el significado de su ira a partir de la temprana relación abusiva con sus padres, así como su tendencia a reproducirla en sus relaciones actuales. Con el apoyo del psiquiatra, también empezó a buscar trabajo y a hacer pequeños progresos en sus esfuerzos orientados a las relaciones. Al final del segundo año de tratamiento, había decidido permanecer en la ciudad, mantener su empleo y continuar con la psicoterapia. Necesitaba experimentar y practicar con su nuevo y algo frágil yo, lo que incluía un mayor grado de intimidad en sus relaciones, un mayor aprendizaje de sus habilidades en el trabajo y un sentimiento del yo más cohesionado. (Por cortesía de T. Byram Karasu, MD.)

Las personas con un mejor perfil para el abordaje mediante la psicoterapia expresiva poseen un yo bastante bien integrado, así como la capacidad tanto de mantener como de abandonar una unión basada en la dependencia y la confianza. Son, hasta cierto punto, personas con una mentalidad psicológica, están automotivadas y, en general, son capaces, al menos temporalmente, de tolerar ciertas dosis de frustración sin descompensarse. También deben poder manejar el momento en que resurjan sentimientos dolorosos fuera de la sesión de psicoterapia sin un contacto adicional. Es preciso que los pacientes mantengan cierta capacidad de introspección y de control de los impulsos, y sean capaces de reconocer la distinción cognitiva entre fantasía y realidad.

OBJETIVOS. Los objetivos generales de la psicoterapia expresiva consisten en incrementar la autoconciencia del paciente y mejorar las relaciones objetales a través de la exploración de los acontecimientos interpersonales actuales y sus percepciones. Al contrario que en el psicoanálisis, los cambios estructurales principales en el funcionamiento y en las defensas del yo se modifican en virtud de las limitaciones del paciente. El objetivo consiste en conseguir un entendimiento más limitado y, por lo tanto, más selectivo y centrado de los problemas de uno. Más que descubrir motivaciones profundas y motivos del pasado y buscar sus orígenes en la infancia, el objetivo fundamental consiste en tratar con los derivados preconscientes o conscientes de los conflictos a medida que se ponen de manifiesto en sus interacciones presentes. A pesar de que la terapia busca la introspección, esta resulta menos extensa; en vez de profundizar hasta un nivel genético, se pone más énfasis en clarificar los patrones dinámicos recientes y las conductas inadaptadas del presente.

ABORDAJE PRINCIPAL Y TÉCNICAS. El *modus operandi* principal implica el establecimiento de una alianza terapéutica y el reconocimiento y la interpretación precoces de la transferencia negativa. Se lleva a cabo una regresión limitada o controlada, y las manifestaciones de una transferencia positiva se dejan sin explorar, a menos que impidan el progreso terapéutico; incluso aquí, el énfasis se centra en arrojar luz sobre los patrones dinámicos actuales y las defensas.

LIMITACIONES. Una limitación general de la psicoterapia expresiva, al igual que en el psicoanálisis, consiste en el problema de la integración

emocional de la conciencia cognitiva. No obstante, el principal peligro para los pacientes que están en el extremo más desorganizado del espectro diagnóstico puede estar menos vinculado con el exceso de intelectualización que en ocasiones se observa en los individuos neuróticos, que con la amenaza de la descompensación o sobreactuación de interpretaciones profundas o frecuentes que el paciente no es capaz de integrar de manera adecuada.

Algunos terapeutas fracasan al aceptar las limitaciones de un abordaje modificado y orientado a la introspección, y acaban aplicándolo de manera inapropiada para modular las técnicas y objetivos del psicoanálisis. El exceso de énfasis sobre los sueños y las fantasías, el celo en usar el diván, las interpretaciones profundas indiscriminadas y el continuo foco sobre el análisis de la transferencia pueden tener menos que ver con las necesidades del paciente que con un terapeuta que no quiere o no puede adaptarse a ser flexible.

La Sra. S. era una atractiva soltera de 30 años que trabajaba como secretaria cuando se presentó en la consulta. Su mayor inquietud en esa época era el sentimiento de «sentir exclusivamente enfado y tensión» y una incapacidad manifiesta para el estudio de la voz, «que es una de las cosas más importantes para mí».

En la confección de la historia personal, la terapeuta notó que la Sra. S. nunca había terminado nada: abandonó la universidad; nunca consiguió un grado o titulación musical; había ido de trabajo en trabajo e incluso de ciudad en ciudad. Inicialmente parecía una mujer con intereses muy diversos (p. ej., había trabajado de ayudante de investigación, editora, publicista en la radio a tiempo parcial; gestora de datos en una compañía informática y, más recientemente, secretaria), pero en realidad era una mujer con un estilo de vida caótico y serias dificultades para el compromiso con alguien o algo. Aunque era evidentemente inteligente, la Sra. S. tenía expectativas poco realistas en relación con la consulta clínica. Por ejemplo, después de la primera sesión, la Sra. S. afirmó que ya se sentía mejor, aunque no había experimentado «ninguna revelación todavía». Debido a su incapacidad para cumplir sus compromisos y a su desorganizada vida, la terapeuta le recomendó asistir a un curso de psicoterapia, inicialmente dos veces a la semana, antes de adentrarse en algo más intenso, como el psicoanálisis. La terapeuta se dio cuenta, a lo largo de las sesiones, de que la Sra. S. tenía dificultades para la asociación libre de ideas, sin sentirse desorganizada. La terapeuta además pensaba que la Sra. S. podría retroceder improductivamente en el diván sin contacto visual con el terapeuta.

La Sra. S. era la segunda de cuatro hermanos: dos chicos y una hermana menor, con la que se sentía extremadamente competitiva y que parecía la preferida de la madre. Describía a su madre como una profesora de éxito, exigente y crítica, con una «ceja de censura» que alzaba para expresar desaprobación. Como ejemplo explicó que, para disgusto de su madre, la Sra. S. había querido una vez un bocadillo «con todo». La Sra. S. se sintió defraudada cuando recibió como regalo una pieza de equipaje, en vez de todo el conjunto como regalo de navidad. Entendió la interpretación de la terapeuta cuando le explicó que seguramente ella se sentía «parte de un conjunto» por ser una de sus cuatro hermanos. La Sra. S. inicialmente idealizaba a su padre, que era un miembro activo de su comunidad, pero con el tiempo lo vio con desaprobación y rechazo.

El terapeuta ideal de la Sra. S. debía ser «flexible», lo que para ella significaba que debería practicar la «hipnosis» en una sesión, psicoterapia en la siguiente, y tal vez análisis en otra. De hecho, durante la primera sesión de la terapia, la Sra. S. había consultado simultáneamente a un hipnoterapeuta, según mencionó de pasada en una sesión durante las semanas siguientes, para eliminar el dolor de cuello y la tensión. Aunque no perseveró en la hipnosis, estuvo visitando a un quiropráctico durante la mayor parte de la terapia, como mencionó también de pasada en una sesión unos meses más tarde. Expresó en todo momento su intención de mantener «un buen comportamiento» y «seguir las reglas». Su tremendo sentido del derecho, en todo caso, era evidente: tenía la expectativa de conseguir «precios reducidos» en todo, desde los cortes de pelo y las reparaciones de vehículos a las visitas al médico. Su cuota inicial fue una oferta especial muy reducida, que ella pagó tarde y de mala gana.

A pesar de que tenía terapia solo dos veces por semana, la Sra. S. desarrolló intensos sentimientos por su terapeuta. Mayormente experimentaba ira cuando veía evidencias de la visita de otros pacientes, como huellas en el suelo de la sala de espera después de una tormenta de nieve o una percha mal colocada. Expresó el deseo de dejar algunas de sus cosas en el baño de la terapeuta, como pasadores de pelo y laca para el cabello. Oscilaba entre sentimientos contradictorios, y tan pronto quería mudarse e instalarse allí, como mostraba una gran indiferencia, como si la terapeuta no existiera. Por ejemplo, una vez, antes de tomar un vuelo de avión, se preguntó quién avisaría a su terapeuta si llegara a ocurrirle algo. Nunca le había dado el nombre de la terapeuta a nadie, ni tampoco tenía el de ella anotado en su agenda. La profesional interpretó que la Sra. S. tenía el deseo simultáneo complejo de devaluarla y de no compartirla con nadie más. Las asociaciones mentales en un sueño con una imagen de un collar de perlas barrocas reveló a la Sra. S. que el collar de perlas (irregular e imperfecto, asimétrico) representaba la visión personal de cómo se veía a sí misma, desequilibrada.

En los años siguientes, la Sra. S. fue capaz de comprometerse a asistir regularmente a la terapia, aunque el desarrollo fue un tanto tumultuoso, con muchas amenazas de abandonar y mucha retención de información. En un momento dado, no dudó en provocar a la terapeuta mediante la consulta con otro terapeuta con el fin de «chismorrear» sobre la profesional, como acostumbraba a hacer con sus hermanos. Su terapeuta mantuvo la postura de no sentirse provocada y continuó proporcionando un ambiente seguro para la Sra. S. con la intención de explorar su ambivalencia con la terapeuta y la situación terapéutica. También fue capaz de contener la tendencia de la Sra. S. a la regresión, en particular en momentos de separación, proporcionándole un número de teléfono de contacto.

En realidad había entrado en terapia con el deseo inconsciente de convertirse en una cantante famosa para ganarse la aprobación y alabanza de su madre. Su narcisismo y sentido de derecho le hacían difícil abandonar esa fantasía a pesar de las evidencias reiteradas de que no tenía suficiente talento. Finalmente fue capaz de llegar a un término medio: la Sra. S. comenzó a trabajar con diligencia como asistente de investigación de su madre, que estaba escribiendo un libro, y con el tiempo se centró y organizó mejor, e incluso pensaba que podría escribir un libro sobre la iglesia. (Por cortesía de T. Byram Karasu, MD, y S. R. Karasu, MD.)

Psicoterapia de apoyo.

La psicoterapia de apoyo pretende la creación de una relación terapéutica a modo de muro de contención o puente tendido al paciente. Está enraizada en prácticamente cualquier psicoterapia que reconoce el efecto paliativo del apoyo emocional y de una atmósfera de atención estable en el cuidado de los pacientes. Como una actitud inespecífica hacia la enfermedad mental, precede a la psiquiatría científica, con fundamentos en el tratamiento moral del siglo XVIII, cuando se trató por primera vez a los pacientes con conocimiento y respeto en un entorno interpersonal y humano libre de las sujeciones mecánicas.

La psicoterapia de apoyo ha sido la forma principal empleada en la práctica de la medicina general y en la rehabilitación, a menudo para incrementar otras medidas, como las prescripciones de fármacos para suprimir síntomas, el descanso para aislar al paciente de una estimulación excesiva, o la hospitalización para ofrecer al paciente un ambiente terapéutico estructurado, de protección y control. Puede aplicarse como tratamiento primario o auxiliar. La perspectiva global de la psicoterapia de apoyo (a menudo como parte de un abordaje terapéutico combinado) dirige su mayor énfasis etiológico hacia acontecimientos externos más que a cuestiones intrapsíquicas, en particular en el entorno estresante y en las influencias interpersonales sobre un yo gravemente dañado.

INDICACIONES Y CONTRAINDICACIONES. La psicoterapia de apoyo suele estar indicada para aquellos pacientes para los que el psicoanálisis clásico o la psicoterapia psicoanalítica orientada a la introspección están contraindicados (los que tienen una pobre fortaleza del yo y un riesgo de descompensación alto). Los individuos que pueden recibir psicoterapia se agrupan en las siguientes áreas principales: *1)* individuos en crisis agudas o en un estado temporal de desorganización e incapacidad para afrontar (incluidos los que en otras circunstancias podrían funcionar normalmente), cuyas intolerables circunstancias vitales les han producido una ansiedad extrema o un súbito estado de confusión (p. ej., personas que están atravesando reacciones de duelo, enfermedad, divorcio, pérdida del empleo, o que han sido víctimas de delitos, abusos, desastres naturales o accidentes); *2)* pacientes con afecciones crónicas graves con un funcionamiento del yo frágil o deficiente (p. ej., con psicosis latentes, trastornos de control de los impulsos o perturbaciones graves del carácter); *3)* pacientes cuyos déficits cognitivos y síntomas físicos les hacen ser particularmente vulnerables y, por tanto, no adecuados para una psicoterapia orientada a la introspección (p. ej., algunas personas con enfermedades físicas o psicosomáticas), y *4)* individuos con falta de motivación psicológica, aunque no necesariamente resistentes a un abordaje profundo desde un punto de vista caracterológico (p. ej., pacientes que acuden al tratamiento en respuesta a las exigencias de sus familiares o instituciones, y que están interesados solo en un alivio inmediato, o bien que necesitan asistencia para problemas muy específicos de adaptación social como un posible preludio de un trabajo posterior más profundo).

El Sr. C., de 50 años, casado y con dos hijos, propietario de una pequeña empresa de construcción, fue remitido por su internista después de recuperarse de un proceso de cirugía coronaria, aquejado de frecuentes e infundadas molestias físicas. Había estado tomando tranquilizantes suaves en dosis crecientes, sin cumplir con su régimen diario y evitando el contacto sexual con su esposa, y había abandonado un grupo de psicoterapia para pacientes posquirúrgicos después de una única sesión.

Llegó a su primera cita 20 min tarde, después de haber «olvidado» dos citas previas. Estaba extremadamente ansioso, a menudo se perdía en sus propios pensamientos y se mostraba casi delirante respecto a su mujer e hijos, sugiriendo que preferirían tenerle encerrado. Contó brevemente la historia de su vida, que incluía su origen en una familia de clase media muy estricta y trabajadora, pero cariñosa, y la muerte de su madre cuando él tenía 11 años. Había entrado en el negocio de su padre (al que sucedió en la empresa cuando falleció, 2 años antes), con sus dos hijos como asociados. Tras describirse como una persona con éxito tanto en el trabajo como en su matrimonio, proclamaba que «la única prueba en la que he fallado es en la prueba de esfuerzo».

El Sr. C. explicó su falta de seguimiento de las dietas restrictivas como una falta de voluntad, y su constante contacto con el internista por la presencia de problemas físicos reales que todavía no habían sido diagnosticados; rechazaba la idea de acabar desarrollando una adicción a los tranquilizantes, e insistía en que podía dejarlos cuando quisiera. No tenía fantasías en su vida, no recordaba sueños, dejó bien claro que se sometía al tratamiento únicamente por indicación de su internista, y comenzaba cada sesión remarcando que no tenía nada de qué hablar.

Después de sugerir que solo acudía a las sesiones para pasar la «prueba de la cordura» y que no existía razón alguna para que se le encerrara, el psiquiatra lo animó a que se aliara con él para tratar de descubrir las verdaderas razones de su ansiedad. Las sesiones iniciales se dedicaron a discutir la situación médica del paciente y a ofrecer información sobre el estado actual de su corazón y de la cirugía de revascularización. El terapeuta asoció la situación del paciente con la de una casa vieja en la que se instala un nuevo sistema de tuberías, tratando de aliviar su temor infundado a una muerte inminente. A medida que la ansiedad del Sr. C. disminuía, se mostró menos a la defensiva y más accesible desde el punto de vista psicológico. El terapeuta comenzó a explorar su dificultad para aceptar ayuda, y el Sr. C.

fue capaz de hablar sobre su incapacidad para admitir problemas (es decir, debilidades). El reconocimiento explícito por parte del terapeuta de la fortaleza del paciente a la hora de admitir su debilidad animó a este a revelar más cosas sobre sí mismo (cómo se había alegrado de la muerte de su padre, y su creencia de que su enfermedad quizás era un castigo). El psiquiatra también lo animó a hablar sobre su culpabilidad no realista; y al mismo tiempo lo ayudó a reconocer que sus sospechas sobre sus hijos eran el reflejo de sus propios deseos acerca de su padre, y que su falta de cumplimiento con su régimen terapéutico obedecía a un deseo de morir y expiar así su culpa. Después de que se lo recomendara su psiquiatra, el Sr. C. volvió al trabajo. Accedió a visitar cada mes al psiquiatra y a reducir paulatinamente el consumo de tranquilizantes. Incluso accedió a la posibilidad de visitar al psiquiatra para un «análisis en profundidad» en el futuro, ya que su mujer ahora bromeaba con él quejándose de su seguimiento obsesivo de la dieta, sus invariables regímenes de ejercicio y sus actividades sexuales programadas con regularidad. (Por cortesía de T. Byram Karasu, MD.)

El apoyo constituye una parte tácita de toda modalidad de psicoterapia, por lo que rara vez está contraindicado. La actitud típica considera a los pacientes con un mejor funcionamiento como malos candidatos, no por la posibilidad de que resulten dañados por la psicoterapia, sino porque no se benefician lo suficiente de ella. Con vistas a maximizar el potencial del paciente para un crecimiento y un cambio mayores, la psicoterapia de apoyo tiende a considerarse relativamente restringida y superficial, por lo que no se recomienda como tratamiento de elección si el paciente está capacitado o le resulta más apropiada una psicoterapia más profunda.

OBJETIVOS. El objetivo general de la psicoterapia de apoyo consiste en la atenuación o el alivio de los síntomas a través de una reestructuración conductual o del entorno dentro del marco psíquico existente. La terapia de apoyo ayuda al paciente a adaptarse mejor a los problemas, y a vivir más cómodamente con su psicopatología. Para restablecer un estado de equilibrio relativo en el paciente desorganizado, frágil o descompensado, el principal objetivo consiste en suprimir o controlar los síntomas, y estabilizarlo dentro de una atmósfera benigna y protectora que le dé seguridad y donde pueda enfrentarse a las presiones externas e internas que lo abruman. El fin último consiste en maximizar la capacidad integradora o adaptativa, de manera que el paciente incremente su habilidad de afrontamiento, a la vez que disminuye su vulnerabilidad mediante el refuerzo de sus puntos fuertes y el fortalecimiento de sus defensas.

ABORDAJE PRINCIPAL Y TÉCNICAS. La psicoterapia de apoyo emplea diversos métodos, ya sea de manera aislada o en combinación (incluido un liderazgo cálido, amistoso y sólido), la gratificación parcial de la necesidad de dependencia, el apoyo para el desarrollo en última instancia de una independencia legítima, la ayuda en el desarrollo de actividades placenteras (p. ej., las aficiones), el descanso y la distracción adecuados, la disminución de la presión excesiva (cuando sea posible), la hospitalización (cuando esté indicada), la medicación para aliviar los síntomas, y la guía y el consejo para manejar las cuestiones que surjan. Esta terapia emplea técnicas para ayudar al paciente a sentirse seguro, aceptado, protegido, animado, seguro y sin ansiedad.

LIMITACIONES. Puede verse como una forma de psicoterapia más prosaica y superficial que los abordajes más profundos, en la medida en que se aplica psicoterapia de apoyo en la realidad práctica cotidiana del día a día y en el manejo del entorno externo de cada paciente. Debido a que estos pacientes acuden a sesiones de terapia de forma intermitente y con una menor frecuencia, el compromiso interpersonal puede no llegar a ser tan intenso, tanto por parte del paciente como del terapeuta. La mayor gravedad de la enfermedad (y las posibles psicosis) también hace que pueda ser un tratamiento más errático, demandante y frustrante. La necesidad del terapeuta de tratar con otros miembros de la familia, cuidadores o instituciones (tratamientos auxiliares, hospitalización) puede suponer complicaciones adicionales, debido a que el terapeuta

llega a convertirse en un mediador que negocia con el mundo exterior del paciente y con sus compañeros profesionales. Finalmente, el terapeuta de apoyo debe ser capaz de aceptar las limitaciones personales y de recursos psicológicos del paciente, así como de asumir los esfuerzos a menudo no recompensados hasta que se consiguen pequeños logros.

El Sr. W. era un empresario viudo de 42 años de edad, que fue derivado a consulta por su internista debido a la repentina muerte de su esposa, que había tenido una hemorragia intracraneal unos 2 meses antes. El Sr. W. tenía dos hijos, un niño y una niña, de 10 y 8 años, respectivamente.

Nunca había estado en una consulta de psiquiatra antes, y cuando llegó admitió que no estaba seguro de lo que un psiquiatra podría hacer por él. Solo tenía que superar la muerte de su esposa. No veía cómo hablar de algo podría ayudarlo. Había estado casado durante 15 años. Admitió haber tenido dificultades para dormir, sobre todo por despertar en mitad de la noche con considerable ansiedad sobre el futuro. Uno de sus parientes le había dado un poco de su propio clonazepam para su ansiedad, lo que lo ayudó mucho, pero temía llegar a depender de la medicación. También estaba bebiendo más de lo que creía que debería. Estaba preocupado por criar a sus hijos solo y se sentía un poco abrumado por la responsabilidad. Empezaba a apreciar la maravillosa madre que había sido su esposa y ahora veía lo injustamente crítico que había sido con ella, por pasar tanto tiempo con los niños. Dijo: «De verdad que hay que hacer un gran esfuerzo».

El Sr. W. admitía sentimientos de culpa. Por un lado, en cierto sentido admitió la sensación de que ahora podía empezar de nuevo. Se había sentido un tanto preocupado en el matrimonio justo antes de la muerte de su esposa, y había sido infiel durante un breve período al principio de su matrimonio. También se sentía algo culpable por no haber estado despierto la noche en que su esposa murió de hemorragia, y pensaba que tal vez podría haberla salvado, aunque en realidad no había nada que hubiera podido hacer.

El Sr. W. aceptó acudir durante unas pocas sesiones para hablar de su esposa. En este punto, solo 2 meses después de su muerte, parecía tener una reacción de duelo sin complicaciones. Aunque hablaba con facilidad durante la reunión, era evidente que le preocupaba claramente que «le llegara a gustar mucho estar aquí». El terapeuta decidió no interpretar sus conflictos de dependencia. El Sr. W. parecía tener buenas habilidades de afrontamiento y utilizaba el humor como una defensa altamente funcional. Por ejemplo, en una ceremonia religiosa para honrar a su esposa (que había sido un miembro muy popular de su congregación), miró a la enorme multitud de personas que asistían al servicio en la iglesia y dijo que nunca había visto tantas personas asistiendo a la iglesia antes, y añadió: «Lo siento, reverendo».

Después de cuatro sesiones, el Sr. W. dijo que se sentía mejor y que ya no veía la necesidad de acudir a más sesiones. Dormía mejor y había dejado de beber en exceso. El terapeuta le sugirió continuar asistiendo para hablar más sobre su sentimiento de culpabilidad y de cómo seguir adelante con su vida sin su esposa. También le aseguró, tranquilizador, que no parecía haber nada más que el Sr. W. pudiera haber hecho para salvar a su esposa, y lo animó a empezar a salir y quedar con alguien cuando se sintiera listo, algo que la familia política del Sr. W. era claramente contraria a alentar. Por el momento, sin embargo, el Sr. W. no estaba interesado en cualquier terapia extra. Estaba agradecido al terapeuta y sentía que hablar sobre la muerte de su esposa le había sido de gran ayuda. El terapeuta aceptó sus deseos de interrumpir las sesiones, pero alentó al Sr. W. a mantenerse en contacto para hacerle saber cómo le iba. (Por cortesía de T. Byram Karasu, MD, y S. R. Karasu, MD.)

EXPERIENCIA EMOCIONAL CORRECTIVA. La relación entre el terapeuta y el paciente permite al terapeuta mostrar una conducta diferente a la conducta destructiva o improductiva de un progenitor del paciente. En ocasiones, estas experiencias parecen neutralizar o revertir algunos de los efectos originados por las faltas cometidas por los padres. Si el paciente tenía unos padres extremadamente autoritarios, la actitud amistosa, flexible, acrítica y no autoritaria (aunque firme y estableciendo ciertos límites) del terapeuta proporciona al paciente la oportunidad de adaptarse, dejarse llevar e identificarse con una nueva figura paterna. Franz Alexander describió este proceso como una experiencia emocional correctiva. Tiene elementos tanto del psicoanálisis como de la psicoterapia psicoanalítica.

PSICOTERAPIA PSICODINÁMICA BREVE

La psicoterapia psicodinámica breve ha ido ganando una popularidad creciente, en parte debido a la enorme presión sobre los profesionales sanitarios para la contención del coste del tratamiento. También resulta más fácil evaluar su eficacia, al comparar grupos de personas que se han sometido a terapias a corto plazo para el tratamiento de enfermedades mentales con grupos de control, que medir los resultados de la psicoterapia a largo plazo. Así pues, las terapias a corto plazo han sido objeto de numerosas investigaciones, en especial en la evaluación de resultados, que han demostrado su eficacia. Otros métodos a corto plazo incluyen la psicoterapia interpersonal y la psicoterapia cognitivo-conductual (v. más adelante en este capítulo).

La psicoterapia psicodinámica breve es una forma de tratamiento limitada en el tiempo (10 a 12 sesiones), basada en el psicoanálisis y la teoría psicodinámica. Es útil para ayudar a personas con depresión, ansiedad o trastorno de estrés postraumático, entre otros. Existen diversos métodos y cada uno tiene su propia técnica y sus criterios específicos para la selección de pacientes; no obstante, tienen más similitudes que diferencias.

En 1946, Franz Alexander y Thomas French identificaron las características básicas de la psicoterapia psicodinámica breve. Describieron una experiencia terapéutica diseñada para tranquilizar a los pacientes, manipular la transferencia y utilizar las interpretaciones de prueba de manera flexible. Alexander y French concibieron la psicoterapia como una experiencia emocional correctiva capaz de reparar acontecimientos traumáticos del pasado y convencer a los pacientes de que es posible alcanzar nuevas formas de pensar, sentir y comportarse. Casi al mismo tiempo, Erich Lindemann estableció una consulta en el Massachusetts General Hospital (Massachusetts) para personas que sufrían una crisis. Desarrolló nuevos métodos de tratamiento para manejar estas situaciones y, finalmente, aplicar estas técnicas a personas que, aun no estando en crisis, estuviesen experimentando diversos tipos de malestar emocional. Desde entonces, este terreno ha estado influenciado por muchos autores, como David Malan en Inglaterra, Peter Sifneos en Estados Unidos y Habib Davanloo en Canadá.

Tipos

Psicoterapia focal breve (Tavistock-Malan).   La psicoterapia focal breve fue desarrollada originalmente en la década de 1950 por el equipo de Balint en la Clínica Tavistock de Londres. David Malan, uno de los miembros del equipo, documentó los resultados. Los criterios de selección de Malan para el tratamiento incluían la eliminación de contraindicaciones absolutas, rechazando a pacientes en los que ciertos peligros parecían inevitables, evaluando claramente la psicopatología del paciente y determinando las capacidades del paciente para considerar sus problemas en términos emocionales, afrontar material perturbador, responder a interpretaciones y soportar el estrés del tratamiento. Malan encontró que una elevada motivación se relacionaba invariablemente con el éxito del tratamiento. Las contraindicaciones a la terapia estaban constituidas por intentos graves de suicidio, dependencia de sustancias, abuso crónico de alcohol, síntomas fóbicos incapacitantes crónicos, y sobreactuación muy destructiva o autodestructiva.

REQUISITOS Y TÉCNICAS.   En la práctica de Malan, el terapeuta debe identificar de manera temprana la transferencia y, al mismo tiempo, interpretarla e identificar la transferencia negativa. A continuación debe vincular la transferencia a las relaciones de los pacientes con sus padres. Ambos,

paciente y terapeuta, deben desear llegar a estar profundamente implicados y soportar la tensión generada. El terapeuta debe delimitar el foco de atención y poner una fecha de fin del tratamiento por adelantado, y el paciente debe elaborar el duelo y la ira por la finalización. Un terapeuta experimentado debería establecer unas 20 sesiones como duración media de la psicoterapia; un terapeuta en formación debería establecer unas 30. El propio Malan nunca superó las 40 entrevistas con sus pacientes.

Psicoterapia a corto plazo (Boston University-Mann).   El grupo de James Mann, en la Boston University, desarrolló a principios de la década de 1970 un modelo terapéutico de exactamente 12 entrevistas, centrándose en un problema central específico (o especificado). A diferencia del énfasis de Malan en unos criterios definidos de selección y exclusión, Mann no llega a ser tan explícito sobre la idoneidad de los candidatos a la psicoterapia a corto plazo. Considera que el mayor énfasis de su teoría debía aplicarse en determinar el conflicto central del paciente de una manera razonablemente correcta y explorar las crisis madurativas de los jóvenes con múltiples quejas psicológicas y somáticas. Las excepciones de Mann, de forma similar a sus criterios de rechazo, incluían a personas con un trastorno depresivo mayor que interfería con la aceptación del tratamiento, personas con estados psicóticos agudos y pacientes desesperados que necesitan, pero no toleran, las relaciones objetales.

REQUISITOS Y TÉCNICAS.   Los requisitos técnicos de Mann incluyen una limitación estricta a 12 sesiones, que la transferencia positiva predomine desde el principio, especificación y adherencia estricta a un elemento central sobre el que se enfoca la transferencia, la identificación positiva, establecer la separación como un acontecimiento madurativo para los pacientes, mantener una perspectiva absoluta de la finalización de la psicoterapia para evitar el desarrollo de dependencia, la clarificación de las experiencias presentes y pasadas, así como de las resistencias, terapeutas activos que apoyen y animen a los pacientes, y educación de los pacientes a través de la información directa, la reeducación y la manipulación. Los conflictos que probablemente pueden aparecer incluyen la dependencia frente a la independencia, la actividad en vez de la pasividad, el duelo no resuelto o retrasado, y la autoestima adecuada frente a la inadecuada.

Psicoterapia dinámica a corto plazo (McGill University-Davanloo).   La psicoterapia dinámica a corto plazo llevada a cabo por Davanloo en la McGill University comprende casi todas las variedades de psicoterapia breve y de intervención en crisis. En las series de Davanloo, los pacientes tratados se clasifican en aquellos cuyos conflictos son predominantemente edípicos, aquellos en los que no son edípicos y aquellos con conflictos que presentan más de un foco. Davanloo también ideó una técnica para pacientes con problemas neuróticos graves y de larga evolución, específicamente aquellos con trastornos obsesivo-compulsivos incapacitantes y con fobias.

Los criterios de selección de Davanloo se centran en evaluar las funciones del yo, de importancia fundamental para el trabajo psicoterapéutico: el establecimiento de un foco psicoterapéutico; la formulación psicodinámica de los problemas psicológicos del paciente; la capacidad de interactuar emocionalmente con los evaluadores; los antecedentes de relaciones de contraprestación con una persona significativa de la vida de los pacientes; la capacidad del paciente para experimentar y tolerar la ansiedad, la culpabilidad y la depresión; las motivaciones del paciente para cambiar; la mentalidad psicológica, y la capacidad para responder a la interpretación y para conectar a los evaluadores con personas del presente y del pasado. Tanto Malan como Davanloo enfatizaron que las respuestas a la interpretación de los pacientes constituían un importante criterio de selección, así como un elemento con valor pronóstico.

REQUISITOS Y TÉCNICAS.   Los elementos principales del abordaje psicoterapéutico de Davanloo consisten en la flexibilidad (los terapeutas deben adaptar la técnica a las necesidades del paciente), el control, las tendencias regresivas del paciente, la intervención activa para evitar que desarrolle una dependencia excesiva hacia el terapeuta, y la introspección intelectual, así como las experiencias emocionales durante la transferencia, que se vuelven correctoras como resultado de la interpretación.

Ana, una mujer divorciada de 60 años de edad, buscó ayuda psiquiátrica después de un episodio depresivo grave que duró varios meses. Este episodio, que fue uno de los muchos en su vida, fue especialmente grave en términos de pérdida de energía, interés y motivación, así como en la intensidad de su tristeza y su deseo de morir. Solo sus profundas convicciones religiosas la protegían de actuar en este sentido. Ana había perdido mucho peso, tenía problemas para dormir, experimentaba muchas pesadillas y tenía dificultades para concentrarse. Estaba llena de sentimientos generalizados de odio hacia su madre, que era muy mayor, estaba enferma y era dependiente de Ana, que era incapaz de perdonarla por haberla abandonado en un orfanato cuando solo tenía 5 o 6 años de edad.

Después de una extensa evaluación, la formulación dinámica del problema de Ana fue:

1. *Problemas vitales:* episodios depresivos recurrentes plagados de sentimientos de culpa y autorreproche; problemas con los hombres, que implican la elección de compañeros que suelen ser fríos, distantes o de alguna manera inalcanzables; distancia emocional involuntaria y dolorosa de sus hijos, amigos y otras relaciones cercanas, y trabajo poco gratificante e improductivo, a pesar de su considerable capacidad intelectual.
2. *Dinámica:* ambivalencia de la relación con su madre, a quien culpa de la mayoría de las tragedias de su vida; culpa y necesidad de castigo en relación con su odio implacable hacia su madre, y reacción de duelo patológico por la pérdida de una relación con su madre, idealizada y más óptima, que recuerda de antes de su ingreso en el orfanato. A partir de ese enfoque fluye un convencimiento melancólico del fracaso inevitable de las relaciones humanas.
3. *Focos patogénicos:* el dolor y la incapacidad para llorar la pérdida de su madre después de que la abandonara en el orfanato, con la rabia y la culpa acompañantes; duelo patológico por la pérdida de su padre, que, a causa de un alcoholismo grave, abandonó en primer lugar la familia, motivo que llevó a su madre a dejar a sus hijos en un orfanato para poder trabajar y, finalmente, recuperar su cuidado. Inconscientemente, culpaba a su madre de la catástrofe de la familia, y por tanto, «protegía» una visión idealizada de su padre, a quien se había sentido muy unida.

Para Ana, la fase inicial del tratamiento se centró en la clarificación y la experiencia de sus impulsos destructivos hacia su madre; los cuales, a medida que se trabajaron, hicieron posible la aparición de un mínimo de empatía hacia la situación dolorosa de su madre en el momento de la vida en la que dejó a Ana y a sus hermanas en el orfanato. A continuación, la terapia se centró en el padre de Ana. Los sentimientos profundos de idealización, decepción, ira y dolor se vivieron cada vez con mayor claridad e intensidad, con frecuencia a través de los sentimientos desplazados en la transferencia y después de superar una resistencia considerable. La última fase del tratamiento permitió el desarrollo de sentimientos realistas de empatía y aprecio hacia su madre, ahora sin ira o distanciamiento emocional, y el despertar de Ana hacia sus sentimientos de alegría y esperanza, así como de ambición profesional. (Por cortesía de M. Trujillo, MD.)

Psicoterapia a corto plazo generadora de ansiedad (Harvard University-Sifneos).

Sifneos desarrolló la psicoterapia a corto plazo generadora de ansiedad en el Massachusetts General Hospital en Boston durante la década de 1950. Utilizó los siguientes criterios de selección: una queja principal bien circunscrita (que implica la capacidad del paciente para seleccionar uno entre varios problemas, dándole la máxima prioridad, así como su deseo de resolverlo durante el trata-

miento), una relación significativa o de compromiso durante la primera infancia, la capacidad de interactuar de manera flexible con un elemento evaluador y de expresar los sentimientos de manera adecuada, una sofisticación psicológica por encima de la media (que implica no solo una inteligencia superior a la media, sino también la capacidad de responder a las interpretaciones), una formulación psicodinámica específica (generalmente un conjunto de conflictos psicológicos que subyacen a las dificultades de un paciente y que se centran en un foco edípico), un contrato entre el terapeuta y el paciente para trabajar sobre ese foco especificado, así como la formulación de las expectativas mínimas con respecto al resultado, y una motivación buena o excelente para el cambio, no solo para el alivio de los síntomas.

Chris, un hombre soltero de 31 años de edad, buscó ayuda tras un episodio depresivo moderado precipitado por la pérdida de su relación con su novia, Joanna. Ella había roto la relación después de 1 año, cansada de la ética errática de trabajo de Chris y de su inestabilidad emocional, y desalentada por su miedo al compromiso en su relación. Este ciclo de deseo, aumento del miedo al compromiso y pérdida de relación, se había convertido en un patrón en la vida interpersonal de Chris. Su vida laboral había estado plagada de problemas similares. Había perdido trabajos con frecuencia debido a conflictos graves y a las amenazas y enfrentamientos con sus superiores. A medida que aumentaban los conflictos en el trabajo y el hogar, Chris desarrollaba típicamente una creciente ansiedad, con ataques de pánico episódicos. Después de la pérdida de cada relación, Chris, por lo general, se enfrentaba a sentimientos depresivos moderados, a veces acompañados por ideación suicida.

Después de una evaluación, se representó el holograma dinámico de Chris como sigue:

1. *Problemas vitales:* episodios recurrentes de ansiedad y depresión; problemas en el trabajo; relaciones interpersonales inestables; conflictos con las figuras de autoridad; antagonismo hacia y distancia emocional de su padre, su hermano y amigos varones, y temores de intimidad heterosexual y de compromiso.
2. *Fuerzas dinámicas:* hostilidad continua y envidia hacia los varones, las figuras de autoridad y las personas de éxito, y búsqueda compulsiva y posesiva de objetos femeninos de amor, con incapacidad grave para considerar, cumplir o tolerar sus necesidades de independencia.
3. *Focos patogénicos genéticos:* pérdida inconsciente de objetos maternos, precipitada por el nacimiento de un hermano cuando Chris tenía 2 años de edad; dolor no controlado por esa pérdida con un impulso compulsivo de experimentar la posesión infantil de objetos de amor, y hostilidad compulsiva hacia otros percibidos como rivales.

La indagación activa del terapeuta produjo una confirmación adicional de la persistencia de los sentimientos sexuales reprimidos hacia su madre y la presencia de sentimientos hostiles hacia todos los rivales por el afecto de su madre. Un recuerdo impregnado de sentimientos muy viscerales emergió en esta fase como resultado de la investigación activa del terapeuta. En estos recuerdos, Chris se veía en brazos de su madre en una habitación oscura. Recordaba vívidamente el intenso placer del contacto con la piel cálida de su madre, la textura de la ropa y el olor de su perfume. Mientras narraba este recuerdo al terapeuta, estaba tan absorto en la experiencia que se ruborizó intensamente. También describía la terminación de ese doloroso momento de placer por la súbita y amenazadora apertura de la puerta por el padre, y la inundación de luz que perturbó su placentero ensimismamiento. Esta secuencia dio lugar a una experiencia de dolor por la pérdida del intenso y exclusivo vínculo con su madre después del nacimiento de su hermano y de una reexperimentación de los sentimientos de ira, impotencia y soledad. Estos sentimientos eran demasiado familiares en su vida presente cuando su relación romántica pudiera estar amenazada o perdida. El vínculo afectivo entre esta experiencia de la infancia y sus problemas de intimidad en el presente se hizo muy evidente para Chris, y la aceptación de este vínculo mejoró su capacidad de trabajar a través de este componente esencial de su trastorno. Un conflicto paralelo apareció en la transferencia cuando el paciente empezó a molestarse de la «intrusión» del terapeuta que indagaba en la privacidad celosamente custodiada de esta fantasía primaria de la posesión materna. (Por cortesía de M. Trujillo, MD.)

REQUISITOS Y TÉCNICAS. El tratamiento incluye cuatro fases principales: encuentro entre el terapeuta y el paciente, psicoterapia temprana, culminación del tratamiento y, finalmente, evidencia del cambio y finalización de la psicoterapia. Los terapeutas utilizan las siguientes técnicas durante las cuatro fases.

Encuentro paciente-terapeuta. El terapeuta establece una alianza de trabajo utilizando la rápida sintonía del paciente con él y los sentimientos positivos hacia el terapeuta que aparecen en esta fase. El empleo juicioso de preguntas abiertas y de elección forzada permite al terapeuta delimitar y concentrarse en un foco terapéutico. El terapeuta especifica las expectativas mínimas del resultado que debe conseguir alcanzar la psicoterapia.

Psicoterapia temprana. En la transferencia, los sentimientos hacia el terapeuta deben ser clarificados tan pronto como aparecen; esta técnica conduce al establecimiento de una auténtica alianza terapéutica.

Culminación del tratamiento. La culminación del tratamiento enfatiza la concentración activa sobre los conflictos edípicos que han sido elegidos como foco terapéutico; la utilización repetida de preguntas que generan ansiedad y confrontación; la evitación de aspectos caracterológicos pregenitales, que el paciente utiliza de manera defensiva para evitar entrar en las técnicas de provocación de ansiedad del terapeuta; la evitación a cualquier coste de la neurosis de transferencia; la demostración repetitiva de la tendencia neurótica del paciente o de sus patrones de conducta inadaptados; la concentración en el material cargado de ansiedad, incluso antes de que se hayan clarificado los mecanismos de defensa; las repetidas demostraciones de los nexos de transferencia paterna mediante el uso de interpretaciones adecuadamente adaptadas en el tiempo y basadas en el material aportado por el paciente; el establecimiento de una experiencia emocional correctiva; ánimo y apoyo al paciente, que se mostrará ansioso mientras se esfuerza por comprender sus conflictos; nuevos patrones de aprendizaje y de resolución de problemas, y exposiciones repetidas y recapitulaciones de la psicodinámica del paciente hasta que llegan a comprenderse los mecanismos de defensa empleados a la hora de tratar los conflictos edípicos.

Evidencia del cambio y finalización de la psicoterapia. La fase final de la psicoterapia se centra en la demostración tangible del cambio en la conducta del paciente más allá de la psicoterapia, que es la evidencia de que se están empleando los nuevos patrones adaptativos de comportamiento, y el inicio de conversaciones sobre la finalización del tratamiento.

Visión global y resultados

Las técnicas compartidas por todas las modalidades de psicoterapia breve descritas superan con claridad a sus diferencias. Todas ellas comparten la alianza terapéutica o la interacción dinámica entre el terapeuta y el paciente, el uso de la transferencia, la interpretación activa de un foco terapéutico como elemento central, los nexos repetitivos entre el elemento parental y la transferencia, y la finalización temprana de la psicoterapia.

Los resultados de estos tratamientos breves se han investigado de manera amplia. Contrariamente a las ideas prevalentes de que los factores terapéuticos en la psicoterapia no son específicos, los estudios controlados y otros métodos de evaluación (p. ej., las entrevistas con evaluadores no sesgados y autoevaluaciones de los pacientes) apuntan

a la importancia de las técnicas específicas empleadas. La capacidad de recuperación genuina de algunos pacientes es muy superior a lo que se pensaba. Cierto tipo de pacientes que reciben psicoterapia breve pueden beneficiarse en gran medida de un trabajo práctico sobre su conflicto nuclear durante la transferencia. Estos pacientes pueden reconocerse con antelación a través de un proceso de interacción dinámica, ya que son sensibles, están motivados y son capaces de enfrentarse a sentimientos que les generan inquietud, a la vez que puede establecerse un foco circunscrito sobre estos. Cuanto más radical sea la técnica en términos de transferencia, profundidad de la interpretación y conexión con la infancia, más lo serán los resultados terapéuticos. Para algunos pacientes perturbados, la selección cuidadosa de un foco parcial puede resultar beneficiosa desde el punto de vista terapéutico.

PSICOTERAPIA DE GRUPO, PSICOTERAPIA INDIVIDUAL Y DE GRUPO COMBINADAS, Y PSICODRAMA

La psicoterapia de grupo es una modalidad que emplea a un profesional líder capacitado que selecciona, compone, organiza y conduce un grupo de miembros para trabajar juntos hacia la máxima consecución de los objetivos de cada individuo en el grupo y para el propio grupo. Ciertas propiedades presentes en los grupos, como el apoyo mutuo, se pueden aprovechar como suministro de alivio del sufrimiento y de apoyo psicológico a los compañeros contra el aislamiento que experimentan muchos de los que buscan ayuda psiquiátrica. Del mismo modo, los grupos pequeños de composición homogénea son el lugar ideal para la difusión de información precisa acerca de una condición compartida por los miembros del grupo. La enfermedad médica, el abuso de sustancias y afecciones psiquiátricas crónicas y graves persistentes, incluida la esquizofrenia y los trastornos afectivos mayores, son ejemplos claros.

Es una modalidad de tratamiento psiquiátrico ampliamente aceptada y utiliza las fuerzas terapéuticas en el seno de un grupo, las interacciones constructivas entre sus miembros y las intervenciones de un líder experimentado para cambiar la conducta desadaptativa, los pensamientos y los sentimientos de individuos emocionalmente angustiados. La psicoterapia de grupo es aplicable tanto en el paciente ambulatorio como en el hospitalizado, tanto en instituciones como en unidades de hospitalización parcial, en casas tuteladas, en asociaciones comunitarias y en la práctica privada. También se utiliza ampliamente por otros profesionales de la salud como forma de tratamiento adyuvante de los trastornos físicos. Los principios de la psicoterapia de grupo se han aplicado con éxito en los campos de los negocios y la educación en forma de entrenamiento, sensibilidad y *role-playing*.

La psicoterapia de grupo es un tratamiento en el que personas cuidadosamente seleccionadas y emocionalmente enfermas coinciden en un grupo guiado por un terapeuta experimentado y se ayudan unas a otras para alcanzar un cambio en su personalidad. Mediante el uso de diversas maniobras técnicas y de constructos teóricos, el líder dirige las interacciones de los miembros del grupo para alcanzar estos cambios.

Clasificación

Hoy día, la psicoterapia de grupo tiene múltiples abordajes. Muchas formas de psicoterapia individual tienen sus equivalentes grupales. Una muestra representativa de las principales orientaciones teóricas en relación con la terapia de grupo puede incluirse en las escuelas de pensamiento psicodinámicas, interpersonales y cognitivo-conductuales. En la tabla 23-4 se ilustran algunas de las similitudes y diferencias entre los formatos de grupos representativos.

Selección de los pacientes

Para determinar la idoneidad de un paciente para la psicoterapia de grupo, el terapeuta necesita reunir gran cantidad de información, que se

Tabla 23-4
Comparación de los diferentes tipos de psicoterapia de grupo

	Apoyo	Psicodinámico	Autoayuda	Cognitivo/Conductual
	Terapia de grupo	Terapia de grupo	Grupos	Terapia de grupo
Frecuencia	1-5 veces/semana	1-2 veces/semana	7 días/semana	1-3 veces/semana
Selección individual	Generalmente	Siempre	Ninguno	Siempre
Tamaño del grupo	8-15 miembros	5-9 miembros	Sin límite de tamaño	5-10 miembros
Metas	Mejor adaptación para la vida diaria	Reconstrucción de la dinámica de la personalidad	Apoyo social	Alivio de síntomas específicos
Indicaciones	Situaciones de crisis; muy emocional	Neurosis; trastornos de la personalidad leves	Experiencias de vida compartidas	Fobias; trastornos de ansiedad
Composición del grupo	Homogéneo de acuerdo al nivel de psicopatología	Equilibrio de similitudes y diferencias	Homogéneo	Homogéneo por los síntomas similares
Enfoque del grupo	«Aquí y ahora»; factores familiares, vocacionales, ambientales	Pasado y presente; dinámica dentro y fuera del grupo	Educación; «compartir» las emociones	Entrenamiento en métodos para el control de los síntomas
Uso de la confrontación	No	Sí	No	Rara vez
Actividad del terapeuta	Estructura y lidera activamente el grupo	Activo en torno a la interpretación	No es un líder formal del grupo	Muy activo en la enseñanza de habilidades al paciente
Contactos fuera del grupo	Alentado	Prohibido o desalentado	Alentado; patrocinio formal de los compañeros	Desalentado
Transferencia	No analizado	Utilizado extensamente	No analizado	No relevante para el trabajo en grupo
Factores terapéuticos	Cohesión; universalidad; prueba de la realidad; infundir esperanza; impartir información	Cohesión; catarsis; repetición familiar; aprendizaje interpersonal	Cohesión; universalidad; educación; apoyo de los compañeros	Cohesión; universalidad; educación; refuerzo

obtiene a través de una entrevista de selección. El psiquiatra debe obtener una historia clínica psiquiátrica y llevar a cabo una exploración del estado mental del paciente para obtener información dinámica, conductual y diagnóstica.

> Robert inició psicoterapia buscando comprender por qué no era capaz de mantener relaciones íntimas o duraderas. Era un hombre de negocios atractivo y con éxito, que había sufrido una transición dolorosa y valiente para superar a unos padres centrados en sí mismos y disfuncionales cuando era muy joven. Aunque causaba una buena impresión inicial en sus trabajos, acababa sintiéndose confundido y molesto cuando sus superiores gradualmente iban perdiendo interés por él, y sus colegas acababan evitándolo. En la psicoterapia individual resultaba encantador y entretenido, pero se mostraba fácilmente dolido por lo que percibía como ofensas narcisistas que lo llevaban a enfadarse y a volverse hostil. Se le sugirió realizar psicoterapia de grupo, por cuanto sus sentimientos de transferencia se mantenían intensos y parecía que la psicoterapia había entrado en un punto muerto. Inicialmente, Robert encandiló al grupo y se afanó por convertirse en el centro de atención. Visiblemente molesto cuando sentía que el líder del grupo prestaba más atención a otros miembros, era especialmente crítico y hostil hacia las personas de más edad del grupo y apenas mostraba empatía por los demás. Después de repetidas y forzadas confrontaciones con el grupo por su conducta antagónica, fue dándose cuenta de que estaba repitiendo los patrones infantiles que en el seno de su familia lo llevaban a buscar desesperadamente la atención de unos padres poco cariñosos y que, posteriormente, lo llevaban a entrar en violentas crisis de ira cuando sus padres dejaban de mostrar interés por él. (Por cortesía de Normund Wong, MD.)

Diagnóstico. El diagnóstico de los trastornos de los pacientes es esencial para determinar el mejor abordaje terapéutico y evaluar las motivaciones del paciente por el tratamiento, su capacidad de cambio,

y fortalezas y debilidades de su estructura de la personalidad. Existen pocas contraindicaciones a la psicoterapia de grupo. Los pacientes antisociales suelen funcionar pobremente en el seno de un grupo heterogéneo, dado que no pueden adherirse a los estándares del grupo; en cambio, si el grupo está compuesto por otros pacientes antisociales, pueden responder mejor a este tipo de compañeros que a los que perciben como una figura autoritaria. Los pacientes deprimidos se benefician de la psicoterapia de grupo cuando han establecido una relación de confianza con el terapeuta. Los pacientes con ideación suicida activa o con depresión grave no deberían ser tratados solo en el contexto de un grupo. Los pacientes maníacos resultan problemáticos, pero una vez están bajo control farmacológico, funcionan bien en el seno del grupo. Los pacientes delirantes que pueden incorporar al grupo en su ideación delirante deben ser excluidos, al igual que los que llegan a amenazar físicamente a otros miembros del grupo debido a sus accesos de agresividad incontrolables.

Preparación

Los pacientes preparados por un terapeuta para una experiencia de grupo tienden a continuar en el tratamiento durante más tiempo y refieren una menor ansiedad inicial que los que no reciben preparación. La preparación consiste en disponer de un terapeuta que explique el procedimiento de una manera lo más detallada posible y que responda a las preguntas del paciente antes de la primera sesión.

Tamaño. La psicoterapia de grupo puede tener éxito con solo tres miembros o incluso llegar hasta los 15, pero la mayoría de los terapeutas considera que el tamaño ideal es de 8 a 10 pacientes. La interacción puede ser insuficiente con menos miembros, salvo que se trate de personas especialmente verbalizadoras; en cambio, con más de 10 miembros puede ser demasiado amplia para que el terapeuta o los participantes la sigan.

Frecuencia y duración de las sesiones.   La mayoría de los psicoterapeutas grupales conducen las sesiones de grupo una vez a la semana. Mantener la continuidad en las sesiones es muy importante. Cuando existen sesiones alternas, el grupo se reúne dos veces por semana, una con el terapeuta y otra sin él. Las sesiones grupales suelen durar entre 1 y 2 h, pero el límite de tiempo debería mantenerse constante.

Los grupos maratonianos se hicieron muy populares en la década de 1970, pero hoy día son menos habituales. En la psicoterapia de tiempo extendido (psicoterapia de grupo maratoniana), el grupo se reúne de manera continuada durante 12 a 72 h. La proximidad interactiva forzada y la privación de sueño rompen algunas defensas del yo, liberan los procesos afectivos y, en teoría, promueven la comunicación abierta. No obstante, las sesiones de tiempo extendido pueden resultar peligrosas para pacientes con una débil estructura del yo, como las personas con esquizofrenia o con trastorno de la personalidad límite.

Tabla 23-5
Veinte factores terapéuticos en la psicoterapia de grupo

Factor	Definición
Abreacción	Un proceso a través del cual el material reprimido, especialmente las experiencias dolorosas o los conflictos, se hace aflorar al nivel consciente. Durante el proceso, la persona no solo rememora, sino que también revive el contenido de ese material, acompañándose de la apropiada respuesta emocional; la experiencia suele generar una mayor introspección
Aceptación	El sentimiento de verse aceptado por los otros miembros del grupo; se toleran las diferencias de opinión y no hay censura
Aireación	La expresión de sentimientos, ideas o acontecimientos reprimidos hacia los otros miembros del grupo; compartir secretos íntimos personales que alivian el sentimiento de pecado o de culpa (también denominado autorrevelación)
Altruismo	El acto mediante el cual un miembro ayuda a otro; colocar las necesidades de otros por delante de las propias y reconocer el valor de ofrecerse a los demás. El término fue acuñado por Auguste Comte (1798-1875), y Sigmund Freud pensaba que se trataba de un factor principal a la hora de establecer la cohesión del grupo y el sentimiento de comunidad
Aprendizaje	Los pacientes adquieren conocimientos sobre nuevas áreas, como habilidades sociales o conductas sexuales; reciben consejo, obtienen una guía e intentan influir, a la vez que resultan influidos por otros miembros del grupo
Catarsis	La expresión de las ideas, pensamientos y el material suprimido que se acompaña de una respuesta emocional que produce un estado de alivio en el paciente
Cohesión	El sentimiento de que el grupo trabaja de manera conjunta hacia un objetivo común; también hace referencia al sentimiento de «nosotros»; se cree que es el elemento más importante en relación con los efectos terapéuticos positivos
Contagio	El proceso mediante el cual la expresión de emociones por otros miembros del grupo estimula la conciencia de una emoción similar en otro miembro
Empatía	La capacidad de un miembro del grupo para situarse en el mismo marco psicológico de referencia de otro y comprender así su manera de pensar, sentir o comportarse
Experiencia familiar correctora	El grupo recrea la familia de origen de algunos miembros, que pueden así trabajar sobre sus conflictos originales de manera correctora psicológica a través de la interacción con el grupo (p. ej., la rivalidad entre hermanos, la ira hacia los padres, etc.)
Identificación	Un mecanismo de defensa inconsciente en el que la persona incorpora las características y las cualidades de otra persona u objeto dentro de su propio sistema del yo
Imitación	La emulación o el modelado consciente de la propia conducta a partir de la de otro (también llamada modelado de rol); también conocido como psicoterapia del espectador, en la que un paciente aprende de otro
Inspiración	El proceso de impartir un sentimiento de optimismo a los miembros del grupo; la habilidad de reconocer que uno tiene la capacidad de superar sus problemas; también conocido como infusión de esperanza
Interacción	El intercambio libre y abierto de ideas y sentimientos entre los miembros del grupo; la interacción afectiva está cargada emocionalmente
Interpretación	El proceso durante el cual el líder del grupo formula el sentido o el significado de la resistencia, las defensas y los símbolos de un paciente; el resultado es que el paciente desarrolla un marco de referencia cognitivo con el que puede comprender su conducta
Introspección	El conocimiento y el entendimiento conscientes de la propia psicodinámica y los síntomas de la conducta inadaptada. La mayoría de los terapeutas distinguen dos tipos: *1)* introspección intelectual, que es el conocimiento y la conciencia sin ningún cambio en la conducta inadaptada, y *2)* introspección emocional, que es la conciencia y la comprensión que llevan a realizar cambios positivos en la personalidad y en la conducta
Principio de realidad	Capacidad de la persona para evaluar de manera objetiva el mundo fuera de sí mismo; incluye la capacidad de percibirse a sí mismo y a los otros miembros del grupo de manera precisa
Transferencia	Proyección de los sentimientos, pensamientos y deseos sobre el terapeuta, que llega a representar un objeto del pasado del paciente. Estas reacciones, aun siendo quizás apropiadas por las condiciones predominantes en la vida temprana del paciente, resultan inapropiadas y anacrónicas cuando se aplican al terapeuta en el presente. Los pacientes en la terapia de grupo también pueden dirigir estos sentimientos hacia otro paciente, un proceso denominado transferencias múltiples
Universalización	La toma de conciencia del paciente de que no es el único que tiene problemas; otros comparten las mismas quejas o dificultades durante el aprendizaje; el paciente no es único
Validación consensuada	Confirmación de la realidad al comparar las propias conceptualizaciones con las de los otros miembros del grupo; de esta manera se corrigen las distorsiones interpersonales. El término fue introducido por Harry Stack Sullivan; Trigant Burrow había empleado la frase «observación consensual» para referirse al mismo fenómeno

Grupos homogéneos frente a grupos heterogéneos.   La mayoría de los terapeutas opinan que los grupos deben ser lo más heterogéneos posible, con el fin de garantizar la máxima interacción. Es necesario incluir a miembros con diferentes categorías diagnósticas y patrones conductuales variados, de todas las razas, estratos sociales y entornos educativos, así como de ambos sexos y de diferentes edades. Pacientes con edades entre los 20 y los 65 años pueden incluirse de manera efectiva en el mismo grupo. La diferencia de edad ayuda a desarrollar modelos padre-hijo y hermano-hermana, y los pacientes tienen así la oportunidad de aliviar y rectificar las dificultades interpersonales que puedan haberles parecido insuperables.

Tanto los niños como los adolescentes reciben un tratamiento más eficaz si se emplazan en grupos constituidos fundamentalmente por personas de su mismo grupo de edad. Algunos adolescentes son capaces de asimilar el material que se expone en un grupo de adultos, independientemente del contenido, pero no se les debe privar de una experiencia constructiva con otros compañeros de su edad que, de otra manera, quizá no tendrían.

Grupos abiertos frente a grupos cerrados.   Los grupos cerrados tienen un número y una composición de pacientes preestablecidos. Si un miembro abandona el grupo, no se acepta a nuevos miembros. En los grupos abiertos la pertenencia es más fluida, y se van incorporando nuevos miembros a medida que los más antiguos abandonan el grupo.

Mecanismos

Formación del grupo.   Cada paciente accede al grupo de una manera diferente; en este sentido, los grupos se asemejan a un microcosmos. Los pacientes utilizan habilidades adaptativas típicas, mecanismos de defensa y maneras de relacionarse, y cuando todas estas tácticas son, en última instancia, reflejadas de vuelta al paciente por el grupo, comienzan a analizar de manera introspectiva el funcionamiento de su personalidad. Un proceso inherente a la formación del grupo requiere que los pacientes suspendan sus formas de afrontamiento previas. Al entrar en el grupo, permiten que las funciones ejecutivas de su yo (verificación de la realidad, adaptación y control del entorno, y percepción) sean asumidas, en cierta medida, por la evaluación colectiva ofrecida por todos los miembros del grupo, incluido el líder.

Factores terapéuticos.   En la tabla 23-5 se describen 20 factores terapéuticos significativos que intervienen en el cambio de los pacientes dentro de la psicoterapia de grupo.

Papel del terapeuta

Aunque existen diferentes opiniones sobre cuán activo o pasivo debe ser un terapeuta de grupo, el consenso sostiene que el papel del terapeuta es fundamentalmente facilitador. Lo ideal es que los propios miembros del grupo sean la fuente principal de curación y de cambio. El clima favorecido por la personalidad del terapeuta es un potente elemento de cambio. El terapeuta es algo más que un experto que aplica una serie de técnicas; también ejerce una influencia personal que ayuda a obtener variables como la empatía, el afecto y el respeto.

Psicoterapia de grupo para pacientes hospitalizados

La psicoterapia de grupo constituye una parte importante de la experiencia terapéutica de los pacientes hospitalizados. Pueden organizarse grupos de muchas maneras dentro de la planta hospitalaria. En una reunión comunitaria, toda la unidad de pacientes ingresados se reúne con la plantilla al completo (es decir, psiquiatras, psicólogos y personal de enfermería). En las reuniones de equipo, de 15 a 20 pacientes se reúnen con los miembros de la plantilla; un grupo estándar o pequeño, compuesto por 8 a 10 pacientes, puede reunirse con uno o dos terapeutas, como en la psi-

coterapia de grupo tradicional. A pesar de que los objetivos de cada grupo pueden variar, todos tienen un propósito común: incrementar la conciencia del paciente de sí mismo a través de la interacción con otros miembros del grupo, que le ofrecen información sobre su conducta; ofrecer a los pacientes mejores habilidades sociales e interpersonales; ayudar a los miembros del grupo a adaptarse al contexto hospitalario, y mejorar la comunicación entre los pacientes y el personal. Adicionalmente, existe un tipo de reunión de grupo a la que acuden exclusivamente los miembros de la plantilla hospitalaria, cuya intención es mejorar la comunicación entre ellos y ofrecer apoyo mutuo y respaldo en su trabajo diario con los pacientes. Las reuniones comunitarias y las de equipo son más útiles para ocuparse de los problemas de tratamiento del paciente que para ofrecer una psicoterapia orientada a la introspección, que es el fin último de las reuniones de la psicoterapia de grupos pequeños.

Composición del grupo.   Dos factores clave en los grupos de pacientes ingresados, comunes a todas las terapias a corto plazo, son la heterogeneidad de sus miembros y el rápido recambio de los pacientes. Fuera del hospital, los terapeutas disponen de un gran número de casos entre los que seleccionar a los pacientes para una psicoterapia de grupo. En la planta, el número de pacientes entre los que elegir es limitado, e incluso está más restringido a los que desean participar y que se ajustan a las características del grupo pequeño. En determinadas situaciones, la participación en el grupo puede ser imprescindible (p. ej., en unidades de consumo de alcohol o drogas), aunque la asistencia obligatoria no se exige en las unidades de psiquiatría general. De hecho, la mayoría de las experiencias de grupo son más productivas cuando son los propios pacientes los que deciden entrar en ellas.

Son preferibles más sesiones que menos. Durante la estancia hospitalaria, los grupos se reúnen a diario para posibilitar una continuidad en la interacción y la continuación de temas de una sesión en la siguiente. Los nuevos miembros pueden ponerse al día con rapidez, ya sea con ayuda del terapeuta, mediante una sesión de orientación, o a través de alguno de los miembros del grupo. Un paciente recién admitido a menudo ya conoce muchos detalles acerca del programa de pequeños grupos por otros pacientes antes de acudir a su primera sesión. Cuanto menor es la frecuencia con que se celebran las reuniones del grupo, mayor es la necesidad del terapeuta de estructurarlo y de ser activo en él.

Grupos de pacientes ingresados frente a pacientes ambulatorios.   A pesar de que los factores terapéuticos responsables del cambio en los pequeños grupos de pacientes ingresados son similares a los que se dan en el contexto ambulatorio, existen diferencias cualitativas. Por ejemplo, el recambio relativamente elevado dentro de los grupos de pacientes internos complica el proceso de cohesión. No obstante, el hecho de que todos los pacientes permanezcan ingresados juntos en el hospital refuerza la cohesión, al igual que los esfuerzos del terapeuta para reforzar el proceso. Compartir la información, la universalización y la catarsis son los principales factores terapéuticos sobre los que se trabaja en los grupos de pacientes ingresados. A pesar de que la introspección es más probable que se dé en grupos de pacientes externos, por su naturaleza más a largo plazo, algunos pueden alcanzar un nuevo nivel de comprensión de su estructura psicológica dentro de los límites de una única sesión de grupo. Una cualidad única de los grupos de pacientes ingresados consiste en los contactos de los pacientes fuera del grupo, que son extensos, ya que conviven juntos en la misma planta hospitalaria. Verbalizar sus pensamientos y sentimientos sobre estos contactos durante las sesiones de psicoterapia los anima en el proceso de aprendizaje personal. Además, los conflictos entre pacientes o entre estos y los miembros del equipo terapéutico pueden anticiparse y resolverse.

Doce pacientes psiquiátricos, ingresados en el pasado, que acudían al hospital de día mensualmente para recibir medicación, se reúnen durante 1 h antes de su cita individual con el psiquiatra para revisar su situación social y su medicación actual. Todos habían sido tratados por el mismo médico en planta, y se conocieron durante su ingreso. El psiquiatra que se encarga de revisar la medicación también ejerce de líder del grupo. Periódicamente lo ayuda otro miembro de la plantilla que también conoce a los pacientes. Se dispone de café y los pacientes suelen traer bollería de casa. Los pacientes conversan unos con otros durante esta hora, y con frecuencia intercambian ideas útiles y consejos sobre oportunidades laborales. Los que no tienen coche propio aprovechan el viaje de los que sí lo tienen. El grupo es abierto y se acude con regularidad. La mayoría de los pacientes son solteros y tienen un largo historial de enfermedad psicótica. Para la mayoría, esta reunión es la única oportunidad para socializar y estar entre compañeros. Al enterarse de que alguno de los miembros ha sido rehospitalizado, con frecuencia muchos de sus compañeros acuden a la planta a visitarlo. (Por cortesía de Normund Wong, MD.)

Grupos de autoayuda

Las experiencias grupales sin guías o de autoayuda, generalmente compuestas de manera homogénea por participantes con un problema común, representan un uso adicional del entorno grupal como vehículo para el cambio. Aunque estos grupos no se consideran estrictamente una forma de psicoterapia, comparten varios parámetros y pueden tener beneficios terapéuticos para los participantes. Quizás los ejemplos más conocidos son los grupos de Doce Pasos de Alcohólicos Anónimos (AA), Al-Anon, Hijos Adultos de Alcohólicos (ACoA) y otros grupos centrados en trastornos por consumo de sustancias. Además, muchos grupos de autoayuda se desarrollan en torno a la salud y la enfermedad, la pérdida o la experiencia de vida compartida. Los grupos de apoyo para el cáncer, los grupos para viudos o viudas, los padres sin pareja y los grupos de apoyo bipolar son solo algunos grupos de autoayuda bien conocidos.

Psicoterapia combinada individual y de grupo

En la psicoterapia combinada individual y de grupo, los pacientes visitan a un terapeuta de manera individual y también participan en sesiones de grupo. El terapeuta del grupo suele ser el mismo que atiende las sesiones individuales. Los grupos pueden variar de tamaño, de 3 a 15 personas, pero el más adecuado es de 8 a 10. Los pacientes deben acudir a todas las sesiones del grupo. La asistencia a las sesiones individuales también es importante, y la falta de asistencia a cualquiera de ellas, ya sea individual o de grupo, debe examinarse como parte del proceso terapéutico.

La psicoterapia combinada es una modalidad de tratamiento particular, no un sistema por el que la psicoterapia individual se potencia mediante una sesión de grupo ocasional, o una psicoterapia de grupo en la que cada uno de los participantes, de vez en cuando, se reúne a solas con el terapeuta. Por el contrario, se trata de un plan continuado en el que la integración significativa de la experiencia de grupo con las sesiones individuales ofrece una retroalimentación que ayuda a configurar una experiencia terapéutica integrada. A pesar de que las relaciones cara a cara entre médico y paciente conducen a una profunda revisión de la posible reacción de transferencia en algunos pacientes, en otros puede no ser la experiencia emocional correctiva necesaria para conseguir un cambio terapéutico. El grupo ofrece a los pacientes una variedad de personas con las que mantener reacciones de transferencia. En el microcosmos del grupo, los pacientes pueden revivir y trabajar influencias relevantes familiares y de otro tipo.

Técnicas.   El formato de la psicoterapia combinada puede incluir diferentes técnicas basadas en distintos marcos teóricos. Algunos clínicos incrementan la frecuencia de las sesiones individuales para animar la aparición de la neurosis de transferencia. En el modelo conductual, las sesiones individuales se programan de manera regular, pero tienden a

ser menos frecuentes que en otros abordajes. Que los pacientes utilicen una silla o un diván durante sus sesiones individuales depende de la orientación del terapeuta. También pueden emplearse técnicas como las reuniones alternantes o las reuniones «después de la sesión» sin que esté presente el terapeuta. Un abordaje terapéutico combinado es la denominada *psicoterapia de grupo interactiva estructurada,* en la que cada una de las reuniones semanales se centra en uno de los miembros del grupo, sobre el que los restantes miembros discuten a fondo.

Resultados.   La mayoría de los terapeutas que trabajan en este campo opinan que la psicoterapia combinada presenta las ventajas tanto del entorno diádico como del entorno de grupo, sin sacrificar las virtudes de ninguno de ellos. Por lo general, la tasa de abandonos de la psicoterapia combinada es más baja que en la psicoterapia de grupo aislada. En muchos casos, la psicoterapia combinada se utiliza para hacer aflorar los problemas y resolverlos de una manera más rápida de lo que sería posible con cualquiera de los dos métodos por separado.

Psicodrama

Es un método de psicoterapia de grupo creado por el psiquiatra vienés Jacob Moreno, en el que se utilizan recursos dramáticos especiales para explorar los rasgos de la personalidad, las relaciones interpersonales, los conflictos y los problemas emocionales. La dramatización terapéutica de los problemas emocionales incluye al protagonista o paciente, la persona que expresa los problemas con la ayuda de «yo» auxiliares, las personas que actúan expresando diversos aspectos del paciente, y el director, psicodramaturgo o terapeuta, que es quien guía a los que actúan en el drama para que el paciente pueda alcanzar la introspección.

Roles

DIRECTOR.   El director es el líder o terapeuta y, como tal, debe ser un participante activo. Tiene una función catalizadora, al animar a los miembros del grupo a ser espontáneos. También debe ser capaz de cumplir con las necesidades de los pacientes sin sobreponer sus propios valores. De todas las psicoterapias, el psicodrama es la que requiere una participación más activa por parte del terapeuta.

PROTAGONISTA.   El protagonista es el paciente en conflicto. El paciente elige la situación en la que reflejar la escena dramática, aunque también puede ser el terapeuta quien elija la escena, si el paciente así lo desea.

YO AUXILIAR.   Un yo auxiliar es otro miembro del grupo que representa algo o alguien en la vida del protagonista. Los yo auxiliares son los responsables del gran rango de efectos terapéuticos que ofrece el psicodrama.

GRUPO.   Los miembros del psicodrama y la audiencia componen el grupo. Unos son participantes y otros son observadores, pero todos se benefician de la experiencia en la medida en que se identifican con los acontecimientos que van teniendo lugar. El concepto de *espontaneidad* en el psicodrama hace referencia a la habilidad de cada miembro del grupo (en especial el protagonista) de experimentar los pensamientos y sentimientos del momento, y comunicar las emociones los más auténticamente posible.

Técnicas.   El psicodrama puede centrarse en cualquier área específica del funcionamiento (un sueño, una familia o una situación en la comunidad), un rol simbólico, una actitud inconsciente o una situación futura imaginada. Síntomas como los delirios o las alucinaciones también pueden ser representados por el grupo. Las técnicas encaminadas a impulsar el proceso terapéutico y a incrementar la productividad y la creatividad incluyen el soliloquio (un recital sobre pensamientos y sentimientos explícitos u ocultos), el rol invertido (el intercambio entre el rol del paciente y el de una persona significativa), el doble (un yo auxiliar que actúa como el paciente), los dobles múltiples (diversos yo actuando como el paciente lo ha hecho en diversas ocasiones) y la técnica del espejo (un yo que imita al paciente y habla por él). Otras técnicas incluyen el uso de hipnosis o de fármacos psicoactivos para modificar la conducta interpretativa de diversas maneras.

Aspectos éticos y legales

Confidencialidad.   Excepto cuando la información se solicita de manera legal, el terapeuta del grupo legalmente y éticamente solo proporciona información a otros sobre los miembros de este tras obtener el correspondiente consentimiento del paciente. El terapeuta está obligado a adoptar las medidas necesarias para ser responsable ante la sociedad, así como ante sus pacientes, cuando estos suponen un peligro para sí mismos o para los demás. Las guías éticas de la American Group Psychotherapy Association establecen que los terapeutas deben obtener un permiso específico para comunicarse con el terapeuta de referencia o con el terapeuta individual cuando un paciente sigue una psicoterapia conjunta.

A pesar de que los miembros del grupo, al igual que el terapeuta, deben proteger la identidad de sus miembros y mantener la confidencialidad, los miembros del grupo no están obligados a ello por ley. Durante la preparación de los pacientes para la psicoterapia de grupo, los terapeutas deben instruir de manera rutinaria a los futuros miembros para que mantengan la confidencialidad del material sobre el que se discute en el grupo. En teoría, en una situación de disputa legal, se puede pedir a un miembro de un grupo que testifique contra otro, aunque esta situación no se ha dado hasta la fecha.

Un terapeuta debe ejercer su juicio clínico y actuar con prudencia a la hora de situar a un paciente en un grupo, si considera que la carga que supone mantener determinadas cuestiones en secreto será demasiado grande para él, o si un posible candidato guarda un secreto de tal magnitud o notoriedad que no resulta aconsejable incluirlo en el grupo.

Violencia y agresividad.   Aunque los casos de violencia y agresividad documentados son raros, existe la posibilidad de que un miembro de un grupo ataque físicamente a otro paciente o a un terapeuta. Este ataque puede ocurrir dentro o fuera del grupo. Esta posibilidad puede reducirse en gran medida con una cuidadosa selección de los miembros del grupo. Los pacientes con una historia acreditada de conducta agresiva, así como los pacientes psicóticos que suponen una posible fuente de violencia, no deberían participar en un grupo. En el ámbito institucional, donde se practica la psicoterapia de grupo con asiduidad, debe disponerse de personal de seguridad suficiente para solventar cualquier situación de peligro físico hacia otros (p. ej., contar con asistentes o con guardias de seguridad que pueden actuar como observadores).

Conducta sexual.   Para los terapeutas, mantener relaciones sexuales con un paciente o con un antiguo paciente no es ético; en muchos estados, esta conducta se considera ilegal. No obstante, el asunto se complica en la psicoterapia de grupo, ya que sus miembros pueden llegar a mantener relaciones sexuales entre ellos. Temas como el embarazo, la violación y enfermedades de transmisión sexual entre los miembros del grupo son cuestiones que se debaten hoy día. Si un daño resulta de una actividad sexual por miembros del grupo, el terapeuta puede acabar siendo el responsable por no haber evitado dicha conducta. El terapeuta debería avisar a los futuros miembros del grupo sobre la responsabilidad de informar de cualquier contacto sexual entre los miembros. El terapeuta no puede anticiparse a cada encuentro sexual que vaya a tener lugar dentro del grupo o evitar las relaciones sexuales antes de que se produzcan, pero está obligado a orientar a los pacientes sobre qué conducta se considera aceptable. En el proceso de selección y preparación de pacientes para el grupo, el terapeuta debe identificar a los pacientes sexuales, vulnerables o explotadores. A los pacientes sociópatas que podrían explotar sexualmente a otros se les debería informar de que esa conducta está explícitamente prohibida dentro del grupo, y de que ese tipo de actos deben verbalizarse, pero nunca llevarse a cabo. El grupo

debe conducirse de manera que el terapeuta no anime ni permita de manera tácita ninguna actividad sexual. Los pacientes con SIDA deben animarse a declarar que son portadores del virus.

TERAPIA FAMILIAR Y DE PAREJA

Terapia familiar

La familia es la base sobre la que se construyen la mayoría de las sociedades. El estudio de las familias en las diferentes culturas ha sido un tema de fascinación e interés científico desde puntos de vista tan diversos como la sociología, las dinámicas de grupo, la antropología, la etnicidad, la raza, la evolución biológica, y, por supuesto, el campo de la salud mental. La confluencia de la información obtenida de los estudios familiares ha ido fijando el contexto en el que ha evolucionado la práctica contemporánea de la terapia familiar.

La terapia familiar se puede definir como cualquier iniciativa psicoterapéutica que se centre explícitamente en alterar las interacciones entre los miembros de una familia y pretenda mejorar el funcionamiento de esta como una unidad. Tanto la terapia familiar como la de pareja pretenden instaurar un cambio en el funcionamiento relacional. En la mayoría de los casos también aspiran a introducir algún otro cambio, que por regla general se da en el funcionamiento de miembros concretos de la familia. Un ejemplo de terapia familiar orientada a objetivos relacionales sería la que pretende conseguir una reconciliación entre unos padres y sus hijos adultos. Un ejemplo de terapia familiar orientada a objetivos individuales y familiares sería aquella en la que se pretende mejorar el afrontamiento familiar de la esquizofrenia de uno de sus miembros y atenuar las emociones expresadas por parte de la familia. En los primeros años de la terapia familiar, se consideraba que el cambio en el sistema familiar era suficiente para inducir cambios individuales. Los tratamientos más recientes que pretenden establecer cambios tanto en los individuos como en el sistema familiar tienden a complementar las intervenciones centradas en las relaciones interpersonales con estrategias específicas basadas en la conducta individual.

Indicaciones.   La presencia de una dificultad relacional es una indicación clara para las terapias familiar y de pareja. Ambas son los únicos tratamientos que se han mostrado eficaces en problemas como la inadaptación conyugal, ya que otros métodos, como la psicoterapia individual, a menudo tienen efectos perjudiciales en estas situaciones. También se ha observado que las terapias familiares y de pareja, a menudo como parte de un tratamiento integrado por múltiples métodos, desempeñan un claro e importante papel en el tratamiento de numerosos trastornos psiquiátricos específicos.

Por supuesto, al igual que sucede con cualquier otro tipo de terapia, las indicaciones de las terapias familiar y de pareja son amplias y varían en cada caso. La terapia familiar es un *collage* terapéutico de ideas en relación con los fundamentos de la estabilidad y el cambio, la psicopatología y los problemas de la vida, familiares e individuales, así como de la ética relacional. Una denominación mejor para la terapia familiar quizá sería la de *terapia sistemáticamente sensitiva,* y en este sentido refleja un punto de vista mundial básico tanto como una metodología terapéutica clínica. Para los terapeutas que defienden esta orientación, todos los problemas clínicos integran importantes componentes de interactividad; así pues, siempre se necesita la implicación de la familia (o de otras personas funcionalmente significativas), incluso en los tratamientos que dan prioridad a los problemas individuales.

Hoy día, existe una extraordinaria variedad de trastornos y problemas clínicos habituales que afectan a niños, adolescentes y adultos que, según se ha demostrado en trabajos de investigación, responden a las terapias familiar y de pareja. En algunos casos, estas intervenciones son probablemente el tratamiento de elección, y para varios trastornos, los trabajos de investigación defienden que las intervenciones familiares son una parte esencial del tratamiento.

Tabla 23-6
Escuelas de terapia familiar y de pareja

Abordaje terapéutico (ejemplos)	Conceptos básicos	Metas típicas	Estrategias y técnicas comunes	Comentarios
Conductual/cognitivo conductual (James Alexander, Neil Jacobson, Donald Baucom, Gerald Patterson)	Análisis funcional Teoría de aprendizaje social Comunicación y resolución de problemas Estilo atribucional	Resolver el problema que se presenta Optimizar las habilidades de comunicación y resolución de problemas Equilibrio entre el cambio y la aceptación	Entrenamiento en comunicación y resolución de problemas Entrenamiento en aceptación/técnicas de reatribución Manejo de los padres, énfasis en el comportamiento y las consecuencias Terapeuta como educador	El análisis funcional es la característica definitiva, no las técnicas de tratamiento Podría decirse que es el método familiar y de pareja más respaldado empíricamente
Sistemas familiares de Bowen (Murray Bowen, Philip Guerin, Michael Kerr, Monica McGoldrick)	Diferenciación de uno mismo Triangulación Umbrales emocionales Sistema emocional familiar Posición de hermano	Mayor diferenciación Destriangulación Umbrales resueltos Mejor capacidad para controlar la ansiedad	Uso de genograma Terapeuta como «entrenador» Educación sobre procesos familiares multigeneracionales	A menudo se realiza con un solo paciente La influencia continúa, pero ha disminuido desde la muerte de Bowen
Humanístico-experiencial (Susan Johnson y Leslie Greenberg, Virginia Satir, Carl Whitaker)	Estilos de comunicación (p. ej., aplacador-acusador) Psicoterapia de lo absurdo Teoría del apego	Fomentar la creatividad (comodidad con la «locura») Mayor cohesión familiar Crecimiento personal, autoestima Tolerancia al conflicto	Resolver la batalla por la estructura y la batalla por la iniciativa Uso frecuente de coterapeutas Escultura familiar Uso de uno mismo Reconstrucción familiar	Desde la muerte de Whitaker, el abordaje simbólico-experiencial ha perdido visibilidad La terapia centrada en las emociones es uno de los pocos métodos de pareja no conductuales o psicodinámicos que tienen cada vez más influencia
Integrativo (Alan Gurman, William Pinsof, Douglas Snyder, Froma Walsh)	Importancia y relaciones entre múltiples niveles de experiencia Eclecticismo teórico y técnico	Mejora de la comunicación y la resolución de problemas Percepción interaccional mejorada Presentación de problemas	Combinación de métodos cognitivo-conductuales y psicodinámicos, en el contexto general de los sistemas	Junto con los métodos conductuales y psicoeducativos, los más sensibles a los resultados de la investigación Intentar hacer coincidir las intervenciones con el problema y la familia
Instituto de Investigación Mental de terapia breve (Don Jackson, John Weakland, Paul Watzlawick)	Distinción entre «dificultades» y «problemas» Procesos de comunicación El síntoma como comunicación Cambio de primer y segundo orden	Resolución del problema inicial Cambio de segundo orden	Reencuadrar Maniobrabilidad del terapeuta	Históricamente se superpone de forma estratégica, pero con diferencias importantes (p. ej., en «función» de los síntomas)
Feminista (Virginia Goldner, Rachel Hare-Mustin, Betty Carter)	Aumento de la conciencia de género Efecto subyacente del género	Igualdad de género Reconocer las inequidades de género	Elevar la conciencia Identificar y desafiar narrativas construidas culturalmente	No es tanto una forma de intervención como un conjunto de problemas que abordar; ha tenido un efecto generalizado en la terapia familiar y de pareja
Narrativa (David Epston, Michael White, Harlene Anderson)	Constructivismo «Idiomática» «Historias» socialmente creadas Descripciones saturadas de problemas	Resolución del problema que se presenta Mejorar las partes de uno mismo aún no descubiertas	Externalización de problemas Centrarse en «resultados únicos» Creación de un nuevo significado mediante la «restauración» Cartas terapéuticas	Actualmente es muy popular, pero rara vez reconoce superposiciones con la teoría cognitiva y conductual
Psicodinámica-psicoanalítica (Nathan Ackerman, Henry Dicks, Clifford Sager, Jill Scharff y David Scharff)	Relaciones objetivas Identificación proyectiva Fragmentación Chivo expiatorio	Mejoría del *insight* Conciencia genética (histórica) Empatía mejorada Restar importancia al problema que se presenta Desentrañar las patologías entrelazadas	Análisis de transferencia, resistencia y contratransferencia Creación del entorno de explotación Interpretación Énfasis en la alianza terapéutica	Probablemente influya en el trabajo clínico de los terapeutas familiares más de lo que se suele reconocer

Continúa

Tabla 23-6
Escuelas de terapia familiar y de pareja *(cont.)*

Abordaje terapéutico (ejemplos)	Conceptos básicos	Metas típicas	Estrategias y técnicas comunes	Comentarios
Psicoeducativo (Carol Anderson, Ian Falloon, William McFarlane, David Miklowitz)	Teoría biopsicosocial Diátesis-estrés Emoción expresada	Habilidades de afrontamiento familiar mejoradas Mejorar las habilidades de comunicación y resolución de problemas Prevención de recaídas	Talleres de habilidades de supervivencia Manejo familiar Información y educación familiar Uso concurrente de psicofarmacología	Sin duda, el abordaje familiar más eficaz para familias con un miembro con trastorno psiquiátrico grave
Centrado en la solución (Steve de Shazer e Insoo Berg, William O'Hanlon, Michele Weiner-Davis)	Centrado en las soluciones, no en los problemas Restar importancia a la etiología del problema Incredulidad en la resistencia	Resolución del problema que se presenta Creación de soluciones	Escalar las preguntas Preguntas milagrosas Preguntas excepcionales Empoderamiento del cliente Preguntas de afrontamiento Preguntas sobre los cambios realizados desde que decidió tomar medidas («cambios anteriores a la sesión»)	Crecimiento a partir de la filosofía del Mental Research Institute, enfatizando en las soluciones más que en los problemas Ha hecho afirmaciones extraordinarias sobre la eficacia
Estratégico (Milton Erickson, Jay Haley, Cloe Madanes, James Keim)	Poder y control Ciclo de vida familiar Secuencias para mantener los síntomas Función de los problemas	Resolver el problema actual Interrupción de secuencias para el mantenimiento de problemas	Persuasión Inyecciones paradójicas Percepción minimizada Técnicas de simulación y tribulación	Desafortunada falta de énfasis en la biología, el diagnóstico psiquiátrico y la teoría de la personalidad
Estructural (Harry Aponte, Salvador Minuchin, Jose Szapocznik)	Límites Jerarquías Coaliciones y alianzas Complementariedad Compromiso-implicación	Mayor flexibilidad Adaptabilidad al cambio en el desarrollo Equilibrio entre la conectividad y diferenciación Funcionamiento del subsistema	Desequilibrio Representación Unión	Posiblemente el abordaje de terapia familiar más influyente
Transgeneracional (Ivan Boszormenyi-Nagy, James Framo, Laura Roberto-Forman)	Lealtades invisibles Registros y deudas Duelo familiar Autoridad personal	Metas más universales que las específicas para la familia Mayor confianza Reparar relaciones rotas	Parcialidad multidireccional Sesiones de origen familiar Uso de coterapia	Casi todos los métodos multi o transgeneracionales tienen importantes fundamentos psicodinámicos

Modificación de técnicas

CONSULTA INICIAL. La terapia familiar es tan conocida para el público general, que muchas familias con un elevado grado de conflicto la solicitan específicamente. No obstante, cuando el motivo inicial de la consulta hace referencia a un miembro concreto de la familia, es posible que se necesite un tratamiento previo. Entre las causas de resistencia subyacente a una orientación familiar típicamente se incluye el miedo de los padres a que se les culpe de los problemas de sus hijos, que se considere enferma a toda la familia, que uno de los cónyuges se oponga, y que el debate abierto sobre la mala conducta de uno de los hijos tendrá una influencia negativa sobre el resto de los hermanos. La negativa de un paciente adolescente o adulto joven a participar en la terapia familiar suele ser fruto de una confabulación solapada con los miedos de uno de los progenitores o de ambos.

TÉCNICA DE LA ENTREVISTA. Las características especiales de una entrevista familiar derivan de dos hechos importantes. Una familia viene a tratarse con su historia y dinámica firmemente fijadas. Para un terapeuta familiar, la naturaleza establecida del grupo, más que los síntomas, es la que constituye el problema clínico. Los distintos miembros de la familia suelen vivir juntos y, de algún modo, dependen unos de otros para sentirse bien física y emocionalmente. Cualquier información que salga a la luz en una sesión de terapia ya es conocida por todos. Los principios básicos de la técnica también derivan de estos hechos. Por ejemplo, el terapeuta debe canalizar cuidadosamente la catarsis de ira

de uno de los miembros de la familia hacia otro. La persona que sea objeto de la ira reaccionará frente al ataque, y es posible que se llegue a una situación de violencia y ruptura de las relaciones, así como al abandono de la terapia por parte de uno de los miembros de la familia o más. Por citar otro ejemplo, la asociación libre no es adecuada en la terapia familiar, ya que puede animar a una de las personas a dominar una sesión. Así pues, los terapeutas siempre deben controlar y dirigir la entrevista familiar.

FRECUENCIA Y DURACIÓN DEL TRATAMIENTO. Si no surge ninguna urgencia, no suele celebrarse más de una sesión a la semana. No obstante, cada sesión puede durar hasta 2 h. En las más prolongadas se puede incluir una pausa para que el terapeuta tenga tiempo de organizar el material y planificar una respuesta. Si existen circunstancias geográficas o personales que dificulten físicamente la reunión de la familia, será necesario establecer un calendario flexible de sesiones. La duración del tratamiento depende tanto de la naturaleza del problema como del modelo psicoterapéutico. Los terapeutas que utilizan únicamente modelos basados en la resolución de problemas pueden alcanzar sus objetivos en unas pocas sesiones; por contra, los que emplean modelos basados en el crecimiento pueden trabajar con una familia durante años y programar sesiones separadas por largos períodos de tiempo.

Escuelas de terapia familiar. Existen numerosos modelos de terapia familiar, y ninguno de ellos es mejor que los demás. La elección de uno en concreto depende de la formación recibida, del contexto en el que se aplique la terapia y de la personalidad del terapeuta. En la tabla 23-6 se describen las principales escuelas de terapia familiar, los profesionales influyentes de cada método y el enfoque de cada técnica.

Modificaciones de técnicas

TERAPIA DE GRUPO FAMILIAR. En la terapia de grupo familiar se reúnen varias familias en un único grupo. Las familias comparten problemas mutuos y comparan sus interacciones unas con otras familias en el grupo. En grupos con múltiples familias se ha podido tratar de forma eficaz la esquizofrenia. Los padres de niños que sufren trastornos también se pueden reunir para compartir sus experiencias.

PSICOTERAPIA DE REDES SOCIALES. La comunidad o red social de un paciente afectado por un trastorno se reúne con este en sesiones de grupo. La red incluye a las personas que establecen contacto con el paciente en la vida diaria (no solo los familiares más inmediatos, sino también otros parientes, amigos, vendedores, profesores y compañeros de trabajo).

PSICOTERAPIA PARADÓJICA. En la psicoterapia paradójica, que es una evolución a partir de los trabajos de Gregory Bateson, un terapeuta sugiere al paciente que lleve a cabo la conducta no deseada de forma intencionada (el denominado mandato paradójico) y, por ejemplo, evite un objeto fóbico o ejecute un ritual compulsivo. Aunque la psicoterapia paradójica y el uso de mandatos paradójicos parezcan contrarios a toda lógica, pueden generar nuevas perspectivas para algunos pacientes. Se utiliza en psicoterapia tanto individual como familiar.

REFORMULACIÓN. En la reformulación, también conocida como *connotación positiva,* todos los sentimientos o comportamientos expresados de forma negativa se redefinen como positivos. Cuando el terapeuta intenta que los miembros de la familia contemplen una conducta concreta desde un nuevo punto de vista, una frase como «Este niño es imposible» se convierte en «Este niño intenta desesperadamente distraerte y protegerte de lo que percibe como un matrimonio infeliz». La reformulación es un proceso importante que permite a los miembros de la familia verse a sí mismos desde otro punto de vista, lo que puede producir cambios.

Objetivos. Los objetivos de la psicoterapia familiar son los siguientes: resolver o atenuar conflictos patogénicos y situaciones de ansiedad en la base de las relaciones interpersonales; fomentar la percepción y la satisfacción de las necesidades emocionales de uno de los miembros por parte del resto de la familia; promover unos roles y relaciones apropiadas entre sexos y generaciones; potenciar la capacidad de los miembros individuales y de la familia como un todo para hacer frente a fuerzas destructivas de dentro y fuera del entorno, e influir en la identidad y los valores familiares para dirigir a los miembros hacia la salud y el crecimiento. En última instancia, el terapeuta pretende integrar a las familias en los grandes sistemas de la sociedad, familias extensas, grupos comunitarios y sistemas sociales, como escuelas, instituciones médicas y organismos sociales, recreativos y asistenciales.

Terapia de pareja (conyugal)

La terapia de pareja o conyugal se ha diseñado para modificar psicológicamente la interacción de dos personas que se encuentran en conflicto entre ellas en relación con uno o varios parámetros (de tipo social, emocional, sexual o económico). En ella, una persona formada establece un contrato terapéutico con una pareja de pacientes y, mediante métodos de comunicación bien definidos, intenta aliviar la situación para revertir o cambiar patrones conductuales inadaptados, y fomentar el enriquecimiento y el desarrollo de la personalidad.

Se puede considerar que el asesoramiento matrimonial tiene un ámbito más limitado que la terapia matrimonial, el foco aborda un conflicto familiar concreto, y el consejo está sobre todo orientado a las tareas que pretenden resolver problemas específicos, como la educación de los hijos. En contraposición, la terapia matrimonial da prioridad a la interacción de la pareja, y en ocasiones explora la psicodinámica de cada uno de los cónyuges. Tanto la terapia como el asesoramiento centran sus esfuerzos en ayudar a los cónyuges a afrontar de forma eficaz sus problemas. Es muy importante definir unos objetivos adecuados y realistas, que pueden estar orientados a conseguir una reconstrucción amplia de la unión, a resolver problemas o a una combinación de ambos objetivos.

Tipos de psicoterapia

PSICOTERAPIA INDIVIDUAL. En la psicoterapia individual, los cónyuges pueden consultar con diferentes terapeutas, que no tienen por qué comunicarse entre ellos necesariamente (incluso pueden no conocerse). El objetivo del tratamiento es potenciar las capacidades adaptativas de cada uno de los cónyuges. En ocasiones solo recibe tratamiento uno de los miembros de la pareja, y en estos casos suele ser útil que quien no recibe tratamiento visite también al terapeuta. El cónyuge visitante no solo puede proporcionar datos sobre el paciente que el terapeuta podría pasar por alto de otro modo, sino que además el terapeuta puede identificar y tratar la ansiedad manifiesta o encubierta en el cónyuge visitante causada por el cambio en el paciente, corregir creencias irracionales sobre los episodios del tratamiento y examinar los intentos conscientes o inconscientes de la pareja de sabotear el tratamiento del paciente.

PSICOTERAPIA INDIVIDUAL DE PAREJAS. En la psicoterapia individual de parejas, cada uno de los cónyuges recibe tratamiento, bien de forma concurrente y con un mismo terapeuta, o bien de forma cooperativa visitando cada uno de ellos a un terapeuta distinto.

PSICOTERAPIA CONJUNTA. Es la modalidad más utilizada en la psicoterapia de pareja. Uno o dos terapeutas tratan a los pacientes en sesiones conjuntas. La coterapia con terapeutas de ambos sexos evita que uno de los pacientes crea que existen confabulaciones cuando se enfrenta a dos miembros del sexo opuesto.

SESIONES A CUATRO BANDAS. En una sesión a cuatro bandas, cada uno de los cónyuges visita a un terapeuta distinto, y se celebran regularmente sesiones conjuntas en las que participan las cuatro personas. Una variación de las sesiones a cuatro bandas es la mesa redonda de entrevistas, ideada por William Masters y Virginia Johnson para el tratamiento rápido de las parejas con disfunciones sexuales. En ella se reúnen regularmente dos pacientes y dos terapeutas de ambos sexos.

PSICOTERAPIA DE GRUPO. La psicoterapia de grupo para parejas permite utilizar diversas dinámicas de grupo para influir sobre los participantes. Los grupos suelen estar constituidos por tres o cuatro parejas y uno o dos terapeutas. Las parejas se identifican con otras y ven que los demás tienen problemas similares; cada participante recibe apoyo y siente la empatía de los otros miembros del grupo, ya sean del mismo sexo o del contrario. Exploran actitudes sexuales y tienen la oportunidad de recopilar información nueva del resto del grupo; además, cada uno recibe una retroalimentación específica, negativa o positiva, acerca de su conducta, que en ocasiones tiene más sentido y se asimila mejor cuando procede de una persona neutral que si proviene del cónyuge o el terapeuta.

Durante la fase media de un grupo de parejas que incluía cuatro parejas, se suscitó el tema de la posibilidad de tener hijos. Una pareja acababa de llegar de una visita al ginecólogo, que los informó de que se estaban quedando sin tiempo por la edad de la mujer. Ella no quería tener hijos, pero su marido sí. Su queja sobre el matrimonio era que su esposa nunca demostraba sus sentimientos de amor por él. Él la sentía indiferente, distante y sexualmente inhibida.

El sentimiento predominante entre las otras parejas que tenían hijos era que los niños solo añaden más tensión a la ya existente en la relación. Otra pareja, sin embargo, expresó un punto de vista diferente, describiendo cómo sus hijos habían enriquecido sus vidas.

A medida que la charla sobre el futuro y el embarazo avanzaba, el líder del grupo tomó nota de la comunicación no verbal entre la pareja ambivalente. Cada vez que el tono del grupo se inclinaba hacia el tener hijos, la esposa extendía la mano y agarraba la de su marido de una manera tierna. Esto tenía el efecto invariable de detener su participación en el tema por temor a la retirada del afecto que anhelaba. Todo esto ocurrió sin palabras. Una vez identificado, el patrón repetitivo no verbal estuvo disponible para su examen en el grupo, y así los elementos de apoyo previstos por los otros miembros y el líder del grupo alentaran a un diálogo franco y directo en la conversación abierta entre la pareja, que finalmente eligió seguir adelante y tratar de tener un hijo. (Por cortesía de H. I. Spitz, MD, y S. Spitz, ACSW.)

PSICOTERAPIA COMBINADA.   La psicoterapia combinada se refiere al uso concurrente o en combinación de algunas de las técnicas descritas previamente o de todas ellas. Así pues, en una pareja de pacientes en particular se puede iniciar el tratamiento de uno de los cónyuges o de ambos mediante psicoterapia individual, continuar con psicoterapia conjunta y terminar con un ciclo de psicoterapia en un grupo de matrimonios. La justificación del uso de técnicas combinadas es que no se ha demostrado que ninguna de ellas sea mejor que las demás en el tratamiento de los problemas conyugales. Si los terapeutas están familiarizados con diversas técnicas, gozarán de una flexibilidad que les permitirá obtener el máximo rendimiento en parejas con problemas.

Indicaciones.

Sea cual sea la técnica específica elegida, la psicoterapia de pareja está indicada cuando no se han podido resolver las dificultades relacionales mediante técnicas de psicoterapia individual, cuando el malestar en uno o ambos cónyuges representa claramente un problema relacional, o cuando una pareja en conflicto solicita su aplicación. Los problemas de comunicación entre los cónyuges son una de las principales indicaciones para la psicoterapia de pareja. En esos casos, uno de los miembros de la pareja puede sentirse intimidado por el otro, sufrir ansiedad cuando intenta comunicarle sus pensamientos o sentimientos, o proyectar expectativas inconscientes en el otro. Con estas técnicas se intenta que cada uno de los cónyuges contemple al otro con realismo.

También se cuentan entre sus indicaciones los conflictos en uno o varios ámbitos (p. ej., la vida sexual de los cónyuges). Igualmente, la presencia de dificultades para establecer satisfactoriamente funciones sociales, económicas, paternales o emocionales indica que una pareja necesita ayuda. Los médicos deben evaluar todos los aspectos de la relación conyugal antes de iniciar el tratamiento de un único problema, ya que este podría ser un síntoma de la presencia de un trastorno de pareja generalizado.

Contraindicaciones.

Las contraindicaciones para la psicoterapia de pareja incluyen la presencia de formas graves de psicosis en los pacientes, en especial cuando existen elementos paranoides o cuando el mecanismo homeostático del matrimonio es una protección frente a la psicosis, el deseo franco de uno o de los dos cónyuges de divorciarse, y la negativa de uno de ellos a participar por problemas de ansiedad o miedo, y cuando existe una amenaza de violencia doméstica.

Objetivos.

Nathan Ackerman definió los objetivos de la psicoterapia de pareja de la siguiente manera: los objetivos de la psicoterapia para problemas relacionales de pareja son aliviar el malestar y las incapacidades emocionales, y promover los niveles de bienestar de ambos cónyuges como pareja y de cada uno de ellos como individuo. Para alcanzarlos, lo ideal es que los terapeutas refuercen los recursos compartidos para la resolución de problemas, fomenten la sustitución de las defensas y controles patológicos por otros más adecuados, estimulen la inmunidad frente a los efectos desintegradores de los desajustes emocionales y la complementariedad de la relación, y promuevan el enriquecimiento de la relación y de cada uno de los cónyuges.

Parte del trabajo del terapeuta consiste en persuadir a cada uno de los cónyuges para que asuma su responsabilidad a la hora de comprender la composición psicodinámica de la personalidad. Se hace hincapié en la responsabilidad de cada persona en relación con los efectos de su conducta sobre su propia vida, la vida de su pareja y las vidas de los otros individuos del entorno; como resultado se obtiene una profunda comprensión de los problemas que generaron el desacuerdo conyugal.

La psicoterapia de pareja no garantiza el mantenimiento de ningún matrimonio o relación. En su lugar, en algunas situaciones puede ponerse de manifiesto que la unión de los cónyuges es inviable y se debe disolver. En estos casos, las parejas pueden continuar reuniéndose con los terapeutas para superar las dificultades derivadas de la separación y el divorcio, en un proceso que se denomina *psicoterapia del divorcio*.

TERAPIA DIALÉCTICO CONDUCTUAL

La terapia dialéctico conductual (TDC) es un tratamiento psicosocial que ofrece el mayor soporte empírico para pacientes con trastorno de la personalidad límite. En palabras sencillas, su objetivo general es ayudar a crear una vida que valga la pena vivir a pacientes que a menudo sufren tremendamente por problemas crónicos que se extienden a muchas áreas de sus vidas. La terapia dialéctico conductual es un tipo de psicoterapia que originariamente se desarrolló para pacientes con conductas autolesivas crónicas con trastorno de la personalidad límite o conductas parasuicidas. En los últimos años, su uso se ha extendido a otras formas de enfermedad mental. El método es ecléctico, y se basa en conceptos derivados de las terapias de apoyo, cognitiva y conductual. Algunos elementos pueden detectarse en la visión de Franz Alexander de la psicoterapia como una experiencia emocional correctora, mientras que otros proceden de escuelas filosóficas orientales, como el zen.

Los pacientes se visitan semanalmente, y el objetivo es mejorar sus habilidades personales y disminuir su conducta autodestructiva mediante el uso de técnicas que incluyen el consejo, la metáfora, la fabulación y la confrontación, entre otras. A los pacientes con trastorno de la personalidad límite se les ayuda específicamente a tratar con los sentimientos ambivalentes característicos de este trastorno. La doctora Marsha Linehan desarrolló el método de tratamiento basándose en su teoría de que estos pacientes no pueden identificar experiencias emocionales ni pueden tolerar la frustración o el rechazo. Como en otros enfoques conductuales, la TDC supone que toda la conducta (incluidos los pensamientos y los sentimientos) se aprende, y que los pacientes con trastorno de la personalidad límite se comportan de maneras que refuerzan, o incluso recompensan, su conducta, con independencia de lo desadaptativa que pueda ser.

Tabla 23-7
Acuerdos del equipo de consulta en la terapia dialéctico conductual

1. Reunirse semanalmente durante 1 a 2 h
2. Discutir casos de acuerdo con una jerarquía de tratamiento (es decir, conducta autolesiva/con amenaza vital, conductas que interfieren con el tratamiento o con la calidad de vida)
3. Aceptar una filosofía dialéctica
4. Consultar con el paciente sobre cómo interactuar con otros terapeutas, pero no contar a otros terapeutas cómo se interactúa con el paciente
5. No se espera que exista congruencia entre los distintos terapeutas (incluso respecto al mismo paciente)
6. Todos los terapeutas observan sus propios límites sin miedo a las reacciones críticas que puedan surgir en otros miembros del equipo de consulta
7. Búsqueda de una interpretación empática no peyorativa de la conducta del paciente
8. Ningún terapeuta es infalible

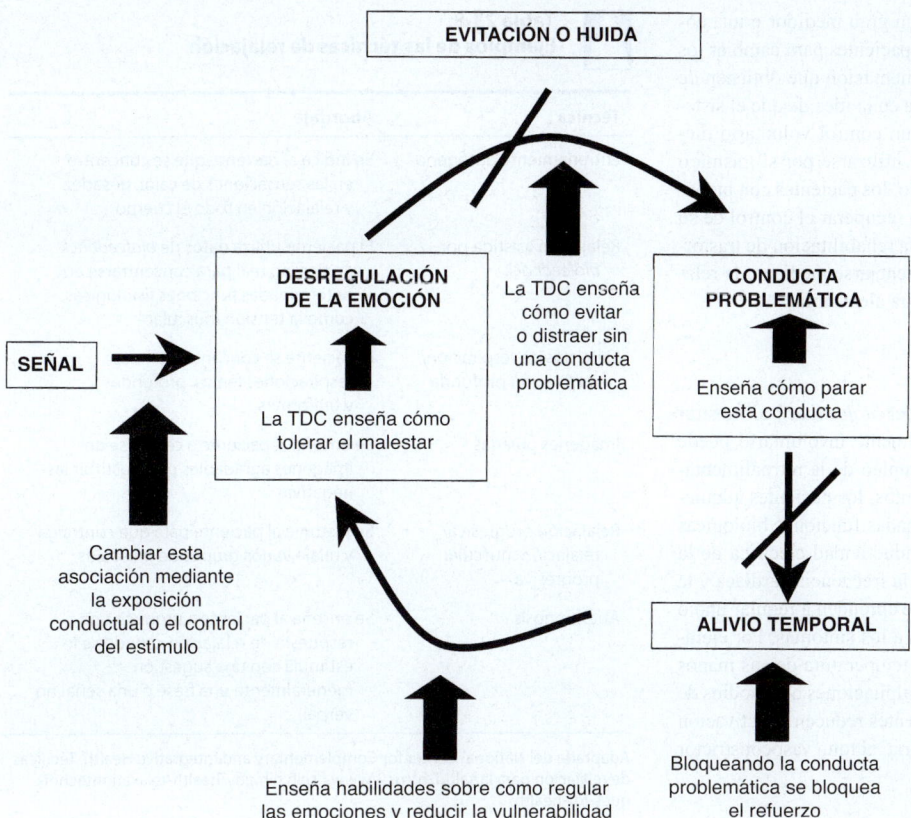

FIGURA 23-1
Cómo trabaja la terapia dialéctico conductual (TDC).

Funciones de la terapia dialéctico conductual

Tal y como fue descrita por su creador, existen cinco «funciones» esenciales en el tratamiento: *1)* potenciar y ampliar el repertorio de patrones de conducta hábil del paciente; *2)* mejorar la motivación para el cambio, reduciendo el refuerzo de la conducta desadaptativa, incluyendo la cognición y la emoción disfuncionales; *3)* asegurar que los nuevos patrones de conducta se generalizan desde el entorno terapéutico hacia el entorno natural; *4)* estructurar el entorno de manera que se refuercen las conductas eficaces y no las disfuncionales, y *5)* aumentar la motivación y las capacidades del terapeuta de forma que pueda ofrecer un tratamiento eficaz. En la figura 23-1 se ilustra cómo la TDC rompe el círculo en el que se utiliza una conducta problemática para evitar que surja el estrés emocional.

Las cuatro modalidades de tratamiento son las siguientes: *1)* entrenamiento en las habilidades de grupo; *2)* psicoterapia individual; *3)* consultas telefónicas, y *4)* equipo de consulta. Las descripciones de estas modalidades de tratamiento están abajo. Otros tratamientos auxiliares que pueden emplearse son el tratamiento farmacológico y la hospitalización, cuando sea necesario.

Entrenamiento en habilidades de grupo. En el formato de grupo, los pacientes aprenden habilidades específicas conductuales, emocionales, cognitivas e interpersonales. Al contrario que en la psicoterapia de grupo tradicional, no se promueven las observaciones sobre otros miembros del grupo, sino que se utiliza un abordaje más didáctico, con ejercicios específicos tomados de un manual de entrenamiento de habilidades, muchas de las cuales se utilizan para controlar la disregulación emocional y la conducta impulsiva.

Psicoterapia individual. Las sesiones tienen lugar una vez a la semana, por lo general durante 50 a 60 min, y en ellas se revisan las habilidades aprendidas durante el entrenamiento de grupo y se examinan los acontecimientos vitales de la semana anterior. Se presta especial atención a los episodios en que aparecen patrones de conducta patológicos que podrían haberse corregido si se hubieran puesto en práctica las habilidades aprendidas. Se anima a los pacientes a registrar sus pensamientos, sentimientos y conducta en tarjetas a modo de diario, que posteriormente pueden analizarse durante la sesión.

Consultas telefónicas. Los terapeutas están disponibles para recibir consultas telefónicas las 24 h del día. Se anima a los pacientes a que llamen cuando se sientan inmersos en una crisis que podría llevarlos a una conducta lesiva para ellos o para otros. Se pretende que las llamadas sean breves, y suelen durar unos 10 min.

Equipo de consulta. Los terapeutas acuden a reuniones semanales para revisar su trabajo con los pacientes. De esta manera se ofrecen apoyo unos a otros y mantienen la motivación en su trabajo. Las reuniones les permiten comparar las técnicas empleadas y validar las que resultan más eficaces (tabla 23-7).

Resultados

Varios estudios que evaluaron el efecto de la TDC en pacientes con trastorno de la personalidad límite encontraron que era positiva. Los pacientes presentaron una baja tasa de abandonos durante el tratamiento; descendieron la incidencia de conductas parasuicidas y la comunicación de estados anímicos de ira por parte de los pacientes, y mejoraron la adaptación social y la actitud en el trabajo. Este método se está aplicando a otros trastornos, incluidos el abuso de sustancias, los trastornos alimentarios, la esquizofrenia y el trastorno de estrés postraumático.

BIOFEEDBACK

El *biofeedback* implica el registro y la demostración de pequeños cambios en los valores fisiológicos del parámetro sometido a retroalimentación. La expresión puede ser visual (p. ej., un gran medidor o una columna de luces) o auditiva. Se instruye a los pacientes para cambiar los valores del parámetro, utilizando la retroalimentación que obtienen de la muestra como guía. El *biofeedback* se basa en la idea de que el sistema nervioso autónomo puede someterse a un control voluntario mediante el condicionamiento operante. Puede utilizarse por sí misma o en combinación con la relajación. Por ejemplo, los pacientes con incontinencia urinaria utilizan el *biofeedback* para recuperar el control de su musculatura pélvica. También se emplea en la rehabilitación de trastornos neurológicos. Sus beneficios pueden potenciarse mediante la relajación en la que se entrena a los pacientes para alcanzarla.

Teoría

Neal Miller demostró el potencial médico del *biofeedback* al mostrar que el sistema nervioso autónomo habitualmente involuntario puede condicionarse de manera operante con el empleo de la retroalimentación adecuada. Mediante el uso de instrumentos, los pacientes adquieren información sobre el estado de determinadas funciones biológicas involuntarias, como la temperatura y la conductividad eléctrica de la piel, la tensión muscular, la presión arterial, la frecuencia cardíaca y la actividad eléctrica cerebral, y posteriormente aprenden a regular uno o más de estos estados biológicos que afectan a los síntomas. Por ejemplo, una persona puede aprender a elevar la temperatura de sus manos para reducir la frecuencia de sus migrañas, palpitaciones o episodios de angina de pecho. Presumiblemente, los pacientes reducen la activación simpática y autorregulan, de manera voluntaria, el tono vasoconstrictor de la musculatura lisa arterial.

Métodos

Instrumentación. El instrumento utilizado en la retroalimentación depende del paciente y del problema específico. Los más eficaces son el electromiograma (EMG), que mide los potenciales eléctricos de las fibras musculares; el electroencefalograma (EEG), que mide las ondas α que surgen en los estados de relajación; el medidor de respuesta galvánica cutánea (RGC), que muestra los descensos en la conductividad cutánea durante los estados de relajación, y el termistor, que mide la temperatura de la piel (que cae durante los estados de tensión debido a la vasoconstricción periférica). Se acopla a los pacientes uno de estos instrumentos que mide una función fisiológica y traduce la medida a una señal visual o auditiva, que los pacientes utilizan para medir sus respuestas. Por ejemplo, en el tratamiento del bruxismo, se acopla un EMG al músculo masetero. El EMG emite un tono agudo cuando el músculo se contrae, y un tono más bajo cuando está en reposo. Los pacientes pueden aprender a alterar el tono que indica la relajación; reciben la retroalimentación sobre el músculo masetero, el tono refuerza el aprendizaje y el problema acaba mejorando (todos estos sucesos actúan de manera sinérgica).

Muchas aplicaciones clínicas menos específicas (p. ej., el tratamiento del insomnio, la dismenorrea y los problemas de dicción, la mejoría de la actividad deportiva, el tratamiento de los trastornos volitivos, lograr estados de conciencia alterados, el manejo del estrés y como complemento de la psicoterapia para el tratamiento de la ansiedad asociada síntomas somáticos y trastornos relacionados) utilizan un modelo en el que se combina la *biofeedback* mediante EMG del músculo frontal con la *biofeedback* térmica y con instrucciones verbales en relajación progresiva.

Psicoterapia de relajación. La relajación muscular se utiliza como parte de determinados programas de tratamiento (como la desensibilización sistemática) o como forma de tratamiento en sí misma (psicoterapia de relajación). La relajación supone: *1)* inmovilidad corporal; *2)* control sobre el foco de atención; *3)* bajo tono muscular, y *4)* adop-

Tabla 23-8
Ejemplos de las técnicas de relajación

Técnica	Abordaje
Entrenamiento autógeno	Se indica al paciente que se concentre en las sensaciones de calor, pesadez y relajación en todo el cuerpo
Relajación asistida por *biofeedback*	El paciente utiliza datos de *biofeedback* en tiempo real para concentrarse en determinadas funciones fisiológicas, como la tensión muscular
Ejercicios de respiración/ respiración profunda	El paciente se concentra en hacer respiraciones lentas, profundas y uniformes
Imágenes guiadas	Se enseña al paciente a centrarse en imágenes agradables para sustituir las negativas
Relajación progresiva/ relajación muscular progresiva	Se instruye al paciente para que contraiga y relaje varios grupos de músculos
Autohipnosis	Se enseña al paciente a producir una respuesta de relajación cuando se le estimula con una sugestión (generalmente una frase o una señal no verbal)

Adaptada del National Center for Complementary and Integrative Health. Técnicas de relajación para la salud. https://www.nccih.nih.gov/health/relaxationtechniques-for-health

ción de un marco mental específico, descrito como contemplativo, acrítico, distanciado o concentrado.

En 1929, Edmund Jacobson desarrolló la relajación progresiva. Observó que cuando una persona se tumba de manera «relajada», en el sentido habitual, los siguientes signos clínicos revelan una tensión residual: la respiración es ligeramente irregular en frecuencia o en profundidad; la frecuencia del pulso, aunque a menudo es normal, en ocasiones es ligeramente más alta que las medidas anteriores; la actividad refleja voluntaria o focal se pone de manifiesto en formas tan sutiles como arrugar la frente, fruncir el ceño, mover los globos oculares, pestañear de manera rápida o frecuente, mover la cabeza, un miembro o incluso un dedo, y finalmente la mente continúa activa y, una vez iniciada, la emoción preocupante u opresiva persistirá. Resulta increíble que un ligero grado de tensión pueda ser el responsable de todo esto.

En consecuencia, aprender a relajarse implica cultivar un sentido muscular. Para desarrollar el sentido muscular, los pacientes aprenden a aislarse y contraer músculos o grupos musculares, uno cada vez. Por ejemplo, los pacientes flexionan el antebrazo mientras el terapeuta lo mantiene en sentido contrario para medir la tensión del músculo bíceps (Jacobson empleaba el término «tensión» en vez de «tono» para enfatizar el papel del paciente a la hora de tensar sus músculos). Una vez que se alcanzaba esta sensación, Jacobson decía: «¡Esto lo haces tú! Lo que buscamos es lo contrario de esa situación: sencillamente no hacerlo». Se recuerda continuamente a los pacientes que la relajación implica la ausencia de esfuerzo. De hecho, «hacer un esfuerzo significa estar tenso y, por lo tanto, no llegar a relajarse». A medida que las sesiones progresan, se instruye a los pacientes para que avancen más, incluso más allá del punto en el que el cuerpo parece perfectamente relajado.

Los pacientes trabajaban con diferentes grupos musculares, a menudo durante más de 50 sesiones (p. ej., una sesión completa puede dedicarse a relajar el músculo bíceps). Las instrucciones se daban de manera breve y clara, para que no interfirieran con la concentración del paciente sobre las sensaciones musculares; se evitaban las sugestiones a menudo

Tabla 23-9
Ejemplos de frases autógenas

Tema	Ejemplos de frases
Pesadez	«Mi brazo izquierdo pesa»
Calidez	«Mi brazo izquierdo está caliente»
Regulación cardíaca	«Mi ritmo cardíaco está calmado y es regular»
Adecuación de la respiración	«Me respira»
Plexo solar	«Mi plexo solar está caliente»
Frente	«Mi frente está fría»

utilizadas hoy día (p. ej., «Tu brazo está cada vez más flácido»). También se les dejaba solos, mientras el terapeuta atendía a otros pacientes.

En psiquiatría, la psicoterapia de relajación se utiliza principalmente como un componente de los programas terapéuticos multifacéticos de amplio espectro. Ya se ha mencionado su uso en la desensibilización. Los ejercicios respiratorios de relajación a menudo son útiles en pacientes con trastorno de pánico, en especial el que se considera relacionado con la hiperventilación. En el tratamiento de pacientes con trastornos de ansiedad, la relajación puede utilizarse como un estímulo propiciatorio (p. ej., como un contexto seguro en el que pueden probarse de manera fiable otras intervenciones específicas). En la tabla 23-8 se describen algunas técnicas habituales de relajación.

Adaptación posterior a la relajación muscular progresiva. Joseph Wolpe eligió la relajación progresiva como una respuesta incompatible con la ansiedad cuando diseñaba su tratamiento de desensibilización sistemática (v. más adelante). Con este objetivo, el método original de Jacobson resultaba demasiado largo para ser práctico. Wolpe abrevió el programa a 20 min durante las primeras 6 sesiones, y de-

dicaba el resto a otros aspectos, como el análisis conductual. En una modificación de la relajación progresiva posterior, los pacientes completaban el trabajo con todos los grupos musculares principales en una sola sesión. Una vez que los pacientes dominaban este procedimiento (por lo general, en 3 sesiones), estos grupos se iban combinando en grupos mayores. Por último, los pacientes practicaban la relajación «mediante el recuerdo» (es decir, sin tensar ninguno de sus músculos).

Entrenamiento autógeno. El entrenamiento autógeno es un método de autosugestión que se originó en Alemania. Implica que los pacientes dirijan su atención a áreas corporales específicas, y se escuchen a sí mismos pensando ciertas frases que reflejan el estado relajado. En la versión original alemana, los pacientes progresaban a través de 6 temas a lo largo de múltiples sesiones. En la tabla 23-9 se presenta una lista de estas 6 temas, acompañadas con frases autógenas representativas. La relajación autógena consiste en una modificación americana del entrenamiento autógeno, en el que las 6 áreas se cubren en una sola sesión.

Tensión aplicada. La tensión aplicada es una técnica opuesta a la relajación; puede utilizarse para contrarrestar la reacción de desmayo. El tratamiento se extiende a lo largo de cuatro sesiones. En la primera, el paciente aprende a tensar los músculos de sus brazos, piernas y torso en tandas de 10 a 15 s (como si fuesen culturistas). La tensión se mantiene durante el tiempo suficiente para que aparezca una sensación de calor en la cara. Los pacientes cesan entonces la tensión, pero no progresan hacia un estado de relajación. La maniobra se repite cinco veces a intervalos de 30 s. Este método puede potenciarse mediante la retroalimentación de la presión arterial del paciente durante la contracción muscular: el incremento de la presión arterial sugiere que está alcanzando un grado adecuado de tensión muscular. Los pacientes continúan practicando la técnica cinco veces al día. Un efecto adverso del tratamiento que a veces aparece es la cefalea, y en ese caso deben reducirse la intensidad y la frecuencia de la contracción muscular.

Tabla 23-10
Pasos en la relajación aplicada

Técnica	Instrucciones
Relajación progresiva	Sesión 1: manos, brazos, cara, cuello y hombros Sesión 2: espalda, pecho, estómago, respiración, caderas, piernas y pies
Relajación de solo liberación	Como en la relajación progresiva, excepto que se omite la fase de tensión; cuando se domina la relajación de solo liberación, el paciente puede relajarse en tan solo 5-7 min
Relajación controlada por señales	Se presenta un estímulo (la palabra *relájate*) justo antes de la espiración; los pacientes se centran en su respiración mientras ya se encuentran en un estado relajado; el terapeuta dice la palabra *inspira* justo antes de cada inspiración y la palabra *relájate* justo después de cada espiración; después de aproximadamente 5 ciclos, el paciente repite mentalmente estas palabras (opcionalmente puede omitir la palabra *inspira*)
Relajación diferencial	Los pacientes pueden permanecer relajados y moverse al mismo tiempo manteniendo relajados de manera diferencial los músculos no implicados en el movimiento; después de alcanzar el estado de relajación, los pacientes levantan un brazo o una pierna, o miran alrededor de la habitación mientras mantienen la tensión y el movimiento de otras partes del cuerpo al mínimo; también pueden llevar a cabo la relajación diferencial en otros contextos, como sentarse en diferentes sillas, sentarse a una mesa mientras escriben, hablar por teléfono y caminar
Relajación rápida	Los pacientes se relajan tomando aire una a tres veces, y luego espirando el aire lentamente, pensando en la palabra *relájate* antes de cada espiración y buscando en su cuerpo áreas de tensión; con esta práctica, el período de tiempo necesario para alcanzar la relajación se acorta hasta 20-30 s; se instruye a los pacientes para que se relajen de esta manera de 15 a 20 veces cada día ante acontecimientos predeterminados de su entorno natural (p. ej., cuando miran el reloj o cuando realizan una llamada telefónica; a modo de recordatorio, pueden colocarse puntos de colores sobre el reloj o el teléfono; después de algún tiempo, los puntos deben cambiar de color a fin de mantener fresco su efecto recordatorio)
Entrenamiento aplicado	Los pacientes se relajan justo antes de entrar en una situación objetivo; permanecen en esa situación durante 10-15 min empleando sus habilidades para relajarse como una técnica para superar dicha situación; inicialmente el terapeuta puede acompañar a los pacientes; de manera alternativa, si el problema del paciente son los ataques de pánico o una ansiedad generalizada, se utilizan imágenes o ejercicios físicos para inducir las sensaciones temidas, que a continuación se emplean para llevar a cabo el entrenamiento aplicado

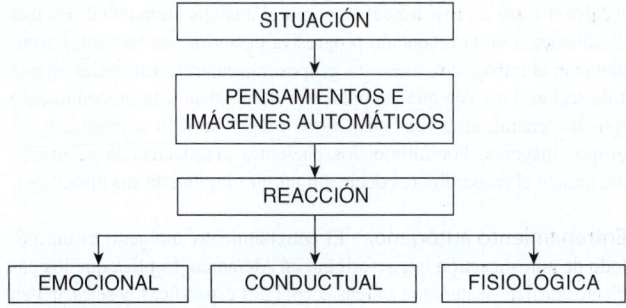

FIGURA 23-2
Modelo cognitivo.

Los pacientes con fobia a la sangre y a las heridas muestran una respuesta bifásica distintiva cuando se exponen al estímulo fóbico. La primera fase se asocia con un incremento de la frecuencia cardíaca y de la presión arterial, y en la segunda, la presión arterial cae de manera súbita y el paciente se desmaya. Para tratar este problema, se muestra a los pacientes una serie de imágenes provocadoras (p. ej., cuerpos mutilados) y se les instruye a identificar signos precoces del desmayo, como náuseas, sudoración fría o mareo, y a que apliquen lo antes posible la respuesta de la tensión muscular que han aprendido, con la que frenar estos signos de alerta. También pueden ejercitar la tensión aplicada mientras donan sangre o ven una intervención quirúrgica en televisión. La técnica de la tensión isométrica eleva la presión arterial, y evita así el desmayo.

Relajación aplicada.   La relajación aplicada implica provocar una respuesta de relajación en el momento en que se produce la situación estresante. En la presentación previa, se muestra que no es aconsejable llevar a cabo la relajación justo en esos momentos, debido a los posibles efectos paradójicos. Por ello, los pacientes deberían practicar primero la relajación en circunstancias no estresantes. El método desarrollado en Suecia por el grupo de Lars-Göran Öst ha demostrado su eficacia en el trastorno de pánico y en el de ansiedad generalizada. El método de respuesta de la relajación en el entorno natural del paciente consta de 7 fases, de una o dos sesiones cada una: relajación progresiva, relajación de solo liberación, relajación controlada por señales, relajación diferencial, relajación rápida, entrenamiento aplicado y mantenimiento (tabla 23-10).

Resultados

El *biofeedback,* la relajación progresiva y la tensión aplicada han demostrado ser métodos de tratamiento eficaces para una amplia gama de trastornos. Constituyen la base de la medicina conductual en la que el paciente cambia (o aprende a cambiar) una determinada conducta que contribuye a la enfermedad. Constituyen, asimismo, una base sobre la que numerosos procedimientos médicos alternativos y complementarios pueden resultar eficaces (p. ej., el yoga o el reiki), y en los que la relajación es un componente importante. La relajación también forma parte de otros tratamientos populares, como la hipnosis.

PSICOTERAPIA COGNITIVA

La psicoterapia cognitiva, desarrollada por Aaron T. Beck, MD, se basa en el modelo cognitivo, que ha sido ampliamente estudiado y ha recibido apoyo empírico sustancial. El modelo cognitivo postula que no son las situaciones las que impactan directamente en la reacción propia (emocional, conductual y fisiológica). Más bien es la *percepción* automática de la situación la que está más estrechamente asociada con la reacción. Un individuo deprimido, por ejemplo, que está leyendo este capítulo (situación) podría pensar: «No puedo concentrarme. Hay algo muy mal en mí. Nunca mejoraré» («pensamientos automáticos»). Como resultado, su tristeza y desesperanza aumentan (reacción emocional);

deja de leer por completo (reacción conductual), y siente un peso en el pecho (reacción fisiológica). Por otro lado, otra persona podría pensar: «No quiero leer esto. No quiero saber nada sobre este tema, pero tengo que hacerlo». Ella entonces se siente molesta, su cuerpo se pone algo tenso y hojea las páginas en lugar de leer el artículo con atención. Un componente importante de la psicoterapia cognitiva consiste en enseñar a los pacientes a identificar los pensamientos que conducen a la angustia o disfunción, evaluar su pensamiento y responder eficazmente a estas cogniciones. En la figura 23-2 se muestra el modelo cognitivo.

Una alianza terapéutica sólida es esencial para un tratamiento eficaz y la relación es colaborativa. Tanto los pacientes como los médicos participan activamente en la resolución de problemas, la evaluación de las cogniciones y la modificación de la conducta. La psicoterapia cognitiva es educativa; los médicos enseñan a los pacientes cómo utilizar en casa las técnicas empleadas durante la sesión. El objetivo declarado del médico es ayudar a los pacientes a convertirse en sus propios terapeutas. Enfatizan que la forma en que los pacientes mejoran es aplicando lo que han aprendido en la sesión para hacer pequeños cambios en su pensamiento y comportamiento todos los días.

Originalmente diseñada como un tratamiento a corto plazo para la depresión, la psicoterapia cognitiva ha evolucionado a lo largo de los años. Los pacientes con casos sencillos de ansiedad y depresión, que estaban relativamente sanos psicológicamente antes de su trastorno, a menudo se benefician de un tratamiento corto, quizás de 6 a 12 sesiones. En el otro extremo del espectro se encuentran los pacientes cuyos trastornos son crónicos o complejos, o aquellos para quienes el tratamiento estándar debe ser variado debido a los trastornos de la personalidad. Es posible que necesiten muchas más sesiones durante un período de tiempo significativamente más largo. Aquellos con episodios recurrentes o con enfermedades mentales graves pueden requerir un tratamiento intermitente a lo largo de su vida.

Teoría cognitiva de la depresión

Según la teoría cognitiva de la depresión, las disfunciones cognitivas conforman el núcleo de la depresión, y los cambios físicos y afectivos, al igual que otras características asociadas a la depresión, son consecuencias de estas disfunciones. Por ejemplo, la apatía y la baja energía aparecen como resultado de la expectativa de fracaso que una persona tiene en todas las áreas de funcionamiento. De manera similar, la parálisis del deseo surge del pesimismo de la persona y del sentimiento de desesperanza. Desde una perspectiva cognitiva, la depresión puede explicarse por una tríada cognitiva de pensamientos negativos sobre la propia persona, el mundo y el futuro.

El objetivo de la psicoterapia consiste en aliviar la depresión y evitar su recurrencia, ayudando a los pacientes a identificar y analizar las cogniciones negativas para desarrollar esquemas alternativos más flexibles, y ensayar respuestas nuevas tanto cognitivas como conductuales. Cambiar la manera en la que una persona piensa puede aliviar el trastorno psiquiátrico.

Estrategias y técnicas

El objetivo de la psicoterapia cognitiva es facilitar la remisión y prevenir o reducir las recaídas mediante la enseñanza de habilidades que los pacientes pueden utilizar durante toda su vida, dentro de una relación de colaboración con buen soporte. Tanto los pacientes como los médicos son participantes activos, resolviendo conjuntamente los problemas actuales, evaluando las cogniciones de los pacientes en situaciones específicas y trabajando para lograr el cambio de comportamiento necesario. Como resultado, los síntomas de los pacientes disminuyen y su estado de ánimo y su funcionamiento diario mejoran.

Como en otras formas de psicoterapia, las virtudes del terapeuta son importantes para alcanzar un buen resultado. Los terapeutas deben desprender calidez, entender la experiencia vital de cada paciente, ser genuinos y honestos consigo mismos y con sus pacientes, y ser capaces de

Pensamiento del todo o nada *(también llamado pensamiento en blanco y negro, polarizado o dicotómico):* se contempla una situación solo en dos categorías y no de forma continua. Ejemplo: «Si no soy un éxito total, soy un fracaso».

Catastrofización *(también llamado adivinar el futuro):* predice el futuro de manera negativa sin considerar otros resultados más probables. Ejemplo: «Estaré tan alterado que no podré trabajar en absoluto».

Descalificar o descontar lo positivo: se dice irracionalmente a sí mismo que las experiencias, los hechos o las cualidades positivas no cuentan. Ejemplo: «Hice bien ese proyecto, pero eso no significa que sea competente; solo tuve suerte».

Razonamiento emocional: piensa que algo debe ser verdadero porque lo «siente» (realmente lo cree) con tanta fuerza, que ignora o descarta la evidencia de lo contrario. Ejemplo: «Sé que hago muchas cosas bien en el trabajo, pero todavía me siento como un fracaso».

Etiquetado: se pone una etiqueta fija y global a sí mismo o a los demás sin considerar que la evidencia podría conducir de manera más razonable a una conclusión menos desastrosa. Ejemplo: «Soy un perdedor. Él no es bueno».

Magnificación/minimización: cuando se evalúa a sí mismo, a otra persona o una situación, magnifica irrazonablemente lo negativo y/o minimiza lo positivo. Ejemplo: «Obtener una evaluación mediocre demuestra lo incompetente que soy. Obtener altas calificaciones no significa que sea inteligente».

Filtro mental *(también llamado abstracción selectiva):* presta atención indebida a un detalle negativo en lugar de ver la imagen completa. Ejemplo: «Como obtuve una calificación baja en mi evaluación [que también contenía varias calificaciones altas], significa que estoy haciendo un mal trabajo».

Lectura de la mente: cree que sabe lo que los demás están pensando, sin considerar otras posibilidades más probables. Ejemplo: «Está pensando que no sé nada sobre este proyecto».

Sobregeneralización: llega a una conclusión negativa radical que va mucho más allá de la situación actual. Ejemplo: «[Porque me sentí incómodo en la reunión] No tengo lo que se necesita para hacer amigos».

Personalización: cree que los demás se comportan negativamente por su culpa, sin considerar explicaciones más plausibles de su comportamiento. Ejemplo: «El operario fue brusco conmigo porque hice algo mal».

Afirmaciones sobre lo que «debe» y «debería» ser *(también llamadas imperativos):* tiene una idea precisa y fija de cómo debe comportarse usted o los demás, y sobreestima lo malo que es que estas expectativas no se cumplan. Ejemplo: «Es terrible haber cometido un error. Siempre debo hacerlo mejor».

Visión en túnel: solo ve los aspectos negativos de una situación. Ejemplo: «El maestro de mi hijo no puede hacer nada bien. Es crítico e insensible y pésimo en la enseñanza».

FIGURA 23-3
Distorsiones cognitivas. (De Beck JS. *Cognitive Behavior Therapy: Basics and Beyond.* 2nd ed; 2011. Reproducida con autorización de Guilford Press.)

conversar de manera habilidosa e interactiva con ellos. Los terapeutas cognitivos establecen la agenda al principio de cada sesión, asignan tareas para realizar en casa entre las sesiones y enseñan nuevas habilidades. La colaboración entre el terapeuta y el paciente es activa. Hay varias técnicas que se utilizan en la psicoterapia cognitiva; a continuación se describen tres componentes comunes.

Aspectos didácticos. Los aspectos didácticos de la psicoterapia cognitiva incluyen explicar al paciente la tríada cognitiva, los esquemas y la lógica errónea. El terapeuta debe decir al paciente que formularán hipótesis juntos, y que las someterán a prueba durante la psicoterapia. La psicoterapia cognitiva requiere una completa explicación de la relación entre los síntomas y el pensamiento, el afecto y la conducta, así como la lógica de todos los aspectos del tratamiento. Esta explicación contrasta con las terapias orientadas psicoanalíticamente, en las que se requiere muy poca explicación.

Técnicas cognitivas. El abordaje terapéutico cognitivo incluye cuatro procesos: evocación de pensamientos automáticos, evaluación de los pensamientos automáticos, identificación de suposiciones subyacentes desadaptativas, y evaluación de la validez de estas suposiciones.

EVOCACIÓN DE PENSAMIENTOS AUTOMÁTICOS. Los pensamientos automáticos, o *distorsiones cognitivas,* son cogniciones que intervienen entre los acontecimientos externos y la reacción emocional de la persona ante ellos. Por ejemplo, la creencia de que «la gente se reirá de mí cuando vean lo mal que juego a los bolos» es un pensamiento automático que aparece cuando se invita a alguien a jugar a bolos y responde de manera negativa. Otro ejemplo lo constituye el pensamiento «Ella no me gusta» que surge cuando alguien se cruza por el pasillo sin saludar. En la figura 23-3 se ilustran ejemplos de distorsiones cognitivas.

EVALUACIÓN DE LOS PENSAMIENTOS AUTOMÁTICOS. Actuando como un profesor, el terapeuta ayuda al paciente a evaluar la validez de sus pensamientos automáticos. El objetivo consiste en animarlo a rechazar los pensamientos automáticos inexactos o exagerados después de haberlos sometido a un examen minucioso. Los pacientes a menudo se echan la culpa cuando no sale bien algo que escapa a su control. El terapeuta revisa la situación con el paciente y lo ayuda a reasignar la culpa o la causa de los acontecimientos desagradables. Generar explicaciones alternativas para esos sucesos es otra manera de minimizar pensamientos automáticos inexactos y distorsionados.

IDENTIFICACIÓN DE ASUNCIONES DESADAPTATIVAS. A medida que el paciente y el terapeuta identifican pensamientos automáticos, se vislumbran los patrones, que representan reglas o suposiciones generales desadaptativas que guían la vida del paciente. Ejemplos de esas reglas son: «Para ser feliz, debo ser perfecto» o «Si no le gusto a nadie, es que no puedo ser querido». Estos patrones inevitablemente conducen a desencantos y fracasos que, finalmente, generan síntomas depresivos como depresión. Consúltese la figura 23-4 para ver un ejemplo del registro de pensamientos automáticos.

EVALUACIÓN DE LA VALIDEZ DE LAS ASUNCIONES DESADAPTATIVAS. Evaluar la exactitud de las suposiciones desadaptativas es un proceso similar al de evaluar la de los pensamientos automáticos. En una prueba particularmente eficaz, el terapeuta pide al paciente que defienda la validez de sus suposiciones. Por ejemplo, el paciente puede afirmar que debe trabajar siempre al máximo de su potencial, y el terapeuta puede preguntar: «¿Por qué eso es tan importante para usted?». En la tabla 23-11 se proporcionan ejemplos de intervenciones diseñadas para provocar, identificar, evaluar y corregir las distorsiones cognitivas que conducen a la depresión y a otros estados afectivos dolorosos.

REGISTRO DE PENSAMIENTOS AUTOMÁTICOS

Instrucciones: cuando note que empeora su estado de ánimo, pregúntese: «¿Qué está pasando por mi mente en este momento?» y, tan pronto como sea posible, registre el pensamiento o la imagen mental en la columna de Pensamientos automáticos.

FECHA/HORA	SITUACIÓN	PENSAMIENTO(S) AUTOMÁTICO(S)	EMOCIÓN(ES)	RESPUESTA ALTERNATIVA	RESULTADO
	1. ¿Qué acontecimiento, ensoñación o rememoración lo llevó a sentir la emoción desagradable? 2. ¿Qué sensaciones físicas desagradables (si hubo alguna) sintió?	1. ¿Qué pensamientos o imágenes pasaron por su mente? 2. ¿Qué credibilidad le dio a cada uno de ellos en aquel momento?	1. ¿Qué emoción(es) (tristeza, ansiedad, enfado, etc.) sintió en ese momento? 2. ¿Cuál fue la intensidad (0-100%) de la emoción?	1. (Opcional) ¿Qué distorsión cognitiva realizó? (p. ej., pensamientos de todo o nada, lectura de la mente, catastrofismo) 2. Use las preguntas situadas en la parte inferior para componer una respuesta al (o los) pensamiento(s) automático(s) 3. ¿Qué credibilidad le otorga a cada respuesta?	1. ¿Qué credibilidad le otorga ahora a cada uno de los pensamientos automáticos? 2. ¿Qué emoción(es) siente ahora?, ¿cuál es la intensidad (0-100%) de la(s) emoción(es)? 3. ¿Qué hizo o hará ahora?
Viernes 7:30 h de la tarde	Llamé a Sally para salir, tal y como habíamos hablado. Me saltó su contestador. Sentí que me hundía	1. Todos se han ido y se han olvidado de mí; porque ya no soy importante para ellos (90% de credibilidad) 2. Me han dejado fuera otra vez (90% de credibilidad) 3. Voy a tener que pasar otra noche de viernes solo (100% de credibilidad) 4. No encajo en ningún sitio en este mundo (70% de credibilidad)	1. Enfado (60% de intensidad) 2. Soledad (95% de intensidad) 3. Depresión (95% de intensidad)	Estoy realizando inferencias arbitrarias, exceso de generalización, personalización y catastrofismo 1. Todo podría ser un simple malentendido (40% de credibilidad) 2. He pasado mucho tiempo con Sally y los demás y sé que me aprecian (60% de credibilidad) 3. Estar solo en casa no es el fin del mundo (50% de credibilidad)	1. 30% 2. 10% 3. 50% 4. 0% Enfado (5%) Soledad (400%) Depresión (20%) Calma (70%) Llamaré a Sally otra vez si no sé nada de ella en 1 h

Preguntas para ayudar a componer una respuesta alternativa: *1)* ¿Cuál es la evidencia de que el pensamiento automático es cierto?, ¿falso?; *2)* ¿existe una explicación alternativa?; *3)* ¿cuál es la peor cosa que podría ocurrir?, ¿podría superarla?, ¿qué es lo mejor que podría ocurrir?, ¿cuál es el desenlace más realista?; *4)* ¿cuál es el efecto que tiene en mí el pensamiento automático?, ¿cuál podría ser el resultado de cambiar ese pensamiento?; *5)* ¿qué podría hacer al respecto?, y *6)* si (nombre de un amigo) estuviese en esta situación y tuviese este pensamiento, ¿qué le podría yo decir a él/ella?
© J. S. Beck, PhD, 1996.

FIGURA 23-4
Ejemplo de registro de pensamientos automáticos.

Tabla 23-11
Errores cognitivos derivados de suposiciones

Error cognitivo	Suposición	Intervención
Exceso de generalización	Si es cierto en un caso, puede aplicarse a cualquier caso aunque la semejanza sea mínima	Exposición de la lógica errónea. Establecer criterios sobre qué casos son similares y en qué grado
Abstracción selectiva	Los únicos acontecimientos importantes son los errores, pérdidas, etc. Deberían medirse a sí mismos solo por sus errores, debilidades, etc.	Utilizar registros para identificar éxitos que el paciente haya olvidado
Responsabilidad excesiva (asumiendo la causalidad personal)	Soy responsable de todas las cosas malas, fracasos, etc.	Técnicas de desatribución
Asumir la causalidad temporal (predecir sin la suficiente evidencia)	Si ha sido cierto en el pasado, siempre será cierto en el futuro	Exposición de la lógica errónea. Especificar los factores que podrían influir en un resultado, distintos de los acontecimientos pasados
Autorreferencias	Soy el centro de la atención de todo el mundo (especialmente por mis actuaciones erróneas). Soy la causa de mis desgracias	Establecer criterios para determinar cuándo es el paciente el foco de atención, así como los hechos probables que causan las malas experiencias
Catastrofismo	Siempre piensa lo peor. Es casi seguro que te ocurrirá	Calcular las probabilidades reales. Centrarse en la evidencia de que no ocurrió lo peor
Pensamiento dicotómico	Todo es siempre un extremo u otro (negro o blanco, bueno o malo)	Demostrar que los acontecimientos pueden evaluarse sobre un continuo

De Beck AT, Rush AJ, Shaw BF, Emery G. *Cognitive therapy of depression*. New York: Guilford Press; 1979:48, con autorización.

Una mujer acudió a psicoterapia por problemas relacionados con el control de su ira. Había enviado una serie de mensajes de voz y correos electrónicos cargados de hostilidad a un compañero de trabajo, se había enemistado con sus vecinos por el ruido, y había sido expulsada de la liga de bolos tras haber protagonizado dos altercados físicos con miembros de otros equipos. Una revisión cuidadosa de los pensamientos y las creencias de la paciente en torno a estas situaciones reveló un denominador común: la sensación de *desconfianza* y de *derecho*. En cada situación, ella creía que los otros habían salido de su camino para maltratarla. Por otro lado, se confería a sí misma una importancia exagerada que expresaba en opiniones como: «Nadie tiene derecho a tratarme así»; «No tengo por qué aguantar a gente así ni sus estupideces», y «Tengo que demostrarles que no me pueden avasallar». En su opinión, su ira estaba justificada, ya que tenía que defenderse del mal comportamiento de los demás. Sin embargo, para un observador externo, la paciente se molestaba por lo más mínimo y reaccionaba con un comportamiento ofensivo e inexcusable. Durante la terapia, la paciente se mostró reacia a considerar su problema con la ira de la forma descrita. Sin embargo, conforme iba aprendiendo a reconocer la puesta en marcha de sus patrones de *desconfianza* y *derecho*, comenzó a mostrarse más dispuesta a plantearse modificar sus puntos de vista y sus conductas. Este cambio en positivo fue posible gracias a las respuestas empáticas del psicoterapeuta a las historias más creíbles de la paciente, relacionadas con el maltrato que había padecido por parte de su familia, cuya conducta abusiva le había transmitido la idea de que nunca debería confiar en nadie ni debía permitir que nadie la maltratase de nuevo. (Por cortesía de C. F. Newman, PhD, y A. T. Beck, MD.)

Técnicas conductuales. Las técnicas conductuales y cognitivas van de la mano; las primeras evalúan y cambian las cogniciones desadaptativas e inexactas. Los propósitos generales son ayudar a los pacientes a comprender la inexactitud de sus suposiciones cognitivas, y aprender nuevas estrategias y modos de encarar las situaciones.

Entre las técnicas conductuales de la psicoterapia cognitiva se encuentran la programación de actividades, el dominio y el placer, la asignación gradual de tareas, el ensayo cognitivo, el entrenamiento en la autoconfianza, el *role playing* y las técnicas de diversión. Una de las primeras cosas que hace el terapeuta es programar el horario de las actividades. Los pacientes guardan registros de sus actividades y las revisan posteriormente con el terapeuta. Además de las actividades programadas, se les solicita que evalúen el grado de dominio o placer que les reportaron las actividades realizadas. Los pacientes a menudo se sorprenden al ver que dominan y se divierten con las actividades mucho más de lo que hubieran pensado.

Para simplificar la situación y garantizar pequeños logros, los terapeutas con frecuencia dividen las tareas en subtareas, como en la asignación gradual de deberes, para mostrar a los pacientes que pueden tener éxito. En el ensayo cognitivo, los pacientes imaginan y practican los diferentes pasos hasta que alcanzan y dominan un reto específico.

Se anima a los pacientes (especialmente los hospitalizados) a que sean autosuficientes en la realización de tareas simples, como hacerse su cama, ir a la compra y prepararse la comida. Este procedimiento se denomina entrenamiento en autoconfianza. El *role-playing* es una técnica especialmente intensa y útil para hacer aflorar pensamientos automáticos y aprender nuevas conductas. Las técnicas de diversión ayudan a los pacientes a superar épocas difíciles, e incluyen ejercicio físico, contacto social, trabajo, juegos e imaginería visual.

La imaginería o la parada de pensamiento pueden utilizarse para tratar la conducta impulsiva u obsesiva. Por ejemplo, los pacientes imaginan una señal de *stop* con un agente de policía junto a ella, u otra imagen que provoque una inhibición en el mismo momento en que aparece un impulso o una obsesión ajena a su yo. De manera similar, la obesidad puede tratarse haciendo que los pacientes se visualicen delgados, atléticos, fibrosos y musculados, y después entrenarlos para que evoquen esa imagen cuando sientan impulsos de comer. La hipnosis o el entrenamiento autógeno pueden potenciar este tipo de imaginería. En la imaginería guiada, el terapeuta anima al paciente a que tenga fantasías que pueden interpretarse como el cumplimiento de un deseo o un intento por dominar afectos o impulsos perturbadores.

Indicaciones

La psicoterapia cognitiva puede utilizarse para *1)* eliminar o moderar los síntomas de un trastorno psiquiátrico o malestar psicológico como tratamiento independiente o en combinación con medicamentos; *2)* modificar las creencias y los esquemas subyacentes que contribuyen al desarrollo y mantenimiento de los trastornos; *3)* abordar los problemas psicosociales (p. ej., desacuerdos matrimoniales, estrés laboral, agotamiento del cuidador) que pueden haber precedido, coincidido o acontecido por el trastorno; *4)* reducir la probabilidad de recaída o recurrencia de un trastorno después de que los síntomas se hayan resuelto; *5)* aumentar la adherencia al tratamiento médico recomendado (p. ej., medicación, pérdida de peso, control de la diabetes); o moderar el impacto de una afección médica en el nivel de funcionamiento (p. ej., dolor crónico, cáncer).

PSICOTERAPIA CONDUCTUAL

El término *conductual* al que hace referencia la *psicoterapia conductual* engloba las acciones y respuestas observables en un individuo. La psicoterapia conductual implica un cambio en la conducta de los pacientes con vistas a reducir una determinada disfunción y para mejorar su calidad de vida. La psicoterapia conductual incluye una metodología, denominada *análisis conductual,* dirigida a la selección estratégica de las conductas que deben cambiarse, y una tecnología para conseguir el cambio de conducta, como, por ejemplo, modificar antecedentes o consecuencias, o dar instrucciones. La psicoterapia conductual no solo ha influido en el cuidado de la enfermedad mental, sino que, bajo el nombre de medicina conductual, también se ha abierto camino en otras especialidades médicas.

La psicoterapia conductual representa las aplicaciones clínicas de los principios desarrollados en la teoría del aprendizaje. Surgió a principios del siglo xx en reacción al método de introspección que dominaba la psicología en ese momento. John B. Watson, padre del conductismo, había centrado sus estudios inicialmente en la psicología animal. Este contexto supuso un pequeño salto conceptual para argumentar que la psicología solo debería ocuparse de los fenómenos que pueden observarse públicamente (p. ej., de la conducta evidente). De acuerdo con esta premisa, y debido a que el contenido del pensamiento no es públicamente observable, no puede estar sujeto a una investigación científica rigurosa. En consecuencia, los conductistas se centraron en las conductas evidentes y en sus influencias ambientales.

Hoy día, diferentes escuelas conductistas continúan centrándose en la conducta verificable. La perspectiva conductual difiere de la cognitiva al afirmar que son los acontecimientos físicos, y no los mentales, los que controlan la conducta. Para el conductismo, los fenómenos mentales o las especulaciones sobre ellos tienen muy poco o ningún interés científico.

Historia

A principios de la década de 1920 comenzaron a aparecer artículos dispersos sobre las aplicaciones de los principios del aprendizaje en el tratamiento de los trastornos de la conducta, pero con escasa influencia sobre la principal corriente de psiquiatría y de psicología clínica. Fue en la década de 1960 cuando la psicoterapia conductual surgió como una alternativa sistemática y completa para el tratamiento de los trastornos psiquiátricos (conductuales); por aquel entonces apareció de manera independiente en tres continentes. En Johannesburgo (Sudáfrica), Joseph Wolpe y sus colaboradores emplearon técnicas pavlovianas para generar y eliminar neurosis experimentales en gatos. A partir de estas investigaciones, Wolpe desarrolló la desensibilización sistemática, el prototipo de muchos procedimientos conductuales actuales para el tratamiento de la ansiedad desadaptativa provocada por estímulos identificables del entorno. Más o menos al mismo tiempo, un grupo del Instituto de Psiquiatría de la London University, en particular Hans Jurgen Eysenck y M. B. Shapiro, hicieron hincapié en la importancia de llevar a cabo un abordaje empírico y experimental para entender y tratar a cada paciente de manera individual, empleando para ello paradigmas experimentales controlados, basados en casos únicos, y aplicando la teoría del aprendizaje. El tercer origen de la psicoterapia conductual se inspiró en los trabajos de investigación del psicólogo de Harvard B. F. Skinner. Los estudiantes de Skinner comenzaron a aplicar su tecnología del condicionamiento operante, desarrollada en laboratorios de condicionamiento animal, a seres humanos y en condiciones de práctica clínica.

Desensibilización sistemática

La desensibilización sistemática se basa en el principio conductual del contracondicionamiento, en el que la persona es capaz de superar la ansiedad desadaptativa generada por una situación o por un objeto mediante la aproximación gradual a la situación temida, en un estado psicológico que inhibe la ansiedad. En la desensibilización sistemática, los pacientes alcanzan un estado de relajación completa y posteriormente son expuestos al estímulo que genera la respuesta ansiosa. La reacción negativa de ansiedad se inhibe mediante el estado de relajación, en el proceso de *inhibición recíproca*. Más que utilizar situaciones u objetos reales que puedan generar miedo, los pacientes y sus terapeutas preparan una lista gradual o una jerarquía de escenas provocadoras de ansiedad asociadas a los miedos del paciente. El estado de relajación aprendido y las escenas que generan ansiedad se suceden alternativamente durante el tratamiento. Así, la desensibilización sistemática consta de tres pasos: entrenamiento en relajación, construcción de la jerarquía y desensibilización del estímulo.

Entrenamiento para la relajación.

La relajación produce efectos fisiológicos opuestos a la ansiedad: descenso de la frecuencia cardíaca, incremento del flujo sanguíneo periférico y estabilidad neuromuscular. Se ha desarrollado una amplia variedad de métodos de relajación. Algunos, como el yoga o el zen, se conocen desde hace siglos. La mayoría utiliza la relajación progresiva, desarrollada por el psiquiatra Edmund Jacobson. Los pacientes relajan los principales grupos musculares en un orden fijo, comenzando por los pequeños grupos musculares de los pies y progresando en sentido craneal, o viceversa. Algunos terapeutas utilizan la hipnosis para facilitar la relajación o ejercicios grabados para que los pacientes practiquen la relajación por sí mismos. La imaginería mental es una técnica de relajación en la que se instruye a los pacientes para que se imaginen en lugares asociados al recuerdo de una relajación placentera. Estas imágenes permiten a los pacientes entrar en un estado de relajación o experimentar, como Herbert Benson lo denominó, la *respuesta de relajación*.

Los cambios fisiológicos que acontecen durante la relajación son los opuestos a los inducidos por la respuesta de estrés adrenérgica que forma parte de muchas emociones. Se reducen la tensión muscular, las frecuencias respiratoria y cardíaca, la presión arterial y la conductancia de la piel. La temperatura y el flujo sanguíneo de los dedos aumentan. La relajación incrementa la variabilidad de las frecuencias cardíaca y respiratoria, un índice del tono parasimpático.

Construcción de la jerarquía.

A la hora de construir una jerarquía, los médicos determinan todas las situaciones que generan ansiedad, y los pacientes crean una lista jerarquizada de unas 10 o 12 escenas clasificadas por orden creciente de ansiedad. Por ejemplo, la jerarquía acrofóbica puede comenzar con el paciente imaginándose situado cerca de una ventana del segundo piso, y finalizar en el tejado de un edificio de 20 pisos, apoyado en la barandilla y mirando hacia abajo.

Desensibilización del estímulo.

En el último paso, llamado desensibilización, los pacientes van pasando de manera sistemática a través de las escenas que aparecen en la lista, en orden ascendente de ansiedad, mientras se encuentran sumidos en un estado de profunda relajación. El ritmo al que progresan en la lista viene determinado por sus respuestas a los estímulos. Cuando sean capaces de imaginar vívidamente la escena de la jerarquía que mayor ansiedad les provoca con ecuanimidad, sufrirán muy poca ansiedad en la situación de la vida real correspondiente.

TRATAMIENTO FARMACOLÓGICO ADICIONAL. Los médicos han utilizado diversos fármacos para precipitar la relajación, pero deben emplearse con precaución, y ser recetados por terapeutas experimentados y que conozcan sus posibles efectos adversos. Se administra metohexital sódico, un barbitúrico de acción ultrarrápida, o diazepam por vía intravenosa en dosis subanestésicas. Si se siguen cuidadosamente los detalles del procedimiento, la mayoría de los pacientes lo encuentra agradable, con muy pocos efectos adversos. Las ventajas de la desensibilización farmacológica consisten en que puede acortarse el entrenamiento preliminar en la relajación, que casi todos los pacientes pueden relajarse de manera adecuada, y que el propio tratamiento parece progresar más rápidamente que sin el uso de los fármacos.

INDICACIONES. La desensibilización sistemática funciona mejor en los casos en que se identifica claramente un estímulo generador de ansiedad. Las fobias, las obsesiones, las compulsiones y algunos trastornos sexuales se han tratado con éxito mediante esta técnica.

Exposición terapéutica gradual

La exposición terapéutica gradual es similar a la desensibilización sistemática, excepto en que no se utiliza el entrenamiento para la relajación y el tratamiento suele tener lugar en el contexto de la vida real. Esto significa que el individuo debe ser puesto en contacto con (es decir, debe ser expuesto a) los estímulos de alarma para aprender de primera mano que no generan consecuencias peligrosas. La exposición se gradúa de acuerdo con una jerarquía (p. ej., los pacientes con miedo a los gatos pueden progresar desde mirar una fotografía de un gato hasta sostener a uno en sus brazos).

Inundación

La inundación (a veces denominada *implosión*) es similar a la exposición gradual, en el sentido de que implica la exposición del paciente al objeto temido *in vivo;* no obstante, no existe una jerarquía. Se basa en la teoría de que escapar de la experiencia que provoca ansiedad refuerza la ansiedad mediante el condicionamiento. Así pues, el terapeuta debe extinguir la ansiedad y evitar la conducta de evitación condicionada no dejando que el paciente huya de la situación. Los médicos animan a los pacientes a que hagan frente a la situación temida de manera directa, sin un proceso gradual como en la desensibilización sistemática o en la exposición gradual. Tampoco se utilizan ejercicios de relajación como en la desensibilización sistemática. Los pacientes experimentan un miedo que desaparece gradualmente. El éxito del procedimiento dependerá de que pueda mantenerse a los pacientes en la situación que les genera el miedo hasta que se calmen y comiencen a experimentar un sentimiento de control. La retirada de la situación o la finalización prematura de la escena fantaseada es equivalente a la huida, lo que reforzaría tanto la ansiedad condicionada como la conducta de evitación, y produciría el efecto opuesto al deseado. En una variante, denominada *inundación imaginaria,* la confrontación del objeto o de la situación temida se realiza solo en la imaginación, y no en la vida real. Muchos pacientes rechazan la inundación debido al estrés psicológico que implica. También está contraindicada cuando la ansiedad intensa pueda resultar peligrosa para un paciente (p. ej., los afectados por enfermedades cardíacas o con una frágil adaptación psicológica). La técnica funciona mejor con fobias específicas. A continuación se expone un ejemplo de inundación *in vivo*.

Una paciente de 33 años mostraba miedo social a comer en público. En particular, temía ser observada por otros mientras masticaba o tragaba, en especial durante las cenas de compromiso. Se planeó una situación en la que se hizo que acudiera a una sesión en la que se había preparado comida y bebida. La paciente entró en una sala de conferencias donde esperaban sentadas a la mesa cinco personas vestidas de manera profesional. Se instruyó a la paciente para que tomara su comida delante de estos individuos. Entre bocado y bocado, se la animó a que los mirara a menudo; simultáneamente, los presentes en la mesa debían mantener su mirada de forma continuada, como se les había indicado; no debía distraerse a la paciente de sus síntomas de ansiedad. La paciente debía comer despacio, prestando atención a la actitud de los observadores y a sus síntomas de ansiedad (p. ej., sequedad de boca o dificultad para tragar). No se permitían conversaciones entre la paciente y los observadores. Estos solo debían mirarla y observar su actitud al masticar y tragar, escribiendo a veces comentarios en un cuaderno. En ocasiones, los observadores se comunicaban entre ellos mediante susurros, y se intercambiaban notas escritas o miradas y sonrisas de complicidad.

La única comunicación tenía lugar entre la paciente y su terapeuta, y se limitó a que ella fuese puntuando de manera subjetiva sus síntomas en una escala de ansiedad. La sesión duró 90 min. Nota: esta situación puede parecer muy traumática. La sesión de exposición es prolongada y se mantiene hasta que la puntuación en la escala de ansiedad disminuye, con lo que la paciente consigue desensibilizarse. (Por cortesía de Rolf G. Jacob, MD, y William H. Pelham, MD.)

En la mayoría de los casos, la técnica de inundación (exposición) va acompañada de prevención de respuesta. La prevención de respuesta implica suspender todas las conductas de evitación y otras conductas que reducen la ansiedad. Para que la exposición produzca la extinción, es necesario prevenir las conductas de evitación que típicamente reducen el miedo (p. ej., mirar al suelo al hablar puede reducir la ansiedad social; durante la exposición, por lo tanto, para prevenir la respuesta, el paciente mira directamente a las personas y no al suelo). Con el tiempo, mientras el paciente permanece en la situación que produce miedo, la respuesta emocional ansiosa disminuirá. La *exposición con prevención de respuesta* (EPR) es en realidad el tratamiento de elección para el trastorno obsesivo-compulsivo. En la EPR, los pacientes están expuestos a estímulos y obsesiones temidos mientras se previenen los rituales que normalmente sirven para reducir la ansiedad.

Modelado participante

En el modelado participante, los pacientes aprenden una nueva conducta mediante imitación, inicialmente a través de la observación, sin tener que interpretarla hasta que se sienten preparados. De la misma forma que los miedos irracionales pueden adquirirse mediante aprendizaje, también pueden abandonarse al observar un modelo de conducta que carece de ese miedo y que se enfrenta al objeto temido. La técnica se ha utilizado con éxito para tratar a niños fóbicos que se colocan junto a otros niños de su misma edad y sexo que se aproximan sin temor al objeto o situación temida. En los adultos, el terapeuta puede describir la actividad temida de una manera calmada que el paciente pueda identificar, o bien representar el proceso a través del cual llegar a dominar la actividad temida junto con el paciente. A veces, se establece una jerarquía de actividades, enfrentándose inicialmente a la situación que provoca menor ansiedad. La técnica de modelado participante se ha utilizado con éxito en la agorafobia, colocando al paciente en la situación temida acompañado del terapeuta. En una variante de este procedimiento denominada *entrenamiento conductual*, los pacientes actúan sobre los problemas de la vida real bajo la observación o la dirección del terapeuta.

Este es un caso de fobia de contaminación documentado por la propia paciente, que teme tocar objetos por miedo a infectarse o contaminarse. Es ella quien describe sus reacciones.

(La terapeuta) comenzó a tocarlo todo muy despacio. Se me indicó que la siguiera, y tocara yo también todo cuanto ella tocaba. Era como si estuviésemos propagando la contaminación. Tocaba los picaportes, los interruptores de la luz, las paredes, los cuadros y la carpintería. Abría los cajones en cada dormitorio y tocaba el contenido. Abría los armarios y tocaba los vestidos que colgaban de las perchas. Tocaba las toallas y las sábanas del aparador. Fue pasando por las habitaciones de los niños, tocando las muñecas, los peluches, los modelos, las figuritas de la Guerra de las Galaxias, los Transformers y los libros.

(La terapeuta) iba hablándome de manera calmada y tranquila todo el tiempo que estuvimos así. Al principio estaba muy ansiosa, pero a medida que fue pasando el tiempo mi nivel de ansiedad fue disminuyendo. Entonces, cuando comenzaba a pensar que lo peor ya había pasado, me señaló la puerta de la buhardilla y me dijo que entrásemos. Yo le dije: «No, ahí es donde había ratones». Ella me contestó que yo no querría tener ningún lugar en mi casa que se encontrara fuera de mis límites. Así que accedí, aunque de nuevo empecé a sentirme muy ansiosa. Me resultaba muy duro estar allí dentro. Comencé también a tocar las cajas, pero me notaba muy alterada. Entonces ella puso sus manos en el suelo y quiso que yo hiciera lo mismo. Yo dije: «No puedo. Es que no puedo». Me contestó: «Sí, tú puedes».

(La terapeuta) pasó varias horas conmigo aquel día. Antes de irse, me dejó una lista de cosas que tendría que hacer por mi cuenta. Dos veces al día tenía que ir por la casa tocándolo todo de la misma forma que ella lo había hecho conmigo. Debía invitar a algún amigo que tuviese una mascota y a amigos de mis hijos que también las tuvieran. (Por cortesía de Rolf G. Jacobs, MD, y William H. Pelham, MD.)

Exposición al estímulo presentado mediante realidad virtual

Los avances en la tecnología informática han hecho posible la presentación de señales ambientales en forma de realidad virtual para el tratamiento mediante exposición. Se han documentado efectos beneficiosos de la exposición a través de realidad virtual en pacientes con fobia a las alturas, miedo a volar, fobia a las arañas y claustrofobia. Se está llevando a cabo un gran trabajo experimental en este campo. Un modelo usa un avatar del paciente y se le hace caminar por un supermercado abarrotado junto con otros avatares (incluyendo uno del terapeuta) como un método para superar la agorafobia.

Entrenamiento en asertividad

La conducta asertiva o *asertividad* permite a la persona actuar en su propio beneficio, mantenerse sin ansiedad excesiva, expresar sentimientos honestos sin sentirse incómoda por ello, y ejercer derechos personales sin negar los de otros.

Existen dos tipos de situaciones que a menudo necesitan una conducta asertiva: *1)* establecer límites a amigos o familiares que presionan mucho, y *2)* situaciones comerciales, como saber aguantar cuando tratan de convencerte para comprar algo o ser persistente al devolver una mercancía defectuosa. Los primeros programas de entrenamiento asertivo tendían a definir conductas específicas como asertivas o no asertivas. Por ejemplo, se animaba a los individuos a comportarse de manera asertiva si alguien intentaba colarse en la cola de la caja del supermercado. Ahora se presta más atención al contexto; así pues, lo que en una situación se consideraría una conducta asertiva depende de las circunstancias.

Tabla 23-12
Control diario de rituales

Registrar cada día la cantidad de tiempo dedicado a la realización de rituales por la mañana, por la tarde y por la noche						
	Martes	**Miércoles**	**Jueves**	**Viernes**	**Sábado**	**Domingo**	**Lunes**
Mañana	2 h	1,5 h					
Tarde	3 h	2 h					
Noche	1,5 h	3 h					

Una vez al día, registrar los siguientes datos sobre un episodio de rituales						
Día	**Hora**	**Situación**	**Sentimientos**	**Pensamientos (obsesiones)**	**Tipo de ritual**	**Sentimientos después del ritual**
Sábado	8:00	Después del desayuno	Temor Miedo Preocupación	No debería haber tirado la servilleta Puede que me haya dejado algo debajo del plato ¿Y si he perdido algo importante?	Rebuscar en la basura Mirar debajo del plato Quedarme mirando para ver si he perdido algo	Mejor Creo que no he perdido nada por ahora
Domingo	14:00	En una tienda, firma de un cheque	Preocupación Ansiedad	¿He escrito la cantidad correcta? ¿He firmado correctamente? ¿Y si les he dado el cheque y está incorrecto?	Quedarme mirando el cheque Calcar las líneas que he escrito Quedarme allí parado	Angustiado porque no pude acabar de comprobarlo

Por cortesía de M. A. Stanley, PhD, y D. C. Beidel, PhD.

Entrenamiento en habilidades sociales

Los síntomas negativos de los pacientes con esquizofrenia constituyen un déficit conductual que va más allá de las dificultades de la conducta asertiva. Estos pacientes tienen conductas expresivas inadecuadas, así como un inadecuado control sobre los estímulos en sus conductas sociales (p. ej., no son capaces de entender las señales sociales). De manera similar, los pacientes con depresión a menudo experimentan una falta de refuerzo social por su carencia de habilidades sociales, y se ha puesto de manifiesto que el entrenamiento en habilidades sociales resulta eficaz en el manejo de la depresión. De forma parecida, a menudo los pacientes con fobia social no llegan a adquirir las habilidades sociales de los adolescentes; de hecho, su conducta defensiva social (como la evitación del contacto visual, el discurso mediante frases cortas y minimizar su apertura a los demás) incrementa la probabilidad de rechazo que temen.

Los programas de entrenamiento en habilidades sociales para pacientes con esquizofrenia cubren las siguientes áreas: conversación, manejo de situaciones conflictivas, asertividad, vida en comunidad, amistad y relaciones, trabajo y vocación, y manejo de la medicación. Cada una de estas habilidades tiene diversos componentes. Por ejemplo, las habilidades asertivas incluyen hacer y rechazar peticiones, exponer y responder a quejas, expresar sentimientos no placenteros, pedir información, pedir disculpas, expresar miedo y rechazar alcohol o drogas en la calle. Cada componente implica la realización de pasos específicos. Así, el manejo de situaciones conflictivas incluye el desarrollo de habilidades para la negociación, el compromiso, el desacuerdo con tacto, responder a acusaciones falsas y la evitación de situaciones muy estresantes. Un ejemplo de uso de habilidades en el manejo de situaciones conflictivas se da cuando el paciente y un amigo deciden ir al cine y no se ponen de acuerdo en la elección de la película.

La negociación y el compromiso, por ejemplo, implican los siguientes pasos:

1. Explicar brevemente nuestro punto de vista.
2. Escuchar el punto de vista de la otra persona.
3. Repetir el punto de vista de la otra persona.
4. Sugerir un compromiso.

En la cita inicial, Phillip describió síntomas muy graves de un trastorno obsesivo-compulsivo. Tenía 23 años y vivía en casa de sus padres, ya que no era capaz de trabajar o ir a clase. Se pasaba los días enteros con sus conductas relacionadas con tres actividades: comprobar, repetir y acumular. Phillip era incapaz de deshacerse de nada: guardaba la propaganda, las servilletas y los pañuelos usados, las revistas y los periódicos viejos y cualquier tipo de recibo por miedo a perder algo importante. Pasaba largas horas controlando la basura, el coche y la casa para asegurarse de que no había tirado nada importante. También controlaba todo lo que escribía (cheques, exámenes, trabajos, cartas y correos electrónicos) para asegurarse de que no había cometido ningún error, y leía y releía libros, revistas y artículos para asegurarse de que entendía el material escrito de forma correcta. Phillip se preocupaba constantemente por haber hecho algo que estuviese mal y hubiese decepcionado a sus padres. También se sentía deprimido porque no era capaz de funcionar de forma correcta en su vida y sufría una enorme ansiedad social que lo atormentaba desde hacía muchos años y le dificultaba tener amigos y mantenerlos.

Al final de la segunda sesión, la psicoterapeuta comenzaba a hacerse una idea bastante clara de la naturaleza y la gravedad general de sus síntomas y de alguno de los factores de mantenimiento. Sin embargo, para la planificación detallada del tratamiento y entender mejor cómo se daban los síntomas durante su rutina diaria, le pidió que llevase un registro diario durante la semana siguiente en un formulario que le había preparado. El formulario tenía una casilla en la que debía registrar el tiempo que dedicaba a los rituales por la mañana, por la tarde y por la noche, y otra casilla para registrar otros datos sobre al menos uno de los episodios cada día (p. ej., qué ocurría antes, durante y después del ritual; v. tabla 23-12).

La psicoterapeuta de Phillip concluyó que los problemas relacionados con las obsesiones, los rituales, la depresión y los miedos sociales reflejaban un miedo subyacente a la evaluación negativa. A Phillip le preocupaba de forma excesiva cometer errores, no ser perfecto y decepcionar a los demás. Ya desde niño, le preocupaba no estar a la altura y tenía problemas para hacer amigos por miedo a no gustar a los demás. Sus padres, que estaban muy preocupados, lo elogiaban cuando hacía algo bien (p. ej., aprender a montar en bicicleta u obtener buenas notas en la escuela) y pasaban mucho tiempo con él enseñándole cómo mejorar cuando alguna actividad o alguna nota no era perfecta. Conforme Phillip adquiría más responsabilidad en la escuela y en su trabajo a tiempo parcial, se empezó a preocupar más por hacer las cosas bien. Se dio cuenta de que volver a comprobar su trabajo calmaba su ansiedad. También advirtió que guardar sus trabajos para comprobarlos después le daba la tranquilidad de que podría corregir cualquier error que no hubiese detectado. Sus padres intentaron ayudarlo a reducir su ansiedad cuando no estaba seguro de algún trabajo calmándolo y diciéndole que lo estaba haciendo bien. Al pasar de los cursos de primaria a secundaria, su carga de trabajo y su ansiedad aumentaron de forma gradual, pero conseguía controlarlo todo con un nivel moderado de comprobación y acumulación. Pero cuando empezó a asistir a la universidad, la carga de trabajo aumentó de forma considerable y comenzó a darse cuenta de que lo comprobaba y lo guardaba todo aún más para reducir su miedo a cometer errores. Phillip se empezó a percatar de que estas conductas se le estaban yendo de las manos, pero no sabía cómo detenerlas. Tenía que comprobar todo una y otra vez para cerciorarse de que no estaba cometiendo errores. El ciclo ansiedad-ritual-disminución de la ansiedad se había visto tan poderosamente fortalecido que no podía parar. Necesitaba ayuda para romperlo y abordar su miedo constante a la evaluación negativa.

La psicoterapeuta de Phillip decidió comenzar el tratamiento con un plan de terapia de exposición con prevención de respuesta (EPR) para controlar sus obsesiones y rituales y comenzar a abordar su miedo subyacente a cometer errores y a ser evaluado de forma negativa. Puesto que la depresión de Phillip había derivado de la discapacidad asociada con su trastorno obsesivo-compulsivo, la psicoterapeuta esperaba que un tratamiento con éxito de EPR también ayudara a reducir los síntomas depresivos. La EPR de Phillip comenzó con una visita a su casa, en la que la psicoterapeuta lo ayudó a llevar a cabo sus actividades diarias siguiendo el plan de EPR, en el que se incluían los siguientes puntos:

- Dejar de comprobar: después de comer, levantarse de la mesa de inmediato sin inspeccionar el plato ni las zonas de alrededor (ni debajo de la mesa ni de la silla) en busca de objetos extraviados. Salir del baño de inmediato después de utilizarlo, sin comprobar el retrete, la basura o el lavabo en busca de objetos extraviados. Al salir del coche, no comprobar los asientos, el suelo o las ventanas. Escribirlo todo (notas, cheques, etc.) solo una vez, sin comprobarlo después para asegurarse de que las letras y las palabras eran correctas.
- Dejar de repetir. No releer los libros. No quedarse mirando una y otra vez a los objetos para comprobar que no se ha perdido nada.
- Dejar de guardar. Desechar los pañuelos inmediatamente después de su uso. Tirar la basura y la propaganda inmediatamente. No mirar en la basura para buscar objetos extraviados.

También se pidió a los padres de Phillip que dejasen de tranquilizarlo y de realizar los rituales por él. Se trató de una sesión muy difícil, tanto para Phillip como para sus padres, pero comprendieron la lógica de la EPR y se mostraron dispuestos a intentarlo.

Durante las tres semanas siguientes, Phillip y su psicoterapeuta se vieron tres veces a la semana para llevar a cabo sesiones de exposición en vivo que lo ayudasen a enfrentarse a sus miedos subyacentes. Para muchas de estas sesiones, se pidió a Phillip que llevase objetos que hubiera acumulado en casa y que desechase los que no eran necesarios durante la sesión de psicoterapia. Al principio, esto le creo una ansiedad tremenda, pero con el tiempo logró tirar cosas a la basura con menos miedo a perder algo importante. También desarrolló la habilidad de llevar a cabo ejercicios de exposición autodirigidos en casa. Otras sesiones de EPR implicaban la escritura de cartas y su envío sin haberlas revisado, la lectura de fragmentos de revistas y libros solo una vez, y la revisión de propaganda para tomar decisiones rápidas sobre qué guardar y qué desechar. Conforme Phillip se mostró más capaz de asumir una mayor responsabilidad para la exposición en casa, la frecuencia de las sesiones disminuyó a dos veces por semana y después a una vez por semana. Después de 3 meses de tratamiento, los resultados de Phillip en la Escala de Yale-Brown para el trastorno obsesivo-compulsivo (*Yale-Brown Obsessive-Compulsive Scale,* YBOCS) y en el Inventario de Beck para la depresión (*Beck Depression Inventory,* BDI) habían disminuido hasta 20 y 19, respectivamente, lo que demostraba una mejora significativa de los síntomas obsesivo-compulsivos

y de la depresión. Sin embargo, su resultado en el Inventario de fobia social y ansiedad (*Social Phobia and Anxiety Inventory,* SPAI) no mostró cambios sustanciales, lo que indicaba que seguía experimentando ansiedad social.

A continuación, mientras Phillip seguía trabajando por mantener los avances que había hecho con la EPR, él y su psicoterapeuta pusieron en práctica algunos *role-play* para evaluar sus habilidades sociales. Resultó evidente que Phillip presentaba serios problemas para iniciar o mantener una conversación, y mostraba un contacto visual bastante pobre en las interacciones sociales. En consecuencia, la psicoterapeuta diseñó un plan de aprendizaje y práctica de nuevas habilidades, que también implicaba una exposición adicional a los miedos subyacentes de Phillip, que consistía en retomar el contacto con sus viejos amigos e identificar las actividades en las que podría conocer a gente nueva. Practicó los nuevos comportamientos, primero durante sus sesiones con la psicoterapeuta, y después estableció una jerarquía de situaciones sociales que temía y en las que podría poner en práctica sus nuevos comportamientos. Estos ejercicios prácticos también suponían una forma de exposición, ya que se pedía a Phillip que estableciese un contacto visual, lo que le producía miedo a una evaluación negativa. Después de otros 3 meses de tratamiento centrado en el entrenamiento de las habilidades sociales (y la exposición asociada a él), los resultados de Phillip en la YBOCS y en el BDI habían disminuido aún más (YBOCS, 15; BDI, 13) y su puntuación en el SPAI se había reducido a 100. Phillip había vuelto a asistir a las clases de una asignatura, pasaba cortos períodos de tiempo con antiguos amigos, y hacía de voluntario unas horas a la semana en su iglesia. (Por cortesía de M. A. Stanley, PhD, y D. C. Beidel, PhD.)

Terapia aversiva

Cuando se presenta un estímulo nocivo (castigo) inmediatamente después de una respuesta conductual específica, en teoría, la respuesta es inhibida hasta extinguirse. La terapia aversiva puede utilizar muchos tipos de estímulos nocivos: descargas eléctricas, sustancias que inducen el vómito, el castigo corporal y la desaprobación social. El terapeuta empareja el estímulo negativo a la conducta, que acaba suprimiéndose. La terapia de aversión se ha utilizado en el alcoholismo, las parafilias y otras conductas con cualidades impulsivas o compulsivas, aunque esta forma de tratamiento resulta controvertida por muchas razones. Por ejemplo, el castigo no siempre lleva a la esperada respuesta de reducción de la conducta, y a veces puede incluso producir un refuerzo positivo.

Desensibilización y reprocesamiento mediante el movimiento ocular

Los movimientos oculares sacádicos consisten en rápidas oscilaciones de los ojos cuando la persona sigue con la mirada un objeto que se mueve de un lado a otro a lo largo de la línea de visión. Diversos estudios han demostrado que la inducción de estos movimientos oculares sacádicos mientras la persona está imaginando o pensando en una situación que le genera ansiedad puede inducir la aparición de pensamientos o imágenes positivas que dan lugar a una disminución de la ansiedad. La desensibilización y el reprocesamiento mediante el movimiento ocular se han utilizado en los trastornos de estrés postraumático y en las fobias.

Refuerzo positivo

Cuando una respuesta conductual se sigue de un acontecimiento generalmente gratificante, como la comida o los elogios, la evitación del dolor o un premio, tiende a reforzarse y a aparecer con mayor frecuencia que antes de la recompensa. Este principio se ha aplicado a una amplia gama de situaciones. En las salas hospitalarias, los pacientes ingresados con trastornos mentales reciben una recompensa por llevar a cabo conductas deseadas, como fichas que pueden intercambiar por artículos de lujo o ciertos privilegios. El proceso, conocido como *economía de fichas,* ha conseguido alterar eficazmente sus conductas.

Activación conductual

Según la teoría conductual, la depresión persiste porque: *a)* el refuerzo para un comportamiento no deprimido (saludable) es bajo o inexistente, *b)* el comportamiento deprimido produce un refuerzo positivo (p. ej., simpatía de los demás) o un refuerzo negativo (disminución de responsabilidades o evitación de situaciones indeseables), *c)* la exposición a experiencias de vida aversivas o desagradables es significativa, o *d)* alguna combinación de estos factores. El estado de ánimo severamente deprimido conduce a la abstinencia conductual, que a su vez resulta en la pérdida de refuerzo de eventos o actividades placenteras.

La activación conductual enfatiza los intentos estructurados de aumentar las conductas que ponen a los pacientes en contacto con contingencias ambientales reforzadoras y las correspondientes mejoras en los pensamientos, el estado de ánimo y la calidad de vida. Los pacientes comienzan participando en un ejercicio de automonitorización (o diario) para examinar las actividades diarias que ya están ocurriendo y sirven como una medición de referencia, además de proporcionar algunas actividades potenciales a las que apuntar durante el tratamiento. Para cada comportamiento se indica el nivel de recompensa, dificultad e importancia. El énfasis se traslada entonces a la identificación de los valores y objetivos de los pacientes dentro de las áreas de la vida que incluyen relaciones familiares, sociales e íntimas, educación, empleo/carrera, pasatiempos/recreo, voluntariado/caridad, problemas físicos/de salud, espiritualidad y situaciones que provocan ansiedad. Se construye una jerarquía de actividades que se clasifican de «más fáciles» a «más difíciles» de realizar. Los pacientes se mueven progresivamente a través de la jerarquía, pasando de comportamientos más fáciles a más difíciles.

Charles era un ejecutivo de empresa jubilado de 70 años de edad. A lo largo de su vida, el trabajo le había obsesionado. Aunque se había casado y había creado una familia, su trabajo era su principal preocupación. Se iba a la oficina por la mañana temprano y regresaba a casa tarde. Disfrutaba de lo que hacía, era estimulante y le hacía sentirse importante y útil. Pero conforme empezó a envejecer, su rendimiento descendió y decidió que había llegado la hora de jubilarse. Sin embargo, su estado de ánimo dio un bajón considerable cuando dejó de trabajar. Le faltaba la energía necesaria para implicarse más en su parroquia o adquirir otras aficiones, así que pasaba el día sentado en casa, sin ningún tipo de contacto social. Su esposa y su mejor amigo lo animaron a que lo hablase con alguien. El terapeuta les sugirió que probasen la activación conductual. Charles se mostró algo escéptico, ya que le parecía demasiado simple, pero tenía que hacer algo. El terapeuta pasó algún tiempo con Charles charlando sobre el tipo de actividades que solían hacerle sentir bien y sobre algunas de las cosas que le gustaba hacer. Después, elaboraron una lista de las cosas que podría hacer (incluso aunque no tuviese muchas ganas) para ver qué pasaba. La lista incluía la búsqueda de un voluntariado en el que poner en práctica sus habilidades laborales, pasar más tiempo con su esposa haciendo las actividades que antes le gustaban (p. ej., ir al cine, pasear) y retomar una vieja afición de su época universitaria, la pesca. En un principio, Charles accedió a realizar algunas de las actividades fáciles: ir al cine una vez a la semana, dar un paseo una vez a la semana y ponerse en contacto con el encargado de la parroquia para posibles actividades de voluntariado. Le sorprendió comprobar que hasta estos pequeños y tímidos pasos lo ayudaron a sentirse mejor. Tuvo la oportunidad de charlar con otras personas y comenzó a darse cuenta de que, incluso estando jubilado, podía encontrar cosas útiles y divertidas que hacer. (Por cortesía de M. A. Stanley, PhD, y D. C. Beidel, PhD.)

Resultados

La psicoterapia conductual tiene una amplia gama de aplicaciones y es útil para una gran variedad de trastornos psiquiátricos (p. ej., ansiedad, depresión, esquizofrenia y trastorno bipolar), problemas psicológicos (p. ej., desacuerdo matrimonial, rechazo escolar y estrés) y problemas médicos (p. ej., adaptación a una enfermedad crónica, adherencia a la medicación y comportamientos saludables). Los tratamientos conductuales también se han administrado eficazmente con pacientes individuales, parejas, familias y grupos, y son útiles en una variedad de entornos de tratamiento, incluidos los entornos de pacientes hospitalizados, ambulatorios, diurnos y comunitarios.

HIPNOSIS

El concepto de *hipnosis* invoca una miríada de percepciones entre los médicos y el público profano. Incluso el término puede ser malinterpretado, puesto que proviene del griego *hypnos* (que significa «sueño»). En realidad, la hipnosis no significa dormir; se trata más bien de un proceso complejo que precisa atención focalizada y receptiva. La hipnosis es un potente instrumento que permite controlar aptitudes innatas para la imaginación, la visualización y la atención. Muchos creen incluso en el mito de que el médico proyecta el trance hipnótico en el paciente o tiene el poder de influir en él. De hecho, es el paciente quien tiene el don de la hipnosis, y el papel del médico es el de valorar la capacidad del paciente para sacar provecho de ese activo y ayudarlo a descubrirlo y a utilizarlo de manera efectiva. La motivación del paciente, su estilo de personalidad y la predisposición biológica pueden contribuir a la manifestación de este talento.

Durante el trance hipnótico se potencian tanto la atención focal como la imaginación y, simultáneamente, disminuye la percepción periférica. Se puede entrar en este trance mediante la ayuda de un hipnotizador que utilice técnicas formalizadas de inducción, pero también de forma espontánea. La capacidad para ser hipnotizado y, al mismo tiempo, la presentación de estados de trance espontáneos es una característica que varía de un individuo a otro, aunque se mantiene relativamente estable a lo largo de toda la vida de una persona.

Historia

En las tradiciones religiosas, literarias y filosóficas de las culturas orientales y occidentales abundan las descripciones de estados de trance, estados extáticos y estados disociativos espontáneos. En el siglo XVIII, Franz Anton Mesmer (1734-1815) publicó la primera descripción formal de la hipnosis como modalidad terapéutica; según este autor, era el resultado de una energía magnética o un fluido invisible que el terapeuta canalizaba en el paciente para corregir desequilibrios y restaurar la salud. James Braid (1795-1860), médico y cirujano inglés, empleó técnicas de fijación y cierre de los ojos para inducir estados de trance. Más tarde, el doctor Jean Martin Charcot (1825-1893) planteó la hipótesis de que el estado hipnótico era un fenómeno neurofisiológico indicativo de la presencia de una enfermedad mental. En la misma época, el doctor Hippolyte Bernheim (1840-1919) creía que se trataba de una función del cerebro normal.

A principios de su carrera, el doctor Sigmund Freud (1856-1939) utilizó la hipnosis como parte de su psicoanálisis, y se dio cuenta de que los pacientes en trance podían revivir acontecimientos traumáticos (proceso que se conoce como *abreacción*). Más tarde, Freud cambió la hipnosis por la asociación libre, porque quería minimizar la transferencia que en ocasiones acompaña al estado de trance. Es importante destacar que con este cambio no eliminó la presentación de trances espontáneos durante el análisis.

A raíz de la Primera Guerra Mundial, se dieron muchos casos de neurosis entre los soldados, y el doctor Ernst Simmel (1882-1947), psicoanalista alemán, diseñó una técnica para acceder a material reprimido que llamó *hipnoanálisis*. En la Segunda Guerra Mundial, la hipnosis desempeñó un papel destacado en el tratamiento del dolor, la fatiga y las neurosis, pero su aceptación formal como modalidad terapéutica no se dio hasta la década de 1950. En 1955, la British Medical Society recomendó su inclusión en los programas académicos de las facultades de medicina, y en 1958 la American Medical Association y la American Psychiatric Association declararon oficialmente que era segura y eficaz.

Definición

En la actualidad, se considera que la hipnosis es una actividad normal de una mente normal en la que se concentra más la atención, se suspende parcialmente el juicio crítico y disminuye la conciencia periférica. Una persona externa no puede proyectar a la fuerza el estado de trance, ya que es una función de la mente del individuo. No obstante, el hipnotizador puede ayudar a alcanzar este estado y utilizar su atención acrítica e intensa para facilitar la aceptación de nuevas ideas y sentimientos, y, con ello, acelerar el cambio terapéutico. Para el individuo, la hipnosis se caracteriza por un sentimiento de involuntariedad y movimientos que parecen automáticos.

Rasgo de hipnotizabilidad

El grado de hipnotizabilidad de una persona es un rasgo mensurable que es relativamente estable a lo largo de la vida. El proceso de la hipnosis parte del rasgo de hipnotizabilidad, y lo transforma en el estado de hipnotizado. Para alcanzar el estado de concentración hipnótica deben converger tres componentes esenciales: absorción, disociación y sugestionabilidad.

La *absorción* es una capacidad para disminuir la conciencia periférica que genera una mayor atención focal. Se puede describir metafóricamente como un *zoom* psicológico, que aumenta la atención hacia una idea o una emoción dadas, a través de la exclusión progresiva de todo el contexto, incluso de la orientación temporal y espacial.

La *disociación* consiste en separar de la conciencia elementos de la identidad, la percepción, la memoria o la respuesta motora del paciente a medida que se profundiza en la experiencia hipnótica. Como resultado, es posible que componentes de la percepción de uno mismo, el tiempo y la actividad física tengan lugar sin que la conciencia del paciente los advierta y, en consecuencia, parezcan involuntarios.

La *sugestionabilidad* es la tendencia del paciente hipnotizado a aceptar señales e información con una relativa suspensión del juicio crítico normal; existe controversia acerca de si el juicio crítico se puede suspender completamente. Este rasgo puede variar desde una respuesta casi compulsiva frente a las sugerencias, en individuos muy hipnotizables, hasta una sensación de automaticidad en los menos hipnotizables.

Cuantificación de la hipnotizabilidad.
La cuantificación del grado de hipnotizabilidad de un paciente concreto es útil desde el punto de vista clínico porque predice la eficacia de la hipnosis como modalidad terapéutica. También proporciona información útil sobre cómo se relacionan los pacientes entre sí y con el entorno social. Los altamente hipnotizables presentan con mayor frecuencia estados de seudotrance espontáneos y, en consecuencia, son excesivamente influenciables por ideas y emociones que no se han sometido a un proceso adecuado de autocrítica.

Inducción

Muchos de los protocolos de inducción existentes siguen los mismos principios y patrones básicos, pero unos pueden ser más convenientes que otros según el grado de hipnotizabilidad del paciente.

Médico: respire lenta y profundamente. Inspire y espire; ahora cierre los ojos y relájese. Concéntrese sobre todo en los músculos de sus ojos; relájelos hasta que cese su actividad. ¿Está intentando hacerlo?

Bien. Si realmente los ha relajado, a partir de ahora, aunque lo intente con todas sus fuerzas, no podrá abrirlos. Pruébelo. Cuanto más se esfuerce, más rápido se cerrarán, como si estuvieran pegados. ¡Perfecto!

Ahora puede abrir los ojos; bien. Cuando yo se lo diga, y no antes, abra y cierre los ojos una vez más, y esta vez, cuando los cierre, se sentirá diez veces más relajado de lo que está ahora. Adelante, ábralos y ciérrelos, y sienta esa oleada de relajación que recorre todo su cuerpo, desde lo más alto de su cabeza hasta las puntas de los dedos de los pies. ¡Muy bien!

Ahora, de nuevo, abra y cierre los ojos, y cuando los cierre esta vez, estará el doble de relajado que ahora. Excelente.

Si ha seguido mis instrucciones, ahora mismo, cuando yo levante su mano y la suelte, esta caerá sobre su regazo como si fuera un trapo mojado, pesado y flácido. Muy, pero que muy bien.

Ahora usted se ha relajado bien físicamente, pero la relajación médica consta de dos fases: física, que es la que usted ya ha alcanzado, y mental, que es la que ahora le enseñaré a conseguir.

Cuando yo se lo diga, y no antes, quiero que empiece a contar hacia atrás a partir de cien. Ya sé que sabe contar; no es a eso a lo que vamos. Solo quiero que se relaje mentalmente. Cuando diga cada número, haga una pequeña pausa hasta que sienta una ola de relajación que recorra todo su cuerpo, desde lo más alto de su cabeza hasta las puntas de los dedos de los pies. Cuando note esa ola de relajación, diga el siguiente número, y cada vez que pronuncie un número estará el doble de relajado que antes de decirlo. Si lo hace bien, pasará una cosa interesante: a medida que diga números y se vaya relajando, los números sucesivos empezarán a desaparecer y desvanecerse de su mente. Ordene a su mente que elimine esos números. Ahora, en voz alta y lentamente, empiece a contar hacia atrás a partir de cien.

Paciente: Cien.

Médico: Muy bien.

Paciente: Noventa y nueve.

Médico: Haga que empiecen a desaparecer ahora.

Paciente: Noventa y ocho.

Médico: Ahora se están desvaneciendo, y después del próximo número se habrán ido todos. Haga que desaparezcan. Déjelos marchar.

Paciente: Noventa y siete.

Médico: Y ahora se han ido todos. ¿Se han ido? Excelente. Si todavía le queda algún número escondido en la mente, cuando levante su mano y la deje caer desaparecerán todos.

(Por cortesía de William Holt, MD.)

Indicaciones

El grado de hipnotizabilidad del paciente y la técnica de la hipnosis son útiles clínicamente en el diagnóstico y el tratamiento. La existencia de estados de seudotrance espontáneos en la vida diaria y el potencial de los individuos para aceptar de forma acrítica emociones e información durante estos estados convierten el grado de hipnotizabilidad de la persona en un factor determinante del modo en que se ve y se procesa el mundo.

Desde el punto de vista terapéutico, la eficacia de la hipnosis para facilitar la aceptación de nuevas ideas y sentimientos la convierte en un instrumento útil para tratar problemas habituales y controlar los síntomas. El tabaquismo, la ingesta excesiva de alimentos, las fobias, la ansiedad, los síntomas de conversión y el dolor crónico son indicaciones para la hipnosis. Con frecuencia se puede tratar al paciente en una única sesión, en la cual se le enseña a autohipnotizarse. La hipnosis también puede ser útil en la psicoterapia, en particular para el tratamiento del trastorno de estrés postraumático, y se ha empleado para evocar recuerdos.

Un hombre de 32 años acudió al servicio de urgencias con un fuerte dolor de cabeza. Padecía migraña crónica y esta vez no había podido controlar el dolor con propranolol. El equipo de urgencias se percató de su alta capacidad hipnótica. Se le sugirió que visualizara que tenía un bloque de hielo sobre la frente. En un primer momento, para ayudarlo se le puso hielo auténtico en la frente. El paciente fue capaz de controlar el dolor totalmente gracias a esta visualización. No precisó tranquilizantes, como había necesitado en visitas anteriores. Durante la revisión, varias semanas más tarde, el paciente indicó que había sido capaz de utilizar esta estrategia para controlar los ataques de migraña, además de prevenirlos, por lo que dejó de depender de sus frecuentes visitas a urgencias para aliviar el dolor. (Por cortesía de A. D. Axelrad, MD, D. Brown, PhD, y H. J. Wain, PhD.)

Un paciente de 22 años fue trasladado a urgencias con ceguera bilateral. Tras el reconocimiento oftalmológico se concluyó que la ceguera era psicógena. El médico de urgencias derivó al paciente a psiquiatría. En la evaluación inicial en la unidad de psiquiatría se llevó a cabo una alianza terapéutica y se utilizó la hipnosis para trasladar al paciente hasta un lugar seguro y retroceder en el tiempo hasta el momento inmediatamente anterior a la ceguera. Después de dos sesiones, el paciente fue capaz de describir que veía a su mujer en una relación adúltera. En ese momento el paciente verbalizó el deseo de hacer daño a su esposa y al amante. Justo después de esta verbalización, quedó amnésico en relación con el episodio y dejó de ver. Al describir la escena bajo los efectos de la hipnosis, se le sugirió que cuando despertara «solo recordaría aquello con lo que se sentía cómodo». Cuando el paciente despertó, no recordaba lo que había ocurrido; cada día después del inicio de la intervención hipnótica, la ira del paciente era «reencuadrada». Cuando el paciente se sintió cómodo, se enfrentó a su esposa. El paciente entendió que se había utilizado la amnesia para impedir que reaccionase de forma inadecuada. El uso de una técnica de reencuadre cognitiva y psicodinámica en un entorno hipnótico ayudó a este paciente a mejorar el control y la comprensión de sus síntomas. Posteriormente, el paciente y su esposa fueron derivados a la unidad de terapia de pareja. (Por cortesía de A. D. Axelrad, MD, D. Brown, PhD, y H. J. Wain, PhD.)

Una mujer de 29 años fue derivada para la evaluación y el tratamiento de un dolor facial continuo que no respondía a los métodos tradicionales. La exploración neurológica no mostró ninguna correlación física objetiva. En un principio, aquel se controló mediante una intervención hipnótica, pero reapareció 24 h después. Su técnica autohipnótica dejó de ser efectiva. Se decidió realizar una exploración más completa para comprender el dolor. Se llevó a cabo la regresión en la edad bajo hipnosis, y la paciente retrocedió a un momento previo al dolor. Relató que su hermano había resultado herido por un coche mientras corría por la calle. La paciente cuidaba de él en ese momento y su padre se enfadó tanto que la golpeó. Más recientemente, el perro de un amigo se había escapado y ella se sentía responsable. Conforme empezaba a reconocer la necesidad de castigarse a sí misma por lo ocurrido, fue capaz de comprender sus sentimientos y reencuadrar sus pensamientos de forma más productiva. Se utilizó un «puente de afecto» y se pidió a la paciente que retrocediera hasta un momento anterior en el que se hubiese sentido culpable y hubiese recibido un castigo. Entonces pudo describir sus sentimientos al ser golpeada por su padre alcohólico y maltratador. Continuó aumentando su conocimiento y control sobre el pasado, y consiguió extirpar el dolor. (Por cortesía de A. D. Axelrad, MD, D. Brown, PhD, y H. J. Wain, PhD.)

Una mujer de 42 años, casada y madre de tres hijos, fue secuestrada y encerrada en un baúl grande de equipaje. Después de conseguir liberarse y salir, sus secuestradores le dieron varias puñaladas, la ataron, la volvieron a meter en el baúl y la lanzaron por un acantilado. Consiguió

Tabla 23-13
Fases de la psicoterapia interpersonal (PIP)

Fase inicial: sesiones 1 a 5

Dar un nombre al síndrome; ofrecer información sobre la prevalencia y las características del trastorno

Describir el fundamento y la naturaleza de la PIP

Llevar a cabo el inventario interpersonal para identificar el área o áreas interpersonales problemáticas asociadas a la aparición o el mantenimiento de los síntomas psiquiátricos

Revisar las relaciones significativas, pasadas y presentes

Identificar los factores interpersonales precipitantes de episodios de síntomas psiquiátricos

Seleccionar y alcanzar un consenso con el paciente sobre el área o áreas problemáticas en las que se centrará la PIP, y planificar el tratamiento

Fase intermedia: sesiones 6 a 15

Implementar estrategias específicas en relación con el área o áreas problemáticas identificadas

Promover y revisar el trabajo sobre los objetivos específicos sobre el área o áreas problemáticas

Arrojar luz sobre la conexión entre los síntomas y los acontecimientos interpersonales de la semana

Trabajar con el paciente la identificación y el manejo de los afectos negativos o dolorosos asociados a su área interpersonal problemática

Fase de terminación: sesiones 16 a 20

Discutir de manera explícita la finalización de la terapia

Educar al paciente respecto al final del tratamiento como una época de potencial tristeza; animar al paciente a identificar las emociones asociadas

Revisar el progreso para potenciar el sentimiento de cumplimiento de los objetivos y la propia competencia

Definir los objetivos del trabajo restante; identificar áreas y signos de alarma de dificultades futuras previstas

Formular planes específicos para continuar el trabajo una vez finalizada la terapia

escapar y arrastrarse hasta un lugar seguro. Finalmente fue socorrida por un transeúnte. Señaló que otras personas la habían visto tirada en la carretera y parecía que les hubiese dado miedo acercarse. Se llamó al teléfono de emergencias y fue trasladada a un hospital.

Tras la estabilización médica, fue dada de alta y empezó a sufrir pesadillas, evitación, reexperimentación, y tenía síntomas de hiperalerta. Su internista la derivó para que recibiese tratamiento. El psiquiatra inició con sertralina. Se descubrió que tenía capacidad hipnótica de alcance medio a alto. Recibió instrucciones para que fuese a un lugar seguro y utilizase la técnica de la pantalla partida. También se le dio permiso para que describiese sus pesadillas, sus reexperiencias y la ansiedad y los miedos aterradores a los que se enfrentó mientras estaba cautiva, así como sus sentimientos de abandono cuando estuvo tirada en la carretera. Se la reforzó por su ingenio al escapar del baúl. Su sentimiento de culpa por su secuestro se reencuadró mientras estuvo bajo los efectos de la hipnosis. Se le dieron instrucciones para que se calmara y reencuadrara los sentimientos negativos relativos a su sensación de impotencia. Se practicó la regresión en la edad para ayudarla a dominar sus experiencias y facilitar que las convirtiese en algo parecido a una mala película. En un principio, se utilizó su respuesta de sobresalto como señal para que regresara a su zona de confort. Se utilizó la progresión en la edad para ayudarla a ensayar el futuro. El tratamiento utilizó el entorno de la hipnosis junto con la exposición, el reencuadre cognitivo, las técnicas psicodinámicas y el tratamiento farmacológico. (Por cortesía de A. D. Axelrad, MD, D. Brown, PhD, y H. J. Wain, PhD.)

Contraindicaciones

No existen peligros intrínsecos al proceso hipnótico. Sin embargo, debido a la mayor dependencia del paciente hipnotizado con respecto al terapeuta, puede tener lugar una intensa transferencia en la que el primero

Tabla 23-14
Áreas de problemas interpersonales: descripción, metas y estrategias

Área del problema	Descripción	Metas	Estrategias
Duelo	Duelo complicado después de la muerte de un ser querido	Facilitar el proceso de duelo Ayudar al paciente a establecer interés en nuevas actividades y relaciones para sustituir lo perdido	Reconstruir la relación del paciente con el fallecido Explorar los sentimientos asociados (negativos y positivos) Considerar formas de volver a participar con los demás
Deficiencias interpersonales	Una historia de empobrecimiento social, relaciones interpersonales inadecuadas o insostenibles	Reducir el aislamiento social del paciente Mejorar la calidad de las relaciones existentes Fomentar la formación de nuevas relaciones	Revisar las relaciones significativas pasadas, incluidos los aspectos negativos y positivos Explorar patrones repetitivos en las relaciones Observar patrones interpersonales problemáticos en la sesión y relacionarlo con patrones similares en la vida del paciente
Disputas de los roles interpersonales	Conflictos con un ser querido: un compañero, otro miembro de la familia, un compañero de trabajo o un amigo cercano	Identificar la naturaleza de la disputa Explorar opciones para resolver disputas Modificar las expectativas y la comunicación defectuosa para lograr una resolución satisfactoria Si la modificación no es factible, se anima al paciente a reevaluar las expectativas de la relación y generar opciones para resolverla o disolverla y lamentar su pérdida	Determinar la etapa de la disputa: renegociación (calmar a los participantes para facilitar la resolución); estancamiento (aumentar la discordia para reabrir la negociación); disolución (favorecer el duelo y la adaptación) Comprender de qué manera las expectativas de roles no recíprocos se relacionan con la disputa Identificar los recursos disponibles para generar cambios en la relación
Transiciones de rol	Cambio económico o familiar: el comienzo o el final de una relación o carrera, una mudanza, promoción, jubilación, graduación, diagnóstico de una enfermedad médica	Llorar y aceptar la pérdida del antiguo rol Reconocer los aspectos positivos y negativos del nuevo rol y las ventajas e inconvenientes del antiguo rol Restaurar la autoestima desarrollando un sentido de dominio con respecto a las demandas del nuevo rol	Revisar los aspectos positivos y negativos de los viejos y nuevos roles Explorar los sentimientos sobre lo perdido Fomentar el desarrollo del sistema de apoyo social y las nuevas habilidades requeridas en el nuevo rol

Reimpresa con permiso de Wilfley D, Stein R, Welch R. Interpersonal psychotherapy. En: Treasure J, van Furth E, Schmidt U, eds. *Handbook of Eating Disorders*. 2nd ed. Hoboken, NJ: Wiley; 2003:253.

experimente por el segundo sentimientos inadecuados considerando su relación. Puede generarse un intenso apego, que es importante respetar e interpretar de forma adecuada. El paciente también puede presentar sentimientos negativos, sobre todo si es emocionalmente frágil o analiza mal la realidad. Para minimizar las probabilidades de que aparezca esta transferencia negativa, deben tomarse precauciones cuando se elige a pacientes con problemas con la confianza básica, como los paranoides o los que requieren niveles elevados de control. Además, el paciente hipnotizado tiene una menor capacidad para evaluar críticamente las sugerencias hipnóticas, por lo que el hipnotizador debe contar con un sólido sistema de valores éticos. Existe controversia acerca de si los pacientes pueden llevar a cabo actividades durante un estado de trance que en otras situaciones encontrarían repugnantes o que sean contrarias a sus esquemas morales.

PSICOTERAPIA INTERPERSONAL

La psicoterapia interpersonal (PIP) es un tratamiento para el trastorno depresivo mayor limitado en el tiempo, que Gerald L. Klerman y Myrna Weissman desarrollaron en la década de 1970. Se formuló inicialmente como un intento de representar la práctica actual de la psicoterapia en el tratamiento de la depresión. Asume que el desarrollo y el mantenimiento de algunas enfermedades psiquiátricas tienen lugar en un determinado contexto social e interpersonal, y que la instauración, la respuesta al tratamiento y el pronóstico están influidos por las relaciones interpersonales entre el paciente y las personas significativas de su entorno. El objetivo global de la PIP consiste en reducir o eliminar los síntomas psiquiátricos mejorando la calidad de las relaciones actuales del paciente, así como su funcionamiento social.

La PIP suele constar de 12 a 20 sesiones durante un período medio de 4 a 5 meses, y progresa a lo largo de tres fases definidas: *1)* la fase inicial se dedica a identificar el área donde reside el problema y que se convertirá en objeto del tratamiento; *2)* la fase intermedia se dedica a trabajar en el área o áreas problemáticas definidas como objetivo, y *3)* la fase final, o de terminación, se centra en consolidar los beneficios obtenidos durante el tratamiento y en preparar el futuro trabajo que realizará el propio paciente (tabla 23-13).

Técnicas

Psicoterapia interpersonal individual

FASE INICIAL. Las sesiones 1 a 5 suelen constituir la fase inicial de la terapia. Después de evaluar los síntomas psiquiátricos actuales del paciente y obtener una historia de ellos, el terapeuta ofrece un diagnóstico formal. Posteriormente, terapeuta y paciente comentan el diagnóstico, así como lo que puede esperarse del tratamiento. La asignación del papel de enfermo durante esta fase tiene la doble finalidad de garantizar en el paciente tanto el permiso para curarse como la responsabilidad para curarse. El terapeuta explica el fundamento de la PIP, subrayando que se centrará en identificar y alterar los patrones disfuncionales interpersonales relacionados con los síntomas psiquiátricos. Para determinar el foco preciso del tratamiento, el terapeuta lleva a cabo un inventario interpersonal con el paciente, y desarrolla una hipótesis interpersonal basada en los datos recogidos. En ella, el terapeuta une los síntomas psiquiátricos del paciente con una de las cuatro áreas interpersonales de problemas: duelo, déficits interpersonales, disputas de roles interpersonales o transición de roles. Antes de pasar a la fase de tratamiento intermedia, es esencial que el paciente coincida con la identificación del problema por parte del terapeuta y que haya un acuerdo en trabajar en esta área.

FASE INTERMEDIA.   La fase intermedia, típicamente las sesiones de la 6 a la 15, constituye el «trabajo» de la terapia. Una tarea fundamental a lo largo de esta fase es la de fortalecer las conexiones que el paciente establece entre los cambios que está llevando a cabo en su vida interpersonal y los que aparecen en sus síntomas psiquiátricos. Durante esta fase, el terapeuta pone en marcha las estrategias terapéuticas específicas en relación con el problema identificado (tabla 23-14).

FASE DE TERMINACIÓN.   Suele ir desde la sesión 16 hasta la 20. En ella, el terapeuta discute la finalización de manera explícita con el paciente, y lo apoya haciéndole entender que el final del tratamiento es un período potencial de tristeza. Durante esta fase, se anima al paciente a que describa los cambios específicos en sus síntomas psiquiátricos, en especial en la medida en que se asocian con mejoras en el área o áreas problemáticas identificadas. El terapeuta también ayuda al paciente a la hora de evaluar y consolidar los progresos, diseñar planes para mantenerlos en el área o áreas problemáticas interpersonales identificadas, y describir el trabajo restante que el paciente tendrá que efectuar por sí mismo. También lo anima a identificar signos de alarma precoces de síntomas de recurrencia y para indentificar planes de acción.

La Sra. G., una mujer de 51 años, acudió a la consulta para recibir tratamiento por un trastorno por atracón. Tiene estudios universitarios, es propietaria de su propio negocio, divorciada y madre de un hijo que acaba de cumplir 20 años. Antes del tratamiento, presentaba un índice de masa corporal (IMC) de 42, y había estado comiendo de forma compulsiva durante unos 10-15 días al mes durante los últimos 8 años. Junto con su diagnóstico actual de trastorno por atracón, la Sra. G. también padecía una depresión mayor recurrente.

Durante la fase inicial, la Sra. G. y su terapeuta comenzaron a revisar sus antecedentes y los acontecimientos interpersonales asociados con sus episodios de atracones. Ella confesó que había comenzado a comer en exceso y a ganar peso desde los 14 años. Cuando tenía 18 años, se fue al extranjero con sus padres. Poco tiempo después de marcharse, su padre las abandonó a ella y a su madre para volver a Estados Unidos. La Sra. G. sentía ira hacia su padre por haberlas abandonado, y aún se sentía muy enfadada y llorosa cuando hablaba sobre aquella separación. Ella y su madre decidieron permanecer en el extranjero, ya que ella había iniciado sus estudios en la universidad y su madre tenía un trabajo. Ambas habían desarrollado fuertes lazos sociales y se sentían cómodas

en su nueva casa. Durante ese tiempo, la paciente había seguido ganando peso y comenzó a hacer dietas. Poco tiempo después de su graduación en la universidad, conoció y se casó con un hombre del país, y a los 28 años dio a luz a su único hijo. Dos años después, ella y su marido atravesaron un proceso de divorcio muy duro. A pesar de que la Sra. G. lo describía como una época terrible de su vida, todavía mantenía estrechos lazos con sus amigos y su madre. Durante ese tiempo había realizado dietas y había alcanzado el peso más bajo de su vida adulta. A los 35 años, cuando su madre falleció de una enfermedad cardíaca, la Sra. G. sufrió su primer episodio depresivo mayor, que fue tratado y resuelto con antidepresivos y un breve curso de psicoterapia. Aunque había presentado con anterioridad ciclos de pérdida y recuperación de peso, nunca había notado hasta ese momento síntomas de trastorno alimentario. Continuó manteniendo lazos sociales y disfrutando de una estrecha relación con su hijo. Cuando acababa de cumplir los 40 años, una crisis económica en su país de adopción la obligó a regresar a Estados Unidos. Había perdido todos sus ahorros, y pasó dificultades económicas mientras trataba de encontrar trabajo. Durante ese tiempo empezó con los atracones y comenzó a ganar peso. Un año después del traslado, el hijo de la paciente decidió irse a vivir con su padre (una persona muy adinerada). La Sra. G. se sintió traicionada y llena de ira por ello. Con todo, cuando su hijo acudía a visitarla, asumía una actitud servil hacia él, porque temía perder su afecto. Por contra, él se volvió bastante exigente y crítico con ella. Antes de buscar tratamiento, su creciente sentimiento de aislamiento y soledad la estaba empujando a incrementar la intensidad de los atracones, a sufrir una mayor depresión y a ganar cada vez más peso.

Hacia la tercera sesión de la fase inicial, la terapeuta de la Sra. G. consideró cuál sería el área problemática sobre la que se centraría el resto del tratamiento. La paciente tenía antecedentes importantes de pérdida de relaciones y de duelo subsiguiente (la pérdida de su padre, de su marido, de su madre y, más recientemente, la de su hijo). No obstante, ninguna de estas pérdidas se había asociado con el desarrollo de una ingesta compulsiva (aunque la realización de dietas estaba claramente asociada con el sentimiento de ira después del divorcio, y la depresión posterior al fallecimiento de su madre). La ira que sentía hacia su hijo por haberse ido a vivir con su enemigo representaba claramente una disputa de roles, aunque su trastorno por atracones había comenzado 2 años antes de su partida (no obstante, había empeorado claramente después). Dado que ninguna de estas áreas problemáticas estaba directamente relacionada con el inicio del trastorno alimentario, la terapeuta de la Sra. G. decidió que el tratamiento debería centrarse en ayudarla a manejar las transiciones de rol. Su regreso a Estados Unidos, con la consiguiente pérdida de sus redes de apoyo

Tabla 23-15
Vinculación de las fases de la psicoterapia interpersonal con las etapas del desarrollo grupal

Fases/tareas	Etapas del grupo	Trabajo de los miembros	Intervenciones del terapeuta
Inicial: sesiones 1 a 5; identificar las áreas problema	Encuentro: sesiones 1 y 2	Los miembros buscan estructura mientras lidian con la ansiedad de estar en un grupo y compartir sus problemas	Establecer una estructura que fomente la autorrevelación adecuada; facilitar las normas para una comunicación eficaz
	Diferenciación: sesiones 3 a 5	Los miembros trabajan para manejar los sentimientos negativos sobre las diferencias interpersonales a medida que surgen en el grupo	Ayudar a los miembros a comprender sus reacciones en el contexto de las diferencias interpersonales en sus vidas sociales externas
Media: sesiones 6 a 15; trabajar en los objetivos	Trabajo: sesiones 6 a 15	Los miembros resuelven las diferencias y se esfuerzan por alcanzar objetivos comunes	Facilitar las conexiones entre los miembros mientras comparten sus esfuerzos; fomentar la práctica de habilidades interpersonales recién adquiridas dentro y fuera del grupo
Final: sesiones 16 a 20; consolidar el tratamiento	Terminación: sesiones 16 a 20	Los miembros luchan para manejar la inminente pérdida de conexión con otros miembros del grupo	Ayudar a los miembros a consolidar su trabajo y planificar el trabajo continuo; ayudar a los miembros con el duelo por la pérdida del grupo

Reproducida de Wilfley DE, MacKenzie KR, Welch RR, Ayers VE, Weissman MM. *Interpersonal Psychotherapy for Group.* New York: Basic Books; 2000:20, con autorización.

y amistad, se asociaba claramente con la instauración y el mantenimiento de su trastorno por atracones. Durante la cuarta sesión de la fase inicial, la terapeuta compartió con ella su identificación del área problemática: «A partir de lo que usted ha descrito, su trastorno por atracones en realidad se inició cuando regresó a Estados Unidos. Después de esa transición, se encontró más sola y aislada de lo que nunca había estado. Parece que los atracones eran su manera de manejar la transición y el sentimiento de aislamiento y soledad. Su transición también ha tenido un impacto negativo sobre sus relaciones con su hijo. A pesar de que es usted una persona muy sociable y disfruta de la compañía de otros, todavía no ha desarrollado el tipo de apoyos que tenía antes de trasladarse. Ha tenido que luchar contra circunstancias muy significativas durante su vida (la marcha de su padre, el dolor del divorcio y la muerte de su madre), y sus sistemas de apoyo y sus amigos la han respaldado. Si trabajamos juntas para encontrar y desarrollar relaciones más íntimas y de apoyo aquí, creo que será mucho menos probable que vuelva a recurrir a los atracones como una fuente de apoyo o bienestar».

La Sra. G. estuvo de acuerdo con esta formulación y trabajó con su terapeuta para establecer varios objetivos de tratamiento que la ayudasen a resolver esta área problemática. En primer lugar, la animó a ser más consciente de sus sentimientos (en especial, el aislamiento y la soledad) cuando se daba un atracón, y de cómo los atracones parecían ser la manera en que manejaba esos sentimientos. Un segundo objetivo fue dar pasos hacia un mayor número de contactos sociales y el desarrollo de nuevas amistades. El tercer objetivo, que fue identificado como un área problemática secundaria, se centró en ayudar a la Sra. G. a resolver la disputa de roles con su hijo. De manera específica, la terapeuta desarrolló con ella el objetivo de que pudiera establecer un rol parental más claro con su hijo.

Durante la fase intermedia, la terapeuta ayudó a la Sra. G. a superar la pérdida de su rol previo, así como del importante apoyo del que una vez disfrutó. Ambas trabajaron conjuntamente para identificar diversas fuentes de apoyo y amistades de las que la Sra. G. no había sido consciente hasta ese momento. Poco después, la paciente notificó importantes progresos en el inicio y el establecimiento de relaciones con otras personas. Este cambio pareció ayudarla a tener confianza en sus nuevos roles. De hecho, había comenzado a recibir diversas invitaciones a actos sociales. Permanecía más atenta a la manera en que se dejaba llevar por el deseo de comer, en especial cuando se sentía más sola o cuando pensaba que los demás no le dedicaban suficiente tiempo. La conexión entre la falta de contactos en los que apoyarse y la presencia de atracones le resultó cada vez más evidente a lo largo de las sesiones intermedias. Durante esta fase, la terapeuta también la ayudó para establecer límites apropiados en la relación con su hijo adulto, así como reconocer las respuestas adultas que a cambio obtenía de él. Hacia la fase de terminación, la Sra. G. declaró que ya no se sentía tan sola y aislada, y que su trastorno por atracones prácticamente había desaparecido. Remarcó que la calidad de la relación con su hijo había cambiado de manera espectacular. Él se comportaba de forma más afectiva y respetuosa, la visitaba con más frecuencia y permanecía con ella durante períodos más prolongados. En las sesiones finales habló de la necesidad de dejar atrás el pasado y seguir con su vida actual tal y como era ahora, asumiendo más plenamente sus nuevos roles. Trabajó estrechamente con la terapeuta para desarrollar un plan con el que mantener los progresos que había conseguido durante el tratamiento, y empleó la sesión final para revisar el importante trabajo que había realizado. (Por cortesía de Denise E. Wilfley, PhD, y R. W. Guynn, MD.)

Psicoterapia interpersonal administrada en formato de grupo.

Esta forma de administración presenta múltiples beneficios potenciales en comparación con el tratamiento individual. Por ejemplo, un formato de grupo en el que la pertenencia se basa en la similitud de diagnósticos (p. ej., depresión, fobia social, trastorno alimentario) puede ayudar a aliviar el sentimiento de los pacientes de que son los únicos con un trastorno psiquiátrico en particular, a la vez que ofrece un entorno social para

los que se han sentido aislados, desplazados o desconectados del resto de la gente. Dado el elevado número y los diferentes tipos de interacciones interpersonales dentro del contexto de un grupo, las habilidades interpersonales que se desarrollan pueden transferirse a la vida social del paciente fuera del grupo de una manera más eficaz que los patrones de relación que se alcanzan en el entorno de persona a persona. Además, la modalidad de grupo muestra características terapéuticas que no están presentes en la psicoterapia individual (p. ej., el aprendizaje interpersonal); también facilita la identificación de problemas que son comunes a muchos de los pacientes integrantes del grupo, y ofrece una alternativa coste-efectiva frente al tratamiento individual. En la tabla 23-15 se conectan las fases de la PIP con los estadios de desarrollo del grupo.

SECUENCIA TEMPORAL Y ESTRUCTURA DEL TRATAMIENTO. La duración característica de la PIP de grupo es de 20 sesiones durante un período de 5 meses. Se recomienda que el tamaño del grupo oscile entre 6 y 9 miembros, con uno o dos líderes, dependiendo de los recursos y las necesidades del tratamiento. Tres reuniones individuales (antes, durante y después del grupo), secuenciadas de manera que se correspondan con los tres momentos críticos de las tres fases de la PIP, y en combinación con otras técnicas, manteniendo el foco exclusivo y estratégico de las áreas interpersonales problemáticas individuales de cada paciente: el rasgo distintivo de la PIP.

REUNIÓN PREVIA AL GRUPO. La reunión pretratamiento es crucial para facilitar el trabajo individualizado de cada paciente durante la primera fase de la PIP de grupo. El objetivo de esta reunión de 2 h antes del tratamiento consiste en identificar las áreas interpersonales problemáticas, establecer un contrato de tratamiento explícito para trabajar sobre ellas, y preparar a los pacientes para el tratamiento de grupo. Después de identificar el o los problemas interpersonales de un paciente (p. ej., déficits interpersonales, disputas del rol, transiciones del rol o duelo), el terapeuta trabaja en colaboración con el paciente para formular prescripciones concretas para el cambio, junto con los pasos específicos que el paciente deberá asumir para mejorar sus relaciones sociales y sus patrones de relación. Estos objetivos de tratamiento deben expresarse en un lenguaje que sea lo más específico y particularmente significativo posible para cada paciente. Antes de iniciar la sesión del grupo, se proporciona a cada miembro un resumen por escrito con sus objetivos, y se les advierte que serán los que orienten su trabajo en el grupo.

Otro elemento importante de la reunión previa al grupo implica la adecuada preparación de los pacientes para el tratamiento de grupo; esto es, se les anima a pensar en el grupo como un «laboratorio interpersonal», donde pueden experimentar nuevas estrategias para abordar retos en sus relaciones. En este sentido, se informa a los pacientes de las importantes habilidades interpersonales que se aprenden mientras se participa en un grupo (p. ej., la confrontación interpersonal, la comunicación honesta, la expresión de sentimientos), y se les anima a aprender unos de otros a medida que vean aparecer estos cambios. El terapeuta subraya a los pacientes la importancia de mantener su trabajo dentro del grupo, centrado en cambiar sus situaciones interpersonales actuales o en intensificar relaciones importantes ya existentes, y no usar el grupo como una red social sustitutiva.

FASE INICIAL. Las primeras cinco sesiones del tratamiento de grupo constituyen la fase inicial de la PIP de grupo. Durante esta fase, el terapeuta trabaja para cultivar unas normas de grupo positivas y fortalecer su cohesión, a la vez que enfatiza la similitud de los síntomas entre los distintos miembros y cómo serán tratados en el contexto del grupo. Durante esta fase se anima a los miembros del grupo a revisar sus objetivos con el grupo y a llevar a cabo algunos cambios iniciales en sus respectivas áreas interpersonales problemáticas. A medida que los miembros del grupo comienzan a experimentar los cambios establecidos entre sus objetivos, el terapeuta trabaja en colaboración con cada miembro del grupo para precisar y llevar a cabo cualquier modificación en las áreas objetivo antes de iniciar la fase intermedia.

FASE INTERMEDIA. Durante la fase de «trabajo» intermedia de la PIP de grupo (de la sesión 6 a la 15), el terapeuta trabaja para facilitar las conexiones entre los miembros a medida que comparten unos con otros el trabajo sobre sus objetivos. Al contrario que en otras estrategias de interacción de grupo, es mucho menos probable que el psicoterapeuta se centre en procesos y relaciones dentro de él, a menos que resulten específicos para trabajar en el área interpersonal problemática de un paciente (p. ej., déficits interpersonales). No obstante, el terapeuta anima a los miembros de manera continuada para que practiquen las habilidades interpersonales recién adquiridas tanto dentro como, fundamentalmente, fuera del grupo. Al igual que en la PIP individual, una tarea esencial durante la fase intermedia consiste en fortalecer las conexiones que los miembros del grupo establecen entre las dificultades a las que se enfrentan en sus vidas interpersonales y sus problemas psiquiátricos.

REUNIÓN A MITAD DE TRATAMIENTO. Debería celebrarse hacia la mitad de la fase intermedia (entre las sesiones 10 y 11). Esta reunión ofrece la oportunidad de revisar de manera detallada los progresos de cada miembro del grupo ante sus problemas individuales, así como de redefinir los objetivos interpersonales. El o los terapeutas vuelven a establecer el contrato de tratamiento con los miembros del grupo durante esta reunión, como medio para establecer y enfatizar el trabajo que queda por desarrollar, tanto dentro como fuera del grupo, antes de la conclusión del tratamiento.

FASE DE TERMINACIÓN. En la fase de terminación (de la sesión 16 a la 20), el terapeuta plantea la terminación de manera explícita a los miembros del grupo, y comienza a ayudarlos a reconocer que este final del tratamiento es un período de potencial tristeza y pérdida. El terapeuta ayuda a los miembros a reconocer sus propios progresos y los conseguidos por los otros miembros del grupo. Durante esta fase, se anima a los miembros del grupo a describir los cambios específicos en sus síntomas psiquiátricos, en especial en la medida en que se relacionan con las mejoras en las áreas problemáticas identificadas y en las relaciones. Aunque es habitual que los miembros del grupo deseen mantener el contacto por su cuenta o que programen reuniones frecuentes, se los anima a utilizar esta fase para despedirse formalmente unos de otros y del o de los terapeutas, quienes se sirven de este momento para animar a los pacientes a detallar sus planes para mantener las mejoras en sus áreas interpersonales problemáticas identificadas, así como para precisar el trabajo que les queda por realizar.

REUNIÓN DESPUÉS DEL TRATAMIENTO. La reunión después del tratamiento se programa dentro de la primera semana tras la sesión final del grupo. El o los terapeutas utilizan esta reunión final individual para desarrollar un plan individualizado para el trabajo continuado de cada miembro del grupo sobre sus objetivos interpersonales. El o los terapeutas revisan la experiencia del grupo y los cambios que el paciente ha llevado a cabo, tanto en su área interpersonal problemática como en sus relaciones significativas.

PSICOTERAPIA NARRATIVA

Los psiquiatras dedican la mayor parte de su tiempo a escuchar historias. Estas historias acaparan hasta tal punto la cita médica que resultaría imposible imaginarse una en la que no se den. Durante la cita inicial entre psiquiatra y paciente, el psiquiatra comenzará formulando una invitación abierta al paciente para que cuente su historia: «¿Qué le trae por aquí?» o «¿Cuál cree que puede ser el problema?». Los pacientes responden a estas cuestiones contando su vida, sus problemas, cuándo empezaron, cuál parece ser la causa, por qué les suponen una molestia y qué tipo de soluciones han probado. Es probable que estos relatos sean rudimentarios, que resulten parciales y poco elaborados o que incluso sean desconcertantes o confusos. Puede ser que el paciente esté tan perplejo que conteste con un «No sé por qué estoy aquí» o «La verdad es que no sé qué va mal; mi familia me ha hecho venir». En

cualquier caso, la respuesta del paciente a las preguntas iniciales del psiquiatra siempre conlleva la narración de una historia.

La psicoterapia narrativa surge como consecuencia de este aumento del interés por las historias clínicas. Los dos principales afluentes que desembocan en la psicoterapia narrativa proceden de dos ramas diferentes de la psiquiatría: la medicina narrativa y la psicoterapia narrativa. Los psiquiatras narrativos combinan los conocimientos de estos dos campos. Siguiendo el ejemplo de la medicina narrativa, reconocen que los pacientes psiquiátricos, como pacientes médicos que son, acuden a la consulta con apasionadas historias que contar. La medicina narrativa contemporánea se ha desarrollado tras 30 años de trabajo en los ámbitos de la bioética y las humanidades médicas, campos consagrados a la humanización de la cita clínica gracias a una mayor comprensión de las historias de los pacientes. El término «medicina narrativa» lo acuñó Rita Charon, una internista e investigadora literaria, que lo utilizó para describir el enfoque de la medicina que hace uso de planteamientos narrativos para profundizar en el conocimiento científico de la enfermedad. La medicina narrativa aglutina las nociones procedentes de modelos médicos centrados en el individuo, como el modelo biopsicosocial de George Engel y el modelo centrado en la persona de Eric Cassell, con la investigación y las nociones de la fenomenología, las humanidades y las ciencias sociales interpretativas.

La medicina narrativa emplea estos recursos para lograr una mayor comprensión de la experiencia de la enfermedad, «con el fin de reconocer, asimilar, interpretar y conmoverse por los relatos sobre la enfermedad». Como defendía Charon, si los clínicos muestran aptitudes narrativas, serán capaces de acceder al contexto clínico con una delicada capacidad de «escuchar con atención, […] adoptar puntos de vista ajenos, seguir el hilo conductor de la historia de un tercero, sentir curiosidad por las razones y las experiencias de otras personas, y tolerar la incertidumbre de las historias». También sostenía que los médicos «necesitan una formación rigurosa y disciplinada» en lectura y escritura narrativa, no solo por su propio bien (ya que los ayudará a enfrentarse a la presión y los traumas del trabajo clínico), sino también «por el bien de su práctica profesional». Sin dicha competencia narrativa, los profesionales de la medicina carecen de la capacidad para comprender de forma integral la experiencia de la enfermedad en sus pacientes. Para Charon y otros expertos en medicina narrativa, los estudios narrativos no son un mero adorno de la formación médica de un profesional de la medicina, sino una ciencia básica y esencial que el médico debe dominar para la práctica médica.

Una tarea fundamental en la medicina narrativa, y por lo tanto de la psicoterapia narrativa, es saber escuchar y conectar de forma empática con el relato del paciente. Un psiquiatra narrativo, como un médico narrativo, busca en primer lugar y ante todo comprender al paciente. Esta comprensión aglutina al paciente y al médico en una experiencia compartida del mundo del paciente. Esta comprensión narrativa es mucho más que una explicación causal del problema A o el problema B que el paciente pueda tener. No abstrae sencillamente una etiqueta categórica de la situación de la persona que agrupa problemas bajo una cuadrícula abstracta y bien conocida, sino que sintoniza con la singularidad del individuo y la irrepetibilidad de la experiencia y los problemas de la persona. En resumen, la comprensión narrativa alude a una apreciación profunda de la persona como un todo: cómo ha de ser para esta persona, en este contexto dado, atravesar estos problemas en particular.

Además de seguir el ejemplo de sus colegas especializados en medicina narrativa, los psiquiatras narrativos también siguen la senda de sus coetáneos especializados en psicoterapia narrativa. La historia de la psicoterapia narrativa se remonta al trabajo inicial de Sigmund Freud en los comienzos del psicoanálisis. En aquella época, Freud se lamentaba de que la historia de sus casos sonaba más como un relato de ficción narrativa que como un relato científico puro y duro.

La motivación de la psicoterapia narrativa contemporánea para regresar al papel de la narrativa se debe en parte al giro más amplio hacia la narrativa que se ha producido en las humanidades, la psicología y las ciencias sociales, y en parte a la historia de la psicoterapia desde Freud. Para la psicoterapia, el último siglo ha sido un siglo de conflictos, en el que se han ido escindiendo del psicoanálisis una facción tras de otra. Entre las alternativas al psicoanálisis más destacadas se incluyen la conductual, la humanística, la familiar, la cognitiva, la feminista y la interpersonal, por mencionar algunas. Todas estas escisiones se han caracterizado por nuevas escisiones a su vez, lo que ha fragmentado el campo de la psicoterapia hasta el punto de que existen más de 400 enfoques activos de la psicoterapia. Los enfoques narrativos surgen en este momento particular como parte de una destacada tendencia a alejarse de una mayor fragmentación y hacia una reintegración de la psicoterapia. Las aproximaciones narrativas resultan de un valor inestimable para la integración de la psicoterapia, ya que proporcionan una orientación metateórica desde la que comprender y practicar la psicoterapia.

Metáfora

La metáfora realiza su función al permitir comprender y experimentar un asunto desde un punto de vista distinto. La metáfora selecciona, acentúa y sirve de trasfondo de aspectos de dos sistemas de ideas para que puedan percibirse como similares: «Después de utilizar la metáfora del lobo, los hombres se ven más parecidos a los lobos, y los lobos parecen más humanos».

En la psicoterapia narrativa, comprender la metáfora en este sentido conecta con obras más generales de la filosofía lingüística continental, y esas obras, en su conjunto, modifican las ideas convencionales sobre la verdad y la objetividad. Permite esquivar las típicas trampas binarias que se dan entre el relativismo (todo vale) y el realismo (solo existe un modo correcto y verdadero de describir el mundo). En vez de utilizar la rígida distinción binaria entre verdadero y falso, la psicoterapia narrativa hace posible pensar en un lenguaje posmoderno de realismo semiótico y consecuencias pluridimensionales.

Trama

La trama funciona de forma similar a la metáfora en el sentido de que también ordena las vivencias y les da forma para su relato. La trama, o el proceso de organización de la trama, añade a la metáfora dos dimensiones esenciales: *1)* aglutina lo que de otro modo serían elementos independientes y heterogéneos, y *2)* organiza la comprensión y la vivencia o el momento, o lo que podría llamarse la percepción temporal.

La función crítica de la trama para la narrativa es que crea una síntesis narrativa entre múltiples episodios individuales y los aglutina en una sola historia. La trama garantiza la conexión inteligible entre dichos episodios, y lo que es más extraordinario, puede crear una síntesis entre episodios y elementos que son sorprendentemente incongruentes o heterogéneos, episodios que no parecen encajar juntos.

La trama también ordena estos múltiples elementos en una secuencia temporal, que es de dos tipos: en uno cada trama comprende una serie de incidentes independientes, de *ahoras* en teoría infinitos; en el otro la trama toma estos infinitos *ahoras*, avanza de uno en uno sucesivamente, y los organiza hasta integrarlos en una vivencia humanamente razonable.

Personaje

En la teoría narrativa, el concepto de personaje conecta de forma directa con la controversia contemporánea en torno al concepto emparentado y, algunos opinarán, más básico de *identidad*. La controversia en torno a la identidad puede entenderse como la tensión entre enfoques esencialistas y no esencialistas. Las nociones esencialistas de identidad indican que cada persona posee una personalidad fija, puede que impresa genéticamente, que le pertenece genuinamente y que se sitúa en el núcleo de su ser. Este «yo verdadero» o «yo nuclear» puede ser distor-

sionado u oculto, pero en cualquier caso está ahí para ser descubierto si los individuos se ponen a ello con paciencia y constancia. Las críticas no esencialistas, sin embargo, han deconstruido este ideal de identidad y su noción de un yo completo, original y unificado. Una de las formas más eficaces de controlar la tensión entre las ópticas esencialista y no esencialista de la identidad consiste en trazar una comparación entre identidad (en la vida) y personaje (en la ficción). En vez de adoptar una lógica lineal que entiende la identidad como un concepto más fundamental que el de personaje, esta aproximación usa una lógica circular para defender que las personas se entienden a sí mismas de la misma forma que entienden a los personajes.

Los enfoques narrativos de la identidad permiten a las personas controlar la tensión entre las identidades esencialista y no esencialista, ya que la identidad narrativa garantiza cierta continuidad en el tiempo, una estabilidad relativa del yo, sin implicar un núcleo sustancial o esencialista en esta estabilidad. Las interpretaciones de las personas sobre sí mismas ponen en práctica las historias culturales que las rodean para relatar una historia del yo que huye de los dos polos de cambio fortuito e identidad absoluta. De esta forma, una identidad narrativa también es una identificación cultural. La identificación de una persona puede parecer original, pero la narra haciendo uso de los recursos de historia, lengua y cultura.

Psiquiatría narrativa

Con esta breve introducción a la medicina narrativa, la psicoterapia narrativa y la teoría narrativa, se puede seguir describiendo el significado de la narrativa para la psiquiatría.

Por suerte, uno de los aspectos más útiles de la teoría narrativa para la psiquiatría es que proporciona un marco global, o metateórico, racional para la comprensión del funcionamiento de estas psicoterapias. Desde una perspectiva narrativa, todas las terapias conllevan un proceso de narración y renarración de la historia. Independientemente del estilo de psicoterapia que se utilice, el proceso de terapia conlleva una presentación inicial de los problemas que el cliente es incapaz de resolver. El cliente y el terapeuta trabajan juntos para obtener perspectivas alternativas a esos problemas que permitan al cliente comprenderlos de un modo nuevo. Estas perspectivas alternativas varían en gran medida en función del estilo de psicoterapia utilizado; dicho de otro modo, es relevante si la terapia es psicodinámica, cognitiva, humanística, feminista, espiritual o expresiva. Sin embargo, desde el punto de vista privilegiado de la teoría narrativa, lo que tienen en común todos estos enfoques diferentes es que convierten, o recrean, el relato inicial del paciente en un nuevo relato. Este nuevo relato proporciona nuevos grados de flexibilidad para la comprensión del pasado y aporta estrategias nuevas para avanzar hacia el futuro.

Orientaciones futuras

El trabajo reciente en los ámbitos de la medicina narrativa, la psicoterapia narrativa y la teoría narrativa ha abierto las puertas al desarrollo de la psiquiatría narrativa. Este desarrollo supone un elemento crítico correctivo para la práctica psiquiátrica contemporánea que ayuda a la autocorrección de una dependencia excesiva de modelos biológicos sin caer en la antipsiquiatría y sin desechar completamente a la biociencia inicial. Cuando los psiquiatras se aproximan a la narrativa no rechazan el resto de

Tabla 23-16
Ventajas de la terapia combinada

Mejora la adherencia a la medicación
Mejor monitorización de la situación clínica
Disminuye el número y la duración de las hospitalizaciones
Disminuye el riesgo de recidivas
Mejora el funcionamiento social y profesional

sus conocimientos o habilidades. El giro hacia la narrativa es, como tantos otros, un cambio de actitud y un proceso de apertura a fuentes alternativas de información. En primer lugar, sitúa en un primer plano el hecho de que la consulta clínica es una consulta entre personas y, en segundo lugar, se abre a colegas de las humanidades, las ciencias sociales interpretativas y las artes para ayudar a entender su encuentro humano mejor.

Lo más importante es que la psicoterapia narrativa está ligada a otros intentos contemporáneos en psiquiatría (como el «movimiento de recuperación») para transformar las consultas clínicas en encuentros más colaborativos y centrados en el cliente. La psicoterapia narrativa, esencialmente, reconoce que existen muchas formas de contar la historia de nuestras vidas. La elección de una de estas opciones representa la forma clave en la que la persona crea su identidad, y no debería reducirse a la elección del experto o a elecciones científicas, ya que también se trata siempre de elecciones personales y éticas. Al fin y al cabo, son elecciones motivadas sobre qué tipo de vida quiere uno llevar.

Es más, los clínicos deben llegar a comprender el valor de la biografía, la autobiografía y la literatura con el fin de desarrollar un repertorio de marcos y opciones narrativas. En definitiva, la competencia narrativa en la psiquiatría implica una enorme familiaridad con una gran cantidad de posibles relatos de dolor psíquico y diferencia psíquica. Cuantos más relatos conozcan los clínicos, mayor será la probabilidad de que ayuden a sus clientes a encontrar un marco narrativo que funcione con ellos.

Para pacientes y usuarios potenciales, una perspectiva narrativa implica la existencia de diferentes terapeutas y soluciones médicas que pueden resultar de utilidad. El enfoque adecuado para una persona puede no serlo para otra. Se debe dar una idoneidad entre la persona y el enfoque, y la persona debe sentirse autorizada a tomar en serio sus intuiciones y sensaciones. Si el individuo que recibe ayuda no siente esta idoneidad, probablemente tenga razón; puede que exista otro enfoque que funcione mejor en consonancia con sus tendencias. Como en todo, las valoraciones resultan críticas. Las experiencias terapéuticas de todo tipo pueden ser frustrantes, lentas e inciertas. Por ejemplo, ¿cómo podemos saber cuándo un enfoque no satisface nuestras necesidades y cuándo es una simple cuestión de tiempo, paciencia y perseverancia que sea útil? Desde una perspectiva narrativa, no existe una fórmula mágica ni respuestas simples. Solo la valoración, la sabiduría y el sistema de ensayo y error tienen la clave para decidirlo.

TRATAMIENTO FARMACOLÓGICO Y PSICOTERAPIA COMBINADA

El uso de fármacos psicotrópicos combinados con la psicoterapia se ha generalizado. Se ha convertido en el tratamiento estándar para muchos pacientes vistos por los psiquiatras. En este enfoque terapéutico se potencia la psicoterapia con la utilización de agentes farmacológicos. No debería ser un sistema en el que el terapeuta se reúne con el paciente de forma ocasional o irregular para seguir los efectos de la medicación o realizar anotaciones en una escala de clasificación en la que evaluar el progreso o los efectos secundarios, sino un sistema en el que las dos terapias estén integradas y sean sinérgicas. En muchos casos los estudios han demostrado que los resultados de la terapia combinada son superiores a los de cada una utilizadas por separado. Algunos médicos usan el término *psicoterapia orientada al tratamiento farmacológico* para referirse a este enfoque combinado. Los métodos de psicoterapia empleados pueden variar ampliamente y todos pueden combinarse con el tratamiento farmacológico cuando esté indicado.

Indicaciones para la terapia combinada

Una indicación fundamental para la utilización de la medicación cuando se realiza psicoterapia, en particular en pacientes con trastornos mentales graves como la esquizofrenia o el trastorno bipolar, se basa en que los fármacos reducen la ansiedad y la hostilidad. Esto mejora la

capacidad del paciente para comunicarse y participar en el proceso terapéutico. También está indicada la terapia combinada para mitigar el malestar del paciente cuando los signos y síntomas del trastorno son tan intensos que requieren una mejoría más rápida que la que se consigue solo con la psicoterapia. Además, cada una de las técnicas puede facilitar la acción de la otra; la psicoterapia puede hacer que el paciente acepte un agente farmacológico que necesita, y el fármaco psicoactivo puede permitir vencer su resistencia a iniciar o a continuar con la psicoterapia (tabla 23-16).

El alivio de los síntomas, en particular de la ansiedad, no disminuye la motivación del paciente para el psicoanálisis u otra psicoterapia orientada a la introspección. En la práctica, el alivio inducido por los fármacos mejora la comunicación y la motivación. Todas las terapias tienen una base cognitiva, y la ansiedad suele interferir en la capacidad cognitiva del paciente para comprender la enfermedad. Los fármacos que disminuyen la ansiedad facilitan la comprensión cognitiva, y mejoran la atención, la concentración, la memoria y el aprendizaje en pacientes con trastornos de ansiedad.

Número de terapeutas implicados en el tratamiento

En el tratamiento de un trastorno psiquiátrico pueden implicarse cuantos terapeutas sean necesarios. En la *terapia unipersonal*, el psiquiatra proporciona tanto la psicoterapia individual como el tratamiento farmacológico. En la terapia *multipersonal*, un terapeuta lleva a cabo la psicoterapia y otro prescribe la medicación. Otros terapeutas pueden supervisar las terapias de grupo, de familia o conyugal. Los términos *coterapia* o *terapia triangular* se utilizan en ocasiones para describir las combinaciones de terapia multipersonal.

Comunicación entre los terapeutas

Siempre que haya más de un profesional clínico implicado en el tratamiento, debe haber intercambios regulares de información entre ellos. Algunos pacientes dividen la transferencia entre los dos; a uno de los terapeutas pueden verle como generoso y cariñoso, y al otro, como frío y distante. De modo parecido, los problemas de contratransferencia, como la identificación del terapeuta con la imagen idealizada o devaluada del otro terapeuta que tenga el paciente, pueden interferir con el tratamiento. Estos problemas deben resolverse, y los coterapeutas deben ser compatibles y respetuosos cada uno con la orientación del otro; de ese modo, el programa de tratamiento puede tener éxito.

Un terapeuta puede tener dudas sobre las propiedades de los fármacos psicoactivos o incluso sobre el replanteamiento de un régimen terapéutico en curso. Por ejemplo, a un paciente puede no irle bien la medicación, experimentar efectos secundarios importantes o no mostrar una mejoría suficiente, o algunos pacientes pueden estar tomando varios fármacos. En caso de tener dudas acerca del protocolo de prescripción o de la destreza del prescriptor, y por el bien del paciente, estas dudas no deben ser compartidas con el paciente sin consultar primero con el médico prescriptor.

Si el psicoterapeuta o el prescriptor de fármacos, tras un esfuerzo de buena voluntad para comprender los métodos y la evolución del tratamiento, siguen con dudas, debería proponer al otro la necesidad de una segunda opinión. Llegado el caso, debe sugerirse al paciente esta posibilidad sin alarmarle en exceso. La comunicación entre los médicos implicados debe realizarse con la frecuencia que requiera el caso. No existe ningún estándar que fije la frecuencia de estos contactos.

Orientaciones de los profesionales clínicos implicados en el tratamiento

La orientación del psiquiatra o de otro médico que aplique el tratamiento puede influir en el proceso terapéutico durante el curso de un tratamiento combinado. Los profesionales clínicos, invariablemente, aportan un sesgo teórico en relación con el tratamiento. Algunos, por ejemplo, están orientados por su formación y sus preferencias hacia la práctica de una forma específica de psicoterapia, como el psicoanálisis, la psicoterapia cognitivo-conductual o la terapia de grupo. Estos médicos ven la psicoterapia como la modalidad terapéutica principal, y contemplan el uso de agentes farmacológicos de forma complementaria al tratamiento. En cambio, para un psiquiatra orientado hacia la psicofarmacología, la psicoterapia es una forma de potenciar la medicación. Aunque pueda surgir un desacuerdo con respecto a qué enfoque es el componente más activo en la respuesta clínica, el uso óptimo de ambas modalidades debería hacer que se complementasen.

Además de poseer una amplia formación en una o más técnicas psicoanalíticas o psicoterapéuticas, el clínico que practica la psicoterapia orientada al tratamiento farmacológico debe tener un conocimiento exhaustivo de psicofarmacología: indicaciones de uso de cada fármaco, contraindicaciones, farmacocinética y farmacodinámica, las interacciones entre fármacos (con todos los fármacos y no solo con los psicoactivos) y los efectos secundarios. El psiquiatra debe ser capaz de identificar los efectos secundarios y tratarlos.

Los médicos que no son psiquiatras a menudo utilizan incorrectamente los fármacos psicoactivos (dosis demasiado grandes o demasiado pequeñas durante períodos demasiado cortos o demasiado largos), debido a que carecen del conocimiento, formación y experiencia necesarios en psicofarmacología. Los psicoterapeutas que trabajan con médicos de atención primaria deben comprender las limitaciones en cuanto a la profundidad del conocimiento que puedan tener estos médicos, y realizar una consulta con un psiquiatra cuando el paciente no responda a la medicación o no la tolere. En algunas situaciones es preferible que la psicoterapia y el tratamiento farmacológico sean realizados por el mismo profesional clínico; sin embargo, a menudo esto no es posible por diversas razones, como la disponibilidad del terapeuta, las limitaciones de tiempo y las restricciones económicas, entre otras.

Actitudes del terapeuta. Los psiquiatras cuya formación básica es la de psicoterapeuta pueden ser más reacios a prescribir medicación que los más orientados a la psiquiatría biológica. Y a la inversa, los que ven la medicación como la intervención preferida para la mayoría de los trastornos psiquiátricos pueden ser reacios a derivar a los pacientes a psicoterapia. Los terapeutas que son pesimistas acerca del valor de la psicoterapia, o que juzgan mal la motivación del paciente, pueden prescribir medicación debido a sus propias creencias; otros pueden negar la introducción de la medicación si sobrevaloran la psicoterapia o infravaloran los fármacos. Cuando un paciente está realizando psicoterapia con un terapeuta y recibe medicación prescrita por otro profesional, es importante reconocer el sesgo del tratamiento y evitar batallas que puedan situar al paciente en medio del conflicto.

Fenómeno de enlace. En alguna fase del tratamiento, los pacientes pueden percibir que la mejoría es el resultado de un enlace, consciente o inconsciente, entre el agente psicofarmacológico y el terapeuta. De hecho, tras la retirada de la medicación, los pacientes a menudo llevan consigo una pastilla para su tranquilidad. En este sentido, la pastilla actúa como un objeto transicional entre el paciente y el terapeuta. Por ejemplo, algunos pacientes con trastornos de ansiedad pueden llevar consigo una pastilla de benzodiazepina, que toman cuando creen que están próximos a sufrir una crisis de ansiedad. Cuando esto sucede, el paciente puede decir que la pastilla abortó el ataque (incluso antes de que la medicación haya sido absorbida en el torrente sanguíneo); en otros casos no llega a tomarla, y le basta con saber que está ahí para tranquilizarse. En general, el fenómeno de enlace no se observa a no ser que el paciente realice una transferencia positiva hacia el terapeuta. De hecho, el terapeuta puede utilizar este fenómeno en su provecho sugiriendo que el paciente lleve con él la medicación para usarla en caso de necesidad. En algún momento debe analizarse esta conducta, y a menudo se observa que el paciente ha atribuido propiedades mágicas al tera-

peuta que luego ha transferido a la medicación. Algunos clínicos creen que este efecto es resultado de un condicionamiento. Después de repetidos intentos, la simple visión de la medicina puede disminuir la ansiedad. La transferencia positiva puede causar también la *cura por transferencia* o *huida hacia la salud;* en estos casos, el paciente se siente mejor debido a un intento inconsciente de satisfacer las supuestas expectativas del médico prescriptor. Los terapeutas deben considerar la existencia de este fenómeno cuando el paciente refiere una mejoría muy rápida, antes de que un fármaco en concreto haya podido alcanzar su nivel terapéutico.

Rachel, una mujer blanca de 25 años de edad, acudió a la consulta con síntomas depresivos y dolor abdominal. Después de una exhaustiva evaluación médica y psiquiátrica, se le diagnosticó depresión mayor de gravedad moderada y síndrome de colon irritable. Comenzó un tratamiento de psicoterapia cognitivo-conductual que abordase su estilo atribucional negativo y su baja autoestima, y aprendió técnicas de relajación y distracción contra el dolor. Después de un período de 12 semanas de prueba solo había experimentado una remisión parcial de los síntomas, y se le prescribió un antidepresivo, citalopram, a 20 mg/día. Sus síntomas depresivos remitieron al cabo de un mes y logró un mejor funcionamiento en el trabajo, aunque en el aspecto social continuó sintiendo inseguridad en las relaciones con sus colegas. El dolor abdominal persistía, por lo que comenzó a mostrar un patrón de trastorno alimentario en el que restringió drásticamente su ingesta calórica a 500 calorías/día debido al «dolor». Durante los meses siguientes, experimentó una pérdida de peso de casi 7 kg. Se comenzó entonces un programa conductual intensivo centrado en la alimentación, así como un estudio continuado de sus cogniciones negativas relacionadas con la comida, el dolor, y la nueva y reciente preocupación por el miedo a recuperar rápidamente el peso que había perdido y ponerse «gorda». No cumplía los requisitos para ser diagnosticada de anorexia nerviosa, aunque las distorsiones cognitivas sobre su imagen corporal eran extremas. Estas nuevas preocupaciones dieron lugar a una recaída de sus síntomas depresivos, e incluso ideaciones suicidas, y se aumentó la dosis de citalopram hasta 40 mg/día, con la que presentó una acatisia grave y se negó a seguir tomando ningún tipo de medicación, incluidos los antidepresivos, aunque fuesen de otra clase. Rachel accedió a intensificar la psicoterapia a dos veces por semana, lo que permitió explorar algunos de sus conflictos, sentimientos y pensamientos que fomentaban que su enfermedad no respondiese al tratamiento. Se recurrió a una combinación de psicoterapia e hipnosis para esta tarea. Durante los 6 meses siguientes, Rachel reveló que había sido víctima de abusos sexuales en la infancia y que esto la hacía sentir que no «merecía» vivir ni comer, y que el dolor le servía para «castigarse» por haber sido mala. Además, reconoció que se había resistido a la medicación «psicológicamente» porque pensaba que no merecía recuperarse. Esta nueva revelación, junto con las habilidades para enfrentarse a situaciones que desarrolló durante la terapia, dieron lugar a una reducción de sus síntomas depresivos, una notable mejora en sus hábitos alimentarios, incluida la normalización de su peso, y una disminución del dolor abdominal. En el transcurso del año siguiente, mantuvo todos estos logros e incluso consiguió normalizar su funcionamiento diario, un ascenso en el trabajo y desarrollar la capacidad de tolerar una relación íntima en pareja. (Por cortesía de E. M. Szigethy, MD, PhD, y E. S. Friedman, MD.)

Adherencia y educación del paciente

Adherencia. La adherencia es el grado en que el paciente sigue las recomendaciones del médico que lo trata. Se fomenta cuando la relación médico-paciente es positiva, y el rechazo del paciente a tomar la medicación puede ser un indicio de una situación de transferencia negativa. En algunos casos, el paciente manifiesta su hostilidad mediante el incumplimiento, en lugar de reconocer y ventilar estos sentimientos negativos hacia el médico. El incumplimiento de la medicación puede proporcionar al psiquiatra el primer indicio de una transferencia negativa en un paciente que, por lo demás, es cumplidor y se muestra conforme y colaborador.

Educación.   Los pacientes deben conocer los signos y síntomas diana que el fármaco supuestamente mejora, el tiempo durante el que deberán tomarlo, los efectos secundarios que pueden esperarse y los inesperados, así como el plan de tratamiento alternativo si no resulta eficaz. Aunque algunos trastornos psiquiátricos dificultan la capacidad de los pacientes para entender esta información, el psiquiatra debe darles tantos datos como sea posible. Una presentación clara de esta información a menudo es menos temible que las fantasías del paciente acerca del tratamiento farmacológico. El psiquiatra debe informar a los pacientes sobre el momento a partir del cual cabe esperar que perciban el efecto beneficioso del fármaco. Esta información es esencial cuando el paciente sufre un trastorno del estado de ánimo y puede que no observe ningún efecto terapéutico en 3 o 4 semanas.

Las actitudes ambivalentes de algunos pacientes hacia los fármacos reflejan la confusión acerca del tratamiento farmacológico que existe en el campo de la psiquiatría. Los pacientes con frecuencia creen que tomar un fármaco psicoactivo significa perder el control de su vida o que van a volverse adictos, y que deberán tomarlo para siempre. Los psiquiatras deben explicar la diferencia entre las sustancias de abuso que afectan al cerebro normal y los fármacos que se utilizan en el tratamiento de los trastornos emocionales. También deben indicar a los pacientes que los antipsicóticos, los antidepresivos y los antimaníacos no son adictivos de la misma forma en que pueda serlo, por ejemplo, la heroína. Las explicaciones claras y honestas del psiquiatra sobre la duración del tratamiento farmacológico ayudan al paciente a hacerse a la idea de mantener crónicamente la toma de la medicación si ese es el plan de tratamiento. En algunos casos, de forma adecuada, el psiquiatra debe dar al paciente una mayor responsabilidad para ajustar la medicación a medida que progresa el tratamiento. Con ello, a menudo ayuda al paciente a sentirse menos controlado por el fármaco y apoya un rol de colaboración con el terapeuta.

Teoría de la atribución

La teoría de la atribución estudia cómo perciben las personas las causas de su conducta. De acuerdo con la teoría de la atribución, las personas puede que atribuyan los cambios de su propia conducta a acontecimientos externos, pero quizás atribuyan las conductas de los demás a disposiciones internas, como los rasgos de la personalidad de estas personas. La investigación de los efectos de los fármacos por los teóricos de la atribución ha demostrado que cuando los pacientes toman medicación y cambian sus conductas, lo atribuyen al fármaco y no a algún cambio que tenga lugar en ellos mismos. Por consiguiente, puede ser imprudente describir un fármaco como extremadamente potente o efectivo, porque si tiene el efecto deseado, el paciente puede creer que es la única razón por la que ha mejorado, y si no hace efecto, puede suponer que su enfermedad es incurable. Los terapeutas deben hacer lo posible por presentar el uso de los fármacos y la psicoterapia como elementos complementarios o adicionales, que ninguno de los dos va solo, y que ambos son necesarios para conseguir la mejoría o la curación.

Trastornos mentales

Trastornos depresivos.   Algunos pacientes y profesionales clínicos temen que la medicación enmascare la depresión y dificulte la psicoterapia. En realidad, la medicación debe valorarse como un agente que facilita la superación de la anergia que puede inhibir el proceso de comunicación entre el médico y el paciente. El psiquiatra debe explicar al paciente que la depresión interfiere con la actividad interpersonal de muchas maneras: por ejemplo, produce inhibición e irritabilidad, que

originan un distanciamiento de las personas significativas para el paciente que de otro modo podrían satisfacer la fuerte necesidad de dependencia que compone gran parte de la psicodinámica de la depresión.

Al cesar la medicación, el psiquiatra debe estar atento a los posibles signos y síntomas de recurrencia de un episodio depresivo mayor. Si aparecen, es preciso reinstaurar la medicación. Pero antes debe descartarse cuidadosamente cualquier elemento de tensión (en especial los rechazos) que pueda haber precipitado la recurrencia del trastorno depresivo mayor. Puede ocurrir un nuevo episodio depresivo debido a que el paciente esté en una fase de transferencia negativa, y entonces el psiquiatra debe tratar de evocar sentimientos negativos. En muchos casos, la ventilación de sentimientos de ira hacia el terapeuta sin una respuesta de ira puede servir como una experiencia emocional correctiva, y un episodio depresivo mayor que necesitaría medicación puede prevenirse de esta forma. Por lo general, la medicación antidepresiva se mantiene durante 6 meses o más después de la mejoría clínica. Es probable que la supresión del tratamiento farmacológico antes de ese período de tiempo comporte una recaída.

El tratamiento combinado ha demostrado ser superior a cada una de las terapias por separado en el tratamiento de la depresión mayor. Cuando están asociadas, mejora el funcionamiento social y profesional, así como la calidad de vida, en comparación con el uso de cada una de ellas por separado.

Trastorno bipolar I.   Los pacientes que reciben litio u otros tratamientos para el trastorno bipolar I suelen tomar la medicación durante un período indefinido para prevenir episodios de manía o depresión. Muchos psicoterapeutas insisten en administrar medicación a estos pacientes antes de iniciar cualquier terapia orientada a la introspección, ya que, sin ella, muchos serían incapaces de establecer la alianza terapéutica necesaria. Cuando estos pacientes están deprimidos, la abulia perturba gravemente su flujo de pensamientos y las sesiones no son productivas, y cuando están en fase maníaca, el flujo de asociaciones puede ser tan rápido y su discurso tan apresurado, que el terapeuta quede desbordado y sea incapaz de realizar las interpretaciones adecuadas o de asimilar el material con la estructura cognitiva trastornada del paciente.

La terapia combinada para el trastorno bipolar aumenta la adherencia, disminuye las recaídas y reduce la necesidad de hospitalización.

Consumo de sustancias.   Los pacientes que consumen alcohol o drogas representan el desafío más difícil para la terapia combinada. A menudo son impulsivos, y aunque prometan no consumir la sustancia, pueden hacerlo repetidamente. Además, con frecuencia ocultan información al psiquiatra sobre los episodios de consumo. Por esta razón, algunos no prescriben medicación a estos pacientes, en particular aquella con un alto potencial de abuso, como las benzodiazepinas, los barbitúricos y las anfetaminas. Los fármacos que no presentan riesgo de abuso, como la amitriptilina y la fluoxetina, tienen un papel importante en el tratamiento de la ansiedad o la depresión que casi siempre se asocian con los trastornos relacionados con el consumo de sustancias. El psiquiatra que dirige la psicoterapia de estos pacientes no debe tener reservas para remitirlos a un laboratorio y realizar pruebas de toxicología en orina de forma aleatoria.

Trastornos de ansiedad, obsesivo-compulsivo y relacionados con el trauma.   Estos trastornos incluyen el trastorno obsesivo-compulsivo, el trastorno de estrés postraumático, el trastorno de ansiedad generalizada, trastornos fóbicos y el trastorno de pánico. Muchos fármacos son eficaces en el tratamiento de los signos y síntomas desagradables. A medida que los síntomas son controlados por la medicación, los pacientes se tranquilizan y comienzan a mostrarse confiados de que no quedarán incapacitados por causa del trastorno. Este efecto es particularmente marcado en el trastorno de pánico, que a menudo se asocia con una ansiedad anticipatoria del ataque. La depresión también puede complicar el cuadro de síntomas en pacientes con trastornos de ansiedad, por lo que debe abordarse desde el plano farmacológico y psicoterapéutico. Algunos estudios han demostrado que los pacientes con trastornos de ansiedad que están siendo tratados con psicoterapia tienen una probabilidad menor de sufrir recaídas que los que son tratados únicamente con medicación.

Esquizofrenia y otros trastornos psicóticos. En este grupo se incluyen la esquizofrenia, el trastorno delirante, el trastorno esquizoafectivo, el trastorno esquizofreniforme y el trastorno psicótico breve. El tratamiento farmacológico de estos trastornos está indicado siempre, y a menudo es necesaria la hospitalización con finalidad diagnóstica, para estabilizar la medicación, prevenir el peligro para el paciente o para otros, y para establecer un programa de tratamiento psicosocial que puede incluir psicoterapia individual. Al ensayar la psicoterapia individual, el terapeuta debe establecer una relación de tratamiento y una alianza terapéutica con el paciente. El paciente con esquizofrenia se defiende frente a la cercanía y la confianza, y a menudo se muestra receloso, ansioso, hostil o regresivo en la terapia. Antes de la aparición de los fármacos psicoactivos, muchos psiquiatras temían por su propia seguridad cuando trataban con estos pacientes. De hecho, había muchas agresiones.

La psicoterapia individual en la esquizofrenia requiere un trabajo intensivo, caro y que a menudo ni se intenta. El reconocimiento de que la opción combinada, con psicoterapia y tratamiento farmacológico, tiene una mayor probabilidad de éxito que la de la terapia única con cualquiera de los dos puede invertir esta situación. El psiquiatra que aplica la terapia combinada debe mostrarse especialmente empático y ser capaz de tolerar las manifestaciones extravagantes propias de la enfermedad. El paciente esquizofrénico es extraordinariamente sensible al rechazo, y no debe iniciarse la psicoterapia individual hasta que el terapeuta esté dispuesto a comprometerse totalmente con el proceso.

Otros aspectos

Las evidencias sugieren que la terapia puede inducir cambios físicos en el sistema nervioso. Eric Kandel proporcionó una prueba convincente, ganando el Premio Nobel al demostrar que los estímulos ambientales producen cambios duraderos en la arquitectura sináptica de los organismos vivos. Estudios de imagen han comenzado a demostrar que los pacientes que experimentan una mejoría clínica debida a la psicoterapia muestran cambios en el metabolismo cerebral que son similares a los que se aprecian en pacientes tratados eficazmente con medicación.

No obstante, algunos pacientes solo responden bien a una única forma de tratamiento. Incluso con diagnósticos idénticos, no todos los pacientes responden igual al mismo régimen farmacológico. El éxito puede depender tanto del conocimiento y la capacidad del terapeuta como del beneficio potencial de un fármaco en particular.

Se presenta un verdadero dilema al combinar tratamientos, y es el de la suma de los costes directos de ambos. Aunque el éxito del tratamiento permite reducir los costes sociales, pueden recaer sobre el propio paciente o sobre las aseguradoras y empresas gestoras, en forma de pagos al médico o al hospital. Las restricciones que ponen las aseguradoras a la frecuencia y al coste de las visitas estimulan la utilización de la medicación frente a la psicoterapia.

Tabla 23-17
Construcción de una alianza en el TBM

Identificación de las vulnerabilidades en la mentalización del paciente de forma comprensible
Formulación de problemas: acordada entre paciente y médico
Identificación del perfil de riesgo del paciente y estrategias para el manejo de una crisis
Acuerdo sobre las metas a corto y largo plazo

TRATAMIENTO BASADO EN LA MENTALIZACIÓN

La mentalización es la capacidad cognitiva social para comprender las acciones de otras personas y de uno mismo en términos de estados mentales, incluidos pensamientos, sentimientos, deseos y anhelos; es una capacidad muy humana que sustenta las interacciones cotidianas. En lenguaje no técnico, es poner atención a los pensamientos y sentimientos propios y ajenos. No cabe duda de que los estados mentales influyen en la conducta. Las creencias, deseos, sentimientos y pensamientos, ya sea dentro o fuera de la conciencia de las personas, siempre influyen en sus acciones. La mentalización implica todo un espectro de capacidades: críticamente, incluye la capacidad de experimentar la *propia* conducta organizada coherentemente de acuerdo con los estados mentales y de diferenciarse psicológicamente de los demás. Las personas con un trastorno de personalidad, que pierden la coherencia cognitiva y emocional, particularmente en los momentos de estrés interpersonal (relacional), tienen menores capacidades de mentalización. El tratamiento basado en la mentalización (TBM) es una psicoterapia desarrollada para la TDC que se centra específicamente en las vulnerabilidades de la mentalización del paciente mediante la comprensión del proceso de apego, que es el contexto del desarrollo donde los individuos adquieren inicialmente la mentalización.

Técnicas

El TBM es un tratamiento grupal e individual. Se prevé que, en ocasiones, el paciente experimentará un fuerte afecto mientras se concentra en los problemas identificados en las sesiones de tratamiento, su mentalización será limitada o fallará, y la comprensión del paciente de la forma en que los estados mentales se relacionan con su conducta será inadecuada.

El clínico puede abordarlo mediante un proceso estructurado (la trayectoria de la intervención durante la sesión) de: *1)* empatía y validación de las áreas problemáticas; *2)* aclaración, exploración y, cuando sea necesario, impugnación; *3)* un proceso estructurado para expandir lentamente la mentalización y alentar al paciente a identificar los estados mentales que anteriormente estaban fuera de su conciencia.

El proceso se encuentra principalmente en el aquí y ahora de la sesión, pero cada vez más, a medida que mejora la mentalización del paciente, se trata de las relaciones centrales de apego, incluida la forma en que se activan con el médico y las figuras clave en la vida del paciente y cómo influyen en la propia mentalización. Gradualmente, las mejoras en la mentalización sirven para permitir al paciente abordar sus representaciones distorsionadas de las relaciones personales y sociales.

El proceso de evaluación e introducción en el TBM facilita la alianza entre el paciente y el médico (v. tabla 23-17) e incluye al paciente en el marco del tratamiento. Un grupo de introducción al TBM de 10 a 12 sesiones ayuda en el desarrollo de la formulación y facilita la alianza. Esta intervención psicoeducativa cubre todas las áreas de la mentalización, los procesos de apego, los trastornos de la personalidad, el manejo de las emociones y el propio tratamiento. Este trabajo preparatorio tiene como objetivo garantizar que los pacientes sepan a qué se enfrentan al tratar de abordar sus problemas y sean plenamente conscientes del método y el abordaje del tratamiento.

El TBM es colaborativo. Nada puede ocurrir sin una discusión conjunta, teniendo en cuenta las experiencias e ideas mentales tanto del paciente como del médico. El proceso de mentalización requiere un auténtico deseo de comprender los procesos mentales propios y de los demás. Esto se aplica tanto al médico como al paciente. El proceso terapéutico tiene que convertirse en un esfuerzo compartido destinado a extender la influencia de la mentalización explícita, reflexiva, cognitiva y enfocada internamente. Los objetivos iniciales en el camino hacia una mentalización adecuada se desarrollan y se enfocan en conjunto. Los objetivos no pueden ser únicamente los del paciente, aunque estos tienen prioridad a menos que sean contrarios a todo el proceso de tratamiento. Compartir la responsabilidad del proceso terapéutico es el núcleo de la eficacia del abordaje del tratamiento en la búsqueda de una mejor comprensión del estado mental.

La evaluación implica delimitar las vulnerabilidades de la mentalización y el perfil de mentalización del paciente, la identificación de los ciclos de no mentalización y una formulación compartida, que incluye detalles específicos de los patrones de apego y las áreas de vulnerabilidad para la desregulación emocional. El paciente debe comprender estos detalles, al igual que el médico. La formulación identifica los miedos relacionales comunes, por ejemplo, el abandono, que estimulan el sistema de apego del paciente y provocan el uso de estrategias de apego desadaptativas en las interacciones interpersonales. En resumen, el patrón de las relaciones del paciente proporciona una perspectiva de la comprensión de la relación en el tratamiento, que se utiliza para reevaluar las relaciones fuera del tratamiento. Finalmente, es importante que el paciente y el médico consideren establecer un objetivo de mejora de la función social. Esta meta incluirá trabajo, actividad social, trabajo voluntario, educación y otras actividades constructivas que afirmen la vida.

Indicaciones

La TBM es eficaz en el tratamiento de la TDC grave. En los primeros estudios sobre la intervención, los pacientes habían realizado intentos de suicidio serios, habían sido ingresados en un hospital psiquiátrico por riesgo y/o habían llevado a cabo pensamientos de autolesión. Los ensayos involucraron tanto a hombres como a mujeres, y los pacientes mostraron altos niveles de comorbilidad. El análisis de los datos sugirió que los pacientes con comorbilidad por varios trastornos de la personalidad, incluido el trastorno de personalidad antisocial, obtuvieron mejores resultados con el TBM que en el tratamiento comparado. Desde el punto de vista clínico, los pacientes con problemas interpersonales graves con un trastorno de personalidad arraigado en la mentalización de vulnerabilidad y problemas de apego pueden beneficiarse de la TBM.

Contraindicaciones

El TBM es un tratamiento genérico construido para optimizar el acceso mediante la creación de un protocolo de tratamiento poco demandante y facilitar el acceso al entrenamiento por parte de una serie de profesionales. Los individuos que tienen problemas con la mentalización arraigados en contextos de falta de apego, por ejemplo aquellos con psicosis, pueden no beneficiarse del TBM; si lo hacen, es probable que el mecanismo de cambio sea diferente al de la TDC. Las personas con problemas relativamente simples, como fobias o depresión sin complicaciones, pueden obtener mejores resultados con abordajes más directos, como la psicoterapia cognitivo-conductual. Incluso en una población de pacientes con TDC, los que tienen cuadros más complejos (más de un diagnóstico de trastorno de la personalidad) presentan más probabilidades de requerir TBM que aquellos con solo diagnóstico de TDC, que también pueden hacerlo en el tratamiento clínico estructurado.

INTERVENCIONES PSICOEDUCATIVAS

La psicoeducación es el proceso de ayudar a las personas a comprender una enfermedad psiquiátrica que les afecta a ellas o a sus seres queridos. A través de este proceso, los pacientes y/o familiares aprenden sobre los signos y síntomas comunes de la enfermedad, las opciones de tratamiento y el pronóstico de recuperación. La psicoeducación va más allá del mero suministro de información e incluye la enseñanza de habilidades para resolver problemas, estrategias de afrontamiento, recursos de apoyo y herramientas para mejorar la comunicación. Esencialmente, las intervenciones psicoeducativas proporcionan estrategias para apoyar a los pacientes y a sus familias a medida que se adaptan a vivir y manejar una enfermedad psiquiátrica.

La psicoeducación se puede impartir de forma individual o en grupo. Las intervenciones pueden ser breves y estar incorporadas a otras modalidades de tratamiento (p. ej., manejo de medicamentos, hospitalización, psicoterapia ambulatoria) o pueden estructurarse y llevarse a cabo a lo largo de varias semanas o meses. Las áreas comunes abordadas por la psicoeducación incluyen la adherencia al tratamiento, la identificación de signos de recaída, los factores del estilo de vida relevantes para la enfermedad y el manejo de las crisis.

Las personas y las familias que padecen enfermedades mentales graves, como esquizofrenia y trastorno bipolar, a menudo se benefician de la psicoeducación. Sin embargo, la psicoeducación puede ser útil para una variedad de trastornos, que incluyen, por ejemplo, depresión mayor, ansiedad, autismo, demencia, trastornos de la personalidad, trastornos alimentarios y trastornos por consumo de sustancias.

Eficacia de las intervenciones psicoeducativas

Se ha demostrado que las intervenciones psicoeducativas mejoran los resultados para los pacientes y las familias, en particular para quienes padecen enfermedades mentales graves o crónicas. Una revisión Cochrane demostró que los individuos con esquizofrenia que participaron en la psicoeducación mejoraron su adherencia a la medicación y mostraron menores tasas de recaída en comparación con aquellos sin intervención psicoeducativa. También se indica que las personas con trastorno bipolar que participan en la psicoeducación tienen mejor adherencia al tratamiento y una reducción de la recaída, en particular una reducción de la recaída maníaca/hipomaníaca. Además, las intervenciones psicoeducativas para la depresión se han asociado con un mejor pronóstico de la enfermedad y una menor carga psicosocial para los miembros de la familia.

Bibliografía

Psicoanálisis y psicoterapia psicoanalítica

Brent BK, Holt DJ, Keshavan MS, Seidman LJ, Fonagy P. Mentalization-based treatment for psychosis: linking an attachment-based model to the psychotherapy for impaired mental state understanding in people with psychotic disorders. *Isr J Psychiatry Relat Sci.* 2014;51(1)17–24.

Buckley P. Revolution and evolution. A brief intellectual history of American psychoanalysis during the past two decades. *Am J Psychother.* 2003;57(1):1–17.

Canestri J. Some reflections on the use and meaning of conflict in contemporary psychoanalysis. *Psychoanal Q.* 2005;74(1):295–326.

Dodds J. Minding the ecological body: Neuropsychoanalysis and ecopsychoanalysis. *Front Psychol.* 2013;4:125.

Joannidis C. Psychoanalysis and psychoanalytic psychotherapy. *Psychoanal Psychother.* 2006;20(1):30–39.

Kandel ER. *Psychiatry, Psychoanalysis, and the New Biology of Mind.* Washington, DC: American Psychiatric Publishing; 2005.

Karasu SR. Psychoanalysis and psychoanalytic psychotherapy. In: Sadock BJ, Sadock VA, Ruiz P, eds. *Kaplan & Sadock's Comprehensive Textbook of Psychiatry.* 10th ed. Philadelphia, PA: Wolters Kluwer; 2017:2638–2675.

Karasu TB. *The Art of Serenity.* New York: Simon and Schuster; 2003.

McWilliams N. *Psychoanalytic Psychotherapy: A Practitioner's Guide.* New York: Guilford; 2004.

Person ES, Cooper AM, Gabbard GO, eds. *The American Psychiatric Publishing Textbook of Psychoanalysis.* Washington, DC: American Psychiatric Publishing; 2005.

Roseneil S. Beyond 'the relationship between the individual and society': broadening and deepening relational thinking in group analysis. *Group Anal.* 2013;46(2):196–210.

Shulman DG. The analyst's equilibrium, countertransferential management, and the action of psychoanalysis. *Psychoanal Rev.* 2005;92(3):469–478.

Siegel E. Psychoanalysis as a traditional form of knowledge: An inquiry into the methods of psychoanalysis. *Int J Appl Psychoanal Stud.* 2006;2(2):146–163.

Strenger C. *The Designed Self: Psychoanalysis and Contemporary Identities.* Hillsdale, NJ: Analytic Press; 2005.

Tummala-Narra P. Psychoanalytic applications in a diverse society. *Psychoanal Psychol.* 2013;30(3):471–487.

Varvin S. Which patients should avoid psychoanalysis, and which professionals should avoid psychoanalytic training?: a critical evaluation. *Scand Psychoanal Rev.* 2003;26(26):109–122.

Psicoterapia psicodinámica breve

Beutel ME, Höflich A, Kurth RA, Reimer CH. Who benefits from inpatient short-term psychotherapy in the long run? Patients' evaluations, outpatient after-care and determinants of outcome. *Psychol Psychother.* 2005;78(2):219–234.

Bianchi-DeMicheli F, Zutter AM. Intensive short-term dynamic sex therapy: a proposal. *J Sex Marital Ther.* 2005;31(1):57–72.

Book HE. *How to Practice Brief Psychodynamic Psychotherapy.* Washington, DC: American Psychological Association; 2003.

Davanloo H. *Basic Principles and Technique of Short Term Dynamic Psychotherapy.* New York: Spectrum; 1978.

Fonagy P, Roth A, Higgitt A. Psychodynamic psychotherapies: evidence-based practice and clinical wisdom. *Bull Menninger Clin.* 2005;69(1):1–58.

Heidari S, Lewis AJ, Allahyari A, Azadfallah P, Bertino MD. A pilot study of brief psychodynamic psychotherapy for depression and anxiety in young Iranian adults: The effect of attachment style on outcomes. *Psychoanal Psychol.* 2013;30(3):381–393.

Hersoug AG. Assessment of therapists' and patients' personality: relationship to therapeutic technique and outcome in brief dynamic psychotherapy. *J Pers Assess.* 2004; 83(3):191–200.

Keefe JR, McCarthy KS, Dinger U, Zilcha-Mano S, Barber JP. A meta-analytic review of psychodynamic therapies for anxiety disorders. *Clin Psychol Rev.* 2014; 34(4):309–323.

Leichsenring F, Rabung S, Leibing E. The efficacy of short-term psychodynamic psychotherapy in specific psychiatric disorders: a meta-analysis. *Arch Gen Psychiatry.* 2004;61(12):1208–1216.

McCullough L, Osborn KA. Short term dynamic psychotherapy goes to Hollywood: the treatment of performance anxiety in cinema. *J Clin Psychol.* 2004;60(8):841–852.

Peretz J. Treating affect phobia: a manual for short-term dynamic psychotherapy. *Psychother Res.* 2004;14(2):261–263.

Powers TA, Alonso A. Dynamic psychotherapy and the problem of time. *J Contemp Psychother.* 2004;34(2):125–139.

Price JL, Hilsenroth MJ, Callahan KL, Petretic-Jackson PA, Bonge D. A pilot study of psychodynamic psychotherapy for adult survivors of childhood sexual abuse. *Clin Psychol Psychother.* 2004;11(6):378–391.

Scheidt CE, Waller E, Endorf K, Schmidt S, König R, Zeeck A, Joos A, Lacour M. Is brief psychodynamic psychotherapy in primary fibromyalgia syndrome with concurrent depression an effective treatment? A randomized controlled trial. *Gen Hosp Psychiatry.* 2013;35(2):160–167.

Svartberg M, Stiles TC, Seltzer MH. Randomized, controlled trial of the effectiveness of short-term dynamic psychotherapy and cognitive therapy for cluster C personality disorders. *Am J Psychiatry.* 2004;161(5):810–817.

Trujillo M. Intensive short-term dynamic psychotherapies. In: Sadock BJ, Sadock VA, Ruiz P, eds. *Kaplan & Sadock's Comprehensive Textbook of Psychiatry.* 10th ed. Philadelphia, PA: Wolters Kluwer; 2017:2796-2815.

Psicoterapia de grupo, psicoterapia combinada individual y grupal, y psicodrama

Billow RM. Bonding in group: the therapist's contribution. *Int J Group Psychother.* 2003;53(1):83–110.

Burlingame GM, Fuhriman A, Mosier J. The differential effectiveness of group psychotherapy: a meta-analytic perspective. *Group Dynamics Thor Res Prac.* 2003;7(1):3–12.

Friedman R. Individual or group therapy? Indications for optimal therapy. *Group Anal.* 2013;46(2):164–170.

Higaki Y, Ueda S, Hatton H, Arikawa J, Kawamoto K, Kamo T, Kawasima M. The effects of group psychotherapy in the quality of life of adult patients with atopic dermatitis. *J Psychosom Res.* 2003;55(2):162.

Ogrodniczuk JS, Piper WE, Joyce AS. Treatment compliance in different types of group psychotherapy: exploring the effect of age. *J Nerv Ment Dis.* 2006;194(4): 287–293.

Paparella LR. Group psychotherapy and Parkinson's disease: when members and therapist share the diagnosis. *Int J Group Psychother.* 2004;54(3):401–409; discussion 411–418.

Scheidlinger S. Group psychotherapy and related helping groups today: an overview. *Am J Psychother.* 2004;58(3):265–280.

Segalla R. Selfish and unselfish behavior: scene stealing and scene sharing in group psychotherapy. *Int J Group Psychother.* 2006;56(1):33–46.

Spitz HI. Group psychotherapy. In: Sadock BJ, Sadock VA, Ruiz P, eds. *Kaplan & Sadock's Comprehensive Textbook of Psychiatry.* 10th ed. Philadelphia, PA: Wolters Kluwer; 2017:2735–2748.

Tyminski R. Long-term group psychotherapy for children with pervasive developmental disorders: evidence for group development. *Int J Group Psychother.* 2005; 55(2):189–210.

van der Spek N, Vos J, van Uden-Kraan CF, Breitbart W, Cuijpers P, Knipscheer-Kuipers K, Willemsen V, Tollenaar RA, van Asperen CJ, Verdonck-de Leeuw IM. Effectiveness and cost-effectiveness of meaning-centered group psychotherapy in cancer survivors: protocol of a randomized controlled trial. *BMC Psychiatry.* 2014;14(1):22.

Zoger S, Suedland J, Holgers K. Benefits from group psychotherapy in treatment of severe refractory tinnitus. *J Psychosom Res.* 2003;55:134.

Terapia familiar y de pareja

Dattilio FM, Piercy FP, Davis SD. The divide between "evidenced-based" approaches and practitioners of traditional theories of family therapy. *J Marital Fam Ther.* 2014;40(1):5–16.

Goldenberg I, Goldenberg H. *Family Therapy: An Overview.* 6th ed. Pacific Grove, CA: Brooks/Cole; 2004.

Gurman AS. Brief integrative marital therapy. In: Gurman AS, Jacobson NS, eds. *Clinical Handbook of Couple Therapy.* 3rd ed. New York: Guilford; 2003:180.

Gurman AS, Jacobson NS, eds. *Clinical Handbook of Couple Therapy.* 3rd ed. New York: Guilford; 2003.

Johnson SM, Greenman PS. The path to a secure bond: emotionally focused couple therapy. *J Clin Psychol.* 2006;62(5):597–609.

Johnson SM, Whiffen VE, eds. *Attachment Processes in Couple and Family Therapy.* New York: Guilford; 2003.

McGoldrick M, Giordano J, Garcia-Preto N, eds. *Ethnicity and Family Therapy.* 3rd ed. New York: Guilford; 2005.

Nichols MP, Schwartz RC. *Family Therapy: Concepts and Methods.* 6th ed. Boston, MA: Allyn & Bacon; 2004.

Nichols M, Tafuri S. Techniques of structural family assessment: a qualitative analysis of how experts promote a systemic perspective. *Fam Process.* 2013;52(2):207–215.

Snyder DK, Whisman MA, eds. *Treating Difficult Couples.* New York: Guilford; 2003.

Spitz HI, Spitz ST. Family and couples therapy. In: Sadock BJ, Sadock VA, Ruiz P, eds. *Kaplan & Sadock's Comprehensive Textbook of Psychiatry.* 10th ed. Philadelphia, PA: Wolters Kluwer; 2017:2748–2760.

Walker MD. When clients want your help to "pray away the gay": implications for couple and family therapists. *J Fem Fam Ther.* 2013;25(2):112–1134.

Terapia dialéctico conductual

Bedics JD, Korslund KE, Sayrs JH, McFarr LM. The observation of essential clinical strategies during an individual session of dialectical behavior therapy. *Psychotherapy.* 2013;50(3):454–457.

Brown MZ, Comtois KA, Linehan MM. Reasons for suicide attempts and nonsuicidal self-injury in women with borderline personality disorder. *J Abnorm Psychol.* 2002;111(1):198–202.

Hadjiosif M. From strategy to process: validation in dialectical behaviour therapy. *Counsel Psychol Rev.* 2013;28(1):72–80.

Harned MS, Korslund KE, Linehan MM. A pilot randomized controlled trial of Dialectical Behavior Therapy with and without the Dialectical Behavior Therapy Prolonged Exposure protocol for suicidal and self-injuring women with borderline personality disorder and PTSD. *Behav Res Ther.* 2014;55:7–17.

Krause ED, Mendelson T, Lynch TR. Childhood emotion invalidation and adult psychological distress: the mediating role of inhibition. *Child Abuse Negl.* 2003; 27(2):199–213.

Lynch TL, Morse JQ, Mendelson T, Robins CJ. Dialectical behavior therapy for depressed older adults: a randomized pilot study. *Am J Geriatr Psychiatry.* 2003;11(1):33–45.

Rizvi SL, Steffel LM, Carson-Wong A. An overview of dialectical behavior therapy for professional psychologists. *Prof Psychol.* 2013;44(2):73–80.

Rosenthal MZ, Rodriguez MA. Dialectical behavior therapy. In: Sadock BJ, Sadock VA, Ruiz P, eds. *Kaplan & Sadock's Comprehensive Textbook of Psychiatry.* 10th ed. Philadelphia, PA: Wolters Kluwer; 2017:2784–2795.

Biofeedback

Enger T, Gruzelier JH. EEG biofeedback of low beta band components: frequency-specific effects on variables of attention and event-related brain potentials. *Clin Neurophysiol.* 2004;115(1):131–139.

Enriquez-Geppert S, Huster RJ, Herrmann CS. Boosting brain functions: improving executive functions with behavioral training, neurostimulation, and neurofeedback. *Int J Psychophysiol.* 2013;88(1):1–16.

Hopko DR, Clark CG, Shorter R. Behavior therapy. In: Sadock BJ, Sadock VA, Ruiz P, eds. *Kaplan & Sadock's Comprehensive Textbook of Psychiatry.* 10th ed. Philadelphia, PA: Wolters Kluwer; 2017:2682–2705.

Manko G, Olszewski H, Krawczynski M, Tlokinski W. Evaluation of differentiated neurotherapy programs for patients recovering from severe TBI and long term coma. *Acta Neuropsychol.* 2013;11(1):9–18.

Mitani S, Fujita M, Sakamoto S, Shirakawa T. Effect of autogenic training on cardiac autonomic nervous activity in high-risk fire service workers for posttraumatic stress disorder. *J Psychosom Res.* 2006;60(5):439–444.

Nanke A, Rief W. Biofeedback in somatoform disorders and related syndromes. *Curr Opin Psychiatry.* 2004;17(2):133–138.

Othmer S, Pollock V, Miller N. The subjective response to neurofeedback. In: Earleywine M, ed. *Mind-Altering Drugs: The Science of Subjective Experience.* New York: Oxford University Press; 2005:345.

Purohit MP, Wells RE, Zafonte R, Davis RB, Yeh GY, Phillips RS. Neuropsychiatry symptoms and the use of mind-body therapies. *J Clin Psychiatry.* 2013;74(6): e520–e526.

Ritz T, Dahme B, Roth WT. Behavioral interventions in asthma: biofeedback techniques. *J Psychosom Res.* 2004;56(6):711–720.

Schoenberg PL, David AS. Biofeedback for psychiatric disorders: a systematic review. *Appl Psychophysiol Biofeedback.* 2014;39(2):109–135.

Schwartz MS, Andrasik F, eds. *Biofeedback: A Practitioner's Guide.* 3rd ed. New York: Guilford; 2003.

Scott WC, Kaiser D, Othmer S, Sideroff SI. Effects of an EEG biofeedback protocol on a mixed substance abusing population. *Am J Drug Alcohol Abuse.* 2005;31(3):455–469.

Seo JT, Choe JH, Lee WS, Kim KH. Efficacy of functional electrical stimulation-biofeedback with sexual cognitive-behavioral therapy as treatment of vaginismus. *Urology.* 2005;66(1):77–81.

Thornton KE, Carmody DP. Electroencephalogram biofeedback for reading disability and traumatic brain injury. *Child Adolesc Psychiatric Clin North Am.* 2005;14(1): 137–162, vii.

Yucha C, Gilbert C. *Evidence-Based Practice in Biofeedback and Neurofeedback.* Wheat Ridge, CO: Association for Applied Psychophysiology and Biofeedback; 2004.

Psicoterapia cognitiva

Beck AT, Freeman A, Davis DD. *Cognitive Therapy of Personality Disorders.* 2nd ed. New York: Guilford; 2003.

Beck JS, Hindman R. Cognitive therapy. In: Sadock BJ, Sadock VA, Ruiz P, eds. *Kaplan & Sadock's Comprehensive Textbook of Psychiatry*. 10th ed. Philadelphia, PA: Wolters Kluwer; 2017:2760–2775.

Coelho HF, Canter PH, Ernst E. Mindfulness-based cognitive therapy: evaluating current evidence and informing future research. *J Consult Clin Psychol*. 2007;75(6): 1000–1005.

Dobson KS. The science of CBT: toward a metacognitive model of change. *Behav Ther*. 2013;44(2):224–227.

Ehde DM, Dillworth TM, Turner JA. Cognitive-behavioral therapy for individuals with chronic pain: efficacy, innovations, and directions for research. *Am Psychol*. 2014;69(2):153–166.

Hollon SD. Does cognitive therapy have an enduring effect. *Cognit Ther Res*. 2003;27: 71–75.

Leahy RL, ed. *Contemporary Cognitive Therapy: Theory, Research, and Practice*. New York: Guilford; 2004.

Mulder R, Chanen AM. Effectiveness of cognitive analytic therapy for personality disorders. *Br J Psychiatry*. 2013;202(2):89–90.

Reinecke MA, Clark DA. *Cognitive Therapy Across the Lifespan: Evidence and Practice*. Cambridge, UK: Cambridge University Press; 2003.

Psicoterapia conductual

Fjorback LO, Arendt M, Ornbol E, Walach H, Rehfeld E, Schröder A, Fink P. Mindfulness therapy for somatization disorder and functional somatic syndromes: randomized trial with one-year follow-up. *J Psychosom Res*. 2013;74(1):31–40.

Fjorback LO, Carstensen T, Arendt M, Ornbøl E, Walach H, Rehfeld E, Fink P. Mindfulness therapy for somatization disorder and functional somatic syndromes: analysis of economic consequences alongside a randomized trial. *J Psychosom Res*. 2013;74(1):41–48.

Gilbert C. Clinical applications of breathing regulation. Beyond anxiety management. *Behav Modif*. 2003;27(5):692–709.

Hanley GP, Iwata BA, McCord BE. Functional analysis of problem behavior: a review. *J Appl Behav Anal*. 2003;36(2):147–185.

Hans E, Hiller W. Effectiveness of and dropout from outpatient cognitive behavioral therapy for adult unipolar depression: a meta-analysis of nonrandomized effectiveness studies. *J Consult Clin Psychol*. 2013;81(1):75–88.

Harmon-Jones E. Anger and the behavioral approach system. *Pers Indiv Differ*. 2003;35:995–1005.

Harvey AG, Bélanger L, Talbot L, Eidelman P, Beaulieu-Bonneau S, Fortier-Brochu E, Ivers H, Lamy M, Hein K, Soehner AM, Mérette C, Morin CM. Comparative efficacy of behavior therapy, cognitive therapy, and cognitive behavior therapy for chronic insomnia: a randomized controlled trial. *J Consult Clin Psychol*. 2014;82(4):670–683.

Harvey AG, Bryant RA, Tarrier N. Cognitive behaviour therapy for posttraumatic stress disorder. *Clin Psychol Rev*. 2003;23(3):501–522.

Haug TT, Blomhoff S, Hellstrom K, Holme I, Humble M, Madsbu HP, Wold JE. Exposure therapy and sertraline in social phobia: 1-year follow-up of a randomised controlled trial. *Br J Psychiatry*. 2003;182:312–318.

Havermans RC, Jansen ATM. Increasing the efficacy of cue exposure treatment in preventing relapse of addictive behavior. *Addict Behav*. 2003;28(5):989–994.

Hayes SC, Strosahl KD, Wilson KG. *Acceptance and Commitment Therapy: An Experiential Approach to Behavior Change*. New York: Guilford; 2003.

Hopko DR, Clark CG, Shorter R. Behavior therapy. In: Sadock BJ, Sadock VA, Ruiz P, eds. *Kaplan & Sadock's Comprehensive Textbook of Psychiatry*. 10th ed. Philadelphia, PA: Wolters Kluwer; 2017:2682–2705.

Moulds ML, Nixon RD. In vivo flooding for anxiety disorders: proposing its utility in the treatment of posttraumatic stress disorder. *J Anxiety Disord*. 2006;20(4):498–509.

van der Valk R, van de Waerdt S, Meijer CJ, van den Hout I, de Haan L. Feasibility of mindfulness-based therapy in patients recovering from a first psychotic episode: a pilot study. *Early Intervent Psychiatry*. 2013;7(1):64–70.

Hipnosis

Altshuler KZ, Brenner AM. Other methods of psychotherapy. In: Sadock BJ, Sadock VA, Ruiz P, eds. *Kaplan & Sadock's Comprehensive Textbook of Psychiatry*. 9th ed. Vol. 2. Philadelphia, PA: Lippincott Williams & Wilkins; 2009:2911.

Axelrad AD, Brown DP, Wain HJ. Hypnosis. In: Sadock BJ, Sadock VA, Ruiz P, eds. *Kaplan & Sadock's Comprehensive Textbook of Psychiatry*. 10th ed. Philadelphia, PA: Wolters Kluwer; 2017:2705-2735.

Faymonville ME, Roediger L, Del Fiore G, Delgueldre C, Phillips C, Lamy M, Luxen A, Maquet P, Laureys S. Increased cerebral functional connectivity underlying the antinociceptive effects of hypnosis. *Brain Res Cogn Brain Res*. 2003;17(2): 255–262.

Finkelstein S. Rapid hypnotic inductions and therapeutic strategies in the dental setting. *Int J Clin Exp Hypn*. 2003;51(1):77–85.

Ginandes C, Brooks P, Sando W, Jones C, Aker J. Can medical hypnosis accelerate post-surgical wound healing? Results of a clinical trial. *Am J Clin Hypn*. 2003;45(4): 333–351.

Gullickson T. Hypnosis and hypnotherapy with children. *PsycCRITIQUES*. 2004.

Liossi C, Hatira P. Clinical hypnosis in the alleviation of procedure-related pain in pediatric oncology patients. *Int J Clin Exp Hypn*. 2003;51(1):4–28.

Montgomery GH, David D, Kangas M, Green S, Sucala M, Bovbjerg DH, Hallquist MN, Schnur JB. Randomized controlled trial of a cognitive-behavioral therapy plus hypnosis intervention to control fatigue in patients undergoing radiotherapy for breast cancer. *J Clin Oncol*. 2014;32(6):557–563.

Patterson DR, Jensen MP. Hypnosis and clinical pain. *Psychol Bull*. 2003;129(4): 495–521.

Ploghaus A, Becerra L, Borras C, Borsook D. Neural circuitry underlying pain modulation: expectation, hypnosis, placebo. *Trend Cogn Sci*. 2003;7(5):197–200.

Raz A, Landzberg KS, Schweizer HR, Zephrani ZR, Shapiro T, Fan J, Posner MI. Posthypnotic suggestion and the modulation of Stroop interference under cycloplegia. *Conscious Cogn*. 2003;12(3):332–346.

Santarcangelo EL, Busse K, Carli G. Frequency of occurrence of the F wave in distal flexor muscles as a function of hypnotic susceptibility and hypnosis. *Brain Res Cogn Brain Res*. 2003;16(1):99–103.

Spiegel D. Negative and positive visual hypnotic hallucinations: attending inside and out. *Int J Clin Exp Hypn*. 2003;51(2):130–146.

Spiegel H, Spiegel D. *Trance and Treatment: Clinical Uses of Hypnosis*. 2nd ed. Washington, DC: American Psychiatric Press; 2004.

Psicoterapia interpersonal

Binder JL, Betan EJ. Essential activities in a session of brief dynamic/interpersonal psychotherapy. *Psychotherapy*. 2013;50(3):428–432.

Bolton P, Bass J, Neugebauer R, Verdeli H, Clougherty KF, Wickramaratne P, Speelman L, Ndogoni L, Weissman M. Group interpersonal psychotherapy for depression in rural Uganda: a randomized controlled trial. *JAMA*. 2003;289(23):3117–3124.

Gilbert SE, Gordon KC. Interpersonal psychotherapy informed treatment for avoidant personality disorder with subsequent depression. *Clin Case Stud*. 2013;12(2): 111–127.

Guynn RW. Interpersonal psychotherapy. In: Sadock BJ, Sadock VA, Ruiz P, eds. *Kaplan & Sadock's Comprehensive Textbook of Psychiatry*. 10th ed. Philadelphia, PA: Wolters Kluwer; 2017:2775–2784.

Huibers MJ, van Breukelen G, Roelofs J, Hollon SD, Markowitz JC, van Os J, Arntz A, Peeters F. Predicting response to cognitive therapy and interpersonal therapy, with or without antidepressant medication, for major depression: a pragmatic trial in routine practice. *J Affect Disord*. 2014:152–154:146–154.

Markowitz JC. Interpersonal psychotherapy for chronic depression. *J Clin Psychol*. 2003;59(8):847–858.

Miller MD, Frank E, Cornes C, Houck PR, Reynolds CF 3rd. The value of maintenance interpersonal psychotherapy (IPT) in older adults with different IPT foci. *Am J Geriatr Psychiatry*. 2003;11(1):97–102.

Spinelli MG, Endicott J. Controlled clinical trial of interpersonal psychotherapy versus parenting education program for depressed pregnant women. *Am J Psychiatry*. 2003; 160(3):555–562.

Swartz HA, Frank E, Shear MK, Thase ME, Fleming MA, Scott J. A pilot study of brief interpersonal psychotherapy for depression among women. *Psychiatr Serv*. 2004;55(4):448–450.

Psicoterapia narrativa

Adler JM, Harmeling LH, Walder-Biesanz I. Narrative meaning making is associated with sudden gains in psychotherapy clients' mental health under routine clinical conditions. *J Consult Clin Psychol*. 2013;81(5):839–845.

Alves D, Fernández-Navarro P, Baptista J, Ribeiro E, Sousa I, Gonçalves MM. Innovative moments in grief therapy: the meaning reconstruction approach and the processes of self-narrative transformation. *Psychother Res*. 2014;24(1):25–41.

Boudreau JD, Liben S, Fuks A. A faculty development workshop in narrative-based reflective writing. *Perspect Med Educ*. 2013;1(3):143–154.

Cassel E. The nature of suffering and the goals of medicine. *N Engl J Med*. 1982; 306(11):639–645.

Charon R. Narrative and medicine. *N Engl J Med*. 2004;350(9):862–864.

Charon R. Narrative medicine: attention, representation, affiliation. *Narrative*. 2005; 13(3):261–270.

Charon R. *Narrative Medicine: Honoring the Stories of Illness*. Oxford, UK: Oxford University Press; 2006.

Frank AW. Narrative psychiatry: how stories can shape clinical practice (review). *Lit Med*. 2012;30(1):193–197.

Gaines A, Schillace B. Meaning and medicine in a new key: trauma, disability, and embodied discourse through cross-cultural narrative modes. *Cult Med Psychiatry*. 2013;37(4):580–586.

Hansen J. From hinge narrative to habit: self-oriented narrative psychotherapy meets feminist phenomenological theories of embodiment. *Philos Psychiatry Psychol*. 2013;20(1):69–73.

Hazelton L. Improving clinical care through the stories we tell. *CMAJ*. 2012;184(10): 1178.

Launer J. Narrative diagnosis. *Postgrad Med J*. 2012;88(1036):115–116.

Lewis B. *Moving Beyond Prozac, DSM, and the New Psychiatry: The Birth of Postpsychiatry*. Ann Arbor, MI: University of Michigan Press; 2006.

Lewis B. Narrative psychiatry. In: Sadock BJ, Sadock VA, Ruiz P, eds. *Kaplan & Sadock's Comprehensive Textbook of Psychiatry*. 10th ed. Philadelphia, PA: Wolters Kluwer; 2017:2830–2841.

Teichman Y. Echoes of the trauma: relational themes and emotions in children of Holocaust survivors. *Psychother Res*. 2013;23(1):117–119.

Psicoterapia y farmacoterapia combinadas

Anton RF, O'Malley SS, Ciraulo DA, Cisler RA, Couper D, Donovan DM, Gastfriend DR, Hosking JD, Johnson BA, LoCastro JS, Longabaugh R, Mason BJ, Mattson ME, Miller WR, Pettinati HM, Randall CL, Swift R, Weiss RD, Williams LD, Zweben A, COMBINE Study Research Group. Combined pharmacotherapies and behavioral interventions for alcohol dependence: the COMBINE study: a randomized controlled trial. *JAMA*. 2006;295(17):2003–2017.

Arean PA, Cook BL. Psychotherapy and combined psychotherapy/pharmacotherapy for late life depression. *Biol Psychiatry*. 2002;52(3):293–303.

Beitman BD, Blinder BJ, Thase ME, Riba M, Safer DL. *Integrating Psychotherapy and Pharmacotherapy: Dissolving the Mind-Brain Barrier*. New York: Norton; 2003.

Blais MA, Malone JC, Stein MB, Slavin-Mulford J, O'Keefe SM, Renna M, Sinclair SJ. Treatment as usual (TAU) for depression: a comparison of psychotherapy, pharmacotherapy, and combined treatment at a large academic medical center. *Psychotherapy (Chic)*. 2013;50(1):110–118.

Brent DA, Birmhaher B. Adolescent depression. *N Engl J Med*. 2002;347:667–671.

Burnand Y, Andreoli A, Kolatte E, Venturini A, Rosset N. Psychodynamic psychotherapy and clomipramine in the treatment of major depression. *Psychiatr Serv*. 2002;53(5): 585–590.

Friedman MA, Detweiler-Bedell JB, Leventhal HE, Horne R, Keitner GI, Miller IW. Combination psychotherapy and pharmacotherapy for the treatment of major depressive disorder. *Clin Psychol*. 2004;11(1):47–68.

Karon BP. *Effective Psychoanalytic Therapy of Schizophrenia and Other Severe Disorders*. Washington, DC: American Psychological Association; 2002.

Otto MW, Smits JAJ, Reese HE. Combination psychotherapy and pharmacotherapy for mood and anxiety disorders in adults: Review and analysis. *Clin Psychol*. 2005;12(1):72–86.

Overholser JC. Where has all the psyche gone? Searching for treatments that focus on psychological issues. *J Contemp Psychother*. 2003;33(1):49–61.

Peeters F, Huibers M, Roelofs J, van Breukelen G, Hollon SD, Markowitz JC, van Os J, Arntz A. The clinical effectiveness of evidence-based interventions for depression: a pragmatic trial in routine practice. *J Affect Disord*. 2013;145(3):349–355.

Preskorn SH. Psychopharmacology and psychotherapy: what's the connection? *J Psychiatr Pract*. 2006;12(1):41–45.

Ray WA, Daugherty JR, Meador KG. Effect of a mental health "carve-out" program on the continuity of antipsychotic therapy. *N Engl J Med*. 2003;348(19):1885–1894.

Schmidt NB. Combining psychotherapy and pharmacological service provision for anxiety pathology. *J Cogn Psychother*. 2005;19(4):307.

Szigethy EM, Friedman ES. Combined psychotherapy and pharmacology. In: Sadock BJ, Sadock VA, Ruiz P, eds. *Kaplan & Sadock's Comprehensive Textbook of Psychiatry*. 9th ed. Vol. 2. Philadelphia, PA: Lippincott Williams & Wilkins; 2009:2923.

Szuhany KL, Kredlow MA, Otto MW. Combination psychological and pharmacological treatments for panic disorder. *Int J Cogn Ther*. 2014;7(2):122–135.

Ver Eecke W. In understanding and treating schizophrenia: a rejoinder to the PORT report's condemnation of psychoanalysis. *J Am Acad Psychanal*. 2003;31:11–29.

Tratamiento basado en la mentalización

Allen JG. *Mentalizing in the Development and Treatment of Attachment Trauma*. London, UK: Karnac Books; 2013.

Allen JG, Fonagy P, Bateman AW. *Mentalizing in Clinical Practice*. Washington, DC: American Psychiatric Publishing; 2008.

Asen E, Fonagy P. Mentalization-based therapeutic interventions for families. *J Fam Ther*. 2012;34(4):347–370.

Bateman AW. Treating borderline personality disorder in clinical practice. *Am J Psychiatry*. 2012;169(6):560–563.

Bateman A, Bolton R, Fonagy P. Antisocial personality disorder: a mentalizing framework. *FOCUS*. 2013;11(2):178–186.

Bateman A, Fonagy P. 8-year follow-up of patients treated for borderline personality disorder: mentalization-based treatment versus treatment as usual. *Am J Psychiatry*. 2008;165(5):631–638.

Bateman A, Fonagy P. Mentalization-based treatment. In: Sadock BJ, Sadock VA, Ruiz P, eds. *Kaplan & Sadock's Comprehensive Textbook of Psychiatry*. 10th ed. Philadelphia, PA: Wolters Kluwer; 2017:2894–2904.

Bateman A, Fonagy P. Randomized controlled trial of outpatient mentalization-based treatment versus structured clinical management for borderline personality disorder. *Am J Psychiatry*. 2009;166(12):1355–1364.

Bateman AW, Fonagy P, eds. *Handbook of Mentalizing in Mental Health Practice*. Washington, DC: American Psychiatric Publishing; 2012.

Bateman A, Fonagy P, eds. *Mentalization-Based Treatment for Personality Disorders: A Practical Guide*. Oxford, UK: Oxford University Press; 2016.

Bateman AW, Gunderson J, Mulder R. Treatment of personality disorder. *Lancet*. 2015;385(9969):735–743.

Bateman A, Krawitz R. *Borderline Personality Disorder: An Evidence-Based Guide for Generalist Mental Health Professionals*. Oxford, UK: Oxford University Press; 2013

Bateman A, O'Connell J, Lorenzini N, Gardner T, Fonagy P. A randomised controlled trial of mentalization-based treatment versus structured clinical management for patients with comorbid borderline personality disorder and antisocial personality disorder. *BMC Psychiatry*. 2016;16(1):304.

Bevington D, Fuggle P, Fonagy P. Applying attachment theory to effective practice with hard-to-reach youth: the AMBIT approach. *Attach Hum Dev*. 2015;17(2):157–174.

Fonagy P, Luyten P. A multilevel perspective on the development of borderline personality disorder. In: Cicchetti D, ed. *Developmental Psychopathology*. 3rd ed. New York: John Wiley & Sons; 2016.

Fonagy P, Luyten P, Allison E. Epistemic petrification and the restoration of epistemic trust: a new conceptualization of borderline personality disorder and its psychosocial treatment. *J Pers Disord*. 2015;29(5):575–609.

Gergely G. Ostensive communication and cultural learning: the natural pedagogy hypothesis. In: Metcalfe J, Terrace HS, eds. *Agency and Joint Attention*. Oxford, UK: Oxford University Press; 2013.

Ha C, Sharp C, Ensink K, Fonagy P, Cirino P. The measurement of reflective function in adolescents with and without borderline traits. *J Adolesc*. 2013;36(6):1215–1223.

National Institute for Health and Clinical Excellence. *Antisocial Personality Disorder: Treatment, Management and Prevention*. London: The British Psychological Society and the Royal College of Psychiatrists; 2010.

Robinson P, Hellier J, Barrett B, et al. The NOURISHED randomised controlled trial comparing mentalisation-based treatment for eating disorders (MBT-ED) with specialist supportive clinical management (SSCM-ED) for patients with eating disorders and symptoms of borderline personality disorder. *Trials*. 2016;17(1):549.

Rossouw TI, Fonagy P. Mentalization-based treatment for self-harm in adolescents: a randomized controlled trial. *J Am Acad Child Adolesc Psychiatry*. 2012; 51(12):1304–1313.

Sharp C, Fonagy P. Practitioner review: borderline personality disorder in adolescence—recent conceptualization, intervention, and implications for clinical practice. *J Child Psychol*. 2015;56(12):1266–1288.

Sharp C, Ha C, Carbone C, Kim S, Perry K, Williams L, Fonagy P. Hypermentalizing in adolescent inpatients: treatment effects and association with borderline traits. *J Pers Disord*. 2013;27(1):3–18.

Sharp C, Venta A. Mentalizing problems in children and adolescents. In: Midgley N, Vrouva I, eds. *Minding the Child: Mentalization-Based Interventions with Children, Young People and Their Families*. London, UK: Routledge; 2012.

Intervenciones psicoeducativas

Bond K, Anderson IM. Psychoeducation for relapse prevention in bipolar disorder: a systematic review of efficacy in randomized controlled trials. *Bipolar Disorder*. 2015;17(4):349–362.

Colom F. Keeping therapies simple: psychoeducation in the prevention of relapse in affective disorders. *Br J Psychiatry*. 2011;198(5):338–340.

Tursi MF, Baes Cv, Camacho FR, Tofoli SM, Juruena MF. Effectiveness of psychoeducation for depression: a systematic review. *Aust N Z J Psychiatry*. 2013;47(11): 1019–1031.

Vreeland B. An evidence-based practice of psychoeducation for schizophrenia: a practical intervention for patients and their families. *Psychiatric Times*. 2012;29(2):34–40.

Zhao S, Sampson S, Xia J, Jayaram MB. Psychoeducation (brief) for people with serious mental illness. *Cochrane Database Syst Rev*. 2015;4(9):CD010823.

24

Rehabilitación psiquiátrica y otras intervenciones

REHABILITACIÓN PSIQUIÁTRICA

La rehabilitación psiquiátrica comprende una amplia gama de intervenciones diseñadas para ayudar a las personas con discapacidades causadas por enfermedades mentales a mejorar su funcionamiento y su calidad de vida, al permitirles adquirir las habilidades y apoyos necesarios para desempeñarse con éxito en los roles adultos habituales y en el entorno de su elección. Se consideran roles adultos normales vivir independientemente, asistir a la escuela, trabajar en puestos competitivos, relacionarse con la familia, tener amigos y disfrutar de relaciones íntimas. La rehabilitación psiquiátrica prioriza la independencia sobre la dependencia de los profesionales, la integración en la comunidad sobre el aislamiento en entornos segregados para las personas con discapacidades, y las preferencias del paciente sobre los objetivos del profesional.

Rehabilitación profesional

A finales de la década de 1980, el énfasis de la rehabilitación profesional comenzó a desplazarse hacia los modelos de colocación y capacitación, denominados inclusión laboral, que se tomaron prestados del campo de las discapacidades del desarrollo. Según la definición federal, la inclusión laboral se refiere al «trabajo competitivo en entornos integrados ... coherente con las fortalezas, recursos, prioridades, inquietudes, habilidades, capacidades, intereses y elección informada de los individuos, para los individuos con las discapacidades más importantes que no han tenido un empleo competitivo tradicionalmente, o para quienes el empleo competitivo ha sido interrumpido o intermitente como resultado de una discapacidad significativa». A diferencia de otros abordajes profesionales, los programas de inclusión laboral (a) no evaluaron a las personas para determinar si estaban preparadas para el trabajo, pero ayudaron a cualquiera que dijera que deseaba trabajar; (b) no proporcionaron experiencias laborales intermedias, como unidades de trabajo preprofesional, empleo transitorio o talleres protegidos; (c) facilitaron activamente la adquisición de trabajo, a menudo acompañando a los clientes en las entrevistas, y (d) dieron apoyo continuo una vez que la persona estaba empleada.

Antonio es un hombre de 45 años que ha sido paciente de un centro de salud mental durante más de 10 años. Asistía a un programa de rehabilitación de día hasta que acabó por convertirse en un programa de apoyo al empleo. El asesor del programa le animó a considerar la posibilidad de trabajar a tiempo parcial. Antonio le respondió que no podía trabajar debido a su esquizofrenia y porque, además, tenía que levantar a sus dos niños para llevarlos al colegio y debía estar en casa a las tres de la tarde, cuando los niños regresaban a casa. Él explicó a Antonio que tener un trabajo no significa necesariamente trabajar 40 h semanales, y que mucha gente del programa de apoyo al empleo trabajaba a tiempo parcial, incluso en trabajos que solo requerían unas horas a la semana.

Antonio estuvo de acuerdo en reunirse con uno de los especialistas laborales para discutir la posibilidad de trabajar. Durante las 2 semanas siguientes, el especialista laboral se reunió varias veces con Antonio, leyó su historia médica, y habló con su asesor y con los psiquiatras. El especialista laboral observó que a Antonio le gustaba conducir, y supo que tuvo problemas de asistencia en trabajos anteriores porque se sentía poco valorado. El especialista laboral opinaba que Antonio era una persona sociable y agradable.

Antonio dijo al especialista laboral que estaba dispuesto a hacer cualquier trabajo, aunque no tenía en mente ninguno en particular. Después de discutir las opciones con Antonio y con el equipo del programa, el especialista laboral sugirió un trabajo como conductor de reparto de comidas. Antonio fue contratado y le encantó su trabajo desde el principio. El absentismo nunca fue un problema, porque le gustaba conducir y sabía que era útil a la gente, pues les llevaba la comida. El horario era perfecto (de 10:00 a 14:00 h), ya que podía estar en su casa cuando los niños volvían del colegio. Hizo buenos amigos entre sus compañeros de trabajo. Le dijo a su asesor que era maravilloso volver a ganar dinero. Y lo mejor de todo era que sus hijos veían que iba al trabajo, igual que los padres de sus amigos. (Por cortesía de Robert E. Drake, MD, PhD, y Alan S. Bellack, PhD.)

Rehabilitación de las habilidades sociales

Una característica que define a la esquizofrenia es la disfunción social. Los pacientes tienen dificultades para desempeñar roles sociales, como el de trabajador, cónyuge o amigo, y se ven incapaces de satisfacer sus necesidades cuando se requiere una interacción social (p. ej., tratar con comerciantes o pedir ayuda para resolver problemas). La disfunción social es semiindependiente de la sintomatología, y desempeña un papel importante en la evolución y en el pronóstico de la enfermedad. Como puede observarse en la tabla 24-1, la competencia social se basa en tres componentes o habilidades: *1)* percepción social, o habilidades para recibir; *2)* conocimiento social, o habilidades para elaborar, y *3)* respuesta conductual, o habilidades para expresar. La percepción social es la capacidad para leer o descodificar con precisión las señales sociales, lo que requiere la detección precisa de las señales de afecto, como las expresiones faciales y los matices de la voz, los gestos y la postura corporal, así como el contenido verbal y la información contextual. El conocimiento social se refiere al análisis efectivo de los estímulos sociales, la integración de la información actual con la histórica y la planificación de una respuesta efectiva. Este componente también se conoce como *resolución de problemas sociales*.

Métodos.   La principal modalidad de entrenamiento de las habilidades sociales es *role-playing* de conversaciones simuladas. Primero, el entrenador da instrucciones de cómo llevar a cabo la habilidad, y después modela la conducta para demostrar cómo se realiza. Tras identificar una

Tabla 24-1
Componentes de las habilidades sociales

Conductas expresivas
Contenido del discurso
Características paralingüísticas
Volumen de la voz
Velocidad del habla
Tono
Entonación
Conductas no verbales
Contacto visual (fijar la mirada)
Postura
Expresión facial
Proxémica
Lenguaje corporal
Habilidades receptivas (percepción social)
Atención e interpretación de señales relevantes
Reconocimiento de la emoción
Habilidades de procesamiento
Análisis de lo que exige la situación
Incorporación de información relevante del contexto
Resolución de problemas sociales
Conductas interactivas
Coordinación de la respuesta
Utilización de refuerzos sociales
Respeto del turno de palabra
Factores situacionales
«Inteligencia» social (conocimiento de las costumbres sociales
  y las necesidades de cada situación específica)

situación social relevante en la que deba utilizarse la habilidad, el paciente entra en el *role-playing* junto al entrenador. Después, el entrenador proporciona retroalimentación y refuerzo positivo, seguido de sugerencias para mejorar la respuesta. La secuencia de *role-playing,* retroalimentación y refuerzo se repite hasta que el paciente es capaz de dar una respuesta adecuada. Este entrenamiento suele realizarse en pequeños grupos (de 6 a 8 miembros), en los que los pacientes hacen tres o cuatro ensayos de *role-playing,* y se proporcionan retroalimentación y refuerzo unos a otros. La enseñanza se adapta a cada persona (p. ej., un miembro del grupo con una gran deficiencia puede participar diciendo simplemente «no» a una petición sencilla, mientras que un compañero con menor deficiencia cognitiva puede aprender a negociar y a llegar a compromisos).

Richard era un hombre blanco, soltero, que fue diagnosticado de esquizofrenia a los 22 años, en su primer año en la universidad. Estuvo hospitalizado durante un breve período, pero fue incapaz de reincorporarse a la universidad, por lo que volvió a casa con sus padres. Durante los siguientes 6 años asistió a un programa de tratamiento de día, de forma intermitente, tras el cual fue derivado a un programa para ayudarle a conseguir trabajo y salir en pareja.

Se perdió un período crítico del desarrollo adulto y no aprendió nunca las habilidades para salir en pareja o las habilidades sociales necesarias para tener o conservar un trabajo. Mostraba un aspecto físico adecuado y no se presentaba a sí mismo como un paciente, pero parecía bastante molesto en las interacciones sociales. Apenas establecía contacto visual, miraba fijamente al suelo cuando hablaba, no iniciaba conversaciones, y respondía a las preguntas lacónicamente.

Richard fue invitado a participar en un grupo de entrenamiento de habilidades sociales con otros 6 pacientes durante 3 meses. El grupo se centraba en las habilidades para el empleo. Se enseñaba a los pacientes las habilidades sociales imprescindibles para conseguir y conservar un empleo, como la participación en entrevistas de trabajo, cómo dirigirse

a un supervisor para aprender a hacer una tarea o para ayudarle con problemas relacionados con el trabajo, cómo y cuándo solicitar algo o exponer problemas (como llegar tarde al trabajo debido a problemas de tráfico o porque había ido a la consulta de un médico), y a relacionarse con los compañeros de trabajo. Al mismo tiempo, Richard fue inscrito en un programa de apoyo al empleo, y trabajaba con un asesor para encontrar un trabajo como ayudante de informática. Encontró un trabajo de 24 h semanales en una pequeña empresa mientras continuaba asistiendo a las sesiones del grupo de habilidades, utilizando las sesiones para mejorar los aspectos interpersonales en el trabajo, como iniciar una conversación intrascendente con los compañeros de trabajo y manejar las peticiones no razonables de la gente. Cuando finalizó con el grupo de habilidades profesionales, Richard fue asignado a un grupo para salir en pareja junto con otros 7 pacientes de ambos sexos que tenían intereses similares. Este grupo centraba su atención en encontrar a alguien con quien salir, los protocolos de las citas, invitar a alguien (o dejarse invitar), las conversaciones adecuadas para el compromiso e interacciones sexuales y prácticas sexuales seguras. Además del *role-playing* y de las discusiones, el grupo compartía ideas sobre cómo encontrar una pareja y qué hacer en las citas.

Richard respondió bien al tratamiento. Conservó el empleo de informático durante los 6 meses siguientes a la finalización de su terapia con el grupo de habilidades para las citas. Su asesor informó también de que salía con una chica, a la que conoció en el grupo de la iglesia. También mostró interés en matricularse en una escuela nocturna. Vivía todavía en casa con sus padres, pero era la primera vez que se estaba planteando seriamente marcharse de casa. (Por cortesía de Robert E. Drake, MD, PhD, y Alan S. Bellack, PhD.)

Objetivos. Desde una perspectiva terapéutica, los objetivos fundamentales del entrenamiento de las habilidades sociales son: *1)* mejorar las habilidades sociales en situaciones específicas; *2)* generalizar de forma moderada las habilidades adquiridas a situaciones similares; *3)* adquirir, o readquirir, habilidades sociales y de conversación, y *4)* disminuir la ansiedad social. Sin embargo, el aprendizaje es tedioso o casi imposible cuando los pacientes presentan una enfermedad florida, con síntomas positivos y altos niveles de distracción.

Algunos hallazgos limitan la aplicación del entrenamiento de habilidades sociales. Es más difícil enseñar habilidades para mantener una conversación compleja que enseñar a dar respuestas verbales y no verbales más breves y discretas en las situaciones sociales. Las conductas complejas son fundamentales para generar apoyo social en la comunidad, por lo que se han desarrollado métodos para mejorar el aprendizaje y la perdurabilidad de las habilidades de conversación. Estos métodos de entrenamiento se tratan a continuación, con especial énfasis en el entrenamiento de habilidades sociales y de procesamiento de la información.

Entrenamiento de las habilidades de percepción social. Se necesitan estrategias dirigidas al entrenamiento de los pacientes en el reconocimiento de señales afectivas y sociales. Los pacientes psicóticos crónicos, como los esquizofrénicos, tienen a menudo dificultades para percibir e interpretar las sutiles señales afectivas y cognitivas que son elementos esenciales de la comunicación. Las capacidades de percepción social se consideran el primer paso para la resolución efectiva de los problemas interpersonales; es probable que las dificultades en este campo provoquen una cascada de deficiencias en la conducta social. El entrenamiento de las habilidades de percepción social aborda estas deficiencias, y sirve de base para elaborar habilidades sociales y de afrontamiento más específicas.

A pesar de asistir a varias reuniones sociales, Matt se sentía apartado del resto del grupo. Decía que las reuniones parecían «un revoltijo de imágenes y sonidos». Su terapeuta, que reconocía la dificultad de Matt para la percepción social, preparó una serie de preguntas para ayudarle a organizar y dar sentido a los estímulos sociales que pudiera encontrar. Por ejemplo, cuando Matt se hallase confundido en el curso de una conversación con alguien, se preguntaría: «¿Qué intención tiene esta persona? ¿Cuánto de mí debería mostrar? ¿Debería hablar ahora o escuchar?». La identificación de normas y objetivos de una interacción social en particular proporcionó a Matt un patrón para reconocer y reaccionar ante una gran variedad de señales sociales, y de ese modo amplió su repertorio de conducta. (Por cortesía de Robert Paul Liberman, MD, Alex Kopelowicz, MD, y Thomas E. Smith, MD.)

MODELO DE ENTRENAMIENTO DEL PROCESAMIENTO DE LA INFORMACIÓN. Los métodos de entrenamiento que parten de una perspectiva cognitiva enseñan a los pacientes a utilizar una serie de normas generales que pueden adaptarse en diversas situaciones. Por ejemplo, para ayudar a los pacientes a superar sus dilemas interpersonales, se ha elaborado una estrategia de resolución de problemas que consta de seis etapas: *1)* adoptar una actitud de solucionar el problema; *2)* identificar el problema; *3)* pensar soluciones alternativas; *4)* evaluar las posibles soluciones y seleccionar una de ellas para aplicarla; *5)* planificar la implementación y llevarla a cabo, y *6)* evaluar la eficacia del intento y, si es ineficaz, buscar otra alternativa. A pesar de que el proceso escalonado, estructurado y lineal de resolución de problemas es intuitivo e inconsciente en las personas normales, esta estrategia puede ayudar a los pacientes con deterioro cognitivo a manejar la información necesaria para satisfacer sus necesidades personales y sociales.

Terapia ambiental

El ámbito propio de esta terapia es el entorno donde se desarrolla la vida, el aprendizaje o el trabajo. Las características que la definen son el equipo que proporciona el tratamiento y el tiempo que el paciente pasa en ese entorno. Adaptaciones recientes de la terapia ambiental incluyen programas de 24 h diarias que se realizan en locales comunitarios frecuentados por pacientes, que proporcionan apoyo directo, gestión del caso y entrenamiento en habilidades cotidianas.

Muchos programas de terapia ambiental acentúan la interacción social y de grupo; las normas y las expectativas están mediatizadas por la presión de los compañeros para la normalización de la adaptación. Cuando los pacientes se contemplan como seres responsables, su rol de paciente se vuelve impreciso. La terapia ambiental hace hincapié en los derechos del paciente a lograr sus objetivos, y a tener libertad de movimiento y una relación informal con el equipo médico; también insiste en la participación interdisciplinar, y en una comunicación clara y orientada a objetivos.

Economía simbólica. El uso de fichas, puntos o créditos como refuerzos secundarios o generalizados puede verse como un elemento normalizador del entorno de un hospital mental o de un centro de día con un programa que imita el uso social del dinero para satisfacer las necesidades instrumentales. Las economías simbólicas establecen las normas y la cultura de un programa en una unidad de hospitalización integral o parcial, y dan coherencia y consistencia al equipo interdisciplinar que lucha por promover el progreso terapéutico en pacientes difíciles. Pero la puesta en marcha de estos programas constituye un reto, y su generalización debe vencer obstáculos derivados de los prerrequisitos organizativos que requiere y de los recursos adicionales y recompensas necesarias para crear un ambiente de refuerzo verdaderamente positivo.

Rehabilitación cognitiva

El mayor reconocimiento de la prevalencia y la importancia de las alteraciones neurocognitivas a lo largo de la última década ha estimulado el interés creciente en las estrategias de corrección. Buena parte del trabajo realizado en esta área ha centrado su atención en los enfoques psicofarmacológicos, en particular los antipsicóticos de nueva generación. Estos fármacos parecen tener un efecto positivo sobre el rendimiento en las pruebas neurocognitivas, aunque la magnitud del efecto para cualquiera de ellos es pequeña o moderada, y hay pocos datos que indiquen un impacto clínico significativo o sobre la función neurocognitiva en la comunidad. Como resultado, ha surgido un interés paralelo por el potencial de la *rehabilitación* o *corrección cognitiva,* que se distingue de la terapia cognitivo-conductual y de la terapia cognitiva, las cuales centran su interés en la reducción de los síntomas psicóticos.

Cuestiones éticas

La ética que rige las estrategias de rehabilitación suele ser la misma que la que rige otras psicoterapias. Por lo general, se plantean dos cuestiones: evitar la infantilización y mantener la confidencialidad. La primera incumbe al riesgo de considerar al paciente incapaz de efectuar elecciones adultas, como participar en la rehabilitación, dónde vivir, si trabajar o no, y si tomar o no drogas o alcohol. Aunque puede tratarse más de un valor que de un estándar ético, la rehabilitación psiquiátrica está basada en el supuesto de que el médico y el paciente trabajan juntos para facilitar la recuperación y mejorar la calidad de vida. El modelo básico implica la colaboración y la toma de decisiones compartida, y no ve al médico como una figura paternal o autoritaria. Cuando los pacientes parecen decantarse por opciones equivocadas, el médico debe tener en cuenta el derecho del paciente a elegir y a valorar si la opción es peligrosa o, simplemente, no es la opción que tomaría el médico. Si la elección, de hecho, es potencialmente perjudicial, es más probable llegar a la opción más conveniente mediante la colaboración en la valoración de alternativas que con un proceso autoritario o de amonestación.

El fracaso de considerar al paciente como un socio también conduce a violaciones de la confidencialidad. A veces, los médicos suponen que son los árbitros principales para decidir qué información compartir con los padres, otros médicos y otras agencias. De hecho, en la mayoría de las circunstancias en que no involucran la seguridad de los pacientes o de otras personas, el paciente debe ser el árbitro de qué información compartir y con quién. Por ejemplo, en los programas de apoyo al empleo, los pacientes son quienes deciden si revelar o no información acerca de su enfermedad a los empleadores.

CONSEJO GENÉTICO

Los médicos genetistas y los consejeros o asesores genéticos cualificados y formados a tal efecto tradicionalmente han ofrecido consejo genético a los pacientes que necesitaban este tipo de ayuda. Sin embargo, muchos psiquiatras están en condiciones de proporcionar educación y consejo genético, ya que suelen poseer datos relativos a las necesidades de sus pacientes y a sus historias familiares, y mantienen relaciones terapéuticas continuas. El enfoque ideal para ofrecer consejo genético psiquiátrico es el de un equipo multidisciplinario, en el que colaboren profesionales tanto de la genética como de la salud mental. Los genetistas a menudo buscan la colaboración de un psiquiatra en relación con la evaluación de riesgos, la recolección y construcción de complicadas historias médicas familiares, y la disponibilidad y las limitaciones de las pruebas genéticas o genómicas. La medicina de precisión está evolucionando para incluir el uso de paneles de variantes genéticas y secuenciación del genoma para evaluar los orígenes de las enfermedades en familias en que varios individuos se ven afectados o los síntomas psiquiátricos acompañan a los signos de trastornos raros.

Definiciones

El consejo genético es un proceso que ayuda a las personas a entender y adaptarse a las implicaciones médicas, psicológicas y familiares de

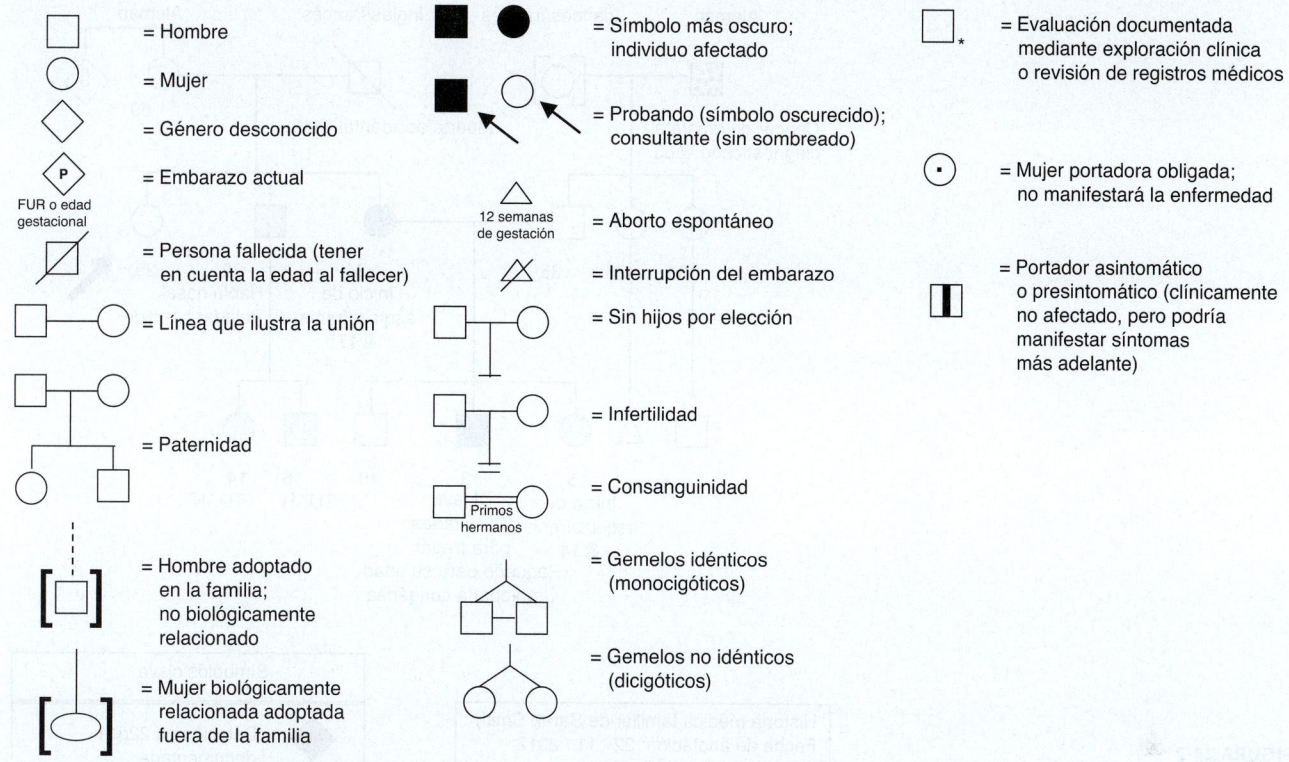

FIGURA 24-1
Símbolos estándar utilizados en la elaboración del árbol genealógico. FUR, fecha de la última regla.

las contribuciones genéticas a la enfermedad. Atendiendo a la National Society of Genetic Counseling, se compone de tres factores: *1)* interpretación de las historias médicas y familiares para valorar la posibilidad de ocurrencia o recurrencia de una enfermedad; *2)* educación sobre la heredabilidad, las pruebas, el tratamiento, la prevención, los recursos y las investigaciones, y *3)* consejo para promover decisiones informadas y adaptación al riesgo o a la afección. Este proceso pretende minimizar el estrés, incrementar la sensación de control personal, facilitar la toma de decisiones informada y planificar la vida.

Aunque el *consejo genético* sugiere un abordaje principal de las contribuciones genéticas a la enfermedad, no se limita a este ámbito. El consejo genético implica la evaluación de riesgos, la educación y el asesoramiento para enfermedades comunes y complejas, y necesariamente considera los componentes *genéticos* y *ambientales* de la enfermedad que se presentan. La creciente conciencia de la compleja interacción entre los genes y el medio ambiente propone un cuidado integral.

Para facilitar la comprensión y aplicación del material de esta sección, en la figura 24-1 se muestran símbolos estándar utilizados en la elaboración del árbol genealógico y la figura 24-2 ilustra una historia médica familiar compleja en forma de árbol genealógico.

Genética y trastornos psiquiátricos

Está ampliamente aceptado que las enfermedades psiquiátricas tienden a ser hereditarias (tabla 24-2). Existen trastornos que pueden aparecer en el seno familiar por muchas razones, incluidos el funcionamiento de los genes (rara vez, debido a una variación genómica con un gran efecto sobre la susceptibilidad, o más comúnmente debido a múltiples variaciones, cada una de las cuales tiene un pequeño efecto sobre la susceptibilidad) y la exposición ambiental compartida. Por lo tanto, el consejo genético para un trastorno complejo implica una discusión sobre los factores de riesgo *tanto* genéticos como ambientales. Por ejemplo, se puede considerar un caso en que un padre con trastorno obsesivo-compulsivo (TOC) tiene inquietudes sobre el desarrollo de síntomas en sus hijos. El consejo genético puede enfocarse de la siguiente manera: *1)* los antecedentes familiares, indicativos de riesgo ambiental compartido y genético en la familia; *2)* factores de riesgo para los niños, derivados de esos factores genéticos y ambientales; *3)* identificación e intervención temprana de síntomas (con el objetivo de modificar el ambiente y así afectar la progresión de la enfermedad mediada genéticamente); *4)* una discusión de los beneficios y limitaciones de las modificaciones ambientales destinadas a reducir el riesgo o minimizar los síntomas emergentes.

El concepto de enfermedad compleja (que ha reemplazado al concepto de *multifactorial* como categoría etiológica de los trastornos comunes) no solo tiene en cuenta la interacción del genoma y el entorno, sino que también incluye los mecanismos biológicos y fisiológicos más amplios de evolución y desarrollo que operan en las sociedades y culturas. Se cree que la aparición de la mayoría de los casos de enfermedad

Tabla 24-2
Ejemplos de trastornos psiquiátricos en los que se reconoce la presencia de un componente genético en su etiología

Trastornos psicóticos: esquizofrenia, trastorno esquizoafectivo

Trastornos del estado de ánimo: trastorno bipolar, depresión unipolar recurrente

Trastornos de la personalidad: antisocial, esquizotípica

Trastornos de ansiedad: trastorno de ansiedad generalizada, trastorno obsesivo-compulsivo, trastorno de pánico, fobias

Trastornos relacionados con las sustancias: dependencia y abuso de sustancias

Trastornos alimentarios: anorexia nerviosa, bulimia nerviosa

Trastornos del neurodesarrollo: trastorno por déficit de atención/hiperactividad, trastorno del espectro autista, trastornos de tics (incluido el trastorno de la Tourette)

Trastornos de memoria: enfermedad de Alzheimer

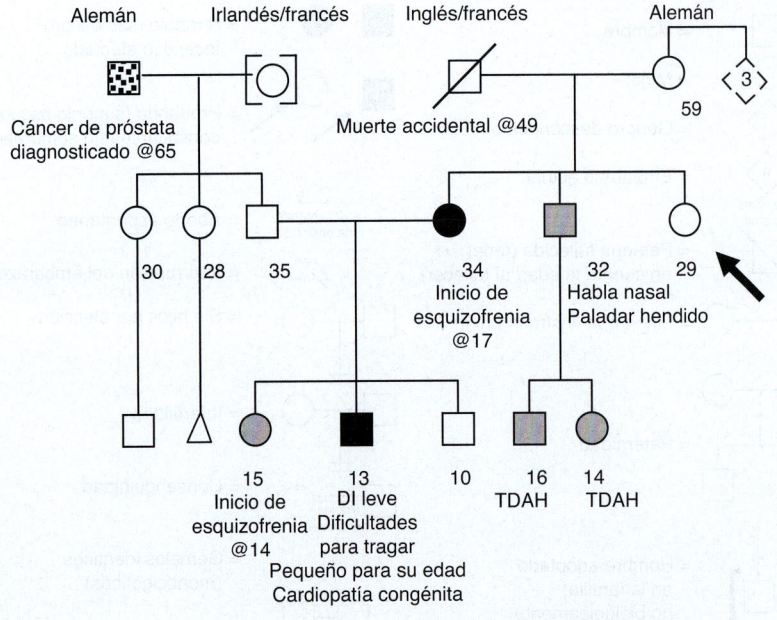

FIGURA 24-2

Árbol genealógico de una familia con síndrome velocardiofacial. @, años de edad; DI, discapacidad intelectual; TDAH, trastorno por déficit de atención/ hiperactividad. (De Sadock BJ, Sadock VA, Ruiz P, eds. *Kaplan & Sadock's Comprehensive Textbook of Psychiatry*. 9.ª ed. Philadelphia: Lippincott Williams & Wilkins, 2009, con autorización.)

psiquiátrica, así como la aparición de otros trastornos comunes, surge cuando un individuo tiene muchas variantes genómicas que aumentan el riesgo y ha experimentado uno o más desencadenantes ambientales; el desarrollo, el crecimiento y la maduración influyen en el riesgo general. La percepción moderna de que la sintomatología psiquiátrica causa una «enfermedad» poco ventajosa está relacionada con los efectos de los síntomas en la capacidad del individuo para interactuar con éxito con su entorno social y cultural.

La primera evidencia de que los factores genéticos estaban operando en los trastornos psiquiátricos provino del análisis de familias con múltiples miembros afectados, estudios de gemelos y estudios de adopción. Los estudios familiares indicaron una etiología familiar, aunque las contribuciones relativas de los genes y los factores ambientales no estaban claras. Los estudios de gemelos y de adopción proporcionaron información sobre las contribuciones relativas de los factores de riesgo etiológicos y, para todos los trastornos psiquiátricos importantes, indicaron constantemente la importancia de los genes y el entorno. Los estudios familiares, gemelos y de adopción también proporcionaron información sobre la heterogeneidad genética y la variabilidad fenotípica de los trastornos mentales.

Prioridades del consejo genético en psiquiatría

La solicitud de consejo genético suele ser el resultado de las preguntas del cliente o de sus familiares relacionadas con el trastorno que se presenta en la familia. La provisión de información sobre los posibles orígenes genómicos del trastorno y las opciones de pruebas del genoma o la evaluación de la familia debe conceptualizarse como toma de decisiones compartida. La preferencia del paciente dicta la evaluación del riesgo y la prueba del genoma. Es importante sopesar las expectativas

Tabla 24-3
Pasos y proceso del consejo genético

Solicitar y aclarar las cuestiones y objetivos para el consejo genético que plantea el cliente

Analizar la explicación del paciente sobre la causa de la enfermedad

Recoger y revisar la historia médica y familiar

Identificar sistemas de apoyo

Comprobar los diagnósticos en el probando y en otros miembros afectados de la familia siempre que sea posible

Tratar los problemas y preocupaciones que se han identificado durante el proceso de consejo genético

Evaluar la capacidad emocional e intelectual del cliente antes de proceder a determinar el enfoque con el que se proveerá la educación y el consejo

Proporcionar información a niveles cognitivos apropiados

Observar que el procesamiento de las reacciones emocionales está ligado a la provisión de información

Evaluar el significado personal de la información y la voluntad del cliente para negociar los diversos riesgos y cargas

Cuando proceda, ayudar al cliente a alcanzar una decisión mediante el debate de las opciones disponibles; analizar los beneficios y limitaciones de cada alternativa

Ayudar al cliente en la adaptación a la condición de riesgo en la familia

Ayudar a diseñar un programa que el cliente sea capaz de llevar a cabo

Brindar apoyo y garantizar el seguimiento del consejo.

Continuar comprobando que el cliente y la familia comprenden la información y el efecto de esta, los riesgos y las decisiones del paciente y qué información útil se obtendrá considerando la probabilidad estimada de las pruebas. Los componentes básicos del consejo genético se describen a grandes rasgos en la tabla 24-3.

Obtención de los datos necesarios para la evaluación de riesgos. La historia médica familiar se utiliza para evaluar la etiología probable del trastorno y estimar los riesgos de recurrencia en la familia. La confirmación o la clarificación del diagnóstico o diagnósticos resulta esencial para ofrecer información válida dentro de la sesión.

Los temas específicos de los trastornos psiquiátricos y que hay que incluir en la historia familiar son: *1)* cualquier diagnóstico psiquiátrico, ya sea en la infancia, edad adulta, puerperio o geriátrico; *2)* edad al inicio de los síntomas y el diagnóstico; *3)* evaluación subjetiva de la gravedad de la enfermedad y la respuesta al tratamiento; *4)* exposiciones ambientales potencialmente significativas (p. ej., complicaciones obstétricas, consumo de cannabis, traumatismo craneoencefálico); *5)* individuos sintomáticos no diagnosticados o individuos no diagnosticados tratados con medicación psiquiátrica; *6)* historial de desarrollo (p. ej., ¿ha alcanzado el individuo los hitos típicos para la edad, como vida independiente y empleo en los adultos?); *7)* historia social; *8)* abuso de sustancias; *9)* suicidio y autolesión; *10)* discapacidades congénitas, discapacidades intelectuales o de aprendizaje y afecciones médicas inusuales, y *11)* la edad y el sexo de los miembros de la familia en riesgo.

Como los profesionales de la salud mental sabrán, los desafíos para recoger la historia familiar psiquiátrica pueden incluir la culpa y el estigma que limitan el conocimiento de los diagnósticos entre los miembros de la familia, la frecuencia de enfermedades psiquiátricas no diagnosticadas y la naturaleza dinámica de los síntomas psiquiátricos emergentes que pueden cambiar el diagnóstico con el tiempo.

Comunicación del riesgo. Los diferentes clientes buscan distintos tipos de consejo sobre los riesgos y se les debe preguntar sobre sus preferencias antes de iniciar la comunicación del riesgo. Algunos pueden buscar información amplia sobre los fundamentos del riesgo de trastornos psiquiátricos, mientras que otros prefieren una discusión cualitativa sobre la magnitud del riesgo. Es posible que estas personas no reciban con agrado o no se beneficien de recibir información numérica sobre los riesgos. Para los que prefieren una estimación numérica detallada del riesgo de recurrencia, los riesgos basados en la historia familiar deben presentarse como un rango para reflejar la ambigüedad de las estimaciones. En algunos casos es posible sugerir que un extremo del rango es más apropiado para un cliente específico que el rango intermedio.

Consejo psicosocial y apoyo

El consejo genético integra los problemas psicológicos y sociales que resultan de vivir con una afección psiquiátrica en la familia con antecedentes y cada vez más incluirá información sobre el riesgo genómico. Históricamente, el consejo genético ha sido no directivo, lo que se considera particularmente apropiado en el contexto de las decisiones reproductivas y las pruebas previas a la sintomatología para trastornos intratables, como la enfermedad de Huntington. Sin embargo, el abordaje no directivo es un desafío para la práctica y ha sido reemplazado por un enfoque centrado en la persona, ya que las mejoras en los tratamientos y las conductas de riesgo generan beneficios para la salud. El siguiente caso ejemplifica las experiencias personales y el significado de los trastornos psiquiátricos.

Una pareja de unos 35 años de edad con antecedentes de 10 años de infertilidad llevaban varios años intentando adoptar un niño. Recientemente, la agencia de adopción con la que trabajaban les habló de un bebé que iba a ser dado en adopción porque la madre biológica sufría

un trastorno bipolar y no se veía capaz de proporcionar al bebé los cuidados adecuados. La historia médica familiar del recién nacido no identificaba a otros miembros de la familia con trastornos mentales, por lo que el riesgo de recurrencia del trastorno bipolar en el recién nacido se calculaba entre el 5% y el 20%, con riesgos adicionales de otros trastornos mentales. Cada uno de los miembros de la pareja reaccionó de forma bastante distinta ante la probabilidad de estos riesgos. Al intentar ayudarles a aclarar los factores que contribuían a sus sentimientos en cuanto a los riesgos, el marido compartió su experiencia relacionada con un vecino de la infancia que sufría «algún tipo de enfermedad mental» y detalló «el tormento y la agonía» que aquel niño había provocado en su familia. En respuesta, la mujer compartió el hecho de que una compañera de trabajo también sufría un trastorno bipolar y trabajaba «correctamente» con la ayuda de medicación. En consecuencia, ella no creía que los riesgos de los trastornos mentales fuesen preocupantes. El psiquiatra facilitó el debate entre la pareja sobre el espectro y la significación de la enfermedad mental, junto con los riesgos de una recurrencia en el contexto de una sesión de educación y consejo genético. Aunque la pareja no alcanzó un acuerdo en esta reunión sobre la posibilidad de adoptar al niño, manifestaron que la información y la puesta en común de sus experiencias y puntos de vista les habían resultado positivas. Acordaron regresar una semana después, cuando hubiesen considerado más la cuestión, con el propósito de tomar una decisión en cuanto a la adopción. (Por cortesía de Holly L. Peay, MS, y Donald W. Hadley, MS.)

Retos surgidos del análisis genético presintomático y de las pruebas de susceptibilidad genética

A medida que las tecnologías genómicas continúen mejorando y aumente el conocimiento sobre las variantes que pueden incrementar la vulnerabilidad a las enfermedades psiquiátricas, se identificará más a menudo a las personas con un mayor riesgo de enfermedad psiquiátrica. Las aplicaciones apropiadas de tales desarrollos necesitan una consideración cuidadosa desde las perspectivas económica y ética, pero pueden tener usos clínicos críticos.

Los psiquiatras estarán en la primera línea a la hora de recibir peticiones de análisis y consejo genético debido a la relación establecida con pacientes y familiares con enfermedades mentales. La identificación de estos riesgos tendrá lugar con mayor probabilidad antes de que se descubran o se habiliten opciones preventivas. La opción de conocer los riesgos sin que se disponga de opciones preventivas eleva la preocupación sobre el impacto que este conocimiento puede ejercer sobre el estado de ánimo del individuo, su ansiedad, estrés, imagen propia, decisiones sobre la reproducción, sobre su carrera profesional, relaciones con su familia, contratación de seguros, empleo, así como otras áreas potenciales.

En muchas enfermedades, la mayoría de las personas que se someten a pruebas genómicas y reciben su riesgo identificado no experimentan efectos adversos a largo plazo. Sin embargo, aquellos que reciben resultados que indican mayor riesgo de enfermedad pueden experimentar niveles elevados de ansiedad y depresión relacionadas con la enfermedad poco después de recibir los resultados, y un pequeño número tiene dificultades a largo plazo para adaptarse a sus resultados. Debe disponerse de consejo para facilitar la adaptación.

La búsqueda de consejo y pruebas genómicas por parte de un individuo tiene implicaciones claras y profundas para otros miembros de la familia. Ayudar al cliente a comprender las reacciones potenciales y el efecto que su decisión de hacer pruebas genómicas podría tener en los familiares cercanos es una consideración importante. El profesional de la salud puede ayudar al cliente a considerar formas de compartir la información con otras personas importantes seleccionadas. De manera similar, debe tenerse en cuenta el impacto de dicha información sobre el cónyuge o la pareja.

Consideraciones éticas, legales y sociales

Aunque existen muchos beneficios del conocimiento de la genómica, los científicos y el público en general se han preocupado desde el comienzo de la investigación genética por las posibles consecuencias dañinas de conocer la propia estructura genética. ¿Cómo reaccionarán los miembros de la familia, los vecinos, las comunidades, los empleadores, los profesionales de atención médica y las compañías de seguros ante dicha información? ¿Podrían estos profesionales solicitar que las personas con mayor riesgo genómico tomen medicamentos psiquiátricos de manera profiláctica? ¿Podrían los empleadores limitar las oportunidades laborales para aquellos con mayor riesgo de enfermedad psiquiátrica, manteniéndolos en puestos con menores niveles de estrés? ¿Se presionará a las personas con mayor riesgo para que no tengan hijos? ¿Es posible que proporcionar dicha información sobre el riesgo provoque ansiedad/estrés lo suficientemente significativo como para desencadenar la aparición de la enfermedad? Además, ¿cómo se educará a las familias y al público sobre la disponibilidad de pruebas de susceptibilidad para enfermedades psiquiátricas?

Algunas personas y familias pueden experimentar un significativo nivel de estigmatización asociado a la identificación de un trastorno genético, una situación que ya resulta familiar para personas y familias con enfermedades mentales. El conocimiento adicional de un componente hereditario puede incrementar esta estigmatización. Por el contrario, tener una base biológica identificada puede sustituir percepciones públicas actuales de que la enfermedad mental constituye, de alguna manera, un error personal o familiar en determinadas actitudes o perspectivas morales o espirituales.

Bibliografía

Aatre RD, Day SM. Psychological issues in genetic testing for inherited cardiovascular diseases. *Circ Cardiovasc Genet*. 2011;4(1):81–90.

Alcalay RN, Caccappolo E, Mejia-Santana H, Tang MX, Rosado L, Ross BM, Verbitsky M, Kisselev S, Louis ED, Comella C, Colcher A, Jennings D, Nance MA, Bressman SB, Scott WK, Tanner C, Mickel S, Andrews H, Waters C, Fahn S, Cote L, Frucht S, Ford B, Rezak M, Novak K, Friedman JH, Pfeiffer R, Marsh L, Hiner B, Siderowf A, Ottman R, Marder K, Clark LN. Frequency of known mutations in early-onset Parkinson disease: implication for genetic counseling: the consortium on risk for early onset Parkinson disease study. *Arch Neurol*. 2010;67(9):1116–1122.

Beattie MS, Copeland K, Fehniger J, Cheung E, Joseph G, Lee R, Luce J. Genetic counseling, cancer screening, and breast cancer characteristics, and general health among a diverse population of BRCA genetic testers. *J Health Care Poor Underserved*. 2013;24(3):1150–1166.

Becker DR, Drake RE. *A Working Life for People with Severe Mental Illness*. New York: Oxford University Press; 2003.

Blau G, Surges Tatum D, Goldberg CW, Viswanathan K, Karnik S, Aaronson W. Psychiatric rehabilitation practitioner perceptions of frequency and importance of performance domain scales. *Psychiatr Rehabil J*. 2014;37(1):24–30.

Costain G, Esplen MJ, Toner B, Hodgkinson KA, Bassett AS. Evaluating genetic counseling for family members of individuals with schizophrenia in the molecular age. *Schizophr Bull*. 2014;40(1):88–99.

Drake RE, Bond GR, Ben-Zeev D. Psychiatric rehabilitation. In: Sadock BJ, Sadock VA, Ruiz P, eds. *Kaplan & Sadock's Comprehensive Textbook of Psychiatry*. 10th ed. Philadelphia, PA: Wolters Kluwer; 2017:1531–1538.

Finucane B. Genetic counseling for women with intellectual disabilities. In: LeRoy BS, Veach PM, Bartels DM, eds. *Genetic Counseling Practice: Advanced Concepts and Skills*. Hoboken, NJ: Wiley; 2010;281.

Ganju V. Implementation of evidence-based practices in state mental health systems: implications for research and effectiveness studies. *Schizophr Bull*. 2003;29(1):125–131.

Goldman JS, Hahn SE, Catania JW, Larusse-Eckert S, Butson MB, Rumbaugh M, Strecker MN, Roberts JS, Burke W, Mayeux R, Bird T, American College of Medical Genetics and the National Society of Genetic Counselors. Genetic counseling and testing for Alzheimer disease: joint practice guidelines of the American College of Medical Genetics and the National Society of Genetic Counselors. *Genet Med*. 2011;13(6):597–605.

Hodgson J, Gaff C. Enhancing family communication about genetics: ethical and professional dilemmas. *J Genet Couns*. 2013;22(1):16–21.

Klitzman R, Chung W, Marder K, Shanmugham A, Chin LJ, Stark M, Leu CS, Appelbaum PS. Attitudes and practices among internists concerning genetic testing. *J Genet Couns*. 2013;22(1):90–100.

Lawrence RE, Appelbaum PS. Genetic testing in psychiatry: a review of attitudes and beliefs. *Psychiatry*. 2011;74(4):315–331.

Mitchell PB, Meiser B, Wilde A, Fullerton J, Donald J, Wilhelm K, Schofield PR. Predictive and diagnostic genetic testing in psychiatry. *Psych Clin North Am*. 2010;33(1):225–243.

Monaco LC, Conway L, Valverde K, Austin JC. Exploring genetic counselors' perceptions of and attitudes towards schizophrenia. *Public Health Genomics*. 2010;13(1):21–26.

Moran GS, Nemec PB. Walking on the sunny side: what positive psychology can contribute to psychiatric rehabilitation concepts and practice. *Psychiatric Rehab J*. 2013;36(3):202–208.

Moseley KL, Nasr SZ, Schuette JL, Campbell AD. Who counsels parents of newborns who are carriers of sickle cell anemia or cystic fibrosis? *J Genet Couns*. 2013; 22(2):218–225.

Mueser KT, Noordsy DL, Drake RE, Fox L. *Integrated Treatment for Dual Disorders: Effective Intervention for Severe Mental Illness and Substance Abuse*. New York: Guilford; 2003.

Peay HL, Biesecker BB, Austin JC. Genetic counseling for psychiatric conditions. In: Sadock BJ, Sadock VA, Ruiz P, eds. *Kaplan & Sadock's Comprehensive Textbook of Psychiatry*. 10th ed. Philadelphia, PA: Wolters Kluwer; 2017:2525–2537.

Potokar DN, Stein CH, Darrah OA, Taylor BC, Sponheim SR. Knowledge and attitudes about personalized mental health genomics: narratives from individuals coping with serious mental illness. *Comm Ment Health J*. 2012;48(5):584–591.

Rudnick A, Eastwood D. Psychiatric rehabilitation education for physicians. *Psychiatric Rehab J*. 2013;36(2):126–127.

Twamley EW, Jeste DV, Bellack AS. A review of cognitive training in schizophrenia. *Schizophr Bull*. 2003;29(2):359–382.

Zisman-Ilani Y, Roe D, Flanagan EH, Rudnick A, Davidson L. Psychiatric diagnosis: what the recovery movement can offer the DSM-5 revision process. *Psychosis*. 2013;5(2):144–153.

25

Consulta con otras disciplinas

A los psiquiatras a menudo se les pide que consulten con otros médicos y profesionales de la salud para ayudar con los problemas psiquiátricos de sus pacientes. La psiquiatría de consulta y enlace se dedica a esta función. Sin embargo, muchas otras subespecialidades tienen importantes funciones de consulta. Estas incluyen psiquiatras geriátricos, que pueden trabajar en entornos multidisciplinarios con enfermedades que abarcan todas las disciplinas (como las demencias), o psiquiatras forenses que consultan con otros médicos, abogados y los tribunales. Gran parte de la experiencia de los psiquiatras forenses se refiere a cuestiones legales y éticas, así que se discuten en los capítulos 27 y 28. Los psiquiatras también trabajan en urgencias para ayudar a evaluar y tratar las urgencias psiquiátricas. En algunos hospitales más grandes existe la psiquiatría de urgencias como una división separada con su propio espacio. Sin embargo, en la mayoría de los hospitales los psiquiatras realizan la consulta en el espacio general del servicio de urgencias. Algunos psiquiatras infantiles también pueden trabajar en un entorno de consulta, particularmente en entornos de urgencias. En este capítulo se tratará el papel consultivo de los psiquiatras de enlace, los psiquiatras geriátricos y los psiquiatras generales e infantiles que trabajan en el ámbito de urgencias.

▲ 25.1 Psiquiatría de consulta y enlace

La psiquiatría de consulta y enlace y el campo de la medicina psicosomática han sido un área específica de preocupación dentro de la psiquiatría durante más de 50 años. El término *psicosomático* deriva de las palabras griegas *psyche* (alma) y *soma* (cuerpo). Se refiere literalmente al modo en que la mente afecta al cuerpo, si bien, por desgracia, pasó a utilizarse, al menos entre el público lego en la materia, para describir a una persona que se queja de síntomas clínicos que no tienen ninguna causa física real, que «existen solo en su mente». Por esta y otras razones relacionadas, en 2018, la Academy of Psychosomatic Medicine cambió su nombre por Academy of Consultation-Liaison Psychiatry. Antes de eso, se eliminó del *Manual diagnóstico y estadístico de los trastornos mentales* (DSM) el término nosológico trastornos psicofisiológicos (o psicosomáticos) y se reemplazó por factores psicológicos que influyen en otras afecciones médicas.

No obstante, el término sigue siendo utilizado por los investigadores, y forma parte del título de algunas de las publicaciones más importantes de esta área (p. ej., *Psychosomatic Medicine, Psychosomatics,* y *Journal of Psychosomatic Research*). Lo emplean también algunas de las principales organizaciones norteamericanas en este campo (la Academy of Psychosomatic Medicine y la American Psychosomatic Society) y numerosas organizaciones internacionales (p. ej., la European Association for Consultation-Liaison Psychiatry and Psychosomatics). En 2003, la American Board of Medical Specialties y la American Board of Psychiatry and Neurology aprobaron la especialidad de *medicina psicosomática* y en 2017 le cambiaron el nombre a psiquiatría de consulta y enlace.

HISTORIA

Como Edward Shorter explicó en su resumen de la historia de las enfermedades psicosomáticas, los modos en que se presentan estos trastornos varían a lo largo del tiempo, debido a que los pacientes, de manera inconsciente, eligen síntomas que se cree que representan enfermedades somáticas verdaderas. Por tanto, las presentaciones psicosomáticas han variado a lo largo de la historia reciente. Con anterioridad a 1800, los médicos no practicaban evaluaciones clínicas, por lo que no podían distinguir entre enfermedades somáticas y psicógenas. En consecuencia, podían establecerse fácilmente diagnósticos de histeria e hipocondría ante enfermedades médicas orgánicas, sin que sugiriese una enfermedad específica.

Sigmund Freud ayudó a reunir *psyche* y *soma* juntos. Él demostró la importancia de las emociones en la generación de los trastornos mentales y las enfermedades somáticas. En sus primeras formulaciones psicoanalíticas, Freud detalló el papel del determinismo psíquico en reacciones de conversión somática. Utilizando las teorías de Freud, en las primeras décadas del siglo XX algunos profesionales intentaron ampliar la comprensión de la interrelación entre *psyche* y *soma*. Karl Abraham propuso en 1927 la influencia de diversos impulsos pregenitales no resueltos sobre los tejidos orgánicos adultos; Sándor Ferenczi describió por primera vez en 1926 la aplicación de la idea de reacción de conversión a los órganos controlados por el sistema nervioso autónomo (SNA), y Georg Groddeck, en 1929, propuso la atribución de un significado simbólico a la fiebre y la hemorragia.

El campo de la psiquiatría de consulta y enlace ha existido durante muchas décadas, y George W. Henry describió la práctica en Estados Unidos en la década de 1920. Las divisiones de psiquiatría de consulta y enlace comenzaron a surgir en varios departamentos académicos, al igual que los programas de becas. El American Board of Psychiatry and Neurology ofreció el primer examen para la subespecialidad en 2005.

En Europa, particularmente en Alemania, pioneros como Thure von Uexküll vieron la medicina psicosomática de manera más amplia, y no meramente como una subespecialidad de la psiquiatría. Se entendió que el campo era fundamental para el concepto de todas las enfermedades médicas. Las enfermedades se concibieron como multifactoriales, con etiologías tanto orgánicas como psicológicas. Cabe destacar que en Europa la mayoría de los departamentos de medicina psicosomática son independientes de los de psiquiatría.

TENDENCIAS ACTUALES

La práctica de la medicina psicosomática ha evolucionado considerablemente desde sus orígenes clínicos iniciales, y ha pasado a centrarse en las enfermedades psiquiátricas que aparecen en el entorno de la atención sanitaria en el ámbito de la salud física. En gran parte, esta evolución se ha producido como resultado de un aumento de la complejidad de la medicina, de una mayor comprensión de la relación entre la enfermedad física y la enfermedad psiquiátrica, y de una mayor apreciación del cuerpo y la mente como un todo. La atención clínica se presta ahora en diversos entornos sanitarios, y se sirve de un conjunto de instrumentos

Tabla 25-1
Resumen de los problemas clínicos en medicina psicosomática

Tipo de problema clínico	Ejemplo
Síntomas psiquiátricos secundarios a una afección médica	Delírium, demencia
Síntomas psiquiátricos que se originan como reacción a una afección médica o a sus tratamientos	Ansiedad relacionada con la quimioterapia, depresión relacionada con la amputación de una extremidad
Complicaciones psiquiátricas de una afección médica o de su tratamiento	Depresión secundaria al tratamiento con interferón
Factores psicológicos que precipitan la aparición de síntomas orgánicos	Síntoma somático y trastornos relacionados
Complicaciones orgánicas de trastornos psiquiátricos o tratamientos	Síndrome neuroléptico maligno, abstinencia aguda de alcohol u otras sustancias adictivas
Afecciones médicas y trastornos psiquiátricos concurrentes	Recurrencia de un trastorno depresivo en el contexto de un tratamiento oncológico (los trastornos se presentan independientemente); esquizofrenia en un paciente con enfermedad renal en estadio terminal
Valoración psiquiátrica/ psicosocial	Evaluación de las capacidades del paciente; evaluación previa a un trasplante de órganos

diagnósticos cada vez más amplio, así como de numerosas intervenciones psicoterapéuticas y somáticas de gran eficacia. La investigación en este campo ha progresado hasta lograr una mayor comprensión de la relación entre las enfermedades médicas crónicas y los trastornos psiquiátricos, y se han examinado las relaciones entre la fisiopatología, la epidemiología de los trastornos médicos y psiquiátricos que cursan de modo concomitante, y el papel que tienen intervenciones específicas en los resultados fisiológicos, clínicos y económicos (tabla 25-1).

La morbilidad psiquiátrica es predominante en pacientes con trastornos médicos, con una prevalencia que varía entre el 20 % y el 67 %, dependiendo de la enfermedad y el entorno. Cuando se compara con las cifras observadas en la población general o entre los pacientes ambulatorios, los pacientes ingresados en hospitales generales son los que muestran la tasa de trastornos psiquiátricos más elevada. Por ejemplo, en comparación con las muestras de la población general, entre los pacientes ingresados en hospitales generales los trastornos depresivos presentan una frecuencia superior al doble, y el abuso de sustancias entre el doble y el triple. El delírium aparece en el 18 % de los pacientes. De manera similar, también se observan tasas más elevadas en atención primaria o en crónicos.

La morbilidad psiquiátrica tiene graves efectos en los pacientes con enfermedades físicas, y es a menudo un factor de riesgo para sus trastornos orgánicos. Se ha comprobado que la depresión actúa como un factor de riesgo y como un indicador de mal pronóstico en la arteriopatía coronaria. Los trastornos psiquiátricos empeoran la morbilidad y la mortalidad por causas cardíacas en los pacientes con antecedentes de infarto de miocardio, disminuyen el control glucémico en aquellos con diabetes y reducen la recuperación de la funcionalidad en los pacientes que sufren un accidente cerebrovascular. Los trastornos depresivos y de ansiedad agravan la discapacidad que provoca el ictus. En el contexto de las enfermedades neurodegenerativas, como la de Parkinson o la de Alzheimer, la depresión, la psicosis y los trastornos de la conducta constituyen

importantes factores que predisponen a una mayor pérdida funcional, al internamiento en instituciones y a la dependencia de cuidadores. Los pacientes hospitalizados que presentan delírium tienen una probabilidad significativamente menor de recuperar la funcionalidad en comparación con los que no lo presentan. El delírium se asocia además con peores resultados después de una intervención quirúrgica, incluso cuando se tiene en cuenta la gravedad de la enfermedad orgánica.

Por otra parte, la depresión y otros trastornos mentales tienen un impacto significativo en la calidad de vida y la capacidad de los pacientes de cumplir con los regímenes terapéuticos (p. ej., en los pacientes con diabetes mellitus o cáncer). Los problemas psiquiátricos se asocian a la falta de adherencia a la terapia antirretroviral, que afecta negativamente a la supervivencia de los pacientes infectados por el virus de la inmunodeficiencia humana (VIH). Los trastornos psiquiátricos también están relacionados con el incumplimiento de las directrices de sexo seguro y con el uso de agujas estériles entre consumidores de drogas inyectables infectados por el VIH, que tiene importantes implicaciones para la salud pública.

PROCESO DE EVALUACIÓN EN LA MEDICINA PSICOSOMÁTICA

La valoración psiquiátrica en el entorno médico incluye una evaluación psiquiátrica estándar y un enfoque particular centrado en los antecedentes médicos y el contexto de la salud física. Además de obtener los antecedentes psiquiátricos completos, incluyendo el historial psiquiátrico anterior y los antecedentes familiares y de la infancia, y llevar a cabo una revisión de todos los sistemas, deben comprobarse y documentarse además la historia médica y los tratamientos que esté recibiendo en la actualidad el paciente. Debe efectuarse una evaluación completa del estado mental, incluyendo un examen cognitivo, y considerarse la realización de una evaluación física y neurológica, según cuál sea la naturaleza del problema que presenta el paciente.

Otro objetivo importante del examen psiquiátrico es comprender el modo en que el paciente experimenta su enfermedad, lo que, en muchos casos, constituye el foco central tanto de la valoración como de las intervenciones psiquiátricas. A menudo es útil entender el proceso de desarrollo del paciente y sus antecedentes personales, así como sus conflictos dinámicos fundamentales, lo que, a su vez, puede contribuir a hacer más comprensible la experiencia del paciente con la enfermedad. Esta evaluación puede incluir el uso de los conceptos de estrés, rasgos de la personalidad, estrategias de afrontamiento y mecanismos de defensa. Las observaciones e hipótesis que se desarrollen pueden ayudar a guiar una psicoterapia del paciente dirigida a disminuir su ansiedad, y también puede ser de utilidad para el equipo médico principal en sus interacciones con el paciente.

Por último, debe completarse un informe exhaustivo en el que se sintetice la información recogida y se incluyan recomendaciones específicas para la realización de evaluaciones e intervenciones adicionales. Idealmente, este informe debería ir acompañado de un intercambio de impresiones con el médico que ha derivado al paciente.

TRATAMIENTOS UTILIZADOS EN MEDICINA PSICOSOMÁTICA

En medicina psicosomática se han empleado con éxito numerosas intervenciones. No obstante, al recomendar medicación psiquiátrica es importante tener en cuenta la enfermedad médica concreta en cada caso. Además, la psicoterapia desempeña también un papel importante en la medicina psicosomática, y su estructura y sus resultados pueden ser distintos cuando se compara con la terapia que se utiliza en una consulta de salud mental.

Las recomendaciones psicofarmacológicas deben considerar diversos factores importantes. Además de orientarlas a los síntomas activos del paciente, tener en cuenta los antecedentes de enfermedades y tratamientos que se han administrado, y sopesar el particular perfil de efectos secundarios de cada medicamento, deben valorarse otros factores relacionados con el trastorno médico y el tratamiento actual. Es de vital importancia evaluar las posibles interacciones farmacológicas y las contraindicaciones del uso de fármacos psiquiátricos. Dado que la mayor parte de los fármacos psiquiátricos utilizados se metabolizan en el hígado, el conocimiento de la función hepática es esencial. Al elegir los fármacos, tienen que valorarse, además, los efectos secundarios de cada uno de ellos, como el aumento de peso, el riesgo de desarrollar diabetes y el riesgo cardiovascular. También es importante conocer los datos más recientes sobre la eficacia y los riesgos específicos para los pacientes con otros trastornos físicos y psiquiátricos concurrentes. Por ejemplo, un mayor conocimiento de los efectos secundarios de los fármacos antipsicóticos ha disparado las alarmas sobre su utilización en pacientes con demencia.

Las intervenciones psicosociales requieren algunas adaptaciones cuando se utilizan en esta población de pacientes. Los métodos y objetivos en los pacientes con enfermedades físicas vienen a menudo determinados por la consideración del inicio, la etiología, el curso, el pronóstico y el tratamiento de la enfermedad que presentan, así como por la comprensión de la naturaleza de sus síntomas psiquiátricos y de su capacidad de afrontamiento y redes sociales de apoyo. Sin embargo, existen datos que demuestran ampliamente la eficacia de las intervenciones psicosociales dirigidas a abordar una serie de problemas identificados, y que esas intervenciones, en muchos casos, están asociadas con una variedad de resultados clínicos positivos.

Problemas frecuentes de consulta y enlace

Amenaza o intento de suicidio. Las tasas de suicidio son más altas en personas que padecen una enfermedad orgánica que en aquellas que no tienen problemas médicos o quirúrgicos. Los factores de alto riesgo de suicidio son: ser varón, tener más de 45 años de edad, falta de apoyo social, alcoholismo, intento previo de suicidio y enfermedad médica extremadamente grave o incapacitante, sobre todo si va acompañada de dolor intenso. Cuando existe riesgo de suicidio, el paciente debe ser trasladado a una unidad psiquiátrica o disponer de cuidados de enfermería las 24 h.

Depresión. El riesgo de suicidio debe evaluarse en todo paciente deprimido. La depresión sin ideas de suicidio no es infrecuente en pacientes hospitalizados y, si es necesario, debe empezarse un tratamiento con medicación antidepresiva. Antes de su prescripción debe realizarse una cuidadosa evaluación de las interacciones farmacológicas fármaco a fármaco, que se llevará a cabo con el médico responsable del paciente.

Agitación. La agitación se relaciona a menudo con la presencia de un trastorno cognitivo o con la abstinencia de sustancias o medicamentos (p. ej., opiáceos, alcohol, hipnótico-sedantes). Los fármacos antipsicóticos son de gran utilidad para la agitación excesiva. La contención física debe utilizarse con mucha prudencia y solo como último recurso, pues la sedación es preferible y más segura. Hay que explorar la presencia de alucinaciones conminatorias o ideación paranoide a la que el paciente esté respondiendo con agitación. Deben descartarse siempre las reacciones tóxicas a fármacos que producen agitación.

Alucinaciones. La causa más frecuente de alucinaciones en el entorno hospitalario es el *delirium tremens,* que suele comenzar 3 o 4 días después de la hospitalización. Los pacientes de las unidades de cuidados intensivos que sufren aislamiento sensorial pueden responder con actividad alucinatoria. Procesos como un trastorno psicótico breve, la esquizofrenia y los trastornos neurocognitivos se asocian a alucinaciones y responden rápidamente a la medicación antipsicótica. La formi-

cación, en la que el paciente cree que hay bichos que recorren su piel, se asocia a menudo con el consumo de cocaína.

Trastornos del sueño-vigilia. El dolor es una causa común de insomnio en pacientes hospitalizados, y cuando se trata, el problema se soluciona. El despertar precoz por la mañana se asocia a la depresión, y la dificultad para conciliar el sueño se asocia a la ansiedad. Dependiendo de la causa, deben prescribirse ansiolíticos o antidepresivos. La fase inicial de la abstinencia de sustancias debe considerarse como causa de insomnio en el diagnóstico diferencial.

Confusión. El delírium es la causa más común de confusión o de desorientación en los pacientes ingresados en un hospital. Las causas son muy numerosas y están relacionadas con el estado metabólico, los hallazgos neurológicos, el abuso de sustancias y la enfermedad mental, entre muchas otras. Pueden utilizarse dosis bajas de antipsicóticos cuando se presenta una agitación importante junto con un estado de confusión; sin embargo, los sedantes, como las benzodiazepinas, pueden empeorar el proceso y producir el síndrome del anochecer (ataxia, desorientación). Si la privación sensorial contribuye al cuadro, pueden modificarse las condiciones ambientales de forma que el paciente disponga de estímulos sensoriales que le orienten (p. ej., poner la radio, un reloj, quitar las cortinas del dormitorio). En la tabla 25-2 se enumeran las causas probables de estados confusionales que requieren atención urgente.

Incumplimiento o rechazo a consentir el tratamiento. La relación entre paciente y médico puede ser un factor subyacente crítico cuando los pacientes son no cumplimentadores o se niegan a dar su consentimiento para un procedimiento. Una transferencia negativa hacia el médico es una causa habitual de incumplimiento. Los pacientes que temen la medicación o algún procedimiento a menudo responden bien a la información y reaseguramiento. Los que se niegan a otorgar su consentimiento por la afectación de su juicio pueden ser declarados incapacitados, aunque solo por un juez. Los trastornos cognitivos son la causa principal de afectación del juicio en pacientes hospitalizados.

Síntomas sin base orgánica. Con frecuencia se requiere al psiquiatra de consulta y enlace cuando el médico no encuentra evidencia de enfermedad médica o quirúrgica que explique los síntomas del paciente. En estos casos deben considerarse diversas alteraciones psiquiátricas, como el trastorno de conversión, el trastorno de somatización, los trastornos facticios y la simulación. La anestesia en guante y calcetín con síntomas del SNA se detecta en el trastorno de conversión; las quejas corporales múltiples están presentes en el trastorno de somatización; el deseo de ser hospitalizado es característico del trastorno facticio, y, obviamente, se puede observar un beneficio secundario en pacientes que están simulando (p. ej., en casos de indemnizaciones).

La psiquiatría de consulta y enlace en situaciones especiales

Unidades de cuidados intensivos (UCI). Todas las UCI tratan con pacientes que experimentan ansiedad, depresión y delírium. Las UCI también provocan un altísimo nivel de estrés en los pacientes y en el equipo médico, lo que se relaciona con la intensidad de los problemas. Tanto los pacientes como el equipo médico asisten con frecuencia a paros cardíacos, muertes y catástrofes médicas, que dejan a todos con hiperactivación autonómica y psicológicamente a la defensiva. El personal de enfermería de la UCI y sus pacientes sufren unos niveles particularmente altos de ansiedad y depresión. Como resultado, es muy frecuente el síndrome de desgaste profesional *(burnout)* en enfermeras y las altas tasas de rotación entre el personal.

El problema del estrés entre el equipo de la UCI recibe una gran atención, especialmente en la literatura específica de enfermería. Se

Tabla 25-2
Algunas pistas para identificar las causas de delirio que exigen atención urgente

Trastornos metabólicos

1. Hipoglucemia: antecedentes de diabetes o alcoholismo; nivel de conciencia disminuido, tembloroso, sudoroso, quizás agresivo
2. Hiperglucemia: antecedentes de diabetes; queja de aumento de la sed, de la micción, o síntomas similares a la gripe
3. Hiponatremia: enfermedad subyacente, como cáncer de pulmón, ictus reciente, infecciones pulmonares crónicas, insuficiencia cardíaca, cirrosis, uso de diuréticos
4. Hipernatremia: deshidratación debida al aporte inadecuado de líquidos o a una excesiva pérdida de líquidos sin reemplazo
5. Hipercalcemia: trastorno subyacente, como cáncer óseo metastásico, sarcoidosis, cáncer de pulmón o carcinoma renal, mieloma múltiple y/o inmovilización prolongada
6. Hipoxia: suministro inadecuado de oxígeno al cerebro debido a función cardíaca o pulmonar deficiente o a intoxicación por monóxido de carbono
7. Hipercapnia: antecedentes de enfermedad pulmonar crónica caracterizada por retención de dióxido de carbono; puede utilizar oxígeno en el domicilio
8. Encefalopatía hepática: antecedentes de enfermedad hepática crónica o alcoholismo; probable ictericia; ascitis
9. Uremia: antecedentes de enfermedad renal, hipertrofia prostática, incapacidad reciente al paso de la orina
10. Deficiencia de tiamina (encefalopatía de Wernicke): grados variables de oftalmoplejía, ataxia y alteración mental; antecedentes de deficiencia nutricional secundaria a alcoholismo, particularmente de tiamina; la tiamina que queda en el cuerpo se utiliza rápidamente cuando se da al paciente glucosa intravenosa; algunos pacientes alcohólicos deben recibir de inmediato tiamina intramuscular y antes de la perfusión de glucosa, para evitar desencadenar esta encefalopatía; sin tratamiento, el trastorno progresa con rapidez hacia un trastorno permanente de memoria (síndrome de Korsakoff) y, en algunos casos avanzados, la muerte
11. Hipotiroidismo: antecedentes de fatiga progresiva, estreñimiento, sensibilidad al frío, aumento de peso, aspereza de cabello y piel, y lentitud mental; la exploración pone de manifiesto una temperatura anormalmente baja y cardiomegalia y pulso lento; puede estar desencadenada por los efectos del litio sobre la función tiroidea
12. Hipertiroidismo: el paciente puede estar hiperactivo o apático; los antecedentes pueden revelar una pérdida de peso rápida, diarrea, intolerancia al calor e inestabilidad emocional; la exploración muestra bocio, cabello fino y sedoso, piel húmeda y caliente, proptosis y mirada fija, temblor fino y pulso rápido o irregular; en pacientes ancianos la debilidad muscular y la insuficiencia cardíaca pueden ser más evidentes

Enfermedad sistémica

1. Gasto cardíaco disminuido por diversas causas, como insuficiencia cardíaca congestiva, arritmia, embolia pulmonar e infarto de miocardio; el infarto agudo de miocardio se presenta con confusión como síntoma más relevante en el 13 % de los pacientes ancianos; los pacientes mayores no se quejan del típico dolor, sino a menudo de dispepsia; los signos vitales pueden estar alterados, y el paciente puede parecer enfermo (pálido, débil, nauseoso, sudoroso) y estar confuso
2. Neumonía: antecedente reciente de resfriado; puede estar postrado en la cama y jadeante; la fiebre puede no ser aparente, pero son evidentes la taquicardia y la hipotensión
3. Infección urinaria: especialmente en pacientes con catéteres urinarios permanentes, hipertrofia prostática, diabetes y vejiga neurógena
4. Anemia: especialmente por pérdida aguda de sangre (herida, hemorragia intestinal), enfermedad crónica o neoplasia gastrointestinal oculta
5. Urgencias quirúrgicas agudas: son frecuentes el infarto intestinal, la apendicitis y los vólvulos y, a menudo, se presenta únicamente confusión sin otras quejas
6. Hipertensión: un aumento sostenido o rápido de la presión arterial puede producir encefalopatía; a menudo antecedentes de presión arterial elevada; puede suceder en pacientes tratados con antidepresivos inhibidores de la monoaminooxidasa que han ingerido alimentos que contienen tiramina
7. Vasculitis (p. ej., lupus eritematoso sistémico); la confusión se presenta como complicación cerebral o por tratamiento con esteroides
8. Cualquier enfermedad febril o infección puede producir confusión en el anciano

Trastornos del sistema nervioso central

1. Hematoma subdural o epidural: puede haber, o no, antecedentes de traumatismo craneoencefálico; a menudo el estado mental es fluctuante; puede no haber signos neurológicos focales
2. Convulsión: sugiere una convulsión no presenciada si el paciente haya sido encontrado en el suelo con evidencias de incontinencia o vómitos; antecedentes de trastorno convulsivo o alcoholismo
3. Ictus: antecedentes de episodios isquémicos transitorios o de ictus; puede no haber otro signo que la confusión
4. Infección: meningitis (bacteriana, fúngica o tuberculosa), encefalitis vírica
5. Cáncer, primario o metastásico: con una masa cada vez mayor, un incremento de la presión intracraneal puede causar una compresión local de estructuras vitales o hernia cerebral; en los ancianos, la atrofia cerebral permite un espacio mayor en el interior del cráneo, de modo que los síntomas pueden no aparecer hasta que la masa sea bastante grande
6. Hidrocefalia normotensiva: se presenta con la tríada compuesta por alteraciones de la marcha, incontinencia y demencia; la cirugía puede ser curativa

Drogas y medicamentos

1. Casi todos los fármacos pueden causar confusión en los ancianos; los implicados con mayor frecuencia son los que muestran efectos anticolinérgicos (antidepresivos, antipsicóticos y antiparkinsonianos, y muchos fármacos sin receta), hipnótico-sedantes (barbitúricos, benzodiazepinas), cardíacos (digoxina, propranolol, lidocaína, quinidina), antihipertensivos, anticonvulsivos, cimetidina, analgésicos narcóticos y no narcóticos, y corticoesteroides
2. Alcohol: los síndromes de intoxicación y abstinencia ocurren como en los pacientes jóvenes, pero el mal estado de salud puede aumentar el riesgo en los pacientes geriátricos
3. Abuso de drogas: es mucho menos frecuente en ancianos, aunque puede darse la intoxicación crónica con bromuros, al igual que la prescripción de tranquilizantes

De Minden SL. Elderly psychiatric emergency patients. En: Basuk EL, Birk AW, eds. *Emergency Psychiatry*. New York: Plenum, 1984;360, con autorización.

presta mucha menos atención a los médicos residentes, en particular al de los servicios quirúrgicos. Todas las personas en la UCI deben ser capaces de manejar directamente sus sentimientos con respecto a sus extraordinarias experiencias y sus difíciles circunstancias físicas y emocionales. Para el equipo asistencial de la UCI y los médicos residentes es muy importante poder discutir sus sentimientos en grupos regulares de apoyo, que protejan al personal de la morbilidad psiquiátrica predecible

que algunos puedan experimentar, así como proteger a sus pacientes de la pérdida de concentración, pérdida de energía y comunicaciones psicomotoras retrasadas que algunos miembros del equipo pueden mostrar.

Unidades de hemodiálisis.   Las unidades de hemodiálisis constituyen un paradigma de las modernas y complejas unidades de tratamiento. Los pacientes se enfrentan de por vida a una enfermedad debilitante y limitante; dependen totalmente de numerosos cuidadores para acceder a las máquinas que controlan su bienestar. La diálisis se recibe tres veces por semana con una duración de 4 a 6 h, por lo que interrumpen las rutinas vitales previas de los pacientes.

En este contexto, el problema principal y más destacado de los pacientes es la enfermedad. No obstante, de forma invariable, también deben aceptar un grado de dependencia de los demás que probablemente no habían experimentado desde la infancia. Como es de esperar, los pacientes que inician este tipo de tratamiento luchan constantemente por su independencia; regresan a etapas propias de la infancia; manifiestan negación en forma de sobreactuación *(acting out)* contra las órdenes del médico (no siguen la dieta que se les ha prescrito o no acuden a las sesiones terapéuticas); expresan su ira dirigida contra los miembros del equipo médico; negocian y suplican, o se vuelven infantiles y obsequiosos; sin embargo, la mayoría de las veces aceptan su situación y son valientes. Los determinantes de las respuestas de los pacientes al iniciar la diálisis incluyen la personalidad y las experiencias previas con esta u otra enfermedad crónica. Los pacientes que han tenido tiempo para reaccionar y adaptarse a su enfermedad se enfrentan a una adaptación menor de las nuevas circunstancias. Aquellos con insuficiencia renal reciente y dependencia de máquinas de diálisis pueden tener más dificultades.

Aunque se ha escrito poco sobre los factores sociales, se sabe que el efecto de los factores culturales en la reacción a la diálisis y la forma de funcionar de estas unidades tienen gran importancia. Las unidades que se dirigen con autoridad y que son congruentes con lo que tiene que ver con los pacientes tienen contingencias claras para las conductas problemáticas y proporcionan apoyo psicológico adecuado a los miembros del equipo médico, por lo que tienden a obtener mejores resultados.

Las complicaciones derivadas del tratamiento con diálisis incluyen problemas psiquiátricos como la depresión, y no es raro el suicidio. Los problemas sexuales pueden ser neurológicos, psicológicos o estar relacionados con la disfunción gonadal y la atrofia testicular. La demencia por diálisis es una alteración rara que se manifiesta por pérdida de memoria, desorientación, distonías y convulsiones. Se da en pacientes que han estado sometidos a diálisis durante muchos años. Aunque no se comprende del todo, la causa principal es probablemente la intoxicación por aluminio, y la reducción de los niveles de aluminio en el dializado y la minimización de su ingesta disminuyen la incidencia de la enfermedad. Los agentes quelantes, como la deferoxamina, también pueden ayudar si se administran temprano. Sin embargo, debe usarse con moderación debido a sus graves efectos adversos.

El tratamiento psicológico de los pacientes sometidos a diálisis abarca dos áreas. En primer lugar, es muy importante la preparación cuidadosa antes de la diálisis, que incluya el esfuerzo de adaptación a la enfermedad crónica, en especial para afrontar la negación y las expectativas poco realistas. Antes de recibir la diálisis, todos los pacientes deberían ser evaluados desde una perspectiva psicosocial. En segundo lugar, una vez incorporados al programa de diálisis, los pacientes necesitan un seguimiento periódico de su adaptación, que no fomente la dependencia o el papel de enfermo. Los miembros del equipo médico deben ser sensibles a la probabilidad de que aparezca depresión y problemas sexuales. Las sesiones de grupo proporcionan apoyo, y los grupos de autoayuda restauran los lazos interpersonales, la autoestima y el autocontrol. En caso necesario, los antidepresivos tricíclicos o las fenotiazinas pueden ser de gran utilidad en estos pacientes. La asistencia psiquiátrica es más efectiva cuando es breve y está orientada al problema.

El uso de unidades de diálisis domiciliaria ha mejorado la actitud ante el tratamiento. Los pacientes tratados en casa pueden integrar el tratamiento en su rutina diaria con más facilidad y sentirse con mayor autonomía y menor dependencia que los tratados en el medio hospitalario.

Unidades quirúrgicas. Algunos cirujanos creen que los pacientes que temen morir durante una operación quirúrgica tienen más probabilidades de hacerlo. Esta creencia parece ahora menos supersticiosa que antaño. Ciertos pacientes programados para cirugía que muestran depresión o ansiedad evidente y la niegan tienen mayor riesgo de morbimortalidad que aquellos que pueden manifestarla. Incluso se obtenían mejores resultados en los que presentaban una actitud positiva frente a la cirugía inminente. Los factores que contribuyen a mejorar los resultados de la cirugía son: el consentimiento informado y la educación, de modo que de los pacientes tengan una idea sobre lo que van a sentir, su ubicación (p. ej., es útil enseñar a los pacientes la sala de recuperación), qué pérdida de funciones cabe esperar, cuántos tubos y sondas les colocarán y cómo hacer frente al dolor previsto. A los pacientes que no podrán hablar o ver después de la operación es útil explicarles antes qué pueden hacer para compensar estas pérdidas. Si se prevén estados postoperatorios como la confusión, el delírium o el dolor, se les debe explicar por adelantado que no deben interpretarse como signos de peligro. El apoyo constructivo de los miembros de la familia puede ayudar a ambos antes y después de la operación.

Problemas del trasplante. Los programas de trasplante han tenido una gran expansión durante la pasada década, y los psiquiatras de consulta y enlace desempeñan un papel importante ayudando a los pacientes y a sus familias a hacer frente a los diversos problemas psicosociales implicados: *1)* qué pacientes en lista de espera recibirán el órgano y cuándo; *2)* la ansiedad que rodea el proceso; *3)* el miedo a la muerte; *4)* el rechazo del órgano, y *5)* la adaptación a la vida después de un trasplante realizado con éxito. Una vez efectuado el trasplante, el paciente requiere complejos cuidados postoperatorios, y el cumplimiento de las prescripciones médicas puede ser difícil sin psicoterapia de apoyo. Esto es especialmente relevante para los pacientes que han recibido un trasplante hepático como consecuencia de una hepatitis C contraída por una conducta sexual de riesgo o en drogadictos que utilizaron agujas contaminadas.

La terapia de grupo con pacientes que han pasado por un proceso de trasplante similar beneficia a los miembros, que pueden apoyarse unos a otros compartiendo información y sentimientos sobre los factores estresantes particulares relacionados con su enfermedad. Los grupos pueden ser dirigidos o supervisados por psiquiatras. Los psiquiatras deben ser especialmente sensibles a las complicaciones psiquiátricas. En el primer año desde el momento del trasplante, alrededor del 20% de los pacientes experimentan una depresión mayor o un trastorno de adaptación con estado de ánimo deprimido. En estos casos es importante la evaluación del riesgo de ideación suicida. Además de la depresión, otro 10% experimenta signos de estrés postraumático, con pesadillas y crisis de ansiedad relacionadas con el proceso. Otro aspecto que debe tenerse en cuenta es si el órgano trasplantado procede de un cadáver o de un donante vivo que puede o no estar relacionado con el paciente. Las sesiones de consulta previas al trasplante con donantes potenciales de órganos ayudan a hacer frente al miedo a la operación y a la preocupación sobre quién recibirá el órgano donado. A veces se puede asesorar tanto al receptor como al donante conjuntamente, como en los casos en que un hermano va a donar un riñón a otro hermano. Se han utilizado los grupos de apoyo con donantes y receptores para ayudar a afrontar los problemas del trasplante.

PSICOONCOLOGÍA

La psicooncología se ocupa del estudio tanto del impacto del cáncer en la función psicológica como del papel que las variables psicológicas y conductuales pueden tener en el riesgo de cáncer y en la supervivencia. Los estudios de intervención que intentan influir en el curso de la enfermedad en pacientes con cáncer han representado un hito de la investigación psicooncológica. Un estudio decisivo de David Spiegel encontró que las mujeres con cáncer de mama metastásico que recibían semanalmente psicoterapia de grupo sobrevivían un promedio de 18 meses más que las pacientes control asignadas aleatoriamente a los cuidados habituales. En otro estudio, los pacientes con melanoma maligno que recibieron una intervención de grupo estructurado mostraron una disminución estadísticamente significativa de la recurrencia del cáncer y una tasa de mortalidad inferior que los pacientes que no la recibieron. Los pacientes con melanoma maligno que recibieron la intervención de grupo también mostraron una cantidad significativamente mayor de linfocitos granulares y linfocitos citolíticos naturales (*natural killer* [NK]), así como indicadores de actividad incrementada de estos últimos, lo que sugería un aumento de la respuesta inmunitaria. Otro estudio utilizó una intervención conductual de grupo (relajación, imaginería guiada y entrenamiento en *biofeedback*) para pacientes con cáncer de mama que demostraron una mayor actividad de linfocitos NK y de respuestas mitógenas de los linfocitos que los controles.

Debido a que los nuevos protocolos de tratamiento han transformado, en muchos casos, el cáncer de enfermedad incurable a una enfermedad crónica y a menudo curable, los aspectos psiquiátricos del cáncer (las reacciones al diagnóstico y al tratamiento) adquieren una importancia creciente. En Estados Unidos, al año, por lo menos la mitad de las personas a las que se diagnostica un cáncer están vivas 5 años después. Actualmente se estima que 3 millones de supervivientes de cáncer no tienen evidencia de la enfermedad.

Aproximadamente la mitad de los pacientes con cáncer tienen trastornos mentales. El grupo más numeroso es el de los trastornos de adaptación (68 %), y le siguen en frecuencia el trastorno depresivo mayor (13 %) y el delírium (8 %). Se considera que muchos de estos trastornos constituyen una reacción al hecho de saber que se tiene cáncer.

Cuando las personas saben que padecen cáncer, experimentan reacciones psicológicas como miedo a la muerte, a quedar desfiguradas y a la invalidez; miedo al abandono y a la pérdida de la independencia; miedo a la pérdida de las relaciones y de su función social, y preocupación por su situación económica; también experimentan negación, ansiedad, ira y culpa. Aunque los pensamientos y los deseos de suicidio son frecuentes en personas con cáncer, la incidencia real de suicidio es solo ligeramente superior a la de la población general.

Los psiquiatras deben realizar una cuidadosa evaluación de los aspectos médicos y psiquiátricos en cada paciente. Debe prestarse especial atención a los factores familiares, en particular a los conflictos intrafamiliares preexistentes, al abandono familiar y al agotamiento familiar.

▲ 25.2 Psiquiatría geriátrica

PROBLEMAS PSIQUIÁTRICOS DE LAS PERSONAS MAYORES

A pesar de la ubicuidad de las pérdidas que se experimentan en la vejez, la prevalencia del trastorno depresivo mayor y los trastornos del estado del ánimo son menos frecuentes que en los grupos más jóvenes. Se han propuesto varias explicaciones para este fenómeno: la rareza de la depresión de inicio tardío, la mayor mortalidad entre las personas con depresión, y el descenso general de los trastornos causados por episodios emocionales traumáticos o por abuso de sustancias en las personas mayores. Sin embargo, la depresión puede no ser reconocida en los ancianos, ya que a veces se presenta de manera diferente a la de las personas más jóvenes. La depresión de las personas mayores se acompaña a menudo de síntomas físicos o cambios cognitivos que pueden parecer una demencia.

La incidencia de suicidio entre las personas mayores es alta (40/100 000 habitantes) y es mayor en los hombres ancianos de raza blanca. El suicidio de las personas mayores se percibe de forma diferente por los amigos y familiares que los sobreviven en función del sexo: los hombres creen que tenían un problema físico y las mujeres, uno mental.

La relación entre una buena salud mental y una buena salud física es más clara en las personas mayores. Los efectos negativos que tiene la senectud en la evolución de las enfermedades crónicas se correlacionan con los problemas emocionales.

**Tabla 25-3
Dominios cognitivos**

Funciones cognitivas generales

Miniexamen del Estado Mental: orientación, repetición, obedecer órdenes, nombrar objetos, habilidades constructivas, expresión escrita, memoria, flexibilidad mental, cálculos

Inteligencia

Escala de inteligencia de Wechsler para adultos revisada (WAIS-R) o Escala de inteligencia de Wechsler para adultos, 3.ª ed. (WAIS-III): inteligencia verbal y no verbal

Atención básica

Serie de números de las escalas WAIS-R o WAIS-III: repetición de números hacia delante y atrás

Velocidad del procesamiento de información

Símbolos numéricos de las escalas WAIS-R o WAIS-III: seguimiento de los movimientos de escritura rápidos

Parte A del Test del trazo *(Trail Making Test):* seguimiento de los movimientos de escritura rápidos

Stroop A y B: lectura de palabras y denominación de colores de forma rápida

Destreza motora

Prueba del golpeteo con los dedos: destreza de los dedos índices derecho e izquierdo

Lenguaje

Test de denominación de Boston *(Boston Naming Test):* recuperación de palabras

Vocabulario de las escalas WAIS-R o WAIS-III: diversidad de vocabulario

Percepción visoespacial

Acabado de dibujos de las escalas WAIS-R o WAIS-III: percepción visual

Diseño de bloques de las escalas WAIS-R o WAIS-III: habilidad constructiva

Prueba de figura compleja de Rey-Osterrieth: copia de un dibujo complejo con lápiz y papel

Test evolutivo de integración visomotora de Beery *(Beery Developmental Test of Visual-Motor Integration):* copia de dibujos simples y complejos con lápiz y papel

Aprendizaje y memoria

Tarea de aprendizaje de una lista de 8 a 10 palabras: aprendizaje y recuerdo de la información verbal a base de repetirla

Escala de memoria de Wechsler revisada (WMS-R) o Escala de memoria de Wechsler, 3.ª ed. (WMS-III)

Apartado de memoria lógica: recuerdo inmediato y tardío de la información de un párrafo

Apartado de reproducción visual: recuerdo inmediato y aplazado de diseños visuales

Prueba de reconocimiento y test de figuras complejas de Rey-Osterrieth: *evocación inmediata a los 3 min y diferida a los 30 min de un diseño complejo*

Funciones ejecutivas

Parte B de la prueba del trazo: alternancia rápida de tareas

Stroop C: inhibición de una respuesta sobreaprendida

Test de clasificación de tarjetas de Wisconsin *(Wisconsin Card Sorting Test,* WCST): categorización y flexibilidad mental

Fluidez verbal (FAS y categoría): generación rápida de palabras

Fluidez del dibujo: creación rápida de dibujos inventados

Por cortesía de Kyle Brauer Boone, PhD.

TRASTORNOS MENTALES DE LA EDAD AVANZADA

El estudio Epidemiologic Catchment Area (ECA) de los National Institute of Mental Health (NIMH) de Estados Unidos ha observado que los trastornos mentales más frecuentes en ancianos son los depresivos, los cognitivos, las fobias y los trastornos por consumo de alcohol. Esta población también es muy vulnerable al suicidio y a los síntomas psiquiátricos inducidos por sustancias. Muchos trastornos mentales de la senectud pueden evitarse, aliviarse o, incluso, curarse. Especial importancia tienen las causas reversibles de delírium y demencia, pero si no se diagnostican correctamente y se tratan de forma oportuna, estas afecciones pueden progresar a una situación irreversible. En la tabla 25-3 se exponen los dominios cognitivos generales que se valoran en una evaluación neuropsicológica, con las pruebas empleadas para medir una determinada habilidad, y una descripción de las conductas específicas medidas en cada prueba. Estas pruebas constituyen una batería completa adecuada para una población geriátrica. Es preferible la aplicación de una batería completa, ya que es más segura para detectar la existencia y el tipo de demencia u otro trastorno cognitivo en ancianos, aunque, en determinadas circunstancias, no es posible hacer que el individuo lleve a cabo una batería de prueba por su larga duración.

Diferentes factores psicosociales de riesgo también predisponen a los ancianos a sufrir trastornos mentales, como la pérdida del rol social, la pérdida de autonomía, el fallecimiento de amigos y familiares, el debilitamiento de la salud, el aumento del aislamiento, las limitaciones económicas y la disminución de las funciones cognitivas.

Muchos fármacos pueden producir síntomas psiquiátricos en ancianos. Estos pueden deberse a alteraciones de su absorción relacionadas con la edad, prescripción de dosis excesivas, falta de cumplimiento de las pautas posológicas, sensibilidad a la medicación, y pautas contradictorias recetadas por diferentes facultativos. Casi todos los trastornos mentales pueden ser provocados por fármacos.

Trastornos demenciantes

Únicamente la enfermedad reumática es más frecuente como causa de invalidez en las personas a partir de los 65 años que la demencia, un deterioro generalmente progresivo e irreversible del intelecto cuya prevalencia aumenta con la edad. Alrededor del 5% de los estadounidenses mayores de 65 años sufre demencia grave, y el 15% demencia leve. El porcentaje de demencia grave alcanza el 20% en las personas con más de 80 años. Los factores de riesgo para la demencia son la edad, los antecedentes familiares y el sexo femenino.

A diferencia de la discapacidad intelectual, el deterioro en la demencia aparece a lo largo del tiempo, es decir, las funciones mentales adquiridas previamente se pierden de manera gradual. Los cambios típicos afectan a la cognición, la memoria, el lenguaje y las funciones visoespaciales, pero también son frecuentes las alteraciones de la conducta, como agitación, inquietud, deambulación errática, ira, chillidos, violencia, desinhibición social y sexual, impulsividad, trastornos del sueño y delirios. Estos últimos, junto con las alucinaciones, aparecen en el curso de las demencias en casi el 75% de los pacientes.

Numerosas afecciones y sustancias afectan a la cognición, entre ellas las lesiones y tumores cerebrales, el SIDA, el alcohol, los fármacos, las infecciones, las enfermedades pulmonares crónicas y las enfermedades inflamatorias. Aunque el origen de las demencias seniles son causadas por una enfermedad degenerativa primaria del sistema nervioso central o una vasculopatía, otros muchos factores contribuyen al deterioro cognitivo, siendo frecuentes en los ancianos las causas mixtas de demencia.

Entre un 10% y un 15% de los pacientes con síntomas de demencia muestran enfermedades potencialmente tratables, entre ellas trastornos sistémicos, como insuficiencia cardíaca congestiva y otras cardiopatías o nefropatías; endocrinopatías, como el hipotiroidismo; hipovitaminosis; uso inapropiado de medicamentos, y trastornos mentales primarios, principalmente depresivos.

Las demencias se clasifican en corticales y subcorticales, en función del lugar de la lesión cerebral. La demencia subcortical se observa en la enfermedad de Huntington, la enfermedad de Parkinson, la hidrocefalia normotensiva, la demencia vascular y la enfermedad de Wilson, y se asocia con trastornos del movimiento, apraxia de la marcha, retraso psicomotor, apatía y mutismo acinético, que puede con-

Tabla 25-4
Algunos trastornos potencialmente reversibles que pueden semejar una demencia

Consumo de sustancias
Anticolinérgicos
Antihipertensivos
Antiinflamatorios no esteroideos (AINE)
Antipsicóticos
Corticoesteroides
Digitálicos
Fenitoína
Hipnóticos sedantes
Opiáceos
Polimedicación

Trastornos psiquiátricos
Ansiedad
Depresión
Manía
Trastornos delirantes (paranoides)

Trastornos metabólicos y endocrinos
Enfermedad de Addison
Hipercapnia (enfermedad pulmonar obstructiva crónica)
Hipernatremia
Hiperparatiroidismo
Hipertiroidismo
Hipoglucemia
Hiponatremia
Hipotiroidismo
Hipovolemia
Insuficiencia hepática
Insuficiencia renal
Síndrome de Cushing

Otros
Disminución de la agudeza visual o auditiva
Hospitalización
Impactación fecal

Por cortesía de Gary W. Small, MD.

fundirse con catatonía. En la tabla 25-4 se exponen algunas afecciones potencialmente reversibles que pueden semejarse a la demencia. Las demencias corticales se observan en la enfermedad de Alzheimer, la de Creutzfeldt-Jakob y la de Pick, en las que a menudo aparecen afasia, agnosia y apraxia. Desde el punto de vista clínico, ambos tipos de demencia se solapan y, en la mayoría de los casos, el diagnóstico solamente puede realizarse en la necropsia. Las enfermedades por priones en humanos son el resultado de mutaciones en la codificación del gen proteico del prión *(PRNP)* y pueden ser hereditarias, adquiridas o esporádicas. Algunas, como la de Creutzfeldt-Jakob familiar, el síndrome de Gerstmann-Sträussler-Scheinker y el insomnio familiar mortal, se heredan como mutaciones con carácter autosómico dominante. Las enfermedades adquiridas son el *kuru* y la de Creutzfeldt-Jakob iatrogénica. El *kuru* era una enfermedad por priones epidémica de la tribu Fore de Papúa-Nueva Guinea, causada por rituales funerarios caníbales y que alcanzó su incidencia máxima en la década de 1950. Las causas iatrogénicas son raras, y corresponden, por ejemplo, al uso de injertos de duramadre y córnea contaminados, o al tratamiento con hormona del crecimiento y gonadotropinas obtenidas a partir de la hipófisis de cadáveres humanos. La enfermedad de Creutzfeldt-Jakob esporádica representa el 85% de las enfermedades humanas por priones y se produce en todo el mundo, con una distribución uniforme y una incidencia anual aproximada de 1 caso por millón de habitantes, y se inicia a una media de edad de 65 años. Es extremadamente rara en individuos menores de 30 años.

**Tabla 25-5
Escala de depresión geriátrica (versión abreviada)**

Las respuestas que indican depresión se marcan en letra negrita. Cada respuesta suma un punto; las puntuaciones superiores a 5 sugieren una probable depresión

1. Básicamente, ¿está satisfecho con su vida?	Sí/**No**
2. ¿Ha abandonado muchas de sus actividades o intereses?	**Sí**/No
3. ¿Siente que su vida está vacía?	**Sí**/No
4. ¿Se aburre a menudo?	**Sí**/No
5. ¿Tiene un buen estado de ánimo la mayor parte del tiempo?	Sí/**No**
6. ¿Teme que algo malo le pueda suceder?	**Sí**/No
7. ¿Se siente feliz la mayor parte del tiempo?	Sí/**No**
8. ¿A menudo se siente indefenso?	**Sí**/No
9. ¿Prefiere quedarse en casa en lugar de salir y hacer cosas nuevas?	**Sí**/No
10. ¿Siente que tiene más problemas de memoria que la mayoría de las personas?	**Sí**/No
11. ¿Cree que es maravilloso estar vivo en este momento?	Sí/**No**
12. ¿Se siente inútil en la situación en la que se encuentra ahora?	**Sí**/No
13. ¿Se siente lleno de energía?	Sí/**No**
14. ¿Estima que su situación es desesperada?	**Sí**/No
15. ¿Cree que la mayoría de las personas están mejor que usted?	**Sí**/No

Instrucciones especiales. La escala puede usarse como cuestionario autoadministrado o administrado por el examinador. Este último uso también se aplica a individuos con demencia leve

De Yesavage JA. Geriatric Depression Scale. *Psychopharmacol Bull* 1988;24:709, con autorización.

Trastornos depresivos

Alrededor del 15% de los ancianos, ya vivan en sus hogares o en residencias, presentan síntomas depresivos. La edad por sí misma no es un factor de riesgo para la aparición de depresión, aunque la situación de viudedad y sufrir una enfermedad crónica son factores que se asocian con una vulnerabilidad a los trastornos depresivos. La depresión que aparece tardíamente se caracteriza por una elevada recurrencia.

Los signos y síntomas típicos de los trastornos depresivos incluye disminución de la energía y de la concentración, alteraciones del sueño (especialmente despertar precoz y frecuentes despertares nocturnos), anorexia, pérdida de peso y síntomas somáticos. Los síntomas observados en ancianos pueden diferir de los que presentan los adultos más jóvenes, ya que los pacientes de edad avanzada suelen hacer más hincapié en los problemas somáticos. Los ancianos son particularmente vulnerables a los episodios de depresión mayor con rasgos melancólicos, caracterizados por depresión, hipocondría, baja autoestima, sensación de inutilidad y tendencias autoinculpatorias (en particular sobre el sexo y los pecados) con ideas paranoides y suicidas. En la tabla 25-5 se muestra una escala de depresión para ancianos.

La alteración cognitiva en los pacientes ancianos deprimidos se conoce como disfuncion cognitiva relacionada con la depresión (a veces llamada equivocadamente seudodemencia), que puede confundirse fácilmente con las demencias irreversibles. En las demencias comunes, como en la enfermedad de Alzheimer, el rendimiento intelectual suele ser global y el deterioro es consistentemente malo; en la disfunción cognitiva relacionada con la depresión, los déficits de atención y concentración son variables. En comparación con los pacientes con demencias neurodegenerativas, los que presentan disfunción cognitiva relacionada con la depresión tienen menos probabilidades de tener alteraciones del lenguaje y

confabular; cuando los pacientes están indecisos, es más fácil que digan «no lo sé», y sus dificultades de memoria se limitan más al recuerdo libre que al reconocimiento de elementos señalados en las pruebas de memoria. La disfunción cognitiva relacionada con la depresión ocurre en un 15% de los pacientes mayores deprimidos, y entre el 25% y el 50% de los pacientes con demencia neurodegenerativa están deprimidos.

Esquizofrenia

La esquizofrenia suele comenzar al final de la adolescencia o primeros años de la vida adulta, y persiste toda la vida. Aunque es raro diagnosticar un primer episodio después de los 65 años, se ha descrito un tipo de inicio tardío que aparece pasados los 45 años. Las mujeres son más propensas a la esquizofrenia de inicio tardío que los hombres. Otra diferencia entre las esquizofrenias de inicio temprano y tardío es la mayor prevalencia de las personas con esquizofrenia de tipo paranoide en la tardía. Alrededor del 20% de las personas con esquizofrenia deja de presentar síntomas activos hacia los 65 años; el 80% de ellas muestra grados variables de disfunción. El cuadro psicopatológico es menos intenso a medida que el paciente envejece.

Alrededor del 30% de los pacientes con esquizofrenia presenta esquizofrenia de tipo residual. Se presenta sobre todo con síntomas negativos, que incluyen embotamiento emocional, aislamiento social, comportamiento excéntrico y pensamiento ilógico. Son raros los delirios y las alucinaciones. Puesto que la mayoría son incapaces de cuidarse a sí mismos, es necesario hospitalizarlos durante períodos prolongados.

Las personas mayores con síntomas de esquizofrenia responden razonablemente bien a los antipsicóticos. La medicación debe administrarse juiciosamente, y a menudo son efectivas dosis inferiores a las habituales para un adulto.

Trastorno delirante

La edad de inicio del trastorno delirante suele situarse entre los 40 y los 55 años, pero puede aparecer en cualquier momento de la vejez. Los delirios pueden adoptar muchas formas; los más comunes son los de tipo persecutorio (los pacientes creen que son espiados, seguidos, envenenados o acosados). Los pacientes con trastorno delirante pueden volverse violentos hacia sus presuntos perseguidores. Algunos se encierran con llave en su habitación y viven recluidos. Los ancianos también pueden sufrir delirios somáticos, como creer que tienen una enfermedad mortal. En un estudio de personas con más de 65 años se observó que el 4% tenían delirios persecutorios generalizados.

El trastorno delirante puede aparecer en situación de estrés físico o psicológico en las personas vulnerables y verse precipitado por la muerte del cónyuge, la pérdida del empleo, la jubilación, el aislamiento social, circunstancias económicas adversas, una enfermedad médica debilitante o una intervención quirúrgica, la disminución de la agudeza visual y la sordera. Los delirios también pueden acompañar a otros trastornos (demencia de la enfermedad de Alzheimer, trastornos por consumo de alcohol, esquizofrenia, trastornos depresivos y trastorno bipolar I), que deben descartarse, así como originarse por fármacos o ser los primeros signos de un tumor cerebral. El pronóstico es bastante bueno en la mayoría de los casos, y los mejores resultados se obtienen con la combinación de psicoterapia y tratamiento farmacológico.

Un trastorno delirante de inicio tardío, llamado *parafrenia,* se caracteriza por delirios de tipo persecutorio. Se desarrolla a lo largo de varios años y no se asocia con demencia. Algunos investigadores opinan que es una variante de la esquizofrenia que se manifiesta por primera vez después de los 60 años. Su incidencia es mayor en los pacientes con antecedentes familiares de esquizofrenia.

Trastornos de ansiedad

Los trastornos de ansiedad suelen iniciarse al principio o a la mitad de la vida adulta, aunque algunos aparecen por primera vez después de los

60 años. La primera aparición de un trastorno de pánico en la vejez es rara, aunque posible. El estudio ECA determinó que la prevalencia en 1 mes de los trastornos de ansiedad en personas con 65 años o más era del 5,5 %. Con diferencia, los trastornos más frecuentes son las fobias (entre el 4 % y el 8 %). La frecuencia del trastorno de pánico es del 1 %.

Los signos y síntomas de la fobia en los ancianos son menos graves que los que se dan en los adultos más jóvenes, pero sus efectos son tan invalidantes, o más, en los de edad avanzada. Las teorías existenciales facilitan una explicación de la ansiedad cuando no se identifica un estímulo específico que justifique una sensación crónica de ansiedad. Las personas de edad avanzada tienen que luchar contra la idea de la muerte, y es posible que lo hagan con un sentimiento de desesperación y ansiedad, en lugar de hacerlo con serenidad y el «sentimiento de integridad» de Erik Erikson. La fragilidad del sistema nervioso autónomo de los ancianos podría justificar la aparición de ansiedad después de un estado de estrés importante. A consecuencia de la incapacidad física que se asocia con la edad, los ancianos reaccionan de forma más acusada al trastorno de estrés postraumático (TEPT) que los más jóvenes.

Trastornos obsesivo-compulsivos

Las obsesiones y compulsiones pueden iniciarse en la senectud, aunque los ancianos con trastorno obsesivo-compulsivo (TOC) normalmente ya habían mostrado algún rasgo de este trastorno (p. ej., ser extremadamente ordenados, perfeccionistas, puntuales y tacaños) cuando eran más jóvenes. Cuando están sintomáticos, los pacientes se vuelven exagerados en sus deseos de orden, rituales y monotonía. Pueden volverse inflexibles y rígidos en todo, y tienen la compulsión de verificar una y otra vez las cosas. El TOC (a diferencia del trastorno de la personalidad obsesivo-compulsiva) se caracteriza por rituales egodistónicos y obsesiones, y puede iniciarse tardíamente.

Trastornos de síntomas somáticos

Los trastornos de síntomas somáticos, caracterizados por síntomas que recuerdan enfermedades físicas, son importantes en la psiquiatría geriátrica porque las dolencias somáticas son comunes en los ancianos. Más del 80 % de adultos mayores de 65 años padece, como mínimo, una enfermedad crónica (por lo general enfermedades reumáticas o cardiovasculares). Pasados los 75 años, el 20 % presenta diabetes y una media de cuatro enfermedades crónicas que requieren tratamiento farmacológico.

La hipocondría es frecuente en personas mayores de 60 años, aunque su incidencia máxima se sitúa entre los 40 y los 50 años. Suele tener un curso crónico y su pronóstico es reservado. Las exploraciones físicas repetidas ayudan a tranquilizar al paciente, descartando una enfermedad mortal, pero deben evitarse los procedimientos diagnósticos cruentos y con un riesgo elevado, a menos que tengan una clara indicación médica.

Decir a los pacientes que sus síntomas son imaginarios es contraproducente y genera resentimientos. Los médicos deben reconocer que la molestia y el dolor son reales para el paciente, y que está indicado un tratamiento psicológico o farmacológico del problema.

Trastorno por consumo de alcohol y otras sustancias

Los ancianos con dependencia del alcohol suelen tener antecedentes de consumo etílico excesivo que se inició en la juventud o en la mitad de su vida adulta. Ellos normalmente están físicamente enfermos, sobre todo con enfermedades hepáticas, o están divorciados, viudos o son hombres solteros. Muchos han sido detenidos y son numerosos entre los indigentes. Una gran proporción padece enfermedades demenciantes crónicas, como la encefalopatía de Wernicke o el síndrome de Korsakoff. El 20 % de los internos de centros geriátricos presentan dependencia del alcohol.

En conjunto, los trastornos inducidos por el alcohol y otras sustancias representan el 10 % de todos los problemas emocionales en ancianos, y la

dependencia de sustancias, como hipnóticos, ansiolíticos y opiáceos, en esta edad son más frecuentes de lo que generalmente se reconoce. La conducta de búsqueda de sustancias, caracterizada por delitos, manipulación y comportamiento antisocial, es más rara en ancianos que en adultos más jóvenes. Los pacientes ancianos pueden abusar de los ansiolíticos para aliviar la ansiedad crónica o conciliar el sueño. La administración de opiáceos a los pacientes con un cáncer incurable puede producir dependencia, aunque la necesidad de mitigar el dolor prima sobre esta posibilidad, y su uso está completamente justificado.

La presentación clínica de los trastornos por consumo de alcohol y otras sustancias en los ancianos es variada, y comprende síntomas de confusión, higiene corporal deficiente, depresión, desnutrición y los efectos de la congelación y las caídas. La causa más frecuente del inicio súbito de un delírium en el paciente anciano hospitalizado por una afección médica es la abstinencia de alcohol. También debe considerarse el etilismo en ancianos con problemas gastrointestinales crónicos.

Las personas de edad avanzada pueden consumir inadecuadamente sustancias obtenidas sin receta médica, como la nicotina y la cafeína. Un 35 % utiliza analgésicos de venta sin receta y otro 30 % emplea laxantes. La aparición de trastornos gastrointestinales, psicológicos y metabólicos inexplicables debe alertar al clínico sobre la posibilidad de un abuso de sustancias de venta sin receta.

Trastornos del sueño

El factor aislado más importante asociado con el aumento de la prevalencia de los trastornos del sueño es la edad avanzada. Los trastornos relacionados con el sueño que refieren con más frecuencia los ancianos son el insomnio, la somnolencia diurna, las siestas diurnas y el consumo de hipnóticos. En el terreno clínico, los ancianos presentan una mayor incidencia de trastornos del sueño relacionados con la respiración y de trastornos del movimiento provocados por fármacos que las personas más jóvenes.

Además de la alteración de los sistemas reguladores y fisiológicos, las causas de las alteraciones del sueño en la vejez comprenden los trastornos primarios del sueño, otros trastornos mentales, enfermedades médicas y factores sociales y ambientales. Los trastornos primarios del sueño más comunes son las disomnias, en especial el insomnio primario, la mioclonía nocturna, el síndrome de las piernas inquietas y la apnea del sueño. De las parasomnias, el trastorno de conducta ligado al sueño REM (de movimientos oculares rápidos) se da casi exclusivamente en ancianos varones. Otras situaciones que normalmente interfieren con el sueño en ancianos son el dolor, la nicturia, la disnea y la pirosis. La falta de estructuración de las actividades diarias y de responsabilidades sociales o profesionales contribuye a dificultar el sueño.

Como resultado de la menor duración del ciclo diario de sueño y vigilia, las personas de edad avanzada que no tienen quehaceres diarios, y en particular las que se encuentran en residencias geriátricas, pueden sufrir un adelantamiento de su fase de sueño, con lo que se irán a dormir más temprano y se despertarán durante la noche.

Incluso pequeñas cantidades de alcohol pueden interferir en la calidad del sueño y provocar su fragmentación y un despertar precoz. El alcohol también puede desencadenar o empeorar una apnea obstructiva del sueño. Muchos ancianos utilizan alcohol, hipnóticos y otros depresores del sistema nervioso central para ayudar a dormirse, aunque los resultados obtenidos en estudios demuestran que estas personas experimentan más despertares precoces que problemas para quedarse dormidos. Cuando se receten fármacos con propiedades sedantes e hipnóticas a los ancianos, el médico debe vigilar de cerca la aparición de efectos adversos cognitivos, conductuales y psicomotores, como alteración de la memoria (amnesia anterógrada), sedación residual, insomnio de rebote, abstinencia diurna e inestabilidad de la marcha.

Los cambios en la estructura del sueño en las personas mayores de 65 años afectan tanto al sueño REM como al no REM (NREM). Los cambios en el sueño REM incluyen la redistribución del sueño REM durante toda la noche, un aumento del número de episodios REM y la disminución de su duración, y una reducción del sueño REM total. Los cambios en el sueño NREM son una menor amplitud de las ondas delta, una disminución del porcentaje de las fases 3 y 4 del sueño, y un aumento del porcentaje de las fases 1 y 2 del sueño. Además, los ancianos se despiertan muchas más veces después de iniciar el sueño nocturno.

La temporalidad alterada y la consolidación del sueño explican gran parte del deterioro de la calidad del sueño. Esto se debe, en parte, a la disminución de la melatonina y a las respuestas alternadas al sistema de adenosina con la edad. Con el envejecimiento, la amplitud del ritmo circadiano disminuye, aparece un ritmo de propensión al sueño de 12 h y los ciclos circadianos son más cortos.

RIESGO DE SUICIDIO

Los ancianos constituyen la población más vulnerable al suicidio, cuya tasa en los hombres blancos mayores de 65 años es 5 veces más alta que en la población general. Una tercera parte de las personas ancianas manifiestan que su principal motivo para pensar en el suicidio es la soledad. Aproximadamente el 10 % de los ancianos con ideas de suicidio dicen que sus motivos son los problemas económicos, la mala salud o la depresión. Las características demográficas de las víctimas de suicidio son diferentes de las que presentan los individuos con tentativas. Alrededor del 60 % de los que lo consuman son hombres y el 75 % de los que lo intentan son mujeres. Las víctimas de suicidio suelen utilizar armas de fuego o se ahorcan, mientras que el 70 % de los individuos que intentan suicidarse toman una sobredosis de fármacos, y el 20 % se corta o se apuñala. Los estudios de autopsia psicológica sugieren que la mayoría de los ancianos que se suicidan han sufrido un trastorno psiquiátrico (fundamentalmente depresión). No obstante, a menudo los trastornos psiquiátricos de las víctimas de suicidio no reciben la atención médica o psiquiátrica oportuna. En comparación con individuos más jóvenes, entre los ancianos suicidas hay un mayor número de viudos, y menos solteros, separados o divorciados. En la vejez son más habituales los métodos violentos de suicidio, y menos el consumo de alcohol y los antecedentes psiquiátricos. Los desencadenantes del suicidio más frecuentes en los ancianos son las enfermedades físicas y la pérdida; en cambio, en personas más jóvenes son los problemas laborales, económicos y de relaciones familiares. La mayoría de los ancianos que cometen suicidio comunican sus pensamientos suicidas a familiares y amigos antes de consumar el acto.

Los pacientes de edad avanzada con enfermedades graves o que hayan tenido una pérdida reciente deben someterse a estudio en busca de síntomas depresivos e ideas o planes de suicidio. Puede que los pensamientos y fantasías sobre el significado del suicidio y la vida después de la muerte revelen información que el paciente no aporte directamente. No se deberían tener reparos en preguntar a los pacientes sobre el suicidio, puesto que no hay pruebas claras de que tales preguntas aumenten la probabilidad de una conducta suicida.

OTRAS AFECCIONES DE LA EDAD AVANZADA

Vértigo

La sensación de vértigo o mareo, síntomas frecuentes en los ancianos, hace que muchos se vuelvan inactivos por temor a caer. El vértigo puede ser secundario a varias causas, como anemia, hipotensión, arritmias, enfermedad cerebrovascular, insuficiencia de la arteria basilar, enfermedades del oído medio, neurinoma del acústico y enfermedad de Ménière. La mayoría de los casos de vértigo tienen un fuerte componente psicológico, por lo que es tarea del médico determinar si existe algún beneficio secundario del síntoma. El consumo excesivo de ansiolíticos puede producir mareo y somnolencia diurna. El tratamiento con meclozina, 25-100 mg/día, ha resultado eficaz en muchos pacientes con vértigo.

Tabla 25-6
Causas de síncope

Trastornos cardíacos
Anatómicos/valvulares
    Estenosis aórtica
    Prolapso y reflujo mitral
    Miocardiopatía hipertrófica
    Mixoma
Eléctricos
    Taquiarritmias
    Bradiarritmias
    Bloqueo de conducción
    Síndrome de disfunción sinusal
Funcionales
    Isquemia e infarto

Hipotensión circunstancial
    Deshidratación (diarrea, ayuno)
    Hipotensión ortostática
    Hipotensión posprandial
    Micción, defecación, tos y deglución

Reflejos cardiovasculares alterados
    Síndrome del seno carotídeo
    Síncope vasovagal

Fármacos
    Vasodilatadores
    Antagonistas del calcio
    Diuréticos
    β-bloqueantes

Alteraciones del sistema nervioso central
    Insuficiencia cerebrovascular
    Convulsiones

Alteraciones metabólicas
    Hipoxemia
    Hipoglucemia o hiperglucemia
    Anemia

Neumopatías
    Enfermedad pulmonar obstructiva crónica
    Neumonía
    Tromboembolia pulmonar

Síncope

La pérdida repentina de conciencia que se asocia al síncope se debe a una disminución del riego sanguíneo cerebral y a la consiguiente hipoxia cerebral. Es necesario un estudio diagnóstico exhaustivo para descartar las diversas causas, que se detallan en la tabla 25-6.

Hipoacusia

Cerca del 30 % de las personas mayores de 65 años presentan una pérdida auditiva importante (presbiacusia), que después de los 75 años asciende hasta el 50 %. Las causas son diversas. El médico debe sospechar hipoacusia en los pacientes que refieren poder oír pero que no entienden lo que se les dice, o que piden que se les repitan las preguntas. Muchos ancianos con hipoacusia pueden beneficiarse de audífonos.

Maltrato a los ancianos

Se calcula que el 10 % de las personas mayores de 65 años sufren abusos. La American Medical Association define el maltrato de ancianos como «un acto u omisión que produce un daño, auténtico o potencial, a la salud o el bienestar de una persona de edad avanzada». Los malos tratos incluyen el abuso y la negligencia (física, psicológica, económica y material). También es posible el abuso sexual. La omisión engloba la negación de comida, medicinas, ropas y otras necesidades.

Los conflictos familiares y otro tipo de problemas a menudo subyacen al abuso de ancianos. Las víctimas suelen ser muy mayores y frágiles, y con frecuencia conviven con su agresor, quien puede depender económicamente de la víctima. Tanto esta como el perpetrador tienden a negar o minimizar el abuso. Las intervenciones consisten en proporcionar servicios legales, alojamiento y atención médica, psiquiátrica y de servicios sociales.

DUELO POR VIUDEDAD

Los datos demográficos sugieren que el 51 % de las mujeres y el 14 % de los hombres mayores de 65 años enviudarán al menos una vez. La pérdida del cónyuge es una de las experiencias vitales que más estrés genera. Como grupo, parece que los ancianos tienen un pronóstico más favorable de lo esperado después de morir la pareja. Los síntomas depresivos alcanzan su máxima intensidad en los primeros meses tras el fallecimiento, pero disminuyen significativamente en 1 año. Existe una relación entre la pérdida del cónyuge y la mortalidad posterior. Son especialmente vulnerables los ancianos que sobreviven a sus cónyuges suicidas, igual que aquellos con trastornos psiquiátricos.

TRATAMIENTO PSICOFARMACOLÓGICO DE LOS TRASTORNOS GERIÁTRICOS

Hay que seguir ciertas directrices respecto al uso de cualquier fármaco en la población anciana. Es fundamental efectuar una valoración médica completa antes de iniciar el tratamiento, que incluya un electrocardiograma. Es especialmente útil que el paciente o su familia detallen todos los medicamentos que está tomando, ya que la utilización de múltiples fármacos puede estar contribuyendo a los síntomas.

La mayoría de los psicofármacos deben administrarse tres o cuatro veces al día en dosis fraccionadas iguales. Es posible que las personas de más edad no sean capaces de tolerar el aumento brusco de la concentración sérica del fármaco que se produciría en caso de administrar una única dosis diaria mayor. Hay que vigilar la aparición de cambios en la presión arterial y la frecuencia cardíaca, así como otros efectos secundarios. Sin embargo, en los pacientes con insomnio es mejor dar la dosis más alta del antipsicótico o antidepresivo al acostarse, ya que así se aprovechan sus efectos sedantes e hipnóticos. Las preparaciones líquidas son útiles para quienes no pueden o no quieren tragar comprimidos. El médico debe mantener una supervisión continua del anciano con objeto de determinar la necesidad de una medicación de mantenimiento, cambios en las dosis y la aparición de efectos secundarios. En caso de que el paciente esté tomando psicofármacos en el momento de la exploración, el médico debe indicarle que los suspenda, si es posible, para realizar una nueva valoración posterior durante un estado libre de fármacos, después de un período de lavado.

Las personas de más de 65 años consumen más fármacos que cualquier otro grupo de edad: el 25 % de todas las recetas. Los efectos secundarios provocan la hospitalización de casi 250 000 personas al año en Estados Unidos. Los psicofármacos se encuentran entre los más recetados, junto con los diuréticos y los de acción cardiovascular; el 40 % de todos los hipnóticos expendidos en ese país anualmente son para individuos mayores de 75 años, y el 70 % de los ancianos adquieren fármacos de venta sin receta, frente a solo el 10 % de los adultos más jóvenes.

Principios del tratamiento

Los objetivos principales del tratamiento farmacológico de estos pacientes son: mejorar su calidad de vida, mantenerlos en la comunidad, y retrasar o evitar su internamiento en una residencia geriátrica. El prin-

cipio básico de la psicofarmacología geriátrica es la individualización de la pauta posológica.

Las dosis deben modificarse debido a los cambios fisiológicos que se producen con el envejecimiento. Las enfermedades renales se asocian con una disminución del aclaramiento renal de fármacos; las enfermedades hepáticas provocan una disminución de la capacidad para metabolizar los fármacos; la enfermedad cardiovascular y la disminución del gasto cardíaco pueden afectar tanto a la eliminación renal como hepática de los fármacos. La enfermedad gastrointestinal y la disminución de la secreción de ácido gástrico también influyen en la absorción del fármaco. A medida que la persona envejece, también lo hace la proporción entre la masa corporal magra y la grasa. En el envejecimiento normal, la masa magra disminuye y la grasa, aumenta. Las variaciones de esta proporción afectan a la distribución de los fármacos. Muchos psicofármacos liposolubles se distribuyen más ampliamente en el tejido adiposo que en otros, lo que produce un efecto más prolongado del esperado en los individuos de edad avanzada. De forma similar, también deben tenerse en cuenta los cambios en la sensibilidad del órgano final o los receptores. En los ancianos, el mayor riesgo de hipotensión ortostática por psicofármacos es consecuencia de una disminución de la actividad de los mecanismos reguladores de la presión arterial.

Como norma general, hay que usar la dosis de fármaco más baja posible que permita obtener la respuesta terapéutica deseada. El médico debe conocer la farmacodinámica, la farmacocinética y la biotransformación de cada fármaco prescrito, así como sus interacciones con otros que ya reciba el paciente. En medicina geriátrica, acerca del uso de fármacos se sigue el principio: «empieza despacio, sigue despacio».

PSICOTERAPIA PARA LOS PACIENTES GERIÁTRICOS

Los pacientes geriátricos deben tener a su alcance las intervenciones psicoterapéuticas habituales (psicoterapia orientada a la introspección, de apoyo, cognitiva, de grupo y familiar). Según Sigmund Freud, las personas mayores de 50 años no son idóneas para el psicoanálisis, puesto que sus procesos mentales carecen de flexibilidad. Sin embargo, según el punto de vista de muchos de sus seguidores, el psicoanálisis sí es posible después de esta edad. El envejecimiento sin duda limita la plasticidad de la personalidad, pero, como Otto Fenichel declaró, «lo hace en grados y edades tan diferentes, que es imposible establecer una norma general». La psicoterapia orientada a la introspección puede ayudar a eliminar un síntoma concreto, incluso en los ancianos. Su máximo beneficio se produce cuando los pacientes tienen la posibilidad de conseguir gratificaciones libidinales y narcisistas, aunque está contraindicada si el autoanálisis únicamente aporta que la vida ha sido un fracaso y que el paciente ha perdido la oportunidad de recuperar el tiempo.

Temas comunes relacionados con la edad que emergen durante la psicoterapia son las necesidades de adaptarse a las pérdidas, diversas y recurrentes (p. ej., la muerte de amigos y seres queridos), de asumir nuevos roles (p. ej., adaptarse a la jubilación y abandonar roles previamente definidos) y de aceptar su naturaleza mortal. La psicoterapia ayuda a los ancianos a enfrentarse con estos temas y los problemas emocionales que los rodean, así como a comprender su conducta y los efectos de esta sobre los demás. Además de mejorar las relaciones interpersonales, aumenta el amor propio y la confianza en uno mismo, disminuye los sentimientos de impotencia y rabia, y mejora la calidad de vida.

La psicoterapia ayuda a aliviar las tensiones de origen biológico y cultural, y posibilita que los ancianos trabajen y disfruten, dentro de los límites de su situación funcional y dependiendo de su entrenamiento pasado, sus actividades y el concepto de sí mismos en la sociedad. En los pacientes con deterioro cognitivo, la psicoterapia puede mejorar notablemente tanto los síntomas físicos como mentales. En un estudio realizado en un centro geriátrico, el 43 % de los pacientes que recibieron psicoterapia presentó menos incontinencia urinaria y mejoría de la marcha, el estado de alerta, la memoria y la audición que antes de la psicoterapia.

El terapeuta debe ser más activo, prestar más apoyo y ser más flexible cuando la terapia va dirigida a los ancianos que con los adultos más jóvenes, y debe estar listo para actuar resolutivamente en cuanto aparezca el primer signo de una incapacidad que precise la implicación activa de otro médico, como un internista, o la consulta con un familiar, o bien conseguir la ayuda de este.

Las personas de edad avanzada suelen acudir a la terapia en busca del apoyo, aliento y aprobación, de modo incondicional y absoluto, del psicoterapeuta. Con frecuencia, los pacientes esperan que sea todopoderoso, lo sepa todo y realice una curación mágica. La mayoría finalmente reconoce que el psicoterapeuta es humano y que están juntos luchando en un esfuerzo común. Sin embargo, en algunos casos, el psicoterapeuta debe asumir el papel idealizado, en especial cuando el paciente es incapaz o no está dispuesto a evaluar la realidad eficazmente. Con la ayuda del terapeuta, el paciente se enfrenta a problemas que anteriormente había evitado. A medida que le ofrece directamente su aliento, tranquilidad y consejos, la confianza del paciente en sí mismo aumenta de forma paralela a la resolución de sus conflictos.

▲ 25.3 Urgencias psiquiátricas

Una urgencia psiquiátrica es cualquier alteración del pensamiento, los sentimientos o las acciones que precisa una intervención terapéutica inmediata. El número de urgencias psiquiátricas está aumentando por diversas razones, como la creciente incidencia de la violencia, la mayor percepción del papel de las enfermedades médicas en la alteración del estado mental, y la epidemia de alcoholismo y trastornos por abuso de otras sustancias. El campo de acción de la psiquiatría de urgencias se está ampliando y va más allá de la práctica psiquiátrica general, para incluir problemas especializados como el consumo de sustancias, el maltrato infantil y conyugal, la violencia en forma de suicidio, homicidio y violación, y problemas sociales como la indigencia, el envejecimiento y la competencia. Los psiquiatras de urgencias deben estar al día de los aspectos médico-legales y de la contención del gasto sanitario. Esta sección ofrece una visión global de las urgencias psiquiátricas en general y de los adultos en particular. Las urgencias psiquiátricas en los niños se tratan más adelante en este capítulo.

LUGAR DEL TRATAMIENTO

La mayor parte de las evaluaciones psiquiátricas de urgencias las realizan médicos que no son psiquiatras, en servicios de urgencias generales, aunque cada vez se prefieren más los servicios psiquiátricos especializados. Independientemente del lugar, en él debe imperar una atmósfera de seguridad y protección. Hay que contar en todo momento con una cantidad de personal adecuada, que incluya psiquiatras, personal de enfermería, auxiliares y trabajadores sociales. También debe estar disponible personal adicional para ayudar cuando se produzcan aglomeraciones. Hay que definir claramente las responsabilidades específicas, como el uso de sujeciones, que deberá practicar todo el equipo de urgencias. Es esencial que se establezcan una comunicación y unas líneas de autoridad claras. Sería deseable que el personal estuviera organizado en equipos multidisciplinarios.

El mejor lugar para atender a los niños y a los adolescentes son las instalaciones de pediatría. Salvo que exista el riesgo de problemas de conducta o de que abandonen el hospital por su cuenta, no es necesario remitirlos al servicio de urgencias psiquiátricas para adultos.

El acceso al servicio de urgencias médicas y a los de diagnóstico adecuados debe ser inmediato, ya que una tercera parte de los trastornos médicos se manifiesta con cuadros psiquiátricos. El psiquiatra debe disponer de todo el arsenal de opciones psicofarmacológicas.

No puede excusarse ni tolerarse ningún tipo de violencia en el servicio de urgencias. El código de conducta exigible a los miembros del personal y a los pacientes debe estar a la vista, y ser asumido desde el momento en que llega el paciente. La seguridad se gestiona mejor como una cuestión clínica por el personal médico, y no por los agentes de la ley. Siempre que sea posible hay que separar a los pacientes agitados o peligrosos de los que no lo son. Las habitaciones de confinamiento y contención deben estar situadas cerca del control de enfermería para facilitar una vigilancia estrecha.

Todo el personal debe entender que los pacientes con problemas físicos y emocionales son frágiles, y que sus respuestas al tratamiento están influidas por diversas expectativas y fantasías, a menudo poco realistas. Por ejemplo, es posible que un hombre con un sentido de la realidad alterado y que ha sido traído contra su voluntad por la policía no entienda que el médico quiera ayudarle. Otros pacientes, influidos por experiencias anteriores insatisfactorias, pueden mostrarse hostiles. Un porcentaje elevado cree que los psiquiatras son capaces de leer la mente y que lo único que pretenden es encerrar a los pacientes. Estas personas no encuentran sentido a comentar abiertamente sus problemas. Otras muchas no entienden bien sus derechos como pacientes. Todas las intervenciones clínicas deben tener en cuenta estas expectativas y actitudes para minimizar la posibilidad de malentendidos, con los consiguientes problemas.

EPIDEMIOLOGÍA

A los servicios de urgencias psiquiátricas acuden indistintamente hombres y mujeres, y es más frecuente que lleguen personas solteras que casadas. Cerca de un 20% de los pacientes son suicidas, y alrededor de un 10%, violentos. Los diagnósticos más habituales son los trastornos del estado de ánimo (como los trastornos depresivos y los episodios de manía), la esquizofrenia y la dependencia del alcohol. Alrededor de un 40% de los pacientes atendidos en los servicios de urgencias psiquiátricas requiere hospitalización. La mayoría de las consultas tiene lugar durante las horas nocturnas, pero no se aprecian diferencias en función del día de la semana o del mes del año. Contrariamente a la creencia popular, los estudios no han demostrado que la afluencia a estos servicios aumente en los días de luna llena o en Navidad.

EVALUACIÓN

El principal objetivo de la evaluación psiquiátrica de urgencias es la rápida valoración del paciente en crisis. Para ello, el profesional debe establecer un diagnóstico inicial, identificar los factores precipitantes y las necesidades inmediatas, e iniciar el tratamiento o derivar al paciente al lugar más adecuado. Teniendo en cuenta el carácter impredecible del trabajo en el servicio de urgencias, con numerosos pacientes que presentan problemas tanto físicos como emocionales, y dadas las limitaciones de espacio y la competencia de los servicios auxiliares, es necesario aplicar un tratamiento pragmático. En ocasiones, lo mejor para el paciente es trasladarlo fuera del servicio de urgencias a una sala diagnóstica o de tratamiento más adecuada. Las urgencias médicas se manejan mejor, por lo general, en cualquier otro lugar del sistema. Mantener el menor número posible de pacientes en el servicio de urgencias disminuye las posibilidades de agitación y violencia.

La entrevista psiquiátrica habitual (compuesta por la anamnesis, la exploración del estado mental y, cuando sea adecuado y según las normas del servicio de urgencias, una exploración física completa y pruebas complementarias) constituye la piedra angular de la evaluación en urgencias, pero el psiquiatra de urgencias debe estar preparado para introducir las modificaciones necesarias. Por ejemplo, es posible que tenga que estructurar la entrevista con un paciente maníaco que anda de un lado a otro, medicar o inmovilizar a un paciente agitado, u obviar las reglas de la confidencialidad para evaluar el riesgo suicida de un adolescente. En general, cualquier estrategia que se aplique en el servicio de urgencias para alcanzar el objetivo de evaluar al paciente se considera coherente con la buena práctica médica, siempre que se documenten las justificaciones en la historia clínica del paciente.

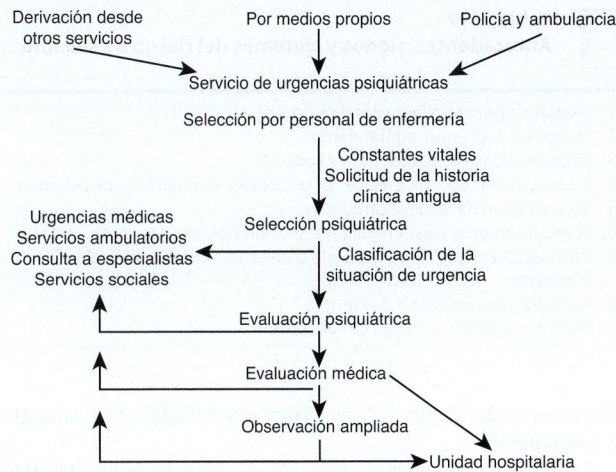

FIGURA 25-1

Evaluación y tratamiento de las urgencias psiquiátricas.

Tabla 25-7
Estrategia general al evaluar a un paciente

I. Autoprotección

A. Disponer del máximo posible de información acerca de los pacientes antes de reunirse con ellos

B. Dejar que apliquen las medidas de contención física quienes están instruidos en cómo hacerlo

C. Estar alerta frente al riesgo de violencia inminente

D. Comprobar la seguridad del entorno físico (p. ej., acceso a la puerta, objetos de la habitación)

E. Solicitar la presencia de otras personas durante la evaluación, si es necesario

F. Tener a otras personas en las inmediaciones

G. Tratar de establecer una alianza con el paciente (p. ej., no enfrentarse ni amenazar a los pacientes con psicosis paranoide)

II. Prevención de lesiones

A. Evitar las autolesiones y el suicidio. Utilizar los medios que sean necesarios para evitar que los pacientes se provoquen daños durante la evaluación

B. Evitar la violencia contra los demás. Durante la evaluación, efectuar una rápida valoración del riesgo de violencia del paciente. Si se juzga que es significativo, deben tenerse en cuenta las siguientes opciones:

1. Informar al paciente de que la violencia no es aceptable

2. Acercarse al paciente de forma no amenazadora

3. Tranquilizar y calmar al paciente o ayudarlo a examinar la realidad

4. Ofrecer medicación

5. Informar al paciente de que, si es necesario, se utilizarán medidas de contención o se le recluirá

6. Tener al equipo preparado para contener al paciente

7. Cuando el paciente está inmovilizado, observarle siempre atentamente y comprobar con frecuencia sus constantes vitales. Aislar a los pacientes inmovilizados de los estímulos de agitación del entorno. Planear inmediatamente la estrategia posterior: medicación, tranquilización, evaluación médica

III. Descartar trastornos mentales orgánicos

IV. Descartar una psicosis inminente

La definición de urgencia psiquiátrica es muy subjetiva. Cada vez más, el servicio de urgencias se está convirtiendo en una zona de admisiones, una sala de espera, un centro de desintoxicación y una consulta privada. Cuadros médicos como traumatismos craneoencefálicos, intoxicaciones agudas, crisis de abstinencia y encefalopatías por el SIDA pueden presentarse con manifestaciones psiquiátricas agudas. Los psiquiatras de urgencias deben evaluar y diferenciar rápidamente entre los pacientes que realmente tienen urgencias psiquiátricas de los que presentan cuadros menos agudos o urgencias no psiquiátricas. Un sistema de selección integrado por psiquiatras, personal de enfermería y trabajadores sociales de salud mental constituye una forma eficaz y eficiente de identificar a los pacientes como emergencias, urgentes o no urgentes, y establecer las prioridades en consecuencia (fig. 25-1).

En un modelo, cada paciente que llega al servicio de urgencias es valorado por una enfermera de triaje que determina el problema principal del paciente, su situación clínica y sus constantes vitales. A continuación, el psiquiatra se reúne brevemente con el paciente y las demás personas que tengan una implicación relevante en el caso (miembros de su familia, personal paramédico de los servicios de urgencias y policía) para asignarle una de las tres categorías (emergencia, urgente, y no urgente) o para derivar al paciente al lugar adecuado, como el servicio de urgencias médicas. Si un médico experimentado se encarga de esta tarea, se asegura la rápida identificación de los casos más urgentes y problemáticos, una asignación adecuada de los recursos y una respuesta a la pregunta que más se oye en la sala de urgencias: «¿Cuándo voy a ver a un médico?».

Seguidamente, el psiquiatra asigna la responsabilidad de cada paciente al personal adecuado. Dado que la evaluación suele extenderse más allá de la duración de un turno, es obligado que el sistema cuente con un procedimiento detallado mediante comunicaciones visuales, orales o escritas, para transferir la responsabilidad y transmitir la información entre un turno y el siguiente. Hay que solicitar automáticamente la historia clínica de todo paciente asignado al servicio de urgencias. Cada urgencia debe juzgarse por sí misma, pero la información aportada por la historia previa y quienes trabajan sobre el terreno, así como por los miembros de la familia, puede ser crucial para evaluar a los pacientes, en especial a los que están psicóticos, aterrorizados o que, por cualquier otro motivo, no pueden o no quieren cooperar en la elaboración de una anamnesis correcta.

El psiquiatra debe tener acceso a personal multilingüe y a otros servicios de traducción. El uso de los amigos o familiares del paciente como traductores no es la mejor opción, debido a la posibilidad de que se produzca una distorsión o una negación deliberada o inconsciente del cuadro clínico, por su implicación con el paciente.

Sería ideal obtener una valoración inicial de las necesidades biopsicosociales globales del paciente, pero la naturaleza urgente del caso, los pacientes que esperan y las limitaciones propias del contexto de un servicio de urgencias hacen que dicha evaluación completa sea una cuestión polémica. Como mínimo, la evaluación de urgencias debe responder a cinco preguntas, antes de tomar cualquier decisión: *1)* ¿es seguro para el paciente permanecer en el servicio de urgencias?; *2)* ¿es el problema orgánico, funcional, o una combinación de ambos?; *3)* ¿está el paciente psicótico?; *4)* ¿es un paciente homicida o suicida?, y *5)* ¿hasta qué punto es capaz el paciente de cuidar de sí mismo? En la tabla 25-7 se proporciona una estrategia general para la evaluación de los pacientes.

Seguridad del paciente

Los profesionales deben considerar la cuestión de la seguridad del paciente antes de evaluarlo. La respuesta debe tratar los aspectos de la disposición física del servicio de urgencias, la distribución de la plantilla y la comunicación, y la población de pacientes. A continuación los psiquiatras deben evaluarse a sí mismos: ¿tienen la disposición mental adecuada para llevar a cabo la evaluación?, ¿hay algún aspecto del caso que pueda desencadenar reacciones de contratransferencia? Esta autoevaluación debe continuar durante todo el proceso de valoración del paciente. La seguridad física y emocional del paciente tiene prioridad sobre cualquier otra consideración. En caso de que las intervenciones verbales fracasen o estén contraindicadas, hay que pensar en el uso de medicación o de medios de contención y, de ser necesario, en su aplicación. Estar muy atento ante la posible aparición de conductas agitadas o desorganizadas más allá de los límites aceptables suele ser la mejor garantía de que no se produzcan sucesos indeseables.

Tabla 25-8
Características que indican una causa médica en el trastorno mental

Inicio agudo (en horas o minutos, con síntomas relevantes)

Primer episodio

Edad geriátrica

Enfermedad médica o lesión en la actualidad

Abuso significativo de sustancias

Trastornos perceptivos no auditivos

Síntomas neurológicos: pérdida de conciencia, convulsiones, traumatismo craneoencefálico, cambios en el patrón de cefalea, alteraciones visuales

Signos clásicos del estado mental: disminución del estado de alerta, desorientación, alteración de la memoria, alteración de la concentración y de la atención, discalculia, concretismo

Otros signos del estado mental: trastornos del habla, del movimiento o de la marcha

Apraxia constructiva: dificultades para dibujar un reloj, un cubo, una intersección de pentágonos, dibujos gestálticos de Bender

¿Médico o psiquiátrico?

La cuestión más importante que debe abordar el psiquiatra de urgencias es si se trata de un problema médico, psiquiátrico o mixto. Hay cuadros médicos (como la diabetes mellitus, las enfermedades tiroideas, las crisis de abstinencia, el SIDA y los traumatismos craneoencefálicos) que pueden presentarse con alteraciones llamativas del estado mental que semejan enfermedades mentales comunes. Esas situaciones pueden ser mortales si no se tratan con rapidez. Por lo general, el tratamiento de una afección física es más definitivo y su pronóstico es mejor que el de un trastorno funcional psiquiátrico. El psiquiatra debe tener en cuenta todas las posibilidades.

Una vez que se etiqueta a un paciente como psiquiátrico, es posible que sus quejas no sean tomadas en serio por los profesionales sanitarios que no están versados en salud mental, y los cuadros clínicos pueden deteriorarse. Debido a factores como la institucionalización, la indigencia y el alcoholismo crónico, los enfermos mentales tienen un gran riesgo de sufrir tuberculosis, carencias vitamínicas y otros trastornos que son fáciles de ignorar pero fáciles de tratar. Síntomas como la paranoia, la preocupación interna y la psicosis aguda pueden hacer que el diagnóstico médico sistemático resulte extremadamente complicado. Hay que valorar en cada paciente la posibilidad de que una afección médica se combine con un trastorno psiquiátrico subyacente. Un joven que acude a urgencias intoxicado o con un síndrome de abstinencia de alcohol dos o tres veces al mes puede presentarse otro día con un hematoma subdural como resultado de una caída. En la tabla 25-8 se enumeran las características que apuntan hacia una causa orgánica del trastorno mental.

LA ENTREVISTA EN SITUACIONES ESPECÍFICAS

Psicosis

El hecho de que un paciente esté psicótico no se refiere tanto al diagnóstico como a la gravedad de los síntomas y al grado de desorganización vital. El grado de distanciamiento del paciente de la realidad objetiva, el nivel de afectividad, el funcionamiento intelectual y el grado de regresión son parámetros importantes. El deterioro en cualquiera de dichas áreas puede provocar dificultades para llevar a cabo la evaluación. También puede comportar una conducta agitada o agresiva, o la incapacidad para cumplir las recomendaciones terapéuticas. Un paciente paranoico e hipervigilante puede malinterpretar el ofrecimiento de ayuda que le haga un miembro del personal, y golpearlo en defensa propia. Las alucinaciones auditivas en forma de órdenes pueden hacer que un paciente niegue sus síntomas o arroje las recetas a la basura en cuanto abandona el servicio de urgencias. El psiquiatra debe estar atento a las complicaciones que pueden producirse en los pacientes que presentan

Tabla 25-9
Antecedentes, signos y síntomas del riesgo de suicidio

1. Tentativas previas o fantasías de suicidio
2. Ansiedad, depresión, agotamiento
3. Disponibilidad de medios para suicidarse
4. Preocupación sobre los efectos del suicidio en los miembros de la familia
5. Verbalización de la ideación suicida
6. Preparación de un testamento, resignación tras una depresión agitada
7. Crisis vital cercana, como un duelo o una intervención quirúrgica inminente
8. Antecedentes familiares de suicidio
9. Pesimismo o desesperanza generalizados

una alteración del sentido de la realidad, y deben modificar su estrategia en consecuencia.

Todas las comunicaciones con los pacientes han de ser directas. Hay que explicar brevemente, con palabras que el paciente pueda entender, cualquier intervención clínica. Los psiquiatras no deben dar por supuesto que los pacientes confían o creen en ellos, o incluso que quieren que les ayude. Los médicos deben estar preparados para estructurar o dar por terminada la entrevista, con el fin de limitar las posibilidades de que se produzca una agitación o una regresión.

Depresión y pacientes potencialmente suicidas

El médico deberá preguntar siempre acerca de la ideación suicida como parte de la exploración del estado mental, sobre todo si el paciente está deprimido. Es posible que no se dé cuenta de que síntomas como despertarse por las noches y un aumento de las quejas somáticas están relacionados con los trastornos depresivos. Hay que preguntar directamente al paciente: «¿quiere o ha querido alguna vez suicidarse?», «¿desea morir?», «¿se siente tan mal que podría hacerse daño a sí mismo?». Ocho de cada 10 personas que acaban quitándose la vida habían advertido de sus intenciones. Que se admita tener un plan constituye un signo especialmente peligroso. Si un paciente que ha estado amenazando con suicidarse se muestra tranquilo y menos agitado que antes, es un signo de mal pronóstico. Los profesionales deben estar especialmente atentos a los factores que se enumeran en la tabla 25-9.

Una nota de suicidio, antecedentes familiares, o la conducta suicida previa del paciente aumentan el riesgo de suicidio. Los indicios de impulsividad o un pesimismo generalizado sobre el futuro también suponen que el paciente está en situación de riesgo. Si el médico decide que el paciente muestra un riesgo inminente de conducta suicida, hay que hospitalizarlo o protegerlo de otra manera. Una situación difícil se da cuando el riesgo no parece inmediato pero existe la posibilidad del suicidio mientras el paciente siga deprimido. Si el psiquiatra decide no ingresar al paciente de inmediato, debe insistirle en que le llame en cuanto crezca la presión suicida.

Pacientes violentos

Los pacientes pueden ser violentos por muchas razones y la entrevista con ellos debe intentar determinar la causa subyacente de su comportamiento violento, ya que esta determinará el tratamiento. El diagnóstico diferencial de la conducta violenta incluye el trastorno mental orgánico inducido por sustancias psicoactivas, el trastorno de la personalidad antisocial, la esquizofrenia catatónica, las infecciones médicas, las neoplasias cerebrales, el trastorno de personalidad obsesivo-compulsivo descompensado, los trastornos disociativos, los trastornos del control de los impulsos, los trastornos sexuales, la intoxicación alcohólica idiosincrásica, el trastorno delirante, el trastorno de la personalidad paranoide, la esquizofrenia, la epilepsia del lóbulo temporal, el trastorno bipolar y la violencia incontrolable secundaria a la tensión interpersonal. La entrevista psiquiátrica debe incluir preguntas que ayuden a acla-

Tabla 25-10
Evaluación y predicción de las conductas violentas

1. Signos de violencia inminente
   a. Actos recientes de violencia, incluida la violencia contra la propiedad
   b. Amenazas verbales o físicas (intimidación)
   c. Posesión de armas o de otros objetos que puedan utilizarse como armas (p. ej., tenedores, ceniceros)
   d. Agitación psicomotriz progresiva
   e. Intoxicación por alcohol o drogas
   f. Ideación persecutoria en un paciente psicótico
   g. Alucinaciones auditivas que ordenan actos violentos: algunos pacientes, aunque no todos, están en situación de riesgo elevado
   h. Trastornos cerebrales orgánicos, generalizados o con síntomas de afectación frontal; con menor frecuencia, con síntomas de afectación temporal (controvertido)
   i. Pacientes con excitación catatónica
   j. Determinados pacientes con manía
   k. Determinados pacientes con depresión agitada
   l. Pacientes con trastornos de la personalidad con tendencia a la ira, violencia o falta de control de los impulsos
2. Evaluación del riesgo de violencia
   a. Considerar: ideación violenta, deseo, intención, plan, disponibilidad de medios, implementación del plan, deseo de recibir ayuda
   b. Considerar características demográficas: sexo (masculino), edad (15-24 años), posición socioeconómica (baja), apoyo social (escaso)
   c. Considerar los antecedentes del paciente: violencia, actos antisociales no violentos, bajo control de los impulsos (p. ej., juego, consumo de sustancias, suicidio o autolesiones, psicosis)
   d. Considerar factores estresantes explícitos (p. ej., conflicto conyugal, pérdida real o simbólica)

rar el diagnóstico diferencial de la conducta violenta y otras dirigidas a predecir la violencia.

Los mejores predictores de la conducta violenta son: *1)* el consumo excesivo de alcohol; *2)* los antecedentes de actos violentos, con detenciones o actividad delictiva, y *3)* los antecedentes de maltrato infantil. La tabla 25-10 contiene una lista de los factores más significativos para evaluar y predecir la violencia.

Violación y abusos sexuales

La violación consiste en forzar y coaccionar a una víctima para que lleve a cabo una relación sexual sin desearlo; normalmente se trata de un coito, aunque pueden consistir en una penetración anal o una felación. Al igual que en otros actos de violencia, se trata de una urgencia psiquiátrica que requiere una intervención inmediata y adecuada. Las víctimas de una violación pueden sufrir secuelas que persistan toda la vida. Es una experiencia potencialmente mortal en la que casi siempre se amenaza a la víctima con daños físicos, a menudo con un arma. Aparte de la violación, otras formas de abuso sexual son la manipulación genital con objetos extraños, la provocación de dolor y la actividad sexual forzada.

La gran mayoría de los violadores son hombres, y la mayoría de las víctimas son mujeres. No obstante, también los hombres pueden sufrir violaciones, a menudo en instituciones en las que están detenidos (p. ej., cárceles). La población con el máximo riesgo es la de las mujeres de 16 a 24 años, aunque han sido víctimas de una violación desde niñas de 15 meses hasta mujeres octogenarias. Más de un tercio de las violaciones las realizan personas que conocen a la víctima, y un 7% son familiares cercanos. En una cuarta parte de las de las violaciones participa más de un agresor (violación en grupo).

Las reacciones típicas de las víctimas de violación y de abuso sexual son de vergüenza, humillación, ansiedad, confusión e indignación. Muchas se preguntan si han sido en parte responsables y si, de alguna manera, han provocado el asalto. De hecho, la conducta de la víctima es menos importante a la hora de provocar una violación que al perpetrar un homicidio o un robo. Las víctimas de violación y de abuso sexual se

sienten a menudo confundidas tras la agresión. Los médicos deben adoptar una postura tranquilizadora, apoyar a la víctima y no juzgarla. Se debe informar a la víctima sobre la disponibilidad de servicios médicos y legales y de centros de urgencias para violación que ofrecen servicios multidisciplinarios.

Si es posible, el médico que evalúe a la paciente debería ser una mujer, ya que para la víctima puede ser más fácil hablar con ella que con un hombre. La evaluación se debe llevar a cabo en privado. La falta de reconocimiento abierto de la violación o del abuso sexual suele deberse a que las víctimas se sienten incómodas cuando hablan de la agresión y, por ello, evitan el tema. Si la paciente se muestra ansiosa cuando se le pregunta por sus relaciones sexuales y evita contestar, debe respetarse su deseo. Hay que asumir que la víctima de una violación ha pasado por una situación estresante e imprevista que ha puesto en peligro su vida. Es fundamental legal y terapéuticamente obtener una historia detallada y completa de la agresión.

Con el consentimiento por escrito de la paciente, se deben recoger pruebas, como el semen y el vello púbico, que puedan utilizarse para identificar al violador, y tomar fotografías si es posible. La historia clínica puede utilizarse como prueba en los procesos judiciales, de modo que es esencial una documentación objetiva y meticulosa de todos los aspectos de la evaluación.

TRATAMIENTO DE LAS URGENCIAS

Psicoterapia

En una intervención psiquiátrica de urgencia todos los intentos se hacen para aumentar la autoestima de los pacientes. La empatía es básica para obtener la curación en una urgencia psiquiátrica. El conocimiento adquirido acerca de cómo las fuerzas biogénicas, situacionales, del desarrollo y existenciales convergen en un punto para generar una urgencia psiquiátrica es equivalente a la maduración de las habilidades de la psiquiatría de urgencias. En todos los grupos de edad, el trastorno adaptativo puede provocar arrebatos de ira en forma de rabietas, que son particularmente frecuentes en las peleas conyugales y es habitual que los vecinos, molestos por los ruidos de las discusiones violentas, avisen a la policía. Estas peleas deben abordarse con precaución, ya que a menudo se pueden complicar por el consumo de alcohol y la presencia de armas peligrosas. La pareja que se pelea suele volcar su furia combinada contra una tercera persona desprevenida. La autoestima herida es una cuestión básica y los médicos deben evitar adoptar posturas condescendientes o despectivas, e intentar comunicar una actitud de respeto y una auténtica preocupación por conseguir la conciliación.

En casos de violencia familiar, los psiquiatras deben apreciar la especial vulnerabilidad de algunos familiares cercanos. Una esposa o un marido pueden tener una vinculación masoquista con su cónyuge, e inducir reacciones violentas para provocar a la pareja y minar su autoestima. Es frecuente que estas relaciones terminen con el asesinato del provocador y, a veces, con el suicidio del otro cónyuge (la dinámica que se encuentra tras la mayoría de los denominados pactos suicidas). Como muchos pacientes suicidas, muchos pacientes violentos necesitan hospitalización, y suelen aceptar la sugerencia del ingreso con sensación de alivio.

Con frecuencia, en el tratamiento de urgencias se necesita más de un psicoterapeuta o de un tipo de psicoterapia. Por ejemplo, un paciente varón de 28 años, deprimido y con ideaciones suicidas tras una colostomía por una colitis intratable, cuya esposa lo ha amenazado con dejarlo por su irritabilidad y por sus constantes altercados, puede derivarse a un psiquiatra para que lleve a cabo psicoterapia de apoyo y paute una medicación antidepresiva, a un terapeuta familiar con su mujer para mejorar su situación conyugal, y a un grupo de apoyo a los colostomizados para que aprenda técnicas para afrontar la colostomía. Los psiquiatras clínicos de urgencias son pragmáticos; utilizan todos los tipos de intervención terapéutica que tienen a su disposición para resolver la crisis y facilitar la exploración y la progresión, y se preocupan menos de lo habitual por que se diluya la relación terapéutica. La terapia de urgencias pone énfasis en cómo diversas modalidades psiquiátricas actúan sinérgicamente para mejorar la recuperación.

No existe un único abordaje adecuado para todos los pacientes que se encuentran en una situación similar. ¿Qué le dice un médico a un paciente y a sus familiares cuando sufren una urgencia psiquiátrica, como un intento de suicidio o un brote esquizofrénico? A veces, es útil una explicación genética; la información de que una enfermedad tiene un importante componente biológico alivia a algunas personas, pero en otros casos esta perspectiva subraya una falta de control, y aumenta la depresión y la ansiedad. Todos se sienten indefensos, ya que ni la familia ni el paciente pueden alterar su conducta para minimizar la probabilidad de una recidiva. A algunas personas les puede ayudar una explicación de la dinámica familiar o individual; otras solo quieren que alguien las escuche, y con el tiempo se llegan a entender a sí mismas.

En una urgencia, al igual que en cualquier otra situación psiquiátrica, si el profesional no sabe qué decir, lo mejor es escuchar. Las personas que sufren una crisis revelan sus necesidades de apoyo, negación, ventilación, y palabras para conceptualizar el significado de sus crisis y descubrir vías de resolución.

Tratamiento farmacológico

Las principales indicaciones para el uso de fármacos psicotrópicos en un servicio de urgencias incluyen la conducta violenta o agresiva, las crisis de ansiedad o ataques de pánico masivos, y las reacciones extrapiramidales, como la distonía y la acatisia, que constituyen efectos adversos de los fármacos. El laringoespasmo es una forma rara de distonía, y los psiquiatras deben estar preparados para mantener abierta la vía respiratoria mediante intubación, si es necesario.

Las personas que están delirando o en un estado de excitación catatónica necesitan que se las tranquilice. Los arrebatos episódicos de violencia responden a antipsicóticos (haloperidol, antipsicóticos de segunda generación), benzodiazepinas y antihistaminas. Si la historia clínica sugiere una enfermedad convulsiva, se debe confirmar clínicamente el diagnóstico, y averiguar su causa con los estudios pertinentes. Si los resultados son positivos, se debe iniciar un tratamiento con anticonvulsivantes o cirugía si es necesario (p. ej., en caso de una masa cerebral). En las intoxicaciones por sustancias, puede ser suficiente la adopción de medidas conservadoras. Algunas veces son necesarios fármacos como el haloperidol (de 5 a 10 mg cada 30 min o 1 h) hasta que el paciente se estabiliza. Pueden utilizarse benzodiazepinas en lugar de los antipsicóticos, o además de ellos (para disminuir las dosis de estos últimos). Cuando una sustancia ejerce potentes efectos anticolinérgicos, las benzodiazepinas son más adecuadas que los antipsicóticos.

Los pacientes violentos que oponen resistencia se reducen eficazmente con un sedante o un antipsicótico adecuados. Se pueden administrar de 5 a 10 mg de diazepam, o 2 a 4 mg de lorazepam, por vía intravenosa lenta, durante 2 min. Los médicos deben administrar los fármacos intravenosos con gran precaución para evitar un paro respiratorio. En los pacientes que necesiten fármacos intramusculares, la sedación puede conseguirse con 5 a 10 mg de haloperidol por vía intramuscular. Si la agitación se debe al alcohol o es parte de un trastorno psicomotor poscomicial, el sueño inducido por una dosis relativamente baja de un fármaco intravenoso puede durar horas. Al despertar, los pacientes suelen estar completamente alerta y lúcidos, y presentan típicamente una amnesia total acerca del episodio violento.

Si el trastorno forma parte de un proceso psicótico en curso y recidiva en cuanto pasan los efectos del fármaco intravenoso, se puede administrar una pauta continua. A veces es mejor utilizar pequeñas dosis intramusculares, separadas por intervalos de 30 min a 1 h (p. ej., 2 a 5 mg de haloperidol, o 20 mg de diazepam), hasta que se controla al paciente, que administrar grandes dosis inicialmente y al final acabar medicando en exceso. A medida que se consigue el control de la conducta alterada, se deben administrar dosis cada vez menores y con me-

Tabla 25-11
Uso de contenciones

Principios recomendados para usar contención física
- Usarla solo después de que fallen los abordajes no físicos
- Mantener la privacidad y dignidad del paciente durante toda la intervención
- La limitación de movimiento debe ser lo menos restrictiva posible
- El personal médico debe estar debidamente capacitado sobre cómo usar y monitorizar esta intervención
- El departamento de urgencias debe establecer guías apropiadas y consistentes para la contención, incluyendo
  - Qué tratamientos deben administrarse
  - Cuál es el seguimiento necesario
  - Cómo se evaluará al paciente para finalizar la contención
- El equipo de tratamiento debe observar al paciente de forma explícita y continua
- El uso de contención física debe ser consistente con todos los estándares y reglas

Adaptada de American College of Emergency Physicians (ACEP). Use of patient restraints. Policy statement. *Ann Emerg Med* 2014;64(5):574.

nor frecuencia. Durante el tratamiento preliminar deben controlarse la presión arterial y otras constantes vitales del paciente.

Contención

Las medidas de contención se utilizan cuando los pacientes son tan peligrosos para sí mismos o para los demás que suponen una grave amenaza que no puede controlarse de otro modo. Se les puede contener de forma temporal hasta que reciban medicación, o durante períodos más prolongados si no se les pueden administrar fármacos. Por lo general, los pacientes a los que se aplican estas medidas se calman al cabo de un tiempo. Desde un punto de vista psicodinámico, estos pacientes pueden incluso agradecer el control de sus impulsos que se alcanza con las medidas de contención. Véase la tabla 25-11 para un resumen del uso de la contención.

Disposición

En algunos casos, la opción habitual de ingresar o dar el alta al paciente no se considera óptima. Por ejemplo, las sospechas de psicosis tóxicas, de descompensaciones breves en un paciente con un trastorno de personalidad y de reacciones adaptativas a acontecimientos traumáticos se pueden atender mejor en un contexto de observación más amplio. Si el paciente permanece más tiempo en un entorno seguro, se puede obtener la suficiente mejora o clarificación de los problemas para que el tratamiento tradicional con ingreso se haga innecesario; se puede evitar el trauma y el estigma que supone un ingreso psiquiátrico, y dejar camas libres para pacientes más necesitados. La intervención crítica de las víctimas de una violación y de otros traumas también puede realizarse en un contexto de observación ampliado.

Cuando se decide ingresar al paciente en el hospital, es preferible que sea voluntariamente. Esta opción permite que los pacientes tengan una sensación de control sobre sus vidas y de participación en las decisiones terapéuticas. Los que claramente cumplan los criterios para un ingreso involuntario, por el peligro que suponen para sí mismos o para los demás, no pueden abandonar el hospital sin que se les vuelva a evaluar, y pueden volver a clasificarse como involuntarios si es necesario.

Como la valoración inicial no suele ser concluyente, es mejor diferir el tratamiento definitivo hasta que se pueda completar la evaluación del paciente en planta o en consultas externas. No obstante, cuando el diagnóstico está claro y se conoce su respuesta a tratamientos anteriores, no se gana nada con retrasar las decisiones. Por ejemplo, en un paciente que sufre esquizofrenia crónica y que se ha descompensado porque ha dejado de tomar su medicación antipsicótica habitual, lo mejor que se puede hacer es reanudar inmediatamente el tratamiento.

Incluso cuando los pacientes se sienten cómodos al acudir al servicio de urgencias en los momentos de necesidad, el psiquiatra de urgencias debe derivarlos o redirigirlos al servicio más adecuado. Los pacientes de los consultorios de psicofarmacología que hayan faltado a sus citas habituales deben recibir solo suficiente medicación para que se puedan mantener hasta que les atiendan de nuevo en consultas externas. Debe adoptarse como norma informar a los otros profesionales que los tratan.

El servicio de urgencias suele ser la puerta de entrada al servicio de psiquiatría del hospital. Las primeras impresiones tienen un gran peso. El tipo de atención y la preocupación demostrada hacia los pacientes que acuden a urgencias ejerce una gran influencia sobre cómo responde-

rán frente a los miembros del personal y a las recomendaciones terapéuticas, e incluso a su cumplimiento con las pautas de tratamiento, mucho tiempo después de que hayan abandonado el servicio de urgencias.

Documentación

En interés de una buena atención, del respeto por los derechos de los pacientes, del control de los costes y de las cuestiones médico-legales, la documentación se ha convertido en una preocupación básica para el psiquiatra de urgencias. La historia clínica debe describir de forma concisa al paciente, y destacar todos los datos positivos y negativos pertinentes. Han de mencionarse los vacíos de la información y sus motivos. Deben anotarse los nombres y los datos de contacto de las partes interesadas. Tiene que establecerse un diagnóstico provisional o diferen-

Tabla 25-12
Urgencias habituales en psiquiatría

Síndrome	Síntomas en la urgencia	Tratamiento
Abstinencia de clonidina	Irritabilidad; psicosis; violencia; convulsiones	Los síntomas ceden con el tiempo, pero pueden necesitarse antipsicóticos; reducción gradual de la dosis
Abstinencia de simpaticomiméticos	Paranoia; estados de confusión; depresión	La mayoría de los síntomas ceden sin medicación; antipsicóticos; antidepresivos si son necesarios
Abstinencia de sustancias	Dolor abdominal; insomnio; mareos; delírium; convulsiones; pueden aparecer síntomas de discinesia tardía; aparición brusca de síntomas maníacos o esquizofrénicos	Los síntomas de la abstinencia de psicofármacos ceden con el tiempo o con la restitución de la sustancia; los síntomas de la abstinencia de antidepresivos se pueden tratar con éxito con fármacos anticolinérgicos, como la atropina; la retirada gradual de los psicofármacos en 2 o 4 semanas generalmente evita la aparición de los síntomas
Abuso de tolueno	Ansiedad; confusión; alteración cognitiva	Las lesiones neurológicas no son progresivas y revierten si se interrumpe a tiempo el tolueno
Abuso de un niño o de un adulto	Signos de traumatismo físico	Tratamiento de los problemas médicos; evaluación psiquiátrica; comunicación a las autoridades
Acatisia	Agitación, inquietud, malestar muscular; disforia	Disminución de la dosis de antipsicóticos; propranolol (de 30 a 120 mg/día); benzodiazepinas; difenhidramina oral o i.v.; benzatropina i.m.
Agorafobia	Pánico, depresión	Alprazolam, 0,25 a 2 mg; antidepresivos
Agranulocitosis (inducida por clozapina)	Fiebre elevada, faringitis, úlceras bucales y perianales	Interrupción inmediata de la medicación; administración de factor estimulador de colonias de granulocitos
Anorexia nerviosa	Pérdida del 25 % del peso corporal correspondiente al patrón según la edad y el sexo	Hospitalización; electrocardiograma (ECG); líquidos y electrólitos; evaluación neuroendocrina
Catatonía	Marcada alteración psicomotriz (ya sea excitación o estupor); agotamiento; puede ser mortal	Tranquilización rápida con benzodiazepinas o antipsicóticos; controlar los signos vitales
Conducta homicida y agresiva	Notable agitación con amenazas verbales	Aislamiento, contención, medicación
Crisis de la adolescencia	Tentativas e ideación suicidas; consumo de sustancias, absentismo escolar, problemas legales, embarazo, fugas; trastornos alimentarios; psicosis	Evaluación del potencial suicida, la magnitud del consumo de sustancias y la dinámica familiar; terapia familiar e individual basada en la crisis; hospitalización si es necesaria; consulta con autoridades competentes extrafamiliares
Crisis conyugal	El precipitante puede ser el descubrimiento de una aventura extraconyugal, la aparición de una enfermedad grave, el anuncio de la intención de divorciarse o problemas con los hijos o en el trabajo; uno de los miembros de la pareja o ambos pueden estar bajo tratamiento o presentar una enfermedad psiquiátrica; uno de los cónyuges puede intentar que se ingrese al otro	Se preguntará a cada uno y a solas si tienen aventuras extraconyugales, si ha consultado con un abogado acerca del divorcio, y si está dispuesto a trabajar en una terapia orientada a la crisis o a largo plazo para resolver el problema; antecedentes sexuales, económicos y de tratamiento psiquiátrico de ambos, y evaluación psiquiátrica en el momento de la presentación; se puede precipitar por la aparición de un trastorno del estado de ánimo no tratado o de síntomas afectivos debidos a una enfermedad médica o a una demencia de inicio gradual; la derivación para que se trate la enfermedad disminuye el estrés inmediato y mejora la capacidad de afrontamiento del cónyuge sano; los hijos solo deben dar información a alguien relacionado con la asistencia social
Crisis hipertensiva	Reacción hipertensiva que pone en peligro la vida, secundaria a la ingestión de alimentos ricos en tiramina en combinación con inhibidores de la monoaminooxidasa (IMAO); cefalea, tortícolis, sudoración, náuseas, vómitos	Los antihipertensivos administrados por el equipo de urgencias garantizan que los síntomas no sean secundarios a la hipotensión (efecto secundario de los propios IMAO)
Déficit de vitamina B_{12}	Confusión; cambios del estado de ánimo y de la conducta; ataxia	Tratamiento con vitamina B_{12}

Continúa

Tabla 25-12
Urgencias habituales en psiquiatría *(cont.)*

Síndrome	Síntomas en la urgencia	Tratamiento
Delírium	Conciencia fluctuante; riesgo de suicidio y de homicidio; obnubilación cognitiva; alucinaciones visuales, táctiles y auditivas; paranoia	Evaluación de todos los factores que hayan podido contribuir y tratamiento de cada uno de ellos según convenga; tranquilización, estructura, pistas para la orientación; benzodiazepinas en dosis bajas, los antipsicóticos de alta potencia se deben utilizar con extrema precaución debido a su potencial acción paradójica, que puede aumentar la agitación
Demencia	Incapacidad para hacerse cargo de uno mismo; arrebatos de violencia; psicosis; depresión e ideación suicida; confusión	Antipsicóticos de alta potencia en dosis bajas; pistas para mantener la orientación; evaluación orgánica y del uso de fármacos; intervención familiar
Discinesia tardía	Discinesia en la boca, la lengua, la cara, el cuello y el tronco; movimientos coreoatetósicos de las extremidades; normalmente, pero no siempre, aparece tras un tratamiento prolongado con antipsicóticos, especialmente después de una disminución de la dosis; máxima incidencia en personas ancianas y con lesiones cerebrales; los antiparkinsonianos intensifican los síntomas, y los antipsicóticos en dosis elevadas los enmascaran, pero no los curan	No se ha comunicado ningún tratamiento eficaz; se puede prevenir si se prescribe la menor dosis posible del fármaco durante el mínimo tiempo que sea clínicamente posible y si se establecen períodos libres de medicación en los pacientes que necesiten tomarla de forma continuada; disminución de la dosis o interrupción del fármaco al primer signo de movimientos discinéticos
Distonía aguda	Espasmo involuntario de los músculos del cuello, la lengua, la cara, la mandíbula, los ojos o el tronco	Disminución de la dosis del antipsicótico; benzatropina o difenhidramina i.m.
Duelo	Sentimientos de culpa, irritabilidad; insomnio; quejas somáticas	Se debe diferenciar del trastorno depresivo mayor; no están indicados los antidepresivos; benzodiazepinas para dormir; facilitación del desahogo
Episodio de manía	Conducta violenta e impulsiva; conducta sexual o gastos indiscriminados; psicosis; consumo de sustancias tóxicas	Hospitalización; contención si es necesaria; sedación rápida con antipsicóticos; recuperación de las concentraciones de litio
Esquizofrenia	Extrema dejadez de uno mismo; paranoia grave; ideación suicida o agresividad; síntomas psicóticos extremos	Evaluación del potencial suicida u homicida; identificación de otras enfermedades aparte de la esquizofrenia; sedación rápida
Esquizofrenia catatónica	Notable alteración psicomotora (con excitación o estupor); agotamiento; puede ser mortal	Sedación rápida con antipsicóticos; monitorización de las constantes vitales; el amobarbital puede liberar a un paciente de su mutismo o estupor catatónico, pero puede precipitar una conducta violenta
Exacerbación de la esquizofrenia	Retraimiento; agitación; riesgo de suicidio y de homicidio	Evaluación del riesgo de suicidio y de homicidio; detección de enfermedades médicas; contención y sedación rápida si es necesaria; hospitalización si es necesaria; reevaluación de la pauta farmacológica
Fobias	Angustia, ansiedad; miedo	Tratamiento igual que en el trastorno de pánico
Fotosensibilidad	Susceptibilidad a las quemaduras solares secundaria al uso de fármacos antipsicóticos	Los pacientes deben evitar la luz solar intensa, y utilizar filtros con factores de protección elevados
Hipertermia	Excitación extrema o estupor catatónico, o ambos; temperatura extremadamente elevada; hiperagitación violenta	Hidratación y frío; puede ser una reacción farmacológica, por lo que deben interrumpirse todos los fármacos; descartar infecciones
Hiperventilación	Ansiedad, terror, obnubilación; mareo, desmayo; visión borrosa	Corrección de la alcalosis haciendo que el paciente respire en una bolsa de papel; educación del paciente; ansiolíticos
Hipotermia	Confusión; letargo; combatividad; baja temperatura corporal y escalofríos; sensación paradójica de calor	Líquidos i.v. y recalentamiento; se debe monitorizar atentamente el estado cardíaco; evitación del alcohol
Histeria de grupo	Grupos de personas que presentan una profunda pena u otra conducta alterada	Dispersar al grupo con la ayuda de otros profesionales sanitarios; desahogo, terapia basada en la crisis; si es necesario, dosis bajas de benzodiazepinas
Ictericia	Complicación poco frecuente del uso de fenotiazinas de baja potencia (p. ej., clorpromazina)	Cambio a dosis reducidas de un agente de baja potencia de otro grupo
Incesto y abuso sexual de los niños	Conducta suicida; crisis de la adolescencia; abuso de sustancias	Corroboración de la acusación; protección de la víctima; contacto con los servicios sociales; evaluación médica y psiquiátrica; intervención de la crisis
Insomnio	Depresión e irritabilidad; agitación de madrugada; sueños terroríficos; cansancio	Hipnóticos solo a corto plazo; tratar cualquier trastorno mental subyacente; reglas de higiene del sueño
Intoxicación por anfetaminas (o sustancias relacionadas)	Delirios, paranoia; violencia; depresión (por la abstinencia); ansiedad, delírium	Antipsicóticos; contención; hospitalización si es necesaria; no hace falta una retirada gradual; pueden ser necesarios los antidepresivos
Intoxicación por anticolinérgicos	Síntomas psicóticos, sequedad de piel y de boca, hiperpirexia, midriasis, taquicardia, inquietud, alucinaciones visuales	Interrupción del fármaco, fisostigmina i.v. (0,5 a 2 mg) para la agitación o la fiebre graves, benzodiazepinas; están contraindicados los antipsicóticos

Continúa

Tabla 25-12
Urgencias habituales en psiquiatría *(cont.)*

Síndrome	Síntomas en la urgencia	Tratamiento
Intoxicación por anticonvulsivantes	Psicosis, delírium	Disminución de la dosis de anticonvulsivantes
Intoxicación por benzodiazepinas	Sedación, somnolencia y ataxia	Medidas de mantenimiento; flumazenilo (7,5 a 45 mg/día), ajustando la dosis si es necesario; solo lo debe administrar personal preparado y se debe disponer de un equipo de reanimación
Intoxicación por bromuro	Delírium; manía; depresión; psicosis	Determinación de las concentraciones séricas (> 50 mg/día); interrupción de la administración de bromuro; cloruro sódico i.v. u oral en dosis elevadas; si existe agitación, administración de paraldehído o antipsicóticos
Intoxicación por cafeína	Ansiedad grave, que recuerda a un trastorno de pánico; manía; delírium; depresión agitada; trastorno del sueño	Cese en el consumo de sustancias con cafeína; benzodiazepinas
Intoxicación por cannabis	Delirios; pánico; disforia; deterioro cognitivo	Benzodiazepinas y antipsicóticos a demanda; evaluación del riesgo de suicidio o de homicidio; los síntomas suelen remitir con el tiempo y la tranquilización
Intoxicación por fenciclidina (o por sustancias similares)	Psicosis paranoide; puede provocar la muerte; peligro grave para uno mismo o para los demás	Tóxicos en suero y orina; las benzodiazepinas pueden interferir con la excreción; los antipsicóticos pueden empeorar los síntomas debido a sus efectos secundarios de tipo anticolinérgico; control médico y hospitalización en la intoxicación grave
Intoxicación por L-dopa	Manía; depresión; trastorno esquizofreniforme; puede inducir ciclos rápidos en pacientes con trastorno bipolar I	Disminución de la dosis o interrupción del fármaco
Intoxicación por nuez moscada	Agitación; alucinaciones; cefaleas intensas; entumecimiento de las extremidades	Los síntomas ceden al cabo de unas horas sin tratamiento
Intoxicación por reserpina	Episodios de depresión mayor; ideación suicida; pesadillas	Evaluación de las ideaciones suicidas; disminución de la dosis o cambio del fármaco; pueden estar indicados los antidepresivos o la terapia electroconvulsiva (TEC)
Intoxicación y abstinencia de cocaína	Paranoia y violencia; ansiedad grave; estado maníaco; delírium; psicosis esquizofreniforme; taquicardia, hipertensión, infarto de miocardio, enfermedad cerebrovascular; depresión e ideación suicida	Antipsicóticos y benzodiazepinas; antidepresivos y TEC para la depresión de la abstinencia, si es persistente; hospitalización
Intoxicación y abstinencia por opiáceos	La intoxicación puede conducir al coma y a la muerte; la abstinencia no pone en peligro la vida	Naloxona i.v., antagonista de los narcóticos; tóxicos en suero y orina; las enfermedades psiquiátricas y médicas (p. ej., SIDA) pueden complicar el cuadro
Intoxicación y abstinencia por sedantes, hipnóticos o ansiolíticos	Alteraciones del estado de ánimo, la conducta, el pensamiento: delírium; desrealización y despersonalización; sin tratamiento puede ser mortal; convulsiones	Naloxona para distinguirla de una intoxicación por opiáceos; retirada lenta con benzodiazepinas; hospitalización
Leucocitopenia y agranulocitosis	Efectos secundarios en los primeros 2 meses del tratamiento con antipsicóticos	Los pacientes deben llamar si presentan dolor de garganta, fiebre, etc., y ha de obtenerse un hemograma inmediatamente; interrupción del fármaco; hospitalización si es necesaria
Migraña	Cefalea pulsátil y unilateral	Sumatriptán, 6 mg i.m.
Muerte súbita asociada a medicación antipsicótica	Convulsiones; asfixia; causas cardiovasculares; hipotensión postural; distonía faríngea o laríngea; supresión del reflejo nauseoso	Tratamientos médicos específicos
Muerte súbita de origen psicógeno	Infarto de miocardio tras un estrés psíquico súbito; vudú y maleficios; desesperación, especialmente asociada a una enfermedad física grave	Tratamientos médicos específicos; curanderos
Nitratos volátiles	Alteraciones del estado de ánimo y de la conducta; confusión; cefalea pulsátil	Los síntomas ceden con la interrupción del uso
Parkinsonismo	Rigidez, temblor, bradicinesia, aplanamiento afectivo, marcha arrastrando los pies, salivación, secundarios a fármacos antipsicóticos	Antiparkinsoniano oral durante un período de 4 semanas a 3 meses; disminución de la dosis del antipsicótico
Priapismo (inducido por trazodona)	Erección persistente del pene acompañada de dolor importante	Adrenalina intracavernosa; drenaje mecánico o quirúrgico
Prolapso de la válvula mitral	Asociado al trastorno de pánico; disnea y palpitaciones; miedo y ansiedad	Ecocardiograma; alprazolam o propranolol
Psicosis posparto	El nacimiento de un niño puede precipitar esquizofrenia, depresión, psicosis reactiva, manía y depresión; los más frecuentes son los síntomas del estado de ánimo; el riesgo de suicidio es menor durante el embarazo, pero aumenta en el período posparto	Se debe evaluar el peligro para la propia paciente o para los demás (incluido el niño) y tomar las precauciones adecuadas; las enfermedades médicas que se presentan con alteraciones conductuales forman parte del diagnóstico diferencial y se deben investigar y tratar; han de tenerse en cuenta los efectos sobre el padre, el niño, los abuelos y otros niños

Continúa

Tabla 25-12
Urgencias habituales en psiquiatría *(cont.)*

Síndrome	Síntomas en la urgencia	Tratamiento
Retinopatía pigmentaria	Se ha comunicado con dosis de tioridazina de 800 mg/día o superiores	Mantenimiento de las dosis de tioridazina por debajo de 800 mg/día
Síndrome de inmunodeficiencia adquirida (SIDA)	Cambios de conducta secundarios a causas orgánicas; cambios de conducta secundarios al miedo y a la ansiedad; conducta suicida	Tratamiento de las enfermedades neurológicas; tratamiento de la alteración psicológica concomitante; refuerzo del apoyo social
Síndrome neuroléptico maligno	Hipertermia; rigidez muscular; inestabilidad neurovegetativa; parkinsonismo; estupor catatónico; signos neurológicos; mortalidad del 10 % al 30 %; elevación de la creatina cinasa	Interrupción del antipsicótico; dantroleno i.v.; bromocriptina oral; hidratación y enfriamiento; control de las concentraciones de creatina cinasa
Suicidio	Ideación suicida; desesperación	Hospitalización, antidepresivos
Temblor peribucal (hociqueo)	Temblor peribucal (hociqueo similar al de un conejo) que aparece normalmente tras un tratamiento prolongado con antipsicóticos	Disminución de la dosis o cambio por un fármaco de otro tipo
Tirotoxicosis	Taquicardia; disfunción gastrointestinal; hipertermia; pánico, ansiedad, agitación; manía; demencia; psicosis	Pruebas de función tiroidea (T_3, T_4, hormona estimuladora de la glándula tiroidea [TSH]); evaluación médica
Toxicidad por fenilpropanolamina	Psicosis; paranoia; insomnio; inquietud; nerviosismo; cefalea	Los síntomas ceden con la disminución de la dosis o con la interrupción del fármaco (se encuentra en complementos dietéticos y descongestivos orales y nasales que pueden adquirirse sin receta médica)
Toxicidad por litio	Vómitos; dolor abdominal; diarrea profusa; temblor importante, ataxia; coma; convulsiones; confusión; disartria; signos neurológicos focales	Lavado de estómago con tubo de amplio calibre; diuresis osmótica; consulta médica; puede requerir tratamiento en unidad de cuidados intensivos (UCI)
Toxicidad por óxido nitroso	Euforia y confusión	Los síntomas ceden sin tratamiento al cabo de unas horas
Toxicidad por propranolol	Depresión profunda; estados de confusión	Disminución de la dosis o interrupción del fármaco; control de la posibilidad de suicidio
Trastorno convulsivo	Confusión; ansiedad; desrealización y despersonalización; sensación de mortalidad inminente; alucinaciones gustativas u olfativas; estado similar a la fuga	Electroencefalograma (EEG) inmediato; EEG al ingreso, con privación de sueño durante 24 h; descartar las seudocrisis; anticonvulsivantes
Trastorno de estrés postraumático	Pánico, terror; ideación suicida; escenas retrospectivas *(flashbacks)*	Tranquilización; ánimos para que vuelvan a sus responsabilidades; si es posible, evitar la hospitalización para prevenir una invalidez crónica; control de las ideaciones suicidas
Trastorno de la personalidad límite	Ideaciones y gestos suicidas; ideaciones y gestos homicidas; consumo de sustancias; episodios micropsicóticos; marcas de quemaduras y de cortes en la piel	Evaluación del riesgo suicida y homicida (si es elevado, hospitalización); antipsicóticos a dosis bajas; plan de seguimiento claro
Trastorno de pánico	Pánico, terror; inicio agudo	Se debe diferenciar de otros trastornos médicos y psiquiátricos que evolucionan con ansiedad; ECG para descartar prolapso de la válvula mitral; benzodiazepinas de acción corta para el tratamiento sintomático; en el tratamiento a largo plazo se puede considerar un antidepresivo
Trastorno delirante	A la mayoría les llevan a urgencias en contra de su voluntad; amenazas dirigidas contra los demás	Antipsicóticos si el paciente va a cumplimentarlo (i.m. si es necesario); intervención familiar intensiva; hospitalización si es necesaria
Trastorno depresivo	Ideación e intentos de suicidio; dejadez de uno mismo; consumo de sustancias tóxicas	Evaluación del peligro para uno mismo; hospitalización si es necesaria; se deben evaluar las causas no psiquiátricas de depresión
Trastorno depresivo mayor con rasgos psicóticos	Síntomas de un episodio depresivo mayor con delirios; agitación, importante sensación de culpa; ideas de referencia; riesgo de suicidio y de homicidio	Antipsicóticos más antidepresivos; evaluación del riesgo de suicidio y de homicidio; hospitalización y TEC si son necesarias
Trastorno esquizoafectivo	Depresión grave; síntomas maníacos; paranoia	Evaluación de la peligrosidad para el propio paciente o para los demás; sedación rápida si es necesaria; tratamiento de la depresión (los antidepresivos solos pueden aumentar los síntomas psicóticos); uso de antimaníacos
Trastorno explosivo intermitente	Arrebatos breves de violencia; episodios periódicos de intento de suicidio	Benzodiazepinas o antipsicóticos a corto plazo; evaluación a largo plazo mediante tomografía computarizada; EEG bajo privación de sueño, curva de tolerancia a la glucosa
Trastorno psicótico breve	Confusión emocional; labilidad extrema; alteración aguda de la evaluación de la realidad tras un estrés psicosocial obvio	Con frecuencia es necesaria la hospitalización; pueden necesitarse dosis bajas de antipsicóticos, pero a menudo se resuelve espontáneamente

Continúa

Tabla 25-12
Urgencias habituales en psiquiatría *(cont.)*

Síndrome	Síntomas en la urgencia	Tratamiento
Trastorno psicótico inducido por alucinógenos con alucinaciones	El cuadro clínico es el resultado de una interacción entre el tipo de sustancia, la dosis tomada, la duración de la acción, la personalidad premórbida del consumidor y el contexto; angustia, agitación; psicosis atropínica	Tóxicos en suero y orina; descartar un trastorno médico o mental subyacente; benzodiazepinas (2 a 20 mg) orales; tranquilización y orientación; sedación rápida; a menudo mejora espontáneamente
Trastorno psicótico inducido por fenelzina	Psicosis y manía en personas con predisposición	Disminución de la dosis o interrupción del fármaco
Trastorno psicótico por cimetidina	Delírium; delirios	Disminución de la dosis o interrupción del fármaco
Urgencias relacionadas con el alcohol		
Abstinencia alcohólica	Irritabilidad, náuseas, vómitos, insomnio, malestar general, hiperactividad neurovegetativa, temblores	Mantenimiento hidroelectrolítico; sedación con benzodiazepinas; contención; monitorización de las constantes vitales; 100 mg i.m. de tiamina
Convulsiones alcohólicas	Crisis de gran mal; rara vez estatus epiléptico	Diazepam, fenitoína; evítese el uso de clordiazepóxido durante la desintoxicación
Delírium alcohólico	Confusión, desorientación, conciencia y percepción fluctuantes, hiperactividad neurovegetativa; puede ser mortal	Clordiazepóxido; si es necesario se puede añadir haloperidol para los síntomas psicóticos
Demencia alcohólica persistente	Confusión, agitación, impulsividad	Descartar otras causas de demencia; ausencia de tratamiento eficaz; hospitalización si es necesaria
Encefalopatía de Wernicke	Trastornos oculomotores; ataxia cerebelosa; confusión mental	Tiamina, 100 mg i.v. o i.m., con MgSO$_4$ administrado antes de la sobrecarga de glucosa
Intoxicación alcohólica	Conducta desinhibida, sedación en dosis elevadas	Los síntomas ceden con el tiempo y con un entorno protegido
Intoxicación alcohólica idiosincrásica	Conducta notablemente agresiva o violenta	No suele necesitar tratamiento, aparte de un entorno protegido
Síndrome de Korsakoff	Estigmas alcohólicos, amnesia, confabulación	Ausencia de tratamiento eficaz; suele hacer necesaria la institucionalización
Trastorno amnésico alcohólico persistente	Confusión, pérdida de memoria incluso para todos los datos de identificación personal	Hospitalización; hipnosis; entrevista con amobarbital; descartar causas orgánicas
Trastorno psicótico alcohólico con alucinaciones	Alucinaciones auditivas (a veces visuales) vívidas con emociones congruentes con su contenido (con frecuencia terrorífico); la conciencia está clara	Haloperidol para los síntomas psicóticos
Violación	No se denuncian todas las violaciones sexuales; la reacción silente se caracteriza por falta de apetito, trastornos del sueño, ansiedad y, a veces, agorafobia; largos períodos de silencio, ansiedad creciente, tartamudeo, bloqueo y síntomas físicos durante la entrevista cuando se pregunta por los hábitos sexuales; miedo de violencia y de muerte, y de contraer una enfermedad de transmisión sexual (ETS) o de quedar embarazada	La violación es una urgencia psiquiátrica muy importante; la víctima puede sufrir una disfunción sexual permanente; terapia de intervención en crisis, apoyo social, desahogo, reforzamiento de los rasgos sanos, y animación para que vuelva al estado previo de actividad tan pronto como pueda; consejo legal; exploración médica cuidadosa y pruebas para identificar al agresor (p. ej., obtención de muestras de vello púbico con un peine especial, frotis vaginal para identificar antígenos sanguíneos en el semen); si es una mujer, metoxiprogesterona o dietilestilbestrol orales durante 5 días para evitar el embarazo; si no se da una menstruación al cabo de 1 semana de dejar el estrógeno se deben ofrecer todas las alternativas al embarazo, incluido el aborto; si la víctima ha contraído una ETS, administración de los antibióticos adecuados; el médico necesita una autorización por escrito obtenida ante testigos para proceder a la exploración, toma de fotografías, recogida de muestras y comunicación a las autoridades; obtención del consentimiento, documentación de la historia con las palabras propias de la víctima, obtención de las pruebas necesarias, documentación de los resultados de la exploración, conservación de todas las prendas de ropa, diagnóstico diferido, y protección contra enfermedades, trauma psíquico y embarazo; las respuestas afectivas de los hombres y de las mujeres frente a una violación son similares, aunque los hombres son más reacios a hablar sobre agresiones homosexuales por temor a que se crea que han consentido el acto

cial. El plan terapéutico o las recomendaciones iniciales deben derivar claramente de los datos de la anamnesis del paciente, de la exploración de su estado mental y de otras pruebas diagnósticas, así como de la evaluación médica. La caligrafía debe ser legible. El psiquiatra de urgencias tiene una libertad poco usual frente a la ley para llevar a cabo una evaluación inicial adecuada, pero todas las intervenciones y decisiones deben ser meditadas, comentadas y documentadas en la historia clínica del paciente.

Urgencias psiquiátricas específicas

En la tabla 25-12 se exponen las urgencias psiquiátricas habituales. Para una explicación minuciosa de cada uno de los trastornos, puede consultarse el índice y los capítulos específicos de esta obra.

URGENCIAS PSIQUIÁTRICAS EN LOS NIÑOS

Son pocos los niños y adolescentes que buscan ayuda psiquiátrica por su cuenta, incluso durante una crisis; la mayor parte de sus evaluaciones de urgencia son por iniciativa de los padres, familiares, profesores, terapeutas, médicos y trabajadores de servicios de protección a la infancia. En ocasiones, se les remite para que se evalúen situaciones potencialmente mortales para el niño o los demás, como la conducta suicida, los malos tratos físicos, o la conducta violenta u homicida. Otras causas de derivación que no implican riesgo vital se refieren a niños y adolescentes con exacerbaciones de trastornos psiquiátricos definidos, como manía, depresión, psicosis florida o problemas escolares. Hay situaciones de diagnóstico menos evidentes, cuando el niño o adolescente acude con una historia de múltiples conductas disruptivas y aberrantes, y le acompaña un adulto abrumado, ansioso y muy alterado, que percibe las acciones del niño como una emergencia, a pesar de la ausencia de una conducta potencialmente mortal o de un trastorno psiquiátrico evidente. En estos casos, la gama de posibles factores contribuyentes no es evidente a simple vista, y el psiquiatra de urgencias tiene que evaluar a toda la familia o a todo el sistema que rodea al niño. Los factores estresantes familiares y las disputas conyugales pueden contribuir a la evolución de la crisis de un niño. Por ejemplo, en ocasiones puede estar legítimamente indicado efectuar evaluaciones inmediatas en un niño atrapado en el «fuego cruzado» entre padres en una disputa familiar, o en un conflicto aparentemente irreconciliable entre un grupo de padres y un colegio, un terapeuta o un trabajador de un servicio de protección, sobre las necesidades del niño (tabla 25-13).

A menudo, la evaluación inicial de un problema crónico de conducta se realiza en urgencias. Por ejemplo, es posible que un problema identificable (rabietas graves, violencia y conducta destructiva en niños) haya estado presente durante meses o años. Así, el contacto inicial con el sistema de salud mental en el servicio de urgencias o en la consulta privada puede ser la primera oportunidad para que un niño o adolescente desvele unos factores estresantes subyacentes, como abusos físicos o sexuales.

Dada la íntima relación entre la disfunción familiar grave y los trastornos de conducta infantiles, el psiquiatra debe valorar las disputas familiares y los trastornos psiquiátricos de los miembros de la familia en el curso de la evaluación de urgencias. Una forma consiste en entrevistar al niño y a cada miembro de la familia, tanto juntos como por separado,

Tabla 25-13
Factores de riesgo familiares

Abusos físicos y sexuales
Crisis familiar reciente: pérdida de un progenitor, divorcio, pérdida del empleo, mudanza
Disfunción familiar grave, incluida la enfermedad mental de los padres

y obtener una historia de informantes que no pertenezcan a la familia, siempre que sea posible. El progenitor que no tiene la custodia, los terapeutas y los profesores pueden proporcionar información valiosa sobre la actuación del niño en su vida diaria. Muchas familias, y en especial aquellas en las que algún miembro presenta enfermedades mentales y disfunciones graves, pueden tener muy poca inclinación (o ninguna) a buscar ayuda psiquiátrica si no se ven empujadas por una emergencia; por lo tanto, la evaluación en urgencias se convierte en la única forma de que se involucren en un programa psiquiátrico completo.

Emergencias con riesgo vital

Conducta suicida

VALORACIÓN.   La conducta suicida es el motivo más frecuente de evaluación urgente en los adolescentes. A pesar de que el riesgo de suicidio en niños menores de 12 años es mínimo, la ideación o la conducta suicida en un niño de cualquier edad debe evaluarse detalladamente, y prestar una atención particular a la situación psiquiátrica del niño y a la capacidad de la familia o de los tutores para proporcionar una supervisión adecuada. La valoración debe determinar las circunstancias de la ideación o la conducta suicida, su letalidad y la persistencia de la ideación suicida. Debe realizarse una evaluación de la sensibilidad, el apoyo y la competencia de la familia, para valorar su capacidad a la hora de vigilar el potencial suicida del niño. En último término, el psiquiatra debe decidir durante la evaluación de urgencias si el niño puede volver a casa, a un entorno seguro, y recibir un tratamiento ambulatorio de seguimiento, o si es necesaria la hospitalización. La historia clínica psiquiátrica, la exploración del estado mental y la evaluación del funcionamiento de la familia pueden servir de ayuda para establecer el nivel general de riesgo.

MANEJO.   Cuando se ha consumado la conducta autolesiva, es probable que haya que hospitalizar al adolescente en una unidad pediátrica para tratar sus heridas u observar las secuelas médicas, en caso de ingestión de tóxicos. Si el adolescente no presenta problemas médicos, el psiquiatra decidirá si necesita ingresar en la unidad de psiquiatría. Si el paciente persiste en su ideación suicida y muestra signos de psicosis, depresión grave (con desesperanza) o una fuerte ambivalencia acerca del suicidio, está indicado el ingreso psiquiátrico. No debe dejarse marchar a un adolescente que esté consumiendo drogas o alcohol hasta que se le haya podido evaluar sin estar intoxicado. La hospitalización está justificada en los pacientes con perfiles de alto riesgo, como adolescentes mayores de sexo masculino, especialmente aquellos que toman drogas y presentan trastornos de conducta agresiva y los que sufren una depresión grave o han intentado suicidarse previamente, sobre todo con armas letales. Los niños pequeños que han llevado a cabo intentos de suicidio, incluso si dichas tentativas han revestido una baja letalidad, necesitan ser ingresados si la familia es tan caótica, disfuncional e incompetente que hace improbable el tratamiento de seguimiento.

Conducta violenta y rabietas

VALORACIÓN.   Lo primero que hay que hacer en la evaluación de urgencias de un niño o un adolescente violento es asegurarse de que tanto el paciente como el personal están físicamente protegidos, de forma que nadie resulte herido. Si al llegar a la zona de urgencias el niño ya se está tranquilizando, el médico puede indicarle que sería útil que le contase lo que ha sucedido, y puede preguntarle si tiene control suficiente para explicarse. Si el niño accede, el médico puede aproximarse a él, pero ha de tener siempre a mano las medidas de seguridad adecuadas. En caso contrario, el médico puede darle unos minutos para que se tranquilice antes de evaluar la situación o, si se trata de un adolescente, sugerir que un fármaco podría ayudarle a serenarse.

Si el adolescente está claramente combativo, puede ser necesario aplicar medidas de contención física antes de hacer nada más. Algunos niños y adolescentes furiosos que son llevados al servicio de urgencias por familiares abrumados son capaces de controlarse sin necesidad de utilizar contención física o farmacológica. Es muy probable que un niño o un adolescente se calme si se le trata serenamente de forma no amenazadora y se le da la oportunidad de explicar su versión de la historia a un adulto imparcial. En ese momento, el psiquiatra debe buscar cualquier posible trastorno psiquiátrico subyacente que pueda haber influido en la agresividad. Debe hablar con la familia y con quienes hayan sido testigos del episodio, para entender el contexto en el que tuvo lugar y hasta qué punto el niño ha perdido el control.

MANEJO. Resulta muy raro que los niños prepúberes, en ausencia de una enfermedad psiquiátrica importante, precisen medicación para garantizar su seguridad, ya que suelen ser lo bastante pequeños como para contenerlos físicamente si empiezan a hacerse daño o a lesionar a los demás. No es necesario administrar inmediatamente medicación a un niño o un adolescente que estaba furioso, pero está calmado mientras se le examina. Los adolescentes y niños mayores que agreden, están extremadamente agitados o se están autolesionando y que resultan difíciles de contener físicamente pueden necesitar medicación antes de poder hablar con ellos.

Los niños con antecedentes de rabietas graves, reiteradas y autolimitadas pueden no precisar su ingreso en el hospital si son capaces de calmarse mientras se les evalúa. No obstante, el patrón se repetirá si no se dispone un tratamiento ambulatorio para el niño y su familia. Es necesario el ingreso hospitalario de los adolescentes que siguen siendo un peligro para sí mismos y para los demás durante el período de evaluación.

Provocación de incendios

VALORACIÓN. Los padres de un niño que ha provocado un incendio suelen presentar sentimientos de urgencia y pánico. A menudo, los progenitores y los profesores solicitan una evaluación urgente, incluso si se trata de un niño muy pequeño que ha provocado un fuego accidentalmente. Durante su desarrollo normal, muchos niños se ven atraídos por el fuego, pero en la mayoría de los casos, los niños en edad escolar que han provocado un incendio lo han hecho accidentalmente mientras jugaban con cerillas y buscan ayuda para apagarlo. Cuando a un niño le gusta mucho jugar con cerillas, es preciso aclarar el grado de supervisión por parte de los miembros de su familia para que no se produzcan más incendios accidentales. El médico debe distinguir entre el niño que provoca un único incendio de manera accidental, o incluso impulsiva, y el que provoca fuegos reiteradamente de forma premeditada, y que se aleja del incendio sin hacer ningún intento por apagarlo. Cuando se trata de una conducta incendiaria reiterada, el riesgo es claramente mayor que en los episodios aislados, y el médico debe determinar si existe algún trastorno psiquiátrico subyacente en el niño o en los miembros de su familia. El psiquiatra debe evaluar también las interacciones familiares, ya que cualquier factor que interfiera con una supervisión y comunicación efectivas (como las disputas conyugales graves, y el trato rudo y punitivo al niño) puede obligar a iniciar una intervención adecuada.

La provocación de incendios forma parte de la tríada de síntomas (junto a la enuresis y la crueldad con los animales) que se consideraba, hace unos años, típica de los niños con trastornos de conducta; sin embargo, no hay pruebas de que estos tres síntomas estén realmente vinculados, a pesar de que el trastorno de la conducta es el trastorno psiquiátrico que con más frecuencia se asocia a la provocación patológica de incendios.

MANEJO. El punto crítico del enfoque y el tratamiento de los incendiarios es evitar nuevos incidentes y tratar cualquier psicopatología subyacente. En general, la provocación de un incendio no es indicación, por sí misma, de hospitalización, salvo que exista un riesgo directo y continuado de que el paciente vaya a provocar más. Hay que asesorar empáticamente a los padres de un niño que presenta un patrón de provocación de incendios para que no lo dejen solo en casa, y que nunca le encarguen cuidar a sus hermanos pequeños sin la supervisión directa de un adulto. Es probable que los niños que muestran un patrón concurren-

te de conductas agresivas y otras formas de comportamiento destructivo tengan un mal pronóstico. Debe establecerse un tratamiento ambulatorio para los niños que provocan incendios de forma reiterada. Las técnicas conductuales sobre el niño y la familia son útiles para disminuir el riesgo de que vuelvan a provocarse incendios, al igual que el refuerzo de conductas alternativas.

Abuso infantil físico y sexual

Valoración. El abuso físico y sexual afecta a niños y niñas de todas las edades, grupos étnicos y estratos socioeconómicos. Los abusos varían ampliamente en cuanto a su gravedad y duración, pero cualquier forma de abuso continuado constituye una situación de emergencia para el niño. No existe ningún síndrome psiquiátrico patognomónico de los abusos sexuales o físicos, pero los niños que los han sufrido suelen mostrar miedo, culpa, ansiedad, depresión y ambivalencia acerca de su revelación.

Los niños pequeños sometidos a abusos sexuales pueden mostrar una conducta sexual precoz con sus compañeros, así como un conocimiento sexual detallado que supera su grado de desarrollo. Los niños que soportan abusos físicos o sexuales tienen a menudo unas conductas sádicas y agresivas; es probable que hayan sido amenazados con unas consecuencias graves y aterradoras por el abusador si explican a alguien lo que ocurre. A menudo, un niño sometido a abusos por un miembro de su familia se enfrenta a la irreconciliable situación de tener que elegir entre soportar los abusos continuados o arriesgarse a destruir a la familia, a que esta no le crea o le abandone.

Cuando existe la sospecha de abusos, hay que entrevistar por separado al niño y a los distintos miembros de la familia, para darles la posibilidad de hablar en privado. Si es posible, el médico debe observar al niño cuando está con cada uno de sus padres, para hacerse una idea de la espontaneidad, la calidez, el miedo, la ansiedad u otras características llamativas en sus relaciones. Sin embargo, por lo general no basta una observación para establecer un juicio definitivo sobre las relaciones familiares; los niños sometidos a abusos casi siempre muestran sentimientos mixtos hacia sus progenitores abusadores.

Los indicadores físicos del abuso sexual en los niños son las enfermedades de transmisión sexual (p. ej., gonorrea); dolor, irritación y prurito en los genitales y las vías urinarias; e incomodidad al caminar o sentarse. No obstante, en muchos casos de presuntos abusos sexuales no hay indicios físicos, por lo que es esencial la anamnesis detallada. El médico debe hablar directamente del tema sin dirigir al niño en ningún sentido, ya que un niño que ya está asustado puede verse inducido fácilmente a respaldar lo que cree que el médico quiere oír. Asimismo, los niños que sufren abusos suelen retractarse de una parte o de todo lo que han revelado durante la entrevista.

El uso de muñecos anatómicamente correctos en la evaluación de los abusos sexuales puede ayudar al niño a identificar las partes del cuerpo y a mostrar lo que ha ocurrido, pero no hay datos concluyentes que respalden el uso del juego sexual con muñecos como un medio para validar el abuso.

Negligencia: falta de progreso o crecimiento

Valoración. En los casos de negligencia infantil, se produce una alteración del estado físico, mental o emocional del niño debido a la incapacidad de sus progenitores o cuidadores para proporcionarle alimentación, protección, educación o supervisión adecuados. Al igual que en el abuso, cualquier forma de desatención continuada constituye una situación de urgencia para el niño. Los progenitores que no atienden a sus hijos son muy distintos, y van desde padres muy jóvenes, que ignoran las necesidades emocionales y materiales de un niño, a progenitores con depresión y una pasividad significativa, drogadictos o con enfermedades mentales incapacitantes.

En su forma extrema, la negligencia puede contribuir a la falta de progreso o crecimiento, como puede ser un lactante, por lo general menor de 1 año, que sufre desnutrición sin que exista una causa orgánica. Este cuadro tiene lugar típicamente en circunstancias en las que se dispone de medios para proporcionar una nutrición adecuada, pero la alteración de la relación entre el cuidador y el niño determina que este no coma lo suficiente para crecer y desarrollarse. Puede existir un patrón negativo entre la madre y el niño, en el que el niño rechaza alimentarse y la madre se siente rechazada y acaba por retirarse. En esa situación, la madre puede evitar ofrecerle comida con la frecuencia que necesita el niño. La observación de la madre con su hijo puede revelar una interacción no espontánea, tensa, con retirada por ambas partes, que determina una aparente apatía de la progenitora. Tanto la madre como el hijo pueden parecer deprimidos.

Una forma rara de falta de crecimiento en niños de varios años de edad y que no están necesariamente desnutridos es el síndrome de enanismo psicosocial, en el que se observa un marcado retraso del crecimiento y retraso epifisario acompañado de una relación alterada entre el progenitor y su hijo, junto con extrañas conductas sociales y alimentarias en el niño. Estos comportamientos incluyen a veces la obtención de comida en los cubos de basura, beber agua del inodoro, atracones y vómitos, y una reacción disminuida al dolor. La mitad de los niños con este síndrome presenta un descenso de la hormona del crecimiento. Cuando se aparta al niño del entorno problemático y se le sitúa en otro ambiente, como un hospital psiquiátrico con una supervisión y una orientación adecuada de las comidas, se normalizan las alteraciones endocrinas y el niño empieza a crecer a un ritmo acelerado.

Manejo. En casos de desatención infantil, al igual que con el abuso físico o sexual, la decisión más importante que hay que tomar durante la evaluación inicial es si el niño está seguro en su hogar. Cuando se sospeche negligencia, debe comunicarse a los servicios de protección a la infancia. En los casos leves, la decisión de establecer un tratamiento ambulatorio para la familia, en lugar de hospitalizar al niño, depende de la convicción que tenga el médico de que esta tiene la voluntad de cooperar, recibir formación e iniciar el tratamiento, y de que el niño no se encuentra en peligro. Antes de dejar que abandone el servicio de urgencias un niño desatendido, hay que fijar una visita de seguimiento.

La educación de la familia debe iniciarse durante la evaluación; hay que comunicarle, sin asustarla, que la falta de desarrollo puede poner en peligro la vida del niño, que es necesario que toda la familia vigile sus progresos, y que se le ayudará a superar los numerosos obstáculos que pueden interferir en el bienestar emocional y físico del niño.

Anorexia nerviosa

La anorexia nerviosa afecta con una frecuencia 10 veces mayor a mujeres que a hombres. Se caracteriza por el rechazo a mantener el peso corporal, lo que lleva a pesar como mínimo un 15% menos del peso esperado, por una distorsión de la imagen corporal, por un temor persistente a volverse obesas y por la ausencia de un mínimo de tres ciclos menstruales. El trastorno suele iniciarse después de la pubertad, pero se ha observado en niñas de 9 a 10 años, en las que, en lugar de la pérdida del 15% del peso corporal, se produce una ausencia del aumento de peso esperable. El trastorno alcanza proporciones de urgencia médica cuando la pérdida ponderal se acerca al 30% del peso corporal o las alteraciones metabólicas se vuelven graves. En ese momento, es necesario proceder a la hospitalización para poder controlar la inanición, la posible deshidratación y las complicaciones médicas de la desnutrición grave, como los desequilibrios electrolíticos, las arritmias cardíacas y los cambios hormonales.

Síndrome de inmunodeficiencia adquirida (SIDA)

Valoración. El SIDA, que está causado por el virus de la inmunodeficiencia humana (VIH), afecta a los recién nacidos a través de la infección perinatal a partir de una madre infectada, a los niños y los adolescentes como consecuencia del abuso sexual por parte de una persona infectada, y a los adolescentes por el consumo de drogas intravenosas con una aguja infectada o por mantener relaciones sexuales con una persona infectada. Los niños y adolescentes que sufren hemofilia pueden contraer el SIDA a través de transfusiones con sangre infectada.

Los niños o adolescentes pueden acudir a una evaluación de urgencia presionados por un miembro de su familia o un compañero; en ocasiones, toman la iniciativa por sí mismos cuando están asustados o ansiosos debido a una conducta de alto riesgo. La investigación precoz de personas de alto riesgo puede permitir tratar a los pacientes infectados asintomáticos con zidovudina y con otros fármacos nuevos que pueden enlentecer la progresión de la enfermedad. Durante la valoración de los riesgos de infección por el VIH puede iniciarse un proceso educativo tanto del paciente como de su familia, de forma que un adolescente que no esté infectado pero tenga una conducta de alto riesgo pueda recibir asesoramiento sobre ella y sobre la práctica del sexo seguro.

En los niños, el cerebro suele ser una localización primaria de la infección por VIH. Pueden presentar encefalitis, disminución del desarrollo cerebral y síntomas neuropsiquiátricos, como disminución de la memoria, de la concentración y de la capacidad de atención, antes de que se establezca el diagnóstico. El virus puede encontrarse en el LCR antes de que sea detectable en la sangre. Algunos de los síntomas comunes del complejo demencia-SIDA son los cambios en las funciones cognitivas, la desinhibición del lóbulo frontal, el retraimiento social, el procesamiento más lento de la información y la apatía. Los pacientes infectados por el VIH también pueden presentar trastornos orgánicos del estado de ánimo, cambios en la personalidad y psicosis franca.

Síndrome de Munchausen por poderes

Valoración. El síndrome de Munchausen por poderes, consiste, esencialmente, en una forma de maltrato infantil en la que uno de los padres, por lo general la madre, o un cuidador, simula reiteradamente o inflige daños o enfermedades reales a un niño para los que se busca asistencia médica, a menudo en servicios de urgencias. Aunque es un cuadro raro, las madres que provocan daños a sus hijos suelen tener cierto conocimiento previo de la medicina, lo que les permite producir síntomas sofisticados; a veces actúan con una camaradería inadecuada con el personal médico respecto al tratamiento del niño. La observación cuidadosa puede revelar que las madres no suelen mostrar la preocupación lógica cuando escuchan los detalles de los síntomas de su hijo. En los casos prototípicos, estas madres se presentan a sí mismas como profesionales muy competentes, de una forma que parece exagerada o abiertamente falsa.

Las enfermedades que presenta el niño pueden afectar a cualquier sistema orgánico, pero algunos síntomas son muy comunes: uno o más puntos de sangrado, como el tubo digestivo, el aparato genitourinario y el aparato respiratorio; convulsiones, y depresión del SNC. En ocasiones, la enfermedad no se ha provocado realmente, sino que es simulada.

Situaciones urgentes sin riesgo vital

Rechazo a la escuela

VALORACIÓN.   El rechazo a acudir a la escuela puede producirse en un niño pequeño que acude por primera vez al colegio, o en un niño mayor o un adolescente que cambia de curso o de escuela, o puede aparecer en un niño vulnerable sin un factor estresante externo evidente. En cualquier caso, el rechazo a la escuela requiere una intervención inmediata, porque cuanto más se prolongue el patrón disfuncional, más difícil será atajarlo.

El rechazo a la escuela suele asociarse a la ansiedad de separación, en la que el malestar del niño está relacionado con las consecuencias de separarse de sus padres, por lo que se resiste a ir al colegio. También se produce en niños con fobia escolar, en los que el miedo y el malestar se focalizan en la propia escuela. En cualquiera de estos casos se produce una profunda desorganización de la vida del niño. Aunque una ligera ansiedad de separación es universal, sobre todo en niños muy pequeños que acuden por primera vez al colegio, debe aplicarse un tratamiento cuando un niño realmente es incapaz de ir a la escuela. Cuando el rechazo aparece por primera vez en un adolescente, a menudo existe un trastorno psiquiátrico grave, como trastornos depresivos o de ansiedad. Típicamente, los niños con un trastorno de ansiedad por separación presentan un intenso temor a que les ocurra algo terrible a sus madres, a las figuras a las que están vinculados o a ellos mismos, como consecuencia de la separación. También pueden presentar muchos otros temores y síntomas de depresión, como quejas somáticas del tipo de cefaleas, dolor de estómago y náuseas. Pueden aparecer rabietas graves y súplicas desgarradoras en las que se verbaliza la preocupación de que sus padres resulten heridos durante la separación; en los adolescentes, las razones aducidas para negarse a ir a la escuela suelen ser quejas físicas.

Como parte de la valoración urgente, el médico debe averiguar desde cuándo se prolonga la ausencia del paciente de la escuela, y evaluar la capacidad de sus padres para participar en un plan terapéutico que, indudablemente, incluirá unas firmes directrices para ellos, a fin de que se aseguren de que su hijo vaya al colegio. Los padres de un niño con un trastorno de ansiedad por separación suelen presentar también ansiedad de separación excesiva u otros trastornos de ansiedad, lo que complica el problema del niño. Cuando los padres son incapaces de participar en un programa de tratamiento domiciliario, hay que pensar en la hospitalización.

MANEJO. Cuando en una evaluación de urgencias se detecta que el rechazo escolar se debe a la ansiedad por separación, se puede explicar la causa subyacente a la familia e iniciarse de inmediato una intervención. Sin embargo, en los casos graves, se necesitará un tratamiento familiar multidisciplinario a largo plazo. Siempre que sea posible, el niño con ansiedad de separación tiene que volver al colegio el siguiente día lectivo, a pesar de su malestar, y hay que implicar a una persona de contacto en la escuela (p. ej., un orientador, un tutor o un profesor) para que le ayude a permanecer allí, a la vez que se alaba al niño por tolerar su situación en el colegio.

Cuando el rechazo a la escuela se ha prolongado durante meses o años, o cuando los miembros de la familia no son capaces de cooperar, hay que pensar en un programa de tratamiento para que el niño pase desde el hospital a la escuela de nuevo. Cuando no se consigue disminuir la ansiedad del niño únicamente con técnicas conductuales, los antidepresivos pueden ser de ayuda. Por lo general no se prescriben los fármacos durante la evaluación inicial, sino después de haber intentado la intervención conductual.

Otros trastornos de la infancia

Trastorno de estrés postraumático. Los niños que se han visto implicados en un acontecimiento catastrófico o traumático pueden acudir para una evaluación urgente porque sufren intensos temores de que el trauma se repita, o presentan un súbito malestar asociado a lugares, personas o situaciones que les son familiares y que anteriormente no les provocaban ansiedad. En las semanas siguientes a un suceso traumático, el niño puede recrear el episodio en sus juegos, en cuentos o en sueños que directamente reviven de nuevo la situación que le aterrorizó. Puede presentar una sensación de vivir de nuevo la experiencia, que incluya alucinaciones o experiencias de *flashback* (disociativas), y pueden aparecer y desaparecer recuerdos intrusivos del suceso. Muchos niños traumatizados, con el tiempo, siguen reproduciendo partes del suceso a través de sus propias conductas de victimización hacia los demás, sin darse cuenta de que estas conductas reflejan sus propias experiencias traumáticas.

Trastornos disociativos. Se considera que es más probable que los estados disociativos (incluida su forma extrema, el trastorno múltiple de personalidad) se produzcan en niños que han estado sometidos a abusos graves y repetidos de naturaleza física, sexual o emocional. Es posible que se remita a un niño con síntomas disociativos para su estudio cuando los miembros de la familia o sus profesores observan que a menudo está distraído, o actúa como una persona distinta. En ocasiones, se identifican estados disociativos al evaluar una conducta violenta y agresiva, sobre todo en pacientes que realmente no recuerdan episodios de su propia conducta.

Cuando un niño con disociación es violento, autodestructivo o pone en peligro a los demás, es necesario hospitalizarlo. Se han utilizado diversas psicoterapias en el complejo tratamiento de los niños con trastornos disociativos, como técnicas de juego y, en algunos casos, la hipnosis.

Bibliografía

Psiquiatría de consulta y enlace

Ader R, ed. *Psychoneuroimmunology.* 4th ed. New York: Elsevier; 2007.

Alexander F. *Psychosomatic Medicine: Its Principles and Application.* New York: Norton; 1950.

Cannon WB. *The Wisdom of the Body.* New York: Norton; 1932.

Chaturvedi SK, Desai G. Measurement and assessment of somatic symptoms. *Int Rev Psychiatry.* 2013;25(1):31–40.

Copello A, Walsh K, Graham H, Tobin D, Griffith E, Day E, Birchwood M. A consultation-liaison service on integrated treatment: A program description. *J Dual Diagn.* 2013;9(2):149–157.

Dew MA, DiMartini AD, De Vito Dabbs A, Myaskovsky L, Steel J. Rates and risk factors for nonadherence to the medical regimen after adult solid organ transplantation. *Transplantation.* 2007;83(7):858–873.

DiMartini A, Crone C, Fireman M, Dew MA. Psychiatric aspects of organ transplantation in critical care. *Crit Care Clin.* 2008;24:949–981.

Dobbels F, Verleden G, Dupont L, Vanhaecke J, De Geest S. To transplant or not? The importance of psychosocial and behavioural factors before lung transplantation. *Chronic Respir Dis.* 2006;3(1):39–47.

Escobar J. Somatoform disorders. In: Sadock BJ, Sadock VA, eds. *Kaplan & Sadock's Comprehensive Textbook of Psychiatry.* 9th ed. Vol. 1. Philadelphia, PA: Lippincott Williams & Wilkins; 2009:1927.

Fava GA, Sonino N. The clinical domains of psychosomatic medicine. *J Clin Psychiatry.* 2005;66:849–858.

Goodwin RD, Olfson M, Shea S, Lantigua RA, Carrasquilo O, Gameroff MJ, Weissman MM. Asthma and mental disorders in primary care. *Gen Hosp Psychiatry.* 2004;25:479–483.

Hamilton JC, Eger M, Razzak S, Feldman MD, Hallmark N, Cheek S. Somatoform, factitious, and related diagnoses in the National Hospital Discharge Survey: Addressing the proposed DSM-5 revision. *Psychosomatics.* 2013;54(2):142–148.

Kaplan HI. History of psychosomatic medicine. In: Sadock BJ, Sadock VA, eds: *Kaplan and Sadock's Comprehensive Textbook of Psychiatry.* 8th ed. Philadelphia, PA: Lippincott Williams & Wilkins; 2005:2105.

Lesperance F, Frasure-Smith N, Theroux P, Irwin M. The association between major depression and levels of soluble intercellular adhesion molecule 1, interleukin-6, and C-reactive protein in patients with recent acute coronary syndromes. *Am J Psychiatry.* 2004;161:271–277.

Lipsitt DR. Consultation-liaison psychiatry and psychosomatic medicine: The company they keep. *Psychosom Med.* 2001;63(6):896–909.

Matthews KA, Gump BB, Harris KF, Haney TL, Barefoot JC. Hostile behaviors predict cardiovascular mortality among men enrolled in the multiple risk factor intervention trial. *Circulation.* 2004;109:66–70.

Palta P, Samuel LJ, Miller ER, Szanton SL. Depression and oxidative stress: Results from a meta-analysis of observational studies. *Psychosom Med.* 2014;76(1):12–19.

Schrag AE, Mehta AR, Bhatia KP, Brown RJ, Frackowiak RS, Trimble MR, Ward NS, Rowe JB. The functional neuroimaging correlates of psychogenic versus organic dystonia. *Brain.* 2013;136(3):770–781.

Shorter E. *From Paralysis to Fatigue: A History of Psychosomatic Illness in the Modern Era.* New York: Free Press; 1992.

Psiquiatría geriátrica

Balzer DG, Steffens DC. *Essentials of Geriatric Psychiatry.* 2nd ed. Arlington: American Psychiatric Association; 2012.

Bartels SJ, Naslund JA. The underside of the silver tsunami—older adults and mental health care. *N Engl J Med.* 2013;368(6):493–496.

Cohen CI, Ibrahim F. Serving elders in the public sector. In: McQuistion HL, Sowers WE, Ranz JM, Feldman JM, eds. *Handbook of Community Psychiatry.* New York: Springer Science+Business Media; 2012:485.

Colarusso CA. Adulthood. In: Sadock BJ, Sadock VA, Ruiz P, eds. *Kaplan & Sadock's Comprehensive Textbook of Psychiatry.* 9th ed. Philadelphia, PA: Lippincott Williams & Wilkins; 2009:3909.

de Waal MWM, van der Weele GM, van der Mast RC, Assendelft WJJ, Gussekloo J. The influence of the administration method on scores of the 15-item geriatric depression scale in old age. *Psychiatry Res.* 2012;197(3):280–284.

Hoiseth G, Kristiansen KM, Kvande K, Tanum L, Lorentzen B, Refsum H. Benzodiazepines in geriatric psychiatry. *Drugs Aging.* 2013;30(2):113–118.

Jeste D. Geriatric psychiatry: Introduction. In: Sadock BJ, Sadock VA, Ruiz P, eds. *Kaplan & Sadock's Comprehensive Textbook of Psychiatry*. 9th ed. Philadelphia, PA: Lippincott Williams & Wilkins; 2009:3932.

McDonald WM, Kellner CH, Petrides G, Greenberg RM. Applying research to the clinical use of ECT in geriatric mood disorders. *Am J Geriatr Psychiatry*. 2013;21:S7.

McDonald WM, Reynolds CF, Ancoli-Israel S, McCall V. Understanding sleep disorders in geriatric psychiatry. *Am J Geriatr Psychiatry*. 2013;21:S38.

Miller MD, Solai LK, eds. *Geriatric Psychiatry*. New York: Oxford University Press; 2013.

Ng B, Atkins M. Home assessment in old age psychiatry: A practical guide. *Adv Psychiatry Treat*. 2012;18:400.

Reifler BV, Colenda CC, Juul D. Geriatric psychiatry. In: Aminoff MJ, Faulkner LR, eds. *The American Board of Psychiatry and Neurology: Looking Back and Moving Ahead*. Arlington: American Psychiatric Publishing; 2012:135.

Steinberg M, Hess K, Corcoran C, Mielke MM, Norton M, Breitner J, Green R, Leoutsakos J, Welsh-Bohmer K, Lyketsos C, Tschanz J. Vascular risk factors and neuropsychiatric symptoms in Alzheimer's disease: The Cache County Study. *Int J Geriatr Psychiatry*. 2014;29(2):153–159.

Thakur ME, Blazer DG, Steffens DC, eds. *Clinical Manual of Geriatric Psychiatry*. Arlington: American Psychiatric Publishing; 2014.

Thorp S, Stein MB, Jeste DV, Patterson TL, Wetherell JL. Prolonged exposure therapy for older veterans with posttraumatic stress disorder: A pilot study. *Am J Geriatr Psychiatry*. 2012;20(3):276–280.

Psiquiatría de urgencias

Agar L. Recognizing neuroleptic malignant syndrome in the emergency department: A case study. *Perspect Psychiatr Care*. 2010;46(2):143–151.

Ballard ED, Stanley IH, Horowitz LM, Cannon EA, Pao M, Bridge JA. Asking youth questions about suicide risk in the pediatric emergency department: Results from a qualitative analysis of patient opinions. *Clin Pediatr Emerg Med*. 2013;14(1):20–27.

Baron DA, Dubin WR, Ning A. Other psychiatric emergencies. In: Sadock BJ, Sadock VA, eds. *Kaplan & Sadock's Comprehensive Textbook of Psychiatry*. 9th ed. Vol. 2. Philadelphia, PA: Lippincott Williams & Wilkins; 2009:2732.

Bienvenu OJ, Neufeld KJ, Needham DM. Treatment of four psychiatric emergencies in the intensive care unit. *Crit Care Med*. 2012;40(9):2662–2670.

Bruckner TA, Yonsu K, Chakravarthy B, Brown TT. Voluntary psychiatric emergencies in Los Angeles County after funding of California's Mental Health Services Act. *Psychiatr Serv*. 2012;63(8):808–814.

Cashman M, Pasic J. Pediatric psychiatric disorders in the emergency department. In: Zun LS, ed. *Behavioral Emergencies for the Emergency Physician*. New York: Cambridge University Press; 2013:211.

Ceballos-Osorio J, Hong-McAtee I. Failure to thrive in a neonate: A life-threatening diagnosis to consider. *J Pediatr Heath Care*. 2013;27(1):56–61.

Dolan MA, Fein JA. Pediatric and adolescent mental health emergencies in the emergency medical services system. *Pediatrics*. 2011;127(5):e1356–e1366.

D'Onofrio G, Jauch E, Jagoda A, Allen MH, Anglin D, Barsan WG, Berger RP, Bobrow BJ, Boudreaux ED, Bushnell C, Chan YF, Currier G, Eggly S, Ichord R, Larkin GL, Laskowitz D, Neumar RW, Newman-Toker DE, Quinn J, Shear K, Todd KH, Zatzick D. NIH roundtable on opportunities to advance research on neurologic and psychiatric emergencies. *Ann Emerg Med*. 2010;56(5):551–564.

Douglass AM, Luo J, Baraff LJ. Emergency medicine and psychiatry agreement on diagnosis and disposition of emergency department patients with behavioral emergencies. *Acad Emerg Med*. 2011;18(4):368–373.

Flaherty LT. Models of psychiatric consultation to schools. In: Weist MD, Lever NA, Bradshaw CP, Owens JS, eds. *Handbook of School Mental Health: Issues in Clinical Child Psychology*. 2nd ed. New York: Springer Science+Business Media; 2014:283.

Frosch E, Kelly P. Issues in pediatric psychiatric emergency care. *Emerg Psychiatry*. 2013:193.

Georgieva I, Mulder CL, Wierdsma A. Patients' preference and experiences of forced medication and seclusion. *Psychiatr Q*. 2012;83(1):1–13.

Gilbert SB. Beyond acting out: Managing pediatric psychiatric emergencies in the emergency department. *Adv Emerg Nurs J*. 2012;34(2):147–163.

Ginnis KB, White EM, Ross AM, et al. Family-based crisis intervention in the emergency department: A new model of care. *J Child Fam Stud*. 2015;24:172–179.

Grupp-Phelan J, Delgado SV. Management of the suicidal pediatric patient: An emergency medicine problem. *Clin Pediatr Emerg Med*. 2013;14(1):12–19.

Hamm MP, Osmond M, Curran J, Scott S, Ali S, Hartling L, Gokiert R, Cappelli M, Hnatko G, Newton AS. A systematic review of crisis interventions used in the emergency department: Recommendations for pediatric care and research. *Pediatr Emerg Care*. 2010;26(12):952–962.

Jaffee SR. Family violence and parent psychopathology: Implications for children's socioemotional development and resilience. In: Goldstein S, Brooks RB, eds. *Handbook of Resilience in Children*. 2nd ed. New York: Springer Science+Business Media; 2013:127.

Kalb LG, Stuart EA, Freedman B, Zablotsky B, Vasa R. Psychiatric-related emergency department visits among children with an autism spectrum disorder. *Pediatr Emerg Care*. 2012;28(12):1269–1276.

Lin M-T, Burgess JF Jr, Carey K. The association between serious psychological distress and emergency department utilization among young adults in the USA. *Soc Psychiatry Psychiatr Epidemiol*. 2012;47(6):939–947.

Magallón-Neri EM, Canalda G, De la Fuente JE, Forns M, García R, González E, Castro-Fornieles J. The influence of personality disorders on the use of mental health services in adolescents with psychiatric disorders. *Compr Psychiatry*. 2012;53(5): 509–515.

Maunder RG, Halpern J, Schwartz B, Gurevich M. Symptoms and responses to critical incidents in paramedics who have experienced childhood abuse and neglect. *Emerg Med J*. 2012;29(3):222–227.

Miller AB, Esposito-Smythers C, Weismoore JT, Renshaw KD. The relation between child maltreatment and adolescent suicidal behavior: A systematic review and critical examination of the literature. *Clin Child Fam Psychol Rev*. 2013;16(2): 146–172.

Ougrin D, Tranah T, Leigh E, Taylor L, Asarnow JR. Practitioner review: Self-harm in adolescents. *J Child Psychol Psychiatry*. 2012;53(4):337–350.

Polevoi SK, Shim JJ, McCulloch CE, Grimes B, Govindarajan P. Marked reduction in length of stay for patients with psychiatric emergencies after implementation of a comanagement model. *Acad Emerg Med*. 2013;20(4):338–343.

Reading R. Weight faltering and failure to thrive in infancy and early childhood. *Child Care Health Devel*. 2013;39:151.

Rodnitzky RL. Movement disorder emergencies. In: Roos KL, ed. *Neurology Emergencies*. New York: Springer Science+Business Media; 2012:259.

Simpson SA, Joesch JM, West II, Pasic J. Risk for physical restraint or seclusion in the psychiatric emergency service (PES). *Gen Hosp Psychiatry*. 2014;36(1):113–118.

Tenenbein M. Urine drug screens in pediatric psychiatric patients. *Pediatr Emerg Care*. 2014;30(2):136–137.

Weiss AP, Chang G, Rauch SL, Smallwood JA, Schechter M, Kosowsky J, Hazen E, Haimovici F, Gitlin DF, Finn CT, Orav EJ. Patient- and practice-related determinants of emergency department length of stay for patients with psychiatric illness. *Ann Emerg Med*. 2012;60(2):162–171.e5.

Ziaei M, Massoudifar A, Rajabpour-Sanati A, Pourbagher-Shahri AM, Abdolrazaghnejad A. Management of Violence and Aggression in Emergency Environment; a Narrative Review of 200 Related Articles. *Adv J Emerg Med*. 2018;3(1):e7.

Zun LS, ed. *Behavioral Emergencies for the Emergency Physician*. New York: Cambridge University Press; 2013.

26

Nivel de atención

Antes de la década de 1960 en Estados Unidos, la mayor parte de la atención psiquiátrica para enfermedades mentales graves se realizaba en hospitales. El resto consistía en terapia individual con un psiquiatra, psicólogo u otro profesional altamente capacitado; este tratamiento se reservaba principalmente para pacientes considerados «neuróticos» y que tenían los medios para pagar sesiones por horas a menudo varios días a la semana.

Diferentes circunstancias cambiaron esto. El movimiento comunitario de salud mental fue impulsado por la justicia social en un momento definido por el movimiento de derechos civiles. Los expertos argumentaron que la reclusión de pacientes con enfermedades mentales graves en un hospital público era injusta. El tratamiento se centraba en la custodia a largo plazo en lugar de la rehabilitación, y pocos pacientes mejoraron. Visionarios como Walter Barton, entonces director médico de la American Psychiatric Association, argumentaron que el gobierno federal debía liderar el camino para desarrollar alternativas al actual sistema de institucionalización. El resultado fue la Ley de construcción de servicios para retraso mental y centros comunitarios de salud mental *(The Mental Retardation Facilities and Community Mental Health Centers Construction Act)* de 1963, promovida por el presidente Kennedy, quien propuso un «énfasis y abordaje completamente nuevos para el cuidado de los enfermos mentales».

La ley y las enmiendas que la siguieron bajo la presidencia de Johnson introdujeron el papel del gobierno federal en la atención de la salud mental, algo de lo que anteriormente se encargaban los estados. Estableció un programa de subvenciones para que los estados establecieran centros locales de salud mental bajo la supervisión de los National Institutes of Health. El propósito era construir una red sólida de centros de salud mental para la atención comunitaria como alternativa a la institucionalización a largo plazo.

Solo se construyeron cerca de la mitad de los centros propuestos y su financiación ha sido sistemáticamente insuficiente. Por lo tanto, el movimiento tuvo más éxito en desinstitucionalizar la atención de salud mental que en ofrecer alternativas de calidad. Esto se debe en parte a otra fuerza crucial en el sistema de salud estadounidense, el aumento de la salud pública. Los planes de salud gestionados enfatizan la búsqueda del menor nivel de atención y el uso de profesionales de menor coste como una forma de ahorrar dinero.

El resultado es que ahora hay una gran variedad de entornos, servicios y opciones de tratamiento. La mayoría depende de subvenciones y de terceros pagadores, aunque algunos requieren gastos considerables por parte de los pacientes. Los detalles y la terminología difieren según la institución y la región. Sin embargo, a grandes rasgos se dividen en varias categorías. En este capítulo se describen brevemente estas opciones, así como los requisitos y objetivos de cada tratamiento. El objetivo es ayudar al lector a conocer estas opciones haciendo hincapié en la elección del mejor tratamiento para el paciente. Aunque existen servicios análogos para niños y adolescentes, este capítulo se centra en los niveles de atención de los adultos.

En la tabla 26-1 se resumen los principales niveles de atención que se deben considerar para la mayoría de los pacientes psiquiátricos.

HOSPITALIZACIÓN

Las unidades hospitalarias suelen especializarse en cuidados psiquiátricos intensivos. Los pacientes pueden aceptar voluntariamente la hospitalización o los médicos pueden hospitalizarlos en contra de su voluntad de acuerdo con la ley estatal. Las unidades suelen estar cerradas y equipadas para contener o aislar a los pacientes cuando sea necesario. Las enfermeras y otro personal están presentes las 24 h y los médicos al menos 5 días a la semana, y siempre hay un médico de guardia disponible.

La hospitalización permite un tratamiento intensivo, con observación regular durante todo el día y tratamientos rigurosos, que incluyen revisiones médicas, psicoterapias grupales e individuales, manejo de casos y terapia ambiental. Antes era la forma más habitual de atención psiquiátrica, y ahora la hospitalización está reservada a pacientes que están en riesgo o que es poco probable que se beneficien de otros tratamientos.

El riesgo de enfermedad o gravedad del paciente suele ser alto. Muchos pacientes son hospitalizados porque corren un alto riesgo de dañarse a sí mismos o a otros de manera inminente. Alternativamente, su trastorno puede ser tan perjudicial que no pueden funcionar bien fuera del hospital o atender incluso las actividades básicas de la vida diaria (AVD).

Por lo general, los tratamientos necesarios son los que los médicos no pueden administrar de forma segura o practicar en otros entornos. Estos incluyen tratamientos que requieren observación diaria para detectar efectos secundarios graves. Pueden administrarse con tanta frecuencia, como algunas psicoterapias intensas, que otros entornos no son prácticos. En el último caso, los médicos a menudo ya han probado otros entornos y han decidido que es probable que el paciente se deteriore si continúan los intentos de tratarle en otro entorno.

En algunos casos, la practicidad de los tratamientos alternativos surge de la falta de conciencia de enfermedad del paciente o de su incapacidad para cooperar con el tratamiento. Dichos pacientes pueden requerir hospitalización involuntaria, y una unidad de hospitalización es el único entorno que sería apropiado para retenerlos en contra de su voluntad hasta que el tratamiento les permita hacer sus juicios habituales de forma adecuada. En los casos más graves es posible que el personal tenga que inmovilizar físicamente a un paciente violento o que se autolesiona.

A excepción de algunas instalaciones de atención especializada, los objetivos del tratamiento son a corto plazo. Los tratamientos tienen como objetivo manejar la crisis y estabilizar al paciente para que el tratamiento pueda continuar en un ambiente menos restrictivo. Las intervenciones de crisis, el tratamiento intensivo y frecuente y los medicamentos son tratamientos habituales. Los tratamientos a largo plazo pueden comenzar en este entorno, pero suelen continuar después de la hospitalización.

La duración de la estancia varía mucho. Una encuesta de 2010 de los Centers for Disease Control and Prevention (CDC) informó de que el tiempo promedio de la estancia de los pacientes con esquizofrenia fue de aproximadamente 7,2 días, y para el trastorno depresivo mayor de unos 10,6 días. Este número varía significativamente según la práctica regional. A nivel internacional, varía según el sistema de atención

Tabla 26-1
Principales niveles de atención

	Hospitalización	Hospitalización parcial	Tratamiento ambulatorio intensivo	Tratamiento ambulatorio	Atención residencial
Riesgo	Alto: riesgo de daño inminente a sí mismo o a otros	Riesgo moderado pero no inminente	Sin riesgo inminente	Bajo riesgo de daño	Riesgo moderado
Gravedad de la enfermedad	Síntomas graves	Moderada	Moderada	Leve a moderada	Moderadamente severa
Funcionamiento en las actividades de la vida diaria (AVD)	Malo, no puede atender las AVD básicas sin asistencia	Disfunción moderada	Disfunción leve a moderada	Capaz de atender las AVD de forma independiente o con alguna ayuda	Disfunción severa
Tratamiento	Requieren administración 24 h del día, observación regular para detectar efectos secundarios, o se administran con una frecuencia que hace que otros entornos no sean prácticos	Unidad con personal completo que ofrece una gama de servicios similares a los de hospitalización, sin embargo se limita a la jornada laboral y suele ofrecer atención diaria 5 días a la semana	Puede variar desde varias veces a la semana hasta semanal o mensualmente, según la gravedad y el tratamiento. Incluye tanto psicoterapias como medicamentos	Puede variar desde varias veces a la semana hasta semanal o mensualmente, según la gravedad y el tratamiento. Incluye tanto psicoterapias como medicamentos	Tratamientos psicosociales y manejo de medicamentos, aunque no necesariamente al nivel de una unidad de hospitalización
Cooperación del paciente	Voluntario o involuntario	Voluntario	Voluntario	Voluntario	Voluntario o por orden judicial
Necesidad de restricciones	Puede ser necesaria la restricción por motivos de seguridad para evitar violencia o lesiones	Ninguna	Ninguna	Ninguna	Ninguna
Objetivos del tratamiento	Reducir la preocupación por la seguridad, reducir los síntomas y restaurar el funcionamiento	Mejora en los síntomas y el funcionamiento para hacer la transición del paciente a un tratamiento menos restrictivo	Alcanzar y mantener el nivel de funcionamiento premórbido habitual	Alcanzar y mantener el nivel de funcionamiento premórbido habitual	Mejoras en los síntomas y el funcionamiento para hacer la transición del paciente para que pueda vivir en un entorno menos restrictivo

médica, los recursos económicos y muchos otros factores. En la figura 26-1 se ofrecen algunos ejemplos de comparaciones de la duración media de la estancia en 2010 para varios países.

El objetivo del tratamiento es devolver al paciente a un estado seguro y funcional para que se le pueda pasar un nivel de atención más bajo.

Este objetivo incluye reducir la amenaza del paciente hacia sí mismo u otros, disminuir los síntomas del trastorno y mejorar el nivel funcional del paciente.

La planificación del alta generalmente comienza el primer día de la hospitalización. Ayuda a identificar con antelación el siguiente paso

FIGURA 26-1

Duración promedio de la estancia hospitalaria por trastornos de salud mental en países seleccionados en 2010. (De: Organisation for Economic Co-Operation and Development [OECD. Stat]).

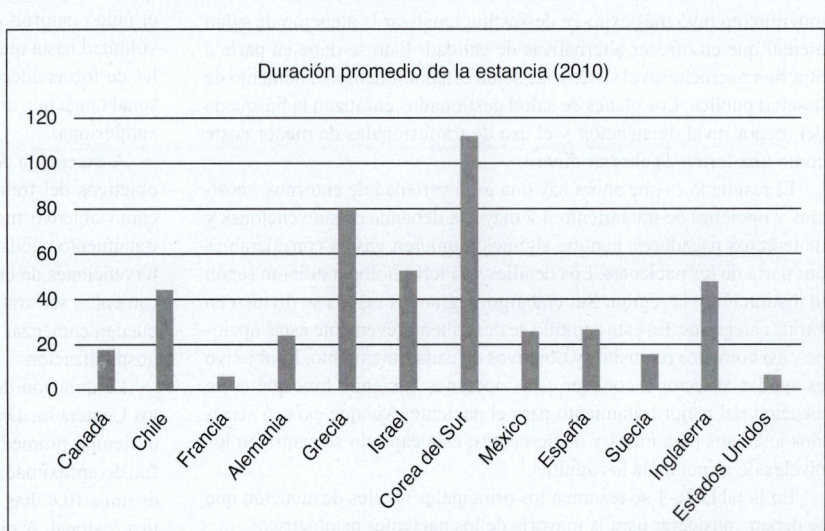

Duración promedio de la estancia (2010)

probable en el tratamiento, y que debería ser la vuelta a casa, a un entorno de transición o, con menor frecuencia, a un centro de internamiento de larga duración.

HOSPITALIZACIÓN PARCIAL

Los hospitales de día son instalaciones que proporcionan un nivel de atención cercano al de un hospital, con la excepción de que la atención se lleva a cabo durante unas 6 a 8 h al día, y después los pacientes pueden irse a casa. El servicio consta de personal completo de manera similar a un hospital psiquiátrico, sin embargo solo durante el día. Las unidades suelen ofrecer una gama completa de tratamientos, desde diversas psicoterapias y opciones psicosociales hasta la administración de medicamentos. El paciente suele acudir a diario, durante 5 días a la semana.

Los pacientes adecuados para un programa de hospitalización parcial son los que pueden tener un riesgo significativo de autolesionarse o dañar a otros. Sin embargo, el equipo de tratamiento evalúa si el paciente está lo suficientemente estable como para que el refuerzo del tratamiento intensivo sea suficiente para prevenir dicho daño. Por lo tanto, el paciente no tiene un riesgo inminente o no es demasiado impulsivo para confiar en que sea independiente durante la noche.

Los pacientes suelen presentar síntomas de gravedad moderada. Del mismo modo, a menudo tienen una disfunción moderada, por lo que su autocuidado puede ser deficiente y con frecuencia tienen problemas para mantener relaciones normales.

El programa suele ofrecer una variedad de tratamientos de psicoterapia, a menudo en un entorno de grupo. Tienen el beneficio de la terapia ambiental en el entorno de la unidad. El manejo de los casos también está disponible. Los psiquiatras están presentes y ayudan a administrar la medicación del paciente y al plan de tratamiento general.

La duración media del tratamiento es de 1 a unas pocas semanas, aunque en algunos casos puede ser más prolongada. El tratamiento debe continuar hasta que el paciente esté lo suficientemente estable para un tratamiento menos intensivo.

TRATAMIENTO AMBULATORIO INTENSIVO

El tratamiento ambulatorio intensivo es un tratamiento ambulatorio que implica de 3 a 4 h de tratamiento psicosocial durante 1 a 4 días de tratamiento, con un promedio de 6 a 12 h de tratamiento por semana.

Este cuidado suele ser apropiado cuando el nivel de peligro es lo suficientemente estable como para no correr un riesgo inminente de autolesionarse o dañar a otros. Los pacientes suelen presentar síntomas moderados y un funcionamiento leve a moderado. Por ejemplo, su autocuidado puede estar levemente por debajo de lo que se esperaría.

Sin embargo, deben ser lo suficientemente funcionales para poder vivir de forma independiente o con la ayuda de un cuidador, pero el psiquiatra debe asegurarse de que el hogar del paciente sea lo suficientemente seguro y sin desencadenantes de la enfermedad para permitir una mejoría con el tratamiento.

Los tratamientos enfatizan un formato grupal, pero a menudo incluyen algunos tratamientos de psicoterapia individuales o administración de medicamentos. Las psicoterapias pueden incluir terapia cognitivo-conductual, terapia interpersonal u otras terapias en un formato grupal.

La duración del tratamiento varía mucho y depende de la enfermedad, pero por lo general dura de una a varias semanas. El objetivo es abordar los síntomas del paciente lo suficiente como para que sea factible un modelo de atención menos intensivo.

ATENCIÓN AMBULATORIA

La atención ambulatoria es un tratamiento farmacológico o psicosocial proporcionado por un profesional de la salud, generalmente en una consulta.

Este cuidado suele ser apropiado cuando se considera que el paciente tiene un riesgo razonablemente bajo. Los pacientes no necesitan estar libres de todos los pensamientos de autolesión o daño a los demás; sin embargo, este riesgo debe ser bajo y el médico debe tener la creencia razonable de que el paciente puede avisarle si su situación empeora.

Además, es probable que el trastorno del paciente mejore con la atención ambulatoria. Esta situación, afortunadamente, incluye la mayoría de los trastornos psiquiátricos. Las formas de tratamiento pueden incluir psicoterapia, medicamentos o una combinación de ambos.

Los pacientes acuden por voluntad propia y requieren cierto nivel de motivación para su tratamiento, suficiente para poder presentarse regularmente a sus citas. En momentos de deterioro de los síntomas, los miembros de la familia u otros cuidadores pueden ayudar a proporcionar alguna motivación externa hasta que el paciente pueda reanudar el tratamiento por sí mismo.

La duración del tratamiento varía mucho según el trastorno, y la frecuencia también varía. En el caso de enfermedad aguda, como un episodio de trastorno depresivo mayor, un episodio maníaco o empeoramiento de la ansiedad, el tratamiento puede realizarse semanalmente o con mayor frecuencia. En general, la frecuencia del tratamiento disminuirá a medida que el paciente mejore, pero como muchos trastornos son crónicos, los pacientes suelen requerir medicación o terapia continua para mantener la remisión. Para los que han permanecido estables durante un período prolongado, los seguimientos dos veces al año pueden ser razonables. Sin embargo, el médico debe elaborar un plan con el paciente para aumentar los seguimientos cuando sea necesario, ya que es menos probable que el médico detecte de forma temprana una recurrencia de la enfermedad.

ATENCIÓN RESIDENCIAL

La atención residencial es una instalación de 24 h que ofrece un nivel de tratamiento menos intensivo que el tratamiento tradicional para pacientes hospitalizados. Por lo general, no tiene el nivel de seguridad típico de una unidad de hospitalización. Aunque se dispone de personal médico y de enfermería, las unidades no cuentan con el mismo nivel de personal y los tratamientos no son tan frecuentes como en un hospital.

Los pacientes pueden correr cierto riesgo de autolesionarse o dañar a otros, pero no es un riesgo inminente y, por lo tanto, no requieren el nivel de observación o restricción disponible en una unidad de hospitalización. Sus síntomas son moderadamente graves, ya que pueden tener graves limitaciones funcionales de tal manera que no pueden vivir de forma independiente y segura. Los pacientes suelen ser voluntarios, aunque pueden recibir tratamiento por orden judicial; sin embargo, en esos casos, participan de forma voluntaria. Las unidades no suelen estar cerradas.

Las instalaciones ofrecen una variedad de tratamientos, a menudo en grupo. Se diferencian de las unidades de rehabilitación de larga duración, como las residencias, en que los objetivos son la mejora de los síntomas, el funcionamiento y el regreso a un nivel de atención más bajo.

Bibliografía

American Association of Community Psychiatrists. Level of care utilization system for psychiatric and addiction services (LOCUS). Accessed August 31, 2020. Available at https://sites.google.com/view/aacp123/resources/locus

Barton WE. Trends in community mental health programs. *Psychiatr Serv*. 2000; 51(5):611–615.

Breland JY, Asch SM, Slightam C, Wong A, Zulman DM. Key ingredients for implementing intensive outpatient programs within patient-centered medical homes: a literature review and qualitative analysis. *Healthc (Amst)*. 2016;4(1):22–29.

Centers for Disease Control and Prevention. FastStats. Accessed August 4, 2020. Available at https://www.cdc.gov/nchs/fastats/mental-health.htm

Centers for Disease Control and Prevention. National Hospital Discharge Survey—Publications and Reports. Accessed January 22, 2020. Available at https://www.cdc.gov/nchs/nhds/nhds_publications.htm

Centers for Disease Control and Prevention. Number, rate, and average length of stay for discharges from short-stay hospitals, by age, region, and sex: United States, 2010. Accessed August 31, 2020. Available at https://www.cdc.gov/nchs/data/nhds/1general/2010gen1_agesexalos.pdf

Marshall M, Crowther R, Sledge WH, Rathbone J, Soares-Weiser K. Day hospital versus admission for acute psychiatric disorders. *Cochrane Database Syst Rev.* 2011;2011(12):CD004026.

Nurjannah I, Mills J, Usher K, Park T. Discharge planning in mental health care: An integrative review of the literature. *J Clin Nurs.* 2014;23(9–10):1175–1185.

Organisation for Economic Co-Operation and Development (OECD). OECD statistics. Accessed August 31,2020. Available at https://stats.oecd.org/Index.aspx?ThemeTreeId=9

Sharfstein SS. Whatever happened to community mental health? *Psychiatr Serv.* 2000;51(5):616–20.

U.S. Department of Health and Human Services, Substance Abuse and Mental Health Services Administration. Behavioral health, United States, 2012. Accessed August 31, 2020. Available at https://www.samhsa.gov/data/sites/default/files/2012-BHUS.pdf

27

Ética y profesionalidad

Las guías éticas y el conocimiento de los principios éticos ayudan a los psiquiatras a evitar *conflictos éticos* (que pueden definirse como una tensión entre lo que uno quiere hacer y lo que es éticamente correcto hacer) y a analizar los *dilemas éticos* (conflictos entre perspectivas o valores éticos).

La *ética* se ocupa de las relaciones entre personas de distintos grupos y a menudo implica equilibrar derechos. La *ética profesional* se refiere a la manera adecuada de actuar en el ejercicio de la profesión, y deriva de una combinación de moralidad, normas sociales y los parámetros de la relación que las personas han acordado seguir.

CÓDIGOS PROFESIONALES

La mayoría de las organizaciones profesionales y muchos grupos comerciales tienen códigos éticos. Estos códigos reflejan el consenso acerca de los modelos generales para una conducta profesional adecuada. Los *Principles of medical ethics* («Principios de ética médica») de la American Medical Association (AMA), los *Principles of medical ethics with annotations especially applicable to psychiatry* («Principios de ética médica con anotaciones especialmente aplicables a la psiquiatría») de la American Psychiatric Association (APA) y el *American College of Physicians ethics manual* («Manual de ética del Colegio de Médicos Americano») establecen los modelos ideales del ejercicio y las virtudes profesionales de los facultativos. Estos códigos contienen exhortaciones a que se utilicen las técnicas de forma hábil y científica, a que se autorregulen las malas conductas dentro de la propia profesión, y a que se respeten los derechos y las necesidades de los pacientes, los familiares, los colegas y la sociedad.

PRINCIPIOS ÉTICOS BÁSICOS

Los cuatro principios éticos que los psiquiatras deben equilibrar en su trabajo son: el respeto por la autonomía, el principio de beneficencia, la ausencia de maleficencia y la justicia. A veces, los principios entran en conflicto y debemos tomar decisiones sobre cómo equilibrarlos.

Respeto por la autonomía

La autonomía requiere que una persona actúe voluntariamente tras haber recibido suficiente información y haber tenido tiempo para comprender los beneficios, riesgos y costes de todas las opciones razonables. Puede implicar atender el derecho de un individuo a no escuchar todos los detalles e incluso a elegir a un tercero (p. ej., un familiar u otro médico) para que decida el mejor tratamiento que debe seguirse.

Es preciso que los psiquiatras consigan que sus pacientes entiendan racionalmente su trastorno y las opciones para tratarlo. Los pacientes necesitan entender los conceptos; el psiquiatra no debe limitarse a enunciar hechos aislados. También necesitan tiempo para reflexionar y para comentar su decisión con familiares y amigos. Finalmente, cuando el paciente se encuentra en un estado mental que no le permite tomar decisiones sobre sí mismo, el psiquiatra debe considerar mecanismos alternativos para la toma de decisiones, como la tutela, la curatela y el representante para decisiones de salud.

Un adulto joven sufrió un brote esquizofrénico en el que su fervor religioso se convirtió en delirios psicóticos. Tras la hospitalización involuntaria motivada por su conducta suicida, insistía en rechazar el tratamiento, afirmando que sus médicos estaban tratando de envenenarlo. Su psiquiatra decidió respetar su rechazo a tomar la medicación mientras pudiesen controlarse sus tendencias suicidas. Al cabo de una semana, tras empeorar su sufrimiento mental, el paciente cambió de idea sobre la medicación y accedió a probarla. La relación terapéutica con el psiquiatra se hizo más estrecha, y cuando el paciente abandonó el hospital, quería seguir con la medicación antipsicótica y la psicoterapia. Aunque no todos los casos tienen un desenlace tan positivo, este ilustra los beneficios de negociar el tratamiento incluso en el contexto de una hospitalización involuntaria.

Principio de beneficencia

La exigencia de que los psiquiatras actúen según el principio de beneficencia emana de la relación fiduciaria (basada en la fe o la confianza) con los pacientes y de la creencia de la profesión de que también tienen una obligación para con la sociedad. Como resultado de la obligación de confianza debida a su papel, los psiquiatras deben atender los intereses de sus pacientes, incluso en detrimento de los propios.

La expresión de este principio es el *paternalismo,* que consiste en el uso del juicio del psiquiatra para adoptar la mejor actitud para el paciente o para el sujeto de una investigación. El *paternalismo débil* es la actitud adecuada cuando las facultades perturbadas del paciente impiden una elección autónoma. El *paternalismo fuerte* es la actitud de beneficencia a pesar de que la autonomía del paciente esté intacta.

Hay ocasiones en las que es apropiado permitir que el principio de beneficencia se imponga a la autonomía del paciente. Por ejemplo, cuando el paciente se enfrenta a un daño sustancial o a un riesgo de daño, se elegiría la actitud paternalista que permita alcanzar la combinación óptima de reducción al mínimo de los daños, un bajo riesgo añadido y la mínima supresión necesaria de la autonomía del paciente.

Ausencia de maleficencia

Para seguir el principio de no maleficencia (*primum non nocere* o *ante todo, no hacer daño*), los psiquiatras deben ser cuidadosos en sus decisiones y acciones y asegurarse de que están suficientemente formados para hacer lo que hacen. También deben estar dispuestos a buscar segundas opiniones y a consultar, y evitar poner en riesgo a sus pacientes por acción u omisión.

Justicia

El concepto de justicia se refiere a los temas de recompensas y castigos y de la distribución equitativa de los beneficios sociales. Las cuestiones relevantes que considerar son si hay que distribuir equitativamente los recursos entre quienes están más necesitados, o si deben asignarse allí donde puedan tener el mayor impacto sobre el bienestar de cada individuo atendido, o donde en última instancia tengan el impacto más amplio sobre la sociedad.

TEMAS ESPECÍFICOS

Desde un punto de vista práctico, algunos temas específicos afectan con mayor frecuencia a los psiquiatras, entre ellos los siguientes: *1)* las violaciones éticas en el ámbito sexual; *2)* las violaciones éticas en ámbitos no sexuales; *3)* las violaciones de la confidencialidad; *4)* el tratamiento incorrecto del paciente (incompetencia, conflicto de intereses), y *5)* las actividades ilegales (seguros, facturación, utilización de información privilegiada para obtener beneficios).

Violaciones éticas en el ámbito sexual

Es una clara falta de ética que un psiquiatra tenga relaciones sexuales con sus pacientes. Además, las sanciones legales contra estas conductas han hecho que las cuestiones éticas sean secundarias. Los psiquiatras que violan este principio ético están sujetos a varios estatutos de derecho penal. Se pueden presentar, y de hecho así ha sucedido, cargos por violación; también se les ha acusado de agresiones sexuales y de violencia física.

Además, en algunos juicios por mala práctica se ha tenido que indemnizar por daños y perjuicios a pacientes que habían sido víctimas de abusos sexuales por parte de psiquiatras o de otros médicos. Las compañías de seguros de la APA y de la AMA ya no cubren las responsabilidades derivadas de las relaciones sexuales entre los pacientes y sus médicos.

No obstante, aún existe controversia sobre si las relaciones sexuales entre un antiguo paciente y su médico constituyen una violación de los principios éticos. Los defensores del punto de vista de que «paciente una vez, paciente siempre» insisten en que se debe prohibir toda relación con un antiguo paciente, incluso en el caso de que acabe en matrimonio. Sostienen que entre el paciente y el terapeuta siempre existe una reacción de transferencia que impide una decisión racional acerca de su unión emocional o sexual. Otros insisten en que si aún existe una reacción de transferencia, la terapia no está completa y que, como seres humanos autónomos, los antiguos pacientes no deben estar sujetos a la moral paternalista de los médicos. Como consecuencia, creen que no se deben establecer sanciones para prohibir las relaciones emocionales o sexuales entre antiguos pacientes y sus psiquiatras. Algunos psiquiatras sostienen que debe transcurrir un período de tiempo razonable antes de que se inicien estas relaciones. La duración de este período «razonable» sigue siendo objeto de debate; algunos han sugerido 2 años. Otros psiquiatras mantienen que todo período de prohibición de las relaciones con un antiguo paciente es una restricción innecesaria. La mayoría de los psiquiatras, así como la APA, creen que siempre es poco ético, y su código de ética establece: «Las actividades sexuales con un paciente actual o *antiguo* no son éticas».

Aunque no se explicita en estos *principios,* la actividad sexual con un familiar del paciente tampoco es ética. Este aspecto alcanza su máxima importancia cuando el psiquiatra trata a un niño o a un adolescente. La mayoría de los programas docentes de psiquiatría infantil y de la adolescencia insisten en que los padres también son pacientes y en que las prescripciones éticas y legales también se aplican a ellos (o a las personas que los sustituyen), además de a los niños. De todos modos, algunos psiquiatras no entienden este concepto. La actividad sexual entre un médico y un familiar del paciente tampoco es ética.

Un clamoroso ejemplo de violación de los límites sexuales se publicó en el *Medical Board of California Action Report* (julio de 2006) en el caso de un psiquiatra que mantuvo durante 7 años una relación con una paciente esquizofrénica. El médico no solo mantenía relaciones sexuales con la paciente, sino que también hacía que le consiguiera prostitutas, con las que ambos practicaban sexo en grupo. Pagaba sus servicios proporcionándoles recetas de sustancias controladas, y llegó al extremo de facturar a la compañía de seguros Medi-Cal esos encuentros como si se tratara de psicoterapia de grupo. Al médico se le retiró la licencia y se le procesó penalmente por fraude.

Violaciones éticas en el ámbito no sexual

La relación entre un médico y un paciente con el objetivo de proporcionar y obtener tratamiento es lo que se denomina *relación médico-paciente.* Esta relación tiene unos límites externos y unos internos. Cualquiera de las partes puede transgredir estos límites.

No todas las transgresiones de los límites suponen una violación de estos. Por ejemplo, un paciente puede decirle a su médico: «Me he dejado el dinero en casa, ¿puede prestarme dinero para el aparcamiento?». El paciente ha invitado a su médico a que rebase el límite médico-paciente y ha establecido también una relación prestamista-prestatario. En función de la orientación teórica del médico, de la situación clínica con el paciente y de otros factores, el facultativo puede decidir traspasar el límite. Se puede, pues, debatir acerca de si cuando se cruza el límite también se comete una violación de este. Se produce una *violación del límite* cuando, al atravesarlo, se pretende obtener un beneficio: supone una gratificación para el médico a expensas del paciente. El médico es responsable de respetar los límites, asegurar que se transgredan el menor número de veces posible y que no haya explotación.

Una residente de psiquiatría recibió instrucciones de su supervisor de psicoterapia de que nunca aceptara un regalo de un paciente. En el curso del tratamiento de una chica con esquizofrenia, se le ofreció un regalo de Navidad (una bufanda de algodón), que no aceptó, explicando con la mayor amabilidad posible que las «normas del hospital» no lo permitían. Al día siguiente, la paciente intentó suicidarse. Experimentó la negativa de la residente a aceptar el regalo como un profundo rechazo, que no pudo tolerar. El caso ilustra la necesidad de comprender la dinámica del ofrecimiento de regalos y el significado transferencial que tiene para los pacientes el rechazo (o la aceptación) de los obsequios.

Se explica la historia (posiblemente apócrifa) de que a Freud, que era un fumador de puros empedernido, un paciente le ofreció una caja de puros habanos, difíciles de encontrar, durante el curso de su análisis. Freud aceptó el obsequio y acto seguido pidió al paciente que explorase cuáles eran sus motivaciones para ofrecerle el regalo. Sus motivos para aceptar los puros fueron más obvios que los que inconscientemente tenía el paciente para ofrecérselos, acerca de los cuales no se dispone de ninguna otra información.

El daño a los pacientes no es un componente de una violación de los límites. Por ejemplo, la utilización de información facilitada por el paciente (como un consejo sobre inversiones en bolsa) es una violación de los límites poco ética, aunque no supone un daño obvio para el paciente. A efectos de su discusión, las violaciones éticas en el ámbito no sexual se pueden agrupar en varias categorías arbitrarias (que se solapan y que no se excluyen mutuamente).

Negocios. Prácticamente todas las relaciones de negocios con antiguos pacientes son problemáticas, y casi ninguna relación de este tipo con un paciente actual es ética. Naturalmente, las circunstancias y el lugar pueden desempeñar un significativo papel en esta advertencia. En un área rural o en una pequeña comunidad se puede tratar al único farmacéutico (o fontanero, o tapicero) del pueblo, y cuando se establecen relaciones comerciales con el farmacéutico/paciente, hay que intentar mantener los límites bajo control. Los psiquiatras éticos evitan hacer negocios con los pacientes o con sus familiares, o pedirle a un paciente que contrate a uno de sus familiares; también evitan invertir en los negocios de sus pacientes o establecer tratos comerciales con ellos.

Aspectos ideológicos. Los aspectos ideológicos pueden nublar el propio juicio y conducir a falta de ética. Toda decisión clínica debe basarse en lo que es mejor para el paciente; la ideología del psiquiatra no debería ser un factor en sus decisiones. Un psiquiatra al que se consulta por una enfermedad debe informar al paciente de las opciones terapéuticas de que se dispone y permitirle tomar decisiones relativas al curso del tratamiento. Naturalmente, los psiquiatras deben recomendar el tratamiento que crean que es más adecuado para el paciente, pero, en última instancia, este debe ser libre de elegir.

Aspectos sociales. En cualquier discusión sobre la conducta de un psiquiatra ético en situaciones sociales se deberían considerar el escenario y las circunstancias particulares. El principio dominante es el de respetar los límites de la relación entre el psiquiatra y el paciente. Asimismo, en caso de que haya varias opciones, es preciso utilizarlas en favor del paciente. Cuando se establece una amistad entre el psiquiatra y el paciente, suelen surgir problemas en las situaciones terapéuticas: la objetividad está comprometida, la neutralidad terapéutica está alterada, y factores inconscientes por ambas partes pueden desempeñar un papel destructivo. Durante el tratamiento el psiquiatra debe evitar dicha amistad. Los psiquiatras no deben tratar a sus amigos por las mismas razones. Evidentemente, en una urgencia se hará lo que sea necesario.

Aspectos económicos. Para los psiquiatras que ejercen en el sector privado, comentar cuestiones monetarias con el paciente forma parte del tratamiento. Los asuntos relacionados con el establecimiento de los honorarios, el cobro y otras cuestiones económicas son positivos. Aun así, es preciso tener en cuenta los aspectos éticos. Los *principios* éticos aconsejan al médico sobre temas como el cobro de visitas a las que el paciente no ha acudido y otros problemas contractuales. Las cuestiones económicas precipitan con frecuencia muchas de las quejas de falta de ética contra los médicos, por lo que el facultativo debe reconocer la influencia que ejercen estos temas sobre la relación terapéutica. Como la relación psicoterapéutica es mucho más parecida a una relación social (el consultorio parece una sala de estar, el médico viste con ropa de calle), algunos pacientes pueden asumir de forma inconsciente que existe una amistad que exime del pago de los honorarios. Cuando se presenta la factura, se pueden herir estos sentimientos, aunque sean inconscientes. Es necesario insistir en la idea de que los servicios psiquiátricos se dispensan en un contexto contractual. Es frecuente que los psiquiatras que empiezan a ejercer sean reacios a hablar abiertamente de sus honorarios porque se sienten incómodos al tratar este tema o porque quieren proteger al paciente.

Es importante el modo en que un psiquiatra ético se desenvuelve cuando un paciente se queda sin dinero temporal o permanentemente. Existen muchas opciones, algunas más problemáticas que otras. Puede optar por reducir sus honorarios, pero es necesario que sea cauto, ya que si rebaja su tarifa hasta el punto de que no cubre los costes del tratamiento, puede provocar un resentimiento por contratransferencia. Un problema similar se plantea sobre el número de pacientes a los que se visitará cobrando honorarios reducidos. La acumulación de deudas también puede ser un problema. ¿Existe expectativa de que al final se cobrará? ¿Es la cuenta aumentada una farsa? Puede ser necesario alterar la frecuencia de las sesiones. Sin duda, todo psiquiatra que tenga pacientes privados deberá enfrentarse a estos problemas.

Confidencialidad

La *confidencialidad* se refiere a la responsabilidad que tiene el psiquiatra de no desvelar a terceros la información conocida en el curso del tratamiento. El *privilegio* se refiere al derecho que asiste al paciente de impedir que se revele información de su tratamiento en una vista judicial. Los psiquiatras deben mantener la confidencialidad, ya que constituye un ingrediente esencial de la atención psiquiátrica, y es un requisito previo para que los pacientes quieran hablar libremente con los

psicoterapeutas. Violar la confidencialidad chismorreando resulta embarazoso para la gente y viola el principio de no maleficencia. La violación de la confidencialidad también rompe la promesa que el psiquiatra ha hecho de forma implícita o explícita de no revelar información.

La confidencialidad también debe contemplar la responsabilidad de proteger a terceros cuando un paciente formula una amenaza creíble de hacer daño a alguien. La situación se complica cuando el riesgo no afecta a un individuo concreto, como, por ejemplo, cuando un médico sufre algún trastorno, o cuando el estado mental de una persona impide que desempeñe bien un trabajo peligroso como el de policía o bombero, o el uso de maquinaria peligrosa. La confidencialidad también se ha visto socavada por las exigencias de una información detallada por parte de las compañías de seguros. Es preciso comunicar a los pacientes que es posible que se revele información a las compañías aseguradoras, pero no es necesario prevenirlos de que es obligatorio comunicar la información sobre abusos infantiles o amenazas a sí mismos o a terceros.

Existen diversas situaciones en las que los datos de un paciente pueden utilizarse hasta cierto punto. La regla general para hacerlo es revelar únicamente la información que sea realmente necesaria. En la docencia, la investigación o la supervisión, se debe evitar el uso de información personal que pueda permitir a otros identificar a un paciente, a menos que sea necesario. Cuando se hace la ronda en un servicio o se discuten casos en sesión, hay que recordar a los asistentes que no deben repetir lo que oigan.

El secreto se mantiene tras la muerte del paciente, y la obligación ética de proteger la información persiste hasta que el pariente más cercano da su consentimiento para revelarla. Una citación judicial no es una licencia automática para entregar la historia completa. El psiquiatra puede solicitar al juez una vista privada para definir qué información precisa debe revelar.

Ética en la asistencia gestionada

Los psiquiatras tienen determinadas responsabilidades respecto a los pacientes tratados en el contexto de una asistencia gestionada, como la de comunicarles todas las opciones terapéuticas, ejercitar los derechos de reclamación, continuar el tratamiento de urgencia y cooperar de forma razonable con quienes se encargan de revisar la utilización de los servicios.

Responsabilidad de comunicar. Los psiquiatras tienen siempre la responsabilidad con el paciente de obtener el consentimiento informado para los tratamientos o intervenciones. Hay que explicar por completo todas las opciones terapéuticas, incluso las que no están cubiertas en las condiciones de un plan de asistencia gestionada. La mayoría de los estados norteamericanos han promulgado leyes que establecen la ilegalidad de las normas que limitan la información que se facilita a los pacientes bajo cuidados de medicina gestionada.

Responsabilidad de apelar. El Council on Ethical and Judicial Affairs de la AMA establece que los médicos tienen la obligación ética de recomendar cualquier medida que consideren que beneficiará materialmente a sus pacientes, independientemente de cualquier regla de asignación o directiva de autorización de servicios.

Responsabilidad de tratar. Los médicos pueden ser sancionados por no tratar a sus pacientes según el estándar asistencial definido. El único responsable de determinar lo que resulta médicamente necesario es el médico a cargo. Los psiquiatras deben tener cuidado de no dar el alta prematuramente a pacientes suicidas o violentos simplemente porque una compañía de asistencia gestionada ya no autoriza la cobertura para continuar con esa prestación.

Responsabilidad de cooperar en la revisión de la utilización de servicios. El psiquiatra debe cooperar con las solicitudes de información por parte de los revisores de la utilización con la autorización pertinente del paciente. Cuando se deniega una prestación, es importante comprender y seguir cuidadosamente los procedimientos de reclamación, devolver las llamadas telefónicas de las agencias de revisión, y aportar una justificación sólida y documentada de la necesidad de proseguir el tratamiento.

Con el advenimiento de la medicina gestionada con criterios económicos (contención del gasto) y la necesidad de remitir informes periódicos de progreso y documentación sobre los signos y síntomas a terceras partes que las revisan y pagan el tratamiento, algunos psiquiatras pueden disminuir o exagerar los síntomas. El informe y la discusión del siguiente caso ilustra las dificultades éticas de los psiquiatras en su relación con la asistencia gestionada.

La Sra. P. ingresó voluntariamente en el hospital porque temía que acabaría por quitarse la vida. Sufría un episodio depresivo mayor, pero mejoró notablemente durante las primeras semanas en el servicio del Dr. A. Aunque este creía que la Sra. P. ya no era una suicida, consideraba que seguir hospitalizada le beneficiaría mucho. Como sabía que la Sra. P. no podía pagarse la hospitalización y que la compañía de seguros solo la costearía si la paciente sufría una depresión suicida, decidió no documentar la mejoría de la Sra. P. En la historia clínica anotó que «la paciente sigue teniendo riesgo de suicidio».

¿El Dr. A. ha incurrido en algún tipo de engaño? Sí; es intencionadamente engañoso por lo que escribe y por lo que omite escribir en la historia médica. Aunque lo que ha escrito es verdad en cierto sentido literal, su afirmación es engañosa en el contexto del tratamiento. La Sra. P. ya no presenta un riesgo de suicidio similar o comparable al que presentaba.

Lo que el Dr. A. omite en la historia clínica también supone un engaño. Que una omisión concreta sea falaz depende, en parte, de los roles y las expectativas de las personas implicadas. No decirle a un colega que a uno le desagrada su corbata no supone un engaño; se trata, sencillamente, de tacto, a menos que el rol asumido en la relación implique la expectativa de dar una opinión sincera. El caso del Dr. A. es distinto. Su rol profesional es documentar la evolución de su paciente, y la expectativa es que hará constar cualquier mejoría significativa. Por lo tanto, el hecho de no documentar los progresos de la Sra. P. es una forma de engaño.

La segunda cuestión, más difícil, es si el engaño está justificado en esas circunstancias. La respuesta a esta pregunta depende de los motivos a favor del engaño, los motivos en contra y las alternativas disponibles. Las razones de este engaño son evidentes. El objetivo y la obligación principales del Dr. A. son ayudar a su paciente. Él cree que la Sra. P. se beneficiará mucho si prolonga una hospitalización que no puede pagar. Es posible que considere que no es justo que la compañía de seguros se niegue a pagar el tratamiento hospitalario de la depresión no suicida y que su engaño corrige esa práctica injusta.

También hay importantes razones en contra del engaño. La primera se refiere a la honestidad y la confianza social. Es bueno que la gente pueda confiar en lo que los demás dicen y escriben. Sin honestidad ni confianza, muchos intercambios y prácticas sociales serían imposibles. El engaño, aunque tenga un objetivo beneficioso, tiene el potencial real de socavar la confianza social. Existe el riesgo de que el engaño dañe la confianza de la gente en la profesión de la psiquiatría, e incluso la confianza de los pacientes en sus psiquiatras. La falta de confianza puede, a su vez, comprometer el tratamiento.

La segunda razón se refiere al tratamiento médico futuro. Si la Sra. P. necesita tratarse más adelante, los médicos que la atiendan leerán las anotaciones engañosas. Si creen que esas notas son un registro exacto del tratamiento previo, es posible que sugieran un tratamiento inadecuado para el problema actual. Incluso aunque tengan dudas sobre la exactitud de las anotaciones en su historia clínica, se les priva de una información precisa. En cualquier caso, el engaño previo puede dificultar el tratamiento.

La tercera razón se refiere a las obligaciones y a las pólizas de cobertura. El Dr. A. parece ignorar la obligación que tiene para con la población que está cubierta por la póliza de seguros. Desplaza la carga hacia esta población al obligar a la compañía de seguros a costear un tratamiento que no había acordado cubrir. Quizá la compañía de seguros tendría que pagar el tratamiento hospitalario en casos como el de la Sra. P. quizá sus pólizas no son razonables ni justas. Sin embargo, el engaño del Dr. A. no desafía a la compañía de seguros ni la presiona para que cambie su política. Su engaño tampoco anima a los pacientes y a sus familias a protestar por las pólizas de la compañía. El uso del engaño simplemente soslaya, en esta ocasión concreta, una política que debería ser puesta en tela de juicio y discutida.

El Dr. A. también parece ignorar su obligación con sus futuros pacientes. Al introducir una inexactitud en la historia, compromete el valor de la investigación a partir de las historias clínicas. Su engaño tiene el efecto, aunque sea pequeño, de privar a futuros pacientes de los beneficios derivados de la investigación de historias médicas.

Que el engaño esté justificado depende del peso relativo de las razones a favor y en contra y de las alternativas disponibles. Una alternativa es adaptar la historia; otra es describir con exactitud la respuesta de la Sra. P. y remitirla a la asistencia ambulatoria. Sin embargo, existe una tercera alternativa: el Dr. A. puede documentar con precisión la evolución de la paciente y recomendar que continúe ingresada. Puede solicitar a la compañía de seguros que lo cubra. Si esta decide no aprobar que prosiga la atención hospitalaria de la paciente, el Dr. A. puede apelar la decisión. Esta alternativa lleva más tiempo y no hay garantías de que tenga éxito, pero evita todos los problemas asociados a recurrir al engaño.

Médicos discapacitados

Un médico puede quedar incapacitado debido a trastornos psiquiátricos o médicos, o al consumo de sustancias que alteran la mente y que son adictivas (p. ej., alcohol y drogas). Muchas enfermedades orgánicas pueden interferir en las capacidades cognitivas y motoras que son necesarias para ofrecer una atención médica competente. Aunque la responsabilidad legal de comunicar la discapacidad de un médico varía según los estados, la responsabilidad ética es universal. Debe comunicarse la incapacidad de un médico a la autoridad correspondiente, y el médico que lleva a cabo la comunicación debe seguir los procedimientos específicos exigidos por el hospital, el Estado y la legislación. No se debe exigir que el médico que trata a un médico discapacitado evalúe el progreso de este último o su capacidad para volver al ejercicio profesional; esta evaluación la debe llevar a cabo un médico o un grupo de médicos independiente que no tengan conflictos de intereses.

La mayoría de los estados tienen una división que investiga la mala conducta profesional, generalmente supervisada por su junta de salud. Las definiciones de mala conducta profesional difieren según el estado, pero invariablemente incluyen la práctica en estado de incapacidad. Las denuncias por mala conducta profesional provienen principalmente del público, además de las compañías de seguros, las fuerzas del orden y los médicos, entre otros. Muchos estados también tienen un comité médico sanitario, a menudo independiente de la junta disciplinaria, que ayuda a garantizar que los médicos incapacitados reciban el tratamiento y la supervisión adecuados.

Médicos en formación

No es ético delegar la responsabilidad de los cuidados de un paciente en alguien que carezca de la cualificación y la experiencia necesarias, como un estudiante de medicina o un residente, sin una supervisión adecuada por parte del médico adjunto. Los residentes son médicos en formación y, por ello, deben llevar a cabo una buena parte de la atención del paciente. Sin embargo, esta atención debe ser supervisada y apoyada por médicos bien formados y experimentados. Los pacientes tienen derecho a saber cuál es la capacitación de quienes los atienden, y se les debe informar del grado de formación de los residentes o de los estudiantes de

Tabla 27-1
Physician Charter of Professionalism («**Normas para la profesionalidad de los médicos**»)

Principios fundamentales
- **Primacía del bienestar del paciente.** El altruismo contribuye a la confianza, que es básica en las relaciones entre el médico y el paciente. Las fuerzas del mercado, las presiones sociales y las exigencias administrativas no deben comprometer este principio
- **Autonomía del paciente.** Los médicos deben ser honestos con los pacientes y permitirles tomar decisiones informadas acerca del tratamiento
- **Justicia social.** Los médicos deben trabajar activamente para eliminar la discriminación en la asistencia, ya sea por motivos de raza, sexo, nivel socioeconómico, etnia, credo u otra categoría social

Conjunto de compromisos
- **Competencia profesional.** Los médicos deben comprometerse a aprender durante toda su vida. La profesión, como un todo, debe esforzarse para que todos sus miembros sean competentes
- **Honestidad con los pacientes.** Los médicos deben asegurarse de que se informa honesta y completamente a los pacientes antes de que den su consentimiento a un tratamiento; debe permitírseles que decidan acerca del curso de la terapia. Los médicos también deben reconocer que a veces cometen errores que causan lesiones a los pacientes. Si un paciente resulta perjudicado por el error, se le debe informar inmediatamente, ya que, de no hacerlo, se pone en peligro la confianza del paciente y de la sociedad
- **Confidencialidad con el paciente.** Hoy día, el cumplimiento del compromiso de confidencialidad es más apremiante que nunca, dado el uso generalizado de sistemas electrónicos para la recogida de los datos de los pacientes
- **Mantenimiento de relaciones adecuadas con los pacientes.** Los médicos nunca deben aprovecharse de los pacientes para obtener beneficios sexuales, personales o económicos, u otros objetivos privados
- **Mejora de la calidad de la asistencia.** Este compromiso supone no solo el mantenimiento de la competencia clínica, sino también el trabajo en colaboración con otros profesionales para reducir los errores médicos, aumentar la seguridad de los pacientes, minimizar el uso excesivo de los recursos sanitarios y optimizar los resultados de la asistencia
- **Mejora del acceso a la asistencia sanitaria.** Los médicos deben luchar individual y colectivamente para reducir los obstáculos a una atención sanitaria equitativa
- **Distribución justa de los recursos limitados.** Los médicos deben comprometerse a trabajar con otros médicos, hospitales y pagadores para desarrollar directrices que mejoren la rentabilidad de la asistencia. La responsabilidad profesional del médico de utilizar adecuadamente los recursos requiere una escrupulosa evitación de pruebas e intervenciones superfluas
- **Conocimiento científico.** Los médicos tienen el deber de respetar los estándares científicos, promover la investigación y generar nuevos conocimientos, además de asegurar que se haga un uso adecuado
- **Mantenimiento de la confianza en los conflictos de intereses.** Los médicos tienen la obligación de reconocer, hacer públicos y solucionar los conflictos de intereses. Se deben dar a conocer las relaciones entre la industria y los líderes de opinión
- **Responsabilidades profesionales.** Se espera que los médicos participen en el proceso de autorregulación, que supone la rectificación y la sanción de los miembros que no hayan cumplido con los estándares profesionales

Tabla 27-2
Preguntas y respuestas sobre cuestiones éticas

Tema	Pregunta	Respuesta
Abandono	¿Cómo pueden los psiquiatras evitar que se los acuse de abandono del paciente cuando se jubilan?	Los psiquiatras que se jubilan no abandonan a los pacientes si los avisan con suficiente antelación y se esfuerzan razonablemente por encontrar un modo de continuar con su seguimiento
	¿Es ético proporcionar solo cuidados ambulatorios a un paciente con una enfermedad grave que pueda requerir hospitalización?	Podría suponer un abandono si el médico o la institución que realiza los cuidados ambulatorios no hace los trámites para que se encargue otro proveedor de los cuidados hospitalarios de sus pacientes
Competencia	¿Es ético que los psiquiatras realicen exploraciones vaginales? ¿Y exploraciones físicas hospitalarias?	Los psiquiatras pueden realizar intervenciones médicas que no sean de su especialidad si son competentes para hacerlo y si las intervenciones no impiden que el tratamiento psiquiátrico sea eficaz porque distorsionen la transferencia. Las exploraciones pélvicas comportan un elevado riesgo de distorsión de la transferencia y sería mejor que las realizara otro facultativo
	¿Pueden los comités éticos revisar cuestiones de competencia médica?	Sí. La incompetencia es una cuestión ética
Confidencialidad	¿Debe mantenerse la confidencialidad tras la muerte de un paciente?	Sí. Éticamente, las confidencias sobreviven a la muerte del paciente. Se exceptúan los casos en que se pretenda proteger a otros de un peligro inminente y los que obedecen a requerimientos legales adecuados
	¿Es ético facilitar información de un paciente a una compañía de seguros?	Sí, si la información facilitada se limita a la necesaria para proceder con la reclamación de la aseguradora
	¿Puede utilizarse una parte de una grabación en vídeo de una sesión de terapia en un encuentro de profesionales?	Sí, si se ha obtenido un consentimiento informado sin coerciones; se mantiene el anonimato; se advierte a la audiencia de que, debido a la edición, se trata de una sesión incompleta, y el paciente sabe qué se va a hacer con la grabación
	¿Debe un médico comunicar la simple sospecha de un caso de abuso infantil en un Estado en el que es obligatorio declararlo?	No. El médico debe llevar a cabo algunas evaluaciones antes de decidir si comunica una sospecha de abuso. Se debe considerar si el abuso aún continúa, si puede responder al tratamiento y si la comunicación puede comportar algún peligro. Es preciso revisar los estatutos específicos. La seguridad para las víctimas potenciales tiene la máxima prioridad
Conflicto de intereses	¿Podría haber un conflicto ético si un psiquiatra tuviera responsabilidades psicoterapéuticas y administrativas a la vez en su trato con estudiantes o alumnos?	Sí. Se debe informar con antelación a los alumnos o a los estudiantes de la función que se desempeña. Las opiniones administrativas las debe formular un psiquiatra que no esté implicado en una relación terapéutica con el alumno o el estudiante

Continúa

Tabla 27-2
Preguntas y respuestas sobre cuestiones éticas *(cont.)*

Tema	Pregunta	Respuesta
Consentimiento informado	¿Es ético negarse a divulgar información relativa a un paciente cuando este ha accedido a que se facilite la información a quienes se la han pedido?	No. Es una decisión del paciente, no del terapeuta
	¿Se necesita el consentimiento informado cuando se presenta o se escribe acerca de un caso clínico?	No, si el paciente está enterado del proceso de supervisión/docente y se preserva la confidencialidad
Diagnóstico sin exploración	¿Es ético establecer un diagnóstico basándose solo en una revisión de la historia clínica para determinar, a petición de una aseguradora, si un suicidio se ha debido a una enfermedad?	Sí
	¿Es ético que un psiquiatra supervisor firme un diagnóstico en un formulario para una aseguradora sobre los servicios prestados por el supervisado cuando el psiquiatra no ha explorado al paciente?	Sí, si el psiquiatra está seguro de que se lleva a cabo el tratamiento de forma adecuada, y el formulario para la aseguradora indica claramente las funciones del supervisor y del supervisado
Explotación (v. también *Legados*)	¿Qué constituye una explotación de la relación terapéutica?	Se da una explotación cuando el psiquiatra utiliza la relación terapéutica para obtener beneficios personales. Incluye la adopción o la contratación de un paciente, así como las relaciones sexuales o los negocios
Grabación de audio y de vídeo	¿Se pueden utilizar cintas de vídeo de las entrevistas de un paciente en actividades docentes a escala nacional (p. ej., en talleres o en la preparación de exámenes)?	Se debe obtener un consentimiento informado adecuado y explícito. Se debe incidir en el propósito y el alcance de la exhibición de la cinta, así como en la pérdida de confidencialidad resultante
Investigación	¿Cómo se puede investigar éticamente con individuos que no pueden dar su consentimiento informado?	El consentimiento puede proceder de un tutor legal o de un testamento vital. Las personas incapacitadas legalmente tienen el derecho de abandonar el proyecto de investigación en cualquier momento
Jubilación	Véase *Abandono*	
Legados	Un paciente que se está muriendo lega sus posesiones a su psiquiatra. ¿Es esto ético?	No. La aceptación del legado parece inadecuada y una explotación de la relación terapéutica. No obstante, puede ser ético aceptar un legado simbólico de un paciente que ha muerto y ha citado a su psiquiatra en el testamento sin que lo supiera
Notificación	¿Deben los psiquiatras hacer pública o notificar la falta de ética en la conducta de sus colegas? ¿Puede un cónyuge presentar una reclamación ética?	Los psiquiatras tienen la obligación de notificar la falta de ética en la conducta de sus colegas. Un cónyuge que tenga conocimiento de conductas que no son éticas también puede presentar una queja
Pluriempleo	¿Es ético que los residentes de psiquiatría estén pluriempleados?	Pueden estarlo si sus obligaciones no exceden sus capacidades, si se los supervisa de forma adecuada y si el pluriempleo no interfiere con su formación como residentes
Reparto de honorarios	¿Qué es el reparto de honorarios?	El reparto de honorarios se da cuando un médico paga a otro por derivarle un paciente. También se aplicaría a los abogados que envían clientes a psiquiatras forenses por un porcentaje de los honorarios. En una consulta puede darse el reparto de honorarios cuando el psiquiatra pide un porcentaje de la tarifa de sus compañeros a cambio de su supervisión o por gastos. Los costes de estos servicios se deben negociar por separado; de lo contrario, parecería que el titular de la consulta se beneficiara de la derivación de pacientes a otro colega del centro. El reparto de honorarios es ilegal
Supervisión	¿Cuáles son los requisitos éticos cuando un psiquiatra supervisa a otros profesionales sanitarios?	El psiquiatra debe dedicar el tiempo necesario para asegurarse de que se lleva a cabo una atención adecuada y de que el supervisado no ofrece servicios para los que no está preparado. Es ético establecer una cuota por la supervisión

De Eugene Rubin, MD. Datos de *Principles of medical ethics*, de la American Medical Association.

medicina. Los residentes y los estudiantes de medicina deben saber cuáles son sus limitaciones, reconocerlas y solicitar la supervisión por parte de otros colegas con más experiencia cuando sea necesario.

Physician Charter of Professionalism

En 2001, el American Board of Internal Medicine inició un movimiento para aclarar el concepto de «profesionalidad». Se desarrolló un conjunto de principios denominado *Physician Charter of Professionalism* («Normas para la profesionalidad de los médicos»), en los que se describe lo que significa para un médico el máximo propósito en el ejercicio y en la ética. En la tabla 27-1 se exponen los principios y los compromisos del *Physician Charter of Professionalism* a los que se espera que se adhieran todos los médicos (incluidos los psiquiatras).

En la tabla 27-2 se resumen algunos aspectos éticos a los que pueden enfrentarse los psiquiatras.

Psiquiatría militar

Los psiquiatras militares se enfrentan a unos problemas éticos únicos, ya que bajo el código de conducta militar no existe la confidencialidad. Los psiquiatras, cuando tratan a pacientes militares, están obligados a advertirlos sobre estos límites. El razonamiento está relacionado con conceptos de necesidad militar; sin embargo, muchos expertos han señalado los problemas con esta regla, ya que muchos soldados pueden evitar la atención necesaria en lugar de exponerse al riesgo. Dadas las preocupaciones sobre las tasas de suicidio en el ejército, existe una presión creciente para revisar este estándar. Como anécdota, muchos psiquiatras militares optan por utilizar su criterio para determinar la información que deben revelar a los superiores de un paciente.

Bibliografía

Blass DM, Rye RM, Robbins BM, Miner MM, Handel S, Carroll JL Jr, Rabins PV. Ethical issues in mobile psychiatric treatment with homebound elderly patients: The psychogeriatric assessment and treatment in city housing experience. *J Am Geriatr Soc*. 2006;54(5):843–848.

Cervantes AN, Hanson A. Dual agency and ethics conflicts in correctional practice: Sources and solutions. *J Am Acad Psychiatry Law*. 2013;41(1):72–78.

DuVal G. Ethics in psychiatric research: Study design issues. *Can J Psychiatry*. 2004;49(1):55–59.

Fleischman AR, Wood EB. Ethical issues in research involving victims of terror. *J Urban Health*. 2002;79:315–321.

Green SA. The ethical commitments of academic faculty in psychiatric education. *Acad Psychiatry*. 2006;30(1):48–54.

Kaldjian LC, Weir RF, Duffy TP. A clinician's approach to clinical ethical reasoning. *J Gen Intern Med*. 2005;20:306–311.

Kipnis K. Gender, sex, and professional ethics in child and adolescent psychiatry. *Child Adolesc Psychiatr Clin N Am*. 2004;13(3):695–708.

Kontos N, Freudenreich O, Querques J. Beyond capacity: Identifying ethical dilemmas underlying capacity evaluation requests. *Psychosomatics*. 2013;54(2):103–110.

Marrero I, Bell M, Dunn LB, Roberts LW. Assessing professionalism and ethics knowledge and skills: Preferences of psychiatry residents. *Acad Psychiatry*. 2013; 37(6):392–397.

Merlino JP. Psychoanalysis and ethics–relevant then, essential now. *J Am Acad Psychoanal Dyn Psychiatry*. 2006;34(2):231–247.

Parker M. Judging capacity: Paternalism and the risk-related standard. *J Law Med*. 2004;11(4):482–491.

Roberts LW. Ethical philanthropy in academic psychiatry. *Am J Psychiatry*. 2006; 163(5):772–778.

Schneider PL, Bramstedt KA. When psychiatry and bioethics disagree about patient decision making capacity (DMC). *J Med Ethics*. 2006;32:90–93.

Simon L. Psychotherapy as civics: The patient and therapists as citizens. *Ethical Hum Psychol Psychiatry*. 2005;7(1):57–64.

Strebler A, Valentin C. Considering ethics, aesthetics and the dignity of the individual. *Cult Med Psychiatry*. 2014;38(1):35–59.

Wada K, Doering M, Rudnick A. Ethics education for psychiatry residents. A mixed-design retrospective evaluation of an introductory course and a quarterly seminar. *Camb Q Healthc Ethics*. 2013;22(04):425–435.

Weiss LW. Ethics in psychiatry. In: Sadock BJ, Sadock VA, Ruiz P, eds. *Kaplan & Sadock's Comprehensive Textbook of Psychiatry*. 10th ed. Vol. 2. Philadelphia, PA: Lippincott Williams & Wilkins; 2017.

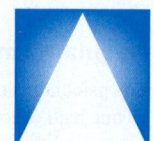

28

Psiquiatría forense y legal

El término «forense» proviene del latín y significa «foro». En Roma, los casos penales se presentaban en un foro público, de ahí que la connotación moderna del término se refiera a los tribunales de justicia. En distintos momentos, la psiquiatría y la ley convergen. La psiquiatría forense es una rama de la psiquiatría que examina esta convergencia. En este capítulo se examinan algunos de los *aspectos* jurídicos de la psiquiatría.

MALA PRAXIS MÉDICA

La mala praxis médica constituye un agravio, un acto ilícito o una falta en el código civil. Es un error como resultado de la negligencia médica. En términos simples, la negligencia significa que un médico con la responsabilidad de atender a un paciente ha hecho algo que no debería haber hecho, o no ha hecho algo que debería, según se define en la práctica médica actual. Por lo general, el estándar de atención en los casos de mala práctica lo establece un testigo experto. El estándar de atención también viene determinado por la referencia a artículos de revistas científicas, libros de texto y tratados profesionales, guías de práctica profesional y códigos de ética promulgados por organizaciones profesionales.

Para probar que ha existido mala praxis o negligencia, el demandante (p. ej., el paciente, la familia) debe establecer, mediante el peso de la evidencia: *1)* que existía una relación médico-paciente que implicaba un deber de *cuidado; 2)* que se produjo una atención médica que se *desviaba* respecto a los estándares de atención; *3)* que el paciente resultó *dañado*, y *4)* que la desviación causó *directamente* dicho daño.

Estos elementos de las demandas de negligencia a veces se conocen como las *cuatro D* (deber, desviación, daño y causa directa).

Todos y cada uno de los cuatro elementos de la acusación de mala praxis deben estar presentes; de lo contrario, no puede establecerse ninguna responsabilidad. Por ejemplo, a un psiquiatra cuya negligencia es la causa directa del daño ocasionado a un individuo (físico, psíquico, o ambos) no se le puede imputar por mala praxis si no ha existido previamente una relación médico-paciente que origine la responsabilidad de prestar atención médica. No es probable que se demande a los psiquiatras si ofrecen asesoramiento en un programa de radio, en especial si se advierte al oyente de que no se creaba ninguna relación médico-paciente con la llamada. No se puede mantener una acusación de mala práctica contra un psiquiatra si el empeoramiento de la situación de un paciente no se relaciona con la atención negligente por parte del psiquiatra. No todos los resultados negativos son consecuencia de una actuación negligente. Los psiquiatras no pueden garantizar un diagnóstico y un tratamiento correcto. Cuando los psiquiatras brindan asistencia, pueden cometerse errores sin que impliquen necesariamente que se incurra en responsabilidades legales. La mayoría de los casos psiquiátricos son complicados. Los psiquiatras realizan juicios empíricos cuando seleccionan un tratamiento particular de entre las múltiples opciones que pueden existir. De manera retrospectiva, la decisión puede resultar equivocada, pero no constituir una desviación del estándar de atención.

Además de las demandas por negligencia, los psiquiatras pueden ser procesados por agravios intencionales de agresión, agresión, coartación de libertad, difamación, fraude, manipulación de la realidad, invasión de la privacidad o intención de infligir daño emocional. En la intención dolosa, los responsables actúan motivados por el intento de dañar a otra persona o se dan cuenta, o deberían darse cuenta, de que tal daño es probable que surja como consecuencia de sus actos. Por ejemplo, decirle a un paciente que mantener relaciones sexuales con el terapeuta tiene un efecto terapéutico constituye un fraude. La mayoría de las pólizas para situaciones de negligencia no ofrecen cobertura para la intención dolosa.

Prácticas negligentes relacionadas con la prescripción

Las prácticas de prescripción negligentes suelen incluir la prescripción de una dosis que supera la dosis recomendada y, posteriormente, no ajustar la dosis de medicación hasta alcanzar niveles terapéuticos, combinaciones de fármacos no justificadas, la prescripción de fármacos que no están indicados, la prescripción simultánea de demasiados fármacos, o no advertir de los efectos de la medicación. Los pacientes de edad avanzada con frecuencia toman varios fármacos prescritos por diferentes médicos. Los fármacos psicoactivos deben prescribirse con especial precaución, por sus posibles interacciones y sus efectos adversos. También se debe documentar cuidadosamente las razones para prescribir múltiples medicamentos.

Los psiquiatras que prescriben fármacos deben explicar el diagnóstico, los riesgos y los beneficios del fármaco de manera razonable y hasta donde las circunstancias lo permitan (tabla 28-1). Obtener un consentimiento debidamente informado que resulte válido puede resultar problemático si un paciente psiquiátrico presenta una disminución de su capacidad cognitiva debido a un trastorno mental o a enfermedad cerebral crónica; puede ser necesario que un representante que asuma las decisiones respecto a la atención médica otorgue ese consentimiento.

El consentimiento informado debe obtenerse cada vez que se cambia de fármaco y se introduce una nueva medicación. Si un medicamento perjudica a un paciente y el médico no le informó de este riesgo, puede haber motivos suficientes para una acción por negligencia.

Una pregunta que se formula a menudo es: ¿con qué frecuencia debería visitarse a los pacientes para realizar un seguimiento de su medicación? La respuesta es que hay que visitarlos según sus necesidades clínicas. No puede darse una respuesta uniforme. No obstante, cuanto más largo sea el intervalo de tiempo entre las visitas, mayor será la probabilidad de que se desarrollen reacciones adversas a los fármacos o de que surjan incidencias clínicas. Los pacientes que toman algún fármaco no deberían demorar sus visitas más de 6 meses. Las pólizas de seguros médicos que no reembolsan los honorarios por visitas de seguimiento frecuente pueden hacer que los psiquiatras prescriban una gran cantidad de fármacos. El psiquiatra, no obstante, está obligado a ofrecer el tratamiento adecuado al paciente, independientemente del seguro médico o de otras modalidades de pago.

Hay varias áreas de negligencia que involucran a la prescripción de fármacos y que han podido dar lugar a acciones legales por mala práctica. Un psiquiatra puede dejar de tratar los efectos adversos que se

Tabla 28-1
Consentimiento informado: información razonable que debe proporcionarse

Aunque no existe un estándar globalmente aceptado respecto a la información que debe proporcionarse en una determinada situación médica o psiquiátrica, como norma general, se proporciona información relativa a cinco áreas:

1. Diagnóstico: descripción del cuadro o problema
2. Tratamiento: naturaleza y propósito del tratamiento propuesto
3. Consecuencias: riesgos y beneficios del tratamiento propuesto
4. Alternativas: opciones viables al tratamiento propuesto, con los riesgos y beneficios de cada una de ellas
5. Pronóstico: resultado que cabe esperar con tratamiento y sin él

De R. I. Simon, MD.

presentan o debería haber reconocido. También es posible que no controlen el cumplimiento de los límites de prescripción o no prescriban la cantidad apropiada de medicamento. La prescripción de fármacos que crean adicción a pacientes vulnerables genera un riesgo, como puede ser que no se remita a un paciente a consulta cuando está indicada. Por último, suspender una medicación de forma inadecuada puede ser causa de una acción por mala praxis.

Tratamiento compartido

En el tratamiento compartido, el psiquiatra prescribe la medicación y un psicoterapeuta no médico realiza la psicoterapia. La siguiente historia ilustra una posible complicación de este tipo de atención médica.

Un psiquiatra puso en tratamiento a una paciente con depresión de 43 años. Un consejero experto la visitó para realizar una psicoterapia ambulatoria. El psiquiatra vio a la paciente durante 20 min en la visita inicial y le prescribió un antidepresivo tricíclico, con recetas suficientes para volver a visitarla en 3 meses. El diagnóstico inicial del psiquiatra fue el trastorno depresivo mayor recurrente. La paciente negaba la presencia de ideación suicida. Mostraba una notable disminución del sueño y el apetito, y tenía antecedentes de trastorno depresivo recurrente con varios intentos de suicidio. No se mantuvieron más entrevistas entre el psiquiatra y el consejero, que vio a la paciente una vez por semana durante 30 min para administrar la psicoterapia. A las 3 semanas, tras una ruptura amorosa, la paciente dejó de tomar la medicación antidepresiva, comenzó a beber de manera excesiva y se suicidó con una sobredosis de alcohol y fármacos antidepresivos. Tanto el consejero como el psiquiatra fueron procesados por un diagnóstico y tratamiento negligentes.

Los psiquiatras deben realizar una evaluación adecuada, obtener los registros médicos previos y ser conscientes de que un paciente no se puede dividir. Los tratamientos fragmentados son trampas de negligencia potencial, ya que los pacientes pueden «colarse por las rendijas» que deja la atención fragmentada. El psiquiatra mantiene la responsabilidad completa del cuidado del paciente en una situación de tratamiento dividido. Esto no exime de responsabilidad a los otros profesionales de la salud mental involucrados en el tratamiento del paciente. En la sección V, anotación 3, del texto *Principles of medical ethics with annotations especially applicable to psychiatry* se establece: «Cuando el psiquiatra asume un papel de colaborador o supervisor de otro profesional de la salud mental, debe dedicar el tiempo suficiente a asegurarse de que la atención otorgada es la correcta».

En el contexto de una cobertura sanitaria gestionada, y también en otros, limitarse a la prescripción de fármacos al margen de una relación de trabajo médico-paciente no alcanza los estándares aceptados de buena práctica clínica. El psiquiatra debe ser algo más que un técnico farmacéutico. La atención fragmentada en la que el psiquiatra solo dispen-

sa medicación y se mantiene al margen de la situación clínica general del paciente es un proceder que no responde al estándar y puede llevar a una acusación de mala práctica. Como mínimo, una práctica así disminuye la eficacia del propio tratamiento farmacológico, y puede incluso llevar a que el paciente no tome la medicación prescrita.

En el tratamiento dividido se requiere que el psiquiatra permanezca completamente informado de la situación clínica del paciente, así como de la naturaleza y calidad del tratamiento que está recibiendo del terapeuta no médico. En una relación de colaboración, la responsabilidad de la atención al paciente se comparte de acuerdo con la cualificación y las limitaciones de cada disciplina. La responsabilidad de cada disciplina no reduce la responsabilidad de las otras disciplinas. Se debe informar a los pacientes de la responsabilidad separada de cada disciplina. El psiquiatra y el terapeuta no médico deben evaluar de manera periódica la situación clínica del paciente y realizar los requerimientos necesarios para determinar si la colaboración debe continuar. Al terminar la relación de colaboración, ambos terapeutas deben informar al paciente, ya sea juntos o por separado. En los tratamientos compartidos, si se imputa al terapeuta no médico también será imputado el psiquiatra colaborador, y viceversa.

Los psiquiatras que prescriben fármacos en un tratamiento de este tipo deben ser capaces de hospitalizar a un paciente, si llega a ser necesario. Si el psiquiatra no tiene la capacidad de solicitar ingresos hospitalarios, deberían establecerse acuerdos previos con otros psiquiatras que sí puedan ingresar al paciente en caso de emergencia. Las compañías de seguros médicos emplean cada vez más formas de tratamiento dividido, lo que constituye un campo potencial de mala práctica.

SECRETO PROFESIONAL Y CONFIDENCIALIDAD

Secreto profesional

El secreto profesional constituye el derecho de mantener el secreto o la confidencialidad en caso de citación judicial *(subpoena)*. Las comunicaciones bajo secreto profesional son declaraciones realizadas por determinadas personas en una relación (como la del marido y su mujer, el sacerdote confesor y el confesado o el médico y el paciente), cuya confidencialidad la ley protege en caso de que dichas personas sean obligadas a comparecer para realizar revelaciones forzadas. En el caso de la relación médico-paciente, el derecho al secreto profesional pertenece al paciente y no al médico, por lo que el paciente puede renunciar a él.

Los psiquiatras, como médicos que son, pueden reclamar el secreto profesional, pero tiene algunas salvedades; por ejemplo, no existe en un litigio militar, con independencia de si el médico es civil o militar. Además, el estado donde se lleva a cabo el juicio es irrelevante incluso si reconoce tal derecho, ya que los tribunales militares no están bajo la jurisdicción estatal.

En 1996, el Tribunal Supremo de Estados Unidos reconoció el secreto profesional en la relación entre el psicoterapeuta y su paciente a raíz del caso *Jaffee contra Redmon*. Subrayando los importantes intereses públicos y privados a los que sirve el privilegio psicoterapeuta-paciente, el tribunal escribió lo siguiente:

Debido a que estamos de acuerdo con la opinión del cuerpo legislativo y del Comité consultor de que el secreto profesional psicoterapeuta-paciente presta «un bien público que trasciende el principio normalmente predominante de utilizar todos los medios racionales para averiguar la verdad»... sostenemos que las comunicaciones confidenciales entre un psicoterapeuta acreditado y sus pacientes en el curso del diagnóstico o del tratamiento están protegidas de la revelación forzosa por la Norma 501 de las *Federal Rules of Evidence*.

Confidencialidad

Una premisa arraigada de la ética médica obliga al médico a mantener en secreto toda la información proporcionada por los pacientes. Esta obligación profesional se denomina *confidencialidad* y se aplica a determinadas poblaciones. Un grupo que se encuentra dentro del ámbito de la confidencialidad comparte información sin recibir el permiso expreso del paciente. En estos grupos se incluyen, además de los médicos, el resto del personal que atiende al paciente, los supervisores clínicos y los consultores.

La citación judicial puede forzar al psiquiatra a romper la confidencialidad, y los tribunales deben ser capaces de obligar a los testigos a testificar para que la ley funcione adecuadamente. La citación judicial (*subpoena* significa «bajo pena») obliga a un testigo a comparecer ante un tribunal o a declarar bajo juramento. A los médicos se les requiere bajo la fórmula *subpoena duces tecum*, para que aporten sus propias notas y documentos relevantes. Aunque la potestad de emitir citaciones corresponde al juez, se expiden de manera rutinaria a petición del abogado que representa a una de las partes en un litigio.

En las urgencias *bona fide* (de buena fe) puede revelarse información de una manera lo más restringida posible para efectuar las intervenciones necesarias. Se debe intentar, si el tiempo lo permite, obtener el permiso del paciente, y siempre hay que informarle después de una emergencia sobre la información que se ha divulgado.

Como norma, la información clínica puede compartirse con el permiso del paciente (preferiblemente mediante un permiso por escrito, aunque el oral es suficiente si se documenta de forma adecuada). Cada autorización es válida para una parte de la información, y el psiquiatra debería obtener permiso cada vez que se produzca una nueva revelación, aunque se proporcione a la misma parte. El permiso solo supera la barrera legal, no la clínica; la autorización es un permiso, no una obligación. Si el médico cree que la información puede resultar perjudicial, debería discutirlo con el paciente y este puede rechazar la divulgación con algunas excepciones.

Terceros pagadores y supervisión.

El incremento en la cobertura sanitaria por los seguros médicos está ocasionando un mayor grado de preocupación sobre la confidencialidad y el modelo conceptual de la práctica de la psiquiatría. Actualmente, los seguros cubren aproximadamente el 70 % de los gastos por la atención médica; para ofrecer cobertura económica, el seguro debe poder obtener información con la que evaluar la administración y los costes de diversos programas.

El control de calidad de la atención médica requiere que la confidencialidad no sea absoluta y una revisión de los pacientes y los terapeutas. El terapeuta en prácticas no puede mantener la confidencialidad al discutir un caso con su supervisor. Es de obligado cumplimiento que los programas individuales de tratamiento de los pacientes institucionalizados a los que un tribunal obliga a recibirlo sean remitidos a una comisión de salud mental.

Discusiones sobre pacientes.

En general, los psiquiatras están sujetos a múltiples lealtades: a los pacientes, a la sociedad y a la profesión. A través de sus escritos, sus clases y sus seminarios, pueden compartir sus conocimientos adquiridos y su experiencia, así como aportar información que puede resultar valiosa a otros profesionales y al público en general. Sin embargo, no es fácil escribir o hablar de un paciente psiquiátrico sin violar la confidencialidad de la relación. Al contrario de lo que ocurre con las dolencias físicas, que pueden discutirse sin que nadie reconozca al paciente, la historia clínica psiquiátrica a menudo implica una discusión sobre las características diferenciales de este. Los psiquiatras tienen la obligación de no proporcionar información que permita identificar al paciente (y, quizá, cualquier información descriptiva de este) sin el consentimiento informado apropiado. El hecho de no obtener este consentimiento debidamente informado puede comportar una reclamación por violación de la privacidad, difamación, o ambas.

Internet y redes sociales.

Los psiquiatras y otros profesionales de la salud mental deben ser conscientes de las repercusiones legales de hablar sobre los pacientes en internet; puesto que estas comunicaciones no son confidenciales, están sujetas al hackeo y pueden dar lugar a una cita-

ción judicial. Algunos psiquiatras han escrito en blogs sobre sus pacientes creyendo que estaban suficientemente ocultos, pero ha constado posteriormente que se les ha reconocido, incluso los pacientes en cuestión. Algunas organizaciones profesionales cuentan con listas de correo electrónico donde se pide consejo sobre los pacientes a los colegas o se ofrecen recomendaciones, y proporcionan información detallada sobre el paciente, que puede identificarse con facilidad. Del mismo modo, el uso de las redes sociales para hablar sobre los pacientes resulta arriesgado.

Abuso de menores.

En muchos estados de Estados Unidos, los médicos están obligados por la ley a realizar un curso sobre maltrato a menores de edad para conseguir su licencia médica. En la actualidad todos los Estados obligan legalmente a los psiquiatras (junto con otros), cuando se sospeche abuso infantil, a informar de inmediato a un organismo adecuado. En esta situación, la confidencialidad está limitada de manera decisiva por el estatuto legal, basado en que el daño potencial o real que puede padecer un niño vulnerable tiene mayor peso que el valor de la confidencialidad en el contexto psiquiátrico. Aunque existen muchos matices psicodinámicos que acompañan a la comunicación obligatoria de una sospecha de maltrato a menores de edad, estas actuaciones suelen considerarse éticamente justificadas.

SITUACIONES CLÍNICAS DE ALTO RIESGO

Discinesia tardía

Se calcula que al menos entre el 10 % y el 20 %, y quizás hasta el 50 %, de los pacientes tratados con antipsicóticos de primera generación durante más de 1 año presentan algún fenómeno de discinesia tardía, sobre todo los pacientes geriátricos. A pesar de que existe la posibilidad de un gran número de querellas relacionadas con la discinesia tardía, relativamente pocos psiquiatras han sido procesados. Además, los pacientes que desarrollan discinesia tardía pueden no tener la energía física o la motivación psicológica de iniciar un litigio. Las acusaciones de negligencia relacionadas con la discinesia tardía se basan en la ausencia de una evaluación adecuada del paciente, la ausencia de obtención del consentimiento informado, la realización de un diagnóstico negligente sobre la situación del paciente o la ausencia de un seguimiento adecuado.

Pacientes con conducta suicida

Es posible demandar a un psiquiatra cuando sus pacientes cometen suicidio, sobre todo cuando un paciente hospitalizado se quita la vida. En estas circunstancias se asume que el psiquiatra tiene un mayor control sobre el paciente ingresado, lo que conllevaría que el suicidio fuera prevenible.

La evaluación del riesgo de suicidio es una de las tareas más complejas y extremadamente difíciles de la psiquiatría. El suicidio es una situación compleja. Con los conocimientos actuales, los médicos no pueden predecir de manera exacta cuándo un paciente va a cometer suicidio o si realmente lo va a hacer. No existen estándares profesionales sobre la predicción de si alguien va a cometer suicidio o no. Existen estándares profesionales para evaluar el riesgo de suicidio, pero en el mejor de los casos, tras realizar una evaluación psiquiátrica completa solo puede juzgarse clínicamente el nivel de riesgo de suicidio.

Una revisión de la casuística legal sobre el suicidio pone de manifiesto que existen algunas precauciones positivas que deben tomarse con un paciente sospechoso o confirmado de presentar una conducta suicida. Por ejemplo, si no se lleva a cabo una evaluación razonable del riesgo de suicidio de un paciente suicida o no se implementa un plan de prevención adecuado, el médico probablemente incurrirá en responsabilidades legales. La ley tiende a asumir que el suicidio se puede prevenir si la conducta resulta previsible. Los tribunales estudian de manera cuidadosa los casos de suicidio para determinar si el suicidio del paciente era previsible. La *previsibilidad* es un término legal deliberadamente vago, que no posee ningún equivalente clínico; se trata más de un constructo de sentido común que científico. No implica (y no debe hacerlo) que los psiquiatras puedan predecir el suicidio. La previsibilidad, no obstante, no debe confundirse con la evitabilidad. De manera retrospectiva, muchos suicidios que parecían evitables no fueron previsibles en absoluto.

Pacientes con comportamiento violento

Los psiquiatras que tratan a pacientes con comportamiento violento o potencialmente violentos pueden ser procesados si no son capaces de controlar a los pacientes ambulatorios con agresión, o bien por dar el alta a pacientes en internamiento con comportamiento violento. También pueden ser procesados si no protegen a la sociedad de los actos violentos de sus pacientes, suponiendo que existieran razones para que conociesen las tendencias violentas de estos, y también en el caso de que pudieran haber intervenido para salvaguardar al resto de personas. En el caso ejemplar de *Tarasoff contra los rectores de la University of California*, el Tribunal Supremo de California dictaminó que los profesionales de la salud mental tienen la obligación de proteger a terceras personas identificables y que se encuentren en riesgo inminente de sufrir un daño grave ocasionado por sus pacientes ambulatorios. Desde entonces, los tribunales y los poderes legislativos cada vez plantean más a los psiquiatras la exigencia poco realista de que predigan la conducta futura (riesgo de violencia) de sus pacientes con comportamiento potencialmente violento. La investigación ha demostrado de forma consistente que los psiquiatras no pueden predecir con exactitud y de manera fiable la violencia futura.

Es preciso considerar el deber de proteger a los pacientes y a terceras personas que estén en peligro fundamentalmente como una obligación profesional y moral y, solo de manera secundaria, como una obligación legal. La mayoría de psiquiatras han actuado con vistas a proteger tanto a sus pacientes como a otros que resultaran amenazados con violencia mucho antes del caso *Tarasoff*.

Si un paciente amenaza con dañar a otra persona, la mayoría de los Estados exigen que el psiquiatra lleve a cabo una intervención que pueda prevenir que el daño se materialice. En los Estados con estatutos sobre la obligación de avisar, las opciones al alcance de los psiquiatras y psicoterapeutas están definidas por ley; en los que no disponen de estas guías, se requiere a los profesionales de la salud que empleen el juicio clínico para proteger a las terceras personas en peligro. Por regla general, existe una amplia gama de opciones clínicas y legales para avisar y proteger, incluidos el internamiento voluntario e involuntario (si se cumplen los requisitos legales para el confinamiento), avisar a la víctima de la amenaza, la notificación a la policía, ajustar la medicación, y visitar al paciente con más frecuencia. Advertir a otros del peligro resulta, por lo general, insuficiente. Los psiquiatras deberían considerar que la regla *Tarasoff* es un estándar nacional de atención médica, incluso si practican la medicina en Estados en los que no existe el deber de avisar y proteger.

Tarasoff I. En 1976 en el caso *Tarasoff contra los rectores de la University of California* (ahora conocido como *Tarasoff I*) se planteó la cuestión del deber de advertencia. Prosenjit Poddar, un estudiante que era paciente ambulatorio voluntario del centro de salud mental de la University of California, contó a su terapeuta que pretendía privar de la vida a una estudiante, Tatiana Tarasoff. Dándose cuenta de la gravedad de sus intenciones, el terapeuta, con la connivencia de un colega, determinó que Poddar debía ser detenido y retenido por una urgencia psiquiátrica de 72 h para su observación, de acuerdo con la ley de California. El terapeuta notificó a la policía del campus, tanto de manera verbal como por escrito, que Poddar presentaba un riesgo de violencia alto y debía ser recluido.

Preocupado por la violación de la confidencialidad, el supervisor del terapeuta vetó la recomendación y ordenó que todas las notas relacionadas con el tratamiento de Poddar se destruyesen. Al mismo tiempo, la policía del campus detuvo a Poddar de manera temporal, pero le puso en libertad con la promesa de este de que «se mantendría alejado de la

chica». Poddar dejó de acudir a la clínica cuando la policía le dijo que su terapeuta les había recomendado que le detuviesen. Dos meses después privó de la vida a Tatiana, tal como había anunciado. Acto seguido, los padres de la chica demandaron a la universidad por negligencia.

Como consecuencia, el Tribunal Supremo de California, que deliberó sobre el caso durante un período sin precedentes, de 14 meses, estableció que un médico o un psicoterapeuta que tenga razones para pensar que un paciente puede dañar o matar a alguien, debe ponerlo en conocimiento de la víctima potencial.

La imposición al terapeuta del deber de avisar a las víctimas potenciales del peligro que corren puede realizarse en uno o varios pasos, dependiendo del caso. Por lo tanto, según estableció el tribunal, el terapeuta puede notificarlo a la propia víctima o a otras personas que puedan avisarla del peligro que corre, avisar a la policía o realizar las maniobras que sean razonablemente necesarias en cada circunstancia.

La sentencia *Tarasoff I* no exige que el terapeuta informe sobre las fantasías del paciente; por el contrario, le requiere que notifique un intento de homicidio. El terapeuta debe ejercer su buen juicio para decidir cuándo es este el caso.

Tarasoff II. En 1982, el Tribunal Supremo de California dictó un segundo fallo en el caso de *Tarasoff contra los rectores de la University of California*, que ampliaba su fallo anterior (el deber de advertir) con un nuevo deber, el de proteger.

La sentencia *Tarasoff II* ha propiciado intensos debates en el campo de la medicina legal. Los abogados, jueces y testigos expertos discuten sobre la definición de protección, la naturaleza de la relación entre el terapeuta y el paciente, y el equilibrio entre la seguridad pública y la privacidad individual.

Los médicos argumentan que el deber de proteger dificulta el tratamiento, ya que el paciente puede dejar de confiar en el médico si no se mantiene la confidencialidad. Además, como no resulta fácil determinar si un paciente presenta un riesgo de violencia alto como para justificar una privación de libertad a largo plazo, puede producirse un internamiento involuntario innecesario si el terapeuta actúa de manera defensiva.

Como resultado de estos debates médico-legales, desde 1976, los tribunales estatales no han llevado a cabo una interpretación uniforme de la sentencia *Tarasoff II* (el deber de proteger). Generalmente, los médicos deberían darse cuenta de si una víctima identificable parece estar en peligro por la amenaza de una acción contemplada por un paciente con trastorno mental. El daño debe ser inminente y potencialmente grave. Por lo general, el paciente debe representar un riesgo de daño para otra persona y no para una propiedad; el terapeuta debe iniciar acciones clínicas que resulten razonables.

HOSPITALIZACIÓN

Todos los Estados disponen de alguna forma de internamiento involuntario para los pacientes que constituyen un riesgo para sí mismos o para otras personas, cuando se hace evidente que precisan de manera urgente un tratamiento o reclusión en una institución cerrada. Algunos Estados permiten un internamiento involuntario cuando los pacientes no son capaces de cuidar de sí mismos de manera adecuada.

La doctrina de *parens patriae* permite al Estado actuar como padre sustituto de aquellos que no son capaces de cuidar de sí mismos o que pueden hacerse daño. En la jurisprudencia inglesa, *parens patriae* («padre del país») data de los tiempos del rey Eduardo I, y originariamente hacía referencia a la obligación del monarca de proteger a su pueblo. En la jurisprudencia estadounidense, la doctrina se ha transformado en una forma de paternalismo en la que el Estado actúa en nombre de las personas con trastornos mentales y de los menores de edad.

Los estatutos que rigen la hospitalización de personas con trastornos mentales han sido, por lo general, designados como leyes de confinamiento, aunque los psiquiatras llevan mucho tiempo considerando que el término no resulta idóneo. *Confinamiento* legalmente significa orden de reclusión. La American Bar Association y la American Psychiatric Association han recomendado que el término *confinamiento* se sustituya por otro menos ofensivo y más exacto, como el de *hospitalización*, lo que han hecho la mayoría de Estados. Aunque este cambio de la terminología no corrige las actitudes punitivas practicadas en el pasado, el énfasis en la hospitalización coincide con la postura de los psiquiatras de tratar en lugar de castigar.

Procedimientos de ingreso

La American Bar Association avala cuatro procedimientos de ingreso en una institución psiquiátrica para salvaguardar las libertades civiles, y asegurarse de que ninguna persona sea internada ilegalmente en un hospital psiquiátrico. Aunque cada uno de los 50 estados tiene la potestad de promulgar sus propias leyes sobre hospitalización psiquiátrica, los procedimientos explicados aquí están ganando mucha aceptación.

Ingreso informal.   En el modelo hospitalario general, en el que el procedimiento para un ingreso psiquiátrico es el mismo que el de los demás pacientes. Bajo tales circunstancias, se aplica la relación médico-paciente ordinaria, y el paciente tiene la libertad de entrar o salir del hospital, incluso en contra de la recomendación médica.

Ingreso voluntario.   Los pacientes solicitan por escrito ser ingresados en un hospital psiquiátrico. Pueden llegar al hospital por el consejo de su médico personal, o buscar ayuda por iniciativa propia. En ambos casos, los pacientes ingresan si se pone de manifiesto mediante una exploración que existe la necesidad de tratamiento hospitalario. El paciente puede dejar el hospital, incluso en contra de la recomendación médica.

Ingreso temporal.   Se emplea para pacientes geriátricos o que están tan confusos que requieren hospitalización y no son capaces de tomar la decisión por sí mismos, o para pacientes con una alteración aguda, y deben ser ingresados inmediatamente en un hospital psiquiátrico como casos urgentes. Bajo este procedimiento, la persona ingresa por la recomendación por escrito de un médico. Una vez ingresada, la necesidad de hospitalización debe ser confirmada por un psiquiatra de la plantilla del hospital. El procedimiento es temporal, ya que los pacientes no pueden permanecer hospitalizados contra su voluntad durante más de 15 días.

Ingreso involuntario.   El ingreso involuntario plantea la cuestión de si los pacientes presentan riesgo de suicidio y, por lo tanto, representan un riesgo para sí mismos, o de cometer un homicidio, en cuyo caso constituiría un riesgo para terceros. Debido a que estas personas no reconocen su necesidad de recibir atención hospitalaria, la solicitud de ingreso en el hospital puede realizarla un familiar o un amigo. Una vez que se efectúa la solicitud, el paciente debe ser examinado por dos médicos, y si ambos confirman la necesidad de hospitalizarlo, el paciente puede ser ingresado.

El internamiento involuntario lleva implícito un procedimiento establecido para la notificación por escrito al pariente más próximo. Además, los pacientes tienen acceso en cualquier momento a asesoramiento legal, que pueda plantear el caso ante un juez. Si el juez no considera que el internamiento esté indicado, puede ordenarse que se dé el alta al paciente.

El ingreso involuntario permite hospitalizar a un paciente durante un tiempo determinado, generalmente definido por su estado y a menudo durante 60 días. Transcurrido ese tiempo, si el paciente debe permanecer hospitalizado, el caso debe someterse a revisión periódica por un comité constituido por psiquiatras, médicos no psiquiatras, abogados y otros ciudadanos sin relación con la institución.

Las personas en internamiento involuntario que creen que deben ser puestas en libertad tienen derecho a presentar una solicitud de *habeas corpus*, que según la ley, pueden invocar aquellos que creen que han sido privados de libertad de manera ilegal. El procedimiento legal consiste en pedir a un tribunal que decida si el paciente ha sido internado

sin ajustarse a las condiciones legales establecidas. El tribunal debe atender este caso de inmediato, con independencia de cómo se presente la moción. Los hospitales están obligados a remitir dichas peticiones al juzgado sin dilación.

DERECHO AL TRATAMIENTO

De entre los derechos de los pacientes, el derecho a una atención de acuerdo con unos estándares de calidad resulta fundamental. Se ha litigado bastante respecto a este derecho en casos con mucha publicidad.

En 1966, el juez David Bazelon, en nombre del Tribunal de Apelación del Distrito de Columbia en el caso de *Rouse contra Cameron*, destacó que el propósito del internamiento involuntario es recibir tratamiento, por lo que la ausencia de tratamiento en estas circunstancias pone en cuestión la constitucionalidad de la hospitalización. Recibir tratamiento a cambio de la libertad es la base lógica de esta norma. En este caso concreto, el paciente fue dado de alta tras iniciar un procedimiento de *habeas corpus*, el recurso legal básico para asegurar la libertad. El juez Bazelon sostuvo también que si se dispone de un tratamiento alternativo que lesione menos la libertad personal, el internamiento involuntario no puede llevarse a cabo.

El juez del Tribunal Federal de Alabama, Frank Johnson, se aventuró incluso más allá en el decreto que hizo público en 1971 en el caso de *Wyatt contra Stickney*. El caso *Wyatt* era un proceso de acusación popular llevado a cabo bajo normas recién desarrolladas que no buscaban la puesta en libertad sino el tratamiento. El juez Johnson estableció que las personas hospitalizadas en una institución psiquiátrica tenían el derecho de recibir un tratamiento individualizado que pudiera proporcionarles una oportunidad razonable de curarse o de mejorar su condición mental. Estableció los requerimientos mínimos para el ingreso, especificó el tipo de instalaciones y los estándares nutricionales, y requirió el desarrollo de planes individualizados de tratamiento.

Los nuevos códigos, más detallados, incluyen el derecho a no recibir una medicación excesiva o innecesaria, a la privacidad y la dignidad, a permanecer en un entorno lo menos restrictivo posible, a recibir visitas sin restricciones de abogados, clérigos o médicos privados, y a no ser sometido a lobotomía, terapias electroconvulsivas u otros procedimientos sin el pleno consentimiento informado previo. Se puede requerir a los pacientes que realicen tareas terapéuticas, aunque no labores hospitalarias, a menos que se ofrezcan voluntarios y se les pague el salario mínimo establecido. Este requerimiento es un intento de eliminar las «peonadas», en las que se obligaba a los pacientes psiquiátricos a trabajar sin recibir un pago por ello y en beneficio del Estado.

Actualmente, en varios Estados no se puede administrar medicación o terapia electroconvulsiva de manera forzada a un paciente sin obtener primero la aprobación de un tribunal, que puede tardar hasta 10 días en llegar.

DERECHO A RECHAZAR EL TRATAMIENTO

El derecho a rechazar el tratamiento es una doctrina legal que sostiene que, excepto en caso de emergencia, las personas no pueden ser forzadas a aceptar un tratamiento contra su voluntad. La «emergencia» se define como aquella condición en la práctica clínica habitual que requiere una intervención inmediata para prevenir la muerte o un daño grave al paciente o a terceros, o bien para evitar el deterioro de la situación clínica del paciente.

En el caso de 1976 de *O'Connor contra Donaldson*, el Tribunal Supremo de Estados Unidos sentenció que los pacientes con trastornos mentales inofensivos no pueden ser hospitalizados contra su voluntad sin tratamiento, en caso de que puedan sobrevivir en el exterior. Según el Tribunal, el diagnóstico de un trastorno mental no justifica por sí mismo el internamiento, por el Estado, de un paciente en un hospital en contra de su voluntad. Los pacientes en internamiento involuntario deben ser considerados como si representaran un riesgo para sí mismos o para los demás, o posiblemente que no son capaces de cuidar de sí mismos y sobrevivir fuera del hospital. Como resultado del caso de 1979 de *Rennie contra Klein*, los pacientes tienen el derecho de rechazar un tratamiento e iniciar un proceso de apelación. Como resultado del caso de 1981 de *Roger contra Oken*, los pacientes tienen el derecho absoluto de rechazar un tratamiento, aunque un tutor puede autorizarlo.

Se ha planteado la cuestión de la capacidad de los psiquiatras para predecir con exactitud el riesgo de violencia de los pacientes. Además, muchos psiquiatras se preocupan por el riesgo asociado a internar a un paciente de forma involuntaria si este puede demandarlos por perjuicios económicos debido a la vulneración de sus derechos civiles.

DERECHOS CIVILES DE LOS PACIENTES

Gracias a los movimientos médicos, públicos y legales, se han establecido los criterios sobre los derechos civiles de las personas con trastorno mental, además de sus derechos como pacientes.

La alternativa menos restrictiva

El principio de *alternativa menos restrictiva* sostiene que los pacientes tienen el derecho de recibir el tipo de tratamiento menos restrictivo para alcanzar el efecto clínico requerido. Por lo tanto, si un paciente puede recibir tratamiento de manera ambulatoria, no debería plantearse su reclusión, o si puede ser tratado en un ala hospitalaria abierta, no se le debería aislar.

Aunque tras una primera lectura puede parecer obvio, las dificultades aparecen cuando los médicos tratan de aplicar el concepto a la elección entre la administración involuntaria de tratamiento, el aislamiento en una habitación y la inmovilización del paciente. Está demostrado que distinguir entre estas intervenciones basándose en la restricción resulta un ejercicio puramente subjetivo, sujeto a un sesgo personal. Además, cada una de estas tres intervenciones es a la vez más y menos restrictiva que cada una de las otras dos. No obstante, debería hacerse el esfuerzo de pensar en términos de restricción cuando se decide cómo tratar a los pacientes.

Derechos de visita

Los pacientes tienen el derecho de recibir visitas y que se den a unas horas razonables (horas de visita habituales del hospital). Se debe contemplar la posibilidad de que, en determinadas ocasiones, la situación clínica de un paciente no permita que reciba visitas, pero este hecho debe quedar claramente documentado, ya que estos derechos no deben suspenderse sin una buena razón.

Algunos visitantes en particular no deben quedar limitados por las horas habituales de visita, entre ellos el abogado del paciente, el médico privado o los miembros del clero (deben tener un acceso no restringido al paciente, incluido el derecho a la privacidad en sus discusiones). Incluso así, una emergencia *bona fide* (de buena fe, auténtica) puede retrasar estas visitas. De nuevo, las necesidades del paciente deben situarse en primer lugar. Bajo un razonamiento similar, deberían restringirse algunas visitas con carácter nocivo (p. ej., un familiar del paciente que introduce drogas en el hospital).

Derechos de comunicación

Los pacientes generalmente deberían mantener una comunicación libre y abierta con el exterior, bien por teléfono o por correo, pero este derecho puede variar en alguna medida dependiendo de la región. Algunas jurisdicciones atribuyen a la administración del hospital la responsabilidad de monitorizar las comunicaciones de los pacientes. En algunas áreas se espera de los hospitales que proporcionen una cantidad razonable de papel, sobres y sellos para uso de los pacientes.

Tabla 28-2
Indicaciones y contraindicaciones para el aislamiento y la inmovilización

Indicaciones

Prevenir un daño claro e inminente para el paciente o para terceras personas

Prevenir una ruptura significativa del programa de tratamiento o de su entorno físico

Ayudar en el tratamiento como parte de la terapia conductual puesta en marcha

Disminuir la hiperestimulación sensorial[a]

Acceder a la petición razonable y voluntaria de paciente

Contraindicaciones

Cuadros médicos o psiquiátricos extremadamente inestables[b]

Pacientes con trastorno delirante o con demencia incapaces de tolerar la privación sensorial[b]

Pacientes con ideación suicida manifiesta[b]

Pacientes con reacciones graves o sobredosis por fármacos, o que requieren una estrecha monitorización de las dosis de los fármacos empleados[b]

Como forma de castigo o por conveniencia del equipo

[a] Solo en el aislamiento.
[b] A menos que se proporcione una supervisión estrecha y una observación directa.
Datos de *The Psychiatric Uses of Seclusion and Restraint (Task Force Report No. 22)*. Washington, DC: American Psychiatric Association.

Determinadas circunstancias específicas pueden afectar al derecho de comunicación. Un paciente hospitalizado en relación con la imputación penal de realizar llamadas telefónicas de acoso o amenaza no debería tener acceso ilimitado al teléfono, pudiendo realizarse una consideración similar con respecto al correo. Como norma, sin embargo, se debe permitir a los pacientes que realicen llamadas telefónicas en privado, y su correo entrante y saliente no debe ser abierto por el personal del hospital.

Derecho a la privacidad

Los pacientes tienen diversos derechos en relación con la privacidad. Además de la confidencialidad, se les permite tener un baño y una ducha privada, un lugar seguro donde guardar su ropa y otras pertenencias, además de espacio con una superficie adecuada por persona. También tienen derecho a vestir su propia ropa y a llevar su propio dinero.

Derechos económicos

Aparte de las consideraciones especiales relacionadas con la falta de competencia, a los pacientes psiquiátricos por lo general se les permite manejar sus asuntos económicos. Una característica de este derecho fiscal es el requerimiento de que los pacientes deben recibir un salario si trabajan en la institución (p. ej., como jardineros o preparando la

Tabla 28-3
Restricciones para el aislamiento y la inmovilización

El aislamiento y la inmovilización únicamente pueden aplicarse cuando el paciente supone un riesgo para sí mismo o para los demás y no es posible aplicar medidas menos restrictivas

El aislamiento y la inmovilización únicamente pueden aplicarse a través de una orden escrita emitida por un médico oficial adecuado

Las órdenes deben circunscribirse a períodos específicos y limitados en el tiempo

El estado del paciente debe revisarse y documentarse regularmente

Cualquier ampliación de la orden original debe ser revisada y autorizada de nuevo comida). Este derecho a menudo provoca tensiones entre la necesidad terapéutica de realizar una actividad, incluido un trabajo, y la explotación laboral. Una consecuencia de estas tensiones es que es posible que los programas terapéuticos ocupacionales, vocacionales y de rehabilitación tengan que eliminarse debido a la ausencia de una dotación económica que aporte los fondos necesarios para pagar el salario de los pacientes que participan en estos programas.

AISLAMIENTO E INMOVILIZACIÓN

El aislamiento y la inmovilización han suscitado complejas cuestiones psiquiátricas legales, pues ambas tienen tanto sus indicaciones como sus contraindicaciones (tabla 28-2). Las dos se han regulado de forma creciente durante la pasada década.

Se han planteado recursos legales sobre el uso del aislamiento y la inmovilización en nombre de pacientes institucionalizados con trastornos mentales y de las personas con discapacidad intelectual. Por regla general, estos litigios no han sido acciones aisladas, sino que forman parte del recurso ante presuntos abusos.

En general, los tribunales suelen mantener o decretar que tanto la inmovilización como el aislamiento deben llevarse a cabo solo cuando un paciente representa un riesgo para sí mismo o para otros y no existe otra alternativa menos restrictiva. En la tabla 28-3 se enumeran otras restricciones adicionales.

CONSENTIMIENTO DEBIDAMENTE INFORMADO

Actualmente, los abogados que representan en una querella a la parte perjudicada adjuntan a la demanda por la práctica negligente de procedimientos (mala praxis) una demanda por el consentimiento informado como otra área de posible responsabilidad legal. Irónicamente, en esta demanda puede evitarse el requerimiento de un testimonio experto. En la demanda habitual por mala praxis médica se requiere que el demandante aporte un testimonio experto que establezca si el médico demandado se apartó de la praxis médica aceptada, pero en el caso de un médico que no obtuvo el consentimiento informado, resulta intrascendente que el tratamiento se llevara a cabo de manera correcta desde el punto de vista técnico, que estuviese de acuerdo con el estándar de atención generalmente aceptado y que consiguiese una curación completa. Con todo, a efectos prácticos, a menos que el tratamiento tuviese consecuencias adversas, un demandante no llegará muy lejos ante un jurado en una demanda basada únicamente en la acusación de que el tratamiento se llevó a cabo sin un consentimiento previo.

En el caso de los menores de edad, el padre o tutor está legalmente capacitado para dar su consentimiento al tratamiento médico. No obstante, por ley, la mayoría de los Estados disponen de una lista de enfermedades y situaciones específicas en las que el menor puede dar su consentimiento para ser tratado (incluidas enfermedades venéreas, embarazo, dependencia de drogas, abuso de alcohol y enfermedades contagiosas). En una situación de emergencia, el médico puede tratar a un menor de edad sin el consentimiento de sus padres. Se tiende a adoptar la regla del «menor maduro», que permite al menor de edad consentir el tratamiento bajo circunstancias normales. Tras la decisión *Gault* de 1967 del Tribunal Supremo, todos los jóvenes deben estar representados por un consejero, estar capacitados para carearse con los testigos, y se les debe notificar de manera adecuada cualquier cargo que se les impute. Los menores de edad emancipados tienen los mismos derechos que un adulto cuando puede demostrarse que viven como adultos, y que controlan sus vidas.

Formato de consentimiento

Los elementos básicos de un formato de consentimiento informado deben incluir una explicación clara de los procedimientos que van a se-

guirse y de sus propósitos, incluidos la identificación de cualquier procedimiento que pueda ser experimental, una descripción de cualquier molestia o riesgo que pueda preverse, de los beneficios que se presume puedan esperarse, de cualquier procedimiento alternativo que pueda resultar beneficioso para el paciente, la oferta de contestar cualquier pregunta en relación con el procedimiento propuesto, así como la instrucción al paciente de que debe sentirse libre para retirar su consentimiento o interrumpir su participación en el proyecto o la actividad propuesta en cualquier momento y sin perjuicio.

Algunos teóricos han sugerido que el formato puede sustituirse por una discusión estandarizada con todos los temas mencionados y una anotación que documente que se trataron.

CUSTODIA DE LOS HIJOS

Actualmente, las acciones de un tribunal en un caso de custodia de menores de edad están fundamentadas en la salvaguarda del interés superior del niño. Esta máxima refleja la idea de que la paternidad biológica no conlleva el derecho de que se le adjudique la custodia, pero la presunción, aunque algo desgastada, se mantiene a favor de la madre en el caso de niños pequeños. Como norma, los tribunales asumen que el bienestar del niño en sus años más tiernos suele estar mejor garantizado con la custodia materna, cuando es una madre buena y competente. El mejor interés de la madre puede salvaguardarse al ofrecerle la custodia, ya que una madre puede llegar a no ser capaz de asumir los efectos de la pérdida de un hijo, pero su mejor interés no debe equipararse *ipso facto* con el interés superior del niño. Los procedimientos relativos al cuidado y la protección del niño son las intervenciones que el tribunal adopta en beneficio del niño cuando los padres son incapaces de cuidar de él.

Cada vez son más los padres que disputan la custodia de los hijos. En aproximadamente el 5 % de los casos se opta por otorgar la custodia al padre. Con cada vez más mujeres que trabajan fuera de casa, y más hombres que asumen el papel principal en el cuidado de los hijos, el razonamiento tradicional a favor de la custodia materna tiene hoy menos fuerza que en el pasado.

Hoy en día cada Estado tiene un estatuto que permite a un tribunal (generalmente un tribunal de menores) asumir la jurisdicción sobre un niño sometido a maltrato o a una atención negligente y retirarlo de la custodia de sus padres. Con frecuencia dictamina que la atención y la custodia del niño sean supervisadas por el departamento de bienestar o de custodia vigilada.

CAPACIDAD Y COMPETENCIA TESTAMENTARIA Y CONTRACTUAL

Los tribunales pueden pedir a los psiquiatras que evalúen la capacidad de un paciente para hacer testamento y su competencia para formular sus voluntades. Son necesarias tres capacidades psicológicas para demostrar esta competencia: los pacientes deben conocer cuál es la extensión de su patrimonio (propiedades), el hecho de que están dejando un legado, y la identidad de sus beneficiarios naturales (esposo o esposa, hijos y otros familiares).

Cuando se autentifica una última voluntad, uno de los herederos u otra persona a menudo cuestiona su validez. El juicio, en tales casos, debe basarse en una reconstrucción, empleando datos obtenidos en documentos y basados en el testimonio de expertos psiquiatras, del estado mental del que realizó el testamento. Cuando una persona no puede, o decide no redactar un testamento, todos los Estados se encargan de distribuir sus propiedades entre sus herederos. Si no existen herederos, el Estado las entrega al tesoro público.

Los testigos de la firma de una última voluntad, entre los que puede haber un psiquiatra, pueden testificar que quien realizó el testamento estaba cuerdo cuando se redactó. En casos inusuales, un abogado puede registrar en vídeo la firma del testamento, para salvaguardarlo. Idealmente, las personas que se plantean redactar su testamento y creen que podría haber quien cuestionase su competencia, deben contratar a un psiquiatra forense que lleve a cabo una exploración objetiva *ante mortem* para evaluar y documentar su capacidad.

Cuando un miembro de una familia malversa el patrimonio y pone en peligro sus propiedades, como personas de edad avanzada, con discapacidad intelectual, alcohólicas y psicóticas, puede establecerse un procedimiento por incompetencia y nombrar a un tutor. El punto en discusión es si estas personas están en condiciones de resolver sus propios asuntos. No obstante, un tutor nombrado para controlar las propiedades de una persona calificada como incompetente no puede hacer testamento en nombre de la persona declarada incompetente.

La competencia se determina sobre la base de la capacidad de la persona para realizar un juicio (sopesar, razonar y tomar decisiones razonables). La competencia no es general, sino que es específica de cada tarea; la capacidad de sopesar los factores que influyen en la toma de decisiones (competencia) a menudo se demuestra mejor por la habilidad de la persona para formular preguntas pertinentes una vez que se le han explicado los riesgos y los beneficios. Aunque los médicos (en especial los psiquiatras) a menudo dan opiniones sobre la capacidad, solo la intervención de un juez transforma la opinión en un hecho; un paciente no resulta capaz o incapaz hasta que un tribunal así lo dictamina. El diagnóstico de un trastorno mental no es, en sí mismo, suficiente para garantizar el fallo de incapacidad; el trastorno mental debe producir una alteración de la capacidad de juicio para el asunto concreto que se valora. Tras haber sido declaradas incapaces, a estas personas se les priva de determinados derechos; no pueden firmar contratos, casarse, iniciar una demanda de divorcio, conducir un vehículo, manejar sus propiedades o practicar su profesión. La incapacidad se decide mediante un procedimiento formal ante un tribunal, y el mismo tribunal nombra a un tutor que deberá servir al mejor interés del paciente. Es necesaria una segunda vista para volver a declarar competente al paciente. El ingreso en un hospital psiquiátrico no implica automáticamente que la persona sea incapaz.

La competencia también es esencial en los contratos, ya que un contrato es un acuerdo entre partes para llevar a cabo un acto específico. Este se declara no válido si, cuando se firmó, una de las partes no estaba en condiciones de comprender la naturaleza y el efecto de su acción. El contrato matrimonial está sujeto al mismo estándar, por lo que puede ser anulado si alguna de las partes no entendió la naturaleza, deberes y obligaciones y otras implicaciones en el momento en el que el matrimonio se celebró. Sin embargo, en general los tribunales no se muestran proclives a declarar un matrimonio nulo sobre la base de la incompetencia de una de las partes.

Cuando la competencia se relaciona con las últimas voluntades, contratos o una ruptura matrimonial, el hecho fundamental es el grado de conciencia y la capacidad de la persona de comprender el significado del compromiso que ha adquirido.

Poderes notariales permanentes para asuntos médicos

Una fórmula moderna que permite a las personas fijar disposiciones para anticiparse a su propia pérdida de la capacidad de tomar decisiones son los llamados *poderes notariales permanentes para asuntos médicos*. Este documento permite anticipar la selección de un apoderado en la toma de decisiones que pueda actuar sin el requisito de un procedimiento judicial cuando el signatario resulte incapaz debido a una enfermedad o a una demencia progresiva.

DERECHO PENAL

Competencia para ser juzgado

El Tribunal Supremo de Estados Unidos estableció que la prohibición de juzgar a una persona mentalmente incapaz es una característica fundamental del sistema de justicia. De acuerdo con esto, el tribunal aprobó, en el caso de *Dusky contra Estados Unidos,* una evaluación de capacidad para discernir si una persona demandada por la vía penal tiene «suficiente capacidad para consultar con un abogado con un grado razonable de entendimiento racional, y si tiene un conocimiento racional y efectivo de los procedimientos que se llevan a cabo contra ella».

Competencia para ser ejecutado

Una de las nuevas áreas de competencia que surgen en la interacción entre la psiquiatría y la ley es la cuestión de la competencia de una persona para ser ejecutada. Se cree que la exigencia de una evaluación de capacidad en esta área se asienta en tres principios generales: *1)* el hecho de que la persona sea consciente de lo que está ocurriendo se supone que incrementa el elemento punitivo del castigo; el castigo carece de significado a menos que la persona sea consciente de él y sepa cuál es su propósito; *2)* se cree que una persona competente que va a ser ejecutada se encuentra en la mejor disposición para reconciliarse con cualquiera que sea su creencia religiosa, incluida la confesión y la absolución, y *3)* una persona competente que va a ser ejecutada conserva hasta el final la posibilidad (aunque sea leve) de recordar un detalle olvidado en relación con los sucesos que rodean al crimen que pueda permitir su exoneración.

La necesidad de preservar la competencia fue apoyada recientemente por el Tribunal Supremo en el caso de *Ford contra Wainwright.* Pero independientemente del resultado de los procesos legales en relación con esta cuestión, la mayoría de las organizaciones médicas se han decantado hacia la posición de que para ningún médico es ético participar en las ejecuciones ordenadas por el Estado, con independencia de lo remota que pueda ser dicha participación; el deber de un médico de preservar la vida trasciende a cualquier otro requerimiento que entre en conflicto con dicho deber. Las principales sociedades médicas, como la American Medical Association (AMA), opinan que los médicos no deben participar en la pena de muerte. Un psiquiatra que accede a examinar a un paciente condenado a ser ejecutado puede encontrar que dicha persona no es competente basándose en el hallazgo de un trastorno mental, y puede recomendar un plan de tratamiento que, si se llevara a cabo, podría asegurar la idoneidad de la persona para ser ejecutada. Aunque existe espacio para la diferencia de opinión sobre si los psiquiatras deben involucrarse o no, los autores del presente texto están de acuerdo con la AMA.

Responsabilidad penal

De acuerdo con el derecho penal, el hecho de cometer un acto que es perjudicial para la sociedad no es el único criterio para decidir si se ha cometido un delito. El acto reprobable debe tener dos componentes: una conducta voluntaria *(actus reus)* y una intención maliciosa *(mens rea)*. No puede existir una intención maliciosa cuando el estado mental del imputado presenta alteraciones o tiene un trastorno mental grave que altera su juicio. Solo puede recurrirse a la ley cuando se lleva a cabo una acción ilegal. Ni la conducta, aunque resulte dañina, ni el intento de causar un daño son en sí mismos una base para una acción penal.

La regla M'Naghten.   El precedente de determinar la responsabilidad legal se estableció en 1843 en los tribunales británicos. La denominada regla M'Naghten, que hasta hace poco ha determinado la responsabilidad penal en gran parte de Estados Unidos, sostiene que las personas declaradas inimputables son no culpables si en el momento de cometer el delito padecían un trastorno mental que impedía que fueran conscientes de la naturaleza, la calidad y las consecuencias de sus actos, o si eran incapaces de darse cuenta de que sus actos no eran correctos. Además, para absolver a la persona del castigo correspondiente, el delirio presentado como prueba debe ser de un tipo que, si fuese cierto, pudiese considerarse una defensa adecuada. Si la idea delirante no justifica el crimen, la persona será encontrada presumiblemente responsable, culpable y, por lo tanto, punible. La regla M'Naghten se conoce comúnmente como la «prueba del bien y el mal».

La regla M'Naghten deriva del famoso caso de M'Naghten de 1843. Cuando Daniel M'Naghten asesinó a Edward Drummond, el secretario personal de Robert Peel, M'Naghten había estado sufriendo delirios de tipo persecutorio durante varios años, se había quejado a muchas personas de sus «perseguidores» y, finalmente, había decidido arreglar la situación asesinando a Robert Peel. Cuando Drummond salía de la casa de Peel, M'Naghten le disparó confundiéndole con Peel. El jurado, según fue instruido de acuerdo con la legalidad vigente, encontró a M'Naghten no culpable por ser inimputable. En respuesta a las cuestiones referentes a qué normas pueden emplearse para determinar si una persona puede alegar inimputabilidad como defensa ante una responsabilidad penal, el juez supremo inglés escribió:

1. Para establecer una defensa sobre la base de inimputabilidad, debe probarse de manera clara que, en el momento de cometerse el acto, la parte acusada actuaba bajo tal falta de racionalidad, provocada por un trastorno mental, que no podía discernir la naturaleza y la cualidad del acto que estaba cometiendo, o bien, si lo sabía, no era consciente de que actuaba de manera errónea.
2. Cuando una persona actúa solo bajo la influencia de un delirio parcial, no estando alterado en otros aspectos, y como consecuencia comete un delito, debe juzgarse su responsabilidad como si los hechos sobre los que tiene lugar el delirio fuesen reales.

De acuerdo con la regla de M'Naghten, la cuestión no es si el acusado conoce la diferencia entre el bien y el mal, sino si el demandado era consciente de la naturaleza y la cualidad de sus actos y si conocía la diferencia entre el bien y el mal con respecto a sus acciones (es decir, si el imputado conocía de manera específica que sus acciones no eran correctas o quizá pensaba que sí lo eran, un delirio que hacía que el imputado actuara en legítima defensa).

> Jeffrey Dahmer asesinó a 17 niños y hombres jóvenes entre junio de 1978 y julio de 1991. La mayoría de sus víctimas eran homosexuales o bisexuales. Encontraba y seleccionaba a sus víctimas en bares o baños públicos y los atraía ofreciéndoles dinero para posar en fotografías o simplemente para tomar unas cervezas y ver unos vídeos. Entonces los drogaba, los estrangulaba y se masturbaba sobre sus cadáveres o mantenía relaciones sexuales con ellos; luego descuartizaba los cuerpos y se deshacía de ellos. A veces conservaba el cráneo u otras partes del cuerpo como recuerdo.
>
> El 13 de julio de 1992, Dahmer cambió su declaración a culpable pero mentalmente enfermo. Sin embargo, el hecho de que fuese capaz de planificar sus asesinatos y deshacerse de los cuerpos sistemáticamente convenció al jurado de que era capaz de controlar su comportamiento. Todos los testimonios abundaron en la idea de que, como ocurre con la mayoría de los homicidas en serie, Dahmer sabía lo que estaba haciendo y era capaz de diferenciar entre el bien y el mal. Finalmente, el jurado no aceptó la defensa de que sufría un trastorno mental hasta el punto de que había perdido el control sobre sus ideas y comportamientos. Dahmer fue condenado a 15 cadenas perpetuas consecutivas que suponían un total de 957 años de cárcel. El 28 de noviembre de 1994 fue asesinado por otro preso.

El impulso irresistible. En 1922, un comité de juristas reexaminó en Inglaterra la regla M'Naghten. El comité sugirió que el concepto de inimputabilidad se ampliara en los casos penales para incluir la prueba del impulso irresistible, que establece que una persona acusada por un delito penal no es responsable de tal acción si se llevó a cabo bajo un impulso que no pudo controlar como consecuencia de un trastorno mental. Los tribunales han decidido interpretar esta regla de manera que se ha

denominado la «ley del policía al lado». En otras palabras, el tribunal garantiza que el impulso es irresistible solo si puede determinarse que el acusado habría cometido la acción incluso si hubiese tenido a un policía a su lado. Para la mayoría de los psiquiatras, esta interpretación no es satisfactoria, ya que solo cubre a un grupo pequeño y especial de personas con trastornos mentales.

La regla de Durham. En el caso de *Durham contra Estados Unidos*, el juez Bazelon estableció jurisprudencia con una decisión de 1954 del Tribunal de Apelaciones del Distrito de Columbia. La decisión dio lugar a una norma de responsabilidad penal en la que se establece que un imputado no es penalmente responsable si sus acciones al margen de la ley son producto de una enfermedad o trastorno mental. En el caso *Durham,* el juez Bazelon constató de manera expresa que el propósito de la norma era obtener un completo y adecuado testimonio psiquiátrico. Buscó liberar al derecho penal del encorsetamiento teórico al que lo sometía la regla M'Naghten, pero tanto los jueces como los jurados de los casos que han empleado la regla *Durham* se vieron atenazados por la confusión generada por los términos «producto», «enfermedad» y «defecto». En 1972, unos 18 años después de la adopción de la norma, el Tribunal de Apelaciones del Distrito de Columbia la descartó en el caso de *Estados Unidos contra Brawner*. El Tribunal (sus nueve miembros, incluido el juez Bazelon) decidió, mediante una opinión reflejada en un documento de 143 páginas, eliminar la regla *Durham* y adoptar en su lugar la prueba recomendada en 1962 por el American Law Institute en su Código penal modelo, que constituye el modelo legal actual de los tribunales federales estadounidenses.

Código penal modelo. En su Código penal modelo, el American Law Institute recomendó llevar a cabo la siguiente prueba para determinar la responsabilidad penal: las personas no son responsables de una conducta delictiva si en el momento de producirse tal conducta carecían, como resultado de un trastorno o alteración mental, de la capacidad sustancial tanto para apreciar la transgresión (ilegalidad) de su conducta como para conformar dicha conducta a los requerimientos de la ley. El término *trastorno o alteración mental* no incluye la anomalía puesta de manifiesto solamente por una conducta delictiva o antisocial repetida.

La subsección 1 de la norma del American Law Institute contiene cinco conceptos operativos: trastorno o alteración mental, falta de capacidad sustancial, apreciación, ilegalidad y conformidad de la conducta con los requerimientos de la ley. La subsección 2 trata de mantener al sociópata y al psicópata dentro del ámbito de la responsabilidad penal, estableciendo que la conducta delictiva o antisocial recurrente no puede considerarse en sí misma un trastorno o alteración mental.

Culpable, pero mentalmente enfermo. Algunos Estados han establecido un veredicto alternativo: culpable, pero mentalmente enfermo. Este veredicto está disponible para el jurado si el acusado alega ser no culpable debido a trastorno mental. Cuando se alega un trastorno mental, hay cuatro posibles veredictos: no culpable, no culpable debido a trastorno mental, culpable pero mentalmente enfermo, o culpable.

El problema con el veredicto de culpable, pero mentalmente enfermo, es que es una alternativa que no implica ninguna diferencia. Básicamente es lo mismo que declarar al acusado simplemente culpable. El tribunal sigue teniendo que imponer una sentencia a la persona condenada. Aunque presuntamente el condenado recibirá tratamiento psiquiátrico, este ya está, de hecho, disponible para cualquier preso.

OTRAS ÁREAS DE LA PSIQUIATRÍA FORENSE

Daño y malestar emocional

En los últimos años ha aumentado la tendencia a demandar por daños psicológicos y emocionales, ambos secundarios a un daño físico o como consecuencia de haber sido testigo de un evento estresante y del

Tabla 28-4
Principios de control del riesgo en casos de recuperación de recuerdos de abusos en psicoterapia

1. Mantener la neutralidad del terapeuta: no sugerir el abuso
2. Mantener el foco clínico de atención: proporcionar una adecuada evaluación y tratamiento a pacientes que presentan problemas y síntomas determinados
3. Documentar de manera cuidadosa el proceso de recuperación de la memoria
4. Controlar el sesgo personal y la contratransferencia
5. Evitar mezclar el papel de terapeuta con el de testigo experto
6. Controlar y seguir de manera cuidadosa las relaciones de supervisión o colaboración en el tratamiento
7. Aclarar el papel no terapéutico con los miembros de la familia
8. Evitar las técnicas especiales (p. ej., la hipnosis o el amobarbital sódico) a menos que estén claramente indicadas; consultarlo primero
9. Mantenerse dentro de la propia competencia profesional: no aceptar casos que no se puedan manejar
10. Diferenciar la verdad narrativa de la verdad histórica
11. Obtener asesoría en casos problemáticos
12. Promover la autonomía y la autodeterminación del paciente: no sugerir demandas judiciales
13. En el contexto de la medicina gestionada, informar a los pacientes con recuerdos recuperados que pueden necesitar más que una psicoterapia breve
14. Al realizar declaraciones públicas, diferenciar las opiniones personales de los hechos establecidos científicamente
15. En caso de sentirse incómodo con un paciente que está recuperando recuerdos de abusos infantiles, detenerse y derivar el caso
16. No hay que tener miedo de preguntar acerca de abusos como parte de una evaluación psiquiátrica competente

Tabla 28-6
Derechos de los pacientes según la *Privacy Rule*

Los médicos deben facilitar al paciente una descripción por escrito de sus derechos de privacidad, las políticas de privacidad del ejercicio de su profesión, y cómo se utiliza, guarda y transmite la información sobre el paciente. Es preciso obtener un reconocimiento por escrito del paciente para verificar que ha visto la citada relación

Los pacientes deben poder obtener copias de sus informes médicos y solicitar una revisión de dichos informes durante un período de tiempo especificado (normalmente, 30 días). Los pacientes no tienen derecho a ver las notas que se han tomado durante la psicoterapia

Los terapeutas deben proporcionar al paciente una relación de las ocasiones en que se ha divulgado su expediente médico si lo solicitan. Existen algunas excepciones. El APA Committee on Confidentiality ha desarrollado un modelo de documento para esa solicitud

Los médicos deben obtener la autorización del paciente para revelar cualquier información que no se vaya a utilizar para el tratamiento, pago o administración de la atención sanitaria (se considera que estos tres usos son rutinarios, y para ellos no se requiere el consentimiento). El APA Committee on Confidentiality ha desarrollado un modelo de documento para esa solicitud

Los pacientes pueden solicitar que se les comunique de otro modo la información protegida (es decir, pedir que el médico se ponga en contacto con ellos en un número de teléfono o una dirección determinados)

Los médicos no pueden limitar el tratamiento con el objetivo de obtener la autorización del paciente para revelar su información para usos no rutinarios

Los pacientes tienen el derecho de presentar quejas sobre violaciones de la *Privacy Rule* al médico, a su seguro sanitario o al representante del HHS

APA, American Psychiatric Association; HHS, Department of Health and Human Services.

sufrimiento ocasionado por el estrés en circunstancias como la experiencia de haber sido recluido en un campo de concentración. El gobierno de Alemania occidental tuvo que atender muchas de estas demandas provenientes de personas que fueron recluidas en campos de concentración durante la Segunda Guerra Mundial. En Estados Unidos, los tribunales han pasado de una posición conservadora a otra más liberal a la hora de reconocer los daños solicitados en estas demandas. En estos casos se buscan evaluaciones psiquiátricas y testimonios, a menudo provenientes tanto de los demandantes como de los demandados.

Recuperación de recuerdos

Los pacientes que alegan recordar haber sido sometidos a abusos sexuales han acabado denunciado a sus padres y a otros presuntos abusadores. En varias ocasiones, los supuestos perpetradores han demandado a los terapeutas, a quienes acusan de haber inducido de manera negligente falsos recuerdos de abusos sexuales. Dando un giro de 180°, algunos pacientes han recapacitado y reunido esfuerzos con otros (generalmente sus padres) para demandar a los terapeutas.

Tabla 28-5
Explotación sexual: consecuencias éticas y legales

Procedimientos por responsabilidad civil
 Negligencia
 Pérdida de la relación contractual
Demandas por incumplimiento de contrato
Sanciones penales (p. ej., por estupro, adulterio, abuso sexual, violación)
Acciones civiles por intención deliberada (p. ej., agresión, fraude)
Revocación de la licencia para practicar la medicina
Sanciones éticas
Expulsión de las organizaciones profesionales

De R. I. Simon, MD.

Los tribunales han dictado sentencias multimillonarias contra profesionales de la salud mental. Una acusación fundamental en estos casos es que el terapeuta abandonó una posición de neutralidad para sugerir, persuadir, obligar e implantar falsos recuerdos de abusos sexuales en la infancia. El principio que guía el tratamiento clínico en los casos de riesgo relativos a la recuperación de la memoria consiste en que el terapeuta mantenga la neutralidad y establecer unos límites adecuados del tratamiento. En la tabla 28-4 se recogen los principios de control del riesgo que deben tenerse en cuenta en psicoterapia cuando se evalúa o se trata a un paciente que recupera la memoria sobre los abusos.

Compensación a los trabajadores

El estrés laboral puede causar o agravar el trastorno mental. A los pacientes se les garantiza una compensación por las discapacidades relacionadas con su empleo o que recibirán los beneficios de una pensión por incapacidad laboral. A menudo se solicita la intervención de un psiquiatra para valorar estas situaciones.

Responsabilidad civil

Los psiquiatras que se aprovechan sexualmente de sus pacientes pueden ser objeto de acciones por responsabilidad civil y penal, además de ser sometidos a los procedimientos de tipo ético y profesional pertinentes para retirarles su licencia. La vía legal más frecuente es la denuncia por mala praxis (tabla 28-5).

Health Insurance Portability and Accountability Act

En 1996 se aprobó la *Health Insurance Portability and Accountability Act* (HIPAA), una ley de protección de la información médica en poder de las aseguradoras de salud, para abordar la creciente complejidad de los sistemas de prestación médica y su dependencia cada vez mayor de las comunicaciones electrónicas. La ley ordena que el Department of Health and Human Services (HHS) de Estados Unidos desarrolle normas que protejan la transmisión y la confidencialidad de la información del paciente, y todas las entidades que están sometidas a la HIPPA deben cumplirlas. La *Privacy Rule* («Normativa de privacidad»), administrada por la Office of Civil Rights del HHS, protege la confidencialidad de la información del paciente (tabla 28-6).

Bibliografía

Adshead G. Evidence-based medicine and medicine-based evidence: The expert witness in cases of factitious disorder by proxy. *J Am Acad Psychiatry Law*. 2005;33:99–105.

Andreasson H, Nyman M, Krona H, Meyer L, Anckarsäter H, Nilsson T, Hofvander B. Predictors of length of stay in forensic psychiatry: The influence of perceived risk of violence. *Int J Law Psychiatry*. 2014;37(6):635–642.

Arboleda-Flórez JE. The ethics of forensic psychiatry. *Curr Opin Psychol*. 2006;19(5):544–546.

Baker T. *The Medical Malpractice Myth*. Chicago, IL: University of Chicago Press; 2005.

Billick SB, Ciric SJ. Role of the psychiatric evaluator in child custody disputes. In: Rosner R, ed. *Principles and Practice of Forensic Psychiatry*. 2nd ed. New York: Chapman & Hall; 2003.

Bourget D. Forensic considerations of substance-induced psychosis. *J Am Acad Psychiatry Law*. 2013;41(2):168–173.

Chow WS, Priebe S. Understanding psychiatric institutionalization: A conceptual review. *BMC Psychiatry*. 2013;13:169.

Koh S, Cattell GM, Cochran DM, Krasner A, Langheim FJ, Sasso DA. Psychiatrists' use of electronic communication and social media and a proposed framework for future guidelines. *J Psychiatr Pract*. 2013;19(3):254–263.

Meyer DJ, Price M. Forensic psychiatric assessments of behaviorally disruptive physicians. *J Am Acad Psychiatry Law*. 2006;34(1):72–81.

Reid WH. Forensic practice: A day in the life. *J Psychiatr Pract*. 2006;12(1):50–54.

Rogers R, Shuman DW. *Fundamentals of Forensic Practice: Mental Health and Criminal Law*. New York: Springer; 2005.

Rosner R, ed. *Principles and Practice of Forensic Psychiatry*. 2nd ed. New York: Chapman & Hall; 2003.

Simon RI, ed. *Posttraumatic Stress Disorder in Litigation*. 2nd ed. Washington, DC: American Psychiatric Publishing; 2003.

Simon RI, Gold LH. *The American Psychiatric Publishing Textbook of Forensic Psychiatry*. Washington, DC: American Psychiatric Publishing; 2004.

Simon RI, Shuman DW. Clinical-legal issues in psychiatry. In: Sadock BJ, Sadock VA, Ruiz P, eds. *Kaplan & Sadock's Comprehensive Textbook of Psychiatry*. 9th ed. Vol. 2. Philadelphia, PA: Lippincott Williams & Wilkins; 2009:4427.

Studdert DM, Mello MM, Gawande AA, Gandhi TK, Kachalia A, Yoon C, Puopolo AL, Brennan TA. Claims, errors, and compensation payments in medical malpractice litigation. *N Engl J Med*. 2006;354(19):2024–2033.

Wecht CH. The history of legal medicine. *J Am Acad Psychiatry Law*. 2005;33(2):245–251.

El final de la vida y los cuidados paliativos

▲ 29.1 La muerte, el hecho de morir y el duelo

LA MUERTE Y EL MORIR

Definiciones

Los términos *muerte* y *morir* requieren una definición: la *muerte* puede considerarse la suspensión absoluta de las funciones vitales, mientras que *morir* es el proceso en el que se pierden esas funciones. El morir también puede verse como una etapa del desarrollo simultánea a la vida, dentro del continuo nacimiento-muerte. La vida puede entrañar muchas minimuertes: el final del crecimiento y de su potencial, las enfermedades que afectan a la salud, múltiples pérdidas, el descenso de la vitalidad, y el aumento de la dependencia con el envejecimiento y el proceso de morir. El morir y la conciencia que el individuo tiene de este proceso imbuye a los seres humanos de valores, pasiones, deseos e ímpetus para sacar el máximo partido al tiempo.

Dos términos han adquirido un uso mucho mayor en los últimos años para referirse a la calidad de vida a medida que se acerca la muerte. Una *buena muerte* es aquella que no produce malestar y sufrimientos evitables a los pacientes, familias y cuidadores y coincide razonablemente con los estándares clínicos, culturales y éticos. Por el contrario, una *mala muerte* se caracteriza por un sufrimiento innecesario, la humillación del paciente o de los deseos o valores de la familia, y la sensación entre los participantes u observadores de que se ha atentado contra las normas de la decencia.

Ley de determinación de la muerte (*Uniform Determination of Death Act*).

La President's Commission for the Study of Ethical Problems in Medicine and Biomedical and Behavioral Research publicó su definición de muerte en 1981. En colaboración con la American Bar Association, la American Medical Association (AMA) y la National Conference of Commissioners on Uniform State Laws, esta comisión estableció que la persona que mantenga: *1)* un cese irrecuperable de las funciones circulatorias y respiratorias, o *2)* un cese irrecuperable de todas las funciones del cerebro, incluido el tronco del encéfalo, está muerta. La determinación de la muerte debe coincidir con los estándares médicos aceptados.

La determinación de la muerte cerebral requiere una serie de evaluaciones neurológicas y generales. En los niños se aplican directrices especiales: se especifican dos evaluaciones separadas por un intervalo mínimo de 48 h para los niños que tienen entre 1 semana y 2 meses de vida, 24 h para los que tienen entre 2 meses y 1 año, y 12 h para los niños mayores. En determinadas circunstancias, es aconsejable realizar otras pruebas de confirmación. Los criterios de muerte cerebral no suelen aplicarse a los lactantes de menos de 7 días. En la tabla 29-1 se mencionan los criterios clínicos de muerte cerebral en adultos y niños.

Aspectos legales de la muerte

Según la ley, los médicos deben firmar el certificado de defunción en el que se da fe de la causa de la muerte (p. ej., insuficiencia cardíaca con-gestiva o neumonía). También pueden atribuir la muerte a causas naturales, accidentales, suicidio, homicidio o desconocidas. Un forense, un juez de instrucción o un anatomopatólogo deben examinar a todas las personas que fallezcan sin asistencia médica y realizar una autopsia para determinar la causa de la muerte. En algunos casos se efectúa una autopsia psicológica, en la que se revisan los antecedentes socioculturales y psicológicos retrospectivamente mediante entrevistas con amigos, familiares y médicos, para determinar si había alguna enfermedad mental, como un trastorno depresivo. Por ejemplo, se puede determinar que la persona falleció porque fue empujada (asesinato) o saltó (suicidio) de un edificio. Ambas situaciones tienen sus evidentes implicaciones médicas y legales.

Etapas de la muerte y el morir

La psiquiatra y estudiosa de la muerte Elisabeth Kübler-Ross clasificó las reacciones que aparecen ante una muerte inminente de forma exhaustiva y útil. El paciente que está muriendo raramente sigue una serie de respuestas regulares que puedan identificarse con claridad, y no hay una secuencia fija que pueda aplicarse a todos, pero es frecuente encontrar las cinco etapas siguientes.

Etapa 1: shock y negación. Cuando se les dice que van a morir, las personas reaccionan inicialmente con un shock. Pueden parecer aturdidas en un primer momento y después rechazar el diagnóstico; también pueden negar que algo va mal. En ocasiones, no progresan más allá de esta etapa y van de médico en médico hasta que encuentran uno que apoya su postura. El grado en que la negación es una respuesta de adaptación o de inadaptación parece depender de si el paciente continúa recibiendo tratamiento, incluso cuando rechaza el pronóstico. En esos casos, los médicos deben comunicar al paciente y a su familia, de forma respetuosa y directa, la información básica sobre la enfermedad, su pronóstico y las opciones de tratamiento. Para que la comunicación sea eficaz, los médicos deben permitir que el paciente exprese sus respuestas emocionales y asegurarle que no lo dejarán abandonado.

Etapa 2: ira. Las personas pueden mostrarse frustradas, irritables y enfadadas por estar enfermas y preguntan a menudo: «¿Por qué yo?». Pueden enfadarse con Dios, con su suerte, con un amigo o con un familiar, e incluso echarse la culpa a sí mismos. También pueden desplazar su enfado hacia el personal del hospital y el médico, a quienes culpan de la enfermedad. Los pacientes que se encuentran en esta etapa son difíciles de tratar. Los médicos que no entienden que este enfado es una reacción previsible y que, en realidad, se trata de un desplazamiento pueden abandonar su asistencia o transferirlos a otros clínicos.

Los médicos que atienden a los pacientes enfadados no deben tomarse esta reacción como algo personal. Una respuesta empática y no defensiva ayudará a diluir el enfado de los pacientes para que se centren en sentimientos más profundos (p. ej., dolor, miedo o soledad) que subyacen a esa reacción. Los médicos también deberían reconocer que el enfado puede representar el deseo de los pacientes de controlar una situación que sienten completamente fuera de control.

Tabla 29-1
Criterios clínicos de muerte cerebral en adultos y niños

Coma
Ausencia de respuestas motoras
Ausencia de respuestas pupilares a la luz y pupilas en dilatación media (4-6 mm)
Ausencia de reflejos corneales
Ausencia de respuesta calórica
Ausencia de reflejo nauseoso
Ausencia de tos en respuesta a la aspiración traqueal
Ausencia de reflejos de succión y de búsqueda
Ausencia de respuesta respiratoria con una $PaCO_2$ de 60 mm Hg, o 20 mm Hg
    por encima de los valores normales
Intervalo entre dos evaluaciones, según la edad del paciente:
    A término hasta 2 meses de edad, 48 h
    > 2 meses a 1 año de edad, 24 h
    > 1 año a < 18 años de edad, 12 h
    ≥ 18 años de edad, intervalo opcional
Pruebas de confirmación:
    A término hasta 2 meses de edad, dos pruebas de confirmación
    > 2 meses a 1 año de edad, una prueba de confirmación
    > 1 año a < 18 años de edad, opcional
    ≥ 18 años de edad, opcional

$PaCO_2$, presión parcial de dióxido de carbono arterial.
Reproducida de Wijdicks EF. The diagnosis of brain death. *N Engl J Med*
2001;344:1215-1221, con autorización.

Etapa 3: negociación. Los pacientes intentan negociar con los médicos, los amigos o incluso con Dios y, a cambio de su curación, prometen cumplir uno o muchos tratos, como dedicarse a actividades benéficas y acudir a la iglesia con regularidad. Algunos pacientes creen que si son buenos (cumplidores, no protestones y joviales), el médico les hará mejorar. El tratamiento de estos pacientes implica dejarles claro que recibirán los mejores cuidados posibles de acuerdo con las habilidades del médico, y que se hará cuanto sea posible, con independencia de cualquier acción o conducta de los pacientes. También se les debe animar a participar como socios en su tratamiento y a entender que ser un buen paciente significa ser tan honesto y franco como sea posible.

Etapa 4: depresión. En esta etapa, los pacientes muestran signos clínicos de depresión: retraimiento, retraso psicomotor, problemas de sueño, desesperanza y, posiblemente, ideación suicida. La depresión puede ser una reacción ante los efectos de la enfermedad en sus vidas (p. ej., pérdida del empleo, apuros económicos, desesperanza, desesperación y aislamiento de amigos y familiares), o la anticipación de la pérdida de la vida que, finalmente, ocurrirá. Un trastorno depresivo mayor con signos vegetativos e ideación suicida puede requerir medicación antidepresiva o incluso terapia electroconvulsiva (TEC). Todas las personas sienten tristeza ante la perspectiva de su propia muerte, y la tristeza normal no requiere intervención biológica, pero el trastorno depresivo mayor y la ideación suicida activa pueden aliviarse y no se deberían aceptar como reacciones normales ante una muerte inminente. La persona que padece un trastorno depresivo mayor puede ser incapaz de mantener la esperanza, la cual aumenta la dignidad y la calidad de vida, e incluso la longevidad. Estudios han demostrado que algunos pacientes terminales pueden retrasar su muerte hasta pasada una fecha significativa para un ser querido, como la graduación de un nieto en el instituto.

Etapa 5: aceptación. En esta etapa, los pacientes se dan cuenta de que la muerte es inevitable y aceptan la universalidad de la experiencia. Sus sentimientos varían de un estado de ánimo neutro a otro eufórico. En circunstancias ideales, los pacientes resuelven sus sentimientos con respecto a la inevitabilidad de la muerte y pueden hablar del hecho de enfrentarse a lo desconocido. Los que tienen fuertes creencias religiosas y la convicción de que hay vida después de la muerte a veces encuentran consuelo en la máxima religiosa «No temáis a la muerte; acordaos de aquellos que se fueron antes que vosotros y de aquellos que vendrán después que vosotros».

Experiencias cercanas a la muerte

Las descripciones de episodios cercanos a la muerte son llamativamente similares. Los individuos refieren encontrarse fuera de su propio cuerpo, observándolo, y que escuchan las conversaciones del entorno, con un sentimiento de paz y tranquilidad. Oyen un ruido lejano y entran en un túnel oscuro, dejando el cuerpo tras de sí y reuniéndose con los seres queridos que fallecieron; dan testimonio de una luz y vuelven a la vida para completar las tareas que no han terminado con una profunda tristeza por abandonar esta nueva dimensión. Este patrón de sensaciones y percepciones se describe normalmente como pacífico y afectuoso, y la situación se percibe como real, perfectamente diferenciada de los sueños o las alucinaciones. Estas experiencias provocan cambios en el estilo de vida, como menor preocupación por las cosas materiales, mayor sensación de que existe un propósito, la creencia en Dios, un goce superior de la vida, mayor compasión, menor temor a la muerte, mejora en la manera de enfocar la vida y un intenso sentimiento de amor. De manera similar, las enfermeras que atienden a enfermos terminales describen las experiencias de las visiones de sus pacientes con la sensación de la presencia de seres queridos ya difuntos y seres espirituales, de ver una luz brillante o de estar en un lugar en particular, descrito a menudo con un sentimiento de calidez y amor. Si bien estas «visiones» no se prestan con facilidad a la investigación científica y, por tanto, no pueden legitimarse, los pacientes pueden obtener beneficios si las comentan con los médicos. El término que se usa para describir esta experiencia es el de *unión mística*, que hace referencia al inmenso sentimiento de unidad con un poder infinito.

Consideraciones sobre la muerte y el morir a lo largo del ciclo vital

La diversidad clínica de las actitudes y conductas relacionadas con la muerte entre los niños y los adultos tiene sus raíces en los factores del desarrollo y en las diferencias debidas a la edad que se encuentran en las causas de muerte. Al contrario que los adultos, que por lo general fallecen por enfermedades crónicas, los niños son propensos a morir por causas súbitas e inesperadas. Casi el 50% de los niños de 1 a 14 años y casi el 75% de los que mueren al final de la adolescencia o el inicio de la edad adulta lo hacen en accidentes, homicidios y suicidios. Por sus características de violencia, brusquedad y mutilación, estas causas de muerte no naturales son factores estresantes especiales para los supervivientes en duelo. Los padres y hermanos que han perdido a los niños y adolescentes fallecidos se sienten víctimas y quedan traumatizados por su pérdida. Sus reacciones de dolor se parecen a un trastorno de estrés postraumático (TEPT). En la familia pueden aparecer alteraciones devastadoras, y los hermanos supervivientes corren el riesgo de que sus necesidades emocionales se dejen de lado, se ignoren o pasen completamente desapercibidas.

Niños. Las actitudes de los niños hacia la muerte reflejan las que tienen hacia la vida. Si bien comparten con los adolescentes, los adultos y los ancianos una serie de miedos, ansiedades, creencias y actitudes similares frente al hecho de morir, algunas de sus interpretaciones y reacciones son específicas de esta edad. Ninguno recibe el suceso sin ambigüedad, y todos intentan aceptarlo con dosis saludables de negación y evitación. Los niños que van a morir son conscientes de su situación y desean hablar de ello; a menudo tienen ideas más sofisticadas sobre la muerte que los niños sanos de su misma edad, generadas por su propia salud que desfallece, la separación de los padres, los dolorosos procedimientos a los que son sometidos y la muerte de los amigos del hospital.

En la edad preescolar, la etapa preoperacional del desarrollo cognitivo, la muerte se ve como la ausencia temporal, incompleta y reversible, como marcharse o dormir. La separación de su cuidador principal supone el mayor miedo y emerge en forma de pesadillas, juegos más agresivos o preocupación sobre la muerte de los demás, y no por la propia evolución. Los niños con enfermedades terminales asumen la responsabilidad de su muerte y se sienten culpables por morir. Los niños preescolares pueden ser incapaces de asociar el tratamiento con la enfermedad: lo contemplan como un castigo, y la separación familiar, como un rechazo. Necesitan que se les conforte para mostrar que se les quiere, que no han hecho nada malo, que no son los responsables de su enfermedad y que no se les abandonará.

Los niños en edad escolar manifiestan un pensamiento concreto operacional y reconocen la muerte como una realidad final. No obstante, la muerte es algo que sucede a las personas mayores y no a ellos. Entre los 6 y los 12 años, los niños tienen fantasías activas de violencia y agresividad, dominadas a menudo por el tema de la muerte y el asesinato. Hacen preguntas sobre la enfermedad grave y la muerte si se les anima a ello, pero si perciben señales de que el tema es tabú pueden abstraerse y no participan plenamente en su tratamiento. Puede ser muy útil facilitar las conversaciones abiertas y mantenerles al día sobre la información importante, incluidos los cambios en el pronóstico. Asimismo, los niños necesitan ayuda para adaptarse a los compañeros y a las exigencias escolares. Debe mantenerse informados a los profesores, y los compañeros podrían necesitar formación y ayuda para entender la situación y responder de forma apropiada.

Adolescentes. Al ser capaces de realizar operaciones cognitivas formales, los adolescentes entienden que la muerte es inevitable y supone el final, pero no aceptan que la suya sea posible. Los principales miedos que tienen los que van a morir son paralelos a los de todos los adolescentes: pérdida del control, ser imperfectos y ser diferentes. Las preocupaciones sobre su imagen corporal, las pérdidas del pelo o de las funciones corporales crean una gran resistencia a continuar el tratamiento. Es frecuente encontrar emociones alternantes de desesperación, furia, dolor, amargura, aturdimiento, terror y júbilo. La posibilidad de retirada y aislamiento es grande porque los adolescentes pueden equiparar el apoyo de los padres con la pérdida de independencia o pueden negar su miedo al abandono rechazando activamente los gestos amistosos. Los adolescentes deben participar en todos los procesos de toma de decisiones que rodean su propia muerte, y muchos son capaces de enfrentarse a ella con gran valor, elegancia y dignidad.

Adultos. Algunos de los miedos más frecuentes que expresa un adulto que entra en un centro para pacientes terminales, por orden aproximado de frecuencia, son los miedos a: *1)* la separación de los seres queridos, su hogar y su trabajo; *2)* convertirse en una carga para los demás; *3)* perder el control; *4)* qué les sucederá a las personas que dependen de ellos; *5)* el dolor o la aparición de síntomas de empeoramiento; *6)* la incapacidad de completar las tareas o responsabilidades de su vida; *7)* morir; *8)* estar muerto; *9)* los miedos de los demás (miedos reflejados); *10)* el destino del cuerpo, y *11)* la otra vida. Los problemas de comunicación surgen por el propio miedo, por lo que es importante que las personas implicadas en su cuidado proporcionen un entorno de confianza y seguridad en el que puedan hablar de sus incertidumbres, ansiedades y preocupaciones.

Los ancianos aceptan que su vida termina. Sus miedos más importantes se centran en una muerte larga, dolorosa y desfigurante, estados vegetativos prolongados, aislamiento y pérdida del control o de la dignidad. Pueden hablar o bromear abiertamente sobre el morir y, en ocasiones, lo reciben bien. Cuando tienen 70 años o más, raramente albergan ya ilusiones sobre su carácter indestructible, pues la mayoría ya ha tenido varios avisos cercanos: sus padres han fallecido y han acudido a funerales de amigos y familiares. Si bien no se sienten felices por morir, aceptan la idea.

Según Erik Erikson, la octava y última etapa del ciclo vital aporta un sentido de integridad o de desesperación. A medida que los ancianos entran en la fase final de sus vidas, se reflejan más en su pasado. Cuando han atendido los asuntos familiares, han tenido un éxito relativo y se han adaptado a los triunfos y decepciones de la vida, pueden mirar hacia atrás con satisfacción y solo se arrepienten de algunas cosas. La integridad del yo permite a las personas aceptar la enfermedad y la muerte como algo inevitable, y no tienen miedo a sucumbir sin poder hacer nada. Sin embargo, si los ancianos contemplan su vida como una serie de oportunidades perdidas o desgracias personales, tendrán un sentimiento de amarga desesperación y de preocupación por lo que podría haber sido si hubiera sucedido esto o aquello. Entonces, la muerte es algo aterrador porque simboliza el vacío y el fracaso.

Manejo

La asistencia de un paciente moribundo es muy individual. Los cuidadores tienen que afrontar la muerte con honestidad, tolerar amplios márgenes de afecto, conectar con el sufrimiento de los pacientes y sus afligidos seres queridos, y resolver los problemas habituales que vayan surgiendo. Si bien la relación terapéutica que existe entre el paciente y el personal sanitario tiene la singularidad derivada del sexo, la constitución, la experiencia vital, la edad, la etapa de la vida, los recursos, la fe, la cultura y otras consideraciones, el personal sanitario que atiende a pacientes que van a morir se enfrenta a una serie de temas principales.

LUTO, PENA Y DUELO

El *luto*, la *pena* y el *duelo* son términos que se aplican a las reacciones psicológicas de las personas que sobreviven a una pérdida significativa. La pena es un sentimiento subjetivo precipitado por la muerte de un ser querido. Este término se usa como sinónimo de duelo, si bien en sentido estricto este último es el proceso por el cual se resuelve el dolor. Se trata de la expresión social de una conducta y de unas prácticas que siguen al luto. *Luto* significa literalmente el signo exterior de pena y duelo por verse privado de alguien por la muerte. Independientemente de los aspectos más sutiles que distinguen ambos términos, las experiencias de dolor y de luto tienen suficientes similitudes para justificar su asociación en un síndrome que tiene signos, síntomas, una evolución demostrable y una resolución esperada.

Reacciones de duelo normales

La primera respuesta a la pérdida, la *protesta*, viene seguida por un período más prolongado de una conducta de *búsqueda*. A medida que disminuye la esperanza de restablecer la relación de apego, estas conductas de búsqueda dan paso a la *desesperación* y la *indiferencia* antes de que quienes han perdido a un ser querido *reorganicen* finalmente su vida en torno al reconocimiento de que la persona perdida no volverá. Si bien aprenden en último término a aceptar la realidad de la muerte, también encuentran formas psicológicas y simbólicas de mantener muy viva la memoria del difunto. El dolor permite al superviviente redefinir su relación con el fallecido y formar nuevos vínculos perdurables.

Duración del duelo. La mayoría de las sociedades imponen sus modos de manifestar el luto y el tiempo del dolor. En la América contemporánea, se espera que la persona que ha perdido al ser querido vuelva al trabajo o al colegio en algunas semanas, que restablezca su equilibrio en pocos meses y que sea capaz de buscar nuevas relaciones entre 6 meses y 1 año después. Hay muchas evidencias que indican que el proceso del luto no termina en un intervalo de tiempo prescrito, y algunos de sus aspectos persisten indefinidamente en personas normales que, por lo demás, mantienen una funcionalidad elevada.

La manifestación más duradera de dolor, en especial después del luto por el cónyuge, es la soledad. Esta, que se presenta a menudo durante años después de la muerte de aquel, puede ser para algunos un recordatorio diario de la pérdida. Otras manifestaciones frecuentes del dolor prolongado son intermitentes: por ejemplo, un hombre que ha perdido a su esposa puede manifestar elementos de dolor agudo cada vez que oye su nombre o ve su imagen en la mesilla. Por lo general, estas reacciones van siendo cada vez más breves y desaparecen en unos minutos, hasta verse matizadas por afectos positivos y agradables. Estos recuerdos agridulces pueden durar toda la vida. Por tanto, el dolor no se resuelve por completo ni desaparece de manera permanente, sino que se vuelve limitado y se sumerge, hasta reaparecer únicamente en respuesta a determinados desencadenantes.

Dolor anticipatorio

En el *dolor anticipatorio*, las reacciones de dolor aparecen ante el proceso de muerte lenta del ser querido por lesiones, enfermedad o una actividad de alto riesgo. Aunque puede suavizar el golpe de la muerte cierta, también puede provocar reacciones prematuras de separación, y no mitiga necesariamente el luto posterior. En ocasiones, la intensificación de la intimidad durante este período puede resaltar el sentimiento real de pérdida, incluso aunque prepare al superviviente de muchas otras formas.

Reacciones en los aniversarios.   Cuando el desencadenante de una reacción aguda de dolor es una ocasión especial, como una fiesta o un cumpleaños, el dolor que se reaviva se denomina *reacción de aniversario*. No es infrecuente que este tipo de reacciones se presenten cada año el día en que falleció la persona o, en algunos casos, cuando el individuo que ha perdido a un ser querido alcanza la misma edad que tenía el difunto en el momento de su muerte. Si bien estas reacciones tienden a ser relativamente leves y breves, pueden percibirse como si se reviviera el dolor original y prevalecen durante horas o días.

Luto

Desde los primeros datos conocidos, cada cultura mantiene sus propias creencias, costumbres y conductas relacionadas con el luto. Los patrones específicos consisten en mantener rituales para el duelo (p. ej., los velatorios o la Shivá), para la eliminación del cuerpo, la invocación de ceremonias religiosas y los recuerdos oficiales periódicos. El funeral es la representación pública del luto más utilizada en la Norteamérica contemporánea. El servicio de funeral y entierro sirve para reconocer la naturaleza real y final de la muerte, rebatiendo la negación. También resulta útil para apoyar a los que han perdido a un ser querido, rendir tributo al fallecido, unir a las familias y facilitar las expresiones comunitarias de pesar. Si el entierro se sustituye por una cremación, las ceremonias relacionadas con la diseminación de las cenizas cumplen funciones similares. Las visitas, las oraciones y otras ceremonias permiten lograr un apoyo mantenido, aceptar la realidad, recordar, dar rienda suelta a las expresiones emocionales y cerrar los temas pendientes con el difunto. Varios rituales culturales y religiosos aportan propósito y significado, protegen a los supervivientes del aislamiento y la vulnerabilidad, y establecen los límites del dolor. Las fiestas, los cumpleaños y los aniversarios servirán en el futuro para recordar la vida del fallecido y pueden provocar un dolor tan real y presente como la experiencia original. Con el tiempo, ese dolor de los aniversarios se va atenuando, pero se mantendrá de alguna forma.

Duelo

Como el duelo a menudo evoca síntomas depresivos, puede ser necesario distinguir las reacciones normales de dolor de las que pertenecen a un trastorno depresivo mayor (tabla 29-2). El *Manual diagnóstico y estadístico de los trastornos mentales,* 5.ª edición (DSM-5) dio un paso significativo con respecto al DSM-IV porque eliminó la exclusión de un trastorno depresivo mayor por duelo para que se pueda diagnosticar a las personas que experimentan una pérdida reciente con depresión mayor si ese es el caso. Para reconocer que algunas personas pueden tener un síndrome de duelo incapacitante que no es depresión, el DSM-5 propuso criterios para duelo complejo persistente, que se incluyeron como una condición que requiere estudio adicional. La *Clasificación internacional de enfermedades,* 10.ª edición (CIE-10) lo considera un trastorno de adaptación e incluye la reacción al duelo como una categoría de ese trastorno. En la tabla 29-3 se resumen los criterios para cada abordaje.

Duelo complicado

El duelo complicado engloba una serie de términos confusos que lo describen: *anómalo, atípico, distorsionado, patológico, traumático* y *no resuelto,* por nombrar algunos. Se han identificado tres patrones de síndromes de dolor: crónico, hipertrófico y diferido. No son categorías diagnósticas que hayan sido incluidas en el DSM-5, pero son síntomas que, si aparecen, pueden significar manifestaciones prodrómicas del trastorno depresivo mayor.

Duelo crónico.   El tipo más frecuente de duelo complicado es el duelo crónico, que a menudo se caracteriza por amargura e idealización del fallecido. Es más frecuente cuando la relación entre el que pierde a un ser querido y el difunto era muy cercana, ambivalente o dependiente, o cuando se carece de apoyo social y no hay amigos o familiares con los que se pueda compartir la pena durante el tiempo que necesitan la mayoría de las personas que sufren el duelo.

Duelo hipertrófico.   La mayoría de los casos aparecen después de una muerte súbita e inesperada, y las reacciones son extraordinariamente extensas. Las estrategias de adaptación tradicionales son ineficaces y no pueden mitigar la ansiedad, y es frecuente el retraimiento. Cuando un miembro de la familia tiene una reacción de duelo hipertrófico se puede romper la estabilidad familiar. El duelo hipertrófico tarda mucho tiempo en evolucionar, aunque se atenúa con el tiempo.

Duelo diferido.   El duelo ausente o inhibido que aparece cuando, en realidad, esperaríamos encontrar signos y síntomas de un duelo agudo se conoce como *duelo diferido.* Este patrón está marcado por una negación prolongada. El enfado y la culpa complican su evolución.

Duelo traumático.   El duelo traumático se refiere al dolor que es a la vez crónico e hipertrófico. Este síndrome se caracteriza por punzadas de dolor intenso y recurrente con anhelo persistente, inmovilidad y

Tabla 29-2
Distinción entre los síntomas depresivos asociados al duelo y la depresión mayor

Duelo	Trastorno depresivo mayor
Los síntomas pueden cumplir los criterios de episodio depresivo mayor, pero el superviviente raramente tiene un sentimiento patológico de culpa y falta de valía, ideación suicida o retraso psicomotor	Cualquiera de los síntomas que se definen en el DSM-5
Se considera desposeído de todo	Puede considerarse débil, lleno de defectos o malo
La disforia se desencadena ante pensamientos o recuerdos del difunto	La disforia es autónoma e independiente de los pensamientos o recuerdos del difunto
Se inicia en los primeros 2 meses de duelo	Inicio en cualquier momento
La duración de los síntomas depresivos es menor de 2 meses	La depresión puede volverse crónica, intermitente o episódica
El deterioro funcional es transitorio y leve	Malestar o deterioro clínicamente significativo
No hay antecedentes familiares o personales de depresión mayor	Antecedentes familiares o personales de depresión mayor

Tabla 29-3
Abordajes para el diagnóstico de duelo

	DSM-5	CIE-10
Nombre del diagnóstico	Trastorno de duelo complejo persistente (enumerar bajo «condiciones para estudios adicionales»)	Trastorno de adaptación, reacción al duelo
Duración	Experimenta síntomas de cada grupo de los siguientes síntomas, la mayoría de los días, durante 12 meses (adultos) o 6 meses (niños)	Ocurre mientras se adapta a un período de cambio de vida
Síntomas	Desde la muerte de alguien cercano, experimenta los siguientes síntomas, desproporcionados o inconsistentes con las normas socioculturales (Síntomas del grupo B) • Añoranza por el difunto • Sentimiento/dolor por la muerte • Preocupación por la persona perdida • Preocupación por las circunstancias que rodearon la muerte (Síntomas del grupo C) • Dificultad para aceptar la muerte • No puede creer o está insensible a la pérdida • Dificultad para evocar recuerdos positivos • Amargado o enojado por la pérdida • Se culpa a sí mismo • Evita cosas que le recuerden a la persona perdida • Quiere morir para estar con la persona • No puede confiar en los demás • Se siente solo/desapegado • Se siente vacío o incapaz de funcionar sin la persona perdida • Dificultad para ver su propósito sin la persona perdida • Problemas/reticencia a mantener otros intereses	Malestar/alteración emocional • Depresión • Ansiedad • Preocupación • Dificultad para afrontar • Dificultad para planificar • Dificultad para realizar las rutinas diarias • Alteración de la conducta (adolescentes)
Número requerido de síntomas	Síntomas del grupo B: 1 síntoma Síntomas del grupo C: 6 síntomas	Cualquier combinación de los anteriores
Consecuencias psicosociales de los síntomas	Malestar por deterioro funcional	Por lo general, interfiere con el funcionamiento
Especificadores de los síntomas	Con duelo traumático: la muerte fue violenta (homicidio, suicidio), y el doliente está preocupado por el sufrimiento que precedió a la muerte	

nostalgia del difunto, imágenes molestas y recurrentes de la muerte, y una mezcla molesta de evitación y preocupación por la memoria de la persona perdida. Los recuerdos positivos están bloqueados o son excesivamente tristes, o se manifiestan mediante prolongados estados de ensoñación que interfieren con las actividades cotidianas. En esta afección es frecuente encontrar antecedentes de enfermedades psiquiátricas y una relación muy estrecha con el difunto, que definía la propia identidad.

Enfermedades médicas o psiquiátricas asociadas al duelo. Las complicaciones médicas comprenden exacerbaciones de enfermedades existentes y vulnerabilidad a otras nuevas, el miedo por la propia salud y más visitas al médico, además del aumento de la tasa de mortalidad, en especial en los hombres. El mayor riesgo relativo de mortalidad se encuentra inmediatamente después del duelo, en particular por cardiopatía isquémica. El mayor efecto del duelo sobre la mortalidad se produce entre los hombres menores de 65 años. Las mayores tasas de mortalidad entre los hombres que entre las mujeres en esta situación se deben al incremento del riesgo relativo de muerte por suicidio, accidente, enfermedad cardiovascular y algunas enfermedades infecciosas. En las viudas, puede aumentar el riesgo relativo de muerte por cirrosis y suicidio. En ambos sexos, el duelo parece exacerbar las conductas de riesgo para la salud, como el aumento del consumo de alcohol, tabaco y medicamentos de venta sin receta.

Las complicaciones psiquiátricas del duelo consisten en un aumento del riesgo de depresión mayor, ansiedad prolongada, pánico y un síndrome similar al de estrés postraumático, incremento del consumo de alcohol, sustancias y tabaco, y aumento del riesgo de suicidio. Dada la inmadurez psicosocial, emocional y cognitiva, los niños que han perdido a un ser querido son especialmente vulnerables a presentar trastornos mentales.

Duelo y depresión. Aunque los síntomas se superponen, este dolor se puede distinguir de un episodio depresivo completo. La mayoría de las personas que han perdido a un ser querido sienten una intensa tristeza, pero solo algunas cumplen los criterios de episodio depresivo mayor del DSM-5. El dolor es una experiencia compleja en la que las emociones positivas ocupan su lugar junto a las negativas. Es fluido y cambiante, un estado evolutivo en el que la intensidad emocional se reduce gradualmente y se vuelve positiva, y los aspectos reconfortantes de la relación perdida ocupan ahora un primer plano. Las punzadas de dolor están vinculadas a los estímulos, relacionados con los recordatorios internos y externos del difunto. Este aspecto difiere de la depresión, que es más penetrante y se caracteriza por una gran dificultad para lograr sentimientos positivos de autovalidación. El dolor es un estado fluctuante que depende de la variabilidad individual, en el cual se desarrollan gradualmente adaptaciones cognitivas y conductuales hasta que la persona afectada puede mantener al difunto en un lugar confortable de su memoria y reiniciar una vida satisfactoria. Por el contrario, el episodio depresivo mayor consiste en un conjunto reconocible y estable de síntomas debilitantes acompañados de un estado de ánimo bajo, que resulta prolongado y duradero. Si no se trata, el episodio depresivo mayor tiende a ser persistente y a asociarse con una baja funcionalidad laboral y social, una funcionalidad psiconeuroinmunológica patológica y otros cambios neurobiológicos.

Duelo y trastorno de estrés postraumático. Las muertes antinaturales y violentas, como un homicidio, un suicidio o la muerte en el contexto del terrorismo, tienen muchas más probabilidades de precipitar un TEPT en los seres queridos supervivientes que las muertes naturales. En estas circunstancias, los temas de violencia, victimización y volición (es decir, la elección de la muerte frente a la vida, como en el caso del suicidio) se entremezclan con otros aspectos del dolor, y después se presenta un malestar traumático marcado por el miedo, el horror, la vulnerabilidad y la desintegración de las suposiciones cognitivas. La incredulidad, la desesperación, los síntomas de ansiedad, la preocupación por el difunto y las circunstancias de la muerte, el abandono, la hiperactividad y la disforia son más intensos y prolongados que cuando aparecen en circunstancias no traumáticas y aumentan el riesgo de otras complicaciones. Si bien hay pocos y muy espaciados estudios sobre los efectos del tratamiento en los supervivientes de una muerte súbita, la mayoría de los expertos coinciden en señalar que la atención debería centrarse inicialmente en el malestar traumático, que tanto el tratamiento farmacológico como la psicoterapia desempeñan un papel, y que los grupos de autoayuda pueden ser enormemente beneficiosos.

Perspectivas biológicas

El dolor es una respuesta tanto fisiológica como emocional. Durante el dolor agudo (como sucede con otros episodios estresantes), las personas sufren alteraciones en sus ritmos biológicos. El dolor también se acompaña de alteraciones en las funciones inmunitarias: descenso de la proliferación de linfocitos y deterioro de la funcionalidad de los linfocitos citotóxicos. Se desconoce si los cambios inmunitarios son clínicamente significativos, pero la tasa de mortalidad de las viudas y los viudos después de la muerte del cónyuge es mayor que entre la población general. Los viudos parecen tener un riesgo mayor que las viudas.

Fenomenología del duelo.   Las reacciones de duelo incluyen la presencia de sentimientos intensos; invocación de varias estrategias de afrontamiento, y pueden conducir a alteraciones en las relaciones interpersonales, en la funcionalidad biopsicosocial, en la autoestima y en la visión del mundo que pueden durar indefinidamente. Las manifestaciones de dolor reflejan la personalidad del individuo, sus experiencias vitales previas y sus antecedentes psicológicos, así como el significado de la pérdida, la naturaleza de la relación entre el que sufre la pérdida y el difunto, la red social existente, los episodios vitales intercurrentes, la salud y otros recursos. A pesar de las variaciones individuales que existen en todos los procesos de duelo, los investigadores han propuesto modelos para el proceso de dolor que comprenden al menos tres fases o estados que se superponen, al menos en parte: *1)* shock inicial, incredulidad y negación; *2)* período intermedio de malestar agudo y abstinencia social, y *3)* período culminante de restitución y reorganización. Al igual que sucede con las etapas del proceso de muerte de Kübler-Ross, estas fases de dolor no prescriben una evolución correcta del dolor; por el contrario, existen unas directrices generales que describen la superposición y el proceso fluido, que varía en cada superviviente (tabla 29-4).

PERSPECTIVAS SOBRE EL DUELO EN EL CICLO VITAL

Duelo en la infancia y la adolescencia

Aproximadamente el 4% de los niños norteamericanos ha perdido a uno o ambos progenitores a los 15 años. La muerte de un hermano es el segundo duelo más frecuente. Las reacciones de duelo están influenciadas por los niveles de desarrollo y conceptos de muerte, y a veces no se parecen a las que tendría un adulto. Los niños muestran un dolor mínimo en el momento de la muerte y desarrollan más tarde el efecto completo de la pérdida. Los que sienten dolor no se retraen ni piensan demasiado en el fallecido, sino que se lanzan a realizar otras actividades. Pueden mostrar indiferencia, enfado o una mala conducta en lugar de tristeza, y su comportamiento puede ser errático y lábil. La conducta de estos niños puede mostrar un gran sentimiento de enfado y miedo ante el abandono o la muerte. A menudo, jugarán a juegos de muerte como forma de solucionar sus sentimientos y ansiedades. Estos juegos son familiares para los niños y les brindan una oportunidad segura de expresar sus sentimientos. Si bien parecen mostrar dolor solo en ocasio-

Tabla 29-4
Fases del dolor

Shock y negación (minutos, días, semanas)
   Incredulidad y aturdimiento
   Búsqueda de conductas: inmóvil, anhelante y protestón
Angustia aguda (semanas, meses)
   Oleadas de malestar somático
   Retraimiento
   Preocupación
   Enfado
   Culpa
Patrones de conducta de pérdida
   Intranquilo y nervioso
   Sin objetivos y falto de motivaciones
   Identificación con la persona que ha perdido a un ser querido
Resolución (meses, años)
   Tiene dolor
   Vuelve al trabajo
   Reanuda antiguas funciones
   Adquiere funciones nuevas
   Vuelve a experimentar placer
   Busca la compañía y el amor de los demás

nes y durante un período breve, en realidad el dolor del niño dura más tiempo que el de un adulto.

El duelo en los niños se puede abordar una y otra vez a medida que crecen. Ellos pensarán repetidamente en la pérdida, en especial durante los momentos importantes de su vida, como ir a un campamento, terminar el colegio, casarse o tener sus propios hijos. El dolor del niño depende de su edad, su personalidad y su etapa de desarrollo, además de sus experiencias anteriores con la muerte y su relación con el difunto. Las circunstancias, la causa de la muerte y la habilidad de los familiares para comunicarse con ellos y continuar como una familia después de la muerte también afectan al dolor. Otros factores que pueden influir en el duelo son la necesidad continuada de cuidados del niño, las oportunidades para compartir sus sentimientos y recuerdos, la capacidad de los padres para adaptarse al estrés, y el mantenimiento de unas relaciones estables con otros adultos. Incluso los niños mayores se sienten a menudo abandonados o rechazados cuando fallece uno de sus padres, y pueden mostrar hostilidad hacia el progenitor difunto o hacia el superviviente, que ahora se percibe como una persona que también podría «abandonarlo». Los niños se sienten responsables de la pérdida, por una conducta inadecuada anterior o porque alguna vez dijeron o desearon que esa persona estuviera muerta.

Los niños menores de 2 años pueden perder el habla o mostrar un malestar general. Los menores de 5 años pueden responder con disfunciones en la alimentación, el sueño, intestinales y vesicales. Pueden presentarse sentimientos importantes de tristeza, miedo y ansiedad, pero no son persistentes y tienden a alternar con estados normales de mayor duración. Los niños en edad escolar se vuelven fóbicos o hipocondríacos, retraídos o seudomaduros, y es frecuente que su rendimiento académico y las relaciones con los compañeros se vean afectadas. Los adolescentes, igual que los adultos, expresan el duelo de muchas formas, desde problemas conductuales, síntomas somáticos y estados de ánimo erráticos hasta el estoicismo. Mientras que los chicos que pierden a un progenitor pueden convertirse en delincuentes, las chicas pueden seguir un patrón sexual en la búsqueda de consuelo y amparo. Los trastornos conductuales y las depresiones son frecuentes a cualquier edad. Las tasas de episodios depresivos en los niños y los adolescentes que han perdido a un ser querido son tan altas como en los adultos.

Los niños que pierden a un ser querido deben tratarse según sus propios valores de madurez emocional y cognitiva. Necesitan que se les diga que la muerte es real e irreversible, y que ellos no tienen ninguna culpa. Deben expresar sus sentimientos y sus preocupaciones, y se les ha de invitar a expresar todas sus dudas y preguntas, que se responderán con simplicidad, franqueza y claridad. Los niños, como los adultos, necesitan rituales para recordar a sus seres queridos. Acudir al funeral y participar en el duelo pueden ser unos primeros pasos muy beneficiosos.

Duelo en la edad adulta

No hay consenso sobre el tipo de pérdida que se asocia a las reacciones más graves. Si bien la muerte de un cónyuge se considera a menudo el episodio vital más estresante, algunos autores proponen que la pérdida de un hijo es todavía más profunda. La muerte del hijo provoca una pena especial, una pérdida que durará toda la vida en las madres, los padres, los hermanos, las hermanas, los abuelos y otros familiares supervivientes. Se trata de una experiencia que cambia la vida. La muerte de los padres y los hermanos en la edad adulta no ha sido objeto de un estudio sistemático, pero, en general, se considera relativamente leve, en comparación con la pérdida del cónyuge o de un hijo.

El dolor parece ser más intenso en la madre que pierde a su hijo en el período perinatal tardío (fetos muertos o muertes neonatales, más que los abortos) y a menudo se reproduce en embarazos posteriores. El síndrome de muerte súbita del lactante es particularmente problemático, ya que la muerte se produce de manera inesperada. Los padres muestran una culpa excesiva, o se culpan entre sí, lo que provoca problemas conyugales.

Los familiares, amigos o seres queridos de las personas que fallecen a causa del SIDA sufren problemas particulares. La enfermedad conlleva una serie de estigmas por la enfermedad en sí misma y por la homosexualidad en general, además del miedo entre los cuidadores por la posibilidad de contraerla, y resulta más prevalente en personas que están al comienzo de sus vidas. La infección asintomática da tiempo al individuo infectado y a sus allegados para adaptarse al diagnóstico. Sin embargo, la enfermedad se vuelve de nuevo una amenaza cuando una persona que tiene el virus de la inmunodeficiencia humana (VIH) se vuelve positiva y comienza a manifestar los síntomas de infección oportunista o de cáncer asociado. La adaptación a la realidad emocional es un proceso arduo y complejo. Es frecuente que los cuidadores y los pacientes seropositivos deseen la muerte, lo que puede evocar sentimientos de culpa. En cuanto a las parejas que han sufrido una pérdida, su propio estado de infección por el VIH, las múltiples pérdidas y otros factores estresantes concurrentes complican la recuperación. La depresión es mayor entre los homosexuales que han perdido a su pareja por el SIDA; piensan en el suicidio más a menudo y son más vulnerables al consumo de sustancias ilícitas que otros individuos que pierden a sus seres queridos.

Los adultos ancianos se enfrentan a más pérdidas que las personas que se encuentran en otras fases de su ciclo vital, y la soledad intensa puede ser un tributo duradero a los fallecidos. Las reacciones de duelo son muy profundas en los ancianos muy discapacitados que pierden a su cónyuge, del que dependían para las funciones cotidianas o que era su única fuente de compañía.

Terapia del duelo

Las personas que tienen un duelo normal raramente buscan ayuda psiquiátrica porque aceptan sus reacciones y su conducta como apropiadas. En consecuencia, quien ha perdido a un ser querido no visita al psiquiatra o al psicólogo a menos que se aprecien reacciones muy divergentes ante las pérdidas. Por ejemplo, en circunstancias normales, quien pierde a un ser querido no intentará suicidarse. Si contempla seriamente esta posibilidad, está indicada una intervención psiquiátrica.

Cuando se busca asistencia profesional, normalmente esto implica la solicitud al médico de cabecera de medicación para dormir. Un sedante suave para inducir el sueño puede ser útil en algunas situaciones, pero raramente está indicado el consumo de medicamentos antidepresivos o ansiolíticos en un caso de pena normal. Las personas que han perdido a un ser querido tienen que atravesar un período de duelo, por muy doloroso que sea, para alcanzar el éxito en su resolución. Si se seda a los pacientes con fármacos, se interfiere con el proceso normal que, en último término, conducirá a un desenlace favorable.

Las reacciones de duelo pueden desarrollarse en el marco de un trastorno depresivo o duelo patológico, por lo que las sesiones específicas con el orientador son muy valiosas para las personas que han perdido a un ser querido. La terapia del duelo es una técnica cada vez más importante. En las sesiones programadas periódicamente se alienta a las personas afectadas a hablar acerca de sus sentimientos de pérdida y sobre la persona que ha fallecido. Muchas personas que han perdido a un ser querido tienen dificultades para reconocer y expresar el enfado o los sentimientos ambivalentes hacia el difunto, y se les debe tranquilizar, pues se trata de sentimientos normales.

No es necesario aplicar la terapia del duelo individualmente, y es eficaz el uso de orientadores de grupo. Asimismo, los grupos de autoayuda tienen un gran valor en algunos casos. Cerca del 30 % de las viudas y los viudos dicen haberse quedado aislados de los amigos, retirados de la vida social y, en consecuencia, sienten aislamiento y soledad. Los grupos de autoayuda ofrecen compañía, contactos sociales y apoyo emocional. En último término, permiten a sus miembros volver a entrar en la sociedad de forma significativa. La asistencia a la pérdida y la terapia del duelo son los métodos más eficaces para viudas y viudos. La necesidad de este tratamiento deriva, en parte, de la contracción de la unidad familiar, pues prácticamente no existen ya familias extensas que proporcionaban el apoyo emocional y la orientación necesarios durante el período de duelo.

▲ 29.2 Cuidados paliativos

Los síntomas psicológicos son prácticamente universales al final de la vida. Los síndromes psiquiátricos tienen lugar con una frecuencia mayor pero definible, y distinta distribución por edad y sexo. Por ejemplo, la ansiedad y la depresión son tan frecuentes en hombres como en mujeres. La clasificación psiquiátrica sigue siendo un marco importante en el que basar las observaciones clínicas, pero no fue pensada para pacientes moribundos. En estos, es útil recordar algunos síndromes para los que sea provechosa. Los más frecuentes son los estados de ansiedad, los depresivos y los confusionales, que a menudo coexisten y se superponen. Pocas veces coexisten fobias específicas relacionadas con agujas u objetos punzantes, recintos cerrados, etc., que interfieran con la comodidad, y en tal caso deberían tratarse, adaptando los tratamientos habituales a la situación clínica del paciente. A veces puede identificarse una crisis emocional o la reagudización de síntomas como un trastorno de adaptación, aunque esto no ocurre en otros síntomas importantes, de manera que técnicamente no cumpliría criterios diagnósticos. No obstante, esto no debería impedir al médico especialista identificar el factor precipitante y desactivar la respuesta de la forma habitual. Los trastornos psicóticos mayores quedan ocultos por los síntomas crecientes del proceso activo de morir, y solo requieren atención específica cuando el paciente no está en el proceso activo de morir y cuando estos síntomas se hallan claramente separados y se superponen a los síntomas de la enfermedad.

PREVALENCIA

Gran parte de las investigaciones sobre prevalencia se han basado en casos de cáncer y SIDA, y se constata un aumento notable de las enfermedades psiquiátricas hacia el final de la vida. En una muestra de pacientes con cáncer hospitalizados, los síntomas depresivos aumentaron del 25 % al 77 %, aunque según criterios más estrictos se constataba un 15 % con depresión mayor y otro 15 % con síntomas depresivos graves. La prevalencia de delirio aumentó de un intervalo del 25 % al 40 % a cifras del 85 % en el momento más avanzado de la enfermedad. La asociación de síntomas psiquiátricos con dolor se demostró en uno de varios estudios sistemáticos, en el que el 39 % de los pacientes con un diagnóstico psiquiátrico se quejaban de considerable dolor en comparación con el 19 % de aquellos sin un diagnóstico psiquiátrico. En una muestra de pacientes hospitalizados con SIDA, el 65 % sufría un trastorno mental orgánico, y el 27% depresión mayor. El coste económico de los trastornos psiquiátricos puede deducirse a partir de un estudio en el que los pacientes con un diagnóstico psiquiátrico permanecieron en el hospital 60 días más que aquellos sin ningún diagnóstico psiquiátrico.

Los pacientes con una enfermedad terminal suelen mostrar una mezcla de ansiedad y depresión. Estas son difíciles de separar y se ha sugerido la expresión *afecto negativo* para definirlas como un complejo sintomático. Es difícil no sentir pena por lo que se ha perdido y miedo por lo más desconocido. Los individuos cuya fe profunda en otra vida motiva su espíritu son una excepción e, incluso entre ellos, muchos afirman estar también dolidos por la pérdida de su vida temporal y su entorno.

PRINCIPIOS TERAPÉUTICOS GENERALES

Puesto que mejorar la calidad de vida es el objetivo principal, debería establecerse con rapidez el tratamiento farmacológico y cualquier otra medida que sirva para aliviar los síntomas y al mismo tiempo preparar un plan integrado de intervenciones psicológicas y familiares y ponerlo en marcha. Los síndromes psiquiátricos en este grupo son a menudo debidos a enfermedades médicas; por tanto, un diagnóstico etiológico con frecuencia proporciona pistas útiles para la prevención y mejora del manejo. Este debería establecerse de manera simultánea siempre que esté en consonancia con los objetivos terapéuticos.

ANSIEDAD EN PACIENTES CON UNA ENFERMEDAD AVANZADA

La ansiedad puede ser el síntoma de presentación para casi todos los trastornos clínicos y puede ocurrir como efecto secundario de muchos fármacos. No obstante, en pacientes con una enfermedad avanzada, los síntomas iniciales suelen ser somáticos, como intranquilidad, hiperactividad, taquicardia, malestar abdominal, náuseas, insomnio, disnea, embotamiento o temblor. Disminuye el umbral del dolor, empeora la alteración funcional y aumenta el malestar experimentado en todas las enfermedades comórbidas. A menudo interfiere con la capacidad del paciente para cooperar con otros tratamientos o relacionarse de manera óptima con los seres queridos. Los pacientes refieren miedo, preocupación, aprehensión, o cavilaciones más a menudo que de ansiedad en sí.

El Sr. S., un fisioterapeuta de 50 años a quien recientemente habían diagnosticado un cáncer de pulmón avanzado, estaba, según su familia, tan ansioso que sufría síntomas de pánico cuando su mujer le dejaba solo en la cama para atender sus quehaceres. Empezaba a hiperventilar, presentaba disnea, estaba intranquilo y era incapaz de concentrarse en nada, y le abrumaban cavilaciones macabras sobre su futuro. Estaba enojado y se sentía culpable por haber pasado a depender por completo de su esposa. Se le enseñó a relajarse y a realizar ejercicios respiratorios, y se empezó a tratar con clonazepam, que consiguió una notable resolución de su ansiedad. El Sr. S. se sentía más relajado, menos ansioso y con mayor capacidad para sobreponerse, y fue capaz de aguantar períodos de soledad sin dificultad. (Por cortesía de Marguerite Lederberg, MD.)

DEPRESIÓN EN PACIENTES CON UNA ENFERMEDAD AVANZADA

Los síntomas depresivos también son frecuentes en la enfermedad avanzada y están relacionados con los mismos factores existenciales que aparecen en la ansiedad. En los estudios se ha hallado una prevalencia que va del 9%, utilizando los criterios más estrictos, al 58%, con criterios menos exigentes. Son factores de riesgo los antecedentes previos y los familiares. Diferenciar entre los efectos somáticos de la enfermedad y los criterios neurovegetativos de depresión mayor es especialmente desalentador en los pacientes con una enfermedad terminal.

En la tabla 29-5 se describen los criterios de sustitución de Endicott, que se aplican como los criterios de depresión del DSM y van más allá en cuanto a que también reflejan la observación clínica de que los pensamientos y los sentimientos depresivos descritos clásicamente no son universales en los pacientes con una enfermedad terminal y, cuando existen, reflejan depresión del mismo modo que lo hacen en los pacientes físicamente sanos.

Aunque no existen muchos estudios sobre el tratamiento de la depresión en individuos con una enfermedad terminal, los estudios disponibles y la amplia experiencia clínica con enfermos terminales muestra que el tratamiento farmacológico de la depresión puede ser útil cuando existen causas médicas diagnosticables e incluso en los últimos días de la vida.

Una paciente con diabetes y enfermedad renal en fase terminal sometida a diálisis durante 2 años fue diagnosticada de depresión con insomnio notable y se le administraron 15 mg/día de mirtazapina por vía oral, que la ayudaron a dormir de manera inmediata y pusieron de relieve su efecto antidepresivo a las 3 semanas. Cuatro semanas más tarde, la paciente ingresó en el hospital por insuficiencia cardíaca congestiva, y su ingreso pasó a cuidados paliativos. La paciente no quiso dejar de tomar el antidepresivo, pero se sentía demasiado sedada y quería estar más despierta durante el día para poder hablar con sus seres queridos. Empezó a tomar 5 mg de metilfenidato oral dos veces al día, y se encontraba más alerta, ocupada y comunicativa con su familia. Cuando falleció, su familia estaba agradecida por haber podido estar en contacto con ella hasta el final.

ESTADOS CONFUSIONALES EN PACIENTES CON ENFERMEDAD AVANZADA

La prevalencia de delírium aumenta al 85% en pacientes con una enfermedad avanzada. Si se incluyen las últimas horas de vida, se acerca al 100%, a no ser que el paciente caiga rápidamente en coma o fallezca por un acontecimiento agudo, como una embolia pulmonar. Los acontecimientos agudos son siempre inesperados y traumatizan a los familiares aunque fueran conscientes de que el paciente estaba en la fase final de la vida. Algunos pacientes caen en un coma irreversible, dejando a las familias en observación junto a su lecho, lo que puede servirles como período de adaptación antes del instante final de la muerte. No obstante, en el 75-85% de los pacientes, la muerte se asocia con un período de delírium.

Los pacientes con frecuencia experimentan cierta desorientación, alteración de la memoria, la concentración y la activación a medida que están más enfermos. Estos síntomas pueden ser leves o el presagio de un delirio total. Los profesionales sanitarios deberían ser conscientes de que los signos leves y tempranos de delírium a menudo se confunden con depresión, ansiedad y poca capacidad de afrontamiento.

Tabla 29-5
Criterios de sustitución de Endicott para la depresión

Síntomas físicos-somáticos	Sustituto de síntomas psicológicos
Cambios en el apetito o el peso, o en ambos	Emotividad, aspecto deprimido
Alteración del sueño	Retraimiento social, disminución de la locuacidad
Fatiga, pérdida de energía	Melancolía, autocompasión, pesimismo
Déficits de memoria y de concentración, indecisión	Falta de reactividad

Se solicitó interconsulta psiquiátrica para evaluar la depresión en un abogado de 56 años con cáncer de páncreas. La dorsalgia moderadamente grave que sufría se trataba con morfina. Según el personal del hospital, el paciente estaba más retraído, desocupado y tranquilo, establecía poco contacto visual y dormía la mayor parte del día.

En la exploración, el especialista en psiquiatría observó que el Sr. K. sufría alteración de la activación y estaba levemente confundido y desorientado. Hablaba despacio y presentaba desorganización del pensamiento. El Sr. K. admitió que experimentaba alucinaciones visuales intermitentes de las que no se había atrevido a hablar con el personal de enfermería.

Se diagnosticó al Sr. K. un delirio hipoactivo debido a los fármacos opiáceos. Se trató con una dosis reducida de olanzapina, 2,5 mg al acostarse. La sensibilidad del Sr. K. mejoró radicalmente. Pasó a estar alerta, totalmente orientado y mejor relacionado, sin ninguna alteración de la capacidad perceptiva o trastorno del pensamiento. Para ello no fue necesario reducir los analgésicos que tanto necesitaba.

CONSIDERACIONES ESPECÍFICAS DE LA ENFERMEDAD

Cada enfermedad tiene sus propios problemas. Por ejemplo, un paciente que esté en diálisis puede elegir morir tres veces por semana y es más proclive a mostrar sentimientos de depresión, ira, desesperanza y reacciones ante el abandono o el conflicto familiar. Los pacientes con cáncer tienen que ser conscientes de que pueden morir, al tiempo que tienen esperanza en una curación o remisión. Tomar decisiones terapéuticas en una enfermedad que cada vez es menos tratable es más difícil y puede ser causa de ansiedad aguda. Los pacientes que se han sometido a trasplante de médula ósea experimentan un nivel elevado de ansiedad y depresión porque están aprovechando una última oportunidad y conlleva mucha inversión y riesgos. La existencia de los trasplantes de órganos ha originado una gran población de pacientes que saben que podrían morir mientras esperan una curación que podría estar a punto de llegar. Los trastornos neurodegenerativos se relacionan con mayor discapacidad y dependencia física. Cuando aparecen asociados a pérdida de las facultades cognitivas, los problemas pueden ser conductuales. En caso contrario, la depresión es frecuente, aunque no inevitable. Muchos pacientes afirman que no tolerarán la inmovilidad y la dependencia completas, aunque cuando llega el momento se adaptan al soporte vital y se mantienen gracias a él. En varios contextos se ha observado que a medida que los pacientes empeoran aceptan una calidad de vida cada vez más limitada como forma de vida que vale la pena vivir, y optan por tratamientos más onerosos y menos prometedores si parece que pueden ser de alguna ayuda.

UNIDAD PACIENTE-FAMILIA

La intensidad de las relaciones familiares es incluso mayor durante el período terminal. La respuesta de los miembros de la familia puede ser un pacto de silencio. No hay nada más triste que la situación de tensión y silencio por parte de los familiares junto al lecho de un enfermo, que evitan hablar de la muerte para proteger al paciente, y la tensión y silencio del paciente que protege a su familia y no habla de cosas que podrían molestarles. En lugar de acercamiento, gratitud, disculpas, recuerdos y despedidas, hay distancia, y el paciente muere solo aunque esté rodeado de los seres queridos.

El psiquiatra puede recurrir a sesiones familiares para iniciar el diálogo entre el paciente y su familia. Puede identificar opiniones discrepantes, tratar de resolver conflictos relativos al tratamiento y analizar las preocupaciones que tienen que ver con la ausencia de un miembro de la familia, todo lo cual debilita el apoyo del paciente y el tratamiento clínico. Una crisis importante, como la pérdida inminente de un miembro, desestabiliza la estructura familiar, lo que permite al psiquiatra fomentar el cambio adaptativo y la reconstrucción. La *terapia centrada en la familia para aliviar el duelo,* que inicialmente incluye al paciente y prosigue tras su muerte, proporciona un entorno natural para estas intervenciones.

Cuando una adolescente abandonó los estudios para hacerse cargo de las tareas de su madre que se estaba muriendo, la familia la disuadió de forma sutil para que no volviera a estudiar tras la defunción de su madre. La intervención psiquiátrica permitió a la paciente tomar parte en la reorganización de las funciones familiares de forma que fuera más fácil para la hija proseguir con sus estudios.

PUNTOS DECISIVOS, DIRECTIVAS AVANZADAS, FAMILIARES Y SUBROGADOS

En este apartado se revisan pasos y decisiones que caracterizan el final de la vida.

Transición a los cuidados paliativos

La transición a los cuidados paliativos no siempre es clara. Tan pronto como se establece un diagnóstico de enfermedad incurable, la curación deja de ser el objetivo de los cuidados. No obstante, si la muerte está lejana o incluso es posible alargar un poco la vida, el paciente y la familia centran su atención en este objetivo positivo. El médico carece de ilusión sobre el futuro, pero tiene la tarea delicada de fomentar mejoras a corto plazo sin olvidar lo que vendrá. Solo cuando se es consciente de la cercanía de la muerte pueden tomarse decisiones sobre los cuidados paliativos.

¿Dónde morir?

Muerte inesperada. Muchas muertes traumáticas o inesperadas se comunican por teléfono. El paciente se ha ido, pero la familia traumatizada necesita ayuda para asimilar la pérdida, para afrontar las circunstancias y para, en cierto modo, terminar el duelo. No se percibe la importancia de la experiencia de vivir la enfermedad, la muerte y los ritos fúnebres para la resolución normal del proceso de duelo.

Una muerte totalmente inesperada, incluso si es comprensible, como un infarto cardíaco, deja una sensación dolorosa de trabajo no acabado además de la pena esperada. Si la persona fue víctima de un crimen, puede ser difícil reprimir los pensamientos obsesivos, y el duelo puede convertirse en ira insaciable, con una profunda alteración psicológica. También es difícil, si no imposible, para los allegados reconciliarse con el suicidio.

Los centros de urgencias, las comisarías de policía y los centros religiosos deberían disponer de listas de recursos de remisión para ayudar a los supervivientes de muertes traumáticas. La información psiquiátrica puede incluir la elaboración de un programa y la interconsulta con distintos profesionales e individuos. Hay que ayudar a las familias a establecer sus propios rituales, por medio de los cuales reconozcan y hagan saber a los demás la pérdida, y quizá poner un lugar, si no un sepulcro, alrededor del cual centrar su conmemoración.

Muertes esperadas. Los pacientes pueden morir en un hospital para enfermos agudos, en una residencia de ancianos, en un centro de cuidados paliativos o en casa, con o sin apoyo de cuidados paliativos.

La mayoría de los pacientes sigue muriendo en hospitales de pacientes agudos, tras recibir cuidados activos hasta poco antes de fallecer. Puede que esto sea así porque la muerte es repentina o porque para la familia o el paciente era necesario estar en un lugar en el que «se hiciera todo lo posible». Afortunadamente, un número creciente de hospitales cuenta con equipos de cuidados paliativos que proporcionan atención apropiada en el hospital de agudos.

Muchos pacientes mueren en residencias de ancianos sin contar con la ventaja de cuidados especiales. Esta situación poco afortunada podría solucionarse proporcionando cuidados paliativos formales en las residencias de ancianos, pero hay que resolver la cuestión de la financiación y otros problemas de control antes de que pueda convertirse en una práctica sistemática.

Los cuidados paliativos hospitalarios constituyeron el primer modelo de cuidados, y las familias agradecidas recuerdan amablemente cómo se satisficieron sus necesidades humanas y las de sus seres queridos de formas que no esperaban. A medida que los cuidados paliativos ganaron aceptación, la insuficiencia de camas hospitalarias suscitó la creación de centros de cuidados paliativos, y la posibilidad de estos cuidados ha animado a más familias a optar por mantener a los pacientes moribundos en casa.

En un programa de cuidados paliativos domiciliarios, se evalúa al paciente y se le acepta en el programa de forma habitual, pero permanece en casa. El paciente y su familia reciben instrucciones exhaustivas sobre lo que deben esperar. Se les ayuda a obtener los materiales necesarios, a utilizarlos y a obtener toda la ayuda que necesiten. Mientras, reciben supervisión clínica, cuidados de enfermería y apoyo emocional, con disponibilidad telefónica durante las 24 h y contactos diarios sistemáticos.

Sin este tipo de ayuda, es difícil tener una buena muerte en el propio hogar. Con ella, los pacientes se sienten a salvo del abandono tan temido, y las familias a salvo del terror de un acontecimiento difícil de manejar. Las familias de estos pacientes trabajan duro, pero es más probable que se sientan competentes y que controlan la situación. Experimentan más una sensación de logro y menos la de incompetencia constante, que por otro lado es frecuente.

ASISTENCIA AL PACIENTE TERMINAL

La doctora Marguerite S. Lederberg, del Memorial Sloan Kettering Cancer Center de Nueva York, ha hecho la siguiente observación:

Un ser humano en el trance de morir, cuyas necesidades físicas, sociales, emocionales y espirituales son atendidas de forma efectiva, rara vez pedirá ayuda para suicidarse, y los miembros de la familia, si han recibido la ayuda y el apoyo adecuados, obtienen una profunda sensación de paz por haber ayudado a su ser querido a morir sintiéndose amado y seguro.

Una de las tareas más importantes del médico que atiende a un paciente terminal es determinar que ha llegado el momento de abandonar la asistencia y las medidas curativas. Solo entonces podrán iniciarse los cuidados paliativos. A algunos médicos les afecta tanto la idea de la muerte que son reticentes a utilizar estos cuidados, y en lugar de ello, siguen tratando al paciente a pesar de saber que los esfuerzos son inútiles, o bien recurren a los métodos heroicos, que no impiden la muerte y pueden provocar sufrimientos innecesarios. Idealmente, los médicos deben hacer cuanto esté en sus manos para prolongar la vida y evitar el sufrimiento, y al mismo tiempo, aceptar que la muerte es una característica definitoria de la vida. Sin embargo, algunos clínicos han desarrollado actitudes disfuncionales hacia la muerte, que a lo largo de sus vidas se han reforzado por sus experiencias y entrenamiento. Se ha sugerido que los médicos temen más a la muerte que otros grupos profesionales, y que muchos empezaron a estudiar medicina para obtener un control sobre su propia muerte utilizando el mecanismo de defensa de la intelectualización. En la tabla 29-6 se enumeran los factores de riesgo que pueden interferir en la capacidad de un médico para atender óptimamente a un paciente terminal, que van desde la sobreidentificación con el paciente hasta el miedo a la muerte, como se ha señalado.

Los médicos que son capaces de afrontar la muerte y el trato con pacientes moribundos también lo son de comunicarse de manera efectiva en diversos campos: diagnóstico y pronóstico, carácter terminal de la enfermedad, voluntades anticipadas sobre los tratamientos de soporte vital, ingreso en residencias para enfermos terminales, aspectos legales y éticos, duelo y luto, y, finalmente, atención psiquiátrica. Además, los médicos de cuidados paliativos deben estar capacitados para tratar el dolor, en particular para la utilización de opiáceos potentes, el patrón de referencia de los fármacos usados para el alivio del dolor. En 1991 se fundó la American Board of Pain Medicine para asegurar que los médicos que tratan a pacientes que sufren dolor están cualificados para hacerlo y conocen los últimos avances sobre el tema.

COMUNICACIÓN

Una vez que se ha llevado a cabo el diagnóstico y el pronóstico de la enfermedad, los médicos tienen que hablar con el paciente y con su familia. Anteriormente, los médicos establecían una conspiración de silencio, en la creencia de que las posibilidades de recuperación de los pacientes serían mayores cuanto menos supieran, ya que comunicarles que el fallecimiento era inminente podría sumirles en la desesperanza. La práctica actual de la medicina se basa en la honestidad y la apertura hacia los pacientes; de hecho, la pregunta no es si comunicar la noticia o no al paciente, sino cuándo y cómo hacerlo. La American Hospital Association publicó en 1972 la *Patient's Bill of Rights* («Carta de derechos de los pacientes»), en la que se declaraba que el paciente tenía «el derecho a recibir información completa y actualizada sobre su diagnóstico, tratamiento y pronóstico, en unos términos que razonablemente quepa esperar que comprenda».

Dar las malas noticias

Cuando se comunica a un paciente la inmediatez de su fallecimiento, al igual que con cualquier otro tipo de malas noticias, la diplomacia y la compasión deben ser los principios guía. Las malas noticias a menudo no se comunican de manera completa durante el primer encuentro, sino que se asumen gradualmente durante una serie de conversaciones sucesivas. Avanzar los preparativos, incluida la asignación de suficiente tiempo para la visita; recoger la información pertinente, como los resultados de las pruebas practicadas y las características del caso, e incluso preparar un mobiliario adecuado pueden hacer que el paciente se sienta más cómodo.

Si es posible, estas conversaciones deberían llevarse a cabo en privado, en un espacio apropiado, con el paciente en iguales condiciones que el médico (p. ej., con el paciente vestido y el médico sentado). Si existe la posibilidad y el paciente lo desea, el cónyuge o la pareja deberían estar presentes. El médico encargado debería explicar la situación actual al paciente de manera clara, con un lenguaje sencillo, incluso cuando se habla a pacientes con un alto grado de formación. Puede ser necesario repetir la información o es posible que se necesiten encuentros posteriores para proporcionar una información completa. Un enfoque delicado y sensible ayudará al paciente a modular su propia negación y aceptación. El médico no debe tomarse en ningún caso de

Tabla 29-6
Factores de riesgo para la aparición de reacciones aversivas en los médicos

El médico:
Se identifica con el paciente: aspecto, profesión, edad, carácter, etc.
Identifica al paciente con alguien de su propia vida
Actualmente tiene en su familia a un miembro enfermo
Sufre un duelo reciente o se enfrenta a problemas no resueltos de duelo o pérdida
Se siente profesionalmente inseguro
Tiene miedo a la muerte y la discapacidad
Está reflejando de forma inconsciente sentimientos que tiene o expresa el paciente o su familia
No es capaz de tolerar un grado elevado y prolongado de ambigüedad o dudas
Tiene un diagnóstico psiquiátrico, como depresión o abuso de sustancias

Adaptada de Meier DE, Back AL, Morrison RS The inner life of physicians and care of the seriously ill. *JAMA* 2001;286:3007-3014, con autorización.

manera personal los comentarios de enfado del paciente, y nunca debe criticar la actitud de este ante las malas noticias.

Los médicos pueden demostrar su capacidad para lograr una comunicación honesta promoviendo y contestando a las preguntas de los pacientes. Las estimaciones sobre cuánto va a vivir el paciente suelen resultar inexactas, por lo que no deberían comunicarse al paciente y, en todo caso, hacerlo con esta advertencia. Además, los médicos deberían dejar claro a sus pacientes que desean permanecer a su lado hasta el final. En última instancia, el médico es quien tiene que seleccionar cuánta información debe proporcionar y cuándo hacerlo, en función de las necesidades y la capacidad de cada paciente.

Este mismo enfoque general debe aplicarse cuando los médicos tratan de consolar y apoyar a los miembros de la familia del paciente. Ayudarles a manejar sus sentimientos sobre la enfermedad del paciente puede ser tan importante como confortar a este último, ya que a menudo los miembros de la familia constituyen la principal fuente de apoyo emocional para el paciente.

Decir la verdad

La honestidad con tacto constituye el principal recurso del médico, pero no debe obstaculizar la esperanza o impedir un optimismo reservado. Siempre debe tenerse en cuenta que si el 85% de los pacientes afectados por una determinada enfermedad fallece en 5 años, el 15% restante aun está vivo transcurrido ese tiempo. Al decidir cuándo y qué decir a un paciente sobre su pronóstico, se debe considerar el compromiso del médico con el principio de «no hacer daño». En general, la mayoría de los pacientes desean conocer la verdad sobre su estado. Varios estudios de pacientes con enfermedades neoplásicas muestran que entre el 80% y el 90% de ellos desean conocer su diagnóstico.

No obstante, los médicos deberían preguntar a sus pacientes hasta qué punto quieren conocer la realidad acerca de su enfermedad, ya que algunas personas no desean conocer los detalles de sus dolencias. Si se les cuenta la verdad, llegan a negar que se les haya comunicado, y no son capaces de participar en la toma de decisiones terminales, como por ejemplo, el empleo de equipos de soporte vital. Los pacientes que rechazan abiertamente que se les comuniquen «malas noticias» suelen ser los que más temen a la muerte. Los médicos deberían enfrentarse directamente a estos temores, pero si el paciente no es capaz de soportar conocer la verdad, es preciso informar a alguien que esté estrechamente relacionado con él.

Consentimiento informado

En Estados Unidos, el consentimiento informado constituye un requisito legal previo a la aplicación tanto de tratamientos convencionales como experimentales. Los pacientes deben recibir información suficiente acerca de su diagnóstico, pronóstico y opciones de tratamiento, para poder tomar una decisión con conocimiento de causa. Esto incluye discutir los potenciales riesgos y beneficios, los tratamientos alternativos disponibles y las consecuencias de no recibir tratamiento alguno. Este proceder puede comportar cierto coste psicológico; cuando los pacientes se sienten abrumados por la demanda de tomar decisiones, pueden experimentar una ansiedad grave o sufrir alguna descompensación psiquiátrica. No obstante, los pacientes responden mejor a los médicos que les explican en detalle cuáles son las opciones. Los médicos deben estar preparados para hacer frente a estas y otras preguntas difíciles por parte de los pacientes (tabla 29-7).

Las discusiones sobre la situación terminal constituyen un reto, en especial porque pueden influir en la manera en que los pacientes toman decisiones informadas.

DECISIONES SOBRE LA ATENCIÓN TERMINAL

La sociedad moderna está mal dotada para hacer frente a las decisiones sobre la vida y la muerte generadas por la tecnología. Cuando apareció por primera vez, la reanimación cardiopulmonar (RCP) fue apoyada de manera entusiasta por toda la profesión médica. Se le atribuyó un poder casi mágico, y finalmente se convirtió más en un rito que en un tratamiento médico opcional. Esta práctica desempeñó un papel dentro del activismo terapéutico característico de muchos médicos. Pero a finales del siglo xx se inició un movimiento contrario. En primer lugar, se estableció el derecho a rehusar dicho tratamiento, en gran medida por la sinergia entre el movimiento de consumidores y el movimiento bioético y su énfasis en la autonomía del paciente. Posteriormente, se estableció la legalidad de la orden médica de no realizar RCP y su equivalente moral de interrumpir o no iniciar este tratamiento. La profesión médica se mostró menos entusiasta que el público en general con respecto a estos cambios, quizá porque quienes practican la medicina conocen bien las ambigüedades emocionales que rodean a la muerte y las experimentan de manera repetida.

Muerte cerebral y estado vegetativo persistente

El concepto de muerte cerebral apareció como un intento de abordar estas ambigüedades. La muerte cerebral se asocia a la pérdida de las funciones cerebrales superiores (p. ej., la cognición) y de todas las funciones del tronco encefálico (p. ej., reflejos pupilares y oculomotores), la respiración, y los reflejos corneal y nauseoso. La constatación de la muerte cerebral es un criterio de muerte generalmente aceptado. Algunos médicos reivindican la ausencia de ondas en el electroencefalograma (EEG) para confirmar el diagnóstico.

La American Academy of Neurology ha definido el estado vegetativo como un cuadro con falta de conciencia sobre uno mismo y sobre el entorno, junto a lesiones cerebrales graves (tabla 29-8). El tratamiento médico ya no aporta beneficios a un paciente en estado vegetativo persistente, y una vez que se ha establecido ese diagnóstico pueden ejecutarse las instrucciones de no reanimar y no intubar, y retirar el soporte vital (p. ej., sondas de alimentación, respiradores).

En 1976, el caso de Karen Ann Quinlan saltó a los titulares de todo el mundo cuando sus padres trataron de que un juez les ayudase a conseguir que se desconectase del respirador a su hija, que se encontraba en estado vegetativo persistente. El médico de Karen se había negado a la solicitud de sus padres porque, según afirmaban estos, temía las repercusiones legales (civiles o incluso penales) de su muerte. El Tribunal Supremo de New Jersey estableció que las personas competentes tienen derecho a rechazar las medidas de soporte vital, y que ese derecho no se perdía cuando la persona dejaba de ser competente. Como el tribunal consideró que los médicos no querían retirar el respirador por miedo a las consecuencias legales y no por principios de ética médica, estableció un mecanismo que garantizase la inmunidad legal futura de los médicos que llevasen a cabo esta acción. Concretamente, el

Tabla 29-7
Algunas preguntas difíciles de los pacientes

«¿Por qué yo?»

«¿Por qué no detectó esto antes? ¿Cometió usted algún error?»

«¿Cuánto tiempo me queda?»

«¿Qué haría usted si estuviera en mi lugar?»

«¿Debería someterme a tratamientos experimentales?»

«¿Debería acudir a un centro de referencia para tratarme o pedir una segunda opinión?»

«Si mi sufrimiento llegara a ser insoportable, ¿me ayudaría a morir?»

«¿Estará usted a mi lado durante todo el tiempo hasta que muera, sin importar lo que suceda?»

De Quill TF. Perspectives on care at the close of life. Initiating end-of-life discussions with seriously ill patients: Addressing the "elephant in the room". *JAMA* 2000;284:2502-2507, con autorización.

Tabla 29-8
Estado vegetativo persistente

Ausencia de indicios de conciencia de uno mismo o del entorno; sin interacción con los demás
Ausencia de respuesta a los estímulos
Ausencia de lenguaje receptivo o expresivo
Recuperación de los ciclos de sueño y vigilia, activación, incluso sonreír, fruncir el ceño, bostezar
Persistencia de las funciones autónomas del tronco encefálico y el hipotálamo que permiten la supervivencia
Incontinencia fecal y urinaria
Conservación variable de los reflejos medulares y de los nervios craneales

Tribunal Supremo de New Jersey determinó que cuando se establece un pronóstico (confirmado por el comité ético del hospital) de que no hay «posibilidades razonables de que un paciente vuelva a un estado cognitivo», puede retirarse el soporte vital sin que ninguno de los implicados, incluidos los médicos, pueda ser considerado civil o penalmente responsable del fallecimiento.

La publicidad que rodeó al caso Quinlan motivó dos desarrollos independientes: animó a que los estados legislaran sobre el «testamento vital» que daba inmunidad legal a los médicos que atendían las «voluntades anticipadas» formuladas por escrito por sus pacientes, donde especificaban cómo querían ser tratados si alguna vez quedaban incapacitados, y animó a los hospitales a establecer comités de ética que pudieran tratar de resolver situaciones parecidas sin acudir a los tribunales. (Por cortesía de Annas GJ. «Culture of Life» politics at the bedside—the case of Terri Schiavo. *N Eng J Med* 2005;352:1710-1715.)

Voluntades anticipadas

Las voluntades anticipadas son deseos y opciones sobre la intervención médica que debe recibir el paciente cuando se considera que está en una situación terminal. Son legalmente vinculantes en Estados Unidos, y existen tres tipos: el testamento vital, el poder notarial para tomar decisiones médicas y las instrucciones previas de no efectuar RCP ni intubación.

Testamento vital.   Mediante el testamento vital, un paciente mentalmente competente da instrucciones específicas que los médicos deberán seguir cuando el paciente, como consecuencia de su enfermedad, no pueda comunicarse con ellos. Estas instrucciones pueden incluir el rechazo de sondas de alimentación, de la implantación de una vía aérea artificial o cualquier otra medida para prolongar la vida.

Poder notarial para tomar decisiones médicas.   También conocido como *poder notarial perdurable para asuntos médicos*, este poder notarial confiere a otra persona la capacidad para tomar decisiones médicas si el paciente no puede hacerlo por sí mismo. Esa persona, también conocida como apoderado, queda capacitada para tomar todas las decisiones sobre la atención terminal, dando por sentado que piensa en lo que el paciente desearía.

Instrucciones de no reanimar y no intubar.   Prohíben a los médicos que atienden al paciente realizar maniobras de RCP o intubarlo si está agonizante, por decisión de los pacientes competentes para dar las instrucciones. Pueden formar parte del testamento vital o ser expresadas por el apoderado. La figura 29-1 es una infografía que incluye una lista de verificación de elementos importantes que deben considerarse para expresar la voluntad anticipada.

La *Uniform Rights of the Terminally Ill Act* («Acta de derechos de los pacientes con enfermedades terminales») es una ley elaborada por la National Conference of Commissioners on Uniform State Law, cuyo uso se aprobó y se recomendó en todos los estados de Estados Unidos. Autoriza a un adulto a controlar las decisiones que tengan que ver con la adminis-

tración de tratamientos de soporte vital mediante la ejecución de una declaración en la que se dan instrucciones a los médicos para mantener o retirar los tratamientos si la persona se encuentra en una situación terminal y no puede participar en la toma de decisiones sobre el tratamiento médico. En 1991, la *Federal Patient Self-Determination Act* se convirtió en una ley de Estados Unidos que exigía que todas las instalaciones dedicadas a la atención médica: *1)* ofreciesen a cada paciente ingresado información por escrito sobre el derecho a rehusar un tratamiento; *2)* se preguntase sobre el deseo de realizar voluntades anticipadas, y *3)* se mantuviese un registro por escrito sobre si el paciente había formalizado voluntades anticipadas o había designado un apoderado para la toma de decisiones de salud.

Hoy día, los pacientes que no dejan voluntades anticipadas, o que legalmente no son competentes para hacerlo, tienen acceso a un comité ético del hospital que mantiene un debate activo ético y legal sobre estos aspectos. Estos comités éticos también resultan de ayuda para los médicos, que pueden obtener apoyo legal y moral cuando recomiendan a sus pacientes que no reciban tratamientos adicionales. Sin embargo, resulta más fácil para ambas partes si el paciente ha dejado voluntades anticipadas o un apoderado. De manera ideal, los médicos deberían iniciar las conversaciones con los pacientes acerca de las voluntades anticipadas y el nombramiento de apoderados de manera temprana, incluso cuando el paciente todavía está sano. Debe recordarse al paciente que estos formularios completados de manera temprana pueden modificarse, pero que tener unas voluntades anticipadas preliminares asegurará que los médicos que lo traten puedan respetar sus deseos en caso de emergencia.

ATENCIÓN A LA FAMILIA

Los miembros de la familia desempeñan un importante papel como cuidadores del paciente con enfermedad terminal, y presentan necesidades que a menudo pasan inadvertidas. Sus responsabilidades pueden resultar abrumadoras, sobre todo si se cuenta solo con un familiar, o si los demás miembros de la familia también están enfermos o son personas mayores. En la tabla 29-9 se enumeran algunas de las tareas que asumen los miembros de la familia que prestan asistencia al paciente. Muchas de estas tareas exigen tantas horas de trabajo o de supervisión que pueden llevar a la fatiga física y emocional. Un estudio sobre cuidadores encontró que del 25 % al 30 % acababa perdiendo su empleo, y más de la mitad se cambiaba a trabajos peor remunerados para poder acomodarse a la necesidad de flexibilidad en los horarios. Los niveles más altos de estrés se encontraron en las familias que cuidan a pacientes terminales en sus propias casas, en especial cuando el fallecimiento del paciente sobreviene en su casa, y entonces se dan cuenta de manera retrospectiva de que hubiesen preferido un entorno en el que el fallecimiento hubiese ocurrido en presencia de cuidadores experimentados.

Morir en casa

Dependiendo de los deseos del paciente y del tipo de enfermedad que presente, hay que explorar la opción de morir en casa. Aunque resulta más duro para la familia que morir en un hospital o una residencia para enfermos terminales, morir en casa puede ser una alternativa atractiva cuando el paciente y su familia buscan pasar juntos un tiempo de calidad. Un equipo de asistencia domiciliaria puede valorar la idoneidad del domicilio y sugerir maneras de facilitar las actividades de la vida diaria, como modificaciones del mobiliario, alquiler de camas de hospital e instalación de dispositivos de asistencia, como barandillas o sanitarios. Los cuidados familiares pueden complementarse con llamadas telefónicas de los médicos, personal de enfermería, psicoterapeutas y sacerdotes. En cualquier caso, la familia debe conocer cuáles son sus responsabilidades y estar preparada para atender al paciente. Hace poco que Medicare ha aprobado la asistencia domiciliaria a enfermos terminales, y cada vez aumenta más su uso.

Las sesiones de terapia familiar permiten a los miembros de la familia explorar sus sentimientos sobre la muerte y la agonía. Sirven

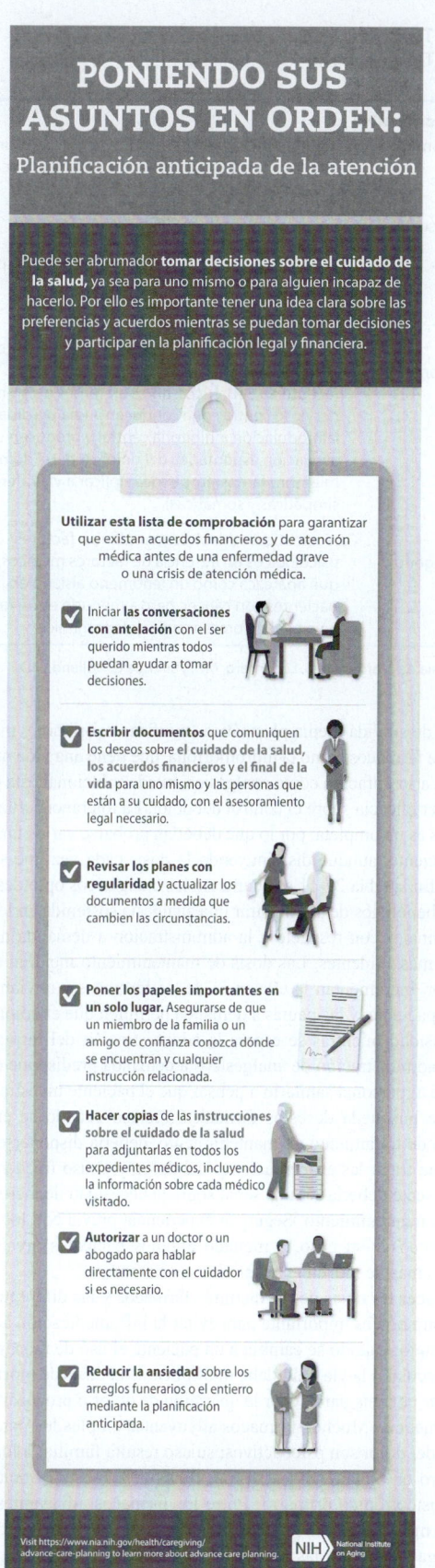

FIGURA 29-1

Lista de comprobación para planificar la voluntad anticipada. (De National Institute on Aging, https://www.nia.nih.gov/health/infographics/getting-your-affairs-order-advance-care-planning.)

Tabla 29-9
Tareas de los miembros de la familia del moribundo

1. Administrar la medicación
2. Estar atentos a los efectos adversos de la medicación
3. Ayudar o, eventualmente, realizar las tareas de la vida cotidiana
4. Cambiar los vendajes de las heridas
5. Manejar las bombas de infusión u otros equipos instalados de manera ambulatoria
6. Manejar el tratamiento prescrito para determinados síntomas (p. ej., dolor, náuseas y vómitos, dificultad respiratoria, crisis epilépticas o agitación terminal)
7. Notificar a la enfermera o al médico cuando se les requiera
8. Comprar los artículos necesarios y recoger las recetas
9. Estar presentes y proporcionar compañía
10. Atender las necesidades espirituales y religiosas
11. Cumplir con las voluntades anticipadas
12. Hacerse cargo de los asuntos financieros

como un foro en el que tienen cabida el pesar anticipado y el duelo. La capacidad de compartir sentimientos puede resultar catártica, en particular si están implicados sentimientos de culpabilidad. Los miembros de la familia a menudo se enfrentan a estos sentimientos por determinadas interacciones del pasado con la persona moribunda. Las sesiones familiares también ayudan a alcanzar un consenso sobre las voluntades anticipadas del paciente. Si los miembros de la familia no se ponen de acuerdo respecto a los deseos del paciente, el equipo médico puede verse inhabilitado para actuar. En estos casos, puede ser necesario recurrir a una acción legal para resolver las disputas familiares sobre el curso de las acciones que deben llevarse a cabo.

CUIDADOS PALIATIVOS

Los cuidados paliativos constituyen la parte más importante de la atención al paciente terminal. Hacen referencia a la atención médica destinada a aliviar el sufrimiento provocado por el dolor u otros síntomas de la enfermedad. Aunque esto se relaciona fundamentalmente con la administración de fármacos analgésicos, existen muchas otras intervenciones médicas y quirúrgicas que entran dentro del abanico de cuidados paliativos, porque están destinadas a hacer que el paciente se sienta más cómodo. La monitorización y sus alarmas, las vías centrales y periféricas, las flebotomías, la determinación de signos físicos e incluso el oxígeno son medidas que generalmente se interrumpen para permitir que el paciente fallezca de manera apacible. Realojar al paciente en una habitación tranquila y privada (lo contrario a una unidad de cuidados intensivos) y permitir que los miembros de su familia estén presentes es otra modalidad muy importante de los cuidados paliativos.

El cambio desde el tratamiento activo y curativo a los cuidados paliativos es a veces el primer signo tangible de que el paciente va a fallecer, una transición que resulta emocionalmente difícil de aceptar para todos aquellos que se preocupan por el paciente. La interrupción del funcionamiento de las máquinas y las analíticas, que hasta ese momento han formado parte integral de su experiencia en el hospital, puede resultar extremadamente desconcertante para el paciente, para los miembros de su familia e incluso para otros médicos. Ciertamente, si estas otras partes no asumen un papel activo durante esta transición, puede parecer que se está produciendo un abandono del paciente.

Debido a esta dificultad, los cuidados paliativos a veces se evitan por completo (es decir, se mantiene el tratamiento curativo hasta que el paciente fallece). Esta actitud puede originar problemas si se adopta meramente para evitar la realidad de la muerte inminente. Una transición correctamente negociada hacia los cuidados paliativos a menudo disminuye la ansiedad, al hacer que tanto el paciente como la familia puedan atravesar una reacción adecuada de pesadumbre anticipada. Además, es mucho más probable que se acabe generando una reacción emocional positiva si el médico y el resto de la plantilla son capaces de proyectar la idea de que los cuidados paliativos constituirán un proceso activo e involucrado con el paciente, sin insinuaciones de retirada o abandono. Cuando esto no ocurre o cuando la familia no es capaz de tolerar esa transición, el estrés resultante a menudo crea la necesidad de atención psiquiátrica.

> Un médico de 36 años de edad con una leucemia en fase terminal fue remitido para valoración psiquiátrica porque afirmaba ver al «ángel de la muerte» a los pies de su cama en el hospital. Describía la experiencia como aterradora e inexplicable. El psiquiatra preguntó al paciente: «¿Temes el hecho de que vas a morir?». Era la primera vez que alguien le mencionaba la muerte o el hecho de fallecer en algún momento. El paciente agradeció la posibilidad de hablar abiertamente de sus temores tanto con el equipo médico como con su familia, y finalmente tuvo una muerte apacible.

La interconsulta con el servicio de psiquiatría está indicada para pacientes que presentan una ansiedad extrema, ideas suicidas, depresión o síntomas claramente psicóticos. En cada caso puede prescribirse la medicación psiquiátrica que resulte adecuada para aliviar los síntomas. Los pacientes con ideación suicida no siempre deben ser trasladados a las unidades de psiquiatría: puede asignarse a un asistente o a una enfermera durante las 24 h (cobertura individual). En estos casos, la relación que surge entre el cuidador y el paciente puede resultar muy terapéutica, en especial en pacientes cuya depresión se relaciona con sensación de abandono. Los pacientes terminales que presentan un alto riesgo de suicidio generalmente sufren dolor. Cuando se consigue aliviarlo, es probable que la ideación suicida disminuya. La existencia de antecedentes premórbidos de intentos de suicidio es un importante factor de riesgo para el suicidio en pacientes con enfermedades terminales. En aquellos con un brote psicótico, debe considerarse la posibilidad de que el deterioro cognitivo se deba a una metástasis cerebral. Estos pacientes responden a la medicación antipsicótica, y la psicoterapia también puede ser de utilidad.

MANEJO DEL DOLOR

Tipos de dolor

Los pacientes terminales muestran diferentes tipos de dolor (tabla 29-10). La distinción entre ellos es importante, ya que requieren distintas estrategias de tratamiento: el dolor somático y visceral responde mejor a los opiáceos, mientras que el dolor sostenido de origen neuropático o simpático puede precisar medicación adyuvante además de opiáceos. La mayoría de los pacientes con cáncer en estadios avanzados presentan más de un tipo de dolor y necesitan un régimen terapéutico complejo.

Tratamiento del dolor

Nunca se insistirá demasiado en que el tratamiento del dolor debe ser agresivo a la vez que multimodal. De hecho, un buen régimen analgésico puede precisar diversos fármacos, o el mismo fármaco pero administrado de diferentes maneras o por diferentes vías. Por ejemplo, la morfina intravenosa puede suplementarse con la autoadministración oral de dosis de «rescate», o una bomba de infusión continua epidural puede suplementarse con bolos intravenosos. Los parches transdérmicos pueden proporcionar concentraciones iniciales en pacientes en los que la administración intravenosa u oral resulta difícil. Los sistemas de analgesia controlada por el paciente mediante administración intravenosa de opiáceos consiguen un mejor control del dolor con una menor cantidad de fármaco que cuando es administrado por personal sanitario.

Los opiáceos producen con frecuencia delírium y alucinaciones. Un mecanismo frecuente de psicotoxicidad consiste en la acumulación de fármacos o sus metabolitos cuya duración del efecto analgésico es infe-

Tabla 29-10
Tipos de dolor

Dolor nociceptivo	
Dolor somático	Generalmente constante (aunque no siempre), intenso, que atormenta al paciente y que está bien localizado (p. ej., metástasis óseas)
Dolor visceral	Generalmente constante (aunque no siempre), profundo, compresivo, mal localizado, a veces referido a una zona cutánea (p. ej., un derrame pleural que provoca dolor torácico profundo, irritación diafragmática referida al hombro)
Dolor neuropático	Dolor con sensación disestésica de quemazón con crisis paroxísticas asociadas a lesión directa de los receptores periféricos, fibras aferentes o sistema nervioso central, que conducen a una pérdida de la modulación inhibitoria central y producen una activación espontánea del dolor (p. ej., el dolor del miembro fantasma; puede implicar a vías aferentes simpáticas y somáticas)
Dolor psicógeno	Características variables, secundario a factores psicológicos en ausencia de factores médicos; es raro que aparezca como un fenómeno aislado en los pacientes con cáncer, pero a menudo es un factor adicional en presencia de dolor orgánico

Por cortesía de Marguerite S. Lederberg, MD, y Jimmie C. Holland, MD.

rior a la de su vida media plasmática (morfina, levorfanol y metadona). El uso de fármacos como la hidromorfona, que tiene una vida media más próxima a su duración como analgésico, puede solucionar este problema sin perder eficacia sobre el control del dolor. La tolerancia cruzada entre opiáceos es incompleta, por lo que deberían probarse varios fármacos en cada paciente, aunque disminuyendo la dosis cada vez que se cambia alguno. En la tabla 29-11 se enumeran los analgésicos opioides.

Los beneficios de administrar una analgesia sostenida en los pacientes terminales con respecto a la administración a demanda no pueden resultar más evidentes. Las dosis de mantenimiento mejoran el control del dolor, incrementan la eficiencia de los fármacos y alivian la ansiedad del paciente, y las pautas a demanda permiten que el dolor aumente de intensidad mientras se espera la administración del fármaco. Además, la administración de analgésicos a demanda predispone equivocadamente al personal sanitario a pensar que el paciente muestra una conducta de búsqueda de estos fármacos. Incluso cuando se emplea un régimen de tratamiento de mantenimiento, debería disponerse de dosis extra para tratar las exacerbaciones del dolor, y el uso frecuente de dosis de rescate debería ser una señal sobre la necesidad de incrementar la dosis de mantenimiento. Según su experiencia previa con los analgésicos opiáceos y su peso, a menudo algunos pacientes precisan hasta 2 g/día o más de morfina para aliviar sus síntomas.

Conocer las dosis de los distintos fármacos y las diferentes vías de administración es importante para evitar la inframedicación accidental. Por ejemplo, cuando se cambia a un paciente el uso de morfina por vía intramuscular a la vía oral, debe multiplicarse la dosis de morfina intramuscular por seis para evitar la aparición de dolor o provocar síntomas de abstinencia. Muchos fármacos adyuvantes empleados para el tratamiento del dolor son psicoactivos; su uso resulta familiar a los psiquiatras, pero en algunos casos su efecto analgésico está disociado de su efecto psicotrópico primario. Entre los fármacos adyuvantes empleados con más frecuencia se incluyen los antidepresivos, los eutimizantes (p. ej., gabapentina), las fenotiazinas, las butirofenonas, los antihistamínicos, las anfetaminas y los esteroides. Estos fármacos son particularmente importantes en el tratamiento del dolor neuropático y el simpático, para los que pueden constituir la base del tratamiento.

Otras prácticas en el tratamiento del dolor incluyen procedimientos más invasivos, como el bloqueo nervioso o la infusión continua por vía

Tabla 29-11
Uso de analgésicos opiáceos para el tratamiento del dolor

Fármaco	Dosis con potencia relativa equianalgésica (mg)	Vida media plasmática (h)[a]	Dosis oral de inicio[b] (mg)	Preparados comercializados
Morfina	10 i.m. 60 v.o.	3-4	30-60	*Oral:* comprimidos, líquida, comprimidos de liberación prolongada *Rectal:* 5-30 mg *Inyectable:* s.c., i.m., i.v., epidural e intratecal
Hidromorfona	1,5 i.m. 7,5 v.o.	2-3	2-18	*Oral:* comprimidos; 1, 2 y 4 mg *Inyectable:* s.c., i.m., i.v. 2, 3 y 10 mg/ml
Metadona	10 i.m. 20 v.o.	12-24	5-10	*Oral:* comprimidos y líquida *Inyectable:* s.c., i.m., i.v.
Levorfanol	2 i.m. 4 v.o.	12-16	2-4	*Oral:* comprimidos *Inyectable:* s.c., i.m., i.v.
Oximorfona	1	2-3	NA	*Rectal:* 10 mg *Inyectable:* s.c., i.m., i.v.
Heroína	5 i.m. 60 v.o.	3-4	NA	NA
Meperidina (petidina)	75 i.m. 300 v.o.	3-4 (normeperidina 12-16)	75	*Oral:* comprimidos *Inyectable:* s.c., i.m., i.v.
Codeína	130 v.o. 200 v.o.	3-4	60	*Oral:* comprimidos y combinado con ácido acetilsalicílico, paracetamol y líquida
Oxicodona[c]	15 v.o. 30 v.o.	–	5	*Oral:* comprimidos, líquida, formulación oral en combinación con paracetamol (comprimidos y líquida) y ácido acetilsalicílico (comprimidos)

i.m., vía intramuscular; i.v., vía intravenosa; NA, no aplicable; s.c., vía subcutánea; v.o., vía oral.
[a] El pico de efecto analgésico en pacientes que no han desarrollado tolerancia oscila entre 30 min y 1 h, y la duración del efecto, de 4 a 6 h. Con la administración oral, el máximo del efecto analgésico se retrasa y se prolonga su duración.
[b] Dosis de inicio recomendadas por vía intramuscular; la dosis óptima para cada paciente se determina mediante un incremento progresivo de la dosis administrada, y la dosis máxima viene limitada por la aparición de efectos adversos.
[c] Ha habido pacientes drogodependientes que han empleado una forma de larga duración y liberación sostenida de oxicodona, por lo que su uso se ha criticado mucho; sin embargo, se trata de un preparado muy útil, disponible en dosis de 10, 20, 40 y 160 mg que precisa administrarse cada 12 h. Se usa como tratamiento de mantenimiento para pacientes con dolor grave y persistente.
Adaptada de Foley K. Management of cancer pain. En: DeVita VT, Hellman S, Rosenberg SA, eds. *Cancer: principles and practice of oncology.* 4.ª ed. Philadelphia, PA: JB Lippincott; 1993:936, con autorización.

epidural. Adicionalmente, la radioterapia, la quimioterapia e incluso la resección quirúrgica siempre deben considerarse modalidades de tratamiento del dolor dentro de los cuidados paliativos. Las tandas cortas de radioterapia o de quimioterapia pueden emplearse para reducir tumores o tratar lesiones metastásicas que pueden producir dolor o limitación funcional. Por ejemplo, en pacientes con enfermedad de Hodgkin en estadio terminal, la quimioterapia sistémica puede mejorar la calidad de vida del paciente mediante la disminución de la masa tumoral. La resección quirúrgica de los tumores invasivos, principalmente los carcinomas de mama, puede ser útil por la misma razón.

CUIDADOS PALIATIVOS DE OTROS SÍNTOMAS

El tratamiento de síntomas es una de las prioridades de los cuidados paliativos. A los pacientes a menudo les preocupa más la incomodidad diaria que les provocan sus síntomas que tener próximo su fallecimiento, que para ellos puede no resultar tan real. En la tabla 29-12 se hace referencia a los síntomas más frecuentes de la situación terminal. Un tratamiento completo de carácter paliativo implica atender a estos síntomas terminales de igual manera que al dolor. Las posibles fuentes de problemas incluyen la aparición de síntomas psiquiátricos como la ansiedad, o síntomas de tipo físico. Como síntomas físicos destacan los que afectan al sistema gastrointestinal (diarrea, estreñimiento, anorexia, náuseas, vómitos y obstrucción intestinal), el insomnio, la confusión, las aftas orales, la disnea, la tos, el prurito, las úlceras por decúbito, el tenesmo vesical o la incontinencia urinaria. Las personas que atienden a estos pacientes deben vigilar de cerca la aparición de estos

síntomas, para establecer el tratamiento agresivo y precoz que resulte apropiado, antes de que sean demasiado intensos.

Un tratamiento eficaz para las náuseas y los vómitos asociados a la quimioterapia es el uso de Δ-tetrahidrocanabinol (THC), el ingrediente activo de la marihuana. El canabinoide oral sintético dronabinol se emplea en dosis de 1 a 2 mg/8 h. Se cree que el uso de cigarrillos de marihuana para liberar el THC es más eficaz que los comprimidos. Quienes lo proponen afirman que su absorción es más rápida y que las propiedades antieméticas son más potentes a través del sistema respiratorio. Los intentos repetidos de legalizar los cigarrillos de marihuana para su uso médico han tenido muy poco éxito en Estados Unidos.

> Un hombre de 47 años con un cáncer incurable de pulmón, que había sido tratado sin éxito mediante quimioterapia y radioterapia, padecía una disnea intratable desde hacía una semana. Su familia, sus cuidadores y otros miembros de la plantilla se iban sintiendo más preocupados por su dificultad para respirar y sus súplicas para que le aliviaran. El médico responsable se había negado a prescribir nada más potente que la codeína. A petición de la familia, el equipo de cuidados paliativos del hospital intervino. Se obtuvo el alivio del paciente con bolos de morfina de 5 a 10 mg por vía intravenosa cada 15 min. Cuando el paciente se sintió cómodo, se instauró una perfusión continua de morfina por vía intravenosa, complementada por morfina subcutánea según se necesitara.

La AMA apoya la idea de que los pacientes terminales requieren dosis sustanciales de opiáceos administrados de manera regular sin que tenga que negárseles por miedo a la dependencia física.

Tabla 29-12
Síntomas y signos frecuentes en el paciente terminal

Síntoma/signo	Comentarios	Tratamiento/cuidados
Caquexia	Todas las fases terminales de una enfermedad se asocian con caquexia debida a anorexia y deshidratación	Las sondas de alimentación son útiles en algunos casos; puede ser de ayuda proporcionar pequeños sorbos de agua
Delirios	Frecuentes en la fase terminal	Son útiles los fármacos antipsicóticos
Delírium/confusión	Aparece en casi el 90% de los pacientes terminales, pero son reversibles en más del 50%	Pueden revertirse si se descubre la causa y son tratables; pueden responder a los antipsicóticos y/o a los analgésicos
Depresión o ansiedad	Factores psicológicos (miedo a la muerte o abandono) y/o fisiológicos (dolor, hipoxia)	Los ansiolíticos y antidepresivos son útiles; los opiáceos tienen efectos ansiolíticos fuertes
Disfagia	Se observa en la enfermedad neurológica, como en la esclerosis múltiple y la esclerosis lateral amiotrófica	Atención a los cuidados bucales, como las astillas de hielo, o el uso de protector labial; colocar al paciente en posición erecta cuando se alimenta
Disnea o tos	Asociadas con ansiedad intensa; temor a la asfixia en casos extremos; frecuente en pacientes con cáncer de pulmón	Oxígeno complementario a los opiáceos; utilización de broncodilatadores
Dolor	Pueden administrarse analgésicos por vía oral, sublingual, en inyección, infusión o parche cutáneo	Los opiáceos son el estándar de referencia
Fatiga	Aparición más frecuente en la enfermedad terminal	Pueden administrarse psicoestimulantes para aliviarla
Incontinencia	Asociada con las fístulas inducidas por la radiación	Mantener al paciente limpio y seco; utilizar sonda permanente o de tipo condón si es necesario
Náuseas o vómitos	Efectos secundarios de la radiación y la quimioterapia	Antieméticos como la metoclopramida, la proclorperazina y la marihuana son útiles
Pérdida de la integridad cutánea	Posición de decúbito más habitual en las zonas que soportan peso	Hay que girar el cuerpo con frecuencia; utilizar almohadillas en codos y cadera; uso de colchones hinchables

Datos de la National Coalition on Health Care (NCHC) y el Institute for HealthCare Improvement (IHI). Promises to Keep: Changing the Way We Provide Care at the End of Life, publicado el 12 de octubre de 2000.

ASISTENCIA EN CENTROS PARA ENFERMOS TERMINALES

En 1967, la fundación en Inglaterra del St. Christopher's Hospice por Cicely Saunders supuso el despegue del actual movimiento de los centros o residencias para enfermos terminales. En la década de 1960, diversos factores promovieron el desarrollo de los centros para enfermos terminales, incluida la preocupación sobre la preparación de los médicos, la inadecuación de la atención terminal, las grandes desigualdades en la atención sanitaria y el abandono de los ancianos. La esperanza de vida se había incrementado y las cardiopatías y el cáncer se iban haciendo más frecuentes. Saunders hizo hincapié en un planteamiento multidisciplinar para controlar los síntomas y atender al paciente y a su familia como si fueran una unidad, en la participación de voluntarios, en la continuidad de la atención (incluyendo la asistencia en el domicilio) y el seguimiento de los familiares tras el fallecimiento del paciente. El primer centro para enfermos terminales en Estados Unidos, el Connecticut Hospice, se inauguró en 1974. En el año 2000 ya existían unos 3 000 centros por todo el país. El control continuado del dolor con opiáceos es un componente esencial del tratamiento en estos centros.

Medicare empezó a reembolsar la asistencia en ellos en 1983. Sus directrices para este tipo de centros enfatizan la asistencia en el propio domicilio y los beneficios que aportan un amplio espectro de profesionales, incluidos médicos, enfermeras, servicios psicosociales y espirituales en casa o, si es necesario, en el hospital o la residencia. Para ser elegible, un médico debe certificar que al paciente le quedan 6 meses o menos de vida. Al elegir la atención en el centro, los pacientes aceptan recibir tratamiento paliativo en vez de curativo. Muchos programas de asistencia paliativa tienen lugar en el propio hospital, a veces en unidades separadas y otras en forma de camas especiales intercaladas dentro de las instalaciones. Otros modelos incluyen programas y centros gratuitos, centros afiliados a hospitales, atención en residencias y programas de asistencia domiciliaria. Las residencias son el lugar donde fallecen muchos ancia-

nos con enfermedades crónicas incurables, aunque los residentes de estas instituciones tienen un acceso limitado a la atención y los cuidados paliativos. Las familias suelen expresar su satisfacción con su implicación personal en la asistencia a los pacientes terminales en los centros para enfermos terminales. Los ahorros en relación con este tipo de atención varían, pero los programas de atención a domicilio suelen ser más asequibles que los de las instituciones convencionales, en especial en los últimos meses de vida. Los pacientes de los centros de asistencia paliativa tienen menos posibilidades de someterse a estudios diagnósticos o tratamientos agresivos, como cirugía o quimioterapia; sin embargo, una nueva tendencia es permitir que los programas de tratamiento continúen mientras el paciente permanece en estos. La atención en ellos es una alternativa viable y demostrada para los pacientes que eligen un tratamiento paliativo de su atención terminal. Los objetivos de estos centros de proporcionar una muerte digna y apacible para el paciente terminal, así como de prestar asistencia tanto al paciente como a su familia, han sido adoptados paulatinamente por la corriente médica general.

CUIDADOS PALIATIVOS PARA NEONATOS Y LACTANTES

Los avances en medicina de la reproducción han aumentado el número de niños que nacen de manera prematura, así como el de partos múltiples. Estos avances han incrementado la necesidad de desarrollar métodos de soporte vital, y han hecho que las decisiones sobre cuándo iniciar los cuidados paliativos sean aun más complejas. Algunos expertos en bioética opinan que la interrupción de las intervenciones de soporte vital es apropiada bajo determinadas circunstancias; otros sostienen que en ningún caso deben emplearse. En un amplio estudio llevado a cabo entre neonatólogos sobre las decisiones relacionadas con la situación terminal no se llegó a un consenso sobre cómo y cuándo interrumpir la vida.

La mayoría de las decisiones encaminadas a iniciar procedimientos de soporte vital en recién nacidos se llevan a cabo cuando su muerte resulta inminente. Incluso si se determina que su futura calidad de vida será pésima, la mayoría de los médicos opinan que algo de vida es mejor que ninguna en absoluto. Los que apoyan la interrupción de los cuidados intensivos consideran los siguientes aspectos relacionados con la calidad de vida: *1)* alcance de la lesión corporal (p. ej., la disfunción neurológica grave); *2)* la carga que un niño incapacitado supondrá para la familia, y *3)* la capacidad del niño para obtener algún placer de su existencia (p. ej., ser consciente de estar vivo y ser capaz de desarrollar relaciones con sus semejantes).

La American Academy of Pediatrics permite la ausencia de tratamiento para los recién nacidos cuando presentan un coma irreversible, o cuando el tratamiento es inútil y solo prolongaría la fase de agonía. Estos estándares no permiten que los padres tomen partido en el proceso de toma de decisiones. En un caso muy publicitado, en Inglaterra en el año 2000, se decidió separar mediante intervención quirúrgica a dos gemelos unidos, sabiendo que uno de los dos fallecería como consecuencia de la intervención y a pesar de las objeciones de los padres, que pensaban que la naturaleza debería seguir su curso incluso si ello conducía al fallecimiento de ambos niños. Las decisiones sobre la interrupción de la vida en recién nacidos permanecen en un limbo. No existen criterios definidos a partir de los cuales los pacientes deberían recibir cuidados intensivos o paliativos.

CUIDADOS PALIATIVOS PARA LOS NIÑOS

Después de los accidentes, el cáncer es la segunda causa más frecuente de muerte entre los niños. A pesar de que muchos cánceres de la infancia son tratables, los que no lo son precisan cuidados paliativos. Los niños requieren mayor apoyo que los adultos para encarar la muerte. De media, un niño no considera la muerte como algo definitivo hasta los 10 años de edad; antes, se considera como un sueño o una separación temporal. Por lo tanto, a los niños se les debe contar solo lo que pueden entender; si están capacitados, se les debería implicar en el proceso de toma de decisiones sobre los planes de tratamiento. Asegurarse de que los pacientes no tienen dolor y se encuentran cómodos desde el punto de vista físico resulta tan importante para los niños como para los adultos.

Un aspecto distintivo de la asistencia terminal en el niño consiste en hacerse cargo del temor que le supone verse separado de sus padres. Es útil que los padres participen en las tareas propias de la atención terminal, dentro de sus posibilidades. Las sesiones familiares en las que participa el niño permiten que los sentimientos afloren y se respondan las preguntas.

ASPECTOS ESPIRITUALES

Se presta cada vez más atención a la importancia de esta área para los pacientes y las familias, así como para muchos miembros de los equipos de atención sanitaria. Diversos estudios han puesto de manifiesto que las creencias religiosas a menudo se asocian con formas maduras y activas de afrontar la realidad, y que el campo de las conexiones psicológicas y espirituales en enfermos terminales está generando una nueva área de investigación psicológica dentro de la medicina tradicional. El psiquiatra que actúa como consultor debería interrogar sobre la fe, su significado, las prácticas religiosas asociadas y el impacto sobre la capacidad de hacer frente a las situaciones. Puede constituir una fuente de fortaleza o de culpabilidad a lo largo de todas las etapas de la enfermedad, que oscile desde el «¿Qué he hecho yo para merecer esto?», pasando por el «¿Me enviará Dios solo aquello que pueda soportar?», hasta la triste recapitulación de la vida en las últimas etapas. A menudo constituye un factor primario en las reacciones de suicidio y en las actitudes en relación con las decisiones sobre la asistencia terminal. Los profesionales de la salud mental deben tratar estas áreas de manera no afectada ni condescendiente, e intentar ayudar a los pacientes a integrar de

manera plena este aspecto de su personalidad en el contexto de su crisis actual. El profesional también debe trabajar en armonía con el guía espiritual del paciente, si hay uno disponible. Un capellán experimentado y eficaz, que trabaje con el paciente adecuado, a veces puede conseguir resultados positivos de una manera más directa que cualquier psicoterapia. El siguiente caso ejemplifica la manera en que la atención espiritual creativa puede aliviar el sufrimiento.

Una joven mujer fue ingresada en el Hospital Calvary en un estado terminal. Presentaba una profunda depresión, que atribuía a no poder ver cómo su hija mayor recibía su primera comunión. Se llevaron a cabo preparativos para que la ceremonia de la comunión de la hija pudiera realizarse en el centro. Tras la ceremonia, el estado de ánimo de la paciente mejoró de manera notable, al haberse aliviado uno de sus temores y haber satisfecho una de sus necesidades religiosas. Al mejorar su estado de ánimo, fue capaz de plantearse otros aspectos no resueltos de su vida y mantener visitas de calidad con sus hijos en los días que le quedaban. (De O'Neil MT. Pastoral care. En: Cimino JE, Brescia MJ, eds. *Calvary Hospital Model for Palliative Care in Advanced Cancer.* Bronx, NY: Palliative Care Institute; 1998, con autorización.)

MEDICINA COMPLEMENTARIA Y ALTERNATIVA

Muchos pacientes, una vez que se les comunica que tienen una enfermedad terminal, buscan tratamientos alternativos, que van desde algunos programas inocuos encaminados a incrementar la salud en general, hasta otros más agresivos que pueden resultar perjudiciales o fraudulentos. Aunque muchos combinan el tratamiento alternativo con el tradicional, un número sustancial de pacientes acaba decantándose por las medicinas alternativas como el único tratamiento para su enfermedad.

Los métodos alternativos para intentar curar la enfermedad terminal, en particular el cáncer, hacen hincapié en un enfoque holístico, que incluye la purificación del cuerpo, la desintoxicación mediante la limpieza interna, y la atención al bienestar nutricional y emocional. A pesar de su amplia aceptación, ninguno de estos métodos ha demostrado curar el cáncer o prolongar la vida, aunque todos cuentan con adeptos, estimulados por evidencias anecdóticas de su eficacia. La popular terapia metabólica atribuye el cáncer y otras enfermedades potencialmente letales a la presencia de toxinas y otros productos de desecho que se acumulan en el cuerpo, por lo que el tratamiento se basa en revertir ese proceso mediante la dieta y la administración de vitaminas, minerales, enzimas e irrigaciones colónicas. Otro enfoque incluye las dietas macrobióticas o la administración de megadosis de vitaminas para aumentar la capacidad del cuerpo para destruir los procesos malignos. En 1987, el National Research Council recomendó disminuir las sustancias carcinógenas y las grasas de la dieta, así como incrementar el consumo de legumbres, frutas y verduras como guías preventivas. Los enfoques psicológicos mencionan la personalidad inadaptada y determinadas maneras de enfrentarse a los problemas como elementos que contribuyen a la aparición de enfermedades letales; el tratamiento consistiría en adoptar actitudes positivas. Las perspectivas espirituales tratan de alcanzar la armonía entre el paciente y la naturaleza. Algunos grupos usan la espiritualidad como manera de protegerse de la enfermedad, que a veces se ve como un demonio externo que debe exorcizarse. Las inmunoterapias se han hecho muy populares en los últimos años; se atribuye el cáncer a defectos del sistema inmunitario, y la restauración de la inmunocompetencia sería la manera de conseguir curarlo. Muchos pacientes pueden encontrar una mayor fortaleza para soportar el sufrimiento que supone la enfermedad terminal gracias a la ayuda de las medicinas alternativas, incluso a pesar de que la evolución de la enfermedad no se vea afectada. (Para una exposición más detallada sobre la medicina complementaria y alternativa, v. cap. 21.)

▲ 29.3 Eutanasia y suicidio asistido por el médico

EUTANASIA

El término *eutanasia,* que proviene del griego y significa «buena muerte», consiste en permitir, acelerar o provocar la muerte de otra persona por compasión. Generalmente se recurre a ella para aliviar el sufrimiento, mantener la dignidad y acortar el curso de la agonía cuando la muerte es inevitable. Puede ser *voluntaria,* si el paciente la ha solicitado, o *involuntaria,* si se toma la decisión contra sus deseos o sin su consentimiento. También puede ser *pasiva* (limitarse a no aplicar medidas de soporte vital) o *activa* (causar deliberadamente la muerte). En la eutanasia se asume que la intención del médico es la de ayudar a que se cumplan los deseos de morir del paciente.

Los argumentos sobre la eutanasia giran en torno a la autonomía del paciente y la muerte digna. Una de las formas más drásticas en las que un paciente puede ejercer su derecho a la autodeterminación es pedir que se le retiren los tratamientos de soporte vital. Si es mentalmente competente, los médicos deben respetar sus deseos. Los defensores de la eutanasia activa y voluntaria argumentan que hay que ampliar esos mismos derechos a los pacientes que no están recibiendo tratamientos de soporte vital, pero que optarían porque sus médicos les ayuden a morir.

Quienes se oponen a la eutanasia también aportan una fuerte justificación ética y médica: *1)* la eutanasia activa, incluso si el paciente la solicita de manera voluntaria, es una forma de matar, y nunca debería ser autorizada, y *2)* muchos pacientes que piden ayuda para morir pueden estar sufriendo una depresión que, de ser tratada, haría que cambiasen de idea sobre querer morir.

La mayoría de grupos médicos, religiosos y legales de Estados Unidos está contra la eutanasia. Tanto la American Psychiatric Association (APA) como la AMA condenan la eutanasia activa como ilegal y contraria a la ética médica; sin embargo, se han producido pocas condenas por eutanasia. La mayoría de los médicos y asociaciones médicas de otras partes del mundo también se oponen a la legalización de la eutanasia. En el Reino Unido, por ejemplo, la British Medical Association considera que la eutanasia «es ajena a la ética y al objetivo moral de la medicina», y que si se legalizara, «cambiaría de forma irrevocable el contexto de la asistencia sanitaria para todo el mundo, pero especialmente para quienes son más vulnerables».

En octubre de 2019, la World Medical Association hizo pública la siguiente declaración sobre la eutanasia:

La WMA se opone firmemente a la eutanasia y al suicidio asistido por un médico ... ningún médico debe ser obligado a participar en la eutanasia o el suicidio asistido, ni debe obligarse a ningún médico a tomar decisiones referentes a este fin.

Por otra parte, el médico que respeta el derecho básico del paciente a rechazar el tratamiento médico no actúa de forma poco ética omitiendo o retirando la atención no deseada, incluso si al respetar tal deseo se produce la muerte del paciente. (Adaptado de *70th WMA General Assembly, Tbilisi, Georgia,* octubre de 2019, en https://www.wma.net/policies-post/declaration-on-euthanasia-and-physician-assisted-suicide/.)

De forma parecida, el Comité de Asuntos Bioéticos del estado de Nueva York hizo una declaración expresando su oposición a la eutanasia. El comité afirmó que los médicos están obligados a aliviar el dolor y el sufrimiento del paciente moribundo, incluso aunque el tratamiento pueda acelerar ocasionalmente el fallecimiento, pero no deben llevar a cabo una eutanasia activa o participar en el suicidio asistido. El comité consideró que el apoyo, el consuelo, el respeto por la autonomía del paciente, una buena comunicación y el control adecuado del dolor disminuirían espectacularmente la solicitud de eutanasia y suicidio asistido. Argumentó que los riesgos para la sociedad de implicar a los médicos en intervenciones que provoquen la muerte de sus pacientes son demasiado grandes para aprobar la eutanasia activa o el suicidio asistido por el médico. En respuesta a los cambios de la opinión pública y a grupos de presión que defendían posiciones distintas, las leyes estatales que prohibían la muerte asistida por el médico en el estado de Washington y en Nueva York fueron remitidas al Tribunal Supremo de Estados Unidos, poniendo en tela de juicio la constitucionalidad de estas prohibiciones. En junio de 1997, el Tribunal dictaminó de forma unánime que los pacientes terminales no tienen el derecho a ser ayudados a morir por un médico. Sin embargo, el fallo dejaba espacio abierto para el debate y futuras iniciativas políticas a nivel estatal.

SUICIDIO ASISTIDO POR EL MÉDICO

En Estados Unidos, el debate se centra mayoritariamente en el suicidio asistido por el médico y no en la eutanasia. Hay quien defiende que el suicidio asistido por el médico es una alternativa humanitaria a la eutanasia activa, ya que el paciente mantiene una mayor autonomía, es el agente real de su muerte y es menos probable que sea coaccionado. Otros consideran que las distinciones son caprichosas, ya que de lo que se trata en ambos casos es de provocar la muerte del paciente. De hecho, resultaría difícil justificar que se facilite una dosis letal de un medicamento a un paciente terminal (suicidio asistido por el médico) mientras se ignoran las súplicas desesperadas de otro paciente que incluso puede estar más enfermo y sufrir más, pero que no puede consumar el acto debido a problemas para tragar, o por carecer de la habilidad o la fuerza necesarias.

Existen varios grados en la ayuda que puede prestar el médico a un paciente suicida para que este acabe con su vida. El suicidio asistido por el médico puede consistir en proporcionar información sobre formas para suicidarse, facilitar una prescripción para una dosis letal de medicación, o un método para inhalar una cantidad mortal de monóxido de carbono, o, quizás, incluso proporcionar un dispositivo para el suicidio que pueda manejar el paciente.

La controversia sobre el suicidio asistido por el médico llamó la atención a raíz de las actividades del patólogo retirado Jack Kevorkian, quien, en 1989, facilitó una máquina para suicidarse a una paciente de 54 años que sufría una probable demencia de Alzheimer. Después de que la paciente se quitara la vida con su máquina, Kevorkian fue acusado de asesinato en primer grado. Posteriormente se desestimaron los cargos, ya que Michigan carecía de una ley contra el suicidio asistido por médicos. Desde ese primer caso, Kevorkian ha colaborado en varios suicidios más, a menudo de personas con las que solo se reunió unas pocas veces y que en su mayoría no sufrían una enfermedad terminal. Tras afirmar que había ayudado a más de 130 personas a quitarse la vida, Kevorkian fue sentenciado a prisión en 1999, fue liberado en 2006, y murió en 2011. Sus abogados y seguidores alababan su coraje para aliviar el dolor y el sufrimiento; sus detractores le consideraban un asesino en serie caritativo. Quienes se oponen a los métodos de Kevorkian aducen que, sin las salvaguardas, consultas y evaluaciones psiquiátricas completas oportunas, los pacientes pueden desear suicidarse, no a causa de una enfermedad terminal o un dolor intratable, sino por sufrir una depresión no tratada. Argumentan que el suicidio es excepcional en ausencia de una enfermedad psiquiátrica. La atención médica compasiva y eficaz consiste en encontrar tratamientos más eficaces para el dolor y la depresión, y no en inventar dispositivos más sofisticados para ayudar a los pacientes desesperados a quitarse la vida.

En 1994, el pueblo del estado de Oregón aprobó por referéndum la legalización del suicidio asistido por el médico (Ley para una muerte digna), que convirtió a este estado en el primero de Estados Unidos en autorizar los suicidios asistidos (tabla 29-13). Una evaluación de los primeros 4 años de vigencia de la ley reveló lo siguiente: los pacientes que murieron por suicidio asistido por médicos representaban aproximadamente 8 de cada 10 000 muertes. Las enfermedades subyacentes

Tabla 29-13
Ley de Oregón para el suicidio asistido

El paciente debe sufrir una enfermedad terminal y tener una esperanza de vida de 6 meses; ser mentalmente competente; estar plenamente informado de su diagnóstico, pronóstico, riesgos y alternativas, como asistencia psicológica o consuelo, y su decisión debe ser voluntaria

Un segundo médico debe coincidir en que el paciente sufre una enfermedad terminal, actúa por propia voluntad, cuenta con información completa y es capaz de tomar decisiones sobre su salud

Si cualquiera de los dos médicos considera que el paciente sufre algún tipo de enfermedad mental que podría afectar a su capacidad de juicio, deben derivarlo para que reciba asesoramiento psicológico

El paciente debe hacer una petición por escrito o dos peticiones verbales

El médico tiene que pedir al paciente que la decisión se comunique a un pariente cercano, pero el paciente puede decidir no hacerlo

El paciente puede cambiar de idea en cualquier momento

Debe dejarse un período de 15 días desde que el paciente hace la solicitud hasta que el médico cumplimenta la prescripción

Toda la información debe hacerse constar por escrito en la historia clínica

Solo pueden recurrir a esta ley las personas con residencia habitual en Oregón

No están permitidas la muerte por compasión, la inyección letal ni la eutanasia activa

Debe comunicarse al farmacéutico el propósito de la medicación prescrita

Los médicos, farmacéuticos y sistemas de atención sanitaria no están obligados a participar en que se cumpla la Ley para una muerte digna

Tabla 29-14
Abordaje recomendado por la AMA para las solicitudes de suicidio asistido por un médico

1. Evaluación del paciente para descartar depresión u otra alteración psiquiátrica que pudiera originar un trastorno del pensamiento
2. Evaluación de la «competencia para tomar decisiones» del paciente
3. Discusión con el paciente sobre cuáles son sus objetivos de tratamiento
4. Evaluación y aportación de respuesta al «sufrimiento físico, mental, social y espiritual» del paciente
5. Discusión con el paciente sobre todo el abanico de opciones de tratamiento y cuidados
6. Consulta del médico responsable con otros colegas de profesión
7. Confirmación de que las opciones de asistencia elegidas por el paciente están siendo seguidas, incluida la retirada de los tratamientos no deseados, y de que se ofrece un adecuado alivio del dolor y otros síntomas
8. Discusión con el paciente explicándole por qué debe evitarse el suicidio asistido por el médico, y por qué no es compatible con los principios del protocolo de asistencia

más comunes fueron el cáncer, la esclerosis lateral amiotrófica y la enfermedad respiratoria de vías bajas crónica. Las tres preocupaciones más frecuentes que llevaban a quitarse la vida eran la pérdida de autonomía (85%), la pérdida de la capacidad para participar en actividades que hacían que la vida fuese agradable (77%) y la pérdida del control de las funciones corporales (63%). El 80% de los pacientes estaba en programas residenciales para enfermos terminales, y el 91% falleció en su casa. El médico implicado estaba presente en el 52% de los casos.

En 2001, el fiscal general John Ashcroft trató de encausar a los médicos de Oregón que ayudaron a morir a pacientes terminales, afirmando que el suicidio asistido por un médico no constituye un objetivo médico legítimo. El caso llegó al Tribunal Supremo, que en 2006 respaldó la Ley de Oregón y afirmó que «la autoridad que reclama el fiscal general está más allá de su experiencia y es incompatible con la función que le otorgan los estatutos». Desde 2001, otros tres estados (Washington en 2008, Montana en 2009 y Vermont en 2011) han aprobado leyes similares a la promulgada en Oregón.

A pesar de la repulsión que expresan muchos clínicos y expertos en ética médica acerca del suicidio asistido por médicos, votación tras votación se constata que hasta dos terceras partes de los estadounidenses están a favor del suicidio asistido por médicos en determinadas circunstancias, e incluso hay evidencias de que la antigua oposición uniforme a esta práctica que había en la comunidad médica se ha desgastado. Sin embargo, y de forma coherente con sus posiciones sobre la eutanasia activa, la AMA, la APA y la American Bar Association se siguen oponiendo al suicidio asistido por el médico. Recientemente, la American College of Physicians-American Society of Internal Medicine (ACP-ASIM) ha expresado su compromiso por mejorar la atención de los pacientes terminales, mientras recomienda que no se legalice el suicidio asistido por médicos. Considera que el suicidio asistido por médicos plantea graves problemas éticos, socava la relación entre el médico y el paciente y la confianza necesaria para sustentar dicha relación, modifica el rol de la profesión médica en la sociedad y pone en peligro el valor que la sociedad norteamericana otorga a la vida, en especial las de individuos discapacitados, incompetentes y vulnerables.

La American Association of Suicidology, en su Informe del Committee on Physician-Assisted Suicide and Euthanasia de 1996, concluyó que la eutanasia involuntaria nunca puede permitirse; no obstante, el informe también establecía que «no debe insistirse en el sufrimiento prolongado e intolerable de las personas en situación terminal, en contra de sus deseos, a través del esfuerzo unilateral del médico para mantener la vida a toda costa». Esta postura reconoce que los pacientes pueden fallecer como consecuencia de los tratamientos que reciben con el propósito explícito de aliviar su sufrimiento, pero la muerte asociada a los cuidados paliativos difiere significativamente del suicidio asistido por el médico en que la muerte no es el propósito del tratamiento, y si sobreviene, no es intencionada.

Cómo abordar las peticiones de suicidio

Para ayudar a los médicos a hacer frente a las peticiones de suicidio asistido por el médico, el Institute for Ethics de la AMA ha propuesto un protocolo clínico en 8 pasos (tabla 29-14).

La mayoría de los psiquiatras consideran el suicidio como un acto irracional, producto de una enfermedad mental (generalmente una depresión). En casi todos los casos en los que el paciente solicita que se le ayude a morir, existe una tríada constituida por una depresión asociada a una situación médica incurable que ocasiona al paciente un dolor insoportable. En estas circunstancias deben hacerse todos los esfuerzos posibles para proporcionar antidepresivos o psicoestimulantes para la depresión y opiáceos para el dolor. La psicoterapia, el consejo espiritual o ambos también pueden estar indicados. Adicionalmente, puede ser necesario realizar psicoterapia familiar para ayudar a soportar el estrés de atender a un paciente terminal. La psicoterapia familiar también es útil porque algunos pacientes solicitan acabar con su vida debido a que no quieren suponer una carga para sus familias, o por sentirse presionados por sus familias a pensar que son o pueden llegar a ser una carga. Actualmente, ningún código profesional contempla la eutanasia o el suicidio asistido en Estados Unidos. Por lo tanto, los psiquiatras deben mantenerse en el lado de la recuperación y el tratamiento responsables.

También debe establecerse una distinción entre la depresión mayor y el sufrimiento. La naturaleza del sufrimiento no ha sido suficientemente estudiada por los psiquiatras; sigue perteneciendo al campo de los teólogos y los filósofos. El sufrimiento es una compleja mezcla de factores espirituales, emocionales y físicos que trascienden al dolor y a otros síntomas de la enfermedad terminal. Los médicos están más preparados para el tratamiento de la depresión que del sufrimiento. Anatole Broyard, que plasmó la crónica de su propia muerte en su libro *Intoxicated by my illness* («Intoxicado por mi enfermedad»), escribió lo siguiente:

No veo la razón o la necesidad por la que mi médico tendría que amarme, ni esperaría que sufriera conmigo. No pediría mucho de su tiempo; tan solo desearía que se hiciera cargo de mi situación durante quizá cinco minutos, que me prestase toda su atención al menos una vez, se me uniera durante un breve espacio de tiempo, vigilase mi alma al igual que mi cuerpo, para llegar a mi enfermedad, ya que cada hombre está enfermo a su manera.

DIRECCIONES FUTURAS

Los avances en la tecnología suscitan controversias cada vez más complejas de tipo médico, legal, moral y ético en relación con la vida, la muerte, la eutanasia y el suicidio asistido por el médico. Algunas formas de eutanasia han encontrado cabida en la medicina moderna, y la expansión de las fronteras de los derechos de los pacientes y de su capacidad para elegir de qué manera quieren vivir y morir resulta inevitable. Tanto los pacientes como los médicos necesitan formarse mejor respecto a la depresión, el tratamiento del dolor, los cuidados paliativos y la calidad de vida. Es necesario que las facultades de medicina y los programas de formación de residentes presten a los temas referentes a la muerte, la agonía y los cuidados paliativos la atención que merecen. La sociedad debe asegurarse de que la economía, la discriminación por razones de edad o el racismo no interfieran en el tratamiento adecuado y humano que deben recibir los pacientes con una enfermedad crónica terminal. Finalmente, las políticas nacionales sobre atención sanitaria deben proporcionar unos seguros con una cobertura adecuada, así como una idónea atención domiciliaria y cuidados a todos los pacientes que la necesiten. Si estos mandatos se siguen, la necesidad de asistencia médica durante la muerte será mucho menor.

Bibliografía

Bachman B. The development of a sustainable, community-supported children's bereavement camp. *Omega (Westport)*. 2013;67:21–35.

Bolton JM, Au W, Walld R, Chateau D, Martens PJ, Leslie WD, Enns MW, Sareen J. Parental bereavement after the death of an offspring in a motor vehicle collision: A population-based study. *Am J Epidemiol*. 2014;179(2):177–185.

Broeckaert B. Palliative sedation, physician-assisted suicide, and euthanasia: "Same, same but different"? *Am J Bioethics*. 2011;11:62–64.

Canetto SS. Physician-assisted suicide in the United States: Issues, challenges, roles and implications for clinicians. In: Qualls SH, Kasl-Godley JE, eds. *End-of-Life Issues, Grief, and Bereavement: What Clinicians Need to Know*. Hoboken, NJ: John Wiley & Sons; 2011:263.

Carvalho TB, Rady MY, Verheijde JL, Robert JS. Continuous deep sedation in end-of-life care: Disentangling palliation from physician-assisted death. *Am J Bioethics*. 2011;11:60–62.

Corr CA, Corr DM. *Death & Dying, Life & Living*. 7th ed. Belmont, CA: Wadsworth; 2013.

Deschepper R, Distelmans W, Bilsen J. Requests for euthanasia/physician-assisted suicide on the basis of mental suffering: Vulnerable patients or vulnerable physicians? *JAMA Psychiatry*. 2014;71(6):617–618.

Fahy BN. Palliative care in the acute care surgery setting. In: Moore LJ, Turner KL, Todd SR, eds. *Common Problems in Acute Care Surgery*. New York: Springer; 2013:477.

Gamliel E. To end life or not to prolong life: The effect of message framing on attitudes towards euthanasia. *J Health Psychol*. 2013;18:693.

Hui D, Elsayem A, De la Cruz M, Berger A, Zhukovsky DS, Palla S, Evans A, Fadul N, Palmer JL, Bruera E. Availability and integration of palliative care at US cancer centers. *JAMA*. 2010;303(11):1054–1061.

Jaiswal R, Alici Y, Breitbart W. A comprehensive review of palliative care in patients with cancer. *Int Rev Psychiatry*. 2014;26(1):87–101.

Kaplow JB, Saunders J, Angold A, Costello EJ. Psychiatric symptoms in bereaved versus nonbereaved youth and young adults: A longitudinal epidemiological study. *J Am Acad Child Adol Psych*. 2010;49:1145–1154.

Kaspers PJ, Pasman H, Onwuteaka-Philipsen BD, Deeg DJ. Changes over a decade in end-of-life care and transfers during the last 3 months of life: A repeated survey among proxies of deceased older people. *Palliat Med*. 2013;27:544–552.

Kelley AS, Meier DE. Palliative care–a shifting paradigm. *N Eng J Med*. 2010;363: 781–782.

Kimsma GK. *Physician-Assisted Death in Perspective*. New York: Cambridge University Press; 2012.

King M, Vasanthan M, Petersen I, Jones L, Marston L, Nazareth I. Mortality and medical care after bereavement: A general practice cohort study. *PLoS One*. 2013;8:e52561.

Kraemer F. Ontology or phenomenology? How the LVAD challenges the euthanasia debate. *Bioethics*. 2013;27:140–150.

Lederberg MS. End-of-life and palliative care. In: Sadock BJ, Sadock VA, Ruiz P, eds. *Kaplan & Sadock's Comprehensive Textbook of Psychiatry*. 9th ed. Philadelphia, PA: Lippincott, Williams & Wilkins; 2009:2353.

Lerning MR, Dickinson GE. *Understanding Death, Dying and Bereavement*. 7th ed. Stamford, CT: Cengage Learning; 2010.

Lichtenthal WG, Neimeyer RA, Currier JM, Roberts K, Jordan N. Cause of death and the quest for meaning after the loss of a child. *Death Stud*. 2013;37:311–342.

Maple M, Edwards HE, Minichiello V, Plummer D. Still part of the family: The importance of physical, emotional, and spiritual memorial places and spaces for parents bereaved through the suicide death of their son or daughter. *Mortality*. 2013;18:54.

Matzo M, Sherman MW, eds. *Palliative Care Nursing: Quality Care to End of Life*. 3rd ed. New York: Springer Publishing Company; 2013.

Meier DE, Issacs SL, Hughes RG, eds. *Palliative Care: Transforming the Care of Serious Illness*. San Francisco, CA: Jossey-Bass; 2010.

Moore RJ, ed. *Handbook of Pain and Palliative Care*. New York: Springer; 2013

Neimeyer RA, ed. *Techniques of Grief Therapy: Creative Practices for Counseling the Bereaved*. New York: Routledge; 2012.

Nuckols TK, Anderson L, Popescu I, Diamant AL, Doyle B, Capua PD, Chou R. Opioid prescribing: A systematic review and critical appraisal of guidelines for chronic pain. *Ann Intern Med*. 2014;160(1):38–47.

Penman J, Oliver M, Harrington A. The relational model of spiritual engagement depicted by palliative care clients and caregivers. *Int J Nursing Pract*. 2013;19:39–46.

Perper JA, Cina SJ. *When Doctors Kill: Who, Why and How*. New York: Springer; 2010: 159.

Qualls SH, Kasl-Godley JE, eds. *End-of-Life Issues, Grief, and Bereavement: What Clinicians Need to Know*. Hoboken, NJ: John Wiley & Sons; 2011.

Rady MY, Verheijde JL. Continuous deep sedation until death: Palliation or physician-assisted death? *Am J Hosp Palliat Med*. 2010;27:205–214.

Raus K, Sterckx S, Mortier F. Is continuous sedation at the end of life an ethically preferable alternative to physician-assisted suicide? *Am J Bioeth*. 2011;11:32–40.

Risse GB, Balboni MJ. Shifting hospital-hospice boundaries: Historical perspectives on the institutional care of the dying. *Am J Hosp Palliat Med*. 2013;19:325–330.

Rys S, Deschepper R, Mortier F, Deliens L, Atkinson D, Bilsen J. The moral difference or equivalence between continuous sedation until death and physician-assisted death: Word games or war games? *J Bioeth Inq*. 2012;9:171–183.

Saaty TL, Vargas LG. *Models, Methods, Concepts & Applications of the Analytic Hierarchy Process*. New York: Springer; 2012:249.

Schachter SR, Holland JC. Loss, grief, and bereavement: Implications for family caregivers and health care professionals of the mentally ill. In: Talley RC, Fricchione GL, Druss BG, eds. *The Challenges of Mental Health Caregiving*. New York: Springer; 2014:145.

Servaty-Seib HL, Taub DJ. Bereavement and college students: The role of counseling psychology. *Counseling Psychol*. 2010;38:947.

Smith TJ, Temin S, Alesi ER, Abernethy AP, Balboni TA, Basch EM, Ferrell BR, Loscalzo M, Meier DE, Paice JA, Peppercorn JM, Somerfield M, Stovall E, Von Roenn JH. American Society of Clinical Oncology provisional clinical opinion: The integration of palliative care into standard oncology care. *J Clin Oncol*. 2012;30:880–887.

Stroebe M, Schut H, van den Bout J, eds. *Complicated Grief: Scientific Foundations for Health Care Professionals*. New York: Routledge; 2013.

Temel JS, Greer JA, Muzikansky A, Gallagher ER, Admane S, Jackson VA, Dahlin CM, Blinderman CD, Jacobsen J, Pirl WF, Billings JA, Lynch TJ. Early palliative care for patients with metastatic non-small-cell lung cancer. *N Eng J Med*. 2010;363:733–742.

Vadivelu N, Kaye AD, Berger JM, eds. *Essentials of Palliative Care*. New York: Springer; 2013.

Westefeld JS, Casper D, Lewis AM. Physician-assisted death and its relationship to the human service professions. *J Loss Trauma*. 2013;18:539–555.

Zisook S, Shear MK, Irwin SA. Death, dying, and bereavement. In: Sadock BJ, Sadock VA, Ruiz P, eds. *Kaplan & Sadock's Comprehensive Textbook of Psychiatry*. 9th ed. Philadelphia, PA: Lippincott Williams & Wilkins; 2009:2378.

INTRODUCCIÓN

El área de la psiquiatría pública representa un núcleo fundamental de experiencia y tradición. En el contexto de la reevaluación de la asistencia sanitaria norteamericana iniciada por el efecto de la reforma y la contención del gasto sanitario, la experiencia de la psiquiatría pública está destinada a servir como fundamento para una transformación de la atención sanitaria del comportamiento.

El término *público* puede referirse a programas, tratamientos o instituciones psiquiátricos financiados con fondos públicos, o que dependen de políticas públicas, ya sean con financiación o sin ella. El concepto tradicional de psiquiatría pública se ha ampliado para incluir iniciativas médicas y psicosociales, estén financiadas por fondos públicos o privados, dirigidas en particular a las personas económicamente desfavorecidas.

La atención y el tratamiento que ofrece la psiquiatría pública se presentan en un abigarrado mosaico de servicios de asistencia hospitalaria o comunitarios, más o menos integrados en una red interconectada financiada por organismos públicos. En Estados Unidos, la financiación de los servicios de psiquiatría pública suele ser proporcionada por asignaciones legisladas federales y administradas por los organismos municipales, comunitarios o estatales (como los departamentos de salud mental; servicios de tratamiento de la toxicomanía; servicios de atención infantil, juvenil y familiar; y organismos de salud pública, servicios sociales, educación, prisiones de adultos y centros de menores). En última instancia, la mayor parte de los servicios comunitarios y de psiquiatría pública son proporcionados por organizaciones sanitarias, de atención a la infancia, de tratamiento de drogodependencias o de cuidado mental comunitario públicas y sin ánimo de lucro. Así pues, la existencia misma de servicios psiquiátricos comunitarios y públicos, así como las políticas y recursos que determinan cómo se aplican, dependen en gran medida de mandatos legislativos y asignaciones fiscales de todos los niveles de la administración pública.

PSIQUIATRÍA COMUNITARIA Y PÚBLICA ACTUAL

El análisis sobre la psiquiatría comunitaria y pública actual se estructura alrededor de cinco temas: la salud pública, los organismos públicos, la psiquiatría basada en la evidencia, el papel de los psiquiatras y los sistemas de prestaciones.

Salud pública

La salud pública no consiste solo en la atención sanitaria con financiación pública, sino más bien en una tradición y una disciplina específicas. Se trata de un área complicada que históricamente se ha definido de un modo negativo por el dominio de la *salud personal,* es decir, los sistemas asistenciales que dedican sus esfuerzos a pacientes individuales. Hasta la llegada del sistema de cuidado gestionado, en la década de 1990, el sistema sanitario de Estados Unidos funcionaba como una industria organizada en gran medida en términos de relación empresarios-doctor. Cada jurisdicción definía y organizaba sus propios programas de salud pública,

y el patrón particular de las prácticas de salud personal tenía una influencia sustancial en ellos (de ahí las amplias variaciones en los programas de salud pública). No obstante, como disciplina y tradición, la misión de la salud pública es garantizar las condiciones en que las personas puedan mantenerse en un buen estado de salud. La salud pública consiste en un esfuerzo comunitario organizado dirigido a la prevención de la enfermedad y la promoción de la salud. En ella se incluyen muchas disciplinas, basadas en el núcleo científico de la epidemiología, que proporcionan un modelo esencial para la psiquiatría pública y comunitaria actual.

En el informe del Surgeon General de Estados Unidos (el principal responsable en cuestiones de salud pública en este país) sobre salud mental se subrayó la necesidad de aproximar la sanidad pública a la atención y la rehabilitación de las personas con enfermedades mentales «que esté más ampliamente orientada que los modelos médicos centrados únicamente en el diagnóstico y el tratamiento». Si bien estas son las áreas centrales de especialidad de todos los psiquiatras, el Surgeon General recomendaba que, aunque el diagnóstico y el tratamiento psiquiátricos constituyan el objetivo principal de clínicos, investigadores y educadores, estos profesionales deberían basar su actividad en una visión y un conocimiento «centrados en la población, además de prestar atención al control epidemiológico, a la promoción de la salud, a la prevención de enfermedades y al acceso a los servicios». Estas funciones sanitarias fundamentales de salud pública definen la perspectiva de la salud pública en la psiquiatría comunitaria y pública. A continuación se enmarcan estos cuatro componentes de la salud pública en los términos actuales de reforma sanitaria, a fin de definir una estrategia de salud pública coherente y aplicable a la psiquiatría comunitaria y pública.

Promoción de la salud

Los profesionales de la psiquiatría pueden contribuir de manera sustancial a la promoción de la salud pública si trabajan conjuntamente con los de atención primaria y los educadores para identificar y proporcionar los tratamientos de primera línea y las derivaciones oportunas para los adultos y niños con trastornos psiquiátricos, síntomas psiquiátricos no detectados o síndromes subclínicos (por debajo del umbral de diagnóstico). Los modelos asistenciales colaborativos llevan a los profesionales de la psiquiatría a los centros de atención primaria y a los centros educativos como consultores para interactuar con los profesionales de la educación, la enfermería y la medicina que trabajan habitualmente en estos entornos, así como para colaborar con los educadores y los profesionales sanitarios que atienden a individuos con problemas psiquiátricos o riesgo de padecerlos.

Asimismo, las personas con enfermedades mentales o trastornos adictivos identificados pueden beneficiarse de una atención sanitaria mental y física reforzada, así como de un alivio o mejor tratamiento de sus síntomas psiquiátricos. Alcanzar o recuperar la salud mental o física depende no solo de factores biológicos y genéticos, sino también del acceso de la persona o la familia a los recursos psicológicos y sociales, y de la integración en redes sociales de apoyo. El tratamiento de la enfermedad (también conocido como *cuidado gestionado de la enfermedad crónica*) es un marco que se ha adaptado a partir de la medicina para guiar a los profesionales de la salud mental en la prestación de unos servicios que se extiendan más allá de la intervención tradicional de diagnóstico y tratamiento, y que permitan promocionar la salud y la recuperación de las personas con adicciones o enfermedades mentales. El *tratamiento de la enfermedad* se ha definido como «las intervenciones profesionales diseñadas para ayudar a las personas a colaborar con los profesionales en el tratamiento de su enfermedad mental, reducir su tendencia a sufrir recaídas, y hacer frente de manera más eficaz a los síntomas que presentan, a fin de mejorar su eficacia personal y su autoestima, y desarrollar habilidades que les permitan perseguir sus objetivos personales». Tras la evaluación, tanto desde el punto de vista científico como clínico, de algunas de estas aproximaciones al concepto de tratamiento de enfermedad, se ha llegado a la conclusión de que permiten potenciar el tratamiento psiquiátrico estándar.

Prevención. Los trastornos psiquiátricos muy a menudo siguen un curso que progresa con el tiempo; suele empezar con un período, a menudo largo, con síntomas o problemas funcionales prodrómicos o por debajo del umbral diagnóstico, que precede a la aparición completa de un trastorno que se acompaña de una disfunción importante. Las intervenciones dirigidas a adultos, adolescentes o niños que no presentan una afectación clínica pero que se encuentran en situación de alto riesgo, o bien aquellos que presentan síntomas o problemas funcionales preclínicos constituyen una aproximación preventiva que ha demostrado ser eficaz en relación con el coste que supone, ya que se dirige a un grupo relativamente pequeño de personas de una manera puntual. Algunos ejemplos de pacientes de alto riesgo son los que tienen una historia familiar de trastornos psiquiátricos o de adicción; los que se encuentran expuestos a factores estresantes extremos, como violencia o negligencia, o los que muestran un comportamiento antisocial. Además, aquellos que presentan síntomas o problemas prodrómicos que podrían requerir una intervención temprana incluyen la disforia periódica o permanente, problemas para separarse de los cuidadores, o implicación con compañeros con comportamientos anómalos.

La aplicación de los conceptos de salud pública tradicionales correspondientes a *atención primaria, secundaria* y *terciaria* resulta confusa en psiquiatría. La *prevención primaria* implica abordar las causas iniciales de la enfermedad en los individuos sanos, con el objeto de prevenir las alteraciones antes de que ocurran. La *prevención secundaria* consiste en la identificación y el tratamiento tempranos de los individuos con trastornos agudos o subclínicos, o que se encuentran en una situación de riesgo elevado de presentarlos, a fin de reducir la morbilidad. La *prevención terciaria* intenta reducir los efectos de un trastorno en una persona mediante la rehabilitación y el tratamiento de la enfermedad crónica. El Institute of Medicine estadounidense, en un esfuerzo por clarificar los diferentes aspectos de la prevención, desarrolló un sistema de clasificación con tres categorías distintas: las intervenciones *universales* van dirigidas al público general, como las vacunaciones o las campañas que aparecen en los medios de comunicación para proporcionar información sobre enfermedades, signos tempranos de alerta y recursos para la promoción de la salud y el tratamiento precoz; las intervenciones *selectivas* se centran en los individuos con un riesgo superior al de la población general (p. ej., personas con síntomas prodrómicos o procedentes de familias con antecedentes de trastornos psiquiátricos) para reducir la morbilidad, lo que se consigue potenciando su resiliencia y previniendo el inicio de la enfermedad, y las intervenciones *indicadas* están orientadas a personas que experimentan una deficiencia como consecuencia de una enfermedad y se aplican lo antes posible durante el curso de esta, con el objeto de reducir la carga que supone para el paciente, la familia, la comunidad y el sistema terapéutico. Los servicios psiquiátricos muy a menudo llevan a cabo intervenciones indicadas, pero son los pocos clínicos e investigadores psiquiátricos que llevan a cabo o evalúan intervenciones selectivas o universales en un contexto público o comunitario quienes realizan una mayor contribución a mejorar la salud de la sociedad.

Las intervenciones preventivas son eficaces con adultos que presentan una gran variedad de factores de riesgo o problemas preclínicos. Por ejemplo, las mujeres que han sufrido una violación es menos probable que desarrollen un trastorno de estrés postraumático si reciben cinco sesiones de terapia cognitivo-conductual que si la recuperación se deja al azar. Las personas en las que los profesionales de atención primaria identifican síntomas de depresión subumbral es más probable que permanezcan libres del síndrome completo de depresión si su tratamiento médico estándar se potencia con educación acerca de la depresión y se les enseñan habilidades para hacer frente a los factores estresantes y a los síntomas del trastorno. La prevención dirigida a los adultos debe diseñarse de manera cuidadosa para abordar factores específicos que pongan a la persona en riesgo de caer enferma, o bien para potenciar la capacidad del individuo para hacer frente de manera eficaz a esta situación. Por ejemplo, los breves encuentros de apoyo con personas que han experimentado un factor estresante traumático (p. ej., un desastre de masas o un accidente que haya puesto en peligro su vida) tienden a aportar escaso beneficio al paciente e incluso pueden intensificar inadvertidamente el estrés postraumático, mientras que se ha demostrado que una aproximación cognitivo-conductual centrada en la enseñanza de habilidades para enfrentarse a los recuerdos traumáticos y a los síntomas de estrés es eficaz para prevenir la aparición de estrés postraumático y trastornos depresivos en los adultos y niños supervivientes de accidentes o desastres.

Se han desarrollado y evaluado algunos programas preventivos para abordar los riesgos para la salud física y mental en la infancia y la adolescencia, incorporando diversos elementos que influyen en la eficacia de la intervención. Sin embargo, su aplicación amplia y sistemática no se ha llevado a cabo de manera generalizada. En Estados Unidos, algunos estados han hecho un esfuerzo para llevar a la práctica intervenciones en la escuela, implicando para ello a profesores y grupos de alumnos. Estas tienden a ser más eficaces que los programas que se basan en exclusiva en acciones destinadas a padres o niños. Las intervenciones realizadas en la infancia intermedia han conseguido influir en las normas de los grupos de iguales en cuanto al abuso de sustancias y el consumo de alcohol, la violencia, el acoso escolar y la depresión, gracias a lo cual se ha conseguido el doble resultado de reducir el inicio en el consumo de alcohol o drogas y aumentar el apoyo a largo plazo en el grupo de iguales para mantener la abstinencia durante la adolescencia. Así pues, las intervenciones *multimodales* basadas en los sistemas y orientadas a desarrollar unas relaciones más sólidas entre el niño, sus grupos de iguales, el personal de la escuela, sus padres y la comunidad en su sentido más amplio, tienden a ser las más eficaces como aproximación universal o seleccionada para la prevención temprana de lo que, de otro modo, puede convertirse en problemas legales, académicos, de adicción y de comportamiento que tengan consecuencias en toda la vida del individuo.

Acceso a una atención de salud mental eficaz. El acceso a la atención sanitaria constituye un serio problema para la gran mayoría de las personas que experimentan una enfermedad mental o una adicción graves. De acuerdo con el National Comorbidity Study y la National Comorbidity Study-Replication de Estados Unidos, menos del 40 % de las personas con trastornos psiquiátricos graves han recibido algún tipo de tratamiento de salud mental en el año anterior, y menos de 1 de cada 6 (el 15 %) han tenido acceso a unos servicios de salud mental mínimamente adecuados. Los adultos jóvenes, los afroamericanos, las personas que residen en determinadas áreas geográficas, los individuos con trastornos psicóticos y los pacientes atendidos por profesionales médicos pero no de salud mental son los que corren el riesgo más elevado de recibir un tratamiento psiquiátrico inadecuado. Si bien los ingresos no fueron un factor de predicción de un tratamiento inadecuado, muchas de las personas que no recibieron los servicios de salud mental adecuados probablemente no tenían seguro o tenían un seguro con poca cobertura. Estas personas a menudo no pueden acceder a la atención de salud mental más que a través de una clínica o un profesional médicos, o bien del sistema de salud mental público.

Incluso cuando se ha diagnosticado una enfermedad mental, las personas con dificultades socioeconómicas a menudo no acceden o o no pueden acceder a unos servicios de salud mental adecuados en su comunidad. Por ejemplo, aunque se estima que más de 200 000 adultos encarcelados en Estados Unidos presentan trastornos psiquiátricos, pocos recibieron un diagnóstico o tratamiento hasta que llegaron a la prisión. Los sistemas correccionales han instituido un sistema de detección sistemática y programas de tratamiento de alteraciones de la salud mental para abordar los trastornos psiquiátricos de los adultos encarcelados como un problema sanitario, además de gestionar las conductas problemáticas que pueden producirse en entornos controlados como consecuencia de una enfermedad mental. De regreso a la comunidad, la gran mayoría de los presos con trastornos psiquiátricos dejan de recibir algo más que unos servicios de salud mental mínimos. De acuerdo con un estudio reciente, menos de 1 de cada 6 (un 16 %, cifra impresionantemente similar a la señalada por el National Comorbidity Study) recibieron unos servicios de salud mental regulares, y solo 1 de cada 20 de los que presentaban adicciones tuvieron acceso a tratamiento ininterrumpido de recuperación del abuso de sustancias. Así pues, el acceso a los servicios de salud mental y de tratamiento de las adicciones es mucho mejor en la *cárcel* que en la comunidad. Esto ha causado una gran preocupación, debido a la posibilidad de que los centros penitenciarios puedan ser, de hecho, sistemas de atención para personas con pocos recursos (a menudo procedentes de minorías sociales) y trastornos mentales graves.

Pueden encontrarse pruebas de estas importantes y generalizadas barreras al acceso a los servicios de salud mental en varias crisis sociales. En los niños y adultos de bajo nivel socioeconómico se pospone cada vez más la atención sanitaria, tanto física como mental, hasta que la enfermedad se convierte en crónica y grave, y a menudo no saben cómo o no consiguen acceder a ningún servicio, con excepción de los servicios de urgencias de los hospitales públicos. En Estados Unidos, los niños con trastornos psiquiátricos o conductuales graves a menudo permanecen en las instalaciones del servicio de urgencias durante días o incluso semanas, debido a que el personal no logra localizar ningún centro de tratamiento con un nivel de atención adecuado, especialmente si su seguro tiene poca cobertura. Las personas que no pueden asumir el coste de los servicios privados deben enfrentarse a obstáculos desalentadores cuando buscan una atención psiquiátrica adecuada, ya que los programas y los profesionales disponen de fondos claramente insuficientes. La psiquiatría pública tiene que soportar de forma directa el dilema de las políticas públicas debido al coste continuamente incrementado de los problemas de salud.

Psiquiatría y organismos públicos

La relación de la psiquiatría con los organismos del sector público ha sido, con algunas excepciones, de desapego, debido básicamente al dominio de los modelos de práctica privada antes del advenimiento del sistema de cuidado gestionado y, también, en gran medida, a la naturaleza y la estructura de los programas de prestaciones sociales de Estados Unidos. Esta separación es una división que empieza a menudo durante la preparación académica, ya que muchos programas de formación de los profesionales en psiquiatría no incluyen rotaciones significativas en instituciones del sector público. A diferencia de lo que sucede en la mayor parte de los países industrializados, en los que se han efectuado reformas globales de las prestaciones sociales, en Estados Unidos, los programas de bienestar social han crecido por categorías y de forma ascendente, es decir, no de forma conjunta, sino afectando a una categoría de servicio cada vez. Las iniciativas a gran escala que han tenido lugar, como la campaña War on Poverty («Guerra a la pobreza») del presidente Johnson, se han implementado de manera muy fragmentada por las burocracias de los gobiernos locales, estatales y federal, y se han visto ampliamente reducidas por iniciativas posteriores, como los cambios recientes en las regulaciones federales para «acabar con el bienestar tal y como lo conocemos». Gracias a un proceso y a una serie de alianzas que han recibido el nombre de *iron triangle* («triángulo de hierro») se han creado diversos organismos dedicados a los servicios sociales. Se ha formado una organización de abogados para defender una causa particular, por ejemplo en

casos de ceguera, alteraciones del desarrollo, atención primaria o salud mental, entre otras. Los defensores encuentran patrocinadores legislativos clave que promueven la causa a través de la legislación y la apropiación, con lo cual se crea una burocracia y un conjunto de burócratas que se unen a la alianza. Mediante sesiones legislativas sucesivas, la alianza de abogados, legisladores y burócratas constituye un organismo cada vez más fragmentado, para atender, por ejemplo, a adultos y familias con niños dependientes o a personas con enfermedades mentales con una base biológica. Desde la década de 1930 y hasta el final del siglo xx, los organismos de bienestar social de Estados Unidos se crearon siguiendo este modelo. Este sistema ha resultado en la financiación generosa y en la fragmentación inútil en servicios locales, en los que cada organismo depende de fuentes de financiación independientes que también se guían por normas y regulaciones bastante conflictivas.

Se ha dicho que «la salud mental no es un lugar». Los psiquiatras desempeñan una función en el extremo de recepción de cada fuente de recursos porque los clientes de cada organismo pueden experimentar enfermedad mental. Los servicios para niños con trastornos emocionales, mentales o conductuales graves son un caso dramático. Existen cinco organismos correspondientes a cinco categorías (bienestar infantil, educación, atención primaria, abuso de sustancias y justicia juvenil), y los cinco tienen algún tipo de responsabilidad en la atención que reciben estos niños (e, indirectamente, sus cuidadores, incluidos los padres y demás familiares). En especial en el caso de los niños con alteraciones más graves, tanto el trabajador de los servicios de protección a la infancia que acompaña a los niños a los tribunales, como los profesores de educación especial que trabajan día a día con ellos, o los agentes de libertad condicional, los orientadores sobre el abuso de sustancias o el pediatra del niño, necesitan todos ellos la consulta y la colaboración de un psiquiatra capacitado. La situación es similar para los adultos con enfermedades mentales de gravedad, para los que pueden ser necesarios servicios de gestores de casos, asesores de rehabilitación vocacional, especialistas en beneficios de necesidades básicas, asistentes sociales, psicoterapeutas, asesores sobre drogadicción, agentes de libertad condicional o bajo palabra, procuradores legales, enfermeras domiciliarias, especialistas de grupo y médicos.

Influencias laborales en la práctica contemporánea

La insuficiencia de personal en el ámbito de la psiquiatría ha estado históricamente bien documentada, y algunos especialistas piensan que puede continuar siendo así. Sin embargo, a medida que el área de la psiquiatría conecta con su base científica y de evidencias (p. ej., neurociencia, genética, farmacología, ciencia de investigación de resultados, etc.), al tiempo que mantiene su fuerza en una conexión significativa con los pacientes y sus familias, alguien podría argüir que la inversión de la tendencia a la escasez de personal ha empezado. La Década del Cerebro (1990-1999) y la Década de la Mente (2000-2009), patrocinadas por los National Institutes of Health (NIH) de Estados Unidos contribuyeron a este cambio. Los estudiantes de medicina están cada vez más interesados por este campo, ya que se reconoce la importancia de la psiquiatría en la atención sanitaria en general, y existe la sensación de que se trata de un ámbito en el que el clínico (y, por extensión, el equipo interdisciplinario) actúa como un instrumento de cambio, gracias a la integración de conocimiento contemporáneo, hábiles interacciones adquiridas con los pacientes y una voluntad de compromiso para proporcionar un valor. No obstante, las cifras globales a nivel nacional no logran capturar adecuadamente las variaciones extremas entre las distintas áreas geográficas. En las zonas rurales y fronterizas es muchísimo más probable la escasez de profesionales que en los entornos más urbanos.

Existen subgrupos de las poblaciones atendidas por el sector público que tienen necesidades especiales, por lo que deben atenderse de manera adecuada:

▶ Las necesidades de niños y familias se expresan de modo distinto que las de los adultos y requieren respuestas diferentes.

▶ Las formas en que se manifiestan las enfermedades mentales se ven influidas por cuestiones culturales, por lo que las intervenciones deben adaptarse a cada cultura.

▶ Las cuestiones lingüísticas (incluido el lenguaje de los signos en el caso de las personas con trastornos auditivos) pueden complicar el diagnóstico y el tratamiento.

▶ El rápido aumento de la población geriátrica supondrá nuevos e importantes retos para su tratamiento eficaz.

Estos son solo unos pocos ejemplos que demuestran la sofisticación con que la educación y la formación deben diseñarse para cubrir las demandas existentes y cambiantes de las personas que necesitan este tipo de servicios.

Evidencias actuales para una psiquiatría pública y comunitaria eficaz

Desde la década de 1980 se han desarrollado diversas intervenciones estructuradas para abordar la distancia entre lo que históricamente se ha impartido en la mayoría de los programas de formación en psiquiatría, que consiste de forma típica en una aproximación basada en la atención en hospitales, clínicas y consultas centrada en el diagnóstico y el tratamiento farmacológico complementado por la psicoterapia, y las competencias necesarias para proporcionar o contribuir a proporcionar la amplia gama de servicios de rehabilitación psiquiátrica. Las aproximaciones públicas y comunitarias a la rehabilitación psiquiátrica implican no solo el tratamiento farmacológico, sino también una gran variedad de servicios complementarios. Estos servicios deben coordinarse para ayudar a las personas con enfermedades mentales graves o trastornos del comportamiento. Los servicios también ayudan mucho a las familias y a los sistemas de apoyo de los pacientes. Los pacientes y sus seres queridos necesitan ayuda para controlar los síntomas, acceder a los recursos y utilizarlos de manera eficaz. El objetivo de este apoyo es ayudar a los pacientes a conseguir el mayor grado de autonomía en el entorno menos restrictivo posible. Las competencias necesarias para hacer efectivas estas intervenciones se extienden más allá del ámbito de la psiquiatría, por lo que requieren que los psiquiatras colaboren de forma eficaz con otros especialistas de la salud y la rehabilitación mental. Aunque los psiquiatras raramente ponen en marcha la psicoterapia educativa y otras intervenciones implicadas, deben conocerlas y saber cómo reforzarlas. Así pues, se recomienda encarecidamente que los psiquiatras estén familiarizados con los manuales que describen cómo implementar estas intervenciones con fidelidad, con una incorporación cada vez mayor en la formación de estos profesionales.

Intervenciones protocolizadas basadas en la evidencia orientadas a la rehabilitación psiquiátrica infantil. Los niños con trastornos emocionales graves y los adolescentes con importantes problemas conductuales tradicionalmente se han separado de sus familias y confinado en entornos psiquiátricos restrictivos o en entornos de justicia juvenil (p. ej., centros de internamiento psiquiátrico, hogares de acogida residencial y correccionales). Estas actuaciones separan al niño de su familia natural, su escuela, grupo de amigos y entornos de su comunidad, lo que puede resultar beneficioso porque reduce la exposición del niño a la adicción, los conflictos, la violencia o los comportamientos anómalos. Sin embargo, también privan al niño y a su familia de la oportunidad de mejorar sus relaciones, tanto dentro de la familia como con otros niños, familias, profesores y grupos de su comunidad. El segundo ingrediente clave para asegurar la eficacia de la psiquiatría infantil pública y comunitaria comprende intervenciones que complementen el tratamiento farmacológico. Desde la década de 1970 se han desarrollado, probado y difundido en programas de formación y manuales de aplicación varias aproximaciones de rehabilitación para niños con trastornos graves y sus familias. La implementación de prácticas basadas en la evidencia no resulta siempre fácil y raramente tiene lugar, incluso en clínicas y grupos profesionales bien formados y motivados para el uso de estos modelos de tratamiento, ya que en la actualidad la mayoría de los sistemas de financiación y servicios no han sido diseñados para acomodar o apoyar el uso de intervenciones basadas en la ciencia, como las que hemos señalado aquí. Por otra parte, las estrategias de implementación y difusión de estos métodos deben ser cuidadosamente diseñadas para apoyar la adopción inicial y la prolongación del uso de modelos terapéuticos de salud mental basados en la evidencia. Así, por ejemplo, en un reciente estudio acerca de la implementación de una de las intervenciones en salud mental basadas en la evidencia más ampliamente extendidas para niños y sus familias, la terapia multisistémica, se demostró que la formación inicial dio lugar a una tasa de adopción temprana del programa muy positiva, con buenos índices de fidelidad al modelo, pero solo los equipos a los que se proporcionó supervisión y apoyo regulares continuados (para supervisores y terapeutas) por parte de consultores expertos fueron capaces de mantener los éxitos iniciales.

Papel de los psiquiatras en los equipos multidisciplinarios de psiquiatría pública y comunitaria

Los psiquiatras del sector público rara vez trabajan de manera aislada. Normalmente lo hacen en un equipo integrado por profesionales de diversas disciplinas (p. ej., psicología, trabajo social, enfermería, terapia ocupacional, rehabilitación o asesoramiento sobre adicciones, servicios sociales, especialistas en empleo y vivienda) y trabajadores de atención directa procedentes de especialidades no universitarias (p. ej., gestores de casos o asesores no licenciados, trabajadores comunitarios autóctonos con titulación secundaria, especialistas de apoyo a iguales y defensores de familia), todos los cuales aportan una experiencia y unas capacidades únicas para abordar las variadas necesidades de las personas con enfermedades mentales graves y persistentes. Es el equipo, y no ninguno de sus componentes individuales, quien asume la responsabilidad de la atención continuada a cada paciente a través de los muchos niveles de servicios y, a menudo, durante muchos años. Su éxito se basa en una comunicación eficaz. La comunicación debe centrarse explícitamente en los *objetivos declarados por el cliente* (es decir, el paciente y su familia), así como en las cuestiones logísticas y técnicas del equipo, a fin de maximizar la motivación del cliente para participar activa y productivamente en todos los servicios, y asegurar que estos servicios son colaborativos y se enfocan realmente al paciente.

Los psiquiatras desempeñan tres papeles principales en los equipos multidisciplinarios de rehabilitación psiquiátrica: realizar evaluaciones psiquiátricas, proporcionar tratamiento farmacológico y actuar como directores médicos del equipo (y, en ocasiones, como supervisores administrativos o líderes del equipo).

Evaluación y diagnóstico psiquiátricos. Al igual que con cualquier entorno de práctica, la condición *sine qua non* en el entorno público y comunitario es una evaluación exhaustiva. Esto implica una historia y una exploración completos que conducen al diagnóstico preciso. El objetivo de la evaluación y el diagnóstico es desarrollar la aproximación individualizada al tratamiento y la rehabilitación que resulte más eficaz para cada paciente desde el punto de vista clínico. Las evaluaciones psiquiátricas en los entornos públicos y comunitarios deben incluir una revisión cuidadosa de los recursos y las fortalezas psicosociales del individuo. La necesidad de centrarse en los recursos y fortalezas a menudo se pierde cuando los factores del sistema (p. ej., las regulaciones de elegibilidad para acceder a ventajas o servicios financiados por organismos públicos) ponen de relieve la incapacidad o limitan el acceso del individuo o su familia a los servicios o a las ventajas (p. ej., regulaciones de los servicios sociales que establecen restricciones de tiempo u otro tipo para acceder a determinados tipos de ayudas temporales, como cupones de alimentos o vales para suministros para el hogar o ayuda a la vivienda).

Tratamiento farmacológico. La función más visible del psiquiatra muchas veces es proporcionar tratamiento farmacológico. El reto más

difícil en el entorno de la salud mental en el sector público no es, a menudo, la formulación técnica de un régimen farmacológico eficaz, sino la organización de un plan de atención al paciente que asegure que este sigue de manera fiable la pauta que se le ha prescrito (es decir, el *cumplimiento* o *adherencia* terapéutica del paciente). En una reciente revisión de las intervenciones diseñadas para potenciar el cumplimiento de las pautas con fármacos psicotrópicos por parte de los pacientes con esquizofrenia se observó que la educación era muy a menudo la única estrategia utilizada. Esto es cierto a pesar de la evidencia que muestra que la estrategia óptima incluye abordajes como la resolución de problemas concretos, técnicas motivacionales y una asistencia práctica (p. ej., recordatorios o señales). Aunque el psiquiatra debe abordar las cuestiones técnicas y médicas relacionadas con el diagnóstico y el tratamiento, la farmacoterapia eficaz depende en gran medida de la prestación de asistencia práctica. Este abordaje incluye ayudar a los pacientes a manejar el estrés y los problemas que podrían afectar a la adherencia. Dicha asistencia práctica puede ser directa, como en los encuentros con pacientes, o indirecta, trabajando en estrecha colaboración con profesionales de la salud mental no psiquiátricos y trabajadores de la salud no titulados.

Liderazgo de equipo.

El psiquiatra a menudo desempeña el papel de líder como director médico del programa o proyecto, con las responsabilidades de controlar la seguridad médica y el bienestar de todos los pacientes, así como de instaurar o apoyar el tratamiento y los procedimientos clínicos que contribuyan a la calidad de la atención y a la cohesión del equipo terapéutico. Como líder del equipo o simplemente como miembro de este, el psiquiatra actúa como modelo de comportamiento profesional y empático en relación no solo con los pacientes, sino también con el resto de miembros del grupo terapéutico. El liderazgo formal o informal resulta especialmente importante cuando estudiantes de medicina y residentes en psiquiatría trabajan en un equipo como parte de su experiencia formativa. El psiquiatra del equipo actúa como mentor y modelo en cuanto a los aspectos centrales de la práctica psiquiátrica, y también para demostrar los valores y las capacidades necesarios para la integración de la psiquiatría en el marco de las intervenciones psicosociales multimodales basadas en la comunidad.

Los psiquiatras que trabajan en estos entornos y desean un papel de liderazgo deben ir más allá de recetar fármacos para adquirir más experiencia, que implica contar con el conocimiento, las actitudes y las habilidades relevantes para las guías de práctica contemporáneas para la rehabilitación psiquiátrica. También incluye respetar y apoyar a otros miembros del equipo y ganarse su respeto y apoyo a cambio. Además, el psiquiatra debe hacer frente a una gran cantidad de casos y colaborar con agencias y programas para garantizar la continuidad, coherencia y coordinación de la atención. Si los psiquiatras son capaces de incorporar estas actitudes y habilidades, pueden esperar la reciprocidad de los otros miembros del equipo y la cohesión de este, lo cual repercutirá en beneficio de los pacientes. Las encuestas realizadas a los psiquiatras del sector público indican que los que se adaptan a este enfoque de la rehabilitación y amplían su papel para convertirse en asesores y formadores de pacientes, familiares, estudiantes y profesionales de otras disciplinas de la salud mental se sienten más satisfechos con su trabajo que los que se centran únicamente en el diagnóstico y el tratamiento.

Nuevos paradigmas.

Virtualmente toda la atención sanitaria debería estar integrada y coordinada para lograr una asistencia eficaz, racional y eficiente en relación con los costes que genera. La definición contemporánea de atención sanitaria, más amplia, debe incluir la salud pública. Conectar los modelos de salud pública con el tratamiento de los procesos agudos, el cual, a su vez, se acopla con los modelos de tratamiento, rehabilitación o recuperación de las enfermedades crónicas, representa el continuo de un sistema integrador.

No obstante, este continuo resulta insuficiente sin la existencia de otros cuatro componentes: *1)* la aplicación de nuevas investigaciones para mejorar la asistencia y la aplicación de modelos asistenciales clínicos a la investigación aplicada; *2)* la implicación significativa de los pacientes y sus familias en un paradigma de toma de decisiones compartida; *3)* la integración con sistemas de atención primaria y especializada, y *4)* el desarrollo del sistema clínico como un sistema de apoyo al paciente. La formación de preprofesionales en un modelo de este tipo constituye una aproximación para introducir cambios importantes y duraderos en la atención sanitaria y el modo de hacerla llegar a la población, y se encuentra ya operativa en algunos sistemas.

Nuevos modelos de tratamiento y prestación de servicios

Sistemas de atención organizados.

El objeto de reforma se ha desplazado cada vez más a la consecución de sistemas de prestación coherentes, eficaces y responsables. La idea básica de *sistema sanitario* para niños con trastornos emocionales graves puede describirse de dos modos: en términos de estructuras compartidas entre distintos organismos y en términos de procesos clínicos. Cinco organismos de una comunidad determinada forman un *consorcio potente* que se centra en una población específica de niños (y sus familias), a cuyas necesidades es incapaz de responder de manera adecuada ninguno de estos organismos de manera aislada. Los organismos de este consorcio se comprometen a tratar al niño y a su familia siguiendo un *plan común de asistencia,* así como a encontrar vías para compartir sus recursos para hacerlo de forma adecuada. A menudo, esto requiere que las burocracias centrales estatales se comprometan en paralelo con los distintos organismos que apoyen la iniciativa de los sistemas de atención locales, resuelvan cualquier conflicto legislativo que pueda surgir, y permitan los aspectos innovadores del sistema de prestaciones. La estructura de colaboración entre los distintos organismos permite conseguir los recursos y la flexibilidad necesarios para un trabajo clínico eficaz.

Desde el punto de vista de los *procesos clínicos,* el sistema de atención sanitaria proporciona una completa representación de la práctica clínica tradicional que cubre las necesidades de garantía de calidad médica. Lo que es diferente es que se lleva a cabo en el domicilio y la comunidad, e implica a participantes de distintas disciplinas (bienestar infantil, educación especial y justicia juvenil) en una metodología terapéutica estandarizada. El centro de este sistema de atención sanitaria es el *equipo del niño y su familia,* que está compuesto por el niño y su familia, los clínicos y los representantes de los organismos que participan en el caso, así como diversas personas de apoyo al paciente y su entorno. En este equipo se revisan las cuestiones prácticas del momento (fortalezas, problemas y necesidades), se consideran los aspectos diagnósticos, se articulan los objetivos clínicos y se identifican las estrategias terapéuticas adecuadas. Se especifican los resultados esperados de cada intervención, y el progreso hacia su consecución se revisa de manera sistemática. El sistema de atención requiere un abanico completo de servicios flexibles. Los puntos de inicio *esenciales* son los servicios de diagnóstico clínico, coordinación de la asistencia o control del caso, servicios de intervención en caso de crisis, y un servicio de apoyo esencial flexible, que incluya especialistas de asistencia infantil que puedan asignarse para ayudar al niño y a su familia en cualquier situación. Sistemas de atención especialmente eficaces que se basan en una organización y colaboración comunitarias importantes, en modelos de financiación innovadores, o en ambas cosas simultáneamente, que incorporan y combinan fuentes de financiación para centrarse en la asignación clara de responsabilidad y de los recursos adecuados para la atención de un niño en particular y su familia.

El modelo básico de apoyo comunitario para los adultos se denominó *tratamiento comunitario asertivo.* Este se implementó con equipos multidisciplinarios compuestos por psiquiatras, personal de enfermería, psicólogos, trabajadores sociales, asistentes psiquiátricos y paraprofesionales. Estos equipos asumen el tratamiento de un número asignado de pacientes adultos con enfermedades mentales graves y persistentes, y están disponibles las 24 h al día, los 7 días de la semana.

Tabla 30-1
Intervenciones protocolizadas basadas en la evidencia para la rehabilitación psiquiátrica de adultos

Modalidad	Objetivos y áreas seleccionadas	Resultados de la evaluación de la investigación
Habilidades para la vida social e independiente	Enseña habilidades para tratar los síntomas y prevenir la recaída (enfermedades mentales y adicciones), mejora la comunicación social con profesionales, compañeros y familiares, y elige y participa en actividades que coincidan con las habilidades, limitaciones e intereses de la persona	Las habilidades para la vida social e independiente evaluadas en ensayos clínicos aleatorizados muestran un resultado positivo, con una vida comunitaria más exitosa y disminución de las hospitalizaciones
Tratamiento asertivo comunitario	Proporciona coordinación para la atención continua y el manejo de casos para aumentar la capacidad de vivir de forma independiente en la comunidad y prevenir o manejar crisis psiquiátricas	Los estudios aleatorizados de efectividad en adultos y adolescentes con enfermedad mental grave y persistente y trastornos de adicción concurrentes demuestran un aumento de la estabilidad psiquiátrica, residencial y vocacional
Terapia cognitivo-conductual (TCC)	Enseña habilidades para reconocer y modificar pensamientos y creencias que aumentan o prolongan la angustia, y para fortalecer pensamientos y creencias que son autoafirmantes e interpersonalmente asertivas	Los metaanálisis apoyan la eficacia de la TCC para reducir la gravedad de los trastornos de ansiedad, los trastornos somatomorfos, la bulimia, los problemas de control de la ira y las reacciones de estrés generalizadas, y ofrecen un apoyo modesto para la TCC como tratamiento complementario para los trastornos adictivos y las enfermedades mentales graves
Terapia dialéctico conductual	Enseña habilidades para regular las emociones intensas, tolerar la angustia emocional extrema, lograr efectividad interpersonal y desarrollar atención plena Desarrollado originalmente para adultos con trastorno límite de la personalidad, pero se ha adaptado para su uso en varios trastornos del eje I en los que la desregulación extrema y el control deficiente de los impulsos son problemáticos	Evaluado en ensayos clínicos aleatorizados con pacientes adultos parasuicidas con trastorno límite de la personalidad, lo que redujo las crisis conductuales y psiquiátricas en mayor medida que el tratamiento con psiquiatras expertos Los ensayos clínicos aleatorizados y los estudios observacionales muestran resultados psicosociales positivos en adultos con enfermedades mentales graves y persistentes, con adicciones crónicas y en adolescentes que tienen tendencias suicidas o se autolesionan, incluidos aquellos con abuso de sustancias o trastornos de estrés postraumático (TEPT)
Terapia de aceptación y compromiso	Enseña habilidades para identificar y manejar (en lugar de evitar y sentirse controlado por) síntomas de psicosis, afectivos, de ansiedad, de la alimentación, el estrés traumático y los trastornos adictivos. Aceptación de los síntomas facilitada por la explicación de que los síntomas psicóticos son versiones extremas de la percepción normal y los fenómenos cognitivos (experiencias privadas)	Los ensayos clínicos aleatorizados muestran evidencia de una mayor conciencia, pero una reducción de la angustia y el deterioro debido a los síntomas psiquiátricos por varios trastornos psiquiátricos en entornos ambulatorios y hospitalarios
Terapia de prevención de recaídas	Enseña habilidades para identificar las señales de advertencia de la posible o actual reanudación del consumo de sustancias o síntomas psiquiátricos Utiliza habilidades cognitivo-conductuales para modificar proactivamente patrones de pensamiento y conducta que probablemente conduzcan a una recaída total	Los ensayos clínicos aleatorizados muestran eficacia para retrasar, reducir la gravedad y prevenir la recaída del consumo de sustancias en adultos con adicciones crónicas y trastornos psiquiátricos concurrentes o comórbidos
Psicoterapia interpersonal	Enseña habilidades para interactuar y comunicarse de manera efectiva en relaciones cercanas, con un abordaje particular en la superación de cuatro problemas interpersonales fundamentales: duelo no resuelto, conflicto de roles (p. ej., insatisfacción con la paternidad), transición de roles (p. ej., separación matrimonial) y deficiencias interpersonales (p. ej., aislamiento y manejo de la ira)	Los ensayos clínicos aleatorizados muestran evidencia de reducción de la gravedad y el riesgo de recaída de depresión moderada a grave, TEPT, trastornos de ansiedad y trastornos de la alimentación
Terapia conductual	Favorece eventos de refuerzo sistemático para promover la conducta adaptativa y eliminar la conducta desadaptativa	Los ensayos de efectividad aleatorizados muestran evidencia de reducción del consumo de alcohol, drogas y otras conductas adictivas
Terapia de refuerzo motivacional	Enseña habilidades para reconocer y alinear las elecciones y la conducta con las motivaciones personales	Los ensayos de efectividad aleatorizados muestran evidencia de reducción del consumo de alcohol, drogas y otras conductas adictivas
TCC enfocada en el trauma para TEPT	Enseña habilidades para recordar con seguridad en lugar de evitar recuerdos perturbadores de los episodios traumáticos y para reconocer y controlar los síntomas del TEPT, como recuerdos intrusivos o *flashbacks*, entumecimiento emocional, disociación y angustia (p. ej., culpa, dolor) y problemas con el sueño o la ira, o problemas de concentración debido a hiperactivación o hipervigilancia	Los ensayos clínicos aleatorizados de siete abordajes con adultos (terapia de exposición prolongada, terapia de procesamiento cognitivo, desensibilización y reprocesamiento del movimiento ocular, terapia de exposición narrativa, búsqueda de seguridad, entrenamiento de habilidades para la regulación afectiva/interpersonal con exposición prolongada modificada y terapia de trauma centrada en las emociones) muestran evidencia de seguridad y eficacia para los adultos con TEPT grave, trastornos adictivos concurrentes, problemas de ira, disociación, dolor y culpa, incluido un estudio con adultos con enfermedades mentales crónicas
Autorregulación con TCC enfocada para el TEPT	Enseña habilidades de regulación de las emociones para reconocer y modular los síntomas del estrés traumático sin necesidad de reelaborar los recuerdos traumáticos	Los ensayos aleatorizados de efectividad de tres abordajes con adultos (regulación del afecto del trauma: guía para la educación y terapia, terapia centrada en el paciente y entrenamiento de habilidades para la regulación afectiva e interpersonal) muestran evidencia de seguridad y eficacia para adultos con TEPT severo, trastornos adictivos concurrentes, problemas de ira, disociación, dolor y culpa, incluso en personas con enfermedades mentales graves concomitantes y mujeres encarceladas

El equipo ayuda al paciente a encontrar un alojamiento, gestionar su dinero, organizar las rutinas de su hogar, entablar contactos sociales y encontrar trabajo, y le ayudan a adaptarse a su entorno laboral. Simultáneamente, se administra el tratamiento farmacológico necesario y se proporciona ayuda al paciente para facilitar su adaptación individual a la vida en la comunidad. El corazón del programa está constituido por el proceso clínico básico desarrollado y mantenido a partir de un plan de tratamiento individualizado, que es constantemente readaptado a las necesidades cambiantes de cada cliente. En Estados Unidos, el modelo del tratamiento comunitario asertivo ha experimentado diversas modificaciones para su aplicación en los distintos estados; así, se han desarrollado modelos de financiación innovadores a partir de las tasas de

Tabla 30-2
Intervenciones protocolizadas basadas en la evidencia para la rehabilitación psiquiátrica de niños

Modalidad	Objetivos y áreas seleccionadas	Resultados de la evaluación
Entrenamiento en habilidades para la resolución de problemas	Enseña habilidades a los niños y apoya a los padres para ayudar a los niños con el autocontrol, el establecimiento de metas prosociales, el desarrollo de entornos positivos para los compañeros, el establecimiento de límites con los amigos y el desarrollo de habilidades de comunicación y resolución de problemas	Los ensayos clínicos aleatorizados muestran evidencia de una mejora en las habilidades interpersonales y de resolución de problemas, y reducciones modestas en el comportamiento de oposición y falta de atención
Terapia cognitivo-conductual	Enseña habilidades para reconocer y modificar pensamientos y creencias que aumentan o prolongan la angustia, y para fortalecer pensamientos y creencias autoafirmantes e interpersonalmente prosociales y asertivas	Los metaanálisis demuestran la eficacia para reducir la ansiedad y los síntomas depresivos de los niños
Formación del comportamiento de los padres/gestión del aula para maestros	La formación para los padres se enfoca en estrategias en el aula para ayudar a los maestros y padres a manejar la conducta problemática del niño y promover la competencia social, emocional y académica	Los estudios aleatorizados de efectividad con dos abordajes (Incredible Years; Oregon PMT) demuestran disminución de la conducta antisocial, oposicionista e impulsiva, que se extiende hasta la adolescencia para niños con problemas antisociales tempranos graves
Terapia breve estratégica familiar (TBEF)	Intervención a corto plazo centrada en el problema con énfasis en la modificación de patrones de interacciones inadaptativas. Se enfoca en formas de ayudar a las familias a interactuar de manera más efectiva	En un ensayo clínico aleatorizado con familias de barrios marginales cuyos hijos tenían una variedad de problemas de conducta y participación en la justicia de menores en diversos grados, la TBEF fue superior a los servicios habituales de atención comunitaria
Terapia familiar funcional (TFF)	Enseña habilidades para la resolución de problemas y el manejo de la conducta y participan en ella padres e hijos juntos	Los estudios aleatorizados y cuasi experimentales muestran una reducción de la reincidencia de los jóvenes que reciben TFF
Terapia familiar multidimensional (TFMD)	Identifica patrones de interacción familiar y los reestructura para aumentar la confianza, la cooperación y el apoyo emocional entre todos los miembros de la familia; la TFMD ha pasado de ser una intervención principalmente clínica a la prestación de servicios en el hogar y la comunidad para mejorar la participación de los jóvenes y la inmediatez de los servicios; la TFMD está desarrollando una variante para jóvenes traumatizados que incorpora la regulación del afecto por trauma: guía para la educación y la terapia (TARGET)	Los ensayos clínicos aleatorizados de TFMD en una variedad de subpoblaciones etnoculturales y socioeconómicas han demostrado que se asocia con una reducción del abuso de sustancias y problemas legales en los jóvenes y un mejor funcionamiento familiar y participación escolar
Terapia multisistémica (TMS)	Implica hasta 6 meses de contacto individualizado basado en la comunidad por parte de un terapeuta titulado o doctorado, con el apoyo de un equipo de apoyo las 24 h; la TMS se dirige a todos los entornos relevantes al capacitar a los padres con las habilidades y los recursos necesarios para prevenir y gestionar las crisis de forma independiente y mantener las reglas familiares; se están desarrollando variantes de la TMS para jóvenes delincuentes sexuales, jóvenes en crisis psiquiátricas y jóvenes que han sufrido maltrato infantil	En ensayos clínicos aleatorizados se ha demostrado que la TMS reduce la reincidencia de delincuentes juveniles y la gravedad del delito, los síntomas psiquiátricos, alojamientos en hogares temporales y el consumo de drogas a la vez que mejora el funcionamiento familiar y la asistencia a la escuela; los estudios de difusión a gran escala en Estados Unidos, Canadá y Escandinavia muestran que la TMS es superior a los servicios habituales en algunos, pero no en todos, los resultados psicosociales
Servicios psiquiátricos intensivos en el hogar para niños y adolescentes	Ofrece asistencia en el hogar para familias que tienen hijos con trastornos emocionales graves utilizando un equipo clínico formado por médicos y asesores supervisados por un psiquiatra de niños y adolescentes	Un ensayo de efectividad aleatorizado y estudios observacionales con un sistema de agencias comunitarias que tratan a niños con discapacidad psiquiátrica y socioeconómicamente desfavorecidos demuestran disminución de la morbilidad psiquiátrica
Terapias de regulación del afecto en función del trauma para el trastorno de estrés postraumático (TEPT)	Las terapias diádicas para niños pequeños y sus cuidadores principales, y las terapias grupales e individuales para adolescentes, enseñan a los niños y a los cuidadores habilidades para la regulación del afecto con el fin de reducir los problemas emocionales y conductuales relacionados con el TEPT	Los ensayos controlados aleatorizados con niños pequeños (psicoterapia hijo-padre, terapia de interacción padre-hijo) y jóvenes traumatizados (regulación del efecto del trauma: guía para la educación y terapia; terapia de trauma y componentes del duelo para adolescentes) demuestran mejoras en las relaciones entre padres e hijos y el funcionamiento emocional, conductual e interpersonal de los niños y jóvenes
Tratamiento multidimensional en el cuidado tutelar	Proporciona formación y apoyo continuo, educación para padres, terapia familiar y tutoría para jóvenes para permitir que los padres con tutela temporal mantengan un entorno terapéutico estructurado para enseñar habilidades a los niños, establecer límites y modelar estrategias de comunicación y resolución de problemas	Tres ensayos controlados aleatorizados mostraron que redujo la rehospitalización psiquiátrica, los arrestos y encarcelamiento, las fugas y el consumo de drogas de los adolescentes, a la vez que mejoraba los resultados vocacionales y educativos
Intervención cognitivo-conductual para el trauma en las escuelas	Proporciona grupos de 10 sesiones de salud mental o asesoramiento en entornos escolares para preadolescentes o adolescentes con TEPT debido a la violencia familiar o comunitaria; incluye educación sobre el estrés traumático, habilidades para el manejo de la ansiedad y desensibilización de los recuerdos del trauma	Dos ensayos controlados aleatorizados con niños de zonas urbanas (uno con jóvenes de habla hispana) mostraron que este tratamiento se asociaba con reducciones en el TEPT y depresión, pero no con problemas emocionales o conductuales informados por el maestro
Terapia cognitivo-conductual enfocada en el trauma	Orienta a los niños traumatizados y a sus padres a reconocer y manejar los síntomas del TEPT y a desensibilizar los recuerdos del trauma	Los ensayos controlados aleatorizados con niños abusados sexual y físicamente y niños que experimentaron pérdidas traumáticas, desastres o violencia mostraron reducciones en el TEPT y depresión y mejoras en el funcionamiento social, pero ninguna mejora en el comportamiento disruptivo o de oposición

casos y de fondos, lo que facilita la implementación y el mantenimiento de los sistemas tradicionales de pago por servicio.

En términos de política de contención de gastos, los equipos de tratamiento asertivo comunitario son *modelos de tratamiento de enferme-* *dad* e incapacidad que asignan la responsabilidad de cada caso a sistemas de prestación que no pueden asumir riesgos en la gestión del apoyo comunitario de personas con trastornos incapacitantes. La National Alliance on Mental Illness de Estados Unidos ha desarrollado modelos y protocolos de programas que conforman el programa para el tratamiento comunitario asertivo *(Program for Assertive Community Treatment)* con el fin de animar a los organismos públicos a contratar servicios de este tipo.

Modelos terapéuticos eficaces. En los apartados anteriores se han subrayado los diversos modelos de tratamiento introducidos desde la década de 1980 en un esfuerzo por establecer una base de evidencias de la eficacia de intervenciones y aproximaciones terapéuticas específicas. La atención a los modelos de tratamiento *basados en la evidencia* ha sido una respuesta a la demanda de resultados responsables y de calidad de los servicios de atención sanitaria en general por parte de los consumidores y los encargados de elaborar las políticas, además de constituir un esfuerzo para sobrellevar las dificultades de evaluar los modelos de prestación de servicios o los sistemas de atención sanitaria.

El desarrollo de unos servicios basados en la evidencia es necesario para estudiar por separado los componentes del sistema de prestación de servicios, a fin de determinar la eficacia relativa de intervenciones concretas, utilizando para ello las herramientas y métodos de evaluación disponibles. Finalmente, existen motivos para abordar cuestiones relativas a políticas más amplias acerca del valor de una prestación de servicios coherente y racionalmente organizada para mitigar los efectos de la incapacidad mental en el desarrollo del niño y posibilitar el proceso de recuperación de los adultos con enfermedades mentales graves y persistentes.

En la tabla 30-1 se resumen algunos de los tratamientos basados en la evidencia que se utilizan en la rehabilitación psiquiátrica de adultos, y en la tabla 30-2 el tratamiento para niños.

Modelo de tratamiento de enfermedades crónicas: psiquiatría en atención primaria. Por último, el tratamiento de las personas con problemas de salud mental de larga duración se encuentra incluido en el desarrollo innovador de la provisión de atención primaria a las personas con enfermedades crónicas (http://www.improvingchroniccare.org). La Health Resources Services Administration (HRSA), organismo federal de Estados Unidos responsable de los centros comunitarios de salud o Federally Qualified Health Centers, ha adoptado el modelo de atención sanitaria para las enfermedades crónicas en un esfuerzo de asistencia técnica y formativa para los centros comunitarios de salud. El modelo surge de la preocupación actual por la calidad del tratamiento y la responsabilidad de los sistemas de prestación de servicios sanitarios de obtener resultados eficaces. La depresión es una de las cuatro enfermedades crónicas que la HRSA ha seleccionado para sus colaboraciones formativas.

El modelo empieza con la suposición de que el sistema de atención sanitaria forma parte de un contexto comunitario y debe mostrarse receptivo en sus interacciones con la comunidad. En la puesta en marcha de este modelo en el sistema de asistencia sanitaria son esenciales cuatro áreas de atención: el apoyo al autocuidado, el diseño del sistema de asistencia, el apoyo a la toma de decisiones y el sistema de seguimiento clínico. El *apoyo al autocuidado* otorga a los pacientes un papel central en la determinación de su tratamiento, lo que promueve un sentido de responsabilidad sobre su propia salud. Los pacientes colaboran con el equipo de atención primaria para fijar objetivos, crear planes de tratamiento y resolver los problemas que van surgiendo en el proceso. El *diseño del sistema de asistencia* precisa una reorganización del funcionamiento del sistema sanitario, de manera que la información actualizada de un paciente concreto se encuentre centralizada, la responsabilidad del seguimiento sea asignada como parte de un procedimiento estándar, etc. El *apoyo a la toma de decisiones* requiere que las decisiones acerca del tratamiento se basen en guías clínicas probadas y respaldadas por al menos un estudio sobre el tema. Las guías se comentan con los pacientes y los profesionales sanitarios, y los miembros del equipo de tratamiento reciben formación continuada sobre los últimos métodos probados. Por último, los *sistemas de seguimiento clínico* llevan el control de cada paciente, pero también de las poblaciones de pacientes con problemas similares. Estos sistemas deben ser prácticos y operativos, y capaces de comprobar el tratamiento de un individuo en cualquier momento a fin de confirmar que se adapte a las recomendaciones. La integración real de la atención psiquiátrica en la atención primaria es una innovación importante que debería proporcionar a los pacientes con trastornos psiquiátricos una mejor asistencia sanitaria física, además de eliminar la separación impuesta por la derivación de los individuos con problemas psiquiátricos a centros comunitarios de salud mental.

EL PAPEL DE LA PSIQUIATRÍA PÚBLICA Y COMUNITARIA EN LA ASISTENCIA SANITARIA DEL SIGLO XXI

La psiquiatría pública emergió históricamente como un intento de proporcionar atención a las personas con trastornos mentales graves que no disponían de recursos que les evitaran el estigma ni les proporcionaran la aprobación que protegía a los «excéntricos» y «ovejas negras» que habían tenido la fortuna de nacer en los estratos más favorecidos de la sociedad. La psiquiatría comunitaria evolucionó como respuesta a la preocupación acerca de que la atención psiquiátrica pública no fuera, de hecho, una forma de marginalización y opresión, o incluso un acto de exilio y reclusión inhumano, al que se veían sometidas las personas económicamente desfavorecidas que sufrían una enfermedad mental. Las grandes ideas de la psiquiatría pública y comunitaria se pierden a menudo entre la competición por los escasos recursos. El espíritu y las capacidades de apoyo a los pacientes que dio lugar al desarrollo de la psiquiatría pública y comunitaria y que continúa caracterizando sus mejores prácticas, así como la dedicación para proporcionar servicios probadamente eficaces a las personas que más los necesitan pero menos pueden acceder a ellos, no han sido nunca más necesarios que ahora por todo el ámbito de la salud mental.

Bibliografía

Abualenain J, Frohna WJ, Shesser R, Ding R, Smith M, Pines JM. Emergency department physician-level and hospital-level variation in admission rates. *Ann Emerg Med*. 2013;61(6):638–643.

Agrawal S, Edwards M. Personal Accounts: Upside down: The consumer as advisor to a psychiatrist. *Psychiatr Serv*. 2013;64(4):301–302.

Andrade LH, Alonso J, Mneimneh Z, Wells JE, Al-Hamzawi A, Borges G, Bromet E, Bruffaerts R, de Girolamo G, de Graaf R, Florescu S, Gureje O, Hinkov HR, Hu C, Huang Y, Hwang I, Jin R, Karam EG, Kovess-Masfety V, Levinson D, Matschinger H, O'Neill S, Posada-Villa J, Sagar R, Sampson NA, Sasu C, Stein DJ, Takeshima T, Viana MC, Xavier M, Kessler RC. Barriers to mental health treatment: Results from the WHO World Mental Health surveys. *Psychol Med*. 2014;44(6):1303–1317.

Applebaum PS. Public safety, mental disorders, and guns. *JAMA Psychiatry*. 2013;70(6): 565–566.

Conrad EJ, Lavigne KM. Psychiatry consultation during disaster preparedness: Hurricane Gustav. *South Med J*. 2013;106(1):99–101.

Coors ME. Genetic research on addiction: Ethics, the law, and public health. *Am J Psychiatry*. 2013;170(10):1215–1216.

Elbogen EB, Wagner HR, Johnson SC, Kinneer P, Kang H, Vasterling JJ, Timko C, Beckham JC. Are Iraq and Afghanistan veterans using mental health services? New data from a national random-sample survey. *Psychiatr Serv*. 2013;64(2):134–141.

Evans-Lacko S, Henderson C, Thornicroft G. Public knowledge, attitudes and behaviour regarding people with mental illness in England 2009–2012. *Br J Psychiatry Suppl*. 2013;55:s51–s57.

Holzinger A, Matschinger H, Angermeyer MC. What to do about depression? Help-seeking and treatment recommendations of the public. *Epidemiol Psychiatr Sci*. 2011;20(2):163–169.

Huey LY, Ford JD, Cole RF, Morris JA. Public and community psychiatry. In: Sadock BJ, Sadock VA, Ruiz P, eds. *Kaplan & Sadock's Comprehensive Textbook of Psychiatry*. 9th ed. Vol. 2. Philadelphia, PA: Lippincott Williams & Wilkins; 2009:4259.

Kornblith LZ, Kutcher ME, Evans AE, Redick BJ, Privette A, Schecter WP, Cohen MJ. The "found down" patient: A diagnostic dilemma. *J Trauma Acute Care Surg*. 2013;74(6):1548–1552.

LeMelle S, Arbuckle MR, Ranz JM. Integrating systems-based practice, community psychiatry, and recovery into residency training. *Acad Psychiatry*. 2013;37(1): 35–37.

Malmin M. Warrior culture, spirituality, and prayer. *J Relig Health*. 2013;52(3):740–758.

Pandya A. A review and retrospective analysis of mental health services provided after the September 11 attacks. *Can J Psychiatry*. 2013;58(3):128–134.

31

Aspectos generales y culturales en psiquiatría

Los trastornos mentales son sumamente frecuentes en todos los países y representan una de las principales fuentes de discapacidad y carga social en todo el mundo. Hay tratamientos para todos estos trastornos y se ha constatado su eficacia tanto en los países en vías de desarrollo como en los desarrollados. No obstante, los trastornos mentales son infratratados en todo el mundo, sobre todo en los países de renta baja. Son varios los países que carecen de políticas sobre salud mental, especialmente los de renta baja. Los recursos dedicados a los cuidados en salud mental son escasos y se distribuyen de manera desigual. La psiquiatría mundial centra la atención en estas y otras cuestiones, como la estigmatización asociada a los trastornos mentales, la relación entre las enfermedades mentales y las físicas, y la ética de la asistencia sanitaria psiquiátrica.

PREVALENCIA Y CARGA DE LOS TRASTORNOS MENTALES EN EL MUNDO

La Organización Mundial de la Salud (OMS) calcula que más del 25% de los individuos de todo el mundo presenta uno o más trastornos mentales a lo largo de su vida. Entre las personas atendidas por profesionales sanitarios de atención primaria, más del 20% muestran uno o más trastornos mentales. En un estudio llevado a cabo por la OMS en 14 localizaciones de África, Asia, América y Europa, la prevalencia media de cualquier trastorno mental era del 24%, sin diferencias sistemáticas entre los países con una renta baja o alta. Los diagnósticos más frecuentes fueron los de depresión (promedio, 10,4%) y el trastorno de ansiedad generalizada (promedio, 7,9%). En mujeres, la tasa de depresión era 1,89 veces superior que en hombres, pero la de trastornos relacionados con el consumo de alcohol era más alta en hombres, de modo que no había diferencias de género en la proporción de personas que presentaban como mínimo un trastorno mental. Tanto la mala salud física como un nivel educativo inferior se asociaban de manera significativa con un diagnóstico de trastorno mental.

Para cuantificar la carga de las diversas enfermedades y lesiones, la OMS, junto con la Harvard School of Public Health y el Banco Mundial, introdujeron la expresión «año de vida ajustado por discapacidad» (DALY, *disability-adjusted life year*). El índice DALY para una enfermedad o lesión determinadas es la suma de los años de vida perdidos debido a la muerte prematura más los perdidos debido a una discapacidad por casos nuevos de enfermedad o lesión en la población general. En los cálculos originales para el año 1990, los trastornos mentales y neurológicos dieron cuenta del 10,5% de los DALY perdidos debido a todas las enfermedades y lesiones. El cálculo para el año 2000 fue del 12,3%, con dos trastornos mentales (depresión y trastornos por consumo de alcohol) y el suicidio clasificados en las 20 primeras causas de DALY para todas las edades.

En los cálculos del año 2005, los trastornos mentales y neurológicos dieron cuenta del 13,5% de todos los DALY del mundo, y es el principal factor contribuyente a la carga entre las enfermedades no contagiosas (tabla 31-1).

En la tabla 31-2 se resume la carga de morbilidad mundial de los trastornos mentales y por consumo de sustancias en distintos momentos de las últimas décadas.

Para 2030, los trastornos mentales y neurológicos darán cuenta del 14,4% de todos los DALY del mundo y del 25,4% de los debidos a enfermedades no contagiosas. La depresión se clasificará en el segundo puesto en el porcentaje de DALY totales en ese año (5,7%), después del VIH/SIDA y antes de la cardiopatía isquémica (tabla 31-3). Será el primer trastorno en los países de renta alta (9,8%); el segundo en los de renta media (6,7%), y el tercero en los de renta baja (4,7%).

La OMS calcula que en una de cada cuatro familias de todo el mundo hay por lo menos un miembro con un trastorno mental. Se ha observado que la carga objetiva y subjetiva relacionada con el cuidado de personas con trastornos mentales graves (en términos de perturbación de las relaciones familiares; limitaciones sociales, de ocio y de actividades laborales; dificultades económicas; efecto negativo sobre la salud física; sentimientos de pérdida, depresión y desconcierto o incomodidad en situaciones sociales, y el estrés de afrontar conductas disruptivas) es considerable y significativamente mayor que la relacionada con cuidar de personas con una enfermedad física prolongada, como la diabetes o las enfermedades cardíacas, renales o pulmonares. Se han constatado diferencias transculturales en algunas dimensiones de la carga familiar.

El suicidio se halla entre las 10 primeras causas de mortalidad a cualquier edad en la mayor parte de los países de los que se dispone de información. En algunos países (p. ej., China) constituye la primera causa de defunción en personas de entre 15 y 34 años.

Según cálculos de la OMS, aproximadamente 849000 personas se suicidaron en todo el mundo en 2001. Aquel año, la mortalidad por suicidio superó el número de muertos por violencia (500000) y guerra (230000). En 2020, aproximadamente 1,53 millones de personas morirán por suicidio en todo el mundo según las tendencias actuales, y entre 10 y 20 veces más personas llevarán a cabo una tentativa. Los índices de suicidio comunicados varían considerablemente en los distintos países; por ejemplo, se han constatado índices anuales de suicidio de 48 a 79,3/100000 habitantes en muchos países de Europa oriental y central y se han observado índices inferiores a 4/100000 habitantes en países islámicos y de América Latina. Más del 85% de los suicidios tienen lugar en países con renta media-baja. Sin embargo, es posible que esta cifra sea incluso mayor, dada la poca fiabilidad de los datos estadísticos oficiales en estos países: por ejemplo, cuando los epidemiólogos usaron la autopsia verbal en el sur de la India, la tasa observada de suicidio era 10 veces superior a los cálculos nacionales oficiales. En la región de Asia y el Pacífico, se calcula que se producen 300000 casos de suicidio cada año por envenenamiento con pesticidas.

Los índices de suicidio son más altos en hombres que en mujeres (3,2 a 1 en 1950, 3,6 a 1 en 1995, y una estimación de 3,9 a 1 en 2020). China es el único país donde la tasa de suicidio en mujeres es uniformemente más alta que en hombres, sobre todo en las zonas rurales. A lo largo de las últimas décadas, se ha constatado que la tasa de suicidio es estable en todo el mundo, pero se ha observado una tendencia cre-

Tabla 31-1
Calificaciones de la escala global de discapacidad de Sheehan para trastornos mentales y físicos crónicos frecuentes en países desarrollados y en desarrollo de la WMH

	Proporción clasificada como severamente discapacitada			
	Desarrollados		En desarrollo	
	%	(SE)	%	(SE)
I. Trastornos físicos				
Artritis	23,3	(1,5)	22,8	(3,0)
Asma	8,2	(1,4)	26,9	(5,4)
Dorso/cuello	34,6	(1,5)	22,7	(1,8)
Cancer	16,6	(3,2)	23,9	(10,3)
Dolor crónico	40,9	(3,6)	24,8	(3,8)
Diabetes	13,6	(3,4)	23,7	(6,1)
Cefaleas	42,1	(1,9)	28,1	(2,1)
Cardiopatías	26,5	(3,9)	27,8	(5,2)
Presión sanguínea elevada	5,3	(0,9)	23,8	(2,6)
Úlceras	15,3	(3,9)	18,3	(3,6)
II. Trastornos mentales				
TDAH	37,6	(3,6)	24,3	(7,4)
Bipolar	68,3	(2,6)	52,1	(4,9)
Depresión	65,8	(1,6)	52,0	(1,8)
TAG	56,3	(1,9)	42,0	(4,2)
TEI	36,3	(2,8)	27,8	(3,6)
TDO	34,2	(6,0)	41,3	(10,3)
Trastorno de pánico	48,4	(2,6)	38,8	(4,7)
TEPT	54,8	(2,8)	41,2	(7,3)
Fobia social	35,1	(1,4)	41,4	(3,6)
Fobia específica	18,6	(1,1)	16,2	(1,6)

ciente entre los hombres jóvenes de 15 a 19 años. En un análisis sistemático de 15 629 casos de la población general mundial se calculó que el 98 % de los individuos que se suicidaban sufrían un trastorno mental diagnosticable: los trastornos del estado de ánimo daban cuenta del 35,8 % de los casos; los relacionados con el consumo de sustancias explicaban el 22,4 %; los de la personalidad, el 11,6 %, y la esquizofrenia, el 10,6 %.

BRECHA TERAPÉUTICA Y PREVISIÓN DE LA EFICACIA TERAPÉUTICA EN LA POBLACIÓN MUNDIAL

La eficacia de los tratamientos farmacológicos y psicológicos para los trastornos del estado de ánimo, de ansiedad, psicóticos y relacionados con el consumo de sustancias se ha demostrado de manera convincente en los ensayos clínicos llevados a cabo en países con renta media-baja, así como en aquellos con renta alta. No obstante, la brecha terapéutica es considerable para todos los trastornos mentales en el mundo, en particular en los países con renta baja.

Según estudios mundiales sobre salud mental, no buscar tratamiento o hacerlo demasiado tarde es, en general, más habitual en países con renta baja, en las cohortes de mayor edad, entre los hombres, y en los casos de inicio a una edad más temprana. El contacto terapéutico anterior por parte de las personas con trastornos del estado de ánimo podría deberse, en parte, a que estos trastornos se han seleccionado para campañas educativas y programas de mejora de la calidad de la atención primaria en varios países.

RECURSOS PARA LA ASISTENCIA SANITARIA PSIQUIÁTRICA MUNDIAL

De acuerdo con el *Atlas de salud mental de 2005,* solo el 62,1 % de los países del mundo, que suponen el 68,3 % de la población mundial, cuentan con políticas de salud mental (es decir, un documento del gobierno o el Ministerio de Sanidad que especifique los objetivos para mejorar la situación de la salud mental del país, las prioridades entre estos objetivos y los rumbos principales para alcanzarlos). Tienen políticas en salud mental el 58,8 % de los países de renta baja y el 70,5 % de los de renta alta. En África, solo el 50 % de los países tienen una política en salud mental. En Asia sudoriental, solo cerca de la mitad de los países tienen políticas en salud mental y aproximadamente una cuarta parte de la población no está cubierta por ellas (tabla 31-4).

Solo cuentan con centros de atención a la población el 68,1 % de los países (el 51,7 % de los países de renta baja y el 93 % de los de renta alta). El 60,9 % de los países proporcionan centros terapéuticos para los trastornos mentales graves en atención primaria (el 55,2 % de los países de renta baja y el 79,5 % de los de renta alta). Aproximadamente una cuarta parte de los países de renta baja no proporcionan ni siquiera fármacos antidepresivos básicos en atención primaria. En muchos otros, el suministro no cubre todas las regiones del país o es muy irregular. Puesto que a menudo no se dispone de fármacos en los centros sanitarios, los pacientes y las familias se ven obligados a costearlos por su cuenta.

Mientras que el 61,5 % de los países europeos destinan más del 5 % del presupuesto sanitario a la atención psiquiátrica, el 70 % de los países de África y el 50 % de los de Asia sudoriental destinan menos del 1 %. El pago a cargo del paciente es el modo más importante de financiación de la atención psiquiátrica en el 38,6 % de los países de África y el 30 % de los de Asia sudoriental, pero no en los europeos (tabla 31-5). Todos los países con pago a cargo del paciente como modo dominante de financiación de la atención psiquiátrica pertenecen a categorías de renta baja o media-baja, pero casi todos los países en los que la forma de financiación dominante es la seguridad social pertenecen a categorías de renta alta o media-alta.

El número medio de psiquiatras para una población de 100 000 habitantes va de 0,04 en África y 0,2 en Asia sudoriental a 9,8 en Europa (tabla 31-6). Esta cifra es de 0,1 en los países de renta baja, en comparación con 9,2 en los de renta alta. Dos terceras partes de los países de renta baja tienen menos de un psiquiatra por cada 100 000 personas. El Chad, Eritrea y Liberia (con poblaciones de 9, 4,2 y 3,5 millones, respectivamente) cuentan con un único psiquiatra por cada 100 000 personas. Afganistán, Ruanda y Togo (con poblaciones de 25, 8,5 y 5 millones, respectivamente) cuentan con tan solo 2 psiquiatras por cada 100 000 personas. La migración a gran escala de los psiquiatras de los países de renta baja y media a países de renta alta, como parte del panorama aun mayor de migración de los profesionales sanitarios en general, se ha documentado de manera sistemática. India y algunos países del África subsahariana son los que contribuyen de forma más importante al total de trabajadores en salud mental del Reino Unido, aunque en este país se dispone de 110 psiquiatras para cada millón de personas.

En India hay solo 2 psiquiatras para cada millón de habitantes, y en África subsahariana menos de 1 por millón de habitantes. El número medio de psicólogos que trabajan en el ámbito de la asistencia sanitaria psiquiátrica por cada 100 000 habitantes va de 0,03 en Asia sudoriental y 0,05 en África a 3,1 en Europa. Aproximadamente el 69 % de los países

Tabla 31-2
Carga global de la enfermedad: trastornos mentales y por consumo de sustancias

Trastornos mentales	Trastornos por consumo de sustancias	Antes de 1998	1998-2005	2006-2013	Total
Todas las causas		100,0%	100,0%	100,0%	100,0%
Trastornos mentales y por consumo de sustancias		37,8%	58,5%	35,6%	67,6%
	Esquizofrenia	17,0%	9,0%	3,7%	19,1%
	Trastornos por consumo de alcohol	19,7%	28,7%	14,9%	31,4%
	Trastornos por consumo de drogas	20,7%	47,3%	26,1%	51,6%
	Trastornos por consumo de opioides	12,8%	17,6%	2,7%	19,7%
	Trastornos por consumo de cocaína	6,9%	31,9%	5,9%	34,6%
	Trastornos por consumo de anfetaminas	6,4%	23,9%	8,0%	27,7%
	Trastornos por consumo de cannabis	16,0%	42,0%	20,7%	46,8%
	Otros trastornos por consumo de drogas	—	—	—	—
Trastornos depresivos		19,7%	23,9%	11,2%	33,0%
	Trastorno depresivo mayor	19,7%	23,9%	11,2%	33,0%
	Distimia	9,0%	13,8%	5,3%	18,6%
Trastorno bipolar		8,5%	16,0%	3,7%	18,6%
Trastornos de ansiedad		12,8%	21,8%	5,3%	26,1%
Trastornos alimentarios		10,6%	12,2%	4,3%	14,9%
	Anorexia nerviosa	10,1%	12,2%	4,3%	14,4%
	Bulimia nerviosa	8,5%	11,7%	3,2%	14,9%
Trastornos del espectro autista		5,3%	5,9%	3,7%	9,6%
	Autismo	5,3%	5,3%	3,7%	9,6%
	Síndrome de Asperger	1,6%	4,8%	1,6%	5,3%
Trastorno por déficit de atención/ hiperactividad		10,6%	10,1%	4,8%	19,1%
Trastorno de conducta		5,9%	6,4%	1,6%	11,2%
Discapacidad intelectual idiopática		6,4%	3,2%	1,1%	7,4%
Otros trastornos mentales y por uso de sustancias		0,5%	0,5%	0,0%	1,1%

Tabla 31-3
Causas principales de la pérdida de años de vida ajustados por discapacidad (DALY) en el mundo en 2030

Enfermedad o lesión	%
1. VIH/SIDA	12,1
2. Trastornos depresivos unipolares	5,7
3. Cardiopatía isquémica	4,7
4. Accidentes de tráfico en carretera	4,2
5. Enfermedades perinatales	4,0
6. Accidente cerebrovascular	3,9
7. Enfermedad pulmonar obstructiva crónica	3,1
8. Infecciones respiratorias de vías bajas	3,0
9. Hipoacusia de inicio en la edad adulta	2,5
10. Cataratas	2,5

De Mathers CD, Loncar D. Projections of global mortality and burden of disease from 2002 to 2030. *PLoS Med* 2006;3(11):e442.

Tabla 31-4
Presencia de políticas en salud mental en las regiones de la OMS

Región de la OMS	Países (%)	Población con cobertura (%)
África	50,0	69,4
América	72,7	64,2
Mediterráneo oriental	72,7	93,8
Europa	70,6	89,1
Asia sudoriental	54,5	23,6
Pacífico occidental	48,1	93,8

De *World Health Organization: Mental Health Atlas 2005*. Geneva: World Health Organization; 2005.

Tabla 31-5
Financiación de la atención psiquiátrica a cargo del paciente en las regiones de la OMS

Región de la OMS	Países (%)
África	38,6
América	12,9
Mediterráneo oriental	15,8
Europa	0
Asia sudoriental	30,0
Pacífico occidental	18,5

De *World Health Organization: Mental Health Atlas 2005*. Geneva: World Health Organization; 2005.

de renta baja tienen menos de 1 psicólogo por cada 100 000 habitantes. El número medio de enfermeras de psiquiatría por cada 100 000 habitantes va de 0,1 en Asia sudoriental y 0,2 en África a 24,8 en Europa.

A partir de estas cifras, está claro que los recursos destinados a los cuidados en salud mental son sumamente insuficientes en comparación con las necesidades, y que las desigualdades entre países son considerables, sobre todo entre los países de renta baja y alta. Además, los recursos tienden a concentrarse en las zonas urbanas, sobre todo en los países de renta baja, lo que deja amplias regiones sin ningún tipo de asistencia sanitaria psiquiátrica.

Todavía peor es la situación de los cuidados en salud mental para la población infantil y adolescente. Según la OMS, solo el 7% de los países del mundo cuentan con políticas de salud mental específicas para niños y adolescentes. En menos de una tercera parte de los países es posible identificar una institución o entidad gubernamental con responsabilidad global sobre la salud mental infantil. Los servicios de psiquiatría en las escuelas solo existen en los países de renta alta, e incluso en Europa únicamente el 17% cuentan con un número suficiente de estos servicios. En los países de renta baja no se dispone de camas de pediatría para los pacientes psiquiátricos identificados, pero sí en el 50% de los de renta alta. En todos los países africanos, excepto en Sudáfrica, hay menos de 10 psiquiatras con formación para trabajar con niños. En los países europeos, el número de psiquiatras infantiles oscila entre 1 por cada 5 300 personas y 1 por cada 51 800 personas. Más del 70% de los países del mundo carecen de una lista de los psicofármacos básicos para niños. En el 45% de los países, los psicoestimulantes están prohibidos o no pueden administrarse a niños con trastorno por déficit de atención/hiperactividad.

Tabla 31-6
Profesionales de salud mental por cada 100 000 personas en las regiones de la OMS

Región de la OMS	Psiquiatras	Enfermeras de psiquiatría	Psicólogos
África	0,04	0,20	0,05
América	2,00	2,60	2,80
Mediterráneo oriental	0,95	1,25	0,60
Europa	9,80	24,80	3,10
Asia sudoriental	0,20	0,10	0,03
Pacífico occidental	0,32	0,50	0,03

De *World Health Organization: Mental Health Atlas 2005*. Geneva: World Health Organization; 2005.

PRINCIPIOS PARA EL DESARROLLO DE PROGRAMAS EN SALUD MENTAL Y OBSTÁCULOS PARA EL CAMBIO MUNDIAL

Según la OMS, el desarrollo mundial de programas en salud mental debería guiarse por los siguientes principios: *1)* proporcionar tratamiento en atención primaria; *2)* poner a disposición de la población fármacos psicotrópicos; *3)* atender a la población general; *4)* educar a la sociedad; *5)* implicar a las comunidades, las familias y los consumidores; *6)* establecer políticas y legislaciones nacionales; *7)* desarrollar los recursos humanos; *8)* establecer vínculos con otros sectores relevantes; *9)* controlar la salud mental de la población, y *10)* promover la investigación.

Los principios recomendados para la prevención del suicidio en el mundo son: *1)* reducir el acceso a los medios de suicidio (p. ej., pesticidas, armas de fuego); *2)* tratar a las personas con trastornos mentales; *3)* mejorar el manejo del suicidio por parte de los medios de comunicación; *4)* formar al personal de atención primaria; *5)* implementar programas escolares, y *6)* crear líneas telefónicas y centros de atención a las crisis.

Los obstáculos más significativos para la implementación de estos principios en todo el mundo, según la OMS, son los siguientes: *1)* algunos responsables pueden ser reticentes a los cambios; *2)* las autoridades sanitarias quizá no crean en la eficacia de las intervenciones en salud mental; *3)* puede que no haya consenso entre los responsables de la región en lo que respecta a cómo formular o implementar la nueva política; *4)* los recursos económicos y humanos pueden ser insuficientes; *5)* otras prioridades sanitarias básicas pueden competir con la atención psiquiátrica en cuanto a financiación; *6)* los equipos de atención primaria pueden sentirse sobrecargados de trabajo y rechazar la introducción de la nueva política, y *7)* muchos especialistas en salud mental quizá no quieran trabajar en centros comunitarios o con equipos de atención primaria y prefieran la atención hospitalaria. Las soluciones sugeridas son: *1)* adoptar un «método en el que todos ganen», que asegure que se tienen en cuenta las necesidades de todos los implicados; *2)* elaborar proyectos piloto y evaluar su efecto en la salud y la satisfacción de los consumidores; *3)* pedir informes técnicos a expertos internacionales; *4)* basar la implementación de las políticas en salud mental en la demostración en un área y realizar estudios de rentabilidad; *5)* vincular los programas de salud mental a otras prioridades sanitarias, y *6)* enseñar a los médicos de atención primaria que las personas con un trastorno mental ya constituyen una parte oculta de su carga, y que esta se reducirá si los trastornos se identifican y tratan.

ACTITUDES ESTIGMATIZADORAS HACIA LAS PERSONAS CON TRASTORNOS MENTALES

Las actitudes estigmatizadoras hacia las personas con un trastorno mental son amplias en el público general e incluso entre los profesionales de salud mental. Aunque se ha sugerido que la estigmatización puede ser menos intensa en los países asiáticos y africanos, en un estudio llevado a cabo en la India dentro del Programa para combatir la estigmatización de la esquizofrenia de la World Psychiatric Association (WPA), en el que se entrevistó a 463 personas con esquizofrenia y a 651 familiares de cuatro ciudades distintas, se observó que dos terceras partes de quienes respondieron favorablemente al tratamiento habían experimentado discriminación. Las mujeres y las personas de las zonas urbanas fueron las más estigmatizadas. Los hombres experimentaron mayor discriminación en el ámbito laboral, y las mujeres más problemas en la familia y el ámbito social.

A diferencia de las personas con una discapacidad física, las que sufren un trastorno mental a menudo se considera que son capaces de controlar su alteración, por lo que son responsables de ella. La opinión según la cual la «debilidad», la «pereza» o la «falta de voluntad» contribuyen a la aparición de trastornos mentales es habitual en muchos países. La estigmatización de las personas con un trastorno mental puede provocar evitación pública, discriminación sistemática y una conducta menos predispuesta a buscar ayuda. En un estudio llevado a cabo en 1996 en una muestra probabilística de 1 444 adultos de Estados Unidos, más de la mitad de los que respondieron admitieron ser reticentes a pasar un rato con una persona con una enfermedad mental, a trabajar con ella, o a que uno de sus familiares contrajera matrimonio con ella. Aunque la mayoría de los países cuentan con alguna provisión para prestaciones por discapacidad, las personas con una enfermedad mental a menudo son excluidas de forma específica de esos derechos. Además, los trastornos mentales con frecuencia no están incluidos en los planes de seguridad social o de los seguros privados de asistencia sanitaria. La vergüenza es uno de los principales obstáculos al pedir ayuda para un trastorno mental, tanto en los países desarrollados como en aquellos en vías de desarrollo.

Las estrategias para resolver la estigmatización de las personas con trastorno mental se han subdividido en tres grupos: protesta, educación y contacto. Algunas pruebas indican que las campañas de protesta pueden ser efectivas para reducir las conductas estigmatizadoras dirigidas a personas con trastornos mentales. La educación puede fomentar una mejor comprensión de la enfermedad mental, y las personas con estudios tienden a evitar la estigmatización y la discriminación. Se ha documentado la relación inversa entre tener contacto con una persona con una enfermedad mental y fomentar conductas estigmatizadoras.

RELACIÓN ENTRE LAS ENFERMEDADES MENTALES Y LAS FÍSICAS

La mortalidad debida a una enfermedad física es considerablemente mayor en las personas con un trastorno mental grave que en la población general. En un estudio de seguimiento llevado a cabo en el Reino Unido, la razón de mortalidad estandarizada (RME) por causas naturales en personas con esquizofrenia fue de 2,32 (esto es, la mortalidad fue superior al doble que en la población general). La RME por causas «evitables con el tratamiento apropiado» fue de 4,68. Las RME más altas fueron las de las enfermedades endocrinas, nerviosas, respiratorias, circulatorias y gastrointestinales. También se observó un aumento de la mortalidad por cualquier causa, excepto el suicidio, en el trastorno bipolar (RME de 1,9 para los hombres y de 2,1 para las mujeres) y la demencia (riesgo relativo [RR], 2,63; intervalo de confianza [IC] del 95 %, 2,17 a 3,21). Un metaanálisis de 15 estudios poblacionales sobre el efecto de un diagnóstico de depresión en la mortalidad posterior por cualquier causa produjo un cociente de posibilidades (OD, *odds ratio*) acumulado de 1,7 (IC del 95 %, 1,5 a 2). Las evidencias procedentes de países con renta baja son escasas, pero en un estudio a gran escala sobre la población de Etiopía se constató una mortalidad elevada en caso de depresión mayor (RME de 3,55; IC del 95 %, 1,97 a 6,39) y esquizofrenia (casi un 5 % anual).

La prevalencia de varias enfermedades físicas aumenta en las personas con un trastorno mental en comparación con la población general. En un estudio llevado a cabo en Estados Unidos se observó que era más probable que las personas con un trastorno psicótico presentaran diabetes, hipertensión, cardiopatía, asma, trastorno digestivo, infección cutánea, neoplasias malignas y trastornos respiratorios agudos que la población general. La tasa aumentaba incluso cuando solo se tenía en cuenta a pacientes sin un trastorno concomitante de consumo de sustancias. En un estudio realizado en Nigeria, el 55,2 % de las personas con un trastorno del espectro de la esquizofrenia remitidas por primera vez a un centro psiquiátrico presentaban por lo menos una enfermedad física, pero en las personas con trastornos neuróticos la cifra era del 11,8 %. Se ha documentado una notable asociación prospectiva entre el desenlace clínico de la depresión y el de la cardiopatía, incluido el infarto de miocardio mortal; por otro lado, la incidencia de depresión aumenta tras un infarto de miocardio, sobre todo durante el primer mes después del acontecimiento, así como el riesgo de presentar diabetes de tipo 2.

En Asia meridional se ha observado de manera repetida una asociación entre la depresión materna perinatal y la malnutrición infantil y el retraso en el desarrollo a los 6 meses.

Las personas con un trastorno mental grave corren un mayor riesgo de contraer una infección causada por el VIH, aunque la prevalencia varía de forma considerable en todo el mundo. En un estudio multicéntrico a gran escala llevado a cabo en el África subsahariana, Asia, América Latina, Europa y Estados Unidos se observó una mayor prevalencia de trastornos depresivos entre las personas seropositivas para el VIH sintomáticas que en las asintomáticas y en los controles seronegativos. Las pruebas procedentes de países desarrollados o en vías de desarrollo muestran que el cumplimiento del tratamiento antirretroviral de gran actividad (HAART, *highly active antiretroviral therapy*) se ve afectado negativamente por la depresión, la alteración cognitiva y el consumo de sustancias.

En un estudio realizado en el Reino Unido, era considerablemente más probable que las personas con una enfermedad mental grave fueran obesas (índice de masa corporal superior a 30) o presentaran obesidad mórbida (índice de masa corporal superior a 40) que la población general (35 % frente a 19,4 % y 3,7 % frente a 1,3 %, respectivamente). Cuando se analizaron las cifras por edad y sexo, el 28,7 % de los hombres con una enfermedad mental grave de entre 18 y 44 años de edad eran obesos, frente al 13,6 % de la población general, y el 3,7 % presentaban obesidad mórbida, frente al 0,4 %. Todavía más sorprendentes fueron las cifras relacionadas con mujeres de la misma edad: el 50,6 % frente al 16,6 % y el 7,4 % frente al 2 %, respectivamente.

En un metaanálisis de estudios de todo el mundo se confirmó una asociación muy significativa entre la esquizofrenia y ser fumador: el OD de media ponderada era de 5,9 (7,2 en hombres y 3,3 en mujeres). La asociación seguía siendo significativa cuando se utilizaron controles con una enfermedad mental grave (OD, 1,9). Ser fumador empedernido y tener una gran dependencia de la nicotina también eran factores más frecuentes en personas con esquizofrenia que en la población general.

La calidad de la atención sanitaria física recibida por los pacientes con una enfermedad mental grave a menudo es peor que la de la población general. En un estudio realizado en Estados Unidos se observó que en las hospitalizaciones clínicas y quirúrgicas los acontecimientos adversos eran considerablemente más frecuentes en los pacientes con esquizofrenia que en otras personas, incluidas las infecciones iatrogénicas, la insuficiencia respiratoria postoperatoria, la trombosis venosa profunda postoperatoria o la embolia pulmonar, así como la sepsis postoperatoria. Todos estos acontecimientos adversos se asociaban con un aumento notable de la posibilidad de ser ingresado en una unidad de cuidados intensivos y de fallecer.

El menor acceso de las personas con un trastorno mental a los servicios clínicos se ha asociado con varios factores relacionados con el sistema sanitario. El efecto de la ausencia de seguro medico y del coste de la atención clínica está bien documentado. En un estudio efectuado en Estados Unidos, la probabilidad de que se negara el seguro médico a las personas con un trastorno mental era el doble que en aquellas sin trastorno, y ello precisamente debido a la enfermedad preexistente (OD, 2,18). Sufrir un trastorno mental comportaba un mayor riesgo de retrasar la búsqueda de ayuda para dicho trastorno debido a los costes (OD, 1,76) y a no haber podido obtener la atención clínica necesaria (OD, 2,30).

Incluso en el caso de que las personas con una enfermedad mental visiten a un terapeuta, a menudo la enfermedad física que padecen no se diagnostica. Los médicos de atención primaria pueden pasar por alto los síntomas clínicos de las personas con un trastorno mental debido a que los consideran «psicosomáticos», estar poco capacitados o sentirse incómodos al tratar a este tipo de pacientes. Es posible que en ello intervenga la estigmatización subyacente. Además, en los ingresos clínicos o quirúrgicos, es posible que los profesionales sanitarios no tengan experiencia sobre las necesidades especiales de los pacientes con esquizofrenia, pueden minimizar o malinterpretar sus síntomas somáticos y utilizar de modo inapropiado medidas restrictivas o fármacos sedantes, o ser incapaces de tener en cuenta las posibles interacciones entre los fármacos psicotrópicos y otros medicamentos. Por otro lado, muchos psiquiatras son incapaces de realizar una exploración física e incluso neurológica, o están poco dispuestos a ello, o hasta ahora no se han ocupado del tratamiento de enfermedades físicas incluso frecuentes.

El primer paso es concienciar del problema a los profesionales de salud mental, los médicos de atención primaria y los pacientes con esquizofrenia y sus familiares. La educación y la formación de profesionales en salud mental y de médicos de atención primaria es otro paso esencial. Los profesionales en salud mental deberían recibir formación para realizar como mínimo tareas clínicas básicas. Deberían ser conscientes de la importancia de identificar la existencia de una enfermedad física en las personas con un trastorno mental grave, y se les debería animar a familiarizarse con las razones más frecuentes del infradiagnóstico o la ausencia de diagnóstico de enfermedad física en estos pacientes. Por otro lado, los médicos de atención primaria deberían superar su reticencia a tratar a personas con una enfermedad mental grave y aprender formas eficaces de interaccionar y comunicarse con ellas; no es solo una cuestión de conocimientos y habilidades, sino también, y mayormente, de actitud.

Un buen profesional debería responsabilizarse de la salud física de todas las personas con un trastorno mental. Los servicios de salud mental deberían proporcionar como mínimo una evaluación sistemática estándar de sus pacientes para identificar o, por lo menos, sospechar la presencia de problemas físicos. Todos los servicios de salud mental deberían conocer y aplicar las recomendaciones sobre el tratamiento de los pacientes a los que se administran fármacos antipsicóticos. Debería implicarse a los pacientes lo máximo posible; por ejemplo, los profesionales en salud mental deberían animarles a controlar y llevar un registro de su peso. Los servicios de salud mental deben ofrecer de forma rutinaria programas de dieta y ejercicio. En algunos contextos podría contemplarse la aplicación de programas flexibles para dejar de fumar, que se ha visto que obtienen cierto éxito.

CUESTIONES ÉTICAS EN LA ASISTENCIA PSIQUIÁTRICA

La protección y el fomento de los derechos humanos de las personas con un trastorno mental se están haciendo prioritarios en todo el mundo. En 1991, las Naciones Unidas publicaron la Resolución 46/119 para proteger a las personas con enfermedad mental y mejorar la asistencia psiquiátrica. En esta resolución se codificaron por primera vez los derechos humanos de las personas con trastorno mental y su derecho a recibir tratamiento en un documento de las Naciones Unidas. Los 25 principios se ocuparon de los siguientes aspectos: definición de enfermedad mental; protección de la confidencialidad; criterios asistenciales y terapéuticos, incluyendo el ingreso involuntario y consentimiento del tratamiento; derechos de las personas con un trastorno mental en los centros psiquiátricos; protección de menores; provisión de recursos para los centros psiquiátricos; papel de la comunidad y cultura; revisión de los mecanismos que respaldan la protección de los derechos de los delincuentes con un trastorno mental, y salvaguardas procesales que protejan los derechos de las personas con un trastorno mental. Se invitó a diversos gobiernos para que promovieran los principios de la resolución mediante provisiones legislativas, jurídicas, administrativas, educativas y otras. No obstante, todavía se observan transgresiones de los derechos humanos de las personas con trastorno mental en muchos países, y en un número considerable de los países de renta baja y media se aplican restricciones físicas a los pacientes de los hospitales psiquiátricos o se les aísla durante períodos prolongados.

En América Latina, un documento influyente fue la Declaración de Caracas, adoptado en 1990 por la Conferencia regional sobre reestructuración de la asistencia psiquiátrica en América Latina, que afirma que los recursos, la asistencia y la gestión de las personas con un trastorno mental debería salvaguardar su dignidad y los derechos humanos y ci-

viles, y luchar para mantener a estas personas dentro de la población general. La declaración también afirma que la legislación sobre salud mental debería salvaguardar los derechos humanos de las personas con un trastorno mental, y deberían organizarse servicios de manera que estos derechos pudieran satisfacerse.

En África, la Carta de Banjul sobre los derechos humanos y de los pueblos, un documento jurídicamente vinculante supervisado por la Comisión africana sobre los derechos humanos y de los pueblos, se ocupa en su artículo 5 del derecho al respeto a la dignidad inherente de los seres humanos y la prohibición de todas las formas de degradación, incluido el tratamiento cruel, inhumano o degradante.

Según la OMS, la legislación sobre salud mental debería ocuparse de las siguientes cuestiones: acceso a la asistencia psiquiátrica básica, asistencia menos restrictiva, consentimiento informado del tratamiento, ingreso voluntario e involuntario para recibir tratamiento, problemas de competencia, mecanismos de revisión periódica, confidencialidad, rehabilitación, acreditación de profesionales y centros, y derechos de las familias y los cuidadores. Se constata la presencia de legislación específica en el campo de la salud mental en el 74 % de los países de renta baja, en comparación con el 92,7 % de los de renta alta.

En 1996, la WPA publicó la Declaración de Madrid, que contiene los principios éticos que se espera que cumplan todas las sociedades psiquiátricas nacionales. La declaración incluye 7 recomendaciones generales que centran la atención en los objetivos de la psiquiatría: *1)* los psiquiatras deben atender a los pacientes proporcionándoles el mejor tratamiento disponible y compatible con los conocimientos científicos aceptados y los principios éticos, y deberían concebir intervenciones terapéuticas que sean menos restrictivas con respecto a la libertad del paciente; *2)* es deber de los psiquiatras actualizar los descubrimientos científicos de su especialidad y transmitir los conocimientos actualizados a los demás; *3)* debería aceptarse al paciente como socio por derecho del proceso terapéutico, y la relación entre el terapeuta y el paciente debería basarse en la confianza y el respeto mutuos, para permitir a este último tomar decisiones fundamentadas y con libertad; *4)* el tratamiento debe ser siempre en interés del paciente, y no debería aplicarse ninguno en contra de su voluntad, a no ser que el hecho de no aplicarlo ponga en peligro su vida o la de quienes le rodean; *5)* cuando se pide a los psiquiatras que evalúen a una persona, es su deber informarle del propósito de la intervención; *6)* la información contenida en la relación terapéutica debería ser confidencial y utilizarse exclusivamente con el objetivo de mejorar la salud mental del paciente, y *7)* puesto que los pacientes de psiquiatría son sujetos de investigación particularmente vulnerables, convendría ser aun más prudentes para salvaguardar su autonomía, así como su integridad física y mental.

ORGANIZACIONES INTERNACIONALES ACTIVAS EN EL CAMPO DE LA SALUD MENTAL

Muchas organizaciones internacionales son activas en el campo de la salud mental. Una de ellas es la OMS, que es la primera organización mundial sobre salud pública, y hay también asociaciones de profesionales, de las que la mayor es la WPA, que representa la profesión de psiquiatría en todo el mundo, y varias organizaciones con afiliación de usuarios y familiares, como la World Fellowship for Schizophrenia and Allied Disorders (WFSAD) y la Global Alliance of Mental Illness Advocacy Networks (GAMIAN), y de profesionales del ámbito de la salud mental o de usuarios y familiares, como la Federación Mundial para la Salud Mental (WFMH, World Federation for Mental Health).

La OMS es un organismo de Naciones Unidas con 192 estados miembros, agrupados en 6 regiones: África, América, Asia sudoriental, Europa, Mediterráneo oriental y Pacífico occidental. En su oficina central de Ginebra cuenta con un Departamento de salud mental y consumo de sustancias, y dispone de consejeros en cada una de sus oficinas regionales. Sus principales funciones son la dirección y coordinación de las tareas sanitarias internacionales y la cooperación técnica con los países. Entre sus actividades recientes y numerosas en el campo de la salud mental, tiene especial interés la publicación del *World Health Report 2001* y la elaboración del informe *Mental Health: New Understanding, New Hope,* dedicado por completo a la salud mental. Proporciona un resumen de la influencia actual y prevista de los trastornos mentales y de los principios de la política en salud mental y la prestación de servicios, así como un conjunto de recomendaciones para acciones futuras que pueden adaptarse a las necesidades y recursos de los diferentes países. El proyecto Atlas tiene por objeto recoger información sobre los recursos destinados a la salud mental en el mundo. Los análisis globales y regionales de los recursos se publicaron por primera vez en 2001 y se actualizaron en 2005. Algunos datos del proyecto se focalizan por ejemplo en los recursos para salud mental en niños y adolescentes y en la educación y formación psiquiátrica en el mundo (el último en colaboración con la WPA).

La WPA es una asociación de sociedades psiquiátricas nacionales cuyo objetivo es aumentar los conocimientos y las habilidades necesarias para trabajar en el campo de la salud mental y la asistencia a los enfermos mentales. Sus sociedades miembros son 134, se distribuyen en 122 países y representan a más de 200 000 psiquiatras. La WPA organiza el Congreso Mundial de Psiquiatría cada 3 años. También organiza congresos internacionales y regionales, así como reuniones y conferencias temáticas. Cuenta con 65 secciones científicas, cuyo objetivo es difundir información y fomentar el trabajo en colaboración en ámbitos concretos de la psiquiatría. Ha elaborado varios programas educativos y series de libros y consensos (como la Declaración de Madrid sobre los principios éticos en la práctica de la psiquiatría). Tiene una revista oficial, *World Psychiatry,* con ediciones en inglés, español y chino, que aparece indexada en PubMed y en la base de datos Current Contents, y llega a más de 33 000 psiquiatras de todo el mundo.

La WFMH es una organización multidisciplinar de apoyo y formación cuyo objetivo es fomentar los avances en los conocimientos sobre salud mental, la prevención, la defensa y las intervenciones basadas en la recuperación y una mejor práctica en todo el mundo. Entre sus actividades destaca la organización del Día mundial de la salud mental, que se celebra el 10 de octubre, cada año con una temática distinta.

PERSPECTIVAS FUTURAS

Diversos grupos y organizaciones han emitido varias afirmaciones sobre las prioridades de las acciones futuras en el campo de la salud mental a nivel internacional. De especial interés es el documento elaborado por 39 líderes, entre ellos la Lancet Commission en salud mental global y desarrollo sostenible, o la Global Mental Health Commission. En este documento se identifican cinco objetivos principales: *1)* situar la salud mental en la agenda de prioridades relativas a la salud pública; *2)* mejorar la organización de los servicios de salud mental; *3)* integrar la disponibilidad de asistencia psiquiátrica dentro de la atención sanitaria general; *4)* fomentar los recursos humanos para la salud mental, y *5)* reforzar el liderazgo público en salud mental.

Entre las estrategias propuestas para situar la salud mental en la agenda de prioridades de la salud pública destaca la creación y uso de mensajes uniformes y claramente comprensibles para la defensa de la salud mental, así como la formación de quienes toman decisiones en los gobiernos y las organizaciones subvencionadoras sobre las evidencias de la importancia de los trastornos mentales en el ámbito de la salud pública y la rentabilidad de la asistencia psiquiátrica. Las estrategias sugeridas para mejorar la organización de los servicios sanitarios psiquiátricos son, entre otras, la prestación de incentivos para superar los intereses establecidos que bloquean el cambio, y la organización del apoyo técnico internacional para aprender de los países que han experimentado una reforma satisfactoria en la asistencia psiquiátrica. Los autores propusieron que los profesionales de la salud mental fueran nombrados y formados especialmente para apoyar y supervisar al personal de atención primaria, para ayudar a integrar la atención de salud mental y general. También se ha sugerido que los equipos de profesionales y especialistas aumenten y se diversifiquen, y que mejore la calidad de la formación en salud mental para asegurar que es práctica y se realiza en el contexto comunitario o en el de atención primaria.

Bibliografía

Belsky J, Hartman S. Gene-environment interaction in evolutionary perspective: Differential susceptibility to environmental influences. *World Psychiatry*. 2014;13(1) :87–89.

Biglu MH. 2565–Global attitudes towards forensic psychiatry (2006–2012). *Eur Psychiatry*. 2013;28:1.

Golhar TS, Srinath S. Global child and adolescent mental health needs: Perspectives from a national tertiary referral center in India. *Adolesc Psychiatry*. 2013;3(1):82–86.

Kirmayer LJ, Raikhel E, Rahimi S. Cultures of the Internet: Identity, community and mental health. *Transcult Psychiatry*. 2013;50(2):165–191.

Leckman JF. What's next for developmental psychiatry? *World Psychiatry*. 2013;12(2): 125–126.

Maj M. World aspects of psychiatry. In: Sadock BJ, Sadock VA, Ruiz P, eds. *Kaplan & Sadock's Comprehensive Textbook of Psychiatry*. 9th ed. Vol. 2. Philadelphia, PA: Lippincott Williams & Wilkins; 2009:4510.

Malhi GS, Coulston CM, Parker GB, Cashman E, Walter G, Lampe LA, Vollmer-Conna U. Who picks psychiatry? Perceptions, preferences and personality of medical students. *Aust N Z J Psychiatry*. 2011;45(10):861–870.

Marienfeld C, Rohrbaugh RM. Impact of a global mental health program on a residency training program. *Acad Psychiatry*. 2013;37(4):276–280.

Pargament KI, Lomax JW. Understanding and addressing religion among people with mental illness. *World Psychiatry*. 2013;12(1):26–32.

Pitel L, Geckova AM, Kolarcik P, Halama P, Reijneveld SA, van Dijk JP. Gender differences in the relationship between religiosity and health-related behaviour among adolescents. *J Epidemiol Community Health*. 2012;66(12):1122–1128.

Robinson JA, Bolton JM, Rasic D, Sareen J. Exploring the relationship between religious service attendance, mental disorders, and suicidality among different ethnic groups: Results from a nationally representative survey. *Depress Anxiety*. 2012; 29(11):983–990.

White R. The globalisation of mental illness. *The Psychologist*. 2013;26(3):182–185.

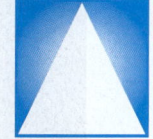

32

Desarrollo normal y envejecimiento

▲ 32.1 Desarrollo del lactante, el niño y el adolescente

La naturaleza transaccional del desarrollo en la lactancia, la niñez y la adolescencia, que consiste en una continua interacción entre la predisposición biológica y las experiencias del entorno, conforma la base de las conceptualizaciones actuales del desarrollo. Existen numerosas evidencias de que los resultados observados en el desarrollo evolucionan a partir de las interacciones entre los sustratos biológicos individuales y los acontecimientos específicos del entorno. Por ejemplo, el gen transportador de la serotonina sensibiliza a un niño que ha sufrido experiencias tempranas adversas de abuso o falta de cuidados, con un aumento del riesgo de desarrollar un trastorno depresivo con posterioridad. Además, el grado de resiliencia y adaptación, es decir, la capacidad de hacer frente a las adversidades sin provocar efectos negativos, parece estar mediado por los glucocorticoides endógenos, las citocinas y las neurotropinas. Por consiguiente, la alostasis, el proceso por el que se logra la estabilidad frente a situaciones ambientales adversas, resulta de las interacciones entre los retos específicos del entorno y los antecedentes genéticos particulares, que se combinan entre sí para obtener una respuesta. Está ampliamente aceptado el hecho de que las experiencias adversas de la infancia probablemente terminen por alterar la trayectoria del desarrollo en un individuo concreto, y que durante el desarrollo temprano el cerebro es especialmente vulnerable a las lesiones. Estudios futuros podrían desvelar aspectos de la plasticidad cerebral en niños mayores y adolescentes que también afectan a la vulnerabilidad. La adquisición de habilidades sociales sutiles, por ejemplo, se relaciona con cambios en el cerebro adolescente. Las buenas aptitudes, las competencias y los intereses de los adolescentes por un gran número de avances tecnológicos (incluidos internet, las redes sociales y los smartphones, por citar algunos) arrojan alguna luz sobre su potencial para adaptarse a las nuevas y desafiantes exigencias.

PRENATAL, LACTANTE Y NIÑO

Las fases del desarrollo que se describen en esta sección se definen del siguiente modo: la fase de embrión va de la concepción a las 8 semanas de gestación; el feto, de la semana 8 al nacimiento; la lactancia, del nacimiento a los 15 meses; la primera infancia, de los 15 meses a los 2 años y medio; el período preescolar, de los 2 años y medio a los 6 años, y los años de niñez o intermedios, de los 6 a los 12 años.

PRENATAL

Históricamente, el análisis del desarrollo del ser humano empieza con el nacimiento, si bien la influencia de los factores intrauterinos endógenos y exógenos exige, en la actualidad, tener en cuenta también los eventos intrauterinos dentro de los esquemas de desarrollo. El lactante no es una *tabula rasa,* un lienzo en blanco sobre el que se graban las influencias exteriores; por el contrario, el recién nacido ya ha recibido la influencia de innumerables factores dentro del útero. Por ejemplo, los estudios de Stella Chess y Alexander Thomas (que se describen más adelante) demuestran una amplia variedad de diferencias en el temperamento entre los recién nacidos. El estrés materno también influye en las características conductuales de los recién nacidos a través de la producción de hormonas suprarrenales.

El marco de tiempo durante el que tiene lugar el desarrollo del embrión y el feto se conoce como período prenatal. Después de la implantación, el óvulo empieza a dividirse y da paso a lo que se conoce como embrión. El crecimiento y el desarrollo tienen lugar a un ritmo rápido, de manera que al final de la semana 8, la forma ya puede reconocerse como humana y el embrión se ha convertido en feto. En la figura 32-1 se muestra la ecografía de un feto de 9 y de 15 semanas intraútero.

El feto mantiene un equilibrio interno que interacciona continuamente con el entorno intrauterino, con efectos variables. En general, la mayoría de los trastornos que se producen en esta época son multifactoriales, es decir, son el resultado de una combinación de efectos, algunos de los cuales pueden ser acumulativos. El daño que se produce en la etapa fetal tiene un impacto más global que el que se produce tras el parto, porque los órganos que crecen rápidamente son los más vulnerables. A su vez, los niños son más vulnerables a las lesiones que se dan durante el desarrollo que las niñas. Los genetistas reconocen que los fetos hembra, en humanos y en general en el reino animal, son propensos a mostrar un mayor vigor biológico que los fetos macho, posiblemente por la presencia del segundo cromosoma X.

Vida prenatal

En el útero tiene lugar una gran actividad biológica. El feto está implicado en varias conductas que son necesarias para la adaptación fuera del vientre materno. Así, por ejemplo, el feto se succiona el pulgar y los dedos, flexiona y extiende su cuerpo y, finalmente, por lo general adopta una postura en la que el occipucio se encuentra en una posición de vértice anterior, que le permitirá salir del útero.

Conducta. Las mujeres embarazadas son muy sensibles a los movimientos fetales y describen a sus hijos no nacidos como activos o pasivos, que dan patadas enérgicamente o vueltas, o como tranquilos cuando las madres están activas, pero dan patadas en cuanto la madre intenta descansar.

Las mujeres detectan los movimientos fetales entre las semanas 16 y 20 de gestación. El feto puede ponerse en movimiento artificialmente con estimulación intrauterina de las superficies cutáneas ventrales en la semana 14. El feto puede oír hacia la semana 18 y responde a los ruidos

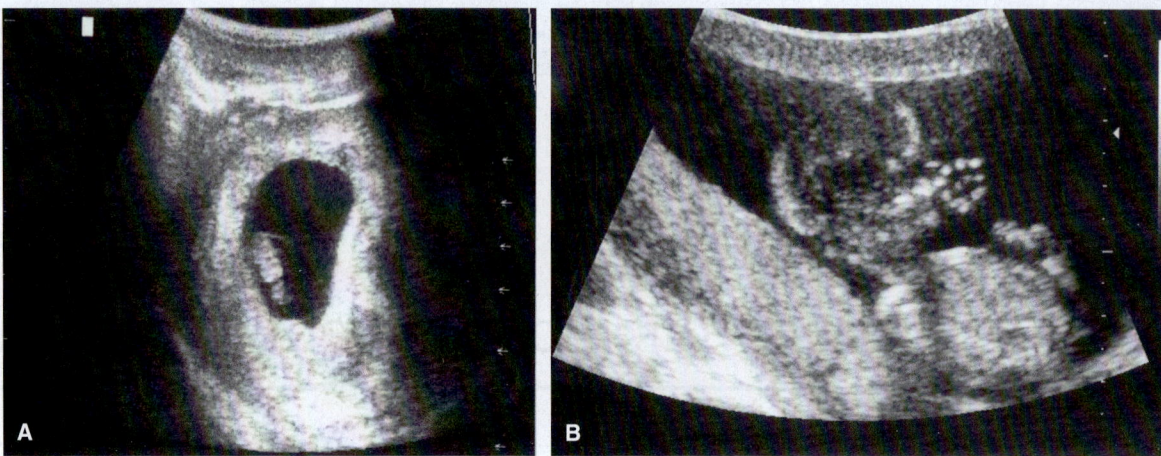

FIGURA 32-1

A) Ecografía de un feto a las 9 semanas. **B)** El mismo feto a las 15 semanas. (Por cortesía de K.C. Attwell, MD.)

fuertes con contracciones, movimientos musculares y un aumento de la frecuencia cardíaca. La aplicación de una luz brillante intermitente sobre la pared abdominal de una mujer gestante de 20 semanas provoca cambios en la frecuencia cardíaca y la posición del feto. Las estructuras retinianas comienzan a funcionar por esa época, aunque los párpados se abren a los 7 meses. En este momento también se desarrollan el olfato y el gusto, y el feto responde a sustancias que puedan inyectarse en el líquido amniótico, como un medio de contraste. Algunos reflejos que se encuentran tras el nacimiento están presentes ya intraútero, como el reflejo de prensión, que aparece a las 17 semanas; el reflejo de Moro (sobresalto), que aparece a las 25 semanas, y el reflejo de succión, que aparece alrededor de las 28 semanas.

Sistema nervioso.   El sistema nervioso procede de la placa neural, que es un engrosamiento ectodérmico dorsal que aparece en torno al día 16 de gestación. Una parte del tubo neural se convierte hacia la sexta semana en la vesícula cerebral, que más tarde da lugar a los hemisferios cerebrales (fig. 32-2).

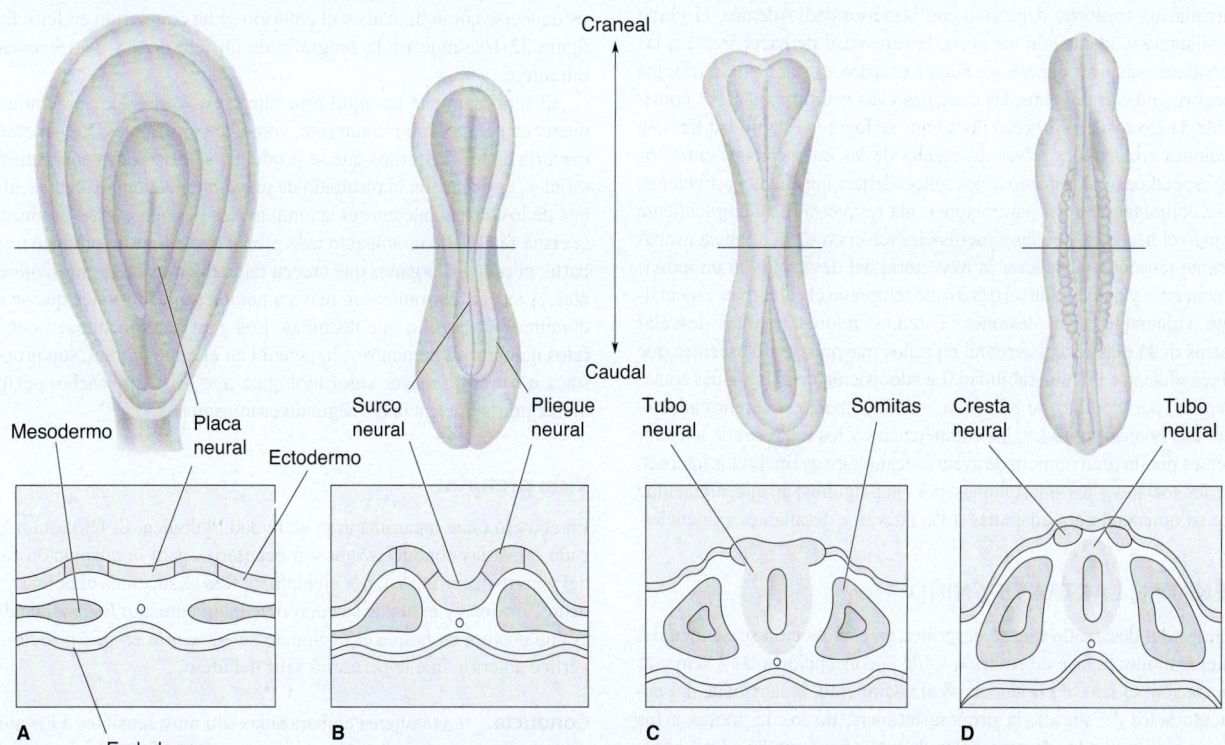

FIGURA 32-2

Formación del tubo neural y de la cresta neural. Estas ilustraciones esquemáticas muestran el desarrollo inicial del sistema nervioso central en el embrión. Los dibujos superiores representan proyecciones dorsales del embrión, y los inferiores muestran el corte transversal. **A)** El sistema nervioso central embrionario primitivo empieza como una lámina fina de ectodermo. **B)** El primer paso importante en el desarrollo del sistema nervioso es la formación del surco neural. **C)** Las paredes del surco, denominadas pliegues neurales, se juntan y fusionan para formar el tubo neural. **D)** Los fragmentos de ectodermo neural que quedan pellizcados cuando el tubo se enrolla forman la denominada cresta neural, a partir de la cual se desarrollará el sistema nervioso periférico. Los somitas son el mesodermo que dará lugar a gran parte del aparato óseo y muscular. (Reproducida de Bear MF, Conners BW, Paradiso MA, eds. *Neuroscience: exploring the brain*. 2.ª ed. Baltimore: Lippincott Williams & Wilkins; 2001:179, con autorización.)

La corteza cerebral empieza a desarrollarse hacia la 10.ª semana, pero las capas no aparecen hasta el 6.º mes de gestación. Las cortezas sensorial y motora se forman antes que la corteza asociativa. Se ha detectado alguna actividad cerebral intraútero por la respuesta encefalográfica del feto a los sonidos. El cerebro humano pesa en torno a 350 g al nacer y 1 450 g en el momento en que se alcanza el desarrollo completo del adulto, una cuadruplicación que se produce principalmente a expensas de la neocorteza. Este incremento se debe casi en su totalidad al crecimiento del número y la ramificación de las dendritas, que establecen nuevas conexiones. Después del parto, el número de neuronas nuevas es insignificante. Las contracciones uterinas pueden contribuir al desarrollo neuronal del feto, al hacer que la red de desarrollo neuronal reciba y transmita impulsos sensoriales.

Poda. La poda se refiere a la eliminación programada, durante el desarrollo, de neuronas, sinapsis, axones y otras estructuras cerebrales a partir del número presente en el momento del nacimiento hasta alcanzar un número menor. Así pues, el cerebro en desarrollo contiene estructuras y elementos celulares que están ausentes en el de mayor edad: el cerebro fetal genera más neuronas de las necesarias para la vida adulta. Por ejemplo, las neuronas del córtex visual aumentan desde el nacimiento a los 3 años de edad, momento a partir del cual su número disminuye. El cerebro del adulto contiene menos conexiones neurales de las que estaban presentes durante la infancia temprana y media. En algunas partes de la corteza cerebral hay aproximadamente el doble de sinapsis al inicio de la vida posnatal que durante la edad adulta.

Esta poda tiene lugar para limpiar el sistema nervioso de células que han participado en el desarrollo del cerebro. Por ejemplo, algunas neuronas producen factores neurotróficos o de crecimiento y están programadas para morir en el proceso que se conoce como *apoptosis,* cuando ya han cumplido su función.

Estos hechos indican que el cerebro inmaduro es vulnerable en algunas zonas que posteriormente carecen de la sensibilidad necesaria para lesionarse. La sustancia blanca del cerebro humano en desarrollo antes de la semana 32 de gestación es especialmente sensible al daño por lesiones hipóxicas o isquémicas, así como a la lesión metabólica. Los receptores de los neurotransmisores, localizados en las terminales sinápticas, pueden sufrir lesiones si la estimulación que provocan los aminoácidos excitadores (como el glutamato o el aspartato) es excesiva, un proceso que se conoce como excitotoxicidad. Este proceso puede ser relevante para la etiología de trastornos como la esquizofrenia.

Estrés materno

El estrés materno se correlaciona con niveles altos de hormonas de estrés (adrenalina, noradrenalina y corticotropina) en el torrente sanguíneo materno, que actúan directamente en la red neuronal fetal para aumentar la presión arterial, la frecuencia cardíaca y el nivel de actividad. Las probabilidades de tener hijos hiperactivos, irritables y con bajo peso al nacer, y que padecerán problemas de alimentación y sueño, son mayores en las madres con niveles altos de ansiedad que en aquellas con niveles bajos. La fiebre de la madre aumenta la temperatura del feto.

Trastornos genéticos

En muchos casos, el consejo genético depende del diagnóstico prenatal. Las técnicas diagnósticas utilizadas son la amniocentesis (aspiración transabdominal del líquido del saco amniótico), la ecografía, el estudio radiológico, la fetoscopia (visualización directa del feto), la obtención de muestras de sangre y piel fetal o de las vellosidades coriónicas, y la detección sistemática de α-fetoproteína. En el 2 % de las mujeres estudiadas se obtiene un resultado positivo para alguna anomalía, como trastornos ligados al cromosoma X, defectos del tubo neural (detectados por los niveles altos de α-fetoproteína), trastornos cromosómicos (p. ej., trisomía 21) y varios errores congénitos del metabolismo (p. ej., enfermedad de Tay-Sachs y lipidosis). En la figura 32-3 se muestra un caso de hipertelorismo ocular.

Algunas pruebas diagnósticas comportan un riesgo; por ejemplo, el 5 % de las mujeres que se someten a una fetoscopia abortan. La amniocentesis, que se realiza habitualmente entre las semanas 14 y 16 de

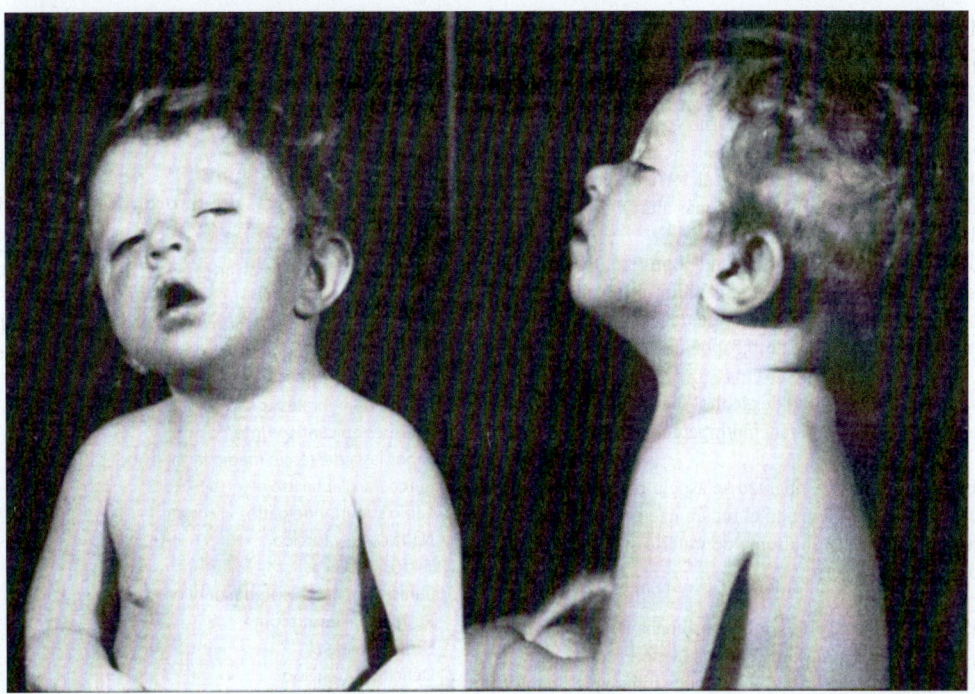

FIGURA 32-3
Hipertelorismo. Obsérvese la amplia distancia entre los ojos, el puente nasal plano y el estrabismo externo. (Por cortesía de Michael Malone, MD, Children's Hospital, Washington, DC.)

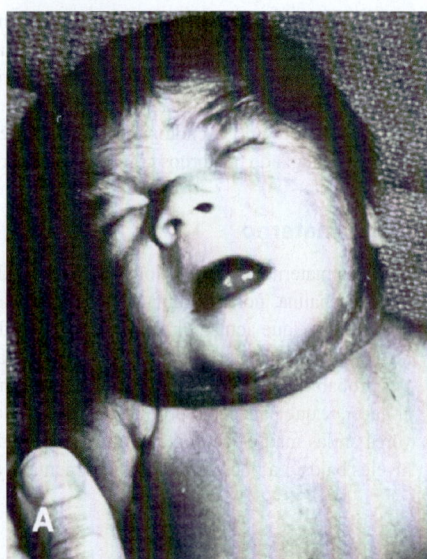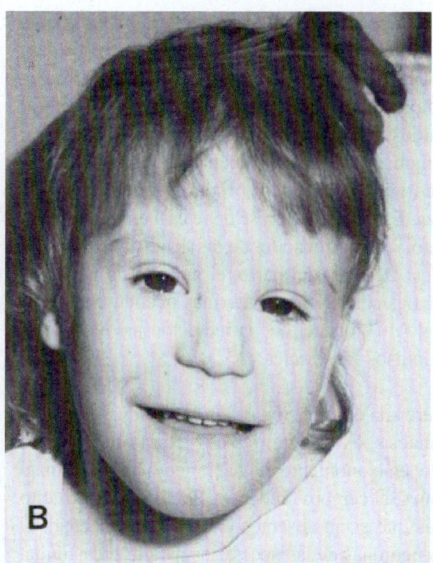

FIGURA 32-4
Fotografías de niños con «síndrome alcohólico fetal». **A)** Caso grave. **B)** Afectación leve. Obsérvese en ambos niños las fisuras palpebrales cortas y la hipoplasia del maxilar. El defecto suele incluir otras anomalías craneofaciales. También es frecuente encontrar defectos cardiovasculares y deformidades de las extremidades. (De Langman J. *Medical embryology*. 7.ª ed. Baltimore: Williams & Wilkins; 1995:108, con autorización.)

gestación, provoca daños fetales o aborto en menos del 1% de las mujeres estudiadas. Si a ello se suma que más del 98% de las pruebas prenatales no demuestra alteración alguna en el feto, se recomienda el estudio prenatal en las mujeres mayores de 35 años de edad que tengan algún defecto congénito en su historia familiar.

Las reacciones de los padres ante los defectos congénitos comprenden sentimientos de culpa, ansiedad o enfado. La pérdida de ese niño al que habían imaginado perfecto puede causar depresión. La terminación de un embarazo por un defecto congénito conocido o sospechado es una opción que eligen algunas mujeres.

Consumo de sustancias por la madre

Alcohol.   El consumo de alcohol durante el embarazo es una causa importante de defectos congénitos físicos y mentales graves en los niños. Cada año nacen en Estados Unidos en torno a 40000 niños con algún grado de lesión relacionada con el alcohol. Según los informes del National Institute on Drug Abuse (NIDA), el 19% de las mujeres consume alcohol durante su embarazo, y la tasa más alta se da entre las mujeres de raza blanca.

El síndrome alcohólico fetal (fig. 32-4) afecta a un tercio de todos los recién nacidos cuyas madres son alcohólicas. En la tabla 32-1 se enumeran las características del trastorno. La incidencia del síndrome alcohólico fetal en recién nacidos es de 0,5 por cada 1000 nacidos vivos.

Según algunos estudios, el consumo de alcohol durante el embarazo contribuye al trastorno por déficit de atención/hiperactividad (TDAH).

Tabaquismo.   Fumar durante el embarazo se asocia con partos prematuros y peso por debajo de la media en el recién nacido. En algunas publicaciones se ha relacionado el síndrome de muerte súbita del lactante con el hábito tabáquico materno.

Otras sustancias.   El consumo crónico de marihuana se asocia con peso bajo al nacer, prematuridad y síntomas de abstinencia, como llanto excesivo, temblores e hiperemesis (vómitos intensos crónicos). El consumo de cocaína crack por las mujeres durante el embarazo se ha correlacionado con anomalías conductuales como aumento de la irritabilidad y el llanto y descenso del deseo de contacto humano. Los niños nacidos

de madres con dependencia de narcóticos sufren el síndrome de abstinencia al nacer.

La exposición prenatal a varios medicamentos prescritos también puede provocar anomalías. Los fármacos que con más frecuencia muestran efectos teratógenos son los antibióticos (tetraciclinas), los anticonvulsivos (valproato, carbamazepina o fenitoína), la progesterona-estrógenos, el litio y la warfarina. En la tabla 32-2 se mencionan las causas de malformaciones que pueden aparecer durante el primer año de vida.

LACTANTE

El peso medio de un recién nacido está en torno a 3400 g. Los fetos más pequeños, definidos como los que tienen un peso al nacer por debajo del percentil 10 para su edad gestacional, suponen el 7% del total

 Tabla 32-1
Características del síndrome alcohólico fetal

Retraso del crecimiento de origen prenatal (altura, peso)
Dismorfismo facial
   Microcefalia (circunferencia de la cabeza por debajo del tercer percentil)
   Hipertelorismo (aumento de la distancia entre los ojos)
   Microftalmia (globos oculares pequeños)
   Fisuras palpebrales cortas
   Pliegues epicánticos internos
   Hipoplasia del tercio medio facial (subdesarrollo)
   Surco nasolabial liso o corto
   Labio superior delgado
   Nariz corta y torcida
Defectos cardíacos
Manifestaciones del sistema nervioso central
   Retraso del desarrollo
   Hiperactividad
   Déficit de atención
   Dificultades del aprendizaje
   Déficits intelectuales
   Convulsiones

Tabla 32-2
Causas de malformaciones humanas observadas durante el primer año de vida

Causa sospechada	Porcentaje total
Genéticas	
Enfermedad genética autosómica	15-20
Citogenética (anomalías cromosómicas)	5
Desconocidas	
Poligénicas	
Multifactoriales (interacciones genético-medioambientales)	
Errores espontáneos del desarrollo	
Interacciones sinérgicas de agentes teratógenos	
Medioambientales	
Afecciones de la madre: diabetes, endocrinopatías, deficiencias nutricionales, ayuno, adicciones a fármacos y sustancias	4
Infecciones maternas: rubéola, toxoplasmosis, sífilis, herpes, enfermedad por inclusiones citomegálicas, varicela, encefalitis equina venezolana, parvovirus B19	3
Problemas mecánicos (deformidades): constricciones anómalas del cordón, disparidad entre el tamaño del útero y su contenido	1-2
Productos químicos, fármacos, radiación, hipertermia	<1
Exposiciones previas a la concepción (excluidos los mutágenos y los agentes infecciosos)	<1

Reproducido de Brent RL, Beckman DA. Environmental teratogens. *Bull NY Acad Med* 1990;66:125, con autorización.

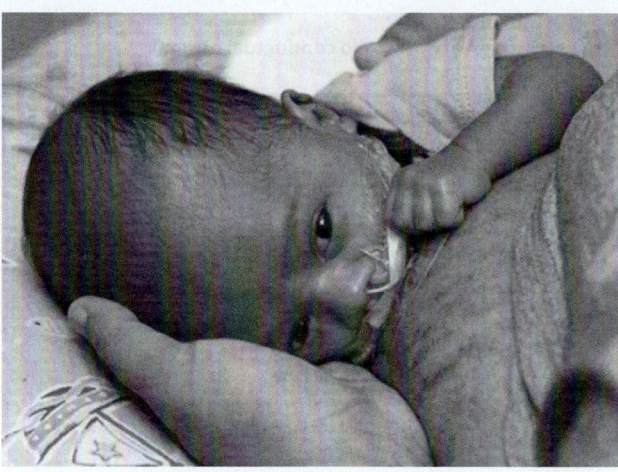

FIGURA 32-5
Bebé prematuro succionando la glándula mamaria mientras se alimenta a través de una sonda. (Por cortesía de Mike McCarter, Connecticut Children's Medical Center.)

Los sistemas de supervivencia (respiración, succión, deglución y homeostasis de la circulación y la temperatura) son relativamente funcionales al nacer, aunque los órganos sensoriales no están completamente desarrollados. La diferenciación posterior de las funciones neurofisiológicas depende de un proceso activo de refuerzos estimuladores procedentes del entorno exterior, como cuando las personas tocan y acarician al lactante. El recién nacido permanece despierto durante un corto período de tiempo cada día. Al nacer ya están presentes el sueño REM (de movimientos oculares rápidos) y no REM. Otras conductas espontáneas incluyen el llanto, la sonrisa y la erección del pene en los varones. Los recién nacidos de 1 día de edad detectan el olor de la leche materna, y a los 3 días distinguen la voz de su madre.

Desarrollo del lenguaje y cognitivo. Al nacer, los niños pueden hacer ruidos, como al llorar, pero no vocalizan hasta las 8 semanas. En ese momento, los sonidos guturales y balbuceos aparecen espontáneamente, en especial en respuesta a la madre. La persistencia y la evolución posterior de las vocalizaciones dependen del refuerzo de los padres. El desarrollo del lenguaje sigue unas etapas muy bien definidas, como se expone en la tabla 32-4.

de embarazos. En la semana 26-28 de gestación, el feto nacido prematuramente tiene buenas posibilidades de supervivencia. Arnold Gesell describió unos esquemas de desarrollo que son muy utilizados por pediatras y psiquiatras infantiles, en los que expone la secuencia de adquisición de hitos de la conducta motora, adaptativa y personal-social de los niños, desde el nacimiento a los 6 años (tabla 32-3).

Los recién nacidos prematuros son los que nacen antes de las 34 semanas o con un peso al nacer inferior a 2 500 g. Estos lactantes tienen un mayor riesgo de presentar discapacidades del aprendizaje, como dislexia, problemas emocionales y conductuales, discapacidad intelectual y abuso infantil. Las posibilidades de supervivencia son progresivamente mejores con cada incremento de peso de 100 g a partir de 1 000 g. Un feto de 36 semanas con menos peso tiene menos posibilidades de sobrevivir que uno de 3 000 g nacido a término. Las diferencias entre los recién nacidos a término y prematuros se muestran en la figura 32-5.

Los recién nacidos posmaduros se definen como los nacidos 2 semanas o más después de la fecha esperada del parto. La incidencia de la posmadurez es alta si nos basamos únicamente en la historia menstrual. El bebé posmaduro típico tiene las uñas largas, lanugo escaso, más pelo en el cuero cabelludo de lo normal y mayor estado de alerta.

Hitos del desarrollo en la lactancia

Reflejos y sistemas de supervivencia al nacer. Los reflejos primitivos están presentes al nacer, entre ellos, el reflejo de succión (fruncimiento de los labios en respuesta a la estimulación perioral), el de prensión, el plantar (Babinski), el rotuliano, los abdominales, el de sobresalto (Moro) (fig. 32-6) y el cervical tónico. En niños normales, el reflejo de prensión, el de sobresalto y el cervical tónico desaparecen al 4.º mes. El reflejo de Babinski suele desaparecer a los 12 meses.

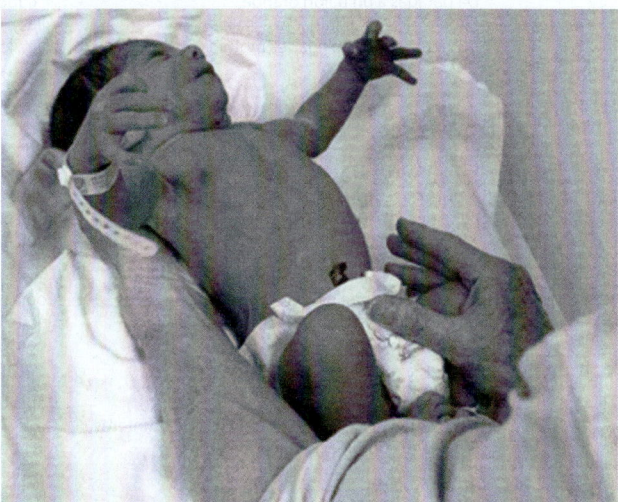

FIGURA 32-6
Reflejo de Moro. Se permite que la cabeza caiga hacia atrás. Los brazos se abducen y se extienden.

Tabla 32-3
Hitos en el desarrollo conductual normal

Edad	Conducta motora y sensorial	Conducta adaptativa	Conducta personal y social
Nacimiento a 4 semanas	Reflejo mano-boca, reflejo de prensión Reflejo de succión (arruga los labios en respuesta a la estimulación perioral), reflejo de Moro (extensión de los dedos cuando se sobresalta), reflejo de succión, reflejo de Babinski (abre los dedos del pie cuando se toca la planta) Distingue los sonidos (se orienta hacia la voz humana) y los sabores dulces y amargos Sigue con la mirada Distancia focal fija de 20 cm Hace movimientos de arrastre alternos Mueve la cabeza a los lados cuando está en decúbito prono	Conducta de acercamiento anticipatorio a la comida a los 4 días Responde al sonido del sonajero y de una campanilla Mira a los objetos en movimiento momentáneamente	Responde a la cara, los ojos y la voz de la madre en las primeras horas de vida Sonrisa endógena Juego independiente (hasta 2 años) Está tranquilo si se le coge Cara impasible
4 semanas	Predomina la postura refleja tónica del cuello Manos cerradas en puños Se le cae la cabeza, pero puede mantenerla erecta unos segundos Fijación visual, visión estereoscópica (12 semanas)	Sigue los objetos en movimiento hasta la línea media No muestra interés y suelta los objetos inmediatamente	Mira la cara y disminuye la actividad Responde al habla Sonríe preferentemente a la madre
16 semanas	Predominan las posturas simétricas Mantiene la cabeza en equilibrio Levanta la cabeza 90° cuando se pone en decúbito prono en el antebrazo Acomodación visual	Sigue bien un objeto que se mueve despacio Mueve los brazos cuando ve un objeto oscilante	Sonrisa social espontánea (exógena) Conciencia de las situaciones extrañas
28 semanas	Se sienta paso a paso, apoyándose hacia delante en las manos Salta activamente cuando se pone de pie	Se acerca a un juguete con una mano y lo coge Golpea y agita el sonajero Se pasa los juguetes de una mano a otra	Se lleva los pies a la boca Da palmaditas a su imagen en el espejo Empieza a imitar los sonidos y las acciones de la madre
40 semanas	Se sienta solo con buena coordinación Se arrastra Tira de sí mismo para ponerse derecho Señala con el dedo índice	Hace coincidir dos objetos en la línea media Intenta imitar un garabato	Manifiesta ansiedad de separación cuando se aleja de la madre Responde al juego social, como el cucú Come solo galletas y sostiene su biberón
52 semanas	Camina agarrándose con una mano Se mantiene de pie solo brevemente	Busca novedades	Colabora al vestirse
15 meses	Empieza a caminar Trepa por las escaleras		Señala o nombra lo que desea Tira los objetos jugando o como rechazo
18 meses	Marcha combinada, raramente se cae Lanza el balón Sube las escaleras agarrándose con una mano	Construye una torre con tres o cuatro cubos Hace garabatos espontáneamente e imita un trazado de escritura	Come solo en parte, vierte la comida Tira de un juguete atado a un cordel Lleva o abraza un juguete especial, como una muñeca Imita algunos patrones de conducta con un ligero retraso
2 años	Corre bien, no se cae Da patadas a un balón grande Sube y baja escaleras solo Aumentan sus habilidades motoras finas	Construye una torre con seis o siete cubos Alinea los cubos para imitar un tren Imita los trazados verticales y circulares Desarrolla conductas originales	Se pone prendas sencillas Imita a los de casa Se refiere a sí mismo por el nombre Dice «no» a su madre La ansiedad de separación empieza a disminuir Demostraciones organizadas de amor y protesta Juega en paralelo (juega al lado, pero no interacciona con otros niños)
3 años	Monta en triciclo Salta de los escalones bajos Alterna los pies al subir escaleras	Construye torres de 9 o 10 cubos Imita un puente de tres cubos Copia un círculo y una cruz	Se pone los zapatos Se desabrocha los botones Come solo bien Entiende que debe esperar
4 años	Baja escalones de uno en uno Se mantiene sobre un pie durante 5-8 s	Copia una cruz Repite cuatro dígitos Cuenta tres objetos y los señala correctamente	Se lava y se seca la cara Se cepilla los dientes Juego asociativo o colectivo (juega de forma cooperativa con otros niños)
5 años	Salta alternando los pies Normalmente tiene un control total de esfínteres Mejora su coordinación fina	Copia un cuadrado Dibuja una persona reconocible con cabeza, cuerpo y extremidades Cuenta 10 objetos exactamente	Se viste y desviste bien Escribe algunas letras Juega a algunos ejercicios competitivos
6 años	Monta en una bicicleta de 2 ruedas	Escribe su nombre Copia triángulos	Se ata los zapatos

Adaptada de Arnold Gessell, M.D., Ph.D. and Stella Chess, M.D.

Tabla 32-4
Desarrollo del lenguaje

Edad y estadio del desarrollo	Dominio de la comprensión	Dominio de la expresión
0-6 meses	Muestra una respuesta de sobresalto ante ruidos fuertes o bruscos; intenta localizar los sonidos, moviendo los ojos o la cabeza; parece escuchar al que le habla y responde con una sonrisa; reconoce las voces de alerta, enfadadas o amistosas; responde al oír su nombre	Tiene otras vocalizaciones aparte del llanto; tiene llantos diferentes para el hambre o el dolor; vocaliza para mostrar placer; juega a hacer ruiditos; balbucea (series repetidas de sonidos)
7-11 meses Atención al lenguaje	Muestra una escucha selectiva (control voluntario de las respuestas a los sonidos); escucha la música o las canciones con interés; reconoce «no», «quema» o su nombre; mira imágenes que se le nombran hasta 1 min; escucha las palabras sin distraerse con otros ruidos	Responde a su nombre con vocalizaciones; imita la melodía de las palabras; usa su jerga (su propio lenguaje); hace gestos (sacude la cabeza para decir «no»); utiliza exclamaciones («oh-oh»); juega a juegos de lenguaje (palmitas, cucú)
12-18 meses Palabras sueltas	Discrimina *grosso modo* entre ruidos distintos (campanitas, un perro, una bocina o la voz del padre o la madre); entiende las partes básicas de su cuerpo y los nombres de objetos comunes; comprende una nueva palabra cada semana; puede identificar objetos sencillos (niño, pelota, etc.) entre un grupo de objetos o imágenes; entiende hasta 150 palabras a los 18 meses	Usa palabras sencillas (la edad media de la primera palabra es de 11 meses; a los 18 meses, el niño usa hasta 20 palabras); «habla» con los juguetes, consigo mismo o con los demás usando patrones largos de su jerga y algunas palabras; un 25 % de sus expresiones son inteligibles; articula correctamente todas las vocales; a menudo omite las consonantes iniciales y finales
12-24 meses Mensajes de dos palabras	Responde a instrucciones simples («Dame la pelota»). Responde a órdenes de acciones («Ven aquí», «siéntate»). Entiende los pronombres (yo, él, ella, tú). Empieza a entender frases complejas («Cuando vayamos a la tienda, te compraré caramelos»)	Usa unidades expresivas de dos palabras («Mami mala», «estoy solo» «pelota aquí»); imita los ruidos ambientales al jugar («muuuu», «mmm, mmm,» etc.); se refiere a sí mismo por el nombre y empieza a usar pronombres; repite las últimas palabras de las frases, ya sean dos o más; empieza a usar expresiones telegráficas de tres palabras («todos iros fuera», «yo fuera ahora»); expresiones inteligibles en un 26-50 %; usa el lenguaje para pedir sus necesidades
24-36 meses Formación de la gramática	Entiende las partes pequeñas del cuerpo (codo, barbilla, ceja). Entiende las categorías de nombres en la familia (abuela, bebé). Entiende los tamaños (pequeño, grande). Entiende la mayoría de los adjetivos. Entiende las funciones (por qué comemos, por qué dormimos)	Usa frases reales con palabras de función gramatical (puede, podrá, el, un); anuncia sus intenciones antes de actuar; «conversa» con otros niños, normalmente solo monólogos; la jerga y la ecolalia desaparecen gradualmente del habla; aumenta su vocabulario (hasta 270 palabras a los 2 años, 895 palabras a los 3 años); habla inteligible en un 50-80 %; articula correctamente p, b, m; el habla muestra trastornos rítmicos
36-54 meses Desarrollo de la gramática	Entiende las preposiciones (bajo, detrás, entre). Entiende muchas palabras (hasta 3 500 a los 3 años, 5 500 a los 4 años). Entiende la causa y el efecto (¿Qué haces cuando tienes hambre? ¿Y frío?). Entiende las analogías (la comida es para comer, la leche es para _____)	Articula correctamente n, w, ng, t, d, c, g; usa el lenguaje para relacionar incidentes del pasado; usa una amplia gama de formas gramaticales: plurales, pasados, negativos, preguntas; juega con el lenguaje: rimas, hipérboles; puede definir palabras; raramente, uso egocéntrico del lenguaje; puede repetir frases de 12 sílabas correctamente; aún se producen algunos errores gramaticales
Desde los 55 meses Comunicación verdadera	Entiende conceptos como número, velocidad, tiempo o espacio; entiende derecha e izquierda; entiende términos abstractos; puede clasificar los elementos en clases semánticas	Usa el lenguaje para contar historias, compartir ideas y comentar alternativas; aumenta su uso de la gramática, se corrige solo si comete errores gramaticales; se estabiliza la articulación de las consonantes f, v, s, z, l, r y los grupos de consonantes; el habla es inteligible al 100 %

Reproducida de Rutter M, Hersov L, eds. *Child and Adolescent Psychiatry*. London: Blackwell; 1985, con autorización.

Al terminar la lactancia (en torno a los 2 años), los reflejos se han transformado en acciones voluntarias que forman los bloques con que se construye la cognición. Los niños empiezan a interactuar con el entorno, a recibir información y experiencias de su propio cuerpo y a ejecutar acciones intencionadas. Al terminar el 2.º año de vida, empiezan a usar el juego simbólico y el lenguaje.

Jean Piaget (1896-1980), psicólogo suizo, observó la capacidad de crecimiento de los niños pequeños (incluidos los suyos) para pensar y razonar. En la tabla 32-5 se expone un esbozo de las principales etapas de su teoría del desarrollo cognitivo.

Desarrollo emocional y social. A la edad de 3 semanas, los niños imitan los movimientos faciales de sus cuidadores adultos. Abren la boca y sacan la lengua en respuesta a los adultos que hacen lo mismo. A los 3 y 4 meses es fácil provocar estas conductas de imitación, que parecen ser las precursoras de la vida emocional de los lactantes. La respuesta de sonrisa se produce en dos fases: la primera es la sonrisa

endógena, que aparece espontáneamente en los primeros 2 meses y que no está relacionada con la estimulación externa, y la segunda es la exógena, que se estimula desde el exterior, normalmente por la madre, y que aparece en la semana 16.

Las etapas del desarrollo emocional son paralelas a las del desarrollo cognitivo. De hecho, el cuidador es quien proporciona los estímulos más importantes para ambos aspectos del crecimiento mental. Los niños dependen totalmente de los adultos para sobrevivir, y su repertorio social y emocional va creciendo gracias a las interacciones cálidas y predecibles que se producen con las respuestas sociales del cuidador (tabla 32-6).

Durante el primer año, los estados de ánimo del lactante son muy variables y están íntimamente relacionados con sus estados internos, como puede ser el hambre. Hacia los dos tercios finales del primer año, el estado de ánimo del niño crece cada vez más relacionado con las claves sociales externas, y el padre o la madre puede hacer incluso que el lactante hambriento sonría. Cuando se siente cómodo internamente, debería prevalecer el sentido de interés y placer por el mundo exterior

Tabla 32-5
Estadios del desarrollo cognitivo de Piaget

Período de desarrollo	Etapas cognitivas espaciales	Logros cognitivos
Gestacional		El feto puede «aprender» sonidos y responde de forma diferenciada a ellos tras el parto
Lactancia: nacimiento-2 años	**Sensitivomotora**	Los lactantes «piensan» con sus ojos, oídos y sentidos
Nacimiento-1 mes	Actos reflejos, egocéntricos (las últimas investigaciones lo rechazan)	Los recién nacidos pueden aprender a asociar las caricias con el acto de amamantar
4-8 meses	Reacción circular secundaria: busca objetos parcialmente ocultos	Pueden aprender que succionar produce algunas presentaciones visuales o música
8-12 meses	Coordinación de esquemas secundarios: cu-cu tras tras, encuentra objetos ocultos	Puede recordar durante 1 mes Puede jugar con los padres a buscar objetos parcialmente ocultos
12-18 meses	Reacción circular terciaria: explora propiedades y tira objetos	Mejora la memoria
18 meses-2 años	Representación mental, juega con juguetes simulados, tiene memoria de objetos	Usa las partes del cuerpo como objetos Puede apilar un objeto dentro de otro Recuerda los objetos ocultos Tira los objetos sobre la cuna Conoce los sonidos de los animales, nombra objetos Conoce partes del cuerpo e imágenes familiares Puede entender causas no visibles
Primera infancia: 2-7 años 2-7 años	**Preoperacional** Egocentrismo: «Yo también quiero comer eso» Animista: «Tengo miedo de la luna» Ausencia de jerarquía: «¿Dónde van esos bloques?» Centrado: «Lo quiero ahora, no después de cenar» Irreversibilidad: «No sé cómo volver a esa habitación»	Los preescolares usan símbolos Desarrollo del lenguaje y de fantasías Sin signos de lógica Con 3 años pueden contar 2-3 objetos, conoce los colores y la edad Con 4 años puede fantasear sin ningún propósito concreto
2-5 años	Razonamiento transductivo: «Tenemos que hacerlo de este modo porque así lo hace papá»	A los 5-6 años tiene sentido del humor. Entiende lo bueno y lo malo, puede hacer algunas tareas Con 7-11 años tiene buena memoria, recuerda, puede solucionar problemas
Segunda infancia: 7-11 años	**Operaciones concretas** Clasificación jerárquica: organiza los coches por tipos Reversibilidad: puede jugar hacia delante y hacia atrás, como las damas Conservación: pierde dos céntimos y busca lo mismo Descentrado: se preocupa por los pequeños detalles, es obsesivo Operaciones espaciales: le gustan los modelos de instrucciones Desfase horizontal: conservación del peso, lógica Inferencia transitiva: silogismos, compara todo, es importante el nombre comercial	Los niños empiezan a pensar con lógica Entienden la conservación de la materia La leche congelada ocupa lo mismo que la fresca Puede organizar objetos en jerarquías Los niños parecen racionales y organizados
Adolescencia: 11-19 años A partir de 11 años	**Operaciones formales** Razonamiento hipotético-deductivo: el adolescente piensa o se excusa con rapidez Público imaginario: todo el mundo les mira Fábula personal: opinión excesiva de sí mismos Pensamiento proposicional: lógico	Abstracción y razonamiento Puede pensar en todas las posibilidades

y por sus cuidadores principales. La separación prolongada de la madre (o del cuidador principal) durante los segundos 6 meses de vida puede provocar una depresión que puede persistir hasta la edad adulta y formar parte del carácter del individuo.

Diferencias temperamentales

Los lactantes pueden variar en su reactividad autonómica y temperamental. Chess y Thomas identificaron nueve dimensiones conductuales en las que pueden encontrarse diferencias fiables entre los lactantes (tabla 32-7).

En los estudios del temperamento, la mayoría de las dimensiones del temperamento de cada niño permanecen estables hasta la edad adulta, pero algunas no persisten. Este resultado se atribuyó a los efectos genéti-

cos y ambientales en la personalidad. La interrelación entre las características iniciales de los lactantes, la forma de interactuar de los padres, la conducta posterior de los niños e incluso la aparición de la conducta posterior es compleja. Observaciones sobre la estabilidad y la plasticidad de determinados rasgos del temperamento apoyan la importancia de las interacciones entre los atributos genéticos y la experiencia ambiental (crianza) en la conducta.

Apego

Vínculo es el término que se utiliza para describir la intensa relación emocional y psicológica que desarrolla una madre hacia su hijo, y se denomina *apego* a la relación que desarrolla el niño con sus cuidadores.

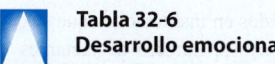

Tabla 32-6
Desarrollo emocional

Etapas en que aparecen por primera vez	Técnicas emocionales	Conducta emocional
Gestacion-lactancia: 0-2 años		
A partir de 0-2 meses	Amor, evocado por el tacto	Muestra sonrisa social y alegría
	Miedo, evocado por los ruidos fuertes	Responde a las emociones de los demás
	Furia, evocada por las restricciones corporales	Tiene todas las emociones
	Vías cerebrales de las emociones en formación	
A partir de 3-4 meses	Empieza la autorregulación de las emociones	Puede haber carcajadas y un control mayor de la sonrisa, muestra enfado
	Vías cerebrales de las emociones en crecimiento	
A partir de 7-12 meses	Crece la autorregulación de las emociones	Puede provocar más respuestas
	Aumento de la intensidad de los tres componentes básicos	Se niega a afrontar el estrés
1-2 años	Aparecen la vergüenza y el orgullo, la envidia y el bochorno	Empiezan algunas indicaciones de empatía, expresiones de sentimientos: «Te quiero, papá», «Lo siento»
	Desplazamiento hacia otros niños	Le gusta la atención y la aprobación, disfruta jugando solo o cerca de sus compañeros
Primera infancia 2-5 años		
3-6 años	Puede entender la causa de muchas emociones	La empatía aumenta con la comprensión
	Empieza a buscar formas de regular las emociones y de expresarlas	Más respuesta y menos reacciones
	Se identifica con el adulto para superarse	Autorregulación: «Usa tus palabras para decir que estás enfadado con él»
		La agresividad se vuelve competitividad
		A los 5 años muestra sensibilidad a las críticas y se preocupa por los sentimientos de los demás
Segunda infancia 5-11 años		
7-11 años	Puede reaccionar a los sentimientos de los demás	El yo manda hasta los 6 años
	Más consciente de los sentimientos de los demás	La empatía se transforma en altruismo: «Me siento tan mal por el incendio que han sufrido, voy a darles algunas de mis cosas»
		Domina el superyó

Los recién nacidos se adaptan a la interacción social e interpersonal en sus primeros meses de vida, y muestran una capacidad de respuesta ante el entorno exterior que aumenta rápidamente, junto con la habilidad de crear una relación especial con sus cuidadores principales más significativos, esto es, la formación del apego. En la tabla 32-8 se enumeran los estilos de apego más frecuentes.

Harry Harlow. Harry Harlow estudió el aprendizaje social y los efectos del aislamiento social en los monos. Puso a unos monos *Rhesus* recién nacidos con dos tipos de madres sustitutas, uno con una madre sustituta hecha de alambre con un biberón y la otra, hecha de alambre y cubierta con felpa. Los monos prefirieron a las madres sustitutas de felpa, que les permitía un mejor contacto y consuelo, a la que tenía el biberón. (Cuando estaban hambrientos, los monos lactantes podían ir a por su biberón, pero después volvían rápidamente con su madre de felpa.) Cuando estaban asustados, los monos criados con madres de felpa mostraban una conducta de aferramiento intenso y parecían sentirse consolados, mientras que los criados con madres de alambre no conseguían consuelo y parecían estar desorganizados. Los resultados de los experimentos de Harlow se interpretaron ampliamente como que el apego del lactante no es solo el resultado de la alimentación.

Ambos tipos de monos criados con madres sustitutas fueron incapaces de adaptarse posteriormente a la vida en una colonia de monos y tuvieron muchas dificultades para aprender a aparearse. Cuando se quedaron preñadas, las hembras no pudieron amamantar a sus hijos.

John Bowlby. John Bowlby estudió el apego de los lactantes con sus madres y llegó a la conclusión de que la separación precoz tenía efectos negativos en su desarrollo emocional e intelectual. Describió la conducta de apego, que se desarrolla durante el primer año de vida, como el mantenimiento del contacto físico entre la madre y el niño cuando este está hambriento, asustado o angustiado.

Mary Ainsworth. Mary Ainsworth amplió las observaciones de Bowlby y estableció que la interacción entre madre e hijo durante el período de apego influye significativamente en la conducta actual y futura del niño. En opinión de muchos observadores, los patrones de apego del lactante afectan a las relaciones emocionales futuras del adulto. Los pa-

Tabla 32-7
Temperamento: de recién nacidos a 6 años

Dimensión	Descripción
Nivel de actividad	Porcentaje del tiempo que pasa activo
Capacidad de distracción	Grado en que se permite a los estímulos alterar la conducta
Adaptabilidad	Facilidad para adaptarse a los cambios
Capacidad de concentración	Cantidad de tiempo que pasa atendiendo
Intensidad	Nivel de energía
Umbral de respuesta	Intensidad necesaria para responder
Calidad del estado de ánimo	Cantidad de conducta positiva comparada con la conducta negativa
Ritmicidad	Regulación de funciones
Acercamiento/retraimiento	Respuesta a nuevas situaciones

Tabla 32-8
Tipos de apego

Apego seguro	Los niños muestran menos problemas de adaptación; han recibido unos afectos parentales más coherentes y adecuados a su desarrollo durante la mayor parte de su vida. Los padres de los niños que muestran un apego seguro son capaces de mantener mejor esos aspectos de la crianza después del divorcio. Como los factores familiares que conducen al divorcio también afectan a los niños, podría haber menos niños con apego seguro en las familias que se divorcian
Apego inseguro/ evitativo	Los niños se vuelven ansiosos, aferrados y enfadados con los padres. Estos niños proceden normalmente de familias en las que los adultos mostraban inseguridad en su unión familiar y, por tanto, no podían proporcionar la clase de coherencia, capacidad de respuesta emocional y cuidados que ofrecerían los padres de uniones más seguras. Estos padres tienen más dificultades en el divorcio, además de mayores probabilidades de ser rechazados
Apego inseguro/ ambivalente	Los niños educados en general con una crianza desorganizada, negligente y con falta de atenciones. Los padres son incluso capaces de darles menos estabilidad y refuerzo psicológico después del divorcio y, en consecuencia, los niños tienen aún más probabilidades de volverse más dependientes y ser inconsolables cuando están mal, además de sobreactuar, sufrir cambios en el estado de ánimo y ser demasiado sensibles al estrés

trones de apego son variables en los niños; por ejemplo, algunos señalan o lloran menos que otros. La capacidad de respuesta sensitiva a las señales del lactante, como abrazarle cuando llora, hace que llore menos en los meses siguientes. El contacto corporal cercano con la madre cuando el niño le envía señales se asocia también con una mayor autoconfianza a medida que el niño crece, en lugar de una dependencia excesiva. Las madres que no responden a estas señales crían niños ansiosos.

Ainsworth también confirmó que el apego sirve para reducir la ansiedad. Lo que denominó efecto de una base segura permite al niño separarse de la figura de apego y explorar el entorno. Los objetos inanimados, como un osito o una manta (que Donald Winnicott denominó objeto transicional), también sirven como una base segura que, a menudo, acompaña a los niños cuando investigan el mundo. Los resultados de estudios observacionales directos de las interacciones madre-hijo y de estudios longitudinales van ampliando y mejorando las descripciones originales de Ainsworth. La sensibilidad y la capacidad de respuesta de la madre son los principales determinantes de un apego seguro. Sin embargo, cuando el apego es inseguro, el tipo de inseguridad (con evitación, ansiosa o ambivalente) está determinado por el temperamento del lactante. En general, los niños tienen menos probabilidades de tener vínculos seguros y son más vulnerables a los cambios de la sensibilidad materna que las niñas.

El apego del primer hijo disminuye cuando nace el segundo, pero se reduce mucho más cuando el primogénito tiene entre 2 y 5 años en el momento del nacimiento del segundo hermano que cuando tiene menos de 24 meses. No es de extrañar que el grado de descenso también dependa del propio sentido de seguridad de la madre, de su confianza y de su salud mental.

Síndrome de privación social y negligencia materna. Los investigadores, y en especial René Spitz, llevan tiempo documentando el grave retraso del desarrollo que acompaña al rechazo y a la falta de atención de la madre. Los lactantes nacidos en instituciones que se caracterizan por poco personal con respecto al número de lactantes y cambios frecuentes de personal tienden a mostrar un retraso importante del desarrollo, incluso cuando los cuidados físicos son adecuados y no se presentan infecciones. Los mismos niños muestran una aceleración importante del desarrollo al ser emplazados en un medio de acogida o de adopción adecuado.

Padres y apego. Los niños empiezan a crear sus vínculos con los padres al igual que con sus madres, pero el apego es diferente. En general, las madres mantienen su relación con los niños como cuidadoras y los padres, para jugar. Al dar a elegir entre ambos progenitores después de una separación, los lactantes normalmente van hacia la madre, pero si no está, se vuelven al padre como consuelo. Los niños criados en familias extensas o en las que hay varios cuidadores pueden establecer muchos vínculos.

Ansiedad ante un extraño. El desarrollo esperado del miedo ante lo extraño se observa por primera vez en los lactantes en torno a las 26 semanas de vida, y se desarrolla plenamente hacia las 32 semanas (8 meses). Ante la aproximación de un extraño, los lactantes lloran y se aferran a sus madres. Los niños expuestos solo a un cuidador tienen más probabilidades de mostrar ansiedad ante un extraño que los expuestos a varios. La ansiedad ante un extraño parece ser consecuencia de la creciente capacidad del niño para distinguir a sus cuidadores del resto de las personas.

La ansiedad de separación, que tiene lugar entre los 10 y los 18 meses de edad, está relacionada con la ansiedad ante un extraño, pero no es idéntica. La separación de la persona a la cual el lactante está unido precipita la ansiedad de separación, mientras que la ansiedad ante un extraño se produce aunque el lactante se encuentre en los brazos de su madre. El lactante aprende a separarse cuando empieza a gatear y se aleja de la madre, aunque mira constantemente hacia atrás y vuelve con frecuencia a su lado para que le tranquilice.

Margaret Mahler (1897-1985) propuso una teoría para describir la forma en que los niños pequeños adquieren un sentido de identidad distinto del de sus madres. Su teoría de separación-individualización se basó en las observaciones de las interacciones de los niños con sus madres. Las etapas de Mahler de separación-individualización se presentan en la tabla 32-9.

Cuidados del lactante

Los médicos empiezan a contemplar a los lactantes como actores importantes en el drama familiar que, en parte, determina su evolución. La conducta de los lactantes controla la conducta de las madres, así como la conducta de las madres modula la conducta de los lactantes. Un lactante tranquilo, sonriente y previsible es una recompensa potente para unos cuidados sensibles de la madre; un lactante inquieto, irregular e irritable pone a prueba la paciencia de la madre. Cuando la capacidad de dar de la madre está al límite, este último tipo de lactantes provocan su alejamiento, lo que complica aún más unos comienzos ya de por sí problemáticos.

Ajuste parental

El ajuste parental describe la forma en que la madre o el padre se relacionan con el recién nacido o el lactante en desarrollo. Este concepto tiene en cuenta las características temperamentales tanto de los progenitores como del niño. Cada recién nacido tiene unos rasgos psicofisiológicos innatos que se conocen en su conjunto como temperamento. Chess y Thomas identificaron una serie de patrones normales de temperamento que varían desde el niño difícil, en un extremo del espectro, al fácil, en el otro.

Los niños difíciles, que suponen hasta el 10% de todos los niños, tienen un carácter fisiológico de hiperalerta y reaccionan intensamente ante los estímulos (llanto fácil con ruidos fuertes), duermen mal, co-

Tabla 32-9
Etapas de separación-individualización propuestas por Mahler

1. Autismo normal (nacimiento-2 meses)
   Los períodos de sueño compensan los de vigilia en un estado que recuerda la vida intrauterina
2. Simbiosis (2-5 meses)
   El desarrollo gradual de las habilidades perceptivas permite a los lactantes distinguir su interior del mundo exterior; la relación madre-lactante se percibe como una entidad única
3. Diferenciación (5-10 meses)
   El progresivo desarrollo neurológico y el aumento del estado de alerta alejan la atención del lactante del yo y la atraen hacia el mundo exterior. Se aprecia cada vez más la distinción física y psicológica de la madre
4. Práctica (10-18 meses)
   La habilidad para moverse de forma autónoma aumenta la exploración del mundo exterior por parte del niño
5. Acercamiento (18-24 meses)
   A medida que los niños se dan cuenta de su indefensión y dependencia, necesitan que la independencia se alterne con la necesidad de la cercanía. Los niños se alejan de sus madres y vuelven a ellas para tranquilizarse
6. Constancia del objeto (2-5 años)
   Los niños comprenden gradualmente y se tranquilizan por la permanencia de la madre y de otras personas importantes, incluso cuando no están ante ellas

men a horas imprevisibles y son difíciles de consolar. Por el contrario, los niños fáciles, que suponen hasta el 40 % del total, son más regulares en su alimentación, eliminación y sueño, y también son más flexibles: pueden adaptarse a los cambios y nuevos estímulos con un malestar mínimo y se consuelan fácilmente cuando lloran. El otro 50 % de los niños son combinaciones de ambos tipos. Es más complicado criar a un niño difícil, que exige mayores demandas a los padres, que a uno fácil. Chess y Thomas utilizaron el término *bondad de ajuste* para identificar la interacción armoniosa y consonante entre una madre y su hijo en relación con sus motivaciones, capacidades y estilos de conducta. Una adecuación deficiente parece conducir a un desarrollo distorsionado y a una funcionalidad inadaptada. Es necesario reconocer a tiempo la presencia de un niño difícil, ya que los padres de estos lactantes tienen a menudo sentimientos de incompetencia y creen que están haciendo algo mal que explica las dificultades que tiene el niño para dormir y comer, y sus problemas para consolarle. Además, la mayoría de los niños difíciles presentará posteriormente trastornos emocionales.

Madre suficientemente buena. Winnicott pensaba que los recién nacidos empiezan su vida en un estado de falta de integración, con experiencias inconexas y difusas, y que las madres les proporcionan una relación que permite que surja su «yo» incipiente. Las madres aportan un entorno cálido en el cual los lactantes se encuentran contenidos y adquieren experiencias. Durante el último trimestre de embarazo y los primeros meses de la vida del niño, la madre se encuentra en un estado de preocupación primaria, absorbida por fantasías y experiencias relacionadas con su hijo. La madre no necesita ser perfecta, pero debe proporcionar una maternidad de calidad suficiente. Ella ejerce un papel fundamental a la hora de traer al mundo a su hijo y ofrecer una anticipación empática de las necesidades del lactante. Si la madre entra en consonancia con estas necesidades, el niño se adapta a sus propias funciones corporales y orienta lo que serán las bases de un sentido del yo que evolucionará gradualmente.

PERÍODO DE GATEO

El segundo año de vida está marcado por un desarrollo motor e intelectual acelerado. La habilidad de caminar proporciona a los niños peque-

ños cierto control sobre sus propias acciones; esta movilidad les permite determinar cuándo acercarse y cuándo retirarse. La adquisición del habla amplía muchísimo sus horizontes. Normalmente, los niños aprenden a decir «no» antes que «sí». Esta negatividad de los niños pequeños es esencial para el desarrollo de su independencia pero, si persiste, esta conducta de oposición puede ser un problema.

El aprendizaje del lenguaje es una tarea crucial en la primera infancia. Las vocalizaciones se van diferenciando y los niños pequeños pueden nombrar algunos objetos e indicar necesidades conocidas con una o dos palabras. Casi al final del segundo año y al entrar en el tercero, los niños pequeños usan frases cortas. El ritmo de desarrollo del lenguaje varía considerablemente entre cada niño y, si bien un número pequeño mostrarán un desarrollo tardío, la mayoría de los expertos recomienda hacer una prueba de audición si el niño no construye frases de dos palabras a los 2 años de edad.

Hitos del desarrollo del período de gateo

Lenguaje y desarrollo cognitivo. Los niños pequeños empiezan a escuchar las explicaciones que les ayudan a tolerar los retrasos. Van creando conductas nuevas a partir de las antiguas (originalidad) y participan en actividades simbólicas: por ejemplo, usan palabras y juegan con muñecas en situaciones en las que los juguetes están representando algo, como una secuencia de la hora de la comida. La capacidad de concentración y de autorregulación es variable.

Desarrollo emocional y social. En el segundo año de vida empieza a diferenciarse mejor el agrado y el desagrado. A esta edad, a menudo ya son evidentes sus referencias sociales: el niño busca en sus padres y en otras personas las claves emocionales de la forma en que deberá responder ante nuevos episodios. Los niños pequeños muestran excitación exploratoria, placer asertivo y placer al descubrir y desarrollar nuevas conductas (p. ej., nuevos juegos), como, por ejemplo, provocar y sorprender o bromear con sus padres (p. ej., esconderse). Además, tienen la capacidad de hacer demostraciones organizadas de amor, como cuando se suben corriendo, abrazan, sonríen y besan al padre al mismo tiempo, así como de protesta, como cuando se alejan, lloran, patalean, muerden, golpean, chillan y dan patadas. El consuelo procedente de la familia y la aprensión hacia los extraños pueden aumentar. La ansiedad parece estar relacionada con la desaprobación y la pérdida de un cuidador querido, y puede tener consecuencias de desorganización.

Desarrollo sexual. La diferenciación sexual es evidente desde el nacimiento, cuando los padres empiezan a vestir y a tratar a los lactantes de forma diferente por las expectativas que provoca la tipificación sexual. Mediante la imitación, la recompensa y la coerción, los niños adoptan las conductas que sus culturas definen como apropiadas para sus roles sexuales. Los niños muestran curiosidad por el sexo anatómico; cuando esta se reconoce como saludable y se afronta con respuestas honestas y apropiadas para su edad, los niños adquieren un sentido del milagro de la vida y se sienten cómodos en sus propios roles. Si el tema del sexo es tabú y se rechazan las preguntas de los niños, se puede provocar vergüenza y malestar.

La *identidad de género*, la convicción inquebrantable de ser hombre o mujer, empieza a manifestarse a los 18 meses de edad y se fija a los 24-30 meses. Antiguamente, se pensaba que la identidad de género era principalmente una función del aprendizaje social. John Money describió un grupo de niños con genitales externos ambiguos o dañados que se criaron con el sexo opuesto a su sexo cromosómico. El seguimiento a largo plazo de esos casos indicó que la mayor parte de la identidad de género es congénita y que el tipo de educación no afecta a la diátesis genética.

El *rol de género* describe la conducta que la sociedad considera apropiada para uno y otro sexo, y no es de extrañar que existan diferencias culturales significativas. Hay expectativas diferentes para los niños y las niñas en su forma de jugar y con quién lo hacen, el tono de su voz, la expresión de las emociones y la forma en que visten, si bien es posible establecer algunas generalizaciones. En cierto modo, los niños participan más en los juegos rudos y peligrosos. Las madres hablan más con las niñas y los padres prestan más atención a los niños cuando sus hijos alcanzan los 2 años de edad. Muchos padres con una educación de clase media y que desean dar a sus hijos una educación no sexista se sorprenden al comprobar que sus hijos manifiestan preferencias por los juegos estereotipados de cada sexo: las niñas quieren jugar con muñecas y los niños, con pistolas.

Entrenamiento en ir al baño.

El segundo año de vida es un período de crecientes demandas sociales para los niños. La forma en que se les enseña a usar el cuarto de baño sirve de paradigma de las costumbres generales de educación de la familia; es decir, un padre que es demasiado severo a la hora de enseñar esto también será punitivo y restrictivo en otras áreas. El control de las micciones a lo largo del día suele completarse en torno a los 2 años y medio, y el de las micciones nocturnas acaba alrededor de los 4 años, cuando suele alcanzarse el control de esfínteres. Desde 1900, el péndulo ha oscilado entre los extremos de la permisividad y del control en este terreno. En Estados Unidos, se ha tendido a retrasar esta enseñanza, pero en los últimos años parece desplazarse de nuevo hacia un entrenamiento más temprano.

Los niños pequeños tienen dificultades con el sueño por el miedo que les provoca la oscuridad, que puede controlarse por medio de una luz nocturna. La mayoría dormirá 12 h al día, incluida una siesta de 2 h. Los padres deben saber que, a esa edad, los niños necesitan que se les tranquilice antes de acostarse. Lo normal es que un niño de 2 años tarde 30 min en quedarse dormido.

Retos en la crianza de los hijos.

Durante la lactancia, la principal responsabilidad de los progenitores es cubrir las necesidades del lactante de forma sensible y coherente. Su función en la etapa del niño pequeño requiere firmeza sobre los límites de la conducta aceptable y apoyo de la progresiva emancipación del niño. Los padres deben tener cuidado de no resultar demasiado autoritarios en esta etapa; deben dejar a los niños que actúen por sí solos y aprendan de sus errores, y los han de proteger y ayudar cuando los retos superan el ámbito de sus habilidades.

Durante la primera infancia, los niños lucharán por lograr el afecto y la atención exclusivos de sus padres, lo que incluirá rivalidades tanto con los hermanos como con cualquiera de los progenitores para mantenerse como el centro de atención de la familia. Si bien están empezando a compartir, lo hacen a regañadientes. Cuando las demandas de posesión exclusiva no se resuelven a su favor, se producirá una celosa competitividad en las relaciones con los compañeros y los seres queridos. Las fantasías que surgen como consecuencia de esta lucha provocan el miedo a las represalias y el desplazamiento de ese temor hacia objetos externos. En una familia equitativa y amorosa, el niño elabora un sistema moral de derechos éticos. Los padres deben buscar el equilibrio entre el castigo y la permisividad, y establecer unos límites realistas en relación con la conducta del niño pequeño.

PERÍODO PREESCOLAR

El período preescolar se caracteriza por un crecimiento físico y emocional importante. Entre los 2 y los 3 años de edad, los niños alcanzan la mitad de su estatura de adulto. Al empezar esta etapa, el niño ya cuenta con los 20 dientes de leche que, cuando termine esta fase, empezarán a caer. Los niños están listos para ir al colegio en el momento en que termina esta etapa, a los 5 o 6 años, pues ya dominan las tareas de socialización primaria, es decir, controlan los esfínteres, se visten y comen solos, y controlan el llanto y los accesos de ira, al menos la mayor parte de las veces.

El término preescolar puede inducir a error cuando se habla de niños de entre 2,5 y 6 años de edad, dado que muchos ya acuden al cole-

gio o a guarderías, donde las madres que trabajan deben dejarlos a menudo. La educación preescolar puede ser muy valiosa, pero puede ser contraproducente obligar al niño a lograr avances académicos por encima de sus posibilidades.

Hitos del desarrollo en preescolares

Lenguaje y desarrollo cognitivo.

En el período preescolar crece el uso del lenguaje y los niños ya utilizan frases. Cada palabra tiene significados normales y coherentes al iniciarse esta etapa, y los niños empiezan a pensar simbólicamente, pero su pensamiento es, en general, egocéntrico; no pueden ponerse en el lugar de otro niño, son incapaces de empatizar, piensan intuitivamente y no entienden de manera prelógica las relaciones causales.

Conducta emocional y social.

Al inicio del período preescolar, los niños expresan ya emociones tan complejas como el amor, la tristeza, los celos y la envidia, tanto en la etapa preverbal como en la verbal. Sus emociones están fácilmente influenciadas por los sucesos somáticos, como el cansancio y el hambre. Aunque piensan mayoritariamente de forma egocéntrica, empieza a emerger su capacidad de colaborar y compartir. La ansiedad está relacionada con la pérdida de una persona a la que querían y de la que dependían, así como con la pérdida de su aprobación y aceptación. Aunque esta etapa es potencialmente desorganizadora, los niños preescolares pueden tolerar mejor la ansiedad que cuando eran más pequeños. Los niños de 4 años empiezan a aprender a compartir y a preocuparse por los demás, y a veces expresan sentimientos de ternura.

Al terminar el período preescolar, los niños tienen muchas emociones relativamente estables. La capacidad de comunicación, la curiosidad, el orgullo y un entusiasmo pletórico relacionado con el yo y con la familia se encuentran en equilibrio con la timidez, la vergüenza, el miedo, los celos y la envidia. Los sentimientos de vergüenza y humillación son evidentes. Ya se han desarrollado las capacidades de empatía y de amor, pero todavía son frágiles y se pierden con facilidad si intervienen competencias o celos. La ansiedad y los miedos están relacionados con las lesiones corporales y la pérdida del respeto, del amor y de la emergente autoestima. Es posible que aparezcan sentimientos de culpa.

Los niños de entre 3 y 6 años son conscientes de sus cuerpos y de las diferencias entre los sexos. Su conciencia física se extiende más allá de los genitales. Los niños pueden estar preocupados por enfermedades o lesiones, y ha llegado a denominarse «la fase de las tiritas». Los progenitores deben examinar y atender cada lesión que se produzca.

Los niños desarrollan una división entre lo que quieren y lo que se les dice que hagan. Esta separación va creciendo hasta que surge un hueco entre sus deseos en aumento, su ilimitada exuberancia y las restricciones de sus padres, por lo que gradualmente irán cambiando los valores paternos por la autobediencia, la autoguía y el autocastigo.

Al terminar la etapa preescolar se establece la conciencia del niño. El desarrollo de la conciencia fija el estilo del sentido moral de lo que está bien y lo que está mal. Hasta los 7 años percibirá las reglas como absolutas y como algo que existe por su propio bien. No entiende que pueda existir más de un punto de vista sobre una cuestión moral, por lo que la violación de las reglas exige un castigo incuestionable; esto significa que los niños todavía tienen la noción de una justicia inmanente.

RIVALIDAD ENTRE HERMANOS.   En el período preescolar, los niños se relacionan con los demás de varias formas. El nacimiento de un hermano (un hecho frecuente en esta época) pone a prueba la capacidad del niño de preescolar para colaborar y compartir aún más, pero también suscita la rivalidad entre ambos, que en estos momentos es más probable. La rivalidad depende de la forma en que se eduque al niño y se agrava en presencia de favoritismos de cualquier tipo. Los niños que reciben un trato especial porque son superdotados, tienen algún tipo de defecto o pertenecen al sexo preferido también recibirán los sentimientos de enfado de sus hermanos. La experiencia con los hermanos influye en las relaciones con los compañeros y con la autoridad de los niños en crecimiento; por ejemplo, pueden aparecer problemas si las necesidades del nuevo hermanito impiden que la madre atienda las del primogénito. Si no se maneja correctamente esta situación, el desplazamiento del primogénito puede ser un suceso traumático.

JUEGO.   En los años preescolares, los niños empiezan a distinguir la realidad de la fantasía, y el juego refleja esa mayor conciencia. Los juegos de simulación son muy populares y ayudan a comprobar situaciones de la vida real de forma divertida. Es frecuente encontrar juegos de dramatización, en los que los niños actúan. Las relaciones de juego de tú a tú van avanzando hasta llegar a complicados patrones con rivalidades, secretos e intrigas de dos contra uno. La conducta de los niños durante el juego refleja su nivel de desarrollo social.

Entre los 2,5 y los 3 años, los niños participan normalmente en juegos paralelos, ya que juegan solos aunque estén junto a otro niño, pero no interaccionan con él. A los 3 años, el juego ya es más asociativo, es decir, juegan con los mismos juguetes en pares o en grupos pequeños, pero todavía sin una interacción real. A los 4 años suelen poder compartir y participan en juegos de colaboración. Ya pueden mantener interacciones reales y jugar por turnos.

Entre los 3 y los 6 años de edad se puede seguir el crecimiento a través de los dibujos. El primer dibujo que hace el niño de un ser humano es una línea circular con marcas para la boca, la nariz y los ojos; las orejas y el pelo se añaden posteriormente. Primero aparecen los brazos y unos dedos que parecen palos y después, las piernas. Lo último que surge es el torso, en proporción con el resto del cuerpo. Los niños inteligentes pueden abordar sus dibujos con mayor detalle. Los dibujos expresan la creatividad a lo largo del desarrollo del niño: son representativos y formales en la primera infancia; usan la perspectiva durante la segunda infancia, y se vuelven abstractos y cargados de afecto en la adolescencia. También reflejan la idea que tienen de la imagen corporal, y los impulsos agresivos y sexuales.

AMIGOS IMAGINARIOS.   Los amigos imaginarios aparecen especialmente en los años preescolares, normalmente en niños con una inteligencia superior a la media, y tienen por lo general forma de personas. Los amigos imaginarios también pueden ser cosas, como juguetes a los que se dota de un carácter antropomorfo. En algunos estudios se indica que hasta el 50 % de los niños de entre 3 y 10 años tienen amigos imaginarios en uno u otro momento. Se desconoce su significado, pero estas figuras suelen ser amistosas, alivian la soledad y reducen la ansiedad. En la mayoría de los casos, los amigos imaginarios desaparecen a los 12 años, pero en ocasiones persisten hasta la edad adulta.

AÑOS INTERMEDIOS

El período entre los 6 años y la pubertad se denomina años intermedios. Durante esta etapa, los niños entran en la escuela primaria. Las demandas formales de aprendizaje y de logros académicos se convierten en determinantes significativos del desarrollo posterior de la personalidad.

Hitos del desarrollo en la edad escolar

Lenguaje y desarrollo cognitivo.   En los años intermedios, el lenguaje expresa ideas complejas y establece relaciones entre varios elementos. La exploración lógica tiende a dominar la fantasía, y los niños muestran un mayor interés por las reglas y órdenes, y una capacidad de autorregulación superior. Durante este período se desarrollan las habilidades conceptuales, y el pensamiento se vuelve organizado y lógico. La capacidad de concentración está muy bien establecida a los 9 o 10 años y, al terminar este período, los niños empiezan a pensar en términos abstractos. La mejor coordinación motora gruesa y la mayor fuerza muscular les permiten escribir con fluidez y crear dibujos artísticos. Tam-

bién son capaces de realizar tareas y actividades motoras complejas, como jugar a tenis, golf o baloncesto, hacer gimnasia e ir en monopatín.

Datos recientes han demostrado que los cambios de pensamiento y de razonamiento durante los años intermedios son consecuencia de las transformaciones que se producen por la maduración del cerebro. En este momento, los niños son capaces de aumentar su independencia, aprendizaje y socialización. Los teóricos consideran que el desarrollo moral es un proceso gradual y escalonado que transcurre entre la infancia, la adolescencia y el inicio de la edad adulta.

En los años intermedios, tanto los niños como las niñas establecen nuevas identificaciones con otros adultos, como sus profesores y consejeros. Estas identificaciones pueden así influir en las chicas para que sus objetivos establecidos de querer casarse y tener hijos, como hicieron sus madres, se combinen con el deseo de estudiar una carrera, o se pospongan o se abandonen totalmente.

Las niñas que no pueden identificarse con sus madres o que están demasiado vinculadas con sus padres pueden quedarse fijadas a la edad de 6 años. En consecuencia, pueden tener miedo a los hombres o a las mujeres, o a ambos, o volverse seductoras hacia ellos. En los chicos se produce una situación similar cuando no se pueden identificar correctamente con los padres que se muestran distantes o brutales, o que están ausentes. En consecuencia, los niños pueden llegar a este período con una serie de problemas: pueden tener miedo de los hombres, estar inseguros de su sentido de la masculinidad o no estar dispuestos a abandonar a sus madres (lo que a veces se manifiesta como fobia escolar). Pueden carecer de iniciativa y no son capaces de dominar las tareas escolares, lo que provocará problemas académicos.

En el período escolar, la interacción con los compañeros adquiere una gran importancia. El interés por las relaciones extrafamiliares predomina con respecto a las que se establecen en el seno de la familia, aunque existe una relación especial con el progenitor del mismo sexo, con el que los niños se identifican y que se convierte ahora en un ideal y en su modelo.

La empatía y la preocupación por los demás empiezan a aparecer al comienzo de los años intermedios; cuando tienen 9 o 10 años, los niños poseen una capacidad de amar, compadecer y compartir bien desarrollada. También pueden mantener relaciones estables a largo plazo con la familia, los compañeros y amigos, incluidos los mejores amigos. Las emociones sobre las diferencias sexuales empiezan a manifestarse en forma de excitación o timidez ante el sexo opuesto. Los niños en edad escolar prefieren interactuar con los niños de su mismo sexo. Si bien los años intermedios se han denominado en ocasiones período de latencia (una suspensión en la exploración y el juego psicosexual hasta la erupción de los impulsos sexuales en la pubertad), ahora se sabe que durante esos años se mantiene un considerable interés sexual. El juego sexual y la curiosidad son frecuentes, en especial entre los chicos, pero también entre las chicas. Los chicos comparan sus genitales entre ellos y a veces participan en masturbaciones en grupo o mutuas. A menudo se aprecia el interés por los chistes y las bromas sobre el ano y los excrementos. A esta edad, los niños empiezan a usar palabras referidas al sexo y a los excrementos como improperios.

EL MEJOR AMIGO.   Harry Stack Sullivan propuso que el colega, o el mejor amigo, es un fenómeno importante durante los años escolares. A los 10 años de edad, los niños desarrollan una relación estrecha con los niños del mismo sexo, la cual, en opinión de Sullivan, es necesaria para un crecimiento psicológico saludable en el futuro. Además, Sullivan creía que la ausencia de un amigo íntimo durante los años intermedios de la infancia era un presagio precoz de esquizofrenia.

RECHAZO AL COLEGIO.   Algunos niños se niegan a ir al colegio en esta época, normalmente por la ansiedad de separación. Una madre miedosa puede transmitir su propio temor a la separación a su hijo, o un niño que no ha resuelto sus necesidades de dependencia puede sentir pánico ante la idea de separarse. El rechazo al colegio no suele ser un problema aislado, y estos niños suelen evitar muchas otras situaciones sociales.

Desarrollo del rol sexual

El rol sexual de la persona es similar a su identidad sexual; las personas se ven a sí mismas como hombres o mujeres. El rol sexual también implica la identificación con las formas masculinas o femeninas de comportamiento culturalmente aceptables, pero el cambio de expectativas de la sociedad (en particular en Estados Unidos) sobre lo que son conductas masculinas y femeninas crea ambigüedades.

Los padres reaccionan de forma diferente ante sus hijos e hijas. Se alienta la independencia, el juego físico y la agresividad en los niños, frente a la dependencia, la verbalización y la intimidad física en las niñas. Sin embargo, actualmente se anima a los niños a verbalizar sus sentimientos y a buscar intereses asociados tradicionalmente a las niñas, y a estas se les anima a seguir carreras dominadas tradicionalmente por los hombres y a participar en deportes de competición. A medida que la sociedad se vuelve más tolerante con sus expectativas de conducta sexual, los roles se vuelven menos rígidos y las oportunidades crecen y se amplían, tanto para los niños como para las niñas.

Biológicamente, los niños son físicamente más agresivos que las niñas, y las expectativas de los progenitores, en especial las del padre, refuerzan este rasgo. También existen diferencias en las influencias que reciben desde fuera de la familia. Las niñas tienden a responder a las expectativas y las opiniones de las niñas y los profesores de ambos sexos, pero ignoran a los niños, mientras que estos tienden a responder a la influencia de los otros niños e ignoran a las niñas y a los profesores.

Sueños y sueño

Los sueños de los niños tienen un efecto profundo en la conducta. Durante el primer año de vida, cuando no se distingue completamente la realidad de la fantasía, los sueños se perciben como si fueran o pudieran ser reales. A los 3 años, muchos niños creen que los sueños se comparten con una o más personas, pero la mayoría de los niños de 4 años entienden ya que son propios de cada persona. Los niños perciben los sueños con placer o, como se ha descrito a menudo, con miedo. El contenido del sueño debería contemplarse en relación con la experiencia vital de los niños, su estadio de desarrollo, los mecanismos usados durante los sueños y el sexo.

Los sueños perturbadores son más comunes cuando los niños tienen 3, 6 y 10 años de edad. Los niños de 2 años pueden soñar con ser golpeados o perseguidos. A los 4 años tienen muchos sueños, donde pueden aparecer personas que les protegen o les destruyen. A los 5 o 6 años, predominan los sueños donde se les mata o se lesionan, en los que vuelan o van en coche, y donde aparecen fantasmas; el papel de la conciencia, los valores morales y el aumento de los conflictos están relacionados con esos temas. En la primera infancia raramente se observan sueños agresivos; por el contrario, los niños están en peligro, una situación que puede representar su posición dependiente, pero en torno a los 5 años se dan cuenta de que sus sueños no son reales, como creían. A los 7 años, los niños saben que son ellos mismos quienes crean sus sueños.

Entre los 3 y los 6 años, los niños desean mantener abierta la puerta de su dormitorio o una luz nocturna encendida, de manera que puedan mantener el contacto con sus padres o ver la habitación de una forma realista y no aterradora. En ocasiones, se resisten a ir a la cama para evitar soñar; así, la mayoría de los trastornos asociados al sueño están relacionados con los sueños. Por eso, los niños crean rituales que les protegen en el mundo de los sueños de la ausencia de realidad. Las parasomnias, como caminar o hablar dormido, la enuresis y los terrores nocturnos son frecuentes a esta edad. Normalmente aparecen en la fase 4 del sueño, cuando soñar es mínimo, y no indican problemas emocionales o trastornos psicopatológicos subyacentes. La mayoría de los niños dejan de tener parasomnias al llegar a la adolescencia.

Los períodos de sueño REM ocupan el 60 % del tiempo durante las primeras semanas de vida, una etapa en la que los lactantes duermen las dos terceras partes del día. Los niños prematuros duermen más que los recién nacidos a término, y una mayor proporción de su sueño es REM. El ciclo sueño-vigilia de los recién nacidos dura unas 3 h. Los adultos pasan alrededor de un 20 % del sueño soñando. Hasta los recién nacidos tienen una actividad cerebral similar a la del estado de soñar.

Período para tener hijos

El 10 % de las concepciones que terminan con recién nacidos vivos en mujeres de Estados Unidos se consideran no deseadas, y el 20 % se consideran deseadas pero en un momento poco oportuno.

Los niños que nacen cerca de otros en el tiempo tienen tasas mayores de prematuridad o de bajo peso al nacer, además de malnutrición; se desarrollan más lentamente y tienen mayor riesgo de contraer enfermedades infecciosas en la infancia, que pueden resultar mortales. Se ha demostrado que los riesgos para la salud se reducen tanto para la madre como para el niño si este nace entre 3 y 5 años después del parto anterior. En comparación con un intervalo de 24-29 meses, los niños nacidos tras un intervalo de 36-41 meses asocian una reducción del 28 % de menor desarrollo corporal y del 29 % de peso bajo al nacer. Las mujeres que tienen hijos en intervalos de 27-32 meses tienen 1,3 veces más probabilidades de evitar la anemia, 1,7 veces de evitar una hemorragia en el tercer trimestre y 2,5 veces más probabilidades de sobrevivir al parto.

Orden de nacimiento

Los efectos del orden de nacimiento son variables. Los primogénitos son a menudo más valorados y reciben más atención que los hijos sucesivos, y parecen estar más orientados a los éxitos y motivados a agradar a sus padres que los siguientes hijos nacidos de los mismos padres. En algunos estudios se demuestra que las personas de algunas áreas laborales, como la arquitectura, la contabilidad o la ingeniería, suelen ser primogénitos.

Los hijos segundo y tercero cuentan con la ventaja de la experiencia previa de sus padres. Los niños más pequeños también aprenden de sus hermanos mayores; por ejemplo, pueden mostrar un uso más sofisticado de los pronombres en edades más tempranas que los primogénitos. No obstante, cuando nacen demasiado seguidos, puede no disponerse de tiempo suficiente para cada hijo. La llegada de nuevos hijos afecta no solo a los padres, sino también a los demás hermanos. Los primogénitos pueden resentirse del nacimiento de un nuevo hermano, que amenaza su posición exclusiva como foco de atención de los padres. En algunos casos se observa una conducta regresiva, como la enuresis o chuparse el pulgar.

Algunos investigadores han sugerido que existe una relación entre el orden de nacimiento y la personalidad. Sin embargo, los análisis extensos de múltiples cohortes no lo han respaldado.

Los niños y el divorcio

Muchos niños viven en hogares en los que ha tenido lugar un divorcio. Del 30 % al 50 % de los niños de Estados Unidos viven en hogares en los que uno de los progenitores (normalmente, la madre) es el único cabeza de familia presente, y el 61 % de todos los niños nacidos en un año cualquiera vivirá solo con uno de sus padres antes de llegar a los 18 años. La edad del niño en el momento del divorcio de sus padres afecta a su reacción ante esa situación. Inmediatamente después de producirse la separación, aumentan los trastornos conductuales y emocionales en todos los grupos de edad. Los lactantes no entienden nada de separaciones y divorcios, pero notan cambios en las respuestas de los progenitores ante ellos y presentan cambios en sus patrones de alimentación o sueño, tienen problemas intestinales y se muestran más quejumbrosos, miedosos o ansiosos. Entre los 3 y los 6 años pueden no entender lo que sucede, y los que sí lo hacen asumen que, de algún modo, son responsables del divorcio. Los niños mayores, en especial los adolescentes, entienden la situación y pueden creer que podrían haberla evitado si hubieran intervenido de alguna manera, pero se sienten heridos, enfadados y críticos ante la conducta de sus padres.

Algunos niños albergan la fantasía de que sus padres volverán a estar juntos en el futuro. Estos niños pueden mostrarse con buen ánimo hacia la nueva pareja real o potencial de sus padres. La adaptación a los efectos del divorcio suele tardar varios años, pero hasta una tercera parte de los niños de hogares de divorciados padecen un trauma psicológico duradero. Entre los niños, la agresividad física es un signo frecuente de malestar. Los adolescentes tienden a pasar más tiempo fuera del hogar después del divorcio. La estabilidad del hogar antes del divorcio es otra influencia, al igual que los factores económicos. Para facilitar la adaptación del niño, es aconsejable que la pareja divorciada sea amigable y evite las discusiones. En la tabla 32-10 se mencionan algunos de los posibles efectos psicológicos que tiene el divorcio en los niños.

Padrastros y madrastras. Son numerosos los posibles escenarios que pueden darse tras un divorcio y un nuevo matrimonio, de los que algunos se muestran en la tabla 32-11. Estos incluyen las familias neotradicionales, las románticas y las matriarcales. Cuando tiene lugar un nuevo matrimonio, los niños deben aprender a adaptarse al nuevo progenitor en lo que se denomina familia «mezclada». Esta adaptación es a menudo un reto, en especial cuando el niño siente que el nuevo progenitor no le apoya, se muestra contrariado con el hijastro o favorece a sus propios hijos biológicos. Entre las familias reconstituidas, el 25 % se disolverá durante los primeros 2 años, mientras que el 75 % restante encontrará un nuevo equilibrio en sus familias mezcladas. Un hijo biológico nacido de una nueva pareja con un hermanastro recibe a veces más atención que un hijastro, por lo que se convierte en el objetivo de la rivalidad entre hermanos. Después de 5 años, el 20 % de los adolescentes de las familias reconstituidas piden marcharse e intentar vivir con su otro progenitor biológico.

Factores familiares y desarrollo del niño

Estabilidad familiar. La norma cultural esperada en la sociedad occidental es que los padres y los hijos vivan bajo el mismo techo en una

Tabla 32-10
Efectos del divorcio en los niños

- Los hijos de hogares con padres ausentes tienen más probabilidades de sufrir un trastorno de personalidad antisocial, un trastorno de la conducta en la infancia o un trastorno de déficit de atención/hiperactividad
- La tasa de divorcios de los hijos de padres divorciados es dos veces más alta que la de los hijos de familias estables
- Los hijos de divorciados tienen más probabilidades de ser delincuentes, mantener relaciones sexuales y tener hijos fuera del matrimonio durante la adolescencia y el inicio de la edad adulta
- Los hijos de hogares divorciados funcionan peor que los hijos de padres con matrimonios estables en varios dominios, incluidos los logros académicos, las relaciones sociales y los problemas de conducta
- Los hijos de hogares divorciados tienen más problemas psicológicos que los de hogares alterados por la muerte de uno de los padres
- Los hijos de matrimonios rotos tienen un riesgo mayor de sufrir lesiones, asma, cefaleas y defectos del habla que los hijos de familias estructuradas
- Los hijos de padres divorciados tienden a ser impulsivos, irritables, retraídos socialmente, solitarios, infelices, ansiosos e inseguros
- Los hijos de padres divorciados, en especial los hombres, son más agresivos que los hijos cuyos padres continúan casados
- Las tasas de suicidio de los hijos de familias divorciadas son mucho mayores que las de los hijos de familias estructuradas
- Entre el 20 % y el 25 % de los individuos tienen problemas significativos de adaptación durante la adolescencia

Datos adaptados de Americans for Divorce Reform, Arlington, Virginia. Tabla de Nitza Jones.

Tabla 32-11
Tipos de familias reconstituidas

Familias neotradicionales	- Se parecen a las familias «tradicionales» - En ocasiones, el padre biológico está ausente - La disciplina, las fronteras y los límites se comentan abiertamente - Lo mejor es evitar las coaliciones familiares y las «charlas colaterales»
Familias románticas	- Esperan ser una «familia tradicional» inmediatamente - Se espera que desaparezca el padre biológico ausente, y a menudo se le critica - Es frecuente encontrar dificultades entre los padres adoptivos y los hijos adoptivos - El estrés es insoportable - Las discusiones abiertas y francas sobre los problemas son escasas
Familias matriarcales	- Dirigidas por una madre muy competente, los demás la siguen - El compañero es un «colega» para los niños, no el padre - El nacimiento de un hermanastro provoca problemas

interacción armoniosa. Dentro de este marco, el desarrollo infantil será, presumiblemente, más rápido. Las desviaciones de la normalidad, como las familias divorciadas monoparentales, se asocian con una amplia variedad de problemas en los niños, como baja autoestima, aumento de riesgo de abuso infantil, incremento de la incidencia de divorcio cuando finalmente se casan, y aumento de la incidencia de trastornos mentales, en particular depresivos y de personalidad antisocial en la edad adulta. Es de gran interés saber por qué algunos niños de hogares inestables están menos afectados que otros (o incluso son inmunes a esos efectos perjudiciales). Michael Rutter ha propuesto que la vulnerabilidad depende del sexo (los niños se afectan más que las niñas), la edad (los niños mayores son menos vulnerables que los más jóvenes) y las características congénitas de la personalidad. Por ejemplo, los niños con un temperamento plácido son menos propensos a ser víctimas de abusos dentro de una familia que los hiperactivos; en virtud de esa placidez, se ven menos afectados por el confuso entorno emocional que les rodea.

Acontecimientos adversos. En la actualidad se reconoce ampliamente que los acontecimientos adversos significativos, en especial en los primeros años de la niñez, como el abuso sexual y físico, el abandono o la pérdida de uno de los progenitores, interactúan con el sustrato genético de un niño concreto e influyen en su desarrollo. Por ejemplo, como se ha mencionado, un maltrato grave a una edad temprana, como el abuso sexual, aumenta el riesgo de numerosas dificultades psicosociales y la aparición de trastornos psiquiátricos. Entre los niños maltratados de corta edad, concretamente aquellos con una genética particular, esto es, los que poseen la variante corta del gen transportador de la serotonina (polimorfismo de 5-HTTLPR corto), son significativamente más vulnerables a la depresión crónica en la edad adulta. Este ejemplo de interacción de un gen específico y el entorno desempeña un papel muy importante en el desarrollo infantil, así como en el riesgo de futuros trastornos psicológicos. Las investigaciones actuales también buscan información sobre los factores que provocan resiliencia en los jóvenes que han sido expuestos a acontecimientos adversos y siguen manteniendo alostasis, es decir, estabilidad frente a los acontecimientos estresantes. Las hormonas de las glándulas suprarrenales, la glándula tiroides, las gónadas, así como las hormonas metabólicas influyen en la capacidad del cerebro para mantener la estabilidad ante la exposición a situaciones de estrés, y la corteza prefrontal, el hipocampo y la amígdala desempeñan un papel decisivo a la hora de regular la emoción, la agresividad y la resiliencia.

Guarderías. El papel de las guarderías para los niños es motivo de investigación constante, y se han alcanzado resultados diferentes en varios estudios. Un estudio ha encontrado que los niños que acudían a una guardería antes de los 5 años son menos autoritarios y aprenden peor el control de esfínteres que los criados en su casa. En otro se estableció que los niños de una guardería muestran un nivel de desarrollo social y cognitivo más avanzado que los que no acuden a ella. Según el National Institute of Child Health and Human Development, los niños mayores de 4,5 años que han pasado más de 30 h semanales en una guardería eran más exigentes, agresivos y desobedientes que los criados en sus casas, además de mostrar mejores técnicas cognitivas, en particular en matemáticas y lectura. Estos niños, seguían alcanzando puntuaciones mayores en matemáticas y lectura, pero tenían peores hábitos de trabajo y habilidades sociales en tercer curso. No obstante, los investigadores tuvieron el cuidado de reseñar que esta conducta se encontraba dentro del intervalo normal.

En todos los estudios efectuados en guarderías hay que tener en cuenta la calidad tanto de la guardería como de los hogares de los que proceden los niños. Por ejemplo, un niño que procede de un hogar desfavorecido puede estar mejor en una guardería que un niño de un hogar privilegiado. Del mismo modo, una mujer que desee dejar el hogar para trabajar por motivos económicos u otras razones y que no pueda hacerlo se sentirá contrariada si se ve obligada a quedarse en casa para criar a los hijos, lo que puede afectar negativamente al niño.

Estilos de paternidad. Las formas de criar a los hijos varían considerablemente en cada cultura, e incluso dentro de ella. Rutter ha agrupado esta diversidad en cuatro estilos generales, y otros investigadores han confirmado que algunos estilos tienden a correlacionarse con determinadas conductas en los niños, si bien sus resultados no son, en modo alguno, absolutos. El estilo autoritario, que se caracteriza por reglas estrictas e inflexibles, provoca baja autoestima, infelicidad y retraimiento social. El estilo permisivo-indulgente, que incluye el establecimiento de pocos o de ningún límite junto a una dureza imprevisible de los padres, provoca baja independencia, escaso control de los impulsos y agresividad. El estilo indulgente-negligente, en el que no se participa en la vida y en la educación del niño, comporta riesgo de baja autoestima, alteraciones en el autocontrol y aumento de la agresividad. Por último, el estilo autoritario recíproco, marcado por reglas firmes y una toma de decisiones conjuntas en un entorno cálido y afectuoso, parece ser el que tiene más posibilidades de lograr la autoconfianza, la autoestima y el sentido de responsabilidad social.

Desarrollo y expresión de la psicopatología

La expresión de la psicopatología en los niños puede estar relacionada tanto con su edad como con su nivel de desarrollo. Los trastornos mentales específicos del desarrollo, en particular los del lenguaje, se diagnostican a menudo en los años preescolares. El retraso del desarrollo del lenguaje es un motivo de preocupación frecuente en los padres. Es necesario evaluar a los niños que no emiten palabras a los 18 meses o frases a los 2,5 o 3 años, en particular si parecen no entender las claves verbales normales o el lenguaje en general. La discapacidad intelectual leve o los problemas específicos del aprendizaje no se diagnostican a menudo hasta que el niño empieza a acudir a la escuela primaria. El trastorno de conducta será evidente en el momento en que el niño empiece a interaccionar con sus compañeros. De igual modo, los trastornos por déficit de atención solo se diagnosticarán cuando aparezcan las demandas de atención que se piden en el colegio. Otras afecciones, en particular la esquizofrenia y el trastorno bipolar, son raras en niños en edad preescolar y escolar.

ADOLESCENCIA

La adolescencia, marcada por los signos fisiológicos y las oleadas de hormonas sexuales en la pubertad, es el período de maduración entre la infancia y la edad adulta. Se trata de una época de transición en la que se profundiza en las relaciones con los compañeros, crece la autonomía en la toma de decisiones y se buscan logros intelectuales y pertenencia social. La adolescencia es principalmente un momento para la exploración y la toma de decisiones, un proceso gradual en el que se trabaja en dirección a un concepto integrado del yo. Los adolescentes se describen mejor como «una obra en curso o en desarrollo», y se caracterizan por un mayor dominio de los retos complejos de las tareas académicas, interpersonales y emocionales, a la vez que se buscan nuevos intereses, aptitudes e identidades sociales. El aumento de las publicaciones científicas sobre los mecanismos específicos que rigen el desarrollo cerebral en los adolescentes ha ampliado nuestro conocimiento sobre las capacidades sociales de los adolescentes, que se suman a los tres cambios esperados en el desarrollo durante la adolescencia: un aumento de los riesgos que se asumen, un aumento del comportamiento sexual y un avance hacia la búsqueda de afiliación con los compañeros, más que la búsqueda del apego familiar primario. Toda la materia gris cortical alcanza su nivel máximo a la edad de 11 años en las niñas, y de 13 años en los niños, lo que potencia la capacidad de comprender situaciones sociales sutiles, de controlar los impulsos, de hacer planes a largo plazo y de pensar en el futuro. El volumen de sustancia blanca aumenta a lo largo de la infancia y la adolescencia, lo que permite aumentar la «conectividad» y, con ello, potenciar las capacidades de los adolescentes para adquirir nuevas competencias, como las que se necesitan para dominar las tecnologías actuales.

¿Qué es una adolescencia normal?

El concepto de *normalidad* en el desarrollo de la adolescencia se refiere al grado de adaptación psicológica que se logra mientras se salvan los obstáculos y se alcanzan los hitos característicos de este período de crecimiento. Para alrededor del 75 % de los jóvenes, se trata de un período de adaptaciones con éxito a los cambios físicos, cognitivos y emocionales, que constituyen principalmente una continuación de su funcionamiento previo. En aproximadamente el 20 % de la población adolescente se observa inadaptación psicológica, autodesprecio, trastorno de la conducta, abuso de sustancias, trastornos afectivos y otros problemas psiquiátricos que causan deterioro.

La adaptación del adolescente supone una continuación del funcionamiento psicológico previo; por tanto, los niños con alteraciones psicológicas tienen un gran riesgo de sufrir trastornos psiquiátricos durante la adolescencia. A su vez, los adolescentes con trastornos psiquiátricos tienen un mayor riesgo de entrar en conflictos familiares y de sentirse ajenos a sus familias. Aunque hasta el 60 % de los adolescentes padecen un malestar ocasional o un síntoma psiquiátrico, su funcionamiento académico y con sus compañeros es muy bueno, y se describen a sí mismos como satisfechos en general con sus vidas.

El analista del desarrollo Erik Erikson describe la tarea normativa de la adolescencia como la identidad frente a la confusión del rol. La integración de las experiencias pasadas con los cambios actuales tiene lugar en lo que Erikson denomina *identidad del yo*. Los adolescentes exploran varios aspectos de su yo psicológico al convertirse en admiradores de héroes o de otros ídolos musicales o políticos famosos. Algunos adolescentes se encuentran muy identificados con un ídolo en particular, mientras que otros son más moderados en su expresión. Los adolescentes que se sienten aceptados por un grupo de compañeros y participan en varias actividades tienen menos probabilidades de identificarse excesivamente con un ídolo. Los que están aislados socialmente sienten el rechazo social y se identifican demasiado con un ídolo hasta excluir todas las demás actividades, tienen un mayor riesgo de sufrir problemas emocionales y de necesitar intervención psiquiátrica.

Erikson usa el término moratoria para describir el período intermedio entre el pensamiento concreto de la infancia y un desarrollo ético complejo más evolucionado. También define las crisis de identidad como un componente normativo de la adolescencia con el cual los adolescentes persiguen conductas y estilos alternativos, y después modelan satisfactoriamente esas experiencias diferentes hasta formar una identidad sólida. De no hacerlo, se provocará la difusión de la identidad, o confusión del rol, en la cual el adolescente carece de un sentido de la identidad cohesivo o confiado. La adolescencia es el momento en que se establecen vínculos con los compañeros, se experimenta con nuevas creencias y estilos, se siente el amor por primera vez y se exploran las ideas creativas para esfuerzos futuros.

La mayoría de los adolescentes atraviesan este proceso de desarrollo con optimismo, desarrollan una buena autoestima, y mantienen relaciones positivas con sus compañeros y básicamente armoniosas con su familia.

Etapas de la adolescencia

Adolescencia temprana.   El comienzo de la adolescencia, entre los 12 y los 14 años de edad, es el período en el que se observan los cambios iniciales más llamativos: físicos, actitudinales y conductuales. Los picos de crecimiento a menudo empiezan durante estos años en los hombres, mientras que las chicas pueden haber pasado ya la etapa de crecimiento rápido 1 o 2 años antes. En esta etapa, los jóvenes de ambos sexos empiezan a criticar los hábitos familiares habituales, insisten en pasar el tiempo con sus compañeros con menos supervisión, tienen una mayor conciencia de su estilo y apariencia, y pueden cuestionar los valores familiares que antes aceptaban. Puede mostrarse una nueva conciencia de su sexualidad, con un aumento del pudor y de la vergüenza por su desarrollo físico actual, o puede exhibirse un mayor interés por el sexo opuesto.

Los adolescentes más jóvenes participan en juegos sutiles o manifiestos de su deseo creciente de autonomía, a veces con conductas provocadoras hacia figuras autoritarias como los profesores y los directores de la escuela, y muestran desdén por las reglas en sí mismas. A esta edad, algunos adolescentes empiezan a experimentar con el tabaco, el alcohol y la marihuana.

Durante la adolescencia temprana existe una variación normal en el momento en que se adquieren las nuevas conductas definidas. En conjunto, aunque muchos adolescentes jóvenes hacen nuevos amigos y modifican su imagen pública, la mayoría mantiene conexiones positivas con los miembros de la familia, los antiguos amigos y sus valores familiares. Sin embargo para algunos, el inicio de la adolescencia se contempla como un momento de confusión abrumadora, durante el cual se produce un rechazo muy intenso de la familia, los amigos y el estilo de vida, lo que provoca una poderosa alienación en el adolescente.

Jake, un adolescente de 13 años de edad, acababa de comenzar el 8.º grado. Con anterioridad había sido un estudiante simpático, amable y cooperativo, pero ese año las normas le empezaron a parecer mucho más irritantes y sus profesores demasiado estrictos. Siempre había sido un buen estudiante y superaba los cursos con un esfuerzo mínimo. Su hermano mayor, Sean, que estaba en 11.º grado, se había consolidado como un estudiante obediente, bien parecido y de buen comportamiento, que siempre había hecho todo lo posible por colaborar en los proyectos escolares, por lo que la mayoría de los profesores lo comparaban siempre con su hermano. Jake se sentía contrariado por esas comparaciones porque, a diferencia de su hermano, al que consideraba un «empollón», él era más rebelde, asumía más riesgos y era amigo de los más populares del colegio. Para distinguirse de su hermano mayor en el colegio y en casa, Jake empezó a desafiar las normas del colegio, que consideraba «estúpidas» y «sin sentido». Empezó a faltar a clase, a llegar a casa más tarde de lo permitido y a experimentar con el alcohol y la marihuana. Decidió que sus mejores amigos de 6.º y 7.º grado ya no le interesaban y empezó a andar con compañeros más atrevidos. Cuando Jake estaba en casa, podía relacionarse con su hermano mayor Sean solo para jugar a baloncesto y a los videojuegos.

Sus notas empeoraron solo un poco, pero sus padres observaron que su esfuerzo y su conducta se consideraban siempre poco satisfactorias

en su boletín de notas. En el segundo mes del curso, los padres de Jake recibieron una llamada telefónica porque su hijo iba a ser expulsado temporalmente, ya que le habían encontrado un poco de marihuana en el colegio durante el recreo. Cuando sus padres acudieron al colegio para hablar con el director y con el tutor, Jake insistió en que la expulsión era injusta y que su comportamiento era bueno en el colegio, por lo que no se podía utilizar en su contra tener marihuana. Cuando se le confrontó con el hecho de que su conducta no solo había violado las normas escolares, sino que también había infringido la ley, y tenía suerte de que el colegio no llamara a la policía, se enfadó y siguió insistiendo en que se le trataba injustamente. Incluso soltó que todos sus profesores y sus padres preferían a su hermano mayor Sean, y lo trataban a él como ciudadano de segunda. Jake fue expulsado durante 5 días, pero el colegio le avisó de que comunicaría el incidente a la policía a menos que Jake y su familia solicitaran orientación psicopedagógica inmediata.

Jake empezó a acudir a un orientador a regañadientes y entró en un grupo de terapia semanal para adolescentes especializado en consumo de sustancias. Sus padres también fueron al terapeuta para trabajar en una unificación mejor de sus estilos de paternidad. Siguió acudiendo al orientador a lo largo de los siguientes 18 meses, y durante este tiempo, su actitud y su estilo de razonamiento cambiaron y evolucionaron considerablemente. A los 15 años, llegó a entender por qué el colegio había tomado medidas contra él cuando se le encontró con marihuana y a valorar su indulgencia cuando le dieron la oportunidad de buscar un orientador en lugar de entregarlo a la policía. Con el tiempo, fue capaz de admitir los peligros que conlleva el consumo de sustancias y a asumir la responsabilidad de sus conductas poco recomendables. El consumo de alcohol y drogas continuó siendo el centro de su tratamiento, y a los 15 años Jake había perdido completamente el interés por el alcohol, y admitía haber fumado marihuana muy pocas veces y solo en fiestas. Estaba ahora más abierto a entablar amistades con otros compañeros y pudo decir que ahora se gustaba a sí mismo más que cuando tenía 13 años. Trataba a su hermano con respeto cuando estaban solos o con amigos, y sentía que sus padres le apreciaban «tal como era». (Por cortesía de Caroly S. Pataki, MD.)

Adolescencia media.   Durante la fase media de la adolescencia (aproximadamente entre los 14 y los 16 años), los estilos de vida de los adolescentes pueden reflejar sus esfuerzos por buscar sus propios objetivos de independencia. En esta etapa de desarrollo se ponen a prueba las habilidades para combinar el razonamiento abstracto con la toma de decisiones realistas y la aplicación del criterio social. Además, se intensifica la conducta sexual, lo que hace que se compliquen las relaciones románticas, y la autoestima se convierte en el eje esencial en la adopción de conductas de riesgo positivas y negativas.

En esta fase del desarrollo, los adolescentes tienden a identificarse con un grupo de compañeros que influirá mucho en sus decisiones sobre actividades, estilos, música, ídolos y modelos de rol. La infravaloración por parte de los adolescentes de los riesgos asociados a algunas conductas recreativas y su sentido de «omnipotencia», junto con su deseo de ser autónomos, crean frecuentes conflictos con las peticiones y las expectativas de los padres. En la mayoría de los adolescentes se puede culminar el proceso de definirse a sí mismos como únicos y diferentes del resto de su familia, mientras, a la vez, se mantienen las alianzas con los demás miembros de esta.

Jenna, una joven de 16 años de edad que estudiaba en el instituto, acababa de obtener su carné de conducir. Se daba cuenta de la suerte que significaba tener un coche nuevo a los 16 años, pues muchos de sus amigos aun no tenían, pero le entristecía que sus padres no aprobaran que aceptara llevar a todos sus amigos a sitios a los que ella ni siquiera quería ir. Jenna era una adolescente atractiva y bien parecida que siempre había sacado buenas notas, y nunca había tenido conflictos en la escuela. Tocaba la flauta en la orquesta del colegio y no participaba en ningún equipo deportivo. Jenna empezó a salir con un chico de su mismo curso, Brett, que también tenía 16 años, poco después de obtener el carné, y aunque creía que no se conocían lo suficiente, pensaba que mantenían una relación estrecha. Como él no tenía coche, ella era el «conductor identificado» siempre que iban a las fiestas. Jenna se sentía liberada al respecto, puesto que no le gustaba beber alcohol, y se sentía feliz de que Brett no tuviera que conducir después de haber bebido en una fiesta. Linda se llevaba bien con sus padres, que eran considerados «fáciles de tratar» por los amigos de ella, y creía que compartía con ellos valores e ideales similares.

Las cosas iban bien hasta que Brett empezó a insistir en que deseaba avanzar con ella en su relación sexual. Cuando le respondió que no estaba preparada, Brett insistió aún más. Cuando este tema había surgido hipotéticamente en alguna conversación con sus padres, ellos siempre le habían dicho que ella sabría cuándo sería el momento apropiado para tener relaciones sexuales. Jenna sentía que no estaba preparada para el sexo, aunque sabía que muchos de sus compañeros de clase ya eran sexualmente activos durante los primeros meses de una relación. Jenna nunca había sido una persona impulsiva y quiso planificar las cosas cuidadosamente para que todo saliera bien. Se dio cuenta de que no podía cumplir la petición de Brett, aunque confiaba en que él lo entendería. Una de sus amigas le sugirió que Brett podría romper con ella si no mantenía relaciones sexuales con él, pero Jenna estaba dispuesta a correr el riesgo. Jenna le dijo a Brett que le quería, pero que no estaba preparada para mantener relaciones sexuales. Ella se asombró al ver que, en lugar de presionarla más o romper con ella, Brett aceptó su decisión y, de hecho, parecía algo aliviado.

Jenna y Brett continuaron sus relaciones hasta el último curso del instituto. Al acercarse el fin de curso, Jenna se sintió lista para mantener una relación sexual plena con él y decidieron acudir a una consulta de la ciudad, famosa por su actitud positiva hacia los adolescentes que deseaban conocer los métodos anticonceptivos y obtener uno sin tener que informar a sus padres. Jenna y Brett se tomaron su tiempo para conocer varios métodos anticonceptivos y eligieron los preservativos. Cuando abandonaron la consulta, ambos se sentían más cerca el uno del otro que antes, y se dieron cuenta de que ambos habían crecido en su relación. Jenna y Brett estuvieron de acuerdo en que habían tomado la decisión más adecuada. (Por cortesía de Caroly S. Pataki, MD.)

Adolescencia tardía.   La adolescencia tardía (entre los 17 y los 19 años) es una época en la que continúa la exploración de los logros académicos, musicales y artísticos, la participación en actividades deportivas y las relaciones sociales, lo que lleva al adolescente a una mejor definición del yo y a un sentido de pertenencia a algunos grupos o subculturas dentro de la sociedad principal. Los adolescentes adaptados correctamente se sienten cómodos con las actividades, los trabajos, las aficiones y las amistades que han elegido en ese momento, aunque son conscientes de que sus «identidades» continuarán refinándose durante el inicio de la edad adulta.

Joey se encontraba en el segundo semestre de su primer año de universidad, vivía fuera de casa y acababa de cumplir 18 años. Reflexionaba sobre el hecho de que ya no era un «menor» y que podía tomar la mayor parte de las decisiones sobre su propio destino sin que sus padres le influyeran.

Se trataba de una sensación liberadora, pero a la vez se sentía un poco perdido. Desde el 10.º grado, Joey había estado seguro de que quería seguir la carrera de medicina, como su padre, y había trabajado con intensidad en un importante número de asignaturas de ciencias durante el primer semestre, que finalmente había abandonado. Así que en el segundo semestre se matriculó únicamente en asignaturas de humanidades. No se lo dijo a su padre. Ahora participaba en asignaturas que iban desde la historia del arte al diseño arquitectónico o la sociología, la filosofía y la música. Creía que había sido influido positivamente por su compañero de habitación, Tony, que estaba

matriculado en el programa de arquitectura, y por su novia, Lisa, que se estaba especializando en arte.

A medida que avanzaba el semestre Joey se dio cuenta de que su curso favorito eran las clases de dibujo técnico. No pudo evitar preguntarse si le gustaba tanto la clase de dibujo por lo mucho que idolatraba a Tony o porque disfrutaba la clase. Joey habló de este tema con Lisa, quien puso en duda su idea de entender la vida tal como era en ese momento y le propuso que hiciera dos semestres más de clase en el currículo de arquitectura antes de decidir qué carrera sería la mejor para él. Joey se dio cuenta de que la perspectiva de la vida de Lisa era muy diferente de aquella en la que él había crecido, en la cual sus padres siempre le habían presionado para planificar el futuro, tomar decisiones y compromisos en las primeras etapas y llevarlos después a cabo, incluso si no se sentía muy bien. El método de Lisa le daba más tiempo para basar sus decisiones en sus experiencias y no en lo que él creía que se «esperaba» que hiciera. Joey siguió su consejo y se dio 1 año más para elegir una asignatura principal y la carrera que debía seguir. Después de hacer algunos semestres más de arquitectura, Joey decidió que realmente le gustaba y cambió sus objetivos de seguir el temario de medicina por el de arquitectura. (Por cortesía de Caroly S. Pataki, MD.)

Componentes de la adolescencia

Desarrollo físico.   La pubertad es el proceso por el cual los adolescentes desarrollan la madurez física y sexual, junto a la capacidad reproductora. Los primeros signos del proceso puberal son el aumento de la velocidad de crecimiento, tanto de la estatura como del peso. Este proceso empieza en las niñas aproximadamente a los 10 años, y hacia los 11 o 12 años muchas son más altas que sus compañeros de clase varones, que no presentan este pico de crecimiento, como media, hasta que alcanzan los 13 años de edad. En ese momento, muchas chicas ya han tenido la menarquia y la mayoría han desarrollado las mamas y el vello púbico.

Existen muchas variaciones en el intervalo normal del inicio y el momento de desarrollo puberal y de sus componentes; no obstante, la secuencia de acontecimientos mantiene el orden del desarrollo puberal. Así, las características sexuales secundarias de los chicos, como el aumento de la longitud y anchura del pene, aparecerán después de la liberación de andrógenos desde los testículos, que han aumentado de tamaño.

La puntuación de madurez sexual, que también se conoce como estadios de Tanner, varía de 1 (prepuberal) a 5 (adulto). Esas puntuaciones incluyen las etapas de madurez genital en los chicos y el desarrollo de las mamas en las chicas, así como el del vello púbico. En la tabla 32-12 se muestran las puntuaciones de madurez sexual en ambos sexos.

La característica principal del sexo femenino es la ovulación, es decir, la liberación de óvulos desde los folículos ováricos, aproximadamente una vez cada 28 días. Cuando la adolescente alcanza una puntuación de 3 o 4, los folículos ováricos están produciendo suficientes estrógenos para que tenga lugar la menarquia, el inicio de la menstruación. Cuando las adolescentes alcanzan una puntuación de 4 o 5, madura un folículo ovárico cada mes y se produce la ovulación. Los estrógenos y la progesterona favorecen la maduración sexual, incluido el desarrollo completo de las trompas de Falopio y de las mamas.

En cuanto a los chicos adolescentes, la principal característica sexual es el desarrollo del esperma en los testículos. Este proceso tiene lugar en respuesta a la acción de la hormona foliculoestimulante en los túbulos seminíferos de los testículos. El proceso puberal de los chicos está marcado por el crecimiento de los testículos, estimulado por la hormona luteinizante. La capacidad de eyacular aparece normalmente durante el año siguiente al estadio 2. Las características sexuales secundarias de los chicos incluyen el engrosamiento de la piel, el ensanchamiento de los hombros y el desarrollo del vello facial.

Maduración cognitiva.   La maduración cognitiva en la adolescencia comprende una amplia variedad de habilidades que se engloban en

Tabla 32-12
Puntuaciones de madurez sexual en adolescentes de ambos sexos

Puntuación de madurez sexual	Chicas	Chicos
Etapa 1	Preadolescente, pezones elevados Sin vello púbico	Pene, testículos y escroto de preadolescentes Sin vello púbico
Etapa 2	Yemas mamarias, pequeños montículos; aumenta el diámetro de la areola Vello púbico largo y escaso, principalmente en los labios mayores	Pene del mismo tamaño, testículos y escroto agrandados, enrojecimiento de la piel del escroto Vello púbico largo y escaso, principalmente en la base del pene
Etapa 3	Mama y areola más grandes, no hay separación de curvas Vello púbico más oscuro y grueso, diseminado por la zona púbica	Alargamiento del pene, aumento del tamaño de los testículos y el escroto Vello púbico más oscuro y grueso, diseminado por la zona púbica
Etapa 4	Aumento del tamaño de las mamas Areola y papilas elevadas Vello púbico tosco y de mayor de grosor, cubre una zona menor que en los adultos, no se extiende a los muslos	Aumento de la longitud y la anchura del pene Testículos y escroto mayores Vello púbico tosco y de mayor grosor, cubre una zona menor que en los adultos, no se extiende a los muslos
Etapa 5	Las mamas se parecen a las de la mujer adulta, la areola ha retrocedido en el perfil de la mama Aumenta la densidad del vello púbico, la zona se extiende hasta los muslos	Pene, testículos y escroto de aspecto maduro Aumenta la densidad del vello púbico, la zona se extiende hasta los muslos

la categoría global de funciones ejecutivas del cerebro. Estas incluyen la transición del pensamiento concreto a uno de carácter más abstracto, la mayor capacidad de extraer conclusiones lógicas en actividades científicas, en las interacciones con los compañeros y en las situaciones sociales, así como nuevas habilidades de autoobservación y autorregulación. Los adolescentes adquieren una mayor conciencia de sus propios dones y talentos intelectuales, artísticos y deportivos, aunque se tarden muchos más años, hasta el inicio de la edad adulta, en establecer la aplicación práctica de esas habilidades.

El cambio cognitivo central que se produce gradualmente durante la adolescencia es el desplazamiento desde el pensamiento concreto (pensamiento operacional concreto, según Jean Piaget) a la capacidad de pensar de forma abstracta (pensamiento operacional formal, en la terminología de Piaget). Esta evolución se produce como adaptación ante los estímulos que requieren que el adolescente produzca respuestas hipotéticas, y también como reacción de sus crecientes habilidades para producir generalizaciones a partir de situaciones específicas. El desarrollo del pensamiento abstracto no surge de manera súbita, sino que se trata un proceso gradual de expansión de las deducciones lógicas más allá de las experiencias concretas y el logro de una capacidad de pensamiento idealista e hipotético basado en la vida cotidiana.

Los adolescentes usan un sistema de creencias omnipotentes que refuerza su sentido de la inmunidad frente al peligro, incluso cuando se enfrentan a riesgos lógicos. En muchos adolescentes continúa coexistiendo cierto grado de pensamiento mágico infantil con otro de carácter abstracto y más maduro. A pesar de la persistencia del pensamiento mágico, la cognición del adolescente se aparta de la existente en los niños más pequeños, en la medida en que aumenta la capacidad de autoobservación y se desarrollan las estrategias que fomentan los puntos fuertes y compensan los débiles.

Una de las tareas cognitivas esenciales en la adolescencia es identificar y perseguir los logros que parecen coincidir con la capacidad cognitiva del adolescente, su evolución académica y sus aspiraciones futuras. En opinión de Piaget, la adaptación cognitiva de la adolescencia está profundamente influida por las relaciones sociales y el diálogo entre los adolescentes y los compañeros, lo que hace que la cognición social forme parte integral del desarrollo cognitivo en la adolescencia.

Socialización. La socialización de la adolescencia incluye la habilidad de encontrar la aceptación en las relaciones con los compañeros, así como el desarrollo de una cognición social más madura. Las habilidades

para desarrollar el sentido de pertenencia a un grupo de iguales tienen una importancia central para sentirse bien. Ser visto como una persona socialmente competente por los compañeros es un componente crítico de la construcción de una buena autoestima en la mayoría de los adolescentes. Las influencias de los compañeros son poderosas y pueden fomentar interacciones sociales positivas, pero también pueden presionar para emprender conductas socialmente menos aceptadas o incluso de alto riesgo. En general, la pertenencia a un grupo de compañeros es un signo de adaptación y un paso apropiado en el desarrollo de la separación de los padres y del cambio del foco de lealtad de los padres a los amigos. Los niños de entre 6 y 12 años pueden participar en intercambios de ideas y opiniones y reconocen los sentimientos de los compañeros, pero las relaciones van y vienen de forma discontinua, basadas en disputas y buenos momentos. Se profundiza en las amistades si se repiten los buenos momentos, pero para algunos niños en edad escolar una serie de compañeros son intercambiables; es decir, se busca una compañía porque se tiene tiempo libre y no porque se desee pasar el tiempo con un amigo en concreto. A medida que transcurre la adolescencia, las amistades se individualizan y se comparten secretos personales con los amigos, más que con un familiar. El nivel de consuelo se alcanza con uno o varios compañeros adolescentes, y el grupo puede «mantenerse unido» y pasar la mayor parte del tiempo juntos. En la adolescencia temprana puede aparecer una combinación de los dos modos sociales mencionados: surgen pequeñas «camarillas» e, incluso dentro de ellas, hay competiciones y celos por compartir las parejas «preferidas» o más valoradas, lo que da lugar a interrupciones en las relaciones. En la adolescencia tardía, el grupo de compañeros se consolida y se consigue una mayor estabilidad en las amistades y mayor reciprocidad en la calidad de las interacciones.

Desarrollo moral. La moralidad es un conjunto de valores y creencias sobre los códigos de conducta que se adaptan a los que comparten otras personas de la sociedad. Los adolescentes, al igual que los niños más pequeños, tienden a desarrollar patrones de conducta característicos de su entorno familiar y escolar, con los que imitan a compañeros y adultos a los que admiran. El desarrollo moral no está vinculado estrictamente a la edad cronológica, sino que es una consecuencia del desarrollo cognitivo.

Piaget describió el desarrollo moral como un proceso gradual paralelo al desarrollo cognitivo, en el que aumenta la capacidad para distinguir los mejores intereses para la sociedad frente a los de los individuos, que ocurrirá durante la adolescencia tardía. Los niños en edad preescolar siguen simplemente las reglas establecidas por sus padres; en los años intermedios, los niños aceptan las reglas pero se muestran incapaces de tener en cuenta las excepciones, y durante la adolescencia, los jóvenes reconocen las reglas en la medida en que son buenas para la sociedad en general.

Lawrence Kohlberg integró las ideas de Piaget y describió múltiples etapas del desarrollo moral dentro de tres niveles significativos de moralidad. El primer nivel es la moralidad preconvencional, en el cual el castigo y la obediencia de los padres son los factores determinantes. El segundo nivel es la moralidad de la conformidad del rol convencional, en el cual los niños intentan adaptarse para lograr la aprobación y mantener buenas relaciones con los demás. El tercer nivel, y más elevado, es la moralidad de los principios morales aceptados por el propio individuo, en el cual los niños cumplen voluntariamente con las reglas basadas en un concepto de los principios éticos y en la aceptación de excepciones en determinadas circunstancias.

Aunque las ideas de Kohlberg y Piaget sobre el desarrollo moral se centran en una teoría unificada de la maduración cognitiva en ambos sexos, Carol Gilligan resalta el contexto social del desarrollo moral que conduce a patrones divergentes de ese mismo desarrollo moral. Gilligan indica que la compasión y la ética humanitaria son las características dominantes de la toma de decisiones morales en las mujeres, mientras que, en los hombres, las características predominantes de los juicios morales están más relacionadas con su percepción de la justicia, la racionalidad y el sentido de la imparcialidad. Aunque influyente, muchos psicólogos y académicos critican el trabajo de Gilligan por considerarlo principalmente observacional y carente de rigor científico. Los estudiosos feministas señalan que Gilligan rara vez considera el papel de las expectativas sociales que influyen en el comportamiento basado en el género.

Los psicólogos modernos han incorporado conocimientos de la psicología cognitiva y sugieren que el desarrollo moral va más allá de la racionalidad de Piaget y Kolberg. Psicólogos como Jonathan Haidt destacan el papel de la intuición y las creencias preconcebidas basadas en las bases morales fundamentales que se encuentran en una sociedad. Sugiere que las explicaciones lógicas que uno mismo da para justificar sus acciones son racionalizaciones *post hoc* destinadas a justificar las reacciones emocionales (es decir, irracionales) a los dilemas morales que afrontamos en la sociedad.

Autoestima. La autoestima es una medición del sentido de uno mismo basada en el éxito percibido y los logros, así como en la percepción de cómo valoran a uno los compañeros, los familiares, los profesores y la sociedad en general. Las correlaciones más importantes de una buena autoestima son la percepción que tiene el individuo de su aspecto físico positivo y el alto valor que le conceden compañeros y familiares. Las características secundarias de la autoestima están relacionadas con los logros académicos, la capacidad deportiva y los talentos especiales. La autoestima del adolescente está mediada, en un grado significativo, por la información positiva que recibe del grupo de compañeros y de los familiares. Los adolescentes buscan precisamente a un grupo que le ofrezca su aceptación, con independencia de si su pertenencia conlleva conductas negativas. Las chicas adolescentes tienen un problema mayor que los chicos para mantener su autoestima y, en general, se siguen evaluando con una menor autoestima al llegar a la edad adulta.

Influencias del entorno habitual y adolescencia

Conducta sexual del adolescente. La experimentación sexual de los adolescentes comienza a menudo con fantasías y masturbación en el inicio de la adolescencia, seguidas por tocamientos genitales sin coito con parejas del sexo opuesto o, en algunos casos, del mismo sexo, sexo oral con sus parejas e inicio de las relaciones sexuales en un momento posterior del desarrollo. Al llegar al instituto, la mayoría de los adolescentes varones y más de la mitad de las chicas refieren haber experimentado la masturbación. El equilibrio entre la experimentación sexual sana en el adolescente y las prácticas sexuales emocional y físicamente seguras es uno de los mayores retos a los que se enfrenta nuestra sociedad.

Las estimaciones varían, pero aproximadamente el 50 % de los estudiantes de 9.º a 12.º grado decían haber tenido relaciones sexuales. La media de edad de la primera relación sexual es de 16 años en los chicos y de 17 años en las chicas. En general, los chicos tienen más parejas sexuales que las chicas, ya que buscan menos vínculos emocionales con sus parejas.

FACTORES QUE INFLUYEN EN LA CONDUCTA SEXUAL DEL ADOLESCENTE. Los factores que afectan a la conducta sexual de los adolescentes son los rasgos de la personalidad, el género, los antecedentes culturales y religiosos, los factores raciales, las actitudes familiares y los programas de educación y prevención sexual.

Los factores de personalidad están asociados a la conducta sexual y a las conductas de riesgo sexual. Los mayores niveles de impulsividad se asocian con una edad más joven en el momento de iniciar las relaciones sexuales, un mayor número de parejas sexuales, relaciones sexuales sin uso de anticonceptivos, incluidos los preservativos, y antecedentes de enfermedades de transmisión sexual (ETS), como la infección por *Chlamydia*.

Históricamente, los adolescentes varones han iniciado sus relaciones sexuales a una edad más temprana que las adolescentes. Cuanto más temprana sea la edad a la que una chica mantenga relaciones sexuales por primera vez, más probabilidades tendrá de tener una actividad sexual no deseada. Casi cuatro de cada diez chicas que tuvieron su primera relación sexual a los 13 o 14 años de edad dicen que fue un acto no voluntario o no deseado. Tres de cada cuatro chicas y más de la mitad de los chicos dicen que las chicas que han mantenido relaciones lo han hecho porque sus parejas lo deseaban. En general, los adolescentes que inician las relaciones sexuales a edades más tempranas también tienen más probabilidades de tener un mayor número de parejas sexuales.

El efecto aditivo de un mayor nivel educativo en las familias, grupos de jóvenes de tipo social o religioso y programas de educación en las escuelas puede disminuir las conductas sexuales de alto riesgo entre adolescentes. Las estrategias de empoderamiento femenino pueden tener un papel esencial en la disminución de conductas sexuales no deseadas y de embarazos en adolescentes. La razón principal que dan las adolescentes que nunca han tenido relaciones para su abstinencia sexual es que mantenerlas iría en contra de sus valores religiosos o morales. Otras razones son el deseo de evitar el embarazo, el miedo a contraer una ETS y no haber encontrado la pareja adecuada.

ANTICONCEPTIVOS. Actualmente, el 98 % de los adolescentes de entre 15 y 19 años utilizan al menos un método anticonceptivo. Los dos más utilizados son los preservativos y la píldora anticonceptiva. Las ETS, a pesar del uso de preservativos, siguen siendo importantes entre los adolescentes. Aproximadamente uno de cada cuatro adolescentes sexualmente activos contrae una ETS al año, y la mitad de todos los casos nuevos de infecciones por el virus de la inmunodeficiencia humana (VIH) se dan en menores de 25 años.

EMBARAZO. En Estados Unidos, cada año se quedan embarazadas entre 750 000 y 850 000 adolescentes menores de 19 años. De ellas, 432 000 darán a luz, un descenso del 19 % con respecto a las 532 000 cuantificadas en 1991; el resto (418 000) abortará. El mayor descenso de embarazos entre adolescentes por razas tiene lugar en las mujeres de raza negra. Los partos de adolescentes hispanas han descendido un 20 %, pero continúan teniendo la mayor tasa de nacimientos en adolescentes, si se comparan con otras razas.

El embarazo en las adolescentes comporta un gran número de riesgos para la salud, tanto para la madre como para el niño. Los niños nacidos de madres adolescentes tienen mayores posibilidades de morir antes de los 5 años de edad, y los que sobreviven tienen más probabilidades de obtener malos resultados en el colegio y un mayor riesgo de sufrir abusos y falta de cuidados. Las madres adolescentes tienen menos posibilidades de ganar el peso adecuado durante el embarazo, lo que aumenta el riesgo de partos prematuros y de recién nacidos de bajo peso. Estos tendrán más probabilidades de que sus órganos no estén completamente desarrollados, lo que provocará más hemorragias cerebrales, síndrome de distrés respiratorio y problemas intestinales. Las posibilidades de que las madres adolescentes busquen asistencia prenatal de manera regular y sigan las recomendaciones sanitarias también son menores, y las posibilidades de fumar, beber y consumir sustancias durante el embarazo son mayores. Solo un tercio de las madres adolescentes terminará el instituto, y solo el 1,5 % tendrá un título universitario a los 30 años.

La madre adolescente promedio que no puede cuidar de su hijo o lo deja en manos de hogares de acogida o de sus propios padres u otros familiares, que ya tienen una carga de trabajo excesiva. Son pocas las madres adolescentes que se casan con los padres de sus hijos, que suelen ser adolescentes que no pueden cuidar de sí mismos y mucho menos de las madres de sus hijos. Si se casan, la relación termina normalmente en divorcio. Muchos tienen grandes posibilidades de terminar en servicios sociales.

ABORTO. Casi cuatro de cada diez embarazos adolescentes terminan en aborto. Casi todas las jóvenes son madres no casadas procedentes de grupos socioeconómicos bajos y sus embarazos son consecuencia de relaciones sexuales con chicos a los que se sentían emocionalmente vinculadas. La mayoría (el 61 %) de las adolescentes decide abortar con el consentimiento de sus padres, pero en Estados Unidos, las leyes del consentimiento paterno obligatorio introducen dos derechos contradictorios: el derecho de la joven a su privacidad y el derecho de los padres a saber. La mayoría de los adultos creen que las adolescentes deberían contar con el permiso de sus padres para abortar, pero cuando los padres se niegan a otorgar su consentimiento, la mayoría dice que prohibiría este veto paterno a la decisión de la adolescente.

La tasa de abortos en muchos países europeos tiende a ser mucho menor que en Estados Unidos, donde es de 30 por cada 1 000 jóvenes de 15 a 19 años, según los datos de los Centers for Disease Control and Prevention (CDC). En Francia, por ejemplo, casi 10,5 de cada 1 000 jóvenes menores de 20 años tuvo un aborto, según las estadísticas de la Organización Mundial de la Salud (OMS). La tasa de aborto fue de 6,8 en Alemania; de 6,3 en Italia, y de 4,5 en España. En Gran Bretaña, la tasa fue algo mayor, de 18,5. Los expertos en planificación familiar creen que una mejor educación sexual y la mayor accesibilidad a los métodos anticonceptivos ayudarán a reducir el número de abortos. En Holanda, donde el acceso a los anticonceptivos es libre en los colegios, la tasa de embarazos en los adolescentes se encuentra entre las más bajas del mundo.

Adopción de conductas de riesgo.
La adopción de riesgos razonables es una conducta necesaria en la adolescencia, lo que aumenta la confianza tanto para formar nuevas relaciones como en otras situaciones deportivas o sociales. Sin embargo, las conductas de alto riesgo entre los adolescentes se asocian con consecuencias negativas graves y pueden adoptar muchas formas, incluyendo el consumo de alcohol y sustancias, las prácticas de sexo no seguro, las conductas autolesivas y la conducción temeraria.

Consumo de sustancias
ALCOHOL. Alrededor del 30 % de los estudiantes de 12.º grado dijo tomar cinco o más copas seguidas en un período de 2 semanas. La edad media en que los jóvenes prueban el alcohol por primera vez es de 11 años en los chicos y de 13 en las chicas. La edad media nacional en la que los estadounidenses empiezan a beber de manera regular es de 15,9 años. Las personas entre 18 y 25 años muestran la mayor prevalencia de borracheras y consumo importante de alcohol. La conducción en estado de embriaguez ha disminuido desde 2002. La dependencia del alcohol, junto con la de otras sustancias, se asocia a depresión, ansiedad, trastorno oposicionista desafiante, trastorno de la personalidad antisocial y aumento de la tasa de suicidios.

NICOTINA. El número de estadounidenses jóvenes que fuman ha disminuido desde 1990, si bien la tasa de tabaquismo entre los adolescentes sigue siendo tan alta o mayor que entre los adultos. Según la American Cancer Society, como media, más de uno de cada cinco estudiantes ha fumado cigarrillos. Cada día, más de 4 000 adolescentes fuman su primer cigarrillo y otros 2 000 se convierten en fumadores diarios habituales. Los fumadores tienen más posibilidades de participar en peleas, llevar armas, intentar suicidarse, padecer problemas de salud mental como depresión y participar en conductas sexuales de alto riesgo. Uno de cada tres morirá finalmente por enfermedades relacionadas con el tabaquismo. Los cigarrillos son el tipo de tabaco más usado entre los estudiantes de secundaria, seguidos por los cigarros, el tabaco sin humo y las pipas.

CANNABIS. La marihuana es la sustancia de consumo ilícito más popular, con 14,6 millones de usuarios en Estados Unidos (6,2 % de la población), dos tercios de los cuales tienen menos de 18 años. No obstante, su consumo está disminuyendo lentamente. Aproximadamente el 6 % de los estudiantes de 12.º grado decía consumir marihuana a diario.

Una de las principales razones de esta prevalencia del consumo de marihuana entre los adolescentes se debe a que piensan que es más fácil de obtener que el alcohol o los cigarrillos, una opinión que se ha reducido en los últimos años. Una vez que los adolescentes se hacen adictos a la marihuana, a menudo caen en el absentismo escolar, la delincuencia y la depresión.

COCAÍNA. Alrededor del 13 % de los estudiantes del último curso de instituto consumía cocaína, lo que superaba la media nacional del 3,6 %. Además, aproximadamente un 1 % de los estudiantes de 12.º grado admitía consumir fenciclidina (PCP). El consumo de metanfetamina cristal (*ice*) alcanza una prevalencia anual del 2 % en los estudiantes de 12.º grado.

OPIÁCEOS. En los últimos años, el número de adolescentes que usan analgésicos que se venden con receta por razones no médicas ha aumentado. El abuso de medicamentos de prescripción entre las personas de 18 a 25 años ha aumentado un 15 %. Los fármacos que son motivo de preocupación especial son los analgésicos oxicodona e hidrocodona. La primera ha ganado terreno entre los estudiantes de instituto desde su aparición en 2001, consumida por el 5 % de los estudiantes de 12.º grado, el 3,5 % de los de 10.º grado y el 1,7 % de los de 8.º grado. Consumían hidrocodona el 9 % de los estudiantes de 12.º grado, el 6 % de los de 10.º grado y el 2,5 % de los de 8.º grado.

HEROÍNA. El consumo de heroína es prevalente entre los adolescentes, aunque menos que el de cocaína. La edad media de consumo es de 19 años, pero lo hacen casi el 2 % de los estudiantes de 12.º grado; la vía nasal (esnifado) es el método más común de uso.

Violencia.
Si bien las tasas de crímenes violentos han disminuido en Estados Unidos durante los últimos años, las de agresores jóvenes han aumentado. Los homicidios son la segunda causa de muerte más importante entre las personas de 15 a 25 años. (Los accidentes ocupan el primer lugar y el suicidio, el tercero.) Los adolescentes varones de raza negra tienen más probabilidades de cometer un asesinato que los de cualquier otro grupo racial o étnico, o que las jóvenes de cualquier raza. El factor asociado con mayor fuerza a la violencia entre los adolescentes varones se relaciona con el crecimiento en hogares sin un padre o un padre sustituto; si se deja a un lado este factor, la raza, el nivel socioeconómico y la educación no afectan a la propensión a la violencia.

ACOSO ESCOLAR. El acoso escolar *(bullying)* se define como el uso de la fuerza o la posición para intimidar, lesionar o humillar a otra persona que tiene menos fuerza o estatus. Puede ser físico, verbal o social. El acoso físico implica una lesión o amenaza física de lesiones hacia alguien; el verbal se refiere a fastidiar o insultar, y el social al uso del rechazo o la exclusión de los compañeros para humillar o aislar a la víctima.

Un 30 % de los estudiantes de 6.º a 10.º grado están implicados en algún aspecto del acoso escolar moderado o frecuente, ya sea como acosadores, como víctimas o como ambos. Aproximadamente 1,7 millones de niños de este grupo de edad se pueden identificar como acosadores en Estados Unidos. Los chicos son más propensos a estar implicados en estas conductas violentas que las chicas, las cuales tienden a usar más el acoso verbal que el físico.

Se calcula que cada día 160 000 alumnos faltan a clase por miedo a un ataque o intimidación por los compañeros; algunos pueden abandonar. El estrés de la «victimización» puede interferir con la implicación de los estudiantes y su aprendizaje escolar. Los niños que avasallan a otros corren el riesgo de participar en otras conductas violentas más graves, como peleas frecuentes o llevar un arma.

Acoso cibernético (ciberacoso). Durante la última década, el acoso electrónico o por internet se ha convertido en una de las principales preocupaciones en los adolescentes. Se define en términos amplios por difundir información o imágenes con medios electrónicos para intimidar o perjudicar intencionadamente a alguien. La prevalencia de acoso cibernético registrada es variable, y los informes indican que los jóvenes que describen haber sido víctimas oscilan entre el 1 % y el 62 %. En un estudio llevado a cabo con unos 700 estudiantes australianos, reclutados a la edad de 10 años, en el que se realizó el seguimiento hasta los 14 o 15 años, se constató que el 15 % había sufrido acoso cibernético, el 21 % formas de acoso tradicional, y el 7 % ambos tipos. En otro estudio basado en la información obtenida directamente (autoinformada) de 399 jóvenes de 8.º a 10.º grado se observó que el hecho de verse involucrado en un acto de acoso cibernético, fuera como acosador/intimidador o como víctima, contribuyó específicamente a la predicción de síntomas depresivos e ideación suicida. Esta correlación entre el acoso cibernético y los síntomas depresivos demostró ser más fuerte que la asociación entre el acoso tradicional y el trastorno afectivo.

Bandas. La violencia de bandas es un problema a lo largo de Estados Unidos. Hay 2 000 bandas diferentes de jóvenes en todo el país, con más de 200 000 integrantes. La mayoría de los miembros tienen entre 12 y 24 años, con una media de 17 o 18 años. La pertenencia a una banda es una fase breve para muchos adolescentes; entre la mitad y dos terceras partes abandonarán la banda después de 1 año. Los chicos tienen más probabilidades de unirse a una banda que las chicas, si bien los miembros femeninos de las bandas pueden estar infrarrepresentados. Los miembros femeninos de las bandas tienen más probabilidades de estar en ciudades pequeñas y áreas rurales, y tienden a ser más jóvenes que los masculinos, están implicadas en menos actividades delictivas o criminales que los hombres, y también cometen menos delitos violentos.

ARMAS. Cada día, de media, hay casi 10 niños estadounidenses menores de 18 años que mueren por suicidios, homicidios y accidentes por arma de fuego, y muchos más resultan heridos. Uno de cada 5 jóvenes que cursan los grados 9.º a 12.º lleva un arma: un cuchillo, una pistola o un palo.

Según la ley estadounidense, no se pueden vender armas de fuego a los menores de 18 años, pero dos terceras partes de los estudiantes de 6.º a 12.º grado dicen que pueden obtener un arma en 24 h. Más de 22 millones de niños viven en hogares en los que hay un arma de fuego; en el 40 % se guarda al menos una arma sin llave, y en el 13 % se guarda sin llave y cargada. Dos de cada tres estudiantes implicados en tiroteos escolares consiguió sus armas en su propia casa o en la de un familiar. Al menos el 60 % de las muertes por suicidio entre los adolescentes implica el uso de un arma de fuego.

VIOLENCIA ESCOLAR. Según los CDC, de todos los homicidios ocurridos en 2010, el 2 % se dieron en escuelas. Aproximadamente un 7 % de los profesores informan de haber sido amenazados con violencia o atacados físicamente por estudiantes de su propio centro escolar. Además, entre los estudiantes de 9.º y 12.º grado, un 6 % declaró haber llevado un arma en la escuela un día o más en los 30 días anteriores a la encuesta.

Muchos factores conducen a actos violentos en los adolescentes. Algunos rasgos hereditarios son la impulsividad, las dificultades de

Tabla 32-13
Signos de alerta de violencia escolar

Signos de alerta iniciales
  Retraimiento social
  Sentimientos excesivos de aislamiento y soledad
  Sentimientos excesivos de rechazo
  Víctima de violencia
  Sentimiento de que le acosan y le persiguen
  Expresiones de violencia en escritos y dibujos
  Enfado incontrolado
  Patrones de conducta impulsiva y crónica de golpes, intimidación y comportamientos de acoso
  Antecedentes de problemas de disciplina
  Antecedentes de conducta violenta y agresiva
  Intolerancia ante actitudes diferentes y prejuicios
  Consumo de alcohol y sustancias
  Pertenencia a bandas
  Acceso inapropiado, posesión y uso de armas de fuego
  Amenazas graves de violencia

Signos de alerta inmediata
  Peleas físicas serias con compañeros o familiares
  Destrucción grave de propiedades
  Cólera intensa por razones aparentemente poco importantes
  Amenazas elaboradas de violencia letal
  Posesión y/o uso de armas de fuego y de otro tipo
  Otras conductas autolesivas o amenazas de suicidio

aprendizaje, un coeficiente intelectual (CI) bajo o la temeridad. También existe una correlación entre ser testigo de actos violentos y la participación en estos. Los niños que son testigos de actos violentos son más agresivos y tienen más probabilidades de verse implicados en conductas violentas cuando crecen, ya sea como agresor o como víctima. En la tabla 32-13 se mencionan algunos signos precoces e inmediatos de alerta de violencia escolar.

El 20 de abril de 1999, dos adolescentes de 17 y 18 años de edad cometieron una masacre en el Columbine High School de Littleton, Colorado. Armados con escopetas, un rifle semiautomático y una pistola, dispararon a sus compañeros de clase y a sus profesores mientras se reían y chillaban, apuntándoles a quemarropa, a la vez que les lanzaban explosivos caseros. Murieron 15 personas, incluidos los dos asesinos, y otras 25 sufrieron lesiones.

Los tiradores eran miembros de la «mafia de la gabardina» en el instituto, una camarilla de inadaptados sociales que destacaban por su estilo gótico en la vestimenta y su actitud nihilista. Ambos estaban obsesionados con los videojuegos violentos e intrigados por la cultura nazi, aunque uno de ellos era de ascendencia judía. La fecha del ataque fue elegida por ser el cumpleaños de Adolf Hitler.

El 21 de marzo de 2005, un joven de 16 años de edad cometió otra masacre en el Red Lake High School de la reserva india Red Lake, en el extremo norte de Minnesota. Empezó su orgía asesina matando a su abuelo y a los que le acompañaban. Después cogió las pistolas de policía y el chaleco antibalas de su abuelo y se dirigió al colegio, donde mató a un guardia de seguridad, un profesor y cinco estudiantes e hirió a otras 15 personas antes de suicidarse.

Este pistolero tuvo una infancia problemática; su padre se suicidó en 1997 y su madre sufrió un traumatismo craneoencefálico en un accidente de tráfico. Expresaba su admiración por Adolf Hitler en un sitio web neonazi, en el que usaba el nombre de «Todesengel», que en alemán significa «ángel de la muerte». Tenía episodios de depresión e ideaciones suicidas y estaba tomando fluoxetina. Era miembro de un grupo formado por unos cinco estudiantes, conocido como «The Darkers», que llevaban ropas negras y cadenas, los pelos de punta o teñidos, y a los que les gustaba la música heavy metal. El pistolero llevaba normalmente una gabardina larga negra, usaba lápiz de ojos y botas de combate, y fue descrito como un adolescente callado.

AGRESIÓN SEXUAL. Los adolescentes menores de 18 años son responsables del 20 % de las detenciones por agresión sexual (excluida la prostitución), del 20 % al 30 % de los casos de violación, del 14 % de los de agresión sexual con agravantes, y del 27 % de los homicidios sexuales infantiles. Esos agresores adolescentes son los agresores de la mitad de las víctimas chicos y de la cuarta parte de las víctimas chicas que son molestados o abusados sexualmente. En la mayoría de los casos estaba implicado un adolescente varón. Parece haber dos tipos de agresores sexuales juveniles: los que buscan niños y los que buscan otros compañeros o adultos.

La principal distinción entre los dos grupos se basa en las diferencias de edad entre la víctima y el agresor. En la tabla 32-14 se mencionan las diferencias y similitudes entre esos dos grupos.

Los factores etiológicos del agresor sexual juvenil comprenden los malos tratos, la exposición a la pornografía, el abuso de sustancias y la exposición a modelos de rol agresivos. Un número significativo de adolescentes agresores tiene antecedentes de abuso físico (25-50 %) o sexual (10-80 %) en la infancia. La mitad de los agresores adolescentes vivía con ambos progenitores y otro joven en el momento de su agresión. Según indican las evidencias, la mayoría de los agresores sexuales juveniles se convertirán en agresores sexuales adultos. Los déficits psicosociales más frecuentes en ellos son la baja autoestima, pocas habilidades sociales, escasas técnicas asertivas y bajo rendimiento académico. Los diag-

Tabla 32-14
Subtipos de agresores sexuales juveniles

Agresores juveniles que agreden sexualmente a los compañeros o a adultos
  Asaltan predominantemente a mujeres y extraños o conocidos casuales
  Los asaltos sexuales tienen lugar junto a otros tipos de actividad delictiva (p. ej., robo)
  Antecedentes de agresiones delictivas no sexuales; con mayor frecuencia son delincuentes o tienen trastornos de la conducta
  Cometen sus agresiones en lugares públicos
  Muestran niveles más altos de agresividad y violencia en la comisión de sus delitos sexuales
  Mayor probabilidad de usar armas y provocar lesiones a sus víctimas

Agresores juveniles que agreden sexualmente a niños
  La mayoría de las víctimas son hombres y están relacionados (hermanos u otros familiares)
  Casi la mitad de los agresores ha tenido al menos una víctima masculina
  Los crímenes sexuales tienden a reflejar una mayor dependencia de la oportunidad y de la astucia que de la fuerza lesiva, en especial cuando su víctima está relacionada con ellos. Esos jóvenes pueden poner «trampas» al niño para que lleve a cabo la actividad deshonesta, usar sobornos o amenazarle con la pérdida de la relación
  Dentro de la población general de jóvenes que asaltan sexualmente a niños, algunos muestran niveles altos de agresividad y violencia. En general, se trata de jóvenes que muestran niveles más intensos de trastornos de la personalidad o psicosexuales, como psicopatía, sadismo sexual, etc.
  Presentan falta de autoestima y de la competencia social
  Muchos muestran indicios de depresión

Características comunes a ambos grupos
  Tasas altas de discapacidades de aprendizaje y disfunciones académicas (del 30 % al 60 %)
  Presencia de otros problemas conductuales, incluido el abuso de sustancias y trastornos de la conducta (hasta el 80 % tiene algún trastorno psiquiátrico diagnosticable)
  Dificultades observadas en el control de impulsos y el juicio

nósticos psiquiátricos más comunes son trastorno de la conducta, trastorno por abuso de sustancias, trastorno de adaptación, trastorno por déficit de atención/hiperactividad, fobias específicas y trastornos del estado de ánimo. En los agresores varones se diagnostican más a menudo con parafilias y conducta antisocial, mientras que las mujeres tienen más trastornos del estado de ánimo y cometen automutilaciones.

Prostitución. Los adolescentes constituyen una gran parte de cuantos se dedican a la prostitución, y se calcula que puede haber hasta 1 millón de adolescentes implicados. La edad media de un nuevo reclutado es de 13 años, aunque los hay de solo 9 años de edad. La mayoría de los adolescentes son chicas, pero los chicos también participan en la prostitución homosexual. La mayoría de los adolescentes que entran en una vida de prostitución proceden de hogares rotos, pero un número cada vez mayor proviene de hogares de clase media a media-alta. Muchos fueron víctimas de violación o abuso durante la infancia. La mayoría se había escapado de casa y fueron captados por proxenetas y drogadictos; después, los propios adolescentes cayeron en el abuso de sustancias. El 27 % de los casos de prostitución de adolescentes tiene lugar en las grandes ciudades y los encuentros suelen darse al aire libre, como autopistas, carreteras, callejones, campos, bosques o aparcamientos. El riesgo de contraer SIDA es alto, y muchos (hasta el 70 % en algunos estudios) están infectados por el VIH.

Hasta 17 500 individuos pasan ilegalmente a Estados Unidos cada año como «esclavos sexuales». Se les trae con la falsa promesa de una vida mejor y mayores oportunidades laborales, pero cuando llegan son obligados a prostituirse, y ganan poco dinero mientras que los traficantes se embolsan miles de dólares gracias a sus servicios. Muchas veces son secuestrados y víctimas de abuso.

Tatuajes y *piercing* corporal. La prevalencia del *piercing* y los tatuajes ha aumentado entre los adolescentes desde la década de 1980. Entre la población general, alrededor del 10 % al 13 % de los adolescentes llevan un tatuaje. De los más de 500 adolescentes encuestados en un estudio, el 13,2 % dice tener al menos un tatuaje y el 26,9 % al menos un *piercing,* aparte del lóbulo de la oreja, en algún momento de su vida. Tanto el tatuaje como el *piercing* son más frecuentes en las chicas que en los chicos. Los adolescentes que afirman tener al menos un tatuaje o un *piercing* tienen más probabilidades de afirmar también que consumen sustancias recreativas (cigarrillos, alcohol, marihuana) y que han experimentado con drogas duras (cocaína, metanfetamina cristal y éxtasis).

▲ 32.2 Edad adulta

INTRODUCCIÓN

Durante la mayor parte de la historia de la psicología del desarrollo, la teoría predominante sostenía que el desarrollo terminaba con la infancia y la adolescencia. Los adultos se consideraban productos terminados, que habían llegado a los estadios finales de desarrollo. Más allá de la adolescencia, el punto de vista del desarrollo era relevante solo en la medida del éxito o el fracaso en alcanzar los niveles adultos o mantener las características que determinaban la madurez o inmadurez de la personalidad adulta.

En contraposición se encontraban las ideas largamente reconocidas que defendían que las experiencias de adulto, como el embarazo, el matrimonio, la paternidad, y el envejecimiento, mantenían un impacto evidente y significativo en los procesos mentales y en la experiencia en la edad adulta. Este punto de vista de la madurez sugiere que el paciente, de cualquier edad, se encuentra todavía en un proceso de desarrollo continuo, en vez de estar simplemente en posesión de un pasado que influye en los procesos mentales y que es el principal determinante de su comportamiento actual. Aunque el debate se mantiene, la idea de que el desarrollo continúa durante toda la vida es cada vez más aceptada.

El desarrollo en la edad adulta, igual que en la infancia, es siempre el resultado de la interacción entre el cuerpo, la mente y el entorno, y nunca exclusivamente de una de las tres variables. La mayoría de los adultos están obligados a enfrentarse y adaptarse a circunstancias similares: establecer una identidad independiente, formar un matrimonio u otra relación, criar a sus hijos, construir y mantener sus carreras, y aceptar la discapacidad y la muerte de sus padres.

En las sociedades modernas occidentales, la edad adulta es la fase más larga de la vida humana. Si bien el momento exacto en que los adultos adoptan su libre albedrío varía en cada persona, la edad adulta se puede dividir en tres componentes principales: jóvenes, o inicio de la edad adulta (de los 20 a los 40 años), mediana edad (de los 40 a los 65 años) y final de la edad adulta, tercera edad o ancianidad.

INICIO DE LA EDAD ADULTA (20 A 40 AÑOS)

Normalmente se considera que empieza al final de la adolescencia (en torno a los 20 años) y termina a los 40 años. El inicio de la edad adulta se caracteriza por el desarrollo biológico máximo, la adopción de mayores roles sociales y la evolución de una estructura del yo y de la vida adulta. El tránsito con éxito hacia esta edad depende de la resolución satisfactoria de las crisis de la infancia y la adolescencia.

Al final de la adolescencia, los jóvenes abandonan el hogar y empiezan a funcionar de forma independiente. Las relaciones sexuales se vuelven más serias y comienza la búsqueda de la intimidad. El decenio de los 20 años se pasa, en su mayor parte, explorando opciones laborales y relaciones de pareja y estableciendo compromisos en distintas áreas.

El inicio de la edad adulta requiere elegir nuevos roles (p. ej., marido o padre) y establecer una identidad congruente con ellos. Implica hacerse preguntas como «¿Quién soy?» y «¿Adónde voy?» y luego responderlas. Las elecciones que se hacen durante esta época pueden ser provisionales, pues los adultos jóvenes pueden realizar varios intentos fallidos.

Transición desde la adolescencia al inicio de la edad adulta

La transición desde la adolescencia al inicio de la edad adulta se caracteriza por una separación real e intrapsíquica de la familia de origen y la participación en nuevas tareas, que son específicas de esta fase (tabla 32-15). Esta etapa implica muchos acontecimientos importantes: se termina el instituto, se empieza un trabajo o se entra en la universidad, y se vive de forma independiente. Durante esos años, el individuo resuelve el tema de la dependencia infantil lo suficiente para establecer la autoconfianza y empezar a formular nuevos objetivos como adulto joven, los cuales darán paso, en último término, a la creación de nuevas estructuras vitales que favorecen la estabilidad y la continuidad.

Tareas del desarrollo

El establecimiento de un yo separado de los padres es una tarea importante para iniciar la edad adulta. En la mayoría, la separación emocional

Tabla 32-15
Tareas de desarrollo al inicio de la edad adulta

Desarrollar un sentido del yo y de los demás en el adulto joven: la tercera individuación

Desarrollar amistades adultas

Desarrollar la capacidad de intimidad; convertirse en cónyuge

Convertirse en padre biológico y psicológico

Desarrollar una relación mutua e igualitaria con los padres, a la vez que se facilita el desarrollo hacia la mediana edad

Establecer una identidad de adulto trabajador

Desarrollar formas de juego adultas

Integrar nuevas actitudes en el tiempo

Tabla 32-16
Conceptos de desarrollo psicológico

Concepto	Definición	Ejemplo
Transición	Puente entre dos etapas sucesivas	Final de la adolescencia
Crisis normativa	Período de cambios rápidos o gran confusión que pone a prueba la capacidad de adaptación del sujeto	Crisis de la mediana edad
Etapa	Período de consolidación de técnicas y capacidades	Edad adulta madura
Meseta	Período de estabilidad en el desarrollo	Edad adulta hasta la mediana edad
Rito de paso	Ritual social que facilita una transición	Graduación, matrimonio

Adaptada de Wolman T, Thompson T. Adult y later-life development. En: Stoudemire A, ed. *Human behavior*. Philadelphia: Lippincott-Raven; 1998, con autorización.

de los padres que tiene lugar en la adolescencia y tras el inicio de la edad adulta se sigue de una nueva definición interior de sí mismos como personas que se sienten cómodas solas y competentes, capaces de cuidar de sí mismas en el mundo real. Este alejamiento de los padres continúa mucho después del matrimonio y junto con la paternidad produce la formación de nuevas relaciones que reemplazan a los progenitores como los individuos más importantes de la vida del adulto joven.

Después de la separación psicológica de los padres se produce la síntesis de las representaciones mentales del pasado, en la infancia, y del presente del adulto joven. Esta separación psicológica de los padres, que tiene lugar durante la adolescencia, se ha denominado *segunda individuación,* y la elaboración continuada de estos temas al inicio de la edad adulta se conoce como *tercera individuación*. El proceso continuo de elaboración del yo y la diferenciación de los demás que se produce en las fases de desarrollo del inicio de la edad adulta y la edad media está influida por todas las relaciones importantes que mantendrá el individuo como adulto.

Se han propuesto varios modelos diferentes para entender el desarrollo del adulto. Todos ellos son teóricos y algo idealizados, además de utilizar metáforas para describir las complejas interacciones sociales, psicológicas e interpersonales. Los modelos son heurísticos: proporcionan un marco conceptual para el pensamiento acerca de las experiencias importantes habituales. Son más descriptivos que prescriptivos, es decir, constituyen una forma útil de observar lo que hacen muchas personas, pero no proporcionan la fórmula para saber lo que todas las personas deberían hacer. Algunos de los términos y conceptos de uso frecuente se explican en la tabla 32-16. Estos períodos implican la individuación, es decir, el abandono de la familia de origen y la transformación en uno mismo, tras atravesar la edad media y prepararse durante esa etapa para la transición hacia el final de la edad adulta.

Identidad laboral. La transición desde el aprendizaje y el juego al trabajo puede ser gradual o brusca. El grupo socioeconómico, el género y la raza afectan a la búsqueda y el desarrollo de las opciones ocupacionales particulares. Los obreros entran en el mundo laboral directamente después de terminar el instituto; los técnicos y profesionales acceden después de finalizar la universidad o una escuela profesional. Según la elección de la carrera y de las oportunidades, el trabajo puede convertirse en una fuente de frustración permanente o en una actividad que potencia la autoestima. Los síntomas de insatisfacción laboral son: los cambios frecuentes de trabajo, el absentismo, los errores en el trabajo, la propensión a los accidentes e, incluso, el sabotaje.

DESEMPLEO. Los efectos del desempleo trascienden más allá de la pérdida de ingresos; el desgaste psicológico y físico es enorme. La incidencia de la dependencia del alcohol, el homicidio, la violencia, el suicidio y la enfermedad mental aumenta con el desempleo. La identidad nuclear del individuo, que a menudo está vinculada con su ocupación y su trabajo, queda gravemente dañada cuando pierde un empleo, tanto si es por despido o por desgaste, como si es por jubilación anticipada o a veces incluso la jubilación habitual.

Una paciente adulta joven había disfrutado enormemente durante sus 5 años de universidad y solo aceptó a regañadientes un empleo en una gran firma inmobiliaria. Mientras estuvo en la universidad había mostrado un escaso interés por su aspecto y empezó a trabajar con ropa prestada de su familia y sus amigos. Se rió cuando su jefe la criticó por sus vestidos y le dio un anticipo para que se comprara un guardarropa de categoría, pero empezó a disfrutar de la buena ropa y del respeto que generaban su aspecto y su posición. Cuando sus ingresos empezaron a crecer, el trabajo se convirtió en una fuente de placer y de autoestima, y en la forma de adquirir algunos de los símbolos de la edad adulta. (Por cortesía de Calvin Colarusso, MD.)

Desarrollo de amistades adultas.

Al final de la adolescencia y al inicio de la edad adulta, antes del matrimonio y de la paternidad, los amigos son a menudo la fuente primaria de sustento emocional. Los compañeros de habitación o de apartamento, los miembros de las hermandades (como indica el nombre que se usa para describirlos), son sustitutos temporales de los padres y hermanos hasta que se encuentren sustitutos más permanentes.

Las necesidades emocionales de cercanía y confidencialidad se cubren principalmente con los amigos. Todos los aspectos más notables del desarrollo se comentan con los amigos, en particular con los que se encuentran en circunstancias similares. Cuando se forma una familia y nacen los hijos, disminuye la importancia emocional central de los amigos. Algunos de ellos son abandonados en ese momento por las objeciones del cónyuge, que reconoce en cierto modo que constituyen sus competidores. Gradualmente, se produce un movimiento hacia una nueva forma de amistad, las parejas amigas, que refleja el compromiso recién adquirido; sin embargo, estas son más difíciles de establecer y mantener, pues ahora hay cuatro personas que deben ser compatibles, no solo dos.

Cuando los niños empiezan a salir de la familia hacia la comunidad, los padres también lo hacen. Las clases de danza o los partidos de fútbol proporcionan a los progenitores una nueva oportunidad de entablar amistad con otras personas que se encuentran en el mismo punto de desarrollo y que se muestran receptivas a la formación de relaciones que ayudan a explicar y suavizan las presiones de la vida del adulto joven.

Sexualidad y matrimonio.

El desplazamiento del desarrollo desde la experimentación sexual al deseo de intimidad se vive al inicio de la edad adulta en forma de una soledad intensa, como consecuencia de la asunción de una falta de amor comprometido similar al que se experimentó durante la infancia con los padres. Los encuentros sexuales breves en las relaciones de corta duración ya no refuerzan significativamente la autoestima, y el deseo de implicación emocional en un contexto sexual es cada vez mayor. El adulto joven que no desarrolla la capacidad de mantener relaciones íntimas corre el riesgo de vivir aislado y concentrado en sí mismo durante su madurez.

Para la mayoría de los individuos de la cultura occidental, la experiencia de la intimidad aumenta el deseo de matrimonio. La mayoría de los estadounidenses se casan por primera vez hacia la mitad o el final del decenio de los 20 años. La mediana de edad del primer matrimonio ha aumentado ininterrumpidamente desde 1950, tanto en hombres como en mujeres, así como el número de personas que no se casan nunca. Hoy día, aproximadamente el 50 % de los adultos de 18 años o más no se casan, en comparación con el 28 % que no lo hacían en 1960. La proporción de individuos de 30 a 34 años que nunca se han casado casi se ha triplicado, y duplicado la de los de 35 a los 39 años que no lo han hecho.

MATRIMONIO INTERRACIAL.   Los matrimonios mixtos estaban prohibidos en Estados Unidos en 19 estados hasta una sentencia del Tribunal Supremo en 1967. En 1970, estos matrimonios suponían solo el 2 % de todos los matrimonios. La tendencia ha ido aumentando constantemente, y en la actualidad son aproximadamente 1,5 millones los matrimonios interraciales en Estados Unidos.

A pesar de la tendencia hacia una mayor cantidad de matrimonios interraciales, siguen siendo una pequeña proporción del total. La mayoría de las personas tiene más probabilidades de casarse con alguien que sea de su mismo grupo racial y comparta sus antecedentes étnicos. Los matrimonios entre hispanos de raza blanca e hispanos de raza no blanca y entre asiáticos y blancos son más frecuentes que entre individuos negros y blancos.

MATRIMONIO ENTRE PERSONAS DEL MISMO SEXO.   El matrimonio homosexual tiene reconocimiento legal en muchos países, como Dinamarca, Francia y España, y está reconocido por la Corte Suprema de Estados Unidos. Se diferencia de las uniones civiles del mismo sexo garantizadas por los estados, las cuales no proporcionan los mismos beneficios ni la misma protección federal que el matrimonio. No hay estimaciones fiables sobre el número de matrimonios del mismo sexo en Estados Unidos, pero en 2013 se calculaban alrededor de 80 000. El consenso en Estados Unidos y en todo el mundo de que las personas homosexuales deben gozar de los mismos derechos y privilegios conyugales que los heterosexuales es cada vez mayor. Los matrimonios del mismo sexo pueden estar sujetos a más estrés que los heterosexuales debido a los perjuicios continuados hacia este tipo de uniones entre algunos grupos políticos o religiosos conservadores que se oponen a ellas.

PROBLEMAS CONYUGALES.   Aunque el matrimonio tiende a considerarse un vínculo permanente, las uniones fracasadas pueden darse por terminadas, como, de hecho, sucede en la mayoría de las sociedades. No obstante, muchos matrimonios que no terminan en separación o divorcio tienen problemas. Al considerar los problemas conyugales, los médicos se preocupan tanto por las personas implicadas como por la propia unidad conyugal. La forma en que funciona el matrimonio está relacionada con la pareja seleccionada, la organización o desorganización de la personalidad de cada uno, la interacción entre ellos y los motivos originales para la unión. Las personas se casan por varios motivos, como emocionales, sociales, económicos y políticos, entre otros. Una persona puede buscar un cónyuge para satisfacer las necesidades no cubiertas en la infancia de una buena paternidad, mientras que otra puede verlo como alguien que la ha salvado de una vida infeliz. Las expectativas irracionales entre los esposos aumentan el riesgo de que aparezcan problemas conyugales.

MATRIMONIO Y TERAPIA DE PAREJAS.   Cuando las familias están formadas por abuelos, padres, hijos y otros familiares que viven bajo el mismo techo, a veces se puede obtener ayuda para los problemas conyugales de un miembro de la familia extendida con el cual uno o ambos cónyuges mantengan una relación. No obstante, debido a la contracción de la familia extendida que ha tenido lugar, esta fuente de ayuda informal ya no se encuentra tan disponible como antaño. De igual modo, la religión tenía entonces un papel más importante que ahora en el mantenimiento de la estabilidad familiar. Los líderes religiosos se ofrecen como orientadores, pero ya no se buscan tanto como se hacía antiguamente, lo que refleja el declive de la influencia religiosa en grandes segmentos de población. Antes, tanto la familia extendida como la religión servían de guía para las parejas que tenían problemas, y evitaban la disolución del matrimonio en virtud de las presiones sociales que ejercían sobre las parejas para que se mantuvieran juntas. A medida que se han relajado las presiones que ejercen la familia, la religión y la sociedad, han aumentado los procedimientos legales para una separación relativamente fácil y el divorcio. Simultáneamente, ha aparecido la necesidad de disponer de servicios más formales de orientación matrimonial.

La terapia conyugal es una forma de psicoterapia para las personas casadas con conflictos entre sí. Una persona con formación establece un contrato profesional con la pareja-paciente y, mediante una serie de tipos definidos de comunicación, intenta aliviar los problemas, revertir o cambiar los patrones de conducta inadaptada, y alentar el crecimiento y el desarrollo de la personalidad.

En la *orientación matrimonial* solo se discute un conflicto particular relacionado con las preocupaciones inmediatas de la familia. Se aplica de forma mucho más superficial, por personas con una formación psicoterapéutica menor, que la *terapia conyugal,* la cual pone un mayor énfasis en reestructurar la interacción de la pareja, incluida, en ocasiones, la exploración de la psicodinámica de cada uno de los miembros. Tanto en la terapia como en la orientación destaca la ayuda a los miembros de la pareja para afrontar eficazmente sus problemas.

Paternidad.

La paternidad intensifica la relación entre los nuevos padres. A través de su unión física y emocional, la pareja ha producido un ser frágil y dependiente que necesita a ambos en sus papeles engranados de padre y madre. Esta idea amplía las imágenes internas que cada uno tiene del otro, para incluir ahora ideas y sentimientos que emanan del rol de padres. Como viven juntos como una familia, cambian sus relaciones de amantes y se convierten en padres, tanto en su relación mutua como ante sus hijos.

No obstante, surgen los problemas entre progenitores e hijos. Además de la carga económica que supone criar a un niño (estimada en 250 000 dólares para una familia de clase media cuyo hijo vaya a la universidad), se producen costes emocionales. Los niños pueden volver a despertar conflictos que los propios padres tuvieron en su infancia, o tener enfermedades crónicas que pongan a prueba los recursos emocionales de las familias. En general, los hombres han estado más preocupados por su trabajo y sus progresos laborales que por la educación de los hijos, y las mujeres se han implicado más en su papel de madres que en los progresos laborales, aunque estos conceptos están cambiando de manera espectacular en ambos sexos. Un número pequeño, pero creciente, de parejas elige ahora repartirse un trabajo (o hacerlo los dos a tiempo parcial) y compartir las tareas de cuidar a los hijos.

La paternidad se ha descrito como un proceso continuado que permite la evolución. Se debe dejar que los hijos se separen de sus padres y, en algunos casos, hay que animarles a hacerlo. Dejar partir a los hijos implica una separación cuando empiezan a ir a la escuela. Hay que hacer frente a las fobias escolares y a los síndromes de rechazo del colegio que acompañan a la ansiedad de separación extrema. A menudo, los padres que se resisten a dejar ir a los niños son los responsables de esta situación, y algunos progenitores querrían que sus hijos se mantuvieran emocionalmente ligados a ellos para siempre. Para resolver estos problemas se necesita una psicoterapia familiar que explore esta dinámica.

A medida que los niños crecen y llegan a la adolescencia, el establecimiento de una identidad adquiere gran importancia. Las relaciones entre los compañeros se vuelven cruciales para el desarrollo del niño, y los padres sobreprotectores, que evitan que su hijo desarrolle amistades o tenga la libertad de experimentar con sus amigos aquello que los progenitores no aprueban, interfieren con el paso del niño a la adolescencia. No es necesario que los padres frenen la influencia que ejercen sobre sus hijos, ya que su orientación y su implicación son esenciales, pero deben reconocer que los adolescentes, en especial, necesitan la aprobación de sus padres. Aunque sean rebeldes en su superficie, los adolescentes son mucho más tratables de lo que parece, siempre que los padres no sean demasiado dominantes o punitivos.

FAMILIAS MONOPARENTALES. Existen en Estados Unidos más de 10 millones de familias monoparentales con uno o más hijos menores de 18 años; en el 20 %, una mujer es el único cabeza de familia. El número de familias monoparentales ha aumentado casi en un 200 % desde 1980.

ESTILOS DE PATERNIDAD ALTERNATIVOS. Muchos hombres y mujeres homosexuales, tanto solteros, emparejados o casados, están decididos a tener niños. En la mayoría de los casos, estos niños se consiguen mediante la adopción, pero también nacen por inseminación artificial o

por maternidad subrogada. El número de estas familias aumenta, y los datos sobre el desarrollo de los niños en estos hogares indican que no existe un riesgo mayor de problemas emocionales (o de orientación homosexual) que entre los criados en hogares convencionales.

ADOPCIÓN. Desde el comienzo del siglo XXI, la adopción o la acogida han sustituido a los cuidados institucionales como la forma preferida de cuidar de los niños que han sido desatendidos, no deseados o abandonados. Muchas parejas que no pueden concebir (y algunas que ya tienen hijos) eligen la adopción.

Además de los problemas habituales de evolución paternofilial, los padres adoptivos se enfrentan a problemas particulares. Deben decidir cómo y cuándo hablar a su hijo sobre la adopción, y enfrentarse al posible deseo del niño de recibir información sobre sus padres biológicos. Los niños adoptados tienen más probabilidades de desarrollar trastornos de conducta, problemas con abuso de sustancias y rasgos de personalidad antisocial. No está claro si estos son consecuencia del proceso de adopción o si los padres que dan a sus hijos en adopción tienen más probabilidades de transmitirles una predisposición genética para esas conductas.

Con la extensión del uso de los métodos anticonceptivos y el acceso al aborto seguro, el número de recién nacidos disponibles para adopción ha descendido vertiginosamente. Los padres adinerados prefieren organizar una adopción privada en lugar de esperar muchos años de incertidumbre hasta lograr una de carácter institucional. (En las adopciones privadas se pagan los gastos médicos y legales de la madre biológica, pero no se abona ninguna cantidad por el niño. La venta de niños es un delito grave en todos los países.) Las adopciones internacionales (en especial de Latinoamérica, Europa del Este y China) también son ahora más frecuentes. La discutible legislación de esos países ha dado pie a especulaciones sobre los lactantes ofrecidos en adopción en los países pobres, los cuales podrían no ser huérfanos, sino vendidos por sus madres indigentes.

MEDIANA EDAD (40 A 65 AÑOS)

La mediana edad es la edad de oro de la edad adulta, similar a los años de latencia en la infancia, pero mucho más prolongada. La salud física, la madurez emocional, la competencia y el poder en la situación laboral y las relaciones gratificantes con el cónyuge, los hijos, los padres, los amigos y los colegas contribuyen a alcanzar un sentido normalizado de satisfacción y bienestar. Con respecto a la situación laboral, muchas personas empiezan a notar un hueco entre sus aspiraciones anteriores y sus logros actuales. Pueden preguntarse si vale la pena continuar con su forma de vida y con los compromisos que eligieron al inicio de su edad adulta, y es posible que les guste vivir el resto de su vida de una forma diferente, más satisfactoria, sin saber exactamente cómo. Los roles de los padres van cambiando a medida que los hijos crecen y abandonan el hogar, y las personas redefinen sus funciones como maridos y esposas.

En la mediana edad tienen lugar cambios importantes. Muchas mujeres que ya no necesitan criar a sus hijos pequeños pueden dedicar su energía a otras actividades independientes que requieren seguridad en sí mismas y un espíritu competitivo, unos rasgos que tradicionalmente se habían considerado masculinos. Alternativamente, los hombres de mediana edad pueden desarrollar cualidades que les permitan expresar sus emociones y reconocer sus necesidades de dependencia, unos rasgos que tradicionalmente se habían considerado femeninos. Debido al nuevo equilibrio entre lo masculino y lo femenino, es posible que una persona sea capaz de relacionarse más eficazmente con alguien del sexo opuesto que en el pasado.

Transición desde la juventud a la mediana edad

La transición desde el inicio de la edad adulta a la mediana edad es lenta y gradual, sin un límite físico y psicológico claro. El proceso de

Tabla 32-17
Características más sobresalientes de la mediana edad

Aspectos	Características positivas	Características negativas
En la flor de la vida	Uso responsable del poder, madurez, productividad	Visión de ganador-perdedor, competitividad
Adopción de una reputación: qué hacer con el resto de su vida	Posibilidad, alternativas, organización de compromisos, cambios de dirección	Cierre, fatalismo
Fidelidad y compromisos	Compromiso consigo mismo, con los demás, con su carrera y con la sociedad; madurez filial	Hipocresía, decepción de sí mismo
Crecimiento y muerte (crecer es morir), fantasías de juventud y rejuvenecimiento	Naturalidad frente al propio cuerpo, tiempo	Esfuerzos obscenos o frenéticos (p. ej., para ser joven); hostilidad y envidia de los jóvenes y de la descendencia; nostalgia
Comunicación y socialización	Entiende los asuntos; continuidad; retoma los temas donde los dejó; gran red social; arraigo de las relaciones, lugares e ideas	Repetitividad, aburrimiento, impaciencia, aislamiento, conservadurismo, confusión, rigidez

Adaptada de Robert N. Butler, M.D.

envejecimiento se acelera en ese momento y adquiere una potente influencia organizativa de la vida intrapsíquica, pero el cambio es gradual, a diferencia de la adolescencia. El cambio mental se experimenta de forma similar, lento e imperceptible, sin un sentido de alteración.

El desarrollo en el inicio de la edad adulta se integra en el marco de unas relaciones estrechas. La intimidad, el amor y el compromiso están relacionados con el dominio de las relaciones más próximas a la experiencia personal. La transición desde el inicio de la edad adulta a la mediana comprende una mayor preocupación por un sistema social más amplio y la distinción del sistema social, político e histórico propio de los otros. Los autores han descrito la mediana edad en términos de generatividad, autoactualización y sabiduría.

Teóricos del desarrollo

Robert Butler describió varios aspectos subyacentes en la mediana edad que parecen estar presentes con independencia del estado conyugal y familiar, el género o el nivel económico (tabla 32-17). Estos temas comprenden el envejecimiento (a medida que se aprecian los cambios de las funciones corporales), el inventario de los logros en el pasado y el establecimiento de los objetivos futuros, la reevaluación de los compromisos con la familia, el trabajo y el matrimonio, el afrontamiento de la enfermedad y la muerte de los padres, y la atención a todas las tareas del desarrollo sin perder la capacidad de experimentar placer o participar en una actividad gratificante.

Erik Erikson. Erikson describió la mediana edad como un período caracterizado por la generatividad o el estancamiento. Definió la *generatividad* como el proceso por el cual las personas guían a la generación venidera o mejoran la sociedad. Esta etapa incluye tener hijos y criarlos, pero esto no garantiza la generatividad. Una persona sin hijos puede ser generativa si: *1)* ayuda a los demás; *2)* es creativa, y *3)* contribuye a la sociedad. Los padres deben estar seguros de sus propias identidades para criar a sus hijos con éxito; no pueden estar preocupados consigo mismos y actuar como si fueran, o quisieran ser, el niño de la familia.

El *estancamiento* significa que una persona deja de evolucionar. Para Erikson, el estancamiento era un anatema, y con él se refería a los adultos sin impulsos para guiar a la nueva generación o a los que tienen hijos pero no cuidan de ellos, como si estuvieran «dentro de un capullo de autoconciencia y aislamiento». Estas personas representan el mayor peligro: no son capaces de sortear las tareas del desarrollo de la mediana edad, por lo que no están preparadas para la siguiente etapa de su ciclo vital, la tercera edad, en la que las demandas de capacidad psicológica y física son muchas más que en todas las etapas precedentes.

George Vaillant. En su estudio longitudinal de 173 hombres que fueron entrevistados en intervalos de 5 años después de que terminaran sus estudios en Harvard, Vaillant encontró una importante correlación entre la salud física y emocional en la mediana edad. Asimismo, los que alcanzaban una peor adaptación psicológica durante sus años universitarios tenían una elevada incidencia de enfermedades físicas en su mediana edad. Ningún factor aislado en la infancia explicaba la salud mental del adulto, pero un sentido global de estabilidad en el hogar paterno predecía una edad adulta bien adaptada. Una relación estrecha con los hermanos en los años universitarios se correlacionaba con el bienestar emocional y físico durante la mediana edad. En otro estudio, Vaillant encontró que los hábitos laborales en la infancia y en la edad adulta se correlacionaban, y que la salud mental del adulto y las buenas relaciones interpersonales se asociaban con la capacidad para trabajar durante la infancia. Los estudios de Vaillant están en desarrollo y representan el estudio continuado más extenso en la edad adulta que jamás se ha realizado.

Calvin Colarusso y Robert Nemiroff. Sobre la base de su experiencia como médicos y psicoanalistas, Calvin Colarusso y Robert Nemiroff proponen una amplia base teórica para el desarrollo del adulto, y sugieren que el proceso de desarrollo es básicamente el mismo en el adulto que en el niño, porque, como el niño, el adulto está siempre en medio de un proceso dinámico en curso, continuamente influido por un constante cambio en el entorno, el cuerpo y la mente. Mientras que el desarrollo de los niños se centra principalmente en la formación de la estructura psíquica, el del adulto tiene que ver con la continua evolución de la estructura psíquica existente y con su uso. Aunque las cuestiones fundamentales de la infancia siguen, de forma modificada, como aspectos centrales de la vida adulta, el intento de explicar todo el comportamiento adulto y la patología en términos de las experiencias de la infancia se considera reduccionista. El pasado adulto debe tenerse en cuenta en la comprensión del comportamiento del adulto de la misma manera que se considera el pasado de la infancia. El envejecimiento del cuerpo tiene una profunda influencia en el desarrollo psicológico en la edad adulta, así como la toma de conciencia de la mitad de la vida, la aceptación de la finitud del tiempo y la inevitabilidad de la muerte personal.

Desarrollo de amistades en la mediana edad

A diferencia de las amistades en el período de latencia y en la adolescencia y, hasta cierto punto, en el inicio de la edad adulta, las amistades de la mediana edad no suelen tener un sentido de urgencia o la necesidad de presencia física frecuente o casi constante del amigo. Los individuos de mediana edad no necesitan construir una nueva estructura psíquica (como hacen los niños y los adolescentes en el período de latencia) ni tienen la presión para encontrar nuevas relaciones (como los adultos jóvenes). Pueden tener muchas fuentes de gratificación a través de sus relaciones con su cónyuge, los hijos y los compañeros.

> A medida que sus primogénitos avanzan en el instituto, dos mujeres que se encuentran a mitad de la década de los 40 años se hacen rápidamente amigas. Empiezan a gastar dinero en las actividades escolares en las que estaban implicados sus hijos, mantienen una estrecha relación con ellos y pasan muchas horas hablando entre ellas sobre esas actividades, las novias y los planes de universidad de los hijos. Sus maridos, que se caen bien, se convierten en conocidos, no en amigos. Dirigen sus sentimientos sobre sus hijos hacia otras relaciones. Cuando los hijos terminan la universidad, la intensidad de la amistad disminuye y tiende a volver a alcanzar el máximo durante los períodos vacacionales. (Por cortesía de Calvin Colarusso, MD.)

Dada su posición única en el ciclo vital, los adultos de mediana edad son capaces de iniciar y mantener amistades fácilmente con individuos de distintas edades, así como con compañeros de su misma edad. Ante la posibilidad de un matrimonio roto, problemas de intimidad o la presión de otras cuestiones de la mediana edad, los amigos pueden convertirse fácilmente en vehículo para la expresión directa de los impulsos.

Reevaluación de las relaciones. La mediana edad es el momento de efectuar una reevaluación seria del matrimonio y de las relaciones de compromiso. En el proceso, los individuos se enfrentan a la pregunta de si deben conformarse con lo que tienen o buscar una mayor perfección con una nueva pareja. En algunos casos, el conflicto se expresa internamente y se mantiene alejado de los demás, mientras que en otros se expresa mediante acciones que adoptan la forma de aventuras sentimentales, separaciones temporales y divorcios.

Investigaciones recientes sobre matrimonios felices indican que esas parejas, a pesar de su conflicto interno y real, han encontrado o logrado *un especial buen ajuste* entre las necesidades, los deseos y las expectativas de cada uno. A los ojos de estas parejas, el éxito conyugal se basa en una implicación continuada y satisfactoria en una serie de tareas psicológicas; algunas de las más importantes son proporcionar un lugar seguro para los conflictos y las diferencias, tener una doble visión del otro y mantener una vida sexual satisfactoria.

La decisión de abandonar un compromiso de larga duración tiene grandes consecuencias, no solo para las dos personas implicadas, sino también para sus amigos y seres queridos. El efecto sobre los hijos es especialmente profundo, y perdurará más allá de la infancia. Los efectos sobre el cónyuge abandonado, los padres y los familiares cercanos pueden ser igual de intensos.

Existen varias formas de intervención terapéutica, como la orientación conyugal, la psicoterapia individual y el psicoanálisis, que pueden ser muy eficaces a la hora de ayudar a algunos individuos indecisos a elegir lo que quieren hacer, o a afrontar las consecuencias que ha tenido su decisión en la pareja abandonada, los hijos y otros seres queridos. Los problemas relacionados con la intimidad, el amor y el sexo ocupan una posición destacada en la consulta ambulatoria.

Los cuatro casos que se presentan a continuación por cortesía de Calvin Colarusso, MD, ilustran lo que se ha descrito.

> Una pareja al final de los 50 años de edad buscó tratamiento con el fin de tomar una decisión acerca de su matrimonio. Ambos habían sido infelices durante años y querían el divorcio, con la sensación de que tenían que actuar inmediatamente, mientras todavía estaban a tiempo de comenzar nuevas relaciones que les llegaran a satisfacer. Su preocupación era la reacción que pudieran tener sus hijos y nietos. ¿Cómo se

lo tomarían? ¿Respetarían su decisión de terminar una relación de más de 30 años, o intentarían detener la separación? A medida que progresaba el trabajo, decidieron que la búsqueda de la felicidad para los 20 o 30 años que les quedaban por vivir tenía que pasar por delante de los sentimientos de sus seres queridos. El hecho de que su decisión fuera de mutuo acuerdo fue el factor determinante en la aceptación gradual del divorcio por parte de los demás miembros de la familia.

> El Sr. S., un paciente de 43 años de edad, estuvo continuamente preocupado por su matrimonio durante 4 años de psicoanálisis. Inhibido sexualmente durante la adolescencia, se había casado «con la única chica en el mundo que sabía menos sobre el sexo que yo». Ambos eran vírgenes en su noche de bodas. Con el tiempo, la pareja desarrolló gradualmente una la vida sexual «satisfactoria», pero el paciente siempre se preguntaba sobre lo que se había perdido. A medida que fueron exploradas sus inhibiciones sexuales, el sentimiento del Sr. S. de haber «perdido muchas oportunidades» le llevó a visitar salones de masaje y prostitutas. Finalmente este comportamiento cesó debido al reconocimiento de que su esposa era una madre maravillosa y buena esposa, y no la causa de la falta de experiencia sexual que él mismo aportó a su matrimonio. «Siempre lamentaré lo que me perdí cuando era joven, pero tengo tantas cosas a mi favor ahora que no estoy dispuesto a estropearlo todo por algo que no puedo cambiar.»

> Una mujer de 38 años de edad inició una terapia después de que su marido descubriera que estaba teniendo relaciones sexuales con hombres más jóvenes, de entre 20 y 30 años. Ella explicó que amaba a su marido, pero él la trataba como si la diera por segura. Ya no la hacía sentirse atractiva y querida. A medida que la terapia progresaba se hizo evidente que sentía que mientras pudiera atraer a hombres más jóvenes que ella seguiría sintiéndose joven y sexualmente atractiva. Luchando con los primeros signos de envejecimiento físico, comprender que los jóvenes solo la usaban para satisfacer sus propias necesidades sexuales fue aleccionador y angustiante. Cuando empezó a ver que ese comportamiento era autodestructivo, sugirió a su marido iniciar una terapia de pareja.

> La Sra. T., de 50 años de edad, había dejado a su «maravilloso» marido porque «echo de menos algo; tengo que salir adelante yo sola». Casada a los 18 años, «cuando salí de casa de mis padres para trasladarme a esta», reconocía que estar enfadada con su marido por «no ser como todos los demás con los que podría haberme casado, por impedirme vivir la vida que podría haber tenido» era una idea irracional, pero incontrolable. «Tengo que vivir por mí misma durante un tiempo; he de comprobar que puedo hacerlo antes de que sea demasiado tarde.» Con la clara pretensión de volver con su marido, continuó explorando los aspectos de su infancia y su edad adulta que habían precipitado la separación, y dejó en el aire el futuro del matrimonio.

Sexualidad

Mientras que el adulto joven está preocupado por desarrollar su capacidad de intimidad, la persona de mediana edad está centrada en mantener su intimidad ante las presiones disuasorias físicas, psicológicas y ambientales. En una relación de larga duración, esas presiones comprenden las preocupaciones reales e imaginarias sobre el descenso de la capacidad sexual, la abstinencia emocional secundaria a la preocupación por las tareas evolutivas, y las presiones realistas relacionadas con el trabajo y el cuidado de los hijos dependientes y, en ocasiones, también de los padres ancianos. En las relaciones que empiezan en la mediana edad, el mantenimiento de la intimidad puede verse afectado por la ausencia de un pasado común, la edad y las diferencias de edad y generacionales en intereses y actividades, y las dificultades relacionadas con la formación de una familia reconstituida.

Para que continúe la intimidad sexual, los participantes deben: *1)* aceptar el aspecto del cuerpo de mediana edad de la pareja; *2)* continuar encontrándolo sexualmente estimulante, y *3)* aceptar los cambios de pautas que se producen en la función sexual. Para los expertos en estos aspectos del desarrollo, el cuerpo de la pareja sigue siendo sexualmente estimulante y la disminución de la capacidad sexual se compensa por el sentimiento de amor y ternura generado a lo largo de los años por una relación satisfactoria. Los que no aceptan los cambios corporales de su pareja o de su propio cuerpo dejan de mantener relaciones sexuales, empiezan a tener aventuras extraconyugales o abandonan la relación, normalmente en busca de una pareja más joven.

Los cambios de pautas que se producen en la función sexual de la mediana edad comprenden la disminución del deseo sexual y el aumento de los problemas mecánicos. Los hombres tienen mayores dificultades para alcanzar y mantener la erección, y un período refractario más prolongado después de la eyaculación. Debido a la menor producción de estrógenos, la mucosa vaginal de las mujeres es más delgada, disminuyen las secreciones y se producen menos contracciones en el momento del orgasmo. Las mujeres no alcanzan su clímax sexual hasta los 30 años, más o menos, por lo que tienen una mayor capacidad para alcanzar el orgasmo en la mediana edad que al inicio de la edad adulta. No obstante, son más vulnerables que los hombres a los brotes narcisistas de su autoestima cuando pierden su aspecto juvenil, que está sobrevalorado en la sociedad actual. Durante la mediana edad se sienten sexualmente menos deseables que al inicio de la edad adulta y, por tanto, menos capacitadas para mantener una vida sexual adecuada. La incapacidad de afrontar los cambios de la imagen corporal hace que muchos hombres y mujeres se sometan a cirugía estética, en un intento de mantener un aspecto juvenil.

Las exigencias que impone la educación de los hijos interfieren con la privacidad y el equilibrio emocional requerido para mantener la intimidad, al igual que las presiones y las responsabilidades laborales. El cansancio y la disminución de interés son los denominadores comunes de estas circunstancias. Los pacientes con problemas de sexualidad o relacionales profundamente arraigados pueden usar el envejecimiento, el trabajo y las relaciones con los hijos o con sus padres ancianos como medio para racionalizar sus conflictos y negarse a analizarlos.

Climaterio

La mediana edad es el momento del climaterio masculino y femenino, el período vital que se caracteriza por el descenso de las funciones biológica y fisiológica. En las mujeres, el período de la menopausia se considera el climaterio y puede empezar en cualquier momento entre los 40 años y el inicio de los 50 años. Bernice Neugarten estudió esta fase y encontró que más del 50% de las mujeres describían la menopausia como una experiencia desagradable, pero una proporción significativa creían que sus vidas no habían cambiado en nada, y muchas no habían experimentado efectos negativos. Como ya no tenían que preocuparse por quedar embarazadas, algunas describían una mayor libertad sexual después de la menopausia que antes de su inicio. En general, el climaterio femenino se ha visto deformado como una experiencia psicofisiológica brusca o radical, pero se trata más bien de una experiencia gradual, a medida que la secreción de estrógenos disminuye, con cambios en el flujo, menstruaciones más separadas en el tiempo y, finalmente, su interrupción. Puede presentarse inestabilidad vasomotora (sofocos), y la menopausia puede prolongarse durante algunos años. Algunas mujeres manifiestan ansiedad y depresión, pero las que tienen antecedentes de una mala adaptación al estrés suelen ser las más predispuestas a presentar un síndrome menopáusico.

En cuanto a los hombres, el climaterio no tiene una delimitación clara. Las hormonas masculinas se mantienen bastante constantes en las décadas de los 40 y los 50 años, y después disminuyen. No obstante, los hombres deben adaptarse al descenso de sus funciones biológicas y de su vigor físico general. En torno a los 50 años se produce una ligera

reducción de esperma sano y líquido seminal, que no es suficiente para impedir la inseminación. Coincidiendo con el descenso del nivel de testosterona, las erecciones pueden ser menos frecuentes y menos firmes, y se produce un descenso de la actividad sexual en general. Algunos hombres sufren durante este período lo que se denomina crisis de la mediana edad, que puede ser leve o importante, y se caracteriza por un cambio brusco y drástico de las relaciones laborales o conyugales, depresión intensa, incremento del consumo de alcohol o sustancias, o cambios a otros estilos de vida.

Transición y crisis de la mediana edad

La *transición de la mediana edad* se ha definido como una intensa reevaluación de todos los aspectos de la vida, precipitada por la mayor conciencia de que es finita y se acerca a su final. Se caracteriza por la confusión mental y no por la acción. Para la mayoría de la gente, esta reevaluación termina en decisiones para mantener la mayoría de las estructuras vitales, como el matrimonio y la carrera profesional, que se han ido construyendo minuciosamente a lo largo del tiempo. Cuando se realizan cambios importantes, son meditados y considerados, incluso cuando se trata de cambios importantes como el divorcio o el cambio de empleo. Los médicos especializados en el desarrollo saben que cada paciente de este grupo de edad está inmerso en un proceso de transición de la mediana edad (tanto si el paciente habla de ello como si no), y facilita el proceso si se manifiesta de forma consciente y verbal.

La verdadera *crisis de la mediana edad* es un momento decisivo y revolucionario en la vida que implica cambios en los compromisos laborales o conyugales, o en ambos, y que se acompaña de una confusión emocional continua y significativa para el individuo y los demás. Una ráfaga de acciones impulsivas ocurre tras un período de agitación interna, por ejemplo, dejar al cónyuge y a los hijos, involucrarse en una nueva relación sexual y dejar el trabajo, todo ello en un intervalo de días o semanas. Aunque pueden haberse dado señales de alerta no identificadas, el entorno quedará conmocionado por un cambio tan inesperado como brusco.

Los esfuerzos que hagan los familiares o terapeutas para que la persona reconsidere la situación suelen fracasar. Se observa la necesidad abrumadora de evitar a cualquiera que aconseje la contención e ignorar a los terapeutas que recomiendan examinar las motivaciones y los sentimientos antes de tomar estas decisiones. Normalmente, en medio de una crisis, el terapeuta se encuentra con el doloroso trabajo de ayudar a las personas que han sido dejadas para tratar su estado de shock y pena.

Síndrome del nido vacío. Otro fenómeno que se describe en las personas de mediana edad es el que se conoce como *síndrome del nido vacío,* una depresión que aparece en algunos hombres y mujeres cuando su hijo menor está a punto de abandonar el hogar. Sin embargo, la mayoría de los padres perciben la salida del hijo menor con alivio, más que como una situación de estrés. Si no se han desarrollado actividades que lo compensen, particularmente por la madre, algunos progenitores padecerán una depresión. Esta situación es especialmente cierta en las mujeres cuyo papel predominante en la vida ha sido el de madre o pareja, y que decidieron continuar con un matrimonio que era infeliz «por el bien de los niños».

Otras tareas de la mediana edad

A medida que las personas se acercan a los 50 años, van definiendo claramente lo que desean obtener del trabajo, la familia y el tiempo libre. Los hombres que han alcanzado su máximo nivel laboral pueden sentirse desilusionados o frustrados cuando se dan cuenta de que ya no les esperan nuevos retos laborales. En cuanto a las mujeres que se han volcado totalmente en su función maternal, quedan en este período sin una identidad adecuada después de que los hijos hayan abandonado el hogar. En ocasiones, las reglas sociales se convierten en algo rígido, y la falta de libertad en su estilo de vida y la sensación de estar atrapadas provocan depresión y pérdida de confianza en sí mismas. Además, en la mediana edad pueden aparecer cargas financieras extraordinarias derivadas de la presión de atender a los padres ancianos, por un lado, y a los hijos, por otro.

Daniel Levinson describió un período de transición entre los 50 y los 55 años durante el cual puede darse una crisis evolutiva, cuando las personas se sienten incapaces de cambiar una estructura vital intolerable. Si bien no hay un episodio aislado que identifique la transición, los cambios fisiológicos que empiezan a aparecer tienen un efecto dramático en el sentido del yo de la persona. Por ejemplo, una persona puede notar un descenso de la eficiencia cardiovascular que acompaña al envejecimiento; sin embargo, no existe una relación lineal entre la edad cronológica y las enfermedades físicas. Quienes hacen ejercicio habitualmente, no fuman y comen y beben con moderación pueden mantener su salud y bienestar emocional.

La mediana edad es la época en que las personas se sienten abrumadas por demasiadas obligaciones y tareas, pero también es un momento de gran satisfacción para la mayoría, ya que tienen un gran número de conocidos, amigos y relaciones, y la satisfacción que expresan acerca de su red de amistades predice una salud mental positiva. No obstante, algunas ataduras sociales pueden ser una fuente de estrés cuando las demandas no pueden cubrirse o suponen un ataque para su autoestima. El poder, el liderazgo, la sabiduría y la comprensión son las posesiones más valoradas por las personas de mediana edad, y si su salud y su vitalidad se mantienen intactas, se encontrarán realmente en la flor de la vida.

DIVORCIO

El divorcio es una crisis vital significativa en la vida. Los cónyuges crecen, se desarrollan y cambian a velocidades distintas, y uno de ellos puede descubrir que el otro ya no es el mismo que cuando se casaron. A decir verdad, ambos miembros de la pareja han cambiado y evolucionado, no necesariamente en direcciones complementarias. Es frecuente que uno de ellos culpe a una tercera persona por robar el afecto, y se niega a revisar su propia responsabilidad en los problemas conyugales. Algunos aspectos del deterioro conyugal y el divorcio parecen estar relacionados con cualidades específicas de la mediana edad: necesidad de cambio, cansancio de actuar de forma responsable, o miedo a enfrentarse a uno mismo.

Tipos de separación

Paul Bohannan, un antropólogo con experiencia en matrimonio y divorcio, describió los tipos de separaciones que tienen lugar en el momento del divorcio.

Divorcio psíquico.   Se renuncia al objeto del amor y se produce una reacción de duelo ante la muerte de la relación. A veces se establece un período de duelo anticipatorio. La separación conyugal obliga a la persona a convertirse en autónoma, a evolucionar desde una posición de dependencia. La separación puede ser difícil de lograr, en especial si ambos miembros solían depender uno del otro (como sucede normalmente en un matrimonio), o si uno era tan dependiente que tiene miedo o es incapaz de volver a ser independiente. En el momento del divorcio, la mayoría de las personas refieren sentimientos como depresión, ambivalencia y cambios en el estado de ánimo. En algunos estudios se indica que la recuperación del divorcio puede tardar unos 2 años. Para entonces, se puede tener una imagen neutra del ex cónyuge y cada uno acepta su nueva identidad como persona.

Divorcio legal.   Implica acudir a los tribunales para que cada una de las partes pueda volver a casarse. De las mujeres y hombres divorciados, el 75 % y el 80 %, respectivamente, se volverán a casar durante los 3 años siguientes. El divorcio amistoso, que se considera de mutuo acuerdo, sin partes culpables, se ha convertido en el mecanismo legal más utilizado en Estados Unidos.

Divorcio económico.   Es el que conlleva más preocupaciones, por la división de las propiedades de la pareja entre ellos y el apoyo económico a la esposa. Muchos hombres desobedecen la orden que reciben de los tribunales de pagar las pensiones alimenticias o la manutención de los hijos, por lo que crean un problema social importante.

Divorcio comunitario.   La red social de la pareja divorciada cambia mucho. Se conservan algunos familiares y amigos en la comunidad y se añaden otros nuevos. La tarea de encontrar nuevos amigos es difícil para las personas divorciadas, que se dan cuenta de cuánto dependían de sus cónyuges para mantener las relaciones sociales.

Divorcio coparental.   Supone la separación de un padre del hijo del otro padre. No es lo mismo ser un padre soltero que ser un padre casado.

Custodia

La doctrina sobre el derecho parental es el concepto legal que concede la custodia al progenitor que mejor se adapte, e intenta garantizar que se toma la decisión que redunda en el mayor interés para el niño. En Estados Unidos, en el pasado, casi siempre se concedía la custodia a las madres, pero ahora se da a los padres en el 15 % de los casos. Los padres que reciben la custodia suelen ser de raza blanca, casados, más mayores y con mejor educación que las madres. Cuando las madres reciben la custodia, es porque tienen más posibilidades de recibir la pensión de manutención de los hijos y su pensión alimentaria que los hombres. No obstante, las mujeres que reciben esas pensiones tienen ingresos más bajos que los hombres que reciben la compensación.

Los tipos de custodia son la *custodia compartida,* en la cual el niño pasa la misma cantidad de tiempo con cada progenitor, una práctica cada vez más frecuente; la *custodia monoparental,* en la que los hermanos se separan y cada progenitor tiene la custodia de uno o más hijos, y la *custodia única,* en la cual los niños viven únicamente con uno de los progenitores y el otro tiene derechos de visita que pueden quedar limitados de alguna forma por los tribunales. Los pagos de apoyo a los niños suelen hacerse más cuando los padres tienen custodia compartida o cuando se les dan derechos de visita, pero no tienen la custodia compartida.

En la relación padre-hijo puede haber problemas con los progenitores, tanto si tienen la custodia como si no la tienen. La ausencia en el hogar del progenitor que no tiene la custodia representa la realidad del divorcio, y el que la tiene puede convertirse en la diana de los enfados del niño en esta situación. Sometido a esta tensión, el padre puede no ser capaz de cubrir las necesidades físicas y las demandas emocionales del niño, que ahora son mayores.

El progenitor que no tiene la custodia debe adaptarse a los límites impuestos en el tiempo que puede pasar con su hijo. Este progenitor pierde la gratificación cotidiana y las responsabilidades que implica la paternidad. El malestar emocional es frecuente entre padre e hijo. La custodia compartida ofrece una solución con algunas ventajas, pero requiere una madurez sustancial de los padres y representa algunos problemas. Los padres tienen que separar su papel como educadores de los hijos de los resentimientos que afloran tras el divorcio, y desarrollar un espíritu de colaboración en relación con la educación de los hijos. También deben ser capaces de tolerar una comunicación frecuente con su ex cónyuge.

Motivos para el divorcio

Es frecuente encontrar divorcios en las familias y sus tasas son mayores en las parejas que se casaron cuando eran adolescentes o procedían de niveles socioeconómicos diferentes. Cada matrimonio es único desde la perspectiva psicológica, como lo es cada divorcio. Si los padres de una persona se han divorciado, es posible que esta elija la misma solución para resolver el problema conyugal. Las expectativas del cónyuge pueden ser irreales, ya que quizás espere que el otro miembro de la pareja actúe como una madre entregada o como un padre mágico protector. La experiencia de la paternidad es la que ejerce mayores presiones en el matrimonio. En las encuestas de parejas con y sin hijos, aquellas sin hijos dicen obtener un mayor placer de su cónyuge que las que tienen hijos. La enfermedad de un hijo aporta la mayor tensión de todas las posibles, y más del 50 % de los matrimonios en los cuales un hijo ha fallecido por enfermedad o accidente termina en divorcio.

Otras causas de malestar conyugal son los problemas sexuales y económicos. Ambas áreas pueden usarse como un medio de control, y la retención del sexo y el dinero es una forma de expresar agresividad. Además, en la actualidad, la presión social para mantener el matrimonio es menor. Como ya se ha comentado, la facilidad de las leyes de divorcio y el declive de la influencia de la religión y de la familia extendida hacen que sea una solución a las desavenencias más aceptable hoy día.

Relaciones extramatrimoniales. El adulterio se define como el mantenimiento de relaciones sexuales voluntariamente entre una persona casada y otra que no es su cónyuge. En los hombres, la primera aventura extramatrimonial suele asociarse con el embarazo de la esposa, cuando el coito podría estar contraindicado. La mayoría de esos incidentes se mantienen en secreto ante el cónyuge y, si se conocen, raramente son causa de divorcio, si bien la infidelidad puede servir de catalizador para que emerjan las insatisfacciones básicas en el matrimonio, unos problemas que pueden llevar a su disolución. El adulterio puede estar en declive, ya que las enfermedades de transmisión sexual potencialmente mortales como el SIDA sirven como argumentos disuasorios aleccionadores.

MADUREZ EN LA EDAD ADULTA

El éxito y la felicidad en la edad adulta son posibles si se logra un mínimo de madurez, que es un estado mental y no una edad. No obstante, la capacidad de madurar es consecuencia directa de la implicación y el dominio de las tareas del desarrollo durante la juventud y la mediana edad. Desde la perspectiva del desarrollo, la madurez puede definirse como un estado mental que se encuentra en los adultos sanos y se caracteriza por un conocimiento detallado de los parámetros de la existencia humana, un nivel sofisticado de autoconciencia basado en una evaluación honesta de la experiencia propia dentro de esos parámetros básicos, y la capacidad de usar el conocimiento intelectual y emocional para mantener una introspección comprensiva sobre sí mismo y los demás.

El logro de la madurez en esta etapa de la vida conduce a la aparición de la capacidad para la sabiduría. Aquellos que poseen sabiduría han aprendido del pasado y están totalmente implicados en su vida presente. Igual de importante es que ellos anticipan el futuro y toman las decisiones necesarias para mejorar sus perspectivas de salud y felicidad. En otras palabras, se ha desarrollado una filosofía vital que incluye la comprensión y la aceptación del lugar que ocupa la persona en el orden de la existencia del ser humano. Desafortunadamente, las alegrías de la mediana edad no duran para siempre. La vejez acecha. Aunque la esperanza y la expectativa estadística es de muchos años con buena competencia mental e independencia, debe ser anticipado el deterioro físico y mental, el aumento de la dependencia, y, finalmente, la muerte. La edad adulta tardía tiene su gran placer, cuando hay un foco en mantener la actividad mental y física, se domina la preocupación por el presente y el futuro, y se establecen relaciones con jóvenes y se les ayuda. Entonces, la muerte puede llegar con sentimientos de satisfacción y aceptación, el punto final natural de la existencia humana, tras una vida bien vivida y bien amada.

32.3 Vejez

Cuando pasamos de la juventud a la vejez, el foco puede cambiar de perseguir la riqueza a mantener la salud. En la tercera edad, el cuerpo que envejece es, cada vez más, el eje central de las preocupaciones y sustituye las que se centraban en la carrera profesional y las relaciones,

Tabla 32-18
Tareas de desarrollo en la tercera edad

Mantener la imagen corporal y la integridad física
Realizar una revisión vital
Mantener los intereses y actividades sexuales
Afrontar la muerte de los seres queridos
Aceptar las implicaciones de la jubilación
Aceptar el fracaso de los órganos y los sistemas programado genéticamente
Deshacerse de los vínculos terrenales
Aceptar los cambios de las relaciones con los nietos

que ocuparon la mediana edad. Esto es consecuencia de la disminución normal de la funcionalidad, la alteración del aspecto físico y el aumento de la incidencia de enfermedades físicas. A pesar de ello, el cuerpo de la tercera edad todavía puede ser una fuente de considerable placer y proporcionar un sentido de competencia, en particular si se sigue un ejercicio regular, una dieta saludable, un descanso apropiado y asistencia médica preventiva. El estado normal de la tercera edad es el de la salud física y mental, no el de la enfermedad y el debilitamiento (tabla 32-18).

La tercera edad, o vejez, suele referirse a la etapa del ciclo vital que comienza a los 65 años. Los gerontólogos, profesionales que estudian el proceso de envejecimiento, clasifican a los adultos mayores en dos grupos, los ancianos jóvenes (de 65 a 74 años) y los ancianos mayores (a partir de los 75 años). Algunos usan el término «los ancianos más ancianos» para referirse a los mayores de 85 años. Los ancianos también pueden describirse como sanos (sin problemas de salud graves) o enfermos (que tienen problemas médicos que interfieren en su funcionalidad y requieren atención médica o psiquiátrica). Las necesidades de salud de los ancianos han crecido enormemente a medida que la población envejece, y los médicos y psiquiatras geriátricos desempeñan un papel importante en el tratamiento de esta población.

DEMOGRAFÍA

El número de personas mayores de 65 años crece muy deprisa. En 1990, el 4 % de la población de Estados Unidos tenía más de 65 años; en 2012,

 Tabla 32-19
Población anciana de Estados Unidos: 1900-2050

Año	Mediana de edad	Media de edad	Población en millones y porcentaje de la población total				
			Todas las edades	65 años y mayores		85 años y mayores	
			(N)	(N)	(%)	(N)	(%)
1900			76,0	3,1	4,1	0,1	0,1
1950			150,1	12,3	8,2	0,6	0,4
1990			248,7	31,1	12,5	3,0	1,2
2000	35,7	36,5	276,2	35,3	12,8	4,3	1,6
2010	37,2	37,8	300,4	40,1	13,3	6,0	2,0
2030	38,5	39,9	350,0	70,2	20,1	8,8	2,5
2050	38,1	40,3	392,0	80,1	20,4	18,9	4,8

Población: U.S. Bureau of the Census. Current Population Reports, Special Studies, P23-190, 65 + in the United States. Washington, DC: U.S. Government Printing Office; 1996.
Media y mediana de la edad, 2000-2050: Day JC. Population projections of the United States by age, sex, race and Hispanic origin: 1995 to 2050. En: U.S. Bureau of the Census, Current Population Reports, P25-1130. Washington, DC: U.S. Government Printing Office; 1996.

era el 13,7 %, y en 2050 está previsto que sea del 20 %. Ese incremento excede, con mucho, el crecimiento de la población general (que se ha multiplicado por 10, en comparación al período entre 1900 y 2000, en que se multiplicó por tres), y está previsto que continúe aumentando (2,5 veces frente a algo más de 1,5 veces entre 1990 y 2050) (tabla 32-19).

Se ha calculado que la esperanza de vida de las mujeres al nacer continuará superando a la de los hombres en 7 años hasta 2050. En ese momento, la composición de la población estadounidense por edad y sexo será muy diferente a la actual. Estos cambios están ligados a la influencia de ingresos y a las estadísticas conyugales, al porcentaje de ancianos que viven solos o en residencias y a otros aspectos del entramado social. En la tabla 32-20 se presenta un resumen de los principales puntos demográficos relacionados con la edad.

La exactitud de estas proyecciones, sin embargo, depende de la precisión de otras predicciones, como las tasas de nacimiento, inmigración y emigración (más difíciles de calibrar como variables futuras que las variables restantes), las tasas de mortalidad o la esperanza de vida (p. ej., las proyecciones sobre la esperanza de vida pueden cambiar sustancialmente en una misma década).

BIOLOGÍA DEL ENVEJECIMIENTO

El proceso de envejecimiento, o senectud (del latín *senescere*, «envejecer»), se caracteriza por un declive gradual de la funcionalidad de todos los sistemas corporales: cardiovascular, respiratorio, genitourinario, endocrino e inmunitario, entre otros. Pero la creencia de que la vejez se asocia invariablemente a achaques intelectuales y físicos profundos es un mito. Muchas personas mayores mantienen sus habilidades cognitivas y su capacidad física en un grado notable.

En la tabla 32-21 se muestra una perspectiva general de los cambios biológicos que acompañan a la vejez. Los distintos decrementos no tienen lugar de forma lineal en todos los sistemas, no envejecen con la misma velocidad ni siguen un patrón similar en todas las personas. Cada individuo está dotado genéticamente de uno o más sistemas vulnerables, o un sistema puede volverse vulnerable debido a factores estresantes medioambientales o a un mal uso deliberado, como la exposición excesiva a radiaciones ultravioletas, el tabaquismo o el consumo de alcohol. Además, no todos los sistemas se degradan al mismo tiempo; cualquiera de los sistemas empieza a deteriorarse, y este deterioro puede provocar la enfermedad y la muerte.

El envejecimiento se refiere, por lo general, al de las células. Según la teoría más popular, cada célula tiene una vida con una duración genéticamente determinada, a lo largo de la cual puede replicarse un número concreto de veces antes de morir y, con la edad, presenta cambios estructurales. Por ejemplo, en el sistema nervioso central se producen signos de degeneración en las neuronas relacionados con la edad. Las señales de deterioro son mucho más intensas en la senilidad (que se caracteriza por una pérdida importante de la memoria y de la funcionalidad intelectual). Un ejemplo es la degeneración neurofibrilar de la demencia de tipo Alzheimer.

En las células que envejecen se detectan también cambios estructurales y mutaciones en los ácidos desoxirribonucleico (ADN) y ribonucleico (ARN), que se han atribuido a la programación genotípica o la exposición a rayos X, productos químicos o alimentos, entre otros. Probablemente no exista una única causa para el envejecimiento, y todas las áreas del cuerpo están afectadas en cierto grado. Los factores genéticos participan en trastornos que a menudo se presentan en personas mayores, como hipertensión, arteriopatía coronaria, arteriosclerosis y neoplasias. Los estudios familiares indican la existencia de factores hereditarios para el cáncer de mama y de estómago, pólipos en el colon y algunos trastornos mentales de la vejez. La enfermedad de Huntington muestra una herencia autosómica dominante con penetrancia completa, con una edad media de inicio de 35 a 40 años, pero se han visto casos hasta los 70 años.

Tabla 32-20
Principales puntos demográficos relacionados con la edad en Estados Unidos

- La población de la tercera edad (mayores de 65 años) sumaba 40,4 millones en 2012, un incremento de 5,4 millones, el 15,3 %, desde el año 2000
- El número de estadounidenses entre los 45 y los 64 años de edad (que alcanzarán los 65 años en las próximas dos décadas) aumentó un 31 % durante la presente década
- En Estados Unidos, una de cada ocho personas (el 13,1 %) se encuentra en la tercera edad
- El promedio de esperanza de vida de las personas que alcanzan los 65 años de edad es de 18,8 años más de vida (20 años para las mujeres y 17,3 años para los hombres)
- El número de mujeres ancianas supera al de hombres ancianos: 23 millones frente a 17,5 millones
- En el año 2010, las minorías representaban el 20 % de la población mayor de 65 años: el 8,4 % eran afroamericanos[a]. Las personas de origen hispano (de cualquier raza) constituían el 6,9 % de la población de la tercera edad; alrededor del 3,5 % eran asiáticos o de las islas del Pacífico[a], y menos del 1 % eran amerindios o de Alaska[a]
- El 0,8 % de las personas mayores de 65 años se identificaba como de dos o más razas
- La proporción de hombres ancianos casados era mayor que la de las mujeres ancianas (72 % frente a 42 %). En el año 2010, el 40 % de las mujeres de la tercera edad eran viudas
- Cerca del 29 % (11,3 millones) de personas de la tercera edad que no se encuentran internadas viven solas (8,1 millones de mujeres y 3,2 millones de hombres)
- Casi la mitad (47 %) de las mujeres de la tercera edad de 75 años o más vive sola
- Alrededor de 485 000 abuelos de 60 años o más eran los principales responsables de los nietos que vivían con ellos
- La población de 65 años o más ha pasado de 35 millones en el año 2000 a 40 millones en 2010 (un aumento del 15 %), y se prevé que llegue a los 55 millones en 2020 (un incremento del 36 %)
- Se prevé que la población mayor de 85 años aumente en 6,6 millones (19 %) desde 2010 hasta 2020
- Las minorías aumentaron desde 5,7 millones en 2000 (el 16,3 % de la población anciana) a 8,1 millones en 2010 (el 20 % de los ancianos), y se espera un incremento de hasta 13,1 millones en 2020 (24 % de los ancianos)
- La renta media de las personas de la tercera edad en 2010 era de 25 704 dólares para los hombres y 15 072 dólares para las mujeres. El promedio de los ingresos (tras aplicar la inflación) de todos los hogares sustentados por personas mayores se redujo un 1,5 % (estadísticamente poco significativo) entre 2009 y 2010. Los hogares con personas mayores de 65 años con cargas familiares recibían una renta media de 45 763 dólares en 2010
- Según informaron las personas mayores, sus fuentes principales de ingreso en 2009 fueron la Seguridad Social (87 %), renta patrimonial (53 %), pensiones privadas (28 %), pensiones de empleados públicos (14 %) y ganancias (26 %)
- La Seguridad Social suponía el 90 % o más de los ingresos recibidos por el 35 % de beneficiarios en 2009 (22 % de parejas casadas y 43 % de beneficiarios no casados)
- Casi 3,5 millones de personas mayores (9 %) vivían por debajo del umbral de pobreza en 2010. Este índice no difiere estadísticamente del de 2009 (8,9 %). Durante 2011, la Oficina del Censo de Estados Unidos publicó una nueva medida suplementaria de la pobreza, que tiene en cuenta las variaciones regionales de los costes de vida, los beneficios no monetarios percibidos y los gastos no discrecionales. Si bien no sustituye la medida oficial de pobreza, muestra un umbral para las personas mayores del 15,9 %, un aumento de alrededor del 75 % sobre el índice oficial del 9 %, debido principalmente a los gastos médicos no cubiertos
- En 1999, alrededor del 11 % (3,7 millones) de ancianos beneficiarios de Medicare recibieron cuidados personales de origen remunerado o no remunerado

[a] Las fuentes principales de los datos provienen de los siguientes organismos estadounidenses: Census Bureau, National Center for Health Statistics y Bureau of Labor Statistics. El perfil incluye los últimos datos disponibles (2010), pero no todos los conceptos se actualizan anualmente.

Longevidad

La longevidad se ha estudiado desde el principio de la historia, y siempre ha sido un tema de gran interés. La investigación revela que los antecedentes familiares de longevidad son el mejor indicador de una vida larga. De las personas que viven más de 80 años, la mitad de sus

Tabla 32-21
Cambios biológicos asociados al envejecimiento

Nivel celular

Cambios en las estructuras celulares de ADN y ARN: degeneración de orgánulos intracelulares

Degeneración neuronal en el sistema nervioso central, principalmente en la zona precentral temporal superior y en las circunvoluciones temporales inferiores. No hay pérdida de núcleos del tronco del encéfalo

Lugares y sensibilidad de receptores alterada

Descenso del anabolismo y el catabolismo de los transmisores celulares

Incremento del colágeno y la elastina intercelulares

Sistema inmunitario

Alteración de la respuesta de los linfocitos T a los antígenos

Incremento de la función de los órganos autoinmunitarios

Aumento de la sensibilidad a la infección y a las neoplasias

Sin modificación de leucocitos, reducción de linfocitos T

Incremento de la velocidad de sedimentación globular (inespecífico)

Sistema musculoesquelético

Descenso de la talla por acortamiento de la columna vertebral (pérdida de unos 5 cm en hombres y mujeres desde la segunda a la séptima décadas)

Reducción de la masa muscular magra y de la fuerza muscular; estrechamiento de la caja torácica

Incremento de la grasa corporal

Alargamiento de la nariz y las orejas

Pérdida de la matriz ósea, que provoca osteoporosis

Degeneración de las superficies articulares, que provoca artrosis

El riesgo de fractura de cadera es del 10% al 25% a los 90 años

Cierre continuado de las suturas craneales (la sutura parietomastoidea no alcanza su cierre completo hasta los 80 años)

Los hombres aumentan de peso hasta los 60 años, después lo pierden; las mujeres aumentan de peso hasta los 70 años, después lo pierden

Faneras

La aparición de canas es consecuencia del descenso de la producción de melanina en los folículos pilosos (a los 50 años, el 50% de los hombres y las mujeres tienen al menos el 50% del pelo canoso; el vello púbico es el último en encanecer)

Arrugas generalizadas de la piel

Glándulas sudoríparas menos activas

Descenso de la melanina

Pérdida de la grasa subcutánea

Se frena el crecimiento ungular

Sistemas genitourinario y reproductor

Descenso del filtrado glomerular y del flujo sanguíneo renal

Descenso de la firmeza de la erección, disminución del chorro eyaculador

Descenso de la lubricación vaginal

Aumento de tamaño de la próstata

Incontinencia

Sentidos

Engrosamiento del cristalino, reducción de la visión periférica

Incapacidad de acomodación (presbicia)

Pérdida de audición de alta frecuencia (presbiacusia): pérdida del 25% a los 60 años y del 65% a los 80 años

Cristalinos amarillentos

Disminución del gusto, el olfato y el tacto

Descenso de la adaptación a la oscuridad

Sistema neuropsiquiátrico

Se tarda más tiempo en aprender nuevos contenidos, pero todavía se produce el aprendizaje completo

El coeficiente intelectual se mantiene estable hasta los 80 años

La capacidad verbal se mantiene con la edad

Disminuye la velocidad psicomotora

Memoria

Las tareas que requieren cambios de atención se realizan con dificultad

Disminuye la capacidad de codificación (transferencia de memoria de corto a largo plazo y viceversa)

El reconocimiento de la respuesta correcta en tests de respuestas múltiples se mantiene intacto

Disminuye el recuerdo simple

Neurotransmisores

La noradrenalina disminuye en el sistema nervioso central

Aumentan la monoaminooxidasa y la serotonina en el cerebro

Cerebro

Disminuye el peso general, un 17% a los 80 años en ambos sexos

Se ensanchan los surcos, las convoluciones son más pequeñas, atrofia de circunvoluciones

Aumento de los ventrículos

Aumento del transporte en la barrera hematoencefálica

Descenso del flujo sanguíneo y de la oxigenación cerebrales

Sistema cardiovascular

Aumento de tamaño y peso del corazón (contiene el pigmento lipofuscina procedente de los lípidos)

Descenso de la elasticidad de las válvulas cardíacas

Aumento del colágeno de los vasos sanguíneos

Aumento de la susceptibilidad a las arritmias

Alteración de la homeostasis de la presión arterial

El gasto cardíaco se mantiene en ausencia de cardiopatía coronaria

Sistema gastrointestinal

Riesgo de gastritis atrófica, hernia de hiato, diverticulosis

Descenso del flujo sanguíneo intestinal y hepático

Disminución de la saliva

Alteración de la absorción desde el aparato digestivo (riesgo de síndrome de malabsorción y avitaminosis)

Estreñimiento

Sistema endocrino

Descenso de estrógenos en las mujeres

Descenso de andrógenos suprarrenales

Descenso de la producción de testosterona en los hombres

Incremento de la hormona foliculoestimulante (FSH) y luteinizante (LH) en mujeres posmenopáusicas

Tiroxina (T_4) y tirotropina (TSH) normales en suero, descenso de triyodotironina (T_3)

Descenso de los resultados de la prueba de tolerancia a la glucosa

Sistema respiratorio

Descenso de la capacidad vital

Descenso del reflejo de la tos

Descenso de la acción de los cilios del epitelio bronquial

---

padres también vivió hasta esas edades. No obstante, muchas de las afecciones que acortan la vida se pueden prevenir, mejorar o retrasar mediante una intervención eficaz. La herencia solo es un factor más, que queda fuera del control de la persona. Los factores predictivos de longevidad que se encuentran bajo el control de la persona son la realización de controles médicos, el consumo mínimo o nulo de cafeína o alcohol, la gratificación en el trabajo y la percepción de uno mismo como socialmente útil en una función altruista, por ejemplo, como cónyuge, profesor, mentor, padre o abuelo. Una alimentación sana y el ejercicio adecuado también se asocian con salud y longevidad.

Esperanza de vida

En Estados Unidos, la esperanza de vida media a lo largo del último siglo se ha incrementado, desde los 48 años en 1900 a los 77,4 años para los hombres y los 82,2 años para las mujeres en 2013. En la tabla 32-22 se muestra la proyección de la esperanza de vida al nacer y a los 65 años. También se han producido cambios en la morbilidad y la mortalidad. Así, en los últimos 30 años, por ejemplo, ha habido un descenso de la mortalidad del 60% por enfermedad cerebrovascular, y del 30% por arteriopatía coronaria. Por el contrario, ha aumentado vertiginosamente

Tabla 32-22
Esperanza de vida proyectada al nacer y a los 65 años en Estados Unidos, según el sexo: 1990-2050 (en años)

Año	Al nacer			A los 65 años		
	Hombres	Mujeres	Diferencia	Hombres	Mujeres	Diferencia
1990	72,1	79,0	6,9	15,0	19,4	4,4
2000	73,5	80,4	6,9	15,7	20,3	4,6
2010	74,4	81,3	6,9	16,2	21,0	4,8
2020	74,9	81,8	6,9	16,6	21,4	4,8
2030	75,4	82,3	6,9	17,0	21,8	4,8
2040	75,9	82,8	6,9	17,3	22,3	5,0
2050	76,4	83,3	6,9	17,7	22,7	5,0

Datos de U.S. Bureau of the Census, Washington, DC.

la mortalidad por el cáncer con la edad, en especial el de pulmón, colon, estómago, piel y próstata.

Las personas muy ancianas, de más de 85 años de edad, ocupan el segmento de mayor crecimiento entre la población de la tercera edad. En los últimos 25 años, el total de personas mayores aumentó en un 100 %, en comparación con el 45 % de crecimiento en toda la población de Estados Unidos, aunque el incremento en el grupo de 85 años o más fue superior al 275 %. Se espera que, en 2050, este segmento de edad más avanzada suponga el 25 % del total de los ancianos y el 5 % de la población total en Estados Unidos. En la figura 32-7 se muestra la proyección en porcentajes de la tasa de crecimiento anual media de la población anciana hasta 2050.

Las principales causas de muerte entre las personas mayores son las enfermedades cardíacas, el cáncer y el ictus. Los accidentes están entre las causas más importantes de muerte en las personas mayores de 65 años; la mayoría de los accidentes mortales se deben a caídas, atropellos y quemaduras. Las caídas suelen ser el resultado de arritmias cardíacas y episodios de hipotensión.

En opinión de algunos gerontólogos, la muerte de las personas muy ancianas (mayores de 85 años) es consecuencia de un síndrome de envejecimiento (que se caracteriza por la disminución de las propiedades elásticas y mecánicas del corazón, las arterias, los pulmones y otros órganos), así como por lesiones tisulares leves que no serían letales en una persona más joven; es decir, la senectud podría considerarse como la causa de la muerte.

Etnia y raza

La proporción de personas mayores en las poblaciones negra, hispana y asiática es menor que en la blanca, pero aumenta con rapidez. En 2050, el 20 % de las personas mayores pertenecerá a una raza no blanca. La proporción de personas mayores hispanas aumentará del 4 % hasta el 14 % en ese período de tiempo. Según el Census Bureau estadounidense, el término *hispano* se refiere a las personas «cuyos orígenes están en México, Puerto Rico, Cuba, América Central o del Sur y otros lugares hispanos o latinos, independientemente de la raza» (fig. 32-8).

Relación entre sexos

Como media, las mujeres viven más que los hombres y tienen más probabilidades que ellos de vivir solas. El número de hombres por 100 mujeres disminuye bruscamente entre los 65 y los 85 años (fig. 32-9).

Distribución geográfica

Los estados más poblados tienen el mayor número de personas mayores. California lidera esta estadística (3,3 millones), seguido por Nueva York, Pensilvania, Texas, Michigan, Illinois, Florida y Ohio, cada uno con más de 1 millón. Los estados con las proporciones más altas de personas mayores son Pensilvania, Florida, Nebraska y Dakota del Norte. La mayor proporción de Florida se debe a la migración de personas que llegan tras su jubilación; en los demás estados, es consecuencia del éxodo de los jóvenes.

Ejercicio, dieta y salud

La dieta y el ejercicio tienen una función importante en la prevención o mejoría de las enfermedades crónicas de las personas mayores, como la arterioesclerosis y la hipertensión. La hiperlipidemia, que se correlaciona con la arteriopatía coronaria, puede controlarse reduciendo el peso corporal, disminuyendo la ingestión de grasas saturadas y limitando las concentraciones de colesterol. El aumento de la ingestión diaria de fibra alimentaria también reduce las concentraciones de lipoproteínas séricas. Una ingestión de 30 ml de alcohol diaria se ha correlacionado con la longevidad y la elevación de las lipoproteínas de alta densidad (HDL). También se ha demostrado con claridad que las estatinas que reducen el colesterol tienen un efecto espectacular en la disminución de la enfermedad cardiovascular en personas con hiperlipidemia resistente a la dieta y el ejercicio.

(%)

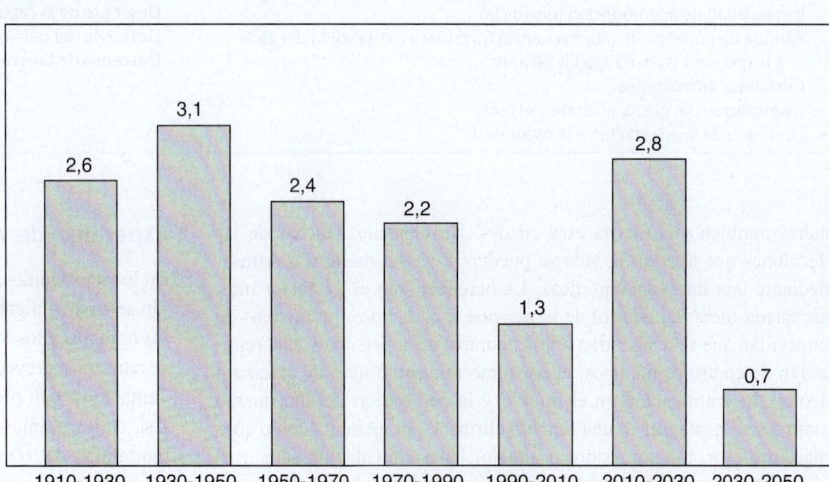

FIGURA 32-7
Tasa de crecimiento medio anual de la población de la tercera edad en Estados Unidos. (Datos del Bureau of the Census estadounidense.)

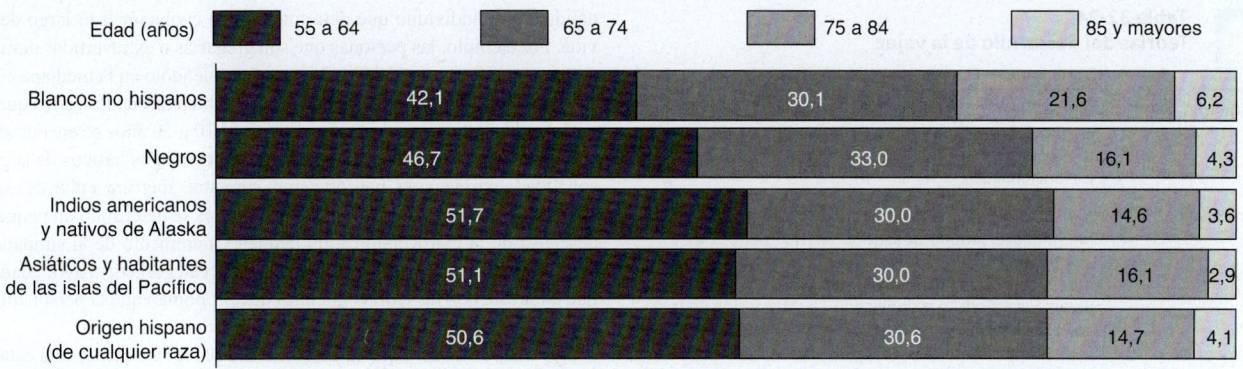

FIGURA 32-8
Distribución porcentual de las personas de 55 años y mayores según la raza, origen y edad: 2002. (Datos del Bureau of the Census estadounidense.)

La ingestión de poca sal (< 3 g/día) se asocia con un riesgo inferior de hipertensión. Es frecuente que los pacientes geriátricos hipertensos corrijan su afección mediante el ejercicio moderado y el descenso de la ingestión de sal, sin adición de fármacos.

La práctica diaria de un ejercicio moderado (caminar 30 min/día) se ha asociado con la reducción de la enfermedad cardiovascular y la osteoporosis, la mejoría de la función respiratoria, el mantenimiento del peso ideal y una sensación general de bienestar. El ejercicio mejora la fuerza y la funcionalidad, incluso en las personas muy mayores. En muchos casos, un proceso de enfermedad se ha revertido e incluso curado mediante dieta y ejercicio, sin una intervención médica o quirúrgica añadida.

En la tabla 32-23 se mencionan los cambios biológicos que se asocian con la dieta y el ejercicio; en la tabla 32-19 puede observarse que prácticamente todos los cambios biológicos asociados con el envejecimiento se ven afectados positivamente por la dieta y el ejercicio.

TEORÍAS DEL DESARROLLO DE LA PERSONALIDAD EN ESTA ETAPA

Los primeros teóricos de la personalidad propusieron que el desarrollo se completa al terminar la infancia o la adolescencia. Uno de los primeros teóricos del desarrollo que propuso que la personalidad continúa progresando y creciendo a lo largo de la vida fue Erik Erikson. Pensaba que el desarrollo atravesaba una serie de etapas psicosociales, cada una con sus propios conflictos, que el individuo resuelve con mayor o menor éxito. Denominó la crisis de la última época de la vida integridad frente a desesperación, y creía que el éxito de la resolución implicaba un proceso de revisión vital y el logro de una sensación de paz y sabiduría, al aceptar la forma en que se ha vivido la propia vida. Por ejemplo, Erikson propuso que la resolución satisfactoria se caracterizaría

por la sensación de haber vivido bien, mientras que una resolución menos satisfactoria consistiría en la sensación de que la vida ha sido demasiado corta y no se hicieron las elecciones más sabias, además de cierta amargura porque no se tendrá la posibilidad de vivir otra vez.

 Tabla 32-23
Efectos fisiológicos positivos y saludables del ejercicio y la nutrición

Incrementos

Fuerza de los huesos, los ligamentos y los músculos

Masa muscular y densidad corporal

Grosor del cartílago articular

Trifosfato de adenosina (ATP), proteína C reactiva, potasio (K^+) y mioglobina del músculo esquelético

Contenido de enzimas oxidativas y mitocondrias en el músculo esquelético

Arterias colaterales del músculo esquelético y densidad capilar

Volumen y peso del corazón

Volumen sanguíneo y hemoglobina circulante total

Volumen sistólico cardíaco

Contractilidad miocárdica

CO_2 máximo (auriculoventricular)

Concentración máxima de lactato en sangre

Ventilación pulmonar máxima

Trabajo respiratorio máximo

Capacidad de difusión máxima de oxígeno

Capacidad de ejercicio máximo, medida por la inspiración máxima de oxígeno, tiempo de ejercicio y distancia

Concentración sérica de lipoproteínas de alta densidad

Umbral anaerobio

Concentración de insulina plasmática con ejercicio submáximo

Descensos

Frecuencia cardíaca en reposo durante el ejercicio submáximo

Concentración sanguínea de lactato durante el ejercicio submáximo

Ventilación pulmonar durante el trabajo submáximo

Cociente respiratorio durante el trabajo submáximo

Concentración sérica de triglicéridos

Grasa corporal

Concentración sérica de lipoproteínas de baja densidad

Presión arterial sistólica

Umbral de temperatura central para el inicio de la sudoración

Contenido de sodio y cloruro en el sudor

Adrenalina y noradrenalina plasmáticas con ejercicio submáximo

Concentraciones plasmáticas de glucagón y hormona de crecimiento con ejercicio submáximo

Hemoconcentración relativa con ejercicio submáximo en ambiente caluroso

(Hombres por 100 mujeres)

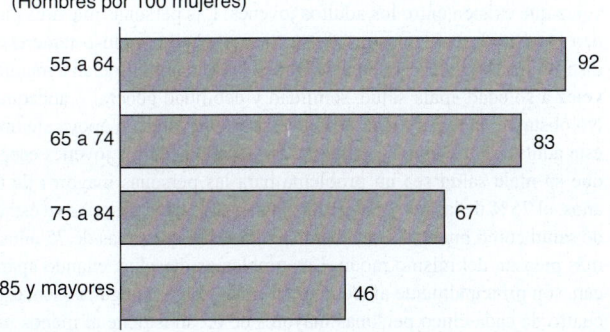

FIGURA 32-9
Relación entre sexos de las personas de 55 años y mayores según la edad: 2002. (Datos del Bureau of the Census estadounidense.)

Reproducida de Buskirk ER. En: White PL, Monderka T, eds. *Diet and exercise: synergism in health maintenance.* Chicago: American Medical Association; 1982:133, con autorización.

Tabla 32-24
Teorías del desarrollo de la vejez

Sigmund Freud	El aumento del control del yo y del ello con el envejecimiento da lugar a una mayor autonomía. La regresión permite que reaparezcan modos primitivos de funcionalidad
Erik Erikson	El conflicto central de la vejez se encuentra entre la integridad, el sentido de satisfacción que sienten las personas como reflejo de una vida productiva y la desesperación, la sensación de que su vida ha tenido un escaso propósito o significado. La satisfacción en la vejez proviene solo de llegar más allá del narcisismo y acceder a la intimidad y a la generatividad
Heinz Kohut	Las personas mayores deben adaptarse continuamente a los daños en su narcisismo cuando intentan asumir las pérdidas biológicas, psicológicas y sociales que se asocian al proceso de envejecimiento. El mantenimiento de la autoestima es una tarea importante en la vejez
Bernice Neugarten	El principal conflicto de la vejez está relacionado con el abandono de la posición de autoridad y la evaluación de los logros y competencias previos. Es el momento de la reconciliación con los demás y de la resolución del duelo por el fallecimiento de otras personas y la proximidad de la propia muerte
Daniel Levinson	Entre los 60 y los 65 años se produce un período de transición («la última transición del adulto»). Las personas narcisistas y demasiado centradas en su aspecto corporal son propensas a preocuparse por la muerte. La actividad mental creativa es un sustituto normal y saludable de la disminución de la actividad física

En varios estudios se han intentado validar algunos aspectos de la teoría de Erikson. En uno se analizó de forma prospectiva una muestra de más de 400 hombres y se puntuó, según los datos recogidos sobre las circunstancias de su vida, la mayor etapa vital eriksoniana que habían alcanzado. Por ejemplo, si un hombre había logrado la independencia de su familia de origen y había llegado a ser autosuficiente, pero había sido incapaz de desarrollar una relación de intimidad, la mayor etapa vital alcanzada habría sido la etapa de identidad, no la de intimidad. En este estudio se estableció que las etapas eriksonianas se presentan siguiendo un orden secuencial, si bien a menudo no aparecen en la misma edad en todos los individuos, y son sorprendentemente universales en poblaciones de origen étnico y socioeconómico variado.

En un estudio longitudinal de alrededor de 500 individuos procedentes de dos cohortes de edad, se encontró que la cohorte de menor edad alcanzaba puntuaciones significativamente mayores en la integridad que la de mayor edad, y que las puntuaciones de ambas en integridad habían descendido significativamente al terminar el período del estudio. Estos datos sugieren que el conflicto entre integridad y desesperación puede tener un pronóstico más favorable en las cohortes de menor edad que en las de mayor edad, lo que plantea la posibilidad de cambiar los valores sociales que han tenido un impacto negativo en la lucha por la integridad. En otro estudio se estableció que la sabiduría, un constructo relacionado con la integridad, tuvo una relación más potente en la satisfacción vital de los adultos ancianos que otras variables, incluidas las económicas, la salud y la situación vital.

En la tabla 32-24 se presenta una revisión de las teorías del desarrollo de la vejez.

Personalidad a lo largo de la vida: ¿estabilidad o cambio?

Si bien Erikson y otros teóricos se centraron en las tareas y etapas propias del desarrollo que son esenciales en cada fase de la vida, otros autores se han centrado en la definición de los rasgos nucleares de la perso-

nalidad en el individuo que determinaron su evolución a lo largo de su vida. Por ejemplo, las personas que son gregarias o extravertidas durante su primera infancia y adolescencia, ¿siguen siéndolo en la mediana edad y la vejez? En varios estudios longitudinales bien diseñados en los que se evaluó a los individuos durante períodos de 10 a 50 años se encontraron evidencias importantes de estabilidad en cinco rasgos básicos de la personalidad: extroversión, neuroticismo, simpatía, apertura a nuevas experiencias y escrupulosidad. En algunos estudios se determinó un pequeño descenso de la extroversión y un pequeño incremento de la simpatía a medida que la persona evolucionaba hacia la categoría de mayor edad, lo que contrasta con las teorías iniciales que proponían que la personalidad se vuelve más rígida a medida que los individuos envejecen.

¿Quiere decir esto que la personalidad parece mantener una estabilidad considerable a lo largo del tiempo, lo que no coincide con los principios básicos de las teorías de las etapas? Quizá no. Puede ser que, si bien la evolución de los individuos es coherente en cuanto a la estructura básica de su personalidad, los temas y los conflictos con los que deben luchar cambian considerablemente a lo largo de su vida, desde las preocupaciones sobre el desarrollo de la propia identidad y un sentido estable del yo, hasta encontrar una pareja o los problemas relacionados con la revisión de su vida, como se establece en las teorías de las etapas. Asimismo, son pocos los estudios relacionados con las teorías del desarrollo sobre el cambio de la personalidad que hayan examinado el impacto sobre esta de algunos episodios históricos significativos. No se ha estudiado sistemáticamente la forma en que estos sucesos pueden provocar cambios en la personalidad.

ASPECTOS PSICOSOCIALES DEL ENVEJECIMIENTO

Actividad social

Las personas mayores sanas suelen mantener un nivel de actividad social que solo se modifica ligeramente del observado en los años anteriores. En muchos casos, la vejez es un período en el que continúa el crecimiento intelectual, emocional y psicológico. No obstante, en algunos casos, la enfermedad física o la muerte de amigos y familiares pueden impedir el mantenimiento de la interacción social. Además, los ancianos se vuelven más vulnerables a la depresión porque sufren un mayor sentido de aislamiento. Cada día se dispone de más datos que subrayan el valor de mantener las actividades sociales para el bienestar físico y emocional. También es importante el contacto con personas jóvenes. Las personas mayores pueden aportar valores culturales y actuar como cuidadores de la generación más joven, y de ese modo mantienen un sentido de utilidad que contribuye a su autoestima.

Discriminación por razones de edad

La discriminación por razones de edad o «edadismo» (traducción de *ageism*, término acuñado por Robert Butler), se refiere a la discriminación sobre las personas mayores y a los estereotipos negativos sobre la vejez que existen entre los adultos jóvenes. Las personas mayores pueden estar molestas con otras de su misma edad, e incluso temerlas y discriminarlas. En el esquema de Butler, las personas asocian a menudo vejez a soledad, mala salud, senilidad y debilidad general o achaques. No obstante, la experiencia de las personas mayores no apoya siempre esta actitud. Por ejemplo, si bien el 50 % de los adultos jóvenes espera que su mala salud sea un problema para las personas mayores de 65 años, el 75 % de las personas de 65 a 74 años de edad describe su estado de salud como bueno. Dos terceras partes de las personas de 75 años o más piensan del mismo modo. Los problemas de salud, cuando aparecen, son principalmente afecciones crónicas, más que agudas, y más de cuatro de cada cinco personas mayores de 65 años tiene al menos una afección crónica (tabla 32-25).

Pero una buena salud no es el único determinante de una buena calidad de vida en la vejez. Las encuestas realizadas entre personas mayo-

Tabla 32-25
Las 10 afecciones crónicas más frecuentes en personas de 65 años o más según la edad y la raza (por 1 000 personas)

Afección	Edad				Raza (≥ 65 años)		
	≥ 65	45 a 64	65 a 74	≥ 75	Blanca	Negra	Mestiza (blanca y negra)
Artritis	483,0	253,8	437,3	554,5	483,2	522,6	108
Hipertensión	380,6	229,1	383,8	375,6	367,4	517,7	141
Deterioro de la audición	286,5	127,7	239,4	360,3	297,4	174,5	59
Cardiopatía	278,9	118,9	231,6	353,0	286,5	220,5	77
Cataratas	156,8	16,1	107,4	234,3	160,7	139,8	87
Deformidad o problemas ortopédicos	155,2	155,5	141,4	177,0	156,2	150,8	97
Sinusitis crónica	153,4	173,5	151,8	155,8	157,1	125,2	80
Diabetes	88,2	58,2	89,7	85,7	80,2	165,9	207
Deterioro visual	81,9	45,1	69,3	101,7	81,1	77,0	95
Venas varicosas	78,1	57,8	72,6	86,6	80,3	64,0	80

Datos tomados del National Center for Health Statistics, Washington, DC.

res demuestran que los contactos sociales tienen un valor al menos igual de elevado. De hecho, los factores que afectan a un buen envejecimiento parecen ser de carácter multidimensional. Envejecer «con una salud de hierro» significa considerar el envejecimiento en términos de implicación productiva, estado afectivo, funcional y cognitivo. Estos cuatro indicadores solo se correlacionan mínimamente. Los que envejecen de la mejor manera dicen mantener un mayor contacto social, disfrutar de una mejor salud y visión, y haber sufrido menos episodios vitales significativos en los últimos 3 años que los que envejecen con una peor calidad. Se observa un descenso lineal del vigor relacionado con la edad, pero todavía puede encontrarse en los ancianos más mayores.

George Vaillant siguió a un grupo de estudiantes de primer año de Harvard hasta su vejez y encontró los datos siguientes en relación con su salud emocional a los 65 años: haberse mantenido cerca de sus hermanos durante la universidad se correlacionó con el bienestar emocional; haber sufrido experiencias vitales traumáticas tempranas, como la muerte o el divorcio de sus padres no se correlacionó con una mala adaptación a la vejez; haber tenido una depresión en algún momento entre los 21 y los 50 años predispuso a sufrir problemas emocionales a los 65 años, y poseer los rasgos de personalidad de pragmatismo y confiabilidad al inicio de la edad adulta se asoció con una sensación de bienestar a los 65 años.

Transferencia

Varias formas de transferencia, algunas de ellas únicas de los adultos, están presentes en los ancianos. La primera es la bien conocida transferencia parental, en la cual el paciente reacciona ante el terapeuta como un niño frente a un padre. También es frecuente la *transferencia de los compañeros o hermanos,* la expresión de experiencias procedentes de varias relaciones con personas distintas de los padres. En esta, el paciente busca al terapeuta para compartir experiencias con hermanos, cónyuges, amigos y compañeros. Inicialmente, los terapeutas pueden verse sorprendidos por la habilidad de los pacientes ancianos de ignorar su edad al crear este tipo de transferencias.

En la *transferencia de hijo o hija,* bastante frecuente en los individuos de mediana edad y ancianos, el terapeuta se proyecta en el papel de hijo o nieto del paciente, o nuera o yerno. Los temas que se expresan en esta forma de transferencia son variados y a menudo se centran en las defensas contra los sentimientos de dependencia, actividad y dominancia frente a la pasividad y la sumisión, y se intentan reelaborar los aspectos insatisfactorios de las relaciones con los hijos antes de que

pase el tiempo. Por último, las *transferencias sexuales* son frecuentes e intensas en las personas mayores, y el terapeuta debe ser capaz de aceptarlas y controlar sus respuestas de contratransferencia.

Contratransferencia

Las personas mayores se enfrentan a la enfermedad y a los signos del envejecimiento, a la pérdida del cónyuge y los amigos, y a la conciencia constante de la limitación de tiempo y la proximidad de la muerte. Estos son aspectos dolorosos que empiezan a llegar a los terapeutas más jóvenes, que preferirían no enfrentarse a ellos con tanta intensidad cada día.

Una segunda fuente de respuestas de contratransferencia se centra en la sexualidad del paciente mayor. Una vida de fantasía vívida, masturbaciones y encuentros sexuales es desconcertante si el terapeuta no tiene mucha experiencia con personas que tienen la misma edad que sus padres y abuelos. Consideremos la experiencia de esta terapeuta de 31 años que estaba tratando a un hombre de 62 años.

Al comenzar el proceso terapéutico emergieron los sentimientos sexuales del Sr. E. Su aspecto bien cuidado y su nerviosismo de adolescente provocaron el malestar de la terapeuta, que estaba preocupada por la forma de infundir respeto y desarrollar una alianza terapéutica con un paciente que abordaba cada sesión como si fuera una cita, en particular porque tenía la suficiente edad como para ser su abuelo. Asombrada al principio por las abiertas expresiones de interés sexual hacia ella, con la ayuda de la supervisión y de su propia terapia pudo reconocer que ella y el paciente tenían conflictos similares que resolver, a pesar de la diferencia de edad de 30 años que había entre ellos. Ella esperaba que el Sr. E. hubiera «crecido del todo», sin los problemas con los que ella también luchaba. Llegó a reconocer que su fracaso a la hora de hacerle entender al paciente la relación entre su pasado y su sexualidad actual, aun vibrante, constituiría un flaco servicio para él y que podría despertar en ella una falta de comprensión hacia el desarrollo sexual al final de la edad adulta, y una reacción de contratransferencia hacia él basada en sus conflictivas actitudes hacia la sexualidad de sus padres y abuelos. (Por cortesía de Calvin A. Colarusso, MD.)

Aspectos socioeconómicos

La economía de la vejez tiene una importancia capital para las personas mayores y la sociedad en su conjunto. En los últimos 30 años se ha observado un espectacular descenso de la proporción de población anciana pobre en Estados Unidos, principalmente como consecuencia de la aplicación del Medicare, de la Seguridad Social y de las pensiones privadas. En 1959, el 35,2 % de las personas mayores de 65 años vivía por debajo del nivel de pobreza, pero en 2012 era el 9,1 %. Las personas mayores de 65 años suponen el 12 % de la población, pero en este grupo se incluye solo el 9 % de los que viven con niveles socioeconómicos bajos. Las mujeres tienen más probabilidades que los hombres de estar empobrecidos. Las fuentes de ingreso varían entre las personas de 65 años y mayores. A pesar de la mejora de la economía general, muchas personas mayores están tan preocupadas por el dinero que su capacidad de disfrutar de la vida se reduce. La obtención de una asistencia médica adecuada puede ser especialmente difícil si no se dispone de fondos personales, o si son insuficientes.

Medicare (Título 18) proporciona un seguro de asistencia hospitalaria y médica a las personas mayores de 65 años. Cada año se reembolsan aproximadamente 150 millones de facturas médicas al amparo del programa, aunque solo cubre el 40 % de los gastos médicos de las personas mayores; el resto lo pagan seguros privados o estatales, o fondos personales. La cobertura de algunos servicios, como el tratamiento psiquiátrico ambulatorio, la asistencia por personal especializado, la rehabilitación física y la medicina preventiva, es escasa o nula.

Además del Medicare, el programa de la Seguridad Social abona unas prestaciones a las personas mayores de 65 años (mayores de 67 en 2027), y abona prestaciones menores cuando se inicia a los 62 años. Pueden recibirlas las personas que hayan trabajado aseguradas: un trabajador debe haber trabajado 10 años para recibir prestaciones, que se abonarán también a viudas y viudos e hijos dependientes si fallecen las personas que reciben las prestaciones o que contribuyeron a la Seguridad Social (prestaciones del superviviente). La Seguridad Social no sigue un esquema de pensiones, sino un suplemento de ingresos que se abona para prevenir la indigencia en masa de las personas mayores. Las prestaciones a las personas jubiladas se pagan gracias a los ingresos de los trabajadores actuales, y se prevén graves dificultades para la Seguridad Social durante las próximas tres décadas, cuando el número de personas nacidas después de la Segunda Guerra Mundial que alcancen la vejez sea mucho mayor que el de trabajadores jóvenes que sostienen este plan.

Jubilación

Para muchas personas mayores, la jubilación es el momento de realizar sus actividades de ocio favoritas y de quedar libres de la responsabilidad que suponían sus compromisos laborales anteriores. Para los demás, supone un momento de estrés, en especial cuando la jubilación produce problemas económicos o la pérdida de la autoestima. Idealmente, trabajar después de los 65 años debería ser una cuestión voluntaria. Con la aprobación de la ley contra la discriminación laboral por la edad (*Age Discrimination in Employment Act*) de 1967 y sus enmiendas, se ha eliminado prácticamente la jubilación obligatoria a los 70 años en el sector privado, y ya no es legal en el empleo federal.

La mayoría de las personas que se jubilan voluntariamente vuelven a entrar en el mundo laboral en los 2 años siguientes por varias razones, como las reacciones negativas que provoca la jubilación, la sensación de ser improductivo, los apuros económicos y la soledad. El tiempo que se pasa jubilado ha aumentado, ya que la esperanza de vida se ha doblado prácticamente desde 1900. Actualmente el número de años que vive un jubilado es casi el mismo que pasó trabajando.

Actividad sexual

La frecuencia de orgasmos, por coito o masturbación, disminuye con la edad en ambos sexos. Los factores más importantes que determinan el nivel de actividad sexual con la edad son la salud y la supervivencia del cónyuge, la salud del propio individuo y el nivel de actividad sexual en el pasado. Si bien es inevitable cierto grado de disminución del interés y de la funcionalidad sexual con la edad, parece que los factores sociales y culturales tienen una mayor responsabilidad en los cambios sexuales observados que las transformaciones psicológicas que provoca el propio envejecimiento. Es posible satisfacer la actividad sexual en un anciano razonablemente sano, pero muchos no mantienen este potencial. La idea generalizada de que los ancianos son esencialmente asexuales es a menudo una profecía autocumplida.

Cuidados a largo plazo

Muchas personas mayores que están enfermas requieren asistencia institucional. Aunque solo el 5 % de ellas ingresan en una residencia en algún momento, el 35 % requieren cuidados en un centro de estancia prolongada en algún momento de su vida (fig. 32-10). Los residentes más mayores de estos centros suelen ser mujeres viudas, y el 50 % del total tienen más de 85 años.

Medicare no cubre los costes de las residencias, que varían entre los 20 000 y el millón de dólares anuales. En Estados Unidos existen en torno a 20 000 residencias de estancia prolongada, que no son suficientes para cubrir las necesidades actuales. Las personas mayores que no requieren asistencia especializada pueden vivir en otro tipo de centros sanitarios, como en centros de día, pero la necesidad es mucho mayor que la disponibilidad de estos lugares.

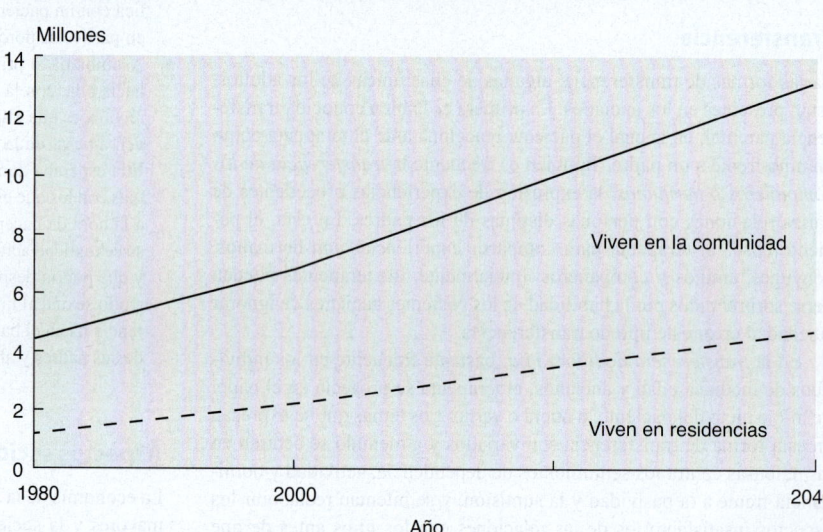

FIGURA 32-10
Personas de 65 años y mayores que necesitan asistencia a largo plazo: 1980-2040. (De Manton B, Saldo J. *Dynamics of health changes in the oldest old: new perspectives and evidence.* Milbank Q. 1985;63:12, con autorización.)

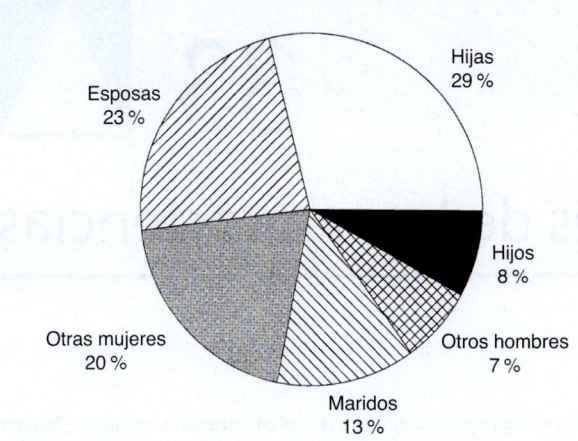

FIGURA 32-11

Cuidadores y su relación con el anciano al que atienden. (Datos tomados de Select Committee on Aging, U.S. House of Representatives.)

Además de las instituciones, los hijos de las personas mayores suelen cuidarlas. Los cuidadores más frecuentes son las hijas, nueras, esposas y otras mujeres (fig. 32-11). Más del 50 % de estas mujeres cuidadoras también trabajan fuera del hogar, y el 40 % atienden a sus propios hijos. En general, las mujeres terminan siendo cuidadoras con mayor frecuencia que los hombres debido a las expectativas culturales y sociales. Según la American Association of Retired Persons, las hijas que trabajan pasan una media de 12 h a la semana como cuidadoras y gastan actualmente unos 150 dólares al mes en viajes, llamadas telefónicas, alimentos especiales y medicamentos para las personas mayores.

Bibliografía

Desarrollo del lactante, el niño y el adolescente

Blackmore SJ. Development of the social brain in adolescence. *J R Soc Med*. 2012; 105(3):111–116.

Blair C, Raver CC. Child development in the context of adversity: experiential canalization of brain and behavior. *Am Psychol*. 2012;67(4):309–318.

Bonanno RA, Hymel S. Cyber bullying and internalizing difficulties: above and beyond the impact of traditional forms of bullying. *J Youth Adolesc*. 2013;42(5):685–697.

Briggs GG. *Drugs in Pregnancy and Lactation: A Reference Guide to Fetal and Neonatal Risk*. Philadelphia, PA: Lippincott Williams & Wilkins; 2005.

Brown GW, Ban M, Craig TKJ, Harris TO, Herbert J, Uher R. Serotonin transporter length polymorphism, childhood maltreatment and chronic depression: a specific gene-environment interaction. *Depress Anxiety*. 2013;30(1):5–13.

Burgess AW, Garbarino C, Carlson MI. Pathological teasing and bullying turned deadly: shooters and suicide. *Victims & Offenders*. 2006;1(1):1–14.

Burnett S, Sebastian C, Kadosh KC, Blakemore SJ. The social brain in adolescence: evidence from functional magnetic resonance imaging and behavioural studies. *Neurosci Biobehav Rev*. 2011;35(8):1654–1664.

Doyle AB, Markiewicz D. Parenting, marital conflict and adjustment from early- to mid-adolescence: mediated by adolescent attachment style. *J Youth Adolesc*. 2005; 34(2):97–110.

Giedd JN. The digital revolution and adolescent brain evolution. *J Adolesc Health*. 2012;51(2):101–105.

Gordon MF. Normal child development. In: Sadock BJ, Sadock VA, Ruiz P, eds. *Kaplan & Sadock's Comprehensive Textbook of Psychiatry*. 9th ed. Vol. 2. Philadelphia, PA: Lippincott Williams & Wilkins; 2009:3338.

Hemphill SA, Kotevski A, Tollit M, Smith R, Herrenkohl TI, Toumbourou JW, Catalano RF. Longitudinal predictors of cyber and traditional bullying perpetration in Australian secondary school students. *J Adolesc Health*. 2012;51(1):59–65.

Karatoreos IN, McEwen BS. Annual research review: the neurobiology and physiology of resilience and adaptation across the life course. *J Child Psychol Psychiatry*. 2013;54(4):337–347.

Ladouceur CD, Peper JS, Crone EA, Dahl RE. White matter development in adolescence: the influence of puberty and implications for affective disorders. *Dev Cogn Neurosci*. 2012;2(1):36–54.

Obradovic J. How can the study of physiological reactivity contribute to our understanding of adversity and resilience processes in development? *Dev Psychopathol*. 2013;24(2):371–387.

Pataki CS. Adolescent development In: Sadock BJ, Sadock VA, Ruiz P, eds. *Kaplan & Sadock's Comprehensive Textbook of Psychiatry*. 9th ed. Vol. 2. Philadelphia, PA: Lippincott Williams & Wilkins; 2009:3356.

Van den Bergh BR, Mulder EJ, Mennes M, Glover V. Antenatal maternal anxiety and stress and the neurobehavioural development of the fetus and child: Links and possible mechanisms. A review. *Neurosci Biobehav Rev*. 2005;29(2):237–258.

Willoughby T, Good M, Adachi PJC, Hamza C, Tavernier R. Examining the link between adolescent brain development and risk taking form a social-developmental perspective. *Brain and Cogn*. 2013;83(3):315–323.

Wright MF, Li Y. Kicking the digital dog: a longitudinal investigation of young adults' victimization and cyber-displaced aggression. *Cyberpsychol Behav Soc Netw*. 2012; 15(9):448–454.

Edad adulta

Baxter J, Haynes M, Hewitt B. Pathways into marriage: cohabitation and the domestic division of labor. *J Fam Issues*. 2010;31(11):1507–1529.

Bottiroli S, Cavallini E, Fastame MC, Hertzog C. Cultural differences in rated typicality and perceived causes of memory changes in adulthood. *Arch Gerontol Geriatr*. 2013;57(3):271–281.

Colarusso CA. Adulthood. In: Sadock BJ, Sadock VA, Ruiz P, eds. *Kaplan & Sadock's Comprehensive Textbook of Psychiatry*. 9th ed. Vol. 2. Philadelphia, PA: Lippincott Williams & Wilkins; 2009:3909.

Diehl M, Chui H, Hay EL, Lumley MA, Grühn D, Labouvie-Vief G. Change in coping and defense mechanisms across adulthood: longitudinal findings in a European American sample. *Dev Psychol*. 2014;50(2):634–648.

Gager CT, Yabiku ST. Who has the time? The relationship between household labor time and sexual frequency. *J Fam Issues*. 2010;31(2):135–163.

Goldberg AE, Sayer A. Lesbian couples' relationship quality across the transition to parenthood. *J Marriage Fam*. 2006;68(1):87–100.

Goldberg AE, Smith JZ. Predictors of psychological adjustment in early placed adopted children with lesbian, gay, and heterosexual parents. *J Fam Psychol*. 2013; 27(3):431–432.

Howlin P, Moss P, Savage S, Rutter M. Social outcomes in mid- to later adulthood among individuals diagnosed with autism and average nonverbal IQ as children. *J Am Acad Child Adolesc Psychiatry*. 2013;52(6):572–581.e1.

Jones PB. Adult mental health disorders and their age at onset. *Br J Psychiatry Suppl*. 2013;202(s54):s5–s10.

Joyner K, Kao G. Interracial relationships and the transition to adulthood. *Am Sociol Rev*. 2005;70(4):563–581.

Kornrich S, Brines J, Leupp K. Egalitarianism, housework, and sexual frequency in marriage. *Am Sociol Rev*. 2013;78(1):26–50.

Kwon P. Resilience in lesbian, gay, and bisexual individuals. *Person Soc Psychol Rev*. 2013;17(4):371–383.

Masarik AS, Conger RD, Martin MJ, Donnellan M, Masyn KE, Lorenz FO. Romantic relationships in early adulthood: influences of family, personality, and relationship cognitions. *Person Relation*. 2013;20(2):356–373.

Nelson LJ, Barry CM. Distinguishing features of emerging adulthood: the role of self-classification as an adult. *J Adolesc Res*. 2005;20(2):242–262.

Perrig-Chiello P, Perren S. Biographical transitions from a midlife perspective. *J Adult Dev*. 2005;12(4):169–181.

Schwartz SJ, Côté JE, Arnett J. Identity and agency in emerging adulthood: two developmental routes in the individualization process. *Youth Soc*. 2005;37(2):201–229.

Tasker F. Lesbian mothers, gay fathers, and their children: a review. *J Dev Behav Pediatr*. 2005;26(3):224–240.

Turk JK. The division of housework among working couples: distinguishing characteristics of egalitarian couples. *Contemp Perspect Fam Res*. 2012;6:235–258.

Vejez

Colarusso CA. Adulthood. In: Sadock BJ, Sadock VA, Ruiz P, eds. *Kaplan & Sadock's Comprehensive Textbook of Psychiatry*. 9th ed. Vol. 2. Philadelphia, PA: Lippincott Williams & Wilkins; 2009:3909.

Reifler BV, Colenda CC, Juul D. Geriatric psychiatry. In: Aminoff MJ, Faulkner LR, eds. *The American Board of Psychiatry and Neurology: Looking Back and Moving Ahead*. Arlington, TX: American Psychiatric Publishing; 2012:135.

33

Contribuciones de las neurociencias

El cerebro humano es responsable de nuestros procesos cognitivos, emociones y conductas, esto es, de todo lo que pensamos, sentimos y hacemos. Aunque el desarrollo temprano y la función adulta del cerebro están modelados por múltiples factores (p. ej., epigenética, entorno y experiencias psicosociales), el cerebro es el integrador final de estas influencias. A pesar de los muchos avances en las ciencias neuronales, durante más de medio siglo no ha habido un avance verdaderamente transformador en el tratamiento de los trastornos mentales. El motivo más obvio de esta falta de progreso es la profunda complejidad del cerebro humano. Una razón quizá menos obvia es la práctica actual del diagnóstico psiquiátrico, que, para la mayoría de los clínicos, se reduce a sistemas de clasificación basados en síndromes.

El objetivo de este capítulo es introducir los apartados de ciencias neuronales, que describen la anatomía y la función del cerebro humano, y posteriormente comentar el modo en que la evolución del pensamiento hacia un sistema diagnóstico de enfermedad mental basado en el cerebro o en la biología puede facilitar nuestros esfuerzos para avanzar en la investigación cerebral, para desarrollar mejores tratamientos y para mejorar la atención a los pacientes.

En otros campos de la medicina, el diagnóstico se basa en los signos y síntomas físicos, en la historia clínica y en los resultados de las pruebas de laboratorio y las radiológicas. En psiquiatría, el diagnóstico se basa principalmente en la impresión que tiene el clínico sobre la interpretación de los pensamientos y sentimientos del paciente. Los síntomas del paciente se comparan entonces con los de un manual diagnóstico o de clasificación (p. ej., *Manual diagnóstico y estadístico de los trastornos mentales* [DSM] o la *Clasificación internacional de enfermedades* [CIE]), que contiene cientos de síndromes potenciales, y se aplican uno o más diagnósticos al paciente en concreto. Estos sistemas de clasificación estandarizados representan una mejora significativa en la fiabilidad frente a los sistemas diagnósticos anteriores, pero existen pocos motivos para creer que sean válidos, en el sentido de que representen entidades separadas y biológicamente diferenciadas. Si bien un paciente sin síntomas o motivos de consulta puede ser diagnosticado de diabetes, cáncer o hipertensión sobre la base de las pruebas sanguíneas, radiografías o signos vitales, un paciente sin síntomas no puede ser diagnosticado de esquizofrenia, por ejemplo, porque en la actualidad no existen valoraciones independientes y objetivas reconocidas.

El objetivo de los clínicos y los investigadores es reducir el sufrimiento humano aumentando el conocimiento de las enfermedades, desarrollando nuevos tratamientos para prevenirlas o curarlas, y procurando una atención óptima a los pacientes. Si el cerebro es el órgano central de las enfermedades mentales, es el momento de ser más ambiciosos a la hora de establecer clasificaciones de pacientes con enfermedades mentales directamente desde nuestros conocimientos sobre biología, y no solamente sobre la valoración de los síntomas de un paciente.

EL CEREBRO HUMANO

Los siguientes apartados de las ciencias neuronales se centran en los diferentes campos de la biología cerebral. Cada uno puede ser relevante para la fisiopatología y el tratamiento de las enfermedades mentales. Aunque la complejidad del cerebro humano es abrumadora en comparación con otros órganos del cuerpo, solamente podemos progresar si nos aproximamos a esta complejidad de forma coherente, metódica y valiente.

Las células neuronales y gliales del cerebro humano están organizadas de una manera característica, que se ha ido dilucidando gracias a las modernas técnicas neuroanatómicas. Además, nuestros conocimientos sobre el desarrollo normal del cerebro humano se han ido consolidando durante la última década. El cerebro humano ha evolucionado claramente desde el de especies animales inferiores, lo que ha permitido hacer inferencias a partir de estudios realizados con animales. Las neuronas se comunican unas con otras a través de neurotransmisores químicos y eléctricos. Los principales neurotransmisores son monoaminas, aminoácidos y neuropéptidos. Otros mensajeros químicos son los factores neurotróficos y una diversidad de moléculas, como el óxido nítrico. La neurotransmisión eléctrica se produce a través de una amplia variedad de canales iónicos. Las señales químicas y eléctricas recibidas por una neurona inician posteriormente diferentes vías moleculares en otras neuronas que regulan la biología y las funciones de cada una, incluidas la expresión de genes individuales y la producción de proteínas.

Además del sistema nervioso central (SNC), el cuerpo humano dispone de otros dos sistemas que poseen redes de comunicación interna complejas: el sistema endocrinológico y el inmunitario. El descubrimiento de que estos tres sistemas se comunican entre sí ha originado los campos de la psiconeuroendocrinología y la psiconeuroinmunología. Otra propiedad compartida por los tres sistemas son los cambios periódicos que experimentan con el paso del tiempo (p. ej., a diario o mensualmente), que es la base del campo de la cronobiología.

Psiquiatría y cerebro humano

En la primera mitad del siglo xx, el énfasis en la psiquiatría psicodinámica y social separó la investigación psiquiátrica del estudio del cerebro humano. Desde la década de 1950, el reconocimiento de la eficacia de los fármacos para el tratamiento de los trastornos mentales y los efectos mentales de las drogas ilegales restableció la visión biológica de la enfermedad mental, que ya había sido intuida tras la introducción de la terapia electroconvulsiva (TEC) y la descripción de James Papez del circuito límbico en la década de 1930. Esta visión biológica se ha visto reforzada aun más por el desarrollo de técnicas de imagen cerebral que han ayudado a revelar el funcionamiento del cerebro en condiciones normales y alteradas. Durante este período se han realizado innumerables descubrimientos en la investigación sobre ciencia neuronal básica, gracias al uso de técnicas experimentales para evaluar el desarrollo, la estructura, la biología y la función del SNC de humanos y animales.

Psicofarmacología. La eficacia de los fármacos en el tratamiento de las enfermedades mentales ha sido el principal rasgo distintivo de la práctica psiquiátrica en los últimos 50 años. Las primeras 5 ediciones de este libro de texto dividían el tratamiento psicofarmacológico en cuatro capítulos: fármacos antipsicóticos, antidepresivos, ansiolíticos y estabilizadores del estado de ánimo o eutimizantes. Esta división de los fármacos psiquiátricos no es tan válida en la actualidad por los siguientes motivos: *1)* muchos fármacos de una clase se utilizan para tratar trastornos asignados anteriormente a otra clase; *2)* fármacos de las cuatro categorías se usan para tratar trastornos que anteriormente no podían ser tratados mediante fármacos (p. ej., trastornos de la conducta alimentaria, trastorno de pánico y trastornos del control de los impulsos), y *3)* fármacos como la clonidina, el propranolol y el verapamilo pueden tratar de forma eficaz una variedad de trastornos psiquiátricos y no se ajustan fácilmente en la clasificación de fármacos mencionada.

La motivación principal para este cambio fue que la variedad y la aplicación de los tratamientos farmacológicos ya no se ajustaban a la división de los trastornos en psicosis, depresión, ansiedad y manía. En otras palabras, las aplicaciones clínicas de los tratamientos basados en la biología no se adaptaban eficientemente a nuestro sistema diagnóstico basado en síndromes. Una implicación de esta observación podría ser que la respuesta al fármaco puede llegar a ser un mejor indicador de disfunción cerebral biológica subyacente que cualquier grupo concreto de síntomas. Por ejemplo, si bien la 5.ª edición del DSM (DSM-5) diferencia el trastorno depresivo mayor del trastorno de ansiedad generalizada, la mayoría de los clínicos reconocen que estos síntomas y enfermedades a menudo se solapan en la práctica. Es más, se usan los mismos fármacos para tratar ambas enfermedades.

Los modelos animales que se utilizan para identificar nuevos tratamientos farmacológicos también pueden haber influido en nuestra capacidad para progresar en la investigación y el tratamiento. Muchas clases principales de fármacos psiquiátricos fueron descubiertos de forma casual. En concreto, los fármacos se desarrollaron originariamente para indicaciones no psiquiátricas, pero los investigadores y clínicos observadores detectaron que los síntomas psiquiátricos mejoraban en algunos pacientes, lo que llevó a centrarse en su estudio en pacientes psiquiátricos. La disponibilidad de estos fármacos eficaces, incluidos los antipsicóticos y los antidepresivos monoaminérgicos, llevó al desarrollo de modelos animales que pudieran detectar sus efectos (p. ej., los antidepresivos tricíclicos incrementan el tiempo que los ratones pasan tratando de encontrar una plataforma sumergida en una prueba de natación forzada). Estos modelos animales se utilizaron entonces para explorar nuevos compuestos, intentando identificar fármacos que eran activos en el mismo modelo animal. El riesgo potencial de esta estrategia global es que estos modelos animales sean meramente un método para detectar un determinado mecanismo de acción molecular (p. ej., aumento de la concentración de serotonina), y no un modelo de un análogo conductual real de una enfermedad mental humana (p. ej., comportamiento desesperado en un paciente deprimido).

Endofenotipos. Un posible paralelismo, en relación con el diagnóstico, de cómo esta obra dividió las cuatro clases de fármacos psicotrópicos en aproximadamente 30 categorías diferentes lo constituye la cuestión de los endofenotipos en los pacientes psiquiátricos. Un endofenotipo es un fenotipo interno, es decir, un grupo de características objetivas de un individuo que no son apreciables a simple vista. Dado que existen tantos pasos y variables que separan un grupo particular de genes del funcionamiento final de un cerebro humano completo, puede ser más manejable tener en cuenta las evaluaciones intermedias, como es el caso de los endofenotipos. Esta hipótesis se basa en la suposición de que el número de genes que intervienen en un endofenotipo podría ser menor que el implicado en causar lo que conceptualizaríamos como enfermedad. Para la psiquiatría, un endofenotipo está basado en datos neuropsicológicos, cognitivos, neurofisiológicos, neuroanatómicos, bioquímicos y de imagen cerebral. Un endofenotipo de este estilo, por ejemplo, podría incluir déficits cognitivos específicos como una de sus características determinadas objetivamente. Este endofenotipo no estaría limitado a los pacientes con un diagnóstico de esquizofrenia porque también podría encontrarse en algunos con depresión o trastorno bipolar.

El papel potencial de un endofenotipo puede aclararse aún más describiendo lo que no es. Un endofenotipo no es un síntoma, y no es un marcador diagnóstico. Una clasificación basada en la presencia o ausencia de uno o más endofenotipos se basaría en determinaciones biológicas y neurofisiológicas objetivas relacionadas específicamente con los genes y la función cerebral. Una clasificación basada en los endofenotipos también podría ser una estrategia productiva hacia el desarrollo de modelos animales de enfermedad mental más relevantes y, de este modo, hacia el desarrollo de nuevos tratamientos.

Psiquiatría y genoma humano

Quizás entre el 70 % y el 80 % de los 25 000 genes humanos se expresan en el cerebro, y dado que muchos codifican más de una proteína, pueden existir 100 000 proteínas diferentes en el cerebro. Quizá 10 000 de ellas son proteínas conocidas con funciones más o menos identificadas, y no más de 100 son dianas para los fármacos psicoterapéuticos de que se dispone en la actualidad.

El estudio de familias mediante el uso de métodos de genética de poblaciones en los últimos 50 años ha apoyado consistentemente un componente genético y heredable de los trastornos mentales. Técnicas más recientes de biología molecular han revelado que regiones cromosómicas y genes específicos se asocian con determinados diagnósticos. Una aplicación de estas técnicas con un gran potencial ha sido el estudio de modelos transgénicos del comportamiento en animales. Estos modelos transgénicos pueden ayudar a entender los efectos de genes individuales, así como descubrir dianas moleculares completamente nuevas para el desarrollo de fármacos.

Resistirse a explicaciones genéticas «simples» para las características humanas puede ser una respuesta natural. No obstante, la investigación en seres humanos ha hallado que entre el 40 % y el 70 % de los aspectos de la cognición, el temperamento y la personalidad son atribuibles a factores genéticos. Dado que estos son los principales dominios que se ven afectados en los pacientes con enfermedades mentales, no sería sorprendente descubrir un nivel similar de influencia genética en la enfermedad mental, en especial si pudiésemos evaluar este impacto a un nivel más específico, como sucede con los endofenotipos.

Genes individuales y trastornos mentales. Varios tipos de datos y observaciones sugieren que es probable que un gen determinado tenga solamente un efecto modesto en el desarrollo de un trastorno mental, y que cuando dicho trastorno aparece en una persona, representa los efectos de múltiples genes (se especula que de cinco a diez genes). Esta hipótesis también se ve apoyada por nuestra incapacidad para encontrar genes específicos con efectos importantes en las enfermedades mentales. No obstante, algunos investigadores siguen considerando que existe la posibilidad de que se lleguen a identificar genes con efectos importantes.

«Innato» y «adquirido» en el sistema nervioso central. En 1977, George Engel, de la Universidad de Rochester, publicó un artículo que elaboraba el modelo biopsicosocial de la enfermedad, que hacía énfasis en un enfoque integrado de la conducta humana y la enfermedad. El sistema biológico se refiere a los sustratos anatómico, estructural y molecular de la enfermedad; el sistema psicológico se refiere a los efectos de los factores psicodinámicos, y el sistema social examina las influencias culturales, ambientales y familiares. Engel postuló que cada sistema afecta y se ve afectado por los otros.

La observación de que un porcentaje significativo de gemelos idénticos son discordantes para la esquizofrenia es un ejemplo del tipo de datos que apoyan la opinión de que son muchas las interacciones significativas entre el genoma y el ambiente (es decir, la base biológica del concepto biopsicosocial). Los estudios llevados a cabo en animales también han demostrado que existen muchos factores (incluidos la actividad, el estrés, la exposición a drogas y las toxinas ambientales) que regulan la expresión de los genes y el desarrollo y el funcionamiento del cerebro.

Los trastornos mentales reflejan alteraciones en los circuitos neuroanatómicos y en la regulación sináptica. Si bien los genes conducen a la fabricación de proteínas, el funcionamiento real del cerebro debe entenderse como la regulación de complejas vías de neurotransmisión y señalización intraneuronal, y de redes de neuronas dentro y entre regiones cerebrales. En otras palabras, los efectos de los genes alterados comportan modificaciones en atributos concretos, como proyecciones axonales, integridad sináptica y pasos específicos en la señalización molecular intraneuronal.

¿Por qué no un sistema diagnóstico basado en la genética?

Algunos investigadores han propuesto trasladar la psiquiatría hacia un sistema diagnóstico completamente basado en la genética. Pero esta propuesta parece prematura si nos basamos en la complejidad de los factores genéticos implicados presumiblemente en los trastornos psiquiátricos, en la ausencia actual de suficientes datos para realizar estas conexiones genéticas, y en la importancia de la epigenética y las influencias ambientales en los resultados conductuales finales a partir de la información genética de un individuo.

Lecciones de la neurología

Parece que los neurólogos, tanto clínicos como investigadores, han sido capaces de pensar más claramente que los psiquiatras sobre sus enfermedades de interés y sus causas, quizá debido a que los síntomas no suelen ser conductuales. Los neurólogos tienen diagnósticos diferenciales y opciones terapéuticas con base biológica. Esta claridad de enfoque ha permitido realizar avances significativos en neurología durante las dos últimas décadas, como dilucidar las alteraciones en la proteína precursora amiloide en algunos pacientes con enfermedad de Alzheimer, la presencia de mutaciones trinucleótidas repetidas en la enfermedad de Huntington y la ataxia espinocerebelar, y el reconocimiento de las α-sinucleinopatías, como la enfermedad de Parkinson y la demencia con cuerpos de Lewy.

La constante separación entre psiquiatría y neurología es, en sí misma, un impedimento potencial para la investigación y atención al paciente. Muchos trastornos neurológicos presentan síntomas psiquiátricos (p. ej., la depresión en pacientes que han sufrido un ictus o con esclerosis múltiple o enfermedad de Parkinson), y varios de los trastornos psiquiátricos más graves se han asociado con síntomas neurológicos (p. ej., trastornos cinéticos en la esquizofrenia). Este solapamiento no es sorprendente, dado que el cerebro es el órgano que comparten las enfermedades psiquiátricas y neurológicas, y la división entre estas dos áreas es arbitraria. Por ejemplo, los pacientes con enfermedad de Huntington muestran un riesgo mucho mayor de presentar un amplio abanico de síntomas y síndromes psiquiátricos, y de ahí los diferentes diagnósticos del DSM-5. Puesto que sabemos que la enfermedad de Huntington es un trastorno genético autosómico dominante, la observación de que puede manifestarse con tantos diagnósticos diferentes no nos habla de una distinción biológica fiable entre las categorías existentes del DSM-5.

Ejemplos de conductas humanas complejas

El objetivo de entender el cerebro humano y su funcionamiento normal y alterado es realmente una de las últimas fronteras que le quedan a los humanos por explorar. Tratar de explicar por qué un individuo en particular es de la manera que es, o qué causa la esquizofrenia, por ejemplo, seguirán siendo desafíos demasiado grandes durante algunas décadas. Es más asequible considerar aspectos más concretos de la conducta humana.

No es tarea de los libros de texto establecer normas o escribir manuales de diagnóstico, sino compartir el conocimiento, generar ideas y alentar la innovación. Los autores creemos, sin embargo, que es momento de cosechar los conocimientos de décadas de ciencia neuronal e investigación clínica del cerebro, y establecer la clasificación de las enfermedades mentales sobre los principios fundamentales de la biología y la medicina. Independientemente de los sistemas de diagnóstico

oficiales, los clínicos e investigadores deben entender bien el componente biológico del modelo biopsicosocial, y no dejar que la investigación o la atención a los pacientes sufran a causa de un sistema diagnóstico que no se basa en los principios biológicos.

NEUROANATOMÍA FUNCIONAL

Los fenómenos y atributos sensoriales, conductuales, afectivos y cognitivos que experimenta el ser humano están mediados por el cerebro. Es el órgano que percibe el entorno e influye en él, y que integra el pasado y el presente. El cerebro es el órgano de la mente que nos permite percibir, hacer, sentir y pensar.

Los *sistemas sensoriales* crean una representación interna del mundo exterior mediante el procesamiento de los estímulos externos en impulsos neuronales. Para cada modalidad sensitiva se forma un mapa distinto. Los *sistemas motores* permiten a las personas manipular su entorno, e influir en la conducta de los demás mediante la comunicación. En el cerebro, la información sensitiva, que representa el mundo exterior, está integrada por impulsos internos, recuerdos y estímulos emocionales en *unidades de asociación,* que a su vez dirigen las acciones de las unidades motoras. Aunque la psiquiatría se refiere principalmente a la función de asociación del cerebro, es fundamental comprender el procesamiento de la información de los sistemas sensitivos y motores para separar el pensamiento lógico de las distorsiones introducidas por la psicopatología.

Organización cerebral

El cerebro humano contiene aproximadamente 86 mil millones de *neuronas* (células nerviosas) y en torno a 85 mil millones de *células gliales.* Las neuronas constan habitualmente de un *soma,* o cuerpo celular, que contiene el núcleo; normalmente múltiples *dendritas,* que son prolongaciones que se extienden desde el cuerpo celular y reciben señales de otras neuronas, y un solo *axón,* que se extiende desde el cuerpo celular y transmite señales a otras neuronas. Las conexiones entre neuronas se realizan en las *terminales axonales,* y es en este punto donde los axones de una neurona generalmente establecen contacto con la dendrita o cuerpo celular de otra neurona. La liberación de neurotransmisores tiene lugar dentro de los terminales axonales, y constituye uno de los principales mecanismos de las comunicaciones intraneuronales, así como para los efectos de los fármacos psicotrópicos.

Hay tres tipos de células gliales, y aunque a menudo se ha creído que solo tenían una función complementaria del funcionamiento neuronal, cada vez está más claro que intervienen en funciones cerebrales que pueden contribuir más directamente a situaciones mentales tanto normales como patológicas. El tipo más frecuente de célula glial son los *astrocitos,* que cuentan con numerosas funciones, entre las que se incluyen la alimentación de las neuronas, la desactivación de algunos neurotransmisores y la integración con la barrera hematoencefálica. Los *oligodendrocitos* en el SNC y las *células de Schwann* en el sistema nervioso periférico (SNP) envuelven sus prolongaciones alrededor de los axones neuronales, que se convierten en *fundas de mielina* que facilitan la conducción de señales eléctricas. El tercer tipo de célula glial, la *microglía,* derivada de macrófagos, participa en la eliminación de restos celulares después de la muerte neuronal.

Las neuronas y las células gliales se disponen en el cerebro siguiendo patrones regionales distintos. Las neuronas y sus procesos forman agrupaciones de formas muy diferentes, y estos patrones de organización o arquitectura pueden ser evaluados mediante diversas estrategias. El patrón de distribución de los cuerpos celulares nerviosos, llamado *citoarquitectura,* se pone de manifiesto mediante unciones con anilina, la llamada tinción de Nissl, que tiñe los ribonucleótidos del núcleo y el citoplasma de los cuerpos celulares neuronales. La tinción de Nissl muestra el tamaño relativo y la densidad de empaquetamiento de las neuronas y, con ello, revela la organización de las neuronas en las diferentes capas de la corteza cerebral.

Sistemas sensitivos

El mundo exterior ofrece una cantidad infinita de información potencialmente relevante. De este volumen abrumador de información sensitiva del entorno, los sistemas sensitivos deben tanto detectar como discriminar estímulos; discriminan información relevante del conjunto confuso de información aplicando filtros en todos los niveles. Los sistemas sensitivos transforman primero los estímulos externos en impulsos neuronales y, a continuación, filtran la información irrelevante para crear una imagen interna del entorno, que sirve como base del pensamiento razonado. La extracción de características es la función por excelencia de los sistemas sensitivos, que consiguen este objetivo gracias a su organización jerárquica, que transforma, en primer lugar, estímulos físicos en actividad neuronal en los principales órganos de los sentidos y, a continuación, mejora y delimita esta actividad neuronal en una serie de áreas superiores de procesamiento cortical. Este procesamiento neuronal elimina datos irrelevantes de representaciones superiores y refuerza características cruciales. En los niveles más elevados del procesamiento sensitivo se transmiten imágenes neuronales a las áreas de asociación para que actúen a la luz de las emociones, los recuerdos y los impulsos.

Sistema somatosensorial. El *sistema somatosensorial,* un conjunto intrincado de conexiones paralelas entre puntos fijos de la superficie del cuerpo y el cerebro, fue el primer sistema sensitivo del que se conoció con detalle su anatomía. Las seis modalidades somatosensoriales son el tacto superficial, la presión, el dolor, la temperatura, la vibración y la propiocepción (sentido de la posición). La organización de los fascículos nerviosos y las conexiones sinápticas en el sistema somatosensorial codifica relaciones espaciales a todos los niveles, de modo que la organización es estrictamente *somatotópica* (fig. 33-1).

En una zona determinada de la piel, varias terminaciones nerviosas receptoras actúan de forma coordinada para mediar distintas modalidades. Las propiedades mecánicas de los mecanorreceptores y los termorreceptores de la piel generan impulsos neuronales en respuesta a variaciones dinámicas que tienen lugar en el entorno, mientras suprimen la información estática. Las terminales nerviosas pueden responder tanto con rapidez como con lentitud; su profundidad cutánea también determina su sensibilidad a estímulos punzantes o romos. De este modo, la representación del mundo exterior llega considerablemente mejorada a los principales órganos de los sentidos.

Los órganos receptores generan impulsos neuronales codificados que viajan proximalmente a lo largo de los axones nerviosos sensitivos hasta la médula espinal. Estas vías extensas son susceptibles a diferentes condiciones médicas sistémicas y a la parálisis por presión. El dolor, el hormigueo y el entumecimiento son los síntomas de aparición característica de neuropatías periféricas.

Todas las fibras somatosensoriales se proyectan y hacen sinapsis en el tálamo. Las neuronas talámicas conservan la representación somatotópica proyectando fibras a la corteza somatosensorial, localizada inmediatamente posterior a la cisura de Silvio en el lóbulo parietal. A pesar de la considerable superposición, varias bandas de la corteza aproximadamente paralelas a la cisura de Silvio son segregadas por una modalidad somatosensorial. En cada banda está el «homúnculo» sensitivo, la culminación de la cuidadosa segregación somatotópica de las fibras sensitivas en los niveles inferiores. El síndrome clínico de *agnosia táctil* (astereognosia) se define por la incapacidad de reconocer objetos a partir del tacto, aunque las principales modalidades somatosensoriales (tacto superficial, presión, dolor, temperatura, vibración y propiocepción) se mantienen intactas. Este síndrome, localizado en el límite de las áreas somatosensoriales y de asociación en el lóbulo parietal posterior, representa, al parecer, un fallo aislado de únicamente la extracción de características de orden más elevado, con preservación de los niveles más básicos de la vía somatosensorial.

Las conexiones recíprocas son una característica anatómica clave de importancia crucial para la percepción consciente: son tantas las fibras que se proyectan desde la corteza hacia el tálamo como las que se

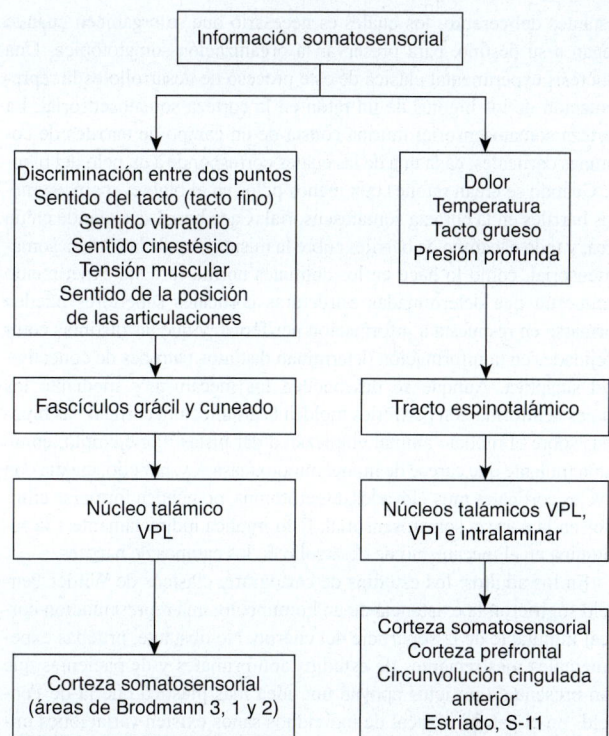

FIGURA 33-1

Vía del procesamiento de la información somatosensorial. VPI, ventral posteroinferior; VPL, ventral posterolateral. (Adaptada de Patestas MA, Gartner LP. *A Textbook of Neuroanatomy*. Malden, MA: Blackwell; 2006:149.)

proyectan desde el tálamo hacia la corteza. Estas fibras recíprocas desempeñan un papel muy importante en el filtrado de información sensorial. En condiciones normales facilitan la agudización de las representaciones internas, pero en estados patológicos pueden generar señales falsas, o suprimir de un modo inadecuado la sensación. Dicha interferencia cortical con la percepción sensitiva se cree que subyace a muchos síndromes psicosomáticos, como la pérdida hemisensorial que caracteriza el trastorno de conversión.

El desarrollo prenatal de un estricto patrón punto por punto que caracteriza el sistema somatosensorial sigue siendo un área de estudio activa. Los patrones de inervación sensitiva son resultado de una combinación de orientación axonal por estímulos moleculares concretos y poda sináptica de la sinaptogénesis exuberante en función de la experiencia de un organismo. Las principales hipótesis ponderan contribuciones de un mapa molecular determinado genéticamente, en el cual la disposición de las proyecciones de fibras se organiza mediante estímulos químicos determinados y difundibles, frente a contribuciones del modelado y remodelado de proyecciones en función de una actividad neuronal coordinada. Cálculos concisos sugieren que los 30 000 a 40 000 genes del ácido desoxirribonucleico (ADN) humano son demasiado pocos para codificar por completo la posición de todos los billones de sinapsis que tienen lugar en el cerebro. De hecho, es probable que los estímulos posicionales determinados genéticamente dirijan fibras en crecimiento hacia el objetivo general, y el patrón de proyecciones mejore mediante mecanismos que dependen de la actividad. Datos recientes sugieren que las proyecciones sensitivas talamocorticales de un adulto que están bien establecidas pueden remodelarse gradualmente como resultado de una reorientación de información sensitiva coordinada, o en respuesta a la pérdida de parte de la corteza somatosensorial, por ejemplo, tras un ictus.

DESARROLLO DEL SISTEMA SOMATOSENSORIAL. Una representación somatotópica estricta existe en cada nivel del sistema somatosensorial. Durante el desarrollo, las neuronas extienden axones para conectar con regiones distantes del cerebro, los cuales es necesario que se organicen cuando llegan a su destino, para preservar la organización somatotópica. Una hipótesis experimental clásica de este proceso de desarrollo es la representación de los bigotes de un ratón en la corteza somatosensorial. La corteza somatosensorial murina consta de un campo de barriles de columnas corticales, cada una de las cuales corresponde a un pelo del bigote. Cuando se crean ratones con menos pelos en el bigote, aparecen menos barriles en la corteza somatosensorial. Cada barril se expande en un área, y todo el campo de barriles cubre la misma área de la corteza somatosensorial, como lo hace en los animales normales. Este experimento demuestra que determinadas estructuras corticales superiores pueden formarse en respuesta a información periférica, y que las distintas complejidades en la información determinan distintos patrones de conectividad sináptica. Aunque se desconocen los mecanismos mediante los cuales la información periférica moldea la arquitectura cortical, las hipótesis sobre el modelo animal empiezan a dar pistas. Por ejemplo, en un ratón mutante que carece de monoaminooxidasa A y, por ello, cuenta con niveles corticales muy elevados de serotonina, no pueden formarse cilindros en la corteza somatosensorial. Esto implica indirectamente a la serotonina en el mecanismo de desarrollo de los campos de barriles.

En los adultos, los estudios de cartografía clásicos de Wilder Penfield sugirieron la existencia de un homúnculo, una representación cortical inmutable de la superficie del cuerpo. No obstante, pruebas experimentales más recientes de estudios con primates y de pacientes que han presentado un ictus apoyan una idea más plástica que la de Penfield. En el patrón cortical de individuos sanos existen variaciones mínimas, si bien puede haber desviaciones radicales en el mapa en respuesta a la pérdida de corteza por un ictus o una lesión. Cuando un ictus destruye una fracción significativa del homúnculo somatosensorial, la representación homuncular se contrae y se desvía de manera proporcional para llenar la corteza intacta restante.

Además, el mapa cortical solo puede restablecerse en respuesta a un cambio en el patrón de estimulación táctil de los dedos. La representación somatotópica de los segmentos proximal y distal de cada dedo por lo general forma un mapa contiguo, presuntamente porque ambos segmentos ponen en contacto superficies de manera simultánea. Pero en condiciones experimentales, en las que los segmentos distales de todos los dedos son estimuladas al mismo tiempo sin que estén en contacto las partes distal y proximal de cada dedo, el mapa cortical se desvía gradualmente 90° para reflejar la nueva experiencia sensitiva. En el mapa revisado, la representación cortical del segmento proximal de cada dedo deja de ser contigua con la del segmento distal.

Estos datos sostienen la idea de que la representación interna del mundo exterior, aunque estática en su estructura básica, puede ver modificada continuamente su conectividad sináptica para reflejar experiencias sensitivas relevantes. La representación cortical también tiende a adaptarse por completo a la cantidad disponible de corteza.

Estos resultados también respaldan la idea de que las representaciones corticales de información sensitiva, o de recuerdos, pueden ser holográficas en lugar de fijas en el espacio: el patrón de actividad, más que la estructura física, puede codificar información. En los sistemas sensitivos, esta plasticidad de la representación cortical permite la recuperación tras lesiones cerebrales, fenómeno que también puede estar en la base del aprendizaje.

Sistema visual.   Las imágenes visuales se transducen a actividad neuronal dentro de la retina, y se procesan a través de una serie de células cerebrales que responden a características cada vez más complejas, desde el ojo a la corteza visual superior. La base neurobiológica de la extracción de características se entiende mejor y con mayor detalle en el sistema visual. Empezando con los trabajos clásicos de la década de 1960, las investigaciones sobre la vía visual han aportado dos paradigmas principales para los sistemas sensitivos. El primer paradigma, mencionado anteriormente con respecto al sistema somatosensorial, sopesa las contribuciones de la genética y de la experiencia –o de lo

innato y lo adquirido– en la formación de la disposición sináptica final. Los experimentos con trasplantes, que obtuvieron un patrón de conectividad preciso punto por punto incluso cuando el ojo se invertía quirúrgicamente, sugirieron un mecanismo innato de formación de patrones sinápticos, determinado genéticamente. Por otro lado, la importancia fundamental de las primeras experiencias visuales a la hora de establecer el patrón adulto de conexiones visuales dio solidez a la hipótesis de la formación de conectividad sináptica dependiente de la actividad. El patrón adulto final es el resultado de ambos factores.

El segundo paradigma principal, puesto de manifiesto con mayor claridad en el sistema visual, establece que las células altamente especializadas del cerebro responden exclusivamente a estímulos particulares. Trabajos recientes, por ejemplo, han destacado células en la corteza temporal inferior que solo responden ante rostros observados desde un ángulo específico. La respuesta de un individuo a un rostro en concreto requiere la actividad de grandes redes neuronales y puede no estar limitada a una sola neurona. No obstante, la localización celular de la extracción de características específicas es de gran importancia para definir los límites entre los sistemas sensorial y de asociación, pero solo en el sistema visual se ha planteado esta cuestión significativa de modo experimental.

En la corteza visual primaria, las columnas de células responden específicamente a líneas de una orientación específica. Las células de la corteza visual primaria se proyectan hacia la corteza visual secundaria, donde las células responden específicamente a movimientos concretos de líneas y ángulos. A su vez, estas células se proyectan hacia dos áreas de asociación, donde se extraen características adicionales y se forma el conocimiento consciente de imágenes.

El lóbulo temporal inferior detecta el contorno, la forma y el color del objeto (las preguntas «qué») y el lóbulo parietal posterior rastrea la localización, el movimiento y la distancia (las preguntas «dónde»). El lóbulo parietal posterior contiene distintos juegos de neuronas que señalan la intención de examinar una parte determinada del espacio visual, o la de buscar un objeto concreto. En las cortezas temporales inferiores, las columnas corticales adyacentes responden a formas complejas. Las respuestas a características faciales suelen darse en las cortezas temporales inferiores izquierdas, y las respuestas a formas complejas en las cortezas temporales inferiores derechas. El cerebro destina células específicas a la identificación de expresiones faciales y al aspecto y la posición del rostro de los demás con respecto al de uno mismo.

Todavía no se han definido las conexiones fundamentales entre las células específicas de características y las áreas de asociación que intervienen en la memoria y el pensamiento consciente. La mayor parte de las aclaraciones sobre la identificación de las características se basa en estudios invasivos en animales. En los seres humanos, el síndrome clínico de *prosopagnosia* describe la incapacidad para reconocer rostros, si bien se conserva la capacidad para reconocer otros objetos del entorno. Basados en la exploración patológica y radiológica de cada uno de los pacientes, se cree que la prosopagnosia es el resultado de una desconexión de las cortezas temporales inferiores izquierdas del área de asociación visual del lóbulo parietal izquierdo. Estos estudios sobre lesiones son útiles para identificar componentes necesarios de una vía mental, pero pueden ser insuficientes para definir la totalidad de la vía. La neuroimagen funcional es una técnica no invasiva que sigue perfeccionándose, y que está empezando a mostrar toda la relación anatómica del sistema visual humano con el pensamiento consciente y la memoria.

Del mismo modo que ocurre con el lenguaje, parece que hay una asimetría hemisférica para determinados componentes de orientación visoespacial. Aunque ambos hemisferios cooperan entre sí en la percepción y la representación de imágenes complejas, el hemisferio derecho (en especial, el lóbulo parietal) contribuye al contorno general, a la perspectiva y a la orientación derecha-izquierda, y el hemisferio izquierdo añade detalles internos, embellecimiento y complejidad. El cerebro puede ser engañado con ilusiones ópticas.

Enfermedades neurológicas como los ictus y otras lesiones focales han permitido definir varios trastornos de la percepción visual. La *agno-*

sia visual aperceptiva es la incapacidad para identificar y dibujar elementos utilizando estímulos visuales en la que se conservan otras modalidades sensitivas. Representa un fallo en la transmisión de información procedente de la vía sensitiva visual superior hacia las áreas de asociación, y está causada por lesiones bilaterales en las áreas de asociación visual. La *agnosia visual asociativa* es la incapacidad para nombrar objetos o utilizarlos a pesar de conservar la capacidad para dibujarlos. Está causada por lesiones occipitotemporales mediales y puede ocurrir junto con otras alteraciones visuales. La percepción del color puede deteriorarse en lesiones del lóbulo occipital dominante, que incluye la rodilla del cuerpo calloso. La *agnosia del color* es la incapacidad para identificar un color a pesar de ser capaz de combinarlo. La *anomia del color* es la incapacidad para nombrar un color a pesar de ser capaz de señalarlo. La *acromatopsia central* es la incapacidad total para percibir el color.

El *síndrome de Anton* es la incapacidad de ser consciente de la ceguera, posiblemente debido a la interrupción de fibras que intervienen en la autoevaluación. Se observa en lesiones bilaterales del lóbulo occipital. Las causas más comunes son la lesión hipóxica, el ictus, la encefalopatía metabólica, la migraña, la herniación resultante de lesiones masivas, traumatismo y leucodistrofia. El *síndrome de Bálint* consiste en una tríada formada por ataxia óptica (incapacidad para dirigir los movimientos guiados ópticamente), *apraxia oculomotora* (incapacidad para dirigir la mirada rápidamente) y *simultanagnosia* (incapacidad de integrar una escena visual para percibirla como un todo). El síndrome de Bálint se observa en lesiones parietooccipitales bilaterales. El *síndrome de Gerstmann* incluye agrafía, dificultades de cálculo (acalculia), desorientación derecha-izquierda y agnosia de los dedos. Se ha atribuido a lesiones del lóbulo parietal dominante.

DESARROLLO DEL SISTEMA VISUAL.   En los seres humanos, las proyecciones iniciales de ambos ojos se entremezclan en la corteza. Durante el desarrollo de conexiones visuales en el período posnatal temprano, hay un período ventana de tiempo durante el cual se requiere información visual binocular para el desarrollo de columnas de dominancia ocular en la corteza visual primaria. Las columnas de dominancia ocular son bandas de corteza que reciben información procedente de un solo ojo, y están separadas por bandas inervadas únicamente por fibras del otro ojo. La oclusión de un ojo durante este período crítico elimina por completo la persistencia de sus fibras en la corteza, y permite a las fibras del ojo activo inervar toda la corteza visual. Por el contrario, cuando se permite la visión binocular normal durante el período crítico de desarrollo, se forman las columnas de dominancia habituales; la oclusión de un ojo, una vez completada la inervación de la corteza, no produce posteriores alteraciones en las columnas de dominancia ocular. Esta hipótesis enfatiza la importancia de las primeras experiencias de la infancia en la formación de las conexiones del cerebro adulto.

Sistema auditivo.
Los sonidos son cambios graduales e instantáneos en la presión del aire del entorno. Los cambios en la presión hacen que la membrana timpánica vibre; a continuación, se transmite la vibración a los huesecillos (martillo, yunque y estribo) y, de ahí, a la endolinfa o líquido del laberinto coclear. Las vibraciones de la endolinfa mueven los cilios de las células pilosas, las cuales generan impulsos neuronales. Las células pilosas responden a sonidos de distinta frecuencia de una forma tonotópica dentro de la cóclea, como el teclado de un piano extendido en una espiral. Los impulsos neuronales procedentes de las células pilosas viajan en una disposición tonotópica hasta el cerebro por las fibras del nervio coclear, entran en los núcleos cocleares del tronco encefálico, y son transmitidos a través del lemnisco lateral a los colículos inferiores y, a continuación, hasta el núcleo geniculado medial del tálamo. Las neuronas del núcleo geniculado medial se proyectan hacia la corteza auditiva primaria en el lóbulo temporal posterior. Las pruebas de escucha dicótica, en las que se presentan simultáneamente distintos estímulos a cada oído, demuestran que la mayor parte de la información procedente de un oído activa la corteza auditiva

contralateral, y que el hemisferio izquierdo tiende a ser dominante en el proceso auditivo.

Las características sónicas se extraen a través de una combinación de filtros mecánicos y neuronales. La representación del sonido es aproximadamente tonotópica en la corteza auditiva primaria, mientras que el *procesamiento léxico* (es decir, la extracción de vocales, consonantes y palabras de la información auditiva) tiene lugar en áreas superiores de asociación del lenguaje, especialmente en el lóbulo temporal izquierdo. El síndrome de *sordera a palabras,* que se caracteriza por un oído intacto para las voces pero con incapacidad para identificar el habla, puede reflejar el daño de la corteza parietal izquierda. Se cree que este síndrome se debe a una desconexión de la corteza auditiva del área de Wernicke. Un síndrome complementario poco frecuente, la *agnosia auditiva de sonidos,* se define como la incapacidad para identificar sonidos no verbales, como una bocina o el maullido de un gato, con el oído intacto y capacidad para reconocer el habla. Los investigadores consideran que este síndrome es equivalente en el hemisferio derecho a la sordera pura a las palabras.

DESARROLLO DEL SISTEMA AUDITIVO.   Algunos niños son incapaces de procesar la información auditiva claramente, por lo que presentan alteraciones en el habla y en la comprensión del lenguaje hablado. Estudios sobre algunos de estos niños han determinado que, de hecho, pueden discriminar el habla si mediante un ordenador se ralentizan entre dos y cinco veces las consonantes y las vocales, esto es, los fonemas. A partir de esta observación, se diseñó un programa informático tutorial que al principio preguntaba recurriendo a una voz ralentizada, y a medida que los individuos respondían preguntas correctamente, se aumentaba la velocidad de la presentación de los fonemas de forma gradual hasta aproximadamente velocidades normales del habla. Los individuos consiguieron mejorar su capacidad para discriminar el habla habitual a lo largo de un período de 2 a 6 semanas y, al parecer, mantenían esta capacidad tras finalizar el período de instrucción. Este hallazgo probablemente tiene aplicación terapéutica en un 5-8 % de los niños con retraso del habla, pero los estudios en curso pueden ampliar el grupo de alumnos para los que puede ser provechosa. Estos hallazgos, además, sugieren que pueden incorporarse los circuitos neuronales requeridos para el proceso auditivo y hacerse más eficientes mucho después de haberse aprendido el lenguaje, siempre que se permita a los circuitos terminar su tarea de modo apropiado, incluso si ello requiere enlentecer la velocidad de la información. Los circuitos que funcionan de este modo con una alta fidelidad pueden ser entrenados para acelerar su procesamiento.

Un informe reciente ha ampliado la edad a la que el lenguaje puede ser adquirido por primera vez.

Un chico que padecía una epilepsia intratable en un hemisferio era mudo porque la actividad convulsiva incontrolada impidió el desarrollo de funciones organizadas del lenguaje. A los 9 años de edad ya se le había extirpado el hemisferio anómalo para tratar la epilepsia. Aunque hasta ese momento nunca había hablado, empezó a adquirir con rapidez el lenguaje a esa edad, y al final consiguió capacidades lingüísticas solo con unos pocos años de retraso en relación con su edad cronológica.

Los investigadores no pueden poner un límite superior absoluto a la edad a la que pueden aprenderse capacidades de lenguaje, aunque su adquisición tras haber superado las edades infantiles suele ser incompleta. Informes anecdóticos documentan la adquisición de habilidades de lectura después de los 80 años de edad.

Olfato.
Las sustancias olfativas, o estímulos químicos volátiles, penetran en la nariz, son solubilizadas en la mucosidad nasal y se unen a receptores olfativos expuestos en la superficie de las neuronas sensitivas del epitelio olfativo. Cada neurona del epitelio muestra un único receptor

olfativo, y las células con un receptor determinado se hallan dispuestas aleatoriamente en el epitelio olfativo. Los seres humanos poseen varios centenares de moléculas receptoras diferentes que se unen a la variedad enorme de sustancias olfativas ambientales; los investigadores calculan que los seres humanos pueden distinguir 10 000 olores distintos. La unión a sustancias olfativas genera impulsos neuronales que viajan a lo largo de los axones de los nervios sensitivos a través de la placa cribiforme del bulbo olfativo. En el bulbo, todos los axones correspondientes a un receptor determinado convergen únicamente en una o dos de las 3 000 unidades de procesamiento denominadas *glomérulos*. Puesto que cada una de las sustancias olfativas activa diversos receptores que activan un patrón característico de glomérulos, la identidad de las moléculas químicas externas está representada internamente por un patrón espacial de actividad neuronal en el bulbo olfativo.

Cada glomérulo se proyecta hacia un solo conjunto de 20 a 50 columnas separadas en la corteza olfativa. A su vez, cada columna cortical olfativa recibe proyecciones de una única combinación de glomérulos. La conectividad del sistema olfativo viene determinada genéticamente. Puesto que cada sustancia olfativa activa un único conjunto de diversos receptores, y, por lo tanto, un único conjunto de glomérulos del bulbo olfativo, cada una de las columnas corticales olfativas está ajustada para detectar una sustancia olfativa distinta de alguna importancia evolutiva para las especies. A diferencia de las señales de los sistemas somatosensorial, visual y auditivo, las señales olfativas no pasan a través del tálamo, sino que se proyectan directamente al lóbulo frontal y al sistema límbico, especialmente a la corteza piriforme. Las conexiones al sistema límbico (amígdala, hipocampo y corteza piriforme) son importantes. Los estímulos olfativos estimulan respuestas emocionales fuertes y pueden evocar recuerdos potentes.

El olfato, el sentido más antiguo en términos evolutivos, está fuertemente asociado con respuestas sexuales y reproductoras. Se cree que el órgano vomeronasal, una estructura quimiosensitiva relacionada, detecta *feromonas*, estímulos químicos que desencadenan respuestas estereotipadas inconscientes. En algunos animales, la ablación del órgano vomeronasal cuando son jóvenes puede evitar el inicio de la pubertad. Estudios recientes sugieren que los seres humanos también responden a feromonas de una forma que varía según el ciclo menstrual. Las estructuras del procesamiento olfativo superior de animales filogenéticamente más primitivos han evolucionado en el hombre al sistema límbico, el centro del cerebro emocional y la puerta a través de la cual la experiencia entra a formar parte de la memoria según su importancia emocional. Así pues, los instintos animales básicos con los que la psiquiatría clínica analiza constantemente pueden originarse en centros primitivos de procesamiento olfativo superior.

DESARROLLO DEL SISTEMA OLFATIVO.   Durante el desarrollo normal, los axones del epitelio olfativo nasal se proyectan hacia el bulbo olfativo y se separan en aproximadamente 3 000 glomérulos equivalentes. Si se expone a un animal a un único olor dominante durante las primeras etapas del período posnatal, entonces un glomérulo se expande masivamente dentro del bulbo a expensas de los glomérulos circundantes. De este modo, como se ha comentado anteriormente con referencia a los campos de barriles de la corteza somatosensorial, el tamaño de las estructuras cerebrales puede reflejar la influencia del entorno.

GUSTO.   Los estímulos químicos solubles se unen en la boca a receptores en la lengua y estimulan los nervios gustativos, que se proyectan al núcleo solitario en el tronco encefálico. Se cree que el sentido del gusto solo discrimina clases generales de estímulos: dulce, agrio, amargo, salado y umami. En cada modalidad interviene un solo conjunto de receptores y canales celulares, varios de los cuales pueden expresarse en cada neurona gustativa. En la detección y la discriminación de alimentos, por ejemplo, interviene una combinación de los sentidos del gusto, el olfato, el tacto, la vista y el oído. Las fibras gustativas activan el lóbulo temporal medial, pero de la localización cortical superior del gusto se sabe poco.

Sistema sensitivo autónomo.   El sistema nervioso autónomo (SNA) controla las funciones básicas necesarias para la vida. La actividad de los órganos viscerales, de la presión arterial, del gasto cardíaco, de los valores de glucemia y de la temperatura corporal se transmite al cerebro por medio de fibras autónomas. La mayor parte de la información sensitiva autónoma permanece inconsciente; si pasa a niveles conscientes, lo hace solo como una sensación vaga, al contrario de lo que ocurre con la capacidad de los sentidos primarios para transmitir sensaciones con rapidez y exactitud.

Alteración de la percepción sensitiva consciente a través de la hipnosis.   La *hipnosis* es un estado de sugestionabilidad intensificado alcanzable por una proporción determinada de la población. Bajo un estado de hipnosis pueden conseguirse instantáneamente distorsiones importantes de la percepción en cualquier modalidad sensitiva y cambios en el SNA. La anatomía del sistema sensitivo no cambia, aunque los mismos estímulos específicos pueden ser percibidos con un valor emocional diametralmente opuesto antes y después de la inducción del estado hipnótico. Por ejemplo, bajo hipnosis una persona puede saborear una cebolla como si se tratara de una exquisita trufa de chocolate, para rechazarla segundos después como un picante repugnante cuando cambia la sugestión hipnótica. No se ha determinado la localización del interruptor hipnótico, pero se supone que tiene relación con las áreas sensitiva y de asociación del cerebro. Los experimentos sobre trazado de las vías neuronales en voluntarios humanos realizados con técnicas de neuroimagen funcional han demostrado que los cambios en la atención en un contexto ambiental determinan cambios en las regiones del cerebro que están activadas, en un plazo de ejecución instantáneo. De este modo, los centros organizadores del cerebro pueden dirigir pensamientos conscientes e inconscientes a través de secuencias distintas de centros de procesamiento neuronal, dependiendo de los objetivos finales de una persona y de su estado emocional. Estas variaciones mediadas por la atención en la utilización sináptica pueden ocurrir instantáneamente, casi como la alteración en la asignación del procesamiento asociacional, que puede darse en los estados hipnóticos.

Sistemas motores

Los movimientos musculares del cuerpo están controlados por las neuronas motoras inferiores, que expanden axones –algunos de hasta 1 m de largo– hacia las fibras musculares. La activación de las neuronas motoras inferiores está regulada por la suma total de la actividad de las neuronas motoras superiores. En el tronco encefálico, sistemas primitivos producen movimientos coordinados groseros de todo el cuerpo. La activación del tracto rubroespinal estimula la flexión de todas las extremidades, mientras que la del tracto vestibuloespinal hace que todas las extremidades se extiendan. Los recién nacidos, por ejemplo, tienen las extremidades fuertemente flexionadas, se supone que por la dominancia del sistema rubroespinal. De hecho, los movimientos de un lactante anencefálico, que carece totalmente de corteza cerebral, pueden ser indistinguibles de los de un recién nacido normal. En los primeros meses de vida, la espasticidad flexora se reduce gradualmente por las acciones opuestas de las fibras vestibuloespinales, y aumenta la movilidad de las extremidades.

En la parte superior de la jerarquía motora está el tracto corticoespinal, que controla movimientos finos y que finalmente domina el sistema del tronco encefálico durante los primeros años de vida. Las neuronas motoras superiores del tracto corticoespinal se localizan en el lóbulo frontal posterior, en una sección de la corteza conocida como *franja motora*. Los movimientos planificados se conciben en las áreas de asociación del cerebro y la corteza motora dirige su ejecución sin problemas, en comunicación con los ganglios basales y el cerebelo. La importancia del sistema corticoespinal se hace evidente de inmediato en los ictus, en los que la espasticidad reaparece, a medida que se anula la influencia cortical, y las acciones de los sistemas motores del tronco encefálico están liberadas de la modulación cortical.

Ganglios basales.   Los *ganglios basales,* un grupo subcortical de núcleos de sustancia gris, parece que median en el tono postural. Los cuatro ganglios funcionalmente distintos son: el estriado, el pálido, la sustancia negra y el núcleo subtalámico. Conocidos en conjunto como el cuerpo estriado, el caudado y el putamen albergan componentes de ambos sistemas, motor y de asociación. El núcleo caudado desempeña un papel importante en la modulación de los actos motores. Los estudios de neuroimagen anatómica y funcional han correlacionado la activación reducida del caudado con la conducta obsesivo-compulsiva. Cuando funciona adecuadamente, el núcleo caudado actúa como guardián para permitir al sistema motor realizar únicamente aquellos actos dirigidos a un objetivo. Cuando no es capaz de llevar a cabo su función de guardián, se realizan actos extraños como en el trastorno obsesivo-compulsivo o en los trastornos por tics, como el trastorno de la Tourette. La hiperactividad del estriado debida a una falta de inhibición dopaminérgica (p. ej., en las enfermedades parkinsonianas) produce *bradicinesia,* incapacidad para iniciar movimientos. El caudado, en particular, se encoge radicalmente en la enfermedad de Huntington. Este trastorno se caracteriza por rigidez, sobre la cual se superponen gradualmente movimientos coreiformes o «de baile». La psicosis puede ser una característica destacada de la enfermedad de Huntington, y no es raro el suicidio. También se cree que el caudado influye sobre los procesos asociativos o cognitivos.

El globo pálido contiene dos partes conectadas en serie. En una sección transversal del cerebro, las partes interna y externa del globo pálido se encajan dentro de la concavidad del putamen. El globo pálido recibe información del cuerpo estriado y proyecta fibras al tálamo, estructura que puede dañarse gravemente en la enfermedad de Wilson y en la intoxicación por monóxido de carbono, que se caracterizan por una posición distónica y movimientos aleteantes de los brazos y las piernas.

La sustancia negra se denomina así por la presencia del pigmento melanina, que hace que parezca negra al ojo humano. Consta de dos partes, una de las cuales equivale funcionalmente a la parte interna del globo pálido. La otra parte degenera en la enfermedad de Parkinson. El parkinsonismo se caracteriza por rigidez y temblor, y se asocia con depresión en más del 30 % de los casos.

Por último, las lesiones del núcleo subtalámico producen movimientos balísticos, sacudidas bruscas de las extremidades de tal velocidad que se han comparado al movimiento de un proyectil.

Juntos, los núcleos de los ganglios basales son capaces de iniciar y mantener toda la serie de movimientos útiles. Se ha especulado que los núcleos sirven para configurar la actividad de la corteza motora subyacente y encajar en el propósito de las áreas de asociación. Además, parece que integran la retroalimentación propioceptiva para mantener un movimiento intencionado.

Cerebelo.   El cerebelo consiste en un simple patrón de circuito de seis células que se repite aproximadamente 10 millones de veces. Registros simultáneos de la corteza cerebral y del cerebelo han mostrado que el cerebelo se activa varios milisegundos antes de un movimiento planificado. Asimismo, su ablación provoca que los movimientos intencionados se vuelvan rudos y temblorosos. Estos datos indican que el cerebelo modula cuidadosamente el tono de los músculos agonistas y antagonistas prediciendo la contracción relativa necesaria para los movimientos sutiles. Este plan motor preparado se utiliza para asegurar que se envía exactamente la cantidad correcta de estímulos flexores y extensores a los músculos. Datos recientes con técnicas de neuroimagen funcional han revelado que el cerebelo está activo incluso durante la simple imaginación de actos motores, cuando en última instancia no se producen movimientos como resultado de sus cálculos. El cerebelo da lugar a dos (y posiblemente más) «homúnculos» distintos o representaciones corticales de la organización corporal.

Corteza motora.   Las innovadoras investigaciones de Penfield definieron un homúnculo motor en la circunvolución precentral, el área 4 de Brodmann (fig. 33-2), en el que se halló un mapa somatotópico de las neuronas motoras. Cada una de las células de la franja motora causa la contracción de un músculo. La región cerebral inmediatamente anterior a la franja motora se denomina área motora suplementaria, o área 6 de Brodmann. Esta región contiene células que cuando se estimulan individualmente pueden desencadenar movimientos más complejos, influyendo sobre una secuencia de activación de células de la franja motora. Estudios recientes han demostrado una amplia representación de movimientos en el cerebro.

El uso habilidoso de las manos se denomina *praxis,* y la incapacidad para llevar a cabo movimientos hábiles se denomina *apraxia.* Los tres niveles de apraxia son: límbico-cinético, ideomotor e ideatorio. La *apraxia límbico-cinética de las extremidades* es la incapacidad de utilizar la mano contralateral, aunque conserva su fuerza; se debe a lesiones aisladas en el área motora suplementaria, que contiene neuronas que estimulan secuencias funcionales de neuronas en la franja motora.

La *apraxia ideomotora* es la incapacidad de realizar un acto motor aislado cuando se ordena, aunque se conservan la comprensión, la fuerza y la realización espontánea del mismo acto. Afecta al mismo tiempo a ambas extremidades, y se hallan involucradas funciones tan especializadas que solo se localizan en un hemisferio. Enfermedades en dos

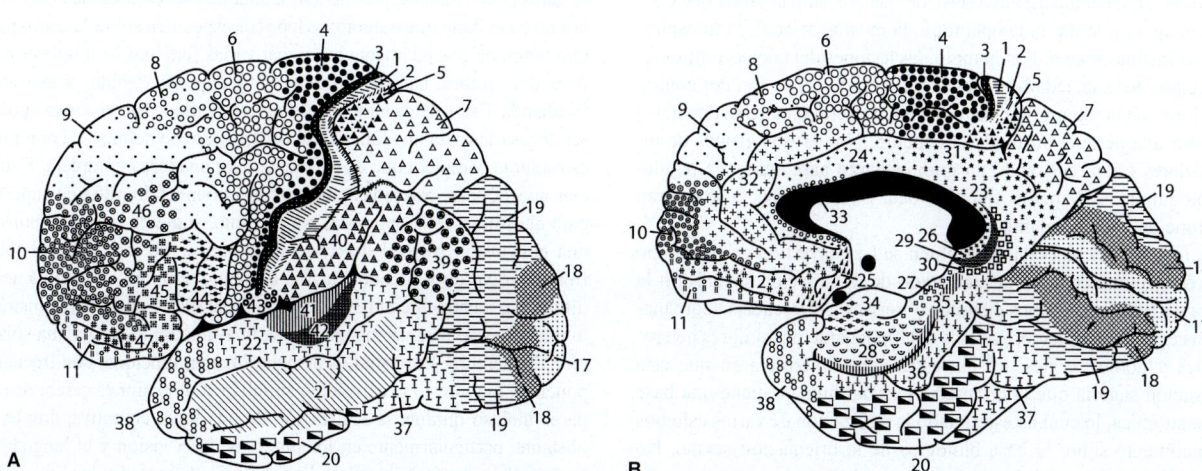

FIGURA 33-2
Esquema de la visión lateral (**A**) y medial (**B**) de las subdivisiones citoarquitectónicas del cerebro humano según Brodmann. (De Sadock BJ, Sadock VA, Ruiz P. *Kaplan & Sadock's Comprehensive Textbook of Psychiatry.* 9.ª ed. Philadelphia: Lippincott Williams & Wilkins; 2009.)

áreas separadas pueden producir este tipo de apraxia. La desconexión del área de comprensión del lenguaje (área de Wernicke), de regiones motoras causa una incapacidad para seguir órdenes habladas, y las lesiones del área premotora izquierda pueden alterar el programa motor existente, ya que está originado por neuronas motoras de orden superior. Este programa se transmite a través del cuerpo calloso al área premotora derecha, que dirige los movimientos de la mano izquierda. Una lesión en esta proyección del cuerpo calloso también puede causar una apraxia ideomotora aislada en la mano izquierda. Este síndrome implica la representación de actos motores específicos dentro de secciones aisladas de la corteza premotora izquierda. De este modo, igual que las células responden selectivamente a características específicas del entorno en las cortezas sensitivas superiores, algunas células de la corteza premotora dirigen tareas motoras complejas específicas.

La *apraxia ideatoria* aparece cuando cada uno de los componentes individuales de una secuencia de actos especializados del individuo puede realizarse de manera aislada, pero no puede organizarse toda la serie ni ejecutarse como un todo. Por ejemplo, la secuencia de abrir un sobre, sacar la carta, desplegarla y colocarla en la mesa no se puede realizar ordenadamente, a pesar de que puede ejecutarse cada uno de los actos por separado. La representación del concepto de secuencia motora puede requerir la intervención de diversas áreas, específicamente la corteza parietal izquierda, pero también depende de la secuenciación y de las funciones ejecutivas de la corteza prefrontal. Esta apraxia es un hallazgo típico de una degeneración cortical difusa, como la enfermedad de Alzheimer.

Sistema motor autónomo. El *sistema autónomo* se divide en un componente sensitivo (descrito anteriormente) y uno motor. El *sistema motor autónomo* se divide en dos ramas, el simpático y el parasimpático. Por norma, los órganos son inervados por dos tipos de fibras, que a menudo tienen funciones antagonistas. El *sistema parasimpático* lentifica la frecuencia cardíaca y empieza el proceso de la digestión. Por contra, el *sistema simpático* interviene en la respuesta de lucha o de huida aumentando la frecuencia cardíaca y la respiratoria, y desviando la sangre de las vísceras. El sistema simpático se activa considerablemente con sustancias simpaticomiméticas, como la anfetamina y la cocaína, y puede activarse por la retirada de sedantes como el alcohol, las benzodiazepinas y los opiáceos. Los investigadores que hallaron un mayor riesgo de presentar infarto de miocardio en personas con un alto grado de hostilidad han sugerido que la activación crónica de la respuesta simpática de lucha o huida, con secreción elevada de adrenalina, puede ser la base de esta asociación.

El centro del cerebro que controla el sistema motor autónomo es el *hipotálamo,* el cual alberga una serie de núcleos emparejados que controlan el apetito, la ira, la temperatura, la presión arterial, la transpiración y el instinto sexual. Por ejemplo, las lesiones del núcleo ventromedial (centro de la saciedad) producen un apetito voraz e ira. Por contra, las lesiones en la región superior del núcleo lateral (centro del hambre) producen una pérdida profunda del apetito. Numerosos grupos de investigadores están realizando un gran esfuerzo para definir la regulación bioquímica del apetito y la obesidad, y con frecuencia se centran en la función del hipotálamo.

La función del hipotálamo también se ha convertido en un campo de investigación activa en la regulación de la atracción sexual. En la década de 1990, tres grupos distintos observaron diferencias neuroanatómicas entre determinados núcleos del hipotálamo de hombres heterosexuales y homosexuales. Los investigadores interpretaron que esta observación sugería que la orientación sexual humana tiene una base neuroanatómica, lo cual ha estimulado la realización de varios estudios de seguimiento sobre la base biológica de la orientación sexual. No obstante, estas observaciones controvertidas hoy día no se aceptan sin cuestionarlas, y no ha emergido ningún consenso claro sobre si la estructura del hipotálamo se correlaciona de manera consistente con la orientación sexual. En estudios con animales, las primeras experiencias de crianza y sexuales alteran de manera importante el tamaño de núcleos hipotalámicos específicos.

Circuito reflejo primitivo. Las vías sensitivas actúan como extractores de características específicas de una multitud de estímulos del entorno, mientras que las vías motoras llevan a cabo los deseos del organismo. Estas vías pueden estar vinculadas directamente, por ejemplo, a la médula espinal, donde un arco reflejo primitivo participa en la rápida retirada de una extremidad ante la presencia de un estímulo doloroso, sin conocimiento consciente inmediato. En este bucle, el estímulo periférico activa el nervio sensitivo, la neurona sensitiva establece sinapsis y activa directamente la neurona motora, y esta última hace que el músculo se contraiga. Esta respuesta es estrictamente local y de todo o nada. No obstante, estos arcos reflejos primitivos raramente generan una conducta del organismo. En la mayor parte de las conductas, los sistemas sensitivos se proyectan hacia áreas de asociación en las que la información sensitiva es interpretada en términos de recuerdos, motivaciones y pulsiones determinados internamente. La conducta exhibida resulta de un plan de acción determinado por los componentes de asociación y llevado a cabo por los sistemas motores.

Localización de las funciones cerebrales. Muchos teóricos han subdividido el cerebro en sistemas funcionales. Brodmann definió 47 áreas basándose en diferencias citoarquitectónicas, un catálogo que ha perdurado notablemente a medida que se ha dilucidado la anatomía funcional del cerebro. A partir de datos procedentes de estudios sobre lesiones y de neuroimagen funcional se han asignado varias funciones distintas a casi todas las áreas de Brodmann. En el otro extremo, algunos expertos han distinguido únicamente tres bloques de procesamiento: el tronco encefálico y el sistema de activación reticular del tálamo proporcionan activación y establecen la atención; la corteza posterior integra percepciones y genera el lenguaje, y a un nivel más elevado, la corteza frontal genera programas y ejecuta planes, como el director de una orquesta.

La lateralización hemisférica de una función es una característica clave del proceso cortical superior. Las cortezas sensitivas primarias para el tacto, la visión, el oído, el olfato y el gusto se hallan representadas bilateralmente, y el primer nivel de abstracción para estas modalidades también suele representarse bilateralmente. Sin embargo, los niveles más altos de extracción de características están generalmente unificados en un solo hemisferio cerebral. Por ejemplo, la identificación de rostros conocidos o desconocidos se localiza, al parecer, en la corteza temporal inferior izquierda, y el procesamiento cortical del olfato tiene lugar en el lóbulo frontal derecho.

Las hipótesis acerca del flujo de pensamiento en el cerebro se basan en unos pocos datos experimentales, aunque esta escasez de observaciones no ha evitado que numerosos teóricos especulen sobre la neuroanatomía funcional. Se ha intentado asignar varias funciones a lóbulos específicos del cerebro, basados en déficits funcionales debidos a una lesión localizada. Estos datos indican que algunas regiones de la corteza pueden ser necesarias para una función específica, pero no definen el conjunto de estructuras completo que es suficiente para una tarea compleja. Evidencias anecdóticas, obtenidas mediante electroencefalografía de superficie para el estudio de la epilepsia, por ejemplo, sugieren que el impulso de una convulsión parietal derecha puede activar de inmediato el lóbulo frontal izquierdo y, a continuación, el lóbulo temporal derecho antes de difundirse localmente al resto del lóbulo parietal. Esta prueba ilustra las limitaciones de asignar ingenuamente una función mental a una sola región del cerebro. Los estudios de neuroimagen funcional con frecuencia ponen de manifiesto la activación simultánea de regiones cerebrales dispares incluso durante la realización de una tarea cognitiva simple. No obstante, particularmente en los procesos de la visión y el lenguaje, se han confirmado síndromes lobulares bastante bien definidos.

Lenguaje. El ejemplo mejor conocido de lateralización hemisférica es la localización de las funciones del lenguaje en el hemisferio izquierdo. A partir de las investigaciones llevadas a cabo por Pierre Broca y Karl Wernicke en el siglo XIX, los científicos han dibujado un mapa detallado de la comprensión y expresión del lenguaje.

Se han definido por lo menos ocho tipos de afasias en las que se hallan alterados uno o más elementos de la vía del lenguaje. La *prosodia,* los componentes emocionales o afectivos del lenguaje, o «lenguaje corporal», parece que se localiza en un conjunto especular de unidades cerebrales en el hemisferio derecho.

Dada la función principal del lenguaje verbal y escrito en la comunicación humana, la base neuroanatómica del lenguaje es la función de asociación que cuenta con una comprensión más completa. Los trastornos del lenguaje, también denominados *afasias,* pueden diagnosticarse fácilmente en la conversación habitual, mientras que los trastornos de la percepción pueden pasar inadvertidos, excepto en una exploración neurológica detallada, aunque pueden estar causados por lesiones de un mismo volumen de corteza. Entre los primeros modelos de localización cortical de una función destaca la descripción que hizo Broca en 1865 sobre la pérdida de la fluidez del habla, causada por una lesión del lóbulo frontal inferior izquierdo, y la localización de la comprensión del lenguaje, que Wernicke asignó en 1874 al lóbulo temporal superior izquierdo. Análisis posteriores de pacientes que presentaron afasias a causa de ictus, traumatismos o tumores han llevado a definir toda la vía de asociación del lenguaje, desde la entrada de información sensitiva hasta la producción motora.

El lenguaje es el que más demuestra la localización hemisférica de una función. En la mayoría de las personas, el hemisferio dominante para el lenguaje también dirige la mano dominante. El 90 % de la población es diestra, y en el 99 % de los diestros la dominancia del lenguaje se localiza en el hemisferio izquierdo. Del 10 % que son zurdos, en el 67 % también se localiza la dominancia del lenguaje en el hemisferio izquierdo; en el otro 33 % se observa una dominancia del lenguaje combinada o bien ubicada en el hemisferio derecho. Esta tendencia innata a la lateralización del lenguaje en el hemisferio izquierdo está muy asociada con una asimetría del plano temporal, una pieza cortical triangular de la superficie superior del lóbulo temporal que comprende el área de Wernicke. Los pacientes con dominancia hemisférica combinada del lenguaje carecen de la asimetría esperada del plano temporal. Que se haya observado asimetría en cerebros prenatales indica la existencia de un determinante genético. En realidad, la ausencia de asimetría es hereditaria, aunque tanto las influencias genéticas como las intrauterinas contribuyen probablemente al patrón final.

La comprensión del lenguaje se procesa a tres niveles. En primer lugar, en el *procesamiento fonológico,* los sonidos individuales, como las vocales o las consonantes, son reconocidos en la circunvolución inferior de los lóbulos frontales. El procesamiento fonológico mejora si se permite la lectura con los labios, si se ralentiza el habla o si se proporcionan pistas contextuales. En segundo lugar, el *procesamiento léxico* empareja la información fonológica con las palabras o sonidos identificados en la memoria de cada individuo. El procesamiento léxico determina si un sonido es una palabra o no. Evidencias recientes han localizado el procesamiento léxico en el lóbulo temporal izquierdo, donde la representación de datos léxicos se ordena según una categoría semántica. En tercer lugar, el *procesamiento semántico* conecta las palabras con su significado. Las personas con un defecto aislado en el procesamiento semántico pueden conservar la capacidad de repetir palabras, pero carecen de la capacidad de comprender o de hablar espontáneamente. El procesamiento semántico activa las circunvoluciones media y superior del lóbulo temporal izquierdo, mientras que la representación del contenido conceptual de las palabras se distribuye ampliamente en la corteza. La producción del lenguaje procede en dirección opuesta, desde las representaciones corticales semánticas a través de los nodos lexicales temporales izquierdos hacia el área de procesamiento fonológico motor oral (para el habla) o el sistema grafomotor (para la escritura). Cada una de estas áreas puede dañarse independientemente o simultáneamente a causa de un ictus, un traumatismo, una infección o un tumor, y producirse un tipo específico de afasia.

La incoherente diversidad de palabras o las expresiones ilógicas de un paciente afásico dejan poca incertidumbre acerca del diagnóstico de una lesión cortical del lado izquierdo, aunque el hemisferio derecho contribuye a la calidad afectiva del lenguaje, en cierto modo más sutil, pero igualmente importante. Por ejemplo, la frase «me siento bien» puede expresarse con una variedad infinita de matices, cada uno de los cuales es comprendido de un modo distinto. La percepción de prosodia y la apreciación de gestos asociados, o «lenguaje corporal», requieren, al parecer, que el hemisferio derecho esté intacto. Los neurólogos conductuales han cartografiado toda la vía para la asociación de la prosodia en el hemisferio derecho que refleja la vía del lenguaje del hemisferio izquierdo. Los pacientes con lesiones en el hemisferio derecho, que tienen alteradas la comprensión o la expresión de la prosodia, pueden tener dificultades para funcionar en la sociedad a pesar de conservar intactas sus habilidades para el lenguaje.

La dislexia del desarrollo se define como la dificultad inesperada para el aprendizaje en el contexto de una inteligencia, motivación y educación adecuada. Mientras que el habla inglesa consiste en la combinación lógica de 44 fonemas de sonidos básicos, la lectura requiere un conjunto más amplio de funciones cerebrales y, de esta manera, es más susceptible a la alteración. El conocimiento de fonemas específicos se desarrolla aproximadamente a la edad de 4 a 6 años, y parece tratarse de un prerrequisito para la adquisición de las habilidades de lectura. La incapacidad para identificar fonemas es el mejor factor de predicción de una incapacidad para la lectura. Los estudios de neuroimagen funcional han localizado la identificación de letras en el lóbulo occipital adyacente a la corteza visual primaria. El procesamiento fonológico se produce en el lóbulo frontal inferior, y el procesamiento semántico requiere las circunvoluciones superior y media del lóbulo temporal izquierdo. Una observación reciente de significado incierto indica que el proceso fonológico en los hombres activa únicamente la circunvolución frontal inferior izquierda, mientras que en las mujeres activa la circunvolución frontal inferior bilateralmente. Un análisis detallado de los déficits concretos de lectura de un individuo puede guiar el intento por solucionarlos, que puede centrarse en las debilidades y, de esta manera, intentar llevar las habilidades de lectura al nivel general de inteligencia y de las habilidades verbales.

En los niños se postula que la aparición de un trastorno del aprendizaje no verbal se debe a una disfunción en el hemisferio derecho. Este trastorno se caracteriza por un pobre control motor fino en la mano izquierda, déficits en la organización visoperceptiva, problemas con las matemáticas y una socialización incompleta o alterada.

Los pacientes con afasia no fluente, que no pueden completar una frase simple, pueden ser capaces de cantar una canción entera debido, por lo visto, a que muchos aspectos de la producción musical se localizan en el hemisferio derecho. La música se representa mayormente en el hemisferio derecho, pero en la complejidad total de la capacidad musical intervienen ambos hemisferios. Los músicos entrenados transfieren, al parecer, muchas habilidades musicales del hemisferio derecho al izquierdo a medida que ganan competencia en el análisis musical y en su ejecución.

Alerta y atención. La alerta, o el establecimiento y mantenimiento de un estado de vigilia, al parecer requiere por lo menos tres regiones del cerebro. Dentro del tronco encefálico, el sistema de activación reticular ascendente, un conjunto difuso de neuronas, parece que establece el nivel de conciencia. El sistema de activación reticular ascendente se proyecta a los núcleos intralaminares del tálamo, y estos núcleos, a su vez, se proyectan ampliamente a través de la corteza. Los estudios electrofisiológicos muestran que el tálamo y la corteza activan descargas rítmicas de actividad neuronal a una velocidad de 20 a 40 descargas por segundo. Durante el sueño, estas descargas no están sincronizadas. En el estado de vigilia, el sistema de activación reticular ascendente estimula los núcleos intralaminares del tálamo, que a su vez coordinan las oscilaciones de distintas regiones corticales. Cuanto mayor es la sincronización, mayor es el nivel de vigilia. La ausencia de activación produce estupor y coma. En general, pequeñas lesiones concretas del sistema de activación reticular ascendente pueden producir un estado estuporoso, mientras que a nivel del hemisferio se requieren lesiones bilaterales grandes para causar la misma depresión en el estado de alerta. Una enfermedad particularmente desafortunada pero instructiva que implica una extensa disfunción cortical bilateral permanente es el estado vegetativo persistente. Los ciclos de sueño-vigilia pueden conservarse, y parecer que los ojos miren fijamente, pero el mundo exterior no se registra ni hay indicios de que exista pensamiento consciente. Esta enfermedad representa la expresión de acciones aisladas del sistema de activación reticular ascendente y del tálamo.

Al parecer, el mantenimiento de la atención requiere que el lóbulo frontal derecho esté intacto. Por ejemplo, una prueba de persistencia muy utilizada consiste en escanear e identificar solo la letra A de una larga lista de letras aleatorias. Las personas sanas pueden mantener la ejecución de esta tarea durante varios minutos, pero en los pacientes con una disfunción del lóbulo frontal derecho, esta capacidad se ve gravemente reducida. Lesiones de tamaño parecido en otras regiones de la corteza no suelen influir en las tareas de persistencia. Por el contrario, la habilidad generalmente más adaptativa para mantener una línea coherente de pensamiento está difusamente distribuida por toda la corteza. Muchas enfermedades orgánicas pueden afectar a esta habilidad y producir confusión aguda o delírium.

Un trastorno de la atención ampliamente diagnosticado es el trastorno por déficit de atención/hiperactividad (TDAH). No se han asociado de un modo coherente observaciones patológicas con este trastorno, pero los estudios de neuroimagen funcional han documentado diversamente hipometabolismo del lóbulo frontal o del hemisferio derecho en estos pacientes, en comparación con controles sanos. Estos hallazgos refuerzan la idea de que los lóbulos frontales, y especialmente el lóbulo frontal derecho, son esenciales para el mantenimiento de la atención.

Memoria.   La evaluación clínica de la memoria debería analizar tres períodos, que tienen distintos correlatos anatómicos: las funciones de la *memoria inmediata* a lo largo de un período de segundos; la *memoria reciente,* que se aplica en una escala de minutos a días, y la *memoria remota,* que abarca un período de meses a años. La memoria inmediata está implícita en el concepto de atención y en la capacidad de seguir un hilo de pensamiento. Esta capacidad se ha dividido en componentes fonológicos y visoespaciales, y las técnicas de diagnóstico por la imagen funcional los han localizado en los hemisferios izquierdo y derecho, respectivamente. Un concepto relacionado que incorpora memoria inmediata y reciente es la *memoria de trabajo,* que es la capacidad de almacenar información durante varios segundos mientras se llevan a cabo otras operaciones cognitivas relacionadas con esta información. Estudios recientes han mostrado que neuronas individuales de la corteza prefrontal dorsolateral no solo registran características necesarias para la *memoria de trabajo,* sino también la certeza con que se conoce la información y el grado de expectación asignado a la permanencia de una característica particular del entorno. Algunas neuronas se activan rápidamente cuando se trata de algo que se espera con ilusión, pero la activación puede cesar si se pierden las expectativas repentinamente. La codificación del valor emocional de algo contenido en la memoria de trabajo puede ser de gran utilidad para determinar la conducta dirigida a un objetivo. Algunos investigadores localizan la memoria de trabajo predominantemente en la corteza frontal izquierda, pero clínicamente se requieren lesiones de la corteza prefrontal bilateral para que se altere gravemente. Se han descrito otros tipos de memoria, como la episódica, la semántica y la procedimental.

Tres estructuras cerebrales son importantes para la formación de recuerdos: el lóbulo temporal medial, determinados núcleos diencefálicos y el prosencéfalo basal. *El lóbulo temporal medial* alberga el *hipocampo,* una red alargada y altamente repetitiva. La *amígdala* es adyacente al extremo anterior del hipocampo. Se ha sugerido que la amígdala analiza la importancia emocional de una experiencia y determina el nivel de activación hipocámpica en consecuencia. De este modo, una experiencia emocionalmente intensa se graba indeleblemente en la memoria, pero los estímulos indiferentes se omiten con rapidez.

Estudios con animales han definido un código de localización hipocampal, un patrón de activación celular en el hipocampo que corresponde a la localización del animal en el espacio. Cuando se introduce al animal en un entorno nuevo, el hipocampo se activa de manera general. A medida que el animal explora y recorre el entorno, la activación de determinadas regiones del hipocampo empieza a corresponderse con localizaciones específicas del entorno. En aproximadamente 1 h aparece una representación interna muy detallada del espacio externo (un «mapa cognitivo») en forma de patrones de activación específicos de las células del hipocampo. Estos patrones de activación neuronal pueden tener poco parecido espacial con el entorno que representan; por el contrario, parece que se dispongan aleatoriamente en el hipocampo. Si se coloca al animal manualmente en una parte determinada de un espacio conocido, solo las regiones correspondientes del hipocampo muestran una actividad neuronal intensa. Cuando se registran los períodos de sueño, se observan secuencias de activación de las células del hipocampo que perfilan una vía coherente de navegación a través del entorno, incluso aunque el animal permanezca inmóvil. Si se retira al animal del entorno durante varios días, y luego se le vuelve a colocar en el mismo sitio, el código de lugar anteriormente registrado en el hipocampo se reactiva de inmediato. Una serie de experimentos con animales han separado la formación del código de lugar del hipocampo de los estímulos visuales, auditivos u olfativos, aunque cada una de estas modalidades puede contribuir a la generación de un código de lugar. Otros factores pueden incluir cálculos internos de distancias basados en contar pasos o en otra información propioceptiva. Datos de mutaciones genéticas orientadas en ratones han implicado tanto a los receptores glutamato del *N*-metil-D-aspartato (NMDA) como a la cinasa II calcio-calmodulina (CaMKII) en la formación apropiada de campos de lugar del hipocampo. Estos datos sugieren que el hipocampo es importante para la formación y el almacenamiento de recuerdos inmediatos y recientes. Aunque todavía no se dispone de datos que respalden esta idea, es concebible que el mapa cognitivo del hipocampo se reactive de manera inapropiada durante una experiencia de *déjà vu.*

El individuo más famoso en el estudio de la memoria es H. M., un hombre con epilepsia intratable a quien se extirparon quirúrgicamente tanto el hipocampo como la amígdala para curar su enfermedad. La epilepsia quedó controlada, pero él quedó con una incapacidad total para formar recuerdos de hechos y recordarlos. El aprendizaje y las habilidades de memoria de H. M. se conservaron relativamente, lo que llevó a sugerir que la memoria declarativa o factual puede estar separada en el cerebro de la memoria procedimental o relacionada con las habilidades. Puede observarse un déficit complementario en la memoria procedimental con conservación de la memoria declarativa en personas con enfermedad de Parkinson, que presentan degeneración de las neuronas dopaminérgicas del tracto nigroestriado. Puesto que este déficit en la memoria procedimental puede mejorarse con el tratamiento con levodopa, que se cree que potencia la neurotransmisión dopaminérgica en la vía nigroestriada, se ha postulado una función de la dopamina en la memoria procedimental. Otros informes de casos han implicado, además, a la amígdala y a los tractos de fibras aferentes y eferentes del hipocampo como elementos fundamentales en la formación de los recuerdos. Estudios lesionales también han sugerido una leve lateralización de la función del hipocampo, en la que el hipocampo izquierdo es más eficiente a la hora de formar recuerdos verbales y el derecho lo es con respecto a los no verbales. No obstante, tras sufrir lesiones unilaterales, en los seres humanos el resto del hipocampo puede compensar los déficits en mayor grado. Entre las causas médicas de la amnesia se incluyen el alcoholismo, las convulsiones, la migraña, fármacos o drogas, déficits vitamínicos, traumatismos, ictus, tumores, infecciones y enfermedades degenerativas.

El sistema motor dentro de la corteza recibe órdenes de las áreas de asociación. La ejecución de un nuevo acto requiere una interacción constante de las áreas sensitivas y de asociación para su finalización, y los estudios de neuroimagen funcional han demostrado una amplia activación de la corteza durante actos no especializados. Los actos motores memorizados requieren inicialmente la activación del lóbulo temporal medial. No obstante, con la práctica, la ejecución de segmentos cada vez más largos de un acto necesario para conseguir un objetivo se codifica en áreas concretas de las cortezas premotora y parietal (en particular, la corteza parietal izquierda), que producen una activación mucho más limitada de la corteza durante los actos muy especializados, y se deja al margen el lóbulo temporal medial. Este proceso se denomina *corticalización de los comandos motores*. En términos profanos, el proceso sugiere una base neuroanatómica para el dicho «la práctica hace al maestro».

Dentro del diencéfalo, el núcleo dorsal medial del tálamo y los cuerpos mamilares al parecer son necesarios para la formación de recuerdos. Estas dos estructuras se dañan en los estados de carencia de tiamina, que a menudo se observan en personas alcohólicas, y su inactivación se relaciona con el síndrome de Korsakoff, que se caracteriza por una grave incapacidad para formar nuevos recuerdos y una incapacidad variable para recordar los remotos.

El trastorno clínico de la memoria más frecuente es la enfermedad de Alzheimer. La enfermedad de Alzheimer es caracterizada patológicamente por la degeneración de neuronas y su sustitución por placas seniles y ovillos neurofibrilares. Los estudios clinicopatológicos han sugerido que el declive cognitivo se relaciona mejor con la pérdida de sinapsis. Inicialmente se afectan los lóbulos parietal y temporal, con una afectación relativa de los lóbulos frontales. Este patrón de degeneración se relaciona con la pérdida precoz de la memoria, que es principalmente una función del lóbulo temporal. También la comprensión sintáctica del lenguaje y la organización visoespacial, funciones que dependen en gran medida del lóbulo parietal, se hallan alteradas de manera precoz en la enfermedad de Alzheimer.

Por el contrario, los cambios en la personalidad, que reflejan una función del lóbulo frontal, son consecuencias relativamente tardías de la enfermedad. La enfermedad de Pick, un raro síndrome de degeneración cortical complementaria, afecta en primer lugar a los lóbulos frontales y respeta los lóbulos temporal y parietal. La desinhibición y la expresión del lenguaje alterada, que son signos de disfunción frontal, son precoces, pero se conservan relativamente la comprensión del lenguaje y la memoria.

La pérdida de memoria también puede deberse a trastornos de las estructuras subcorticales de la sustancia gris, específicamente los ganglios basales y los núcleos del troncoencéfalo, a una enfermedad de la sustancia blanca, o a trastornos que afecten tanto a la sustancia gris como a la blanca.

Emoción.   Las experiencias emocionales individuales ocupan la atención de todos los profesionales en salud mental. La emoción deriva de pulsiones básicas, como la alimentación, el sexo, la reproducción, el placer, el dolor, el miedo y la agresividad, que todos los animales comparten. La base neuroanatómica de estas pulsiones se centra, al parecer, en el sistema límbico. Emociones humanas diferenciadas, como el afecto, el orgullo, la culpa, la piedad, la envidia y el resentimiento, son principalmente aprendidas, y lo más probable es que estén representadas en la corteza. La regulación de las pulsiones requiere posiblemente una corteza frontal intacta. No obstante, los neuroanatomistas funcionales están lejos de comprender la compleja interrelación de las emociones. ¿Dónde se hallan, por ejemplo, las representaciones del ello, el yo y el superyó? ¿Qué vía siguen los juicios éticos y morales? ¿Qué procesos permiten que la belleza esté en el ojo de quien la contempla? Estas cuestiones filosóficas representan auténticos retos para el descubrimiento humano.

Varios estudios han sugerido que dentro de la corteza existe una dicotomía hemisférica de representación emocional. El hemisferio izquierdo alberga la mente analítica, pero puede tener un repertorio emocional limitado. Por ejemplo, pueden observarse lesiones del hemisferio derecho que causan déficits funcionales profundos, con indiferencia por el hemisferio izquierdo intacto. La negación de enfermedad y de la incapacidad para mover la mano izquierda en casos de lesión del hemisferio derecho se denomina *anosognosia*. Por el contrario, las lesiones del hemisferio izquierdo, que causan afasia profunda, pueden desencadenar una depresión catastrófica, dado que el hemisferio derecho se enfrenta a la pérdida. El hemisferio derecho también aparece dominante para el afecto, la socialización y la imagen corporal.

La afectación del hemisferio izquierdo produce un trastorno intelectual y pérdida del aspecto narrativo de los sueños, y la del derecho produce trastornos afectivos, pérdida de aspectos visuales de los sueños e incapacidad para responder al humor, matices de metáfora y connotaciones. En experimentos de visión dicótica se mostraron simultáneamente dos escenas de contenido emocional diverso a cada mitad del campo visual, y cada hemisferio las percibió por separado. Fue más intensa la respuesta emocional que prestó atención a las escenas mostradas al campo visual izquierdo, que fueron procesadas por el hemisferio derecho. Además, se ha observado repetidamente que los cambios hemisensoriales que representan trastornos de conversión intervienen con mayor frecuencia la mitad izquierda del cuerpo que la derecha, una observación que sugiere un origen en el hemisferio derecho.

Dentro de los hemisferios, los lóbulos temporal y frontal desempeñan un papel importante en la emoción. El lóbulo temporal muestra una elevada frecuencia de focos epilépticos, y la epilepsia del lóbulo temporal presenta un interesante modelo del papel del lóbulo temporal en la conducta. En estudios de epilepsia, se analiza la activación anómala del cerebro en lugar de los déficits en la actividad analizada en los estudios lesionales clásicos. La epilepsia del lóbulo temporal tiene un interés particular en psiquiatría porque los pacientes con convulsiones en este lóbulo a menudo manifiestan una conducta atípica sin presentar los movimientos de sacudida del *grand mal* clásico causados por las convulsiones en la corteza motora. Una personalidad sugerida para la epilepsia del lóbulo temporal está caracterizada por hiposexualidad, intensidad emocional y una aproximación perseverativa a las interacciones, denominada *viscosidad*. Los pacientes con epilepsia del lóbulo temporal izquierdo pueden generar comentarios de destino personal y de temas filosóficos, y mostrar un planteamiento de la vida carente de humor. Por el contrario, los pacientes con epilepsia del lóbulo temporal derecho muestran excesiva emocionalidad, que va desde la euforia hasta la tristeza. Aunque los pacientes con epilepsia del lóbulo temporal pueden mostrar agresividad excesiva entre las convulsiones, la convulsión en sí misma puede provocar miedo.

Lo contrario a la personalidad de la epilepsia del lóbulo temporal se da en personas con lesión bilateral de los lóbulos temporales tras sufrir un traumatismo craneoencefálico, un paro cardíaco, encefalitis por herpes simple o enfermedad de Pick. Esta lesión recuerda la descrita en el síndrome de Klüver-Bucy, un modelo experimental de la extirpación del lóbulo temporal en monos. La conducta en este síndrome se caracteriza por hipersexualidad, placidez, tendencia a explorar el entorno con la boca, incapacidad para reconocer la importancia emocional de estímulos visuales, y desviación constante de la atención, denominada *hipermetamorfosis*. A diferencia del espectro agresión-miedo observado a veces en pacientes con epilepsia del lóbulo temporal, la extirpación completa de los lóbulos temporales parece que produce una reacción afable y uniforme hacia el entorno, posiblemente a causa de una incapacidad para acceder a los recuerdos.

Las cortezas prefrontales influyen en el estado de ánimo de un modo complementario. Mientras que la activación de la corteza prefrontal izquierda eleva el estado de ánimo, la de la corteza prefrontal derecha causa depresión. Una lesión en el área prefrontal izquierda, tanto cortical como subcortical, suprime las influencias normales que elevan el estado de ánimo y produce depresión y un llanto incontrolable. Por el contrario, una lesión comparable del área prefrontal derecha puede producir risa, euforia y tendencia a bromear y hacer juegos de palabras. Efectos contrarios a los causados por lesiones aparecen durante las convulsiones, en las que se produce la activación excesiva y anómala de ambas cortezas prefrontales. Un foco de convulsiones en la corteza prefrontal izquierda puede causar convulsiones gelásticas, por ejemplo, en las que el efecto ictal es la risa. La neuroimagen funcional ha documentado hipoperfusión prefrontal izquierda durante estados depresivos, que se normalizó cuando se trató la depresión de forma satisfactoria.

Función del sistema límbico.

El sistema límbico fue esbozado por James Papez en 1937. El circuito de Papez consta del hipocampo, el fórnix, los cuerpos mamilares, el núcleo anterior del tálamo y la circunvolución cingulada (fig. 33-3). Los límites del sistema límbico se expandieron posteriormente para incluir la amígdala, el septo, el mesencéfalo basal, el núcleo *accumbens* y la corteza orbitofrontal.

Aunque este esquema crea un bucle anatómico para el procesamiento emocional, se desconocen las contribuciones específicas de otros componentes individuales distintos del hipocampo, o incluso si una serie dada de impulsos neuronales viaja realmente a lo largo de toda la vía.

Al parecer, la amígdala es una entrada sumamente importante a través de la cual se integran estímulos internos y externos. La información procedente de los sentidos primarios es entretejida con pulsiones internas, como el hambre y la sed, para asignar significado emocional a experiencias sensitivas. La amígdala puede mediar las respuestas al miedo aprendidas, como la ansiedad y el pánico, y puede dirigir la expresión de determinadas emociones para producir un afecto concreto. Datos neuroanatómicos sugieren que la amígdala ejerce una influencia más poderosa sobre la corteza, para estimular o suprimir la actividad cortical, de la que la corteza ejerce sobre la amígdala. Las vías procedentes de las estaciones de transmisión sensitiva talámica envían datos por separado a la amígdala y a la corteza, y el posterior efecto de la amígdala sobre la corteza es el más potente de las dos conexiones recíprocas.

Por el contrario, se ha constatado que la afectación de la amígdala destruye la capacidad para distinguir el miedo y la ira en las voces y las expresiones faciales de otras personas. Quienes sufren este tipo de lesiones pueden conservar la capacidad para reconocer la felicidad, la tristeza o el disgusto. El sistema límbico alberga, al parecer, las áreas de asociación emocional, que dirigen el hipotálamo para expresar los componentes motores y endocrinos del estado emocional.

Miedo y agresión.

En los animales, la estimulación eléctrica por toda el área subcortical que involucra el sistema límbico produce reacciones de rabia (p. ej., gruñir, escupir o arquear la espalda). Que el animal huya o ataque, depende de la intensidad de la estimulación.

Sistema límbico y esquizofrenia.

El sistema límbico se ha implicado particularmente en estudios neuropatológicos de la esquizofrenia. El bien conocido sistema de las cuatro A para la esquizofrenia de Eugen Bleuler (afecto, asociaciones, ambivalencia y autismo) hace referencia a funciones cerebrales controladas en parte por estructuras límbicas. En varios estudios clinicopatológicos se ha observado una reducción del peso de la sustancia gris del cerebro, pero no de la sustancia blanca, en personas con esquizofrenia. En informes patológicos, así como en informes de resonancia magnética (RM), los pacientes esquizofrénicos pueden mostrar un volumen reducido del hipocampo, la amígdala y la circunvolución parahipocampal. La esquizofrenia puede ser una secuela tardía de un foco epiléptico temporal, con algunos estudios que informan de una asociación en el 7% de los pacientes con epilepsia del lóbulo temporal.

Los estudios de neuroimagen funcional han demostrado una menor activación de los lóbulos frontales en muchos pacientes con esquizofrenia, en particular durante la realización de tareas dirigidas a la acción. Un aumento recíproco en la activación del lóbulo temporal puede darse durante acciones intencionadas, como hacer movimientos con los dedos o hablar, en personas con esquizofrenia. Los estudios neuropatológicos han demostrado una menor densidad del neurópilo, los axones entretejidos y las dendritas de las neuronas en los lóbulos frontales de estos pacientes. Durante el desarrollo, la densidad del neurópilo es la más alta alrededor del año de edad, y a continuación se reduce un poco a través de la poda sináptica; la densidad llega a una meseta durante la infancia y posteriormente se reduce a niveles como los del adulto en la adolescencia. Una hipótesis sobre la aparición de esquizofrenia en los últimos años de la adolescencia es que se produce un exceso de poda sináptica en el adolescente y, como resultado, es demasiado escasa la actividad frontolímbica. Algunos expertos han sugerido que el hipometabolismo y la escasez de conexiones interneuronales en la corteza prefrontal pueden reflejar ineficiencias en la memoria de trabajo, que permiten el discurso inconexo y la pérdida de asociaciones que caracterizan la esquizofrenia. Actualmente se desconoce la base molecular de la regulación de la densidad de las sinapsis dentro del neurópilo. Otras líneas de investigación cuyo objetivo es comprender la base de la esquizofrenia han documentado la ineficiencia en la formación de conexiones sinápticas corticales a mitad del se-

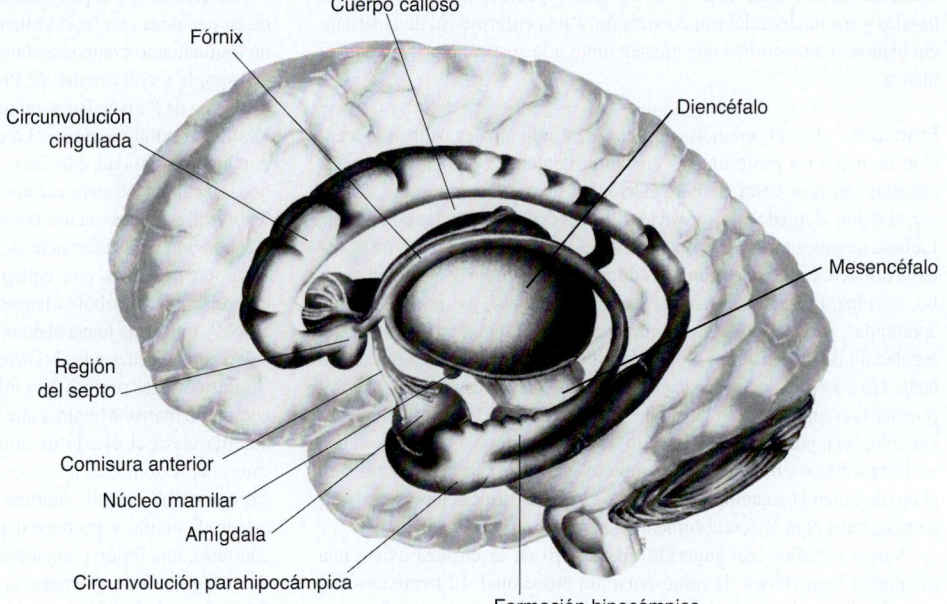

FIGURA 33-3

Dibujo esquemático de las principales estructuras anatómicas del sistema límbico. Nota: las circunvoluciones cingulada y parahipocámpica forman el lóbulo límbico, un borde de tejido localizado a lo largo de la zona de unión del diencéfalo y los hemisferios cerebrales. (Adaptada de Hendelman WJ. *Student's atlas of neuroanatomy.* Philadelphia: WB Saunders; 1994:179.)

Cuerpo calloso

Fórnix

Diencéfalo

Circunvolución cingulada

Mesencéfalo

Región del septo

Comisura anterior

Núcleo mamilar

Amígdala

Circunvolución parahipocámpica

Formación hipocámpica

gundo trimestre de gestación, que pueden deberse a una infección vírica o a malnutrición. En estudios sobre el neurodesarrollo realizados durante la infancia se ha observado un aumento de la incidencia de anomalías neurológicas sutiles antes de la aparición del trastorno del pensamiento en personas que posteriormente mostraron signos de esquizofrenia.

En un estudio interesante se usó la tomografía por emisión de positrones (PET) para identificar regiones cerebrales que están activadas cuando una persona oye el lenguaje hablado. Un conjunto consistente de estructuras corticales y subcorticales demostró un aumento del metabolismo cuando se procesaba el habla. A continuación los investigadores estudiaron un grupo de pacientes con esquizofrenia que estaban experimentando alucinaciones auditivas activas. Descubrieron que las mismas áreas del cerebro que se activaban con la reproducción de sonidos reales se activaban mientras los pacientes estaban alucinando. Esto incluyó la corteza auditiva primaria. Al mismo tiempo se observó una menor activación de áreas que se creía que controlaban el habla, incluidas la circunvolución temporal media izquierda y el área motora complementaria. Este estudio plantea cuestiones sobre cuál es la estructura cerebral que activa las alucinaciones y el mecanismo por el cual las suprimen los fármacos neurolépticos. Es evidente que las técnicas de diagnóstico por la imagen funcional tienen mucho que decir sobre la base neuroanatómica de la esquizofrenia.

Función del lóbulo frontal. Los lóbulos frontales, la región que determina cómo actúa el cerebro en relación con sus conocimientos, constituyen una categoría en sí mismos. En estudios neuroanatómicos comparativos, el enorme tamaño de los lóbulos frontales es la principal característica que distingue el cerebro humano del de otros primates, y que le confiere cualidades únicas. Los lóbulos frontales presentan cuatro subdivisiones. Las tres primeras (la franja motora, el área motora complementaria y el área de Broca) ya se han mencionado al hablar del sistema motor y del lenguaje. La cuarta, más anterior, es la corteza prefrontal, que consta de tres regiones en las que las lesiones producen distintos síndromes: la *orbitofrontal,* la *dorsolateral* y la *medial.* Los estudios con tinción han definido conexiones recíprocas densas entre la corteza prefrontal y todas las demás regiones del cerebro. Por lo tanto, en la medida en que la anatomía puede predecir una función, la corteza prefrontal se conecta de manera ideal para permitir el uso secuencial de toda la gama de funciones cerebrales en la ejecución de actividad dirigida a un objetivo. De hecho, la afectación del lóbulo frontal por lo general altera las funciones ejecutivas: motivación, atención y secuenciación de acciones.

Las lesiones bilaterales de los lóbulos frontales se caracterizan por cambios en la personalidad, esto es, cómo interactúan las personas con el mundo. El *síndrome del lóbulo frontal,* que la mayoría de las veces se debe a traumatismo, infartos, tumores, lobotomía, esclerosis múltiple o enfermedad de Pick, consiste en pensamiento enlentecido, poca capacidad de juicio, disminución de la curiosidad, retraimiento social e irritabilidad. Los pacientes suelen mostrar indiferencia apática a experimentar, que puede explotar repentinamente en una desinhibición impulsiva. Las lesiones unilaterales del lóbulo frontal pueden pasar muy desapercibidas porque el lóbulo intacto puede compensar con una eficacia elevada.

Puede que sea difícil detectar una disfunción del lóbulo frontal mediante pruebas neuropsicológicas formales y muy estructuradas. La inteligencia, como se refleja en el coeficiente intelectual (CI), puede ser normal, y los estudios de neuroimagen funcional han mostrado que, al parecer, el CI se relaciona principalmente con la activación del lóbulo parietal. Por ejemplo, durante la administración de la Escala de inteligencia de Wechsler para adultos revisada (*Wechsler Adult Intelligence Scale-Revised,* WAIS-R), los aumentos más altos de la actividad metabólica durante tareas verbales se dieron en el lóbulo parietal izquierdo, mientras que los más altos de la actividad metabólica durante actuaciones de gran habilidad ocurrían en el lóbulo parietal derecho. Por el contrario, la patología del lóbulo frontal solo se hace aparente en situaciones no estructuradas y estresantes de la vida real.

Un famoso caso que ilustra el resultado de una afectación del lóbulo frontal es el de Phineas Gage, un trabajador del ferrocarril de 25 años de edad. Mientras estaba trabajando con explosivos, su cabeza fue atravesada accidentalmente por una barra de hierro. Sobrevivió, pero ambos lóbulos frontales se vieron gravemente dañados. Tras el accidente, su conducta cambió radicalmente. El informe del caso, redactado por el doctor J. M. Harlow en 1868, dice así: «[George] es inconstante, irreverente, satisfaciéndose a veces en la irreverencia más acusada (lo que anteriormente no era su costumbre), manifiesta poca deferencia para con sus compañeros, se irrita ante las restricciones o consejos cuando entran en conflicto con sus deseos... Su mente cambió radicalmente, de un modo tan claro que sus amigos y conocidos decían que "ya no era Gage"» (fig. 33-4).

En un estudio llevado a cabo con hombres diestros, la presencia de lesiones en la corteza prefrontal derecha eliminaba la tendencia a utilizar señales de memoria interna y asociativa, y llevaba a una tendencia extrema a interpretar la tarea en términos de su contexto inmediato. Por el contrario, los hombres diestros con lesiones de la corteza prefrontal izquierda no llevaban a cabo interpretaciones que dependían del contexto sino en términos de sus propias pulsiones internas. En los individuos zurdos se observaba una imagen especular de la lateralización funcional. Esta prueba reveló la asociación mejor conocida de la lateralización funcional cortical superior con la mano dominante. Experimentos futuros en esta dirección intentarán reproducir estas observaciones con neuroimagen funcional. De ser corroborados, estos estudios sugieren una notable complejidad de la localización funcional en la corteza prefrontal, y pueden tener implicaciones en la comprensión de enfermedades psiquiátricas en las que se ha postulado afectación prefrontal, como la esquizofrenia y los trastornos del estado de ánimo.

La fuerte inervación de los lóbulos frontales por fibras nerviosas que contienen dopamina tiene interés por la acción de los antipsicóticos: desde el punto de vista clínico, los antipsicóticos pueden ayudar a organizar las asociaciones incoherentes de un paciente con esquizofrenia, y a nivel neuroquímico, bloquean la acción de la dopamina en los receptores D_2 dopaminérgicos. Por lo tanto, los lóbulos frontales pueden ser un sitio terapéutico significativo de acción para la medicación antipsicótica.

Desarrollo

El sistema nervioso se divide en SNC y SNP. El SNC consta del cerebro y la médula espinal; el SNP hace referencia a todas las fibras y ganglios sensitivos, motores y autónomos que hay fuera del SNC. Durante el desarrollo, ambas divisiones surgen del tubo neural. El tubo neural se forma

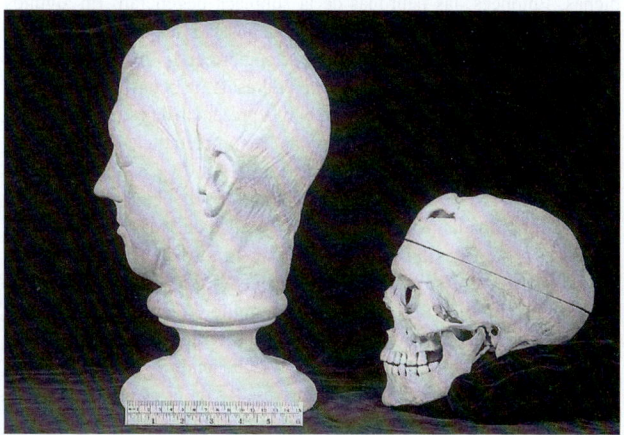

FIGURA 33-4
Máscara mortuoria de Phineas Gage con su cráneo. Obsérvese la anomalía en el área frontal del cráneo y la órbita ocular a través de la cual se alojó la barra de metal. (Por cortesía de Anthony A. Walsh, PhD.)

a través del pliegue de la placa neural, una especialización del ectodermo (la más externa de las tres capas embrionarias). Durante el desarrollo embrionario, el propio tubo neural se convierte en el SNC; el ectodermo situado inmediatamente en la superficie del tubo neural se convierte en la cresta neural, que da origen al SNP. La formación de estas estructuras requiere la combinación química entre tejidos adyacentes en forma de moléculas de superficies celulares y señales químicas difundibles.

En muchos casos se dice que una estructura formada anteriormente, como, por ejemplo, la notocorda, *induce* al ectodermo circundante a formar posteriormente una estructura, en este caso, la placa neural. La identificación de mediadores químicos de inducción tisular constituye un campo activo de investigación. Los científicos han empezado a analizar si la falta de interacción entre estos mediadores y sus receptores podría conllevar errores en el desarrollo cerebral que causen psicopatología.

Migración neuronal y conexiones.   El ciclo vital de una neurona consiste en el nacimiento de la célula, la migración a la posición adulta, la extensión de un axón, la elaboración de dendritas, la sinaptogénesis y, por último, el inicio de la neurotransmisión química. Cada una de las neuronas nace en zonas proliferativas generalmente localizadas a lo largo de la superficie interna del tubo neural. En el momento de mayor proliferación neuronal, a mitad del segundo trimestre, nacen 250 000 neuronas cada minuto. Las neuronas posmitóticas migran hacia fuera hasta sus localizaciones adultas en la corteza, guiadas por fibras gliales astrocíticas orientadas radialmente. La migración neuronal de orientación glial en la corteza cerebral ocupa la mayor parte de los primeros 6 meses de gestación. En algunas neuronas de la corteza prefrontal, la migración se produce a lo largo de una distancia que equivale a 5 000 veces el diámetro del cuerpo celular neuronal. La migración neuronal requiere una serie compleja de interacciones celulares y puede originar errores en los que las neuronas adquieran posiciones ectópicas. La colocación incorrecta de neuronas se denomina *heterotopia*. Se ha observado que las heterotopias neuronales causan epilepsia y están muy asociadas a retraso mental. En un estudio neuropatológico sobre el *planum temporale* de cuatro pacientes consecutivos con dislexia, las heterotopias fueron un hallazgo común. Recientemente se ha postulado que las neuronas heterotópicas que hay dentro del lóbulo frontal desempeñan un papel importante en algunos casos de esquizofrenia.

Muchas neuronas establecen un axón a medida que migran, mientras que otras no inician su rama axonal hasta que han alcanzado sus destinos corticales. Los axones talámicos que se proyectan hacia la corteza establecen inicialmente sinapsis en una capa transitoria de neuronas denominadas *neuronas de la subplaca*. En el desarrollo normal, los axones se separan posteriormente de las neuronas de la subplaca y avanzan superficialmente para establecer sinapsis en células corticales propiamente dichas. Entonces, las neuronas de la subplaca degeneran. En algunos cerebros de personas con esquizofrenia se observa una persistencia anómala de neuronas de la subplaca, lo que sugiere un fallo para completar la exploración axonal en los cerebros de estas personas. No obstante, esta observación no se correlaciona con la presencia de esquizofrenia en todos los casos. Una vez que la neurona ha completado la migración, se forma un árbol dendrítico ramificado característico. La sinaptogénesis se produce a una velocidad frenética a partir del segundo trimestre y durante aproximadamente los primeros 10 años de vida. Es máxima en los 2 años posteriores al nacimiento, cuando se forman incluso 30 millones de sinapsis por segundo. El recubrimiento de axones con mielina empieza en el período prenatal; es muy amplio en la primera infancia, pero no llega a su extensión completa hasta la tercera década de la vida. La mielinización del cerebro también es secuencial.

Los neurocientíficos están muy interesados en el efecto de la experiencia en la formación de circuitos cerebrales en los primeros años de vida. Como se ha mencionado anteriormente, se observan muchos ejemplos del impacto de experiencia sensitiva precoz en la activación de áreas de proceso sensitivo cortical. Asimismo, se sabe que los patrones de movimiento precoz refuerzan conexiones neuronales en el área motora

complementaria que dirige actos motores específicos. Las neuronas forman rápidamente un exceso de 5 veces de conexiones sinápticas; a continuación, a través de un proceso de eliminación darwiniano, solo persisten aquellas sinapsis con una función relevante. La poda sináptica, al parecer, conserva la información en la que la célula presináptica se activa de manera sincronizada con la postsináptica, un proceso que refuerza los circuitos neuronales activados repetidamente. Un componente molecular que se cree que interviene en el refuerzo sináptico es el receptor NMDA de glutamato postsináptico. Este receptor permite el influjo de iones de calcio solo cuando son activados por glutamato al mismo tiempo que se despolariza la membrana en la que se encuentra. De este modo, la unión al glutamato sin despolarización de membrana o la despolarización de membrana sin unión al glutamato no pueden desencadenar la entrada de calcio. Los receptores NMDA se abren en las dendritas que están expuestas a la activación repetida, y su activación estimula la estabilización de la sinapsis. El calcio es un mensajero intracelular fundamental que inicia una cascada de efectos, como la regulación génica y la liberación de factores tróficos que refuerzan conexiones sinápticas concretas. Aunque existen menos pruebas experimentales sobre el papel de la experiencia en la modulación de la conectividad sináptica de áreas de asociación que las que se han hallado en áreas sensitivas y motoras, los neurocientíficos creen que pueden aplicarse mecanismos parecidos dependientes de la actividad en todas las áreas del cerebro.

Neurogénesis en adultos.   Un notable descubrimiento reciente indica que, en los animales adultos, incluidos los seres humanos, pueden generarse nuevas neuronas en determinadas zonas del cerebro (en particular, en la circunvolución dentada del hipocampo). Esto contrasta con la creencia anterior de que en la mayoría de las especies no podían producirse neuronas tras el nacimiento. Este descubrimiento es importante para comprender el desarrollo normal, la incorporación de experiencias y la capacidad del cerebro para autorrepararse tras varios tipos de lesiones.

Base neurológica de las teorías del desarrollo.   En el campo de las emociones se ha sospechado que las primeras experiencias infantiles constituyen la raíz de la psicopatología desde las primeras teorías de Sigmund Freud. El método psicoanalítico de Freud tenía como objetivo rastrear el hilo de los primeros recuerdos infantiles. Franz Alexander añadió el objetivo de permitir al paciente revivir, en un entorno menos patológico, un proceso conocido como *experiencia emocional correctiva*. Aunque los neurocientíficos no tienen datos que demuestren que este método actúa en las neuronas y los circuitos, los resultados revelan un profundo efecto de los primeros cuidadores en el repertorio emocional de cada individuo adulto. Por ejemplo, el concepto de sincronización se define como el proceso mediante el cual los cuidadores «reproducen los sentimientos internos de un niño». Si las expresiones emocionales de un bebé son correspondidas de manera coherente y sensible, se refuerzan determinados circuitos emocionales. Entre estos circuitos se incluye probablemente el sistema límbico, en particular la amígdala, que para los estímulos emocionales constituye la entrada a los circuitos de la memoria del hipocampo. En un caso anecdótico, por ejemplo, una niña cuya madre fue en repetidas ocasiones incapaz de reflejarle su emoción, superó la infancia como una chica extremadamente pasiva que era incapaz de experimentar una emoción o un sentimiento de alegría.

Probablemente no hay ningún otro aspecto en el que las contribuciones relativas de lo innato y lo adquirido sean más indistinguibles que en la maduración de respuestas emocionales, en parte porque la localización en el cerebro adulto se comprende poco. No obstante, es razonable creer que las reacciones de los cuidadores durante los primeros 2 años de la vida de un niño se interiorizan a la larga como circuitos neuronales, que solo están sujetos parcialmente a la modificación a través de la experiencia posterior. Por ejemplo, las conexiones neuronales entre la corteza prefrontal y el sistema límbico, que probablemente desempeñan un papel en la modulación de las pulsiones básicas, se establecen entre los 10 y los 18 meses de edad. Investigaciones recientes sugieren que un patrón de experiencias aterradoras en la infancia puede inundar la amígdala y los circuitos de memoria instintiva para que estén específicamente alerta a los estímulos amenazantes, a expensas de circuitos para el lenguaje y otras habilidades académicas. De este modo, los niños criados en un hogar caótico y aterrador pueden hallarse neurológicamente en desventaja a la hora de adquirir habilidades cognitivas complejas en el colegio.

El equivalente en adultos de esta cascada de hiperactividad nociva de la respuesta al miedo se observa en el trastorno de estrés postraumático (TEPT), en el que las personas expuestas a un trauma intenso relacionado con la muerte o con una lesión pueden tener sentimientos de miedo y desesperanza años después del acontecimiento. Un estudio mediante PET llevado a cabo con pacientes con TEPT reveló una elevación anómala de la actividad en la amígdala derecha mientras los pacientes revivían sus recuerdos traumáticos. Los investigadores establecieron la hipótesis de que un medio hormonal estresante presente durante el registro de los recuerdos podía haber actuado grabando los recuerdos en el cerebro, y evitando su eliminación por parte de los circuitos de modulación habitual de la memoria. Como resultado, los recuerdos traumáticos ejercían una influencia persistente y llevaban a un estado de vigilancia constante, incluso en contextos familiares seguros.

Quienes trabajan en campos relacionados con las matemáticas han proporcionado resultados que documentan los efectos en la organización de las primeras experiencias sobre representaciones internas del mundo exterior. Desde los tiempos de Pitágoras, la música se ha considerado una rama de las matemáticas. En una serie de estudios recientes, se ha observado que grupos de niños a los que dieron lecciones intensivas de música clásica durante 8 meses en los años de preescolar contaban, años más tarde, con un mejor razonamiento espacial y matemático en la escuela que el grupo de control. Los niños que habían recibido educación musical realizaban considerablemente mejor las tareas no musicales, como orientarse en un laberinto, dibujar figuras geométricas y copiar patrones de bloques de dos colores. De este modo, la exposición temprana a la música puede ser la preparación ideal a la posterior adquisición de habilidades matemáticas y de ingeniería complejas.

Estas tentadoras observaciones indican una base neurológica de las teorías del desarrollo de Jean Piaget, Erik Erikson, Margaret Mahler, John Bowlby, Sigmund Freud y otros. La teoría epigenética de Erikson afirma que la conducta normal del adulto es el resultado de la finalización secuencial satisfactoria de cada una de las etapas de la lactancia y de la infancia. De acuerdo con el modelo epigenético, la incapacidad para completar una de las etapas se refleja en un posterior desajuste físico, cognitivo, social o emocional. Por analogía, los datos experimentales indican que las primeras experiencias (en particular, durante el período crítico de oportunidad para establecer conexiones neuronales) priman en las conexiones básicas para el lenguaje, emociones y otras conductas avanzadas. La activación errónea del cerebro de un niño lleva posteriormente a minusvalías graves cuando la persona intenta relacionarse con el mundo como un adulto. Estas observaciones respaldan la necesidad vital de una financiación pública suficiente de los programas de estimulación precoz, que pueden ser los medios más rentables para mejorar la salud mental de las personas.

DESARROLLO NEURAL Y NEUROGÉNESIS

El cerebro humano es un sistema estructural y funcionalmente complejo que se va modificando en respuesta tanto a la experiencia como a la enfermedad. Los sistemas anatómico y neuroquímico que subyacen a las funciones cognitiva, social, emocional, sensitiva y motora del sistema nervioso maduro emergen de poblaciones de células neuronales (neuronas) y gliales que aparecen durante los primeros períodos del desarrollo.

En psiquiatría es esencial entender los mecanismos moleculares y celulares que intervienen en el desarrollo del sistema nervioso porque las alteraciones en estos procesos contribuyen a muchos trastornos cerebrales. Aunque no es de extrañar una base evolutiva en los trastornos de la primera infancia, como el autismo, la discapacidad intelectual por

síndrome del cromosoma X frágil y el síndrome de Rett, incluso enfermedades de la madurez como la esquizofrenia y la depresión son un reflejo de factores ontogénicos. Por ejemplo, las pruebas procedentes de los estudios de neuroimagen y anatomía cerebral indican que, en la esquizofrenia, se constata una reducción del volumen de la región prosencefálica, del número de neuronas y células gliales, y de determinados tipos de interneuronas ya en el momento del diagnóstico. Asimismo, en el autismo, el crecimiento temprano del cerebro es anormalmente mayor, y se observan alteraciones en la organización celular que reflejan trastornos en los procesos básicos de proliferación y migración celular. Cuando se produce una regulación anormal en el desarrollo inicial del cerebro, puede establecerse una base de poblaciones neuronales alteradas que difieren en cuanto al tipo celular, el número o la posición, o pueden desarrollarse conexiones anómalas, con consecuencias para las poblaciones gliales que interaccionan. Con el desarrollo posnatal progresivo, los sistemas cerebrales en maduración reclutan componentes neuronales para obtener un nivel cada vez mayor de procesamientos de información compleja, que pueden ser deficientes si las condiciones iniciales se ven alteradas. Durante la maduración aparecen nuevas propiedades neuronales a medida que las poblaciones de neuronas desarrollan redes funcionales adicionales, basadas en la experiencia continua y modificadas por esta. Dado el carácter dinámico del cerebro, cabe esperar que las alteraciones en el desarrollo de las poblaciones y sistemas neuronales, causadas por factores genéticos y ambientales, se manifiesten en momentos diferentes de la vida de una persona.

Generalidades sobre el desarrollo morfológico del sistema nervioso

Cuando se estudia el desarrollo del cerebro deben tenerse en cuenta varios principios globales. En primer lugar, las diferentes regiones cerebrales y las poblaciones neuronales se generan en distintos momentos del desarrollo y presentan programas temporales específicos. Este patrón tiene implicaciones para las consecuencias de lesiones del desarrollo específico, como la aparición de autismo tras la exposición fetal al fármaco talidomida únicamente durante los días 20 a 24 de gestación. En segundo lugar, la secuencia de procesos celulares que conforman la ontogenia predice que las alteraciones que aparecen en los acontecimientos tempranos necesariamente provocan diferencias en los estadios posteriores, aunque no podamos detectarlas todas. Así, un déficit en el número de neuronas probablemente provocará una reducción de los procesos axonales y de la mielinización de la sustancia blanca en el cerebro maduro. Pero, dado que las células gliales son más numerosas que las neuronas en una proporción de 8 a 1, la población de células gliales, los oligodendrocitos y su mielina aparecen en la neuroimagen como alteraciones de la sustancia blanca sin apenas alteraciones neuronales. En tercer lugar, es obvio que las señales moleculares específicas, como los factores de crecimiento extracelulares y los receptores relacionados o factores de transcripción, actúan en múltiples estadios del desarrollo celular. Así, tanto el factor de crecimiento derivado de la insulina de tipo 1 (IGF-I, *insulin-like growth factor I*) como el factor neurótropo derivado del cerebro (BDNF, *brain-derived neurotrophic factor*) regulan múltiples procesos celulares durante la generación evolutiva y en la función de maduración de las neuronas, incluyendo la proliferación celular, la promoción de la supervivencia, la migración neuronal, la proyección de las prolongaciones y las modificaciones sinápticas momentáneas (plasticidad) que subyacen al aprendizaje y la memoria. Así pues, las modificaciones en la expresión o regulación de un ligando o de su receptor, sea por experiencia, daños ambientales o mecanismos genéticos, tendrán efecto en múltiples procesos del desarrollo y la maduración.

Placa neural y neurulación. El sistema nervioso del embrión humano aparece por primera vez entre las 2 semanas y media y las 4 semanas de gestación. Durante el desarrollo, la aparición de nuevos tipos celulares, neuronas incluidas, es consecuencia de las interacciones que se producen entre las capas celulares vecinas. En el día 13 de gestación el embrión está formado por una lámina de células. Después de la gastrulación (días 14 a 15), que forma un embrión con dos capas celulares, el ectodermo y el endodermo, la región de la placa neural del ectodermo está delineada por el mesodermo subyacente, que se forma el día 16. El mesodermo se forma a partir de células que se introducen en la hendidura de la línea media del ectodermo (línea primitiva). Después de la migración, la capa del mesodermo se sitúa entre el ectodermo y el endodermo e induce al ectodermo que hay encima a formar la placa neural. La inducción suele suponer la liberación de factores de crecimiento solubles por parte de un grupo de células, que a su vez se unen a las células vecinas y provocan cambios en los factores de transcripción nuclear que controlan la expresión de los genes secuencia abajo. En algunos casos están implicados mecanismos mediados por el contacto célula a célula. En el siguiente apartado sobre modelado genético se describe la importancia de la expresión de los factores de crecimiento solubles y de los factores de transcripción.

La placa neural, cuya inducción se ha completado hacia los 18 días, es una lámina de epitelio columnar rodeada por epitelio ectodérmico. Después de su formación, los bordes de la placa se elevan formando las crestas neurales. Posteriormente, cambios en el citoesqueleto intracelular y en la unión entre la matriz extracelular y la célula provocan la elevación de las crestas en la línea media, que acaban fusionándose en un proceso denominado neurulación, y forman así el tubo neural con una cavidad central que presagia el sistema ventricular (fig. 33-5). La fusión se inicia en la región cervical a la altura del rombencéfalo (bulbo raquídeo y puente de Varolio) y prosigue en dirección rostral y caudal. La neurulación se produce entre las semanas 3 y 4 de gestación en los seres humanos, y si fracasa se produce anencefalia en la zona rostral y espina bífida en la caudal. Los defectos de neurulación son bien conocidos tras la exposición al ácido retinoico de los preparados dermatológicos y los anticonvulsivantes, en especial el ácido valproico, así como por dietas con deficiencia de ácido fólico.

Otro producto de la neurulación es la cresta neural, cuyas células derivan de los bordes de la placa neural y del tubo neural dorsal. A partir de este punto, las células de la cresta neural migran en dirección dorsolateral bajo la piel para formar los melanocitos, y en dirección ventromedial para formar los ganglios sensitivos de la raíz dorsal y las cadenas simpáticas

del sistema nervioso periférico y los ganglios del sistema nervioso entérico. Sin embargo, la cresta neural origina diferentes tejidos, como las células de los sistemas neuroendocrino, cardíaco, mesenquimatoso y esquelético, que constituyen la base de muchos síndromes congénitos que afectan al cerebro y a otros órganos. La cresta neural se origina en el límite del ectodermo neural y epidérmico, y la generación de melanocitos constituye la base de trastornos neurocutáneos incluyendo la esclerosis tuberosa y la neurofibromatosis. Por último, otra estructura no neuronal de origen mesodérmico formada durante la neurulación es la notocorda, que se encuentra en la zona ventral del tubo neural. Como se describe más adelante en este capítulo, la notocorda desempeña un papel esencial durante la diferenciación del tubo neural, ya que es fuente de señalización de factores de crecimiento solubles, como la proteína Sonic hedgehog (Shh), que influye en el modelado genético y la determinación celular.

Diferenciación regional del sistema nervioso embrionario. Tras el cierre del tubo neural, este se expande diferencialmente para formar subdivisiones morfológicas que preceden a las principales divisiones funcionales del cerebro. Estas subdivisiones son importantes desde el punto de vista del desarrollo porque se forman diferentes regiones atendiendo a patrones específicos de proliferación y posterior migración y diferenciación. El tubo neural puede describirse en tres dimensiones: longitudinal, circunferencial y radial. La dimensión longitudinal refleja la organización rostrocaudal (anteroposterior), que básicamente consiste en el cerebro y la médula espinal. La organización de la dimensión circunferencial, tangencial a la superficie, representa dos ejes principales: en el eje dorsoventral, los grupos celulares se colocan exclusivamente de arriba abajo.

Por otro lado, en el eje mediolateral se da una simetría de imagen en espejo, de acuerdo con la simetría derecha-izquierda del cuerpo. Por último, la dimensión radial representa la organización de la capa celular más interna adyacente a los ventrículos hacia la superficie más externa, y muestra una disposición celular específica según la región. A las 4 semanas, el cerebro humano está dividido longitudinalmente en prosencéfalo (cerebro anterior), mesencéfalo (cerebro medio) y rombencéfalo (cerebro posterior). Estas tres subdivisiones o «vesículas» se dividen a su vez en cinco divisiones hacia las 5 semanas, a saber: prosencéfalo, que forma el telencéfalo (que consta de la corteza, el hipocampo y los

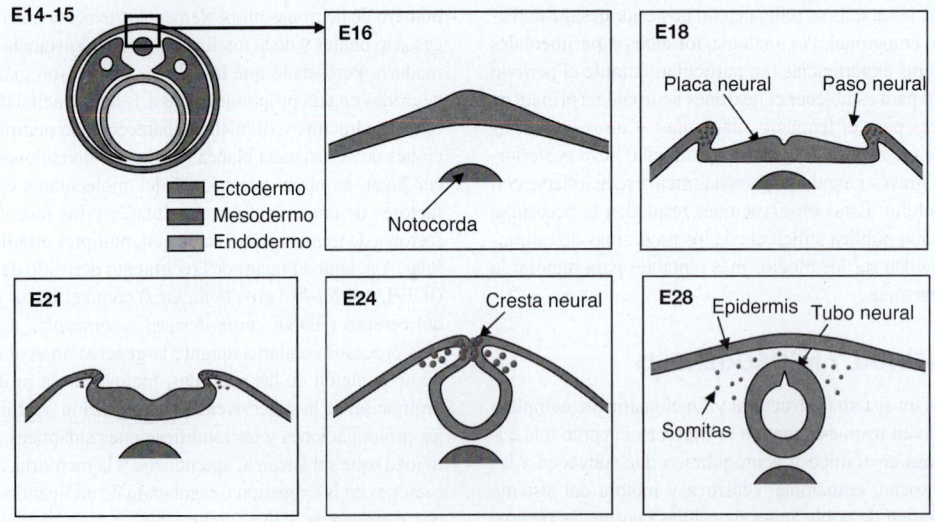

FIGURA 33-5
Mecanismos de neurulación. Esta empieza con la formación de una placa neural en respuesta a la liberación de factores de crecimiento solubles por parte de la notocorda subyacente. La placa neural se origina como un engrosamiento del ectodermo procedente de células epiteliales cuboides que adquieren forma columnar. Con otros cambios en la forma y la adhesión celular, los extremos de la placa se pliegan y se elevan, y se unen en la línea media para formar un tubo. Las células de los extremos de los pliegues neurales quedan situadas entre el tubo neural y la epidermis que hay encima, formando la cresta neural, que origina el sistema nervioso periférico y otras estructuras (De Sadock BJ, Ruiz P. *Kaplan & Sadock's Comprehensive Textbook of Psychiatry*. 9.ª ed. Philadelphia: Lippincott Williams & Wilkins; 2009:44).

ganglios basales) y el diencéfalo (tálamo e hipotálamo), el mesencéfalo (cerebro medio) y el rombencéfalo, que se divide en metencéfalo (puente de Varolio y cerebelo) y mielencéfalo (bulbo raquídeo). La trasformación morfológica en cinco vesículas depende de la proliferación de células precursoras específicas de la región adyacente a los ventrículos, las llamadas zonas ventriculares. Como se comentará, la proliferación depende íntimamente de los factores de crecimiento solubles segregados por las propias células proliferantes o liberados de los centros de señalización regional. A su vez, la producción de factores de crecimiento y la expresión de los receptores relacionados también dependen de los genes del modelado específicos de la región. Ahora sabemos que los precursores de las zonas ventriculares, que parecen morfológicamente homogéneos, expresan determinantes genéticos moleculares dispuestos en forma de damero que controlan la generación de tipos específicos de neuronas en cada dominio (fig. 33-6).

En la dimensión circunferencial, la organización comienza muy temprano y se extiende a lo largo de muchas subdivisiones rostrocaudales. En la médula espinal, la mayor parte del tejido está formando las placas laterales, que posteriormente se dividen en placas dorsales o alares, formadas por interneuronas sensitivas, y placas motoras o basales, formadas por motoneuronas ventrales. Otras dos placas diminutas, la placa del suelo y la placa del techo, están prácticamente ausentes en la madurez, pero desempeñan un papel regulador esencial como centros de señalización para los factores de crecimiento en el embrión. En realidad, la placa del suelo produce su propia Shh como respuesta a la Shh de la notocorda localizada ventralmente, que a su vez induce a las células vecinas de la médula espinal ventral y del tallo encefálico a expresar factores de transcripción específicos de la región que determinarán el fenotipo y la función celular. Por ejemplo, en combinación con otros factores, la Shh de la placa del suelo induce la diferenciación de los precursores del mesencéfalo en neuronas de la sustancia negra secretoras de dopamina.

De forma análoga, la placa del techo segrega factores de crecimiento como las proteínas morfogenéticas óseas (BMP), que marcan el destino de las células de las neuronas dorsales de la médula espinal. En ausencia de la placa del techo, no se forman las estructuras dorsales, como el cerebelo, y faltan las estructuras hipocampales de la línea media. Por último, en la dimensión radial, la organización de capas es específica de cada subdivisión, causada por la proliferación diferencial de precursores de zonas ventriculares y de la migración celular, como se explicará más adelante.

Zonas proliferativas ventricular y subventricular.   Los diferentes patrones de proliferación y migración de precursores en las diferentes regiones generan la organización radial del sistema nervioso. En cada subdivisión longitudinal, el tamaño de la población final de una región cerebral depende de la interrelación entre la neurogénesis regulada y la muerte celular programada. Los conceptos tradicionales habían sugerido un exceso de producción celular en todas partes, y que la regulación del número final de células se lograba principalmente después de la neurogénesis por la muerte celular selectiva mediada por factores de supervivencia (tróficos) derivados de los sitios de actuación. Ahora sabemos que los genes del modelado (que se comentarán más adelante) desempeñan un papel principal a la hora de dirigir la proliferación de los precursores regionales que se coordina con los requerimientos estructurales finales, y que la muerte celular programada se produce en múltiples estadios. Por consiguiente, en las enfermedades que se caracterizan por regiones cerebrales más pequeñas de lo normal, como la esquizofrenia, es posible que inicialmente no puedan generarse neuronas, en contraposición a la generación normal y posterior pérdida celular.

Modelos radial y tangencial de la neurogénesis y la migración.   De interés para la psiquiatría, la corteza cerebral es el modelo paradigmático de neurogénesis de dentro hacia fuera. Un gran número de estudios relacionan en la actualidad mutaciones genéticas específicas con diferentes malformaciones corticales que alteran la neurogénesis, la migración y la organización celular, lo que aumenta nuestro conocimiento sobre el desarrollo cortical, tanto normal como fisiopatológico. Derivadas de las vesículas telencefálicas del prosencéfalo embrionario,

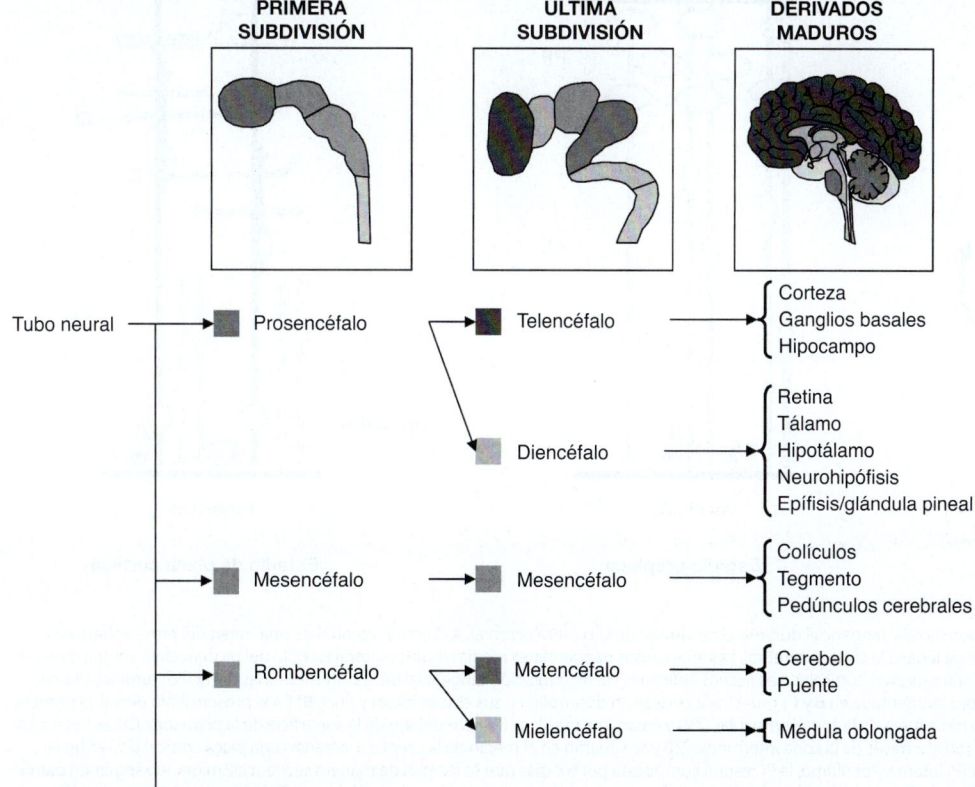

FIGURA 33-6

Progresión de la diferenciación de las regiones cerebrales. Al poco tiempo de la neurulación, el tubo neural se diferencia en cuatro regiones (prosencéfalo, mesencéfalo, rombencéfalo y médula espinal) que darán lugar, después de las consiguientes divisiones y maduraciones, a las diferentes estructuras cerebrales. (De Sadock BJ, Sadock VA, Ruiz P. *Kaplan & Sadock's Comprehensive Textbook of Psychiatry.* 9.ª ed. Philadelphia: Lippincott Williams & Wilkins; 2009:45.)

las características capas de seis células representan la base citoarquitectónica y fisiológica común de la función neocortical. Dentro de cada capa, las neuronas muestran morfologías axodendríticas relacionadas, utilizan neurotransmisores comunes, y establecen conexiones aferentes y eferentes similares. En general, las neuronas piramidales de la capa 3 establecen sinapsis en el interior de los hemisferios corticales y entre ellos, mientras que las neuronas de la capa 5/6, más profunda, se proyectan principalmente a los núcleos subcorticales, como el tálamo, el tronco encefálico y la médula espinal. La mayoría de las neuronas corticales se originan en las zonas ventriculares del prosencéfalo. Durante los estadios más precoces, las primeras células posmitóticas migran hacia el exterior desde las zonas ventriculares para establecer una capa superficial, la *preplaca,* formada por dos tipos celulares importantes: las células de Cajal-Retzius, que forman la capa 1 más externa, o zona marginal, y las neuronas de la subplaca, que se disponen bajo la futura capa 6. Estas regiones diferenciadas se forman cuando las neuronas de la placa cortical originadas más tarde migran en su interior y dividen la preplaca en dos (fig. 33-7).

Un descubrimiento reciente, postulado durante años, ha modificado la visión sobre el origen de las poblaciones de neuronas corticales implicadas en la enfermedad cerebral humana. Los experimentos sobre trazabilidad neuronal realizados en cultivos e *in vivo* demuestran que la neocorteza, un derivado del prosencéfalo dorsal, también está poblada por neuronas generadas en el prosencéfalo ventral (fig. 33-7). Los estudios moleculares de genes del modelado, en especial el *Dlx,* respaldan este modelo (v. más adelante). En contraposición a las neuronas piramidales excitadoras, la gran mayoría de las interneuronas que segregan ácido γ-aminobutírico (GABA) inhibidor se originan a partir de los precursores mitóticos de las eminencias ganglionares que generan las neuronas de los ganglios basales. Subgrupos de interneuronas también segregan neuropéptidos, como el neuropéptido Y y somatostatina, y expresan enzimas generadoras de óxido nítrico sintetasa (NOS). Estas interneuronas GABA, que no están asociadas con la glía radial de las zonas ventriculares corticales, alcanzan la placa cortical migrando en dirección tangencial, bien en la zona marginal superficial o en una posición más profunda sobre las zonas ventriculares, la región de la subplaca donde también crecen aferentes talámicas. De forma significativa, en el cerebro de los pacientes con esquizofrenia, la corteza prefrontal muestra una densidad reducida de interneuronas en la capa 2. Además, se aprecia un aumento de la unión al receptor GABA$_A$, una posible compensación funcional, así como una deficiencia relativa de neuronas que expresan NOS. Estas observaciones han llevado a emitir la hipótesis de que la esquizofrenia se debe a una disminución de la actividad gabaérgica. El origen de las interneuronas GABA a partir de las eminencias ganglionares y su asociación con genes del modelado específicos plantea nuevos modelos genéticos sobre la etiología de la enfermedad y posibles estrategias para la intervención. Así pues, de forma más general, el desarrollo cortical normal depende del equilibrio entre los dos patrones principales de neurogénesis y en migración, que consiste en la migración radial de las neuronas excitadoras desde las zonas ventriculares del neuroprosencéfalo dorsal y la migración en sentido tangencial de las neuronas inhibidoras desde el prosencéfalo ventral.

Al contrario de lo que sucede en la neurogénesis de dentro afuera observada en la corteza, regiones filogenéticamente más antiguas, como el hipotálamo, la médula espinal y la circunvolución dentada del hipocampo, muestran un orden inverso de generación celular. Las neuronas posmitóticas formadas en primer lugar se sitúan en la superficie, y las últimas células generadas se localizan hacia el centro. Si bien este

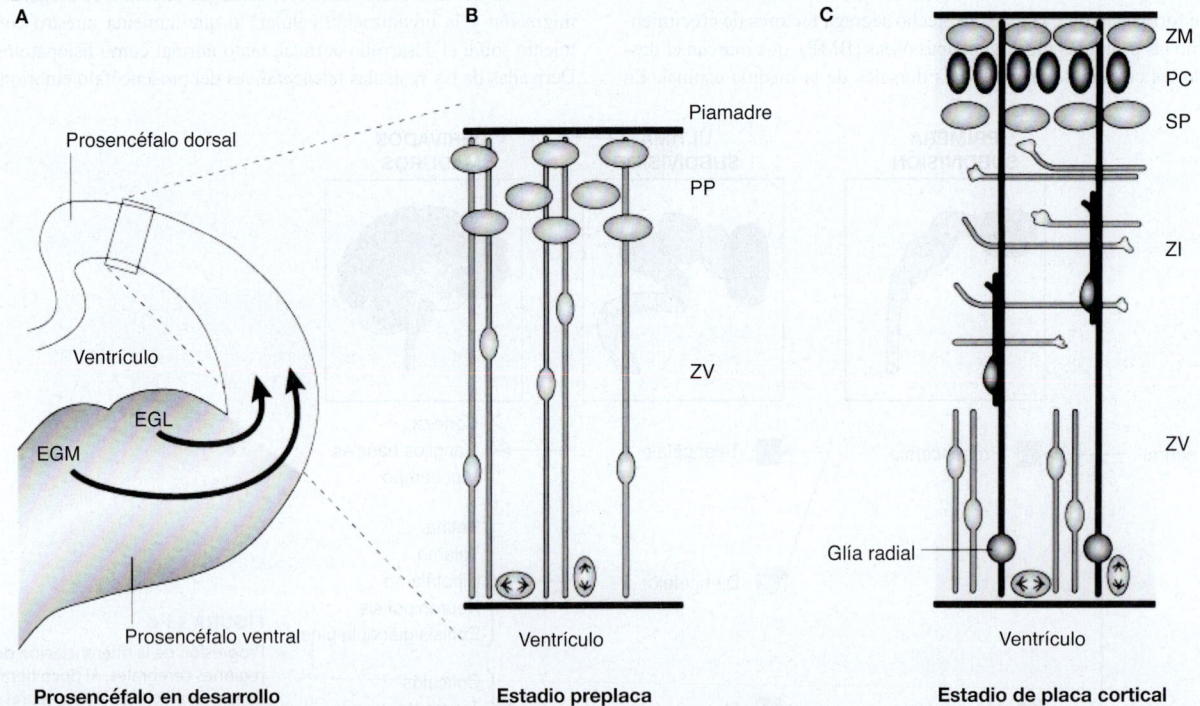

FIGURA 33-7

Representación esquemática de la migración radial y tangencial durante el desarrollo de la corteza cerebral. **A)** Sección coronal de una mitad del prosencéfalo en desarrollo de la rata. El prosencéfalo dorsal da lugar a la corteza cerebral. Las eminencias ganglionares medias (EGM) y laterales (EGL) del prosencéfalo ventral generan las neuronas de los ganglios basales y las interneuronas corticales. Las *flechas* indican la vía de migración tangencial de las interneuronas del ácido γ-aminobutírico (GABA) hacia la corteza. La zona del recuadro (aumentada en B y C) muestra la corteza en desarrollo en sus etapas inicial y final. **B)** En el prosencéfalo dorsal, la primera cohorte de neuronas posmitóticas migran hacia fuera de la zona ventricular (ZV) y crean una preplaca (PP) por debajo de la superficie de la piamadre. **C)** Las neuronas posmitóticas migrarán a lo largo de la glía radial a través de la zona intermedia (ZI) y se situarán en el medio de la preplaca, creando una placa cortical (PC) entre la zona marginal (ZM) externa y la subplaca (SP) interna. Por último, la PC estará compuesta por 6 capas que se forman de manera secuencial, migrando según un patrón de dentro afuera. Los procesos horizontales de la ZI representan las terminales de los axones de las neuronas aferentes talámicas. (De Nadarajah B, Parnavelas JG. Modes of neuronal migration in the developing cerebral cortex. *Nat Neurosci* 2002;3:423, con autorización).

patrón de fuera adentro podría reflejar un desplazamiento celular pasivo, están claramente implicadas la glía radial y moléculas específicas señalizadoras de la migración. Además, las células no siempre se sitúan directamente desde su sitio de generación de la zona ventricular sino que migran a localizaciones específicas, como las neuronas del núcleo olivar inferior.

De importancia primordial en psiquiatría, el hipocampo presenta patrones de neurogénesis y migración tanto radiales como no radiales. La capa de células piramidales, CA1 a CA3 (CA por *cornu ammonis*), del asta de Amón se genera de forma típica según un patrón de fuera adentro en el prosencéfalo dorsomedial durante un período discontinuo, desde las semanas 7 a 15 de gestación, y muestra patrones de migración complejos. Por el contrario, la otra población principal, las neuronas granulosas de la circunvolución dentada, comienzan a aparecer a las 18 semanas y muestran una neurogénesis posnatal prolongada, originándose de varias zonas proliferativas migratorias secundarias. En las ratas, por ejemplo, la neurogénesis granulosa comienza el día embrionario 16 (E16) con la proliferación en la zona ventricular del prosencéfalo. El día E18, un agregado de precursores migra a lo largo de la vía de la subpiamadre hacia la propia circunvolución dentada, donde genera las neuronas granulosas *in situ*. Después del nacimiento se produce otra migración, y los precursores proliferativos se localizan en el hilio dentado, que persiste hasta el primer mes de vida. Posteriormente, los precursores de la granulosa se trasladan a una capa justo por debajo de la circunvolución dentada, la zona subgranulosa (ZSG), que produce neuronas a lo largo de toda la vida en ratas, primates y humanos adultos. En los roedores, los precursores de la ZSG proliferan en respuesta a la isquemia cerebral, a las lesiones tisulares y a los ictus, así como a los factores de crecimiento. Por último, la disminución del volumen hipocámpico descrita en la esquizofrenia aumenta la posibilidad de que una neurogénesis desordenada intervenga en la patogenia, bien como base de la disfunción o como consecuencia de lesiones cerebrales, compatibles con asociaciones de infecciones gestacionales con manifestación de enfermedad.

Por último, una combinación diferente de migración radial y no radial se observa en el cerebelo, una zona cerebral que desempeña funciones importantes en tareas no motoras, con particular notoriedad en los trastornos del espectro autista. A excepción de las células de la granulosa, el resto de las neuronas principales, como las de Purkinje y las del núcleo profundo, se originan en las zonas ventriculares primarias del cuarto ventrículo, coincidiendo con otras neuronas del tronco encefálico. En las ratas esto se produce entre los días E13 y E15, y en los humanos entre las semanas 5 y 7 de gestación. Las neuronas granulosas, así como las interneuronas en cesta y estrelladas, se originan en la zona proliferativa secundaria, la capa externa de células germinativas (CGE) que recubre el cerebelo del recién nacido durante el nacimiento. Los precursores de las CGE se originan en las zonas ventriculares del cuarto ventrículo y migran dorsalmente a través del tronco encefálico hasta alcanzar esta posición superficial. Las CGE de las ratas proliferan durante 3 semanas y generan más neuronas que en cualquier otra estructura, mientras que en los humanos, los precursores de las CGE se mantienen como mínimo hasta las 7 semanas o incluso los 2 años. Cuando un precursor de CGE deja de proliferar, el cuerpo se hunde por debajo de la superficie y crecen procesos bilaterales que se extienden transversalmente en la capa molecular; posteriormente el soma migra aún más abajo hacia la capa granular interna (CGI). Las células alcanzan la CGI junto con la glía especializada de Bergmann, que realiza funciones de guía de manera similar a la glía radial. No obstante, en este caso, las células se originan en una zona proliferativa secundaria que genera neuronas exclusivamente de la línea de células granulosas, señalando un destino neuronal restringido. Clínicamente, esta población posnatal hace que la granulosa cerebelosa sea vulnerable a las infecciones de la primera infancia y un sitio de actuación no deseable de varios fármacos como los esteroides, que inhiben la proliferación celular. Además, el control proliferativo de esta población de células precursoras se pierde en los tumores más habituales de la infancia, los meduloblastomas (fig. 33-8).

Muerte celular en el desarrollo. Durante el desarrollo del sistema nervioso, la eliminación celular es necesaria para coordinar las proporciones de células neuronales que interactúan. La muerte celular en el desarrollo es una muerte de células reproducible, restringida de forma espacial y temporal, que se produce durante el desarrollo del organismo. Se han descrito tres tipos de muerte celular en el desarrollo: *1)* filogenética, que elimina las estructuras de una especie que sirvieron evolutivamente para especies anteriores, como la cola o los nervios vomeronasales; *2)* morfogenética, que esculpe los dedos a partir de la almohadilla embrionaria y es necesaria para la formación de las vesículas ópticas y el tubo neural caudal, y *3)* histogénica, un proceso muy extendido que permite eliminar células seleccionadas durante el desarrollo de regiones cerebrales específicas. Numerosos estudios se han centrado en la muerte celular histogenética, cuyo impacto varía en las diferentes regiones cerebrales (entre el 20 % y el 80 % de las neuronas en algunas poblaciones). En la década de 1980 se propuso un papel destacado de la muerte celular del desarrollo teniendo en cuenta el paradigma del factor de crecimiento nervioso, que sugería que tras la neurogénesis las neuronas compiten por los factores tróficos. En este modelo, la supervivencia de las neuronas diferenciadas depende absolutamente del establecimiento de conexiones axonales con los centros de acción correctos para obtener factores de crecimiento (tróficos) promotores de la supervivencia, como las neurotropinas. De lo contrario, serían eliminadas por la muerte celular programada. Se creyó que este proceso competitivo aseguraba la correspondencia adecuada entre las nuevas poblaciones neuronales y el tamaño del área de acción. Si bien dichas interacciones intervienen en el control de la degeneración celular, este modelo es excesivamente simplista: la muerte celular en el desarrollo también se produce en los precursores neuronales y en las neuronas inmaduras, antes de que se establezcan conexiones sinápticas.

APOPTOSIS. La muerte celular apoptótica, o apoptosis, es el principal tipo de degeneración celular en el desarrollo. La apoptosis o *muerte celular programada* implica la presencia de moléculas específicas que poseen actividad enzimática, como las cisteinil-aspartato proteasas, tam-

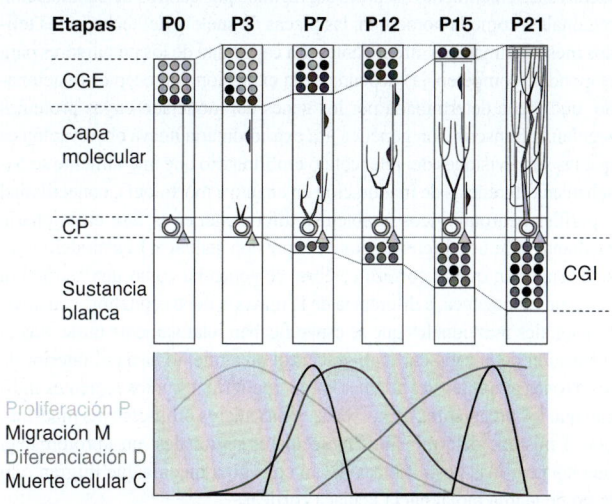

FIGURA 33-8

Neurogénesis, migración y diferenciación de las células granulosas durante el desarrollo cerebeloso. Los precursores de las células granulosas proliferan en la capa germinativa externa (CGE). Después de abandonar el ciclo celular, migran a través de la capa molecular y atraviesan las neuronas de Purkinje para llegar hasta la capa germinativa interna (CGI), donde se diferencian y establecen sinapsis. Las neuronas que no migran adecuadamente o que no establecen conexiones sinápticas adecuadas sufren apoptosis. (De Sadock BJ, Sadock VA, Ruiz P. *Kaplan & Sadock's Comprehensive Textbook of Psychiatry.* 9.ª ed. Philadelphia: Lippincott Williams & Wilkins; 2009:48.)

bién denominadas caspasas, que participan en mecanismos intracelulares complejos. Un gran número de señales (tanto proapoptóticas como antiapoptóticas) convergen para regular vías de señalización comunes. De importancia para la psiquiatría, tanto la muerte celular en el desarrollo como la patológica comparten muchas cascadas de señalización. La incapacidad para inhibir la apoptosis interviene en el cáncer y en las enfermedades autoinmunes (esclerosis múltiple), mientras que el exceso de estimulación de la apoptosis se observa en las enfermedades neurodegenerativas, tanto durante el desarrollo (enfermedades de Huntington, enfermedades lisosomales y leucodistrofia) como en el envejecimiento (enfermedad de Alzheimer y de Parkinson). La muerte celular apoptótica masiva se observa durante las lesiones cerebrales adquiridas, como en la hipoxia-isquemia, el síndrome alcohólico fetal y la exposición a radiaciones ionizantes y a neurotóxicos. De este modo, la disregulación de la muerte celular apoptótica durante el desarrollo puede conducir a alteraciones cerebrales graves, que pueden solo manifestarse en etapas posteriores como deficiencias funcionales maduras.

La muerte celular programada es un proceso necesario durante el neurodesarrollo, ya que la supresión genética de las caspasas en embriones de ratones produce cerebros agrandados y desorganizados con marcada especificidad regional. La muerte celular programada se produce en múltiples estadios del desarrollo del sistema nervioso, interactuando con la neurogénesis y la diferenciación mediante mecanismos precisos y complejos. Numerosas enfermedades neurológicas implican también una disregulación de la apoptosis, por lo que estudios futuros permitirán dilucidar y tratar estas enfermedades neurológicas.

Concepto de modelado neuronal

Principios de funcionamiento. La conversión morfológica del sistema nervioso a través de los estadios embrionarios, desde la placa neural, pasando por el tubo neural, hasta las vesículas cerebrales está controlada por las interacciones entre los factores extracelulares y los programas genéticos intrínsecos. En muchos casos, las señales extracelulares son factores de crecimiento solubles segregados por centros de señalización regionales, como la notocorda, las placas de suelo y del techo, o los tejidos mesenquimatosos circundantes. La capacidad de los precursores para responder (competencia) depende de la expresión del receptor relacionado, que viene determinada por los genes del modelado cuyas proteínas regulan la transcripción genética. La extraordinaria nueva observación es que las subdivisiones del telencéfalo embrionario que inicialmente se basaban en diferencias de maduración en cuanto a morfología, conectividad y perfiles neuroquímicos también se diferencian en la fase embrionaria mediante patrones diferenciados de expresión genética. Los modelos clásicos sugerían que la corteza cerebral se generaba como una estructura bastante homogénea, a diferencia de la mayoría de los epitelios, con áreas funcionales individuales que se especificaban relativamente tarde, tras la formación de la capa cortical, gracias al crecimiento hacia el interior de los axones aferentes del tálamo. Por el contrario, estudios recientes indican que los precursores de las zonas ventriculares proliferativas muestran por sí mismos determinantes moleculares regionales, un «protomapa» que las neuronas posmitóticas llevan consigo a medida que migran a lo largo de la glía radial hacia la placa cortical.

Por consiguiente, las inervaciones talámicas aferentes pueden actuar modulando solamente determinantes moleculares intrínsecos del protomapa. En realidad, en dos mutaciones genéticas diferentes, *Gbx2* y *Mash1,* en las que está interrumpida la inervación talamocortical, la expresión de los genes del modelado cortical prosigue sin alteraciones. Por otro lado, el crecimiento de las aferencias talámicas puede estar dirigido por genes del modelado, y posteriormente intervienen en la modulación de patrones de expresión regionales. De este modo, los procesos que dependen de la experiencia pueden contribuir a una menor especialización cortical de lo que se había postulado en un principio.

El término *genes del modelado* hace referencia a familias de proteínas que actúan básicamente para controlar la transcripción de otros genes, cuyos productos incluyen otros factores de transcripción o proteínas implicados en procesos celulares, como la proliferación, la migración o la diferenciación. De forma característica, las proteínas de los factores de transcripción contienen dos dominios principales, uno que une regiones de genes del ADN promotor y otro que interactúa con otras proteínas, bien sean factores de transcripción o componentes de segundos mensajeros intracelulares. En particular, los factores de transcripción forman complejos proteicos multiméricos para controlar la activación genética. Por tanto, un único factor de transcripción desempeñará diferentes papeles en múltiples tipos celulares y procesos, en función de otros factores que estén presentes, lo que se ha dado en llamar *entorno celular.* La naturaleza combinatoria de la regulación de los genes promotores conduce a una diversidad de resultados funcionales cuando se altera un único gen del modelado.

Además, dado que las interacciones proteicas dependen de las afinidades entre las proteínas, pueden producirse cambios complejos si se altera la expresión de un único factor. Este proceso puede ser un mecanismo importante de la variación humana y susceptibilidad a enfermedades, ya que los polimorfismos en los genes promotores, que están asociados a la enfermedad humana, pueden alterar los niveles de los productos de proteínas génicas. Un factor de transcripción puede estar asociado primariamente con una pareja a una concentración baja, pero con otra a un número mayor. La naturaleza multimérica de los complejos reguladores permite que un único factor estimule un proceso mientras inhibe otro de forma simultánea. Durante el desarrollo, un gen del modelado puede favorecer un suceso, por ejemplo la generación de neuronas, al estimular un promotor genético, mientras secuestra otro factor de un promotor diferente cuya actividad es necesaria para un fenotipo alternativo, como el destino de la célula glial. Por último, los factores a menudo presentan funciones reguladoras cruzadas, en las que un factor regula de forma negativa la expresión de otro. Esta actividad comporta el establecimiento de fronteras tisulares, lo que permite la formación de subdivisiones regionales, como los ganglios basales y la corteza cerebral en el prosencéfalo.

Además, para las interacciones combinatorias, los genes del modelado muestran secuencias temporales de expresión y función, que actúan de forma jerárquica. Las jerarquías funcionales se establecieron de modo experimental utilizando estrategias genéticas, bien suprimiendo un gen (pérdida de la función) o sobreexpresándolo o expresándolo de forma ectópica (adquisición de la función), y definiendo sus consecuencias en el desarrollo. En el nivel más general, los análisis genéticos indican que los genes del modelado restringidos regionalmente participan especificando la identidad, y por tanto la función, de las células en las que se expresan. Las subdivisiones del cerebro, y específicamente de la corteza cerebral, se identifican mediante la expresión genética regionalizada en las zonas ventriculares proliferativas del tubo neural, lo que comporta la diferenciación de neuronas en cada región madura (posmitótica). Así pues, el protomapa de las zonas ventriculares embrionarias predice las regiones corticales que generará y puede informar de la secuencia temporal jerárquica de la expresión de los genes del modelado. Al parecer, los diferentes genes constituyen la base de los múltiples estadios del desarrollo cerebral, incluidos los siguientes: *1)* determinan que el ectodermo originará el sistema nervioso (en contraposición a la piel); *2)* definen el carácter dimensional de una región, como la identidad posicional en los ejes dorsoventral o rostrocaudal; *3)* especifican el tipo celular, como la neurona o la glía; *4)* definen el momento del cese de la proliferación y el inicio de la diferenciación; *5)* determinan el subtipo celular específico, como la interneurona GABA, así como el patrón de proyección, y *6)* definen la posición laminar en la región, como en la corteza cerebral. Si bien existen investigaciones en curso, los estudios indican que estos múltiples pasos dependen de interacciones de los factores de transcripción de numerosas familias. Además, un único factor de transcripción desempeña papeles de regulación en múltiples estadios durante el desarrollo de una célula, lo que provoca resultados complejos, por ejemplo, en los estudios genéticos de pérdida de función y enfermedad humana.

Los recientes avances en biología molecular han conducido a la identificación de otro principio de la organización del sistema nervioso el cual, si se continúa con estudios más extensos, puede proporcionar la base molecular de enfermedades del sistema cerebral, como la enfermedad de Parkinson y el autismo. Utilizando técnicas moleculares para identificar las células que se habían expresado durante el desarrollo de un gen específico, en este caso, el factor de crecimiento soluble, *Wnt3a,* los investigadores pudieron determinar el lugar en que las células se originaron embrionariamente y trazar su vía de migración a lo largo del eje neural durante el desarrollo. Estos estudios de cartografía del destino genético indican que las células que expresaron *Wnt3a* migraron ampliamente desde la línea media dorsal hacia las regiones dorsales del cerebro y la médula espinal, contribuyendo así a diversas estructuras adultas en el diencéfalo, el mesencéfalo y el tronco cerebral y la médula espinal superior. Destaca que la mayoría de estas estructuras estaban unidas a una red neuronal funcional, específicamente al sistema auditivo. La observación de que un único sistema funcional emerge de un grupo específico de células predestinadas explicaría los trastornos basados en limitaciones del sistema neurológico, como las deficiencias de neuronas dopaminérgicas o catecolaminérgicas, o por la disfunción de regiones cerebrales interrelacionadas que favorecen la interacción y cognición social, un síntoma nuclear de los trastornos del espectro autista. También hay que tener en cuenta otras degeneraciones del sistema adulto. Esta nueva observación puede cambiar el modo en que consideramos los cambios temporales en la expresión de los genes del modelado de regiones cerebrales específicas durante el desarrollo.

Por último, la expresión de los genes del modelado en las subdivisiones del sistema nervioso no es insensible a los factores ambientales; por el contrario, está íntimamente regulada por los factores de crecimiento liberados en los centros de señalización regionales. En realidad, a pesar de que un siglo de embriología experimental clásica ha descrito morfológicamente la inducción de nuevos tejidos entre capas celulares vecinas, no ha sido hasta hace poco que hemos definido las identidades moleculares de los morfógenos proteicos solubles y los genes de respuesta celular que subyacen al desarrollo. Las moléculas de señalización procedentes de centros distintos establecen gradientes tisulares que proporcionan información posicional (dorsal o ventral), imparten especificaciones celulares y controlan el crecimiento regional. Las señales incluyen las BMP, las proteínas Wingless-Int (Wnts), la Shh, los factores de crecimiento de los fibroblastos (FGF) y los factores de crecimiento epidérmico (EGF), por nombrar algunos. Estas señales establecen dominios del desarrollo caracterizados por la expresión de factores de transcripción específicos, que a su vez controlan la transcripción de otros genes regionales y otros procesos del desarrollo. La importancia de estos mecanismos para el desarrollo de la corteza cerebral empieza a vislumbrarse y está alterando nuestro concepto sobre el papel que desempeña la inervación talámica posterior y los procesos que dependen de la experiencia. En vista de los principios temporales y combinatorios descritos, el desarrollo del cerebro puede verse como una interacción compleja y en evolución de información extrínseca e intrínseca.

Señales inductoras específicas y genes del modelado en el desarrollo

La inducción del SNC comienza en el estadio de la placa neural, cuando la notocorda, el mesénquima subyacente y el ectodermo epidérmico circundante producen moléculas de señalización que afectan a la identidad de las células vecinas. De forma específica, el ectodermo produce BMP, que previenen la determinación del destino neural al favorecer y mantener la diferenciación epidérmica. En otras palabras, la diferenciación neural es un proceso que se manifiesta por defecto a menos que sea inhibido. A su vez, la inducción neural avanza cuando la actividad inductora de la epidermis de las BMP se ve bloqueada por proteínas inhibidoras, como la nogina, la folistatina y la cordina, que son segregadas por el nódulo de Hensen (homólogo del organizador de Spemann de los anfibios), un centro de señalización en el extremo rostral de la línea primitiva. Una vez que se cierra el tubo neural, la placa del techo y la del suelo se convierten en los nuevos centros de señalización, organi-

zando el tubo neural dorsal y ventral, respectivamente. El mismo sistema de ligando/receptor se utiliza de forma secuencial para múltiples funciones durante el desarrollo. Las BMP son un ejemplo, ya que evitan el desarrollo neural en el estadio de la placa neural, mientras que después de la neurulación los factores son producidos por el propio tubo neural dorsal para inducir el destino de las neuronas sensitivas.

La médula espinal.   La médula espinal es un ejemplo fundamental de la interacción entre factores de señalización solubles y la expresión y función intrínsecas de los genes del modelado. La síntesis, la liberación y la difusión de las señales inductoras a partir de las fuentes de señalización producen gradientes de concentración que imponen diferentes destinos neurales en la médula espinal (fig. 33-9). La notocorda y la placa del suelo segregan Shh, que induce a las motoneuronas e interneuronas en dirección ventral, mientras que el ectodermo epidérmico y la placa del techo liberan varias BMP que dirigen el destino dorsal de la cresta neural y las interneuronas de relevo sensitivas. Las señales inductoras del factor de crecimiento actúan iniciando regiones distintas para la expresión genética del factor de transcripción. Por ejemplo, la concentración elevada de Shh induce el factor de transcripción del gen *Hnf3b* de la hélice alada en las células de la placa del suelo y *Nkx6.1* y *Nkx2.2* en el tubo neural ventral, mientras que la expresión de genes más dorsales, *Pax6, Dbx1/2, Irx3* y *Pax7*, está reprimida. Como respuesta a Shh, las motoneuronas ventrales expresan el factor de transcripción del gen *Isl1*, que produce una proteína esencial para la diferenciación neuronal. Por consiguiente, las interneuronas ventrales se diferencian, expresando *En1* o *Lim1/2* con independencia de la señalización Shh.

Por el contrario, la liberación de BMP por parte de la médula dorsal y la placa del techo induce una cascada diferente de genes del modelado para obtener la diferenciación de las interneuronas sensitivas. En total, las acciones coordinadas de la Shh y las BMP inducen las dimensiones dorsoventrales de la médula espinal. De forma similar, otras señales inductoras determinan la organización rostrocaudal del SNC, como el ácido retinoico, un regulador que promueve los genes del modelado *hox,* en dirección anterior, y los FGF en dirección posterior. El solapamiento y la expresión única de los diversos miembros de la familia de genes *hox* son esenciales para establecer el patrón segmentario en el eje anteroposterior del rombencéfalo y de la médula espinal, ahora modelos clásicos bien descritos en revisiones previas.

Los avances recientes en la expresión y función de los factores de transcripción de la médula espinal respaldan el principio de que estos factores intervienen en múltiples estadios del desarrollo de una célula, probablemente debido a su participación en diferentes complejos de proteínas reguladoras: los factores de transcripción Pax6, Olig2 y Nkx2.2, que definen la identidad posicional de los progenitores multipotentes en el desarrollo temprano, también son esenciales en el control de la cadencia de la neurogénesis y la gliogénesis en el desarrollo de la médula espinal ventral.

La corteza cerebral.   Evidencias recientes indican que el desarrollo del prosencéfalo también depende de las señales inductoras y de los genes del modelado, como puede observarse en las estructuras neurales más caudales. En el embrión, las estructuras del prosencéfalo dorsal incluyen el hipocampo en dirección medial, la corteza cerebral en dirección dorsolateral, y la corteza entorrinal en dirección ventrolateral, mientras que en el prosencéfalo basal, el globo pálido se sitúa en dirección medial y el estriado en dirección lateral. Sobre la base de la expresión genética y los criterios morfológicos se ha emitido la hipótesis de que el prosencéfalo se divide en un patrón similar a una retícula en forma de damero, con dominios generados por la intersección de columnas longitudinales y segmentos transversales, perpendicular al eje longitudinal. Las columnas y segmentos (prosómeros) muestran una expresión restringida de los genes del modelado, lo que permite una combinación única de factores dentro de cada subdivisión embrionaria. Muchos de estos genes, incluidos *Hnf3β, Emx2, Pax6* y *Dlx2*, se expresan por pri-

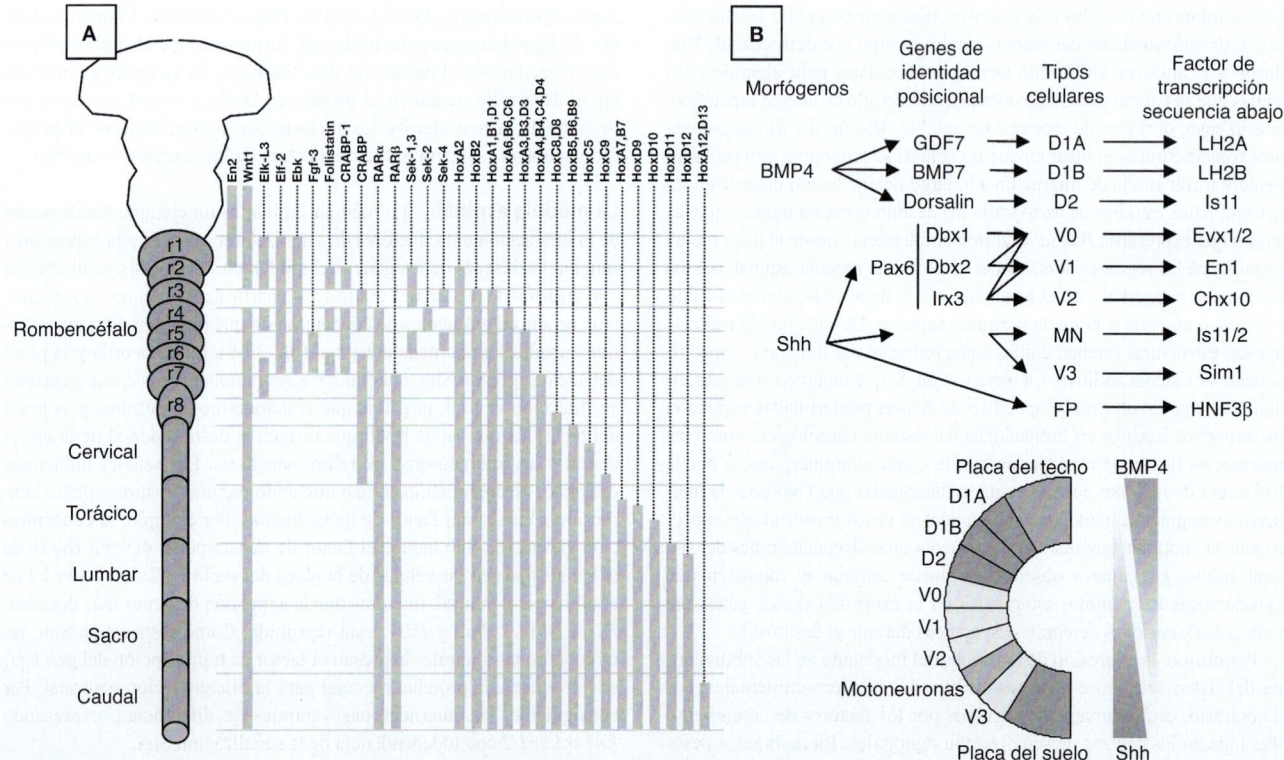

FIGURA 33-9

Genes del modelado de la médula espinal. **A)** Diagrama que ilustra la localización de la expresión de los genes en el «tronco» en desarrollo. Los límites de los rombómeros vienen especificados por combinaciones concretas de factores de transcripción. (Modificada de Darnell, 2005.) **B)** Inducción morfogenética del destino de las células de la médula espinal. Los gradientes dorsoventrales de la proteína Sonic hedgehog (Shh) y la proteína morfogenética ósea (BMP) inducen la expresión de diferentes genes de identidad posicional. Los efectos combinatorios de estos factores establecen los dominios de los progenitores y dan lugar a la expresión de marcadores moleculares específicos secuencia abajo. D, neuronas dorsales; MN, motoneuronas; V, neuronas ventrales. (De Sadock BJ, Sadock VA, Ruiz P. *Kaplan & Sadock's Comprehensive Textbook of Psychiatry*. 9.ª ed. Philadelphia: Lippincott Williams & Wilkins; 2009:51.)

mera vez incluso antes de la neurulación en la placa neural. Entonces, estos son entonces mantenidos, proporcionando los determinantes del «protomapa» de las zonas ventriculares descritas anteriormente. Al igual que sucede en la médula espinal, la expresión genética inicial en el prosencéfalo se ve influida por una disposición similar de los factores solubles de los centros de señalización: Shh, BMP y ácido retinoico. A medida que se forman las vesículas telencefálicas, los centros de señalización se localizan en los bordes de la corteza. En la línea media dorsal se encuentra la cresta neural anterior, un mesénquima anterior craneal que segrega FGF8, la placa del techo y, en la unión de la placa del techo con la vesícula telencefálica, el borde cortical (fig. 33-10). Otros factores se originan lateralmente en la unión dorsoventral del prosencéfalo, así como en las propias estructuras del prosencéfalo basal.

¿Identifican los estudios moleculares de qué modo interactúan las diferentes regiones corticales con las neuronas talámicas para establecer modalidades funcionales específicas, como la visión y la sensación? Además, una vez se ha establecido la identidad regional, ¿puede modificarse por sucesos tardíos del desarrollo? Se ha propuesto que inicialmente no existen diferencias funcionales en la corteza, pero que pueden inducirse por el crecimiento hacia dentro de los axones talámicos extrínsecos, que confieren especificaciones posicionales y funcionales, el llamado «modelo protocorteza». Por el contrario, las abundantes pruebas moleculares proporcionadas indican que las diferencias intrínsecas se establecen de forma temprana en el neuroepitelio por medio de determinantes moleculares que regulan la especificación del área, incluida la selección de los axones talámicos, lo que se denomina el «modelo protomapa». Las pruebas experimentales indican que ninguno de los modelos es del todo correcto. Si bien se produce una regionalización molecular temprana de la corteza, la selección inicial de los axones talámicos

con respecto a la corteza es independiente de estas diferencias moleculares. En los roedores, las aferentes talámicas se dirigen en primer lugar a sus regiones corticales habituales prenatalmente en el embrión tardío. Sin embargo, una vez que las aferencias talámicas alcanzan la corteza, lo que ocurre varios días después del nacimiento, las interacciones entre las ramas de los axones talámicos y los estímulos regionales locales provocan modificaciones del crecimiento inicial hacia fuera y el establecimiento de conexiones que conforman las identidades moleculares del área. Además, la corteza en desarrollo muestra un notable e inesperado nivel de flexibilidad en las funciones específicas mediadoras de la modalidad: en el hurón, la eliminación quirúrgica de la vía visual (núcleo geniculado lateral) después del nacimiento de los cachorros provoca la transferencia de la señalización visual a la corteza auditiva, ¡que logra mediar la visión de forma satisfactoria! De este modo, la información visual del animal es procesada de forma efectiva por su corteza auditiva.

El hipocampo. El hipocampo es una región de gran importancia en la esquizofrenia, la depresión, el autismo y otros trastornos, y determinar los mecanismos que regulan la formación hipocámpica puede aportar pistas de las bases evolutivas de estos trastornos. En ratones, el hipocampo se localiza en la pared medial de la vesícula telencefálica. En el lugar donde se une con la placa del techo, el futuro techo del tercer ventrículo, hay un centro de señalización determinado recientemente, el borde cortical, que segrega BMP, Wnt y FGF (v. fig. 33-10). Los experimentos genéticos han definido genes de modelado localizados en el borde cortical y los primordios hipocámpicos, cuya deleción provoca una variedad de alteraciones morfogenéticas. En ratones que carecen de Wnt3a, que se expresa en el borde cortical, el hipocampo es inexistente o muy reducido, mientras que la corteza cerebral contigua está princi-

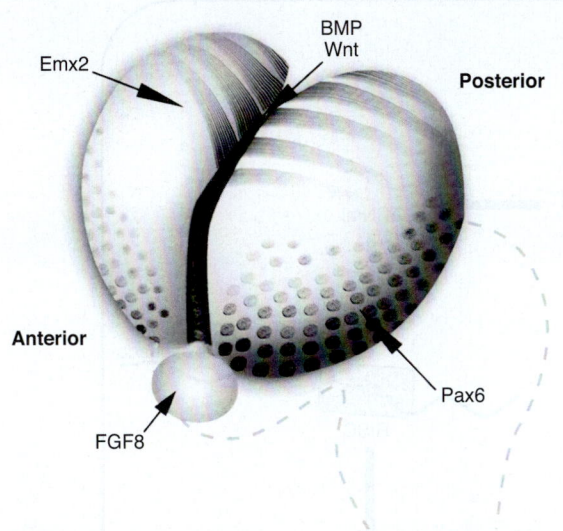

FIGURA 33-10

Genes del modelado y centros de señalización en la corteza cerebral en desarrollo. Este diagrama esquemático muestra una vista lateral superior de los dos hemisferios cerebrales del embrión de ratón, por encima del mesencéfalo y el rombencéfalo *(líneas discontinuas)*. Los círculos indican la extensión anterolateral de la expresión del gen *Pax6*. Las bandas indican el dominio posteromedial de la expresión de *Emx2*. Los genes muestran gradientes continuos de expresión que disminuyen a medida que se extienden a los polos opuestos. El factor de señalización, el factor de crecimiento fibroblástico 8 (FGF8), es producido y liberado por el tejido mesenquimatoso en la cresta neural anterior, que regula la expresión de *Pax6* y *Emx2*. En la línea media, las proteínas morfogenéticas óseas (BMP) y las proteínas Wingless-Int (Wnt) son segregadas desde otros centros de señalización, incluida la placa del techo y los bordes corticales. (Por cortesía de E. DiCicco-Bloom y K. Forgash.)

palmente preservada. Se produce un fenotipo parecido si se elimina un factor intracelular por debajo de la activación del receptor Wnt, el gen *Lef1*, lo que indica que la vía *Wnt3a-Lef1* es necesaria para la especificación celular hipocámpica o la proliferación, cuestiones que quedan por ser definidas. Cuando se elimina otro gen del borde cortical, el *Lhx5*, los ratones carecen tanto de borde como del plexo coroideo contiguo, ambos fuentes de factores de crecimiento. No obstante, en este caso, las células del borde cortical pueden proliferar en exceso, y aunque puede haber primordios hipocámpicos, estos son desorganizados y muestran alteraciones en la proliferación, la migración y la diferenciación celulares. Se observa una alteración relacionada en la mutación *Lhx2*. Por último, una secuencia de factores de transcripción bHLH desempeña funciones en la neurogénesis hipocámpica: la diferenciación de la circunvolución dentada es defectuosa en las mutaciones *NeuroD* y *Mash1*. De manera significativa, la expresión de todos estos genes del modelado hipocámpico es regulada por factores que se segregan en la cresta neural anterior, la placa del techo y el borde cortical, como los FGF8, las Shh, las BMP y las Wnt. Además, la región basal del prosencéfalo segrega una proteína relacionada con el EGF, el factor transformador del crecimiento α (TGF-α), que puede estimular la expresión de la proteína marcadora límbica clásica, la proteína de membrana asociada al lisosoma (LAMP, *lysosomal-associated membrane protein*). Estas diversas señales y genes sirven ahora como candidatos para la alteración del hipocampo en enfermedades humanas.

Los ganglios basales.

Además de las funciones motoras y cognitivas, los ganglios basales adquieren una nueva importancia en la función neocortical, ya que al parecer constituyen el origen embrionario de prácticamente todas las interneuronas GABA adultas, que llegan a la neocorteza a través de la migración tangencial. Los estudios sobre expresión génica han identificado varios factores de transcripción que aparecen en

precursores que se originan en las eminencias ganglionares ventrales del prosencéfalo, lo que permite seguir las interneuronas mientras migran dorsalmente a las capas corticales. En cambio, las mutaciones de deleción genética muestran reducción o ausencia de interneuronas, con resultados que coinciden con otras técnicas de trazado. Estos factores de transcripción, incluyendo *Pax6, Gsh2* y *Nkx2.1*, establecen límites entre las distintas zonas precursoras de la zona ventricular del prosencéfalo ventral, por medio de mecanismos en los que interviene la represión mutua. Simplificando el modelo, la eminencia ganglionar media expresa principalmente *Nkx2.1* y origina la mayor parte de las interneuronas GABA de la corteza y el hipocampo, mientras que la eminencia ganglionar lateral expresa *Gsh2* y genera interneuronas GABA de la zona subventricular (ZSV) y el bulbo olfativo. El límite entre el prosencéfalo ventral y el dorsal depende entonces de la interacción entre la eminencia ganglionar lateral y la neocorteza dorsal, que expresa *Pax6*. Cuando se elimina el *Nkx2.1*, la expresión del factor de transcripción de la eminencia ganglionar lateral se difunde ventralmente hacia la zona de la eminencia ganglionar media, con una reducción del 50 % de las interneuronas GABA neocorticales y estriatales.

En cambio, la deleción de *Gsh2* provoca la expansión ventral de los marcadores moleculares corticodorsales y una disminución concomitante de las interneuronas olfativas. Por último, la mutación *Pax6* hace que ambas eminencias ganglionares, la media y la lateral, se extiendan lateralmente y en las áreas corticodorsales, aumentando la migración flexible de las interneuronas. Los cambios fenotípicos finales están involucrados, ya que estos factores muestran una expresión exclusiva y solapada e interactúan para controlar el destino celular.

Especificación neuronal.

Como se ha indicado en el caso de los ganglios basales, en todo el sistema nervioso los factores de transcripción participan en decisiones a varios niveles, incluyendo determinar la célula neuronal genérica, como la neurona o la célula glial, así como los subtipos de neuronas. El *Mash1* puede fomentar un destino neuronal sobre un destino glial, así como inducir el fenotipo de la interneurona GABA. No obstante, otro factor bHLH, el *Olig1/2*, puede fomentar el desarrollo de oligodendrocitos mientras fomenta la diferenciación de neuronas motoras en cualquier lugar, lo que indica que la variedad de factores expresados en una célula específica produce efectos combinados y, en consecuencia, resultados distintos en la diferenciación celular. El factor inhibidor bHLH, Id, se expresa en la transición de la corteza somatosensorial a motora, lo que implica funciones de miembros de la familia en características de área. En el hipocampo, el destino de la neurona granular depende de *NeuroD* y *Math1*, con un número escaso de células cuando se elimina cualquiera de ellos. El papel de factores específicos en la determinación de las capas de células corticales permanece como un área de investigación activa, pero probablemente incluye *Tbr1*, *Otx1* y *Pax6*.

Un nuevo mecanismo de regulación de la expresión génica: ARN mi

A lo largo de la última década se ha estudiado un nuevo mecanismo de regulación del ácido ribonucleico mensajero (ARNm) de organismos simples y complejos en el que intervienen los micro-ARN (ARNmi). Ahora se sabe que los ARNmi no solo contribuyen al desarrollo normal y a la función cerebral, sino también a trastornos cerebrales como la enfermedad de Parkinson y la de Alzheimer, a tauopatías y al cáncer cerebral. Los ARNmi pueden influir en la regulación de la transcripción del ARN, el corte y empalme alternativo, las modificaciones moleculares o la traducción del ARN. Los ARNmi son moléculas de ARN monocatenario de 21 a 23 nucleótidos. A diferencia del ARNm, que codifica las instrucciones para la compleja traducción de los ribosomas a proteínas, los ARNmi son ARN no codificantes que en lugar de ser traducidos son procesados para formar estructuras en hélice. Los ARMmi muestran una secuencia que es parcialmente complementaria a uno o

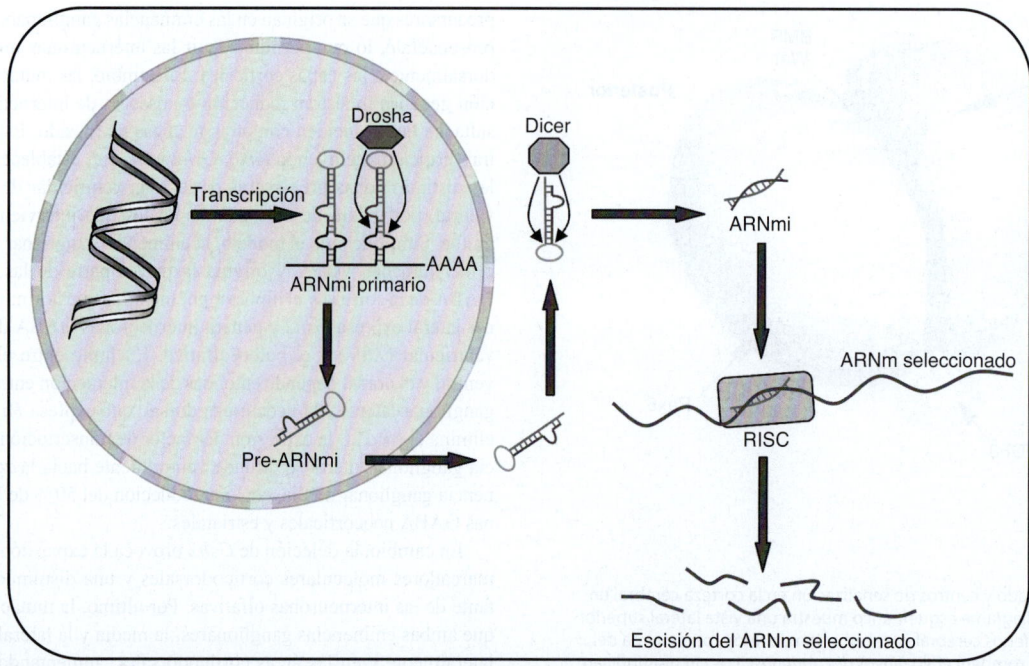

FIGURA 33-11

Procesamiento y función del micro-ARN (ARNmi). Tras la transcripción, el ARNmi primario forma una estructura en horquilla, que permite a la enzima Drosha escindir el transcrito, produciendo un pre-ARNmi que a continuación abandona el núcleo a través de poros nucleares. En el citoplasma, la Dicer escinde la hélice del pre-ARNmi y provoca la formación de dos moléculas cortas de ARN complementario. Solo una de estas moléculas se integra en el complejo silenciador inducido por el ARN (RISC) y actúa como hebra conductora que permite el reconocimiento y la especificidad del ARN seleccionado, dada la complementariedad de su secuencia. Tras la integración en el complejo RISC, el ARNmi se empareja con la hebra de ARN mensajero (ARNm) complementaria e induce la degradación del ARNm doble por medio de la proteína argonauta, la enzima catalítica del complejo RISC. (De Sadock BJ, Sadock VA, Ruiz P. *Kaplan & Sadock's Comprehensive Textbook of Psychiatry*. 9.ª ed. Philadelphia: Lippincott Williams & Wilkins; 2009:55.)

varios ARNm celulares. Al unirse a transcripciones de ARNm seleccionadas, los ARNmi actúan interfiriendo en su función, de este modo regulan a la baja la expresión de estos productos génicos. En este silenciamiento génico interviene un mecanismo complejo: la mayor transcripción primaria de ARNmi es la primera procesada por el microprocesador, un complejo enzimático que consta de la nucleasa Drosha y la proteína de unión a ARN bicatenario Pasha. El ARNmi maduro se une a su ARN complementario y después interactúa con la endonucleasa Dicer, que forma parte del complejo silenciador inducido por ARN (RISC, *RNA-induced silencing complex*), lo que provoca la escisión del ARNm seleccionado y la silenciación del gen (fig. 33-11).

Actualmente se han identificado 475 ARNmi en humanos, y se calcula que el número total se sitúa entre 600 y 3 441. Posiblemente, hasta un 30 % de todos los genes podrían estar regulados por ARNmi, toda una nueva capa de complejidad molecular. Ya se ha establecido relación entre los ARNmi y varias enfermedades cerebrales. Por ejemplo, el miR-133b, que se expresa exclusivamente en neuronas dopaminérgicas del mesencéfalo, es deficiente en el tejido mesencefálico de los pacientes con enfermedad de Parkinson. Además, los ARNmi que codifican los miR-9, miR-124a, miR-125b, miR-128, miR-132 y miR-219 se hallan representados de manera abundante en el hipocampo fetal, son regulados de un modo distinto en el cerebro de las personas mayores y están alterados en el hipocampo de los pacientes con enfermedad de Alzheimer. Se han descubierto tipos de ARN parecidos, los ARN interferentes pequeños (ARNip) en plantas, en las que evitan la transcripción del ARN vírico. Los mecanismos que intervienen en estos efectos se hallan estrechamente relacionados con los del ARNmi. Así pues, los ARNip se utilizan ahora en las investigaciones básicas y clínicas para regular a la baja productos génicos celulares específicos, lo que ha permitido avances en el estudio de las vías que participan en el neurodesarrollo y proporcionar nuevas herramientas selectivas para regular los genes causantes de enfermedades o dianas terapéuticas moleculares.

Regulación del neurodesarrollo por factores extracelulares

La interacción de factores extracelulares con determinantes genéticos intrínsecos que controlan la neurogénesis específica regional incluye señales que regulan la proliferación, la migración, la diferenciación y la supervivencia celular (tabla 33-1). Los genes del modelado controlan la expresión de receptores de factores de crecimiento y el conjunto de los mecanismos moleculares del ciclo de la división celular. Se sabe que los factores extracelulares estimulan o inhiben la proliferación de los precursores de la zona ventricular y se originan a partir de células autocrinas (contiguas a células o tejidos) o paracrinas (de la circulación general, como la endocrina), todas las cuales influyen en la proliferación y el desarrollo prenatal y posnatal del cerebro. Aunque inicialmente se definieron en cultivo celular, actualmente se han caracterizado *in vivo* numerosos factores de crecimiento mitógenos, como los que estimulan la proliferación, esto es, los FGF básicos (bFGF), EGF, IGF-I e Shh, y señales que inhiben la división celular, como el polipéptido hipofisario que activa la adenilato-ciclasa (PACAP, *pituitary adenylate-cyclase activating polypeptide*), el GABA y el glutamato, y miembros de la superfamilia de los TGF-β. No obstante, además de estimular la reentrada de células al ciclo celular, lo que se denomina efecto mitógeno, las señales extracelulares también aumentan la proliferación fomentando la supervivencia de la población mitótica, una acción trófica. La estimulación de ambas vías es necesaria para producir un número máximo de células. Estos mecanismos mitógenos y tróficos son equiparables durante el desarrollo a los identificados en la carcinogénesis, lo que refleja la importancia del c-myc y el bcl-2, respectivamente. Varias de las neurotrofinas, sobre todo el BDNF y la neurotrofina 3 (NT3), fomentan la supervivencia de precursores mitóticos y de la progenie generada recientemente.

La importancia de los mitógenos extracelulares en el desarrollo se demuestra por la expresión de los factores y sus receptores en regiones

Tabla 33-1
Regulación del desarrollo neural por factores extracelulares

Factores extracelulares	Proliferación		Migración		Diferenciación		Supervivencia	
bFGF	↑	Corteza Cerebelo Hipocampo	—	—	↑	Sistema nigroestriado Corteza	↑	Sistema nigroestriado Cerebelo Corteza
IGF-1	↑	Corteza Cerebelo	—	—	↑	Neuronas espinales Cerebelo	↑	Corteza Cerebelo
EGF	↑	Corteza ZSV adulta	—	—	↑	Corteza	—	—
TGF-β	↓	Corteza Cerebelo			—		↓	Corteza Cerebelo
Shh	↑	Corteza Cerebelo	↑	Cerebelo	—	—		
PACAP	↓	Corteza Cerebelo	↓	Cerebelo	↑	Cerebelo	↑	Cerebelo
GABA	↓	Corteza	↑	Corteza	—	—	—	—
Glutamato	↓	Corteza	↑	Corteza Cerebelo	↓ ↑	Neuronas piramidales Neuronas granulares	↑ ↓	Neuronas inmaduras Neuronas maduras
TNF-α	↓	Neuronas	—	—	—	—	↓	Neuronas
BDNF	—	—	↑	Cerebelo	↑	Corteza ZSV adulta	↑	Corteza Cerebelo
Wnt	↑	Neurocitoblastos embrionarios Hipocampo	—	—	↑	Orientación axonal Médula espinal	—	—
NT3	↓	Neurocitoblastos corticales		Corteza	↑	Corteza	↑	Corteza
LIF/CNTF/gp130	↑	Corteza Neurocitoblastos embrionarios	—	—	↑	Astrocitos	—	—

ZSV, zona subventricular.
De Sadock BJ, Sadock VA, Ruiz P. *Kaplan & Sadock's Comprehensive Textbook of Psychiatry*. 9.ª ed. Philadelphia: Lippincott Williams & Wilkins; 2009:55.

de neurogénesis, así como por las consecuencias profundas y permanentes de alterar sus actividades durante el desarrollo. Por ejemplo, administrando factores de crecimiento para desarrollar embriones o crías se pueden inducir cambios en la proliferación prenatal de la zona ventricular cortical, en la posnatal de la EGL cerebelosa y en la circunvolución dentada hipocampal que producen modificaciones de por vida en el tamaño y la composición celular de la población de la región cerebral. Estos cambios pueden ser relevantes en cuanto a las diferencias estructurales observadas en trastornos neuropsiquiátricos como la depresión, la esquizofrenia y el autismo. Concretamente, en la zona ventricular de la corteza cerebral de la rata embrionaria, la proliferación es controlada por bFGF promitógenos y PACAP antimitógenos, que se expresan como señales autocrinas/paracrinas. Se han observado efectos positivos y negativos en el embrión vivo *in utero* con inyecciones intracerebroventriculares de los factores o de antagonistas. La inyección intracerebroventricular de bFGF produjo una corteza mayor en el adulto, compuesta por un 87 % más de neuronas que utilizaban glutamato, lo que aumentó la proporción de neuronas piramidales activadoras con respecto a las neuronas inhibidoras GABA, que se mantuvieron sin cambios.

Por el contrario, la inyección de PACAP embrionaria inhibió la proliferación de precursores corticales en un 26 %, lo que redujo el número de neuronas marcadas de las capas 5/6 de la placa cortical 5 días después. Se produjo una reducción parecida mediante la deleción genética del bFGF premitógeno o el factor inhibidor de leucocitos (LIF, *leukocyte inhibitory factor*)/el factor ciliar neurotrófico (CNTF, *ciliary neurotrophic factor*)/la señalización gp130, disminuyendo el tamaño cortical. Además, los efectos de las señales mitógenas dependían esencialmente del programa de la etapa concreta del desarrollo regional, ya que la inyección de bFGF en momentos posteriores, cuando predomina la gliogénesis, afectaba selec-

tivamente al número de células gliales. Así pues, la disregulación en el desarrollo de las vías mitógenas debida a factores genéticos o ambientales (hipoxia, infección materna/fetal o exposición a fármacos o sustancias tóxicas) provocará probablemente cambios sutiles en el tamaño y la composición de la corteza en desarrollo. Otras señales que seguramente actúan sobre la proliferación son Wnt, TGF-α, IGF-I y BMP. Aunque las interacciones entre los programas corticales intrínsecos y los factores extrínsecos todavía están por definir, un estudio reciente llevado a cabo con citoblastos embrionarios de ratón indica que la especificación prosencefálica del embrión de los mamíferos puede ser un programa intrínseco ancestral del desarrollo que emerge en ausencia de señales extrínsecas. En condiciones específicas de cultivo que bloquean la señalización endógena de Shh, los citoblastos embrionarios de ratón pueden generar de manera secuencial los diversos tipos de neuronas que muestran las características más llamativas de las neuronas piramidales corticales genuinas. Cuando se injertan en la corteza cerebral, estas células se diferencian en neuronas que envían proyecciones a blancos seleccionados corticales (regiones visual y límbica) y subcorticales, correspondiendo a una amplia gama de capas de neuronas piramidales. El conocimiento del control preciso de la diferenciación neuronal abrirá nuevos caminos para realizar implantes neuronales en seres humanos para la sustitución celular en varias enfermedades neurodegenerativas y adquiridas.

De un modo parecido a la corteza cerebral, las poblaciones de neuronas granulares generadas posteriormente, como las del cerebelo y la circunvolución dentada del hipocampo, también son sensibles a la manipulación de los factores de crecimiento, lo cual es especialmente relevante para los tratamientos administrados por vía intravenosa a los recién nacidos y prematuros en las unidades neonatales. Como en los humanos, en las ratas las neuronas granulares del cerebelo se producen en una etapa posnatal, pero solo durante 3 semanas, mientras que en ambas especies las neuronas de la circunvolución dentada se producen durante toda la vida. Destaca el hecho de que una sola inyección periférica de bFGF a ratas recién nacidas penetró rápidamente en el líquido cefalorraquídeo (LCR) y estimuló la proliferación en la eminencia ganglionar lateral cerebelosa en un 30%, así como en un 100% en la circunvolución dentada del hipocampo en 8 h, lo que coincide con los mecanismos endocrinos de acción. La consecuencia de la estimulación mitógena en el cerebelo fue un aumento del 33% en el número de neuronas de la capa granular interna y un aumento del cerebelo de un 22%. En el hipocampo, la estimulación mitótica producida por una sola inyección de bFGF aumentó el número absoluto de neuronas granulares de la circunvolución dentada en un 33% a las 3 semanas, definido estereológicamente, lo que produjo un hipocampo un 25% mayor que contenía más neuronas y astrocitos, un cambio que persistió durante toda la vida. Por el contrario, la deleción genética de bFGF produjo un cerebelo y un hipocampo más pequeños al nacer y a lo largo de toda la vida, lo que indica que la concentración de factor de crecimiento era esencial para la formación de la región cerebral normal. Otras señales proliferativas que regulan la neurogénesis granular cerebelosa son las proteínas Shh y PACAP, cuya alteración contribuye al meduloblastoma humano, y en el hipocampo puede intervenir la familia Wnt.

Implicaciones clínicas.   Son varias las implicaciones clínicas de estos sorprendentes efectos de los factores de crecimiento en recién nacidos. En primer lugar, quizás haya que investigar los efectos neurogenéticos de las sustancias terapéuticas que se administran en la sala de neonatología en busca de consecuencias a largo plazo. En segundo lugar, puesto que el bFGF es tan efectivo para estimular la neurogénesis en adultos (v. a continuación) como en recién nacidos por el transporte específico a través de la barrera hematoencefálica madura, quizás otros factores de crecimiento proteínicos también sean transportados de manera preferente al cerebro y alteren la neurogénesis. En ratas, el IGF-I también estimula la neurogénesis madura de la circunvolución dentada del hipocampo. En tercer lugar, otras sustancias terapéuticas atraviesan la barrera hematoencefálica de manera eficaz por su solubilidad lipídica, como los esteroides, que inhiben la neurogénesis en todas las edades. Los esteroides se administran con frecuencia en la etapa perinatal para fomentar la maduración pulmonar y tratar infecciones y traumatismos, pero no se han estudiado sus efectos en la formación del cerebro humano. En cuarto lugar, el desarrollo neurológico puede retrasarse en niños con enfermedades sistémicas graves que se asocian con numerosas citocinas inflamatorias, y uno puede preguntarse hasta qué punto esto refleja interferencia con la neurogénesis y procesos concurrentes, que a largo plazo pueden producir diferencias en el desarrollo funcional cognitivo y motor. Por último, la infección materna durante el embarazo es un factor de riesgo conocido de esquizofrenia, y las citocinas que atraviesan la barrera placentaria pueden afectar directamente a la proliferación, la diferenciación y la migración de las células cerebrales fetales, a la selección de objetivos y a la maduración de las sinapsis, como se muestra en modelos animales, lo que, a la larga, conlleva múltiples alteraciones cerebrales y conductuales en la descendencia adulta.

Migración celular

A través del sistema nervioso, las neuronas recién generadas migran de forma natural desde las zonas proliferativas para alcanzar los destinos finales. Si este proceso se altera, el resultado es una localización y función celular anómalas. En los seres humanos se han descrito más de 25 síndromes con alteración de la migración neuronal. Como ya se ha señalado, las neuronas migran tanto de forma radial como tangencial durante el desarrollo, y pueden establecer capas celulares que van de dentro afuera o a la inversa, según la región. En el desarrollo de la corteza cerebral, el mecanismo mejor caracterizado es la migración radial de dentro afuera desde la zona ventricular subyacente hasta las capas corticales apropiadas. No obstante, además, las interneuronas inhibidoras GABA

generadas en las eminencias ganglionares mediales localizadas ventralmente alcanzan la corteza por migración tangencial en la zona intermedia situada a lo largo de las prolongaciones axonales o de otras neuronas. Las neuronas del cerebelo en desarrollo también muestran ambos tipos de migración, radial y tangencial. Las células de Purkinje abandonan la zona del cuarto ventrículo y presentan migración radial, mientras que otros precursores del labio rómbico migran tangencialmente para cubrir la superficie cerebelosa, estableciendo la eminencia ganglionar lateral, una zona proliferativa secundaria. Desde esta, las células granulares recién generadas migran radialmente hacia dentro para formar la capa de células granulares interna. Por último, las interneuronas granulares del bulbo olfativo muestran un tipo distinto de migración, que se origina en la ZSV de los ventrículos laterales situados sobre el estriado. Estos neuroblastos se dividen y migran simultáneamente al torrente migratorio rostral en su camino hacia el bulbo, en una vía que comprende cadenas de células que soportan los movimientos hacia delante. Los trastornos en la migración neuronal en humanos observados con mayor frecuencia son las lisencefalias generalizadas (v. a continuación), aunque la migración incompleta de agregados neuronales más restringidos (heterotopias) subyace con frecuencia a los trastornos de crisis parciales.

Los modelos animales han definido vías moleculares involucradas en la migración neuronal. El movimiento celular requiere señales para iniciar y detener la migración, moléculas de adhesión para orientarla, y un citoesqueleto funcional que actúe de mediador en la traslocación celular. El modelo murino mejor caracterizado de la migración neuronal anómala es reeler, una mutación espontánea en la que la posición laminar de las neuronas corticales está invertida, generando una migración de dentro a fuera. La reelina es una glucoproteína grande, secretada extracelularmente, producida embriológicamente por las primeras neuronas de la preplaca cortical, las células de Cajal-Retzius, y el hipocampo y el cerebelo. El análisis molecular y genético ha establecido una secuencia de señalización en la actividad de la reelina que incluye por lo menos dos receptores, el receptor de las lipoproteínas de muy baja densidad (VLDLR) y el receptor 2 de la apoproteína E (ApoER2), y la proteína intracelular adaptadora, disabled 1 (Dab1), identificada en un inicio en el ratón mutante *scrambler,* una fenocopia de la reelina. Actualmente se cree que el sistema de la reelina actúa como mediador en la migración radial de las neuronas orientadas por la glía, aunque sus funciones específicas en el inicio y la detención de la migración siguen siendo controvertidas. La función de los VLDLR y los ApoE2R es interesante por su posible contribución en el riesgo de contraer la enfermedad de Alzheimer. Estudios recientes han constatado que en las mutaciones del gen humano de la reelina *(RELN),* asociadas a lisencefalia autosómica recesiva con hiperplasia cerebelosa, se observa un engrosamiento notable de la corteza con paquigiria, formaciones hipocámpicas anómalas e hipoplasia cerebelosa grave con ausencia de surcos. Otros estudios sugieren que los polimorfismos de reelina también pueden contribuir al riesgo de presentar trastornos del espectro autista.

Con respecto a las proteínas citoesqueléticas, los estudios llevados a cabo con el hongo filamentoso *Aspergillus nidulans* proporcionaron sorprendentes conocimientos sobre el sistema molecular causante del trastorno de la migración en los seres humanos, el síndrome de Miller-Dieker, una lisencefalia asociada al cromosoma anómalo 17q13.3. La lisencefalia es un trastorno variado caracterizado por una superficie cortical lisa que carece de las circunvoluciones y los surcos, con reducción notable del área del cerebro. La ausencia de circunvoluciones se debe a un defecto en la migración: la mayor parte de las neuronas no alcanzan su destino final. En la lisencefalia clásica (de tipo I), la corteza cerebral es gruesa y suele tener cuatro capas, y en la lisencefalia «en empedrado» (de tipo II), la corteza presenta una organización caótica, con una superficie parcialmente lisa y otra parcialmente empedrada, y la laminación es escasa. Las partes más gravemente afectadas del cerebro son la corteza cerebral y el hipocampo, y la menos afectada es el cerebelo. En hongos se ha constatado que el gen *NudF* es esencial para la distribución nuclear intracelular, un proceso de traslocación que también interviene en la migración celular en mamíferos. El homólogo humano de *NudF* es LIS-1 o PAFAH1B1, una mutación que explica hasta el 60 % de los casos de lisencefalia de tipo I. El producto génico LIS-1 interactúa con los microtúbulos y con los componentes motores relacionados dineína y dinactina, así como con la doblecortina (DCX), que puede regular la estabilidad de los microtúbulos. Las mutaciones del gen *DCX* provocan lisencefalia ligada al cromosoma X en hombres y bandas de neuronas heterotópicas en la sustancia blanca en mujeres, que aparecen como una «doble corteza» en los estudios de neuroimagen y son causa de discapacidad intelectual y epilepsia. Se producen otras alteraciones en la migración cuando se ven afectadas las proteínas asociadas con el citoesqueleto de actina, como la mutación en el gen de la filamina 1, responsable de las heterotopias nodulares periventriculares en humanos, y mutaciones de una enzima reguladora fosfocinasa, el complejo CDK5/p35.

La migración celular también depende de interacciones celulares mediadas por moléculas, las cuales aportan adhesión celular para establecer relaciones neurona-neurona o neurona-glía o inducir atracción o repulsión. La astrotactina es una de las principales proteínas gliales que participan en la migración neuronal en procesos gliales radiales, mientras que las neurorregulinas y sus receptores, ErbB2-4, intervienen en las interacciones migratorias neuronales-gliales. Estudios genéticos recientes asocian los polimorfismos de neuregulina con la esquizofrenia, lo que indica que esta enfermedad del desarrollo puede depender del número alterado de oligodendrocitos y de las actividades y funciones sinápticas. Además, algunas investigaciones sugieren que los primeros neurotransmisores que aparecen, GABA y glutamato, y el factor de crecimiento derivado de las plaquetas (PDGF, *platelet-derived growth factor*) regulan la velocidad de la migración. En contraposición a la migración radial de la zona ventricular cortical, las interneuronas GABA generadas en las eminencias ganglionares utilizan distintos mecanismos para abandonar el prosencéfalo ventral y migran en dirección dorsal a la corteza cerebral. Se han identificado varios sistemas de señalización, como la proteína Slit y el receptor Robo, las semaforinas y sus receptores neuropilina, y el factor de crecimiento de hepatocitos y su receptor c-Met, todos los cuales repelen, al parecer, las interneuronas GABA del prosencéfalo basal, lo que fomenta la migración tangencial a la corteza. El receptor c-Met se ha asociado recientemente con los trastornos del espectro autista, lo que indica que la migración alterada de las interneuronas a la corteza y los déficits en la señalización inhibidora pueden contribuir al fenotipo, incluyendo convulsiones y alteración del procesamiento cognitivo. Por último, varias formas humanas de distrofia muscular congénita con alteraciones graves de la migración ocular y cerebral son resultado de mutaciones genéticas de enzimas que transfieren glúcidos de manosa a grupos OH-serina/treonina en glucoproteínas, con lo que se interrumpen interacciones con varias moléculas de la matriz extracelular y produciendo lisencefalias en empedrado de tipo II.

Diferenciación y procesos de prolongación neuronal

Después de que las neuronas y las células gliales recientemente producidas alcanzan su destino final, se diferencian en células maduras. En las neuronas, esto implica la proyección de las dendritas y la extensión de las prolongaciones axonales, la formación de sinapsis y la producción de sistemas de neurotransmisores, además de receptores y sitios de recaptación selectiva. La mayoría de los axones quedarán aislados por vainas de mielina producidas por los oligodendrocitos. Muchos de estos acontecimientos se dan de forma máxima a los 5 meses de gestación y en adelante. Durante los primeros años, muchos sistemas neuronales muestran un crecimiento y una ramificación exuberantes de las prolongaciones, que disminuyen por la «poda selectiva» de axones y sinapsis, en función de la experiencia. Por el contrario, la mielinización prosigue tras el nacimiento y en la edad adulta.

Aunque en el cerebro adulto se observa una plasticidad sináptica increíble, una característica fundamental del sistema nervioso es la cartografía punto por punto o topográfica de una población de neuronas respecto a

otra. Durante el desarrollo, las neuronas envían axones para inervar objetivos distantes, como la corteza y la médula espinal. La estructura que reconoce y responde a los estímulos del entorno es el cono de crecimiento, localizado en el extremo del axón. El proceso axonal está sostenido estructuralmente por microtúbulos que son regulados por numerosas proteínas asociadas a microtúbulos (MAP, *microtubule associated proteins*), mientras que el cono de crecimiento terminal muestra una transición a microfilamentos que contienen actina. El cono tiene extensiones de tipo bastón (filopodios), que llevan receptores para los estímulos de orientación específica que hay en la superficie de la célula y en la matriz extracelular. Las interacciones entre los receptores de los filopodios y los estímulos del entorno hacen que los conos de crecimiento avancen, giren o se retraigan. Estudios recientes han identificado las proteínas que modulan la actina y las cinasas que intervienen en los movimientos de crecimiento rápido del cono, como la LIM cinasa, que produce el fenotipo lingüístico asociado al síndrome de Williams. Quizá sorprenda que la activación de los receptores del cono de crecimiento provoca la traducción del ARNm local para producir proteínas sinápticas, ya que se creía que todas las proteínas eran transportadas a las terminales axonales desde los somas de neuronas distantes. La expresión específica de la región de moléculas de orientación extracelular, como las cadherinas, reguladas por los genes del modelado *Pax6* y *Emx2*, produce un crecimiento hacia el exterior muy dirigido de los axones, lo que se denomina proyección axonal. Estas moléculas influyen en la dirección, la velocidad y la fasciculación de los axones, y actúan a través de una regulación positiva o negativa. Las moléculas de orientación pueden ser factores extracelulares solubles o bien estar unidas a la matriz extracelular o a las membranas celulares. La última clase de señal es la recientemente descubierta familia de proteínas transmembrana, las efrinas. Las efrinas actúan a través de la mayor familia conocida de receptores de tirosina cinasa del cerebro, los receptores Eph, y tienen un papel importante en el mapeo topográfico entre las poblaciones neuronales y sus objetivos. Las efrinas con frecuencia actúan como estímulos quimiorrepelentes: regulan negativamente el crecimiento impidiendo que los axones en desarrollo entren en campos receptivos incorrectos. Por ejemplo, el techo óptico expresa las efrinas A2 y A5 en un gradiente que disminuye a lo largo del eje posterior hacia el anterior, mientras que las células ganglionares inervadoras de la retina expresan un gradiente de receptores Eph. Los axones de las células ganglionares de la retina posterior, que poseen gran cantidad de receptores Eph A3, inervarán preferentemente el techo anterior porque la expresión reducida del nivel de efrina no activa la cinasa Eph que provoca la retracción del cono de crecimiento. En la categoría de las moléculas solubles, las netrinas actúan principalmente como proteínas quimiotácticas segregadas, por ejemplo, por la placa del suelo de la médula espinal para estimular el crecimiento de las interneuronas sensitivas espinotalámicas hacia la comisura anterior. Por el contrario, el factor quimiorrepulsivo Slit regula, a través de su receptor indirecto (Robo), el cruce de la línea media y la fasciculación y proyección axonales.

La base neuroevolutiva de la enfermedad psiquiátrica

Se considera que un número cada vez mayor de enfermedades neuropsiquiátricas, como la esquizofrenia, la depresión, el autismo y el trastorno por déficit de atención/hiperactividad, se originan durante el desarrollo del cerebro. Determinar el inicio de una enfermedad ayuda a comprender los mecanismos patogénicos subyacentes. El término *neuroevolutivo* indica que el cerebro se forma de manera anómala ya desde muy al principio debido a la alteración de procesos fundamentales, en contraposición a la formación normal del cerebro que se lesiona o que sufre cambios degenerativos con posterioridad. Sin embargo, hay que considerar el uso distinto del término que le dan los profesionales sanitarios y los patólogos. Además, puesto que las mismas señales moleculares actúan tanto en el desarrollo como en la madurez, alterar un primer proceso ontogenético con cambios en la señalización de los factores de crecimiento, por ejemplo, comportará que otras funciones del adulto también muestren disregulación continua. Por ejemplo, los investigadores clínicos en el ámbito de la esquizofrenia consideran el trastorno neuroevolutivo porque, en el momento del inicio y el diagnóstico, la corteza prefrontal y el hipocampo son más pequeños y los ventrículos están aumentados ya en la presentación en adolescentes.

En cambio, el neuropatólogo utiliza el término *neuroevolutivo* para referirse a determinados cambios morfológicos de las neuronas. Si una región del cerebro muestra una citoarquitectura normal pero las neuronas tienen un diámetro inferior al normal, como recuerdo de «etapas inmaduras», se puede considerar que se trata de una interrupción del desarrollo. No obstante, si los mismos cambios celulares se acompañan de signos de inflamación, como gliosis e infiltrado leucocitario, se hablará de neurodegeneración. Estos cambios morfológicos y celulares puede que ya no sean suficientes para diferenciar entre trastornos que se originan durante el desarrollo y los de la edad adulta, sobre todo por las funciones de las células gliales, como los astrocitos, los oligodendrocitos y la microglía, como fuentes de apoyo neurotrófico durante ambos períodos de la vida. Así pues, las anomalías de las células gliales pueden tener lugar en ambas épocas para fomentar la enfermedad o como mecanismo de reparación. Muchos procesos neurodegenerativos como las enfermedades de Alzheimer y de Parkinson están asociados con las células microgliales.

Por otro lado, la disfunción neuronal de la edad adulta, como la reducción celular, puede ocurrir sin cambios inflamatorios. En modelos animales, la interrupción de la señalización neurotrófica BDNF en el cerebro adulto produce atrofia neuronal y dendrítica en la corteza cerebral sin provocar proliferación de células gliales. Así pues, encontrar neuronas pequeñas sin gliosis en el cerebro de los pacientes con esquizofrenia o autismo no significa que el origen de la enfermedad radique solo, o principalmente, en el desarrollo. A su vez, quizá tengan que revisarse varias suposiciones etiológicas sobre las enfermedades cerebrales.

Puesto que los procesos que intervienen en el desarrollo, como la neurogénesis, la gliogénesis, el crecimiento y la retracción axonales, la sinaptogénesis y la muerte celular, también actúan en la edad adulta, se ha propuesto una nueva síntesis. Todos ellos contribuyen a procesos adaptativos y patológicos, aunque quizá de forma más sutil. El envejecimiento satisfactorio del sistema nervioso puede requerir la regulación precisa de estos procesos, lo que permite al cerebro adaptarse y contrarrestar los acontecimientos intrínsecos y extrínsecos que podrían causar neuropatología. Por ejemplo, la neurogénesis y la plasticidad sináptica son necesarias en el adulto para mantener los circuitos neuronales y asegurar funciones cognitivas apropiadas. La apoptosis es crucial para evitar la génesis tumoral que puede aparecer cuando las células acumulan mutaciones a lo largo de la vida. Así pues, la disregulación de estos procesos ontogenéticos en la edad adulta provocará la alteración de la homeostasis cerebral, que se expresa en forma de varias enfermedades neuropsiquiátricas.

Esquizofrenia.   La hipótesis neuroevolutiva de la esquizofrenia postula que los factores etiológicos y patogénicos que ocurren antes del inicio formal de la enfermedad, esto es, durante la gestación, alteran el curso del desarrollo normal. Estas primeras y sutiles alteraciones de neuronas, glía y circuitos específicos confieren vulnerabilidad a otros factores tardíos del desarrollo, lo que provoca el mal funcionamiento. La esquizofrenia es un trastorno multifactorial, con factores genéticos y ambientales. Los estudios clínicos que recurren a la evaluación previa del riesgo han identificado algunos factores relevantes, como las complicaciones prenatales y perinatales (hipoxia, infección o exposición a sustancias y tóxicos), los antecedentes familiares, la dismorfia corporal (sobre todo de estructuras formadas en la cresta neural) y la presencia de déficits premórbidos leves en funciones sociales, motoras y cognitivas. Estos factores de riesgo pueden influir en procesos continuos del desarrollo como la producción axonal y dendrítica que depende de la experiencia, la muerte celular programada, la mielinización y la poda sináptica. Un modelo animal interesante que utiliza la neumonía humana inducida por el virus de la gripe en ratonas preñadas muestra que la respuesta inflamatoria a las citocinas producida por la madre puede influir directamente en el desarrollo cerebral de la descendencia, sin indicios del virus en el feto y la placenta.

Los estudios de neuroimagen y patología identifican anomalías estructurales en el cuadro clínico de la enfermedad, como disminución de la corteza frontal y el hipocampo y aumento del tamaño de los ventrículos, lo que indica que el desarrollo fue anómalo. Los pacientes más graves muestran un mayor número de regiones afectadas, con cambios más notables. En algunos casos, el mayor tamaño de los ventrículos y la atrofia de la sustancia gris cortical aumentan con el tiempo. Estos cambios progresivos continuos deberían llevarnos a reconsiderar la posible función de la degeneración activa en la esquizofrenia, independientemente de que sea debida a la enfermedad o a sus consecuencias, como el estrés o el tratamiento farmacológico. No obstante, no se observan los signos clásicos de neurodegeneración con células inflamatorias.

La neuroimagen estructural respalda con fuerza la conclusión de que el tamaño del hipocampo es considerablemente menor en la esquizofrenia, quizás un 5%. A su vez, la morfología cerebral ha servido para evaluar las contribuciones etiológicas de los factores genéticos y ambientales. Las comparaciones de concordancia para la esquizofrenia en gemelos monocigóticos y dicigóticos respaldan la función de ambos factores. Entre los gemelos monocigóticos, solo del 40% al 50% de ambos gemelos la sufren, lo que indica que la constitución genética por sí sola no asegura la enfermedad y sugiere una contribución del entorno embrionario. Los estudios de neuroimagen, farmacológicos y patológicos sugieren que algunos factores genéticos tienen en cuenta la susceptibilidad, y que lesiones secundarias, como un traumatismo al nacer o una infección vírica perinatal, se ocupan del resto. Este modelo coincide con los estudios de imagen que muestran una reducción del hipocampo tanto en gemelos monocigóticos afectados como en no afectados.

Además, los individuos sanos pero con riesgo genético muestran un volumen hipocámpico (menor), más parecido al de los probandos afectados que al de los controles sanos. Así pues, la reducción del volumen hipocámpico no es patognomónica de la esquizofrenia, sino que representa un marcador biológico de susceptibilidad genética. No es difícil concebir funciones para los reguladores del desarrollo alterados en la producción de un hipocampo menor, que a su vez limita la capacidad funcional. Un tamaño menor del hipocampo puede ser debido a diferencias sutiles en la concentración de los factores de transcripción, como la señalización de *NeuroD*, *Math1* o *Lhx*, por Wnt3a y el mediador situado por debajo, *Lef1*, o el control proliferativo mediado por bFGF, familia cuyos miembros presentan niveles de expresión alterados en muestras de cerebros con esquizofrenia. Estas limitaciones genéticas pueden hacerse manifiestas solo después de otra dificultad durante el desarrollo, como una infección gestacional, factores de estrés o la exposición a sustancias tóxicas.

Una localización regional de la esquizofrenia sigue siendo incierta, pero puede incluir al hipocampo, la corteza entorrinal, la corteza de asociación multimodal, el sistema límbico, la amígdala, la corteza cingulada, el tálamo y el lóbulo temporal medial. A pesar de la reducción de tamaño en regiones específicas, el intento de determinar cambios en el número de células ha sido infructuoso, ya que la mayoría de estudios no cuantifican toda la población celular, sino que evalúan únicamente la densidad regional de células. Sin valorar el volumen total de una región, la densidad celular no sirve por sí sola para revelar el tamaño de la población. En la mayor parte de los estudios no se han observado cambios en la densidad celular en regiones diversas. Un único estudio que analizó satisfactoriamente el número total de células en el hipocampo constató una densidad neuronal normal y una reducción del 5% del volumen en el izquierdo y del 2% en el derecho, lo que no representa un cambio significativo en el número total de células.

En contraposición con el número total de neuronas, utilizando marcadores neuronales específicos del tipo celular, en muchos estudios se ha constatado una menor densidad de las interneuronas GABA no piramidales de la corteza y el hipocampo, en particular de las que expresan parvalbúmina, mientras que las células que contienen calretinina son normales, lo que sugiere una deficiencia de un subtipo de interneurona. Estos datos morfométricos cuentan con el respaldo de pruebas moleculares de una disminución de las neuronas GABA, además de la reducción de la concentración de ARNm y proteínas de la enzima que sintetiza GABA, la GAD67, en la corteza y el hipocampo. La reelina, otro producto de las neuronas adultas secretoras de GABA, que inicialmente aparece en las células de Cajal-Retzius del cerebro embrionario, está reducida entre un 30 % y un 50 % en la esquizofrenia y el trastorno bipolar con síntomas psicóticos. Esta deficiencia, causante de una menor señalización GABA, puede provocar un aumento compensador en la unión al receptor GABA$_A$ detectada en las áreas hipocámpicas CA2-4 por neuronas piramidales y no piramidales, aparentemente selectivas, ya que la unión a las benzodiazepinas se mantiene. De forma más general, la deficiencia en una subpoblación de interneuronas GABA origina nuevas e interesantes posibilidades en relación con la etiología de la esquizofrenia. Las distintas subpoblaciones de interneuronas GABA prosencefálicas se originan a partir de precursores distintos localizados en el prosencéfalo basal embrionario, por lo que las interneuronas corticales e hipocámpicas GABA pueden derivar principalmente de la eminencia ganglionar media bajo el control del gen del modelado *Nkx2.1,* mientras que las neuronas olfativas y las de las zonas ventriculares proceden de precursores de la eminencia ganglionar lateral que expresan *Gsh2.*

Además, el momento y la secuencia de la generación de las interneuronas GABA pueden depender de una red reguladora que incluya a *Mash1, Dlx1/2* y *Dlx5/6,* genes candidatos a aumentar el riesgo de esquizofrenia. En efecto, la expresión genética del *DLX1* está reducida en el tálamo de los pacientes con psicosis. Así pues, la regulación anómala de estos factores puede disminuir selectivamente la formación de interneuronas GABA, lo que a su vez puede representar una vulnerabilidad determinada genéticamente, y contribuir al menor tamaño o menor función regional del cerebro.

Las pruebas neuropatológicas más convincentes a favor de una base evolutiva son el hallazgo de neuronas mal agrupadas o localizadas donde no deben, sobre todo en la lámina II de la corteza entorrinal y en la sustancia blanca situada bajo la corteza prefrontal y las regiones temporal y parahipocámpica. Estas anomalías representan alteraciones de la migración neuronal, la supervivencia y la conectividad durante el desarrollo. Además, en el hipocampo y la neocorteza, las neuronas piramidales son más pequeñas, según muchos estudios, y presentan menos arborizaciones y espinas dendríticas, con reducción del neurópilo, observaciones que se asocian con la reducción de moléculas neuronales, incluyendo MAP2, espinofilina, sinaptofisina y SNAP25. Los genes asociados con la esquizofrenia se comentan en otros capítulos, pero un gen particularmente interesante es el DISC1, cuya proteína regula durante el desarrollo la migración celular, la proyección hacia fuera de los axones y la maduración neuronal, y en el cerebro adulto modula la función citoesquelética, la neurotransmisión y la plasticidad sináptica. La proteína DISC1 interactúa con muchas otras proteínas muy involucradas en la migración celular neuronal y forma un complejo proteínico con Lis1 y NudEL, que se encuentra por debajo de la señalización de la reelina.

Trastornos del espectro autista. Otra enfermedad de origen claramente neuroevolutivo son los trastornos del espectro autista, un conjunto complejo y heterogéneo que se caracteriza por alteraciones en la interacción social y la comunicación y por intereses y actividades limitados y repetitivos. En la 4.ª edición del DSM (DSM-IV), los trastornos del espectro autista incluían el trastorno autista clásico, el síndrome de Asperger y el trastorno generalizado del desarrollo no especificado. Estos tres trastornos se agruparon porque con frecuencia se daban en una misma familia, lo que indicaba la existencia de factores genéticos relacionados y de signos y síntomas compartidos. Las conceptualizaciones recientes de los trastornos del espectro autista propone que hay múltiples «autismos» que difieren en los mecanismos patogenéticos causantes y sus manifestaciones. Es probable que las distintas agrupaciones sintomáticas (u otros endofenotipos) sean más heredables que el diagnóstico sindrómico, que se estableció para que fuera inclusivo. La gran diversidad de signos y síntomas de los trastornos del espectro autista

refleja la multiplicidad de anomalías observadas en los estudios patológicos y funcionales, e incluye tanto regiones del prosencéfalo como del rombencéfalo. Las neuronas del prosencéfalo de la corteza cerebral y el sistema límbico desempeñan papeles fundamentales en la interacción social, la comunicación, el aprendizaje y la memoria. Por ejemplo, la amígdala, que conecta con las cortezas prefrontal y temporal y la circunvolución fusiforme, desempeña un papel importante en la cognición social y emocional. En los trastornos del espectro autista, la amígdala y la circunvolución fusiforme muestran activación anómala en tareas de reconocimiento facial y de atribución emocional. Algunos investigadores postulan que los trastornos del espectro autista reflejan disfunciones en redes neuronales específicas, como la red social.

Por otro lado, las pruebas neurofisiológicas de potenciales corticales evocados y respuestas oculomotoras indican una percepción normal de la información sensitiva primaria, pero alteración del procesamiento cognitivo superior. Las alteraciones funcionales del procesamiento cognitivo de orden superior y de los circuitos neocorticales sugieren un trastorno del desarrollo en el que interviene la organización sináptica, un mecanismo que puede aparecer uniformemente en todo el cerebro, un modelo en claro contraste con las anomalías de redes neuronales específicas. La anterior referencia a la expresión de Wnt3a en células que migraron ampliamente durante el desarrollo y aparecieron en el sistema auditivo es un ejemplo de cómo los cambios en el desarrollo pueden influir en redes funcionales individuales. Por el contrario los cambios en moléculas sinápticas comunes y ampliamente expresadas, como las neuroliginas, podrían representar otro mecanismo.

El descubrimiento reciente y más importante en la patogenia de los trastornos del espectro autista ha sido el ampliamente documentado y replicado fenotipo del crecimiento cerebral: con un tamaño probablemente normal en el nacimiento, el cerebro muestra un aumento acelerado de volumen hacia finales del primer año en comparación con el desarrollo característico del niño, y este proceso continúa entre los 2 y los 4 años. Estos datos proceden tanto de estudios de neuroimagen como de medidas del perímetro cefálico determinadas por múltiples laboratorios. No se sabe si esto refleja una aceleración del proceso normal del desarrollo o, por el contrario, de una aberración específica de la enfermedad durante el desarrollo posnatal, incluyendo cambios en la cantidad de células, en los procesos neuronales, en la formación y modificaciones de las sinapsis o por disfunción de las células gliales, por nombrar algunos. Las diferencias más prominentes se observan en la corteza frontal y parietal, los hemisferios cerebelosos y la amígdala. Estas observaciones también concuerdan con estudios recientes sobre macrocefalia en hasta un 20 %, aproximadamente, de los casos con trastornos del espectro autista en bancos de cerebro y de ADN. Estos hallazgos suscitan muchas preguntas que deberán resolver los neurocientíficos del desarrollo.

Los estudios de neuroimagen funcional indican un amplio prosencéfalo, pero también disfunciones cerebelosas en los trastornos del espectro autista, y los estudios patológicos clásicos han sugerido que las anomalías se limitan a estructuras límbicas y cerebelosas. No obstante, los estudios clásicos se vieron obstaculizados por el tamaño reducido de las muestras, el mal control de enfermedades comórbidas como la epilepsia y la discapacidad intelectual que afectan a la neuroanatomía, y el uso de medidas de la densidad celular tisular en lugar de métodos estereológicos no sesgados para calcular el número regional de neuronas. Aunque estudios previos destacaban una mayor densidad de neuronas pequeñas en las interconexiones entre los núcleos límbicos, como las áreas CA, el septo, los cuerpos mamilares y la amígdala, estos resultados no han sido replicados en otros laboratorios. En cambio, los hallazgos neuropatológicos más consistentes se han observado en el cerebelo (21 de 29 cerebros), con reducción del número de neuronas de Purkinje sin signos de lesiones posnatales adquiridas, como gliosis, pérdida de los cuerpos neuronales y pérdida retrógrada de las neuronas aferentes de la oliva inferior, lo que sugiere un origen prenatal.

Un estudio más reciente identifica anomalías extensas y no uniformes, lo que sugiere una disregulación de muchos procesos, incluyendo la proliferación, la migración, la supervivencia, la organización y la muerte celular programada de las neuronas. Cuatro de seis cerebros eran macrocefálicos, lo que coincide con el aumento de tamaño determinado por numerosos estudios de anatomía patológica y neuroimagen. En la corteza cerebral, la sustancia gris estaba engrosada o había disminuido, los patrones laminares estaban desorganizados y las neuronas piramidales mal orientadas, había neuronas ectópicas tanto en la sustancia gris superficial como en la profunda, y la densidad neuronal estaba aumentada o disminuida. Estas pruebas de una neurogénesis y migración corticales anómalas concuerdan bien con los déficits en las funciones cognitivas. En el tronco encefálico, la desorganización neuronal aparecía en forma de neuronas discontinuas y mal posicionadas en los núcleos dentado y olivar, neuronas ectópicas en el bulbo raquídeo y los pedúnculos cerebelosos y fascículos aberrantes. Había amplias zonas sin neuronas de Purkinje o en las que se constataba una disminución difusa de estas, a veces asociada con un aumento de la glía de Bergmann, o neuronas de Purkinje ectópicas en la capa molecular. No se observaba atrofia neuronal hipocámpica, y la estereología cuantitativa no pudo constatar ningún cambio consistente en la densidad o el número de neuronas. Además, un único estudio neuropatológico en el que se han utilizado múltiples índices inmunológicos constata una mayor concentración de citocinas inmunitarias en el LCR y los tejidos cerebrales de los pacientes, así como en los astrocitos, que expresan altos niveles de proteína ácida fibrilar glial en la corteza frontal y cingulada, la sustancia blanca y el cerebelo, todo lo cual sugiere una posible activación inmunitaria sin indicios de un proceso inflamatorio. Esperamos la confirmación de estos importantes hallazgos.

Aunque parezcan incompatibles, los diversos datos respaldan un modelo de anomalías del desarrollo que se dan en distintos momentos y alteran regiones siguiendo programas específicos de la neurogénesis y la diferenciación. Es notable que una variedad de anomalías apareciera en los estudios clásicos pero se excluyera, ya que no se observaron en todos los cerebros examinados. Además, de 15 niños expuestos a la teratógena talidomida durante los días 20 a 24 de la gestación, cuando se produce la neurogénesis craneal y de las células de Purkinje en el tronco encefálico, 4 casos mostraron autismo. Basado en estos datos, puede considerarse que el autismo se asocia a lesiones a las 3 semanas de gestación tras la administración de talidomida, a las 12 semanas cuando las neuronas de la oliva inferior están migrando, y a las 30 semanas, aproximadamente, cuando los axones de la oliva establecen sinapsis con las células de Purkinje. Estas diversas anomalías en la producción, la supervivencia, la migración, la organización y la diferenciación en el rombencéfalo y en el prosencéfalo indican la alteración del desarrollo cerebral en varias etapas. Estudios genéticos recientes han definido dos polimorfismos genéticos asociados y reproducibles con trastornos del espectro autista que influyen en los procesos de desarrollo cerebral. El primero es *ENGRAILED-2,* el gen del modelado cerebeloso cuya disregulación causa déficits en las neuronas granulares y de Purkinje en modelos animales y actúa para controlar la proliferación y la diferenciación. El segundo es el receptor del factor de crecimiento hepatocítico *cMET,* que influye en la migración tangencial de las interneuronas GABA de las eminencias ganglionares ventrales del prosencéfalo, lo que posiblemente produzca desequilibrios entre la neurotransmisión inhibidora y excitadora.

Además, aunque los desarreglos celulares pueden ser directamente responsables de los síntomas nucleares del autismo, hay una hipótesis alternativa: la alteración de la regulación de los procesos del desarrollo produce una lesión celular bioquímica desconocida que puede asociarse con el autismo. Esta propuesta cuenta con el respaldo de las causas genéticas del autismo conocidas, que explican el 10% de los casos, incluyendo la esclerosis tuberosa, la neurofibromatosis, el síndrome de Smith-Lemli-Opitz, el síndrome de Rett y la discapacidad intelectual ligada al cromosoma X o síndrome del cromosoma X frágil. Estas etiologías genéticas interfieren con el control de la proliferación celular, la biosíntesis de colesterol y la función de la Shh, así como la traducción de las proteínas de las dendritas y su función, fundamentales en la secuencia del desarrollo. Una relación interesante de estas causas monogenéticas de los síntomas del autismo es su participación en la síntesis de proteínas en la sinapsis, sobre todo cuando es regulada por la vía de señalización PI3K/Akt y el sitio de acción del complejo rapamicina en mamíferos (mTOR), un ámbito de investigación activa.

El notable descubrimiento de la neurogénesis en adultos

En la última década ha tenido lugar un giro fundamental en el paradigma relacionado con los límites de la neurogénesis en el cerebro, con importantes implicaciones para la plasticidad neural, los mecanismos de la etiología de la enfermedad y el tratamiento, y las posibilidades de reparación. Hasta hace poco, en general se creía que en el cerebro no se producen neuronas nuevas después del nacimiento (o poco después, teniendo en cuenta la capa externa de células germinales cerebelosas); así pues, la plasticidad y la reparación cerebral dependen de modificaciones de una red neuronal numéricamente estática. Ahora tenemos evidencias sólidas de lo contrario: en algunas regiones se generan neuronas nuevas durante toda la vida, lo que está bien documentado en todo el árbol filogenético, incluyendo aves, roedores, primates y humanos. Tratándose de un ámbito de gran interés y del cual se investiga mucho, sería de esperar un rápido avance en las próximas dos décadas, lo que probablemente altere los modelos que se describen aquí.

El término *neurogénesis* se ha utilizado de manera incongruente en distintos contextos, indicando la producción secuencial de elementos neurales durante el desarrollo, primero neuronas y después células gliales, pero con frecuencia refiriéndose únicamente a la generación de neuronas en el cerebro adulto, en contraste con la gliogénesis. Para esta exposición se utilizará el primer significado, más general, y se distinguirán tipos celulares cuando sea necesario. El primer indicio de neurogénesis en mamíferos, en el hipocampo en el adulto, se notificó en la década de 1960, cuando se documentaron neuronas marcadas con timidina tritiada (^{3}H-timidina). Como marcador habitual de la producción celular, estos estudios recurrieron a la incorporación nuclear de ^{3}H-timidina a ADN recién sintetizado durante la replicación de los cromosomas, que se produce antes de que las células se dividan. Tras una demora, las células se dividen y producen dos células hijas marcadas con ^{3}H-timidina. La proliferación celular se define como un aumento absoluto del número de células, que se da únicamente si la producción celular no está equilibrada por la muerte celular. Puesto que actualmente hay pocas pruebas a favor de un aumento progresivo del tamaño del cerebro con la edad, excepto quizás en el caso del hipocampo de los roedores, la mayor parte de la neurogénesis que ocurre en el cerebro adulto se halla, al parecer, compensada por la pérdida celular. Estudios recientes sobre neurogénesis emplean un análogo de la timidina más apropiado, el BrdU, que puede inyectarse a animales vivos y después detectarse mediante inmunohistoquímica.

Durante el desarrollo embrionario, se producen neuronas en casi todas las regiones del neuroepitelio ventricular. No obstante, la neurogénesis del adulto se halla muy limitada a dos regiones: la ZSV, que recubre los ventrículos laterales, y una zona proliferativa estrecha debajo de la capa granular (zona subgranular) de la circunvolución dentada del hipocampo. En ratones, roedores y monos, las neuronas recién producidas migran desde la ZSV en dirección anterior hacia el bulbo olfativo para convertirse en interneuronas GABA. El proceso ha sido elegantemente caracterizado tanto a nivel ultraestructural como molecular. En la ZSV, los neuroblastos (células A) que se dirigen al bulbo olfativo forman cadenas de células y migran a través de una especie de andamio de células gliales proporcionado por los astrocitos de división lenta (células B). Dentro de esta red de cadenas celulares hay grupos de precursores neurales se dividen rápidamente (células C). Las evidencias sugieren que las células B originan las células C, que a su vez se convierten en células A, las futuras interneuronas del bulbo olfativo. La existencia de una secuencia de precursores con capacidades cada vez más limitadas para generar los diversos tipos celulares neurales hace que sea complicado definir los mecanismos *in vivo* que regulan la neurogénesis del adulto.

Como en el cerebro en desarrollo, la neurogénesis del adulto también está sujeta a regulación por parte de las señales extracelulares que controlan la proliferación y supervivencia de los precursores, y en muchos casos los mismos factores. Tras el descubrimiento inicial de neurocitoblastos adultos generados bajo la estimulación de los EGF, se definieron otros factores reguladores, como bFGF, IGF-I, BDNF y LIF/CNTF. Aunque la característica distintiva de los neurocitoblastos es la capacidad para generar neuronas, astrocitos y oligodendroglía, denominada multipotencialidad, señales específicas parecen producir perfiles relativamente distintos de células que pueden migrar a sitios distintos. La infusión intraventricular de EGF fomenta principalmente la gliogénesis en la ZSV, con células que migran al bulbo olfativo, al estriado y al cuerpo calloso, mientras que el bFGF favorece la generación de neuronas destinadas al bulbo olfativo. Ambos factores estimulan, al parecer, la mitosis directamente, con efectos diferenciales en el linaje celular producido. En cambio, los BDNF pueden aumentar la formación de neuronas en la ZSV así como en el estriado y el hipotálamo, aunque los efectos pueden observarse principalmente por la supervivencia de las neuronas recién generadas que, de lo contrario, sufrirían la muerte celular. Por último, el CNTF y el LIF relacionado pueden fomentar la gliogénesis o bien respaldar la autorrenovación de los neurocitoblastos adultos en lugar de aumentar una categoría celular específica.

Destaca el hecho de que, además de las infusiones intraventriculares directas, la neurogénesis del adulto también se ve afectada por la concentración periférica de factores de crecimiento, hormonas y neuropéptidos. La administración periférica de ambos bFGF e IGF-I estimula la neurogénesis, aumentando selectivamente el marcado mitótico en la ZSV y la zona subgranular del hipocampo, respectivamente, lo que sugiere que hay mecanismos específicos para el transporte de factores a través de la barrera hematoencefálica. Es interesante que la concentración elevada de prolactina, inducida por la inyección periférica o el embarazo natural, estimula la proliferación de células hijas en la ZSV murina, lo que lleva a un aumento de las interneuronas en el bulbo olfativo, que pueden desempeñar funciones en el aprendizaje de los olores por parte de los recién nacidos. Este proceso puede ser relevante en lo que respecta a los cambios en la prolactina observados en la enfermedad psiquiátrica. Por el contrario, en las hipótesis conductuales sobre el estrés social, como los desafíos territoriales por parte de los machos intrusos, la activación del eje hipotalámico-hipofisario-suprarrenal (HHS) con aumento de glucocorticoides lleva a una reducción de la neurogénesis en el hipocampo, al parecer a través de la señalización local de glutamato. También se observa inhibición tras la administración periférica de opiáceos, un modelo para el abuso de sustancias. Así pues, la neurogénesis puede ser un proceso dirigido afectado por cambios de hormonas y neuropéptidos asociados con varias enfermedades psiquiátricas.

El descubrimiento de la neurogénesis en adultos plantea, naturalmente, interrogantes sobre si pueden integrarse nuevas neuronas en la compleja citoarquitectura del cerebro maduro y la especulación sobre su significado funcional, si es que tiene alguno. En roedores, primates y humanos, las nuevas neuronas se generan en la circunvolución dentada del hipocampo, un área importante del aprendizaje y la memoria. Se ha observado que en seres humanos algunas de las neuronas generadas en el adulto sobreviven por lo menos 2 años. Además, las células recién generadas en el hipocampo de ratones adultos forman extensas y elaboradas arborizaciones dendríticas y axonales apropiadas al circuito neural, y muestran información sináptica funcional y potenciales de acción. Desde un punto de vista funcional, la generación y/o supervivencia de las nuevas neuronas se relaciona estrechamente con múltiples ejemplos de aprendizaje y experiencia conductuales. Por ejemplo, la supervivencia de las neuronas recién generadas aumenta notablemente mediante tareas de aprendizaje que dependen del hipocampo y por un complejo ambiental conductualmente enriquecido. Quizá de gran importancia,

una reducción en la neurogénesis de la circunvolución dentada altera la formación de recuerdos traza, esto es, cuando un animal tiene que asociar estímulos que se hallan separados en el tiempo, una tarea que depende del hipocampo. Por último, en las aves canoras, la neurogénesis depende de la actividad y aumenta cuando se busca comida y se aprende un nuevo canto, independientemente de que tenga lugar de forma estacional o inducida por la administración de una hormona esteroidea.

Desde los puntos de vista clínico y terapéutico, las preguntas fundamentales son si los cambios en la neurogénesis contribuyen a la enfermedad y si las neuronas recién formadas migran y se integran en regiones lesionadas, sustituyen a las células muertas y consiguen una recuperación funcional. Se ha observado una respuesta neurogenética ante múltiples enfermedades del adulto, incluyendo el traumatismo cerebral, el ictus y la epilepsia. Por ejemplo, el ictus isquémico en el estriado estimula la neurogénesis en ZSV adyacentes con neuronas que migran al sitio lesionado. Además, según una hipótesis muy selectiva en la que no interviene la afectación del tejido local, la degeneración de las neuronas corticales de la capa 3 provocó la neurogénesis y la sustitución celular en la ZSV. Estos estudios sugieren la posibilidad de que las neuronas recién producidas participen normalmente en la recuperación y puedan estimularse como una estrategia terapéutica nueva. No obstante, en contraposición con las posibles funciones reconstructoras, la neurogénesis también desempeña funciones en la patogenia: en un modelo de sensibilización experimental *(kindling)* a la epilepsia, se constató que las neuronas generadas recientemente migraban a posiciones incorrectas y participaban en circuitos neuronales alterados, por lo que se reforzaba el estado epiléptico.

Por el contrario, la reducción en la neurogénesis puede contribuir a varias enfermedades que implican disfunción o degeneración de la formación hipocámpica. La neurogénesis de la circunvolución dentada se ve inhibida por el aumento de la concentración de glucocorticoides que se observa en ratas viejas y puede invertirse con antagonistas esteroideos y con una adrenalectomía, observaciones que pueden ser relevantes en la correlación de las concentraciones elevadas de cortisol en humanos con un menor volumen del hipocampo y los déficits de memoria. Asimismo, el aumento de glucocorticoides inducido por el estrés en seres humanos puede contribuir a la disminución del volumen del hipocampo que se observa en la esquizofrenia, la depresión y el TEPT.

Un papel potencial de la neurogénesis alterada en la enfermedad ha obtenido el mayor apoyo en estudios recientes sobre depresión. Varios estudios llevados a cabo con animales y seres humanos sugieren una correlación entre el menor tamaño del hipocampo y los síntomas depresivos, mientras que el tratamiento antidepresivo clínicamente eficaz provoca un aumento de volumen del hipocampo y aumenta la neurogénesis, con relaciones causales por definir. Por ejemplo, los estudios de imagen del cerebro y *post mortem* indican pérdida celular en las regiones corticolímbicas en el trastorno bipolar y en la depresión mayor. De manera significativa, los eutimizantes, como el ion litio y el ácido valproico, así como los antidepresivos y la TEC activan las vías intracelulares que fomentan la neurogénesis y la plasticidad sináptica. Además, según un útil modelo de primates aplicado a la tupaya adulta, el modelo de depresión por estrés psicosocial crónico provocó aproximadamente un 15 % de las reducciones en los metabolitos cerebrales, y una disminución del 33 % en la neurogénesis (marcado mitótico con BrdU), efectos que se evitaron con la administración simultánea del antidepresivo tianeptina. Y lo que es más importante, aunque la exposición al estrés provocó una ligera reducción del volumen del hipocampo, en los animales estresados y tratados con antidepresivos se constató un aumento del volumen. Se han observado efectos parecidos en modelos de depresión con roedores.

Además, para las relaciones estructurales previas, evidencias recientes han empezado a definir la función de sistemas de neurotransmisores relevantes para los efectos antidepresivos sobre la conducta y la neurogénesis. En un hallazgo más interesante se ha demostrado una relación causal entre la neurogénesis inducida por antidepresivos y una respuesta conductual positiva. En el ratón sin receptores 1A para la serotonina, la fluoxetina, un inhibidor selectivo de la recaptación de serotonina (ISRS), no aumentó la neurogénesis ni produjo mejora conductual alguna. Además, cuando los precursores neuronales hipocámpicos se reducían de manera selectiva (85 %) mediante radiación con rayos X, ni la fluoxetina ni la imipramina inducían neurogénesis o recuperación conductual. Por último, en un estudio que utilizaba cultivos de hipocampo de roedores normales y mutantes se constató claramente la función neurogenética del NPY endógeno, que se encuentra en las interneuronas hiliares de la circunvolución dentada. El NPY estimula la proliferación selectiva de precursores a través del receptor Y1 (no el Y2 o el Y5), una observación que coincide con sus efectos antidepresivos mediados por el receptor en modelos animales, y la influencia de la concentración de NPY tanto en el aprendizaje dependiente del hipocampo como en las respuestas al estrés. En conjunto, estas observaciones sugieren que los cambios de volumen observados en la depresión humana y el tratamiento pueden relacionarse directamente con alteraciones de la neurogénesis continua. De un modo más general, el descubrimiento de la neurogénesis en adultos nos ha hecho cambiar nuestro punto de vista sobre las capacidades regenerativas del cerebro humano.

NEUROFISIOLOGÍA Y NEUROQUÍMICA

El estudio de la comunicación química interneuronal se denomina neuroquímica, y en los últimos años se ha producido una explosión de conocimiento a la hora de entender la transmisión química entre las neuronas y los receptores afectados por esas sustancias químicas. Esto además influye en nuestro entendimiento sobre la fisiología cerebral. Esta sección del capítulo se centra en la compleja heterogeneidad de estas dos áreas para ayudar a explicar la complejidad de los pensamientos, sentimientos y comportamientos que conforman la experiencia humana.

Neurotransmisores monoaminérgicos

Los neurotransmisores monoaminérgicos y la acetilcolina han estado implicados históricamente en la fisiopatología y el tratamiento de una amplia variedad de trastornos neuropsiquiátricos. Cada sistema de neurotransmisores monoaminérgicos modula vías neuronales muy variadas, que, a su vez, se encargan de múltiples procesos conductuales y fisiológicos. Por el contrario, cada proceso neuroconductual del SNC probablemente está modulado por múltiples sistemas de neurotransmisores interactuantes, incluidas las monoaminas.

Esta complejidad plantea un desafío importante a la hora de entender las vías precisas moleculares, celulares y de sistemas, a través de las que diferentes neurotransmisores monoaminérgicos influyen en los trastornos neuropsiquiátricos. Sin embargo, los recientes avances en la genética y genómica humana, así como en la neurociencia experimental, han arrojado luz sobre este tema. La clonación molecular ha identificado un gran número de genes que regulan la neurotransmisión monoaminérgica, como las enzimas, los receptores y los transportadores que median en la síntesis, las acciones celulares y la recaptación celular de los neurotransmisores, respectivamente. Los estudios sobre genética humana han proporcionado evidencia de uniones prometedoras entre las variantes alélicas de genes específicos relacionados con las monoaminas, y los trastornos psiquiátricos y rasgos anómalos, mientras que la capacidad para modificar la función de los genes y la actividad celular en animales de experimentación ha aclarado los papeles de genes y vías neuronales específicos en la mediación de los procesos conductuales.

Las monoaminas actúan en las células diana uniéndose a receptores celulares de superficie específicos. Existen muchos subtipos de receptores para cada monoamina, que se expresan en diferentes regiones y zonas subcelulares e inician una variedad de vías señalizadoras intracelulares. Esta colección de receptores permite que cada neurotransmisor

monoaminérgico module las células diana de múltiples formas; la misma molécula puede activar algunas células mientras inhibe otras, dependiendo del subtipo del receptor expresado por cada célula. Las diferentes monoaminas se comentan a continuación.

Serotonina.   A pesar de que solamente una neurona del SNC de cada millón produce serotonina, estas células influyen en prácticamente todos los aspectos de las funciones del SNC. Los cuerpos celulares de estas neuronas serotoninérgicas se agrupan en el núcleo del rafe de la línea media del tronco encefálico; el núcleo del rafe rostral envía proyecciones axonales ascendentes a lo largo de todo el cerebro, mientras que el núcleo del rafe caudal descendente envía proyecciones hacia el bulbo raquídeo, el cerebelo y la médula espinal (fig. 33-12). Las fibras serotoninérgicas descendentes que inervan el asta dorsal de la médula espinal intervienen en la supresión de las vías nociceptivas, un hallazgo que puede estar relacionado con los efectos calmantes del dolor de algunos antidepresivos. La descarga tónica de las neuronas serotoninérgicas del SNC varía a lo largo del ciclo sueño-vigilia, con ausencia de actividad durante la fase del sueño de movimientos oculares rápidos (REM). Se observa un incremento de la descarga serotoninérgica durante las conductas motoras rítmicas, lo que sugiere que la serotonina modula algunas formas de producción motora.

La mayor parte de la inervación serotoninérgica de la corteza y el sistema límbico se origina en el núcleo del rafe dorsal y medio en el mesencéfalo; las neuronas serotoninérgicas de estas zonas envían proyecciones a través del haz del prosencéfalo medial hacia las regiones diana del prosencéfalo. El rafe medio proporciona la mayor parte de las fibras serotoninérgicas que inervan el sistema límbico, mientras que el núcleo dorsal del rafe proporciona la mayoría de las fibras que inervan el núcleo estriado y el tálamo.

Además de las diferentes áreas diana de estos núcleos serotoninérgicos, también existen diferencias celulares entre las neuronas que los constituyen. Las fibras serotoninérgicas del rafe dorsal son finas, con pequeñas tumefacciones en forma de vesículas revestidas, denominadas varicosidades, mientras que las fibras del rafe medio tienen varicosidades grandes y esféricas o en forma de cuentas. No está claro hasta qué punto la serotonina actúa como un neurotransmisor sináptico verdadero o «privado» o como una hormona endocrina local (transmisor social), o si sus papeles difieren en función del tipo de fibra del que se haya liberado. Estas fibras muestran sensibilidades diferenciadas frente a los efectos neurotóxicos del análogo de la anfetamina 3,4-metilendioxi-me-

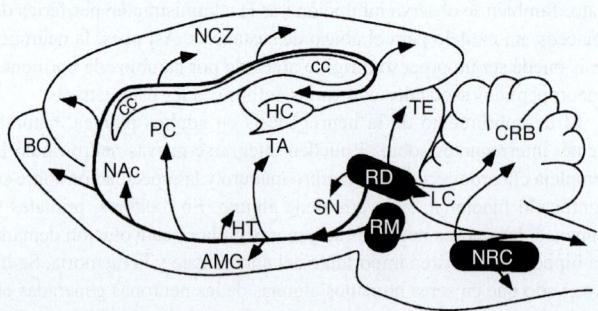

FIGURA 33-12

Vías serotoninérgicas cerebrales (en ratas). Las neuronas serotoninérgicas se localizan en el núcleo del rafe de la línea media del tronco encefálico y se proyectan a través del eje neural. (Existe una similitud aproximada entre las vías monoaminérgicas en ratas y humanos.) AMG, amígdala; cc, cuerpo calloso; CRB, cerebelo; HC, hipocampo; HT, hipotálamo; LC, *locus coeruleus;* NAc, núcleo accumbens; NCZ, neocorteza; NRC, núcleo del rafe caudal; BO, bulbo olfativo; PC, putamen caudado; RD, núcleo del rafe dorsal; RM, núcleo del rafe medio; SN, sustancia negra; TA, tálamo; TE, tectum. (De Sadock BJ, Sadock VA, Ruiz P. *Kaplan & Sadock's Comprehensive Textbook of Psychiatry.* 9.ª ed. Philadelphia: Lippincott Williams & Wilkins; 2009:65.)

tanfetamina (MDMA, «éxtasis»), que lesiona los axones finos del rafe dorsal mientras evita los gruesos axones en forma de cuentas del rafe medio. No está claro el significado de estas diferencias morfológicas, si bien trabajos recientes han identificado diferencias funcionales entre las neuronas serotoninérgicas de los núcleos del rafe dorsal y medio.

Dopamina. Las neuronas dopaminérgicas están distribuidas más ampliamente que las del resto de monoaminas: residen en la sustancia negra del mesencéfalo y en el área del tegmento ventral, así como en la sustancia gris periacueductal, el hipotálamo, el bulbo olfativo y la retina. En la periferia, la dopamina se encuentra en el riñón, donde produce vasodilatación renal, diuresis y natriuresis. En psiquiatría existen tres sistemas dopaminérgicos muy relevantes: el nigroestriatal, el mesocorticolímbico y el tuberohipofisario (fig. 33-13). La degeneración del sistema nigroestriatal provoca la enfermedad de Parkinson y ha llevado a una intensa investigación centrada en el desarrollo y la función de las neuronas dopaminérgicas en el núcleo de la sustancia negra del mesencéfalo. Los cuerpos celulares dopaminérgicos en la *pars* compacta de esta región envían proyecciones ascendentes hacia el núcleo estriado dorsal (especialmente hacia el núcleo caudado y el putamen), y modulan así el control motor. Se cree que los efectos extrapiramidales de los fármacos antipsicóticos son consecuencia de la inhibición de estos receptores dopaminérgicos estriados.

El área tegmental ventral (ATV) del mesencéfalo se sitúa medial a la sustancia negra y contiene neuronas dopaminérgicas que dan lugar al sistema dopaminérgico mesocorticolímbico. Estas neuronas envían proyecciones ascendentes que inervan las estructuras límbicas, como el núcleo *accumbens* y la amígdala; la vía del *mesoaccumbens* es un elemento central en la representación neuronal de recompensa, y en los últimos años se han dedicado muchos esfuerzos para investigar esta zona. Todas las drogas de abuso conocidas activan la vía dopaminérgica del *mesoaccumbens*, y se cree que los cambios plásticos en ella subyacen a la adicción a drogas. Se supone que la proyección mesolímbica es una diana significativa para las propiedades antipsicóticas de los fármacos antagonistas de los receptores dopaminérgicos a la hora de controlar los síntomas positivos de la esquizofrenia, como las alucinaciones y los delirios.

Las neuronas dopaminérgicas del ATV también se proyectan hacia las estructuras corticales, como la corteza prefrontal, y modulan la memoria de trabajo y la atención; se ha propuesto que la disminución de la actividad en esta vía subyace a los síntomas negativos de la esquizofrenia. Así pues, los fármacos antipsicóticos que reducen los síntomas positivos al inhibir los receptores dopaminérgicos en la vía mesolímbica pueden empeorar de forma simultánea los síntomas negativos al in-

hibir los receptores dopaminérgicos similares en la vía mesocortical. Se cree que la disminución del riesgo de efectos secundarios extrapiramidales observada con la clozapina (en comparación con otros fármacos antipsicóticos típicos) se debe a sus efectos relativamente selectivos sobre esta proyección mesocortical. El sistema tuberohipofisario está formado por neuronas dopaminérgicas en el núcleo arcuato hipotalámico y en el paraventricular, que se proyectan hacia la glándula hipófisis, inhibiendo así la liberación de prolactina. Los fármacos antipsicóticos que bloquean los receptores dopaminérgicos en la hipófisis pueden desinhibir la liberación de prolactina y provocar galactorrea.

Noradrenalina y adrenalina. Las neuronas simpáticas posganglionares del sistema nervioso autónomo liberan noradrenalina, lo que provoca efectos periféricos generalizados, incluyendo taquicardia y aumento de la presión sanguínea. La médula suprarrenal libera adrenalina, que produce efectos similares; los feocromocitomas, tumores que segregan adrenalina, producen salvas de activación simpática, hiperactivación central y ansiedad.

Las neuronas productoras de noradrenalina en el cerebro se encuentran en el puente y en el bulbo raquídeo en dos grupos principales: el *locus coeruleus* y los núcleos noradrenérgicos del tegmento lateral (fig. 33-14). Las proyecciones noradrenérgicas de estas dos regiones se ramifican ampliamente a medida que se proyectan a lo largo del eje neural. En los seres humanos, el *locus coeruleus* se encuentra en la porción dorsal del puente caudal y contiene aproximadamente 12 000 neuronas empaquetadas estrechamente a cada lado del cerebro. Estas células proporcionan las principales proyecciones noradrenérgicas hacia la neocorteza, el hipocampo, el tálamo y el techo del mesencéfalo. La actividad de las neuronas del *locus coeruleus* varía con el nivel de vigilia del animal. El ritmo de la descarga obedece a estímulos nuevos o estresantes, y las mayores respuestas se observan a estímulos que interrumpen la conducta en curso y reorientan la atención. En general, los estudios fisiológicos indican que esta estructura está implicada en la regulación del estado de vigilia, la vigilancia y la respuesta al estrés. Las proyecciones de las neuronas del núcleo tegmental lateral, que están diseminadas de forma laxa por toda la zona ventral del puente y el bulbo raquídeo, se solapan parcialmente con las del *locus coeruleus*. Las fibras de ambos grupos celulares inervan la amígdala, el septo y la médula espinal. Otras regiones, como el hipotálamo y el tallo encefálico inferior, reciben estímulos adrenérgicos predominantemente del núcleo tegmental lateral. Las relativamente pocas neuronas que utilizan adrenalina como neurotransmisor se localizan en la zona caudal del puente y el bulbo raquídeo, entremezcladas con las neuronas noradrenérgicas. Las proyecciones de estos grupos ascienden para inervar el hipotálamo, el *locus coeruleus* y los núcleos viscerales aferentes y eferentes del mesencéfalo.

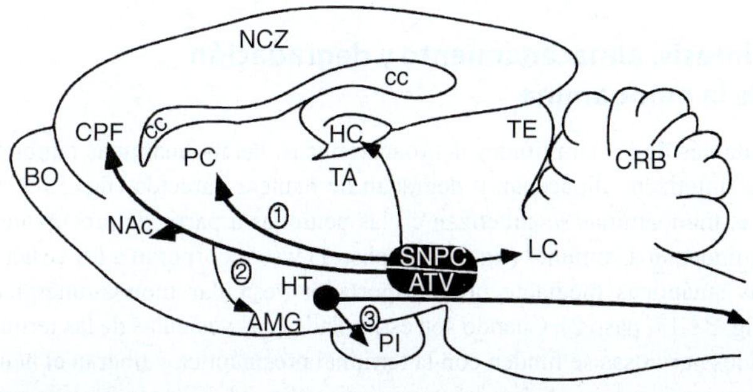

FIGURA 33-13

Vías dopaminérgicas cerebrales (en ratas). Las tres vías dopaminérgicas principales son: *1*, vía nigroestriada; *2*, vía mesocorticolímbica; *3*, vía tuberohipofisaria; AMG, amígdala; ATV, área tegmental ventral; BO, bulbo olfativo; cc, cuerpo calloso; CPF, corteza prefrontal; CRB, cerebelo; HC, hipocampo; HIP, hipófisis; HT, hipotálamo; LC, *locus coeruleus;* NAc, núcleo accumbens; NCZ, neocorteza; PP, putamen caudado; SNPC, pars compacta de la sustancia negra; TA, tálamo; TE, tectum. (De Sadock BJ, Sadock VA, Ruiz P. *Kaplan & Sadock's Comprehensive Textbook of Psychiatry*. 9.ª ed. Philadelphia: Lippincott Williams & Wilkins; 2009:66.)

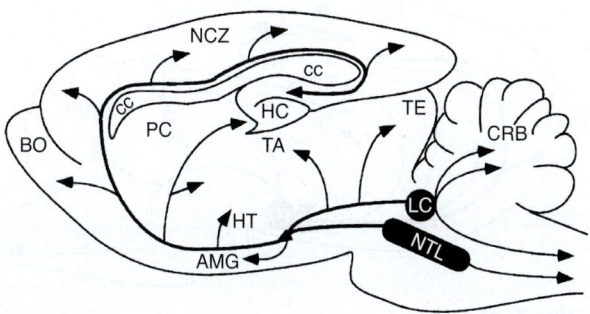

FIGURA 33-14

Vías noradrenérgicas centrales (en ratas). Proyecciones de las neuronas noradrenérgicas localizadas en el *locus coeruleus* (LC) y núcleo noradrenérgico del tegmento lateral (NTL). AMG, amígdala; BO, bulbo olfativo; cc, cuerpo calloso; CRB, cerebelo; HC, hipocampo; HT, hipotálamo; NCZ, neocorteza; PC, putamen caudado; TA, tálamo; TE, tectum. (De Sadock BJ, Sadock VA, Ruiz P. *Kaplan & Sadock's Comprehensive Textbook of Psychiatry*. 9.ª ed. Philadelphia: Lippincott Williams & Wilkins; 2009:66.)

Histamina.   La histamina quizás es la mejor conocida por su papel en las alergias. Es un mediador inflamatorio almacenado en los mastocitos y liberado tras la interacción celular con los alérgenos. Una vez liberada, la histamina causa extravasaciones vasculares, edema y otros síntomas de alergia faciales y tópicos. Por el contrario, las vías centrales de las neuronas histaminérgicas se han caracterizado recientemente mediante inmunocitoquímica utilizando anticuerpos para la enzima sintética histidina-descarboxilasa y la histamina. Los cuerpos celulares histaminérgicos se localizan en una región del hipotálamo posterior, el núcleo tuberomamilar. La actividad de las neuronas tuberomamilares se caracteriza por descargas que varían a lo largo del ciclo sueño-vigilia, que son máximas durante el estado de vigilia, se ralentizan durante el sueño de ondas lentas y están ausentes durante la fase REM. Las fibras histaminérgicas se proyectan de forma difusa a lo largo de todo el cerebro y la médula espinal (fig. 33-15). Las proyecciones ventrales ascendentes transcurren a través del haz central del prosencéfalo y posteriormente inervan el hipotálamo, la banda diagonal, el septo y el bulbo olfativo. Las proyecciones dorsales ascendentes inervan el tálamo, el hipocampo, la amígdala y el prosencéfalo rostral. Las proyecciones descendentes viajan a través de la sustancia gris central del rombencéfalo dorsal y la médula espinal. Las fibras tienen varicosidades que pocas veces se asocian con las sinapsis clásicas, y se ha propuesto que la histamina actúa a distancia desde sus lugares de liberación, como una hormona local. El hipotálamo recibe la inervación histaminérgica más densa, de acuerdo con su papel de transmisor en la regulación de los procesos autónomos y neuroendocrinos. Además, se observa una potente inervación histaminérgica en los núcleos monoaminérgicos y colinérgicos.

Acetilcolina.   En el cerebro, los procesos axonales de las neuronas colinérgicas pueden proyectarse a regiones cerebrales lejanas (neuronas de proyección) o contactar con células locales dentro de la misma estructura (interneuronas). En el cerebro se encuentran dos grandes grupos de neuronas de proyección colinérgicas: el complejo del prosencéfalo basal y el complejo mesopontino (fig. 33-16). El complejo del prosencéfalo basal proporciona la mayor parte de la inervación colinérgica al telencéfalo no estriado. Son neuronas colinérgicas dentro del núcleo basal de Meynert, las líneas horizontales y verticales de las bandas diagonales de Broca, y el núcleo del septo medial. Estas neuronas se proyectan hacia zonas diseminadas de la corteza y la amígdala, hacia la circunvolución cingulada anterior y el bulbo olfativo, y hacia el hipocampo, respectivamente. En la enfermedad de Alzheimer se produce una degeneración significativa de las neuronas del núcleo basal, lo que provoca una reducción sustancial de la inervación colinérgica cortical.

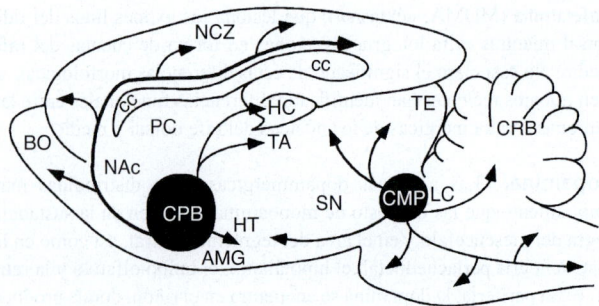

FIGURA 33-16

Vías de proyección colinérgica cerebrales (en ratas). La mayoría de las neuronas de proyección colinérgica se localizan en el complejo del prosencéfalo basal (CPB) y el complejo mesopontino (CMP). AMG, amígdala; BO, bulbo olfativo; cc, cuerpo calloso; CRB, cerebelo; HC, hipocampo; HT, hipotálamo; LC, *locus coeruleus;* NAc, núcleo accumbens; NCZ, neocorteza; PC, putamen caudado; SN, sustancia negra; TA, tálamo; TE, tectum. (De Sadock BJ, Sadock VA, Ruiz P. *Kaplan & Sadock's Comprehensive Textbook of Psychiatry*. 9.ª ed. Philadelphia: Lippincott Williams & Wilkins; 2009:67.)

El grado de pérdida neuronal se correlaciona con el grado de demencia, y el déficit colinérgico puede contribuir al declive cognitivo de esta enfermedad, lo que concuerda con los efectos beneficiosos de los fármacos que promueven la señalización de la acetilcolina en esta enfermedad.

El complejo mesopontino está formado por neuronas colinérgicas en el núcleo del tegmento pedunculopontino y dorsolateral del mesencéfalo y el puente, y proporciona inervación colinérgica al tálamo y a las zonas del mesencéfalo (incluidas las neuronas dopaminérgicas del área tegmental ventral y la sustancia negra) e inervación descendente a otras regiones del tronco encefálico como el *locus coeruleus,* el rafe dorsal y los núcleos de los pares craneales. Al contrario de lo que sucede con las neuronas serotoninérgicas, noradrenérgicas e histaminérgicas centrales, las colinérgicas pueden seguir emitiendo descargas durante la fase REM del sueño, y se ha propuesto que intervienen en la inducción del sueño REM. La acetilcolina también se encuentra en las interneuronas de varias regiones cerebrales, incluyendo el núcleo estriado. La modulación de la transmisión colinérgica estriada se ha implicado en los efectos antiparkinsonianos de los fármacos anticolinérgicos. En la periferia, la acetilcolina es un neurotransmisor prominente, localizado en las motoneuronas que inervan la musculatura esquelética, las neuronas autónomas preganglionares y las neuronas parasimpáticas posganglionares. La acetilcolina periférica media en los efectos postsinápticos característicos del sistema parasimpático, incluyendo bradicardia y disminución de la presión arterial, y aumento de la función digestiva.

Síntesis, almacenamiento y degradación de la monoamina

Además de las similitudes neuroanatómicas, las monoaminas también se sintetizan, almacenan y degradan de manera parecida (fig. 33-17). Las monoaminas se sintetizan en las neuronas a partir de precursores aminoácidos comunes (fig. 33-17, paso 1) y se incorporan a las vesículas sinápticas mediante un transportador vesicular monoaminérgico (fig. 33-17, paso 2). Cuando son estimuladas, las vesículas de las terminales nerviosas se funden con la terminal presináptica y liberan el neurotransmisor hacia la hendidura sináptica (fig. 33-17, paso 3). Una vez liberadas, las monoaminas interactúan con los receptores postsinápticos para alterar la función de las células postsinápticas (fig. 33-17, paso 4), y también pueden actuar en los autorreceptores presinápticos de la terminal nerviosa para inhibir una liberación posterior (fig. 33-17, paso 5). Además, las monoaminas liberadas pueden ser recaptadas de la hendidura sináptica hacia la terminal nerviosa por proteínas transportadoras de la membrana plasmática (fig. 33-17, paso 6), un proceso conocido como recaptación. Esta recaptación desempeña un papel impor-

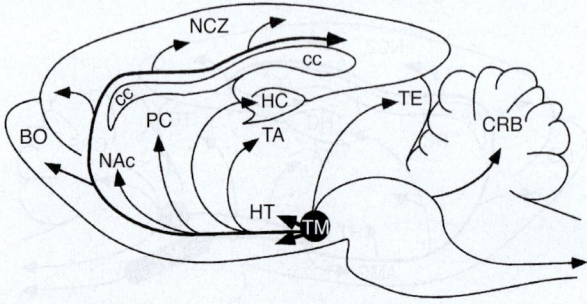

FIGURA 33-15

Vías histaminérgicas cerebrales (en ratas). Las neuronas histaminérgicas se localizan en el núcleo tuberomamilar del hipotálamo caudal (TM) y se proyectan hacia el hipotálamo (HT) y hacia regiones más distantes del cerebro. cc, cuerpo calloso; CRB, cerebelo; HC, hipocampo; NAc, núcleo accumbens; NCZ, neocorteza; BO, bulbo olfativo; PC, putamen caudado; TA, tálamo; TE, tectum. (De Sadock BJ, Sadock VA, Ruiz P. *Kaplan & Sadock's Comprehensive Textbook of Psychiatry*. 9.ª ed. Philadelphia: Lippincott Williams & Wilkins; 2009:67.)

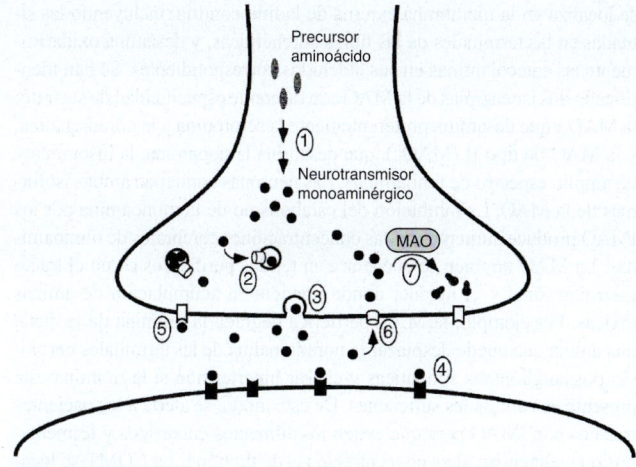

FIGURA 33-17

Diagrama esquemático de una sinapsis monoaminérgica. En el texto se describen los pasos de la transmisión sináptica. MAO, monoaminooxidasa. (De Sadock BJ, Sadock VA, Ruiz P. *Kaplan & Sadock's Comprehensive Textbook of Psychiatry*. 9.ª ed. Philadelphia: Lippincott Williams & Wilkins; 2009:68.)

tante a la hora de limitar la magnitud total y la duración temporal de la señalización monoaminérgica. Una vez que se han recaptado, las monoaminas pueden ser sometidas a degradación enzimática (fig. 33-17, paso 7), o pueden ser protegidas de la degradación mediante su recaptación en vesículas. El proceso de la acetilcolina difiere de este esquema y se describe más adelante.

Serotonina

El SNC contiene menos del 2 % de la serotonina del organismo; la serotonina periférica se localiza en las plaquetas, los mastocitos y las células enterocromafines. Más del 80 % de toda la serotonina del organismo se encuentra en el sistema gastrointestinal, donde modula la motilidad y las funciones digestivas. La serotonina plaquetaria favorece la agregación y la coagulación a través de un mecanismo muy poco usual: la unión covalente de las moléculas de serotonina a pequeñas proteínas de unión del trifosfato de guanosina (GTP), que puede entonces activar estas proteínas, en un proceso llamado *serotonilación*. La serotonina periférica no puede atravesar la barrera hematoencefálica, de manera que la serotonina también se sintetiza en el cerebro. La serotonina es sintetizada a partir del aminoácido triptófano, que se obtiene de la dieta. El paso limitante en la síntesis de serotonina es la hidroxilación del triptófano por la enzima triptófano hidroxilasa para formar 5-hidroxitriptófano (5-HT) (fig. 33-18). Existen dos isoformas de triptófano hidroxilasa: una principalmente en la periferia y la segunda restringida al SNC.

En circunstancias normales, la concentración de triptófano limita la síntesis de serotonina, por lo que se ha prestado mucha atención a los factores que determinan la disponibilidad del triptófano. A diferencia de la serotonina, el triptófano es incorporado al cerebro mediante un mecanismo de transporte activo saturable. Dado que el triptófano compite por el transporte con otros aminoácidos neutros de gran tamaño, la recaptación cerebral de este aminoácido viene determinada tanto por la cantidad de triptófano circulante como por el porcentaje en relación con otros grandes aminoácidos neutros de gran tamaño. Ese porcentaje puede aumentar con el consumo de hidratos de carbono, que induce la liberación de insulina y la captación de muchos aminoácidos neutros de gran tamaño en los tejidos periféricos.

A la inversa, los alimentos ricos en proteínas tienden a ser relativamente pobres en triptófano, con lo que disminuye este porcentaje. Además, las dietas especializadas pobres en triptófano producen una reducción significativa en las concentraciones cerebrales de serotonina. Tras la hidroxilación del triptófano, el 5-HT es descarboxilado rápidamente

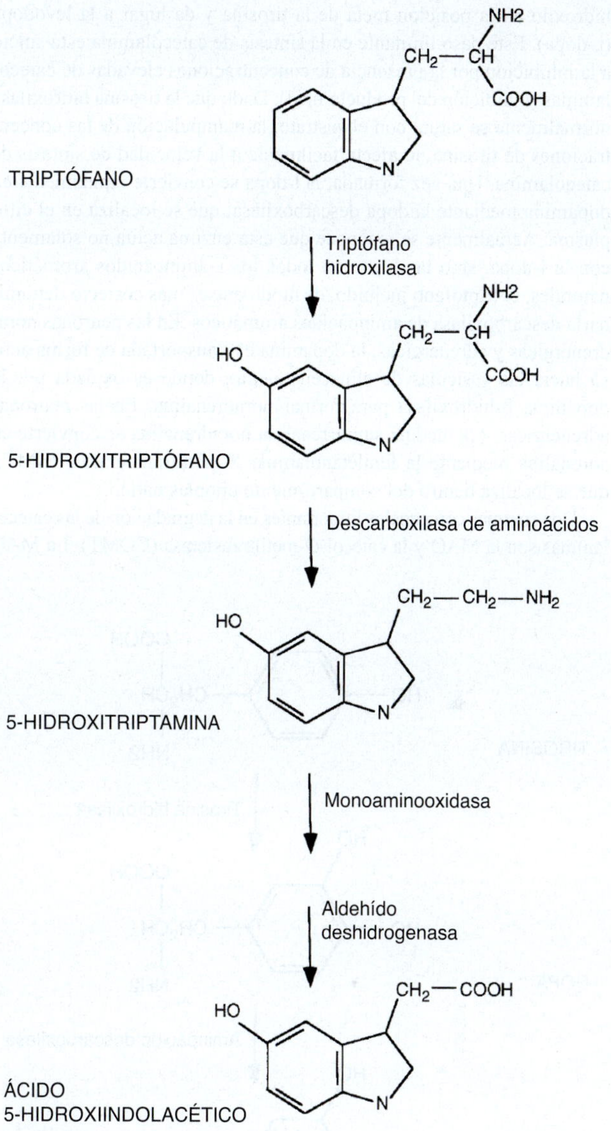

TRIPTÓFANO

Triptófano hidroxilasa

5-HIDROXITRIPTÓFANO

Descarboxilasa de aminoácidos

5-HIDROXITRIPTAMINA

Monoaminooxidasa

Aldehído deshidrogenasa

ÁCIDO 5-HIDROXIINDOLACÉTICO

FIGURA 33-18

Síntesis y catabolismo de la serotonina. (De Sadock BJ, Sadock VA, Ruiz P. *Kaplan & Sadock's Comprehensive Textbook of Psychiatry*. 9.ª ed. Philadelphia: Lippincott Williams & Wilkins; 2009:68.)

por la descarboxilasa de aminoácidos aromáticos (una enzima que también interviene en la síntesis de dopamina) para formar serotonina.

El primer paso en la degradación de la serotonina está mediado por la monoaminooxidasa de tipo A (MAO_A), que oxida el grupo amino para formar un aldehído. La MAO_A se localiza en las membranas mitocondriales y no tiene especificidad por un sustrato concreto; además de la serotonina, oxida la noradrenalina. Se cree que el aumento de la concentración de serotonina por los inhibidores de la MAO (IMAO) subyace a la eficacia antidepresiva de estos fármacos. Tras la oxidación por la MAO_A, el aldehído resultante se vuelve a oxidar a ácido 5-hidroiindolacético (5-HIAA). Con frecuencia se determinan las concentraciones de 5-HIAA como correlación de la actividad del sistema serotoninérgico, aunque no está clara la relación de estas concentraciones con la actividad neuronal serotoninérgica.

Catecolaminas. Las catecolaminas se sintetizan a partir del aminoácido tirosina, que es incorporado al cerebro a través de un mecanismo de transporte activo (fig. 33-19). Dentro de las neuronas catecolaminérgicas, la tirosina hidroxilasa cataliza la adición de un grupo hidroxilo en la posición meta de la tirosina y da lugar a la levodopa (L-dopa). Este paso limitante en la síntesis de catecolamina está sujeto a la inhibición por la presencia de concentraciones elevadas de catecolaminas (inhibición del producto final). Dado que la tirosina hidroxilasa normalmente se satura con el sustrato, la manipulación de las concentraciones de tirosina no afecta fácilmente a la velocidad de síntesis de catecolamina. Una vez formada, la l-dopa se convierte rápidamente en dopamina mediante la dopa descarboxilasa, que se localiza en el citoplasma. Actualmente se reconoce que esta enzima actúa no solamente con la l-dopa, sino también con todos los L-aminoácidos aromáticos naturales, el triptófano incluido, de modo que es más correcto denominarla descarboxilasa de aminoácidos aromáticos. En las neuronas noradrenérgicas y adrenérgicas, la dopamina es transportada de forma activa hacia las vesículas de almacenamiento, donde es oxidada por la dopamina β-hidroxilasa para formar noradrenalina. En las neuronas adrenérgicas y la médula suprarrenal, la noradrenalina se convierte en adrenalina mediante la feniletanolamina N-metiltransferasa (PNMT), que se localiza dentro del compartimiento citoplasmático.

Dos enzimas con papeles importantes en la degradación de las catecolaminas son la MAO y la catecol-O-metiltransferasa (COMT). La MAO se localiza en la membrana externa de la mitocondria, incluyendo las situadas en las terminales de las fibras adrenérgicas, y desamina oxidativamente las catecolaminas en sus aldehídos correspondientes. Se han identificado dos isoenzimas de la MAO con diferente especificidad de sustrato: la MAO_A, que desamina preferentemente la serotonina y la noradrenalina, y la MAO de tipo B (MAO_B), que desamina la dopamina, la histamina y un amplio espectro de fenilaminas. Las neuronas contienen ambas isoformas de la MAO. La inhibición del catabolismo de la monoamina por los IMAO produce aumentos de las concentraciones cerebrales de monoaminas. La MAO también se encuentra en tejidos periféricos como el tracto gastrointestinal y el hígado, donde previene la acumulación de aminas tóxicas. Por ejemplo, la MAO periférica degrada la tiramina de la dieta, una amina que puede desplazar la noradrenalina de las terminales nerviosas posganglionares simpáticas y causar hipertensión si la tiramina está presente en cantidades suficientes. De este modo, se alerta a los pacientes tratados con IMAO para que eviten los alimentos encurtidos y fermentados que contengan altas concentraciones de tiramina. La COMT se localiza en el citoplasma y está ampliamente distribuida por el cerebro y los tejidos periféricos, a pesar de que no se encuentra, o existe en muy pequeñas cantidades, en las neuronas adrenérgicas. Tiene una amplia especificidad de sustratos, y cataliza la transferencia de grupos metilo de la S-adenosilmetionina al grupo m-hidroxilo de la mayoría de los compuestos catecol. Los metabolitos de la catecolamina producidos por estas y otras enzimas se utilizan con frecuencia como indicadores de la actividad de los sistemas catecolaminérgicos. En los seres humanos, los metabolitos predominantes de la dopamina y la noradrenalina son el ácido homovanílico (HVA) y el 3-metoxi-4-hidroxifenilglicol (MHPG), respectivamente.

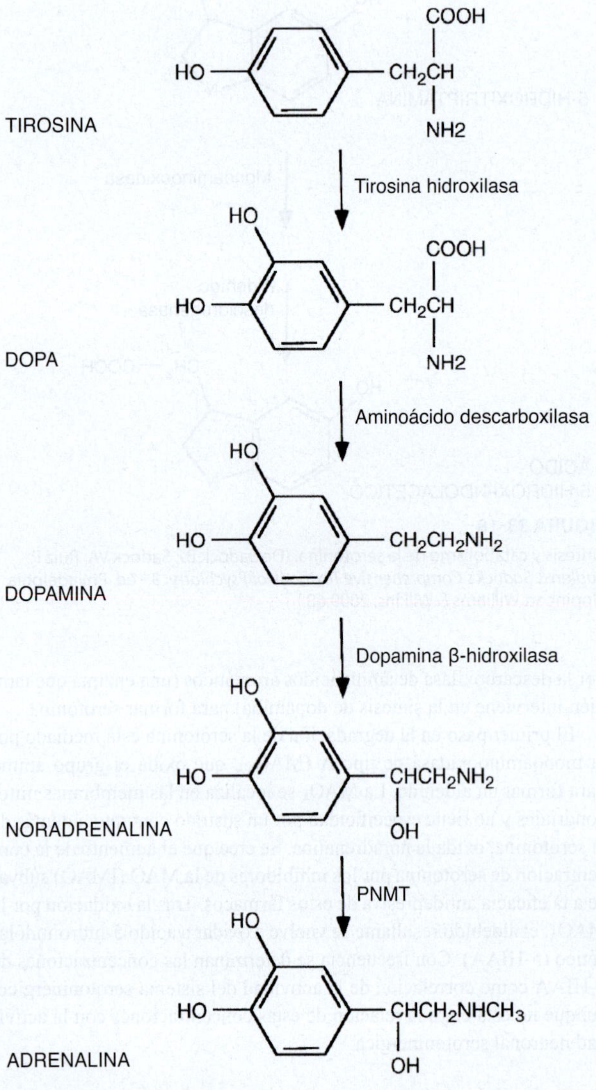

Histamina. Al igual que sucede con la serotonina, el cerebro solamente contiene un pequeño porcentaje de la histamina del organismo. La histamina se distribuye en muchos tejidos, predominantemente en los mastocitos. Puesto que no atraviesa fácilmente la barrera hematoencefálica, se cree que se sintetiza en el cerebro, donde se forma a partir de la descarboxilación del aminoácido histidina gracias a una descarboxilasa L-histidina específica. Esta enzima no suele saturarse con el sustrato, de manera que la síntesis es sensible a las concentraciones de histidina. Esto es compatible con la observación de que la administración periférica de histidina aumenta sus concentraciones en el cerebro. La histamina es metabolizada en el cerebro mediante la histamina N-metiltransferasa y produce metilhistamina. A su vez, la metilhistamina experimenta una desaminación oxidativa por parte de las MAO_B.

Acetilcolina. La acetilcolina se sintetiza mediante la transferencia de un grupo acetilo de la acetilcoenzima A (ACoA) a la colina en una reacción mediada por la enzima colina acetiltransferasa (ChAT). La mayor parte de la colina presente en el cerebro es transportada desde la sangre en lugar de ser sintetizada *de novo*. La colina es captada por las neuronas colinérgicas mediante un mecanismo de transporte activo de alta afinidad, y esta captación es el paso limitante en la síntesis de acetilcolina. La velocidad de transporte de la colina está regulada de modo que el aumento de la actividad de las neuronas colinérgicas se asocia con el aumento de la recaptación de colina. Después de ser sintetizada, la acetilcolina se almacena en las vesículas sinápticas gracias a la acción de un transportador vesicular de acetilcolina. Tras su liberación de las vesículas, la acetilcolina es metabolizada rápidamente mediante hidrólisis por la acetilcolinesterasa, que se localiza en la hendidura sináptica. La mayor parte de la colina producida mediante esta hidrólisis vuelve otra vez a la terminal presináptica mediante el transportador de la colina. Hay que destacar que, si bien la acetilcolinesterasa se localiza principalmente en las sinapsis y las neuronas colinérgicas, existe un segundo tipo de colinesterasa, la butirilcolinesterasa, que se encuentra principalmente en el hígado y el plasma, así como en la glía. En el tratamiento de la enfermedad de Alzheimer, las estrategias destinadas a incrementar la función colinérgica, básicamente mediante la administración de inhibidores de la colinesterasa para prevenir la degradación

FIGURA 33-19

Síntesis de las catecolaminas. (De Sadock BJ, Sadock VA, Ruiz P. *Kaplan & Sadock's Comprehensive Textbook of Psychiatry.* 9.ª ed. Philadelphia: Lippincott Williams & Wilkins; 2009:69.)

normal de la acetilcolina, han demostrado una eficacia moderada para mejorar la disfunción cognitiva y las alteraciones de la conducta. Los inhibidores de la colinesterasa también se emplean en el tratamiento de la miastenia gravis, una enfermedad caracterizada por debilidad producida por la inhibición de la transmisión neuromuscular por anticuerpos frente a los receptores de la acetilcolina.

Transportadores. Se ha avanzado mucho en la caracterización molecular de las proteínas de membrana transportadoras de las monoaminas en plasma. Estas proteínas de membrana median en la recaptación de las monoaminas liberadas en la sinapsis hacia la terminal presináptica. Este proceso también implica el cotransporte de iones Na^+ y Cl^- y está dirigido por el gradiente de concentración iónico generado por la ATPasa Na^+/K^+ de la membrana plasmática. La recaptación de la monoamina es un mecanismo esencial para limitar el alcance y la duración de la activación de los receptores monoaminérgicos, así como un mecanismo primario para rellenar los almacenes de los neurotransmisores monoaminérgicos de la terminal. Además, los transportadores actúan como dianas moleculares para varios fármacos antidepresivos, psicoestimulantes y neurotoxinas monoaminérgicas. Mientras que las moléculas transportadoras de la serotonina (SERT), la dopamina (DAT) y la noradrenalina (NET) están bien caracterizadas, no se ha demostrado la existencia de transportadores selectivos para la histamina y la adrenalina.

Entre las drogas de abuso, la cocaína se une con una elevada afinidad a los tres transportadores monoaminérgicos conocidos, aunque las propiedades estimulantes de la droga se han atribuido principalmente al boqueo de los DAT. Este aspecto se ha visto apoyado recientemente por la ausencia de estimulación locomotora inducida por la cocaína en una cepa de ratones mutantes diseñados genéticamente en los que falta esta molécula. Los psicoestimulantes producen una inhibición locomotora paradójica en estos animales, que se ha atribuido a la inhibición del transportador de la serotonina. Las propiedades de recompensa de la cocaína también se han atribuido principalmente a la inhibición del transportador de la dopamina, si bien hay otras dianas que median en estos efectos, ya que la cocaína sigue teniendo efectos de recompensa en los ratones que carecen del transportador de la dopamina. Al parecer pueden estar implicados mecanismos serotoninérgicos y dopaminérgicos. Los transportadores también pueden proporcionar vías que permitan la entrada de las neurotoxinas y lesionen las neuronas monoaminérgicas; entre los ejemplos destacan la neurotoxina dopaminérgica 1-metil-4-fenil-1,2,3,6-tetrahidropiridina (MPTP) y la neurotoxina serotoninérgica MDMA.

Transportador vesicular de la monoamina. Además de la recaptación de las monoaminas hacia la terminal nerviosa presináptica, un segundo proceso de transporte permite concentrar y almacenar monoaminas en las vesículas sinápticas. Este transporte y almacenamiento de las monoaminas en vesículas puede servir para varios propósitos: *1)* permitir la liberación regulada del transmisor bajo la estimulación fisiológica adecuada; *2)* proteger las monoaminas de la degradación por la MAO, y *3)* proteger las neuronas de los efectos tóxicos de los radicales libres producidos por la oxidación de las monoaminas citoplasmáticas. Al contrario de lo que sucede con los transportadores de membrana plasmática, se cree que en la recaptación de las monoaminas en las vesículas sinápticas del cerebro media un único tipo de transportador vesicular de monoamina. De acuerdo con esto, se ha observado que la inhibición de este transportador vesicular monoaminérgico por el fármaco antihipertensivo reserpina disminuye las concentraciones cerebrales de serotonina, noradrenalina y dopamina, y aumenta el riesgo de suicidio y disfunción afectiva.

Receptores

Por último, los efectos de las monoaminas en la función del SNC y la conducta dependen de sus interacciones con los receptores moleculares. La unión de las monoaminas a estas proteínas de membrana plasmática inicia una serie de eventos intracelulares que modulan la excitabilidad neuronal. A diferencia de los transportadores, para cada neurotransmisor monoaminérgico existen múltiples subtipos de receptores para cada neurotransmisor de monoaminas (tabla 33-2).

Receptores de serotonina. Los receptores del 5-hidroxitriptófano de tipo 1 (5-HT$_1$) constituyen la subfamilia más grande de receptores serotoninérgicos, cuyos subtipos humanos son 5-HT$_{1A}$, 5-HT$_{1B}$, 5-HT$_{1D}$, 5-HT$_{1E}$ y 5-HT$_{1F}$. Los cinco subtipos de receptores 5-HT$_1$ presentan estructuras genéticas sin intrón, afinidad elevada por la serotonina e inhibición de la adenilato-ciclasa. El más estudiado ha sido el receptor 5-HT$_{1A}$. Este subtipo se encuentra en las membranas postsinápticas de las neuronas del prosencéfalo, principalmente en el hipocampo, la corteza y el septo, así como en otras neuronas serotoninérgicas, donde funciona como un autorreceptor somatodendrítico inhibidor. Existe un interés significativo en el receptor 5-HT$_{1A}$ como modulador de la ansiedad y la depresión. Sus efectos antidepresivos se atribuyen a la regulación por disminución de los autorreceptores 5-HT$_{1A}$ por la administración crónica de inhibidores de la recaptación de serotonina (ISRS), y estos pueden producir algunos efectos conductuales a través de incrementos en la neurogénesis hipocámpica mediada por la activación de los receptores postsinápticos 5-HT$_{1A}$. Además, los agonistas parciales del receptor 5-HT$_{1A}$, como la buspirona, presentan propiedades tanto ansiolíticas como antidepresivas.

Recientemente se ha dedicado mucha atención a las contribuciones de los receptores 5-HT$_{2A/C}$ en las acciones de fármacos antipsicóticos atípicos como la clozapina, la risperidona y la olanzapina. El análisis de las propiedades de unión al receptor de estos fármacos ha conducido a la hipótesis de que el bloqueo del receptor 5-HT$_{2A}$ se correlaciona con la eficacia terapéutica de los antipsicóticos atípicos. Es interesante destacar que el receptor 5-HT$_{2A}$ también interviene en los procesos cognitivos de la memoria de trabajo, una función que se cree que está alterada en la esquizofrenia.

El receptor 5-HT$_{2C}$ se expresa en concentraciones elevadas en muchas regiones del SNC, incluida la formación hipocampal, la corteza prefrontal, la amígdala, el núcleo estriado, el hipotálamo y el plexo coroideo. Se ha propuesto que la estimulación de los receptores 5-HT$_{2C}$ produce efectos ansiogénicos y anorexígenos, lo que puede deberse a las interacciones con la melanocortina hipotalámica y las vías de la leptina. Los receptores 5-HT$_{2C}$ también intervienen en la ganancia de peso y el desarrollo de diabetes mellitus de tipo 2 asociada al tratamiento con antipsicóticos atípicos. Ciertamente, una estirpe de ratones carentes de este subtipo de receptor presentó un síndrome de obesidad asociado a un exceso de apetito y aumento de la predisposición a las convulsiones, lo que sugiere que este receptor regula la excitabilidad de la red neuronal. Una variedad de fármacos antidepresivos y antipsicóticos antagonizan los receptores 5-HT$_{2C}$ con una alta afinidad.

Por el contrario, alucinógenos como la dietilamida del ácido lisérgico (LSD) muestran una actividad agonista en 5-HT$_2$ (y otros) subtipos de receptores serotoninérgicos. Las copias del receptor 5-HT$_{2C}$ también sufren la edición del ADN, que da lugar a isoformas del receptor con una alteración significativa de la actividad basal frente a la inducida por la serotonina. Se han encontrado alteraciones en la edición del ácido ribonucleico mensajero (ARNm) del receptor 5-HT$_{2C}$ en el cerebro de víctimas de suicidio con antecedentes de depresión mayor, y se ha demostrado que los ISRS alteran estos patrones de edición.

Receptores dopaminérgicos. En 1979 se reconoció claramente que los efectos de la dopamina están mediados por más de un subtipo de receptor. Se diferenciaron dos receptores dopaminérgicos, D$_1$ y D$_2$, sobre la base de las diferencias en las afinidades de unión de una serie de agonistas y antagonistas, los mecanismos efectores y los patrones de distribución en el SNC. Posteriormente se observó que la eficacia terapéutica de los fármacos antipsicóticos se correlacionaba estrechamente con sus afinidades por el receptor D$_2$, lo que implicaba a este subtipo

Tabla 33-2
Revisión de los receptores de monoamina

Transmisor	Subtipo	Efector primario	Relevancia clínica propuesta
Histamina	H_1	↑ Recambio PI	Antagonistas utilizados como fármacos antialérgicos y antiinflamatorios, favorecen la sedación y la ganancia de peso
	H_2	↑ AC	Antagonistas utilizados para tratar úlceras pépticas, reflujo y hemorragia gastrointestinal
	H_3	↓ AC	Antagonistas propuestos para tratar alteraciones del sueño, obesidad y demencia
	H_4	↓ AC	Posible papel de los antagonistas como antiinflamatorios
Adrenalina/ noradrenalina	$\alpha_{1A,B,D}$	↑ Recambio PI	Antagonistas utilizados en el tratamiento de la enfermedad prostática
	$\alpha_{2A,B,C}$	↓ AC	Agonistas sedantes e hipertensivos
	β_1	↑ AC	Regulación de la función cardíaca; los antagonistas pueden ser ansiolíticos
	β_2	↑ AC	Agonistas utilizados como broncodilatadores
	β_3	↑ AC	Posible papel de los agonistas para tratar la obesidad
Serotoninérgico	$5HT_{1A,1B,1D,1E,1F}$	↓ AC, ↑ corrientes GIRK	Agonistas parciales (buspirona) ansiolíticos; papel en la neurogénesis del hipocampo; antagonistas $5\text{-}HT_{1B/D}$ utilizados como antimigrañosos (triptanes)
	$5\text{-}HT_{2A}$, $5\text{-}HT_{2B}$, $5\text{-}HT_{2C}$	↑ Recambio PI	Antagonistas 2A → efectos antipsicóticos, agonistas 2A → alucinógenos. Agonistas 2B → valvulopatía cardíaca. Agonistas 2C → en desarrollo como anorexígenos, ¿antiepilépticos?
	$5\text{-}HT_3$	Canal de Na^+, despolarización de la membrana celular	Los agonistas (ondansetrón) son antieméticos
	$5\text{-}HT_4$	↑ AC	Agonistas parciales utilizados en el IBS (tegaserod)
	$5\text{-}HT_5$, $5\text{-}HT_6$, $5\text{-}HT_7$	↑ AC	No está claro. No está claro. Los antagonistas pueden ser antidepresivos
Dopaminérgico	Familia similar a D_1 (D_1, D_5)	↑ AC	Agonistas D_1 se utilizan en la enfermedad de Parkinson
	Familia similar a D_2 (D_2, D_3, D_4)	↓ AC	Los antagonistas D_2 son antipsicóticos (p. ej., haloperidol). Agonistas D_3 se utilizan en la enfermedad de Parkinson y el síndrome de piernas inquietas (p. ej., pramipexol)

AC, adenilato-ciclasa; PI, fosfatidilinositol.
De Sadock BJ, Sadock VA, Ruiz P. *Kaplan & Sadock's Comprehensive Textbook of Psychiatry*. 9.ª ed. Philadelphia: Lippincott Williams & Wilkins; 2009:71.

como una zona importante de acción para estos fármacos. Estudios recientes de clonación molecular han identificado tres genes adicionales de los receptores de la dopamina que codifican los receptores dopaminérgicos D_3, D_4 y D_5. Basado en su estructura, farmacología y mecanismos efectores primarios, se considera que los receptores D_3 y D_4 son «similares a D_2», y el receptor D_5 «similar a D_1». Queda por dilucidar de forma definitiva el papel funcional de los subtipos descubiertos recientemente.

Inicialmente, el receptor D_1 se diferenció del subtipo D_2 por su elevada afinidad por el antagonista SCH 23390 y su relativamente baja afinidad por las butirofenonas como el haloperidol. Mientras que la activación del receptor D_1 estimula la formación de monofosfato de adenosina cíclico (AMPc), la estimulación del receptor D_2 produce el efecto contrario.

Receptores adrenérgicos. Con respecto a los receptores α_1, ha resultado difícil determinar las funciones de los subtipos de receptores α_2 (llamados α_{2A}, α_{2B} y α_{2C}) a causa de la ausencia de agonistas y antagonistas selectivos; los receptores α_2 muestran acciones en los autorreceptores presinápticos y en los postsinápticos, y al parecer inhiben la formación de AMPc y activan los canales de potasio, con la consiguiente hiperpolarización de la membrana. Estos receptores regulan la liberación de neurotransmisores desde las terminales nerviosas simpáticas periféricas. La estimulación de los autorreceptores α_2 (probablemente el subtipo α_{2A}) centrales inhibe la descarga de las neuronas noradrenérgicas del *locus coeruleus*, que intervienen en los estados de vigilia. Se ha propuesto este mecanismo como base de los efectos sedantes del agonista de los receptores α_2 clonidina, así como que la estimulación de los receptores α_2 del tronco encefálico reduce la actividad del sistema simpático y aumenta la del parasimpático. Esta acción puede estar relacionada con la utilidad de la clonidina en la disminución de la presión arterial y en la

supresión de la hiperactividad simpática asociada a la abstinencia de opiáceos. La activación de los receptores α_2 inhibe la actividad de las neuronas serotoninérgicas del núcleo dorsal del rafe, mientras que la activación de los receptores α_1 locales estimula la actividad de estas neuronas, y se cree que esto es un estímulo activador principal para el sistema serotoninérgico.

Receptores histaminérgicos. Se ha propuesto que los sistemas histaminérgicos modulan la alerta, la vigilia *(wakefulness)*, la conducta alimentaria y la respuesta neuroendocrina. Se han identificado cuatro subtipos de receptores histaminérgicos, a saber: H_1, H_2, H_3 y H_4. El receptor H_4 se ha identificado recientemente y se detecta sobre todo en la periferia, en regiones como el bazo, la médula ósea y los leucocitos. Los otros tres receptores para la histamina se expresan básicamente en el SNC. Los receptores H_1 se expresan por todo el organismo, en particular en la musculatura lisa del tracto gastrointestinal y las paredes bronquiales, así como en las células del endotelio vascular. Los receptores H_1 están distribuidos ampliamente por el SNC, con niveles especialmente elevados en el tálamo, la corteza y el cerebelo. Su activación se asocia con la de Gq y la estimulación del metabolismo de la fosfoinositida, y tiende a incrementar las respuestas neuronales excitadoras. Estos receptores son las dianas de los fármacos antihistamínicos clásicos que se utilizan en el tratamiento de la rinitis y la conjuntivitis alérgicas. Los efectos sedantes bien conocidos de estas sustancias se han atribuido a su acción sobre el SNC, e implica a la histamina en la regulación del despertar en el ciclo de sueño-vigilia. Acorde con esto, una estirpe de ratones mutantes carentes de histamina presenta déficits en la marcha y la atención. Además, la sedación y la ganancia de peso producidas por diferentes fármacos antipsicóticos y antidepresivos se han atribuido al antagonismo de los receptores H_1. Por el contrario, los agonistas del receptor H_1 estimulan la alerta e inhiben la ingesta de alimentos en modelos animales.

Receptores colinérgicos. Los receptores M1 son los receptores muscarínicos más abundantemente expresados en el prosencéfalo, incluidos la corteza cerebral, el hipocampo y el núcleo estriado. La evidencia farmacológica indica que están involucrados en la memoria y la plasticidad sináptica, y una evaluación reciente de ratones carentes del gen del receptor M_1 reveló déficits en las tareas de memoria que requerían interacciones entre la corteza y el hipocampo.

Los receptores nicotínicos han sido implicados en la función cognitiva, especialmente en la memoria de trabajo, la atención y la velocidad de procesamiento. Los receptores nicotínicos de la acetilcolina situados en la corteza y el hipocampo están significativamente disminuidos en la enfermedad de Alzheimer, y la administración de nicotina mejora los déficits de atención en algunos pacientes. El inhibidor de la acetilcolinesterasa galantamina, utilizado en el tratamiento de la enfermedad de Alzheimer, también modula de forma positiva la función del receptor nicotínico. El subtipo de receptor nicotínico de la acetilcolina α_7 se ha implicado como uno de los muchos genes que pueden aumentar la susceptibilidad a la esquizofrenia, con niveles menores de este receptor asociados a alteraciones en la sincronización sensorial. Algunas formas raras del síndrome de epilepsia familiar conocido como epilepsia nocturna del lóbulo frontal autosómica dominante (ADNFLE) están asociadas con mutaciones en las subunidades α_4 o β_2 del receptor nicotínico de la acetilcolina. Por último, se propone que las propiedades de refuerzo del tabaquismo implican la estimulación de los receptores nicotínicos de la acetilcolina localizados en las vías de recompensa dopaminérgicas mesolímbicas.

Neurotransmisores aminoácidos

Durante más de 50 años, las aminas biógenas han dominado las creencias sobre el papel de los neurotransmisores en la fisiopatología de los trastornos psiquiátricos. Sin embargo, en la última década se han acumulado evidencias de estudios *post mortem,* de imagen cerebral y de estudios genéticos que indican que los neurotransmisores aminoácidos, en particular el ácido glutámico y el GABA, desempeñan un papel importante, si no esencial, en la fisiopatología de un amplio abanico de trastornos psiquiátricos como la esquizofrenia, el trastorno bipolar, la depresión mayor, la enfermedad de Alzheimer y los trastornos de ansiedad.

Ácido glutámico. El glutamato media en la neurotransmisión excitadora rápida en el cerebro, y es el transmisor de aproximadamente el 80 % de las sinapsis cerebrales, en particular de las asociadas con las espinas dendríticas. La repolarización de las membranas neuronales que han sido despolarizadas por neurotransmisión glutamatérgica llegan a representar más del 80 % del gasto energético del cerebro. La concentración de glutamato en el cerebro es de 10 mM, la mayor de todos los aminoácidos, de los cuales aproximadamente el 20 % representa la reserva del neurotransmisor glutamato.

Los efectos postsinápticos del glutamato están mediados por dos familias de receptores. La primera son los canales catiónicos regulados por el glutamato, responsables de la neurotransmisión rápida, y la segunda son los receptores de glutamato metabotrópico (mGluR), receptores acoplados a la proteína G, como los receptores α-adrenérgicos y los dopaminérgicos. El mGluR modula principalmente la neurotransmisión glutamatérgica.

VÍAS GLUTAMATÉRGICAS PRINCIPALES EN EL CEREBRO. Todos los sistemas aferentes sensoriales primarios parecen utilizar el glutamato como neurotransmisor, incluidas las células ganglionares de la retina, las células cocleares, el nervio trigémino y las neuronas aferentes espinales. Las proyecciones talamocorticales que distribuyen la información aferente básicamente a la corteza son glutamatérgicas. Las neuronas piramidales de las regiones corticolímbicas, la principal fuente de proyecciones intrínsecas, asociativas y excitadoras eferentes procedentes de la corteza, son glutamatérgicas. Un circuito del lóbulo temporal que es importante en el desarrollo de nuevos recuerdos es una serie de cuatro sinapsis glutamatérgicas: la vía perforante inerva las células granulares del hipo-

campo, que inervan las células piramidales CA3 que inervan las células piramidales CA1. Las fibras ascendentes que inervan la corteza cerebelar son glutamatérgicas, así como las de los tractos corticoespinales.

RECEPTORES GLUTAMATÉRGICOS IONOTRÓPICOS. Se han identificado tres familias de receptores glutamatérgicos ionotrópicos basados en la activación selectiva por análogos sintéticos del glutamato o restringidos de forma conformacional. Estos incluyen los receptores del ácido α-amino-3-hidroxi-5-metil-4-isoxazol propiónico (AMPA), del ácido caínico y del ácido N-metil-D-aspartato (NMDA). La clonación posterior mostró la existencia de 16 genes de mamíferos que codifican proteínas relacionadas estructuralmente, lo que representa subunidades que se ensamblan en receptores funcionales. Al parecer, los receptores de los canales iónicos regulados por el glutamato son tetrámeros, y la composición de las subunidades afecta tanto a las características farmacológicas como biofísicas del receptor.

RECEPTORES GLUTAMATÉRGICOS METABOTRÓPICOS. Estos receptores están diseñados de este modo porque sus efectos están mediados por proteínas G. Todos los mGluR son activados por el glutamato, aunque su sensibilidad varía de forma destacada. Hasta la fecha se han clonado 8 mGluR. Estos genes codifican proteínas con 7 dominios de membrana que son miembros de la superfamilia de los receptores acoplados a la proteína G.

EL PAPEL DE LOS ASTROCITOS. Terminales axonales especializadas de los astrocitos rodean las sinapsis glutamatérgicas. El astrocito expresa los dos transportadores de glutamato dependientes del Na+ que son los principales efectores en la retirada del glutamato de la sinapsis, finalizando así su acción: EAAT1 y EAAT2 (transportador excitatorio de aminoácido). El transportador de glutamato neuronal, EAAT3, se expresa en las motoneuronas superiores, mientras que EAAT4 se expresa principalmente en las células de Purkinje del cerebelo, y EAAT5 en la retina. Los ratones homocigóticos para la mutación completa de EAAT1 o de EAAT2 muestran concentraciones extracelulares elevadas de glutamato y neurodegeneración excitotóxica. Hay que destacar que varios estudios han descrito la pérdida de la proteína EAAT2 y la actividad transportadora en el asta ventral en casos de esclerosis lateral amiotrófica.

Los astrocitos expresan los receptores AMPA, de manera que pueden monitorizar la liberación sináptica de glutamato. El transportador I de la glicina (GlyT1), que mantiene concentraciones subsaturantes de glicina en la sinapsis, se expresa en la membrana plasmática del astrocito. GlyT1 transporta tres Na^+ hacia fuera por cada molécula de glicina que es transportada hacia dentro del astrocito. Esta estequiometría provoca una reversión sólida de la dirección del transporte cuando el glutamato liberado en la sinapsis activa los receptores AMPA en el astrocito, despolarizando la célula. Así, la liberación de glicina en la sinapsis por GlyT1 está coordinada con la neurotransmisión glutamatérgica.

De forma similar, la activación de los receptores AMPA del astrocito provoca que GRIP se disocie del receptor AMPA y se una a la serina racemasa, activándola para sintetizar D-serina. Las concentraciones de D-serina también están determinadas por la D-aminoacidooxidasa (DAAO), con niveles bajos de D-serina en el cerebelo y el tronco encefálico, donde la expresión de DAAO es elevada, y niveles elevados en las regiones cerebrales corticolímbicas, donde la expresión de la DAAO es bastante baja. Por el contrario, la expresión de GlyT1 es más elevada en el cerebelo y el tronco encefálico. Esta distribución sugiere que la D-serina es el principal modulador del receptor NMDA en el prosencéfalo, mientras que la glicina es más importante en el cerebelo y el tronco encefálico.

PLASTICIDAD DE LA NEUROTRANSMISIÓN GLUTAMATÉRGICA. Se ha demostrado que la extinción del miedo condicionado es un proceso activo mediado por la activación de los receptores NMDA en la amígdala. El tratamiento de ratas con antagonistas de los receptores de NMDA evita la extinción del miedo condicionado, mientras que el tratamiento con D-cicloserina, el agonista parcial del lugar modulador de la glicina, facilita la extinción del miedo condicionado. (La D-cicloserina es un antibiótico utilizado para tratar la tuberculosis con un 50 % de la eficacia de la glicina en el receptor NMDA.) Para determinar si el fenómeno puede generalizarse a los humanos, pacientes con acrofobia recibieron placebo o una dosis única de D-cicloserina junto con terapia cognitivo-conductual. La D-cicloserina más la terapia cognitivo-conductual dieron lugar a una reducción muy significativa de los síntomas acrofóbicos, que persistieron durante un mínimo de 3 meses en comparación con los pacientes que recibieron placebo y terapia cognitivo-conductual. Otros ensayos clínicos controlados con placebo apoyan la noción de que la D-cicloserina es un potente potenciador de la terapia cognitivo-conductual, lo que sugiere que puede aumentarse la plasticidad neuronal mediante el uso de fármacos para apoyar las intervenciones psicológicas.

La proteína del déficit intelectual por síndrome del cromosoma X frágil (FMRP), que es deficiente en individuos con este síndrome, se sintetiza localmente dentro de la espina cuando está activado el receptor NMDA e interviene en el transporte de ARNm específicos hasta la espina para su traducción. Hay que destacar que los ratones en los que se ha inactivado el gen *FMRP* mediante una mutación completa, así como los pacientes con síndrome del cromosoma X frágil, tienen menos espinas dendríticas, el predominio de las cuales tiene una morfología inmadura. La pérdida de *FMRP* exagera las respuestas de mGluR5, que estimula la síntesis de proteínas dendríticas, y el tratamiento con un antagonista de mGluR5 revierte el fenotipo similar al del cromosoma X frágil en ratones con el gen *FMRP* inactivado.

EXCITOTOXICIDAD. Al principio de la década de 1970 se demostró que la administración sistémica de grandes cantidades de glutamato monosódico a animales inmaduros provocaba la degeneración de las neuronas en regiones cerebrales donde la barrera hematoencefálica era deficiente.

La excitotoxicidad está también implicada como una causa inmediata de la degeneración neuronal en la enfermedad de Alzheimer. La mayor parte de las evidencias señalan las consecuencias tóxicas de los agregados de β-amiloide, en particular el β-amiloide 1-42. Las fibrillas de β-amiloide despolarizan las neuronas y provocan la pérdida del bloqueo del Mg^{2+} y el aumento de la sensibilidad del receptor NMDA al glutamato. Las fibrillas también impiden el transporte del glutamato al interior de los astrocitos, con lo que aumenta la concentración extracelular de glutamato. El β-amiloide favorece directamente el estrés oxidativo a través de la inflamación, que a su vez contribuye más aún a la vulnerabilidad neuronal al glutamato. Así pues, son varios los mecanismos que contribuyen a la sensibilidad neuronal frente a la excitotoxicidad mediada por el receptor de NMDA en la enfermedad de Alzheimer. La memantina, un tratamiento autorizado recientemente para casos leves a moderados de enfermedad de Alzheimer, es un inhibidor no competitivo débil de los receptores de NMDA. Reduce la sensibilidad tónica de los receptores de NMDA a la excitotoxicidad, pero no interfiere en la neurotransmisión fásica, atenuando con ello la degeneración neuronal en la enfermedad de Alzheimer.

Aminoácidos inhibidores: GABA. El GABA es el principal neurotransmisor inhibidor del cerebro, donde se distribuye ampliamente y se encuentra en concentraciones milimolares. En vista de sus efectos fisiológicos y su distribución, no sorprende que la disfunción de la neurotransmisión gabaérgica intervenga en un amplio abanico de trastornos neuropsiquiátricos, como los trastornos de ansiedad, la esquizofrenia, la dependencia de alcohol y trastornos convulsivos. Químicamente, el GABA difiere del ácido glutámico, el principal neurotransmisor excitador, solo por la retirada de un único grupo carboxilo del final.

El GABA se sintetiza a partir del ácido glutámico mediante la descarboxilasa del ácido glutámico (GAD), que cataliza la retirada del grupo α-carboxilo. En el SNC, la expresión de la GAD está restringida a las neuronas gabaérgicas, si bien en la periferia se expresa en las células de los islotes pancreáticos. La GAD está codificada por dos genes diferentes pero relacionados: el GAD65 se localiza en las terminales nerviosas, donde es responsable de la síntesis del GABA que se concentra en las vesículas sinápticas; en consonancia con su papel en la neurotransmisión inhibitoria rápida, los ratones homocigotos con una muta-

ción completa de GAD65 presentan un riesgo elevado de convulsiones. Al parecer, el GAD67 es la principal fuente de GABA neuronal porque los ratones homocigóticos con una mutación completa de GAD67 mueren al nacer, tienen el paladar hendido y presentan reducciones importantes en el GABA cerebral.

El GABA es catabolizado por la GABA transaminasa (GABA-T) para producir semialdehído succínico. La transaminación suele producirse cuando la sustancia matriz, α-cetoglutarato, está presente para recibir el grupo amino, regenerando así el ácido glutámico. El semialdehído succínico es oxidado por la deshidrogenasa del semialdehído succínico (SSADH) en ácido succínico, que se reincorpora al ciclo de Krebs. La GABA-T es una enzima de superficie celular y ligada a la membrana expresada por las neuronas y las células de la glía, que se orienta hacia el compartimento extracelular. Como cabría esperar, los fármacos que inhiben el catabolismo del GABA tienen propiedades anticonvulsivas. Uno de los mecanismos de acción del ácido valproico es la inhibición competitiva de la GABA-T. El γ-vinil-GABA es un sustrato suicida inhibidor de la GABA-T que se usa como anticonvulsivo en Europa (vigabatrina).

La acción sináptica del GABA también finaliza con el transporte de alta afinidad otra vez hacia la terminal presináptica y los astrocitos. Se han identificado cuatro transportadores de alta afinidad del GABA genéticamente diferentes, con características cinéticas y farmacológicas diferentes. Comparten la homología con otros transportadores de neurotransmisores con la característica de 12 dominios de membrana. El transporte activo está dirigido por el gradiente de sodio, de manera que tras la despolarización se facilita el transporte del GABA fuera de la neurona. El GABA transportado al interior de los astrocitos es catabolizado por la GABA-T y, en última instancia, convertido en ácido glutámico y luego en glutamina, que es transportada de vuelta hacia la terminal presináptica para la síntesis de GABA. La tiagabina es un potente inhibidor del transporte del GABA que se utiliza en el tratamiento de la epilepsia. Los resultados preliminares sugieren que también puede ser útil en el trastorno de pánico.

RECEPTORES GABA_A. Los receptores $GABA_A$ están distribuidos por todo el cerebro. El complejo $GABA_A$, cuando se activa, provoca un aumento de la conductancia de la membrana con un potencial de equilibrio cercano al potencial de membrana en reposo de −70 mV (fig. 33-20). En la neurona madura, esto suele provocar un influjo de Cl^-, que provoca la hiperpolarización de la membrana. La hiperpolarización es inhibitoria porque aumenta el umbral para generar un potencial de acción. En las neuronas inmaduras, que excepcionalmente tienen concentraciones elevadas de Cl^- intracelular, la activación del receptor $GABA_A$ puede provocar la despolarización. Por este motivo, los anticonvulsivantes que actúan aumentando la actividad del receptor $GABA_A$ en realidad pueden agravar las convulsiones en el período neonatal.

Los barbitúricos como el fenobarbital y el pentobarbital destacan por sus actividades sedante y anticonvulsiva. Los barbitúricos aumentan de forma alostérica las afinidades de los lugares de unión para el GABA y las benzodiazepinas a concentraciones relevantes desde el punto de vista farmacológico. También afectan a la dinámica del canal, ya que aumentan de forma destacada el estado de apertura larga y reducen el estado de apertura corta, incrementando de este modo la inhibición por el Cl^-. Los análogos de la progesterona y la corticosterona modificados químicamente han demostrado, en estudios conductuales, efectos sedantes y ansiolíticos a través de su interacción con el complejo receptor $GABA_A$. Comparten características con los barbitúricos, aunque actúan en lugares diferentes. Potencian de forma alostérica la unión del ligando agonista al receptor, y aumentan la duración de la apertura del canal del cloro. Diferentes efectos conductuales asociados con la administración de esteroides o la fluctuación de esteroides endógenos y los efectos específicos de género de los fármacos gabaérgicos se han asociado con la acción de los neuroesteroides endógenos.

Con respecto a los antagonistas del receptor $GABA_A$, la picrotoxina, al igual que los barbitúricos, altera la dinámica del canal en dirección

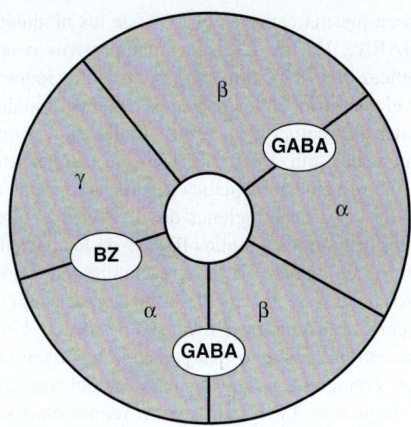

FIGURA 33-20
Representación esquemática del receptor GABA$_A$. El complejo del canal receptor es un heteropentámero. El lugar de unión del GABA está situado en la interfaz entre las subunidades α y β. El lugar de unión de la benzodiazepina (BZ) está situado en la interfaz entre las subunidades γ y α. (De Sadock BJ, Sadock VA, Ruiz P. *Kaplan & Sadock's Comprehensive Textbook of Psychiatry*. 9.ª ed. Philadelphia: Lippincott Williams & Wilkins; 2009:81.)

opuesta al reducir los estados de apertura larga, y favorece el estado de apertura más breve. El fármaco proconvulsivo pentilentetrazol también actúa reduciendo la permeabilidad del canal del cloro. La penicilina, que en concentraciones elevadas es un proconvulsivo, se une con los residuos de carga positiva en el canal, y de este modo lo cierran. Como grupo general, los anestésicos (barbitúricos incluidos), los esteroides y los anestésicos inhalatorios aumentan la conductancia del cloro, inhibiendo así la neurotransmisión. Los aminoácidos en el dominio de membrana de las subunidades del receptor GABA confieren sensibilidad a los anestésicos. Sigue sin dilucidarse el mecanismo por el cual el etanol aumenta la función del receptor GABA$_A$ debido a resultados poco coherentes que sugieren que puede ser importante la composición de la subunidad. No obstante, estudios recientes indican que el etanol aumenta la respuesta de las corrientes tónicas activadas por el GABA, que contienen la subunidad δ y muestran una afinidad extremadamente elevada por el GABA.

Recientemente, las estrategias de ADN recombinante que se aprovechan de la mutagénesis dirigida al sitio han permitido identificar los lugares de las subunidades específicas que median en la acción farmacológica de fármacos como las benzodiazepinas. La eliminación de la capacidad de unión de las benzodiazepinas ha establecido que la subunidad α_1 desempeña un papel importante en los efectos sedantes y amnésicos de las benzodiazepinas, mientras que la inactivación del lugar de la benzodiazepina en la subunidad α_2 elimina su efecto ansiolítico.

RECEPTORES GABA$_B$. Los receptores GABA$_B$ se diferencian farmacológicamente de los receptores GABA$_A$ en que son insensibles al antagonista natural del receptor GABA$_A$ bicuculina y son activados potentemente por el baclofeno [ácido β-(4-clorofenil)-γ-aminobutírico], que es inactivo en los receptores GABA$_A$. Son miembros de la superfamilia de receptores acoplados a la proteína G, pero son muy poco habituales, ya que están formados por un dímero de dos subunidades con 7 dominios transmembrana. Los receptores GABA$_B$ están distribuidos ampliamente por todo el sistema nervioso y se localizan presinápticamente y postsinápticamente. Los receptores GABA$_B$ postsinápticos provocan una hiperpolarización duradera al activar los canales del potasio. Presinápticamente actúan como autorreceptores y heterorreceptores para inhibir la liberación del neurotransmisor.

GLICINA COMO NEUROTRANSMISOR. La glicina es un neurotransmisor inhibidor que se localiza principalmente en el tronco encefálico y la médula espinal, si bien la expresión de las subunidades de receptores de glicina en el tálamo, la corteza y el hipocampo sugiere un papel más

amplio. La glicina es un aminoácido no esencial que se sintetiza en el cerebro a partir de la l-serina mediante la serina hidroximetiltransferasa. La glicina se concentra en el interior de las vesículas sinápticas gracias al transportador inhibidor de aminoácidos vesiculares dependiente de H$^+$ (VIAAT o VGAT), que también transporta el GABA. La finalización de la acción sináptica de la glicina se cree que se produce mediante la recaptación hacia la terminal presináptica por el transportador II de la glicina (GlyT2), que es muy diferente del GlyT1 que se expresa en los astrocitos y modula la función del receptor NMDA.

Los efectos inhibitorios de la glicina están mediados por un canal de cloro regulado por un ligando, que también responde a la β-alanina, taurina, L-alanina, L-serina y prolina, pero no al GABA. El antagonista natural del receptor de la glicina es el alcaloide vegetal estricnina. El receptor se identificó por primera vez a través de la unión específica de la [^{3}H]estricnina. La [^{3}H]glicina se une a dos lugares: uno que puede ser desplazado por la estricnina y representa al receptor A de la glicina, y el segundo que no es sensible a la estricnina y se designa como receptor B de la glicina y representa el lugar modulador de la glicina en el receptor NMDA.

Implicaciones neuropsiquiátricas de los transportadores de aminoácidos

ESQUIZOFRENIA. La evidencia acumulada a partir de estudios *post mortem*, farmacológicos y genéticos está haciendo que el centro de atención de la fisiopatología de la esquizofrenia se desplace de la dopamina al glutamato y al GABA. De hecho, tras la administración de antagonistas del receptor D$_2$ como tratamiento de la esquizofrenia durante los últimos 50 años, más de dos terceras partes de los pacientes tratados siguen notablemente incapacitados. Los estudios *post mortem* iniciales indicaban una reducción en la actividad de la GAD en la corteza de los pacientes con esquizofrenia en comparación con los controles adecuados. Con la aparición de la inmunocitoquímica y las técnicas de expresión genética, ha sido posible definir de forma más precisa el déficit gabaérgico en la esquizofrenia. Parece ser que las interneuronas gabaérgicas positivas a la parvoalbúmina en las capas intermedias de la corteza son las que se llevan la peor parte de la afección, que incluye la disminución de la expresión de GAD67, parvoalbúmina y el transportador de GABA (GAT). El descubrimiento de que los receptores GABA$_A$ están regulados al alza, como se detecta mediante autorradiografía o con anticuerpos, apoya la teoría de que estos cambios reflejan la hipofunción de las neuronas gabaérgicas presinápticas. Estas particulares interneuronas gabaérgicas, entre las que se incluyen las células de araña, desempeñan un papel importante en la inhibición por retroalimentación negativa de las células piramidales de la corteza. A pesar de esta neuropatología altamente reproducible, los genes relacionados con la función gabaérgica no han aparecido de forma destacada en las búsquedas genómicas completas, lo que sugiere que los déficits gabaérgicos pueden ser una consecuencia en la zona caudal de la secuencia de algunos defectos genéticos más proximales.

La teoría de que la hipofunción de los receptores NMDA es un factor etiológico en la esquizofrenia tuvo su origen en la observación de que la fenciclidina (PCP) y los anestésicos disociativos relacionados que inhiben los receptores NMDA producen un síndrome que puede ser indistinguible de la esquizofrenia (fig. 33-21). Los anestésicos disociativos reciben este nombre porque impiden la adquisición de nuevos recuerdos mientras el paciente está consciente. De hecho, en condiciones de laboratorio, una infusión de ketamina a dosis bajas puede producir síntomas positivos, síntomas negativos y déficits cognitivos específicos que se asocian con la esquizofrenia en momentos de conciencia clara. Estudios posteriores indicaron que una dosis baja de ketamina también puede incrementar la liberación de la dopamina subcortical inducida por la anfetamina, como se observa en la esquizofrenia, así como potenciales relacionados con eventos corticales anómalos e interrupción de la inhibición prepulso en animales de experimentación.

Varios genes de riesgo putativo para la esquizofrenia están íntimamente asociados con la función del receptor NMDA. La DAAO, que

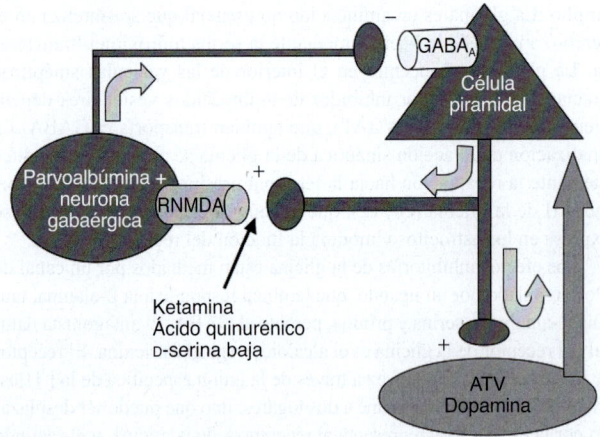

FIGURA 33-21

Circuito patológico en la esquizofrenia. Los receptores NMDA (RNMDA) de la parvoalbúmina de descarga rápida que expresan las interneuronas gabaérgicas situadas en los niveles intermedios de la corteza son desproporcionadamente sensibles a los antagonistas o a la pérdida del coagonista, D-serina. La hipofunción del receptor NMDA provoca una reducción de la expresión de la parvoalbúmina, GAD67, y el transportador del GABA y la regulación por incremento de los receptores GABA$_A$ en las neuronas piramidales. La desinhibición de las neuronas piramidales causa disfunción cognitiva y síntomas negativos, así como una liberación subcortical excesiva de dopamina, que provoca psicosis. ATV, área tegmental ventral. (De Sadock BJ, Sadock VA, Ruiz P. *Kaplan & Sadock's Comprehensive Textbook of Psychiatry.* 9.ª ed. Philadelphia: Lippincott Williams & Wilkins; 2009:83.)

codifica una proteína que activa la D-aminoácido oxidasa, se ha asociado repetidamente con el riesgo de esquizofrenia. La propia D-amino-ácido oxidasa se ha asociado con un aumento del riesgo. Recientemente, una variante alélica de la serina racemasa en la región promotora también se ha asociado con el riesgo de esquizofrenia. Cada una de estas variantes genéticas podría reducir la disponibilidad de la D-serina en la corteza, alterando así la función del receptor NMDA. Hay que destacar que las concentraciones de D-serina en el LCR y la sangre están reducidas significativamente en los pacientes con esquizofrenia. El gen neuregulina 1 parece ser un gen de riesgo convincente e interactúa directamente con los receptores NMDA. El gen disbindina, también de riesgo, se expresa en las terminales glutamatérgicas. El gen *mGluR3*, que regula a la baja la liberación de glutamato, también se ha asociado con la esquizofrenia.

Descubrimientos recientes han proporcionado una relación entre la neuropatología gabaérgica y la hipofunción del receptor NMDA. El tratamiento crónico de ratas con antagonistas del receptor NMDA provoca una regulación por disminución de GAD67, parvoalbúmina y GAT. La subpoblación sensible de neuronas gabaérgicas son interneuronas de descarga rápida que proporcionan la inervación perisomática de las células piramidales. Sus receptores NMDA parecen ser mucho más sensibles a los antagonistas que las neuronas gabaérgicas y células piramidales, menos activas. La reducción sutil de la inhibición gabaérgica provoca una desinhibición de la producción piramidal glutamatérgica. Esta degradación de la retroalimentación inhibidora justificaría los déficits cognitivos y los síntomas negativos de la esquizofrenia, y la desinhibición de la producción también provocaría un aumento de la liberación de dopamina subcortical y psicosis. De este modo, la psicosis se consideraría un evento en la zona caudal resultante de una interrupción en la función gabaérgica-glutamatérgica crítica en la corteza cerebral.

ANSIEDAD Y DEPRESIÓN. La disfunción gabaérgica se ha asociado con trastornos de ansiedad, en especial con el trastorno de pánico, así como con el trastorno depresivo mayor. Clínicamente existe una considerable comorbilidad entre los trastornos de ansiedad y afectivos. En el trastorno depresivo mayor se han observado concentraciones dismi-

nuidas, tanto en plasma como en el LCR, de los moduladores de los receptores GABA$_A$, los tres esteroides neuroactivos α-reducidos. El tratamiento eficaz con ISRS aumenta las concentraciones de neuroesteroides. Por el contrario, en los pacientes con trastorno de pánico, las concentraciones plasmáticas de neuroesteroides estuvieron significativamente aumentadas, quizá como mecanismo compensatorio. La espectroscopia de resonancia magnética (ERM) ha revelado reducciones significativas de las concentraciones de GABA en el circunvolución cingulada anterior y en los ganglios basales de los pacientes medicados por trastorno de pánico. La PET revela una reducción altamente selectiva de los lugares de los receptores de benzodiazepinas bilateralmente en la corteza insular en el trastorno de pánico. Un estudio del genoma completo ha mostrado una conexión significativa en 15q en una región que contiene genes de la subunidad del receptor GABA$_A$ y el trastorno de pánico. La ERM muestra reducciones significativas tanto de GABA como de glutamato/glutamina (Glx) en la corteza prefrontal en el trastorno depresivo mayor. Los estudios *post mortem* indican una regulación al alza de las subunidades α1 y β3 del receptor GABA$_A$ en la corteza cerebral de los pacientes deprimidos que se suicidan, compatible con una reducción en la neurotransmisión gabaérgica. La disminución de las concentraciones de GABA en la corteza occipital en episodios de trastorno depresivo mayor se normaliza mediante un tratamiento eficaz con ISRS o con TEC.

La disfunción glutamatérgica también se ha implicado en la depresión. Los antagonistas de los receptores NMDA tienen efectos antidepresivos en varios modelos animales de depresión, incluidos la natación forzada, la suspensión por la cola y la indefensión aprendida. Una única inyección de ketamina proporciona protección frente a la inducción de un comportamiento desesperado en ratas por un período de hasta 10 días. El tratamiento crónico con antidepresivos altera la expresión de las subunidades del receptor NMDA y disminuye la unión al receptor B de la glicina. Dos ensayos clínicos controlados con placebo han demostrado que una dosis única de ketamina puede producir una reducción rápida, sustancial y persistente de los síntomas en pacientes con trastorno depresivo mayor.

ALCOHOLISMO. El etanol en concentraciones asociadas con la intoxicación tiene una acción dual, aumentando la función del receptor gabaérgico y atenuando la función del receptor NMDA. Los efectos del receptor GABA pueden estar asociados con los efectos ansiolíticos del etanol. El abuso persistente y la dependencia de etanol producen una disminución de los receptores GABA$_A$ y un incremento de los receptores NMDA, de forma que la suspensión repentina de la ingesta de etanol provoca un estado de hiperexcitación caracterizado por *delirium tremens*. Además, los receptores NMDA supersensibles en el contexto de una deficiencia de tiamina pueden contribuir a la degeneración neuronal excitotóxica del síndrome de Wernicke-Korsakoff.

El acamprosato es un derivado de la homotaurina que se desarrolló como fármaco para reducir el consumo de alcohol, el deseo apremiante *(craving)* y la recaída en pacientes alcohólicos, con una eficacia moderada en ensayos clínicos. La semejanza de la taurina con el GABA llevó a creer que el acamprosato actuaba a través de los receptores GABA$_A$, pero los estudios electrofisiológicos apenas han hallado evidencias que apoyen esta hipótesis. Estudios posteriores demostraron que inhibía las respuestas de los receptores NMDA en cortes corticales, así como de los receptores de NMDA recombinante. No obstante, el mecanismo preciso por el que el acamprosato altera la función de los receptores NMDA sigue siendo confuso.

El síndrome alcohólico fetal es la causa más común y prevenible de discapacidad intelectual. Se han obtenido pruebas convincentes de que la microencefalia asociada con la exposición fetal al alcohol es consecuencia de la inhibición de la función de los receptores NMDA, que provoca una amplia apoptosis neuronal en la corteza inmadura. La activación de los receptores NMDA es esencial para la supervivencia y la diferenciación de las neuronas inmaduras.

Neuropéptidos

Los neuropéptidos representan la clase más diversa de moléculas de señalización en el SNC. Descubiertos inicialmente por su papel en la regulación hipotalámica de la secreción de la hormona hipofisaria, la compleja acción de los péptidos en la función cerebral se ha ido averiguando a lo largo de los últimos 30 años. Muchos neuropéptidos y sus receptores están distribuidos ampliamente por todo el SNC, donde muestran una extraordinaria gama de efectos directos o neuromoduladores, que van desde la liberación de neurotransmisores moduladores y patrones de descarga neuronal hasta la regulación de las emociones y conductas complejas. Se han identificado en el cerebro más de 100 neuropéptidos biológicamente activos únicos, un subgrupo de los cuales se presenta en la tabla 33-3. Además de la complejidad de los sistemas de neuropéptidos en el SNC, los efectos de muchos péptidos están mediados por múltiples subtipos de receptores localizados en diferentes regiones cerebrales. De hecho, el descubrimiento de nuevos péptidos y subtipos de receptores ha superado nuestros conocimientos sobre su papel en la función normal o aberrante del SNC. Las estrategias farmacológicas, moleculares y genéticas lideran, en la actualidad, el camino para comprender la contribución de los sistemas de neuropéptidos en los trastornos psiquiátricos.

Los neuropéptidos han sido implicados en la regulación de una variedad de procesos conductuales y fisiológicos, incluyendo la termorregulación, el consumo de agua y alimento, el sexo, el sueño, la locomoción, el aprendizaje y la memoria, las respuestas frente al estrés y al dolor, las emociones y la cognición social. La implicación en dichos procesos conductuales sugiere que los sistemas neuropeptídicos contribuyen a los síntomas y conductas mostrados en enfermedades psiquiátricas graves como las psicosis, los trastornos del estado de ánimo, las demencias y los trastornos del espectro autista.

Investigación de la función de los neuropéptidos.　El papel de los neuropéptidos en la función del SNC y la conducta se ha examinado utilizando una multitud de técnicas experimentales. Los niveles de análisis son los siguientes: estructura y biosíntesis molecular del péptido y sus receptores, localización neuroanatómica del péptido y sus receptores, regulación de la expresión y liberación del péptido, y efectos conductuales del péptido. La mayoría de la información sobre la biología de los neuropéptidos procede de estudios en animales de laboratorio; sin embargo, existe una base de datos cada vez mayor sobre la localización, actividad y relevancia psiquiátrica potencial de varios sistemas de neuropéptidos en los seres humanos.

La mayoría de las estructuras neuropeptídicas se han identificado sobre la base del análisis químico de péptidos biológicamente activos purificados, lo que ha llevado finalmente a la clonación y la caracterización de los genes que los codifican. La caracterización de la estructura genética de los péptidos y de sus receptores ha proporcionado conocimientos sobre la regulación molecular de estos sistemas, y su localización cromosómica es útil en los estudios genéticos que examinan el papel potencial de estos genes en los trastornos psiquiátricos. La caracterización estructural permite producir sondas inmunológicas y moleculares útiles para determinar la distribución de los péptidos y su regulación en el cerebro. Típicamente se utilizan radioinmunoanálisis cuantitativos en regiones cerebrales microdisecadas o inmunocitoquímica en cortes histológicos cerebrales para localizar la distribución del péptido en el cerebro. Ambas técnicas emplean anticuerpos específicos generados frente al neuropéptido para detectar su presencia. La inmunocitoquímica permite a los investigadores visualizar la localización celular precisa de las células que sintetizan el péptido, así como sus proyecciones a lo largo de todo el cerebro, aunque la técnica generalmente no es cuantitativa. Con las sondas moleculares homólogas del ARNm que codifica el péptido o el receptor puede utilizarse la hibridación *in situ* para localizar y cuantificar la expresión genética en cortes histológicos del cerebro. Esta es una técnica potente para examinar la regulación molecular de la síntesis neuropeptídica con una resolución neuroanatómica precisa, lo que resulta imposible para otros tipos de neurotransmisores no peptídicos que no derivan directamente de la traducción de los ARNm, como la dopamina, la serotonina o la noradrenalina.

En general, los efectos conductuales de los neuropéptidos se investigaron inicialmente mediante infusiones del péptido directamente en el cerebro. A diferencia de muchos neurotransmisores no peptídicos, la mayoría de los neuropéptidos no atraviesan la barrera hematoencefálica en cantidades suficientes para producir efectos en el SNC. Además, las enzimas séricas y tisulares tienden a degradar los péptidos antes de que alcancen sus zonas diana. La degradación suele ser el resultado de la fragmentación de secuencias específicas de aminoácidos que son blanco de una peptidasa específica diseñada con ese propósito. Así pues, generalmente se requieren infusiones de péptidos intracerebroventriculares o específicas de una zona en modelos animales para investigar los efectos conductuales de los péptidos. No obstante, existen algunos ejemplos de administración de neuropéptidos mediante infusiones por vía intranasal en humanos, que en algunos casos han permitido el acceso del péptido al cerebro.

Uno de los mayores impedimentos para explorar el papel y el valor terapéutico potencial de los neuropéptidos es la incapacidad de los péptidos o de sus agonistas/antagonistas para atravesar la barrera hematoencefálica. Eso comporta que los efectos conductuales de la mayoría de los péptidos en humanos permanezcan sin investigar, a excepción de algunos estudios en los que se emplea la administración intranasal. No obstante, en algunos casos se han desarrollado agonistas/antagonistas

Tabla 33-3
Selección de transmisores neuropeptídicos

Adenocorticotropina (ACTH)
Angiotensina
β-endorfina
Bombesina
Calcitonina
Colecistocinina (CCK)
Dinorfina
Factor liberador de corticotropina (CRF)
Galanina
Gastrina
Hormona del crecimiento
Hormona liberadora de gonadotropina (GnRH)
Hormona liberadora de la hormona del crecimiento (GHRH; GRF)
Hormona liberadora de tirotropina (TRH)
Insulina
Leuencefalina
Metencefalina
Motilina
Neuromedina N
Neuropéptido S
Neuropéptido Y (NPY)
Neurotensina
Orexina
Orfanina FQ/Nociceptina
Oxitocina
Péptido natriurético auricular
Péptido relacionado con el gen de la calcitonina (CGRP)
Polipéptido intestinal vasoactivo (VIP)
Polipéptido pancreático
Prolactina
Secretina
Somatostatina (SS; SRIF)
Sustancia K
Sustancia P
Transcrito regulado por cocaína y anfetamina (CART)
Urocortina (1, 2 y 3)
Vasopresina (AVP; ADH)

De Sadock BJ, Sadock VA, Ruiz P. *Kaplan & Sadock's Comprehensive Textbook of Psychiatry*. 9.ª ed. Philadelphia: Lippincott Williams & Wilkins; 2009:84.

no peptídicos de moléculas pequeñas que pueden administrarse por vía periférica y atraviesan la barrera hematoencefálica en cantidades suficientes para provocar la activación del receptor.

El uso de muestras de LCR antes y después del tratamiento, u obtenidas durante la enfermedad activa frente a las obtenidas cuando el paciente está en remisión, pone de manifiesto algunas de las limitaciones importantes del diseño del estudio. En el caso de enfermedades progresivas como la esquizofrenia o la enfermedad de Alzheimer, la obtención de muestras seriadas de LCR puede ser un indicador valioso de la progresión de la enfermedad o de la respuesta al tratamiento. Incluso con estas limitaciones, se han realizado avances significativos en la descripción de los efectos de varias enfermedades psiquiátricas en los sistemas neuropeptídicos del SNC.

Biosíntesis.   A diferencia de otros neurotransmisores, la biosíntesis de un neuropéptido supone la transcripción de un ARNm de un gen específico, la traducción de una preprohormona polipeptídica codificada por ese ARNm, y luego el procesamiento postraducción que supone la escisión proteolítica de la preprohormona. Durante los últimos 25 años se han esclarecido las estructuras genéticas y las vías de biosíntesis de muchos neuropéptidos. La estructura genética de neuropépti-

dos seleccionados se ilustra en la figura 33-22. Los genes de los neuropéptidos generalmente están formados por múltiples exones que codifican una preprohormona proteica. El extremo N de la preprohormona contiene una secuencia peptídica de señalización que guía al polipéptido en crecimiento hacia la membrana del retículo endoplásmico rugoso (RER). La molécula única de preprohormona a menudo contiene las secuencias de múltiples péptidos que posteriormente se separan mediante escisión proteolítica por enzimas específicas. Por ejemplo, la traducción del gen que codifica la neurotensina produce una preprohormona, cuya escisión enzimática produce tanto neurotensina como neuromedina N.

Distribución y regulación.   A pesar de que muchos neuropéptidos fueron aislados originalmente a partir de la hipófisis y tejidos periféricos, posteriormente se observó que la mayoría de los neuropéptidos estaban ampliamente distribuidos por todo el cerebro. Los péptidos que intervienen en la regulación de la secreción hipofisaria se concentran en el hipotálamo. Los factores de liberación e inhibición hipotalámicos se producen en las neuronas neurosecretoras adyacentes al tercer ventrículo, que envían proyecciones a la eminencia media, donde contactan y liberan péptidos al sistema de circulación portal hipotálamo-hipofisa-

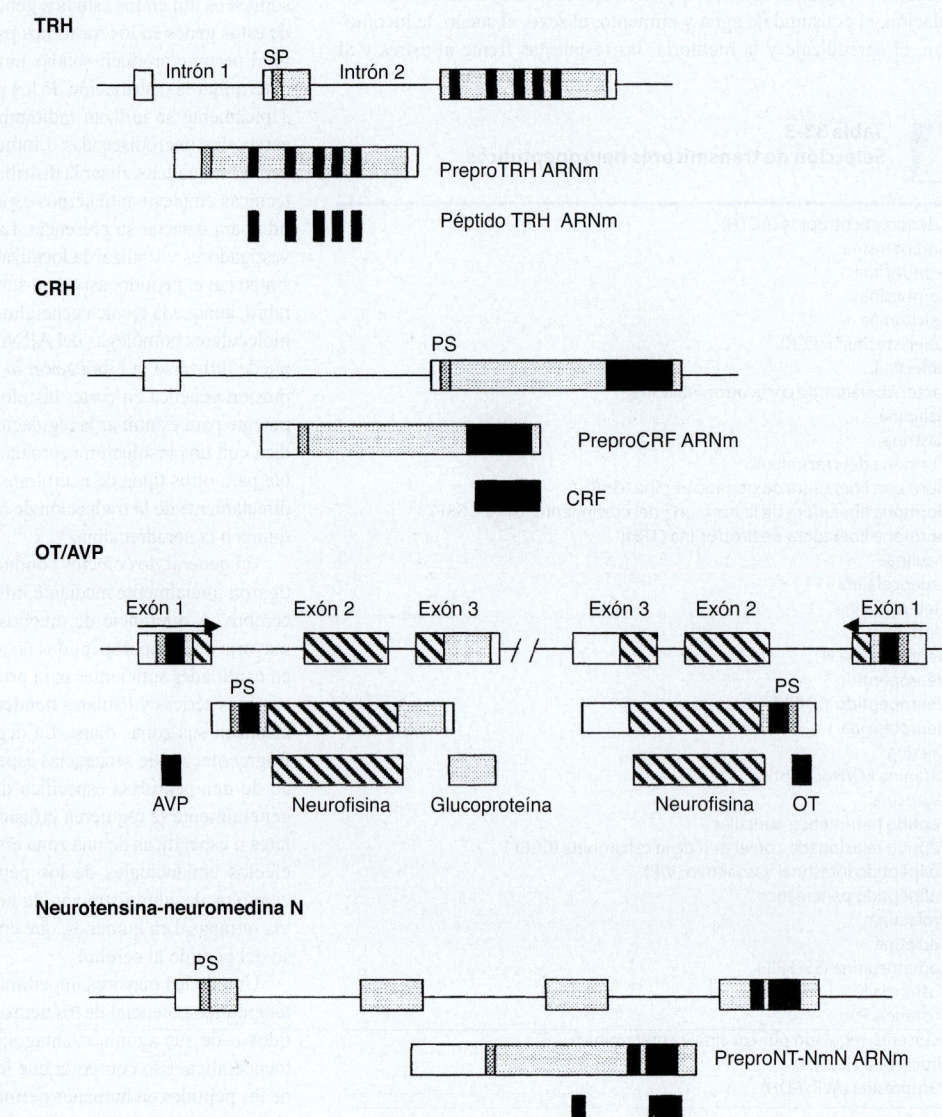

FIGURA 33-22

Esquema ilustrativo de la estructura genética, ARN mensajero (ARNm) de preprohormona y neuropéptidos procesados de la hormona liberadora de tirotropina (TRH), factor liberador de corticotropina (CRH), oxitocina (OT), arginina vasopresina (AVP) y neurotensina (NT). Las zonas en recuadro indican las localizaciones de los exones en los genes respectivos. Las zonas *sombreadas o rayadas* indican las regiones codificadas. Cada preprohormona comienza con una secuencia de péptidos señalizadores (PS). Los recuadros negros indican las localizaciones de las secuencias que codifican el neuropéptido. (De Sadock BJ, Sadock VA, Ruiz P. *Kaplan & Sadock's Comprehensive Textbook of Psychiatry.* 9.ª ed. Philadelphia: Lippincott Williams & Wilkins; 2009:87.)

ria. Los péptidos producidos en estas neuronas suelen estar sometidos a la regulación de las hormonas periféricas que ellos mismos regulan. Por ejemplo, la hormona liberadora de tirotropina (TRH) regula la secreción de hormonas tiroideas, y las hormonas tiroideas retroalimentan negativamente la expresión genética de la TRH. Sin embargo, las neuronas que expresan neuropéptidos y sus proyecciones se encuentran en muchas otras regiones cerebrales, como las estructuras límbicas, el tronco encefálico, el rombencéfalo y la médula espinal.

Señalización neuropeptídica. Los neuropéptidos pueden actuar como neurotransmisores, neuromoduladores o neurohormonas. Los neurotransmisores se liberan típicamente desde las terminales axonales hacia una sinapsis donde cambian el potencial de la membrana postsináptica, bien despolarizando o hiperpolarizando la célula. Con respecto a los neurotransmisores clásicos, esto supone a menudo la modulación directa de los canales iónicos regulados por voltaje. Por el contrario, los neuromoduladores y las neurohormonas no afectan directamente a la descarga de la propia célula diana, sino que alteran la respuesta de la célula a otros neurotransmisores a través de la modulación de vías de segundos mensajeros. La liberación del neuropéptido no se restringe a las sinapsis o las terminales axonales, sino que puede producirse en todo el axón o incluso en las dendritas.

La señalización celular de los neuropéptidos está mediada por receptores neuropeptídicos específicos. Así pues, es esencial conocer la función de los receptores neuropeptídicos para entender la biología de los neuropéptidos. Los receptores neuropeptídicos han experimentado el mismo proceso de descubrimiento y caracterización que los receptores de otros neurotransmisores. La mayoría de los receptores neuropeptídicos son receptores de 7 dominios transmembrana acoplados a la proteína G, que pertenecen a la misma familia de proteínas que los receptores monoaminérgicos.

La tecnología molecular ha posibilitado clonar y caracterizar los genes de los receptores neuropeptídicos y sus ADN complementarios (ADNc). Este proceso se consigue más a menudo mediante una de tres formas. Primero, la proteína del receptor neuropeptídico es bioquímicamente purificada y se secuencia de forma parcial, lo que permite desarrollar sondas de oligonucleótidos que pueden utilizarse para aislar el ADNc que codifica la proteína a partir de una biblioteca de ADNc. Una segunda estrategia supone la producción de bibliotecas de expresión en las que las células que contienen el ADNc del receptor puedan aislarse por su capacidad de unirse a un ligando peptídico radiomarcado. Por último, muchos receptores neuropeptídicos se aíslan en la actualidad por su homología secuencial con otros receptores peptídicos conocidos. Una vez que se ha aislado el ADNc del receptor, puede utilizarse para producir proteínas receptoras purificadas y realizar estudios estructurales y funcionales. Es posible esclarecer la naturaleza de la interacción ligando-receptor mediante la mutación de aminoácidos específicos en la estructura del receptor y la determinación de las afinidades relativas de unión de los péptidos con varios aminoácidos sustitutos. Esta información facilita el desarrollo de fármacos, incluso no peptídicos, que modulan específicamente la función del receptor, lo que permite manipular sistemas peptídicos de la forma que actualmente disfrutan los neurotransmisores más clásicos. La disponibilidad de ADNc que codifica el receptor también permite realizar la cartografía neuroanatómica de las células productoras de receptores en el cerebro, aspecto esencial para entender los circuitos neuronales modulados por el péptido. Por último, teniendo el receptor clonado a mano, es posible utilizar técnicas transgénicas como la sobreexpresión de genes diana o la desactivación génica *(knockout)* para esclarecer más las funciones de estos receptores. Las técnicas de ARNip posibilitan actualmente interrumpir la síntesis dirigida de poblaciones receptoras específicas, lo que permite a los investigadores examinar el papel de estas poblaciones de receptores en la fisiología y la conducta.

Los siguientes tres factores determinan el papel biológico de una hormona neuropeptídica: *1)* la liberación anatomicotemporal del péptido; *2)* el acoplamiento funcional del receptor neuropeptídico a las vías de señalización intracelular, y *3)* el tipo de célula y los circuitos en los que se expresa el receptor. Los estudios genéticos han demostrado que las secuencias reguladoras que flanquean la región codificadora del receptor determinan el patrón de expresión del receptor y, por tanto, la respuesta fisiológica y conductual al neuropéptido.

Peptidasas. A diferencia de los neurotransmisores monoaminérgicos, los péptidos no son incorporados de forma activa por las terminales nerviosas presinápticas. En su lugar, los péptidos liberados son degradados en fragmentos más pequeños, y finalmente en aminoácidos individuales, por las enzimas específicas peptidasas. Estas enzimas pueden encontrarse unidas a las membranas neuronales presinápticas o postsinápticas, o en solución en el citoplasma y el líquido extracelular, y están ampliamente distribuidas por los órganos periféricos y por el SNC. Como consecuencia, una vez liberados, los neuropéptidos suelen tener una vida media del orden de minutos.

Neuropéptidos específicos como prototipos de biología neuropeptídica

HORMONA LIBERADORA DE TIROTROPINA. En 1969, la TRH, un tripéptido piroglutamilhistidilprolinamida (tabla 33-4), fue la primera de las hormonas hipotalámicas liberadoras en ser aislada y caracterizada. El descubrimiento de su estructura llevó a demostrar de forma concluyente que las hormonas peptídicas segregadas por el hipotálamo regulan la secreción de las hormonas procedentes de la hipófisis anterior. El gen de la TRH en humanos se localiza en el cromosoma 3q13.3-q21. En la rata está formado por tres exones (regiones codificadoras) separados por dos intrones (secuencias no codificadoras; v. fig. 33-22). El primer exón contiene la región 5' sin traducir del ARNm que codifica la preprohormona TRH; el segundo exón contiene la secuencia del péptido señalizador (PS) y gran parte del extremo N-terminal del péptido precursor, y el tercer exón contiene el resto de la secuencia, incluidas cinco copias de la secuencia precursora TRH, la región C-terminal y la región 3' sin traducir. El extremo 5' del gen, o promotor, contiene secuencias homólogas al lugar de unión del ADN del receptor glucocorticoide y del receptor de la hormona tiroidea, lo que proporciona un mecanismo para la regulación de este gen por el cortisol y, mediante retroalimentación negativa, por la hormona tiroidea. El procesamiento enzimático de la TRH comienza con la escisión de los péptidos progenitores por parte de las carboxipeptidasas, la amidación de la prolina C-terminal y la ciclación de la glutamina *N*-terminal para formar cinco moléculas de TRH por cada molécula de prohormona. La TRH se distribuye ampliamente en el SNC, ya que las neuronas inmunorreactivas TRH se localizan en las estructuras del bulbo olfativo, la corteza entorrinal, el hipo-

Tabla 33-4
Estructuras de una selección de neuropéptidos

Nombre	Secuencia de aminoácidos
Hormona liberadora de tirotropina (TRH)	pE-H-P-NH$_2$
Factor liberador de corticotropina (CRF)	S-E-E-P-P-I-S-L-D-L-T-F-H-L-L-R-E-V-L-E-M-A-R-A-E-Q-L-A-Q-Q-A-H-S-N-R-K-L-M-E-I-I-NH$_2$
Arginina vasopresina (AVP)	C-Y-I-Q-N-C-P-L-G-NH$_2$
Oxitocina (OT)	C-Y-F-Q-N-C-P-R-G-NH$_2$
Neurotensina (NT)	pE-L-Y-E-N-K-P-R-R-P-Y-I-L-OH
Obsérvense las glutaminas cicladas en la N-terminal de TRH y NT indicadas por pE, los enlaces disulfuro cisteína-cisteína de AVP y OT, y la C-terminal amidada de TRH, CRF, AVP y OT.	

De Sadock BJ, Sadock VA, Ruiz P. *Kaplan & Sadock's Comprehensive Textbook of Psychiatry.* 9.ª ed. Philadelphia: Lippincott Williams & Wilkins; 2009:85.

campo, la amígdala ampliada, el hipotálamo y el mesencéfalo. Como sucede con la mayoría de los neuropéptidos, el receptor de la TRH también es miembro de la familia de receptores de siete dominios transmembrana acoplados a la proteína G.

Las neuronas TRH hipotalámicas proyectan terminales nerviosas hacia la eminencia media; allí liberan TRH hacia el sistema portal hipotálamo-hipofisario, donde son transportadas hasta la adenohipófisis y provocan la liberación de hormona estimulante del tiroides (TSH) hacia la circulación sistémica. La TSH posteriormente estimula la liberación de las hormonas tiroideas triyodotironina (T_3) y tiroxina (T_4) desde la glándula tiroides. Las neuronas TRH en el núcleo paraventricular (NPV) contienen receptores de las hormonas tiroideas y responden a incrementos de la secreción de hormona tiroidea con una disminución de la expresión genética y la síntesis de TRH. Esta retroalimentación negativa de las hormonas tiroideas sobre las neuronas sintetizadoras de TRH fue demostrada por primera vez por una disminución en el contenido de TRH en la eminencia media, pero no en el NPV del hipotálamo, tras una tiroidectomía. Este efecto puede ser revertido con la administración de hormona tiroidea exógena. El tratamiento de ratas normales con hormona tiroidea exógena disminuye la concentración de TRH en el NPV y el núcleo posterior del hipotálamo. Los estudios de hibridación in situ han demostrado con sondas frente al ARNm de la prehormona TRH, que el ARNm de TRH aumenta en el NPV 14 días después de una tiroidectomía. La capacidad de las hormonas tiroideas para regular el ARNm de TRH puede verse superada por otros estímulos que activen el eje hipotalámico-hipofisario-tiroideo (HHT). A ese respecto, la exposición repetida al frío (que libera TRH desde la eminencia media) induce aumentos en las concentraciones del ARNm de TRH del NPV aunque existan concentraciones simultáneamente elevadas de hormonas tiroideas.

Más evidencia de los diferentes niveles de comunicación del eje HHT se observa en la capacidad de la TRH para regular la producción de ARNm para el receptor de TRH hipofisario, y de las concentraciones de TRH para regular la codificación del ARNm para las subunidades α y β de la molécula de tirotropina (TSH). Además, se han observado botones sinápticos que contienen TRH en contacto con cuerpos celulares que contenían TRH en las subdivisiones medial y periventricular del núcleo paraventricular, así proporciona evidencia anatómica de la regulación por retroalimentación ultracorta de la liberación de TRH. La retroalimentación negativa por las hormonas tiroideas puede estar limitada a las neuronas TRH hipotalámicas, porque no se ha observado una retroalimentación negativa sobre la síntesis de TRH por las hormonas tiroideas en neuronas TRH extrahipotalámicas.

La disponibilidad temprana de herramientas adecuadas para evaluar la función del eje HHT (es decir, radioinmunoanálisis y péptidos sintéticos), junto con las observaciones de que el hipotiroidismo primario se asocia con síntomas depresivos, aseguraron una extensa investigación sobre la implicación de este eje en los trastornos afectivos. Los estudios preliminares establecieron la distribución hipotalámica y extrahipotalámica de la TRH. Esta presencia extrahipotalámica de TRH rápidamente condujo a la especulación de que la TRH podría funcionar como neurotransmisor o neuromodulador. En realidad, existen numerosas pruebas que apoyan este papel de la TRH. Se sabe que la TRH, en el SNC, modula varios neurotransmisores diferentes, incluyendo la dopamina, la serotonina, la acetilcolina y los opioides. Se ha demostrado que la TRH despierta a los animales en hibernación y contrarresta la respuesta conductual y la hipotermia producidas por una variedad de depresores del SNC, incluyendo los barbitúricos y el etanol.

El uso de TRH como agente estimulante para evaluar la función del eje HHT evolucionó rápidamente tras su aislamiento y síntesis. El uso clínico de una prueba de estimulación de TRH estandarizada, que mide las respuestas de retroalimentación negativa, reveló un aplanamiento de la respuesta de la TSH en aproximadamente el 25 % de los pacientes eutiroideos con depresión mayor. Estos datos se han confirmado ampliamente. La reducción de la TSH observada en pacientes con depresión no parece ser resultado de una retroalimentación negativa excesiva debido al hipertiroidismo, porque mediciones tiroideas como las concentraciones plasmáticas basales de TSH y hormonas tiroideas generalmente se sitúan en el rango normal en estos pacientes. Es posible que la reducción de la TSH sea un reflejo de la regulación a la baja del receptor TRH hipofisario como consecuencia de la hipersecreción de TRH endógena en la eminencia media. En realidad, la observación de que las concentraciones de TRH en el LCR están elevadas en pacientes con depresión en comparación con las de los controles apoya la hipótesis de la hipersecreción de TRH, pero no aclara el origen regional del SNC de este tripéptido. La expresión del ARNm de TRH en el NPV del hipotálamo está disminuida en pacientes con depresión mayor. Sin embargo, no está claro si la alteración del eje HHT es un mecanismo causal subyacente a los síntomas de la depresión o solo un efecto secundario de las alteraciones asociadas a la depresión en otros sistemas neuronales.

FACTOR LIBERADOR DE CORTICOTROPINA (CRF) Y UROCORTINAS. Hay pruebas convincentes que apoyan la hipótesis de que el CRF y las urocortinas desempeñan un papel complejo en la integración de las respuestas endocrinas, autónoma, inmunológicas y conductuales de un organismo frente al estrés.

Aunque fue aislada inicialmente por sus funciones en regular el eje HHS, el CRF está ampliamente distribuido por todo el cerebro. El NPV del hipotálamo es la principal zona de cuerpos celulares que contienen CRF, que influyen en la secreción hormonal de la hipófisis anterior. Estas neuronas se originan en la región parvocelular del NPV y envían terminales axonales a la eminencia media, donde se libera el CRF hacia el sistema portal en respuesta a los estímulos estresantes. Un pequeño grupo de neuronas del NPV proyecta neuronas hacia el tronco encefálico y la médula espinal, donde regulan los aspectos autonómicos de la respuesta al estrés. Las neuronas que contienen CRF también se encuentran en otros núcleos hipotalámicos, la neocorteza, la amígdala ampliada, el tronco encefálico y la médula espinal. La infusión central de CRF en animales de laboratorio provoca cambios fisiológicos y efectos conductuales similares a los observados tras el estrés, incluyendo aumento de la actividad locomotora, aumento de la respuesta a un sobresalto acústico y disminución de la conducta exploratoria en un campo abierto.

El papel fisiológico y conductual de las urocortinas se conoce menos, pero varios estudios sugieren que las urocortinas 2 y 3 son ansiolíticas y pueden disminuir la respuesta al estrés. Esto ha llevado a la hipótesis de que el CRF y las urocortinas actúan en oposición, pero probablemente sea una simplificación exagerada. La urocortina 1 se sintetiza principalmente en el núcleo de Edinger-Westphal, el núcleo olivar lateral y el núcleo hipotalámico supraóptico. La urocortina 2 se sintetiza principalmente en el hipotálamo, mientras que los cuerpos celulares de la urocortina 3 se encuentran más extendidos en la amígdala ampliada, el área perifornical y el área preóptica.

La hiperactividad del eje HHS en la depresión mayor sigue siendo uno de los hallazgos más consistentes en psiquiatría biológica. Las alteraciones descritas del eje HHS en la depresión mayor incluyen la hipercortisolemia, la resistencia a la supresión de la secreción de cortisol con dexametasona (una medida de la retroalimentación negativa), el aplanamiento de la respuesta a la adrenocorticotropina (ACTH) frente al estímulo de CRF intravenoso, el aumento de la respuesta al cortisol en las pruebas combinadas de dexametasona/CRF, y el aumento de las concentraciones de CRF en el LCR. Quedan por esclarecer los mecanismos patológicos exactos que subyacen a la disregulación del eje HHS en la depresión mayor y otros trastornos afectivos.

Desde el punto de vista mecánico se han avanzado dos hipótesis para explicar la disminución de la ACTH tras la administración exógena de CRF. La primera sugiere que se produce una regulación a la baja del receptor hipofisario de CRF como consecuencia de la hipersecreción hipotalámica de CRF; la segunda postula la sensibilidad alterada de la hipófisis a la retroalimentación negativa de los glucocorticoides.

Se han acumulado datos sustanciales que apoyan la primera hipótesis. Sin embargo, los estudios neuroendocrinos representan una medición secundaria de la actividad del SNC; las respuestas de la ACTH hipofisaria reflejan principalmente la actividad del CRF hipotalámico, más que la de los circuitos de CRF corticolímbico. En la fisiopatología de la depresión es más probable que esté involucrado este último.

De particular interés es la demostración de que las concentraciones elevadas de CRF en el LCR en pacientes deprimidos que no toman fármacos están significativamente disminuidas tras el éxito de la TEC, lo que indica que las concentraciones de CRF en el LCR, al igual que la hipercortisolemia, constituyen un marcador de estado y no de rasgo. Otros estudios recientes han confirmado esta normalización de las concentraciones de CRF en el LCR tras el tratamiento con éxito con fluoxetina. Un grupo demostró una reducción significativa de las concentraciones elevadas de CRF en el LCR en 15 mujeres con depresión mayor que permanecieron libres de depresión como mínimo durante 6 meses tras un tratamiento con antidepresivos, en comparación con un efecto terapéutico poco significativo en las concentraciones de CRF en el LCR de 9 pacientes que recayeron en este período de 6 meses. Esto sugiere que las concentraciones elevadas o en aumento de CRF en el LCR durante el tratamiento con antidepresivos pueden ser precursoras de una mala respuesta en casos de depresión mayor a pesar de una mejoría sintomática precoz. Es interesante destacar que el tratamiento de individuos sanos con desipramina o, como se ha destacado anteriormente, de individuos deprimidos con fluoxetina se asocia con una reducción de las concentraciones de CRF en el LCR.

Si la hipersecreción de CRF interviene en la fisiopatología de la depresión, entonces, reducir o interferir en la neurotransmisión del CRF podría ser una estrategia eficaz para aliviar los síntomas depresivos. Durante los últimos años, diferentes compañías farmacéuticas han destinado considerables esfuerzos para el desarrollo de antagonistas de los receptores CRF1 de moléculas pequeñas que puedan atravesar la barrera hematoencefálica de forma eficaz. Se han producido varios compuestos con características supuestamente prometedoras.

OXITOCINA Y VASOPRESINA. Los efectos vasopresores de los extractos de hipófisis posterior se describieron por primera vez en 1895, y los extractos potentes recibieron el nombre de arginina vasopresina. Los ARNm de la oxitocina y la vasopresina se encuentran entre los mensajeros más abundantes en el hipotálamo, concentrándose especialmente en las neuronas magnocelulares del NPV y del núcleo supraóptico del hipotálamo, las cuales envían proyecciones axonales a la neurohipófisis. Estas neuronas producen oxitocina y vasopresina que se libera al torrente sanguíneo, donde estos péptidos actúan como hormonas en las dianas periféricas. La oxitocina y la vasopresina son generalmente sintetizadas en neuronas separadas dentro del hipotálamo. La oxitocina liberada de la hipófisis suele asociarse con las funciones relacionadas con la reproducción femenina, como regular las contracciones uterinas durante el parto y el reflejo de eyección de la leche durante la lactancia. La vasopresina, también conocida como hormona antidiurética, regula la retención de agua en el riñón y la vasoconstricción a través de las interacciones con sus subtipos de receptores V2 y V1a, respectivamente. La vasopresina se libera hacia el torrente circulatorio desde la neurohipófisis siguiendo una variedad de estímulos, como la osmolalidad plasmática, la hipovolemia, la hipertensión y la hipoglucemia. Las acciones de la oxitocina están mediadas por un único subtipo de receptor (receptor de la oxitocina, OTR), que se distribuye en la periferia y dentro del SNC límbico.

En contraste a la oxitocina, la vasopresina cuenta con tres subtipos de receptores, V1a, V1b y V2, cada uno de los cuales es un receptor de 7 dominios transmembrana acoplados a la proteína G. El receptor V2 se localiza en el riñón y no se encuentra en el cerebro; el receptor V1a se distribuye ampliamente por el SNC y se cree que media en la mayoría de los efectos conductuales de la vasopresina, y el receptor V1b se concentra en la hipófisis anterior (algunos informes describen ARNm del receptor V1b en el cerebro, aunque se desconoce su función).

Neurotensina. A pesar de que la neurotensina se encuentra en varias regiones cerebrales, se ha investigado más exhaustivamente por su asociación con otros sistemas neurotransmisores, en particular con el sistema dopaminérgico mesolímbico, y ha aumentado su interés en la investigación en la fisiopatología de la esquizofrenia. Existen varias líneas de evidencia que sugieren que la neurotensina y sus receptores deberían considerarse dianas potenciales para la intervención farmacológica en este trastorno. En primer lugar, el sistema de la neurotensina se sitúa anatómicamente para modular los circuitos neuronales implicados en la esquizofrenia, y en segundo lugar, la administración periférica de antipsicóticos ha demostrado modular de forma consistente los sistemas neurotensinógenos. En tercer lugar, existen evidencias que indican que los sistemas neurotensinógenos centrales están alterados en los pacientes con esquizofrenia.

Se demostró por primera vez que la neurotensina interactuaba con los sistemas dopaminérgicos mientras se caracterizaba su importante actividad potenciadora de la hipotermia y la sedación. Trabajos posteriores indicaron que poseía numerosas propiedades que también eran compartidas por los fármacos antipsicóticos, incluida la capacidad para inhibir la evitación, pero no la respuesta de huida en una tarea de evitación activa condicionada; la capacidad para inhibir los efectos de los agonistas indirectos de la dopamina o la dopamina endógena en la producción de la conducta locomotora, y la capacidad para provocar aumentos en la liberación y el metabolismo de la dopamina. Quizá lo más importante sea que tanto los fármacos antipsicóticos como la neurotransmisión mediante neurotensina potencian la regulación sensitivomotora, que es la capacidad para cribar o filtrar las entradas sensitivas relevantes, cuyo déficit puede conducir a una inundación involuntaria de datos sensoriales sin importancia. El aumento de las evidencias sugiere que los déficits en la regulación sensitivomotora son una característica cardinal de la esquizofrenia. Tanto los agonistas dopaminérgicos como los antagonistas de la neurotensina interrumpen el rendimiento en tareas designadas para calibrar la regulación sensitivomotora. A diferencia de los antipsicóticos, la neurotensina no puede desplazar la dopamina de su receptor. Como se ha destacado, la neurotensina se sitúa en diferentes subgrupos de neuronas dopaminérgicas y se libera conjuntamente con la dopamina en las regiones de las terminales dopaminérgicas de la corteza prefrontal medial y mesolímbica, que se consideran las zonas de disregulación de la dopamina en casos de esquizofrenia. Los fármacos antipsicóticos que actúan en los receptores D_2 y D_4 aumentan la síntesis, la concentración y la liberación de neurotensina en las regiones de las terminales dopaminérgicas, pero no en otras. Ese efecto en el aumento de las concentraciones de neurotensina persiste tras meses de tratamiento y se acompaña del esperado incremento en las concentraciones de ARNm de neurotensina, así como de la expresión del «gen temprano inmediato» *c-fos* a las pocas horas del tratamiento farmacológico inicial. La alteración de la regulación de la expresión de neurotensina por los fármacos antipsicóticos se extiende a las peptidasas que degradan el péptido, porque informes recientes han revelado una disminución del metabolismo de la neurotensina en cortes histológicos de cerebro de ratas 24 h después de la administración aguda de haloperidol. Cuando se administra directamente en el cerebro, la neurotensina se opone preferentemente a la transmisión de la dopamina en el núcleo *accumbens,* pero no en el putamen caudado. En el núcleo *accumbens,* los receptores de neurotensina se localizan principalmente en las neuronas gabaérgicas, que liberan GABA en las terminales dopaminérgicas, inhibiendo así la liberación.

Se ha descrito la disminución de las concentraciones de neurotensina en el LCR en varias poblaciones de pacientes con esquizofrenia en comparación con pacientes controles o con otros trastornos psiquiátricos. Si bien se ha observado que el tratamiento con antipsicóticos aumenta las concentraciones de neurotensina en el LCR, se desconoce si este incremento es causal o acompaña a la disminución de los síntomas psicóticos observada con el tratamiento exitoso. Los estudios *post mortem* han demostrado un aumento en las concentraciones de neurotensina en el área 32 de Brodmann, rica en dopamina, de la corteza frontal, pero ese resultado pudo haber estado enmascarado por el tratamiento antipsicótico *pre mortem*. Otros investigadores no han hallado alteraciones *post mortem* en las concentraciones de neurotensina en una amplia muestra de regiones subcorticales. Se han descrito disminuciones de la densidad de los receptores de la neurotensina en la corteza entorrinal de muestras *post mortem* de pacientes esquizofrénicos. Una prueba crítica de la hipótesis de que la neurotensina puede actuar como una sustancia endógena similar a un antipsicótico deberá esperar al desarrollo de un agonista de los receptores de neurotensina que pueda atravesar la barrera hematoencefálica.

Otros neuropéptidos.   Otro varios neuropéptidos han sido implicados en la fisiopatología de los trastornos psiquiátricos. Estos incluyen, pero no se limitan, a la colecistocinina (CCK), la sustancia P y el neuropéptido Y.

La CCK, descubierta inicialmente en el tracto gastrointestinal, y su receptor se encuentran en zonas del cerebro asociadas con la emoción, la motivación y el procesamiento sensorial (p. ej., corteza, núcleo estriado, hipotálamo, hipocampo y amígdala). La CCK suele estar situada junto con la dopamina en las neuronas del ATV que forman los circuitos dopaminérgicos mesolímbico y mesocortical. Al igual que la neurotensina, la CCK disminuye la liberación de dopamina. Se ha descrito que infusiones de un fragmento de CCK inducen el pánico en individuos sanos, y los pacientes con trastorno de pánico presentan una sensibilidad elevada al fragmento de CCK en comparación con los controles sanos. La pentagastrina, un agonista sintético de la CCK, produjo un aumento de la presión arterial, del pulso, de la activación del eje HHS y síntomas físicos de pánico de forma dependiente de la dosis. Un polimorfismo genético del receptor CCK se ha asociado recientemente con el trastorno de pánico.

El undecapéptido sustancia P se localiza en la amígdala, el hipotálamo, la sustancia gris periacueductal, el *locus coeruleus* y el núcleo parabraquial, junto con la noradrenalina y la serotonina. Actúa como neurotransmisor del dolor, y su administración en animales provoca efectos cardiovasculares y conductuales similares a la respuesta de estrés. Datos más recientes sugieren que interviene en la depresión mayor y el TEPT. Tanto los pacientes con depresión como los que presentan TEPT mostraron concentraciones elevadas de sustancia P en el LCR. Además, en los pacientes con TEPT se detectaron marcados incrementos en las concentraciones en el LCR tras la precipitación de los síntomas del TEPT. Un estudio ha indicado que un antagonista del receptor de la sustancia P (el receptor de la neurocinina 1, NK1) capaz de atravesar la barrera hematoencefálica es más eficaz que el placebo y tan eficaz como la paroxetina en pacientes con depresión mayor y síntomas de carácter moderado a grave, aunque estudios posteriores no han logrado confirmar estos resultados.

El neuropéptido Y (NPY) es un péptido de 36 aminoácidos que se encuentra en el hipotálamo, el tronco encefálico, la médula espinal y diferentes estructuras límbicas, e interviene en la regulación del apetito, la recompensa, la ansiedad y el equilibrio energético. Se localiza junto con las neuronas serotoninérgicas y noradrenérgicas, y se cree que facilita la contención de los efectos negativos tras la exposición al estrés. Se ha descrito que las víctimas de suicidio con un diagnóstico de depresión mayor presentan una disminución destacada de las concentraciones de NPY en la corteza frontal y el núcleo caudado. Además, las concentraciones de NPY en el LCR están disminuidas en los pacientes con depresión. La administración crónica de fármacos antidepresivos aumenta las concentraciones de NPY en la neocorteza y el hipocampo de ratas. Los niveles plasmáticos de NPY estuvieron elevados en los soldados sometidos al «estrés incontrolable» del interrogatorio, y se correlacionaron con los sentimientos de dominio y confianza durante el estrés. Además, una baja respuesta del NPY al estrés se ha asociado con un aumento de la tendencia a la depresión y el TEPT.

Nuevos neurotransmisores

Óxido nítrico.   El descubrimiento de que los gases pueden funcionar como neurotransmisores reveló que existían modos muy atípicos de

señalización entre las neuronas. Al principio de la década de 1990, el óxido nítrico fue el primer gas al que se atribuyeron funciones de neurotransmisión, y se demostró que era un neurotransmisor atípico por diferentes razones. En primer lugar, no se almacena ni se libera de vesículas sinápticas, dado que es un gas de pequeño tamaño y puede difundirse libremente en la neurona diana. En segundo lugar, su objetivo no es un receptor específico en la superficie de una neurona diana, sino proteínas intracelulares cuya actividad puede modular, lo que provoca la neurotransmisión. El óxido nítrico tampoco dispone de un mecanismo de recaptación que lo elimine de la sinapsis. Aunque se postula una inactivación enzimática, parece que la vida media del óxido nítrico es muy corta, de unos pocos segundos.

El óxido nítrico se descubrió inicialmente como una sustancia bactericida liberada por los macrófagos y como un factor de relajación segregado por las células endoteliales que permite la dilatación de los vasos sanguíneos. Posteriormente se descubrió su papel en el cerebro, que reveló la importancia del gas en la neurotransmisión, los procesos de memoria y aprendizaje, la neurogénesis y la enfermedad neurodegenerativa.

Óxido nítrico y conducta.   La neurotransmisión mediante el óxido nítrico desempeña un papel en la conducta, ya que ratones macho deficientes en óxido nítrico sintetasa neuronal (nNOS) mostraban tendencias agresivas exageradas y un aumento de la actividad sexual. En los ratones hembras sucede lo contrario, ya que presentan una disminución de la agresividad. Dado que los pacientes bipolares maníacos presentan tanto hipersexualidad como agresividad, posiblemente la vía del óxido nítrico participe en la psicopatología de los estados afectivos.

En la periferia, la nNOS se localiza en las neuronas que inervan los vasos sanguíneos del pene, incluidos los de los cuerpos cavernosos. La estimulación de estos nervios libera óxido nítrico, lo que conduce a la formación de monofosfato de guanosina cíclico (GMPc), la relajación de la pared de los vasos sanguíneos y la vasodilatación, el engrosamiento del pene y la erección inicial. La fase mantenida de erección también depende del óxido nítrico: el flujo turbulento de sangre provoca la fosforilación de la nNOS y la producción sostenida de óxido nítrico. Los fármacos utilizados en el tratamiento de la disfunción eréctil (sildenafilo, tadalafilo y vardenafilo) actúan inhibiendo la fosfodiesterasa 5 (PDE5), una enzima que degrada el GMPc en el pene (fig. 33-23), lo que potencia la neurotransmisión por el óxido nítrico y la erección peneana.

Numerosas evidencias han sugerido un papel del óxido nítrico en la regulación de los ciclos de sueño-vigilia. Las neuronas que expresan la nNOS se sitúan en varias zonas que inician el sueño REM, incluidos el puente, el núcleo dorsal del rafe, el tegmento dorsolateral y el tegmento pedunculopontino. En modelos animales, la microinyección de sustancias que liberan óxido nítrico provoca una disminución de la vigilia y un aumento del sueño de onda lenta. En consonancia, los inhibidores de la NOS muestran una tendencia a disminuir el sueño de ondas lentas y el sueño REM. Los estudios realizados en ratones deficientes en NOS sugieren que el óxido nítrico puede desarrollar un papel más complejo que el de simplemente favorecer el sueño. Los animales deficientes en nNOS también presentan un sueño REM reducido; sin embargo, los ratones deficientes en oxido nítrico sintetasa inducible (iNOS) mostraron lo contrario, lo que sugiere una interrelación compleja entre las isoformas enzimáticas de la NOS.

ÓXIDO NÍTRICO Y TRASTORNOS DEL ESTADO DE ÁNIMO.   Las neuronas que expresan NOS están bien representadas en las zonas implicadas en la depresión, incluidos el núcleo dorsal del rafe y la corteza prefrontal. Se ha sugerido que el óxido nítrico desempeña un papel en la respuesta antidepresiva, dado que los antidepresivos ISRS pueden inhibir directamente la actividad de la NOS. Además, en estudios con modelos animales, como la prueba de natación forzada, los inhibidores de la NOS y de la guanilato ciclasa soluble pueden lograr efectos similares a los de los antidepresivos. Las concentraciones plasmáticas de óxido nítrico estuvieron elevadas en pacientes con trastorno bipolar en comparación con las de los controles

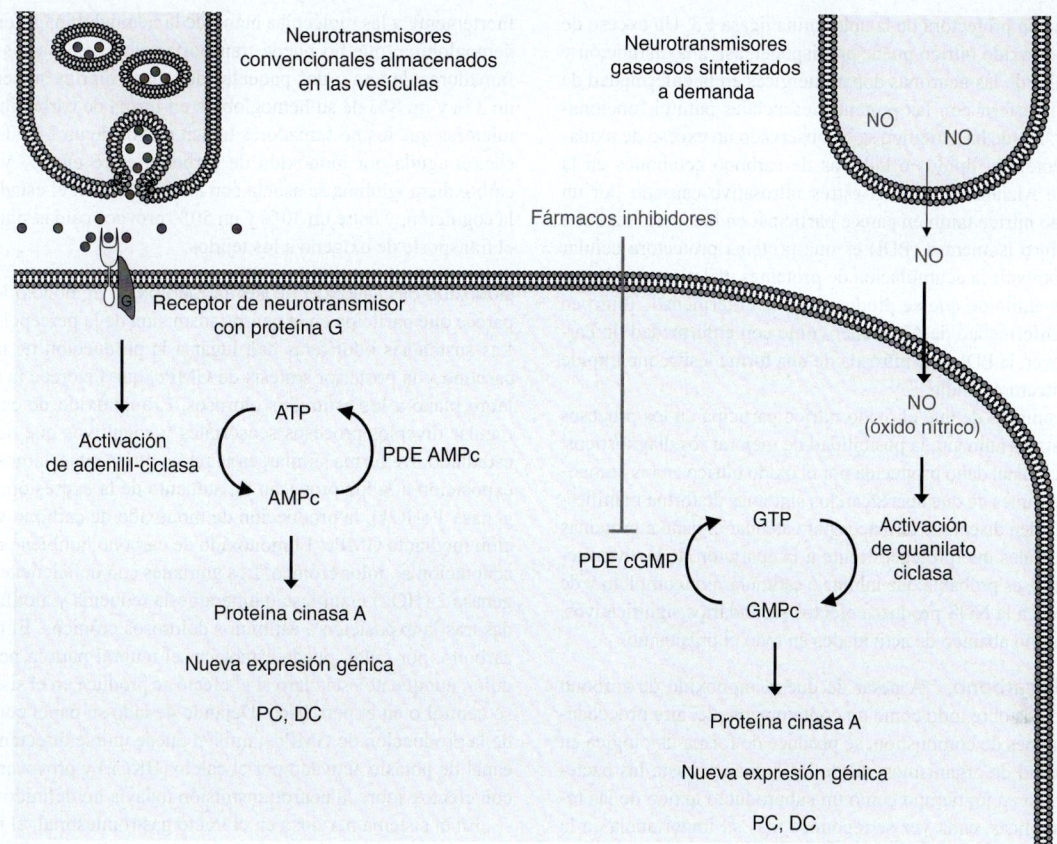

FIGURA 33-23

Funciones de neurotransmisión y señalización del óxido nítrico (NO) a través de la producción de monofosfato de guanosina cíclico (GMPc). El gas NO es generado enzimáticamente y se difunde de forma libre en la neurona vecina *(arriba, derecha)*. En comparación con los neurotransmisores tradicionales *(arriba, izquierda)*, el NO no actúa a través de receptores de neurotransmisores específicos en la superficie de la membrana de una neurona, sino que se difunde libremente a través de la membrana neuronal y activa la enzima guanilato ciclasa, que convierte el trifosfato de guanosina (GTP) 5′ en el segundo mensajero, el GMPc. Los efectos del NO están mediados, en parte, por la activación del GMPc de las proteínas cinasas neuronales, una nueva expresión génica y efectos en el potenciación neuronal crónica (PC) y la depresión crónica (DC). ATP, trifosfato de adenosina; PDE fosfodiesterasa. (De Sadock BJ, Sadock VA, Ruiz P. *Kaplan & Sadock's Comprehensive Textbook of Psychiatry*. 9.ª ed. Philadelphia: Lippincott Williams & Wilkins; 2009:104.)

sanos. No obstante, en los individuos con depresión, los estudios han hallado concentraciones disminuidas de óxido nítrico y aumento del nitrito plasmático, un metabolito del óxido nítrico. También se ha descrito una disminución de la NOS en el núcleo paraventricular de los pacientes con esquizofrenia y depresión en comparación con los controles.

Se ha cuestionado la capacidad del óxido nítrico para regular la neurotransmisión en las terminaciones nerviosas serotoninérgicas, noradrenérgicas y dopaminérgicas. Sin embargo, no existe un consenso claro y parece que el óxido nítrico es capaz de aumentar o disminuir la actividad en estas neuronas dependiendo del momento de su activación y de la región cerebral estudiada.

ÓXIDO NÍTRICO Y ESQUIZOFRENIA. Se ha investigado el óxido nítrico como molécula candidata a contribuir a los síntomas de la esquizofrenia. Dos estudios genéticos han identificado polimorfismos de un solo nucleótido (SNP) asociados a la esquizofrenia en CAPON, una proteína asociada a la nNOS. Los SNP de la propia nNOS se han asociado con la esquizofrenia, si bien otros autores no han logrado reproducir estos hallazgos. Se han descrito cambios en las concentraciones de NOS en muestras cerebrales *post mortem* de individuos con esquizofrenia. Las alteraciones se han observado en la corteza, el cerebelo, el hipotálamo y el tronco encefálico, aunque no se ha podido diferenciar ninguna tendencia específica. Se ha descrito un aumento de la actividad de la NOS en las plaquetas de individuos con esquizofrenia sin tratamiento farmacológico y con él. Algunos investigadores han hallado un aumento de la actividad del óxido nítrico y otros lo contrario. En muestras de autopsias se observó que los pacientes con esquizofrenia presen-

taban alteraciones localizadas de las neuronas que expresan la NOS en la corteza prefrontal, el hipocampo y el lóbulo temporal lateral, compatibles con una migración anómala de estos tipos neuronales durante el desarrollo. En un modelo de ratas, el estrés prenatal dio lugar a una reducción de las neuronas que expresan la NOS en la fascia dentada y el hipocampo.

PAPEL NEUROPATOLÓGICO DEL ÓXIDO NÍTRICO. Existen numerosas pruebas de que el óxido nítrico participa de forma directa en una variedad de eventos neuropáticos. El superóxido, un subproducto del metabolismo celular, reacciona con el óxido nítrico para formar peroxinitrito (fórmula química $ONOO^-$). Esta sustancia lábil y tóxica forma aductos químicos con los residuos de la proteína tirosina, un proceso llamado *nitración proteica*, y ADN, lo que provoca una disfunción celular.

La pérdida celular resultante del ictus isquémico está mediada, en parte, por el exceso de estimulación del receptor NMDA del glutamato, un proceso denominado *excitotoxicidad*. El óxido nítrico producido por la activación del NMDA parece mediar en un porcentaje significativo de esta muerte excitotóxica neuronal, y la lesión del ictus se ve reducida en ratones con una supresión genética de la nNOS.

La *S*-nitrosilación también está implicada en procesos patológicos cerebrales. Mutaciones en la proteína de Parkin se asocian con el inicio temprano de la enfermedad de Parkinson. La parkina es una ubiquitina ligasa E3, que añade moléculas de ubiquitina a las proteínas y las destaca como dianas para que sean destruidas en el proteasoma celular. En la enfermedad de Parkinson esporádica (es decir, sin la mutación asociada al inicio temprano), el óxido nítrico nitrosila la proteína de Parkin e inhibe la función protectora de la ubiquinina ligasa E3. Un exceso de señalización por óxido nítrico puede predisponer, así, a la disfunción y la muerte celular de las neuronas dopaminérgicas en la enfermedad de Parkinson, al interferir con las proteínas esenciales para el funcionamiento celular. Desde hace tiempo se ha observado un exceso de oxidación de las proteínas, lípidos e hidratos de carbono cerebrales en la enfermedad de Alzheimer, pero el estrés nitrosativo causado por un exceso de óxido nítrico también parece participar en la enfermedad. La proteína disulfuro isomerasa (PDI) es una proteína protectora celular que ayuda a combatir la acumulación de proteínas mal plegadas, como las fibrillas de amiloide que se producen en la enfermedad. Tanto en cerebros con enfermedad de Alzheimer como con enfermedad de Parkinson, al parecer, la PDI se S-nitrosila de una forma lesiva que impide su función protectora celular.

El descubrimiento de que el óxido nítrico participa en los procesos neurodegenerativos aumenta la posibilidad de mejorar los diagnósticos, como la detección del daño producida por el óxido nítrico en los componentes celulares antes de que aparezcan los síntomas de forma manifiesta. Además, pueden diseñarse fármacos para atenuar el daño a proteínas neuronales cruciales que protegen frente a la aparición de la enfermedad. No obstante, es probable que inhibir o estimular por completo y de forma inespecífica la NOS produzca efectos secundarios significativos, debido a su amplio abanico de actividades en todo el organismo.

Monóxido de carbono. A pesar de que el monóxido de carbono (CO) es conocido sobre todo como un contaminante del aire procedente de las reacciones de combustión, se produce de forma fisiológica en una gran variedad de organismos, desde los humanos hasta las bacterias. Considerado en un tiempo como un subproducto tóxico de las reacciones metabólicas, cada vez se reconoce más su importancia en la regulación de diversos procesos fisiológicos en el cerebro y otros órganos. Estos efectos variados incluyen la regulación de la neurotransmisión olfativa, la relajación de los vasos sanguíneos, la proliferación de las células de la musculatura lisa y la agregación plaquetaria.

El monóxido de carbono es mucho más conocido por sus efectos tóxicos que por su actividad a concentraciones fisiológicas. Se une fuertemente a las moléculas hemo de la hemoglobina y forma carboxihemoglobina, que no puede transportar el oxígeno a los tejidos. Los fumadores de uno o dos paquetes de tabaco diarios suelen tener entre un 3 % y un 8 % de su hemoglobina en forma de carboxihemoglobina, mientras que los no fumadores tienen menos de un 2 %. Tras la intoxicación aguda por monóxido de carbono, entre un 5 % y un 10 % de carboxihemoglobina se asocia con alteraciones en el estado de alerta y la cognición, y entre un 30 % y un 50 % provoca caídas significativas en el transporte de oxígeno a los tejidos.

MONÓXIDO DE CARBONO Y NEUROTRANSMISIÓN. El monóxido de carbono parece que participa en la neurotransmisión de la percepción odorífera. Las sustancias odoríferas dan lugar a la producción de monóxido de carbono y la posterior síntesis de GMPc, que favorece la adaptación a largo plazo a los estímulos olorosos. El monóxido de carbono puede regular diversos procesos sensoriales y cognitivos que aún no se han estudiado. De forma similar, en la retina de las ratas, largos períodos de exposición a la luz provocan un aumento de la expresión de hemooxigenasa 1 (HO1), la producción de monóxido de carbono y la señalización mediante GMPc. El monóxido de carbono también participa en la adaptación al dolor crónico. Los animales con deficiencia de hemooxigenasa 2 (HO2) manifiestan hiperalgesia reducida y alodinia disminuidas tras la exposición a estímulos dolorosos crónicos. El monóxido de carbono, por tanto, puede establecer el umbral para la percepción del dolor, aunque no está claro si el efecto se produce en el sistema nervioso central o en el periférico. Dejando de lado su papel como promotor de la producción de GMPc, también puede unirse directamente al gran canal de potasio activado por el calcio (BKCa) y provocar su apertura, con efectos sobre la neurotransmisión todavía no definidos.

En el sistema nervioso en el tracto gastrointestinal, el monóxido de carbono actúa como neurotransmisor para relajar el esfínter anal interno en respuesta a la estimulación nerviosa no colinérgica no adrenérgica (NANC) y al péptido vasoactivo intestinal (VIP).

El monóxido de carbono interviene en el desarrollo de la potenciación crónica en el hipocampo, aunque las evidencias son contradictorias. El monóxido de carbono y la estimulación tetánica de los nervios

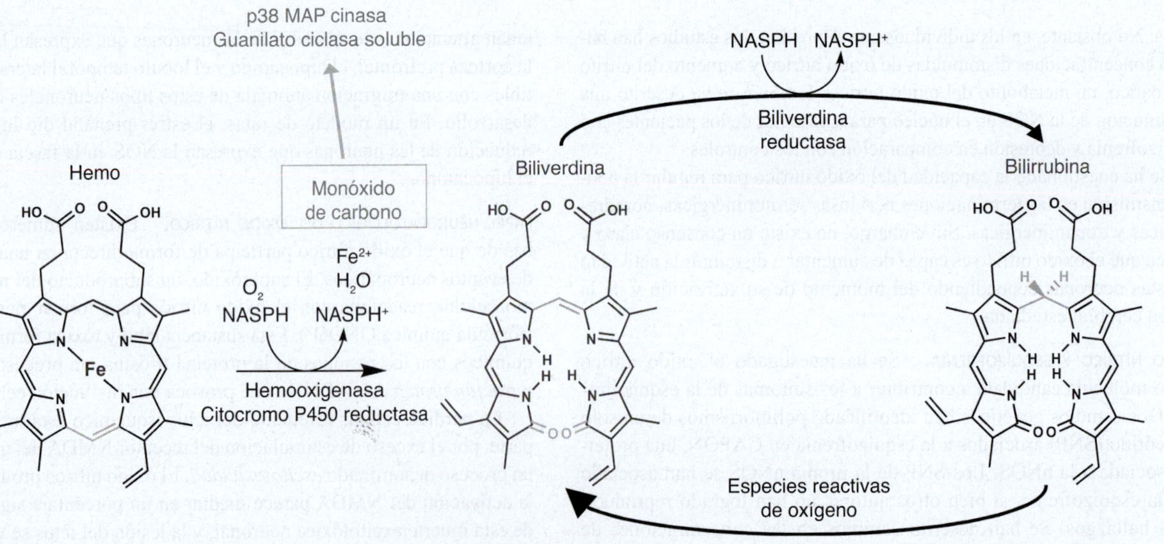

FIGURA 33-24

Síntesis del monóxido de carbono (CO), un neurotransmisor inesperado. El gas CO se sintetiza enzimáticamente en las neuronas por medio de la enzima hemooxigenasa, que también convierte el hemo en la molécula biliverdina y libera hierro libre (Fe). De forma similar al óxido nítrico, el CO no se almacena en las vesículas neuronales y se difunde libremente por las membranas neuronales. El CO también activa de forma similar la guanilato ciclasa soluble, y provoca la activación de múltiples moléculas de señalización intracelular, como la p38 MAP cinasa. El CO ejerce sus funciones de neurotransmisión y señalización en concentraciones mucho menores de las que provocan la clásica intoxicación por CO. El significado de esta vía en las neuronas viene determinado por la existencia de dos enzimas oxigenasa diferentes, una de las cuales se expresa predominantemente en el cerebro. La biliverdina se convierte en bilirrubina mediante la enzima biliverdina reductasa. De forma similar al CO, la bilirrubina no queda relegada al estatus de metabolito tóxico, y es un antioxidante importante. (De Sadock BJ, Sadock VA, Ruiz P. *Kaplan & Sadock's Comprehensive Textbook of Psychiatry*. 9.ª ed. Philadelphia: Lippincott Williams & Wilkins; 2009:107.)

provocan un aumento de los potenciales excitatorios postsinápticos (PEPS). Los inhibidores de la HO que bloquean la producción de monóxido de carbono provocan alteraciones en la inducción de la potenciación crónica y la disminución de la liberación del neurotransmisor glutamato dependiente del calcio. Sin embargo, los animales deficientes en HO_2 no manifiestan diferencias en la potenciación crónica. Estos hallazgos dispares pueden explicarse por el papel de la HO_1 en la potenciación crónica, o por la capacidad de los inhibidores de la HO para bloquear de forma inespecífica otros procesos importantes para la inducción de la potenciación crónica.

Es bien sabido que, en niveles tóxicos, el monóxido de carbono impide el transporte de oxígeno uniéndose a la hemoglobina con una afinidad mayor que el oxígeno. Sorprendentemente, el propio monóxido de carbono desempeña un papel fisiológico en el mecanismo por el cual el cuerpo carotídeo detecta el oxígeno. La HO, expresada en las células del glomus del cuerpo carotídeo, utiliza el oxígeno como sustrato para la producción de monóxido de carbono (fig. 33-24). Cuando las concentraciones de oxígeno disminuyen, también lo hace la producción de monóxido de carbono, con lo que se restablece el umbral al que el cuerpo carotídeo detecta el oxígeno. El mecanismo molecular puede producirse a través de la regulación por el monóxido de carbono del canal iónico BK del cuerpo carotídeo.

Endocanabinoides: de la marihuana a la neurotransmisión.

Ya se conozca como cannabis, cáñamo, hachís, maría, o una variedad de términos coloquiales, la marihuana ha sido cultivada y utilizada por las poblaciones humanas durante cientos de años. A pesar del amplio debate sobre sus riesgos y beneficios, ha sido solo en las décadas recientes que se ha empezado a aprender cómo la marihuana ejerce sus efectos en

Tabla 33-5
Descubrimientos en la investigación sobre canabinoides

1899	Aislamiento del canabinol a partir de la resina del cannabis
1940	Identificación de la estructura del canabinol
1964	Descubrimiento de la estructura del δ-9-tetrahidrocanabinol (THC), la sustancia más psicoactiva del cannabis
1988	Identificación de los lugares de unión específicos del THC en el cerebro
1990	Identificación de un receptor canabinoide cerebral, CB1
1992	Descubrimiento del primer endocanabinoide cerebral endógeno, la anandamida
1993	Identificación de un segundo receptor canabinoide, CB2
1994	Desarrollo del rimonabant, un inhibidor del receptor CB1
1995	Descripción de un segundo endocanabinoide, 2-AG
1996	Descubrimiento de la amidohidrolasa de ácidos grasos (FAAH), una enzima que degrada los endocanabinoides
2003	Los inhibidores de la FAAH reducen conductas similares a la ansiedad en estudios en animales
2003	Identificación de las enzimas que sintetizan los endocanabinoides
2006	Hallazgo de la monoacilglicerol lipasa (MAGL), una segunda enzima que degrada los endocanabinoides
2006	Autorización del rimonabant para su administración en Europa para la reducción de peso
2007	Los metanálisis del rimonabant hallan un aumento de la ansiedad y los síntomas depresivos en humanos sin antecedentes de enfermedad psiquiátrica

De Sadock BJ, Sadock VA, Ruiz P. *Kaplan & Sadock's Comprehensive Textbook of Psychiatry.* 9.ª ed. Philadelphia: Lippincott Williams & Wilkins; 2009:109.

el cerebro. El «subidón» que experimentan sus consumidores, la euforia y la tranquilidad, tienen relación con la acción del cannabis en una vía neuronal en la que están implicados canabinoides endógenos del cerebro humano, o endocanabinoides.

El primer uso medicinal descrito del cannabis data aproximadamente del 2700 a. C., en la farmacopea del emperador chino Shen Nung, quien recomendaba su uso para una variedad de dolencias. En ese momento también se conocían las propiedades negativas y se sabía que el consumo de grandes cantidades de los frutos del cáñamo podía dar lugar a la «visión de demonios», o un consumidor podía «comunicarse con los espíritus y relajar el propio cuerpo». Durante siglos se utilizó el cannabis en la India como estimulante del apetito; los consumidores habituales de marihuana conocen bien los «antojos».

Durante muchos años han sido un misterio los mecanismos por los cuales los componentes activos de la marihuana, los *canabinoides,* ejercían sus efectos psicoactivos. Los farmacéuticos trataron de aislar las sustancias psicoactivas del cannabis de las muchas sustancias presentes en el aceite de la planta (tabla 33-5).

DESCUBRIMIENTO DEL SISTEMA ENDOCANABINOIDE DEL CEREBRO. Las estimaciones sugieren que entre 20 y 80 µg de tetrahidrocanabinol (THC) llegan al cerebro después de fumar un cigarrillo de marihuana («porro»). Esto es comparable con los 100-200 µg del neurotransmisor noradrenalina presente en todo el cerebro humano. Así pues, los efectos del THC podrían explicarse por los efectos sobre los sistemas de neurotransmisión. En la década de 1960 existían como mínimo dos corrientes de pensamiento sobre el modo en que el THC ejercía sus efectos psicoactivos: una sostenía que el THC funciona de forma similar a la de los anestésicos inhalatorios (es decir, no existía un receptor específico), y que podría tener un efecto generalizado sobre las membranas neuronales o acciones diseminadas sobre los receptores de los neurotransmisores, y una corriente de pensamiento concurrente especuló que existían receptores específicos para los canabinoides en el cerebro, pero eran difíciles de identificar debido a la naturaleza lipofílica de estas sustancias. Se sintetizaron canabinoides novedosos que eran más hidrosolubles y, a finales de la década de 1980, esto permitió descubrir un receptor canabinoide específico, CB1.

Pronto se descubrieron varios endocanabinoides adicionales, el 2-araquidonilglicerol (2-AG), la *N*-araquidonildopamina (NADA), el éter del 2-araquidonilglicerol (éter noladín) y la virodhamina (fig. 33-25). La anandamida parece tener la mayor selectividad por el receptor CB1, seguida de la NADA y el éter noladín. Por el contrario, la virodhamina prefiere los receptores CB2 y solamente tiene actividad agonista parcial en CB1. El 2-AG parece no discriminar entre CB1 y CB2.

Biosíntesis de los endocanabinoides.

El ácido araquidónico se utiliza como pieza fundamental para la biosíntesis de los endocanabinoides, las prostaglandinas y los leucotrienos, y se encuentra en los fosfolípidos celulares de la membrana plasmática y otras membranas intracelulares. La síntesis de la anandamida requiere la acción secuencial de dos enzimas (fig. 33-26). En la primera reacción, la enzima *N*-acetiltransferasa (NAT) transfiere una cadena lateral de ácido araquidónico procedente de un fosfolípido a la fosfatidiletanolamina (PE), generando *N*-araquidonil-fosfatidiletanolamina (NAPE). En la segunda reacción, la enzima *N*-araquidonil-fosfatidiletanolamina fosfolipasa (NAPD-PLD) convierte la NAPE en anandamida. Dado que la NAPE es un componente natural de las membranas de los mamíferos, es el segundo paso, el que genera la anandamida, el más crucial para la neurotransmisión.

Los endocanabinoides no están almacenados en las vesículas sinápticas para su uso posterior, sino que se sintetizan bajo demanda, como sucede con los neurotransmisores gaseosos. Un criterio importante para que una molécula de señalización se considere un neurotransmisor es que la despolarización neuronal debe conducir a su liberación. La despolarización provoca aumentos en el calcio celular, lo que a su vez favorece la síntesis de los endocanabinoides y su liberación. El mecanismo se explica, en parte, por la activación del calcio de NAPE-PLD y

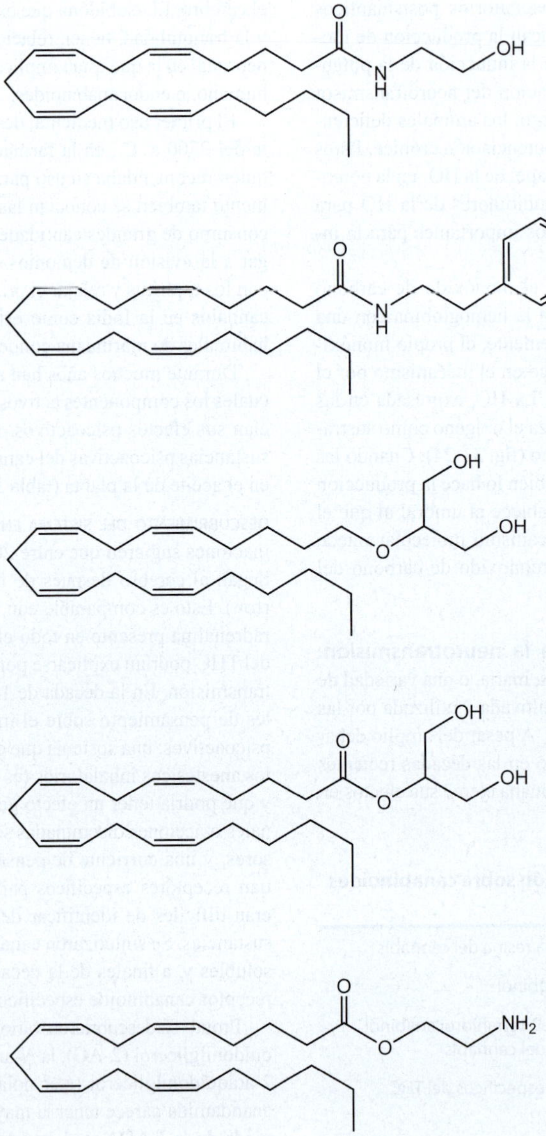

Anandamida

CB1>>CB2

N-araquidonil dopamina

CB1>CB2

Éter del 2-araquidonilglicerol

CB1>CB2

2-araquidonilglicerol

CB1=CB2

Virodhamina

CB2>CB1

FIGURA 33-25
Canabinoides endógenos. Como mínimo existen cinco endocanabinoides en el cerebro de los mamíferos, cada uno con una afinidad diferente para los receptores canabinoides CB1 y CB2. Todos proceden del ácido graso esencial ω-6, ácido araquidónico, que también es un sustrato para la formación de prostaglandinas y leucotrienos. (De Sadock BJ, Sadock VA, Ruiz P. *Kaplan & Sadock's Comprehensive Textbook of Psychiatry*. 9.ª ed. Philadelphia: Lippincott Williams & Wilkins; 2009:111.)

DAGL, lo que provoca un aumento de la biosíntesis de la anandamida y el 2-AG, respectivamente.

Los endocanabinoides generados en una neurona deben atravesar la hendidura sináptica para actuar en los receptores canabinoides. De forma similar a lo que sucede con el THC, los endocanabinoides son muy lipófilos y, por tanto, poco solubles en el LCR. Se ha hipotetizado que existe un transportador endocanabinoide específico que permite que los endocanabinoides atraviesen la hendidura sináptica y puedan entrar en la neurona diana.

INACTIVACIÓN DE LOS ENDOCANABINOIDES. Los neurotransmisores se inactivan típicamente por la recaptación desde las neuronas que los liberan o por la degradación por enzimas altamente específicas, como el ejemplo de la acetilcolina, que es hidrolizada por la acetilcolinesterasa. Como mínimo existen dos enzimas destinadas a destruir los endocanabinoides y atenuar su neurotransmisión. La amidohidrolasa de ácidos grasos (FAAH) convierte la anandamida en ácido araquidónico y etanolamina (fig. 33-26). La FAAH se encuentra en las regiones cerebrales donde predominan los receptores CB1 y se localiza en las neuronas postsinápticas donde se fabrica la anandamida. La rápida degradación de la anandamida explica en parte su relativamente baja potencia en comparación con el THC. La confirmación del papel de la FAAH en la inactivación de la anandamida se obtuvo con ratones transgénicos carentes de FAAH, que mostraron un aumento 15 veces mayor de la anandamida, pero no del 2-AG. Estos ratones presentaron una mayor respuesta conductual frente a la anandamida exógena, debido a la disminución de su degradación. El endocanabinoide 2-AG es inactivado por la FAAH, pero también por una monoacilglicerol lipasa (MAGL) localizada en las neuronas presinápticas.

Los inhibidores farmacológicos de la FAAH tienen efectos analgésicos y reducen la ansiedad en modelos animales, pero no tienen los efectos indeseables del THC, como inmovilidad, disminución de la temperatura corporal o aumento del apetito. Una estrategia farmacológica de ese tipo sería análoga a la de los IMAO o los inhibidores de la COMT (ICOMT). Los IMAO, utilizados en el tratamiento de la depresión, ralentizan la degradación de la serotonina y otras monoaminas, con lo que aumentan las concentraciones de serotonina, y los ICOMT tienen un papel análogo bloqueando la destrucción de la dopamina y otras catecolaminas.

RECEPTORES CANABINOIDES. Los CB1 son posiblemente los receptores acoplados a la proteína G más abundantes en el cerebro. La mayor densidad se observa en los ganglios basales, el cerebelo, el hipocampo, el hipotálamo, la corteza cingulada anterior y la corteza cerebral, en particular la corteza frontal. Los humanos o los animales que reciben grandes dosis de THC desarrollan catalepsia, una reducción del movimiento espontáneo, y quedan paralizados con posturas raras y no naturales. La acción de

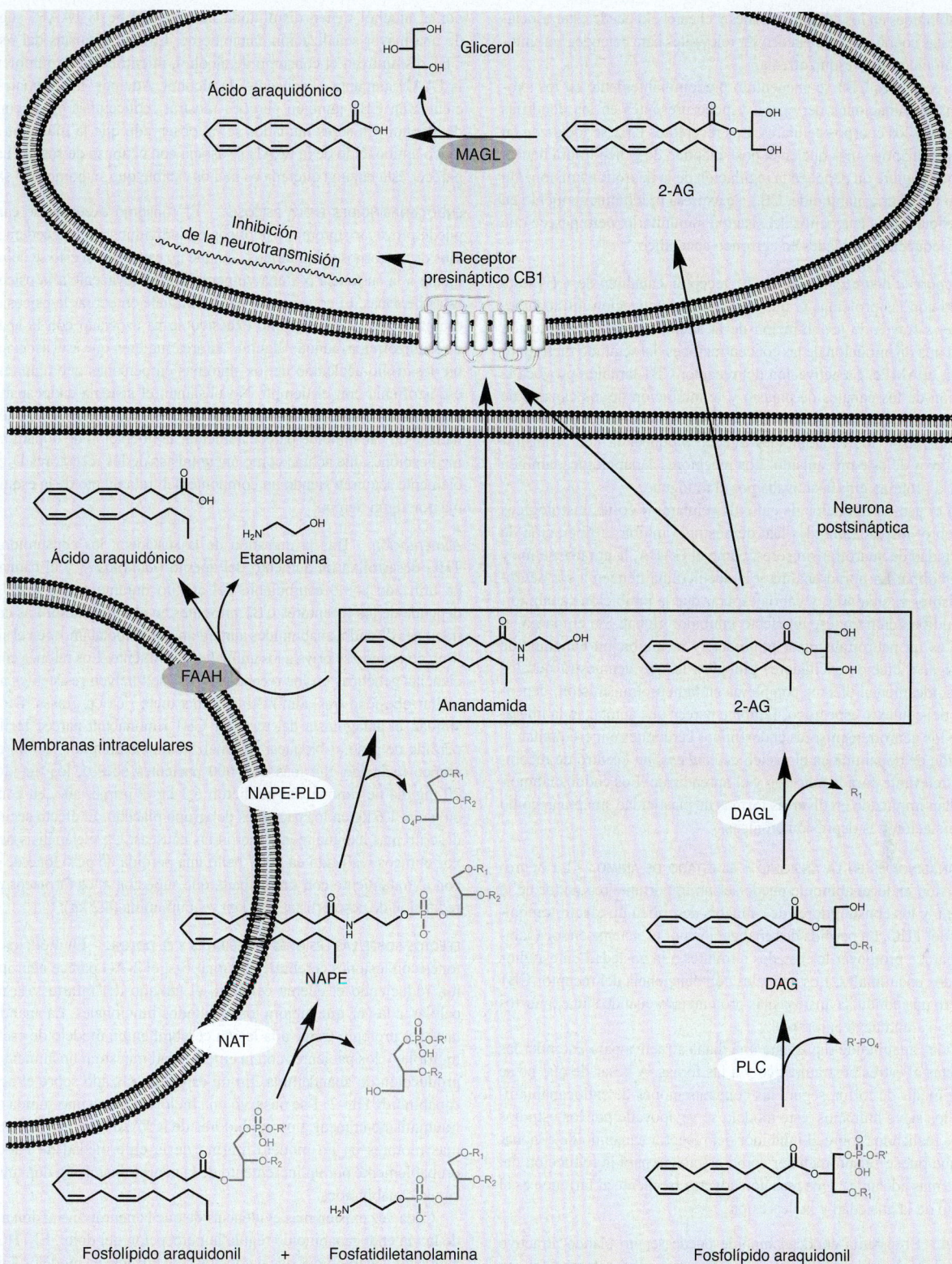

FIGURA 33-26

Neurotransmisión retrógrada de los endocanabinoides anandamida y 2-araquidonilglicerol (2-AG). La anandamida se sintetiza bajo demanda para la neurotransmisión en un proceso de dos pasos. La enzima *N*-aciltransferasa (NAT) transfiere la cadena de ácido araquidónico desde un fosfolípido (APL) a la fosfatidiletanolamina (PE), y produce *N*-araquidonil-fosfatidiletanolamina (NAPE). Una segunda enzima, la *N*-araquidonil-fosfatidiletanolamina fosfolipasa D (NAPE-PLD), genera anandamida. El 2-AG se sintetiza de forma similar en dos pasos por medio de las enzimas fosfolipasa C (PLC) y diacilglicerol lipasa (DAGL). Los endocanabinoides fabricados en una neurona postsináptica atraviesan la sinapsis y activan los receptores presinápticos CB1, e inhiben la neurotransmisión de la neurona presináptica (si bien en algunos casos se produce la activación de esta neurona). El 2-AG es inactivado predominantemente en la neurona presináptica por la monoacilglicerol lipasa (MAGL), mientras que la anandamida es degradada en la neurona postsináptica por la amidohidrolasa de ácidos grasos (FAAH). DAG, diacilglicerol; R1-R3, varias cadenas laterales acilo o alquilo de fosfolípidos; R′, cadena lateral del grupo cabeza de fosfolípidos. (De Sadock BJ, Sadock VA, Ruiz P. *Kaplan & Sadock's Comprehensive Textbook of Psychiatry*. 9.ª ed. Philadelphia: Lippincott Williams & Wilkins; 2009:112.)

los canabinoides en los ganglios basales y el cerebelo puede estar asociada con estas conductas, que pueden ser relevantes para entender los síntomas catatónicos de la esquizofrenia.

Los receptores CB1 se encuentran predominantemente en los axones y las terminaciones nerviosas, y poco presentes en las dendritas neuronales y los cuerpos celulares. Los receptores CB1 se localizan en el lado presináptico más que en el postsináptico de la hendidura neuronal, lo que sugiere un papel en la regulación de la neurotransmisión. Un segundo receptor canabinoide, CB2, se expresa predominantemente en la superficie de los leucocitos del sistema inmunitario, pero parece que existen pequeñas cantidades en el tronco encefálico.

Efectos sobre la neurotransmisión. El receptor canabinoide CB1 está asociado con las proteínas G que median su señalización intracelular, en parte, a través de la inhibición de la adenilil-ciclasa. Esta acción provoca una disminución de las concentraciones del segundo mensajero esencial, el AMPc. La activación del receptor CB1 también provoca la activación de los canales de potasio y la inhibición de los canales de calcio de tipo N. Dado que el calcio es esencial para la liberación del neurotransmisor, los canabinoides pueden bloquear la neurotransmisión a través de este mecanismo. Los receptores canabinoides también activan la proteína cinasa activada por el mitógeno.

Con el uso de modelos de cultivos celulares y cortes histológicos del cerebro, los canabinoides han demostrado inhibir la liberación de una variedad de neurotransmisores, como el GABA, la noradrenalina y la acetilcolina. La noradrenalina y la acetilcolina tienden a ser neurotransmisores excitadores, y cabría esperar que la inhibición canabinoide de su liberación tuviese un efecto inhibidor global. Sin embargo, el GABA es un neurotransmisor inhibidor, y la inhibición canabinoide daría lugar a efectos excitadores globales, lo que demuestra que los canabinoides tienen efectos complejos en la neurotransmisión, dependiendo del contexto específico. También parece que aumentan la liberación de los neurotransmisores endorfínicos cerebrales e incrementan la liberación de dopamina en el núcleo *accumbens,* un «centro de recompensa» relevante para la adicción y el aprendizaje. Los endocanabinoides se han implicado en diversas formas de plasticidad sináptica, como la potenciación y la depresión crónicas.

ENDOCANABINOIDES EN LA ANSIEDAD Y EL ESTADO DE ÁNIMO. La neurotransmisión endocanabinoide puede ser un importante regulador de la ansiedad, y los consumidores de cannabis describen un efecto tranquilizante del THC. La pérdida de señalización por el sistema endocanabinoide parece promover los estados similares a la ansiedad en estudios realizados en animales. Los animales con deficiencia del receptor CB1 muestran una conducta ansiosa más pronunciada cuando son expuestos al estrés o a un nuevo entorno.

La vía canabinoide representa una diana atractiva para entender las respuestas al estrés postraumático y a las fobias. A pesar de que no se pueden medir de forma segura las concentraciones de endocanabinoides en los seres humanos, este modelo se ve apoyado por los estudios clínicos realizados sobre el inhibidor del receptor canabinoide rimonabant, que puede ser prometedor como estrategia para la reducción del peso (v. más adelante). Una reacción adversa frecuente al fármaco es el aumento de la ansiedad y la depresión.

Adicción. El sistema endocanabinoide puede ser un blanco atractivo para entender la adicción. Los ratones deficientes en receptores CB1 son sorprendentemente resistentes a los efectos conductuales de los canabinoides; también parecen tener disminuida la adicción a los opiáceos y su síndrome de abstinencia. Se han observado otras interacciones entre los sistemas opioide y canabinoide, ya que los canabinoides parecen aumentar la liberación de dopamina en el núcleo *accumbens,* una zona de recompensa clave del cerebro implicada en la adicción. Esta liberación de dopamina al parecer requiere de los receptores μ opioides, ya que su inhibición farmacológica inhibe la capacidad de los canabinoides para incrementar la liberación de dopamina. Las ratas con preferencia

por el alcohol tienen disminuida la actividad de la FAAH, sugestiva de una mayor señalización canabinoide. Los antagonistas del receptor CB1 disminuyen el consumo de alcohol, mientras que la inhibición de la FAAH aumenta el consumo de alcohol. Además, los animales deficientes en CB1 también parecen mostrar reducciones en el consumo de alcohol. En seres humanos se ha observado que la mutación en un único aminoácido de la FAAH se asocia con el abuso de sustancias, y al parecer esta enzima alterada es menos estable que su homólogo salvaje.

ENDOCANABINOIDES EN LA PSICOSIS. El consumo excesivo de cannabis puede provocar síntomas psicóticos en individuos sin antecedentes previos de trastornos psiquiátricos, aunque no está claro si esto se debe solamente a la sustancia o a una vulnerabilidad subyacente a la psicosis en estas personas. El consumo de cannabis suele empeorar la psicosis en la esquizofrenia, y su consumo excesivo se ha asociado con la aparición de esquizofrenia, aunque algunos autores sugieren que esta asociación es un desarrollo acelerado de los síntomas en personas que manifestarían esquizofrenia con el tiempo. No obstante, el sistema endocanabinoide tiene implicaciones en la fisiopatología de la esquizofrenia, ya que la señalización canabinoide parece aumentar la liberación de dopamina. Las medicaciones que actúan como antagonistas de los receptores D_2 probablemente seguirán siendo un componte del tratamiento de la esquizofrenia por algún tiempo.

Alimentación. Tras la ingestión de la sustancia, los consumidores de THC desarrollan un aumento del apetito («antojos»), y el cannabis se ha utilizado como estimulante del apetito durante siglos. Este efecto depende de los receptores CB1 presentes en el hipotálamo. Las concentraciones de endocanabinoides aumentan en el hipotálamo y en el sistema límbico cuando se priva a los animales de alimento. Los ratones con deficiencias genéticas en los receptores CB1 se vuelven resistentes a desarrollar obesidad tras administrarles una dieta rica en grasas. De forma similar, el antagonista del receptor CB1 rimonabant parece facilitar la pérdida de peso al bloquear la señalización canabinoide. En un ensayo clínico realizado con más de 3 000 pacientes obesos, los tratados con 20 mg/día de rimonabant perdieron 6,3 kg el primer año, en comparación con 1,6 kg en los pacientes del grupo placebo. El efecto secundario descrito más habitualmente fueron las náuseas. Un metanálisis de ensayos clínicos realizado en 2007 halló una pérdida de peso total de 4,7 kg con el tratamiento con rimonabant, que superaba a los fármacos para la reducción de peso orlistat (2,9 kg) y sibutramina (4,2 kg).

EFECTOS SOBRE LAS LESIONES CEREBRALES Y EL DOLOR. En modelos de ratones con lesiones cerebrales traumáticas, el 2-AG parece neuroprotector, reduciendo el edema cerebral, el tamaño del infarto y la muerte celular, a la vez que mejora los resultados funcionales. La anandamida también protegió frente a la lesión cerebral en un modelo de esclerosis múltiple, y los pacientes con la enfermedad muestran un aumento en la producción de anandamida. En un estudio realizado sobre el agonista canabinoide HU-211 se observó una mejoría clínica más rápida tras un traumatismo craneal. Los inhibidores de la FAAH mejoraron los síntomas motores en un modelo murino de la enfermedad de Parkinson, probablemente por un incremento de la neurotransmisión dopaminérgica vía canabinoides.

Cada vez existen más evidencias de que la neurotransmisión a través de la vía endocanabinoide regula la percepción del dolor. El THC y los agonistas canabinoides han demostrado su eficacia en modelos animales de dolor agudo y crónico, que osciló entre lesiones por quemadura hasta daño nervioso e inflamación. El receptor CB1 desempeña un papel esencial en estos efectos, ya que los efectos analgésicos de los canabinoides se pierden cuando se administra rimonabant, un antagonista de CB1. De forma similar, el efecto analgésico del THC se pierde en ratones genéticamente deficientes de receptor CB1.

El estrés se ha asociado durante mucho tiempo con la disminución de la percepción del dolor, como sucede en casos de personal militar lesionado que demuestran una notable tolerancia al dolor, un fenómeno

conocido como *analgesia inducida por estrés*. El sistema endocanabinoide puede mediar en estos efectos. Los modelos animales revelan que
la producción de anandamida y 2-AG después del estrés, así como la
analgesia inducida por el estrés, son inhibidas por el bloqueante CB1
rimonabant en estos animales.

La regulación de la percepción del dolor por los endocanabinoides
parece ser diferente de la del sistema de los opiáceos endógenos, pero
ambas vías pueden compartir vías neuronales que se solapan. La evidencia se ha obtenido utilizando el bloqueante CB1 rimonabant y la naloxona, que inhiben los receptores opiáceos. El rimonabant atenúa la analgesia proporcionada por el THC y los canabinoides, pero solamente
bloquea de forma parcial la respuesta a la morfina. No obstante, lo
opuesto es cierto para los opiáceos: la naloxona inhibe la analgesia inducida por la morfina, pero de forma parcial la analgesia del THC y los
fármacos canabinoides. Las combinaciones de fármacos canabinoides y
opiáceos en modelos animales evidencia efectos analgésicos sinérgicos.

A pesar de que se asumió inicialmente que los canabinoides ejercían sus efectos analgésicos a través del SNC, se ha demostrado en
modelos animales que la administración localizada de canabinoides
también puede ser eficaz, incluida la de fármacos selectivos para el receptor CB2, cuya expresión es mínima en el SNC.

Los endocanabinoides también pueden influir en la sensibilidad al
dolor a través de mecanismos que no implican a los receptores CB1 ni
CB2. Tanto la anandamida como la NADA pueden activar un canal de
calcio conocido como receptor vaniloide (o receptor de potencial transitorio vaniloide de tipo 1, TRPV-1), que se encuentra en los nervios
sensitivos. Este receptor también es famoso por ser activado por la cap-
saicina, que causa la sensación de calor tras la ingestión de pimientos
picantes. Así, los endocanabinoides pueden ejercer funciones opuestas:
favorecer la analgesia a través de los receptores CB1 y CB2, pero con
el potencial de aumentar el dolor a través de los canales TRP. Aunque
los receptores CB2 se expresan ampliamente en la periferia, los análisis
post mortem revelan una regulación al alza en el cerebro de los pacientes con enfermedad de Alzheimer.

El rápido desarrollo de nuevos fármacos canabinoides permite centrarse en síntomas específicos en lugar de obtener todos los efectos típicos del THC. Por ejemplo, el ácido ajulémico demuestra propiedades
analgésicas y antiinflamatorias, pero tiene la ventaja de mostrar efectos
secundarios psicoactivos limitados. En un ensayo clínico aleatorizado
de esta sustancia, Mathias Karst y sus colaboradores demostraron su
eficacia para reducir el dolor neuropático crónico.

EFECTOS EN LA PERIFERIA.   Los canabinoides producen la relajación directa de la musculatura lisa vascular a través de los receptores CB1 locales. Esta vasodilatación se extiende hasta la conjuntiva, lo que provoca el aspecto «inyectado en sangre» de algunos consumidores de
cannabis. La relajación de las arterias oculares por los canabinoides
puede ser útil en el tratamiento del glaucoma, que cursa con aumento
de la presión intraocular, y la activación de los receptores CB1 en el
riñón puede mejorar el flujo sanguíneo renal. No se ha demostrado su
papel en la regulación de la presión arterial sistémica, que permanece
sin alterar en personas tratadas con rimonabant o en animales con deficiencia de receptores CB1. La señalización canabinoide también puede
ser relevante para el embarazo ectópico, ya que los ratones deficientes
en receptores CB1 retienen muchos embriones en el oviducto.

Canabinoides no psicoactivos.

Si bien el THC es la principal sus-
tancia psicoactiva del cannabis, existen muchos canabinoides no psicoactivos que tienen propiedades interesantes y pueden regular la neurotransmisión.

El canabidiol tiene efectos terapéuticos potenciales y parece estimular los receptores TRPV-1 e influir en la degradación de los endocanabinoides. Además, demostró un efecto protector en un modelo murino de artritis inflamatoria. Si bien los resultados han sido variados, el
canabidiol purificado puede además ejercer actividad antipsicótica,

aunque el efecto neto del consumo de la planta del cannabis típicamente agrava los síntomas de esquizofrenia a causa del THC. La tetrahidrocanabivarina es un canabinoide vegetal que antagoniza los receptores
CB1. Es un marcador candidato para diferenciar si un paciente ha estado consumiendo cannabis vegetal o THC por prescripción, que no contiene tetrahidrocanabivarina.

Eicosanoides

GENERALIDADES.   Los hallazgos clínicos sugieren que los suplementos
dietéticos con ácidos grasos ω-3, el ácido eicosapentaenoico (EPA), su
éster etileicosapentaenoico (E-EPA) y el ácido docosahexaenoico
(DHA) ayudan a mitigar los síntomas de la depresión, el trastorno bipolar, la esquizofrenia y la disfunción cognitiva. El DHA y el EPA pueden
ayudar a reducir los estallidos de cólera y mejorar la atención en niños.

QUÍMICA.   Los ácidos grasos esenciales son un grupo de grasas poliin-
saturadas que contienen dobles enlaces entre los carbonos en la tercera
posición del grupo metilo del extremo de la cadena de ácidos grasos.
Son esenciales porque, a diferencia de los ácidos grasos monoinsatura-
dos y saturados, los poliinsaturados no pueden sintetizarse *de novo* y
deben ser incorporados solo a través de la dieta a partir de grasas y aceites naturales. El ácido linoleico es la sustancia precursora de los ácidos
grasos ω-6, y el ácido α-linolénico (ALA) la de los ácidos grasos ω-3.
Tanto los grupos ω-3 como ω-6 utilizan las mismas enzimas para la
desaturación y la elongación de la cadena. Los ácidos grasos ω-3 son
sintetizados por las algas y el plancton. Los peces como el arenque, el
salmón, la caballa y el boquerón se alimentan de estas especies acuáti-
cas y constituyen una fuente dietética rica en ácidos ω-3. El EPA y el
DHA son ácidos grasos ω-3 altamente insaturados que contienen 6 y
5 dobles enlaces en su larga cadena estructural, respectivamente. Se
sitúan entre los fosfolípidos de la membrana celular y desempeñan un
papel crucial en la señalización de la membrana celular.

EFECTOS SOBRE ÓRGANOS Y SISTEMAS ESPECÍFICOS.   La evidencia científica
más sólida del tratamiento con suplementos de ácidos grasos procede
de la bibliografía cardiovascular. Varios ensayos clínicos en humanos
han demostrado que los ácidos grasos ω-3 reducen la presión arterial,
la tasa de recurrencia del infarto de miocardio y los niveles de triglicéridos. En el sistema nervioso, los ácidos grasos son componentes esenciales de las neuronas, las células inmunitarias y las estructuras de los
fosfolípidos de membrana de la glía. Aumentan el flujo sanguíneo cerebral, reducen la agregación plaquetaria y retrasan la progresión de la
aterosclerosis en el sistema cardiovascular. Los ácidos grasos ω-6 parecen reducir la inflamación y la apoptosis neuronal, y disminuyen la
actividad del segundo mensajero fosfatidilinositol. Se ha sugerido que
los ácidos grasos ω-3 alteran la expresión genética.

En el SNC, los ácidos grasos se concentran de forma selectiva en las
membranas neuronales e intervienen en la estructura de la membrana
celular. El ácido araquidónico, un ácido graso ω-6, ha demostrado aumentar la neurotransmisión del glutamato, estimular la secreción de la
hormona del estrés y desencadenar la activación de las células de la glía
en un contexto de toxicidad oxidativa y neurodegeneración. Los ácidos
grasos ω-3 DHA y EPA, al parecer, protegen a las neuronas de la toxicidad inflamatoria y oxidativa. En modelos de cultivos celulares se ha
demostrado el aumento de la serotonina, la potenciación de la dopamina y la regulación del CRF.

En modelos murinos de depresión, el tratamiento crónico con EPA
normalizó el comportamiento en pruebas de campo abierto. La serotonina y la noradrenalina también aumentaron en las regiones límbicas.
Los ratones alimentados con dietas pobres en ω-3 presentaron una reducción de la memoria, alteraciones en los patrones de aprendizaje y
más problemas de conducta.

INDICACIONES TERAPÉUTICAS.   La investigación clínica sobre el uso de
aceites de pescado para las alteraciones del estado de ánimo se basó en
estudios epidemiológicos, en los que parece existir una correlación ne-

gativa entre el consumo de pescado y los síntomas de depresión. Los países con un menor consumo de pescado per cápita presentaron tasas de depresión mayor, trastorno bipolar y depresión posparto hasta 60 veces más altas. Los estudios observacionales concluyeron que la menor incidencia de trastorno afectivo estacional en Islandia y Japón, se relacionaba más con la cantidad de ácidos grasos que estas poblaciones consumen en su dieta, que con la latitud del país. Un estudio realizado en Noruega demostró que el uso de aceite de hígado de bacalao disminuyó los síntomas depresivos. La depresión tras un infarto de miocardio presenta una relación entre ácido araquidónico y EPA más elevada. Los estudios *post mortem* realizados en cerebros de pacientes diagnosticados de trastorno depresivo mayor muestran niveles reducidos de DHA en la corteza orbitofrontal.

El primer estudio piloto aleatorizado y controlado que se realizó sobre ácidos grasos ω-3 se centró en el tratamiento adyuvante en pacientes bipolares y unipolares con depresión además del tratamiento estándar con litio o ácido valproico. El grupo que recibió ácidos grasos ω-3 presentó una mejoría significativa en la escala de depresión de Hamilton y un período de remisión más largo que el grupo placebo. Un estudio posterior realizado a mayor escala apoyó el papel beneficioso del tratamiento con E-EPA en el trastorno bipolar. Sin embargo, un estudio en un grupo de pacientes con trastorno bipolar o con ciclado rápido tratados con E-EPA no mostró diferencias significativas en ninguna medida de resultado entre los grupos EPA y placebo. El tiempo de coagulación también aumentó en el grupo tratado. Actualmente no existen datos sobre la monoterapia en casos de trastorno bipolar o depresión.

La evidencia más convincente procede de los estudios sobre aprendizaje y desarrollo cerebral temprano. Las mujeres embarazadas que consumieron alimentos ricos en DHA dieron a luz a niños con mejores habilidades para resolver problemas, pero no necesariamente una mejor memoria. La agudeza visual y el desarrollo ocular también se asocian con la suplementación con DHA durante el embarazo.

Los informes de estudios conductuales de prisioneros ingleses que consumieron mayores cantidades de marisco con ácidos grasos ω-3 mostraron una disminución en las tasas de agresiones. Un estudio finlandés sobre criminales violentos identificó concentraciones menores de ácidos grasos ω-3 en su sistema en comparación con los criminales no violentos.

Los síntomas psicóticos y negativos de la esquizofrenia pueden mejorar con la suplementación con ácidos grasos ω-3. Antipsicóticos como el haloperidol parecen presentar menos efectos secundarios extrapiramidales cuando se combinan con antioxidantes y ácidos grasos ω-3.

El EPA y el DHA se han asociado con una disminución de la incidencia de demencia. Tras revisar el estudio de Rotterdam de una cohorte longitudinal de más de 5 300 pacientes, el consumo de pescado pareció estar inversamente relacionado con el desarrollo de nuevos casos de demencia. Un posterior análisis del estudio a los 6 años demostró que el bajo consumo de ácidos grasos ω-3 no se asoció con un aumento del riesgo de sufrir demencia. Pero el estudio Zutphen, también realizado en los Países Bajos, concluyó que el consumo elevado de pescado estaba inversamente relacionado con el declive cognitivo en un seguimiento durante 3 años y después de 5 años. Se necesitan ensayos clínicos bien diseñados antes de recomendar la administración de ácidos grasos ω-3 para la prevención de la disfunción cognitiva.

PRECAUCIONES Y REACCIONES ADVERSAS. El efecto adverso más destacado del uso de eicosanoides es el aumento del riesgo de hemorragias. Las fuentes dietéticas pueden contener metales pesados y no existen preparaciones estándar para las formulaciones en cápsulas. Los estudios terapéuticos han sugerido una variedad de dosis diferentes, pero apenas existe evidencia sobre la dosis terapéutica y las guías clínicas. La duración del tratamiento tampoco se ha determinado.

Neuroesteroides

ANTECEDENTES. A pesar de que los esteroides son fundamentales para el mantenimiento de la homeostasis corporal, los neuroesteroides se sintetizan a partir del colesterol en el cerebro, e independientemente de la formación periférica en las glándulas suprarrenales y las gónadas. Son producidos por una secuencia de procesos enzimáticos gobernada por el citocromo P450 (CYP) y por enzimas no CYP, ya sea dentro o fuera de las mitocondrias de varios tipos de células del SNC y del SNP.

Trabajos recientes han demostrado que los neuroesteroides pueden actuar a través de una vía no genómica para regular la excitabilidad neuronal por sus efectos sobre los canales iónicos regulados por neurotransmisores. Los receptores generalmente se localizan en el núcleo, la membrana o los microtúbulos del SNC y el SNP. Si bien los esteroides y los neuroesteroides pueden actuar en los mismos receptores nucleares, los neuroesteroides difieren de los primeros en su distribución topográfica y en la síntesis regional. El efecto mejor conocido de los neuroesteroides es su acción en el receptor GABA, en particular el receptor GABA$_A$. Los neuroesteroides que actúan principalmente en este sitio incluyen la alopregnanolona (3α,5α-tetrahidroprogesterona), la pregnanolona y la tetrahidrodesoxicorticosterona (THDOC). El sulfato de deshidroepiandrosterona (DHEA-S), el neuroesteroide más prevalente, actúa como modulador no competitivo del GABA, y su precursor, la deshidroepiandrosterona (DHEA), también ha demostrado tener efectos inhibidores en el receptor GABA. Algunos neuroesteroides pueden además actuar en los receptores NMDA, ácido α-amino-3-hidroxi-5-metil-4-isoxazol propiónico (AMPA), cainato, glicina, serotonina, sigma de tipo 1 y acetilcolínico nicotínico. La progesterona también se considera un neuroesteroide y puede regular la expresión genética en los receptores de progesterona.

NEUROESTEROIDES EN EL NEURODESARROLLO Y LA NEUROPROTECCIÓN. En general, los neuroesteroides estimulan el crecimiento axonal y favorecen la transmisión sináptica. Los efectos neuroprotectores específicos son únicos para cada neuroesteroide. La DHEA actúa regulando las concentraciones cerebrales de serotonina y dopamina, inhibe el cortisol, aumenta la potenciación a largo plazo de bajo umbral del hipocampo y la función colinérgica, disminuye la proteína β-amiloide, inhibe la producción de citocinas proinflamatorias y previene el secuestro por los radicales libres. La DHEA y el DHEA-S han demostrado desempeñar un papel en el desarrollo de la glía y el crecimiento neuronal y favorecer su supervivencia en animales; la inyección de estas sustancias en el cerebro de ratones favoreció la memoria a largo plazo a la vez que revirtió la amnesia. La progesterona está unida a los procesos de mielinización, como en la ayuda en la reparación de la mielinización de las neuronas lesionadas. La alopregnanolona contribuye a la reducción de los contactos durante la regresión axonal.

PAPEL DE LOS NEUROESTEROIDES EN LA ENFERMEDAD MENTAL. Los neuroesteroides tienen distintas implicaciones en el mantenimiento de la función neurológica normal y también pueden contribuir a la neuropatología. Los neuroesteroides se regulan de forma diferente en machos y hembras y pueden afectar a las manifestaciones de los trastornos psicológicos en estas dos poblaciones. De forma específica, desempeñan un papel diferente en la depresión y los trastornos de ansiedad, y pueden ser orientados como fármacos psiquiátricos en un futuro cercano.

Depresión. Los estudios muestran que las concentraciones de alopregnanolona en plasma y LCR son más bajas en los pacientes deprimidos que en los controles no deprimidos. Además, esta investigación ha puesto de manifiesto una relación inversa entre las concentraciones de alopregnanolona y la gravedad de la enfermedad depresiva. Sin embargo, no existen tratamientos a base de alopregnanolona disponibles para seres humanos, así que su eficacia directa no está corroborada. Los fármacos antidepresivos, y específicamente la fluoxetina, han demostrado en múltiples estudios aumentar las concentraciones de determinados neuroesteroides. No obstante, existe controversia sobre las propiedades terapéuticas de los neuroesteroides, lo que ha provocado la investigación de las concentraciones de neuroesteroides en pacientes sometidos a terapias no farmacológicas. Los resultados preliminares indican que la falta de modificaciones en las concentraciones de neuroesteroides durante los tratamientos no farmacológicos apoya la validez de las propiedades farmacológicas de los antidepresivos, no su acción terapéutica, en el aumento de las concentraciones de neuroesteroides en las poblaciones medicadas.

Trastornos de ansiedad. En los pacientes con trastornos de ansiedad, el principal mecanismo de acción se produce en el receptor GABA. La homeostasis caracterizada por una actividad gabaérgica normal se restaura tras los ataques de pánico a medida que los neuroesteroides se liberan en respuesta al estrés. La alopregnanolona estimula la actividad gabaérgica 20 veces más que las benzodiazepinas y 200 veces más que los barbitúricos. Tanto la regulación positiva como la negativa del receptor GABA_A están correlacionadas con el efecto ansiolítico y ansiogénico, respectivamente.

Trastornos psicóticos. Además de su importancia primaria en el tratamiento farmacológico de los trastornos del estado de ánimo y la ansiedad, los neuroesteroides contribuyen a los trastornos psicóticos, de la infancia, de abuso de sustancias, alimentarios y del posparto. Su efecto en trastornos psicóticos como la esquizofrenia está mediado por la DHEA y el DHEA-S. La DHEA se ha administrado para reducir la ansiedad en pacientes con esquizofrenia, ya que la DHEA y el DHEA-S bloquean la inhibición del GABA y aumentan la respuesta neuronal en los receptores NMDA y sigma. Las concentraciones de DHEA y DHEA-S están típicamente aumentadas en el episodio inicial de un paciente con esquizofrenia, lo que indica que los neuroesteroides están regulados por aumento en el desencadenamiento de la psicosis. Las concentraciones de neuroesteroides se han estudiado en varios estadios de la enfermedad, por lo que siguen existiendo algunas dudas respecto a su papel en la psicosis.

Enfermedad mental infantil. En los niños, los síntomas clínicos del TDAH están inversamente correlacionados con las concentraciones de DHEA y pregnenolona.

Abuso de sustancias. Existe la teoría de que el alcohol regula los receptores GABA e induce la síntesis de esteroides *de novo* en el cerebro; de forma específica, las concentraciones de pregnenolona, alopregnanolona y alotetrahidrodesoxicorticosterona están aumentadas en el cerebro y en la periferia como respuesta a incrementos en las concentraciones periféricas de alcohol. Se ha hipotetizado sobre el hecho de que aumentos bruscos en la concentración de etanol pueden simular la respuesta de estrés agudo y elevar las concentraciones de neuroesteroides por parte del eje HHS. Para prevenir la dependencia del etanol, los investigadores están estudiando las fluctuaciones en las concentraciones de neuroesteroides y su respuesta *in vivo*. Los neuroesteroides (en particular las concentraciones elevadas de alopregnanolona) se asocian con el abuso de sustancias. Sin embargo, el DHEA-S en realidad puede verificar la adquisición de tolerancia a la morfina. Investigaciones anteriores han demostrado que las concentraciones de DHEA-S también aumentaron en pacientes que se abstuvieron de consumir cocaína en un programa terapéutico, y cuando recayeron, las concentraciones de DHEA-S disminuyeron en consonancia.

Trastornos de la conducta alimentaria. Con respecto a los trastornos de la conducta alimentaria, la DHEA ha demostrado reducir el consumo de alimento, moderar la obesidad, disminuir la resistencia a la insulina y reducir las concentraciones de lípidos en ratas con un modelo de obesidad genética, hiperfágica y de aparición en la juventud. Al regular el sistema serotoninérgico, se cree que la DHEA favorece la reducción de la carga calórica. Aunque hipotético, en mujeres jóvenes con anorexia nerviosa se han registrado concentraciones bajas de DHEA y DHEA-S, y la suplementación con DHEA por vía oral durante 3 meses aumentó la densidad ósea y moderó los problemas emocionales asociados con el trastorno.

Trastornos posparto y ginecológicos. Las concentraciones de estrógenos y progesterona fluctúan durante el embarazo y disminuyen notablemente tras el parto, por lo que se cree que los neuroesteroides contribuyen a los trastornos posparto. Concentraciones bajas de DHEA

tras el parto se han asociado con inestabilidad del estado de ánimo. Además, las concentraciones de alopregnanolona se correlacionaron con los trastornos del estado de ánimo durante el embarazo y el síndrome premenstrual. Se ha destacado que las mujeres con trastorno disfórico premenstrual presentan tasas de alopregnanolona/progesterona más altas que las de las controles sanas; las mujeres tratadas por este trastorno notificaron mejorías a medida que disminuyeron las concentraciones de alopregnanolona.

Neuroesteroides, trastornos de la memoria y envejecimiento. Las concentraciones de neuroesteroides pueden ser irregulares en los trastornos neurodegenerativos y los procesos de envejecimiento, como la enfermedad de Alzheimer y la enfermedad de Parkinson. Las concentraciones de DHEA a los 70 años solamente son el 20 % del valor máximo registrado a finales de la década de los 20 años, y algunos investigadores creen que la suplementación con DHEA puede prevenir o ralentizar los declives cognitivos asociados con el proceso de envejecimiento. No obstante, estudios contradictorios han indicado que la administración de DHEA no mejora las medidas cognitivas en los pacientes. Además, en los pacientes con enfermedad de Alzheimer, las concentraciones de DHEA están marcadamente disminuidas.

PSICONEUROENDOCRINOLOGÍA

El término *psiconeuroendocrinología* hace referencia a las relaciones estructurales y funcionales entre los sistemas endocrino y nervioso central (SNC) y las conductas que modulan y que son derivadas de ambos. Clásicamente, las hormonas se han definido como los productos de las glándulas endocrinas transportados por el torrente circulatorio para ejercer su acción en sitios distantes de donde han sido liberados. Sin embargo, los avances en neurociencia han mostrado que en el SNC el cerebro no solo actúa como sitio seleccionado para el control regulador de la liberación hormonal, sino también como órgano final para algunas acciones hormonales. Estas complejas interrelaciones establecen las diferencias clásicas entre el origen, la estructura y la función de las neuronas y las de las células endocrinas que dependen del contexto fisiológico.

Secreción de hormonas

La secreción de hormonas es estimulada por la acción de un producto de la secreción neuronal de las células transductoras neuroendocrinas del hipotálamo. Son ejemplos de reguladores hormonales (tabla 33-6) la hormona liberadora de corticotropina (CRF), que estimula la hormona adrenocorticotrópica (ACTH); la tiroliberina (TRH), que estimula la

Tabla 33-6
Ejemplos de hormonas reguladoras

Hormona reguladora	Hormona estimulada (o inhibida)
Corticotropina (CRF)	Corticoliberina (ACTH)
Tiroliberina (TRH)	Tirotropina (TSH)
Hormona liberadora de lutropina (LHRH)	Lutropina (LH)
Gonadoliberina (GnRH)	Folitropina (FSH)
Somatostatina (SRIF)	Somatotropina (GH) (inhibida)
Somatoliberina (GHRH)	Somatotropina (GH)
Progesterona, oxitocina	Prolactina
Arginina vasopresina (AVP)	Corticoliberina (ACTH)

De Sadock BJ, Sadock VA, Ruiz P. *Kaplan & Sadock's Comprehensive Textbook of Psychiatry*. 9.ª ed. Philadelphia: Lippincott Williams & Wilkins; 2009:162.

Tabla 33-7
Clasificación d e las hormonas

Estructura	Ejemplos	Almacenaje	Liposoluble
Proteínas, polipéptidos, glucoproteínas	ACTH, β-endorfinas, TRH, LH, FSH	Vesículas	No
Esteroides, compuestos de tipo esteroide	Cortisol, estrógeno, tiroxina	Difusión tras la síntesis	Sí
Funciones			
Autocrina	Efectos autorreguladores		
Paracrina	Acción celular local o contigua		
Endocrina	Distante del sitio donde actúa		

ACTH, corticotropina; FSH, folitropina; LH, lutropina; TRH, tiroliberina.
Por cortesía de Victor I Reus, MD, y Sydney Frederik-Osborne, PhD.

liberación de tirotropina (TSH); la gonadoliberina (GnRH), que estimula la liberación de lutropina (LH) y folitropina (FSH), y la somatostatina (SRIF, *somatotropin release-inhibiting factor*) y la somatoliberina (GHRH), que influyen en la liberación de somatotropina. Las señales químicas causan la liberación de estas neurohormonas desde la eminencia media del hipotálamo hasta el torrente circulatorio hipofisario portal, y coordinan su transporte a la hipófisis anterior para regular la liberación de hormonas señal. Las hormonas hipofisarias, a su vez, actúan directamente sobre células diana (p. ej., la ACTH sobre la glándula suprarrenal) o estimulan la liberación de otras hormonas de órganos endocrinos periféricos. Además, estas hormonas son responsables de acciones de retroalimentación que regulan la secreción y los efectos en el cerebro, de manera directa y ejercen efectos neuromoduladores en el SNC.

Las hormonas se dividen en dos clases generales: *1)* proteínas, polipéptidos y glucoproteínas, y *2)* esteroides y compuestos de tipo esteroide (tabla 33-7), que son secretados por una glándula endocrina al torrente sanguíneo y de ahí transportados a sus lugares de acción.

Psiconeuroendocrinología del desarrollo

Las hormonas pueden tener efectos organizativos y activadores. La exposición a hormonas gonadales durante etapas cruciales del desarrollo neuronal comporta cambios en la morfología y la función del cerebro (p. ej., la conducta sexual específica en la edad adulta). Asimismo, las hormonas tiroideas son esenciales para el desarrollo normal del SNC, y la insuficiencia tiroidea durante etapas cruciales de la vida posnatal alterará gravemente el crecimiento y el desarrollo del cerebro, lo que provocará alteraciones en la conducta que pueden ser permanentes si no se establece terapia sustitutiva.

Evaluación endocrina

La función endocrina puede estudiarse analizando los valores iniciales y determinar la respuesta del eje a algunos estímulos neuroquímicos u hormonales. El primer método tiene dos aproximaciones. Una aproximación es la determinación en un momento único en el tiempo, por ejemplo, los niveles matutinos de hormona del crecimiento; esta aproximación es susceptible de un error considerable, dada la naturaleza pulsátil de la liberación de la mayor parte de las hormonas. La segunda es la recogida de muestras de sangre en diversos momentos o de muestras de orina de 24 h; estas determinaciones son menos susceptibles de

errores importantes. No obstante, la mejor aproximación es la prueba de provocación neuroendocrina, en la que se administra al individuo un fármaco o una hormona que altera de algún modo el eje endocrino. En las personas no enfermas se observa una variación mucho menor en sus respuestas a estos estudios de provocación que en sus valores iniciales.

Eje hipotalámico-hipofisario-suprarrenal

Desde las primeras hipótesis de Hans Selye y cols. acerca de la respuesta al estrés, los estudios sobre la función del eje HHS han ocupado un puesto central en la investigación psicoendocrina. Los niveles de CRH, de ACTH y de cortisol aumentan en respuesta a una variedad de factores estresantes físicos y psíquicos, y actúan como factores principales en el mantenimiento de la homeostasis y la elaboración de respuestas adaptativas ante estímulos nuevos o desafiantes. La respuesta hormonal depende tanto de las características del propio factor estresante como del modo en que el individuo lo evalúa y es capaz de afrontarlo. Aparte de los efectos generalizados sobre la activación, se han documentado distintos efectos en el procesamiento sensorial, la habituación y la sensibilización a estímulos, el dolor, el sueño y la conservación y la recuperación de recuerdos. En los primates, el estatus social puede influir en los perfiles corticosuprarrenales y, a su vez, ser afectado por cambios inducidos por vía exógena en la concentración de hormonas.

Las alteraciones patológicas de la función HHS se han asociado principalmente con trastornos del estado de ánimo, TEPT y demencia de tipo Alzheimer, aunque pruebas recientes en estudios con animales apuntan también a una posible contribución de este sistema a los trastornos por abuso de sustancias. Se observan trastornos del estado de ánimo en más del 50 % de los pacientes con síndrome de Cushing (caracterizado por concentraciones elevadas de cortisol), con presencia de psicosis o de pensamientos suicidas en más del 10 % de los pacientes estudiados. Son frecuentes las alteraciones cognitivas parecidas a las observadas en el trastorno depresivo mayor (principalmente en la memoria visual y en las funciones corticales superiores), y se relacionan con la gravedad de la hipercortisolemia y la posible reducción del tamaño del hipocampo. En general, las concentraciones reducidas de cortisol normalizan el estado de ánimo y el estado mental. Por el contrario, en la enfermedad de Addison (caracterizada por la insuficiencia suprarrenal), la fatiga predominante se acompaña con frecuencia de apatía, retraimiento social, alteraciones del sueño y disminución de la concentración. La restitución de glucocorticoides (pero no de electrólitos) resuelve los síntomas conductuales.

Asimismo, las anomalías del eje HHS son revertidas en personas tratadas satisfactoriamente con antidepresivos. La incapacidad para normalizar las anomalías del eje HHS es un signo de mal pronóstico. Las alteraciones en la función HHS asociadas con la depresión son la elevada concentración de cortisol, fallos para suprimir el cortisol en respuesta a la dexametasona, el aumento del tamaño suprarrenal y la sensibilidad a la ACTH, una respuesta brusca de la ACTH ante la CRH y, posiblemente, la elevación de la concentración de CRH en el cerebro.

Eje hipotalámico-hipofisario-gonadal

Las hormonas gonadales (progesterona, androstenediona, testosterona, estradiol y otras) son esteroides secretados principalmente por el ovario y los testículos, aunque también hay cantidades considerables de andrógenos que proceden de la corteza suprarrenal. La próstata y el tejido adiposo, implicados asimismo en la síntesis y el almacenado de la dihidrotestosterona, contribuyen a la variación individual en la función y la conducta sexual.

La presencia de hormonas gonadales y el momento en que aparecen juegan un papel fundamental en el desarrollo de dimorfismos sexuales en el cerebro. Evolutivamente, estas hormonas dirigen la organización de muchas estructuras y funciones dimórficas del SNC, como el tamaño de los núcleos hipotalámicos y el cuerpo calloso, la densidad neuronal en la corteza temporal, la organización de la capacidad de lenguaje y la sensibilidad en el área motora del habla de Broca. En algunos estudios se ha observado que las mujeres con hiperplasia suprarrenal congénita, una deficiencia de la enzima 21-hidroxilasa que provoca una mayor exposición a los andrógenos suprarrenales en la vida prenatal y posnatal, son más agresivas y seguras de sí mismas y tienen menos interés en los papeles femeninos tradicionales que las mujeres del grupo de control. Los dimorfismos sexuales también pueden reflejar acciones agudas e irreversibles de concentraciones relativas de esteroides (p. ej., los niveles elevados de estrógenos aumentan transitoriamente la sensibilidad a la serotonina del SNC).

Testosterona. La testosterona es el principal esteroide androgénico, con funciones de crecimiento androgénico (esto es, facilita el crecimiento corporal lineal) y somático. La testosterona se asocia con un aumento de la violencia y la agresividad en animales y en estudios equivalentes en humanos, pero estas observaciones anecdóticas sobre un aumento de la agresividad con un tratamiento con testosterona no han sido corroboradas en investigaciones en seres humanos. En hombres con hipogonadismo, la testosterona mejora el estado de ánimo y disminuye la irritabilidad. Se han observado de forma anecdótica efectos variables de los esteroides anabólico-androgénicos sobre el estado de ánimo. En un estudio prospectivo controlado con placebo sobre la administración de esteroides anabólico-androgénicos en individuos sanos se observaron síntomas de un estado de ánimo positivo, incluyendo euforia, aumento de la energía y de la activación sexual, además de un aumento de síntomas afectivos negativos de irritabilidad, cambios de humor, sentimientos violentos, ira y hostilidad.

La testosterona es esencial para el deseo sexual tanto en los hombres como en las mujeres. En los varones, la masa muscular y la fuerza, la actividad sexual, el deseo, los pensamientos y la intensidad de los sentimientos sexuales dependen de concentraciones normales de testosterona, pero estas funciones no se ven claramente aumentadas por complementos de testosterona en aquellos con concentraciones normales de andrógenos. No obstante, se ha demostrado que la adición de cantidades reducidas de testosterona a la terapia hormonal sustitutiva administrada a mujeres posmenopáusicas es tan favorable como su administración a hombres con hipogonadismo.

Deshidroepiandrosterona. La DHEA y el sulfato de DHEA (DHEA-S) son andrógenos suprarrenales que se segregan en respuesta a la ACTH y representan los esteroides circulantes más abundantes. La DHEA es también un neuroesteroide que se sintetiza *in situ* en el cerebro. Tiene muchos efectos fisiológicos, como la reducción de la afectación neuronal debida al exceso de glucocorticoides y a la agresión oxidativa. El interés conductual se ha centrado en su posible intervención en la memoria, el estado de ánimo y varios trastornos psiquiátricos. La *adrenarquia* es el inicio prepuberal de la producción suprarrenal de DHEA-S y puede intervenir en la maduración humana aumentando la actividad de la amígdala y el hipocampo y fomentando la sinaptogénesis en la corteza cerebral. Se ha visto que la DHEA actúa como neuroesteroide excitador y aumenta la retención de la memoria en ratones, aunque los estudios sobre su administración a seres humanos no han mostrado de manera fiable ninguna mejora en la cognición. Varios ensayos sobre administración de DHEA apuntan a una mejora del bienestar, el estado de ánimo, la energía, la libido y el funcionamiento en individuos con depresión. Se ha demostrado repetidamente que la administración de DHEA a mujeres con insuficiencia suprarrenal (p. ej., enfermedad de Addison) mejora el estado de ánimo, la energía y la función sexual; efectos que en hombres aún hay que evaluar. El estado de ánimo, la fatiga y la libido mejoraron en pacientes seropositivos para el virus de la inmunodeficiencia humana (VIH) tratados con DHEA según un estudio, y la DHEA y DHEA-S se correlacionan inversamente con la gravedad del TDAH. En mujeres con fibromialgia se ha observado una disminución considerable de la concentración de DHEA-S,

pero los suplementos no mejoran el resultado. Se han documentado varios casos de posible manía inducida por DHEA, y se ha visto que la DHEA está inversamente relacionada con síntomas extrapiramidales en pacientes con esquizofrenia tratados con antipsicóticos. La administración de DHEA mejora los síntomas extrapiramidales en estos casos.

Los estudios terapéuticos a doble ciego han mostrado efectos antidepresivos de la DHEA en pacientes con depresión mayor, distimia de inicio a mediana edad y esquizofrenia, aunque no se han demostrado de manera fiable efectos favorables en la memoria. Un ensayo doble ciego pequeño sobre el tratamiento de la enfermedad de Alzheimer con DHEA fue incapaz de demostrar un beneficio significativo, aunque al cabo de 3 meses del tratamiento se observó una mejora casi significativa de la función cognitiva.

Los estudios con animales sugieren que la DHEA puede intervenir en la conducta alimentaria, la agresividad y la ansiedad, como resultado de su transformación en estrógenos, testosterona o androsterona por su actividad antiglucocorticoidea, o por sus efectos directos sobre el $GABA_A$, el NMDA y los receptores δ. Dados los posibles efectos antiglucocorticoideos, la proporción de cortisol frente a la concentración de DHEA puede ser particularmente importante para entender las respuestas adaptativas al estrés. Tanto el cortisol como la DHEA participan, al parecer, en el condicionamiento al miedo, y se cree que la proporción cortisol/DHEA constituye un índice del grado en que se amortiguan los efectos negativos del estrés en un individuo. Esta proporción está relacionada con algunas medidas de psicopatología y respuesta al tratamiento, lo que pronostica la persistencia del primer episodio de depresión mayor y que esté relacionado con el grado de depresión, ansiedad y hostilidad en pacientes con esquizofrenia y respuesta al tratamiento antipsicótico. Los pacientes con TEPT tienen una mayor concentración de DHEA y menor proporción cortisol/DHEA relacionada con la gravedad de los síntomas, sugiriendo un papel en la recuperación del TEPT. El sobresalto potenciado por el miedo es mayor en individuos con una proporción elevada de cortisol/DHEA-S en comparación con una proporción baja, y se relaciona positivamente con el cortisol y negativamente con el DHEA-S. La mayor respuesta de la DHEA ante la ACTH se relaciona con valores más bajos de TEPT, y la proporción cortisol/DHEA con síntomas afectivos negativos. Se ha constatado que una variación genética en el promotor del receptor de la ACTH influye en la secreción de DHEA en respuesta a la dexametasona y puede ser causa de algunas diferencias individuales en la respuesta al estrés.

Estrógeno y progesterona. Los estrógenos pueden influir sobre la actividad neuronal en el hipotálamo y el sistema límbico directamente, a través de la modulación de la excitabilidad neuronal, y tienen efectos multifásicos complejos en la sensibilidad a los receptores de la dopamina nigroestriada. Por consiguiente, las pruebas indican que el efecto antipsicótico de los fármacos puede cambiar en cada ciclo menstrual, y que el riesgo de discinesia tardía depende parcialmente de las concentraciones de estrógenos. En varios estudios se ha sugerido que los esteroides gonadales modulan la cognición espacial y la memoria verbal, y que intervienen para impedir la degeneración neuronal relacionada con la edad. La evidencia creciente además sugiere que la administración de estrógenos disminuye el riesgo y la gravedad de la demencia de tipo Alzheimer en mujeres posmenopáusicas. Los estrógenos tienen propiedades de mejora del ánimo y pueden aumentar la sensibilidad a la serotonina, posiblemente mediante la inhibición de la MAO. En estudios con animales, el tratamiento prolongado con estrógenos produce una disminución del número de receptores 5-HT$_1$ y un aumento del de receptores 5-HT$_2$. En mujeres sometidas a ooforectomía, se restableció la considerable reducción en lugares de unión de la imipramina tritiada (que determina indirectamente la recaptación presináptica de serotonina) con un tratamiento con estrógenos.

La asociación de estas hormonas con la serotonina es hipotéticamente relevante para el cambio del estado de ánimo en alteraciones del humor premenstruales y después del parto. En el trastorno disfórico premenstrual se observa una agrupación de síntomas que recuerdan los del trastorno depresivo mayor en la mayoría de los ciclos menstruales, que aparecen en la fase lútea y desaparecen a los pocos días del inicio de la menstruación. No se han demostrado anomalías decisivas en las concentraciones de estrógenos o progesterona en mujeres con trastorno disfórico premenstrual, pero sí una correlación entre una menor captación de la serotonina con reducción premenstrual de los niveles de esteroides y la gravedad de algunos síntomas.

La mayor parte de los síntomas psicológicos asociados a la menopausia son reportados durante la perimenopausia más que tras la desaparición total de las menstruaciones. Aunque los estudios sugieren que no aumenta la incidencia de trastorno depresivo mayor, los síntomas notificados incluyen preocupación, fatiga, llanto, cambios del estado de ánimo, disminución de la capacidad de afrontamiento y reducción de la libido o la intensidad del orgasmo. La terapia hormonal sustitutiva es eficaz en la prevención de la osteoporosis y para restablecer la energía, la sensación de bienestar y la libido; no obstante, su uso es muy controvertido. Los estudios han demostrado que la combinación de estrógeno y progestina causó ligeros aumentos en la incidencia de cáncer de mama, infarto de miocardio, ictus y coágulos sanguíneos en mujeres menopáusicas. Se están llevando a cabo estudios sobre los efectos de la administración de estrógeno solo en mujeres sometidas a histerectomía (porque el estrógeno solo aumenta el riesgo de cáncer de útero).

Eje hipotalámico-hipofisario-tiroideo

Las hormonas tiroideas participan en la regulación de casi todos los sistemas de órganos, principalmente los que forman parte del metabolismo de los alimentos y de la regulación de la temperatura, y son responsables de la función y el desarrollo óptimos de todos los tejidos corporales. Además de su principal función endocrina, la TRH tiene efectos directos sobre la excitabilidad neuronal, la conducta y la regulación de neurotransmisores.

Los trastornos tiroideos pueden inducir prácticamente cualquier síntoma o síndrome psiquiátrico, aunque no se han hallado asociaciones concordantes entre síndromes específicos y enfermedades tiroideas. El hipertiroidismo se asocia con frecuencia a fatiga, irritabilidad, insomnio, ansiedad, intranquilidad, pérdida de peso y labilidad emocional; también puede observarse una alteración notable de la capacidad de concentración y la memoria. Estos estados pueden evolucionar a delírium o manía, o ser solo episódicos. De vez en cuando aparece una psicosis

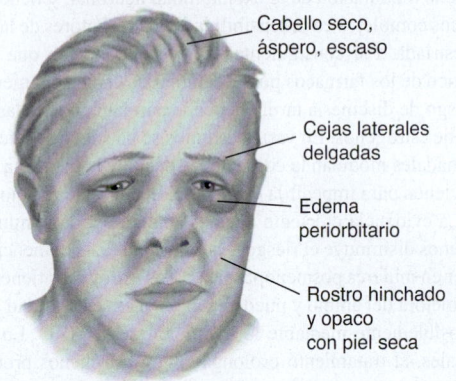

FIGURA 33-27

Mixedema: el paciente con hipotiroidismo severo (mixedema) tiene una facies hinchada y opaca. El edema, a menudo especialmente pronunciado alrededor de los ojos, no se hunde con la presión. El cabello y las cejas están secos, ásperos y adelgazados. La piel está seca. (De Bickley LS, Szilagyi P. *Bates' Guide to Physical Examination and History Taking,* 8th ed. Philadelphia, PA: Lippincott Williams & Wilkins; 2003.)

real, con paranoia como característica frecuente de presentación. En algunos casos, las manifestaciones clínicas consisten en retraso psicomotor, apatía y retraimiento en lugar de agitación y ansiedad. En individuos hipotiroideos también se han observado síntomas de manía tras la rápida normalización del estado tiroideo, que pueden variar simultáneamente con la concentración tiroidea en individuos con una disfunción endocrina episódica. En general, las anomalías conductuales se resuelven al normalizarse la función tiroidea y responden sintomáticamente a los tratamientos psicofarmacológicos tradicionales.

Los síntomas psiquiátricos del hipotiroidismo crónico suelen estar bien identificados (fig. 33-27). Clásicamente se observan fatiga, disminución de la libido, alteración de la memoria e irritabilidad, pero también puede aparecer un trastorno psicótico secundario real o un estado parecido a la demencia. Las ideas suicidas son frecuentes y la letalidad de los intentos reales es importante. En estados subclínicos, leves de hipotiroidismo, la ausencia de signos evidentes que acompañen la disfunción endocrina puede hacer que el estado pase desapercibido como posible causa de trastorno mental.

Somatotropina

Las deficiencias en la somatotropina (GH) interfieren con el crecimiento y retrasan el inicio de la pubertad. La concentración baja de la GH puede deberse a una experiencia estresante. Su administración a individuos con insuficiencia de esta hormona favorece la función cognitiva, además de producir efectos somáticos más evidentes, pero las pruebas indican una mala adaptación psicosocial en la edad adulta de los niños tratados por insuficiencia de GH. Un porcentaje considerable de pacientes con trastorno depresivo mayor y con trastorno distímico puede tener una deficiencia de GH. Algunos pacientes prepúberes y adultos en quienes se ha establecido el diagnóstico de trastorno depresivo mayor muestran hiposecreción de GHRH durante una prueba de tolerancia a la insulina, un déficit que se ha interpretado como reflejo de las alteraciones en los mecanismos colinérgicos y serotoninérgicos. Se han observado varias anomalías de GH en pacientes con anorexia nerviosa. Factores secundarios, como la pérdida de peso, pueden ser responsables de alteraciones en la liberación endocrina en el trastorno depresivo mayor y en trastornos de la conducta alimentaria.

Sin embargo, por lo menos en un estudio se observó que la GHRH estimula la ingesta alimentaria en pacientes con anorexia nerviosa y la reduce en pacientes con bulimia. La administración de GH a hombres ancianos aumenta la masa magra corporal y mejora el vigor. La GH se libera en pulsos a lo largo de todo el día, pero son más seguidos durante las primeras horas del sueño que en otros momentos.

Prolactina

Desde su identificación en 1970, la prolactina, una hormona adenohipofisaria, se ha estudiado como posible índice de la actividad dopaminérgica, la sensibilidad de los receptores a la dopamina y la concentración de fármacos antipsicóticos en estudios sobre la función del SNC en pacientes psiquiátricos y como correlato de la sensibilidad al estrés. La secreción de prolactina se halla bajo la regulación inhibidora directa de neuronas dopaminérgicas localizadas en la sección tuberoinfundibular del hipotálamo y, por tanto, aumenta con la administración de fármacos antipsicóticos clásicos. La prolactina también inhibe su propia secreción por medio de un circuito de retroalimentación de asa corta hasta el hipotálamo. Además, se ha identificado un mayor número de factores liberadores o modificadores de la prolactina, incluyendo el estrógeno, la serotonina (en particular a través de receptores 5-HT$_2$ y 5-HT$_3$), la noradrenalina, opiáceos, TRH, T$_4$, histamina, glutamato, cortisol, CRH y oxitocina, con posibles efectos de interacción. Por ejemplo, el estrógeno puede fomentar la liberación de prolactina estimulada por la serotonina.

La prolactina participa principalmente en las funciones reproductivas. Durante la maduración, la secreción de prolactina participa en el desarrollo gonadal. En los adultos contribuye a la regulación de los aspectos conductuales de la reproducción y al cuidado del lactante, además de a la receptividad sexual dependiente de los estrógenos y a la lactancia. En ratas hembra, la secreción de prolactina es fuertemente estimulada por la exposición a crías. En mujeres, su concentración inicial es elevada en el período posparto antes del destete, y la liberación de prolactina es estimulada por la succión. La hiperprolactinemia se asocia con una concentración baja de testosterona en hombres y reducción de la libido en hombres y mujeres. En roedores, la concentración de prolactina aumenta junto con la de corticosterona en respuesta a estímulos de estrés como la inmovilización, la hipoglucemia, la cirugía y la exposición al frío, y puede asociarse de forma específica con el afrontamiento pasivo ante la presencia de un factor estresante. La prolactina fomenta varias conductas relacionadas con el estrés en ratas, dependiendo de la situación, como el aumento de la exploración dirigida a un objeto mientras se reduce otro tipo de exploración.

Los pacientes con hiperprolactinemia experimentan a veces depresión, disminución de la libido, intolerancia al estrés, ansiedad y un aumento de la irritabilidad. Estos síntomas conductuales suelen resolverse de manera paralela a un descenso de la concentración de prolactina tras el tratamiento quirúrgico o farmacológico. En pacientes psicóticos, las concentraciones de prolactina y las alteraciones sexuales relacionadas con esta hormona se han relacionado positivamente con la gravedad de la discinesia tardía. Las concentraciones de prolactina también han mostrado una relación positiva con los síntomas negativos de la esquizofrenia.

Melatonina

La melatonina, una hormona pineal, procede de la molécula de serotonina y controla los efectos endocrinos mediados fotoperiódicamente (en particular los del eje hipotalámico-hipofisario-gonadal). También modula la función inmunitaria, el estado de ánimo y la actividad reproductora, y es un potente antioxidante y neutralizador de radicales libres. Tiene un efecto depresor sobre la excitabilidad del SNC, es analgésica y tiene efectos inhibidores de las convulsiones en estudios con animales. Puede ser una sustancia terapéutica útil en el tratamiento de los trastornos de la fase circadiana, como el *jet lag*. El aporte de melatonina aumenta la rapidez con que uno se queda dormido, así como la duración y la calidad del sueño.

Oxitocina

La oxitocina, que también es una hormona de la hipófisis posterior, participa en la osmorregulación, el reflejo de eyección de leche, la ingesta alimentaria y las conductas femeninas maternas y sexuales. Se cree que se libera durante el orgasmo, más en las mujeres que en los hombres, y se supone que favorece los lazos afectivos entre ambos sexos. Se ha administrado experimentalmente a niños autistas en un intento de aumentar la socialización.

Insulina

Cada vez son más las pruebas que indican que la insulina puede contribuir al aprendizaje y la memoria. Los receptores de insulina aparecen en una densidad elevada en el hipocampo y se cree que ayudan a las neuronas a metabolizar la glucosa. Los pacientes con enfermedad de Alzheimer presentan concentraciones más reducidas de insulina en el LCR que los controles, y tanto la insulina como la glucosa mejoran de manera radical la memoria verbal. La depresión es frecuente en los pacientes con diabetes, igual que los índices de respuesta hormonal alterada al estrés. Se desconoce si estas observaciones representan efectos directos de la enfermedad o se deben a efectos inespecíficos. Se sabe que algunos antipsicóticos alteran el metabolismo de la insulina.

Variables endocrinas en los trastornos psiquiátricos

Aunque está claro que las alteraciones en la regulación endocrina influyen en la fisiopatología y las respuestas al tratamiento de muchos trastornos psiquiátricos, la incorporación de estas observaciones a la evaluación diagnóstica clínica y a la toma de decisiones sigue siendo problemática. Los estudios longitudinales o de coste-efectividad a gran escala son escasos, a pesar de las indicaciones de que las alteraciones básicas en la regulación de los glucocorticoides y el estado tiroideo (dos de las anomalías mejor estudiadas) pueden, en realidad, ser de utilidad para subtipificar los trastornos psiquiátricos y en el pronóstico. Las alteraciones en la regulación del eje HHS/estrés son la causa de varios diagnósticos psiquiátricos y pueden actuar como variables independientes complementarias a la hora de atribuir la respuesta al tratamiento y el curso de la enfermedad a las categorías conductuales clásicas que han definido hasta ahora la práctica clínica. El estudio de los polimorfismos genéticos en los factores que regulan la respuesta hormonal puede ayudar a comprender mejor la influencia de la variabilidad hormonal en la enfermedad, así como las posibles diferencias subyacentes en la enfermedad como el reflejado en estos subtipos genéticos.

INTERACCIONES ENTRE EL SISTEMA INMUNITARIO Y EL SISTEMA NERVIOSO CENTRAL

Las interacciones entre el sistema inmunitario y el SNC desempeñan un papel fundamental en el mantenimiento de la homeostasis corporal y la aparición de enfermedades, incluyendo la enfermedad psiquiátrica. Se ha visto que las alteraciones de la función del SNC causadas por una variedad de factores estresantes influyen en el sistema inmunitario, así como en las enfermedades que implican al sistema inmune. Además, se han esclarecido muchas de las vías hormonales y de neurotransmisores importantes que participan en estos efectos. Son de considerable interés los datos acumulados a favor de que las citocinas, que proceden de células inmunitarias y de la microglía, tienen efectos profundos sobre el SNC. La función relativa de las citocinas y sus vías de señalización en las diversas enfermedades psiquiátricas constituye un ámbito activo de las investigaciones, igual que el papel que desempeñan las enfermedades infecciosas y autoinmunitarias en la fisiopatología de los trastornos psiquiátricos. Estas observaciones destacan la importancia de los esfuerzos interdisciplinares implicados en las neurociencias y la inmunología para adquirir nuevos conocimientos sobre la etiología de los trastornos psiquiátricos.

Generalidades del sistema inmunitario

El sistema inmunitario puede proteger al cuerpo de la invasión de organismos patógenos extraños, como los virus, las bacterias, los hongos y los parásitos. Además, puede detectar y eliminar células que han sido transformadas neoplásicamente. Estas funciones se llevan a cabo por medio de receptores muy específicos situados sobre las células inmunitarias de moléculas procedentes de los organismos invasores, y una abundante red de comunicación intercelular en la que intervienen interacciones directas entre las células y la señalización entre las células del sistema inmunitario por parte de factores solubles llamados *citocinas*. La dependencia absoluta del cuerpo en un funcionamiento eficaz del sistema inmunitario se ilustra por el índice de supervivencia inferior a 1 año de los recién nacidos con una inmunodeficiencia y no tratados, así como por las devastadoras infecciones y cánceres oportunistas que emergen en el SIDA no tratado.

Condicionamiento conductual

La demostración de que los procesos de aprendizaje pueden influir sobre la función inmunológica es otro ejemplo de las interacciones entre los sistemas inmunitario y nervioso. Varios de los modelos de condicionamiento clásico se han asociado con la inhibición o la estimulación de la respuesta inmunitaria en varios diseños experimentales. El condicionamiento de la reactividad inmunológica proporciona más indicios de que el SNC puede tener efectos inmunomoduladores considerables.

Algunas de las primeras pruebas del condicionamiento inmunológico procedían de la observación fortuita de que los animales que sufrían extinción en un modelo de aversión al sabor con ciclofosfamida, una sustancia inmunosupresora, tuvieron una mortalidad inesperada. En este modelo de aversión al sabor, se exponía de manera simultánea a los animales a una solución de sacarina oral (el estímulo condicionado) y a una inyección intraperitoneal de ciclofosfamida (estímulo incondicionado). Puesto que los animales experimentaron un considerable malestar físico por la inyección de ciclofosfamida, durante el proceso de condicionamiento empezaron a asociar los efectos secundarios de la ciclofosfamida con el sabor de la solución de sacarina oral. Si se les daba la opción, los animales evitaban la solución de sacarina (aversión al sabor). La evitación condicionada puede eliminarse o cancelarse si la sacarina se presenta repetidamente en ausencia de ciclofosfamida. No obstante, se observó que los animales en los que no tenía lugar aversión al sabor inducida por ciclofosfamida fallecían de manera inesperada, lo que llevó a la especulación de que la sacarina oral tenía una asociación condicionada específica con los efectos inmunodepresores de la ciclofosfamida. La exposición repetida a la inmunodepresión condicionada asociada a sacarina durante la extinción podría explicar la muerte inesperada de los animales. Para probar esta hipótesis los investigadores condicionaron a los animales con sacarina (estímulo condicionado) y ciclofosfamida por vía intraperitoneal (estímulo condicionado incondicionado) y a continuación los inmunizaron con hematíes de oveja. En distintos momentos después de la inmunización volvió a exponerse a los animales condicionados a sacarina (estímulo condicionado) y se les examinó. En los animales condicionados se observó una disminución considerable

del número medio de anticuerpos frente a los hematíes de oveja en comparación con los animales de control. Así pues, las pruebas demostraban que la inmunosupresión de la immunidad humoral tenía lugar como respuesta al estímulo condicionado de la sacarina sola.

Estrés y respuesta inmunitaria

El interés en los efectos del estrés sobre el sistema inmunitario creció de una serie de estudios en animales y seres humanos que sugerían que los estímulos estresantes pueden influir en la aparición de trastornos relacionados con el sistema inmunitario, como enfermedades infecciosas, cáncer y trastornos autoinmunes. Aunque el estrés se ha asociado históricamente a la supresión de la función inmunitaria, datos recientes indican que esta conclusión simplifica demasiado la complejidad de la respuesta inmunitaria de los mamíferos a las alteraciones del entorno, y que el estrés también puede activar ciertos aspectos del sistema inmunitario, en particular la respuesta inmunitaria innata.

Estrés y enfermedad.   Los experimentos realizados con animales de laboratorio a finales de los 50 y principios de los 60 indicaban que una amplia variedad de factores estresantes, entre ellos el aislamiento, la rotación, el hacinamiento, la exposición a un depredador y el choque eléctrico, aumentaban la morbilidad y la mortalidad en respuesta a varios tipos de tumores y enfermedades infecciosas causadas por virus y parásitos. No obstante, a medida que han avanzado las investigaciones cada vez está más claro que el «estrés» es un concepto demasiado complejo para tener efectos únicos sobre la inmunidad y que, de hecho, los efectos del estrés sobre la inmunidad dependen de numerosos factores. Lo principal es si un factor estresante es agudo o crónico. Otras variables importantes son la gravedad del factor estresante y el tipo, así como el momento de aplica-

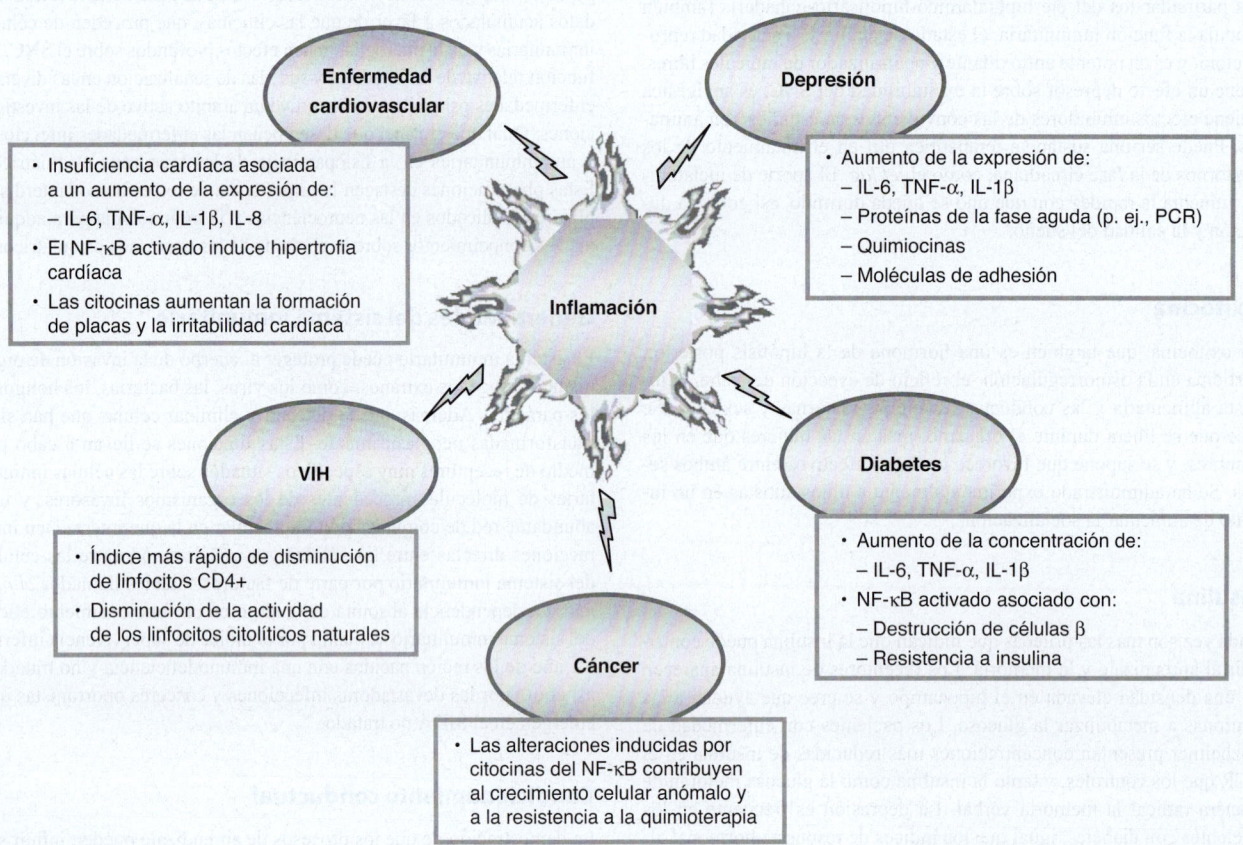

FIGURA 33-28

Inflamación y enfermedad. IL, interleucina; NF-kB, factor nuclear kB; PCR, proteína C reactiva; TNF, factor de necrosis tumoral. (De Cowles MK, Miller AH. Stress cytokines and depressive illness. En: Squire LR, ed. *The New Encyclopedia of Neuroscience*. Academic Press; 2009:521, con autorización.)

ción del factor estresante y el tipo de tumor o sustancia infecciosa estudiada. Por ejemplo, en ratones sujetos a descargas eléctricas 1 a 3 días antes de la infección con células tumorales inducida por el virus del sarcoma murino de Maloney se observaba una disminución del tamaño del tumor y de su incidencia. En cambio, en ratones expuestos a descargas eléctricas 2 días después de la inyección de las células tumorales se observaba un aumento del tamaño del tumor y del número de células tumorales.

Se ha demostrado la importancia de los efectos del estrés en los resultados de salud relacionados con el sistema inmunitario en seres humanos en estudios en los que se muestra la asociación entre el estrés crónico y la mayor susceptibilidad al resfriado común, una menor respuesta por parte de los anticuerpos a la vacunación y retraso en la cicatrización de las heridas. Además, el estrés, así como la depresión, se han relacionado a través de sus efectos sobre la inflamación con una mayor morbilidad y mortalidad en enfermedades infecciosas, como la infección por el VIH, trastornos autoinmunitarios y enfermedades neoplásicas, así como en la diabetes y en las enfermedades cardiovasculares, que están aumentando su reconocimiento como enfermedades en las que el sistema inmunitario, y la inflamación en particular, desempeña un papel fundamental (fig. 33-28).

Efectos del estrés crónico.

Ante la exposición a una enfermedad clínica o a un factor de estrés psicológico crónico, las complejas interacciones entre el sistema inmunitario y el sistema nervioso fomentan una serie de cambios conductuales inducidos por el sistema inmunitario a los que también se hace referencia como «conducta de enfermedad». Estos cambios conductuales son: disforia, anhedonia, fatiga, aislamiento social, hiperalgesia, anorexia, alteración de los patrones de sueño-vigilia y disfunción cognitiva. Aunque se han observado en respuesta a la infección, el síndrome completo puede reproducirse en humanos y animales de laboratorio con la administración de citocinas inmunitarias innatas. Al inhibir la actividad de las citocinas disminuye o se evita la aparición de la conducta de enfermo en animales de laboratorio, incluso cuando esta conducta aparece como resultado del estrés psicológico. La evidencia de que la toxicidad conductual inducida por citocinas está relacionada con depresión significativa procede en parte de estudios que muestran que, en humanos y en animales de laboratorio, los antidepresivos pueden eliminar o atenuar la aparición de la conducta de enfermedad en respuesta a la administración de citocinas.

Importancia de las interacciones entre el sistema inmunitario y el sistema nervioso central en los trastornos psiquiátricos

Depresión mayor.

El trastorno neuropsiquiátrico mejor caracterizado en lo que respecta a la influencia del cerebro en el sistema inmunitario y viceversa es la depresión mayor. Durante muchos años, la depresión mayor se ha considerado el ejemplo por excelencia de cómo los trastornos relacionados con el estrés pueden disminuir la inmunocompetencia. No obstante, más recientemente ha quedado claro que el estrés también activa vías inflamatorias, incluso al tiempo que suprime medidas de la inmunidad adquirida, por lo que no sorprende que ahora los estudios indiquen que, además de la inmunodepresión, la depresión mayor también suele asociarse con la activación inflamatoria. Es posible que estudios recientes en los que se muestra que las citocinas proinflamatorias pueden suprimir muchas de las medidas inmunitarias estudiadas en la depresión mayor, proporcionen un mecanismo que dé cuenta de cómo la actividad inflamatoria inducida por el estrés crónico puede originar supresión relacionada con la depresión en ensayos funcionales *in vitro,* como los de proliferación de linfocitos.

Trastorno bipolar.

En los pacientes con trastorno bipolar se constatan muchas de las alteraciones inmunitarias apreciadas con frecuencia en el contexto de la depresión unipolar. En varios estudios se ha observado que en los pacientes bipolares, sobre todo cuando muestran ma-

nía, la concentración plasmática de citocinas inflamatorias es mayor. En otros estudios se indica que los tratamientos de la manía, como el litio, disminuyen la concentración plasmática de varias citocinas. La literatura médica disponible sugiere que los pacientes que están en la fase maníaca del trastorno es más probable que presenten un número mayor de marcadores inflamatorios que los pacientes con depresión. No debería sorprender que la manía –que equivaldría a la fenomenología opuesta a la depresión– se asociara con aumento de la inflamación, ya que se ha constatado que la manía y la depresión muestran alteraciones neuroendocrinas y vegetativas idénticas, como la ausencia de supresión de la dexametasona y un aumento de la actividad simpática, que sería de esperar que fomentaran la actividad inflamatoria.

Esquizofrenia.

Ha aumentado el interés sobre la posibilidad de que las sustancias infecciosas, en particular los virus, pueda subyacer en al menos algunos casos de esquizofrenia. Aunque está claro que la encefalitis vírica puede presentarse clínicamente como psicosis, el foco principal de la «hipótesis vírica» en el caso de la esquizofrenia se ha establecido en infecciones que han tenido lugar durante el neurodesarrollo, dada su congruencia con el consenso emergente de que la lesión prenatal o posnatal temprana está implicada en la causalidad de la esquizofrenia. Indicios indirectos señalan que las infecciones causadas por virus durante el desarrollo neuronal pueden intervenir en la patogenia de algunos casos de esquizofrenia, como: *1)* un número excesivo de pacientes nacidos a finales de invierno y principios de primavera, lo que indica una posible exposición a infecciones virales en el útero durante el pico de otoño e invierno de enfermedades virales; *2)* una asociación entre la exposición a epidemias víricas en el útero y la posterior aparición de esquizofrenia; *3)* mayor prevalencia de esquizofrenia en áreas urbanas densamente pobladas, en las que las enfermedades víricas pueden transmitirse con mayor facilidad, y *4)* estudios seroepidemiológicos que indican un mayor índice de infección por determinados virus en los pacientes con esquizofrenia o sus madres.

Además, la esquizofrenia se ha asociado con índices de activación inmunitaria, como elevación de las citocinas. Aunque estas observaciones en pacientes con esquizofrenia pueden indicar la activación del sistema inmunitario debida a infección, debería señalarse que también podrían indicar la intervención de un proceso autoinmunitario en el trastorno. A pesar de la cantidad de estudios que señalan alteraciones en la inmunidad celular y humoral en la esquizofrenia, los datos no han sido uniformes ni concluyentes, y son necesarios más estudios que expliquen variables o factores de confusión, como el tratamiento pautado y el tabaquismo. Además, los intentos de aislar agentes infecciosos a partir de tejido cerebral o detectar ácidos nucleicos víricos en el SNC o la sangre periférica de pacientes con esquizofrenia han obtenido, en general, resultados negativos.

Se ha propuesto que las alteraciones neuronales iniciales de la esquizofrenia emergen durante el neurodesarrollo, por lo que podría ser que una infección vírica perinatal alterara de manera insidiosa el desarrollo y a continuación fuera eliminada por el sistema inmunitario antes de que se estableciera el diagnóstico clínico. En este caso, factores del huésped, como las citocinas, podrían ser responsables de la alteración del desarrollo al interactuar con factores de crecimiento o moléculas de adhesión. En modelos animales recientes se ha visto que la activación inmunitaria materna con la producción resultante de interleucina 6 (IL-6) influye de manera importante en los cambios conductuales y transcripcionales en la descendencia. Los cambios conductuales, como los déficits en la inhibición por estímulo previo y la inhibición latente, coinciden con las alteraciones conductuales en modelos animales tanto de esquizofrenia como de autismo. En varios modelos animales en los que se han utilizado virus de la gripe, de la enfermedad de Borna o de la coriomeningitis linfocítica en roedores, se ha demostrado que las infecciones víricas prenatales o posnatales pueden provocar alteraciones neuroanatómicas o conductuales que, de algún modo, recuerdan la esquizofrenia en los seres humanos. Como se ha mencionado, los estudios epidemiológicos también respaldan la relación entre la infección por un virus teratógeno y la aparición posterior de trastornos psicóticos. Se han observado asociaciones entre la infección materna de rubéola o gripe durante la gestación y la aparición de un trastorno del espectro de la esquizofrenia en la descendencia. Asimismo, los anticuerpos maternos contra el virus del herpes simple que aparecen durante el embarazo se relacionan con un mayor índice de psicosis durante la edad adulta en la descendencia.

Los retrovirus no asociados al VIH también podrían desempeñar algún papel en la patogenia de la esquizofrenia. Los retrovirus se integran en el ADN del huésped y pueden alterar la función de los genes contiguos. Además, los genomas de todos los humanos contienen secuencias de «retrovirus endógenos» que mantienen la capacidad de alterar la regulación transcripcional de los genes del huésped. Si los genes que controlan el desarrollo o la función del cerebro muestran alteración transcripcional por los efectos retrovirales, entonces esto podría causar una cascada de alteraciones bioquímicas que al final originaría esquizofrenia.

Autismo.   Aunque puede argumentarse de manera convincente la existencia de un componente inmunitario en el autismo, la relación entre las alteraciones inmunitarias y los síntomas neuroconductuales de la enfermedad sigue siendo controvertida. La afirmación de que el autismo es desencadenado por vacunas administradas en la infancia no se ha corroborado con estudios epidemiológicos recientes, y los tratamientos inmunitarios del autismo no han sido eficaces de manera fiable. Así pues, aunque es tentador especular que el sistema inmunitario tiene una pista para una cura del autismo, actualmente no se dispone de datos suficientes para determinar si las alteraciones inmunitarias *causan* el autismo, son *causadas por* el autismo o simplemente se relacionan de manera accidental con la enfermedad.

Enfermedad de Alzheimer.   Aunque la enfermedad de Alzheimer no se considera específicamente de carácter inflamatorio, cada vez más pruebas señalan que el sistema inmunitario puede contribuir a su patogenia. El descubrimiento de que las placas amiloides están asociadas con las proteínas de fase aguda, como las proteínas del complemento y la proteína C reactiva, sugiere la posibilidad de una respuesta inmunitaria en curso. La idea de que los procesos inflamatorios intervienen en la enfermedad de Alzheimer ha sido corroborada por estudios recientes, que muestran que la administración prolongada de antiinflamatorios no esteroideos (AINE) se correlaciona negativamente con la aparición de esta enfermedad.

Infección por VIH y SIDA.   El SIDA es una enfermedad inmunológica asociada con diversas manifestaciones neurológicas, incluyendo la demencia. La encefalitis causada por el VIH se debe a anomalías sinápticas y a la pérdida de neuronas en el sistema límbico, los ganglios basales y la neocorteza.

Esclerosis múltiple.   La esclerosis múltiple es una enfermedad desmielinizante caracterizada por lesiones inflamatorias diseminadas de sustancia blanca. Se han llevado a cabo considerables avances para descubrir la inmunopatología de la destrucción mielínica que se da en la esclerosis múltiple y en el modelo animal para la enfermedad, la encefalomielitis alérgica experimental. Aunque no se ha determinado el primer paso en la formación de lesiones, parece que la alteración de la barrera hematoencefálica y la infiltración de linfocitos T, linfocitos B, células plasmáticas y macrófagos se asocia con la formación de lesiones.

Otros trastornos.   Por último, en varios trastornos se sospechan interacciones neuronales-inmunitarias, aunque no están bien documentadas. El *síndrome de fatiga crónica* es una enfermedad con una etiología y patogenia controvertidas. Además de la fatiga persistente, entre los síntomas se incluyen con frecuencia la depresión y las alteraciones del sueño. Las pruebas sobre la función inmunitaria han encontrado indicios de activación inmunitaria e inmunodepresión. Las evaluaciones neuroendocrinas indican que los pacientes con fatiga crónica pueden ser hipo-

cortisolémicos por alteración en la activación del eje HHS. Aunque una infección vírica aguda precede con frecuencia el inicio del síndrome de fatiga crónica, no se ha asociado ningún agente infeccioso causal.

Por el contrario, la *enfermedad de Lyme,* en la que las alteraciones del sueño y la depresión también son frecuentes, es causada claramente por la espiroqueta transmitida por las garrapatas, *Borrelia burgdorferi,* que puede invadir el SNC y causar encefalitis y síntomas neurológicos. La enfermedad de Lyme es notable porque parece que produce un espectro de trastornos neuropsiquiátricos, incluyendo ansiedad, irritabilidad, obsesiones, compulsiones, alucinaciones y déficits cognitivos. La inmunopatología del SNC puede estar implicada, porque los síntomas pueden persistir o reaparecer incluso después de un tratamiento antibiótico prolongado, y la espiroqueta es con frecuencia difícil de aislar del cerebro. El *síndrome de la guerra del Golfo* es una enfermedad controvertida con características inflamatorias y neuropsiquiátricas, que se ha atribuido de manera variable al estrés del combate, a las armas químicas (p. ej., inhibidores de la colinesterasa), a las infecciones y a las vacunas. Dado el impacto del estrés en las respuestas neuroquímicas e inmunitarias, estos mecanismos patogénicos no son mutuamente excluyentes.

Implicaciones terapéuticas

La naturaleza bidireccional de las interacciones entre el SNC y el sistema inmunitario implica la posibilidad terapéutica de que las sustancias que se sabe que alteran positivamente la actividad del sistema de estrés influyan positivamente en el funcionamiento inmunitario y, por el contrario, que las sustancias que modulan el funcionamiento inmunitario puedan actuar de forma positiva en el tratamiento de las alteraciones neuropsiquiátricas, sobre todo en el contexto de la enfermedad clínica. Cada vez son más las pruebas a favor de ambas hipótesis.

Antidepresivos y sistema inmunitario.   Nuevos datos indican que, en animales y en seres humanos, los antidepresivos atenúan o eliminan los síntomas conductuales inducidos por la exposición a citocinas inflamatorias. Por ejemplo, el tratamiento previo de ratas con imipramina o fluoxetina (un antidepresivo tricíclico y un ISRS, respectivamente) durante 5 semanas antes de la administración de una endotoxina atenuó considerablemente la disminución inducida por la endotoxina en la preferencia por la sacarina (habitualmente aceptada como medida de la anhedonia), así como la pérdida de peso y la anorexia, y disminuyó la conducta exploradora, locomotora y social. Asimismo, varios estudios realizados en seres humanos sugieren que los antidepresivos pueden mejorar las alteraciones del estado de ánimo en el contexto de los tratamientos crónicos con citocinas, sobre todo si se administran de manera preventiva antes de la exposición a las citocinas. Por ejemplo, la paroxetina, un ISRS, disminuyó considerablemente la aparición de depresión mayor en pacientes que recibían dosis elevadas de interferón α (IFN-α) como tratamiento de un melanoma maligno.

Intervenciones conductuales e inmunidad.   Es sabido desde hace años que los factores psicosociales pueden mitigar o empeorar los efectos del estrés, no solo en lo que respecta al funcionamiento inmunitario, sino también en el desenlace a largo plazo de enfermedades clínicas en las que interviene este sistema. Por tanto, podría pronosticarse que las intervenciones conductuales que tienen por objetivo maximizar los factores psicosociales protectores tienen un efecto favorable no solo en mitigar el efecto del estrés en el funcionamiento inmunitario, sino quizá también en la disminución de las alteraciones emocionales que aparecen en un contexto de disregulación del sistema inmunitario.

Dos factores que se han identificado repetidamente como protectores de las alteraciones inmunitarias inducidas por el estrés son el apoyo social y la capacidad de considerar que los factores estresantes se hallan hasta cierto punto bajo el control del individuo. A este respecto, un estudio reciente en el que se llevó a cabo un análisis genómico para evaluar la actividad de expresión genética en individuos aislados socialmente en comparación con no aislados se observó que el aislamiento social se asociaba con una mayor activación de numerosas vías proinflamatorias relacionadas con las citocinas y con una menor actividad de las vías de las citocinas antiinflamatorias, así como del receptor glucocorticoideo, que desempeña un papel importante en el control neuroendocrino de los procesos inflamatorios. Es interesante saber que los dos tipos de psicoterapia analizados más a menudo en las enfermedades asociadas con la disregulación inmunitaria son la terapia de grupo, que proporciona apoyo social, y la cognitivo-conductual, que proporciona técnicas de reestructuración cognitiva destinadas a aumentar la propia sensación de autonomía (y, por lo tanto, de control).

NEUROGENÉTICA

Empezando por el redescubrimiento de los conceptos básicos de Gregor Mendel con el inicio del siglo xx, el campo de la genética ha madurado hasta convertirse en un concepto básico fundamental no solo de las ciencias biológicas, sino de toda la medicina. El descubrimiento de la estructura básica y las propiedades del ADN a mitad del siglo xx aceleró de manera exponencial nuestra comprensión de todos los aspectos de las ciencias de la vida, como el desciframiento de la secuencia completa del genoma humano y del de otras especies. Las enormes bases de datos de secuencias proporcionan ahora a los biólogos del siglo xxi la tarea de descodificar el significado funcional de toda esta información. En par-

ticular, los investigadores están tratando de determinar el modo en que las variaciones en la secuencia contribuyen a la variación fenotípica entre especies y entre individuos dentro de una misma especie; en los seres humanos se espera que los descubrimientos sobre las relaciones entre genotipos y fenotipos revolucionarán nuestra comprensión de por qué algunos individuos, pero no todos, sufren enfermedades comunes. Esta esperanza es particularmente notoria en lo que respecta a la psiquiatría, ya que nuestros conocimientos sobre los mecanismos patogénicos de la enfermedad psiquiátrica siguen siendo escasos.

Los estudios de cartografía genética tienen por objetivo identificar los genes implicados en las enfermedades hereditarias, basándose en su localización cromosómica. Estos estudios se llevan a cabo investigando a individuos afectados y a sus familias a través de dos métodos: ligamiento y asociación (fig. 33-29). Ahora es sencillo cartografiar los rasgos mendelianos genéticamente (rasgos para los que un genotipo específico situado en un locus concreto es tanto necesario como suficiente para provocarlos). Sin embargo, las enfermedades psiquiátricas no siguen patrones hereditarios mendelianos simples, sino que son más bien ejemplos de rasgos etiológicamente complejos. La complejidad etiológica puede ser debida a muchos factores, como la penetrancia incompleta (expresión del fenotipo en solo algunos de los individuos portadores del genotipo relacionado con la enfermedad), la presencia de fenocopias (formas de la enfermedad que no son causadas por factores genéticos), la heterogeneidad de los locus (genes distintos asociados

Estrategias de cartografía genética

	Análisis de ligamiento		**Asociación del genoma completo**	
	Análisis de árboles genealógicos	**Análisis de pares de hermanos afectados**	**Casos-controles**	**Familia-tríos**
Individuos estudiados	Familias de varias generaciones con individuos afectados	Dos o más hermanos afectados	Individuos afectados y controles apareados no afectados extraídos de la población	Individuos y progenitores afectados
Idea básica	Identificar marcadores genéticos que se segreguen junto con el fenotipo de la enfermedad	Identificar regiones cromosómicas compartidas por los hermanos que concordantes para la enfermedad	Pruebas para demostrar la asociación estadística entre los alelos y la enfermedad en casos frente a controles	Pruebas para demostrar la asociación utilizando como control el cromosoma parental no transmitido
Puntos fuertes	1. Puede detectar variantes poco frecuentes que tienen un gran efecto 2. Mejora la potencia estadística al incorporar información sobre las relaciones familiares al modelo	1. Solidez con respecto a las diferencias en la composición genética de la población en estudio 2. Es más fácil obtener muestras clínicas comparadon con árboles genealógicos especiales 3. Permite la incorporación de datos ambientales	1. Puede detectar variantes frecuentes que tienen poco efecto 2. No requiere la obtención de datos familiares	1. Puede detectar variantes frecuentes que tienen poco efecto 2. Solidez ante los problemas de estratificación de la población
Limitaciones	1. Baja potencia estadística para identificar variantes frecuentes con poco efecto 2. Coste elevado	1. Potencia estadística elevada para identificar variantes frecuentes con poco efecto	1. Aumento del índice de falsos positivos cuando hay estratificación en la población 2. Requiere un gran tamaño de las muestras	1. Potencia aproximada de dos terceras partes de la del diseño de casos y controles 2. Dificultades para obtener muestras en enfermedades de inicio tardío

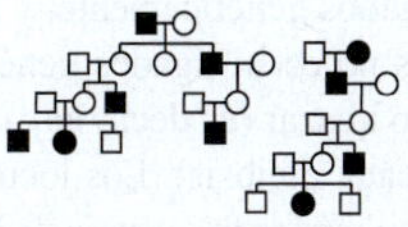

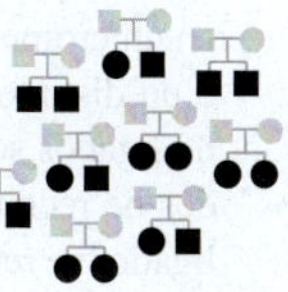

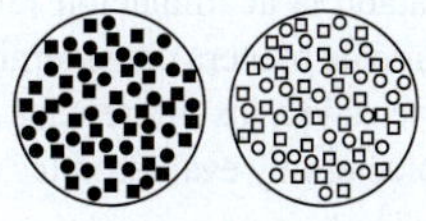

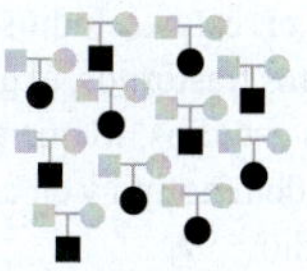

FIGURA 33-29

Comparación entre estrategias de cartografía genética. Los métodos de cartografía genética pueden dividirse en los que dependen del análisis de ligamiento y los que dependen del análisis de asociación. Los estudios de recombinación pueden clasificarse posteriormente según se centren en la investigación del esquema genealógico o en la investigación de pares de hermanos. Los estudios de asociación pueden clasificarse como de casos y controles o bien como familiares. Se muestran algunas de las características clave, así como las ventajas e inconvenientes de estos distintos métodos. (De Sadock BJ, Sadock VA, Ruiz P. *Kaplan & Sadock's Comprehensive Textbook of Psychiatry*. 9.ª ed. Philadelphia: Lippincott Williams & Wilkins; 2009:321.)

con la misma enfermedad en distintas familias o poblaciones) o la herencia poligénica (riesgo de aumento de la enfermedad únicamente si variantes de la susceptibilidad actúan conjuntamente en múltiples genes). La cartografía de un trastorno complejo implica varios pasos: definir el fenotipo que hay que estudiar, establecer los estudios epidemiológicos para determinar las pruebas de la transmisión genética del fenotipo, elegir una población informativa para el estudio, y determinación de los métodos experimentales y estadísticos apropiados.

Aproximaciones epidemiológicas genéticas

Las investigaciones epidemiológicas genéticas proporcionan pruebas cuantitativas con respecto al grado en que un rasgo determinado se acumula en las familias, y pueden indicar hasta qué grado esa agregación refleja una contribución genética a la etiología del rasgo. Los estudios familiares comparan la agregación de enfermedad entre los familiares de los individuos afectados comparados con las muestras de control. Estos estudios no diferencian entre las contribuciones genética y ambiental con respecto a la acumulación familiar; solo proporcionan pruebas indirectas de la heredabilidad de un rasgo. A menudo, estos estudios determinan el riesgo relativo (λ), definido como el índice de ocurrencia de una enfermedad entre categorías especificadas de parientes de un individuo afectado dividido por el índice de ocurrencia de la enfermedad en la población general. Un riesgo relativo > 1 sugiere una etiología genética, y la magnitud de la medida proporciona una estimación de la contribución genética a la enfermedad. Los riesgos relativos pueden calcularse para pares de hermanos, pares progenitor-descendencia y para otros tipos de relaciones familiares. Probablemente los modos de transmisión pueden evaluarse comparando el grado de riesgo relativo para cada tipo de relación. Se han llevado a cabo múltiples estudios familiares para muchos trastornos psiquiátricos, como la depresión mayor, el trastorno bipolar, la esquizofrenia y el trastorno obsesivo-compulsivo. Aunque en estos estudios se ha constatado la acumulación familiar en todos estos trastornos, el grado ha variado de manera considerable en los distintos estudios, lo que en buena parte refleja las diferencias en la definición de fenotipo y en cómo se establecieron y evaluaron las muestras del estudio.

Los estudios de gemelos examinan los índices de concordancia de un trastorno concreto (el porcentaje de pares de gemelos en el que ambos padecen el trastorno) en gemelos monocigóticos y dicigóticos. En un trastorno estrictamente determinado por factores genéticos, el índice de concordancia debería ser del 100% en pares de gemelos monocigóticos (que comparten el 100% del material genético) y del 25% o el 50% en pares de gemelos dicigóticos (cuya relación no es más estrecha que la que hay entre cualquier hermano), dependiendo de si la enfermedad es recesiva o dominante, respectivamente. En un trastorno en el que intervienen factores genéticos pero no son los únicos responsables de él, los índices de concordancia deberían ser mayores en los gemelos monocigóticos que en los dicigóticos. Cuanto mayor es el grado de concordancia entre los gemelos monocigóticos, mayor es la heredabilidad del rasgo o el índice de contribución genética al riesgo de sufrir la enfermedad. Cuando los factores genéticos no intervienen de ningún modo, los índices de concordancia no deberían ser distintos entre pares de gemelos, suponiendo de modo simplificado que el entorno de los pares de gemelos monocigóticos no es más similar que el de los pares de gemelos dicigóticos. Varios estudios de gemelos que se han llevado a cabo para rasgos como el autismo, el trastorno bipolar y la esquizofrenia sugieren una heredabilidad elevada, lo que ha animado a cartografiar genéticamente los locus para cada una de estas enfermedades. No obstante, diferentes estudios de gemelos pueden generar diversas estimaciones puntuales para la heredabilidad de cualquier trastorno determinado. Cuando se evalúan los resultados de los estudios de gemelos, es importante explorar cómo se determinó el fenotipo, porque, como en los estudios familiares, las distintas estimaciones de la heredabilidad son debidas probablemente a la forma de evaluar y definir los fenotipos. Por ejemplo, los primeros estudios de gemelos sobre trastornos psiquiátricos a menudo determinaban sus fenotipos con entrevistas no estructuradas y realizadas por un único profesional sanitario.

En cambio, en los estudios modernos generalmente se utilizan evaluaciones estandarizadas, y un equipo formado por profesionales sanitarios expertos revisa el material diagnóstico. Asimismo, parte de la variación visible en la heredabilidad entre estudios de gemelos distintos puede atribuirse al hecho de que algunos estudios emplean definiciones rigurosas de afectación para un genotipo dado, mientras que en otros se emplean definiciones más amplias de fenotipo (p. ej., se considera que un gemelo con trastorno depresivo mayor concuerda fenotípicamente con su hermano gemelo al que se ha diagnosticado trastorno bipolar). Dadas estas diferencias metodológicas entre los estudios, lo prudente es considerar que estas investigaciones proporcionan una estimación bruta de la contribución genética a la variabilidad de rasgos. Sin embargo, incluso tales estimaciones son útiles para decidir qué rasgos es probable que puedan cartografiarse.

Conceptos básicos de la cartografía genética

Recombinación y ligamiento. Después de que los estudios epidemiológicos genéticos de fenotipos concretos hayan sugerido que estos fenotipos son heredables, se han llevado a cabo estudios de cartografía genética para identificar las variantes genéticas específicas que contribuyen al riesgo de padecer el trastorno. Todos los métodos de cartografía genética tienen por objetivo identificar las variantes asociadas a la enfermedad según su posición cromosómica y el principio del ligamiento genético. Todas las células contienen dos copias de cada cromosoma (llamadas *homólogas*), una heredada de la madre y otra del padre. Durante la meiosis, los homólogos paternos intercambian material genético, o se recombinan, creando cromosomas nuevos y únicos que a continuación pasarán a la progenie. Los genes físicamente cercanos entre sí en un cromosoma están ligados genéticamente, y los que están alejados o en distintos cromosomas no están ligados genéticamente. Los genes no ligados se recombinarán al azar (es decir, hay un 50% de posibilidades de recombinación en cada meiosis). Los locus genéticos que están ligados se recombinarán con menor frecuencia de lo que sería de esperar por segregación aleatoria, siendo el grado de recombinación proporcional a la distancia física entre ellos. En el principio del ligamiento se basa el uso de los marcadores genéticos, segmentos de ADN de localización cromosómica conocida que contienen variaciones de polimorfismos (que se comentarán más adelante con mayor detalle). Las estrategias para cartografiar genes de la enfermedad se basan en identificar los alelos marcadores genéticos que comparten los individuos afectados (en mayor grado de lo que sería de esperar por las probabilidades). Se supone que esto refleja ligamiento entre un locus de la enfermedad y un locus marcador, esto es, que los alelos de ambos se heredan «de manera idéntica por descendencia» de un ancestro común y, además, que este ligamiento detalla el lugar cromosómico del locus de la enfermedad.

Los indicios de ligamiento entre dos locus dependen de la frecuencia de recombinación entre ellos. La frecuencia de recombinación se cuantifica mediante la fracción de recombinación (Θ) y equivale a la distancia genética entre los dos locus (1% de recombinación equivale a 1 centimorgan [cM] en la distancia genética y, de promedio, cubre una distancia física de aproximadamente 1 megabase [mB] de ADN). Una fracción de recombinación de 0,5 o del 50% indica que los dos locus no están ligados sino que se segregan independientemente. Un LOD (logaritmo de las probabilidades) se calcula para determinar la probabilidad de que dos locus estén ligados a cualquier distancia genética particular. La puntuación del LOD se calcula dividiendo la probabilidad de adquirir los datos si los locus están ligados a una fracción de recombinación dada por la probabilidad de adquirir los datos si los locus no están ligados ($\Theta = 0,5$). Este paso proporciona un cociente de posibilidades, y el log (base 10) de este cociente de posibilidades es la puntuación de LOD. Puede obtenerse una puntuación de LOD para varios valores de la fracción de recombinación, de Θ = 0 (completamente ligados) a Θ = 0,5 (no ligados). Se considera que el valor de Θ que proporciona la mayor puntuación de LOD es la mejor estimación de la fracción de recombinación entre el locus de la enfermedad y el del marcador. Esta fracción de recombinación puede convertirse a continuación en una distancia entre los dos locus en la cartografía genética.

Desequilibrio de ligamiento. El desequilibrio de ligamiento es un fenómeno que se utiliza para evaluar la distancia genética entre locus en poblaciones en vez de en familias. Cuando los alelos de dos locus aparecen juntos en la población con mayor frecuencia de la esperada por las frecuencias alélicas en los dos locus, se dice que están en desequilibrio de ligamiento. Un fuerte desequilibrio de ligamiento entre dos locus suele indicar que los dos están situados físicamente muy próximos en un cromosoma determinado, lo que es útil para cartografiar los locus de susceptibilidad a la enfermedad, porque un locus puede utilizarse para predecir la presencia de otro. Esta previsibilidad es importante porque las actuales estrategias de cartografía genética solo pueden muestrear un subgrupo de los 10 millones de polimorfismos frecuentes estimados en seres humanos. Dada la existencia de desequilibrio de ligamiento, pueden utilizarse datos de un subgrupo de polimorfismos genotipados para inferir genotipos en locus cercanos. Las agrupaciones de alelos que están en desequilibrio de ligamiento y se heredan como una única unidad se denominan *haplotipos*. Así pues, la cartografía del desequilibrio de ligamiento «consolida» la información genómica identificando haplotipos en poblaciones que después pueden utilizarse para inferir una compartición idéntica por descendencia entre individuos no emparentados.

Existen varios métodos para determinar el grado de desequilibrio de ligamiento. Una de las medidas utilizadas con mayor frecuencia es r^2, una medida de la diferencia entre el haplotipo observado y las probabilidades de haplotipo esperadas. A diferencia de D', otra medida muy utilizada, los valores de r^2 no dependen de las frecuencias alélicas de los locus evaluados. Un valor grande de r^2 indica que la frecuencia observada de asociación entre dos alelos es mayor de la esperada por azar; esto es, los alelos están en desequilibrio de ligamiento. Los estudios de desequilibrio de ligamiento se han utilizado tradicionalmente para complementar los análisis del árbol genealógico, por ejemplo, centrarse en un locus que se ha cartografiado por análisis de ligamiento. No obstante, los análisis de asociación basados en el desequilibrio de ligamiento se han convertido en el método de elección de todos los cribados genómicos, en particular de enfermedades en las que los estudios de ligamiento tradicionales no han servido. Estos estudios tienen una gran ventaja sobre un análisis familiar tradicional. Dado que los individuos afectados se eligen de entre toda una población y no de uno o unos pocos árboles genealógicos, el número de individuos viene limitado solo por el tamaño de la población y la frecuencia de la enfermedad. Es muy importante maximizar el número posible de afectados que puede incluirse en el análisis en trastornos en los que puede haber heterogeneidad genética o penetrancia incompleta.

Marcadores genéticos. Los estudios de cartografía, independientemente del tipo, dependen de la disponibilidad de marcadores genéticos. Los marcadores más utilizados son los microsatélite, también llamados repeticiones en tándem simples (STR, *simple tandem repeats*) o polimorfismos de longitud de secuencia simple (SSLP, *simple sequence length polymorphisms*), y los polimorfismos de un solo nucleótido (SNP, *single nucleotide polymorphisms*). Los SSLP son segmentos de un número variable de nucleótidos repetidos de dos a cuatro pares de bases de longitud. Estos marcadores son altamente polimórficos, ya que el número de unidades repetidas en cualquier locus STR determinado varía considerablemente entre los individuos. Los SNP, como su nombre indica, son modificaciones en un par de bases de un nucleótido específico; son la forma más frecuente de variación de la secuencia en el genoma. Los SNP se utilizan mucho en los estudios de cartografía genética porque presentan una distribución muy amplia en todo el genoma y pueden evaluarse de forma automática y con un alto rendimiento. Otras formas de variación genética que se han investigado como marcadores genéticos son los polimorfismos pequeños de inserción o deleción, llamados polimorfismos indel, que en general constan de entre 1 y 30 pares de bases, y las variaciones en el número de copias (CNV, *copy number variations*), que pueden referirse tanto a deleciones como a duplicaciones. Estudios recientes del genoma completo han revelado que las CNV son frecuentes y pueden variar en longitud desde varios a varios millones de pares de bases. Las CNV pueden contribuir a la recombinación y reorganización cromosómicas, por lo que desempeñan un papel importante en la generación de diversidad genética. Además, como muchas de estas variantes son considerables, también se ha propuesto la hipótesis de que pueden influir considerablemente en la expresión de los genes que comprenden la variante o que se hallan contiguos a ella.

Estrategias cartográficas

Las variantes genéticas que contribuyen a la susceptibilidad a la enfermedad pueden clasificarse en variantes con una penetrancia elevada o con poca penetrancia. Las variantes con gran penetrancia tienen, por definición, un efecto notable sobre el fenotipo y, por tanto, su identificación suele proporcionar conocimientos fundamentales sobre la patología. Puesto que en los individuos portadores de variantes con gran penetrancia la probabilidad de expresar el fenotipo de una enfermedad es elevada, estas variantes tienden a ser poco frecuentes y a segregarse en familias, y en general se cartografían mejor utilizando métodos basados en el árbol genealógico (v. fig. 33-29). En cambio, las variantes con poca penetrancia tienen un efecto relativamente débil sobre el fenotipo, por lo que su identificación proporciona, por lo menos al inicio, relativamente pocos conocimientos biológicos nuevos. No obstante, dado su poco efecto, estas variantes suelen ser frecuentes en la población, por lo que su identificación puede complementar nuestra comprensión del riesgo de padecer la enfermedad en el conjunto de la población. Puesto que no esperamos que estas variantes se segreguen mayormente junto con el fenotipo de la enfermedad en los árboles genealógicos, los esfuerzos destinados a su identificación se centran en muestras poblacionales.

Análisis de árboles genealógicos. Un análisis del árbol genealógico, que se lleva a cabo en familias multigeneracionales, consiste en explorar el genoma o una porción del genoma con una serie de marcadores en uno o más árboles genealógicos afectados, calcular una puntuación de LOD en cada posición del marcador, e identificar las regiones cromosómicas que muestran una desviación significativa de lo que sería de esperar en condiciones de selección independiente. El principal objetivo del análisis del esquema genealógico es determinar si dos o más locus genéticos (es decir, un marcador genético de localización conocida y los locus desconocidos de la enfermedad) se segregan juntos en un árbol genealógico.

Tras la aplicación satisfactoria del análisis del árbol genealógico para cartografiar trastornos mendelianos como la enfermedad de Huntington, muchos investigadores adoptaron esta estrategia para cartografiar genes de enfermedades psiquiátricas, con un éxito relativo en el mejor de los casos. A finales de la década de 1980 y mediados de la de 1990, varios estudios basados en el árbol genealógico informaban de locus de susceptibilidad a la enfermedad de Alzheimer, al trastorno bipolar y a la esquizofrenia. Aunque los descubrimientos sobre ligamiento para tres locus de la enfermedad de Alzheimer se reprodujeron relativamente deprisa, en lo que respecta a las observaciones relativas al trastorno bipolar y a la esquizofrenia se constató básicamente que se había tratado de falsos positivos. Se han propuesto distintas explicaciones de la incapacidad de los métodos basados en el árbol genealógico para cartografiar locus psiquiátricos, sin embargo la mayor parte de investigadores admiten ahora que estos estudios fueron en general totalmente desprestigiados si se tiene en cuenta la aparente complejidad etiológica de los trastornos psiquiátricos.

El análisis del árbol genealógico en psiquiatría ha ido modificándose hacia aplicaciones más potentes como la cartografía de locus de rasgos cuantitativos (QTL, *quantitative trait loci*). Los QTL se definen como los locus genéticos que contribuyen a la variación en rasgos que varían continuamente (en contraposición a rasgos categoriales, como diagnósticos de enfermedades). Los QTL suelen ser locus de poco efecto que solo contribuyen a parte de la varianza observada de un rasgo en la población. Actualmente se acepta que, utilizando los métodos analíticos de finales de la década de 1990, es posible emplear estudios del árbol genealógico para cartografiar gran cantidad de rasgos cuantitativos que son importantes para comprender los trastornos psiquiátricos. Se están llevando a cabo varios estudios, en los que se evalúan múltiples fenotipos en cada individuo del árbol genealógico.

Análisis de pares de hermanos.

El análisis de pares de hermanos afectados fue un instrumento muy utilizado durante la década de 1990 para la cartografía genética de rasgos complejos, como muchos trastornos psiquiátricos. Este análisis examina la frecuencia con que pares de hermanos concordantes para un rasgo comparten una región concreta del genoma en comparación con la frecuencia que se espera en condiciones de segregación aleatoria.

El análisis de pares de hermanos se basa en que los hermanos comparten un 50 % de sus genomas idénticos por descendencia. Así pues, si un conjunto de pares de hermanos no emparentados y con afección de un rasgo determinado comparten un área concreta del genoma con una frecuencia considerablemente superior al 50 % (la proporción de compartirla esperada en condiciones de segregación aleatoria), es probable que esa área del genoma esté ligada al rasgo en cuestión. En este método, los hermanos son genotipados, y las frecuencias de la población y los genotipos parentales se utilizan para estimar la proporción de genes compartidos de forma idéntica por descendencia en cada lugar para cada par de hermanos. El análisis de ligamiento compara a continuación los pares concordantes y discordantes para cada locus.

Como en los estudios de árboles genealógicos, en los análisis de pares de hermanos es mayor la potencia estadística a la hora de localizar genes de gran efecto que para localizar los de poco efecto. Esta limitación puede resolverse en parte con un diseño de dos niveles que incorpore otros marcadores o miembros de la familia tras un estudio de ligamiento inicial con hermanos afectados o aumentando el tamaño de la muestra. Generalmente, requiere menos esfuerzos identificar y evaluar grupos incluso mayores de hermanos afectados que identificar y evaluar a todos los miembros de un árbol genealógico extenso, sobre todo cuando los investigadores pueden utilizar bases de datos que incluyen muestras y datos fenotípicos de pares de hermanos obtenidos de múltiples sitios. Por ejemplo, el National Institute of Mental Health (NIMH) de Estados Unidos mantiene estas bases de datos para conjuntos grandes de pares de hermanos afectados con esquizofrenia, trastorno bipolar, autismo y enfermedad de Alzheimer. Otra ventaja adicional del diseño del análisis de pares de hermanos es que permite la incorporación de información epidemiológica, lo que posibilita el examen simultáneo de las interacciones ambientales y entre los genes y el entorno.

Estudios de asociación.

En los últimos años ha aumentado la aceptación de que los estudios de asociación son más útiles que los de ligamiento para cartografiar los locus de efecto relativamente reducido que se cree que constituyen la base de buena parte del riesgo de padecer trastornos complejos. Mientras que los estudios de ligamiento intentan descubrir la segregación simultánea de un marcador genético y un locus de la enfermedad dentro de una familia o familias, los de asociación examinan si un alelo concreto aparece con mayor frecuencia de la esperada en los individuos afectados de una población. Como ya se ha señalado, la cartografía de genes que utiliza estudios de asociación se basa en la idea de que algunos alelos muy cercanos a un gen de la enfermedad en los marcadores estarán en desequilibrio de ligamiento con

el gen; esto es, estos alelos aparecerán en los individuos afectados más a menudo de lo que sería de esperar según la segregación aleatoria, porque se heredan de forma idéntica por descendencia.

En los estudios de asociación se utilizan dos métodos habituales (v. fig. 33-29): diseños caso-control y diseños familiares, en los que normalmente se investigan tríos (madre, padre y descendencia afectada). En un estudio de caso-control, las frecuencias alélicas se comparan entre un grupo de individuos afectados no emparentados y una muestra de control emparejada. Este diseño generalmente es más útil que un diseño familiar, porque las muestras grandes de casos y controles son más fáciles de obtener que los tríos y son menos costosas, ya que requieren el genotipado de menos individuos. Las muestras de caso-control pueden ser el único diseño práctico para rasgos de edad de inicio tardío (como la enfermedad de Alzheimer), en la que no suele ser posible disponer de los padres de los individuos afectados. El principal inconveniente de la metodología de casos y controles es el problema potencial de la estratificación de la población: si los casos y los controles no se emparejan demográficamente de manera cuidadosa, es posible observar diferencias considerables en la frecuencia alélica que reflejarán diferencias en la población más que asociaciones con la enfermedad.

Los estudios de asociación familiares se han diseñado para mejorar el problema de la estratificación de la población. En este diseño, los cromosomas no transmitidos (la copia de cada cromosoma que no se pasa de padres a hijos) se utilizan como cromosomas de control, y se examinan las diferencias en las frecuencias alélicas entre los cromosomas transmitidos y los no transmitidos, lo que elimina el problema de la estratificación, ya que el grupo comparativo es, por definición, genéticamente parecido al grupo de casos. Aunque más sólidos en lo que respecta a la estratificación de la población que un estudio de caso-control, en los estudios familiares la potencia estadística es solo unos dos tercios mayor utilizando el mismo número de individuos afectados, como se ha señalado anteriormente.

Hasta hace poco no era práctico llevar a cabo estudios de asociación basados en el genoma completo, ya que se disponía de relativamente pocos SNP. Por ello, los estudios de asociación se centraban en comprobar un marcador o unos pocos marcadores en genes candidatos

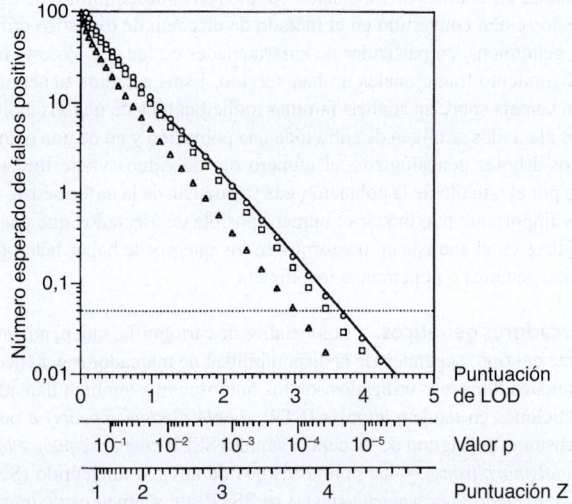

FIGURA 33-30

Número de falsos positivos esperado en una exploración de todo el genoma para un umbral determinado de la puntuación de logaritmo de probabilidades (LOD). La *línea continua* representa lo que sería de esperar en una cartografía genética perfecta. Los *símbolos* representan los resultados para 100 pares de hermanos utilizando cartografías genéticas como marcadores espaciados cada 0,1 cM (*círculos*), cada 1 cM (*cuadrados*) y cada 10 cM (*triángulos*). La *línea discontinua* indica el nivel de significación del 5 % en el genoma completo. (Por cortesía del Dr. Eric Lander.)

elegidos según la función supuesta en relación con una enfermedad determinada. Últimamente, no obstante, como resultado de esfuerzos internacionales que han permitido la identificación de millones de SNP distribuidos de un modo relativamente uniforme en todo el genoma y que han desarrollado una tecnología relativamente poco costosa para su genotipado, los estudios de asociación del genoma completo son ahora una realidad, y parecen prometedores para la identificación de variantes que contribuyen a enfermedades frecuentes. Aunque son pocos los estudios completados de asociación del genoma completo sobre trastornos psiquiátricos, ya se han informado hallazgos notables para rasgos complejos como la artritis reumatoide, la enfermedad inflamatoria intestinal y la diabetes de tipo 2. Los estudios exitosos de estas enfermedades han utilizado muestras muy grandes (en algunos casos de hasta varios miles de casos y controles), lo que respalda la hipótesis de que el diseño falto de potencia estadística de los estudios es, en gran parte, responsable de los resultados hasta la fecha decepcionantes de las investigaciones genéticas en psiquiatría.

Consideraciones estadísticas.   Los científicos de otros campos de la investigación biomédica se sorprenden a menudo del nivel aparentemente elevado de pruebas estadísticas requerido por los genetistas para considerar que un ligamiento o una asociación son significativos. Simplificando, puede pensarse en este requisito como en la muy baja expectativa de que dos locus cualesquiera seleccionados a partir del genoma estén ligados o asociados entre sí. La probabilidad de que dos locus de-

terminados estén ligados (es decir, la probabilidad previa de ligamiento) se espera que sea aproximadamente 1:50, en función de la longitud genética del genoma. Para compensar esta probabilidad de ligamiento previa y conseguir que la posterior (o global) sea de aproximadamente 1:20, lo que corresponde al nivel de significación habitualmente aceptado de $p = 0,05$, se requiere una probabilidad condicional de 1 000:1 a favor del ligamiento, lo que corresponde al umbral de la puntuación de LOD tradicionalmente aceptado de 3. Esto generalmente proporciona un índice aceptable de falsos positivos (fig. 33-30), aunque en algunos casos se ha excedido incluso este umbral.

Los genetistas generalmente asumen que las expectativas de que dos locus cualesquiera del genoma estén asociados entre sí son incluso inferiores a las de estar ligados, y habitualmente un valor de p inferior a aproximadamente 10^{-7} se considera que indica «significación del genoma completo». Esta norma básicamente subestima la probabilidad previa que algunos investigadores asignan a las variantes en los genes candidatos elegidos en función de la importancia funcional supuesta con respecto a un trastorno o rasgo determinados. Los estudios de asociación del genoma completo son ahora asociaciones que se reproducen con valores de p muy bajos para gran cantidad de rasgos complejos, mientras que la mayor parte de asociaciones de genes candidatos (que habitualmente dan cuenta de valores de p considerablemente más altos) siguen sin reproducirse. Así pues, cada vez está más claro que el nivel de significación del genoma completo se aplica de forma apropiada a todos los estudios de asociación iniciales para un rasgo determinado.

ESTRATEGIAS DE CARACTERIZACIÓN FENOTÍPICA

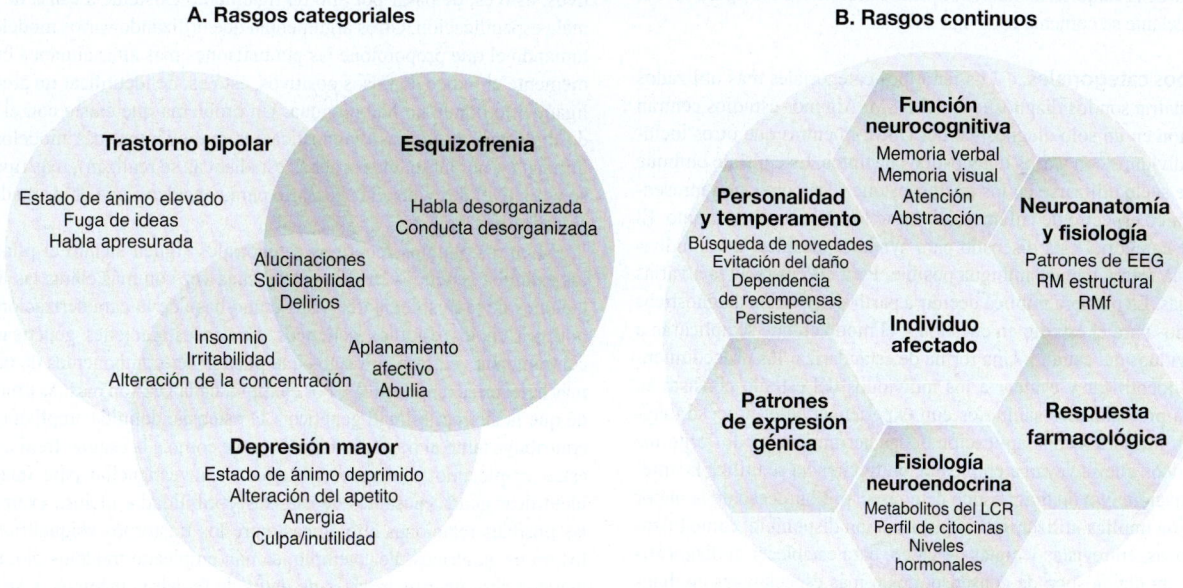

FIGURA 33-31

Dos posibles esquemas para definir los fenotipos psiquiátricos. **A)** Los rasgos categoriales definidos por el DSM-5 representan un enfoque «a la carta» con respecto a los trastornos psiquiátricos. Se evalúa a los individuos con respecto a una lista de signos y síntomas que a continuación se utilizan para categorizarlos como afectados de acuerdo con un diagnóstico específico. No todos los síntomas aparecen en las muestras de los individuos con un diagnóstico concreto del DSM, y muchos aparecen en las zonas de intersección entre diagnósticos, como se ilustra en este diagrama de Venn. Por tanto, los fenotipos del DSM representan probablemente categorías etiológicamente heterogéneas, y este hecho puede ayudar a explicar los avances hasta hora pobres de las investigaciones sobre cartografía genética basadas en estos fenotipos. **B)** Por otro lado, en el modelo de rasgos continuos, la «afectación» puede definirse como la expectativa de que un individuo presentará valores extremos en una serie de medidas continuas relacionadas con la psicopatología y, en consecuencia, se supone que subyacen al trastorno (como ilustra el ejemplo de los seis tipos distintos de medidas del hexágono). Estas medidas también pueden asociarse con componentes concretos de fenotipos categoriales, como los representados en el diagrama de Venn de la figura 33-31A. La justificación para utilizar medidas continuas como los fenotipos en los estudios de cartografía genética es que se consideran etiológicamente más simples y su evaluación más fiable en comparación con los fenotipos categoriales. Además, cartografiar estos rasgos combina información de todos los miembros de la población en estudio (individuos afectados y no afectados por igual), lo que añade potencia estadística. EEG, electroencefalograma; LCR, líquido cefalorraquídeo; RM, resonancia magnética; RMf, resonancia magnética funcional. (De Sadock BJ, Sadock VA, Ruiz P. *Kaplan & Sadock's Comprehensive Textbook of Psychiatry.* 9.ª ed. Philadelphia: Lippincott Williams & Wilkins; 2009:55.)

Determinación de fenotipos para los estudios de cartografía

Los resultados generalmente decepcionantes de los estudios de cartografía genética han centrado mayor atención en el problema de determinar y evaluar fenotipos para estudios similares. La mayor parte de los estudios de cartografía psiquiátrica realizados han dependido de diagnósticos categoriales de la enfermedad, como ilustra el esquema de clasificación del DSM-5. Las críticas a esta aproximación se basan en dos argumentos. Primero, el diagnóstico de una enfermedad psiquiátrica depende de la evaluación clínica subjetiva, un hecho que hace hincapié en las dificultades para determinar qué individuos puede considerarse de manera definitiva que están afectados por una enfermedad determinada. Segundo, incluso cuando un diagnóstico psiquiátrico puede establecerse sin ambigüedades, el sistema «a la carta» utilizado para la clasificación psiquiátrica proporciona la posibilidad de que dos individuos con un trastorno determinado puedan mostrar conjuntos de síntomas que no se superpongan, lo que probablemente refleje distintas etiologías. La preocupación relativa a que el método basado en el diagnóstico para caracterizar el fenotipo pueda representar uno de los principales obstáculos para cartografiar genéticamente fenotipos psiquiátricos ha generado un interés considerable en la cartografía de rasgos heredables conocidos para demostrar la variación continua en la población. Las medidas continuas que se supone que están relacionadas con trastornos psiquiátricos son bioquímicas (p. ej., concentración sérica o en el LCR de metabolitos u hormonas neurotransmisores), cognitivas, de la personalidad, estructurales o funcionales del cerebro, marcadores biofísicos como la respuesta a potenciales evocados, o análisis moleculares como los perfiles de expresión génica. Las características clave de las estrategias categoriales y continuas de la caracterización fenotípica se muestran en la figura 33-31, y más adelante se comenta cada una de ellas.

Fenotipos categoriales. Los fenotipos categoriales más utilizados en psiquiatría son los diagnósticos del DSM. Algunos estudios centran la atención en un solo diagnóstico del DSM, mientras que otros incluyen a individuos con varios diagnósticos distintos. Este último enfoque es el que suele utilizarse en los trastornos que se supone que representan un único espectro de enfermedad, como los del estado de ánimo. El abordaje categorial está diseñado para ayudar a clasificar a los individuos de la forma menos ambigua posible. Para ello se recurre a varias estrategias. La primera implica decidir a partir de criterios diagnósticos apropiados para el estudio en cuestión y el modo en que se aplicarán a los individuos del estudio. Una forma de estandarizar los procedimientos para identificar y evaluar a los individuos del estudio consiste en utilizar a profesionales sanitarios con experiencia en el proceso diagnóstico y formarlos en la aplicación de las herramientas y los criterios diagnósticos que se vayan a emplear. Con frecuencia se utiliza la «mejor estimación» y/o un diagnóstico de consenso. El proceso de la mejor estimación implica utilizar toda la información disponible, como historias clínicas, entrevistas y cintas de vídeo, para establecer el diagnóstico. Para un diagnóstico de consenso, dos o más especialistas en diagnóstico revisan por separado el material y establecen un diagnóstico para cada individuo. A continuación se comparan los diagnósticos, y los individuos en quienes no puede establecerse un acuerdo sobre el diagnóstico no se introducen en el estudio como «afectados».

Un estudio bien diseñado utiliza toda la información disponible sobre la epidemiología genética del trastorno para elegir una muestra de individuos afectados para el estudio. A menudo ocurre que un subgrupo de familias es portador del trastorno cuya herencia sigue un simple patrón mendeliano, mientras que el patrón hereditario es menos claro en otras familias o grupos. En un trastorno en el que es probable que haya múltiples genes que contribuyan al fenotipo, tiene sentido empezar con una muestra de estudio en la que haya locus importantes. Redefinir el fenotipo de la enfermedad a menudo puede simplificar el proceso cartográfico al identificar a estos grupos o familias. Por ejemplo, en la búsqueda de una alteración genética para la enfermedad de Alzheimer, el proceso avanzó enormemente al limitar la población del estudio a aquellos individuos en quienes la edad de inicio del trastorno era temprana (antes de los 65 años); el rasgo de inicio temprano se segregaba de forma autosómica dominante. Otras formas de redefinir el fenotipo consisten en basarse en factores como el origen étnico, la edad de inicio, la respuesta al tratamiento, la gravedad de los síntomas o la presencia de trastornos comórbidos.

Especificar el fenotipo utilizando los métodos comentados puede aumentar las posibilidades de hallar una alteración genética en enfermedades complejas, pero también puede reducir mucho la potencia estadística del estudio, al limitar el número de individuos afectados disponibles. Por esta razón, se ha argumentado que en algunos trastornos ampliar el fenotipo es una estrategia apropiada. La sugerencia es que en algunas enfermedades complejas el fenotipo de interés puede representar el extremo de un espectro, y que para que la potencia estadística sea suficiente neuroconductora para cartografiar genes hay que incluir otros fenotipos. Por ejemplo, los estudios cartográficos del trastorno bipolar podrían incluir a individuos con trastorno depresivo mayor y con diagnóstico de trastorno bipolar.

Aunque puede parecer que los dos enfoques de especificar y ampliar el fenotipo de la enfermedad son mutuamente excluyentes, muchos grupos que estudian trastornos complejos han incorporado ambos métodos en el diseño de sus estudios. Una forma consiste en crear categorías diagnósticas estratificadas, que vayan de una categoría diagnóstica específica a una amplia, y comprobar la existencia de ligamiento genético en las condiciones de cada uno de estos esquemas. Algunos investigadores argumentan que en enfermedades complejas que forman parte de un espectro, esta estrategia disminuye el índice de falsos negativos, esto es, de pasar por alto un ligamiento existente a causa de una mala especificación. Otros argumentan que utilizando varios modelos y tomando el que proporcione las puntuaciones más altas aumenta enormemente el índice de falsos positivos, esto es, de identificar un área de ligamiento donde no hay ninguna. Un problema que existe con el uso de múltiples categorías diagnósticas es que cuantos más modelos se utilizan (y, por tanto, más pruebas estadísticas se realizan), más riguroso es el nivel de evidencia necesario para considerar que el resultado es significativo.

Mientras algunos fenotipos categoriales siguen siendo el pilar de los estudios genéticos en psiquiatría, cada vez son más claras las limitaciones de la nosología del DSM como base de la caracterización fenotípica en los estudios genéticos. Las investigaciones genéticas se centran cada vez más en rasgos que pueden ser componentes de una o más categorías diagnósticas. Por ejemplo, cada vez son más las pruebas de que la susceptibilidad genética a la psicosis, definida ampliamente, contribuye tanto al trastorno bipolar grave como a la esquizofrenia, y se están empleando numerosos métodos de investigación para intentar identificar genes causantes de esta susceptibilidad e incluso examinar las posibles relaciones etiológicas entre los trastornos psiquiátricos y los no psiquiátricos. Por ejemplo, se han empleado modelos bioinformáticos para investigar bases de datos de registros médicos, y se han puesto al descubierto amplias correlaciones por pares entre una lista diversa de trastornos psiquiátricos, neurológicos, autoinmunitarios e infecciosos. A la larga, los resultados de los experimentos adaptados a este modelo pueden proporcionar un marco para diseñar estudios de asociación y de ligamiento con mayor potencia estadística, que puedan servir para buscar los alelos que contribuyen a la susceptibilidad a múltiples trastornos.

Fenotipos continuos. Dadas las dificultades experimentadas al cartografiar genéticamente los diagnósticos categoriales, los genetistas neuroconductuales se centran cada vez más en investigar los rasgos cuantitativos que se cree que subyacen a un diagnóstico psiquiátrico concreto y que pueden ser más simples de cartografiar genéticamente. La razón de cartografiar estos fenotipos alternativos, o *endofenotipos,* es que los genes identificados pueden proporcionar pistas con respecto a las vías biológicas que son relevantes para comprender un trastorno en particular. Varias características tipifican los endofenotipos útiles: en primer lugar, deberían ser independientes del estado, esto es, no deberían fluctuar en función del curso de la enfermedad o el tratamiento farmacológico, y mostrar una estabilidad (fiabilidad) test-retest adecuada; en segundo lugar, deberían ser hereditarios, esto es, tendría que haber pruebas de que los factores genéticos son responsables de una proporción considerable de la variabilidad del rasgo en la población, y en tercer lugar, el endofenotipo debería correlacionarse con la enfermedad que se está investigando, esto es, se observan valores distintos de la cuantificación del rasgo en los pacientes en comparación con los individuos controles no emparentados.

Las medidas de la estructura y la función del cerebro proporcionan la mayor parte de los rasgos ahora investigados como endofenotipos para los trastornos psiquiátricos. Por ejemplo, varias características relativas a la morfometría cerebral (evaluadas mediante RM) son muy hereditarias (entre el 60 % y el 95 %), como el volumen total del cerebro, el volumen del cerebelo, la densidad de la sustancia gris y la sustancia blanca, el volumen de la amígdala y el hipocampo, y el volumen regional cortical. Varios estudios muestran que las características estructurales del cerebro que se correlacionan en muestras clínicas con trastornos como la esquizofrenia o el trastorno bipolar también son anómalas en los familiares de individuos afectados. Entre las medidas fisiológicas de la actividad cerebral empleadas como endofenotipos candidatos de los trastornos psiquiátricos destacan los patrones electroencefalográficos. Se han empleado varias evaluaciones de «lápiz y papel» para cuantificar endofenotipos relacionados con la función neurocognitiva y el temperamento.

Modelos animales.

En contraposición a los fenotipos categoriales, los endofenotipos pueden relacionarse de un modo más sencillo con los fenotipos que pueden evaluarse en los modelos animales. Los estudios sobre variaciones genéticas que afectan a los ritmos circadianos son un buen ejemplo. Las variaciones en los ritmos circadianos se consideran desde hace tiempo características importantes de los trastornos del estado de ánimo, y se han propuesto evaluaciones cuantitativas de los patrones de actividad como endofenotipos de estos trastornos. Numerosos estudios de modelos animales han demostrado que el reloj biológico controlado genéticamente determina la actividad circadiana, y que las variaciones en los genes del reloj se relacionan con variaciones en esta actividad desde las bacterias a los humanos. Los trabajos de cartografía genética realizados con moscas de la fruta iniciados a principios de la década de 1970 permitieron identificar por lo menos siete «genes del reloj genético», empezando con un *período*. Estudios posteriores mostraron que los homólogos de varios de estos genes desempeñan papeles fundamentales en la regulación de los ritmos circadianos en mamíferos. Los estudios de cartografía genética en ratones también han identificado genes de ritmos circadianos anteriormente desconocidos, empezando con el descubrimiento y caracterización de un *reloj* a principios de la década de 1990. Estos descubrimientos genéticos no solo han explicado las redes celulares y los circuitos neurofisiológicos responsables del control de los ritmos circadianos en mamíferos, sino que además han generado modelos animales que pueden aclarar la anatomía patológica de síndromes psiquiátricos como el trastorno bipolar. Por ejemplo, los ratones con una mutación seleccionada en el *reloj* muestran patrones de actividad anómalos, como hiperactividad y disminución del sueño, que al parecer son modificados por la administración de litio.

Avances en la genética de trastornos específicos

Los avances en la identificación de genes de susceptibilidad para trastornos psiquiátricos han sido decepcionantes en comparación con los de los trastornos no psiquiátricos. La enfermedad de Alzheimer representa la aplicación más satisfactoria de las estrategias de cartografía genética para trastornos neuroconductuales complejos, y el apartado sobre esta enfermedad proporciona un ejemplo del modo en que los estudios de ligamiento genético mejoran la comprensión de la patogenia de un rasgo complejo (v. más adelante). En el apartado sobre el autismo se describen investigaciones genéticas de síndromes que tienen características del autismo pero patrones de herencia relativamente simples, y se comenta el hecho de que estos estudios han suscitado investigaciones sobre trastornos más complejos del espectro autista. Por último, la búsqueda frustrante de hallazgos genéticos inequívocos para el trastorno bipolar y la esquizofrenia es usada para ilustrar las dificultades de los nuevos métodos en el campo de la genética neuroconductual.

Enfermedad de Alzheimer.

La enfermedad de Alzheimer aporta un excelente ejemplo de la fuerza de la genética para esclarecer la biología compleja de un trastorno neuropsiquiátrico. La enfermedad de Alzheimer es una forma bien establecida de demencia que se caracteriza por la alteración progresiva de la memoria y el funcionamiento intelectual. Los signos y síntomas clínicos, aunque característicos, no se limitan a ella, ya que también se observan en otros tipos de demencia. Por esta razón, el diagnóstico de enfermedad de Alzheimer solo puede confirmarse histopatológicamente en la autopsia. La presencia de placas seniles (formadas por una parte central de fibrillas de β-amiloide rodeadas por neuritas distróficas), los ovillos neurofibrilares ricos en proteína tau y la angiopatía congófila en el parénquima del cerebro y los vasos sanguíneos asociados son patognomónicos de la enfermedad de Alzheimer.

Se ha observado una edad de inicio variable de la enfermedad de Alzheimer, que oscila entre solo los 35 años y hasta los 95 años. El índice de concordancia para esta enfermedad en pares de gemelos monocigóticos es de aproximadamente el 50 %, lo que indica una contribución genética moderadamente elevada al riesgo de enfermedad. Ahora está claro, con la gran cantidad de estudios genéticos, que la enfermedad puede dividirse en dos amplias categorías: formas familiares, que dan cuenta de una pequeña minoría de los casos de enfermedad de Alzheimer y se caracterizan por un inicio temprano y una herencia autosómica dominante con una penetrancia elevada, y formas esporádicas, en las que la contribución genética se cree que es parecida a la que caracteriza a otras enfermedades neuropsiquiátricas frecuentes.

La búsqueda de la base genética de la enfermedad de Alzheimer familiar empezó con estudios de ligamiento tradicionales. En primer lugar, la investigación de un locus candidato en el cromosoma 21 en seres humanos identificó mutaciones en el gen de la *proteína precursora de amiloide (APP)* en un número reducido de familias en las que anteriormente se había observado un ligamiento considerable en marcadores de esta región. Se crearon ratones transgénicos con distintas mutaciones en *APP* y se observó que producen depósitos β-amiloides y placas seniles, así como pérdida de sinapsis, astrocitosis y microgliosis, todo parte de la patología de la enfermedad de Alzheimer. Las mutaciones en los genes que codifican la β-APP llevan todas a un aumento de la concentración extracelular de los fragmentos más largos de β-amiloide (Aβ42). En la mayor parte de las cepas de ratones transgénicos con mutaciones en la APP se observa un mayor índice de cambios conductuales y alteración en varias tareas relacionadas con la memoria, lo que indica disfunción en la memoria de reconocimiento de objetos y en la memoria de trabajo, entre otras. Estas observaciones son una prueba sorprendente de que las mutaciones en el gen β-amiloide son en realidad responsables de por lo menos algunos de los elementos histopatológicos de la enfermedad de Alzheimer.

A pesar de las observaciones anteriores, estaba claro que las mutaciones del gen β-amiloide no podían explicar por completo la etiología y la anatomía patológica de la enfermedad de Alzheimer, en particular porque se observó que no existía ligamiento en el cromosoma 21 en la mayor parte de las familias con enfermedad de inicio temprano. Además, no se observaron ovillos neurofibrilares en la mayor parte de los diferentes ratones transgénicos para el gen β-amiloide. La posterior búsqueda de la base genética de la enfermedad utilizando análisis de ligamiento del genoma completo en familias afectadas por esta enfermedad, pero de inicio temprano, permitió la identificación de otros dos genes de susceptibilidad a la enfermedad: la *presenilina 1 (PS-1)* en el cromosoma 14q24.3 y la *presenilina 2 (PS-2)* en el cromosoma 1q. La PS-1 y la PS-2 son proteínas transmembrana integrales con al menos 7 dominios transmembrana. Aunque su función no se ha esclarecido por completo, está claro que intervienen en la patogenia de la enfermedad de Alzheimer. La inactivación de las *presenilinas* en ratones provoca la neurodegeneración y manifestaciones conductuales de pérdida de la memoria. Los estudios bioquímicos y celulares han implicado a las presenilinas en varias vías importantes, incluyendo la apoptosis (muerte celular programada) y la síntesis de proteínas en el retículo endoplásmico.

Estas observaciones hacen hincapié en uno de los puntos fuertes de utilizar el análisis de ligamiento basado en familias. Los estudios basados en árboles genealógicos son especialmente adecuados para identificar genes de una enfermedad cuya penetrancia sea elevada y que desempeñen un papel importante en procesos biológicos importantes. Aunque las mutaciones en la *APP* y la *presenilina* son poco frecuentes, las investigaciones sobre la biología de las proteínas expresadas han proporcionado conocimientos clave sobre la fisiopatología de la demencia. Puesto que estas mutaciones de penetrancia elevada esclarecen funciones biológicas importantes, también proporcionan una base firme para concebir intervenciones terapéuticas. Por ejemplo, las «vacunas» con β-amiloide diseñadas para inducir una respuesta inmunógena contra el amiloide patógeno forman parte de ensayos clínicos avanzados. A diferencia de los actuales tratamientos psicofarmacológicos dirigidos de un modo inespecífico a los sistemas neuronales colinérgicos y glutamatérgicos, las vacunas con β-amiloide tratan de un modo específico las causas de la enfermedad de Alzheimer y generan una respuesta inmunitaria que en realidad puede revertir la formación de placas seniles.

ENFERMEDAD DE ALZHEIMER ESPORÁDICA Y DE INICIO TARDÍO. Las mutaciones en la *APP,* la *PS-1* o la *PS-2* aparecen en una mayoría de los casos hereditarios de enfermedad de Alzheimer de inicio temprano, pero no explican la enfermedad de Alzheimer esporádica o hereditaria de inicio tardío. Por esta razón, los investigadores prestaron atención a otros métodos para buscar pruebas del ligamiento en un gran número de familias pequeñas con enfermedad de Alzheimer de inicio tardío. En 1991, los resultados de un estudio de ligamiento no paramétrico en el que se utilizaron 36 marcadores en familias con enfermedad de Alzheimer de inicio tardío proporcionaron pruebas de la existencia de un gen de susceptibilidad situado en el brazo largo del cromosoma 19. En 1993, los estudios de asociación revelaron que el alelo e4 del gen de la *apolipoproteína E* se relacionaba estrechamente con la enfermedad de Alzheimer de inicio tardío, y que esta asociación era casi sin duda responsable de la señal de ligamiento observada anteriormente en el cromosoma 19. Hay tres alelos conocidos de este gen: e2, e3 y e4. En la mayor parte de las poblaciones, el alelo e3 es el más frecuente. No obstante, en la enfermedad de Alzheimer hereditaria de inicio tardío la incidencia del e4 es de aproximadamente el 50%, y en la esporádica de inicio tardío es del 40%, en comparación con aproximadamente el 16% de los controles sanos. Los estudios epidemiológicos sugieren que entre el 30% y el 60% de los casos de enfermedad de Alzheimer de inicio tardío presentan como mínimo un alelo *apoE-e4.* El genotipo e4 parece ser un factor de riesgo más importante de la enfermedad de Alzheimer en poblaciones de origen europeo y asiático comparado con poblaciones de origen africano. En general, la asociación entre el *apoE-e4* y la enfermedad de Alzheimer sigue siendo probablemente la más fuerte que se ha identificado en una enfermedad humana frecuente.

El establecimiento del *apoE-e4* como alelo de susceptibilidad a la enfermedad de Alzheimer de inicio tardío ha llevado a la búsqueda de otros alelos que podrían interaccionar con el *apoE-e4* para modificar el riesgo de enfermedad. En 2007, los investigadores utilizaron estrategias de asociación del genoma completo (en casos y controles confir

mados histológicamente) para identificar *GAB2* (proteína de transporte asociada a GRB2) como otro alelo de riesgo en portadores del *apoE-e4* (pero no en pacientes con enfermedad de Alzheimer que no eran portadores del e4). Los primeros estudios sugieren que los portadores de ambos alelos de riesgo, *apoE-e4* y *GAB2,* tienen un riesgo casi 25 veces mayor de presentar enfermedad de Alzheimer que los que no son portadores de ningún alelo de riesgo. Se están realizando estudios de asociación del genoma completo y a mayor escala en la enfermedad de Alzheimer, y probablemente surgirán nuevas asociaciones; no obstante, es poco probable que alguna tenga un efecto tan fuerte como el *apoE.*

Autismo.   El autismo es un trastorno grave del neurodesarrollo que se define por tres características principales: alteración del lenguaje y la comunicación, alteración o anomalías en la interacción social, y patrones de conducta limitados, repetitivos y estereotipados. Comprender la etiología del autismo ha sido lento, pero actualmente se dispone de pruebas convincentes de que las alteraciones en vías celulares y moleculares específicas del desarrollo neurológico son importantes para su etiología. En comparación con otros trastornos neuropsiquiátricos, hay una evidencia particularmente fuerte a favor de una contribución genética al riesgo de autismo y a los trastornos del espectro autista. El riesgo de recurrencia de autismo o de trastornos del espectro autista entre hermanos oscila entre el 2% y el 6%. La prevalencia en la población es de aproximadamente 1 por cada 2000 (0,04%), lo que significa que los hermanos de los individuos autistas corren un riesgo de 50 a 100 veces superior de presentar autismo que una persona de la población general. En los estudios de gemelos sobre autismo se observa una heredabilidad extraordinariamente elevada (como demuestra la concordancia entre gemelos monocigóticos del 80% al 92%), pero también se constata la complejidad genética de estos trastornos, con un índice de concordancia entre gemelos dicigóticos de entre el 1% y el 10%, lo que sugiere un patrón hereditario altamente multigénico.

El mayor interés se centra ahora en la posibilidad de que los individuos con autismo exhiban un mayor número de anomalías cromosómicas masivas (entre el 5% y el 10%, según algunos estudios) que los no afectados. Además de estas anomalías groseras, en varios estudios recientes se ha sugerido que el autismo se asocia con una prevalencia inusualmente elevada de CNV submicroscópicas. Por ejemplo, en 2007, el Autism Genome Project Consortium (Consorcio del Proyecto del Genoma del Autismo) aplicó estrategias de micromatriz multigénica (genochips y microchips de ADN) a casi 8000 individuos de unas 1500 familias, cada una con al menos dos miembros de la familia afectados, y observó que aproximadamente el 10% de las familias con un trastorno del espectro autista eran portadoras de CNV, con un tamaño promedio de más de 3 millones de pares de bases, que principalmente consistían en duplicaciones más que en deleciones. Aunque el diseño de este estudio no permitió evaluar si la frecuencia de las CNV era mayor en pacientes con autismo que en los controles, según otro estudio la incidencia de nuevas CNV es del 10% en los casos esporádicos de autismo (sin antecedentes familiares) en comparación con una incidencia del 1% en los controles. Estos resultados, aunque estimulantes, siguen considerándose preliminares. Antes incluso de la demostración de un índice elevado de nuevas mutaciones en el autismo, los estudios epidemiológicos han sugerido que la base genética de este trastorno es compleja. Por ejemplo, aunque el riesgo de autismo en los familiares de primer grado de probandos autistas es alto, hay un considerable declive en los de segundo y tercer grado, lo que sugiere que deben interactuar múltiples variantes genéticas para aumentar la susceptibilidad a este síndrome. Los análisis de segregación del autismo también respaldan la hipótesis de que se trata de un trastorno heterogéneo que refleja las acciones de múltiples variantes genéticas de efecto reducido. Un análisis de clases latentes realizado para estudiar los posibles modos de transmisión sugería un modelo epistático en el que interaccionaban hasta 10 locus, y otros estudios han estimado que pueden estar involucrados hasta 15 locus. Los estudios genéticos sobre el autismo han incluido todos los cribados ge

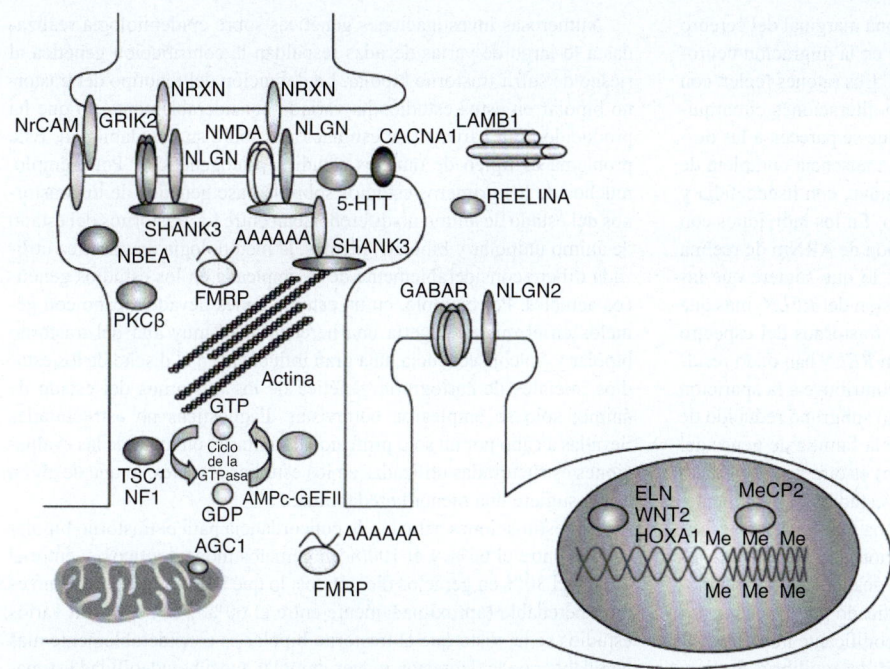

FIGURA 33-32
Esquema de la biología celular de las proteínas expresadas por los genes identificados a través de estudios de cartografía de trastornos del espectro autista. La función de cada producto génico se sitúa en tres amplias categorías diagnósticas. Las proteínas que participan en la formación y mantenimiento de las sinapsis son: FMR1, TSC1, TSC2, MeCP2, NLGN 3 y 4, y SHANK3. Otro conjunto de proteínas que intervienen en la migración neuronal y el destino celular son: REELINA, WNT2, LAMB1 y NrCAM. Las proteínas que participan en los sistemas neurotransmisores y se ven alteradas en algunos individuos con autismo son: 5-HTT (transportador de serotonina codificado por SLC6A4), GABAR y la subunidad NMDA codificada por GRIK2. Véase el texto para más detalles. (De Persico AM, Bourgeron T. Searching for ways out of the autism maze: Genetic, epigenetic and environmental clues. *Trends Neurosci*. 2006;29:349, con autorización.)

nómicos, los estudios de genes candidato, los estudios de reestructuración cromosómica, los análisis de mutaciones y, más recientemente, los estudios comparativos de hibridación genómica. Tomados en conjunto y aceptando que la mayor parte de las observaciones todavía tienen que reproducirse apropiadamente, estos estudios han contribuido a un nuevo cuadro de susceptibilidad al autismo que incluye a los genes involucrados en tres sistemas principales: los que intervienen en la formación y mantenimiento de las sinapsis, los que participan en la migración celular, y los que intervienen en redes neurotransmisoras inhibitorias/excitatorias. En la figura 33-32 se muestra un esquema de los posibles genes candidatos conocidos para el autismo y su relación molecular.

FORMACIÓN Y MANTENIMIENTO DE LAS SINAPSIS. Quizá los mayores inconvenientes a la hora de identificar los genes de susceptibilidad para el autismo proceden de estudios sobre trastornos que muestran manifestaciones clínicas asociadas con el autismo o los trastornos del espectro autista pero con patrones hereditarios más simples, como el síndrome del cromosoma X frágil, la esclerosis tuberosa y el síndrome de Rett. En general, las anomalías genéticas asociadas con estos trastornos afectan a la formación y el mantenimiento de las sinapsis. El síndrome del cromosoma X frágil, que explica entre un 3% y un 4% de los casos de autismo, está causado por una repetición inestable de trinucleótidos en la región 5' del gen que codifica la discapacidad intelectual del síndrome del cromosoma X frágil *(FMR1)* en Xq27.3. Esta repetición se expande a medida que se transmite a las generaciones siguientes, lo que causa alteraciones en la metilación e inhibición de la expresión del *FMR1*. El *FMR1* produce una proteína transportadora de ARN que acompaña en el transporte de ARN desde el núcleo hasta el citoplasma y que participa en la traducción del ARNm en la sinapsis. Se han observado anomalías en la densidad (superior a la normal) y la anatomía (más largas y delgadas que las normales) de las espinas dendríticas en individuos con síndrome del cromosoma X frágil, así como en modelos murinos de este trastorno. La esclerosis tuberosa, que explicaría entre un 2% y un 10% de los casos de autismo (la incidencia de esclerosis tuberosa es mayor entre los individuos autistas con trastornos epilépticos), se debe a mutaciones en uno de los dos genes supresores de tumores, el *TSC1*, situado en 9q34, y el *TSC2*, en 16p13, que participan en la inactivación de la trifosfatasa de guanosina (GTPasa). Se ha visto que la pérdida de una sola copia de *TSC1* en ratones altera la dinámica citoesquelética y la estructura de las espinas dendríticas.

Aunque menos clara, la genética del síndrome de Rett, un trastorno generalizado del desarrollo ligado al cromosoma X (el primero con una etiología genética conocida) que se da solo en chicas y se asocia con un desarrollo inicial normal seguido de pérdida de las habilidades –en particular habilidades sociales y manuales a los 4 años de edad– también apunta a alteraciones en la formación y el mantenimiento de las sinapsis en trastornos del espectro autista y otros relacionados. El síndrome de Rett está causado por mutaciones en *MeCP2*, que sintetiza una proteína metilada de transporte de ADN que regula la expresión génica y la estructura de la cromatina. Aunque se sabe poco sobre la función exacta del *MeCP2* en la aparición del síndrome, el patrón de desarrollo inicial normal y su posterior regresión sugieren que este gen es más probable que intervenga en el mantenimiento de las sinapsis y en el remodelado que en la formación de las sinapsis.

La *neuroligina (NLGN)* 3 y 4 y otros genes *SHANK3*, genes adicionales que al parecer desempeñan algún papel en la formación de sinapsis pueden verse afectados por las reestructuraciones cromosómicas observadas en algunos individuos con autismo. Los genes de la neuroligina, situados en el cromosoma X, producen moléculas de adhesión celular que se localizan en neuronas glutamatérgicas postsinápticas. Cuando aparecen mutados en roedores, estos genes muestran defectos en la circulación e inducción de sinapsis. En la forma sin mutaciones, su expresión induce la formación de terminales presinápticas normales en los axones. La *SHANK3* es un ligando de unión de las neuroliginas y regula la organización estructural de las espinas dendríticas. Se han identificado mutaciones en *SHANK3* en individuos con trastornos del espectro autista de por lo menos tres familias hasta la fecha, y en un estudio comparativo de hibridación genómica realizado con individuos autistas, con miembros de sus familias y con controles se identificó recientemente una gran deleción en el cromosoma 22q13, en la región que contiene *SHANK3*, por lo menos en un individuo con autismo.

MIGRACIÓN CELULAR. De las regiones destacadas por un cribado genómico en familias con autismo, el cromosoma 7q ha proporcionado las pruebas más convincentes de ligamiento, aunque sobre una región muy amplia. Las reestructuraciones cromosómicas conocidas de esta región en individuos con autismo añaden interés. La región de ligamiento del cromosoma 7q consta de varios genes que son fuertes candidatos al autismo, principalmente *RELN*, cartografiado en el cromosoma 7q22. *RELN* codifica la reelina, una proteína de señalización segregada por las células de Cajal-Retzius localizadas en la zona marginal del cerebro en desarrollo. Desempeña un papel importante en la migración neuronal y en el desarrollo de conexiones neuronales. Los ratones reeler, con deleciones espontáneas en el *RELN*, presentan alteraciones citoarquitectónicas en el cerebro durante el desarrollo que se parecen a las descritas en el cerebro de las personas autistas. La ausencia completa de *RELN* en humanos produce un fenotipo más grave, con lisencefalia y discapacidad intelectual grave, pero no autismo. En los individuos con autismo se observa reducción de la concentración de ARNm de reelina y proteína en el cerebro y el suero sanguíneo, lo que sugiere que las mutaciones causantes de reducción en la expresión del *RELN*, más que de su ausencia, pueden ser importantes en los trastornos del espectro autista. Los estudios de asociación genética con *RELN* han dado resultados negativos, lo que indica que si el *RELN* contribuye a la aparición del autismo, puede desempeñar este papel en un subgrupo reducido de individuos afectados. El *WNT2* (miembro 2 de la familia de genes del sitio de integración del tumor mamario de ratón) es otro gen identificado como posible candidato del autismo según estudios de ligamiento. El *WNT2* se localiza en 7q31 y forma parte de una familia de genes que codifican proteínas de señalización cuya secreción interviene en varios procesos del desarrollo, como la regulación del destino celular y el modelado durante la embriogénesis. Se han identificado por lo menos dos familias en las que las variantes de secuencia codificante no conservadora en *WNT2* se segregan con el autismo. El desequilibrio de ligamiento entre un SNP de la región no traducida 3' del *WNT2* y el autismo también se observa en familias con alteraciones graves del lenguaje, que explican la mayor parte de los indicios de ligamiento en el cromosoma 7q en uno de los cribados genómicos originales.

SISTEMAS DE NEUROTRANSMISORES INHIBIDORES/EXCITADORES. Aunque actualmente se dispone de pocas pruebas que constaten que las mutaciones en los genes que codifican los transportadores y receptores de los neurotransmisores son directamente responsables de la aparición de autismo, hay algún indicio de que estos genes podrían actuar como modificadores o factores de susceptibilidad para un fenotipo del espectro autista. Los indicios son quizá más convincentes en lo que respecta al papel de los receptores del GABA en la aparición y expresión de los trastornos autistas. Estos receptores aparecen agrupados en el cromosoma 15q11-13, y las duplicaciones de esta región son las anomalías citogenéticas observadas con más frecuencia en el autismo (hasta el 6% de los casos). El GABA es un importante neurotransmisor inhibidor del SNC, y es responsable del control de la excitabilidad en el cerebro maduro. El cromosoma 15q11-13 es una de las regiones más complejas del genoma. Presenta un índice elevado de inestabilidad genómica, que incluye la duplicación y la deleción frecuentes, y el sellado genómico *(imprinting)* desempeña un papel importante en la expresión de genes en esta región. El 15q11-13 es la región esencial de los síndromes de Angelman y Prader-Willi, trastornos neurológicos debidos a deleciones o mutaciones en esta región que tienen lugar en cromosomas heredados por vía materna o paterna, respectivamente.

A pesar de la elevada incidencia de duplicaciones de 15q11-13 entre los individuos autistas, los cribados genómicos no han confirmado de manera convincente el ligamiento o la asociación en esta región. No obstante, los estudios sobre genes candidatos prosiguen, en parte porque es difícil ignorar una incidencia del 6% de individuos autistas con duplicaciones en esta región.

Trastorno bipolar. La búsqueda de una base genética del trastorno afectivo bipolar está llena de tropiezos y respuestas parciales. Los antecedentes de los esfuerzos por cartografiar genéticamente el trastorno bipolar ilustran no solo la complejidad extrema de los trastornos psiquiátricos, sino también la evolución de los métodos genéticos ante estas enfermedades. El trastorno bipolar es una enfermedad episódica caracterizada por períodos recurrentes de manía y depresión. Con frecuencia los síntomas psicóticos forman parte del cuadro clínico, en particular en los pacientes más graves.

Numerosas investigaciones genéticas sobre epidemiología realizadas a lo largo de varias décadas respaldan la contribución genética al riesgo de sufrir trastorno bipolar. La definición del fenotipo del trastorno bipolar en estos estudios ha variado considerablemente, lo que ha producido gran variedad de estimaciones sobre su heredabilidad. Este problema es típico de muchos estudios psicogenéticos. Por ejemplo, muchos de los primeros estudios sobre la base genética de los trastornos del estado de ánimo no diferenciaban entre los trastornos del estado de ánimo unipolar y bipolar. Además, la metodología diagnóstica utilizada difiere considerablemente de la empleada en los estudios genéticos actuales. Por ejemplo, en un estudio danés llevado a cabo con gemelos en el que se sugería una heredabilidad muy alta del trastorno bipolar y, en consecuencia, una gran influencia en el diseño de los estudios iniciales de cartografía genética de los trastornos del estado de ánimo, solo se emplearon entrevistas diagnósticas no estructuradas llevadas a cabo por un solo profesional sanitario, en lugar de las evaluaciones estructuradas utilizadas en los estudios actuales, lo que de algún modo sugiere una menor heredabilidad.

Las estimaciones actuales de concordancia para el trastorno bipolar oscilan entre el 65% y el 100% en gemelos monocigóticos, y entre el 10% y el 30% en gemelos dicigóticos, lo que indica que el trastorno es muy heredable (aproximadamente entre el 60% y el 80%). En varios estudios se ha visto que el trastorno bipolar es considerablemente más heredable que la depresión mayor unipolar, cuya heredabilidad estimada oscila entre el 30% y el 40%.

Los primeros estudios familiares sugerían que los patrones de segregación del trastorno bipolar eran compatibles con la herencia unigénica de un locus de efecto significativo. No obstante, aunque algunos árboles genealógicos del trastorno bipolar pueden segregarse como un locus, cada vez hay más pruebas que indican que si tal árbol genealógico existe tiene que ser muy infrecuente. Además, el hecho de que los estudios de ligamiento genético no hayan podido poner al descubierto este locus con pruebas inequívocas en cualquier árbol genealógico es un argumento en contra de esta posibilidad. La rápida disminución observada en el riesgo de recurrencia del trastorno bipolar en gemelos monocigóticos con respecto a los parientes de primer grado tampoco coincide con los modelos de herencia unigénica, sino que sugiere más bien modelos en los que interaccionan múltiples genes.

PRIMEROS ESTUDIOS DE LIGAMIENTO. Un gran entusiasmo siguió a los primeros estudios de ligamiento en el trastorno bipolar situado en los cromosomas X y 11 en 1987. Los investigadores señalaron que, en varias familias, el trastorno bipolar y otros trastornos afectivos se heredaban siguiendo un patrón de herencia ligada al cromosoma X. Además, estos trastornos se congregaban en varias familias israelíes con ceguera a los colores (acromatopsia) y deficiencia de glucosa-6-fosfato deshidrogenasa (G6PD), lo que se atribuía al cromosoma X. Los estudios de ligamiento realizados en estos árboles genealógicos, utilizando la ceguera a los colores o la deficiencia de G6PD como locus marcadores, proporcionaron puntuaciones de LOD de entre 4 y 9. Los primeros estudios del cromosoma 11 fueron similares a los del cromosoma X en cuanto a que observaron un ligamiento considerable después de probar solo unos pocos marcadores en una única región, en este caso en un extenso árbol genealógico de una vieja congregación *amish* con una presencia elevada de trastorno bipolar.

Como era de esperar, estas observaciones generaron un gran interés. Ambos estudios mostraban puntuaciones de LOD elevadas y proporcionaban pruebas claras del ligamiento. No obstante, cuando se replicaron estos estudios en otras poblaciones no pudieron obtenerse resultados positivos para el cromosoma X ni para el 11, y las pruebas a favor del ligamiento desaparecieron fundamentalmente en ambas regiones cromosómicas de las muestras en las que originalmente se había constatado ligamiento cuando se ampliaban los árboles genealógicos para que incluyeran a otros individuos afectados y cuando los marcadores eran tipificados en las posibles regiones de ligamiento. La explicación más plausible en este caso es que los resultados del ligamiento original eran falsos positivos y quizás hayan reflejado una interpretación excesivamente optimista de pruebas que, en retrospectiva, eran relativamente escasas.

CRIBADOS DEL GENOMA COMPLETO. Los primeros estudios de ligamiento del trastorno bipolar evaluaban solo unos pocos marcadores porque era lo único de lo que se disponía. Con la elaboración de la cartografía de ligamiento genético del genoma en la década de 1990, los estudios de ligamiento de rasgos más complejos, como el trastorno bipolar, empezaron en el genoma completo. La ventaja de los estudios de cartografía del genoma completo es que no requieren conocimientos *a priori* de la base biológica de un fenotipo concreto. Los cribados de todo el genoma son una oportunidad para evaluar los indicios de ligamiento en todos los puntos del genoma sin sesgo. Aunque los estudios del genoma completo eran claramente más útiles para detectar el ligamiento verdadero que los que se centraban en solo unos pocos marcadores situados de forma arbitraria o alrededor de unos pocos genes candidatos, estas investigaciones también han tenido, en general, resultados decepcionantes. Las dificultades para obtener resultados significativos al reproducir el ligamiento en el trastorno bipolar y otros rasgos complejos son obvias cuando se revisan los diversos estudios de cartografía genética en los que se han sugerido –pero no demostrado de manera rotunda– locus de susceptibilidad al trastorno bipolar en el cromosoma 18.

CROMOSOMA 18. El primer estudio de ligamiento procedía de un cribado parcial del genoma en el que se investigaron 11 marcadores del cromosoma 18 y se identificó la posibilidad de ligamiento cerca del centrómero. Dado que los patrones de herencia del trastorno bipolar son desconocidos, los resultados se analizaron utilizando ambos modelos, recesivo y dominante. Algunos de los marcadores eran positivos y seguían un modelo recesivo en algunas familias; otros eran positivos y seguían un modelo dominante en otras familias, y aun otros daban puntuaciones de LOD positivas en un subgrupo de familias y seguían ambos modelos. Los esfuerzos por reproducir estos resultados en otras poblaciones han sido variados. Hasta ahora, por lo menos en dos grupos no han podido hallarse indicios de ligamiento en la región pericentromérica del cromosoma 18 en las muestras, aunque en otro grupo se han hallado pruebas que respaldan el ligamiento en esta región. En otros estudios se han hallado posibles pruebas de ligamiento en el cromosoma 18, como un cribado genómico completo en dos grandes árboles genealógicos costarricenses que proporcionaron pruebas del ligamiento en el cromosoma 18q22-23, así como en una zona del 18p. Las distintas pruebas de estos diversos estudios, aunque en cierto modo contradictorias y confusas, señalan por lo menos dos locus distintos de susceptibilidad en el cromosoma 18: uno en 18p y otro en 18q.

MEJORA DE LA POTENCIA ESTADÍSTICA DEL ESTUDIO. Las observaciones ambiguas representadas por los esfuerzos de ubicar los locus de susceptibilidad en el cromosoma 18 han llevado a los investigadores a implementar nuevas estrategias para cartografiar los genes del trastorno bipolar. Una de estas es el metanálisis, que implica combinar datos de múltiples investigaciones para aumentar la potencia estadística, y en algunos casos el análisis combinado apunta a locus originalmente no hallados en los estudios individuales. Se han utilizado varias técnicas metanalíticas para explorar los estudios de cartografía genética del trastorno bipolar. Los métodos de probabilidad de análisis múltiples (MSP, *multiple scan probability*) y de metanálisis de los análisis genómicos (GSMA, *genome scan meta-analysis*) solo requieren valores estadísticos del ligamiento y valores p de cada estudio para examinar los datos combinados. La MSP se utilizó para combinar regiones cromosómicas con valores p inferiores a 0,01 de 11 estudios independientes sobre trastorno bipolar y proporcionaron pruebas de los locus de susceptibilidad de los cromosomas 13q y 22q. Aunque los métodos MSP y GSMA tienen la ventaja de que únicamente requieren datos significativos del ligamiento, no permiten explicar cuestiones específicas del estudio que limitarán hasta qué punto pueden compararse múltiples estudios. Al combinar los datos

originales del genotipo de muchos estudios puede evitarse este problema. Con este método, el mayor metanálisis realizado hasta la fecha combinaba 11 análisis del ligamiento del genoma completo en el trastorno bipolar, que contaban con 5 179 individuos de 1 067 familias. El acceso a los datos originales del genotipo permitió establecer una cartografía genética estandarizada en la que se cartografiaron los marcadores de cada estudio en una cartografía común promediada por sexos. Los resultados de este metanálisis identificaron dos locus de susceptibilidad con significación del genoma completo en 6q y 8q.

Otra estrategia que se ha utilizado para aumentar la potencia estadística de los estudios de cartografía genética es la formación de consorcios que combinan datos de muchos centros clínicos. En un consorcio en el que se combinaban datos del Reino Unido y de Irlanda se respaldaba el ligamiento en 9p21 y 10p14-21. Asimismo, la combinación de datos de familias españolas, rumanas y búlgaras proporcionó más apoyo a las observaciones relativas a los cromosomas 4q31 y 6q24. Los investigadores también pueden aumentar la potencia estadística estandarizando los juegos de marcadores y los protocolos de la evaluación clínica entre estudios independientes para permitir la comparación directa. Este método se utilizó para identificar un locus de susceptibilidad al trastorno bipolar en el cromosoma 5q31-33. La región mostró posibles resultados de ligamiento no paramétrico en árboles genealógicos del Valle Central de Costa Rica. Con idénticos marcadores genéticos y criterios diagnósticos, se destacó la misma región en un análisis independiente de una serie de familias colombianas con antecedentes genéticos parecidos a los de las familias costarricenses. Un estudio de seguimiento en el que se utilizaron otros marcadores en un conjunto más amplio de familias colombianas y costarricenses confirmó las evidencias significativas en el genoma completo de una región candidata de 10 cM en 5q31-33. Esta observación es especialmente interesante porque el ligamiento máximo en los estudios de trastorno bipolar se superpone con las regiones de ligamiento de la esquizofrenia y la psicosis, identificadas en un estudio anterior llevado a cabo con 40 familias de las islas portuguesas. Estos resultados contribuyen a la opinión creciente de que tiene que haber una superposición genética considerable entre los distintos trastornos del DSM.

Esquizofrenia. En la última década se han visto interesantes avances en los estudios genéticos de la esquizofrenia. Muchos de estos se deben a los grandes consorcios formados para investigar el trastorno. Estos esfuerzos de colaboración permiten obtener grandes muestras con suficiente poder para investigar el trastorno.

Antes de estos estudios, los estudios familiares establecían una heredabilidad de entre el 60 % y el 80 %, sin embargo, se carecían de estudios significativos de todo el genoma. En 2009, varios de los consorcios combinaron muestras e identificaron un SNP en el MHC en el cromosoma 6p22 como un locus de riesgo. Después se realizaron varios estudios bien diseñados, incluido un artículo histórico de 2016 del Schizophrenia Working Group del Psychiatric Genomics Consortium, que se centró en los alelos C4 y demostró su papel en la poda sináptica durante el período crítico de desarrollo, lo que apoya la hipótesis de que la esquizofrenia es el resultado de anomalías del neurodesarrollo.

Antes de este trabajo surgieron varios genes candidatos que generaron una amplia gama de investigaciones básicas y clínicas con el objetivo de dilucidar su importancia funcional, por ejemplo, utilizando la selección de genes de ratón y la resonancia magnética funcional.

La identificación temprana de la implicación del cromosoma 6p24-22 en la esquizofrenia llevó a proponer a la *disbindina (DTNB1)* como un gen candidato para la esquizofrenia. Los estudios de asociación adicionales sobre la *disbindina* han sido ambiguos.

Los estudios de ligamiento posteriores apuntaron a una región sobre el cromosoma 1 que contenía los genes candidato *DISC 1* y *DISC 2* *(alterados en la esquizofrenia 1* y *2)* situados en el cromosoma 1q21-22 y 1q32-42. Estos genes se identificaron inicialmente en un extenso árbol genealógico escocés a principios de la década de 1990. En este árbol genealógico se segregaba una traslocación equilibrada entre los cromosomas 1 y 11, y posiblemente estaba asociada a una enfermedad mental grave. Los *DISC 1* y *2* se identificaron en la familia escocesa original por su localización cerca del punto de ruptura de la traslocación cromosómica. Al igual que en el caso de la *disbindina,* los estudios de seguimiento de *DISC 1* y *DISC 2* han sido ambiguos.

Los cribados genómicos, como uno centrado en extensas familias islandesas, han identificado una región candidata a la esquizofrenia en el cromosoma 8p21-22. La cartografía detallada de la región redujo la búsqueda y al final llevó a la propuesta de la *neuregulina 1 (NRG1)* como gen candidato de la esquizofrenia. Los estudios de asociación proporcionaron de nuevo resultados ambiguos y difíciles de interpretar.

A pesar de los estudios genéticos ambiguos, se han dedicado considerables recursos a las investigaciones moleculares y neurofisiológicas de los productos funcionales de la *disbindina*, *DISC 1* y *DISC 2*, y la *neuregulina.* Ahora puede disponerse de ratones mutantes para cada uno de los tres genes, y se han utilizado para demostrar observaciones biológicas interesantes. Por ejemplo, la *disbindina* se expresa en el hipocampo y la corteza prefrontal dorsolateral. La proteína disbindina se une a la β-distrobrevina y se ha involucrado en la estructura sináptica y la señalización. Se ha visto que la *DISC 1* influye en la formación de los axones en estudios celulares, y los ratones mutantes para *DISC 1* muestran alteraciones en una amplia variedad de pruebas, como las de aprendizaje, memoria y sociabilidad. La neuregulina pertenece a una familia de factores de crecimiento que participan en numerosas funciones, como la formación de sinapsis, la migración neuronal y la neurotransmisión. La alteración dirigida de *erbB4,* el sitio de acción postsináptico de la neuregulina, provoca la hipofunción glutamatérgica sináptica. A pesar de la interesante biología puesta al descubierto, queda poco claro si y hasta qué punto alguno de estos genes contribuye a la etiología de la esquizofrenia en seres humanos, y muchos genetistas han sido prudentes a la hora de respaldar la legitimidad de los ratones mutantes generados a partir de la lista actual de genes candidatos como modelos de los trastornos psiquiátricos.

ELECTROFISIOLOGÍA APLICADA

La electroencefalografía es el registro de la actividad eléctrica del cerebro. Se utiliza en psiquiatría clínica principalmente para evaluar la presencia de convulsiones, en particular en los lóbulos temporal y frontal, y las ausencias típicas, que pueden producir conductas complejas. El electroencefalograma (EEG) también se utiliza durante la TEC para controlar el éxito del estímulo a la hora de producir actividad convulsiva, y como componente clave de la polisomnografía usada en la evaluación de los trastornos del sueño. La electroencefalografía cuantitativa (EEGq) y los potenciales evocados cerebrales representan métodos más novedosos basados en el EEG, que proporcionan mejores datos y conocimientos clínicos sobre el funcionamiento del cerebro.

Electroencefalografía

Una onda cerebral es una diferencia transitoria de potencial eléctrico (enormemente amplificada) entre dos puntos cualesquiera situados sobre el cuero cabelludo, o entre algunos electrodos colocados sobre el cuero cabelludo y un electrodo de referencia localizado en cualquier parte de la cabeza (p. ej., el lóbulo de la oreja o la nariz). La diferencia de potencial eléctrico cuantificada entre dos electrodos del EEG fluctúa u oscila muy rápido, muchas veces por segundo. Esta oscilación produce la característica «línea garabateada» que se identifica como «ondas cerebrales».

Las ondas cerebrales reflejan cambios al pasar a ser más rápidas o más lentas en frecuencia o más bajas o más altas en voltaje, o alguna combinación de estas dos respuestas. Un EEG normal nunca constituye una prueba positiva de ausencia de disfunción cerebral. Incluso en enfermedades con una fisiopatología cerebral establecida, como la esclerosis múltiple, la neoplasia subcortical profunda, algunos trastornos convulsivos, la enfermedad de Parkinson y otros trastornos del movimiento, puede hallarse una incidencia sustancial de pacientes con EEG normales. Sin embargo, un EEG normal a menudo puede proporcionar pruebas convincentes para excluir determinados tipos de trastornos cerebrales, que pueden presentarse con síntomas conductuales o psiquiátricos. Con mayor frecuencia, la información procedente de los síntomas del paciente, la evolución clínica y los antecedentes, así como otros resultados analíticos, identifican una causa probable de las observaciones en el EEG. A menudo se solicitan EEG cuando ya se sospecha un proceso fisiopatológico, o cuando un paciente experimenta un cambio repentino e inexplicable en su estado mental.

Colocación de los electrodos. Los electrodos normalmente utilizados para registrar el EEG se unen al cuero cabelludo con una pasta conductora. Una selección estándar consta de 21 electrodos, cuya colocación se basa en la norma sobre electrodos del sistema internacional 10/20 (fig. 33-33). Este sistema cuantifica la distancia entre los puntos de referencia fácilmente identificables sobre la cabeza y, a continuación, localiza posiciones de los electrodos a una distancia de entre el 10 % y el 20 % en una dirección transversa anteroposterior. A continuación, los electrodos se designan con una letra mayúscula que indica la región del cerebro bajo él y un número, impar para el hemisferio izquierdo y par para el derecho (la z subíndice indica los electrodos de la línea media). Así, el electrodo O_2 se coloca sobre la región occipital derecha y la derivación P_3 sobre el área parietal izquierda.

En circunstancias especiales, pueden utilizarse otros electrodos. Los electrodos nasofaríngeos pueden insertarse en el espacio nasofaríngeo a través de las fosas nasales y estar más cerca del lóbulo temporal que los electrodos del cuero cabelludo. No se produce penetración tisular. Estos electrodos pueden estar contraindicados en muchos pacientes psiquiátricos que manifiestan conductas como confusión, agitación o agresividad, que podrían desconectar las derivaciones y lacerar el paso nasal. Los electrodos esfenoidales utilizan una aguja hueca, a través de la cual se inserta un electrodo fino que está aislado, excepto en la punta, entre la cavidad cigomática y la sigmoidea en la mandíbula, hasta que entra en contacto con la base del cráneo lateral al foramen oval.

Electroencefalograma activado. Algunos procedimientos de activación se utilizan para aumentar la probabilidad de que se produzcan descargas anómalas, en particular en espiga o en punta-onda. La hiperventilación intensa es uno de los procedimientos de activación utiliza-

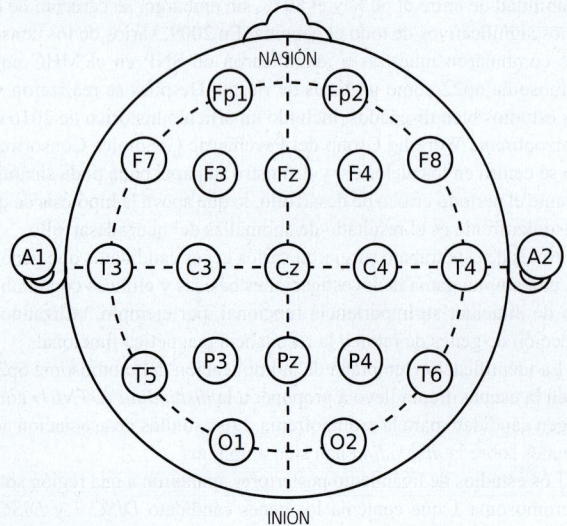

FIGURA 33-33
Sistema internacional de colocación de electrodos 10/20.

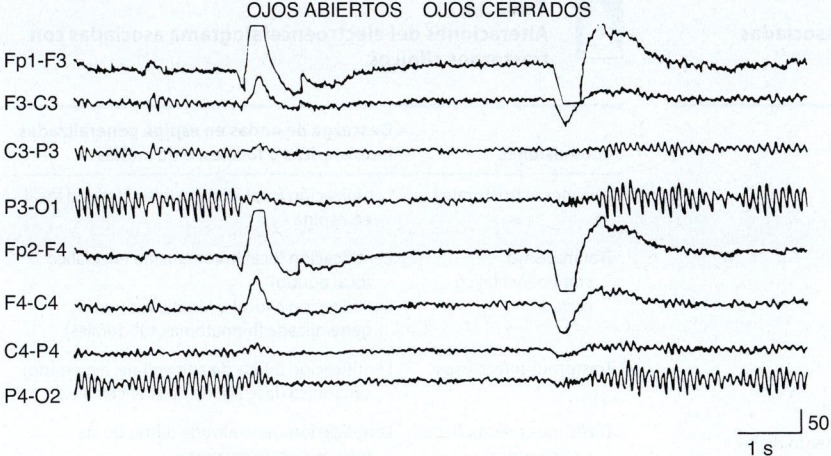

OJOS ABIERTOS   OJOS CERRADOS

Fp1-F3

F3-C3

C3-P3

P3-O1

Fp2-F4

F4-C4

C4-P4

P4-O2

50 µV
1 s

FIGURA 33-34

Trazados de EEG normal en un hombre de 28 años despierto. (De Emerson RG, Walesak TS, Turner CA. EEG and evoked potentials. En: Rowland LP, ed. *Merritt's textbook of neurology*. 9.ª ed. Baltimore: Lippincott Williams & Wilkins; 1995:68, con autorización.)

dos con mayor frecuencia. Mientras el paciente está reclinado con los ojos cerrados, se pide que hiperventile con la boca abierta y respiraciones profundas durante un período de 1 a 4 min, que depende del laboratorio (lo habitual es 3 min). En general, la hiperventilación es una de las intervenciones de activación del EEG más seguras y, para la mayor parte de la población, no representa ningún riesgo físico. No obstante, puede suponer un riesgo para pacientes con enfermedad cardiopulmonar o con factores de riesgo de accidentes cerebrovasculares. La estimulación lumínica generalmente implica situar luz estroboscópica intensa a aproximadamente 30 cm frente a los ojos cerrados del individuo y emitir flashes de luz a frecuencias que pueden oscilar entre 1 Hz y 50 Hz, según el modo en que se realice el procedimiento. No se produce afectación retiniana porque cada flash estroboscópico, aunque intenso, tiene una duración muy breve. Cuando el EEG en reposo es normal, y se sospecha que un trastorno o una conducta con convulsiones es manifestación de una disritmia paroxística, puede ser útil recurrir a la estimulación lumínica. Actualmente, el registro del EEG durante el sueño, natural o con sedación, está muy aceptado como técnica esencial para una variedad de descargas paroxísticas, cuando el trazado del despertar es normal, o para aumentar el número de descargas anómalas y realizar una interpretación más definitiva. Se ha observado que el estrés del SNC producido por 24 h de privación de sueño puede causar por sí solo la activación de descargas paroxísticas en el EEG en algunos casos.

Trazado normal del electroencefalograma

El trazado normal del EEG (fig. 33-34) se compone de una mezcla compleja de muchas frecuencias distintas. Las bandas de frecuencia aisladas dentro del amplio espectro de frecuencias del EEG se designan con letras griegas.

Electroencefalograma de despertar.   Las cuatro formas de ondas básicas son α, β, δ y Θ. Las muy rítmicas *ondas* α, con una frecuencia que oscila entre 8 y 13 Hz, constituyen la frecuencia de onda cerebral dominante del EEG de despertar normal con los ojos cerrados. La frecuencia α puede aumentarse o disminuirse mediante variables farmacológicas, metabólicas o endocrinas. Las frecuencias que son más rápidas que el límite superior de 13 Hz del ritmo α se denominan *ondas* β y no son infrecuentes en los EEG de despertar de adultos sanos, en particular en las regiones frontocentrales. Las *ondas* δ (≤3,5 Hz) no aparecen en el EEG de despertar normal, pero constituyen una característica predominante de las etapas de sueño más profundo. La presencia de considerables ondas δ generalizadas o focales en el EEG de despertar es muy indicativa de un proceso fisiopatológico. Las ondas con una frecuencia de 4,0 a 7,5 Hz se denominan en conjunto *ondas* Θ. Puede observarse una cantidad reducida de actividad Θ esporádica, arrítmica

Tabla 33-8
Signos de advertencia de presencia de factores orgánicos o clínicos asintomáticos que causan el cuadro clínico psiquiátrico o que contribuyen a él

Edad de inicio atípica (p. ej., anorexia nerviosa que empieza a mediados de la edad adulta)

Ausencia completa de antecedentes familiares positivos del trastorno cuando es lo que se espera

Cualquier síntoma focal o localizado (p. ej., alucinaciones unilaterales)

Anomalías neurológicas focales

Catatonía

Presencia de cualquier dificultad de la orientación y la memoria (en general, el Miniexamen del estado mental debería ser normal)

Respuesta atípica al tratamiento

Curso clínico atípico

Nota. Los médicos deberían sospechar en mayor grado la presencia de enfermedades subyacentes, y no esperar para iniciar exploraciones médicas exhaustivas con fines diagnósticos apropiados.

Tabla 33-9
Anomalías frecuentes del electroencefalograma (EEG)

Lentificación difusa de ritmos de fondo	Anomalía en el EEG más frecuente; inespecífica y presente en pacientes con encefalopatías difusas de diversas causas
Lentificación focal	Indica disfunción parenquimatosa localizada y trastorno de convulsiones focales; observada con acumulación focal de líquido, como hematomas
Ondas trifásicas	Suelen consistir en ondas sincrónicas generalizadas que se producen en series breves; aproximadamente la mitad de los pacientes con ondas trifásicas presentan encefalopatía hepática, y el resto encefalopatías tóxico-metabólicas
Descargas epileptiformes	Característica interictal de epilepsia; muy asociadas con trastornos de convulsiones
Descargas periódicas epileptiformes de lateralización	Indican la presencia de una lesión cerebral aguda destructiva; asociadas con convulsiones, obnubilación y signos neurológicos focales
Ondas agudas periódicas generalizadas	Observadas con mayor frecuencia en la anoxia cerebral; registradas en aproximadamente el 90 % de los pacientes con enfermedad de Creutzfeldt-Jakob

Tabla 33-10
Alteraciones del electroencefalograma asociadas con medicamentos y fármacos

Fármacos	Alteraciones
Benzodiazepinas	Aumento de la actividad β
Clozapina	Cambio inespecífico
Olanzapina	Cambio inespecífico
Risperidona	Cambio inespecífico
Quetiapina	Cambios no significativos
Aripiprazol	Cambios no significativos
Litio	Lentificación o actividad paroxística
Alcohol	Disminución de la actividad α; aumento de la actividad Θ
Opiáceos	Disminución de la actividad α; aumento de voltaje de ondas Θ y δ; en sobredosis, ondas lentas
Barbitúricos	Aumento de la actividad β; en estado de abstinencia, actividad paroxística generalizada y descargas en espiga
Marihuana	Aumento de la actividad α en el área frontal del cerebro; actividad α general lenta
Cocaína	Parecidas a la marihuana
Inhalantes	Lentificación difusa de las ondas δ y Θ
Nicotina	Aumento de la actividad α; en abstinencia, disminución notable de la actividad α
Cafeína	En abstinencia, aumento de amplitud o voltaje de la actividad Θ

Tabla 33-11
Alteraciones del electroencefalograma asociadas con trastornos clínicos

Convulsiones	Descarga de ondas en espiga generalizadas, hemisféricas o focales, o de ambas
Lesiones estructurales	Lentificación focal, con posible actividad focal en espiga
Traumatismo craneoencefálico cerrado	Lentificación focal (traumatismo encefálico focal agudo) Lentificación δ focal o lentificación más generalizada (hematomas subdurales)
Trastornos infecciosos	Lentificación difusa de alto voltaje, a menudo sincrónica (fase aguda de la encefalitis)
Trastornos metabólicos y endocrinos	Lentificación generalizada difusa de las frecuencias de despertar Ondas trifásicas: 1,5 a 3,0 ondas de alto a bajo voltaje por segundo, cada onda lenta se inicia por una transición de tipo espiga roma o redondeada (encefalopatía hepática)
Fisiopatología vascular	Disminución de la frecuencia α y aumento generalizado de la lentificación Θ (aterosclerosis difusa) Actividad δ focal o regional (accidentes cerebrovasculares)

y aislada en muchos estudios de EEG de despertar normales, en particular en las regiones frontotemporales. Aunque la actividad Θ es limitada en el EEG de despertar, constituye una característica predominante del trazado de somnolencia o sueño. El exceso de ondas Θ al despertar, generalizado o focal, indica un proceso fisiopatológico.

Con la maduración, la actividad del EEG progresa gradualmente de una preponderancia de actividad δ irregular de voltaje medio a alto en el trazado del niño, hasta una mayor frecuencia y un patrón más rítmico. Puede observarse actividad rítmica en el intervalo Θ superior-α inferior (7 a 8 Hz) en áreas posteriores hacia la primera infancia, y, hacia la mitad de la adolescencia, el EEG tiene esencialmente la apariencia del trazado de un adulto.

Electroencefalograma de sueño. Los patrones del EEG que caracterizan las etapas de somnolencia y de sueño son distintos de los que se observan durante la etapa de despertar. La actividad α rítmica posterior de la etapa de despertar remite durante la somnolencia y es sustituida por actividad Θ irregular de bajo voltaje. A medida que aumenta la somnolencia, emergen frecuencias más lentas y pueden aparecer ondas esporádicas de vértice agudo en los sitios de los electrodos centrales, en particular en las personas jóvenes. Por último, la progresión al sueño viene marcada por la aparición de husos de sueño de 14 Hz (también denomi-

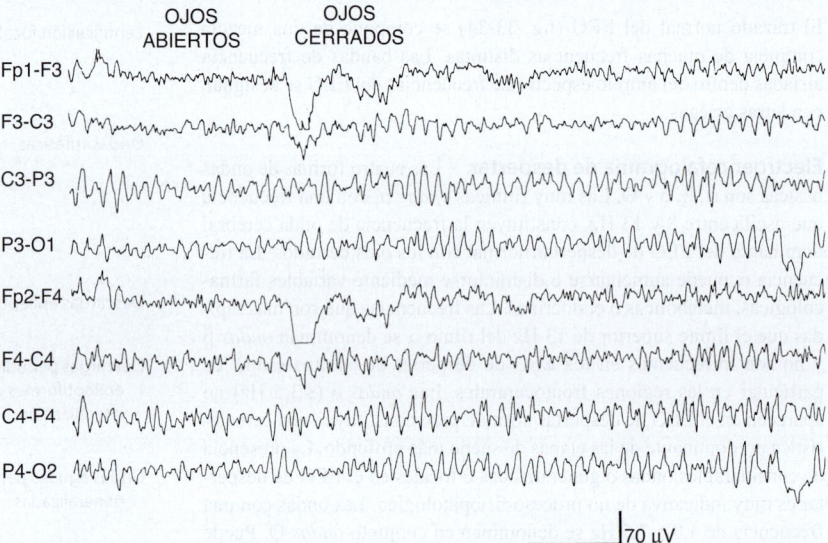

FIGURA 33-35

Lentificación difusa en un paciente de 67 años con demencia. Predominio de actividad de 6-7 ciclos por segundo (cps) en las regiones occipitoparietales. Aunque se reactiva al cerrar los ojos, la frecuencia de este ritmo es anormalmente lenta. (De Emerson RG, Walesak TS, Turner CA. EEG and evoked potentials. En: Rowland LP, ed. *Merritt's textbook of neurology.* 9.ª ed. Baltimore: Lippincott Williams & Wilkins; 1995:68, con autorización.)

Tabla 33-12
Alteraciones del electroencefalograma (EEG) asociadas con trastornos clínicos

Trastorno de pánico	Cambios paroxísticos en el EEG que coinciden con actividad convulsiva parcial durante una crisis en un tercio de los pacientes; lentificación focal en aproximadamente el 25 % de los pacientes
Catatonía	Habitualmente normal, pero indicado en nuevos pacientes que se presentan con catatonía para descartar otras causas
Trastorno por déficit de atención/ hiperactividad (TDAH)	Prevalencia elevada de alteraciones en el EEG (de hasta el 60 %) frente a controles sanos; descargas en espiga o en punta-onda
Trastorno de la personalidad antisocial	Aumento de la incidencia de alteraciones en el EEG en aquellos con conducta agresiva
Trastorno de la personalidad límite	Espigas positivas: 14 y 6 por segundo observadas en el 25 % de los pacientes
Alcoholismo crónico	Lentificación prominente y descargas paroxísticas periódicas lateralizadas
Abstinencia de alcohol	Puede ser normal en pacientes que no presentan delirios; exceso de actividad rápida en pacientes con delírium
Demencia	Raramente normal en la demencia avanzada; puede ser útil para diferenciar entre seudodemencia y demencia

nadas *ondas* σ), que a su vez son gradualmente sustituidos por ondas δ de alto voltaje, a medida que se alcanzan etapas de sueño profundo.

Anomalías del electroencefalograma

Aparte de algunas de las indicaciones obvias para realizar estudios de EEG (es decir, sospecha de convulsiones), estos no suelen llevarse a cabo de manera sistemática como parte de una exploración exhaustiva de diagnóstico en psiquiatría. No obstante, el EEG es una valiosa herramienta de evaluación en situaciones clínicas en las que el cuadro clínico inicial o la evolución es inusual o atípica (tabla 33-8). En la tabla 33-9 se resumen algunas de las anomalías más frecuentes.

Algunos fármacos psicotrópicos y drogas recreativas o de abuso producen cambios en el EEG, aunque, a excepción de las benzodiazepinas y de algunos compuestos con tendencia a inducir descargas paroxísticas del EEG, se observa poco o ningún efecto clínicamente relevante cuando el medicamento no causa toxicidad alguna. Las benzodiazepinas, que siempre generan una cantidad considerable de actividad β difusa, tienen efectos protectores del EEG, de modo que pueden enmascarar alteraciones causadas por medicamentos simultáneos (tabla 33-10).

Las enfermedades médicas y neurológicas producen amplio rango de hallazgos anómalos en el EEG. De este modo, los EEG contribuyen a detectar la fisiopatología orgánica no sospechada que influye en una presentación psiquiátrica (fig. 33-35). En la tabla 33-11 se enumeran alteraciones en el EEG en algunos trastornos médicos, y en la tabla 33-12, alteraciones en el EEG asociadas con trastornos psiquiátricos.

Electroencefalograma cuantitativo topográfico

A diferencia de la interpretación del EEG, que reside en la identificación de forma de la onda, el EEGq topográfico se relaciona con un análisis de datos informatizado extraído del EEG. Los hallazgos se comparan con una base de datos de una población grande de individuos sin ningún trastorno neurológico o psiquiátrico conocido, así como con los perfiles del EEGq topográfico que pueden ser característicos de al-

gún grupo diagnóstico definido. En el EEGq, las señales eléctricas analógicas se procesan digitalmente y se convierten en visualizaciones topográficas coloreadas. Estas imágenes a veces se denominan «mapas cerebrales».

La EEGq sigue siendo principalmente un método de investigación, pero posee un potencial clínico considerable en psiquiatría, principalmente para establecer subtipos neurofisiológicos de trastornos específicos y para identificar factores de predicción de respuesta electrofisiológica. Son ejemplos de algunos de los resultados más prometedores de las investigaciones con EEGq la identificación de subtipos de dependencia de cocaína y el subtipo que está asociado más probablemente con la abstinencia sostenida; la identificación de subtipos del trastorno obsesivo-compulsivo que predicen sensibilidad o ausencia de sensibilidad clínica a los ISRS, y la diferenciación entre subpoblaciones normales, con trastorno por déficit de atención y TDAH, y trastornos del aprendizaje. Las observaciones del EEGq en el TDAH muestran que el aumento de anomalía Θ frontalmente puede ser un buen factor de predicción de respuesta al metilfenidato y otros psicoestimulantes, y que las respuestas clínicas favorables pueden estar asociadas con una normalización de la alteración en el EEG.

Potenciales evocados cerebrales

Los potenciales evocados son una serie de ondas registrables en la superficie (cuero cabelludo) que se deben a la estimulación visual, auditiva, somatosensorial y cognitiva del cerebro. Se ha observado que no son normales en muchas enfermedades psiquiátricas, incluidas la esquizofrenia y la enfermedad de Alzheimer, lo que dificulta su uso para establecer un diagnóstico diferencial.

CRONOBIOLOGÍA

La *cronobiología* es el estudio del tiempo biológico. La rotación de la Tierra sobre su eje impone un ciclo de 24 h en la biosfera. Aunque ya está ampliamente aceptado que los organismos han evolucionado para ocupar nichos geográficos que pueden definirse mediante tres dimensiones espaciales, se entiende menos que también hayan evolucionado para ocupar nichos temporales que son definidos por la cuarta dimensión: el tiempo. Al igual que la luz representa una parte reducida del espectro electromagnético, la periodicidad de 24 h representa un dominio temporal reducido dentro del espectro de la biología temporal. En toda la biología hay una amplia variedad de frecuencias, que van de las oscilaciones de milisegundos de los potenciales del campo ocular, al ciclo de emergencia de 17 años observado en las cigarras periódicas (*Magicicada* spp.). Aunque todas estas periodicidades distintas forman parte del ámbito de la cronobiología, los ritmos *circadianos* (del latín: *circa*, aproximadamente, y *dies, día*), que tienen un período de aproximadamente un día, constituyen los ritmos biológicos mejor estudiados y comprendidos.

Una característica determinante de los ritmos circadianos es que persisten en ausencia de estímulos temporales y que no son solo impulsados por el ciclo ambiental de 24 h. Los animales de laboratorio sometidos a condiciones de oscuridad, temperatura y humedad constantes siguen mostrando ritmos circadianos consistentes. El mantenimiento del ritmo en un entorno «atemporal» señala la existencia de un sistema interno de sincronización biológica que es responsable de la generación de estos ritmos endógenos.

El principal oscilador circadiano de los mamíferos, incluidos los humanos, se ubica en el núcleo supraquiasmático (NSQ), localizado en la parte anterior del hipotálamo. El período circadiano medio generado por el NSQ humano es de aproximadamente 24,18 h. Como un reloj que se retrasa, un individuo con este período se desincroniza gradualmente del día astronómico. En poco menos de 3 meses, un ser humano diurno normal se hallaría en antifase con respecto al ciclo día-noche y, en consecuencia, pasaría transitoriamente a ser nocturno. Así pues, el

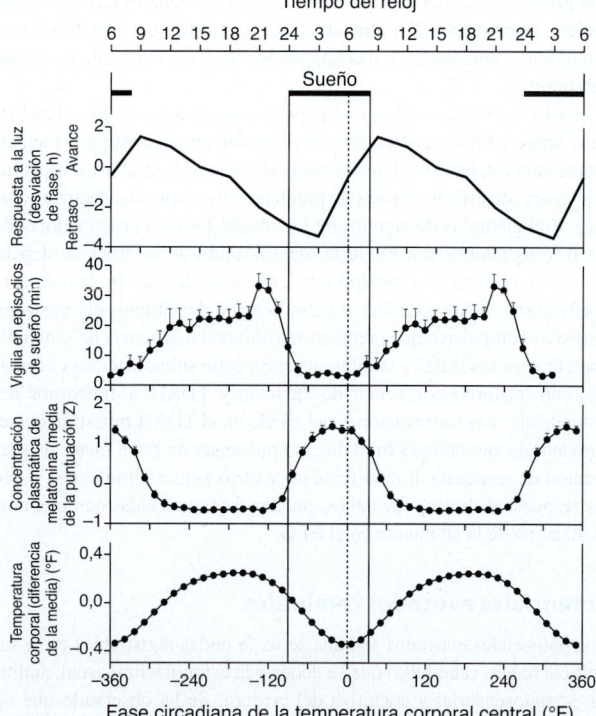

Tiempo del reloj

FIGURA 33-36

Relaciones de fase relativa del sueño en adultos jóvenes frente a otros marcadores circadianos. (De Dijk DJ, Lockley SW. Invited review: Integration of human sleep-wake regulation and circadian rhythmicity. *J Appl Physiol.* 2002;92:852, con autorización.)

reloj circadiano tiene que reajustarse de manera regular para que sea efectivo y pueda mantener las relaciones de fase apropiadas de los procesos conductuales y fisiológicos dentro del contexto del día de 24 h.

Aunque factores como la temperatura y la humedad muestran fluctuaciones diarias, el parámetro ambiental que corresponde con mayor fiabilidad al período de rotación de la Tierra alrededor de su eje es el cambio en la iluminación asociado con el ciclo día-noche. Por eso, los organismos han evolucionado para utilizar este cambio diario de la intensidad de luz como estímulo temporal o *zeitgeber* (del alemán *zeit,* tiempo, y *geber,* dador) para reajustar el reloj circadiano interno. La regulación del marcapasos circadiano a través de la detección de cambios en la iluminación requiere un aparato fotorreceptor que se comunique con el oscilador central. Se sabe que este aparato se encuentra en los ojos porque la eliminación quirúrgica de estos hace que el animal sea incapaz de reajustar su reloj en respuesta a la luz.

El reloj circadiano impulsa muchos ritmos, como los ritmos de conducta, la temperatura corporal central, el sueño, el hambre, la sed y la concentración hormonal. Una de estas hormonas de regulación circadiana es la indolamina melatonina. La síntesis de melatonina se controla a través de una vía polisináptica que va del NSQ a la glándula pineal. La concentración sérica de melatonina se eleva por la noche y vuelve a su concentración inicial durante el día. El aumento nocturno de melatonina constituye un marcador útil de la fase circadiana. La exposición a la luz produce dos efectos distintos en la curva diaria de melatonina: primero, la luz suprime intensamente la concentración elevada de melatonina, que disminuye de inmediato a la concentración inicial; después, la luz desvía la fase del ritmo circadiano de síntesis de la melatonina. Las concentraciones de melatonina pueden valorarse fácilmente, lo que permite conocer el estado del marcapasos circadiano. Cualquier alteración del reloj se refleja en la curva de la melatonina, y esta información puede utilizarse para estudiar la regulación del marcapasos circadiano central.

Sueño y ritmos circadianos

Regulación del sueño.   El sueño reparador consolidado se valora más cuando se experimentan alteraciones. El sueño es el producto integrado de dos procesos oscilatorios. El primer proceso, al que con frecuencia se hace referencia como el *homeóstato del sueño* es una oscilación que emerge de la acumulación y disipación de la deuda de sueño. Los sustratos biológicos que codifican la deuda de sueño son desconocidos, aunque la adenosina se muestra como principal posible neuromodulador del homeóstato del sueño. El segundo proceso oscilatorio está gobernado por el reloj circadiano y controla un ritmo diario de propensión al sueño o, por el contrario, de activación. Estas oscilaciones en interacción pueden disociarse al colocar a individuos en un entorno atemporal durante varias semanas.

El ciclo circadiano en activación (vigilia) aumenta de manera estable a lo largo del día, y alcanza un máximo inmediatamente antes del aumento circadiano de la concentración plasmática de melatonina (fig. 33-36). La activación disminuye posteriormente hasta coincidir con la depresión circadiana en la temperatura corporal central. Los experimentos en los que se imponen programas forzados de sueño durante el día circadiano han mostrado que solo puede conseguirse un período de sueño ininterrumpido de 8 h si el sueño se inicia aproximadamente 6 h antes del punto más bajo de temperatura. Este punto más bajo suele

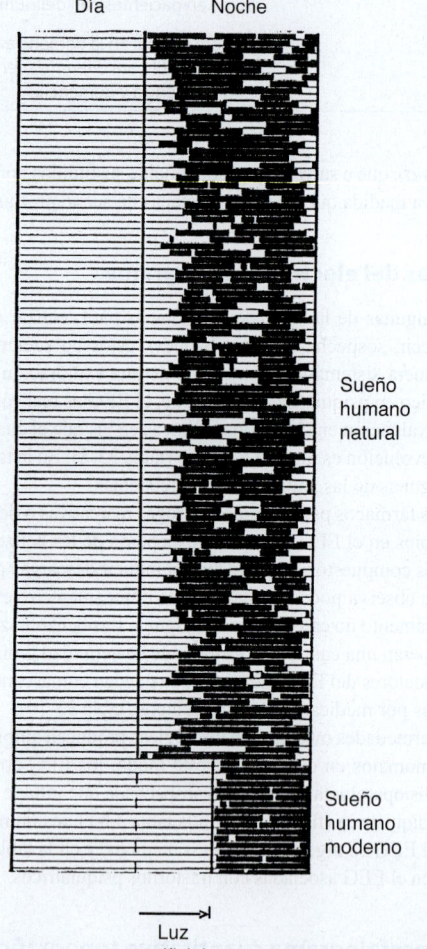

FIGURA 33-37

Cambio en la estructura del sueño en respuesta a la iluminación artificial. El sueño total se reduce y los períodos de vigilia tranquila se anulan al ampliarse la jornada diaria, que ocupa parte de la noche mediante iluminación artificial. (De Wehr TA, Moul DE, Barbato G, Giesen HA, Seidel JA, Barker C, Bender C. Conservation of photoperiod-responsive mechanisms in humans. *Am J Physiol* 1993;265:R846, con autorización.)

darse aproximadamente entre las 5:00 y las 6:00 de la mañana. En individuos sanos, iniciar el sueño entre las 23:00 de la noche y las 12:00 de la mañana ofrece la mayor probabilidad de conseguir dormir durante 8 h seguidas.

Debería hacerse hincapié en que la preferencia diurna varía entre individuos en función de la edad, de los períodos circadianos endógenos y de otros factores. Esta variabilidad es paralela a la fisiología. Clínicamente, la preferencia diurna puede cuantificarse utilizando el Cuestionario de matutinidad-vespertinidad (*Morningness-Eveningness Questionnaire*, MEQ) de Horne y Östberg. En términos cualitativos, las *personas madrugadoras* tienden a levantarse más temprano y experimentan una temperatura corporal central mínima a una hora más temprana del reloj que las *personas noctámbulas*. Los estudios sobre privación de sueño han mostrado que el componente homeostático del sueño es notablemente parecido entre los individuos de edad similar. (Debería señalarse que hay una disminución bien establecida en función de la edad en la necesidad de sueño.) Así pues, la preferencia diurna viene determinada casi exclusivamente por el componente circadiano de la regulación del sueño.

Trastornos del ritmo circadiano del sueño. El síndrome de la fase del sueño avanzada es un extremo patológico del fenotipo madrugador. Recientemente, se ha caracterizado una forma hereditaria autosómica dominante del síndrome. Los miembros afectados de la familia muestran un adelanto sorprendente de 4 h en el ritmo diario de sueño y vigilia. Por lo general se duermen aproximadamente a las 19:30 y se despiertan de forma espontánea hacia las 4:30 de la madrugada. Los individuos afectados tienen un polimorfismo de nucleótido simple en el gen que codifica hPER2, el homólogo humano del gen *Per2* del reloj del ratón. Este polimorfismo de nucleótido adenina a guanina produce la sustitución del aminoácido serina a glicina, causante de que la proteína mutante sea fosforilada de forma ineficaz por la caseína cinasa Iε, un componente establecido del mecanismo de relojería molecular circadiano. Asimismo, se ha constatado que el síndrome de fase de sueño retrasada está influido por la genética. Un polimorfismo en la longitud de una región repetida del gen *hPER3* estaría asociado a la preferencia diurna en estos pacientes, en los que el alelo más corto se asocia a la preferencia vespertina.

La invención de la bombilla ha prolongado la jornada humana ocupando parte de la noche. Esta intrusión en la noche, aunque ha aumentado la productividad, ha influido en los patrones de sueño humanos (fig. 33-37). El uso habitual de luz artificial lleva a un único período consolidado de sueño que dura aproximadamente 8 h. Este patrón de sueño es poco habitual entre la mayor parte del resto de los mamíferos, que suelen experimentar un sueño más fraccionado. El sueño humano se relaja en circunstancias de fotoperíodos más naturales, en los que la duración de la noche es más larga que en condiciones artificiales. Concretamente, se observa una distribución bimodal del sueño: se dan períodos de sueño por la noche, temprano y tarde. Los períodos de *vigilia tranquila* se intercalan con los dos primeros períodos de sueño. Este patrón natural de sueño se parece más a los patrones de sueño de otros mamíferos.

Estacionalidad

El período de 24 h de rotación de la Tierra alrededor de su eje es invariable. No obstante, el eje está inclinado 23,45° del plano de su órbita alrededor del Sol (la eclíptica). Como resultado, la proporción relativa de horas diarias con respecto a las horas nocturnas en el día astronómico de 24 h varía a medida que la Tierra avanza en su órbita solar. Muchos organismos pueden sincronizar la fisiología al ciclo estacional para maximizar la supervivencia. Por ejemplo, en la reproducción de los reinos vegetal y animal se observan ciclos estacionales precisos. Los mamíferos grandes que suelen tener períodos de gestación más largos, como la oveja, conciben en otoño, cuando las noches son largas y los días cortos, de manera que el parto de las crías tiene lugar durante

la estación relativamente suave de la primavera. Para referirnos a estos animales se dice que son *reproductores de día corto*.

Por el contrario, los mamíferos con períodos de gestación de solo pocas semanas, como los hámsters, conciben y paren en primavera y verano, cuando los días son largos y las noches cortas. De ahí que estos animales se conozcan como *reproductores de día largo*. Al igual que ocurre con los ritmos circadianos, muchos de estos ritmos anuales (circanuales) tienden a persistir en ausencia de estímulos estacionales con períodos endógenos de aproximadamente 1 año.

Melatonina y estacionalidad. El parámetro ambiental más fiable que aporta una representación fiel del día solar es el ciclo día-noche, y el que refleja la progresión a través de las estaciones es el cambio en la duración del día, la fracción del día de 24 h entre el amanecer y el ocaso. En los animales que se reproducen estacionalmente, la duración del día es codificada fisiológicamente por la curva de melatonina. Como se ha comentado, la concentración de melatonina es elevada durante la noche. En una noche larga, como las que se experimentan en invierno cuando los días son más cortos, se alcanza una curva de melatonina elevada de duración relativamente prolongada. En una noche de verano corta, en cambio, la elevación de melatonina dura poco. Esta señal estacional es interpretada por el eje reproductor, lo que produce una respuesta reproductora apropiada. La función de la melatonina en la transducción de la duración del día se esclareció extirpando la glándula pineal, es decir, eliminando la principal fuente endógena de melatonina en animales que se reproducen estacionalmente. A continuación, se añadió melatonina para obtener curvas que emularan días largos o días cortos. La duración de la melatonina elevada fue el principal determinante del estado reproductor estacional, incluso cuando se administraba en condiciones confusas de duración del día. Las variaciones en otros parámetros, como la amplitud de la curva de melatonina, la cantidad total de melatonina sintetizada o la relación de la fase de la curva con respecto al ciclo luz-oscuridad, son de menor importancia en la producción de la señal humoral que transduce la duración del día.

Las respuestas reproductivas ante el cambio de duración del día pueden ser drásticas. Un hámster siberiano macho (*Phodopus sungorus*) mantenido en días largos es competente reproductivamente y suele tener un peso testicular de unos 250 mg por testículo. No obstante, en días cortos, los testículos retroceden hasta los 15 mg cada uno, lo que representa una disminución del 94 % de la masa testicular. El mismo grado de regresión se observa en respuesta a infusiones de melatonina que emulan días cortos. En la comunicación de la duración del día transducida hormonalmente al eje reproductor es probable que intervengan, al menos parcialmente, receptores de la melatonina de la *parte tuberal* de la hipófisis. El mecanismo exacto sigue siendo desconocido, pero se cree que la activación de estos receptores regula indirectamente un factor no identificado que se llamaría *tuberalina* y controlaría al mismo tiempo la expresión genética y la liberación de prolactina en los lactótrofos de la adenohipófisis.

Estacionalidad en seres humanos. Si los humanos son realmente estacionales sigue siendo una cuestión muy debatida. Varias pruebas sugieren una tendencia residual hacia la estacionalidad. La incidencia de suicidio es máxima en verano, y este máximo es transcultural. En el índice de nacimientos también tiende a observarse una variación estacional: un máximo reducido pero diferenciable se da en primavera y verano. No obstante, este patrón es variable y está muy influido por factores culturales y geográficos desconocidos. Curiosamente, la amplitud del índice de nacimientos primavera-verano ha disminuido a medida que las sociedades se han industrializado.

La estructura bimodal relajada del sueño humano durante las noches largas indica que la duración del sueño natural se relaciona con la de la noche. Podría ser que existiera un sistema de dos osciladores cuya función fuera mantener el sueño apropiado durante los fotoperíodos de cambio. Este sistema propuesto constaría de un oscilador vespertino que siguiera la transición del día a la noche (anochecer) y uno matutino que siguiera la transición de la noche al día (alba). Las diferencias de fase relativas entre estos osciladores pueden codificar la duración cambiante del día asociada al paso de las estaciones. Hay indicios biológicos de la existencia de un sistema de dos osciladores en roedores y humanos.

La curva de melatonina de muchos vertebrados, como algunos humanos, es bimodal, con máximos vespertinos y matutinos. En roedores, los estudios metabólicos y electrofisiológicos del NSQ se han llevado a cabo sobre todo con cortes cerebrales en el plano coronal. Los resultados de los estudios electrofisiológicos realizados con cortes cerebrales en el plano horizontal han proporcionado nuevos conocimientos. La posible frecuencia de acción de las neuronas del NSQ de preparaciones de corte horizontal es bimodal, con máximos al comienzo y final del día subjetivo. Además, el intervalo entre máximos varía en función del fotoperíodo en el que fue aislado el animal. Estos estudios dieron credibilidad a las antiguas sospechas de que el NSQ de los mamíferos que se reproducen estacionalmente y, quizá, de los no estacionales alberga un oscilador matutino y vespertino que interactúa para transmitir información relativa a la duración del día.

Efecto del envejecimiento.   En general, a medida que los humanos envejecen, el período circadiano se acorta, la fase circadiana se adelanta provocando un despertar más temprano, y la necesidad de retirarse a dormir también es más temprana, las amplitudes de la mayor parte de ritmos circadianos disminuyen y las desviaciones drásticas de fase como las causadas por el *jet lag* se toleran menos. De nuevo, un modelo murino ha proporcionado conocimientos interesantes sobre la interacción entre el proceso del envejecimiento y el reloj circadiano. El efecto del *jet lag* crónico en ratones viejos tiene consecuencias drásticas en la mortalidad. Aproximadamente la mitad de los ratones viejos forzados a un avance de fase de 6 h una vez por semana sobreviven a este tratamiento, en comparación con el índice de supervivencia del 83 % en ratones de la misma edad no sometidos a este avance de fase. Los ratones viejos sometidos a retrasos de fase de 6 h muestran una supervivencia intermedia del 68 %. Estos efectos profundos del cambio de fase no se observan en ratones más jóvenes. Todavía hay que determinar la patogenia del *jet lag* crónico. Curiosamente, en estos ratones no se observó ningún aumento en la incidencia de tumorogénesis. Es probable que en humanos, como en ratones, la desincronización interna de los osciladores debida a un programa de rotación de la luz tenga consecuencias nefastas que puedan exacerbarse con la edad.

Ritmos circadianos y terapia farmacológica

El ritmo circadiano puede verse afectado por los fármacos y, al contrario, el reloj circadiano puede modular la eficacia de los fármacos a lo largo de todo el día. Una mejor comprensión de estas interacciones permitirá terapias farmacológicas más eficaces. Algunas de las interacciones mejor estudiadas entre los medicamentos y el reloj circadiano son los efectos circadianos de los antidepresivos. La elevación nocturna de la temperatura corporal es una característica común entre los pacientes con depresión. Este efecto puede ser debido a una reducción de la amplitud del oscilador circadiano dominante del hipotálamo que controla la temperatura corporal. Los antidepresivos tricíclicos y los ISRS reducen la elevación nocturna de la temperatura corporal al tiempo que aumentan la amplitud circadiana. Asimismo, en muchos pacientes con depresión se observa una disminución de la amplitud de los ritmos de actividad diaria. Al igual que la temperatura corporal, la amplitud de los ciclos de actividad diaria de los individuos con depresión puede aumentarse con un tratamiento con antidepresivos tricíclicos o ISRS.

Ya hace tiempo que se determinó la eficacia del litio en el tratamiento del trastorno bipolar. No obstante, el litio también influye sobre el sistema circadiano, lo que produce una prolongación del período circadiano. Sigue sin conocerse el mecanismo molecular por el que esto ocurre. La glucogenosintetasa cinasa 3β (GSK3β) se ha implicado en el mecanismo del reloj molecular. Es interesante saber que la GSK3β es inhibida por el litio. En cultivos celulares se ha observado que la GSK3β estabiliza el regulador negativo del sistema de regulación temporal REV-ERBα mediante fosforilación. La proteína REV-ERBα suele reprimir la transcripción del gen *BMAL1*. No obstante, en presencia de litio, la GSK3β se inhibe, por lo que se evita la fosforilación y estabilización de la REV-ERBα, sobre la cual actúa en consecuencia la degradación proteosómica. La degradación de la REV-ERBα provoca la desrepresión de la transcripción de *BMAL1*. Todavía queda por determinar si la influencia del litio en la conducta circadiana es atribuible a su efecto inhibidor en la estabilización mediada del GSK-3β del REV-ERBα.

Las benzodiazepinas de acción corta (p. ej., triazolam y brotizolam) también ejercen efectos cronobiológicos. En hámsters, la administración de triazolam o brotizolam a mitad del día subjetivo induce avances de la fase circadiana en la actividad. Se ha observado que el brotizolam reduce la expresión inducida por luz de los genes del reloj *Per1* y *Per2* en el NSQ. Aunque las benzodiazepinas son moduladores alostéricos de los receptores A del ácido γ-aminobutírico (GABA$_A$), varias líneas de investigación indican que los efectos circadianos de las benzodiazepinas de acción corta requieren un sistema serotoninérgico intacto. Cuando el agonista de los receptores 5-HT$_{1A/7}$ 8-hidroxi-2-(di-n-propilamino)-tetralina (8-OH-DPAT) se inyecta a hámsters en el mediodía subjetivo, se observan avances de fase en la conducta locomotora y en la actividad neuronal del NSQ, además de una reducción de la expresión génica de *Per1* y *Per2*. Las drogas recreativas o de abuso también influyen en el sistema circadiano. La MDMA o «éxtasis» puede actuar como una neurotoxina serotoninérgica. En los hámsters tratados con MDMA se observó reducción de los cambios de fase inducidos por triazolam en la actividad locomotora circadiana y menor capacidad para volver a sincronizar los ritmos después del tratamiento. En los animales tratados con MDMA se constató una reducción de las terminales axonales serotoninérgicas en el NSQ, lo que de nuevo hace hincapié en la importancia de un sistema serotoninérgico intacto en la regulación del eje circadiano. El uso recreativo de metanfetamina ha aumentado de manera espectacular. La administración crónica de metanfetamina desorganiza los ritmos de actividad de los roedores. No obstante, su administración a roedores arrítmicos tras la ablación del NSQ produjo una nueva aparición del ritmo. Sigue sin conocerse el mecanismo involucrado en la recuperación del ritmo o el lugar de acción.

La eficacia y la toxicidad de muchos tratamientos farmacológicos varían en función de la fase circadiana. Se han apreciado variaciones diarias en la toxicidad letal de dosis fija en roedores durante años. Se ha observado que muchos fármacos antineoplásicos, cuyo mecanismo oscila entre el de los antimetabolitos y los intercaladores del ADN, pasando por el de los inhibidores mitóticos, presentan de 2 a 10 veces más cambios con respecto a la tolerancia en roedores a lo largo del día. La mayor parte de estas diferencias se atribuyen a las variaciones circadianas en la capacidad del cuerpo para absorber, distribuir, metabolizar y eliminar los compuestos tóxicos. Estos cuatro procesos se ven afectados por ritmos circadianos subyacentes en procesos fisiológicos como las variaciones diarias en el pH gástrico, la motilidad gastrointestinal, el índice de filtración glomerular y la viscosidad de la membrana. El aporte rítmico de alimentos durante las comidas pautadas de forma tradicional también influye en cómo maneja el cuerpo los fármacos. Empieza a estar claro que para maximizar la eficacia de los fármacos y minimizar su toxicidad, debe tenerse en cuenta la fase circadiana de administración. El momento circadiano apropiado de la administración de múltiples fármacos puede ser un reto abrumador para los individuos enfermos o para sus cuidadores. Las pequeñas bombas de implante programables que pueden prescribirse para administrar fármacos antineoplásicos u otros tratamientos en momentos concretos del día pueden proporcionar una solución limitada a esta dificultad. La aparición del campo de la cronoterapia es un reflejo de nuestra mayor comprensión de la influencia del sistema circadiano en la eficacia de los tratamientos farmacológicos.

Bibliografía

Introducción

Agit Y, Buzsaki G, Diamond DM, Frackowiak R, Giedd J. How can drug discovery for psychiatric disorders be improved? *Nat Rev Drug Discov.* 2007;6(3):189–201.

Cacioppo JT, Decety J. Social neuroscience: challenges and opportunities in the study of complex behavior. *Ann N Y Acad Sci.* 2011;1224(1):162–173.

Gould TD, Gottesman II. Commentary: psychiatric endophenotypes and the development of valid animal models. *Genes Brain Behav.* 2006;5(2):113–119.

Grebb JA, Carlsson A. Introduction and considerations for a brain-based diagnostic system in psychiatry. In: Sadock BJ, Sadock VA, Ruiz P, eds. *Kaplan & Sadock's Comprehensive Textbook of Psychiatry.* 9th ed. Philadelphia, PA: Lippincott Williams & Wilkins; 2009.

Hoef F, McCandliss BD, Black JM, Gantman A, Zakerani N, Hulme C, Lyytinen H, Whitfield-Gabrieli S, Glover GH, Reiss AL, Gabrieli JDE. Neural systems predicting long-term outcome in dyslexia. *Proc Natl Acad Sci U S A.* 2011;108(1):361–366.

Krummenacher P, Mohr C, Haker H, Brugger P. Dopamine, paranormal belief, and the detection of meaningful stimuli. *J Cogn Neurosci.* 2010;22(8):1670–1681.

Müller-Vahl KR, Grosskreutz J, Prell T, Kaufmann J, Bodammer N, Peschel T. Tics are caused by alterations in prefrontal areas, thalamus and putamen, while changes in the cingulate gyrus reflect secondary compensatory mechanisms. *BMC Neurosci.* 2014;15:6.

Niv Y, Edlund JA, Dayan P, O'Doherty JP. Neural prediction errors reveal a risk-sensitive reinforcement-learning process in the human brain. *J Neurosci.* 2012;32(2):551–562.

Peltzer-Karpf A. The dynamic matching of neural and cognitive growth cycles. *Nonlinear Dynamics Psychol Life Sci.* 2012;16(1):61–78.

Neuroanatomía funcional

Björklund A, Dunnett SB. Dopamine neuron systems in the brain: an update. *Trends Neurosci.* 2007;30(5):194–202.

Blond BN, Fredericks CA, Blumberg HP. Functional neuroanatomy of bipolar disorder: structure, function, and connectivity in an amygdala-anterior paralimbic neural system. *Bipolar Disord.* 2012;14(4):340–355.

Green S, Lambon Ralph MA, Moll J, Deakin JF, Zahn R. Guilt-selective functional disconnection of anterior temporal and subgenual cortices in major depressive disorder. *Arch Gen Psychiatry.* 2012;69(10):1014–1021.

Katschnig P, Schwingenschuh P, Jehna M, Svehlík M, Petrovic K, Ropele S, Zwick EB, Ott E, Fazekas F, Schmidt R, Enzinger C. Altered functional organization of the motor system related to ankle movements in Parkinson's disease: insights from functional MRI. *J Neural Transm.* 2011;118(5):783–793.

Kringelbach ML, Berridge KC. The functional neuroanatomy of pleasure and happiness. *Discov Med.* 2010;9(49):579–587.

Melchitzky DS, Lewis DA. Functional neuroanatomy. In: Sadock BJ, Sadock VA, Ruiz P, eds. *Kaplan & Sadock's Comprehensive Textbook of Psychiatry.* 9th ed. Philadelphia, PA: Lippincott Williams & Wilkins; 2009.

Morris CA. The behavioral phenotype of Williams syndrome: a recognizable pattern of neurodevelopment. *Am J Med Genet C Semin Med Genet.* 2010;154C(4):427–431.

Nguyen AD, Shenton ME, Levitt JJ. Olfactory dysfunction in schizophrenia: a review of neuroanatomy and psychophysiological measurements. *Harv Rev Psychiatry.* 2010;18(5):279–292.

Prats-Galino A, Soria G, de Notaris M, Puig J, Pedraza S. Functional anatomy of subcortical circuits issuing from or integrating at the human brainstem. *Clin Neurophysiol.* 2012;123(1):4–12.

Sapara A, Birchwood M, Cooke MA, Fannon D, Williams SC, Kuipers E, Kumari V. Preservation and compensation: the functional neuroanatomy of insight and working memory in schizophrenia. *Schizophr Res.* 2014;152:201–209.

Vago DR, Epstein J, Catenaccio E, Stern E. Identification of neural targets for the treatment of psychiatric disorders: the role of functional neuroimaging. *Neurosurg Clin N Am.* 2011;22(2):279–305.

Watson CE, Chatterjee A. The functional neuroanatomy of actions. *Neurology.* 2011; 76(16):1428–1434.

Weis S, Leube D, Erb M, Heun R, Grodd W, Kircher T. Functional neuroanatomy of sustained memory encoding performance in healthy aging and in Alzheimer's disease. *Int J Neurosci.* 2011;121(7):384–392.

Zilles K, Amunts K, Smaers JB. Three brain collections for comparative neuroanatomy and neuroimaging. *Ann N Y Acad Sci.* 2011;1225:E94–E104.

Desarrollo nervioso y neurogénesis

DiCicco-Bloom E, Falluel-Morel A. Neural development and neurogenesis. In: Sadock BJ, Sadock VA, Ruiz P, eds. *Kaplan & Sadock's Comprehensive Textbook of Psychiatry.* 9th ed. Philadelphia, PA: Lippincott Williams & Wilkins; 2009.

Eisch AJ, Petrik D. Depression and hippocampal neurogenesis: a road to remission? *Science.* 2012;338(6103):72–75.

Hsieh J, Eisch AJ. Epigenetics, hippocampal neurogenesis, and neuropsychiatric disorder: unraveling the genome to understand the mind. *Neurobiol Dis.* 2010; 39(1):73–84.

Kobayashi M, Nakatani T, Koda T, Matsumoto KI, Ozaki R, Mochida N, Keizo T, Miyakawa T, Matsuoka I. Absence of BRINP1 in mice causes increase of hippocampal neurogenesis and behavioral alterations relevant to human psychiatric disorders. *Mol Brain.* 2014;7:12.

Levenson CW, Morris D. Zinc and neurogenesis: making new neurons from development to adulthood. *Adv Nutr.* 2011;2(2):96–100.

Molina-Holgado E, Molina-Holgado F. Mending the broken brain: neuroimmune interactions in neurogenesis. *J Neurochem.* 2010;114(5):1277–1290.

Sanes DH, Reh TA, Harris WA. *Development of the Nervous System.* 3rd ed. Burlington, MA: Academic Press; 2011.

Sek T, Sawamoto K, Parent JM, Alvarez-Buylla A, eds. *Neurogenesis in the Adult Brain I: Neurobiology.* New York: Springer; 2011.

Sek T, Sawamoto K, Parent JM, Alvarez-Buylla A, eds. *Neurogenesis in the Adult Brain II: Clinical Implications.* New York: Springer; 2011.

Shi Y, Zhao X, Hsieh J, Wichterle H, Impey S, Banerjee S, Neveu P, Kosik KS. MicroRNA regulation of neural stem cells and neurogenesis. *J Neurosci.* 2010; 30(45):14931–14936.

Neurofisiología y neuroquímica

Abi-Dargham A. The neurochemistry of schizophrenia: a focus on dopamine and glutamate. In: Charney DS, Nestler E, eds. *Neurobiology of Mental Illness.* 3rd ed. New York: Oxford University Press; 2009:321.

Berger M, Honig G, Wade JM, Tecott LH. Monoamine neurotransmitters. In: Sadock BJ, Sadock VA, Ruiz P, eds. *Kaplan & Sadock's Comprehensive Textbook of Psychiatry.* 9th ed. Philadelphia, PA: Lippincott Williams & Wilkins; 2009.

Butler JS, Foxe JJ, Fiebelkorn IC, Mercier MR, Molholm S. Multisensory representation of frequency across audition and touch: high density electrical mapping reveals early sensory-perceptual coupling. *J Neurosci.* 2012;32(44):15338–15344.

Coyle JT. Amino acid neurotransmitters. In: Sadock BJ, Sadock VA, Ruiz P, eds. *Kaplan & Sadock's Comprehensive Textbook of Psychiatry.* 9th ed. Philadelphia, PA: Lippincott Williams & Wilkins; 2009.

Ferrer I, López-Gonzalez I, Carmona M, Dalfó E, Pujol A, Martínez A. Neurochemistry and the non-motor aspects of Parkinson's disease. *Neurobiol Dis.* 2012;46:508.

Francis PT. Neurochemistry of Alzheimer's disease. In: Abou-Saleh MT, Katona CLE, Kumar A, eds. *Principles and Practice of Geriatric Psychiatry.* 3rd ed. Hoboken, NJ: Wiley-Blackwell; 2011:295.

Hallett M, Rothwell J. Milestones in clinical neurophysiology. *Mov Disord.* 2011; 26(6):958–967.

Kasala ER, Bodduluru LN, Maneti Y, Thipparaboina R. Effect of meditation on neurophysiological changes in stress mediated depression. *Complement Ther Clin Pract.* 2014;20(1):74–80.

Martinez D, Carpenter KM, Liu F, Slifstein M, Broft A, Friedman AC, Kumar D, Van Heertum R, Kleber HD, Nunes E. Imaging dopamine transmission in cocaine dependence: link between neurochemistry and response to treatment. *Am J Psychiatry.* 2011;168(6):634–641.

Posey DJ, Lodin Z, Erickson CA, Stigler KA, McDougle CJ. The neurochemistry of ASD. In: Fein D, ed. *Neuropsychology of Autism.* New York: Oxford University Press; 2011:77.

Recasens M, Guiramand J, Aimar R, Abdulkarim A, Barbanel G. Metabotropic glutamate receptors as drug targets. *Curr Drug Targets.* 2007;8(5):651–681.

Reidler JS, Zaghi S, Fregni F. Neurophysiological effects of transcranial direct current stimulation. In: Coben R, Evan JR, eds. *Neurofeedback and Neuromodulation Techniques and Applications.* New York: Academic Press; 2011:319.

Sedlack TW, Kaplin AI. Novel neurotransmitters. In: Sadock BJ, Sadock VA, Ruiz P, eds. *Kaplan & Sadock's Comprehensive Textbook of Psychiatry.* 9th ed. Philadelphia, PA: Lippincott Williams & Wilkins; 2009.

Smith SM. Resting state fMRI in the human connectome project. *Neuroimage* 2013; 80:144–158.

Young LJ, Owens MJ, Nemeroff CB. Neuropeptides: biology, regulation, and role in neuropsychiatric disorders. In: Sadock BJ, Sadock VA, Ruiz P, eds. *Kaplan & Sadock's Comprehensive Textbook of Psychiatry.* 9th ed. Philadelphia, PA: Lippincott Williams & Wilkins; 2009.

Psiconeuroendocrinología

Bartz JA, Hollander E. The neuroscience of affiliation: forging links between basic and clinical research on neuropeptides and social behavior. *Horm Behav.* 2006; 50(4):518–528.

Dubrovsky B. Neurosteroids, neuroactive steroids, and symptoms of affective disorders. *Pharmacol Biochem Behav.* 2006;84(4):644–655.

Duval F, Mokrani MC, Ortiz JA, Schulz P, Champeval C. Neuroendocrine predictors of the evolution of depression. *Dialogues Clin Neurosci.* 2005;7(3):273–282.

Goldberg-Stern H, Ganor Y, Cohen R, Pollak L, Teichberg V, Levite M. Glutamate receptor antibodies directed against AMPA receptors subunit 3 peptide B (GluR3B) associate with some cognitive/psychiatric/behavioral abnormalities in epilepsy patients. *Psychoneuroendocrinology.* 2014;40:221–231.

Martin EI, Ressler KJ, Binder E, Nemeroff CB. The neurobiology of anxiety disorders: brain imaging, genetics, and psychoneuroendocrinology. *Clin Lab Med.* 2010;30(4):865–891.

McEwen BS. Physiology and neurobiology of stress and adaptation: central role of the brain. *Physiol Rev.* 2007;87(3):873–904.

Phillips DI. Programming of the stress response: a fundamental mechanism underlying the long-term effects of the fetal environment? *J Intern Med.* 2007;261(5): 453–460.

Strous RD, Maayan R, Weizman A. The relevance of neurosteroids to clinical psychiatry: from the laboratory to the bedside. *Eur Neuropsychopharmacol.* 2006; 16(3):155–169.

Zitzmann M. Testosterone and the brain. *Aging Male.* 2006;9(4):195–199.

Interacciones del sistema inmunitario y el sistema nervioso central

Bajramovic JJ. Regulation of innate immune responses in the central nervous system. *CNS Neurol Disord Drug Targets.* 2011;10(1):4–24.

Capuron L, Miller AH. Immune system to brain signaling: neuropsychopharmacological implications. *Pharmacol Ther*. 2011;130(2):226–238.

Danese A, Moffitt TE, Pariante CM, Ambler A, Poulton R. Elevated inflammation levels in depressed adults with a history of childhood maltreatment. *Arch Gen Psychiatry*. 2008;65(4):409–415.

Dantzer R, O'Connor JC, Freund GG, Johnson RW, Kelley KW. From inflammation to sickness and depression: when the immune system subjugates the brain. *Nat Rev Neurosci*. 2008;9(1):46–56.

Raison CL, Borisov AS, Woolwine BJ, Massung B, Vogt G, Miller AH. Interferon-α effects on diurnal hypothalamic-pituitary-adrenal axis activity: relationship with proinflammatory cytokines and behavior. *Mol Psychiatry*. 2010;15(5):535–547.

Raison CL, Cowles MK, Miller AH. Immune system and central nervous system interactions. In: Sadock BJ, Sadock VA, Ruiz P, eds. *Kaplan & Sadock's Comprehensive Textbook of Psychiatry*. 9th ed. Philadelphia, PA: Lippincott Williams & Wilkins; 2009:175.

Ransohoff RM, Brown MA. Innate immunity in the central nervous system. *J Clin Invest*. 2012;122(4):1164–1171.

Steiner J, Bernstein HG, Schiltz K, Müller UJ, Westphal S, Drexhage HA, Bogerts B. Immune system and glucose metabolism interaction in schizophrenia: a chicken–egg dilemma. *Prog Neuropsychopharmacol Biol Psychiatry*. 2014;48:287–294.

Wilson EH, Weninger W, Hunter CA. Trafficking of immune cells in the central nervous system. *J Clin Invest*. 2010;120(5):1368–1379.

Yousef S, Planas R, Chakroun K, Hoffmeister-Ullerich S, Binder TM, Eiermann TH, Martin R, Sospedra M. TCR bias and HLA cross-restriction are strategies of human brain-infiltrating JC virus-specific CD4+ T cells during viral infection. *J Immunol*. 2012;189(7):3618–3630.

Neurogenética

Craddock N, O'Donovan MC, Owen MJ. Phenotypic and genetic complexity of psychosis. Invited commentary on Schizophrenia: a common disease caused by multiple rare alleles. *Br J Psychiatry*. 2007;190:200–203.

De Luca V, Tharmalingam S, Zai C, Potapova N, Strauss J, Vincent J, Kennedy JL. Association of HPA axis genes with suicidal behaviour in schizophrenia. *J Psychopharmacol*. 2010;24(5):677–682.

Demers CH, Bogdan R, Agrawal A. The genetics, neurogenetics and pharmacogenetics of addiction. *Curr Behav Neurosci Rep*. 2014;1(1):33–44.

Farmer A, Elkin A, McGuffin P. The genetics of bipolar affective disorder. *Curr Opin Psychiatry*. 2007;20:8.

Fears SC, Mathews CA, Freimer NB. Genetic linkage analysis of psychiatric disorders. In: Sadock BJ, Sadock, VA, Ruiz P, eds. *Kaplan & Sadock's Comprehensive Textbook of Psychiatry*. 9th ed. Philadelphia, PA: Lippincott Williams & Wilkins; 320.

Gianakopoulos PJ, Zhang Y, Pencea N, Orlic-Milacic M, Mittal K, Windpassinger C, White SJ, Kroisel PM, Chow EW, Saunders CJ, Minassian BA, Vincent JB. Mutations in MECP2 exon 1 in classical Rett patients disrupt MECP2_e1 transcription, but not transcription of MECP2_e2. *Am J Med Genet B Neuropsychiatr Genet*. 2012; 159B(2):210–216.

Guerrini R, Parrini E. Neuronal migration disorders. *Neurobiol Dis*. 2010;38(2): 154–166.

Kumar KR, Djarmati-Westenberger A, Grünewald A. Genetics of Parkinson's disease. *Semin Neurol*. 2011;31(5):433–440.

Novarino G, El-Fishawy P, Kayserili H, Meguid NA, Scott EM, Schroth J, Silhavy JL, Kara M, Khalil RO, Ben-Omran T, Ercan-Sencicek AG, Hashish AF, Sanders SJ, Gupta AR, Hashem HS, Matern D, Gabriel S, Sweetman L, Rahimi Y, Harris RA, State MW, Gleeson JG. Mutations in BCKD-kinase lead to a potentially treatable form of autism with epilepsy. *Science*. 2012;338(6105):394–397.

Perisco AM, Bourgeron T. Searching for ways out of the autism maze: genetic, epigenetic and environmental clues. *Trends Neurosci*. 2006;29(7):349–358.

Schizophrenia Working Group of the Psychiatric Genomics Consortium. Biological insights from 108 schizophrenia-associated genetic loci. *Nature*. 2014; 511(7510):421–427. https://doi.org/10.1038/nature13595

Sekar A, Bialas AR, de Rivera H, Davis A, Hammond TR, Kamitaki N, Tooley K, Presumey J, Baum M, Van Doren V, Genovese G, Rose SA, Handsaker RE, Daly MJ, Carroll MC, Stevens B, McCarroll SA; Schizophrenia Working Group of the Psychiatric Genomics Consortium. Schizophrenia risk from complex variation of complement component 4. *Nature*. 2016;530(7589):177–183. https://doi.org/10.1038/nature16549

Spors H, Albeanu DF, Murthy VN, Rinberg D, Uchida N, Wachowiak M, Friedrich RW. Illuminating vertebrate olfactory processing. *J Neurosci*. 2012;32(41):14102–14108.

Electrofisiología aplicada

Alhaj H, Wisniewski G, McAllister-Williams RH. The use of the EEG in measuring therapeutic drug action: focus on depression and antidepressants. *J Psychopharmacol*. 2011;25(9):1175–1191.

André VM, Cepeda C, Fisher YE, Huynh MY, Bardakjian N, Singh S, Yang XW, Levine MS. Differential electrophysiological changes in striatal output neurons in Huntington's disease. *J Neurosci*. 2011;31(4):1170–1182.

Boutros NN, Arfken CL. A four-step approach to developing diagnostic testing in psychiatry. *Clin EEG Neurosci*. 2007;38:62.

Boutros NN, Galderisi S, Pogarell O, Riggio S, eds. *Standard Electroencephalography in Clinical Psychiatry: A Practical Handbook*. Hoboken, NJ: Wiley-Blackwell; 2011.

Boutros NN, Iacono WG, Galderisi S. Applied electrophysiology. In: Sadock BJ, Sadock VA, Ruiz P, eds. *Kaplan & Sadock's Comprehensive Textbook of Psychiatry*. 9th ed. Philadelphia, PA: Lippincott Williams & Wilkins; 2009:211.

Gosselin N, Bottari C, Chen JK, Petrides M, Tinawi S, de Guise E, Ptito A. Electrophysiology and functional MRI in post-acute mild traumatic brain injury. *J Neurotrauma*. 2011;28(3):329–341.

Horan WP, Wynn JK, Kring AM, Simons RF, Green MF. Electrophysiological correlates of emotional responding in schizophrenia. *J Abnorm Psychol*. 2010;119(1):18–30.

Hunter AM, Cook IA, Leuchter AF. The promise of the quantitative electroencephalogram as a predictor of antidepressant treatment outcomes in major depressive disorder. *Psychiatr Clin North Am*. 2007;30(1):105–124.

Jarahi M, Sheibani V, Safakhah HA, Torkmandi H, Rashidy-Pour A. Effects of progesterone on neuropathic pain responses in an experimental animal model for peripheral neuropathy in the rat: a behavioral and electrophysiological study. *Neuroscience*. 2014;256:403–411.

Winterer G, McCarley RW. Electrophysiology of schizophrenia. In: Weinberger DR, Harrison PJ. *Schizophrenia*. 3rd ed. Hoboken, NJ: Blackwell Publishing Ltd; 2011:311.

Cronobiología

Delezie J, Challet E. Interactions between metabolism and circadian clocks: reciprocal disturbances. *Ann N Y Acad Sci*. 2011;1243:30–46.

Dridi D, Zouiten A, Mansour HB. Depression: chronophysiology and chronotherapy. *Biol Rhyth Res*. 2014;45:77–91.

Eckel-Mahan K, Sassone-Corsi P. Metabolism and the circadian clock converge. *Physiol Rev*. 2013;93(1):107–135.

Glickman G, Webb IC, Elliott JA, Baltazar RM, Reale ME, Lehman MN, Gorman MR. Photic sensitivity for circadian response to light varies with photoperiod. *J Biol Rhythms*. 2012;27(4):308–318.

Gonnissen HK, Rutters F, Mazuy C, Martens EA, Adam TC, Westerterp-Plantenga MS. Effect of a phase advance and phase delay of the 24-h cycle on energy metabolism, appetite, and related hormones. *Am J Clin Nutr*. 2012;96(4):689–697.

Lanzani MF, de Zavalía N, Fontana H, Sarmiento MI, Golombek D, Rosenstein RE. Alterations of locomotor activity rhythm and sleep parameters in patients with advanced glaucoma. *Chronobiol Int*. 2012;29(7):911–919.

Loddenkemper T, Lockley SW, Kaleyias J, Kothare SV. Chronobiology of epilepsy: diagnostic and therapeutic implications of chrono-epileptology. *J Clin Neurophysiol*. 2011;28(2):146–153.

Provencio I. Chronobiology. In: Sadock BJ, Sadock VA, Ruiz P, eds. *Kaplan & Sadock's Comprehensive Textbook of Psychiatry*. 9th ed. Philadelphia, PA: Lippincott Williams & Wilkins; 2009:198.

Shafer SL, Lemmer B, Boselli E, Boiste F, Bouvet L, Allaouchiche B, Chassard D. Pitfalls in chronobiology: a suggested analysis using intrathecal bupivacaine analgesia as an example. *Anesth Analg*. 2010;111(4):980–985.

Wehrens SM, Hampton SM, Kerkhofs M, Skene DJ. Mood, alertness, and performance in response to sleep deprivation and recovery sleep in experienced shiftworkers versus non-shiftworkers. *Chronobiol Int*. 2012;29(5):537–548.

34

Contribuciones de las ciencias conductuales y sociales

Los fundamentos de la psiquiatría abarcan muchas disciplinas. El capítulo anterior abarcó los fundamentos neurocientíficos de la psiquiatría. Sin embargo, también hay contribuciones de las ciencias psicosociales, las ciencias socioculturales y muchas más áreas de investigación científica. Además, muchas teorías y modelos mentales han surgido de la psicoanalítica y otras escuelas teóricas que han tenido una influencia vital en la práctica de la psiquiatría, tanto históricamente como en la actualidad.

Este capítulo ofrece un breve recorrido por algunos de los campos importantes que, junto con las neurociencias, han ayudado a la psiquiatría a pasar de una práctica puramente empírica a una rama de la medicina sólida y basada en la evidencia. En el camino, también proporciona algunas biografías breves de algunos de los más grandes pensadores e investigadores en estos campos.

▲ 34.1 Contribuciones de las ciencias psicosociales

JEAN PIAGET Y DESARROLLO COGNITIVO

Jean Piaget (1896-1980) se considera uno de los más grandes pensadores del siglo xx. Su contribución al esclarecimiento del desarrollo cognitivo ha tenido una influencia paradigmática en la psicología del desarrollo e implicaciones significativas para las intervenciones con niños, tanto educativas como clínicas.

Piaget nació en Neuchatel (Suiza), en cuya universidad estudió y se doctoró en biología a la edad de 22 años. Interesado por la psicología, estudió e investigó en varios centros, como en la Sorbona de París, y trabajó con Eugen Bleuler en el Burghöltzli Psychiatric Hospital.

Piaget creó un amplio sistema teórico para el desarrollo de aptitudes cognitivas; en este sentido, su trabajo fue similar al de Sigmund Freud, pero Piaget hacía hincapié en la manera en que los niños piensan y adquieren el conocimiento.

Muy reconocido como psicólogo infantil (o del desarrollo), Piaget se consideraba principalmente un especialista en *epistemología genética,* que definía como el estudio del desarrollo del pensamiento abstracto a partir de un sustrato biológico o innato. Esta denominación revela que su proyecto central era algo más que expresar la *psicología del desarrollo infantil,* tal como este término se entiende en general, sino más bien una explicación del desarrollo progresivo del conocimiento humano.

Fases del desarrollo cognitivo

Piaget describió cuatro fases principales que conducen a la capacidad del pensamiento adulto (tabla 34-1): *1)* fase sensitivomotora; *2)* pensamiento preoperacional; *3)* operaciones concretas, y *4)* operaciones formales. Cada etapa constituye un prerrequisito para la siguiente, pero la velocidad a la que cada niño transita por las diferentes fases varía según su talento natural y las circunstancias ambientales.

Fase sensitivomotora (del nacimiento a los 2 años). Piaget usó el término *sensitivomotora* para describir la primera fase: los bebés empiezan a aprender a través de la observación sensorial y más tarde adquieren el control de sus funciones motoras mediante la actividad, la exploración y la manipulación del entorno. Dividió esta fase en seis subfases, que se enumeran en la tabla 34-2.

Desde el principio, la biología y la experiencia se mezclan para producir la conducta aprendida. Por ejemplo, el niño nace con un reflejo de succión, pero se produce un tipo de aprendizaje cuando el lactante descubre la situación del pezón y modifica la forma de sus labios. Recibe un estímulo que da lugar a una respuesta, acompañada de un sentido de conocimiento, el cual supone el primer esquema o concepto elemental. A medida que el bebé adquiere movilidad, un esquema se forma sobre otro, y se desarrollan esquemas nuevos y más complejos. El mundo espacial, visual y táctil del niño se ensancha durante este período; interactúa activamente con el entorno y utiliza los patrones de conducta previamente aprendidos. Por ejemplo, cuando ha aprendido a utilizar un sonajero, agita un nuevo juguete como ha hecho con el que ha aprendido a usar. El bebé también emplea el sonajero de maneras nuevas.

La consecución crítica de este período es el desarrollo de la *permanencia del objeto* o el *esquema del objeto permanente.* Esta expresión hace referencia a la capacidad del niño para comprender que los objetos tienen una existencia independiente a su participación. El niño aprende a diferenciarse del mundo y es capaz de conservar una imagen mental de un objeto aunque no esté presente y visible. Cuando un objeto cae ante él, mira abajo, hacia al suelo, para buscarlo; es decir, se comporta por primera vez como si el objeto tuviera una realidad fuera de sí mismo.

Alrededor de los 18 meses, el niño empieza a desarrollar símbolos mentales y a usar palabras, en un proceso de *simbolización.* El niño es capaz de crear la imagen visual de una pelota o un símbolo mental de la palabra «pelota» para representar o significar el objeto real. Estas representaciones mentales le permiten operar en nuevos niveles conceptuales. La consecución de la permanencia del objeto marca el tránsito de la fase sensitivomotora a la fase preoperacional del desarrollo.

Fase de pensamiento preoperacional (de los 2 a los 7 años). Durante la fase de pensamiento preoperacional, el niño usa los símbolos y el lenguaje más ampliamente que en la fase sensitivomotora. El pensamiento y el razonamiento son intuitivos; el niño aprende sin el uso de este último. No pueden pensar ni lógica ni deductivamente, y sus conceptos son primitivos; puede nombrar objetos, pero no clases de objetos. El pensamiento preoperacional está a medio camino entre el pensamiento adulto socializado y el inconsciente freudiano completamente autista. Los sucesos no se relacionan por lógica. Al principio de esta fase, si el niño deja caer un vaso que se rompe, no tiene la percepción de causa y efecto: cree que el vaso estaba dispuesto a romperse, no que él rompe el vaso. En esta fase, el niño tampoco puede captar la afinidad de un objeto en circunstancias diferentes: la misma muñeca en un cochecito, en una cama o en una silla se percibe como si se tratara

Tabla 34-1
Fases del desarrollo intelectual propuestas por Piaget

Edad (años)	Fase	Características del desarrollo cognitivo
0-1,5 (a 2)	Sensitivomotora	Divididas en seis etapas, que se caracterizan por: 1. Reflejos innatos motores y sensoriales 2. Reacción circular primaria 3. Reacción circular secundaria 4. Uso de métodos familiares para obtener fines 5. Reacción circular terciaria y descubrimiento mediante la experimentación activa 6. Introspección y permanencia del objeto
2-7	Subperíodo preoperacional[a]	Imitación diferida, juego simbólico, imágenes gráficas (dibujo), imágenes mentales y lenguaje
7-11	Operaciones concretas	Conservación de la cantidad, del peso, del volumen, de la longitud y del tiempo basándose en la reversibilidad por inversión o reciprocidad; operaciones; inclusión y seriación de clases
11-final de la adolescencia	Operaciones formales	Sistema combinatorio, por medio del cual las variables están aisladas y se examinan todas las combinaciones posibles; pensamiento hipotético-deductivo

[a]Algunos autores consideran que este subperíodo es un período del desarrollo separado.

de tres objetos diferentes. Durante este período, las cosas se representan por su función; por ejemplo, un niño define una bicicleta como «para montar» y un agujero como «para cavar».

En esta fase, el niño empieza a usar el lenguaje y los dibujos de manera más elaborada. A partir de articulaciones de una sola palabra, desarrolla frases de dos términos, formadas por un nombre y un verbo o por un nombre y un objetivo. Un niño puede decir: «nene comer» o «nene aúpa».

En la fase preoperacional, el niño no puede tratar dilemas morales, aunque sí sentirse bien o mal. Por ejemplo, cuando se le pregunta «¿quién tiene más culpa, la persona que rompe un plato a propósito o la que rompe diez por accidente?», un niño pequeño suele responder que la que rompe diez platos por accidente es más culpable porque hay más platos rotos. En esta fase, el niño tiene un sentido de *justicia inmanente*, la creencia de que el castigo por la maldad es inevitable.

Tabla 34-2
Fase sensitivomotora del desarrollo cognitivo de Piaget

Edad	Características
Nacimiento-2 meses	Usa los reflejos innatos motores y sensoriales (succión, prensión, mirada) para interactuar y acomodarse al mundo exterior
2-5 meses	Reacción circular primaria: coordina actividades del propio cuerpo y los cinco sentidos (p. ej., se chupa el pulgar); la realidad sigue siendo subjetiva –no busca estímulos fuera de su campo visual–, pero muestra curiosidad
5-9 meses	Reacción circular secundaria: busca nuevos estímulos en el entorno; empieza a prever las consecuencias de su conducta y a actuar con decisión para cambiar el entorno; comienzo de la conducta intencional
9 meses-1 año	Muestra señales preliminares de permanencia del objeto; tiene un concepto vago de que los objetos existen aparte de él; juega a desaparecer y aparecer; imita conductas nuevas
1 año-18 meses	Reacción circular terciaria: busca experiencias nuevas; produce nuevas conductas
18 meses-2 años	Pensamiento simbólico: usa representaciones simbólicas de sucesos y de objetos; muestra signos de razonamiento (p. ej., usa un juguete para alcanzar y hacerse con otro); logra la permanencia del objeto

En esta fase de desarrollo, el niño es *egocéntrico:* se ve a sí mismo como el centro del universo; tiene un punto de vista limitado, y es incapaz de ponerse en el lugar de otra persona. Es incapaz de modificar su conducta por otra; por ejemplo, no es negativista cuando no atiende a la orden de que se esté quieto porque su hermano tiene que estudiar, sino que el pensamiento egocéntrico le impide comprender el punto de vista de su hermano.

Durante esta fase, el niño usa un tipo de pensamiento mágico, de *causalidad fenomenológica,* por la que se piensa que cuando ocurren dos sucesos simultáneamente uno es causa del otro (p. ej., el trueno causa el relámpago y los malos pensamientos causan accidentes). Además, los niños usan el *pensamiento animista,* la tendencia a dotar a los acontecimientos y los objetos físicos con atributos psicológicos de la vida, como sentimientos e intenciones.

FUNCIÓN SEMIÓTICA. La función semiótica emerge en el período preoperacional. Con esta nueva capacidad, el niño puede representar algo (un objeto, un acontecimiento o un esquema conceptual) con un significante, que posee una función representativa (p. ej., lenguaje, imagen mental, gesto simbólico). El niño usa un símbolo o signo para representar otra cosa. El dibujo es una función semiótica que se realiza inicialmente como un ejercicio divertido pero que, en último término, significa otra cosa en el mundo real.

Fase de operaciones concretas (de los 7 a los 11 años).
El período de operaciones concretas se llama así porque, en este período, el niño opera y actúa en el mundo concreto, real y perceptible de los objetos y sucesos. El pensamiento egocéntrico se sustituye por el *pensamiento operacional,* lo que implica tratar con gran cantidad de información externa. El niño puede ver ahora las cosas desde la perspectiva del otro.

En esta fase, el niño empieza a usar procesos de pensamiento lógico limitados y puede ordenar y agrupar las cosas en clases partiendo de sus características comunes. El *razonamiento silogístico,* mediante el cual se forma una conclusión lógica a partir de dos premisas, aparece durante esta fase; así, todos los caballos son mamíferos (premisa); todos los mamíferos son de sangre caliente (premisa) y, por lo tanto, todos los caballos son de sangre caliente (conclusión). El niño es capaz de razonar y de seguir normas y reglas. Puede controlarse y empieza a desarrollar un sentido moral y un código de valores.

El niño que asume excesivamente las normas puede mostrar una conducta obsesivo-compulsiva; el que se resiste a un código de valores parece con frecuencia arbitrario y reactivo. La consecuencia más deseable del desarrollo en esta fase es que el niño adquiera un respeto saludable por las normas y que comprenda que existen excepciones legítimas a ellas.

La *conservación* es la capacidad de reconocer que, aunque la forma de los objetos puede cambiar, siguen manteniendo o conservando otras características que permiten reconocerlos. Por ejemplo, si una pelota de plastilina se transforma en una salchicha larga y delgada, el niño reconoce que ambas contienen la misma cantidad de plastilina. No hay capacidad de conservación (que es característica de la fase preoperacional) cuando el niño dice que la «salchicha» tiene más plastilina porque es más larga. La *reversibilidad* es la capacidad de comprender la relación entre las cosas y darse cuenta de que una puede transformarse en otra y a la inversa (p. ej., el hielo y el agua).

El signo más importante de que el niño todavía está en la fase preoperacional es que no ha alcanzado la conservación ni la reversibilidad. Su capacidad para comprender conceptos de cantidad es una de las teorías más importantes del desarrollo cognitivo de Piaget. Las medidas de cantidad incluyen medidas de materia, de longitud, de números, de líquidos y de superficie (fig. 34-1).

El niño de 7 a 11 años puede organizar y ordenar acontecimientos del mundo real. El trato con el futuro y sus posibilidades se produce en la fase de operaciones formales.

Fase de operaciones formales (de los 11 años al final de la adolescencia).

En la fase de operaciones formales el pensamiento de las personas jóvenes opera de una manera formal, muy lógica, sistemática y simbólica. Se caracteriza por la capacidad de pensar de manera abstracta, de razonar deductivamente y de definir conceptos, así como por la aparición de habilidades para tratar con permutaciones y combinaciones; los jóvenes pueden captar el concepto de probabilidad. Durante esta fase, los adolescentes procuran tratar con todas las relaciones e hipótesis posibles para explicar datos y sucesos. El uso del lenguaje es complejo; sigue reglas formales de lógica y es correcto gramaticalmente. El pensamiento abstracto muestra el interés de los adolescentes hacia diversas cuestiones, como filosofía, religión, ética y política.

PENSAMIENTO HIPOTÉTICO-DEDUCTIVO. El pensamiento hipotético-deductivo, la organización más elevada de la función cognitiva, permite que las personas emitan una hipótesis o proposición y que la pongan a prueba en la realidad. El *razonamiento deductivo* va de lo general a lo particular y es un proceso más complicado que el *razonamiento inductivo,* que va de lo particular a lo general.

Como los jóvenes se pueden reflejar en sus propias opiniones y en las de otros, son sensibles a la conducta autoconsciente. A medida que los adolescentes intentan dominar nuevas tareas cognitivas, pueden volver al pensamiento egocéntrico, pero en un nivel más elevado que en el pasado. Por ejemplo, creen que lo pueden lograr todo o modificar los sucesos solo con pensarlo. No todos los adolescentes entran en la fase de operaciones formales al mismo tiempo o en el mismo grado. Según la capacidad y la experiencia de intervención de cada uno, algunos pueden no llegar a la fase de operaciones formales, y quedarse en el modo de operaciones concretas durante toda la vida.

Aplicaciones psiquiátricas

Las teorías de Piaget tienen numerosas implicaciones psiquiátricas. Los niños hospitalizados en la fase sensitivomotora no han alcanzado la permanencia del objeto y, por consiguiente, padecen ansiedad de separación. Mejoran si se permite que sus madres se queden con ellos por la noche. Los niños en fase preoperacional, que no pueden manejar conceptos y abstracciones, se expresan mejor en los juegos de rol, que plantean procesos y situaciones médicas, que si tienen que describir verbalmente con detalle. Por ejemplo, a un niño que ha de recibir un tratamiento intravenoso puede serle útil escenificar el proceso con un muñeco y un equipo intravenoso de juguete.

Puesto que los niños en la fase preoperacional no comprenden la relación de causa y efecto, pueden interpretar la enfermedad física como un castigo por malos pensamientos o acciones. Como no dominan la capacidad de conservación y no comprenden el concepto de reversibilidad (que suele alcanzarse en la fase de operaciones concretas), no pueden comprender que un hueso roto puede curarse o que la sangre perdida en un accidente puede reemplazarse.

El pensamiento de los adolescentes durante la fase de operaciones formales puede parecer demasiado abstracto cuando es, de hecho, una etapa de desarrollo normal. La confusión del adolescente puede no representar un precursor de un proceso psicótico, sino ser consecuencia de la adquisición normal del dominio de las capacidades recientemente adquiridas para tratar con las ilimitadas posibilidades del mundo que lo rodea.

Los adultos en situaciones de estrés pueden experimentar una regresión cognitiva y emocional. Su pensamiento puede volverse preoperacional, egocéntrico y, a veces, animista.

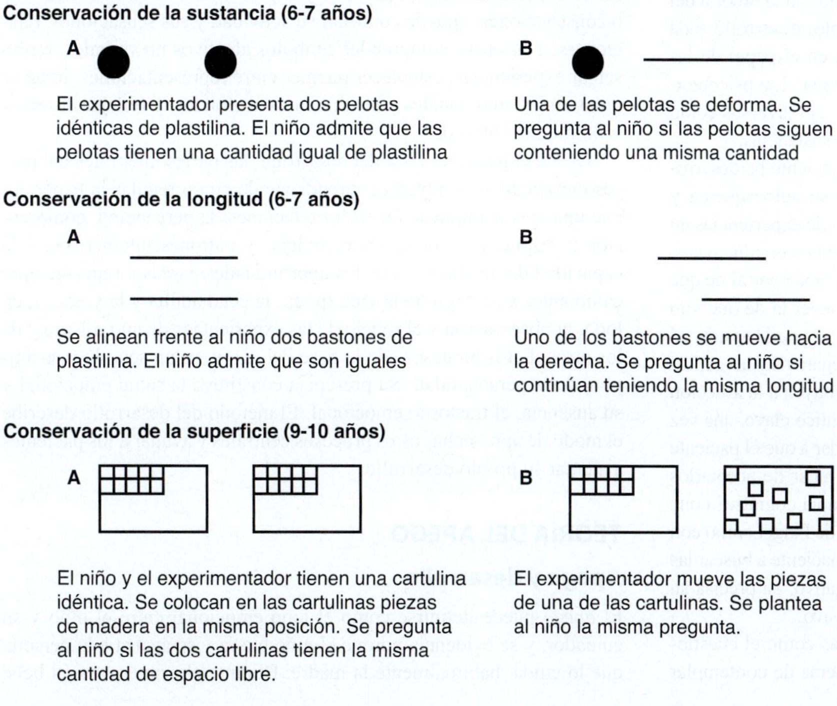

Conservación de la sustancia (6-7 años)

A

El experimentador presenta dos pelotas idénticas de plastilina. El niño admite que las pelotas tienen una cantidad igual de plastilina

B

Una de las pelotas se deforma. Se pregunta al niño si las pelotas siguen conteniendo una misma cantidad

Conservación de la longitud (6-7 años)

A

Se alinean frente al niño dos bastones de plastilina. El niño admite que son iguales

B

Uno de los bastones se mueve hacia la derecha. Se pregunta al niño si continúan teniendo la misma longitud

Conservación de la superficie (9-10 años)

A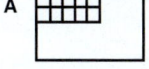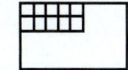

El niño y el experimentador tienen una cartulina idéntica. Se colocan en las cartulinas piezas de madera en la misma posición. Se pregunta al niño si las dos cartulinas tienen la misma cantidad de espacio libre.

B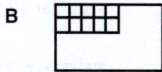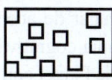

El experimentador mueve las piezas de una de las cartulinas. Se plantea al niño la misma pregunta.

FIGURA 34-1
Algunas pruebas sencillas de conservación, para edades aproximadas de realización. Cuando se alcanza el sentido de conservación, el niño responde que **B** contiene la misma cantidad que **A.** (Modificada de Lefrancois GR. *Of Children: An Introduction to Child Development.* Belmont, CA: Wadsworth; 1973:305, con autorización.)

Implicaciones para la psicoterapia. Piaget no era un psicólogo práctico y no desarrolló las implicaciones de su modelo cognitivo en la intervención psicoterapéutica, pero su trabajo constituyó una de las bases de la *revolución cognitiva* en psicología, uno de cuyos aspectos fue un énfasis cada vez mayor en los componentes cognitivos del esfuerzo terapéutico. A diferencia de la psicoterapia dinámica clásica, que se centraba en los estímulos y en los afectos, y de la conductista, que dirige su atención a las acciones manifiestas, la psicoterapia cognitiva se centra en los pensamientos, incluidos las conjeturas automáticas, las creencias, los planes y las intenciones. Al incluir los paradigmas teórico y práctico de la teoría de Piaget, se pueden observar aplicaciones adicionales a la psicoterapia.

La teoría del desarrollo cognitivo ha influido en los enfoques psicoterapéuticos de diversas maneras. Algunos terapeutas han tomado nociones del desarrollo del trabajo de Piaget, y elaborado técnicas de intervención; otros han desarrollado modelos cognitivos de tratamiento independientes de Piaget, pero basados fuertemente en el papel de la cognición, y otros han incluido conceptos de Piaget dentro de un conjunto más amplio de construcciones con el fin de apuntalar nuevos enfoques de desarrollo para la psicoterapia.

En un primer momento, algunos psicoterapeutas aplicaron nociones de Piaget directamente a las intervenciones en niños. Susan Harter, por ejemplo, estudió técnicas para ayudar a niños pequeños a advertir emociones divergentes o contradictorias e integrarlas dentro de una clase de emociones más elevada o abstracta. Una de las técnicas de Harter es pedir al niño que haga un dibujo que muestre sentimientos diferentes y conflictivos en una persona. Esta técnica representa una aplicación de la operación concreta de inclusión de clase en el reino de las emociones. El trabajo de Harter aplica los hallazgos de Piaget al frecuente problema terapéutico de ayudar al niño a reconocer, tolerar e integrar afectos combinados o ambivalentes en relaciones objetales estables. Así pues, se basó en la teoría cognitiva y la psicodinámica. Técnicas similares son importantes en el trabajo con niños expuestos a traumas o a abusos sexuales. Es un componente esencial de este trabajo ayudarles a categorizar, diferenciar y aceptar todo el rango de emociones derivado de estas experiencias.

Posteriormente, otros psicoterapeutas desarrollaron modelos de tratamiento que, aunque no se basaban directamente en la psicología de Piaget, enfatizaron ideas centrales bastante similares a las que descubrió en sus observaciones naturalistas del desarrollo cognitivo. Estos modelos se alinean de forma muy próxima con recientes desarrollos en la «teoría del teorizar» («*theory theory*»). Aaron Beck, por ejemplo, desarrolló toda una escuela de psicoterapia cognitiva que se centra en el papel de las cogniciones para causar o mantener la psicopatología. La psicoterapia cognitiva es un tratamiento eficaz para problemas tan diversos como la depresión, los trastornos de ansiedad y el abuso de sustancias.

Una idea central en la terapia cognitiva es que el paciente ha desarrollado determinadas creencias centrales, aspectos de su autoesquema y creencias de probabilidad condicional como resultado de experiencias en el desarrollo, que contribuyen a problemas emocionales o conductuales. Por ejemplo, personas depresivas pueden tener la creencia central de que «nadie puede quererme», o personas adictas pueden tener la de que «no puedo ser feliz si no bebo». En la terapia cognitiva, se puede ayudar al paciente a identificar los pensamientos automáticos negativos y las actitudes o creencias disfuncionales subyacentes que contribuyen a la aflicción emocional o a la conducta adictiva. El proceso terapéutico clave, una vez identificados los pensamientos desadaptativos, es ayudar a que el paciente vea estos pensamientos de manera más objetiva en lugar de aceptarlos como válidos sin cuestionarlos. En este punto, la terapia cognitiva pone énfasis en la evidencia, consistente tanto con la teoría de Piaget como con la «teoría del teorizar» («*theory theory*»). Se ayuda al paciente a buscar las evidencias que pongan a prueba el pensamiento negativo; se precisa su implicación activa, más allá de ser un mero oyente pasivo.

El terapeuta cognitivo consigue mediante técnicas como el cuestionamiento socrático y preguntar si existen otras maneras de contemplar el mismo suceso, lo que un profesor con talento al guiar a los alumnos hacia la comprensión más adecuada, más inteligente, de tareas operacionales. La noción de equilibrio es relevante en ambos casos. Al ayudar al individuo a apreciar que las estructuras cognitivas previas son inadecuadas, el terapeuta o el profesor perturba la estructura cognitiva anterior, con lo que el paciente o el alumno experimenta una disrupción que conduce a la búsqueda de estructuras más adecuadas. La compensación de la perturbación externa es lo que Piaget denomina «equilibrio» *(equilibration)*. Solo se pueden construir nuevas estructuras mediante el proceso de acomodación, permitiendo al individuo asimilar una mayor cantidad de datos, una nueva perspectiva o una información más compleja.

Al requerir *pensar sobre lo que se piensa,* la terapia cognitiva parece necesitar un pensamiento operacional formal, a pesar de que no se ha probado empíricamente. Como mínimo, requiere la capacidad de reconocer y articular sentimientos, y traducir a un pensamiento el proceso mediador que se da rápidamente entre el suceso y el sentimiento. Los modelos cognitivo-conductuales de la psicoterapia incluyen técnicas cognitivas y otras relacionadas con el comportamiento, interactivas, como actividades que aumentan el placer y mejoran la comunicación y la capacidad para resolver problemas. Es posible que técnicas menos cognitivas, más conductuales, que requieren un nivel más bajo de desarrollo cognitivo, también puedan conducir a la obtención de pruebas y a la modificación de las expectativas específicas, atribuciones y autoesquema.

Como la «teoría del desarrollo cognitivo» o los enfoques narrativos a la cognición en psicoterapia se basan en la experiencia, generados por experiencias repetitivas más que por la abstracción reflexiva, es posible que tengan una aplicación más general a la psicoterapia que las teorías clásicas piagetianas o del pensamiento. Por ejemplo, en la terapia dialéctico conductual, los pacientes proporcionan un «análisis en cadena» de sucesos, sentimientos, pensamientos, estímulos situacionales y factores interpersonales que conducen a un comportamiento negativo o autolesivo. Esta narrativa proporciona una guía al paciente y al terapeuta sobre dónde y cómo intervenir para prevenir que se dé un comportamiento similar.

Psicoterapia basada en el desarrollo. La psicoterapia basada en el desarrollo, elaborada por el doctor Stanley Greenspan, integra las estrategias cognitivas, las afectivas y las basadas en los estímulos y en las relaciones con la nueva comprensión de las fases del desarrollo humano. El clínico determina en primer lugar el grado del yo o el desarrollo de la personalidad del paciente y la presencia o ausencia de déficits o constricciones: ¿puede controlar su actividad y sus sensaciones, relacionarse con otros, comprender símbolos afectivos no verbales, representar experiencias, establecer puentes entre representaciones, integrar polaridades emocionales o sentimientos abstractos, y reflejar deseos y sentimientos internos?

Desde el punto de vista del desarrollo, las partes integrales del proceso terapéutico incluyen el aprendizaje de cómo regular la experiencia; una mayor implicación en las relaciones; la percepción, comprensión y respuesta a conductas complejas y patrones interactivos, y la capacidad de involucrarse en las oportunidades, tareas y retos siempre cambiantes a lo largo de la vida (p. ej., la edad adulta y la vejez) y, en todo, la observación y el reflejo de las experiencias de uno mismo y de los otros. Estos procesos son la base del ego y, en un sentido más amplio, de la personalidad. Su presencia constituye la salud emocional y su ausencia, el trastorno emocional. El método del desarrollo describe el modo de aprovechar estos procesos centrales y ayudar a los pacientes a alentar su propio desarrollo.

TEORÍA DEL APEGO

Apego y desarrollo

El *apego* puede definirse como el tono emocional entre el niño y su cuidador, y se evidencia porque el niño busca y se agarra a la persona que lo cuida, habitualmente la madre. Durante el primer mes, el bebé suele comenzar a mostrar este tipo de conducta, que promueve la proximidad a la persona deseada.

La teoría del apego tiene su origen en el trabajo del psicoanalista británico John Bowlby (1907-1990). En sus estudios, Bowlby indicó que el apego constituía una fuerza central de motivación, y que el estrecho vínculo afectivo madre-hijo era un medio de interacción humana esencial que tenía consecuencias importantes en el desarrollo y funcionamiento de la personalidad posteriores. Al ser monotrópico, el bebé tiende a mostrar apego a una persona, pero puede vincularse a varias, como el padre o un sustituto. El apego se desarrolla gradualmente; el resultado es que el bebé quiere estar con una persona preferida, a la que percibe como más fuerte, sabia y capaz de reducir su ansiedad o aflicción. Así pues, el apego da al bebé un sentimiento de seguridad. La interacción entre la madre y el niño facilita el proceso; el tiempo que pasan juntos es menos importante que el grado de actividad entre ambos.

Algunas veces, el término *unión* se usa como sinónimo de apego, pero se trata de fenómenos diferentes. La unión hace referencia a los sentimientos de la madre por el niño y difiere del apego. La madre no emplea normalmente a su hijo como fuente de seguridad, como sucede con la conducta de apego. Muchos estudios revelan que la unión de la madre a su hijo se produce cuando existe contacto entre la piel de ambos o se establecen otros tipos de contacto, por ejemplo, a través de la voz o de los ojos. Algunos investigadores han concluido que una madre que mantiene contacto cutáneo con su bebé inmediatamente después del nacimiento presenta un patrón de unión más fuerte y puede proporcionar un cuidado más atento que una progenitora sin esta experiencia. Algunos incluso han propuesto la existencia de un período crítico inmediatamente después del nacimiento, durante el cual se debe producir este contacto de piel para que tenga lugar la unión. Este concepto es muy controvertido: muchas madres están muy vinculadas a su bebé y muestran un cuidado materno excelente, aunque no hayan tenido contacto cutáneo inmediatamente después del parto. Puesto que el ser humano puede desarrollar un modelo de representación de su hijo en el útero e incluso antes de la concepción, esta idea representativa puede ser tan importante para el proceso de unión como el contacto a través de la piel, de la voz o de la mirada.

Estudios etológicos. Bowlby sugirió un fundamento evolutivo darwiniano para la conducta de apego: esta conducta asegura que los adultos protegen a sus hijos. Según estudios etológicos, los primates no humanos y otros animales muestran patrones de conducta de apego que son presumiblemente instintivos y están gobernados por tendencias innatas. Un ejemplo de un sistema de apego instintivo es la *impronta*. Algunos estímulos pueden producir patrones de conducta innata durante las primeras horas de desarrollo de la conducta de un animal; así pues, la descendencia animal se apega a su madre en un período crítico inicial de su desarrollo. Se ha propuesto un período sensible o crítico similar para el bebé humano, durante el cual se produce el apego. La presencia de la conducta de impronta en el ser humano es muy controvertida, pero la conducta de unión y de apego durante el primer año de vida se aproxima mucho al período crítico, si bien, en el ser humano, este período se produce durante un espacio de años más que de horas.

HARRY HARLOW. El trabajo de Harry Harlow con monos es importante para la teoría del apego. Harlow demostró los efectos emocionales y conductuales que se producen cuando se aísla a los monos desde el nacimiento y se les impide establecer el apego. Los animales aislados eran retraídos, incapaces de relacionarse con sus iguales, no se apareaban y no cuidaban a su descendencia.

Fases del apego

En la primera fase del apego, que a veces recibe el nombre de *fase de preapego* (desde el nacimiento hasta las 8 o 12 semanas), el bebé se orienta hacia su madre, la sigue con los ojos en un radio de 180° y se gira hacia ella y se mueve rítmicamente cuando oye su voz. En la segunda fase, que a veces se denomina *construcción del apego* (8-12 semanas a 6 meses), el bebé se vincula a una o más personas de su entorno. En la tercera fase, también llamada de *apego definido* (de los 6 a los 24 meses), el niño llora y muestra otros signos de angustia cuando se le separa de la madre o de la persona que lo cuida; en algunos niños, esta fase puede aparecer ya a los 3 meses. Al ser devuelto a la madre, el niño deja de llorar y se agarra, como si se asegurara de su retorno. A veces, ver a la madre después de una separación es suficiente para dejar de llorar. En la cuarta fase (a partir de los 25 meses), la figura materna se ve como independiente y se establece una relación más compleja entre madre e hijo. En la tabla 34-3 se resume el desarrollo del apego normal desde el nacimiento hasta los 3 años.

Mary Ainsworth. Mary Ainsworth (1913-1999) estudió psicología evolutiva en la Universidad de Toronto (Canadá). Describió tres tipos principales de apego inseguro: inseguro-evitativo, inseguro-ambivalente e inseguro-desorganizado. El niño inseguro-evitativo, al haber experimentado una crianza brusca o agresiva, tiende a evitar el contacto íntimo con las personas y se queda cerca del cuidador en lugar de aproximársele directamente cuando se enfrenta a una amenaza. El niño inseguro-ambivalente encuentra difícil el juego exploratorio aunque no haya peligro, y se agarra a sus padres incoherentes. Los padres del niño inseguro-desorganizado están ausentes emocionalmente y tienen antecedentes de abuso durante su infancia. Estos niños tienden a comportarse de forma extraña cuando se sienten amenazados. Según Ainsworth, la desorganización es una forma grave de apego inseguro y un posible precursor de trastornos graves de la personalidad y de fenómenos disociativos durante la adolescencia y el comienzo de la vida adulta.

Mary Ainsworth amplió las observaciones de Bowlby y demostró que la interacción entre la madre y el bebé durante el período de apego influye significativamente en la conducta actual y futura del niño. Los patrones de apego varían de un bebé a otro; así, algunos hacen señales o lloran menos que otros. La respuesta sensitiva a las señales del niño, como las caricias a un bebé que llora, hace que llore menos en los meses posteriores, en lugar de reforzar esta conducta. El contacto estrecho con el cuerpo de la madre cuando el bebé la señala también se asocia con el desarrollo de seguridad en sí mismo y no crea dependencia del abrazo cuando el niño se hace mayor. Las madres insensibles producen bebés ansiosos; estas progenitoras tienen con frecuencia un coeficiente intelectual (CI) más bajo, y son emocionalmente más inmaduras y más jóvenes que las madres que sí responden.

Ainsworth también confirmó que el apego sirve para reducir la ansiedad. Lo que ella denomina el *efecto base segura* permite que el niño se aleje de las figuras de apego y explore el entorno. Un objeto, como un oso de peluche o una manta (llamado por Donald Winnicott *objeto transicional*), también sirve como base segura que lo acompaña mientras investiga el mundo.

SITUACIÓN DESCONOCIDA. Ainsworth desarrolló una situación insólita, el protocolo de investigación para evaluar la calidad y la seguridad del apego de un lactante. En este procedimiento, el lactante es expuesto a cantidades crecientes de estrés; por ejemplo, el niño y el progenitor entran en una habitación desconocida, luego entra en la habitación un adulto desconocido y el progenitor sale de la habitación. El protocolo consta de siete etapas (tabla 34-4). Según los estudios de Ainsworth, en alrededor del 65 % de los niños el apego está afianzado hacia los 24 meses.

Ansiedad

La teoría de la ansiedad de Bowlby sostiene que el sentimiento de angustia de un niño durante la separación se percibe y experimenta como ansiedad y es el prototipo de esta. Cualquier estímulo que alarme al niño y le cause miedo (p. ej., ruidos, caídas y ráfagas de aire frío) moviliza los indicadores de señales (p. ej., llanto) que hacen que la madre responda atentamente acariciándolo y tranquilizándolo. La habilidad de la madre para aliviar la ansiedad o el miedo del bebé es fundamental

Tabla 34-3
Apego normal

Nacimiento hasta los 30 días
  Reflejos al nacimiento
  Perioral o de búsqueda
  Giro de la cabeza
  Succión
  Deglución
  Mano-boca
  Prensión
  Extensión de los dedos
  Llanto: señal de un tipo particular de aflicción
  Grado de reacción y orientación hacia la cara, los ojos y la voz de la madre
  4 días: conducta de aproximación anticipada al alimento
  3 a 4 semanas: el niño sonríe preferentemente a la voz de la madre
Edad de 30 días hasta 3 meses
  Vocalización y reciprocidad de la mirada, más elaboradas desde 1 mes a 3 meses; balbuceo a los 2 meses, más con la madre que con un extraño
  Sonrisa social
  En una situación desconocida, aumento de la respuesta de aferrarse a la madre
Edad de 4 a 6 meses
  Se apacigua y consuela pronto con el sonido de la voz de la madre
  Búsqueda espontánea y voluntaria de la madre
  Postura anticipatoria para que lo cojan en brazos
  La preferencia diferencial por la madre se intensifica
  Integración sutil de respuestas a la madre
Edad de 7 a 9 meses
  Conductas de apego más diferenciadas y centradas específicamente en la madre
  Angustia por separación, a los desconocidos, a lugares extraños
Edad de 10 a 15 meses
  Gateo o pasos hacia la madre
  Expresiones faciales sutiles (timidez, atención)
  Diálogo sensible con la madre claramente establecido
  Imitación precoz de la madre (inflexiones vocales, expresión facial)
  Angustia por separación desarrollada más completamente y preferencia por la madre
  Señala con el dedo
  Camina hacia la madre o desde ella
  Respuestas de reunión afectivamente positivas con la madre después de una separación o, paradójicamente, evitación breve y activa o protesta diferida
Edad de 16 meses hasta 2 años
  Implicación en la jerga imitativa con la madre (12 a 14 meses)
  Dice «no» con la cabeza (15 a 16 meses)
  Objeto transicional usado durante la ausencia de la madre
  La ansiedad de separación disminuye
  Dominio de las situaciones y personas desconocidas cuando la madre está cerca
  Muestras de imitación diferida
  Permanencia del objeto
  Juego simbólico microcósmico
Edad de 25 meses hasta 3 años
  Tolera separaciones de la madre sin angustia cuando está familiarizado con el entorno y se le asegura que ella volverá
  Conversación de dos y tres palabras
  Ansiedad a los extraños muy reducida
  Logra la consistencia del objeto: mantiene la compostura y el funcionamiento psicosocial sin regresión en ausencia de la madre
  Juego microcósmico y social; comienza la cooperación con los otros

Basada en material de Justin Call, MD.

Tabla 34-4
La situación con un desconocido

Episodio[a]	Personas presentes	Cambio
1	Progenitor, niño	Entran en la habitación
2	Progenitor, niño, desconocido	Un adulto extraño se une a la pareja
3	Niño, desconocido	El progenitor sale
4	Progenitor, niño	El progenitor vuelve, el desconocido sale
5	Niño	El progenitor sale
6	Niño, desconocido	El desconocido vuelve
7	Progenitor, niño	El progenitor vuelve, el desconocido sale

[a]Todos los episodios duran habitualmente 3 min, pero los episodios 3, 5 y 6 se pueden acortar si el niño se angustia demasiado, y alargar en ocasiones los episodios 4 y 7.
De Lamb ME, Nash A, Teti DM, Bornstein MH. Infancy. En: Lewis M, ed. *Child and adolescent psychiatry: a comprehensive textbook*. 2.ª ed. Baltimore: Williams & Wilkins; 1996:256, con autorización.

10 y los 18 meses de edad, y suele desaparecer al final del tercer año. Suele expresarse con llanto o irritabilidad. Un poco antes (hacia los 8 meses) aparece la ansiedad ante los desconocidos, una respuesta que se produce ante cualquier persona que no sea la que cuida al niño.

Indicadores de señales.   Los indicadores de señales son signos de angustia del niño que instigan o producen una respuesta conductual en la madre. La señal principal es el llanto. Los tres tipos de indicadores de señales son el hambre (el más frecuente), el enojo y el dolor. Algunas madres pueden distinguirlos, pero la mayoría generalizan el llanto de hambre para representar también la angustia derivada del dolor, la frustración o el disgusto. Otros indicadores que refuerzan el apego son la sonrisa, el arrullo y la mirada. El sonido de la voz de un adulto puede impulsar estos indicadores.

Pérdida de apego.   Las reacciones de las personas ante la muerte de un progenitor o de un cónyuge pueden rastrearse en la naturaleza de su apego pasado y presente a la figura perdida. La ausencia de aflicción demostrable puede deberse a experiencias reales de rechazo y a la falta de proximidad en la relación. La persona incluso puede ofrecer conscientemente una imagen idealizada del muerto. Aquellos que no muestran aflicción intentan presentarse como independientes y desinteresados por la proximidad y el apego.

Sin embargo, algunas veces, la intensidad del apego resulta traumática. La muerte de un progenitor o de un cónyuge puede precipitar un trastorno depresivo en algunas personas, e incluso el suicidio. El fallecimiento del cónyuge aumenta la posibilidad de que el superviviente experimente un trastorno físico o mental durante el año siguiente. Con frecuencia, la aparición de depresión y de otros estados disfóricos implica el rechazo pasado por parte de una figura importante en la vida de una persona.

Trastornos del apego

Los trastornos del apego se caracterizan por cuadros patológicos biopsicosociales que son consecuencia de la privación materna, la falta de cuidados por parte de la madre o de la persona encargada del cuidado y de la interacción con ella. Los síndromes de retraso del desarrollo, el enanismo psicosocial, el trastorno de ansiedad de separación, el trastorno de personalidad evitativa, los trastornos depresivos, la delincuencia, los problemas escolares y la inteligencia límite se han rastreado hasta

para el desarrollo del apego. Cuando su madre está cerca y el niño no siente miedo, adquiere una sensación de seguridad, lo contrario a la ansiedad. Cuando la madre no está a disposición del bebé por su ausencia física (p. ej., si está en prisión) o por un trastorno psicológico (p. ej., depresión grave), el niño presenta ansiedad.

La ansiedad de separación es la respuesta de un niño aislado o separado de su madre o de la persona que lo cuida. Es más frecuente entre los llegar a experiencias de apego negativas. Cuando el cuidado materno es deficiente porque *1)* la madre tiene una enfermedad mental, *2)* el niño está institucionalizado durante un largo período, o *3)* el objeto principal de apego fallece, el niño sufre un daño emocional. Bowlby pensó en un principio que el daño era permanente e invariable. Sin embargo, revisó sus teorías para estimar el momento durante el cual se produjo la separación, el tipo y la intensidad de esta, y el grado de seguridad que experimentaba el niño antes de la separación.

Bowlby describió una serie y una secuencia de patrones de conducta previsibles en niños separados de sus madres durante períodos prolongados (más de 3 meses): *protesta,* en la que el niño se queja de la separación llorando, gritando y buscando a la persona perdida; *desesperanza,* en la que el niño parece perder la esperanza de que la madre vuelva, y *desapego,* en la que el niño se separa emocionalmente de la madre. Bowlby creía que esta secuencia implica sentimientos ambivalentes hacia la progenitora; el niño la desea y al mismo tiempo está enfadado con ella por su deserción.

Los niños en la fase de desapego responden de forma indiferente cuando la madre vuelve; no se ha olvidado de ella, pero está enfadado con ella porque se ha ido y tiene miedo de que vuelva a marcharse. Algunos niños tienen una personalidad sin afecto que se caracteriza por el retraimiento emocional, pocas o nulas emociones y escasa habilidad para formar relaciones afectivas.

Depresión anaclítica.   La depresión anaclítica, también conocida como *hospitalismo,* fue descrita por primera vez por René Spitz en niños que habían establecido un apego normal, pero que fueron separados bruscamente de su madre en diversas ocasiones y enviados a instituciones u hospitales. Los niños se deprimían, se aislaban, dejaban de responder y se volvían vulnerables a las enfermedades físicas, pero se recuperaban en cuanto su madre volvía o disponían de un sustituto materno.

Maltrato infantil

Los niños maltratados mantienen a menudo el apego hacia los progenitores responsables del abuso. Algunos estudios con perros han puesto de manifiesto que el castigo y el maltrato grave aumenta la conducta de apego. Cuando los niños tienen hambre, se sienten enfermos o experimentan dolor, también muestran una conducta de apego más intenso. De forma similar, cuando los niños son rechazados por sus padres o sienten miedo de ellos, puede aumentar el apego y algunos quieren quedarse con el progenitor abusador. No obstante, cuando se debe elegir entre una figura punitiva y una no punitiva, se prefiere esta última, en especial si es sensible a las necesidades del niño.

Aplicaciones psiquiátricas

Las aplicaciones de la teoría del apego en psicoterapia son numerosas. Cuando un paciente es capaz de establecer una relación con un terapeuta, se observa un efecto básico de seguridad. El paciente puede aceptar entonces riesgos, disimular la ansiedad y practicar nuevos patrones de conducta que, de otro modo, no se habrían intentado. Los pacientes con alteraciones que pueden rastrearse hasta la ausencia de apego en las primeras fases de su vida pueden experimentar esta sensación por primera vez durante la terapia, con efectos saludables.

Los pacientes cuyo cuadro patológico procede de un apego temprano exagerado pueden intentar reproducirlo en el tratamiento. Los terapeutas deben permitirles reconocer la manera en que sus experiencias tempranas han interferido con su habilidad para lograr la independencia.

En pacientes infantiles, cuyas dificultades de apego pueden ser más aparentes que las de los adultos, los terapeutas representan figuras firmes y de confianza que pueden crear un sentimiento de calidez y de autoestima en ellos, a menudo por primera vez.

Trastornos de la relación.   La salud psicológica y el sentimiento de bienestar de una persona dependen en gran medida de la calidad de sus relaciones y apego a los otros, y una cuestión fundamental en todas las relaciones personales íntimas es el establecimiento y la regulación de esta conexión. En una interacción de apego típica, una persona busca mayor proximidad y afecto, mientras la otra manifiesta una actitud de reciprocidad, rechazo o descalificación de la demanda. A partir de intercambios repetidos, se configura un patrón. Se han observado diferentes estilos de apego. Los adultos con un apego ambivalente ansioso tienden a obsesionarse con las parejas románticas, sufren celos extremos y muestran una tasa elevada de divorcios. Las personas con un estilo de apego evitativo mantienen relaciones relativamente poco íntimas, aunque a menudo se sienten solas. Parecen asustadas con la intimidad y tienden a apartarse cuando la relación provoca estrés o conflicto. Las tasas de ruptura son elevadas. Las personas con un estilo de apego seguro están muy involucradas en sus relaciones, y tienden a comportarse sin mucho afán de posesión o miedo al rechazo.

TEORÍA DEL APRENDIZAJE

Se define *aprendizaje* como un cambio en el comportamiento que es resultado de la práctica repetida. Los principios del aprendizaje siempre están operando y siempre influyen en la actividad humana. A menudo están profundamente implicados en la etiología y el mantenimiento de los trastornos psiquiátricos, puesto que gran parte del comportamiento humano (incluidos el comportamiento manifiesto, los patrones de pensamiento y la emoción) se adquiere a través del aprendizaje. Los procesos del aprendizaje también tienen una gran influencia en la psicoterapia, ya que el comportamiento humano cambia, y los principios del aprendizaje pueden influir en la efectividad de la terapia. No se puede afirmar que exista un método terapéutico inmune a los efectos del aprendizaje. Incluso la simple prescripción de una medicación puede poner en marcha procesos de aprendizaje, ya que el paciente tendrá ocasión de aprender acerca de los efectos del fármaco y de sus efectos secundarios, y necesitará aprender a cumplir con las instrucciones y pautas para tomarlo y a superar cualquier resistencia a cumplir con el tratamiento.

Conceptos y consideraciones básicas

Gran parte de la investigación moderna sobre el aprendizaje se centra todavía en el aprendizaje pavloviano (clásico) y el operante. El condicionamiento pavloviano, desarrollado por Ivan Petrovich Pavlov (1849-1936), se produce cuando estímulos neutros se asocian con un suceso psicológicamente significativo. El resultado principal es que los estímulos llegan a provocar una serie de respuestas o emociones que pueden contribuir a muchos trastornos clínicos, incluidos (pero no limitados a) trastornos de ansiedad y dependencia de sustancias. Los sucesos de los experimentos de Pavlov se describen a menudo con términos acuñados para que el experimento sea aplicable a cualquier situación. La comida es el estímulo incondicionado (EI) porque provoca la salivación incondicionalmente antes de que el experimento dé comienzo. La campana se denomina estímulo condicionado (EC) porque solo provoca salivación si se produce un emparejamiento campana-comida. La nueva respuesta a la campana se denomina respuesta condicionada (RC), y la respuesta natural a la comida en sí es la respuesta incondicionada (RI). Los estudios de laboratorio modernos sobre el condicionamiento emplean un gran número de EC y EI, y miden un amplio rango de respuestas condicionadas.

El condicionamiento operante, desarrollado por B.F. Skinner (1904-1990), aparece cuando un comportamiento (en lugar de un estímulo) se asocia a un suceso psicológicamente significativo. En el laboratorio, el experimento más famoso es aquel en que una rata presiona una palanca con el fin de conseguir comida. En este caso, al contrario que en el experimento de Pavlov, se dice que el comportamiento es operante, ya que opera sobre el entorno. La comida es el refuerzo, un suceso que incrementa la fortaleza del comportamiento del cual se deriva una consecuencia. Una idea central surgida de este método es que el comportamiento de la rata es «voluntario» en el sentido de que el animal no está obligado a presentar una respuesta (puede presentarla cuando «quiera»). En este sentido, es similar a los miles de comportamientos operantes que los humanos eligen realizar –libremente– un día cualquiera. Evidentemente, la idea más importante es que, aunque el comportamiento de la rata incluso parece voluntario, está controlado completamente por sus consecuencias: si quien lleva a cabo el experimento deja de proporcionar la comida, la rata dejará de presionar la palanca, y si permite que al presionarla aumente el tamaño de los trozos o la probabilidad de obtener raciones mayores, entonces el comportamiento puede aumentar. El objetivo de los experimentos de condicionamiento operante consiste, principalmente, en comprender la relación entre el comportamiento y su recompensa.

El condicionamiento pavloviano y el operante difieren en diversos aspectos. Una de las diferencias fundamentales es que las respuestas observadas en los experimentos de Pavlov son *provocadas* y, por tanto, controladas presentando un estímulo previo. Por el contrario, la «respuesta» observada en el experimento de Skinner no está provocada o forzada por un estímulo previo de ninguna forma evidente, sino controlada por sus consecuencias. Esta distinción entre *operantes* y *respondientes* es importante en las adaptaciones clínicas. Si un paciente joven es llevado al médico por su mala actitud en clase, uno de los objetivos iniciales del clínico será determinar si se trata de un comportamiento de respuesta u operante. A partir de ahí cambiar o antecedentes o sus consecuencias, respectivamente, con el fin de reducir la probabilidad de su aparición.

A pesar de la separación académica del condicionamiento operante y respondiente, tienen una importante función común: ambos han sido diseñados por la evolución para permitir que los organismos se adapten a su entorno. La idea se demuestra al considerar la *ley del efecto* (fig. 34-2), que indica que un comportamiento operante aumenta o disminuye de fuerza dependiendo de su efecto en el entorno. Cuando la acción conduce a un resultado positivo, la acción se refuerza; por el contrario, cuando provoca un resultado negativo, se obtiene un *castigo* y se debilita la acción. De forma similar, cuando una acción reduce la probabilidad de que se produzca un suceso positivo, el comportamiento también disminuye. (Este procedimiento se conoce en la actualidad como *tiempo muerto* del refuerzo.) Cuando una acción detiene o previene la aparición de un suceso negativo, la conducta se reforzará. De esta manera, permitiendo al organismo maximizar su interacción con sucesos positivos y minimizarla con los negativos, el condicionamiento operante permite al organismo optimizar su interacción con el entorno. El aprendizaje por recompensa también proporciona un marco para la comprensión del desarrollo de conductas desadaptativas como la sobrealimentación (en la que la conducta se refuerza mediante comida) y el uso de drogas (en el que las conductas se refuerzan mediante los efectos farmacológicos de las sustancias), en las que los principios de recompensa conducen a la psicopatología.

En el condicionamiento pavloviano se observa un paralelismo con la figura 34-2, en el cual se podría pensar si el EC se asocia con sucesos positivos o negativos (fig. 34-3). Aunque este aprendizaje puede conducir a una amplia constelación o sistema de conductas, de manera muy general, también puede conducir a tendencias conductuales de acercamiento o de huida. Así, cuando un EC señala un EI positivo, el EC tiende a producir conductas de acercamiento (denominado «seguimiento del signo»). Por ejemplo, un organismo se acercará a una señal de comida. Análogamente, cuando un EC señala un EI, provocará conductas que harán que el organismo se aleje del EC.

Por el contrario, EC asociados con una disminución en la probabilidad de que suceda algo bueno desencadenarán conductas de alejamiento o huida, mientras que EC asociados con una disminución de la probabilidad de que suceda algo malo desencadenarán conductas de acercamiento. Un ejemplo de este último caso puede ser un estímulo que señale seguridad o una disminución de la probabilidad de que se produzca un suceso adverso, lo cual provoca un acercamiento en un organismo asustado. En definitiva, estos efectos conductuales muy básicos del aprendizaje operante (fig. 34-2) y pavloviano (fig. 34-3) sirven para maximizar el contacto del organismo con las cosas buenas y minimizarlo con las malas.

Quizá debido a que ambos presentan funciones tan similares, el aprendizaje pavloviano y el operante están influidos por variables parecidas. Por ejemplo, en ambos casos la conducta es especialmente fuerte si la magnitud del EI o del refuerzo es grande, o si el EI o el refuerzo ocurren en un momento relativamente cercano a la respuesta operante o al EC. En ambos casos, la conducta aprendida disminuye si el EI o el refuerzo que una vez se emparejó con el EC o la respuesta, es eliminado de la situación. Este fenómeno, denominado *extinción,* proporciona un medio de eliminar conductas indeseadas que se aprendieron mediante cualquiera de las formas de condicionamiento, y ha conducido al desarrollo de terapias cognitivo-conductuales muy efectivas.

Condicionamiento pavloviano

Efectos del condicionamiento en la conducta.   Mucha gente tiene la impresión errónea de que el aprendizaje pavloviano es una materia rígida en la cual un estímulo concreto acaba proporcionando una respuesta concreta. Pero el condicionamiento es considerablemente más complejo y dinámico. Por ejemplo, señales de comida pueden provocar un gran conjunto de respuestas que funcionan preparando al organismo para digerirla: pueden provocar la secreción de ácido gástrico, enzimas pancreáticas e insulina, además de la famosa respuesta de salivación de Pavlov. El EC también puede provocar la conducta de acercamiento (descrita anteriormente), un aumento de la temperatura corporal y un estado de nerviosismo y excitación. Cuando se presenta una señal de comida a un animal o a un ser humano saciado, estos pueden comer más. Alguno de estos efectos pueden ser motivacionales; por ejemplo, un efecto adicional de la presentación de un EC por la comida es que puede potenciar las conductas operantes ya en marcha que han sido reforzadas con la comida. Por lo tanto, los EC son un potente estímulo conductual. Las señales de comida ponen en marcha todo un *sis-*

FIGURA 34-2
Ley del efecto en el aprendizaje instrumental/operante. Las acciones pueden producir o evitar sucesos buenos o malos, y la fuerza de la acción varía en consecuencia *(flecha)*. El *refuerzo* se refiere al fortalecimiento de una conducta. Se da un *refuerzo positivo* cuando una acción produce un suceso positivo, y un *refuerzo negativo* cuando una acción evita o elimina un suceso negativo. (Por cortesía de Mark E. Bouton, PhD.)

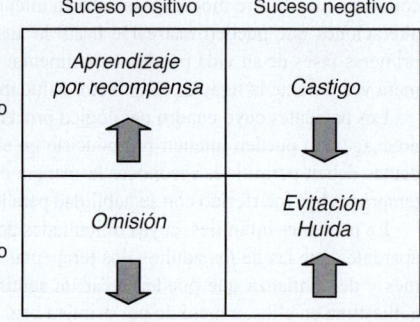

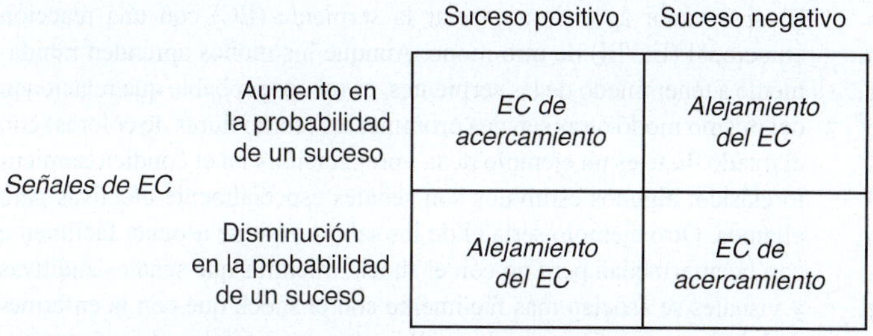

	Suceso positivo	Suceso negativo
Aumento en la probabilidad de un suceso	*EC de acercamiento*	*Alejamiento del EC*
Disminución en la probabilidad de un suceso	*Alejamiento del EC*	*EC de acercamiento*

Señales de EC

FIGURA 34-3

Seguimiento del signo en el aprendizaje pavloviano. El estímulo condicionado (EC) señala tanto un aumento como una disminución de la probabilidad de sucesos buenos o malos, y por ello implica conductas de acercamiento o de alejamiento o huida. (Por cortesía de Mark E. Bouton, PhD.)

tema de conducta funcionalmente organizado para encontrar, obtener y consumir la comida.

El condicionamiento pavloviano también está implicado en otros aspectos de la alimentación. A través del condicionamiento, los seres humanos y otros animales pueden aprender que determinados alimentos les gustan o no. En animales como las ratas, los olores asociados a nutrientes (azúcares, almidón, calorías, proteínas o grasas) suelen ser los preferidos. También prefieren los aromas asociados a sabores dulces, y evitan los asociados con sabores amargos. Tan importantes como los anteriores son los olores asociados a enfermedades, que son evitados, como por ejemplo la persona que se siente mal después de ingerir una bebida alcohólica y, como consecuencia, aprende a odiar su sabor. El hecho de que los EC de sabor puedan asociarse a un amplio abanico de consecuencias biológicas (EI) es importante para los animales omnívoros que necesitan aprender sobre nuevos alimentos, y tiene implicaciones clínicas. Por ejemplo, la quimioterapia puede hacer que los enfermos de cáncer se sientan mal y, con ello, provocar el condicionamiento de aversión a una comida que se ha ingerido recientemente (o al centro médico). Otra prueba sugiere que los animales pueden aprender a evitar una comida que se asocia a contraer un cáncer. Por otro lado, el condicionamiento puede hacer que señales externas desencadenen el consumo de comida y el ansia de comer, una posible influencia en la sobrealimentación y la obesidad.

También se produce el condicionamiento pavloviano cuando los organismos toman sustancias. Siempre que se toma una sustancia/medicamento, además de reforzar las conductas que conducen a su consumo, la sustancia constituye un EI, y puede asociarse a EC presentes en ese momento (p. ej., habitaciones, olores, parafernalia relacionada con la inyección, etc.). Los EC asociados con los EI de la sustancia pueden presentar, en ocasiones, una propiedad interesante: a menudo desencadenan una respuesta condicionada que parece ser opuesta al efecto incondicionado del fármaco. Por ejemplo, aunque la morfina provoca una disminución del dolor en una rata, un EC asociado a la morfina desencadena un aumento de la sensibilidad al dolor, no su disminución. De un modo similar, aunque el alcohol provoca una disminución de la temperatura corporal, una respuesta condicionada al EC asociado al alcohol es el aumento típico de la temperatura corporal. En estos casos, la respuesta condicionada se denomina *compensatoria,* puesto que contrarresta el efecto de la sustancia. Las respuestas compensatorias son otro ejemplo del modo en que el condicionamiento clásico (pavloviano) ayuda a los organismos a estar preparados para un EI biológicamente significativo.

Las respuestas condicionadas compensatorias tienen implicaciones en el abuso de sustancias. Primero, pueden causar tolerancia, en la que la administración continuada reduce su efectividad. Si se emparejan repetidamente una sustancia y un EC, la respuesta compensatoria al EC se hace más fuerte y más efectiva, al contrarrestar el efecto de la sustancia, con lo que esta tiene menos impacto. Una implicación es la pérdida de la tolerancia si la sustancia se administra sin ser señalada por el EC usual. Una consecuencia de esta idea es que la administración de una sustancia en un nuevo entorno puede provocar la pérdida de la tolerancia y aumentar la probabilidad de que se produzca una sobredosis. Una segunda implicación se origina en el hecho de que las respuestas compensatorias pueden ser desagradables o aversivas. Un EC asociado a un opiáceo puede desencadenar diversas respuestas compensatorias: pue-

de hacer que el consumidor sea más sensible al dolor, sufra un cambio en la temperatura corporal, y quizá se vuelva hiperactivo (lo opuesto a otro efecto incondicionado de los opiáceos). Lo desagradable de estas respuestas puede motivar que el consumidor tome la sustancia de nuevo para evitarlas, ejemplo de un aprendizaje de huida o refuerzo negativo, y un ejemplo clásico del modo en que los procesos de aprendizaje pavloviano y operante pueden interactuar fácilmente. La idea es que la imperiosa necesidad de tomar drogas puede ser más fuerte en presencia de EC que se han asociado a la sustancia. La hipótesis es congruente con los informes aportados por los propios individuos, quienes, tras un período de abstinencia, sienten la tentación de tomar de nuevo la sustancia cuando vuelven a estar expuestos a señales relacionadas con ella.

El aprendizaje pavloviano puede estar implicado con trastornos de ansiedad. EC asociados a EI aterradores pueden desencadenar todo un sistema de respuestas de miedo condicionadas, diseñadas en general para ayudar al organismo a lidiar con ellas. En animales, señales asociadas a sucesos temibles (como una patada) desencadenan cambios en la respiración, el ritmo cardíaco y la presión sanguínea, e incluso una disminución (compensatoria) de la sensibilidad al dolor. EC breves que ocurran en un momento cercano a un EI también pueden desencadenar reflejos de protección adaptativos temporales. Por ejemplo, el conejo parpadea en respuesta a una señal breve que prediga un leve choque eléctrico cerca del ojo. El mismo EC, si se prolonga su duración y se empareja con el mismo EI, desencadena principalmente respuestas de miedo, y el miedo desencadenado por un EC puede potenciar la respuesta de parpadeo condicionada desencadenada por otro EC o una respuesta de alarma a un ruido repentino. De nuevo, los EC no solamente desencadenan un simple reflejo, sino que provocan un conjunto complejo e interactivo de respuestas.

El condicionamiento al miedo clásico puede contribuir a las fobias (en las cuales, objetos concretos pueden asociarse a un EI traumático), así como a otros trastornos de ansiedad, como el trastorno de pánico o el de estrés postraumático (TEPT). En el trastorno de pánico, las personas que sufren ataques de pánico inesperados pueden sentir ansiedad ante la perspectiva de sufrir otro ataque. En este caso, el ataque de pánico (el EI o la RI) puede condicionar la ansiedad ante la situación externa en la cual ocurre (p. ej., un autobús lleno de gente), así como ante los EC internos («interoceptivos») creados por los primeros síntomas del ataque (p. ej., mareo o una súbita taquicardia). Estos EC pueden despertar respuestas de ansiedad o de pánico. El trastorno de pánico puede empezar porque señales externas asociadas al pánico desaten la ansiedad, la cual puede exacerbar el siguiente ataque de pánico incondicionado o la respuesta de pánico provocada por un EC interoceptivo. El individuo que sufre las reacciones emocionales provocadas por EC no requiere de consciencia para su aparición o desarrollo. De hecho, el condicionamiento al miedo puede ser independiente de la conciencia.

Además de provocar respuestas condicionadas, los EC también ponen en funcionamiento la conducta operante. Por ejemplo, presentar un EC que provoca ansiedad puede incrementar la fuerza de conductas operantes aprendidas para evitar o escapar de un EI aterrador. Así, un individuo con trastorno de ansiedad será más probable que exprese una conducta de evitación en presencia de señales de ansiedad o miedo. Se pueden dar efectos similares con EC que predigan otros EI (como comida o drogas), como se ha mencionado. Un EC asociado a una sustancia puede motivar que un individuo que abusa de ella tome más. Los efectos motivadores de los EC pueden tener su origen en su asociación con propiedades de los EI tanto sensoriales como emocionales. Por ejemplo, una persona que sobreviva al trauma de un descarrilamiento de tren puede asociar estímulos que ocurrieron inmediatamente antes del descarrilamiento (como la luz azulada que se produce cuando el tren se separa de la catenaria), tanto con los aspectos emocionales como con los sensoriales del accidente. Como consecuencia, cuando el superviviente se encuentra con otra luz azulada (p. ej., las de un coche de policía), el EC puede recordar respuestas emocionales (mediadas por la asociación a las cualidades emocionales del trauma) y asociaciones sensoriales (mediadas por la asociación a las cualidades sensoriales del trauma). Ambas pueden influir en las pesadillas y en el fenómeno de la reexperimentación característicos del TEPT.

La naturaleza del proceso de aprendizaje.

La investigación iniciada a finales de la década de 1960 empezó a descubrir algunos detalles importantes acerca del proceso de aprendizaje tras el condicionamiento de Pavlov. Algunos hallazgos probaron ser especialmente importantes. Se demostró, por ejemplo, que el condicionamiento no es una consecuencia inevitable al emparejar un EC con un EI. Estos emparejamientos no producirán el condicionamiento si se halla presente un segundo EC que ya predice el EI. Este hallazgo (denominado *bloqueo*) sugiere que un EC debe proporcionar nueva información acerca del EI para que se produzca el aprendizaje. También sugiere la importancia de la información del EC el hecho de que no se debe tratar un EC como una señal para el EI si el EI ocurre igualmente a menudo (o es igualmente probable) en presencia y en ausencia del EC. Por el contrario, el organismo trata el EC como una señal para el EI si la probabilidad del EI es mayor en presencia del EC que en su ausencia. Además, el organismo tratará el EC como una señal de «no EI» si la probabilidad del EI es menor en presencia del EC que en su ausencia. En este último caso, la señal se denomina *inhibidor condicionado*, puesto que inhibirá la actuación provocada por otros EC. El fenómeno de la inhibición condicionada es clínicamente relevante porque los EC inhibidores pueden mantener a raya respuestas condicionadas patológicas como el miedo o la ansiedad. Una pérdida de la inhibición permitiría la aparición de la respuesta de ansiedad.

Existen importantes variantes del condicionamiento clásico. En el *precondicionamiento sensitivo* se emparejan primero dos estímulos (A y B), y después uno de ellos (A) se empareja con el EI. El estímulo A evoca la respuesta condicionada, por supuesto, pero también lo hace el estímulo B (indirectamente, mediante su asociación al estímulo A). Una implicación de todo ello es que la exposición a un EI potente como un ataque de pánico puede influir en reacciones a estímulos que nunca se han emparejado directamente con el EI; una ansiedad súbita al estímulo B puede parecer espontánea y misteriosa. Un hallazgo relacionado es el *condicionamiento de segundo orden*. Aquí, A se empareja primero con un EI, y posteriormente se empareja con el estímulo B. De nuevo, tanto A como B pueden desencadenar la respuesta. El precondicionamiento sensitivo y el condicionamiento de segundo orden incrementan el rango de estímulos que pueden controlar la respuesta condicionada. Una tercera variante que merece mencionarse se da, como se ha indicado previamente, cuando el inicio de un estímulo se asocia al resto de ese estímulo, como cuando un aumento repentino de la frecuencia cardíaca causado por el inicio de un ataque de pánico predice el resto del ataque de pánico, o cuando el inicio de los efectos de una droga predice el resto de su efecto. Estas asociaciones intrasucesos pueden intervenir en muchas de las funciones reguladoras del organismo, como el cambio inicial de una variable (p. ej., presión sanguínea o concentración de glucosa en sangre) puede convertirse en la señal de un posterior aumento en esa variable y, por lo tanto, iniciar una respuesta condicionada de compensación.

Las respuestas emocionales también pueden ser condicionadas mediante la observación. Por ejemplo, un mono que observe como otro mono se asusta ante una serpiente, puede aprender a tener miedo de ella.

El observador aprende a asociar la serpiente (EC) con una reacción emocional (EC/EI) de otro mono. Aunque los monos aprenden rápidamente a tener miedo de las serpientes, es menos probable que relacionen del mismo modo otras señales prominentes (como flores de colores) con el miedo. Este es un ejemplo de la «preparación» en el condicionamiento clásico: algunos estímulos son señales especialmente efectivas para algunos. Otro ejemplo sería el de los sabores que se asocian fácilmente con la enfermedad pero no con el shock, mientras que señales auditivas y visuales se asocian más fácilmente con el shock que con la enfermedad. La «preparación» puede explicar por qué las fobias humanas tienden a implicar determinados objetos (serpientes o arañas) y no otros (cuchillos o tomas de corriente) que puedan emparejarse a menudo con dolor o trauma.

Eliminación del aprendizaje pavloviano.

Si el aprendizaje pavloviano desempeña un papel en la etiología de los trastornos conductuales y emocionales, se plantea la natural cuestión de cómo eliminarlo o anularlo. Pavlov estudió la *extinción:* la respuesta condicionada disminuye si el EC se presenta repetidamente sin el EI tras el condicionamiento. La extinción se basa en las terapias conductuales o cognitivo-conductuales diseñadas para reducir las respuestas condicionadas patológicas mediante la exposición repetida al EC (terapia de exposición). Una consecuencia esperable de cualquier forma de terapia en la cual el paciente aprende que las señales perjudiciales previas ya no lo son. Otro procedimiento de eliminación es el *contracondicionamiento,* en el que se empareja el EC con un EI/RI muy distinto.

La *desensibilización sistemática* se inspiró en el contracondicionamiento, una técnica terapéutica conductual en la que EC aterradores se asocian deliberadamente a la relajación durante la terapia.

Aunque la extinción y el contracondicionamiento reducen las respuestas condicionadas no deseadas, no desintegran el aprendizaje original, que permanece en el cerebro, listo para volver a la conducta bajo las circunstancias adecuadas. Por ejemplo, respuestas condicionadas eliminadas mediante la extinción o el contracondicionamiento pueden recuperarse si pasa un tiempo antes de que se presente de nuevo el EC (recuperación espontánea). También pueden reaparecer si el paciente regresa al contexto del condicionamiento después de la extinción en otro contexto, o si el EC se encuentra en un contexto distinto de aquel en el que se produjo la extinción (todos ellos son ejemplos de efecto de renovación). El efecto de renovación es importante porque ilustra el principio de que el funcionamiento de la extinción depende de que el organismo se halle en el contexto en el que se aprendió la extinción. Si el EC se encuentra en un contexto distinto, el comportamiento extinguido puede reaparecer. La recuperación y la recaída también pueden ocurrir si el actual contexto se asocia de nuevo con el EI («reinstalación») o si el EC se empareja otra vez con el EI («readquisición rápida»). Un enfoque teórico asume que la extinción y el contracondicionamiento no destruyen el aprendizaje original, sino que implican la adquisición de un nuevo aprendizaje que proporciona al EC un nuevo significado (p. ej., «el EC es seguro» además de «el EC es peligroso»). Como término ambiguo, que tiene más de un significado, la respuesta evocada por un EC extinguido o contracondicionado depende fundamentalmente del contexto en el que se halle.

La investigación de los efectos contextuales tanto en la memoria como en el aprendizaje animal y humano sugiere que una gran variedad de estímulos pueden desempeñar el papel del contexto (tabla 34-5). Las drogas, por ejemplo, pueden ser muy importantes en este sentido. Cuando se proporciona a las ratas la extinción por miedo bajo los efectos de una benzodiazepina tranquilizante o de alcohol, el miedo reaparece cuando se evalúa el EC en ausencia del contexto proporcionado por la sustancia. Este es un ejemplo de *aprendizaje dependiente del estado,* en el cual la retención de información es mejor cuando se evalúa en el mismo estado en el que se aprendió originalmente. La extinción del miedo dependiente del estado posee implicaciones obvias en la combinación de terapia con fármacos, así como en la administración de sustancias en un sentido más general. Por ejemplo, si una persona tuviera que tomar un fármaco para reducir la ansiedad, la reducción de la ansiedad reforzaría la toma del fármaco. La extinción dependiente del estado también puede mantener una ansiedad que podría ser extinguida de otro modo durante la exposición natural a señales provocadoras de ansiedad. Así, el empleo del fármaco podría, paradójicamente, mantener la ansiedad original y crear un ciclo de autoperpetuación que proporcionaría una posible explicación al vínculo que existe entre los trastornos de ansiedad y el abuso de sustancias. Un aspecto de esta discusión es que las sustancias/medicamentos pueden desempeñar múltiples papeles en el aprendizaje: pueden ser, por un lado, EI o reforzantes, y EC o contextos, por otro. Merece la pena tener en cuenta los posibles efectos complejos sobre la conducta del consumo de sustancias/medicamentos.

Otra idea general es que la teoría contemporánea insiste en que la extinción (y otros procesos, como el contracondicionamiento) implica un nuevo aprendizaje más que la destrucción del antiguo. La investigación psicofarmacológica reciente se ha basado en esta idea: si la extinción y la terapia constituyen el nuevo aprendizaje, entonces los fármacos pueden facilitar que el nuevo aprendizaje pueda, a su vez, facilitar el proceso terapéutico. Por ejemplo, recientemente ha despertado interés la D-cicloserina, un agonista parcial del receptor del glutamato *N*-metil-D-aspartato (NMDA). El receptor del NMDA está implicado en la potenciación a largo plazo, un fenómeno de facilitación sináptica implicado en diversos ejemplos de aprendizaje. Lo interesante es que existen pruebas de que la administración de D-cicloserina puede facilitar la extinción del aprendizaje en ratas y, probablemente, en seres humanos en terapia de exposición por trastornos de ansiedad. En estudios que apoyan esta conclusión, la administración del fármaco aumentó la extinción aparente tras una pequeña (e incompleta) serie de ensayos de extinción. Aunque estos hallazgos son prometedores, es importante recordar que la dependencia del contexto de la extinción puede mantenerse fácilmente, y, por tanto, la posibilidad de una recaída con un cambio del contexto. En consecuencia con esta posibilidad, aunque la D-cicloserina permite que la extinción por miedo se aprenda tras pocos ensayos, no parece prevenir o reducir la fuerza del efecto de renovación. Estos resultados subrayan aún más la importancia de la investigación conductual –y la teoría conductual– en la comprensión de los efectos de los fármacos en las terapias. La búsqueda de fármacos que puedan mejorar el *aprendizaje* que se da en situaciones terapéuticas sigue siendo un área importante de investigación.

Otro proceso que puede, teóricamente, modificar o eliminar un recuerdo es el que muestra el fenómeno de *reconsolidación*. Recuerdos recién aprendidos son lábiles temporalmente y fáciles de alterar antes de que se consoliden de manera más estable en el cerebro. La consolidación de la memoria requiere la síntesis de nuevas proteínas que pueden ser bloqueadas por la administración de inhibidores de esta síntesis (p. ej., la anisomicina). La investigación en animales sugiere que los recuerdos consolidados que han sido reactivados recientemente también pueden volver brevemente a un estado vulnerable; los inhibidores de la síntesis de proteínas también pueden bloquear su «reconsolida-

ción». Diversos estudios han demostrado que la reactivación de un miedo condicionado por una o dos presentaciones del EC, tras una breve experiencia de condicionamiento por miedo, puede ser interrumpida por la anisomicina. Cuando se analiza posteriormente el EC, se observa poca evidencia de miedo, como si la reactivación y la posterior administración del fármaco disminuyeran la fuerza del recuerdo original. Sin embargo, como ocurre con los efectos de la extinción, estos efectos de disminución del miedo no necesariamente significan que el aprendizaje original haya sido destruido o eliminado. Existen pruebas de que el miedo al EC que ha sido reducido de este modo puede volver a lo largo del tiempo (recuperación espontánea) o con tratamientos recordatorios. Esta clase de resultados sugieren que el fármaco puede interferir de alguna manera con la recuperación o el acceso al recuerdo, más que provocar una «reconsolidación» real.

En términos generales, la eliminación de una conducta después de la terapia no debería ser interpretada como una eliminación del conocimiento subyacente. Por el momento, puede ser más seguro asumir que tras cualquier tratamiento terapéutico, una parte del aprendizaje original puede permanecer en el cerebro, listo para producir una recaída si se recupera. En lugar de tratar de encontrar tratamientos que destruyan la memoria original, otra estrategia terapéutica podría ser aceptar la posible retención del aprendizaje original y desarrollar terapias que permitan al organismo prevenir o lidiar con su recuperación. Una posibilidad es conducir la exposición a la extinción hacia los contextos en los que la recaída puede ser menos problemática para el paciente y fomentar estrategias de recuperación (como el uso de señales de recuperación como cartas recordatorio) que puedan ayudar al paciente a recordar la experiencia terapéutica.

Aprendizaje operante/instrumental

Relación entre conducta y resultado final.   El aprendizaje operante presenta numerosos paralelismos con el aprendizaje pavloviano. A modo de ejemplo, la extinción también se da en el aprendizaje operante si se omite el refuerzo después del entrenamiento. Aunque la extinción, una vez más, es una técnica útil para eliminar conductas no deseadas, como se vio con el aprendizaje pavloviano, no destruye el aprendizaje original: todavía se produce recuperación espontánea, renovación, reinstalación y rápida readquisición de efectos. Aunque las primeras exposiciones del aprendizaje instrumental, empezando por las de Edward Thorndike, enfatizaban el papel del reforzador como marcador en la acción instrumental, enfoques más modernos tienden a contemplarlo como una guía o un motivador de la conducta. Una visión moderna, «sintética», del condicionamiento operante (v. más adelante) mantiene que el organismo asocia la acción con el resultado, de modo parecido a como se cree que está implicado el aprendizaje de estímulo y resultado en el aprendizaje pavloviano.

El comportamiento humano está influido por una amplia variedad de reforzadores, incluidos los sociales. Por ejemplo, se ha demostrado que la simple atención prestada por un profesor o por miembros del personal del hospital refuerza el comportamiento disruptivo o problemático de un alumno o de los pacientes. En estos casos, cuando deja de prestárseles atención y se redirige hacia otras actividades, los comportamientos problemáticos pueden disminuir (es decir, extinguirse). La conducta humana también se ve influida por reforzadores verbales, como la alabanza y, con mayor frecuencia, *reforzadores condicionados,* como el dinero, que no tiene un valor intrínseco excepto por el valor derivado de su asociación con recompensas más básicas, más primarias. Los reforzadores condicionados se han empleado en las escuelas y en instituciones con *economías del bono,* en las que las conductas positivas son reforzadas con bonos o vales que pueden canjearse para obtener objetos valiosos. En ambientes más naturales, los reforzadores siempre son aportados por las relaciones sociales, en las que sus efectos son dinámicos y recíprocos. Por ejemplo, la relación entre un padre y un hijo está llena de circunstancias operantes interactivas y recíprocas,

Tabla 34-5
Estímulos contextuales efectivos estudiados en laboratorios de investigación animal y humana

Contexto exteroceptivo
Habitación, lugar, ambiente, otros estímulos del entorno externo
Contexto interoceptivo
Estado farmacológico
Estado hormonal
Estado de ánimo
Estado de privación
Sucesos recientes
Expectativa de sucesos
Ocupación del tiempo

De Sadock BJ, Sadock VA, Ruiz P. *Kaplan & Sadock's Comprehensive Textbook of Psychiatry*, 9.ª ed. Philadelphia: Lippincott Williams & Wilkins; 2009:652.

en las cuales la aportación (y la retención) de los reforzadores y los castigos modelan la conducta de ambos individuos. Al igual que el aprendizaje pavloviano, el aprendizaje operante siempre está funcionando e influyendo en el comportamiento.

La investigación del condicionamiento operante en el laboratorio ha proporcionado numerosas ideas sobre cómo se relaciona una acción con su recompensa. En el mundo natural, pocas acciones son reforzadas cada vez que suceden; por el contrario, la mayoría son reforzadas de forma intermitente. En un *programa de refuerzo proporcional,* el reforzador está directamente relacionado con la cantidad de trabajo o de respuesta que el organismo emite: existe un requerimiento de trabajo que determina cuándo se presentará el siguiente reforzador. En un programa de refuerzo de razón fija, cada acción x es reforzada; en uno de razón variable, existe un índice medio, pero el número de respuestas necesarias para cada reforzador sucesivo varía. Los programas de refuerzo de razón, en especial de tipo variable, pueden generar elevados índices de conducta, como se ha observado con las máquinas tragaperras. En un *programa de refuerzo con intervalo,* la presentación de cada reforzador depende de que el organismo emita la respuesta después de que haya transcurrido un período de tiempo. En un programa con intervalo fijo, se refuerza la primera respuesta después de que hayan pasado x segundos. En uno con intervalo variable se requiere un intervalo para cada reforzador, pero la duración de este varía. Una persona que comprueba el correo electrónico a lo largo del día está siendo reforzada por un programa de intervalo variable: un nuevo mensaje no está presente para reforzar la respuesta a cada comprobación, pero sí son reforzadores las llegadas de nuevos mensajes en momentos puntuales del día. Respecto a los programas con intervalo, es interesante destacar que el índice de respuesta puede variar de manera sustancial sin influir en el índice general de refuerzo. (En programas de refuerzo proporcional, existe una relación más directa entre la razón de conducta y el refuerzo.) En parte debido a lo anterior, los programas con intervalo tienden a generar índices de respuesta más lentos que los de razón.

La investigación clásica sobre la conducta operante subraya el hecho de que cualquier acción implica una *elección.* Siempre que el individuo lleva a cabo una conducta concreta, elige realizarla en lugar de otras alternativas posibles. Cuando se ha estudiado la elección permitiendo al organismo llevar a cabo una de dos conductas operantes diferentes (que resultan en sus propios programas de refuerzo), el índice de conducta operante depende no solo del índice de refuerzo de la conducta, sino también del índice de refuerzo de todas las otras conductas que se dan en la situación. De manera más general, la fuerza de la conducta 1 (p. ej., el índice al que se realiza la conducta 1) viene dada por la fórmula:

$$B_1 = K^*R_1/(R_1 + R_O)$$

donde B_1 sería la fuerza de la conducta 1, R_1 el índice al que B_1 es reforzada, y R_O el índice al que han sido reforzadas todas las conductas alternativas (u «otras»») en el entorno; K es una constante que corresponde a toda conducta en la situación y puede presentar un valor distinto para cada individuo. Este principio, conocido como *ley cuantitativa del efecto,* reúne diferentes ideas relevantes tanto para psiquiatras como para psicólogos clínicos. Indica que una acción puede ser fortalecida incrementando su índice de refuerzo (R_1) o disminuyendo el de las conductas alternativas (R_O). Inversamente, una acción puede ser debilitada mediante la reducción de su índice de refuerzo (R_1) o aumentando el de las conductas alternativas (R_O). Este último factor tiene una implicación especialmente importante: en principio, se puede ralentizar el fortalecimiento de una conducta nueva no deseada proporcionando un entorno que además sea rico en el refuerzo (R_O elevado). Así, será menos probable que un adolescente que experimente con drogas o alcohol realice esta conducta con un elevado índice (B_1 elevado) si su entorno es rico en reforzadores (proporcionados mediante actividades extracurriculares o intereses externos).

La elección entre acciones también se ve influida por la magnitud de sus refuerzos correspondientes y por lo rápido que se presenten. Por ejemplo, un individuo a veces tiene que elegir entre una acción que proporciona una recompensa pequeña pero inmediata (p. ej., recibir una dosis de droga) y otra que proporciona una mayor, pero diferida (p. ej., ir a clase y obtener buenas notas para un certificado de estudios). Los que escogen la recompensa más inmediata se denominan «impulsivos», y los que las eligen a largo plazo se considera que ejercen «autocontrol». Los organismos suelen elegir pequeñas recompensas inmediatas en lugar de grandes a largo plazo, aunque pueda resultar maladaptativo a la larga. Estas elecciones «impulsivas» son especialmente difíciles de resistir si la recompensa es inminente. Se cree que la elección está determinada por el valor relativo de las dos recompensas, y este valor está influido tanto por la magnitud como por el retraso del refuerzo. Cuanto mayor sea el refuerzo, mayor es su valor, y cuanto más inmediato, también mayor su valor. Cuando una recompensa se retrasa, su valor disminuye con el tiempo. Al ofrecérsele una elección, el organismo siempre escogerá la acción que conduzca a la recompensa cuyo valor sea más elevado en ese momento.

Teorías del refuerzo. Es posible utilizar los principios precedentes del condicionamiento operante sin conocer por adelantado qué clase de suceso o estímulo será reforzador para un determinado paciente. Ninguna de las normas del refuerzo dice mucho acerca de qué clase de sucesos en el entorno de un organismo desempeñan el papel de reforzador. Skinner definió empíricamente el reforzador al considerar el efecto que tenía sobre una conducta operante: lo definió como cualquier suceso que pudiese demostrarse que incrementaba la fuerza de un condicionamiento operante si se realizaba como consecuencia de ese operante. Este punto de vista empírico (podría decirse que «ateórico») puede ser de utilidad, ya que asigna reforzadores idiosincrásicos a individuos idiosincrásicos. Por ejemplo, si un terapeuta trabaja con un niño que se autolesiona, el enfoque aconseja al terapeuta que se limite a buscar las consecuencias de la conducta para manipularlas de manera que pueda tener la conducta bajo control. Así pues, si, por ejemplo, la conducta autolesiva disminuye cuando el progenitor deja de regañar al niño por autolesionarse, la regañina es el refuerzo, lo cual puede parecer ir contra la intuición de todo el mundo (incluido el progenitor, que piensa que regañarle debería funcionar como un castigo). Por otro lado, también resultaría útil conocer qué clase de suceso reforzará a un individuo antes de que el terapeuta intente cualquier acción.

Varios abordajes permiten realizar predicciones con anticipación. Quizás el más útil sea el *principio Premack* (llamado así en honor del investigador David Premack), que establece que, para cualquier individuo, los refuerzos pueden ser identificados proporcionando al individuo un examen de preferencia en el cual el individuo es libre de elegir llevar a cabo una serie de actividades. El individuo puede dedicar la mayor parte del tiempo a la actividad A, el segundo mayor período a la actividad B, y el tercero a la actividad C. Así, puede decirse que la actividad A es preferida respecto a la B y la C, y la actividad B respecto a la C. El principio de Premack afirma que el acceso a una acción preferida reforzará cualquier acción por la que se tenga una preferencia menor. En el presente ejemplo, si realizar la actividad C permite que puedan llevarse a cabo las acciones A o B, la actividad C será reforzada (aumentará en fuerza o probabilidad).

De forma similar, la actividad B será reforzada por la actividad A, pero no por la C. El principio acepta grandes diferencias individuales. Por ejemplo, en un estudio, a unos niños se les dio la oportunidad de escoger entre pasar más tiempo comiendo dulces que jugando a las máquinas, mientras que a otros se les permitió pasar más tiempo jugando a las máquinas que comiendo caramelos. En el primer grupo, comer caramelos reforzó la acción de jugar a las máquinas. Por el contrario, jugar a las máquinas reforzó comer dulces en el segundo grupo. No hay nada particularmente especial en la comida (comerla) o en cualquier clase de actividad en concreto como posible refuerzo. Cualquier conducta que sea preferida respecto a otra, teóricamente reforzará la segunda conducta.

El principio se ha ido refinado con los años. Actualmente se acepta que incluso una conducta menos preferida puede reforzar una más preferida si el organismo ha sido privado de realizar la de baja preferencia por debajo de su nivel normal. En el ejemplo anterior, incluso la actividad de baja preferencia C puede reforzar las conductas A o B si se suprimió durante un tiempo por debajo de su nivel inicial de preferencia. La principal implicación de esta idea es que, a largo plazo, los refuerzos de una persona pueden ser descubiertos simplemente observando cómo asigna sus actividades cuando su acceso es libre y sin restricciones.

Factores motivacionales. Suele decirse que la acción instrumental está orientada al objetivo. Como Edward Tolman ilustró en diversos experimentos llevados a cabo en las décadas de 1930 y 1940, los organismos pueden realizar cualquiera de diversas acciones de manera flexible con el fin de conseguir su objetivo; el aprendizaje instrumental proporciona medios diversos para un determinado fin. La perspectiva de Tolman sobre los efectos de los refuerzos ha vuelto a ser apoyada. Argumentó que los refuerzos no son necesarios para aprender, sino para motivar la conducta instrumental. La ilustración clásica a este respecto la constituye el experimento del *aprendizaje latente*. Se sometió a ratas a diversos ensayos en un complejo laberinto en los que eran retiradas del laberinto sin recompensa en cuanto llegaban a un determinado lugar. Cuando llegaban al objetivo y, de repente, eran recompensadas, las ratas de pronto empezaron a trabajar a través del laberinto con muy pocos errores. Así, aprendieron acerca del laberinto sin el beneficio del refuerzo de comida, pero el refuerzo era de todas formas importante para motivarlas a llegar al final del laberinto de manera eficiente. El refuerzo no era necesario para el aprendizaje, pero dio al organismo una razón para traducir su conocimiento en acción.

Investigaciones posteriores han identificado muchos efectos motivadores de recompensa. Por ejemplo, organismos que han experimentado una pequeña recompensa pueden mostrar un *contraste positivo* al ser reforzados de repente con una recompensa mayor. Así, su conducta instrumental puede volverse más vigorosa que la de organismos de control que han recibido la recompensa mayor durante todo el proceso. El contraste negativo implica frustración y reacción emotiva. Ambos tipos de contraste son coherentes con la idea de que la efectividad real de un refuerzo depende de lo que el organismo ha aprendido a esperar; un incremento respecto a la expectativa causa euforia, y un descenso respecto a la expectativa provoca frustración. Existe la sensación de que recibir una recompensa menor de la esperada puede parecer en realidad un castigo.

El contraste negativo es un ejemplo de *efecto de recompensa paradójico,* conjunto de fenómenos conductuales que reciben este nombre porque muestran que una recompensa puede debilitar la conducta, y que la falta de recompensa puede fortalecerla. El más conocido es el *efecto de extinción del refuerzo parcial,* en el cual acciones que han sido reforzadas intermitentemente (o de forma parcial) persisten durante más tiempo cuando los refuerzos son completamente eliminados que aquellas que han sido reforzadas de manera continuada. Este hallazgo se considera paradójico porque una acción que ha sido reforzada, por ejemplo, la mitad de las veces que otra puede, sin embargo, ser más persistente. Una posible explicación es que la acción que ha sido reforzada parcialmente, lo ha sido en presencia de alguna frustración, por lo que persiste ante una nueva adversidad o fuentes de frustración. Otra evidencia sugiere que el «esfuerzo pleno» es una dimensión de la conducta que puede ser reforzada. Participantes humanos o animales que han sido reforzados por producir respuestas esforzadas aprenden una especie de «industriosidad» que se transfiere a nuevas conductas. Una implicación de ello es que nuevas conductas aprendidas en la terapia serán más persistentes a lo largo del tiempo si se ha realizado deliberadamente un gran esfuerzo (reforzador).

El estado motivacional actual del organismo también influye en la eficacia de un reforzante. Por ejemplo, la comida es más reforzante para un organismo hambriento, y el agua lo es para uno sediento. Estos resultados son coherentes con muchas teorías del refuerzo (p. ej., el principio de Premack), puesto que la presencia de hambre o sed indudablemente incrementará la preferencia del organismo por la comida o por el agua. Sin embargo, una investigación reciente indica que los efectos de los estados motivacionales sobre las acciones instrumentales no son tan automáticos. En concreto, si un estado motivacional va a influir en una acción instrumental, el individuo necesita aprender primero cómo el refuerzo de la acción va a influir en ese estado motivacional. El proceso del aprendizaje sobre los efectos que el refuerzo tiene sobre el estado motivacional se denomina *aprendizaje por incentivo.*

Un ejemplo experimental ilustra mejor el aprendizaje por incentivos. En 1992, Bernard Balleine aportó un estudio en el que enseñó a ratas entrenadas no hambrientas a accionar una palanca para obtener una nueva bola de pienso. A los animales se les retiró entonces la comida, y se comprobó su capacidad para accionar la palanca en condiciones en las que, al hacerlo, no se suministraba ninguna bola de pienso. El hambre no tuvo ningún efecto en el índice de accionar la palanca; es decir, las ratas hambrientas no la accionaban con más frecuencia que las que no habían sido privadas de comida. Por otro lado, si la rata había experimentado de forma separada el acceso a las bolas de pienso mientras se le privaba de comida por accionar la palanca, durante la prueba la accionaba con más frecuencia. Así, el hambre reforzó la acción instrumental solamente si el animal había experimentado previamente el refuerzo de ese estado, permitiéndole aprender que la sustancia específica influía en el estado (aprendizaje por incentivo). La interpretación de este resultado, y de otros como él, se comentan más adelante en esta sección. La idea principal es que los individuos llevarán a cabo una acción instrumental cuando sepan que proporcionará un resultado que es deseable en el estado motivacional en el que se encuentren. No se han explorado completamente las implicaciones clínicas, pero podrían ser significativas. Por ejemplo, personas que abusan de sustancias necesitarán aprender que la sustancia les hace sentir mejor en estado de abstinencia antes de que la abstinencia les haga buscar la sustancia. Personas con ansiedad puede que no estén motivadas para tomarse la medicación ansiolítica mientras sienten la ansiedad hasta que realmente tengan la oportunidad de aprender cómo les hace sentir la medicación cuando sufren el estado de ansiedad, y una persona con depresión puede necesitar aprender que los refuerzos naturales le hacen sentirse realmente mejor mientras está deprimida. Según esta teoría, puede ser necesaria la experiencia directa con un efecto del refuerzo sobre el estado depresivo antes de que la persona muestre interés en llevar a cabo acciones que ayuden a mejorar ese estado depresivo.

Aprendizaje pavloviano y operante juntos

Aprendizaje de evitación. Las teorías de los efectos motivadores de los refuerzos tradicionalmente han puesto énfasis en que los EC pavlovianos del entorno también están asociados al refuerzo. La expectativa del refuerzo (o estado motivacional condicionado) que los EC provocan incrementa la fuerza de la respuesta operante. Esta es una *teoría de dos factores* o *de dos procesos:* el aprendizaje pavloviano ocurre simultáneamente y motiva la conducta durante el aprendizaje operante.

La interacción entre factores pavlovianos e instrumentales es importante para comprender el aprendizaje de evitación (v. fig. 34-2). En situaciones de evitación, los organismos aprenden a realizar acciones que impiden que ocurra un suceso que se quiere evitar. La explicación del aprendizaje de evitación es sutil, ya que es difícil identificar un refuerzo evidente. Aunque impedir que se produzca un suceso que queremos evitar es esencial, ¿cómo puede la ausencia de ese suceso reforzar la conducta? La respuesta es que aparecen señales en el entorno (EC pavlovianos) que predicen la aparición del suceso que queremos evitar y activan la ansiedad o el miedo. La respuesta de evitación puede ser reforzada si se escapa de lo temido o se reduce ese temor. Así, tanto los factores pavlovianos como los operantes son importantes: el condicionamiento pavloviano al miedo motiva y permite el refuerzo de una acción instrumental a través de su reducción. Se cree que escapar de un miedo o de la ansiedad interviene de forma significativa en muchos trastornos de la conducta humana, incluidos los de ansiedad. Por ejemplo, el paciente obsesivo-compulsivo se lava las manos repetidamente para reducir su ansiedad, el agorafóbico permanece en casa para escapar de lugares que asocia con ataques de pánico, y la persona bulímica aprende a vomitar después de una comida para reducir la ansiedad aprendida que evoca la ingesta de comida.

Aunque la teoría de dos factores sigue siendo un enfoque importante del aprendizaje de evitación, puede obtenerse una evitación excelente en el laboratorio sin refuerzo, por ejemplo, si se quiere que un animal realice una acción que se parezca a una de sus respuestas al miedo naturales (denominadas *reacciones defensivas específicas de especie*, RDEE). Las ratas aprenderán rápidamente a quedarse absolutamente quietas (permanecer inmóviles) o a huir (correr hacia otro entorno) para evitar el shock eléctrico, dos conductas que han desarrollado para escapar o evitar la depredación. La inmovilidad y la huida son tanto respuestas como operantes; ambas están controladas por sus antecedentes (EC pavlovianos que predicen el shock) más que reforzadas por sus consecuencias (escapar del miedo). Así, cuando la rata puede emplear una RDEE para la evitación, el único aprendizaje necesario es el pavloviano: la rata aprende las señales ambientales asociadas al peligro, que activan el miedo y evocan las conductas defensivas naturales, incluida la huida (seguimiento de señales negativas; fig. 34-3). Aprender a realizar una acción que no es similar a una RDEE natural requiere más retroalimentación o refuerzo a través de la reducción del miedo.

Un buen ejemplo es la acción de una palanca, fácil para una rata cuando el refuerzo es un trozo de comida, pero difícil de aprender cuando la misma acción evita el shock eléctrico. Trabajos más recientes sobre la evitación en seres humanos sugiere un papel importante de las expectativas de sucesos con EC aversivos y con respuestas no aversivas. El punto principal es que el aprendizaje pavloviano es importante en el aprendizaje de la evitación; cuando un animal es capaz de realizar la evitación mediante una RDEE, esta es el único aprendizaje necesario; cuando la acción requerida no es una RDEE, el aprendizaje pavloviano permite que el animal esté a la expectativa de que suceda algo malo.

También se ha fomentado una perspectiva cognitiva sobre el aprendizaje aversivo mediante estudios sobre la *indefensión aprendida*. En este fenómeno, los organismos expuestos a sucesos tanto controlables como incontrolables difieren en su reactividad frente a posteriores sucesos aversivos. Por ejemplo, el hallazgo típico es aquel en el que un individuo expuesto a un shock inevitable en una fase del experimento tiene menos éxito al intentar aprender a escapar del shock con una conducta completamente nueva en una segunda fase, mientras que los expuestos a un shock del que pueden escapar son normales. Ambos tipos de individuos están expuestos al mismo shock, pero su dimensión psicológica (su controlabilidad) crea una diferencia, quizá debido a que los expuestos a un shock inevitable aprenden que sus reacciones y el resultado son independientes. Aunque este hallazgo (y su interpretación) se consideró un modelo de depresión tiempo atrás, el punto de vista actual es que la controlabilidad de los factores estresantes modula principalmente la capacidad de producir estrés y su impacto negativo. A nivel teórico, el resultado también implica que los organismos que sufren circunstancias instrumentales en las cuales sus acciones producen consecuencias, pueden aprender algo acerca de la controlabilidad de esas consecuencias.

Una de las principales conclusiones del aprendizaje de evitación es que existen dimensiones tanto biológicas como cognitivas en el aprendizaje instrumental. La posibilidad de que las contingencias pavlovianas puedan controlar gran parte del aprendizaje instrumental también es coherente con investigaciones en las que los animales han aprendido a responder a refuerzos positivos. Por ejemplo, las palomas se han utilizado ampliamente en experimentos sobre aprendizaje operante desde la década de 1940. En el experimento típico, el pájaro aprende a picotear un disco de plástico en una pared de la cámara (una respuesta «clave») para obtener comida. Aunque el picoteo parece ser una respuesta

operante, resulta que puede ser entrenado simplemente iluminando la clave durante unos segundos antes de presentar el refuerzo en unos cuantos ensayos. Aunque no se requiera que la picotee, el pájaro empezará a picotear la clave iluminada de todas maneras (un vaticinador pavloviano de la comida). Sus consecuencias solo controlan débilmente la respuesta del picoteo; si la persona que lleva a cabo el experimento dispone las cosas de manera que el picoteo evite en realidad el suministro de comida (que se suministra en ensayos sin picoteo), el pájaro seguirá picoteando casi indefinidamente en la mayoría de ensayos. (Aunque el picoteo tiene una correlación negativa con la comida, la iluminación de la clave sigue siendo un débil vaticinador positivo de la comida.) Así, esta conducta operante «clásica» es, al menos, parcialmente pavloviana. Las contingencias pavlovianas no pueden ser ignoradas. Cuando las ratas son castigadas mediante un leve shock eléctrico en la pata al presionar una palanca que, por otro lado, proporciona comida, dejan de presionarla al menos parcialmente (y quizá totalmente), porque han aprendido que ahora la palanca predice el shock, con lo que las ratas se apartan de ella. Del mismo modo, un niño puede aprender a alejarse del progenitor que le castiga en lugar de dejar de realizar la conducta que provoca el castigo. Un gran número de conductas en el marco del aprendizaje operante pueden controlarse realmente mediante el aprendizaje pavloviano y el seguimiento de la señal, más que con el auténtico aprendizaje operante.

Un punto de vista sintético de la acción instrumental. Así pues, la idea es que la conducta en cualquier situación de aprendizaje instrumental es controlada mediante varias asociaciones hipotéticas como se ilustra en la figura 34-4. Muchas conductas en el marco de un aprendizaje instrumental pueden ser controladas mediante un factor pavloviano en el cual el organismo asocia señales del entorno (EC) con el refuerzo (S*, un suceso biológicamente significativo). Como se ha comentado, este tipo de aprendizaje puede permitir que el EC evoque una serie de reacciones conductuales y emocionales (y estados motivacionales) que pueden motivar adicionalmente la acción instrumental.

En términos actuales, el factor instrumental está representado por el organismo que aprende una asociación directa y parecida entre la acción instrumental (R) y el refuerzo (S*). La evidencia para esta clase de aprendizaje nos llega de experimentos sobre la *devaluación del refuerzo* (fig. 34-5). En estos experimentos, el sujeto puede entrenarse primero para realizar dos acciones instrumentales (p. ej., accionar una palanca y estirar de una cadena), cada una emparejada con un refuerzo distinto (p. ej., una bola de pienso y una solución de sacarosa líquida). En una segunda fase, uno de los refuerzos (p. ej., el pienso) se empare-

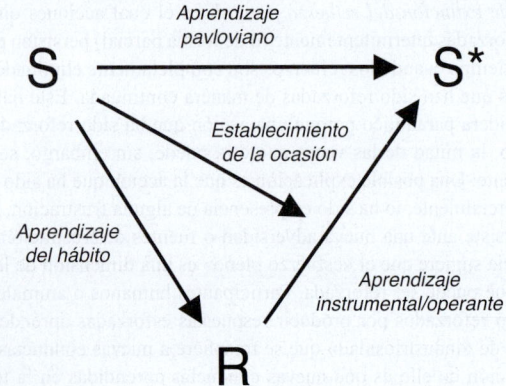

FIGURA 34-4

Cualquier situación de aprendizaje instrumental/operante permite una serie de tipos de aprendizaje que están ocurriendo constantemente. R, conducta operante o acción instrumental; S, estímulo en el entorno; S*, suceso biológicamente significativo (p. ej., refuerzo, estímulo incondicionado). (Por cortesía de Mark E. Bouton, PhD.)

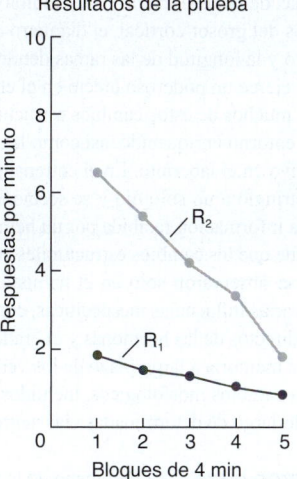

FIGURA 34-5
Efecto de devaluación del refuerzo. Resultados de la sesión de pruebas.
El resultado indica la importancia de la asociación entre respuesta y refuerzo
en el aprendizaje operante. Para que el organismo actúe tal como lo hace
durante la prueba, debe aprender qué acción conduce a qué refuerzo,
y escoger la que produzca la recompensa que realmente desea o valora.
R1 y R2, conductas operantes o acciones instrumentales. (Datos de Colwill
y Rescorla [1986]. De Bouton, ME. *Learning and Behavior: A Contemporary
Synthesis*. Sunderland, MA: Sinauer; 2007.)

ja con una dolencia, lo que crea el condicionamiento de una potente
aversión al sabor del refuerzo. En una prueba final, se sitúa de nuevo al
sujeto en la situación instrumental y se le permite realizar cualquiera de
las dos acciones instrumentales. No se presentan refuerzos durante la
prueba. El resultado es que el sujeto ya no vuelve a realizar la acción
que producía el refuerzo, que ahora es repulsivo. El organismo debe
haber: *1)* aprendido qué acción produce cada refuerzo, y *2)* combinado
este conocimiento con el conocimiento de que ya no le gusta o no valora ese refuerzo. El resultado no puede explicarse mediante la concepción más simple y tradicional de que los refuerzos simplemente marcan
o refuerzan las acciones instrumentales.

Los organismos también necesitan aprender cómo los refuerzos influyen en un determinado estado motivacional, proceso denominado
aprendizaje del incentivo. Este aprendizaje está implicado crucialmen-
te en el aprendizaje instrumental como un proceso por el que el animal
aprende el valor del refuerzo. Así, en la segunda fase del experimento
de la devaluación del refuerzo (fig. 34-5), el organismo realmente debe
contactar con el refuerzo y aprender que no le gusta. Como se ha descrito, el aprendizaje del incentivo probablemente siempre está implicado en la producción de resultados (y las acciones asociadas que los
producen) más o menos deseables.

Otros experimentos han ilustrado otras asociaciones del estímulo
(fig. 34-4). Además de estar directamente asociado al refuerzo, un estímulo puede señalar la relación entre una acción y un resultado. Este
hecho se denomina *marco de la ocasión*: en lugar de provocar una respuesta directamente, los estímulos en situaciones operantes pueden
establecer la ocasión para que se produzca la respuesta operante. Una
prueba de ello se aprecia al señalar una relación específica de respuesta
y refuerzo. Por ejemplo, en un experimento las ratas aprendieron a accionar una palanca y a estirar de una cadena ante un ruido y una luz
ambiental. Cuando se producía el ruido, la acción de la palanca proporcionaba una bola de comida como refuerzo, y al estirar de la cadena, se
obtenía sacarosa.

Por el contrario, cuando se encendía la luz, las relaciones eran inver-
sas: la acción de la palanca proporcionaba sacarosa, y estirar de la cadena suministraba una bola de pienso. Se comprobó que las ratas aprendieron las relaciones correspondientes. En una segunda fase, las bolas
de comida se asociaban con enfermedad, con lo que las ratas ya no

mostraron aprecio por el pienso. En una prueba final se permitió a las
ratas accionar la palanca o estirar de la cadena como extinción, en presencia de ruido o de luz durante pruebas independientes. Ante el ruido,
los animales estiraron más la cadena de lo que accionaron la palanca.
Cuando se encendió la luz, las ratas accionaron más la palanca de lo
que estiraron de la cadena. Así, el ruido sugería a la rata que accionar la
palanca le proporcionaría una bola de pienso, y la luz que la conseguiría si estiraba de la cadena. Esta es la función de marco de la ocasión
que se ilustra en la figura 34-4.

Merece la pena observar que otros estímulos distintos de luces y
sonidos establecieron la ocasión para la conducta operante. Investigaciones sobre aprendizaje en animales han subrayado la importancia de
otros estímulos, como señales temporales y espaciales, y procesos particulares de percepción y memoria. Un ejemplo particularmente interesante de la investigación sobre el *control del estímulo* de la conducta
operante es la categorización. Se muestran a unas palomas imágenes de
coches, sillas, flores y gatos en un monitor situado en una pared de una
cámara de Skinner. Picar una de las cuatro claves en presencia de estas
imágenes es reforzado por la presencia de cualquier fotografía que contenga un coche, una silla, una flor o un gato. Lo interesante es que, al
aumentar el número de ejemplares de cada categoría, la paloma comete
más errores a medida que aprende la discriminación. Sin embargo,
cuantos más ejemplares se introducen, más aprende, en el sentido de
que está más dispuesta a aplicar la acción a nuevas imágenes de prueba;
después de muchos ejemplos de cada categoría, la paloma es más precisa al categorizar y responder con precisión a nuevos estímulos. Una
implicación de ello es que enseñar nuevas conductas en una diversidad
de marcos o vías mejorará la generalización en situaciones nuevas.

La asociación final de la figura 34-4 es el *aprendizaje del hábito*,
una asociación directa entre el estímulo y la respuesta. Mediante esta
asociación, el entorno puede provocar la acción instrumental directamente, sin la intervención de la cognición del R-S* y la valoración del
S*. Aunque hubo un tiempo en que se creía que el aprendizaje S-R era
el dominante, actualmente se considera que se desarrolla únicamente
después de un entrenamiento instrumental frecuente y constante. De
hecho, acciones que se han llevado a cabo de forma repetida (y repetidamente asociadas al refuerzo) se convierten en automáticas y rutinarias. Una prueba es el hecho de que el efecto de devaluación del refuerzo –que implica una especie de mediación cognitiva de la conducta
operante– no vuelve a producirse después de un entrenamiento instrumental frecuente, como si el animal adoptara la respuesta de forma refleja, sin recordar el resultado real que produce. Parece razonable esperar que muchas conductas patológicas que llegan a la clínica puedan ser
también automáticas y a ciegas a través de la repetición. Es interesante
observar que las pruebas sugieren que la dominancia final del hábito
S-R en la conducta no sustituye o destruye más mediación cognitiva
mediante relaciones S-S*, R-S* y/o S- (R-S*) aprendidas. Bajo determinadas condiciones, incluso una respuesta habitual puede ser puesta
de nuevo bajo el control de la asociación acción-refuerzo. La conversión de acciones en hábitos y la relación del hábito con la cognición son
áreas de investigación activas.

BIOLOGÍA DE LA MEMORIA

El tema de la memoria es fundamental en la disciplina de la psiquiatría.
La memoria es el pegamento que mantiene de una pieza nuestra vida
mental, el andamiaje de nuestra historia personal. La personalidad es,
en parte, un cúmulo de hábitos que han sido adquiridos, muchos a muy
temprana edad, los cuales crean predisposiciones e influyen en cómo
nos comportamos. Del mismo modo, las neurosis a menudo son producto del aprendizaje: ansiedades, fobias y conductas maladaptativas
que resultan de experiencias concretas. La psicoterapia en sí misma es
un proceso mediante el cual se adquieren nuevos hábitos y habilidades
a través de la acumulación de nuevas experiencias. En este sentido, la
memoria es la base teórica del interés de la psiquiatría por la personali-

dad, las consecuencias de las experiencias tempranas y la posibilidad del crecimiento y del cambio.

La memoria también es de interés clínico porque las alteraciones son habituales en los trastornos neurológicos y psiquiátricos. El deterioro de la memoria también es un efecto secundario de determinados tratamientos, como la terapia electroconvulsiva. Por esta razón, el clínico necesita conocer la biología de la memoria, la variedad de sus disfunciones y cómo evaluarla.

De la sinapsis a la memoria

La memoria es un caso particular del fenómeno biológico general de la *plasticidad neural*. Las neuronas pueden mostrar actividad dependiente de la historia, responder de manera distinta en función de una información previa, y esta plasticidad de las células nerviosas y de las sinapsis es la base de la memoria. En la última década del siglo XIX, los investigadores propusieron que la persistencia de la memoria podía ser explicada por el crecimiento de las células nerviosas, y el actual conocimiento de la sinapsis como el emplazamiento crítico del cambio se basa en extensos estudios experimentales con animales con sistemas nerviosos simples. La experiencia puede conducir a un cambio estructural de la sinapsis, que incluye alteraciones en la fuerza de las sinapsis existentes y en el número de contactos sinápticos a lo largo de determinadas vías neuronales.

Plasticidad.   Las pruebas neurobiológicas apoyan dos conclusiones básicas: *1)* la plasticidad de corta duración, que puede durar segundos o minutos, depende de determinados sucesos sinápticos, incluido un aumento en la liberación de neurotransmisor, y *2)* la memoria de larga duración depende de la síntesis de una nueva proteína, del crecimiento físico de procesos neuronales, y de un incremento en el número de conexiones sinápticas.

Una de las principales fuentes de información acerca de la memoria proviene de extensos estudios del molusco marino *Aplysia californica*. Se han identificado las neuronas aisladas y las conexiones entre ellas, y se ha descrito el diagrama de las conexiones en algunas conductas sencillas. *Aplysia* es capaz de desarrollar el aprendizaje asociativo (incluidos el condicionamiento clásico y el operante) y el no asociativo (habituación y sensibilización). La *sensibilización* se ha estudiado utilizando el reflejo de retracción de la branquia, reacción defensiva en la que la estimulación táctil provoca la retracción de la branquia y del sifón. Cuando la estimulación táctil está precedida por estimulación sensorial en la cabeza o en la cola, se facilita la retracción de la branquia. Los cambios celulares subyacentes a esta sensibilización empiezan cuando una neurona sensitiva activa una interneurona moduladora, la cual aumenta la fuerza de las sinapsis dentro del circuito responsable del reflejo. Esta modulación depende de un sistema de mensajeros secundario en el cual moléculas intracelulares (entre las que se incluyen el monofosfato de adenosina cíclico [AMPc] y la proteína cinasa dependiente del AMPc) provocan un aumento de la liberación del transmisor, que se mantiene unos minutos en la vía del reflejo. La plasticidad, tanto a corto como a largo plazo, dentro de este circuito se basa en mejorar la liberación del neurotransmisor. El cambio a largo plazo solamente requiere la expresión de genes y la síntesis de nuevas proteínas. Los mecanismos de marcado sináptico permiten que los productos génicos que son liberados en una neurona incrementen selectivamente la intensidad sináptica en sinapsis recién activadas. Además, el cambio a largo plazo, a diferencia del cambio a corto plazo, se acompaña del crecimiento de procesos neurales de neuronas de dentro del circuito reflejo.

En los vertebrados, la memoria no puede ser estudiada de forma tan directa como en el simple sistema nervioso de la *Aplysia*. No obstante, se sabe que las manipulaciones en la conducta también pueden comportar cambios mensurables en la arquitectura cerebral. Por ejemplo, las ratas criadas en entornos enriquecidos, en oposición a entornos normales, muestran un incremento en el número de terminaciones sinápticas

en neuronas aisladas de la neocorteza. Estos cambios se acompañan de pequeños aumentos del grosor cortical, el diámetro de los cuerpos neuronales y el número y la longitud de las ramas dendríticas. Así, la experiencia conductual ejerce un poderoso efecto en el entramado cerebral.

Se han hallado muchos de estos cambios estructurales en ratas adultas expuestas a un entorno enriquecido, así como las sometidas a un entrenamiento intensivo en el laberinto. En el entrenamiento en el laberinto, la visión se restringió a un solo ojo y se seccionó el cuerpo calloso para impedir que la información recibida por un hemisferio alcanzase el otro. El resultado fue que los cambios estructurales en la forma neuronal y la conectividad se observaron solo en el hemisferio entrenado. Este hallazgo descarta varias influencias inespecíficas, como la actividad motora, los efectos indirectos de las hormonas y el grado general de excitación. Se cree que la memoria a largo plazo de los vertebrados se basa en el crecimiento y en cambios morfológicos, incluidos los aumentos en la fuerza sináptica a lo largo de determinadas vías neuronales.

Potenciación a largo plazo.   El fenómeno de la *potenciación a largo plazo* (PLP) es un mecanismo sugerido para la memoria a largo plazo de los mamíferos. Se observa cuando una neurona postsináptica es despolarizada persistentemente después de una ráfaga de descargas presinápticas de alta frecuencia. La PLP posee una serie de propiedades que la hacen idónea como sustrato fisiológico de la memoria: se produce rápidamente y se mantiene durante mucho tiempo; es asociativa, ya que depende de la concurrencia de actividad presináptica y despolarización postsináptica; solamente se da en sinapsis potenciadas, no en todas las terminaciones sinápticas de la neurona postsináptica, y se produce principalmente en el hipocampo, una estructura importante para la memoria.

Se sabe que la inducción de la PLP está mediada postsinápticamente e implica la activación del receptor del NMDA, que permite la entrada de calcio en la célula postsináptica. La PLP se mantiene mediante un incremento del número de receptores del ácido α-amino-3-hidroxi-5-metil-4-isoxazol propiónico (AMPA; no NMDA) en la célula postsináptica, y probablemente también aumentando la liberación del neurotransmisor.

Un método prometedor para aclarar los mecanismos moleculares de la memoria depende de la introducción de mutaciones específicas en el genoma. Al eliminar un único gen, se pueden obtener ratones con receptores o células específicos que señalen moléculas inactivadas o alteradas. Por ejemplo, en ratones con una deleción selectiva de los receptores del NMDA en el área CA1 del hipocampo, muchos aspectos de la fisiología del CA1 permanecen intactos, pero las neuronas del CA1 no muestran PLP, con lo que se observa una alteración en la memoria durante tareas conductuales. Las manipulaciones genéticas introducidas de forma reversible en el adulto son particularmente ventajosas, ya que se pueden inducir cambios moleculares específicos en animales con un desarrollo normal.

Aprendizaje asociativo.   El estudio del *condicionamiento clásico* ha proporcionado numerosos conocimientos sobre la biología de la memoria. Se ha estudiado particularmente en conejos, utilizando un tono como estímulo condicionado y un soplo de aire en el ojo (que inmediatamente provoca una respuesta de parpadeo) como estímulo incondicionado. Emparejamientos repetidos del tono y el soplo de aire condujeron a una respuesta condicionada, en la que el solo tono provocaba el parpadeo. Lesiones reversibles de los núcleos profundos del cerebelo eliminaron la respuesta condicionada sin afectar la incondicionada. Estas lesiones también evitan que se produzca el aprendizaje inicial y, cuando se revierten, los conejos aprenden normalmente. Así pues, el cerebelo contiene los circuitos esenciales para la asociación aprendida. La plasticidad relevante parece estar distribuida entre la corteza cerebelar y los núcleos profundos.

Se cree que un patrón análogo de plasticidad cerebelar subyace al aprendizaje motor en el reflejo vestibuloocular y, quizás, el aprendizaje asociativo de las respuestas motoras en general. Basándose en la idea de que las respuestas motoras aprendidas dependen del control coordinado de cambios en la cadencia y la fuerza de la respuesta, se ha sugerido que los cambios sinápticos en la corteza cerebelar son críticos para la cadencia aprendida. Por otro lado, los cambios sinápticos en los núcleos profundos lo son para formar una asociación entre un estímulo condicionado y uno incondicionado.

El condicionamiento al miedo y la alarma potenciada por el miedo son tipos de aprendizaje útiles como modelo para los trastornos de ansiedad y alteraciones psiquiátricas relacionadas. Por ejemplo, los ratones exhiben la conducta de paralización cuando vuelven al mismo contexto en el que sufrieron antes un shock aversivo. Este tipo de aprendizaje depende de la codificación de características contextuales del entorno del aprendizaje. Adquirir y expresar este tipo de aprendizaje requiere circuitos neurales que incluyen la amígdala y el hipocampo. La amígdala puede ser importante para asociar el sentimiento negativo y el nuevo estímulo, y el hipocampo para representar el contexto. Con el entrenamiento de extinción, cuando ya no se asocia el contexto con un estímulo aversivo, la respuesta condicionada al miedo desaparece. Se cree que la corteza frontal interviene en la extinción.

Organización cortical de la memoria

Una cuestión fundamental concierne a la localización del almacenamiento de la memoria en el cerebro. En la década de 1920, Karl Lashley buscó el lugar de almacenamiento de la memoria estudiando el comportamiento de ratas después de seccionar distintas porciones de su corteza cerebral. Registró el número de ensayos que necesitaron las ratas para volver a aprender el problema del laberinto que habían aprendido antes de la cirugía, y halló que el déficit era proporcional a la cantidad de corteza eliminada y no parecía depender de la localización concreta de la lesión cortical. Lashley concluyó que la memoria resultante del aprendizaje del laberinto no estaba localizada en una zona concreta del cerebro, sino distribuida uniformemente por toda la corteza.

Investigaciones posteriores han conducido a reinterpretaciones de estos resultados. El aprendizaje del laberinto en ratas depende de diferentes tipos de información, que incluye la información visual, táctil, espacial y olfativa. Las neuronas que procesan estos distintos tipos de información están diseminadas en diferentes áreas de la corteza cerebral de la rata, y el almacenamiento de la memoria está segregado de modo similar. Así, la correlación entre la capacidad de aprender el laberinto y el tamaño de la lesión que Lashley observó, es el resultado de una invasión progresiva que ejercen las lesiones de mayor tamaño sobre áreas corticales especializadas que cubren los muchos componentes del tratamiento de la información relevante para aprender el laberinto.

La organización funcional de la corteza cerebral de los mamíferos se ha conocido mediante análisis neuropsicológicos de los déficits que aparecen tras una lesión cerebral y estudios psicológicos de individuos con cerebros intactos. Las áreas corticales responsables del tratamiento y almacenado de la información visual se han estudiado más extensamente en primates no humanos. Aproximadamente la mitad de la neocorteza de los primates está especializada en funciones visuales.

Las vías corticales para el procesamiento de la información visual empiezan en la corteza visual primaria (V1) y avanzan desde ese punto a lo largo de vías o ramas paralelas. Una rama se proyecta ventralmente hacia la corteza inferotemporal, y se especializa en el procesado de la información que concierne a la identificación de objetos visuales; otra se proyecta dorsalmente hacia la corteza parietal, y se especializa en procesar la información acerca de la ubicación espacial.

Áreas específicas en las ramas dorsal y ventral que procesan la información visual, y las áreas en la corteza prefrontal, registran la experiencia inmediata del procesamiento perceptivo. Los resultados de este procesamiento están disponibles primero en la *memoria inmediata*, o cantidad de información que puede recordarse (como un número de teléfono), y están disponibles para su uso inmediato. La memoria inmediata puede extenderse en el tiempo mediante la repetición o la manipulación de la información, en cuyo caso lo que se almacena se conoce como *memoria de trabajo*.

Las regiones de la corteza visual en porciones más avanzadas de las ramas dorsal y ventral sirven de depósito final de los recuerdos visuales. La corteza inferotemporal, por ejemplo, está situada al final de la rama ventral, y las lesiones provocan déficits selectivos tanto en la percepción visual del objeto como en la memoria visual, pero no trastornan las funciones visuales elementales, como la agudeza visual. Estudios electrofisiológicos en monos han demostrado que las neuronas en el área TE, que es parte de la corteza inferotemporal, registran características específicas y complejas de los estímulos visuales, como la forma, y responden de manera selectiva a patrones y objetos. Así, se puede considerar la corteza inferotemporal como un sistema de procesamiento visual de nivel superior y como un almacén de los recuerdos visuales que resultan de ese procesamiento.

En resumen, la memoria se distribuye y localiza en la corteza cerebral. Se distribuye en el sentido de que, como concluyó Lashley, no existe un centro cortical dedicado únicamente al almacenamiento de los recuerdos. Sin embargo, la memoria se localiza por cuanto distintos aspectos o dimensiones de los sucesos son almacenados en lugares específicos de la corteza, es decir, en las mismas regiones que se han especializado en el análisis y procesamiento de lo que será almacenado.

Memoria y amnesia

El principio por el cual la especialización funcional de las regiones corticales determina tanto la localización del procesamiento de la información como la del almacenamiento de la información no proporciona una descripción completa de la organización de la memoria en el cerebro. Si lo hiciera, entonces una lesión cerebral siempre produciría un déficit en la memoria para un tipo restringido de información, junto con pérdida de la capacidad de procesar información del mismo tipo. Esta clase de discapacidad ocurre, por ejemplo, en las afasias y en las agnosias. No obstante, existe otra clase de discapacidad que también puede ocurrir: la amnesia.

El hecho distintivo de la amnesia es una pérdida de la capacidad de aprender cosas nuevas que se extiende a través de todas las modalidades sensitivas y de todos los tipos de estímulos. Esta *amnesia anterógrada* puede explicarse por el papel de las estructuras cerebrales críticas para la adquisición de información acerca de hechos y sucesos. Generalmente, la amnesia anterógrada se produce junto con la *amnesia retrógrada,* pérdida de conocimientos que fueron adquiridos con anterioridad. Los déficits retrógrados a menudo presentan un gradiente temporal, que sigue un principio conocido como ley de Ribot: los déficits son más graves para la información que se aprendió más recientemente.

Un paciente con amnesia muestra graves déficits de memoria en la conservación de otras funciones cognitivas, que incluyen la comprensión y producción del lenguaje, el razonamiento, la atención, la memoria inmediata, la personalidad y las habilidades sociales. La selectividad del déficit de memoria en estos casos implica que las funciones intelectual y perceptiva del cerebro están separadas de la capacidad de guardar en la memoria los registros que normalmente resultan de realizar un trabajo intelectual y perceptivo.

Función de la memoria especializada. La amnesia puede ser el resultado de una lesión en la porción medial del lóbulo temporal o en las regiones de la línea media del diencéfalo. Estudios sobre un paciente gravemente amnésico, conocido como H.M., estimularon intensas investigaciones sobre el papel del lóbulo temporal medial en la memoria.

H.M. sufrió amnesia en 1953, a los 27 años de edad, cuando se sometió a la resección bilateral del lóbulo temporal medial con el fin de aliviar la grave epilepsia que padecía. La resección afectó aproximadamente a la mitad del hipocampo, la amígdala y la mayor parte de las cortezas entorrinal y perirrinal circundantes (fig. 34-6). Tras la cirugía, las convulsiones de H.M. mejoraron mucho, pero empezó a experimentar un olvido profundo. Sus funciones intelectuales en general se conservaron. Por ejemplo, H.M. mostraba una memoria inmediata normal, y podía mantener la atención durante una conversación, pero después de una interrupción no podía recordar lo que había ocurrido recientemente. La amnesia de H.M. fue permanente y debilitante. En palabras de H.M., sentía como si estuviera saliendo de un sueño, ya que no tenía noción de lo que acababa de ocurrir.

En monos, se han observado muchos paralelismos con la amnesia humana después de una lesión quirúrgica en componentes anatómicos del lóbulo temporal medial. Un estudio acumulativo de la discapacidad de la memoria resultante identificó estructuras y conexiones del lóbulo temporal medial cruciales. Entre ellas se incluían el hipocampo (la circunvolución dentada, las áreas hipocámpicas CA1, CA2 y CA3, y el subículo) y las regiones corticales adyacentes, incluidas las cortezas entorrinal, perirrinal y parahipocámpica.

Otra estructura del lóbulo temporal medial importante es la amígdala, implicada en la regulación de muchas conductas emocionales, en particular el almacenamiento de sucesos emocionales. Los efectos moduladores de las proyecciones de la amígdala a la neocorteza son responsables de mejorar la memoria para sucesos emocionales o excitantes, en comparación con sucesos neutros.

Un estudio detallado sobre pacientes amnésicos ofrece puntos de vista únicos sobre la naturaleza de la memoria y de su organización en el cerebro. Una extensa serie de estudios informativos, por ejemplo, describió la incapacitación de la memoria del paciente E.P.

Se diagnosticó a E.P. una encefalitis por herpes simple a los 72 años de edad. La lesión de la región del lóbulo temporal medial (fig. 34-6) produjo una amnesia persistente y profunda. Durante las sesiones de prueba, E.P. se mostró cordial y conversó tranquilamente acerca de experiencias de su vida, pero se refería exclusivamente a historias de su niñez y juventud. Repetía la misma historia varias veces. Sorprendentemente, sus resultados en las pruebas de memoria de reconocimiento no fueron mejores que las que se darían con la adivinación (fig. 34-7A). Las pruebas que implicaban hechos acerca de su vida y de sus experiencias autobiográficas revelaron una memoria pobre del tiempo previo a su enfermedad, pero normal del de su niñez (fig. 34-7B). E.P. también mostró un buen conocimiento espacial acerca de la ciudad en la que vivió de niño, pero fue incapaz de aprender la disposición del vecindario en el que vivió después de padecer la amnesia (fig. 34-7C).

Dada la gravedad de los problemas de memoria experimentados por E.P. y otros pacientes amnésicos, es importante observar que, no obstante, llevaban a cabo determinados tipos de pruebas de memoria con normalidad. La discapacidad implica selectivamente a la memoria de conocimiento de hechos, o factual, y de sucesos autobiográficos, denominada en conjunto *memoria declarativa*. La amnesia se presenta como un déficit global, ya que implica la memoria de información que se presenta en cualquier modalidad sensitiva, pero el déficit es limitado, puesto que solo afecta a la memoria de hechos y sucesos.

Las alteraciones hipocámpicas en pacientes con amnesia también puede apreciarse con resonancia magnética (RM) de alta resolución. Estos estudios indican que la lesión limitada al hipocampo comporta una discapacidad de la memoria clínicamente significativa. Además del hipocampo, otras regiones del lóbulo temporal medial también contribuyen de forma crítica a la memoria. Así, la lesión de CA1 provoca una discapacidad de la memoria moderadamente grave, y lesiones del lóbulo temporal medial que incluyen el hipocampo y la corteza adyacente provocan una amnesia más profunda e incapacitante. La incapacitación de la memoria debida a lesiones en el lóbulo temporal medial también es típica de pacientes con enfermedad de Alzheimer precoz o discapacidad amnésica cognitiva leve. A medida que la enfermedad de Alzheimer pro-

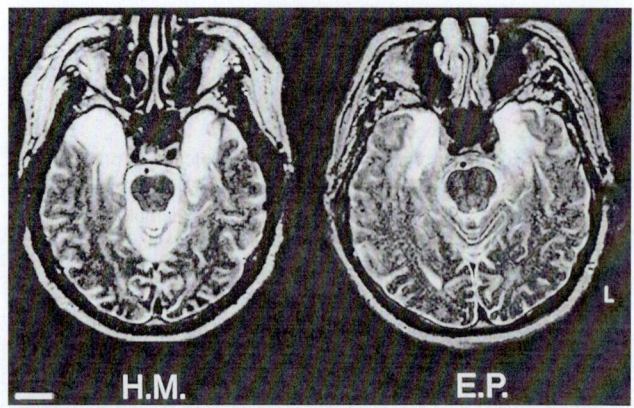

FIGURA 34-6

Resonancia magnética estructural del lóbulo temporal de los cerebros de los pacientes H.M. y E.P. El tejido lesionado se indica mediante una señal brillante en estas dos imágenes axiales potenciadas en T2. Ambos pacientes sufrieron lesiones masivas de las estructuras temporales mediales como resultado de cirugía por epilepsia en H.M., y de una encefalitis vírica en el caso de E.P. Baremo de escala: 2 cm; L, lado izquierdo del cerebro. (Reproducida de Corkin S, Amaral EG, González RG, Johnson KA, Hyman BT. H. M.'s medial temporal lobe lesion: Findings from magnetic resonance imaging. *J Neurosci* 1997;17(10):3964-3979 y Stefanacci L, Buffalo EA, Schmolck H, Squire LR. Profound amnesia after damage to the medial temporal lobe: A neuroanatomical and neuropsychological profile of patient E.P. *J Neurosci* 2000;20(18):7024-7036, con autorización.)

gresa, la enfermedad afecta a muchas regiones corticales y produce déficits cognitivos importantes, además de la disfunción de la memoria.

La amnesia también puede ser el resultado de lesiones en estructuras del diencéfalo medial. Las regiones críticas lesionadas en la amnesia diencefálica incluyen los núcleos mamilares en el hipotálamo, el núcleo dorsomedial del tálamo, el núcleo anterior, la lámina medular interna y el tracto mamilotalámico. Sin embargo, aún no se sabe a ciencia cierta qué lesiones específicas producen la amnesia diencefálica. El *síndrome alcohólico de Korsakoff* es el ejemplo más prevalente y mejor estudiado de amnesia diencefálica, y en estos casos la lesión se localiza en regiones cerebrales que pueden ser especialmente sensibles a episodios prolongados de deficiencia de tiamina y de abuso del alcohol. Pacientes con síndrome de Korsakoff por lo general muestran una discapacidad de la memoria debida a la combinación de lesiones en el diencéfalo y alteraciones en el lóbulo frontal. La lesión frontal por sí sola comporta déficits cognitivos característicos junto con determinados problemas de memoria (p. ej., en rememoración del esfuerzo y evaluación); en el síndrome de Korsakoff, el patrón de déficits se extiende más allá del que se aprecia normalmente en otros casos de amnesia (tabla 34-6).

La capacidad de recordar hechos y sucesos autobiográficos depende de la integridad tanto de las regiones corticales responsables de representar la información en cuestión, como de diferentes regiones cerebrales responsables de la formación de la memoria. Así, las áreas cerebrales temporal media y diencefálica trabajan conjuntamente con amplias áreas de la neocorteza para formar y almacenar recuerdos declarativos (fig. 34-8).

Amnesia retrógrada

La pérdida de memoria en la amnesia suele afectar a los recuerdos recientes más que a los remotos (fig. 34-9). Se ha demostrado retrospectivamente la amnesia con gradiente temporal en estudios de pacientes amnésicos, y prospectivamente en estudios en monos, ratas, ratones y conejos. Estos hallazgos presentan importantes implicaciones para la comprensión de la naturaleza del proceso de almacenamiento de la memoria. Los recuerdos son dinámicos, no estáticos. A medida que pasa el tiempo después del aprendizaje, algunos recuerdos se pierden y otros se

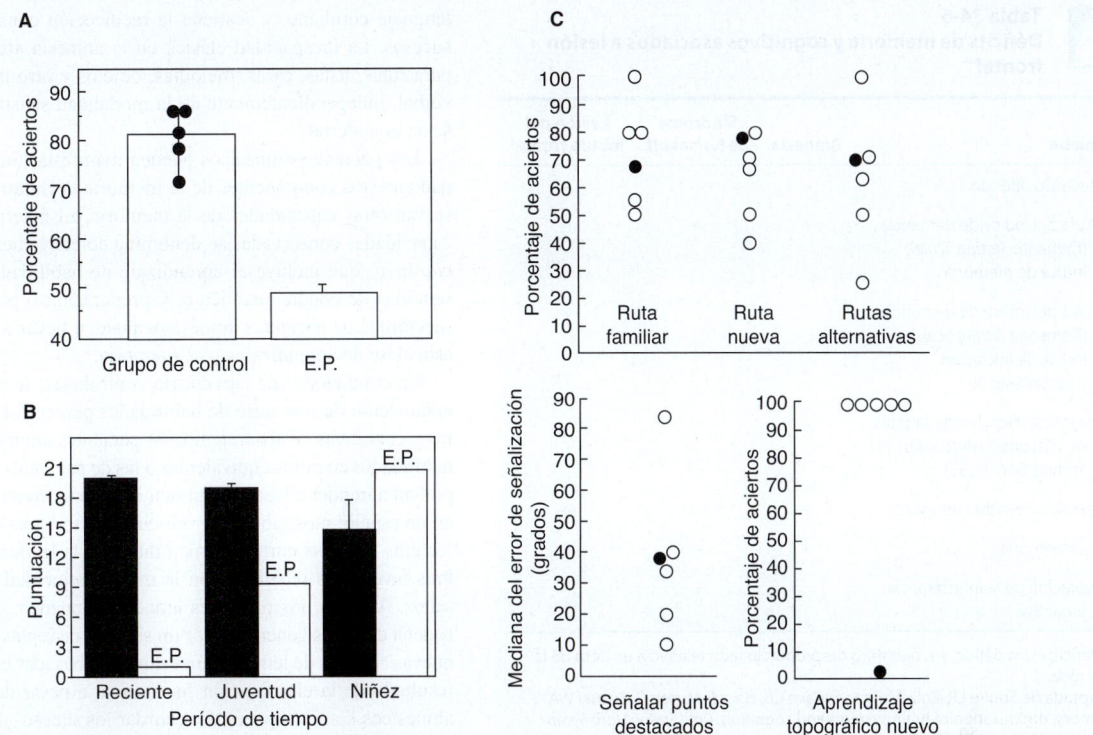

FIGURA 34-7

Resultados de las pruebas formales del paciente E.P., que muestra graves déficits anterógrados y retrógrados, con memoria remota intacta. **A)** Los resultados se combinaron a partir de 42 pruebas de memoria de reconocimiento distintas para palabras dadas al paciente E.P. y a un grupo de cinco individuos de control sanos. El formato de las pruebas consistía en la elección forzada de dos alternativas o en un reconocimiento sí-no. Los paréntesis para E.P. indican el error estándar de la media. Los puntos de los datos para el grupo de control indican el resultado medio de cada participante en las 42 pruebas de memoria de reconocimiento. El rendimiento medio de E.P. (49,3 % de aciertos) no fue muy diferente al obtenido por azar, aproximadamente 5 desviaciones estándar (DE) por debajo del rendimiento medio de los individuos de control (81,1 % de aciertos; DE: 6,3). **B)** Se cuantificó el recuerdo autobiográfico con la entrevista estructurada Entrevista de memoria autobiográfica *(Autobiographical Memory Interview)*. Los ítems valoraban el conocimiento semántico personal (marcador máximo de 21 para cada período de tiempo). El rendimiento en los períodos de tiempo recientes refleja una memoria pobre para información que podría haber sido adquirida solamente después de la aparición de la amnesia. Para E.P., el resultado para el período adulto temprano refleja déficits de memoria retrógrada. El rendimiento para la niñez refleja una buena memoria remota. Se obtuvieron resultados similares para los recuerdos semánticos y episódicos para esos períodos de tiempo. (Datos tomados de Kopelman MD, Wilson BA, Baddeley AD. The autobiographical memory interview: A new assessment of autobiographical and personal semantic memory in amnesic patients. *J Clin Exp Neuropsychol* 1989;5:724; y Reed M, Squire LR. Retrograde amnesia for facts and events: Findings from four new cases. *J Neurosci* 1998;18:3943.) **C)** Las valoraciones sobre la memoria espacial demostraron la buena memoria de E.P. para el conocimiento espacial desde su niñez, junto con un nuevo aprendizaje de información espacial extremadamente pobre. Su rendimiento se comparó con el de 5 individuos *(círculos vacíos)* que asistieron al instituto de E.P. al mismo tiempo que él, vivieron en la misma región durante aproximadamente el mismo período de tiempo y, como E.P. *(círculos llenos),* se mudaron en su juventud. Se observó un desplazamiento normal desde casa hasta distintas localizaciones en el área (ruta familiar), entre diferentes localizaciones en el área (ruta nueva), y entre estas mismas localizaciones cuando una de las calles principales estaba cerrada (rutas alternativas). También se pidió a los individuos que señalaran determinadas localizaciones al imaginarse a sí mismos en una localización concreta (señalar puntos destacados), o se les preguntó sobre lugares del vecindario en el que vivían actualmente (aprendizaje topográfico nuevo). E.P. mostró dificultad únicamente en esta última prueba, porque se mudó a su residencia actual después de sufrir la amnesia. (Datos tomados de Teng E, Squire LR. Memory for places learned long ago is intact after hippocampal damage. *Nature* 1999;400:675.) (Adaptada de Stefanacci L, Buffalo EA, Schmolck H, Squire LR. Profound amnesia after damage to the medial temporal lobe: A neuroanatomical and neuropsychological profile of patient E.P. *J Neurosci* 2000;20(18):7024-7036. Impresa con autorización.)

refuerzan debido a un proceso de *consolidación* que depende de estructuras corticales, temporomediales y diencefálicas.

El estudio de la amnesia retrógrada ha sido importante para entender cómo cambia la memoria con el tiempo. La naturaleza dinámica del almacenamiento de los recuerdos puede conceptualizarse del siguiente modo. Un suceso es experimentado y codificado gracias a un conjunto de regiones corticales implicadas en la representación de una combinación de diferentes características del suceso. Al mismo tiempo, el hipocampo y la corteza adyacente reciben la información pertinente de alto nivel desde todas las modalidades sensoriales. Más tarde, cuando el suceso original es recordado, se activa el mismo conjunto de regiones corticales. Si se activa un subconjunto de estas regiones corticales, el hipocampo y las estructuras relacionadas con él pueden facilitar el recuerdo al facilitar la activación de las restantes regiones corticales (patrón de terminación). Cuando se recuerda el suceso original y se asocia de nuevo con otra información, pueden modificarse las redes hipocámpico-corticales. De esta manera, se da un proceso de consolidación gra-

dual que modifica la naturaleza del almacenamiento de los recuerdos (fig. 34-8). Los componentes neocorticales que representan determinados sucesos pueden llegar a unirse de forma tan efectiva que, finalmente, un recuerdo puede ser recuperado sin ayuda del lóbulo temporal medial. Como resultado, los pacientes amnésicos pueden mostrar un recuerdo normal de hechos y sucesos remotos, así como de recuerdos autobiográficos. Las regiones neocorticales repartidas son depósitos permanentes de estos recuerdos duraderos.

A diferencia de lo que se observa tras una lesión restringida al hipocampo, también pueden darse alteraciones retrógradas extensas para hechos y sucesos del pasado remoto. Por ejemplo, la lesión de los lóbulos frontales puede provocar dificultades en la organización de la recuperación de recuerdos. La recuperación precisa empieza a menudo con una activación de períodos de la vida y avanza desde la identificación de clases generales de sucesos hacia sucesos más específicos, pero este proceso se ve dificultado por la lesión frontal. Lesiones en otras regiones corticales también pueden alterar el almacenamiento de los recuer-

Tabla 34-6
Déficits de memoria y cognitivos asociados a lesión frontal

Prueba	Amnesia	Síndrome de Korsakoff	Lesión del lóbulo frontal
Recuerdo diferido	+	+	–
Escala del índice de demencia (*Dementia Rating Scale*): índice de memoria	+	+	–
Escala del índice de demencia (*Dementia Rating Scale*): índice de iniciación y perseveración	–	+	+
Test de clasificación de tarjetas de Wisconsin (*Wisconsin Cast Sorting Test*, WCST)	–	+	+
Memoria de orden temporal	+	++	++
Metamemoria	–	+	+
Liberación de la interferencia proactiva	–	+	–

+, déficit; –, sin déficit; ++, deterioro desproporcionado relativo a un ítem de la memoria.
Adaptada de Squire LR, Zola-Morgan S, Cave CB, Haist F, Musen G, Suzuki WA. Memory, organization of brain systems and cognition. *Cold Spring Harb Symp Quant Biol* 1990;55:1007.

dos. Las redes en la corteza temporal anterolateral, por ejemplo, son importantes en la recuperación de información almacenada, ya que se relacionan con el propio almacenamiento a largo plazo. Pacientes con *amnesia retrógrada focal* manifiestan notorias alteraciones en la memoria retrógrada junto con alteraciones solo moderadas de la capacidad de aprender información nueva. Se conserva parte de la capacidad para aprender información nueva, presumiblemente debido a que las estructuras del lóbulo temporal medial son capaces de comunicarse con otras áreas de la corteza no dañadas.

MÚLTIPLES TIPOS DE MEMORIA

La memoria no es una única facultad de la mente, sino que consta de varios subtipos. La amnesia afecta solamente a una clase de memoria, la *memoria declarativa,* que es la que se conoce como *memoria* en el lenguaje cotidiano, y sostiene la recolección consciente de hechos y sucesos. La incapacidad clásica en la amnesia afecta así la memoria para rutas, listas, caras, melodías, objetos y otro material verbal y no verbal, independientemente de la modalidad sensitiva con que se presenta el material.

Los pacientes amnésicos pueden manifestar una amplia discapacidad en estos componentes de la memoria declarativa mientras se conservan otras capacidades de la memoria. El heterogéneo conjunto de capacidades conservadas se denomina colectivamente *memoria no declarativa,* que incluye el aprendizaje de habilidades, hábitos, formas sencillas de condicionamiento, y preparación o primado (v. siguiente sección). Los pacientes amnésicos pueden llevar a cabo normalmente esta clase de aprendizajes y de memoria.

En condiciones de laboratorio controladas, se puede comprobar la adquisición de una serie de habilidades perceptivas, perceptivo-motoras y cognitivas en aislamiento: los pacientes amnésicos adquirían esas habilidades en ratios equivalentes a las de pacientes sanos. Por ejemplo, podían aprender a leer normalmente en texto invertido, como reflejado en un espejo; mostraban una velocidad lectora mayor con las sucesivas lecturas de prosa normal, y mejoraban en la lectura acelerada de palabras inventadas repetidas con la misma velocidad que los individuos sanos. Además, los pacientes amnésicos pueden, después de ver una cadena de letras generadas por un sistema de reglas concreto, clasificar nuevas cadenas de letras según estuvieran basadas en las reglas o no. El resultado de la clasificación fue normal a pesar de que los pacientes amnésicos eran incapaces de recordar los sucesos del entrenamiento o los temas específicos que habían estudiado.

Preparación

La preparación o primado *(priming)* se refiere a la facilitación de la capacidad de detectar o identificar un determinado estímulo basado en una experiencia concreta reciente. Se han empleado muchas pruebas para su medición en la amnesia, y han demostrado que se mantiene intacta. Por ejemplo, se pueden presentar palabras en una fase de estudio y de nuevo posteriormente, tras un lapso de tiempo, en una fase de prueba cuando se estudia una medida de la preparación como la velocidad de lectura. Se pide a los pacientes que lean las palabras lo más rápido que puedan, pero no se les informa de que se está valorando la memoria.

En una prueba de preparación perceptiva, los pacientes señalaban fotografías de objetos previamente presentados bastante más rápidamente que las de objetos nuevos, incluso tras un lapso de una semana. Esta facilitación ocurría a niveles normales, a pesar de que los pacientes mostraban una marcada incapacidad para reconocer qué fotografías

FIGURA 34-8
Regiones cerebrales que se cree que son críticas para la formación y el almacenamiento de la memoria declarativa. El diencéfalo medial y las regiones temporales mediales son importantes para el almacenamiento de la memoria declarativa. La corteza entorrinal es la principal fuente de proyecciones para la neocorteza del hipocampo: cerca de dos tercios de la información cortical de la corteza entorrinal se originan en la corteza perirrinal y parahipocámpica. La corteza entorrinal también recibe conexiones directas de la circunvolución cingulada, de la ínsula y de las cortezas orbitofrontal y temporal superior. (Adaptada de Paller KA. Neurocognitive foundations of human memory. En: Medin DL, ed.: *The Psychology of Learning and Motivation*. Vol. 40. San Diego, CA: Academic Press; 2008:121; y Gluck MA, Mercado E, Myers CE. *Learning and Memory. From Brain to Behavior*. New York: Worth; 2008:109, fig. 3-16.)

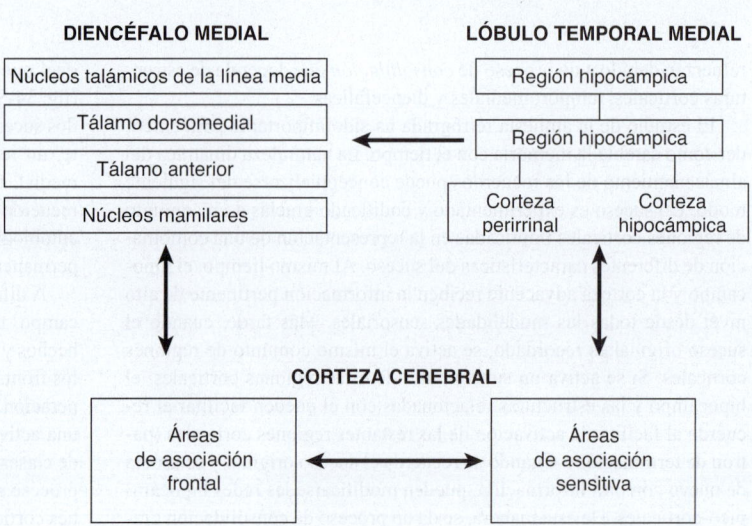

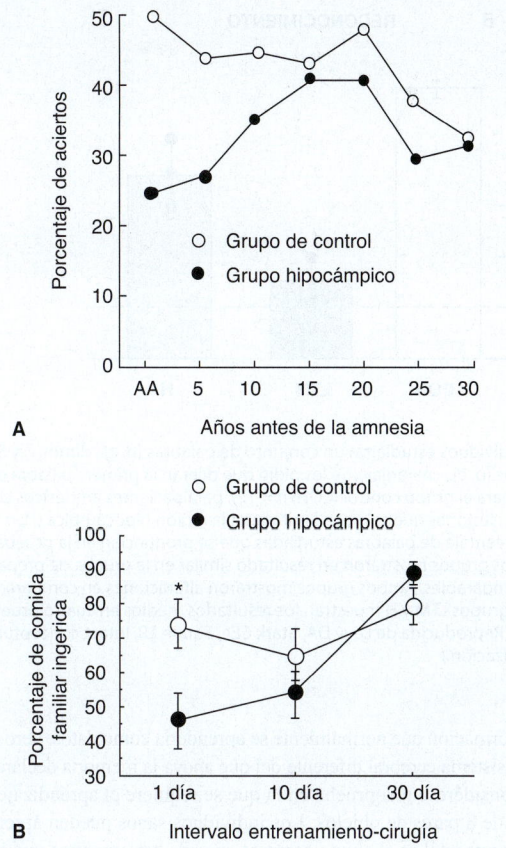

A Años antes de la amnesia

B Intervalo entrenamiento-cirugía

FIGURA 34-9

A) Amnesia retrógrada temporalmente limitada para el recuerdo libre de 251 nuevos sucesos. Los resultados se organizaron en relación con la presentación de la amnesia ($N = 6$) y con un punto temporal correspondiente en individuos sanos de la misma edad y con el mismo nivel de educación ($N = 12$). El período de tiempo tras la presentación de la amnesia se denominó AA (amnesia anterógrada), para indicar que ese punto temporal valoraba la memoria para sucesos que ocurrieron después de la presentación de la amnesia. Los errores estándar fueron del 2% al 10%. La lesión cerebral en el grupo de pacientes se limitó sobre todo a la región hipocámpica.
B) Amnesia retrógrada limitada temporalmente en ratas con lesiones en el hipocampo y el subículo. Las ratas aprendieron a preferir una comida olorosa como resultado de un encuentro con otra rata con ese olor en su aliento. El porcentaje de preferencia por la comida familiar se observó durante tres intervalos de entrenamiento-cirugía. En el día 1 tras el aprendizaje, la actuación del grupo de control fue significativamente mejor que la de las ratas lesionadas ($p < 0,05$). A los 30 días, los dos grupos actuaron de manera muy similar, y muy por encima de la probabilidad. Las *barras de error* indican el error estándar de la media. (Adaptada de Manns JR, Hopkins RO, Squire LR. Semantic memory and the human hippocampus. *Neuron* 2003;38(1):127-133; y Clark RE, Broadbent NJ, Zola SM, Squire LR. Anterograde amnesia and temporally graded retrograde amnesia for a nonspatial memory task after lesions of hippocampus and subiculum. *J Neurosci* 2002;22(11):4663-4669, con autorización.)

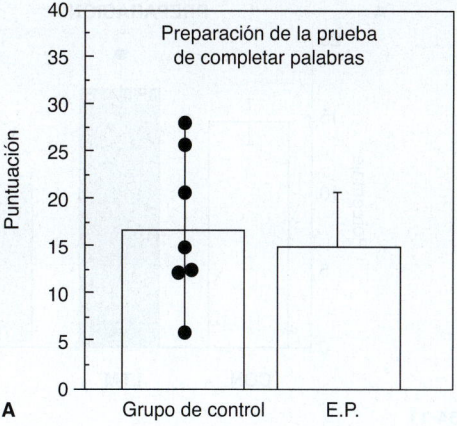

A

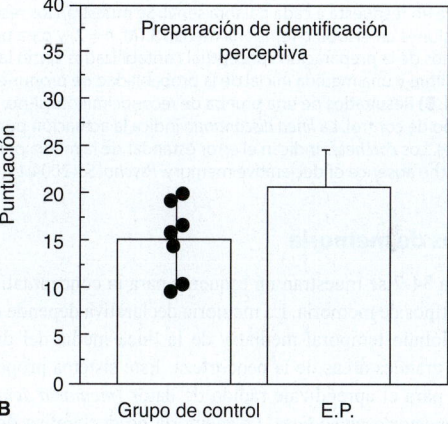

B

FIGURA 34-10

Preparación en el paciente E.P. en relación con 7 individuos de control.
A) Preparación en la prueba de completar palabras en seis pruebas distintas. La preparación reflejó una tendencia de los individuos a completar grupos de tres letras con palabras previamente presentadas cuando se les pidió que dijeran la primera palabra que se les ocurriera (p. ej., MOT__ completado para formar MOTEL). Los resultados se calcularon como la diferencia entre el porcentaje de aciertos para palabras estudiadas y el de palabras iniciales (adivinación). **B)** Preparación de identificación perceptiva en 12 pruebas distintas. Los individuos intentaron leer 48 palabras visualmente degradadas. Los resultados se calcularon como la diferencia entre el porcentaje de aciertos en la identificación de palabras previamente estudiadas y el de palabras no estudiadas. Los *corchetes* indican el error estándar de la media. (Datos de Hamann SB, Squire LR. Intact perceptual memory in the absence of conscious memory. *Behav Neurosci* 1997;111:850.) (Reproducida de Stefanacci L, Buffalo EA, Schmolck H, Squire LR. Profound amnesia after damage to the medial temporal lobe: A neuroanatomical and neuropsychological profile of patient E.P. *J Neurosci* 2000;20(18):7024-7036, con autorización).

habían sido presentadas previamente. Se obtuvieron ejemplos sorprendentes de conservación de la preparación a partir de estudios llevados a cabo en el paciente E.P. (fig. 34-10), que mostró una preparación intacta para palabras, pero su actuación cayó a niveles de azar al pedirle que reconociera las palabras que le habían sido presentadas. Esta forma de memoria, denominada *prueba de preparación,* es, pues, una clase distinta de memoria, independiente de las regiones del lóbulo temporal medial típicamente lesionadas en la amnesia.

Otra forma de preparación refleja un mejor acceso al significado que a la percepción. Por ejemplo, un individuo estudia una lista de palabras, que incluye «*tienda de campaña*» y «*cinturón*», y se le pide que las asocie libremente. Se le proporcionan palabras como «*lona*» y «*correa*» y se le pide que diga la primera palabra que se le ocurra. El resultado es que

es más probable que el individuo diga «*tienda de campaña*» en respuesta a «*lona*» y «*cinturón*» en respuesta a «*correa*», que si las palabras «*tienda de campaña*» y «*cinturón*» no se le hubiesen presentado recientemente. Este efecto, llamado *preparación conceptual,* también está conservado en pacientes amnésicos, aunque son incapaces de reconocer las mismas palabras en una prueba de memoria convencional (fig. 34-11).

En la amnesia no se conservan todos los tipos de preparación. Se han diseñado algunas pruebas de preparación con el fin de examinar la formación de nuevas asociaciones. Cuando las pruebas se basan, no en el conocimiento preexistente, sino en la adquisición de nuevo conocimiento asociativo, la preparación tiende a verse perjudicada. En otras palabras, la preparación en determinadas situaciones complejas puede requerir el mismo tipo de conexión entre múltiples regiones corticales que son importantes para la memoria declarativa.

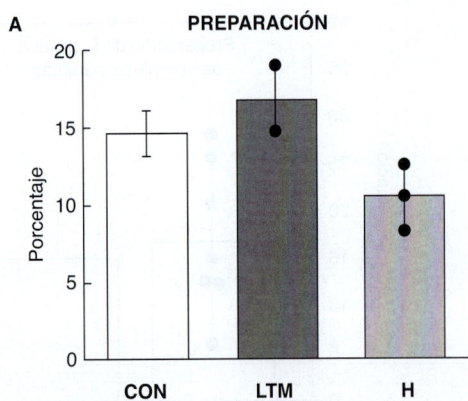
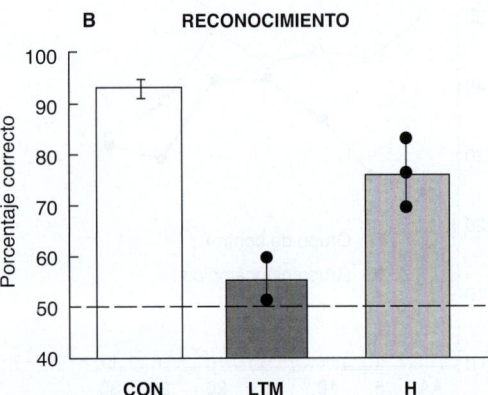

FIGURA 34-11

Preparación conceptual conservada en la amnesia. En la prueba de asociación libre, los individuos estudiaron un conjunto de palabras (p. ej., «limón») y 5 min más tarde vieron una lista de palabras señal que incluía palabras asociadas a las estudiadas (p. ej., «naranja»). Se les pidió que dijeran la primera palabra que se les ocurriera en respuesta a cada palabra señal. Se muestran los resultados por separado para el grupo control (CON; $n = 12$), para pacientes amnésicos con grandes lesiones en el lóbulo temporal medial (LTM; $n = 2$) y para pacientes amnésicos con lesiones que se creen limitadas a la región hipocámpica (H; $n = 3$). **A)** Resultados de la preparación conceptual contabilizados como la diferencia entre el porcentaje de palabras estudiadas que se pronuncian en la prueba de asociación libre y una medida inicial de la probabilidad de pronunciarlas por azar. Todos los grupos mostraron un resultado similar en la prueba de preparación conceptual. **B)** Resultados de una prueba de reconocimiento sí-no, utilizando palabras comparables. Ambos grupos mostraron alteraciones en comparación con el grupo de control. La *línea discontinua* indica la actuación por azar. Los datos de los grupos LTM y H muestran los resultados medios en cuatro pruebas individuales. Los *corchetes* indican el error estándar de la media para el grupo de control. (Reproducida de Levy DA, Stark CEL, Squire LR. Intact conceptual priming in the absence of declarative memory. *Psychol Sci* 2004;15(10):680-686, con autorización.)

Sistemas de memoria

En la tabla 34-7 se muestran un esquema para la conceptualización de múltiples tipos de memoria. La memoria declarativa depende de estructuras del lóbulo temporal medial y de la línea media del diencéfalo, junto con grandes áreas de la neocorteza. Este sistema proporciona lo necesario para el aprendizaje rápido de datos *(memoria semántica)* y sucesos *(memoria episódica)*. La memoria no declarativa depende de varios sistemas cerebrales distintos. Los hábitos dependen de la neocorteza y del núcleo estriado; el cerebelo es importante para el condicionamiento de la musculatura esquelética, la amígdala para el aprendizaje emocional, y la neocorteza para la preparación.

La memoria declarativa y la no declarativa presentan diferencias importantes. La primera es filogenéticamente más reciente. También los recuerdos declarativos se pueden recordar conscientemente. La flexibilidad de la memoria declarativa permite que la información recuperada esté disponible para diversos sistemas de respuesta. La memoria no declarativa es inaccesible a la conciencia, y se expresa solo cuando se activan determinados sistemas de procesamiento. Los recuerdos no declarativos se almacenan como cambios dentro de estos sistemas de procesamiento (cambios que se encapsulan, de modo que la información almacenada presenta una accesibilidad limitada para otros sistemas de procesamiento).

La memoria semántica, que se ocupa del conocimiento general del mundo, a menudo se ha categorizado como una forma independiente de memoria. Los datos que se consignan suelen ser independientes de los episodios en los que se aprenden. Los pacientes amnésicos pueden adqui-

 Tabla 34-7
Tipos de memoria

A. Memoria declarativa
   1. Datos
   2. Sucesos
B. Memoria no declarativa
   1. Habilidades y hábitos
   2. Preparación
   3. Condicionamiento simple clásico
   4. Aprendizaje no asociativo

rir información que normalmente se aprendería como datos, pero a través de un sistema cerebral diferente del que apoya la memoria declarativa.

Considérese una prueba en la que se requiere el aprendizaje simultáneo de 8 pares de objetos. Los individuos sanos pueden aprender rápidamente cuál es el objeto correcto en cada par, mientras que aquellos con una amnesia grave, como E.P., lo aprenden gradualmente a lo largo de varias semanas. Al principio de cada sesión, estos pacientes son incapaces de describir la tarea, las instrucciones o los objetos. En pacientes sin amnesia grave, la información factual se adquiere por lo general como un conocimiento declarativo conscientemente accesible. En estos casos, las estructuras del cerebro que permanecen intactas en el lóbulo temporal medial se cree que son las que apoyan el aprendizaje. Por el contrario, cuando la información factual se adquiere como un conocimiento no declarativo, como en el caso de E.P. al aprender los emparejamientos de objetos, es más probable que el aprendizaje se produzca directamente como un hábito, apoyado quizá por el núcleo estriado. Los seres humanos parecen tener una gran capacidad para adquirir hábitos, que opera fuera de la conciencia y es independiente de las estructuras del lóbulo temporal medial, que son las dañadas en la amnesia.

Contribuciones frontales a la memoria

Aunque no se produce amnesia tras una lesión frontal limitada, los lóbulos frontales son fundamentales en la memoria declarativa. Pacientes con lesiones frontales muestran una memoria pobre para el contexto en el que se adquirió la información, presentan dificultades en recordar sin ayuda, e incluso pueden tener leves dificultades en pruebas de reconocimiento de objetos. De forma más genérica, estos pacientes muestran dificultad para ejecutar estrategias de recuperación de la memoria, así como evaluar y monitorizar el rendimiento de su memoria.

TÉCNICAS DE NEUROIMAGEN Y MEMORIA

La comprensión de la memoria derivada de estudios sobre la amnesia se ha ampliado con estudios que utilizan diversos métodos para monitorizar la actividad cerebral en individuos sanos. Por ejemplo, la activación de las regiones prefrontales posteriores mediante tomografía por emisión de positrones (PET) y resonancia magnética funcional (RMf) ha demostrado que estas regiones están implicadas en el procesamiento estratégico durante la recuperación de recuerdos, así como en la memoria de trabajo. Las regiones frontales anteriores cercanas a los polos frontales se han relacionado con funciones como la evaluación de protocolos de recuperación. Las conexiones frontales con regiones de la neocorteza posterior apoyan la organización de la recuperación y la manipulación de la información en la memoria de trabajo. De acuerdo con las pruebas obtenidas a partir de pacientes con lesiones frontales, las redes frontoposteriores pueden ser consideradas como instrumentales en la recuperación de recuerdos declarativos y en el procesamiento de nueva información.

Las técnicas de imagen también han identificado contribuciones de la corteza parietal a la memoria. Diversas regiones parietales (entre las que están los lóbulos parietales superior e inferior, el precúneo, la circunvolución cingulada posterior y la corteza retroesplénica) se activan en conjunto al recordar experiencias recientes. A pesar de que se han hipotetizado varias funciones para explicar la actividad parietal, no se ha alcanzado un consenso, y pudiera ser que diferentes funciones sean relevantes.

Los estudios de neuroimagen también han aportado luz a los fenómenos de preparación y a cómo difieren de la memoria declarativa. La preparación perceptiva parece reflejar cambios en los primeros estadios de las rutas corticales implicadas en el procesamiento perceptivo. Por ejemplo, en la prueba de completar palabras, en la cual los individuos estudian una lista de palabras (p. ej., MOTEL), se les muestra una lista de secuencias de letras (p. ej., MOT_) y se les pide que completen la secuencia con la primera palabra que se les ocurra, los estudios con técnicas de neuroimagen y de campo visual dividido han mostrado la implica-

ción de sistemas de procesamiento visual en la corteza extraestriada, en especial en el hemisferio derecho. Por el contrario, la recuperación consciente de palabras recordadas implica áreas cerebrales en estadios más tardíos del procesamiento. Los mecanismos neurales que apoyan la preparación y la recuperación de la memoria declarativa también se han distinguido en la actividad eléctrica cerebral registrada en el cuero cabelludo (fig. 34-12). En resumen, la preparación se diferencia de la memoria declarativa en que es señalada por la actividad cerebral que ocurre en un estadio temprano, y que se origina en regiones cerebrales distintas.

La actividad hipocámpica asociada a la formación y recuperación de recuerdos declarativos también se ha investigado con técnicas de neuroimagen. Según las pruebas neuropsicológicas, el hipocampo parece estar implicado en el recuerdo de sucesos recientes (fig. 34-13). Se ha observado la actividad del hipocampo relacionada con la recuperación en pruebas de memoria con muchos estímulos de diversos tipos. El hipocampo también está activo durante el almacenamiento inicial de la información. Mientras que la corteza prefrontal inferior izquierda está implicada en intentar codificar una palabra, la actividad del hipocampo en la codificación está más relacionada con la posibilidad de que la codificación conduzca a una memoria estable que pueda ser recuperada posteriormente (fig. 34-14). Estos hallazgos confirman y amplían la idea de que las regiones temporal medial y frontal son importantes en el almacenamiento de la memoria y que contribuyen a ella de diferentes maneras.

SUEÑO Y MEMORIA

La especulación sobre el procesamiento de recuerdos durante el sueño tiene una larga historia. Freud observó que los sueños pueden revelar fragmentos de experiencias recientes en forma de residuos diarios. Aunque siguen sin resolverse muchas cuestiones acerca de cómo y por qué los recuerdos pueden ser procesados durante el sueño, experimentos recientes han proporcionado un nuevo respaldo empírico a la idea de que el procesamiento de los recuerdos durante el sueño posee una función adaptativa. Actualmente se sabe que la actuación de la memoria puede ser facilitada cuando el sueño ocurre tras el aprendizaje inicial, y que se puede observar la facilitación relacionada con el sueño en muchos tipos de memoria distintos.

El almacenamiento de la memoria parece estar ayudado específicamente por el procesamiento durante el sueño profundo a las pocas horas del aprendizaje, en especial en los estadios 3 y 4 (sueño de ondas lentas). Algunos resultados indican que el sueño de ondas lentas facilita el almacenamiento de recuerdos declarativos, pero no de los no declarativos. La prueba directa de esta propuesta se obtuvo empleando la estimulación con estímulos olfativos (fig. 34-15), con corriente eléctrica directa con una frecuencia aproximada a la de las ondas lentas del electroencefalograma, y con otros métodos. Además, los registros neuronales en animales han revelado un fenómeno de reproducción hipocámpica, en el que los patrones de actividad expresados durante el día se observan más tarde durante el sueño. En resumen, los recuerdos declarativos adquiridos durante la vigilia pueden ser procesados de nuevo durante el sueño, y este procesamiento puede influir en la probabilidad de una recuperación posterior cuando el individuo está despierto. La facilitación de la memoria declarativa se manifiesta por lo general como una reducción de la cantidad de cosas olvidadas, no como una mejoría en la memoria.

VALORACIÓN DE LAS FUNCIONES DE LA MEMORIA

Se dispone de diversos métodos cuantitativos para valorar las funciones de la memoria en pacientes neurológicos y psiquiátricos. Estos métodos son útiles para la evaluación y el seguimiento de pacientes longitudinalmente, así como para llevar a cabo una exploración única con que determinar el estado en que funciona la memoria. Es interesante obtener información sobre la gravedad del trastorno de la memoria, así como determinar si está afectada selectivamente o si los problemas de memoria se presentan rodeados de un conjunto de déficits intelectuales adicio-

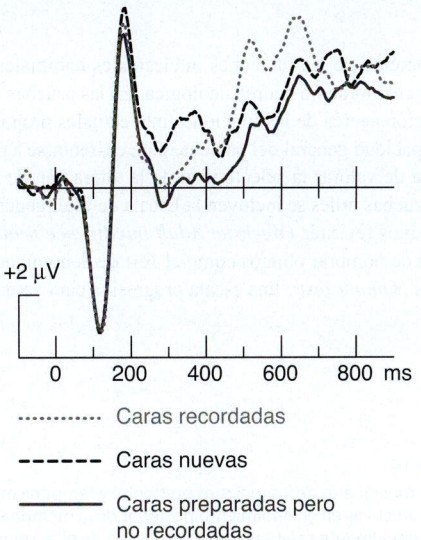

+2 μV

0   200   400   600   800 ms

··········· Caras recordadas

------ Caras nuevas

——— Caras preparadas pero no recordadas

FIGURA 34-12
Potenciales cerebrales asociados a la preparación perceptiva en comparación con la recuperación de la memoria declarativa. Paller y cols. (2003) estudiaron 16 voluntarios, que contestaron a una prueba de memoria que consistía en tres clases de caras: nuevas, que habían visto recientemente y recordaban bien, y que habían visto pero no recordaban porque se habían presentado demasiado brevemente para ser procesadas de manera efectiva. En un experimento paralelo con una prueba de preparación, se hallaron respuestas aceleradas. Los registros frontales de las ondas cerebrales provocadas por las caras preparadas incluían potenciales negativos de 200 a 400 ms después de la presentación de la cara, que diferían de las ondas cerebrales provocadas por las nuevas caras. Estas diferencias fueron especialmente evidentes en las pruebas con las respuestas más rápidas (los datos mostrados provienen de pruebas con respuestas más rápidas que el tiempo de reacción medio). Solamente las caras recordadas provocaron ondas cerebrales positivas de cerca de 400 ms tras la presentación de la cara. Las correlaciones del potencial cerebral del recuerdo de la cara ocurrieron más tarde que aquellas para la preparación perceptiva, y fueron mayores en las regiones cerebrales posteriores. (Adaptada de Paller KA, Hutson CA, Miller BB, Boehm SG. Neural manifestations of memory with and without awareness. *Neuron* 2003;38(3):507-516, con autorización.)

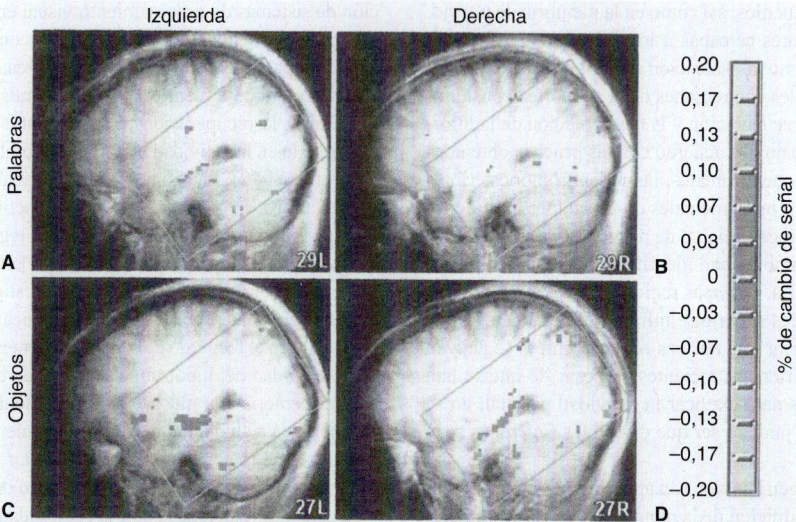

FIGURA 34-13

Actividad en las regiones izquierda y derecha del hipocampo medidas por resonancia magnética funcional (RMf) durante la recuperación de la memoria declarativa. Se recogieron datos de 11 participantes que vieron palabras en el estudio y en la prueba, y de otros 11 que vieron fotografías de objetos en el estudio y en la prueba. La precisión del reconocimiento de la memoria fue del 80,2 % de aciertos para las palabras y del 89,9 % para los objetos. Las áreas de cambios significativos en la señal de la RMf (dianas frente a láminas) se muestran en secciones sagitales como superposiciones de color en imágenes estructurales promediadas. El *recuadro* indica el área en que se dispuso de datos fiables para todos los individuos. Con las palabras, la actividad asociada a la recuperación se observó en el hipocampo del lado izquierdo **(A),** pero no en el lado derecho **(B).** Con los objetos, la actividad asociada a la recuperación se observó tanto en el lado izquierdo del hipocampo **(C)** como en el derecho **(D).** (Reproducida de Stark CE, Squire LR. Functional magnetic resonance imaging (fMRI) activity in the hippocampal region during recognition memory. *J Neurosci* 2000;20(20):7776-7781, con autorización).

nales, como sucede a menudo. Aunque algunas pruebas ampliamente utilizadas, como la Escala de memoria de Wechsler *(Wechsler Memory Scale),* proporcionan medidas útiles de la memoria, la mayoría de pruebas simples ofrecen una valoración bastante pobre. Incluso las baterías de pruebas neuropsicológicas generalistas proporcionan una valoración limitada de las funciones de la memoria. Una valoración completa de la memoria suele implicar una serie de pruebas especializadas que investigan las funciones intelectuales, la capacidad de aprender nueva información, la memoria remota y el autoinforme de la memoria.

La valoración de las funciones intelectuales habituales es esencial en cualquier exploración neuropsicológica. En las pruebas de memoria, la información acerca de las funciones intelectuales proporciona datos sobre la capacidad general del paciente para enfrentarse a pruebas, y es una manera de valorar la selectividad de la alteración de la memoria. Entre las pruebas útiles se incluyen la Escala de inteligencia de Wechsler para adultos revisada (*Wechsler Adult Intelligence Scale,* WAIS-R), una prueba de nombrar objetos como el Test de denominación de Boston *(Boston Naming Test);* una escala progresiva para valorar la posibi-

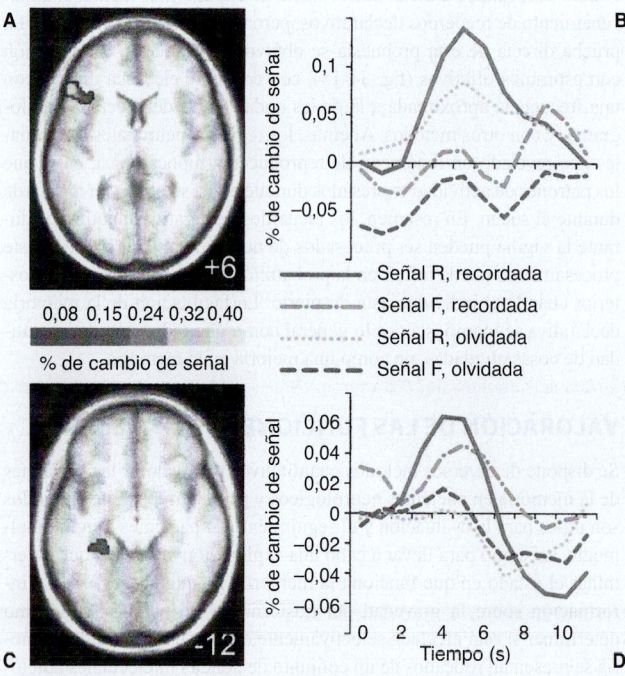

FIGURA 34-14

Activaciones funcionales de las regiones prefrontal y temporal medial que resultaron predictivas en el rendimiento posterior de la memoria. Se presentaron visualmente palabras sueltas, cada una de ellas seguida de una instrucción: recordar (señal R) u olvidar (señal F). Se eligieron las pruebas en función de la instrucción de recordar u olvidar y del rendimiento posterior en el reconocimiento. La actividad en la corteza prefrontal inferior izquierda y en el hipocampo izquierdo fue predictiva del reconocimiento subsiguiente, pero por diferentes razones. La activación prefrontal inferior izquierda **(A)** se asoció con el intento de codificación, en el que hubo más respuestas para pruebas con una señal que recordar, independientemente de que la palabra se reconociera realmente más tarde. El curso temporal de la actividad en esta región **(B)** se calculó sobre la base de las respuestas que se fijaron en el tiempo en el momento de aparición de la palabra (tiempo 0). La actividad prefrontal inferior izquierda se incrementó para palabras que se recordaron más tarde, pero se produjo una asociación más fuerte con el intento de codificación, ya que se dieron más respuestas para palabras seguidas de una señal R, que posteriormente se olvidaron, que para las seguidas de una señal F, que se recordaron después. Por el contrario, la activación parahipocámpica izquierda e hipocámpica posterior **(C)** se asoció con el éxito en la codificación. Como demuestra el curso temporal de la actividad en esta región **(D),** hubo más respuestas de palabras que posteriormente fueron recordadas, tanto si la señal era de recordar como si era de olvidar. (Reproducida de Reber PJ, Siwiec RM, Gitelman DR, Parrish TB, Mesulam MM, Paller KA. Neural correlates of successful encoding identified using functional magnetic resonance imaging. *J Neurosci* 2002;22(21):9541-9548, con autorización.)

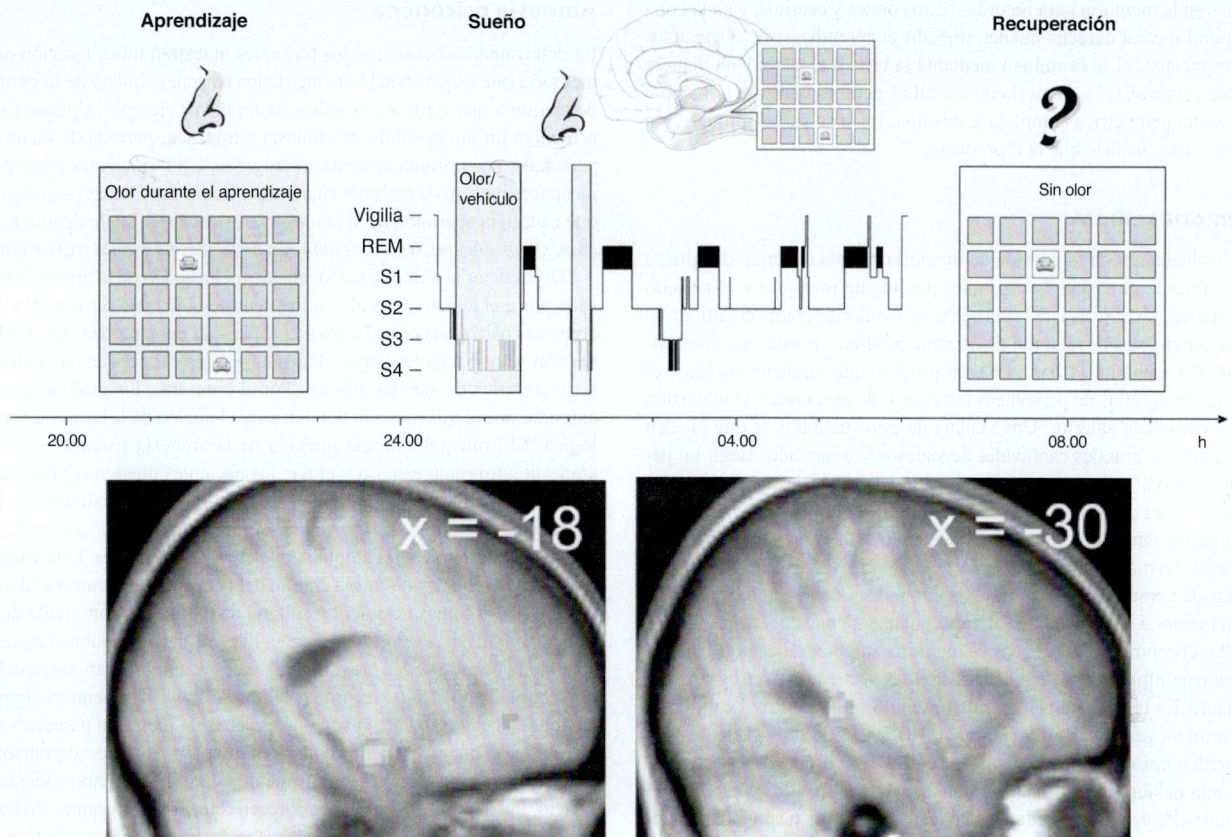

FIGURA 34-15

Pruebas del procesamiento de recuerdos durante el sueño. Los individuos primero aprendieron asociaciones de objeto y localización cuando se presentaba un olor a rosas. Después del aprendizaje, los individuos durmieron llevando un dispositivo que liberaba olores en la nariz, y se administró olor a rosas durante los dos primeros períodos de sueño de ondas lentas de la noche (en períodos de 30 s para evitar la habituación). Se observó facilitación de la memoria cuando las asociaciones de objeto y localización se comprobaron a la mañana siguiente en ausencia de estimulación odorífera. No se produjo facilitación de la memoria cuando la estimulación ocurrió durante el sueño de ondas lentas pero no durante el aprendizaje, cuando se produjo durante el aprendizaje y durante el sueño de movimientos oculares rápidos (REM), o cuando se mantenía a los individuos despiertos. Además, se observó que la estimulación odorífera durante el sueño de ondas lentas producía la activación del hipocampo anterior y posterior *(imágenes inferiores)*. (Reproducida de Rasch B, Büchel C, Gais S, Born J. Odor cues during slow-wave sleep prompt declarative memory consolidation. *Science* 2007;315(5817):1426-1429, con autorización.)

lidad de demencia global, una prueba de fluidez oral y pruebas especializadas para valorar la función del lóbulo frontal.

Capacidad de aprender nueva información

Las pruebas de memoria son sensibles a la alteración de la capacidad de aprender nueva información cuando se ajustan a dos importantes principios. El primero es que las pruebas son sensibles a la alteración de la memoria cuando se presenta más información nueva de la que puede ser retenida en la memoria inmediata; por ejemplo, puede pedirse a los pacientes que memoricen una lista de 10 caras, palabras, frases o dígitos, ya que 10 objetos son más de los que se pueden retener. La tarea de aprender parejas asociadas es una prueba de este tipo especialmente sensible. En la tarea de asociación por parejas, el examinador pide al paciente que se aprenda una lista de parejas de palabras no relacionadas entre sí (p. ej., reina-jardín, oficina-río) y que responda a la primera palabra de cada pareja recordando la segunda palabra.

El segundo principio se fundamenta en que las pruebas son sensibles a la alteración de la memoria cuando se interpone un retraso, mediante una distracción, entre la fase de aprendizaje y la fase de prueba. En este caso, los examinadores pueden pedir a los pacientes que aprendan una pequeña cantidad de información, los distraen unos minutos para impedir que se la repitan, y se valora entonces el recuerdo del material presentado. La memoria puede valorarse respecto del recuerdo sin ayuda del

material previamente presentado (recuerdo libre), presentando una señal para el material que debe recordarse (recuerdo con señal), o valorando la memoria de reconocimiento. En pruebas de elección múltiple de la memoria de reconocimiento, el paciente intenta seleccionar objetos previamente estudiados de entre un grupo de objetos, tanto estudiados como no estudiados. En las pruebas de reconocimiento sí-no, los pacientes ven objetos estudiados y no estudiados de uno en uno, y se les pide que indiquen si el objeto se les había presentado con anterioridad («sí») o no («no»). La sensibilidad de estos métodos para valorar una alteración de la memoria sobre el material recientemente aprendido varía: el de recuerdo libre es el más sensible; el de recuerdo con señal muestra una sensibilidad intermedia, y el de reconocimiento es el menos sensible.

La especialización en las funciones de los dos hemisferios del cerebro del ser humano implica que la lesión unilateral, izquierda o derecha, se asocia a diferentes problemas de memoria. Por esta razón, deben emplearse tipos de pruebas de memoria diferentes cuando se pueda haber producido una lesión unilateral. En general, lesiones en estructuras temporales mediales o diencefálicas en el hemisferio cerebral izquierdo dificultan el recuerdo de material verbal, como pueden ser listas de palabras y relatos o artículos. Lesiones en estructuras temporales mediales o diencefálicas en el hemisferio cerebral derecho alteran la memoria para recordar caras, disposiciones espaciales y otro material no verbal, que generalmente se codifica sin designaciones verbales. Lesiones en la zona temporal medial izquierda pueden conducir a alteraciones en la memoria para recordar textos orales y escritos, y en la zona temporal medial derecha pueden impedir el aprendizaje de disposiciones espaciales, si se examinan mediante la vista o el tacto. Una manera útil de comprobar la memoria no verbal es pedir al paciente que copie una figura geométrica compleja y, tras un retraso de varios minutos, sin previo aviso, pedirle que la reproduzca.

Memoria remota

Las evaluaciones de la pérdida de memoria remota deberían dirigirse a determinar la gravedad de cualquier pérdida de memoria y el período que abarca. La mayoría de las pruebas de memoria remota cuantitativas están compuestas de material de dominio público y pueden ser corroboradas. Por ejemplo, se han utilizado pruebas que implican sucesos recientes, fotografías de personajes famosos o de programas de televisión de la temporada anterior. Una ventaja de estos métodos es que pueden seleccionarse grandes cantidades de sucesos y, a menudo, elegir un período temporal concreto. Un inconveniente es que estas pruebas no son tan útiles para detectar la pérdida de memoria de información aprendida durante las semanas o meses inmediatamente anteriores al inicio de la amnesia. La mayoría de las pruebas de memoria remota seleccionan períodos de tiempo bastante amplios, y no pueden detectar una alteración de la memoria retrógrada que abarque solamente unos pocos meses.

Por el contrario, las pruebas de memoria autobiográfica podrían proporcionar información detallada acerca de la memoria retrógrada del paciente. En la tarea de palabras de prueba *(word-probe task)*, utilizada por primera vez por Francis Galton en 1879, se pide a los pacientes que recuerden episodios concretos de su pasado en respuesta a señales de una sola palabra (p. ej., pájaro y boleto) y que fechen los episodios. El número de episodios recordados tiende a estar sistemáticamente relacionado con el período de tiempo a partir del cual se toma el episodio. Normalmente, la mayoría de recuerdos pertenecen a períodos de tiempo cercanos (los últimos 2 meses). Por el contrario, pacientes con amnesia a menudo muestran una amnesia retrógrada con gradiente temporal: recuerdan pocos episodios del pasado reciente, pero tantos recuerdos autobiográficos remotos como los individuos normales (fig. 34-9).

Autoinformes de memoria

Los pacientes a menudo pueden proporcionar descripciones de sus problemas de memoria que son extremadamente útiles para comprender la naturaleza de su trastorno. Las pruebas destinadas a valorar la capacidad de juzgar las capacidades de la propia memoria se denominan pruebas de *metamemoria*. Se dispone de escalas de autocalificación que proporcionan información cuantitativa y cualitativa acerca del trastorno. Como consecuencia, es posible distinguir las quejas sobre la memoria asociadas a la depresión de las asociadas a la amnesia. Los pacientes deprimidos tienden a calificar su memoria de pobre de un modo bastante indiferenciado, valorando de la misma forma todos los ítems en un formulario de autoevaluación, pero los amnésicos tienden a valorar algunos ítems más que otros, es decir, existe un patrón en las quejas sobre su memoria. Los pacientes amnésicos no mencionan tener dificultad en recordar sucesos muy remotos o en seguir lo que se les está diciendo, pero se quejan de no poder recordar un suceso pocos minutos después de que haya ocurrido. Así pues, los autoinformes pueden coincidir de manera bastante precisa con la descripción de disfunción de la memoria que se obtiene de pruebas objetivas. En concreto, se afecta la capacidad de aprender información nueva, y se mantienen intactas la memoria inmediata y la muy remota. Sin embargo, algunos pacientes amnésicos tienden a subestimar de manera notable su memoria marcadamente deteriorada. En pacientes con síndrome de Korsakoff, por ejemplo, su pobre metamemoria proviene de un trastorno en el lóbulo frontal. En cualquier caso, preguntar con cierto detalle a los pacientes sobre cómo sienten su alteración y proporcionarles una escala de autoevaluación son complementos valiosos e informativos a las pruebas de memoria más formales.

Amnesia psicógena

En determinadas ocasiones, los pacientes muestran una alteración de la memoria que difiere notablemente de los patrones típicos de la pérdida de memoria que sigue a una lesión cerebral. Por ejemplo, algunos casos presentan un inicio súbito de amnesia retrógrada, pérdida de identidad personal y una mínima amnesia anterógrada. Estos pacientes pueden ser incapaces incluso de recordar su nombre. Dadas las fuerzas psicológicas que causan la aparición de la amnesia en estos casos, suele denominarse *amnesia psicógena*, o a veces *amnesia histérica, funcional* o *disociativa*.

Diferenciar la amnesia psicógena de un trastorno de la memoria causado por una lesión o una alteración neurológica suele ser sencillo. Las amnesias psicógenas no afectan a la capacidad de aprender nueva información, y los pacientes llegan al hospital siendo capaces de recordar una serie continua de sucesos diarios. Por el contrario, los problemas para aprender nueva información tienden a ser el núcleo de la amnesia neurológica. El principal síntoma positivo de la amnesia psicógena es una amnesia retrógrada extensa y grave; los pacientes pueden ser incapaces de recordar información relevante sobre su infancia o de su pasado. Las pruebas neuropsicológicas formales han mostrado que el patrón de los déficits de memoria varía ampliamente entre los pacientes. Esta variabilidad puede reflejar un sentido común del concepto de memoria, incluso cuando los síntomas no son el resultado de un intento consciente de simular la amnesia. Algunos pacientes pueden dar una pobre respuesta solamente cuando se les pregunta por sucesos autobiográficos pasados; otros también pueden no recordar sucesos del pasado reciente, y algunos responden correctamente cuando las pruebas de memoria parecen valorar el conocimiento general, como recordar los nombres de personas famosas o de ciudades. El aprendizaje de nueva información suele estar intacto, quizá porque las pruebas parecen referirse al presente, sin tratar el pasado. En ocasiones, pacientes con amnesia psicógena muestran déficits de memoria tan amplios que son incapaces de desarrollar habilidades que les eran familiares o identificar objetos o palabras comunes.

Por el contrario, los pacientes con amnesia neurológica nunca olvidan su nombre, y su memoria remota para sucesos de su infancia y adolescencia suele ser normal, a menos que se haya lesionado el lóbulo temporal lateral o el frontal. Los pacientes con amnesia psicógena a veces presentan traumatismo craneoencefálico o lesiones cerebrales, pero todo el patrón de déficits no puede ser tomado como el resultado directo de una lesión neurológica. Para el clínico, el reto no consiste en distinguir la amnesia psicógena de la neurológica, sino la amnesia psicógena de la simulación. De hecho, el diagnóstico de amnesia psicógena puede ser difícil de establecer, y ser recibido con escepticismo por el personal del hospital. Son características que abogan en favor de un trastorno psicógeno genuino las siguientes: *1)* los resultados de las pruebas de memoria no son los más bajos posibles, y nunca son peores que los obtenidos por azar; *2)* el acceso a la memoria mejora con la hipnosis o con una entrevista bajo los efectos del amobarbital, y *3)* existe una historia psiquiátrica premórbida significativa. En algunos casos se ha observado que la amnesia psicógena desaparece unos días después, pero a menudo persiste como un rasgo potencialmente permanente de la personalidad.

IMPLICACIONES
Distorsión de la memoria

La actual comprensión de la biología de la memoria presenta significativas implicaciones en diversas materias fundamentales en psiquiatría. Dada la naturaleza selectiva y constructiva del recuerdo autobiográfico y de la generalmente imperfecta naturaleza de la recuperación de recuerdos, es sorprendente que la memoria sea a menudo tan precisa. ¿Cuánto podemos confiar en nuestros recuerdos? Aparentemente, las sensaciones subjetivas de confianza no son indicadores perfectos de la precisión de la recuperación de recuerdos. Además, es evidente que la distorsión de la memoria puede conducir a consecuencias desgraciadas, como cuando un testimonio erróneo perjudica a un individuo inocente en un juicio.

Es posible recordar con confianza sucesos que nunca han sucedido. Por ejemplo, es posible confundir un suceso que solo se imaginó o soñó con un evento de la vida real. Un factor que contribuye a la distorsión de la memoria es que regiones cerebrales similares son esenciales tanto para las imágenes visuales como para el almacenamiento a largo plazo de recuerdos visuales (fig. 34-16). Otro factor que contribuye a la distorsión de la memoria es que funciona mejor para recordar la esencia de un suceso que los detalles concretos a partir de los cuales se deriva la esencia misma del suceso. En una conocida prueba, los individuos escuchan una lista de palabras: «caramelo», «amargo», «azúcar», «diente», «corazón», «gusto», «postre», «sal», «tentempié», «jarabe», «comer» y «sabor». Posteriormente, cuando se les pide que escriban las palabras que han escuchado, el 40 % escribe la palabra «dulce», aunque no aparece en la lista. Por lo tanto, mucha gente en esta prueba falla al discriminar entre las palabras que han sido presentadas y una que no estaba en la lista, pero que tiene una fuerte relación con todas las presentadas. Se puede considerar la palabra «dulce» como una palabra esencial, que representa las otras palabras y que captura el significado de la lista en su totalidad. Presumiblemente, las palabras de la lista del estudio evocaban la idea de la palabra «dulce», tanto en el momento de su aprendizaje como durante la prueba de memoria, por lo que la gente tiende a confundir el simple hecho de pensar en la palabra con haberla oído realmente.

La naturaleza reconstructiva de la recuperación de recuerdos significa que la interpretación de un testimonio presencial no es sencilla. Los episodios enteros no están disponibles en la neocorteza, sino que deben ser recompuestos sobre la base de componentes fragmentarios y en el contexto de influencias potencialmente engañosas presentes en el momento de la recuperación. Estudios en adultos y niños han demostrado que se pueden crear recuerdos ilusorios. Los niños son particularmente susceptibles a estos efectos, en especial con preguntas dirigidas y sugerencias falsas.

Dadas estas características de la memoria, cuando se evoca un recuerdo de abusos en la infancia después de muchos años, es prudente preguntarse si la memoria es precisa. Se han documentado numerosos ejemplos fidedignos de recuperación de recuerdos en los que un individuo recuerda un hecho verídico de un suceso traumático pasado después de no recordarlo durante mucho tiempo. También se han descrito numerosos ejemplos de aparente recuperación de memoria que posteriormente se descubrió que eran ejemplos de falsa memoria. Por desgracia, no existe el método perfecto, en ausencia de corroboración independiente, para determinar si una experiencia de recuperación se basa en un suceso real.

Amnesia infantil

La biología de la memoria también ha proporcionado información relevante acerca del fenómeno de la amnesia infantil: la aparente ausencia de memoria consciente sobre experiencias de los primeros 3 años de vida. Las teorías tradicionales sobre la amnesia infantil han puesto el énfasis en la represión (teoría psicoanalítica) y el error en la recuperación (psicología del desarrollo). Una asunción habitual indica que los adultos retienen recuerdos de sucesos antiguos pero no pueden recuperarlos conscientemente. Sin embargo, en la actualidad parece que la capacidad para la memoria declarativa no está completamente disponible hasta aproximadamente los 3 años de vida, mientras que la memoria no declarativa aparece pronto en la infancia (p. ej., el condicionamiento clásico y aprender habilidades). Así, la amnesia infantil no resulta de la incapacidad del adulto de recuperar los recuerdos antiguos, sino de la incapacidad del niño de almacenarlos adecuadamente en un primer momento.

No obstante, estudios en niños pequeños han demostrado que existe una capacidad rudimentaria de memoria declarativa, incluso a los pocos meses de edad. A medida que el niño se desarrolla, puede retener los recuerdos en intervalos cada vez más largos, y lo que representan se vuelve cada vez más rico y detallado. Las regiones temporal medial y diencefálica parecen estar suficientemente desarrolladas durante estos primeros meses y años. Lo que limita la capacidad de la memoria declarativa parece ser el desarrollo gradual y la diferenciación de la neocorteza.

A medida que la neocorteza se desarrolla, los recuerdos representados se vuelven más complejos, las capacidades del lenguaje permiten descripciones verbales de los sucesos más elaboradas, y un sentido del

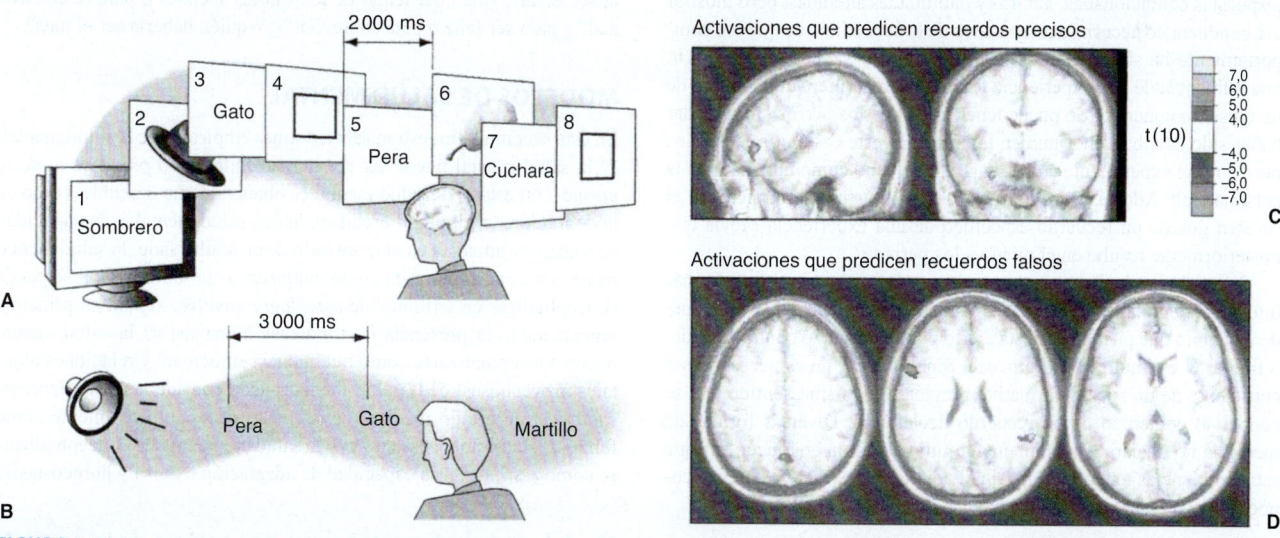

FIGURA 34-16

Sustratos neurales de los falsos recuerdos. **A)** Datos de resonancia magnética funcional obtenidos en la fase de aprendizaje, cuando los individuos leyeron nombres de objetos y visualizaron los referentes. La mitad de los nombres fueron seguidos 2 s después por una imagen del objeto. **B)** En una prueba de memoria sorpresa realizada fuera del escáner, los individuos oyeron los nombres de objetos y decidieron si habían visto una fotografía del objeto correspondiente. En algunas pruebas, los individuos declararon haber visto una imagen de un objeto que en realidad solo se habían imaginado. **C)** Los resultados mostraron que la corteza prefrontal inferior izquierda y el hipocampo anterior izquierdo eran más activos durante el aprendizaje en respuesta a imágenes recordadas más tarde, en comparación con imágenes que después se olvidaron. **D)** Diferentes áreas cerebrales mostraron una gran respuesta a palabras en la fase de aprendizaje que fueron más tarde falsamente recordadas como imágenes, en comparación con palabras que no se recordaron mal. Se observaron activaciones que predecían un falso recuerdo en una red cerebral importante para la generación de imágenes visuales en respuesta a nombres de objetos (precúneo, corteza parietal inferior y circunvolución cingulada anterior, mostrados en las imágenes de la izquierda, centro y derecha, respectivamente). (Reproducida de Gonsalves B, Reber PJ, Gitelman DR, Parrish TB, Mesulam MM, Paller KA. Neural evidence that vivid imagining can lead to false remembering. *Psychol Sci* 2004;15(10):655-660, con autorización.)

yo en desarrollo apoya el conocimiento autobiográfico. Cuando van apareciendo nuevas estrategias para organizar la información que le llega, los recuerdos declarativos se hacen más persistentes, más codificados, y mejor interconectados con otra información. No es que los recuerdos de la infancia completamente formados sean almacenados pero no puedan ser recuperados: la perspectiva congruente con el actual conocimiento de la biología de la memoria es que los recuerdos declarativos formados a una edad muy temprana son fragmentarios, simples y ligados al contexto específico de la comprensión que un niño tiene del mundo que le rodea. No son como los recuerdos declarativos típicos de los adultos, que están imbuidos en el significado y una comprensión compleja de los sucesos.

Recuerdos y subconsciente

La existencia de múltiples sistemas de memoria también tiene implicaciones para temas esenciales de la teoría psicoanalítica, incluida la construcción del *subconsciente*. El modo en que las experiencias pasadas influyen en la conducta actual depende del punto de vista que se tenga acerca de la naturaleza de la memoria. Según el punto de vista tradicional, la memoria es una facultad unitaria, y las representaciones en la memoria varían principalmente en cuanto a su fuerza y su accesibilidad. El material perteneciente al subconsciente está por debajo de un umbral de accesibilidad, pero podría estar disponible en la conciencia.

El punto de vista moderno, biológico, empieza distinguiendo entre un tipo de memoria que puede ser traído a la mente (memoria declarativa) y otras clases de memoria que son, por su naturaleza, subconscientes. Los recuerdos no declarativos almacenados se expresan a través de la actuación sin proporcionar ningún contenido de la memoria consciente. Los recuerdos no declarativos forman nuestras personalidades en forma de numerosos hábitos y respuestas condicionadas. Desde este punto de vista, el comportamiento de una persona está realmente afectado por sucesos de la edad temprana, pero los efectos de la experiencia temprana persisten en una forma no declarativa sin incluir necesariamente un registro explícito, consciente, de los sucesos. La conducta aprendida puede ser expresada mediante disposiciones, preferencias, respuestas condicionadas, hábitos y habilidades alteradas, pero mostrar esa conducta no necesita acompañarse de la conciencia de que ese comportamiento ha sido registrado como un episodio completo. Es decir, una influencia de una experiencia temprana no requiere un recuerdo de un episodio concreto. Se puede tener miedo de los perros sin recordar haber sido derribado por uno en la niñez. En este caso, el miedo a los perros no se experimenta como un recuerdo, sino como una parte de la personalidad. Además, un fuerte temor a los perros no implica que el cerebro guarde un recuerdo específico de una experiencia previa que posteriormente resulte en el miedo a los perros.

Se puede producir un cambio en la conducta al adquirir nuevos hábitos que reemplacen a los viejos, o siendo suficientemente consciente de un hábito que puede ser, hasta cierto punto, aislado o contrarrestado, o limitar el estímulo que lo provoca. Sin embargo, no es necesario ser consciente de un suceso formativo previo en el mismo sentido que se conoce el contenido de un recuerdo declarativo. Diversas formas de memoria no declarativa simplemente influyen en la conducta, sin que estas influencias tengan la capacidad adicional de ser accesibles al conocimiento consciente.

▲ 34.2 Normalidad y salud mental

Por presunción implícita, se puede definir la salud mental como el antónimo de la enfermedad mental. En otras palabras, la salud mental es la ausencia de psicopatología y sinónimo de *normal*. Conseguir la salud mental mediante la reducción de los signos y síntomas patológicos más importantes de la enfermedad también es la definición del modelo de salud mental propugnado enérgicamente por las compañías de seguros sanitarios. De hecho, el concepto de salud mental como la mera ausencia de enfermedad mental es el núcleo de gran parte del debate relativo a las políticas de salud mental. Los grandes estudios epidemiológicos de la segunda mitad del siglo xx también se centraron en quién estaba mentalmente enfermo y quién no.

DEFINICIÓN DE SALUD MENTAL

Para establecer una definición positiva de salud mental hay que seguir varios pasos. El primero es constatar qué «media» no es saludable; la media siempre supone mezclar los sanos con el número de personas con alteraciones psicológicas existentes en la población. Por ejemplo, en la población general, estar en la «media» del peso corporal o tener una vista en la «media» no es sinónimo de sano; y si se excluyeran todas las fuentes de trastornos biopsicosociales de la población, el CI medio sería significativamente más alto de 100.

El segundo paso en lo referente a la salud mental es tener en cuenta que lo que se define como saludable a veces depende de la geografía, la cultura y el momento histórico. La presencia de células falciformes en la población de Nueva York es patológica, mientras que en el trópico, donde la malaria es endémica, los eritrocitos falciformes pueden salvar vidas.

El tercer paso es dejar claro si se está discutiendo acerca de un *rasgo* o de un *estado*. ¿Quién está físicamente sano: un corredor olímpico incapacitado por una simple, pero temporal torcedura de tobillo (estado), o un diabético de tipo 1 (rasgo) con un nivel de glucosa en sangre temporalmente normal? En estudios transculturales estas diferencias se han mostrado particularmente importantes. A primera vista, un místico hindú en un estado de trance puede parecer un enfermo con esquizofrenia catatónica, pero no con el paso del tiempo.

El cuarto paso, y más importante, es valorar el doble riesgo de «contaminación por valores». Por un lado, la antropología cultural enseña cuán falaz puede ser cualquier definición de salud mental. La competitividad y la pulcritud escrupulosa pueden ser saludables en una cultura y ser consideradas trastornos de la personalidad en otra. Además, si la salud mental es «buena», ¿para qué lo es?, ¿para uno mismo o para la sociedad?, ¿para participar de los valores sociales o para la creatividad?, ¿para ser feliz o para sobrevivir? ¿Y quién debería ser el juez?

MODELOS DE SALUD MENTAL

En esta sección se muestran seis enfoques empíricos de la salud mental: *1)* la salud mental puede ser conceptualizada como *por encima de lo normal;* un estado de salud mental es objetivamente deseable, como en la definición de Sigmund Freud, en la que salud mental es la capacidad de trabajar y amar; *2)* en el desarrollo de un adulto sano, la salud mental puede ser conceptualizada como *madurez; 3)* la salud mental se puede conceptualizar en términos de *psicología positiva,* siendo su principal representante la presencia de fortalezas humanas; *4)* la salud mental puede conceptualizarse como inteligencia emocional y relaciones objetales provechosas; *5)* la salud mental puede considerarse un *bienestar subjetivo,* un estado mental que se experimenta subjetivamente como feliz, satisfactorio y deseado, y *6)* la salud mental puede conceptualizarse como *resiliencia,* la capacidad de adaptación exitosa y homeostasis.

Modelo A: salud mental como por encima de lo normal

Esta primera perspectiva difiere del enfoque médico tradicional de salud y enfermedad. La psicopatología no manifiesta equivale a salud mental. En este modelo médico, si se pusiera a todos los individuos en un continuo, la normalidad comprendería una parte significativa de los adultos, y los pocos restantes representarían la anormalidad. Esta definición de salud se correlaciona con el modelo tradicional del doctor que intenta liberar a su paciente de los signos más graves de la enfermedad. Así, en este contexto la salud se refiere a un estado de funcionamiento, más que óptimo, razonable. Sin embargo, como se ha señalado, la salud mental no es normal; está por encima de la media. Algunos creen que la salud mental es la excepción, no la regla. Además, hasta no hace mucho tiempo, algunos creían que la salud mental era imaginaria.

Modelo B: salud mental como madurez

A diferencia de otros órganos del cuerpo que están diseñados para no cambiar a lo largo de la vida, el cerebro está diseñado para ser plástico. Por lo tanto, si el desarrollo óptimo del cerebro requiere casi toda la vida, también lo requiere la valoración de la salud mental positiva. Los pulmones y los riñones de un niño de 10 años de edad es probable que reflejen una función mejor que los de una persona de 60 años, pero no es así para el sistema nervioso central de un niño de 10 años. Hasta cierto punto, la salud mental adulta refleja un proceso continuo de maduración. Estadísticamente, una persona físicamente sana de 70 años de edad es mentalmente más saludable de lo que lo era a los 30 años; Laura Carstensen halló en estudios prospectivos que los individuos estaban menos deprimidos y mostraban mejor modulación emocional a los 70 que a los 30 años de edad.

Sin embargo, si los estudios prospectivos sobre el desarrollo adulto revelan que el cerebro inmaduro funciona peor que el maduro, ¿significa esto que los adolescentes son más sanos mentalmente que los niños? ¿Las personas de mediana edad son mentalmente más sanas que los adolescentes? La respuesta es sí y no, pero la cuestión demuestra que si queremos entender la salud mental, primero debemos comprender qué entendemos por madurez.

Para confirmar la hipótesis de que madurez y salud mental positiva son sinónimos, es necesario estudiar los estados conductuales y emocionales de la persona a lo largo de su vida. Aunque estos estudios longitudinales solo recientemente se han llevado a cabo con concreción, todos demuestran la asociación de la madurez a un incremento de la salud mental. Obviamente, a partir de los 50 años de edad, la asociación entre salud mental y madurez depende de un sistema nervioso central sano. Deben evitarse los deterioros producidos por alteraciones como traumatismos craneoencefálicos, depresión mayor, arteriosclerosis, enfermedad de Alzheimer y alcoholismo.

La asociación de salud mental con madurez probablemente esté mediada no solo por la progresiva mielinización del cerebro en la sexta década de la vida, sino también por la evolución de la inteligencia emocional y social a través de la experiencia. Erik Erikson conceptualizó que este desarrollo producía una «ampliación del radio social». Desde ese punto de vista, la vida a partir de los 50 años ya no era una escalera de bajada, como en las estadísticas de esperanza de vida, sino un camino ascendente. En el modelo de Erikson, el radio social adulto se expande a lo largo del tiempo mediante el dominio de determinadas habilidades o tareas, como «identidad frente a difusión de la identidad», «intimidad frente a aislamiento», «generatividad frente a estancamiento» e «integridad frente a desesperación».

Identidad.   En este modelo, el radio social de cada tarea de desarrollo adulto se inscribe en lo siguiente. Primero, los adolescentes deben conseguir una *identidad* que les permita diferenciarse de sus padres, ya que la salud mental y el desarrollo adulto no pueden evolucionar mediante un falso yo. La *identidad* requiere dominar la última tarea de la niñez: separación sostenida de la dependencia social, domiciliaria, económica e ideológica de la familia de origen. La identidad no es solo producto del egocentrismo, de huir de casa, o de casarse para escapar de una familia disfuncional. Existe todo un mundo entre el acto instrumental de irse de casa y la tarea de desarrollo de saber dónde terminan los valores de la familia y empiezan los propios. Esta separación se obtiene tanto de la identificación e internalización de amigos adolescentes importantes y mentores no pertenecientes a la familia, como de la simple maduración biológica. Por ejemplo, nuestro acento es un rasgo relativamente fijo a los 16 años de edad y refleja el de nuestro grupo de amigos adolescentes, más que el de nuestros padres.

Intimidad.   Los adultos jóvenes deberían desarrollar *intimidad,* que les permite implicarse recíprocamente, y no egoístamente, con un compañero. Sin embargo, a un adulto joven, vivir con una única persona de forma interdependiente, recíproca, comprometida y mantenida durante años puede no parecerle deseable ni posible. Pero una vez conseguido, la capacidad para tener intimidad puede parecer tan sencilla y deseable como ir en bicicleta. A veces la relación se establece con una persona del mismo sexo; a veces es completamente asexual y, a veces, como en las órdenes religiosas, con la comunidad. Superficialmente, el dominio de la intimidad puede presentar aspectos muy distintos en diferentes culturas y épocas, pero «la unión de por vida» y el «amor conyugal» son hitos del desarrollo en los repertorios de muchas especies de sangre caliente, incluida la nuestra.

Consolidación de logros vitales.   La *consolidación de logros vitales* es una tarea que suele dominarse junto a o después de dominar la intimidad. Su dominio permite que los adultos encuentren un objetivo tan valioso como lo fue anteriormente el juego. En una isla desierta, se puede tener una afición, pero no unos logros vitales, puesto que los logros deben tener un valor para los demás. Existen cuatro criterios de desarrollo cruciales que transforman un «trabajo» o una afición en un «logro vital»: satisfacción, compensación, competencia y compromiso. Este logro puede ser el de «esposa y madre» o, más recientemente, «marido y padre». Para un observador independiente, el proceso de consolidación de logros a menudo parece «egoísta», pero sin ese egoísmo uno se convierte en alguien desinteresado y no tiene un yo que revelar en la siguiente fase de la generatividad. Personas con esquizofrenia o con un trastorno de la personalidad grave a menudo manifiestan una incapacidad de por vida para conseguir tanto la intimidad como una ocupación prolongada y gratificante.

Generatividad.   Implica la demostración de una clara capacidad para cuidar y guiar a la siguiente generación. Investigaciones han revelado que en algún momento entre los 35 y los 55 años de edad, nuestra necesidad de éxito declina y la necesidad de afiliación y pertenencia a una comunidad se incrementa. En función de las oportunidades que la sociedad proporcione, la generatividad puede significar ejercer de asesor, guía, mentor o entrenador de jóvenes adultos en la sociedad más amplia. Como el liderazgo, la generatividad significa estar en una relación de cuidados en la que se cede gran parte del control que los padres conservan sobre los hijos. Los buenos mentores aprenden a «no atar corto» y a compartir responsabilidades. La generatividad refleja la capacidad de revelar el yo, completada finalmente mediante el dominio de las primeras tres tareas del desarrollo adulto. Su dominio se correlaciona fuertemente con la adaptación con éxito a la vejez, porque en la vejez se producen pérdidas inevitables, que pueden abrumarnos si no hemos seguido creciendo más allá de nuestra familia inmediata.

Integridad.   Finalmente, en la vejez es común sentir que existe algún tipo de vida tras la muerte y que se es parte de algo más grande que la propia vida. Así, la última tarea vital, en palabras de Erikson, es la *integridad:* conseguir un sentido de paz y unidad con respecto tanto a la propia vida como al mundo entero. Erikson describió la integridad como una «experiencia que transmite algo de orden al mundo y sentido espiritual; independientemente de lo que cueste, es la aceptación del ciclo vital de uno mismo como algo que debe ser y que, necesariamente, no permite la existencia de ningún sustituto».

Debe tenerse en cuenta que el dominio de una tarea vital no es necesariamente más saludable que el dominio de otra, ya que el desarrollo adulto no es una carrera ni un imperativo moral. Por el contrario, estas tareas secuenciales son una hoja de ruta para ayudar a los clínicos a ver dónde están y dónde pueden localizar a sus pacientes. Uno puede ser una persona madura de 20 años, es decir, sano; otro puede ser una persona inmadura de 50 años, lo cual puede no ser saludable. No obstante, adquirir un radio social que se extienda más allá de la persona, por definición, permite una mayor flexibilidad y, por tanto, suele ser más saludable que la propia preocupación. La generatividad a los 40 o 50 años de edad es un potente predictor de una vejez feliz.

Modelo C: salud mental como emociones positivas o «espirituales»

Este modelo define tanto la salud mental y espiritual como la amalgama de emociones positivas que nos unen a otros seres humanos. Amor, esperanza, alegría, misericordia, compasión, fe, admiración y gratitud constituyen las emociones positivas y morales esenciales incluidas en este modelo. Destaca el hecho de que todas estas selectas emociones positivas implican una conexión humana. Ninguna de las emociones de la lista anterior se refiere únicamente al yo; parecen ser un común denominador de las principales fes. Se han eliminado de la lista cinco emociones positivas (emoción, interés, felicidad, humor y sentido del dominio) porque una persona puede sentirlas estando solo en una isla desierta.

Emociones negativas originadas en el hipotálamo, como el temor y la ira, se elaboran en la amígdala humana (mayor en los seres humanos que en otros mamíferos). De tremenda importancia para la supervivencia del individuo, todas las emociones negativas se refieren al «yo». Por el contrario, las emociones positivas, que parecen originadas en el sistema límbico y exclusivas de los mamíferos, pueden liberar a uno de su propio yo. La gente siente profundamente las emociones de venganza y perdón, pero los resultados a largo plazo de ambas son muy diferentes. Las emociones negativas son cruciales para la supervivencia en el momento presente. Las emociones positivas son más expansivas y ayudan a ampliar y construir; en el futuro, amplían la tolerancia hacia los extraños, expanden el alcance moral, y mejoran la creatividad. Las emociones negativas estrechan la atención y hacen que los árboles impidan ver el bosque, pero las emociones positivas, y en especial la alegría, hacen que los patrones de pensamiento sean más flexibles, creativos, integradores y eficientes.

El efecto de una emoción positiva sobre el sistema nervioso autónomo (visceral) tiene mucho en común con la respuesta de relajación a la meditación. En contraste con el incremento metabólico y cardíaco que produce la respuesta de lucha o huida provocada por una emoción negativa en el sistema nervioso simpático, una emoción positiva a través de nuestro sistema nervioso parasimpático reduce el metabolismo basal, la presión sanguínea, la frecuencia cardíaca, la frecuencia respiratoria y la tensión muscular. Estudios con RMf realizados en practicantes de yoga Kundalini demostraron que la meditación incrementa la actividad del hipocampo y de la amígdala lateral derecha, lo que a su vez provoca la estimulación parasimpática y una sensación de profundo sosiego.

Las emociones positivas tienen una base biológica, lo que significa que han evolucionado a través de la selección natural. Las emociones prosociales probablemente reflejan adaptaciones que permitieron la supervivencia de los relativamente indefensos *Homo sapiens* y de sus extremadamente indefensos hijos en la sabana africana de hace uno o dos millones de años.

Evidencia de emociones positivas.   Desarrollos recientes en la neurociencia y la etología han hecho posible que las emociones positivas se consideren objeto adecuado para el estudio científico. Por ejemplo, el autismo infantil, un trastorno genético del contacto afectivo no poco común, fue descubierto en 1943 por Leo Kanner, un psiquiatra infantil del Hospital Johns Hopkins, en su hijo. Hasta entonces la medicina no había podido establecer que la emoción positiva era básica, sino que se consideraba un sustrato cognitivo, como el apego. En la actualidad, la falta de empatía congénita y las dificultades afectivas que se presentan en el autismo infantil pueden ser reconocidas por cualquier pediatra competente.

La localización de la emoción positiva en el sistema límbico de los mamíferos ha sido un proceso arduo y lento. En 1955, James Olds, un neuropsicólogo innovador, observó que 35 de los 41 emplazamientos de electrodos situados en el sistema límbico de las ratas proporcionaban una recompensa suficiente como para provocar la autoestimulación, en contraste con 2 de 35 electrodos situados fuera del sistema

límbico. También en la década de 1950, el neurobiólogo Paul McLean señaló que las estructuras límbicas gobiernan no solo nuestra capacidad mamífera de recordar (cognición), sino también de jugar (alegría), de llorar por la separación (fe/confianza), y de cuidar de los nuestros (amor). Con la excepción de una rudimentaria memoria, los reptiles no expresan ninguna de estas cualidades.

Estudios mediante RMf han demostrado que cuando los individuos experimentan subjetivamente estados existenciales de temor, tristeza o placer, el flujo sanguíneo se incrementa en áreas límbicas y disminuye en áreas más elevadas del cerebro. Varios estudios han localizado experiencias placenteras para el ser humano (comer chocolate, ganar dinero, admirar una cara bonita, disfrutar de la música y experimentar el éxtasis orgásmico) en áreas del sistema límbico, en especial la región orbitofrontal, la circunvolución cingulada anterior y la ínsula. Estas diferentes estructuras están íntimamente integradas y organizadas para ayudar a buscar y reconocer todo lo que se incluye en el ámbito del amor mamífero y la espiritualidad humana.

La *circunvolución cingulada anterior* une la valencia y la memoria para crear un vínculo. Junto con el hipocampo, es la principal región cerebral responsable de que el pasado sea significativo. En términos de mediación en el vínculo, la corteza cingulada anterior recibe una de las inervaciones dopaminérgicas más ricas de las áreas corticales. Así, la circunvolución cingulada proporciona una rasgo motivacional no solo para los enamorados, sino también para los drogadictos. Es crucial para orientar hacia a quién debemos acercarnos y a quién debemos evitar. El contacto materno, el calor corporal y el olor a través del sistema límbico, y sobre todo la circunvolución cingulada anterior, regulan el comportamiento de la cría de una rata, su neuroquímica, su liberación endocrina y su ritmo circadiano. Estudios de imagen cerebral han revelado que la circunvolución cingulada anterior no se excita por el reconocimiento de la cara de un amigo ni por la excitación sexual *per se*. Más bien, la RMf se ilumina cuando un amante mira una fotografía de la cara de una pareja o cuando una madre reciente oye el llanto de su hijo.

Quizá no exista un área del cerebro más ambigua en su herencia evolutiva o más importante para la salud mental que la *corteza prefrontal*, encargada de valorar las recompensas y los castigos, y crucial en la adaptación y la regulación de la respuesta emocional frente a nuevas situaciones. Así, los lóbulos prefrontales están profundamente implicados en las vidas emocional, «moral» y «espiritual».

Desde un punto de vista evolutivo, los lóbulos frontales humanos no son distintos de los de los chimpancés en el número de neuronas. Es más bien la materia blanca de los lóbulos frontales (la conectividad entre neuronas a través de fibras mielinizadas) la que importa en los grandes lóbulos frontales humanos. Esta conectividad con el sistema límbico subraya su función *ejecutiva*, que incluye la capacidad de retrasar la gratificación, comprender el lenguaje simbólico y, aún más importante, establecer una secuenciación temporal. Capaces de conectar la memoria del pasado con la del futuro, los lóbulos frontales establecen una relación de causa y efecto previsible para el *Homo sapiens*.

La resección quirúrgica o traumática de la corteza prefrontal ventromedial puede convertir a un adulto concienzudo y responsable en un imbécil moral sin otra muestra de alteración intelectual.

La *ínsula* es otra zona del sistema límbico que apenas se empieza a comprender. Es una circunvolución cortical medial localizada entre la amígdala y el lóbulo frontal. El cerebro no percibe las sensaciones; los seres humanos sienten sus emociones solamente a través de sus cuerpos. La ínsula ayuda a traer a la conciencia estas sensaciones viscerales: el dolor provocado por el duelo, la calidez producida por el amor, y el nudo en el estómago que provoca el miedo, todas estas sensaciones se abren camino hacia la conciencia a través de la ínsula.

La circunvolución cingulada anterior límbica y la ínsula parecen estar activas en las emociones positivas del humor, la confianza y la empatía. Los simios superiores se diferencian del resto de mamíferos por un único componente neural: la neurona fusiforme o en huso. Los seres humanos tienen 20 veces más neuronas fusiformes que los chimpancés y los gorilas (un chimpancé adulto tiene una media de 7 000 neuronas fusiformes; los humanos recién nacidos tienen cuatro veces más, y los humanos adultos casi 200 000 neuronas fusiformes). Los monos y otros mamíferos, con la posible excepción de las ballenas y los elefantes, carecen totalmente de este tipo especial de células. Estas neuronas en huso grandes, con forma de cigarro, también conocidas como neuronas de von Economo, parecen ser básicas para el gobierno de las emociones sociales y el juicio moral. Las neuronas fusiformes pueden haber ayudado a los grandes simios y a los seres humanos a integrar sus sistemas límbicos con sus neocortezas en expansión. Se concentran en la corteza cingulada anterior, la corteza prefrontal y la ínsula. Muy recientemente, los científicos han descubierto un grupo especial de «neuronas espejo» que residen en la ínsula y la circunvolución cingulada anterior, mucho más desarrolladas en los seres humanos que en los primates, que parecen mediar en la empatía (la experiencia de «sentir» las emociones de otros).

Aunque falta mucho para aplicar en la práctica este novísimo modelo de salud mental, estos hallazgos proporcionan más pruebas de que el cerebro y la mente son una misma cosa. En diversos estudios, la actividad biológica prosocial de la corteza cingulada anterior y de la ínsula fue mayor en individuos con niveles más elevados de conciencia social (basados en pruebas con resultados obtenidos objetivamente). En otras palabras, no hay solo diferencias biológicas individuales para la salud mental negativa, sino también para la salud mental positiva.

Modelo D: salud mental como inteligencia socioemocional

Una inteligencia socioemocional alta refleja una salud mental por encima de la media, del mismo modo que un CI elevado refleja una aptitud intelectual por encima de la media. Esta inteligencia emocional se sitúa en el centro de la salud mental positiva. En *Ética a Nicómaco,* Aristóteles definió la inteligencia socioemocional de la siguiente manera: «Cualquiera puede enfadarse, es fácil. Sin embargo, enfadarse con la persona correcta, en su justo grado, en el momento preciso, por una razón justa, y de la forma adecuada, eso no es fácil.»

Todas las emociones existen para ayudar a la supervivencia básica. Aunque se puede discutir el número exacto de emociones primarias, actualmente se distinguen siete emociones de acuerdo con las expresiones faciales que denotan ira, miedo, emoción, interés, sorpresa, aversión y tristeza. La capacidad para identificarlas en nosotros mismos y en los demás tiene un importante papel en la salud mental. Los beneficios de leer los sentimientos a partir de señales no verbales se han demostrado en casi 20 países, e incluyen mejor adaptación emocional, ser más popular y ser más sensible con los demás. Los niños empáticos son mejores en la escuela y son más populares que sus compañeros sin ser más inteligentes. El Head Start Program, del Department of Health and Human Services de Estados Unidos que proporciona educación y otros servicios para familias de ingresos bajos y sus hijos, determinó que el éxito en los primeros años de escolarización se conseguía, no por la inteligencia, sino por saber reconocer qué clase de conducta se esperaba de ellos, por saber cómo dominar el impulso de llevar a cabo una conducta inadecuada, por ser capaz de esperar, y por saber cómo llevarse con otros niños. Al mismo tiempo, el niño debe poder comunicar sus necesidades y dirigirse a los profesores en busca de ayuda.

Etiológicamente, las emociones son muy importantes en la comunicación en los mamíferos. Puesto que estas comunicaciones no siempre se reconocen conscientemente, cuanto mayor sea la habilidad de un individuo para identificar sus emociones, más capaz será de comunicarse con los demás y reconocer sus emociones con empatía. Dicho de otra manera, cuantas más habilidades empáticas se tengan, más lo valorarán los demás, y su apoyo social, su autoestima y sus relaciones íntimas serán mejores.

La inteligencia social y emocional puede definirse con los siguientes criterios:

▶ Percepción consciente precisa y monitorización de las propias emociones.

▶ Modificación de las emociones de forma que su expresión sea la adecuada. Esto supone la capacidad personal de autocontrolar la ansiedad y superar la desesperación y la melancolía.
▶ Reconocimiento y respuesta precisos a las emociones de los otros.
▶ Habilidad en las negociaciones en las relaciones íntimas con los otros.
▶ Capacidad de concentrar las emociones (motivación) hacia un objetivo deseado. Esto implica una gratificación retardada y desplazar y canalizar adaptativamente un impulso.

Algunos científicos conductuales clasifican las emociones en positivas y negativas, como si las negativas no fueran saludables (este punto de vista se comenta en el modelo C). Esta tendencia es simplista. Como el pus, la fiebre y la tos, las emociones negativas de tristeza, miedo e ira también son importantes en la autoconservación de la salud. Por un lado, emociones positivas como la alegría, el amor, el interés y la emoción están relacionadas con una alegría subjetiva; por otro lado, aunque interfieran con la alegría, la expresión de las emociones negativas también puede ser saludable.

Avances en el estudio de la inteligencia emocional.   Durante los últimos 15 años, se han dado tres importantes avances empíricos en la comprensión de la relación entre la inteligencia socioemocional y la salud mental positiva.

El primero es que tanto los estudios mediante RMf como la experimentación neurofisiológica han mejorado nuestra comprensión de la integración de la corteza prefrontal con el sistema límbico, y en especial con la amígdala y sus conexiones. Como se observó en el modelo anterior, esto nos ha acercado a la comprensión de las emociones como un fenómeno neurofisiológico, más que como abstracciones platónicas. La corteza prefrontal es la región del cerebro responsable de la memoria de trabajo, y los lóbulos frontales, mediante sus conexiones con la amígdala, el hipocampo y otras estructuras límbicas, codifican el aprendizaje emocional de manera bastante distinta a como lo hacen el condicionamiento convencional y la memoria declarativa.

El segundo avance ha sido el lento pero sostenido progreso en la conceptualización y medición de la «inteligencia emocional». Durante la última década, las medidas de la inteligencia emocional se han desarrollado rápidamente.

El tercer avance es el empleo del vídeo para trazar un mapa de la interacción emocional. Videos de interacciones familiares prolongadas revelaron que el aspecto más importante del desarrollo saludable de un niño, del adolescente, y de la armonía conyugal es la manera en que los congéneres o progenitores responden a la emoción de los otros. Ignorar, castigar y sentirse intimidado o desdeñoso respecto de los sentimientos ajenos presagia el desastre. Los hijos de padres emocionalmente en sintonía son mejores manejando sus propias emociones y son más efectivos en tranquilizarse a sí mismos cuando están tristes. Estos niños incluso manifiestan niveles más bajos de hormonas de estrés y de otros indicadores fisiológicos de excitación emocional.

Actualmente existen muchos ejercicios en el manejo de relaciones que ayudan a parejas, ejecutivos y diplomáticos a desenvolverse mejor en la resolución de conflictos y la negociación. En la última década, también se ha llevado a cabo un importante esfuerzo para enseñar a los escolares competencias emocionales y sociales importantes, a veces denominadas «alfabetización emocional». La relevancia de estos avances desde la psicología a la psiquiatría incluye enseñar el reconocimiento de la emoción y la diferenciación en los trastornos de la conducta alimentaria, enseñar a modular la ira y hallar soluciones creativas a los problemas sociales para los trastornos conductuales.

Modelo E: salud mental como bienestar subjetivo

La salud mental positiva no solamente implica una alegría para los demás; también debe experimentarse un bienestar subjetivo. Mucho tiempo antes de que la humanidad tuviese en consideración cualquier definición de salud mental, el ser humano ponderó los criterios de la felicidad subjetiva. Por ejemplo, el apoyo social objetivo importa poco si subjetivamente el individuo no se siente querido. Así, la capacidad para sentir un bienestar subjetivo se convierte en un modelo importante de salud mental.

El bienestar subjetivo nunca es categórico. Una presión sanguínea saludable es la ausencia objetiva de hipotensión y de hipertensión, pero la felicidad no es tan neutra. El bienestar subjetivo no es solo la ausencia de aflicción, sino la presencia de alegría positiva. Sin embargo, si bien la felicidad es una dimensión ineludible de la salud mental, suele considerarse con ambivalencia. A lo largo de los siglos los filósofos la han considerado a veces como el bien más preciado, pero los psicólogos y psiquiatras han tendido a ignorarla.

La felicidad subjetiva puede presentar facetas tanto maladaptativas como adaptativas. La búsqueda de la felicidad puede parecer egoísta, narcisista, superficial y banal. Los placeres pueden llegar y desaparecer con la misma facilidad. La felicidad se basa a menudo en ilusiones o en estados disociativos. Se observa felicidad ilusoria en la estructura de carácter asociada a los trastornos bipolares y disociativos. La felicidad maladaptativa puede proporcionar una alegría temporal pero no se mantiene en el tiempo. En el Estudio de desarrollo adulto (Study of Adult Development), los niveles de «felicidad» tienen poco poder predictivo y, a menudo, una asociación insignificante con otras medidas subjetivas y objetivas de alegría. Por esta ambigüedad en su significado, en esta sección el término *bienestar subjetivo* se sustituirá por el de felicidad.

Evidencias empíricas.   Los temas de salud mental implicados en el bienestar subjetivo son complicados y confundidos por el relativismo histórico, los juicios de valor y la ilusión. Los europeos siempre han sido escépticos respecto a la preocupación de los americanos por la felicidad. Únicamente en la última década los investigadores han apuntado que una función primaria de los estados emocionales positivos y del optimismo es que ambos facilitan el autocuidado. El bienestar subjetivo proporciona recursos personales que pueden ser dirigidos hacia la innovación y la creatividad, tanto de pensamiento como de acción. Así, el bienestar subjetivo, como el optimismo, se convierten en un antídoto contra la indefensión aprendida: controlando los ingresos, la educación, el peso, el tabaquismo, el consumo de alcohol y la enfermedad, la gente feliz solo tiene la mitad de probabilidades de morir a una edad temprana o de sufrir una discapacidad en comparación con la gente infeliz.

Hay que distinguir entre *placer* y *gratificación*. El placer ocurre en el momento, está íntimamente relacionado con la felicidad, e implica la satisfacción del impulso y de las necesidades biológicas. El placer es muy susceptible de sufrir la habituación y la saciedad. Si el placer implica satisfacción de los sentidos y de las emociones, la gratificación implica la alegría, el propósito y la satisfacción de «ser lo mejor que se pueda ser» y cubrir las necesidades estéticas y espirituales.

La aflicción (infelicidad) subjetiva puede ser saludable. Como han apuntado desde hace tiempo los investigadores dedicados a la etología, los afectos negativos subjetivos (p. ej., miedo, ira y tristeza) pueden ser saludables recordatorios para buscar la seguridad en el entorno y no sumirse en el bienestar subjetivo. Si las emociones positivas facilitan el optimismo y la alegría, el miedo es la primera protección contra la amenaza exterior; la tristeza protesta contra la pérdida y pide ayuda, y la ira señala la intrusión.

Clarificar el bienestar subjetivo.   Desde la década de 1970, los investigadores han llevado a cabo serios esfuerzos para tratar los parámetros definitorios y causales del bienestar subjetivo y han planteado cuestiones importantes. Una de ellas es: ¿el bienestar subjetivo es más una función de buena fortuna ambiental, o de un temperamento innato, basado genéticamente? Dicho de otro modo: ¿refleja un rasgo o un estado? Si el bienestar subjetivo refleja un entorno seguro y la ausencia de estrés, debería fluctuar a lo largo del tiempo, por lo que los individuos

que son felices en un dominio o en un momento puntual de sus vidas, pueden no serlo en otro.

Una segunda cuestión, relacionada con la primera, se dirige a concretar la causa y el efecto. ¿La gente feliz es más probable que disfrute de trabajos agradables y de buenos matrimonios, o son la estabilidad conyugal y la felicidad laboral las que conducen al bienestar subjetivo? ¿O tal vez estas asociaciones positivas son el resultado de un tercer factor? Por ejemplo, la ausencia de una tendencia genética al alcoholismo, al trastorno depresivo mayor, al neuroticismo, o incluso la presencia de un deseo crónico de proporcionar respuestas socialmente deseables (manejo del impacto), pueden facilitar tanto el bienestar subjetivo como reportar una relación conyugal o una carrera laboral satisfactorias.

Como con la homeostasis fisiológica, la evolución ha preparado al ser humano para adaptaciones subjetivas a las condiciones ambientales. Así, el individuo puede adaptarse a los sucesos buenos y a los malos de manera que no esté permanentemente en un estado de júbilo o de desesperación. No obstante, otro de los desafíos de los seres humanos es adaptarse a sus condicionantes genéticos. Estudios con gemelos dados en adopción por separado han demostrado que la mitad de la diferencia del bienestar subjetivo se debe a la herencia. El bienestar subjetivo de gemelos monocigóticos que han crecido separados es más similar que el de gemelos heterocigóticos que han crecido juntos. Entre los factores hereditarios que proporcionan una contribución significativa a un alto bienestar subjetivo se encuentran un bajo neuroticismo, un alto rasgo de extraversión, la ausencia de alcoholismo y la ausencia de trastorno depresivo mayor. A diferencia de las pruebas de inteligencia, cuando se controlan las variables hereditarias, el bienestar subjetivo no se ve afectado por factores ambientales como los ingresos, la clase social de los progenitores, la edad y la educación.

Si el bienestar subjetivo estuviera afectado principalmente por la consecución de las necesidades básicas, se produciría una baja correlación entre el bienestar subjetivo en el trabajo y en entornos recreativos o bien entre el entorno social y un entorno solitario. Puesto que las mujeres experimentan más depresión clínica objetiva que los hombres, es interesante el hecho de que el género no sea un factor determinante en el bienestar subjetivo. Una explicación es que las mujeres parecen declarar que tanto lo positivo como lo negativo les afecta más intensamente que a los hombres. En otro estudio, el género representó solamente el 1 % de la varianza en la felicidad, pero el 13 % de la varianza en la intensidad de las experiencias emocionales declaradas.

Otras fuentes de bienestar.   En determinadas situaciones, el ambiente *puede* ser importante para el bienestar subjetivo. Las viudas jóvenes están subjetivamente deprimidas durante años. Aunque han soportado la pobreza durante siglos, todos aquellos que han participado en los estudios pertenecientes a países muy pobres, como India o Nigeria, declararon un bienestar subjetivo inferior que los pertenecientes a naciones más prósperas. La pérdida de un hijo nunca deja de doler. Aunque conseguir determinados objetivos como el dinero y la fama no produce un aumento sostenido en el bienestar subjetivo, la comparación social, como observar que el vecino se hace más rico que uno mismo, provoca un efecto negativo en el bienestar subjetivo.

El mantenimiento de la autoeficacia, el sentido de agencia y de autonomía producen contribuciones ambientales adicionales al bienestar subjetivo. Por ejemplo, las personas mayores utilizarán ingresos propios para vivir independientemente aunque esto signifique vivir solo en lugar de hacerlo con familiares. El bienestar subjetivo normalmente es más elevado en democracias que en dictaduras. Asumir la responsabilidad de resultados favorables o desfavorables (internalización) es otro factor importante para lograr el bienestar subjetivo. Culpabilizar a otro (externalización) reduce significativamente el bienestar subjetivo. En otras palabras, los mecanismos mentales de la paranoia y la proyección hacen que las personas se sientan más mal que bien.

Métodos refinados de medición de los estados subjetivos de la mente han incluido la Escala de sentimientos positivos y negativos (*Positive and Negative Affect Scale,* PANAS), que valora los sentimientos positivos y negativos, cada apartado con 10 ítems. La Escala de la Satisfacción con la vida *(Satisfaction with Life Scale)* representa la evolución más reciente de una escala general de la satisfacción vital; más recientemente, la ampliamente validada *Short Form* 36 (SF-36) ha permitido a los clínicos valorar los costes y beneficios subjetivos de las intervenciones clínicas. Puesto que las variables ambientales de vida corta pueden distorsionar el bienestar subjetivo, se ha llegado al consenso de que los métodos naturalistas que muestrean la experiencia son la forma más válida de valorar el bienestar subjetivo. Con este método de muestreo, se contacta con los individuos de la investigación mediante un localizador en momentos elegidos al azar durante el día durante días o semanas, y en cada intervalo se les pide que valoren su bienestar subjetivo. Finalmente, para provocar el autoinforme verbal de la experiencia subjetiva real también se han demostrado útiles las medidas fisiológicas del estrés (p. ej., medir la respuesta galvánica de la piel y el cortisol salival o grabar en vídeo la expresión facial con cámara oculta).

Modelo F: salud mental como resiliencia

Existen tres amplias clases de mecanismos que utiliza el ser humano para hacer frente y superar situaciones estresantes. Primero, la forma en que un individuo obtiene ayuda de la persona adecuada *(búsqueda consciente de apoyo social).* Segundo, las *estrategias cognitivas conscientes* que emplea intencionadamente el individuo para dominar el estrés. Tercero, los *mecanismos de confrontación involuntarios adaptativos* (a menudo denominados «mecanismos de defensa»), que distorsionan la percepción de la realidad interna y externa con el propósito de reducir la angustia subjetiva, la ansiedad y la depresión.

Mecanismos de confrontación involuntarios.

Estos mecanismos reducen el conflicto y la disonancia cognitiva durante *cambios* súbitos en la realidad interior y exterior. Si estos cambios de la realidad no son «distorsionados» ni «negados», pueden dar como resultado una ansiedad incapacitante o depresión, o ambas. Estas defensas mentales homeostáticas protegen frente a cambios súbitos en los cuatro puntos cardinales del conflicto: impulso (sentimiento y emoción), realidad, personas (relaciones) y aprendizaje social (conciencia). En primer lugar, estos mecanismos mentales involuntarios pueden restaurar la homeostasis psicológica al ignorar o desviar aumentos repentinos en el punto cardinal del impulso (sentimiento y emoción). Los psicoanalistas llaman a este punto cardinal «ello»; los fundamentalistas religiosos, «pecado»; los psicólogos cognitivos, cognición «en caliente», y los neuroanatomistas lo sitúan en las regiones hipotalámica y límbica del cerebro.

En segundo lugar, estos mecanismos mentales involuntarios pueden proporcionar un tiempo de descanso mental para adaptarse a los cambios súbitos en la *realidad* y en la imagen de uno mismo, que no pueden ser integrados de inmediato. Los individuos que respondieron inicialmente a las imágenes de televisión de la destrucción de las Torres Gemelas de Nueva York como si fuera una película proporcionan un clarísimo ejemplo de negación de una realidad exterior que estaba cambiando demasiado deprisa para la adaptación voluntaria. Una buena noticia repentina, como la transición instantánea de estudiante a médico o ganar la lotería, puede desencadenar mecanismos mentales involuntarios de forma tan brusca como un accidente inesperado o un diagnóstico de leucemia.

En tercer lugar, los mecanismos mentales involuntarios pueden mitigar un conflicto súbito irresoluble con *personas* importantes, vivas o muertas. Las personas se convierten en un punto cardinal del conflicto cuando no se puede vivir con ellas pero tampoco sin ellas. La muerte es un ejemplo; otro ejemplo sería una proposición de matrimonio inesperada. Las representaciones internas de personas importantes pueden seguir causando conflicto incluso décadas después de su muerte, con lo que seguirán produciendo una respuesta mental involuntaria.

Finalmente, la cuarta fuente de conflicto o depresión ansiosa es el aprendizaje social o conciencia. Los psicoanalistas lo denominan «su-

peryó»; los antropólogos, «tabú»; los conductistas, «condicionamiento», y los neuroanatomistas lo sitúan en la corteza asociativa y la amígdala. Este punto cardinal no es solamente el resultado de advertencias de nuestros padres que absorbemos antes de los 5 años de edad, sino que se forman por nuestra propia identificación, por nuestra cultura y, a veces, mediante el aprendizaje irreversible resultante de un trauma abrumador.

Mecanismos mentales involuntarios saludables.

Estudios longitudinales llevados a cabo tanto en el Institute of Human Development de Berkeley como en el Study of Adult Development de Harvard han mostrado la importancia de las defensas maduras en la salud mental.

HUMOR. El sentido del humor hace la vida más fácil. Con humor, uno lo ve todo y siente mucho, pero no actúa. El humor permite descargar las emociones sin malestar individual y sin efectos desagradables para los demás. El sentido del humor maduro permite a los individuos mirar directamente a aquello que es doloroso, mientras que la disociación y las payasadas les distraen. Sin embargo, el humor, como las otras defensas maduras, requiere la misma delicadeza que se necesita para levantar un castillo de naipes: el tiempo lo es todo.

ALTRUISMO. Cuando se utiliza para dominar un conflicto, el altruismo implica que un individuo obtiene placer al dar a los demás aquello que le gustaría recibir de ellos. Por ejemplo, utilizando una formación reactiva, un ex alcohólico trabaja para prohibir la venta de alcohol en su ciudad y molesta a los amigos que toman copas. Empleando el altruismo, el mismo ex alcohólico se convierte en el padrino de un nuevo miembro de Alcohólicos Anónimos y consigue un proceso transformador que puede llegar a salvar la vida tanto del que da como del que recibe. Muchos actos de altruismo implican libre albedrío, pero otros calman involuntariamente necesidades insatisfechas.

SUBLIMACIÓN. El signo del éxito de una sublimación no es la evaluación cuidadosa de los costes ni una conducta astuta, sino alquimia psíquica. Por analogía, la sublimación permite a la ostra transformar un irritante grano de arena en una perla. Cuando compuso la Novena Sinfonía, el sordo, iracundo y solitario Beethoven transformó su dolor en triunfo al convertir la «Oda a la alegría» de Schiller en música.

REPRESIÓN. La represión es una defensa que modula el conflicto emocional o los factores estresantes internos/externos a través del estoicismo. La represión minimiza y pospone la gratificación, pero no la ignora. Empíricamente, esta es la defensa que con más fuerza se asocia a otras facetas de la salud mental. La supresión efectiva es análoga a una vela bien cortada: cada restricción está calculada de forma precisa para explotar los vientos de la pasión, no para huir de ellos. La prueba de que esta represión no es simplemente una «estrategia cognitiva» consciente la proporciona el hecho de que las cárceles se vaciarían si los delincuentes pudiesen aprender a decir «no».

ANTICIPACIÓN. Si la represión refleja la capacidad de tener en mente el impulso actual y controlarlo, la anticipación es la capacidad de tener en mente la respuesta afectiva frente a un suceso futuro ineludible, en dosis manejables. La defensa de la anticipación refleja la capacidad de percibir el peligro futuro tanto afectiva como cognitivamente, con lo que se puede dominar el conflicto poco a poco. Son ejemplos el hecho de que cantidades moderadas de ansiedad antes de una operación quirúrgica estimulan la adaptación posquirúrgica, y de que el duelo anticipado facilita la adaptación a los padres de niños con leucemia.

La psiquiatría necesita comprender cómo facilitar la transmutación de defensas menos adaptativas en otras más adaptativas. Una sugerencia sería, en primer lugar, aumentar el apoyo social y la seguridad interpersonal, y en segundo lugar, facilitar la integridad del sistema nervioso central (p. ej., descanso, nutrición y sobriedad). Las formas más novedosas de psicoterapias integradoras que emplean el vídeo también pueden catalizar este cambio, permitiendo que los pacientes contemplen cuál es realmente su estilo involuntario de confrontación.

▲ 34.3 Contribuciones de las ciencias socioculturales

SOCIOBIOLOGÍA Y ETOLOGÍA

Sociobiología

El término *sociobiología* fue acuñado en 1975 por Edward Osborne Wilson, un biólogo norteamericano en cuyo libro *Sociobiology* enfatizaba el papel de la evolución en el modelo de conducta. La sociobiología es el estudio de la conducta humana basada en la transmisión y la modificación de rasgos conductuales influenciados genéticamente. Explora la pregunta última de *por qué* llegan a darse unos comportamientos específicos u otros fenotipos.

Evolución.   La evolución se describe como cualquier clase de cambio en la composición genética de una población. Es el paradigma fundacional del que surge toda la biología. Une a la etología, la biología poblacional, la ecología, la antropología, la teoría del juego y la genética. Charles Darwin (1809-1882) postuló que la selección natural operaba a través de diferencias en la reproducción, en un ambiente competitivo, en el cual unos individuos obtienen un éxito mayor que otros. Dado que estas diferencias entre los individuos son al menos en parte heredables, cualquier ventaja comparativa supondrá una redistribución gradual de los rasgos en las generaciones siguientes, y las características favorecidas se verán representadas en una proporción mayor con el tiempo. En la terminología darwiniana, la *aptitud* significa el éxito en la reproducción.

COMPETICIÓN.   Los animales compiten entre ellos por los recursos y por el territorio, la zona que defienden para su uso exclusivo que garantiza el acceso al alimento y a la reproducción. Esa habilidad para defender un territorio o un recurso disputado se denomina *potencial de conservación de los recursos;* cuanto mayor es este potencial, tanto mayor será el éxito del animal.

AGRESIVIDAD.   La agresividad sirve para ampliar el territorio y expulsar a los competidores. Los animales derrotados pueden emigrar, dispersarse o permanecer en el grupo social como subordinados. Una jerarquía de dominio en la cual los animales se asocian entre sí de maneras sutiles pero bien definidas forma parte de todo modelo social.

REPRODUCCIÓN.   Puesto que la conducta está influida por la herencia, las que promueven la reproducción y la supervivencia están entre las más importantes. Los hombres tienden a mostrar una mayor variación en el éxito reproductor que las mujeres, circunstancia que los inclina a la competencia con otros varones. La competencia masculina puede adoptar diversas formas; por ejemplo, se puede pensar que los espermatozoides compiten por acceder al óvulo. La competencia entre las mujeres, aunque es genuina, implica típicamente el menoscabo social más que la violencia manifiesta. El dimorfismo sexual, o los modelos diferentes de conducta entre machos y hembras, se desarrollan para garantizar el mantenimiento de los recursos y de la reproducción.

ALTRUISMO.   Los *sociobiólogos definen el altruismo* como un comportamiento que reduce el éxito reproductor personal del iniciador en tanto que aumenta el del receptor. Según la teoría darwiniana tradicional, el altruismo no debería ocurrir en la naturaleza porque, por definición, la selección actúa en contra de cualquier rasgo cuyo efecto sea la disminución de su representación en las generaciones futuras. Sin embargo, entre los mamíferos que viven libres, así como entre los seres humanos, se producen una serie de conductas altruistas. En cierto sentido, el altruismo constituye un egoísmo del gen y no del animal individual. Un caso clásico de altruismo lo constituyen las obreras de ciertas avispas, abejas y hormigas. Estas obreras son estériles y no se reproducen, sino que trabajan de forma altruista para el éxito reproductor de la reina.

Otro posible mecanismo para la evolución del altruismo es la selección de grupos. Si los grupos que contienen miembros altruistas tienen más éxito que los formados totalmente por miembros egoístas, los primeros logran el éxito a expensas de los egoístas, y el altruismo evoluciona. No obstante, dentro de cada grupo, los altruistas tienen una elevada desventaja respecto a los miembros egoístas, aunque el grupo como conjunto evolucione.

IMPLICACIONES EN PSIQUIATRÍA.   La teoría evolutiva proporciona posibles explicaciones para algunos trastornos. Algunos pueden ser manifestación de estrategias adaptativas; por ejemplo, la anorexia nerviosa se puede comprender en parte como una estrategia cuya finalidad es retrasar la selección, la reproducción y la maduración de la pareja en situaciones en las que se percibe escasez de machos. Las personas que asumen riesgos pueden hacerlo para obtener recursos y adquirir influencia social. Un delirio erotomaníaco en una mujer soltera posmenopáusica puede representar un intento de compensación del doloroso reconocimiento del fracaso reproductor.

Estudios en gemelos monocigóticos criados por separado: la naturaleza frente a la crianza.   Los estudios de sociobiología han fomentado uno de los debates más antiguos de la psicología. ¿Depende la conducta humana más de la naturaleza o de la crianza? Curiosamente, los seres humanos aceptan rápidamente el hecho de que los genes determinan la mayor parte de las conductas del resto de los animales, pero tienden a atribuir su propio comportamiento de manera casi exclusiva a la crianza. No obstante, algunos datos recientes identifican sin lugar a dudas a nuestra dotación genética como un factor igualmente importante, si no más, que la crianza.

Los mejores «experimentos naturales» que permiten una evaluación de la influencia relativa de la naturaleza y de la crianza son los casos de gemelos monocigóticos separados en la infancia y educados en ambientes sociales diferentes. Si la crianza es el determinante más importante de la conducta, deberían comportarse de forma distinta. Pero si lo que domina es la naturaleza, ambos actuarán de manera muy parecida, a pesar de no haberse encontrado nunca. Se han analizado de manera rigurosa varios centenares de parejas de gemelos separados en la infancia, educados en ambientes distintos y luego reunidos de nuevo en la edad adulta, y la naturaleza ha destacado como un determinante clave de la conducta humana.

Laura R. y Catherine S. se reunieron a los 35 años de edad. Eran gemelas idénticas que habían sido adoptadas por dos familias diferentes en Chicago. Ninguna de las dos supo de la existencia de la otra mientras crecían. De niñas ambas tenían un gato que se llamaba Lucy, y solían hacer chascar los nudillos. Laura y Catherine empezaron a padecer migrañas a los 14 años de edad, ambas fueron elegidas como mejor alumno de la clase en secundaria, y se especializaron en periodismo en la universidad. Cada una de las hermanas se casó con un hombre llamado John y tuvieron una hija. En ambos casos los matrimonios se rompieron al cabo de dos años. Cada gemela mantenía un jardín de rosas cuidado y practicaba la bicicleta estática en su gimnasio local. Tras la reunión, ambas descubrieron que habían puesto de nombre a sus hijas Erin y tenían un perro pastor alemán al que llamaban Ruffus. Su voz era parecida, y también sus gestos y sus manías.

Los gemelos monocigóticos Jack Y. y Oskar S. nacieron en Trinidad en 1933 y se separaron de niños por el divorcio de sus padres; no se volvieron a ver hasta los 46 años de edad. Su madre y abuela católicas criaron a Oskar en los Sudetes, Checoslovaquia, ocupada por los nazis. Jack fue criado por su padre, un judío ortodoxo, en Trinidad y pasó tiempo en un kibbutz israelí. Los dos usaban gafas de aviador y camisa deportiva de color azul con doble manga, llevaban un bigote recortado, les gustaban los licores dulces, acumulaban gomas elásticas en la muñeca, leían los libros y las revistas de atrás hacia delante, mojaban tostadas con mantequilla en el café, limpiaban la taza del váter antes y después del uso, disfrutaban estornudando ruidosamente en los ascensores repletos de gente para asustar a otros pasajeros, y se dormían rutinariamente por la noche mirando la televisión. Los dos eran impacientes, aprensivos con los gérmenes y gregarios.

Bessie y Jessie, gemelas monocigóticas, se separaron a los 8 meses de edad tras la muerte de su madre y se reencontraron por primera vez a los 18 años. Las dos habían padecido tuberculosis; su voz, su energía, su talento para la administración y su estilo a la hora de tomar decisiones eran similares. Ambas llevaban el pelo corto al comienzo de su adolescencia. Jessie tenía formación universitaria, mientras que Bessie solo había acabado 4 años de educación básica; a pesar de ello, el cociente intelectual de Bessie era de 156 y el de Jessie de 153. Ambas eran ávidas lectoras, lo que pudo haber compensado la escasa escolarización de Bessie, que creó un ambiente compatible con su potencial heredado.

Resultados de las pruebas neuropsicológicas.

Con el Inventario multifásico de la personalidad de Minnesota (*Minnesota Multiphasic Personality Inventory,* MMPI) se ha documentado, en diversas parejas de gemelos monocigóticos, una influencia dominante de la genética sobre la conducta. Los gemelos criados por separado mostraron por lo general el mismo grado de influencia genética en las diferentes escalas que los criados juntos. Por ejemplo, a pesar de haber sido criados en diferentes continentes, en países con diferentes sistemas políticos y diferentes idiomas, dos pares de gemelos idénticos particularmente fascinantes obtuvieron puntuaciones con una correlación más estrecha en las 13 escalas del MMPI que la observada –ya muy estrecha– en todas las parejas de gemelos monocigóticos estudiadas, la mayoría de las cuales habían compartido una educación similar.

En los estudios con gemelos criados por separado se observa una elevada correlación ($r = 0.75$) en la similitud del coeficiente intelectual (CI). En cambio, en los dicigóticos criados por separado es del 0,38, y en los hermanos en general es del 0,45-0,50. Curiosamente, la semejanza del CI no está influida por la similitud del acceso a diccionarios, telescopios u objetos de arte, ni por la educación, el nivel socioeconómico o las costumbres de los padres. Todos estos datos sugieren que la inteligencia estudiada está determinada en unas dos terceras partes por la genética y en una tercera por el entorno.

Los estudios con gemelos monocigóticos criados por separado revelan una influencia genética en el consumo de alcohol, el abuso de sustancias, la conducta antisocial en la infancia y en la edad adulta, la aversión al riesgo y las habilidades visomotoras, así como en las reacciones psicofisiológicas a la música, las voces, los ruidos repentinos y otros estímulos, como han revelado los patrones de ondas cerebrales y las pruebas de conductividad cutánea. Además, la influencia genética es penetrante y afecta prácticamente a todos los rasgos de carácter medidos. Por ejemplo, muchas preferencias individuales que anteriormente se suponían debidas a la educación (p. ej., los intereses religiosos y vocacionales, las actitudes sociales, la satisfacción laboral y la importancia del trabajo) están fuertemente determinadas por la naturaleza.

En la tabla 34-8 se ofrece un glosario seleccionado de términos usados en este capítulo y de otros términos etológicos.

Etología

La etología es el estudio sistemático de la conducta animal. En 1973, el premio Nobel de psiquiatría y medicina se otorgó a tres etólogos: Karl von Frisch, Konrad Lorenz y Nikolaas Tinbergen. Estas distinciones pusieron de relieve la particular trascendencia de la etología, no solo para la medicina, sino también para la psiquiatría.

Konrad Lorenz.

Konrad Lorenz (1903-1989) nació en Austria y es conocido por sus estudios de las improntas. La impronta implica que, durante un breve y determinado período del desarrollo, un animal joven es muy sensible a ciertos estímulos que entonces, pero no en otros momentos, provocan un patrón de conducta específica. Lorenz describió crías de ganso recientemente empolladas y programadas para seguir a un objeto en movimiento, y por esa razón se estableció rápidamente la impronta para seguirlo a él y, posiblemente, a otros objetos similares. Por regla general, la madre es el primer objeto en movimiento que el pequeño ganso ve, pero si antes viera otra cosa, el animal la seguiría. Así, una cría de ganso con la impronta creada por Lorenz lo seguía y se negaba a hacer lo mismo con un ganso adulto (fig. 34-17). La impronta es un concepto importante para los psiquiatras en su esfuerzo por comprender la relación entre las experiencias de las primeras etapas de desarrollo y las conductas posteriores.

Lorenz también estudió las conductas que funcionan como estímulos de señal, esto es, «disparadores sociales», en la comunicación entre animales de la misma especie. Muchas señales tienen el carácter de patrón motor fijo que aparece automáticamente; la reacción de otros miembros de la especie a estas también es automática.

Lorenz es conocido asimismo por su estudio de la agresividad; escribió sobre la función práctica de esta, como la defensa del territorio por parte de peces y pájaros. La agresividad entre miembros de la misma especie es frecuente, pero Lorenz señaló que, en condiciones normales, raramente llega a la aniquilación, ni tan siquiera a lesiones graves. Aunque los animales se atacan entre ellos, aparece cierto equilibrio entre tendencias de lucha y de huida; la primera es más poderosa en el centro del territorio y la segunda es más fuerte lejos del centro.

En muchos trabajos, Lorenz intentó extraer conclusiones de sus estudios etológicos con animales que también pudieran aplicarse a problemas humanos. Un ejemplo primordial es el planteamiento de la necesidad primaria de la agresividad en el ser humano, creada por la presión de seleccionar el mejor territorio. Esta necesidad pudo tener un fin práctico en un primer momento, cuando los seres humanos vivían en grupos reducidos que tenían que defenderse de otros grupos. La competencia con los grupos vecinos pudo convertirse en un factor importante para la selección. Sin embargo, Lorenz señaló que este rasgo que alguna vez fue útil puede estar superando su valor para la supervivencia, ahora que se vive en una era con armas que pueden matar no solo a individuos sino a poblaciones enteras.

Nikolaas Tinbergen.

El zoólogo británico Nikolaas Tinbergen (1907-1988), nacido en los Países Bajos, realizó una serie de experimentos para analizar diversos aspectos de la conducta de los animales. También logró cuantificar el comportamiento y medir la potencia o la fuerza de diversos estímulos para despertar una conducta específica. Tinbergen describió actividades de desplazamiento, que se han estudiado principalmente en pájaros. Por ejemplo, en una situación de conflicto, cuando la necesidad de lucha y de huida tiene aproximadamente la misma fuerza, en ocasiones los pájaros no hacen nada, sino que despliegan un comportamiento que parece irrelevante ante la situación (p. ej., una gaviota argéntea que defiende su territorio puede empezar a picotear la hierba). Las actividades de desplazamiento de este tipo varían según la situación y la especie. Los seres humanos pueden dedicarse a actividades de desplazamiento en situaciones de estrés.

Lorenz y Tinbergen describieron mecanismos de desvinculación innatos, respuestas de los animales que se desencadenan por disparadores, los cuales constituyen estímulos ambientales específicos. Los disparadores (incluidos formas, colores y sonidos) evocan respuestas sexuales, agresivas o de otro tipo. Por ejemplo, los ojos grandes de los bebés humanos evocan una conducta más vigilante que los ojos pequeños.

En su último trabajo, Tinbergen, junto con su mujer, estudió el trastorno autista temprano en la infancia. Comenzaron observando la conducta de niños autistas y normales cuando se encuentran con desconocidos, con técnicas análogas a las empleadas para observar la conducta animal. En particular, observaron el conflicto que aparece en los animales entre el miedo y la necesidad de contacto, y señalaron que puede producir una conducta similar a la de los niños autistas. Establecieron

Tabla 34-8
Glosario seleccionado de términos etológicos

Actividad de desplazamiento	Conjunto de modelos de conducta que tienen lugar junto a una serie de modelos de conducta no relacionados. Originalmente, movimientos irrelevantes a partir de un sistema de conducta que se producen en presencia de un impulso poderoso pero frustrado de otro sistema de conducta
Actividad de redirección	Descarga de un solo impulso de dos o más incompatibles, pero simultáneamente activados, que se dirige a un tercer animal u objeto
Agresividad	Conflicto intraespecífico manifestado por el ataque físico o el señalamiento social
Conducta apetitiva	Fase de conducta que implica la búsqueda activa de estímulos y pensamiento indicativos para impulsarse por la energía específica de acción que se acumula a través de la inactividad del patrón de conducta específica
Energía específica de acción	Energía asociada con el mecanismo innato de desvinculación y específica para un patrón de conducta particular, que se construye si el estímulo de desvinculación no está presente para activar el patrón de conducta; por el contrario, se agota por repetición
Etología	Estudio biológico de la conducta. Del griego *ethos*, que significa costumbre, uso, manera, hábito. El uso moderno se atribuye a Oskar Heinroth, maestro de Konrad Lorenz
Impronta	Forma especializada de aprendizaje que se produce en los primeros momentos de vida y que con frecuencia influye en el comportamiento posterior. La exposición a la situación de estímulo se puede producir durante un período particular, el período crítico, y puede ser de corta duración y sin recompensa clara. El aprendizaje es particularmente resistente al cambio
Innato	Modelos de conducta determinados genéticamente; en teoría no están influidos por la experiencia
Instinto	Proceso del desarrollo que da lugar a una conducta típica de la especie
Mecanismo innato de desvinculación	Mecanismo sensorial selectivamente sensible a estímulos externos específicos y responsable de desencadenar la respuesta motora estereotipada
Patrón de acción fija	Patrón de comportamiento determinado genéticamente que se inicia por estímulos particulares al patrón y que consiste en movimientos estereotipados específicos de la especie
Período crítico	Tiempo durante el cual se ha de producir la impronta, habitualmente poco después del nacimiento o en los primeros momentos de vida. También se conoce como *período sensible*
Respuesta consumatoria	Fase de conducta por medio de la cual se libera la energía que impulsa la fase apetitiva. Implica la percepción de estímulos indicativos, la activación del mecanismo innato de desvinculación y el funcionamiento del patrón de acción fija
Ritualización	Proceso de un patrón de conducta que se incorpora a través de la evolución en una función de señalización primaria, frecuentemente con exageración y embellecimiento de alguno de los movimientos

Por cortesía de William T, McKinney, Jr., MD.

la hipótesis de que, en ciertos niños predispuestos, en gran medida puede predominar el miedo, el cual también puede ser provocado por estímulos que normalmente tienen un valor social positivo para la mayoría de los niños. Este innovador método de estudio del trastorno autista infantil abrió nuevas vías de investigación. Aunque sus conclusiones sobre las medidas preventivas y terapéuticas se deben considerar provisionales, su método muestra cómo pueden relacionarse la etología y la psiquiatría clínica.

Karl von Frisch. El austríaco Karl von Frisch (1886-1982) realizó estudios sobre los cambios de color en los peces, y demostró que estos podían aprender a distinguir entre varios colores y que su sentido del color era bastante congruente con el de los seres humanos. Más tarde, volvió al estudio de la visión de los colores y la conducta de las abejas, y es conocido sobre todo por su análisis de la manera en que las abejas se comunican entre ellas, esto es, su lenguaje, o lo que se conoce como su danza. Su descripción de la conducta extremadamente compleja de las abejas impulsó una investigación de los sistemas de comunicación en otras especies animales, incluido el ser humano.

Características de la comunicación humana. La comunicación se considera tradicionalmente una interacción en la que un mínimo de dos participantes, esto es, un emisor y un receptor, comparten el mismo objetivo: el intercambio de información precisa. Aunque el interés compartido en la comunicación precisa sigue siendo válido en algunos dominios de la señalización animal (destacan aquellos casos bien documentados como la danza de las abejas, con la que las pecoreadoras informan a otras obreras de la localización de fuentes de alimento), un modelo más egoísta y, en el caso de la interacción social, más preciso de comunicación animal ha sustituido en gran medida este concepto.

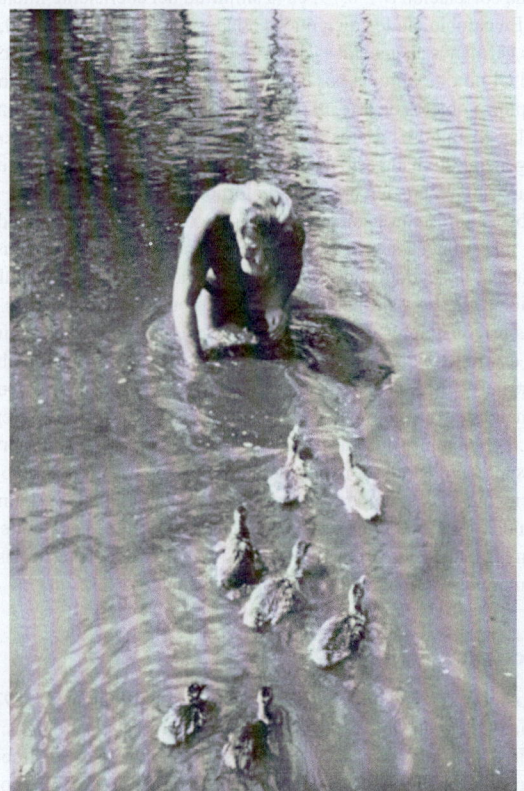

FIGURA 34-17
En un famoso experimento, Konrad Lorenz demostró que las crías de ganso le respondían como si él fuese su madre natural. (Reproducida de Hess EH. Imprinting, an effect of early experience, imprinting determines later social behavior in animals. *Science* 1959;130(3368):133-141, con autorización.)

Los análisis sociobiológicos de la comunicación hacen hincapié en que los sujetos son genéticamente distintos, y sus intereses evolutivos son también distintos, aunque es cierto que con considerable solapamiento en lo que respecta a la aptitud, sobre todo entre parientes, recíprocos, padres y su descendencia, y parejas. Los emisores están motivados para transmitir información que induzca a los receptores a comportarse de una forma que mejore la aptitud de los emisores. Los receptores, de un modo parecido, tienen interés en responder a la comunicación solo en tanto que tal respuesta aumente su propia aptitud. Una forma importante de aumentar la fiabilidad es hacer que la señal sea costosa; por ejemplo, un animal podría indicar honestamente su aptitud física, sin parásitos y otros organismos patógenos, y posiblemente también su calidad genética por medio de características sexuales secundarias cada vez más elaboradas y metabólicamente costosas, como el tamaño desmesurado de la cola de un pavo real. De un modo parecido, los seres humanos pueden señalar su riqueza por medio del consumo visible. Este enfoque, conocido como el *principio de la desventaja,* sugiere que la comunicación efectiva puede requerir que el señalador lleve a cabo una conducta especialmente costosa para asegurar el éxito.

Desarrollo de primates no humanos

Un ámbito de la investigación animal que tiene interés para la conducta y la psicopatología humana es el estudio longitudinal de los primates no humanos. Se han observado monos desde el nacimiento a la madurez, no solo en su hábitat natural y en reproducciones de laboratorio, sino también en un contexto de laboratorio que implica diversos grados de privación social en los primeros momentos de su vida. La privación social se produjo a través de dos condiciones predominantes: el aislamiento social y la separación. Los monos aislados socialmente se crían en diversos grados de aislamiento y no se les permite desarrollar vínculos de apego normales. Los animales separados de sus cuidadores primordiales experimentan por ello la interrupción de un vínculo ya desarrollado. Las técnicas de aislamiento social ilustran los efectos del ambiente social temprano de un bebé sobre el desarrollo posterior (figs. 34-18 y 34-19), y las técnicas de separación ilustran los efectos de la pérdida de una figura de apego significativa. El nombre más asociado con los estudios de aislamiento y separación es el de Harry Harlow. En la tabla 34-9 se presenta un resumen del trabajo de Harlow.

En una serie de experimentos, Harlow separó a macacos de la India de sus madres durante las primeras semanas. Durante este tiempo, el monito depende de su madre para el alimento y la protección, y el calor físico y la seguridad emocional: el *confort de contacto,* tal como lo denominó por primera vez Harlow en 1958. Harlow cambió a la madre real por un sustituto de alambre o de paño. Los monitos preferían el sustituto cubierto de paño, que les proporcionaba confort de contacto, al sustituto de alambre, que les proporcionaba alimento pero no confort de contacto (fig. 34-20).

Tratamiento de la conducta anómala.

Stephen Suomi demostró que los monos aislados podían ser rehabilitados si se exponían con monos que promueven el contacto físico sin amenazar a los aislados con agresiones o interacciones de juego demasiado complejas. Estos monos recibieron el nombre de *monos terapeutas.* Para cumplir este tipo de función terapéutica, Suomi eligió a monos jóvenes normales que jugarían delicadamente con los aislados y se acercarían y se agarrarían a ellos. En 2 semanas, los aislados correspondían al contacto social, y la incidencia de conductas autodirigidas anómalas comenzó a disminuir significativamente. Al final del período de terapia de 6 meses, los aislados habían iniciado activamente peleas de juego tanto con los terapeutas como entre ellos, y la mayor parte de sus comportamientos autodirigidos había desaparecido. Los aislados se observaron estrechamente durante los 2 años siguientes y sus repertorios conductuales mejorados no retrocedieron con el tiempo. Los resultados de estos estudios y de otros posteriores con monos terapeutas subrayaron la posible reversibi-

lidad de los déficits cognitivos y sociales tempranos en el ser humano. Los estudios también sirvieron de modelo para el desarrollo de tratamientos terapéuticos para niños socialmente retrasados y retraídos.

Varios investigadores han argumentado que las manipulaciones de separación social con primates no humanos proporcionan una base convincente para los modelos animales de depresión y de ansiedad. Algunos monos reaccionan a la separación con síntomas conductuales y fisiológicos similares a los observados en pacientes deprimidos; la terapia electroconvulsiva y los fármacos antidepresivos tricíclicos son eficaces para hacer retroceder estos síntomas en los monos. No todas las separaciones producen reacciones depresivas en los monos, de la misma manera que la separación no siempre precipita una depresión en el ser humano, joven o anciano.

Diferencias individuales.

Estudios recientes han revelado que algunas crías de macaco de la India demuestran regularmente miedo y ansiedad en situaciones donde sus pares con crianza similar muestran una conducta normal de exploración y juego. Estas situaciones implican, por lo general, una exposición a un objeto o una situación nuevos. Una vez que estos se han hecho familiares, desaparece cualquier diferencia de conducta entre los animales predispuestos a la ansiedad, o tímidos, y sus iguales sociables, pero las diferencias individuales son estables durante el desarrollo. Los monitos de 3-6 meses de edad en situación de riesgo elevado de reaccionar con miedo o ansiedad tienden a mantener un posibilidad alta de reaccionar de esta manera, al menos hasta la adolescencia.

En un estudio de seguimiento a largo plazo de estos monos, se observaron algunas diferencias de conducta entre las hembras miedosas y las no miedosas cuando se hicieron adultas y tuvieron sus primeras crías. A menudo, las monas miedosas que crecieron en ambientes socialmente buenos y estables fueron buenas madres, pero las que habían reaccionado con depresión a las frecuentes separaciones sociales durante la infancia presentaban un riesgo elevado de disfunción materna; más del 80 % de estas madres descuidaban o maltrataban a su primera cría. No obstante, las monas no miedosas que se encuentran con el mismo número de separaciones sociales pero no reaccionan a ninguna de estas con una depresión resultan ser buenas madres.

Trastornos experimentales

Síndromes de estrés.

Diversos investigadores, entre los que se encuentran Ivan Petrovich Pavlov en Rusia y W. Horsley Gantt y Howard Scott Liddell en Estados Unidos, estudiaron los efectos de los ambientes estresantes en los animales, como los perros y las ovejas. Pavlov produjo un fenómeno en los canes, al que denominó *neurosis experimental,* mediante el uso de una técnica de condicionamiento que producía síntomas de agitación extrema y persistente. Esta técnica implicaba enseñar a los perros a discriminar entre un círculo y una elipse, y luego reducir progresivamente la diferencia entre ambas formas. Gantt usó el término *trastornos de la conducta* para describir las reacciones que él provocó en algunos perros, forzados a situaciones conflictivas de aprendizaje similares. Liddell describió la respuesta de estrés que obtuvo en ovejas, cabras y perros como *neurastenia experimental,* que en algunos casos se produjo simplemente duplicando el número de pruebas diarias de modo irregular.

Indefensión aprendida.

El modelo de depresión de la indefensión aprendida, desarrollado por Martin Seligman, es un buen ejemplo de trastorno experimental. Se expuso a los perros a descargas eléctricas de las que no podían escapar; finalmente, estos se daban por vencidos y ya no intentaban escapar a nuevas descargas. La rendición manifiesta se generalizaba a otras situaciones y, finalmente, los perros siempre se mostraban desvalidos y apáticos. Como el déficit cognitivo, motivacional y afectivo exhibido por los perros recordaba a los síntomas habituales de los trastornos depresivos en los seres humanos, la indefensión aprendida, aunque controvertida, se propuso como un modelo animal de la depresión humana. Junto con la indefensión aprendida y la expectativa de cas-

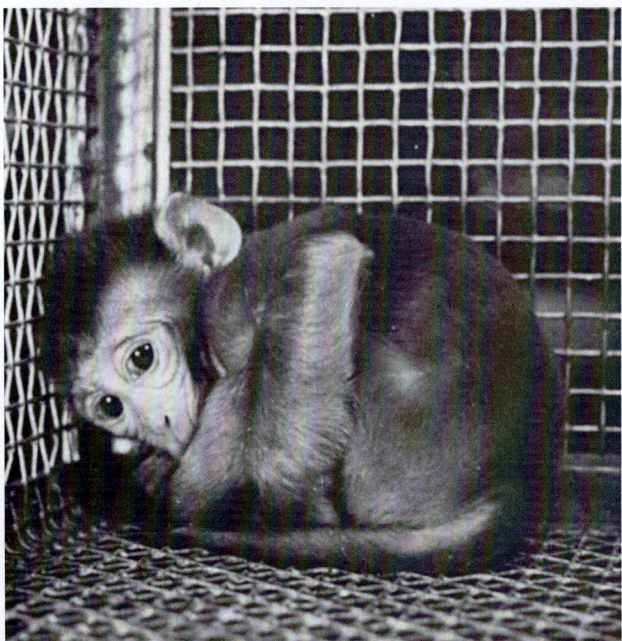

FIGURA 34-18
Aislamiento social después de retirar la pantalla de aislamiento.

 Tabla 34-9
Privación social en primates no humanos

Tipo de privación social	Efectos
Aislamiento total (no se permite el desarrollo de vínculo con el cuidador ni con sus iguales)	Autooralidad, autoabrazo, muy miedoso cuando se le coloca con sus iguales, incapaz de copular. Si se insemina, la hembra es incapaz de alimentar a la cría (madres sin madre). Si el aislamiento dura más de 6 meses, la recuperación no es posible
Criado solo por la madre	No deja a la madre ni explora. Aterrorizado cuando finalmente se expone a sus iguales. Incapaz de jugar ni de copular
Criado solo con sus iguales	Se dedica a la autooralidad, se agarra a otros de manera enganchosa, fácilmente atemorizado, reacio a explorar, tímido como adulto, el juego es mínimo
Aislamiento parcial (puede ver, oír y oler a otros monos)	Mira fijamente con la mirada perdida en el espacio, se entrega a la automutilación, modelos de conducta estereotipada
Separación (retirado del cuidador después de que el vínculo se desarrolle)	La fase de protesta inicial cambia a la desesperación 48 h después de la separación; no quiere jugar. Reapego rápido cuando se le devuelve a la madre

Adaptada del trabajo de Harry Harlow, MD.

tigo ineludible, la investigación en individuos ha puesto de manifiesto la liberación cerebral de opioides endógenos, efectos destructivos en el sistema inmunitario y la elevación del umbral del dolor.

Una aplicación social de este concepto se relaciona con los niños en edad escolar que han aprendido que fracasan en la escuela independientemente de lo que hagan; se ven a sí mismos como perdedores indefensos, y su autoconcepto hace que dejen de intentarlo. Enseñarles a persistir puede revertir el proceso, con resultados excelentes en cuanto al respeto a sí mismos y al funcionamiento escolar.

Estrés imprevisible.   Las ratas sometidas a un estrés crónico imprevisible (aglomeración, descargas eléctricas, alimentación irregular e interrupción del tiempo de sueño) presentan una disminución de los movimientos y de la conducta exploradora; este hallazgo ilustra las funciones de la impredecibilidad y de la falta de control ambiental en la producción del estrés. Estos cambios de conducta pueden revertirse con fármacos antidepresivos. Los animales en condiciones de estrés experi-

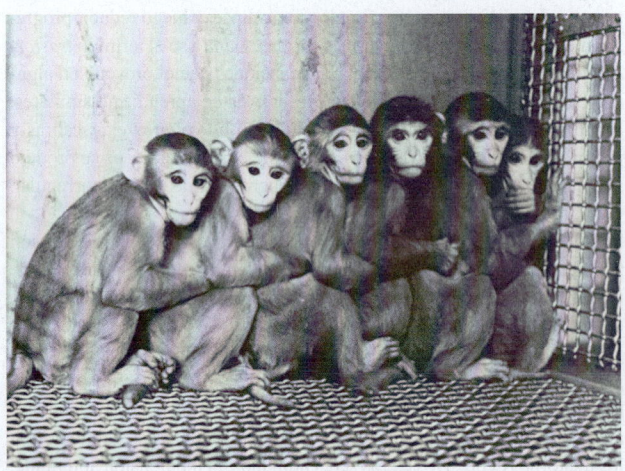

FIGURA 34-19
Fenómeno «del tren» en crías de macaco criadas únicamente entre iguales.

mental (fig. 34-21) se vuelven tensos, inquietos, hiperirritables o inhibidos en determinadas situaciones de conflicto.

Dominio.   Los animales en posición dominante en una jerarquía tienen ciertas ventajas (p. ej., para aparearse y alimentarse). El hecho de ser más dominantes que sus congéneres se asocia con la euforia, y la pérdida de posición jerárquica, con la depresión. Cuando las personas pierden su puesto de trabajo, son sustituidas en la empresa o sufren un cambio de cualquier tipo en su dominio o estado jerárquico, pueden experimentar una depresión.

Temperamento.   El temperamento mediado por factores genéticos interviene en la conducta. Por ejemplo, un grupo de perros *pointer* se crió para experimentar miedo y falta de cordialidad hacia las personas, y otro grupo se crió para conseguir las características opuestas. Los perros fóbicos eran extremadamente tímidos y miedosos, y presentaban una disminución de su capacidad exploradora, un aumento de la respuesta de sobresalto y arritmias cardíacas. Las benzodiazepinas redujeron estas respuestas de temor y de ansiedad. Las anfetaminas y la cocaína empeoraron las respuestas de los perros genéticamente nerviosos en mayor medida que las de los perros estables.

Estimulación cerebral.   Mediante la autoestimulación de determinadas áreas cerebrales, como el haz prosencefálico medial, la zona septal y el hipotálamo lateral, se han producido sensaciones placenteras en seres humanos y en animales. Se acostumbró a unas ratas a la autoestimulación repetida (2 000 estimulaciones por hora) para conseguir una recompensa. La síntesis de catecolaminas aumenta con la autoestimulación de la zona cerebral, y los fármacos que las reducen disminuyen el proceso. Los centros de placer sexual y los de los receptores de los opiáceos están muy relacionados anatómicamente. Los adictos a la heroína explican que el denominado «subidón» después de la inyección intravenosa de esta droga se parece a un intenso orgasmo sexual.

Síndromes farmacológicos.   Con la aparición de la psiquiatría biológica, muchos investigadores han utilizado medios farmacológicos para producir síndromes similares en animales. Dos ejemplos clásicos son el

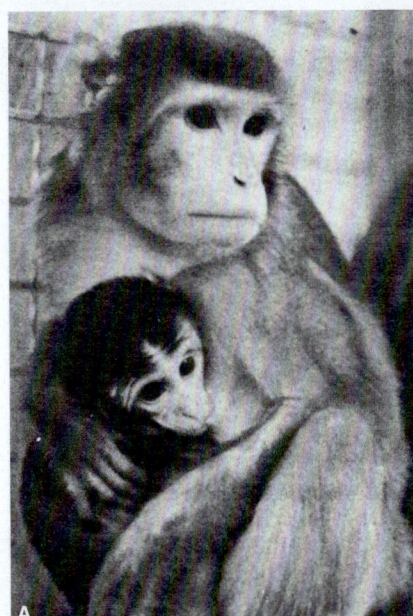
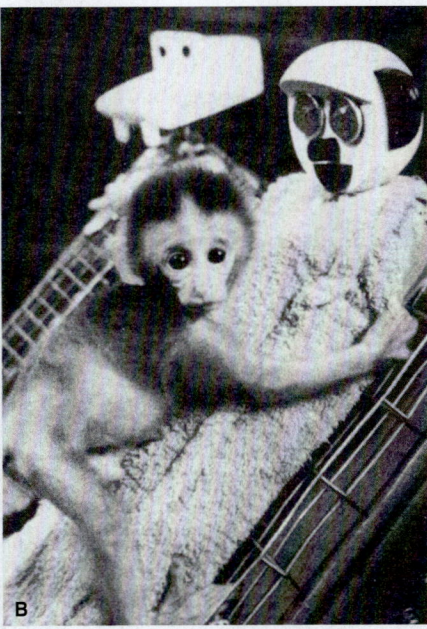

FIGURA 34-20
Monito con su madre **(A)** y con un sustituto
cubierto de paño **(B)**.

modelo de depresión con reserpina y el modelo de esquizofrenia paranoide con anfetamina. En los estudios de la depresión, los animales a los
que se administró reserpina (un fármaco inhibidor de la noradrenalina)
presentaron anomalías de conducta análogas a las de la depresión mayor
en los seres humanos. Las anomalías conductuales producidas se invir-
tieron en general con antidepresivos. Estos estudios tienden a corroborar
la teoría de que la depresión humana es, en parte, consecuencia de la
disminución de la concentración de noradrenalina. De manera similar,
los animales a los que se administran anfetaminas actúan de una forma
estereotipada, agresiva y aparentemente atemorizada, que se parece a los
síntomas psicóticos paranoides en el ser humano. Estos dos modelos se
consideran demasiado simples en cuanto a su concepto de causa, pero
siguen siendo paradigmas tempranos en este tipo de investigación.

También se han llevado a cabo estudios sobre los efectos en monos
de fármacos inhibidores de las catecolaminas durante los períodos de
separación y de reunión. Estos estudios pusieron de manifiesto que la
depleción de catecolamina y la separación social pueden interactuar de
manera muy sinérgica y producir síntomas depresivos en sujetos en lo
cuales la mera separación o el tratamiento con dosis bajas no es suficiente por sí mismo para provocar una depresión.

La reserpina ha producido depresiones graves en seres humanos y,
en consecuencia, se utiliza raramente como antihipertensivo (su indicación original) o como antipsicótico. Igualmente, la anfetamina y sus
análogos (incluida la cocaína) pueden inducir una conducta psicótica
en personas que los consumen durante períodos prolongados o en una
sobredosis.

Privación sensorial

La historia de la privación sensorial y de sus efectos potencialmente
nocivos deriva de la conducta mental aberrante en exploradores, náu-
fragos y prisioneros en confinamiento solitario. Hacia finales de la Segunda Guerra Mundial, las confesiones asombrosas, inspiradas por el
lavado de cerebro en prisioneros de guerra, causaron un aumento del
interés por este fenómeno psicológico, provocado por una reducción
deliberada del aporte sensorial.

Para probar la hipótesis de que un elemento importante del lavado de
cerebro es la prolongada exposición al aislamiento sensorial, D.O. Hebb
y cols. reprodujeron el confinamiento solitario en el laboratorio. Demostraron que los voluntarios, en condiciones de privación visual, auditiva y
táctil durante períodos de hasta 7 días, reaccionaron con un aumento de

la sugestionalidad. Algunos también presentaban síntomas característicos del estado de privación sensorial: ansiedad, tensión, incapacidad para
concentrarse o para organizar las ideas, incremento de la sugestionalidad, ilusiones corporales, síntomas somáticos, intenso desasosiego emocional subjetivo e imágenes sensoriales muy vívidas, generalmente visuales y que en ocasiones llegan a ser alucinación con calidad delirante.

Teorías psicológicas.   Anticipando la explicación psicológica, Sigmund Freud, padre del psicoanálisis, escribió: «Resulta interesante especular qué podría suceder en la función del yo si las excitaciones o los
estímulos del mundo exterior disminuyeran drásticamente o fueran repetitivas. ¿Habría una alteración de los procesos mentales inconscientes y un efecto sobre la conceptualización del tiempo?».

Ciertamente, en condiciones de privación sensorial, la abolición de
estas funciones del yo, como el contacto perceptivo con la realidad y el
pensamiento lógico, provoca confusión, irracionalidad, formación de
fantasías, actividad alucinatoria y reacciones mentales dominadas por
el deseo. En situación de privación sensorial, el sujeto se vuelve dependiente del experimentador y debe confiar en él para la satisfacción de
necesidades básicas como la alimentación, el aseo y la seguridad física.
Un paciente sometido a psicoanálisis puede estar en una especie de
habitación de privación sensorial (p. ej., insonorizada, con poca luz y
un diván), en la que se estimula la actividad mental de los procesos
primarios a través de la asociación libre.

COGNICIÓN.   Las teorías cognitivas hacen hincapié en que el organismo
es una máquina procesadora de información, cuyo objetivo es la adaptación óptima al ambiente percibido. Si falta la información suficiente,
la máquina no puede crear un mapa cognitivo con el que comparar la
experiencia actual. La consecuencia es la desorganización y la desadaptación. Para vigilar su conducta y lograr una capacidad de respuesta
óptima, las personas deben recibir una retroalimentación continua; de
lo contrario, están obligadas a proyectar hacia fuera temas idiosincrásicos que tienen poca relación con la realidad. Esta situación es parecida
a la de muchos pacientes psicóticos.

Teorías fisiológicas.   El mantenimiento de una percepción consciente óptima y de la experimentación acertada de la realidad depende
de un estado de alerta necesario. Este estado depende, a su vez, de un
flujo constante de estímulos cambiantes procedentes del mundo exterior
y mediados por la actividad del sistema reticular ascendente en el tronco

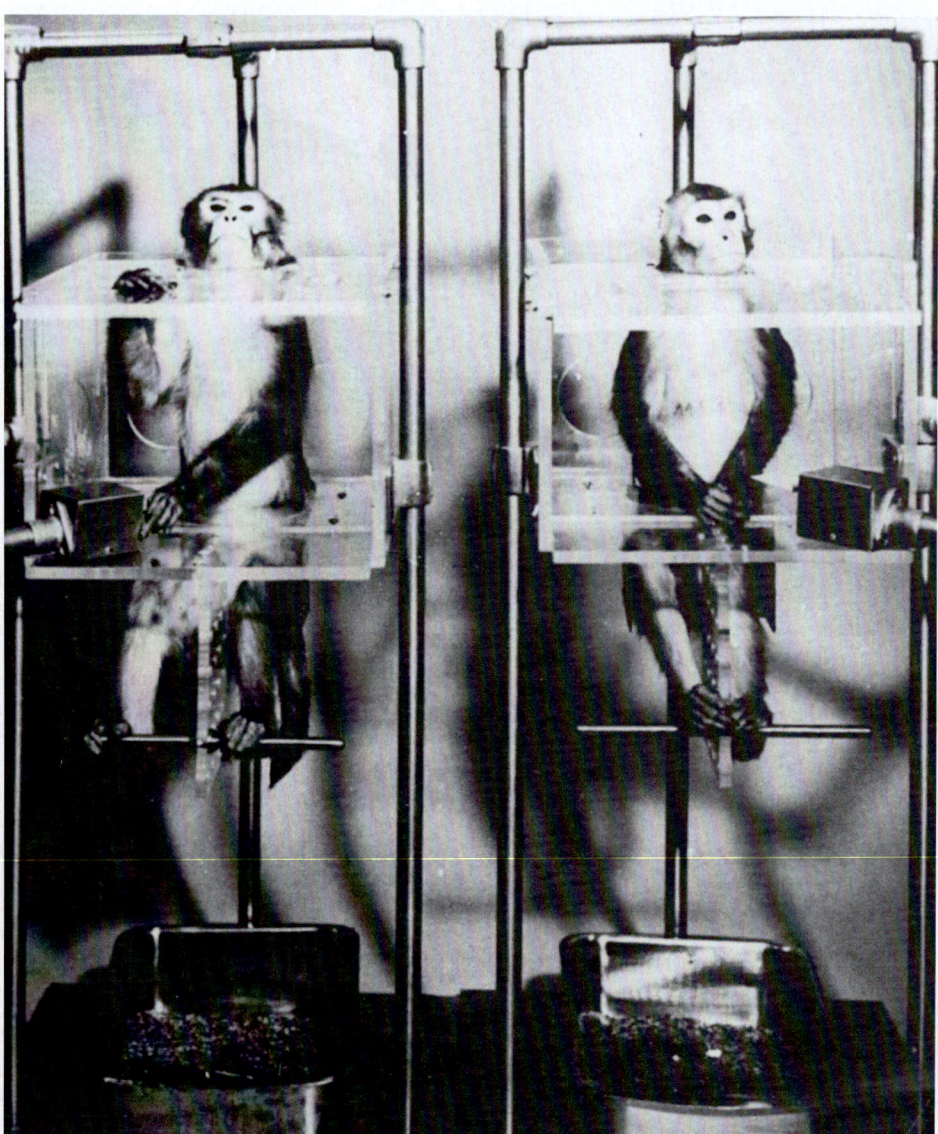

FIGURA 34-21
El mono de la izquierda, conocido como mono ejecutivo, controla si ambos recibirán o no una descarga eléctrica. La tarea de tomar la decisión provoca un estado de tensión crónica. Puede advertirse la actitud más relajada del mono de la *derecha*. (De la U.S. Army, con autorización.)

cerebral. Si esta corriente no existe o está alterada, como sucede en la privación sensorial, la capacidad de alerta desaparece, el contacto directo con el mundo exterior disminuye y los impulsos del interior del organismo y del sistema nervioso central pueden adquirir relevancia. Así, por ejemplo, los fenómenos idiorretinianos, el ruido en el oído interno y las ilusiones somáticas pueden adquirir un carácter alucinatorio.

PSIQUIATRÍA TRANSCULTURAL

La *cultura* se define como un conjunto de significados, normas, creencias, valores y patrones de conducta compartidos por personas. Entre estos valores se incluyen las relaciones sociales, el lenguaje, la expresión no verbal de pensamientos y emociones, la moral y las creencias religiosas, los rituales, la tecnología, y las creencias y prácticas económicas, entre otros. La cultura tiene seis componentes básicos: *1)* la cultura se aprende; *2)* la cultura puede transmitirse de una generación a la siguiente; *3)* la cultura involucra una serie de significados en los que las palabras, las conductas, los acontecimientos y los símbolos tienen significados acordados por el grupo cultural; *4)* la cultura actúa de modelo conformando y orientando conductas y perspectivas futuras dentro de una generación y entre las diversas generaciones, y para dar cuenta de las situaciones nuevas a las que se enfrenta el grupo; *5)* la cultura

existe en un estado de cambio continuo, y *6)* la cultura incluye patrones de componentes tanto subjetivos como objetivos de la conducta humana. También la cultura conforma qué síntomas psiquiátricos se expresan y de qué modo; influye en el significado que se da a los síntomas, en la interacción entre el paciente y el sistema de atención sanitaria, así como entre el paciente y el médico y otros profesionales sanitarios con quienes el paciente y la familia interaccionan.

La *raza* es un concepto (cuya validez científica es actualmente muy cuestionada) por medio del cual se agrupa a los seres humanos principalmente por su fisonomía. No obstante, su efecto en los individuos y los grupos es considerable debido a su referencia a los pilares físicos, biológicos y genéticos, y a causa de los significados y respuestas intensamente emocionales que genera. La *etnicidad* hace referencia a la sensación subjetiva de pertenencia a un grupo de personas con un origen nacional o regional común y con creencias, valores y prácticas compartidas, como la religión. Forma parte de la identidad y la imagen de uno mismo que tienen todas las personas.

Formulación cultural

La cultura desempeña un papel en la salud mental y la enfermedad mental; en consecuencia, la evaluación cultural debería formar parte de cualquier evaluación psiquiátrica completa. La descripción de formulación cultural que aparece en el 5.ª edición del *Manual diagnóstico y estadístico de los trastornos mentales* (DSM-5) pretende ofrecer a los profesionales sanitarios un marco para evaluar el papel que desempeña la cultura en la enfermedad psiquiátrica. Sus objetivos son: *1)* aumentar la aplicación de los criterios diagnósticos en entornos multiculturales; *2)* las expresiones culturales de malestar; *3)* los factores psicosociales de estrés y las características culturales de vulnerabilidad y resiliencia; *4)* capacitar al profesional sanitario para que describa sistemáticamente los grupos de referencia social y cultural del paciente y su importancia en la atención sanitaria, y *5)* identificar el efecto que las diferencias culturales pueden tener en la relación entre el paciente y la familia y el profesional sanitario responsable del tratamiento, así como de qué manera influyen en el curso y el desenlace clínico del tratamiento proporcionado.

La descripción de la formulación cultural consta de cinco áreas de evaluación: *1)* la identidad cultural del individuo; *2)* las explicaciones culturales de la enfermedad de los individuos; *3)* los factores culturales relacionados con el entorno psicosocial y los niveles de funcionamiento; *4)* los elementos culturales de la relación entre el individuo y el profesional sanitario, y *5)* la evaluación cultural general para el diagnóstico y la atención médica.

Identidad cultural del individuo. La *identidad cultural* se refiere a las características compartidas por el grupo cultural de una persona. La identidad implica una autodefinición. Los factores que constituyen la identidad cultural de un individuo son la raza, la etnicidad, el país de origen, el uso del lenguaje, las creencias religiosas, el estatus socioeconómico, los antecedentes de migración, la experiencia de la aculturación y el grado de afiliación con el grupo de origen del individuo. La identidad cultural emerge a lo largo de la vida del individuo y en el contexto social. No se trata de un rasgo predeterminado de una persona o del grupo del que forma parte. Un individuo puede tener varios grupos de referencia cultural.

El profesional sanitario debería animar al paciente a describir los aspectos que conforman su identidad cultural. La evaluación de la identidad cultural del paciente permite identificar posibles áreas de refuerzo y apoyo que pueden aumentar la eficacia del tratamiento, así como las vulnerabilidades que pueden interferir con el progreso de este. La determinación de estos datos permite identificar conflictos culturales sin resolver que pueden abordarse durante el tratamiento. Estos conflictos pueden darse entre los diversos aspectos de la identidad del paciente, y entre valores culturales tradicionales y convencionales y las expectativas conductuales que influyen en el individuo. Conocer la identidad cultural del paciente permite al profesional sanitario evitar malentendidos debidos a la falta de información contextual o estereotipos relacionados con la raza, la etnicidad y otros aspectos de la identidad cultural. Además, ayuda a establecer la compenetración, porque el profesional sanitario intenta comprender al individuo como persona y no únicamente como un representante de los grupos culturales que han conformado la identidad del paciente.

Explicaciones culturales de la enfermedad del individuo. El modelo explicativo de enfermedad es la comprensión del paciente y un intento de explicar por qué se ha puesto enfermo. El modelo define los medios de expresión culturalmente aceptables de los síntomas de la enfermedad o *modismos de malestar,* la forma particular en que los individuos de un grupo cultural concreto explican los síntomas y su respuesta conductual ante estos, que están enormemente influidos por valores culturales. Las explicaciones culturales de la enfermedad también pueden ayudar a definir el rol o papel de enfermo o la conducta que asume el paciente. El modelo explicativo de enfermedad incluye las creencias del paciente acerca de su pronóstico y las opciones terapéuticas que podrían considerarse. El modelo explicativo del paciente puede expresarse únicamente de manera vaga o bien definirse claramente, y puede incluir varias perspectivas conceptuales que podrían entrar en conflicto entre sí.

La formulación de un modelo en colaboración que sea aceptable tanto para el profesional sanitario como para el paciente es la finalidad buscada, que incluiría un conjunto de síntomas que hay que tratar y una descripción de los procedimientos terapéuticos que hay que seguir.

Pueden surgir dificultades cuando hay diferencias conceptuales en el modelo explicativo de enfermedad entre el profesional sanitario, el paciente, la familia y la comunidad. Los conflictos entre los modelos explicativos del paciente y del profesional sanitario pueden hacer que disminuya la buena relación *(rapport)* o que no se cumpla el tratamiento. Los conflictos entre los modelos explicativos de enfermedad entre el paciente y la familia pueden producir falta de apoyo por parte de la familia y desavenencia familiar. Los conflictos entre los modelos explicativos del paciente y la comunidad podrían provocar aislamiento social y la estigmatización del paciente.

Entre los ejemplos de modelos explicativos de enfermedad más comunes destacan el *modelo moral*, el *religioso*, el *explicativo mágico* o *sobrenatural*, el *médico* y el de *estrés psicosocial*. El *modelo moral* implica que la enfermedad del paciente está causada por una alteración moral, como el egoísmo o la debilidad moral. El *modelo religioso* sugiere que el paciente es castigado por un error o una transgresión religiosos. El *modelo explicativo mágico* o *sobrenatural* puede involucrar atribuciones de brujería y hechizos como causa de los síntomas. El *modelo médico* atribuye la enfermedad del paciente principalmente a una causa biológica. Según el *modelo psicosocial*, los abrumadores factores de estrés psicosocial son la causa de la enfermedad o los principales factores contribuyentes.

La cultura tiene efectos tanto directos como indirectos sobre la conducta relacionada con la búsqueda de ayuda. En muchos grupos culturales un individuo y su familia pueden minimizar los síntomas debido al estigma asociado con buscar ayuda en caso de trastorno psiquiátrico. La cultura influye en las expectativas del paciente en relación con el tratamiento, tales como si el profesional sanitario debería asumir un comportamiento autoritario, paternalista, igualitario o no directivo en el proceso de tratamiento.

Factores culturales relacionados con el entorno psicosocial y el nivel de funcionamiento. Es muy importante comprender la dinámica familiar del paciente y los valores culturales para evaluar el entorno psicosocial del paciente. La definición de lo que constituye una familia y el papel que desempeñan los individuos en ella difieren en las distintas culturas. Esto incluye comprender el grupo cultural del paciente y su relación con la cultura o culturas predominantes. Incluye también la experiencia vital del paciente de discriminación racial y étnica. Para los inmigrantes y los refugiados, incluye las percepciones del individuo y de su familia acerca del nivel de apertura de la sociedad acogedora hacia las personas de su país y región de origen, sus atributos raciales, étnicos, religiosos y demás. El paciente y la familia pueden identificarse mucho o poco con fuentes comunitarias de apoyo familiar de su país o región de origen, o pueden identificarse al mismo nivel con fuentes comunitarias de apoyo de la cultura de acogida.

Elementos culturales de la relación entre el individuo y el profesional sanitario. La identidad cultural del profesional sanitario y del equipo responsable de la salud mental influye en la atención del paciente. La cultura del clínico en salud mental influye en el diagnóstico y el tratamiento. Los clínicos que comprenden su propia identidad cultural pueden estar mejor preparados para anticipar la dinámica cultural que puede emerger en las interacciones con personas de distintos entornos o contextos culturales. Las diferencias no conocidas entre la identidad cultural del clínico y la del paciente pueden sesgar inintencionadamente la evaluación y el tratamiento, y convertirlos en algo estresante para ambas partes. Es necesario que los clínicos revisen sus suposiciones en relación con otras culturas para ser efectivos a la hora de prestar servicio a poblaciones culturalmente distintas, que son la norma en la mayor parte de los centros médicos contemporáneos.

La cultura influye en la transferencia y la contratransferencia que se da en la relación clínica entre las personas que buscan asistencia psiquiátrica y los profesionales que los tratan. Las relaciones y la dinámica de la transferencia se ven afectadas cuando las características del entorno cultural del paciente y del clínico son distintas. La percepción de un poder social diferencial entre el paciente y el clínico podría ser causa de un cumplimiento excesivo, de resistencia en la exploración de situaciones de conflicto familiar y social, o de conceptualizar al clínico como un modelo o estereotipo de función cultural.

Evaluación cultural general para el diagnóstico y la atención.

El plan de tratamiento debería incluir el uso de servicios de atención sanitaria y sociales culturalmente apropiados. Las intervenciones también pueden centrarse en la familia y en los niveles sociales. Al establecer un diagnóstico psiquiátrico, el clínico debería tener en cuenta principios del relativismo cultural y no tender a la falacia categórica. Muchos trastornos psiquiátricos muestran variaciones transculturales. La evaluación objetiva de los múltiples posibles efectos de la cultura en la psicopatología puede ser una tarea difícil. Pueden aparecer dilemas diagnósticos al tratar con pacientes de diversos entornos culturales. Algunos de estos dilemas pueden dar problemas al evaluar la distorsión de la realidad o conductas extrañas, y para distinguir entre la conducta cultural normal y la patológica.

Migración, aculturación y estrés aculturativo

Desde la época del primer auge de la inmigración en Estados Unidos en la década de 1870, y durante los siguientes 100 años, el sentimiento nacional predominante hacia los inmigrantes, como en la mayor parte de los países acogedores, fue el de que estos deberían aculturarse con las conductas y valores normativos de la mayoría o de la cultura predominante de la población acogedora. La mayor parte de los inmigrantes tenían el mismo deseo de asimilarse, de formar parte del *crisol.* Este proceso de cambio de aculturación puede considerarse unidireccional, ya que los individuos que se identificaron a sí mismos como parte de grupos de inmigrantes, indígenas y otras minorías rechazaron y perdieron progresivamente distintos aspectos de su herencia cultural a cambio de formar parte de la cultura mayoritaria principal del país acogedor. En países que fomentaron este resultado de la aculturación, se esperaba que las personas progresaran paulatinamente desde la ausencia de aculturación al gradiente de mínimamente, moderadamente y totalmente aculturados.

La intensidad del estrés de aculturación experimentado por los inmigrantes y otros grupos minoritarios, y de los individuos que constituyen estos grupos, ha sido directamente proporcional a la apertura del gobierno y la población acogedora. La cuestión central es hasta qué punto las costumbres, valores y diferencias de los inmigrantes y otros grupos minoritarios con respecto a la población mayoritaria del país acogedor son aceptados, fomentados y bienvenidos como un enriquecimiento del país acogedor, en contraposición a considerarlos algo ajeno y no bienvenido. La *posición de aceptación* fomenta la integración cultural de los inmigrantes, mientras que la *posición de rechazo* fomenta la exclusión cultural o la asimilación cultural.

Para evaluar el resultado del estrés de aculturación, por grupos y por cada uno de sus componentes, es necesario tener en cuenta dos factores. El primero es hasta qué punto el grupo y sus miembros valoran y desean preservar su unicidad cultural, incluido el lenguaje, las creencias, los valores y las conductas sociales que definen al grupo. El segundo factor es la cuestión que refleja hasta qué punto el grupo y sus miembros valoran y desean el aumento de su contacto e implicación con otros grupos, en particular la cultura mayoritaria. Este marco conceptual lleva a cuatro resultados posibles de estrés de aculturación que no se expresan a lo largo del gradiente unidireccional que va desde sin aculturar hasta completamente aculturado.

Los cuatro resultados posibles son el *rechazo,* la *integración,* la *asimilación* y la *marginación*. El *rechazo* se caracteriza por el deseo de los individuos, tanto consciente como intuitivo, de mantener su integridad cultural, bien resistiendo activamente la incorporación de patrones de valores y conductas sociales de otro grupo o grupos culturales con los que tienen contacto regular, o bien desvinculándose a sí mismos del contacto con esos otros grupos culturales y de su influencia. Algunos cultos religiosos son ejemplos de rechazo.

La *integración,* como resultado del estrés de aculturación, deriva del deseo de mantener un sentido firme de la propia herencia cultural y de no abandonar aquellos valores y características conductuales que definen la unicidad de la propia cultura de origen. Al mismo tiempo, estos individuos son capaces de incorporar lo suficiente del sistema de valores y normas de conducta del otro grupo cultural con el que interactúan estrechamente, para sentirse miembros de ese grupo cultural y comportarse como tales, principalmente la cultura acogedora mayoritaria. En consecuencia, la característica definitoria de la integración es psicológica: es el proceso gradual de la formulación de una identidad bicultural, un sentido de uno mismo que entrelaza las características únicas de dos culturas.

La *asimilación* es el proceso psicológico del consciente y el inconsciente que abandona las características únicas de la cultura de origen de uno en favor de la incorporación más o menos completa de los valores y características conductuales de otro grupo cultural, habitualmente, pero no siempre, la cultura de la mayoría. Son ejemplos la migración involuntaria, cuando la guerra y la agitación social requieren este tipo de cambios para sobrevivir. No obstante, hay muchas otras circunstancias de la vida, como la discriminación racial, étnica y religiosa, que motivan a las personas a pasar por alto, eliminar o negar aspectos de su herencia cultural en un intento de adaptarse a otro grupo. El precio de este esfuerzo, en lo que respecta a conflictos intrapsíquicos, puede ser alto.

La *marginación* viene definida por las características psicosociales de rechazo o pérdida progresiva de la valoración de la herencia cultural de uno, al tiempo que se rechazan los valores definitorios y las normas conductuales de otro grupo cultural, habitualmente el de la población mayoritaria, o aquellos le aíslan a uno. Este es el resultado psicológico del estrés de aculturación que es más cercano al concepto de difusión de la identidad.

Evaluación psiquiátrica de inmigrantes refugiados

Antecedentes de migración.

La enfermedad mental de los inmigrantes y refugiados quizá ya existía antes de que emigraran, puede haberse desarrollado tanto durante el proceso migratorio, como durante los meses o años pasados en campos de refugiados, o puede que aparezca por primera vez en el país de inmigración. El proceso migratorio y el trauma previo a la emigración pueden precipitar la manifestación de síntomas subyacentes o provocar la exacerbación de un trastorno preexistente. La obtención de todos los antecedentes migratorios ayudará a comprender el entorno y los factores de estrés desencadenantes, y servirá para orientar la elaboración de un plan terapéutico apropiado.

Los antecedentes previos a la emigración incluyen preguntar a los pacientes acerca de su red de apoyo social, sobre el funcionamiento social y psicológico, y sobre acontecimientos vitales importantes previos a la emigración. Debería obtenerse información sobre el país y la región de origen, los antecedentes familiares en el país de origen (p. ej., si hay miembros de la familia que han decidido no emigrar), las experiencias educativas y laborales en el país de origen, y el estatus socioeconómico previo a la emigración. Además, deberían estudiarse los problemas políticos, traumas, guerra y desastres naturales previos a la emigración con que se ha enfrentado el paciente y la familia en el país o región de origen. En el caso de aquellos que huyeron de persecuciones, de conflictos o de un desastre natural, ¿cuáles fueron los medios para escapar y qué tipo de trauma se sufrió antes y durante la emigración? Los acontecimientos traumáticos de la vida no se limitan exclusivamente a los refugiados. La inmigración puede causar pérdida de las redes sociales, como la familia y los amigos; pérdidas materiales, como del negocio, la trayectoria profesional y la propiedad; y pérdida del medio cultural, como la comunidad familiar y la vida religiosa. La planificación previa a la migración incluye las razones para emigrar, la duración y el alcance de la planificación, las aspiraciones previas y las creencias sobre el país de acogida. El tipo de experiencia migratoria, independientemente de que se trate de inmigrantes voluntarios o refugiados no preparados, puede tener efectos muy distintos en la salud mental de quien emigra.

Evaluación del estado mental. Como con cualquier paciente, realizar una evaluación del estado mental es fundamental en psiquiatría. No obstante, su interpretación en grupos culturalmente distintos y entre poblaciones de inmigrantes requiere prudencia, ya que puede estar culturalmente sesgada. La respuesta del paciente es modelada por la cultura de origen, el nivel educativo y el tipo de adaptación acultural. Los componentes estandarizados de la evaluación del estado mental son los siguientes: cooperación, apariencia y conducta, discurso, afecto, proceso del pensamiento, contenido del pensamiento, cognición, introspección y juicio. Las diferencias culturales son amplias y variadas en lo que se refiere al vestido y a la apariencia. Las expresiones faciales y los movimientos corporales utilizados en la expresión del afecto pueden ser más un reflejo de manifestaciones culturales normales que de un trastorno. Si el clínico no está familiarizado con la cultura del individuo y la fluidez del paciente en lo que respecta al idioma del país de acogida es limitada, el profesional sanitario deberá ser prudente a la hora de interpretar defectos del habla y el proceso del pensamiento, la percepción y el afecto. La presencia de alucinaciones, por ejemplo, puede malinterpretarse fácilmente, como oír comentarios alentadores o clarificadores de familiares fallecidos, experiencias normativas en muchas culturas. El clínico no debería dar por supuesto que el paciente comprende lo que intenta comunicarle, y los problemas de comunicación en los casos en que intervienen intérpretes son frecuentes. La exploración cognitiva puede ser particularmente complicada. La educación y el nivel de alfabetización desempeñan un papel importante y de sesgo. Puede que el paciente requiera de tiempo suficiente para expresarse por completo, repitiendo las preguntas y volviéndolas a plantear en un intento de reducir los problemas de comunicación. Preguntar acerca del significado de proverbios desconocidos para el paciente es una forma inapropiada de determinar el pensamiento abstracto. Puede llevarse a cabo una exploración precisa del estado mental si se dedica tiempo a clarificar conceptos.

Aculturación de la inmigración y salud mental

Muchos países han tenido dificultades para afrontar el número creciente de inmigrantes. Esto ha llevado a mayores restricciones en el número de inmigrantes, en parte como respuesta al sentimiento público de ver amenazada la integridad social y cultural de la nación, e incluso minada, por olas de inmigrantes de otros países y culturas. Durante los últimos 10 años, el miedo a la violencia terrorista y a los altercados civiles ha llevado a muchos países a adoptar políticas cada vez más restrictivas y a veces punitivas hacia los inmigrantes legales e ilegales, hacia los refugiados y hacia las personas que solicitan asilo. Esta tendencia se ha observado en Estados Unidos, en algunos países de la Unión Europea y en Australia.

Diferencias raciales y étnicas en los trastornos psiquiátricos en Estados Unidos

Varios estudios epidemiológicos de poblaciones realizados en Estados Unidos han analizado los índices de trastornos en grupos étnicos específicos. En estos estudios se ha observado una prevalencia de trastornos psiquiátricos inferior a la esperada entre grupos raciales y étnicos minoritarios. En el estudio Epidemiological Catchment Area se observó

que el índice de depresión mayor en los afroamericanos era inferior. La prevalencia a lo largo de la vida de depresión mayor en los caucásicos fue del 5,1 %; en los individuos de origen hispano fue del 4,4 %, y en los afroamericanos del 3,1 %. No obstante, en los afroamericanos era mayor el índice de trastornos combinados a lo largo de toda la vida. Esta observación de índices diferenciales podría explicarse en función del estatus socioeconómico.

En el National Comorbidity Study (NCS) se observaron índices de prevalencia de enfermedad mental a lo largo de la vida inferiores en los afroamericanos que en los caucásicos, y en particular los trastornos del estado de ánimo, de ansiedad y por consumo de sustancias. El índice de trastornos del estado de ánimo a lo largo de la vida fue del 19,8 % en los caucásicos, del 17,9 % en los estadounidenses de origen hispano y del 13,7 % en los afroamericanos. En el National Health and Nutrition Examination Survey-III también se observó que los índices de depresión mayor a lo largo de la vida eran considerablemente mayores entre los caucásicos (9,6 %) que en los afroamericanos (6,8 %) o los estadounidenses de origen mejicano (6,7 %). Aunque en los afroamericanos el riesgo de sufrir trastornos del estado de ánimo a lo largo de la vida era inferior que en los caucásicos, una vez diagnosticados era más probable que se mantuvieran crónicamente enfermos.

Los índices del NCS para los trastornos de ansiedad eran del 29,1 % en los individuos caucásicos, del 28,4 % en los estadounidenses de origen hispano y del 24,7 % en los afroamericanos. Los índices a lo largo de la vida de trastorno por consumo de sustancias para los tres grupos, caucásicos, estadounidenses de origen hispano y afroamericanos, eran del 29,5 %, el 22,9 % y el 13,1 %, respectivamente. Los estadounidenses de origen hispano, y en particular los de origen mejicano, mostraban un riesgo menor de sufrir trastornos por consumo de sustancias y trastorno de ansiedad que los caucásicos. En un estudio epidemiológico realizado en Florida, se observaron índices considerablemente inferiores tanto de trastornos depresivos como por consumo de sustancias en los afroamericanos. El menor índice de trastorno por consumo de sustancias se constató en el National Epidemiological Survey on Alcohol and Related Conditions, en el que en los individuos caucásicos la prevalencia de trastornos por consumo de alcohol a 1 año era del 8,9 %; en los estadounidenses de origen hispano, del 8,9 %; en los afroamericanos, del 6,9 %; en los estadounidenses de origen asiático, del 4,5 %, y en los indios estadounidenses, del 12,2 %. En este estudio también se constataron índices inferiores de depresión mayor a lo largo de la vida en los estadounidenses de origen hispano (10,9 %) en comparación con los caucásicos (17,8 %). En 2007, el National Survey of American Life comparó los índices de depresión mayor entre la población caribeña negra, los afroamericanos y los caucásicos. Aunque no había diferencias considerables en la prevalencia a 1 año entre los tres grupos, los índices a lo largo de la vida eran superiores en los caucásicos (17,9 %), seguidos de la población caribeña negra (12,9 %) y los afroamericanos (10,4 %). La cronicidad del trastorno de depresión mayor era superior tanto en los afroamericanos como en los negros caribeños (aproximadamente el 56 %), aunque muy inferior en los caucásicos (38,6 %). Este estudio coincidía con las observaciones del NCS, cuya conclusión era que los miembros de grupos raciales y étnicos desfavorecidos de Estados Unidos no mostraban un mayor riesgo de sufrir trastornos psiquiátricos; no obstante, una vez diagnosticados, los trastornos tendían a ser más persistentes.

Aunque en los afroamericanos es inferior la prevalencia de trastorno del estado de ánimo, de trastornos de ansiedad y de trastorno por consumo de sustancias, no ocurre lo mismo en el caso de la esquizofrenia. El Child Health and Development Study observó que el diagnóstico de esquizofrenia era aproximadamente tres veces más probable en los afroamericanos que en los caucásicos. La asociación también puede explicarse, en parte, porque el estatus socioeconómico de las familias afroamericanas es inferior, un factor de riesgo considerable en el caso de la esquizofrenia.

En el National Comorbidity Study Replication (NCS-R) se incluyó una exploración más detallada de las diferencias en los distintos grupos raciales. Los afroamericanos de origen no hispano y los estadounidenses de origen hispano mostraban un riesgo considerablemente inferior al de los caucásicos en lo que respecta a los trastornos de ansiedad y del estado de ánimo. En los primeros el índice de trastornos por consumo de sustancias era inferior que en los caucásicos de origen no hispano. Más concretamente, ambos grupos minoritarios tenían un menor riesgo de depresión, trastorno de ansiedad generalizada y fobia social. Además, en los estadounidenses de origen hispano era inferior el riesgo de distimia, trastorno negativista desafiante y trastorno por déficit de atención/hiperactividad. Los afroamericanos de origen no hispano tenían un menor riesgo de trastorno de pánico, trastornos por consumo de sustancias y trastornos del control de los impulsos de inicio temprano. Los índices inferiores en los estadounidenses de origen hispano y los afroamericanos en comparación con los caucásicos de origen no hispano serían debidos al menor riesgo de trastornos a lo largo de la vida, en contraposición a la persistencia de los trastornos crónicos. Los investigadores concluyeron que el patrón de diferencias raciales-étnicas en el riesgo de presentar trastornos psiquiátricos sugiere la existencia de factores protectores que se originan en la infancia y tienen efectos generalizados, ya que el menor riesgo de depresión y trastornos de ansiedad a lo largo de la vida en los estadounidenses de origen hispano y en los afroamericanos empieza antes de los 10 años en el caso de la depresión y los trastornos de ansiedad. El mantenimiento de la identidad étnica y la participación en actividades comunitarias, religiosas y demás se han sugerido como factores protectores que pueden disminuir el riesgo de presentar trastornos psiquiátricos a lo largo de la vida en comunidades étnicas minoritarias muy unidas. Las diferencias culturales en respuesta a los ítems de la entrevista diagnóstica psiquiátrica pueden ser otra explicación posible de estas observaciones. No obstante, los grupos étnicos desfavorecidos habitualmente suelen estar sobrerrepresentados en los estudios que determinan malestar psicológico, si bien en estos estudios se observan índices inferiores.

Discriminación, salud mental y uso de los servicios

Desigualdades en los servicios de salud mental.   Hay estudios, incluidos algunos recientes, que muestran que las minorías étnicas y raciales de Estados Unidos reciben servicios de salud mental más limitados que los individuos caucásicos. El análisis sobre los gastos médicos de Estados Unidos ha mostrado que el sistema de salud mental proporciona comparativamente menos atención a los afroamericanos y a los estadounidenses de origen hispano que a los caucásicos, incluso después de controlar el salario, el nivel educativo y la disponibilidad de seguro médico. La probabilidad de que los afroamericanos reciban algún tipo de inversión en salud mental es del 10%, comparado con el 20% en el caso de los caucásicos. Los estadounidenses de origen hispano muestran una probabilidad de recibir cualquier inversión en salud mental un 40% inferior que los caucásicos. El total invertido en salud mental para los estadounidenses de origen hispano es aproximadamente un 60% inferior al total invertido en los caucásicos.

Además, los estudios realizados a lo largo de los últimos 25 años han mostrado que, independientemente del trastorno diagnosticado, los pacientes afroamericanos con trastornos psiquiátricos tienen más probabilidades que los caucásicos de ser tratados como pacientes ingresados, de ser hospitalizados involuntariamente, de ser aislados o sometidos a medidas de restricción sin pruebas de un mayor grado de violencia, y tratados con dosis más altas de fármacos antipsicóticos. Estas diferencias no se deben a la mayor gravedad de los trastornos entre pacientes caucásicos y afroamericanos. Una hipótesis para esta discrepancia terapéutica entre pacientes afroamericanos y caucásicos es que los últimos es más probable que pidan atención en salud mental voluntariamente que los afroamericanos, y estos últimos es más probable que entren en el sistema a través de modos de remisión más coercitivos y de manera no voluntaria. También es más probable que los afroamericanos recurran a los servicios de urgencias que los caucási-

cos, lo que hace que la búsqueda de ayuda y el uso de los servicios esté más orientado a las crisis. Una vez hospitalizados en una institución donde el personal sanitario es mayoritariamente de origen caucásico, es posible que los pacientes afroamericanos reciban una atención diferencial como resultado de la discriminación. Esto es, el personal encargado que no está familiarizado con la enfermedad y las normas conductuales de grupos formados por individuos no caucásicos tiende a evaluar a las minorías como si estuvieran más enfermas y fueran más peligrosas que los pacientes de su propio grupo racial o étnico; en consecuencia, la tendencia es que estos pacientes sean hospitalizados involuntariamente, aislados o sometidos a medidas restrictivas, y tratados con dosis más elevadas de antipsicóticos.

A los pacientes afroamericanos evaluados en servicios de urgencias es más probable que se les diagnostique esquizofrenia y trastorno por consumo de sustancias que a sus coetáneos de origen caucásico. A estos últimos se les diagnostica con mayor frecuencia un trastorno del estado de ánimo. La distancia cultural entre el clínico y el paciente puede influir en el grado de psicopatología inferido y en el diagnóstico que se establezca. Estas diferencias diagnósticas según la raza también se han observado al utilizar herramientas de investigación diagnóstica para evaluar al paciente. Las herramientas diagnósticas semiestructuradas que se basan en criterios diagnósticos explícitos no eliminan necesariamente las desigualdades en los resultados diagnósticos. Parece que el proceso utilizado por los clínicos para relacionar las observaciones sintomáticas con los constructos diagnósticos difiere entre los pacientes afroamericanos y los caucásicos, en particular en el caso de la esquizofrenia. El patrón de síntomas psicóticos que lleva a un clínico a establecer un diagnóstico de esquizofrenia en un paciente afroamericano o en uno de origen caucásico es distinto. Entre los pacientes afroamericanos las asociaciones vagas, el afecto inapropiado, las alucinaciones auditivas y el discurso confuso aumentaron la probabilidad de un diagnóstico de esquizofrenia. En pacientes caucásicos, los principales predictores fueron el habla vaga y las asociaciones poco precisas. Además, las alucinaciones auditivas se atribuían con mayor frecuencia a pacientes afroamericanos.

Entre los afroamericanos es menos probable que el tratamiento haya sido ambulatorio y que sean mayores los retrasos hasta conseguir atención, y cuando llegan a la consulta la enfermedad es más grave. El motivo de hospitalización también fue diferente entre los afroamericanos y los caucásicos. Los pacientes afroamericanos era más probable que fueran ingresados por algún tipo de alteración conductual, y que los caucásicos lo fueran por alteraciones cognitivas o afectivas. Además, en el caso de los afroamericanos era más probable que interviniera la policía o el servicio de urgencias, a pesar de la ausencia de diferencias raciales en lo que respecta a agresividad, riesgo de suicidio o consumo de sustancias cuando se les evaluó. Además, es más probable que los pacientes afroamericanos sean remitidos a centros psiquiátricos hospitalarios públicos en lugar de privados incluso después de controlar su situación de seguro médico, lo que indica sesgo racial en la evaluación psiquiátrica de urgencias y en el tratamiento recomendado.

Los pacientes afroamericanos diagnosticados de depresión mayor era menos probable que recibieran fármacos antidepresivos que los caucásicos, y menos probable que fueran tratados con terapia electroconvulsiva. Las diferencias demográficas o socioeconómicas no pueden explicar estos hallazgos. Una explicación puede ser la existencia de sesgos conscientes o inconscientes en las decisiones terapéuticas de los psiquiatras. Aunque tanto a los afroamericanos como a los estadounidenses de origen hispano era menos probable que se les prescribiera un tratamiento con antidepresivos cuando se les diagnosticaba depresión, una vez realizada la prescripción, había las mismas probabilidades que en caucásicos de recibir pautas de tratamiento adecuadas. Estas observaciones indican que la atención inicial por depresión es el mayor obstáculo para superar estas desigualdades. Los pacientes afroamericanos tienen más probabilidades de ser tratados con neurolépticos depot que los caucásicos después de controlar el tipo y la gravedad de la enfermedad. Cuando se les trata con fármacos antipsicóticos, es menos probable que los afroamericanos reciban antipsicóticos de segunda generación que los caucásicos, por lo que están en una situación de mayor riesgo de padecer distonía y discenesia tardía. Estas diferencias en los patrones de prescripción de antipsicóticos pueden ser debidas a la preocupación de los médicos con respecto a un mayor riesgo de diabetes entre los afroamericanos en comparación con los caucásicos, o puede ser debido a que los médicos perciben sus síntomas de un modo distinto. También se han observado desigualdades en la atención en salud mental entre afroamericanos y estadounidenses de origen hispano en estudios llevados a cabo en adolescentes.

Asimismo, se han observado diferencias en la prescripción de fármacos en caso de enfermedad mental entre los estadounidenses de origen hispano y los estadounidenses provenientes de la India. Entre 1997 y el 2000, se observó que a estos se les prescribía un 23,6% menos de fármacos que a los caucásicos, mientras que las diferencias entre caucásicos y estadounidenses de origen hispano eran del 8,3% y el 6,1%, respectivamente. Las diferencias en el uso de los servicios de salud mental entre los inmigrantes de origen asiático pueden relacionarse con la discriminación lingüística, aunque no puede descartarse el sesgo racial. En un estudio llevado a cabo con estadounidenses de origen chino se observó un mayor uso de servicios informales y de búsqueda de ayuda entre los amigos y parientes en caso de problemas emocionales. Los estadounidenses de origen chino que comunicaron haberse sentido discriminados por cuestiones de lenguaje también mostraban una actitud más negativa hacia los servicios de salud mental formales.

Los datos sobre diferencias étnicas y raciales en el asesoramiento en salud mental y psicoterapia son parecidos a los estudios psicofarmacológicos que muestran desigualdades en las minorías. En un estudio que examinaba las visitas a médicos de atención primaria basándose en el National Ambulatory Medical Care Survey de 1997 al 2000, se observó que los médicos de atención primaria proporcionaban el mismo asesoramiento en salud general o superior a los pacientes afroamericanos que a los caucásicos. No obstante, los índices de asesoramiento en salud mental fueron considerablemente inferiores en el caso de los pacientes afroamericanos. El menor índice de asesoramiento en salud mental entre los afroamericanos puede ser debido a una menor notificación de síntomas depresivos, a una comunicación insuficiente entre los pacientes afroamericanos y los médicos de atención primaria, y a una menor inclinación a hablar de problemas de salud mental. Por otro lado, en otro estudio que utilizaba el Medical Expenditure Panel Survey de 2000 se observó que era más probable que los afroamericanos recibieran unas pautas terapéuticas apropiadas de psicoterapia en caso de depresión en comparación con los estadounidenses hispanos o los caucásicos. Estos hallazgos sugieren que iniciar el tratamiento es el mayor obstáculo, y que una vez que se comprometen con el tratamiento, los afroamericanos muestran un alto cumplimiento de las pautas de la psicoterapia.

Investigaciones en psiquiatría transcultural

Existen tres perspectivas, entre otros abordajes posibles, que parecen prometedoras para las investigaciones futuras en psiquiatría cultural. La primera se basaría en la identificación de campos específicos de la psiquiatría general que podrían ser el tema de investigaciones focalizadas desde una perspectiva cultural. Los temas epidemiológicos y neurobiológicos podrían evaluarse de esta manera. Los primeros tratarían cuestiones que forman parte principalmente del ámbito de la salud pública, como la estigmatización, el racismo y el proceso de aculturación. A la hora de llevar a cabo investigaciones en psiquiatría cultural deberían considerarse numerosas variables culturales, como el idioma, la religión, las tradiciones, las creencias, la ética y la orientación sexual.

La segunda tendría como objetivo explorar conceptos críticos o instrumentos en investigaciones clínicas culturalmente relevantes. Hay cuatro conceptos clave: *expresiones de malestar, conveniencia social, datos etnográficos* y *modelos explicativos*. Las *expresiones de malestar* son la forma específica que tienen las distintas culturas o sociedades de

comunicar sus dolencias; respuestas conductuales a factores amenazadores o patogénicos, y la unicidad en el estilo de la descripción, la nomenclatura y la evaluación de estrés. La *conveniencia social* emerge de las semejanzas o diferencias entre culturas con respecto a la experiencia real de acontecimientos estresantes. Los miembros de algunas culturas pueden estar más o menos dispuestos a sufrir problemas físicos o emocionales, por lo que muestran distintos niveles de vulnerabilidad o resignación, resiliencia o aceptación. Los problemas de estigma en distintos contextos culturales contribuyen a este nivel de aceptación o rechazo. El tercero, los *datos etnográficos,* debería incluirse junto con datos estrictamente clínicos y análisis o pruebas de laboratorio, así como narraciones de la vida que enriquezcan los aspectos descriptivos de la enfermedad y amplíen aspectos de la experiencia sociocultural e interpersonal y ambiental del entorno. El cuarto concepto son los *modelos explicativos.* Cada cultura explica los trastornos y enfermedades de cualquier tipo de un modo distinto. La explicación incluye no solo la presunta causa original, sino también la influencia de los factores citados y los intercambios e interacciones interpersonales que llevan al diagnóstico clínico culturalmente aceptado.

Un tercer abordaje intenta combinar los dos primeros analizando distintas áreas de investigación sobre la base de las dimensiones clínicas de la psiquiatría cultural. Este trata cuestiones conceptuales, operativas y de actualidad en este campo en el momento actual y en el futuro, que incluyen sus conexiones bioculturales.

Cuestiones conceptuales en psiquiatría cultural. Una de las primeras cuestiones en las investigaciones sobre psiquiatría cultural es la diferenciación conceptual entre cultura y entorno. Aunque generalmente se acepta como contrario a la genética, el entorno representa un concepto polimórfico muy amplio. Por lo tanto, es importante establecer que, aunque quizá forme parte de aquel conjunto ambiental, la cultura y los factores culturales en la salud y la enfermedad son términos de naturaleza diferente, incluso única.

¿Hasta qué punto la cultura es aplicable a las realidades clínicas de la psiquiatría? La cultura desempeña un papel tanto en la normalidad como en la psicopatología. Su papel en el diagnóstico psiquiátrico es un ejemplo excelente de esta cuestión conceptual. Además, la cultura influye en los enfoques terapéuticos, basados tanto en los conocimientos médicos como psiquiátricos convencionales, así como en los modelos explicativos. Por último, las variables culturales desempeñan un papel en el pronóstico y el resultado.

Existe un debate conceptual entre quienes defienden un enfoque *basado en la evidencia* para las investigaciones y la práctica, frente a quienes asignan una visión *basada en valores* a todo lo clínico, aún más si está influida por factores culturales. El enfoque basado en valores contempla cuestiones como la pobreza, la falta de empleo, la migración interna y externa, y los desastres naturales y provocados por la especie humana. En las investigaciones científicas pueden hallarse pruebas que respaldan ambas posiciones.

Cuestiones operativas en psiquiatría cultural. La dicotomía entre normalidad y anormalidad en la conducta humana es una cuestión operativa crucial. La cultura desempeña un papel definitivo en la conformación de estos enfoques. Esto plantea la noción de relativismo, un fuerte pilar conceptual en psiquiatría cultural. La normalidad es una idea relativa, esto es, varía en los distintos contextos culturales.

Otra cuestión operativa es la de la elección de variables culturales. Cada una tiene un peso y una influencia específicos en la aparición de síntomas, síndromes o entidades clínicas en psiquiatría. Algunas pueden ser esenciales en la evaluación de un tema clínico, a saber, lenguaje, educación, religión y orientación sexual. Otros factores operativos son la descripción, evaluación y comprobación de los puntos fuertes y débiles de cada uno de los pacientes. Los aspectos de la conducta, las actitudes, la disposición, la sociabilidad, las habilidades laborales y otros factores del individuo vienen determinados culturalmente.

La cultura desempeña un papel considerable en la percepción de la gravedad de los síntomas, la alteración de la funcionalidad del individuo y la calidad de vida. La evaluación de la gravedad es también resultado del significado atribuido a factores causales o patogénicos de la psicopatología. Las valoraciones sobre el nivel de disfunción y la calidad de vida de un paciente implican conceptos vagos como felicidad, bienestar y conciencia tranquila.

Las investigaciones sobre cuestiones de psiquiatría cultural deben tener en cuenta la representatividad de las poblaciones en estudio y la posibilidad de generalizar las observaciones. Es necesario que el rigor metodológico pueda aplicarse al conjunto de datos demográficos, la delimitación de los grupos o subgrupos étnicos y la diferenciación entre estos, así como la cuantificación de variables demográficas, síntomas, diagnóstico y constructos culturalmente específicos.

Muchas de las pruebas y cuestionarios utilizados en los contextos clínicos y las investigaciones se han creado a partir de individuos occidentales que hablan inglés, y quizá no sean apropiados para los pacientes de minorías étnicas o para quienes no hablan inglés, por falta de equivalencia cultural. No solo hay que traducir los ítems para conseguir equivalencia lingüística, ya que el significado y la connotación cambia y los modismos de expresión difieren entre los distintos idiomas. También, las normas pueden diferir entre los grupos étnicos, y hay que estandarizar las pruebas con pacientes representativos.

La complejidad de traducir un instrumento varía dependiendo de en cuánto difiera el constructo cuantificado entre las dos culturas. Hay cuatro enfoques distintos para traducir. En un enfoque etnocéntrico el investigador presupone que los conceptos se superponen por completo en las dos culturas. El instrumento se utiliza con individuos que difieren de la población en la que el instrumento se creó y normativizó originalmente. El enfoque pragmático presupone cierto solapamiento entre las dos culturas y se intentan cuantificar los aspectos que se solapan del constructo, los aspectos emic. Un enfoque emic y etic da un paso más e intenta cuantificar también aspectos culturales específicos del constructo. Por último, a veces la traducción no es posible cuando los conceptos no se solapan de ningún modo en las dos culturas.

SÍNDROMES RELACIONADOS CON LA CULTURA

Los profesionales en salud mental multicultural han introducido numerosas expresiones para referirse a formas culturales específicas de expresar y diagnosticar malestar emocional, así como para describirlas. La expresión *relacionado con la cultura* se utilizó en el pasado para describir patrones de conducta de malestar o enfermedad cuya fenomenología era distinta de las categorías psiquiátricas, y se consideraba única con respecto a contextos culturales particulares. La implicación obvia fue que las categorías psiquiátricas occidentales no estaban relacionadas con la cultura, sino que eran más bien universales, y que la caracterización correcta pondría al descubierto una clave de traducción simple para los síndromes no occidentales. La dicotomía entre síndromes que «carecen de implicaciones culturales», que se originan en las sociedades estadounidenses de origen europeo y europeas, y aquellos que están «relacionados con la cultura», que emergen de cualquier otro sitio, es claramente falsa. La cultura cubre todas las formas de malestar psicológico, tanto conocidas como desconocidas.

Síndromes relacionados con la cultura y su relación con diagnósticos psiquiátricos

Solo unas pocas de las muchas formas culturales de expresar malestar han recibido atención continuada en las investigaciones con integración de métodos de investigación culturales y psiquiátricos. Este capítulo se centra en algunos de los síndromes de distintas regiones culturales que han contado con investigaciones más intensas y que se ha visto que están asociados a categorías psiquiátricas: el *amok,* el *ataque de nervios,* el síndrome de posesión y el *shenjing shuairuo.*

Amok.   El *amok* es un episodio disociativo caracterizado por un período de depresión seguido de una manifestación de comportamiento violento, agresivo u homicida. El episodio se desencadena por la percepción de un insulto y se acompaña a menudo de ideas persecutorias, automatismo, amnesia, agotamiento y retorno al estado premórbido tras el episodio. Parece ser prevalente solo entre los varones. El término tiene su origen en Malasia, pero un patrón de comportamiento similar se encuentra en Laos, Filipinas, Polinesia (*cafard* o *cathard*), Papúa-Nueva Guinea y Puerto Rico *(mal de pelea),* y entre la población navaja *(iich'aa).*

FENOMENOLOGÍA.   Un episodio característico consta de los siguientes elementos:

1. Exposición a un estímulo estresante o conflicto subagudo, que provoca en el individuo sentimientos de ira, pérdida, vergüenza y disminución de la autoestima. El factor estresante normalmente es inferior en proporción a la conducta resultante (p. ej., pelea con un compañero de trabajo, ofensa verbal), pero en ocasiones puede ser grave (p. ej., muerte de un ser querido).
2. Un período de retraimiento social y rumiación del conflicto precipitante, que a menudo implica deambulación sin objetivo, y a veces se acompaña de alteraciones de la percepción visuales.
3. Transición, habitualmente repentina, a actos homicidas frenéticos y muy violentos, con una etapa prodrómica breve de preparación o sin ella (p. ej., el individuo puede localizar su arma preferida o agarrar de forma repentina cualquier instrumento que esté al alcance).
4. Selección indiscriminada de víctimas que pueden o no representar simbólicamente a los actores originales del conflicto (p. ej., el individuo ataca únicamente a personas chinas que le son extrañas, después de haber tenido un conflicto con un compañero de trabajo chino). Ocasionalmente, el individuo también ataca a animales u objetos con los que se encuentra, o se autolesiona, a veces gravemente. Persevera en estas actividades violentas a pesar de los intentos externos de controlarle.
5. Las verbalizaciones, cuando las hay, pueden ser frenéticas y guturales, o expresar conflicto interno (p. ej., pedir perdón a un familiar antes de matarlo) o división de la conciencia (p. ej., el individuo reconoce una relación positiva con la víctima, al tiempo que la niega).
6. El cese puede ser espontáneo, pero habitualmente es resultado de ser vencido o matado. Suele ser abrupto y provoca un cambio en el estado de conciencia, normalmente estupor o sueño.
7. Posterior amnesia parcial o total y notificación de «inconsciencia» o descripción de «visión oscurecida» *(mata gelap)* durante el episodio agudo.
8. Pueden darse alteraciones perceptuales o descompensaciones afectivas durante días o semanas después de la crisis aguda. A veces acaba en psicosis o depresión.

EPIDEMIOLOGÍA.   Los índices epidemiológicos del *amok* en Malasia e Indonesia son desconocidos y pueden variar regionalmente y con el tiempo. A partir de los datos disponibles, el *amok* sigue al parecer un patrón endémico en la Indonesia malaya con algunos aumentos epidémicos, al contrario de lo que se ha observado en las crisis de tipo *amok* en Laos.

El *amok* es básicamente desconocido en mujeres (en la literatura médica solo se habla de un caso, y se consideró atípico porque no se produjeron muertes de ningún tipo). Se cree que tiene lugar con mayor frecuencia en hombres de origen malayo, religión musulmana, con pocos estudios y del ámbito rural, de entre 20 y 45 años de edad.

PRECIPITANTES.   Los precipitantes del *amok* en Malasia e Indonesia solían ser experiencias que provocaban en el individuo sentimientos marcados de pérdida, vergüenza, ira o disminución de la autoestima. Aunque los desencadenantes concretos eran de naturaleza y presentación muy diversas, con factores estresantes repentinos y graduales, la mayoría tenían que ver con conflictos interpersonales o sociales que superficialmente parecía que solo generaban estrés leve o moderado. Podían ser discusiones con compañeros de trabajo, tensiones familiares inespecíficas, sentimientos de humillación social, brotes de celos posesivos, deudas de juego o pérdida del empleo. No obstante, el *amok* raramente era desencadenado por un factor estresante intenso, como la muerte simultánea de la esposa y el hijo del individuo.

OTRAS MANIFESTACIONES CLÍNICAS. No está claro si los episodios de *amok* están relacionados con un intento indirecto de suicidio por parte del individuo. Hay anécdotas y consideraciones culturales que respaldan la existencia de una relación, pero las entrevistas con los supervivientes han refutado la asociación.

Los índices de recaída son desconocidos. Se considera muy probable, por lo que actualmente en Malasia se lleva a cabo la hospitalización psiquiátrica permanente de los supervivientes y, en el pasado, se practicaba el exilio o la ejecución.

TRATAMIENTO. En el siglo xx, los individuos afectados de Malasia fueron eximidos de responsabilidad legal o moral por los actos cometidos mientras se hallaban en estado de *amok* por medio de un tipo de «defensa por enajenación», que caracteriza el ataque como «inconsciente» y fuera del control del individuo, por lo que estos eran hospitalizados, a veces de manera permanente, y con frecuencia recibían un diagnóstico de esquizofrenia y se les trataba con medicamentos antipsicóticos. Alternativamente, en ocasiones los estudios han comportado veredictos de criminalidad y han prolongado el encarcelamiento.

Ataque de nervios.
El *ataque de nervios* (conocida en inglés por su nombre en español) es una expresión de malestar utilizada entre los latinos del Caribe, pero reconocible entre los grupos latinoamericanos y latinomediterráneos. Los síntomas más frecuentes incluyen gritos y llanto incontrolables, temblor, sofocación que se inicia en el pecho y asciende hacia la cabeza, y agresividad verbal o física. Las experiencias disociativas, los episodios seudocomiciales o de pérdida de conciencia y los gestos suicidas están presentes en algunos ataques, pero faltan en otros. La característica general de un ataque de nervios es el sentimiento de estar fuera de control. Los ataques de nervios aparecen a menudo como resultado directo de un estrés relacionado con la familia (p. ej., noticia de la muerte de un pariente cercano, separación o divorcio de la esposa, conflictos con la esposa o los niños, o presenciar un accidente en el que está implicado un miembro de la familia). Las personas pueden experimentar amnesia de lo que ocurre durante el ataque de nervios, pero volver rápidamente a su estado habitual.

Es un síndrome indígena en diversas culturas de Latinoamérica, sobre todo en los hispanos caribeños (Puerto Rico, Cuba y República Dominicana). Ha recibido una atención notable en la literatura psiquiátrica y antropológica desde mediados de la década de 1950, en particular en las comunidades puertorriqueñas tanto de la isla como de otras zonas de Estados Unidos.

FENOMENOLOGÍA. Un *ataque de nervios* puede describirse como compuesto de manera característica de los siguientes elementos:

1. Exposición a un estímulo estresante con frecuencia repentino, que habitualmente provoca sentimientos de miedo, aflicción o ira, y que involucra a una persona cercana al individuo, como la esposa, el hijo, un familiar o un amigo. La gravedad del desencadenante oscila entre leve o moderada (es decir, pelea conyugal, revelación de planes de migración) y extrema (abuso sexual o físico, duelo agudo).
2. El inicio del episodio es inmediato tras la exposición al estímulo, o tras un período melancólico o de choque emocional.
3. Una vez iniciada la crisis aguda, tiene lugar la evolución rápida de una intensa tormenta afectiva, caracterizada por un afecto primario habitualmente coherente con el estímulo (como la ira, el miedo o la aflicción) y sensación de pérdida de control *(expresiones emocionales).*

4. Todos o algunos de los siguientes acompañan a estos:
   a) *Sensaciones corporales:* temblor, opresión torácica, cefalea, dificultad respiratoria, palpitaciones, sensación de calor en el pecho, parestesias de localización diversa, dificultades para mover las extremidades, desmayos, visión borrosa o malestar con sensación de inestabilidad *(mareos).*
   b) Conductas *(dimensión de la acción):* gritar, llorar, decir palabrotas, gemir, romper objetos, pegar a los demás o autolesionarse, intentar autolesionarse con el instrumento más cercano, caer al suelo, temblar con movimientos convulsivos o echarse al suelo «como si se estuviera muerto».
5. El cese puede ser abrupto o gradual, pero suele ser rápido, y a menudo es resultado de la ayuda de los demás, lo que implica expresiones de preocupación, oraciones o friegas con alcohol. Hay retorno de la conciencia ordinaria y notificación de cansancio.
6. La crisis se sigue a menudo de amnesia total o parcial de los acontecimientos que han ocurrido mientras tanto, y de descripciones del ataque agudo como pérdida de la conciencia, despersonalización, mente en blanco y/o desconocimiento general de los alrededores *(alteraciones de la conciencia).* No obstante, algunos *ataques* no muestran, al parecer, alteraciones de la conciencia.

EPIDEMIOLOGÍA. Los factores de riesgo del *ataque de nervios* abarcan varias características sociales y demográficas. Los factores de predicción más convincentes son el sexo femenino, bajo nivel educativo y alteración de la situación conyugal (es decir, divorciada, viuda o separada). Quienes padecieron el *ataque* también notificaron menos satisfacción con respecto a las interacciones sociales de un modo general, y en concreto con sus cónyuges. Además, las personas que experimentaron un *ataque de nervios* también era más probable que se refirieran a su estado de salud como regular o malo, que buscaran ayuda por un problema emocional y que tomaran medicamentos con este objetivo. También notificaron obtener menos satisfacción de las actividades llevadas a cabo en el tiempo libre y sentirse abrumadas más a menudo.

PRECIPITANTES. De manera característica, el *ataque de nervios* estaba relacionado por quienes lo padecían con un acontecimiento precipitante o con la suma de muchos episodios de sufrimiento a lo largo de la vida, y el desencadenante sobrepasaba la capacidad de afrontamiento de la persona. En el 92 % de los casos el *ataque* era provocado directamente por una situación causante de malestar, y el 73 % de las veces empezaba al cabo de minutos u horas del acontecimiento. La mayoría de los primeros *ataques* (81 %) tenían lugar en presencia de otros, en comparación a cuando quien lo padecía estaba solo, por lo que la persona recibía ayuda (67 %). A diferencia de la experiencia típica de personas con trastorno de pánico, la mayor parte de los pacientes notificaron sentirse mejor (71 %) o aliviados (81 %) después de sufrir el primer *ataque.* Los primeros episodios del *ataque de nervios* están muy relacionados con el mundo interpersonal de quien lo sufre y el resultado es descargarse *(desahogarse)* de los propios problemas, por lo menos temporalmente.

OTRAS MANIFESTACIONES CLÍNICAS. La asociación entre *ataque de nervios* y una sensación de pérdida de control y de sentirse abrumado destaca la importancia de la asociación entre el síndrome cultural y otras conductas asociadas con la desregulación emocional aguda. La mayor preocupación es la fuerte relación entre los *ataques* y la ideación suicida y las tentativas de suicidio. Otras conductas relacionadas son la pérdida del control de la agresividad, expresada como ataques contra las personas o la propiedad, y las experiencias disociativas relacionadas con la experiencia aguda del *ataque.*

FACTORES CULTURALES ESPECÍFICOS. La compleja relación entre el *ataque de nervios* y el diagnóstico psiquiátrico puede clarificarse con respecto a su nosología popular más general. En el Caribe de origen hispano y en otras áreas de Latinoamérica, el *ataque* forma parte de una nosología popular *nerviosa* (nervios), compuesta de otras categorías relacionadas. Las experiencias de adversidad se relacionan en esta nosología con posteriores «alteraciones» del sistema nervioso, que perturban su funcionamiento, incluidos los nervios periféricos. Esta afectación semianatómica queda evidenciada por síntomas emocionales, como susceptibilidad interpersonal, ansiedad e irritabilidad, así como por síntomas físicos, como temblores, palpitaciones y disminución de la concentración.

TRATAMIENTO. No se han realizado nunca estudios terapéuticos sobre el *ataque de nervios*. El tratamiento habitual implica asegurar en primer lugar la seguridad de la persona y de aquellos que están a su alrededor, dada la asociación entre el *ataque,* las tendencias suicidas y la agresividad descontrolada. «Persuadir a la persona» suele ser de ayuda, si se acompaña de expresiones de apoyo por parte de familiares y otros seres queridos; las friegas con alcohol para ayudar a la persona a calmarse son una forma cultural de expresar este apoyo.

«Explicar el motivo» que llevó al *ataque* suele ser el principal enfoque terapéutico en posteriores etapas del tratamiento. Puesto que una de las principales funciones del ataque es comunicar que uno se siente abrumado, indicar haber recibido el mensaje y el deseo de ofrecer apoyo suelen percibirse como terapéuticos. Debería permitirse a la persona que estableciera el modo de sincerarse y que diera suficientes detalles y circunstancias para sentirse «descargado» *(desahogado).*

En el caso de un único *ataque* o de acontecimientos ocasionales en ausencia de un diagnóstico psiquiátrico, suele ser suficiente un seguimiento breve. Esto es algo que puede discutirse con el paciente y la familia para asegurar la recuperación completa del estado de salud anterior. En el caso de *ataques* recurrentes, el tratamiento depende de la psicopatología asociada, de la naturaleza de los precipitantes (como la exposición traumática), del grado de conflicto familiar o de apoyo, del contexto social, de las experiencias terapéuticas previas y de las expectativas del paciente y la familia, entre otros factores.

La psicoterapia es habitualmente el puntal del tratamiento, dado el origen habitual de la conducta por agobio excesivo en el medio interpersonal. La farmacoterapia también puede ayudar a tratar la psicopatología relacionada con el *ataque;* debería hacerse hincapié en cómo tratar el trastorno subyacente. Dado el ritmo lento de muchos *ataques,* el uso acertado de benzodiazepinas de acción corta también es de utilidad para ayudar a abortar un episodio inminente. No obstante, esta no debería ser la principal forma de tratamiento de los *ataques* recurrentes, ya que únicamente previene la principal función del síndrome como modo de comunicación. En lugar de ello, es necesaria la psicoterapia y una actitud de activismo social por parte del terapeuta que conoce los orígenes de la adversidad entre latinos con pocos recursos económicos y mala situación socioeconómica y discriminación étnica/racial, para tratar las raíces interpersonales y socioculturales del *ataque de nervios.*

Síndrome de posesión.
Los estados involuntarios de trance por posesión son cuadros clínicos muy frecuentes de malestar emocional en todo el mundo. Se han comunicado experiencias análogas en contextos culturales muy diversos, como la India, Sri Lanka, Hong Kong, China, Japón, Malasia, Níger, Uganda, Sudáfrica, Haití, Puerto Rico y Brasil, entre otros. El *síndrome de posesión* es una expresión que se refiere a los cuadros clínicos sudasiáticos observados de trance involuntario por posesión que engloba múltiples nombres en lenguas y dialectos regionales de la India y Sri Lanka. Estos cuadros clínicos son considerados una forma de enfermedad por parte del grupo cultural de la persona porque son involuntarios, causan malestar y no tienen lugar como parte normal de un colectivo cultural o un ritual religioso o conducta.

FENOMENOLOGÍA. Es importante diferenciar al inicio entre síndrome de posesión, como un ejemplo de trance por posesión, y la categoría más general de posesión. La última se refiere a una ideología general que describe toda la variedad de influencias espirituales directas sobre asuntos humanos, como los efectos en los ámbitos físico, psicológico, espiritual, social y ecológico. Por contra, como subconjunto de la experiencia general de posesión, el trance por posesión se refiere a alteraciones específicas de la conciencia, la memoria, la conducta y la identidad atribuidas a la influencia directa de un espíritu. Además de los estados patológicos de trance por posesión, las culturas sudasiáticas autorizan múltiples ejemplos de posesión normal y de trance por posesión. Cuando son voluntarios y normativos, estos estados suelen considerarse ejemplos de devoción religiosa, éxtasis místico, comentario social, ascetismo, relaciones interpersonales, reflejo existencial y del estudio de la conciencia. En este capítulo se comenta el síndrome de posesión como una entidad patológica con una fenomenología establecida, esto es, un caso especial en el continuo general de las ideas etiológicas con respecto a enfermedades de posesión. Un episodio característico consta de los siguientes elementos:

1. El inicio tiene lugar, por lo general, debido a un conflicto subagudo o al estrés y muestra una variación considerable. Puede ser gradual e inespecífico (p. ej., distintos síntomas somáticos, como mareos, cefaleas, malestar abdominal, escalofríos, apatía o dificultad respiratoria) o repentino y específico, en forma de una transición abrupta a un estado alterado de la conciencia.

2. La conducta durante el estado alterado consta de parte o todo lo siguiente:
   a) Movimientos drásticos y parcialmente intencionados, como mover la cabeza de arriba abajo, realizar movimientos corporales convulsivos, golpearse, dar vueltas o caer al suelo, junto con verbalizaciones guturales incoherentes, como balbucear, gemir o chillar.
   b) Acciones violentas o agresivas dirigidas contra uno mismo o contra los demás, como escupir, pegar y hacer gestos suicidas u homicidas impulsivos. Las verbalizaciones pueden ser coherentes y constar de comentarios derogatorios o amenazas de violencia dirigida contra otras personas importantes o contra el individuo (en tercera persona), y por lo general consideradas por los observadores poco características de la conducta habitual del individuo.
   c) Gestos, comentarios o peticiones específicas que indican la aparición de una personalidad de posesión conocida, bien por referencia a atributos estándar de personajes culturalmente reconocibles, o bien el nombre y el grado de relación de miembros fallecidos de la familia o conocidos.

3. En todos los casos, este estado viene marcado por la aparición de una o varias personalidades secundarias distintas de la del individuo. Sus identidades específicas, que pueden permanecer ocultas durante cierto tiempo, acatan normas culturales que regulan agentes permisibles de posesión, que varían en cuanto a religión, región y casta. Los agentes aceptables son espíritus de familiares fallecidos, de parientes no tan cercanos, o de vecinos conocidos que fallecieron en condiciones concretas de sufrimiento, y personajes sobrenaturales menores del panteón hindú (raramente deidades importantes) y del mundo espiritual islámico.

4. La posesión por personalidades secundarias es episódica, produce alternancia entre la personalidad habitual del individuo y el estado alterado. El individuo en su identidad habitual muestra un estado de aturdimiento, cansancio, malestar o confusión acerca de la situación, y puede notificar alteraciones perceptuales visuales o auditivas con respecto al agente de posesión, así como «inconsciencia» y amnesia total o parcial en relación con el estado alterado.

5. Con frecuencia, las identidades específicas de las personalidades de posesión permanecen ocultas durante cierto tiempo, lo que requiere la ayuda activa de familiares y la intervención de médicos autóctonos especializados. El proceso de revelación se entiende como una lucha entre los miembros de la familia y los agentes benefactores entre quienes se encuentra el sanador, por un lado, y las personalidades problemáticas de la posesión, por el otro. Se caracteriza por una notable reactividad por parte del individuo ante estímulos

ambientales, como el interrogatorio directo, la negligencia estratégica y la manipulación agresiva.

6. El resultado es variable. A menudo se consigue una recuperación total al final de un único episodio agudo, que puede mostrar una duración de varias semanas. Alternativamente, puede producirse morbilidad prolongada, o incluso, aunque raramente, la muerte.

Las consideraciones metodológicas limitan los datos sobre la epidemiología, los factores desencadenantes y la psicopatología asociada de los sujetos con síndrome de posesión en el sur de Asia. Entre estas se incluyen que los casos estudiados no son representativos de la comunidad y que no hay una definición sistemática del síndrome, que muestran una considerable variación regional.

EPIDEMIOLOGÍA.   El síndrome de posesión es más frecuente en mujeres que en hombres, con una proporción entre hombres y mujeres de aproximadamente 3 a 1, tanto en cohortes de la población como psiquiátricas. La edad de inicio suele situarse entre los 15 y los 35 años, pero muchos casos empezaron supuestamente en la infancia. Los ataques pueden persistir hasta la mediana edad, y también se han notificado casos geriátricos.

PRECIPITANTES.   Los precipitantes del síndrome de posesión son variados, pero suele tratarse de conflictos sociales o familiares notables, o de transiciones de la vida muy estresantes, de duración subaguda, que provocan fuertes sentimientos de vulnerabilidad en personas sin apoyo emocional estable. Los ejemplos que aparecen en la literatura médica incluyen conflicto conyugal, abuso y negligencia, a veces asociados a alcoholismo; llegada de una nueva novia en el hogar de la familia del marido; retraso en la preparación de la boda o en su consumación; matrimonio forzado; viudedad; período posparto; pérdida del estatus social familiar; muerte de un miembro de la familia; dificultades para encontrar empleo y económicas; aislamiento del apoyo familiar, y subordinación a otros miembros de la familia y de la familia política.

FACTORES CULTURALES ESPECÍFICOS.   El síndrome de posesión constituye una categoría cultural normativa en toda la India y Sri Lanka. Inicialmente puede presentarse en una variedad de formas, relacionadas por la atribución de etiología espiritual. Cuando aparece en una forma inespecífica, el diagnóstico indígena se confirma por la aparición del estado alterado durante el ritual terapéutico. Se considera un sufrimiento por su naturaleza involuntaria y dolorosa, y se atribuye a la intervención de voluntades espirituales específicas que actúan independientemente o a las órdenes de una bruja. Algunas castas y personas que se encuentran en situaciones de transición (p. ej., puerperio) se consideran más vulnerables al ataque espiritual, en especial cuando se las priva de apoyo emocional y material.

TRATAMIENTO.   Generalmente se recurre a médicos autóctonos especializados y a rituales, pero el tratamiento psiquiátrico suele evitarse. Los tratamientos indígenas incluyen neutralización del conflicto o estrés por medio de rituales comunitarios en los que interviene el exorcismo, así como la reformulación del sufrimiento en un individuo benefactor y la práctica comunitaria por medio de la iniciación de un culto de devoción espiritual, como el culto siri de la India meridional, o la educación en los roles del oráculo (adivinador), exorcista o, raramente, avatar (encarnación divina).

Shenjing shuairuo.
El término *shenjing shuairuo* («debilidad del sistema nervioso», en chino mandarín) es una traducción y adaptación cultural del término «neurastenia», que se introdujo en China desde occidente y Japón en las décadas de 1920 y 1930. Se observa en China. Recuperado en su forma moderna por el neurólogo estadounidense George Beard desde 1868, su formulación de neurastenia (en griego «falta de fuerza nerviosa») se refería originalmente a un síndrome heterogéneo de desfallecimiento, dolor, poca capacidad de concentración, cefalea, irritabilidad, mareos, insomnio y más de 50 síntomas distintos.

Primero se consideró una «enfermedad estadounidense» resultado de las «presiones» de una sociedad que se modernizaba rápidamente, pero después fue adoptada por los especialistas en diagnósticos europeos. Se creía que su fisiopatología derivaba de una disminución del funcionamiento del sistema nervioso más a nivel físico que emocional, debido a un exceso de demanda en su uso, sobre todo entre las clases educadas y más ricas. En la psiquiatría soviética, respaldada por las investigaciones pavlovianas, era un elemento central de la nosología en salud mental, e influyó grandemente en la psiquiatría china después de la revolución comunista de 1949.

Aunque la neurastenia perdió importancia en los sistemas de clasificación occidentales durante el siglo xx, el *shenjing shuairuo* experimentó un marcado desarrollo entre la población y los profesionales de la China continental, Taiwán, Hong Kong y las comunidades de inmigrantes chinos y en Japón, donde un síndrome parecido recibió el nombre de *shinkei suijaku*. Después de un pico hacia 1980, cuando puede que constituyese hasta el 80 % de todos los diagnósticos de «neurosis» en las sociedades chinas, el *shenjing shuairuo* ha experimentado una profunda revisión psiquiátrica y antropológica. Actualmente, aparece de manera prominente en la 2.ª edición revisada de la *Clasificación china de los trastornos mentales* (CCMD-2-R), en la sección de «otras neurosis». El diagnóstico de la CCMD-2-R requiere la presencia de tres síntomas de entre cinco agrupaciones no jerárquicas de síntomas, organizadas como síntomas de debilidad, emocionales, de excitación y nerviosos, así como una quinta categoría de alteraciones del sueño. Como otros trastornos neuróticos del manual chino, la enfermedad debe durar por lo menos 3 meses, y debería: *1)* disminuir la eficacia del trabajo, el estudio o la función social; *2)* causar malestar mental, o *3)* precipitar la búsqueda de tratamiento.

FENOMENOLOGÍA.   Dada la evolución de la práctica diagnóstica con respecto al *shenjing shuairuo* en las sociedades chinas durante las últimas décadas, que pueden calificarse de aproximación profesional de la enfermedad, o de su aspecto de «enfermedad», en su lugar la descripción fenomenológica de este capítulo se basa en casos clínicos de pacientes que se sienten identificados, o en el aspecto «de enfermedad» del síndrome. Los siguientes elementos son un ejemplo característico:

1. El inicio suele ser gradual, a veces comprende varios años, y suele originarse a partir de una situación conflictiva, frustrante o causante de preocupación que tiene que ver con el trabajo, la familia y otros contextos sociales, o con su combinación. Una sensación de impotencia a la hora de cambiar la situación desencadenante es fundamental en la mayor parte de casos referidos al síndrome.

2. Los síntomas muestran una considerable variación individual, pero por lo general involucran como mínimo algunas de las siguientes molestias espontáneas: insomnio, disforia afectiva, cefalea, dolor corporal y distorsiones (p. ej., «inflamación» de la cabeza), mareos, dificultades para concentrarse, tensión y ansiedad, preocupación, fatiga, debilidad, problemas gastrointestinales y «enfado» *(fan nao)*. Esta última emoción se ha descrito como forma de irritabilidad mezclada con preocupación y malestar con respecto a «pensamientos conflictivos y deseos no satisfechos», que pueden ser parcialmente ocultos en aras de preservar la armonía social.

3. Quien lo padece con frecuencia busca el papel de enfermo, atribuyendo al síndrome sus dificultades para cumplir con expectativas laborales, escolares y sociales. Las fuentes de tratamiento varían considerablemente en las diversas comunidades chinas, lo que depende de la disponibilidad de sectores de servicios formales y tradicionales.

4. El curso es variable y puede responder a cambio en las circunstancias interpersonales y sociales. La mejora del factor o factores estresantes precipitantes habitualmente conlleva una mejoría considerable, aunque son frecuentes síntomas residuales.

5. En la respuesta al tratamiento puede intervenir el rol de la enfermedad y su relación con la intratabilidad de los factores de estrés precipitantes.

PRECIPITANTES. La evaluación empírica de los precipitantes del *shenjing shuairuo* ha constatado un índice elevado de factores de estrés relacionados con el trabajo, que se hicieron más intratables dada la naturaleza centralizada de la sociedad china del continente. Entre estos se incluyen tareas laborales desagradables, destinos laborales que provocaron separaciones familiares, críticas duras en el trabajo, carga laboral excesiva, tareas monótonas y sensación de incompetencia o incompatibilidad de habilidades y responsabilidades. Los estudiantes solían describir precipitantes relacionados con los estudios menos graves, sobre todo fracaso escolar o ansiedad relacionada con la discordancia entre las aspiraciones personales o familiares y su realización. Otros factores de estrés interpersonal y familiares eran las desilusiones amorosas, el conflicto conyugal y la muerte del cónyuge u otro familiar. Los conocimientos etiológicos chinos del síndrome con frecuencia invierten la perspectiva occidental de los cuadros clínicos «psicosomáticos», en los que los precipitantes sociales-interpersonales causan malestar psicológico que se pone de manifiesto por medio de una experiencia corporal.

OTRAS MANIFESTACIONES CLÍNICAS. El curso clínico del síndrome puede depender de la comorbilidad psiquiátrica asociada y del grado de persistencia de los factores de estrés precipitantes. En un estudio longitudinal se constató la resolución completa de los síntomas del *shenjing shuairuo* y buena adaptación social al cabo de 20 años del diagnóstico indexado en 83 de 89 casos. Solo en un caso el tratamiento persistió y ningún individuo informó del inicio de trastorno depresivo tras el diagnóstico de *shenjing shuairuo*.

Los psiquiatras chinos han llevado a cabo numerosos estudios sobre la función neurofisiológica y cognitiva en los pacientes con *shenjing shuairuo* desde la década de 1950. La mayoría notificaron anomalías en comparación con los controles normales, incluso en las pruebas de polisomnografía, electroencefalografía, reflejos psicogalvánicos, función gástrica y memoria. A pesar de todo ello, es necesario reproducir estas observaciones con muestras bien controladas utilizando instrumentos diagnósticos.

FACTORES CULTURALES ESPECÍFICOS. Las definiciones en desarrollo de *shenjing shuairuo* proceden de una tradición del sincretismo en la medicina china entre los conocimientos sobre enfermedades autóctonas y su contribución internacional. Las nociones occidentales del siglo XIX de un sistema nervioso debilitado debido al uso excesivo (neurastenia) hallaron una expresión análoga antigua en los conceptos chinos de los meridianos o canales corporales *(jing)* que unen órganos vitales en redes equilibradas junto con fuerzas (p. ej., energía vital *qi*, en las formas *yin* y *yang*) que podrían alterar su flujo armonioso normal. Esto originó el *shenjing shuairuo,* una enfermedad en la que el *jing* que lleva el *shen* (espíritu o vitalidad, la capacidad de la mente para formar ideas y el deseo de la personalidad de vivir la vida) se ha convertido en *shuai* (degenerado) y *ruo* (débil) tras la excitación indebida del sistema nervioso.

TRATAMIENTO. Al acceder a los sectores formales de la asistencia, la mayoría de los pacientes recurrieron tanto a médicos formados en Occidente como a médicos chinos tradicionales. Se preferían los contextos clínicos no psiquiátricos, como los centros de neurología y medicina general, en sintonía con conocimientos culturales de la etiología somatopsíquica del *shenjing shuairuo,* que hace hincapié en su intervención física. La modalidad del tratamiento solía basarse en la medicina tradicional china, que recetaban tanto los médicos con formación occidental como los chinos. Esto se atenía a la situación equilibrada a la que todavía se atribuyen ambos tipos de formación entre los médicos chinos. La polifarmacia era frecuente, y combinaba sedantes con hierbas tradicionales, sustancias ansiolíticas, vitaminas y otros tónicos. A pesar de la supresión activa de la sanación religiosa en China, casi una cuarta parte de los pacientes también se sometían a este tipo de tratamiento.

▲ **34.4 Teorías de la personalidad y psicopatología**

SIGMUND FREUD: FUNDADOR DEL PSICOANÁLISIS CLÁSICO

El psicoanálisis fue fruto del genio de Sigmund Freud. Puso su impronta en él ya desde su inicio, y se puede decir con certeza que aunque la ciencia del psicoanálisis haya avanzado mucho más allá de lo que Freud pudo nunca soñar, su influencia sigue siendo importante y decisiva. Para comprender los estadios progresivos en la evolución desde los orígenes del pensamiento psicoanalítico, hay que tener presente que el mismo Freud trabajó contra los fundamentos de su propia formación y experiencia en neurología y en el contexto del pensamiento científico de su época.

La ciencia del psicoanálisis es la base fundamental del conocimiento psicodinámico. Esto forma el marco teórico fundamental de referencia para una variedad de formas de intervención terapéutica, que comprende no solo el psicoanálisis mismo, sino también diversas formas de psicoterapia de orientación psicoanalítica, así como formas de terapia relacionadas con él que utilizan conceptos psicodinámicos. En la actualidad se ha generado un gran interés por el esfuerzo en establecer una conexión entre la conducta humana y la experiencia emocional con los nuevos hallazgos de la investigación neurocientífica.

Al mismo tiempo, el psicoanálisis está produciendo un fermento creativo que plantea retos y revisiones constantes a las perspectivas clásicas, lo que deriva en una diversidad de énfasis y puntos de vista, pudiendo, todos ellos, ser contemplados como aspectos que representan el pensamiento psicoanalítico. Esto ha dado lugar a que se plantee la cuestión de si el psicoanálisis constituye una teoría o más de una. La divergencia de múltiples variantes teóricas plantea la cuestión sobre el grado en que las nuevas perspectivas pueden reconciliarse con las clásicas.

El mismo Freud inauguró las modificaciones creativas en su teoría. Algunas de las modificaciones de la teoría clásica después de Freud han intentado reformular las proposiciones analíticas básicas y, a la vez, han seguido manteniendo el espíritu y los conceptos fundamentales de la perspectiva freudiana; otras han retado y abandonado los conceptos analíticos básicos en favor de paradigmas divergentes que parecen ser radicalmente diferentes, e incluso contradictorios, a los principios analíticos básicos.

A pesar de que existe más de una manera de abordar la diversidad de este tipo de material, se ha tomado la decisión de organizarlo conforme a líneas aproximadamente históricas, determinando la aparición de la teoría o las teorías analíticas a lo largo del tiempo, aunque con una buena porción de solapamiento y cierta redundancia. No obstante, existe un patrón global de aparición gradual, que progresa desde la teoría precoz de la pulsión (o los instintos) a la teoría estructural de la psicología del yo, a las relaciones con el objeto, a la psicología del yo *(self),* al intersubjetivismo y a los enfoques relacionales.

Hoy se acepta que el psicoanálisis tiene tres aspectos cruciales: es una técnica terapéutica, un *cuerpo* de conocimiento científico y teórico, y un método de investigación. Esta sección se centra en el psicoanálisis como teoría y como tratamiento, pero los dogmas básicos elaborados aquí tienen amplias aplicaciones en contextos no psicoanalíticos de la psiquiatría clínica.

Vida de Freud

Sigmund Freud (1856-1939) (fig. 34-22) nació en Freiberg, un pequeño pueblo de Moravia que actualmente forma parte de la República Checa. Cuando tenía 4 años, su padre, un mercader de lana judío, se trasladó con su familia a Viena, donde Freud pasó la mayor parte de su vida. Después de cursar estudios de medicina, se especializó en neurología y

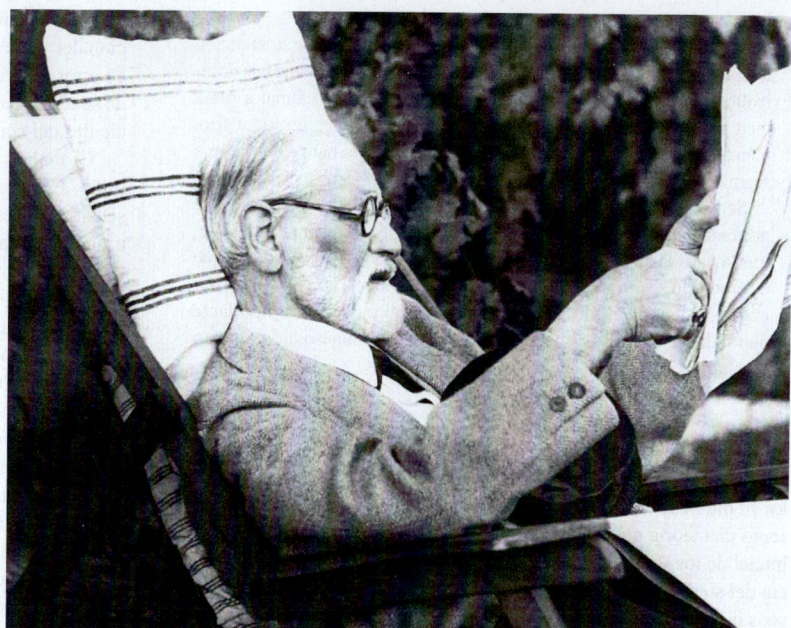

FIGURA 34-22
Sigmund Freud a los 79 años. (Por cortesía de Menninger Foundation Archives, Topeka, KS.)

estudió durante un año en París con Jean-Martin Charcot. Le influyeron también Ambroise-Auguste Liebault e Hippolyte-Marie Bernheim, quienes le enseñaron la hipnosis mientras estuvo en Francia. Después de su educación en Francia, regresó a Viena y comenzó a trabajar como médico con pacientes con histeria. Entre 1887 y 1897, su labor con estos pacientes le condujo a desarrollar el psicoanálisis.

Comienzos del psicoanálisis

En la década de 1887 a 1897, Freud se centró en el estudio a fondo de los trastornos de sus pacientes con histeria, lo que comportó los descubrimientos que contribuyeron a los comienzos del psicoanálisis. Estos débiles comienzos tuvieron un triple aspecto: emergencia del psicoanálisis como método de investigación, como técnica terapéutica y como cuerpo de conocimiento científico basado en un creciente monto de información y de proposiciones teóricas básicas. Estas tempranas investigaciones surgieron de sus colaboraciones iniciales con Joseph Breuer, y fueron en aumento a partir de sus propias investigaciones y sus desarrollos teóricos independientes.

El caso de Anna O.

Breuer era un médico mayor, reconocido y muy bien situado entre la comunidad vienesa (fig. 34-23). Conocedor del interés de Freud por la enfermedad de la histeria, Breuer le comentó el caso inusual de una mujer a quien había tratado durante un año y medio aproximadamente, desde diciembre de 1880 hasta junio de 1882. Esta mujer se hizo famosa bajo el seudónimo de la Señorita Anna O., y el estudio de sus dificultades se convirtió en uno de los estímulos más importantes para el desarrollo del psicoanálisis.

Anna O. era, en realidad, Bertha Pappenheim, quien más tarde fue famosa por sí misma como fundadora del movimiento laboral social en Alemania. En la época en la que había empezado a visitar al doctor Breuer era una muchacha joven, inteligente y resuelta (con una fuerte voluntad), de unos 21 años de edad, que había desarrollado una serie de síntomas de histeria en relación con la enfermedad y la muerte de su padre. Estos síntomas consistían en parálisis de las extremidades, contracturas, anestesias, alteraciones de la visión y del habla, anorexia

y tos nerviosa preocupante. Dos fases distintas de conciencia también caracterizaron su enfermedad: una era relativamente normal, pero la otra reflejaba una segunda personalidad más patológica.

Anna estaba muy unida a su padre y mantenía con él una relación muy estrecha, y además compartió con su madre las obligaciones de cuidarlo en el lecho de muerte. Durante sus estados de alteración de la conciencia, Anna era capaz de reproducir las vívidas fantasías y las intensas emociones que había experimentado mientras cuidaba de su padre. Y fue una agradable sorpresa, tanto para Anna como para Breuer, que cuando fue capaz de recordar, con una expresión de afecto asociada, las escenas o las circunstancias bajo las que habían aflorado los síntomas, estos desaparecieron. Anna describió de una manera vívida este proceso como la *curación por la palabra* y como la limpieza de la chimenea *(chimney sweeping)*.

Una vez que se logró establecer la conexión entre el hecho de hablar de las circunstancias de los síntomas y la desaparición de estos, Anna procedió a tratar cada uno de sus numerosos síntomas, uno tras otro. En una ocasión fue capaz de recordar que su madre tuvo que ausentarse un día, y ella se había sentado a los pies de la cama de su padre y tuvo una fantasía o un sueño mientras estaba despierta, en el cual imaginaba que una serpiente reptaba hacia su padre y casi le mordía. Ella se esforzaba y luchaba para ahuyentar a la serpiente, pero su brazo, situado sobre el respaldo de la silla, se había dormido. Era incapaz de moverlo. La parálisis persistió, y ella siguió siendo incapaz de mover el brazo hasta que bajo hipnosis pudo recordar esa escena. Es fácil de ver que este tipo de material pudo haber causado una profunda impresión en Freud. Le proporcionaba una demostración convincente del poder de los recuerdos inconscientes y los afectos reprimidos sobre la producción de los síntomas de histeria.

En el transcurso de un tratamiento algo más prolongado, la preocupación de Breuer por su fascinante e inusual paciente había ido en aumento y, en consecuencia, pasaba cada vez más tiempo con ella. Mientras tanto, su mujer iba volviéndose cada vez más celosa y resentida. En cuanto Breuer se percató de este hecho, tuvo miedo de las connotaciones sexuales que pudieran derivarse y decidió terminar súbitamente el tratamiento. Pero unas pocas horas más tarde le pidieron que acudiera urgentemente al lecho de Anna. Ella nunca había mencionado el tema tabú del sexo durante su tratamiento, pero en esa ocasión estaba experimentando un parto histérico. Freud vio en el embarazo fantasma el resultado lógico de los sentimientos sexuales que Anna había desarrollado hacia Breuer en respuesta a su atención terapéutica. El mismo Breuer apenas se había dado cuenta de ese desarrollo, y la experiencia le resultó desconcertante. Pudo calmar a Anna mediante hipnosis, pero abandonó la casa empapado en un sudor frío, e inmediatamente partió hacia Venecia con su mujer para celebrar una segunda luna de miel.

Según la versión de Freud, proporcionada por Ernest Jones, la paciente aun se hallaba lejos de la curación, por lo que más adelante, tras la partida de Breuer, tuvo que ser hospitalizada. Parece irónico que el prototipo de curación catártica, de hecho, distó mucho de ser un éxito. No obstante, el caso de Anna O. proporcionó un importante punto de partida para el pensamiento de Freud y supuso un momento crucial en el desarrollo del psicoanálisis.

La interpretación de los sueños

En su publicación *La interpretación de los sueños,* de 1900, Freud presentó una teoría del proceso de los sueños que acompañaba su análisis inicial de los síntomas psiconeuróticos. Freud consideraba la experiencia del sueño como una expresión consciente de las fantasías o los deseos inconscientes que no son fácilmente aceptables por la experiencia del despertar consciente. Por tanto, la actividad del sueño se consideraba una de las manifestaciones normales de los procesos inconscientes.

Las imágenes del sueño representaban deseos o pensamientos inconscientes que eran encubiertos mediante un proceso de simbolización y otros mecanismos de distorsión. El hecho de volver a elaborar los contenidos inconscientes constituía el trabajo del sueño. Freud postulaba la existencia de un «censor», concebido como el guardián de la frontera entre la parte inconsciente de la mente y el nivel de la preconciencia. El censor funcionaba excluyendo los deseos inconscientes durante los estados de conciencia, pero durante la relajación regresiva del sueño, permitía que ciertos contenidos inconscientes traspasaran la frontera, únicamente tras transformar estos deseos inconscientes en formas enmascaradas de experimentación de los contenidos del sueño manifestado por el sujeto que sueña. Freud suponía que el censor traba-

jaba al servicio del yo, es decir, servía a los objetivos de autopreservación del yo. A pesar de que era consciente de la naturaleza inconsciente de estos procesos, tendía a considerar el yo en este punto del desarrollo de su teoría con más restricciones, como la fuente de los procesos conscientes del control razonable y la voluntad.

El análisis de los sueños hace que emerja material que ha sido reprimido. Estos pensamientos y deseos inconscientes incluyen estímulos sensitivos nocturnos (impresiones sensitivas como dolor, hambre, sed o urgencia urinaria), residuos del día (pensamientos e ideas que están en conexión con las actividades y preocupaciones actuales durante el tiempo de vigilia del sujeto que sueña) e impulsos inaceptables reprimidos. Debido a que la motilidad está bloqueada por el estado de sueño, el sueño permite una gratificación parcial y limitada del impulso reprimido que da lugar al sueño.

Freud distinguió entre dos clases de contenido de los sueños. El contenido *manifiesto* se refiere a lo que es recordado por el que sueña; el contenido *latente* incluye los pensamientos y deseos inconscientes que amenazan con despertar al que sueña. Freud describió las operaciones mentales inconscientes con que el contenido latente del sueño se transforma en un sueño manifiesto como el *trabajo del sueño*. Los deseos e impulsos reprimidos pueden adherirse a imágenes inocentes o neutras para pasar el escrutinio del censor del sueño. Este proceso implica una selección de imágenes triviales o aparentemente sin sentido de la experiencia actual del que sueña; estas imágenes se asocian dinámicamente a las imágenes latentes a las que en cierto modo se parecen.

Condensación. La *condensación* es el mecanismo por el cual diversos deseos, impulsos o actitudes inconscientes se combinan en una única imagen dentro del contenido explícito del sueño. Así, en una pesadilla de un niño, un monstruo que ataca puede representar no solamente al padre del niño que sueña, sino también algunos aspectos de la madre o incluso alguno de los impulsos hostiles primitivos del propio niño. La conversión de la condensación puede ocurrir también durante el trabajo del sueño, principalmente como una irradiación o difusión de un único deseo o impulso latente que se distribuye a través de representaciones múltiples dentro del contenido explícito del sueño. La combinación de los mecanismos de condensación y difusión proporciona al que sueña un instrumento muy flexible y económico para facilitar, comprimir y difundir o expandir el contenido explícito del sueño, que se deriva de deseos e impulsos latentes inconscientes.

Desplazamiento. El mecanismo del *desplazamiento* se refiere a la transferencia de cantidades de energía (catexis) desde un objeto original hacia un sustituto o una representación simbólica del objeto. Debido a que el objeto sustituto es relativamente neutral –es decir, con menos energía efectiva–, es más aceptable para el censor del sueño y puede pasar las fronteras de la represión más fácilmente. Así, mientras que el simbolismo puede referirse a la sustitución de un objeto por otro, el desplazamiento facilita la distorsión de los deseos inconscientes a través de la transferencia de energía afectiva desde un objeto a otro. A pesar de la transferencia de energía catética, la finalidad del impulso inconsciente permanece invariable. Por ejemplo, en un sueño, la madre puede estar representada visualmente por una figura femenina desconocida (al menos una que tenga un menor significado emocional para el que sueña), pero el contenido desnudo del sueño no deriva por ello menos del impulso instintivo inconsciente del que sueña hacia la madre.

Representación simbólica. Freud observó que el que sueña a menudo podía representar ideas u objetos con una carga elevada usando imágenes inocentes que, de alguna manera, se hallaban conectadas con la idea u objeto que representaban. De este modo, un concepto abstracto o un conjunto complejo de sentimientos para con una persona puede estar simbolizado por una imagen sensorial simple, concreta. Freud

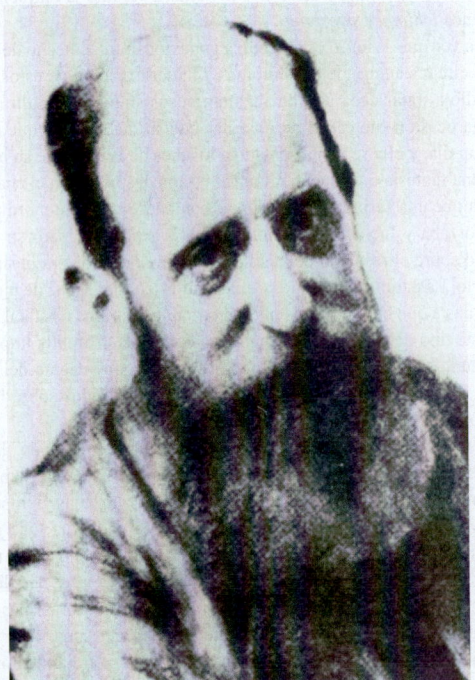

FIGURA 34-23
Joseph Breuer (1842-1925).

observó que los símbolos tienen significados inconscientes que se pueden discernir a través de las asociaciones del paciente con el símbolo, pero también creía que ciertos símbolos tienen significados universales.

Revisión secundaria. Los mecanismos de condensación, desplazamiento y representación simbólica son característicos de un tipo de pensamiento al que Freud denominaba *proceso primario*. Este modo primitivo de actividad cognitiva se caracteriza por imágenes absurdas, extravagantes e ilógicas que parecen incoherentes. Freud creía que aspectos más maduros y razonables del yo trabajaban durante los sueños para organizar los aspectos primitivos del sueño de una forma más coherente. A este proceso Freud lo denominó *revisión secundaria*, en la que los sueños se transforman en algo más racional. Este proceso está relacionado con la actividad madura característica de la vida durante la vigilia, a la que Freud denominó *proceso secundario*.

Afectos en los sueños. Las emociones secundarias puede que no aparezcan en el sueño, o puede que se experimenten de una forma algo alterada. Por ejemplo, la rabia reprimida hacia el padre de una persona puede tomar la forma de un desagrado moderado. Los sentimientos también pueden aparecer como sus opuestos.

Sueños de ansiedad. La teoría del sueño de Freud precedió a su desarrollo de una teoría comprensiva del yo. De ahí que en su manera de entender los sueños pusiera énfasis en la importancia de las pulsiones y deseos de descarga a través de los contenidos alucinatorios del sueño. Veía la condensación, el desplazamiento, la representación simbólica, la proyección y la revisión secundaria básicamente como mecanismos que facilitan la descarga de impulsos latentes, más que como mecanismos que protegen al que sueña de la ansiedad y el dolor. Freud comprendió que los sueños de ansiedad reflejan un fallo de la función protectora de los mecanismos del trabajo del sueño. Los impulsos reprimidos logran abrirse camino hacia el contenido manifiesto de un modo más o menos reconocible.

Sueños de castigo. Los sueños en los que quien sueña experimenta un castigo supusieron un especial desafío para Freud porque parecen representar una excepción a su teoría de los sueños cumplidores del deseo. Entendía que tales sueños reflejan un compromiso entre el deseo reprimido y el agente represor o conciencia. En un sueño de castigo, el yo anticipa la condena por parte de la conciencia del que sueña si a los impulsos latentes inaceptables se les permite una expresión directa dentro del contenido manifiesto del sueño. Por ello, el deseo de un castigo por parte de la conciencia del paciente se satisface dando expresión a fantasías de castigo.

Modelo topográfico de la mente

La publicación de *La interpretación de los sueños* en 1900 proclamó la llegada del modelo topográfico de la mente de Freud, en el que divide la mente en tres regiones: el sistema consciente, el preconsciente y el inconsciente. Cada uno de los sistemas tiene características propias únicas.

El consciente. El sistema consciente en el modelo topográfico de Freud es la parte de la mente en la que las percepciones que llegan desde el mundo exterior o desde el interior del cuerpo o de la mente pasan a ser conocidas. Tener conciencia de algo es un fenómeno subjetivo cuyo contenido solo puede comunicarse por medio del lenguaje o de la conducta. Freud asumió que la conciencia utilizaba una forma de energía psíquica neutralizada a la que se refirió como *catexis de expectativa*, mediante la cual las personas eran conscientes de una idea o sentimiento particular como resultado de la dedicación de una cantidad discreta de energía psíquica a la idea o sentimiento.

El preconsciente. El sistema preconsciente está compuesto por aquellos sucesos, procesos y contenidos mentales que se pueden trasladar al conocimiento consciente mediante el acto de centrar en ellos la atención. Si bien muchas personas no reconocen conscientemente la apariencia de su maestro de primaria, por lo general pueden evocar su imagen en su mente centrando deliberadamente la atención sobre la memoria. Conceptualmente, el preconsciente interactúa con ambas regiones de la mente, la inconsciente y la consciente. Para alcanzar conocimiento consciente, los contenidos del inconsciente deben enlazarse con palabras y pasar así a ser preconscientes. El sistema preconsciente sirve también para mantener la barrera represiva y censurar los deseos y querencias inaceptables.

El inconsciente. El sistema inconsciente es dinámico. Sus contenidos y procesos mentales se mantienen fuera del conocimiento consciente a través de la fuerza de la censura o represión, y está en estrecha relación con las pulsiones instintivas. En este punto de la teoría del desarrollo de Freud se pensaba que los instintos contenían ante todo las representaciones y derivaciones mentales del instinto sexual.

El contenido del inconsciente está limitado a los deseos que buscan su realización. Estos deseos proporcionan el motivo para la formación del sueño y del síntoma neurótico. Actualmente, este punto de vista se considera reduccionista.

El sistema inconsciente se caracteriza por un *proceso primario del pensamiento*, que está sobre todo orientado a facilitar el cumplimiento del deseo y la descarga instintiva. Está regido por el principio del placer y, a tal fin, no tiene en cuenta las conexiones lógicas; no tiene concepto del tiempo, representa los deseos como cumplimientos, permite que existan contradicciones al mismo tiempo y niega la existencia a las negaciones. El proceso primario se caracteriza también por una extrema movilidad de la catexis de los impulsos; la inversión de energía psíquica puede pasar de un objeto a otro sin oposición. Los recuerdos en el inconsciente se han divorciado de sus conexiones con los símbolos verbales. De ahí que cuando las palabras se aplican de nuevo a rasgos de recuerdos olvidados, como ocurre en el tratamiento psicoanalítico, la recatexis verbal permite a los recuerdos alcanzar de nuevo el consciente.

El contenido del inconsciente solo puede pasar a ser consciente a través del preconsciente. Cuando los censores han sido sobrepasados, los elementos pueden entrar en el consciente.

Limitaciones de la teoría topográfica. Freud se dio cuenta pronto de dos deficiencias de la teoría topográfica que limitaban su utilidad. En primer lugar, muchos mecanismos de defensa de los pacientes que protegían de los deseos, sentimientos o pensamientos perturbadores no eran en sí mismos inicialmente accesibles al consciente. Por lo tanto, la represión no podía ser idéntica al preconsciente, porque, por definición, esta región de la mente es accesible al consciente. En segundo lugar, los pacientes de Freud a menudo mostraban una necesidad inconsciente de ser castigados. Esta observación clínica hacía poco probable que el agente moral que realiza la petición de castigo pueda estar aliado a fuerzas contrarias al instinto que sean accesibles al conocimiento consciente del preconsciente. Estas dificultades llevaron a Freud a descartar la teoría topográfica. Sin embargo, algunos conceptos derivados de ella siguen siendo útiles; en particular, los procesos de pensamiento primario y secundario, la importancia fundamental del cumplimiento del deseo, la existencia de un inconsciente dinámico, y cierta tendencia hacia la regresión bajo condiciones frustrantes.

Teoría del instinto o de la pulsión

Después del desarrollo del modelo topográfico, Freud dirigió su atención hacia las complejidades de la teoría del instinto. Tenía la determinación de anclar su teoría psicológica a la biología. Su elección le planteó dificultades terminológicas y conceptuales, al utilizar términos procedentes de la biología para denominar constructos psicológicos. El *instinto,* por ejemplo, se refiere a un modelo de conducta específico de una especie que está determinado genéticamente y que, además, es más o menos independiente del aprendizaje. Sin embargo, la investigación moderna, al demostrar que los modelos instintivos se modifican a través de la experiencia del aprendizaje, ha convertido la teoría del instinto de Freud en problemática. Aun más confusión ha provocado la ambigüedad inherente a un concepto situado en el campo fronterizo entre lo biológico y lo psicológico: ¿el aspecto de representación mental del término y su componente fisiológico deben estar integrados o separados? Aunque *impulso* puede que esté más cerca que *instinto* del significado de Freud, en el uso actual ambos términos a menudo se usan como sinónimos.

Según Freud, un instinto tiene cuatro características principales: origen, ímpetu, propósito y objeto. El *origen* se refiere a la parte del cuerpo desde la cual aparece el instinto; el ímpetu es la cantidad de fuerza o intensidad asociada con el instinto; el *propósito* se refiere a cualquier acción dirigida hacia la descarga o satisfacción de la tensión, y el *objeto* es la diana (a menudo una persona) de esta acción.

Instintos

LIBIDO. La ambigüedad del término *pulsión instintiva* se refleja también en el uso del término *libido.* En resumen, Freud veía el instinto sexual como un proceso psicofisiológico que tenía manifestaciones tanto mentales como fisiológicas. En esencia, utilizaba el término *libido* para referirse a «la fuerza con que el instinto sexual está representado en la mente». Así, en su sentido aceptado, *libido* se refiere específicamente a las manifestaciones mentales del instinto sexual. Freud reconoció pronto que el instinto sexual no se originaba en una forma acabada y final, tal como aparece representado por el estadio de la primacía genital. Más bien, recorría un complejo proceso de desarrollo en cada fase del cual la libido tenía fines y objetos específicos que divergían en grados diversos del fin simple de la unión genital. La teoría de la libido viene, pues, a incluir todas estas manifestaciones y los complicados caminos que siguen en el curso del desarrollo psicosexual.

INSTINTOS DEL YO. Desde 1905 en adelante, Freud mantuvo una teoría del instinto dual, que incluía instintos sexuales e instintos del yo conectados con la autoprotección. Hasta 1914, con la publicación de *Introducción al narcisismo,* Freud había dedicado poca atención a los instintos del yo, pero en este trabajo atribuyó la libido a los instintos del yo por primera vez, postulando una libido del yo y una libido del objeto. De este modo, Freud veía las atribuciones narcisistas como un instinto esencialmente libidinal, y denominó los restantes componentes no sexuales como *instintos del yo.*

AGRESIVIDAD. Cuando hoy los psicoanalistas discuten la teoría dual del instinto, generalmente se refieren a la libido y a la agresividad. Freud, sin embargo, en un principio conceptualizó la agresividad como un componente de los instintos sexuales bajo la forma de sadismo. A medida que fue comprendiendo que el sadismo contenía aspectos no sexuales, estableció una gradación más ajustada, que le permitió categorizar la agresividad y el odio como parte de los instintos del yo, y los aspectos de la libido del sadismo como componentes de los instintos sexuales. Finalmente, en 1923, los datos clínicos que iba observando le empujaron a concebir la agresividad como un instinto separado por propio derecho. La fuente de este instinto, según Freud, está en gran parte en la musculatura esquelética, y el fin de los instintos agresivos es la destrucción.

INSTINTOS VITALES Y LETALES. Antes de designar la agresividad como un instinto separado, Freud, en 1920, incluyó los instintos del yo dentro de una amplia categoría de instintos vitales. Los contrapuso a los instintos de muerte o letales y se refirió a ellos como *Eros* y *Thanatos* en *Más allá del principio del placer.* Los instintos vitales y letales eran vistos como fuerzas que subyacían a los instintos sexuales y agresivos. Freud, si bien no pudo proporcionar datos clínicos que verificaran directamente el instinto letal, pensaba que se podía inferir de la observación de la *repetición*

compulsiva, la tendencia de la persona a repetir una conducta traumática pasada. Freud pensaba que la fuerza dominante en los organismos biológicos debía ser el instinto letal. Contrariamente al instinto letal, Eros (el instinto vital) alude a la tendencia de las partículas a reunirse o juntarse unas con otras, como en la reproducción sexual. El punto de vista que prevalece hoy día sugiere que los instintos duales de la sexualidad y la agresividad son suficientes para explicar la mayor parte de los fenómenos sin necesidad de recurrir a los instintos letales.

Principios de placer y de realidad. En 1911, Freud describió dos dogmas básicos del funcionamiento mental: el principio de placer y el principio de realidad. Esencialmente, cambió la dicotomía del proceso primario y el secundario en los principios de placer y de realidad, y dio así un importante paso hacia la consolidación de la noción del yo. Ambos principios, según Freud, son aspectos del funcionamiento del yo. El *principio de placer* se define como una tendencia innata del organismo a evitar el dolor y a buscar el placer a través de la descarga de la tensión. Por su parte, el *principio de realidad* se considera una función aprendida estrechamente relacionada con la maduración del yo; este principio modifica el principio de placer y solicita una demora o aplazamiento de la gratificación inmediata.

Sexualidad infantil. Cuando publicó los *Tres ensayos para una teoría sexual,* Freud fijó ya para siempre los tres dogmas más importantes de la teoría psicoanalítica. En primer lugar, amplió la definición de sexualidad para incluir formas de placer que trascienden la sexualidad genital. En segundo lugar, estableció una teoría del desarrollo de la sexualidad infantil que perfila las vicisitudes de la actividad erótica desde el nacimiento y a través de la pubertad. En tercer lugar, forjó un enlace conceptual entre las neurosis y las perversiones.

La noción de Freud de la influencia de los impulsos sexuales en los niños ha hecho que algunas personas se muestren reacias a aceptar el psicoanálisis. Freud observó que los niños son capaces de llevar a cabo actividades eróticas desde que nacen, pero las primeras manifestaciones de la sexualidad infantil básicamente son no sexuales y están asociadas a funciones corporales como la alimentación y el control de los esfínteres y la vejiga. A medida que la energía libidinal pasa de la zona oral a la anal y a la fálica, cada estadio del desarrollo se construye sobre los resultados del estadio precedente y los asume. El *estadio oral,* que ocupa los primeros 12 o 18 meses de la vida, se centra en la boca y los labios, y sus manifestaciones son masticar, morder y chupar. La actividad erótica dominante del estadio anal, de los 18 a los 36 meses de edad, se ocupa de las funciones y el control de los esfínteres. El *estadio fálico,* de los 3 a los 5 años de vida, inicialmente se centra en la micción como fuente de la actividad erótica. Freud sugirió que la actividad erótica fálica de los chicos es un estadio preliminar que conduce a la actividad genital del adulto. Mientras que el pene se mantiene como el principal órgano sexual a lo largo del desarrollo psicosexual masculino, Freud postulaba que las hembras tenían dos zonas erotógenas principales, la vagina y el clítoris. Pensaba que el clítoris era el principal foco erotógeno durante el período genital infantil, pero que la primacía erótica se desplazaba hacia la vagina después de la pubertad. Posteriormente, los estudios sobre la sexualidad humana han cuestionado la validez de esta distinción.

Freud descubrió que en las psiconeurosis, solamente un número limitado de los impulsos sexuales que habían sufrido represión, y que eran responsables de la creación y el mantenimiento de los síntomas neuróticos, eran normales. En su mayor parte eran los mismos impulsos que tenían una expresión manifiesta en las perversiones. Las neurosis, pues, eran el negativo de las perversiones.

Relaciones objetales en la teoría del instinto. Freud sugirió que la elección del objeto amoroso en la vida adulta, la propia relación amorosa y la naturaleza de todas las demás relaciones con el objeto dependen primariamente de la naturaleza y la calidad de las relaciones del niño durante los primeros años de su vida. Al describir las fases de la libido del desarrollo psicosexual, Freud se refirió repetidamente al significado de las relaciones del niño con los padres y con otras personas significativas de su entorno.

En los niños, el conocimiento del mundo exterior de los objetos se desarrolla gradualmente. Justo después del nacimiento, son primariamente conscientes de las sensaciones físicas, como hambre, frío y dolor, que dan lugar a tensión, y los cuidadores son vistos primero como personas que alivian su tensión o eliminan los estímulos dolorosos. No obstante, la investigación reciente sobre la infancia sugiere que el conocimiento de los otros empieza mucho antes de lo que sugería el pensamiento original de Freud. En la tabla 34-10 se proporciona un resumen de los estadios del desarrollo psicosexual y la relación con el objeto correspondiente a cada uno de los estadios. Aunque la tabla solo llega hasta el comienzo de la edad adulta, actualmente se acepta que el desarrollo continúa a lo largo de toda la vida.

Concepto de narcisismo.

De acuerdo con el mito griego, Narciso, un bello joven, se enamoró de su reflejo en el agua de un estanque y se ahogó en él al intentar abrazar a su propia imagen. Freud utilizó el término *narcisismo* para describir las situaciones en las que la libido del individuo se aplica al yo más que a otra persona. Este concepto le planteó irritantes problemas de cara a su teoría del instinto, y esencialmente transgredía su distinción entre instintos de la libido y del yo o la autopreservación. El concepto de Freud del narcisismo le llevó a usar el término para describir una amplia serie de trastornos psiquiátricos, muy alejada del uso actual del término, que describe un trastorno específico de la personalidad. Freud agrupó juntos diversos trastornos como neurosis narcisistas, en las que la libido de una persona se retira de los objetos y se vuelve hacia sí misma. Creía que esta retirada de la adhesión de la libido a los objetos explicaba la pérdida de la realidad atestiguada en los pacientes psicóticos; el sentimiento de grandeza y de omnipotencia de estos pacientes reflejaba una fijación excesiva de la libido en el yo.

Freud no limitó su uso del narcisismo a las psicosis. Observó que, en estados de enfermedad física e hipocondríacos, la fijación de la libido frecuentemente se retiraba de los objetos exteriores y de las actividades e intereses externos. De modo parecido, sugirió que en el sueño normal, la libido se retiraba y se fijaba en el propio cuerpo del que dormía. Freud consideraba la homosexualidad como un ejemplo de una forma narcisista de elección del objeto, en la que las personas se enamoran de una versión idealizada de sí mismas proyectada sobre otra persona. Halló también manifestaciones narcisistas en las creencias y mitos de pueblos primitivos, especialmente aquellos que implican la habilidad de influir sobre los acontecimientos externos a través de la omnipotencia mágica de los procesos mentales. También los niños, a lo largo de su desarrollo normal, exhiben esta creencia en su propia omnipotencia.

Freud postulaba un estado de narcisismo primario al nacer en el cual la libido está almacenada en el yo. Veía al neonato como completamente narcisista, con la libido totalmente fijada en las necesidades fisiológicas y su satisfacción. Se refería a esta autofijación como *libido del yo*. El estado infantil de autoabsorción cambia solo gradualmente, según Freud, con el conocimiento incipiente de que otra persona –la figura de la madre– es responsable de gratificar las necesidades del niño. Esta constatación lleva a una retirada gradual de la libido de sí mismo y a su redireccionamiento hacia el objeto externo. Así pues, el desarrollo de las relaciones con el objeto en los niños va en paralelo con el paso del narcisismo primario a la adhesión al objeto. Se refiere a la fijación de la libido en el objeto como *libido del objeto*. Si un niño durante su desarrollo sufre rechazos o traumas de la figura que le guía y le cuida, la libido del objeto puede retirarse y fijarse de nuevo en el yo. Freud denominó a esta posición regresiva *narcisismo secundario*.

Freud empleó el término *narcisismo* para describir muchas dimensiones distintas de la experiencia humana. A veces lo usó para describir una perversión en la que la persona usa su propio cuerpo o partes de su cuerpo como objetos de excitación sexual. Otras lo usó para describir una fase del desarrollo, en el estadio del narcisismo primario. En otras ocasiones el término se refiere a una elección del objeto particular. Freud distinguía los objetos amorosos escogidos «según el tipo narcisista», caso en el cual el objeto se parece a la propia imagen idealizada o fantaseada del sujeto, de los objetos escogidos según el tipo «anaclítico», en el que el objeto amoroso se parece al cuidador de la primera edad. Finalmente, Freud empleó también la palabra *narcisismo* de modo intercambiable y como sinónimo de *autoestima*.

Psicología del yo

Aunque Freud utilizó el constructo del yo a lo largo de la evolución de la teoría psicoanalítica, la psicología del yo tal como se conoce hoy día realmente empezó con la publicación en 1923 de *El yo y el ello*. Esta obra, que marcó un hito, representó también una transición en el pensamiento de Freud, del modelo topográfico de la mente a la estructura tripartita del modelo del yo, el ello y el superyó. Había observado repetidamente que no todos los procesos inconscientes podían ser relegados a la vida instintiva de la persona. Hay elementos del consciente, lo mismo que funciones del yo, que son claramente también inconscientes.

Teoría estructural de la mente.

El modelo estructural del aparato psíquico es la piedra angular de la psicología del yo. Las tres regiones –ello, yo y superyó– se distinguen por sus diferentes funciones.

EL ELLO. Freud utilizó el término *ello* para referirse a un depósito de impulsos instintivos no organizados. Al operar bajo la dominación del proceso primario, el ello carece de la capacidad de refrenar o modificar los impulsos instintivos con los que el niño nace. Sin embargo, el ello no debería ser visto como sinónimo del inconsciente, porque tanto el yo como el superyó cuentan con componentes inconscientes.

EL YO. El yo se extiende por las tres dimensiones topográficas del consciente, el preconsciente y el inconsciente. El pensamiento lógico y abstracto y la expresión verbal están asociados con las funciones consciente y preconsciente del yo. Los mecanismos de defensa residen en el dominio inconsciente del yo. El yo, el órgano ejecutivo de la psique, controla la motilidad, la percepción, el contacto con la realidad, y, a través de los mecanismos de defensa de que dispone, el refrenado y la modulación de la expresión del impulso.

Freud creía que el ello está modificado a consecuencia del impacto del mundo exterior sobre las pulsiones. Las presiones de la realidad externa permiten que el yo, para realizar su labor, se apropie de las energías del ello. El yo recibe influencias del mundo exterior para trasladarlas al ello y simultáneamente sustituye el principio de realidad por el principio de placer. Freud destacó el papel del conflicto dentro del modelo estructural y observó que el conflicto se da inicialmente entre el ello y el mundo externo, para transformarse posteriormente en conflicto entre el ello y el yo.

El tercer componente del modelo estructural tripartito es el superyó. Este establece y mantiene una conciencia moral individual basada en un complejo sistema de ideales y valores interiorizados, recibidos de los padres. Freud veía el superyó como el heredero del complejo de Edipo. Los niños interiorizan los valores y modelos parentales a la edad aproximada de 5 o 6 años. El superyó sirve entonces como una entidad que proporciona un escrutinio permanente de la conducta, los pensamientos y los sentimientos de la persona; establece comparaciones con los modelos de conducta esperados y da su aprobación o desaprobación. Estas actividades tienen lugar en gran parte inconscientemente.

El yo ideal a menudo es visto como un componente del superyó. Es una entidad que prescribe lo que una persona debería hacer de acuerdo con sus modelos y valores interiorizados. El superyó, en cambio, es una entidad de conciencia moral que *proscribe,* es decir, dictamina lo que una persona no debería hacer. Durante todo el período de latencia y

Tabla 34-10
Etapas del desarrollo psicosexual

Etapa oral

Definición	La primera etapa del desarrollo, en la que las necesidades, percepciones y modos de expresión del lactante se centran básicamente en la boca, los labios, la lengua y otros órganos relacionados con la zona oral y en torno al reflejo de succión
Descripción	La zona oral mantiene su papel dominante en la organización de la psique durante aproximadamente los primeros 18 meses de vida. Entre las sensaciones orales se hallan la sed, el hambre, los estímulos táctiles placenteros evocados por el pezón o su sustituto, las sensaciones relacionadas con la deglución y la saciedad. Las pulsiones orales constan de dos componentes separados: la libido y la agresividad. Las situaciones de tensión oral conducen a la búsqueda de una gratificación oral, como la inactividad al final de cada tetada. La tríada oral la componen el deseo de comer, dormir y alcanzar el estado de relajación que llega al final de la tetada inmediatamente antes de dormirse. Las necesidades libidinales (erotismo oral) predominan en las partes iniciales de la etapa oral, en la que están mezcladas con componentes posteriores más agresivos (sadismo oral). La agresividad oral puede manifestarse mordiendo, masticando, escupiendo o llorando. Está conectada con deseos y fantasías primitivos de morder, devorar y destruir
Objetivos	Establecer una confiada dependencia de la lactancia u objetos de sustento, para establecer una expresión y gratificación cómoda de las necesidades orales libidinales sin un excesivo conflicto o ambivalencia de los deseos sádicos orales
Rasgos patológicos	Las gratificaciones orales excesivas o su carencia pueden ocasionar fijaciones libidinales que contribuyen a los rasgos patológicos. Entre estos rasgos se incluyen el optimismo excesivo, el narcisismo, el pesimismo (a menudo observado en los estados depresivos) y un exceso de exigencias. La envidia y los celos a menudo están asociados a los rasgos orales
Rasgos caracterológicos	Una resolución con éxito de la etapa oral capacita para dar a los demás y recibir de ellos sin excesiva dependencia o envidia y para relacionarse con los otros con confianza, así como un sentimiento de confianza y seguridad en uno mismo. Los caracteres orales a menudo son demasiado dependientes y solicitan a los demás que sean desprendidos y que se preocupen por ellos, y con frecuencia son extremadamente dependientes de los demás para el mantenimiento de su autoestima. Estos se conjugan fácilmente con necesidades narcisistas

Etapa anal

Definición	La etapa del desarrollo psicosexual que ha sido activada por la maduración del control neuromuscular de los esfínteres (en particular, los esfínteres anales), que permiten un control más voluntario de la retención o la expulsión de las heces
Descripción	Este período, que va más o menos del año a los 3 años, está marcado por un aumento reconocible de los impulsos de agresividad mezclados con componentes libidinales e impulsos sádicos. La adquisición de un control voluntario de los esfínteres está asociada con un cambio creciente de la pasividad a la actividad. Los conflictos relacionados con el control anal y la lucha con los padres acerca del aprendizaje de retención o expulsión de las heces en el baño dan lugar a una ambivalencia en aumento al tiempo que una lucha sobre la separación, individuación e independencia. El erotismo anal se refiere al placer sexual en la función anal, tanto con la retención de las preciosas heces como con su ofrenda a los padres como un preciado regalo. El sadismo anal hace referencia a la expresión de los deseos agresivos conectados con la descarga de las heces como armas poderosas y destructivas. Estos deseos a menudo se manifiestan en las fantasías del niño como un bombardeo y explosiones
Objetivos	El período anal es esencialmente un período de esfuerzos por ser independiente y separarse de la dependencia y del control de los padres. Los objetivos del control del esfínter sin un exceso de control (retención fecal) o pérdida del control (ensuciarse) coinciden con los intentos del niño para conseguir la autonomía y la independencia sin excesiva vergüenza o falta de confianza en uno mismo por la pérdida del control
Rasgos patológicos	Los rasgos de carácter inadaptado, a menudo aparentemente inconsistentes, derivan del erotismo anal y de las defensas contra él. Metodicidad, obstinación, terquedad, voluntariedad, frugalidad y parsimonia son características del carácter anal, derivadas de una fijación en las funciones anales. Cuando las defensas contra estos rasgos son menos efectivas, el carácter anal revela rasgos de gran ambivalencia, falta de pulcritud, suciedad, desconfianza, rabia y tendencias sadomasoquistas. Las características anales y las defensas se ven con frecuencia en las neurosis obsesivo-compulsivas
Rasgos caracterológicos	Una resolución con éxito de la etapa anal proporciona la base para el desarrollo de la autonomía personal, la capacidad para la independencia y la iniciativa personal sin culpabilidad, la capacidad para autodeterminar la conducta sin sentimientos de vergüenza o falta de confianza en uno mismo, sin ambivalencia y con capacidad para una cooperación voluntaria sin excesivo voluntarismo ni sentimiento de autoinfravaloración o de fracaso

Etapa uretral

Definición	Freud no trató esta etapa de forma específica, pero se contempla como una etapa de transición entre las etapas de desarrollo anal y fálica. Participa de algunas de las características de la anterior etapa anal y de algunas de la etapa fálica siguiente
Descripción	Las características de la etapa uretral están a menudo subsumidas dentro de las de la etapa fálica. El erotismo uretral, sin embargo, se refiere al placer en la micción, así como al placer en la retención uretral análogo a la retención anal. Cuestiones semejantes acerca del funcionamiento y el control están relacionadas con el funcionamiento de la uretra. El funcionamiento uretral puede también contener una cualidad sádica, a menudo reflejo de la persistencia de las urgencias sádicas anales. La pérdida del control de la uretra, como en la enuresis, con frecuencia puede tener un significado regresivo que reactiva los conflictos anales
Objetivos	Cuestiones relacionadas con el control y la actividad uretral y la pérdida del control. No está claro cuándo o hasta qué punto los objetivos del funcionamiento uretral difieren de los del período anal, excepto en que se expresan en una etapa del desarrollo posterior
Rasgos patológicos	El rasgo uretral predominante es el de la competitividad y la ambición, probablemente vinculado a la compensación por la vergüenza debida a la pérdida del control de la uretra. En este control puede hallarse el inicio del desarrollo de la envidia del pene, relacionada con el sentimiento femenino de vergüenza e inadecuación por ser incapaz de conseguir los resultados uretrales masculinos. Esto puede relacionarse también con problemas de control y vergüenza
Rasgos caracterológicos	Junto a los efectos saludables análogos a los de la etapa anal, la competencia uretral proporciona un sentimiento de orgullo y de autocompetencia que se deriva de la realización. La eficacia uretral es un área en la que el muchacho puede imitar la eficacia más adulta de su padre y ser su compañero. La resolución de los conflictos uretrales establece la base de una temprana identidad sexual y las subsiguientes identificaciones

Etapa fálica

Definición	La etapa fálica del desarrollo sexual empieza algunas veces durante el tercer año de vida y continúa aproximadamente hasta el final del quinto año
Descripción	La etapa fálica se caracteriza por un foco primario de intereses sexuales, estímulos y excitación en el área genital. El pene se convierte en el órgano de interés principal para los niños de ambos sexos, y su falta en las niñas se considera una prueba de la castración. La fase fálica está asociada a un aumento de la masturbación genital acompañada de fantasías predominantemente inconscientes de relaciones sexuales con el progenitor del sexo opuesto. La amenaza de la castración y la correspondiente ansiedad por la castración aparecen en conexión con la culpabilidad por la masturbación y los deseos edípicos. Durante esta fase se establecen y consolidan el conflicto y la implicación edípicos

Continúa

Tabla 34-10
Etapas del desarrollo psicosexual *(cont.)*

Objetivos	El objetivo de esta fase es centrar el interés erótico en el área y las funciones genitales. Esta focalización establece las bases de la identidad sexual y permite integrar los residuos de las fases previas del desarrollo psicosexual en una orientación genital-sexual predominante. El establecimiento de la situación edípica es esencial para fomentar las subsiguientes identificaciones que han de servir como base de aspectos importantes y permanentes de la organización del carácter
Rasgos patológicos	La derivación de rasgos patológicos de la relación edípico-fálica es suficientemente compleja y está sujeta a tal variedad de modificaciones que abarca prácticamente todos los desarrollos neuróticos. La problemática, sin embargo, se centra en la castración en los varones y en la envidia del pene en las mujeres. El otro foco importante de alteraciones del desarrollo en este período deriva de los modelos de identificación que se desarrollan al margen de la resolución del complejo de Edipo. La influencia de la ansiedad por la castración y la envidia del pene, las defensas frente a ambas y los modelos de identificación que emergen de la etapa fálica son los determinantes principales del desarrollo del carácter humano. Asumen e integran también los residuos de los estadios psicosexuales previos, de manera que la fijación o los conflictos que proceden de alguno de los estadios precedentes pueden contaminar y modificar la resolución edípica
Rasgos caracterológicos	La etapa fálica proporciona la base de un sentimiento sexual de identidad emergente, un sentimiento de curiosidad sin vergüenza, una iniciativa sin culpabilidad, así como un sentimiento de dominio no solamente sobre objetos y personas del entorno, sino también sobre procesos e impulsos internos. La resolución del conflicto edípico al final del período fálico hace surgir poderosos recursos internos para regular los impulsos de las pulsiones y dirigirlos a fines constructivos. Estas fuentes interiores de regulación son el yo y el superyó, y se basan en introyecciones e identificaciones derivadas primariamente de las figuras parentales

Etapa de latencia

Definición	Estadio de relativa quiescencia o inactividad de la pulsión sexual durante el período de resolución del complejo de Edipo hasta la pubertad (de los 5-6 años aproximadamente hasta los 11-13 años)
Descripción	El establecimiento del superyó al cierre del período edípico y la posterior maduración de las funciones del yo permiten un control considerablemente mayor de los impulsos instintivos. El interés sexual durante este período generalmente se cree que está quiescente. Este es un período de afinidades primariamente homosexuales, tanto para chicos como para chicas, así como de sublimación de las energías libidinales y agresivas a actividades enérgicas de aprendizaje y juego, explorando el entorno, y haciéndose más eficiente en el trato con el mundo de cosas y personas del entorno. Es un período para el desarrollo de importantes habilidades. La fuerza relativa de los elementos reguladores a menudo da origen a modelos de conducta que son algo obsesivos e hipercontroladores
Objetivos	El objetivo primario en este período es una mayor integración de las identificaciones edípicas y una consolidación de la identidad sexual y de los roles sexuales. La relativa quiescencia y control de los impulsos instintivos permite el desarrollo de los instrumentos del yo y el dominio de las habilidades. A los edípicos pueden añadirse otros componentes identificadores a base de ampliar los contactos hacia otras figuras significativas exteriores a la familia, como maestros, entrenadores y otros adultos
Rasgos patológicos	El peligro en el período de quiescencia puede proceder tanto de una carencia de desarrollo de los controles internos como de un exceso de este. La carencia de control puede llevar al niño al fracaso para sublimar las energías hacia los intereses del aprendizaje y el desarrollo de las habilidades, pero un exceso de control interno puede conducir a un cierre prematuro del desarrollo de la personalidad y a la elaboración precoz de rasgos de carácter obsesivos
Rasgos caracterológicos	El período de latencia con frecuencia se ha visto como un período de inactividad relativamente poco importante dentro del esquema del desarrollo. Recientemente, los procesos del desarrollo que tienen lugar en este período han adquirido una mayor consideración. Se producen importantes consolidaciones y adiciones a las identificaciones postedípicas básicas. Es un período de integración y consolidación de los logros previos del desarrollo psicosexual y de establecimiento de modelos decisivos para un funcionamiento adaptativo. El niño puede desarrollar un sentimiento de destreza y capacidad para dominar objetos y conceptos que permitan actuar con autonomía, con sentido de iniciativa sin correr el riesgo de fracaso, de derrota o de un sentimiento de inferioridad. Estos importantes logros necesitan ser completamente integrados y llevados a término como bases esenciales para una vida madura adulta satisfecha con el trabajo y el amor

Etapa genital

Definición	La fase genital o adolescente del desarrollo psicosexual se extiende desde el inicio de la pubertad a los 11-13 años hasta que la persona alcanza la madurez juvenil. En el pensamiento actual se observa una tendencia a subdividir este estadio en los períodos de preadolescencia, adolescencia precoz, adolescencia media, adolescencia tardía e incluso postadolescencia
Descripción	La maduración fisiológica de los sistemas del funcionamiento genital (sexual) y de los sistemas hormonales que lo acompañan lleva a una intensificación de las pulsiones, especialmente de las libidinales. Esto provoca en la organización de la personalidad una regresión, que reabre los conflictos de los estadios anteriores del desarrollo psicosexual y proporciona la oportunidad de una nueva resolución de estos conflictos en el contexto de obtención de una identidad sexualmente madura y adulta. Este período se ha descrito como una «segunda individuación»
Objetivos	Los objetivos primarios de este período son la separación definitiva de la dependencia y de la vinculación con los padres y el establecimiento de unas relaciones de objeto maduras, no incestuosas y heterosexuales. Vinculada a esta área se halla la obtención de un sentimiento maduro de identidad personal y la aceptación e integración de un conjunto de roles de adulto y de funciones que permiten una integración adaptativa nueva con las expectativas sociales y los valores culturales
Rasgos patológicos	Las desviaciones patológicas debidas a un fracaso en la obtención de una resolución con éxito de este estadio del desarrollo son múltiples y complejas. Los defectos pueden proceder de todo el espectro de residuos psicosexuales, puesto que la tarea del desarrollo del período adolescente es, en cierto modo, un reabrir, volver a elaborar y reintegrar parcialmente todos los aspectos del desarrollo. Resoluciones y fijaciones previas sin éxito en diversas fases o aspectos del desarrollo psicosexual pueden producir defectos patológicos en la personalidad adulta emergente, así como en la formación de la identidad
Rasgos caracterológicos	La resolución e integración con éxito de los estadios psicosexuales anteriores en la fase genital del adolescente por lo general afianza el estadio de cara a una personalidad madura con capacidad para una potencia genital plenamente madura y satisfactoria y un sentido de la identidad consistente y autointegrado. Esto proporciona las bases para una capacidad de autorrealización y participación llena de significado en las áreas del trabajo y el amor, así como en la aplicación creativa y productiva para satisfacer y llenar de contenido los objetivos y los valores

posteriormente, la persona continúa construyendo sobre su primitiva identificación a través de sus contactos con figuras a las que admira, lo que contribuye a la formación de los modelos, aspiraciones e ideales morales.

Funciones del yo. Los psicólogos actuales del yo han identificado un conjunto de funciones básicas del yo que caracterizan sus operaciones. Estas descripciones reflejan las actividades del yo que generalmente son vistas como fundamentales.

CONTROL Y REGULACIÓN DE LAS PULSIONES INSTINTIVAS. El desarrollo de la capacidad de refrenar o posponer la descarga de la pulsión, lo mismo que la capacidad de comprobar la realidad, está estrechamente relacionado con el avance, en la primera infancia, del principio de placer al principio de realidad. Esta capacidad es también un aspecto esencial del papel del yo como mediador entre el ello y el mundo externo. Parte de la socialización de los niños con el mundo exterior consiste en la adquisición del lenguaje y del proceso secundario o pensamiento lógico.

JUICIO. Una función estrechamente relacionada con el yo es el juicio, que comprende la habilidad de anticipar las consecuencias de los actos. Igual que con el control y la regulación de los impulsos instintivos, el juicio se desarrolla en paralelo con el crecimiento del *proceso secundario del pensamiento*. La capacidad de pensar lógicamente permite enjuiciar el modo en que la conducta considerada puede afectar a los demás.

RELACIÓN CON LA REALIDAD. La mediación entre el mundo interno y la realidad exterior es una función crucial del yo. Las relaciones con el mundo ajeno se pueden dividir en tres clases: el sentido de la realidad, la comprobación de la realidad y la adaptación a la realidad. El *sentido de la realidad* se desarrolla al tiempo que los inicios por parte del niño de tener conciencia de las sensaciones corporales. La capacidad de distinguir lo que está fuera del cuerpo de lo que está dentro es un aspecto esencial del sentido de la realidad, y las alteraciones de los límites del cuerpo, como la despersonalización, reflejan un desarreglo de esta función del yo. La *comprobación de la realidad*, una función del yo de suprema importancia, se refiere a la capacidad de distinguir las fantasías internas de la realidad exterior. Esta función diferencia a las personas que son psicóticas de las que no lo son. La *adaptación a la realidad* incluye la habilidad de las personas para usar sus recursos y desarrollar respuestas efectivas a las circunstancias cambiantes basándose en una experiencia previa de la realidad.

RELACIÓN CON EL OBJETO. La capacidad de establecer relaciones mutuamente satisfactorias se relaciona en parte con modelos de interiorización que emergen a partir de las primeras interacciones con los padres y otras figuras significativas. Esta capacidad es también una función fundamental del yo, puesto que dicha vinculación satisfactoria depende de la capacidad para integrar los aspectos positivos y negativos de los otros y de uno mismo, y mantener un sentido interno de los otros aun en su ausencia. De modo parecido, el dominio de los derivados del impulso es también crucial para la consecución de relaciones satisfactorias. Aunque Freud no desarrolló de modo extenso una teoría de las relaciones con el objeto, algunos psicoanalistas británicos, como Ronald Fairbaim (1889-1964) y Michael Balint (1896-1970), trabajaron ampliamente sobre los primeros estadios de las relaciones de los niños con los objetos que satisfacían las necesidades y sobre el desarrollo gradual del sentido de separación de la madre. Otro de sus colegas británicos, Donald W. Winnicott (1896-1971), describió el *objeto transicional* (p. ej., una manta, un peluche o un chupete) como el eslabón entre los niños en desarrollo y sus madres. Un niño se puede separar de su madre porque un objeto transicional le proporciona el sentimiento de seguridad en ausencia de ella. Los estadios del desarrollo humano y la teoría de las relaciones con el objeto se resumen en la tabla 34-11.

FUNCIÓN SINTÉTICA DEL YO. Descrita por primera vez por Herman Nunberg en 1931, la *función sintética* se refiere a la capacidad del yo para integrar diversos elementos en una sola unidad. Aspectos diferentes de uno mismo y de los otros, por ejemplo, son sintetizados como una representación consistente que perdura a lo largo del tiempo. La función implica también organizar, coordinar y generalizar o simplificar una gran cantidad de datos.

FUNCIONES AUTÓNOMAS PRIMARIAS DEL YO. Heinz Hartmann describió las llamadas funciones autónomas primarias del yo como unos aparatos rudimentarios presentes desde el nacimiento que se desarrollan independientemente del conflicto intrapsíquico entre impulsos y defensas. En estas funciones se incluyen la percepción, el aprendizaje, la inteligencia, la intuición, el lenguaje, el pensamiento, la comprensión y la motilidad. Durante el desarrollo, algunos de estos aspectos del yo no conflictivos pueden finalmente acabar implicados en un conflicto. Se desarrollarán normalmente si el niño crece dentro de lo que Hartmann define como *un entorno medianamente razonable*.

FUNCIONES AUTÓNOMAS SECUNDARIAS DEL YO. Una vez que la esfera en la que la función autónoma primaria se desarrolla se ve implicada en un conflicto, las llamadas *funciones autónomas secundarias del yo* surgen como defensa contra las pulsiones. Por ejemplo, un niño puede desarrollar las funciones de cuidador como una reacción que se forma contra los deseos de matar durante los primeros años de vida. Posteriormente, las funciones defensivas pueden neutralizarse o dejar de ser instintivas cuando el niño, al crecer, se convierta en un trabajador social y se ocupe de personas sin hogar.

Mecanismos de defensa. En cada fase del desarrollo libidinal, componentes de pulsiones específicas evocan defensas del yo características. La fase anal, por ejemplo, está asociada a la formación reactiva, como se manifiesta en el desarrollo de la vergüenza y el desagrado en relación con los impulsos y placeres anales.

Las defensas se pueden agrupar jerárquicamente de acuerdo con el grado relativo de madurez asociado a ellas. Las defensas narcisistas son las más primitivas y aparecen en niños y en personas que tienen un trastorno psicótico. Las defensas inmaduras se ven en adolescentes y en algunos pacientes no psicóticos. Las defensas neuróticas aparecen en pacientes obsesivo-compulsivos e histéricos, así como en adultos sometidos a estrés. En la tabla 34-12 se ofrece una lista de los mecanismos de defensa según la clasificación de los cuatro tipos de George Valliant.

Teoría de la ansiedad. Inicialmente, Freud conceptualizó la ansiedad como «libido obstruida». En esencia, un incremento fisiológico de la tensión sexual conduce a un correspondiente crecimiento de la libido, la representación mental del suceso fisiológico. Esta acumulación causa neurosis reales. Posteriormente, con el desarrollo del modelo estructural, Freud desarrolló una nueva teoría de un segundo tipo de ansiedad al que se refirió como *ansiedad señal*. En este modelo, la ansiedad actúa a un nivel inconsciente y sirve para movilizar los recursos del yo para prevenir un peligro. Las fuentes de peligro, tanto si son externas como internas, pueden producir una señal que induzca al yo a organizar mecanismos de defensa específicos para proteger de la excitación instintiva o para disminuirla.

La última teoría de la ansiedad de Freud explica los síntomas neuróticos como un fracaso parcial del yo en ocuparse con éxito de los estímulos perturbadores. Las derivaciones de los impulsos asociadas con el peligro pueden no haber sido contenidas adecuadamente por los mecanismos de defensa utilizados por el yo. En las fobias, por ejemplo, Freud explicó que el miedo a una amenaza exterior (p. ej., perros o serpientes) es una exteriorización de un peligro interior.

Las situaciones de peligro también pueden relacionarse con los estadios del desarrollo, y de este modo se puede crear una jerarquía del desarrollo de la ansiedad. La situación de peligro más precoz es un temor a la desintegración o aniquilación, asociado a menudo con la pre-

Tabla 34-11
Líneas paralelas del desarrollo

Fases instintivas	Separación-Individuación	Relaciones con el objeto	Crisis psicosociales
Oral	Autismo, simbiosis	Narcisismo primario, necesidad de satisfacción	Confianza o desconfianza
Anal	Diferenciación, puesta en práctica, acercamiento	Necesidad de satisfacción, constancia del objeto	Autonomía o vergüenza, duda de uno mismo
Fálica	Constancia del objeto, complejo de Edipo	Constancia del objeto, ambivalencia	Iniciativa o culpa
Latencia	–	–	Destreza o inferioridad
Adolescencia	Genitalidad, individuación secundaria	Amor del objeto	Identidad o confusión de identidad
Edad adulta	Genitalidad madura	–	Intimidad o aislamiento, generatividad o estancamiento, integridad o despecho

ocupación por fundirse con un objeto exterior. A medida que los niños maduran y reconocen la figura de la madre como otra persona, la ansiedad por la separación, o el miedo a perder un objeto, se hace más notable. Durante el estadio psicosexual edípico, las chicas están más preocupadas por la pérdida del amor de la figura más importante de sus vidas, su madre, y los chicos están principalmente ansiosos por los daños corporales o la castración. Una vez resuelto el conflicto edípico, aparece una forma más madura de ansiedad, denominada a menudo *ansiedad del superyó*. Esta preocupación en la edad de latencia incluye el temor de que las representaciones interiorizadas parentales, contenidas en el superyó, dejen de amar al niño, o lo castiguen severamente.

Carácter. En 1913, Freud distinguió entre síntomas neuróticos y rasgos de la personalidad o del carácter. Los *síntomas neuróticos* se desarrollan como resultado de un fracaso de la represión; los *rasgos de carácter* deben su existencia al éxito de la represión, es decir, al sistema de defensa que consigue sus objetivos mediante unos modelos persistentes de formación reactiva y sublimación. En 1923, Freud observó también que el yo solamente puede renunciar a objetos importantes identificándose con ellos o incorporándolos inconscientemente. Este esquema de identificaciones e incorporaciones inconscientes acumuladas contribuye también a la formación del carácter. Freud puso énfasis específicamente en la importancia del superyó en la construcción del carácter.

Los psicoanalistas actuales consideran el carácter como un modelo, habitual o característico, de adaptación de la persona a las fuerzas de las pulsiones interiores y a las del entorno exterior. Los términos *carácter* y *personalidad* se usan de modo intercambiable y se distinguen del yo en que se relacionan de forma más amplia con los estilos de defensa y con la conducta directamente observable que no con los sentimientos y los pensamientos.

El carácter también está influido por la constitución del temperamento, por la interacción de las fuerzas de las pulsiones con las primeras defensas del yo y con las influencias del entorno, así como por varias identificaciones con otras personas, a lo largo de la vida, y su interiorización. El punto hasta el que el yo ha desarrollado capacidad para tolerar la demora de la descarga de los impulsos y para neutralizar la energía instintiva determina el grado en que estos rasgos del carácter emergerán más adelante durante la vida. Un desarrollo exagerado de ciertos rasgos del carácter a expensas de otros puede conducir a trastornos de la personalidad o provocar vulnerabilidad o predisposición a la psicosis.

Teoría psicoanalítica clásica de las neurosis

El punto de vista clásico sobre la génesis de las neurosis contempla los conflictos como esenciales. El conflicto puede surgir entre las pulsiones instintivas y la realidad exterior o entre entidades internas, como el ello

y el superyó, o el ello y el yo. Además, puesto que el conflicto no ha sido reconducido hacia una solución realista, las pulsiones o deseos que buscan su descarga han sido expulsados del consciente mediante la represión u otro mecanismo de defensa. Pero su expulsión del conocimiento consciente no resta poder o influencia a las pulsiones. Como resultado, las tendencias inconscientes (p. ej., los síntomas neuróticos ocultos) luchan por introducirse en el consciente. Esta teoría del desarrollo de las neurosis asume que en la primera infancia existe una neurosis rudimentaria basada en el mismo tipo de conflicto.

La privación durante los primeros meses de vida por la ausencia de la figura de un cuidador o la presencia de uno perjudicial, puede afectar adversamente el desarrollo del yo. Este perjuicio, a su vez, puede resultar en un fracaso para establecer las identificaciones apropiadas. Las dificultades del yo resultantes crean problemas en la mediación entre los impulsos y el entorno. La falta de capacidad para expresar de modo constructivo los impulsos, en especial la agresividad, puede llevar a algunos niños a volver la agresividad contra sí mismos y a convertirse en abiertamente autodestructivos. Los padres que son contradictorios, excesivamente severos o abiertamente indulgentes pueden influir en los niños causando la aparición de un trastorno del funcionamiento del superyó. Un conflicto agudo que no se pueda reconducir a través de la formación de un síntoma puede conducir a restricciones extremas en el funcionamiento del yo y, fundamentalmente, perjudicar la capacidad de aprender y desarrollar nuevas habilidades.

Los acontecimientos traumáticos que parecen amenazar la supervivencia pueden romper las defensas cuando el yo se ha debilitado. En este caso se requiere más energía de la libido para dominar la excitación resultante. No obstante, la libido de este modo movilizada renuncia a los recursos que normalmente se aplican a objetos exteriores. Esta renuncia, además, reduce la fuerza del yo y provoca una sensación de inadecuación. Las frustraciones o desengaños de los adultos pueden revivir fuertes deseos infantiles, que se resuelven entonces mediante la formación de un síntoma o una regresión.

En sus estudios clásicos, Freud describió cuatro tipos de neurosis infantiles diferentes, tres de las cuales tenían desarrollos neuróticos durante la vida de adulto. Esta serie de casos bien conocida que se muestra en la tabla 34-13 ejemplifica algunas de las importantes conclusiones de Freud: *1)* las reacciones neuróticas de la edad adulta con frecuencia están asociadas a reacciones neuróticas de la infancia; *2)* algunas veces la conexión es continua, pero más a menudo está separada por un período latente sin neurosis, y *3)* la sexualidad infantil, tanto la real como la fantástica, ocupa un lugar memorable en la historia temprana del paciente.

Vale la pena destacar algunas diferencias en los cuatro casos que muestra la tabla 34-13. En primer lugar, las reacciones fóbicas tienden a empezar hacia los 4 o 5 años; las reacciones obsesivas, entre los 6 y los 7 años, y las de conversión, a los 8 años. El grado de alteración de fondo es mayor en la reacción de conversión y en la neurosis mixta, y parece

Tabla 34-12
Clasificación de los mecanismos de defensa

Defensas narcisistas psicóticas

Estas defensas suelen observarse como parte de un proceso psicótico, aunque también pueden aparecer en los sueños o fantasías de niños de corta edad y en adultos. Comparten la nota común de evitar, negar o distorsionar la realidad

Distorsión	Reorganización exagerada de la realidad externa para acomodarla a las necesidades interiores (incluidas creencias megalomaníacas irreales, alucinaciones, delirios de cumplimiento de los deseos) y utilizando sentimientos continuos de superioridad, grandiosidad o derecho delirantes
Negación	La negación psicótica de la realidad externa, al contrario que la represión, afecta a la percepción de la realidad externa más que a la de la realidad interna. El hecho de ver, pero negando conocer lo que uno ve, o escuchar y negar lo que de hecho se oye, son ejemplos de negación, y ejemplifican la estrecha relación de la negación con la experiencia sensitiva. No obstante, no todas las negaciones son necesariamente psicóticas. Como la proyección, la negación puede funcionar al servicio de objetivos más neuróticos e incluso adaptativos. La negación impide ser consciente de algunos aspectos dolorosos de la realidad. A nivel psicótico, la negación de la realidad puede sustituirse por una fantasía o un delirio
Proyección	Percepción de los impulsos interiores y sus derivaciones como inaceptables y reaccionando en su contra como si estuviesen fuera del yo. A un nivel psicótico, este mecanismo de defensa toma la forma de delirios claros sobre la realidad exterior (habitualmente persecutorios) e incluye tanto la percepción de los propios sentimientos como la actuación subsiguiente a partir de la percepción (delirios paranoicos psicóticos). Los impulsos pueden proceder del ello o del superyó (recriminaciones alucinatorias)

Defensas inmaduras

Estos mecanismos son bastante comunes en edades preadolescentes y en adultos con trastornos del carácter. Suelen ser motivados por ansiedades relacionadas con la intimidad o por la falta de ella. A pesar de que suelen considerarse socialmente incómodos e indeseables, con frecuencia actúan en las relaciones interpersonales mejorándolas o aumentando la madurez personal

Bloqueo	Inhibición temporal o transitoria del pensamiento. Los afectos y los impulsos también pueden verse implicados. El bloqueo se asemeja estrechamente a la represión, pero difiere de ella en que esta tensión surge cuando el impulso, el afecto o el pensamiento son inhibidos
Conducta pasiva-agresiva	Expresa agresividad hacia un objeto indirectamente y de forma ineficaz mediante la pasividad, el masoquismo y volviéndose contra el yo
Fantasía esquizoide	Tendencia a utilizar fantasías y complacerse en el refugio autista para resolver el conflicto y obtener gratificación
Hipocondría	Transformación del reproche hacia los demás, que surge por el sufrimiento, la soledad o por impulsos agresivos inaceptables, en un autorreproche y queja del dolor, en una enfermedad somática y en neurastenia. Una enfermedad real puede ser también exagerada o sobrevalorada con fines de evasión y regresión. Así, se puede evitar la responsabilidad, puede sortearse la culpabilidad y pueden prevenirse los impulsos instintivos
Introyección	Al margen de las funciones del desarrollo del proceso de introyección, también puede servir a funciones defensivas específicas. La introyección de un objeto amado abarca la internalización de las características del objeto con la finalidad de asegurar la proximidad a y la presencia constante del objeto. De esta manera, la ansiedad derivada de la separación o de la tensión surgida de la ambivalencia frente al objeto disminuye. Si se pierde el objeto, la introyección anula o niega la pérdida en la medida en que adopta ciertas características del objeto, es decir, en cierto modo, preserva el objeto internamente. Incluso cuando no se pierde el objeto, la interiorización suele incluir un cambio en la catexis que refleja una alteración significativa en la relación del objeto. La introyección de un objeto temido sirve para evitar la ansiedad mediante la interiorización de la característica agresiva del objeto, sometiendo, a su vez, la agresividad al propio autocontrol. La agresividad ya no se percibe como un ataque procedente del exterior, sino que se toma y se utiliza de forma defensiva, convirtiendo la posición pasiva y débil del sujeto en una posición activa y fuerte. El ejemplo clásico es la «identificación con el agresor». La introyección también puede tener lugar al margen del sentimiento de culpabilidad, en el que el introyecto que se castiga a sí mismo es atribuible al componente hostil-destructivo ambivalente vinculado a un objeto. Así, las cualidades de autocastigo del objeto se adoptan y establecen en el interior de uno mismo como un síntoma o un rasgo caracterial, que efectivamente representa tanto la destrucción como la preservación del objeto. Esto se denomina también *identificación con la víctima*
Proyección	En un nivel no psicótico, la proyección comprende atribuir los propios sentimientos no reconocidos a los demás; incluye un prejuicio intenso, el rechazo de la intimidad a través de la suspicacia, la hipervigilancia frente a un peligro externo y la recopilación de injusticias. La proyección opera en correlación con la introyección, de manera que el material que el material de la proyección deriva de la configuración interiorizada y generalmente inconsciente de las introyecciones de los sujetos. Ante niveles altos de función, la proyección puede adoptar la forma de motivos, actitudes, sentimientos o intenciones de otras personas atribuidas erróneamente o malinterpretadas
Regresión	Retorno a una fase del funcionamiento o del desarrollo anterior para evitar la tensión y el conflicto evocados en etapas posteriores. Retorno a puntos previos de fijación que incorporan modos de comportamiento a los que previamente se había renunciado. Suele ser el resultado de una alteración del equilibrio en una fase posterior del desarrollo, y refleja una tendencia básica a alcanzar una gratificación instintiva o a escapar de la tensión instintiva volviendo a los modos previos y a los niveles de gratificación cuando fracasan los modos posteriores y más diferenciados o provocan un conflicto intolerable
Sobreactuación	Expresión directa de un deseo o impulso inconsciente mediante la acción para evitar ser consciente de un afecto acompañante. La fantasía inconsciente es impulsivamente exteriorizada en la conducta; de ese modo se gratifica el impulso más que la prohibición contra él. Sobreactuar significa dar crónicamente salida a un impulso para evitar la tensión que resultaría de posponer su manifestación
Somatización	La conversión defensiva de derivaciones psíquicas en síntomas corporales; tendencia a reaccionar con manifestaciones somáticas, más que con manifestaciones psíquicas. Las respuestas somáticas infantiles son sustituidas por pensamiento y afecto durante el desarrollo (desomatización); la regresión a formas somáticas anteriores (resomatización) puede deberse a conflictos sin resolver y desempeñar un papel importante en las reacciones psicofisiológicas y psicosomáticas

Continúa

Tabla 34-12
Clasificación de los mecanismos de defensa *(cont.)*

Defensas neuróticas

Son habituales en individuos aparentemente normales y sanos, así como en pacientes con trastornos neuróticos. Por lo general, funcionan aliviando los afectos perturbadores y pueden expresarse bajo formas de comportamiento neurótico. En función de las circunstancias, ofrecen aspectos adaptativos o socialmente aceptables

Aislamiento	División o separación intrapsíquica del afecto del contenido que deriva en la represión de una idea o afecto o bien en el desplazamiento del afecto hacia un contenido diferente o sustituto
Control	Intento de gestionar o regular en exceso acontecimientos u objetos del entorno para minimizar la ansiedad y resolver los conflictos interiores
Desplazamiento	Implica un cambio intencionado pero inconsciente de los impulsos o una inversión afectiva desde un objeto a otro con el propósito de resolver un conflicto. A pesar de que el objeto ha cambiado, la naturaleza instintiva del impulso y su objetivo permanecen inalterados
Disociación	Modificación temporal, aunque drástica, del carácter de una persona o el propio sentimiento de identidad personal para evitar la angustia emocional. Incluye los estados de fuga y las reacciones de conversión histéricas
Externalización	Este término general, correlacionado con la internalización, se refiere a la tendencia a percibir en el mundo externo y en los objetos exteriores elementos de la propia personalidad, entre ellos los impulsos instintivos, los conflictos, las maneras, las actitudes y los modos de pensar. Es un término más general que proyección, que se define por su derivación de y correlación con introyecciones específicas
Formación reactiva	Manejo de un impulso inaceptable permitiendo su expresión de una forma antitética. Equivale a expresar el impulso en su forma contraria. Cuando el conflicto instintivo es persistente, la formación reactiva puede convertirse en un rasgo de carácter permanente, por lo general como un aspecto del carácter obsesivo
Inhibición	Determinación inconsciente de limitar o renunciar a algunas funciones del yo, solo o en combinación, para evitar la ansiedad que origina el conflicto con los impulsos instintivos, el superyó o las fuerzas o figuras del entorno
Intelectualización	Control de los afectos y los impulsos por la vía de pensar en ellos en lugar de experimentarlos. Es un uso excesivo y sistemático del pensamiento, privado de su afecto, para defenderse de la ansiedad que causan los impulsos inaceptables
Racionalización	Justificación de actitudes, creencias o conductas que de otro modo serían inaceptables mediante una aplicación incorrecta de razones justificativas o la invención de una falacia convincente
Represión	Expulsión del consciente u ocultación de una idea o un sentimiento. Puede operar por exclusión de la conciencia de aquello que una vez se experimentó a nivel consciente (represión secundaria), o dominar las ideas y los sentimientos antes de que alcancen la conciencia (represión primaria). El «olvido» que se asocia con la represión es único en el sentido de que a menudo se acompaña de un comportamiento altamente simbólico, lo que sugiere que lo reprimido en realidad no ha sido olvidado. Es controvertida la importante diferencia entre represión y el concepto más general de defensa
Sexualización	Dotación de un objeto o función con un significado sexual que anteriormente no ha tenido o lo ha poseído en un grado menor, para prevenir ansiedades asociadas a impulsos prohibidos

Defensas maduras

Estos mecanismos son sanos y adaptables a lo largo del ciclo de la vida. Son socialmente adaptativos y útiles para la integración de las necesidades y los motivos personales, las exigencias sociales y las relaciones interpersonales. Subyacen a patrones del comportamiento que se muestran como admirables y virtuosos

Altruismo	Utilización de un servicio a los demás de modo constructivo e instintivamente gratificante, incluso en detrimento de uno mismo, para tener una experiencia vicaria. El altruismo se distingue de la renuncia altruista, en la que una renuncia con gratificación directa o de necesidades instintivas ocupa el lugar a favor del cumplimiento de las necesidades de los otros en detrimento del yo, y la satisfacción vicaria solo puede disfrutarse por medio de la introyección
Anticipación	Planificación previa de modo realista de cara a futuras molestias interiores. Implica un análisis demasiado cuidadoso o una anticipación preocupada de resultados graves y potencialmente atroces
Ascetismo	Eliminación de los efectos placenteros de las experiencias. Hay un elemento moral implícito al asignar valores a los placeres específicos. El ascetismo va dirigido contra todos los placeres básicos percibidos conscientemente, y la gratificación la proporciona la renuncia
Humor	La expresión abierta de sentimientos sin incomodidad o parálisis personales y sin producir un efecto desagradable en los demás. Permite a la persona tolerar, e incluso centrarse, en lo que es demasiado terrible para ser soportado; es distinto de la agudeza, una forma de desplazamiento que implica distracción del problema afectivo
Sublimación	Obtención de la gratificación del impulso reteniendo los objetivos, pero modificando el propósito u objeto de uno socialmente objetable a uno socialmente aceptable. La sublimación libidinal implica una desexualización del control de los impulsos y la puesta en marcha de un juicio de valor que sustituye a lo que es valorado por el superyó o la sociedad. La sublimación de los impulsos agresivos se observa en los juegos placenteros y en los deportes. A diferencia de las defensas neuróticas, la sublimación permite canalizar los instintos, más que bloquearlos o derivarlos. Así, en la sublimación, los sentimientos son reconocidos, modificados y dirigidos hacia un objeto u objeto significativo, y se obtiene una modesta satisfacción del instinto
Supresión	Decisión consciente o semiconsciente de posponer la atención a un impulso o a un conflicto consciente

Adaptada de Vaillant GE. *Adaptation to Life*. Boston: Little Brown; 1977; Semrad E. The operation of ego defenses in object loss. En: Moriarity DM, ed. *The Loss of Loved Ones*. Springfield, IL: Charles C Thomas; 1967; y Bibring GL, Dwyer TF, Huntington DS, Valenstein AA. A study of the psychological principles in pregnancy and of the earliest mother–child relationship: Methodological considerations. *Psychoanal Stud Child* 1961;16:25.

solamente más leve en las reacciones fóbicas y obsesivas. El curso de la reacción fóbica parece estar menos influido por factores traumáticos agudos, mientras que los factores traumáticos, como las seducciones sexuales, tienen un papel importante en los otros tres subgrupos. Fue durante este período cuando Freud elaboró su hipótesis de la seducción como causa de las neurosis, en la que alegaba que las reacciones histéricas y obsesivo-compulsivas tenían su origen en experiencias sexuales activas y pasivas.

Tratamiento y técnica

La piedra angular de la técnica psicoanalítica es la asociación libre, en la que los pacientes dicen cualquier cosa que se les ocurra. La libre asociación no solo proporciona contenido analítico, sino que ayuda a inducir la regresión necesaria para establecer y abordar la neurosis de transferencia. Cuando este desarrollo tiene lugar, todos los deseos originales, así como las defensas asociadas a las neurosis infantiles, se transfieren a la persona del analista.

A medida que los pacientes acometen la asociación libre, pronto aprenden que les es difícil decir cualquier cosa que se les venga a la mente sin censurar algunos pensamientos. Desarrollan conflictos acerca de sus deseos y sentimientos para con el analista que reflejan conflictos de la infancia. La *transferencia* que se desarrolla hacia el analista puede servir también como resistencia al proceso de asociación libre. Freud descubrió que la *resistencia* no era simplemente un bloqueo de las asociaciones del paciente, sino también una importante manifestación de las relaciones del paciente con el objeto interior en la medida en que se exteriorizaban y manifestaban en la relación de transferencia con el analista. El análisis sistemático de la transferencia y de la resistencia es la esencia del psicoanálisis. Freud era consciente de que el analista podía tener transferencias hacia el paciente, lo que llamó *contratransferencia*. La contratransferencia, según Freud, constituía un obstáculo que era necesario que el analista comprendiera a fin de que no interfiriera con el tratamiento. De acuerdo con este principio, reconoció la necesidad de que todos los analistas hubiesen sido analizados. Las variaciones de la transferencia y sus descripciones se hallan en la tabla 34-14. Los mecanismos básicos con que se efectúan las transferencias –desplazamiento, proyección e identificación proyectiva– se describen en la tabla 34-15.

Los analistas posteriores a Freud comenzaron a reconocer que la contratransferencia no solo era un obstáculo, sino también una fuente de información útil sobre el paciente. En otras palabras, los sentimientos del analista en respuesta al paciente reflejan de qué manera otra persona responde al paciente y proporcionan alguna indicación de las propias relaciones del paciente con el objeto interior. Al comprender los intensos sentimientos que aparecen en la relación analítica, el analista puede ayudar al paciente a ampliar el conocimiento de las relaciones pasadas y presentes fuera del análisis. El desarrollo del discernimiento hacia conflictos neuróticos se expande también al yo y proporciona un mayor sentido de dominio.

ERIK ERIKSON

Erik H. Erikson (fig. 34-24) ha sido uno de los psicoanalistas más influyentes de América. En Estados Unidos se distinguió durante seis décadas como iluminador y expositor de las teorías de Freud y como un clínico brillante, maestro y pionero en la investigación psicohistórica. Creó una original y muy apreciada teoría del desarrollo psicológico y de las crisis que suceden en períodos que se extienden a lo largo de todo el ciclo vital. Su teoría creció como fruto de su trabajo, primero como maestro, luego como psicoanalista infantil, a continuación como antropólogo de campo y, finalmente, como biógrafo. Erikson identificó los dilemas o polaridades en las relaciones del yo con la familia y otras instituciones sociales en los puntos clave de la infancia, la adolescencia y el comienzo, la mitad y el final de la edad adulta. Dos de sus estudios psicosexuales históricos, *El joven Lutero* y *La verdad de Gandhi* (en español *Gandhi y los orígenes de la no violencia*), publicados en 1958 y 1969, respectivamente, fueron ampliamente acogidos por considerarlos estudios que tratan con profundidad el hecho de hasta qué punto circunstancias cruciales logran interactuar con las crisis de algunas personas prominentes en determinados momentos de la vida. En *Historia personal y circunstancia histórica,* escrito por Erikson en 1975, se ex-

Tabla 34-13
Reacciones psiconeuróticas clásicas de la infancia

	Reacción de conversión (Dora)	Reacción fóbica (Hans)	Reacción obsesivo-compulsiva (hombre ratón)	Reacción neurótica mixta (hombre lobo)
Antecedentes familiares	Antecedentes familiares llamativos de enfermedad mental	Ambos progenitores tratados por conflicto neurótico pero no grave	Sin antecedentes familiares de enfermedad mental	Antecedentes familiares llamativos de enfermedad psiquiátrica y física
Síntomas	Enuresis y masturbación, 6-8 años; inicio de la neurosis a los 8; migraña, tos nerviosa y ronquera a los 12; afonía a los 16; «apendicitis» a los 16; convulsiones a los 16; neuralgia facial a los 19; cambio de personalidad a los 8 años desde una «criatura salvaje» una niña tranquila	Preguntas compulsivas relativas a las diferencias del sexo a los 3 años hasta los 3 años y medio; reacción de celos ante el nacimiento de un hermano a los años 3 y medio; amenaza manifiesta de castración; masturbación manifiesta a los 3 años y medio; glotonería y estreñimiento de los 4 a los 5 años; reacción fóbica de los 4 a los 5 años; ataque gripal a los 5 años que empeora la fobia; amigdalectomía a los 5 años que empeora la fobia	Período de travesuras de los 3 a los 4 años; timidez acusada después de que el padre le haya pegado a los 4; reconocimiento de las personas por sus olores como un niño (husmeador); desarrollo precoz del yo; inicio de ideas obsesivas de los 6 a los 7 años	Tratable y tranquilo hasta los 3 años y medio; período «travieso» de los 3 años y 9 meses a los 4 años; fobias de los 4 a los 5 años con pesadillas; reacción obsesiva de los 6 a los 7 años (ceremoniales, piadosos). Desaparición de las neurosis a los 8 años
Causas	Seducción por un hombre mayor; enfermedad del padre; otra relación del padre	Cuidados seductores por parte de la madre; nacimiento de un hermano a los 3 años y medio	Seducción por la institutriz a los 4 años; muerte de un hermano a los 4 años; el padre le pega a los 4 años	Seducción por una hermana a los 3 años y 3 meses; enfermedad de la madre; conflicto entre la criada y la institutriz

Por cortesía de E. James Anthony, MD.

ploran con mayor detenimiento las relaciones entre el desarrollo psicológico de la persona y los desarrollos históricos de nuestro tiempo.

Erik Homburger Erikson nació el 15 de junio de 1902, en Frankfurt (Alemania), hijo de padres daneses. Murió en 1994. Su padre abandonó a su madre antes de su nacimiento y creció con su madre, una judía danesa, y su segundo marido, Theodore Homburger, un judío alemán pediatra. Los padres de Erikson prefirieron ocultarle su parentesco real, y durante años se le conoció como Erik Homburger. Erik nunca conoció la identidad de su padre biológico; su madre se la ocultó durante toda su vida. No cabe duda de que el hombre que introdujo el término «crisis de identidad» en el lenguaje luchó contra su propio sentido de la identidad. Para agravar aún más el engaño de sus padres acerca de su padre biológico –como él lo llamaba, su «engaño por amor»–, él era un chico rubio, de ojos azules y aspecto escandinavo, hijo de padre judío; entre los judíos, lo ridiculizaban llamándolo *goy*, y a la vez, sus compañeros de clase le llamaban judío. El hecho de ser un danés que vivía en Alemania añadía cierta confusión a su identidad. Más adelante, Erikson se describió a sí mismo como un hombre de fronteras. Gran parte de lo que estudiaría estaba relacionado con el hecho de cómo los valores de grupo se implantan en la persona cuando es muy joven, en cómo los jóvenes se aferran a la identidad de grupo en el período inactivo (el limbo) entre la infancia y la edad adulta, y cómo unas pocas personas, como Gandhi,

trascienden más allá de sus identidades locales, nacionales e incluso temporales para llegar a formar parte de un pequeño grupo de personas con amplias simpatías que abarcan gentes de todas las edades.

Los conceptos de identidad, crisis de identidad y confusión sobre la identidad son centrales en el pensamiento de Erikson. En su primer libro, *Infancia y sociedad,* publicado en 1950, Erikson observó que «el estudio de la identidad (…) se convierte en tan estratégico en nuestros días como lo fue en tiempos de Freud el estudio de la sexualidad». Cuando hablaba de identidad, Erikson se refería al sentimiento de mismidad y de continuidad «en el núcleo interno del individuo» que se mantenía en medio de los cambios externos. El sentido de identidad, que emerge al final de la adolescencia, es un fenómeno psicosocial precedido, de una u otra forma, por una crisis de identidad; esta crisis puede ser consciente o inconsciente: la persona es consciente del estado presente y de las direcciones futuras, pero también es inconsciente de la dinámica básica que subyace a estos estados. En algunas personas, la crisis de identidad puede ser aguda y prolongada.

El joven Erikson no despuntaba especialmente en la escuela, a pesar de que mostró talento artístico. Tras su graduación, eligió pasar un año viajando por la Selva Negra, Italia y los Alpes, meditando sobre la vida, pintando y tomando notas. Tras un año de itinerancia, estudió arte en Karlsruhe, su ciudad natal, y posteriormente en Múnich y Florencia.

Tabla 34-14
Variantes de transferencia

Transferencias libidinales

Siguen el modelo clásico y generalmente en formas más suaves como *reacciones de transferencia* positivas, pero pueden tomar la forma de *transferencias eróticas* más intensas y perturbadoras. Son derivaciones de impulsos libidinales, fálico-edípicos, y pueden ser modificadas de diverso modo por influencias pregenitales. Pueden ocurrir con diversos grados de intensidad y, en formas leves, puede que ni siquiera requieran interpretación si contribuyen a la relación terapéutica y la apoyan. Sigmund Freud recomendó que se solicitase interpretación solamente cuando empezasen a usarse como una resistencia

Transferencias agresivas

Toman la forma de transferencias paranoides negativas o más patológicas. Las *transferencias negativas* se ven en todos los niveles de la psicopatología, pero pueden predominar en algunos pacientes con limitaciones que tienden a entender la relación terapéutica en términos de poder y victimización, viendo la terapia como algo poderoso y omnipotente, mientras el paciente se siente desamparado, débil y vulnerable. Las transferencias negativas son identificables en grados diversos en todos los análisis y suelen requerir una intervención e interpretación específicas

Transferencias de defensa

Opuestas a las *transferencias de impulso;* la defensa contra los impulsos halla su camino hacia la transferencia más que hacia los mismos impulsos. En esta forma de transferencia, la atención pasa de las pulsiones al funcionamiento defensivo del yo, de manera que la transferencia ya no es meramente una repetición de las catexis instintivas, sino que incluye también aspectos del funcionamiento del yo

Neurosis de transferencia

Implica la recreación o una expresión más amplia de la neurosis del paciente representada nuevamente dentro de la relación analítica y, al menos teóricamente, refleja aspectos de la neurosis infantil. La neurosis de transferencia con frecuencia se desarrolla en la fase media del análisis, cuando el paciente, al principio ansioso por mejorar su salud mental, ya no manifiesta más con firmeza tal motivación sino que se enzarza en una batalla sin fin con el analista que sobrepasa el deseo de alcanzar algún tipo de satisfacción del análisis, de manera que esto se convierte en la principal razón para continuar el análisis. En este punto del tratamiento, las emociones de la transferencia se vuelven más importantes para el paciente que el alivio del malestar pretendido inicialmente, y los principales problemas no resueltos, inconscientes, de la infancia empiezan a dominar la conducta del paciente. Ahora son reproducidos en la transferencia, con todas sus emociones reprimidas

La neurosis de transferencia está gobernada por tres características destacadas de la vida instintiva en la primera infancia: el principio del placer (con anterioridad a una prueba real efectiva), la ambivalencia y la compulsión repetitiva. La aparición de la neurosis de transferencia suele ser un proceso lento y gradual, si bien en algunos pacientes con propensión a una regresión de transferencia (en particular, en muchos pacientes con histeria), elementos de la transferencia y la neurosis de transferencia pueden manifestarse relativamente pronto en el proceso analítico. Una situación tras otra en la vida del paciente es analizada y progresivamente interpretada hasta que el conflicto infantil original se revela de forma suficiente. Solo entonces empieza a remitir la neurosis de transferencia. En este punto empieza a aparecer la finalización como una preocupación más central

La opinión contemporánea está dividida en cuanto a su importancia y centralidad, tanto si alcanza la creencia de Freud como si se considera necesaria para un análisis con éxito; para algunos, sigue siendo un vehículo esencial para la interpretación analítica y la efectividad terapéutica; para otros, nunca debería desarrollarse o debería desempeñar un papel menos central en el proceso de la curación, no con la intensidad con que lo hace

Psicosis de transferencia

Tiene lugar cuando el fracaso del examen de la realidad conduce a una pérdida de la diferenciación del yo y el objeto y a una indefinición de las fronteras entre el yo y el objeto. Esto puede reflejar un intento para fundirse con un objeto omnipotente, dándole al yo poderes omnipotentes como defensa frente al temor subyacente de vulnerabilidad y carencia de poder. La psicosis de transferencia puede incluir también elementos de transferencia negativos, en los que la fusión transporta la amenaza de desaparición y pérdida del yo que puede precipitar una *reacción de transferencia paranoide*

Continúa

Tabla 34-14
Variantes de transferencia *(cont.)*

Transferencias narcisistas

Aclaradas por Heinz Kohut (1971) como variaciones de modelos de proyección sobre el terapeuta de configuraciones narcisistas arcaicas. Se basan en proyecciones de configuraciones narcisistas introyectivas, tanto superiores como inferiores; la forma superior refleja superioridad narcisista, grandiosidad y autoestima exagerada, y la inferior opone cualidades de inferioridad, autoagotamiento y autoestima disminuida. El terapeuta viene a representar, en palabras de Kohut, ya sea el yo grandioso de las *transferencias en espejo*, ya sea la *imago* parental idealizada de las *transferencias idealizadoras*. En las transferencias idealizadoras, todo el poder y la fuerza se atribuyen al objeto idealizado, haciendo que el sujeto se sienta vacío y sin poder alguno cuando se halla separado del objeto. La unión con el objeto idealizado permite que el sujeto recupere un equilibrio narcisista. Las transferencias de idealización pueden reflejar alteraciones del desarrollo en la idealizada *imago* parental, particularmente en la época de la formación del ideal del yo a causa de la introyección del objeto idealizado. En algunos individuos, la fijación narcisista conduce al desarrollo del yo magnificado. La reactivación en el análisis del yo magnificado proporciona las bases para la formación de las transferencias en espejo, lo que ocurre de tres maneras: una *transferencia de fusión arcaica*, una *transferencia de alter-ego* menos arcaica o *gemelar*, y una *transferencia en espejo en sentido estricto*. En la transferencia de fusión más primitiva, el analista es sentido solamente como una extensión del yo magnificado del sujeto, y de este modo se convierte en el depositario de la grandiosidad y del exhibicionismo del paciente. En la transferencia de *alter-ego* o gemelar, la activación del yo magnificado conduce a sentir el objeto narcisista como similar al yo magnificado. En la forma más madura de la transferencia en espejo, el analista es sentido como una persona separada, pero como alguien que se convierte en importante para el paciente y que es aceptado por él o por ella hasta el punto de que él o ella es sensible a las necesidades narcisistas del yo magnificado reactivado

Transferencias yo-objeto

Representan extensiones del paradigma de la psicología del yo más allá de las configuraciones meramente narcisistas. El yo-objeto implica aplicación del yo al objeto, de modo que el objeto viene a servir como función sustentadora del yo que el yo no puede realizar por sí mismo: sea manteniendo la frágil cohesión del yo o bien regulando la autoestima. El otro, de este modo, no es sentido como un objeto autónomo y separado o agente por su propio derecho, sino como presente solamente para servir a las necesidades del yo. La transferencia en este sentido refleja una necesidad permanente del desarrollo que busca satisfacción en la relación analítica

Las transferencias yo-objeto reflejan la necesaria estructura subyacente que el paciente lleva a la relación terapéutica basada en el patrón predominante de la privación o frustración yo-objeto y la correspondiente búsqueda de la forma adecuada de aplicación del yo al objeto. Estas configuraciones se han descrito como el *yo subestimulado*, el *yo sobreestimulado*, el *yo sobrecargado* y el *yo fragmentado*. Otras descripciones de la necesidad del yo-objeto trasladan modelos de interacción de transferencia basados en dinámicas narcisistas en la perspectiva de la relación entre el yo y el yo-objeto, como en las personalidades hambrientas de espejo y en las personalidades hambrientas de ideal. Las variantes en el tema de las transferencias especulares incluyen la personalidad hambrienta de *alter-ego*, la personalidad hambrienta de fusión y, contrastando con ellas, la personalidad evitadora del contacto. En las transferencias derivadas de tales configuraciones de la personalidad, el significado clásico de transferencia ha experimentado una transformación radical. Más que desplazamientos o proyecciones desde contextos relacionales con un primer objeto, el paciente puede provocar una necesidad basada en su propia capacidad actual o estructura defectiva de carácter deficiente: una necesidad para implicar al objeto en una relación dependiente para completar o estabilizar su integración psíquica

Capacidad de relación transitoria

Este modelo de transferencia se basa en la noción de objeto transicional de Donald Winnicott. La transferencia en las estructuras de carácter más primitivas es vista como una forma de *relación transicional del objeto* en la que el terapeuta es percibido como fuera del yo, pero investido con cualidades de la propia autoimagen arcaica del paciente. En esta visión, el campo de la transferencia es contemplado como un espacio transicional en el que la ilusión de la transferencia puede agotarse

Transferencia como realidad psíquica

Refleja la necesidad de cada uno de los participantes en el análisis de conducir al otro hacia una estancia que corresponda a su propia configuración y necesidades intrapsíquicas como reflejo de la realidad psíquica de cada uno de los sujetos. Esta considera el punto de vista clásico sobre la transferencia, basada en el desplazamiento o la proyección de objetos del pasado, como insuficiente, lo que da como resultado una mayor difusión del significado de la transferencia como equivalente a la capacidad del individuo para crear un mundo lleno de significado o para dar al mundo un significado. En esta interpretación, la transferencia se hace equivalente a la realidad psíquica del paciente, de manera que cualquier distinción entre los significados dados a la realidad y los inherentes a la transferencia se pierden. En estos términos, la transferencia pasa a abarcarlo todo, y cualquier que sea la significación dinámica o característica que haya podido tener, se ha adentrado en la oscuridad. En esta forma de transferencia no parece que intervenga mecanismo definible alguno, excepto cualquiera que esté implicado en la realidad psíquica del sujeto. La visión del sujeto de su entorno y la impresión de los objetos de su experiencia, incluido el objeto analítico, no se distinguen de los procesos afectivos y cognitivos ordinarios que caracterizan la participación personal y su respuesta al mundo que le rodea

Transferencia como relacional o intersubjetiva

La visión relacional o intersubjetiva de la transferencia como originada o cocreada por la interacción subjetiva entre el analista y el analizado transforma la transferencia en un fenómeno interactivo en el que las contribuciones intrapsíquicas individuales de cada participante están oscurecidas. La transferencia en este sentido no es algo específico del paciente, o intrapsíquicamente derivado del mismo, sino que se basa en la interacción actual presente entre el analista y la transferencia de coconstrucción del paciente. En estos términos, el análisis de la transferencia tiene poco que hacer con las derivaciones del pasado y lo tiene todo para con la relación actual con el analista, principalmente en forma de manifestaciones interpersonales. La transferencia, en este sentido, ya no es un fenómeno de una persona, sino que refleja la interacción transferencia-contratransferencia de dos personas. La hipótesis es que no existe ninguna transferencia sin la contratransferencia, y no existe ninguna contratransferencia sin la transferencia. De este modo, el paciente queda libre de cualquier carga de una dinámica personal inconsciente que refleje las vicisitudes del desarrollo y residuos de su historia vital. La transferencia se crea de nuevo en la inmediatez de la interacción analítica presente como un producto de la mutua influencia y comunicación entre analista y analizado, probablemente dependiendo de alguna forma de identificación proyectiva mutua para apoyar la connotación interactiva

En 1927, Peter Blos, un amigo del Instituto, le invitó a reunirse con él en Viena. Blos, que todavía no era psicoanalista, había conocido a Dorothy Burlingham, una neoyorquina que había llegado a Viena para recibir sesiones de psicoanálisis; con ella había traído a sus cuatro hijos y tomado a Blos como su tutor. Blos buscaba un maestro para los hijos de padres ingleses y americanos y para estudiantes de su nueva disciplina de psicoanálisis. Erikson aceptó su oferta.

Blos y Erikson organizaron su escuela de una manera informal, más en la línea de las denominadas escuelas progresivas o experimentales, populares en Estados Unidos. Se instaba a los niños a participar

Tabla 34-15
Mecanismos de transferencia

Desplazamiento

El mecanismo básico de los paradigmas de la transferencia clásica en la que la representación de un objeto derivada de cualquier nivel o combinación de niveles de la experiencia del desarrollo del paciente se desplaza hacia la representación del nuevo objeto (en especial, el analista) en la relación terapéutica. El desplazamiento es el mecanismo básico para las transferencias de base libidinal, tanto para las positivas y las eróticas como para las transferencias agresivas y, en particular, para las negativas. Con todo, las transferencias de desplazamiento tienden a representar un papel más en los trastornos neuróticos en los que las dinámicas fálico-edípicas (y en menor grado, las preedípicas) tienden a representar, aunque no exclusivamente, un papel dominante

Proyección

Proceso mediante el cual las cualidades o características del yo-como-objeto, que habitualmente incluyen introyecciones o representaciones del yo, son atribuidas a un objeto externo, y la interacción subsiguiente con el objeto viene determinada por las características proyectadas. Así, el analista u objeto puede ser visto como sádico: es decir, poseyendo el carácter sádico del analizado o sujeto, un aspecto del yo del sujeto que este niega o repudia. La proyección tiende a desempeñar un papel más prominente, aunque no exclusivo, en la formación de transferencias, en trastornos del carácter más primitivos, pero se halla con diversas formas modificadas a lo largo del espectro de neurosis. Puesto que las proyecciones derivan primariamente de la configuración de las introyecciones que constituyen el yo-como-objeto del paciente, el efecto de las transferencias proyectivas o externalizadoras es que la imagen del terapeuta viene a representar parte de la propia organización del yo del paciente más que una simple representación del objeto

Las proyecciones derivadas de introyecciones destructivas pueden proporcionar la base para las reacciones de transferencia tanto negativas como paranoides. Las basadas en la víctima o introyección dan como resultado que el paciente se vea como la víctima del terapeuta y que él o ella misma asuma una posición hostil o sádica como un agresor destructivo o victimizador de la víctima del terapeuta. A continuación, la proyección basada en el agresor o en la introyección da como resultado que el paciente vea al terapeuta como un agresor y que él o ella asuma una posición débil, vulnerable o masoquista, en la que pasa a ser una víctima vulnerable y pasiva ante la agresión destructiva del terapeuta. Modelos parecidos pueden ocurrir en torno a cuestiones narcisistas que incluyan configuraciones introyectivas de superioridad o inferioridad narcisista

Las dinámicas proyectivas en las transferencias del yo-objeto, sin embargo, parece que afectan a algo más que a la proyección narcisista, puesto que estas formas de transferencia tienden a llevar al analista a enfrentarse con las necesidades patológicas del yo. Si se proyecta algo, es un deseo infantil de una *imago,* uno del que el paciente no tenga ninguna experiencia anterior, como, por ejemplo, una figura parental empática e idealizada. Por otra parte, las transferencias transicionales, a pesar de su considerable solapamiento con los fenómenos del yo-objeto, tienden a afectar a más elementos proyectivos explícitos, como la contribución del yo-relacionado a la experiencia transicional

Identificación proyectiva

El concepto de identificación proyectiva fue propuesto por primera vez por Melanie Klein, argumentando que la proyección de los impulsos o sentimientos hacia otra persona ocasionaba una identificación con esta persona basada en la atribución de las propias cualidades de uno a esta otra persona. Esta atribución servía como fundamento de un sentimiento de empatía y conexión con el otro. En estos términos, la identificación proyectiva era una fantasía que ocupaba un lugar solamente en la mente del que proyecta

La identificación proyectiva es a menudo requerida como un mecanismo de transferencia, o más exactamente como interacciones de transferencia-contratransferencia, en particular en el uso que hace de ella Klein. La confusión procede del fracaso en distinguir claramente entre proyección e identificación proyectiva. La noción de identificación proyectiva añade al concepto básico de proyección de las notas de desvanecimiento de las fronteras del yo, una pérdida o disminución de la diferenciación del yo-objeto, y la inclusión del objeto como parte del yo

Elaboraciones posteriores de la noción de identificación proyectiva la transformaron de un fenómeno de un cuerpo a uno de dos cuerpos, describiendo la interacción entre dos sujetos, uno de los cuales proyecta algo sobre o dentro del otro, mientras que el otro introyecta o internaliza lo que ha sido proyectado. En vez de que la proyección y la introyección tomen lugar en el mismo sujeto, ahora la proyección toma su lugar en uno y la internalización en el otro. Este último uso ha conducido a una extrapolación extensiva del concepto de identificación proyectiva para aplicarlo a toda suerte de relaciones de objeto, incluida la transferencia. El énfasis en la transferencia de Klein no está tanto en la influencia del pasado sobre el presente como en la influencia del mundo interior sobre el exterior en la interacción aquí y ahora con el analista

---

en la planificación de su currículum y a expresarse libremente por sí mismos. Erikson, que seguía siendo un artista, enseñaba dibujo y pintura, pero también iniciaba a sus discípulos en la historia y formas de vida extranjeras, en especial las culturas de los indios americanos y los esquimales.

A lo largo de este período, Erikson se relacionó con la familia de Freud, amigos de la señora Burlingham. Se hizo particularmente amigo de Anna Freud, con quien se inició en el psicoanálisis. Anna Freud, que había sido maestra de escuela primaria, en esa época formulaba la nueva ciencia de la psiquiatría infantil, e intentaba desviar la atención de la mirada retrospectiva correctiva de los adultos hacia un estudio preventivo sobre la neurosis en la propia infancia. Bajo la tutela de Anna Freud, Erikson empezó a centrar cada vez más su atención en la infancia, tanto en la suya propia como en la de los niños que tenía en la clase. En esa época, el análisis no consistía en el procedimiento rígidamente estructurado en el que posteriormente se convirtió; Erikson se veía con la señorita Freud a diario para su sesión analítica y con frecuencia también la veía en sociedad, ya que formaba parte del círculo de seguidores y asociados de Freud. Aunque seguía sin poder decidir sobre su futuro, Erikson continuaba enseñando en la escuela, a la vez que estudiaba psicoanálisis en el Instituto de Psicoanálisis de Viena. También estudiaba para obtener el título de maestro de Montessori.

En 1929 se casó con Joan Mowat Serson, una americana nacida en Canadá, y se le nombró apresuradamente miembro de pleno derecho, en vez de nombrarle miembro asociado, de la Sociedad de Psicoanálisis de Viena, una manera poco ortodoxa que le permitió abandonar Viena, atemorizado por el fascismo, inmediatamente después de su graduación en 1933. Con anterioridad, Erikson había conocido al vienés Hanns Sachs, cofundador, junto con Otto Rank, de la revista *Imago,* publicación orientada al psicoanálisis. Sachs, quien se había instalado en Boston, donde se asoció con la Harvard Medical School, estaba convencido de que Erikson sería bien recibido en Harvard y le sugirió que fijara su residencia en Boston. Tras una breve estancia en Dinamarca, los Erikson se trasladaron a Boston, donde se convirtió en el único analista infantil de la ciudad. Adquirió cierta posición social en la Harvard Medical School y en el Massachusetts General Hospital, trabajó como consultor del Judge Baker Guidance Center, y mantuvo su consulta privada.

El círculo de jóvenes científicos sociales de Cambridge había ejercido una enorme influencia sobre Erikson, en especial las antropólogas Margaret Mead y Ruth Benedict. La exposición a los puntos de vista de estos grandes pensadores le ayudó a desarrollar sus teorías sobre la psicología infantil y su enfoque transcultural del desarrollo humano. Tradicionalmente, el psicoanálisis clásico se ocupaba de la patología y

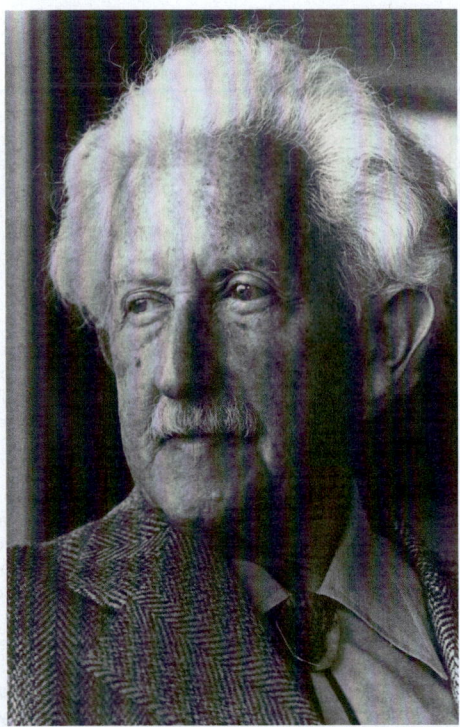

FIGURA 34-24
Erik Erikson (1902-1994).

del tratamiento de las personas con trastornos. No obstante, Erikson se dio cuenta de que cada vez mostraba más interés por la personalidad normal y por presentar sus propias observaciones acerca del funcionamiento de los jóvenes y en qué manera los juegos de infancia afectan a la formación del carácter. A pesar de que tan solo residió en el área de Boston durante 3 años, se ganó una sólida reputación como médico experimentado e investigador antes de trasladarse al Institute of Human Relations de la Universidad de Yale. Allí siguió desarrollando su interés, originado en Harvard, por el trabajo de los antropólogos americanos. En 1938 viajó a Dakota del Sur para estudiar a los hijos de los indios sioux de la reserva de Pine Ridge. Sus observaciones acerca de la medida en que las fuerzas comunales e históricas influyen en la educación de los hijos supusieron una importante contribución a la psicología y al estudio de los seres humanos en sociedad.

En 1939, Erikson se trasladó a Berkeley, a un nuevo puesto de trabajo, desde donde estudió a los indios yurok, un grupo de pescadores de salmones. Abandonó Berkeley en 1950, tras rehusar firmar lo que llamó «un vago y temeroso añadido al juramento de lealtad». Se instaló en el Austen Riggs Center en Stockbridge, Massachusetts, donde trabajó con gente joven. En 1960 fue nombrado profesor en Harvard. Tras retirarse de Harvard, trabajó en 1972 para el Mount Zion Hospital de San Francisco como consultor sénior en el departamento de psiquiatría. Hasta su muerte, acaecida en 1994, continuó centrándose en gran parte de sus antiguos intereses, examinando al individuo en este contexto histórico y elaborando conceptos del ciclo vital del hombre, en especial de los ancianos.

Principio epigenético

Las formulaciones de Erikson se basaban en el concepto de *epigénesis,* un término tomado prestado de la embriología. Su *principio epigenético* mantiene que el desarrollo ocurre de modo secuencial, en etapas claramente definidas, y que cada etapa debe resolverse de forma satisfactoria para que el desarrollo se lleve a cabo regularmente. De acuerdo con el modelo epigenético, si no se produce la resolución satisfactoria

de una etapa concreta, todas las etapas sucesivas reflejan este fallo bajo la forma de un desajuste físico, cognitivo, social o emocional.

Relación con la teoría freudiana.   Erikson aceptó los conceptos de Freud de desarrollo instintivo y de sexualidad infantil. Para cada uno de los estadios psicosexuales de Freud (p. ej., oral, anal y fálico), describió una zona correspondiente con un patrón o modo específico de conducta. Así, la zona oral está asociada con la conducta de succionar o de recibir, y la zona anal con la de mantener y la de soltar. Erikson puso énfasis en que el desarrollo del yo es algo más que el resultado de las querencias intrapsíquicas o las energías psíquicas interiores. Es también cuestión de una mutua regulación entre los niños que crecen y la cultura y las tradiciones de la sociedad.

Ocho etapas del ciclo vital.   La concepción de Erikson de las ocho etapas de desarrollo del yo a través del ciclo vital es la pieza central del trabajo de su vida y la elaboró a lo largo de escritos sucesivos (tabla 34-16). Las ocho etapas representan puntos a lo largo de un continuo del desarrollo. Cambios físicos, cognitivos, instintivos y sexuales se combinan para desencadenar una crisis interna cuya resolución se resolverá o con una regresión psicosocial o con el crecimiento y desarrollo de virtudes específicas. En *Insight and responsibility,* Erikson definió la virtud como una «fuerza inherente» igual al principio activo de una medicina o un licor. En *Identidad: juventud y crisis* escribió que «crisis» se refiere no a «una amenaza de catástrofe, sino a un momento de cambio, un período crucial de mayor vulnerabilidad y elevado potencial, y por esta razón, la fuente ontogénica de la fuerza generacional y del desajuste».

ETAPA 1: CONFIANZA FRENTE A DESCONFIANZA (DESDE EL NACIMIENTO HASTA APROXIMADAMENTE LOS 18 MESES).   En *Identidad: juventud y crisis,* Erikson observó que el lactante «vive y ama con y a través» de su boca. Por tanto, la boca constituye la base de su primer modo o modelo de conducta, el de la incorporación. El lactante toma el mundo a través de la boca, los ojos, las orejas y el sentido del tacto. El bebé está aprendiendo una modalidad cultural que Erikson denominó *obtener,* es decir, recibir lo que se le ofrece y conseguir lo que desea. A medida que los dientes del lactante se desarrollan y descubre el placer de morder, entra en el segundo estadio oral, el modo de incorporación activa. El lactante ya no sigue siendo pasivamente receptivo a los estímulos; se vuelca hacia fuera en busca de sensaciones y agarra lo que le rodea. La modalidad social pasa a ser la de *coger y mantener* las cosas.

El desarrollo de la confianza básica del lactante en el mundo proviene de sus primeras experiencias con su madre o quien le cuide en primer lugar. En *Infancia y sociedad,* Erikson afirma que la confianza depende no de «las cantidades absolutas de alimento o de demostraciones de amor, sino más bien de la calidad de la relación maternal». Un bebé cuya madre pueda avanzarse a sus necesidades y las satisfaga de manera adecuada y a tiempo a pesar de su agresividad oral aprenderá a tolerar los inevitables momentos de frustración o carencia. Los mecanismos de defensa de la introyección y la proyección proporcionan al niño los medios para interiorizar placer y exteriorizar dolor de tal modo que «la consistencia, la continuidad y la mismidad de la experiencia proporcionan un sentido rudimentario de identidad del yo». La confianza predominará sobre la desconfianza, y la esperanza cristalizará. Para Erikson, el elemento de la sociedad que corresponde a esta etapa de la identidad del yo es la religión, ya que ambos se fundamentan sobre «la confianza nacida del cuidado».

Al mantener su énfasis sobre el carácter epigenético del cambio psicosocial, Erikson imaginó muchas formas de psicopatología como ejemplos de lo que denominó *crisis de desarrollo agravada,* un desarrollo que, una vez ha ido mal en algún punto, afecta al cambio psicosocial siguiente. Una persona que, como resultado de perturbaciones graves en las primeras relaciones a dos, no consigue desarrollar un sentido básico de confianza o la virtud de la esperanza, puede estar predispuesta de adulto al profundo retraimiento y regresión característicos de la esquizofrenia. Erikson estableció como hipótesis que la experiencia del paciente deprimido de sentirse vacío y de no ser bueno es una excrecencia del descarrilamiento del desarrollo que ocasiona el predominio del pesimismo oral. Las adicciones pueden remontarse al modo de la incorporación oral.

ETAPA 2: AUTONOMÍA FRENTE A VERGÜENZA Y DUDA (DESDE LOS 18 MESES HASTA LOS 3 AÑOS APROXIMADAMENTE). Durante el desarrollo del lenguaje y del control de esfínteres y muscular, el niño que empieza a andar practica las modalidades sociales de *poseer y perder,* y experimenta las primeras estimulaciones de la virtud que Erikson denomina *voluntad.* Depende mucho de la cantidad y tipo de control ejercitado por los adultos sobre el niño. El control que se ejerce con demasiada rigidez o demasiado temprano frustra los intentos del niño de desarrollar sus propios controles internos, y de ello resulta una regresión o un falso progreso. El control parental que no consigue proteger al niño de las consecuencias de su propia carencia de autocontrol o juicio puede ser también desastroso para el desarrollo por parte del niño de un saludable sentido de autonomía. En *Identidad: juventud y crisis,* Erikson afirma: «Esta etapa, por lo tanto, se convierte en decisiva en la relación existente entre la voluntad de amar el bien y la autoinsistencia en el odio, entre la cooperación y la obstinación, y entre la autoexpresión y la autorrepresión compulsiva o humilde obediencia».

Cuando tal proporción es favorable, el niño desarrolla un apropiado sentido de la autonomía y la capacidad de «tener y mantener»; cuando es desfavorable, la duda y la vergüenza minarán la libre voluntad. Según Erikson, el principio de la ley y el orden tiene en sus raíces esta precoz preocupación por la protección y la regulación de la voluntad. En *Infancia y sociedad*, concluye: «El sentido de autonomía estimulado

en el niño, y modificado a medida que la vida avanza, mantiene (y es mantenido por él) la preservación de un sentido de justicia en la vida económica y política».

Una persona que se queda parada en la transición entre el desarrollo de la esperanza y la voluntad autónoma, con sus residuos de desconfianza y dudas, puede desarrollar temores persecutorios paranoicos. Cuando el desarrollo psicosocial descarrila en el segundo estadio, pueden aparecer otras formas de trastorno. El perfeccionismo, la inflexibilidad y la tacañería de la persona con un trastorno de la personalidad obsesivo-compulsiva pueden surgir de las tendencias conflictivas a mantener y soltar. La conducta meditativa y ritualizada de la persona que padece un trastorno obsesivo-compulsivo puede ser el resultado del triunfo de las dudas sobre la autonomía y el consiguiente desarrollo de una conciencia primitivamente estricta.

ETAPA 3: INICIATIVA FRENTE A CULPA (DESDE LOS 3 HASTA LOS 5 AÑOS APROXIMADAMENTE). El aumento en el niño del dominio de las habilidades locomotoras y del lenguaje expande su participación en el mundo exterior y estimula las fantasías omnipotentes de exploraciones y conquistas más amplias. El modo de participación del más joven es activo e intrusivo; su modalidad social es la de ser competitivo. El intrusismo del niño se manifiesta en la intensa curiosidad y en las preocupaciones genitales, en la competitividad y en la agresividad física. El complejo de Edipo adquiere ascendencia a medida que el niño compite con el progenitor del mismo sexo por la posesión fantaseada del otro progenitor. En *Identidad: juventud y crisis,* Erikson escribió que «los celos y la rivalidad ahora llegan a un clímax en una lucha final por una posición más favorecida con uno de los progenitores; el inevitable y necesario fracaso conduce a la culpabilidad y la ansiedad».

Tabla 34-16
Etapas psicosociales de Erikson

Etapa psicosocial	Virtud asociada	Formas relacionadas de psicopatología	Precursores positivos y negativos de la formación de la identidad	Aspectos permanentes de la formación de la identidad
Confianza frente a desconfianza (nacimiento)	Esperanza	Psicosis Adicciones Depresión	Reconocimiento mutuo frente a aislamiento autístico	Perspectiva temporal frente a confusión del tiempo
Autonomía frente a vergüenza y duda (~18 meses)	Voluntad	Paranoia Obsesiones Compulsiones Impulsividad	Voluntad de ser uno mismo frente a autoduda	Seguridad en uno mismo frente a conciencia de uno mismo
Iniciativa frente a culpa (~3 años)	Propósito	Trastorno de conversión Fobia Trastorno psicosomático Inhibición	Anticipación de roles frente a inhibición de rol	Experimentación del rol frente a fijación del rol
Laboriosidad frente a inferioridad (~5 años)	Competencia	Inhibición de la creatividad Inercia	Identificación con la tarea frente a sentimiento de futilidad	Aprendizaje frente a parálisis del trabajo
Identidad frente a confusión de roles (~13 años)	Fidelidad	Conducta delictiva Trastornos relacionados con la identidad sexual Episodios psicóticos «límites»		Identidad frente a confusión de la identidad
Intimidad frente a aislamiento (~20 años)	Amor	Trastorno esquizoide de la personalidad Distanciamiento		Polarización sexual frente a confusión bisexual
Generatividad frente a estancamiento (~40 años)	Cuidado	Crisis de la edad madura Invalidez prematura		Liderazgo y seguidores frente a abdicación de responsabilidades
Integridad frente a desesperación (~60 años)	Sabiduría	Alienación extrema Desesperación		Compromiso ideológico frente a confusión de valores

Adaptada de Erikson E. *Insight and responsibility*. New York: WW Norton; 1964 y Erikson E. *Identity: youth and crisis*. New York: WW Norton; 1968, con autorización.

La culpabilidad en relación con el impulso de conquista y la ansiedad en relación con el castigo anticipado son ambas suavizadas en el niño mediante la represión de los deseos prohibidos y el desarrollo de un superyó para regular su iniciativa. Esta conciencia, la facultad de autoobservarse, autorregularse y autocastigarse, es una versión interiorizada de la autoridad parental y de la sociedad. Inicialmente, la conciencia es estricta y no acepta compromisos; sin embargo, fundamenta las bases del desarrollo posterior de la moralidad. Una vez renunciadas las ambiciones edípicas, el niño empieza a buscar fuera de la familia áreas en las que pueda competir con menor conflicto y culpabilidad. Este es el estadio que subraya la iniciativa en expansión del niño y da forma a las bases para el posterior desarrollo de la ambición realista y la virtud de la *determinación*. Como observó Erikson en *Infancia y sociedad,* «el estadio "edípico" determina el paso hacia lo posible y lo tangible, lo que permite a los sueños de la primera infancia adherirse a los objetivos de una vida adulta activa». Con este fin, las instituciones sociales proporcionan a los más jóvenes una ética económica bajo la forma de héroes adultos que comienzan a ocupar el lugar de los héroes de los libros de cuentos.

Cuando se ha dado una resolución inadecuada del conflicto entre iniciativa y culpabilidad, la persona puede desarrollar, en último extremo, un trastorno de conversión, inhibición o fobia. Aquellos que sobrecompensan el conflicto autocontrolándose con demasiada severidad pueden experimentar un estrés suficiente como para producir síntomas psicosomáticos.

ETAPA 4: LABORIOSIDAD FRENTE A INFERIORIDAD (DESDE LOS 5 HASTA LOS 13 AÑOS APROXIMADAMENTE).

Con el inicio de la latencia, el niño descubre la satisfacción de producir. Él o ella desarrolla la laboriosidad aprendiendo nuevas habilidades, y se siente orgulloso de las cosas que hace. Erikson escribió en *Infancia y sociedad* que los «límites del yo del niño incluyen sus herramientas y sus habilidades: el principio del trabajo le enseña el placer de la obra acabada mediante una firme atención y una diligencia perseverante». En las diversas culturas, este es el momento en que el niño recibe instrucción sistemática y aprende los fundamentos de la tecnología a la que pertenece sobre el uso de los utensilios y herramientas básicos. A medida que los niños trabajan, se identifican con sus maestros y se imaginan a sí mismos desempeñando diversos roles laborales.

Un niño que no se halle preparado para este estadio de desarrollo psicosocial, sea debido a una resolución insuficiente de los estadios previos o por una interferencia actual, puede desarrollar un sentimiento de inferioridad y de inadecuación. La sociedad, en forma de maestros u otros modelos, tiene una importancia crucial en la capacidad del niño para sobreponerse a este sentimiento de inferioridad y conseguir la virtud conocida como competencia. En *Identidad: juventud y crisis,* Erikson observó: «Este es un estadio socialmente muy decisivo. Puesto que la destreza implica hacer cosas junto a otros y con ellos, en esta época se desarrolla un primer sentimiento de división del trabajo y de oportunidades diferenciadoras, es decir, un sentimiento de la ética *(ethos)* tecnológica de una cultura».

El resultado patológico de un estadio pobremente dirigido de laboriosidad frente a la inferioridad está peor definido que en los estadios previos. Sin embargo, puede estar relacionado con la aparición de una inmersión conformista en el mundo de la producción, en el que la creatividad está restringida y la identidad queda inmersa bajo el papel de trabajador.

ETAPA 5: IDENTIDAD FRENTE A CONFUSIÓN DE ROLES (DESDE LOS 13 HASTA LOS 21 AÑOS APROXIMADAMENTE).

Con el inicio de la pubertad y su miríada de cambios sociales y fisiológicos, el adolescente empieza a preocuparse por las cuestiones de identidad. En *Infancia y sociedad,* Erikson observó que la juventud ahora está «en primer lugar preocupada por cómo aparece a los ojos de los otros y en comparación con lo que sienten que son, y por la cuestión de cómo vincular los papeles y las habilidades cultivadas anteriormente con los prototipos ocupacionales del presente». Los papeles y fantasías de la infancia ya no son apropiados, pero el adolescente está todavía lejos de estar equipado para convertirse en un adulto. En esta misma obra, Erikson escribió que la integración que tiene lugar en la formación de la identidad del yo protege mucho más que el conjunto de las identificaciones de la infancia. «Es la experiencia acumulada de la habilidad del yo para integrar estas identificaciones con las vicisitudes de la libido, con las aptitudes desarrolladas más allá del talento y con las oportunidades ofrecidas en los roles sociales.»

La formación de pandillas y una crisis de identidad se producen al final de la adolescencia. Erikson denomina a la crisis como normativa porque es un acontecimiento normal. El fracaso en negociar este estadio deja al adolescente sin una identidad sólida; sufre por una identidad difusa o confusión del papel que ha de asumir, caracterizada por no tener el sentido de uno mismo y por la confusión respecto a su lugar en el mundo. La confusión del papel puede manifestarse en anormalidades de conducta como irse de casa, criminalidad y psicosis manifiesta. En esta época se pueden manifestar problemas de identidad de género y acerca del rol sexual. Los adolescentes pueden defenderse de la confusión del rol uniéndose a pandillas o a cultos, o bien identificándose con héroes populares. La intolerancia para con las diferencias individuales es una de las maneras en que la persona joven intenta rechazar un sentimiento de identidad perdido. Una de las maneras en que los adolescentes buscan la autoidentificación es la de enamorarse, un proceso mediante el cual el adolescente puede aclarar un sentimiento de identidad al proyectar una imagen difusa de sí mismo sobre la pareja y ver como gradualmente esta asume una forma más precisa, y sobreidentificarse con figuras idealizadas. Con la adhesión a una identidad más claramente enfocada, el joven desarrolla la virtud de la *fidelidad*: lealtad no solamente a la naciente autodefinición sino también a una ideología que proporciona una versión de uno mismo en el mundo. Al igual que Erikson, Joan Erikson y Helen Kivnick escribieron en *Vital involvement in old age*: «La fidelidad es la habilidad de sostener lealtades libremente decididas, a pesar de las inevitables contradicciones de los sistemas de valores. Es la piedra angular de la identidad y recibe la inspiración de las ideologías que la confirman y de las compañías que la afirman.» La confusión de roles se da cuando el joven es incapaz de formular un sentimiento de identidad y de pertenencia. Erikson mantuvo que la delincuencia, los trastornos de la identidad relacionados con el género y los episodios psicóticos límites pueden tener su origen en esta confusión.

ETAPA 6: INTIMIDAD FRENTE A AISLAMIENTO (DESDE LOS 21 HASTA LOS 49 AÑOS APROXIMADAMENTE).

La famosa respuesta de Freud a la pregunta de qué debía ser capaz de hacer bien una persona normal: «amar y trabajar» *(Lieben und arbeiten),* la citó Erikson con frecuencia en su discusión de este estadio psicosocial, y pone el énfasis en la importancia que da a la virtud del amor dentro de una identidad equilibrada. En *Identidad: juventud y crisis,* Erikson aseveró que el uso que Freud daba al término amor era el de «la generosidad de la intimidad, así como al amor genital; cuando decía amor y trabajo, quería decir la realización de un trabajo general que no preocupase al individuo hasta el punto de que pudiera perder su derecho o su capacidad para ser un ser sexual y un amante».

La intimidad en el joven adulto está estrechamente vinculada a la fidelidad; tienden a comprometerse con afiliaciones y compañerismos específicos, aun cuando ello exija sacrificio y compromiso. La persona que no puede tolerar el temor a la pérdida del yo procedente de experiencias de autoabandono (p. ej., orgasmo sexual, momentos de intensa amistad, agresividad, inspiración e intuición) está en condiciones de hallarse profundamente aislada y autoabsorbida. El *distanciamiento,* término acuñado por Erikson para significar «la disponibilidad para repudiar, aislar y, si es necesario, destruir aquellas fuerzas y personas cuya esencia parece peligrosa para uno mismo», es el resultado patológico de los conflictos que rodean la intimidad, y en ausencia de un sentimiento ético en el que las relaciones de intimidad, competitividad y combatividad estén diferenciadas, constituye la base de las diversas formas de prejuicio, persecución y psicopatología.

La separación que estableció Erikson entre la tarea psicosocial de conseguir la identidad y la de conseguir la intimidad, y su afirmación de que un progreso sustancial en la primera tarea debe preceder el desarrollo de la segunda, ha generado abundantes críticas y debate. Los críticos han argumentado que el énfasis de Erikson sobre la formación de la identidad basada en la separación y el estar ocupado no tiene en cuenta la importancia para las mujeres del apego constante y de la formación de una identidad basada en la relación.

ETAPA 7: GENERATIVIDAD FRENTE A ESTANCAMIENTO (DESDE LOS 40 HASTA LOS 60 AÑOS APROXIMADAMENTE). Erikson sostenía en *Identidad: juventud y crisis* que «la generatividad es sobre todo la preocupación para situar y guiar a la generación siguiente». El término *generatividad* no se aplica tanto a la crianza y educación de la propia prole como a una preocupación protectora para con toda la generación y las instituciones sociales. Y comprende también la productividad y la creatividad. Una vez ha conseguido la capacidad de establecer relaciones íntimas, la persona amplía las inversiones del yo y la energía de la libido para incluir a grupos, a organizaciones y a la sociedad. El *cuidado* es la virtud que se incorpora en este estadio. En *Infancia y sociedad,* Erikson ponía énfasis en la importancia para la persona madura de sentirse necesitada. «La madurez necesita orientación, así como estímulo procedente de lo que ha sido generado y se debe cuidar.» Mediante la conducta generativa, el individuo puede alcanzar, por encima de sus conocimientos y sus habilidades, buena parte de satisfacción por haber conseguido, dentro de la tribu, autoridad y responsabilidad.

Cuando las personas no pueden desarrollar una verdadera creatividad, es posible que se instalen en un seudocompromiso ocupacional. Estas personas a menudo restringen su atención a los aspectos técnicos del papel que desempeñan, al que pueden haber llegado actualmente con una gran destreza, y se abstienen de mayores responsabilidades en su organización o profesión. Este fallo de la generatividad puede llevar a un estancamiento personal profundo, enmascarado por escapismos diversos, como el alcohol o el abuso de drogas, e infidelidades sexuales u otras. La crisis a mitad de la vida o la invalidez prematura (física y fisiológica) puede existir. En este caso, el trastorno patológico aparece no solamente en personas de edad mediana, sino también en las organizaciones que dependen de ellas como dirigentes. Así pues, el fracaso para desarrollar la vida en su etapa media puede llevar a enfermar, debilitar o destruir organizaciones que dispersan los efectos del fracaso de la generatividad a toda la sociedad; ejemplos de estos fracasos se han hecho tan comunes que constituyen una característica definitoria de la modernidad.

ETAPA 8: INTEGRIDAD FRENTE A DESESPERACIÓN (DESDE APROXIMADAMENTE LOS 60 AÑOS HASTA LA MUERTE). En *Identidad: juventud y crisis,* Erikson definía la integridad como «la aceptación del uno y único ciclo vital de uno mismo y de las personas que han sido importantes para el mismo como algo que había de ser y que, necesariamente, no admite sustituciones». Desde el punto ventajoso de este estadio de desarrollo psicosocial, el individuo abandona el deseo de que las personas importantes de su vida hayan sido otras y es capaz de amar de una manera más significativa: una que refleje la aceptación de la responsabilidad de la propia vida. El individuo en posesión de la virtud de la sabiduría y de un sentido de la integridad es capaz de tolerar la cercanía de la muerte y alcanzar lo que Erikson denomina en *Identidad: juventud y crisis* una «preocupación serena aunque activa por la vida».

Erikson subrayaba el contexto social en este estadio final del crecimiento. En *Infancia y sociedad* escribió: «El estilo de integridad desarrollado por su cultura o civilización convierte así el "patrimonio" de su alma (…). Con tal consolidación final, la muerte pierde su aguijón.»

Cuando el intento de alcanzar la integridad ha fracasado, el individuo puede pasar a estar profundamente disgustado con el mundo exterior y despreciativo para con las personas y también las instituciones. Erikson escribió en *Infancia y sociedad* que ese disgusto enmascara un

temor a la muerte y un sentimiento de desesperanza porque «el tiempo ahora es breve, demasiado breve para intentar iniciar otra vida e intentar otros caminos hacia la integridad». Contemplando las ocho edades del hombre, observó la relación entre la integridad del adulto y la confianza infantil. «Los niños saludables no temerán a la vida si sus progenitores tienen suficiente integridad para no temer a la muerte.»

Psicopatología

Cada etapa del ciclo vital tiene su propio resultado psicopatológico si no ha sido dominada con éxito.

Confianza básica. Una alteración de la confianza básica conduce a una desconfianza básica. En los lactantes, la confianza social se caracteriza por alimentarse sin problemas, dormir profundamente, sonreír y una homeostasis fisiológica general. La separación prolongada durante la infancia puede llevar al hospitalismo o a la depresión anaclítica. Con el transcurso de la vida, esta falta de confianza puede manifestarse por un trastorno depresivo persistente, un trastorno depresivo o un sentimiento de desesperanza. Las personas que desarrollan la defensa de la proyección –en la que, según Erikson, «trasladamos a personas importantes el mal que realmente está en nosotros»– experimentan un sentimiento de desconfianza social en los primeros años de la vida y manifestarán probablemente trastornos paranoicos o delirantes. La desconfianza básica es uno de los mayores factores que participan en el desarrollo de un trastorno de la personalidad esquizoide, y en muchos casos graves, en la aparición de la esquizofrenia. Los trastornos relacionados con el consumo de sustancias también pueden atribuirse a una desconfianza social; las personalidades que dependen de sustancias tienen fuertes necesidades de dependencia oral y utilizan sustancias químicas para satisfacerse porque creen que los seres humanos son indignos de confianza y, lo que es peor, peligrosos. Si no se les cría adecuadamente, los lactantes pueden sentirse vacíos, con hambre no solo de comida, sino también de estimulaciones sensuales y visuales. Cuando son adultos, pueden convertirse en buscadores de emociones estimulantes que no involucren la intimidad y que ayuden a detener los sentimientos de depresión.

Autonomía. El estadio en el que los niños intentan desarrollarse como seres autónomos a menudo se denomina los *terribles dos,* en referencia a la terquedad de los niños que empieza a andar en este período del desarrollo. Si la vergüenza y las dudas prevalecen por encima de la autonomía, puede darse una duda compulsiva. La inflexibilidad de la personalidad obsesiva también procede de una sobreabundancia de dudas. Una enseñanza demasiado rigurosa de la higiene personal, muy habitual en la sociedad actual, que exige un cuerpo limpio, correcto y desodorizado, puede dar lugar a una personalidad claramente compulsiva que es tacaña, meticulosa y egoísta. Conocidas como personalidades anales, estas personas son parsimoniosas, puntuales y perfeccionistas (las tres «P»).

Avergonzar en demasía hace que los niños se sientan malos o sucios y predispone el camino a una conducta delictiva. Así, los niños dicen: «Si esto es lo que piensan de mí, así es como actuaré». Las personalidades paranoicas tienen la sensación de que los demás están intentando controlarles, un sentimiento que puede tener su origen en el estadio de autonomía frente a vergüenza y duda. Cuando se le añade la desconfianza, las semillas de los delirios persecutorios están sembradas. El trastorno impulsivo se puede explicar como el rechazo de una persona a que se la inhiba o controle.

Iniciativa. Erikson estableció: «En patología, el conflicto sobre la iniciativa se expresa en una denegación histérica, que provoca la represión del deseo o la supresión de su órgano ejecutor por parálisis o impotencia, o en una exhibición sobrecompensadora, en la que el individuo aterrorizado, impaciente por "sumergirse", en lugar de hacerlo "saca el cuello fuera"». En el pasado, la histeria era la forma usual de la regresión patológica en esta área, pero actualmente es común una inmersión en la enfermedad psicosomática.

La excesiva culpabilidad puede conducir a diversas enfermedades, como un trastorno de ansiedad generalizada y fobias. Los pacientes se sienten culpables a causa de impulsos normales y los reprimen, lo que resulta en la formación del síntoma. El castigo o las prohibiciones severas durante el estadio de la iniciativa frente a la culpa pueden ocasionar inhibiciones sexuales. Cuando el conflicto edípico no se ha resuelto, pueden darse trastornos de conversión o fobias específicas. Puesto que las fantasías sexuales son aceptadas como irrealizables, los niños pueden autocastigarse por estas fantasías mediante el temor a herir sus genitales. Bajo el brutal asalto del superyó en desarrollo, pueden reprimir sus deseos y comenzar a negarlos. Si esta pauta avanza, puede aparecer parálisis, inhibición o impotencia. A veces, el miedo a no ser capaz de alcanzar los objetivos que otros esperan puede desarrollar en los niños una enfermedad psicosomática.

Laboriosidad. Erikson describe la laboriosidad como un «sentimiento de ser capaz de hacer cosas y hacerlas bien, e incluso perfectamente». Cuando los esfuerzos de los niños se frustran, pasan a sentir que sus objetivos personales no se pueden realizar o no tienen valor, y se desarrolla cierto sentimiento de inferioridad. En los adultos, este sentimiento de inferioridad puede convertirse en una grave inhibición laboral y en una estructura del carácter marcada por sentimientos de inadecuación. Para algunas personas, los sentimientos pueden convertirse en una pulsión compensatoria hacia el dinero, el poder y el prestigio. El trabajo pasa a ser el foco principal de la vida, a expensas de la intimidad.

Identidad. Muchos trastornos de la adolescencia tienen su origen en la confusión de identidad. El peligro es la dispersión del rol. Erikson estableció:

«Cuando esto se basa en una fuerte duda previa sobre la propia identidad sexual, los incidentes delictivos y abiertamente psicóticos no son raros. Si se diagnostican y tratan correctamente, estos incidentes no tienen la misma significación fatal que tienen en otras edades. Es primariamente la incapacidad de establecerse en una identidad ocupacional lo que trastorna a los jóvenes. Si se agrupan, temporalmente se sobreidentifican con los héroes de pandillas o bandas, hasta el punto de perder aparentemente por completo la identidad.»

Otros trastornos del estadio de identidad frente a la dispersión del rol son el trastorno de la conducta, el trastorno del comportamiento desorganizado, el trastorno de identidad de género, el trastorno esquizofreniforme y otros trastornos psicóticos. La capacidad de irse de casa y vivir independientemente es una tarea importante de este período. Puede darse una incapacidad para separarse de los padres y prolongar la dependencia.

Intimidad. La formación con éxito de una pareja y una familia estables depende de la capacidad de mantener relaciones de intimidad. Los primeros años de la edad adulta son cruciales para decidir casarse y con quién. La identidad sexual determina la elección del objeto, sea heterosexual u homosexual, pero establecer una relación de intimidad con otra persona es una tarea importante. Las personas con un trastorno de la personalidad esquizoide permanecen aisladas de los demás a causa del temor, la suspicacia, la incapacidad de asumir riesgos o la carencia de la capacidad de amar.

GENERATIVIDAD. Desde los 40 hasta los 65 años, el período medio de la edad adulta, los trastornos específicos están menos claramente definidos que en los otros estadios descritos por Erikson. Las personas de mediana edad muestran una mayor incidencia de depresiones que los adultos más jóvenes, que pueden relacionarse con las frustraciones y expectativas fallidas de las personas de mediana edad cuando repasan su pasado, consideran sus vidas y contemplan el futuro. Durante esta época se da también el consumo del alcohol y otras sustancias psicoactivas.

INTEGRIDAD. Las personas mayores a menudo desarrollan trastornos de ansiedad. En la formulación de Erikson, este desarrollo puede estar relacionado con la mirada retrospectiva de las personas hacia su vida pasada con un sentimiento de pánico. El tiempo ha pasado y las oportunidades se han consumido. El declive de las funciones físicas puede contribuir a una enfermedad psicosomática, a la hipocondría y a la depresión. El porcentaje de suicidios es mayor en las personas de más de 65 años. Frente a la agonía y la muerte, la persona puede hallar insoportable no haber sido creativa o capaz de haber establecido vínculos significativos durante su vida. Al no aceptarse, las personas sienten desesperación y desesperanza, que pueden convertirse en graves trastornos depresivos.

Tratamiento

Aunque no existe una escuela psicoanalítica eriksoniana independiente, al modo de la escuela freudiana o de la escuela de Jung, Erikson realizó numerosas contribuciones importantes al proceso terapéutico. Entre las más importantes se halla su creencia de que el establecimiento de una relación de confianza entre el médico y el paciente es un requisito básico para el éxito de una terapia. Cuando la psicopatología surge de una desconfianza básica (p. ej., depresiones), un paciente debe restablecer la confianza con el terapeuta, cuya tarea, como la de una buena madre, es ser sensible a las necesidades del paciente. El terapeuta debe tener un sentido de la integridad personal que ha de transmitir al paciente.

Técnicas. Para Erikson, el psicoanalista no es una tabla rasa en el proceso terapéutico, como suele serlo en el psicoanálisis freudiano. Por el contrario, una terapia efectiva requiere que el terapeuta transmita activamente a los pacientes la creencia de que son comprendidos. Esto se consigue escuchando tanto con empatía como con garantías verbales, que permitan que se desarrolle una transferencia positiva construida sobre una confianza mutua.

Erikson, que había empezado como analista infantil, intentó generar esta mutua confianza cuando observó que los niños recreaban sus propios mundos estructurando muñecas, bloques de construcción, vehículos y muebles en miniatura dentro de la situación dramática que les preocupaba. Luego, comparó sus observaciones con declaraciones de los niños y los miembros de sus familias. No empezaba el tratamiento de un niño hasta después de haber cenado con toda la familia, y su terapia generalmente la llevaba a cabo con una gran cooperación de la familia. Después de cada episodio regresivo en el tratamiento de un niño esquizofrénico, por ejemplo, Erikson discutía con cada miembro de la familia qué era lo que había sucedido con ellos antes del episodio. Iniciaba el tratamiento únicamente cuando estaba completamente seguro de haber identificado el problema. A veces proporcionaba al niño una información correctora; por ejemplo, a un niño que no podía evacuar sus heces y que había autoenfermado de estreñimiento le decía que el alimento no era un niño por nacer.

Erikson a menudo recurrió al juego, que, junto con recomendaciones a los padres, se mostró como una fructífera modalidad de tratamiento. Concebía el juego como un agente revelador para el diagnóstico y, por ello, una ayuda para el terapeuta que quiere conseguir una curación, pero es también curativo por sí mismo. El juego es una función del yo y proporciona a los niños la posibilidad de sincronizar los procesos sociales y corporales con uno mismo. Los niños que juegan con bloques de construcción o los adultos que interpretan una situación dramática imaginaria pueden manipular el entorno y desarrollar un sentimiento de control que el yo necesita. Sin embargo, la terapia del juego no es la misma para los niños que para los adultos. Los niños crean modelos en un esfuerzo por adquirir un control de la realidad; buscan dominar nuevas áreas. Los adultos usan el juego para corregir el pasado y redimir sus fracasos.

La interdependencia, que en el sistema de salud de Erikson es importante, es también vital para la curación. Erikson aplaudió que Freud hiciera la elección moral de abandonar la hipnosis, porque la hipnosis agranda tanto la línea de separación entre el que cura y el enfermo como la desigualdad, que Erikson compara con la desigualdad entre el niño y el adulto. Erikson apremiaba para que la relación del que cura con la persona enferma fuese una relación entre iguales, «en la que el observador que ha aprendido a observarse a sí mismo enseña al observado de qué manera autoobservarse».

Sueños y asociación libre. Igual que Freud, Erikson trabajó con las asociaciones libres del paciente con el sueño como las «mejores guías» para comprender el significado del sueño. Valoraba la primera asociación con el sueño que creía que era poderosa e importante. En última instancia, buscaba oír «un tema central que, una vez hallado, diese un significado añadido a todo el material asociado».

Erikson creía que la interpretación era el agente terapéutico primario, buscado tanto por el paciente como por el terapeuta. Ponía énfasis en la atención que flota libremente como un método que permitía que se produjera un descubrimiento. Una vez describió una postura atenta comentando que en la tarea clínica «necesitas una historia y necesitas una teoría, y luego puedes olvidarlas a ambas y dejar que cada hora avance por sí misma». Esto libra a ambas partes de presiones contraproducentes para avanzar en la terapia y les permite darse cuenta de los vacíos en la narración del paciente que señalan al inconsciente.

Objetivos. Erikson habló de cuatro dimensiones del trabajo del psicoanalista. El deseo de ser curado del paciente y el deseo de curar del analista es la primera dimensión. La interdependencia existe cuando el paciente y el terapeuta están motivados por la curación, y la tarea se reparte. El objetivo es siempre ayudar al yo del paciente a ser más fuerte y a curarse a sí mismo. A la segunda dimensión la llamó objetividad-participación. Los terapeutas han de mantener su mente abierta. «La neurosis cambia», escribió. Deben establecerse nuevas generalizaciones y ordenarse en nuevas configuraciones. La tercera dimensión corre a lo largo del eje del conocimiento-participación. El terapeuta «aplica conocimientos seleccionados a planteamientos más estrictamente experimentales». La cuarta dimensión es la de la tolerancia-indignación. Erikson estableció: «Las identidades basadas en un argumento talmúdico, en un celo mesiánico, en una ortodoxia punitiva, en un sensacionalismo pasajero, en una ambición profesional o social» son dañinas y tienden a controlar a los pacientes. El control amplifica la desigualdad entre el médico y el paciente y dificulta la realización de la idea recurrente en el pensamiento de Erikson, la interdependencia.

Según Erikson, en la relación terapéutica, el terapeuta tiene la oportunidad de trabajar a través de conflictos del pasado sin resolver. Animaba a los terapeutas a no dejar de implicarse en la guía de los pacientes; creía que el terapeuta debe ofrecer a los pacientes tanto prohibiciones como permisos. No obstante, el terapeuta no debería estar tan absorbido por las experiencias de la vida pasada de los pacientes que ello le llevara a ignorar los conflictos actuales.

El objetivo de la terapia es reconocer de qué modo los pacientes han pasado a través de los diversos estadios del ciclo vital y cómo han sido o no dominadas las diversas crisis en cada estadio. Igualmente importante es que los estadios y las crisis futuras puedan anticiparse, de manera que puedan ser negociadas y dominadas adecuadamente. A diferencia de Freud, Erikson no creía que la personalidad fuera tan inflexible como para que no pudiera darse un cambio a mitad de la edad adulta o incluso más adelante. Para él, el crecimiento y el desarrollo psicológicos tienen lugar a lo largo de todo el ciclo vital.

El Austen Riggs Center, en Stockbridge, Massachusetts, es un repositorio del trabajo de Erikson en el que se ponen en práctica muchas de sus teorías. Joan, la esposa de Erikson, llevó a cabo un programa de actividades en el centro a modo de «zona de libre interpretación», en la que los pacientes podían asumir el rol o la función laboral como los estudiantes con los artistas y los artesanos, sin la carga del rol de paciente. Este ámbito laboral estimula el juego y la creatividad que se

requieren para el desarrollo del trabajo de los pacientes en paralelo con el proceso de su terapia.

OTRAS ESCUELAS PSICODINÁMICAS

Los hombres y mujeres que se mencionan en esta sección contribuyeron al pensamiento y la práctica psiquiátrica en la primera mitad del siglo xx. Muchas de estas teorías sobre psicopatología evolucionaron como descendientes directos del psicoanálisis freudiano. Sin embargo, este deriva de diversos aspectos de la psicología, como la teoría del aprendizaje y métodos cuantitativos de valoración de la personalidad. Las teorías seleccionadas para comentar en esta sección han resistido el paso del tiempo y son las más relevantes en psiquiatría.

A continuación aparecen, ordenadas alfabéticamente por el nombre de su autor, breves sinopsis de las teorías con mayor influencia en el pensamiento psiquiátrico actual. Cada una contiene conocimientos que merecen consideración, ya que hacen avanzar nuestro conocimiento de las complejidades de la conducta humana, e ilustran también la diversidad de orientaciones teóricas que caracterizan la psiquiatría actual.

Karl Abraham (1877-1925)

Karl Abraham, uno de los primeros discípulos de Freud, fue el primer psicoanalista de Alemania. Es bien conocido por su explicación de la depresión desde una perspectiva psicoanalítica y por su elaboración de las etapas de desarrollo psicosexual, de Freud. Abraham dividió la etapa oral en una fase de morder y una de chupar; la etapa anal, en una fase destructivo-expulsiva (sádico-anal) y una dominante-retentiva (erótico-anal), y la etapa fálica, en una fase inicial de amor genital parcial (fase fálica verdadera) y una posterior genital madura. Abraham vinculó también las etapas psicosexuales a síndromes específicos. Por ejemplo, postuló que las neurosis obsesivas se deben a la fijación en la fase sádico-anal, y la depresión, a la fijación en la etapa oral.

Alfred Adler (1870-1937)

Alfred Adler (fig. 34-25) nació en Viena (Austria), donde pasó la mayor parte de su vida. Era un médico general y acabó siendo, en 1902, uno de los cuatro miembros iniciales del círculo de Freud. Adler nunca aceptó la primacía de la teoría de la libido, el origen sexual de la neurosis o la importancia de los deseos infantiles. Creía que la agresividad era mucho más importante, específicamente en su manifestación como una lucha por el poder, que él consideraba que era un rasgo masculino. Introdujo el término *protesta masculina* para describir la tendencia a desplazarse desde un rol femenino pasivo a uno masculino activo. Las teorías de Adler son conocidas en conjunto como *psicología del individuo*.

Adler veía a los individuos como entidades biológicas únicas, unificadas, cuyos procesos psicológicos encajan juntos en un estilo de vida individual. Postulaba asimismo un principio de dinamismo, en el que cada individuo mira hacia el futuro y se mueve hacia un objetivo. Adler también puso énfasis en la interacción entre los individuos y su entorno social: la primacía de la acción en el trabajo real sobre la fantasía.

Adler acuñó el término *complejo de inferioridad* para referirse a un sentimiento de inadecuación y debilidad que es universal e innato. La autoestima de un niño en desarrollo está comprometida por un defecto físico, y se refirió a este fenómeno como una *inferioridad de órgano*. Pensaba también que una inferioridad básica vinculada a los intensos deseos edípicos del niño nunca podría ser gratificada.

Adler fue uno de los primeros teóricos del desarrollo en reconocer la importancia del lugar que ocupa por nacimiento el niño dentro de la familia. El niño nacido el primero reacciona con ira al nacimiento de sus hermanos y lucha para no ceder la posición de poder del hijo único. El niño nacido en segundo lugar debe esforzarse constantemente para com-

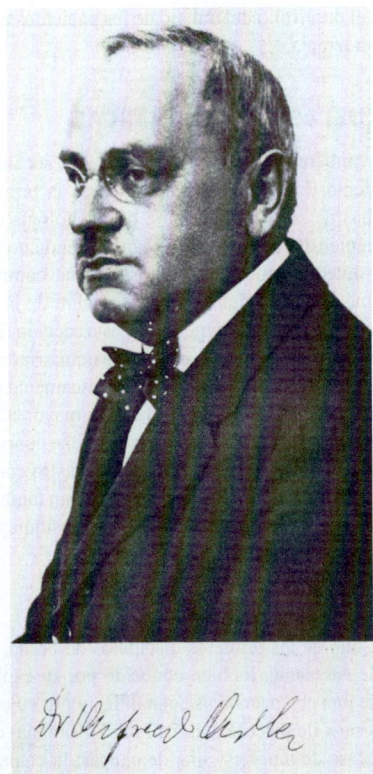

FIGURA 34-25
Alfred Adler (la fotografía incluye su firma). (Por cortesía de Alexandra Adler.)

petir con el primogénito. El niño más joven se siente seguro porque *nunca* se verá desplazado. Adler creía que la posición de un niño entre los hermanos influye a lo largo de la vida sobre el carácter y el estilo de vida.

En la psicoterapia adleriana, el enfoque terapéutico primario es animar, mediante el cual Adler creía que sus pacientes podían sobreponerse a los sentimientos de inferioridad. Según su parecer, los vínculos humanos sólidos conducen a una mayor esperanza, menor aislamiento y mayor participación en la sociedad. Creía que los pacientes necesitan desarrollar un mayor sentimiento de su propia dignidad y valor y una renovada apreciación de sus capacidades y fuerzas.

Franz Alexander (1891-1964)

Franz Alexander (fig. 34-26) emigró desde su Alemania natal a Estados Unidos, donde se instaló en Chicago y fundó el Chicago Institute for Psychoanalysis. Escribió profusamente acerca de la asociación entre los rasgos específicos de la personalidad y ciertas dolencias psicosomáticas, un punto de vista que se conocería como la *hipótesis de la especificidad*. Alexander perdió el favor de los analistas clásicos por defender la *experiencia emocional correctiva* como parte de la técnica analítica. En este enfoque, sugirió que un analista debe adoptar deliberadamente un modo de relación particular con un paciente para contrarrestar las influencias nocivas de la infancia por parte de los padres del paciente. Creía que la confianza, una relación de apoyo entre paciente y analista, permite al paciente dominar los traumas de la infancia y crecer a través de la experiencia.

Gordon Allport (1897-1967)

Gordon Allport (fig. 34-27), psicólogo norteamericano, es conocido como el fundador de la escuela humanística de psicología, que sostiene que toda persona tiene un potencial inherente para las funciones autónomas y el crecimiento. Impartió el primer curso de psicología de la

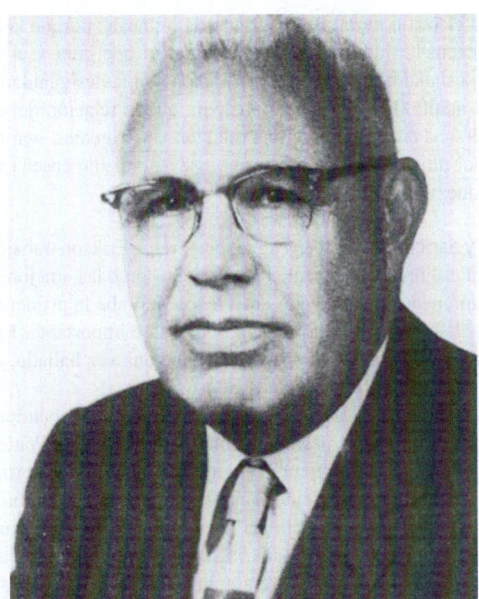

FIGURA 34-26
Franz Alexander. (Por cortesía de Franz Alexander.)

personalidad ofrecido en una facultad de Estados Unidos, en la Harvard University.

Allport creía que la única garantía real para una persona de existencia real es el sentido de uno mismo. La mismidad se desarrolla a través de una serie de etapas, desde la conciencia del cuerpo hasta la autoidentidad. Utilizaba el término *proprium* («funcionamiento de lo propio») para describir las luchas para mantener la propia identidad y la autoestima. Empleaba el término *rasgos* para referirse a las principales unidades de la estructura de la personalidad. Las *disposiciones personales* son rasgos individuales que representan la esencia de la personalidad única de un individuo. La madurez se caracteriza por la capacidad de relacionarse con los demás con afecto e intimidad y un sentido expandido de uno mismo. Según Allport, las personas maduras tienen seguridad, humor, introspección, entusiasmo y entusiasmo. La psicoterapia se ha adaptado para ayudar a los pacientes a conseguir estas características.

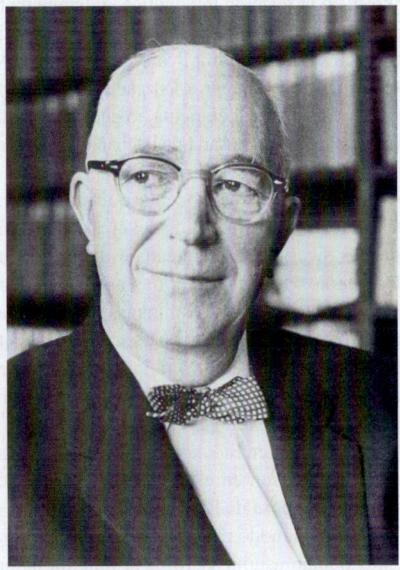

FIGURA 34-27
Gordon Allport. (© Bettmann/Corbis.)

Michael Balint (1896-1970)

Michael Balint estaba considerado como un miembro del grupo independiente de teóricos de las relaciones objetales del Reino Unido. Creía que el impulso hacia el objeto amoroso primario subyace virtualmente a todos los fenómenos psicológicos. Los lactantes desean ser amados total e incondicionalmente, y cuando una madre no presta cuidados adecuados, un niño dedicará toda su vida a la búsqueda del amor que le faltó en la infancia. Según Balint, la *falta básica* es el sentimiento de muchos pacientes de que les falta algo. Junto con Ronald Fairbairn y Donald W. Winnicott, entendió este déficit de la estructura interna como un resultado de los fracasos maternales. Consideraba que todas las motivaciones psicológicas se debían al fallo en recibir un amor maternal suficiente.

A diferencia de Fairbairn, Balint no abandonó por completo la teoría de las pulsiones. Sugirió que la libido, por ejemplo, es tanto búsqueda del placer como búsqueda del objeto. Trabajó también con pacientes con trastornos graves, y, como Winnicott, pensaba que algunos aspectos del tratamiento psicoanalítico tienen lugar a un nivel más profundo que el de las interpretaciones explicativas verbales habituales. Aunque algunos materiales que implican las etapas psicosexuales genitales del desarrollo pueden interpretarse desde la perspectiva de un conflicto intrapsíquico, Balint creía que ciertos fenómenos preverbales eran experimentados de nuevo en el análisis, y que la relación es en sí misma decisiva para tratar este ámbito de la experiencia precoz.

Eric Berne (1910-1970)

Eric Berne (fig. 34-28) inició su vida profesional como analista supervisor y formador dentro de la teoría y técnica psicoanalítica clásica, pero posteriormente desarrolló su propia escuela, conocida como *análisis transaccional*. Una *transacción* es un estímulo presentado por una persona que suscita una respuesta correspondiente en otra. Berne definió los juegos psicológicos como transacciones estereotipadas y predecibles que las personas aprenden durante la infancia y que siguen llevando a cabo a lo largo de su vida. Las *caricias,* los factores básicos motivadores de la conducta humana, consisten en recompensas específicas, como la aprobación y el amor. Todas las personas tienen tres es-

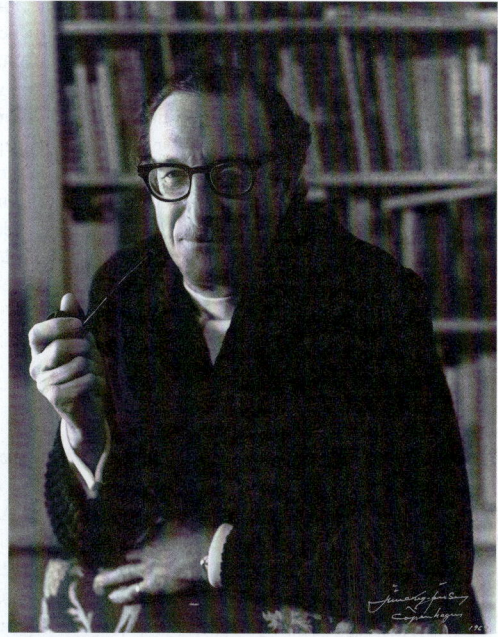

FIGURA 34-28
Eric Berne. (Por cortesía de Creative Commons Attribution-Share Alike 4.0 International.)

tados del yo dentro de ellas: el *niño,* que representa elementos primitivos que quedarán fijados en la infancia temprana; el *adulto,* que es la parte de la personalidad capaz de apreciaciones objetivas de la realidad, y el *padre,* que es una introyección de los valores de los padres reales de una persona. El proceso terapéutico trata de ayudar a los pacientes a comprender de cuál de los modos –niño, adulto o padre– están funcionando en sus relaciones con los demás. A medida que el paciente aprende a reconocer los juegos característicos a que juega una y otra vez a lo largo de su vida, puede finalmente funcionar del modo más adulto posible en las relaciones interpersonales.

Wilfred Bion (1897-1979)

Wilfred Bion amplió el concepto de *identificación proyectiva* de Melanie Klein para incluir un proceso interpersonal en el que un terapeuta se siente coaccionado por un paciente para desempeñar un determinado rol en el mundo interior del paciente. Desarrolló también la noción de que el terapeuta debe contener lo que el paciente ha proyectado de tal modo que sea procesado y devuelto al paciente de forma modificada. Creía que un proceso semejante ocurre entre la madre y el lactante. Observó también que los aspectos «psicóticos» y «no psicóticos» de la mente actúan simultáneamente como suborganizaciones. Es probable que a Bion se le conozca más por su aplicación de las ideas psicoanalíticas a los grupos. Siempre que un grupo descarrila de su tarea, se deteriora uno de estos tres estados básicos: dependencia, emparejamiento o lucha-huida.

John Bowlby (1907-1990)

A John Bowlby generalmente se le considera el fundador de la teoría del apego. Estructuró sus ideas acerca del apego en la década de 1950 mientras era consultor de la Organización Mundial de la Salud para el problema de la infancia sin hogar. Destacó que la esencia del apego es la *proximidad* (es decir, la tendencia del niño a estar apegado a la madre o a quien le cuida). Su teoría del nexo madre-hijo se enraizaba firmemente en la biología y se inspiraba ampliamente en la etología y la teoría evolucionista. Según Bowlby, un sentido básico de seguridad y confianza deriva de una relación continua y estrecha con un cuidador. Esta buena disposición para el apego es de origen biológico, y Bowlby destacó que el apego es recíproco. El establecimiento de cuidados y vínculos maternales está siempre entrelazado con la conducta de apego del niño. Bowlby consideraba que sin esta proximidad inicial a la madre o al cuidador, el niño no desarrollaba una *base segura,* que consideraba una plataforma de lanzamiento hacia la independencia. Ante la falta de una base segura, el niño se siente asustado o amenazado, y el desarrollo se ve gravemente comprometido. Bowlby y la teoría del apego se comentan detalladamente en el capítulo 34 (sección 34.1).

Raymond Cattell (1905-1998)

Raymond Cattell obtuvo su doctorado en Inglaterra, antes de trasladarse a Estados Unidos. Introdujo el uso del *análisis multivariante y el análisis factorial* (procedimientos estadísticos que examinan simultáneamente la relación entre múltiples variables y factores) en el estudio de la personalidad. Examinando objetivamente los recuerdos de la vida de una persona y utilizando datos de cuestionarios y entrevistas personales, Cattell describió una variedad de rasgos que representan los bloques de construcción de la personalidad.

Los rasgos son de base biológica y determinados por el entorno o aprendidos. Son rasgos biológicos el sexo, el gregarismo, la agresividad y la actitud protectora parental. Son rasgos aprendidos del entorno las ideas culturales, como el trabajo, la religión, la intimidad, el romance y la identidad. Un concepto importante es la *ley de coerción* para el medio biosocial, la cual sostiene que la sociedad ejerce presión sobre personas genéticamente diferentes para adaptarlas a las normas sociales. Por ejemplo, una persona con una fuerte tendencia genética a ser dominante probablemente recibirá un estímulo social para que se modere, mientras que la persona de por sí sumisa será animada a autoafirmarse.

Ronald Fairbairn (1889-1964)

Ronald Fairbairn, un analista escocés que trabajó la mayor parte de su vida aislado, fue uno de los mayores teóricos psicoanalíticos de la escuela británica de las relaciones objetales. Sugirió que los lactantes no están primariamente motivados por los impulsos de la libido y de la agresividad, sino por el instinto de búsqueda de un objeto. Fairbairn sustituyó las ideas freudianas de energía, yo y ello por la noción de *estructuras dinámicas*. Cuando un lactante tropieza con una frustración, una parte de su yo se escinde durante el desarrollo y funciona como una entidad con relación a los objetos interiores y con otras subdivisiones del yo. Destacó también que tanto un objeto como la *relación* con un objeto son interiorizados durante el desarrollo, de tal modo que un yo está siempre en relación con un objeto, y ambos están conectados con un afecto.

Sándor Ferenczi (1873-1933)

Aunque Sándor Ferenczi, un analista húngaro, fue analizado por Freud, quien le influyó, posteriormente descartó las técnicas de Freud e introdujo su propio método de análisis. Entendió los síntomas de sus pacientes como vinculados al abuso sexual y físico durante la infancia, y propuso la necesidad de que los analistas amen a sus pacientes de una manera que les compense por el amor que no recibieron cuando niños. Desarrolló un procedimiento conocido como *terapia activa,* con el que animaba a los pacientes a desarrollar un conocimiento de la realidad a través de una confrontación activa con el terapeuta. Experimentó también con el *análisis recíproco,* en el que debería analizar a su paciente en una sesión y luego permitiría al paciente que le analizara en una sesión.

Viktor Frankl (1905-1997)

Neurólogo y filósofo austríaco, su experiencia en los campos de concentración nazi marcó profundamente su visión distintiva sobre la naturaleza humana y la psicopatología. Allí llegó a la conclusión de que incluso las más terribles circunstancias pueden soportarse siempre que uno encuentre la manera de dotarlas de algún sentido. Describió su experiencia en *Man's Search for Meaning («La búsqueda de significado del hombre»),* una obra leída por millones de personas en todo el mundo.

Frankl era a la vez humanista y existencialista. Creía que los seres humanos compartían con otros animales dimensiones somáticas y psicológicas, pero que únicamente los humanos tienen además una dimensión espiritual que les confiere libertad y a la vez responsabilidad. La gente encuentra el sentido de su vida a través del trabajo creativo y productivo, a través de la apreciación del mundo y de los demás, y adoptando libremente actitudes positivas incluso frente al sufrimiento. Quienes no logran encontrar un sentido a la vida se enfrentan a la alienación, la desesperación y las neurosis existencialistas. Las sociedades tradicionales proporcionan el marco de significado a la religión y comparten con ella valores culturales; en la sociedad moderna, las personas deben encontrar sus propias fuentes de significado, y Frankl atribuyó numerosos problemas sociales, como el abuso de drogas y el suicidio, al hecho de no poder hallarlas.

Debido a su dimensión espiritual, los seres humanos muestran autotranscendencia y autodistanciamiento. El primer concepto se refiere a la capacidad de anteponer otros valores (p. ej., el bienestar de la persona amada) por encima del interés propio. El segundo concepto se refiere a la capacidad de verlo desde una perspectiva externa, como con

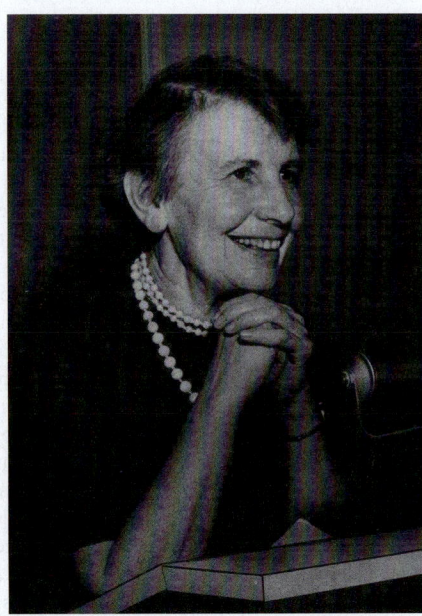

FIGURA 34-29
Anna Freud. (Por cortesía de la National Library of Medicine.)

sentido del humor. Estas capacidades conforman las bases para las intervenciones terapéuticas según la versión psicoterapéutica de Frankl conocida como logoterapia. El término logoterapia deriva de la palabra griega *logos,* que significa pensamiento o razón, y Frankl creía que, de una manera instintiva, el hombre trata de encontrar la comprensión y la armonía universal en sus experiencias vitales.

Anna Freud (1895-1982)

Anna Freud (fig. 34-29), la hija de Sigmund Freud, finalmente llevó a cabo su propio conjunto de contribuciones específicas al psicoanálisis. Mientras que su padre se centró sobre todo en la represión como el mecanismo de defensa central, Anna Freud trabajó a fondo sobre los mecanismos de defensa del individuo, incluida la formación reactiva, la regresión, la supresión, la interiorización, la identificación, la proyección, el volverse contra el yo, la reversión y la sublimación. Fue también una figura clave en el desarrollo de la psicología del yo moderna, al poner el énfasis en que había «profundidad en la superficie». Las defensas dominadas por el yo para evitar los deseos inaceptables del ello eran intrínsecamente complejas y merecedoras de atención. Hasta ese momento, el foco principal habría estado encubriendo los deseos sexuales y agresivos inconscientes. Hizo también fecundas contribuciones al campo del psicoanálisis del niño y estudió las funciones del yo durante el desarrollo de la personalidad. Fundó el curso y la Clínica de terapia infantil en Hampstead, Londres, en 1947, de los que fue directora.

Erich Fromm (1900-1980)

Erich Fromm (fig. 34-30) llegó a Estados Unidos en 1933 procedente de Alemania, donde había obtenido su doctorado en medicina (PhD). Desempeñó un papel decisivo en la fundación del William Alanson White Institute for Psychiatry de Nueva York. Identificó cinco tipos de caracteres comunes a la cultura occidental y determinados por ella; cada persona puede tener cualidades de un tipo o de más de uno. Estos tipos son: *1)* la *personalidad receptiva,* que es pasiva; *2)* la *personalidad explotadora*, manipuladora; *3)* la *personalidad mercantilista,* oportunista y cambiante; *4)* la *personalidad acumulativa,* que guarda y almacena, y *5)* la *personalidad productiva, que madura* y disfruta del

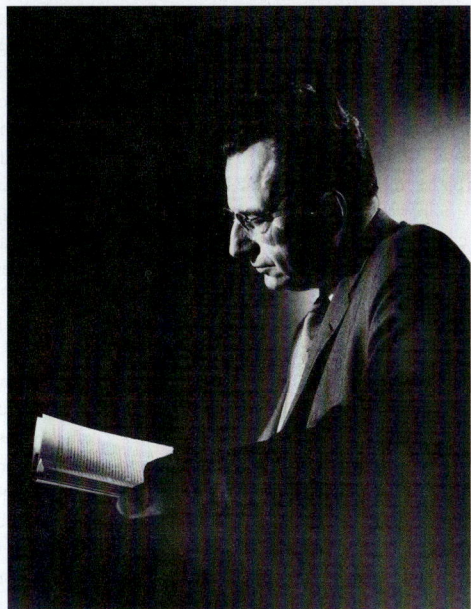

FIGURA 34-30
Erich Fromm. (© Bettmann/Corbis.)

amor y del trabajo. El proceso terapéutico incluye reforzar el sentido del comportamiento ético de la persona frente a otros y desarrollar un amor productivo, que se caracteriza por el cuidado, la responsabilidad y el respeto hacia otras personas.

Kurt Goldstein (1878-1965)

Kurt Goldstein (fig. 34-31) nació en Alemania y obtuvo el título de médico en la Universidad de Breslau. Le influyeron el existencialismo y la psicología de la Gestalt: todos los organismos tienen propiedades dinámicas, que son aprovisionamientos de energía, relativamente constantes, y que finalmente se distribuyen. Cuando aparecen estados de tensión-desequilibrio, un organismo automáticamente intenta regresar a su estado normal. Lo que sucede en una parte del organismo afecta a todas las demás, fenómeno que se conoce como *holocenocis.*

La *autorrealización* es un concepto que Goldstein utilizó para describir el poder creativo de las personas para satisfacer sus potencialidades. Puesto que cada persona tiene un conjunto distinto de potencialidades innatas, las personas luchan para actualizar el yo siguiendo caminos distintos. La enfermedad perturba gravemente la autorrealización. Las respuestas a la alteración de la integridad de un organismo pueden ser rígidas y compulsivas; la regresión a modos de conducta más primitivos es característica. Una de las mayores contribuciones de Goldstein fue su identificación de la *reacción catastrófica* del cerebro dañado, en la que una persona se convierte en miedosa y agitada y rehúsa llevar a cabo tareas simples a causa del temor a un posible fracaso.

Karen Horney (1885-1952)

Nacida en Alemania, Karen Horney (fig. 34-32), médico y psicoanalista, insistió en la preeminencia de las influencias sociales y culturales sobre el desarrollo psicosexual, centró su atención en las diferencias psicológicas entre hombres y mujeres, y exploró las vicisitudes de las relaciones conyugales. Enseñó en el Instituto de Psicoanálisis de Berlín antes de emigrar a Estados Unidos. Horney creía que los atributos de la personalidad actual de una persona eran resultado de una interacción entre la persona y el entorno, y no únicamente basados en los esfuerzos de la libido infantil transferidos desde la infancia. Su teoría, conocida como *psicología holística,* mantiene que una persona ha de ser vista como un todo unitario que influye en el entorno y que está influido por este. Enseñó que el complejo de Edipo había sido sobrevalorado en lo que se refiere a su contribución a la psicopatología del adulto, pero también creía que las actitudes parentales rígidas acerca de la sexualidad llevan a una preocupación excesiva por los genitales.

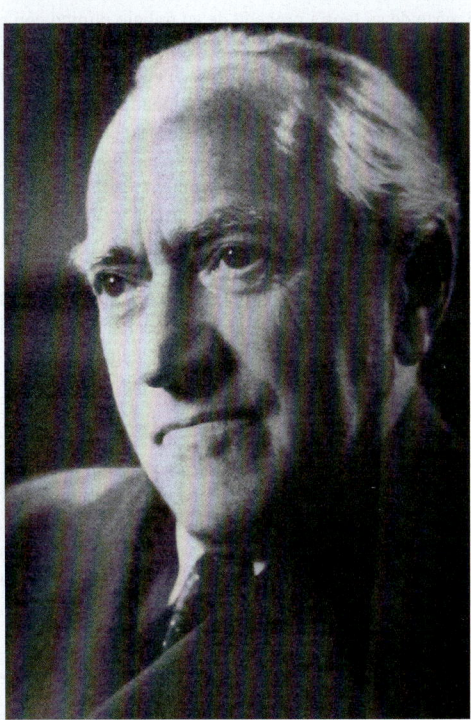

FIGURA 34-31
Kurt Goldstein. (Por cortesía de la New York Academy of Medicine, New York.)

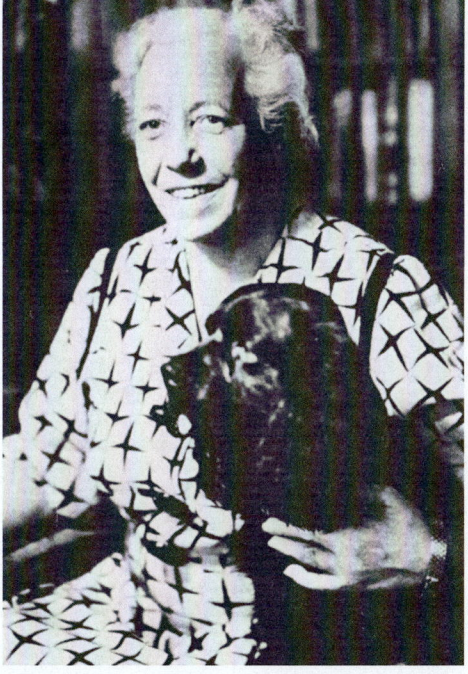

FIGURA 34-32
Karen Horney. (Por cortesía de la Association for the Advancement of Psychoanalysis, New York.)

Propuso tres conceptos separados del yo: el *yo verdadero* (la suma total de experiencias de una persona), el *yo real* (la persona armoniosa, saludable) y el *yo idealizado* (la esperanza neurótica o imagen glorificada que una persona siente que podría ser). Un *sistema de orgullo* de la persona la aliena del yo real al sobrevalorar el prestigio, el intelecto, el poder, la fuerza, la apariencia, las proezas sexuales y otras cualidades que pueden llevar a la autoanulación y al autoodio. Horney estableció también los conceptos de *ansiedad básica* y *confianza básica*. El proceso terapéutico, según ella, persigue la *autorrealización* mediante la exploración de las influencias perturbadoras que impiden a la personalidad su crecimiento.

Edith Jacobson (1897-1978)

Edith Jacobson, psiquiatra norteamericana, creía que el modelo estructural y poner énfasis en la relación objetal no eran fundamentalmente incompatibles. Enseñaba que el yo, las imágenes del yo y las imágenes del objeto ejercían influencias recíprocas en el desarrollo de uno y otro. Destacó también que la decepción del lactante respecto del objeto maternal no está necesariamente relacionada con el fracaso real de la madre. Según Jacobson, la decepción depende de una demanda específica determinada por un impulso, más que de un esfuerzo global para establecer contacto o vínculo. Veía la experiencia del lactante de placer o «no placer» como el núcleo de la relación inicial madre-lactante. Las experiencias satisfactorias conducen a la formación de imágenes buenas o gratificantes, mientras que las insatisfactorias crean imágenes malas o frustrantes. El desarrollo normal y el patológico se basan en la evolución de estas imágenes del yo y del objeto. Jacobson creía que el concepto de *fijación* se refería más a los modos de relacionarse con el objeto que a los modos de gratificación.

Carl Gustav Jung (1875-1961)

Carl Gustav Jung (fig. 34-33), psiquiatra suizo, formó una escuela psicoanalítica conocida como *psicología analítica,* que incluye las ideas básicas relacionadas con las teorías de Freud, aunque llevadas más lejos. Después de haber sido inicialmente discípulo de Freud, Jung rompió con su maestro a causa del énfasis de este último en la sexualidad infantil. Amplió el concepto del inconsciente de Freud describiendo el *inconsciente colectivo,* que consiste en el pasado mitológico y simbólico compartido, común a toda la humanidad. El inconsciente colectivo incluye *arquetipos:* imágenes representativas y configuraciones con significados simbólicos universales. Existen figuras arquetípicas para la madre, el padre, el hijo y el héroe, entre otras. Los arquetipos contribuyen a los *complejos,* las ideas de sentimientos armonizados que se desarrollan como resultado de la experiencia personal, interactuando con la imaginería arquetípica. Así, un complejo de madre está determinado no solamente por la interacción madre-hijo, sino también por el conflicto entre la expectativa arquetípica y la experiencia real con la mujer real que desempeña el papel de madre.

Jung observó que hay dos tipos de organización de la personalidad: introversión y extraversión. Los *introvertidos* se centran en su mundo interior de pensamientos, intuiciones, emociones y sensaciones; los *extravertidos* están más orientados hacia el mundo exterior, las demás personas y los bienes materiales. Cada persona posee una mezcla de ambos componentes. La *persona,* la máscara que recubre la personalidad, es el rostro que un individuo presenta al mundo exterior. La «persona» puede quedar fijada, y la persona real, oculta de ella misma. *Anima* y *animus* son rasgos inconscientes poseídos por hombres y mujeres, respectivamente, y están en contraste con la «persona». *Anima* se refiere a la feminidad no desarrollada del hombre, mientras que *animus* se refiere la masculinidad no desarrollada de la mujer.

La finalidad del tratamiento jungiano es conseguir una adecuada adaptación a la realidad, que implica la realización de las potencialidades creativas de una persona. El objetivo final es obtener la *individualización,* un proceso continuo a través de la vida por el cual las personas desarrollan un sentido único de su propia identidad. Este proceso de desarrollo puede llevarles a nuevos caminos alejados de sus anteriores orientaciones vitales.

Otto Kernberg (1928-presente)

Otto Kernberg es, tal vez, el teórico de las relaciones objetales más influyente de Estados Unidos. Influido tanto por Klein como por Jacobson, gran parte de su teoría procede de su trabajo clínico con pacientes con trastorno de la personalidad límite. Kernberg pone gran énfasis en la escisión del yo y en la elaboración de buenas y malas configuraciones del yo y del objeto. Aunque ha continuado utilizando el modelo estructural, considera el ello compuesto de imágenes del yo, imágenes del objeto y sus afectos asociados. Los impulsos aparecen para manifestarse ellos mismos solamente en el contexto de la experiencia interpersonal interiorizada. Las representaciones del yo buenas y malas y las relaciones objetales pasan a asociarse con la libido y la agresividad, respectivamente. Las relaciones objetales constituyen los bloques de construcción tanto de las estructuras como de los impulsos. Bondad y maldad en las experiencias relacionales preceden a la catexis de los impulsos. Los instintos duales de la libido y la agresividad se originan desde estados afectivos de amor y de odio dirigidos al objeto.

Kernberg propuso el término *organización límite de la personalidad* para un amplio rango de pacientes caracterizados por la carencia de un sentido de identidad integrado, debilidad del yo, ausencia de integración del superyó, dependencia de mecanismos de defensa primitivos tales como la escisión e identificación proyectiva, y una tendencia a cambiar a un pensar de proceso primario. Sugirió un tipo específico de psicoterapia psicoanalítica para estos pacientes en la que las cuestiones de la transferencia se interpretan al comienzo del proceso.

Melanie Klein (1882-1960)

Melanie Klein (fig. 34-34) nació en Viena, trabajó con Abraham y Ferenczi, y posteriormente se trasladó a Londres. Desarrolló una teoría de las relaciones objetales internas que estaba íntimamente ligada con las

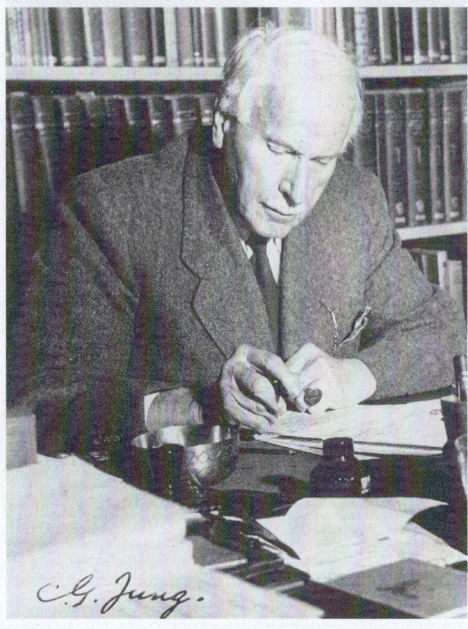

FIGURA 34-33
Carl Gustav Jung (la fotografía incluye su firma). (Por cortesía de la National Library of Medicine, Bethesda, MD.)

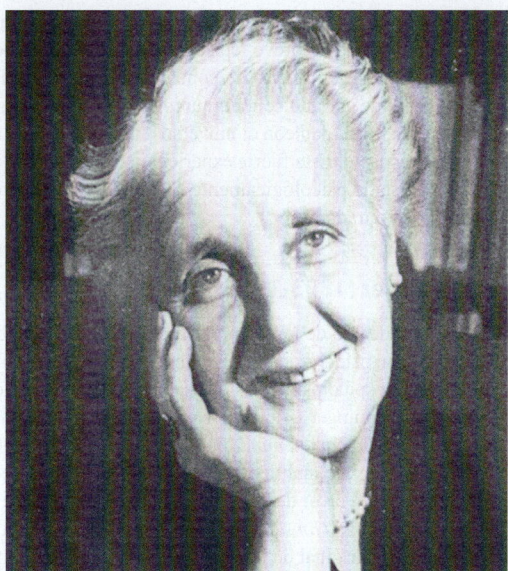

FIGURA 34-34
Melanie Klein. (Por cortesía de Melanie Klein y Douglas Glass.)

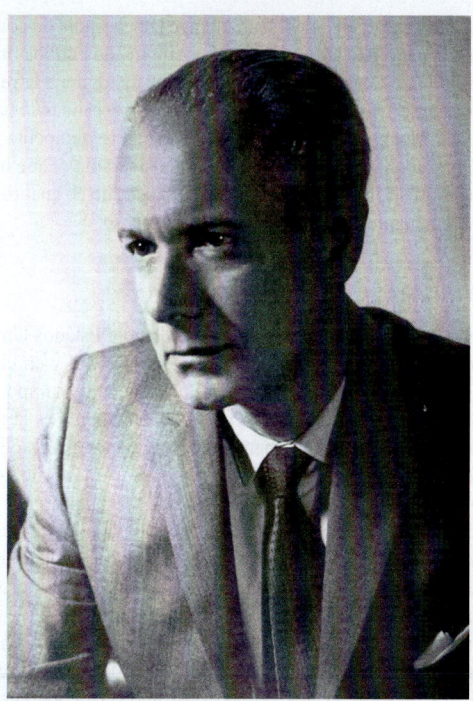

FIGURA 34-35
Heinz Kohut. (Por cortesía de la New York Academy of Medicine, New York.)

pulsiones. Su perspectiva singular se fue ampliando a partir de su trabajo psicoanalítico con niños, en el que le impresionó el papel de la fantasía intrapsíquica inconsciente. Postulaba que el yo experimentaba un
proceso de escisión para enfrentarse al terror de la aniquilación. Pensaba también que el concepto de Freud del instinto letal o de muerte era
central para comprender la agresividad, el odio, el sadismo y otras formas de «maldad», todas las cuales consideraba como derivaciones del
instinto letal.

Klein consideraba que la proyección y la introyección eran operaciones defensivas primarias durante los primeros meses de vida. Los lactantes proyectan derivaciones del instinto letal hacia la madre y a continuación temen un ataque de la «mala madre», fenómeno al que se refería
como *ansiedad persecutoria*. Esta ansiedad está íntimamente asociada
con la *posición esquizoparanoide*, manera de organizar la experiencia del
lactante en la que todos los aspectos del lactante y de la madre están es-
cindidos en elementos buenos y malos. A medida que las visiones dispares se integran, los lactantes adquieren conciencia de que pueden haber
herido o destruido a la madre con las fantasías sádicas y hostiles dirigidas
hacia ella. En este punto del desarrollo, los niños han alcanzado la *posición depresiva*, en la que la madre es vista de modo ambivalente como
poseedora tanto de aspectos positivos como negativos, y como la diana
de una mezcla de sentimientos de amor y de odio. Klein contribuyó también al desarrollo del análisis del niño, que evolucionó desde una técnica
de juego analítica en la que los niños utilizaban juguetes y jugaban en un
modo simbólico que permitía a los analistas interpretar el juego.

Heinz Kohut (1913-1981)

A Heinz Kohut (fig. 34-35) se le conoce sobre todo por sus escritos
sobre el narcisismo y el desarrollo de la psicología del yo. Consideraba
el desarrollo y el mantenimiento de la autoestima y la autocohesión
como más importantes que la sexualidad o la agresividad. Describió el
concepto de narcisismo de Freud como crítico, en el que el desarrollo
se suponía que avanzaba hacia una relación con el objeto y se alejaba
del narcisismo. Concebía el desarrollo con dos líneas separadas, una
que se mueve en dirección a la relación con el objeto y la otra en dirección a una mayor consolidación del yo.

Durante la lactancia, los niños temen perder la protección de la felicidad inicial madre-hijo y recurren a uno de los tres caminos para
salvar la perfección perdida: el yo ostentoso, el otro yo o «gemelo» y la
imagen parental idealizada. Estos tres polos del yo se manifiestan en el
tratamiento psicoanalítico bajo la forma de transferencias características, conocidas como *transferencias yo-objeto*. El *yo ostentoso* conduce
a una *transferencia espejo*, en la que los pacientes intentan conseguir
que la mirada del analista brille mediante un despliegue del yo exhibicionista. El *otro yo* lleva a la *transferencia gemelar*, en la que los pacientes perciben al analista como un gemelo. La *imagen parental idealizada* lleva a una *transferencia idealizadora*, en la que los pacientes
sienten aumentar su autoestima al hallarse en presencia de la figura
engrandecida del analista.

Kohut sugería que los fallos de empatía en la madre conducían a una
detención del desarrollo en una etapa particular en la que el niño necesita utilizar a los otros para llevar a cabo las funciones del yo-objeto. Si
bien inicialmente aplicó esta formulación al trastorno de la personalidad
narcisista, posteriormente pasó a aplicarlo a toda la psicopatología.

Jacques Lacan (1901-1981)

Nacido en París y formado como psiquiatra, Jacques Lacan fundó su
propio instituto, la escuela freudiana de París. Intentó integrar los conceptos intrapsíquicos de Freud con conceptos relacionados con la lingüística y la semiótica (el estudio del lenguaje y los símbolos). Allí donde Freud veía el inconsciente como una caldera hirviendo llena de
necesidades, deseos e instintos, Lacan veía una especie de lenguaje que
ayudaba a estructurar el mundo. Sus dos conceptos principales son que
el inconsciente está estructurado como un lenguaje y que el inconsciente es un discurso. Los pensamientos del proceso primario son en realidad secuencias de significados que discurren libremente de manera incontrolada. Los síntomas son signos o símbolos de procesos subyacentes.
El papel del terapeuta es el de interpretar el texto semiótico de la estructura de la personalidad. La fase más básica para Lacan es la etapa del
espejo; es en ella donde los niños aprenden a reconocerse a sí mismos
tomando la perspectiva de los otros. En este sentido, el yo no forma
parte de uno mismo *(self)*, sino que es más bien algo exterior, y percibido por uno mismo. El yo representa a los padres y a la sociedad más que
al uno mismo real de la persona.

El enfoque terapéutico de Lacan incluye la necesidad de convertirse en menos alienado por uno mismo y más implicado con los otros. Las relaciones a menudo están fantaseadas, lo que distorsiona la realidad y debe ser corregido. Entre sus creencias más controvertidas se hallaba la de que la resistencia a entender la relación real con el terapeuta se podía reducir acortando la duración de la sesión de la terapia, y que las sesiones psicoanalíticas necesitaban ser estandarizadas no en cuanto al tiempo, pero sí en cuanto al procedimiento y al proceso.

Kurt Lewin (1890-1947)

Kurt Lewin obtuvo su doctorado en Berlín, llegó a Estados Unidos durante la década de 1930 y enseñó en Cornell, Harvard y en el Massachusetts Institute of Technology. Adaptó el enfoque de campo de la física a un concepto llamado *teoría de campo*. Un *campo* es la totalidad de partes mutuamente interdependientes coexistentes. El comportamiento se convierte una función de las personas y su entorno, lo que en conjunto establece el *espacio vital*. El espacio vital representa un campo en constante fluir, con *valencias* o necesidades que requieren ser satisfechas. Una persona hambrienta es más consciente de la presencia de restaurantes que alguien que acaba de comer, y una persona que quiere echar una carta al correo lo es de los buzones.

Lewin aplicó la teoría de campo a los grupos. La *dinámica de grupos* se refiere a la interacción entre los miembros de un grupo, cada uno de los cuales depende de los demás. El grupo puede ejercer presión sobre una persona para cambiar su conducta, pero la persona también influye en el grupo cuando se da este cambio.

Abraham H. Maslow (1908-1970)

Abraham H. Maslow (fig. 34-36) nació en Brooklyn (Nueva York) y completó sus estudios en la Universidad de Wisconsin. Al igual que Goldstein, creía en la *teoría de la autorrealización:* la necesidad de comprender la totalidad de una persona. Líder de la psicología humanística, Maslow describió una organización jerárquica de las necesidades presente en cada uno. A medida que las necesidades más primitivas, como el hambre y la sed, son satisfechas, necesidades psicológicamente más avanzadas, como el afecto y la autoestima, se convierten en los motivadores principales. La autorrealización es la necesidad mayor.

Una experiencia sublime, que se da a menudo durante la autorrealización, es un acontecimiento breve, episódico, en el que una persona experimenta súbitamente un estado de conciencia trascendental y potente: un sentimiento de elevado conocimiento, una euforia intensa, una naturaleza integrada, la unidad con el universo y una percepción alterada del tiempo y el espacio. Esta fuerte experiencia tiende a suceder más a menudo con un estado psicológicamente saludable y puede producir efectos beneficiosos duraderos.

Karl A. Menninger (1893-1990)

Karl A. Menninger fue uno de los primeros médicos de Estados Unidos que recibió formación psiquiátrica. Junto con su hermano Will, fue pionero al concebir un hospital psiquiátrico basado en principios psicoanalíticos, y fundó la Menninger Clinic en Topeka (Kansas). Fue también un prolífico escritor; *The human mind,* uno de sus libros más populares, llevó el conocimiento psicoanalítico al público profano. Estableció un argumento convincente a favor de la validez del instinto letal o de muerte de Freud en *Man Against Himself.* En *The vital balance,* su obra maestra, formuló una teoría original de la psicopatología. Menninger mantuvo a lo largo de su vida el interés por el sistema de justicia penal, y en *The crime of punishment* argumentó que muchos criminales convictos necesitan tratamiento en lugar de castigo. Por último, el volumen *Theory of psychoanalytic technique* fue uno de los pocos libros que examinan los puntales teóricos de las intervenciones de los psicoanalistas.

Adolf Meyer (1866-1950)

Adolf Meyer (fig. 34-37) llegó a Estados Unidos procedente de Suiza en 1892 y, finalmente, fue director de la clínica psiquiátrica Henry Phipps de la Johns Hopkins Medical School. Sin interés por la metapsicología, propugnó una metodología psicobiológica del sentido común para el estudio de los trastornos mentales, destacando la interrelación de los síntomas y el funcionamiento psicológico y biológico individual. Su enfoque del estudio de la personalidad era biográfico; con su tratamiento,

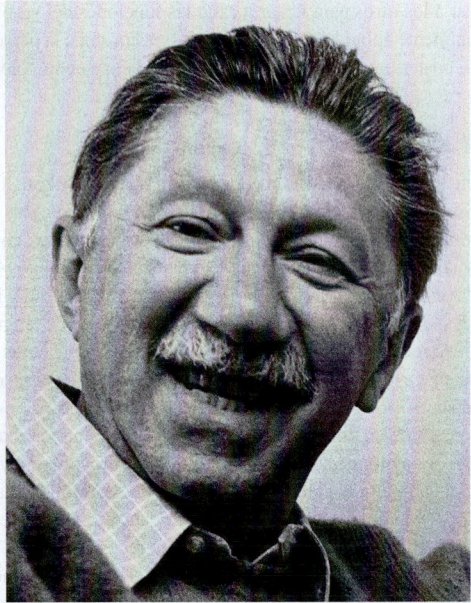

FIGURA 34-36
Abraham H. Maslow. (© Bettmann/Corbis.)

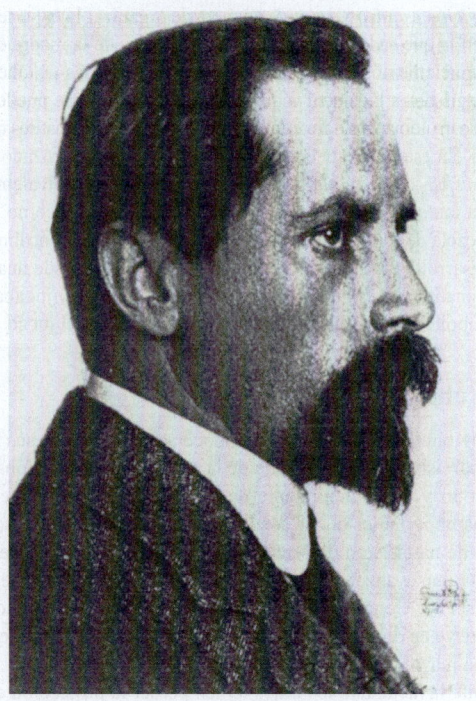

FIGURA 34-37
Adolf Meyer. (De la National Library of Medicine, Bethesda, Maryland.)

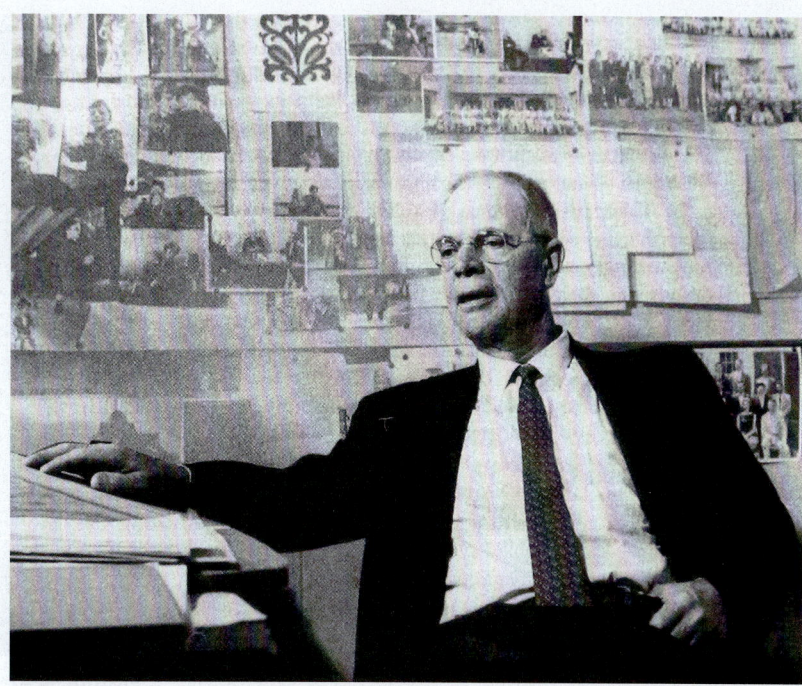

FIGURA 34-38
Gardner Murphy. (Por cortesía de la New York Academy
of Medicine, New York.)

intentó sacar a los pacientes del aislamiento de los hospitales estatales
para integrarlos en la población, y fue un fuerte defensor de la acción
social a favor de la salud mental. Meyer introdujo el concepto de *psi-*
quiatría del sentido común, y se centró en cómo la situación vital actual
de un paciente puede mejorarse de modo realista. Acuñó el concepto de
ergasia, la acción del organismo en su totalidad. Su objetivo terapéutico
era ayudar al paciente a adaptarse ayudándole a modificar las inadapta-
ciones no saludables. Una de las herramientas de Meyer era un mapa
autobiográfico vital que el paciente construía durante la terapia.

Gardner Murphy (1895-1979)

Gardner Murphy (fig. 34-38) nació en Ohio y se doctoró en la Columbia University. Fue uno de los primeros en publicar una historia exhaustiva de la psicología e hizo importantes contribuciones a la psicología
educacional, general y social. Según Murphy, las tres etapas esenciales
del desarrollo de la personalidad son la etapa de la plenitud indiferen-
ciada, la etapa de la diferenciación y la etapa de la integración. Este
desarrollo con frecuencia es irregular, tanto con regresiones como con
avances, que van ocurriendo a lo largo del camino. Las cuatro necesidades humanas innatas son viscerales, motoras, sensitivas y urgentes.
Con el tiempo, las necesidades se van haciendo más específicas a medida que son modeladas por las experiencias de la persona en los diversos contextos sociales y del entorno. La *canalización* opera sobre estos
cambios estableciendo una conexión entre una necesidad y una vía específica para satisfacerla.

   Murphy se interesó por la parapsicología. Estados como el del sueño, la somnolencia, el efecto de algunos fármacos o tóxicos, la hipnosis
y el delírium tienden a ser favorables a las experiencias paranormales.
Los impedimentos a la conciencia paranormal son diversas barreras
intrapsíquicas, situaciones del entorno social general y una fuerte inversión en experiencias sensitivas ordinarias.

Henry Murray (1893-1988)

Henry Murray (fig. 34-39) nació en la ciudad de Nueva York, asistió a
la facultad de medicina de la Universidad de Columbia y fue el fundador del Boston Psychoanalytic Institute. Propuso el término *personolo-*

gía para describir el estudio del comportamiento humano. Se centró en
la *motivación,* una necesidad que surge por estímulos internos y externos; una vez aparecida, la motivación produce una actividad continuada
hasta que la necesidad disminuye o es satisfecha. Desarrolló el Test de
apercepción temática (*Thematic Apperception Test,* TAT), una técnica
proyectiva usada para revelar los procesos mentales tanto inconscientes
como conscientes y las áreas problemáticas.

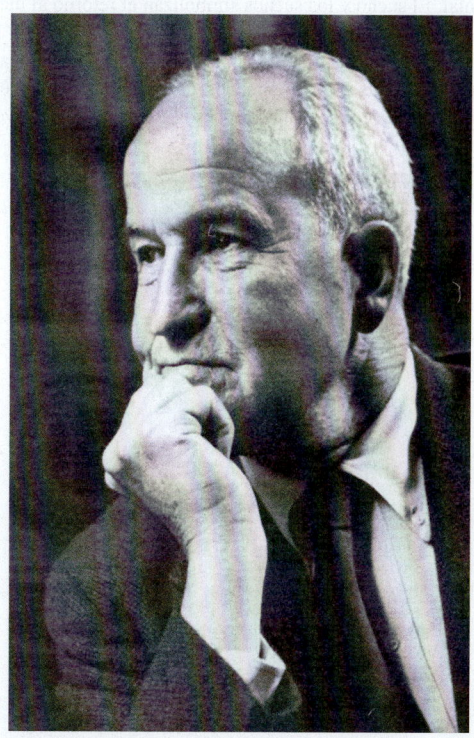

FIGURA 34-39
Henry Murray. (Por cortesía de la New York Academy of Medicine, New York.)

Frederick S. Perls (1893-1970)

La teoría de la Gestalt se desarrolló en Alemania bajo la influencia de varios hombres: Max Wertheimer (1880-1943), Wolfgang Köhler (1887-1967) y Lewin. Frederick «Fritz» Perls (fig. 34-40) aplicó la teoría de la Gestalt a una terapia que pone énfasis en las experiencias actuales del paciente en el aquí y el ahora, comparándolas con el allí y el entonces de las escuelas psicoanalíticas. En términos de motivación, los pacientes aprenden a reconocer sus necesidades en cualquier tiempo dado, y de qué modo el impulso para satisfacer estas necesidades puede influir en su conducta. De acuerdo con el punto de vista de la Gestalt, el comportamiento representa más que la suma de sus partes. Una *gestalt,* o un total, incluye (e incluso más allá) la suma de pequeños acontecimientos independientes; se ocupa de características esenciales de la experiencia real, como el valor, el significado y la forma.

Sandor Rado (1890-1972)

Sandor Rado (fig. 34-41) llegó a Estados Unidos procedente de Hungría en 1945 y fundó el Columbia Psychoanalytic Institute en Nueva York. Sus teorías de *dinámica adaptativa* mantienen que el organismo es un sistema biológico que opera bajo un control hedónico, lo que es algo parecido al principio de placer de Freud. Los factores culturales a menudo causan un control hedónico excesivo y una conducta trastornada al interferir con la capacidad del organismo de *autorregularse*. En la psicoterapia, el paciente necesita volver a aprender el modo de experimentar sentimientos agradables.

Otto Rank (1884-1939)

Otto Rank (fig. 34-42), un psicólogo austríaco y protegido de Sigmund Freud, rompió con este con la publicación, en 1924, de *El trauma del nacimiento,* y desarrolló una nueva teoría a la que denominó *trauma del nacimiento*. La ansiedad se correlaciona con la separación de la madre (específicamente, con la separación del útero, la fuente de gratificación sin esfuerzo). Esta dolorosa experiencia origina una ansiedad fundamental. El sueño y los sueños simbolizan el retorno al útero.

La personalidad consta de impulsos, emociones y voluntad. Los impulsos de los niños buscan la descarga inmediata y la gratificación. A medida que los impulsos son dominados, como en el aprendizaje del uso del retrete, los niños comienzan el proceso de desarrollo de la voluntad.

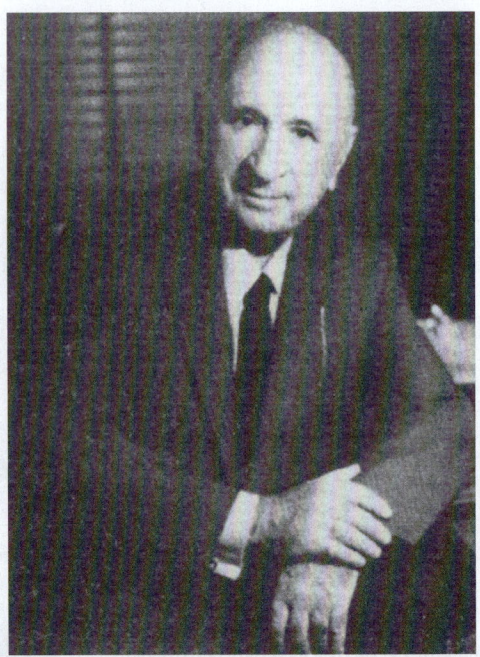

FIGURA 34-41
Sandor Rado. (Por cortesía de la New York Academy of Medicine, New York.)

Si la voluntad es llevada demasiado lejos, pueden desarrollarse rasgos patológicos (p. ej., testarudez, desobediencia e inhibiciones).

Wilhelm Reich (1897-1957)

Wilhelm Reich (fig. 34-43), un psicoanalista austríaco, realizó importantes contribuciones al psicoanálisis en el campo de la formación del carácter y los tipos de caracteres. El término *blindaje/armadura del carácter* se refiere a las defensas de la personalidad que oponen resistencia al autoconocimiento y al cambio.

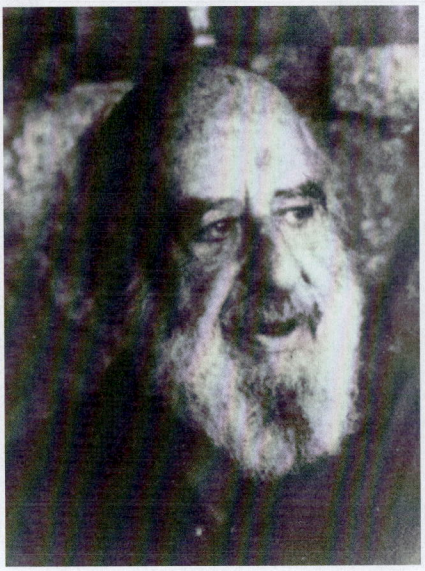

FIGURA 34-40
Fritz Perls. (Por cortesía de la National Library of Medicine.)

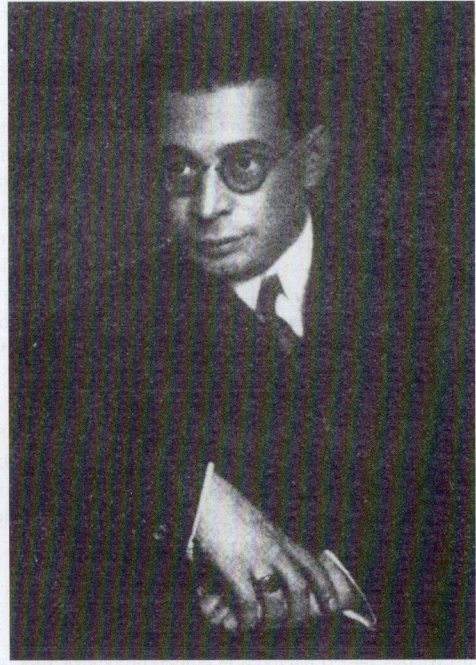

FIGURA 34-42
Otto Rank. (Por cortesía de la New York Academy of Medicine, New York.)

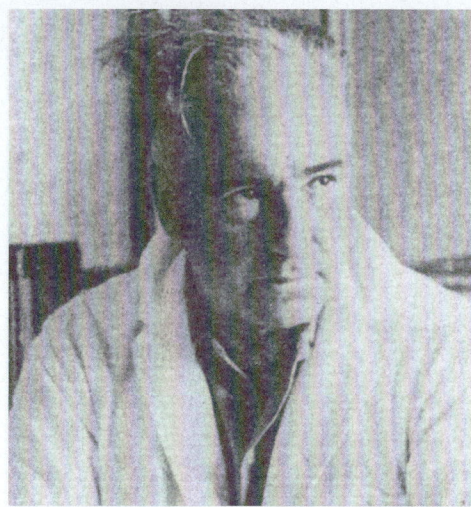

FIGURA 34-43
Wilhelm Reich. (Por cortesía de la New York Academy of Medicine, New York.)

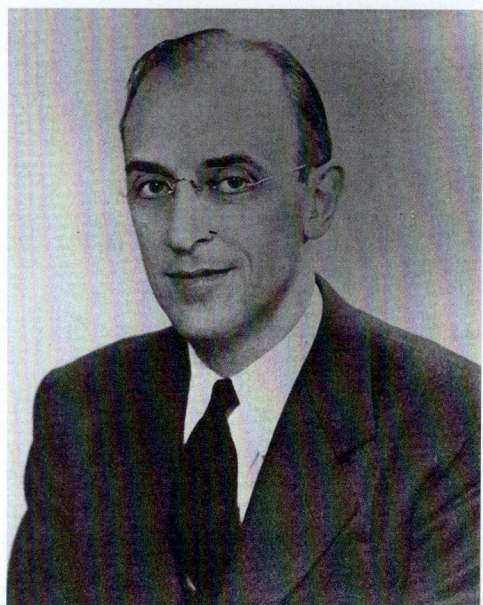

FIGURA 34-44
Carl Rogers. (Por cortesía de la National Library of Medicine.)

Los cuatro tipos de caracteres primarios son los siguientes: el *carácter histérico* es sexualmente seductor, ansioso y fijado en la fase fálica de desarrollo de la libido; el *carácter compulsivo* es controlado, desconfiado, indeciso y fijado en la fase anal; el *carácter narcisista* está fijado en la fase fálica del desarrollo, y si es una persona de sexo masculino, siente desprecio por las mujeres; el *carácter masoquista* es sufrido en extremo, quejoso, autodespectivo y con excesiva demanda de amor.

El proceso terapéutico, llamado *terapia de la voluntad,* pone énfasis en la relación entre paciente y terapeuta; el objetivo del tratamiento es ayudar a los pacientes a aceptar sus singularidades. Se fija una fecha en la que terminará la terapia para proteger de una excesiva dependencia del terapeuta.

Carl Rogers (1902-1987)

Carl Rogers (fig. 34-44) recibió su doctorado en psicología en la Universidad de Columbia. Después de haber cursado estudios en el Union Theological Seminary de Nueva York, estudió para clérigo. Su nombre se asocia sobre todo a la *teoría de la personalidad centrada en la persona* y a la psicoterapia vinculada a ella, en las que los conceptos principales son la autorrealización y la autodirección. En concreto, las personas han nacido con la capacidad de dirigirse a sí mismas de un modo saludable hacia un nivel de plenitud llamado autorrealización. Desde este enfoque centrado en la persona, Rogers veía la personalidad no como una entidad estática compuesta de rasgos y modelos, sino como un fenómeno dinámico que incluía cambios constantes, comunicaciones, relaciones y autoconceptos.

Rogers desarrolló un programa de tratamiento llamado *psicoterapia centrada en el cliente*. Los terapeutas intentan crear una atmósfera en la que los clientes puedan reconstruir sus esfuerzos de autorrealización. Los terapeutas tienen para con los clientes una consideración positiva incondicional, que es una aceptación total del cliente tal como es, sin juzgarlo. Otras prácticas terapéuticas incluyen la atención al presente, focalización en los sentimientos del cliente, énfasis en el proceso, confianza en el potencial de los clientes y en su autorresponsabilidad, y una filosofía sustentada en una actitud positiva hacia ellos, más que en un tratamiento con una estructura preconcebida.

Jean-Paul Sartre (1905-1980)

Nacido en París, Jean-Paul Sartre escribió comedias y novelas antes de dirigir su atención a la psicología. Fue prisionero de guerra en Alemania desde 1940 hasta 1941, durante la Segunda Guerra Mundial. Influido por las ideas de Martin Heidegger, desarrolló lo que denominó *psicoanálisis existencial*. El yo reflexivo es un concepto clave de la psicología de Sartre. Reconocía que solamente los seres humanos pueden reflexionar sobre ellos mismos como objetos, de tal modo que la experiencia de «ser» en los seres humanos es única en el mundo de la naturaleza. Esta capacidad de reflexionar lleva a los seres humanos a dar un significado a la existencia. Para Sartre, este significado permite a un ser humano crear su propia esencia.

Sartre negaba el reino del inconsciente; pensaba que los seres humanos estaban condenados a ser libres y a enfrentarse al dilema existencial fundamental: su soledad sin un Dios que proporcione un significado. De esto resulta que cada individuo crea valores y significados. La neurosis es una escapatoria de la libertad, que es la clave para mantener la salud psicológica. Sartre no distinguía entre filosofía y psicología. Los psicólogos, como los filósofos, buscan la verdad acerca del mundo. Parte de esta verdad, según Sartre, es la dialéctica entre conciencia y *ser*. La conciencia introduce la nada y es una negación del ser en sí mismo. Los ideales se revelan mediante acciones, no profesando creencias.

B.F. Skinner (1904-1990)

Burrhus Frederic Skinner (fig. 34-45), conocido comúnmente como B.F. Skinner, recibió su doctorado en psicología en la Universidad de Harvard, donde enseñó durante muchos años. El trabajo primordial de Skinner sobre aprendizaje operante se halla en la base de muchos métodos actuales de modificación de la conducta, instrucción programada y educación en general. Podría decirse que el conjunto de sus creencias acerca de la naturaleza de la conducta se ha aplicado mucho más que las de cualquier otra teoría, excepto, tal vez, las de Freud. El alcance y la magnitud de su influencia han sido impresionantes.

El enfoque de la personalidad de Skinner procedía más de sus creencias básicas sobre el comportamiento que de una teoría específica de la personalidad en sí misma. Para Skinner, la personalidad no difiere de otras conductas o grupos de conductas; se adquiere, se mantiene y se refuerza o debilita de acuerdo con las mismas reglas de recompensa y castigo que modifican cualquier otra forma de comportamiento. El *con-*

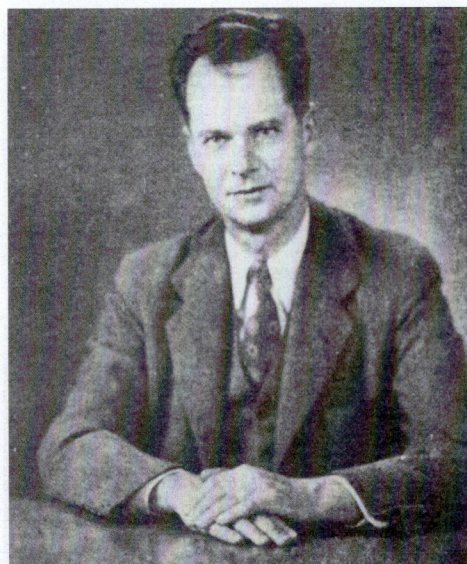

FIGURA 34-45
B. F. Skinner. (Por cortesía de la New York Academy of Medicine, New York.)

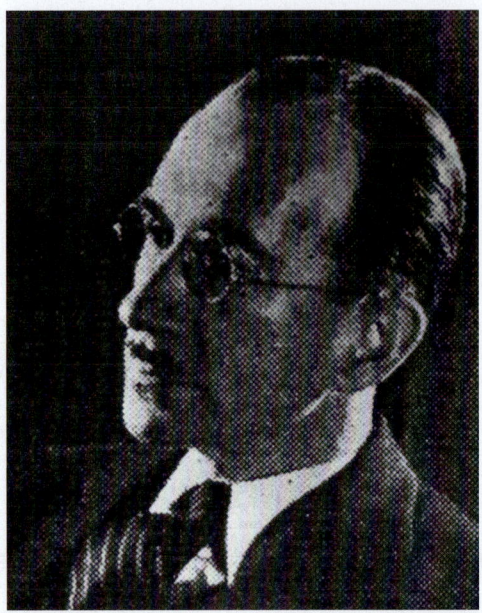

FIGURA 34-46
Harry Stack Sullivan. (Por cortesía de la National Library of Medicine.)

ductismo, como se conoce más comúnmente su teoría básica, solo se ocupa de la conducta observable cuantificable que se pueda hacer operante. Muchas características abstractas y mentalistas de otras teorías de la personalidad dominantes tienen poco sitio en la estructura de Skinner. Conceptos como el yo, las ideas o el uno mismo *(self)* se consideran innecesarios para comprender la conducta y son rechazados. Mediante el proceso de condicionamiento operante y la aplicación de los principios básicos del aprendizaje, se cree que las personas desarrollan conjuntos de conductas que caracterizan sus respuestas al mundo de estímulos al que se enfrentan en sus vidas. Este conjunto de respuestas es lo que se llama *personalidad.*

Harry Stack Sullivan (1892-1949)

Harry Stack Sullivan (fig. 34-46) se conoce como el teórico de la psiquiatría dinámica nacido en Estados Unidos más original y característico. Cuando los psiquiatras usan el término *distorsión parataxica,* aplican el concepto de autoestima, consideran la importancia del grupo de iguales preadolescentes en el desarrollo o ven el comportamiento del paciente como una manipulación interpersonal, están aplicando conceptos que Sullivan fue el primero en proponer.

Sullivan describió tres modos de experimentar y pensar acerca del mundo. El *modo prototáctico* es el pensamiento indiferenciado que no puede separar el todo en partes o utilizar símbolos. Sucede normalmente en la lactancia y aparece también en pacientes con esquizofrenia. En el *modo parataxico,* los acontecimientos están relacionados causalmente gracias a las conexiones en serie o temporales. Las relaciones lógicas, sin embargo, no son percibidas. El *modo sintáctico* es el tipo de funcionamiento cognitivo lógico, racional y más maduro del que una persona es capaz. Estos tres tipos de pensamiento y de experiencia se dan simultáneamente en todas las personas; es rara la persona que funcione exclusivamente con el modo sintáctico.

La configuración total de los rasgos de la personalidad se conoce como el *sistema del yo,* que se desarrolla en diversos estadios y que es resultado de las experiencias interpersonales más que de un despliegue de las fuerzas intrapsíquicas. Durante la lactancia aparece por primera vez la ansiedad cuando no se satisfacen las necesidades primarias de los lactantes. Durante la niñez, de los 2 a los 5 años, la tarea principal del niño es aprender las exigencias de la cultura y cómo llevarse con los adultos influyentes. En la infancia, de los 5 a los 8 años, un niño nece-

sita compañeros y debe aprender cómo llevarse con ellos. En la preadolescencia, de los 8 a los 12 años, se desarrolla la capacidad de amar a otra persona del mismo sexo y de colaborar con ella. Este denominado *período de los camaradas* es el prototipo del sentimiento de intimidad. En la historia de pacientes con esquizofrenia, esta experiencia de las amistades íntimas a menudo faltó. Durante la adolescencia, entre las tareas principales se hallan la separación de la familia, el desarrollo de las normas y valores, y la transición a la heterosexualidad.

El proceso terapéutico requiere la participación activa del terapeuta, que se conoce como un *observador activo.* Los modos de la experiencia (en particular, el paratáctico) han de clarificarse, y se necesitan poner en marcha nuevos patrones de conducta.

Finalmente, las personas necesitan verse a sí mismas tal como son realmente, en lugar de como creen que son o como quieren que los demás piensen que son. Sullivan es muy conocido por su creativa labor psicoterapéutica con pacientes con trastornos graves. Creía que se podía llegar incluso a los pacientes con esquizofrenia más psicóticos a través de la relación humana de la psicoterapia.

Donald W. Winnicott (1896-1971)

Donald W. Winnicott (fig. 34-47) fue una de las figuras centrales de la escuela británica de la teoría de las relaciones objetales. Su teoría de las *múltiples organizaciones del yo* incluye un *yo verdadero,* que se desarrolla en el contexto de un *entorno sustentador* receptivo proporcionado por una *madre suficientemente buena.* Cuando los lactantes experimentan una interrupción traumática de su sentido del yo en desarrollo, emerge sin embargo un yo falso que controla las necesidades conscientes e inconscientes de la madre y se adapta a ellas; así, proporciona un exterior protegido detrás del cual el yo verdadero cuenta con la privacidad que requiere para mantener su integridad.

Winnicott desarrolló también la noción de *objeto transicional.* Normalmente un chupete, una manta o un oso de peluche, este objeto sirve como sustituto de la madre durante los esfuerzos del lactante por separarse e independizarse. Proporciona un tranquilizador sentimiento de seguridad en ausencia de la madre. El caso que se presenta a continuación ilustra los diferentes modos en que pueden aplicarse las escuelas psicodinámicas comentadas en este capítulo a las observaciones clínicas de un paciente.

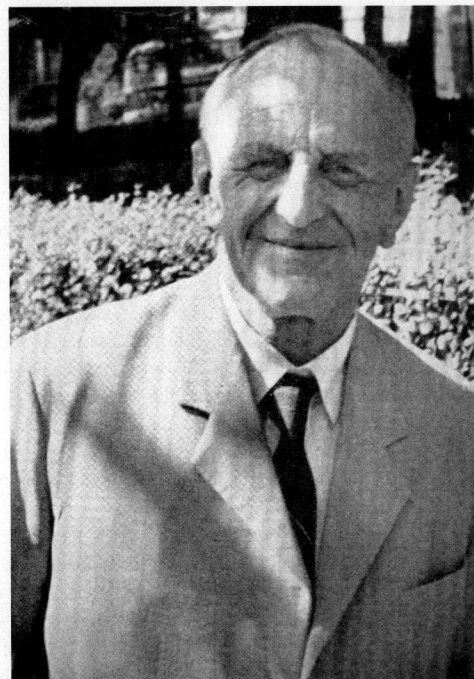

FIGURA 34-47
Donald W. Winnicott. (Por cortesía de la New York Academy of Medicine, New York.)

El Sr. A. era un joven de 26 años, de raza blanca con antecedentes de trastorno bipolar I. Acudió a la consulta para solicitar tratamiento tras no haber podido completar el último curso, requisito imprescindible para obtener el grado superior, y tras haber sido arrestado por alterar el orden. Había mentido a su familia sistemáticamente acerca de en qué punto de sus estudios se hallaba y en lo referente a no haberse presentado a un examen que le habría cualificado para utilizar su título en el ámbito profesional. Tampoco les había comentado que había estado consumiendo marihuana casi a diario durante años, y que en ocasiones tomaba alucinógenos. Su arresto por alteración del orden público se debió a que nadó desnudo en un complejo de apartamentos a medianoche cuando se hallaba bajo el efecto de los alucinógenos.

El Sr. A. empezó a consumir marihuana en los primeros tiempos de llegar a la facultad, pero no la consumió a diario hasta que llegó a los cursos de posgrado. Se le diagnosticó trastorno bipolar I de forma precoz en el último año de facultad, tras sufrir un claro episodio de manía. El trastorno del estado de ánimo se controlaba bien con litio. Durante todo el tiempo que siguió el posgrado, cumplía ocasionalmente con la medicación, y prefería intentar mantenerse en un estado de hipomanía. Visitaba a un psiquiatra cada 3-6 meses para pasar los controles médicos. Durante los 4 años que estuvo en la escuela superior, sufrió dos episodios claros de depresión y empezó a tomar sertralina, 100 mg/día, con efectos beneficiosos cuestionables. El Sr. A. creía que podría llegar a ser un escritor de renombre. Pasaba la mayor parte del tiempo leyendo e intentando escribir. Soñaba con ir a Nueva York y formar parte de un grupo de escritores de vanguardia equivalente a lo que fue en la década de 1930 el Algonquin Club o los poetas Beat del final de la década de 1940. Esta aspiración y el abuso de marihuana precedieron su desarrollo hacia el trastorno bipolar I. Acudía esporádicamente a clase, aunque progresaba adecuadamente. Su último curso no requería llevar a cabo un examen final, pero sí precisaba un trabajo de fin de curso. Se planteó presentar el trabajo en forma de obra de teatro, a modo de diálogo entre dos pensadores de épocas distintas y culturas diferentes. Su profesor acogió esta idea con gran entusiasmo, pero el Sr. A. no dejó de posponer el trabajo hasta que se vio obligado

a ampliar sus estudios un año más. Su otro gran interés durante este tiempo fue cultivar y fotografiar flores.

El Sr. A. nació y creció en una gran ciudad. Su padre había tenido mucho éxito como comercial en una agencia inmobiliaria, y su madre, tras criar a sus hijos, utilizó gran parte del patrimonio inmobiliario que había heredado de su padre para iniciar por su cuenta un negocio y gestionarlo. Con la mayor parte del dinero estableció un fideicomiso a beneficio del paciente y sus hermanos. Su madre poseía el control económico absoluto del patrimonio y distribuía los recursos entre sus hijos cuando los necesitaban. No había antecedentes familiares de ningún trastorno psiquiátrico.

El paciente describió a su madre como una persona muy cariñosa y solícita, pero hasta el punto de ser entrometida y controladora. Por ejemplo, la madre organizó el tratamiento inicial, pero posteriormente se enfadó con el psiquiatra por no haberla llamado regularmente para informarle sobre el progreso de su hijo adulto. También se mostró crítica con determinados aspectos del tratamiento, de los cuales le había informado su hijo. Los dos hermanos mayores del paciente habían estudiado en facultades y escuelas universitarias de posgrado de gran prestigio, pero habían vuelto a casa para trabajar con su madre en la gestión de la agencia inmobiliaria. La hermana de 30 años de edad vivía en el domicilio paterno. El hermano de 35 años había vivido en la misma casa durante un tiempo, pero se había mudado a un piso de alquiler situado en unos bloques cercanos. Había un hermano menor que seguía estudiando, que además fumaba marihuana en exceso. Pretendió minimizar los problemas del paciente a la familia y protegerle, ya que el paciente no quería volver a casa de ningún modo. Cabe señalar que ninguno de los hijos se había casado, a pesar de que los dos mayores habían tenidos relaciones de pareja serias.

Al parecer, los hijos contemplaban a su madre con una mezcla de afectuosa diversión y confusión. El concepto que tenían del padre era el de alguien muy afectuoso pero poco expresivo, que invertía mucha energía en procurar que la madre no se disgustara demasiado, e incentivaba a los hijos a proceder del mismo modo. Los hijos solían provocar a la madre por su intrusismo inquisidor y orientado al detalle. El padre procuraba disuadirlos, pero en ocasiones sus provocaciones también le parecían divertidas.

La familia se consideraba a sí misma muy unida, con fuertes valores orientados al servicio de la comunidad y a la lealtad familiar. Pertenecía a una comunidad religiosa, pero expresaba su compromiso principalmente a través de los servicios sociales y mediante trabajos de voluntariado de acción social, acompañados de generosas contribuciones económicas.

El paciente gozó de cierto éxito en la práctica del debate en la facultad y recordó su evolución y desarrollo como muy positivos, aunque proporcionó pocos detalles al respecto. Tendía a colocarse a sí mismo en el rol de inadaptado, un observador de la humanidad, al que veía en consonancia con el papel de escritor. Estaba orgulloso de padecer un trastorno bipolar I, e intentó regular su medicación con objeto de ser un hipomaníaco la mayor parte del tiempo, ya que en ese estado veía que le aumentaba su creatividad. Consideraba el consumo de marihuana de la misma forma. Uno de los aspectos de los episodios depresivos que le pareció más duro fue el hecho de que la marihuana ya no le procuraba sensación de bienestar, sino que le hacía sentir peor. El episodio depresivo que estaba sufriendo no incluía síntomas neurovegetativos. Por el contrario, se notaba aplanado, adormecido, apático, avergonzado, anhedónico y anérgico. Se sentía particularmente avergonzado de haber vuelto a su ciudad natal y de tener que vivir con sus padres.

El paciente lo entendió claramente y aceptó bien su enfermedad; también se informó leyendo mucho al respecto. No obstante, la familia respondió a la información de que «con el tratamiento apropiado, los bipolares pueden vivir una vida normal» refiriéndose a que la información debería mantenerse en secreto con objeto de que se le tratara con normalidad. Por otra parte, el Sr. A. era una persona que hablaba abiertamente con sus amigos de la facultad acerca de su enfermedad, de la que se sentía orgulloso, y de la creatividad a la que él la asociaba.

El paciente tuvo dos sueños recurrentes de larga duración. En uno aparecía volando. El hilo narrativo variaba, pero el tema del vuelo era recurrente. Con frecuencia, en sus sueños poseía otros poderes mágicos, como la capacidad de curar, la de no morir a pesar de haberle disparado unas balas, la de salvar al mundo o a un determinado grupo de gente de un peligro mortal, etc. El otro sueño recurrente tenía lugar en el vestíbulo de un hotel. De forma regular, estos sueños empezaban con una imagen del paciente entrando en el vestíbulo de un hotel para encontrarse con un grupo de gente, que se acompañaba de una sensación de terror.

PSICOLOGÍA POSITIVA

El término *psicología positiva* describe el estudio científico de todo aquello que hace que valga la pena vivir. Los resultados de las investigaciones de la psicología positiva tienen por objeto proporcionar un conocimiento científico más completo y equilibrado de la experiencia humana. Este nuevo campo requiere que nos centremos con la misma intensidad en la fortaleza que en la debilidad, reclama el mismo interés a la hora de construir lo mejor que nos depara la vida como en reparar lo peor, y tanta dedicación para hacer que la gente normal se sienta realizada como la que se necesita para curar un trastorno.

La psicología positiva no sustituye a la psicología habitual, que suele centrarse en los problemas de las personas y en cómo solucionarlos; pretende más bien complementar y ampliar la psicología centrada en los problemas. La atención de los psicólogos positivos hacia intervenciones deliberadas que promuevan el bienestar de los individuos y los grupos va en aumento y, una vez más, estas intervenciones deberían contemplarse como complementarias a terapias ya existentes.

La psicología positiva estudia todo aquello que va bien en la vida, desde el nacimiento hasta la muerte. Se centra en la experiencia óptima: en lo mejor de las personas y en lo mejor que pueden hacer. La vida de cada uno de nosotros tiene altos y bajos, y la psicología positiva no niega que existan los momentos bajos. Su premisa principal es más sutil: lo que hay de bueno en la vida es tan genuino como lo que hay de malo, por lo que se merece que se le preste la misma atención por parte de los psicólogos. La psicología positiva asume que la vida consiste en algo más que en evitar o resolver los problemas, y que las explicaciones que nos ofrece la buena vida deben hacer algo más que invertir las cifras de alteraciones y disfunciones.

Resultados empíricos

A pesar de tratarse de un campo relativamente joven, la psicología positiva ya tiene un catálogo de hallazgos verificados y hallazgos probados que merece la pena tener en cuenta. De hecho, es un campo que se desarrolla de abajo arriba, y se define en gran parte por sus resultados empíricos. Más adelante se describen algunos de los aspectos aprendidos a partir de las experiencias positivas, las características positivas, las relaciones positivas y las instituciones positivas.

Cuando los psicólogos estudian la felicidad y la satisfacción por la vida autoinformadas, por lo general bajo el epígrafe del bienestar subjetivo, administran escalas de índices numéricos. El resultado congruente y probablemente sorprendente es que, en la mayoría de las circunstancias y la mayor parte del tiempo, la puntuación de la gente se halla por encima del punto medio de la escala, tanto si se trata de multimillonarios de Estados Unidos o de personas que viven en las calles de Calcuta. Esta conclusión es válida para características demográficas como la edad, el género, la etnia y la educación, y sorprendentemente, cada una de ellas muestra una relación pequeña con la felicidad declarada.

Los factores importantes relacionados con la felicidad son de naturaleza social. A diferencia de los factores demográficos, cuya relación tiene una importancia moderada con la felicidad y el bienestar, deben considerarse los siguientes factores sólidos:

- ▶ Número de amigos.
- ▶ Estar casado.
- ▶ Ser extravertido.
- ▶ Ser agradecido.
- ▶ Ser religioso.
- ▶ Llevar a cabo actividades de ocio.
- ▶ Desempeñar un trabajo (no tener un ingreso).

En un estudio en el que se comparaba a gente feliz con gente muy feliz, se obtuvo una diferencia notable: las relaciones óptimas con otras personas. De las personas de la muestra que eran muy felices, todas mantenían relaciones estrechas con otras personas. La investigación psicológica documenta muy pocas condiciones necesarias o suficientes, pero estos datos sugieren que tener relaciones sociales buenas constituye la condición necesaria para alcanzar la felicidad extrema.

Las personas que tienen éxito en la vida son obviamente felices, pero el hallazgo menos obvio y más interesante de la investigación experimental y longitudinal es que la felicidad anticipa el éxito en el ámbito académico, vocacional e interpersonal.

El hecho de mantener una buena relación con otras personas es la contribución más importante a una vida llena de satisfacciones, y puede ser, además, una condición imprescindible para ser feliz. Tener un «mejor amigo» en el trabajo es un fuerte factor de predicción de la satisfacción e incluso de la productividad. Una buena relación es aquella en la que la cantidad de comunicación positiva supera la cantidad de comunicación negativa.

Los psicólogos positivos han observado atentamente las características de la comunicación positiva, y han descrito cuatro maneras mediante las cuales la persona responde a otra cuando algo sucede e incluyen sucesos positivos, como puede ser un aumento de sueldo en el trabajo:

- ▶ Respuesta activa-constructiva: una respuesta entusiasta, por ejemplo «¡Es estupendo! Apuesto a que recibirás más aumentos de sueldo».
- ▶ Respuesta activa-destructiva: una respuesta que señala una posible desventaja, como «¿Esperan más de ti a partir de ahora?».
- ▶ Respuesta pasiva-constructiva: el silencio como respuesta, como «¡Qué bien, cariño!».
- ▶ Respuesta pasiva-destructiva: transmite desinterés, por ejemplo «Pues aquí ha llovido durante todo el día».

Las parejas que utilizan respuestas activas-constructivas están felizmente casadas. El predominio de las otras respuestas se asocia a matrimonios insatisfechos. A pesar de que la investigación se ha llevado a cabo únicamente en el contexto matrimonial, puede generalizarse a otros tipos de relaciones.

La psicología y la psiquiatría poseen un largo historial en cuanto a ignorar la religión o contemplarla con cierta suspicacia. Sin embargo, los resultados de las investigaciones han empezado a recopilar datos sobre determinados efectos beneficiosos que la religión ejerce sobre una serie de dominios psicológicos. Las creencias religiosas interiorizadas pueden ayudar a una persona a afrontar los problemas e incluso evitar enfermedades físicas en primer lugar. La religiosidad se asociada estrechamente con la longevidad, la felicidad y otros índices de una vida de calidad. Es lógico que las personas cuyo grado elevado de pobreza no les permita cubrir sus necesidades básicas sean infelices, pero por encima de esa pobreza extrema, el aumento de los ingresos guarda, sorprendentemente, muy poca relación con una vida llena de satisfacciones.

A pesar de la escasa contribución de los ingresos al bienestar, el mismo hecho de trabajar o no está bastante más relacionado con la felicidad. Las personas que tienen un empleo y se comprometen con lo que les gusta son felices con independencia del estatus o de la compensación asociada a su trabajo. La felicidad y el compromiso permiten que las personas contemplen su trabajo como una vocación y sean más productivas en cualquiera de sus actividades, tomarse menos días de baja, e incluso posponer su jubilación.

Según la definición aristotélica de *eudaimonia* (ser sincero con el propio interior o *daimon*), la verdadera felicidad implica ser consciente de las propias virtudes, cultivarlas y vivir en consonancia con ellas. Contrasta este concepto con la igualmente venerable idea de *hedonismo* (perseguir el placer y evitar el dolor), que es el fundamento del *utilitarismo,* que a su vez proporciona las bases para el psicoanálisis e incluso para el más radical de los comportamientos. La investigación demuestra que la *eudaimonia (felicidad)* triunfa sobre el placer como factor predictivo de la satisfacción con la vida. Quienes persiguen objetivos y actividades eudaimónicos se sienten más satisfechos que quienes persiguen el placer. Esto no significa que el hedonismo sea irrelevante para la satisfacción en la vida, solo que, en igualdad de condiciones, el hedonismo contribuye en menor medida que la *eudaimonia* a la felicidad a largo plazo.

A pesar de que el estudio de las instituciones positivas se halla en sus fases iniciales, existe el consenso de que las instituciones que permiten que la gente madure, ya sean familias, escuelas, lugar de trabajo, o incluso sociedades enteras, comparten un núcleo de características comunes:

- ▶ Propósito: una visión compartida de los objetivos morales de la institución, reforzada por recuerdos y celebraciones.
- ▶ Seguridad: protección frente a las amenazas, los miedos y la explotación.
- ▶ Ecuanimidad: reglas equitativas que regulan los premios y los castigos, y los medios para reforzarlos convenientemente.
- ▶ Humanidad: cuidado y atención mutua.
- ▶ Dignidad: tratar a todas las personas de la institución como individuos, con independencia de su posición.

Los psicólogos, al menos en Estados Unidos, han creído durante muchos años que la condición humana puede mejorar con la aplicación inteligente de todo lo que se ha aprendido. Los psicólogos positivos no constituyen una excepción, y muchos de ellos han dirigido su atención a intervenciones que faciliten que la gente sea más feliz, esperanzada, virtuosa, se sienta realizada y socialmente involucrada. En algunos casos, estas aplicaciones van por delante de los datos que podrían avalarlos, pero en otros se ha llevado a cabo una investigación de resultados. Incluso la investigación más rigurosa se basa en un seguimiento que no va más allá de unos pocos años, y quienes participan suelen ser voluntarios motivados y muy dispuestos. Hasta qué punto estas intervenciones llegarán a generalizarse, a través de diversas personas y a lo largo del tiempo, constituye un tema de interés experimental de enorme prioridad.

Psicología positiva y trabajo clínico

Cuando se describió por primera vez la psicología positiva, su principal objetivo no fue el de desplazar a las personas desde – 5 a 0 (el objetivo de la psicología y la psiquiatría convencionales), sino de + 2 a + 5, en el margen superior derecho del cuadrante de la figura 34-48. Este énfasis en la *promoción* en contraposición al remedio constituye una característica importante de la perspectiva de la psicología positiva, pero no hace justicia a este nuevo campo ni a su posible papel en el ámbito de su labor clínica.

Visión de la salud psicológica desde la psicología positiva.
En el momento de su constitución en 1948, la Organización Mundial para la Salud (OMS) definió la palabra *salud* como «un estado de bienestar físico, mental y social completo, y no solo la mera ausencia de enfermedad o dolencia». En estos últimos años, esta definición se ha ampliado para incluir la capacidad de llevar una vida social y económicamente productiva. Constituye una importante declaración de que la salud implica algo más que la ausencia de enfermedad, ya que es cíclica, en la medida en que el «bienestar» es sinónimo de «salud». La labor de los psicólogos positivos consiste en hacer esta definición más concreta y, por ende, más útil como guía de aplicación a la investigación y la intervención.

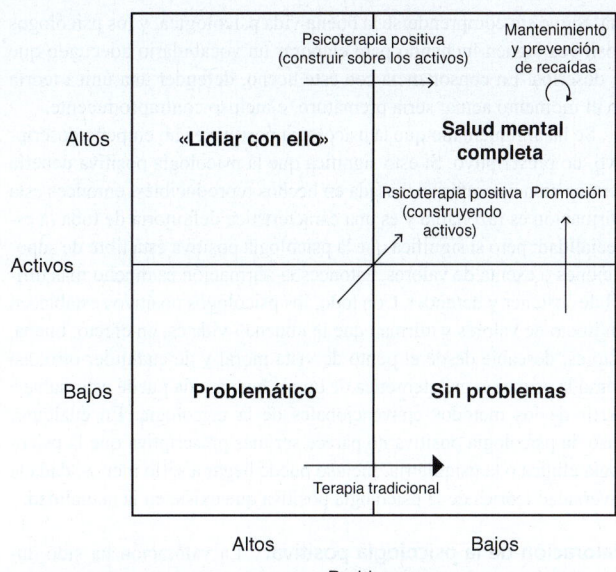

FIGURA 34-48
Salud mental y enfermedad mental. Estas son las dimensiones. Los cuadrantes se muestran únicamente con fines ilustrativos. (De Sadock BJ, Sadock VA, Ruiz P, eds. *Kaplan & Sadock's Comprehensive Textbook of Psychiatry.* 9th ed. Philadelphia, PA: Lippincott Williams & Wilkins; 2009:2942, con autorización.)

Si se pueden hacer extrapolaciones a partir de los temas que se han estudiado, la psicología positiva asume que las personas se encuentran bien cuando experimentan más sentimientos positivos que negativos, están satisfechas con su vida porque la han vivido, han identificado lo que saben hacer bien y aplican su talento e invierten sus esfuerzos de forma regular, se implican enormemente en lo que hacen, son miembros contribuyentes de la comunidad social, y sus vidas tienen un sentido y un objetivo. La salud y la seguridad físicas, por supuesto, proporcionan un importante contexto para el bienestar psicológico. Es difícil de imaginar un grupo cultural en el que no se valoren estos componentes de la buena vida. El respeto por la diversidad humana no conlleva un relativismo cultural extremo.

Cabe señalar que esta caracterización más completa de la salud refleja la definición de la OMS y se extrae de la investigación en todos los dominios relevantes para la psicología positiva contemporánea. La investigación pertinente advierte que la salud definida de esta manera no es unitaria. Nadie puede tenerla por completo, o al menos al mismo tiempo, dadas las dificultades entre los estados psicológicos y los rasgos que reflejan que todo va bien. Por ello, la salud psicológica debe describirse con un perfil de características y no como una única puntuación global. La 5.ª edición del DSM-5 describe cientos de problemas psicológicos. De la misma manera que puede existir la misma cantidad de manifestaciones diferentes de la buena vida.

Teoría de la psicopatología.
Desde la perspectiva de los temas de interés que merecen un estudio científico, la psicología positiva no tiene una teoría única. Como la mayor parte de la psicología contemporánea, se basa por el contrario en teorías de rango medio que abarcan una variedad de perspectivas más amplias, desde los modelos evolucionistas a los comportamentales, los cognitivos o los socioculturales, para dar sentido a fenómenos específicos. Temas de interés distintos se explican con diferentes teorías. La posible integración de la psicología puede ser un objetivo que valga la pena cumplir, pero todavía no se ha alcanzado.

Llegados a este punto inicial del desarrollo de la psicología positiva, la falta de una teoría consensuada o integrada no constituye un problema. Sigue sin comprenderse la buena vida psicológica, y los psicólogos positivos siguen luchando para elaborar un vocabulario adecuado que la describa. En consonancia con este hecho, defender una única teoría en el momento actual sería prematuro, e incluso contraproducente.

Se ha argumentado que la psicología positiva es un empeño descriptivo, no prescriptivo. Si esto significa que la psicología positiva debería ser una ciencia empírica, basada en hechos reproducibles, entonces esta afirmación es razonable y es una característica definitoria de toda la especialidad; pero si significa que la psicología positiva está libre de suposiciones o exenta de valores, entonces la afirmación es mucho más difícil de sostener y defender. Con todo, los psicólogos positivos establecen un juicio de valores y afirman que la «buena» vida es, en efecto, buena, esto es, deseable desde el punto de vista moral y de cualquier otro, así como la asunción metateorética de que la buena vida puede estudiarse a partir de los métodos convencionales de la psicología. En cualquier caso, la psicología positiva no parece ser más prescriptiva que la psicología clínica o la psiquiatría. Incluso puede llegar a serlo menos, dada la diversidad teórica de la psicología positiva que existe en la actualidad.

Valoración de la psicología positiva. La valoración ha sido durante mucho tiempo un elemento fundamental de la psicología, y gran parte se ha inclinado, de una manera comprensible, hacia la identificación de las debilidades, las deficiencias y los problemas. La perspectiva de la psicología positiva es que la valoración clásica debe ampliarse (no ser sustituida) en favor de la atención a áreas de fuerza y competencia. Puede darse un grado bajo de satisfacción con la vida en ausencia de psicopatología, pero, en cualquier caso, estará relacionado con problemas psicológicos y de tipo social. Por el contrario, un grado de satisfacción elevado se asocia con un funcionamiento óptimo, incluso en presencia de síntomas.

Los psicólogos positivos han desarrollado un impresionante cuerpo de instrumentos de medición que permiten a quien esté realizando una valoración superar el punto de partida de las medidas deficientes. Por ejemplo, la puntuación más alta en materia de salud que se puede alcanzar con las mediciones clásicas de la depresión es el cero, pero esta escala mezcla los resultados de personas que muestran una total indiferencia con los de las que sienten pasión, entusiasmo y alegría. Al parecer, vale la pena establecer esta distinción, y además, las encuestas de autoevaluación y las entrevistas desarrolladas por los psicólogos positivos lo permiten.

La mayor parte de los baremos de la psicología positiva de que se dispone se desarrollaron con fines de investigación, y son especialmente válidos cuando se aplican para alcanzar conclusiones acerca de grupos de personas. También pueden emplearse ipsativamente (es decir, obligando a elegir entre dos opciones), para describir las características psicológicas de un individuo y cómo se mantienen igual o se modifican con el tiempo, pero el uso prudente de estas descripciones constituye un punto de discusión y de partida del tratamiento. Ninguna de ellas es una prueba diagnóstica contundente, por lo que ninguna debería ser tratada como si lo fuera. Una prudencia tal es apropiada para cualquier tipo de valoración psicológica, pero merece la pena insistir en las medidas propias de la psicología positiva.

Técnicas de la psicología positiva. Los psicólogos positivos han demostrado que las intervenciones breves a corto plazo pueden aumentar la felicidad, la satisfacción y el sentimiento de realización personal. En algunos casos, también existen pruebas de que pueden aliviar la depresión. Por ejemplo, se puede pedir a los pacientes o clientes que den gracias por los buenos momentos vividos:

Cada noche, durante 1 semana, dedíquese a sí mismo 10 min antes de ir a la cama. Dedique ese tiempo a describir tres cosas que hayan ido realmente bien ese día y por qué motivo han ido bien. Puede utilizar para ello un diario o el ordenador para escribir los acontecimientos, pero es importante que disponga de un registro físico de lo que escribe. No es suficiente con realizar este ejercicio de memoria. Las tres cosas que ano-

te en la lista pueden ser relativamente poco importantes o relativamente muy importantes. Junto a cada acontecimiento positivo de su lista, responda a la pregunta: «¿por qué motivo ha ocurrido esta cosa buena?».

También se les puede pedir que empleen sus fortalezas de formas más novedosas. Pueden bajarse el cuestionario *Values in Action Inventory of Strengths* (VIA-IS) de internet e identificar sus principales fortalezas de carácter. A continuación se les enseña a utilizar estas fortalezas en su vida diaria:

Durante los siguientes 7 días deberá utilizar cada día una de las cinco fortalezas más destacadas de una manera como nunca antes las había utilizado. Puede utilizar su fortaleza ante una situación nueva o con una nueva persona. Lo dejamos a su libre elección.

La investigación de resultados demuestra que diversas psicoterapias son efectivas a la hora de aliviar los problemas y generalmente lo son por un igual, a pesar de las diferentes formas que adoptan. Una interpretación de esta igualdad en la efectividad de las diferentes terapias es que no existen factores específicos responsables de ello, comunes a todos los tratamientos. Tal vez los tipos de estrategias que han estudiado los psicólogos positivos reflejan estos factores comunes y les dan un nombre. Estrategias como infundir esperanza y restablecer las fortalezas se consideran factores básicos para que cualquier terapia resulte efectiva.

Algunas cualificaciones son correctas si estas técnicas se emplean en el contexto del tratamiento. En primer lugar, el terapeuta debe conocer la disposición del cliente a cambiar en las direcciones que requiere el ejercicio en particular, así como la capacidad del cliente para llevar a cabo el cambio. Como cualquier procedimiento psicoterapéutico, no pueden imponerse estas técnicas cuando no se puede o no se quiere.

En segundo lugar, ninguna de estas técnicas se parece a la de una dieta rápida o a un tratamiento con antibióticos. El grado de efectos duraderos que alcanzan se asocia con el grado de integración de los pacientes o clientes en las rutinas de su comportamiento habitual. El hecho de considerarse afortunado durante una semana hará que la persona se sienta más feliz durante esa semana, pero únicamente si se vuelve agradecida de una forma habitual el efecto será realmente duradero. La investigación demuestra, y no sorprende, que las personas que presentaban efectos beneficiosos duraderos fueron las que continuaron haciendo los ejercicios.

En tercer lugar, estos ejercicios se presentan habitualmente como un modelo único (igual para todos), pero no existe ningún motivo para pensar que pueden ser útiles por igual para todos los pacientes o clientes. Desconocemos por completo lo referente a la correspondencia de un ejercicio con los problemas u objetivos que presenta un cliente en particular o con la edad, el género, la clase social o la etnia.

En cuarto lugar, se conoce muy poco acerca de los parámetros de estas intervenciones. Por ejemplo, ¿cuántos motivos hay para considerarse afortunado, y con qué frecuencia debe uno considerarse afortunado? Sentir que se tienen motivos para considerarse afortunado con los compañeros de estudio tres veces a la semana es más efectivo a la hora de aumentar la felicidad que hacerlo con más frecuencia. ¿Se trata acaso de un fenómeno generalizado o es específico de adultos jóvenes que estudian en la universidad?

En quinto lugar, todas las intervenciones corren el riesgo de provocar un daño involuntario, y a pesar de que los psicólogos positivos desearían creer que sus técnicas previenen los efectos iatrogénicos, esta afirmación no puede esgrimirse con total confianza. Por ejemplo, aunque el optimismo se relaciona con la salud mental y física, sería simplista y potencialmente peligroso decir a los pacientes que las expectativas positivas pueden solucionar todos sus problemas. A través de estas líneas, si una intervención de la psicología positiva sobreenfatiza la responsabilidad y la elección de un cliente, podría causarse un daño considerable en casos de abuso y victimización, en los cuales la autoinculpación debe eliminarse y ciertamente no fomentarse. Las intervenciones basadas en la psicología positiva no deberían impedir el empleo de estrategias terapéuticas ya existentes cuando están indicadas.

Psicoterapias positivas. *Empiezan a aparecer psicoterapias positivas:* intervenciones terapéuticas basadas en las teorías y los hallazgos de la psicología positiva. Lo que distingue estas *psicoterapias positivas* emergentes de los tratamientos convencionales es que el objetivo que persiguen no es la reducción o el alivio de los síntomas, sino aumentar la felicidad, conseguir tener satisfacción por la vida, productividad y similares: uno o varios componentes de la visión de la psicología positiva de la buena vida. Estas nuevas *terapias están dirigidas a personas con problemas p*sicológicos o sin ellos. En este último caso, las *psicoterapias positivas* entran en contacto con los programas de orientación *(coaching)* sobre la vida.

El posible campo de las *psicoterapias positivas* es tan amplio que necesita reducirse, y de forma algo arbitraria, el tema central aquí son los enfoques caracterizados por una *alianza terapéutica* explícita entre los psicólogos positivos y el paciente o cliente. Esta característica ha recibido numerosos nombres y se ha definido de varias maneras, pero sus temas recurrentes incluyen la colaboración entre el terapeuta y el cliente, una unión afectiva entre ellos y un acuerdo acerca de los objetivos y las tareas de la intervención. Pedir a las personas que escriban sus objetivos o lleven a cabo actos de bondad, a pesar de las consecuencias beneficiosas, pueden ser, o no, ejemplos de psicoterapia positiva; lo que importa es el contexto relacional de la petición.

HACER BALANCE. El objetivo único y explícito de las psicoterapias positivas emergentes es aumentar el bienestar y promover la buena vida entre aquellos que presentan problemas *p*sicológicos obvios, así como entre quienes no los presentan. También suelen ser similares a otros tratamientos ya más establecidos. Las psicoterapias positivas son intervenciones estructuradas a corto plazo, para individuos o grupos pequeños. La mayor parte puede situarse en el ámbito cognitivo-conductual, a pesar de que sus técnicas podrían integrarse fácilmente en otros modelos de tratamiento. Gran parte de las psicoterapias positivas incluyen ejercicios para practicar fuera de las sesiones y en casa, cuyo resultado se comentará en las sesiones. Algunas psicoterapias positivas se basan en el diario que lleva el paciente, y muchas de ellas en una valoración continuada.

Al igual que otras intervenciones cognitivo-conductuales, las psicoterapias positivas discrepan de la suposición de que según el modelo médico, las personas que se hallan bajo tratamiento están enfermas y que sus problemas se describen con más exactitud como entidades discretas (presentes o ausentes), como en el DSM-5. Según la psicología positiva, las debilidades y las fortalezas de las personas existen en grados diversos.

Como ya se ha señalado, siguen recopilándose datos que apoyen la investigación. Se han llevado a cabo los suficientes estudios de resultados para llegar a la conclusión de que las psicoterapias positivas son más que prometedoras, con un tipo de efectos que varían de reducidos a moderados, típicos de las intervenciones psicológicas. En la mayor parte de los casos se desconoce el valor de las psicoterapias positivas cuando se comparan directamente con los tratamientos convencionales para la ansiedad o la depresión. Además, y como ya se ha mencionado anteriormente, se desconocen las condiciones que limitan de la psicoterapia positiva efectiva.

Muchos son los psicólogos positivos que desearían creer que cambiar a un enfoque basado en las fortalezas es mejor que uno que se centra en remediar las deficiencias, pero esta hipótesis debe pasar un serio examen. La sospecha ecuánime es que es fundamental prestar atención tanto a las fortalezas como a las debilidades, y que de nada sirve contemplarlas como estrategias terapéuticas mutuamente excluyentes.

Bibliografía

Contribuciones de las ciencias psicosociales

Abramowitz JS, Arch JJ. Strategies for improving long-term outcomes in cognitive behavioral therapy for obsessive-compulsive disorder: insights from learning theory. *Cogn Behav Pract.* 2014;21:20–31.

Akre KL, Ryan MJ. Complexity increases working memory for mating signals. *Curr Biol.* 2010;20(6):502–505.

Bond T. Comparing decalage and development with cognitive developmental tests. *J Appl Meas.* 2010;11(2):158–171.

Boom J. Egocentrism in moral development: Gibbs, Piaget, Kohlberg. *New Ideas Psychol.* 2011;29(3):355.

Bouton ME. *Learning and Behavior: A Contemporary Synthesis.* Sunderland, MA: Sinauer; 2007.

Bouton ME. Learning theory. In: Sadock BJ, Sadock VA, Ruiz P, eds. *Kaplan & Sadock's Comprehensive Textbook of Psychiatry.* 9th ed. Philadelphia, PA: Lippincott Williams & Wilkins; 2009:647.

Byrne JH, ed. *Learning and Memory—A Comprehensive Reference.* New York: Elsevier; 2008.

Crystal JD. Comparative cognition: comparing human and monkey memory. *Curr Biol.* 2011;21(11):R432–R434.

Dickinson D. Zeroing in on early cognitive development in schizophrenia. *Am J Psychiatry.* 2014;171:9–12.

Freud S. *The Standard Edition of the Complete Psychological Works of Sigmund Freud.* Vol. 24. London: Hogarth Press; 1953–1974.

Gerstner JR, Lyons LC, Wright KP Jr, Loh DH, Rawashdeh O, Eckel-Mahan KL, Roman GW. Cycling behavior and memory formation. *J Neurosci.* 2009;29(41):12824–12830.

Greenberg JR, Mitchell SA. *Object Relations in Psychoanalytic Theory.* Cambridge, MA: Harvard University Press; 1983.

Greenspan S, Curry J. Piaget and cognitive development. In: Sadock BJ, Sadock VA, Ruiz P, eds. *Kaplan & Sadock's Comprehensive Textbook of Psychiatry.* 9th ed. Vol. 1. Philadelphia, PA: Lippincott Williams & Wilkins; 2009:635.

Harris PL. Piaget on causality: the whig interpretation of cognitive development. *Br J Psychol.* 2009;100(S1):229.

Hockenbury D. Learning. In: *Discovering Psychology.* 5th ed. New York: Worth Publishers; 2011:183.

Houdé O, Pineau A, Leroux G, Poirel N, Perchey G, Lanoë C, Lubin A, Turbelin MR, Rossi S, Simon G, Delcroix N, Lamberton F, Vigneau M, Wisniewski G, Vicet JR, Mazoyer B. Functional magnetic resonance imaging study of Piaget's conservation-of-number task in preschool and school-age children: a neo-Piagetian approach. *J Exp Child Psychol.* 2011;110(3):332–346.

Illeris K, ed. *Contemporary Theories of Learning: Learning Theorists... In Their Own Words.* New York: Routledge; 2009.

Kandel ER. The biology of memory: a forty-year perspective. *J Neurosci.* 2009; 29(41):12748–12756.

Kandel ER, Dudai Y, Mayford MR. The molecular and systems biology of memory. *Cell.* 2014;157(1):163–186.

Kosaki Y, Dickinson A. Choice and contingency in the development of behavioral autonomy during instrumental conditioning. *J Exp Psychol Anim Behav Process.* 2010;36(3):334–342.

Laplanche J, Pontalis J-B. *The Language of Psycho-analysis.* New York: Norton; 1973.

Lee SH, Dan Y. Neuromodulation of brain states. *Neuron.* 2012;76(1):209–222.

Lubin FD. Epigenetic gene regulation in the adult mammalian brain: multiple roles in memory formation. *Neurobiol Learn Mem.* 2011;96(1):68–78.

Mahler MS, Pine F, Bergman A. *The Psychological Birth of the Human Infant.* New York: Basic Books; 1975.

Maia TV. Two-factor theory, the actor-critic model, and conditioned avoidance. *Learn Behav.* 2010;38(1):50–67.

Meissner WW. Theories of Personality in Psychotherapy. In: Sadock BJ, Sadock VA, eds. *Kaplan & Sadock's Comprehensive Textbook of Psychiatry.* 9th ed. Vol. 1. Philadelphia, PA: Lippincott Williams & Wilkins; 2009:788.

Mesotten D, Gielen M, Sterken C, Claessens K, Hermans G, Vlasselaers D, Lemiere J, Lagae L, Gewillig M, Eyskens B, Vanhorebeek I, Wouters PJ, Van den Berghe G. Neurocognitive development of children 4 years after critical illness and treatment with tight glucose control: a randomized controlled trial. *JAMA.* 2012;308(16):1641–1650.

Paller KA, Squire LR. Biology of memory. In: Sadock BJ, Sadock VA, Ruiz P, eds. *Kaplan & Sadock's Comprehensive Textbook of Psychiatry.* 9th ed. Vol. 1. Philadelphia, PA: Lippincott Williams & Wilkins; 2009:658.

Pallini S, Baiocco R, Schneider BH, Madigan S, Atkinson L. Early child-parent attachment and peer relations: A meta-analysis of recent research. *J Fam Psychol.* 2014;28(1):118–123.

Rösler R, Ranganath C, Röder B, Kluwe RH, eds. *Neuroimaging of Human Memory.* New York: Oxford University Press; 2008.

Sigelman CK, Rider EA. *Learning theories. In: Life-Span Human Development.* Belmont, CA: Wadsworth; 2012:42.

Solntseva SV, Nikitin BP. Protein synthesis is required for induction of amnesia elicited by disruption of the reconsolidation of long-term memory. *Neurosci Behavl Physiol.* 2011;41(6):654.

Stern D. *The Interpersonal World of the Infant.* New York: Basic Books; 1985.

Urcelay GP, Miller RR. Two roles of the context in Pavlovian fear conditioning. *J Exp Psychol Anim Behav Process.* 2010;36(2):268–280.

Whitbourne SK, Whitbourne SB. Piaget's cognitive-developmental theory. In: *Adult Development and Aging: Biopsychosocial Perspectives.* 4th ed. Hoboken, NJ: John Wiley & Sons, Inc.; 2011:32.

Normalidad y salud mental

Blom RM, Hagestein-de Bruijn C, de Graaf R, ten Have M, Denys DA. Obsessions in normality and psychopathology. *Depress Anxiety.* 2011;28(10):870.

Macaskill A. Differentiating dispositional self-forgiveness from other-forgiveness: Associations with mental health and life satisfaction. *J Soc Clin Psychol.* 2012;31:28.

Sajobi TT, Lix LM, Clara I, Walker J, Graff LA, Rawsthorne P, Miller N, Rogala L, Carr R, Bernstein CN. Measures of relative importance for health-related quality of life. *Qual Life Res.* 2012;21:1.

Tol WA, Patel V, Tomlinson M, Baingana F, Galappatti A, Silove D, Sondorp E, van Ommeren M, Wessells MG, Panter-Brick C. Relevance or excellence? Setting research priorities for mental health and psychosocial support in humanitarian settings. *Harv Rev Psychiatry.* 2012;20:25.

Vaillant GE. Positive mental health: is there a cross-cultural definition? *World Psychiatry.* 2012;11(2):93.

Vaillant GE. *Spiritual Evolution: A Scientific Defense of Faith.* New York: Doubleday Broadway; 2008.

Vaillant GE, Vaillant CO. Normality and mental health. In: Sadock BJ, Sadock VA, Ruiz P, eds. *Kaplan & Sadock's Comprehensive Textbook of Psychiatry.* 9th ed. Philadelphia: Lippincott Williams & Wilkins; 2009:691.

Wakefield JC. Misdiagnosing normality: Psychiatry's failure to address the problem of false positive diagnoses of mental disorder in a changing professional environment. *J Ment Health.* 2010;19(4):337.

Ward D. 'Recovery': Does it fit for adolescent mental health? *J Child Adolesc Ment Health.* 2014;26:83–90.

Contribuciones de las ciencias socioculturales

Aggarwal NK. The psychiatric cultural formulation: translating medical anthropology into clinical practice. *J Psychiatr Pract.* 2012;18(2):73–85.

Bhugra D, Popelyuk D, McMullen I. Paraphilias across cultures: contexts and controversies. *J Sex Res.* 2010;47(2):242–256.

Bhui K, Bhugra D, eds. *Culture and Mental Health.* London: Hodder Arnold; 2007.

Biag BJ. Social and transcultural aspects of psychiatry. In: Johnstone EC, Owens DC, Lawrie SM, Mcintosh AM, Sharpe S, eds. *Companion to Psychiatric Studies.* 8th ed. New York: Elsevier; 2010:109.

Bolton SL, Elias B, Enns MW, Sareen J, Beals J, Novins DK, Swampy Cree Suicide Prevention Team; AI-SUPERPFP Team. A comparison of the prevalence and risk factors of suicidal ideation and suicide attempts in two American Indian population samples and in a general population sample. *Transcult Psychiatry.* 2014;51(1):3–22.

Breslau J, Aguilar-Gaxiola S, Borges G, Kendler KS, Su M, Kessler RC. Risk for psychiatric disorder among immigrants and their US-born descendants: evidence from the National Comorbidity Survey Replication. *J Nerv Ment Dis.* 2007;195(3):189–195.

Burghardt GM. Darwin's legacy to comparative psychology and ethology. *Am Psychol.* 2009;64(2):102–110.

Burt A, Trivers R. *Genes in Conflict: The Biology of Selfish Genetic Elements.* Cambridge, MA: Belknap Press; 2006.

Chao RC, Green KE. Multiculturally Sensitive Mental Health Scale (MSMHS): Development, factor analysis, reliability, and validity. *Psychol Assess.* 2011;23(4):876–887.

Confer JC, Easton JA, Fleischman DS, Goetz CD, Lewis DMG, Perilloux C, Buss DM. Evolutionary psychology. Controversies, questions, prospects, and limitations. *Am Psychol.* 2010;65(2):110–126.

Crozier I. Making up koro: multiplicity, psychiatry, culture, and penis-shrinking anxieties. *J Hist Med Allied Sci.* 2012;67(1):36–70.

De Block A, Adriaens PR. *Maladapting Minds: Philosophy, Psychiatry, and Evolutionary Theory.* New York: Oxford University Press; 2011.

De La Rosa M, Babino R, Rosario A, Martinez NV, Aijaz L. Challenges and strategies in recruiting, interviewing, and retaining recent Latino immigrants in substance abuse and HIV epidemiologic studies. *Am J Addict.* 2012;21(1):11–22.

Donlan W, Lee J. Screening for depression among indigenous Mexican migrant farmworkers using the Patient Health Questionnaire-9. *Psychol Rep.* 2010;106(2):419–432.

Griffith JL. Neuroscience and humanistic psychiatry: a residency curriculum. *Acad Psychiatry.* 2014;1–8.

Guarnaccia PJ, Lewis-Fernandez R, Pincay IM, Shrout P, Guo J, Torres M, Canino G, Alegria M. Ataque de nervios as a marker of social and psychiatric vulnerability: results from the NLAAS. *Int J Soc Psychiatry.* 2010;56(3):298–309.

Haque A. Mental health concepts in Southeast Asia: diagnostic considerations and treatment implications. *Psychol Health Med.* 2010;15(2):127–134.

Jefee-Bahloul H. Teaching psychiatry residents about culture-bound syndromes: implementation of a modified team-based learning program. *Acad Psychiatry.* 2014;1–2.

Juckett G, Rudolf-Watson L. Recognizing mental illness in culture-bound syndromes. *Am Fam Physician.* 2010;81(2):206.

Kagawa-Singer M. Impact of culture on health outcomes. *J Pediatr Hematol Oncol.* 2011;33(Suppl 2):S90–S95.

Keller MC, Miller G. Resolving the paradox of common, harmful, heritable mental disorders: which evolutionary genetic models work best? *Behav Brain Sci.* 2006; 29(4):385–404; discussion 405–452.

Khalil RB, Dahdah P, Richa S, Kahn DA. Lycanthropy as a culture-bound syndrome: a case report and review of the literature. *J Psychiatr Pract.* 2012;18(1):51–54.

Kohn R, Wintrob RM, Alarcón RD. Transcultural psychiatry. In: Sadock BJ, Sadock VA, Ruiz P, eds. *Kaplan & Sadock's Comprehensive Textbook of Psychiatry.* 9th ed. Philadelphia, PA: Lippincott Williams & Wilkins; 2009:734.

Kortmann F. Transcultural psychiatry: from practice to theory. *Transcult Psychiatry.* 2010;47(2):203–223.

Lewis-Fernández R, Guarnaccia PJ, Ruiz P. Culture-bound syndromes. In: Sadock BJ, Sadock VA, Ruiz P, eds. *Kaplan & Sadock's Comprehensive Textbook of Psychiatry.* 9th ed. Philadelphia, PA: Lippincott Williams & Wilkins; 2009:2519.

Lipton JE, Barash DP. Sociobiology and psychiatry. In: Sadock BJ, Sadock VA, Ruiz P, eds. *Kaplan & Sadock's Comprehensive Textbook of Psychiatry.* 9th ed. Vol. 1. Philadelphia, PA: Lippincott Williams & Wilkins; 2009:716.

Llyod K. The history and relevance of culture-bound syndromes. In: Bhui K, Bhugra D, eds. *Culture and Mental Health.* London: Hodder Arnold; 2007:98.

Millon T. Classifying personality disorders: an evolution-based alternative to an evidence-based approach. *J Pers Disord.* 2011;25(3):279–304.

Ruiz P. A look at cultural psychiatry in the 21st century. *J Nerv Ment Dis.* 2011;199(8):553–556.

Swartz L. Dissociation and spirit possession in non-Western countries: Notes towards a common research agenda. In: Sinason V, ed. *Attachment, Trauma and Multiplicity: Working With Dissociative Identity Disorder.* 2nd ed. New York: Routledge; 2011:63.

Teo AR, Gaw AC. Hikikomori, a Japanese culture-bound syndrome of social withdrawal?: A proposal for DSM-5. *J Nerv Ment Dis.* 2010;198(6):444–449.

Ton H, Lim RF. The assessment of culturally diverse individuals. In: Lim RF, ed. *Clinical Manual of Cultural Psychiatry.* Washington, DC: American Psychiatric Publishing; 2006:3–31.

van der Horst FCP, Kagan J. *John Bowlby – From Psychoanalysis to Ethology: Unravelling the Roots of Attachment Theory.* Hoboken, NJ: John Wiley & Sons, Inc; 2011.

Teorías de personalidad y psicopatología

Aviezer H, Trope Y, Todorov A. Body cues, not facial expressions, discriminate between intense positive and negative emotions. *Science.* 2012;338(6111):1225–1229.

Bergmann MS. The Oedipus complex and psychoanalytical technique. *Psychoanal Inq.* 2010;30(6):535.

Breger L. *A Dream of Undying Fame: How Freud Betrayed His Mentor and Invented Psychoanalysis.* New York: Basic Books; 2009.

Britzman DP. *Freud and Education.* New York: Routledge; 2011.

Brown C, Lewis MJ. Psychosocial development in the elderly: an investigation into Erikson's ninth stage. *J Aging Stud.* 2003;17:415–426.

Caldwell L, Joyce A, eds. *Reading Winnicott.* New York: Routledge; 2011.

Capps D. The decades of life: Relocating Erikson's stages. *Pastoral Psychol.* 2004; 53:3–32.

Chodorow NJ. The American independent tradition: Loewald, Erikson, and the (possible) rise of intersubjective ego psychology. *Psychoanal Dialogues.* 2004;14:207–232.

Cotti P. Sexuality and psychoanalytic aggrandisement: Freud's 1908 theory of cultural history. *Hist Psychiatry.* 2011;22(85 Pt 1):58–74.

Cotti P. Travelling the path from fantasy to history: the struggle for original history within Freud's early circle, 1908–1913. *Psychoanal Hist.* 2010;12(2):153–172.

Crawford TN, Cohen P, Johnson JG, Sneed JR, Brook JS. The course and psychosocial correlates of personality disorder symptoms in adolescence: Erikson's developmental theory revisited. *J Youth Adolesc.* 2004;33(5):373–387.

DeRobertis EM. Deriving a third force approach to child development from the works of Alfred Adler. *J Hum Psychol.* 2011;51:492.

DeRobertis EM. Winnicott, Kohut, and the developmental context of well-being. *Hum Psychol.* 2010;38(4):336.

Efklides A, Moraitou D, eds. *A Positive Psychology Perspective on Quality of Life.* New York: Springer Science+Business Media; 2013.

Freud S. *The Standard Edition of the Complete Psychological Works of Sigmund Freud.* Vol. 24. London: Hogarth Press; 1953–1974.

Friedman LJ. Erik Erikson on identity, generativity, and pseudospeciation: a biographer's perspective. *Psychoanal Hist.* 2001;3:179.

Funk R, ed. *The Clinical Erich Fromm: Personal Accounts and Papers on Therapeutic Technique.* New York: Editions Rodopi B.V.; 2009.

Gardner H. Sigmund Freud: Alone in the world. In: *Creating Minds: An Anatomy of Creativity Seen Through the Lives of Freud, Einstein, Picasso, Stravinsky, Eliot, Graham, and Ghandi.* New York: Basic Books; 2011:47.

Giannopoulos VL, Vella-Brodrick DA. Effects of positive interventions and orientations to happiness on subjective well-being. *J Positive Psychol.* 2011;6(2):95.

Guasto G. Welcome, trauma, and introjection: a tribute to Sandor Ferenczi. *J Am Acad Psychoanal Dynam Psych.* 2011;39(2):337.

Hoare CH. Erikson's general and adult developmental revisions of Freudian thought: "Outward, forward, upward." *J Adult Dev.* 2005;12:19–31.

Hoffman L. One hundred years after Sigmund Freud's lectures in America: towards an integration of psychoanalytic theories and techniques within psychiatry. *Hist Psychiat.* 2010;21(84 Pt 4):455–470.

Hollon SD, Wilson GT. Psychoanalysis or cognitive-behavioral therapy for bulimia nervosa: the specificity of psychological treatments. *Am J Psychiatry.* 2014;171(1):13–16.

Huffman JC, DuBois CM, Healy BC, Boehm JK, Kashdan TB, Celano CM, Denninger JW, Lyubomirsky S. Feasibility and utility of positive psychology exercises for suicidal inpatients. *Gen Hosp Psychiatry.* 2014;36(1):88–94.

Kernberg O. Narcissistic personality disorder. In: Clarkin JF, Fonagy P, Gabbard GO, eds. *Psychodynamic Psychotherapy for Personality Disorders: A Clinical Handbook.* Arlington, VA: American Psychiatric Publishing; 2010:257.

Kirshner LA, ed. *Between Winnicott and Lacan: A Clinical Engagement.* New York: Routledge; 2011.

Kiselica AM, Ruscio J. Scientific communication in clinical psychology: examining patterns of citations and references. *Clin Psychol Psychother.* 2014;21(1):13–20.

Kivnick HQ, Wells CK. Untapped richness in Erik H. Erikson's rootstock. *Gerontologist.* 2014;54(1):40–50.

Lachman G. *Jung the Mystic: The Esoteric Dimensions of Carl Jung's Life and Teachings: A New Biography.* New York: Penguin; 2010.

Linley PA, Joseph S, Seligman MEP, eds. *Positive Psychology in Practice*. Hoboken, NJ: Wiley; 2004.

Meissner WW. Classical psychoanalysis. In: Sadock BJ, Sadock VA, Ruiz P, eds. *Kaplan & Sadock's Comprehensive Textbook of Psychiatry*. 9th ed. Vol. 1. Philadelphia, PA: Lippincott Williams & Wilkins; 2009:788.

Meissner WW. The God in psychoanalysis. *Psychoanal Psychol*. 2009;26(2):210.

Mohl PC, Brenner AM. Other psychodynamic schools. In: Sadock BJ, Sadock VA, Ruiz P, eds. *Kaplan & Sadock's Comprehensive Textbook of Psychiatry*. 9th ed. Vol. 1. Philadelphia, PA: Lippincott Williams & Wilkins; 2009:847.

Neukrug ES. Psychoanalysis. In: Neukrug ES, ed. *Counseling Theory and Practice*. Belmont, CA: Brooks/Cole; 2011:31.

Newton DS., Erik H. Erikson. In: Sadock BJ, Sadock VA, eds. *Kaplan & Sadock's Comprehensive Textbook of Psychiatry*. 8th ed. Vol. 1. Philadelphia, PA: Lippincott Williams & Wilkins; 2005:746.[

Palombo J, Bendicsen HK, Koch BJ. *Guide to Psychoanalytic Developmental Theories*. New York: Springer; 2009.

Pattakos A, Covey SR. *Prisoners of Our Thoughts: Viktor Frankl's Principles for Discovering Meaning in Life and Work*. San Francisco: Berrett-Koehler; 2010.

Paul HA. The Karen Horney clinic and the legacy of Horney. *Am J Psychoanal*. 2010;70(1):63–64.

Perlman FT, Brandell JR. Psychoanalytic theory. In: Brandell JR, ed. *Theory & Practice in Clinical Social Work*. 2nd ed. Thousand Oaks, CA: Sage; 2011:41.

Peterson C, Park N. Positive psychology. In: Sadock BJ, Sadock VA, Ruiz P, eds. *Kaplan & Sadock's Comprehensive Textbook of Psychiatry*. 9th ed. Philadelphia, PA: Lippincott Williams & Wilkins; 2009:2939.

Peterson C. *A Primer in Positive Psychology*. New York: Oxford University Press; 2006.

Pietikainen P, Ihanus J. On the origins of psychoanalytic psychohistory. *Hist Psychol*. 2003;6(2):171–194.

Revelle W. Personality structure and measurement: The contributions of Raymond Cattell. *Br J Psychol*. 2009; 100(S1):253.

Reynolds HR. Positive behavior intervention and support: improving school behavior and academic outcomes. *N C Med J*. 2012;73(5):359–360.

Schwartz J. The vicissitudes of Melanie Klein. Or, what is the case? *Attach New Direc Psychother Relation Psychoanal*. 2010;4(2):105.

Shapiro ER, Fromm MG. Eriksonian clinical theory and psychiatric treatment. In: Sadock BJ, Sadock VA, eds. *Comprehensive Textbook of Psychiatry*. 7th ed. New York: Lippincott Williams & Wilkins; 2000.

Sheldon KM, Kashdan TB, Steger MF. *Designing Positive Psychology: Taking Stock and Moving Forward*. New York: Oxford University Press; 2011.

Slater C. Generativity versus stagnation: an elaboration of Erikson's adult stage of human development. *J Adult Dev*. 2003;10:53.

Snyder CR, Lopez SJ. *Oxford Handbook of Positive Psychology*. 2nd ed. New York: Oxford University Press; 2009.

Snyder CR, Lopez SJ, Pedrotti JT. *Positive Psychology: The Scientific and Practical Explorations of Human Strengths*. 2nd ed. Thousand Oaks: Sage; 2010.

Stein M, ed. *Jungian Psychoanalysis: Working in the Spirit of Carl Jung*. Chicago: Open Court; 2010.

Tauber AI. *Freud, The Reluctant Philosopher*. Princeton, NJ: Princeton University Press; 2010.

Thurschwell P. *Sigmund Freud*. 2nd ed. New York: Routledge; 2009.

Van Hiel A, Mervielde I, De Fruyt F. Stagnation and generativity: structure, validity, and differential relationships with adaptive and maladaptive personality. *J Pers*. 2006; 74(2):543–573.

Westermeyer JF. Predictors and characteristics of Erikson's life cycle model among men: a 32-year longitudinal study. *Int J Aging Hum Dev*. 2004;58(1):29–48.

Wulff D. Freud and Freudians on religion: a reader. *Int J Psychol and Rel*. 2003;13:223.

35

Breve historia de la psiquiatría

Es un desafío presentar una breve historia de la psiquiatría que vaya más allá de la selección meticulosa de momentos individuales, ya que es difícil decidir qué avances en la ciencia son más relevantes para el campo. Igualmente significativas son las contribuciones de campos relacionados, incluida la filosofía, la teología, la psicología, la sociología y otras disciplinas que han contribuido a nuestra comprensión y actitudes sobre la salud mental.

La psiquiatría no se consideró una disciplina formal de la medicina hasta hace relativamente poco tiempo. Sin embargo, la preocupación por las causas y el tratamiento de diversas enfermedades mentales se remonta a la antigüedad. A menudo se pueden ver temas y debates familiares específicos de diferentes edades. Por ejemplo, ¿son las enfermedades mentales verdaderamente aberrantes o simplemente variaciones del comportamiento normal? ¿Hay algún valor de la enfermedad mental en la aptitud evolutiva o para la sociedad? ¿Son las enfermedades mentales enfermedades de la «mente» o del «cuerpo», y cuál es la diferencia? ¿El patógeno es interno, como un virus, un gen con mal funcionamiento o un sistema inmunitario disfuncional, o es externo, como un dios, un demonio, la vida industrial o la sociedad en general? ¿Quién es el más adecuado para tratar las enfermedades: un médico o algún otro sanador, profesional o no? Tales debates surgen en toda la sociedad, e incluso cuando algunos ya no tienen mérito científico (por ejemplo, debates de mente frente a cuerpo), a menudo aún persisten en la comprensión popular de las enfermedades y afectan a la forma en que la sociedad trata a las personas que padecen estos trastornos.

PSIQUIATRÍA ANTES DE LA ERA MODERNA

Muchos de nosotros pensamos en las raíces de la medicina a partir de la antigua Grecia, y para el mundo occidental es, en parte, cierto. Sin embargo, las civilizaciones de la antigua Asia tendían a ser más avanzadas en las ciencias médicas. Por ejemplo, la psiquiatría se practicaba como disciplina en la India antigua, y el tratado médico anterior al siglo II de nuestra era, el *Charaka Samhita* o *Compendio de Charaka,* incluye secciones sobre enfermedades psiquiátricas (fig. 35-1). Los hospitales psiquiátricos existían en India incluso antes de eso.

Los griegos tendían a ver las enfermedades psiquiátricas como trastornos sobrenaturales, aunque Hipócrates menciona alguna investigación anatómica rudimentaria sobre las causas de las enfermedades psiquiátricas. En un sentido más amplio, los griegos estaban luchando con lo que se ha convertido en un tema importante en la psiquiatría moderna: considerar las enfermedades como meras anormalidades o como un continuo de la normalidad. Por lo tanto, el debate en curso entre si se deben ver trastornos como la depresión como una prolongación de la tristeza y dolor normales, o como un fenómeno fundamentalmente diferente, tiene sus raíces en la antigüedad. Por ejemplo, Galeno y Platón enfatizaron un abordaje categórico de la enfermedad, mientras que Hipócrates adoptó un abordaje más dimensional, y a menudo consideraba que los atributos humanos típicos se encontraban en un continuo con lo anómalo. Esto afectaba a los abordajes del tratamiento: Galeno se centró en tratar el proceso de la enfermedad, mientras que Hipócrates enfatizó el tratamiento del individuo.

En la Edad Media, los países árabes incluían salas psiquiátricas en sus hospitales. El primero se construyó en Bagdad a principios del siglo IX. Muchos de los grandes eruditos de la medicina islámica, incluido Abu Ali al-Hussain ibn Abdallah ibn Sina (conocido en Occidente como Avicena), escribieron sobre los tratamientos para los trastornos mentales.

Los hospitales psiquiátricos aparecieron en la Europa medieval alrededor del siglo XIII. Sin embargo, no daban tratamientos y eran simplemente lugares para custodiarlos. El más conocido es probablemente el Bethlem Royal Hospital, generalmente abreviado como Bethlem o *Bedlam* (fig. 35-2). Fue fundado en 1247 y no era un hospital en el sentido moderno, sino un lugar de recogida de limosnas para el cuidado de los necesitados. Aunque la historia no está clara, es posible que haya acogido y cuidado a los enfermos mentales ya a finales del siglo XIV, y hay documentación de presos con enfermedades mentales a principios del siglo XV. Se sabe poco sobre los tratamientos que podrían haberse administrado. Sin embargo, el hospital pasó gradualmente de un hospital general a un asilo para enfermos mentales a finales del siglo XV.

PSIQUIATRÍA EN LA ERA MODERNA

Inicios de la Era Moderna

A finales del siglo XVII proliferaron otros «asilos de lunáticos», la mayoría de ellos privados. El primer edificio construido específicamente como un asilo para enfermos mentales fue el Bethel Hospital Norwich, fundado por Mary Chapman. Mientras tanto, en Francia, Luis XIV creó lo que fue el primer sistema público de salud mental de Europa, aunque nuevamente se administraban pocos tratamientos.

Uno de los primeros tratados occidentales sobre enfermedades mentales fue *Anatomy of Melancholy, What it is: With all the Kinds, Causes, Symptoms, Prognostickes, and Several Cures of it. In Three Maine Partitions with their several Sections, Members, and Subsections. Philosophically, Medicinally, Historically, Opened and Cut Up* (generalmente llamada *Anatomía de la Melancolía*) de Robert Burton, matemático, astrólogo y académico de la Universidad de Oxford (fig. 35-3). Aunque va mucho más allá de lo que se consideraría un libro de texto médico, el libro de Burton habla de la «melancolía», que incluye enfermedades depresivas, aunque tiene una visión mucho más amplia e incluye gran parte de la experiencia humana.

Aunque el enfoque medieval estaba teóricamente en el cuidado y no en el castigo para los enfermos mentales, a menudo los tratamientos eran bárbaros. Estos podrían incluir la inmovilización prolongada con cadenas y castigos físicos. Estas prácticas comenzaron a cambiar durante la Ilustración, con un llamamiento a la reforma humanitaria. Por ejemplo, en el *Tratado sobre la locura* de William Battie, criticaba los tratamientos que se realizaban en hospitales como Bethlem y argumentaba por una buena higiene y nutrición como pilares del tratamiento. Aunque muchos de los tratamientos somáticos que recomendó fueron probablemente contraproducentes (sangrado, purgantes), elevó la psiquiatría al nivel de una disciplina respetable y ayudó a apoyar el tratamiento humano de los pacientes con enfermedades mentales.

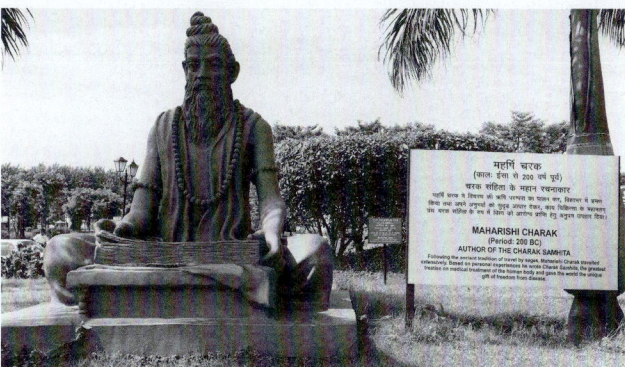

FIGURA 35-1

Monumento a Charak, padre de la medicina y la cirugía, en el Campus Yog Peeth. (Fuente: Alokprasad, Balajijagadesh—Own work, CC BY-SA 3.0, https://commons.wikimedia.org/w/index.php?curid=8124213.)

Ampliando el concepto, el York Retreat en Inglaterra, fundado por William Tuke y el Hospital Bicêtre y luego Salpêtrière, en Francia, a cargo del Dr. Philippe Pinel, defendieron el concepto de «tratamiento moral». Estos abordajes hicieron hincapié en evitar la restricción: Pinel es famoso por quitar las cadenas de los pacientes (fig. 35-4). Su mentor, Jean-Baptiste Pussin, quien, con su esposa y colega Marguerite, abogó por el tratamiento moral y comenzó a prohibir las cadenas en el Hospital Bicêtre, influyó mucho en el joven Pinel, quien estudió este abordaje extensamente y le dio un planteamiento científico. Fue uno de los primeros en presentar una categorización de las enfermedades psiquiátricas, que reflejaba una visión funcional de la enfermedad mental que enfatizaba la fenomenología sobre la fisiopatología.

En Edimburgo, Escocia, la pseudociencia de la frenología ganó influencia en el siglo XVIII bajo el liderazgo de William Browne y George y Andrew Combe. Aunque inútil como ciencia médica, fue un paso conceptual y filosófico importante, ya que cambió el concepto de enfermedad mental de un trastorno moral o filosófico a uno material, que se originó en la materia física del cerebro.

El siglo XIX y principios del XX

A principios del siglo XIX, el estado comenzó a tener un papel más importante en el tratamiento occidental de las enfermedades mentales. En 1808, Inglaterra aprobó la *Country Asylums Act,* que estableció asilos psiquiátricos públicos.

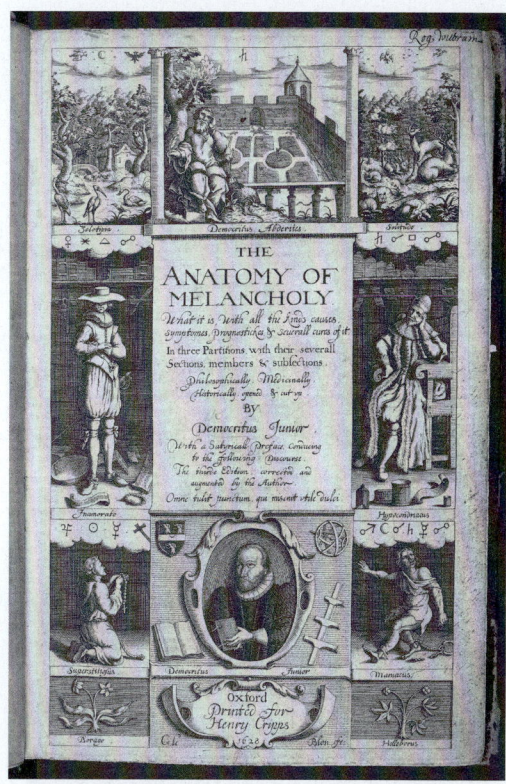

FIGURA 35-3

La *Anatomía de la Melancolía* de Robert Burton, 1628. (Fuente: British Library.)

En 1828, los Comisionados en la Locura fueron designados para supervisar y otorgar licencias a los asilos privados, en parte en respuesta a la preocupación pública por los abusos en el Bethlem Hospital y asilos privados similares. Para entonces, «Bedlam» se había convertido en sinónimo de «alboroto» y «confusión», debido a la mala administración en el hospital y a prácticas escandalosas, como seguir encadenando a los pacientes (fig. 35-5) y permitir que el público visitara el hospital y viera a los pacientes para entretenerse.

En 1838, Francia promulgó una ley que regulaba los servicios de asilo en todo el país y construyó la primera escuela para personas con discapacidad intelectual. De manera similar, la *Lunacy Act* de 1845 en Inglaterra reclasificó a las personas con enfermedades mentales como

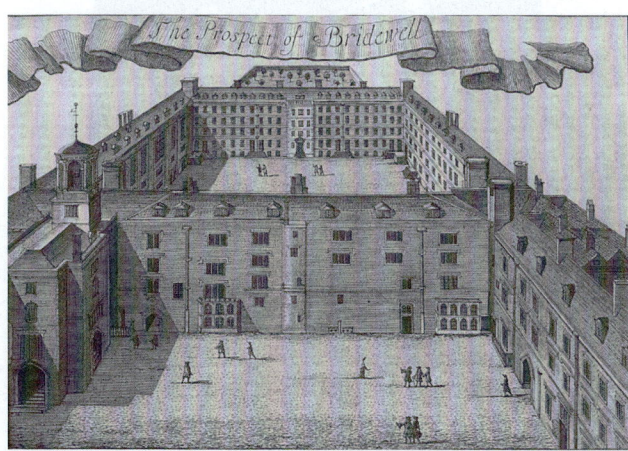

FIGURA 35-2

Bethlem Royal Hospital. (Fuente: John Strype, An Accurate Edition of Stow's "A Survey of London," 1720. Dominio Público.)

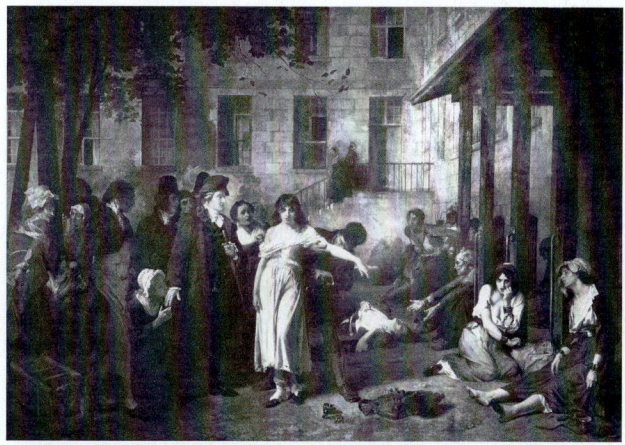

FIGURA 35-4

Pinel, quitando las cadenas a un recluso en la Salpétrière en 1795. (Fuente: Pinel, médecin en chef de la Salpêtrière en 1795, de Tony Robert Fleury. De la colección del Hospital Pitié-Salpétrière.)

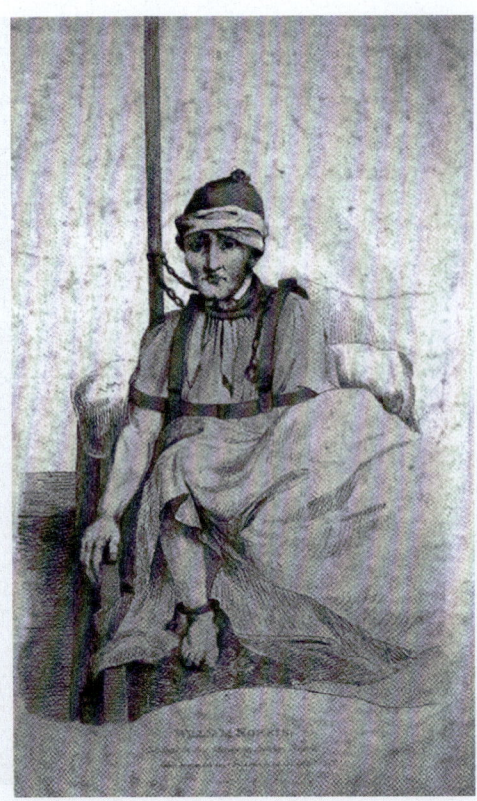

FIGURA 35-5

Grabado de James Norris por G. Arnald en 1985. (Fuente: Escaneo de una imagen de dominio público impresa en Roy Porter, Madmen: A Social History of Madhouses, Mad-Doctors and Lunatics [Stroud, 2006].)

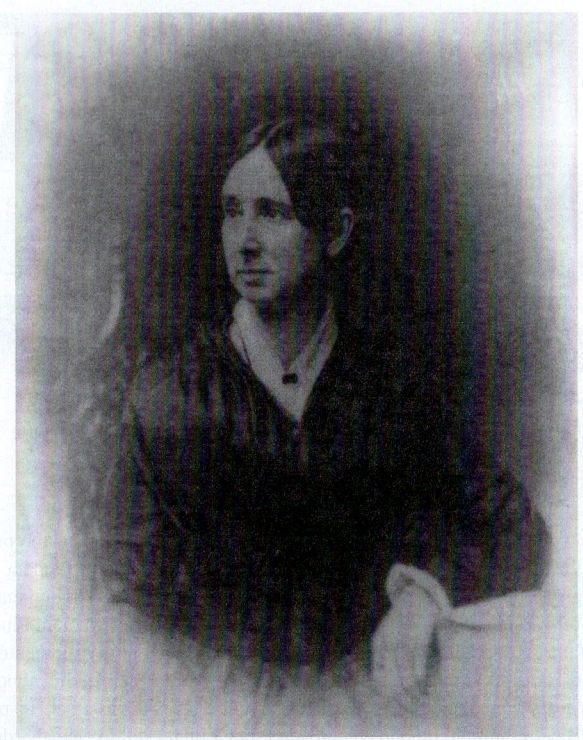

FIGURA 35-6

Dorothea Dix. (Fuente: United States Library of Congress's Prints and Photographs division [Dominio público]).

pacientes que requieren tratamiento. Ordenó que se construyeran asilos y exigió inspecciones periódicas de estas instalaciones.

En Estados Unidos, reformistas como Dorothea Dix (fig. 35-6) abogaron por la primera ley para establecer un asilo estatal, que se convirtió en el Utica State Hospital, fundado alrededor de 1850. Dix logró esto después de realizar una investigación estatal de los pobres con enfermedades mentales en Massachusetts, que demostraba que eran tratados como prisioneros en jaulas, a menudo desnudos y maltratados físicamente. Más tarde realizó investigaciones similares en otros estados, siempre defendiendo el cuidado moral de los enfermos mentales.

En la segunda mitad del siglo XIX y a principios del siglo XX se produjo el surgimiento de abordajes científicos para los trastornos mentales, con avances en la clasificación de los trastornos psiquiátricos y la comprensión inicial de la fisiopatología y etiología de los trastornos.

El primer informe de caso médico que describió formalmente una psicosis esquizofrénica fue probablemente el de Benedict Morel (1809-1873) en 1852, un psiquiatra francés que utilizó el término *démence précoce* para describir a pacientes deteriorados cuyas enfermedades comenzaron en la adolescencia. Los casos posteriores que describen lo que supuestamente era esquizofrenia incluyen los presentados por Greisinger en 1867, Hecker en 1871 y Kahlbaum en 1874. El caso de Kahlbaum fue notable por ser uno de los primeros informes médicos de catatonía.

Durante gran parte del siglo XIX y principios del XX en Europa se pensó que la mayoría de los trastornos psiquiátricos derivaban de enfermedades congénitas o degenerativas. Jules Falret en 1854 describió el trastorno bipolar *(folie circulaire),* y en 1882, el psiquiatra alemán Karl Kahlbaum utilizó el término ciclotimia para describir la manía y la depresión como etapas de la misma enfermedad.

Emil Kraepelin, basándose en el trabajo de estos predecesores, fue pionero en la clasificación científica de las enfermedades psiquiátricas (fig. 35-7). Declaró que todos los trastornos psiquiátricos eran biológi-

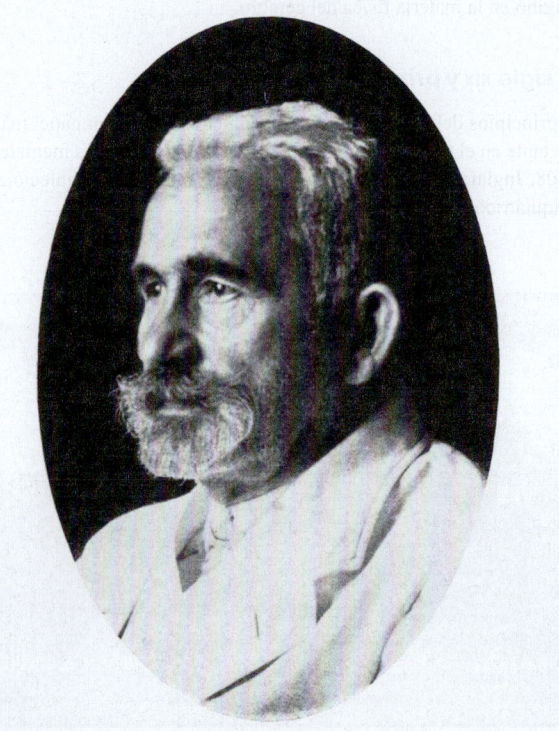

FIGURA 35-7

Emil Kraepelin en 1926. (Fuente: Wikipedia, original: Münchener Medizinische Wochenschrift], fotógrafo desconocido.)

cos. Como la clasificación etiológica no era factible, basó su clasificación en un estudio cuidadoso de la fenomenología de la enfermedad en distintos pacientes, en la que señaló las similitudes y diferencias en la sintomatología entre varias enfermedades.

Kraepelin tradujo el término *démence précoce* de Morel por *demencia precoz,* un término que enfatizaba el cambio en la cognición (demencia) y el inicio temprano (precoz) del trastorno. Los pacientes con demencia precoz fueron descritos por tener un curso deteriorante a largo plazo y síntomas clínicos de alucinaciones y delirios. Kraepelin distinguió a estos pacientes de aquellos que sufrieron distintos episodios de enfermedad alternando con períodos de funcionamiento normal, que clasificó como con psicosis maníaco-depresiva. Los delirios de persecución persistentes caracterizaron otra condición separada llamada paranoia. Estos pacientes carecían del curso deteriorante de la demencia precoz y de los síntomas intermitentes de la psicosis maníacodepresiva.

Eugen Bleuler acuñó el término *esquizofrenia,* que reemplazó a la demencia precoz en la literatura. Derivado de las palabras griegas antiguas *esquizo* («dividirse») y *phren* («mente»), eligió el término para expresar la presencia de cismas entre el pensamiento, la emoción y el comportamiento en pacientes con el trastorno. Este término a menudo se malinterpreta, sobre todo por parte de los laicos, en el sentido de personalidad dividida, un concepto que estaría más cerca del de los trastornos disociativos. Bleuler también enfatizó que, a diferencia del concepto de demencia precoz de Kraepelin, la esquizofrenia no necesita tener una evolución deteriorada.

Bleuler identificó síntomas fundamentales (o primarios) específicos de la esquizofrenia para desarrollar su teoría sobre los cismas mentales internos de los pacientes. Estos síntomas incluyeron alteraciones asociativas del pensamiento, especialmente laxitud, alteraciones afectivas, autismo y ambivalencia, resumidas como «las cuatro A»: asociaciones, afecto, autismo y ambivalencia. También identificó síntomas accesorios (secundarios), incluidos los síntomas importantes para Kraepelin, como alucinaciones y delirios.

Sigmund Freud (fig. 35-8) inicialmente también buscó una explicación biológica para la enfermedad mental. Sin embargo, al darse cuenta de que las herramientas científicas no estaban a la altura de la tarea, desarrolló un abordaje psicoanalítico basado en experiencias con sus pacientes privados mientras buscaba comprender los significados inconscientes detrás de sus pensamientos, comportamientos y deseos. Aunque Freud era neurólogo y posiblemente trabajaba en psicología, su trabajo pronto fue adoptado por los psiquiatras. El abordaje psicoanalítico se hizo trascendente a mediados del siglo xx, y muchas enfermedades psiquiátricas se explicaron en términos psicoanalíticos; es decir, en términos de conflictos e impulsos, en particular impulsos sexuales, y los derivados de experiencias en la vida temprana. Como muchos movimientos filosóficos, el psicoanálisis puede haber sufrido por su abrumadora popularidad y, en ocasiones, se extralimitó en su intento de tratar enfermedades para las que no era adecuado, o tratar de explicar muchas conductas y logros humanos a través de la teoría psicoanalítica. En la segunda mitad del siglo xx, cuando se descubrieron tratamientos biológicos efectivos, muchos psiquiatras se desencantaron con la falta de datos empíricos del psicoanálisis y la aparente resistencia a las pruebas científicas. Comenzó a perder influencia como abordaje principal para comprender y tratar las enfermedades psiquiátricas.

Finales del siglo xx

El abordaje de la enfermedad mental, incluidos los pacientes tratados de forma específica, cambió alrededor de la Segunda Guerra Mundial, cuando los psiquiatras salieron del asilo para enfrentarse a pacientes muy diferentes, pasando del tratamiento de los «locos» al de personas que eran «como nosotros». Los psiquiatras dejaron de estar confinados únicamente en el asilo y demostraron su utilidad en el ámbito militar, tratando tanto a los pacientes traumatizados por el combate como a los que no eran aptos para servir en el ejército por motivos psicológicos.

Se concedió mayor importancia al papel del medio ambiente en las enfermedades mentales. Este cambio se basó en el trabajo de Adolph Meyer (fig. 35-9). Meyer, el fundador de la psicobiología, vio los trastornos mentales como reacciones al estrés de la vida. Era una mala adaptación comprensible en términos de las experiencias de vida del paciente.

Sobre la base de la perspectiva social de Meyer y el énfasis de Freud en las experiencias de la vida temprana, Walter Menninger y otros desarrollaron el *modelo psicosocial* de la enfermedad mental. La depresión no se consideraba una enfermedad neurológica, sino una falta de

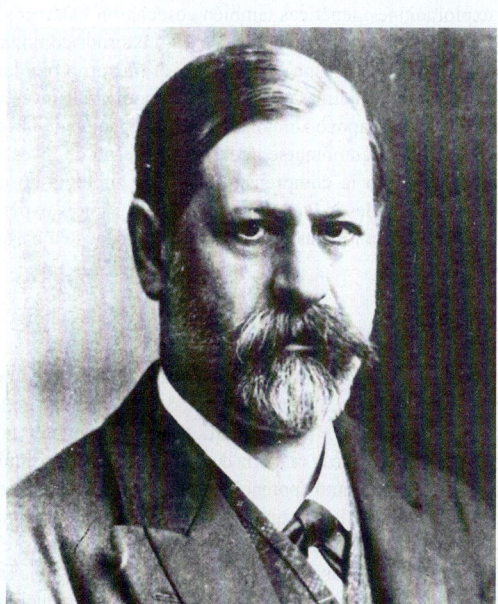

FIGURA 35-8

Sigmund Freud a los 47 años. (Cortesía de Menninger Foundation Archives, Topeka, KS.)

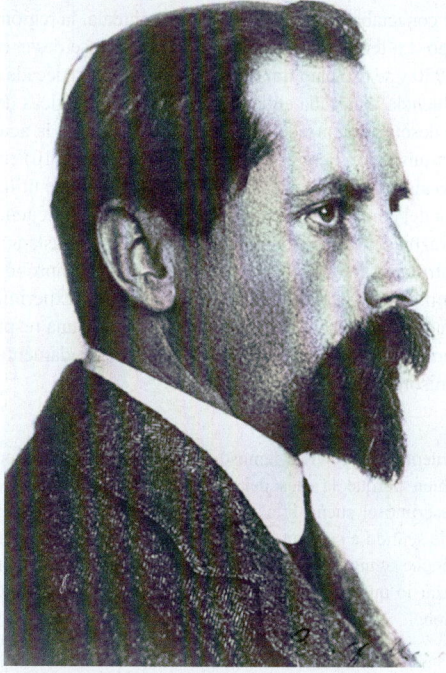

FIGURA 35-9

Adolf Meyer. (Cortesía de la National Library of Medicine, Bethesda, M.D.)

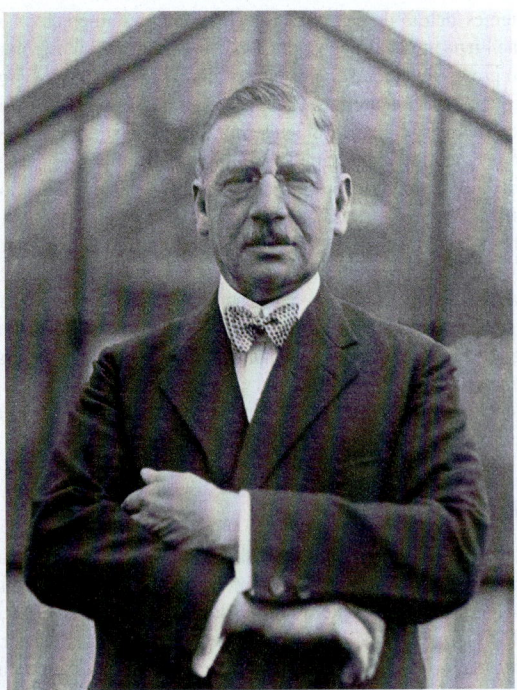

FIGURA 35-10
Otto Loewi. (Fuente: Creative Commons Attribution 4.0 International.)

adaptación. Menninger llegó a sugerir que todos los trastornos psiquiátricos podrían reducirse a «un proceso psicosocial básico: la incapacidad del individuo que sufre para adaptarse a su entorno».

En la segunda mitad del siglo XX se produjo una transición gradual de la comprensión psicoanalítica y sociológica de la enfermedad mental a una biológica. Muchos descubrimientos ayudaron a impulsar este cambio en el abordaje.

Los modelos biológicos habían existido antes. Por ejemplo, en la década de 1930, Papez teorizó que las emociones eran causadas por un circuito que conectaba el lóbulo límbico, la amígdala, la región septal y el hipocampo. La terapia electroconvulsiva también se desarrolló en la década de 1930 y se usó para tratar la depresión ya en la década de 1940.

Una influencia temprana en las explicaciones biológicas de la etiología fue el descubrimiento de Otto Loewi del papel de la acetilcolina como neurotransmisor. Para demostrarlo, Loewi (fig. 35-10) empleó un experimento ahora famoso, publicado en 1921, en el que utilizó la solución salina del corazón de una rana para estimular la frecuencia en un segundo corazón denervado, demostrando así que una sustancia química debe controlar la frecuencia cardíaca. Más tarde comprobó que esta sustancia química era acetilcolina. Este fue el primer experimento que demostró que una sustancia química podría provocar una respuesta sin estimulación eléctrica, descubriendo así el papel fundamental de los neurotransmisores.

> El experimento de Loewi es famoso, no solo por su valor científico, sino también porque la idea del experimento surgió en un sueño. Aunque escribió el sueño brevemente cuando se despertó, no pudo encontrarle sentido a sus garabatos. Afortunadamente, tuvo el mismo sueño la noche siguiente y, al despertar, se apresuró a ir a su laboratorio para realizar lo que se convertiría en una investigación ganadora del Premio Nobel.

El comienzo práctico de la psiquiatría biológica se produjo con el descubrimiento fortuito de varios fármacos que podrían tratar los tras-

tornos mentales, incluida la clorpromazina para la esquizofrenia, la imipramina y la iproniazida para la depresión y el carbonato de litio para el trastorno bipolar. En cada caso no se apreció la importancia inicial del fármaco. Por ejemplo, la clorpromazina se sintetizó a partir de prometazina, un antihistamínico, en busca de sedantes antihistamínicos más estables. Inicialmente se usó como un complemento anestésico, y sus propiedades antipsicóticas solo se reconocieron más tarde después de que los psiquiatras comenzaron a administrarla a pacientes maníacos y psicóticos, de nuevo originalmente como un sedante.

La imipramina también se sintetizó por primera vez como antihistamínico y, siguiendo los pasos de la clorpromazina, se probó como antipsicótico antes de que algunos informes de casos convencieran a los fabricantes de investigar su función como antidepresivo. Estos hallazgos respaldaron el descubrimiento de que ciertos medicamentos, como la reserpina, que bloquea irreversiblemente los transportadores de monoaminas, podrían causar depresión a través del agotamiento de las monoaminas. No solo ayudó al desarrollo de la primera teoría biológica para la depresión, la teoría de la monoamina, sino que también prestó lo que se consideró el primer ejemplo reproducible de una sustancia química como causa de un trastorno mental.

El litio se había utilizado como medicamento desde el siglo XIX, inicialmente para la gota. Sin embargo, las dosis necesarias para, por ejemplo, disolver el urato en el cuerpo eran tóxicas. Más tarde se utilizó como sustituto de la sal para pacientes hipertensos, pero se prohibió en gran medida después de que se hizo evidente su toxicidad. El litio se usó para la manía a finales de 1800, porque algunas teorías sobre los trastornos del estado de ánimo afirmaban que eran un tipo de «gota cerebral». A medida que la popularidad de esa teoría disminuyó, se abandonó el uso del litio como psicoterapéutico. Al final de la década de 1940, John Cade, un médico australiano, redescubrió el valor del litio para el tratamiento de la manía. Sin embargo, debido a preocupaciones por su toxicidad, se necesitaron muchas décadas y mucha investigación antes de que fuera adoptado en Estados Unidos y otros países.

La neuroimagen comenzó a utilizarse como herramienta de investigación en la década de 1980, tras el descubrimiento de Johnstone y otros de que los pacientes con esquizofrenia tenían dilatación de los ventrículos cerebrales. Pioneros como Nancy Andreasen realizaron los primeros estudios de resonancia magnética de esquizofrenia y desarrollaron muchas de las técnicas utilizadas por otros investigadores de la enfermedad.

Las exploraciones genéticas también cosecharon hallazgos interesantes, como la alta heredabilidad de ciertos trastornos como la esquizofrenia, el trastorno del espectro autista y el trastorno bipolar. Aunque las asociaciones genéticas reales han sido esquivas, la investigación genética proporcionó apoyo adicional a la investigación de fármacos y neuroimagen que, al combinarse, crearon un cuerpo de investigación creciente que cambió la comprensión sobre la etiología de muchos trastornos mentales, desde la crianza de los hijos y otras experiencias o causas sociales para los trastornos que son, al menos en parte, hereditarios.

DESINSTITUCIONALIZACIÓN

El siglo XX también vio un cambio del asilo a la consulta y la comunidad como centro del tratamiento psiquiátrico. La influencia de los movimientos psicoanalíticos y psicosociales también influyó en la creencia de la psiquiatría de que la mayoría de las enfermedades psiquiátricas tenían al menos tratamientos potenciales. En 1963, el presidente Kennedy introdujo una legislación que delegaba en los NIH la administración de los centros comunitarios de salud mental, iniciando así el movimiento de salud comunitaria en Estados Unidos (fig. 35-11). Trazó un plan para dar de alta a los pacientes de las instituciones, incluidos los pacientes con enfermedades mentales graves y, en cambio, tratarlos en la comunidad. Aunque era una meta loable, tuvo mucho éxito en la desinstitucionalización, pero los centros comunitarios recibieron esca-

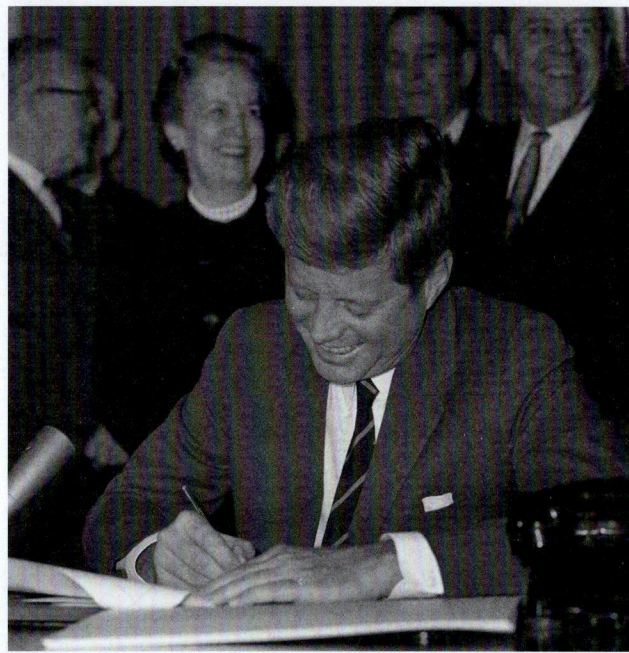

FIGURA 35-11
El presidente John F. Kennedy firma la *Mental Retardation Facilities and Community Mental Health Center Construction Act.* (Fuente: JFK Library. Dominio público.)

sa financiación y apoyo. Por lo tanto, aunque la mayoría de los pacientes psiquiátricos ya no viven en asilos, pueden ser personas sin hogar, vivir en entornos peligrosos o estar confinados en cárceles y, en cada caso, recibir poco tratamiento.

CLASIFICACIÓN DE LOS TRASTORNOS PSIQUIÁTRICOS

El tratamiento clínico y la clasificación quedaron rezagados detrás de la ciencia. Antes de la década de 1960, muchas instituciones y asilos desarrollaron sus sistemas de clasificación únicos, y el resultado fue una variación significativa tanto en la terminología diagnóstica como en la forma en que se aplicaban esos diagnósticos. Por ejemplo, en 1953, la American Psychiatric Association (APA) celebró una conferencia para desarrollar un programa de investigación para evaluar las terapias psiquiátricas. Sin embargo, los miembros concluyeron que tal investigación no tendría sentido sin un diagnóstico estandarizado, que para entonces no existía.

Este problema se expuso aún más en el estudio realizado en la década de 1960 en Estados Unidos e Inglaterra, que mostró que muchos pacientes diagnosticados con esquizofrenia serían diagnosticados con trastorno bipolar en Inglaterra. Esta variación es el resultado de un énfasis excesivo en Estados Unidos sobre los síntomas psicóticos como criterio diagnóstico para esquizofrenia. Otro estudio revelador fue el experimento de Rosenhan, en el que los investigadores fingieron alucinaciones para ingresar en hospitales psiquiátricos, pero por lo general actuaron normalmente una vez ingresados. Se les diagnosticaron trastornos psiquiátricos e incluso se les administraron fármacos antipsicóticos (que tiraban por el inodoro).

El problema también fue evidente en estudios como el Baltimore Morbidity Study, que utilizó los criterios del DSM-I y encontró resultados inconsistentes y poco fiables. La situación era tal que en la década de 1970, la comisión presidencial de salud mental, llamada informalmente la Comisión Carter, concluyó que no se podían establecer metas significativas para el tratamiento de la salud mental hasta que entendieran mejor los trastornos.

Este problema llevó a un intento de desarrollar sistemas de diagnóstico más fiables. En Estados Unidos, esto se fusionó en el *Manual diagnóstico y estadístico de los trastornos mentales* (DSM, *Diagnostic and Statistical Manual of Mental Disorders*), desarrollado por la APA. Las dos primeras ediciones son en su mayoría trabajos preliminares, que reflejan los abordajes predominantes entre los psiquiatras. Por ejemplo, la 2.ª edición del DSM (1968) distinguió entre formas de depresión psicóticas (definidas de manera más amplia que en la actualidad) y neuróticas. Esta división se convirtió en una distinción endógena/exógena: depresión virtualmente causada por una enfermedad cerebral frente a depresión por reacción al estrés, ya sea actual o del desarrollo. Aunque carecía de validez empírica, la distinción era una forma conveniente de dividir los conceptos biológicos y psicodinámicos de la depresión. Esta división a menudo impulsó el tratamiento durante gran parte de la década de 1970, en la que se pensaba que algunas formas de depresión se trataban mejor con psicoterapia, mientras que otras deberían abordarse con medicamentos.

La introducción del DSM-III en 1980, y sus revisiones posteriores hasta el DSM-5, representó un cambio de paradigma significativo en el diagnóstico, que surgió de investigaciones diseñadas para crear criterios más fiables para los trastornos mentales (fig. 35-12).

Feighner y cols. de la Washington University desarrollaron los criterios de Feighner, o de San Louis, para 15 categorías psiquiátricas principales. Este abordaje representó la primera aproximación sistemática que se basó completamente en el número y los tipos de síntomas para diagnosticar los trastornos psiquiátricos. Mientras esto ocurría, Robert Spitzer, Jean Endicott y otros investigadores del New York State Psychiatric Institute estaban desarrollando métodos para aumentar la fiabilidad de los diagnósticos psiquiátricos. Estos grupos y otros investigadores fueron reunidos por el National Institute of Mental Health en la década de 1970, donde desarrollaron los Research Diagnostic Criteria (RDC), que eran esencialmente una elaboración y expansión de los criterios de Feighner.

Los RDC prepararon el camino para el DSM-III, que resultó del trabajo del Task Force on Nomenclature and Statistics, encabezado por el Dr. Spitzer, formado por la APA a principios de la década de 1970. El DSM-III eliminó la dicotomía previa endógena o exógena inherente a muchos diagnósticos y suprimió los supuestos de causa de los criterios, adoptando un abordaje basado estrictamente en los fenómenos. Por ejemplo, la depresión mayor se definió mediante criterios sintomáticos. También dividió los trastornos del estado de ánimo, y la depresión mayor y el trastorno bipolar se trataron como trastornos distintos. Aunque reconoció formas más leves de depresión, el abordaje categórico del DSM-III creó una división rígida entre aquellos con trastorno depresivo mayor y los que no cumplían con los criterios del trastorno, una diferencia que sobrevive hasta el día de hoy. Esta división corre el riesgo de excluir a algunas personas que no encajan en una de las categorías del DSM y, sin embargo, sufren depresión; aunque el DSM incluye formas de categorizarlos, es probable que en la práctica clínica muchos de estos pacientes sean tratados como si no tuvieran ningún trastorno.

Sin embargo, los beneficios de este abordaje categórico han sido que ha creado diagnósticos más fiables, lo que permite la investigación en poblaciones más homogéneas. Esta estrategia dio importantes frutos y hubo una revolución farmacéutica en las décadas de 1980 y 1990, en las que los investigadores desarrollaron e introdujeron nuevas clases de medicamentos, como los ISRS y los antipsicóticos atípicos. Aunque podría decirse que no son más eficaces que los antidepresivos y antipsicóticos originales, los fármacos se consideraron más tolerables, y el resultado fue un aumento considerable del número de pacientes que toman y se benefician de los agentes psicofarmacológicos. Algunos han señalado que este fenómeno también provocó abusos y uso excesivo de los medicamentos para afecciones que podrían considerarse más como parte de la condición humana, y hubo una reacción violenta predecible en la que los críticos cuestionaron tanto la seguri-

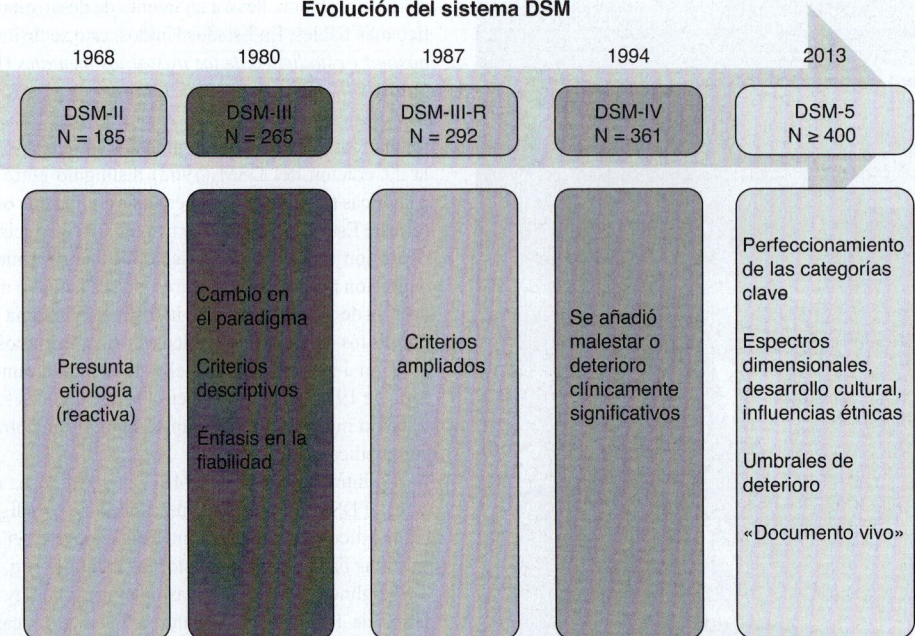

FIGURA 35-12
Sistema DSM. Temas clave y número de categorías.

dad como la eficacia de muchos medicamentos psiquiátricos. La psiquiatría organizada a menudo se encontraba a la defensiva, ya que tenía que defender los fármacos y lidiar con críticas que iban más allá de las cuestiones científicas en el efecto de los fármacos en la cultura y la sociedad.

El DSM-III y su contribución a la remedicalización de la psiquiatría también afectaron a los tratamientos psicológicos. Aunque los criterios más fiables facilitaron el diseño de estudios y el reclutamiento de poblaciones adecuadas para los estudios de tratamiento, también ayudaron a fomentar un sesgo hacia los tratamientos psicológicos que se prestaban a la investigación científica, que eran fácilmente manejables y reproducibles de manera consistente. Por lo tanto, terapias como las cognitivo-conductuales, las conductuales y las interpersonales aumentaron su predominancia como tratamientos para los principales trastornos psiquiátricos. Por el contrario, los tratamientos psicoanalíticos, cuya profundidad y complejidad los hacían intrínsecamente más difíciles de estudiar de manera consistente, se volvieron más marginales y se consideraron «tratamientos *boutique*», reservados para aquellos que podían pagar los considerables costes directos de estas terapias.

MIRANDO AL FUTURO

La combinación de nuevas tecnologías, como las imágenes funcionales de alta resolución (fig. 35-13) y el mapeo genético total, combinados con la capacidad cada vez mayor de los ordenadores para manipular grandes cantidades de datos, ha dado como resultado una notable explosión en la investigación sobre trastornos como la esquizofrenia, el autismo, el trastorno obsesivo-compulsivo y la depresión mayor durante la última década, y se han logrado grandes avances hacia la comprensión de la genética y la fisiopatología de estos trastornos. Sin embargo, sigue existiendo una brecha frustrante entre la investigación básica y la clínica.

En genética, las limitaciones de los diagnósticos clínicos con fines de investigación son claras y la búsqueda de biomarcadores válidos ha sido decepcionante. Es posible que un paso fundamental sea enfocarse en endofenotipos significativos. Sin embargo, queda por demostrar el poder predictivo de muchos de los endofenotipos propuestos.

La investigación farmacológica para tratar el trastorno, después de varias décadas fructíferas, se ha estancado. La clozapina, posiblemente el antipsicótico más eficaz, se descubrió en la década de 1960, los ISRS estuvieron disponibles en las décadas de 1980 y 1990, y los esfuerzos posteriores para perfeccionar el tratamiento farmacológico no han cumplido, hasta ahora, las expectativas. Las barreras para la investigación translacional incluyen la falta de un modelo animal válido para muchos de los trastornos, aunque se están haciendo esfuerzos para mejorar la forma en que se realizan las pruebas con animales. Mientras tanto, se están probando nuevos abordajes que restan importancia a los

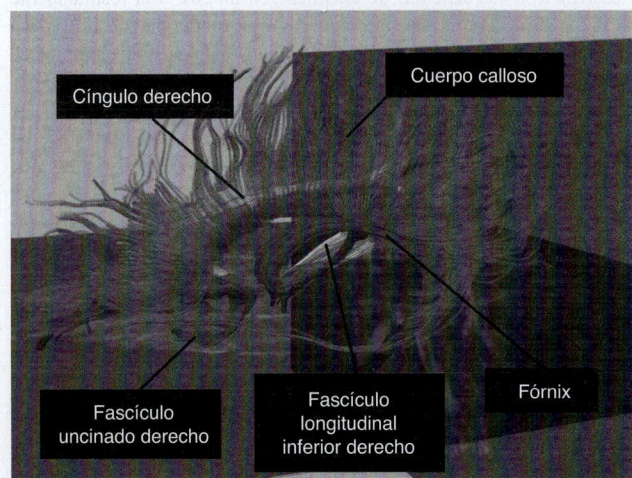

FIGURA 35-13
Este es un ejemplo de una imagen con gran detalle que las tecnologías de neuroimagen pueden producir para ayudar a los investigadores. Imagen tridimensional reconstruida en base en datos de difusión adquiridos en un escáner 3-T de General Electric, en el Brigham and Women's Hospital, Harvard Medical School, Boston, MA, que muestra varios haces de fibras de sustancia blanca importantes (generalmente de colores diferentes, convertidos a escala de grises para este libro) identificados a través de imágenes con tensor de difusión.

receptores individuales y enfatizan el abordaje de múltiples dianas para la psicofarmacología, esencialmente utilizando «fármacos sucios», que antes se habían desaconsejado debido a las preocupaciones sobre los efectos secundarios, así como ir más allá de las dianas de monoamina para incorporar otros receptores, incluidos los glutamatérgicos y receptores acoplados a la proteína G.

Sin embargo, lo que está claro es que la mayoría de los trastornos psiquiátricos son muy complejos y requieren soluciones multifacéticas.

Estas soluciones incluyen atención tanto a tratamientos psicosociales como farmacológicos. El cambio de conceptualizar muchos de los trastornos como trastornos del neurodesarrollo en lugar de neurodegenerativos también destaca la importancia de la identificación temprana de los trastornos con la esperanza de que las intervenciones tempranas puedan alterar el curso en una etapa más prometedora.

En la tabla 35-1 se presenta un resumen de algunas de las personas y eventos importantes en la historia de la psiquiatría.

Tabla 35-1
Tabla sobre la historia de la psiquiatría

Personas y eventos en psiquiatría

Persona o evento	País	Publicaciones	Significado
Hipócrates de Cos (hacia 460-370 a.C.)		*Hippocratic Writings*. Baltimore, MD: Pelican Classics; 1978	Sostuvo que las enfermedades están causadas por desequilibrios en los cuatro humores (sangre, flema, bilis amarilla, bilis negra); la melancolía está causada por un exceso de bilis negra; la histeria por un útero desplazado; buscó las causas naturales de la epilepsia, la «enfermedad sagrada»; aconsejó el tratamiento dietético de la enfermedad; el juramento hipocrático estableció ideales de conducta ética para los médicos
Platón (427-347 a.C.)	Grecia	*The Dialogues of Plato*. Jowett B, trad. New York: Random House; 1937	En *Timeo*, *Fedro* y *La República* se describen dos tipos de locura: la locura en la que el alma apetitiva pierde el dominio del alma racional y la locura inspirada por los dioses (locura divina)
Aristóteles (384-322 a.C.)	Grecia	Ross WD: *Aristotle*. 6th ed. New York: Routledge; 1995	En *De Anima* y otras obras psicológicas describió los afectos del deseo, la ira, el miedo, el coraje, la envidia, la alegría, el odio y la piedad
Galeno de Pergamo (130-200)	Asia Menor (Turquía) en el Imperio Romano	*On the Affected Parts*. Siegel R, trad., ed. Basel: Karger; 1976	Consolidó los pensamientos de Hipócrates, Platón y Aristóteles; su idea de que la depresión era causada por un exceso de bilis negra fue influyente hasta el s. XIX
San Agustín (354-430)	Tageste (Numidia, África del Norte)	*Confessions*. Pusey EB, trad. New York: Modern Library; 1949; Wills G: San Agustín. New York: Lipper/Viking; 1999	*Confesiones* fue el primer libro que se centró en la introspección psicológica
Avicena (980-1037)	Persia	*A Treatise on the Canon of Medicine of Avicenna*. London: Luzac; 1930	Su *Canon de la Medicina* reconoció que ciertas enfermedades físicas estaban causadas por trastornos emocionales y fue ampliamente leído por médicos cristianos y musulmanes
Constantino el Africano (hacia 1010-1087)	Cártago, África del Norte	Constantino l'Africano. Della melancolia. Roma; 1959	En *Melancolía* hizo observaciones sobre el pensamiento delirante, y desde la primera escuela de medicina en Salerno difundió ideas galénicas sobre la depresión en toda Europa Occidental
Petrarca (1304-1374)	Italia	*De remediis utriusque fortunae*	En sus cartas y *De remediis* desarrolló una retórica que tenía como objetivo consolar y confortar a los perturbados mentales, por lo que (según Stanley Jackson) «hizo una contribución significativa al campo de la sabiduría consoladora y terapéutica»
Henry Kramer y James Sprenger (s. XV)	Alemania	*Malleus maleficarum* (1486)	Influyente en provocar la persecución de personas por brujería

Continúa

Tabla 35-1
Tabla sobre la historia de la psiquiatría *(cont.)*

Personas y eventos en psiquiatría

Persona o evento	País	Publicaciones	Significado
Paracelso (hacia 1493-1541)	Einsiedeln (Suiza), cuando viajó a Europa	Pagel W. «Disease and the stars. 'The animal in man' and lunacy. The psychiatry of Paracelsus». En: *Paracelsus*. 2nd rev. ed. Basel: Karger; 1982:150	Se opuso a las ideas de Galeno; creía que la enfermedad psiquiátrica se producía cuando los instintos animales de un individuo eran estimulados por las estrellas y que las emociones causaban una enfermedad física (de ahí que se le haya llamado un «psicosomaticista» temprano); los tratamientos eran principalmente psicoterapia, pero también incluían venosección, trepanación y azufre
Juan Luis Vives (1493-1540)	Nacido en España; desde los 16 años vivió principalmente en Holanda y Bélgica	*De anima et vita* (1538); Noreña CG. Juan Luis Vives y las emociones. Carbondale, IL: Southern Illinois University Press; 1989	Describió por primera vez la importancia de las asociaciones psicológicas en la formación de emociones y en el recuerdo de eventos pasados
Johann Weyer (1515-1588)	Holanda	*De Praestigiis Daemonum* (1563); reimpreso en Mora G, ed. *Witches, Devils, and Doctors in the Renaissance*. Binghampton, NY: Center for Medieval and Early Renaissance Studies; 1991	Critica el *Malleus* y rebate algunas de las creencias predominantes de la brujería
Juan Huarte de San Juan (hacia 1530-1592)	España	*The Examination of Men´s Wits* (1575)	Un informe temprano sobre las diferencias en temperamentos y disposiciones
Giambattista della Porta (1535-1615)	Italia	*De humana physiognomia* (1586)	Dio a la fisonomía el parecer al menos de una pseudociencia
Felix Plater (1536-1614)	Suiza	*Practice of medicine* (1602); *Observations of Diseases Injurious to Body and Mind* (1614)	Nueva clasificación de enfermedades basada en síntomas, causas y tratamientos; descripción detallada de todas las enfermedades psiquiátricas y orgánicas conocidas; el primer médico en separar la medicina de la filosofía y convertirla en una rama de las ciencias naturales; pionero en el estudio del comportamiento y neuropatología de las personas con discapacidad mental
Robert Burton (1577-1640)	Inglaterra	*The Anatomy of Melancholy* (1621)	El libro de psiquiatría más famoso del s. XVII; una presentación completa de todos los antecedentes del pensamiento médico-psicológico sobre la melancolía, también basándose en la literatura no médica de la civilización occidental
Paolo Zacchia (1584-1659)	Italia	*Questiones medico-legales* (1621-1635)	Sostenía que un médico, en lugar de un sacerdote o un abogado, debería evaluar la responsabilidad de un paciente por comportamiento perturbado; fue el comienzo de la psiquiatría forense
Thomas Sydenham (1624-1689)	Inglaterra	*Dissertatio epistolaris...* [1682]. En: The entire Works of Thomas Sydenham Newly Made English (1742)	Dio una perspectiva completa de los muchos síntomas de la histeria, creyendo que la forma de quejas hipocondríacas podría existir en los hombres y que era causada por espíritus animales perturbados; su abordaje para clasificar las causas de los síntomas se parecía al esfuerzo psiquiátrico moderno de construir clasificaciones ateóricas de las enfermedades psiquiátricas
Thomas Willis (1621-1675)	Inglaterra	*Two Discourses Concerning the Soul of Brutes* (1683)	Resumió lo que se sabía sobre las principales enfermedades psiquiátricas; reconoció las diferencias en las enfermedades cuando había una enfermedad cerebral grave y cuando el cerebro parecía normal, atribuyendo el último a los espíritus animales perturbados; atribuyó la histeria a los espíritus animales perturbados actuando en el cerebro, y no al desplazamiento del útero

Continúa

Tabla 35-1
Tabla sobre la historia de la psiquiatría *(cont.)*

Personas y eventos en psiquiatría

Persona o evento	País	Publicaciones	Significado
Georg Ernst Stahl (1660-1734)	Alemania	*Theoria medica vera* (1707), *De animi morbis* (1708)	Teoría del animismo; el alma *(anima)* mantiene las funciones del cuerpo en salud y enfermedad; la enfermedad psiquiátrica está causada por inhibiciones del ánima o enfermedades del cuerpo
William Battie (1703-1776)	Inglaterra	*A Treatise of Madness* (1758)	Primer médico que hizo su obra completa sobre la locura, elevó «el negocio de la locura» a una especialidad respetada y utilizó por primera vez el término «locura» en el título de su libro
Boissier de Sauvages (1706-1767)	Francia	*Nosologia methodica* (1765)	La nosología dividió las enfermedades en clases según los síntomas; aunque especulativo y artificial, estimuló un replanteamiento de los conceptos de enfermedad
John Aiken (1747-1822)	Inglaterra	*Thoughts on Hospitals* (1771)	Primer libro sobre hospitales en el que se debatió sobre los «hospitales de locos»
Franz Anton Mesmer (1734-1815)	Austria, Francia	*Memoire sur la découverte du magnetism animal* (1779)	Demostró que cuando un terapeuta mental usaba el llamado magnetismo animal, podía curar casos de enfermedad psiquiátrica; condujo al descubrimiento de la hipnosis
Vincenzo Chiarugi (1759-1820)	Italia	*Regulations of the Hospitals of Santa Maria Nuova and of Bonifazio* (1789)	Uno de los primeros intentos de tratar a los internos mentales de los asilos humanamente y sin restricciones
William Cullen (1710-1790)	Escocia	*Nosology, or a Systematic Arrangement of Diseases* (1800)	Un gran nosólogo del s. XVIII que utilizó por primera vez los términos *neurosis* y *neurótico* para describir las enfermedades mentales
Philippe Pinel (1745-1826)	Francia	*A Treatise on Insanity in Which Are Contained the Principles of a New and More Practical Nosology of Mental Disorders* (1801)	Clasificó la enfermedad mental en cuatro formas principales y estableció un nuevo tratamiento humano para los enfermos de los asilos de locos, al que llamó «el tratamiento moral de la locura»
Johann Reil (1759-1813)	Alemania	*Rhapsodies about the Application of Psychotherapy to Mental Disturbances* (1803)	Fundador de la psicoterapia racional, reconociendo el valor terapéutico del entorno institucional, la música, el psicodrama y la terapia ocupacional; usó por primera vez la palabra *psiquiatría* y fundó la primera revista psiquiátrica
Benjamin Rush (1745-1813)	Estados Unidos	*Medical Inquiries and Observations upon the Diseases of the Mind* (1812); Farr C: Benjamin Rush and American psychiatry. *Am J Psychiatry*. 1994;151(Suppl):65	El médico estadounidense más famoso de su tiempo y el único médico que firmó la Declaración de Independencia; el primer autor estadounidense de un libro sobre psiquiatría general, y el padre de la psiquiatría estadounidense
Thomas Sutton (1767-1835)	Inglaterra	*Tracts on Delirium Tremens* (1813)	Primera descripción del *delirium tremens* alcohólico
William Tuke (1732-1822); Samuel Tuke (1784-1857), nieto de William Tuke; Daniel Hack Tuke (1827-1895), el hijo menor de Samuel Tuke; John Charles Bucknill (1817-1895)	Inglaterra	Tuke S. Description of the Retreat, an Institution near York, for Insane Persons of the Society of Friends. New York; 1813; Tuke DH, Bucknill JC. *A Manual of Psychological Medicine Containing the History, Nosology, Description, Statistics, Diagnosis, Pathology, and Treatment of Insanity.* London; 1858	W. Tuke fundó el York Retreat para el tratamiento moral de los cuáqueros mentalmente enfermos en 1796; *S. Tuke's Description of the Retreat* influyó en el tratamiento de los asilos en Inglaterra, Europa y Estados Unidos; el *Manual* de D. Tuke y Bucknill fue el primer libro de texto completo de psiquiatría
Joseph Adams (1756-1818)	Inglaterra	*A Treatise on the Supposed Hereditary Properties of Diseases... Particularly in Madness and Scrofula* (1814)	Primer libro sobre las propiedades hereditarias de las enfermedades; argumentó que no se trataba de una enfermedad hereditaria sino de una susceptibilidad a las enfermedades; por tanto, la prevención y la cura eran posibles

Continúa

Tabla 35-1
Tabla sobre la historia de la psiquiatría *(cont.)*

Personas y eventos en psiquiatría

Persona o evento	País	Publicaciones	Significado
Franz Joseph Gall (1758-1828), Johann Gaspar Spurzheim (1776-1832)	Austria, Alemania	*The Physiognomical System of Drs. Gall and Spurzheim; founded on an anatomical and physiological examination of the nervous system in general and of the brain in particular* (1815)	El comienzo de la frenología: mapear partes del cerebro, definir sus funciones psicológicas y hacer predicciones psicológicas y psicoterapéuticas
Johann Christian Heinroth (1773-1843)	Alemania	Disturbances of the Mind (1818); Hansen LA. Metaphors of mind and society: The origins of German psychiatry in the revolutionary era. *Isis.* 1998;89:387; Cauwenbergh LS. J Chr A Heinroth (1773-1843) a psychiatrist of the German Romantic era. *Hist Psychiatry.* 1991;2:365	Primer libro de texto sistemático de psiquiatría que intentó formular un sistema clínico real de psicoterapia; el primero en utilizar la palabra psicosomático y en ocupar una cátedra de medicina psicológica en la Universidad de Leipzig
Robert Gooch (1784-1830)	Inglaterra	*An Account of… Diseases Peculiar to Women* (1829)	Primer informe de la psicosis posparto
James Cowles Prichard (1786-1848)	Inglaterra	*A Treatise on Insanity and Other Disorders Affecting the Mind* (1835)	Libro de texto estándar de psiquiatría que cubre toda la literatura sobre todas las enfermedades conocidas; describió la locura moral, más tarde llamada *personalidad psicopática*
Jean Étienne Dominique Esquirol (1782-1840)	Francia	*Mental Maladies: A Treatise on Insanity* (1838)	Acuñó el término *alucinación*, describió la «idiocia», clasificó las locuras en monomanía (locura parcial) y delírium general, y reconoció las causas tanto emocionales como orgánicas de la enfermedad; uno de los autores de una ley integral que proporciona un asilo para cada departamento de Francia
Isaac Ray (1807-1881)	Estados Unidos	*Treatise on Medical Jurisprudence of Insanity* (1838)	Fundó la psiquiatría forense estadounidense
James Braid (1795-1860)	Inglaterra	*Neurypnology; or, the Rationale of Nervous Sleep* (1843)	Separó completamente el hipnotismo del magnetismo animal y comenzó el estudio de los fenómenos hipnóticos
Daniel M'Naghton (1813-1865)	Inglaterra	West DJ, Walk A, eds. *Daniel M'Naghton: His Trial and the Aftermath.* London Gaskell Books; 1977	Al sufrir delirios persecutorios, M'Naghton asesinó al secretario de un funcionario del gobierno en 1843; en su juicio por asesinato fue declarado inocente por razón de locura y fue internado en un manicomio el resto de su vida; la «regla de M'Naghton» ha influido en los criterios legales ingleses y estadounidenses para la absolución por motivos de locura
Wilhelm Griesinger (1817-1868)	Alemania	*Mental Pathology and Therapeutics* (1845)	Proclamó que las enfermedades psiquiátricas son enfermedades cerebrales y que la psiquiatría se había convertido en una especialidad médica
Jacques-Joseph Moreau de Tours (1804-1884)	Francia	*Du haschich et de l'aliénation mentale* (1845)	Describió los efectos de su ingesta de hachís y se convirtió en el primer psiquiatra en experimentar una psicosis inducida por drogas
Walter Cooper Dendy (1794-1871)	Inglaterra	Psychotherapeia, or the remedial influence of mind. J *Psychol Med Ment Pathol.* 1853;6:268	Introdujo por primera vez el término *psychotherapeia* (psicoterapia), que definió como prevención y remedio de enfermedades por influencia psíquica y predijo que se volvería valioso en psiquiatría
Jean-Pierre Falret (1794-1870), Jules Baillarger (1809-1890)	Francia	Baillarger J. La folie à double forme. *Bull Acad Imp Med.* 1853-1854;19:340; Falret JP. La folie circulaire. *Bull Acad Imp Med.* 1853-1854;19:382; Pichot P. The birth of the bipolar disorder. *Eur Psychiatry.* 1995;10:1	Baillarger y Falret llamaron al trastorno bipolar «doble locura» y «locura circular»; en 1899, Kraepelin llamó a esta enfermedad *psicosis maníaco-depresiva*

Continúa

Tabla 35-1
Tabla sobre la historia de la psiquiatría *(cont.)*

Personas y eventos en psiquiatría

Persona o evento	País	Publicaciones	Significado
Thomas Kirkbride (1809-1883)	Estados Unidos	*On the Construction, Organisation, and General Arrangements of Hospitals for the Insane* (1854)	Estableció a mediados del s. xix un estándar para la atención del enfermo mental que es respetado hasta hoy
John Conolly (1794-1866)	Inglaterra	*The Treatment of the Insane without Mechanical Restraints* (1856)	El trabajo de Conolly para el sistema sin restricciones marcó el éxito de un movimiento que comenzó con Pinel y creó un nuevo abordaje para tratar la locura en todo el mundo civilizado
George Robinson (1821-1875)	Inglaterra	*On the Prevention and Treatment of Mental Disorders* (1859)	Introdujo la idea de mirar más allá de los alrededores del asilo para prevenir las enfermedades mentales
Gustav Theodor Fechner (1801-1887)	Alemania	*Elements of Psychophysics* (1860)	Estableció la relación entre la intensidad de los estímulos y las reacciones sensoriales; fue llamado el fundador de la psicología experimental
Bénédict-Augustin Morel (1809-1873)	Francia	*Traité des maladies mentales* (1860)	Presentó casos de locura y otras enfermedades mentales causadas por «degeneración mental» heredada que empeoraron de una generación a la siguiente
Thomas Laycock (1812-1876)	Inglaterra	*Mind and brain* (1860)	Mencionó la actividad funcional inconsciente del cerebro, pero no desarrolló más la idea
Forbes B. Winslow (1810-1874)	Inglaterra	*On Obscure Diseases of the Brain and Disorders of the Mind* (1860)	Primero en mencionar las pruebas de diagnóstico mental (pruebas psicológicas) y la entrevista psiquiátrica
Ewald Hecker (1843-1909)	Alemania	Die Hebephrenie. *Arch Pathol Anat Physiol.* 1871:52	Primera descripción de «hebefrenia» (más tarde un subgrupo de demencia precoz)
Karl Kahlbaum (1828-1899)	Alemania	*Die Katatonie oder das Spannungsirresein* (Berlin, 1874)	Primera descripción de la catatonía (más tarde un subgrupo de demencia precoz)
George Miller Beard (1840-1883)	Estados Unidos	*A Practical Treatise of Nervous Exhaustion (Neurasthenia)* (1880)	La neurastenia, una enfermedad del agotamiento físico y mental, reemplazó el diagnóstico de hipocondriasis; se hizo frecuente en las clases altas estadounidenses y europeas desde aproximadamente 1870 hasta 1920
Richard von Krafft-Ebing (1840-1902)	Alemania	*Psychopathia sexualis* (1886); Oosterhuis H. *Stepchildren of Nature: Kraft-Ebing, Psychiatry, and the Making of Sexual Identity.*Chicago, IL: University of Chicago Press; 2000	Describió casos de homosexualidad y perversiones sexuales, alegando que algunos fueron causados por degeneración, y acuñó los términos sadismo, masoquismo y esclavitud sexual *(bondage);* la psicopatía fue respetada por abogados y científicos, y fundó la ciencia de la sexología
Pierre Janet (1859-1947)	Francia	*L'automatisme psychologique: Essai de psychologie experimentale sur les formes inferieures de l'active* (Paris, 1889); van der Kolk BA, van der Hart O. Pierre Janet and the breakdown of adaptation in psychological trauma. *Am J Psychiatry.* 1989;146:1530	Mostró que las experiencias traumáticas severas causaban dos tipos de síntomas disociativos: *histeria*, con disociaciones de sentimientos o recuerdos relacionados con las experiencias, y *psicastenia*, con obsesiones, fobias y ansiedades; el primer intento sistemático de mostrar cómo la mente puede disociarse frente a un trauma severo
Herman Emminghaus (1845-1904)	Alemania	*Psychic Disturbances of Childhood* (1887)	Primer libro de texto sobre psiquiatría infantil

Continúa

Tabla 35-1
Tabla sobre la historia de la psiquiatría *(cont.)*

Personas y eventos en psiquiatría

Persona o evento	País	Publicaciones	Significado
Jean-Martin Charcot (1825-1893)	Francia	Owen ARG. *Hysteria, Hypnosis, and Healing: The Work of JM Charcot.* New York: Garrett Publications; 1971; de Goetz C, Bonduelle M, Gelfand T. *Charcot: Constructing Neurology.* Oxford: Oxford University Press; 1995	En 1882 se convirtió en el primer profesor de enfermedades del sistema nervioso en la Universidad de París, contribuyendo a institucionalizar la neurología como especialidad médica y haciendo de París un centro internacional de estudios neurológicos; aunque creyó de forma errónea que solo los histéricos podían ser hipnotizados, describió y clasificó completamente las manifestaciones principales de la histeria, y fue el primero en dar un relato psicológico de la histeria y mostrar que algunos de sus síntomas son el resultado de ideas que dominaban la mente del histérico
Georges Gilles de la Tourette (1857-1904)	Francia	Étude sur une affection nerveuse caractérisée par l'incoordination motrice accompagnée d'echolalie et coprolalie. *Arch Neurol (Paris).* 1885;ix:19,158; Yorston G, Hindley N, trad. e intro: Study of a nervous disorder characterized by motor incoordination with ecolalia and coprolalia. *Hist Psychiatry.* 1998;9:97; Kushner HI. *A Cursing Brain? The Histories of Tourette Syndrome.* Cambridge, MA: Harvard University Press; 1999	Describió un síndrome de movimientos involuntarios con ecolalia y coprolalia en 9 pacientes, 7 de los cuales se encontraban en el Hospital de la Salpêtrière de París, donde era neurólogo residente en formación; Jean-Martin Charcot, director de la Salpêtrière y principal neurólogo de Francia, autorizó el uso del nombre de la Tourette para el síndrome
Cesare Lombroso (1835-1909)	Italia	*Genius and Insanity* (1864), *The Delinquent Man* (1876), *The Female Offender* (1893)	Enfatizó el estudio de la personalidad individual, que dio lugar a patografías: biografías de orientación psicopatológica; sus libros sobre hombres y mujeres delincuentes estimularon una escuela de antropología criminal que generó la ciencia de la criminología
Emil Kraepelin (1856-1926)	Alemania	Kraepelin E. *Psychiatrie: Ein Lehrbuch für Studerende und Aerzte.* 6th ed. (1899); *Memoirs.* Berlin: Springer-Verlag; 1987	Dividió las psicosis principales en dos grupos: demencia precoz, la cual se deterioraba a demencia, y psicosis maníaco-depresiva, que no se deterioraba
John Hughlings Jackson (1834-1911)	Inglaterra	*Selected Writings of John Hughlings Jackson* (London, 1931-1932)	De 1870 a 1900 desarrolló la tesis de que los síntomas psiquiátricos son una regresión de las funciones superiores producto de la evolución; los síntomas resultan de la activación de funciones más primitivas
Sigmund Freud (1856-1939)	Austria	*The Interpretation of Dreams* (1900), *Three Essays on the Theory of Sexuality* (1905), *Introductory Lectures on Psychoanalysis* (1915-1917)	Descubrió las manifestaciones del inconsciente y cómo utilizarlas en el tratamiento de pacientes psiquiátricos; describió la sexualidad infantil y cómo esta explica las disfunciones sexuales de los adultos; fundó el psicoanálisis
Morton Prince (1854-1929)	Estados Unidos	*The Dissociation of a Personality* (1905)	Relato temprano de una personalidad múltiple; enfatizó técnicas de hipnosis y manifestaciones del inconsciente
Clifford Beers (1876-1943)	Estados Unidos	*A Mind That Found Itself* (1908)	Relato de experiencias en hospitales psiquiátricos que estimularon el movimiento de higiene mental en Estados Unidos
Eugen Bleuler (1857-1939)	Suiza	*Dementia Praecox or the Group of Schizophrenias* (1911)	Acuñó el término *esquizofrenia* y describió sus síntomas

Continúa

Tabla 35-1
Tabla sobre la historia de la psiquiatría *(cont.)*

Personas y eventos en psiquiatría

Persona o evento	País	Publicaciones	Significado
Alfred Binet (1857-1911)	Francia	*A Method of Measuring the Development of the Intelligence of Young Children*, con T. Simon (1911); traducción al inglés, 1913	Desarrolló la primera prueba de inteligencia aplicable a los niños; se ha convertido en el prototipo para posteriores pruebas de capacidad intelectual en niños y adultos
Hideyo Noguchi (1876-1928)	Estados Unidos	Noguchi H, Moore JW. A demonstration of the *Treponema pallidum* in the brain in cases of general paralysis. *J Exp Med.* 1913:17	La demostración definitiva, tras un siglo de controversias, de que el organismo sifilítico provoca paresia generalizada; la primera vez que se conoció la causa de una psicosis mayor
Alfred Adler (1870-1937)	Austria	*Study of Organ Inferiority and Its Psychical Compensations* (1917); Stepansky PE. En: *Freud's Shadow: Adler in Context.* Hillsdale, New Jersey: Analytic Press; 1983	Primer desertor del psicoanálisis de Freud; fundó la escuela de psicología individual y acuñó los términos *estilo de vida* y *complejo de inferioridad*
Hermann Rorschach (1884-1922)	Suiza	*Psychodiagnostik* (1921)	La prueba de la mancha de tinta reveló motivaciones inconscientes y defensas del ego contra ellas y se utilizó para el diagnóstico psiquiátrico; estimuló el desarrollo de otras pruebas diagnósticas proyectivas
Julius von Wagner-Jauregg (1857-1940)	Austria	De Rudoli G. *Therapeutic Malaria* (1927); Wagner-Jauregg J. The history of the malaria treatment of general paresis. *Am J Psychiatry.* 1994;151(Supl.):231; Marrón EM. Why Wagner-Jauregg won the Nobel Prize for discovering malaria therapy for general paresis of the insane. *Hist Psychiatry.* 2000;11:371	Durante la década de 1917 a 1927 mostró que los pacientes con paresia general experimentaron remisiones cuando se indujo la malaria; para la época, fue el tratamiento orgánico más exitoso de una psicosis; gracias a esto, en 1927 fue el primer psiquiatra en recibir el Premio Nobel; en la década de 1940 la penicilina se convirtió en el tratamiento de elección para la paresia
Otto Rank (1884-1939)	Austria, Francia, Estados Unidos	*The Myth of the Birth of the Hero* (1909), *The Trauma of Birth* (1924), *Will Therapy* (1936); Lieberman EJ. *Acts of will: The Life and Work of Otto Rank.* New York: Free Press, Macmillan; 1985	Hizo importantes contribuciones al psicoanálisis freudiano al mostrar cómo los deseos y fantasías de una persona influían en la formación de mitos humanos; al romper con Freud, Rank formó su teoría de cómo la experiencia del nacimiento influye en el desarrollo mental de una persona y después en su técnica de terapia de la voluntad
American Board of Psychiatry and Neurology (ABPN)	Estados Unidos	Freeman W, Ebaugh F, Boyd D Jr. The founding of American Board of Psychiatry and Neurology, Inc. *Am J Psychiatry.* 1959;115:769	En 1934, un grupo de destacados psiquiatras y neurólogos estadounidenses fundó la ABPN, con igual número de psiquiatras y neurólogos, y calificaciones y exámenes separados para psiquiatras y neurólogos; certificación para psiquiatras incluía 3 años de estudio de psiquiatría tras un internado y 2 años de práctica hospitalaria en psiquiatría; el propósito original de la ABPN era, en palabras de Walter Freeman, «crear estándares de práctica ética y competencia profesional basados en una educación fundamental adecuada en el campo»; desde su fundación, ha mantenido estos estándares a la vez que se mantiene al día de los avances en información y tecnología
Henry A. Murray (1893-1988)	Estados Unidos	*Thematic Apperception Test.* Cambridge, MA: Harvard University Press; 1943	El test de apercepción temática, que se creó en 1935, es un método utilizado para descubrir temas dominantes conscientes e inconscientes en la vida mental de una persona
Charles Bradley (1902-1979)	Estados Unidos	Bradley C. The behavior of children receiving Benzedrine. *Am J Psychiatry.* 1937:577; Gross MD. Origin of stimulant use for treatment of attention deficit. *Am J Psychiatry.* 1995;152:298	El primer médico en registrar el tratamiento exitoso de lo que se denominó trastorno por déficit de atención en niños con medicamentos estimulantes

Continúa

Tabla 35-1
Tabla sobre la historia de la psiquiatría *(cont.)*

Personas y eventos en psiquiatría

Persona o evento	País	Publicaciones	Significado
Cura de la pelagra	Estados Unidos	Roe D. *A Plague of Corn: The Social History of Pellagra.* Ithaca, NY: Cornell University Press; 1973	La pelagra es una enfermedad por déficit de niacina que se manifiesta por diarrea, dermatitis y demencia; en el sur, fue causada por la eliminación de niacina en la molienda del maíz y era una de las principales causas de demencia; en 1912, Joseph Goldberger (1874-1929), del Public Health Service de Estados Unidos, demostró que la pelagra estaba causada por la ausencia de un factor preventivo de la pelagra en la dieta; en 1937, ese factor fue identificado como niacina; desde entonces, con las dietas enriquecidas con niacina, la pelagra ha desaparecido en gran medida; la pelagra también se ha dado en otros países cuyo cereal básico es el maíz (maíz americano)
Genética de la esquizofrenia	Alemania, Estados Unidos	Rüdin E. *Studien über Verebung und Entstehung geistiger Störungen. I. Zur Vererbung und Neuetstehung der Dementia Praecox. [Studies on the Heredity and Genesis of Mental Diseases. I. On the Heredity and New Formation of Dementia Praecox].* Berlin: Verlag von Julius Springer; 1916; Kallman FJ. *The Genetics of Schizophrenia.* New York: JJ Augustin; 1938; Rainer JD. The contributions of Franz J. Kallmann to the genetics of schizophrenia. En: Cancro R, Dean SR, eds. *Research in the Schizophrenic Disorders: The Stanley R. Dean Award Lectures.* Vol. 2. Jamaica, New York: Spectrum; 1985	Rüdin (1874-1952) y Kallman (1897-1965) demostraron que la esquizofrenia se transmitía por genes recesivos (aunque diferían sobre cómo estos genes ejercían sus efectos); Kallman primero trabajó con Rüdin en el Max Planck Institute de Psiquiatría en Munich, luego estudió la incidencia de esquizofrenia entre los hermanos y descendientes de 1.087 pacientes esquizofrénicos hospitalizados en dos hospitales de Berlín; cuando emigró a Estados Unidos en 1936, trajo el manuscrito en alemán de su libro sobre estos pacientes; se tradujo al inglés en 1938 y se convirtió en una obra pionera; Kallman pasó el resto de su vida trabajando en el New York Psychiatric Institute, donde estableció el primer departamento de genética médica a tiempo completo en una institución psiquiátrica de Estados Unidos
TEC	Italia	Abrams R. The treatment that will not die. *Psychiatr Clin North Am.* 1994;17:525; Berrios G. The scientific origins of electroconvulsive therapy: A conceptual history. *Hist Psychiatry.* 1997;8:105	Dos psiquiatras italianos, Ugo Cerletti (1897-1963) y Lucio Bini (1908-1964), utilizaron por primera vez la TEC en Roma en 1938 para producir convulsiones que aliviaron los síntomas en un paciente esquizofrénico; entonces se descubrió que era más eficaz en los trastornos del estado de ánimo que en la esquizofrenia, y aunque su uso ha disminuido debido a los fármacos psicotrópicos, en la actualidad se utilizan formas modificadas de TEC
Karen Horney (1885-1952)	Alemania hasta 1932, luego Estados Unidos	*The Neurotic Personality of Our Time* (1937), *New Ways in Psychoanalysis* (1939), *Neurosis and Human Growth: The Struggle Toward Self-Realization* (1950); Paris B. *Karen Horney: A Psychoanalyst's Search for Self-Understanding.* New Haven, CT: Yale University Press; 1994	Se opuso a la teoría de Freud del complejo de castración en las mujeres y su énfasis en el complejo edípico y la sexualidad como influencias de la neurosis; argumentó que la neurosis estaba influenciada por la cultura de la sociedad en la que se vivía
Adolf Meyer (1866-1950)	Suiza hasta 1893, luego Estados Unidos	Meyer A. A short sketch of the problems of psychiatry. *Am J Insanity.* 1896-1897;53:538; Lidz T. Adolf Meyer and the development of American psychiatry. *Am J Psychiatry.* 1996;123:320; Adolf Meyer. En: Havens L, ed. *Approaches to the Mind.* Boston, MA: Little Brown	De 1912 a 1940, la figura dominante de la psiquiatría estadounidense; su concepto de psicobiología veía al paciente como una unidad biológica y psicológica que enfermaba por una patología interna y mala adaptación al medio; trató a pacientes con terapias médicas y no médicas en clínicas comunitarias; su trabajo se ha convertido en parte de la psiquiatría estadounidense actual

Continúa

Tabla 35-1
Tabla sobre la historia de la psiquiatría *(cont.)*

Personas y eventos en psiquiatría

Persona o evento	País	Publicaciones	Significado
Constitución, personalidad y enfermedad mental	Alemania, Estados Unidos	Kretschmer E. *Body Build and Character.* (1922); Sheldon WH. *Varieties of Human Psysique* (1940)	Kretschmer (1888-1964) y Sheldon (1899-1977) postularon que los individuos delgados y asténicos eran propensos a la introversión, las tendencias esquizoides y la esquizofrenia, mientras que los individuos bajos y robustos estaban predispuestos a ser extrovertidos y tenían personalidades ciclotímicas y depresión maníaca; hay muchas excepciones a estos postulados
Decreto del Führer (1939)	Alemania	Lifton RJ. The Nazi doctors. En: «*Euthanasia»: Direct Medical Killing.* New York: Basic Books; 1986: Chapter 2; Gallagher HG. *By Trust Betrayed: Patients, Physicians, and the License to Kill in the Third Reich.* New York: Henry Holt; 1990; Annas GJ, Grodin MA, eds. *The Nazi Doctors and the Nuremburg Code. Human Rights in Human Experimentation.* Oxford: Oxford University Press; 1992	En octubre de 1939, poco después del estallido de la Segunda Guerra Mundial, un decreto del Führer ordenó a los médicos que mataran a los pacientes que tenían enfermedades médicas incurables (esto surgió de la doctrina nazi de preservar la pureza racial mediante la eliminación de aquellos «biológicamente incapaces»); durante el curso de la guerra, unos 270 000 pacientes mentales fueron asesinados por médicos y personal médico; Henry Friedlander postuló en *Los orígenes del genocidio Nazi: de la eutanasia a la solución final* (1995) que estos asesinatos médicos, que empezaron en 1940, sirvieron como estímulo y modelo práctico para el genocidio nazi de judíos y gitanos que comenzó en 1941
Inventario multifásico de la personalidad de Minnesota (MMPI)	Estados Unidos	Buchanan R. The development of the Minnesota Multiphasic Personality Inventory. *J Hist Behav Sci.* 1994;29:148	El MMPI, desarrollado por S. R. Hathaway (1903-1984) y J. C. McKinley (1891-1950) en la Universidad de Minnesota a principios de la década de 1940, se convirtió en el instrumento de medición de la personalidad psicológica más ampliamente utilizado e investigado; en 1989 se publicó una versión revisada del MMPI, el MMPI-2; en 1999 se publicó una 3.ª edición de MMPI-2, que contiene los resultados de nuevos estudios de investigación junto con un nuevo capítulo sobre las aplicaciones forenses de MMPI-2
Leo Kanner (1894-1981)	Austria, Estados Unidos	*Child Psychiatry.* Springfield, IL: CC Thomas; 1935; Autistic disturbances of the affective contact. *Nerv Child.* 1943;2:217	El primer libro de texto de psiquiatría infantil en inglés y una descripción pionera de lo que Kanner llamó más tarde «autismo infantil temprano»
Melanie Klein (1882-1960), Anna Freud (1895-1982)	Europa Central, luego Inglaterra	Klein M. *The Psychoanalysis of Children* (1932); Kernberg O. Melanie Klein. En: Kaplan HI, Freedman AM, Sadock BJ, eds. *Comprehensive Textbook of Psychiatry.* 3rd ed. Baltimore, MD: Williams & Wilkins; 1980; *Grosskurth P. Melanie Klein: Her World and Her Work.* New York: Knopf; 1986; Freud A. *The Ego and the Mechanisms of* Defence (1936), *The Psychoanalytic Treatment of Children* (1946), A short history of child analysis. *Psychoanal Study Child.* 1966;21:7; Young-Bruehl E. *Anna Freud: A Biography.* New York: Summit Books; 1988	Klein y A. Freud fueron pioneras en crear diferentes conceptos del psicoanálisis infantil; los conceptos de Klein sobre las «posiciones paranoide-esquizoide y depresiva» de los niños muy pequeños han influido en la psiquiatría infantil y en el tratamiento de los pacientes adultos psicóticos y límites; A. Freud formuló un grupo de conceptos básicos del psicoanálisis infantil y amplió el trabajo de psicología del yo de su padre, Sigmund Freud, al delinear las defensas del yo, incluida la «identificación con el agresor»
Helene Deutsch (1884-1982)	Europa hasta 1935, luego Estados Unidos	*The Psychology of Women,* 2 vols. (1945); some forms of emotional disturbance and their relationship to schizophrenia ('As If'). En: Deutsch H, ed. *Neuroses and Character Types.* New York: International Universities Press; 1965: Chapter 20; Roazen P. *Helene Deutsch: A Psychoanalyst's Life.* Garden City, NJ: Anchor Press/Doubleday; 1985	Durante varias décadas, fue la visión freudiana más completa del ciclo de vida de la mujer; su concepto clínico más famoso fue la personalidad «como si»: una persona aparentemente normal que da la impresión de adaptarse bien a la realidad, pero que en el fondo carece de emociones auténticas

Continúa

Tabla 35-1
Tabla sobre la historia de la psiquiatría *(cont.)*

Personas y eventos en psiquiatría

Persona o evento	País	Publicaciones	Significado
Iván Petrovich Pávlov (1849-1936), Andrew Salter (1914-1996)	Rusia, Estados Unidos	Pavlov IP. *Lectures on Conditioned Reflexes.* 2 vols. New York: International Publishers; 1941; Babkin, BP. *Pavlov: A Biography.* Chicago: University of Chicago Press; 1949; Salter A. *Conditioned Reflex Therapy.* New York: Farrar, Straus; 1949	De 1903 a 1936, Pávlov mostró cómo los reflejos condicionados influyen en el pensamiento normal y patológico; luego, Salter aplicó la terapia del reflejo condicionado a los pacientes psiquiátricos postulando que las neurosis resultan de un exceso de inhibición cortical y enfatizando el entrenamiento en asertividad; su terapia se convirtió en una tendencia en el desarrollo de la terapia conductual
NMHA (1946), NIMH (1949)	Estados Unidos	Grob GN. *From Asylum to Community: Mental Health Policy in Modern America.* Princeton, NJ: Princeton University Press; 1991: Chapters 2-4. Romano J. Reminiscences: 1938 y and since. *Am J Psychiatry.* 1990;147:785	En 1946, la aprobación por el Congreso de la NMHA proporcionó a la psiquiatría estadounidense por primera vez fondos generosos para la educación y la investigación psiquiátricas, y condujo a la creación del NIMH en 1949, con objetivos de investigación en esquizofrenia y capacitación del personal de salud mental
Erik H. Erikson (1902-1994)	Europa; Estados Unidos desde la década de 1930	*Childhood and Society* (1950), *Identity and the Life Cycle* (1959); Friedman LJ. *Identity's Architect: A Biography of Erik H. Erikson.* New York: Scribner; 1999; Wallerstein R, Goldberger L, eds. *Ideas and Identities: The Life and Work of Erik Erikson.* Madison, CT: International	Replanteó los conceptos de Freud sobre la sexualidad infantil, desarrolló conceptos de identidad adulta y crisis de identidad, y aplicó conceptos psicoanalíticos a la vida cultural y la historia política de Estados Unidos; su obra *Joven Lutero: un estudio en psicoanálisis e historia* (1958) influyó en la escritura de la psicohistoria
Carl Rogers (1902-1987)	Estados Unidos	*Client-Centered Theory* (1951)	Demostró que en muchos pacientes existían fuerzas mentales constructivas que antes no habían sido reconocidas ni empleadas y que un terapeuta, mediante el uso del *insight* y la catarsis, podía ayudar a un paciente a usar estas fuerzas para hacer cambios beneficiosos en su vida; el abordaje marcó el comienzo de un cambio de psicoterapia de médicos y psicoanalistas a psicólogos clínicos y trabajadores sociales psiquiátricos
Donald Winnicott (1896-1971)	Inglaterra	Winnicott D. Transitional objects and transitional phenomena (1951). En: *Collected Papers: Through Paediatrics to Psychoanalysis.* London: Tavistock, 1958; Kohon H. *The British School of Psychoanalysis: The Independent Tradition.* New Haven, CT: Yale University Press; 1986; Rodman FR. *Winnicott: Life and Work.* New York: Perseus; 2003	Observó los objetos transicionales a los que se apega un niño pequeño, que proporcionan un puente entre el mundo interior y exterior del niño y luego influyen en el desarrollo del juego, la creatividad y la vida cultural en general; miembro de la «tradición independiente» del psicoanálisis inglés (es decir, independiente de las opiniones de Klein y Anna Freud) que, en lugar de enfatizar los instintos, enfatizaba las relaciones objetales
Jean Delay (1907-1987), Pierre Deniker (1917-1999)	Francia	Delay J, Deniker P. Le traitement des psychoses par une méthode neurolytique dérivée de l'hibernothérapie. C R Congrés Med Alién Neurol France. 1952;50:497; Thuillier J. *Ten Years Taht Changed the Face of Mental Illness.* London: Martin Dunitz; 1999; Healy D. *The Creation of Psychopharmacology.* Cambridge, MA: Harvard University Press; 2002	En sus primeros informes sobre la clorpromazina a los psiquiatras franceses, Delay y Deniker enfatizaron que los pacientes estaban callados como animales en hibernación y llamaban a la droga «hibernoterapia»; la clorpromazina y los compuestos relacionados se generalizaron ampliamente para el tratamiento de pacientes con psicosis y ayudaron a reducir el número de pacientes en el asilo

Continúa

Tabla 35-1
Tabla sobre la historia de la psiquiatría *(cont.)*

Personas y eventos en psiquiatría

Persona o evento	País	Publicaciones	Significado
Harry Stack Sullivan (1892-1949)	Estados Unidos	Sullivan HS. *The Interpersonal Theory of Psychiatry.* Perry HS, Gawel ML, eds. New York: WW Norton; 1953; Perry HS. *Psychiatrist of America: The Life of Harry Stack Sullivan.* Cambridge, MA: The Belknap Press of Harvard University Press; 1982	La teoría interpersonal sostiene que los impulsos y los esfuerzos de una persona no pueden estudiarse por y para sí mismos, sino solo si aparecen dentro de una situación interpersonal; Sullivan también acuñó los términos *observador participante* (los terapeutas deben ser conscientes de la conducta abierta y encubierta del paciente y de sus propias reacciones); *validación consensuada* (el conocimiento del paciente y del terapeuta de la terminología que utilizan), y *distorsión paratáxica* (la distorsión de la persona real del terapeuta necesitada por la estructura de personalidad del paciente)
Egas Moniz (1874-1955), Walter Freeman (1895-1972)	Estados Unidos, Europa	Valenstein ES. *Great and Desperate Cures: The Rise and Decline of Psychosurgery and Other Radical Treatments for Mental Illness.* New York: Basic Books; 1986; Pressman JD. *Last Resort: Psychosurgery and the Limits of Medicine.* Cambridge: Cambridge University Press; 1998	A finales de la década de 1940 y principios de la de 1950, bajo la influencia de Moniz y Freeman, muchos pacientes con psicosis severas y TOC fueron tratados con lobotomía: destrucción de la sustancia blanca de los lóbulos frontales del cerebro; nunca se realizaron estudios adecuadamente controlados; algunos pacientes mejoraron, pero otros experimentaron un deterioro irreversible de la personalidad; con la introducción de las drogas psicotrópicas, el uso de lobotomías disminuyó notablemente
Introducción de la prueba doble ciego	Estados Unidos	Gold H, Kwit NT, Otto H. The xanthines (theobromine and aminophylline) in the treatment of cardiac pain. *JAMA.* 1937;108:2173; Hampson JL, Rosenthal D, Frank J. A comparative study of the effect of mephenesin and placebo on the symptomatology of a mixed group of psychiatric outpatients. *Bull Johns Hopkins Hosp.* 1954;95:170	En la prueba doble ciego, un fármaco o un procedimiento y un placebo se comparan de tal manera que ni el paciente ni los terapeutas involucrados en el tratamiento saben qué preparación se está administrando; este tipo de prueba se utilizó por primera vez en medicina en 1937 para evaluar la eficacia de las xantinas para aliviar el dolor cardíaco; se utilizó en psiquiatría en 1954 para evaluar la eficacia de la mefenesina, y luego del litio, para el alivio de diferentes enfermedades psiquiátricas; desde 1954, el principal uso psiquiátrico de las pruebas doble ciego ha sido evaluar la eficacia de los psicofármacos y los procedimientos psiquiátricos
Carl Gustav Jung (1875-1961)	Suiza	*Psychological Types* (1921), *Two Essays on Analytical Psychology* (1912-1928), *The Structure and Dynamics of the Psyche* (1916-1952), *The Archetypes and the Collective Unconscious* (1934-1955); Kirsch T. *The Jungians: A Comparative and Historical Perspective.* London: Routledge; 2000	Después de separarse de Freud, Jung fundó la escuela de psicología analítica, desarrollando nuevos abordajes psicoterapéuticos y conceptos del inconsciente (especialmente el inconsciente colectivo) y nuevos tipos de personalidad, como introvertido y extrovertido
Fármacos antidepresivos	Suiza, Estados Unidos	Kuhn R. The treatment of depressive states with an iminodibenzyl derivative (G 22355). *Swiss Med J.* 1957;87:1135; Loomer HP, Saunders JC, Kline NS. A clinical and pharmacodynamic evaluation of iproniazid as a psychic energizer. *Psychiatr Res Rep.* 1957;8:129; Healy D. *The Antidepressant Era.* Cambridge, MA: Harvard University Press; 1997; Kuhn R. *Hist Psychiatry.* 2007;17:253	Los primeros informes de la eficacia de un fármaco tricíclico, imipramina (G 22355), y un IMAO, iproniazida, en el tratamiento de la depresión
B. F. Skinner (1904-1990), Joseph Wolpe (1915-1997)	Estados Unidos, Sudáfrica	Skinner BF. *Science and Human Behavior.* New York: Free Press; 1953; Wolpe J. *Psychotherapy by Reciprocal Inhibition.* Stanford, CA: Stanford University Press; 1958	El condicionamiento operante de Skinner y la inhibición recíproca de Wolpe fueron tendencias importantes en el desarrollo de la terapia conductual

Continúa

Tabla 35-1
Tabla sobre la historia de la psiquiatría *(cont.)*

Personas y eventos en psiquiatría			
Persona o evento	**País**	**Publicaciones**	**Significado**
Desarrollo de la psiquiatría infantil	Estados Unidos	Lewis M, ed. *Child and Adolescent Psychiatry: A Comprehensive Textbook.* 2nd ed. Baltimore, MD: Williams & Wilkins; 1996: Chapters 120 (Rafferty F. Effects of health delivery systems on child and adolescent mental health care); 123 (Schowalter J. Recruitment, training, and certification in child and adolescent psychiatry in the United States); 127 (Bernstein D. The discovery of the child: A historical perspective on child and adolescent psychiatry)	Después de 1945, la psiquiatría infantil se desarrolló como una especialidad psiquiátrica que se separó de la psiquiatría de adultos con la formación de la American Academy of Child Psychiatry (1953) y la American Board of Child Psychiatry (1959)
Karl Jaspers (1883-1969)	Alemania	*General Psychopathology* (1st ed., 1913; 7th ed., 1959) (trad. inglés, 1963)	Definió los diferentes estados mentales para mostrar las conexiones significativas entre diferentes pensamientos (sin buscar una causa subyacente) y empatizar tanto por el estado mental sentido del paciente como por el estado mental del médico observador; este punto de vista influyó en la psicoterapia en general y se convirtió en parte de los principios de la psicoterapia existencial
Kurt Schneider (1887-1967)	Alemania	Schneider K. *Psychopathic Personalities.* London: Cassell; 1958; Schneider K. *Clinical Psychopathology.* New York: Grune Stratton; 1959	En psiquiatría clínica, Schneider continuó con los abordajes descriptivos y fenomenológicos de Kraepelin y Jaspers (con modificaciones); su trabajo incluyó descripciones clínicas y fenomenológicas de la experiencia de delirios y alucinaciones, y una clasificación y definición de los síntomas primarios y secundarios de la esquizofrenia; en *Psychopathic Personalities* describió una serie de tipos de personalidad anómalos que encontró en la práctica y que los diferenciaba de los estados psicóticos
Michel Foucault (1926-1984)	Francia	*Histoire de la folie* (1961); trad. inglés, *Madness and Civilization: A History of Insanity in the Age of Reason.* New York: Pantheon; 1965	Dio una historia poco convencional de actitudes hacia la locura en Europa desde 1500 hasta 1800; creía que la cordura y la locura están condicionadas en gran medida por la historia y el modelo sobre el que operaba una sociedad determinada, postuló que la creación del asilo y la terapia moral a finales del s. XVIII no fue un progreso sino un intento de obligar a los enfermos mentales a ajustarse a valores sociales existentes, y que la autoridad del psiquiatra director del hospital no derivaba de su conocimiento de la ciencia del comportamiento humano, sino de su asociación con el poder de la sociedad; aunque importantes historiadores demostraron que muchos de sus hechos e interpretaciones contenían graves errores, sus ideas continúan siendo debatidas; *Histoire de la folie* es, en palabras de Porter, «fácilmente [...] el texto individual más influyente de historiografía psiquiátrica en la segunda mitad del siglo»
Benzodiazepinas	Estados Unidos	Cohen IM. The benzodiazepines. En: Ayd FJ Jr, Blackwell B, eds. *Discoveries in Biological Psychiatry.* Baltimore, MD: Ayd Medical Communications; 1984:130	Las benzodiazepinas fueron desarrolladas por la compañía farmacéutica de Hoffmann-La Roche; el clordiazepóxido se comercializó por primera vez en 1960 y el diazepam en 1963; los fármacos se prescribieron ampliamente como ansiolíticos en casos de ansiedad no psicótica

Continúa

Tabla 35-1
Tabla sobre la historia de la psiquiatría *(cont.)*

Personas y eventos en psiquiatría

Persona o evento	País	Publicaciones	Significado
Haloperidol en el tratamiento del síndrome de Gilles de la Tourette	Francia	Seignot JN. Un cas de maladie des tics de Gilles de la Tourette guéri par le R-1625. *Ann Med Psychol.* 1961;cxix:578; The case of Gilles de la Tourette syndrome: A condition of nervous tics cured by R.1625. *Hist Psychiatry.* 1997;8:434	Informó sobre la curación de un caso de síndrome de la Tourette con haloperidol en 1961, cuando el fármaco era un compuesto experimental (R. 1625); sin embargo, el paciente tratado había sido sometido antes a una lobectomía, lo que fácilmente pudo haber afectado a su respuesta; desde entonces, el haloperidol se ha convertido probablemente en el fármaco recetado con más frecuencia para el síndrome de la Tourette
Joint Commission on Mental Illness and Mental Health (1955-1961)	Estados Unidos	*Action for Mental Health* (1961); Community Mental Health Centers Act of 1963	*Action for Mental Health* recomendó la desinstitucionalización psiquiátrica del cuidado de las personas con enfermedades mentales cambiando su atención de los grandes hospitales psiquiátricos a las clínicas comunitarias de salud mental; la desinstitucionalización se hizo realidad con la aprobación de la *Community Mental Health Centers Act* de 1963
René Spitz (1887-1974)	Europa, luego Estados Unidos	*The First Year of Life: A Psychoanalytic Study of Normal and Deviant Development of Object Relations.* New York: International Universities Press; 1965	Demostró que, cuando se separaban de sus madres durante el primer año de vida, algunos bebés presentaban depresión manifiesta, caracterizada por *marasmo* (la añoranza debida a la separación de un niño físicamente sano), que podía causar la muerte; Spitz también observó que la sonrisa indiscriminada ante los movimientos faciales y las máscaras comenzaba entre los 2 y los 6 meses de edad, y que la sonrisa a los rostros familiares se produjo solo después de los 6 meses de edad
Clasificación de los trastornos mentales	Estados Unidos	DSM-I prepared by the Committee on Nomenclature and Statistics of the APA, G.N. Raines, chair (Mental Hospital Service, Washington, DC, 1952); DSM-II prepared by the Committee on Nomenclature and Statistics of the APA, E. Gruenberg, chair (APA, Washington, DC, 1968); Grob G. Origins of DSM-I: A study in appearance and reality. *Am J Psychiatry.* 1991;148:421	El DSM-I reemplazó varias clasificaciones obsoletas de los trastornos mentales y por primera vez proporcionó un glosario de definiciones de las afecciones psiquiátricas; no fue aceptado universalmente en Estados Unidos y la mayoría de los demás países; aunque el DSM-II diagnosticó nuevas enfermedades, incluidos los trastornos de la infancia y la adolescencia, varios psiquiatras destacados criticaron sus métodos y criterios diagnósticos
Evidencia epidemiológica de la transmisión genética de la esquizofrenia	Estados Unidos, Dinamarca	Rosenthal D, Kety SS, eds. *The Transmission of Schizophrenia.* London: Pergamon Press; 1968:235 (Wender PH, Rosenthal D, Kety SS. A psychiatric assessment of the adoptive parents of schizophrenics), 345 (Kety SS, Rosenthal D, Wender PH, Schulsinger F. The types and prevalence of mental illness in the biological and adoptive families of adopted schizophrenics) y 377 (Rosenthal D, Wender PH, Kety SS, Schulsinger F, Welner J. Schizophrenics' offspring reared in adoptive homes); Kety SS, Wender PH, Jacobsen B, Ingraham LJ, Jansson L. Mental illness in the biological and adoptive relatives of schizophrenic adoptees: Replication of the Copenhagen study in the rest of Denmark. *Arch Gen Psychiatry.* 1994;51:442	Un estudio de 5 483 adoptados daneses encontró que 507 habían sido admitidos en un hospital psiquiátrico, y 33 fueron clasificados con trastornos esquizofrénicos; se identificó un número igual de adoptados emparejados que no tenían antecedentes de trastornos psiquiátricos para su comparación; de los 150 parientes biológicos de los adoptados esquizofrénicos, el 8,7 % tenía diagnóstico de esquizofrenia frente al 1,9 % de los 156 parientes biológicos de los adoptados sin esquizofrenia; esa diferencia significativa indicó que los factores genéticos eran importantes en la transmisión de la esquizofrenia; luego, estas estadísticas fueron replicadas por otras estadísticas del resto de Dinamarca; este método de estudio se utilizó posteriormente para demostrar que otros trastornos psiquiátricos (trastorno bipolar, suicidio, psicopatía, conducta delictiva, alcoholismo e hiperactividad en los niños) estaban causados por factores genéticos; estimuló a los genetistas moleculares a buscar la base genética molecular de esos trastornos

Continúa

Tabla 35-1
Tabla sobre la historia de la psiquiatría *(cont.)*

Personas y eventos en psiquiatría

Persona o evento	País	Publicaciones	Significado
Tratamiento con litio para la excitación psicótica	Australia, Dinamarca, Estados Unidos	Cade J. Lithium salts in the treatment of psychotic excitement. *Med J Aust.* 1949;36:349; Schou M, Juel-Nielsen N, Stromgren E, Voldby H. The treatment of manic psychoses by the administration of lithium salts. *J Neurol Neurosurg Psychiatry.* 1954;17:250; Schou M. Forty years of lithium treatment. *Arch Gen Psychiatry.* 1997;54:9; J Schioldann: Mogens Abelin Schou (1918-2005)—Half a century with Lithium. *Hist Psychiatry.* 2007;17:247	Después de que el psiquiatra australiano Cade informara de que el litio tranquilizaba a los pacientes maníacos, el danés Schou confirmó ese hallazgo en un estudio doble ciego; entonces, Schou desarrolló la terapia con litio para la enfermedad maníaco-depresiva; debido a la toxicidad del litio y a que muchos psiquiatras cuestionaron su efectividad terapéutica, no fue aprobado hasta 1970 por la U.S. Food and Drug Administration
William H. Masters (1915-2001), Virginia E. Johnson (1925-2013)	Estados Unidos	*Human Sexual Response* (1966), *Human Sexual Dysfunction* (1970)	Ambos libros revolucionaron el conocimiento y las actitudes sobre el sexo; *Response* mostró que la capacidad femenina para el orgasmo excede en gran medida a la de la mayoría de los hombres, que las teorías de Freud sobre el orgasmo clitoridiano y vaginal necesitaban una revisión y que la capacidad de tener relaciones sexuales significativas continúa hasta la vejez; *Dysfunction* indicó que la mayoría de las disfunciones sexuales son susceptibles de recibir algún tipo de asesoramiento; aunque esa declaración necesitaba más verificación, dio esperanza a los pacientes y orientadores sexuales, y estimuló la disciplina de la terapia sexual
Margaret Mahler (1897-1985)	Europa Central hasta 1938, luego Estados Unidos	Mahler M, Pine F, Bergman A. *The Psychological Birth of the Human Infant: Symbiosis and Individuation.* New York: Basic Books; 1975; *The Memoirs of Margaret S. Mahler.* Stepansky PE, ed. New York: Free Press; 1988	Describió la serie de etapas que marcan la separación intrapsíquica gradual del bebé de la madre y la comprensión de sí mismo como un individuo distinto, junto con otros igualmente distintos
John Bowlby (1907-1990)	Inglaterra	*Attachment* (1969), *Separation: Anxiety and Anger* (1973), *Loss: Sadness and Depression* (1980), *A Secure Base: Clinical Applications of Attachment Theory* (1988); Holmes J. *John Bowlby and Attachment Theory.* London: Routledge; 1993	La teoría del apego de Bowlby se basa en gran medida en la creencia de que el desarrollo social y emocional de un niño depende de la formación, el mantenimiento y la renovación del apego y el afecto como vínculos entre un niño y sus padres (cuidador); una desviación del desarrollo emocional y de la personalidad se atribuye al rechazo o ruptura de los lazos de apego ambivalente; la pérdida o la amenaza de pérdida de la figura de apego es vista como un agente patógeno principal; además, Bowlby creía que cuando el cuidador fomenta las conductas de apego del niño, el niño puede desarrollar un sentido de seguridad que luego permite una exploración segura del mundo (entorno), un sentido positivo de sí mismo y buenas relaciones con los demás
Jacques Lacan (1901-1981), «el Freud francés»	Francia	*The Language of the Self: The Function of Language in Psychoanalysis* (1968); Turkle S. *Psychoanalytic Politics: Freud's French Revolution.* New York: Basic Books; 1978; Roudinesco E. *Jacques Lacan & Co.: A History of Psychoanalysis in France, 1925-1985.* Chicago: University of Chicago Press; 1990	Enfatizó el lenguaje y la necesidad de contactar con el período previo al lenguaje en el inconsciente y rechazó el análisis estándar de 50 min para sesiones que a veces eran de 10, 5 o incluso 3 min; fundó una escuela de psicoanálisis, descrita como un regreso a Freud; en el momento de su muerte, había, según consta, 5 000 analistas lacanianos en Francia; fue la figura más influyente de la psiquiatría francesa; sus ideas influyeron en la literatura, el lenguaje, la lingüística, la economía y las matemáticas; fue una parte fundamental de la izquierda política

Continúa

Tabla 35-1
Tabla sobre la historia de la psiquiatría *(cont.)*

Personas y eventos en psiquiatría

Persona o evento	País	Publicaciones	Significado
Heinz Kohut (1913-1981)	Austria hasta 1940, luego Estados Unidos	*The Analysis of the Self* (1971); *The Restoration of the Self* (1977); The two analyses of Mr. Z. *Int J Psychoanal.* 1979;60:3; Baker H, Baker M. Heinz Kohut's self psychology: An overview. *Am J Psychiatry.* 1987;144:1; Strozier CS. *Heinz Kohut: The Making of a Psychoanalyst.* New York: Farrar, Straus and Giroux; 2001	Desarrolló la escuela psicoanalítica de la psicología del yo, que describió un nuevo grupo de necesidades de desarrollo y tres nuevos puntos de vista de las transferencias: reflejo, idealización y *alter ego*
Jean Piaget (1896-1980)	Suiza	Greenspan S, Curry J. Piaget's approach to intellectual functioning. En: Kaplan HI, Sadock BJ, eds. *Comprehensive Textbook of Psychiatry.* 6th ed. Baltimore, MD: Williams & Wilkins; 1995	Influenciado por las observaciones de sus tres hijos, Piaget encontró cuatro etapas principales en la formación del pensamiento desde la infancia hasta la adolescencia, cada una con un prerrequisito necesario para la siguiente: *1) sensoriomotora* (hasta los 2 años), el niño aprende sobre el espacio y la permanencia de los objetos; *2) preoperacional* (2-7 años), los símbolos verbales se aprenden para que las palabras lleguen a representar objetos; *3) operaciones concretas* (7-11 años), los objetos se clasifican de acuerdo con similitudes; *4) operaciones formales* (11 años hasta el final de la adolescencia), el pensamiento lógico adulto se utiliza cada vez más; aunque ha habido críticas y revisiones de estas cuatro etapas, estas (en palabras de Greenspan y Curry) «sirven de base para comprender el desarrollo social y emocional y proporcionan un marco para la intervención clínica y educativa»
NAMI	Estados Unidos	*NAMI: We Are Family.* Arlington, VA: NAMI; 1979; un folleto de 10 páginas que describe el trabajo de NAMI; desde entonces NAMI ha publicado informes anuales regulares en su trabajo	NAMI, fundada en 1979 como una organización de pacientes con esquizofrenia y sus familiares, ha desarrollado nuevos abordajes para trabajar con familias (asesoramiento, terapia familiar individual, grupos de terapia multifamiliar y programas psicoeducativos) y es probablemente el grupo de ciudadanos más activo en Estados Unidos que defiende ante los legisladores y el público los problemas de las personas con enfermedades mentales
Psiquiatría sociobiológica	Estados Unidos, Holanda	Van Praag H. Sociobiological psychiatry. *Compr Psychiatry.* 1981;22:441	Un abordaje para el tratamiento de enfermedades mentales desarrollado por el psiquiatra holandés Herman van Praag; analiza las posibilidades y limitaciones de la farmacoterapia y la psicoterapia y su compatibilidad cuando se utilizan juntas en el tratamiento de pacientes psiquiátricos con diversas categorías diagnósticas
Roger Sperry (1913-1994)	Estados Unidos	Some effects of disconnecting the cerebral hemispheres. *Science.* 1982;217:1223; Sperry RW, Levi-Montalcini R. En: Finger S, ed. *Minds Behind the Brain: A History of the Pioneers and Their Discoveries.* New York: Oxford University Press; 2000	En 1981, Sperry compartió el Premio Nobel de Fisiología o Medicina por su trabajo demostrando que el hemisferio cerebral izquierdo contiene la capacidad primaria del habla, que el hemisferio derecho está involucrado con la memoria a corto plazo y que los dos funcionan de forma independiente cuando se corta la conexión entre ellos; este trabajo (financiado por subvenciones del NIMH) sugirió que estados como el autismo y los delirios a veces pueden estar causados por alteraciones en las conexiones entre los hemisferios

Continúa

Tabla 35-1
Tabla sobre la historia de la psiquiatría *(cont.)*

Personas y eventos en psiquiatría

Persona o evento	País	Publicaciones	Significado
Psicoterapia breve	Estados Unidos, Inglaterra	Malan D. *A Study of Brief Psychotherapy.* New York: Plenum Press; 1976; Mann J, Goldman R. *A Casebook in Time-Limited Psychotherapy.* New York: McGraw-Hill; 1982; Davanloo H. *Short-Term Dynamic Psychotherapy.* New York: Jason Aronson; 1980; Sifneos P. *Short-Term Dynamic Psychotherapy Evaluation and Technique.* New York: Plenum Press; 1979; Crits-Cristoph P. The efficacy of brief dynamic psychotherapy: A meta-analysis. *Am J Psychiatry.* 1992;149:151	Tiene como objetivo producir cambios del *insight* y de la personalidad en un paciente en un marco temporal corto de coste limitado; incluye limitar el tiempo dedicado a la terapia, centrarse en un problema concreto, implicando activamente al terapeuta, participando en confrontaciones provocadoras de ansiedad, interpretaciones de los vínculos entre el pasado y el presente, y la resolución de problemas, recapitulando las resistencias del paciente, enfatizando el cambio y el progreso, y finalizando pronto
Psicología de la mujer	Estados Unidos	Miller JB. *Towards a New Psychology of Women.* Boston, MA: Beacon Press; 1976; Gilligan C. *In a Different Voice: Psychological Theory and Women's Development.* Cambridge, MA: Harvard University Press; 1982; Levinson D, en colaboración con Levinson J. *The Seasons of a Woman's Life.* New York: Knopf; 1996	Jean Baker Miller, Carol Gilligan y Daniel Levinson ofrecen diferentes puntos de vista sobre la psicología de la mujer y el ciclo de vida femenino
NARSAD	Estados Unidos	Las actividades de NARSAD se informan en los *folletos y boletines de investigación*	NARSAD se organizó en 1986; en 1987 se instituyó un programa de financiación con 10 becas de 25 000 dólares cada una; en 2003, informó que en 15 años había otorgado 144,4 millones de dólares para financiar 2 153 becas a 1 711 científicos en 312 universidades e instituciones de investigación médica para la investigación de la esquizofrenia y la depresión; en 2007, anunció que había otorgado 23 becas de investigador distinguido y 222 becas de investigador joven; se ha convertido en la organización no gubernamental y financiada con fondos públicos más grande que distribuye fondos para la investigación de trastornos cerebrales
Cambios en el diagnóstico y la clasificación de la homosexualidad	Estados Unidos	Bayer R. *Homosexuality and American Psychiatry: The Politics of Diagnosis.* New York: Basic Books; 1981; DSM-III (1980); DSM-III-R (1987)	En 1973, a la luz de nueva información clínica y bajo la presión política del National Gay Task Force, la APA cambió su diagnóstico de homosexualidad de una enfermedad a una condición que puede considerarse una enfermedad solo si es subjetivamente problemática para la persona; aunque algunos miembros de la APA protestaron por la decisión, fue confirmada en un referéndum de la APA en 1974; en el DSM-III, la homosexualidad fue diagnosticada como *homosexualidad egodistónica;* en el DSM-III-R se eliminó la referencia a la homosexualidad; se conocen algunos de los factores que influyen en que una persona tenga una orientación homosexual (biología, entorno cultural familiar, psicodinámica intrapsíquica), pero otros siguen siendo desconocidos
Clasificación de los trastornos mentales	Estados Unidos	DSM-III (1980); DSM-III-R (1987); Wilson M. DSM-III and the transformation of American psychiatry: A history. *Am J Psychiatry.* 1993;150:399	El DSM-III reorganizó todo el sistema de clasificación de enfermedades, lo que condujo a una delimitación más detallada, precisa y clara de los síntomas y una visión más médica y menos psicoanalítica de los síntomas; fue ampliamente leído y aceptado en Estados Unidos y se convirtió en el lenguaje común utilizado por los trabajadores de la psiquiatría; el DSM-III-R fue publicado porque los datos de los nuevos estudios eran inconsistentes con algunos de los criterios diagnósticos anteriores, además de la necesidad de revisar los criterios (junto con las descripciones sistemáticas de las enfermedades) para obtener mayor claridad y precisión conceptual

Continúa

Tabla 35-1
Tabla sobre la historia de la psiquiatría *(cont.)*

Personas y eventos en psiquiatría			
Persona o evento	País	Publicaciones	Significado
James Masterson (1926-2010), Otto Kernberg (1928–)	Estados Unidos	Masterson J. *Psychotherapy of the Borderline Adult: A Developmental Approach.* New York: Brunner/Mazel; 1976; *Narcissistic and Borderline Disorders: An Integrated Developmental.* New York: Brunner/Mazel; 1981; Masterson J, Klein R, eds. *Psychotherapy of the Disorders of the Self: The Masterson Approach.* New York: Brunner/Mazel; 1988; Kernberg O. *Borderline Conditions and Pathological Narcissism.* New York: Jason Aronson; 1975; Kernberg O. *Severe Personality Disorders: Psychotherapeutic Strategies.* New Haven, CT: Yale University Press; 1984	Masterson y Kernberg desarrollaron dos conceptos psicoanalíticos diferentes (ambos enfatizando las relaciones objetales) para comprender, diagnosticar y tratar los trastornos de la personalidad narcisista y límite
Psicología y neurofisiología de los sueños	Estados Unidos	Hobson JA, McCarley RW. The brain as a dream state generator: An activation synthesis hypothesis of one dream process. *Am J Psychiatry.* 1977;134:1335; McCarley RW. Dreams: Disguise of forbidden wishes or transparent reflections of a distinct brain state? En: Bilder RM, Lefever FF, eds. *Neuroscience of the Mind: On the Centennial of Freud's Project for a Scientific Psychology.* New York: New York Academy of Sciences; 1998:116; Reiser MF. The dream in contemporary psychiatry. *Am J Psychiatry.* 2001;158:351	La hipótesis de activación-síntesis de Hobson-McCarley sobre la formación de sueños, basada en la investigación neurofisiológica, propone que los sueños están causados por dos grupos de neuronas del tronco encefálico que interactúan recíprocamente; aunque esta hipótesis al principio solía considerar a los sueños como productos de la fisiología del cerebro que carecían de importancia psicológica intrínseca (y, por tanto, refutaba la teoría psicoanalítica de los sueños de Freud), esta visión ha cambiado últimamente; Reiser sugirió que una nueva investigación ha demostrado que la psicología de los sueños es más compleja de lo que se pensaba antes y postuló «un concepto psicobiológico preliminar del proceso del sueño» en el que «la mente explota (para la memoria y las funciones cognitivas) el estado fisiológico especial del cerebro activado en el sueño»; Reiser enfatizó que este concepto no es una «comprensión final o completa del proceso del sueño», sino que puede servir como un estímulo «para futuras investigaciones tanto del psicoanálisis como de la neurociencia cognitiva»
Teorías sobre la psicología del amor	Estados Unidos	Bergmann MS. *The Anatomy of Loving.* New York: Columbia University Press; 1987; Sternberg RJ. *The Triangle of Love: Intimacy, Passion, Commitment.* New York: Basic Books; 1987; Sternberg RJ, Barnes ML, eds. *The Psychology of Love.* New Haven, CT: Yale University Press; 1988; Gaylin W, Person E, eds. *Passionate Attachments: Thinking about Love.* New York: Free Press; 1988; Person E. *Dreams of Love and Fateful Encounters: The Power of Romantic Passion.* New York: WW Norton; 1988	Estos libros, que aparecieron con 1 año de diferencia entre sí, diferían en sus relatos sobre la naturaleza del amor; no surgió una teoría dominante, pero cada libro ofrecía nueva información e ideas sobre la fenomenología del amor
Evaluaciones de la psicoterapia	Estados Unidos	Bruce R, Staples FR, Cristol AH, Yorkston NJ, Whipple KS. *Psychotherapy versus Behavior Therapy.* Cambridge, MA: Harvard University Press; 1975; Elkin I, Shea MT, Watkins JT, Imber SD, Sotsky SM. National Institute of Mental Health Treatment of Depression Collaborative Research Program: General effectiveness of treatments. *Arch Gen Psychiatry.* 1989;48:971	Dos estudios metodológicamente sofisticados que concluyeron que los grupos de pacientes neuróticos en psicoterapia mostraron una reducción significativa de sus síntomas en comparación con los grupos control

Continúa

Tabla 35-1
Tabla sobre la historia de la psiquiatría *(cont.)*

Personas y eventos en psiquiatría

Persona o evento	País	Publicaciones	Significado
Eric Kandel (1929–)	Austria, Estados Unidos después de 1939	Kandel E. Psychotherapy and the single synapse: The impact of psychiatric neurobiological research. *N Engl J Med*. 1979;301:1028; de metapsychology to molecular biology: Explorations into the nature of anxiety. *Am J Psychiatry*. 1983;140:1277; Genes, nerve cells, and the remembrance of things past. *J Neuropsychiatry*. 1989;1:103; Biology and the future of psychoanalysis: A new intellectual framework for psychiatry revisited. *Am J Psychiatry*. 1999;156:505; *In Search of Memory: The Emergence of a New Science of Mind*. New York: WW Norton; 2006	Mostró conexiones entre la psiquiatría y la neurobiología, y la investigación en el SNC del caracol *Aplysia;* desarrolló un sistema experimental y un conjunto de abordajes conceptuales para estudiar la base biológica de formas simples de aprendizaje y memoria, y demostró que «el aprendizaje produce cambios en la arquitectura neuronal, cambios que resultan de alteraciones conocidas en la expresión génica»; sugirió que el aprendizaje normal, el aprendizaje de patrones de comportamiento neuróticos y el desaprendizaje de dichos comportamientos perjudiciales mediante la intervención psicoterapéutica podrían implicar cambios funcionales y estructurales a largo plazo en el cerebro, resultantes de la expresión genética alterada; en su artículo de 1999, Kandel sugirió formas de crear una disciplina de neurobiología, psicología cognitiva y psicoanálisis que «forjaría una comprensión nueva y más profunda de la mente». En 2000, el Premio Nobel de Fisiología o Medicina fue otorgado a tres hombres: a Kandel por su trabajo en *Aplysia* (el segundo psiquiatra en recibir el premio, después de Wagner von Jauregg); a Arvid Carlsson, neuropsicofarmacólogo de la Universidad de Gotemburgo en Suecia, conocido por su desarrollo de la hipótesis de la dopamina, y a Paul Greengard, neurocientífico de la Universidad Rockefeller en Nueva York, que estudió la manera en que los neurotransmisores como la dopamina comunican sus señales a nivel celular
Aaron Beck (1921–)	Estados Unidos	Beck A. *Cognitive Therapy and the Emotional Disorders*. New York: International Universities Press; 1976; Beck A, Rush AJ, Shaw BF, Emery G. *Cognitive Therapy of Depression*. New York: Guilford Press; 1979; Beck A, Emery G, Greenberg R. *Anxiety Disorders and Phobias: A Cognitive Perspective*. New York: Basic Books; 1985; Beck A, Freeman A. *Cognitive Therapy of Personality Disorders*. New York: Guilford Press; 1990; Weishaar M. Aaron T. Beck. *Key Figures in Counselling and Psychotherapy*. London: Sage; 1993; Barsky AJ, Ahern DK. Cognitive behavioral therapy for hypochondriasis. A randomized controlled trial. *JAMA*. 2004;291:1464	Tal como fue formulada por Beck, la terapia cognitiva es un sistema de psicoterapia basado en una teoría psicopatológica y una serie de principios y técnicas terapéuticas que enfatizan la reorganización de los procesos desadaptativos de una persona para percibir, pensar y formar opiniones; el estudio de Barsky y Ahern demostró que la terapia cognitivo-conductual en seis intervalos de 90 min «parece tener efectos beneficiosos significativos a largo plazo sobre los síntomas de hipocondría». El 16 de noviembre de 2007 Beck fue uno de los cinco científicos elegidos para recibir el Premio Lasker por su técnica de terapia cognitiva; se considera el premio médico más prestigioso del país y tiene un premio de 100 000 dólares. (*The New York Times*, Noviembre 17, 2007, Sección N, p. 24)

Continúa

Tabla 35-1
Tabla sobre la historia de la psiquiatría *(cont.)*

Personas y eventos en psiquiatría			
Persona o evento	**País**	**Publicaciones**	**Significado**
Karl Menninger (1893-1990), William Menninger (1900-1966)	Estados Unidos	Faulkner H, Pruitt V, eds. *The Selected Correspondence of Karl A. Menninger.* New Haven, CT: Yale University Press; 1988; Friedman LJ. Menninger: *The Family and the Clinic.* New York: Knopf; 1990	La Clínica Menninger (fundada en 1920 en Topeka, Kansas) fue reconocida por sus abordajes innovadores para la salud mental, excelencia científica y énfasis en el servicio público; William Menninger introdujo tratamientos nuevos y efectivos para las víctimas psiquiátricas estadounidenses en la Segunda Guerra Mundial; Karl Menninger aplicó conceptos psicoanalíticos a la psiquiatría estadounidense y escribió tres libros de psicoanálisis psiquiátrico populares e influyentes: *The Human Mind* (1930), *Man Against Himself* (1938) y *Love Against Hate* (1942); en junio de 2003, la Clínica se trasladó de Topeka a Houston, Texas, donde se asoció con el Baylor College of Medicine y el Methodist Hospital
Frederick K. Goodwin (1936–), Kay Redfield Jamison (1946–)	Estados Unidos	Goodwin FK, Jamison KR. *Manic-Depressive Illness.* New York: Oxford University Press; 1990; 2nd ed., 2007	Ofreció un nuevo diagnóstico y clasificación de la enfermedad maníaco-depresiva como un grupo de enfermedades relacionadas, incluido el trastorno bipolar, la ciclotimia y el tratorno depresivo recurrente; también ofreció la revisión más completa de toda la información sobre la enfermedad y todos los aspectos del tratamiento, incluidos los médicos (agudos y profilácticos) y el papel de la psicoterapia
Memoria de la depresión	Estados Unidos	Styron W. *Darkness Visible: A Memoir of Madness.* New York: Random House; 1990	Un *bestseller* nacional, descrito por el *Washington Post* como «una adición sorprendente a los relatos personales notables de las enfermedades mentales»; ha sido utilizado por los terapeutas como «un documento inestimable» para ayudar a los pacientes a comprender los síntomas de su depresión
ISRS	Estados Unidos	«The Story of Prozac», Washington, DC: Pharmaceutical Manufacturers Association; 1993; Grebb J. Serotonin specific inhibitors. En: Kaplan HI, Sadock BJ, eds. *Comprehensive Textbook of Psychiatry.* 6th ed. Baltimore, MD: Williams & Wilkins; 1995	Los ISRS son antidepresivos, generalmente tan eficaces como los antidepresivos previos pero con menos efectos adversos; el primer ISRS, fluoxetina, desarrollado por Lilly en la década de 1970, se ha convertido en el antidepresivo más recetado en Estados Unidos; le siguió la sertralina, desarrollada por Roerig en 1992, y la paroxetina, desarrollada por SmithKline Beecham en 1993
Jerome Frank (1910-2005), E. Fuller Torrey (1937–)	Estados Unidos	Frank J. *Persuasion and Healing: A Comparative Study of Psychotherapy.* Baltimore, MD: Johns Hopkins University Press; 1961; 2nd rev. ed., 1973; *Frank J, Frank JB. Persuasion and Healing: A Comparative Study of Psychotherapy.* 3rd rev. ed. Baltimore, MD: Johns Hopkins University Press; 1991; Torrey EF. *The Mind Game: Witchdoctors and Psychiatrists.* New York: Emerson Hall; 1972; Torrey EF: *Witchdoctors and Psychiatrists: The Common Roots of Psychotherapy and Its Future.* New York: Harper & Row; 1986 (una edición revisada de *The Mind Game*)	Estos libros ofrecen perspectivas sobre las prácticas de la psicoterapia y los psicoterapeutas estadounidenses contemporáneos al describir cómo se efectúan los cambios psíquicos en una amplia gama de interacciones entre el terapeuta y el paciente, incluidos las curas milagrosas, la curación por la fe, el control del pensamiento comunista, el llamado efecto placebo en la medicina, tipos especiales de psicoterapias individuales y grupales, y el trabajo de curanderos tradicionales en países del tercer mundo y entre mexicanos, puertorriqueños y navajos

Continúa

Tabla 35-1
Tabla sobre la historia de la psiquiatría *(cont.)*

Personas y eventos en psiquiatría

Persona o evento	País	Publicaciones	Significado
Epidemiología psiquiátrica	Estados Unidos	Robins LN, Regier DA, eds. *Psychiatric Disorders in America: The Epidemiologic Catchment Area Study.* New York: Free Press; 1991	El NIMH Epidemiologic Catchment Area study, el estudio más grande y complejo de epidemiología psiquiátrica jamás realizado en Estados Unidos, mostró que más del 30 % de las personas tienen al menos un trastorno psiquiátrico (y muchos tienen más de uno); que el alcoholismo y el trastorno fóbico son las enfermedades más frecuentes, seguidas de la depresión; que las personas sin educación, solteras y divorciadas son más vulnerables; que, más importante que la raza o el estatus económico como predictor de la mayoría de las enfermedades, los jóvenes son más vulnerables que sus mayores; el estudio permitió el seguimiento y la evaluación de los cambios (tanto generales como en áreas específicas) para mostrar cómo se utilizan o no determinados servicios; de este modo, continúa proporcionando datos para un debate continuo sobre las necesidades de salud mental y los futuros proyectos de investigación psiquiátrica
Psiquiatría forense	Estados Unidos	Bursztajn H, Scherr A, Brodsky A. The rebirth of forensic psychiatry in light of recent historical trends in criminal responsibility. *Psychiatr Clin North Am.* 1994;1(3):611; Prentice S. A history of subspecialization in forensic psychiatry. *Bull Am Acad Psychiatry Law.* 1995;23(2):195	Los cambios en los conceptos de responsabilidad penal en Estados Unidos de mediados del s. xx, y las interacciones entre la American Academy of Forensic Sciences y la American Academy of Psychiatry y la legislación hicieron que la psiquiatría forense fuera reconocida oficialmente como una subespecialidad por la American Board of Medical Specialties el 17 de septiembre de 1992, bajo la denominación de «Certificación Adicional en Psiquiatría Forense»
Epidemia de SIDA y personas infectadas por VIH	En todo el mundo	Grmek M. *History of AIDS: Emergence and Origin of a Modern Pandemic.* Princeton, NJ: Princeton University Press; 1990; Berridge V, Strong P, eds. *AIDS and Contemporary History.* Cambridge: Cambridge University Press; 1993; Feldman D, Miller J, eds. *The AIDS Crisis: A Documentary History.* Westport, CT: Greenwood Press; 1998; Bayer R, Oppenheimer G, eds. *AIDS Doctors: Voices from the Epidemic.* Oxford: Oxford University Press; 2000; Treisman G, Angelino F. *The Psychiatry of AIDS: A Guide to Diagnosis and Treatment.* Baltimore, MD: Johns Hopkins University Press; 2004; Mayer K, Pizer H, eds. *The AIDS Pandemic: Impact on Science and Society.* San Diego, CA: Elsevier Academic Press; 2005	Se pide a los psiquiatras que traten a las personas con alto riesgo de infección por VIH o que estén infectadas por VIH y que traten los trastornos psiquiátricos que resultan de la infección por VIH o que son comórbidos con ella; estos trastornos incluyen demencia, delírium, ansiedad y trastornos de la cognición, la adaptación, el estado de ánimo y el sueño; debido a que el SIDA está causado en gran parte por el contacto sexual y el consumo de drogas intravenosas, los psiquiatras y los profesionales de la salud mental deben enseñar las técnicas del sexo seguro y el uso seguro de drogas y trabajar con los adictos para que abandonen las drogas; la incidencia mundial del SIDA aumenta constantemente

Continúa

Tabla 35-1
Tabla sobre la historia de la psiquiatría *(cont.)*

Personas y eventos en psiquiatría

Persona o evento	País	Publicaciones	Significado
Clasificación de los trastornos mentales	Estados Unidos	American Psychiatric Association. *Diagnostic and Statistical Manual of Mental Disorders.* 4th ed. texto rev. Washington, DC: American Psychiatric Association; 2000 (DSM-IV-TR)	El DSM-IV, probablemente la empresa más ambiciosa en la historia de la nosografía psiquiátrica estadounidense, se basó en 6 años de recopilación y análisis de información relevante y realización de pruebas de campo sobre los cambios en el diagnóstico propuestos; continuó el abordaje ateórico de las causas, hizo menos cambios diagnósticos que el DSM-III, describió sistemáticamente cada trastorno en términos de sus características asociadas y reemplazó al DSM-III-R como el texto diagnóstico utilizado por los trabajadores en psiquiatría; el DSM-IV-TR contenía información actualizada sobre las características asociadas, la prevalencia, el curso y el patrón familiar de algunos de los trastornos mentales que se habían descrito en el DSM-IV; también proporcionó criterios diagnósticos más completos para el cambio de personalidad debido a una afección médica general, parafilias y trastornos de tics que los que se indicaban en el DSM-IV
Clozapina, risperidona y olanzapina en el tratamiento de la esquizofrenia	Estados Unidos, Canadá, Europa, Inglaterra, Sudamérica, Sudáfrica	Kane J, Honigfield G, Singer J, Meltzer H, y el Clozaril Collaborative Study Group: Clozapine for the treatment resistant schizophrenic. A double-blind comparison with chlorpromazine. *Arch Gen Psychiatry.* 1988;45:789; Kane J, Marder SR. Clozapine benefits and risks. *Schizophren Bull.* 1994;20:23; Ayd FJ Jr. Risperidone (Risperdal): A unique antipsychotic. *Int Drug Ther Newslett.* 1994;29:5; Marder SR, Meibach RC. Risperidone in the treatment of schizophrenia. *Am J Psychiatry.* 1994;151:825; Kane J. Risperidone. *Am J Psychiatry.* 1994;151:802; Beasley C, Tollefson G, Tran P, Satterlee W, Sanger T. Olanzapine versus placebo and haloperidol acute phase results of the North American double-blind olanzapine trial. *Neuropsychopharmacology.* 1996;14:111; Tollefson G, Kuntz A. Review of recent clinical studies with olanzapine. *Br J Psychiatry.* 1999;37:30; Volavka J, Czobor P, Sheitman B, Lindenmayer JP, Citrome L. Clozapine, olanzapine, risperidone, and haloperidol in the treatment of patients with chronic schizophrenia and schizoaffective disorder. *Am J Psychiatry.* 2002;159:255; Grilly J. The history of clozapine and its emergence in the U.S. market: A review and analysis. *Hist Psychiatry.* 2007;18:39	La clozapina y la risperidona se han utilizado con éxito desde 1989 y 1994 para tratar los síntomas esquizofrénicos positivos y negativos que habían sido resistentes a otros tratamientos; cada uno de estos fármacos ofrece la posibilidad de una mejora real y continuada de los individuos persistentemente psicóticos; la olanzapina se utiliza desde septiembre de 1996 y es eficaz para tratar los síntomas esquizofrénicos positivos y negativos; el estudio de 2002 de Volavka y cols. en 157 pacientes hospitalizados que tenían un diagnóstico de esquizofrenia crónica o trastorno esquizoafectivo mostró que clozapina, risperidona y olanzapina (pero no haloperidol) dieron como resultado mejoras estadísticamente significativas en los síntomas positivos y negativos de los pacientes hospitalizados: «El patrón general de resultados sugiere que la clozapina y la olanzapina tienen una eficacia antipsicótica general similar y que la risperidona puede ser algo menos efectiva. La clozapina fue la más eficaz en el tratamiento de los síntomas negativos. Sin embargo, las diferencias fueron pequeñas»

Continúa

Tabla 35-1
Tabla sobre la historia de la psiquiatría *(cont.)*

Personas y eventos en psiquiatría

Persona o evento	País	Publicaciones	Significado
Publicaciones en psicohistoria y psicobiografía	Estados Unidos, Inglaterra	Lawton H. *The Psychohistorian's Handbook*. New York: Psychohistory Press; 1988; Elovitz P, ed. *Clio's Psyche. Understanding the «Why» of Culture, Current Events, History, and Society* (1994) (una publicación periódica trimestral de la Psychohistory Forum, 627 Dakota Trail, Franklin Lakes, NJ 07417); Sabbadini A, ed. *Psychoanalysis and History*. Vol. 1, No. 1. London: Artesian Books; 1998-1999 (desde su primera publicación, *History* ha aparecido en intervalos regulares dos veces al año; desde 2005 ha sido editado por John Forrester, y desde 2007 publicado por Edinburgh University Press); Szaluta J. *Psychohistory: Theory and Practice*. New York: Peter Lang; 1999; Elovitz P. Psychoanalytic scholarship on American Presidents. *Annu Psychoanal*. 2003;31:135; Schultz WT, ed. *Handbook of Psychohistory*. New York: Oxford University Press; 2005	Lawton definió la *psicohistoria* «como el estudio interdisciplinario de por qué el hombre ha actuado como lo ha hecho en la historia, utilizando de manera destacada principios psicoanalíticos» (no existe una definición uniforme aceptada); examinó diferentes escritos, conceptos y métodos de investigación interdisciplinaria psicohistóricos (la mayoría de los cuales datan de la aparición de *Young Man Luther* de Erikson en 1958), y llamó la atención a las dos revistas mejor consolidadas del sector, iniciadas en la década de 1970: *Psychohistory Review* (dejó de publicarse en 1999) y *Journal of Psychohistory*; la *psique de Clio* tiene estudios breves y concisos de varios autores sobre temas muy variados (incluidas las personalidades de personajes famosos, el carácter de los presidentes, el nacionalismo, los conflictos étnicos y el Holocausto, el SIDA, las películas, los problemas psicológicos, la psicoeconomía y el medio ambiente); muchos estudios tienen como objetivo combinar la investigación primaria con conocimientos psicológicos; entrevistas notables con psicohistoriadores distinguidos (en su entrevista con *Clio*, el psicohistoriador Peter Loewenberg comentó: «Me gustaría alejarme de la idea de aplicar el psicoanálisis a la historia porque creo que la integración de las percepciones psicodinámicas con la conceptualización histórica debería ocurrir en el momento en que el historiador tiene contacto con los datos o los archivos. Tanto la historia como el psicoanálisis son empresas fundamentalmente históricas, son modelos de explicación»). *El psicoanálisis y la historia* tiene dos objetivos declarados: *1)* «estudios historiográficos del propio movimiento psicoanalítico, así como la investigación biográfica sobre aspectos de la vida y obra de psicoanalistas destacados. Con tan solo un siglo, el psicoanálisis ya tiene una historia rica y articulada, habiendo pasado por complejas vicisitudes externas e internas y habiendo desarrollado su identidad de las más diversas formas en diferentes regiones geográficas. Tenemos la intención [...] de presentar documentos aún inéditos [...] que arrojarán nueva luz sobre una serie de aspectos importantes de nuestra disciplina» y *2)* «también intentaremos aplicar ideas psicoanalíticas, por ejemplo, el concepto de los procesos inconscientes, de etapas de desarrollo o de mecanismos de defensa relevantes como la represión, escisión, identificación proyectiva y 'acción diferida' (Nachträglichkeit)—a la interpretación de eventos históricos»

Continúa

Tabla 35-1
Tabla sobre la historia de la psiquiatría *(cont.)*

Personas y eventos en psiquiatría

Persona o evento	País	Publicaciones	Significado
			El libro de Szaluta fue el primer texto que presentó tanto la teoría como la práctica de la psicohistoria; se describieron las contribuciones de Freud y de los posfreudianos, se examinaron los pros y contras de la psicohistoria y se discutieron las principales obras de la psicohistoria; Szaluta subrayó cómo la psicohistoria difiere de la historia tradicional y cómo puede ser reveladora en el estudio del individuo, la familia y el grupo
			Elovitz discutió cómo, en casi tres décadas de investigación sobre psicobiografía presidencial, fue influenciado por el psicoanálisis para desarrollar un método de «subjetividad disciplinada» que se aplicó «sin prejuicios del clínico [...] al político»; estudió la infancia, la personalidad, los antecedentes familiares, las crisis de la vida, los mecanismos de defensa y los patrones de éxito y fracaso del sujeto; durante todo el proceso supervisó cuidadosamente los sentimientos de contratransferencia; como resultado de seguir este método, afirmó que comprendía tanto las presiones del cargo como las personalidades de los presidentes y tuvo la idea de «comprender los deseos contradictorios, la ambivalencia, tanto del líder como del liderado»
			A *Handbook of Psychohistory* ofrece artículos sobre psicohistoria y psicobiografía que muestran una variedad de abordajes psicológicos diferentes
Paul Wender (1934–)	Estados Unidos	*Attention-Deficit Hyperactivity Disorder in Adults.* New York: Oxford University Press; 1998	Como resultado de sus 25 años de estudio del TDAH en adultos, Wender proporcionó nueva evidencia que sugiere que el TDAH se transmite genéticamente y que cerca de un tercio de los niños con TDAH llegan a la edad adulta con síntomas persistentes del trastorno; también revisó lo que se sabía sobre los síntomas del TDAH, su evolución durante la vida y el valor de los tratamientos con varios medicamentos
Ordenadores e internet	Estados Unidos	La APA ha publicado dos libros sobre el uso de los ordenadores en psiquiatría: Lieff J. *Computer Applications in Psychiatry.* Washington, DC: American Psychiatric Publishing; 1987; y Chan CH, Luo JS, Kennedy RS. *Concise Guide to Computers in Clinical Psychiatry.* Washington, DC: American Psychiatric Publishing; 2002; Miller MJ. Computer-based testing of the psychiatric patient. En: Sadock BJ, Sadock VA. *Comprehensive Textbook of Psychiatry.* 7th ed. Philadelphia, PA: Lippincott Williams & Wilkins; 2000	Los ordenadores han sido aplicados a casi todas las áreas de la psiquiatría, incluido el registro de los síntomas de los pacientes, facilitando la transferencia de registros, el seguimiento de los pacientes en la comunidad y el establecimiento de bases de datos; se han utilizado por compañías de seguros y las empresas de atención médica para la contabilidad y el seguimiento de la atención al paciente y, desde la década de 1970, se han utilizado con una frecuencia cada vez mayor para realizar pruebas psicológicas a los pacientes
		Dos artículos sobre internet son: Alessi NE. The Internet and the future of psychiatry. *Am J Psychiatry.* 1996;153:861, y Rajendran PR. The Internet: Ushering in a new era of medicine. *JAMA.* 2001;285:804	Internet es una red de comunicación de ordenadores que transmite información de forma rápida y sencilla a escala global, facilitando el contacto entre diferentes psiquiatras, y entre psiquiatras y pacientes, y permite a los pacientes obtener información rápida sobre las calificaciones profesionales del psiquiatra que los está tratando y los medicamentos psiquiátricos que les ha recetado

Continúa

Tabla 35-1
Tabla sobre la historia de la psiquiatría *(cont.)*

Personas y eventos en psiquiatría

Persona o evento	País	Publicaciones	Significado
			Aunque internet ofrece un acceso sin precedentes a la información, incluida la información sobre enfermedades psiquiátricas, también puede estar sujeta a desinformación, ya sea inadvertida, engañosa (p. ej., publicidad) o malintencionada (grupos antipsiquiátricos)
Descubirimientos de variaciones genéticas como causas de enfermedad mental	Estados Unidos, Canadá, Inglaterra, Europa, Australia	Oberlé I, Rousseau F, Heitz D, Kretz G, Davys D. Instability of a 550–base pair DNA segment in fragile X syndrome. *Science.* 1991;252:1097; Yu S, Pritchard M, Kremer E, Lynch M, Nancarrow J. Fragile X genotype characterized by an unstable region of DNA. *Science.* 1991;252:1179; Ying-Hui Fu, Kuhl DPA, Pizzuti A, Pieretti M, Sutcliffe JS. Variation of the CGG repeat at the fragile X site results in genetic instability: Resolution of the Sherman paradox. *Cell.* 1991;67:1047; Schellenberg GD, Bird TD, Wijsman EM, Orr T, Anderson L. Genetic linkage of evidence for a familial Alzheimer's disease locus on chromosome 14. *Science.* 1992;258:668; Mullen M, Houlden H, Windelspecht M, Fidani L, Lombardi C. A locus for familial early-onset of Alzheimer's disease on the long arm of chromosome 14, proximal to the α-1-antichymotrypsin gene. *Nat Genet.* 1992;2:340; The Huntington's Disease Collaborative Research Group: A novel gene containing a trinucleotide repeat that is expanded and unstable on Huntington's disease chromosome. *Cell.* 1993;72:971; Amir RE, Van den Veyver IB, Wan M, Tran CQ, Franke U. Rett syndrome is caused by mutations in X-linked MECP2, encoding methyl-CpG-binding protein 2. *Nat Genet.* 1999;23:185	Durante 1991-1993, se identificaron variaciones genéticas como causas del síndrome de X frágil, una causa habitual de retraso mental hereditario; de la enfermedad de Alzheimer familiar de inicio temprano y la enfermedad de Huntington; en 1999 se descubrió que el gen *MECP2* causa el síndrome de Rett, un trastorno generalizado del desarrollo incluido en la clasificación del DSM-IV
		Hyman S, Moldin S. Genetic science and depression: Implications for research and treatment. En: Weissman MM, ed. *Treatment of Depression: Bridging the 21st Century.* Washington, DC: American Psychiatric Association; 2001:98; Andreasen NC. Schizophrenia. Capítulo 8. En: *Brave New Brain: Conquering Mental Illness in the Era of the Genome.* New York, Oxford: Oxford University Press; 2001:199	El artículo de 2001 de Hyman y Moldin revelaba que, aunque los estudios previos habían demostrado que la heredabilidad tenía un papel en la transmisión de la depresión, «un único gen principal era contribuidor improbable para la etiología, más bien múltiples genes de efecto pequeño contribuyen con factores no genéticos en producir la vulnerabilidad a la enfermedad»; en el mismo año, Andreasen dijo «La mayoría de los expertos ahora creen que la esquizofrenia es claramente multifactorial, implicando a múltiples genes, y posiblemente incluso diferentes genes en diferentes individuos, así como muchas influencias no genéticas. El hecho de que múltiples genes estén probablemente involucrados es la principal razón por la que varios informes que indican que "el gen de la esquizofrenia ha sido encontrado en el cromosoma 5" (o 11 o 22, o en otro lugar) no se han repetido sistemáticamente»

Continúa

Tabla 35-1
Tabla sobre la historia de la psiquiatría *(cont.)*

Personas y eventos en psiquiatría

Persona o evento	País	Publicaciones	Significado
Tres libros sobre psicoterapia	Estados Unidos	Jackson SW. *Care of the Psyche: A History of Psychological Healing*. New Haven, CT: Yale University Press; 1999; Sabo AN, Havens L, eds. *The Real World Guide to Psychotherapy Practice*. Cambridge, MA: Harvard University Press; 2000; Hersen M, Sledge WH, eds. *Encyclopedia of Psychotherapy*. 2 Vols. San Diego, CA: Academic Press; 2002	*History* de Jackson es notable porque delimita los roles de sanador y sufridor a lo largo de la historia; los ensayos de Sabo, Havens y otros sugieren cómo, al entablar relaciones con los pacientes, es posible realizar cierta psicoterapia eficaz y contrarrestar las limitaciones de la atención médica administrada; *Encyclopedia* ofrece artículos concisos, escritos por expertos, sobre las principales psicoterapias que se utilizan actualmente, junto con estudios sobre la eficacia de cada una de estas terapias
Educación de los psiquiatras	Estados Unidos	Luhrmann TM. *Of Two Minds: The Growing Disorder in American Psychiatry*. New York: Knopf; 2000	Representa a la psiquiatría estadounidense contemporánea dividida entre dos puntos de vista de la enfermedad mental: un modelo biomédico, que consiste en síntomas tratados con psicofarmacología, y un modelo psicodinámico, que consiste en conflictos emocionales tratados con psicoterapia; aunque Luhrmann afirma que el uso de ambos modelos es necesario en el tratamiento de los pacientes, observa que «una combinación de fuerzas socioeconómicas [atención médica gestionada] e ideología están separando a la psicoterapia de la psiquiatría»; también observa que esto sería malo para los psiquiatras y los pacientes, pues alienta «una forma de pensar sobre la enfermedad mental que puede despojar de humanidad a quienes la padecen»
Teoría y tratamiento de la depresión	Estados Unidos, Inglaterra, Suiza	En una reunión de la American Psychopathological Association en Nueva York en marzo de 1999, los científicos clínicos más destacados presentaron publicaciones sobre el tema Tratamiento de la depresión, que fueron publicados en Weissman MM, ed. *Treatment of Depression: Bridging the 21st Century*. Washington, DC: American Psychiatric Association; 2001	Los artículos variaron ampliamente en la discusión de diferentes aspectos de la depresión; Charles Nemeroff y Michael Owens, en su obra «Contribución de la neurociencia moderna para el desarrollo de nuevos tratamientos para los trastornos psiquiátricos», revisaron la evidencia de que el factor liberador de corticotropina (CRF) se hipersecretaba en pacientes deprimidos, que «la experiencia adversa al inicio de la vida está asociada con la expresión génica persistente de CRF y la actividad neuronal de CRF, que puede ser la base de la vulnerabilidad de las personas expuestas al abuso o negligencia infantil para desarrollar depresión en la edad adulta», y que el uso reciente de un antagonista de CRF para el tratamiento de la depresión mayor ha tenido éxito; Steven Hyman y Steven Moldin, en «La ciencia genética y la depresión: implicaciones para la investigación y el tratamiento», describieron el crecimiento en el conocimiento del Proyecto del Genoma Humano, las interacciones de diferentes genomas con sus entornos y productos proteicos, *proteómica*, y entonces sugirieron que «es probable que el mayor beneficio de la investigación genética provenga del desarrollo de plataformas para el descubrimiento de fármacos y para comprender las contribuciones genéticas a la acción de los fármacos»

Continúa

Tabla 35-1
Tabla sobre la historia de la psiquiatría *(cont.)*

Personas y eventos en psiquiatría

Persona o evento	País	Publicaciones	Significado
			Otros artículos ofrecieron descripciones generales de varios tratamientos; en Estados Unidos hay 20 antidepresivos aprobados por la FDA, que suelen ser «moderadamente efectivos», aunque ninguno cura la depresión, y «un número significativo de personas no responden o responden solo parcialmente»; hay dos nuevas terapias físicas, la estimulación magnética transcraneal y la estimulación del nervio vago, que quedan por evaluar; existe evidencia de que la terapia cognitiva o conductual es efectiva en el tratamiento de la depresión clínica; en un epílogo, Weissman señaló que «el tratamiento para la depresión es más específico, más rápido y con menos efectos secundarios, y está dirigido a la fisiopatología subyacente de la depresión»
Neuroimagen	Estados Unidos	Andreasen NC. Mapping the mind. En: *Brave New Brain: Conquering Mental Illness in the Era of the Genome.* Oxford: Oxford University Press; 2001:130; Morihisa JM, ed. *Advances in Brain Imaging.* Washington, DC: American Psychiatric Association, 2001	A partir de las décadas de 1970 y 1980, las técnicas de TC y RM mostraron cómo el cerebro estaba físicamente disminuido en las demencias y otras enfermedades orgánicas y cómo, en algunos casos de esquizofrenia, los ventrículos estaban dilatados; después de este descubrimiento se aplicaron las denominadas «técnicas funcionales de neuroimagen» —incluidas la resonancia magnética funcional, la tomografía computarizada por emisión de fotón único y la PET— para estudiar los cambios en la actividad cerebral (flujo sanguíneo) en las enfermedades mentales; aunque Andreasen afirmó que la mayoría de estas técnicas siguen siendo herramientas de investigación, también observó que en algunas enfermedades «la PET nos permite estudiar la relación entre la dosis del fármaco y la respuesta clínica a partir de la medición de los niveles y la actividad en el cerebro»
Efectos de los episodios traumáticos en las personas	Estados Unidos, Inglaterra, Francia, Alemania e Italia	Micale MS, Lerner P, eds. *Traumatic Pasts, Psychiatry, and Trauma in the Modern Age, 1870-1930.* Cambridge: Cambridge University Press; 2001	Una colección de ensayos académicos de diferentes disciplinas describen cómo personas de varios países sufrieron trastornos médicos y psicológicos por los efectos de accidentes ferroviarios, accidentes laborales, recordando episodios traumáticos en sus vidas y las secuelas del impacto de un proyectil en la Primera Guerra Mundial; en su ensayo «Trauma, psiquiatría e historia», Lerner y Micale comentaron que no existe un «concepto único, uniforme y transhistóricamente válido de trauma psicológico» y que, aunque es «imposible escribir una historia única y unilineal del trauma», es posible escribir historias de casos de cómo los individuos experimentaron el trauma y cotejar estas experiencias con las ideas que sobre la naturaleza del trauma tenían los científicos y los grupos sociales y que fueron dominantes en las culturas en determinados momentos del pasado

Continúa

Tabla 35-1
Tabla sobre la historia de la psiquiatría *(cont.)*

Personas y eventos en psiquiatría			
Persona o evento	**País**	**Publicaciones**	**Significado**
Diagnóstico y tratamiento del trastorno de personalidad límite	Estados Unidos	Gunderson JG. *Borderline Personality Disorder: A Clinical Guide*. Washington, DC: American Psychiatric Association; 2001; American Psychiatric Association. *Practice Guideline for the Treatment of Patients with Borderline Personality Disorder*. Washington, DC: American Psychiatric Association; 2001; Oldham JM. A 44-year-old woman with borderline personality disorder. *JAMA*. 2002;287:1031	La guía de Gunderson y la guía de práctica de la APA recomiendan combinaciones de psicoterapia a largo plazo (que a menudo consiste en terapia cognitiva o psicoterapia psicodinámica) y medicamentos dirigidos a síntomas específicos, e incluyen antipsicóticos a dosis baja e ISRS; Oldham observó que, después de este tratamiento, «con el tiempo, la mayoría de los pacientes con trastorno de la personalidad límite muestran una mejora sustancial»
Ataques terroristas en el World Trade Center y el Pentágono del 11 de septiembre de 2001	Estados Unidos	Kleinfield NR, Connelly M: 9/11 still strains New York psyche. Poll finds widespread unease and lingering fear of terror. *The New York Times*, September 8, 2003, Section A, pp. A1-A2; Sheehy G: Middletown America. *One Town's Passage from Trauma to Hope*. New York: Random House; 2003; Cancelmo JA, Tylim I, Hoffenberg J, eds. *Terrorism and the Psychoanalytic Space: International Perspectives from Ground Zero*. New York: Pace University Press; 2003	Los ataques terroristas del 11 de septiembre fueron destacados por su mezcla de violencia, pérdida y muerte, y por la gran variabilidad de las reacciones mentales y físicas que siguieron a estos ataques; aunque algunas personas se han recuperado y formado lo que Gail Sheehy describe como una «nueva vida», otras han sufrido episodios persistentes de trastorno de estrés postraumático, ansiedad, depresión, síntomas físicos y temores de que se produzcan nuevos ataques terroristas; 5 años después del ataque, dos tercios de los neoyorquinos dijeron que todavía estaban «muy preocupados» por otro ataque a su ciudad (*The New York Times*, 7 de septiembre de 2006)
Visión general del psicoanálisis	Estados Unidos	Erwin E, ed. *The Freud Encyclopedia: Theory, Therapy, and Culture*. New York: Routledge; 2002; Zaretsky E. *Secrets of the Soul: A Social and Cultural History of Psychoanalysis*. New York: Knopf; 2004	La *Encyclopedia* consta de más de 200 entradas de estudiosos de Freud, que incluyen reseñas biográficas de Freud (con una mención a su familia) y de individuos que contribuyeron al desarrollo del psicoanálisis; comentarios sobre cada una de las historias de los casos famosos de Freud; evaluaciones de las teorías de Freud sobre la ansiedad y la defensa, las pulsiones, el inconsciente y la represión, las neurosis y el narcisismo; la influencia del psicoanálisis en las disciplinas humanísticas como la antropología y los estudios culturales, la historia y la biografía, la crítica literaria, los estudios cinematográficos y la filosofía, así como en la biología y la neurobiología, y la historia y el estado actual del psicoanálisis en varios países de Europa, América y África, así como en Inglaterra, Australia, Japón, Corea, China, India y Filipinas *Secrets of the Soul* ofrece una visión caleidoscópica de cómo las ideas de Freud fueron influenciadas por los climas sociales, políticos y culturales en los que se originaron; Zaretsky sostiene que «la idea de un inconsciente personal era nueva» y «dio expresión a las posibilidades de individualidad, autenticidad y libertad que solo habían surgido recientemente» y que luego jugaron un papel importante en «el modernismo de la década de 1920, los estados de bienestar en Inglaterra y Estados Unidos en las décadas de 1940 y 1950, las revueltas radicales de la década de 1960 y los movimientos feministas y de liberación gay de la década de 1970»; al mismo tiempo, de formas complejas y paradójicas, el psicoanálisis se convirtió en «fuente de prejuicios antipolíticos, antifeministas y homofóbicos» y propició la creación de otras psicoterapias y movimientos que en muchos casos lo reemplazaron; el libro de Zaretsky es un intento pionero de describir el impacto histórico del psicoanálisis

Continúa

Tabla 35-1
Tabla sobre la historia de la psiquiatría *(cont.)*

Personas y eventos en psiquiatría

Persona o evento	País	Publicaciones	Significado
Medicina psicosomática/ psiquiatría de consulta y enlace	Estados Unidos	Blumenfield M, Strain J, eds. *Psychosomatic Medicine*. Philadelphia, PA: Lippincott Williams & Wilkins; 2006	En 2003, el American Board of Psychiatry and Neurology otorgó un rango de subespecialidad psiquiátrica a la medicina psicosomática, y en 2005, se realizó el primer examen de la subespecialidad en medicina psicosomática, y en 2017 se cambió el nombre a *Consultation-Liaison Psychiatry*, el libro editado por Blumenfield y Strain que consiste en una colección de artículos que ofrecen informes completos de los síntomas psicosomáticos en enfermedades médicas, psiquiátricas y neurológicas y cómo se pueden tratar estos síntomas
Confinamiento de los enfermos mentales en asilos	Sudáfrica, Suiza, Francia, Canadá, Australia, Alemania, Estados Unidos, Japón, Argentina, México, India, Nigeria, Irlanda e Inglaterra	Porter R, Wright D, eds. *The Confinement of the Insane. International Perspectives, 1800-1965*. Cambridge: Cambridge University Press; 2003	Este volumen reúne 14 artículos de investigación originales de diferentes académicos, cada uno de los cuales examina las fuerzas sociales que influyeron en el confinamiento de los enfermos mentales en los asilos de diferentes países durante diferentes períodos en los s. xix y xx; al resumir el contenido de los documentos, Porter concluyó que la historia del crecimiento de los asilos «resulta más compleja de lo que podría parecer», revelando que «el asilo no era solo un lugar para la atención y la cura, sino un lugar conveniente para encerrar a las personas inconvenientes ("custodia"). Era muchas cosas a la vez. Lejos de ser un arma bajo el control seguro de la profesión [psiquiátrica], o del estado, era un sitio en disputa, sujeto a continuas negociaciones entre las diferentes partes, incluidas las familias y los propios pacientes»
Tratamiento de la esquizofrenia	Estados Unidos	American Psychiatric Association. *Practice Guideline for the Treatment of Patients with Schizophrenia*. 2nd ed. Washington, DC: American Psychiatric Association; 2004	Recomendaciones destinadas a ayudar a los psiquiatras a evaluar y tratar a pacientes adultos con esquizofrenia en fase aguda, fase de estabilización del tratamiento y fase estable; cada recomendación recibe una de las tres categorías de aprobación: recomendado con bastante confianza, recomendado con moderada confianza y puede ser recomendado según las circunstancias individuales; aunque la *Guía de práctica* se basa en la síntesis del «conocimiento científico actual y la práctica clínica racional», se hace hincapié en que es solo una guía, que no debe interpretarse como un estándar de atención médica y que «el juicio final con respecto a un procedimiento clínico particular o plan de tratamiento debe ser realizado por el psiquiatra a la luz de los datos clínicos presentados por el paciente y las opciones de diagnóstico y tratamiento disponibles»
College Mental Health	Estados Unidos	Kadison R, Geronimo I. *College of the Overwhelmed: The Campus Mental Health Crisis and What to Do about It*. San Francisco: Jossey-Bass; 2004	Describe las presiones mentales que afrontan los estudiantes universitarios al someterse a los requisitos académicos, explorar la sexualidad y formar nuevas relaciones interpersonales; como resultado de estas presiones, «desde 1988, la probabilidad de que un estudiante universitario sufra depresión se ha duplicado, la ideación suicida se ha triplicado y las agresiones sexuales se han cuadruplicado»; en la segunda mitad del libro, en un capítulo titulado «Solo para estudiantes», Kadison y Geronimo ofrecen formas proactivas para que los estudiantes mantengan el equilibrio mental y busquen ayuda si las cosas van mal

Continúa

Tabla 35-1
Tabla sobre la historia de la psiquiatría *(cont.)*

Personas y eventos en psiquiatría			
Persona o evento	**País**	**Publicaciones**	**Significado**
Un escándalo psiquiátrico reprimido	Estados Unidos	Scull A. *Madhouse: A Tragic Tale of Megalomania, and Modern Medicine.* New Haven, CT: Yale University Press; 2005	El manicomio sobre el que escribe Scull era el Trenton State Hospital en Nueva Jersey, de 1907 a 1930, cuando Henry Cotton era superintendente; creyendo que las infecciones de varias partes del cuerpo eran una causa de enfermedad psiquiátrica, Cotton trató a los pacientes psiquiátricos mediante la extirpación quirúrgica de estas partes, que eran sobre todo dientes y amígdalas, pero también incluían estómagos, vesículas biliares, colon, testículos y ovarios; cuando Adolf Meyer hizo que una joven psiquiatra, la Dra. Phyllis Greenacre, investigara los tratamientos de Cotton, esta informó de que estos tratamientos producían muertes, discapacidades y una mejora cuestionable de los síntomas psiquiátricos; sin embargo, Meyer descartó su informe; Cotton fue degradado de superintendente a director de investigación; así se evitó un escándalo público, y el conocimiento de las operaciones de Cotton permaneció oculto durante muchos años hasta que Scull, después de realizar una investigación basada en documentos y recuerdos de varias personas, descubrió lo que no se conocía y publicó su libro
Consumo de anfetaminas como antidepresivo	Estados Unidos	Rasmussen N. Making the first antidepressant: Amphetamine in American medicine, 1929-1950. *J Hist Med Allied Sci* 2006;61:288	Muestra cómo durante las décadas de 1940 y 1950 la anfetamina era un remedio prescrito con mucha frecuencia para la depresión y las afecciones neuróticas relacionadas, utilizada tanto por médicos generales como por psiquiatras; en la década de 1960, aunque se usaba en una variedad de afecciones, dejó de administrarse en la mayoría de los casos psiquiátricos y fue reemplazada por tranquilizantes menores y los antidepresivos IMAO y tricíclicos
Recuerdos del tratamiento de la esquizofrenia	Estados Unidos	Seeman M. Forty-five years of schizophrenia: Personal reflections. *Hist Psychiatry* 2006;17:363	Seeman señaló que, en los 45 años que llevaba tratando la esquizofrenia, «aunque ha habido muchos avances durante este período, la comprensión de la esquizofrenia sigue siendo difícil de alcanzar y los tratamientos siguen siendo imperfectos. Por lo tanto, a medida que las perspectivas cambian y hay cambios subyacentes, la profesión psiquiátrica debe anclarse firmemente a las historias que nuestros pacientes [esquizofrénicos] nos cuentan». Ya sean estas historias «sobre los síntomas, la pérdida o la supervivencia»
Política de salud mental	Estados Unidos	Frank R, Glide S. *Better But Not Well: Mental Health Policy in the United States Since 1950.* Baltimore, MD: Johns Hopkins University Press; 2006	Los enfermos mentales han mejorado debido al desarrollo de medicamentos mejor tolerados (ISRS en comparación con los antidepresivos tricíclicos) y al desarrollo de pólizas como Medicare, Medicaid, Social Security Disability y la expansión del seguro médico privado; sin embargo, la mayoría de los enfermos mentales están empobrecidos y no ha habido un aumento en sus tasas de empleo; además, durante los últimos 50 años, las tasas de personas sin hogar han aumentado a más del doble y los encarcelamientos se han quintuplicado

Continúa

Tabla 35-1
Tabla sobre la historia de la psiquiatría *(cont.)*

Personas y eventos en psiquiatría

Persona o evento	País	Publicaciones	Significado
George Mora (1923-2006) y su trabajo en la historia de la psiquiatría	Italia y después de 1953 en Estados Unidos	Publicaciones sobre la historia de la psiquiatría italiana, sobre diversos temas médicos y psiquiátricos, una traducción de *De praestigiis daemonum* (1991) de Johann Weyer, y con Jeanne Brand, *Psychiatry and Its History: Methodological Problems in Research* (1970)	Durante una generación, Mora fue la principal autoridad estadounidense en la historia de la psiquiatría, así como el autor de las secciones de historia de la psiquiatría de las primeras cuatro ediciones del *Comprehensive Textbook of Psychiatry*
Trastornos del estado de ánimo	Estados Unidos	En 2006-2007, se publicaron dos libros sobre los trastornos del estado de ánimo: Stein D, Kupfer D, Schatzberg A, eds. *The American Psychiatric Publishing Textbook of Mood Disorders*. Arlington, VA: American Psychiatric Publishing; 2006; Goodwin FK, Jamison KR. *Manic-Depressive Illness: Bipolar Disorders and Recurrent Depression*. 2nd ed. New York: Oxford University Press; 2007 (1st ed., 1990)	Cada uno de estos libros proporcionó información detallada sobre los últimos conocimientos de las causas, los síntomas y los tratamientos de los trastornos del estado de ánimo
Albert Ellis (1913-2007)	Estados Unidos	Ellis publicó 75 libros, incluyendo *Overcoming Procrastination, How to Live With a Neurotic, Sex Without Guilt* y *A Guide to Rational Living*	A finales de 1953, Ellis había comenzado a desarrollar la Terapia Racional Emotiva (TREC), una forma de terapia que tenía como objetivo ayudar a las personas a realizar cambios psicológicos enseñándoles a desafiar sus pensamientos autodestructivos; en 1960 fundó el Albert Ellis Institute para difundir su obra; continuó el cambio de la psicoterapia de los psicoanalistas y de los médicos a los psicólogos clínicos y los trabajadores sociales psiquiátricos que había comenzado Carl Rogers; en 2003, la American Psychological Association lo nombró el segundo psicólogo más influyente del s. xx, solo superado por Rogers
Política de Salud Mental	Estados Unidos	Mental Health Parity and Addiction Equity Act de 2008. «Hoja informativa»: The Mental Health Parity and Addiction Equity Act of 2008 (MHPAEA). Consultado el 19 de noviembre de 2015. Disponible en http://www.dol.gov/ebsa/newsroom/fsmhpaea.htm	Promulgada en 2008 como parte del *Affordable Care Act* para abordar las lagunas creadas por la *Mental Health Parity Act* inicial de 1996. La ley *1)* incluye beneficios de salud mental y trastornos por consumo de sustancias en los *beneficios de salud esenciales; 2)* aplica protecciones federales de paridad a los beneficios de salud mental y trastornos por consumo de sustancias a nivel individual y en grupos pequeños, y *3)* da acceso a la atención médica de calidad a más estadounidenses, que incluye cobertura para servicios de salud mental y trastornos por consumo de sustancias
Publicación del DSM-5	Estados Unidos	American Psychiatric Association. *Diagnostic and Statistical Manual of Mental Disorders*. 5th ed. Washington, DC: American Psychiatric Association; 2013	En 2013 se publicó esta revisión del DSM-IV con varios cambios importantes: el trastorno de Asperger y los trastornos del autismo se incluyeron bajo el término *trastornos del espectro autista;* se agregaron criterios al TDAH para facilitar la aplicación a lo largo de la vida; los síntomas ahora deben estar presentes antes de los 12 años (frente a los 7 años en el DSM-IV); los especificadores de subtipos de esquizofrenia fueron eliminados debido a su limitada estabilidad diagnóstica, baja fiabilidad y escasa validez. En el trastorno bipolar se ha añadido el especificador «con características mixtas», además del trastorno de desregulación disruptiva del estado de ánimo y el trastorno disfórico premenstrual; la exclusión por duelo ahora se omite del criterio de TDM; el TOC y los trastornos relacionados son una nueva categoría de diagnóstico e incluyen el trastorno de acumulación, el trastorno de excoriación (pellizcarse la piel); se realizaron ajustes al criterio de trastornos relacionados con el trauma y estrés; creación de disforia de género como nueva clase diagnóstica. Los trastornos por abuso de sustancias se ampliaron para incluir el trastorno por juego

Continúa

Tabla 35-1
Tabla sobre la historia de la psiquiatría *(cont.)*

Personas y eventos en psiquiatría			
Persona o evento	**País**	**Publicaciones**	**Significado**
Enfermedades mentales y violencia con armas de fuego	Estados Unidos	Metzl JM, MacLeish KT. Mental illness, mass shootings, and the politics of American firearms. *Am J Public Health* 2015:240-249	Hay un creciente enfoque en las enfermedades mentales y la violencia con armas de fuego a raíz de varios tiroteos masivos, lo que refleja una historia de décadas de debates más generales en psiquiatría sobre armas, violencia y competencia mental. La retórica social y política que siguió a estos episodios violentos refuerza las implicaciones de que la enfermedad mental causó estos eventos o que la detección temprana de estos problemas podría haberlos evitado. Muchos estados aprobaron leyes de manera reactiva que exigían a los médicos de salud mental que informaran a los funcionarios locales sobre los «pacientes peligrosos» como una forma de evitar que estas personas obtengan armas de fuego. Muchos argumentan que el foco debería estar en los esfuerzos de prevención que tendrán un impacto más amplio en las comunidades, como la reexaminación de las leyes de armas y la mejora de recursos para la salud mental
Cambios en la legislación de la marihuana	Estados Unidos (23 estados)	Wilkinson ST, Yarnell S, Radhakrishnan R, Ball SA, y Cyril D'souza D. Marijuana legalization: Impact on pyschicians and public health. *Annu Rev Med* 2014	Entre 1996 y 2015, 23 estados aprobaron leyes que legalizan el uso de la marihuana con fines médicos después de que numerosos estudios revelaran su potencial terapéutico para múltiples afecciones médicas, incluidos la epilepsia, la caquexia y el dolor crónico. Varios estados han legalizado una pequeña cantidad de marihuana para uso recreativo, lo que refleja un cambio creciente en la opinión pública con respecto a la seguridad de esta droga. El uso y venta de marihuana sigue siendo ilegal según la ley federal y todavía figura como sustancia de la lista I de la FDA. Muchos estados están pidiendo la despenalización federal de la marihuana, pero el debate continúa dadas las preocupaciones restantes sobre la legalización y los efectos en la salud pública. A pesar de los esfuerzos para reclasificar la marihuana, continúa registrada como una sustancia de la lista I
Drug Enforcement Agency (DEA) de Estados Unidos	Estados Unidos	Wing N. (2015, March 18). DEA Approves Study of Psychedelic Drug MDMA In Treatment of Seriously Ill Patients. Consultado el 17 de noviembre de 2015 en http://www.huffingtonpost.com/2015/03/18/deadmdastudy_n_6888972.htm	La MDMA se clasificó como una sustancia de la lista I en 1985. En los años posteriores, estudios recientes han demostrado que la droga puede ser eficaz para los trastornos mentales. La DEA aprobó el estudio sobre la MDMA en el tratamiento de la ansiedad en personas con enfermedades potencialmente mortales. Esto ocurrió después de los estudios que muestran que la MDMA puede ser útil para trastornos como el trastorno de estrés postraumático en un entorno de tratamiento supervisado
Suicido asistido por médicos	Estados Unidos	Dyer O, Caroline W, Garcia Rada A. «Assisted dying: law and practice around the world». *BMJ* (2015); Payne K. Consider Assisted Suicide. Tenn Nurse (2015) Fall;78(3):13; Kopelman LM. *Physician-Assisted Suicide: What Are the Issues?* Dordrecht: Kluwer Academic Publishers; 2001	Los códigos médicos profesionales han prohibido durante mucho tiempo la participación de los médicos para ayudar al suicidio de un paciente. Sin embargo, a pesar de las prohibiciones éticas y legales, las demandas de liberalización de esta prohibición han crecido en los últimos años. La ley de Oregon que permite la muerte asistida por un médico aprobada en 1997 es la más antigua del mundo. Los adultos mentalmente competentes y físicamente capaces pueden obtener medicamentos sedantes que pueden tomar para terminar con sus vidas. A partir de 2015 varios estados han promulgado leyes similares, pero aún sigue siendo ilegal en la mayoría del país

Continúa

Tabla 35-1
Tabla sobre la historia de la psiquiatría *(cont.)*

Personas y eventos en psiquiatría

Persona o evento	País	Publicaciones	Significado
Proyecto Conectoma Humano	Estados Unidos	Hagmann P, Kurant M, Gigandet X, Thiran P, Wedeen VJ, Meuli R, Thiran JP (2007). Mapping human whole-brain structural networks with diffusion MRI. *PLoS ONE* 2, e597; Sporns O, Tononi G, Kotter R. (2005). The human connectome: A structural description of the human brain. *PLos Comput Biol* 1, e42	El Proyecto Conectoma Humano tiene como objetivo mapear todas las conexiones en el cerebro humano en un esfuerzo por comprender cómo los procesos cognitivos emergen de sus sustratos morfológicos. El proyecto se lanzó en 2009 como parte de esfuerzos más amplios para aumentar la investigación en neurociencias. El cerebro humano es muy complejo y los investigadores se enfrentan a numerosos desafíos en la recopilación de datos, el mapeo de las vías neuronales y la correlación de la conectividad funcional con la conectividad anatómica. Los datos generados a partir del proyecto podrían ofrecer contribuciones significativas a la investigación en trastornos neurológicos y psicológicos complejos

APA, American Psychiatric Association; DSM, *Manual diagnóstico y estadístico de los trastornos mentales;* FDA, U.S. Food and Drug Administration; IMAO, inhibidor de la monoaminooxidasa; ISRS, inhibidor selectivo de la recaptación de serotonina; MMPI, Minnesota Multiphasic Personality Inventory; NAMI, National Alliance for the Mentally Ill; NARSAD, National Alliance for Research on Schizophrenia and Depression; NIMH, National Institute for Mental Health; NMHA, National Mental Health Association; PET, tomografía por emisión de positrones; RM, resonancia magnética; SIDA, síndrome de inmunodeficiencia adquirida; SNC, sistema nervioso central; TC, tomografía computarizada; TDAH, trastorno por déficit de atención e hiperactividad; TEC, terapia electroconvulsiva; TEPT, trastorno por estrés postraumático; TOC, trastorno obsesivo-compulsivo; TR, texto revisado; VIH, virus de la inmunodeficiencia humana.
Diseñada y desarrollada por Ralph Colp Jr, M.D., que contribuyó a muchas ediciones de este libro y que falleció en 2008. Fue actualizada por el Dr. Benjamin Sadock con la ayuda de Kristel Carrington, M.D.

Bibliografía

Ban TA. Pharmacotherapy of mental illness–a historical analysis. *Prog Neuropsychopharmacol Biol Psychiatry*. 2001;25(4):709–727.

Boland RJ, Keller MB. Diagnostic classification of mood disorders: historical context and implications for neurobiology. In: Charney D, ed. *Neurobiological Foundations of Mental Illness*. 2nd ed. New York: Oxford University Press; 2004.

Cade JF. Lithium salts in the treatment of psychotic excitement. *Med J Aust*. 1949; 2(10):349–352.

Cherry CL. *Quakers and Asylum Reform [Internet]*. Oxford University Press; 2013 [cited 2020 Sep 16]. Available at ttp://oxfordhandbooks.com/view/10.1093/oxfordhb/9780199608676.001.0001/oxfordhb-9780199608676-e-026

Digby A. The changing profile of a nineteenth-century asylum: the York Retreat. *Psychol Med*. 1984;14(4):739–748.

Dunea G. The anatomy of melancholy. *BMJ*. 2007;335(7615):351.

Edwards M. Mad world: Robert Burton's the anatomy of melancholy. *Brain*. 2010; 133(11):3480–3482.

Eisdorfer C. The impact of genetics on psychiatry. *Curr Psychiatry Rep*. 2000; 2(3):177–178.

Gerard DL. Chiarugi and pinel considered: soul's brain/person's mind. *J Hist Behav Sci*. 1997;33(4):381–403.

Haider B. The war of the soups and the sparks: the discovery of neurotransmitters and the dispute over how nerves communicate. *Yale J Biol Med*. 2007;80(3): 138–139.

Hassler FA. Charaka Samhita. *Science*. 1893;22(545):17–18.

Healy D. *The Antidepressant Era*. Cambridge, MA: Harvard University Press; 2000. 317 p.

Insel TR, Lehner T. A new era in psychiatric genetics? *Biol Psychiatry*. 2007;61(9): 1017–1018.

Johnstone EC, Crow TJ, Frith CD, Husband J, Kreel L. Cerebral ventricular size and cognitive impairment in chronic schizophrenia. *Lancet*. 1976;2(7992):924–926.

Kendler KS, Muñoz RA, Murphy G. The development of the Feighner criteria: a historical perspective. *Am J Psychiatry*. 2010;167(2):134–142.

Koenig HG, Zaben FA, Khalifa DA. Religion, spirituality and mental health in the West and the Middle East. *Asian J Psychiatr*. 2012;5(2):180–182.

Laffey P. Psychiatric therapy in Georgian Britain. *Psychol Med*. 2003;33(7): 1285–1297.

López-Muñoz F, Alamo C, Cuenca E, Shen WW, Clervoy P, Rubio G. History of the discovery and clinical introduction of chlorpromazine. *Ann Clin Psychiatry*. 2005;17(3):113–135.

Marchant J. The Prozac generation [Internet]. *New Scientist*. [cited 2020 Sep 21]. Available at https://www.newscientist.com/article/mg16822601-000-the-prozac-generation/

Mitchell PB, Hadzi-Pavlovic D. John Cade and the discovery of lithium treatment for manic depressive illness. *Med J Aust*. 1999;171(5):262–264.

Raju TN. The nobel chronicles. 1936: Henry Hallett Dale (1875–1968) and Otto Loewi (1873–1961) *Lancet*. 1999;353(9150):416.

Rosenhan DL. On being sane in insane places. *Science*. 1973;179(4070):250–258.

Shoja MM, Tubbs RS. The disorder of love in the Canon of Avicenna (A.D. 980–1037). *Am J Psychiatry*. 2007;164(2):228–229.

Shorter E. *A History of Psychiatry: From the Era of the Asylum to the Age of Prozac*. New York: Wiley; 1997. 436 p.

Shorter E. History of psychiatry. *Curr Opin Psychiatry*. 2008;21(6):593–597.

Shorter E. History of psychiatry. In: Sadock BJ, Sadock VA, Ruiz PR. *Comprehensive Textbok of Psychiatry*. 10th ed. Wolters Kluwer; 2017.

Shorter E. The history of lithium therapy. *Bipolar Disord*. 2009;11(Suppl 2):4–9.

Shorter E. The history of nosology and the rise of the diagnostic and statistical manual of mental disorders. *Dialogues Clin Neurosci*. 2015;17(1):59–67.

Spitzer RL, Cantwell DP. The DSM-III classification of the psychiatric disorders of infancy, childhood, and adolescence. *J Am Acad Child Psychiatry*. 1980;19(3):356–370.

Staff G. The creation of the Prozac myth. *The Guardian*. 2008. Available at http://www.theguardian.com/society/2008/feb/27/mentalhealth.health1

Turner T. Chlorpromazine: unlocking psychosis. *BMJ*. 2007;334(suppl 1):s7.

Unsworth C. Law and lunacy in psychiatry's 'golden age'. *Oxf J Leg Stud*. 1993; 13(4):479–507.

Webster C, ed. *Health, Medicine, and Mortality in the Sixteenth Century*. Cambridge [Eng.]; New York: Cambridge University Press; 1979. 394 p. (Cambridge monographs on the history of medicine.)

Wikipedia. *History of psychiatry [cited 2020 Sep 16]*. Available at https://en.wikipedia.org/w/index.php?title=History_of_psychiatry&oldid=977801655

Wójciak P, Rybakowski J. Clinical picture, pathogenesis and psychometric assessment of negative symptoms of schizophrenia. *Psychiatr Pol*. 2018;52(2):185–197.

Yanni C. *The Architecture of Madness: Insane Asylums in the United States*. Minneapolis: University of Minnesota Press; 2007. 191 p. (Architecture, landscape, and American culture.)

Glosario de términos relacionados con signos y síntomas

Abreacción Proceso por el cual se hace consciente el material reprimido, en particular una experiencia o un conflicto doloroso; la persona no solo recuerda, sino que también revive el material reprimido, que se acompaña de la respuesta afectiva apropiada.

Abulia Impulso reducido de actuar y pensar, asociado con indiferencia por las consecuencias de la acción. Se produce como resultado de un déficit neurológico, depresión o esquizofrenia.

Acalculia Pérdida de la capacidad para realizar cálculos matemáticos; no está causada por ansiedad o deterioro de la concentración. Se produce por un déficit neurológico o por un trastorno del aprendizaje.

Acatafasia Trastorno del habla en el que las oraciones se formulan de forma incorrecta. Los pacientes se pueden expresar con palabras que suenan igual que las que se intentan decir, pero que no son apropiadas a las ideas *(paralogia de desplazamiento),* o pueden usar expresiones totalmente inapropiadas *(paralogia de descarrilamiento). Véase también* **descarrilamiento.**

Acatexis Falta de sentimiento asociado con un tema de ordinario cargado emocionalmente; en psicoanálisis, denota la separación o la transferencia de emoción a los pensamientos e ideas de un paciente. También denominada *descatexis.* Aparece en los trastornos de ansiedad, disociativos, esquizofrénicos y bipolares.

Acatisia Sensación subjetiva de intranquilidad motora que se manifiesta por una necesidad urgente de estar en movimiento constante; se puede observar como efecto adverso extrapiramidal de los antipsicóticos. Puede confundirse con la agitación psicótica.

Acenestesia Pérdida de sensación de la existencia física.

Acinesia Ausencia de movimiento físico, como en la inmovilidad extrema de la esquizofrenia catatónica; también puede producirse como efecto extrapiramidal de los antipsicóticos.

Acrofobia Pánico a los lugares altos.

Acúfenos Ruidos en uno o en los dos oídos, como timbres, zumbidos o chasquidos; efecto adverso de algunos psicofármacos.

Aculalia Habla sin sentido asociada con un deterioro notable de la comprensión. Se produce en la manía, la esquizofrenia y el déficit neurológico.

Adiadococinesia Incapacidad para realizar movimientos alternos rápidos. Se produce en el déficit neurológico y en las lesiones cerebelosas.

Adicción Dependencia psicológica o física a una droga. A veces se usa de manera más amplia para describir la dependencia a cualquier experiencia potencialmente placentera (p. ej., juego, actividad sexual).

Adinamia Debilidad y fatiga, características de la neurastenia y la depresión.

Aerofagia Deglución excesiva de aire. Se observa en el trastorno de ansiedad.

Afasia Cualquier alteración de la comprensión o de la expresión del lenguaje causada por una lesión cerebral. Existen diferentes tipos.

Afasia amnésica Capacidad alterada para nombrar los objetos, aunque sean conocidos por el paciente. También se denomina *afasia anómica, disnomia, afasia nominal y afasia amnésica.*

Afasia con jerga neologista Afasia en la que las palabras producidas son neologismos, es decir, palabras sin sentido creadas por el paciente.

Afasia de expresión Trastorno del habla en el que se conserva la comprensión, pero la capacidad para hablar está muy alterada; habla detenida, laboriosa e imprecisa. También conocida como *afasia de Broca, afasia no fluente* y *afasia motora.*

Afasia fluente Afasia que se caracteriza por incapacidad de comprender el significado de las palabras; el discurso es fluido y espontáneo, pero incoherente y carente de sentido. También se denomina *afasia de Wernicke, afasia sensitiva* y *afasia de recepción.*

Afasia global Combinación de afasia no fluente extrema y de afasia fluente intensa.

Afasia nominal Afasia que se caracteriza por dificultad para pronunciar el nombre correcto de un objeto. *Véase también* **anomia** *y* **afasia amnésica.**

Afasia sensitiva Pérdida de la capacidad para comprender el significado de las palabras de causa orgánica; habla fluida y espontánea, pero incoherente y carente de sentido. *Véase también* **afasia fluente.**

Afasia sintáctica Afasia que se caracteriza por la dificultad para comprender la palabra hablada; se asocia con graves trastornos del pensamiento y de la expresión.

Afecto Experiencia emocional subjetiva e inmediata unida a ideas o a representaciones mentales de objetos. Se define según sus manifestaciones. *Véase también* **estado de ánimo.**

Afecto apropiado Tono emocional en armonía con la idea, el pensamiento o el discurso acompañante.

Afecto constreñido Reducción del tono emocional, menos intensa que en el afecto embotado.

Afecto embotado Alteración del afecto que se manifiesta por reducción importante de la intensidad del tono de la emoción exteriorizada; es uno de los síntomas fundamentales de la esquizofrenia, como describió Eugen Bleuler.

Afecto inapropiado Tono emocional sin armonía con la idea, el pensamiento o el discurso que lo acompaña. Se observa en la esquizofrenia.

Afecto lábil Expresión afectiva que se caracteriza por cambios rápidos y repentinos, sin relación con estímulos externos.

Afecto plano Ausencia o casi ausencia de todo signo de expresión afectiva.

Afecto restringido Reducción de la intensidad del tono emocional, que es menor que en el afecto embotado, pero la disminución es clara.

Aflicción Alteración del estado de ánimo y del afecto que consiste en tristeza, aflicción o desolación, apropiada a una pérdida real, en especial la muerte o la pérdida de un ser querido; normalmente es autolimitada. *Véase también* **duelo.**

Afonía Pérdida de la voz. Se observa en el trastorno de conversión.

Ageusia Ausencia o deterioro del sentido del gusto. Se observa en la depresión y en el déficit neurológico.

Agitación Ansiedad intensa asociada con intranquilidad motora.

Agitación psicomotora Hiperactividad física y mental que habitualmente no es productiva y se asocia con un sentimiento de confusión interna, como en la depresión agitada.

Agnosia Incapacidad para comprender la importancia o el significado de los estímulos sensitivos; no se puede explicar por un defecto de las vías sensitivas o por una lesión cerebral. El término también se refiere a la pérdida o deterioro selectivo del conocimiento de objetos específicos debido a circunstancias emocionales, como en algunos pacientes esquizofrénicos, ansiosos o deprimidos. Se observa en el déficit neurológico.

Agnosia espacial Incapacidad para reconocer relaciones espaciales.

Agnosia visual Incapacidad para reconocer objetos o personas.

Agorafobia Temor mórbido a los espacios abiertos o a salir del marco familiar del hogar. Puede coexistir con trastornos de pánico.

Agrafia Pérdida o deterioro de la capacidad para escribir que previamente se tenía.

Agramatismo Habla en la que el paciente forma frases con palabras sin seguir las reglas gramaticales. Se observa en la enfermedad de Alzheimer y la de Pick.

Agresividad Acción contundente dirigida a un objetivo, que puede ser verbal o física; acompaña al afecto de rabia, de ira o de hostilidad. Se observa en el déficit neurológico, en el trastorno del lóbulo temporal, en los trastornos del control de los impulsos, en la manía y en la esquizofrenia.

Ailurofobia Pánico a los gatos.

Alexia Pérdida de la capacidad de lectura que previamente se tenía; no se explica por un defecto de la agudeza visual. *Compárese con **dislexia.***

Alexitimia Incapacidad o dificultad para describir o ser consciente de las emociones o los estados de ánimo propios.

Algofobia Pánico al dolor.

Alogia Incapacidad para hablar debido a una deficiencia mental o a un episodio de demencia.

Alucinación Percepción sensitiva falsa que se produce en ausencia de cualquier estímulo externo pertinente al sentido implicado.

Alucinación auditiva Percepción falsa de un sonido, generalmente voces, pero también otros ruidos, como la música. Es la alucinación más frecuente en los trastornos psiquiátricos. *Véase también **Pensamiento audible.***

Alucinación congruente con el estado de ánimo Alucinación cuyo contenido es coherente con un estado de ánimo deprimido o maníaco (p. ej., pacientes deprimidos que oyen voces que les dicen que son malas personas y pacientes maníacos que oyen voces que les dicen que tienen un valor, poder o conocimiento exagerado).

Alucinación de órdenes Percepción falsa de órdenes que una persona se puede sentir obligada a obedecer o a las que es incapaz de resistirse.

Alucinación gustativa Alucinación que afecta principalmente al sentido del gusto.

Alucinación háptica Alucinación relativa al sentido del tacto. También se denomina *alucinación táctil.*

Alucinación hipnagógica Alucinación que se produce al quedarse dormido y que de ordinario no se considera patológica.

Alucinación hipnopómpica Alucinación que se produce al despertar del sueño y que de ordinario no se considera patológica.

Alucinación incongruente con el estado de ánimo Alucinación no asociada con estímulos externos reales, cuyo contenido no es coherente con el estado de ánimo deprimido o maníaco (p. ej., en la depresión, alucinaciones que no tienen que ver con temas como la culpabilidad, el castigo merecido o la incompetencia; en la manía, alucinaciones que no están relacionadas con temas como el valor o poder exagerado).

Alucinación liliputiense Sensación visual de que las personas o los objetos están reducidos de tamaño; se considera más propiamente una ilusión. *Véase también **micropsia.***

Alucinación olfativa Alucinación que implica principalmente al olfato o los olores; es más frecuente en afecciones médicas, en especial del lóbulo temporal.

Alucinación somática Alucinación que compete a la percepción de una experiencia física localizada en el cuerpo.

Alucinación visual Alucinación que afecta fundamentalmente al sentido de la vista.

Alucinosis Estado en el que una persona experimenta alucinaciones sin deterioro de la conciencia.

Ambivalencia Coexistencia de dos impulsos opuestos hacia la misma cosa, en la misma persona y en el mismo momento. Se observa en la esquizofrenia, en los estados límite y en los trastornos obsesivo-compulsivos.

Amimia Ausencia de la capacidad para gesticular o para comprender los gestos de otros.

Amnesia Incapacidad parcial o total para recordar experiencias pasadas; puede ser de origen orgánico *(trastorno amnésico)* o emocional *(amnesia disociativa).*

Amnesia alcohólica *(blackout)* Amnesia que experimentan los individuos con intoxicación alcohólica en relación con el comportamiento durante las borracheras; por lo general, indica una lesión cerebral reversible.

Amnesia anterógrada Pérdida de memoria de sucesos posteriores al comienzo de la amnesia; frecuente después de un traumatismo. *Compárese con **amnesia retrógrada.***

Amnesia auditiva *Véase **amnesia neurológica.***

Amnesia localizada Pérdida parcial de memoria, restringida a experiencias específicas o aisladas. También llamada *amnesia lacunar* y *amnesia en parches.*

Amnesia neurológica *1)* Amnesia auditiva: pérdida de la capacidad para comprender sonidos o alocuciones. *2)* Amnesia táctil: pérdida de la capacidad para apreciar la forma de los objetos mediante el tacto. *Véase también* astereognosia. *3)* Amnesia verbal: pérdida de la capacidad para recordar palabras. *4)* Amnesia visual: pérdida de la capacidad para recordar o reconocer objetos familiares o palabras impresas.

Amnesia retrógrada Pérdida de memoria para acontecimientos anteriores a la aparición de la amnesia. *Compárese con **amnesia anterógrada.***

Amnesia táctil *Véase **amnesia neurológica.***

Amnesia verbal *Véase **amnesia neurológica.***

Amnesia visual Incapacidad para recordar la apariencia de objetos o reconocer palabras familiares.

Amodorramiento Estado de conciencia alterado que se asocia con deseo o inclinación al sueño.

Anaclítico Que depende de otros, especialmente como el bebé de la madre; la depresión anaclítica en los niños es consecuencia de la ausencia de cuidados maternos.

Analgesia Estado en que la persona siente poco o ningún dolor. Puede ocurrir bajo hipnosis y en el trastorno disociativo.

Anancasmo Comportamiento o pensamiento repetitivo o estereotipado que se emplea habitualmente como dispositivo para aliviar la tensión; se utiliza como sinónimo de obsesión y se observa en la personalidad obsesivo-compulsiva (anancástica).

Androginia Combinación en una persona de características femeninas y masculinas determinadas culturalmente.

Anergia Ausencia de energía.

Anhedonia Pérdida de interés por todas las actividades regulares y placenteras, de las que el individuo se aparta. Se asociada con frecuencia a la depresión.

Ánimo *Véase **estado de ánimo.***

Anomia Incapacidad para recordar los nombres de objetos.

Anorexia Pérdida o disminución del apetito. En la *anorexia nerviosa,* el apetito se puede conservar, pero el paciente se niega a comer.

Anosognosia Incapacidad para reconocer un déficit físico en uno mismo (p. ej., el paciente niega la parálisis de una extremidad).

Ansiedad Sentimiento de aprensión causado por la anticipación de un peligro, que puede ser interno o externo.

Ansiedad flotante Ansiedad intensa, dominante y generalizada que no está vinculada a ninguna idea, objeto o acontecimiento determinado. Se observa particularmente en trastornos de ansiedad, aunque puede verse en algunos casos de esquizofrenia.

Anulación Mecanismo de defensa inconsciente primitivo, de naturaleza repetitiva, mediante el cual una persona representa simbólicamente con su contrario algo inaceptable que ya se ha hecho o contra el cual el yo (sí mismo) debe defenderse; es una forma de acción expiatoria mágica, que se observa con frecuencia en el trastorno obsesivo-compulsivo.

Apatía Tono emocional embotado asociado con desapego o indiferencia; se observa en algunos tipos de esquizofrenia y en la depresión.

Apercepción Conciencia del significado y la significación de un estímulo sensitivo particular como modificado por las experiencias, el conocimiento, los pensamientos y las emociones de uno mismo. *Véase también* **percepción.**

Apraxia Incapacidad para realizar una actividad motora voluntaria intencionada; no se puede explicar por parálisis o por otro deterioro motor o sensitivo. En la *apraxia de construcción,* un paciente no puede dibujar formas bidimensionales o tridimensionales.

Apraxia de construcción Incapacidad para copiar un dibujo, como un cubo, un reloj o un pentágono, debido a una lesión cerebral.

Aproximación a palabras Uso de palabras convencionales de una manera singular o inapropiada (metonimia o utilización de palabras nuevas formadas por reglas convencionales de formación de palabras, p. ej., *zapatos de mano* por *guantes,* y *medida del tiempo* por *reloj*); se diferencia del *neologismo,* que es una palabra nueva cuya derivación no se puede comprender. *Véase también* **parafasia.**

Asíndesis Trastorno del lenguaje en el que el paciente combina ideas e imágenes desconectadas. Se observa con frecuencia en la esquizofrenia.

Asociación sonora Asociación o discurso dirigido por el sonido de una palabra más que por su significado; las palabras no tienen una conexión lógica; los juegos de palabras y las rimas pueden dominar la conducta verbal. Se observa con mayor frecuencia en la esquizofrenia o en la manía.

Asomatopagnosia Incapacidad para reconocer una parte del cuerpo como propia (también llamada ignorancia del cuerpo y *autotopagnosia*).

Astasia-abasia Incapacidad para estar de pie y caminar de manera normal, aunque se pueden realizar movimientos normales con las piernas estando en posición sentada o acostada. Se observa en el trastorno de conversión.

Astenia Debilidad o extenuación.

Astereognosia Incapacidad para identificar objetos familiares mediante el tacto. Se observa en el déficit neurológico. *Véase también* **amnesia neurológica.**

Ataxia Ausencia de coordinación, física o mental. *1)* En neurología, se refiere a la pérdida de coordinación muscular. *2)* En psiquiatría, el término *ataxia intrapsíquica* hace referencia a la ausencia de coordinación entre sentimientos e ideas; se observa en la esquizofrenia y en el trastorno obsesivo-compulsivo grave.

Atención Concentración; aspecto de la conciencia que se vincula a la cantidad de esfuerzo ejercido para concentrarse en determinados aspectos de una experiencia, actividad o tarea. Suele estar deteriorada en el trastorno de ansiedad y la depresión.

Atonía Ausencia de tono muscular. *Véase también* **flexibilidad cérea.**

Aura *1)* Sensaciones de advertencia, como los automatismos, la saciedad gástrica, el rubor y los cambios en la respiración; sensaciones cognitivas y estados de ánimo que se experimentan habitualmente antes de un ataque de epilepsia. *2)* Pródromo sensitivo que precede a la cefalea migrañosa clásica.

Autoconocimiento Contemplación de los procesos mentales propios para adquirir entendimiento.

Automatismo Actividad que se lleva a cabo sin un conocimiento consciente.

Automatismo a las órdenes Trastorno en el que las sugerencias se obedecen automáticamente. *Véase también* **obediencia automática.**

Blenofobia Fobia a las agujas; miedo persistente, intenso y patológico de recibir una inyección.

Bloqueo Interrupción brusca del curso del pensamiento antes de que una reflexión o una idea finalice; después de una pausa breve, la persona dice que no recuerda lo que estaba diciendo o lo que iba a decir (conocido también como *restricción mental* o *aumento de la latencia mental*). Es frecuente en la esquizofrenia y en la ansiedad intensa.

Bradicinesia Lentitud de la actividad motora, con disminución del movimiento espontáneo normal.

Bradilalia Habla anormalmente lenta. Es frecuente en la depresión.

Bradilexia Incapacidad para leer a una velocidad normal.

Bruxismo Rechinamiento o crujidos de los dientes, generalmente durante el sueño. Se observa en el trastorno de ansiedad.

Catalepsia Afección en que las personas mantienen la posición corporal en la que se les ha colocado; se observa en casos de esquizofrenia catatónica grave. *Compárese con* **flexibilidad cérea.**

Cataplejía Pérdida brusca temporal del tono muscular, que causa debilidad e inmovilidad; pueden precipitarla diversos estados emocionales, y con frecuencia después aparece sueño. Se observa habitualmente en la narcolepsia.

Catexis En psicoanálisis, investidura consciente o inconsciente de energía psíquica en una idea, concepto, objeto o persona. *Compárese con* **acatexis.**

Causalgia Dolor urente que puede ser de origen orgánico o psíquico.

Cefalalgia Cefalea; dolor de cabeza.

Cenestesia Conciencia general de estar vivo que proviene de estímulos derivados del funcionamiento de varios órganos corporales.

Cicloplejia Parálisis de los músculos de la acomodación ocular; se observa, en ocasiones, como un efecto adverso autónomo (anticolinérgico) de los antipsicóticos o los antidepresivos.

Circunstancialidad Alteración del proceso del pensamiento asociativo y del habla en la que un paciente divaga innecesariamente en detalles y pensamientos inapropiados antes de comunicar la idea central. Se observa en la esquizofrenia, los trastornos obsesivos y ciertos casos de demencia. *Véase también* **tangencialidad.**

Claustrofobia Miedo exagerado a los espacios cerrados o circunscritos.

Cleptomanía Compulsión patológica a robar.

Cognición Proceso mental de conocimiento y de concienciación; función íntimamente asociada con el juicio.

Coma Estado profundo de pérdida de la conciencia del que una persona no puede despertar, con reacción mínima o no detectable a los estímulos; se observa en los traumatismos o enfermedades cerebrales, en afecciones sistémicas, como la cetoacidosis diabética y la uremia, así como en intoxicaciones con alcohol y otras sustancias. También puede producirse en estados catatónicos y trastornos de conversión intensos.

Coma vigil Coma en el que el paciente parece estar dormido y no se puede despertar. Es un estado vegetativo persistente.

Comportamiento *Véase* **conducta.**

Compulsión Necesidad patológica de actuar según un impulso que, si se resiste, produce ansiedad; comportamiento repetitivo que responde a una obsesión o que se lleva a cabo según ciertas reglas, sin un verdadero fin en sí mismo aparte de evitar que suceda algo en el futuro.

Conación Parte de la vida mental de una persona que se ocupa de los antojos, los esfuerzos, las motivaciones, los impulsos y los deseos expresados a través del comportamiento o la actividad motora.

Conciencia Estado de percepción, con respuesta a estímulos externos.

Condensación Proceso mental en el que un símbolo representa diversos componentes.

Conducta Suma total de la psique que incluye estímulos, motivaciones, deseos, impulsos, instintos y anhelos, que se expresan por el comportamiento o la actividad motora de una persona.

Confabulación Inconsciente lleno de lagunas de memoria por experiencias o acontecimientos imaginarios que no tienen ningún fundamento real y que se observa con frecuencia en los síndromes amnésicos; se diferencia de la mentira. *Véase también* **paramnesia.**

Confusión Alteraciones de la conciencia que se manifiestan por una perturbación de la orientación en relación con el tiempo, el lugar o la persona.

Control de los impulsos Capacidad para resistir un estímulo, impulso o tentación de llevar a cabo una acción.

Convulsión Contracción o espasmo muscular violento e involuntario.

Convulsión clónica Contracción o espasmo muscular violento e involuntario, en el que los músculos se contraen y se relajan de forma alternativa. Fase característica de la epilepsia mayor.

Convulsión tónica Convulsión con contracción muscular sostenida.

Convulsiones tónico-clónicas generalizadas Aparición generalizada de movimientos tónico-clónicos de las extremidades, mordedura de la lengua e incontinencia, seguida de recuperación lenta y gradual de la conciencia y la cognición; también recibe el nombre de *epilepsia mayor* o *gran mal.*

Coprofagia Ingestión de inmundicias o heces.

Coprolalia Uso involuntario de un lenguaje vulgar u obsceno. Se observa en algunos casos de esquizofrenia y en el trastorno de la Tourette.

Corea Trastorno motor que se caracteriza por movimientos rápidos, aleatorios e involuntarios, espasmódicos y sin objetivo. Se observa en la enfermedad de Huntington.

Criptografía Lenguaje escrito particular.

Criptolalia Lenguaje hablado particular.

Crisis Acceso o aparición brusca de algunos síntomas, como convulsiones, pérdida de conciencia y alteraciones psíquicas o sensitivas; se observan en la epilepsia y pueden estar causadas por el consumo de sustancias.

Culpabilidad Estado emocional asociado con un autorreproche y necesidad de castigo. En psicoanálisis, alude a un sentimiento que procede de un conflicto entre el yo y el superyó (conciencia). Tiene una función psicológica y social normal, pero una intensidad especial o la ausencia de culpabilidad es característica de muchos trastornos mentales, como la depresión y el trastorno de personalidad antisocial, respectivamente. Los psiquiatras distinguen la vergüenza como una forma de culpabilidad menos interiorizada, más relacionada con otros que con uno mismo. *Véase también* **vergüenza.**

Déjà entendu Ilusión de la que se oye algo que ya se ha oído con anterioridad. *Véase también* **paramnesia.**

Déjà pensé Situación en la que un pensamiento que nunca se tuvo se percibe incorrectamente como repetición de un pensamiento anterior. *Véase también* **paramnesia.**

Déjà vu Ilusión de reconocimiento visual en la que una situación nueva se percibe incorrectamente como repetición de una experiencia anterior. *Véase también* **paramnesia.**

Delirio Creencia falsa que se basa en una deducción incorrecta relativa a la realidad exterior, que se sostiene firmemente a pesar de las pruebas o la evidencia contradictoria objetiva y manifiesta, y a pesar de que otros miembros del entorno cultural no comparten la creencia.

Delirio congruente con el estado de ánimo Delirio cuyo contenido es apropiado al estado de ánimo (p. ej., pacientes deprimidos que creen que son responsables de la destrucción del mundo).

Delirio de autoacusación Sensación falsa de remordimiento y culpabilidad. Se observa en la depresión con características psicóticas.

Delirio de control Creencia falsa de que la voluntad, los pensamientos o los sentimientos de una persona son controlados por fuerzas exteriores.

Delirio de grandeza Concepción exagerada de la importancia, el poder o la identidad de uno mismo.

Delirio de infidelidad Creencia falsa de que el amante es infiel. A veces recibe el nombre de *celotipia* o *celos patológicos.*

Delirio de persecución Creencia falsa de ser acosado o perseguido; se observa con frecuencia en pacientes litigantes que tienen una tendencia patológica a emprender acciones legales debido a un maltrato imaginario. Es el delirio más frecuente.

Delirio de pobreza Creencia falsa de ser despojado o de estar privado de toda posesión material.

Delirio de referencia Creencia falsa de que la conducta de otros se refiere a uno mismo o de que acontecimientos, objetos u otras personas tienen una significación particular e inusual, generalmente de naturaleza negativa; procede de una idea de referencia, por la que las personas creen falsamente que otros hablan de ellas (p. ej., creer que personajes de la televisión o de la radio le hablan o hablan sobre uno). *Véase también* **difusión del pensamiento.**

Delirio extravagante Creencia que es manifiestamente absurda o fantástica (p. ej., que invasores del espacio han implantado electrodos en el cerebro de una persona). Es frecuente en la esquizofrenia. En el delirio no extravagante, el contenido se sitúa dentro del intervalo de lo posible.

Delirio incongruente con el estado de ánimo Delirio basado en una referencia incorrecta sobre la realidad externa, cuyo contenido no presenta asociación o es inapropiado con el estado de ánimo (p. ej., pacientes deprimidos que creen que son el nuevo Mesías).

Delirio nihilista Delirio depresivo de que el mundo y todo lo relacionado con él ha dejado de existir.

Delirio paranoide Delirio de persecución, de referencia, de control o de grandeza.

Delirio sistematizado Grupo de delirios elaborados relacionados con un único acontecimiento o tema.

Delirio somático Delirio relativo al funcionamiento del propio cuerpo.

Delírium Trastorno mental agudo reversible que se caracteriza por confusión y cierto deterioro de la conciencia; se asocia generalmente con labilidad emocional, alucinaciones o ilusiones y conducta inapropiada, impulsiva, irracional o violenta.

Delirium tremens Reacción aguda, y en ocasiones mortal, debida a la abstinencia alcohólica, que suele aparecer 72-96 h después del cese de una ingesta muy importante; son características distintivas una notable hiperactividad nerviosa autónoma (taquicardia, fiebre, sudoración y dilatación pupilar), que se acompaña de temblor, alucinaciones, ilusiones y delirios. En el DSM-5 se denomina *abstinencia de alcohol con alteraciones de la percepción. Véase también* **hormigueo.**

Demencia Trastorno mental que se caracteriza por deterioro de la función intelectual sin ofuscamiento de la conciencia; se caracteriza por fallo de la memoria, dificultad para calcular, distracción, alteración del estado de ánimo y del afecto, deterioro del juicio y la abstracción, reducción de la fluidez del lenguaje y alteración de la orientación. Aunque suele ser irreversible debido a una enfermedad cerebral progresiva y degenerativa subyacente, puede ser reversible si se trata la causa. También se conoce como trastorno cognitivo mayor en el DSM-5.

Depresión Estado mental que se caracteriza por sentimientos de tristeza, soledad, desesperanza, baja autoestima y autorreproche; los signos acompañantes incluyen retraso psicomotor y, en ocasiones, agitación, retraimiento social y síntomas vegetativos, como insomnio y anorexia. Se considera un trastorno del estado de ánimo.

Dereísmo Actividad mental que sigue un sistema lógico totalmente subjetivo e idiosincrásico y que no toma en consideración los hechos de la realidad ni la experiencia. Es característico de la esquizofrenia. *Véase también* **pensamiento autista.**

Desapego Situación que se caracteriza por relaciones interpersonales distantes y ausencia de implicación emocional.

Descarrilamiento Desviación gradual o brusca del curso del pensamiento sin bloqueo; en ocasiones se usa como sinónimo de *asociación laxa.*

Descompensación Deterioro del funcionamiento psíquico causado por un fracaso de los mecanismos de defensa; se observa en estados psicóticos.

Desinhibición *1)* Eliminación de un efecto inhibidor, como en la reducción de la función inhibidora de la corteza cerebral por el alcohol. *2)* En psiquiatría, mayor libertad para actuar de acuerdo con los impulsos o sentimientos internos y con menos consideración por las restricciones dictadas por las normas culturales o el superyó.

Desorientación Confusión; alteración de la conciencia del tiempo, del lugar y de la persona (posición de uno mismo en relación con otras personas). Es característica de los trastornos cognitivos.

Despersonalización Sensación de irrealidad en relación con uno mismo. Experimentar la conducta, pensamientos o sentimientos propios como si estuvieran fuera de uno mismo, como en un sueño.

Desplazamiento Mecanismo de defensa inconsciente por el que el componente emocional de una idea u objeto inaceptable se transfiere a otro más aceptable. Se observa en las fobias.

Desrealización Sensación de cambio de realidad o sentirse separado del entorno.

Devaluación Mecanismo de defensa por el que una persona se atribuye a sí misma o a otras cualidades excesivamente negativas. Se observa en la depresión y en el trastorno de personalidad paranoide.

Difusión del pensamiento Sentimiento de que los pensamientos propios son transmitidos o proyectados al entorno. *Véase también* **robo del pensamiento.**

Dipsomanía Compulsión de ingerir bebidas alcohólicas.

Disartria Dificultad de articulación del habla, esto es, de la actividad motora para pronunciar sonidos, no para hallar las palabras o en cuanto a la gramática.

Discalculia Dificultad para realizar cálculos matemáticos.

Discapacidad intelectual Limitaciones en el funcionamiento intelectual y el comportamiento adaptativo, comenzando antes de los 18 años. Inteligencia por debajo del promedio.

Discinesia Dificultad para llevar a cabo movimientos. Se observa en los trastornos extrapiramidales.

Disfagia Dificultad para tragar.

Disfasia Dificultad para comprender el lenguaje.

Disfasia de expresión Dificultad para expresarse con lenguaje verbal; la capacidad de comprensión del lenguaje está intacta.

Disfasia de recepción Dificultad de comprensión del lenguaje oral; el deterioro afecta a la comprensión y a la producción del lenguaje.

Disfonía Dificultad o dolor al hablar.

Disforia Sentimiento de desagrado o de incomodidad; estado de ánimo de insatisfacción e intranquilidad general. Se produce en la depresión y en la ansiedad.

Disgeusia Alteración del sentido del gusto.

Disgrafia Dificultad para escribir.

Dislalia Articulación del habla defectuosa, causada por anomalías estructurales de los órganos para la articulación o por deterioro de la audición.

Dislexia Síndrome de discapacidad específica del aprendizaje, que comporta un deterioro de la capacidad de lectura previamente adquirida; no está relacionada con la inteligencia de la persona. *Compárese con* **alexia.**

Dismegalopsia Distorsión en la que se perciben erróneamente el tamaño y la forma de los objetos. A veces se denomina «efecto Alicia en el País de las Maravillas». *Véase también* **ilusión.**

Dismetría Alteración de la capacidad para calibrar la distancia relativa a los movimientos. Se observa en el déficit neurológico.

Dismnesia Alteración de la memoria.

Disociación Mecanismo de defensa inconsciente que implica la segregación de algún grupo de procesos mentales o conductuales del resto de la actividad psíquica de una persona; puede comportar la separación de una idea de su tono emocional acompañante, como se constata en los trastornos disociativos y de conversión.

Dispareunia Dolor físico en las relaciones sexuales, habitualmente de causa emocional y más frecuente en mujeres; también puede deberse a cistitis, uretritis u otras afecciones médicas.

Disprosodia Pérdida de la melodía normal del habla *(prosodia).* Frecuente en la depresión.

Distonía Trastorno motor extrapiramidal que consiste en contracciones lentas y sostenidas de la musculatura axial o apendicular; con frecuencia predomina un movimiento, que conduce a desviaciones posturales relativamente sostenidas; ocasionalmente se observan reacciones distónicas agudas (muecas faciales y tortícolis) al comienzo del tratamiento antipsicótico.

Distracción Incapacidad para concentrar la atención; el paciente no responde a la tarea que está haciendo, sino que presta atención a fenómenos irrelevantes del entorno.

Duelo Síndrome que sigue a la pérdida de un ser querido y que consiste en preocupación por la persona que se ha perdido, llanto, tristeza y reviviscencia repetida de recuerdos. *Véase también* **aflicción.**

Ecolalia Repetición patológica de palabras o frases de una persona por parte de otra; tiende a ser persistente. Se observa en ciertos tipos de esquizofrenia, particularmente en los tipos catatónicos.

Ecopraxia Similar a la ecolalia, sin embargo, representa la repetición o imitación de los movimientos de otra persona.

Egoalieno Denota aspectos de la personalidad de una persona que se ven como repugnantes, inaceptables o incoherentes con el resto de la personalidad. También llamado egodistonia. *Compárese con* **egosintónico.**

Egocéntrico Centrado en uno mismo; egoístamente preocupado con las necesidades de uno mismo; falto de interés por los demás.

Egodistónico *Véase* **egoalieno.**

Egomanía Autopreocupación mórbida o centralización en uno mismo. *Véase también* **narcisismo.**

Egosintónico Denota aspectos de la personalidad que se consideran aceptables y coherentes con la personalidad total del individuo. Los rasgos de la personalidad suelen ser egosintónicos. *Compárese con* **egoalieno.**

Emoción Estado de sentimientos complejos con componentes conductuales psíquicos y somáticos; la manifestación externa de la emoción es el *afecto.*

Encopresis Emisión involuntaria de heces, que suele producirse por la noche o durante el sueño.

Ensalada de palabras *Véase* **jergafasia.**

Enuresis Incontinencia urinaria durante el sueño.

Epilepsia parcial compleja Acceso que se caracteriza por alteración de la conciencia que puede ir acompañado de alucinaciones (en ocasiones olfativas) o ilusiones complejas. Durante las crisis, se puede producir un estado de alteración de la conciencia que recuerda a un estado parecido al de los sueños, y el paciente puede exhibir un comportamiento repetitivo, automático o semiintencionado. *Véase también* **crisis.**

Eritrofobia Temor anormal a ruborizarse.

Erotomanía Creencia alucinatoria de que alguien está profundamente enamorado de uno; es más frecuente en las mujeres que en los varones. También conocido como *síndrome de Clérambault.*

Escotoma *1)* En psiquiatría, mancha ciega figurativa en la percepción psicológica de una persona. *2)* En neurología, defecto localizado del campo visual.

Estado crepuscular Alteración de la conciencia con alucinaciones.

Estado de ánimo Tono emocional dominante y sostenido que se experimenta interiormente y que, en su extremo, puede influir notablemente en casi todos los aspectos del comportamiento y en la percepción del mundo de una persona. Se distingue del *afecto* (expresión externa del tono emocional interno).

Estado de ánimo elevado Aspecto de confianza y deleite; estado de ánimo más alegre que el normal, pero no necesariamente patológico.

Estado de ánimo expansivo Expresión de sentimientos sin restricción, a menudo con hiperestimación de su significación o importancia. Se observa en la manía y en el trastorno de delirio de grandeza.

Estado de ánimo irritable Estado en el que una persona se enfada con facilidad y manifiesta ira. *Véase también* **irritabilidad.**

Estado de ánimo lábil Oscilaciones del estado de ánimo entre la euforia y la depresión o la ansiedad.

Estado de ensoñación Estado alterado de conciencia, el estado semiinconsciente asociado con un ataque epiléptico, particularmente por epilepsia temporal medial.

Estereotipia Repetición mecánica continua de actividades discursivas o físicas; se observa en la esquizofrenia catatónica.

Estupor *1)* Estado de disminución de la reactividad a los estímulos y percepción incompleta del entorno; como alteración de la conciencia, indica una situación de coma parcial o semicoma. *2)* En psiquiatría, sinónimo de *mutismo* y no implica necesariamente un trastorno de la conciencia.

Estupor catatónico Estupor en el que los pacientes, por lo general, son conscientes de su entorno.

Euforia Sentimiento exagerado de bienestar que no es apropiado respecto a los acontecimientos reales. Puede ocurrir con el consumo de sustancias, como los opiáceos, las anfetaminas y el alcohol.

Eutimia Intervalo normal del estado de ánimo que implica la ausencia de un estado de ánimo depresivo o elevado.

Evasión Acto de no enfrentarse a algo o de eludirlo estratégicamente; consiste en suprimir una idea que está próxima en una serie de pensamientos y sustituirla por otra idea estrechamente relacionada con ella. *Véase también* **acatafasia.**

Exaltación Sentimiento de júbilo intenso y de grandeza.

Excitación Actividad motora agitada, sin objetivo, no influida por estímulos externos.

Excitación catatónica Actividad motora excitada e incontrolada que se observa en la esquizofrenia catatónica. Los pacientes en estado catatónico pueden pasar súbitamente a un estado de excitación y manifestar violencia.

Exoactuación *Véase* **sobreactuación** *(acting out).*

Externalización Término más general que proyección y que se refiere a la tendencia a percibir en el mundo exterior y en los objetos externos elementos de la personalidad de uno mismo, incluidos los impulsos instintivos, los conflictos, los estados de ánimo, las actitudes y los estilos de pensamiento.

Extinción sensitiva Signo neurológico operacionalmente definido como fallo para comunicar uno de los dos estímulos sensitivos presentados simultáneamente, a pesar de que cada uno de los estímulos por separado se comunica correctamente. También se denomina *inatención sensitiva.*

Extraversión Estado de las energías propias que se dirigen hacia fuera de uno mismo. *Compárese con* **introversión.**

Falsa memoria Memoria y creencia que una persona tiene de un acontecimiento que no ocurrió realmente. En el *síndrome de falsa memoria,* las personas creen erróneamente que sufrieron un trauma emocional o físico (p. ej., sexual) en los primeros episodios de su vida.

Falsificación retrospectiva La memoria se deforma de manera no intencionada (inconscientemente) al ser filtrada a través del estado emocional, cognitivo y experimental actual de una persona.

Falso embarazo *Véase* **seudociesis.**

Fantasía Ensueño; imagen mental elaborada de una situación o de una serie de sucesos. Forma normal de pensamiento dominada por material inconsciente que busca cumplir un deseo y obtener la solución de conflictos; puede servir como matriz para la creatividad. El contenido de la fantasía puede indicar una enfermedad mental.

Farfulleo Alteración de la facilidad de palabra que comporta una velocidad anormalmente rápida y un ritmo errático del habla que impide su comprensión; la persona no suele tener conciencia de su deterioro comunicativo.

Fatiga Sensación de abatimiento, somnolencia o irritabilidad después de un período de actividad mental o física. Se observa en la depresión, la ansiedad, la neurastenia y los trastornos somatomorfos.

Fausse reconnaissance Falso reconocimiento, una característica de la paramnesia. Puede ocurrir en los trastornos alucinatorios. *Véase también* **falsa memoria.**

Fenómeno de la estela Anomalía de la percepción asociada con los alucinógenos, en la que los objetos en movimiento se ven como una serie de imágenes discretas y discontinuas.

Fenómenos de conversión Desarrollo de síntomas físicos simbólicos y de distorsiones relativas a los músculos voluntarios o a los órganos de los sentidos; no están bajo control voluntario y no se pueden explicar por ningún trastorno físico. Son más frecuentes en el trastorno de conversión, pero también se observan en diversos trastornos mentales.

Flexibilidad cérea Afección de una persona que puede amoldarse a una posición que luego mantiene; cuando el examinador mueve una extremidad de la persona, parece como si fuera de cera. Se observa en la esquizofrenia.

Flocilación Arrancamiento o pellizcado sin objetivo, en general de la ropa de cama o de las prendas de vestir, que se observa habitualmente en la demencia y en el síndrome confusional.

Fobia Miedo persistente, patológico, poco realista e intenso de un objeto o situación; la persona fóbica puede darse cuenta de que el miedo es irracional, pero no lo puede disipar.

Folie à deux Enfermedad mental compartida por dos personas, que por lo general compete a un sistema alucinatorio común; si implica a tres personas, recibe el nombre de *folie à trois,* y así sucesivamente. También llamado *trastorno psicótico compartido.*

Formación reactiva Mecanismo de defensa inconsciente, mediante el cual una persona desarrolla una actitud o interés socializado que es la antítesis directa de algún deseo o impulso infantil que alberga consciente o inconscientemente. Es uno de los primeros y más inestables mecanismos de defensa, estrechamente relacionado con la represión; una defensa contra impulsos o anhelos inaceptables para el yo.

Fuga Trastorno disociativo que se caracteriza por un período de amnesia casi completa, durante la cual una persona se escapa realmente de una situación vital inmediata y comienza un modo de vida diferente; aparte de la amnesia, las facultades y aptitudes mentales suelen estar intactas.

Fuga de ideas Sucesión rápida de pensamientos o lenguaje fragmentario cuyo contenido cambia bruscamente y el habla puede ser incoherente. Se observa en la manía.

Galactorrea Emisión anómala de leche por la mama; puede ser consecuencia de la influencia endocrina (p. ej., prolactina) de los antagonistas de los receptores de la dopamina, como las fenotiazinas.

Ginecomastia Desarrollo de la mama en el hombre; puede ser un efecto adverso de los antipsicóticos y los antidepresivos debido al aumento de los valores de prolactina, o a un abuso de corticoesteroides androgénicos anabolizantes.

Glosolalia Jerga ininteligible que tiene significado para el que habla, pero no para el que escucha. Ocurre en la esquizofrenia.

Grandiosidad Sentimientos exagerados de la importancia, el poder, el conocimiento o la identidad de uno mismo. Ocurre en el trastorno alucinatorio y en los estados maníacos.

Habla lacónica Situación que se caracteriza por reducción de la cantidad de habla espontánea; las respuestas a preguntas son breves y poco elaboradas, y se aporta poca información adicional espontánea. Ocurre en la depresión mayor, la esquizofrenia y trastornos mentales orgánicos. También se denomina *pobreza del habla.*

Hablar en lengua desconocida Expresión de un mensaje revelador mediante palabras ininteligibles; no se considera un trastorno del pensamiento si se asocia con la práctica de religiones pentecostales específicas. *Véase también* **glosolalia.**

Hebefrenia Complejo sintomático que se considera una forma de esquizofrenia y que se caracteriza por un comportamiento inadecuado o necio, manierismos, afecto inapropiado y delirios y alucinaciones que son transitorios y no sistematizados. La esquizofrenia hebefrénica se denomina actualmente *esquizofrenia desorganizada*.

Hiperactividad Aumento de la actividad muscular. El término se usa habitualmente para describir una alteración infantil que se manifiesta por agitación constante, inquietud, exceso de actividad, distracción y dificultades para el aprendizaje. Se observa en el *trastorno por déficit de atención/hiperactividad* (TDAH).

Hiperacusia Sensibilidad extrema a los sonidos.

Hiperalgesia Sensibilidad exagerada al dolor. Se observa en el trastorno somatomorfo.

Hiperestesia Mayor sensibilidad a cualquier sentido. Puede afectar a uno o más sentidos.

Hiperfagia Aumento del apetito y de la ingesta de alimentos.

Hiperfunción Anomalía del comportamiento motor que puede manifestarse como agitación psicomotora, exceso de actividad (hipercinesia), tics, sonambulismo o compulsiones.

Hipermnesia Grado exagerado de la retentiva y la memoria. Puede producirse por hipnosis y se observa en ciertos genios; también puede ser una característica del trastorno obsesivo-compulsivo, de algunos casos de esquizofrenia y de episodios maníacos del trastorno bipolar I.

Hiperpragia Actividad mental y de pensamiento excesiva. Se asocia con episodios maníacos del trastorno bipolar I.

Hipersomnia Tiempo excesivo dedicado al sueño. Puede asociarse con un trastorno médico o psiquiátrico subyacente o con narcolepsia, formar parte del síndrome de Kleine-Levin o ser de origen primario.

Hiperventilación Respiración excesiva, asociada generalmente con ansiedad, que puede disminuir la concentración de dióxido de carbono en la sangre y producir mareo, palpitaciones, entumecimiento, hormigueo peribucal y en las extremidades, y ocasionalmente síncope.

Hipervigilancia Atención excesiva a todos los estímulos internos y externos, y concentración en ellos; se observa habitualmente en estados delirantes o paranoides.

Hipnosis Alteración de la conciencia inducida artificialmente, que se caracteriza por un aumento de la capacidad de sugestión y de la receptividad a las órdenes.

Hipoactividad Disminución de la actividad motora y cognitiva, como en el retraso psicomotor; enlentecimiento apreciable del pensamiento, del habla y de los movimientos. También se denomina *hipocinesia*.

Hipocondría Preocupación excesiva por la salud que no se basa en una situación patológica real sino en interpretaciones fantasiosas de signos o sensaciones físicas como anómalos.

Hipoestesia Disminución de la sensibilidad a la estimulación táctil.

Hipomanía Anomalía del estado de ánimo con las características cualitativas de la manía, pero algo menos intensa. Se observa en el trastorno ciclotímico.

Holofrásica Uso de una sola palabra para expresar una combinación de ideas. Se observa en la esquizofrenia.

Hormigueo Alucinación táctil que comporta la sensación de que insectos diminutos se arrastran sobre la piel. Se observa en la adicción a la cocaína y en el *delírium tremens*.

Idea de referencia Interpretación errónea de incidentes y acontecimientos del mundo externo como si tuvieran una referencia personal directa con uno mismo; en ocasiones se observa en personas normales, pero es frecuente en pacientes paranoides. Si se presentan con suficiente frecuencia o intensidad, o si son organizadas y sistematizadas, constituyen las ideas delirantes de referencia.

Idea sobrevalorada Creencia o idea falsa que se sostiene más allá de los límites de la razón. Se mantiene con menos intensidad o duración que un delirio, pero suele asociarse con enfermedad mental.

Ideación paranoide Pensamiento dominado por un contenido de sospecha, persecución o grandeza de proporciones inferiores al delirio.

Ideas suicidas Pensamientos de acabar con la propia vida.

Ilusión Interpretación perceptiva errónea de un estímulo externo real. *Compárese con* **alucinación.**

Imagen eidética Imagen mental inusualmente vívida o exacta de objetos vistos o imaginados con anterioridad.

Incoherencia Comunicación que está desconectada, desorganizada o que es incomprensible. *Véase también* **jergafasia.**

Inconsciente *1)* Una de las tres divisiones de la mente en la teoría topográfica de Freud (las otras dos son: consciente y preconsciente), en la que el material psíquico no es rápidamente accesible al conocimiento consciente por los medios acostumbrados; su existencia se manifiesta en la formación de síntomas, en los sueños o bajo la influencia de sustancias. *2)* En el uso popular (pero más ambiguo), cualquier material mental que no está en el campo de la percepción inmediata. *3)* Denota un estado de desconocimiento, con ausencia de respuesta a estímulos externos, como en el coma.

Incorporación Mecanismo de defensa inconsciente primitivo en el que la representación psíquica de otra persona o aspectos de esta se integran en uno mismo a través de un proceso figurativo de ingestión oral simbólica; constituye una forma especial de introyección y es el primer mecanismo de identificación.

Inefabilidad Estado de euforia en el que las personas insisten en que su experiencia es inexpresable o indescriptible y que es imposible comunicar a alguien que nunca la ha experimentado.

Inserción de pensamientos Delirio de que otras personas o fuerzas introducen los pensamientos en la propia mente.

Insomnio Dificultad para conciliar el sueño o para permanecer dormido. Puede estar relacionado con un trastorno mental o físico, o ser un efecto adverso de la medicación; también puede ser primario (no relacionado con ningún factor médico conocido o con otro trastorno mental).

Insomnio inicial Dificultad para conciliar el sueño; generalmente se observa en el trastorno de ansiedad.

Insomnio intermedio Despertar después de haber conciliado el sueño sin dificultad, y luego dificultad para volver a dormir.

Insomnio terminal Despertar precoz por la mañana, por lo menos 2 h antes de la hora prevista para levantarse.

Inteligencia Capacidad para aprender y habilidad para recordar, integrar de manera constructiva y aplicar lo que uno ha aprendido; capacidad para comprender y para pensar racionalmente.

Intoxicación Trastorno mental causado por la ingestión reciente o por la presencia en el organismo de una sustancia exógena que produce un comportamiento inadaptado debido a sus efectos sobre el sistema nervioso central. Los cambios psiquiátricos más frecuentes tienen que ver con alteraciones de la percepción, la vigilia, la atención, el pensamiento, el juicio, el control emocional y el comportamiento psicomotor; el cuadro clínico específico depende de la sustancia ingerida.

Intrapunitivo Cambio de dirección de la ira hacia uno mismo. Se observa habitualmente en pacientes deprimidos.

Introspección *(insight)* Reconocimiento consciente del estado de uno mismo. En psiquiatría, percepción y conocimiento consciente de la propia psicodinámica y de los síntomas de un comportamiento inadaptado; es muy importante para llevar a cabo cambios en la personalidad y el comportamiento de una persona.

Introspección intelectual Conocimiento de la realidad de una situación sin la habilidad para usar ese conocimiento con éxito para efectuar un cambio adaptativo en el comportamiento o para dominar la situación. *Compárese con* **introspección verdadera.**

Introspección verdadera Comprensión de la realidad objetiva de una situación junto con el ímpetu motivacional y emocional para dirigirla o cambiar el comportamiento.

Introversión Estado en el que las energías se dirigen hacia el interior de uno mismo, con poco o ningún interés por el mundo exterior.

Irritabilidad Excitabilidad anormal o excesiva, con facilidad de desencadenamiento de la ira, contrariedad o impaciencia.

Jamais vu Fenómeno paramnésico que se caracteriza por un sentimiento falso de falta de reconocimiento de una situación real que se ha experimentado con anterioridad.

Jergafasia Mezcla de palabras y frases incoherentes, esencialmente incomprensibles, que se observa con frecuencia en casos muy avanzados de esquizofrenia. *Véase también* **incoherencia.**

Júbilo Estado de ánimo que consiste en sentimientos de alegría, euforia, triunfo y autosatisfacción u optimismo intenso. Se produce en la manía cuando no se basa en la realidad.

Juicio Acto mental por el que se comparan o evalúan diversas opciones en el marco de un conjunto de valores determinado para elegir un rumbo de acción. Si la vía de acción elegida concuerda con la realidad o con los estándares del comportamiento adulto maduro, se dice que el juicio es *intacto* o *normal;* se considera *alterado* si el rumbo de acción elegido denota claramente inadaptación, procede de decisiones impulsivas basadas en la necesidad de gratificación inmediata o no concuerda de cualquier otra forma con la realidad determinada por estándares adultos maduros.

Labilidad emocional Sensibilidad emocional excesiva que se caracteriza por un cambio inestable y rápido de las emociones.

Latencia del pensamiento Período de tiempo entre un pensamiento y su expresión verbal. Está aumentada en la esquizofrenia (*v.* **bloqueo**) y disminuida en la manía (*v.* **verborrea**).

Laxitud de asociaciones Alteración característica del pensamiento o el habla en la esquizofrenia; comporta un trastorno de la progresión lógica de pensamientos, que se manifiesta como un fallo para comunicarse verbalmente de forma adecuada; las ideas sin relación ni conexión se desplazan de un tema a otro. *Véase también* **tangencialidad.**

Letología Olvido momentáneo de un nombre o de un sustantivo adecuado. *Véase* **bloqueo.**

Libido Interés e impulso sexuales. Un aumento de la libido se asocia a menudo con manía, y una reducción, con depresión.

Logoclonía Uso repetido de la misma palabra. *Véase* **perseveración.**

Logorrea Habla coherente, copiosa y presionada; conversación incontrolable, excesiva; se observa en episodios maníacos del trastorno bipolar. También se denomina *verborrea.*

Macropsia Percepción falsa de que los objetos son más grandes de lo que son realmente. *Compárese con* **micropsia.**

Manía Estado de ánimo que se caracteriza por alborozo, agitación, hiperactividad, hipersexualidad y aceleración del pensamiento y del habla (*fuga de ideas*). Se observa en el trastorno bipolar I. *Véase también* **hipomanía.**

Manierismo Movimiento extraño, habitual e involuntario.

Manipulación Comportamiento interesado por parte de los pacientes para conseguir lo que quieren; característico de las personalidades antisociales.

Melancolía Estado depresivo intenso. La *melancolía involutiva* supone sentimientos depresivos en la edad madura por no haber alcanzado las expectativas de la juventud.

Memoria Proceso mediante el cual lo que se ha experimentado o aprendido queda registrado en el sistema nervioso central (registro), donde persiste con un grado variable de permanencia (retención) y se puede recordar o recuperar a voluntad desde este almacenamiento (recuerdo).

Memoria a corto plazo Reproducción, reconocimiento o recuerdo del material percibido, unos minutos después de la presentación inicial.

Memoria a largo plazo Reproducción, reconocimiento o recuerdo de experiencias o información que se experimentó en un pasado lejano. También se denomina *memoria remota.*

Memoria del pasado reciente Recuerdo de acontecimientos de los últimos meses.

Memoria inmediata Reproducción, reconocimiento o recuerdo del material percibido unos segundos después de su presentación.

Memoria reciente Recuerdo de acontecimientos de los últimos días.

Memoria remota Recuerdo de acontecimientos del pasado lejano.

Metonimia Alteración del habla, habitual en la esquizofrenia; la persona afectada utiliza una palabra o frase relacionada con la correcta, pero que no es la que se usa ordinariamente (p. ej., el paciente habla de consumir un *menú* en lugar de una *comida*, o se refiere a perder *la cuerda de* la conversación, en lugar del *hilo* de la conversación). *Véase también* **neologismo** *y* **parafasia.**

Microcefalia Afección en la que la cabeza es inusualmente pequeña a consecuencia de un desarrollo cerebral defectuoso y de la osificación prematura del cráneo.

Micropsia Percepción falsa de que los objetos son más pequeños de lo que realmente son. En ocasiones se denomina *alucinación liliputiense. Compárese con* **macropsia.**

Midriasis Dilatación de las pupilas; en ocasiones se produce como efecto adverso autónomo (anticolinérgico) o de tipo atropínico de algunos antipsicóticos y antidepresivos.

Miedo Estado emocional desagradable que consiste en cambios psicofisiológicos en respuesta a una amenaza o un peligro real. *Compárese con* **ansiedad.**

Miembro fantasma Sensación falsa de que una extremidad que se ha perdido en realidad sigue presente.

Mímica Actividad motora simple e imitativa de la infancia.

Monomanía Estado mental que se caracteriza por la preocupación con respecto a un tema.

Mutismo Ausencia orgánica o funcional de la facultad de hablar. *Véase también* **estupor.**

Mutismo acinético Ausencia del movimiento motor o del habla voluntaria en un paciente que se mantiene aparentemente alerta (como se pone de manifiesto por los movimientos oculares). Se observa en la depresión psicótica y en los estados catatónicos. *Véase también* **coma vigil.**

Narcisismo En la teoría psicoanalítica, se divide en primario y secundario: el narcisismo primario corresponde a la fase infantil precoz del desarrollo de la relación objetal, cuando el niño no ha establecido la diferencia entre él mismo y el mundo exterior, y todas las fuentes de placer se consideran de forma no realista como procedentes de sí mismo, lo que da al niño un sentido falso de omnipotencia; en el narcisismo secundario, la libido, una vez ligada a objetos amorosos externos, se vuelve a orientar hacia uno mismo. *Véase también* **pensamiento autista.**

Negación Mecanismo de defensa en el que se rechaza la existencia de realidades que no son placenteras; tiene que ver con el mantenimiento fuera de la percepción consciente de los aspectos de la realidad exterior que, si se reconocieran, producirían ansiedad.

Negativismo Oposición o resistencia verbal o no verbal a sugerencias y avisos exteriores; se observa habitualmente en la esquizofrenia catatónica, en la que el paciente se resiste a todo esfuerzo por moverlo o hace lo contrario de lo que se le pide.

Neologismo Palabra o frase nueva cuya derivación no puede comprenderse; se observa con frecuencia en la esquizofrenia. También se ha usado para significar una palabra construida de forma incorrecta pero cuyo origen es comprensible (p. ej., *zapato de cabeza* con el significado de *sombrero*), pero este tipo de construcciones se denominan más apropiadamente *aproximación de palabras.*

Nihilismo Delirio de la no existencia del yo o de una parte del yo; también hace referencia a una actitud de rechazo total de valores establecidos o escepticismo extremo respecto a juicios morales y de valor.

Ninfomanía Deseo anómalo, excesivo e insaciable en una mujer de mantener relaciones sexuales. *Compárese con* **satiriasis.**

Noesis El funcionamiento de los procesos intelectuales o cognitivos.

Obediencia automática Obediencia estricta de una orden sin juicio crítico. La persona puede responder a una voz interior, como en la esquizofrenia, o a la orden de otra persona, como en la hipnosis.

Obsesión Idea, pensamiento o impulso persistente y recurrente, que no se puede eliminar de la conciencia mediante la lógica o el razonamiento; las obsesiones son involuntarias y egodistónicas. *Véase también* **compulsión.**

Ofuscamiento de la conciencia Cualquier alteración de la conciencia en la que la persona no está totalmente despierta, alerta y orientada. Se produce en el síndrome confusional, en la demencia y en el trastorno cognitivo.

Orientación Estado de percepción de uno mismo y del entorno en cuanto al tiempo, el lugar y la persona.

Panfobia Miedo arrollador a cualquier cosa.

Pánico Ataque agudo e intenso de ansiedad asociado con desorganización de la personalidad; la ansiedad es abrumadora y se acompaña de sentimientos de ruina inminente.

Pantomima Gesticulación; psicodrama sin el uso de palabras.

Parafasia Habla anómala en la cual una palabra es sustituida por otra; la palabra irrelevante en general se parece a la requerida en cuanto a la morfología, el significado o la composición fonética; la palabra inapropiada puede ser una palabra legítima usada de forma incorrecta, como *trébol* en lugar de *mano*, o una expresión extraña y sin sentido, como *treine* en lugar de *tren*. El habla parafásica se puede observar en afasias orgánicas y en trastornos mentales como la esquizofrenia. *Véase también* **metonimia.**

Paralogia *Véase* **acatafasia.**

Paramnesia Alteración de la memoria en la cual se confunden realidad y fantasía. Se observa en sueños y en ciertos tipos de esquizofrenia y trastornos mentales orgánicos; incluye fenómenos como *déjà vu* y *déjà entendu*, que se pueden producir ocasionalmente en personas normales.

Paranoia Creencias falsas irracionales caracterizadas por delirios de persecución, celos injustificados o autoimportancia exagerada, típicamente elaboradas en un sistema organizado.

Parapraxis Acto fallido, como un lapsus o la colocación errónea de un artículo. Freud atribuía las parapraxis a motivos inconscientes.

Paresia Debilidad o parálisis parcial de origen orgánico.

Parestesia Sensación táctil anómala espontánea, como la sensación de ardor, de escozor o de hormigueo.

Pensamiento abstracto Pensamiento que se caracteriza por la capacidad para captar los aspectos esenciales de un todo, para dividir un conjunto en sus partes y para discernir las propiedades comunes. Permite pensar simbólicamente.

Pensamiento audible Alucinación auditiva en la que cuanto el paciente piensa o dice es repetido por las voces. Se conoce también como *eco del pensamiento*.

Pensamiento autista Pensamiento en el que las ideas son mayormente narcisistas y egocéntricas, con énfasis en la subjetividad más que en la objetividad, y sin relación con la realidad; se usa como sinónimo de *autismo* y *dereísmo*. Se observa en la esquizofrenia y en el trastorno autista.

Pensamiento concreto Pensamiento que se caracteriza por cosas o acontecimientos reales y por la experiencia inmediata, y no por abstracciones; se observa en niños pequeños, en los que han perdido o nunca han desarrollado la capacidad para generalizar (como en ciertos trastornos mentales cognitivos) y en personas esquizofrénicas. *Compárese con* **pensamiento abstracto.**

Pensamiento ilógico Pensamiento que contiene conclusiones erróneas o contradicciones internas; solo es patológico cuando es importante y no está causado por valores culturales o por un déficit intelectual.

Pensamiento mágico Forma de pensamiento dereísta; pensamiento similar al de la fase preoperacional en los niños (Jean Piaget), en la que los pensamientos, las palabras o las acciones asumen poder (p. ej., para causar o evitar acontecimientos).

Percepción Apreciación consciente de elementos del entorno mediante el procesamiento mental de estímulos sensitivos; en ocasiones se usa en un sentido más amplio para referirse al proceso mental mediante el cual toda clase de datos, intelectuales, emocionales y sensitivos se organizan significativamente. *Véase también* **apercepción.**

Perseveración *1)* Repetición patológica de la misma respuesta a diferentes estímulos, como la repetición de la misma respuesta verbal a preguntas diferentes. *2)* Repetición persistente de palabras o conceptos específicos en el proceso del habla. Se observa en trastornos cognitivos, en la esquizofrenia y en otras enfermedades mentales. *Véase también* **verbigeración.**

Perspicacia alterada Disminución de la capacidad para comprender la realidad objetiva de una situación.

Perspicacia emocional Grado de comprensión o de percepción que se tiene de los problemas emocionales. Cuando está presente, facilita los cambios positivos de la personalidad y de la conducta.

Pica Ingestión de sustancias no alimenticias, como pintura, yeso y barro.

Pobreza del contenido del habla Habla que resulta adecuada en cuanto a la cantidad, pero que transmite poca información debido a la vaguedad, el vacío o las frases estereotipadas.

Pobreza del habla Restricción de la cantidad del lenguaje utilizado; las respuestas pueden ser monosilábicas. *Véase también* **habla lacónica.**

Polifagia Atracones patológicos.

Pose Postura corporal extraña, fija y extravagante que un paciente mantiene durante largo tiempo. *Véase también* **flexibilidad cérea.**

Postura catatónica Adopción voluntaria de una postura inapropiada o extravagante que generalmente se mantiene durante largos períodos de tiempo. Puede alternarse inesperadamente con excitación catatónica.

Preocupación del pensamiento Concentración del contenido del pensamiento en una idea determinada, que se asocia con un fuerte tono afectivo, como una tendencia paranoide o una preocupación suicida u homicida.

Proceso primario del pensamiento En psicoanálisis, actividad mental directamente relacionada con las funciones del ello y característica de los procesos mentales inconscientes; está marcado por el pensamiento prelógico primitivo y por la tendencia a buscar una descarga y una gratificación inmediata de las demandas instintivas. Incluye el pensamiento dereísta, ilógico y mágico; se encuentra normalmente en los sueños y anormalmente en la psicosis.

Proceso secundario del pensamiento En psicoanálisis, forma de pensamiento organizado lógicamente, orientado a la realidad e influido por las demandas del entorno; caracteriza la actividad mental del yo.

Prosopagnosia Incapacidad para reconocer caras familiares, que no se debe a una alteración de la agudeza visual o del nivel de conciencia.

Proyección Mecanismo de defensa inconsciente mediante el cual una persona atribuye a otra ideas, pensamientos y sentimientos por lo general inconscientes, e impulsos que son por sí mismos no deseados o inaceptables, como forma de protección de la ansiedad procedente de un conflicto interno; al exteriorizar todo lo que es inaceptable, se pacta con ello como si fuera una situación aparte de uno mismo.

Psicosis Trastorno mental en el cual los pensamientos, la respuesta afectiva, la capacidad para reconocer la realidad y la capacidad para comunicar y relacionarse con los demás están alterados de tal forma que interfieren enormemente con la capacidad para tratar con la realidad; las características clásicas de la psicosis son la alteración del sentido de realidad, las alucinaciones, los delirios y las ilusiones.

Psicótico *1)* Persona que padece psicosis. *2)* Relativo o perteneciente a la psicosis.

Racionalización Mecanismo de defensa inconsciente mediante el cual los comportamientos, motivos o sentimientos irracionales o inaceptables se justifican lógicamente o se vuelven tolerables para la conciencia por métodos verosímiles.

Reacción catastrófica Estado emocional extremo caracterizado por inquietud, irritabilidad, llanto, ansiedad y falta de cooperación. Se observa en pacientes que han presentado un accidente cerebrovascular.

Recuerdo Proceso mediante el cual llegan a la conciencia materiales almacenados. *Véase también* **memoria.**

Regresión Mecanismo de defensa inconsciente mediante el cual una persona experimenta un retorno parcial o total a patrones de adaptación anteriores; se observa en muchos trastornos psiquiátricos, en particular en la esquizofrenia.

Represión Término acuñado por Freud para un mecanismo de defensa inconsciente mediante el cual contenidos mentales inaceptables se expulsan o se mantienen fuera de la conciencia; tiene un papel importante en el desarrollo psicológico normal y en la formación de síntomas neuróticos y psicóticos. Freud identificó dos tipos de represión: *1)* la represión propiamente dicha, en la cual el material reprimido estuvo alguna vez en el dominio consciente, y *2)* la represión original, en la cual el material reprimido nunca estuvo en el dominio de la conciencia. *Compárese con* **supresión.**

Respuesta irrelevante Contestación que no responde a la pregunta.

Retraso mental *Véase* **discapacidad intelectual.**

Rigidez En psiquiatría, resistencia de una persona al cambio; es un rasgo de la personalidad.

Rigidez catatónica Posición motora fija y sostenida, resistente al cambio.

Rigidez muscular Estado en el que los músculos permanecen inmóviles; se observa en la esquizofrenia.

Ritual *1)* Actividad formalizada que una persona practica para disminuir la ansiedad, como en el trastorno obsesivo-compulsivo. *2)* Actividad ceremonial de origen cultural.

Robo del pensamiento Delirio de que los pensamientos de uno son sustraídos de la propia mente por otras personas o fuerzas. *Véase también* **difusión del pensamiento.**

Rotación Signo presente en niños autistas que dan vueltas continuamente en la dirección en que gira su cabeza.

Rumiación Preocupación constante que dirige el pensamiento sobre una sola idea o tema, como en el trastorno obsesivo-compulsivo.

Satiriasis Necesidad o deseo sexual mórbido insaciable en un varón. *Compárese con* **ninfomanía.**

Sensorio Conciencia perceptiva o el aparato sensorial considerado como un todo. A veces se usa indistintamente con *conciencia.*

Sentido de realidad Función fundamental del yo que consiste en acciones de tanteo que prueban y evalúan objetivamente la naturaleza y los límites del entorno; incluye la capacidad para diferenciar entre el mundo externo y el interno, y para formarse un juicio acertado sobre la relación entre uno mismo y el entorno.

Seudociesis Situación poco frecuente en la cual una paciente no embarazada presenta los signos y síntomas del embarazo, como distensión abdominal, aumento del volumen de las mamas, pigmentación, cese de la menstruación y náuseas matinales.

Seudodemencia *1)* Trastorno parecido a la demencia que puede revertirse con tratamiento apropiado y que no está causado por una enfermedad orgánica cerebral. *2)* Alteración en la cual los pacientes muestran una indiferencia exagerada a su entorno en ausencia de un trastorno mental; también aparece en la depresión y en los trastornos facticios.

Seudología fantástica Trastorno que se caracteriza por mentiras incontrolables, en el cual el paciente elabora grandes fantasías que comunica libremente y actúa en consonancia con ellas.

Signos negativos En la esquizofrenia: afecto plano, alogia, abulia y apatía.

Signos positivos En la esquizofrenia: alucinaciones, delirios y trastorno del pensamiento.

Signos vegetativos En la depresión, síntomas característicos, como la alteración del sueño (en particular, despertar precoz por la mañana), disminución del apetito, estreñimiento, pérdida de peso y disminución de la respuesta sexual.

Simbolización Mecanismo de defensa inconsciente por el cual una idea o un objeto es sustituido por otro debido a algún aspecto o cualidad común en ambos; se basa en la similitud y la asociación; los símbolos creados protegen a la persona de la ansiedad que puede estar ligada a la idea o al objeto original.

Simulación Fingimiento de una enfermedad para conseguir un objetivo determinado, como, por ejemplo, evitar una responsabilidad incómoda.

Simultanagnosia Deterioro de la percepción o la integración de estímulos visuales que aparecen simultáneamente.

Sinestesia Situación en la cual un estímulo sensitivo se percibe como correspondiente a un sentido distinto, como cuando un sonido produce una sensación de color.

Sobreactuación *(acting out)* Respuesta conductual a un estímulo o impulso inconsciente que produce un alivio parcial y temporal de la tensión interna; el alivio se consigue por la reacción a una situación presente como si fuera la situación que dio origen al estímulo o impulso. Es frecuente en el trastorno de la personalidad límite.

Somatoagnosia Incapacidad para reconocer una parte del cuerpo como propia. También denominada *ignorancia del cuerpo* y *autoagnosia.*

Somnolencia Adormecimiento o amodorramiento patológico del que se puede despertar a un estado de conciencia normal.

Sublimación Mecanismo de defensa inconsciente mediante el cual la energía asociada con estímulos o impulsos inaceptables se desvía a cauces personal y socialmente aceptables; a diferencia de otros mecanismos de defensa, ofrece una gratificación mínima del estímulo o impulso instintivo.

Sugestionabilidad Estado de obediencia acrítica de la influencia o de aceptación acrítica de una idea, creencia o actitud; se observa habitualmente en personas con rasgos histéricos.

Supresión Acto consciente de controlar e inhibir un impulso, emoción o idea inaceptable; se diferencia de la *represión* en que esta última es un proceso inconsciente.

Sustitución Mecanismo de defensa inconsciente por el cual una persona sustituye un deseo, impulso, emoción u objetivo inaceptable por otro más aceptable.

Tangencialidad Forma de hablar oblicua, que se aparta del tema principal o incluso irrelevante, en la que la idea central no se comunica.

Tartamudeo Repetición o prolongación frecuente de un sonido o sílaba, que da lugar a una alteración notable de la fluidez del habla.

Temblor Alteración rítmica del movimiento, habitualmente de más de una sacudida por segundo; suele disminuir durante los períodos de relajación y sueño, y aumenta durante los de ira e incremento de la tensión.

Tensión Agitación fisiológica o psíquica, desasosiego o presión hacia la acción; alteración desagradable del estado mental o físico que busca alivio a través de la acción.

Terror Ansiedad masiva o invasiva, relacionada generalmente con un peligro específico.

Trance Estado de reducción de la conciencia y la actividad, semejante al sueño.

Trastorno del pensamiento Alteración del razonamiento que afecta al lenguaje, la comunicación o el contenido de la reflexión; es la característica distintiva de la esquizofrenia. Sus manifestaciones varían desde un simple bloqueo y circunstancialidad leve hasta la pérdida profunda de las asociaciones, incoherencia y delirios; se caracteriza por el fracaso para seguir reglas semánticas y sintácticas, circunstancia que no concuerda con la educación, la inteligencia o el bagaje cultural de la persona.

Trastorno del pensamiento formal Alteración de la forma más que del contenido del pensamiento; el pensamiento se caracteriza por asociaciones laxas, neologismos y construcciones sin sentido; el proceso del pensamiento está desordenado y la persona se define como psicótica. Es característico de la esquizofrenia.

Trastorno mental Afección o enfermedad psiquiátrica cuyas manifestaciones se caracterizan principalmente por deterioro de la función conductual o psicológica, medida en términos de desviación respecto a un concepto normativo; se asocia con angustia o padecimiento, no solo como una respuesta prevista a un acontecimiento particular o limitada a las relaciones entre una persona y la sociedad.

Trastornos de tics Trastornos predominantemente psicógenos que se caracterizan por movimientos involuntarios, espasmódicos y estereotipados de pequeños grupos musculares; se observan de forma prioritaria en momentos de estrés o de ansiedad, y raramente son consecuencia de una enfermedad orgánica.

Unión mística Sentimiento de unidad espiritual con una potencia infinita. Aunque esto puede ser un fenómeno religioso, también puede ser un tipo de delirio.

Verbigeración Repetición sin sentido y estereotipada de palabras o frases, como se observa en la esquizofrenia. También denominada *catafasia*. *Véase también* **perseveración.**

Vergüenza Fracaso para estar a la altura de las propias expectativas; con frecuencia se asocia con fantasías acerca de la manera como los demás le ven a uno. *Véase también* **culpabilidad.**

Vértigo Sensación de que uno mismo o el mundo circundante está girando; es característico de la disfunción vestibular, que no debe confundirse con el mareo.

Verborrea Aumento de la cantidad del habla espontánea; discurso rápido, fuerte y acelerado, como sucede en la manía, la esquizofrenia y los trastornos cognitivos.

Volición Parte de la vida mental de una persona que tiene que ver con anhelos, estímulos, motivaciones, impulsos y deseos que se expresan a través de la conducta o de la actividad motora. *Véase también* **conducta.**

Xenofobia Miedo anormal a los extranjeros.

Zoofobia Miedo anormal a los animales.

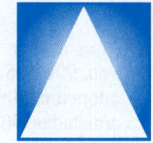

Índice alfabético de materias

Los números de página seguidos de *f* indican figuras, los seguidos de *t* indican tablas y los números en negrita indican los temas principales.